中华人民共和国药典

临床用药须知

中药成方制剂卷

2015年版

国家药典委员会 编

中国医药科技出版社

内 容 提 要

《中华人民共和国药典临床用药须知》(以下简称《临床用药须知》)是《中华人民共和国药典》(以下简称《中国药典》)配套丛书之一。

《临床用药须知·中药成方制剂卷》是在 2010 年版《临床用药须知·中药成方制剂卷》的基础上进行修订编写而成，本卷在总论中介绍了中成药的命名分类组成、常用剂型、用法与用量、注意事项、不良反应等内容，并重点从辨证合理用药、配伍合理用药、安全合理用药、依法合理用药四个方面，系统地介绍了指导临床安全、有效、科学地使用中成药的理论和方法。各论部分按科系、病证分类，共分为 11 个科系，合计 2620 个品种。在每类中成药的前面增加概述部分，以高度概括、简洁明快的语言说明本类药物的定义、功能与主治、分类特点、临床应用及使用注意，每类项下的具体品种针对方解、临床应用、药理毒理、不良反应、注意事项、用法与用量、参考文献等逐项进行了系统介绍。

本卷的出版，对于临床合理使用中成药，必将起到极大的推动作用。

图书在版编目(CIP)数据

中华人民共和国药典临床用药须知：2015 版.中药成方制剂卷/国家药典委员会编.—北京：中国医药科技出版社，2017.9

ISBN 978-7-5067-9405-3

Ⅰ.①中… Ⅱ.①国… Ⅲ.①临床药学-基本知识②中成药-临床药学 Ⅳ.①R97②R286

中国版本图书馆 CIP 数据核字(2017)第 155652 号

美术编辑　陈君杞

出版　中国医药科技出版社
地址　北京市海淀区文慧园北路甲 22 号
邮编　100082
电话　发行：010 - 62227427　邮购：010 - 62236938
网址　www.cmstp.com
规格　880×1230mm ¹⁄₁₆
印张　69½
字数　2315 千字
版次　2017 年 9 月第 1 版
印次　2017 年 9 月第 1 次印刷
印刷　北京九天众诚印刷有限公司
经销　全国各地新华书店
书号　ISBN 978 - 7 - 5067 - 9405 - 3
定价　436.00 元

防伪攻略

第十届药典委员会委员名单

名 誉 主 任 委 员	桑国卫			
主 任 委 员	陈竺			
常 务 副 主 任 委 员	邵明立			
副 主 任 委 员	陈新年　于文明　吴浈			

执 行 委 员　（按姓氏笔画排序）

丁　健	于文明	于德泉	王　平	王　居（女）
王立丰	王宁生	王永炎	庄　辉	刘昌孝
孙　燕	杜晓曦（女）	李大鹏	李云龙	李连达
李国庆	杨　哲	杨宝峰	肖培根	吴　浈
吴以岭	邱贵兴	沈倍奋（女）	张　伟	张伯礼
陈　竺	陈可冀	陈志南	陈凯先	陈新年
陈赛娟（女）	邵明立	周福成	赵　铠	侯惠民
俞永新	姚　宏	姚守拙	姚新生	顾健人
钱忠直	高润霖	桑国卫	曹洪欣	曹雪涛
彭东平	甄永苏			

委　　　　　员　（按姓氏笔画排序）

丁丽霞（女）	马　辰（女）	马　融	马双成	马玉楠（女）
王　玉	王　阶	王　杰	王　彦（女）	王　勇
王　浩	王　璇（女）	王　薇（女）	王大猷	王白露
王庆全	王庆国	王宇明	王宇玲（女）	王军志
王如伟	王志斌	王佑春	王国治	王承德
王春龙	王荣福	王峥涛	王晓良	王铁杰（女）
王跃生	王喜军	王智民	王箐舟（女）	尤启冬
尹红章	巴信国（女）	邓开英（女）	孔令义	石建功
申昆玲（女）	叶久之（女）	叶文才	叶祖光	田瑞华
田嘉禾	史大卓	白政忠	仝小林	印春华
冯　芳（女）	冯　丽（女）	冯　怡（女）	尼玛顿珠	匡安仁
匡海学	朴晋华（女）	毕开顺	吕　扬（女）	吕佩源
吕爱平	朱　俊	朱　毅	朱立国	朱晓新
仲　平	仲伯华	多　杰	刘　平	刘　浩
刘又宁	刘大为	刘玉玲（女）	刘红宁	刘建勋
刘保奎	刘海青	刘海静（女）	刘菊妍（女）	刘铜华
米亚娴（女）	江　云	江英桥	那生桑	阮　力
孙文基	孙宁玲（女）	孙苓苓（女）	孙建宁（女）	孙晓波
孙飘扬	芮　菁（女）	花宝金	苏来曼·哈力克	杜冠华
杜增辉	李　宁	李　军（女）	李　波	李　高

李 萍(女)	李大魁	李云霞(女)	李文莉(女)	李玉华(女)
李玉珍(女)	李会林(女)	李泳雪(女)	李玲玲(女)	李素芝
李振国	李琦涵	李敬云(女)	杨 明	杨 梁
杨大坚	杨化新(女)	杨世林	杨汇川	杨永健
杨秀伟	杨建红(女)	杨晓明	肖 伟	肖小河
肖新月(女)	吴 松	吴玉章	吴传斌	邱模炎
何仲贵	何彦林	余 立(女)	余伯阳	邹全明
沈 琦(女)	沈心亮	沈平孃(女)	张 玫(女)	张 强
张小茜(女)	张卫东	张玉英(女)	张立群	张亚杰(女)
张志荣	张丽蓉(女)	张伯礼	张启明	张奉春
张秋生	张保献	张爱华(女)	张培培(女)	张庶民
张清波	张尊建	张满来	陆敏仪	阿吉艾克拜尔·艾萨
陈 钢	陈 楠(女)	陈 薇(女)	陈士林	陈万生
陈生弟	陈代杰	陈凯先	陈桂良	陈惠鹏
陈道峰	范 颖(女)	范慧红(女)	茅向军	林 娜(女)
林 梅(女)	林文翰	林瑞超	果德安	明全忠
罗 萍(女)	罗志福	罗卓雅(女)	罗国安	罗建辉
罗跃华	季 申(女)	金 方(女)	金于兰(女)	金少鸿
金征宇	周 旭(女)	周 凯	周立春(女)	周建平
郑 台	郑晓丽(女)	定天明	练鸿振	赵 明
赵 明(女)	赵 铠	赵中振	赵建邦	赵维良
赵瑞华(女)	胡 欣	胡昌勤	南 楠(女)	钟大放
钟国跃	钟瑞建	钟赣生	段金廒	俞 辉
饶春明	施亚琴(女)	闻京伟	姜 红(女)	姜良铎
姜雄平	洪利娅(女)	祝 明(女)	姚乃礼	贺浪冲
袁 军(女)	都广礼	聂小春	格桑巴珠	格桑索朗
贾天柱	贾立群	顾政一	钱家鸣(女)	钱维清(女)
倪 健	倪维芳(女)	徐 飞	徐安龙	徐志凯
徐丽华(女)	徐兵河	徐愚聪	殷 军(女)	高 申
高 华(女)	高 春(女)	高立勤(女)	高其品	郭 青(女)
郭洪祝	郭殿武	唐旭东	唐启盛	唐锁勤
涂家生	陶巧凤(女)	黄 民	黄 瑛(女)	黄尧洲
黄璐琦	梅之南	曹 晖	曹晓云(女)	戚中田
常俊标	庾石山	康双龙	梁争论	梁茂新
屠鹏飞	绳金房	彭 成	斯拉甫·艾白	董关木
董顺玲	蒋 琳(女)	嵇 扬(女)	程作用	程鹏飞(女)
程翼宇	奥乌力吉	鲁 静(女)	鲁卫星	鲁秋红(女)
曾 苏	曾 明	曾令冰	谢 宁	谢志洁
谢贵林	蒲旭峰	鲍家科	蔡少青	蔡宝昌
蔡姗英(女)	蔡美明(女)	裴雪涛	谭仁祥	潘卫三
潘 阳	潘锡强	戴 红(女)	戴 忠	魏立新
魏嘉陵(女)				

中华人民共和国药典

临 床 用 药 须 知

中药成方制剂卷

2015 年版

工作委员会

郑曙琴	郎　娜	赵迎盼	赵　晖	赵瑞华	郝明芬	姜良铎
姚乃礼	姚春海	耿　刚	贾立群	晁恩祥	翁维良	高　颖
高　蕊	高秀梅	高学敏	唐旭东	唐启盛	陶夏平	黄尧洲
黄莉敏	黄雪琪	黄象安	常静玲	梁丽娜	梁茂新	寇秋爱
彭　成	董世芬	程志强	鲁卫星	谢颖桢	雷仲民	裴清华

前　言

　　《中华人民共和国药典临床用药须知》(以下简称《临床用药须知》)是《中华人民共和国药典》(以下简称《中国药典》)配套丛书之一。

　　2015 年版《临床用药须知》由第十届药典委员会医学专业委员会、中医专业委员会组织全国范围内各学科具有丰富专业知识、工作严谨的医药学权威专家,根据临床用药经验并结合国内外公认的相关资料编写而成。本版在前几版基础上做了大胆的探索和创新,明确《临床用药须知》为《中国药典》服务,防范《中国药典》收载品种的盲目性和随意性,做到覆盖《国家基本药物目录》《国家基本医疗保险和工伤保险药品目录》及临床常用药品,达到信息广博、内容丰富、与时俱进、科学合理、经典实用、准确权威的总目标。本书内容科学、翔实,论述严谨、有序,紧密结合临床实际,具有较高的实用性和权威性。

　　为了指导临床应用和适应近年来药品迅速发展的形势,2015 年版《临床用药须知》分为三卷。

　　《临床用药须知·化学药和生物制品卷》是在前五版的基础上,结合我国临床用药的实际情况进行了充实、修订和完善,使其更具科学性、实用性。全书共收载药品 1750 余种(按原料药计),比 2010 年版增加了约 21%,除《中国药典》2015 年版(二部)所收载品种外,尚包括部分药典未收载,但国家已正式批准生产且临床应用广泛的品种,并根据需要新增了部分临床广泛应用的进口药品的相关信息。部分药品虽然临床长年应用或已收载于药典,但由于临床研究和药理研究的资料、数据欠缺,未能收入本版中。

　　《临床用药须知·中药成方制剂卷》是在 2010 年版《临床用药须知·中药成方制剂卷》的基础上进行修订编写而成,本卷在总论中首先回顾了从先秦、两汉、两晋南北朝、唐宋、明清、民国不同历史时期中成药的发展历史,重点介绍了中华人民共和国成立以来中成药事业蓬勃发展的光辉历程;在总论中还介绍了中成药的命名分类组成、常用剂型、用法用量、使用注意、不良反应等内容,并重点从辨证合理用药、配伍合理用药、安全合理用药、依法合理用药四个方面,为指导临床安全、有效、科学地使用中成药介绍了理论和方法。各论部分按科系、病证分类,共分为 11 个科系,合计 2620 个品种。在每类中成药的前面增加概述部分，以高度概括、简洁明快的语言说明本类药物的定义、功能与主治、分类特点、临床应用及使用注意。每类项下的具体品种针对方解、临床应用、药理毒理、不良反应、注意事项、用法与用量、参考文献等方面逐项进行了系统介绍。

《临床用药须知·中药饮片卷》包括总论和各论两部分。总论系统介绍了中药的发展历史、遣药组方规律以及中药化学、中药药理毒理与遣药组方的关系；各论按药物功能分类，共介绍了 666 种药物，其中包括正品 550 种，附药 116 种。每类药物设有概说，包括该类药物的基本概念、作用特点、适用范围、药物分类、配伍规律、使用注意、药理毒理等内容，每类药物内容的最后总结性介绍病证用药。正品药物按中文名称、汉语拼音名、药材来源、炮制、性味归经、功能与主治、效用分析、配伍应用、鉴别应用、方剂举隅、成药例证、用法与用量、不良反应、使用注意、化学成分、药理毒理、本草摘要、参考文献等项分别撰写。本卷编写过程中以指导临床安全合理使用中药为中心，系统地阐述中医辨证论治、遣药组方的规律，从临床实践出发，多角度多环节阐述安全合理用药的经验与方法，做到了基础理论与临床实践密切结合。本书在详尽地论述传统用药规律的同时，又吸取了国内外中药饮片的临床应用、化学成分及药理毒理的研究成果，为安全合理使用中药提供了现代的科技支撑，较好地解决了继承与发扬、传统与现代的关系，既发皇古义，又汲取新知，做到了继承不离古，发扬不离宗。本书在编写过程中注意正本清源，去伪存真，搞清药物的基原，并介绍了新版药典最新研究制定的饮片质量标准，较好地实现了权威性与科学性的统一。本卷涉猎广博，内容丰富，信息量大，定位准确，取舍有度，博而不杂。

2015 年版《临床用药须知》是在认真贯彻党和国家的医疗改革方针政策，大力推广基本药物制度的背景下编纂的。其收集品种众多，内容宏丰，资料翔实，文字简洁，是一部密切结合临床实践，反映当代用药水平的优秀书目，是广大中西医临床工作者的案头必备工具书，也是从事中医药教学、科研、药品生产工作者的重要参考书目。

《临床用药须知》各卷的编写仍可能存在一些不当之处，希望广大读者提出意见和建议，以便不断提高本书的质量，更好地为医药卫生工作人员和我国药品监督管理工作服务。

国家药典委员会

2017 年 8 月

编写说明

  本书为《中华人民共和国药典》(以下简称《中国药典》)配套丛书之一。其收载品种以满足临床各科用药为目的,坚持了三个覆盖、一个兼顾的原则,即覆盖《中国药典》2015年版一部、《国家基本医疗保险和工伤保险药品目录》和《国家基本药物目录》品种,兼顾部分中药保护品种,全书共收载中成药2620种。本书所载药品,先以内、外、皮、妇、儿、眼、耳、鼻、喉、口腔、骨伤各科进行分类,再按功效分类方法进行排序。

  每一品种项下按【中文药品名称】【汉语拼音名】【药物组成】【功能与主治】【方解】【临床应用】【药理毒理】【不良反应】【禁忌】【注意事项】【用法与用量】【规格】【参考文献】的顺序系统介绍。

  1. 药品名称 中成药名称统一使用国家标准中收载的名称,中文药品名称和汉语拼音名按《中国药典》正文格式和要求书写。给药途径相同的多剂型品种,其剂型名称写在括号内。

  2. 药物组成 除中西合方、特大处方及按天然药物开发的以外,一般按药物在处方中的君、臣、佐、使关系依次书写。成方中的药味名称统一使用法定标准中收载的名称。

  3. 功能与主治 与国家药品标准收载的内容相同。

  4. 方解 根据君、臣、佐、使制方之法,精练地分析方剂配伍。单味药制剂方解从单味药物的药性、功能加以阐述,必要时引用本草文献加以说明。特大处方、中西合方难以按君、臣、佐、使分析的品种,按功效合并分类简述其配伍用药的目的。

  5. 临床应用 根据收载品种的功能与主治,按病证分项叙述,重点突出辨证用药的理法特色,系统阐明中医用药机制,保持功能与主治的完整和统一。主治病证中涵盖西医病症名称时,注明中医证候特点,符合中医辨证用药原则。对收载品种临床报道延伸应用有较好临床基础,且符合中医异病同治(即同证同治)用药原则者,或与传统用药经验不同,但疗效可靠确属新用者酌情载录,以供临床应用参考,一般不超过5条,文献选用以核心期刊报道为主。

  6. 药理毒理

  (1)药理毒理内容是归纳了用现代药理毒理学方法研究并收载的药物药理作用、作用机制及毒性,基于收载药物药理毒理研究的现状,部分品种进行了较系统详尽的研究,大多品种只进行过一般或零星研究,部分品种尚阙如,因此,本书收载的药理毒理内容不代表该药的全部作用或毒性。

  (2)由于实验研究特别是体外或动物试验与人体用药实际既有相似性,又有不同之处,因而本书收载的药理毒理内容可作为临床用药的参考,而不是用药的指南。

  (3)药理部分内容一般依该品种作用的主次排序,并与临床应用相呼应,毒理排于末。药理作用及毒性研究结果是在一定的实验条件下得出,如动物品种、模型、剂量、给药方式、频度及时间等,超出实验条件未必能得出相似结果。因此,对待本书药理毒理内容应加以分析,并采取谨慎态度,不要随意延伸、扩大。特别是毒理学研究内容,由于毒理研究的任务是一定要尽可能查明药物出现毒性的反应、毒性的靶器官及毒性损伤恢复情况,因而往往试验剂量很大,望读者加以注意。

(4)部分药理毒理内容特别标明了剂量、给药途径和给药方式,有助于对该项作用或毒性的理解。部分内容未标明剂量或给药方式,或是其与临床应用相一致,或是原始材料本身阙如。

(5)药理学及临床医学常用专有名词的英文缩写如下:g/kg(克/千克)、mg/kg(毫克/千克)、g/L(克/升)、mg/L(毫克/升)、LD_{50}(半数致死量)、MDL(最小致死量)、s(秒)、min(分钟)、h(小时)、d(日)、AST(谷草转氨酶)、ALT(谷丙转氨酶)、Cr(肌酐)、BUN(尿素氮)、WBC(白细胞)、RBC(红细胞)、Hb(血红蛋白)、PL(血小板)、SOD(超氧化物歧化酶)、MDA(丙二醛)、LPO(过氧化脂质)、MIC(最低抑制浓度)、P(概率)。

7. 不良反应 在收载国家食品药品监督管理总局药品评价中心发布的药品不良反应信息通报的同时,也对杂志不良反应的报道,采取科学、求实、审慎的态度,去粗取精、去伪存真地加以介绍,既不掩盖事实,又不夸大宣传,不使产生歧义和误导,以确保临床安全用药。凡未经国家食品药品监督管理总局药品评价中心发布的品种,本书提供的内容仅供临床用药时参考。

8. 注意事项 根据中药理论和用药禁忌要求,分别从证候禁忌、配伍禁忌、妊娠禁忌、饮食禁忌、特殊人群(老年人、儿童、过敏体质)使用禁忌及毒副作用来分项说明。

(1)证候禁忌:除介绍中医病证禁忌外,还包括西医病症禁忌。

(2)配伍禁忌:十八反药物包括:甘草反大戟、芫花、海藻、甘遂;藜芦反人参、党参、丹参、沙参、玄参、苦参、细辛、白芍、赤芍;乌头反半夏、瓜蒌、贝母、白蔹、白及。十九畏药物包括:硫黄畏朴硝,水银畏砒霜,狼毒畏密陀僧,巴豆畏牵牛子,丁香畏郁金,牙硝畏三棱,川乌、草乌畏犀角,人参畏五灵脂,肉桂畏赤石脂。凡是含有上述十八反、十九畏药物的中成药品在使用过程中,注意配伍禁忌。由于本书收载品种数量多及篇幅所限,对于含十八反、十九畏药物的中成药品种的配伍禁忌在此统一说明,具体品种中不再一一赘述,临床应用时注意忌与相关药物配伍同用。

(3)妊娠禁忌:明确处方中是否有妊娠期禁用或慎用的药物。

(4)饮食禁忌:明确服药期间禁用的食物。

(5)特殊人群禁忌:明确哺乳期、老年人、儿童、过敏体质者使用药物的注意事项。

(6)毒副作用:明确处方中是否配伍有毒及含重金属元素的药物,如含马兜铃酸、番木鳖碱及朱砂、雄黄等药物。

(7)其他注意事项。

9. 用法与用量 介绍该品种常规情况下的用法与用量,以及特殊情况下的用法与用量,标示出饭前或饭后、睡觉前后、经前或经后等服药时间的不同,标示出给药疗程。全面说明该品种各种剂型的不同用法与用量。

10. 规格 即剂型与剂量,以克(g)、毫升(ml)表示。同一品种的不同规格一并介绍,坚持与国家标准一致的原则。

11. 参考文献　在文中标注参考文献来源,于相关位置右上角以阿拉伯数字加方括号标出。其著录格式如下:

①期刊:[序号](用阿拉伯数字)作者(1～3人全部列出,姓名间加",",4人以上于第3人后加","后加"等").题目.期刊名,年,卷(期):(起始页)。

②书籍:[序号]作者.书名.版次(第1版不予说明).出版地:出版社,年,起始页.

12. 索引　书后附药名笔画索引、药名汉语拼音索引。

目 录

总 论

各　论

索　引

总　论

第一章　中成药的发展历程

中医药作为中华民族医药宝库中的一块瑰宝，具有悠久的历史。中医学是研究人体病理、生理以及疾病的诊断与防治的一门科学，以整体观念为主导思想，以脏腑经络的生理病理为基础，以辨证论治为诊疗特点。中成药作为这座医药宝库的重要组成部分，几千年来为中华民族的繁衍昌盛做出了巨大的贡献。由于人类社会的变革、医学模式的转变、疾病谱的改变、药物滥用导致毒性及不良反应的不断加剧，在世界范围内掀起了回归自然的热潮，因此，来源于天然药物的中成药日益受到人们的青睐。

中成药是指在中医药理论指导下，经过药学和临床研究，获得国家药品管理部门的批准，以中医处方为依据，以中药饮片为原料，按照规定的生产工艺和质量标准制成一定剂型，质量可控，安全有效的药品。纵观中成药的发展历史，其与中医的理论、临床的发展以及中药炮制、制剂技术的不断提高和不同历史时期疾病谱的发展演变是密不可分的。

一、先秦时期(公元前221年以前)

医药知识的起源与发展均离不开人类社会实践以及同疾病斗争的活动，中药的起源是我国劳动人民长期生活实践和医疗实践的结果。《淮南子·修务训》谓："神农尝百草之滋味，水泉之甘苦，令民知所避就，当此之时，一日而遇七十毒。"《史记·补三皇本纪》云："神农氏以赭鞭鞭草木，始尝百草，始有医药。"客观上反映了我国劳动人民由渔猎时代过渡到农业、畜牧业时代发现药物、积累经验的艰苦实践过程，也是药物起源于生产劳动的真实写照。

我国进入奴隶社会后，青铜器的使用和推广使社会生产力达到一个新的阶段，人工酿酒和汤液的发明与应用，对医药学的发展起了巨大的促进作用。酒在医疗上的应用是医学史上的一项重大发明。酒是最早的兴奋剂和麻醉剂。酒在医药中的应用，一方面直接发挥其"通血脉""行药势"的功效；另一方面利用其具有溶媒的性能，将其作为溶剂浸泡药物，提取药物有效成分，制造药酒，这就是我国酒剂的早期雏形，甲骨文中即有"鬯其酒"的记载。据汉·班固《白虎通义·考黜篇》注释："鬯者，以百草之香，郁金合而酿之成为鬯。"可见，"鬯其酒"就是制造芳香的药酒。酒剂的使用有利于中药有效成分的溶出，有助于临床疗效的提高，对后世产生了巨大的影响。仅《黄帝内经》所存十三首方中就有四种酒剂，《金匮要略》《千金要方》《外台秘要》《太平圣惠方》《本草纲目》等书中有更多内用、外用酒剂，故后世有"酒为百药之长"之说。酒剂的发明与应用对推动医药的发展产生了重要的影响。

夏代已有精致的陶釜、陶盆、陶碗、陶罐等陶制器皿，殷商时期在人们日常生活中陶器更是得到了广泛使用，同时对食品加工的知识也不断丰富和提高。这些都为汤液的发明创造了条件。在用单味药治疗疾病的同时，为了更好地发挥药物的治疗作用和适应比较复杂的病情，人们开始把几种药物配合起来组成复方，用水作为溶剂经过煎煮后应用，这就是中药最早、最基本、最主要的剂型之一"汤剂"。汤剂起效快，安全有效，汤剂的出现使中药制剂学取得了首次突破，其使用一直流传至今。最早的汤剂称为"汤液"，相传由商代伊尹所创制。晋·皇甫谧《针灸甲乙经》序云："伊尹以亚圣之才，撰用

· 3 ·

神农本草,以为汤液。"《资治通鉴》谓伊尹"闵生民之疾苦,作汤液本草,明寒热温凉之性,酸苦辛咸淡之味,轻清浊重,阴阳升降,走十二经络表里之宜。"汤剂以其操作简便、灵活实用而被广泛接受。

在长沙马王堆汉墓出土的《五十二病方》是我国现存最古的医方书。其用药达 240 余种之多,医方 280 多个,所治疾病涉及内、外、妇、五官等科疾病,并记载有丸、散、膏、丹等成药的传统剂型,此外尚有药浴剂、药熏剂、药熨剂、饼剂等 10 余种,其中丸剂又有酒制丸、油脂制丸、醋制丸的区别,软膏方约 40 个,其中 25 个多以猪脂为基质。该书为研究中药学、方剂学和药剂学提供了珍贵的史料。

春秋战国时期,政治、经济、文化都有显著发展,学术思想也日趋活跃。在这种形势下,出现了我国现存医学文献中最早的一部典籍——《黄帝内经》。该书总结了春秋战国以前的医疗成就和治疗经验,奠定了我国中医学发展的理论基础,掀起了中医药发展史上的第一次大浪潮。《黄帝内经》同时为中药、方剂、中成药的发展提供了理论依据,该书收载成方 13 首,其中汤剂 4 首,其余 9 种成药已具备了丸、散、膏、丹、酒等多种剂型。书中还提出了"君、臣、佐、使"的制方之法,一直被后世医家视为遣药组方的基本法则。

二、两汉时期（公元前 206～公元 220 年）

现存最早的本草专著《神农本草经》(简称《本经》),全书载药 365 种,序论中记载了中药的基本理论以及丸、散、膏、酒等多种成药剂型,为中成药制剂的发展发挥了积极的作用。

东汉末年,大疫流行,医圣张仲景(公元 150～219 年)针对当时肆虐的伤寒病,在继承《黄帝内经》《本经》等古典医籍基本理论的基础上,总结临床经验,著成《伤寒杂病论》,使中医学的基础理论与临床实践紧密结合在一起。该书后世改编成《伤寒论》和《金匮要略》两部,系统总结了外感热病和内伤杂病的辨治大法,有"方书之祖"之称。《伤寒论》是中医药学发展史上影响最大的著作之一,确立了中医理、法、方、药的辨证论治体系,掀起了中医药发展的第二次大浪潮。对我国临证医学的发展发挥了巨大作用。时至今日,在防治外感热病方面,依然遵循六经辨证论治的原则;防治内科杂病方面,依然遵循脏腑辨证论治的原则。

《伤寒论》收载成方 113 首,其中成药 11 种,《金匮要略》收载成方 258 首,其中成药 50 余种,其组成严谨、疗效确切。一些著名的中成药如五苓散、理中丸、乌梅丸、

麻仁丸、大黄䗪虫丸、四逆散等一直沿用至今,为临床所习用,并传扬至海外,日本的汉方制剂也多宗仲景名方研制。

《伤寒论》和《金匮要略》为中药制剂的发展做出了巨大的贡献,首次记载了用动物胶汁、炼蜜和淀粉糊为丸的赋形剂。记载的剂型有丸剂(薯蓣丸)、散剂(瓜蒂散)、酒剂(红蓝花酒)、软膏剂(小儿疳虫蚀齿方)、滴耳剂(捣薤汁灌耳方)、洗剂(狼牙汤)、浴剂(矾石汤)、熏洗剂(苦参汤)、灌肠剂(猪胆汁方)、肛门栓剂(蜜煎导方)、阴道栓剂(蛇床子散温阴中坐药方)等 10 余种,几乎囊括了现代中成药的常用剂型,同时对中成药的制作、服法、禁忌等也都有详细的说明。对于临床安全、合理使用中成药发挥了积极作用,并为我国中成药制剂学的全面发展奠定了良好的基础。

三、两晋南北朝时期（公元 265～581 年）

两晋南北朝时期,在继承整理《内经》《伤寒论》等前人著作,总结临床用药经验的基础上,脉学、病因证候学等中医学理论不断取得突出成就,为中药学的发展提供了广阔空间。

新型本草的出现、药物品种的丰富以及炮制方法的改进,拓展了临床用药范围,全面推动了中成药的发展,尤其是中成药制剂学的发展。晋代葛洪所著的《肘后备急方》,载述了各种急救术,反映了中医急救医学在当时所达到的先进水平。并首次提出"成剂药"概念,最先把成药列为专卷,称"丸散膏诸方",成为我国最早成药方的配本。该书收载成药数十种,对丸、散、膏剂的制备有较为详细的描述,并记载用鸡冠血、牛胆汁等作为丸剂的赋形剂。对水银软膏的应用和制备也已有较成熟的经验,开创了铅膏药的制备和应用,创制了干浸膏、蜡丸、浓缩丸、条剂、灸剂、栓剂等多种新剂型,对推动中成药的剂型发展及临床应用做出了杰出的贡献。

南朝时期诞生了我国现存的第一部炮制学专论,即雷敩所著的《雷公炮炙论》,该书系统地介绍了 300 种中药的炮制方法,提出药物经过炮制可以提高药效,降低毒性,便于贮存、调剂、制剂等。此书对合理、安全、有效地使用中药材起到推广作用,对后世中药炮制及中成药发展产生了极大的影响,书中记载的大量炮制方法至今仍有重要参考价值;并为促进学科的分化开创了先河。

刘涓子的《刘涓子鬼遗方》作为我国现存的第一部外科专著,对化脓性感染等外科疾病的诊断与鉴别诊断、全身药物治疗和局部外敷治疗、手术治疗的适应证等论述均较前代有所发展,对后世外科医学产生了深远

的影响。全书收载治疗痈疽、疮疥、金疮的膏药方 79
种,其中软膏 76 种,多以猪脂为基质,并创用松香制作 3
种硬膏,上述具有清热解毒、止血、敛疮、止痛功效的软
膏、膏药等外用成药,目前仍在广泛应用。

四、唐朝时期(公元 618～907 年)

盛唐时期,我国经济文化繁荣,对外交流增多,外来
药物不断传入,全面推动了中药学的迅速发展。《新修
本草》是中国也是世界上公开颁布的最早的药典,比公
元 1542 年欧洲纽伦堡药典要早 800 余年。全书收药
844 种(一说 850 种),新增药物 114 种(一说 120 种)。
该书奠定了我国大型主流本草编写的格局。随着药物
数量的增加,医学理论的日趋完善,为大型方书的出现
奠定了基础,继而为中成药临床的全面应用提供了丰富
资源。唐代著名医家孙思邈所著的《千金要方》和《千金
翼方》,共载方 6500 余首,既有唐以前著名医家用方,也
有民间验方,同时也自创了多种成药方,如用太乙神精
丹(氧化砷)治疟,是世界上最早使用砷剂治疟的记载。
这两部方书集唐以前之大成,其中很多有效方剂被制成
成药剂型流传至今,如磁朱丸、独活寄生汤(现为丸剂)
等。《千金要方》序例中还提到一些制药使用的剂量工
具如称、斗、升、合以及制剂工具如铁臼、木臼、绢罗、沙
罗、马尾罗、刀砧、玉槌、瓷钵、釜、铁匙等,并创造了"丸
散以瓷器贮,蜜蜡封之"的贮藏方法。王焘所著《外台秘
要》载方 4500 余首,记有蜡丸、醋丸、煎丸、砂糖丸等多
种丸剂剂型,首创用蜡壳封装丸剂,即"以蜡果一丸如弹
丸,诽绢贷盛"。其创的著名中成药苏合香丸、七宝美髯
丹(现为颗粒)等,也为现代临床常用之品。

五、宋代时期(公元 960～1279 年)

宋代,火药、指南针、活字印刷术的发明,对中国和
世界科学文化的发展产生了巨大的影响。由于临床医
学的进步,促进了药物学的发展。药品数量的增加,功
效认识的深化,炮制技术的提高,成药应用的推广,使宋
代药学发展呈现了蓬勃的局面。当时出现了由国家设
立的太医院熟药所,后改名为"和剂局",专门制售中成
药。国家为保证百姓用药安全,诏令大量名医对官药局
所收的成药处方进行校正,编辑成我国历史上第一部由
国家颁布刊行的成药典,也是我国第一部成药配方范本
《太平惠民和剂局方》。该书收载成药配方 788 首,已备
及临床各科用药,每方对主治病证、药物组成、药材炮
制、药剂修制及配伍应用等均有详细说明,对中成药制
作、普及推广及应用做出了卓越贡献。其中著名的中成

药如逍遥丸、藿香正气散(现为藿香正气水、软胶囊、口
服液)、四君子丸、参苓白术散、局方至宝散均为后世
临床普遍采用的有效名方,至今仍为广大患者所习用。

宋代名医辈出,对中成药的发展也各有贡献。如儿
科名医钱乙所著《小儿药证直诀》,高度概括小儿的生理
病理特点,详述痧、痘、惊、疳的辨证论治,堪称"幼科鼻
祖"。共收录儿科方剂 114 首,其中绝大多数都是成药
配方,由他研制的泻青丸、抱龙丸等,至今仍是儿科常用
的著名成药。针对小儿为纯阳之体的特点,他把《金匮
要略》的肾气丸去掉桂枝、附子,即今之六味地黄丸,为
"直补真阴之圣药"。钱氏对推广成药在儿科中的应用
及地黄丸系列成药的问世,功不可没。后世医家在地黄
丸的基础上加味衍生出不少成药,如杞菊地黄丸、麦味
地黄丸、归芍地黄丸、明目地黄丸、七味都气丸等。严用
和著《济生方》收载内外妇科有效方剂 450 首,其中济生
肾气丸、归脾丸、橘核丸等都是著名的中成药。许叔微
的《普济本事方》载方 300 余首,其中四神丸、玉真散沿
用至今。

六、金元时期(公元 1115～1368 年)

中医学发展至金元时期,理论认识已经较为全面,
用药经验进一步丰富,为中医药学的提高和完善提供了
充分而必要的条件。金元时期出现了各具特色的医学
流派,其中比较著名的就是金元四大家,金元四大家的
出现,突破束缚,解放思想,创新学术,百家争鸣,开创了
中医学发展的新局面,掀起中医药发展史上的第三次大
浪潮。

寒凉派的代表人刘河间,主导学术思想是"火热
论",认为疾病的各种证候的出现多与火热有关,强调
"六气皆从火化",因此在治疗疾病过程中,善于使用寒
凉药物,其创制的防风通圣散、六一散、益元散等,目前
均已研制成成药剂型。攻下派的代表人张从正针对当
时的"强补"之风,力倡攻邪,认为"邪去而元气自复",临
床治病多选汗、下、吐之法,其创制木香槟榔丸至今还是
治疗湿热壅滞所致的赤白痢疾、里急后重、胃肠积滞、脘
腹胀痛、大便不通的常用药。补土派的代表人李东垣创
立内伤脾胃学说,认为"内伤脾胃,百病由生",在治疗上
善于用温补脾胃之法,著有《脾胃论》《内外伤辨惑论》
《兰室秘藏》等书,创制补中益气丸、清暑益气丸、朱砂安
神丸、橘皮枳术丸、半夏枳术丸、香砂枳术丸等著名成
药,被百姓们所熟识。滋阴派的代表人朱丹溪认为人体
"阳常有余,阴常不足",在临证时提倡多用滋阴降火之
药,长于滋阴,其创制的大补阴丸用于治疗阴虚火旺、潮

热盗汗、咳嗽、咯血、耳鸣、遗精等症,疗效显著。

金元四大家的火热论、攻邪论、补土论、养阴论,立说不同,各有发明,各有创见,从不同角度丰富了中医药的内容,促进了中医学理论的发展,同时为中成药品种的丰富提供了大量有效方剂,创制了各具特色的中成药,为后世留下了宝贵的财产。

七、明朝时期（公元 1368～1644 年）

明代由于中外交流日益频繁,商品经济迅速发展,医药知识不断丰富。《本草纲目》全面总结了明以前药性理论内容,扩充了药物品种,绳讹纠缪误,保存了大量医药文献,是我国大型主流本草的范本,是我国科技史上极其辉煌的成果。该书收载方剂 11096 首,成药剂型有 40 余种,其中酒剂共辑录配方 69 个,在当时可谓集传统中药成药制剂之大成,为中成药制剂学的发展做出了巨大的贡献。

在金元四大家理论的影响下,在创世之作《本草纲目》的推动下,明代临床医学也飞速发展,名医、名家、名方书层出不穷。王肯堂所著的《证治准绳》,按证列方,载有至今使用的成药如小儿健脾丸、五子衍宗丸、连翘败毒丸等。张景岳所著《景岳全书》对中医基础理论及临床各科证治均有深入阐述,宏论要理,垂范后学,不可多得。其中记载的成药,也均为当今临床常用的有效品种,如右归丸、左归丸、女金丸、全鹿丸、天麻丸、八珍益母胶囊等。陈实功著《外科正宗》,书中所载冰硼散、紫金锭、如意金黄散等均为外科、五官科的灵丹妙药,推动了外用成药制剂的发展。其他如龚信著《古今医鉴》载有二母宁嗽丸、启脾丸等。龚云林著的《寿世保元》载有五福化毒丹、艾附暖宫丸、铁笛丸等。

八、清朝时期（公元 1644～1912 年）

明末清初,温病流行促进人们对温病的认识更加深化,理论日趋成熟,治疗方法也不断丰富,创造性地总结出了一套比较完整的辨证论治理论和方法,使温病学成为一个独立的学科体系,确立了温病辨治的典范,对于防治疫病的流行具有重要的指导意义,掀起了中医药发展史上的第四次大浪潮。卫气营血和三焦辨证论治体系是温病完整体系建立的标志。医家叶天士对温病学说的发展做出了重大贡献,所著的《温热论》是温病学中学术价值很高的文献。阐明了温病的发生发展规律,创立了卫气营血辨证论治理论,发展和丰富了温病的诊治方法,同时为后世研制治疗急性传染病及急性热病药物奠定了基础。吴鞠通在继承叶天士理论学说的基础上,

创立三焦辨证理论,著成《温病条辨》,对温病的发生、发展、传变进行归纳总结,创制了不少治疗温病的有效方剂。现代的中成药银翘解毒丸即是在银翘散的基础上研制而成,桑菊感冒片是在桑菊饮的基础上研制而成;在万氏牛黄清心丸的基础上,加味而成安宫牛黄丸,与至宝丹、紫雪并称为"温病三宝"。

回顾中成药在古代的发展过程,可以看出临床是推动中成药发展的永恒动力。不同时期的疾病流行促进医学流派的产生,医药理论的发展,治疗经验的积累,医疗技术的提升,名方名药应运而生,进而带动成药的发展。

九、民国时期（公元 1911～1949 年）

随着西方工业技术蓬勃发展,医药科技也发展迅速,西医、西药不断传入中国,由沿海到内地广泛传播,形成了中医药与西医药并存的局面,中医药的发展受到了一定的冲击,中医药学以其顽强的生命力,在吸收西方国家的现代化大工业技术的基础上,依然继续向前发展。中医药的科学化运动开始兴起,不少医家提出"中医科学化""中医现代化""中西医汇通"等口号。随着大型西药房的兴建,人们开始对中成药采用前店后厂的生产模式,使用西药的制剂工艺,丰富中成药剂型品种,为促进近代中药制药产业的发展奠定了基石。

十、中华人民共和国成立后（公元 1949 年以后）

中华人民共和国成立后,党和政府十分关心中医药事业的发展,1950 年第一届全国卫生工作会议上,就制定了包括"团结中西医"在内的卫生工作三大方针。1958 年,毛泽东主席在原卫生部党组织关于"西学中"班的总结报告中批示"中国医药学是一个伟大的宝库,应当努力发掘,加以提高",强调了发扬中医学遗产的重要性,中医药事业在新中国成立后开始大踏步地前进,建国六十多年来取得了丰硕的成果。

（一）国家药典的问世

始于 1953 年编写的《中华人民共和国药典》,至 1963 年版《中华人民共和国药典》一部首次收载中成药 197 种,这标志着中成药的发展开始走上了标准化、规范化、法制化的道路。此后相继又出版了 1977 年版、1985 年版、1990 年版、1995 年版、2000 年版、2005 年版、2010 年版药典,最新出版的 2015 年版《中华人民共和国药典》一部,收载成方制剂 1493 个品种,在 2010 年版的基础上新增 439 个品种。本版药典完善了药典标准体系

的建设,整体提升质量控制的要求,进一步扩大了先进技术、成熟技术的应用,质量要求和安全性控制更加严格,使《中国药典》的引领作用和技术导向作用进一步体现。我国药典成功的编辑,对指导临床安全合理用药、对开展药品监督管理工作以及对促进我国医药工业的健康发展发挥巨大的作用。

(二) 中成药专著的出版

1962 年出版的《全国中药成药处方集》收集中成药2623 种,对我国各省市地区的中成药配方进行了第一次大范围的收集整理工作,为此后的中成药规范化发展起到了积极的推动作用。

1991 年出版的《实用中成药》收载了临床各科常用的 1400 余种中成药,在突出辨证用药的同时,首次全面系统地介绍了中成药的配伍规律,为适合临床治疗的需要提出了中成药之间的配伍、中成药与汤剂的配伍以及中成药与药引子的配伍,适应了复杂病情,提高了疗效,全面地推广了中成药的临床应用。

1999 年出版的《中华本草》共载药 8980 种,既系统总结本草学成果,又全面反映当代中药学科发展水平。书中项目齐全,图文并茂,学科众多,资料繁博,发皇古义,融合新知。该书在广度和深度上超越了以往的本草文献,是一部反映 20 世纪中药学科发展水平的综合性本草巨著。同时也记载了为数不少的中成药应用经验,为今后中成药的研究提供了重要文献资料。

1999 年出版的《中医方剂大辞典》共收载 96592 首方剂,遵循紧密联系临床、经济实用的原则,选择用药合理、配伍严密、疗效确切而又少有毒性药和禁用药的方剂。将历代中医药著作中的方剂融为一炉,为促进中成药的发展提供了丰富的优秀传统名方的配方基础。

2005 年出版的《中华人民共和国药典临床用药须知·中成药卷》,为药典系列配套丛书之一,结束了药典配套丛书中成药临床用药须知长期阙如的历史。其收载了药典品种、医保品种、国家基本药物品种,部分国家保护品种共 1420 余种,全面规范了常用中成药的临床标准,为临床中、西医师准确理解中成药的功能主治和合理用药提供了保证,为推广中成药的科学合理使用做出了贡献。此后又相继出版了 2010 年和 2015 年《中华人民共和国药典临床用药须知·中成药卷》,2015 年版收载品种更加丰富,多达 2620 种。内容更加详实,密切结合临床实践,是广大中医药临床、教学、科研、生产工作者的重要参考书目。

(三) 中成药品种的整顿

开展中成药品种整顿工作,全面提升已上市品种质量的国家标准。1985 年以前,我国的中成药标准由国家药品标准、地方药品标准两部分组成。其中地方药品标准占 90% 以上,由于历史原因,缺乏统一的审评标准和命名原则,工艺研究不严格,质量标准水平较低,使上市的地方标准的药物出现了品种混乱,疗效不确切,毒性及不良好应较大等问题,严重影响了中成药的合理安全有效的使用,中成药的整顿迫在眉睫。1985 年我国实施了新中国成立以来第一部《药品管理法》,标志着药品监管工作开始走向正规化、法制化。依据此法的精神,国家主管部门收回了地方新药审评权,同时开始对中成药的地方品种进行系统的整顿和提高工作。1986 年原卫生部在全国范围内对上市的中成药品种开展了一场以治“乱”为中心的大整顿。经医学和药学审查,共遴选出约 4000 个品种,基本上实现了一药一名一方,制定了全国的统一标准,并由原卫生部颁布实施,即《中华人民共和国卫生部药品标准》“中药成方制剂”(简称部颁标准),至 1998 年,陆续颁布了《中药成方制剂》部颁标准共 20 册,4052 种。初步扭转了中成药品种混乱,质量参差不齐的状况,有效地完成了第一次中成药品种大整顿。

第一次中成药品种大整顿结束后,中成药品种的混乱局面得到了初步的缓解,但是由于地方保护主义的存在,没有令行禁止,一些省市继续批准地方标准的药物及保健药物,仍有一大批中成药地方标准品种没有纳入国家药品的标准管理,致使地方标准的治疗药和保健药与国家标准的药物并存的混乱局面继续存在。国家药品监督管理局于 2001 年修订了《药品管理法》,明确规定“药品必须符合国家标准”。为了强化国家药品标准管理,贯彻新修订的《药品管理法》,国务院办公厅要求国家药品监督管理局必须在 2001 年 12 月 1 日起至 2002 年 11 月 30 日这个期限内解决药品地方标准问题。为此,国家药品监督管理局全面开展了中药地方标准治疗药和保健药品的整顿工作,组织医药学专家拟定了整顿方法,规范了药物名称、功能与主治,完善了制剂工艺,提高了质量标准要求,补充了临床试验研究,全面提升了地标药物的质量。并将地标转国标的药物汇编成册,即《国家中成药标准汇编》,共计 13 册,收载了 1518 个品种;另外“健转准”的药品有 1064 个品种,经过试行标准检验复审合格后,转为国家正式标准,完成第二次地方标准的整顿工作。至此,我国上市的中成药品种全部实行国家标准,为中成药的管理、生产、销售和临床使用奠定了良好的基础。

（四）中成药品种保护

实施中成药品种保护是不断提高质量标准的重要环节，为了保护我国中成药的知识产权，促进民族医药工业的发展，国务院颁布了《中药品种保护条例》，这是国家以行政手段对中药知识产权采取的保护性措施，是开展中药品种保护工作的法律依据，自 1993 年 1 月 1 日正式实施。截止到 2015 年 8 月通过国家食品药品监督管理总局网站的【数据查询】，检索到"中药保护品种"的内容列表，共有 342 个记录，目前累计国家中药保护品种已有 2000 多种。

通过中药品种保护措施的实施，在初保和续保的过程中，要求已上市被国家保护的品种，重新补做了药学、药效学、毒理学试验，并按照Ⅲ期临床试验要求补做了规范的临床试验研究工作，2009 年最新发布的《中药保护品种指导原则》，要求临床试验设计应科学合理，尤其要注意评价指标公认性、对照药的合理性及足够样本量。一般应选择阳性对照，阳性对照药的选择应遵循"公认、同类、择优"的原则，并详细说明选择依据，必要时选择安慰剂对照。应进行与阳性对照药比较的优效性检验，或在确认申报品种有效性的前提下体现其与阳性对照药的优势。全面提升被保护的我国传统的优秀品种的质量标准，极大地促进了我国民族医药工业的发展，成为我国加强中成药质量标准管理的重要一环。

为了加强知识产权的保护，国家鼓励一些优秀的中成药品种申报专利，使中药行业实现了国家专利保护与行政保护双管齐下的知识产权保护方法，促进了中成药质量标准的提高。

（五）发展中药制剂

中成药制剂的发展既要保持传统制剂的优点特色，又要吸收现代制剂技术的先进工艺，对传统制剂进行改革，或结合新药研制，开拓新剂型，以满足临床的需要，搞好中药制剂的现代化。经过长期不懈努力，已取得了可喜的成绩。不仅全面恢复了蜜丸、水丸、糊丸、蜡丸、散剂、煎膏剂、膏药、胶剂、油膏剂、乳膏剂、丹剂、油剂、酒剂、露剂、曲剂、栓剂、锭剂、浸剂等传统制剂的生产，而且还成功地研制了片剂、浓缩丸、滴丸、合剂、冲剂、硬胶囊剂、软胶囊剂、糖浆剂、口服安瓿剂、袋泡剂、定释剂、缓释剂、橡胶硬膏剂、浸膏、流浸膏剂、酊剂、注射剂、气雾剂等现代制剂。

目前西药所有的现代制剂已经基本都引入到中成

药之中，门类齐全的中成药制剂不仅满足了一般常见病多发病的临床治疗需要，而且用于治疗危重急症的注射剂、气雾剂及肛门栓剂、微型灌肠剂等新制剂的研制，也取得了可喜的成果，中成药剂型的日益丰富为中成药更好地用于临床各科疾病的防治提供了有力的支撑。

（六）提高注册标准

提高新药注册标准也是不断地提高我国中成药质量的重要措施之一。自从 1985 年公布《药品管理法》以来，由国家药监部门统一负责中药研发的审评注册工作，并制订了中药注册管理法规。2008 年为遵循中医药研究规律，体现中药注册特点，规范中药注册行为，促进中医药和民族医药事业发展，根据《药品注册管理办法》的有关规定，国家食品药品监督管理局组织制定了《中药注册管理补充规定》，使中药新药的研发更加科学化、规范化，全面提升中药新药研发的水平，使新药研发品种朝着安全有效、质量可控的方向健康发展。此外，对已上市的中成药品种，鼓励企业积极开展上市后的再评价工作，贯彻边整顿，边提高的原则，使其标准不断地得到提高。由此可见，不断地改进中药注册管理办法，开展对上市品种的再评价工作，也是提高我国中成药质量的重要措施之一。应该指出，目前以病证结合的方式，全面引进西药的注册标准管理方法，对确保研发科学、安全、有效的中成药是必要的，但是由于尺度过严，门槛过高，忽略了中医辨证论治的特点，又严重地制约了新药研发的积极性，因此，如何建立既要融合国际循证医学标准，又要符合中医辨证论治特点的新药注册管理办法，有待进一步创新、改进和提高。

（七）中药注射剂的整顿

中药注射剂的整顿是中成药整顿工作的重中之重，2000 年原国家药品监督管理局明确提出中药注射剂要建立指纹图谱检测标准，并颁发了《中药注射剂指纹图谱研究技术指导原则》。针对目前一些中药注射剂出现的过敏性休克等严重不良反应事件，2006 年国家药典委员会发布了《关于中药注射剂管理的有关意见和建议》，通过深入开展提高注射剂质量标准的工作，为注射剂的安全合理应用打下了坚实的基础。2009 年为全面提高中药注射剂的安全性、有效性和质量可控性，国家食品药品监督管理局下发了《关于开展中药注射剂安全性再评价工作的通知》，制定了《中药注射剂安全性再评价质量控制要点》和《中药注射剂安全性再评价基本技术要求》，要求全面开展生产及质量控制环节的风险排查，切实控制中药注射剂安全隐患;组织综合评价,保证中药注射剂安全有效质量可控,以加快中药注射剂标准提高工作的进程,保证产品质量。2010年发布了《关于做好2010年中药注射剂安全性再评价工作的通知》《关于印发中药注射剂安全性再评价生产工艺评价等7个技术指导原则的通知》,其中包括:《中药注射剂安全性再评价生产工艺评价技术原则》《中药注射剂安全性再评价质量控制评价技术原则》《中药注射剂安全性再评价非临床研究评价技术原则》《中药注射剂安全性再评价临床研究评价技术原则》《企业对中药注射剂风险控制能力评价技术原则》《中药注射剂安全性再评价风险效益评价技术原则》《中药注射剂风险管理计划指导原则》,2011年发布《关于做好2011年中药注射剂安全性再评价工作的通知》。目前中药注射剂安全性再评价工作已在国内全面启动,中药注射剂的再评价工作将成为一个永恒的主题,安全性再评价是对社会负责,对企业负责的一项举措。

(八) 中成药防治重大疾病

经过多年的努力,与中成药相关的国家药品标准体系已初步建立,药品质量逐步提高,管理工作更加规范。中成药的研究和生产突飞猛进,品种丰富,为越来越多的人们所青睐,在当代防治重大疾病中发挥越来越重要的作用。例如在急症抢救、心血管疾病、脑血管疾病、糖尿病、肿瘤及病毒感染性疾病等重大疾病防治上都取得了可喜的成果。

1. 急症用药 国家中医药管理局为搞好中药治疗急症的工作,组织中医药专家开展了中医急症用药遴选工作,形成了《全国中医医院急诊必备中成药目录》,共收录50多个品种,其中速效救心丸、复方丹参滴丸、丹参注射液、安宫牛黄丸、双黄连注射液等已广泛应用于急性心血管疾病、急性脑卒中及高热昏迷的抢救和急性热病中,并占有较高的市场份额。目前,由国家中医药管理局结合临床实际情况,新的急症目录正在拟定中。

2. 心血管疾病的防治用药 活血化瘀是临床最常用的治疗大法之一,广泛应用于临床各科的血瘀证,其中以心血管病的应用最为广泛。20世纪60年代以来,冠心Ⅱ号治疗冠心病心绞痛的推广普及应用,开创了血瘀证临床研究的新时期。速效救心丸是中国第一个现代中药滴丸制剂,该品种具有行气活血,祛瘀止痛,增加冠脉血流量,抗心肌缺血以及改善心脏血流动力性、缓解心绞痛的作用,为广大冠心病心绞痛患者的必备之品。

复方丹参滴丸、地奥心血康、麝香保心丸、通心络胶囊、心可舒片等治疗冠心病心绞痛药物的相继问世,为治疗冠心病提供了更多的成药选择。现代药理研究表明,上述药物既能扩张冠状动脉,改善心肌缺血,缓解心绞痛,又能调节血脂,防止动脉硬化,改善心功能,标本兼治,使我国治疗冠心病的中成药得到了很好的发展,为防治冠心病做出了贡献。更令人惊喜的是复方丹参滴丸经过多年的努力,成为我国第一例进入美国食品与药品安全管理局Ⅲ期临床试验的中成药,这标志着中药国际化迈出了关键和有力的一步。

黄杨宁片既是治疗冠心病心绞痛的有效药物,还具有很好的抗心律失常的作用,所以也常用于心律失常的防治。同类品种稳心颗粒通过积极开展上市后临床和药理学的再评价工作,在全国重点三甲医院开展了治疗心律失常的临床研究,北京大学与美国心脏病研究中心联合进行的药理学基础研究证明,稳心颗粒是治疗室性早搏、房性早搏的有效药物,为其临床应用提供了客观、公认的循证依据。

为了满足急症的需要,中药注射剂也得到了应有的发展。参麦注射剂、生脉注射剂、参附注射剂也是在中医传统有效名方的基础上加工而成的现代剂型,具有很好的保护心功能、抗心肌缺血、抗组织缺血再灌注损伤、抗心衰、抗休克等作用,在防治冠心病心绞痛以及抢救心肌梗死方面具有重要的应用价值。

3. 脑血管疾病的防治用药 安宫牛黄丸是传统的中药急救药品,尤其适用于中风、偏瘫,伴有高热昏迷的病人,另外还广泛应用于颅脑损伤意识障碍、幼儿重症肺炎、高热惊厥、中毒性痢疾等伴有高热、神昏、抽搐等危象的急救,因而被称为"温病三宝"之一,自古以来即有"救急症于即时,挽垂危于顷刻"的美称。现代药理研究表明,安宫牛黄丸具有明确的增加脑血流量,治疗脑缺血的作用以及解热、镇静、抗惊厥、保肝等作用。源于安宫牛黄丸的现代制剂——清开灵注射液,不仅保留了安宫牛黄丸原方独到的疗效,同时因剂型的改变,更好地保障了其迅速发挥保护脑组织的作用,有效地用于防治脑血栓形成、脑出血、肝昏迷等危重疾病,对急性出血性和缺血性脑卒中均有疗效,目前该品种已经成为中医院急诊必备之品。

在目前的中成药品种中,有不少品种可以同时防治心脑血管疾病。银杏制剂是目前国内研究较多用于心脑血管治疗的新品种,我国在银杏制剂方面的起步虽然较晚,但是目前品种比较丰富,剂型既有片剂、胶囊、口服液,也有注射剂,如银杏叶胶囊、银杏叶片、舒血宁注射液等。银杏制剂在抗心肌缺血、抗脑缺血和抗动脉粥样硬化、抗心律失常、改善血液流变性方面具有可靠的作用,所以目前广泛用于冠心病心绞痛、脑梗死等疾病的防治。

4. 糖尿病的防治用药　治疗糖尿病的中成药,在用于胰岛素依赖型糖尿病方面与西药降糖药尚存在一定的差距,且降糖速率亦不及西药。但通过益气养阴,整体调节与活血通络等诸法配合,中成药在有效调节糖代谢紊乱的同时,又可防治糖尿病并发症的发生,如动脉粥样硬化、微血管病变、糖尿病肾病、神经病变及视网膜病变等。

六味地黄丸作为滋阴药的代表方,在糖尿病的防治应用中广为人知,对于阴虚燥热所致的消渴病即 2型糖尿病具有很好的防治作用。现代药理研究也证明,六味地黄丸能增加小鼠肝糖原的含量,降低实验性高血糖小鼠的血糖,改善糖耐量;降低阴虚动物的血糖含量。临床研究还表明六味地黄丸对糖尿病人的免疫功能也有很好的调节作用;在延缓周围神经病变,下肢动脉硬化,排汗异常方面也具有可靠的疗效。其他具有降糖作用的中成药还有玉泉颗粒、金芪降糖片、消渴丸等。

5. 肿瘤的防治用药　中医药防治肿瘤虽在抑瘤药物遴选方面进展不够迅速,但在扶助正气,增效减毒,延长病人生存时间,提高病人生活质量,防止肿瘤的扩展,降低放化疗药物的毒性及不良反应等方面有着自身的优势,起到标本兼顾的良好效果,为抗癌药物的研发燃起新的希望,同时已经上市的品种也日益受到广大肿瘤患者的欢迎。如以薏苡仁提取物薏苡仁油为主要成分制成的康莱特软胶囊,具有益气养阴、消癥散结的作用,适用于手术前及不宜手术的脾虚痰湿、气阴两虚型原发性非小细胞肺癌。现代药理研究表明,本品可诱导肿瘤细胞的超微结构发生变化,出现凋亡细胞的形态学特征;并能抑制肿瘤细胞增殖;对于已耐药的肿瘤细胞,本品可恢复其对化疗药物的敏感性;还能明显抑制新生血管生成,加快血管进入衰退期。用于治疗癌症的康莱特注射液,除在我国广泛用治癌症外,目前已在美国顺利完成了治疗胰腺癌的Ⅱ期临床试验,并经美国 FDA 评审获准进入Ⅲ期临床试验。也是中药注射剂走向世界的探索。中药复方制剂平消胶囊、平消片,具有活血化瘀、止痛散结、清热解毒的作用,对热毒瘀结所致的肿瘤患者具有缓解症状、缩小瘤体、提高机体免疫力、延长患者生存时间的作用。

6. 防治呼吸道病毒感染性疾病的用药　中医认为

该类疾病属于外感热病范畴,从汉代张仲景的《伤寒论》到清代温病医家的各类专著里面,均记载了大量的有效处方,通过采用现代剂型加工而成的中成药至今仍发挥着重要作用,如治疗流行性感冒的感冒清热颗粒、板蓝根颗粒、双黄连颗粒、清开灵注射液等。中成药在 2003年防治严重急性呼吸综合征(Severe Acute Respiratory Syndrome,SARS)中曾做出了杰出贡献,全国防治 SARS 指挥部科技攻关组提出,大量实验表明清开灵注射液、鱼腥草注射液、板蓝根冲剂、新雪颗粒、金莲清热颗粒、灯盏细辛注射液、复方苦参注射液和香丹注射液等 8 个中成药对于 SARS 的不同病理环节能够明显改善患者症状。当 2009 年甲型 H1N1 流行性感冒在全球爆发时,中成药同样发挥了重要作用,国家中医药管理局专门发布了《甲型 H1N1 流行性感冒中医药预防方案》;北京市政府投入 7000 万元,将原储备计划中的 100 万人份达菲原料药储备,调整为 200 万人份针对性治疗甲流的中成药储备;中成药连花清瘟胶囊被原卫生部列为甲型 H1N1 流行性感冒中药治疗药物,充分体现了中医药在防治甲型 H1N1 流行性感冒疾病中的重要作用。

7. 防治病毒性肝炎的用药　近年来病毒性肝炎、脂肪肝、酒精性肝病、药物性肝损害及肝癌等肝病已成为当今威胁人类健康的主要疾病之一,其中病毒性肝炎的发病率居各种传染性疾病之首,且发病率逐年增长。中医药通过选用清热解毒、利湿退黄以及疏肝健脾,益气活血等药物研发了众多肝病成药品种,其处方中的单味药物多具有抗病毒、增强机体免疫力等作用,一方面能够抑制肝炎病毒,另一方面有利于提高机体免疫力,防止肝炎病毒的复制,促进肝病患者的康复,充分体现了中医传统理论所谓的"正气存内,邪不可干"的思想。以传统名方"茵陈蒿汤"加工而成的成药制剂茵栀黄口服液、茵栀黄注射液,具有清热解毒、利湿退黄的作用,对于急、慢性肝炎属于肝胆湿热者有较好疗效。现代药理研究证实,本品具有很好的保肝作用。此外,鸡骨草胶囊、片仔癀胶囊、肝达康片、复方益肝灵胶囊等也是临床常用的肝病类中成药。

随着医疗模式的转变,随着药害事件的频发,在"崇尚自然、返璞归真"的思潮下,中医药的优势日益凸现,全球范围内掀起了"中医药热"。随着我国中成药管理规范化,质量标准科学化进程的推进,中成药的发展日新月异,针对新时代的疾病谱,以安全有效为核心,不断提高中成药的制剂工艺,增加中成药的剂型品种,大量新型、速效、高效、低毒的中成药相继研制成功,并在临床上广泛应用。一些精品中成药也不断开始走出国门，倍受世界各国朋友们的欢迎，在现代医疗网络的建立中，中医药是不可或缺的生力军，目前依然一如既往地发挥着重要作用。2006 年《中共中央关于构建社会主义和谐社会若干重大问题的决定》明确提出了"大力扶持中医药和民族医药"的重要战略决策，中医药必将为建设具有中国特色的医疗卫生事业，提供更有力的保证，做出更大的贡献！

第二章　中成药的命名分类组成

一、中成药的命名方法

中成药的命名是了解每个中成药的入门向导,它可以起到提示该方的处方来源、主要药物、处方组成、主要功效、主治病证、服用方法等某一方面的作用,对于正确理解和使用中成药有一定帮助,应当予以重视。中成药的命名方法归纳介绍如下。

1. 以处方来源命名　是指以该方的原始出处为命名的依据,这种命名方法便于查找中成药处方的来源。如济生肾气丸出自《济生方》,局方至宝散出自《太平惠民和剂局方》等。

2. 以主要药物命名　是指以该方的主药为命名的依据。主药是方中针对主症起主要治疗作用的药物,所以明确了方剂的主药即可了解该方的主要功效和主治,便于医生和患者临床选用。如麻仁丸、龙胆泻肝丸、大黄䗪虫丸等,其中麻子仁、人参、龙胆及大黄等都是方中的主药。

3. 以药物组成命名　是指以该方的全部组成药物为命名依据,这类成药多为单方制剂或者药味较少的小复方。如板蓝根颗粒由板蓝根单味组成,黛蛤散由青黛、海蛤壳组成,香连丸由木香、黄连组成,良附丸由高良姜、香附组成等。

4. 以药味数目命名　是指以该方的全部组成药物的味数为命名依据。如四君子丸由四味药物组成,六味地黄丸由六味药物组成,八珍颗粒由八味药物组成,九味羌活丸由九味药物组成,十全大补丸由十味药物组成等等。

5. 以主要功效命名　是指以该方的主要治疗作用

为命名依据。如开胸顺气丸,功效为顺气化滞,消食逐水,宽胸散结;清音丸,功效为清凉解热,生津止渴,润喉开音;温经丸,功效为温经散寒,健脾理气,活血调经等。还有少数成药是以间接方式表示功效的,如泻青丸,肝属木色青,泻青丸实指有清泻肝火之功;舟车丸说明峻下逐水之力峻猛,有如顺水之舟、下坡之车。

6. 以主治病证命名　是指以该方主治的中、西病证为命名依据。如表虚感冒颗粒主治恶风自汗的表虚感冒;寒喘丸主治口鼻气冷的寒痰喘咳;乳癖消片主治气滞血瘀的乳癖;鼻炎康片主治急性鼻炎、慢性鼻炎、过敏性鼻炎;更年安片主治更年期综合征等。这种命名方法比较直观,便于医生和患者选用。

7. 以其他方法命名　除以上六种常用的命名方法以外,还有一些使用较少的其他命名方法。有以组成药物采集时间命名的,如二至丸由旱莲草和女贞子组成,旱莲草夏至采收、女贞子冬至采收,故名二至丸。有以服用剂量命名的,如七厘散,每次服用剂量为七厘;十滴水,每次服用剂量为十滴等。有以服用方法命名的,如川芎茶调散,用清茶调服;牛黄噙化丸,含于口中缓缓融化咽下等。有以传说中人名命名的,如冯了性风湿跌打药酒、季德胜蛇药片等。有以传说中地名命名的,如都梁丸即指在京都汴梁研制而命名,等等。

二、中成药的分类方法

中成药分类,根据临床、管理和检索的需求不同,大致可分为以下几个方面。

1. 按功效分类　便于临床应用。如解表类、止咳祛痰类、清热降火类、疏肝理气类、祛暑类、开窍类、补益类等。

2. 按病症分类 便于临床应用。如感冒类、咳嗽类、头痛类、胃痛类、食滞类、便秘类、腹泻类、眩晕类、失眠类等。

3. 按各科分类 便于临床应用。如内科类、外科类、儿科类、妇科类、骨伤科类、耳鼻喉科类。

4. 按剂型分类 便于经营保管。如蜜丸类、水丸类、糊丸类、散剂类、膏滋类、膏药类、药酒类、片剂类等。

5. 按管理分类 便于医疗行政部门监管,规范临床医师用药行为,指导患者安全合理用药。如处方药、非处方药、国家基本药物、国家基本医疗保险药物。

6. 按笔画、拼音分类 便于查阅。如《中华人民共和国药典》。

总之,中成药无论哪一种命名与分类方法,其目的都是为了更好地服务于临床,满足临床用药的需要。

三、中成药的处方来源

1. 古典名方 是指古典医籍中方证明确,组方严谨,疗效可靠的著名方剂。这类古方主要包括秦汉至清代以前文献所载之名方,如《伤寒论》《金匮要略》《千金要方》《太平惠民和剂局方》《温病条辨》等著名方书所载之方,为传统精品中成药的主要方剂来源。

2. 名医验方 是指由中医临床各科中长期从事临床实践,经验丰富的著名医生所开具的处方。这类处方多是名医针对各自的专长病证而设,经过反复临床实践证明,疗效确切的经验方,是新药研发可以借鉴的方剂来源。

3. 医院处方 是指医院以名医的经验方或针对临床常见病、多发病、疑难病证,由中医名家拟定处方,做成的医院内部制剂。这类制剂处方有较好的临床基础,功效主治都比较明确,可重复性好,是新药研发的重要的方剂来源。

4. 民间验方 是指流传在民间的大量秘方、验方。这类处方具有与中医常规处方不同、药味精专、药效奇特的特点,是中医药处方的特色之一,是研发药少力专的新药的基础。

5. 科研处方 是指某些单位承担的科研课题中所研究的处方。科研课题大多以现代的科技手段探讨药物的活性成分、药物作用及机制以及安全性等内容。具有实验方法先进,科研设计合理,科技含量较高的特点,是研发中药现代化制剂的重要的依据。

四、中成药的处方规则

中成药的配方和其他方剂一样,不是药物的随意堆砌,而是在辨证论治思想指导下,依据病情,确定立法,选择适当的药物,按照增效、减毒、适应复杂病情的组方配伍规则组合而成的。方剂的组成规则,又称方剂的结构,又叫制方之法,最早见于《内经》,如《素问·至真要大论》说:"主病之谓君,佐君之谓臣,应臣之谓使。"明确地指出方剂的组成为君、臣、使三个部分。《本经》完善为君、臣、佐、使四个部分。此外,也有用主、辅、佐、使表示的。

君药(主药):是针对主病或主证起主要治疗作用的药物,是方剂中必不可少的主要药物。

臣药(辅药):是辅助君药加强治疗主病或主证作用的药物,或针对重要的兼病或兼证起主要治疗作用的药物。

佐药:有三种含意:①佐助药,即协助君、臣药以加强治疗作用,或直接治疗次要兼证或次要症状的药物;②佐制药,即用以消除或减弱主、辅药的毒性或峻烈之性的药物;③反佐药,即在病重邪甚,产生拒药时,配用与君药性味相反,而又能起到相成作用的从治药物。

使药:有两种含意:①引经药,即能引方中诸药直达病所的药物;②调和药,即具有调和方中诸药作用的药物。

综上所述,组成一首典型的中成药配方虽然需要君、臣、佐、使四个部分,但由于病情繁简不一,药物功效多寡不等,有些方剂的君药或臣药本身就兼有佐、使药的作用,因此每个处方不必君臣佐使悉备。另外,有些药味繁多的中成药配方,很难分清君、臣、佐、使,此类方剂的组成主要是根据治疗法则的需要,由不同功效的药物分类组合而成,同样也能体现组方结构与治则治法内在的有机联系。

第三章 中成药的常用剂型

剂型是药物制剂的形态,由于中药材品种繁多,药性各异,且多复方使用,药物之间的作用又十分复杂,加之临床需要各有不同,因此必须加工制成一定的剂型,才能达到提高药效,降低毒性,安全有效,便于服用的目的。

中药制剂的发明与应用在我国有着悠久的历史,早在夏商时期甲骨文中就有制造药酒的记载,并出现了"伊尹造汤液"的传说;《黄帝内经》、《神农本草经》收载了汤剂、丸剂、散剂、膏剂、酒剂等不同剂型。随着现代科学技术的发展,中成药的剂型日益丰富,新剂型层出不穷,中成药已从普通制剂发展到缓释制剂和靶向制剂时代。中成药的剂型选择必须遵循"速效、高效、长效"三效、"剂量小、副作用小、毒性小"三小、"生产、运输、储藏、携带、使用方便"五方便的原则。

一、丸剂

系指药材细粉或药材提取物加适宜的黏合剂或其他辅料制成的球形或类球形制剂,分为蜜丸、水蜜丸、水丸、糊丸、蜡丸和浓缩丸等类型。

丸剂属于传统剂型,与汤剂、散剂等比较发挥药效作用迟缓,但作用长久,适宜于对慢性病的治疗。正如李东垣所说:"丸者缓也,不能速去病,舒缓而治之也"。如治疗肾阴不足的六味地黄丸,治疗气血亏虚的人参归脾丸,治疗脾虚久泻的补中益气丸;尤其是糊丸和蜡丸,在胃肠道中缓慢释放,属于传统的缓释制剂。由于丸剂需要直接口服,一般婴儿不宜,必要时可研服。

(一) 蜜丸

系指药材细粉以蜂蜜为黏合剂制成的丸剂。其中每丸重量在0.5g(含0.5g)以上的称大蜜丸,每丸重量在0.5g以下的称小蜜丸。蜂蜜有益气补中、缓急止痛、润肺止咳、滑肠通便、解毒防腐等作用,且富含营养,味道甜润,故蜜丸能增加药物的滋补作用,矫正某些药物的不良味道,延缓药物的溶解吸收,使药效缓和持久。蜜丸主要用于制作滋养补虚类品种或用于治疗慢性疾病,如柏子养心丸、乌鸡白凤丸等。此外,由于蜜丸质软可以任意改成小粒服用或用水化开,还可用于制作一些儿科丸药。含有贵重的、易挥发的药物,也可制成蜜丸,如牛黄清心丸、十香返生丸等。

(二) 水蜜丸

系指药材细粉以蜂蜜和水为黏合剂制成的丸剂。一般适用于补益剂制成丸剂。水蜜丸的特点与蜜丸相似,作用缓慢、持久,因制成后经过干燥,故含水量低、易保存和服用,如补脾益肠丸、桂附地黄丸、百合固金丸。

(三) 水丸

系指药材细粉以水(或根据制法用黄酒、醋、稀药汁、糖液等)为黏合剂制成的丸剂。水丸体积小、表面致密光滑,便于吞服,不易吸潮;一般较蜜丸崩解快,便于吸收。一般解表剂、清热剂、消导剂等适用于制成丸剂,如逍遥丸、牛黄上清丸、防风通圣丸、枳实导滞丸等。

（四）糊丸

系指药材细粉以米粉、米糊或面糊等为黏合剂制成的丸剂。糊丸因干燥之后硬度较大，崩解时间比水丸和蜜丸缓慢。内服后可延长药效，又能减少对胃肠道的刺激。所以方剂中含有刺激性较强的、有剧毒的，或要求在体内徐徐吸收，以缓慢发挥药效的药物，常制备成糊丸，如西黄丸、小金丸等。

（五）蜡丸

系指药材细粉以蜂蜡为黏合剂制成的丸剂。由于蜂蜡在常温中呈固体状态，服用后溶化缓慢，蜡丸在体内不崩解，直接从体内排出，类似于现在的骨架制剂，因此为长效制剂。调节用蜡量可以使蜡丸不在胃中溶解而在肠中溶解，防止中毒或对胃起强烈刺激作用。所以若方剂中含有较多剧毒药物及刺激性较强的药物，或要求在肠道吸收的药物，均可采用蜡丸。临床常用的有三黄宝蜡丸、妇科通经丸等。

（六）浓缩丸

系指药材或部分药材提取浓缩后，与适宜的辅料或其余药材细粉，以水、蜂蜜或蜂蜜和水为黏合剂制成的丸剂。根据所用黏合剂的不同，分为浓缩水丸、浓缩蜜丸和浓缩水蜜丸，如百合固金浓缩丸、知柏地黄浓缩丸等。浓缩丸有体积小，有效成分含量大，易于服用，贮运方便，节约赋形剂等优点。

二、散剂

系指药材或药材提取物经粉碎、均匀混合制成的粉状制剂，分为内服散剂和外用散剂，是我国古代剂型之一。散剂治疗范围广，服用后分散快，奏效迅速，且具有制作简单、携带方便、节省药材等优点。有效成分不溶或难溶于水、不耐高温、剧毒不易掌握用量、贵重细料药物均适宜于制成散剂，如川芎茶调散、五苓散、马钱子散、黛蛤散、紫雪散。

三、颗粒剂

系指药材提取物与适宜的辅料或药材细粉制成具有一定粒度的颗粒状制剂，既保持了汤剂吸收快、起效迅速的特点，又具有携带、运输、贮存方便的优势。按形状分为颗粒状和块状两种；按溶解性分为可溶型、混悬型、泡腾型；按辅料不同分为有糖型、无糖型等不同类型。常用的有感冒清热颗粒、板蓝根颗粒、双黄连颗粒等。

颗粒剂一般加温水或热水，溶解或分散后服用，基本上适宜各种人群使用。颗粒剂药物容量大，在一定程度上可以保证中药的有效服用剂量，因此，一般说来效果比服用量小的剂型要好，且生产、运输、携带和服用方便，现在临床应用较多。

另有直接吞服的颗粒，一般颗粒较细，用量较小，服用时将颗粒放于口中，用水冲服。在日本叫细粒剂，中国药典没有单列。泡腾颗粒仅能加水泡腾溶解后服用，切忌放入口中直接冲服。

四、片剂

系指药材提取物、药材提取物加药材细粉或药材细粉与适宜辅料混匀压制或用其他适宜方法制成的圆片状或异形片状的制剂，有浸膏片、半浸膏片和全粉片等。片剂以口服普通片为主，另有含片、咀嚼片、泡腾片、阴道片、阴道泡腾片和肠溶片等。中药片剂的优点是剂量准确，质量稳定，便于服用，携带运输方便，生产条件卫生，便于工业化大生产。片剂服用时直接吞服，婴幼儿不宜，必要时研碎服用。随着制剂工艺的革新，片剂剂型也不断发展。

（一）普通片

为经压制而成圆片状或异形片状的制剂。片剂一般直接吞服使用，片重一般在 0.1～1.2g 之间，可为裸片或包衣片。包衣可以掩盖药物的不良气味，增加药物的稳定性，现在片剂基本都包衣。一般包衣片分为糖衣和薄膜衣，糖衣要包隔离层、粉衣层、糖衣层和有色糖衣层，工艺复杂。粉衣层用大量滑石粉，而滑石粉可能存在安全隐患，现已很少应用。薄膜衣较薄，掩盖气味、隔湿和增加药物的稳定性都很好，包衣简单，成本低，是以后的主流。若有糖衣片和薄膜衣片，建议临床上用薄膜衣片，如穿心莲片、桑菊感冒片、银翘解毒片、葛根芩连片等。

（二）含片

系指含于口腔中缓慢溶化产生局部或全身作用的片剂。含片压制时没有加崩解剂，在口腔中不崩解，慢慢溶化而释放药物。由于直接作用于口腔和咽喉，因此对咽喉和口腔疾病较为适宜，如玄麦甘桔含片、金果含片等。由于含片在口腔中溶化，不用水，携带运输方便。其部分药物可直接通过口腔黏膜吸收而直接进入血液，不但起效快，而且无肝脏首过作用。因此，现在除局部用药外,越来越多的作为全身治疗用药剂型。因为含片是含服,因此婴幼儿不宜服用,以免有气管被卡住的危险。

(三)咀嚼片

系指于口腔中咀嚼后吞服的片剂。咀嚼片是直接嚼服,因此压制时没有加崩解剂,且硬度不能太大,以免无法嚼服。咀嚼片可以很大,至每片1～2g,如健胃消食片。咀嚼片服用较方便,可不用水,现在应用很广泛。因为咀嚼片是嚼服,四岁以下儿童不宜服用,以免有气管被卡住的危险。

(四)泡腾片

系指含有碳酸氢钠和有机酸,遇水可产生气体而呈泡腾状的片剂。由于泡腾片是酸碱泡腾剂作为崩解剂而制成的片剂,遇水就强烈泡腾,因此只能加水泡腾后服用,严禁直接放于口中嚼服或吞服,因泡腾时会灼伤口腔或食道黏膜。泡腾片携带运输时是固体,服用时是液体,非常方便。因此适宜于各种人群服用,尤其适宜于老人和小孩服用,如清开灵泡腾片。

(五)阴道片与阴道泡腾片

系指置于阴道内使用的片剂。阴道片是指在阴道中缓慢溶解的片剂,目前中药的阴道片剂尚属阙如。阴道泡腾片是在阴道中泡腾起泡使药物充满阴道而起作用的片剂,如妇必舒阴道泡腾片等。阴道泡腾片是要求发泡量的,且泡腾崩解时间不能太快,太快刺激性大,太慢又影响药效,故总体要求较高。由于泡腾片泡腾时要大量吸水,而阴道本来就没有多少水分,病态下阴道更敏感,很多人本来就有阴道干燥综合征。因此,阴道泡腾片在阴道内泡腾时对阴道会有一定的刺激性,病人会感到发热、灼烧感或疼痛。所以医生在使用阴道泡腾片时一定要慎重,问明病人的情况,酌情使用。

(六)肠溶片

系指用肠溶性包衣材料进行包衣的片剂。肠溶片在胃部不崩解,在肠中崩解,所以适宜于对胃有刺激或在胃中不稳定的药物。特别适宜于治疗肠道疾病,可以直达病所,不在胃中消耗药物。还有一种结肠定位片,仅在结肠崩解,对治疗便秘、结肠炎具有靶向作用。

五、煎膏剂

系指药材用水煎煮,取煎煮液浓缩,加炼蜜或糖(或转化糖)制成的半流体制剂。煎膏加有炼蜜或蔗糖、葡萄糖经熬制而成,具有滋养补虚、润肺止咳及防腐的作用,并有容易吸收,奏效迅速,便于服用的特点,常用于久病体虚、燥咳劳嗽等患者,如养阴清肺膏、二冬膏等。煎膏剂生产时经熬制,已经灭菌,且为高渗制剂,一般不加防腐剂,服用安全,可以长期使用。一般可直接服用或加水稀释后服用。

六、贴膏剂

系指药材提取物、药材或和化学药物与适宜的基质或基材制成的供皮肤贴敷,可产生局部或全身性作用的一类片状外用制剂,广泛用于治疗皮肤病和外科疾病。贴膏剂包括橡胶膏剂、凝胶膏剂和贴剂等。贴膏剂由于裱褙材料的透气性不好或药物本身和辅料的性质,一般对皮肤都有不同程度的刺激性,有的还有过敏反应。临床使用时应注意根据病人的反应来调整用药的时间或换药。

(一)橡胶膏剂

系指药材提取物或和化学药物与橡胶等基质混匀后,涂布于背衬材料上制成的贴膏剂。橡胶膏剂亦叫橡皮膏,由于橡胶为脂溶性基质,相对来说载药量较小,药物的释放性能较差,一般作为局部用药。橡胶膏剂多用于风湿痹痛、跌仆伤痛,如伤湿止痛膏等。

(二)凝胶膏剂

系指药材提取物、药材或和化学药物与适宜的亲水性基质混匀后,涂布于背衬材料上制成的贴膏剂。凝胶膏剂即《中国药典》2005年版中的巴布膏剂,由于巴布是日语,不符合剂型命名原则,膏体实际上是由水溶性高分子基质组成的水凝胶,且现行日本药局方亦把其改成为凝胶贴。鉴于此,参照橡胶膏剂,修订为凝胶膏剂。凝胶膏剂为水溶性基质,药物容量较大,释放性能好。一般亦用于局部治疗。由于凝胶膏剂对膏体的黏附性、透气性、软化点等要求较高,市售品种可能有质量不符合临床贴敷要求的产品,应予以充分注意。

(三)贴剂

系指药材提取物和/或化学药物与适宜的高分子材料制成的一种薄片状贴膏剂。主要由背衬层、药物贮库层、黏胶层以及防黏层组成。贴剂和药典二部的化药贴剂类似,系指透皮贴剂,一般用于全身治疗。中药现在尚无此类品种。

（四）其他

未收入药典，但市场上较多的尚有：

1. 压敏胶膏剂 系指药材、药材提取物和/或化学药物与压敏胶制成的贴膏剂。压敏胶是指在轻微压力下即可产生黏性，同时又容易剥离的一类胶黏材料。常用的压敏胶有聚异丁烯类、聚丙烯酸酯类和硅橡胶类压敏胶，如百花活血跌打膏。这类贴膏现在应用很广泛，市场上品种很多，药量大，贴敷性能好，释药性能好，有很好的应用前景。

2. 敷剂 系指将药材粉末、提取物等药物包于无纺布中，使用时含药无纺布袋直接敷于患处而起治疗作用的一类制剂。可加热（蒸）后或不加热使用，如筋伤宁湿敷剂。

3. 贴敷剂 系指药材和/或化学药物制成溶液，使用时滴入上层为无纺布，中层为吸药海绵，底部为医用胶和裱褙材料，贴敷在患处的一类制剂。此类品种藏药较多，如太极骨痛贴、奇正消痛贴等。

4. 穴位贴膏剂 系指药材、药材提取物与适宜辅料混匀压制而成的膏片剂，置于医用胶等裱褙材料中，贴于穴位使用的一类制剂。一般为贴脐用，又叫贴脐膏剂。这类制剂有时加入一粒白芥子等，贴敷后具有压穴的作用，如三伏贴。这类品种现在较多，如肛泰贴膏、丁桂小儿脐贴等。

七、滴丸剂

系指药材经适宜的方法提取、纯化后与适宜的基质加热熔融混匀，滴入不相混溶的冷凝介质中制成球形或类球形制剂。滴丸易服用，在体内溶化快，奏效迅速，可以含化或吞服，如复方丹参滴丸、银杏叶滴丸等。滴丸可以含化吞服，对口腔咽喉疾病治疗有一定的优势。此外，用于耳腔内局部治疗的药物，制成滴丸具有长效作用。

八、胶囊剂

系指将药材用适宜方法加工后，加入适宜辅料填充于空心胶囊或密封于软质囊材中的制剂，可分为硬胶囊、软胶囊（胶丸）和肠溶胶囊等，主要供口服用。

（一）硬胶囊

系指将药材提取物、药材提取物加药材细粉或药材细粉或与适宜辅料制成的均匀粉末、细小颗粒、小丸、半固体或液体等，填充于空心胶囊中的胶囊剂。胶囊剂携带、运输、服用都比较方便，临床上应用较多。但相对于片剂来说不能包衣，在防潮性方面没有优势，而且容量小，药物服用量提不上去。为了制成胶囊，往往辅料加得不够，内容物易吸潮而结成棒状。另外对于胃病（胃炎、胃溃疡）来说，胶囊崩解后常有大片的胶囊皮，一定时间内在胃中存留对胃有刺激作用，临床使用时应注意。如玉屏风胶囊、血脂康胶囊等。

（二）软胶囊

系指将药材提取物、液体药物或与适宜辅料混匀后用滴制法或压制法密封于软质囊材中的胶囊剂。软胶囊一般适宜于油性或油溶性药物，因为胶囊皮是由明胶、甘油和水组成的，基质一般用植物油。但现在批准上市中药软胶囊大多是将水提干膏粉和植物油用胶体研磨匀后制成软胶囊，由于水提物与胶囊皮有亲和性，时间长了有可能吸去胶囊皮的水分使胶囊干裂或水提物含水量高时胶囊皮软化粘连，临床使用时应予以充分注意。另外，有以聚乙二醇为基质的软胶囊，也可能有上述问题，如藿香正气软胶囊、六味地黄软胶囊、都梁软胶囊等。

（三）肠溶胶囊

系指不溶于胃液，但能在肠液中崩解或释放的胶囊剂。肠溶胶囊适宜于对胃有刺激或在胃中不稳定的药物。特别适宜于治疗肠道疾病，可以直达病所，不在胃中消耗药物，如消栓肠溶胶囊。还有一种结肠定位胶囊，仅在结肠崩解，对治疗便秘、结肠炎具有靶向作用。

九、糖浆剂

系指含有药材提取物的浓蔗糖水溶液。它是在传统汤剂、煎膏剂的基础上，吸取西药糖浆的优点而发展起来的一种中成药剂型。因含有糖，可以掩盖某些药物的不适气味，便于服用，适用于小儿及虚弱病人服用，尤多见于小儿用药，但不宜用于糖尿病患者，如急支糖浆、夜宁糖浆、五味子糖浆。

十、合剂

系指药材用水或其他溶剂，采用适宜方法提取，经浓缩制成的口服液体制剂（单剂量灌装者也可称"口服液"）。合剂既能保持汤剂的特点，又能避免汤剂临时煎煮的麻烦，便于携带、储存和服用。口服液的浓度更高，常加入矫味剂，因此用量小，口感好，作用快，质量稳定，携带方便，易保存，如四君子合剂、八正合剂。

十一、酒剂

系指药材用蒸馏酒提取制成的澄清液体制剂,又称药酒。酒剂服用量少,吸收迅速,见效快,多用于治疗风寒湿痹及补虚养体、跌打损伤等,如国公酒、冯了性风湿跌打药酒、三两半药酒。

十二、酊剂

系指药材用规定浓度的乙醇提取或溶解而制成的澄清液体制剂,也可用流浸膏稀释制成,分内服和外用两种。酊剂制备无须加热,杂质少,有效成分含量高,剂量准确,吸收迅速,如藿香正气水、消肿止痛酊等。

十三、凝胶剂

系指药材提取物与适宜基质制成的、具凝胶特性的半固体或稠厚液体制剂,是临床上腔道黏膜用药的主流剂型,如舒康凝胶剂等。口服凝胶可黏附在胃表面形成一层保护膜,对溃疡面和炎症部位有良好的保护作用,为胃病用药的良好剂型,主要有高分子水凝胶和氢氧化铝和磷酸铝等无机凝胶。按基质不同,凝胶剂可分为水性凝胶与油性凝胶。

现在临床上使用的一般为水凝胶,多为透明、半透明的半固体或稠厚液体。一般多用于皮肤,使用时有良好的易涂抹性,轻揉后即可完全和皮肤密切接触,不污染衣物。药物释放和吸收均较迅速,并可在皮肤或伤口表面形成一层膜,对破损皮肤和创伤具有一定的保护作用。阴道和直肠用凝胶有很好的应用前景,使用方便,对黏膜无刺激性,润滑性好,生物溶性好,药物释放好,不污染衣物。

十四、注射剂

系指药材经提取、纯化后制成的供注入体内的溶液、乳状液及供临用前配制成溶液的粉末或浓溶液的无菌制剂。注射剂药效迅速,适用于急救。注射剂可分为注射液、注射用无菌粉末和注射用浓溶液。注射液包括溶液型或乳状液型注射液,可用于肌内注射、静脉注射或静脉滴注等。其中供静脉滴注用的大体积(除另有规定外,一般不小于100ml)注射液也称静脉输液。注射用无菌粉末系指临用前用适宜的无菌溶液配制成溶液的无菌粉末或无菌块状物,可用适宜的注射用溶剂配制后注射,也可用静脉输液配制后静脉滴注。无菌粉末用冷冻干燥法或喷雾干燥法制得,无菌块状物用冷冻干燥法制得。注射用浓溶液系指临用前稀释供静脉滴注用的

无菌浓溶液,如生脉注射液、丹参注射液、注射用血栓通(冻干)等。

中药注射剂由于成分复杂,可能含有没有除净的蛋白、鞣质、无机盐等,安全问题较为突出,临床上都应引起足够的重视。

十五、眼用制剂

系指由药材提取物、药材制成的直接用于眼部发挥治疗作用的制剂,如双黄连滴眼剂等。眼用制剂可分为眼用液体制剂(滴眼剂)、眼用半固体制剂(眼膏剂)等。也有以固态药物形式包装,另备溶剂,临用前配成溶液或混悬液的制剂。

眼用制剂现在要求都是无菌制剂,现在以滴眼液、眼膏和凝胶常用。滴眼液使用方便,药物释放吸收快,但使用后很快从泪管流失,在眼内驻留时间短,作用时间短。眼膏分油膏和乳膏,前者为油脂型基质制成,在眼内驻留时间较长,但药物释放吸收较慢且不彻底,有粘睫毛等缺点。后者为水包油乳剂,和泪液具有很好的亲和力,药物释放较快并在眼内有一定时间的驻留,作用时间较长,是眼用制剂中比较好的一个剂型。眼用凝胶多为水凝胶,在眼中可以溶解于泪液形成胶体溶液,药物释放快,而且在眼中驻留时间长,作用持久,是眼用制剂中最有前途的剂型。现在眼用原位凝胶或即型凝胶发展迅速,一般有温度敏感型和pH敏感型两种,在贮存和使用时为滴眼液,到眼内由于温度或pH改变而形成凝胶,具有使用方便,驻留时间长、药物释放吸收快的优点,即具有滴眼液和眼用凝胶的双重优点,是以后眼用制剂的发展方向。

十六、搽剂、洗剂和涂膜剂

(一)搽剂

系指药材用乙醇、油或其他适宜溶剂制成的供无破损患处揉擦用的液体制剂。其中以油为溶剂的又称油剂。搽剂溶媒有水、乙醇和油。含乙醇制剂有一定的刺激性,一般不用于破损皮肤或创伤,如麝香祛痛搽剂、骨质宁搽剂、生发搽剂等。

(二)洗剂

系指药材经适宜的方法提取制成的供皮肤或腔道涂抹或清洗用的液体制剂。洗剂一般以水为溶媒,用于创伤和腔道清洗的洗剂应注意无菌。用于阴道冲洗的洗剂易改变阴道的正常菌群和pH值,临床上应慎用等。

（三）涂膜剂

系指药材经适宜溶剂和方法提取或溶解，与成膜材料制成的供外用涂抹，能形成薄膜的液体制剂。其优点是作用时间长，且可以在创口形成一层保护膜，对创口具有保护作用。可经口腔、眼结膜、阴道、皮肤等途径局部给药，用于治疗口腔溃疡、眼科疾病、鼻腔疾病、妇科疾病、烧烫伤、皮肤炎症等，如疏痛安涂膜剂等。

十七、膏药

系指药材、食用植物油与红丹（铅丹）或宫粉（铅粉）炼制成膏料，摊涂于裱背材料上制成的供皮肤贴敷的外用制剂。前者称为黑膏药，后者称为白膏药，如祖师麻膏药、寒喘膏药等。

临床上一般用黑膏药，效果很好。由于膏药有"火毒"，且裱褙材料透气性差，不可长时贴用。黑膏药由于是植物油炼制后加红丹而制成，贴用后遇体温有时会软化流出，易污染衣物，应予以注意。

十八、气雾剂、喷雾剂

系指药材提取物、药材细粉与适宜的抛射剂共同封装在具有特制阀门装置的耐压容器中，使用时借助抛射剂的压力将内容物喷出呈雾状、泡沫状或其他形态的制剂。其中以泡沫形态喷出的可称泡沫剂。不含抛射剂，借助手动泵的压力或其他方法将内容物以雾状等形态喷出的制剂称为喷雾剂。气雾剂和喷雾剂按内容物组成分为溶液型、乳状液型或混悬型，可用于呼吸道吸入、皮肤、黏膜或腔道给药等，如复方丹参气雾剂等。

气雾剂含有抛射剂，罐内压力恒定，每喷（揿）剂量较准确。吸入气雾剂均为定量气雾剂，外用气雾剂每喷（揿）剂量也较准确。但因为罐内有较高压力，遇高温和火易爆炸，临床上应予以充分注意。喷雾剂的每喷（揿）剂量不太准确，一般外用的较多。

第四章 中成药的用法用量

由于中成药剂型多样，药性各异，主治病证各不相同，故用法用量各不相同，因此正确地把握中成药的使用方法，采取合理给药途径，准确地掌握使用剂量，对保证安全有效地使用中成药，具有十分重要的意义。

一、中成药的使用方法

主要有内服法、外用法、注射法等多种不同的使用方法。

（一）内服法

中成药内服剂占绝大多数，但由于剂型、药性、功效、主治的不同，具体的内服方法也各异。

1. 直接吞服法 露剂、合剂、乳剂、酒剂、酊剂、糖浆剂、流浸膏剂、口服安瓿等液体制剂，均可采用直接吞服的服用方法。

2. 开水送服法 蜜丸剂、水丸剂、糊丸剂、蜡丸剂、浓缩丸、滴丸剂、散剂、丹剂、片剂等多种固体制剂，均可采用温开水或凉开水送服方法。

3. 沸水冲服法 茶剂、饮剂均须用沸水泡汁，频服代茶饮；冲服剂（颗粒散）、膏滋剂或流浸膏剂也须用沸水冲泡溶化稀释后服用。

4. 药汁送服法 一些丸剂、散剂、丹剂、片剂等还须用药汁送服，如盐水、醋、黄酒、白酒、蜜水、竹沥汁、姜汁等送服。

5. 调服法 这是儿童常用的服药法，即用乳汁或糖水将散剂调成稀糊状喂服的一种服法，这样即可矫味又不致呛喉，此法也可用于吞咽困难者。丸剂也可掰开加水研成稀糊状服用，与调服法相似，但习惯称研服法。

6. 噙化法 又叫含化法，是将药物含于口中缓缓溶解，再慢慢吞下，使其在口腔局部发挥治疗作用，多用治咽痛喉痹、乳蛾、口糜、牙痛等疾患，如牛黄噙化丸、六神丸、喉症丸等。

7. 炖服法 中成药中的胶剂如鹿角胶、龟板胶、鳖甲胶、虎骨胶、阿胶等单服时均可加黄酒或糖、水，隔水加热使之溶化（又叫烊化）后服下。

8. 吸入法 气雾剂，就是将药物雾化后，让患者直接吸入的给药方法。此外，一些开窍醒神、辟秽化浊的散剂也可直接吸入鼻窍中。

9. 鼻饲法 是指对一些神志昏迷或因口腔疾患不能口服，采用将药物稀释后通过鼻饲管注入胃中的一种给药方法，如常用于治疗中风痰迷热病神昏、小儿惊风等急重病证的安宫牛黄丸、紫雪散、局方至宝散等可用鼻饲法给药，但不可随便撬牙灌服，以免损伤牙齿。

（二）外用法

中成药外用药中除少数疗伤止痛、息风止痉的药物如七厘散、玉真散可内服外用外，绝大多数外用药均不能内服，尤其含有汞、铅、砷等有毒成分的外用药。中成药外用药同样因剂型、药性、功效、主治的不同，而采用不同的外用法，常用的外用法如下。

1. 撒敷法 外用散剂多采用此法，即将药粉直接均匀地撒布患处，可用消毒敷料或外贴膏固定，以奏消肿解毒、提腐拔脓、生肌敛疮之效，如生肌散、提毒散、珍珠散等。

2. 调敷法 将外用散剂或锭剂用适当的液体调成或研成糊状敷于患处的一种常用外治法。如用茶水调敷如意金黄散，取茶叶解毒消肿之效；用黄酒或白酒调敷七厘散、九分散等，取酒活血通经，疗伤止痛之效；用花椒油调敷青蛤散，以取花椒燥湿止痒之功；也有用香油或蛋清调敷的，则取其有润肤的保护作用。

3. 涂敷法　油膏剂、水剂等多采用将药物直接涂敷于患处的方法，如紫草软膏、生肌玉红膏等。

4. 吹敷法　是指将一些外用中成药散剂装入硬纸筒中，吹到患处的治疗方法，为五官科常用的治疗方法。如用冰硼散吹敷治口腔糜烂、牙龈肿痛；用锡类散吹喉治咽喉肿痛；用红棉散吹耳治耳道流脓。

5. 点入法　滴眼剂又称眼药水，是专供直接点入眼内的制剂，治疗各种眼部疾患，是眼科最常用的点入法剂型，如夏天无滴眼液等。此外耳鼻喉科所用的滴鼻剂、滴耳剂也是点入法的常用制剂。

6. 贴敷法　是指将中成药外用黑膏药加热烘软后贴敷患处的方法，如狗皮膏；而橡胶膏剂则不用加热烘软可直接贴敷患处，均是治疗风湿痹痛、跌仆损伤有效的贴敷疗法。此外，中成药膜剂，用于贴敷头面部，或口腔黏膜、眼结膜、阴道黏膜等患处表面，可使药物在局部或全身发挥治疗作用，如疏痛安涂膜剂等。

此外，洗擦剂煎汤薰洗患处，如骨伤科洗药；线剂结扎痔核、漏管；钉剂插入痔核枯痔；条剂用于痈疽化脓引流；栓剂、坐药将药物置于肛门或阴道中待药物溶化吸收后在局部或全身发挥治疗作用，如野菊花栓、保妇康栓、麝香痔疮栓等；不过，近代外用剂已渐渐突破局部用药治疗，扩展为全身治疗的更广泛、更有效的治疗方法了。

（三）注射法

中药注射法给药主要分为皮下、肌内、静脉、穴位及患处局部等不同给药方法。其中静脉注射又分推注和滴注两种，注射法的无菌操作要求和西药注射剂完全相同。

二、中成药的使用剂量

上市中成药的说明书中已明确规定使用剂量，所标剂量是按照国家研发规定严格制定的，有科学可信的试验数据支撑，无论医生临床用药或患者自行购用都应按照说明书的规定剂量用药。然而临床用药是千变万化的，由于病情轻重、病势缓急、病程长短、病人体质强弱、发病季节不同，医生可以酌情增减用量。但剂量的确定要适中，剂量过小，病重药轻达不到治疗目的；剂量过大，则损伤正气或造成不必要的浪费，总之以安全有效为目的。

由于中成药大多数由原生药材中饮片制成，毒性低，安全系数大，因此广泛适用于多种慢性病或正气虚弱病证的调治，剂量要求也不像西药制剂那样严格。这是中成药的一大优点。然而绝不能因此忽略中成药的使用剂量，特别是近年来中成药已逐渐用于治疗危重急症，如中风痰迷、热病神昏、小儿急惊风、肺热喘咳、风湿顽痹、麻木瘫痪、胸痹心痛、肿瘤等，并显示了良好的效果，使用药物范围也逐渐扩大，一些含有毒成分的中成药也被临床广泛应用，如剂量掌握不当，常可引发药物不良反应。临床有由于医生用量过大，或患者自行服药，或长期连续用药而引起中成药的不良反应，甚至引起中毒死亡的病例报告。因此，对含有砷、汞、铅及斑蝥、蟾酥、马钱子、乌头、巴豆等有毒成分的中成药一定要严格控制使用剂量，中病即止，不可过服，且不可连续长期用药，以免引起过量或蓄积中毒事故的发生。再如破血消癥的大黄䗪虫丸，破气导滞的开胸顺气丸，峻下逐水的舟车丸等也都属于作用猛烈、容易损伤正气的中成药，也要严格控制使用剂量，用之不当或过量使用，也将损害机体，引起毒性及不良反应。总之，对待中成药的使用剂量必须持以科学的态度，既要看到大多数中成药毒性及不良反应小，安全系数大的一面，又要看到部分中成药确实毒性很强，用之不当，将引起中毒事故发生的一面，要因病、因药、因人、因时而异，恰当准确地确定中成药的使用剂量，才能取得良好的治疗效果，达到安全有效的用药目的。

小儿用药剂量要适当减少，一般情况下 3 岁以内服 1/4 成人量，3～5 岁的可服 1/3 成人量，5～10 岁的可服 1/2 成人量，10 岁以上可与成人量相差不大即可。

第五章　中成药的使用注意

中成药除主要供医生临床使用外，广大患者也可自行购用，因此如何正确地使用中成药，达到安全有效的用药目的，还必须掌握中成药的使用注意事项。

一、证候禁忌

每种中成药都有其特定的功效和适用范围，主治相应的病证，因此临床用药亦有所禁忌，称证候禁忌。如安宫牛黄丸，功能清热解毒、豁痰开窍，属于凉开宣窍醒神救急之品，主治中风、热厥、小儿急惊风，用于心肝有热、风痰阻窍所致的高热烦躁、面赤气粗、两拳固握、牙关紧闭、舌绛脉数的热闭神昏证，若见面青身凉，苔白脉迟，属于寒闭神昏者，当用苏合香丸以温开宣窍，则当禁用本药。再如二陈丸、二冬膏、清气化痰丸都是治疗咳嗽有痰的中成药，但功效不同，主治各异。二陈丸以燥湿化痰为功，主治色白成块，湿痰咳嗽；二冬膏养阴润肺，主治干咳痰黏，燥痰咳嗽；清气化痰丸清热化痰，主治痰黄黏稠，热痰咳嗽。各有专功，不能混淆。因此，不仅临床医生要严守病机，审因论治，辨证用药，患者自行购用中成药时，也必须搞清药物功效、主治病证、禁忌病证后，才能购用，必要时须在医生指导下购药。由此可见，正确使用中成药必须坚持辨证用药原则，注意证候禁忌。

二、配伍禁忌

中药在配伍应用中，有些药物应避免配伍使用，以免降低和破坏药效，或产生剧烈的毒性及不良反应，这就是《本经》所谓"勿用相恶、相反者"，历来把这些药物视为配伍禁忌药，并具体概括为"十八反"和"十九畏"，即"川贝母、浙贝母、平贝母、伊贝母、湖北贝母、半夏、白及、白蔹、瓜蒌、瓜蒌子、瓜蒌皮反川乌、草乌、附子；海藻、京大戟、红大戟、甘遂、芫花反甘草、炙甘草；人参、沙参、苦参、玄参、丹参、细辛、白芍、赤芍反藜芦"及"硫黄畏朴硝；水银畏砒霜；狼毒畏密陀僧；巴豆畏牵牛；丁香畏郁金；川乌、草乌畏犀角；牙硝畏三棱，官桂畏赤石脂；人参畏五灵脂。"

自《本经》提出配伍禁忌药后，反药能否同用，历代医药学家争论不一，强调反药不能同用者，认为反药同用可增强毒性，损害机体；认为反药可以同用者，则认为反药同用能起到相反相成、提高药效的作用。从文献记载、临床应用、实验研究等方面，至今尚无统一的结论。确保用药安全，关系民生大事。国家层面对此高度重视，为揭示"十八反"、"十九畏"的科学本质，回答"反"还是"不反"，2011年度国家重点基础研究发展计划（973计划）设立"基于'十八反'的中药配伍禁忌理论基础研究"专项，倾全国中医药界科研精英之力，十二个协作单位历经5年的艰辛工作，根据历史渊源，进行文献考证，并做系统分析；结合实验研究，从组织、细胞、分子、蛋白组学、代谢组学等各个层面，利用中药化学、生物学、药理学、毒理学等学科先进的技术和手段，力求全面揭示"十八反"配伍的科学内涵。在一定条件下的研究，呈现了"十八反"药物致毒、增毒的毒性反应和降效、减效的配伍禁忌，基本上验证了"反"的结果，并从药理研究方面揭示了"反"的机制。另外，也有个别药组在特定条件下出现相反相成、增效、减毒的结果。这是有史以来对"十八反"配伍禁忌最系统、深入、全面的开创性研究，为进一步揭示中药配伍应用的客观规律与科学内涵奠定了基础。"十八反""十九畏"为几千年来用药经验的总结。目前,在没有系统进行人体临床试验的条件下,尚不能得出"反"与"不反"的定论。由此可见,对十八反、十九畏还需要做深入的科学研究,反复的临床印证,去伪存真,才能得出科学的结论。因此,在没有充分的科学依据与实践经验时,应持审慎态度,避免盲目配伍应用。

就中成药配伍应用而言,无论中成药之间的配伍应用、中成药与药引子的配伍应用和中成药与汤剂配伍应用,也尽量避免反药同用。在临床应用中成药时,避免反药同用,注意配伍禁忌,是非常必要的。

三、妊娠禁忌

某些中药具有损害母体及胎元以致堕胎的后果,所以应该作为妊娠禁忌使用的药物。根据药物对母体及胎元损害的程度不同可分为禁用药与慎用药两类。禁用药多是大毒的药物、引产堕胎药、破血消癥药、峻下逐水药,如砒霜、雄黄、轻粉、斑蝥、蟾酥、麝香、马钱子、乌头、附子、土鳖虫、水蛭、虻虫、三棱、莪术、商陆、甘遂、大戟、芫花、牵牛子、巴豆等。慎用药包括有通经祛瘀类的桃仁、红花、牛膝、蒲黄、五灵脂、穿山甲、王不留行、凌霄花、虎杖、卷柏、三七等;行气破滞类的枳实、大黄、芒硝、番泻叶、郁李仁等;辛热燥烈类的干姜、肉桂等;滑利通窍类的冬葵子、瞿麦、木通、漏芦等。含有上述成分的中成药,也就相应被视为妊娠禁用药和妊娠慎用药,如禁用的品种有牛黄解毒胶囊(片、丸、软胶囊)(含有毒泻下之品)、平消胶囊(含有硝石、马钱子、干漆等)、安宫牛黄丸、紫金锭(含有麝香、朱砂、雄黄)、血府逐瘀口服液(胶囊)(含有活血行气之品)等等;慎用的品种有羚羊清肺颗粒(含有大黄)、香砂枳术丸(含有枳实)、龙胆泻肝丸(含有活血、淡渗利湿之品)、温胃舒胶囊(含有辛热燥烈之品)、防风通圣丸(含泻下渗利之品)、牛黄上清丸(含有大黄)等等。

凡禁用药妊娠期间绝对不能使用,慎用药可根据孕妇体质及病情需要审慎使用,一般应尽量避免应用妊娠禁忌药,以免发生医疗事故。伴随着对妊娠禁忌药进行广泛深入的毒理学研究,通过对妊娠禁忌药的致癌、致畸、致突变的筛选,中成药中的妊娠禁忌药也将更加科学化、客观化、标准化了。

四、饮食忌宜

在服用中成药治疗疾病期间,对饮食的忌宜,也有一定的要求。首先要注意饮食禁忌,即在服药期间对某些饮食要有所禁忌,简称忌食,又叫忌口。在古代文献中曾记载有"甘草忌猪肉、菘菜、海菜;薄荷忌鳖肉;麦冬忌鲫鱼;常山忌生葱、生菜;鳖甲忌苋菜;牡丹忌蒜、胡荽;丹参、茯苓、茯神忌醋及一切酸;威灵仙、土茯苓忌面汤及茶"等。这说明在服用某些药物时,要忌食某些食物,以免降低、破坏药效,或发生不良反应。

由于病性、药性和食性的不同,具体到不同的疾病,其饮食禁忌各不相同。如阳热证,忌食辛辣油炸及温补性食物和烟、酒等刺激性之品;阴寒证要忌食生冷瓜果、清凉饮料及清泄性食品;痰热咳嗽、肺痈吐脓、痨嗽咳血的患者宜忌食辛辣、鱼肉、油腻、甜黏食品及烟酒等刺激性物品,以免助火生痰;脾胃虚弱,胃脘疼痛,消化不良,泄泻痢疾的患者,应忌食生冷寒滑,油炸坚硬,黏腻壅滞,阻塞气机的食物;湿热黄疸,肝郁胁痛,肝阳眩晕,癫痫发狂等,应忌肥甘,动物脂肪、内脏及胡椒、辣椒、大蒜、白酒等辛热助阳,蕴湿积热之品;肾病水肿,淋病白浊患者,应忌食盐碱过多和酸辣太过的刺激性食品。

在注意饮食禁忌的同时,根据病性、药性、食性的不同特点,恰当地选择食物,对提高药效,促进康复,都有重要的意义。如风寒感冒者,宜食生姜、胡荽、葱白等,以助散寒解表;如风热感冒者,宜食淡豆豉、菊花、茶叶等,以助疏散风热;如中暑发热者,宜食西瓜、西瓜翠衣、冬瓜、黄瓜、白扁豆、荷叶等,以助清热祛暑;如寒痰湿痰,咳嗽气喘者,宜食杏仁、甜杏仁、柿子、橘子、乌梅、胡桃仁、姜等,以助燥湿化痰、宣肺化饮、止咳平喘;若热痰燥痰,咳嗽气喘者,宜食鸭梨、橘子、生莲藕、白萝卜、百合、罗汉果、海蜇皮、鹿角菜等,以助清肺润燥化痰、止咳平喘。由此可见,搞好服药期间的饮食忌宜,对减少不良反应,增强药效,促进康复,都是有所裨益的。

此外,中成药的使用注意事项还包括除孕妇外的一些特殊人群,如儿童、老年人、运动员等用药时的注意事项。其中儿童、老人由于生理、心理不同于成年人,药物在吸收、分布、代谢、排泄的过程与成人有差异,进而影响到用药的安全性、有效性。因此在用药时需要额外注意。儿童应根据体重或年龄计算用药剂量和给药途径;避免滥用滋补类药物和注射液;尽量避免使用含有毒性成分的中成药;根据中成药治疗效果,尽量缩短儿童用药疗程,及时减量或停药。老人因机体组织器官衰老,对药物的吸收、代谢速度减慢,避免使用对肝脏、肾脏等药物代谢器官有损害的药物,也应避免对心脏、血管等组织有损害的药物。

运动员因其职业特殊性,对含有兴奋性成分的药物应避免使用。国家食品药品监督管理局 2009 年公布了"含兴奋剂目录所列物质的中药品种名单",含有相应物质的中成药品种的说明书中均已标明"运动员慎用"的警示语,对这些中成药品种应慎重使用。

第六章 中成药的合理应用

中成药是我国中医药宝库的重要组成部分,具有悠久的历史,形成了完整的理论体系,几千年来为中华民族的繁衍昌盛做出了巨大的贡献。随着中成药的日益丰富,剂型不断创新,质量明显提高,因其疗效确切、服用方便、不良反应较少等特点,使中成药的临床应用日趋广泛,越来越受到人们的青睐。但值得注意的是,有人错误地认为"中成药没有副作用""有病治病,无病强身",从而导致了部分患者长期、盲目、大量滥用中成药的局面,不仅使中成药没能发挥防病治病、保健康复等作用,反而造成了资源浪费,甚至引发严重的不良反应事件,造成不应有的损失,因此掌握好合理使用中成药的规律,对搞好中医药的医疗保健事业是十分必要的。

一、辨证合理用药

(一)辨证论治

药证相符,效若桴鼓,辨证论治是中医诊断和治疗疾病的基本原则,是中医学的精髓。中成药必须在辨证论治思想的指导下才能有的放矢,正确使用。

中医认为疾病的产生是由于邪正相争造成人体脏腑、气血、阴阳失去平衡的结果,疾病的本质和属性,往往通过"证"的形式表现,通过辨证去认识疾病的本质。所谓辨证,就是将望、闻、问、切四诊所收集的资料、症状和体征,通过分析、综合,辨清疾病的病因、性质、部位以及邪正之间的关系,概括、判断为某种性质的证。中医的辨证方法主要有八纲辨证、脏腑辨证、经络辨证、六经辨证、三焦辨证、气血津液辨证、卫气营血辨证等。辨证使用中成药就是根据病人的临床表现,应用相应的辨证

方法,从多种症状的综合分析中确立疾病的证候属性,进而立法、处方、用药,即"法随证立,方从法出"。

辨证论治作为指导临床诊治疾病的基本法则,既要看到同一种疾病由于发病的时间、地区以及患者体质不同,或者是处于不同的发展阶段,可以见到几种不同的证,又要看到不同的疾病在发展过程中,可以出现相同的证,因而在临床治疗时,在辨证论治的原则指导下,可以采用"同病异治"或"异病同治"的方法使用中成药。

1. 同病异治 中医学认为感冒由于四时受邪不同,有外感风寒、外感风热、夹暑、夹湿的区分,虚人外感又有气虚、血虚、阴虚、阳虚的不同,小儿外感又有感冒夹食、夹惊的不同特点,因此在选用中成药时必须辨证选药,才能取得良好的治疗效果。如风寒感冒者,治宜发汗解表、疏散风寒,可选用小青龙合剂、川芎茶调散、通宣理肺丸等;若属风热感冒者,治宜疏散风热、清热解毒,可选用桑菊感冒片、银翘解毒丸、板蓝根颗粒、芎菊感冒上清丸等;若属感冒夹湿者,治宜解表祛湿,可选用九味羌活丸、柴连口服液等;若属感冒夹暑夹湿者,治宜解表化湿祛暑,可选用藿香正气软胶囊、暑湿感冒颗粒、保济丸等;若属气虚外感的,治宜益气解表,可选用参苏丸等;若属小儿外感夹食夹惊者,治宜解表、消食、定惊,可选用小儿至宝丸、小儿七珍丸、王氏保赤丸等。

2. 异病同治 六味地黄丸是滋补肾阴,治疗肾阴亏虚的基础方,具有广泛的临床用途,如糖尿病及其并发症、高血压、慢性肾炎、月经不调、更年期综合征、黄褐斑、前列腺增生、口腔溃疡、牙周炎、甲状腺功能亢进、小儿遗尿、肿瘤等不同系统和科别的疾病,出现潮热盗汗、手足心热、口燥咽干、头晕眼花、耳鸣耳聋、腰膝酸软、遗

精滑泄、舌红少苔、脉细数等肾阴虚的证候,均可选用六味地黄丸治疗。药理研究也表明六味地黄丸具有降血糖、调节血脂、降血压、保肾、保肝、增强免疫功能、抗肿瘤及抗化疗药物毒性及不良反应的功能,为六味地黄丸的"异病同治"提供了科学的依据。

简而言之,同病异治即指同为一种疾病,由于病因病机、证候属性不同,则治疗方法不同;异病同治系指虽为不同的疾病,却有相同的病因病机、证候属性,因此治疗方法相同。归根结底,所谓同病异治,异病同治就是同证同治。

(二)辨证辨病相结合

临床实践中,辨证论治与辨病论治灵活结合,往往能取得更满意的临床效果。目前上市的不少中成药在主治病证的西医病名基础上增加了中医证候属性,对此类药物可采用辨证辨病相结合的方法,合理使用。

例如冠心病心绞痛属于中医的胸痹范畴,主要病机是心脉痹阻,常虚实夹杂,属实多为气滞、血瘀、寒凝,属虚多为气虚、阳虚、阴虚、血虚,故常分为气滞血瘀、瘀血阻络、寒凝心脉、心气不足、气阴两虚等证。

1. 瘀血阻络证　多因瘀血闭阻心脉所致,症见胸部刺痛,痛有定处,心悸失眠,舌质紫黯,脉沉涩。可选用地奥心血康胶囊、银杏叶胶囊(口服液、片)、灯盏花素片等活血化瘀、通络止痛的药物治疗。

2. 气滞血瘀证　多因气滞血瘀闭阻心脉所致,症见胸部憋闷,刺痛,心悸失眠,舌见瘀斑,脉沉弦等。可选用速效救心丸、复方丹参滴丸(片)、心可舒片、黄杨宁片等行气活血、通络止痛的药物治疗。

3. 寒凝心脉证　多因寒凝血瘀、心脉闭阻所致,症见胸闷、心痛、形寒肢冷,舌质淡,有瘀斑。可选用冠心苏合丸、宽胸气雾剂等。

4. 心气不足证　多因心气不足、气虚血滞、心脉闭阻所致,症见胸闷憋气、心前区刺痛、心悸自汗,气短乏力,少气懒言,舌质淡有瘀斑、脉细涩或结代。可选用通心络胶囊、诺迪康胶囊、补心气口服液、舒心口服液等。

5. 气阴两虚证　多因气阴不足、心脉瘀阻所致,症见心悸气短、胸闷心痛、神疲倦怠、五心烦热、夜眠不安、舌红少苔、脉细数。可选用滋心阴口服液(颗粒)、康尔心胶囊等。

(三)辨病论治

在目前临床实践中,常见的一些西医疾病,其中医发病机制比较单一,证候属性区分度不强,因此可以采用辨病论治的方法,按照西医的疾病名称、病理状态或理化检查结果来使用中成药,即属于辨病用药的范畴。例如糖尿病,按照中医的证候分型,95%以上是气阴不足证,因此已经上市的中成药品种中多是针对气阴不足而设,那么对于2型糖尿病均可选用此类中成药,如消渴平片、渴乐宁胶囊、参芪降糖颗粒(片、胶囊)等。再如高脂血症的治疗,中医可归属于"痰浊""瘀血"的范畴,主要采用化痰、降浊、活血的方法治疗,因此具有上述功能的中成药均可用于治疗高脂血症,如血脂康胶囊、血脂灵片、降脂灵颗粒等。

二、配伍合理用药

在临床上具体应用中成药时,常需采用配伍联合应用的用药形式,其目的有四个方面:①适应复杂病情。由于每种中成药的组成成分是固定的,因此其主治病证、适用范围也有一定局限,然而临床所见病情往往是十分复杂的,或表里同病,或寒热错杂,或虚实互见,或兼症各异,或合病并病造成数病相兼,因此,为了适应复杂病情的需要,必须采用配伍联合用药的形式。②增强药效。不少中成药配伍应用,可以起到协同作用,能明显地增强药效。③为了满足某些疾病在治法上的特殊需要。如妇科、外科、皮科、五官科、骨伤科等许多疾病,常常采用内服与外用两种不同服用方法的中成药配合应用,才能取得良好的治疗效果。④抑制偏性,降低毒性。因此,安全、有效、合理地使用中成药,必须掌握中成药的配伍规律。

(一)中成药之间的配伍应用

中成药之间的配伍应用为明清以来的历代医家所广泛采用,如明代薛己用补中益气丸、六味地黄丸合用治疗气阴不足之证;清代叶天士用大补阴丸、水陆二仙丹、牡蛎金樱膏配伍同用,治疗阴虚火旺、淋浊、早泄之证;近代临床采用磁朱丸、杞菊地黄丸同用,治疗肝肾不足、阴虚阳亢所致视网膜、视神经、玻璃体病变及房水循环障碍等眼科疾病,朱砂安神丸、天王补心丹合用,治疗心肾不交的失眠重证,都获得了满意的疗效。可见中成药之间的配伍应用,自古以来就是临床应用中成药的主要形式之一。

中成药之间配伍应用也基本上符合"七情"配伍用药规律。如将两种功效相似的中成药同用治疗一种病证,以起到增强药效的协同作用,也就是"相须"配伍,例如附子理中丸与四神丸合用,治疗脾肾阳虚、五更泄泻,可以明显增强温肾运脾、补火助阳、涩肠止泻的功效；又归脾丸与人参养荣丸同用,治疗气血不足、心悸失眠、眩晕健忘的病证,可明显增强补益心脾、益气养血、安神止惊的功效。功效不同的中成药配伍同用,一药为主,一药为辅,辅药能够提高主药功效,即所谓"相使"的配伍,如治疗口舌生疮、胃火牙痛,常以清胃散为主药,配合一清胶囊同用,以引火下行,可明显增强清胃散的清胃泻火、消肿止痛的功效。

中成药之间的配伍应用有的是为了适应复杂病情的需要。如治疗小儿痰热急惊当以牛黄抱龙丸为主,以清热化痰,息风定惊;若热结便秘者,可配一捻金同用,以清热通便,泄腑降浊;若高热烦躁者,可配紫雪散同用,以清热解毒,息风定惊,这些是属治疗兼证的配伍应用。再如肺病久咳,痰湿稽留,影响到脾失运化,出现了脾肺两虚的病机,根据咳痰性质投以二陈丸燥湿化痰止咳,以治其标,配伍参苓白术散补脾益肺以治其本,一旦脾胃健运后,既可化湿除痰,又可生化有源,补益肺气,必将促进肺病的恢复,这就是根据五行生克,"培土生金"的机制,采用中成药之间的配伍,以适应复杂病情的需要。

中成药之间的配伍应用有的是为了适应治法的特殊需要。对某些特殊疾病,常常需要采用内服与外用相结合的治疗方法,因此需要具有不同使用方法的中成药配伍使用。如妇女宫冷不孕,需内服艾附暖宫丸,外贴十香暖脐膏,共奏养血调经、暖宫散寒之效;瘰疬痰核,常需内服西黄丸、夏枯草膏,外贴化坚膏,共收化痰散结、解毒消肿之效;痔疮肿痛,当内服槐角丸,局部外敷马应龙麝香痔疮膏,共奏清肠泻火、凉血消痔之效;筋骨折伤,可内服跌打丸,外敷七厘散,合奏活血伸筋、疗伤止痛之效;火毒上攻,咽喉肿痛,可内服六神丸、喉症丸,外用冰硼散吹喉,共奏清热解毒、消肿利咽之效。

（二）中成药与汤剂的配伍应用

中成药与汤剂的配伍应用,在前人的医案中屡见不鲜,其配伍应用形式主要有以下三种。

1. 中成药与汤剂同服　即根据病情的需要辨证施治,遣药组方,并选用所需的中成药,用煎好的汤剂来送服选定的中成药的一种配伍应用的方法。一般这类中成药多含有贵重药材,汤剂饮片无法供应;或是含有挥发成分,不能入汤剂煎煮;或是所含药味太多,汤剂处方无法概括,如安宫牛黄丸、局方至宝散、紫雪散、苏合香丸、十香返生丸、再造丸等。如肝阳暴张,阳升风动,气血上逆,痰火上蒙所致中风昏迷,治宜凉肝息风、辛凉开窍之法,常以羚羊角汤加减以清肝息风,育阴潜阳,同时

灌服安宫牛黄丸或局方至宝散,以清热解毒,凉开宣窍。

2. 中成药与汤剂交替使用　一般以汤剂为主要手段以解决主要矛盾,交替使用一些成药,作为辅助治疗手段,或照顾兼症,或扶正固本。如肝阳眩晕兼大便秘结者,常用天麻钩藤饮加减煎服,以平肝潜阳,滋养肝肾,并可交替使用当归芦荟丸以泄肝通腑,照顾兼症。又如治疗癥瘕积聚,常投以大黄、土鳖虫、水蛭、桃仁等破血消癥药物组成的汤剂煎服,同时交替服用人参养荣丸或十全大补丸为辅,以补益气血,扶正祛邪。

3. 中成药混入汤剂中包煎同用　这种配伍方式同样具有提高药效,照顾兼症,扶正祛邪等多种作用。如治疗暑热烦渴,常于益气生津、清热解暑之剂中加入六一散或益元散、碧玉散 6~9g 包煎,以增强清热泻火、解暑除烦镇惊之功;治痰火咳嗽,吐痰黄稠,常于清气化痰之剂中加入黛蛤散 10g 包煎,以增强清肺凉肝、化痰止咳之效;治疗小儿遗尿,常用固涩收敛缩尿之剂,气虚者加入补中益气丸 6g 包煎,肾虚者加入金匮肾气丸 6g 包煎,以固本缩尿。

（三）中成药与药引子的配伍应用

所谓药引子又称引药,是指根据病情的需要、剂型的不同特点,要求患者按医生指定自备的中药饮片或辅料,经过煎煮后配合成药或成方使用的物质。药引子的正确应用对引药入经,直达病所,提高药效,照顾兼症,扶助正气,调和药性,降低毒性,矫味矫臭,便于服用等都有着重要作用。这是精通中成药配伍应用需要继承与发扬的一个重要内容,如《医学读书记》云"兵无向导,则不达贼境;药无引使,则不通病所",强调了引药的作用,并指出"酒入药为引者,取其活血通经,姜入药为引者,取其发表注凝,小枣入药为引者,取其消散开胃,大枣入药为引者,取其宁心利水,灯心入药为引者,取其得睡神归,葱白入药为引者,取其发散诸邪勿住,莲实入药为引者,取其清心养胃和脾。"明清以来引药应用颇为盛行,故旧时在中成药说明书多有引药的选择及用法的详细说明。然而近年来逐渐减少,有被忽略的趋势,这是值得注意,并应予以纠正的。临床常用的药引子有生姜、姜汁、葱白、苏叶、荆芥、薄荷、菊花、芦根、西瓜、竹叶、灯心草、藕汁、萝卜汁、生地黄、白茅根、玉米须、赤小豆、木瓜、金银花、红花、橘皮、牛膝、大黄、小茴香、地龙、菖蒲、琥珀、酸枣仁、乌梅、人参、大枣、蜂蜜、盐、酒、醋、米汤、红糖、饴糖、梨汁、甘蔗汁、荸荠汁、麦冬汁、竹沥水等,举不胜举,可随证加减。

临床选用配伍药引子,主要根据中成药的功效主

治、药性特点,结合病变部位、病情变化、病程长短、体质强弱、发病时间季节的不同以及药引子的自身功效而酌定,但必须以提高药效,降低毒性及不良反应,照顾兼症兼病,顾护正气,便于服用,尽快治愈疾病为目的。

除此之外,比较常用的中成药配伍形式还有中成药与西药的配伍应用,由于中成药的成分复杂,中成药与西药配伍应用的方法、规律等方面的科学研究目前尚不充分,因此,一般应尽量避免中成药与西药的配伍使用。如果没有明确禁忌的,中成药与西药可以联合应用,给药途径相同的,建议应间隔使用;不良反应相同和有不良相互作用的中西药应避免联用,以避免发生不良反应。

三、安全合理用药

(一)正确使用药品说明书

药品说明书包含了药品安全性、有效性的重要科学信息,是指导医师和药师用药的法律依据,如《处方管理办法》第 14 条指出:"医师应当根据医疗、预防、保健需要,按照诊疗规范、药品说明书中的药品适应证、药理作用、用法、用量、禁忌、不良反应和注意事项等开具处方。"第 33 条指出:药师"向患者交付药品时,按照药品说明书或者处方用法,进行用药交代与指导,包括每种药品的用法、用量、注意事项等。"同时药品说明书也是广大患者自我药疗,购买和使用非处方药品的主要依据。

因此在医疗实践中,临床医师、药师以及患者都应高度重视药品说明书作为用药依据的重要地位,要仔细阅读药品说明书给出的各项信息,学会正确使用药品说明书,以保证安全、有效、合理地用药,尽可能避免和减少药物不良反应。正确使用药品说明书,应重点关注以下内容。

1. 药品名称　认准药品名称,对于名称相近而作用不同的中成药不能混淆误用。如"温胃舒胶囊"用于脾胃虚寒所致的胃痛,"养胃舒胶囊"用于脾胃气阴两虚所致的胃痛。两药名称只是一字之差,但作用明显不同,用药时一定要注意区分。

2. 药品成分　了解中成药的配方组成,目的之一是了解本品与其他药物同用是否属于配伍禁忌,其二是了解是否含有毒性药材,服用时需要注意使用剂量。如含有附子的中成药桂附地黄丸最好不与含瓜蒌仁霜的清气化痰丸同用,以免发生不良反应;再有疏风定痛丸因含有马钱子不能过量使用。

3. 药品性状　观察药品的色泽、气味、外观等,可以对药品的外在质量有所了解,便于及时发现药品是否变质。

4. 功能与主治　是药品说明书中的重要信息,是指导临床正确辨证用药的科学依据。医师处方用药和患者自我药疗,一定要严格按照说明书所规定的功能与主治范围使用。同时需要注意,一些药品生产企业为了追求经济利益,在广告宣传时夸大药物的功能主治,因此必须严格按照药品说明书使用药物,避免受到夸大药物宣传的误导。

5. 用法与用量　是临床安全、有效用药的重要基础,应严格按照说明书上的用法与用量用药,使药物发挥最大疗效,避免盲目扩大使用剂量,造成不必要的经济浪费或引起不良反应。若病情严重需要加大服用剂量时,应在医生指导下服用。

6. 不良反应　医师、药师在指导患者用药之前应仔细阅读说明书,警惕药物不良反应,以便及时提醒患者注意以及出现意外时能够及时处理。患者也要加强用药的自我监测,仔细阅读说明书中的不良反应。同时需要注意,虽然说明书上不良反应的发生有多种原因,因人而异,各种不良反应的发生率也大有不同。因此用药过程无须过分担心药物不良反应,对不良反应既要重视,但也不能因噎废食。使用过程中加强监测,以确保用药安全。

7. 禁忌和注意事项　禁忌包括禁止应用该药品的特殊人群,如孕妇、哺乳期妇女、经期妇女、老人、儿童、运动员等;特定疾病,如高血压、心脏病、青光眼患者等。注意事项包括证候禁忌、配伍禁忌、饮食禁忌等内容,此外还包括需要慎用的情况、影响药物疗效的因素、用药过程中需观察的问题及用药对于临床检验的影响等。为了确保疗效、安全用药、避免毒性及不良反应的产生,必须重视说明书中的禁忌和注意事项,防患于未然。

8. 药物相互作用　包括药品与哪些或哪类药物会产生相互作用及相互作用的结果。了解药物相互作用,便于避免误降低疗效或产生不良反应的药物。尤其是注射剂,凡未经配伍试验的药品,原则上都不能混合滴注使用。

9. 有效期　是保证药品质量稳定的重要指标,关注药品有效期,便于判断药品是否过期失效。

10. 批准文号　是药品合法性的重要标志,查看药品批准文号便于防止购买和使用假冒伪劣产品。

药品说明书作为使用药品的重要参考,对于安全、有效用药起着决定性作用。但是目前我国中成药说明书尚存在一些问题,例如主要成分排序不正确,功能与主治表述不规范,用法与用量不详细,不良反应不客观,禁忌和注意事项混淆,药物相互作用、药理毒理、药动学缺乏等问题,因此,药品监管部门也要加强管理力度,进一步规范中成药说明书,制药企业应积极承担社会责任,提供合格的药品说明书,便于医师、药师、患者及时掌握正确的药品信息,为保证患者安全合理用药做出贡献。

(二)恰当使用含毒性药材品种

含有毒药材的传统中成药品种在我国具有悠久的使用历史,对疑难病证多具有良好的治疗作用,临床广泛用治多种疾病,如含乌头类药材的成药多用治脘腹冷痛、风湿痹痛、中风瘫痪、筋骨伤痛等;含铅、砷、汞等重金属药材的成药多用治热病神昏、中风偏瘫、高热惊厥、癫痫惊狂等。如从砒霜中提取的有效成分砷剂制成的静脉制剂,称为三氧化二砷或亚砷酸,目前广泛应用于临床治疗急性早幼粒细胞白血病。含马钱子类的中成药多用治风湿顽痹、麻木瘫痪、外伤肿痛、口舌喎斜等;含雷公藤的中成药多用治风湿顽痹、麻木僵硬、关节畸形、癌瘤肿毒等;含马兜铃酸药材的中成药可用治肝胆湿热、目赤肿痛、淋病涩痛、湿热带下、水肿胀满、胃脘疼痛、关节肿痛、咳嗽气喘等诸多疾病。由此可见,含有毒性药材的中成药临床上可以广泛用治多种疾病,甚至是不可取代的。

与此同时必须看到如果用之不当也可产生不良反应,甚至引起严重的中毒事件。如:①含乌头碱的中成药,中毒反应主要表现为口舌、四肢及全身麻木,流涎,恶心,呕吐,腹泻,头昏,眼花,口干,脉搏减缓,呼吸困难,手足搐搦,神志不清,大小便失禁,血压及体温下降,心律失常,室性期前收缩和窦房停搏等。中毒严重者,可死于循环、呼吸衰竭及严重心律失常。②含汞的中成药引起的急性毒性反应主要表现为尿少或尿闭、浮肿,甚至昏迷抽搐,血压下降或因肾功能衰竭而死亡;慢性中毒者口有金属味,流涎增多,口腔黏膜充血、溃疡,牙龈肿痛、出血,恶心呕吐,腹痛腹泻,手指或全身肌肉震颤;肾脏损害表现为血尿、蛋白尿、管型尿等。③含砷中成药的中毒反应主要表现为恶心呕吐、腹痛和腹泻等,急性肠胃症状,重则尿血,便血,发热,烦躁,甚至呼吸、循环衰竭而死亡。④含马钱子的中成药中毒反应主要表现为口干、头晕、头痛,胃肠道刺激症状,心慌,肢体不灵,恐惧,癫痫样发作;如果过量服用可出现强直性惊厥,并反复发作,患者可因窒息而死亡。⑤含雷公藤的

中成药的不良反应除表现有恶心、呕吐、食少、腹痛、腹泻等消化系统症状,还可出现月经紊乱、闭经,也可造成精子减少或无精子症等生殖系统的毒性反应。若服用过量,重者可致中毒,主要表现为剧烈呕吐,腹中绞痛,腹泻,心电图改变,血压下降,体温降低,休克,尿少,浮肿,尿液异常;后期发生骨髓抑制,黏膜糜烂,脱发等;严重者可导致循环系统及肾功能衰竭。⑥含马兜铃酸的中成药,如果长期服用可因马兜铃酸的蓄积,导致急性肾损害、慢性肾损害、肾衰竭、氮质血症、尿毒症,甚至导致死亡。

综上所述,按中医辨证论治,以毒攻毒的理论,合理地使用含有毒药物的中成药品种,能够攻克顽疾,取得良效。如用之不当可以引起不良反应,变证丛生。因此,正确对待中药的毒性,既不可掉以轻心、等闲视之,又不能草木皆兵,否定一切,应持科学和审慎的态度,通过权衡药物的受益与风险比,恰当地选择有毒药物,合理地确定剂量,对确保用药安全有着重要的意义。使用好含毒性药材的中成药品种,应注意以下几个问题。

1. 严格控制服用剂量和服用时间 过量服用、长期服用是引起含有毒药物的中成药中毒的重要原因,因此,必须严格按照说明书规定的用法用量合理用药,不可随意加大用量或长期服用,避免不良反应及蓄积中毒事件的发生。

2. 注意服药方法 服用含乌头类的中成药时,常因冒受风寒、饮食生冷或大量饮酒引起不良事件。因此注意服用方法,合理使用药物也是避免不良反应不容忽视的一个方面。

3. 注意特殊人群 某些毒性药材对特殊人群或机体的特定器官具有严重的损害作用,相关人群应尽量避免使用。如雷公藤对生殖系统有损害,可导致男子精子密度下降和活动能力减弱,部分患者性功能减退,女子可见月经不调、闭经。因此,有生育要求的患者慎用含有雷公藤的中成药。再如含马兜铃酸类药材使用不当可导致严重的肾损害,根据药监部门的规定,在含有马兜铃酸类的成药说明书的注意项下必须标明"本品含马兜铃酸,可引起肾脏损害等不良反应。儿童及老年人慎用,孕妇、婴幼儿及肾功能不全者禁用。"因此,针对服药的不同特殊群体,搞好合理用药也是十分必要的。

4. 注意配伍禁忌 有些药物与其他药物合用能降低疗效,引起药源性疾病,甚至产生剧烈的毒性反应,因此,这些药物必须禁止同用。如含有朱砂的品种不宜与含溴、碘的物质如溴化物、碘化物、巴氏合剂、三溴合剂等同服,因朱砂含有硫化汞,在肠道内与溴、碘化物生成

有刺激性的碘化汞或溴化汞,能引起赤痢样大便,从而导致药源性肠炎;含有雄黄的品种不宜与含硫酸亚铁的物质和酶类同服,因雄黄所含砷化物可与硫酸亚铁生成硫化砷,使疗效降低;砷还可与酶、蛋白质、酸性氨基酸形成不溶沉淀,抑制酶的活性。

(三) 安全使用中药注射剂

1. 中药注射剂的发展历史　中药注射剂是以中医理论为指导,采用现代科学技术和方法,从中药和天然药的单方和复方中提取的有效物质,可供注入人体内包括肌内、穴位、静脉使用的灭菌制剂,或供临用前配制成溶液的无菌粉末或浓溶液。中药注射剂最早出现在20世纪30年代,由医务人员首创试制成功的柴胡注射剂,对感冒、发热等疾病具有良好的治疗效果,开创了中药注射剂研制的先河。20世纪50年代中期到60年代初期,上海等地研制出"茵栀黄注射液"、"板蓝根注射液"等20余个品种。20世纪70年代以来全国研制成功并应用于临床的中药注射剂品种较多,不仅科研、教学、生产单位进行研制,而且很多基层单位亦开展了相关工作,除了《中华人民共和国药典》收载以外,各省市卫生部门还陆续收集大量的中药注射剂。据统计见有资料报道达700余种。20世纪80年代后中药注射剂又掀起了研究热潮,研制品种达1400种左右,但由于盲目性大,技术不太过关,疗效和安全性差等问题,目前不少品种已被淘汰。《中国药典》从1977年版开始收载注射剂品种,共23种,但1985年版和1990年版的《中国药典》删除了所有的中药注射剂,1995年又开始收载,但仅有止喘灵注射液1个品种。2015年版《中国药典》收载了注射用双黄连(冻干)、注射用灯盏花素、清开灵注射液、灯盏细辛注射液4个品种。2012年版《国家基本药物目录》中共收录8个中药注射剂品种,包括柴胡注射液、清开灵注射液、参麦注射液、生脉饮注射液、血栓通注射液〔注射用血栓通(冻干粉)〕、丹参注射液等,显示中药注射剂在满足人民群众卫生保健方面发挥越来越重要的作用。2009年公布的新版医保目录中,共收录48个中药注射剂品种。截止到目前,已上市中药注射剂通用名称共134个,涉及批准文号923个。

2. 中药注射剂的作用　中药注射剂是中医药文化的重要组成部分,是现代药物制剂技术与传统中医药相结合的产物。中药注射剂是中国特有的药品,它是基于长期临床验证的传统中药的一个创新剂型,由于其在继承传统中药疗效的基础上,拓展了中药的使用范围,成为临床疾病治疗危重急症的独特武器,甚至是不可代替

的。中药注射剂在防治病毒性疾病、心脑血管疾病甚至肿瘤方面的优势越来越突出。在2003年的SARS和2009年H1N1甲型流行性感冒流行中,清开灵、醒脑静、双黄连粉针剂等中药注射剂发挥了重要的作用,并得到了世界卫生组织的认同。

3. 中药注射剂的不良反应　由于历史原因,一些早期的注射剂品种审批不严格,安全试验和临床试验不够完善,以及由于中药材品种混乱、成分复杂、制剂工艺不规范、质量标准不完善、联合用药不合理、给药途径不正当、患者体质等因素,造成中药注射剂不良反应频频出现。2001～2003年,中药注射剂不良反应报告占中药不良反应病例报告总数的77.2%,2004～2007年相应数据都维持在80%左右。国家药品不良反应监测中心2001年发布的第1期药物不良反应信息通报上,就有双黄连注射液2例不良反应死亡病例。2003年1月至2005年6月有关葛根素注射剂的不良反应病例报告共1006例,严重不良反应报告30例,死亡11例。2005年,莲必治注射液、穿琥宁注射液等品种因严重不良反应被修改药品说明书。2006年国家药品不良反应监测中心共接到鱼腥草注射液不良反应报告5488例,严重药品不良反应258例,死亡44人,鱼腥草注射液被暂停销售使用。2007年国家食品药品监督管理局公布了25种具有严重不良反应的中药注射剂。2008年黑龙江省完达山制药厂生产的两批刺五加注射液出现严重不良反应,有3例死亡。2008年山西太行药业股份有限公司生产的茵栀黄注射液导致4名新生儿发生不良反应,1名出生9天的新生儿死亡。2009年黑龙江乌苏里江制药有限公司佳木斯分公司生产的双黄连注射液,发生疑似不良反应,其中1名患者死亡。

4. 安全使用注射剂的措施　中药注射剂的安全性日益受到国家药监部门和各级医务工作者的关注。针对中药注射剂不良反应和不良事件发生的原因,应从领导监测部门、生产流通部门、临床使用单位等共同合作,采取综合治理措施,才能把安全合理使用中药注射剂的工作搞好。

(1)把好中药注射剂生产质量关　中药注射剂药品生产企业应严格按照《药品生产质量管理规范》(GMP)组织生产,加强中药注射剂生产全过程的质量管理和检验,确保中药注射剂生产质量;应加强中药注射剂销售管理,必要时应及时全部召回售出药品,从上市中药注射剂品种的生产源头抓起,不让任何不符合质量检测标准的针剂流向市场,以确保中药注射剂使用安全。

(2)把好中药注射剂新药研发关　为促进中药注射

剂研制工作进一步规范化、科学化和标准化,加强中药注射剂的质量管理。2007年,国家食品药品监督管理局发布了《中药、天然药物注射剂基本技术要求》,从立题依据、原料辅料、制备工艺、质量标准、药理毒理、临床试验等方面提高了研发中药注射剂的门槛,保证质量可控、安全有效的中药注射剂不断上市,以满足临床需要,并可控制低水平重复、质量低劣的中药注射剂的出笼。这是从在研的未上市的中药注射剂品种的研发环节上把关,从源头上做起,以确保中药注射剂的使用安全。

①立题依据应充分说明剂型选择的必要性。注射给药应在有效性或安全性方面优于其他非注射给药途径,体现明显的优势。

②原料应选择具有法定标准的有效成分、有效部位、提取物、药材、饮片等,从固定品种、药用部位、产地、加工、采收期等途径,建立符合GAP要求的药材生产基地,确保原料质量稳定。

③制备工艺应具有科学性、合理性和可行性,需要全面考虑制备工艺对药品安全性、有效性及质量可控性的影响。

④提高原料药、中间体和制剂的质量标准。对原料、中间体、制剂分别建立指纹图谱。有效成分制成的注射剂,主药成分含量应不少于90%。多成分制成的注射剂,所测成分应大于总固体量的80%,注射剂中含有多种结构类型成分的,应分别采用HPLC和/或GC等定量方法测定各主要结构类型成分中至少一种代表性成分的含量。

⑤根据其立题依据、功能主治,选择合适的试验方法、试验动物、给药剂量、给药途径和观察指标,进行药理实验,全面考察受试药物的药理作用及其量效关系。从急性毒性试验、长期毒性试验、制剂安全性试验、遗传毒性、生殖毒性、致癌性等多方面进行毒理学实验,全面确保中药注射剂的安全性。

⑥临床安全性。中药注射剂在上市前应完成Ⅰ期、Ⅱ期、Ⅲ期临床试验,对已经完成上述研究的应按《中药、天然药物注射剂基本技术要求》提供相应的临床研究总结资料。

(3)把好上市中药注射剂安全性再评价关 原国家食品药品监督局对于中药上市品种再评价十分重视,郑重地指出"2009年将对高风险类药品开展再评价,注射剂品种首当其冲。"上市后已按法规要求正在进行或已经完成Ⅳ期临床试验的,应提供相应的临床研究总结资料。未进行Ⅰ期、Ⅱ期、Ⅲ期、Ⅳ期临床试验的,应进行

上市后临床研究。因此应切实做好中药注射剂安全性再评价工作,通过开展中药注射剂生产工艺和处方核查、不良反应监测、药品再评价和再注册、完善药品说明书等工作,进一步规范中药注射剂的研制、生产、经营、使用秩序,消除中药注射剂安全隐患,确保公众用药安全是十分必要的。

(4)把好上市中药注射剂临床应用关 为保障医疗安全和患者用药安全,在国家相关政策的指导下,应严格按照中药注射剂临床使用基本原则,安全使用中药注射剂。

①中药注射剂应必须凭医师处方才能购买、使用。

②临床要辨证用药,严格按照药品说明书的功能主治使用,禁止超范围用药。

③严格按照药品说明书推荐剂量、调配要求、给药速度、疗程使用药品。不超剂量、过快滴注和长期连续用药。

④根据适应证,合理选择给药途径。能口服给药的不选用注射给药;能肌内注射给药的不选用静脉注射或滴注给药;必须静脉注射或滴注的应加强监测工作。

⑤中药注射剂应单独使用,严禁与其他药品混合配伍使用。谨慎联合用药,如确需联合使用其他药品时,应谨慎考虑与中药注射剂的间隔时间以及药物相互作用等问题。

⑥对老人、儿童、肝肾功能异常患者等特殊人群应慎重使用,加强监测;初次使用的患者,用药前应仔细询问过敏史,对过敏体质者应慎用。对长期使用的在每疗程间要有一定的时间间隔。

⑦加强用药监护。用药前要认真检查药物,如出现浑浊、沉淀、变色、漏气、破损等情况,不得使用。用药过程中应密切观察用药反应,特别是开始30分钟,发现异常,立即停药,采用积极救治措施,救治患者。

(5)把好中药注射剂不良反应监测关 搞好中药注射剂的不良反应监测工作,也是一个系统工程,需要生产销售单位、临床使用单位和药品监测部门共同合作,才能搞好这项工作。

①药品生产部门要建立健全药品不良反应报告、调查、分析、评价和处理的规章制度。指定专门机构或人员负责中药注射剂不良反应报告和监测工作;对药品质量投诉和药品不良反应应详细记录,并按照有关规定及时向当地药品监督管理部门报告;对收集的信息及时分析、组织调查,发现存在安全隐患的,主动召回。

②临床应用单位在使用中药注射剂过程中当出现不良反应时要及时做好调查、分析、评价工作,严格遵循

循证医学的分析方法,找出发生不良反应的因果关系,抓住不良反应的本质问题,写好临床不良反应报告,按照有关规定及时向当地药品监督管理部门报告。

③国家药品监督管理部门要及时地搜集全国各地的不良反应报告,按照有关规定组织相关专家对不良反应报告做出科学分析,必要时应进行现场考核,调查研究,去伪存真,以确保不良反应报告的真实性。从而得出科学、客观的结论,并针对不良反应发生的原因提出相应的解决方案,把不良反应造成的损失减小到最小程度,以确保广大患者的安全。

四、依法合理用药

这里所说的依法合理用药,主要是介绍国家基本药物,国家医疗保险、工伤保险、生育保险药物,处方药与非处方药,医疗机构中药制剂的概念、产生和合理使用的方法,对规范临床医师合理用药有着积极的意义。

(一) 认真贯彻国家基本药物制度搞好合理用药

1. 基本药物的概念　世界卫生组织在 1977 年提出基本药物的概念,1985 年在内罗毕会议上扩展了基本药物的概念,2002 年,世界卫生组织将基本药物的定义进一步完善,提出基本药物的定义是满足人民群众重点卫生保健需要的药物。基本药物的选择要考虑到公共卫生实用性、效率和安全方面的依据以及相对的成本效益。在运转良好的卫生系统中,应当能随时获取足够数量、适当剂型、质量有保证并具有充分信息的基本药物,其价格能够被个人和社会接受。

1979 年 4 月,我国政府积极响应并参与世界卫生组织基本药物行动计划,在原卫生部等部门组织下成立了"国家基本药物遴选小组",开始着手国家基本药物的制定工作。1981 年 8 月,我国公布了《国家基本药物目录》(西药部分);1992 年,再次启动了基本药物的遴选工作;1994 年,完成了中药部分的遴选工作,西药基本药物的遴选工作于 1995 年完成。随后在 1998 年、2000 年、2002 年和 2004 年均进行了调整,连续出版了 5 版基本药物目录,由于没有相应的配套措施,使得基本药物制度没有得到基本贯彻。1997 年的《关于卫生改革与发展的决定》中提出"国家建立基本药物制度"。2007 年,党的十七大报告中提出"建立国家基本药物制度,保证群众基本用药"的要求。2008 年国务院向第十一届全国人民代表大会一次会议所作的《政府工作报告》中进一步

指出要建立国家基本药物制度。2009 年国务院颁布的《关于深化医药卫生体制改革的意见》提出"到 2011 年,基本医疗保障制度全面覆盖城乡居民,基本药物制度初步建立"。至此,基本药物制度在我国有了日益完善的政策和法律保障。

基本药物制度是国家药物政策的核心内容,其主要目标之一就是促进药品的合理使用。通过建立基本药物制度,完善医疗机构基本药物配备和使用制度,加强对医药人员的培训和指导,促进安全有效、质量可靠、价格合理的基本药物使用,并通过《标准治疗指南》与《国家处方集》规范临床用药行为,提高合理用药水平。主要工作包括基本药物的目录筛选、基本药物的生产、采购、定价、使用、监管等。因此,建立国家基本药物制度是一项系统性的工程,需要多种配套措施。

2. 制定《基本药物目录》　《基本药物目录》是基本药物制度的重要一环。应围绕公共卫生和人民群众常见病、多发病和重点疾病以及基本医疗卫生保健需求,按照"防治必需、安全有效、价格合理、使用方便、中西药并重的原则,结合我国用药的特点,参照国际经验,合理确定品种和数量"的遴选原则,制定《基本药物目录》。基本药物数量的确定应该是动态的、发展的,随着疾病模式转变、经济社会发展和医学科技进步需要不断更新、完善。目前我国已完成 2012 年《基本药物目录》的遴选工作,药品目录已经公布实施。

3. 制定《标准治疗指南》　《标准治疗指南》也称为最佳临床实践指南,是指在充分掌握临床证据基础上,经同行专家论证,对某一病症的诊断和治疗过程所制定的规范性文件,也就是"疾病诊疗常规",包括疾病的临床特征、诊断标准、非药物或药物治疗(一线、二线或三线治疗药)以及相关处方信息如剂量、疗程、禁忌、不良反应、毒性、药物相互作用、患者知情资讯、药物费用咨询以及参考标准等。

《标准治疗指南》既是基本药物遴选的基础,也是考察医师处方质量的根据,对于合理用药有极大的促进作用。研究表明,按照《标准治疗指南》进行诊疗,能显著减少处方用药品种,减少针剂的使用,使用药更加科学、合理。目前尚无全国认同或统一的《标准治疗指南》,《标准治疗指南》的制定和基本药物的遴选相结合,必将有力推动我国基本药物制度的建设,成为指导合理用药的根据。

《标准治疗指南》的制定应遵循循证医学的观念,以随机对照研究、开放性临床试验及文献荟萃分析结论为主要证据,并参考其他级别的证据,使之具备科学性、实

用性和相对稳定性。《标准治疗指南》既是基本药物遴选的基础,也是考察医师处方质量的根据,对于合理用药有极大的促进作用。

4. 制定《国家处方集》 《国家处方集》与"国家药物政策""基本药物制度""治疗指南"相互依存共同组成一个保障公众用药安全有效的体系。《国家处方集》是按照国家药物政策、国家《基本药物目录》和《标准治疗指南》编写的指导性文件;是用于指导医生遵照国家规定,对患者合理、安全、有效地进行药物治疗的专业文件;也是医院进行医疗管理、执行国家基本药物制度和实施国家药物政策的重要文件。《国家处方集》必须适应我国国情,具有较强的临床实用性和权威性。《国家处方集》与《基本药物目录》和《标准治疗指南》一样需要定期修订。

5. 其他配套机制 建立基本药物生产供应保障机制、集中生产配送机制、医疗机构基本药物配备和使用制度,强化基本药物质量保障体系,完善基本药物支付报销机制和价格管理机制等。

目前,这些配套系统正在建立和完善中,目前已经完成了基本药物的遴选,《国家基本药物临床应用指南(基层部分)》中成药卷的编写工作已经完成,有关中医药的《标准治疗指南》《国家处方集》正在计划编写中。我们应当借鉴国外一些先进国家的基本药物制度成熟的经验,认真贯彻我国的国家基本药物制度,完善医疗机构基本药物配备和使用制度,加强对医药人员的培训和指导,对促进安全、有效、合理的使用药物具有重要意义。

《标准治疗指南》和《国家处方集》是贯彻基本药物制度的配套工程,我国于2010年颁发了第一套《中国国家处方集》(化学药品和生物制品卷),在我国推广基本药物制度中,发挥了较好的作用。由于历史的原因,中成药的临床定位不够准确,循证依据不够充分,安全用药信息多有缺失,因此,难以用现代医学的模式编写好《标准治疗指南》和《国家处方集》,虽然国家相关主管部门编写了按中医理论体系编辑出版的汤剂标准治疗指南,难以指导西医用药,面对近70%中成药品种为西医所使用的现实,编写出能够指导西医使用好的中成药临床治疗指南,是刻不容缓的任务。建议本着先易后难的精神,从中医优势病种做起,从病、证、症着手,采用文献研究、专家共识及相关的临床和基础循证研究方法,成熟一个编写一个,推动《标准治疗指南》和《国家处方集》编辑工作。

(二) 深入推进医疗保障体系建设,搞好合理用药

1. 医疗保险体系的建立 制定《国家基本医疗保险、工伤保险和生育保险药品目录》是建立和完善社会保险制度的要求,是保障参保人员基本用药需求和适应医药科技进步的客观需要,是加强基本医疗保险用药管理,确保合理用药的重要举措。

基本医疗保险是为了保证参保人员的合理用药需求,保障参保人员的合法权益,提高医疗保险基金的利用效益,确保参保人员的基本医疗需求,降低不合理用药支出。医疗保险是社会保险的重要项目之一,建立基本医疗保险制度,是完善我国医疗保障体系的重大举措。目前,城镇职工基本医疗保险、城镇居民基本医疗保险和新型农村合作医疗制度建设正在全面推进。

工伤保险是为了保证因工作原因遭受事故伤害或者患职业病的职工的救治需要,保障参保人员的合法权益。1996年颁布的《企业职工工伤保险试行办法》,第一次将工伤保险作为单独的保险制度统一组织实施。目前我国的工伤保险参保人数在逐年增加,参保范围也逐渐扩展到农民工群体。

生育保险是为了保障女职工怀孕、分娩期间以及职工实施节育手术时的基本医疗保健需要,对于均衡企业负担、改善妇女就业环境、切实保障女职工生育期间的基本权益,发挥了重要作用。十多年来,各级劳动保障部门认真贯彻落实《企业职工生育保险试行办法》(劳部发[1994]504号),生育保险工作取得了积极进展。

2. 医疗工伤保险药物目录的遴选 《国家基本医疗保险和工伤保险药品目录》自2004年颁布后,在全国范围内得到较好地执行和使用,对保障参保人员的用药需求、规范医疗服务行为、控制药品费用不合理增长发挥了重要作用。随着深化医药卫生体制改革的推进,基本医疗保险制度向全民扩展,保障水平逐步提高和临床医药科技不断发展进步,药品目录也有待调整。

根据《国务院关于深化医药卫生体制改革的意见》《国务院关于印发医药卫生体制改革近期重点实施方案(2009~2011年)的通知》《工伤保险条例》的有关要求,按照《城镇职工基本医疗保险用药范围管理暂行办法》的规定,人力资源和社会保障部已经正式启动2009年《国家基本医疗保险、工伤保险和生育保险药品目录》(简称《目录》)调整工作。《目录》的制定工作必须坚持与多层次医疗保障体系、国家基本药物制度相衔接。统筹考虑基金及各方面承受能力,保障参保人员临床基本

用药需求,适当兼顾地区经济发展与用药习惯差异。坚持在政策稳定的基础上适度发展,保持参保人员用药相对连续与稳定。坚持专家评审工作机制,规范评审程序,保证药品目录调整工作的科学性与权威性。坚持公开、公平、公正。充分听取社会各方面对调整工作的意见,规范并公开评审程序,加强监督工作,严肃工作纪律。坚持统筹各项社会保障用药范围管理,同步调整、统一发布医疗、工伤、生育报销药品目录,并兼顾统筹城乡多层次保障体系用药需求。

《目录》的调整工作主要包括品种的调入和调出。《目录》调整要与国家基本药物目录相衔接。基本药物目录的品种全部纳入《目录》,报销比例明显高于其他非基本药物。调入部分重点对新药、地方调整增加的药品和评审专家建议增补的药品进行评审。首先要进行分类,再剔除基本医疗保险用药范围管理办法明确规定不予考虑的药品,标明市场零售价格和疗程价格后,组织专家进行评审。按照药物经济学原则进行疗效价格比较,优先选择临床必需、安全有效、价格合理的品种。对纳入《目录》的药品,根据社会保险不同险种、诊疗规范与临床用药指南、循证医学与药品分类管理等,进一步提高使用与支付管理办法。药品的调出包括:基本医疗保险用药范围管理办法规定应删除的品种;循证医学证明无效或有严重不良反应的药品;不符合药物经济学的药品和基本医疗保险基金难以支付的药品。

2009年公布实施的《国家基本医疗保险、工伤保险和生育保险药品目录》已经顺利执行6年,目前根据党和国家公布的医疗改革方针,加大医疗保险的财政投入,药品价格的放开,专利的独家药品定价谈判的改革,对2009版《国家基本医疗保险、工伤保险和生育保险药品目录》的调整,势在必行。

(三) 按照处方药与非处方药分类合理用药

药品分类管理是国际通行的管理办法,我国药品监督局于1999年通过了《处方药与非处方药分类管理办法》,根据药品品种、规格、适应证、剂量及给药途径不同,对药品分别按处方药与非处方药进行管理。处方药与非处方药分类管理的核心是加强处方药的管理,规范非处方药的管理,减少不合理用药的发生,切实保证人们用药安全有效。因此临床用药时,必须要规范使用处方药与非处方药。

处方药必须凭执业医师或执业助理医师处方才可调配、购买和使用,患者不能自行购买和使用。规范使用处方药,应加强执业医师或执业助理医师的培训和管理,提高专业技术水平,严格按照诊疗规范、药品说明书等开具规范处方;建立相关监督体系,强化对处方药安全的管制,从而达到提高科学用药水平、保障人民健康的目的。

非处方药主要是为了满足患者自我用药的要求,不需要凭执业医师或执业助理医师处方,患者即可自行判断、购买和使用。根据药品的安全性,分为甲类非处方药和乙类非处方药。甲类非处方药须在药店由执业药师或药师指导下购买和使用;乙类非处方药除可在药店出售外,还可在所在地设区的市一级批准的超市、宾馆、百货商店等处销售。

非处方药在满足广大群众自我药疗的同时,因其购买方便,也成为药物滥用的一个主要原因,不断导致药源性疾病和药物不良反应的产生。因此,规范使用非处方药需要把握好医药工作者和患者两个关键环节。医药工作者首先要提高自身的业务水平,对患者用药进行正确的指导,宣传合理用药知识,让患者对所用药物的不良反应也有所了解,把好非处方药的销售关,切实保证广大群众使用的药物有效和安全。同时患者也要主动学习医疗知识,便于正确使用说明书,做到能够根据自身疾病症状、药品适用范围,对症选药,患者也要注重咨询医师或药师,避免盲目用药,确保用药安全。医患结合,充分发挥医生的指导作用,是搞好合理使用非处方用药的重要环节。

(四) 规范医疗机构中药制剂,搞好合理用药

1. 医疗机构中药制剂的概念　医疗机构中药制剂是指在中医药理论指导下,为补充市场公共产品的阙如、满足本地区用药需求,促进中医特色专科建设与发展,以名老中医的经验方、医院协定处方、科研处方为基础,采用传统剂型为主,制成医院内部流通调剂使用的中药成品制剂。

2. 医疗机构中药制剂的特色　尽管目前市场供应的中成药品种达到了9000余种,但依然存在一定不足。如各科分类品种不均,不少病种及传染病用药均有阙如,不能满足各地区中医院的临床需求。因此,为了弥补中药公共产品的不足,满足地域性治疗的需要,是当前各地中医院热衷发展院内中药制剂的主要原因。中医院内制剂来源于临床实践并服务于临床需求,长期以来,中药院内制剂已成为中医院临床用药的重要组成部分。因其针对性较强、能较好地体现中医临床个体化辨证论治的特点,临床疗效显著,价格比较低廉,而深受广大患者的欢迎。中药院内制剂的存在有利于满足群众

需求,有利于提高临床疗效,促进药物合理使用,有利于发挥中医院的特色优势。

3. 医疗机构中药制剂的使用范围　合理使用医疗机构中药制剂应严格按照《药品管理法》和《医疗机构制剂注册管理办法》的相关规定,坚持不允许在市场流通的原则,只能在被批准的医疗机构中使用。

4. 医疗机构中药制剂的发展方向　努力促进医疗机构中药制剂的发展,不仅满足临床治疗的需求,更好地发挥中医药在优势病种上所起的作用,对推进专科、

专病、专药特色医院的发展,也有积极的作用。同时,医疗机构中药制剂经过长期的临床实践验证,具有安全、有效、经济的优势,因此为新药的研发奠定了良好的基础,这是我国中药新药研发的宝贵源泉,以医疗机构中药制剂为基础开展新药研发,有着极大的成功率,对促进中药行业的发展,产业的更新,有着极大的推动作用。也是探索改革中药注册办法,既突出中医药辨证论治的特色,又提供客观循证依据的重要途径。

第七章 中成药的不良反应

近年来,随着中成药使用范围的扩大,有关中成药不良反应和不良反应事件的报道也日益增多,引起我国药品监督管理部门的高度重视,为加强上市药品的安全监管,规范药品不良反应报告和监测的管理,1999年建立了国家药品不良反应监测中心,同年国家药品监督管理局会同卫生部联合颁布了《药品不良反应监测管理办法(试行)》,2001年颁布的《中华人民共和国药品管理法》第71条明确规定"国家实行药品不良反应报告制度",标志着我国的药品不良反应监测工作步入了法制化的轨道。2004年国家食品药品监督局和卫生部共同颁布实施了《药品不良反应报告和监测管理办法》,进一步明确了各级食品药品监管部门、各级卫生行政主管部门的职责,确立了药品生产、经营、使用单位的法定报告和监测的责任,并加大了处罚力度。迄今为止,我国已初步建立了不良反应监测的法规体系、组织体系和技术体系。全国各省、自治区、直辖市已全部成立不良反应监测中心,形成一个全国范围的药品不良反应监测网络,并结合循证医学的方法,科学分析不良反应产生的因果关系,客观评价药品的不良反应,保障公众用药安全。

一、药物不良反应和不良事件

(一) 药物不良反应定义

世界卫生组织国际药物监测合作中心对药物不良反应的定义是:为了预防、诊断或治疗人的疾病、改善人的生理功能,而给予正常剂量的药品时所出现的任何有害且非预期的反应。

我国《药品临床试验管理规范》(GCP)中将药物不良反应定义为:在按规定剂量正常应用药品的过程中产生有害而非所期望的且与药品有因果关系的反应。在一种新药(或发掘药品新用途)的临床试验中,其治疗剂量尚未确定时,所有有害而非所期望的且与药品有因果关系的反应,也应视为药品不良反应。

中成药的不良反应不包括因药物滥用、超量误用、不按规定方法使用药品及中成药本身质量问题等情况所引起的有害反应。

我国《药品不良反应监测管理办法》中药物不良反应的含义为:合格药品在正常用法用量下出现的与用药目的无关的或意外的有害反应。对于已上市的医药产品,药品不良反应是指用正常剂量在预防、诊断及治疗疾病或调节人体生理功能时发生的有害或不期望的药物反应。药品不良反应主要包括副作用、毒性作用、后遗效应、变态反应、继发反应、特异质反应、药物依赖性、致癌、致突变、致畸作用等。

(二) 药物不良事件定义

药物不良事件是指药品治疗过程中出现的不利临床事件,但该事件未必与药物有因果关系。不良事件包含临床新出现的偶然事件及药物不良反应,例如在使用某种药物期间出现的病情恶化、并发症、实验室检验结果异常、各种原因的死亡等。在新药临床试验中,不良事件(adverse event,AE)是指病人或临床试验受试者接受一种药品后出现的不良医学事件,但并不一定与治疗有因果关系。

二、药物不良反应的表现

1. 神经系统受损　主要临床表现有头晕、头痛、嗜睡、口唇麻木、言语不清、肌肉震颤、肢体抽搐、角弓反张、神志昏迷等。

2. 循环系统受损　主要临床表现有胸闷、心悸、面色苍白、血压下降、心律不齐、心率过快,甚者可引起心脏骤停,心源性休克等。

3. 呼吸系统受损　主要临床表现有口唇发绀、声音嘶哑、呼吸急促、咳嗽气喘、呼吸困难,严重者可抑制呼吸中枢,导致呼吸衰竭而引起死亡。

4. 消化系统受损　主要临床表现有恶心呕吐、吐血、腹胀、腹痛、腹泻、食欲下降、便秘,严重者可出现出血性坏死性肠炎以及肝功能异常、中毒性肝炎、肝硬化、肝昏迷等。

5. 泌尿系统受损　主要临床表现有尿量减少,甚至尿闭,或尿频而量多、蛋白尿、管型尿、血尿、腰痛或肾区叩击痛、浮肿,严重者可出现肾功能衰竭,尿毒症等。

6. 血液系统受损　主要临床表现有急性粒细胞缺乏、血小板减少、皮肤出现瘀斑瘀点、牙龈出血或鼻衄出血时间延长,严重者可出现溶血性贫血、再生障碍性贫血等。

7. 过敏反应　过敏反应是机体与某些特定的抗原物质所发生的剧烈特异反应,与过敏体质有关。这类反应最为常见于皮肤瘙痒和各类皮疹,严重的可引起过敏性休克。

8. 其他不良反应　①药物热,临床表现为寒战、发热。②静脉炎,临床表现为注射部位血管肿胀、发热、疼痛。③药物依赖性,临床表现为停药不适、病情反跳、症状加重等。④汞中毒,急性毒性反应主要表现为尿少或尿闭、浮肿,甚至昏迷抽搐、血压下降或因肾功能衰竭而死亡,慢性中毒者口有金属味,流涎增多,口腔黏膜充血、溃疡,牙龈肿痛、出血,恶心呕吐,腹痛腹泻,手指或全身肌肉震颤;肾脏损害表现为血尿、蛋白尿、管型尿等。⑤铅中毒,临床表现为腹痛、腹泻、呕吐、大便呈黑色;头痛、头晕、失眠、甚至烦躁、智力下降、昏迷;心悸、面色苍白、贫血、血管痉挛及肝肾损害等。⑥砷中毒,主要表现为恶心呕吐,腹痛和腹泻等急性肠胃症状,重则尿血,便血,发热,烦躁,甚则呼吸、循环衰竭而死亡。

三、药物不良反应的原因

1. 药证不符　辨证论治是中医理论的核心之一,也是长期以来中医临床诊治疾病的根本方法。《内经》中早已提出"寒者热之""热者寒之""虚者补之""实者泻之"的治疗原则。用药时如果药证不符或者对药物的适应证把握不准确,即容易引起各种不良反应,如明代李时珍所言"药物用之得宜,皆有功力,用之失宜,参术亦能为害"。如龙胆泻肝丸主要用治肝经实火、肝胆湿热所引起的目赤、头痛、黄疸、胁痛、湿热带下、淋病涩痛等急性病症,多短期使用,未见明显不良反应的报道,但临床有人用于利水消肿减肥,药证不符,且长期超量服用,从而导致肾脏损害不良反应的发生。

2. 原料品种混乱　由于制作中成药的原料中药饮片的基源不同,所含化学成分、生物活性及毒性也存在差异,其中同名异物或同物异名者不少,极易导致中药饮片的品种混乱,应用不当,难免引起不良反应。如古代使用木通科木通(白木通)和毛茛科木通(川木通)的藤茎入药,都是无毒的。20世纪50年代起由于药源困难开始以马兜铃科植物东北马兜铃的藤茎入药,又称关木通,代替木通使用。关木通含马兜铃酸,具有肾毒性,龙胆泻肝丸的不良反应就是一个中药饮片品种混乱造成沉痛教训的案例。

鱼腥草注射液的原料要用鲜鱼腥草,由于鲜鱼腥草供应季节有限,投料条件较难控制,某些鱼腥草注射液的原料即用干鱼腥草代替鲜鱼腥草,由于鲜、干药材化学成分和药理作用有一定的差别,使市场上鱼腥草注射液的质量差异较大,这是导致不良反应的一个重要原因。

3. 制剂质量欠佳　中成药发生不良反应与其工艺和质量问题有着密切的关系,中成药制剂的工艺是否合理,质量标准是否达到国家标准规定的要求,是确保安全用药的前提,与不良反应的发生有着密切的关系。例如随着中药注射剂临床应用的日益增多,药物不良反应的病例屡有发生。其原因之一是因为中药原料在提取过程中,工艺不够合理,未能除尽鞣质、蛋白质等杂质,从而引起不良反应。

4. 长期、超量用药　长期、超量服用含有毒成分的中成药容易导致过量或蓄积性中毒产生不良反应。有报道患者由于长期或过量服用含朱砂的中成药可产生急、慢性汞中毒,枯痔散中的砒霜由于配方不统一,也有因超过安全剂量而引起中毒的报告。此外,由于中成药应用范围的不断扩展,在临床实践中,发现了传统文献上记载没有毒性,可作为滋补肝肾、延年益寿长期使用的补益药物何首乌,有报道因长期、超量用药导致肝损伤的不良反应,分析其原因与个体差异、家族史、自身免疫、超量服用以及炮制与否等都有密切关系,补药引起肝中毒，足以引起人们的警示。

5. 个体差异　不同性别、年龄、体质、生理状况的患者，对药物敏感性、反应性、耐受性不同。某些药物的处方剂量虽在安全范围之内，但因个体差异、年老体弱等因素而致中毒。如有人内服中华跌打丸一粒即出现过敏性肾炎，口服三黄片4片后出现肉眼血尿，口服牛黄解毒片致出血性膀胱炎等。若属于过敏体质，对某种药物特别敏感，不论用量如何，只要在所使用的方药中有这味药，即发生过敏反应。小儿、老人、孕妇、乳母等特殊人群较一般人更易发生不良反应，此类人群用药也应特别注意其敏感性和反应性。

6. 其他　包括服法不当、与西药的不合理联用、调剂失误等。

四、药物不良反应的预防

1. 加强管理，保证质量　保证药品质量是预防中成药不良反应发生的基本条件，凡与药品品质有关的各环节，都应严格地科学管理，饮片的来源、炮制、加工、配制、制剂应有具体的规程。特别是中药注射剂必须达到安全、有效、可靠、稳定的要求，其生产工艺必须具有严格的技术控制条件和质量控制标准，使临床用药得到安全的质量保证。同时按照国务院《医疗用毒性药品管理办法》的有关规定，切实加强有毒中药的收购、经营、加工、使用及保管工作。

2. 药证相符，合理用药　合理用药是预防中药不良反应发生的根本措施。在中医理论指导下，必须根据诊疗常规，辨证施治，明确证候属性，确定治则治法，辨证用药，这是安全有效使用中成药的基本条件。各种中成药都有其一定的适应证，临床医生均须根据说明书的功效及适应证的特点，结合病人的诊断，科学合理地选择好中成药。一定要对证下药，避免药证不符，误用、滥用造成的不良后果。

3. 严格控制用药剂量　应根据病情、年龄、体质、性别等因素的不同，按照说明书的规定，确定使用剂量，合理用药，尤其是含有毒性药材的品种，必须在医生的指导下，一般应从小量开始逐渐加大用量，不可随意超量使用或长期服用，以免过量中毒或蓄积中毒的不良事故发生。

4. 特殊人群慎重用药　对儿童和老年患者分别针对其生理特点用药。孕妇、哺乳期妇女、经期妇女要根据其生理特点，慎重用药。了解患者重要脏器的功能状态，避免使用对其相关脏器有害的药物。过敏体质患者，应避免使用容易致敏的中成药，尤其是使用中药注射剂品种。

5. 合理选择给药途径　根据病情治疗的需要，合理选择给药途径，一般原则是能口服给药，不采用注射给药；能肌内注射给药的，不选用静脉注射或滴注给药。

6. 选择剂型科学合理　根据年龄体质不同、病情轻重缓急区别，结合剂型的优势和特点，作为选择剂型的依据，才能做到科学合理选择最佳的适宜剂型。

7. 加强不良反应的监控　加强中成药不良反应的监察报告工作，注重对中药不良反应资料的全面搜集，及时上报给国家药品不良反应监测中心，并运用流行病学方法进行分析研究，弄清药物与不良反应之间的因果关系，风险与获益比，以及不良反应的发生率，为临床合理、安全、有效的用药提供准确可靠的参考数据。对毒性中成药的化学、药效学、毒理学、安全性评价及药代动力学等进行深入研究，逐步明确各种毒性中药的毒理机制、最小有效量、极量及抢救治疗措施等，做到科学用药。

8. 综合治理方可奏效　避免中西药不合理配伍，避免滥用补药，加强医师和药师的职业道德操守，提高患者自我保护意识等，都是防止药物不良反应的重要措施。

总之，中成药不良反应的表现和原因是复杂多样的，而解决中成药不良反应也是一个十分复杂的系统工程，关系到中成药的产、购、供、销、用、管等多个环节。在今后的工作中，我们应认真贯彻执行国家有关中药管理方面的现行法规及建立配套的具体实施方法，加强对医疗单位，特别是基层医疗单位的进药渠道的管理，对基层中医药人员进行严格业务考核，提高中医药人员整体素质，提高医疗质量，安全合理使用药物的水平，才能最大限度降低和减少中成药不良反应的发生，以确保我国人民安全有效合理地用药。

结语

党中央在十八大报告中特别强调了要扶持中医药和民族医药事业的发展，2015年国务院办公厅颁发的《中医药健康服务发展规划（2015—2020年）》提出的充分发挥中医药特色优势，加快发展中医药健康服务，均充分表明了党和政府对发展中医药事业的高度重视和大力支持，我国的中医药事业正面临着难得的发展机遇与挑战。如何抓住契机，全面推动中成药事业的科学发展，迫在眉睫，为此，我们应从以下几个方面开展相关工作。

抓好源头，大力支持搞好中成药的新药研发工作。

首先要改进、完善新药注册的相关法规,总结出一套既突出辨证论治特色,又符合循证医学要求的适合中成药研发的注册法规,鼓励研发有中医特色的重大中成药创新品种,以带动行业的发展。新药研发品种的来源应当充分重视医院内部制剂,它有着规范、合理的配方,有一定的药学、药理学和毒理学的研究基础,有较好的临床实践经验的积累,有人把它誉为新药研发的播种器、发动机,因此应重视搞好医院内部制剂的新药品种转化工作,使优秀的中成药新品种源源不断研发出来,满足社会的需求。

由于历史原因,目前大量的上市品种还存在不少临床定位模糊、安全信息阙如、基础研究薄弱等不足,严重影响临床安全、有效的使用,尤其是西医工作者不合理应用和超范围使用极其普遍,存在着极大的安全隐患。因此,要重视上市后的中成药品种再评价工作,进一步搞好组方合理、定位清晰、基础研究扎实、疗效确切、市场需求大的品种的二次开发,搞好大品种的培育工作,实现优胜劣汰,扩大优质品种的市场占有率,不断提高科技含量,推动中成药产业全面、健康发展,充分发挥中成药在防病治病中的作用。

此外,还要注意把好中成药的原料关,从基源、栽培到炮制,实现全线的质量监控,加强 GAP 推广,以求做到原料好,药材好,药就好。进一步搞好 GMP 的建设,不断地提高从原料到产品的全程的质量标注监控,做到质量稳定、可控,保证供应。严格区分不良反应和不良事件,加强中成药安全性的监测和预警工作,以确保用药安全。

相信经过上述举措的具体实施,必将能够全面提升中成药的品质,使安全、有效、质量稳定可控、价格合理、保证供应的中成药服务社会,满足推广基本药物制度、改革医疗保险制度的社会需求,必将为人民的健康保健事业作出应有的贡献。

各　论

内 科 类

一、解表剂

解表剂以解表药为主组成,具有疏散表邪、解除表证的作用。

解表剂主要用于六淫病邪侵袭肌表、肺卫所致的表证。因邪气尚未深入,病势轻浅,适合使用辛散轻宣的解表剂驱逐外邪由肌表而除。

外感六淫之邪侵入机体,性质有寒热之不同,四季节变之殊,途径有肌表、肺卫之异,罹患者有体质虚实之别。故针对具体情况,解表剂则有辛温解表、辛凉解表、解表胜湿、祛暑解表和扶正解表多个类别。

辛温解表剂主要配伍麻黄、桂枝、防风、白芷、荆芥穗、紫苏叶等发散风寒药物。用于风寒感冒,症见恶寒、发热、鼻塞、流清涕、头项强痛、肢体疼痛等。

辛凉解表剂主要配伍金银花、连翘、薄荷、柴胡、葛根、桑叶、菊花、牛蒡子、板蓝根、大青叶、绵马贯众、黄芩等疏散风热或清热解毒药物。用于外感风热或温病初起,症见发热、头痛、微恶风寒、有汗或汗出不畅、口渴咽干、咳嗽等。

解表胜湿和祛暑解表剂主要配伍羌活、独活、藿香、佩兰、香薷、苍术、白术、薏苡仁、陈皮等散风祛湿、芳香化浊、健脾燥湿、祛暑解表药物。用于外感风寒夹湿和暑湿感冒,症见恶寒、发热、头痛、头重、肢体酸重,或伴见腹痛、腹泻、胸膈胀满等。

扶正解表剂由解表药与补气药组合而成,补气药常用人参、党参、茯苓等。用于气虚感冒,症见身体素虚、反复外感、恶寒、发热、头痛、鼻塞、咳嗽痰多、乏力、气短等。

中药解表剂适用于现代医学的普通感冒、咽喉炎、扁桃体炎、急性气管-支气管炎、流行性感冒、胃肠型感冒等。临床上可结合辨证选用不同类型的解表剂治疗。

中药解表剂有颗粒、片、合剂、口服液、丸、胶囊、软胶囊和注射液多种剂型可供选用,临床以口服颗粒剂和片剂等应用较为普遍。

解表剂使用注意:①以取微汗透身为宜,忌大汗过汗,以免伤正;②表邪已尽入里者,不可再用解表剂。

(一) 辛温解表

表实感冒颗粒
Biaoshi Ganmao Keli

【药物组成】 麻黄、桂枝、防风、白芷、紫苏叶、葛根、生姜、陈皮、桔梗、苦杏仁(炒)、甘草。

【功能与主治】 发汗解表,祛风散寒。用于感冒风寒表实证,症见恶寒重、发热轻、无汗、头项强痛、鼻流清涕、咳嗽、痰白稀。

【方解】 方中麻黄性味辛苦温,发汗解表以散风寒,宣利肺气以平咳喘;桂枝性味辛甘温,解肌发表,温经散寒;两味同为君药。防风、白芷、紫苏叶祛风散寒止痛,加强君药解表之力,为臣药。葛根解肌发表;生姜解表散寒,化痰止咳;陈皮理气化痰、桔梗、苦杏仁宣降肺气;此五味共为佐药。甘草调和诸药,为使药。诸药相合,共奏发汗解表、祛风散寒之功。

【临床应用】 感冒 因外感风寒,卫阳被郁所致,症见恶寒重,发热轻,无汗,头项强痛,鼻流清涕,咳嗽,痰白稀,舌质淡,苔薄白,脉浮紧;上呼吸道感染见上述证候者。

【不良反应】　目前尚未检索到不良反应报道。

【禁忌】　运动员禁用。

【注意事项】

1. 风热感冒及寒郁化热明显者慎用。

2. 服药期间忌食辛辣、油腻;可食热粥以助汗出。

3. 高血压、心脏病者慎服。

【用法与用量】　口服。一次 10～20g,一日 2～3次;小儿酌减。

【规格】　每袋装 10g

风寒感冒颗粒

Fenghan Ganmao Keli

【药物组成】　麻黄、桂枝、白芷、防风、紫苏叶、葛根、陈皮、干姜、桔梗、苦杏仁、甘草。

【功能与主治】　发汗解表,疏风散寒。用于感冒风寒表证,症见恶寒发热,鼻流清涕,头痛,咳嗽。

【方解】　方中麻黄性味辛苦温,发汗解表以散风寒,宣利肺气以平咳喘;桂枝性味辛甘温,解肌发表,温经散寒;两味同为君药。防风、白芷、紫苏叶祛风散寒,温经止痛,加强君药解表之力,为臣药。葛根解肌发表;陈皮、干姜理气和胃,散寒降逆;桔梗、苦杏仁宣降肺气,止咳平喘;以上五味共为佐药。甘草调和诸药,为使药。诸药配伍,共奏发汗解表、疏风散寒之功。

【临床应用】　感冒　因外感风寒,卫阳被郁所致,症见恶寒发热、鼻流清涕、头痛、咳嗽、舌淡、苔白、脉浮;上呼吸道感染见上述证候者。

【不良反应】　目前尚未检索到不良反应报道。

【禁忌】　运动员禁用。

【注意事项】

1. 风热感冒及寒郁化热明显者慎用。

2. 服药期间忌食辛辣、油腻食物。

3. 高血压、心脏病者慎用。

【用法与用量】　开水冲服。一次 8g,一日 3 次;儿童酌减。可食用热粥,以助汗出。

【规格】　每袋装 8g

感冒清热颗粒(口服液、胶囊、咀嚼片)

Ganmao Qingre Keli(Koufuye,
Jiaonang,Jujuepian)

【药物组成】　荆芥穗、防风、紫苏叶、白芷、柴胡、薄荷、葛根、芦根、苦地丁、桔梗、苦杏仁。

【功能与主治】　疏风散寒,解表清热。用于风寒感冒,头痛发热,恶寒身痛,鼻流清涕,咳嗽,咽干。

【方解】　方中荆芥穗、防风辛温,祛风解表散寒,为君药。紫苏叶、白芷解表散寒,柴胡、薄荷、葛根发表解肌、清散伏热,合则解表退热,共为臣药。芦根清肺胃之热,生津止渴,苦地丁清热解毒,桔梗祛痰利咽,杏仁降气止咳,共为佐药。诸药合用,共奏疏风散寒、解表清热之效。

【临床应用】　感冒　外感风寒或内有郁热所致,症见头痛发热,恶寒身痛,鼻流清涕,咳嗽,咽干,舌红,苔薄白或薄黄,脉浮;上呼吸道感染见上述证候者。

【不良反应】　文献报道1例6岁女患者,因感冒,服药6次后,两下肢酸胀疼痛并见红斑,两小腿外侧见豌豆至蚕豆大圆形或椭圆形暗红色、水肿性红斑大约7～8个,诊断为药疹。予扑尔敏、葡萄糖酸钙等治疗。服药4天,双下肢酸胀痛感消失,红斑渐退[1]。

【禁忌】　尚不明确。

【注意事项】

1. 服药期间忌食辛辣、油腻食物。

2. 与环孢素 A 同用,可能引起环孢素 A 血药浓度升高[2]。

【用法与用量】　颗粒剂:开水冲服。一次 1 袋,一日 2 次。口服液:口服。一次 10ml,一日 2 次。胶囊剂:口服。一次 3 粒,一日 2 次。咀嚼片:咀嚼后溶化吞服。一次 2 片,一日 2 次。

【规格】　颗粒剂:每袋装　(1)12g　(2)6g(无蔗糖)　(3)3g(含乳糖)

口服液:每支装 10ml

胶囊剂:每粒装 0.45g

咀嚼片:每片重 1.5g

【参考文献】　[1]张继营.服用感冒清热冲剂致多形性红斑型药疹 1 例.中国中药杂志,1994,19(11):693.

[2]裴保香,宁静,周跋.感冒清热冲剂引起环孢素 A 血药浓度升高 2 例.中国新药杂志,2002,11(10):813.

感冒软胶囊

Ganmao Ruanjiaonang

【药物组成】　麻黄、桂枝、羌活、防风、荆芥穗、白芷、当归、川芎、苦杏仁、桔梗、薄荷、石菖蒲、葛根、黄芩。

【功能与主治】　疏风散寒,解表清热。用于外感风寒所致的感冒,症见发热头痛、恶寒无汗、鼻塞流涕、骨节痛、咳嗽、咽痛。

【方解】 方中麻黄、桂枝辛温发散,发汗解表,使风寒之邪随汗而解,同为君药。羌活、防风、荆芥穗、白芷辛温解表,温经止痛,加强君药发散风寒之力;当归、川芎活血祛风,通络止痛;六味共为臣药。苦杏仁、桔梗、薄荷止咳利咽;石菖蒲理气化痰,葛根、黄芩解肌清热,同为佐药。诸药合用,共奏疏风散寒、解表清热之功。

【临床应用】 **感冒** 外感风寒所致,症见发热头痛,恶寒无汗,鼻塞流涕,骨节痛,咳嗽,咽痛,舌淡,苔薄白,脉浮;上呼吸道感染见上述证候者。

【不良反应】 据文献报道,有本品与苯丙哌林同服致药物过敏性休克1例[1]。

【禁忌】 运动员禁用。

【注意事项】

1. 风热感冒及寒郁化热明显者慎用。

2. 高血压、心脏病者慎用。

3. 服药期间忌食辛辣、油腻食物,可服热粥以助汗出。

【用法与用量】 口服。一次2～4粒,一日2次。

【规格】 每粒装0.425g(相当于总药材1.8g)

【参考文献】 [1]董香君.感冒软胶囊与苯丙哌林同服致过敏反应1例.临床合理用药杂志,2011,4(4):23.

荆防颗粒(合剂)
Jingfang Keli(Heji)

【药物组成】 荆芥、防风、羌活、独活、川芎、柴胡、前胡、桔梗、茯苓、枳壳、甘草。

【功能与主治】 解表散寒,祛风胜湿。用于外感风寒夹湿所致的感冒,症见头身疼痛,恶寒无汗,鼻塞流涕,咳嗽者。

【方解】 方中荆芥、防风味辛性温,发散风寒,同为君药。羌活、独活、川芎祛风胜湿,通络止痛,共助君药发汗解表之功;柴胡、前胡、桔梗解表宣肺,化痰止咳,六味同为臣药。茯苓健脾化痰,淡渗利湿,枳壳宽胸下气,为佐药。甘草调和诸药,为使药。诸药同用,共奏解表散寒、祛风胜湿之效。

【临床应用】 **感冒** 外感风寒夹湿所致,症见头身疼痛,恶寒无汗,鼻塞流涕,咳嗽,痰白,舌淡,苔白;上呼吸道感染见上述证候者。

【不良反应】 目前尚未检索到不良反应报道。

【禁忌】 尚不明确。

【注意事项】

1. 风热感冒或湿热证者慎用。

2. 服药期间,忌食辛辣、生冷、油腻食物。

【用法与用量】 颗粒剂:开水冲服。一次15g,一日3次。合剂:口服。一次10～20ml,一日3次。用时摇匀。

【规格】 颗粒剂:每袋装15g

【参考文献】 [1]董梅.荆防合剂外用治疗小儿急性湿疹的效果.齐鲁医学杂志,2012,27(2):75-76,78.

伤风停胶囊
Shangfengting Jiaonang

【药物组成】 麻黄、荆芥、白芷、苍术(炒)、陈皮、甘草。

【功能与主治】 发散风寒。用于外感风寒,恶寒发热,头痛,鼻塞,鼻流清涕,肢体酸重,喉痒咳嗽,咳嗽痰清稀,舌质淡红,苔薄白,脉浮紧;感冒、鼻炎、上呼吸道感染见上述证候者。

【方解】 方中麻黄辛温,发汗解表,为君药。荆芥、白芷亦辛温发散,驱除在表之邪,为臣药。苍术燥湿健脾,陈皮健脾除湿、理气化痰,为佐药。甘草调和诸药,为使药。诸药合用,共奏发散风寒之功。

【临床应用】 **感冒** 因风寒束表,卫阳被郁所致,症见发热恶寒,头痛,鼻流清涕,肢体酸楚沉重,咳嗽有痰;上呼吸道感染见上述证候者。

【不良反应】 目前尚未检索到不良反应报道。

【禁忌】 运动员禁用。

【注意事项】

1. 风热感冒者慎用。

2. 高血压、心脏病者慎用。

3. 服药期间忌食生冷、油腻食物,可服热粥以助汗出。

【用法与用量】 口服。一次3粒,一日3次。

【规格】 每粒装0.35g

桂枝合剂(颗粒)
Guizhi Heji(Keli)

【药物组成】 桂枝、白芍、生姜、大枣、甘草。

【功能与主治】 解肌发表,调和营卫。用于感冒风寒表虚证,症见头痛发热、汗出恶风、鼻塞干呕。

【方解】 方中桂枝辛温,散风寒以解肌表,为君药。白芍酸寒,敛阴和营,使桂枝辛散而不伤阴,为臣药。二药同用,一散一收,调和营卫。生姜助桂枝以散表邪,大枣助白芍以和营卫,共为佐药。甘草调和诸药,为使药。诸药合同,共成解肌发表、调和营卫之功。

【临床应用】　感冒　风寒袭表,表虚不固所致,症见头痛,发热,汗出恶风,鼻塞,干呕,苔白,脉浮缓;上呼吸道感染见上述证候者。

【药理毒理】　本品有调节汗腺分泌、调节体温、调节免疫功能、抗病毒、抗炎等作用。

1. 调节汗腺分泌　本品能增加正常大鼠足跖部的汗腺分泌,抑制安痛定所致的汗腺分泌亢进和拮抗阿托品引起的汗腺分泌减少[1]。

2. 调节体温　本品能降低酵母发热大鼠体温,又能对抗安痛定所致大鼠体温过低[2,3]。

3. 抗炎　本品能抑制小鼠角叉菜胶性足肿胀、二甲苯所致皮肤毛细血管通透性增加[4]。

4. 抗病毒　本品能减轻滴鼻感染流感病毒亚甲型鼠肺适应株 FM1 所致小鼠肺部炎症,降低死亡率[4]。

5. 调节免疫功能　本品能抑制小鼠玫瑰花环形成,对抗绵羊红细胞、牛血清白蛋白、二硝基氯苯引起的迟发型超敏反应,抑制淋巴细胞对 ConA 和 LPS 引起的增殖反应;对免疫功能已呈抑制状态的病毒感染小鼠,可提高其巨噬细胞的吞噬功能,提高其血清凝集素、溶血素效价,以及外周血中 T 细胞百分率,使之恢复到正常;对左旋咪唑处理免疫功能已增强的小鼠的免疫功能恢复正常水平[5,6]。

【不良反应】　目前尚未检索到不良反应报道。

【禁忌】　尚不明确。

【注意事项】

1. 表实无汗或温病内热口渴者慎用。

2. 服药期间忌食生冷、油腻食物。

3. 服药后多饮热开水或热粥,覆被保暖,取微汗为度。

【用法与用量】　合剂:口服。一次 10～15ml,一日 3 次。颗粒剂:口服。一次 5g,一日 3 次。

【规格】　合剂:(1)每支装 10ml　(2)每瓶装 100ml
颗粒剂:每袋装 5g

【参考文献】　[1]富杭育,贺玉琢,李小芹,等.桂枝汤对汗腺分泌的实验研究.中西医结合杂志,1991,11(1):34.

[2]富杭育,周爱香,查显元,等.桂枝汤对体温双向调节作用的机制探讨.中药药理与临床,1994,10(4):1.

[3]富杭育,周爱香,郭淑英,等.桂枝汤对体温双向调节作用的机制探讨.中药药理与临床,1995,11(2):1.

[4]曹伟春.桂枝汤的药理作用研究进展.中成药,1991,13(8):33.

[5]吕秀风,谢蜀生,朱洪荫,等.桂枝汤免疫抑制作用的实验研究.中西医结合杂志,1989,9(5):283.

[6]卢长安,富杭育,田甲丽,等.桂枝汤的药理学研究(六).中药药理与临床,1990,6(1):2.

正柴胡饮颗粒
Zhengchaihuyin Keli

【药物组成】　柴胡、防风、生姜、赤芍、陈皮、甘草。

【功能与主治】　发散风寒,解热止痛。用于外感风寒所致的发热恶寒、无汗、头痛、鼻塞、喷嚏、咽痒咳嗽、四肢酸痛;流感初起、轻度上呼吸道感染见上述证候者。

【方解】　方中柴胡疏散退热,为君药。防风发表散风,胜湿止痛;生姜发汗解表,温肺止咳;两味共为臣药。赤芍散瘀止痛,陈皮理气健脾,共为佐药。甘草调和诸药,为使药。全方共收发散风寒、解热止痛之功。

【临床应用】　感冒　外感风寒初起所致,发热恶寒,头痛,身痛,鼻塞流涕,无汗,咽痒,咳嗽,四肢酸痛,舌质淡红,苔薄白,脉浮或浮紧;流感初起、轻度上呼吸道感染见上述证候者。

此外,本品还可治疗肿瘤发热和骨折发热[1,2]。

【药理毒理】　本品有解热、镇静、镇痛、抗炎、抗病毒、抗过敏等作用。

1. 解热　本品对内毒素致热家兔有解热作用[3]。

2. 镇静　本品与戊巴比妥钠有一定的协同作用,可提高戊巴比妥钠阈下催眠剂量小鼠的入眠率,延长戊巴比妥钠所致小鼠的睡眠时间[4]。

3. 镇痛　本品能提高小鼠的痛阈,降低醋酸腹腔注射致小鼠扭体次数[5]。

4. 抗炎　本品能对抗前列腺素(PGE₂)、5-羟色胺(5-HT)引起的大鼠皮肤毛细血管通透性增加;抑制蛋清及角叉菜胶致大鼠足肿胀;对羧甲基纤维素腹腔注射大鼠引起的渗出液量和白细胞游走有抑制作用[5]。

5. 抗病毒　体外试验,本品对副流感病毒-1、呼吸道合胞病毒(RSV)、肠道孤儿病毒 11 型(ECHO11)、柯萨奇 B 族病毒 4、5、6 型(CoxB4、B5、B6)、腺病毒 3 型(ADV3)、疱疹病毒 Ⅰ 型(HSV-Ⅰ)、疱疹病毒 Ⅱ 型(HSV-Ⅱ)致细胞病变有抑制作用;抑制流感病毒致鼠肺部炎症,延长感染小鼠存活时间,降低死亡率[6]。

6. 抗过敏　本品可对抗组胺引起的离体豚鼠回肠收缩,还能对抗组胺引起的豚鼠皮肤红晕[3]。

【不良反应】　目前尚未检索到不良反应报道。

【禁忌】　尚不明确。

【注意事项】

1. 风热感冒慎用。

2. 服药期间,忌食辛辣、油腻食物。

【用法与用量】 开水冲服。一次 10g 或 3g(无蔗糖),一日 3 次。小儿酌减或遵医嘱。

【规格】 每袋装 (1)10g (2)3g(无蔗糖)

【参考文献】 [1]秦志丰,李相勇.正柴胡饮冲剂治疗恶性肿瘤发热 30 例疗效观察.山东中医杂志,2000,19(10):598.

[2]赵瑛.正柴胡饮颗粒治疗骨折发热疗效观察.浙江中医学院学报,2002,26(4):49.

[3]何美珊,孙小玉.正柴胡饮颗粒的解热及抗过敏作用.中草药,2000,31(4):284-286.

[4]富杭育,严梅桢,卢长安,等.正柴胡饮的药理研究.中药通报,1986,11(5):47.

[5]季克胜,朱千勇.正柴胡饮的药理研究及临床应用概况.上海中医药杂志,2003,37(10):58-59.

[6]富杭育,卢长安,贺玉琢,等.正柴胡饮对流感病毒和致病菌作用的实验研究.中药通报,1986,11(4):46.

表虚感冒颗粒

Biaoxu Ganmao Keli

【药物组成】 桂枝、白芍、葛根、苦杏仁(炒)、生姜、大枣。

【功能与主治】 散风解肌,和营退热。用于感冒风寒表虚证,症见发热恶风、有汗、头痛项强、咳嗽痰白、鼻鸣干呕、苔薄白、脉浮缓。

【方解】 方中桂枝辛温,祛风散寒,为君药。芍药酸寒,敛肝和营,与桂枝合用,调和营卫,为臣药。葛根解肌发表,生津舒筋,助桂枝治太阳经脉之邪,缓解项强之症;杏仁降肺气,止咳;生姜辛温解表,大枣益阴和营,姜枣相合,调和营卫;共为佐药。诸药相合,共奏散风解肌、和营退热之效。

【临床应用】

1. 感冒 外感风寒表虚所致,发热恶风,有汗,头项强痛,或咳,或嚏,苔薄白,脉浮缓;上呼吸道感染见上述证候者。

2. 咳嗽 风寒客肺,肺气不宣所致,症见咳嗽,发热,汗出,恶风,苔薄白,脉浮缓;支气管炎见上述证候者。

【不良反应】 目前尚未检索到不良反应报道。

【禁忌】 尚不明确。

【注意事项】

1. 风热感冒者慎用。

2. 服药期间忌食生冷、油腻食物。

3. 服药后多饮热开水或热粥,覆被保暖,取微汗,不可发大汗,慎防重感冒。

【用法与用量】 开水冲服。一次 10～20g,一次 2～3 次。

【规格】 每袋装 10g

都梁软胶囊(丸、滴丸)

Duliang Ruanjiaonang(Wan,Diwan)

【药物组成】 白芷(黄酒浸蒸)、川芎。

【功能与主治】 祛风散寒,活血通络。用于风寒瘀血阻滞脉络所致的头痛,症见头胀痛或刺痛、痛有定处、反复发作、遇风寒诱发或加重。

【方解】 方中白芷辛温,善走阳明经,以其芳香走窜,祛风散寒,升达清气,通窍止痛,为君药。川芎活血行气,上行巅顶,散风止痛,为臣药。二药合用,共奏祛风散寒、活血通络之功。

【临床应用】

1. 感冒 系因感受风寒所致,症见发热恶寒,鼻塞流涕,头项不适;上呼吸道感染见上述证候者。

2. 头痛 多因感受外邪所致,症见头胀痛或刺痛,痛有定处,反复发作,遇风寒诱发或加重;神经性头痛、血管性头痛见上述证候者。

【药理毒理】 本品有镇痛、抗炎、改善微循环、抗凝血和降低血液黏度等作用。

1. 镇痛 本品及都梁丸均能减少醋酸致小鼠扭体次数,提高小鼠热板试验的痛阈值[1]。都梁丸提取液能提高完全福氏佐剂致大鼠炎性疼痛模型的痛阈值,抑制肾上腺、皮肤处原癌基因 c-fos 的表达,后者与具有镇痛作用的阿片肽基因的表达有关[2]。本品提取液能延长小鼠热致痛甩尾时间[3]。

2. 抗炎 本品能抑制巴豆油性小鼠耳肿胀[3]。

3. 改善微循环 本品可改善高分子右旋糖酐致家兔微循环障碍,增加兔球结膜微循环毛细血管网交点数,改善血液流速及流态[3]。

4. 抗凝血 都梁丸提取液能延长完全福氏佐剂致炎模型大鼠的凝血时间[4]。

5. 降低血液黏度 本品与都梁丸均可降低肾上腺素加冷刺激制备的血瘀模型大鼠全血高、中、低切黏度[1]。本品提取物可以降低高分子右旋糖酐致家兔全血高、中、低切黏度[3]。

6. 抗菌 体外抑菌实验,本品对金黄色葡萄球菌、乙型溶血性链球菌和铜绿假单胞菌均有抑菌作用[3]。

7. 毒理 急性毒性试验,都梁软胶囊小鼠灌胃的 LD_{50} 为 128g/kg。

【不良反应】 文献报道,应用都梁软胶囊治疗偏头痛 56 例时,8 例出现上腹不适,3 例发生恶心,症状轻微,未行处理。

【禁忌】　孕妇禁用。

【注意事项】

1. 阴虚阳亢、肝火上扰所致头痛、头晕慎用。

2. 服药期间忌食辛辣、油腻食物。

【用法与用量】　胶囊剂:口服。一次 3 粒,一日 3 次。丸剂:口服。一次 1 丸,一日 3 次。滴丸剂:口服或舌下含服。一次 6 丸,一日 4 次。

【规格】　胶囊剂:每粒装 0.54g

丸剂:每丸重 9g

滴丸剂:(1)每丸重 31mg　(2)每丸重 30mg

【参考文献】　[1]邓虹珠,陈育尧,陈江华,等. 都梁软胶囊的药效及毒性试验. 第一军医大学学报,2002,22 (6):561.

[2]韩笑,刘文,邱德文,等. 都梁丸提取液镇痛作用及对外周组织 c-fos 基因表达影响的实验研究. 中国实验方剂学杂志,2003,9(4):34.

[3]梅学仁,许俊然,田义红,等. 都梁软胶囊治疗偏头痛药效学实验研究. 药物研究,2006,3(36):157-159.

[4]韩笑,王莉,王海燕,等. 都梁丸提取液对炎性疼痛动物模型镇痛作用研究. 贵阳中医学院学报,2003,25(1):45.

感冒疏风丸(颗粒、片)

Ganmao Shufeng Wan(Keli,Pian)

【药物组成】　麻黄绒(炙)、桂枝、白芍(酒炙)、苦杏仁、桔梗、防风、独活、紫苏叶、谷芽(炒)、生姜(捣碎)、大枣(去核)、甘草。

【功能与主治】　散寒解表,宣肺止咳。用于风寒感冒,症见恶寒发热、咳嗽气促、头痛鼻塞、鼻流清涕、骨节痛、四肢倦怠。

【方解】　方中麻黄发汗解表,宣肺降气,止咳平喘,为君药。桂枝散寒解肌,白芍敛阴和营,为臣药。杏仁、桔梗宣肺祛痰,止咳平喘;防风、独活疏散风寒,通络止痛;紫苏叶发表散寒,行气宽中;谷芽消食健胃;生姜散寒解表;大枣和中;八味共为佐药。甘草调和诸药,为使药。诸药相合,共奏辛温解表、宣肺止咳之功。

【临床应用】　感冒　风寒束表、肺气失宣所致,症见恶寒发热,咳嗽气促,头痛,鼻塞,鼻流清涕,骨节痛,四肢倦怠,舌苔白,脉浮紧;上呼吸道感染见上述证候者。

【不良反应】　目前尚未检索到不良反应报道。

【禁忌】　运动员禁用。

【注意事项】

1. 风热感冒者慎用。

2. 孕妇慎用。

3. 服药期间忌烟、酒及辛辣、生冷、油腻食物。

【用法与用量】　丸剂:口服。水蜜丸一次 6g;大蜜丸一次 1 丸,一日 2 次。颗粒剂:口服。一次 1 袋,一日 2 次。片剂:口服。一次 4 片,一日 2 次。

【规格】　丸剂:大蜜丸每丸重 9g

片剂:每片相当于原药材 1g

颗粒剂:(1)每袋装 10g　(2)每袋装 3g(无蔗糖)

九味羌活丸(颗粒、口服液)

Jiuwei Qianghuo Wan(Keli,Koufuye)

【药物组成】　羌活、防风、苍术、细辛、川芎、白芷、黄芩、地黄、甘草。

【功能与主治】　疏风解表,散寒除湿。用于外感风寒夹湿所致的感冒,症见恶寒、发热、无汗、头重而痛、肢体酸痛。

【方解】　方中羌活性味辛温,散风寒,祛风湿,利关节,止痛行痹,为君药。防风辛甘微温,长于祛风胜湿,散寒止痛;苍术辛苦温燥,可发汗祛湿;二药共助君药散寒祛湿止痛,为臣药。细辛、川芎、白芷散寒祛风通痹,以止头身疼痛;黄芩、生地清泄里热,生地并可防辛温燥烈之品伤阴之弊;共为佐药。甘草调和诸药,为使药。诸药配伍,共奏疏风解表、散寒除湿之效。

【临床应用】

1. 感冒　外感风寒湿邪所致,症见恶寒发热,肌表无汗,头痛项强,肢体酸楚疼痛,口苦而涩;上呼吸道感染见上述证候者。

2. 痹病　风寒湿邪所致痹痛,关节疼痛,腰膝沉痛;类风湿关节炎见上述证候者。

【药理毒理】　本品有解热、镇痛、抗炎作用。

1. 解热　九味羌活口服液、颗粒剂对疫苗、内毒素、啤酒酵母等引起的家兔或大鼠发热有解热作用[1,2]。本品含药血清可抑制伤寒、副伤寒杆菌和内毒素诱导兔单核细胞 DNA 合成、单核细胞 Ca^{2+} 内流以及单核细胞蛋白质合成[3]。

2. 镇痛　本品水提物和醇提物能抑制醋酸所致小鼠扭体反应,减少扭体次数,其醇提物还能提高小鼠痛阈值[3]。

3. 抗炎　九味羌活口服液能抑制巴豆油所致小鼠耳肿胀和蛋清所致大鼠足肿胀[1,2]。

4. 镇静　九味羌活口服液和颗粒剂能减少小鼠自发活动次数[2]。

【不良反应】 目前尚未检索到不良反应报道。

【禁忌】 尚不明确。

【注意事项】

1. 风热感冒或湿热证慎用。

2. 服药期间忌食辛辣、生冷、油腻食物。

【用法与用量】 丸剂:姜葱汤或温开水送服。一次 6～9g,一日 2～3 次。口服液:口服。一次 20ml,一日 2～3 次。颗粒剂:姜汤或开水冲服。一次 15g,一日 2～3 次。

【规格】 口服液:每支装 10ml

颗粒剂:每袋装 15g

【参考文献】 [1]沈映君,王一涛,王家葵.解表方药研究的思路与实践.中医杂志,1992,(5):52.

[2]九味羌活口服液新药申报资料,1996:12.

[3]杨奎,沈映君,王一涛,等.含香薷、羌活胜湿汤和九味羌活丸血清对内生致热原产生的影响.中药药理与临床,1995,(4):1-3.

麻黄止嗽丸

Mahuang Zhisou Wan

【药物组成】 橘红、麻黄、桔梗、川贝母、五味子(醋蒸)、茯苓、细辛。

【功能与主治】 解表散寒,宣肺化痰,止咳平喘。用于风寒感冒,无汗鼻塞,咳嗽痰喘。

【方解】 方中麻黄发汗解表、宣肺平喘为君药。细辛祛风解表、散寒通窍,桔梗开宣肺气、化痰止咳,橘红理气化痰,川贝母化痰止咳,共为臣药。五味子敛肺止咳,茯苓健脾利湿、截治生痰之源,共为使药。全方共奏解表散寒、宣肺化痰、止咳平喘之功。

【临床应用】

1. **感冒** 风寒感冒证。感受风寒之邪所致恶寒发热,无汗,鼻塞声重,流清涕,咽痒,咳嗽,咳痰清稀色白,舌淡红,苔薄白,脉浮紧者。

2. **咳嗽** 风寒袭肺证。风寒之邪袭表,肺气失宣、肺气闭郁所致咳嗽声重,气急咽痒,咯痰清稀色白,鼻塞,流清涕,发热恶寒,舌淡红,苔薄白,脉浮紧者。

【药理毒理】 本品有止咳、平喘、祛痰、解热、发汗作用。

1. **止咳、平喘、祛痰** 本品可延长浓氨水或二氧化硫诱导的小鼠咳嗽潜伏期,减少咳嗽次数,延长乙酰胆碱和组胺诱导的豚鼠哮喘潜伏期,促进小鼠气管酚红排泌量[1]。

2. **解热** 本品可降低伤寒、副伤寒疫苗致发热家兔的体温[1]。

3. **发汗** 本品可促进大鼠足跖汗液分泌[1]。

【不良反应】 目前尚未检索到不良反应报道。

【禁忌】 运动员禁用。

【注意事项】

1. 忌食辛辣、油腻食物。

2. 支气管扩张、肺脓疡、肺源性心脏病、肺结核患者慎用。

3. 高血压、心脏病患者慎用。

4. 过敏体质者慎用。

【用法与用量】 口服,一次 4.2g,一日 2 次。十岁以下,五十岁以上身体虚弱者减半服。

【规格】 每 20 粒重 1g

【参考文献】 [1]李西宽,刘俊田,苟伟,等.麻黄止嗽胶囊主要药效学实验研究.中国实验方剂学杂志,2004,10(2):40-42.

葛根汤颗粒(片)

Gegen tang Keli(Pian)

【药物组成】 葛根、麻黄、白芍、桂枝、甘草、生姜、大枣。

【功能与主治】 发汗解表,生津舒经。用于风寒感冒,症见发热恶寒,鼻塞流涕,咳嗽咽痒,咯痰稀白,汗出,头痛身疼,项背强急不舒,苔薄白或薄白润,脉浮或脉紧。

【方解】 方中葛根,解表退热,生津,升发阳气,可以缓解外邪郁阻、经气不利、经脉失养所致的项背强痛,为君药。麻黄、桂枝发汗解表,宣肺平喘,温通经脉,共为臣药。白芍、甘草生津养液,缓急止痛,是为佐药。大枣、生姜调和脾胃,为使药。诸药合用,共奏发汗解表、祛风邪、生津液、缓急止痛之功。

【临床应用】 **感冒** 风寒袭表所致,症见恶寒发热无汗,头痛,项背强急不舒,肢节酸痛,鼻塞声重,时流清涕,咳嗽,痰稀薄色白,口不渴或渴喜热饮,舌苔薄白而润,脉浮或浮紧;急性上呼吸道感染[1]见上述证候者。

此外,还有本品联合达菲胶囊治疗甲型 H1N1 流感的报道[2]。

【不良反应】 目前尚未检索到不良反应报道。

【禁忌】 运动员禁用。

【注意事项】

1. 忌服辛辣刺激性食物。

2. 对本品过敏者禁用,过敏体质者慎用。

3. 药品性状发生改变时禁止服用。

4. 请将此药放在儿童不能接触的地方。

5. 如正在服用其他药品,使用本品前请咨询医师或药师。

【用法与用量】　颗粒剂:开水冲服,一次 4g(1 袋),一日 3 次。片剂:口服。一次 6 片,一天 3 次。

【规格】　颗粒剂:每袋装 4g。片剂:每片重 0.4g

【参考文献】　[1]周敏,高书荣,李万义.葛根汤颗粒治疗伴白细胞下降的上呼吸道感染患者的疗效.医学临床研究.2009,2;308-309.

[2]祝玉慧,田磊,徐宁.葛根汤颗粒合达菲胶囊治疗甲型 H1N1 流感 38 例.山东中医杂志.2010,29(8);535-536.

武力拔寒散
Wuli Bahan San

【药物组成】　白花菜子、花椒(青椒去目)。

【功能与主治】　祛风散寒,活血通络。用于感受风寒,筋骨麻木,肩背酸痛,腰痛寒腿,饮食失调,胃寒作痛,肾寒精冷,子宫寒冷,行经腹痛,寒湿带下。

【方解】　方中白花菜子苦,辛温,有小毒,归心、脾经,祛风散寒,活血止痛为君药,主风寒筋骨麻木,肩背酸痛,腰痛,腿寒。花椒性温,味辛,温中散寒、除湿止痛,为臣药,助君药白花菜子,祛风散寒,活血通络。

【临床应用】

1. 痹病　因寒湿瘀阻所致,症见关节肿胀、疼痛,屈伸不利,肩背酸痛,腰痛寒腿,肢体麻木;风湿、类风湿关节炎见上述证候者。

2. 胃痛　因寒邪客胃所致,症见胃脘疼痛,恶寒喜暖,得热痛减,遇寒痛增,口淡不渴,或喜热饮,舌淡苔薄白,脉弦紧;慢性胃炎见上述证候者。

3. 痛经　因寒客冲任所致,症见经前或经期小腹冷痛拒按,得热则舒,经行不畅,有血块,舌黯苔白,脉沉涩;原发性痛经见上述证候者。

4. 带下　系由寒湿下注所致,带下量多,色白清稀,畏寒肢冷,面色无华,舌淡苔白,脉迟缓。

【不良反应】　服用本品后有致接触性皮炎的报道[1]。

【禁忌】　孕妇、儿童禁用。

【注意事项】

1. 忌食生冷。

2. 肚脐及脚心部位不可贴用。

3. 周身感受风寒者,先贴较重处。每次贴 2～3 小时后揭去,如贴之痛甚者,可提前揭下。

【用法与用量】　外用。取药粉适量,用鸡蛋清略加温开水调成糊状,分摊于蜡纸上,贴于穴位或患处。

【规格】　每袋 17g

【参考文献】　[1]冯西恩.武力拔寒散致接触性皮炎 1 例.中国麻风皮肤病杂志.2006,11(1);87.

外感风寒颗粒
Waiganfenghan Keli

【药物组成】　桂枝、白芷、防风、荆芥穗、羌活、柴胡、葛根、白芍、桔梗、苦杏仁(炒)、生姜、甘草。

【功能与主治】　解表散寒,退热止咳。用于风寒感冒,恶寒发热,头痛项强,全身酸疼,鼻塞流清涕,咳嗽,苔薄白,脉浮。

【方解】　方中桂枝解肌发表,外散风寒,为君药。荆芥穗、防风、羌活、白芷发散风寒;葛根、柴胡助君药解肌透邪,并退热止痛;共为臣药。杏仁、桔梗宣利肺气以止咳,白芍缓急止痛,配桂枝以调和营卫,为佐药。甘草调和诸药,配伍桔梗,宣肺利咽,为佐使药。诸药相合,共奏解表散寒、退热止咳之功。

【临床应用】　感冒、流行性感冒、头痛属于风寒者。

【不良反应】　目前未检索到不良反应报道。

【禁忌】　尚不明确。

【注意事项】

1. 忌烟、酒及辛辣、生冷、油腻食物。

2. 高血压、心脏病、肝病、糖尿病、肾病等慢性病严重者慎用。

3. 小儿、年老体弱者、孕妇慎用。

4. 过敏体质者慎用。

【用法与用量】　开水冲服,一次 12g,一日 3 次。

【规格】　每袋装 12g

三　拗　片
Sanniu Pian

【药物组成】　麻黄、苦杏仁、甘草、生姜。

【功能与主治】　宣肺解表。用于风寒袭肺证,症见咳嗽声重,咳嗽痰多,痰白清稀等;舌淡苔白或白腻,脉弦。

【方解】　方中麻黄苦辛性温,为肺经之专药,开腠理发越人体阳气,有发汗解表、宣肺平喘作用,为君药。杏仁利肺降气,与麻黄相配,以增强枳壳平喘之功,为臣药。甘草调和麻黄、杏仁之宣降,生姜辛散温痛,发汗解表,祛风散寒,配伍麻黄增强发表之力,为佐使药。本剂具有解表散寒、宣肺止咳之功。

【临床应用】 应用于风寒感冒咳嗽、急性支气管炎、慢性支气管炎等见咳嗽声重,咳嗽痰多,痰白清稀风寒证者。

【不良反应】 目前尚未检索到不良反应报告。

【禁忌】 运动员禁用。

【注意事项】

1. 忌烟、酒及辛辣、生冷、油腻食物。

2. 高血压、心脏病、肝病、肾病、糖尿病等慢性病严重者慎用。

3. 儿童、年老体弱者慎服用。

4. 过敏体质者慎用。

【用法与用量】 口服。一次2片,一日3次。

【规格】 每片0.5g

川贝止咳露
Chuanbei Zhike Lu

【药物组成】 川贝母、枇杷叶、前胡、百部、桔梗、桑白皮、薄荷脑。

【功能与主治】 止嗽祛痰。用于肺热咳嗽,痰多色黄。

【方解】 方中川贝母清热化痰、润肺止咳,枇杷叶清肺化痰止咳,为君药。前胡降气化痰止咳,百部润肺化痰止咳,桔梗开宣肺气、化痰止咳,桑白皮泻肺平喘,为臣药。佐以薄荷脑清凉祛风。全方共奏止咳祛痰之功。

【临床应用】 咳嗽 痰热郁肺、肺失清宣所致的咳嗽气急,痰多,质黏厚或稠黄,咯吐不爽,舌红,苔黄或黄腻,脉滑数者。感冒及支气管炎见上述症状者。

【不良反应】 目前尚未检索到不良反应报道。

【禁忌】 尚不明确。

【注意事项】

1. 禁食辛辣、油腻食物。

2. 支气管扩张、肺脓疡、肺源性心脏病、肺结核患者应在医师指导下服用。

3. 高血压、心脏病患者慎用。

4. 过敏体质者慎用。

【用法与用量】 口服,一次15毫升,一日3次。

【规格】 100ml。

(二)辛凉解表

风热感冒颗粒
Fengre Ganmao Keli

【药物组成】 桑叶、菊花、连翘、薄荷、荆芥穗、牛蒡子、板蓝根、苦杏仁、桑枝、六神曲、芦根。

【功能与主治】 清热解表,宣肺利咽。用于外感风热所致的感冒,症见发热恶风、鼻塞头痛、咳嗽痰多。

【方解】 方中桑叶、菊花疏散风热,清利头目,为君药。连翘、薄荷、荆芥穗清热解毒、疏散风热,辅以牛蒡子、板蓝根、苦杏仁清热解毒、宣肺利咽,共为臣药。桑枝疏风通络,六神曲健脾和胃,芦根清热生津,同为佐药。诸药配合,共奏清热解表、宣肺利咽之功。

【临床应用】 感冒 外感风热所致,症见发热恶风,鼻塞,头痛,身痛,咳嗽痰多,舌红苔薄黄,脉浮数;上呼吸道感染见上述证候者。

【不良反应】 目前尚未检索到不良反应报道。

【禁忌】 尚不明确。

【注意事项】

1. 风寒外感者慎用。

2. 服药期间忌食辛辣、油腻食物。

【用法与用量】 口服。一次10g,一日3次;小儿酌减。

【规格】 每袋装10g

感冒清胶囊(片)
Ganmaoqing Jiaonang(Pian)

【药物组成】 南板蓝根、大青叶、金盏银盘、岗梅、山芝麻、穿心莲叶、盐酸吗啉胍、马来酸氯苯那敏、对乙酰氨基酚。

【功能与主治】 疏风解表,清热解毒。用于风热感冒,症见发热头痛、鼻塞流涕、喷嚏、咽喉肿痛、全身痛。

【方解】 方中南板蓝根、大青叶清热解毒;大青叶清热凉血作用较强,板蓝根散结利咽。金盏银盘、岗梅、山芝麻、穿心莲叶均为清热解毒之药。盐酸吗啉胍、马来酸氯苯那敏、对乙酰氨基酚有镇静、抗过敏和解热镇痛作用,能较快缓解感冒症状。全方配合,共奏疏风解表、清热解毒之功。

【临床应用】 感冒 外感风热所致,症见发热,头痛,鼻塞流涕,喷嚏,咽喉肿痛,全身痛,舌质红,苔薄黄,脉浮数;上呼吸道感染见上述证候者。

【不良反应】 有文献报道服用本品发生急性粒细胞减少、再生障碍性贫血、血小板减少、血尿、红色丘疹[1-5]不良反应。

【禁忌】 尚不明确。

【注意事项】

1. 风寒外感者慎用。

2. 孕妇慎用。

3. 服药期间忌食辛辣、油腻食物。

4. 用药期间不宜驾驶车辆、管理机器及高空作业。

5. 方中含有盐酸吗啉胍、马来酸氯苯那敏、对乙酰氨基酚,使用时应参照此三种药物的用药禁忌及注意事项。

【用法与用量】 胶囊剂:口服。一次 1～2 粒,一日 3 次。片剂:口服。一次 3～4 片,一日 3 次。

【规格】 片剂:每素片重 0.22g(含对乙酰氨基酚 12mg)

胶囊剂:每粒装 0.5g(含对乙酰氨基酚 24mg)

【参考文献】 [1]吴正礼.感冒清引起老年急性粒细胞减少 2 例报告.中国临床药理学杂志,1989,(4):236.

[2]高斌.服感冒清、速效感冒胶囊继发再障 1 例.实用医药杂志,1996,9(2):63.

[3]叶巍岭.感冒清致急性血小板减少及多脏器出血 1 例.药物流行病学杂志,1995,4(1):47.

[4]冯国英,鲍红英.感冒清胶囊引起小儿血尿 2 例报道.医药实践杂志,1995,9(3):15.

[5]杨虹,田铁,吴丽君.口服感冒清胶囊致过敏反应一例.华北国防医药,2003,15(5):379.

感冒退热颗粒

Ganmao Tuire Keli

【药物组成】 大青叶、板蓝根、连翘、拳参。

【功能与主治】 清热解毒,疏风解表。用于上呼吸道感染、急性扁桃体炎、咽喉炎属外感风热、热毒壅盛证,症见发热、咽喉肿痛。

【方解】 方中大青叶清热解毒,直折里热,为君药。板蓝根、连翘、拳参清热解毒,消肿散结、清利咽喉,相须为用,更助君药之力,共为臣药。诸药合用,共奏清热解毒、疏风解表之功。

【临床应用】

1. 感冒 外感风热所致,症见发热,头痛,咽痛,全身痛,舌质红,苔薄黄,脉浮数;上呼吸道感染见上述证候者。

2. 乳蛾 表邪入里化热,热毒壅滞咽部所致,症见喉核红肿,咽喉肿痛,发热,或咳,舌质红,苔黄或黄腻,脉数;急性扁桃体炎见上述证候者。

3. 喉痹 外感热盛,毒热蕴结咽喉所致,症见咽喉肿痛,伴发热;急性咽炎见上述证候者。

【不良反应】 目前尚未检索到不良反应报道。

【禁忌】 尚不明确。

【注意事项】

1. 风寒外感者慎用。

2. 服药期间忌食辛辣、油腻食物。

【用法与用量】 开水冲服。一次 1～2 袋,一日 3 次。

【规格】 每袋装 (1)18g (2)4.5g(无蔗糖)

金羚感冒片

Jinling Ganmao Pian

【药物组成】 忍冬藤、野菊花、水牛角浓缩粉、羚羊角、北豆根、阿司匹林、氯苯那敏、维生素C。

【功能与主治】 疏风解表,清热解毒。用于风热感冒,症见发热头痛、咽干口渴;上呼吸道感染见上述证候者。

【方解】 方中忍冬藤、野菊花清热解毒,疏风透表。水牛角浓缩粉清热凉血、泻火解毒,羚羊角清热解毒,北豆根解毒利咽。阿司匹林解热镇痛,氯苯那敏抗过敏,维生素C可提高对感染的抵抗力。诸药合用,共奏疏风解表、清热解毒之功。

【临床应用】 **感冒** 外感风热所致,症见发热,头痛,咽干,口渴,鼻塞,喷嚏,舌红,苔薄黄,脉浮数;上呼吸道感染见上述证候者。

【药理毒理】 本品有镇痛、抗炎和提高免疫功能作用。

1. 镇痛 本品可延长醋酸所致小鼠疼痛潜伏期、减少扭体次数[1]。

2. 抗炎 本品可抑制巴豆油所致小鼠耳肿胀[1]。

3. 提高免疫功能 本品可增强小鼠单核巨噬细胞吞噬功能[1]。

【不良反应】 文献报道有服用本品导致过敏性休克 1 例,服用本品和阿司匹林诱发支气管哮喘发作 1 例[2-3]。

【禁忌】 尚不明确。

【注意事项】

1. 风寒外感者慎用。

2. 孕妇慎用。

3. 服药期间忌食辛辣、油腻食物。

4. 方中含阿司匹林、氯苯那敏、维生素C。服用本品期间不得饮酒或含有酒精的饮料;不能同时服用与本品成分相似的其他抗感冒药;痛风、肝肾功能减退、心功能不全、鼻出血、月经过多以及有溶血性贫血史的患者慎用;膀胱颈梗阻、甲状腺功能亢进、青光眼、高血压和前列腺肥大者慎用;服药期间不得驾驶机、车、船、从事高空作业、机械作业及操作精密仪器。

5. 心脏病、糖尿病等慢性病严重者慎用。

【用法与用量】 口服。一次 4~5 片,一日 3 次。

【规格】 每片重 0.6g(含阿司匹林 100mg,马来酸氯苯那敏 1.67mg,维生素 C16.67mg,薄膜衣片)

【参考文献】 [1]徐霞,成宏,刘瑾,等. 金羚感冒片配伍合理性的拆方研究.食品与药品,2013,15(6):419-421.

[2]侯涛,胡伟,张曙光.金羚感冒片致过敏性休克 1 例.工企医刊,2009,22(6):43.

[3]孙泽艳.金羚感冒片诱发阿司匹林哮喘发作.中国保健营养(中旬刊),2013,(5):404.

精制银翘解毒片(胶囊)
Jingzhi Yinqiao Jiedu Pian(Jiaonang)

【药物组成】 金银花、连翘、荆芥穗、薄荷脑、淡豆豉、淡竹叶、牛蒡子、桔梗、对乙酰氨基酚、甘草。

【功能与主治】 清热散风,发汗解表。用于感冒风热证,症见发热恶风、头痛、咳嗽、咽喉肿痛。

【方解】 方中金银花、连翘清热解毒,芳香透邪。荆芥穗、薄荷脑、淡豆豉疏散风热,加强散风热、透表邪之力。淡竹叶清热除烦,牛蒡子、桔梗宣肺止咳利咽,甘草调和诸药。对乙酰氨基酚解热镇痛。诸药共奏清热散风、发汗解表之功。

【临床应用】 感冒 外感风热所致,症见发热恶风,头痛,咳嗽,咽喉肿痛;上呼吸道感染见上述证候者。

【不良反应】 目前尚未检索到不良反应报道。

【禁忌】 尚不明确。

【注意事项】

1. 风寒感冒者慎用。

2. 服药期间忌食生冷、油腻食物。

3. 本品所含对乙酰氨基酚,用量大可致发汗过多,当予注意。

【用法与用量】 片剂:口服。一次 3~5 片,一日 2 次;儿童酌减。胶囊剂:口服。一次 3~5 粒,一日 2 次;儿童酌减。

【规格】 片剂:每片含对乙酰氨基酚 44mg

胶囊剂:每粒装 0.19g(含对乙酰氨基酚 44mg)

抗感颗粒(口服液)
Kanggan Keli(Koufuye)

【药物组成】 金银花、赤芍、绵马贯众。

【功能与主治】 清热解毒。用于外感风热引起的感冒,症见发热、头痛、鼻塞、喷嚏、咽痛、全身乏力、酸痛。

【方解】 方中金银花清热解毒、芳香透邪、凉散风热,针对风热病机,故为君药。赤芍清热凉血、化瘀消肿,绵马贯众清热解毒、除瘟透邪,助君药清热解毒之效,共为臣药。三药合用,共奏清热解毒之功。

【临床应用】 感冒 外感风热所致,症见发热头痛,鼻塞,喷嚏,咽痛,全身乏力,四肢痛,舌红,苔薄黄,脉浮数;上呼吸道感染见上述证候者。

【药理毒理】 本品有解热和抗炎等作用。

1. 解热 本品对内毒素所致大鼠、家兔发热模型有解热作用[1]。

2. 抗炎 本品对蛋清致大鼠炎性足肿胀和醋酸致小鼠腹腔毛细血管通透性增加有抑制作用[1];对氨水所致急性咽炎大鼠咽部黏膜上皮增生及炎性细胞浸润有缓解作用[2]。

3. 镇痛 本品对腹腔注射醋酸所致扭体反应及压痛所致疼痛反应均有抑制作用[1]。

【不良反应】 目前尚未检索到不良反应报道。

【禁忌】 尚不明确。

【注意事项】

1. 风寒外感者慎用。

2. 孕妇慎用。

3. 服药期间忌食辛辣、油腻食物。

【用法与用量】 颗粒剂:开水冲服。一次 10g,一日 3 次;小儿酌减或遵医嘱。口服液:口服。一次 10ml,一日 3 次;小儿酌减或遵医嘱。

【规格】 口服液:每支装 10ml

颗粒剂:每袋装 10g

【参考文献】 [1]李丽贤,黄晓巍,张永和. 抗感颗粒抗炎解热镇痛作用的实验研究.中国社区医师,2006,8(17):18-19.

[2]赵悦,黄晓巍,张永和,等.抗感颗粒对大鼠急性咽炎模型的影响.中国社区医师,2007,9(14):14.

羚翘解毒片(丸)
Lingqiao Jiedu Pian(Wan)

【药物组成】 羚羊角粉、金银花、连翘、荆芥穗、薄荷、淡豆豉、淡竹叶、牛蒡子(炒)、桔梗、冰片、甘草。

【功能与主治】 疏风解表,清热解毒。用于外感温邪或风热所致的感冒,症见恶风发热、四肢酸懒、头痛、鼻塞、咳嗽、咽痛。

【方解】 方中金银花、连翘辛凉透表,清热解毒;共为君药。荆芥穗解表散风;薄荷宣散风热,透邪外出;淡豆豉、淡竹叶辛凉解表,除烦宣肺;羚羊角粉清肺解毒;

共为臣药。牛蒡子、桔梗疏散风热,清利咽喉;冰片芳香开窍,共为佐药。甘草调和诸药,为使药。诸药共奏疏风解表,清热解毒之功。

【临床应用】 感冒 外感温邪或风热所致发热恶风,四肢倦怠,头痛,鼻塞,咳嗽,咽痛;上呼吸道感染见上述证候者。

【药理毒理】 本品有解热、抗炎和镇痛等作用。

1. 解热 本品能抑制鲜啤酒酵母菌引起的大鼠体温升高;对伤寒菌苗致热家兔有解热作用[1]。

2. 抗炎 本品能抑制巴豆油所致小鼠耳肿胀[1]。

3. 镇痛 本品对醋酸所致小鼠扭体反应有抑制作用,并能延长热刺激引起小鼠疼痛反应的潜伏期[1]。

4. 其他 本品可增强小鼠单核巨噬细胞的吞噬功能[1]。

【不良反应】 目前尚未检索到不良反应报道。

【禁忌】 尚不明确。

【注意事项】

1. 风寒感冒者慎用。

2. 服药期间忌食生冷、油腻食物。

【用法与用量】 片剂:用芦根汤或温开水送服。一次 4 片,一日 2 次。丸剂:口服。水丸一次 5g,一日 2～3 次;浓缩丸一次 8 丸,一日 3 次;大蜜丸一次 1 丸,一日 2～3 次。

【规格】 片剂:每片重 0.55g

丸剂:水丸每袋装 5g;浓缩丸每 8 丸相当于原药材 4g;大蜜丸每丸重 9g

【参考文献】 [1]幺雅娟,李芸,刘艳丽,等.羚翘解毒丸药理作用研究.中成药,1995,17(4):31.

羚羊感冒胶囊(片)

Lingyang Ganmao Jiaonang(Pian)

【药物组成】 金银花、连翘、羚羊角、牛蒡子、荆芥、淡豆豉、桔梗、淡竹叶、薄荷素油、甘草。

【功能与主治】 清热解表。用于流行性感冒,症见发热恶风,头痛头晕、咳嗽、胸闷、咽喉肿痛。

【方解】 方中金银花芳香疏散,又能清解热毒;连翘善清上焦之热;两者配合,散热解表,清热泻火,共为君药。羚羊角清肺解毒,牛蒡子加强君药辛凉透表散热之功,荆芥、淡豆豉开皮毛而透邪外出,共为臣药。桔梗宣肺利咽,淡竹叶清上焦热,薄荷素油芳香,祛风利咽,为佐药。甘草清热解毒,调和诸药,为使药。全方配合,共奏清热解表之功。

【临床应用】 感冒 外感风热所致,症见发热,恶

风,头痛,头晕,咳嗽,胸闷,咽干或肿痛,舌红,苔黄,脉浮数;上呼吸道感染见上述证候者。

【药理毒理】 本品有解热、抗病毒、抗炎、止咳作用。

1. 解热 本品可降低内毒素所致发热家兔体温[1-3]。

2. 抗病毒 羚羊感冒片可提高感染流感病毒小鼠的存活率[1]。

3. 抗炎 本品可抑制角叉菜胶所致大鼠足肿胀,还可降低小鼠腹腔毛细血管通透性[1-3]。

4. 止咳 本品可减少雾化氨水引起小鼠咳嗽的次数[1-3]。

【不良反应】 目前尚未检索到不良反应报道。

【禁忌】 尚不明确。

【注意事项】

1. 风寒外感者慎用。

2. 服药期间忌食辛辣、油腻食物。

【用法与用量】 胶囊剂:口服。一次 2 粒,一日 2～3 次。片剂:口服。一次 4～6 片,一日 2 次。

【规格】 胶囊剂:每粒装 0.42g

片剂:(1)薄膜衣片 每片重 0.32g (2)薄膜衣片 每片重 0.36g

【参考文献】 [1]杨竞,肖红,胡晓鹰.羚羊感冒片的药理研究.基层中药杂志,2000,14(6):5.

[2]羚羊感冒口服液新药申报资料.1994.4.

[3]李长潮,陈焕昭,庄学煊,等.羚羊感冒胶囊的药理研究.中成药,1988,(11):27.

清热灵颗粒

Qingreling Keli

【药物组成】 黄芩、大青叶、连翘、甘草。

【功能与主治】 清热解毒。用于感冒热邪壅肺证,症见发热、咽喉肿痛。

【方解】 方中黄芩苦寒,善泻火解毒,清肺泄热,为君药。大青叶苦寒,清热解毒,凉血消肿之力强;连翘清热解毒,又能透邪外出;两者共为臣药。甘草既有解毒利咽之用,又可调和诸药,为佐使药。诸药合用,共奏清热解毒之效。

【临床应用】

1. 感冒 外感风热,热邪壅肺所致,症见发热,咳嗽,咽喉肿痛,舌红,苔黄,脉数;上呼吸道感染[1]见上述证候者。

2. 喉痹 风热蕴结咽喉所致,症见发热,咽喉肿痛;急性咽炎见上述证候者。

3. 乳蛾 风热蕴结咽喉所致,症见发热,咽喉肿痛,

喉核红肿;急性扁桃体炎见上述证候者。

【药理毒理】 本品有解热、抗炎、抗菌作用。

1. 解热 本品可减轻内毒素所致家兔发热[2]。

2. 抗炎 本品可抑制角叉菜胶致大鼠足肿胀,降低二甲苯致小鼠耳肿胀,抑制醋酸引起的小鼠腹腔毛细血管通透性升高[2]。

3. 抗菌 本品对金黄色葡萄球菌腹腔染菌致小鼠死亡具有保护作用;体外抑菌试验,本品可抑制金黄色葡萄球菌、肺炎球菌、肺炎杆菌及大肠埃希菌[2]。

【不良反应】 目前尚未检索到不良反应报道。

【禁忌】 尚不明确。

【注意事项】

1. 风寒外感者慎用。

2. 服药期间忌食辛辣、油腻食物。

【用法与用量】 开水冲服。周岁以内小儿一次5g,一岁至六岁一次10g,一日3次;七岁以上一次15g,一日3～4次。七岁以上一次5g(无蔗糖),一日3～4次。

【规格】 (1)每袋装5g (2)每袋装15g (3)每袋装5g(无蔗糖)

【参考文献】 [1]叶会洲,金玉琴,蔡进章,陈鲜威.清热灵颗粒治疗小儿上呼吸道感染150例疗效观察.海峡药学,2005,17(5):134-135。

[2]郑高利,张信岳,陈凯,等.清热灵颗粒药效学研究.中药药理与临床,2001,17(4):30-32。

桑菊感冒片(颗粒、合剂、糖浆、丸)

Sangju Ganmao Pian(Keli,Heji,Tangjiang,Wan)

【药物组成】 桑叶、菊花、薄荷素油、苦杏仁、桔梗、连翘、芦根、甘草。

【功能与主治】 疏风清热,宣肺止咳。用于风热感冒初起,头痛,咳嗽,口干,咽痛。

【方解】 方中桑叶疏散风热、宣肺止咳,菊花甘凉轻清、清利头目,同为君药。薄荷助君药疏散上焦风热,杏仁肃降肺气,桔梗宣肺止咳,二药一宣一降,增强肺之宣降功能而止咳,三者共为臣药。连翘苦辛性寒,清热透表解毒,芦根甘寒,清热生津而止渴,共为佐药。甘草调和诸药,为使药。与桔梗相伍,又可通利咽喉。诸药配伍,共奏疏风清热、宣肺止咳之功。

【临床应用】

1. 感冒 外感风热所致,症见感冒初起,头痛,咳嗽,口干,咽痛,舌红,苔黄,脉浮数;上呼吸道感染见上述证候者。

2. 咳嗽 风热客肺,肺气不宣所致,症见咳嗽,口

干,咽干或痛,舌红,苔薄黄,脉浮数;上呼吸道感染、急性支气管炎见上述证候者。

【药理毒理】 本品有发汗、解热和抗炎等作用。

1. 发汗 桑菊饮可使正常大鼠汗腺分泌增加。

2. 解热 桑菊感冒合剂可降低五联菌苗和啤酒酵母所致发热动物的体温[1]。

3. 抗炎 桑菊饮对实验性急性炎症模型有较强抑制作用,其作用可能与兴奋下丘脑-垂体-肾上腺皮质轴有关[2]。

4. 其他 桑菊饮能抑制新斯的明诱发的小鼠肠道运动亢进。

【不良反应】 目前尚未检索到不良反应报道。

【禁忌】 尚不明确。

【注意事项】

1. 风寒外感者慎用。

2. 服药期间忌食辛辣、油腻食物。

【用法与用量】 片剂:口服。一次4～8片,一日2～3次。颗粒剂:开水冲服。一次10～22g,一日2～3次。合剂:口服。一次15～20ml,一日3次。用时摇匀。糖浆剂:口服,一次15～20ml,一日3次。丸剂:口服,每次25～30粒,一日2～3次。

【规格】 片剂:薄膜衣片,每片重0.62g

颗粒剂:每袋装11g

合剂:(1)每支装10ml (2)每瓶装100ml (3)每瓶装150ml

糖浆剂:每瓶装100ml

丸剂:浓缩丸,每100粒重15g

【参考文献】 [1]许俊杰.古典清热方对家兔体温的影响.中药通报,1986,(1):51。

[2]杨奎,曾南,沈映君,等.桑菊饮抗炎作用的研究.中药药理与临床,1994,(3):4。

桑菊银翘散

Sangju Yinqiao San

【药物组成】 桑叶、菊花、金银花、连翘、薄荷、荆芥、淡豆豉、牛蒡子、蝉蜕、僵蚕、绿豆、桔梗、苦杏仁、川贝母、淡竹叶、芦根、滑石、甘草。

【功能与主治】 疏风解表,清热解毒,宣肺止咳。用于风热感冒,症见发热恶风,头痛,咳嗽,咽喉肿痛。

【方解】 方中桑叶、菊花甘凉轻清,疏散上焦风热;金银花、连翘清热解毒,轻宣透表;共为君药。薄荷、荆芥、淡豆豉、牛蒡子、蝉蜕、僵蚕辛散表邪,透邪外出;牛蒡子、僵蚕并能解毒消肿而利咽;绿豆助金银花、连翘清

热解毒之力;共为臣药。桔梗、苦杏仁一升一降,与川贝母共用,宣肺止咳;淡竹叶、芦根甘凉轻清,清热生津以止渴;滑石清热利湿,使邪有出路,共为佐药。甘草清热解毒,止咳,并调和诸药,为使药。诸药合用,共奏疏风解表、清热解毒、宣肺止咳之功。

【临床应用】

1. 感冒　外感风热所致,症见发热恶寒,头痛,咳嗽,口干,咽痛,舌红,苔黄,脉数;上呼吸道感染见上述证候者。

2. 咳嗽　风热客肺,肺气不宣所致,症见咳嗽,无痰,口干,咽喉肿痛,舌红,苔薄黄,脉浮数;上呼吸道感染、急性支气管炎见上述证候者。

【不良反应】　目前尚未检索到不良反应报道。

【禁忌】　尚不明确。

【注意事项】

1. 风寒外感者慎用。

2. 孕妇慎用。

3. 服药期间忌食辛辣、油腻食物。

【用法与用量】　口服。一次 10g,一日 2～3 次。

【规格】　每袋装 10g

感冒舒颗粒
Ganmaoshu Keli

【药物组成】　大青叶、连翘、荆芥、防风、薄荷、白芷、牛蒡子、桔梗、甘草。

【功能与主治】　疏风清热,发表宣肺。用于风热感冒,头痛体困,发热恶寒,鼻塞流涕,咳嗽咽痛。

【方解】　方中大青叶、连翘清热解毒,透热散邪,为君药。荆芥、防风、薄荷、白芷疏风发表,助君药发散风热之邪,为臣药。牛蒡子、桔梗疏风解毒利咽,为佐药。甘草调和诸药,为使药。诸药相合,共奏疏风清热、发表宣肺之效。

【临床应用】　**感冒**　外感风热所致,症见头痛,体困,发热恶寒,鼻塞流涕,咳嗽,咽痛,舌红,苔薄黄,脉浮数;上呼吸道感染见上述证候者。

【不良反应】　目前尚未检索到不良反应报道。

【禁忌】　尚不明确。

【注意事项】

1. 风寒外感者慎用。

2. 服药期间忌食辛辣、油腻食物。

【用法与用量】　开水冲服。一次 15g,一日 3 次;病情较重者,首次可加倍。

【规格】　每袋装 15g

金莲清热颗粒
Jinlian Qingre Keli

【药物组成】　金莲花、大青叶、石膏、知母、地黄、玄参、炒苦杏仁。

【功能与主治】　清热解毒,生津利咽,止咳祛痰。用于感冒热毒壅盛证,症见高热、口渴、咽干、咽痛、咳嗽、痰稠;流行性感冒、上呼吸道感染见上述证候者。

【方解】　方中金莲花、大青叶苦寒,清热解毒,凉血,用于热毒壅盛之证,为君药。生石膏、知母清泻肺胃之热,能增强君药清热之力,为臣药。生地黄、玄参清热凉血生津,苦杏仁止咳化痰,共为佐药。诸药相合,共奏清热解毒、生津利咽、止咳祛痰之效。

【临床应用】

1. 感冒　热毒壅盛所致,症见高热,口渴,咽干,咽痛,咳嗽,舌红苔黄,脉数;流行性感冒、上呼吸道感染见上述证候者。

2. 咳嗽　风热犯肺,热毒壅肺,肺气失宣所致,症见发热,咽痛,咳嗽,痰稠,舌红苔黄,脉数;流行性感冒、上呼吸道感染见上述证候者[1,2]。

【药理毒理】　本品有解热、抗炎、抗病原微生物、祛痰和止咳等作用。

1. 解热　本品对伤寒副伤寒甲乙三联菌苗所致发热动物和牛乳所致的异种蛋白发热动物有解热作用。

2. 抗炎　本品可减轻致炎物质所致小鼠耳肿胀及大鼠足肿胀。

3. 抗病原微生物　本品可抑制流感病毒感染所致小鼠肺部病变和流感病毒在肺内的增殖,体外试验对革兰阳性球菌有抑制作用。

4. 祛痰、止咳　本品可使酚红在小鼠气管内的分泌增加,使氨水刺激小鼠产生咳嗽的潜伏期延长,咳嗽次数减少。

5. 其他　本品可增强巨噬细胞对异物的清除率,提高血清 HC_{50} 值,增强机体对 T 细胞依赖性抗原的体液免疫反应。此外还有镇痛和镇静作用[1,2]。

【不良反应】　目前尚未检索到不良反应报道。

【禁忌】　尚不明确。

【注意事项】

1. 风寒外感者慎用。

2. 服药期间忌食辛辣、油腻食物。

【用法与用量】　口服。成人一次 5g,一日 4 次,高热时每 4 小时服 1 次;小儿 1 岁以下每次 2.5g,一日 3 次,高热时一日 4 次;1～15 岁每次 2.5～5g,一日 4 次,高热时每 4 小时 1 次,或遵医嘱。

【规格】 每袋装 (1)5g (2)2.5g

【参考文献】 [1]金莲清热冲剂.新药申报资料.1992.

[2]宁夏中药厂.金莲清热冲剂资料汇编.1992.

强力感冒片

Qiangli Ganmao Pian

【药物组成】 金银花、连翘、荆芥、薄荷、淡豆豉、牛蒡子、桔梗、淡竹叶、甘草、对乙酰氨基酚。

【功能与主治】 疏风解表,清热解毒。用于风热感冒,症见发热、头痛、口干、咳嗽、咽喉痛。

【方解】 本品为中西药合方制剂。方中中药部分金银花、连翘清热解毒,清宣透表。荆芥、薄荷、淡豆豉辛散表邪,透热外出。牛蒡子、桔梗、甘草合用,能解毒利咽散结,宣肺祛痰,淡竹叶甘凉轻清,清热除烦。甘草并能调和诸药。方中西药部分对乙酰氨基酚解热镇痛。全方共奏疏风解表、清热解毒之效。

【临床应用】 感冒 风热袭表所致,症见发热,头痛,口干,咳嗽,咽喉痛,舌红,苔黄,脉浮数;上呼吸道感染见上述证候者。

【不良反应】 目前尚未检索到不良反应报道。

【禁忌】 尚不明确。

【注意事项】

1. 风寒外感者慎用。

2. 服药期间忌食辛辣、油腻食物。

3. 本品含对乙酰氨基酚,使用时应参照对乙酰氨基酚的使用禁忌及注意事项。

【用法与用量】 口服。一次 2 片,一日 2～3 次。

金莲花片(胶囊、口服液、颗粒)

Jinlianhua Pian(Jiaonang,Koufuye,Keli)

【药物组成】 金莲花。

【功能与主治】 清热解毒。用于风热袭肺,热毒内盛证,症见发热恶风,咽喉肿痛;上呼吸道感染、咽炎、扁桃体炎见上述证候者。

【方解】 本品由金莲花单味药组成,据《中华本草》记载,金莲花性味苦寒,归肺、胃经,清热解毒,消肿。主治感冒发热,咽喉肿痛。

【临床应用】

1. 感冒 外感风热而致,症见发热,头痛,口干,咳嗽,咽喉痛,舌红,苔黄,脉浮数;上呼吸道感染见上述证候者[1]。

2. 喉痹 风热袭肺,热毒内盛而致,症见发热,咽喉肿痛,或声音嘶哑,舌红,苔黄,脉浮数;急性咽炎见上述证候者[2-3]。

3. 乳蛾 风热外感,热毒内盛而致,症见发热,头痛,咽喉肿痛,舌红,苔黄,脉浮数;急性扁桃体炎见上述证候者。

【不良反应】 目前尚未检索到不良反应报道。

【禁忌】 尚不明确。

【注意事项】

1. 风寒外感者慎用。

2. 服药期间忌食辛辣、油腻食物。

【用法与用量】 片剂:口服。一次 3～4 片,一日 3 次。胶囊剂:口服。一次 4 粒,一日 2～3 次。口服液:口服。一次 1 支,一日 3 次;用时摇匀。颗粒剂:开水冲服。一次 1 袋,一日 2～3 次。

【规格】 片剂:(1)每片重 0.4g (2)每片重 0.31g

胶囊剂:每粒装 0.35g

口服液:每支装 10ml

颗粒剂:(1)每袋装 8g (2)每袋装 3g(无糖型)

【参考文献】 [1]王颖,王和平.金莲花片对上呼吸道感染 100 例临床观察.中国中医基础医学杂志,2008,14(6):449,452.

[2]袁强,张爱国,王志文.金莲花片治疗感冒风热证 90 例疗效观察.中国临床医生,2006,34(2):53.

[3]郭筠芳,赵章.金莲花软胶囊治疗急性咽炎 122 例临床观察.湖北中医杂志,2012,34(4):49.

双黄连含片

Shuanghuanglian Hanpian

【药物组成】 金银花、黄芩、连翘。

【功能与主治】 疏风解表,清热解毒。用于外感风热所致的感冒,症见发热、咳嗽、咽痛。

【方解】 方中金银花性味甘寒,芳香疏散,善散肺经热邪,又可清解心胃之热毒,故为君药。黄芩苦寒,长于清肺热,并能清热燥湿,泻火解毒;连翘苦寒,既能清热解毒,又能透邪外达,长于清心火而散上焦之热,二药共为臣药。全方配合,药少而力专,共奏疏风解表、清热解毒之功。

【临床应用】 感冒 外感风热所致,症见发热,微恶风,汗泄不畅,头胀痛,鼻塞流黄浊涕,咳嗽,舌红苔薄黄,脉浮数;上呼吸道感染见上述证候者。

【药理毒理】 本品有解热、抗炎和抗病原微生物作用。

1. 解热 本品对伤寒及副伤寒甲、乙三联菌苗所致家兔发热有解热作用[1]。

2. 抗炎　本品对二甲苯致小鼠耳肿胀和蛋清致大鼠足肿胀有抑制作用[1]。

3. 抗病原微生物　本品能降低感染金黄色葡萄球菌、肺炎双球菌小鼠的死亡率。体外试验，对金黄色葡萄球菌、肺炎双球菌、铜绿假单胞菌、大肠埃希菌、白色念珠菌等均有一定的抑制作用，最低抑菌浓度分别为9.38、37.5、75、4.69、9.38mg/ml[2]；本品浓度在50mg/ml时，可抑制流感病毒亚甲 1 型（H1N1）、流感病毒亚甲 3 型（H2N3）、呼吸道合胞病毒（RSV）、流行性腮腺炎病毒、单纯疱疹病毒 2 型（HSV-Ⅱ）等 5 种病毒在细胞内的复制[3]。

【不良反应】　文献报道，本品不良反应有突然出现恶心难忍、全身寒战，继而上腹部阵发性绞痛，频繁呕吐，大汗淋漓[4]。

【禁忌】　尚不明确。

【注意事项】

1. 风寒感冒慎用。

2. 服药期间忌服滋补性中药，饮食宜清淡，忌食辛辣食物。

【用法与用量】　含服。一次 4 片，一日 3 次。

【规格】　每片相当于原药材 7.5g

【参考文献】　[1]陈百泉，韩光，包萃屏，等.双黄连含片的解热抗炎作用.中国药学杂志，2002，37(9)：709.

[2]陈百泉，孙慧玲，许启泰.双黄连含片的抗菌作用.河南大学学报（医学科学版），2002，21(3)：22.

[3]陈百泉，包萃屏，许启泰.双黄连含片的抗病毒作用.河南大学学报（医学科学版），2001，20(1)：34.

[4]傅金莲.双黄连含片致急性腹痛 1 例.海峡药学，2002，14(4)：95.

双黄连口服液（颗粒、片、糖浆、合剂、胶囊、咀嚼片、气雾剂、软胶囊）

Shuanghuanglian Koufuye (Keli, Pian, Tangjiang, Heji, Jiaonang, Jujuepian, Qiwuji, Ruanjiaonang)

【药物组成】　金银花、黄芩、连翘。

【功能与主治】　疏风解表，清热解毒。用于外感风热所致的感冒，症见发热、咳嗽、咽痛。

【方解】　方中金银花性味甘寒，芳香疏散，善散肺经热邪，又可清解心胃之热毒，故为君药。黄芩苦寒，长于清肺热，并能清热燥湿、泻火解毒；连翘味苦，性微寒，既能清热解毒，又能透表达邪，长于清心火而散上焦之热，二药共为臣药。全方配合，药少而力专，共奏疏风解

表、清热解毒之功。

【临床应用】　感冒　外感风热所致，症见发热，微恶风，汗泄不畅，头胀痛，鼻塞，流黄浊涕，咳嗽，舌红苔薄黄，脉浮数；上呼吸道感染见上述证候者。

此外，双黄连口服液还可治疗流行性感冒、支气管炎、肺炎、扁桃体炎、咽炎，及热毒壅盛引起的口腔炎、舌叶状乳头炎、小儿肺炎，双黄连口服液外敷还可用于治疗烧烫伤感染[1-8]。

【药理毒理】　本品有解热、抗炎和抗病原微生物等作用。

1. 解热　本品对大肠埃希菌、内毒素致家兔发热有解热作用[9]。双黄连颗粒对注射伤寒及副伤寒甲、乙三联菌苗所致发热有解热作用[10]。

2. 抗炎　双黄连颗粒对二甲苯所致小鼠耳肿胀和大鼠蛋清足肿胀有抑制作用[10]；本品亦可抑制盲肠结扎穿刺手术致脓毒症大鼠初期炎症反应，降低 IL-1β、IL-6 和脂多糖（LPS）的含量[11]。

3. 抗菌　体外试验，本品对甲型链球菌、乙型链球菌、大肠埃希菌、铜绿假单胞菌、肺炎双球菌、金黄色葡萄球菌、白色葡萄球菌、变形杆菌、脑膜炎双球菌、白喉杆菌、幽门螺杆菌有一定的抑制作用[9,12-14]。双黄连片对金黄色葡萄球菌、中间葡萄球菌、铜绿假单胞菌、大肠埃希菌感染小鼠有保护作用，提高感染小鼠的生存率[15]。

4. 抗病毒　体外试验，本品可抑制流感病毒亚甲 1 型、流感病毒亚甲 3 型、呼吸道合胞病毒、流行性腮腺炎病毒、单纯疱疹病毒 2 型等 5 种病毒在细胞内的复制[16]。双黄连胶囊对流感病毒 A1、流感病毒 A3、腺病毒 3 型、流感性腮腺炎病毒、柯萨奇病毒 B3、埃可病毒 Ⅱ 型、单纯疱疹病毒 2 型也有抑制作用[17]。本品可减轻柯萨奇病毒 B3 感染所致病毒性心肌炎模型小鼠的心肌病理性损伤，抑制心肌内病毒的复制[18]。本品可抑制 H9N2 亚型禽流感病毒鼠肺适应株人工感染 BALB/c 小鼠肺组织病毒增殖，提升感染小鼠脾脏中 CD 4+/CD 8+ 值[10]。

【不良反应】　有文献报道服用双黄连口服液出现全身皮肤瘙痒、皮疹、过敏性休克 5 例；儿童服用双黄连口服液致多形性红斑 1 例[19-24]。

【禁忌】　尚不明确。

【注意事项】

1. 风寒感冒慎用。

2. 服药期间忌服滋补性中药，饮食宜清淡，忌食辛辣食物。

【用法与用量】　口服液：口服。一次 20ml，一日 3

次;小儿酌减或遵医嘱。颗粒剂:口服或开水冲服。无糖颗粒:一次 5g,一日 3 次;6 个月以下,一次 1.0～1.5g;6 个月至 1 岁,一次 1.5～2.0g;一岁至三岁,一次 2.0～2.5g,3 岁以上儿童酌量或遵医嘱。含糖颗粒,服用量加倍。片剂:口服。一次 4 片,一日 3 次;小儿酌减或遵医嘱。糖浆剂:口服。一次 20ml,一日 3 次;小儿酌减或遵医嘱。合剂:口服。一次 10ml,一日 3 次;小儿酌减或遵医嘱。胶囊剂:口服。一次 4 粒,一日 3 次;儿童酌减或遵医嘱。咀嚼片:咀嚼或含化。一次 3 片,一日 3 次。气雾剂:振摇均匀后,口腔吸入。一日 1～2 支,间隔 0.5 小时吸入 1 次,每次吸入 10～15 喷。儿童每次吸入 5 喷。软胶囊:口服。一次 5 粒,一日 3 次。

【规格】 口服液:每支装 (1)10ml (2)20ml

颗粒剂:每袋装 5g (1)相当于净饮片 15g (2)相当于净饮片 30g(无蔗糖)

片剂:每片重 0.53g

糖浆剂:每瓶装 100ml

合剂:每瓶装 100ml

胶囊剂:每粒装 0.4g

咀嚼片:每片重 1g

气雾剂:每支含药液 6ml

软胶囊:(1)每粒装 0.65g (2)每粒装 0.325g

【参考文献】 [1]邢泽田,邢文青,邢燕红.双黄连口服液应用 1437 例临床观察.右江民族学院学报,1998,(2):336.

[2]王锋,张薇.双黄连口服液雾化吸入治疗急性咽炎 35 例.中成药,1996,18(6):41.

[3]徐汉文.双黄连口服液治疗口腔炎的临床研究.河北医学,2001,7(3):218.

[4]岳朝晖,谭开华.双黄连口服液治疗原发性疱疹性口炎 107 例疗效观察.贵阳中医学院学报,1999,21(4):24.

[5]徐汉文.双黄连口服液治疗疱疹性口炎 51 例疗效观察.现代康复,2000,4(11):117.

[6]冯广告,陈爱英,肖漫.双黄连口服液治疗舌叶状乳头炎 73 例临床观察.河南中医药学刊,1994,9(4):54.

[7]张文娟,高晶,杨伏秀.双黄连口服液治疗小儿肺炎 35 例.医药导报,2000,19(6):566.

[8]付连江,冯豫平,苏瑞敏.双黄连口服液治疗烧烫伤感染 42 例.中国中药杂志,1998,23(5):310.

[9]于震,王军,周红艳,等.双黄连粉剂抑菌、清热实验研究.中医研究,2000,13(2):28.

[10]陈百泉,韩光,包萃屏,等.双黄连含片的解热抗炎作用.中国药学杂志,2002,37(9):709.

[11]黎菊凤,张志东,亓毅飞,等.双黄连口服液对脓毒症大鼠的保护作用及初步机制研究.中药材,2014,37(1):111-114.

[12]刘春,白瑞珍,宗润芝.双黄连口服液杀菌效果的实验

研究.辽宁中医学院学报,2001,3(4):305.

[13]高法彬,邱世翠,彭启海,等.双黄连口服液体外抑菌作用研究.时珍国医国药,2001,12(7):584.

[14]蒋振明,徐国缨,张存钧,等.中药复方对幽门螺杆菌抑菌作用的体外实验.中国中西医结合消化杂志,2001,9(2):101-102.

[15]马朝,刘静,史瑞娜,等.双黄连片对细菌感染小鼠的保护作用.中国中药杂志,2008,33(6):702-704.

[16]陈百泉,包萃屏,许启泰.双黄连含片的抗病毒作用.河南大学学报(医学科学版),2001,20(1):34.

[17]邢泽田,赵庆新,邢文青,等.双黄连胶囊抑制病毒试验.右江民族医学院学报,1998,20(4):260.

[18]金玉兰,朴美花,曹东铉,等.双黄连和干扰素对急性病毒性心肌炎小鼠的影响.中国中医药科技,2002,9(2):78.

[19]张小丽,夏利民.双黄连口服液致过敏反应 1 例.山西临床医药,2001,10(10):724.

[20]苗志福.口服双黄连口服液致重度过敏 1 例报告.中国社区医师,2008,10(23):32.

[21]高伟霞,曲秀云.双黄连口服液致过敏反应 1 例.航空航天医药,2004,15(2):70.

[22]宋江红,齐晓红.双黄连口服液致小儿多形性红斑.药物不良反应杂志,2005(6):462.

[23]汤迎伟,闫兰.双黄连口服液致过敏反应 1 例.西北国防医学杂志,2007,28(4):308.

[24]吕晓红,姜文.双黄连口服液致荨麻疹 1 例.医药导报,2000,19(2):182.

双黄连注射液[注射用双黄连(冻干)]

Shuanghuanglian Zhusheye

[Zhusheyong Shuanghuanglian(Donggan)]

【药物组成】 金银花、黄芩、连翘。

【功能与主治】 清热解毒,疏风解表。用于外感风热所致的发热、咳嗽、咽痛;上呼吸道感染、轻型肺炎、扁桃体炎见上述证候者。

【方解】 方中金银花性味甘寒,芳香疏散,善散肺经热邪,又可清解心胃之热毒,故为君药;黄芩苦寒,长于清肺热,并能清热燥湿,泻火解毒,连翘味苦,性微寒,既能清热解毒,又能透表达邪,长于清心火而散上焦之热,二药共为臣药。全方配合,药少而力专,共奏清热解毒、疏风解表之功。

【临床应用】

1. 感冒 外感风热所致,症见发热,微恶风,汗泄不畅,头胀痛,鼻塞流黄浊涕,咳嗽,舌红苔薄黄,脉浮数;上呼吸道感染见上述证候者。

2. 咳嗽 风热犯肺、肺失清肃所致,症见咳嗽,喉燥咽痛,咯痰不爽,痰黏稠或稠黄,舌苔薄黄,脉浮数或浮

滑;上呼吸道感染、急性支气管炎见上述证候者。

3. 喉痹 风热之邪上蒸所致,症见咽喉肿痛,口干舌燥,吞咽作痛,苔黄脉数;急性咽炎见上述证候者。

4. 乳蛾 风热之邪熏蒸清道所致,症见喉核红肿,咽喉肿痛,口干舌燥,吞咽作痛,苔黄脉数;急性扁桃体炎见上述证候者。

5. 风温肺热 外感风热、邪在肺卫、热毒内盛所致,症见发热,微恶风寒或不恶寒,咳嗽气促,咯痰色黄,咽喉肿痛;肺炎见上述证候者。

此外,还有双黄连注射剂治疗皮肤病、流行性乙型脑炎、慢性前列腺炎及外伤性急性颅内血肿;双黄连粉针治疗急性结膜炎、婴幼儿秋冬季腹泻、急性出疹性热病、带状疱疹的文献报道[1~8]。

【药理毒理】 本品有抗病原微生物、抗细菌内毒素及解热、抗炎等作用。

1. 抗病原微生物 1%浓度的双黄连注射剂及其家兔含药血清体外试验对副流感病毒、合胞病毒、腺病毒、流感病毒等均有不同程度的抑制作用[9]。本品体外对肠道病毒 CBV3、ECHO11 均有抑制作用,其对 CBV3 和 ECHO11 的治疗指数(TI)为 3.3 及 10[10]。1:128 的双黄连粉针剂均可不同程度地抑制流感病毒、呼吸道合胞病毒、腺病毒Ⅲ型、单纯疱疹病毒Ⅰ型及Ⅱ型、柯萨奇病毒 B3 和 A16、新型肠道病毒 71 型、脊髓灰质炎病毒Ⅲ型、埃可病毒 6 型、麻疹病毒、水疱性口炎病毒等 14 种病毒引起的细胞的病变[11];0.375mg/ml 的双黄连粉针剂能直接杀灭柯萨奇病毒 B3[12];双黄连粉针剂从 2g/l 起对倍稀释的 8 个浓度在新生大鼠原代心肌细胞上均有抗柯萨奇病毒 B3 作用,能减轻心肌细胞病变,降低病毒滴度,减少感染心肌细胞肌酸磷酸激酶的释放[13]。1.2g/ml 浓度粉针剂给家兔滴眼能抑制单纯疱疹病毒性角膜炎[14]。双黄连粉针剂腹腔注射能抑制小鼠病毒性肺炎、心肌炎和胰腺炎[11]。体外试验,双黄连注射液对常见病原菌的 MIC 和 MBC 为:甲型链球菌 12.5mg/ml,200mg/ml;乙型链球菌 50mg/ml,200mg/ml;金黄色葡萄球菌 0.78mg/ml,6.25mg/ml;大肠埃希菌 25mg/ml,100mg/ml;铜绿假单胞菌 1.56mg/ml,12.5mg/ml;肺炎双球菌 25mg/ml,100mg/ml;1%浓度的双黄连注射液对黏质沙雷菌、麦氏弧菌、大肠埃希菌均有不同程度的杀灭作用[9,15];双黄连粉针剂 0.0125mg/ml 体外对解脲支原体有抑制作用[16]。1.2%双黄连粉针剂溶液 5ml/kg 腹腔注射 4 周,可抑制反复肺炎支原体感染大鼠肺组织中碱性成纤维细胞生长因子蛋白水平的表达[17]。

2. 抗细菌内毒素 本品体外能中和内毒素,并能改善内毒素所致大鼠离体心脏中 NO、肌酸激酶和琥珀酸脱氢酶活性的异常[18]。本品灌胃可延长内毒素休克小鼠的平均生存时间,降低大鼠腹腔注射内毒素后血浆内毒素的含量,对内毒素所致大鼠的肝、肺、肾等损害具有保护作用[19]。

3. 抗炎 本品尾静脉注射能抑制组胺所致大鼠皮肤毛细血管通透性增高[20],双黄连粉针剂 350mg/kg 静脉注射能抑制醋酸所致小鼠腹腔毛细血管通透性增加[21]。

4. 解热 双黄连粉针剂灌胃给药,对大肠埃希菌内毒素所致家兔发热有解热作用[15]。

5. 对免疫功能的影响 本品能增强小鼠单核-巨噬细胞的吞噬功能[20];腹腔注射能促进小鼠溶血素的形成,对刀豆蛋白 A(ConA)诱导的 T 细胞增殖有增强作用[21],腹腔注射能提高大鼠血清溶菌酶的含量[22]。本品腹腔注射对氢化可的松所致免疫抑制小鼠,能提高淋巴细胞转化率、总补体量、补体介导的免疫复合物的溶解能力及溶血素水平[23]。小鼠腹腔注射本品可使脾脏 T 细胞对 ConA 的增殖反应增强,脾脏 B 细胞对细菌脂多糖的增殖反应增强,并促进小鼠脾细胞对 IL-2 的生成[24]。体外试验,1%双黄连注射剂能增强健康人外周血 NK 细胞的活性和淋巴细胞产生 α-干扰素的能力[9]。

6. 其他 双黄连粉针剂给大鼠舌下静脉注可使氯化钡所致心律失常转为窦性心律,并可减少氯化钙所致室颤的死亡率,使室颤恢复窦性心律[25]。预先静脉注射双黄连粉针剂 60、30mg/kg,可拮抗乌头碱诱发大鼠实验性心律失常,明显提高乌头碱致大鼠发生 VP、VT、VF 的阈值[26]。

7. 药动学 双黄连粉针 60mg/kg 静脉注射,其主要有效成分黄芩苷和绿原酸在大鼠体内均呈二室模型,黄芩苷的药代动力学参数为 $V_c=0.09L,K_e=3.74/h,K_{12}=2.56/h,K_{21}=104/h,t_{1/2}=0.22h,\alpha=6.77ng/(ml \cdot h),\beta=0.45ng/(ml \cdot h),AUC=11.2(\mu g \cdot h)/ml$[26]。绿原酸的药代动力学参数为 $V_c=0.09L,K_e=0.68/h,K_{12}=2.66/h,K_{21}=1.67/h,t_{1/2}=1.14h,\alpha=4.77ng/(ml \cdot h),\beta=0.55ng/(ml \cdot h),AUC=1.73(\mu g \cdot h)/ml$[27]。以绿原酸作为血药浓度定量分析的检测指标,灌肠和灌胃的相对生物利用度分别为 100% 和 80.78%,达峰时间分别是 0.75 小时和 2.48 小时,C_{max} 分别是 63.63mg/L 和 33.8mg/L[28]。

【不良反应】 根据国家药品不良反应监测中心药品不良反应信息通报(第 1 期和第 22 期),双黄连注射剂严重不良反应/事件以全身性损害、呼吸系统损害为主。

各系统不良反应/事件表现如下:全身性损害主要表现为过敏性休克、过敏样反应、高热、寒战等,其中过敏性休克占严重病例报告总数的36%,多数患者治愈,少数患者抢救无效死亡;呼吸系统损害主要表现为呼吸困难、呼吸急促、喉水肿、支气管痉挛等;皮肤及其附件损害表现为发疹型药疹、血管神经性水肿、剥脱性皮炎、重症多形性红斑等;其他损害包括肝功能损害、血尿、肾功能损害、过敏性紫癜、血压下降、视觉异常、听觉异常、双下肢瘫痪、抽搐、惊厥、昏迷等。

据文献报道,双黄连注射剂能引起过敏反应等严重不良反应,临床应用时务必加强用药监护。应严格按照本品适应证范围使用,对有药物过敏史或过敏体质的患者,年老体弱、心肺严重疾患者应避免使用。静脉输注不应与其他药品混合配制,并避免快速输注,以防止严重不良反应的发生[29-40]。

【禁忌】

1. 对本品过敏者禁用。

2. 孕妇禁用。

【注意事项】

1. 风寒感冒者慎用;脾胃虚寒者慎用。

2. 用药期间忌服用滋补性中药,饮食宜清淡,忌食辛辣厚味。

3. 过敏体质者慎用,临床应用双黄连滴速不宜过快,剂量不宜过大,稀释用溶媒不宜过少,儿童及年老体弱者尤应注意。

4. 本品与氨基糖苷类(庆大霉素、卡那霉素、链霉素)及大环内酯类(红霉素、白霉素)等配伍时易产生浑浊或沉淀,请勿配伍使用。

5. 本品一般不宜与其他药物同时滴注,以免发生不良反应。

6. 若发现浑浊、沉淀、变色、漏气或瓶身细微破裂,均不得使用。

【用法与用量】 双黄连注射液:静脉注射,一次10~20ml,一日1~2次;静脉滴注,每次千克体重1ml,加入生理盐水或5%~10%葡萄糖溶液中;肌内注射,一次2~4ml,一日2次。注射用双黄连:静脉滴注。每次每千克体重60mg,一日1次;或遵医嘱。临用前,先以适量灭菌注射用水充分溶解,再用氯化钠注射液或5%葡萄糖注射液500ml稀释。

【规格】 双黄连注射液每支20ml

注射用双黄连每支装600mg

【参考文献】 [1]郑善丽.双黄连注射液为主治疗病毒性角膜炎12例.吉林中医药,1998,(2):34.

[2]魏中银,黄福祥,蒋玉红,等.双黄连注射液治疗流行性乙型脑炎疗效观察.中西医结合实用临床急救,1998,5(9):426.

[3]孙洁.前列腺内注射双黄连治疗慢性前列腺炎32例.湖南中医药导报,1999,5(2):24.

[4]狄凤桐,王荔,狄宁,等.双黄连注射液治疗外伤性急性颅内血肿疗效的观察.中国中西医结合急救杂志,2000,7(4):239.

[5]季守义,邢金伟.双黄连粉针治疗眼科病.中成药,1999,(4):50.

[6]梁荆芬,徐春蓉.双黄连粉针治疗婴幼儿秋冬季腹泻90例.中国中医急救,1999,8(3):131.

[7]许文红.双黄连粉针治疗急性出疹性热病42例疗效观察.浙江中西医结合杂志,1999,9(2):133.

[8]孙武,孙永良,徐凤芹.双黄连粉针治疗带状疱疹30例.医药导报,1999,18(3):160.

[9]徐凯建,王跃建,胡君茹,等.双黄连气雾剂与注射剂的药效学及临床应用研究.中国中药杂志,1994,19(11):689.

[10]罗荣,董永绥,方峰,等.药物抗CBV3及ECHO11的体外实验研究.中华实验和临床病毒学杂志,2001,15(2):135.

[11]李凡,易世红,赵春艳,等.双黄连粉针剂抗病毒作用.中草药,2002,33(1):52.

[12]吕海涛,袁志昌,李重敬,等.双黄连粉针剂体外抗柯萨奇病毒的初步研究.苏州医学院学报,1998,18(6):563.

[13]刘培辉,杨正修,王明丽.双黄连抗柯萨奇B3型病毒感染大鼠原代心肌细胞的效应.安徽医科大学学报,2002,37(2):108.

[14]钟世杰,陈秀华,庚慧,等.双黄连粉针治疗单纯疱疹病毒性角膜炎的实验研究和临床观察.中国中医药科技,1995,2(3):30.

[15]于震,王军,周红艳,等.双黄连粉剂抑菌、清热实验研究.中医研究,2000,13(2):28.

[16]白义杰,表贞淑,岳丽爽,等.注射用双黄连粉针剂治疗非淋菌性尿道炎的实验研究及临床观察.中国中医药科技,1995,2(3):31.

[17]刘建,彭东信,刘晓晴,等.双黄连粉针剂对肺炎支原体感染大鼠肺组织中碱性成纤维细胞生长因子蛋白质水平表达的影响.成都中医药大学学报,2001,24(3):22.

[18]刘志峰,李桂生,傅风华,等.8种中药注射剂体外抗内毒素作用的观察.中草药,2002,33(1):58.

[19]姜庆城,王彦美,陈同刚,等.双黄连注射液在生物体内抗细菌内毒素的效果观察.中国医院药学杂志,2002,22(5):276.

[20]符春燕,马仁,赵滨,等.双黄连注射液抗炎作用研究.黑龙江医药,2000,13(1):27.

[21]袁万图,张剑.双黄连粉针剂对小鼠免疫功能和血管通透性影响.中国中医药科技,1995,2(3):33.

[22]丛凤英.双黄连对大鼠血清溶菌酶含量的影响.第二军医大学学报,2002,23(3):910.

[23]毕文术,杨雪冰,张凤蕴,等.双黄连免疫增效作用的实验研究.黑龙江医学,1998,(10):56.

[24]贾雷,高梅,程志杰,等.双黄连对小鼠细胞免疫功能及

IL-2 产生的影响.吉林中医药,2000,(1):62.

[25]周兰兰,江勤,于英莉,等.双黄连粉针剂抗实验性心律失常作用的研究.中药药理与临床,2000,16(5):27.

[26]宋昆,肖桂林,石燕.双黄连粉针剂抗乌头碱诱发大鼠心律失常的实验研究.实用中西医结合临床,2007,7(6):88.

[27]何心,石春伟,李欣,等.双黄连粉针中黄芩苷的药动学.中国新药杂志,1998,7(2):146.

[28]何心,石春伟,张兰平,等.双黄连粉针中绿原酸在大白鼠中的药物动力学.中国临床药学杂志,1998,7(3):134.

[29]高天兰.双黄连注射液治疗小儿呼吸道感染.医药论坛杂志.2006,27(15):104.

[30]高春联,苗明三.双黄连注射液药理与临床研究分析.时珍国医国药,2010,12:3066-3070.

[31]陈立新,达仲红等.注射用双黄连及双黄连注射液致过敏反应2例.西北药学杂志,2007,22(5):267.

[32]王辉.573例双黄连注射液不良反应文献分析.海峡药学,2007,19(4):94-95.

[33]周望溪.54例双黄连注射液不良反应分析.中国现代药物应用,2009,3(1):94-95.

[34]黄萍.36例患者应用双黄连注射液安全性分析.安徽医药,2009,13(8):989-991.

[35]郝志英,李亚冬.双黄连注射液致双下肢瘫痪1例.中国医院药学杂志,2009,29(3):256.

[36]李永俊.双黄连注射液不良反应327例分析.实用药物与临床,2008,11(1):35,62.

[37]祝希梅,刘玉华.双黄连注射液致不良反应2例.中国医药指南,2009,7(21):72.

[38]宋菲.双黄连注射液致过敏反应的分析.中国实用医药,2010,5(17):142-143.

[39]杨帆,高天等.清开灵及双黄连注射液不良反应90例分析.实用医院临床杂志,2011,8(1):74-75.

[40]张璐,梁燕.双黄连注射液不良反应58例分析.临床合理用药,2013,6(3):39.

维 C 银翘片

Wei C Yinqiao Pian

【药物组成】　金银花、连翘、薄荷素油、牛蒡子、淡豆豉、荆芥、桔梗、甘草、芦根、淡竹叶、对乙酰氨基酚、马来酸氯苯那敏、维生素 C。

【功能与主治】　疏风解表,清热解毒。用于外感风热所致的流行性感冒,症见发热、头痛、咳嗽、口干、咽喉疼痛。

【方解】　本品为中西药复方制剂,方中中药部分金银花、连翘清宣透表,清热解毒,薄荷、牛蒡子辛凉透邪,疏风散热,淡豆豉、荆芥辛散解表,透邪外出,桔梗、甘草宣肺祛痰,解毒利咽,芦根、淡竹叶甘寒生津,清热除烦。

方中西药部分对乙酰氨基酚能解热镇痛,马来酸氯苯那敏能抗过敏,维生素 C 可以增加对感染的抵抗力。全方中西药合用,共达疏风解表、清热解毒的作用。

【临床应用】　时行感冒　外感风热所致,症见发热重、微恶风寒、鼻塞流黄浊涕、身热、无汗、头痛、咳嗽、口干、咽喉疼痛、口渴欲饮、舌苔薄黄、脉浮数;流行性感冒见上述证候者。

【不良反应】　本品含一定比例的对乙酰氨基酚。若将其与常见的新康泰克、氨加黄敏胶囊配伍使用,因后者同样含有对乙酰氨基酚,最终导致患者肝脏功能损害。

文献报道,本品可导致皮疹、眩晕、困倦、嗜睡、心悸、口干、恶心症状,轻者停药或者简单对症治疗即可;严重皮疹、心悸、喉头水肿需及时入院治疗。1例成年女性患者口服本品 150 片,导致急性重度药物性肝损伤,出现眩晕、恶心、呕吐、皮肤黏膜轻度黄染,给予保肝及对症治疗 3 周后缓解。有 2 例过敏性休克死亡(均初为胸闷、心慌,而后发展为呼吸困难等过敏性休克症状,经抢救无效死亡)报道[1-7]。

【禁忌】　对本品过敏者禁用。

【注意事项】

1. 本品辛凉解表,清热解毒,风寒感冒者慎用。

2. 孕妇慎用。

3. 饮食宜清淡,服药期间忌服滋补性中药,忌烟酒及辛辣、生冷、油腻食物。

【用法与用量】　口服。一次 2 片,一日 3 次。

【规格】　每片含维生素 C 49.5mg,对乙酰氨基酚 105mg,马来酸氯苯那敏 1.05mg

【参考文献】　[1]邵永发,刘秀勤.维 C 银翘 16 片致过敏 2 例报告.工企医刊,1995,8(2):85.

[2]邓建华,袁菊华.服用维 C 银翘片致过敏反应 1 例.时珍国医国药,1999,10(9):696.

[3]沙的汉,吴培萱.维 C 银翘片致过敏性休克死亡 1 例.综合临床医学,1997,13(3):283.

[4]王桂勤,孙淑娟,沈英范.维 C 银翘片致过敏性休克死亡 1 例.齐齐哈尔医学院学报,1998,19(4):352.

[5]王喆,牛文凯等.维 C 银翘片过量致重度肝损害 1 例的救治.药物不良反应杂志,2007,9(6):410-411.

[6]高天.72 例维 C 银翘片药品不良反应/事件分析.中国药房.2011,(11):1075-1076.

[7]邱小婷.维 C 银翘片引起不良反应 76 例分析.现代诊断与治疗,2014,25(8):1760-1761.

银翘解毒丸
（颗粒、片、胶囊、合剂、蜜丸、浓缩丸、液）
Yinqiao jiedu Wan(Keli,Pian,Jiaonang,
Heji,Miwan,Nongsuowan,Ye)

【药物组成】 金银花、连翘、薄荷、荆芥、淡豆豉、牛蒡子(炒)、桔梗、淡竹叶、甘草。

【功能与主治】 疏风解表,清热解毒。用于风热感冒,症见发热头痛、咳嗽口干、咽喉疼痛。

【方解】 方中金银花、连翘辛凉透邪,清热解毒,用量最重,为君药。薄荷、荆芥、淡豆豉辛散表邪,透热外出,为臣药。其中淡豆豉、荆芥虽为辛温解表之品,但温而不燥,又与金银花、连翘同用,温性被制约,而增强其疏散清热之力。牛蒡子、桔梗宣肺止咳、清利咽喉,淡竹叶甘凉轻清,以清热生津止咳,均为佐药。甘草调和诸药为使药。诸药合用,共奏疏风解表、清热解毒之功。

【临床应用】 感冒 外感风热所致发热、微恶风寒、鼻塞、流黄浊涕、身热、无汗、头痛、咳嗽、口干、咽喉疼痛、舌苔薄黄、脉浮数;上呼吸道感染见上述证候者。

【药理毒理】 本品有解热、抗炎和抗病原微生物作用。

1. 解热 银翘解毒片对三联菌苗所致大鼠发热有解热作用[1]。本品及银翘解毒颗粒对伤寒疫苗所致家兔发热有解热作用[2]。

2. 抗菌 银翘解毒片能降低肺炎双球菌感染小鼠的死亡率[3]。体外试验,银翘解毒片11.5~110mg/ml对金黄葡萄球菌、枯草杆菌、变形杆菌、沙门菌、肺炎链球菌、铜绿假单胞菌等均有抑制作用[1,3]。

3. 抗病毒 本品可抑制甲型流感病毒鼠肺适应株(FM1)感染小鼠早期β-防御素1(β-defensin1)的基因表达[4]。体外试验,银翘解毒片对流感病毒甲1型、甲3型有抑制作用[1]。鸡胚试验,本品和银翘解毒颗粒剂对流感病毒甲1型、甲3型有抑制作用,降低血凝滴度[2]。

4. 抗炎 银翘解毒颗粒对二甲苯所致小鼠耳肿胀及蛋清性大鼠足肿胀均有抑制作用[5]。

5. 镇痛 热板法和扭体法试验结果表明,本品和银翘解毒颗粒均能延长疼痛反应潜伏期,减少扭体次数[5]。

【不良反应】 文献报道,银翘解毒丸可致心慌、胸闷、憋气、呼吸困难、大汗淋漓、面色苍白、眼前发黑、恶心呕吐及过敏性休克[6-8]。

【禁忌】 对本品过敏者禁用。

【注意事项】

1. 本品疏风解表,清热解毒,风寒感冒者慎用。

2. 孕妇慎用。

3. 服药期间忌烟酒及辛辣、生冷、油腻食物。

【用法与用量】 丸剂:用芦根汤或温开水送服。一次1丸,一日2~3次。颗粒剂:开水冲服。一次15g或5g(含乳糖),一日3次;重症者加服1次。片剂:口服。一次4片,一日2~3次。胶囊剂:口服。一次4粒,一日2~3次。合剂:口服。一次10ml,一日3次,用时摇匀。蜜丸:口服。一次1丸,一日2~3次,以芦根汤或温开水送服。浓缩丸:口服。一次6g,一日2~3次,以芦根汤或温开水送服。液剂:口服。一次20ml,一日2~3次。

【规格】 丸剂:每丸重3g

颗粒剂:每袋装(1)15g (2)2.5g(含乳糖)

片剂:(1)素片 每片重0.3g (2)薄膜衣片 每片重0.52g

胶囊剂:每粒装0.4g

合剂:(1)每支装10ml (2)每瓶装100ml (3)每瓶装150ml

蜜丸:(1)每丸重3g (2)每丸重9g

浓缩丸:每10丸重1.5g

液剂:(1)每支装10ml (2)每支装20ml (3)每瓶装100ml (4)每瓶装120ml (5)每瓶装180ml

【参考文献】 [1]周远鹏,江京莉,严少敏,等.银翘解毒片的药理研究.中成药,1990,(1):22.

[2]魏云,刘礼意,唐映红,等.银翘解毒颗粒剂与丸剂的药理作用比较.中成药,1992,14(8):32.

[3]邢富强,何建国,曹永才.银翘解毒口服液药理实验研究.中国中药杂志,1990,15(10):46.

[4]杨红亚,张天娥,刘伟伟,等.银翘解毒丸对流感病毒感染小鼠肺组织β-defensin1表达的影响.成都中医药大学学报,2013,1:33-36.

[5]肖锦仁,吴红娟,邱赛红,等.银翘散煎剂与颗粒剂药效学作用的比较研究.中药材,2002,25(2):114-117.

[6]刁云华,刘秀丽.服银翘解毒丸致过敏性反应1例.中国中药杂志,2003,28(4):384.

[7]张晓荣,丹增,米多,等.银翘解毒丸引起过敏反应1例.西藏医药杂志,1999,20(1):56.

[8]刁云华,刘平.银翘解毒丸致过敏性休克.药物不良反应杂志,2002,6(6):373.

银翘伤风胶囊
Yinqiao Shangfeng Jiaonang

【药物组成】 山银花、连翘、人工牛黄、薄荷、荆芥、淡豆豉、桔梗、牛蒡子、芦根、淡竹叶、甘草。

【功能与主治】 疏风解表,清热解毒。用于外感风热,温病初起,发热恶寒,高热口渴,头痛目赤,咽喉肿痛。

【方解】 方中重用山银花、连翘以辛凉透邪,且能芳香辟秽解毒,为君药。牛黄甘凉,能清心凉肝,清热解毒,薄荷、荆芥、淡豆豉辛散表邪,透热外出,共为臣药。桔梗、牛蒡子宣肺止咳、清利咽喉,芦根、淡竹叶甘凉轻清,以清热生津止咳,均为佐药。其中甘草调和诸药,为使药。诸药合用,共奏疏风解表、清热解毒之功。

【临床应用】

1. 感冒 外感风热所致,症见发热恶寒,口渴,头痛,目赤,咽喉肿痛,舌苔薄黄,脉浮数;上呼吸道感染见上述证候者。

2. 时行感冒 外感风温热邪所致,症见发热恶寒,高热,口渴,头痛,目赤,咽喉肿痛;流行性感冒见上述证候者。

【不良反应】 目前尚未检索到不良反应报道。

【禁忌】 尚不明确。

【注意事项】

1. 风寒感冒者慎用。

2. 孕妇慎用。

3. 服药期间忌烟酒及辛辣、生冷、油腻食物。

【用法与用量】 口服。一次4粒,一日3次。

【规格】 每粒装0.3g

治感佳胶囊
Zhiganjia Jiaonang

【药物组成】 山芝麻、穿心莲、三叉苦、板蓝根、葫芦茶、羌活、薄荷脑、对乙酰氨基酚、盐酸吗啉双胍、马来酸氯苯那敏。

【功能与主治】 清热解毒,疏风解表。用于温病初起,风热感冒,症见发热恶风、头痛鼻塞、咽喉肿痛、咳嗽痰黄。

【方解】 本品为中西复方制剂,方中中药部分山芝麻解表清热,消肿解毒;穿心莲、三叉苦、板蓝根清热解毒,消肿止痛;葫芦茶、羌活、薄荷脑清热胜湿,散风解表。方中西药部分对乙酰氨基酚能解热镇痛,盐酸吗啉双胍为抗病毒药,马来酸氯苯那敏能抗过敏。全方中西药合用,共奏清热解毒、疏风解表之功能。

【临床应用】

1. 时行感冒 外感风温热邪所致,症见发热恶风,头痛,头晕,咽喉肿痛,咳嗽痰黄,咽痛,舌边尖红,苔白微黄,脉浮数;流行性感冒见上述证候者。

2. 感冒 外感风热所致,症见发热恶风,口渴,头痛,头晕,咽喉肿痛,舌苔薄黄,脉浮数;上呼吸道感染见上述证候者。

【药理毒理】 本品具有解热、镇痛、抗炎、抗病毒等作用。

1. 解热 本品对伤寒、副伤寒甲、乙三联疫苗所致家兔发热和酵母所致大鼠发热模型有解热作用[1,2]。

2. 镇痛 本品可抑制醋酸所致小鼠扭体反应[1]。

3. 抗炎 本品能抑制大鼠蛋清性足肿胀[2]。

4. 抗病毒 体外实验,本品对流感病毒所致的MDCK细胞病变和3型腺病毒所致的Hep-2细胞病变有保护作用[2]。

5. 其他 本品能增强小鼠单核吞噬细胞系统的吞噬功能,能增加小鼠血清溶血素的含量[2]。本品体外对金黄色葡萄球菌、铜绿假单胞菌、甲型链球菌、乙型链球菌、肺炎双球菌、肺炎杆菌等有不同程度的抑制作用[1,2]。

【不良反应】 目前尚未检索到不良反应报道。

【禁忌】 尚不明确。

【注意事项】

1. 风寒感冒者慎用。

2. 孕妇慎用。

3. 服药期间忌烟酒及辛辣、生冷、油腻食物。

4. 服药期间不宜驾驶车辆、车床操作及高空作业。

【用法与用量】 口服。一次2粒,一日3次;小儿酌减。

【规格】 每粒含对乙酰氨基酚100mg

【参考文献】 [1]李爱华,陈小娟,陈再智.治感佳胶囊药理作用的研究.广东医药,1993(6):54.

[2]宛蕾,李淑芳,熊正梅,等.治感佳胶囊的药效学研究.贵阳医学院学报,2003,28(3):213.

重感灵片
Zhongganling Pian

【药物组成】 葛根、青蒿、羌活、毛冬青、板蓝根、石膏、马鞭草、马来酸氯苯那敏、安乃近。

【功能与主治】 解表清热,疏风止痛。用于感冒表邪未解、入里化热所致的恶寒高热、头痛、四肢酸痛、咽痛、鼻塞咳嗽。

【方解】 本品为中西复方制剂,方中中药部分葛根解肌退热,生津止渴;青蒿清透热邪;羌活辛温发散,祛风胜湿,散寒止痛。三者配合能疏散表邪,清解郁热,具清透解表之用。毛冬青清热解毒,活血通脉,凉血散毒;板蓝根清热解毒,凉血利咽;石膏清气分炽热,又能生津止渴;马鞭草清热解毒,活血散瘀。四者共奏清热解毒、生津止渴、清解内热之功。方中西药部分马来酸氯苯那敏抗过敏,安乃近解热镇痛。全方中西药合用,共奏解表清热、疏风止痛之效。

【临床应用】 感冒 表邪未解,郁里化热所致表里俱热证,症见恶寒高热,头痛,四肢酸痛,咽喉肿痛,鼻塞,咳嗽,舌淡红,苔薄黄,脉浮数或紧;上呼吸道感染见上述证候者。

【不良反应】

1. 过敏、嗜睡、乏力。

2. 有成年男性应用本品导致大疱表皮松解型药疹1例报道[1-5]。

【禁忌】 尚不明确。

【注意事项】

1. 风寒感冒者慎用。

2. 孕妇慎用。

3. 服药期间忌烟酒及辛辣、生冷、油腻食物。

4. 过敏体质慎用。

5. 用药期间不宜驾驶车辆、管理机器及高空作业。

【用法与用量】 口服。一次6~8片,一日3~4次。

【规格】 每素片重0.25g(含安乃近31.25mg,马来酸氯苯那敏0.37mg)

【参考文献】 [1]周鸣歧.重感灵致过敏性皮疹1例报道.新疆中医药,1998,16(2):20.

[2]田德蕾.服重感灵致药疹1例.中国中药杂志,2001,26(9):647.

[3]解艳嫣.服重感灵片致过敏1例.现代中西医结合杂志,2002,11(2):162.

[4]肖新李,冯秀红.重感灵片治疗感冒临床观察.吉林中医药,2003,23(4):16.

[5]吴真理,胡志华等.重感灵致大疱表皮松解型药疹1例.临床荟萃.2004,19(10):577.

银翘双解栓

Yinqiao Shuangjie Shuan

【药物组成】 连翘、金银花、黄芩、丁香叶。

【功能与主治】 疏解风热,清肺泻火。用于外感风热,肺热内盛所致的发热、微恶风寒、咽喉肿痛、咳嗽、痰白或黄、口干微渴、舌红苔白或黄、脉浮数或滑数;上呼吸道感染、扁桃体炎、急性支气管炎见上述证候者。

【方解】 本品为中西药复方制剂,方中连翘、金银花清热解毒,疏散风热;黄芩清肺泻火,丁香叶发汗解表;司盘、吐温为表面活性剂,促进药物吸收;羊毛脂、半合成脂肪酸甘油酯共为基质。全方配伍,共收疏解风热、清肺泻火之功。

【临床应用】

1. 感冒 外感风热所致,症见发热,微恶风寒,咽喉肿痛,咳嗽,痰白或黄,口干微渴,舌红苔白或黄,脉浮数或滑数;上呼吸道感染见上述证候者。

2. 乳蛾 外感风热所致,症见喉核红肿,咽喉肿痛,发热面红,口干舌燥,尿赤,便结,舌红苔黄,脉浮数;急性扁桃体炎见上述证候者。

3. 咳嗽 风热犯肺,肺失清肃所致,症见咳嗽,喉燥咽痛,咯痰不爽,痰黏稠或稠黄,舌苔薄黄,脉浮数或浮滑;急性支气管炎见上述证候者。

【不良反应】 目前尚未检索到不良反应报道。

【禁忌】 尚不明确。

【注意事项】

1. 外感风寒者慎用。

2. 孕妇慎用。

3. 服药期间忌食辛辣、油腻食物。

4. 应在排便后纳入肛门,以利药物吸收。

【用法与用量】 肛门给药。一次1粒,一日3次;儿童用量酌减。

【规格】 (1)每粒重1g (2)每粒重1.5g

柴胡口服液(滴丸)

Chaihu Koufuye(Diwan)

【药物组成】 柴胡。

【功能与主治】 解表退热。用于外感发热,症见身热面赤、头痛身楚、口干而渴。

【方解】 柴胡苦辛微寒,辛散苦泄,微寒退热,善于解表清热,和解少阳。单药为方,药力专一,可收解表退热之效。

【临床应用】 外感发热 外感风热所致感冒,症见发热,身热面赤,头痛身楚,口干而渴,舌红苔黄,脉数;上呼吸道感染见上述证候者。

此外,柴胡口服液还有用于治疗口腔溃疡[1,2]的临床报道。

【药理毒理】 本品有解热等作用。

1. 解热 本品对酵母所致家兔发热有解热作用[3]。

2. 其他 补体致敏酵母菌血凝试验,柴胡滴丸能提高小鼠血凝阳性率[4]。

【不良反应】 目前尚未检索到不良反应报道。

【禁忌】 尚不明确。

【注意事项】

1. 风寒感冒者慎用。

2. 孕妇及哺乳期妇女应慎用。

3. 服药期间忌食辛辣、厚味。

【用法与用量】 口服液：口服。一次 10～20ml，一日 3 次。小儿酌减。滴丸：含服。一次 1 袋，一日 3 次。

【规格】 口服液：每支装 10ml

滴丸：每袋装 0.525g

【参考文献】 [1]孙苗根,张妙贤.柴胡口服液治疗复发性口疮 72 例.军事口腔医学杂志,1996,6(2):2.

[2]郝征,李雅玲.柴胡口服液治疗复发性口腔溃疡.天津药学,2001,13(5):35.

[3]河南省医学科学研究所.柴胡口服液的药效学试验报告.新药申报资料,1988.

[4]闫玉仙,孙建波,叶路,等.柴胡滴丸对小鼠红细胞免疫黏附功能的影响.中医药学报,2002,3(2):封 3.

柴胡注射液

Chaihu Zhusheye

【药物组成】 柴胡。

【功能与主治】 清热解表。用于感冒、流行性感冒及疟疾的发热。

【方解】 柴胡苦辛微寒，辛散苦泄，微寒退热，善于解表清热，和解少阳。单药为方，药力专一，可收解表退热之效。

【临床应用】

1. **感冒** 外感风热所致，症见发热，微恶风，头胀痛，汗出，咽干或咽痛，或咽喉红肿疼痛，鼻塞流浊涕，咳嗽，咯黄黏痰，口渴欲饮，舌边尖红，苔薄白或薄黄，脉浮数；上呼吸道感染见上述证候者。

2. **时行感冒** 外感时邪所致，症见高热恶寒，头身疼痛，口干口渴，舌红苔薄白，脉浮数；流行性感冒见上述证候者。

3. **疟疾** 感受疟邪，邪伏少阳，正邪交争所致寒战高热，头痛，烦渴。

此外，还有本品治疗寻常疣、银屑病、单纯疱疹病毒性角膜炎、流行性腮腺炎以及穴位注射治疗痤疮[1-4]的临床报道。

【药理毒理】 本品有解热、抗病毒和保肝等作用。

1. **解热** 本品肌内注射对伤寒菌苗致热家兔和内毒素致热大鼠均有解热作用[6]。

2. **抗病毒** 体外试验，本品对呼吸道合胞病毒（RSV）有抑制作用，其最大无毒浓度（TD_0）、半数有效浓度（IC_{50}）、最小有效浓度（MTC）分别为 $1000\mu g/ml$、$500\mu g/ml$、$250\mu g/ml$，治疗指数（TI）是 $4^{[7]}$。

3. **保肝** 本品对小鼠离体肝缺氧复氧损伤有拮抗作用[8]，肝组织乳酸脱氢酶漏出量减少，丙二醛生成减少[9,10]。

4. **其他** 本品还有降血脂作用[11]。

【不良反应】 据文献报道，本品所致不良反应涉及多个器官、系统，主要为神经系统和皮肤损伤，其次为过敏性休克。神经系统损伤主要表现为神志不清、头晕、眩晕、晕厥。临床上以血管迷走神经晕厥多见，其有明显的诱因如疼痛、恐惧、情绪紧张，晕厥前有短时的前驱症状如头晕、恶心、面色苍白、出冷汗，几秒钟后突然意识丧失，持续几秒或几分钟后自然恢复。小儿外感发热期间多有全身不适症状，高热、体质虚弱、精神紧张、注射疼痛等时易致晕厥。皮肤损害仅次于神经系统损害，临床还有过敏性哮喘、肌肉挛缩、眩晕、昏迷，急性肾衰竭、急性肺水肿、大疱性表皮松解型药疹、致死报道，其中以头晕、恶心和过敏反应较多[5,12-37]。

【禁忌】

1. 对本品过敏者禁用。

2. 孕妇禁用。

【注意事项】

1. 过敏体质者慎用。

2. 若发现浑浊、沉淀、变色、漏气或瓶身细微破裂，均不得使用。

【用法与用量】 肌内注射。一次 2～4ml，一日 1～2 次。

【规格】 每支装 2ml

【参考文献】 [1]林玉珠.柴胡注射液治寻常疣.新中医,1995,27(6):5820.

[2]冯小菁.柴胡注射液治疗单纯疱疹病毒性角膜炎.湖北中医杂志,2001,23(10):36.

[3]徐良瑾.柴胡注射液治流行性腮腺炎 30 例.江西中医药,1997,28(2):17.

[4]魏建文.柴胡注射液穴位注射治疗痤疮 78 例.云南中医中药杂志,1997,18(3):41.

[5]莫佩云.柴胡注射液引起过敏反应 1 例.当代医师,1996,1(6):53.

[6]施顺清,俞丽霞,沈梅贞,等.羚羊清热微型灌肠剂的药效学与临床疗效初步研究.中成药,2001,23(8):584.

[7]廖传胜,余道文,董继华.柴胡注射液抑制呼吸道合胞病毒的研究.深圳中西医结合杂志,1999,9(2):20.

[8]汤兵,吴逸人,康格非.柴胡注射液对小鼠灌流肝脏缺氧复氧损伤的保护作用.中草药,1998,23(12):814.

[9]戴晓明,王国兴.两种中药制剂抗脂质过氧化作用的实验观察.青海医学院学报,1996,17(4):234.

[10]范金如,贺石林,王行宽.参附注射液与柴胡注射液抗脂质过氧化的作用.中成药,1991,13(3):25.

[11]李焕堂,李宗其,岳景山.柴胡注射液降血脂效果初步观察.广西医学,1985,7(6):291.

[12]王符荣,范合瑜.柴胡注射液过敏1例报告.新中医,1997,29(2):59.

[13]杨小琴.柴胡注射液致过敏性休克1例.人民军医,1998,41(12):741.

[14]薛克琴,孙伟林.柴胡注射液致严重过敏性休克1例.新疆医学,1999,29(3):177.

[15]卢慕舜,江东有,甘金娥.柴胡注射液致过敏性休克1例报告.新中医,1997,29(5):56.

[16]曾范荣,张光第.肌内注射柴胡注射液引起过敏性休克1例.中国医院药学杂志,2003,23(3):171.

[17]马瑞荷,刘岩平,李会茹.大剂量柴胡注射液静点致死亡1例.河北中西医结合杂志,1999,8(5):802.

[18]时彦红,陈云丽,王艳霞,等.静滴柴胡注射液致死亡1例.河北中西医结合杂志,1999,8(5):794.

[19]苑力娜,丁玉峰,方淑贤.肌注柴胡注射液致大疱性表皮松解型药疹死亡1例.中国药师,2002,5(6):361.

[20]冯梦才,赵树森,吴绪祥,等.柴胡注射液致急性肺水肿1例报告.综合临床医学,1997,13(3):225.

[21]徐艳红.柴胡致过敏反应1例.吉林大学学报(医学版),2005,(5):716.

[22]张军静,王先忠.柴胡注射液致过敏性休克1例报告.齐鲁护理杂志,2005(15):1452.

[23]陈芬.柴胡注射液致一过敏性晕厥2例报告.哈尔滨医药,2000,(4):84-85.

[24]褚痫,周燕飞.柴胡注射液致眩晕2例.天津药学,1999,(3):48.

[25]赵军海,孙爱军,刘欣.柴胡注射液致急性肾衰竭1例.实用儿科临床杂志,2004,(11):960.

[26]苑力娜,丁玉峰,方淑贤.肌注柴胡注射液致大疱性表皮松解型药疹死亡1例.中国药师,2002,(6):361.

[27]冯楚才,赵树森,吴绪祥,等.柴胡注射液致急性肺水肿1例报告.中国综合临床,1997,(3):225.

[28]董雷,张军.柴胡注射液致过敏性哮喘1例.陕西中医,1993,(2):77.

[29]王秋凤.柴胡注射液曲池穴封闭治疗小儿外感发热不良反应观察.实用中医药杂志,2011,27(12):860-861.

[30]申艳红,王力阔.柴胡注射液穴位注射治疗慢性咽炎67例疗效观察.医学理论与实践,2012,25(15):1877-1878.

[31]金丽华,宁玉梅.柴胡注射液外敷治疗女性外阴尖锐湿疣的临床研究.浙江中医药大学学报,2013,37(11):1297-1299.

[32]宋江红,杨军.柴胡注射液致高敏体质患者过敏性休克1例.中华实验和临床感染病杂志.2009,3(3):321.

[33]刘茜,周永学.柴胡注射液不良反应原因分析.陕西中医学院学报,2010,33(1):59-60.

[34]刘晓春.柴胡注射液的不良反应及其防治.中成药.2009,31(8):1275-1276.

[35]张金婷,李兰等.柴胡注射液肌内注射后引起全身肌肉挛缩.中国误诊学杂志,2011,11(26):6372.

[36]孙宗喜,吕晓慧.柴胡注射液的药理及不良反应文献分析.中国医院药学杂志,2012,32(11):904-905.

[37]马进,陈山民.柴胡注射液不良反应42例回顾性分析.光明中医,2013,28(10):2198-2200.

柴黄颗粒(口服液、片、胶囊)

Chaihuang Keli(Koufuye,Pian,Jiaonang)

【药物组成】 柴胡、黄芩。

【功能与主治】 清热解表。用于风热感冒,症见发热、周身不适、头痛、目眩、咽喉肿痛。

【方解】 柴胡性味苦、微寒,有和解退热之功,为君药;黄芩苦寒,长于清肺热,为臣药。两药合用,共达清热解表之效。

【临床应用】 感冒 外感风热所致发热,周身不适,头痛,目眩,咽喉肿痛,咳嗽,苔薄微黄,脉浮数;上呼吸道感染见上述证候者[1-3]。

【药理毒理】 本品有解热、抗炎和抗菌等作用。

1. 解热 柴黄片与柴黄颗粒对角叉菜胶与2,4-二硝基酚所致的大鼠发热有解热作用[4]。

2. 抗炎 柴黄片能抑制醋酸致小鼠腹腔毛细血管通透性增高,抑制皮肤被动超敏反应[5]。本品和柴黄片对二甲苯所致小鼠耳肿胀有抑制作用[4]。

3. 抗菌 柴黄片含药血清对大肠埃希菌和流感嗜血杆菌有抑制作用[5]。体外试验,柴黄片及柴黄口服液对金黄色葡萄球菌、藤黄八叠球菌、大肠埃希菌及铜绿假单胞菌均有抑制作用,其最低抑菌浓度分别为25、50、100、100mg/ml[6]。

【不良反应】 目前尚未检索到不良反应报道。

【禁忌】 尚不明确。

【注意事项】

1. 风寒感冒者慎服。

2. 孕妇慎用。

3. 服药期间忌食辛辣厚味。

【用法与用量】 颗粒剂:口服。一次4g,一日2次。口服液:口服。一次10ml,一日3次;或遵医嘱。片剂:口服。一次3~5片,一日2次。胶囊剂:口服。一次2粒,一日3次。

【规格】 颗粒剂:每袋装 4g

口服液:每支装 10ml

片剂:(1)薄膜衣片 每片重 0.5g (2)糖衣片(片芯重 0.5g)

胶囊剂:(1)每粒装 0.5g (2)每粒装 0.42g

【参考文献】 [1]许少英,黄艾,张玲.柴黄颗粒治疗老年风热型感冒发热患者的疗效观察及护理.现代临床护理,2009,8(4):23-24.

[2]丁莹月.柴黄颗粒治疗小儿急性上呼吸道感染发热 120 例临床观察.现代医药卫生,2011,27(7):985-986.

[3]王峥,张利娟,董丽群.不同剂量柴黄颗粒治疗小儿急性上呼吸道感染风热证退热效果观察.中国实用儿科杂志,2012,27(7):533-536.

[4]刘亚欧,白筱璐,余悦,等.柴黄制剂的解热抗炎作用研究.中药药理与临床,2008,24(2):22-24.

[5]韩俭,吴勇杰,李文广,等.柴黄片的抗炎、抗过敏、抗菌作用研究.中药药理与临床,2003,19(2):36.

[6]刘炳茹,王伟,屈晓原.柴黄片剂及其口服液的体外抑菌作用的研究.时珍国医国药,2000,11(5):397.

热可平注射液

Rekeping Zhusheye

【药物组成】 北柴胡、鹅不食草。

【功能与主治】 清热解表。用于流行性感冒及疟疾的发热。

【方解】 柴胡性味苦微寒,有疏散退热之功;鹅不食草解表通窍,助柴胡疏散外邪以退热。两药配合,共达清热解表之效。

【临床应用】

1. 外感热病 外感时疫邪毒所致高热面赤,恶寒或不恶寒,头痛身楚,口干口渴;流行性感冒见上述证候者。

2. 疟疾 感受疟邪、邪正相争所致寒战、高热,头痛,汗出,休作有时。

【药理毒理】 本品有解热、镇痛作用。

1. 解热 本品对 2,4-二硝基酚所致大鼠发热有解热作用,对蛋白胨所致家兔发热有解热作用[1]。

2. 镇痛 本品可提高热板法所致小鼠痛阈值[1]。

【不良反应】 文献报道,热可平注射液可出现药疹、胸闷、心慌、烦躁、气促、汗出等不良反应[2-4]。

【禁忌】

1. 对本品过敏者禁用。

2. 孕妇禁用。

【注意事项】

1. 阴虚者慎用。

2. 服药期间忌服滋补性中药,饮食宜清淡,忌食辛辣厚味。

3. 若发现浑浊、沉淀、变色、漏气或瓶身细微破裂,均不得使用。

【用法与用量】 肌内注射。一次 2～4ml,一日 2 次。

【规格】 每支 2ml

【参考文献】 [1]方铝,朱令元.热可平注射液的解热镇痛作用.上海实验动物科学,1998,18(3):162.

[2]朱丽萍,雷招宝.热可平注射液致过敏反应.药物不良反应杂志,2004,(2):133.

[3]高静,吕凤鸣.热可平过敏一例.江西医学院学报,2003,43(4):51.

[4]李英杰.热可平肌注引起过敏反应二例.重庆医药,1985,15(1):33.

风热清口服液

Fengreqing Koufuye

【药物组成】 山银花、熊胆粉、青黛、桔梗、瓜蒌皮、甘草。

【功能与主治】 清热解毒,宣肺透表,利咽化痰。用于外感风热所致的感冒,症见发热、微恶风寒、头痛、咳嗽、口渴、咽痛;急性上呼吸道感染见上述证候者。

【方解】 方中山银花清热解毒,芳香疏透,善清肺经热邪,为君药;熊胆粉、青黛入肝经,清肝泻肺,助君药清热解毒,共为臣药;桔梗宣肺化痰,瓜蒌皮清肺化痰,利气宽胸,共为佐药;甘草调和诸药,为使药。诸药相合,共奏清热解毒、宣肺透表、利咽化痰之效。

【临床应用】 **感冒** 外感风热,肺卫失和所致的发热,微恶风寒,头痛,咳嗽,口渴,咽痛,舌边尖红,舌苔薄白微黄,脉浮数;上呼吸道感染见上述证候者。

【药理毒理】 本品有解热、抗炎、抗病原微生物等作用。

1. 解热 本品对伤寒副伤寒甲、乙三联菌苗和角叉菜胶所致的家兔和大鼠发热有解热作用[1,2]。

2. 抗炎 本品能抑制角叉菜胶所引起的大鼠足肿胀,减轻二甲苯所致小鼠耳肿胀,对组胺或二甲苯引起的小鼠皮肤毛细血管通透性增高有抑制作用[1-3]。

3. 抗病原微生物 本品体外对金黄色葡萄球菌、甲型与乙型链球菌、肺炎球菌、大肠埃希菌、福氏痢疾杆菌、变形杆菌和铜绿假单胞菌均有抑制作用;对肺炎球菌和金黄色葡萄球菌所致小鼠致死性感染具有保护作用[2,3]。对流感病毒甲 1 型、甲 3 型、腺病毒 3 型和腺病毒 7 型有抑制或杀灭作用[2]。

4. 祛痰 本品能使小鼠呼吸道黏膜酚红排泌量增加[1,2]。

5. 对免疫功能的影响 本品可以对抗二硝基氯苯（DNCB）诱导的正常小鼠皮肤迟发型超敏反应（DCH）和环磷酰胺所致的小鼠免疫功能低下[2]，还可增强单核巨噬细胞系统的非特异性吞噬功能[3]。

6. 毒理 急性毒性试验，小鼠灌胃本品的 LD_{50} 为 422.16g/kg±28.69g/kg[3]。

【不良反应】 目前尚未检索到不良反应报道。

【禁忌】 尚不明确。

【注意事项】

1. 风寒感冒慎用。

2. 孕妇慎用。

3. 服药期间忌烟酒及辛辣、生冷、油腻食物。

【用法与用量】 口服。一次 10ml，一日 3～4 次，重症加量；儿童酌减，或遵医嘱。

【规格】 每支装 10ml

【参考文献】 [1]风热清口服液新药申报资料，1993.

[2]易明娟，谭亿民，谢子清，等.风热清口服液的药理研究.中国新药杂志，1998,7(4):300.

[3]吴锦.风热清口服液.中国新药杂志，1998,4(4):313.

桑姜感冒片
Sangjiang Ganmao Pian

【药物组成】 桑叶、连翘、菊花、苦杏仁、紫苏叶、干姜。

【功能与主治】 散风清热，宣肺止咳。用于外感风热、痰浊阻肺所致的感冒，症见发热头痛、咽喉肿痛、咳嗽痰白。

【方解】 方中桑叶疏散风热，清肺止咳，为君药。连翘、菊花疏散风热，清热解毒，杏仁宣肺止咳，三者共为臣药。紫苏发汗解表，行气宽中，干姜温肺化饮，二者共为佐药。全方配伍，共收散风清热、祛寒止咳之功。

【临床应用】 感冒 外感风热、痰浊阻肺所致发热恶寒，头痛，咽喉肿痛，咳嗽痰白，舌苔薄黄，脉浮数；上呼吸道感染见上述证候者[1]。

【药理毒理】 本品有抗炎、解热和提高免疫功能作用。

1. 抗炎 本品可抑制蛋清所致大鼠足跖肿胀，作用可维持 3 小时[2]。

2. 解热 本品可降低伤寒、副伤寒疫苗致发热家兔的体温[2]。

3. 提高免疫功能 本品可提高正常小鼠对血中胶体碳粒的清除速度，增强小鼠网状内皮细胞吞噬碳粒的活性[2]。

【不良反应】 目前尚未检索到不良反应报道。

【禁忌】 尚不明确。

【注意事项】

1. 孕妇慎用。

2. 服药期间忌食辛辣、油腻食物。

【用法与用量】 口服。一次 3～4 片（糖衣片）或 1～2 片（薄膜衣片），一日 3 次。

【规格】 （1）糖衣片（片芯重 0.25g） （2）薄膜衣片每片重 0.5g

【参考文献】 [1]樊志文.桑姜感冒片治疗感冒 312 例.中国民间疗法，2005,(6):26-27.

[2]陈海金，马露玲，张丽.桑姜感冒片解热抗炎作用研究.中国药物与临床，2003,3(5):416-417.

感冒止咳颗粒（糖浆、合剂）
Ganmao Zhike Keli(Tangjiang,Heji)

【药物组成】 柴胡、葛根、山银花、连翘、黄芩、青蒿、桔梗、苦杏仁、薄荷脑。

【功能与主治】 清热解表，止咳化痰。用于外感风热所致的感冒，症见发热恶风、头痛鼻塞、咽喉肿痛、咳嗽、周身不适。

【方解】 方中柴胡、葛根相配，有发汗解表、解肌退热之功，共为君药。山银花、连翘助君药疏散风热，并能清热解毒，黄芩清解郁热，青蒿清虚热，共为臣药。桔梗、苦杏仁宣降肺气以止咳平喘，薄荷脑芳香，祛风利咽，三药皆为佐药。诸药合用，共奏清热解表、止咳化痰之功。

【临床应用】

1. 感冒 外感风热而致发热，微恶风寒，头痛，口渴，咳嗽，咽干，鼻塞流涕，咽喉肿痛，舌红苔白或黄，脉浮数；上呼吸道感染见上述证候者。

2. 咳嗽 外感风热，肺失宣降而致咳嗽，发热恶风，微渴，舌边尖红，脉浮数；急性支气管炎见上述证候者。

【不良反应】 目前尚未检索到不良反应报道。

【禁忌】 尚不明确。

【注意事项】

1. 外感风寒者慎用。

2. 服药期间忌食辛辣、油腻食物。

【用法与用量】　颗粒剂:开水冲服。一次 1 袋,一日 3 次。糖浆剂:口服。一次 10ml,一日 3 次。合剂:口服。一次 10ml,一日 3 次。

【规格】　颗粒剂:(1)每袋装 10g　(2)每袋装 3g(无蔗糖)

合剂:每瓶装 100ml

苦甘颗粒
Kugan Keli

【药物组成】　金银花、薄荷、蝉蜕、黄芩、麻黄、苦杏仁、桔梗、浙贝母、甘草。

【功能与主治】　疏风清热,宣肺化痰,止咳平喘。用于风热感冒及风温肺热引起的恶风,发热,头痛,咽痛,咳嗽,咳痰,气喘。

【方解】　方中金银花甘寒,具清热解毒、清宣疏散之功,为君药;薄荷、蝉蜕疏散风热,清热利咽,黄芩清泄肺热,共助金银花清热之力,为臣药;麻黄、苦杏仁宣降肺气,止咳平喘,桔梗、浙贝母化痰止咳、利咽散结,共为佐药;甘草调和诸药,为使药。诸药合用,共奏疏风清热、宣肺化痰、止咳平喘之效。

【临床应用】

1. 感冒　外感风热之邪,侵袭肺卫所致恶风,发热,头痛,咽痛,咳嗽,舌边尖红,苔薄黄,脉浮数;上呼吸道感染、流行性感冒见上述证候者。

2. 风温肺热　外感风热,肺热壅盛所致的咳嗽,咯痰,发热,气喘;急性气管-支气管炎见上述证候者。

【不良反应】　文献报道,空腹服用本品致腹痛 1 例[1]。

【禁忌】　尚不明确。

【注意事项】

1. 风寒感冒者慎用。

2. 孕妇慎用。

3. 服药期间忌食辛辣、生冷、油腻食物。

4. 本品含麻黄,高血压、青光眼者慎用。

【用法与用量】　开水冲服。一次 8g,一日 3 次;小儿酌减或遵医嘱。

【规格】　每袋装 4g

【参考文献】　[1] 杜茂奎.空腹服用苦甘冲剂致急性腹痛 1 例.人民军医,2010,01;30.

芎菊上清丸(大蜜丸、颗粒)
Xiongju Shangqing Wan(Damiwan,Keli)

【药物组成】　菊花、川芎、连翘、薄荷、炒蔓荆子、黄芩、栀子、黄连、羌活、藁本、防风、白芷、荆芥穗、桔梗、甘草。

【功能与主治】　清热解表,散风止痛。用于外感风邪引起的恶风身热、偏正头痛、鼻流清涕、牙疼喉痛。

【方解】　方中菊花、川芎合用,清热解表,行气活血,祛风止痛,共为君药;连翘、薄荷、蔓荆子疏散风热,清利头目,祛风止痛,黄芩、栀子、黄连清热泄火,解毒止痛,辅助君药清热解表,祛风止痛,共为臣药;羌活、藁本、防风、白芷、荆芥穗祛风解表,通络止痛,共为佐药;桔梗载药上行,甘草调和药性,共为使药。全方共奏清热解表、散风止痛之功。

【临床应用】

1. 头痛　因感受风邪所致,症见头痛,头晕目眩,头目不清,恶风,苔薄黄,脉浮数;偏头痛见上述证候者[1]。

2. 伤风　因外感风邪所致,症见鼻塞流涕,喷嚏,发热恶风,头疼,头晕,口苦咽干,舌质红,苔薄黄,脉浮数;上呼吸道感染见上述证候者。

【不良反应】　目前尚未检索到不良反应报道。

【禁忌】　尚不明确。

【注意事项】

1. 肝火上攻、风阳上扰头痛慎用。

2. 服药期间忌食辛辣、油腻食物。

【用法与用量】　水丸:口服。一次 6g,一日 2 次。大蜜丸:口服。一次 9g,一日 2 次。颗粒剂:开水冲服,一次 1 袋,一日 3 次。

【规格】　水丸:每袋 6g

大蜜丸:每丸重 9g

颗粒剂:每袋装 10g

【参考文献】　[1] 牛俐,郑红梅,赵英.芎菊上清丸配合心理疏导治疗偏头痛 52 例.中医药临床杂志,2005,17(1):40.

凉解感冒合剂
Liangjie Ganmao Heji

【药物组成】　大青叶、牛蒡子、薄荷、紫荆皮、马勃、荆芥、桔梗。

【功能与主治】　辛凉解表,疏风清热。用于风热感冒引起的发热、恶风、头痛、鼻塞流涕、咳嗽、咽喉肿痛。

【方解】　方中大青叶苦寒,功擅清热解毒,为君药;牛蒡子、薄荷辛凉解表,疏散风热,为臣药;紫荆皮、马勃解毒利咽,荆芥祛风解表,共为佐药;桔梗化痰止咳,又载药上行,为使药。全方合用,共奏辛凉解表、疏风清热之功。

【临床应用】　感冒　由风热袭表,卫阳被郁所致,症见发热、恶风、头痛、鼻塞流涕、咳嗽、咽喉肿痛。

【药理毒理】 本品有解热、抗炎等作用。

1. 解热 本品可抑制大鼠发热,且作用时间持续 5 小时以上[1]。

2. 抗炎 本品可抑制角叉菜胶引起的大鼠足肿胀,降低冰醋酸致炎的小鼠毛细血管通透性[1]。

3. 镇痛 本品可提高小鼠热板痛阈值[1]。

【不良反应】 目前尚未检索到不良反应报道。

【禁忌】 尚不明确。

【注意事项】 服药期间忌食辛辣、油腻食物。

【用法与用量】 口服。一次 10ml,一日 2 次。

【规格】 每支装 10ml

【参考文献】 [1]金捷,王万青,周茂勋,等.凉解感冒液解热镇痛及抗炎的实验研究.浙江中医杂志,1995,06:276-277.

连花清瘟胶囊(颗粒、片)
Lianhua Qingwen Jiaonang(Keli,Pian)

【药物组成】 连翘、金银花、炙麻黄、炒苦杏仁、石膏、板蓝根、绵马贯众、鱼腥草、薄荷脑、广藿香、大黄、红景天、甘草。

【功能与主治】 清瘟解毒,宣肺泄热。用于流行性感冒热毒袭肺证,症见发热、恶寒、肌肉酸痛、鼻塞流涕,咳嗽,头痛,咽干咽痛,舌偏红,苔黄或黄腻。

【方解】 方中银花、连翘清热解毒,为君药;炙麻黄宣肺散寒,杏仁降气止咳,石膏清解肺热,合为臣药;板蓝根、绵马贯众、鱼腥草清热解毒,薄荷疏散风热,广藿香和中祛湿,大黄通里泄热,红景天清肺止咳,共为佐药;甘草益气和中,调和诸药,为使药;全方合用,共奏清瘟解毒、宣肺泄热之功。

【临床应用】

1. 时行感冒 瘟热毒邪引起,症见发热甚或高热,恶寒,肌肉酸痛,咳嗽,头痛,舌偏红,苔黄或黄腻;流行性感冒见上述证候者[1]。

2. 喉痹 感受风热毒邪引起,症见咽干,咽痛,咳嗽,或有发热,舌偏红,苔黄或黄腻;急性咽炎见上述证候者[2]。

【药理毒理】 本品有抗菌、抗病毒、解热、抗炎作用。

1. 抗菌 本品对金黄色葡萄球菌的体外最小杀菌浓度(MBC)为 20g/L[3],体外对耐甲氧西林金黄色葡萄球菌(MRSA)生物膜有破坏作用[4]。

2. 抗病毒 本品可增强流感病毒感染小鼠的免疫功能,增加其肺组织中干扰素-γ(γ-IFN)含量,增加 T 淋巴细胞群中 CD$_4$$^+$ 含量和 CD$_4$$^+$/CD$_8$$^+$ 比值[5]。本品在体外对人甲型流感病毒具有预防病毒吸附、吸附后病毒增殖和直接杀伤作用,在 0.031g/ml 时可完全抑制病毒活性[6]。

3. 解热 本品可降低大肠埃希菌内毒素致发热家兔的体温[7]。

4. 抗炎 本品可减轻急性放射性肺损伤大鼠的肺组织炎症反应,减少肺组织和血清中单核细胞趋化蛋白 1(MCP-1)表达和巨噬细胞的聚集,从而使 IL-6、TNF-α 水平降低[8]。本品对 LPS 致急性肺损伤小鼠能减轻小鼠肺组织炎性病变,减少外周血 T 细胞中 TNF-α、IL-1β、IL-8、IL-6 阳性细胞表达,升高肺组织中 Cx43、闭锁蛋白和 ZO-1 的表达,降低肺组织中 NF-κB、IκBα、IKKβ 蛋白表达,从而通过调节多种炎症因子和信号炎症相关通路而抑制肺损伤[9-11]。

5. 其他 本品可抑制体外培养乳腺癌 MCF-7 细胞增殖,引起细胞染色质异常和核固缩[12]。

【不良反应】 文献报道,连花清瘟胶囊致过敏性皮疹 1 例;致腹胀、腹泻 1 例,停药后,自行缓解[13-15]。

【禁忌】 运动员禁用。

【注意事项】

1. 风寒感冒者慎用。

2. 服药期间忌食辛辣、油腻食物。

【用法与用量】 胶囊剂:口服,一次 4 粒,一日 3 次。颗粒剂:口服。一次 1 袋,一日 3 次。片剂:口服,一次 4 片,一日 3 次。

【规格】 胶囊剂:每粒装 0.35g

颗粒剂:每袋装 6g

片剂:每片重 0.35g

【参考文献】 [1]杨立波,季振慧,高学东,等.连花清瘟胶囊治疗流行性感冒Ⅱ期临床研究.中药新药与临床药理,2005,16(4):290.

[2]肖志刚.连花清瘟胶囊治疗急性咽炎 30 例.中国现代医生,2007,45(12):72.

[3]雷洪涛,刘敏彦,欧阳竞锋,等.连花清瘟胶囊抗金黄色葡萄球菌生物膜研究.中国实验方剂学杂志,2013,19(22):161-164.

[4]王艺竹,王宏涛,韩雪,等.连花清瘟胶囊水提物对耐甲氧西林金黄色葡萄球菌细菌生物膜的影响.中华医院感染学杂志,2015,25(4):727-729,790.

[5]郭海,张庆宏,杨进,等.连花清瘟胶囊对流感病毒感染小鼠免疫功能的影响.南京中医药大学学报,2007,23(2):106-108.

[6]莫红缨,柯昌文,郑劲平,等.连花清瘟胶囊体外抗甲型流感病毒的实验研究.中药新药与临床药理,2007,18(1):5-9.

[7]张庆宏,杨进,龚婕宁,等.连花清瘟胶囊对内毒素致热家

兔体温的影响.辽宁中医药大学学报,2007,9(1):44-45.

[8]雷章,卢宏达,董克臣,等.连花清瘟胶囊抑制急性放射性肺损伤大鼠 MCP-1 的表达与效应.医药导报,2014,33(7):845-849.

[9]崔雯雯,金鑫,王宏涛,等.连花清瘟胶囊对脂多糖致急性肺损伤小鼠 IKK/IκB/NF-κB 信号通路的影响.中成药.2015,37(5):953-958.

[10]张彦芬,唐思文,王海荣,等.连花清瘟胶囊对急性肺损伤小鼠炎症因子的影响.食品与药品,2015,17(2):96-99.

[11]崔雯雯,金鑫,王宏涛,等.连花清瘟胶囊对脂多糖致急性肺损伤小鼠炎症因子和连接蛋白表达的影响.中国药理学与毒理学杂志,2015,29(2):213-219.

[12]文翔昊,李冲,郭露,等.连花清瘟胶囊对乳腺癌MCF-7细胞增殖抑制与诱导凋亡作用的观察.海峡药学,2014,26(12):235-238.

[13]王以炳,张天民,杨玉梅,等.连花清瘟胶囊治疗病毒性感冒的有效性与安全性观察.临床肺科杂志,2008,13(9):1118-1119.

[14]孙俊旭.莲花清瘟胶囊致过敏性皮疹 1 例.中国医药指南,2011,9(36):414-415.

[15]白玉,谭红.连花清瘟胶囊致胃肠道不良反应 1 例.中国执业药师,2014,01:47-48.

风　油　精

Fengyoujing

【药物组成】　薄荷脑、水杨酸甲酯、樟脑、桉油、丁香酚。

【功能与主治】　消炎、镇痛、清凉、止痒、驱风。用于伤风感冒引起的头痛、头晕以及由关节痛、牙痛、腹部胀痛和蚊虫叮咬、晕车等引起的不适。

【方解】　方中薄荷脑芳香调味,凉散风热,祛风利咽。水杨酸甲酯消炎、镇痛,解除肌肉、关节疼痛及神经痛。樟脑温散止痛。桉油透邪疏风,清热解暑。丁香酚具有很强的杀菌力,镇痛、消炎,且兼有局部防腐作用。诸药合用,共奏消炎、镇痛、清凉、止痒、驱风之效。

【临床应用】　伤风头痛、蚊虫叮咬、牙痛、水火烫伤、高热,亦有治疗寻常疣、甲沟炎的报道[1-4]。

【药理毒理】　本品具有抗菌、抗炎、镇痛等作用。

1. 抗菌　本品以 1:20 稀释时对金黄色葡萄球菌、白色葡萄球菌、丙型链球菌、大肠埃希菌、乙型副伤寒杆菌、伤寒杆菌、奇异变形杆菌、福氏志贺菌等 8 种细菌均有体外抑菌作用,在 1:40 稀释时对前 3 种细菌仍有抑制作用[5]。

2. 抗炎　本品外用可减轻二甲苯所致小鼠耳肿胀度和组胺所致小鼠皮内炎性渗出[6]。

3. 镇痛　本品可降低热刺激小鼠的痛阈值,延缓乙酸所致的小鼠扭体反应出现时间[6]。

4. 其他　本品外用可缩短小鼠断尾出血时间[6]。

【不良反应】　有轻度的皮肤刺激反应,触及眼睛易引起不适。

【禁忌】　皮肤有烫伤、损伤及溃疡者禁用。

【注意事项】

1. 孕妇和三岁以下儿童慎用。

2. 涂药时注意不要将药误入眼内。

3. 外搽后皮肤出现皮疹瘙痒者应停用。

【用法与用量】　外用,涂擦于患处。口服,一次 4～6 滴,小儿酌减或遵医嘱。

【规格】　每瓶装 (1)3ml　(2)6ml　(3)9ml

【参考文献】　[1]资晓飞,杨夏玲,曹正柳,等.风油精穴位按摩用于缓解头痛106例疗效观察.实用临床医学,2010,11(12):7,9.

[2]金旭园.风油精在早期甲沟炎中的应用.社区医学杂志,2013,11(7):40-41.

[3]王小燕.风油精治疗寻常疣临床观察.医学美学美容,2014,(7):140.

[4]陈洁.风油精特效治愈寻常疣 3 例.基层医学论坛,2011,15(34):1118.

[5]屈野,董小青,吴玉秀,等.风油精对八种细菌的抑菌作用观察.中国卫生检验杂志,2003,13(1):97.

[6]邹亚群,李东,李锐.风油精的药效学研究.中国药业,2003,12(8):25-26.

柴银口服液

Chaiyin Koufuye

【药物组成】　柴胡、金银花、连翘、葛根、荆芥、薄荷、青蒿、黄芩、苦杏仁、鱼腥草、桔梗。

【功能与主治】　清热解毒,利咽止咳。用于上呼吸道感染外感风热证,用于发热恶风,头痛、咽痛,汗出,鼻塞流涕,咳嗽,舌边尖红,苔薄黄。

【方解】　方中金银花、连翘清热解毒,共为君药。柴胡解表退热,葛根解肌透邪,薄荷清利头目,青蒿清透热邪,四者助君药加强疏散风热之力,为臣药。黄芩善清上焦热,鱼腥草清热解毒,二者助君药清热,桔梗、杏仁宣降肺气以止咳,共为佐药。桔梗并能引药上行,兼为使药。诸药合用,共奏清热解毒、利咽止咳之功。

【临床应用】　感冒　因外感风热所致发热恶风,头痛,咽痛,汗出,鼻塞流涕,咳嗽,舌边尖红,苔薄黄。上呼吸道感染见上述证候者[1]。

此外,本品还有外用治疗手足口病及佐治小儿疱疹性咽峡炎的报道[2,3]。

【药理毒理】 **解热** 本品对内毒素诱导的大鼠发热有解热作用[4]。

【不良反应】 偶有腹泻。

【禁忌】 尚不明确。

【注意事项】 脾胃虚寒者宜温服。

【用法与用量】 口服。一次 20ml ,一日 3 次,连服 3 天。

【规格】 每瓶装 20ml

【参考文献】 [1]王吉凤,张伟丹.柴银口服液治疗反复上呼吸道感染临床疗效观察.实用临床医药杂志,2011,15(11):111-112.

[2]陈普拉,莫小敏.对柴银口服液外用治疗手足口病效果的探讨.中国医药指南,2012,14(10):267-268.

[3]林幼珍,郑屏生.柴银口服液佐治小儿疱疹性咽峡炎的疗效观察.中国妇幼健康研究,2010,21(01):93-94.

[4]江启煜,黄文恒.柴银口服液对大鼠内毒素诱导发热模型的影响.贵阳中医学院学报,2010,32(3):71-73.

克感利咽口服液

Kegan Liyan Koufuye

【药物组成】 金银花、黄芩、荆芥、栀子(炒)、连翘、玄参、僵蚕(姜制)、地黄、射干、桔梗、薄荷、蝉蜕、防风、甘草。

【功能与主治】 疏风清热,解毒利咽。用于风热外袭,邪热内扰所致发热、微恶风、头痛、咽痛、鼻塞流涕、咳嗽痰黏、口渴、溲黄;感冒见上述证候者。

【方解】 方中金银花清热解毒,轻宣透表;黄芩清肺泻火,二者配伍以透表清里,共为君药。荆芥、僵蚕助金银花疏散风热;连翘助金银花清热解毒,栀子助黄芩清热泻火;玄参、生地黄解毒利咽,滋阴降火,共为臣药。射干清热利咽,薄荷清利头目,防风、蝉蜕加强疏散风热之力;桔梗、甘草宣利肺气以止咳,共为佐药。甘草调和诸药,为使药。

【临床应用】 **感冒** 外感风热所致,症见鼻塞,流涕,发热,恶寒,口渴,咽痛,头痛,全身酸痛,咳嗽,舌红,苔薄白或薄黄,脉浮;上呼吸道感染见上述证候者[1-3]。

【药理毒理】 本品具有抗病毒等作用。

1. 抗病毒 本品可减轻感染鸡传染性支气管炎病毒 GX1-98 的感染小鼠支气管和肺组织的炎症病变;体外试验,本品对非 SARS 冠状病毒 ZHZ 株有抗病毒作用,其半数毒性浓度为 32g/L[4]。本品可降低 H9N2 亚型禽流感病毒所致肺炎小鼠的肺脏指数和小鼠死亡数,延长存活时间[5]。

2. 其他 本品能降低没食子酸丙酯半醌自由基波谱的振幅[6]。

【不良反应】 目前尚未检索到不良反应报道。

【禁忌】 尚不明确。

【注意事项】

1. 忌烟、酒及辛辣、生冷、油腻食物。

2. 高血压、心脏病、肝病、肾病、糖尿病等慢性病严重者慎用。

3. 小儿、孕妇、年老体弱者慎用。

4. 过敏体质者慎用。

【用法与用量】 口服。每次 20ml,一日 3 次。

【规格】 每支装 10ml

【参考文献】 [1]梁晟楠,李映章.克感利咽口服液治疗406 例感冒的临床观察.保健医学研究与实践,2009,6(4):87.

[2]李辉,林举择,黄伟平,等.克感利咽口服液治疗流行性感冒(风热犯肺证)60 例临床观察.新中医,2014,46(7):127-129.

[3]吴浩,朱颉.克感利咽口服液治疗急性上呼吸道感染 120 例疗效观察.新中医,2015,47(3):54-55.

[4]林吉,叶其馨,杨子峰,等.克感利咽口服液抗冠状病毒的实验研究.中药新药与临床药理,2007,18(5):349-353.

[5]李耿,申小花,陈建新,等.克感利咽口服液在小鼠体内抗 H9N2 亚型禽流感病毒的作用.中药新药与临床药理,2010,21(5):496-498.

[6]陈淑珍,杨英杰,顾丽贞,等.用 ESR 方法研究克感利咽口服液的抗氧化作用.中国中医药科学,2002,9(6):329-331.

清宣止咳颗粒

Qingxuanzhike Keli

【药物组成】 桑叶、薄荷、苦杏仁、桔梗、白芍、紫菀、枳壳、陈皮、甘草。

【功能与主治】 疏风清热,宣肺止咳。用于小儿外感风热咳嗽,症见咳嗽,咯痰,发热或鼻塞,流涕,微恶风寒,咽红或痛,苔薄黄。

【方解】 桑叶、薄荷辛凉解表,疏散风热,宣肺止咳,共为君药。苦杏仁、紫菀苦降肺气、消痰止咳,桔梗宣肺祛痰,共为臣药。白芍缓中止痛,敛阴收汗;枳壳理气,使气行则痰化;陈皮燥湿健脾化痰,共为佐药。甘草调和诸药,为使药。诸药合用共奏疏风清热、宣肺止咳之功。

【临床应用】 **咳嗽** 外感风热袭肺所致,症见咳嗽,发热或鼻塞,咯痰,咽喉肿痛,舌红苔薄黄,脉浮数;小儿急性上呼吸道感染、小儿支气管肺炎见上述证候者[1-2]。

【不良反应】 常见不良反应为轻度便秘,停药后自行消失。

【禁忌】　糖尿病患儿禁用。

【注意事项】

1. 忌食辛辣、生冷、油腻食物。

2. 婴儿应在医师指导下服用。

3. 脾虚易腹泻者慎服。

4. 过敏体质者慎用。

【用法与用量】　开水冲服，1～3 岁：每次 1/2 包；4～6 岁：3/4 包；7～14 岁：每次 1 包；一日 3 次。

【规格】　每袋装 10g

【参考文献】　[1]方淑颖. 清宣止咳颗粒辅助治疗小儿支气管肺炎疗效观察. 医学信息，2014，(6)：488-489.

[2]纪秀照，郑晓云，别慧玲. 清宣止咳颗粒佐治小儿支气管肺炎疗效观察. 中国实用医药，2011，6(16)：138.

三金感冒片

Sanjin Ganmao Pian

【药物组成】　三叉苦、玉叶金花、金盏银盘、大头陈、金沙藤、倒扣草、薄荷油、地胆头。

【功能与主治】　清热解毒。用于风热感冒，症见发热、咽痛、口干。

【方解】　方中三叉苦清热解毒、消肿止痛，以治其热。玉叶金花甘、淡、凉，清热解暑，凉血解毒。金盏银盘甘、淡、平，清热解毒。大头陈辛、微苦，微温，疏风解表，化湿消滞。金沙藤性味甘寒，清热解毒、利尿通淋。倒扣草清热利咽。薄荷油芳香轻扬，散风利咽，清热止痛为佐药。地胆头苦辛，寒，清热解毒、消肿利尿。诸药合用共奏清热解毒之功。

【临床应用】　感冒　外感风热所致，症见发热，微恶风寒，咽喉肿痛，咳嗽，痰白或黄，口干微渴，舌红苔白或黄，脉浮数；急性上呼吸道感染见上述证候者。

【不良反应】　目前尚未检索到不良反应报道。

【禁忌】　尚不明确。

【注意事项】

1. 忌烟、酒及辛辣、生冷、油腻食物。

2. 高血压、心脏病、肝病、糖尿病、肾病等慢性病严重者应在医师指导下服用。

3. 小儿、年老体弱者、孕妇慎用。

4. 脾胃虚寒者慎用。

5. 过敏体质者慎用。

【用法与用量】　口服，一次 6 片，一日 3 次

【规格】　(1)片芯中 0.20g(糖衣片)　(2)每片重 0.21g(薄膜衣片)

速感宁胶囊

Suganning Jiaonang

【药物组成】　金银花、对乙酰氨基酚、大青叶、马来酸氯苯那敏、山豆根、维生素 C。

【功能与主治】　清热解毒，消炎止痛。适用于风热感冒，流行性感冒及上呼吸道感染引起的头痛身痛，鼻塞流涕，咳嗽痰黄，咽喉肿痛，齿龈肿痛等病症。

【方解】　金银花性味甘寒，清热解毒，芳香透邪，凉散风热。大青叶清热解毒，直折里热，清热凉血作用较强。山豆根入肺、胃经，泻热解毒，消肿止痛。马来酸氯苯那敏、对乙酰氨基酚有镇静、抗过敏和解热镇痛作用，能较快缓解感冒症状。维生素 C 可以增加对感染的抵抗力。诸药共奏清热解毒、消炎止痛之功。

【临床应用】

1. 感冒　外感风热所致，症见发热，微恶风寒，咽喉肿痛，咳嗽，痰白或黄，口干微渴，舌红苔白或黄，脉浮数；急性上呼吸道感染见上述证候者。

2. 时行感冒　外感时邪所致，症见高热恶寒，头身疼痛，口干口渴，舌红苔薄黄，脉浮数；流行性感冒见上述证候者。

【药理毒理】　本品具有抗病毒、抗菌、增强免疫功能、解热、抗炎作用。

1. 抗病毒　本品对流感病毒感染致肺炎小鼠可降低其肺指数；本品 3.75mg/kg 对感染流感 FM1、柯萨奇病毒和腺病毒 3 型的 Hep-2 细胞或人羊膜细胞(FL)具有保护作用[1]。

2. 抗菌　本品能提高肺炎球菌感染小鼠的存活率，体外有抗金黄色葡萄球菌、肺炎球菌、甲型溶血性链球菌、乙型溶血性链球菌和流感杆菌作用，MIC 为 15～240mg/ml[1]。

3. 增强免疫功能　本品可增加小鼠单核巨噬细胞对碳粒吞噬能力，提高其吞噬指数 K 和 a，促进绵羊红细胞诱导的小鼠抗体生成[1]。

4. 解热　本品对酵母致大鼠发热模型有解热作用[1]。

5. 抗炎　本品可抑制角叉菜胶致大鼠足肿胀[1]。

【不良反应】　可有困倦、嗜睡、口渴、虚弱感；偶见皮疹、荨麻疹、药热及粒细胞减少；长期大量用药会导致肝肾功能异常。

【禁忌】　严重肝肾功能不全者禁用。

【注意事项】

1. 忌烟、酒及辛辣、生冷、油腻食物。

2. 本品所含山豆根有毒,孕妇慎用。

3. 本品含对乙酰氨基酚、马来酸氯苯那敏。服用期间不宜饮酒或含酒精饮料;不宜同时服用与本品成分相似的其他抗感冒药;肝肾功能不全者慎用;膀胱颈梗阻、甲状腺功能亢进、青光眼、高血压和前列腺肥大者慎用;哺乳期妇女慎用;服药期间不宜驾驶机、车、船、从事高空作业、机械作业及操作精密仪器。

4. 心脏病、糖尿病等慢性病严重者慎用。

5. 儿童、年老体弱者应慎用。

【用法与用量】 口服,一次3粒,一日3次。

【规格】 每粒装0.3g

【参考文献】 [1]孙英莲,师海波,苗艳波,等. 速感宁胶囊治疗感冒的药效学研究. 中药药理与临床,2004,20(5):32-34.

夏桑菊颗粒(口服液)

Xiasangju Keli(Koufuye)

【药物组成】 夏枯草、野菊花、桑叶、甘露醇、阿司帕坦。

【功能与主治】 清肝明目,疏风散热,除湿痹,解疮毒。用于风热感冒,目赤头痛,高血压,头晕耳鸣,咽喉肿痛,疔疮肿毒。

【方解】 方中夏枯草清肝泻火,散结解郁。桑叶辛凉解表,疏散风热,清肺润燥。野菊花苦辛微寒,清热解毒。甘露醇及阿司帕坦为辅料。诸药共奏清肝明目、疏风散热之功。

【临床应用】 **感冒** 外感风热所致,症见发热,微恶风寒,咽喉肿痛,目赤,头痛,口干微渴,舌红苔白或黄,脉浮数;上呼吸道感染见上述证候者。

可防治中老年高血压。

【不良反应】 目前尚未检索到不良反应报道。

【禁忌】 尚不明确。

【注意事项】

1. 忌烟、酒及辛辣、生冷、油腻食物。

2. 高血压、心脏病、肝病、糖尿病、肾病等慢性病严重者慎用。

3. 小儿、年老体弱者、孕妇慎用。

4. 脾胃虚寒者慎用。

5. 过敏体质者慎用。

【用法与用量】 颗粒剂:口服,一次3～6g,一日3次。口服液:口服,一次10～20ml,一日3次。

【规格】 颗粒剂:每袋装3g

口服液:每瓶装10ml

银菊感冒片

Yinju Ganmao Pian

【药物组成】 金盏银盘、三叉苦、菊花、桑叶、野菊花、五指柑、翠云草、山芝麻、岗梅、薄荷油。

【功能与主治】 辛凉解表,清热解毒。伤风感冒引起的发热,恶寒,头痛,咳嗽,咽喉疼痛疏风解表,清热解毒。用于外感风热,发热、头痛、咳嗽音哑、咽喉肿痛,舌红苔黄,脉浮数。

【方解】 方中金盏银盘、菊花辛凉解表、清热解毒,为君药。桑叶、山芝麻疏散风热,为臣药。助金盏银盘、菊花解表清热。三叉苦、野菊花、翠云草、岗梅、五指柑为佐药,奏清热解毒行气之功。薄荷油为使,助君药解表,调和诸药。诸药共奏辛凉解表、清热解毒之功。

【临床应用】

1. 风热感冒症见发热、恶寒、头痛、咳嗽、咽喉疼痛等。

2. 急性咽喉炎、扁桃体炎发作时症见发热、咽喉红肿、疼痛、声音嘶哑、吞咽困难等。

【不良反应】 目前尚未检索到不良反应报道。

【禁忌】 尚不明确。

【注意事项】

1. 忌烟、酒及辛辣、生冷、油腻食物。

2. 高血压、心脏病、肝病、糖尿病、肾病等慢性病严重者应在医师指导下服用。

3. 小儿、年老体弱者、孕妇慎用。

4. 脾胃虚寒者慎用。

5. 过敏体质者慎用。

【用法与用量】 片剂:口服,每次4～6片,每日3～4次。

银 翘 散

Yinqiao San

【药物组成】 金银花、连翘、桔梗、薄荷、淡豆豉、淡竹叶、牛蒡子、荆芥、芦根、甘草。

【功能与主治】 辛凉解表,清热解毒。用于外感风热,发热头痛,口干咳嗽,咽喉疼痛,小便短赤;舌红,苔薄白或薄黄,脉浮数。

【方解】 方中金银花、连翘清热解毒,疏散风热,芳香辟秽,为君药。薄荷、牛蒡子疏散风热,清利头目,解毒利咽;荆芥穗、淡豆豉解表散邪,四者俱为臣药。芦根、竹叶清热生津;桔梗开宣肺气而止咳利咽,同为佐药。甘草调和药性,护胃安中,又合桔梗利咽止咳,为佐使药。诸药共奏辛凉解表、清热解毒之功。

【临床应用】　急性上呼吸道感染,流行性感冒、流行性腮腺炎、咽炎、扁桃体炎、手足口病[1,2],属中医风热表证者。

【不良反应】　目前尚未检索到不良反应报道。

【禁忌】　尚不明确。

【注意事项】

1. 忌烟、酒及辛辣、生冷、油腻食物。

2. 高血压、心脏病、肝病、糖尿病、肾病等慢性病严重者慎用。

3. 小儿、年老体弱者、孕妇慎用。

4. 脾胃虚寒者慎用。

5. 过敏体质者慎用。

【用法与用量】　颗粒剂:温开水吞服或开水泡服,一次1包,每日2～3次。

【规格】　每袋6g

【参考文献】　[1]邓辉权.消疠贴配合银翘散治疗流行性腮腺炎147例.中医外治杂志,2005,14(1):49.

[2]刘昕.银翘散治疗儿童手足口病100例.中国医药指南,2011,9(35):426-427.

复方芩兰口服液
Fufang Qinlan Koufuye

【药物组成】　金银花、黄芩、连翘、板蓝根。辅料为蔗糖。

【功能与主治】　辛凉解表,清热解毒。用于外感风热引起的发热,咳嗽,咽痛。

【方解】　方中金银花、黄芩为君药,有辛凉解表、清热解毒之功。连翘、板蓝根为臣药,加强君药辛凉解表、清热解毒的作用。诸药共奏辛凉解表、清热解毒之功。

【临床应用】　感冒　外感风热所致的发热、咳嗽、咽痛;急性上呼吸道感染、流行性感冒、急性咽喉炎、扁桃体炎等见上述证候者[1,2]。

【不良反应】　目前尚未检索到不良反应报道。

【禁忌】　尚不明确。

【注意事项】

1. 忌烟、酒及辛辣、生冷、油腻食物。

2. 高血压、心脏病、肝病、糖尿病、肾病等慢性病严重者慎用。

3. 过敏体质者慎用。

【用法与用量】　口服。一次1～2支,一日3次。

【规格】　每支10ml

【参考文献】　[1]聂立功.复方芩兰口服液治疗急性上呼吸道感染的疗效观察.临床荟萃,2010,25(6):523-524.

[2]李继红,冯兴中.复方芩兰口服液治疗外感发热120例.中国医药.2010,5(3):229-230.

牛黄清感胶囊
Niuhuang Qinggan Jiaonang

【药物组成】　黄芩、金银花、连翘、人工牛黄、珍珠母。

【功能与主治】　疏风解表,清热解毒。用于外感风热、内郁化火所致的发热、咽喉肿痛、咳嗽等;舌红苔黄,脉弦滑。

【方解】　方中黄芩泻肺火及上焦实热,金银花、连翘此二味芳香清解,辛凉透表清热为君药;牛黄、珍珠母可有清热解毒、去腐生肌之功效,为臣药。此方用于外感风热、内郁化火之证。

【临床应用】　外感风热所致的发热、咳嗽、咽痛等。感冒、流行性感冒、咽喉炎、扁桃体炎见上述证候者。

【药理毒理】　抗病毒　本品在体外具有预防和抑制呼吸道合胞病毒和甲型 H3N2 流感病毒感染作用[1,2]。

【不良反应】　尚未检索到不良反应报道。

【禁忌】　孕妇禁用。

【注意事项】

1. 忌烟、酒及辛辣、生冷、油腻食物。

2. 脾胃虚寒者慎用。

3. 高血压、心脏病、肝病、肾病、糖尿病等慢性病严重者慎服用。

4. 儿童、年老体弱者慎用。

5. 过敏体质者慎用。

【用法与用量】　口服。一次2～4粒,一日3次。

【规格】　每粒0.3g

【参考文献】　[1]周有财,常洋,王玉莹.牛黄清感胶囊对呼吸道合胞病毒体外预防作用的实验研究.中国家庭医药指南,2014,12(29):68-69.

[2]常洋,周有财,段书敏,等.牛黄清感胶囊对甲型 H3N2 流感病毒抑制和预防作用的实验研究.中国医药科学,2013,3(16):27-29,60.

抗病毒颗粒(片、胶囊)
Kangbingdu Keli(Pian,Jiaonang)

【药物组成】　板蓝根、连翘、石膏、知母、广藿香、芦根、地黄、石菖蒲、郁金。

【功能与主治】 清热祛湿,凉血解毒。用于感冒风热,温病发热,肺胃热盛证,症见发热头痛,咳嗽,咽干,咽喉肿痛,尿赤;上呼吸道感染及流行性感冒,腮腺炎见上述证候者。

【方解】 板蓝根清热解毒、凉血消肿、利咽散结,连翘苦凉,清热解毒以祛邪,共为君药。生石膏、知母甘寒清润,清泻肺胃之热,能增强君药清热之力为臣药。广藿香芳香辛散、解表祛湿,芦根清热解暑、生津止渴,生地黄清热凉血生津,石菖蒲芳香走窜、化湿祛痰,郁金行气凉血利咽,共为佐药。诸药相合,共奏清热祛湿、凉血解毒之效。

【临床应用】 用于风热感冒、瘟病发热及上呼吸道感染、流行性感冒、肝炎、腮腺炎等病毒性感染疾患[1-7]。

【药理毒理】 本品有抗病毒、抗炎、增强免疫功能的作用。

1. 抗病毒 本品可延长甲型 H1N1 流感病毒株 FM1 和 PR8 感染小鼠的生存期[8]。

2. 抗炎 本品可抑制二甲苯所致小鼠耳肿胀度和冰醋酸所致小鼠腹腔毛细血管通透性[9]。

3. 调节免疫功能 本品可促进 SRBC 诱导的小鼠 IgM 生成,可抑制 LPS 诱导的 B 淋巴细胞增殖和 ConA 诱导的 T 淋巴细胞增殖[9];本品可提高 A 型流感病毒感染小鼠的体重、脾脏指数和胸腺指数,增加肺组织中 IL-2 蛋白表达而减少 TNF-β 蛋白表达[10]。

【不良反应】 偶发轻度恶心、腹泻。

【禁忌】 孕妇禁用。

【注意事项】

1. 忌烟、酒及辛辣、生冷、油腻食物。

2. 高血压、心脏病、肝病、肾病等慢性病严重者慎用。

3. 儿童、年老体弱者慎用。

4. 过敏体质者慎用。

【用法与用量】 颗粒剂:开水冲服。一次 1 袋,一日 3 次。片剂:口服,一次 4 片,一日 3 次。胶囊:口服,成人一次 4～6 粒,三至七岁一次 2 粒,二岁以下一次 1 粒,一日 3 次。

【规格】 颗粒剂:每袋装(1)9g (2)4g(无蔗糖)

片剂:素片每片重 0.55g

胶囊:每粒装 0.3g

【参考文献】 [1]肖四飞,刘晓香,黄蓓,等.抗病毒颗粒治疗呼吸道合胞病毒肺炎 30 例临床观察.中国中医药科技,2010,17(3):255-256.

[2]李红毅,廖列辉,禤国维,等.抗病毒胶囊配合黄芪颗粒预防生殖器疱疹复发的临床观察.新中医,2008,40(7):16-17.

[3]马孝政.抗病毒胶囊佐助利巴韦林治疗小儿流行性腮腺炎的效果观察.中外医学研究,2014,(3):35.

[4]张竺泉,金继斌,谢敬东.利巴韦林联合抗病毒胶囊治疗小儿流行性腮腺炎 66 例临床效果观察.中外健康文摘,2014,(12):125-126.

[5]金永芬.抗病毒胶囊佐助利巴韦林治疗小儿流行性腮腺炎 100 例.中国中医急症,2012,21(6):967.

[6]单勇.抗病毒胶囊治疗慢性乙型肝炎的远期疗效观察.中国医学创新,2009,6(8):30-31.

[7]赵建平,白丽,赵怡蕊,等.抗病毒胶囊联用抗生素治疗上呼吸道感染临床观察.山西中医,2009,25(12):23-24.

[8]郭姗姗,高英杰,马雪萍,等.一叶抗流感胶囊抑制甲型 H1N1 流感病毒感染的体内外研究.中国实验方剂学杂志,2014,20(18):123-127.

[9]刘循,刘燕,姚华,等.复方一枝蒿颗粒对小鼠抗炎和免疫功能的影响.中国实验方剂学杂志,2012,18(13):185-189.

[10]李玲,卢芳国,熊兴耀,等.麻杏石甘汤对 A 型流感病毒感染小鼠的免疫保护作用.中医药学报,2010,38(2):25-28.

宣肺止嗽合剂
Xuanfei Zhisou Heji

【药物组成】 荆芥、前胡、桔梗、百部(蜜炙)、紫菀(蜜炙)、陈皮、鱼腥草、薄荷、罂粟壳(蜜炙)、炙甘草。

【功能与主治】 疏风宣肺,止咳化痰。用于咳嗽属风邪犯肺证,症见咳嗽、咽痒、鼻塞流涕、恶寒发热、咯痰等。

【方解】 方中紫菀、百部止咳化痰,为君药。桔梗善于开宣肺气,前胡长于降气化痰,二药配伍以复肺气之宣降,增强君药止咳化痰之力,为臣药。荆芥辛温解表,疏风散邪,陈皮理气化痰,薄荷发散风热、利咽,鱼腥草清热解毒、清泻肺热,罂粟壳敛肺止咳,均为佐药。甘草调和诸药,合桔梗又有利咽止咳之功,是为佐使。本方升降有度、温而不燥、润而不腻,共奏疏风宣肺、止咳化痰之功。

【临床应用】 咳嗽 由风邪犯肺,肺气失宣,肺气上逆所致,症见咳嗽、咳痰、发热恶寒、咽痒、鼻塞、流涕、舌淡红、苔薄白、脉浮;细菌性肺炎见上述证候者[1]。

此外,尚有治疗儿童呼吸道感染的报道[2-3]。

【不良反应】 目前尚未检索到不良反应报道。

【禁忌】 运动员禁用。

【注意事项】

1. 服药期间禁食辛辣、油腻食物。

2. 不宜在服药期间同时服用滋补性中药。

3. 对本品过敏者禁用,过敏体质慎用。

【用法与用量】　口服,一次 20ml,一日 3 次。

【规格】　(1)每支装 20ml　(2)每瓶装 100ml

【参考文献】　[1]史广超,刑亚恒,李景钊.宣肺止咳合剂治疗细菌性肺炎的疗效观察.中国实用医药,2012,7(26):166-167.

[2]张周英,陈亚芬,梁林源,等.宣肺止咳合剂治疗呼吸道感染的疗效观察及安全性研究.药物与临床,2013,3(7):96-97.

[3]李国华.宣肺止咳合剂治疗儿童呼吸道感染的疗效分析.中医中药,2011,4(6c):72.

(三) 解表胜湿

柴连口服液

Chailian Koufuye

【药物组成】　麻黄、广藿香、肉桂、柴胡、连翘、桔梗。

【功能与主治】　解表宣肺,化湿和中。用于感冒风寒夹湿证,症见恶寒发热、头痛鼻塞、咳嗽、咽干、脘闷、恶心。

【方解】　方中麻黄辛温,发汗解表,为君药;广藿香辛温,外散表寒,内除湿滞,肉桂辛温,振奋阳气,解表散寒,共为臣药;柴胡、连翘清热解表,桔梗助麻黄开宣肺气,共为佐药。诸药合用,共奏解表宣肺、化湿和中之功。

【临床应用】　感冒　风寒湿邪客表,肺气不宣所致恶寒发热,头痛,身痛,咳嗽,咽干,脘闷,恶心,舌质淡,苔白或腻;上呼吸道感染见上述证候者[1-2]。

【药理毒理】　本品有解热、抗炎、止咳、抗菌和抗病毒作用。

1. 解热　本品对酵母致大鼠发热以及伤寒副伤寒甲乙三联菌苗所致家兔发热有解热作用[3]。

2. 抗炎　本品对巴豆油所致小鼠耳肿胀,以及组胺致小鼠皮肤毛细血管通透性增加有抑制作用[3]。

3. 止咳　本品能延长氨水所致小鼠咳嗽反应潜伏期,减少咳嗽次数[3]。

4. 抗菌　体外试验,本品对金黄色葡萄球菌、大肠埃希菌、铜绿假单胞菌、溶血性链球菌、肺炎链球菌等 9 种细菌,均有不同程度的抑制作用,其最小抑菌浓度(MIC)为 0.0125～0.025g(生药)/ml。本品能降低腹腔注射肺炎双球菌和金黄色葡萄球菌所致感染死亡率[3]。

5. 抗病毒　本品滴鼻,能降低流感病毒 FM1 及副流感病毒仙台株感染造成的病毒性肺炎小鼠死亡率[3]。

【不良反应】　目前尚未检索到不良反应报道。

【禁忌】　尚不明确。

【注意事项】

1. 风热感冒者慎用。

2. 孕妇慎用。

3. 方中含麻黄,高血压病、冠心病患者慎用或遵医嘱。

4. 服药期间忌食辛辣、油腻食物。

【用法与用量】　饭后半小时口服。一次 10ml,一日 3 次;或遵医嘱。

【规格】　每支装 10ml

【参考文献】　[1]段泾云,于利森,陈瑞明,等.柴连口服液药理作用研究.中国实验方剂学杂志,1998,4(3):22.

[2]李黎,段士朋.柴连口服液的制备及疗效观察.中国民康医学,2008,16:1934.

[3]段泾云,于利森,陈瑞明,等.柴连口服液药理作用研究.中国实验方剂学杂志,1998,4(3):22.

午时茶颗粒

Wushicha Keli

【药物组成】　广藿香、紫苏叶、苍术、陈皮、厚朴、白芷、川芎、羌活、防风、山楂、炒麦芽、六神曲(炒)、枳实、柴胡、连翘、桔梗、前胡、红茶、甘草。

【功能与主治】　祛风解表,化湿和中。用于外感风寒、内伤食积证,症见恶寒发热、头痛身楚、胸脘满闷、恶心呕吐、腹痛腹泻。

【方解】　方中藿香、紫苏叶、苍术散寒解表除湿,为君药。陈皮、厚朴行气健脾,和胃除湿;白芷、川芎、羌活、防风发散在表之风寒而止痛,以上共为臣药。山楂与麦芽、六神曲合用,健胃消积化食;枳实、柴胡一降一升,更助行气消积之力;连翘苦寒以清食积所化之热,兼制约温药之性;桔梗、前胡宣肺解表,化痰止咳;红茶化痰消食,和中化滞,以上共为佐药。甘草调和诸药,为使药。诸药合用,共奏祛风解表、化湿和中之功。

【临床应用】　感冒　外感风寒、内伤食积所致恶寒发热,头痛身楚,胸脘满闷,食欲不振,恶心呕吐,腹痛,腹泻,泻下清稀而臭秽不甚,口淡不渴,舌苔白厚或腻,脉濡滑或濡缓;胃肠型感冒见上述证候者。

【不良反应】　目前尚未检索到不良反应报道。

【禁忌】　尚不明确。

【注意事项】

1. 风热感冒者慎用。

2. 孕妇慎用。

3. 服药期间忌烟酒及辛辣、生冷、油腻食物。

【用法与用量】 开水冲服。一次 6g，一日 1～2 次。

【规格】 每袋装 6g

调胃消滞丸
Tiaowei Xiaozhi Wan

【药物组成】 紫苏叶、苍术(泡)、羌活、防风、白芷、薄荷、前胡、厚朴(姜汁制)、陈皮(蒸)、神曲、乌药(醋制)、半夏(制)、砂仁、豆蔻、茯苓、草果、枳壳、广藿香、川芎(酒蒸)、木香、香附(四制)、甘草。

【功能与主治】 疏风解表，散寒化湿，健胃消食。用于感冒属风寒夹湿，内伤食滞证，症见恶寒发热、头痛身困、食少纳呆、嗳腐吞酸、腹痛泄泻。

【方解】 方中紫苏叶、苍术散寒解表，健脾宽中；羌活、防风祛风胜湿，散寒解表，此四味共为君药。白芷、薄荷、前胡疏风解表，发表散邪；厚朴、陈皮、神曲、乌药理气健脾，开胃消食，针对内伤食滞，七味共为臣药。半夏、砂仁、豆蔻行气化湿，止吐止泻；茯苓利水渗湿，健脾补中；草果、枳壳行气消滞，宽中除痞；藿香、川芎、木香、香附行气活血，和中消食，以上十味共为佐药。甘草缓急止痛，调和诸药，为使药。诸药合用，共达疏风解表、散寒化湿、健胃消食之效。

【临床应用】 感冒 外感风寒夹湿、内伤食滞所致恶寒发热、头痛、身困、食少纳呆、嗳腐吞酸、腹痛、泄泻；胃肠型感冒见上述证候者[1]。

【药理毒理】 本品有调节胃分泌和促进胃肠运动的作用。

1. 调节胃分泌 本品对综合法诱导的湿阻证大鼠模型有减少胃液分泌量、降低胃液 pH、增加胃液总酸度、提高胃胃蛋白酶活性的作用[2]。

2. 促进胃肠运动 本品对综合法诱导的湿阻证大鼠模型有促进其胃排空和小肠推进的作用[2]。

【不良反应】 目前尚未检索到不良反应报道。

【禁忌】 尚不明确。

【注意事项】

1. 风热感冒者慎用。

2. 孕妇慎用。

3. 服药期间忌烟酒及辛辣、生冷、油腻食物。

【用法与用量】 口服。一次 2.2g，一日 2 次。

【规格】 每瓶装 2.2g

【参考文献】 [1]汪朝晖，陈丹曼，杨忠奇，等.调胃消滞丸治疗急性胃肠炎(食滞湿阻证)的临床研究.湖北中医杂志，2009，31(4)：15-16.

[2]杨龙飞，陈丹曼，邓惠敏，等.调胃消滞丸对湿阻证模型大鼠胃分泌及胃肠运动功能的影响.中药新药与临床药理，2007，18(5)：374.

芙朴感冒颗粒
Fupu Ganmao Keli

【药物组成】 芙蓉叶、牛蒡子(炒)、厚朴、陈皮。

【功能与主治】 清热解毒，宣肺利咽，宽中理气。用于风热或风热夹湿所致的感冒，症见发热头痛、咽痛、肢体痛、鼻塞、胃纳减退。

【方解】 方中芙蓉叶清热解毒，消肿止痛，为君药；牛蒡子疏散风热，宣肺利咽解毒，为臣药；厚朴燥湿除满，下气消积，陈皮燥湿理气健脾，两药合用，宽中理气，共为佐药。诸药合用，共达清热解毒、宣肺利咽、宽中理气之效。

【临床应用】 感冒 感受风热或风热夹湿所致发热头痛、咽痛、咳嗽、肢体痛、鼻塞、胃纳减退，舌尖红，苔薄或腻，脉浮数；上呼吸道感染见上述证候者。

【不良反应】 目前尚未检索到不良反应报道。

【禁忌】 尚不明确。

【注意事项】

1. 孕妇慎用。

2. 服药期间忌烟酒及辛辣、生冷、油腻食物。

【用法与用量】 开水冲服。一次 15～30g，一日 2 次。

【规格】 每袋装 15g；每块重 15g

(四)祛暑解表

藿香正气水(颗粒、片、合剂、口服液、滴丸、胶囊、软胶囊)
Huoxiang Zhengqi Shui(Keli,Pian,Heji,Koufuye,Diwan,Jiaonang,Ruanjiaonang)

【药物组成】 广藿香油、紫苏叶油、白芷、厚朴(姜制)、大腹皮、生半夏、陈皮、苍术、茯苓、甘草浸膏(水、片、颗粒、滴丸、口服液、软胶囊由以上药物组成)。

广藿香、紫苏叶、白芷、厚朴(姜制)、大腹皮、法半夏、陈皮、白术(炒)、茯苓、桔梗、生姜、大枣、甘草(合剂、胶囊由以上药物组成)。

【功能与主治】 解表化湿，理气和中。用于外感风寒、内伤湿滞或夏伤暑湿所致的感冒，症见头痛昏重、胸膈痞闷、脘腹胀痛、呕吐泄泻；胃肠型感冒见上述证候者。

【方解】　方中藿香味辛，性微温，既可解表散风寒，又芳香化湿浊，且辟秽和中，升清降浊，以为君药。以紫苏、白芷二药辛温发散，助藿香外散风寒，芳化湿浊，为臣药。厚朴、大腹皮行气燥湿、除满消胀，半夏、陈皮燥湿和胃、降逆止呕，苍术、茯苓燥湿健脾、和中止泻，共为佐药。甘草调和脾胃与药性，为使药。诸药相合，共奏解表化湿、理气和中之效。

【临床应用】

1. 感冒　外感风寒、内伤湿滞所致的恶寒发热，头身困重疼痛，胸脘满闷，恶心纳呆，舌质淡红，舌苔白腻，脉浮缓；胃肠型感冒见上述证候者。

2. 呕吐　湿阻中焦所致的呕吐，脘腹胀痛，伴发热恶寒，周身酸困，头身疼痛；胃肠型感冒见上述证候者。

3. 泄泻　湿阻气机所致的泄泻暴作，便下清稀，肠鸣，腹痛，脘闷，纳呆，伴见恶寒发热，周身酸楚；胃肠型感冒见上述证候者。

4. 中暑　外感暑湿、气机受阻所致的突然恶寒发热，头晕昏沉，胸脘满闷，恶心欲呕，甚则昏仆，舌苔白厚腻。

此外，藿香正气水还有治疗急性胃炎外邪犯胃型、糖尿病腹泻、足癣、慢性荨麻疹、湿疹、汗疹、过敏性药疹[1-3]的报道。

【药理毒理】　本品有调节肠蠕动、保护肠屏障功能和抗过敏、镇吐、镇痛等作用。

1. 对肠蠕动的影响　藿香正气液可促进大鼠胃排空及肠推进运动，此作用与其对 P 物质的影响有关[4]。本品和胶囊能抑制家兔、豚鼠等离体肠肌的自发活动，并能缓解组胺、乙酰胆碱、氯化钡等所致肠肌痉挛[5,6]；本品和冲剂灌胃能抑制乙酰胆碱所致在体家兔肠肌张力的增高[7-9]，抑制毒扁豆碱所致犬、家兔在体肠管的痉挛性收缩[7]。

2. 保护肠屏障功能　藿香正气软胶囊可降低肠屏障功能损伤大鼠血清 TNF-α 水平及血浆二胺氧化酶活性，增加小肠上皮细胞膜的流动性[10]，降低血清 NO 浓度[11]。

3. 抗过敏　本品和口服液在体外可抑制大鼠肥大细胞脱颗粒[12,13]，藿香正气水含药血清也能抑制嗜碱粒细胞的脱颗粒及 IL-3 所致组胺释放[14]。

4. 镇吐　藿香正气颗粒对硫酸铜所致家鸽的呕吐反应，可延长其发生的潜伏期，减少呕吐次数，还可抑制小鼠胃肠蠕动[15]。

5. 镇痛　藿香正气颗粒可减少醋酸所致小鼠扭体

次数，提高热板法试验小鼠痛阈[15]。

6. 其他　本品能抑制痢疾杆菌、大肠埃希菌的生长[5,15]，使流感病毒感染鸡胚的血凝滴度下降。藿香正气颗粒对伤寒菌所致发热家兔有一定解热作用[15]，能提高硫酸镁致泻动物对葡萄糖的吸收，促进外周淋巴细胞、肠组织对³H-TdR 的掺入[16]。藿香正气口服液能缓解大鼠实验性阿片依赖戒断综合征症状[17]。

【不良反应】　据文献报道藿香正气水可引起药疹、紫癜、休克等过敏反应及肠梗阻、上消化道出血、过敏性哮喘、酒醉貌样过敏、过敏性休克，外用引起肠梗阻、小儿低血糖、小儿抽搐、双硫仑样反应[18-24]。

【禁忌】　尚不明确。

【注意事项】

1. 风热感冒者慎用。

2. 孕妇慎用。

3. 服药期间饮食宜清淡。

【用法与用量】　水：口服。一次 5～10ml，一日 2次，用时摇匀。颗粒剂：开水冲服。一次 5g，一日 2次；儿童酌减。片剂：口服。一次 4～8 片，一日 2次。合剂：口服。一次 10～15ml，一日 3 次，用时摇匀。口服液：口服。一次 5～10ml，一日 2 次，用时摇匀。滴丸：口服。一次 2.5～5g，一日 2 次。胶囊剂：口服。一次 4 粒，一日 2 次，小儿酌减。软胶囊：口服。一次 2～4 粒，一日 2 次。

【规格】　水：每支装 10ml

片剂：每片重 0.3g

滴丸：每袋装 2.5g

口服液：每支装 10ml

软胶囊：每粒装 0.45g

颗粒剂：每袋装 5g

【参考文献】　[1]夏瑾瑜．中西医结合治疗霍乱 18 例.湖北中医杂志,1989,(5):7.

[2]任德全.临床实用中成药.北京:人民卫生出版社,2002:469.

[3]王长文,林天慕,李永进.藿香正气水治疗足癣 43 例.吉林中医药,2000,(6):44.

[4]杨国汉,胡德耀,戴裕光,等.藿香正气液对大鼠 P 物质的影响.中国药房,2005,16(13):982.

[5]田文艺,兰芳,肖永新,等.藿香正气胶囊和藿香正气水药理作用的比较.中成药,1990,12(4):31.

[6]刘中煜,袁美明,聂正惠,等.藿香正气水解痉、镇痛和抗菌作用实验观察.中草药,1984,15(12):15.

[7]周雪仙,王克美.藿香正气丸(水)对肠平滑肌的作用.湖南中医学院学报,1984,(1):62.

[8]高振贺,姚林富,王红.藿香正气冲剂与水剂对家兔在体肠张力影响的比较.天津药学,1991,3(1):15.

[9]尹宝莲,谢克华.藿香正气冲剂的药理及临床观察.中草药,1992,23(9):479.

[10]谢肆聪,唐方.藿香正气软胶囊对肠屏障功能保护作用的实验研究.中草药,2003,34(3):252.

[11]谢肆聪,唐方.藿香正气软胶囊对肠屏障功能保护作用的机制研究.中国中药杂志,2004,29(5):456.

[12]余传星,朱玲.藿香正气水阻断肥大细胞脱颗粒的实验研究.中医药研究,1994,(4):60.

[13]余传星,朱玲.藿香正气口服液抗肥大细胞脱颗粒的机制探讨.中成药,2002,24(2):120.

[14]Yu Chuanxing, Zhu Ling. Experimental researches on inhibitory effect of Huoxiang Zhengqi Liquid(藿香正气水)on histamine release.CJIM,2003,9(4):276.

[15]魏云,唐映红,吉兰.藿香正气颗粒与丸剂药理作用比较研究.湖南中医杂志,1992,(5):46.

[16]陈芝喜,陈淑英,林炳鉴,等.藿香正气丸的药理研究.中成药研究,1988,(1):45.

[17]黄德彬,余昭芬,胡泽华.藿香正气口服液对吗啡依赖大鼠戒断症状的影响.中成药,2003,25(8):476.

[18]雷光远,雷招宝.藿香正气水致不良反应/不良事件101例分析.中成药,2012,34(11):2268-2269.

[19]何艾娟.口服藿香正气水致小儿抽搐10例分析.现代医药卫生,2011,27(24):3744.

[20]孙富国,李雅玲,王雅丽.藿香正气水致双硫仑样反应10例.白求恩军医学院学,2011,9(6):430,476.

[21]左海琴,吴丽平,权修闸.藿香正气水致过敏反应1例.临床军医杂志,2011,39(4):646.

[22]贾建凤,胡昌静.藿香正气水致过敏性休克1例.山西医药杂志,2011,40(3):310.

[23]杨慧明.藿香正气水的不良反应.中国现代药物应用,2010,4(1):110-111.

[24]谭叶楠,高天等.藿香正气水致消化道出血1例.中国药物警戒,2009,6(12):759-760.

沙溪凉茶(颗粒)

Shaxi Liangcha(Keli)

【药物组成】 岗梅、臭屎茉莉、金纽扣、蒲桃、野颠茄。

【功能与主治】 清热祛暑,除湿导滞。用于暑湿感冒,症见恶寒发热、身倦骨痛、胸膈饱滞、大便不爽。

【方解】 方中岗梅清热解毒,为君药。臭屎茉莉、金纽扣祛风除湿,为臣药。蒲桃、野颠茄缓急止痛为佐药。诸药相合,共奏清热祛暑、除湿导滞之功。

【临床应用】 暑湿感冒 感受暑湿之邪所致恶寒

发热,头痛,眩晕,身倦骨痛,胸膈饱滞,纳呆,呕恶,大便不爽,舌红,苔黄厚腻,脉弦数或滑;夏季上呼吸道感染见上述证候者。

【药理毒理】 本品有抗病原微生物、解热、抗炎、镇痛等作用。

1. 抗病原微生物 体外试验,本品对金黄色葡萄球菌、乙型溶血性链球菌、肺炎球菌、肠炎杆菌、痢疾杆菌、白喉杆菌、大肠埃希菌、绿脓杆菌、白色念珠菌均有不同程度的抑菌作用;对柯萨奇B族病毒(COX-B1)和甲3型流感病毒有抑制作用[1]。

2. 解热 本品可降低酵母所致大鼠发热的体温[1]。

3. 抗炎 本品对乙酸所致小鼠毛细血管通透性增高有抑制作用[1]。

4. 镇痛 本品能减少醋酸所致小鼠扭体次数[1]。

5. 解痉 本品可抑制兔离体肠肌运动;对乙酰胆碱引起的兔离体肠平滑肌痉挛有抑制作用,对阿托品引起的兔离体肠平滑肌松弛有协同作用[1]。

6. 祛痰 本品可增加小鼠气管酚红的排泌量[1]。

【不良反应】 目前尚未检索到不良反应报道。

【禁忌】 孕妇禁用。

【注意事项】

1. 风寒感冒者慎用。

2. 服药期间忌烟酒及辛辣、生冷、油腻食物。

【用法与用量】 茶剂:煎煮茶用水煎服;袋泡茶用开水泡服,一次1袋,一日1~2次。颗粒剂:开水冲服。一次7g,一日1~2次。

【规格】 茶剂:(1)煎煮茶每袋装75g (2)袋泡茶每袋装1.8g

颗粒剂:每袋装7g(相当于原药材75g)

【参考文献】 [1]刘建雄,吴清和,方燮帆,等.沙溪凉茶的药效学研究.中药材,2006,29(9):957-960.

暑湿感冒颗粒

Shushi Ganmao Keli

【药物组成】 藿香、佩兰、紫苏叶、白芷、香薷、防风、半夏、陈皮、苦杏仁、茯苓、大腹皮。

【功能与主治】 消暑祛湿,芳香化浊。用于暑湿感冒,症见胸闷呕吐,腹泻便溏,发热,汗出不畅。

【方解】 方中藿香、佩兰芳香化湿,祛暑解表,为君药。紫苏叶、白芷、香薷、防风辛香发散,解表祛湿,共为臣药。半夏、陈皮燥湿和胃,降逆止呕;苦杏仁苦降止咳;茯苓健脾运湿;大腹皮行气化湿,共为佐药。全方配伍,芳香辛散,健脾燥湿并用,有消暑祛湿、芳香化浊之功。

【临床应用】 **暑湿感冒** 感受暑湿所致身热,微恶风,汗少,肢体酸重或疼痛,头昏重胀痛,咳嗽痰黏,鼻流浊涕,心烦,口渴,或口中黏腻,渴不多饮,胸闷,呕吐,腹泻,便溏,发热,汗出不畅,舌苔薄黄腻,脉濡数;胃肠型感冒见上述证候者。

【不良反应】 目前尚未检索到不良反应报道。

【禁忌】 尚不明确。

【注意事项】

1. 孕妇慎用。

2. 服药期间饮食宜清淡。

【用法与用量】 口服。一次 8g,一日 3 次;小儿酌减。

【规格】 每袋装 8g

保济丸(浓缩丸、口服液)
Baoji Wan(Nongsuowan,Koufuye)

【药物组成】 广藿香、苍术、白芷、化橘红、厚朴、菊花、蒺藜、钩藤、薄荷、茯苓、薏苡仁、广东神曲、稻芽、木香、葛根、天花粉。

【功能与主治】 解表,祛湿,和中。用于暑湿感冒,症见发热头痛、腹痛腹泻、恶心呕吐、肠胃不适;亦可用于晕车晕船。

【方解】 方中广藿香芳香辛散,解表化湿;苍术、白芷解表散寒,燥湿宽中,三药共为君药。化橘红、厚朴燥湿除满,下气和中;菊花、蒺藜、钩藤、薄荷清宣透邪,六药共为臣药。茯苓、薏苡仁淡渗利湿;广东神曲、稻芽、木香醒脾开胃,行气和中;葛根升清止泻;天花粉清热生津,七药共为佐药。全方配伍,共收解表、祛湿、和中之功。

【临床应用】

1. **感冒** 外感表邪、胃失和降所致发热,头痛,腹痛,腹泻,嗳食嗳酸,恶心呕吐,舌质淡,苔腻,脉浮;胃肠型感冒见上述证候者。

2. **吐泻** 感受时邪、饮食不节所致吐泻不止,下利清稀或如米泔水,腹痛或不痛,胸膈满闷,四肢清冷,舌苔白腻,脉濡弱;急性胃肠炎见上述证候者。

3. **晕动症** 乘坐交通工具时出现头晕,恶心,呕吐,面色苍白,汗出肢冷。

【药理毒理】 本品具有抗炎、镇痛及调节胃肠运动等作用。

1. **抗炎** 本品能降低二甲苯所致的小鼠耳肿胀[1]。

2. **镇痛** 本品能减少腹腔注射醋酸所致的小鼠扭

体反应次数[1]。

3. **调节胃肠运动功能** 本品能减少蓖麻油致泻小鼠的湿粪粒数,抑制小鼠小肠蠕动,对抗新斯的明所致的小肠运动亢进[1]。保济丸能促进家兔离体肠管平滑肌收缩幅度,但不影响频率,可被阿托品阻滞,但不被磷酸组胺或苯海拉明增强或封闭;能促进小鼠胃肠推进运动;增强十二指肠电位[2]。

4. **抗菌** 本品对乙型溶血性链球菌的体外最小抑菌浓度(MIC)为 50g/L,对金黄色葡萄球菌、福氏痢疾杆菌、伤寒杆菌的 MIC 为 10g/L,对鼠伤寒杆菌、大肠埃希菌、铜绿假单胞菌、白色念珠菌的 MIC 为 20g/L[1]。

5. **毒理** 急性毒性试验,小鼠灌服保济丸的 LD_{50} 为 699.8g/kg±30.11g/kg(相当于临床口服量的 5000 倍);小鼠腹腔注射保济丸的 LD_{50} 为 84.14g/kg± 4.20g/kg[1]。

【不良反应】 目前尚未检索到不良反应报道。

【禁忌】 孕妇禁用。

【注意事项】 服药期间忌食辛辣、油腻食物。

【用法与用量】 丸剂:口服。一次 1.85～3.7g,一日 3 次。浓缩丸:口服,一次 1.2g,一日 3 次。口服液:口服,一次 10～20ml,一日 3 次。

【规格】 丸剂:每瓶装 (1)1.85g (2)3.7g

浓缩丸:每瓶装 1.2g

口服液:每瓶装 10ml

【参考文献】 [1]张丹,肖柳英,陈绮文,等.保济丸的药理作用研究.中药新药与临床药理,1998,9(4):212.

[2]李锐,李灿辉,李迅,等.保济丸对消化道运动功能的影响.中成药研究,1984,(1):21.

(五)扶正解表

参苏丸(胶囊)
Shensu Wan(Jiaonang)

【药物组成】 紫苏叶、葛根、前胡、半夏(制)、桔梗、陈皮、枳壳(炒)、党参、茯苓、木香、甘草。

【功能与主治】 益气解表,疏风散寒,祛痰止咳。用于身体虚弱,感受风寒所致感冒,症见恶寒发热、头痛鼻塞、咳嗽痰多、胸闷呕逆、乏力气短。

【方解】 方中紫苏叶、葛根发散风寒,解肌透表,为君药。前胡、半夏、桔梗止咳化痰,宣肺降气;陈皮、枳壳理气宽胸,燥湿化痰,以上五味共为臣药。党参益气健脾,扶正祛邪;茯苓健脾补中,渗湿化痰;木香行气疏通,调中宣滞,三味共为佐药。甘草补气安中,调和诸药,为使药。全方配伍,共收益气解表、疏风散寒、祛痰止咳之功。

【临床应用】 感冒 身体素虚,复感风寒所致恶寒发热,头痛,鼻塞,咳嗽痰多,胸闷,呕逆,乏力,气短,舌胖淡,苔薄白,脉虚;反复上呼吸道感染见上述证候者。

【药理毒理】 本品有解热、抗炎和镇咳等作用。

1. 解热 本品对细菌内毒素所致家兔发热有解热作用[1]。

2. 抗炎 本品对角叉菜胶性大鼠足肿胀和巴豆油所致小鼠耳肿胀有抑制作用[1]。

3. 镇咳 本品能减少枸橼酸所致豚鼠咳嗽次数[1]。

4. 其他 本品能对抗环磷酰胺所致小鼠的免疫功能低下,能提高巨噬细胞的吞噬功能[1]。

【不良反应】 目前尚未检索到不良反应报道。

【禁忌】 尚不明确。

【注意事项】

1. 风热感冒者慎用。

2. 孕妇慎用。

3. 服药期间忌烟酒及辛辣、生冷、油腻食物。

【用法与用量】 丸剂:口服。一次6～9g,一日2～3次。胶囊剂:口服。一次4粒,一日2次。

【规格】 胶囊剂:每粒装0.45g

【参考文献】 [1]湖南省药学技术咨询中心.与功能主治有关的主要药效学实验资料及文献资料,1997,(3).

败 毒 散

Baidu San

【药物组成】 党参、茯苓、枳壳、甘草、川芎、羌活、独活、柴胡、前胡、桔梗。

【功能与主治】 发汗解表,散风祛湿。用于外感热病,憎寒壮热,项强头痛,四肢酸痛,噤口痢疾,无汗鼻塞,咳嗽有痰。

【方解】 方中羌活、独活并以为君,辛温发散,通治一身上下之风寒湿邪。川芎行气祛风,柴胡疏散解肌,并为臣药,共助羌活、独活散外邪,除疼痛。桔梗开肺、枳壳降气,前胡祛痰,茯苓渗湿,并为佐药,共奏利肺气、除痰湿止咳嗽之功。甘草调和诸药,兼益气和中。生姜、薄荷,发散风寒,皆是佐使之品。配以党参扶助正气以驱邪外出,亦是佐药之义。诸药可表可里、能升能降,故对表里上下风寒湿邪均可应用,为扶正祛邪之常用剂。

【临床应用】 感冒 因正气不足,外感风寒湿邪所

致。症见恶寒发热、头项强痛、肢体酸痛、无汗、鼻塞声重、咳嗽痰白、胸膈痞满,舌淡苔白,脉浮而按之无力。感冒、流行性感冒见上述证候者。

【不良反应】 目前尚未检索到不良反应报道。

【禁忌】 尚不明确。

【注意事项】 忌生冷、油腻食物。

【用法与用量】 口服。一次6～9g,一日1～2次。

【规格】 每袋装9g

二、泻下剂

泻下剂以泻下药为主组成,具有通便、泻热、攻积、逐水作用。

泻下剂主要用于里实证或里实夹虚所见的病证。具体分为热结、燥结、水饮壅盛等类别,各自病因不同。热结者,邪热搏结于肠胃,大便秘结,阻碍气机,腑气不通而成;燥结者,责之肠燥津亏或肾虚精亏,大肠不得濡润,大便燥结所致;水饮壅盛则因肺、脾、肾等功能失调,水液不能正常运行,在外流溢于肌肤,在内渗漏入胸腹,而成水肿。故三者治疗各不相同,当分别选用寒下剂、润下剂、峻下剂、通腑降浊剂治疗。

寒下剂主要使用大黄、芒硝、番泻叶等泻火通便药物,用于里实热证所见大便秘结,症见大便秘结、腹胀、腹痛,或潮热,口渴等。

润下剂主要使用当归、肉苁蓉、何首乌、郁李仁、桃仁、杏仁、决明子等润肠通便药物,用于肠燥津亏便秘,以及年老便秘,症见大便干燥,排便困难。

峻下剂主要使用甘遂、红大戟、芫花、牵牛子等峻下逐水药物,用于水饮壅盛之水肿、悬饮,症见四肢浮肿,胸腹胀满而坚,喘急,尿少,便秘,胸胁隐痛满闷,咳嗽气喘,痰难咯出等。

通腑降浊剂主要使用大黄组方,侧重发挥大黄活血化瘀、通腑降浊作用,配伍活血化瘀、利尿消肿、益气健脾等药物,治疗慢性肾功能衰竭和尿毒症。

泻下剂适用于西医学的习惯性便秘、老年人便秘、痔疮便秘、肝硬化腹水、血吸虫病腹水、慢性肾功能衰竭、尿毒症等。

泻下剂有片、丸、胶囊、颗粒几种剂型可供选用。

(一) 寒下

通 便 宁 片

Tongbianning Pian

【药物组成】 番泻叶干膏粉、牵牛子、砂仁、白

豆蔻。

【功能与主治】　宽中理气,泻下通便。用于肠胃实热积滞所致的便秘,症见大便秘结,腹痛拒按,腹胀纳呆,口干苦,小便短赤,舌红苔黄,脉弦滑数。

【方解】　方中番泻叶干膏粉泻下导滞,清泄实热,热结便秘尤为适宜,为君药。牵牛子泻下清热,消积导滞,用于湿热积滞,大便秘结,为臣药。砂仁、白豆蔻行气化湿,共为佐药。诸药和用,共奏宽中理气、泻下通便之功。

【临床应用】　便秘　实热积滞所致的便秘,腹痛拒按,口干口苦,小便短赤,舌红苔黄,脉弦滑数;功能性便秘见上述证候者。

【不良反应】　目前尚未检索到不良反应报道。

【禁忌】　孕妇、哺乳期、月经期妇女禁用。

【注意事项】

1. 脾胃虚寒冷积便秘者慎服。

2. 体虚者忌长期服用。

3. 服药期间忌食辛辣、油腻及不易消化食物。

【用法与用量】　口服。一次4片,一日1次;如服药8小时后不排便再服一次,或遵医嘱。

【规格】　每片重0.48g

九制大黄丸

Jiuzhi Dahuang Wan

【药物组成】　大黄。

【功能与主治】　泻下导滞。用于胃肠积滞所致的便秘,湿热下痢,口渴不休,停食停水,胸热心烦,大便燥结,小便赤黄。

【方解】　方中大黄性味苦寒,功能泻热通便。因方中大黄是用黄酒、侧柏叶、绿豆、大麦、黑豆、槐米、车前子、厚朴、陈皮、半夏等多种药物煎浓汁,加入大黄,九蒸九晒炮制而成。故本方虽有攻积导滞之功,但药力缓和不伤正气。

【临床应用】

1. 食积　饮食不节,食停中焦,郁结胃肠,升降不利所致呕吐酸腐,纳呆厌食,脘腹胀满,腹痛拒按,烦躁不安,大便秽臭,小便短赤,或伴低热,舌苔厚腻,脉弦滑;消化不良见上述证候者。

2. 便秘　胃肠积热,耗伤津液所致大便干结,数日一次,排便困难,伴腹胀满,甚则疼痛,口臭唇疮,面赤身热,睡眠不安,小便短赤,舌苔黄燥,脉滑实;习惯性便秘见上述证候者。

【不良反应】　目前尚未检索到不良反应报道。

【禁忌】　尚不明确。

【注意事项】

1. 脾胃虚寒冷积便秘者慎服。

2. 服药期间忌食生冷、辛辣油腻之物。

【用法与用量】　口服。一次6g,一日1次。

【规格】　每50粒重3g

当归龙荟丸

Danggui Longhui Wan

【药物组成】　龙胆(酒炒)、大黄(酒炒)、芦荟、黄连(酒炒)、黄芩(酒炒)、黄柏(盐炒)、栀子、青黛、当归(酒炒)、木香、麝香。

【功能与主治】　泻火通便。用于肝胆火旺,心烦不宁,头晕目眩,耳鸣耳聋,胁肋疼痛,脘腹胀痛,大便秘结。

【方解】　方中龙胆直入肝经,清肝泻火,大黄、芦荟凉肝泻火,攻逐通便,共为君药。黄连、黄芩、黄柏、栀子、青黛清肝泻火,为臣药。当归和血补肝,木香、麝香芳香走窜,行气止痛,共为佐药。诸药合用,共奏泻火通便之功。

【临床应用】

1. 便秘　胃肠炽热引起大便秘结、口干口苦、牙龈肿痛、小便黄赤,舌红苔黄,脉数;习惯性便秘见上述证候者。

2. 眩晕　肝经火盛,肝气郁结,或随气逆,上扰清窍所致头目眩晕,耳鸣耳肿,口苦胁痛,心中烦热,大便燥结,小便黄赤,目赤肿痛,舌苔黄,脉弦数;原发性高血压见上述证候者。

【药理毒理】　通便　本品能增加小鼠小肠炭末推进率,缩短排便时间;缩短燥结失水型便秘小鼠排便时间,增加排便粒数;本品能拮抗阿托品致小鼠排便时间的延长和排便粒数的减少;增加大鼠大肠含水量[1]。

【不良反应】　目前尚未检索到不良反应报道。

【禁忌】　孕妇禁用。

【注意事项】

1. 冷积便秘,阴虚阳亢之眩晕慎用。

2. 素体脾虚、年迈体弱及孕妇慎用。

3. 忌食辛辣、油腻食物。

【用法与用量】　口服。一次6g,一日2次。

【参考文献】　[1]李心.当归龙荟丸主要药效学研究.首都医药,2002,(12):61.

清泻丸
Qingxie Wan

【药物组成】 大黄、黄芩、枳实、朱砂、甘草。

【功能与主治】 清热,通便,消滞。用于实热积滞所致的大便秘结。

【方解】 方中重用大黄苦寒沉降,善荡涤胃肠实热,攻积导滞,泻热通便,为君药。黄芩清泻胃肠湿热,枳实破气消积导滞,为臣药。朱砂清热解毒,镇心安神,为佐药。甘草调和诸药,为使药。诸药合用,共奏清热、通便、消滞之功。

【临床应用】 便秘 嗜食辛辣肥甘或饮食不节,胃肠实热积滞导致出现大便秘结,口干口苦,小便黄赤,苔黄腻,脉滑数;习惯性便秘见上述证候者。

【不良反应】 目前尚未检索到不良反应报道。

【禁忌】 孕妇禁用。

【注意事项】

1. 阴虚肠燥便秘者慎用。

2. 本品内含朱砂,不可久服。

3. 服药期间忌食辛辣油、香燥食物。

【用法与用量】 口服。一次5.4g。

【规格】 每袋装5.4g

莫家清宁丸
Mojia Qingning Wan

【药物组成】 大黄、黄芩、厚朴、陈皮、香附、枳壳、木香、桑叶、侧柏叶、车前子、白术、半夏(制)、绿豆、黑豆、桃仁、杏仁、麦芽。

【功能与主治】 清热泻火通便。用于胃肠实热积滞所致的大便秘结、脘腹胀满、头晕耳鸣、口燥舌干、咽喉不利、目赤牙痛、小便赤黄。

【方解】 方中重用大黄泻火通便,凉血解毒,为君药。黄芩清热泻火;厚朴、陈皮、香附、枳壳、木香理气行气导滞,除满消胀,共为臣药。桑叶、侧柏叶、车前子清热明目,祛风利水;白术、半夏燥湿健脾化痰;绿豆、黑豆解毒利水,桃仁、杏仁润肠通便,麦芽消食导滞,共为佐药。诸药合用,共奏清热泻火通便之功。

【临床应用】

1. 便秘 胃肠积滞,大肠实热所致大便秘结,小便短赤,面红身热,口干唇焦,口臭,嗳气、呃逆,或兼有腹胀腹痛,头痛头晕,食纳减少,睡眠不安,舌红苔黄燥,脉滑数;习惯性便秘见上述证候者;现有用于骨折术后便秘[1]。

2. 喉痹 胃肠积热,肺胃热盛所致咽喉肿痛,声音嘶哑,大便秘结,头晕耳鸣,舌红苔黄燥,脉滑数;急性咽喉炎见上述证候者。

3. 牙痛 上焦火盛所致牙龈红肿疼痛,口臭,口唇生疮,大便干燥或秘结,或兼有发热,舌苔黄或黄燥,脉数;牙周炎、牙龈脓肿、牙槽炎见上述证候者。

4. 口疮 胃肠实热,火热上行所致口舌疼痛,疮疡丛生,饮食痛甚,大便秘结或大便不畅,小便黄少,舌红苔黄,脉数有力;口腔溃疡见上述证候者。

【不良反应】 目前尚未检索到不良反应报道。

【禁忌】 孕妇禁用。

【注意事项】

1. 阴虚火旺之便秘、咽痛、牙痛、口疮者慎用。

2. 本年老、体弱者慎用。

【用法与用量】 口服。一次6g,一日1次。

【规格】 每瓶装6g

【参考文献】 [1]刘雪冰.莫家清宁丸治疗骨折术后便秘的疗效观察.中华实用中西医杂志,2010,23(12):27.

复方芦荟胶囊
Fufang Luhui Jiaonang

【药物组成】 芦荟、青黛、朱砂、琥珀。

【功能与主治】 清肝泻热,润肠通便,宁心安神。用于心肝火盛,大便秘结,腹胀腹痛。

【方解】 方中芦荟苦寒降泻,既能泻下通便,又能清肝火,除烦热,为君药。青黛清肝泻火定惊,助芦荟清泻肝火之功,为臣药。朱砂清心火,镇惊安神;琥珀镇静安神,共为佐药。诸药合用,清心、泻肝、通便、安神。

【临床应用】 便秘 心肝火旺所致,症见便秘,数日不行,烦躁,泛酸嘈杂,口干口苦,舌红苔黄,脉弦滑。

此外,还有应用于精神类药物所致的便秘的报道[1-2]。

【药理毒理】 本品有通便、促进肠运动、镇痛作用。

1. 通便 本品可促进正常小鼠[3]、失水燥结便秘小鼠[3,4]和复方地芬诺酯致便秘小鼠[4]排便。

2. 促进肠运动 本品能促进正常小鼠[3]和阿托品致肠运动抑制小鼠[4]小肠推进。

3. 镇痛 本品能延长乙酸致小鼠扭体反应潜伏期,减少扭体次数[4]。

【不良反应】 目前尚未检索到不良反应报道。

【禁忌】　孕妇禁用。

【注意事项】　不宜长期服用,哺乳期妇女及肝肾功能不全者慎用。

【用法与用量】　口服。一次1～2粒,一日1～2次。

【规格】　每粒装0.5g

【参考文献】　[1]马丽,张恩旭.针刺结合复方芦荟胶囊治疗抗精神病药致便秘30例.中国中医药现代远程教育,2015,13(3):76-77.

[2]舒宏国,段喜乐.复方芦荟胶囊治疗海洛因依赖者便秘临床观察.中国药物滥用防治杂志,2014,20(4):222-223.

[3]葛海侠,牟孝硕,安宁飞,等.复方芦荟胶囊通便作用的研究.沈阳药科大学学报,2002,19(6):430-432.

[4]解欣然,洪缨,樊江波.复方芦荟胶囊药理作用的实验研究.中国实验方剂学杂志,2007,13(11):47-49.

清热神芎丸
Qingre Shenxiong Wan

【药物组成】　大黄、川芎、黄连、黄芩、薄荷、滑石、牵牛子(炒)。

【功能与主治】　通便泻火,消肿止痛。用于牙痛,便秘,目赤肿痛。

【方解】　方中大黄苦寒通降,泻下攻积,清热泻火解毒,为君药。黄芩、黄连苦寒,清泻上中火热邪毒,助大黄清热解毒之力,为臣药。川芎活血行气,薄荷辛凉,透热外达,清利头目,二药合用,止痛作用增强;滑石导热下行,牵牛子苦寒泻下,四药共为佐药。诸药合用,共奏通便泻火、消肿止痛之功。

【临床应用】　便秘、牙痛　内热壅盛,积滞内停所致症见身热口渴,面赤唇焦,目赤肿痛,胸膈烦热,口舌生疮,大便秘结,牙龈红肿焮痛,舌红苔黄,脉滑数。

【不良反应】　目前未检索到不良反应报道。

【禁忌】　尚不明确。

【注意事项】　忌食辛辣食物。

【用法与用量】　口服。一次9g,一日2次。

【规格】　每20粒重1g

(二)润下

通便灵胶囊
Tongbianling Jiaonang

【药物组成】　番泻叶、当归、肉苁蓉。

【功能与主治】　泻热导滞,润肠通便。用于热结便秘,长期卧床便秘,一时性腹胀便秘,老年习惯性便秘。

【方解】　方中重用番泻叶既能泻下导滞,又能清导实热,为君药。当归补血养血,润肠通便;肉苁蓉补益精血,润燥滑肠,共为臣药。诸药合用,共奏泻热导滞、滑肠通便之功。

【临床应用】　便秘　长期卧床、老年体虚,气血不足,胃肠蕴热所致大便干结,心悸气短,面色㿠白,周身倦怠,舌淡苔少,脉沉细数;习惯性便秘见上述证候者。

现有用于格拉司琼、美菲康等药物引起的便秘[1]。

【药理毒理】　本品有促进肠运动、促进排便的作用。

1. 促进肠运动　本品能促进正常及阿托品致胃肠运动抑制小鼠小肠推进运动[2];促进热性中药联合肠蠕动抑制剂致热结便秘小鼠的小肠推进运动[3]。

2. 促进排便　本品能缩短热结便秘小鼠灌服墨汁后首次排出黑便时间,减少排黑便粒数,增加正常及热结便秘小鼠泻下指数[3]。

【不良反应】　目前尚未检测到不良反应报道。

【禁忌】　孕妇、哺乳期、月经期妇女禁用。

【注意事项】

1. 脾胃虚寒者慎用。

2. 忌食辛辣、油腻及不易消化食物。

【用法与用量】　口服。一次5～6粒,一日1次。

【规格】　每粒装0.25g

【参考文献】　[1]沈丹,沈云.通便灵胶囊防治格拉司琼所致便秘66例的临床观察.浙江中医杂志,2008,43(9):555.

[2]余幼鸣,梁学艳,王汝俊,等.益气润肠汤通便作用的实验研究.新中医,2009,41(12):100-101.

[3]吴晓青,胡昌江,赵玲,等.生、熟大黄在大承气汤中对热结便秘小鼠泻下作用的比较研究.中成药,2014,36(11):2394-2396.

苁蓉通便口服液
Congrong Tongbian Koufuye

【药物组成】　何首乌、肉苁蓉、枳实(麸炒)、蜂蜜。

【功能与主治】　滋阴补肾,润肠通便。用于中老年人、病后产后等虚性便秘及习惯性便秘。

【方解】　方中何首乌滋补肝肾,润肠通便,为君药。肉苁蓉补肾阳,益精血,润肠通便;枳实行气导滞,共为臣药。蜂蜜益气补中,润肠通便,为佐药。诸药合用共奏滋阴补肾、润肠通便之功。

【临床应用】　便秘　气伤血亏,阴阳两虚所致大便干结,心悸气短,周身倦怠;中老年人、产后、虚性便秘及习惯性便秘见上述证候者。

【药理毒理】 本品有促进肠运动、通便作用。

1. 促进肠运动 本品灌肠给药能拮抗阿托品抑制家兔回肠运动频率和幅度;增加大鼠肠道炭末推进率[1]。

2. 通便 本品能缩短小鼠排便时间。

【不良反应】 有文献报道,1例病人口服本品后出现全身抽搐,亦有服用后引起小便色黑2例的报道[2,3]。

【禁忌】 目前尚未检索到不良反应报道。

【注意事项】

1. 实热积滞致大便燥结者慎用。

2. 孕妇慎用。

【用法与用量】 口服。一次10～20ml,一日1次。睡前或清晨服用。

【规格】 每支装10ml

【参考文献】 [1]何禄仁.新药苁蓉通便口服液研究简介.中药药理与临床,1992,3(2):58.

[2]童树洪,韩芬琴.口服苁蓉通便口服液出现全身抽搐1例.中国中药杂志,1999,24(5):213.

[3]何迎春,张如富,管月帆,等.苁蓉通便口服液引起小便色黑2例报道.中成药,2007,29(2):322.

麻仁胶囊(软胶囊、丸)
Maren Jiaonang(Ruanjiaonang,Wan)

【药物组成】 麻仁、熟大黄、苦杏仁、白芍(炒)、枳实(炒)、厚朴(姜制)。

【功能与主治】 润肠通便。用于肠热津亏所致的便秘,症见大便干结难下,腹部胀满不舒;习惯性便秘见上述证候者。

【方解】 方中麻仁质润多脂,润肠通便,为君药。大黄通便泄热,杏仁降气润肠,白芍养阴和里,均能加强君药的作用,故为臣药。枳实、厚朴下气破结,加强降泄通便之力,共为佐药。诸药相合,共奏润肠通便之功。

【临床应用】 便秘 胃肠燥热,津液亏虚所致大便干结难下,腹部胀满,小便短赤,身热,心烦,口咽干燥,舌红苔黄,脉滑数;习惯性便秘、老年人便秘、痔疮便秘见上述证候者。

【药理毒理】 本品有通便、促进肠运动的作用。

1. 通便 麻仁丸、软胶囊能增加正常小鼠和燥结型便秘小鼠粪便粒数和粪便重量[1,2]。

2. 促进肠运动 麻仁丸、软胶囊十二指肠给药能增

强家兔在体肠管收缩的最大振幅和平均振幅;增加豚鼠离体回肠的收缩频率和收缩幅度[2,3];提高正常小鼠小肠、大肠炭末推进百分率。麻仁软胶囊能增加燥结便秘大鼠大肠推进功能[4],促进结肠上皮水和电解质转运[5],降低冰水灌胃刺激致便秘型肠易激综合征(IBS)大鼠肠黏膜5-羟色胺(5-HT)表达[6]。

3. 其他 麻仁丸能降低腹腔粘连小鼠腹腔粘连程度,增加家兔肠系膜前动脉血流量[7]。

【不良反应】 目前尚未检索到不良反应报道。

【禁忌】 尚不明确。

【注意事项】

1. 虚寒性便秘慎服。

2. 孕妇慎用。

3. 忌食辛辣香燥刺激性食物。

【用法与用量】 胶囊剂:口服。每次2～4粒,早、晚各一次,或睡前服用。软胶囊:口服。一次3～4粒,早、晚各一次。小儿服用减半,并搅拌溶解在开水中加适量蜂蜜后服用。丸剂:口服。水蜜丸一次6g,小蜜丸一次9g,大蜜丸一次1丸,一日1～2次。

【规格】 胶囊剂:每粒装0.35g

软胶囊剂:每粒装0.6g

丸剂:大蜜丸每丸重9g

【参考文献】 [1]陈光亮,樊彦,王钦茂,等.麻仁乳剂与麻仁丸的通便作用.安徽中医学院学报,1997,16(2):52.

[2]郭建生,蒋孟良,彭芝配,等.麻仁软胶囊通便作用的实验研究.中国中药杂志,1993,18(4):236.

[3]彭芝配,蒋孟良,郭建生,等.麻仁丸与果导片润肠通便药理作用的实验研究.湖南中医学院学报,1992,12(3):44.

[4]曾群,宋玲,杨蓉.舒通胶囊和麻仁软胶囊对便秘大鼠大肠推进功能的影响.中医杂志,2012,53(6):510-512.

[5]杨孜欢,潘奥,陈思亮,等.麻仁软胶囊在诱导大鼠结肠上皮细胞阴离子分泌中的作用.中药药理与临床,2008,24(4):1-5.

[6]林钟宇,张姗姗,戴慧明,等.麻仁软胶囊对便秘型IBS大鼠模型肠黏膜5-HT含量的影响.现代中西医结合杂志,2014,23(4):343-346.

[7]王德明.麻仁丸抗腹部手术后腹腔黏连作用的研究.药学进展,2000,(1):43.

麻仁润肠丸
Maren Runchang Wan

【药物组成】 火麻仁、大黄、苦杏仁(去皮炒)、白芍、陈皮、木香。

【功能与主治】 润肠通便。用于肠胃积热,胸腹胀满,大便秘结。

【方解】　方中以质润多脂的火麻仁润肠通便,为君药。大黄攻积泻下,更取苦杏仁、白芍,一则益阴增液以润肠通便,使腑气通,津液行,二则甘润可减缓大黄攻伐之力,使泻下而不伤正,共为臣药。陈皮、木香行气导滞,加强降泄通便之力,共为佐药。诸药相合,共奏润肠通便之功。

【临床应用】　便秘　胃肠积热所致大便秘结,胸腹胀满、口苦,尿黄,舌红苔黄或黄燥,脉滑数;习惯性便秘见上述证候者。有临床报道用于促进剖宫产术后胃肠功能的恢复[1]。

【药理毒理】　通便　本品可增加正常小鼠和复方地芬诺酯所致便秘模型小鼠排便次数和排稀便动物数[2];促进燥结失水型便秘模型小鼠排便,增加排便次数;提高小鼠小肠炭末推进率;增加小鼠大肠含水量[3]。

【不良反应】　目前尚未检索到不良反应报道。

【禁忌】　孕妇禁用。

【注意事项】

1. 虚寒性便秘慎用。

2. 忌食辛辣香燥刺激性食物。

【用法与用量】　口服。一次1～2丸,一日2次。

【规格】　每丸重6g

【参考文献】　[1]李宏宁,李晓萍,沈伟.麻仁润肠丸促进剖宫产术后胃肠功能恢复的临床研究.中华中医药学刊,2014,32(5):1153-1155.

[2]万锦洲,陈世明,马锦星.麻仁润肠软胶囊的药效学研究.时珍国医国药,1994,5(3):17.

[3]周玖瑶,李锐,廖雪珍,等.麻仁润肠口服液对肠道及排便作用的实验研究.广州中医药大学学报,1996,13(2):36.

麻仁滋脾丸

Maren Zipi Wan

【药物组成】　麻仁、大黄(制)、苦杏仁(炒)、郁李仁、当归、白芍、厚朴(姜制)、枳实(麸炒)。

【功能与主治】　润肠通便,泻下导滞。用于胃肠积热所致的大便秘结、胸腹胀满、口苦尿黄。

【方解】　方中以质润多脂之麻仁润肠通便,苦寒涌泄之大黄泻热通便,二药针对病机,故为君药。苦杏仁、郁李仁、当归、白芍益阴增液而润肠通便,可增强君药的作用,皆为臣药。厚朴、枳实下气破结,通便泄热,共为佐药。诸药相合,共奏润肠通便、泻下导滞之功。

【临床应用】　便秘　胃肠积热所致便秘难解,数日一行,脘腹胀满,饮食无味,烦躁不宁,舌红少苔,脉弦细;习惯性便秘、老年人便秘见上述证候者。

【药理毒理】　通便　本品可促进小鼠排便,增加小鼠粪便中水分含量[1]。

【不良反应】　目前尚未检索到不良反应报道。

【禁忌】　尚不明确。

【注意事项】

1. 脾胃虚寒性便秘慎用。

2. 孕妇慎用。

3. 忌食辛辣、香燥刺激性食物。

【用法与用量】　口服。一次1丸,一日2次。

【规格】　每丸重9g

【参考文献】　[1]任晋斌,许卫红,宋玲,等.麻仁滋脾丸和益寿通通便作用研究.中药药理与临床,1995,(4):6.

通幽润燥丸

Tongyou Runzao Wan

【药物组成】　大黄、熟大黄、火麻仁、苦杏仁(去皮炒)、郁李仁、桃仁(去皮)、红花、当归、枳壳(去瓤麸炒)、厚朴(姜炙)、木香、槟榔、黄芩、地黄、熟地黄、甘草。

【功能与主治】　清热导滞,润肠通便。用于胃肠积热所致的便秘,症见大便不通、脘腹胀满、口苦尿黄。

【方解】　方中生、熟大黄苦寒通泄,泻下攻积,清热解毒,为君药。火麻仁、苦杏仁、桃仁、郁李仁润肠通便,均为臣药。枳壳、厚朴、木香、槟榔行气散痞,消积导滞,黄芩清热泻火,红花、当归可养血润肠,生、熟地黄养血滋阴,以上皆为佐药。甘草调和诸药,为使药。诸药合用,共奏清热导滞、润肠通便之效。

【临床应用】　便秘　胃肠积热所致大便秘结,排便困难,甚如羊粪,口干口臭,面赤,身热,小便黄而少,腹胀,腹痛拒按,心烦,或口舌生疮;习惯性便秘见上述证候者。

【不良反应】　目前尚未检索到不良反应报道。

【禁忌】　孕妇禁用。

【注意事项】

1. 脾胃虚寒便秘者慎用。

2. 年老体弱者慎用。

3. 忌食辛辣香燥刺激性食物。

【用法与用量】　口服。一次1～2丸,一日2次。

【规格】　每丸重6g

导便栓

Daobian Shuan

【药物组成】　猪胆膏、醋酸洗必泰。

【功能与主治】 润肠通便。用于肠燥便秘。

【方解】 本方为中西合方制剂,方中猪胆清热解毒、润燥通便。醋酸洗必泰具有广谱抑菌、杀菌作用。两药合用,可润肠通便。

【临床应用】 便秘 由病后、年老体衰,阴津亏虚,肠失濡润所致,症见肠道干涩所致大便干结,排出困难。

【不良反应】 目前尚未检索到不良反应报道。

【禁忌】 尚不明确。

【注意事项】

1. 直肠给药,不宜内服。

2. 有痔疮,或直肠梗阻者,直肠给药时避免损伤肛门。

【用法与用量】 直肠给药,便秘时使用,一次 1 粒,或遵医嘱。塞入肛门内约 3cm 深处为宜。

【规格】 每粒含总胆酸 200mg

便 秘 通

Bianmi Tong

【药物组成】 白术、肉苁蓉(淡)、枳壳。

【功能与主治】 健脾益气,润肠通便。用于脾虚及脾肾两虚便秘,症见大便秘结,面色无华,腹胀,神疲气短,头晕耳鸣,腰膝酸软。

【方解】 方中白术甘苦性温,长于健脾益气,以复脾运而助积滞排出,为君药。肉苁蓉甘温质润,温补脾肾,又善润肠通便,为治疗肾虚便秘之要药,助白术以润肠通便,为臣药。枳壳辛行苦降,消积导滞,宽中除胀,可除胃肠积滞,消腹胀而通便,为佐药。诸药合用,共奏健脾益气、润肠通便之功。

【临床应用】 便秘 饮食不节、病后、产后、年老体弱所致脾虚及脾肾两虚之便秘,症见大便秘结,排便困难,便后乏力,面色无华,腹胀,神疲气短,头晕耳鸣,腰膝酸软,舌淡,苔白,脉弱;慢性传输型便秘见上述证候者。

【药理毒理】 本品有通便、调节肠运动作用。

1. 通便 本品能加快小鼠粪便的排出,软化粪便,增加排便的次数与粪便重量[1]。本品肠道给药,可增加大鼠肠道水分含量[1]。

2. 调节肠道运动 离体试验表明,本品可使家兔离体回肠的肌张力增高,收缩幅度加大;对乙酰胆碱(ACh)和氯化钡($BaCl_2$)引起的肠肌强直性收缩有对抗作用[1]。

【不良反应】 个别患者服用后有口干现象。

【禁忌】 尚不明确。

【注意事项】

1. 服药期间忌食生冷、辛辣、油腻食物。

2. 过敏体质者慎用。

【用法与用量】 口服。每次 20ml,每日早晚各一次,疗程一个月。

【规格】 每瓶装 20ml

【参考文献】 [1]冯所安,陈创然,沈秀明.便秘通通便作用的药效学研究.中草药,1997,28(5):290.

增液口服液

Zengye Koufuye

【药物组成】 玄参、山麦冬、生地黄。

【功能与主治】 养阴生津,增液润燥。用于高热后,阴津亏损之便秘,兼见口渴咽干、口唇干燥、小便短赤、舌红少津。

【方解】 方中玄参苦咸寒,善清热养阴生津,启肾水以滋肠道,为君药;生地黄甘苦寒,清热滋阴,壮水生津,助玄参清热养阴生津,为臣药;肺与大肠相表里,故以麦冬甘寒,润肺增液,使肠道得润,大便自下。三药合用,共奏养阴生津、增液润燥之功。

【临床应用】 便秘 高热后邪热伤津,津亏肠燥之便秘,症见大便秘结,排便困难,兼见口渴咽干、口唇干燥、小便短赤、舌红少津;便秘见以上证候者。

【不良反应】 目前尚未检索到不良反应报道。

【禁忌】 尚不明确。

【注意事项】 肾阳不足、脾气亏虚便秘者慎用。

【用法与用量】 口服。一次 20ml,一日 3 次,或遵医嘱。

【规格】 每支装 10ml

便 通 胶 囊

Biantong Jiaonang

【药物组成】 白术(炒)、肉苁蓉、当归、桑葚、枳实、芦荟。

【功能与主治】 健脾益肾,润肠通便。用于脾肾不足,脏腑气滞的便秘。症见:大便秘结或排泄之力,神疲气短,头晕目眩,腰膝酸软等;原发性习惯性便秘,肛周疾患所引起的便秘见上述证候者。

【方解】 方中白术补气健脾,肉苁蓉补肾填精,温润通便,共为君药,奏健脾益气、温润通便之功。当归补血活血润肠;桑葚滋补肝肾,清利肠道,共为臣药。枳实破气除痞,化痰消积;芦荟苦寒降泄,泻下通便,共为佐药。诸药合用,共奏健脾益肾、益气养血、润肠通便之效。

【临床应用】　便秘　因脾肾不足,脏腑气滞所致,症见大便秘结,排出困难,神疲气怯,腰膝酸软,或伴腹中胀痛,舌淡嫩,苔薄白,脉沉或沉弦;原发性习惯性便秘、肛周疾患引起的便秘见上述证候者。

【不良反应】　偶见轻度腹痛,腹泻及皮疹[1]。

【禁忌】　孕妇禁用。

【注意事项】

1. 实热便秘者慎用。

2. 忌食辛辣刺激性食物。

3. 不宜在服药期间同时服用温补性中成药。

4. 心脏病、肝脏病、糖尿病、肾病等慢性病严重者应在医师指导下服用。

5. 肛周疾患应注意治疗原发疾病。

6. 服药 3 天后症状未改善,或出现其他严重症状时,应到医院就诊。

【用法与用量】　口服。一次 3 粒,一日 2 次,或遵医嘱。

【规格】　每粒装 0.35g

【参考文献】　[1]张翼,付万发,季红莉,等.便通胶囊配合双歧杆菌治疗老年人气虚便秘的临床研究.中国临床医生,2014,42(8):35-37.

五仁润肠丸

Wuren Runchang Wan

【药物组成】　地黄、桃仁、火麻仁、郁李仁、柏子仁、肉苁蓉(酒蒸)、陈皮、大黄(酒蒸)、当归、松子仁。

【功能与主治】　润肠通便。用于年老体弱,津亏便秘,腹胀食少。

【方解】　生地黄甘寒质润,可清热养阴生津,用于肠燥便秘,为君药。桃仁、火麻仁、郁李仁、柏子仁、松子仁为五仁丸组方,功善润肠通便;肉苁蓉补肾填精,温润通便、当归养血活血,助君药增强润肠通便之功,为臣药。陈皮健脾理气、大黄泻下导滞,增强行气通便之功,为佐药。

【临床应用】　老年性便秘　因阴津不足所致,常见于老年人,症见大便干燥,艰涩难出,口干欲饮,舌瘦苔少乏津,脉细涩。

【不良反应】　目前未检索到不良反应报道。

【禁忌】　孕妇禁用。

【注意事项】

1. 忌食生冷、油腻、辛辣食物。

2. 服用本品出现大便稀溏时应立即停服。

3. 服药 3 天后症状未改善,或出现其他症状时,应及时去医院就诊。

【用法与用量】　口服。一次 1 丸,一日 2 次。

【规格】　每丸重 9g

芪蓉润肠口服液

Qirong Runchang Koufuye

【药物组成】　炙黄芪、肉苁蓉、白术、太子参、地黄、玄参、麦冬、当归、黄精(制)、桑葚、黑芝麻、火麻仁、郁李仁、枳壳(麸炒)、蜂蜜。

【功能与主治】　益气养阴,健脾滋肾,润肠通便。用于气阴两虚,脾肾不足,大肠失于濡润而致的虚证便秘。

【方解】　方中黄芪健脾补中升阳,肉苁蓉温补肾阳,温润通便,共奏健脾益肾通便之功,为君药。白术健脾益气,太子参补气健脾生津,助君药加强益气润肠通便之功,共为臣药。地黄、麦冬、玄参、当归、黄精、郁李仁、火麻仁、黑芝麻、桑葚养阴润燥通便;枳壳行气导滞,共为佐药。蜂蜜润肠通便,调和诸药,为使药。全方具有益气养阴、健脾补肾、润肠通便之功。

【临床应用】　便秘　因气阴两虚、脾肾不足所致,症见大便干结,临厕努挣乏力,便后疲乏,腹胀不适,舌淡红苔薄白,脉沉或细弦;习惯性便秘见上述证候者。

此外,还有用于胆道手术后肠功能恢复的报道[1]。

【不良反应】　有用药后腹痛、腹泻的报道[2]。

【禁忌】　尚不明确。

【注意事项】　孕妇慎用。

【用法与用量】　口服。一次 20ml,一日 3 次,或遵医嘱。

【规格】　每支装 20ml

【参考文献】　[1]李秀敏.芪蓉润肠口服液对胆道手术后肠功能恢复的疗效观察.中医临床研究,2013,5(8):78-79.

[2]徐照秀,陆坚,吴帅军,蔡力.芪蓉润肠口服液联合葡甘聚糖胶囊治疗老年功能性便秘临床研究.实用中医药杂志,2014,30(9):854.

(三) 峻下

舟车丸[剧]

Zhouche Wan

【药物组成】　甘遂(醋制)、红大戟(醋制)、芫花(醋制)、牵牛子(炒)、大黄、青皮(醋制)、陈皮、木香、轻粉。

【功能与主治】 行气利水。用于水停气滞所致的水肿,症见蓄水腹胀、四肢浮肿、胸腹胀满、停饮喘急、大便秘结、小便短少。

【方解】 方中甘遂苦寒,善行经隧络脉之水湿;大戟苦寒,善泻脏腑之水邪;芫花辛温,善消胸胁伏饮痰癖,三药峻烈,各有专攻,合而用之攻逐脘腹经络之水饮,共为君药。牵牛子苦寒,泻下逐水,且利小便;大黄苦寒,泻下攻积,二者同为臣药,君臣相配,使水热实邪从二便分消下泻。青皮破气散结;陈皮理气燥湿;木香调气导滞;轻粉无窍不入,通利二便,逐水退肿,使气畅水行,共为佐药。诸药合用,共成行气利水之方。

【临床应用】 水肿 多因浊水湿邪停聚腹中,气机阻滞所致,症见胸腹胀满而坚,其状如鼓,停饮喘急,甚则不能平卧,四肢浮肿,口渴气粗,尿少便秘,舌淡红或边红,苔白滑或黄腻,脉沉数或滑数;肝硬化腹水、血吸虫病腹水见上述证候者。

【不良反应】 目前尚未检索到不良反应报道。

【禁忌】 孕妇禁用。

【注意事项】

1. 水肿属阴水者慎用。

2. 本品所含甘遂、大戟、芫花及轻粉均有一定毒性,不可过量久服。

3. 服用本品饮食宜清淡、低盐饮食,注意用药后对脾胃的调理。

4. 服药时应从小剂量开始,逐渐加量为宜。

【用法与用量】 口服。一次 3g,一日 1 次。

【规格】 每袋装 3g

控 涎 丸
Kongxian Wan

【药物组成】 甘遂(醋制)、红大戟、白芥子。

【功能与主治】 涤痰逐饮。用于痰涎水饮停于胸膈,胸胁隐痛,咳喘痛甚,痰不易出,以及瘰疬,痰核。

【方解】 方中以甘遂善行经遂水湿,为君药。大戟善泻脏腑水湿,为臣药,君臣共可泻水逐饮,消痞散结。白芥子善治皮里膜外、胸膈间之痰涎,助甘遂、大戟祛痰逐饮,利气散结,为佐药。共奏涤痰逐饮之功。

【临床应用】 悬饮 痰涎水饮停于胸膈所致,症见咳嗽气喘,痰难咯出,胸膈满闷,胸胁隐痛,舌苔白腻,脉滑。

【药理毒理】 本品有平喘、祛痰等作用。

1. 平喘 本品可延长氯化乙酰胆碱加磷酸组胺引起的豚鼠引喘潜伏期[1]。

2. 祛痰 本品可增加小鼠呼吸道排泌酚红[1]。

3. 其他 本品脂质提取物灌胃和控涎丹外涂于耳,均能抑制巴豆油引起的小鼠耳肿胀[1]。

【不良反应】 目前尚未检索到不良反应报道。

【禁忌】 孕妇禁用。

【注意事项】

1. 虚寒证慎服。

2. 服药期间忌食生冷、辛辣燥热食物。

3. 本品药力峻猛,易伤正气,应中病即止,不宜久服,体弱年迈者慎用。

【用法与用量】 用温开水或枣汤、米汤送服。一次 1~3g,一日 1~2 次。

【参考文献】 [1]范欣生,朱荃,方泰惠,等.控涎丹祛痰平喘及抗炎作用的实验观察.南京中医学院学报,1992,8(3):152.

(四)通腑降浊

尿毒灵灌肠液
Niaoduling Guanchangye

【药物组成】 大黄、土茯苓、连翘、栀子、白茅根、桂枝、金银花、地榆、青黛、黄柏、龙骨(煅)、牡蛎(煅)、槐米、钩藤、蒺藜、丹参、红花、生晒参、麦冬、枸杞。

【功能与主治】 通腑泄浊,利水消肿。用于湿浊内阻、脾肾衰败所致的全身浮肿、恶心呕吐、大便不通、无尿少尿、头痛烦躁、舌黄、苔腻、脉实有力;慢性肾衰竭、尿毒症及肾性高血压见上述证候者。

【方解】 方中大黄活血利湿,通腑降浊,为君药。土茯苓、连翘、栀子、白茅根渗湿利水消肿为臣药。桂枝助阳化气,通利膀胱;金银花、地榆、青黛、黄柏清热解毒,燥湿化浊;龙骨、牡蛎、槐米、钩藤、蒺藜清肝平肝,镇心安神;丹参、红花活血祛瘀,清心安神;生晒参、麦冬、枸杞子益气养阴,以上合为佐药扶正祛邪。诸药合用,共奏通腑泄浊、利水消肿之功。

【临床应用】

1. 水肿 因脾肾衰败,脾不制水,肾失开合,水湿泛溢所致,症见全身浮肿,纳差,恶心呕吐,少尿,大便不通,口有尿味,舌黄苔腻,脉实有力;慢性肾衰竭见上述证候者[1]。

2. 关格 因脾肾衰败,水湿、浊毒内蕴所致,症见全身浮肿,纳差,恶心呕吐,头痛烦躁,大便不通,无尿少尿,口有尿味,舌黄苔腻,脉实有力;尿毒症见上述证候者。

【不良反应】 目前尚未检索到不良反应报道。

【禁忌】　孕妇禁用。

【注意事项】

1.若脾肾衰败较重者,可酌与补肾健脾口服药同用。

2.用药期间宜低盐饮食,忌烟酒及辛辣、油腻食物;宜配合优质低蛋白饮食,若出现营养不良时,可适当制定合理营养方案,并注意补充水溶性维生素、矿物质及微量元素。

3.有直肠疾病或腹泻每日3次以上者慎用。年老体虚者慎用。

4.本品不单独使用,临床常配合其他相关药物治疗。若灌肠后症状无明显改善,须及时到医院就诊,必要时采取透析治疗。

【用法与用量】　将甲、乙组(甲组10g、乙组100ml)混合,摇匀,一次灌肠,一日1～2次。

【规格】　(1)甲组每瓶装20g　(2)乙组每瓶装200ml

【参考文献】　[1]麻庸,朴志贤,闻心江.尿毒灵灌肠液治疗慢性肾功能不全309例临床观察.吉林中医药,1990,12(3):9－10

尿毒清颗粒
Niaoduqing Keli

【药物组成】　大黄、黄芪、丹参、川芎、何首乌(制)、党参、白术、茯苓、桑白皮、苦参、车前草、半夏(姜制)、柴胡、菊花、白芍、甘草。

【功能与主治】　通腑降浊,健脾利湿,活血化瘀。用于脾肾亏损,湿浊内停,瘀血阻滞所致的少气乏力,腰膝酸软,恶心呕吐,肢体浮肿,面色萎黄;慢性肾功能衰竭(氮质血症期或尿毒症早期)见上述证候者。

【方解】　方中大黄味苦性寒,通腑降浊、活血祛瘀;黄芪味甘微温,补气升阳、利水消肿,是补脾行水要药;丹参活血祛瘀,川芎行气活血,四药合用以通腑降浊,健脾利湿,化瘀去浊,为君药。何首乌补肝肾,益精血,通便,解毒;党参补中益气,白术健脾利水;茯苓利水渗湿以增强健脾益肾,利湿化浊功效,共为臣药。桑白皮泻肺利尿消肿,苦参清热燥湿利尿;车前草清热利水消肿,以佐助君药宣泄湿浊;半夏燥湿降浊,柴胡升举清阳,菊花清利头目,白芍通利血脉,共为佐药。甘草调和诸药,为使药。诸药合用,共奏通腑降浊,健脾利湿,活血化瘀之功。

【临床应用】　**肾劳(溺毒)**　多因久病水毒浸渍,脾肾衰败,浊瘀内阻所致,症见面色萎黄、神疲乏力、纳差、恶心呕吐、腰膝软,或胀痛不适、痛有定处,夜尿频数而

清长、肌肤甲错、肢体浮肿,舌淡苔腻,脉弱或弦;慢性肾功能衰竭见上述证候者。

亦有临床报道用于治疗高尿酸血症[1]。

【禁忌】　尚不明确。

【注意事项】

1.本品肝肾阴虚证慎用。

2.因服药每日大便超过2次,可酌情减量,避免营养吸收不良和脱水。

3.对24小时尿量＜1500ml患者,服药时应监测血钾。

4.慢性肾功能衰竭尿毒症晚期非本品所宜。

5.避免与肠道吸附剂同时服用。

6.忌食肥肉、动物内脏和豆类、坚果果实等含高植物蛋白食物。

7.应进食低盐饮食,并严格控制入水量。

【用法与用量】　颗粒剂:温开水冲服。一日4次:6、12、18时各服1袋;22时服2袋。每日最大服用量为8袋;也可另定服药时间,但两次服药间隔勿超过8小时。

【规格】　颗粒剂:每袋装5g

【参考文献】　[1]韦喆,韦文合.尿毒清颗粒治疗高尿酸血症的临床观察.中国中西医结合肾病杂志,2010,11(8):730-731.

肾衰宁胶囊(颗粒)
Shenshuaining Jiaonang(Keli)

【药物组成】　太子参、大黄、茯苓、半夏(制)、陈皮、黄连、丹参、红花、牛膝、甘草。

【功能与主治】　益气健脾,活血化瘀,通腑泄浊。用于脾胃气虚、浊瘀内阻、升降失调所致的水肿、肾劳、溺毒,症见面色萎黄、腰痛倦怠、恶心呕吐、食欲不振、小便不利、大便黏滞;慢性肾功能衰竭见上述证候者。

【方解】　方中太子参甘平能补,益气健脾;大黄苦寒泄降,通腑泄浊,一补一泻,共为君药。茯苓、半夏、陈皮健脾燥湿,降逆化浊;黄连苦寒,清热燥湿,与半夏相伍,辛开苦降,调和胃气,使上逆之浊阴下降,共为臣药。丹参、红花、牛膝活血化瘀,通络利尿,为佐药。甘草调和诸药,为使药。诸药相合,共奏益气健脾、活血化瘀、通腑泄浊之功。

【临床应用】

1.**水肿**　因脾虚运化失常,水湿内停所致,症见面色萎黄、浮肿,腰以下肿甚、恶心、食欲不振、小便不利、大便黏滞,舌苔腻,脉细弱;慢性肾功能衰竭见上述证候者[1,2]。

2. 肾劳(溺毒) 因脾胃气虚,水湿内停,久聚成浊,气虚血滞,浊瘀内阻,升降失调所致,症见面色萎黄,倦怠乏力,恶心呕吐,食欲不振,小便短少,大便黏滞,腰膝酸软,下肢浮肿,舌苔腻,脉细弱;慢性肾功能衰竭见上述证候者。

【药理毒理】 本品有改善肾功能等作用。

1. 改善肾功能 本品对慢性肾衰患者,能降低血尿素氮和肌酐水平,增加内生肌酐清除率,改善肾性贫血[1,2]。

2. 其他 本品可增加利血平性脾虚证小鼠体重,增加氢化可的松性肾虚证小鼠胸腺、肾上腺、脾重量[3]。

【不良反应】 目前尚未检索到不良反应报道。

【禁忌】 有出血症状者及孕妇禁用。

【注意事项】

1. 肝肾阴虚,脾肾阳虚,阴阳两虚所致水肿、肾劳者慎用。

2. 服药期间宜低盐饮食,忌烟酒及辛辣油腻食品;宜配合优质低蛋白饮食,若出现营养不良时,可适当制定合理营养方案,并注意补充水溶性维生素、矿物质及微量元素。

3. 本品含通腑之品,服药后每日大便次数在 2～3 次为宜,超过 4 次以上者慎用。

【用法与用量】 胶囊剂:口服。一次 4～6 粒,一日 3～4 次。45 天为 1 疗程,小儿酌减。

【规格】 胶囊剂:每粒装 0.3g

【参考文献】 [1]孙艳梅,田中兴.肾衰宁胶囊治疗慢性肾衰的疗效观察.中原医刊,2003,30(5):45.

[2]任珠,邓锡保,柴树人.肾衰宁胶囊治疗 36 例慢性肾功能不全的疗效观察.云南中医中药杂志,1997,18(5):24.

[3]张红宇,高菊珍.肾衰宁胶囊对脾虚及肾虚小鼠的实验治疗.云南医药,2000,2(4):297.

肠 舒 通 栓

Changshutong Shuan

【药物组成】 猪牙皂、细辛。

【功能与主治】 肠道清洁剂。可用于肠镜检查,X线腹部摄片或造影检查前肠道清洁准备。

【方解】 方中猪牙皂通泻大便,为君药。细辛通窍止痛,为臣药。二者合用,通泻大便,清洁肠道。

【临床应用】 主要用于肠镜检查前的肠道清洁准备。

【不良反应】 目前尚未检索到不良反应报道。

【禁忌】 尚不明确。

【注意事项】 1. 用药前一日进食半流质饮食。晚餐后禁食至检查完毕。

2. 月经期妇女慎用。

3. 少数病例出现恶心、呕吐、腹胀、腹痛、肛门灼热、下坠感。

4. 本品使用后,可能很快就会产生便意,但此时药物尚未完全溶解,为发挥最佳效果,请坚持 20 分钟以上。

5. 使用过程中,可适量饮水,配合饮食控制,以帮助排便。

6. 本品为局部用药,只能用于肛门给药,不可口服。

7. 请将本品放于儿童不易接触到的地方。

【用法与用量】 肛门用药。除去塑料或铝箔包装后,塞入肛门 3cm 处,保留 10 分钟以上。一次 1 粒,检查前晚和次晨各用药一次,或遵医嘱。

【规格】 每粒重 1.9g

三、和解剂

和解剂以和解少阳、调和肝脾药物组合而成,用于治疗伤寒少阳证和肝脾不和等证。

少阳病发病,乃外邪侵入少阳,正邪交争,少阳枢机不利,进而影响脾胃所致,治当和解少阳。肝脾不和多由肝气郁结,横逆犯脾,或脾气先虚,肝失疏泄,肝气乘脾所为,治当调和肝脾。针对少阳病和肝脾不和证,研制出和解少阳剂和调和肝脾剂。

和解剂主要由柴胡或青蒿与黄芩配伍组方,用于伤寒邪犯少阳证,症见寒热往来,胸胁苦满,饮食不振,心烦喜呕,口苦,咽干,目眩等。

调和肝脾剂主要由疏肝理气药物柴胡、枳壳、陈皮等,益气健脾药物人参、党参、白术、茯苓、甘草等,以及养血柔肝药物白芍组合而成。用于各病所见肝脾不和、肝郁脾虚证,症见胸胁胀痛,郁闷不舒,神疲,头晕目眩,食欲减退,腹痛,泄泻,女性月经不调等。

和解剂适用于现代医学的上呼吸道感染、慢性胃炎、消化不良、月经失调、乳腺增生病、更年期综合征、神经官能症、慢性乙型病毒性肝炎等。临床上应结合少阳证和肝脾不和证辨证合理选用。

和解剂有片、丸、颗粒、口服液几种剂型。

和解剂使用注意:邪在肌表,未入少阳,或阳明热盛者,不宜使用和解少阳剂。

(一)和解少阳

少阳感冒颗粒

Shaoyang Ganmao Keli

【药物组成】 柴胡、黄芩、青蒿、生晒参、干姜、大枣、半夏、甘草。

【功能与主治】　解表散热，和解少阳。用于外感邪犯少阳证，症见寒热往来、胸胁苦满、食欲不振、心烦喜呕、口苦咽干。

【方解】　方中柴胡和解退热，疏邪透表，少阳专药，为君药。黄芩苦寒清热泻火，善解肌热；青蒿清透热邪，解肌退热，二药配君药使邪热外透内清，共为臣药。生晒参、干姜、大枣补气健脾，补益正气，扶正达邪；半夏和胃降逆，散结消痞，共为佐药。甘草调和诸药，为使药。诸药相合，共奏解表散热、和解少阳之功。

【临床应用】　感冒　外感热邪，邪犯少阳病在半表半里所致寒热往来、胸胁苦满、食欲不振、心烦喜呕、口苦咽干、苔薄、脉弦；上呼吸道感染见上述证候者。

【不良反应】　目前尚未检索到不良反应报道。

【禁忌】　尚不明确。

【注意事项】

1. 风寒感冒者及阴虚者慎服。

2. 孕妇慎用。

3. 服药期间忌服滋补性中药，饮食宜清淡，忌食辛辣、厚味食物。

【用法与用量】　口服。一次 8g，一日 2 次；小儿酌减。

【规格】　每袋装 8g

小柴胡颗粒（片、胶囊、泡腾片）

Xiaochaihu Keli(Pian,Jiaonang,Paotengpian)

【药物组成】　柴胡、黄芩、党参、大枣、生姜、姜半夏、甘草。

【功能与主治】　解表散热，和解少阳。用于外感病邪犯少阳证，症见寒热往来、胸胁苦满、食欲不振、心烦喜呕、口苦咽干。

【方解】　方中柴胡和解少阳，透泄外邪，疏肝解郁为君药。黄芩苦寒清肝胆之热，助柴胡清少阳热邪为臣药。党参、甘草、大枣益气和中，扶正以祛邪外达；生姜、半夏和胃降逆，共为佐药。甘草调和诸药，兼为使药。诸药相合，共奏解表散热、和解少阳之功。

【临床应用】　外感病少阳证　感受外邪，邪犯少阳，病在半表半里所致。症见寒热往来、胸胁苦满、食欲不振、心烦喜呕、口苦咽干、舌红苔黄、脉弦数。

此外，还有小柴胡片用于小儿厌食症、慢性乙型病毒性肝炎的临床报道[1,2]。

【药理毒理】　本品有保肝、利胆、解热、抗炎和抗病原微生物等作用。

1. 保肝、利胆　小柴胡汤冲剂对四氯化碳(CCl_4)所致大鼠肝损伤有保护作用；小柴胡片能降低四氯化碳所致急性肝损伤小鼠血清谷丙转氨酶（ALT）和谷草转氨酶（AST）活性；小柴胡冲剂能降低对乙酰氨基酚的肝脏毒性，升高其所诱导的肝损伤小鼠谷胱甘肽（GSH）水平。小柴胡汤能降低 D-半乳糖、四氯化碳、免疫复合物导致的肝损伤大鼠的血清 ALT、AST 水平。对异氰酸 α-萘酯、3-甲基-二甲氨基偶氮所致大鼠及小鼠肝损害均有保护作用[3-13]。小柴胡汤对大鼠肝线粒体单胺氧化酶 B（MAO-B）有抑制作用。小柴胡汤对四氯化碳致肝纤维化有预防作用，表现为血清中层粘连蛋白（LN）、透明质酸（HA）含量降低。小柴胡汤对大鼠酒精性肝损伤也有保护作用，还能促进胆汁分泌及排泄[15]。

2. 解热　小柴胡片对酵母所致大鼠发热有解热作用[14]。小柴胡汤对伤寒、副伤寒混合菌引起的家兔发热有解热作用[16,17]。

3. 抗炎　小柴胡汤冲剂、小柴胡片均能抑制角叉菜胶所致大鼠足肿胀。小柴胡片可对抗醋酸引起的小鼠毛细血管通透性增加。小柴胡汤可抑制大鼠实验性反流性胃炎所致胃黏膜水肿、充血及瘀血等病变，减轻炎细胞浸润及腺体增生性改变。此外，小柴胡汤对小鼠棉球肉芽肿亦有抑制作用。小柴胡汤能降低大鼠血浆前列腺素 E_2 含量，体外试验能抑制花生四烯酸转化为前列腺素 H_2（PGH_2），抑制血 PGH_2、前列腺素 E_2（PGE_2）的产生，并能抑制环氧化酶（COX）的活性[14,18,19]。

4. 抗病原微生物　体外试验，小柴胡汤对金黄色葡萄球菌、白色葡萄球菌、甲型链球菌、乙型链球菌、大肠埃希菌、变型杆菌及粪产碱杆菌等均有不同程度的抑制作用。小柴胡汤对感染鸭乙肝病毒（DHBV）的广州麻鸭灌胃给药，对 DHBV 有抑制作用。体外小柴胡汤 0.195～100mg/ml 对 2215 细胞上清中乙肝表面抗原（HBsAg）和乙肝 E 抗原（HBeAg）分泌有抑制作用[20,21]。

5. 对免疫功能的影响　本品可提高 Lewis 肺癌荷瘤小鼠生存率，增强腹腔巨噬细胞的吞噬能力及自然杀伤（NK）细胞杀伤活性，增高脾脏分泌的细胞因子肿瘤坏死因子 α（TNF-α）、γ 干扰素（IFN-γ）、白介素-2（IL-2）水平，降低 IL-4 水平[22,23]。小柴胡汤煎液能降低小鼠肝脏的脏器指数，增加溶血素的生成。体外试验小柴胡汤能诱导外周血单核细胞产生肿瘤坏死因子。小柴胡汤对柯萨奇 B3m（CVB3m）病毒感染所致心肌炎乳鼠，能提高急性期的 NK 细胞活性，调节 T 细胞亚群功能，小柴胡汤能提高心肌炎模型鼠心肌浸润细胞 IL-2R 的表达，并能抑制细胞病变和心肌酶的活性。小柴胡汤对小

鼠 S_{180} 抑瘤率为 $40.19\%\sim58.73\%$，同时可见血浆内皮素水平降低，S_{180} 细胞出现凋亡。小柴胡汤冲剂能提高小鼠腹腔巨噬细胞吞噬功能。小柴胡汤还能抑制小鼠 Lewis 肺癌细胞的肺转移，对抗强的松龙对小鼠的免疫抑制。小柴胡汤能抑制天花粉所致大鼠皮肤被动过敏反应、大鼠佐剂性关节炎及小鼠脚垫迟发型超敏反应。小柴胡汤可抑制甲苯二异氰酯（TDI）橄榄油所致的大鼠变应性鼻炎，并可见血中 CD_3 升高，CD_8 降低，CD_4/CD_8 的比值恢复正常，红细胞 C_{3b} 受体花环率及 IC 花环率提高，红细胞黏附能力增强，免疫活性增强，免疫复合物沉积减少[24-31,38]。

6. 促进脑垂体-肾上腺皮质功能　小柴胡汤能增加肾上腺重量，能升高小鼠血清皮质酮，腹腔注射能升高大鼠血清皮质酮和血浆促肾上腺皮质激素（ACTH）。小柴胡汤可升高大鼠下丘脑二羟苯乙酸（DOPAC）和 5-羟吲哚乙酸（5-HIAA）的含量，降低下丘脑、大脑皮质中 5-羟色胺（5-HT）/5-HIAA 比值和纹状体多巴胺（DA）/DOPAC 比值[32,37]。

7. 其他　小柴胡汤浸膏可使狗冠脉血流、肾血流增加。小柴胡汤能抑制胶原诱发小鼠血小板聚集。小柴胡汤还有改善高脂血症，减轻动脉粥样硬化的作用[33-35]。小柴胡汤对氢氧化钠（NaOH）所致胃黏膜损伤有保护作用。小柴胡汤十二指肠给药能抑制正常大鼠的胃液分泌量、总酸排出量及胃蛋白酶活性，并增加胃壁结合黏液量。此外，小柴胡汤能改善小鼠急性 X 线损伤所致的造血功能障碍[36,39]。

【不良反应】　目前尚未检索到不良反应报道。

【禁忌】　尚不明确。

【注意事项】

1. 风寒感冒、肝火偏盛、肝阳上亢者慎用。

2. 过敏体质慎用。

3. 服药期间忌服滋补性中药，饮食宜清淡，忌食辛辣、厚味。

【用法与用量】　颗粒剂：开水冲服。一次 $1\sim2$ 袋，一日 3 次。片剂：口服。一次 $4\sim6$ 片，一日 3 次。胶囊剂：口服，一次 4 粒，一日 3 次。泡腾片：温开水冲溶后口服，一次 $1\sim2$ 片，一日 3 次。

【规格】　颗粒剂：每袋装（1）10g　（2）2.5（无蔗糖）

片剂：每片重 0.4g

胶囊剂：每粒装 0.4g

泡腾片：每片重 2.5g

【参考文献】[1]郭萍，秦竹.小柴胡片治疗小儿厌食症临床观察.江西中医药，2000，31(6)：32

[2]李晓.小柴胡片治疗慢性乙型肝炎 100 例临床观察.中药材，2001，24(6)：467

[3]小田岛肃夫.小柴胡汤及柴胡皂苷的肝炎抑制作用.汉方医学，1984，8(3)：14.

[4]早川政兼.柴胡剂（小柴胡汤、大柴胡汤）对四氯化碳小鼠肝硬变的效果.国外医学·中医中药分册，1984，(5)：279.

[5]佟丽，陈江华，陈育尧.小柴胡片药效学实验研究.时珍国医国药，1998，9(6)：519.

[6]戴静芝，楼萍萍，卢艳萍.小柴胡汤冲剂和口服液药理作用比较.中草药，1993，24(3)：142.

[7]吴希美，周汉良，卞如濂.小柴胡冲剂对乙酰氨基酚肝损伤的保护作用及机制研究.中药药理与临床，1997，13(6)：8.

[8]温志坚，彭龙玲，曹毓，等.小柴胡汤提取物治疗大鼠实验性肝损伤肝硬化的研究.中西医结合肝病杂志，2001，11(1)：21.

[9]徐瑶，卞国武，吴敏毓.小柴胡汤对小鼠腹腔巨噬细胞释放 NO 的影响.中药新药与临床药理，2000，11(5)：289.

[10]Sakaguchi.小柴胡汤对内毒素诱导小鼠巨噬细胞系 J774A.1 细胞生成一氧化氮的抑制作用.国外医学.中医中药分册，1997，19(1)：31.

[11]吴春福，刘雯，解庆峰.小柴胡汤对大鼠肝线粒体的单胺氧化酶的抑制作用.沈阳药学院学报，1991，8(3)：207.

[12]任小巧，卢跃卿，陈永旭，等.仲景三方对大鼠肝纤维化不同时期血清Ⅲ型前胶原透明质酸及层黏蛋白作用的观察.北京中医药大学学报，2001，24(3)：35.

[13]河福金，贾长恩，王德福，等.小柴胡汤对大鼠酒精性肝损伤防护作用的组化和生化研究.北京中医药大学学报，1997，20(1)：45.

[14]曹继军.小柴胡片的药效学研究.中国临床药理学杂志，2010，26(2)：88,98.

[15]黄正良.小柴胡汤的药理研究.中成药研究，1984，(4)：30.

[16]龙子江，白玫，余世春.小柴胡汤口服液解热抗炎作用的研究.基层中药杂志，1995，9(4)：34.

[17]史正刚.小柴胡汤解热作用的动物实验观察.陕西中医，1990，11(8)：366.

[18]侯家玉，赵凤志，洪缨，等.三种方剂水煎液对大鼠实验性反流性胃炎保护作用的研究.中国中药杂志，1992，17(11)：682.

[19]雨谷荣，荻原幸夫.从药理和药化探讨小柴胡汤——关于抗炎.国外医学·中医中药分册，1990，12(3)：11.

[20]刘中景，熊曼琪，张洪来.小柴胡汤抗鸭乙肝病毒的实验研究.中国中西医结合杂志，2000，20(11)：853.

[21]刘中景，熊曼琪，李赛美.小柴胡汤体外抗 HBV 及其组方机制的实验研究.中国中医基础医学杂志，2001，7(6)：17.

[22]张军能，张轶.小柴胡颗粒抗肺癌的机制研究.湖南中医药大学学报，2010，30(6)：46-48.

[23]倪勤，瞿琦，余敏，等.小柴胡片抗乙型肝炎病毒的初步实验研究.新疆医科大学学报，2001，24(2)：156.

[24]山铺昌由.小柴胡汤对肿瘤坏死因子诱导作用的研究.国

外医学.中医中药分册,1995,17(5):7.

[25]王雪峰,刘芳,魏克伦,等.小柴胡汤及其分解剂对柯萨奇B3m病毒感染乳鼠心肌保护及细胞免疫调节作用的研究.中国中西医结合杂志,2000,20(8):599.

[26]王雪峰,刘芳,李冬梅,等.小柴胡汤对心肌炎小鼠 IL-2R及 FasL 表达的影响.辽宁中医杂志,2001,28(7):439.

[27]蒋丽敏,王雪峰,魏克伦.小柴胡汤对体外新生大鼠柯萨奇病毒 B3 心肌炎模型的酶学与细胞病变的影响.中华围产医学杂志,2000,3(1):54.

[28]杨惠玲,汪雪兰,吴义方,等.小柴胡汤对荷瘤鼠 S180 细胞生长和结构影响的研究.中国病理生理杂志,1998,14(3):278.

[29]杨惠玲,郭禹标,马志楷.小柴胡汤对小鼠肉瘤 S180 的抑制作用和血浆内皮素的影响.癌症,1998,17(6):425.

[30]伊藤均.小柴胡汤合并 5-氟尿嘧啶及环磷酰胺对 Lewis 肺癌的影响.汉方医学,1986,10(11):18.

[31]户田静男.汉方方剂的变态反应学探讨(1)——小柴胡汤对肥大细胞脱颗粒的作用.国外医学·中医中药分册,1987,9(2):45.

[32]吴春福,胡苗,刘雯,等.小柴胡汤对大鼠脑中单胺类神经递质含量的影响.中药药理与临床,1992,8(1):5.

[33]崔丰年.小柴胡汤的药理研究及临床应用.中成药,1990,(4):36.

[34]朱惠芳.中日对小柴胡汤的药理研究及临床应用近况.福建中医药,1991,22(5):51.

[35]雨谷荣.小柴胡汤防治动脉粥样硬化的药理作用.现代东洋医学,1989,10(4):8.

[36]洪缨,孟紫芊,侯家玉,等.小柴胡汤、香砂六君子汤对胃黏膜保护作用的实验研究.北京中医药大学学报,1994,17(5):57.

[37]杨霞,王浩丹,侯桂岳,等.小柴胡汤对糖皮质激素受体及其 mRNA 的调节作用.中国病理生理杂志,2000,16(12):1304.

[38]景浩.小柴胡汤治疗变应性鼻炎的实验研究.辽宁中医杂志,2001,28(2):124.

[39]细川康.小柴胡汤对小鼠放射性损伤的防护效果.和汉医药学会志,1985,2(3):694.

(二)调和肝脾

逍遥丸(颗粒、片、浓缩丸、胶囊)

Xiaoyao Wan(Keli,Pian,Nongsuowan,Jiaonang)

【药物组成】　柴胡、当归、白芍、白术(炒)、茯苓、炙甘草、薄荷。

【功能与主治】　疏肝健脾,养血调经。用于肝郁脾虚所致的郁闷不舒、胸胁胀痛、头晕目眩、食欲减退、月经不调。

【方解】　方中柴胡疏肝解郁,为君药。当归、白芍养血和血,柔肝舒肝,以养肝体,助肝阴,又防柴胡劫肝阴,为臣药。白术、茯苓、炙甘草健脾和中,扶土抑木,以滋化源;薄荷辛凉清轻,助柴胡疏肝散热,为佐药;炙甘草调和药性,兼为使药。诸药合用,肝脾并治,补疏共施,气血兼顾,共奏疏肝健脾、养血调经之功。

【临床应用】

1. 胁痛　肝郁不舒,肝克脾土所致。症见两胁胀痛,口苦咽干,胃脘胀闷,食后加重,苔白腻,脉弦滑。

2. 胃脘痛　肝郁气滞,肝胃不和所致。症见胃脘胀痛连及两胁,嗳气频繁,食后痞满加重,舌苔薄白或白腻,脉弦细或弦滑;胃下垂、消化不良、胃炎见上述证候者。

3. 郁证　情志不遂,肝气郁结,肝脾不和所致。症见情绪低落,闷闷不乐,喜叹息,胸闷胁痛,腹胀便溏,心烦不寐,舌苔白腻,脉弦细。

4. 月经不调　肝气郁结,冲任失调所致。症见月经周期紊乱,经前烦躁易怒,乳房胀痛,经期腹痛,腹胀便溏,舌黯,脉弦细。

5. 眩晕　肝郁气滞,肝失疏泄,气机不畅导致气血失和,脾虚不运,清阳不升而出现头晕目眩,每遇情绪波动则加重,伴心烦,不寐,大便溏,舌苔薄白或白腻,脉弦。

此外,本品还有用于妇女更年期综合征、乳腺增生、失眠属肝郁脾虚证候者[1-3]。

【药理毒理】　本品有抗抑郁、抗焦虑等作用。

1. 抗抑郁　本品能增加慢性束缚应激小鼠旷野实验穿格次数[4];本品降低慢性应激抑郁大鼠的海马突触素 mRNA 表达量[5];临床肝郁证患者用逍遥丸治疗 1 个月,可见血浆 β-EP(β-内啡肽)含量增加,肾上腺素(E)和多巴胺(DA)含量减少[6]。

2. 抗焦虑　本品对高架十字迷宫实验小鼠有抗焦虑作用[7]。

3. 其他　本品能增加雄激素致排卵障碍大鼠卵巢、子宫重量指数,改善腺垂体、卵巢形态结构,降低血清雌二醇(E_2)和睾酮(T)含量,升高血清卵泡刺激素(FSH)、黄体生成素(LH)含量[8-9];本品能增加促性腺激素预处理小鼠卵巢组织蛋白酶-L 的 mRNA 的表达[10];增加雷公藤多苷片或注射丙酸睾丸酮所致排卵障碍大鼠子宫内膜雌激素受体(ER)、孕激素受体(PR)表达[11];此外,本品含药血清依赖雌激素受体可促进体外培养鼠成骨细胞株 UMR-106 的增殖[12]。

【不良反应】　临床报道,有患者服用逍遥丸后出现大汗不止、面色苍白、心慌、疲乏无力、恶心呕吐等症状[13,14]。此外,也有引起嗜睡、肝损害、白带过多的报道^[15-17]。

【禁忌】 尚不明确。

【注意事项】

1. 肝肾阴虚所致胁肋胀痛,咽干口燥,舌红少津者慎用。

2. 忌辛辣生冷食物,饮食宜清淡。

【用法与用量】 丸剂:口服。水丸一次 6~9g,一日 1~2 次;大蜜丸一次 1 丸,一日 2 次。颗粒:开水冲服,一次 6g,一日 2~3 次;或遵医嘱。片剂:口服,一次 2~3 片,一日 2~3 次。

【规格】 丸剂:大蜜丸每丸重 9g 颗粒:每袋装 6g。片剂:每片重 0.35g。

【参考文献】 [1]黄子娇.逍遥丸治疗围绝经期综合征临床观察.实用中医药杂志,2013,29(2):86.

[2]丁小玲.逍遥丸对肝郁气滞型乳腺增生的疗效观察.现代实用医学,2013,25(6):663-664.

[3]全世健.逍遥丸治疗失眠 40 例.陕西中医,2004,25(10):875-876.

[4]高珍,寇俊萍,柴程芝,等.逍遥丸对慢性束缚应激小鼠行为学和神经递质含量的影响.中国实验方剂学杂志,2011,17(16):174-176.

[5]宋炜熙,胡随瑜.逍遥丸对抑郁模型大鼠海马突触素mRNA 表达的影响.中国临床药理学杂志,2010,26(1):53-56.

[6]顿颖,郝一彬,冯前进,等.逍遥丸对实验动物拘束水浸应激损伤的保护作用.中国实验方剂学杂志,1999,5(6):33.

[7]韦史利,赵学军.逍遥丸对高架十字迷宫小鼠行为影响的实验研究.辽宁中医药大学学报,12(6):265-266.

[8]罗亚萍,马惠荣,杜惠兰,等.逍遥丸对雄激素致无排卵大鼠卵巢功能的影响.河北中医药学报,2009,24(3):33-34.

[9]徐丁洁,洪丽文,徐洪,等.补肾调经方、逍遥丸对雄激素致排卵障碍模型大鼠腺垂体、卵巢影响的比较研究.中国中西医结合杂志,2014,34(1):87-90.

[10]段彦苍,杜惠兰,贺明,等.补肾调经方、逍遥丸对促性腺激素预处理小鼠组织蛋白酶-LmRNA 的影响.中国中西医结合杂志,2011,31(1):80-84.

[11]徐丁洁,杜惠兰,徐洪.逍遥丸对排卵障碍模型大鼠子宫内膜雌孕激素受体表达的影响.中华中医药杂志,2011,26(10):2393-2395.

[12]雷霞,迟英娇,赵冬梅,等.逍遥丸含药血清依赖雌激素受体促进鼠成骨细胞增殖作用的研究.中医药信息,2014,31(6):107-109.

[13]王桂荣,李建华,王树庆.逍遥丸致大汗出 1 例.潍坊医学院学报,1995,17(3):180.

[14]黎翩,朱纯伟.逍遥丸不良反应三例报道.时珍国医国药,2000,11(3):247.

[15]黄发荣,洪国栋.逍遥丸致嗜睡反应 1 例.吉林中医药,1998,(2):49.

[16]赵蕾,叶元林.逍遥丸引起药物性肝损害 1 例.时珍国医国药,2000,11(4):350.

[17]胡东云,郭贵珊.逍遥丸致白带过多 2 例报告.实用中医药杂志,1996,(6):33.

加味逍遥口服液
Jiawei Xiaoyao Koufuye

【药物组成】 柴胡、栀子(姜炙)、牡丹皮、薄荷、白芍、当归、白术(麸炒)、茯苓、甘草。

【功能与主治】 舒肝清热,健脾养血。用于肝郁血虚、肝脾不和所致的两胁胀痛、头晕目眩、倦怠食少、月经不调、脐腹胀痛;神经官能症及更年期综合征见上述证候者。

【方解】 方中柴胡苦辛,微寒,疏肝理气,清解肝胆郁热,使肝气得以条达,为君药。栀子清泻三焦之火,导热下行;牡丹皮善清血中之伏火,凉血散瘀;薄荷疏散郁结之气,透达肝经郁热;三者共助柴胡疏肝清热之功,为臣药。白芍、当归养血和血,以养肝体;白术、茯苓健脾益气,以合见肝之病当先实脾之理,四者共为佐药。甘草调和诸药,为使药。诸药合用,共奏舒肝清热、健脾养血之功。

【临床应用】

1. 胁痛 多因肝郁血虚,肝脾不和所致。症见两胁胀痛,以胀痛为主,每因情志而增减,头晕目眩,精神郁闷,时欲太息,嗳气食少,苔薄,脉弦;肝胆疾患见上述证候者。

2. 眩晕 多因肝郁气滞化火所致。症见头晕目眩,耳鸣,胁胀,口苦,烦躁易怒,舌红苔黄,脉弦数;肝胆疾患及更年期综合征见上述证候者。

3. 月经不调 多因肝郁脾虚,冲任失司所致。症见月经先期,量多,色紫有块,经前烦躁,乳房、脐腹胀痛,舌红苔黄,脉弦数。

4. 绝经前后诸症 多因肝郁血虚,肝脾不和,冲任失司所致。症见月经紊乱,头晕目眩,烦躁易怒,烘热自汗,或盗汗,失眠多梦,纳呆,尿赤,舌红苔少,脉弦细或细数;更年期综合征见上述证候者。

【不良反应】 目前尚未检索到不良反应报道。

【禁忌】 尚不明确。

【注意事项】

1. 脾胃虚寒,脘腹冷痛,大便溏薄者慎用。

2. 服药期间饮食宜用清淡易消化,忌食生冷、油腻食物。

3. 服药期间注意调节情志,切忌气恼劳碌。

【用法与用量】　口服。一次 10ml,一日 2 次。

【规格】　每支装 10ml

加味逍遥丸(颗粒、片)
Jiawei Xiaoyao Wan(Keli, Pian)

【药物组成】　柴胡、栀子(姜炙)、牡丹皮、薄荷、白芍、当归、白术(麸炒)、茯苓、甘草。

【功能与主治】　舒肝清热,健脾养血。用于肝郁血虚,肝脾不和,两胁胀痛,头晕目眩,倦怠食少,月经不调,脐腹胀痛。

【方解】　方中柴胡苦辛微寒,疏肝理气,使肝气得以条达,为君药。栀子清泻三焦之火,导热下行;牡丹皮善清肝热;薄荷疏散郁结之气,透达肝经郁热,三者共助柴胡疏肝清热之功,为臣药。白芍、当归养血和血,以养肝体;白术、茯苓健脾益气,以合"见肝之病当先实脾"之理,四者共为佐药。甘草调和诸药,为使药。诸药合用,共奏舒肝清热、健脾养血之功。

【临床应用】

1. 胁痛　多因肝郁血虚,肝脾不和所致。症见两胁胀痛,以胀痛为主,每因情志而增减,头晕目眩,精神郁闷,时欲太息,嗳气食少,苔薄,脉弦。

2. 眩晕　多因肝郁气滞化火所致。症见头晕目眩,耳鸣,胁胀,口苦,烦躁易怒,舌红苔黄,脉弦数。

3. 月经不调　多因肝郁脾虚,冲任失司所致。症见月经先期,量多,色紫有块,经前烦躁,乳房、脐腹胀痛,舌红苔黄,脉弦数。

【药理毒理】　抗应激　本品可减轻电刺激应激诱发的小鼠胸腺病理损伤,降低胸腺细胞凋亡率,增加胸腺和脾脏指数;降低血糖及皮质激素水平,下调脑区核团 c-fos、c-jun 蛋白高表达[1,2]。本品对小站台水环境应激引起的小鼠胸腺损伤有保护作用,增加胸腺、脾指数,降低胸腺 5-羟色胺、糖皮质激素的含量[3,4]。

【不良反应】　目前尚未检索到不良反应报道。

【注意事项】

1. 脾胃虚寒,脘腹冷痛,大便溏薄者慎用。

2. 服药期间饮食宜用清淡易消化,忌食生冷、油腻食物。

3. 服药期间注意调节情志,切忌气恼劳碌。

【用法与用量】　丸剂:口服,一次 6g,一日 2 次。颗粒剂:口服,一次 1 袋,一日 2 次。片剂:口服,一次 3 片,一日 2 次。

【规格】　丸剂:每 100 粒重 6g

颗粒剂:每袋装 2g

片剂:每片 0.3g(相当于原药材 2g)

【参考文献】　[1]吴振宇,张云,肖健.阻断交感神经及加味逍遥丸对心理应激小鼠免疫功能的影响.中国行为医学科学,2006,15(1):7-9.

[2]吴振宇,张云,肖健.心理应激小鼠脑区核团原癌基因蛋白表达的规律及加味逍遥丸调节作用的实验研究.中国中西医结合杂志,2006,26(11):998-1002.

[3]侯静,肖亮,杨军平.站台水环境应激对神经内分泌和胸腺细胞凋亡的影响及加味逍遥丸的调节作用.中国临床康复,2005,9(44):100-101.

[4]高书亮,吴振宇,杨军平.加味逍遥丸对小鼠小站台水环境应激状态调节作用的实验研究.江西中医学院学报,2006,18(3):63-64.

丹栀逍遥丸(片)
Danzhi Xiaoyao Wan(Pian)

【药物组成】　柴胡(酒制)、当归、白芍(酒炒)、栀子(炒焦)、牡丹皮、白术(土炒)、茯苓、甘草(蜜炙)、薄荷。

【功能与主治】　舒肝解郁,清热调经。用于肝郁化火,胸胁胀痛,烦闷急躁,颊赤口干,食欲不振或有潮热,以及妇女月经先期,经行不畅,胸乳与少腹胀痛。

【方解】　方中以柴胡疏肝解郁,行气止痛为君药。当归、白芍养血和血,柔肝止痛;栀子清热凉血,泻火除烦;牡丹皮清热凉血,化瘀止痛,共为臣药。白术、茯苓、炙甘草健脾祛湿,益气和中,扶土抑木,以滋化源,为佐药。薄荷辛凉清轻,助柴胡疏肝散热,为佐使药。诸药合用,肝脾并治,补疏共施,气血兼顾,共奏疏肝解郁、清热调经之功。

【临床应用】

1. 胁痛　因肝郁化火,木郁克土,肝脾失调所致。症见两胁胀痛,口苦咽干,胃脘胀闷,食后加重,苔黄腻,脉弦滑数。

2. 胃脘痛　因肝郁化火,肝气犯胃,肝胃不和所致。症见胃脘胀痛连及两胁,口苦反酸,嗳气频繁,食后痞满加重,甚至呃逆呕吐,舌质红苔黄,脉弦滑数;消化不良、慢性胃炎见上述证候者。

3. 郁证　因情志不遂,肝郁化火,肝失疏泄,肝脾不和所致。症见情绪低落,闷闷不乐,喜叹息,胸闷胁痛,腹胀便溏,心烦不寐,甚至急躁易怒,舌红苔黄,脉弦细数。

4. 月经不调　因肝郁化火,冲任失调所致。症见月经周期紊乱,经前烦躁易怒,乳房胀痛,经期腹痛,腹胀便溏,舌红或黯,脉弦细数。

【不良反应】 目前尚未检索到不良反应报道。

【禁忌】 尚不明确。

【注意事项】

1. 脾胃虚寒,脘腹冷痛,大便溏薄者禁用。

2. 孕妇、妇女月经期慎用。

3. 服药期间饮食宜清淡,忌食生冷、辛辣及油腻食物。

4. 服药期间保持心情舒畅。

【用法与用量】 口服。一次 6~9g,一日 2 次。

【规格】 丸剂:水丸每 100 粒重 6g

肝达康颗粒(片、胶囊)
Gandakang Keli(Pian,Jiaonang)

【药物组成】 北柴胡(醋炙)、白芍(醋炙)、枳实(麸炒)、青皮(麸炒)、甘草、党参、茯苓、白术(麸炒)、砂仁、湘曲、鳖甲(醋炙)、地龙(炒)、当归(酒炙)、茜草、白茅根。

【功能与主治】 疏肝健脾,化瘀通络。用于肝郁脾虚兼血瘀所致的疲乏纳差、胁痛腹胀、大便溏薄、胁下癥块、舌淡或色黯有瘀点、脉弦缓或涩;慢性乙型病毒性肝炎见上述证候者。

【方解】 方中由柴胡疏肝理气,为君药。枳实、青皮理气止痛,助柴胡疏肝理气;白芍、当归养血和血,柔肝止痛,共为臣药。党参、茯苓、白术、砂仁、湘曲健脾益气,扶土抑木;鳖甲、地龙、茜草、白茅根化瘀通络,软坚散结,共为佐药。甘草调和诸药,为使药。诸药合用,共奏疏肝健脾、化瘀通络之功。

【临床应用】

1. 胁痛 因肝郁脾虚,瘀血阻络所致。症见胁肋胀痛或刺痛,腹部胀满,大便溏薄,舌淡黯,脉弦涩;慢性肝炎见上述证候者。

2. 积聚 多因肝郁脾虚,瘀血阻络所致。症见胁下癥块,固定不移,舌淡或色黯有瘀点,脉弦缓或涩;肝纤维化见上述证候者。

【药理毒理】 本品有抗肝纤维化、抗乙肝病毒的作用。

1. 抗肝纤维化 本品能降低牛血清白蛋白致肝纤维化模型大鼠的肝羟脯氨酸含量,减轻肝纤维组织增生程度,提高血清白蛋白水平;减轻四氯化碳加高脂饲料致大鼠肝纤维化的程度[1],防止氢化可的松所致肝细胞核仁变小[2]。

2. 抗乙肝病毒 本品能降低鸭乙型肝炎病毒(DHBV)感染雏鸭模型血清 DHBV DNA 的水平[3]。还能降低乙型病毒性肝炎患者外周血淋巴细胞姐妹染色单体交换(SCE)频率,增强体细胞对肝炎病毒所致 DNA 损伤的修复能力[4]。

【不良反应】 目前尚未检索到不良反应报道。

【禁忌】 孕妇禁用。

【注意事项】

1. 肝阴不足所致胁痛者慎用。

2. 服药期间饮食宜清淡,忌食生冷、辛辣、油腻食物,并戒酒。

【用法与用量】 颗粒剂:口服。一次 8g,一日 3 次。片剂:口服。一次 8~10 片,一日 3 次。胶囊:口服,一次 8~10 粒,一日 3 次。1 个月为一疗程。可连续使用 3 个疗程。

【规格】 颗粒剂:每袋装 8g

片剂:每片含生药 1.04g

胶囊剂:每粒装 0.3g

【参考文献】 [1]韦艾凌.疏肝理脾片预防肝纤维化的实验研究.辽宁中医杂志,1998,25(8):381.

[2]雷久士,刘赵明,李观林,等.疏肝理脾片对小白鼠氢化可的松模型肝脏蛋白质合成的影响.湖南中医学院学报,1998,18(1):10.

[3]王克美,陈鸿珊.疏肝理脾片在雏鸭体内抗 DHBV DNA 的作用.中成药,1994,(5):34.

[4]孙宏伟,刘伟士,谌宁生.疏肝理脾片对乙型肝炎病人外周血淋巴细胞 SCE 频率的影响.中西医结合肝病杂志,1994,4(2):1.

五灵丸
Wuling Wan

【药物组成】 柴胡、丹参、灵芝、五味子。

【功能与主治】 疏肝健脾活血。用于肝郁脾虚挟瘀所致的胁肋胀痛、腹胀嗳气、疲乏无力;慢性乙型病毒性肝炎见上述证候者。

【方解】 方中柴胡苦辛,疏肝解郁,理气止痛,为君药。丹参活血养血,祛瘀止痛,为臣药。灵芝甘平,补气安神;五味子酸甘温,益气生津,二药补气健脾养肝,为佐药。四药相合,共奏疏肝健脾、活血止痛之功。

【临床应用】 胁痛 由肝郁脾虚血瘀所致。症见胁肋胀痛,甚至刺痛,腹部胀满,嗳气,疲乏无力,唇色紫黯,舌有瘀斑;慢性乙型病毒性肝炎见上述证候者。

【药理毒理】 本品有保肝和抗肝纤维化作用。

1. 保肝 本品对多种原因引起的动物急、慢性肝损伤有保护作用。降低四氯化碳(CCl_4)、醋氨酚致肝损伤小鼠、大鼠及家兔血清 ALT、AST,减轻肝组织病理损伤,提高肝组织 GSH-Px 活性,降低胆固醇、甘油三酯、MDA 含量[1]。对 D-半乳糖胺、硫代乙酰胺所致肝损伤大鼠也有保护作用[2,3]。降低 BCG 加 LPS 所致免疫性肝损伤小鼠血清 ALT、AST,升高肝组织 NO 水平,促进 IL-2 分泌,减轻组织学损伤[4-6]。

2. 抗肝纤维化　本品还能减轻四氯化碳致大、小鼠慢性肝损伤及肝纤维化程度,降低肝组织和血清中羟脯氨酸及血清Ⅰ、Ⅲ型前胶原含量[7-9]。阻止实验性肝硬化大鼠肝硬变的形成[10,11]。

【不良反应】　偶见轻度恶心、上腹不适。

【禁忌】　尚不明确。

【注意事项】

1. 凡急性肝炎属温热疫毒内盛者慎用。

2. 肝阴不足所致胁痛者慎用。

3. 孕妇慎用。

4. 服本品后若见恶心,上腹不适者应停药观察。

5. 有溃疡病史者,请在医生指导下服用。

【用法与用量】　口服。一次 1 丸,一日 3 次,饭后半小时服用。1 个月为一疗程或遵医嘱。

【规格】　每丸重 9g

【参考文献】　[1]王胜春,方坤泉,蒋永培,等.五灵丸对兔和大小鼠肝损伤保护作用的实验研究.第四军医大学学报,1993,14(5):372.

[2]蒋永培,王胜春,李桂珍,等.中药五灵丸对 D-氨基乳糖所致大鼠肝损伤的修复作用.第四军医大学学报,1991,12(5):361.

[3]李敏,王胜春,俞辉,等.中药五灵丸对硫代乙酰胺所致大鼠肝损伤模型的修复作用.第四军医大学学报,1992,13(1):46.

[4]江艳艳,王胜春,刘明义,等.五灵丸与五灵胶囊对免疫性肝损伤小鼠作用的研究.中成药,2001,23(7):508.

[5]滕树保,王胜春,胡咏武,等.五灵胶囊对小鼠免疫性肝损伤的作用.第四军医大学学报,2000,21(7):161.

[6]王胜春,胡咏武,王俊琴.五灵胶囊对正常及免疫性肝损伤小鼠 IL-2、IL-6 的影响.中国药房,2002,13(11):651.

[7]王胜春,王玲,田卫斌,等.柴胡及五灵丸对慢性肝损伤小鼠的影响.第四军医大学学报,2002,23(2):133.

[8]江艳艳,王胜春,蒋永培,等.五灵胶囊对四氯化碳致大鼠慢性肝损伤保护作用.时珍国医国药,2000,11(11):961.

[9]江艳艳,王胜春,蒋永培,等.五灵胶囊对大鼠实验性肝纤维化的治疗作用.第四军医大学学报,2001,23(3):265.

[10]蒋永培,田卫斌,刘明义,等.五灵胶囊对实验性肝硬化大鼠的影响.中国药房,2001,12(1):19.

[11]蒋永培,王胜春,杨春娥,等.五灵丸对实验性肝硬变大鼠的作用.第四军医大学学报,1993,14(3):189.

乙 肝 灵 丸
Yiganling Wan

【药物组成】　大黄、贯众、柴胡、茵陈、白芍、黄芪、人参、甘草。

【功能与主治】　清热解毒,疏肝健脾。用于毒热蕴结、肝郁脾虚所致的胁痛、腹胀、乏力、便干、尿黄;乙型病毒性肝炎见上述证候者。

【方解】　方中大黄苦寒,清热通便,泻火解毒;贯众苦微寒,清热解毒,二药相合针对热毒蕴结主要病机,共为君药。柴胡苦辛微寒,疏肝解郁;茵陈苦、微寒,清利肝胆;白芍酸寒,柔肝止痛,三药合用以助君药疏肝解郁止痛之效,共为臣药。黄芪甘微温,益气健脾;人参甘平,益气补中,二药相合补中健脾,以防肝木之病相乘脾土,为佐药。甘草益气补脾,调和诸药,为使药。诸药相合,共奏清热解毒、疏肝健脾之功。

【临床应用】　胁痛　由热毒蕴结,肝郁脾虚所致。症见胁肋胀痛,小便黄,大便干,腹部胀满,疲乏无力;乙型病毒性肝炎见上述证候者。

【不良反应】　目前尚未检索到不良反应报道。

【禁忌】　孕妇禁用。

【注意事项】

1. 单纯毒热证或肝郁脾虚证所致胁痛者慎用。

2. 服药期间饮食宜清淡,忌食辛辣、油腻食物,并戒酒。

3. 单独服用本品治疗乙型病毒性肝炎时,应注意检查乙型肝炎病毒指标、肝功能及 B 超。

【用法与用量】　口服。一次 2g,一日 3 次;小儿酌减。20～50 天为一疗程。

【规格】　每粒重 0.1g

痛泻宁颗粒
Tongxiening Keli

【药物组成】　白芍、青皮、薤白、白术。

【功能与主治】　柔肝缓急,疏肝行气,理脾运湿。用于肝气犯脾所致的腹痛、腹泻、腹胀、腹部不适,肠易激综合征(腹泻型)见上述证候者。

【方解】　白芍养血柔肝,缓急止痛,为君药。白术健脾燥湿止泻,为臣药。青皮疏肝行气,配白芍使其敛而勿过;薤白行气导滞,配白术使其补而不滞,俱为佐药。诸药合用,共奏柔肝缓急、疏肝行气、理脾运湿之效。

【临床应用】 泄泻 由肝气犯脾,脾失运化所致,症见腹痛,腹泻,肠鸣攻痛,泻后痛缓,腹胀,嗳气食少;肠易激综合征(腹泻型)见上述证候者。

【不良反应】

1. 偶见轻度恶心。

2. 临床试验中,试验组 1 例出现皮肤感觉异常,持续半月,与本品是否有关尚无法确定。

【禁忌】 尚不明确。

【注意事项】

1. 忌酒、辛辣、生冷、油腻食物。

2. 未见肝、肾功能不全者用药相关研究资料。

3. 未见妊娠期、哺乳期妇女,儿童,老年人用药相关研究资料。

4. 药品外观性状发生改变时禁止使用。

【用法与用量】 开水冲服。一次 1～2 袋,一日 3 次。

【规格】 每袋装 5g

溃疡散胶囊

Kuiyangsan Jiaonang

【药物组成】 甘草、白及、延胡索、泽泻、海螵蛸、薏苡仁、黄芩、天仙子。

【功能与主治】 理气和胃,制酸止痛。用于脾胃湿热,胃脘胀痛,胃酸过多,溃疡病,慢性胃炎。

【方解】 方中甘草补中益气、解毒生肌,可抑制胃酸分泌,促进胃黏膜修复,是为君药。白及苦涩,收敛止血,消肿生肌,海螵蛸味咸而涩,可制酸止痛,延胡索活血行气止痛,助君药活血化瘀,制酸止痛,三者共为臣药。泽泻、薏苡仁清热利湿,黄芩苦寒清热燥湿,天仙子解痉止痛、定惊,共为佐药。

【临床应用】 胃脘痛 用于肝胃不和,湿热互结所致,症见胃灼热疼痛,呕吐反酸,腹胀腹痛,口干口苦,大便不爽或秘结,小便黄少,舌红苔黄厚腻,脉滑数;胃及十二指肠溃疡[1]、慢性胃炎见上述证候者。

【不良反应】 目前尚未检索到不良反应报道。

【禁忌】 孕妇禁用。

【注意事项】 本品不宜过量、久服。

【用法与用量】 口服。一次 5 粒,一日 3 次。

【规格】 每粒装 0.4g

【参考文献】 [1]万金虎,徐苏女.西药联用中药制剂溃疡散胶囊治疗消化性溃疡 62 例.中国社区医师(医学专业),2012,14(321):193.

慢肝解郁胶囊

Mangan Jieyu Jiaonang

【药物组成】 柴胡、当归、白芍、白术、茯苓、甘草、香橼、延胡索、川楝子、三棱、丹参、薄荷、麦芽。

【功能与主治】 疏肝解郁,健脾养血。用于肝郁脾虚所致的肝区胀痛,胸闷不舒,食欲不振,腹胀便溏者;迁延性肝炎或慢性肝炎见上述证候者。

【方解】 方中以柴胡疏肝解郁,为君药。当归、白芍养血和血,柔肝舒肝,以养肝体,助肝阴,又防柴胡劫肝阴,为臣药。白术、茯苓、炙甘草健脾祛湿、益气和中,扶土抑木,以滋化源;香橼、元胡、川楝子理气舒肝,活血止痛;三棱、丹参增强活血行气、消积止痛之力;麦芽健脾和胃,兼疏肝行气,共为佐药。薄荷辛凉清轻,助柴胡疏肝散热,为佐使药诸药合用,共奏疏肝解郁、健脾养血之功。

【临床应用】 胁痛 肝郁不舒,肝克脾土所致。症见两胁胀痛,胸闷不舒,胃脘胀闷,食后加重,腹胀便溏,苔白腻,脉弦细;慢性肝炎见上述证候者。

【不良反应】 目前尚未检索到不良反应报道。

【禁忌】 尚不明确。

【注意事项】 肝肾阴虚者不宜使用。

【用法与用量】 口服。一次 4 粒,一日 3 次。

【规格】 每粒装 0.25g

四、清热剂

清热剂以清热、泻火、凉血、解毒药物为主组成,用于各种疾病所见里热证。

清热剂所治的里热证,因外感六淫和内伤五脏所致。发于外感者,乃因感受六淫温、热、火邪,入里化热,临床呈现一派热象;伤于五脏者,则因五志过极,损伤脏腑,脏腑功能偏胜而化火。由于病因和临床表现不同,故里热证有气分热和血分热、实热和虚热之不同,以及所在脏腑之异。于是,针对里热证具体类型,研制出清热泻火、清热解毒、清脏腑热、解毒消癥 4 种中药制剂。临床可根据里热证的具体表现形式选择使用。

清热泻火剂主要配伍大黄、黄芩、黄连、黄柏、栀子、板蓝根、大青叶等清热泻火药物,用于各种疾病所见火热内盛证。火热之邪充斥三焦,累及脏腑较多,临床表现比较复杂,症见身热、烦躁、口疮、目赤肿痛、咽喉肿痛、牙龈肿痛、便秘、淋涩、各种急性出血等。

清热解毒剂主要配伍黄连、黄芩、金银花、连翘、鱼腥草、蒲公英、紫花地丁等清热解毒药物,用于三焦火毒、热毒、温毒所见温疫、疮疡疔毒等，症见身热、胸膈烦热、口舌生疮、吐衄、发斑、疔毒痈疮、便秘、尿赤等。

清脏腑热剂用药因热在脏腑不同而有所区别。肺热，用黄芩、桑白皮、石膏、知母等清泻肺热；胃热用大黄、石膏、黄连等清泻胃热；肝胆火热，用龙胆草、夏枯草、青黛等清泻肝胆火热。热在肺，症见发热、咳嗽、喘促、痰黄黏稠等；热在胃，症见口舌生疮、胃脘痛、反酸、便秘等；热在肝胆，症见发热、身目俱黄、胁肋胀痛、脘腹胀闷、口干而苦等。

解毒消癥剂主要配伍马钱子粉、鸦胆子、斑蝥、蟾酥、半枝莲、苦参、白花蛇舌草、干漆、三棱、莪术、郁金等解毒消肿、软坚散结、破血消癥等药物，用于癥瘕、积聚、瘰毒。相当于现代医学的多种癌症。

中药清热剂适用于现代医学的急性结膜炎、急性口炎、口疮、急性咽炎、急性扁桃体炎、牙周炎、上呼吸道感染、支气管肺炎、泌尿系感染、皮肤化脓性炎症、蜂窝组织炎、细菌性痢疾、乳腺炎、腮腺炎、病毒性肝炎、慢性胃炎、癌症等属里热者。临床上可根据里热所在病位和性质辨别选用。

中药清热剂有颗粒、丸、片、胶囊、注射液、合剂、软胶囊、口服液、糖浆等多种剂型。

清热剂使用注意：①清热剂药性偏寒，脾胃虚寒和阳虚者不宜使用。②一般情况下，里热证可用口服制剂治疗。对高热或癌症者，可使用注射剂。③清热剂中的注射剂不宜与其他药物同时滴注。④应用注射剂时，应注意药敏反应。⑤清热剂若用于昏迷、抽搐，应配合其他疗法。

（一）清热泻火

一　清　颗　粒
Yiqing Keli

【药物组成】　大黄、黄芩、黄连。

【功能与主治】　清热泻火解毒，化瘀凉血止血。用于火毒血热所致的身热烦躁、目赤口疮、咽喉、牙龈肿痛、大便秘结、吐血、咯血、衄血、痔血；咽炎、扁桃体炎、牙龈炎见上述证候者。

【方解】　方中大黄苦寒既可清热泻火解毒，又能化瘀凉血止血，为君药。黄芩味苦可泻肺胃之火解毒，性寒可清热凉血止血；黄连也为苦寒之品，可泻心火，解热毒，二者辅助大黄，共为臣药。三药合用，直清其热，共奏清热泻火解毒、化瘀凉血止血之效。

【临床应用】

1. 暴风客热　火毒血热上攻于目所致的目赤肿痛，口渴咽干，大便秘结，小便黄赤，舌红苔黄，脉数；急性结膜炎见上述证候者。

2. 口疮　心脾火毒熏蒸口舌所致的口舌发红，起小泡或溃烂，疼痛灼热，口臭，便秘，舌红苔黄，脉数；急性口炎、口疮见上述证候者。

3. 喉痹　肺胃火毒客于咽喉所致的咽喉红肿疼痛，声音嘶哑，口干喜饮，便秘，尿赤，舌红苔黄，脉数；急性咽炎见上述证候者。

4. 乳蛾　肺胃火毒熏灼咽核所致的咽核红肿疼痛，吞咽时疼痛加重，口干喜饮，便秘，尿赤，舌红苔黄，脉数；急性扁桃体炎见上述证候者。

5. 便秘　火毒内热结于胃肠所致的大便干燥，小便黄赤，烦躁，或兼有腹胀腹痛，口干口臭，舌红苔黄燥，脉滑数。

6. 牙宣　胃火炽盛，熏蒸牙龈所致的牙龈红肿疼痛，烦渴多饮，口臭，便秘，尿黄，舌红苔黄，脉数；牙龈（周）炎见上述证候者。

7. 吐血　火毒血热灼伤胃络所致的吐血，血色鲜红，夹有食物残渣，身热烦躁，牙龈肿痛，便秘尿赤，舌红苔黄，脉数有力；胃及十二指肠溃疡出血见上述证候者。

8. 咯血　火毒血热灼伤肺络所致的咯血，血色鲜红，夹有痰涎，咽痒咳嗽，舌红苔黄，脉数有力；支气管扩张见上述证候者。

9. 衄血　肺胃热盛，灼伤络脉所致的鼻出血，齿龈或牙缝出血，血色鲜红，身热烦躁，口鼻干燥，牙龈肿痛，大便秘结，小便黄赤，舌红苔黄，脉数有力；干燥性鼻炎、萎缩性鼻炎、牙周炎见上述证候者。

10. 便血　火热壅遏肠道，灼伤络脉所致的大便带血，血色鲜红，肛门肿胀，舌红苔黄，脉数；胃及十二指肠溃疡出血、痔疮、肛裂出血见上述证候者。

此外，尚有治疗痤疮、带状疱疹的临床报道[1-2]。

【不良反应】　目前尚未检索到不良反应报道。

【禁忌】　尚不明确。

【注意事项】

1. 阴虚火旺者慎用。

2. 孕妇慎用。

3. 服药期间饮食宜清淡易消化，忌食辛辣、油腻食物，戒烟酒，以免加重病情。

4. 本药苦寒，易伤正气，体弱年迈者慎服；中病即止，不可过量、久服。

5. 出现腹泻时可酌情减量。

6. 出血量多者,应采取综合急救措施。

【用法与用量】 开水冲服。一次 7.5g,一日 3～4 次。

【规格】 每袋装 7.5g

【参考文献】 [1]胡东流,范瑞强.一清颗粒治疗寻常痤疮62 例分析.实用中医外科杂志,2003,17(4):324.

[2]朱淑梅.口服一清颗粒加鲜芦荟叶外敷治疗带状疱疹 36例.中国民间疗法,2014,22(1):53.

三黄片(丸)

Sanhuang Pian(Wan)

【药物组成】 黄芩浸膏、大黄、盐酸小檗碱。

【功能与主治】 清热解毒,泻火通便。用于三焦热盛所致的目赤肿痛、口鼻生疮、咽喉肿痛、牙龈肿痛、心烦口渴、尿黄、便秘;亦用于急性胃肠炎,痢疾。

【方解】 方中黄芩苦能燥湿,气寒可清热,功善清热燥湿,泻火解毒。大黄苦寒泄降,泻火解毒,又能攻下通便,开实热下行之途,有釜底抽薪之效。盐酸小檗碱有抑菌作用。诸药合用,共奏清热解毒、泻火通便之效。

【临床应用】

1. 便秘 火热内结所致的大便干结,口臭,唇疮,面赤身热,小便短赤,舌苔黄燥,脉滑实;功能性便秘见上述证候者。

2. 泄泻 湿热阻滞,气机失调所致腹痛泄泻,泻下不爽,肛门灼热,烦热口渴,小便短赤,或伴有恶心呕吐,或兼有胸脘痞闷,舌淡红苔黄或腻,脉弦滑;急性胃肠炎见上述证候者。

3. 痢疾 饮食不洁,大肠湿热所致下痢赤白,腹痛,里急后重,肛门灼热,小便黄赤,舌苔腻微黄,脉滑数;细菌性痢疾见上述证候者。

4. 口疮 三焦热盛所致的口舌生疮,大便秘结,小便短赤,舌红,苔黄,脉滑数;口腔溃疡见上述证候者。

5. 牙痛 肺胃火热亢盛所致牙龈肿痛,身热面赤,口干口渴,尿赤便结,舌红苔黄,脉数;牙周炎见上述证候者。

6. 喉痹 胃肠积热,肺胃热盛所致咽喉肿痛,声音嘶哑,大便秘结,头晕耳鸣,舌红苔黄燥,脉滑数;急性咽喉炎见上述证候者。

此外有用于术后早期炎性肠梗阻的报道[1]。

【药理毒理】 本品有抗菌、抗炎和促进肠运动作用。

1. 抗菌 本品体外对金黄色葡萄球菌、甲型链球菌、乙型链球菌、白喉杆菌、大肠埃希菌、O 型伤寒杆菌、H 型伤寒杆菌、甲型副伤寒杆菌、乙型副伤寒杆菌、枯草杆菌、变形杆菌、白色念珠菌等细菌有不同程度的抑制作用[2];对大肠埃菌耐药质粒有消除作用[3]。

2. 抗炎 本品对二甲苯致小鼠耳肿胀有抑制作用,且随剂量增加作用增强;能抑制醋酸所致小鼠腹腔毛细血管通透性增加[2]。

3. 促进肠运动 本品可促进小鼠小肠炭末推进率,对正常小鼠有通便作用[2]。

【不良反应】 有文献报道长期服用三黄片可引起肠易激综合征[4]。

【禁忌】 孕妇禁用。

【注意事项】

1. 冷积便秘,寒湿泻痢,虚火口疮、喉痹者慎用。

2. 服药期间忌食荤腥、油腻食物。

【用法与用量】 片剂:口服。一次 4 片,一日 2 次;小儿酌减。丸剂:口服。一次 6～9 克,一日 3 次。

【规格】 片剂:每片重 0.25g

丸剂:每袋装 6g

【参考文献】 [1]强泽好,石秀全,郭鹏,等.三黄片在术后早期炎性肠梗阻治疗中的应用价值探讨.青岛医药卫生,2010,42(2):112-113.

[2]王林,郭胜典,李迎春,等.三黄片对胃肠道运动、抗炎抑菌作用的研究.中成药,1992,14(6):30.

[3]康梅,陈知行,许秀成,等.三黄片对大肠埃希菌耐药质粒消除作用的研究.华西药学杂志,1999,14(21):406.

[4]郭龙.长期服用三黄片引起肠易激综合征 2 例.中国中西医结合脾病病杂志,1997,5(1):13.

牛黄上清胶囊(片、丸、软胶囊)

Niuhuang Shangqing Jiaonang(Pian,Wan,Ruanjiaonang)

【药物组成】 人工牛黄、黄芩、黄连、黄柏、大黄、栀子、石膏、菊花、连翘、荆芥穗、白芷、薄荷、赤芍、地黄、当归、川芎、冰片、桔梗、甘草。

【功能与主治】 清热泻火,散风止痛。用于热毒内盛、风火上攻所致的头痛眩晕、目赤耳鸣、咽喉肿痛、口舌生疮、牙龈肿痛、大便燥结。

【方解】 方中人工牛黄性凉,功能清热解毒,消肿止痛,故为君药。黄芩、黄连、黄柏、大黄、栀子苦寒清热燥湿,解毒泻火,凉血消肿,能够清泻三焦实火;石膏清解阳明经实热火邪,故为臣药。菊花、连翘凉散风热,清热解毒;荆芥穗、白芷解表散风,消肿止痛;薄荷疏风清热,解毒利咽,诸药均有发散火邪之能,有"火郁发之"之意;赤芍、地黄、当归、川芎凉血活血,上行头目,祛风止痛;冰片疏散郁火,通关开窍,清利咽喉,聪耳明目,以助清解上焦热邪,透发火郁,共为佐药。桔梗轻清上浮,载药上行;甘草调和诸药,共为使药。诸药合用,共奏清热泻火、散风止痛之功。

【临床应用】

1. 头痛　由热毒内盛,风火上攻所致。用于头痛,伴有头晕,面红目赤,口干口苦;原发性高血压、血管神经性头痛见上述证候者。

2. 眩晕　由热毒内盛,风火上攻所致。用于眩晕,面红,目赤,耳鸣,耳聋;原发性高血压见上述证候者。

3. 暴风客热　由热毒内盛,风火上攻,引动肝火,上犯头目所致。用于眼内刺痒交作,羞明流泪,眵多,白睛红赤,头痛,身热,口渴,尿赤,舌苔黄,脉浮数;急性结膜炎见上述证候者[1]。

4. 喉痹　由热毒内盛,蕴热生火相结,循经上蒸咽喉所致。用于咽喉红肿疼痛,头痛,身热,尿黄,便干,舌苔黄,脉弦数;急性咽炎见上述证候者[2]。

5. 口疮、口糜　由热毒内盛,风火上攻,结聚口腔所致。用于黏膜充血发红,水肿破溃,渗出疼痛,口干口渴,身痛,乏力,便干,尿黄,舌红苔黄,脉弦洪数;急性口炎、复发性口疮见上述证候者[3-4]。

6. 牙宣　由热毒内盛,风火上攻牙龈所致。用于牙龈红肿,出血渗出疼痛,口干口渴,口臭口热,便秘,尿黄,舌苔黄,脉浮弦数;急性牙龈(周)炎见上述证候者[5]。

7. 牙痛　由热毒内盛,蕴热化火结毒,循经上犯冠周牙龈所致。用于牙龈充血肿胀,渗出化脓,疼痛剧烈,口热口臭,张口可受限,便秘,尿黄,舌苔黄厚,脉弦实数;急性智齿冠周炎见上述证候者。

此外,尚有治疗麦粒肿的报道[6]。

【药理毒理】　本品有镇痛、抗炎、解热等作用。

1. 镇痛　本品可减少醋酸引起的小鼠扭体反应次数;提高热板法试验小鼠的痛阈[7]。

2. 抗炎　本品可抑制巴豆油引起的小鼠耳肿胀;降低醋酸引起的腹腔毛细血管通透性增高[7]。

3. 解热　本品可抑制静脉注射伤寒菌苗引起家兔的体温升高[7]。

4. 其他　牛黄上清软胶囊可抑制胶原蛋白-肾上腺素致小鼠体内血栓形成,减少 ADP 诱导的血小板聚集,增加小鼠耳廓毛细血管的开放量及耳廓毛细血管动脉和静脉口径;降低大鼠全血黏度、血浆相对黏度以及血浆纤维蛋白原比黏度[8]。牛黄上清软胶囊可改善双侧颈总动脉结扎致脑缺血再灌注小鼠模型以及 D-半乳糖

致老年痴呆小鼠模型的主动学习记忆能力以及空间分辨能力,并可降低老年痴呆小鼠血清 MDA 和 MAO 含量[9]。

【不良反应】　据文献报道,本品不良反应有药疹、贫血及过敏性休克[10-12]。

【禁忌】　孕妇禁用。

【注意事项】

1. 阴虚火旺所致的头痛、眩晕、牙痛、咽痛慎用。

2. 老人、儿童、素体脾胃虚弱者慎用。

3. 服药期间忌食辛辣、油腻食物。

4. 用本品治疗喉痹、口疮、口糜、牙宣、牙痛时,可配合使用外用药物。

【用法与用量】　胶囊剂:口服。一次 3 粒,一日 2 次。片剂:口服。一次 4 片,一日 2 次。丸剂:口服。水丸一次 3g;大蜜丸一次 1 丸,一日 2 次。软胶囊:口服。一次 4 粒,一日 2～3 次。

【规格】　胶囊剂:每粒装 0.3g

片剂:薄膜衣片　每片重 0.265g

丸剂:水丸每 16 粒重 3g;大蜜丸每丸重 6g

软胶囊:每粒 0.6g

【参考文献】　[1]李良长,欧阳丽.牛黄上清胶囊治疗细菌性角膜炎临床观察.湖北中医杂志,2010,32(7):19-20.

[2]杨文,霍小燕.牛黄上清胶囊治疗急性咽炎的疗效观察.内蒙古中医药,2014,33(29):36.

[3]孙青成.黄连上清丸、牛黄上清胶囊两种药物治疗轻型阿弗他溃疡临床疗效对比.中国现代药物应用,2013,7(17):116-117.

[4]李秀红,吕燊,李波,等.牛黄上清胶囊与片剂治疗复发性口腔溃疡临床疗效对比.中国中药杂志,2012,37(12):1862-1863.

[5]王焕文.牛黄上清胶囊治疗心火炽盛型牙龈炎 51 例.福建中医药,2013,44(5):32-33.

[6]贡献宇.牛黄上清胶囊治疗麦粒肿经验.实用中西医结合临床,2012,12(4):88-89.

[7]李芳,秦裕辉,陈显雄,等.牛黄上清胶囊(丸)的临床与实验研究.安徽中医临床杂志,1994,6(1):57.

[8]王静,杨军,郑祖国.牛黄上清软胶囊活血化瘀作用的实验研究[J].中国实验方剂学杂志,1999,5(5):34-35.

[9]杨军,王静,丁中华,等.牛黄上清软胶囊对脑缺血及痴呆小鼠学习记忆的影响[J].中国中医药信息杂志,2000,7(4):33-35.

[10]申文祥,申维卓,王丽伟.牛黄上清片致贫血 1 例.中国现代医生,2007,45(7):87.

[11]温福玲,黄玲.牛黄上清丸致不良反应 1 例.海峡药学,2006,18(1):178.

[12]刘远林,王晶,王燕,等.牛黄上清丸致过敏性休克 1 例.总装备部医学学报,2010,12(1):60-61.

清火片

Qinghuo Pian

【药物组成】 大青叶、大黄、石膏、薄荷脑。

【功能与主治】 清热泻火，通便。用于火热壅盛所致的咽喉肿痛、牙痛、头晕目眩、口鼻生疮、目赤肿痛、大便不通。

【方解】 方中大青叶味苦而性大寒，具有清热解毒、利咽消肿之效，兼能入血，清热凉血，使气血之热毒两清，故为方中君药。大黄苦寒沉降，具有清热泻火、凉血解毒之效，同时泻热通便，引火下行，为臣药。石膏辛甘性大寒，清热泻火、除烦止渴，且善清解里热，为佐药。薄荷脑芳香调味，凉散风热，祛风利咽，为佐使药。四药合用，共奏清热泻火、通便之效。

【临床应用】

1. 便秘 肠胃积热所致大便秘结，腹胀，腹痛，口干口臭，食欲减退，小便黄赤，舌红苔黄或黄燥，脉滑数；习惯性便秘见上述证候者。

2. 喉痹 肺胃热盛所致咽喉疼痛，口舌生疮，舌红苔黄，脉数；急性咽炎见上述证候者。

3. 牙痛 三焦火盛所致牙龈红肿疼痛，发热，大便燥，小便黄赤，或面颊红肿，颌下瘰疬疼痛，苔黄，脉滑数有力；急性牙周炎见上述证候者。

【不良反应】 目前尚未检索到不良反应报道。

【禁忌】 尚不明确。

【注意事项】

1. 阴虚火旺便秘、喉痹、牙痛者慎用。

2. 忌烟、酒及辛辣、油腻食物。

3. 孕妇慎用。

【用法与用量】 口服。一次 6 片，一日 2 次。

新清宁片(胶囊)

Xinqingning Pian(Jiaonang)

【药物组成】 大黄。

【功能与主治】 清热解毒，泻火通便。用于内结实热所致的喉肿、牙痛、目赤、便秘、下痢、发热；感染性炎症见上述证候者。

【方解】 方中一味大黄具有通里攻下，清热解毒，活血化瘀及止血等药效，经炮制后的熟大黄，可缓和峻泻及消除苦寒败胃的副作用，并保持与增强了大黄的综合药效。

【临床应用】

1. 便秘 饮食积滞，大肠积热，邪热与糟粕相结所致大便秘结，脘腹胀痛，饱胀烦热，小便热赤，舌红苔黄厚或黄腻，脉沉实或滑数有力；功能性便秘见上述证候者。

2. 目赤 上焦火盛，火热上冲清窍所致头痛眩晕，目赤肿痛，口舌干燥，心烦口渴，便秘尿赤，舌红苔黄，脉数；急性结膜炎见上述证候者。

3. 牙痛 胃火亢盛所致牙龈肿痛，身热面赤，口干口渴，尿赤便结，舌红苔黄，脉数；牙周炎见上述证候者。

此外，尚有治疗痤疮、高脂血症、肾后性肾功能不全的临床报道[1-3]。

【不良反应】 目前尚未检索到不良反应报道。

【禁忌】 孕妇、哺乳期、月经期妇女禁用。

【注意事项】

1. 脾胃虚寒、冷积便秘者慎用。

2. 胃阴不足、虚火牙痛者慎用。

3. 饮食宜清淡，忌食辛辣、油腻食物。

【用法与用量】 片剂：口服。一次 3～5 片，一日 3 次；必要时可适当增量；学龄前儿童酌减或遵医嘱；用于便秘，临睡前服 5 片。

胶囊剂：口服。一次 3～5 粒，一日 3 次；必要时可适当增量；学龄前儿童酌减或遵医嘱；用于便秘，临睡前服 5 粒。

【规格】 每粒装 0.3g

【参考文献】 [1]矫健.新清宁胶囊治疗寻常性痤疮 103 例临床疗效观察.中国医学生物技术应用杂志,2002,(04):72-73.

[2]牟心元.新清宁片治疗高脂血症 34 例临床观察.临床荟萃,1995,10(21):1000.

[3]丁瑞志,马光旭,胡海华.新清宁胶囊治疗肾后性肾功能不全临床疗效观察.现代中西医结合杂志,2009,18(29):3585.

(二) 清热解毒

麝香牛黄丸

Shexiang Niuhuang Wan

【药物组成】 金银花、连翘、黄连、黄芩、黄柏、栀子、石膏、大黄、人工牛黄、人工麝香、冰片、薄荷脑、朱砂、雄黄、麦冬、当归、赤芍、防风、钩藤、桔梗、甘草。

【功能与主治】 清热解毒。用于热毒内盛所致的头晕目赤，咽干咳嗽，风火牙疼，大便秘结。

【方解】 方中药物组成分为三类，一类由金银花、连翘、黄连、黄芩、黄柏、栀子、石膏、大黄、人工牛黄、麝香、冰片、薄荷脑、朱砂、雄黄组成，以清热泻火，凉血解毒，力主祛邪；另由麦冬、当归、赤芍滋阴养血，活血凉血;余下四药,防风、钩藤疏散风热,平肝息风,桔梗、甘草宣肺止咳利咽。全方共奏清热解毒之功。

【临床应用】

1. 眩晕　眩晕由热毒上攻,清窍不利所致。用于头晕,头痛,目赤,口苦,心烦,少寐,便秘,尿赤,舌红苔黄,脉弦数。

2. 咳嗽　咳嗽由热毒蕴肺,肺气不利所致。用于咳嗽痰黄,咯吐不爽,面赤,咽干,口苦,舌红苔薄黄;上呼吸道感染见上述证候者。

3. 牙痛　牙痛由热毒上攻所致。用于牙痛,牙龈红肿,口干,便秘,舌红,脉数;牙周炎见上述证候者。

【药理毒理】　本品有解热、抗炎、镇咳作用。

1. 解热　本品对酵母所致大鼠发热有解热作用[1]。

2. 抗炎　本品对二甲苯所致的小鼠耳肿胀及蛋清、角叉菜胶所致的大鼠足肿胀和棉球引起的大鼠肉芽组织增生有抑制作用[1]。

3. 镇咳　本品能延长氨水引起的小鼠咳嗽潜伏期,减少咳嗽次数[1]。

【不良反应】　目前尚未检索到不良反应报道。

【禁忌】　孕妇禁用。

【注意事项】

1. 脾胃虚寒者慎用。

2. 哺乳期妇女慎用。

3. 本品含朱砂、雄黄,不宜过量、久用。

【用法与用量】　口服。水蜜丸一次 2g,小蜜丸一次 3g,大蜜丸一次 1 丸,一日 2～3 次。

【规格】　丸剂:大蜜丸　每丸重 3g

【参考文献】　[1]张蕻,张丽,朴晋华,等.麝香牛黄丸药理毒理实验研究.山西中医,2003,19(3):51.

鱼金注射液
Yujin Zhusheye

【药物组成】　鱼腥草、金银花。

【功能与主治】　清热解毒。用于风热犯肺,热毒内盛所致的发热咳嗽,痰黄;上呼吸道感染、支气管肺炎、病毒性肺炎见上述证候者。

【方解】　方中重用鱼腥草清肺经热邪,清热解毒;配合金银花加强清热解毒作用,并有轻宣疏散风热之功。两药配伍,重在清肺解毒。

【临床应用】

1. 感冒　外感风热所致发热,咳嗽,痰黄,头身痛,咽痛,口干,舌红苔黄,脉浮数;上呼吸道感染见上述证候者。

2. 风温肺热　风热犯肺,痰热阻肺所致发热,咳嗽,痰黄,胸闷,胸痛,气短,舌红苔黄,脉滑数;支气管肺炎、病毒性肺炎见上述证候者。

此外,还有用本品治疗秋季腹泻的报道[1-2]。

【不良反应】　文献报道,本品可引起局部红肿、疼痛、皮肤瘙痒、皮疹,偶尔有头晕、呕吐、胸闷气短、呼吸困难、心前区不适、过敏性休克[3-7]。

【禁忌】

1. 对鱼腥草类药品有过敏或严重不良反应病史者禁用。

2. 孕妇禁用。

【注意事项】

1. 过敏体质者慎用。

2. 本品尚未有儿童、孕妇使用的临床研究资料。

3. 风寒束肺或寒湿阻肺证慎用。

4. 用药期间忌烟酒及辛辣、香燥、油腻食物。

5. 本品不宜与其他药物同时滴注,以免发生不良反应。

6. 若发现浑浊、沉淀、变色、漏气或瓶身细微破裂,均不得使用。

【用法与用量】　肌内注射。一次 2～4ml,一日 2～4 次。

【规格】　每支 2ml

【参考文献】　[1]杜海华,张新建,王林.鱼金注射液治疗秋季腹泻疗效观察.河北医学,2001,7(9):850.

[2]何足元.鱼金注射液治疗 122 例小儿秋季腹泻效果观察.右江民族医学院学报,2001,23(5):774.

[3]王玫艳,高彩霞,王晓燕,等.静滴鱼金注射液致过敏 1 例.陕西中医,2003,24(1):88.

[4]刘春梅,亢彩.静脉滴注鱼金注射液致过敏反应一例.医疗装备,2006,(10):19.

[5]苏梅娟,曹警愉,苏玉娟.静滴鱼金注射液致过敏反应 1 例.西北国防医学杂志,2004,25(5):353.

[6]王振华,王爱国.静滴鱼金注射液致过敏性休克 1 例.中国医院药学杂志.2004,24(11):701.

[7]何秀莹,钟梅英.鱼金注射液致变态反应 2 例.药物流行病学杂志.2004,13(2):108-109.

复方大青叶合剂
Fufang Daqingye Heji

【药物组成】　大青叶、山银花、拳参、大黄、羌活。

【功能与主治】　疏风清热,解毒消肿,凉血利胆。用于外感风热或瘟毒所致的发热头痛、咽喉红肿、耳下肿痛、胁痛、黄疸等症;流行性感冒、腮腺炎、急性病毒性肝炎见有上述症状者。

【方解】 方中重用大青叶以清热解毒、凉血利咽，善解瘟疫时毒，为君药；山银花清热解毒，凉散风热；拳参清热解毒，凉血化瘀；大黄泻火解毒，祛瘀消肿，清除湿热，利胆退黄，共为臣药；羌活祛风止痛，兼制君臣药物寒凉之性，为佐药。诸药相合，共奏疏风清热、解毒消肿、凉血利胆之功。

【临床应用】

1. 时行感冒 温热邪气引起的发热，口渴喜饮，头身疼痛，咽喉肿痛，小便短赤，大便秘结；流行性感冒见上述证候者。

2. 痄腮 热毒聚结少阳之脉所致腮部红肿疼痛，咀嚼受限，发热畏冷，头痛，口渴，小便短赤，大便偏干，舌红苔黄干，脉弦数；腮腺炎见上述证候者。

3. 黄疸 湿热毒邪郁蒸引起目黄或身黄，小便黄，腹满，口渴，小便不利，舌苔黄腻，脉弦数；急性病毒性肝炎见上述证候者。

【药理毒理】 本品有解热、抑菌和抗炎等作用。

1. 解热 本品对大肠埃希菌内毒素引起的家兔发热有解热作用[1]。

2. 抑菌 本品对腹腔注射金黄色葡萄菌、流感杆菌引起的小鼠死亡有保护作用；本品体外对金黄色葡萄菌、流感杆菌、肺炎双球菌、链球菌（甲、乙型）有抑菌作用[1]。

3. 抗炎 本品对角叉菜胶引起的大鼠足肿胀有抑制作用；对醋酸引起的小鼠腹腔毛细血管通透性增加有抑制作用[1]。

【不良反应】 目前尚未检索到不良反应报道。

【禁忌】 尚不明确。

【注意事项】

1. 虚寒证者慎用。

2. 服药期间饮食宜清淡，忌食辛辣、燥热食物。

【用法与用量】 口服。一次 10～20ml，一日 2～3 次。用于急性病毒性肝炎，一次 30ml，一日 3 次。

【规格】 （1）每瓶装 10ml （2）每瓶装 100ml

【参考文献】 [1]朱社敏,柴秀娟,匡荣.复方大青叶合剂主要药效学研究.中成药,2004,26(11):909.

消炎退热颗粒
Xiaoyan Tuire Keli

【药物组成】 大青叶、蒲公英、紫花地丁、甘草。

【功能与主治】 清热解毒、凉血消肿。用于外感热病、热毒壅盛证，症见发热头痛、口干口渴、咽喉肿痛；上

呼吸道感染见上述证候者，亦用于疮疖肿痛。

【方解】 方中大青叶清热解毒，凉血消斑，利咽消肿，为君药。蒲公英、紫花地丁清热解毒，散肿消痈，共为臣药。甘草解毒止痛，又可缓和君臣诸药苦寒之性，协调诸药，兼为佐使药。全方共奏清热解毒、凉血消肿之效。

【临床应用】

1. 外感热病 温病初起，温热之邪上扰所致的发热，头痛，口干口渴，咽喉肿痛，苔白微黄，脉浮数；上呼吸道感染见上述证候者。

2. 疮疖 火毒炽盛，外发皮肤所致的初起皮肤局部红肿疼痛，伴发热或恶寒，心烦，口干舌燥，尿赤，便秘，舌红苔黄，脉数；皮肤化脓性炎症见上述证候者。

【不良反应】 目前尚未检索到不良反应报道。

【禁忌】 尚不明确。

【注意事项】

1. 风寒感冒者慎用。

2. 孕妇慎用。

3. 服药期间忌辛辣、生冷、油腻食物。

【用法与用量】 口服。一次 1 袋，一日 4 次。

【规格】 每袋装 （1）3g(无蔗糖) （2）10g

瓜霜退热灵胶囊
Guashuang Tuireling Jiaonang

【药物组成】 西瓜霜、北寒水石、石膏、滑石、羚羊角、水牛角浓缩粉、人工麝香、冰片、玄参、升麻、丁香、沉香、磁石、朱砂、甘草。

【功能与主治】 清热解毒，开窍镇惊。用于热病热入心包，肝风内动证，症见高热、惊厥、抽搐、咽喉肿痛。

【方解】 方中西瓜霜清热泻火解毒，为君药。寒水石、生石膏、滑石大寒，清热泻火，羚羊角凉肝息风止痉，水牛角清心凉血解毒，人工麝香、冰片香窜开窍醒神，与羚羊角、水牛角合用，则清心凉肝，开窍息风，七药共为臣药。玄参、升麻清热解毒，其中玄参并能养阴生津，升麻清热透邪，寓有"火郁发之"之意，丁香、沉香香窜性温，行气通窍，既可辅助麝香、冰片开窍醒神，又可防寒凉太过，磁石、朱砂重镇安神，朱砂并能清心解毒，磁石又能潜镇肝阳，上六药共为佐药。甘草解毒并调和诸药，为使药。诸药相合，共奏清热解毒、开窍镇惊之功。

【临床应用】

1. 昏迷 热入心包，扰乱心神所致烦躁，神昏，谵语，舌红绛，苔干黄，脉数有力。

2. 抽搐　热邪亢盛,引动肝风,症见高热神昏,肢体抽搐,若胸腹高热而肢冷脉伏,舌红苔黄,脉弦数;高热惊厥见上述证候者。

3. 喉痹　肺胃热盛,上蒸咽喉所致,症见咽喉肿痛,口苦舌燥,心烦,便秘,尿赤,舌红苔黄,脉数而有力;急性咽炎见上述证候者。

【不良反应】　目前尚未检索到不良反应报道。

【禁忌】　孕妇禁用。

【注意事项】

1. 脾虚便溏者慎用。

2. 本品含有朱砂,不宜过量、久用。

3. 本品用于昏迷、抽搐时,应配合其他疗法。

【用法与用量】　口服。一岁以内一次 0.15～0.3g,一至三岁一次 0.3～0.6g,三至六岁一次 0.6～0.75g,六至九岁一次 0.75～0.9g,九岁以上一次 0.9～1.2g,成人一次 1.2～1.8g,一日 3～4 次。

【规格】　每粒装 0.3g

牛黄消炎灵胶囊

Niuhuang Xiaoyanling Jiaonang

【药物组成】　人工牛黄、水牛角浓缩粉、黄芩、朱砂、雄黄、珍珠母、栀子、石膏、冰片、郁金、盐酸小檗碱。

【功能与主治】　清热解毒,镇静安神。用于气分热盛,高热,烦躁;上呼吸道感染、肺炎、气管炎见上述证候者。

【方解】　方中牛黄清热解毒,化痰开窍,凉肝镇惊。水牛角粉、黄芩清热凉血解毒,朱砂、雄黄、珍珠母清热解毒,镇惊安神。栀子、石膏清热泻火,冰片、郁金开窍醒神,盐酸小檗碱清热抑菌消炎。全方共奏清热解毒、镇静安神之功。

【临床应用】　**外感高热**　邪热入里,气分热盛所致,症见高热不退,烦躁不宁,面红目赤,咳喘气急,甚则谵语抽搐,舌红苔黄,脉滑数有力;上呼吸道感染、肺炎、急性支气管炎见上述证候者。

【不良反应】　目前尚未检索到不良反应报道。

【禁忌】　孕妇禁用。

【注意事项】

1. 脾胃虚寒者慎用。

2. 忌食辛辣、油腻食物。

3. 本品含雄黄、朱砂,不宜过量、久用。

【用法与用量】　口服。一次 3～4 粒,一日 2 次。

【规格】　每粒装 0.4g

牛黄解毒胶囊(片、丸、软胶囊)

Niuhuang Jiedu Jiaonang(Pian,Wan,Ruanjiaonang)

【药物组成】　人工牛黄、石膏、黄芩、大黄、雄黄、冰片、桔梗、甘草。

【功能与主治】　清热解毒。用于火热内盛,咽喉肿痛,牙龈肿痛,口舌生疮,目赤肿痛。

【方解】　方中人工牛黄味苦性凉,入肝、心经,功善清心泻火解毒,为君药。生石膏味辛能散,性大寒可清胃泻火,除烦止渴;黄芩味苦性寒,清热燥湿,泻火解毒;大黄苦寒沉降,清热泻火,凉血解毒,泻下通便,开实火下行之途,共为臣药。雄黄、冰片清热解毒,消肿止痛;桔梗味苦辛,归肺经,宣肺利咽,共为佐药。甘草调和诸药,为使药。诸药合用,共奏清热解毒之效。

【临床应用】

1. 口疮　胃火亢盛所致的口舌生疮,疼痛剧烈,反复发作,口干喜饮,大便秘结,舌质红苔黄,脉沉实有力;口腔炎、口腔溃疡见上述证候者。

2. 牙痛　三焦火盛所致的牙龈红肿疼痛,发热,甚则牵引头痛,日轻夜重,口渴引饮,大便燥结,小便黄赤,或面颊红肿,颌下瘰疬疼痛,苔黄,脉滑数有力;急性牙周炎、牙龈炎见上述证候者。

3. 喉痹　火毒内盛,火热上攻所致的咽痛红肿,壮热,烦渴,大便秘结,腹胀,胸满,小便黄赤,舌红苔黄,脉滑数有力;急性咽炎见上述证候者。

此外,尚有肛肠用药治疗痔源性便秘、外敷防治化学治疗性静脉炎的报道[1-2]。

【药理毒理】　本品有抗炎、抑菌、解热、镇痛等作用。

1. 抗炎　牛黄解毒片对蛋清诱发的大鼠足肿胀有抑制作用;对巴豆油致小鼠耳廓炎症有抑制作用;能抑制醋酸致小鼠腹腔毛细血管通透性增加[3]。

2. 抑菌　牛黄解毒片体外对金黄色葡萄球菌、耐药金黄色葡萄球菌、变形杆菌和白色葡萄球菌有抑菌作用[3]。

3. 解热　牛黄解毒颗粒能抑制 2,4-二硝基酚引起的大鼠体温升高;能抑制霍乱菌苗引起的家兔体温升高[4]。

4. 镇痛　牛黄解毒颗粒能减少醋酸致小鼠扭体反应次数,延长热板法引起的小鼠疼痛反应潜伏期[4]。

5. 其他　牛黄解毒片可降低口腔黏膜加弗氏佐剂诱导家兔口腔溃疡发生率,使口腔局部病理变化减轻[5]。

6. 毒理 牛黄解毒片原料粉以1.28、3.21、6.43g/kg给大鼠连续灌胃14日,高、中剂量组给药期间体重增长缓慢,与对照组比较差异有显著性;病理组织学检查:高、中剂量组大鼠肝脏细胞可见明显的水肿、嗜酸性变、脂肪变性等,高剂量组还可见肝小叶内灶状坏死、汇管区增宽、胆管及纤维结缔细胞增生,小剂量组肝脏未见明显病变。停药7日,高、中剂量组大鼠肝脏病理改变减轻,坏死灶中出现较多枯否细胞[6]。

【不良反应】 有文献报告,大量服用牛黄解毒片致慢性砷中毒和全身皮肤黑色素(黑皮病)沉着、掌跖角化过度,尿血、便血、皮肤药疹、过敏休克、肝脏损害的个案报道,还有1例防风通圣丸和牛黄解毒片联用出现中毒症状,不良反应涉及神经、循环、泌尿、消化、呼吸和血液系统。轻度不良反应患者停药后可痊愈,严重者需对症处理,砷中毒患者应用二巯基丙磺酸钠肌内注射等对症治疗1月余缓解[7-19]。

【禁忌】 孕妇禁用。

【注意事项】

1. 虚火上炎所致口疮、牙痛、喉痹者慎用。

2. 脾胃虚弱者慎用。

3. 本品含有雄黄,不宜过量、久服。

【用法与用量】 胶囊剂:口服。小粒一次3粒,大粒一次2粒,一日2~3次。片剂:口服。小片一次3片,大片一次2片,一日2~3次。丸剂:口服。水蜜丸一次2g,大蜜丸一次1丸,一日2~3次。软胶囊:口服。一次4粒,一日2~3次。水丸:口服。一次2g,一日3次。

【规格】 胶囊剂:每粒装 (1)0.3g(小粒) (2)0.4g(大粒)

丸剂:水蜜丸 每100丸重5g;大蜜丸 每丸重3g

软胶囊:每粒装0.4g

水丸:每袋装4g

【参考文献】 [1]孟海琴,高淑华,都兴稼,等.牛黄解毒片的抗炎、抑菌作用研究.中国中药杂志,1992,17(12):747.

[2]杨耀芳,王钦茂,张伟媚,等.牛黄解毒颗粒剂的解热、镇痛、抗炎作用的研究.安徽医科大学学报.1996,31(2):87.

[3]孟海琴,高淑华,都兴稼,等.牛黄解毒片的抗炎、抑菌作用研究.中国中药杂志,1992,17(12):747.

[4]杨耀芳,王钦茂,张伟媚,等.牛黄解毒颗粒剂的解热、镇痛、抗炎作用的研究.安徽医科大学学报.1996,31(2):87.

[5]常新华,李佩州,于臣志.口疮宁颗粒对实验家兔免疫性口腔溃疡的疗效观察.天津中医,2002,19(5):46.

[6]傅丽玲,周宗灿,宫恩聪,等.牛黄解毒片经口对大鼠的急性和14天毒性.北京医科大学学报,1997,29(6):546.

[7]郭集军,潘金城.长期大量服用牛黄解毒片致慢性砷中毒

及黑皮病1例报告.中国职业医学,2003,30(2):7.

[8]刘菊香.防风通圣丸和牛黄解毒片联用中毒1例.宁夏医学杂志,2000,22(4):622.

[9]李挺山,胡峰雷.服牛黄解毒片致尿血、便血1例.中国中药杂志,1995,20(1):57.

[10]刘军.牛黄解毒片不良反应.时珍国医国药,2000,11(10):953.

[11]张继,高建寰,郭福.牛黄解毒丸肛肠用药治疗痔源性便秘临床观察.四川中医.2011,29(2):108.

[12]房欣,李红.牛黄解毒片早期外敷防治化学治疗性静脉炎66例,中国药业,2010,19(24):75.

[13]田平.牛黄解毒片的不良反应分析.中国民族民间医药2013,22(10):79.

[14]王趣.牛黄解毒片致皮肤过敏一例.中国疗养医学.2010,19(9):850.

[15]杨义,孙淑波.牛黄解毒片致患儿过敏性休克死亡1例.药物不良反应杂志,2010,12(2):147.

[16]赵越,吕小岩.牛黄解毒片致慢性砷中毒1例.临床皮肤科杂志,2007,36(1):61.

[17]王燕兰.1例长期服用牛黄解毒片致慢性砷中毒报告.中国职业医学,2007,34(3):258.

[18]张建明,李颖.牛黄解毒片致过敏性休克1例.中国药物滥用防治杂志.2004,10(5):281.

[19]姜良铎,刘涓.过量服用牛黄解毒引起慢性砷中毒1例.中国药物警戒,2004,1(2):49.

莲必治注射液

Lianbizhi Zhusheye

【药物组成】 亚硫酸氢钠穿心莲内酯、辅料为依地酸二钠、甲硫氨酸。

【功能与主治】 清热解毒,抗菌消炎。用于细菌性痢疾,肺炎,急性扁桃体炎。

【方解】 穿心莲苦寒降泄,既能清热解毒,又可燥湿消肿。《岭南采药录》云:"能理内伤咳嗽。"《泉州本草》言:"清热解毒,消炎退肿,治咽喉炎症,痢疾,高热。"可见本品有清热解毒、抗菌消炎之功,用于细菌性痢疾、肺炎、急性扁桃体炎。

【临床应用】

1. 痢疾 由湿热之邪蕴积肠中所致,症见下痢赤白,赤多白少,腹痛下坠,里急后重,不思饮食,身热,口渴,尿黄,舌红苔黄腻,脉滑数;细菌性痢疾见上述证候者。

2. 喘促 由邪热蕴肺,肺失清肃所致,症见高热面赤,气喘,咳嗽,咳黄痰,口干舌燥,便秘,尿赤,舌红苔黄而干,脉数有力;肺炎见上述证候者。

3. 乳蛾 由火毒内盛所致,症见咽喉疼痛剧烈,连

及耳根及颌下，吞咽困难，喉核红肿较甚，表面有黄白色脓点，或连成伪膜，高热，渴饮，口臭，舌质红赤，苔黄厚，脉洪大而数；急性扁桃体炎见上述证候者。

现有用于小儿轮状病毒性肠炎、婴幼儿秋季腹泻的治疗[1,2]。

【药理毒理】 本品有提高免疫功能作用。

1. 提高免疫功能 本品能提高豚鼠腹腔单核巨噬细胞对鸡红细胞的吞噬百分率；提高人外周血 NK 细胞活性；诱导外周血单个核细胞 IFN-α、IFN-γ 和 TNF-α 的产生[3]。

2. 毒理 本品小鼠腹腔注射 LD_{50} 为 $1.681g/kg \pm 0.124g/kg$[4]；本品 $0.8g/(kg \cdot d)$（常规用药量的 8 倍）连续 7 日腹腔注射小鼠，可见以皮髓质交界区肾小管上皮细胞变性为主的病理改变[5]；本品 $700mg/(kg \cdot d)$ 对大鼠具有肾毒性，损伤程度随给药时间延长而加重，并具有性别差异性，雄性损伤较为严重。光学显微镜下部分大鼠出现了皮髓交界处肾小管上皮细胞水肿，近包膜皮质肾小管变性，间质淋巴细胞和单核细胞浸润。电子显微镜可见肾小管上皮细胞水肿，线粒体肿胀、溶解及早期凋亡的肾小管上皮细胞[6]。

【不良反应】 1988 年至 2005 年 3 月，国家药品不良反应监测中心病例报告数据库中有关莲必治注射液的病例报告 50 例，不良反应表现为急性肾功能损害、皮疹、头晕、胃肠道反应、过敏样反应等。其中急性肾功能损害 17 例，并有 1 例合并肝功能异常。报道显示，急性肾功能损害患者发病前多无肾脏方面病史；单独或联合使用莲必治注射液均有病例报告，其中联合用药情况占多数，并且合并使用氨基糖苷类抗生素可增加急性肾衰竭的发生概率，临床上应避免与此类药物同时使用。

莲必治注射液引起的急性肾功能损害的特点为发病时间短，多在用药 1 次后即出现；主要症状为腰酸、腰痛；部分患者尿量正常；均有肌酐、尿素氮的升高，预后良好[7-14]。

【禁忌】

1. 肾脏疾病的患者禁用。

2. 孕妇禁用、哺乳期妇女禁用。

3. 对本品有过敏史者禁用。

【注意事项】

1. 老年人、儿童慎用。

2. 过敏体质者慎用。

3. 本品不宜与氨基糖苷类抗生素及其他可能造成肾损害的药物合用。

4. 注射本品可见局部刺激、肿胀、疼痛。

5. 本品不得与其他药物混合注射使用。

6. 静脉滴注时浓度不宜过高，用量要适宜，静脉滴注速度不宜过快，宜控制在 40 滴/min 内。

7. 严格掌握适应证及用法用量，用药期间注意监测肾功能。如患者用药后出现腰痛、腰酸等症状，应立即到医院就诊，检查肾功能情况。如果出现肾功能损伤，应立即停药，并做相应处理。

8. 用药过程中建议尽量多饮水。

9. 发现药液出现浑浊、沉淀、变色或瓶身漏气、裂纹者，均不能使用。

【用法与用量】 肌内注射。一次 0.1～0.2g，一日 2 次。静脉滴注。一次 0.4～0.75g，加于 5% 葡萄糖注射液或氯化钠注射液中滴注。

【规格】 (1)2ml：0.1g　(2)5ml：0.25g　(3)10ml：0.5g

【参考文献】 [1] 陈维, 沈永顺, 廖妙娥. 莲必治注射液治疗小儿轮状病毒性肠炎效果观察. 临床医学工程, 2012, 19(1): 63-64.

[2] 谢蔓芳, 何廉儒. 莲必治注射液治疗婴幼儿秋季腹泻 158 例疗效观察. 中国热带医学, 2010, 10(7): 875-876.

[3] 彭光勇, 周峰, 丁如宁, 等. 莲必治注射液(穿心莲内酯)对免疫功能的调节作用. 中国中药杂志, 2002, 27(2): 147-150.

[4] 陈锡文, 管敏强, 何忠平. 莲必治的安全性试验研究. 中成药, 2008, 30(9): 1380-1381.

[5] 方云芬, 徐湘婷, 王鹏, 等. 莲必治注射液昆明小鼠肾毒性病理学研究. 毒理学杂志, 2007, 21(4): 293.

[6] 季恩, 徐湘婷, 王鹏, 等. 莲必治注射液 SD 大鼠肾毒性病理学研究. 毒理学杂志, 2007, 21(4): 293.

[7] 蔡卫平, 周红霞, 朱蕴秋, 等. 莲必治致急性间质性肾炎 10 例报告. 齐齐哈尔医学院学报, 2002, 23(3): 297.

[8] 杨怡莎, 朱蕴秋. 莲必治致急性肾功能衰竭 20 例的治疗. 齐齐哈尔医学院学报, 2002, 23(11): 1251.

[9] 金小福, 阮吉. 莲必治与氨基糖苷类抗生素联用易致急性肾衰竭(附 6 例报告). 中国中西医结合肾病杂志, 2002, 3(12): 718.

[10] 姜永昌. 中药莲必治(穿心莲内酯)注射液致急性肾衰竭临床特点探析. 亚太传统医药, 2014, 10(3): 109-110.

[11] 杨卫彬, 王兴文, 于江泳. 253 例莲必治注射液不良反应/事件文献分析. 中国药物警戒, 2013, 10(1): 46-50.

[12] 李得堂, 张丽娟, 唐洪梅, 等. 85 例莲必治注射液不良反应的统计分析及防治. 西北药学杂志, 2012, 27(5): 476-477.

[13] 王勇, 刘海燕, 谢建中. 莲必治注射液相关急性肾损害 3 例. 药物不良反应杂志, 2010, 12(2): 90, 95.

[14] 刘敏. 莲必治注射液合并头孢噻肟钠致急性肾功能损害 1 例. 中国药业, 2009, 18(14): 88.

复方南板蓝根颗粒(片)

Fufang Nanbanlangen Keli(Pian)

【药物组成】 南板蓝根、紫花地丁、蒲公英。

【功能与主治】 清热解毒,消肿止痛。用于腮腺炎、咽炎、乳腺炎、疮疖肿痛属热毒内盛证者。

【方解】 方中南板蓝根苦寒,清热凉血,解毒利咽,用于血热毒盛所致痄腮、喉痹、乳痈、疖肿,故为君药。紫花地丁长于清热解毒,凉血消肿,消痈散结,为治血热壅滞、痈肿疮毒的常用药物,尤善解疔毒,蒲公英既能清热解毒,又能疏郁通乳,为治乳痈及一切痈肿疮毒、痄腮、喉痹常用之品,两药合为臣药。诸药共奏清热解毒、消肿止痛之功。

【临床应用】

1. 痄腮 素有积热蕴结于内,外感风热时毒上犯头面,血热壅滞所致,症见两腮肿胀,咀嚼疼痛,发热,口渴,便秘,尿赤,舌红,苔黄,脉数;腮腺炎见上述证候者。

2. 喉痹 由热毒内盛,火热蒸腾,上灼于咽而致咽部红肿,咽痛,吞咽困难,发热,舌红,苔黄,脉数;急性咽炎见上述证候者。

3. 乳痈 由肝气不疏,胃中积热,肝胃火盛,邪热蕴结于局部而致乳房红肿热痛,发热,口渴,舌红,苔黄,脉数;乳腺炎见上述证候者。

4. 疖肿 由脏腑蕴热,热毒蕴结肌肤而致患部皮肤红肿热痛,发热,口渴,便秘,尿赤,舌红,苔黄,脉数;毛囊炎见上述证候者。

【不良反应】 目前尚未检索到不良反应报道。

【禁忌】 尚不明确。

【注意事项】

1. 服药期间忌食辛辣、油腻、鱼腥食物,戒烟酒。

2. 老人、儿童及素体脾胃虚弱者慎用。

3. 腮腺炎、急性咽炎、乳腺炎、毛囊炎感染严重,伴有高热者,酌情配合其他药物。

4. 用本品治疗时,可适当配合外用药。

【用法与用量】 颗粒剂:开水冲服。一次 10g,一日 3 次。片剂:口服。一次 3 片,一日 3 次。

【规格】 颗粒剂:每袋装 10g

片剂:每片 0.39g(薄膜衣片)

复方蒲公英注射液

Fufang Pugongying Zhusheye

【药物组成】 蒲公英、鱼腥草、野菊花,辅料为苯甲醇。

【功能与主治】 清热解毒,疏风止咳。用于风热感冒,肺卫热盛,症见发热头痛,咳嗽痰黄。

【方解】 方中蒲公英苦甘性寒,清热解毒,利湿,为君药。鱼腥草辛,微寒,清热解毒,尤善清肺热;野菊花苦辛微寒,清热解毒,主治咽喉肿痛,共为臣药。三药合用,药少功专,共奏清热解毒、疏风止咳之功。

【临床应用】

1. 感冒 风热感冒,肺卫热盛所致发热头痛,咽痛,咳嗽,舌红,苔薄黄;上呼吸道感染见上述证候者[1]。

2. 咳嗽 风热犯肺,肺气失宣所致发热,咳嗽痰黄,舌质红,苔黄,脉数;急性支气管炎、慢性支气管炎急性发作见上述证候者。

【药理毒理】 本品有解热、抗炎作用。

1. 解热 本品对 2,4-二硝基苯酚注射致家兔发热有解热作用[1]。

2. 抗炎 本品对二甲苯所致小鼠耳肿胀有抑制作用[1]。

【不良反应】 据文献报道,本品可引起局部疼痛、红肿,可引起皮肤瘙痒、皮疹。个例出现头晕、汗出、面色苍白。

【禁忌】

1. 对鱼腥草类药品有过敏或严重不良反应病史者禁用。

2. 孕妇、儿童禁用。

3. 禁止静脉注射。

【注意事项】

1. 过敏体质者慎用。

2. 哺乳期妇女慎用。

3. 风寒外感者慎用。

4. 若发现浑浊、沉淀、变色、漏气或瓶身细微破裂,均不得使用。

【用法与用量】 肌内注射。一次 2～4ml,一日 2 次。

【规格】 每支 2ml

【参考文献】 [1]刘克祥,纪志辉.复方蒲公英注射液解热镇痛抗炎作用研究.中兽医医药杂志,2011,04:34-37.

新雪颗粒(片)

Xinxue Keli(Pian)

【药物组成】 南寒水石、滑石、石膏、人工牛黄、栀子、竹心、广升麻、穿心莲、珍珠层粉、磁石、沉香、芒硝、硝石、冰片。

【功能与主治】 清热解毒。用于外感热病、热毒壅盛证,症见高热、烦躁;扁桃体炎、上呼吸道感染、气管炎、感冒见上述证候者。

【方解】 方中南寒水石、滑石、石膏甘寒清热,牛黄清心解毒,豁痰开窍,共为君药。栀子、竹心清心泻火,升麻、穿心莲清热解毒,共为臣药。珍珠层粉清热安神,磁石重镇安神,沉香降气宣通,芒硝、硝石泻热散结,使邪有出路,共为佐药。冰片芳香开窍,为使药。诸药合用,共奏清热解毒之效。

【临床应用】

1. 发热　外感热病,热邪入里所致高热头痛,烦躁不安,胸闷,咳嗽,舌红,苔黄,脉数;上呼吸道感染、支气管炎见上述证候者。

2. 乳蛾　外感热病,热毒炽盛所致发热,头痛,咽喉肿痛,烦躁不安,舌红,苔黄,脉数;扁桃体炎见上述证候者。

【药理毒理】　本品有抗炎、解热、抗病毒等作用。

1. 抗炎　本品能抑制二甲苯致小鼠耳肿胀[1]。新雪片能降低氨水致急性咽炎大鼠血清白细胞介素-6(IL-6)、前列腺素 E_2(PGE_2)、肿瘤坏死因子-α(TNF-α)含量[2]。

2. 解热　本品对伤寒杆菌内毒素引起的大鼠发热有解热作用[1]。

3. 抗病毒　本品体外有抑制呼吸道合胞病毒作用[3]。

【不良反应】　目前尚未检索到不良反应报道。

【禁忌】　孕妇禁用。

【注意事项】　外感风寒证慎用。

【用法与用量】　颗粒剂　口服。一次 1 袋(瓶),一日 2 次。片剂:口服。小片一次 4 片,一日 3 次。大片一次 2 片,一日 3 次。

【规格】　颗粒剂:每袋(瓶)装　(1)1.5g　(2)1.53g(薄膜衣颗粒)

片剂:(1)每片 0.28g　(2)每片 0.56g

【参考文献】　[1]仲华,李秀,张颖,等.新雪颗粒与功能主治有关的主要药效学实验.辽宁医药,2006,(3):28-29.

[2]李婷婷,李伟妮,李莲华,等.新雪片对急性咽炎大鼠模型细胞因子及病理学影响的实验研究.药学研究,2015,34(5):256-258.

[3]余善强,刘妮,赵昉.新雪颗粒体外抑制呼吸道合胞病毒作用研究.中草药,2006,37(9):1392-1394.

清开灵胶囊(软胶囊、颗粒、滴丸、片、泡腾片、分散片)

Qingkailing Jiaonang(Ruanjiaonang,Keli,
Diwan,Pian,Paotengpian,Fensanpian)

【药物组成】　胆酸、猪去氧胆酸、黄芩苷、水牛角、金银花、栀子、板蓝根、珍珠母。

【功能与主治】　清热解毒,镇静安神。用于外感风热湿毒、火毒内盛所致高热不退、烦躁不安、咽喉肿痛、舌质红绛、苔黄、脉数者;上呼吸道感染、病毒性感冒、急性化脓性扁桃体炎、急性咽炎、急性气管炎、高热等病症属上述证候者。

【方解】　方中胆酸、猪去氧胆酸清热解毒,化痰开窍,凉肝息风;黄芩苷清热解毒;水牛角、金银花、栀子、板蓝根相伍,清热泻火,凉血解毒;珍珠母平肝潜阳,镇惊安神。诸药相配,共奏清热解毒、镇静安神之功。

【临床应用】

1. 感冒　外感风热之邪而致发热,微恶风,或高热不退,烦躁不安,咳嗽痰黄,咽喉肿痛,小便短赤,舌红苔黄,脉浮数;上呼吸道感染见上述证候者[1]。

2. 乳蛾　外感风热之邪所致,症见发热,头痛,咽喉肿痛,烦躁不安,舌红,苔薄黄,脉浮数;扁桃体炎见上述证候者。

3. 喉痹　外感风热之邪所致,症见咽部红肿,咽痛,吞咽困难,发热,舌红,苔薄黄,脉数;急性咽炎见上述证候者[2,3]。

【药理毒理】　本品有解热、抗炎、抑菌等作用。

1. 解热　清开灵颗粒、清开灵滴丸能降低伤寒、副伤寒甲、乙三联菌苗静脉注射所致发热家兔的体温[4]。

2. 抗炎　清开灵颗粒可减轻林可霉素致豚鼠实验性胆囊炎,减轻胆囊黏膜水肿、乳头增生及炎细胞浸润[5]。

3. 抑菌　本品体外对金黄色葡萄球菌、大肠埃希菌及临床分离的金黄色葡萄球菌、大肠埃希菌、白色葡萄球菌、肺炎双球菌、乙型溶血性链球菌有抑制作用;体内对感染金黄色葡萄球菌和肺炎克雷伯杆菌小鼠有保护作用,能降低小鼠的死亡率和延长生存时间[6]。

4. 其他　清开灵颗粒可增加豚鼠胆汁分泌[5];清开灵滴丸、颗粒可降低小鼠电惊厥发生率,增强小鼠常压耐缺氧能力[7]。

5. 毒理　清开灵胶囊小鼠灌服的 LD_{50} 为 112g(生药)/kg[8]。清开灵颗粒小鼠灌服的 LD_{50} 为 57.8g/kg[9]。

【不良反应】　临床有报道清开灵分散片致重症多形红斑样药疹 1 例,患者颜面、四肢出现斑片状红疹,部分红斑出现水疱,疼痛伴瘙痒,经地塞米松注射及异丙嗪注射等对症治疗 1 天,疗效不显著,改甲泼尼龙琥珀酸钠注射液连用 5 天,并保持全身皮肤裸露,给予盐酸金霉素眼膏外敷及紫草油外擦,改善,继续对症处理,11 天痊愈[10]。

【禁忌】 孕妇禁用。

【注意事项】

1. 体虚、便溏者慎用。

2. 服药期间忌辛辣刺激性食物。

【用法与用量】 胶囊剂:口服。一次 2～4 粒,一日 3 次。儿童酌减或遵医嘱。软胶囊:口服。一次 1～2 粒〔规格(1)〕或 2～4 粒〔规格（2）〕,一日 3 次;儿童酌减或遵医嘱。颗粒剂:口服。一次 3～6g,一日 2～3 次;儿童酌减或遵医嘱。滴丸:口服或舌下含服。一次 10～20 丸,一日 2～3 次;儿童酌减或遵医嘱。片剂:口服。一次 1～2 片,一日 3 次。儿童酌减或遵医嘱。泡腾片:热水中泡腾溶解后服用。一次 2～4 片,一日 3 次。儿童酌减或遵医嘱。分散片:可直接口服,也可将本品放入适量温开水中,待分散均匀后再口服。一次 2～4 片,一日 3 次;儿童酌减,或遵医嘱。

【规格】 胶囊剂:每粒装 0.25g(含黄芩苷 10mg)

软胶囊:(1)每粒装 0.4g(含黄芩苷 20mg) （2）每粒装 0.2g(含黄芩苷 10mg)

颗粒剂:每袋装 3g 滴丸:每 10 丸重 0.35g

片剂:每片重 0.5g(含黄芩苷 20mg) 泡腾片每片重 1g(含黄芩苷 10mg)

分散片:每片重 0.4g

【参考文献】 [1]姬峰,金华,韩智国.清开灵软胶囊治疗上呼吸道感染 120 例疗效观察.山东医药,2011,51(37):104.

[2]李河清,石青彦,孟祥明.清开灵软胶囊治疗急性咽炎临床观察.现代中西医结合杂志,2010,19(3):301.

[3]高翔,李天蓉.清开灵片治疗上呼吸道感染和急性咽炎的疗效及安全性.黑龙江医药,2010,23(3):434-437.

[4]李臻,边立荣,曲韵智.清开灵滴丸对家兔感染性退热作用的研究.内蒙古医学杂志,2003,35(2):103.

[5]李云,刘素荣,常富业.清开灵冲剂治疗湿热型胆囊炎的实验研究.中医药研究,1999,15(5):46.

[6]马辉,王丽萍,李庆忠,等.清开灵胶囊抑菌作用的实验研究.中医药学报,2008,36(3):26.

[7]边立江,曲韵智.清开灵滴丸对小鼠抗电惊厥和耐缺氧能力影响的研究.内蒙古医学杂志,2004,36(5):33.

[8]清开灵胶囊新药申报资料.

[9]清开灵颗粒新药申报资料.

[10]徐小燕,张静,潘毅.清开灵分散片致重症多形红斑样药疹 1 例.药物流行病学杂志,2013,22(8):460-461.

清开灵口服液

Qingkailing Koufuye

【药物组成】 胆酸、猪去氧胆酸、黄芩苷、水牛角、金银花、栀子、板蓝根、珍珠母。

【功能与主治】 清热解毒,镇静安神。用于外感风热时毒、火毒内盛所致的高热不退、烦躁不安、咽喉肿痛、舌质红绛、苔黄、脉数者;上呼吸道感染、病毒性感冒、急性化脓性扁桃体炎、急性咽炎、急性气管炎、高热等病症见上述证候者。

【方解】 方中胆酸、猪去氧胆酸清热解毒,化痰开窍,凉肝息风;黄芩苷清热解毒;水牛角、金银花、栀子、板蓝根相伍,清热泻火,凉血解毒;珍珠母平肝潜阳,镇惊安神。诸药相配,共奏清热解毒、镇静安神之功。

【临床应用】

1. 感冒 外感风热之邪而致发热,微恶风,或高热不退,烦躁不安,咳嗽痰黄,咽喉肿痛,大便秘结,小便短赤,舌红绛苔黄,脉浮数;上呼吸道感染见上述证候者[1]。

2. 乳蛾 外感风热,肺胃热盛而致咽喉肿痛,喉核红肿,发热;急性化脓性扁桃体炎见上述证候者。

3. 喉痹 外感风热时毒,火毒内盛而致咽喉红肿疼痛,发热;急性咽炎见上述证候者。

4. 咳嗽 感受风热,肺失宣肃,痰热阻肺所致,症见咳嗽,胸闷,痰多色黄;急性支气管炎见上述证候者。

【药理毒理】 增强免疫功能 本品可提高小鼠腹腔巨噬细胞的吞噬率和吞噬指数;体外可增加大鼠腹腔多形核白细胞 H_2O_2 的释放量[2]。

【不良反应】 目前尚未检索到不良反应报道。

【禁忌】 孕妇禁用。

【注意事项】

1. 体虚、便溏者慎用。

2. 服药期间忌食辛辣刺激性食物。

【用法与用量】 口服。一次 20～30ml,一日 2 次;儿童酌减。

【规格】 每支装 10ml

【参考文献】 [1]邵瑜.清开灵口服液治疗上呼吸道感染的效果分析.中国医药指南,2014,12(20):288-289.

[2]蒋玉凤,李萍,孔令菲,等.清开灵口服液对巨噬细胞吞噬功能和多形核白细胞释放 H_2O_2 的影响.北京中医药大学学报,1995,18(3):68.

穿心莲片(胶囊)

Chuanxinlian Pian(Jiaonang)

【药物组成】 穿心莲。

【功能与主治】 清热解毒,凉血消肿。用于邪毒内盛,感冒发热,咽喉肿痛,口舌生疮,顿咳劳嗽,泄泻痢疾,热淋涩痛,痈肿疮疡,毒蛇咬伤。

【方解】 穿心莲苦寒降泄,既能清热解毒,又可凉血解毒,燥湿消肿。《岭南采药录》云:"能解蛇毒,又能理内伤咳嗽。"《泉州本草》言:"清热解毒,消炎退肿,治咽喉炎症,痢疾,高热。"故本品清热燥湿,凉血消肿,治疗邪热火毒引起的多种病症。

【临床应用】

1. 感冒 外感风热,邪热入里化热,热毒壅盛所致,症见身热较著,微恶风,头胀痛,咳嗽,痰黏或黄,咽燥,或咽喉红肿疼痛,鼻塞流黄浊涕,口渴欲饮,舌苔黄,脉浮数;上呼吸道感染见上述证候者。

2. 喉痹 热毒蕴结所致,症见咽部红肿,疼痛较剧,发热较高,口干,大便秘结,小便黄,舌红苔黄,脉洪数;急性咽炎见上述证候者。

3. 咳嗽 热毒蕴结,肺热壅盛所致,症见咳嗽,痰多,质黏厚或稠黄,咯吐不爽,面赤,身热,口干欲饮,舌苔黄腻,质红,脉滑数;急性支气管炎见上述证候者。

4. 泄泻 热毒内蕴,伤及肠胃,传化失常所致,症见泄泻,腹痛,泻下急迫,粪色黄褐而臭,肛门灼热,烦热口渴,小便短黄,舌红苔黄,脉滑数;急性肠炎见上述证候者。

5. 痢疾 热毒内蕴,伤及肠胃,传化失常所致,症见腹痛,里急后重,下痢赤白,肛门灼热,小便短赤,苔腻微黄,脉滑数;急性细菌性痢疾见上述证候者。

6. 热淋 热毒蕴结下焦,膀胱气化失司所致,症见小便短数,灼热刺痛,溺色黄赤,少腹拘急胀痛,或寒热,口苦,呕恶,腰痛拒按,大便秘结,苔黄腻,脉滑数;尿路感染见上述证候者。

7. 痈肿疮疡 热毒蕴结所致,症见局部红肿热痛,发病迅速,或恶寒,发热,口渴等全身症状。

8. 毒蛇咬伤 毒蛇咬伤,热毒蕴结所致,症见伤口疼痛,有麻木感,伤口周围皮肤迅速红肿,可扩展到整个肢体,常有水疱;严重者,伤口迅速变黑坏死,形成溃疡,引起淋巴结肿大和触痛,可伴寒战发热、全身肌肉酸痛等症。

【不良反应】 文献报道,本品可导致过敏性休克、药疹及血尿[1-4]。

【禁忌】 尚不明确。

【注意事项】

1. 风寒感冒发热、虚火上炎喉痹、口舌生疮者慎用。

2. 泄泻、痢疾属脾胃虚寒者慎用。

3. 服药期间忌食辛辣、油腻食物。

4. 老人、儿童及素体脾胃虚弱者慎用。

5. 治疗急性咽炎、痈肿疮疡时,可适当配合使用外用药物。

6. 治疗毒蛇咬伤时,应配合其他抢救措施。

【用法与用量】 片剂:口服。一次 2～3 片(小片),一日 3～4 次;或一次 1～2 片(大片),一日 3 次。胶囊剂:口服。一次 2～3 粒,一日 3 次。

【规格】 片剂:(1)每片含穿心莲干浸膏 0.105g(2)每片含穿心莲干浸膏 0.210g

胶囊剂:每粒含穿心莲干浸膏 0.105g

【参考文献】 [1]刘为仁,胡晓林.穿心莲片致药疹 1 例.南京军医学院学报,2003,(2):95.

[2]胡明灿,华爱娟.穿心莲片(胶囊)的不良反应及其探讨.光明中医,1998,(1):50-51.

[3]童湘谷.口服穿心莲片致急性荨麻疹及血尿 1 例.中国中药杂志,1998,(9):58.

[4]梁启精,尹连生.口服穿心莲片所致皮肤过敏性药疹 1 例报告.新药与临床,1985,(3):170.

热炎宁颗粒(片、合剂、胶囊)
Reyanning Keli(Pian,Heji,Jiaonang)

【药物组成】 蒲公英、虎杖、北败酱、半枝莲。

【功能与主治】 清热解毒。用于外感风热、内郁化火所致的风热感冒、发热、咽喉肿痛、口苦咽干、咳嗽痰黄、尿黄便结;化脓性扁桃体炎、急性咽炎、急性支气管炎、单纯性肺炎见上述证候者。

【方解】 方中蒲公英苦以泄降,寒能清热,兼散结滞,针对病因病机,故为君药。虎杖微寒,既能清热泻火,凉血解毒,又能泻热通便,引火下行;北败酱辛散苦泄,既可解毒排脓,又可活血消痛;半枝莲清热解毒,三药相须为用,助蒲公英清热解毒之力,均为臣药。诸药合用,共奏清热解毒之功。

【临床应用】

1. 感冒 外感风热,邪热入里化热,肺胃热盛所致,症见身热较著,微恶风,头胀痛,鼻塞流黄浊涕,咳嗽,痰黏而黄,咽燥,或咽痛,口渴欲饮,舌苔黄,脉浮数;上呼吸道感染见上述证候者[1,2]。

2. 乳蛾 外感风热,内郁化火,热毒内盛所致,症见咽喉疼痛剧烈,连及耳根及颌下,吞咽困难,喉核红肿较甚,表面有黄白色脓点,或连成伪膜,高热,口渴喜饮,口臭,舌质红赤,苔黄厚,脉洪大而数;急性扁桃体炎见上述证候者。

3. 喉痹 外感风热,内郁化火,热毒内盛所致,症见咽喉肿痛,口苦咽干,发热,恶寒,便秘,溲赤,脉数,苔黄腻;急性咽炎见上述证候者。

4. 咳嗽 外感风热,内郁化火,热毒内结,肺热壅盛所致,症见咳嗽,或喘急,痰多色黄、质黏稠,咯痰不爽,面赤、身热,口干欲饮,舌苔黄腻,质红,脉滑数;急性支气管炎、单纯性肺炎见上述证候者。

【药理毒理】 本品有抗炎、解热、止咳等作用。

1. 抗炎 本品对二甲苯致小鼠耳肿胀,蛋清和角叉菜胶诱发大鼠足肿胀有抑制作用;可改善氨水致急性咽炎模型大鼠的咽部症状和病理变化[3,4]。热炎宁合剂可改善急性咽炎大鼠咽部周围组织炎性病理学状况;也可抑制二甲苯致小鼠耳肿胀[5]。

2. 解热 本品可降低伤寒、副伤寒甲、乙三联菌苗法致家兔发热模型体温[4]。热炎宁合剂可抑制皮下注射二硝基苯酚致大鼠体温升高[5]。

3. 止咳 本品能延长 SO_2 引发小鼠咳嗽潜伏期,减少咳嗽次数[6]。

4. 祛痰 本品及热炎宁合剂可增加小鼠气管段酚红排泌量[5,6]。

5. 抑菌 本品体外对金黄色葡萄球菌、表皮葡萄球菌、变形杆菌、枸橼酸杆菌、肺炎克雷伯菌、铜绿假单胞菌、阴沟肠杆菌、大肠埃希菌有抑菌作用[4]。

【不良反应】 目前尚未检索到不良反应报道。

【禁忌】 孕妇禁用。

【注意事项】

1. 乳蛾、喉痹属虚火上炎者慎用。

2. 老人、儿童及素体脾胃虚弱者慎用。

3. 服药期间忌食辛辣、油腻食物。

4. 治疗化脓性扁桃体炎、急性咽炎时,应配合使用外用药物。

【用法与用量】 颗粒剂:开水冲服。一次1～2袋,一日2～4次;或遵医嘱。片剂:口服。一次3～6片,一日2～4次;或遵医嘱。

【规格】 颗粒剂:(1)每袋装16g (2)每袋装4g(无蔗糖)

片剂:(1)薄膜衣片 每片重0.26g (2)糖衣片(片芯重0.25g)

【参考文献】 [1]傅恩清,刘伟,孙瑞琳,等.热炎宁合剂治疗感冒临床观察.中国中医急症,2010,19(4):572-573.

[2]袁杰,胡以信,卢玉蓉.热炎宁合剂治疗小儿上呼吸道感染180例临床研究.四川医学,2014,35(2):219-221.

[3]黄亮晖,李勇敏,彭淑珍.热炎宁颗粒的抗炎作用研究.湖南中医药导报,2003,9(5):64.

[4]贾红慧,勾俭,包涵,等.热炎宁颗粒的抑菌、抗炎和解热作用研究.中药药理与临床,2007,23(2):66-67.

[5]卢锐.热炎宁合剂主要药效学试验研究.浙江临床医学,2009,11(6):568-569.

[6]张艳,李勇敏,彭淑珍.热炎宁颗粒的止咳化痰作用研究.湖南中医杂志,2006,22(4):87-88.

灵益胶囊
Lingyi Jiaonang

【药物组成】 生甘草、夏天无、西洋参、白芍、黄连(姜制)。

【功能与主治】 清热解毒,益气化瘀,缓急止痛,脱毒制瘾。用于阿片类急性戒断综合征热毒瘀滞,气阴不足证,症见心烦失眠,肢体挛急,腹痛泄泻,舌质黯红,脉沉细小数。

【方解】 方中甘草甘平,能解药毒,缓急止痛,调和药性,夏天无行气活血通络、镇痛止痉,二者共为君药;西洋参益气养阴、清火生津,白芍养血柔肝止痛,为臣药;佐以黄连清热燥湿、泻火解毒。诸药合用,共奏清热解毒、益气化瘀、缓急止痛、脱毒制瘾之效。

【临床应用】 **急性戒断综合征** 热毒瘀滞,气阴不足所致,症见心烦,失眠,肢体挛急,腹痛,泄泻,舌质黯红,脉沉细小数;中断滥用阿片类依赖性药物而见上述证候者。

文献报道,本品有利于控制海洛因依赖者停用美沙酮后的稽留症状[1]。

【药理毒理】 **改善戒断症状** 本品可不同程度地改善吗啡依赖性猴的自然戒断症状[2]。

【不良反应】 据文献报道,本品可致口干、恶心呕吐、头晕、全身无力、食欲不振和思睡、腹泻,大部分为轻度不良反应,少部分为中度反应[3]。

【禁忌】 严重脑血管病患者,肝、肾功能损害者,或孕妇、哺乳期妇女禁用。

【注意事项】

1. 服用后不宜剧烈运动,不宜饮用其他饮料。

2. 在治疗过程中可能出现口干、头晕、视力模糊、食欲不振,一般为轻度反应,无须处理,会自行消失。

【用法与用量】 饭后用温开水口服,第1～5日,一日3～4次,一次服用8～10粒;第6～10日,一日3次,一次服用3～6粒。10天为一个疗程,或遵医嘱。

【规格】 每粒装0.4g

【参考文献】 [1]李子红,汤元兴,王颖,等.灵益胶囊联合美沙酮戒毒的疗效观察.中国药物滥用防治杂志,2005,11(5):259-261.

[2]陆苏南,王桂林,张有才,等.灵益胶囊对吗啡依赖性猴戒断症状的治疗效果.中国药物依赖性杂志,1999,8(1):61.

[3]黄明生,李静,胡光才,等.灵益胶囊用于健康人的耐受性观察.华西医学,1999,14(1):21-22.

比拜克胶囊

Bibaike Jiaonang

【药物组成】　熊胆粉、酒大黄、儿茶、冰片、胡黄连、香墨、玄明粉。

【功能与主治】　清热、解毒、通便。用于外感病气分热盛,发热烦躁,头痛目赤,牙龈肿痛,大便秘结。

【方解】　方中熊胆粉清热解毒,为君药。酒大黄活血祛瘀,通导大便,儿茶苦凉清热解毒,配伍大黄,加强活血散瘀之力,共为臣药。冰片辛苦微寒,清热止痛,消肿;胡黄连性寒,入肝心经血分,凉血清热;香墨止血,玄明粉助大黄泻热通便,共为佐药。诸药相合,共奏清热、解毒、通便之功。

【临床应用】　牙周炎　由阳明气分热盛所致,症见牙龈红肿、疼痛,发热烦躁,头痛目赤,大便秘结,舌红苔黄,脉数。

此外,尚有比拜克胶囊治疗痤疮[1]、脂溢性鼻炎[2]、儿童急性上呼吸道感染[3]的报道。

【不良反应】　目前尚未检索到不良反应报道。

【禁忌】　孕妇忌用。

【注意事项】　脾胃虚寒者慎服。

【用法与用量】　口服。一次 2~3 粒,小儿一次 1~2 粒,三岁以内酌减,一日 3 次。

【规格】　每粒装 0.36g

【参考文献】　[1]郝江华,唐晓林,魏筱雅.比拜克胶囊联合维胺酯胶囊治疗中、重度痤疮 38 例临床观察.中国皮肤性病学杂志,2015,29(5):548-549.

[2]谢飞,陈正萍.比拜克胶囊治疗头皮脂溢性皮炎 45 例.中国药业,2013,22(24):83-84.

[3]杨长树.比拜克胶囊治疗儿童急性上呼吸道感染的临床疗效观察.吉林医学,2007,18(5):672-673.

复方板蓝根颗粒

Fufang Banlangen Keli

【药物组成】　板蓝根、大青叶。

【功能与主治】　清热解毒,凉血。用于温病发热,出斑,风热感冒,咽喉肿痛,流行性乙型脑炎,肝炎,腮腺炎。

【方解】　方中板蓝根、大青叶均具清热解毒凉血之功,其中板蓝根偏于清热利咽,大青叶长于凉血消斑,两药合用,共奏清热解毒、凉血消斑之功。

【临床应用】　温病发斑　因温疫时毒,损伤血络所致。症见发热,出斑,咽喉肿痛;风热感冒,流行性乙型脑炎,肝炎,腮腺炎见上述证候者。

【药理毒理】　本品具有抗菌、抗病毒、调节免疫、解热、抗炎、镇痛的作用。

1. 抗菌　本品在体外对肺炎克雷伯菌、金黄色葡萄球菌、铜绿假单胞菌和肺炎链球菌有一定抗菌作用;对肺炎链球菌所致小鼠感染可提高其存活率。

2. 抗病毒　本品对柯萨奇病毒 CVB4 具有体外抗病毒作用,TC_{50} 为 3141.93μg/ml[1]。

3. 调节免疫　本品可增强碳粒廓清法小鼠单核-巨噬细胞系统的吞噬指数 a。

4. 解热　本品对乙型副伤寒杆菌所致家兔发热和酵母菌诱导的大鼠发热有解热作用。

5. 抗炎　本品可减轻角叉菜胶致大鼠足肿胀和 2,4-二硝基氯苯丙酮溶液诱导的小鼠耳肿胀程度。

6. 镇痛　本品可减少醋酸致小鼠扭体反应发生次数,延长小鼠热板法的痛阈时间。

【不良反应】　目前尚未检索到不良反应报道。

【禁忌】　尚不明确。

【注意事项】

1. 忌烟、酒及辛辣、生冷、油腻食物。

2. 高血压、心脏病、肝病、糖尿病、肾病等慢性病严重者慎用。

3. 儿童、年老体弱者、孕妇慎用。

4. 过敏体质者慎用。

【用法与用量】　口服。一次 15g,一日 3 次。

【规格】　每袋装 15g

【参考文献】　[1]刘钊,赵鹏,杨占秋.中药复方板蓝根颗粒抗柯萨奇 B4 病毒作用的实验研究.中南民族大学学报,2011,30(3):45-48.

感咳双清胶囊

Gankeshuangqing Jiaonang

【药物组成】　黄芩苷、穿心莲内酯。

【功能与主治】　清热解毒。用于急性上呼吸道感染、急性支气管炎、肺火炽盛者,症见发热、咳嗽、咽痛、头痛、鼻塞、舌尖边红、苔薄黄。

【方解】　方中穿心莲、黄芩味苦性寒,功善清热解毒,入肺经,善清肺部热毒,以防炼液为痰,使热毒消散、痰热清、咽喉利、咳嗽止,又能清热燥湿止痢,为治肺胃蕴热所致喉痹、咳嗽的要药,共为君药。

【临床应用】　咳嗽　因肺火炽盛所致,症见发热、咳嗽、咽痛、头痛、鼻塞、舌尖边红、苔薄黄；急性上呼吸道感染、急性支气管炎见上述证候者[1-4]。

亦有治疗小儿疱疹性咽颊炎的报道[5]。

【药理毒理】 抗病毒 本品可降低流感病毒滴鼻致病毒性肺炎小鼠肺指数,减轻肺组织炎性病变,且可抑制肺内流感病毒增殖量[6]。

【不良反应】 偶见便秘。

【禁忌】 尚不明确。

【注意事项】

1. 忌烟、酒及辛辣、生冷、油腻食物。

2. 脾胃虚寒者慎服。

3. 有高血压、心脏病、肝病、糖尿病、肾病等慢性病严重者慎用。

4. 儿童、孕妇、哺乳期妇女、年老体弱者慎用。

5. 过敏体质者慎用。

【用法与用量】 口服。一次2粒,一日3次。

【规格】 每粒装0.3g(含黄芩苷150mg,穿心莲内酯37.5mg)。

【参考文献】 [1]丁红,杨明均,吕斌.感咳双清胶囊治疗风热证(急性上呼吸道感染、急性支气管炎)的随机双盲多中心临床试验.中国循证医学杂志,2010,10(1):12-22.

[2]郭辉.感咳双清胶囊治疗小儿病毒性上呼吸道感染的临床研究.中国医药指南,2013,(17):691-692.

[3]刘金凤,刘丽,钟晓丽,等.感咳双清胶囊治疗急性上呼吸道感染的临床研究.黑龙江医药科学,2012,35(5):42-43.

[4]孟丹.感咳双清胶囊辅治急性气管-支气管炎临床观察.临床合理用药杂志,2012,5(1):46-48.

[5]林志,杨芳.感咳双清胶囊治疗小儿疱疹性咽颊炎临床探讨.海峡药学,2011,23(11):150-151.

[6]李强,郝晓峰,郭礼新,等.感咳双清胶囊抗病毒作用的实验研究.中国药房,2005,16(24):1859-1860.

清热八味丸

Qingre Bawei Wan

【药物组成】 檀香、石膏、红花、苦地丁、瞿麦、胡黄连、麦冬、人工牛黄。

【功能与主治】 清热解毒。用于炽热,血热,腑脏之热,肺热咳嗽,痰中带血,肝火肋痛。

【方解】 方中人工牛黄性凉,功能清热泻火、凉血解毒,力主祛邪;石膏辛甘大寒,具辛散透达经络郁热、清热泻火解毒之功,共为君药。苦地丁、胡黄连以清热解毒,破瘀消积;麦冬滋阴清热,润燥生津,辅君清热解毒,共为臣药。檀香、红花理气活血通络,瞿麦性寒,具清热、利尿和通淋之用,使热从小便而去,共为佐使药。

诸药合用共奏清热解毒之功。

【临床应用】 用于治疗上呼吸道感染,支气管肺炎,咳嗽,热咳,肺热咳嗽。

【不良反应】 目前尚未检索到不良反应报道。

【禁忌】 尚不明确。

【注意事项】 孕妇慎用。

【用法与用量】 口服。一次8~15丸,一日1~2次。

【规格】 每10丸重2g

千喜片(胶囊)

Qianxi Pian(Jiaonang)

【药物组成】 穿心莲、千里光。

【功能与主治】 清热解毒,消炎止痛,止泻止痢。用于肠炎、结肠炎,细菌性痢疾和鼻窦炎等。

【方解】 方中穿心莲苦寒,归心、肺、大肠经,清热解毒,燥湿止痢;千里光苦寒,归肺、肝、大肠经,可清利大肠湿热,共奏清热解毒、燥湿止痢之功。

【临床应用】

1. 痢疾 湿热下注的腹痛,少腹坠胀,里急后重,小便黄少,舌红苔黄腻,脉滑数;细菌性痢疾见上述证候者。

2. 泄泻 湿热下注的腹痛腹胀、肠鸣泄泻、泻下急迫或不爽,小便短赤,舌红苔黄腻,脉滑数;急性肠炎见上述证候者。

另有本品用于慢性结肠炎的报道[1-3]。

【不良反应】 目前未检索到不良反应报道。

【禁忌】 尚不明确。

【注意事项】

1. 服药期间忌食辛辣、油腻食物。

2. 服本品后大便显黑色,注意与消化道出血相鉴别。

3. 过敏体质者慎用。

4. 孕妇慎用。

【用法与用量】 片剂:口服。一次2~3片,一日3~4次,重症患者首次可服4~6片。胶囊剂:口服。一次2~3粒,一日3~4次,重症患者首次可服4~6粒。

【规格】 片剂:每片0.31g;每片重0.31g(薄膜衣片)

胶囊剂:每粒装0.3g

【参考文献】 [1]鲍良生,孔梅.中西医结合治疗活动期溃疡性结肠炎的疗效.皖南医学院学报,2011,30(6):480-482.

[2]张彤彦,王雁.千喜片治疗急性肠炎、慢性结肠炎(附64例

报告).中国临床药理学与治疗学杂志,1996,1(2):91.

[3]毛发明.千喜片治疗慢性非特异性溃疡性结肠炎 32 例临床分析.井冈山医专学报,1996,3(1):62.

栀芩清热合剂
Zhiqin Qingre Heji

【药物组成】　栀子、黄芩、连翘、淡竹叶、甘草、薄荷油。

【功能与主治】　疏风散热,清热解毒。用于三焦热毒炽盛,发热头痛,口渴,尿赤等;舌红苔黄,脉数。

【方解】　方中黄芩清胸膈郁热,栀子通泻三焦之火,清心而导赤下行,为君药;连翘清热解毒,去上焦诸热,为君药;薄荷、淡竹叶轻清疏散,以解热于上为君药。甘草调和诸药,为使药。此方具有疏风散热、清热泻火解毒之效。

【临床应用】　应用于风热感冒、咽喉炎、扁桃体炎、风热头痛、目赤肿痛、牙龈炎等热毒明显者。

【不良反应】　目前尚未检索到不良反应报道。

【禁忌】　尚不明确。

【注意事项】

1. 忌烟、酒及辛辣、油腻食物。

2. 心脏病、肝病、糖尿病、肾病等慢性病患者慎用。

3. 小儿、孕妇、年老体弱及脾胃虚寒者慎用。

4. 过敏体质者慎用。

【用法与用量】　口服。一次 10~20ml,一日 2 次。

【规格】　每瓶装(1)10ml　(2)100ml

板蓝大青片
Banlan Daqing Pian

【药物组成】　板蓝根、大青叶。

【功能与主治】　清热解毒,凉血消肿。用于发热、咽喉肿痛、喉痹口疮、发斑发疹、热毒内盛,舌红或绛苔黄,脉弦滑数。

【方解】　方中板蓝根清热解毒、凉血消肿,为君药,大青叶清热解毒、消肿利咽,为臣药。两药相须为用,共成清热解毒、凉血消肿之效。

【临床应用】　感冒、流行性感冒、痄腮丹毒、牙周炎、流行性腮腺炎、流行性乙型脑炎、传染性肝炎及麻疹等病毒性疾病见热毒内盛证候者。

【不良反应】　目前尚未检索到不良反应报道。

【禁忌】　孕妇禁用。

【注意事项】

1. 忌烟、酒及辛辣、生冷、油腻食物。

2. 高血压、心脏病、肝病、肾病等慢性病严重者慎用。

3. 儿童、年老体弱者、孕妇慎用。

4. 过敏体质者慎用。

【用法与用量】　口服。每次 4 片,一日 3 次。预防流行性感冒、流行性乙型脑炎,一日 4 片,连服 5 日。

【规格】　每片重 0.45g

穿心莲内酯滴丸
Chuanxinlianneizhi Diwan

【药物组成】　穿心莲。

【功能与主治】　清热解毒,抗菌消炎。用于感冒发热、咽喉肿痛、口舌生疮等,舌红苔黄腻,脉弦滑数。

【方解】　方中穿心莲内酯清热解毒,抗菌消炎为君药。

【临床应用】　上呼吸道感染之外感风热证,急性咽炎、慢性咽炎、口腔溃疡属于湿热及实热内蕴者[1-4]。

【不良反应】　有报告口服导致过敏性皮炎 1 例[5]、过敏性休克者 1 例[6]。

【禁忌】　尚不明确。

【注意事项】

1. 忌烟酒、辛辣、鱼腥食物。

2. 孕妇、儿童慎用。

3. 脾胃虚寒大便溏者慎用。

4. 过敏体质者慎用。

【用法与用量】　口服。一次 0.6g,一日三次,儿童减半或遵医嘱。

【规格】　每袋装 0.6g(含穿心莲内酯 0.15g)

【参考文献】　[1]包志伟.穿心莲内酯滴丸治疗急慢性咽炎临床疗效观察.内蒙古医药,2013,32(12):30-31.

[2]李晓卿.穿心莲内酯滴丸治疗咽炎的疗效观察.临床合理用药杂志,2014,(27):127-128.

[3]张学林.穿心莲内酯滴丸治疗口腔溃疡 20 例.现代中西医结合杂志,2008,17(22):3412.

[4]常静,张瑞明,张颖,等.穿心莲醋滴丸治疗急性上呼吸道感染外感风热证多中心随机对照临床试验.中西医结合学报,2008,6(12):1238-1244.

[5]孙桂莲.穿心莲内酯滴丸致过敏性皮炎 1 例.求医问药(学术版),2013,11(1):647.

[6]刘文丽.口服穿心莲内酯滴丸致过敏性休克 1 例.实用药物与临床,2013,16(01):90.

（三）清脏腑热

牛黄至宝丸
Niuhuang Zhibao Wan

【药物组成】 人工牛黄、大黄、芒硝、冰片、石膏、栀子、连翘、青蒿、木香、广藿香、陈皮、雄黄。

【功能与主治】 清热解毒，泻火通便。用于胃肠积热所致的头痛眩晕、目赤耳鸣、口燥咽干、大便燥结。

【方解】 方中人工牛黄味苦性凉，清热解毒，化痰开窍，为君药。大黄、芒硝苦寒泄降，清热泻火，通腑泄热；冰片辛凉清热，开窍醒神；石膏、栀子、连翘、青蒿清热解毒，泻火除烦，共为臣药。木香、广藿香理气和中；陈皮理气调中，燥湿化痰；雄黄辟秽解毒，共为佐药。全方配伍，共奏清热解毒、泻火通便之功。

【临床应用】 便秘 肠胃积热，津伤液耗，肠失濡润所致大便干结，头痛，眩晕，目赤，耳鸣，口燥咽干，口臭，舌红，苔黄燥，脉滑数；功能性便秘见上述证候者。

【不良反应】 目前尚未检索到不良反应报道。

【禁忌】 孕妇禁用。

【注意事项】

1. 脾胃虚寒便秘者慎用。

2. 不宜久服。

3. 忌食辛辣、香燥刺激性食物。

【用法与用量】 口服。一次1～2丸，一日2次。

【规格】 每丸重6g

清宁丸
Qingning Wan

【药物组成】 大黄、白术（炒）、半夏（制）、麦芽、牛乳、香附（醋制）、厚朴（姜制）、陈皮、车前草、黑豆、绿豆、桑叶、侧柏叶、桃枝。

【功能与主治】 清热泻火，消肿通便。用于火毒内蕴所致的咽喉肿痛、口舌生疮、头晕耳鸣、目赤牙痛、腹中胀满、大便秘结。

【方解】 方中大黄清热泻火，荡涤肠胃，清积滞，泻实热，为君药。白术益气健脾；半夏、麦芽、牛乳消食和胃健脾；香附、厚朴、陈皮理气和胃健脾，共为臣药。车前草清热明目；黑豆、绿豆益脾胃，养血明目，清热解毒；桑叶散风清热明目；侧柏叶清热凉血；桃枝止心腹痛，共为佐药。诸药合用，共奏清热泻火、消肿通便之功。

【临床应用】

1. 喉痹 因火毒内蕴犯发于咽喉所致，症见咽喉发红肿胀，疼痛剧烈，咽干咽痒，舌苔黄厚，脉弦数；急性咽炎见上述证候者。

2. 口疮、口糜 因火毒内蕴，火热结毒，循经上达于口所致，症见口腔黏膜充血发红，水肿破溃，渗出疼痛，口热口臭，口干口渴，便秘尿赤，舌红苔黄，脉弦数；急性口炎、口疮见上述证候者。

3. 牙宣 因火毒内盛，蕴热毒结，上达牙龈所致，症见牙龈发红肿胀，龈缘龈乳头触疼，出血或糜烂，渗出疼痛，口干口渴，口黏口臭，便秘尿黄，舌红苔黄，脉弦数；急性牙龈（周）炎见上述证候者。

4. 暴风客热 因风热内袭，火毒内盛引动肝火，上攻头目所致，症见白睛红赤，刺痒疼痛，羞明流泪，头痛头晕，口热口渴，舌红苔黄，脉弦数；急性结膜炎见上述证候者。

5. 便秘 胃肠实热积滞导致出现大便秘结，口干口苦，小便黄赤，苔黄腻，脉滑数；功能性便秘见上述证候者。

【不良反应】 目前尚未检索到不良反应报道。

【禁忌】 孕妇禁用。

【注意事项】

1. 阴虚火旺者慎用。

2. 服药期间忌食辛辣、油腻食物。

3. 老人、儿童及素体脾胃虚寒者慎服。

4. 用本品治疗喉痹、口疮、口糜、牙宣、尽牙痛时，可配合使用外用药物，以增强疗效。

【用法与用量】 口服。大蜜丸：一次1丸 水蜜丸：一次6g，一日1～2次。

【规格】 水蜜丸：每袋装6g 大蜜丸：每丸重9g

解热清肺糖浆
Jiere Qingfei Tangjiang

【药物组成】 鱼腥草、桑白皮、黄芩、倒扣草、前胡、紫苏叶、紫菀、枳壳、甘草。

【功能与主治】 清热解毒，宣肺利咽，祛痰止咳。用于风温感冒，发热、头痛、咽喉肿痛、咳嗽。

【方解】 方中鱼腥草味辛微寒，归肺经，长于清热解毒，消痈排脓，桑白皮味甘性寒，入肺经，善于泻肺平喘，共为君药。黄芩清上焦热，泻火解毒，倒扣草清热利咽，两药为臣药。前胡宣散风热，降气化痰；紫苏叶发汗解表，行气化痰止咳；紫菀润肺化痰止咳；枳壳行气化痰，四药合用，行气化痰止咳，共为佐药。甘草止咳化痰,调和诸药,为使药。诸药合用,共奏清热解毒、宣肺利咽、祛痰止咳之功。

【临床应用】

1. 感冒　外感风热之邪而致发热,微恶风,烦躁不安,咳嗽痰黄,咽喉肿痛,大便秘结,小便短赤,舌红绛苔黄,脉浮数;上呼吸道感染见上述证候者。

2. 咳嗽　风温外感或肺热内壅而致咳嗽,胸痛,痰黄稠或黄白相兼,发热,恶寒,头痛,口干口渴,咽喉肿痛,舌红苔白或黄,脉浮数或滑数;上呼吸道感染、急性支气管炎见上述证候者。

【药理毒理】　本品有镇咳、祛痰、抗炎作用。

1. 镇咳　本品能减少氨水所致小鼠咳嗽次数[1]。

2. 祛痰　本品能增加大鼠气管的排痰量[1]。

3. 抗炎　本品能抑制小鼠毛细血管通透性和减轻大鼠棉球肉芽肿的重量[1]。

【不良反应】　目前尚未检索到不良反应报道。

【禁忌】　尚不明确。

【注意事项】

1. 风寒感冒者慎用。

2. 服药期间忌食辛辣、油腻食物。

3. 糖尿病患者慎用。

【用法与用量】　温开水冲服。一次 15ml,一日 3 次;小儿酌减。

【规格】　糖浆剂:每瓶装 135ml

【参考文献】　[1]梁峰.解热清肺糖浆的研究.中成药,1988,10(9):25.

黛 蛤 散
Daige San

【药物组成】　青黛、蛤壳。

【功能与主治】　清肝利肺,降逆除烦。用于肝火犯肺所致的头晕耳鸣、咳嗽吐衄、痰多黄稠、咽膈不利、口渴心烦。

【方解】　方中青黛咸寒,入肝、肺、胃经,清肝火、泻肺热;蛤壳苦咸寒,入肺、胃经,清肺热、化痰浊。两药合用,共奏清肝利肺、降逆除烦之功。

【临床应用】　**咳嗽**　肝火犯肺所致咳嗽,咳痰,气逆阵作,咳时胸胁引痛,痰黄质黏难出,甚则咳血,伴头晕,耳鸣,咽膈不利,口渴,心烦,舌红苔黄,脉弦数;急、慢性支气管炎见上述证候者。

【不良反应】　目前尚未检索到不良反应报道。

【禁忌】　尚不明确。

【注意事项】

1. 阳气虚弱者慎用。

2. 孕妇慎用。

3. 服药期间忌食辛辣、生冷、油腻食物。

【用法与用量】　口服。一次 6g,一日 1 次,随处方入煎剂。

【规格】　每袋装 12g

芩 连 片
Qinlian Pian

【药物组成】　黄连、黄芩、黄柏、连翘、赤芍、甘草。

【功能与主治】　清热解毒,消肿止痛。用于脏腑蕴热,头痛目赤,口鼻生疮,热痢腹痛,疮疖肿痛。

【方解】　方中黄连善清中焦之火,并能燥湿解毒,为君药。黄芩清上焦之火,黄柏清下焦之火,与黄连合用,清泻三焦之火,合为臣药。连翘清热解毒,消痈散结;赤芍清热凉血,祛瘀止痛,共为佐药。甘草清热解毒,缓急止痛,调和诸药,为使药。诸药相合,共奏清热解毒、消肿止痛之功。

【临床应用】

1. 口疮　胃火亢盛所致口舌生疮,头痛目赤,大便干,小便短赤,舌红苔黄,脉滑数;口腔溃疡见上述证候者。

2. 痢疾　湿热下注所致腹痛,里急后重,下痢脓血,肛门灼热,小便短赤,苔腻微黄,脉滑数;细菌性痢疾见上述证候者。

3. 疮疡　脏腑蕴热,外发疮疡,红肿热痛,面红目赤,小便黄,大便干,苔黄,脉滑数;毛囊炎、蜂窝组织炎见上述证候者。

【药理毒理】　**抑菌**　体外抗菌实验,本品对金黄色葡萄球菌、福氏志贺氏菌Ⅱ型、痢疾志贺氏菌Ⅰ型、Ⅱ型、鲍氏痢疾杆菌Ⅰ型、宋氏痢疾杆菌、铜绿假单胞菌等均有抗菌作用,其最低抑菌浓度(MIC)分别为 0.5、4、4、4、16、60、60mg/ml,最低杀菌浓度(MBC)分别为 0.5、16、4、4、30、60、125mg/ml[1]。

【不良反应】　目前尚未检索到不良反应报道。

【禁忌】　尚不明确。

【注意事项】

1. 中焦虚寒及阴虚热盛者慎用。

2. 素体虚弱者慎用。

3. 孕妇慎用。

【用法与用量】　口服。一次 4 片,一日 2～3 次。

【规格】 每片重 0.55g

【参考文献】 [1]于立佐.芩连片的体外抗菌活性试验.中国基层医药,2003,10(9):912.

复方拳参片
Fufang Quanshen Pian

【药物组成】 白及、海螵蛸、拳参、寻骨风、陈皮。

【功能与主治】 收敛止血,制酸止痛。用于胃热所致的胃痛,症见胃脘疼痛、嘈杂吞酸或见吐血、便血。

【方解】 方中白及收敛止血,消肿生肌,为君药。海螵蛸制酸止痛,拳参清热消肿,共为臣药。寻骨风通络止痛,陈皮健脾燥湿,调气和中,共为佐药。诸药合用,共奏收敛止血、制酸止痛之功。

【临床应用】 胃痛 肝胃郁热所致胃脘疼痛、嘈杂吞酸,口干口苦,大便秘结,或吐血便血;胃及十二指肠溃疡见上述证候者。

【不良反应】 目前尚未检索到不良反应报道。

【禁忌】 方中寻骨风系马兜铃科植物,肾功能不全者禁用。

【注意事项】
1. 胃痛而胃酸缺乏者慎用。
2. 忌食生冷、油腻、酸性及刺激性食物。

【用法与用量】 口服。一次 6～8 片,一日 3 次。空腹服用。

溃得康颗粒
Kuidekang Keli

【药物组成】 黄连、蒲公英、苦参、砂仁、豆蔻、黄芪、浙贝母、海螵蛸、三七、白及、白蔹、甘草。

【功能与主治】 清热和胃,制酸止痛。用于肝胃郁热证胃脘痛,症见胃脘痛势急迫、有灼热感、反酸、嗳气、便秘、舌红、苔黄、脉弦数;消化性溃疡见上述证候者。

【方解】 方中黄连苦寒,清胃泻火,燥湿除痞,蒲公英、苦参清热燥湿,解毒消肿,共为君药。砂仁、豆蔻行气和胃止痛,黄芪益气健脾,浙贝母、海螵蛸、三七制酸止血,通络定痛,共为臣药。白及、白蔹清热止血,敛疮生肌,共为佐药。甘草调和诸药,为使药。诸药合用,共奏清热和胃、制酸止痛之功。

【临床应用】 胃痛 情志失调、胃中郁热所致胃痛急迫,有灼热感,吞酸嗳气,便秘;胃及十二指肠溃疡见上述证候者。

【药理毒理】 本品有抗胃溃疡、解痉等作用。

1. 抗胃溃疡 本品对吲哚美辛和无水乙醇诱发的大鼠胃溃疡有保护作用,可降低大鼠溃疡面积;十二指肠给药能减少幽门结扎大鼠胃溃疡面积,降低胃液酸度和总酸度,抑制胃蛋白酶活性;本品还可减少乙酸致大鼠胃溃疡面积,并促进溃疡愈合[1]。

2. 解痉 本品对组胺引起豚鼠离体回肠痉挛性收缩有抑制作用[1]。

【不良反应】 目前尚未检索到不良反应报道。

【禁忌】 尚不明确。

【注意事项】
1. 胃痛虚寒者慎用。
2. 服药期间忌食辛辣、酸性及刺激性食物。

【用法与用量】 空腹口服。一次 10g,一日 2 次。6 周为一疗程,或遵医嘱。

【规格】 每袋装 10g

【参考文献】 [1]溃得康颗粒新药申报资料。

黄 连 胶 囊
Huanglian Jiaonang

【药物组成】 黄连。

【功能与主治】 清热燥湿,泻火解毒。用于湿热蕴毒所致的痢疾、黄疸,症见发热、黄疸、吐泻、纳呆、尿黄如茶、目赤吞酸、牙龈肿痛或大便脓血。

【方解】 本品由一味黄连研制而成。黄连苦寒,归心、肝、胃、大肠经,具有清热燥湿、泻火解毒之功。《本草纲目》云:"黄连解毒、除烦解渴,治胃弱不运,消化停滞,胸痞嘈杂,吐泻、腹痛、霍乱、赤痢、肠劳晨泻、消渴、黄疸及伤寒等症"。尤其善开湿火郁结,为治疗大肠湿热泻痢,肝胆湿热黄疸的要药。

【临床应用】

1. 痢疾 大肠湿热所致发热腹痛、里急后重、大便脓血;细菌性痢疾见上述证候者。

2. 黄疸 肝胆湿热蕴毒所致身目发黄、尿黄如茶、发热、胁痛、纳呆;病毒性肝炎见上述证候者。

亦有用于治疗复发性口疮[1]的报道。

【不良反应】 有文献报道,服用黄连出现胸闷、心慌、腹痛、皮肤多处不规则片状丘疹。

【禁忌】 尚不明确。

【注意事项】
1. 胃肠虚寒下痢,寒湿蕴结阴黄者忌用。
2. 饮食忌辛辣油腻、黏滑及不易消化食品。
3. 脾胃虚寒者不宜使用。
4. 孕妇慎用。

【用法与用量】　口服。一次 2～6 粒，一日 3 次。

【规格】　每粒装 0.25g

【参考文献】　[1]王永武,蒋峰,劳逸,等.黄连胶囊治疗复发性口疮 85 例疗效观察.全科医学临床与教育,2009,7(5):549-550.

三九胃泰胶囊(颗粒)
Sanjiu Weitai Jiaonang(Keli)

【药物组成】　三桠苦、九里香、两面针、木香、黄芩、茯苓、地黄、白芍。

【功能与主治】　清热燥湿,行气活血,柔肝止痛。用于湿热内蕴、气滞血瘀所致的胃痛,症见脘腹隐痛、饱胀反酸、恶心呕吐、嘈杂纳减;浅表性胃炎、糜烂性胃炎、萎缩性胃炎见上述证候者。

【方解】　方中三桠苦清热燥湿,九里香行气活血,共为君药。两面针活血消肿,木香行气止痛,为臣药。黄芩清热燥湿,茯苓健脾渗湿,地黄滋阴凉血,白芍养阴柔肝,缓急止痛,共为佐药。诸药合用,共奏清热燥湿、行气活血、柔肝止痛之功。

【临床应用】

1. 胃痛　饮食不节,湿热内蕴所致胃脘疼痛,嘈杂纳减,口苦口黏,大便黏滞,舌苔黄腻;慢性胃炎见上述证候者。

2. 痞满　肝郁气滞,瘀血阻滞所致胃部饱胀,胃痛夜甚,舌质黯红有瘀点;胃炎、功能性消化不良见上述证候者。

此外,尚见有治疗复发性口腔溃疡的临床报道[1]。

【不良反应】　有文献报道患者服用三九胃泰冲剂或胶囊致药疹、肝损害[2-7]。

【禁忌】　尚不明确。

【注意事项】

1. 虚寒性胃痛及寒凝血瘀胃痛者慎用。

2. 忌食油腻生冷难消化食物。

【用法与用量】　胶囊剂:口服。一次 2～4 粒,一日 2 次。颗粒剂:开水冲服。一次 1 袋,一日 2 次。

【规格】　胶囊剂:每粒装 0.5g

颗粒剂:每袋装(1)20g　(2)2.5g(无蔗糖)

【参考文献】　[1]刘桥,万丽娜,晏全红,等.三九胃泰冲剂治疗复发性口腔溃疡疗效观察.华中医学杂志,2001,25(2):101.

[2]田荣须,樊梅月.三九胃泰致急性过敏性鼻炎与荨麻疹 1 例.河北医药,1996,18(2):113.

[3]李承明.三九胃泰引起药疹 2 例.中国皮肤性病学杂志,1995,9(1):60.

[4]张善举.三九胃泰胶囊过敏一例.河南中医药学刊,1994,9(3):51.

[5]董萍云,韩秀君,刘强,等.三九胃泰致大疱性表皮松解型药疹 1 例.中国中药杂志,1997,22(12):757.

[6]杜军,温宏伟.三九胃泰引起的过敏反应 1 例.药物流行病学杂志,1997,6(3):184.

[7]罗晓,程晟.三九胃泰致肝损害.药物不良反应杂志,2010,12(3):223.

大黄清胃丸
Dahuang Qingwei Wan

【药物组成】　大黄、芒硝、槟榔、牵牛子(炒)、黄芩、胆南星、木通、滑石粉、白芷、羌活。

【功能与主治】　清热通便。用于胃火炽盛所致的大便燥结、口燥舌干、头痛目眩。

【方解】　方中大黄性味苦寒,清热泻火,泻下攻积,为君药。芒硝性味咸寒,软坚散结,槟榔、牵牛子泻下通便、行气导滞,三者用为臣药。黄芩上清头目,胆南星清热化痰、息风定惊,木通、滑石利水通淋、导热下行,白芷、羌活疏风清热,以上六味皆为佐药。诸药合用,共奏清热通便之功。

【临床应用】　便秘　胃火炽盛所致大便燥结,胃中灼痛,嘈杂反酸,消谷善饥,口干口苦,渴喜冷饮,口气秽浊,头痛目眩,小便赤涩,或齿龈肿痛,甚则糜烂出血,舌红苔黄燥,脉数;习惯性便秘见上述证候者。

【不良反应】　目前尚未检索到不良反应报道。

【禁忌】　孕妇禁用。

【注意事项】

1. 脾胃虚寒性便秘慎用。

2. 年老体弱者慎用。

3. 忌食辛辣、香燥刺激性食物。

【用法与用量】　口服。一次 1 丸,一日 2 次。

【规格】　每丸重 9g

导　赤　丸
Daochi Wan

【药物组成】　黄连、栀子(姜炒)、黄芩、连翘、木通、大黄、玄参、赤芍、滑石、天花粉。

【功能与主治】　清热泻火,利尿通便。用于火热内盛所致的口舌生疮、咽喉疼痛、心胸烦热、小便短赤、大便秘结。

【方解】　方中黄连、栀子、黄芩苦寒,清心、肺、三焦之火热,为君药。连翘、木通上清心肺之热,下清小肠之火,通淋止痛;大黄既泻心脾之火,又泻胃肠之火,三药合用,利水通淋,泻下通便,以助君药清热泻火之效;玄参、赤芍清热凉血,解毒消肿,共为臣药。滑石利水通淋,天花粉清热生津,以防火热伤津,共为佐药。全方配伍有清热泻火、利尿通便之功。

【临床应用】

1. 口疮 多因心经热盛,心火循经上炎而致口舌生疮或糜烂,疼痛,灼热,口渴喜饮,便秘,尿赤,舌红苔黄,脉数;口腔炎、口腔溃疡、复发性口疮、小儿鹅口疮、舌炎见上述证候者。

2. 喉痹 肺胃火毒客于咽喉所致的咽喉红肿疼痛,口干喜饮,便秘,尿赤,舌红苔黄,脉数;急性咽炎见上述证候者。

3. 便秘 多因热结阳明而致的大便干燥,脘腹胀痛,小便短赤,身热,烦躁,舌红苔黄厚,脉数有力。

4. 淋痛 因下焦湿热而致,症见心胸烦热,小便短赤,尿道灼热,时有小腹刺痛,舌尖红赤,苔薄黄,脉数;尿路感染见上述证候者。

【不良反应】 目前尚未检索到不良反应报道。

【禁忌】 孕妇禁用。

【注意事项】

1. 脾虚便溏者慎用。

2. 服药期间忌食辛辣、油腻食物。

3. 体弱年迈者慎用。

4. 用本品治疗口腔炎、口腔溃疡时,可配合使用外用药。

【用法与用量】 口服。一次1丸,一日2次;周岁以内小儿酌减。

【规格】 每丸重3g

龙胆泻肝丸(水丸、颗粒、大蜜丸、口服液、胶囊)

Longdan Xiegan Wan (Shuiwan, Keli, Damiwan, Koufuye, Jiaonang)

【药物组成】 龙胆草、黄芩、栀子(炒)、车前子(盐炒)、泽泻、川木通、当归(酒炒)、生地黄、柴胡、炙甘草。

【功能与主治】 清肝胆,利湿热。用于肝胆湿热,头晕目赤,耳鸣耳聋,耳肿疼痛,胁痛口苦,尿赤涩痛,湿热带下。

【方解】 方中龙胆草上清肝胆实火,下泻肝胆湿热,泻火除湿,两擅其功,切中病机,为君药。黄芩、栀子性寒味苦,清热泻火除湿,以加强君药清热除湿之功用,为臣药。车前子、泽泻、川木通清热利水,导湿热下

行,使湿热之邪从小便而解;肝体阴,肝有热则易伤阴血,而苦寒清热与利水祛湿又容易损伤阴血,故配当归养血活血,生地黄养阴清热,使祛邪而不伤正;肝用阳,喜条达而恶抑郁,而苦寒之药又容易郁遏肝木,故配柴胡以舒畅肝胆,以上六味皆为佐药。甘草清热缓急,调和诸药,为使药。诸药合用,共奏疏肝利胆、清热除湿之功。

【临床应用】

1. 眩晕 因肝胆实火上炎所致。症见眩晕,面红,目赤,烦躁易怒,口苦而干,耳鸣耳聋,舌红苔黄,脉弦数;高血压病见上述证候者。

2. 头痛 因肝胆实火上炎所致。症见头痛,面红,目赤,烦躁易怒,口苦而干,耳鸣耳聋,舌红苔黄,脉弦数;高血压、神经性头痛、顽固性偏头痛等病见上述证候者。

3. 暴风客热 因外感风热,客入肝经,上攻头目所致。症见目赤肿痛,头痛口苦,烦躁易怒,小便黄赤,大便秘结,舌红苔黄,脉弦数;急性结膜炎见上述证候者。

4. 耳鸣耳聋 因情志所伤,肝气郁结,化火暴涨,上扰耳窍所致。症见耳鸣如风雷声,耳聋时轻时重,每于郁怒之后,耳鸣耳聋加重,头痛,眩晕,心烦易怒,舌红苔黄,脉弦数;神经性耳聋见上述证候者。

5. 脓耳 因肝胆湿热,蕴结耳窍所致。症见耳内流脓,色黄而稠,耳内疼痛,听力减退,舌红苔黄,脉弦数;化脓性中耳炎见上述证候者。

6. 耳疖 多因肝胆湿热,上结耳道,郁结肌肤经络,气滞血瘀所致。症见耳肿疼痛,口苦咽干,小便黄赤,大便秘结,舌红苔黄,脉弦数;外耳道疖肿见上述证候者。

7. 胁痛 因肝胆湿热,肝失疏泄,经络不通所致。症见胁痛口苦,胸闷纳呆,恶心呕吐,目赤或目黄身黄,小便黄赤,舌红苔黄,脉弦滑数;急性黄疸性肝炎、急性胆囊炎、带状疱疹等见上述证候者。

8. 淋痛 因肝胆湿热下注,膀胱气化失司所致。症见小便赤涩热痛,淋沥不畅,小腹急满,口苦而干,舌红苔黄腻,脉弦滑数;急性肾盂肾炎、急性膀胱炎、尿道炎、急性前列腺炎见上述证候者。

9. 带下阴痒 因肝胆湿热下注所致。症见带下色黄,稠黏臭秽,外阴瘙痒难忍,阴汗腥臭,口苦口干,舌红苔黄腻,脉弦数;外阴炎、阴道炎、急性盆腔炎见上述证候者。

此外,有使用本品治疗流行性出血性结膜炎[1]的报道。

【不良反应】 目前尚未检索到关木通改为川木通

本品不良反应报道。

【禁忌】　孕妇禁用。

【注意事项】

1. 脾胃虚寒者慎用。

2. 服药期间饮食宜用清淡,忌食辛辣油腻之品。

3. 体弱年老者慎用;对于体质壮实者,亦应中病即止,不可久服。

4. 高血压剧烈头痛,服药后头痛不见减轻,伴有呕吐、神志不清,或口眼歪斜、瞳仁不等等症状的高血压危象者,应立即停药并采取相应急救措施。

5. 用本品治疗急性结膜炎时,可配合使用外滴眼药;治疗化脓性中耳炎时,服药期间宜配合清洗耳道;治疗阴道炎时,亦可使用清洗剂冲洗阴道,以增强疗效。

【用法与用量】　丸剂:口服。水丸一次 3～6g,一日 2 次。大蜜丸一次 1～2 丸,一日 2 次。

颗粒剂:温开水送服。一次 4～8g,一日 2 次。

口服液:口服。一次 10ml,一日 3 次。

【规格】　丸剂:大蜜丸每丸重 6g

颗粒剂:每袋装 6g

口服液:每支装 10ml

【参考文献】　[1]余汉良.龙胆泻肝口服液治疗流行性出血性结膜炎 105 例临床总结.甘肃中医,1998,11(2):12.

(四) 解毒消癥

抗 癌 平 丸

Kang'aiping Wan

【药物组成】　半枝莲、珍珠菜、香茶菜、藤梨根、肿节风、蛇莓、白花蛇舌草、石上柏、兰香草、蟾酥。

【功能与主治】　清热解毒,散瘀止痛。用于热毒瘀血壅滞所致的胃癌、食道癌、贲门癌、直肠癌等消化道肿瘤。

【方解】　方中半枝莲清热解毒,化瘀止痛,为君药;珍珠菜、香茶菜清热解毒,活血散瘀。藤梨根清热解毒消肿,肿节风清热凉血、活血通络,共为臣药;蛇莓清热凉血、消肿解毒,白花蛇舌草、石上柏清热解毒,兰香草活血散瘀,蟾酥解毒止痛,五药共为佐药。诸药合用,共奏清热解毒、散瘀止痛之功。

【临床应用】

1. **胃癌**　因邪毒伤胃,瘀血壅滞所致。症见胃脘灼痛或刺痛,恶心呕吐,或伴呃逆,食欲不振,苔黄腻或黄燥,脉弦数或细数。

2. **食管癌**　因热毒瘀血壅滞,梗死不利而致。症见吞咽困难,胸骨后灼痛,进行性消瘦,口干口苦,烦躁不安,大便干燥,小便短赤,或伴发热。舌红或紫黯,苔黄腻或黄燥,脉弦数或细数。

3. **直肠癌**　因邪毒瘀血阻滞,大肠传导失司所致。症见便频便细,或便鲜血,或伴里急后重,肛门坠胀,口干口苦,烦躁不安,舌红或红绛,苔黄腻,脉弦数。

此外,还有报道本品联合肝动脉化疗栓塞、射频消融治疗原发性肝癌,可减毒增效,改善机体代谢[1,2]。

【不良反应】　目前尚未检索到不良反应报道。

【禁忌】　孕妇禁用。

【注意事项】

1. 脾胃虚寒者慎用。

2. 服药期间忌食辛辣、油腻、生冷食物。

3. 本品含蟾酥有毒,不可过量、久用。

【用法与用量】　口服。一次 0.5～1g,一日 3 次。饭后半小时服,或遵医嘱。

【规格】　每瓶装 1g

【参考文献】　[1]张杰峰.抗癌平丸联合肝动脉栓塞化疗术在 30 例中晚期肝癌中的临床应用.重庆医学,2010,39(05):563-564.

[2]任运华,张孟蕊,张国栋,等.肝动脉化疗栓塞结合射频消融抗癌平丸治疗原发性肝癌的应用研究.中国医疗前沿,2011,6(01):56.

平消胶囊(片)

Pingxiao Jiaonang(Pian)

【药物组成】　郁金、五灵脂、干漆(制)、麸炒枳壳、马钱子粉、白矾、硝石、仙鹤草。

【功能与主治】　活血化瘀,散结消肿,解毒止痛。对毒瘀内结所致的肿瘤患者具有缓解症状,缩小瘤体,提高机体免疫力,延长患者生存时间的作用。

【方解】　方中郁金活血化瘀,行气止痛,为君药;五灵脂、干漆活血破瘀、散结止痛,枳壳行气破气,马钱子通络消肿、散结止痛,四药共为臣药,有加强君药活血行气之功;白矾解毒,硝石攻坚破积、解毒消肿,仙鹤草扶正补虚,共为佐药。诸药合用,共奏活血化瘀、散结消肿、解毒止痛之功。

【临床应用】　肿瘤　因热毒瘀结所致。症见胸腹疼痛,痛有定处,或有肿块,面色晦黯,舌质紫黯,或有瘀斑、瘀点,脉沉涩;食管癌、胃肠道肿瘤、肝癌、乳腺癌见上述证候者[1-10]。

此外,本品尚可用于乳腺增生症[11-13]。

【不良反应】　少数患者服用后出现头晕、恶心、胃烧灼感、皮疹不良反应[14]。

【禁忌】 孕妇禁用。

【注意事项】

1. 本品所含马钱子、干漆有毒,不可过量、久用。

2. 用药期间饮食宜清淡,忌食辛辣食物。

【用法与用量】 胶囊剂:口服。一次 4~8 粒,一日 3 次。片剂:口服。一次 4~8 片,一日 3 次。

【规格】 胶囊剂:每粒装 0.23g

片剂:(1)薄膜衣片 每片重 0.24g (2)糖衣片 片芯重 0.23g

【参考文献】

[1]杨锡贵,贾丽雅.平消胶囊配合化疗治疗中晚期消化道癌的疗效观察.中华中西医杂志,2001,2(12):1088.

[2]钱弘泉.平消胶囊联合化疗对结直肠癌术后患者免疫功能和 VEGF 蛋白表达的影响.中国中医药科技,2013,20(03):228-229.

[3]主鹤亭,张天华.平消片联合化疗对晚期乳腺癌 CEA 和 SA 影响的临床分析.中华中西医杂志,2002,3(6):488.

[4]金政男.CAF 方案联合平消胶囊治疗乳腺癌术后临床观察.辽宁中医杂志,2012,39(01):98-99.

[5]兰守丽,武素芳,高立伟,等.化疗联合平消胶囊治疗 42 例非小细胞肺癌的临床观察.肿瘤学杂志,2011,17(02):154-155.

[6]房芳,陈红,赵辉,等.吉非替尼联合平消胶囊治疗中晚期非小细胞肺癌的临床观察.中国现代医学杂志,2011,21(07):883-886.

[7]李呈祥.三维适形放疗联合平消胶囊治疗老年食管癌的临床观察.现代肿瘤医学,2012,20(10):2077-2079.

[8]吴万垠,郭伟剑,林钧华.平消胶囊配合经肝动脉灌注化疗栓塞治疗原发性肝癌 25 例.中西医结合肝病杂志,2001,11(1):50.

[9]蔡绍朋,马振超.平消胶囊联合索拉非尼片对老年肝癌患者免疫功能及 VEGF 蛋白表达的影响.中国中西医结合消化杂志,2014,22(03):146-149.

[10]孙秋实,曹传华,张凌云.平消胶囊联合肝动脉栓塞化疗治疗中晚期肝癌 60 例的临床分析.现代肿瘤医学,2012,20(02):322-324.

[11]国斌,余生林,王永成.平消胶囊治疗乳腺病 462 例临床观察.中国医院药学杂志,2000,20(7):422.

[12]蔡凤龙,王晓帆,王宝艳,等.平消胶囊治疗乳腺增生症 120 例疗效分析.吉林大学学报.医学版,2002,28(3):330.

[13]江飞.平消胶囊治疗乳腺增生病 68 例疗效观察.中国社区医师(医学专业),2011,13(07):132-133.

[14]陈新彤.平消胶囊引起不良反应 8 例分析.中国中医药信息杂志,2011,18(06):101-102.

鸦胆子油乳注射液(口服乳液)

Yadanzi Youru Zhusheye(Koufuruye)

【药物组成】 精制鸦胆子油、精制豆磷脂、甘油。

【功能与主治】 清热解毒,消癥散结。用于热毒瘀阻所致的消化道肿瘤、肺癌、脑转移癌。

【方解】 本品为现代工艺提取的鸦胆子油的注射剂。鸦胆子具有清热解毒、消癥散结的功能。

【临床应用】

1. 消化道肿瘤 因热毒瘀阻所致,症见脘腹胀痛,肿块拒按,口苦口干,黑便或便鲜血,小便黄赤,舌红苔黄或黄腻,脉弦数或滑数。

2. 肺癌 因热毒瘀阻,肺气受损所致,症见咳嗽、咯血、咯痰黄稠、胸闷胸痛、口苦咽干、便秘、尿黄,舌红或紫黯,苔黄腻,脉弦数或滑数。

此外,本品尚可用于脑转移癌[1,2];还有报道本品联合伽玛刀治疗脑胶质瘤,可提高患者生活质量及免疫功能,降低不良反应及脑水肿发生率[3]。

【不良反应】 据文献报道,鸦胆子油乳注射液的不良反应主要是发热伴全身性损害(表现为发热、寒战、心悸、过敏性休克),其次是消化系统损害(表现为恶心、呕吐、口干、腹泻、腹痛、厌食)、中枢及外周神经系统损害(表现为头晕、神经根损害、失眠)、肝肾损害(ALT 和 AST 升高,胆红素代谢障碍)、皮肤及附件损害(表现为瘙痒、皮疹、面部潮红)。其发生类型既可为速发型,亦可为迟发性[4-6]。

【禁忌】 孕妇禁用。

【注意事项】

1. 本品有毒,易损害肝肾功能,应在医生指导下使用,不可过量服用。

2. 过敏体质者慎用。服药期间出现过敏者应及时停药,并给予相应的治疗措施。

3. 脾胃虚寒者慎用。

4. 本品不宜与其他药物同时滴注。

5. 若发现浑浊、沉淀、变色、漏气或瓶身细微破裂,均不得使用。

【用法与用量】 注射液:静脉滴注。一次 10~30ml,一日 1 次(本品须加灭菌生理盐水 250ml,稀释后立即使用)。口服乳液:口服。一次 20ml,一日 2~3 次,30 天为一疗程。

【规格】 注射液:每支 10ml

口服乳液:(1)每支 10ml (2)每支 20ml (3)每瓶 250ml

【参考文献】

[1]陈慧华,杨兰平.中药鸦胆子油乳注射液治疗脑转移癌 24 例疗效观察.新中医,2011,43(09):45-46.

[2]宋萌萌.鸦胆子油乳配合化疗治疗脑转移癌的临床观察.中医临床研究,2014,6(25):4-6.

[3]杨丽型,马晨辰,张建新,等.鸦胆子油乳注射液联合伽玛刀治疗脑胶质瘤疗效观察.中华实用诊断与治疗杂志,2012,26(08):796-798.

[4]居靖,李晓娟,汪海孙,等.114例鸦胆子油乳注射液不良反应事件分析.中国药物警戒,2009,6(10):606-609.

[5]宋晓勇,刘瑜新,杨磊,等.鸦胆子油乳注射剂不良反应文献分析.中国药师,2011,14(04):557-558.

[6]马进,陈岷.鸦胆子油乳注射液不良反应38例回顾性分析.中国中医药信息杂志,2014,21(04):116-117.

华蟾素注射液

Huachansu Zhusheye

【药物组成】　干蟾皮。

【功能与主治】　解毒,消肿,止痛。用于中、晚期肿瘤,慢性乙型病毒性肝炎。

【方解】　本品是由中华大蟾蜍皮提取的静脉注射液。干蟾皮味苦性凉,有毒,具有清热解毒、消肿止痛之功效。

【临床应用】

1. 肿瘤　因热毒内蕴所致,症见局部肿块,不痛不痒,或伴红肿热痛,口干口苦,心烦易怒,大便干燥,小便黄赤,舌红,苔黄或黄腻,脉弦数。

2. 慢性乙型病毒性肝炎　因疫毒伤肝,湿热内阻所致,症见胁肋疼痛,食欲不振,神疲乏力,舌红或红绛,苔黄或黄腻,脉弦细数。

【药理毒理】　本品有抗肝纤维化、抗肿瘤作用。

1. 抗肝纤维化　本品可改善四氯化碳加低蛋白高脂饲料致肝纤维化大鼠肝脏病理损伤,降低血清 ALT、AST 活性[1]。

2. 抗肿瘤　本品能抑制人肝癌 HepG-2 细胞增殖,上调 P-YAP 蛋白表达[2]。

【不良反应】　据文献报道,华蟾素注射液的主要不良反应有过敏反应(如药热、哮喘、喉头水肿、皮肤过敏,或过敏性休克,甚至死亡)、血管刺激性反应、胃肠反应(恶心呕吐、腹痛腹泻)、血液系统反应(以粒细胞缺乏最常见,其次是溶血性贫血和血小板减少)及循环系统反应(如血压下降、胸闷、心悸)[3-7]。

【禁忌】　孕妇禁用。

【注意事项】

1. 本品有一定毒性,应在医生指导下使用,不可过量。

2. 本品不宜与其他药物同时滴注,以免发生不良反应。

3. 过敏体质者慎用。

4. 若发现浑浊、沉淀、变色、漏气或瓶身细微破裂,均不得使用。

【用法与用量】　肌内注射,一次 2～4ml,一日 2 次;静脉滴注,一次 10～20ml,用 5％ 葡萄糖注射液 500ml 稀释后缓慢滴注。用药 7 天,休息 1～2 天,4 周为一疗程,或遵医嘱。

【规格】　每支装　(1)2ml　(2)5ml　(3)10ml

【参考文献】　[1]牛京勤,谢立,吉中和,等.华蟾素、博尔泰注射液治疗实验性肝纤维化的研究.中华临床医药,2003,4(23):11.

[2]田莉莉,侯力,高山,等.华蟾素注射液对人肝癌 HepG₂ 细胞增殖及 P-YAP 蛋白表达的影响.中国实验方剂学杂志,2014,20(1):153-156.

[3]李新芳,杨青.静滴华蟾素注射液致药热反应 11 例报告.中国中药杂志,2000,25(9):575-576.

[4]陈华燕,文静,王恳,等.华蟾素注射液对临床患者血管刺激性影响.社区医学杂志,2006,4(3):56.

[5]刘斌.华蟾素注射液致不良反应 252 例文献分析.中国药房,2011,22(12):1096-1098.

[6]姜玉凤.华蟾素注射液的药理作用及临床不良反应.中医学报,2011,26(09):1082-1083.

[7]程民.272 例华蟾素注射液不良反应/事件分析.中国药业,2013,22(16):71-72.

华蟾素口服液(片)

Huachansu Koufuye(Pian)

【药物组成】　干蟾皮。

【功能与主治】　解毒、消肿、止痛。用于中、晚期肿瘤,慢性乙型肝炎。

【方解】　方中干蟾皮味苦性凉,有毒,具有清热解毒、消肿止痛之功效。

【临床应用】

1. 肿瘤　因热毒内蕴所致,症见局部肿块,不痛不痒,或伴红肿热痛,口干口苦,心烦易怒,大便干燥,小便黄赤,舌红,苔黄或黄腻,脉弦数。

2. 慢性乙型病毒性肝炎　因疫毒伤肝,湿热内阻所致,症见胁肋疼痛,食欲不振,神疲乏力,舌红或红绛,苔黄或黄腻,脉弦细数。

【不良反应】　目前尚未检索到不良反应报道。

【禁忌】　孕妇禁用。

【注意事项】　本品有一定毒性,应遵医嘱,不可过量、久用。

【用法与用量】　口服液:口服。一次 10～20ml,一日 3 次;或遵医嘱。片剂:口服。一次 3～4 片,一日 3～4 次。

【规格】 口服液:每支装 10ml

片剂:每素片重 0.3g

安替可胶囊
Antike Jiaonang

【药物组成】 蟾皮、当归。

【功能与主治】 软坚散结,解毒止痛,养血活血。用于瘀毒内结所致的食管癌,与放疗合用可提高疗效。

【方解】 方中干蟾皮味苦性凉,有毒,具有清热解毒,消肿止痛,软坚散结之功效,为君药。当归辛温,养血活血、化瘀止痛、补虚扶正,为臣药。二药合用,共奏软坚散结,解毒止痛,养血活血之功。

【临床应用】

1. 食管癌 因瘀毒内结,食道不利,症见吞咽困难,胸部灼痛,食少,呃逆,口干口苦,舌红或紫黯,苔黄或黄腻,脉弦数或滑数。

2. 配合放疗增效减毒 放疗属热毒之邪,易伤津耗血,症见胸痛,口干咽燥,大便干燥,舌红少苔,脉细数。可用于鼻咽癌的治疗[1-3]。

此外,还有报道本品联合 CRFA 治疗原发性肝癌[4]。

【不良反应】 少数患者服用后出现恶心、呕吐、食欲不振、胃部不适、胃内烧灼感[5]。

【禁忌】 孕妇禁用。

【注意事项】

1. 本品有一定毒性,应遵医嘱,不可过量久用。

2. 服用过程中饮食宜清淡,忌食辛辣刺激食物。

【用法与用量】 口服。一次 2 粒,一日 3 次,饭后服用。疗程 5 周,或遵医嘱。

【规格】 每粒装 0.22g

【参考文献】 [1]胡国清,袁响林,胡长耀.安替可配合放射治疗鼻咽癌的临床观察.中国肿瘤临床,2002,29(6):440.

[2]谢方云,黄惠英,胡家柱.安替可胶囊联合放射治疗鼻咽癌的疗效观察.中国中西医结合杂志,2001,21(12):888.

[3]胡家柱,谢方云,曹小龙,等.放疗结合安替可胶囊治疗Ⅱ～Ⅳ期鼻咽癌的临床观察.国际医药卫生导报,2006,12(11):4-5.

[4]刘俊保,王存丰.安替可胶囊联合 CRFA 治疗原发性肝癌264 例临床研究.亚太传统医药,2014,10(01):110-112.

[5]娄彦妮,贾立群.安替可胶囊治疗消化系统肿瘤的文献分析.中国医院用药评价与分析,2013,13(09):807-809.

艾迪注射液
Aidi Zhusheye

【药物组成】 斑蝥、人参、黄芪、刺五加。

【功能与主治】 消瘀散结,益气解毒。用于瘀毒内结、正虚邪实所致的原发性肝癌、肺癌、直肠癌、恶性淋巴瘤、妇科恶性肿瘤。

【方解】 方中斑蝥味辛性热,入肝肾胃经,善攻毒蚀疮,破瘀散结,为君药。人参大补元气,黄芪补脾益肺,刺五加补脾益肾,三药相须为用,可补气扶正,配合君药,破瘀解毒而不伤正,并可防止瘀毒扩散,共为臣药。全方合用,共奏消瘀散结、益气解毒之功。

【临床应用】 **原发性肝癌、肺癌、直肠癌、恶性淋巴瘤、妇科恶性肿瘤** 因瘀毒内阻,气虚失养所致。症见腹部或颈部出现肿块,按之如石,痛有定处,面色晦黯,肌肤甲错,或大便色黑,腹痛拒按,或崩漏,兼有腹胀纳差,倦怠乏力,舌质紫黯,或有瘀斑、瘀点,脉细涩。

此外,还有报道本品配合化疗可提高化疗疗效,减轻化疗药物的毒性及不良反应[1-5]。

【药理毒理】 本品有抗肿瘤和增强免疫功能的作用。

1. 抗肿瘤 本品体外可抑制人大肠癌细胞株及小鼠 S_{180}、H_{22}、$HepC_2$ 细胞生长,并能诱导人大肠癌细胞和 $HepC_2$ 细胞凋亡[6,7]。

2. 增强免疫功能 本品能增加荷瘤(H_{22} 瘤细胞)Balb/c 小鼠血液中 IgG、IL-2、TNF-α 的浓度[8]。

【不良反应】 据文献报道艾迪注射液可出现药物热、恶心、呕吐、心悸、胸闷或胸痛、诱发冠心病、哮喘、呼吸困难、静脉炎、一过性转氨酶升高、皮肤过敏反应、过敏性休克等不良反应[9-14]。

【禁忌】

1. 对本药过敏者禁用。

2. 孕妇禁用。

【注意事项】

1. 阴虚火旺者和有出血倾向者慎用。

2. 肝肾功能不良者慎用。用药期间注意检查肝肾功能。

3. 本品不宜与其他药物同时滴注。

4. 用药期间饮食宜清淡,忌食辛辣燥热食物。

5. 若发现浑浊、沉淀、变色、漏气或瓶身细微破裂,均不得使用。

【用法与用量】 静脉滴注。一次 50～100ml,以0.9％氯化钠或 5％～10％葡萄糖注射液 400～450ml 稀释后使用，一日1次。30天为一疗程。

【规格】　每支10ml

【参考文献】　[1]刘振华,崔同健.艾迪注射液对42例癌症化疗的增效减毒作用观察.福建中医药,2003,34(2):15.

[2]徐波,朱光辉,庄思敏.艾迪注射液联合FDH方案治疗晚期胃癌的临床分析.广州医药,2002,33(5):93.

[3]阿衣夏木古丽,柳江.艾迪注射液联合肝动脉灌注栓塞治疗原发性肝癌108例临床观察.现代肿瘤医学,2011,19(01):111-114.

[4]王天武.艾迪注射液联合化疗治疗晚期非小细胞肺癌.中国实验方剂学杂志,2011,17(18):261-263.

[5]孙金波,徐沛然,石东磊,等.艾迪注射液联合GP化疗治疗老年晚期非小细胞肺癌的临床疗效评价.吉林大学学报(医学版),2012,38(01):151-154.

[6]李康.艾迪注射液促进人大肠癌细胞株HT-29凋亡的实验研究.World Health Digest,2007,4(1):36.

[7]唐娴,曾凡波,王涛,等.艾迪注射液抑制肿瘤细胞生长及诱导肿瘤细胞凋亡的研究.中国药师,2006,9(3):199.

[8]唐娴,曾凡波,吴明辉,等.艾迪注射液对荷瘤小鼠免疫作用的影响.医药导报,2006,25(2):104.

[9]朱敏,李馨,余爱荣.艾迪注射液致出血性皮疹1例.药物流行病学杂志,2004,13(40):222.

[10]方艳秋.艾迪注射液致休克1例.解放军护理杂志,2005,22(12):3.

[11]曹永红.静脉滴注艾迪注射液致严重过敏性反应.药物不良反应杂志,2005,6:462-463.

[12]林韶波.艾迪注射液致发热一例报告.现代实用医学,2005,17(5):313

[13]徐丹丹,李慧莉.肿瘤患者应用艾迪不良反应的观察及分析.现代中西医结合杂志,2011,20(21):2667-2668.

[14]郭晓华.艾迪注射液致不良反应文献分析.中国药业,2011,20(19):62-63.

复方斑蝥胶囊
Fufang Banmao Jiaonang

【药物组成】　斑蝥、三棱、莪术、人参、黄芪、刺五加、山茱萸、女贞子、半枝莲、熊胆粉、甘草。

【功能与主治】　破血消癥，攻毒蚀疮。用于瘀毒内结所致的原发性肝癌、肺癌、直肠癌、恶性淋巴瘤、妇科肿瘤。

【方解】　方中斑蝥味辛性热，攻毒蚀疮，逐瘀散结，为君药。三棱、莪术破血消癥，行气止痛，以加强君药活血化瘀、消癥散结功效，共为臣药。人参、黄芪、刺五加健脾补肾，补益气血；山茱萸、女贞子滋补肝肾，养阴生精，五药合用，使祛邪而不伤正，并可防止瘀毒扩散；半枝莲、熊胆粉清热解毒，辅佐君药攻毒蚀疮，共为佐药。甘草为使药，调和诸药兼以解毒。诸药合用，共奏破血消癥、攻毒蚀疮之功。

【临床应用】　原发性肝癌、肺癌、直肠癌、恶性淋巴瘤、妇科肿瘤　因瘀毒内阻，兼气阴两虚所致。症见腹部或颈部出现肿块，按之如石，痛有定处，面色晦黯，肌肤甲错，或大便色黑，腹痛拒按，或崩漏，兼有腹胀纳差，倦怠乏力，腰膝酸软，舌质紫黯，或有瘀斑、瘀点，脉细涩。

【不良反应】　目前尚未检索到不良反应报道。

【禁忌】　月经过多者及孕妇禁用。

【注意事项】

1. 有出血倾向者慎用。

2. 不可过量、久用。

3. 服药期间饮食宜清淡，忌辛辣食物。

4. 肝肾功能不良者慎用。

【用法与用量】　口服。一次3粒，一日2次。

【规格】　每粒装0.25g

复方苦参注射液
Fufang Kushen Zhusheye

【药物组成】　苦参、白土苓。

【功能与主治】　清热利湿，解毒消肿，散结止痛。用于湿热瘀毒内结所致的癌性疼痛，出血。

【方解】　方中苦参味苦性寒，长于清热利湿，解毒止痛，为君药。白土苓具有清热利湿、解毒消肿之功，为臣药。两药合用，共奏清热利湿、解毒消肿、散结止痛之效。

【临床应用】　癌性疼痛，出血　因湿热瘀毒内阻，血脉不利，或毒邪炽盛，灼伤血络，迫血妄行所致。症见灼热疼痛，出血，口苦口干而不多饮，身热不扬，食欲不振，便溏或便秘，小便黄赤，舌红，苔黄腻，脉滑数或弦数。

【不良反应】　据文献报道，本品可致过敏反应(皮肤瘙痒、荨麻疹，甚至休克)、消化系统反应(恶心、呕吐)、神经系统反应(头晕、头痛)、静脉炎、心血管反应(胸闷、胸痛、心慌气短)，包括速发型和迟发型两类[1-4]。本品与注射用胸腺肽配伍静脉滴注可致病人过敏性休克死亡[5]。

【禁忌】　对本药有过敏反应者禁用；孕妇禁用。

【注意事项】

1. 阴虚火旺、脾胃虚寒者慎用。

2. 用药期间饮食宜清淡，忌辛辣、油腻食物。

3. 本品不宜与其他药物同时滴注。

4. 若发现浑浊、沉淀、变色、漏气或瓶身细微破裂，均不得使用。

【用法与用量】 肌内注射，一次 2~4ml，一日 2 次；或静脉滴注，一次 12ml，以氯化钠注射液 200ml 稀释后使用，一日 1 次，儿童酌减。全身用药总量 200ml 为一疗程，一般可使用 2~3 个疗程。

【规格】 每支 （1）2ml （2）5ml

【参考文献】 [1]马春芳,郭建声.复方苦参注射液致不良反应 2 例.中国药事,2002,16(6):375.

[2]付利民,韩霞,高锦秀.静滴复方苦参注射液致热源反应 1 例.河南肿瘤学杂志,2001,14(1):16.

[3]李凤君,吴巧苏.复方苦参注射液致输液反应 6 例.新兴医药研究,2002,12(3):240.

[4]赵业清,徐传新.我院 20 例复方苦参注射液不良反应报告分析.中国药业,2015,24(02):56-57.

[5]张赞玲,林志强.注射用胸腺肽与复方苦参配伍静脉滴注致过敏性休克死亡.中南药学,2009,7(9):715.

参 莲 胶 囊

Shenlian Jiaonang

【药物组成】 苦参、山豆根、半枝莲、三棱、莪术、丹参、补骨脂、乌梅、白扁豆、苦杏仁、防己。

【功能与主治】 清热解毒，活血化瘀，软坚散结。用于中晚期肺癌、胃癌气血瘀滞、热毒内阻证的辅助治疗。

【方解】 苦参苦寒，入心、肝、胃、大肠经，清热泻火，消癥散结；山豆根入肺、胃经，泻热解毒，消肿止痛，二者共为君药。半枝莲清热解毒，三棱、莪术破血消癥，丹参活血化瘀，四药共为臣药。补骨脂益肾温脾，乌梅酸敛，养阴生津，白扁豆补脾止泻，三药顾护脾肾，养阴生津，扶正以助君臣诸药祛邪；杏仁宣降肺气，防己利水止痛，五药共为佐药。诸药共奏清热解毒、活血化瘀、软坚散结之功。

【临床应用】 本方主要治疗肿瘤，作为辅助用药，配合其他治疗，用于肿瘤正气尚未大伤，体质尚可，见舌质黯红而老，苔黄厚腻，脉象尚有力之气血瘀滞、热毒内阻证。

1. 合并化疗用药，提高化疗疗效，减轻化疗的毒性及不良反应，提高机体免疫功能，适用于肺癌、胃癌、肝癌见上述证候者[1-7]。

2. 合并化疗用药，治疗癌性发热[3]。

3. 配合介入疗法治疗原发及继发性肝癌，属于气血瘀滞、热毒内阻证者[5,7]。

【不良反应】 少数患者服药后出现恶心，不影响继续用药。

【禁忌】 孕妇禁用。

【注意事项】 非气血瘀滞、热毒内阻证者慎用。

【用法与用量】 口服，每次 6 粒，一日 3 次。

【规格】 每粒装 0.5g

【参考文献】 [1]董阿英,刘国庆,范成业.CEP 方案合参莲胶囊治疗小细胞肺癌 38 例.浙江中西医结合杂志,2000,10(10):602-603.

[2]齐创,王文萍,幸茂晖.参莲胶囊联合同步放化疗治疗中晚期非小细胞肺癌临床观察.辽宁中医药大学学报,2012,14(04):185-186.

[3]陈映霞,秦叔逵,何泽明,等.参莲胶囊治疗中晚期肿瘤临床疗效观察.临床肿瘤学杂志,1998,3(1):54-56.

[4]朱月娇,黄曙.参莲胶囊配合意施丁片治疗中晚期肝癌肿瘤热的临床观察.中国中西医结合脾胃杂志,2000,8(3):190-191.

[5]周月芬.参莲胶囊配合介入疗法治疗继发性肝癌的临床观察.中国中西医结合脾胃杂志,1998,6(4):212-214.

[6]解好群,朱运奎.参莲胶囊配合化疗治疗晚期肺癌临床观察.甘肃中医学院学报,1997,14(3):26.

[7]黄曙,朱月娇.参莲胶囊配合介入疗法治疗原发性肝癌的临床观察.中国中西医结合脾胃杂志,1996,4(2):83-85.

慈 丹 胶 囊

Cidan Jiaonang

【药物组成】 山慈菇、丹参、鸦胆子、莪术、马钱子粉、蜂房、人工牛黄、僵蚕、黄芪、当归、冰片。

【功能与主治】 化瘀解毒，消肿散结，益气养血。用于原发性肝癌瘀毒蕴结证的辅助治疗，合并介入化疗，可改善临床症状。

【方解】 方中山慈菇解毒散结，丹参清热化瘀，共为君药。鸦胆子、莪术、马钱子粉、蜂房、人工牛黄、僵蚕具有破瘀清热、解毒散结的作用，同君药合用，可化瘀解毒、消肿散结，合为臣药。黄芪、当归益气养血以扶正，为佐药。冰片芳香走窜，加强清热散结功效，为使药。诸药合用，共奏化瘀解毒、消肿散结、益气养血之功。

【临床应用】 原发性肝癌 因瘀毒蕴结所致，症见右胁下肿块，右胁胀痛或刺痛，舌紫黯或瘀斑、脉弦细。本品尚可联合介入疗法治疗肝癌[1]。

此外，有报道用本品治疗胃癌、子宫内膜癌和肺癌见上述证候者[2-4]。

【药理毒理】 抗肿瘤 本品对荷小鼠肉瘤 S_{180}、小鼠宫颈癌 U_{14}、小鼠 Lewis 肺癌和小鼠黑色素瘤的最高抑瘤率为 41.84%～62.89%[5]。

【不良反应】 偶见恶心。

【禁忌】 孕妇禁用。

【注意事项】

1. 本品含马钱子、鸦胆子等,不可久服、超量服用。

2. 服药期间,应及时检查肝肾功能。

【用法与用量】 口服。一次 5 粒,一日 4 次,一个月为一个疗程,或遵医嘱。

【规格】 每粒装 0.27g

【参考文献】 [1]余启华,郑伟鸿.肝动脉化疗栓塞并用慈丹胶囊治疗中晚肝癌.中华综合临床医学杂志,2003,5(4):30.

[2]陈平,郑伟达,高红兰,等.慈丹胶囊联合 ELF 方案治疗晚期胃癌临床分析.世界中西医结合杂志,2007,2(3):167-169.

[3]汤亦红.慈丹胶囊治疗子宫内膜癌 11 例疗效分析.中华实用中西医杂志,2003,16(12):1767.

[4]郑伟鸿,郑东海,郑伟达.慈丹胶囊联合化疗治疗晚期非小细胞肺癌疗效观察.世界中西医结合杂志,2011,6(08):707-708.

[5]郑伟达.国家级抗癌新药慈丹胶囊抗肿瘤作用研究概况.光明中医,2004,19(6):1.

楼莲胶囊
Loulian Jiaonang

【药物组成】 重楼、半边莲、白花蛇舌草、莪术、天葵子、水红花子(炒)、水蛭(烫)、土鳖虫、龙葵、红参、制何首乌、鳖甲(制)等。

【功能与主治】 行气化瘀,清热解毒。用于原发性肝癌 II 期气滞血瘀证的辅助治疗,合并肝动脉插管化疗,可缓解腹胀、乏力症状。

【方解】 方中重楼、半边莲、白花蛇舌草解毒清热,为君药;莪术、天葵子、水红花子(炒)、水蛭(烫)、土鳖虫、龙葵合用,加强君药活血化瘀、消肿散结解毒的功效,为臣药;红参、首乌、鳖甲益气养阴、健脾补肾以扶正,为佐药。全方共奏行气化瘀、清热解毒之功。

【临床应用】 原发性肝癌　因气滞血瘀所致,症见腹胀乏力、小便不利、面色晦黯、气短憋闷,配合化疗可用本药[1]。

此外,有报道可用于中晚期消化道肿瘤[2]。对乙型病毒性肝炎亦有一定的疗效[3]。

【药理毒理】 抗肿瘤　本品对小鼠乳癌(MA-737)、小鼠移植人肝癌有抑制作用[4];对脲酯诱发的小鼠肺腺瘤有抑制作用;与环磷酰胺合用,能提高对小鼠肝癌 Heps 的抑瘤作用,并减轻环磷酰胺降低骨髓有核细胞数毒性反应[4];体外对肝癌细胞 SMMC-7721 和

BEL-7402 的 IC_{50} 分别为 $170\mu g/ml$ 和 $724\mu g/ml$[4]。

【不良反应】 偶见恶心,轻度腹泻。

【禁忌】 孕妇禁用。

【注意事项】 有出血倾向者慎用。

【用法与用量】 饭后服,一次 6 粒,一日 3 次;6 周为一疗程或遵医嘱。

【规格】 每粒装 0.25g

【参考文献】 [1]王仁术,王医林,蒋红球.楼莲胶囊治疗肝癌的疗效观察.中国社区医师,2006,8(18):86.

[2]陈乃杰,金源,赖义勤.楼莲胶囊配合化疗治疗中晚期消化道肿瘤的临床观察.福建医药杂志,1999,21(6):42-43.

[3]惠云杰.楼莲胶囊对乙型肝炎病毒携带者血清乙型肝炎病毒标志物的影响.实用儿科临床杂志,2004,19(7):585-586.

[4]通化万通药业股份有限公司,楼莲胶囊与功能主治有关的主要药效学研究资料.

养正消积胶囊
Yangzhengxiaoji Jiaonang

【药物组成】 黄芪、女贞子、人参、灵芝、莪术、炒白术、白花蛇舌草、半枝莲、绞股蓝、茯苓、鸡内金、蛇莓、白英、茵陈(绵茵陈)、徐长卿、土鳖虫。

【功能与主治】 健脾益肾,化瘀解毒。适用于不宜手术的脾肾两虚、瘀毒内阻型原发性肝癌的辅助治疗,可与肝内动脉介入灌注加栓塞化疗合用。

【方解】 方中黄芪补脾益气,女贞子滋肝益肾,共为君药。人参大补元气,白术、茯苓健脾和中利湿,灵芝补真阴益精气,助君药扶正固本,共为臣药。莪术、土鳖虫破血逐瘀散结、化瘀散结,绞股蓝、白花蛇舌草、半枝莲、白英、蛇莓清热解毒、散结消肿,鸡内金消脾胃之积,茵陈疏肝经气滞、清化湿热,徐长卿通络和血,诸药均为佐药。全方合用,共奏健脾益肾、化瘀解毒之功。

【临床应用】 原发性肝癌　因脾肾两虚、瘀毒内阻所致,症见脘腹胀满、纳呆食少、神疲乏力、腰膝酸软、溲赤、便溏及疼痛。同化疗合用具有增效减毒作用,可增强化疗药抗肿瘤疗效,减轻化疗中出现的免疫功能、造血系统、消化系统及肝脏的损害[1-4]。

此外,临床有用本品治疗肺癌、大肠癌的报道[5-8]。

【药理毒理】 本品有抗肿瘤、增强免疫功能的作用。

1. **抗肿瘤**　本品可抑制小鼠实体瘤 S_{180}、小鼠肝癌 HAC 及 Lewis 肺癌生长,对移植裸鼠人肝癌 SMMC7721 亦有抑制作用;本品与环磷酰胺、甲氨蝶呤、丝裂霉素合用有协同治疗作用[9]。

2. 增强免疫功能 本品能促进正常小鼠及荷瘤小鼠淋巴细胞增殖,激活 NK 细胞活性,促进 IL-2 产生,对环磷酰胺所致小鼠白细胞减少有对抗作用[9]。

【不良反应】 目前尚未检索到不良反应报道。

【禁忌】 孕妇禁用。

【注意事项】 服药期间忌食辛辣刺激和油腻食物。

【用法与用量】 口服。一次 4 粒,一日 3 次。

【规格】 每粒装 0.39g。

【参考文献】 [1]束家和,周荣耀,王文海.养正消积胶囊结合化疗治疗原发性肝癌临床观察.上海中医药杂志,2013,47(6):30-31.

[2]孙利,任君霞,田野,等.养正消积胶囊配合介入化疗治疗原发性肝癌随机双盲多中心临床研究.世界中医药,2013,8(6):688-691.

[3]宋旦哥,谭萍,史华.养正消积胶囊联合肝动脉化疗栓塞治疗对原发性肝癌患者肝功能改善的疗效观察.世界中医药,2013,8(8):973-975.

[4]冯景见,檀军丽,郭燕,等.养正消积胶囊对肝癌经动脉化疗栓塞后生活质量的影响.疑难病杂志,2014,13(4):349-353.

[5]张丽丽,贾彦焘,赵娜,等.养正消积胶囊联合 GP 方案治疗晚期非小细胞肺癌对照观察.实用中医内科杂志,2012,26(11):21,23.

[6]束家和,周荣耀,吴丽英,等.养正消积胶囊联合化疗治疗中晚期非小细胞肺癌 35 例临床观察.世界中医药,2013,8(4):465-468.

[7]邢力刚,赵汉玺,李贵新,等.晚期肺癌养正消积胶囊联合化疗临床对照研究.中华肿瘤防治杂志,2014,21(5):384-386.

[8]束家和,周荣耀,龚航军,等.养正消积胶囊联合化疗治疗中晚期大肠癌 160 例.上海中医药杂志,2013,47(7):52-54.

[9]石家庄以岭药业股份有限公司,养正消积胶囊药理毒理资料.

金龙胶囊
Jinlong Jiaonang

【药物组成】 鲜守宫、鲜金钱白花蛇、鲜蕲蛇。

【功能与主治】 破瘀散结,解郁通络。用于原发性肝癌血瘀郁结证。

【方解】 方中守宫味咸性寒,入心肝经,善走血分透筋达络,长于破血散结解毒,又能通经活络而止痛,为君药。金钱白花蛇和蕲蛇味甘咸性温,归肝经,主祛风通络,为臣药。三药合用,有破瘀散结、解毒通络之功。

【临床应用】 原发性肝癌 因毒邪伤肝,脉络瘀阻所致,症见右胁下痞块,胸胁疼痛,神疲乏力,腹胀纳差,大便不调,舌质紫黯,脉弦。

【药理毒理】 本品有抗肿瘤、增强免疫功能等作用。

1. 抗肿瘤 本品体外对小鼠肝癌 H_{22}、肉瘤 S_{180}、大鼠 W_{256} 肉瘤有抑制作用[1]。还可抑制人脑瘤 SHG-44 裸鼠移植瘤生长,并对 U_{14} 腹水瘤切除小鼠肿瘤复发及鼠子宫颈癌 U_{14} 瘤自发转移有抑制作用[2]。

2. 增强免疫功能 本品可增强 DNFB 诱导的迟发型过敏反应,增强正常及荷瘤小鼠抗体分泌功能,增强荷瘤小鼠 T、B 细胞增殖能力,增强荷瘤小鼠巨噬细胞产生 TNF 的能力[3]。

3. 减轻放化疗毒性 本品与环磷酰胺合用,可减轻其对肝脏及造血系统毒性;可减轻 ^{60}Co 放疗对骨髓的抑制[4]。

4. 解热镇痛 本品可抑制内毒素致家兔发热及干酵母致大鼠发热;提高小鼠热板致痛痛阈,减少小鼠醋酸致扭体反应[3]。

【不良反应】 目前尚未检索到不良反应报道。

【禁忌】 孕妇禁用;对本药过敏者禁用。

【注意事项】 特异体质者慎用。

【用法与用量】 口服。一次 4 粒,一日 3 次。

【规格】 每粒装 0.25g。

【参考文献】 [1]刘玉琴,高进,李建生.金龙胶囊抗肿瘤复发、转移的实验研究.北京医学,2005,27(9):554-557.

[2]刘玉琴,高进,薛克勋,等.金龙胶囊(JLC)对小鼠子宫颈癌 U_{14} 瘤株的抑制生长和自发转移实验研究.中国新药杂志,2001,10(11):823-825.

[3]郝仙娣,周哲,李树新.金龙胶囊对荷瘤小鼠免疫功能影响的实验研究.中国肿瘤临床与康复,1998,5(增刊):37.

[4]北京建生药业有限公司,金龙胶囊药理毒理研究资料.

安康欣胶囊
Ankangxin Jiaonang

【药物组成】 半枝莲、山豆根、夏枯草、蒲公英、鱼腥草、石上柏、枸杞子、穿破石、人参、黄芪、鸡血藤、灵芝、黄精、白术、党参、淫羊藿、菟丝子、丹参。

【功能与主治】 活血化瘀,软坚散结,清热解毒,扶正固本。用于肺癌、胃癌、肝癌等肿瘤的辅助治疗。

【方解】 方中半枝莲、山豆根清热解毒,化瘀止痛,共为君药。夏枯草、蒲公英、鱼腥草和石上柏四药清热解毒、消肿散结,穿破石散瘀止痛,共同增强君药疗效;黄芪、鸡血藤、灵芝、黄精、白术、党参六药补肾健脾、益气养阴,共为臣药。人参大补元气,菟丝子、枸杞子滋补肝肾,淫羊藿温补肾阳,四药佐助,固本培元,配以丹参活血祛瘀、通经止痛、凉血消痈,共为佐药。诸药合用,共奏活血化瘀、软坚散结、清热解毒、扶正固本之功。

【临床应用】

1. 肺癌　因热毒瘀结,肺气受损所致,症见咳嗽、咯血、咯痰黄稠、胸闷胸痛、口苦咽干、便秘、尿黄,舌红或紫黯,苔黄腻,脉弦数或滑数。

2. 胃癌　因邪毒伤胃,瘀血壅滞所致。症见胃脘灼痛或刺痛,恶心呕吐,或伴呃逆,食欲不振,苔黄腻或黄燥,脉弦数或细数。

3. 肝癌　因热毒血瘀,瘀阻于肝,邪盛正虚所致,症见右胁疼痛,如锥如刺,甚至痛引肩背,口干口苦,腹胀满,便干溲赤,舌质红或紫黯,苔黄腻,脉弦数。

【不良反应】　目前尚未检索到不良反应报道。

【禁忌】　孕妇禁用。

【注意事项】　请注意掌握剂量,勿久用、超剂量使用。

【用法与用量】　口服。一日3次,一次4～6粒,饭后温开水送服。疗程30天。

【规格】　每粒装0.5g

五、祛暑剂

祛暑剂主要由清热祛暑、芳香化湿、淡渗利湿药物组成,用于夏日所患暑热证。

夏日淫雨连绵,天暑下迫,地湿蒸腾,湿热蕴结,缠绵相加,而成暑热证。故暑热证有如下特点:暑气多夹湿;同气相求,暑热证常见脾为湿困表现;暑为阳邪,易耗气伤津。故临床常见身热、烦渴、头重如裹、恶心、呕吐、倦怠、身重、脘腹痞闷、小便不利、泄泻等症。暑热证治疗,总以祛暑、和中、利湿、生津为基本治疗大法。针对暑热证不同类型,推出祛暑利湿、祛暑辟秽、祛暑和中、祛暑清热和清暑益气五类中药制剂。

祛暑利湿剂主要由滑石、甘草等清暑利湿药物组成,用于感受暑湿所见发热、身倦、口渴、泄泻、小便黄少等症。

祛暑辟秽剂主要配伍冰片、苍术、丁香、广藿香、陈皮、薄荷、白芷、雄黄、麝香等祛暑化湿、芳香辟秽、开窍醒神药物,用于暑月痧胀、中暑等。暑月痧胀症见夏令感受暑湿,猝然闷乱,不省人事,烦躁,腹痛,吐泻,牙关紧闭,四肢逆冷等;中暑症见头痛、眩晕、鼻塞、恶心、呕吐、脘腹满闷等。

祛暑和中剂主要配伍广藿香、香薷、紫苏叶、白扁豆、厚朴、陈皮、茯苓、白术等祛暑化湿、健脾和中的药物,用于中暑脾胃不和,以恶心、呕吐、腹痛、胃肠不适为主要临床表现者。

祛暑清热剂主要配伍金银花、连翘、菊花、佩兰、荷叶、薄荷、藿香、茵陈、白茅根、芦根等药物,用于中暑,以发热、烦渴为主要临床表现者。

清暑益气剂除用祛暑药外,主要配伍黄芪、人参、白术、葛根、麦冬等益气生津药物,用于中暑耗气伤津,以咽干口渴、四肢倦怠为主要临床表现者。

祛暑剂适用于现代医学的暑季感冒、胃肠型感冒、急性胃肠炎、中暑、晕动症等。

祛暑剂有散、丸、片、颗粒、软胶囊等剂型,以散剂居多。

祛暑剂使用注意:中暑严重,属于热衰竭或热射病状态,非祛暑制剂所能单独救治,应紧急住院抢救治疗。

（一）祛暑利湿

六 一 散
Liuyi San

【药物组成】　滑石粉、甘草。

【功能与主治】　清暑利湿。用于感受暑湿所致的发热身倦,口渴,泄泻,小便黄少;外用治痱子。

【方解】　方中滑石味淡体滑,能清热利小便,使三焦湿热从小便而出,为君药。甘草生用能清热和中,又同滑石合成甘寒生津之用,使小便利而津液不伤,为臣药。两药合用,共奏清暑利湿之效。

【临床应用】

1. 暑湿　感受暑湿之邪所致的发热,身倦,口渴,泄泻,小便黄少。

2. 痱子　外用于暑湿之邪所致的痱子,周身瘙痒。

此外,尚有预防压疮,治疗肛周湿疹、婴幼儿病毒性肠炎、小儿暑泻的报道[1-4]。

【不良反应】　目前尚未检索到不良反应报道。

【禁忌】　尚不明确。

【注意事项】

1. 小便清长者慎用。

2. 孕妇慎用。

3. 服药期间忌食辛辣食物。

【用法与用量】　调服或包煎服。一次6～9g,一日1～2次;外用,扑撒患处。

【参考文献】　[1]周红玉.外用六一散预防压疮的效果观察.中国实用医药,2013,8(23):215-216.

[2]计晓丽.六一散用于肛周湿疹的疗效观察.护理研究,2007,21(3):723.

[3]王华伟,许慧婷.六一散治疗婴幼儿病毒性肠炎148例.浙江中西医结合杂志,2006,16(10):639-640.

[4]高华.六一散治疗小儿暑泻150例.河南中医,2005,25(3):58.

益 元 散
Yiyuan San

【药物组成】 滑石、朱砂、甘草。

【功能与主治】 清暑利湿。用于感受暑湿,身热心烦,口渴喜饮,小便短赤。

【方解】 方中滑石味淡体滑,能清热利小便,使三焦湿热从小便而出,为君药。朱砂清热解毒,镇心安神,为臣药。甘草能清热和中,又同滑石合成甘寒生津之用,使小便利而津不伤,为佐药。三药合用,共奏清暑利湿之效。

【临床应用】 暑湿 感受暑湿之邪所致的身热,心烦,口渴喜饮,小便短赤。

【不良反应】 目前尚未检索到不良反应报道。

【禁忌】 孕妇禁用。

【注意事项】

1. 小便清长者慎用。

2. 服药期间忌食辛辣、生冷、油腻食物。

3. 肝肾功能不全者慎用。

4. 不宜过量久用。

【用法与用量】 调服或煎服。一次 6g,一日 1～2 次。

(二)祛暑辟秽

痧 药
Shayao

【药物组成】 人工麝香、制蟾酥、冰片、大黄、雄黄、苍术、丁香、天麻、朱砂、麻黄、甘草。

【功能与主治】 祛暑解毒,辟秽开窍。用于夏令贪凉饮冷,感受暑湿,症见猝然闷乱烦躁、腹痛吐泻、牙关紧闭、四肢逆冷。

【方解】 方中以麝香、蟾酥、冰片芳香开窍,行气辟秽,善于止痛,为君药。大黄、雄黄清热泻火,解毒辟秽,苍术、丁香化湿辟秽,共为臣药。天麻化痰祛风,朱砂镇心安神,麻黄发表祛邪,共为佐药。甘草调和诸药,为使药。全方共奏祛暑解毒、辟秽开窍之功。

【临床应用】 暑月痧胀 暑月痧胀由夏令贪凉饮冷,感受暑湿所致。用于寒热腹痛,吐泻兼作,甚或猝然闷乱烦躁,牙关紧闭,四肢逆冷,头目昏晕,不省人事。

【不良反应】 目前尚未检索到不良反应报道。

【禁忌】

1. 孕妇禁用。

2. 运动员禁用。

【注意事项】

1. 服药期间饮食宜清淡,忌食生冷、辛辣、燥热食物。

2. 身体虚弱者慎用。

3. 本品含重金属药物,不宜过量、久用。

4. 本品含有麻黄,心脏病、高血压病者慎用。

5. 肝肾功能不全者慎用。

【用法与用量】 口服。一次 10～15 丸,一日 1 次;小儿酌减,或遵医嘱。外用,研细吹鼻取嚏。

【规格】 每 33 丸重 1g

避 瘟 散
Biwen San

【药物组成】 朱砂、香排草、檀香、冰片、丁香、麝香、薄荷脑、姜黄、白芷、零陵香、甘松、木香、玫瑰花。

【功能与主治】 祛暑避秽,开窍止痛。用于夏季暑邪引起的头目眩晕、头痛鼻塞、恶心、呕吐、晕车晕船。

【方解】 方中朱砂镇心安神解毒,为君药。香排草清热解毒凉血;檀香、冰片、丁香、麝香、薄荷脑开窍辟秽,共为臣药。姜黄、白芷、零陵香、甘松、木香、玫瑰花理气止痛,醒脾开胃,共为佐药。全方配伍,共收祛暑避秽、开窍止痛之功。

【临床应用】

1. 中暑 中暑由夏季感受暑湿秽浊之邪所致。用于头痛,眩晕,鼻塞,恶心,呕吐,脘腹满闷,舌苔白腻,脉濡缓。

2. 眩晕 眩晕由乘坐交通工具所致。用于头晕,恶心,呕吐,面色苍白,汗出肢冷;晕动病见上述证候者。

【不良反应】 目前尚未检索到不良反应报道。

【禁忌】

1. 孕妇禁用。

2. 肝肾功能不全者禁用。

【注意事项】

1. 服药期间忌食辛辣、油腻食物。

2. 本品含有朱砂,不宜过量、久用。

【用法与用量】 口服。一次 0.6g。外用适量,吸入鼻孔。

【规格】 每盒装 0.6g

紫金锭(散)

Zijin Ding(San)

【药物组成】 麝香、山慈菇、雄黄、红大戟、千金子霜、五倍子、朱砂。

【功能与主治】 辟瘟解毒,消肿止痛。用于中暑,症见脘腹胀痛,恶心呕吐,痢疾泄泻,小儿痰厥;外治疔疮疖肿,痄腮,丹毒,喉风。

【方解】 方中麝香芳香开窍,行气止痛,为君药。山慈菇清热解毒,雄黄辟秽解毒,共为臣药。红大戟、千金子霜逐痰消肿,五倍子涩肠止泻,朱砂重镇安神,四味为佐药。全方共奏辟瘟解毒、消肿止痛之功。

【临床应用】

1. 中暑 感受暑热秽浊之邪,气机闭塞,升降失常所致的脘腹胀痛,胸闷呕恶,呕吐,或暴泻,甚则神昏昏闷,舌苔黄腻,脉濡数或滑数。

2. 痢疾 感受湿热疫毒时邪,或饮食不洁、邪气蕴结胃肠所致的下痢不能食,恶心呕吐,胸脘痞闷,舌苔黄腻,脉滑数。

3. 小儿痰厥 素体脾虚痰湿,痰浊闭窍所致的突然昏厥,惊痫,呕吐涎沫,胸膈满闷,舌苔白腻,脉滑。

4. 疔疮疖肿 感受风热火毒,或火毒结聚,蕴阻肌肤所致的局部皮肤红肿疼痛,结块或高突,尚未化脓,伴发热,口渴,溲赤,便秘,苔黄,脉数;皮肤化脓性炎症见上述证候者。

5. 痄腮 感受时邪疫毒,壅阻足少阳经脉,与气血相搏,凝滞于耳下腮部所致的腮部肿胀疼痛,或伴发热,头痛,咽红肿痛,舌红,苔薄黄或黄,脉浮数或滑数;流行性腮腺炎见上述证候者。

6. 丹毒 素体血热,湿热火毒之邪乘隙侵入,郁阻肌肤所致的局部红赤肿痛,伴发热,头痛,舌红,苔薄黄或黄腻,脉浮数或滑数。

7. 喉风 感受风热、疫疬之气,肺胃火盛,邪热搏结所致的咽喉肿胀疼痛,吞咽不利,咽喉紧涩,伴发热或恶风,头痛,舌红,苔黄,脉数;急性咽喉炎见上述证候者。

此外,文献有本品用于治疗带状疱疹、静脉炎的报道[1-3]。

【药理毒理】 本品有镇痛、抗炎、抗肿瘤等作用。

1. 镇痛 本品能减少腹腔注射醋酸所致小鼠扭体次数[4]。

2. 抗炎 本品能降低腹腔注射醋酸所致的小鼠毛细血管通透性增高[4]。

3. 抗肿瘤 紫金散可抑制小鼠 H22 肝癌腹水瘤和实体瘤[5]。

4. 其他 本品体外对金黄色葡萄球菌、大肠埃希菌、铜绿假单胞菌均有抑制作用[4]。本品能降低离体兔肠自主舒缩运动,降低乙酰胆碱、氯化钡刺激离体兔肠收缩运动频率[4]。

【不良反应】 文献报道,服紫金锭偶见恶心或腹泻,外用可出现局部皮肤红肿、丘疹及破溃,并引起过敏反应。

【禁忌】 孕妇禁用。

【注意事项】

1. 气血虚弱者慎用。

2. 肝肾功能不全者慎用。

3. 本品含有毒药物,不宜过量、久用。

【用法与用量】 锭剂:口服。一次 0.6~1.5g,一日 2 次。外用,醋磨调敷患处。散剂:口服。一次 1.5g,一日 2 次;外用,醋调敷患处。

【规格】 锭剂:每锭重(1)0.3g (2)3g

散剂:每瓶装 3g

【参考文献】 [1]董鹤瑄.紫金锭治疗带状疱疹 381 例.广西中医药,1996,19(6):15.

[2]黄春.紫金锭外敷治疗左氧氟沙星所致静脉炎疗效观察.中国医药导报,2010,7(35):143.

[3]钟裕.紫金锭引起过敏反应 1 例.海峡药学,1995,7(4):49.

[4]袁劲松,汤翠娥.紫金胶囊的药效学研究.中药药理与临床,2001,17(4):6.

[5]韦大文,贾玉梅,李中正.紫金散对 H22 小鼠肝癌实体瘤及腹水瘤抑瘤率的实验研究.中国中药杂志,2005,30(17):1346-1348.

红 灵 散

Hongling San

【药物组成】 人工麝香、冰片、煅金礞石、硼砂、硝石(精制)、雄黄、朱砂。

【功能与主治】 祛暑,开窍,辟瘟,解毒。用于中暑昏厥,头晕胸闷,恶心呕吐,腹痛泄泻。

【方解】 方中麝香芳香醒脑、通窍开闭、辟秽解毒,为君药。冰片芳香辟秽、化浊开窍,金礞石豁痰开窍、平肝镇惊,两药助君药开窍醒脑,而为臣药。硼砂清热化痰;硝石祛痰散结;雄黄辟秽解毒;朱砂镇心安神,共为佐药。诸药合用,共奏祛暑开窍、辟瘟解毒之功。

【临床应用】

1. 中暑昏厥 由感受暑湿秽浊之气,蒙蔽清窍所致。用于突然昏倒,不省人事,呼吸急促,牙关紧闭,喉中痰鸣或口吐痰涎,兼有四肢不温,面色㿠白。

2. 中暑 由夏日感受暑邪所致。用于头晕、胸闷、恶心呕吐。

3. 干霍乱 由感受暑湿秽浊疫疠之气,壅遏中焦,气机窒塞,升降格拒所致。用于卒然腹中绞痛,欲吐不得吐,欲泻不得泻,烦躁闷乱,面色青惨,四肢厥冷。

【不良反应】 目前尚未检索到不良反应报道。

【禁忌】

1. 孕妇禁用。

2. 亡阳厥脱者禁用。

【注意事项】

1. 本品含朱砂、雄黄,不宜过量、久用。

2. 小儿、老人及体弱者慎用。

3. 服药期间禁食鱼腥虾蟹。

【用法与用量】 口服。一次0.6g,一日1次。

【规格】 每瓶装0.6g

暑 症 片

Shuzheng Pian

【药物组成】 猪牙皂、细辛、薄荷、白芷、防风、清半夏、桔梗、枯矾、广藿香、陈皮、木香、雄黄、贯众、朱砂、甘草。

【功能与主治】 祛寒辟瘟,化浊开窍。用于夏令中恶昏厥,牙关紧闭,腹痛吐泻,四肢发麻。

【方解】 方中猪牙皂豁痰开窍;细辛辛温开窍,祛风散邪,共为君药。薄荷、白芷、防风助细辛芳香化浊;清半夏、桔梗、枯矾助猪牙皂燥湿化痰;广藿香祛暑化湿,和中止呕,共为臣药。陈皮、木香理气止痛,燥湿和胃;雄黄、贯众清热解毒;朱砂镇心安神,共为佐药。甘草调和诸药,为使药。全方合用,可收祛寒辟瘟、化浊开窍之功。

【临床应用】 中暑 中暑由暑湿之邪或暑湿秽浊之气闭阻气机所致。用于胸闷,头昏,恶心,脘腹痞满,精神疲惫,甚则突然昏厥,牙关紧闭。

【不良反应】 目前尚未检索到不良反应报道。

【禁忌】 孕妇禁用。

【注意事项】

1. 高热神昏、亡阳厥脱者慎用。

2. 体虚正气不足者慎用。

3. 忌食油腻。

4. 本品含朱砂、雄黄,不可过量、久用。

【用法与用量】 口服。一次2片,一日2～3次;必要时将片研成细粉,取少许吹入鼻内取嚏。

红色正金软膏

Hongsezhengjin Ruangao

【药物组成】 薄荷脑、薄荷素油、肉桂油、樟脑、樟油、桉油、丁香罗勒油。

【功能与主治】 驱风,兴奋,局部止痒,止痛。用于中暑,头晕,伤风鼻塞,虫咬,蚊叮等。

【方解】 方中薄荷脑有清凉止痒作用;樟脑辛、热,可通窍,杀虫,止痛,辟秽;薄荷素油、肉桂油、樟油、桉油合用,有祛风止痒的功效;丁香罗勒油外用有局部镇痛的功效;诸药合用,共奏驱风、止痒、止痛之功。

【临床应用】

1. 中暑 因夏日暑气袭入、内热炽盛所致。症见身热面赤、口渴、头晕、头痛、肌肤汗出、胸闷乏力。

2. 伤风鼻塞 由风热外袭,肺失宣肃,热壅鼻窍所致的伤风,鼻塞。

3. 虫蚊叮咬 因虫蚊叮咬导致的皮肤瘙痒。

【不良反应】 目前尚未检索到不良反应报道。

【禁忌】 孕妇禁用。

【注意事项】

1. 本品不可内服。

2. 皮肤破损处慎用。

3. 过敏体质者慎用,出现皮肤过敏者停用。

【用法与用量】 外用,涂搽于太阳穴或患处。

【规格】 每盒装 (1)3g (2)4g

(三)祛暑和中

十滴水(软胶囊)

Shidishui(Ruanjiaonang)

【药物组成】 樟脑、干姜、桉油、小茴香、肉桂、辣椒、大黄。

【功能与主治】 健胃,祛暑。用于因中暑所致的头晕、恶心、腹痛、胃肠不适。

【方解】 方中樟脑辛香辟秽,开窍祛暑,为君药。干姜温脾和中,化湿除满;桉油透邪疏风,清热解暑,二药共为臣药。小茴香理气开胃,辛香止痛;肉桂温中理气;辣椒消食解结,辟毒开胃;大黄荡涤实浊,四药共为佐药。全方配伍,共收健胃祛暑之功。

【临床应用】 中暑 夏秋季节感受暑湿所致头晕、头重如裹、恶心、脘腹胀痛、胃肠不适或泄泻、身热不扬、舌苔白腻、脉濡缓。

此外,文献报道还可用于治疗皮炎、烧伤烫伤、冻疮、新生儿毒性红斑[1-4]。

【药理毒理】　本品有抑制胃肠运动、镇痛等作用。

1. 抑制胃肠运动　本品抑制小鼠胃排空和小肠蠕动,对抗新斯的明所致小鼠的小肠蠕动亢进,增强阿托品对小鼠小肠蠕动的抑制作用;能抑制蓖麻油所致的小鼠腹泻[5]。

2. 镇痛　本品能减少小鼠腹腔注射醋酸引起的扭体次数,提高热板致痛小鼠的痛阈值[5]。

3. 抗应激　十滴水软胶囊和十滴水酊剂对 $45℃$ 高温环境小鼠死亡有保护作用,并提高肾上腺中维生素 C 的含量[5]。

4. 其他　十滴水软胶囊能增加小鼠的自主活动,缩短戊巴比妥钠小鼠的睡眠时间[5]。

5. 毒理　小鼠灌服十滴水软胶囊 LD_{50} 为 $4833.1mg/kg \pm 26.7mg/kg$,相当于成人一次用量的 450 倍[6]。

【不良反应】　据文献报道,十滴水能引起猩红热样药疹、接触性皮炎、误致眼损伤[7-9]。

【禁忌】　孕妇、对本品及酒精过敏者禁用。

【注意事项】

1. 服药期间饮食宜清淡,忌食辛辣、油腻食物。

2. 驾驶员、高空作业者、过敏体质者慎用。

3. 本品不宜过量、久服。

【用法与用量】　十滴水:口服。一次 2～5ml;儿童酌减。胶囊剂:口服。一次 1～2 粒;儿童酌减。

【规格】　胶囊剂:每粒装 0.425g

【参考文献】　[1]仝小林,崔新育.十滴水治疗表带皮炎.中成药,1995,(1):50.

[2]关崇光.十滴水(又名急救水)治疗烧伤烫伤.中国医院药学杂志,1996,16(3):143.

[3]蔡桂霞,王雅娟,秦丽华.十滴水治疗冻疮有特效.中国民间疗法,1999,(1):46.

[4]朱晓青,陈迎.应用中药十滴水涂擦治疗新生儿毒性红斑的效果观察.中国临床护理.2012,4(2):115—116.

[5]十滴水软胶囊新药申报资料,1993,6.

[6]谭毓治,赵诗云,彭宏俊.十滴水软胶丸药效学和毒性研究.中草药,1997,28(11):668.

[7]任志富.十滴水引起猩红热样药疹 1 例.皮肤病与性病,1995,(3):82.

[8]马海燕.十滴水致接触性皮炎 1 例.临床军医杂志,2001,29(4):88.

[9]罗立勤,王瑞俊.中药"十滴水"致眼损伤 1 例.包头医学,1994,18(1):39.

六合定中丸
Liuhe Dingzhong Wan

【药物组成】　广藿香、香薷、陈皮、厚朴(姜制)、枳壳(炒)、木香、檀香、山楂(炒)、六神曲(炒)、麦芽(炒)、稻芽(炒)、茯苓、木瓜、白扁豆(炒)、紫苏叶、桔梗、甘草。

【功能与主治】　祛暑除湿,和中消食。用于夏伤暑湿,宿食停滞,寒热头痛,胸闷恶心,吐泻腹痛。

【方解】　方中广藿香,外祛风寒以解表,内化湿浊以止泻,香薷解表散寒,用于暑月之寒湿外感,共为君药。陈皮、厚朴、枳壳温中行气、化湿和胃,木香、檀香行气止痛,共为臣药。山楂、六神曲、麦芽、稻芽消食和胃,茯苓、木瓜、白扁豆健脾和中、消暑化湿,紫苏叶、桔梗散寒解表、化湿调气,共为佐药。甘草健脾和胃,调和药性,为使药。诸药合用,共奏祛暑除湿、和中消食之功。

【临床应用】

1. 泄泻　内伤湿滞,复感外寒所致腹泻呕吐,腹痛,胸闷恶心,不思饮食,恶寒发热,头痛;胃肠型感冒见上述证候者。

2. 食积　脾胃寒湿,饮食停积所致胃脘部饱胀不适,呃逆,嗳腐吞酸,或有隐痛,或腹泻酸臭,不欲饮食;消化不良见上述证候者。

3. 胃痛　脾胃寒湿,饮食不化所致胃脘部疼痛,得寒则甚,食少,口不干,腹胀,便溏,或伴恶心呕吐;急性胃炎、慢性胃炎、胃及十二指肠溃疡见上述证候者。

【不良反应】　目前尚未检索到不良反应报道。

【禁忌】　尚不明确。

【注意事项】

1. 湿热泄泻、实热积滞胃痛者慎服。

2. 服药期间饮食宜清淡,忌服用滋补性中成药及辛辣、油腻食物。

3. 肠炎脱水严重者可以配合适当补液。

【用法与用量】　口服。一次 3～6g,一日 2～3 次。

四 正 丸
Sizheng Wan

【药物组成】　广藿香、香薷、紫苏叶、白芷、厚朴(姜炙)、白扁豆(去皮)、木瓜、大腹皮、茯苓、槟榔、白术(麸炒)、檀香、桔梗、枳壳(麸炒)、法半夏、陈皮、山楂(炒)、六神曲(麸炒)、麦芽(炒)、甘草。

【功能与主治】　祛暑解表,化湿止泻。用于内伤湿滞,外感风寒,头晕身重,恶寒发热,恶心呕吐,饮食无味,腹胀泄泻。

【方解】 方中广藿香、香薷辛温解表,芳香化湿,升清降浊,平胃止呕,为君药。紫苏叶、白芷加强君药祛寒表散之功,厚朴、白扁豆行气和中、化湿和中理脾,共为臣药。木瓜、大腹皮、茯苓、槟榔、白术化脾胃之湿浊,檀香、桔梗、枳壳行气导滞、升清降浊,法半夏、陈皮和胃止呕,山楂、六神曲、麦芽消食和胃以除食滞,共为佐药。甘草调和药性,为使药。诸药合用,共奏祛暑解表、化湿止泻之功。

【临床应用】

1. 泄泻 内伤湿滞,复感外寒所致腹泻,腹痛,恶心呕吐,胸闷,腹胀,不思饮食,恶寒发热,头痛等症;急性肠炎、慢性肠炎、胃肠型感冒见上述证候者。

2. 胃痛 脾胃寒湿,饮食不化所致胃脘部疼痛,得寒则甚,食少,口不干,腹胀,便溏,或伴恶心呕吐;急性胃炎、慢性胃炎、胃及十二指肠溃疡见上述证候者。

【不良反应】 目前尚未检索到不良反应报道。

【禁忌】 尚不明确。

【注意事项】

1. 服药期间宜选清淡饮食,忌食辛辣、油腻食物。

2. 肠炎脱水严重可以配合适当的禁食,补液。

【用法与用量】 姜汤或温开水送服。一次 2 丸,一日 2 次。

【规格】 每丸重 6g

纯阳正气丸
Chunyang Zhengqi Wan

【药物组成】 广藿香、丁香、肉桂、土木香、麝香、朱砂、冰片、雄黄、硝石(精制)、硼砂、金礞石(煅)、陈皮、半夏(制)、苍术、白术、茯苓。

【功能与主治】 温中散寒。用于暑天感寒受湿,腹痛吐泻,胸膈胀满,头痛恶寒,肢体酸重。

【方解】 方中以广藿香芳香辟秽,化湿和中为君药。丁香、肉桂温中散寒,土木香健脾和胃、行气止痛,共为臣药。麝香、朱砂清心解毒,活血通络,可驱秽浊;冰片、雄黄、硝石、硼砂、礞石温散寒结,醒脑坠痰开窍。配陈皮、半夏和胃止呕,白术、苍术、茯苓健脾燥湿,共为佐使。诸药配伍,使暑秽得化,寒湿得驱,共奏温中散寒之功。

【临床应用】

1. 腹痛 寒湿中阻,升降失司,气机阻滞所致腹痛阵作,胸膈胀满,呕吐泄泻,泻后痛减,舌苔白腻,脉沉弦;急性胃肠炎见上述证候者。

2. 呕吐 寒湿内盛,湿浊不化所致恶心呕吐,四肢厥冷,大便溏薄,舌质淡,苔白腻,脉沉弦;急性胃炎、功能性消化不良见上述证候者。

3. 泄泻 暑天感寒所致腹痛泄泻,肠鸣腹胀,食欲不振,舌质淡,苔白腻,脉沉弦;急性肠炎见上述证候者。

【不良反应】 目前尚未检索到不良反应报道。

【禁忌】 孕妇禁用。

【注意事项】

1. 湿热中阻腹痛吐泻者慎用。

2. 饮食宜清淡,忌食油腻及不易消化食物。

3. 方中含有朱砂、硝石、硼砂、雄黄、金礞石,故不宜过量或久用,肝肾功能不全者慎用。

【用法与用量】 口服。一次 1.5～3g,一日 1～2 次。

(四)祛暑清热

清热银花糖浆
Qingre Yinhua Tangjiang

【药物组成】 金银花、菊花、白茅根、绿茶叶、通草、大枣、甘草。

【功能与主治】 清热解毒,通利小便。用于外感暑湿所致的头痛如裹、目赤口渴、小便不利。

【方解】 方中金银花性寒味甘,功善清热解毒,兼可疏散表邪,苦泄之中兼有疏散之能,故为君药。菊花味辛、甘、苦,性微寒,清热疏泄,善祛风热之邪,入肝经,又可清肝明目,兼有清热解毒之功,为臣药。白茅根味甘不腻,性淡兼可祛湿,凉润生津,能清泄肺胃蕴热而除烦止渴,又可清热利尿,引湿热从小便而解;绿茶叶味甘淡而气凉,清热利尿,兼有生津止渴、除烦之功;通草味甘淡而气微寒,归肺胃经,利水渗湿而不伤阴,共为佐药。大枣、甘草益气解毒,培补中宫,调和诸药,缓和药性,共为使药。诸药合用,共奏清热解毒、通利小便之效。

【临床应用】

1. 感冒 多由暑热季节感受暑湿而致,症见恶寒发热,头身困重,同时伴有口干,口渴欲饮,小便色黄;上呼吸道感染见上述证候者。

2. 头痛 系由暑热季节感受暑湿而致,症见头痛,头重如裹,目赤,口渴,小便不利。

【不良反应】 目前尚未检索到不良反应报道。

【禁忌】 尚不明确。

【注意事项】

1. 肾虚尿失禁者慎用。

2. 孕妇慎用。

3. 服药期间忌食辛辣、油腻食物。

【用法与用量】　口服。一次20ml，一日3次。

【规格】　（1）每支装10ml　（2）每支装20ml
（3）每瓶装60ml　（4）每瓶装100ml　（5）每瓶装120ml

暑热感冒颗粒
Shure Ganmao Keli

【药物组成】　香薷、连翘、菊花、佩兰、荷叶、丝瓜络、生石膏、知母、竹叶、北沙参、竹茹。

【功能与主治】　祛暑解表，清热生津。用于外感暑热所致的感冒，症见发热重、恶寒轻、汗出热不退、心烦口渴、尿赤、苔黄、脉数。

【方解】　方中香薷辛温芳香，发汗解表，为君药。连翘、菊花清透上焦之暑热；佩兰、荷叶、丝瓜络祛暑清热，共为臣药。生石膏、知母清心除烦；竹叶、北沙参、竹茹养阴生津，清热除烦，共为佐药。全方配伍，共收祛暑解表、清热生津之功。

【临床应用】

1. **感冒**　夏月外受暑热所致发热重，恶寒轻，汗出热不退，心烦，口渴，溲赤，苔黄，脉数或洪数；上呼吸道感染见上述证候者。

2. **暑温**　夏季感受暑热病邪，症见壮热，汗多，心烦，面赤气粗，口渴，或背微恶寒，舌质红苔黄燥，脉洪数。

【药理毒理】　本品具有抗病毒、解热和发汗作用。

1. **抗病毒**　本品能减少流感病毒感染小鼠的肺指数[1]。

2. **解热**　本品能降低鲜啤酒酵母致发热大鼠的直肠温度[1]。

3. **发汗**　本品能增加实验大鼠足趾部汗点数量[1]。

【不良反应】　目前尚未检索到不良反应报道。

【禁忌】　孕妇禁用。

【注意事项】　服药期间忌食辛辣、油腻食物。

【用法与用量】　开水冲服。一次10～20g，一日3次。

【规格】　每袋装10g

【参考文献】　[1]由东，肖春莹，连红.暑热感冒颗粒药效学研究.黑龙江医药，2014，27（4）：804-806.

清暑解毒颗粒
Qingshu Jiedu Keli

【药物组成】　金银花、芦根、淡竹叶、滑石粉、薄荷、夏枯草、甘草。

【功能与主治】　清暑解毒，生津止渴。用于暑热或高温作业中暑，症见烦热口渴、头晕乏力。

【方解】　方中金银花清热解毒，疏风散热，为君药。芦根、淡竹叶、滑石粉清热解暑，生津止渴，除烦利尿，三药共为臣药。薄荷疏风散热；夏枯草清肝泻火，二药为佐药。甘草清热解毒，调和诸药，为使药。全方配伍，共收清暑解毒、生津止渴之功。

【临床应用】　**中暑**　高温环境或夏季暑热所致身热、自汗、心烦、头晕、恶心呕吐、体倦无力。

【不良反应】　目前尚未检索到不良反应报道。

【禁忌】　尚不明确。

【注意事项】

1. 孕妇慎用。

2. 服药期间忌食辛辣、油腻食物。

【用法与用量】　开水冲服或含服。一次25g，一日4～5次。

【规格】　每袋装25g

（五）清暑益气

甘露消毒丸
Ganlu Xiaodu Wan

【药物组成】　滑石、茵陈、黄芩、石菖蒲、豆蔻、藿香、薄荷、射干、川贝母、木通、连翘。

【功能与主治】　芳香化湿，清热解毒。用于暑湿蕴结，身热肢酸，胸闷腹胀，尿赤黄疸。

【方解】　方中滑石清热利湿解暑，为君药。茵陈清热利湿，黄芩清热燥湿，共为臣药。石菖蒲、白豆蔻、藿香、薄荷芳香化浊，行气醒脾；射干、川贝母化痰利咽，润肺止咳；木通清利湿热；连翘清热解毒，共为佐药。诸药合用，共奏芳香化湿、清热解毒之功效。

【临床应用】　**湿温**　湿温初起，邪在气分，湿热并重，症见身热肢酸，胸闷腹胀，咽痛，尿赤或身目发黄，舌苔黄腻或厚腻，脉滑数。

【不良反应】　目前尚未检索到不良反应报道。

【禁忌】　孕妇禁用。

【注意事项】

1. 寒湿内阻者慎用。

2. 服药期间忌食辛辣、生冷、油腻食物。

【用法与用量】 口服。一次 6～9g，一日 2 次。

清暑益气丸
Qingshu Yiqi Wan

【药物组成】 炙黄芪、人参、白术（麸炒）、葛根、苍术（米泔炙）、升麻、当归、麦冬、五味子（醋炙）、泽泻、黄柏、陈皮、青皮（醋炙）、六神曲（麸炒）、甘草。

【功能与主治】 祛暑利湿，补气生津。用于中暑发热，气津两伤，症见头晕身热、四肢倦怠、自汗心烦、咽干口渴。

【方解】 方中炙黄芪益气健脾，固表止汗，为君药。人参、白术益气健脾；葛根、苍术、升麻燥湿健脾，解肌升阳，五药共为臣药。当归、麦冬、五味子养血生津敛汗；泽泻、黄柏清热利湿；陈皮、青皮、六神曲理气健脾，消食化滞，八药共为佐药。甘草益气和中，调和诸药，为使药。全方配伍共收祛暑利湿、补气生津之功。

【临床应用】 中暑 感受暑湿，暑热伤气所致头晕、身热、微恶风、汗出不畅、头昏重胀痛、四肢倦怠、自汗、心烦、咽干口渴、口中黏腻、胸闷、小便短赤、舌苔薄白微黄、脉虚数。

【不良反应】 目前尚未检索到不良反应报道。

【禁忌】 尚不明确。

【注意事项】

1. 孕妇慎用。

2. 服药期间饮食宜清淡，忌食辛辣、油腻食物。

【用法与用量】 姜汤或温开水送服。一次 1 丸，一日 2 次。

【规格】 每丸重 9g。

六、表里双解剂

表里双解剂以解表药与清里热药或通里攻下药组合而成，用于表里同病。

表里同病有多种表现形式，诸如表寒里热、表里俱热（卫气同病）、表热里实、表热里寒、表实里虚等，皆属此类。本节根据中药制剂的实际，仅介绍前三证的应用情况，其他各证中药制剂则在相关章节介绍。

表寒里热、表里俱热和表热里实三证，多因生活起居不当，寒温失调，或过度劳累而致肌腠不密，感受风寒或风热之邪，表邪未解，继而入里化热所致。因邪气深入程度和临床表现不尽相同，而分别诊断为表寒里热、表里俱热和表热里实三证。前两证当区别表寒与表热，合理选用解表清里剂；表热里实证应用解表攻里剂。

解表清里剂主要以辛温解表或辛凉解表药物结合清里热药研制而成。辛温解表药常用麻黄、防风、白芷、荆芥穗、紫苏叶、羌活、广藿香等；辛凉解表药则用柴胡、葛根、薄荷、桑叶、菊花、金银花、连翘、牛蒡子等。清里药选用石膏、知母、黄连、黄芩、黄柏、栀子、鱼腥草、桑白皮、板蓝根、大青叶等。表寒里热证症见发热、恶寒、头痛、无汗、咳嗽、痰黄、口渴、咽干等；表里俱热证症见身热、目赤肿痛、口苦舌干、口舌生疮、牙龈肿痛、咽喉肿痛、口渴饮冷等。

解表攻里剂由解表药与通里攻下药组合而来。解表药包括上述辛温解表与辛凉解表药，通里攻下药则用大黄、芒硝等。解表攻里剂用于表热里实证，临床上通常出现表里俱热证症状，必见大便秘结，方可使用本剂。

表里双解剂有丸、片、口服液等剂型。

表里双解剂使用注意：本剂用于表里同病时，表证有风寒与风热之别，里热证有在肺在胃、在经在腑之异，当区别对待，合理选用相关制剂。

（一）解表清里

双清口服液
Shuangqing Koufuye

【药物组成】 金银花、连翘、郁金、大青叶、滑石、广藿香、知母、地黄、桔梗、甘草、蜂蜜。

【功能与主治】 疏透表邪，清热解毒。用于风温肺热，卫气同病，症见发热、微恶风寒、咳嗽、痰黄、头痛、口渴、舌红苔黄或黄白苔相兼、脉浮滑或浮数；急性支气管炎见上述证候者。

【方解】 方中金银花、连翘清热解毒，疏散风热，为君药。郁金、大青叶清热凉血利咽；石膏善清气分热，助君药清热解毒，共为臣药。藿香解表，化湿和中；知母、地黄清热凉血，养阴生津；桔梗宣肺利咽，载药上行，三药助君药疏表，清热解毒，共为佐药。甘草、蜂蜜调和诸药，共为使药。诸药相合，共奏疏透表邪、清热解毒之效。

【临床应用】 风温肺热 外感风热，卫气同病所致发热，身热较高、微恶风寒、咳嗽、痰黄、头痛、口渴思饮、舌红苔黄或黄白苔相兼、脉浮滑或浮数；急性支气管炎见上述证候者。

【不良反应】 目前尚未检索到不良反应报道。

【禁忌】 尚不明确。

【注意事项】

1. 风寒感冒、脾胃虚寒者慎用。

2. 孕妇慎用。

3. 服药期间忌烟酒及辛辣、生冷、油腻食物。

【用法与用量】　口服。一次 20ml，一日 3 次。

【规格】　每支装 10ml

清瘟解毒片（丸）
Qingwen Jiedu Pian(Wan)

【药物组成】　大青叶、黄芩、葛根、连翘、羌活、防风、白芷、柴胡、川芎、玄参、天花粉、炒牛蒡子、赤芍、桔梗、淡竹叶、甘草。

【功能与主治】　清瘟解毒。用于外感时疫，憎寒壮热，头痛无汗，口渴咽干，疟腮，大头瘟。

【方解】　方中大青叶、黄芩苦寒，清热解毒，共为君药。葛根、连翘、羌活、防风、白芷、柴胡、川芎疏散风热，解肌透表，共为臣药。玄参、天花粉、牛蒡子消肿利咽，生津止渴；赤芍凉血活血，桔梗开宣肺气，淡竹叶散热除烦，共为佐药。甘草调和诸药，为使药。全方配伍，共奏清瘟解毒之功。

【临床应用】

1. **时行感冒**　风热毒邪所致憎寒壮热，头痛，无汗，口渴咽干，四肢酸痛，脉浮数；流行性感冒见上述证候者。

2. **疟腮**　风热毒邪所致两腮肿胀疼痛，发热，头痛，脉弦滑；传染性腮腺炎见上述证候者。

3. **大头瘟**　风热毒邪上攻头面所致，头面肿赤，身热，面红，头痛，口渴咽干，脉滑数；头面丹毒见上述证候者。

【药理毒理】　本品有抗菌、解热作用。

1. **抗菌**　本品体外可抑制肺炎球菌和乙型链球菌，延长肺炎球菌感染小鼠的存活时间，降低死亡率[1]。

2. **解热**　本品对伤寒杆菌疫苗所致大鼠发热有解热作用[1]。

3. **毒理**　小鼠灌胃给药 LD_{50} 为 75.1g（生药）/kg $\pm$ 7.9g（生药）/kg[2]。

【不良反应】　目前尚未检索到不良反应报道。

【禁忌】　尚不明确。

【注意事项】

1. 外感风寒者慎用。

2. 忌烟酒、辛辣、油腻食物。

【用法与用置】　片剂：口服。一次 6 片，一日 2～3 次。丸剂：口服。水蜜丸一次 2 丸；大蜜丸一次 2 丸，一日 2 次；小儿酌减。

【规格】　片剂：每片重 0.3g

丸剂：(1)水蜜丸　每 120 丸重 12g　(2)大蜜丸 每丸重 9g

【参考文献】　[1]昆明医学院药理学教研室.感冒消炎片剂药效学和长期毒性实验.新药申报资料,1995.

[2]陈奇.中成药名方药理与临床.北京：人民卫生出版社,1998,207.

葛根芩连片（胶囊、口服液）
Gegen Qinlian Pian(Jiaonang,Koufuye)

【药物组成】　葛根、黄芩、黄连、炙甘草。

【功能主治】　解肌透表，止泻止痢。用于湿热蕴结所致的泄泻、痢疾，症见身热烦渴、下痢臭秽、腹痛不适。

【方解】　方中葛根解肌发表退热，健脾升阳止泻，为君药；黄芩、黄连清热解毒，燥湿止痢，为臣药；甘草缓急和中，调和药性，为佐使药。全方有解肌清热、止泻止痢之功。

【临床应用】

1. **痢疾**　饮食不洁，湿热邪毒壅滞大肠所致脓血样大便，腹痛里急，肛门重坠，身热烦渴；急性细菌性痢疾见上述证候者。

2. **泄泻**　胃肠湿热所致下痢臭秽，次数增加，气味酸腐臭，身热，烦渴，伴腹痛，恶心呕吐，不思饮食，口干渴；溃疡性结肠炎、急性肠炎、慢性肠炎见上述证候者[1]。

【不良反应】　目前尚未检索到不良反应报道。

【禁忌】　尚不明确。

【注意事项】

1. 脾胃虚寒腹泻、慢性虚寒性痢疾慎用。

2. 服药期间饮食易选清淡，忌食辛辣、油腻食物。

3. 本药苦寒，易伤胃气，不可过服、久用。

4. 严重脱水者，则应采取相应的治疗措施。

【用法与用量】　片剂：口服。一次 3～4 片，一日 3 次。胶囊剂：口服。一次 3～4 粒，一日 3 次。口服液：口服。一次 1 支，一日 2 次。

【规格】　片剂：相当于原生药材 2g　9 片×2 板；9 片×3 板

胶囊剂：每粒装 0.4g

口服液：每支装 10ml

【参考文献】　[1]吴国寿.葛根芩连片和诺氟沙星治疗急性腹泻的疗效对比观察.中国社区医师,2011,13(34)：171.

葛根芩连丸(葛根芩连微丸)

Gegen Qinlian Wan(Gegen Qinlian Wei Wan)

【药物组成】 葛根、黄芩、黄连、炙甘草。

【功能主治】 解肌透表,清热解毒,利湿止泻。用于湿热蕴结所致的泄泻腹痛、便黄而黏、肛门灼热及风热感冒所致的发热恶风、头痛身痛。

【方解】 方中葛根解肌发表退热,健脾升阳止泻,为君药;黄芩、黄连清热解毒,燥湿止痢,为臣药;甘草缓急和中,调和药性,为佐使药。全方配伍,共奏解肌透表、清热解毒、利湿止泻之功。

【临床应用】

1. 痢疾 饮食不洁,湿热邪毒壅滞大肠所致脓血样大便,腹痛里急,肛门重坠,身热烦渴;急性细菌性痢疾见上述证候者。

2. 泄泻 胃肠湿热所致下痢臭秽,次数明显增加,气味酸腐臭,身热烦渴,伴腹痛,恶心呕吐,不思饮食,口干渴;慢性肠炎、急性感染性腹泻[1]、溃疡性结肠炎见上述证候者。

【不良反应】 目前尚未检索到不良反应报道。

【禁忌】 尚不明确。

【注意事项】

1. 脾胃虚寒腹泻、慢性虚寒性痢疾慎用。

2. 服药期间易选清淡饮食,忌食辛辣、油腻食物。

3. 本品苦寒,易伤胃气,不可过服、久用。

4. 严重脱水者,则应采取相应的治疗措施。

【用法与用量】 口服。一次 3g;小儿一次 1g,一日 3 次;或遵医嘱。

【规格】 每袋装 1g

【参考文献】 [1] 李翠联.葛根芩连丸治疗成人急性感染性腹泻的研究.湖南中医药大学学报,2013,4(33):21-22.

热毒平胶囊

Reduping Jiaonang

【药物组成】 金银花、连翘、黄芩、鱼腥草素钠、赤芍、大黄。

【功能与主治】 疏风解表,清热解毒。用于外感表里俱热证,症见发热,恶寒,头痛,咽喉肿痛,咳嗽,痰黏,胸痛,大便干燥;上呼吸道感染、肺炎见上述证候者。

【方解】 方中金银花甘寒,疏散风热以解表,泄热解毒以清里,故为君药;连翘、黄芩清热解毒,亦散风热之邪;鱼腥草素钠为鱼腥草主要成分,善清肺热,三药合

助君药表里双解而为臣药;赤芍化瘀清热,大黄通里泄热,司佐药之职。六药配伍,共奏清热解毒、疏风解表之功。

【临床应用】

1. 感冒 由风热袭表,入里化热所致。症见发热,恶寒,头痛,咽喉肿痛,咳嗽;上呼吸道感染见上述证候者。

2. 风温 由感受风温毒邪,侵袭肺卫,灼津成痰,肺失肃降。症见发热微汗,咳嗽痰稠,口渴,烦躁,面红,尿黄;肺炎见上述证候者。

此外,有用本品治疗内毒素性高热的报道[1]。

【不良反应】 目前尚未检索到不良反应报道。

【禁忌】 孕妇禁用。

【注意事项】

1. 风寒感冒、体虚便溏者慎用。

2. 服药期间饮食宜清淡,忌食辛辣食物。

【用法与用量】 口服,一次 3 粒,一日 3 次。

【规格】 每粒装 0.3g(含鱼腥草素钠 11.36mg)

【参考文献】 [1] 谢朝良,汪静,古树林,等.热毒平治疗内毒素性高热的临床研究.中国中医急症,1995,4(1):3-5.

感冒消炎片

Ganmao Xiaoyan Pian

【药物组成】 臭灵丹、蒲公英、千里光。

【功能与主治】 散风清热,解毒利咽。用于感冒热毒壅盛证,症见发热咳嗽,咽喉肿痛,乳蛾,目赤肿痛。

【方解】 方中臭灵丹性味苦辛寒,清热解毒,消肿利咽,重用之,为君药;蒲公英、千里光均能清热解毒,蒲公英尚可疏散风热,二者共为臣药。三药合用,共奏散风清热、解毒利咽之功。

【临床应用】

1. 感冒 外感风热,热毒壅盛所致发热咳嗽,咽喉肿痛,目赤肿痛,舌红苔薄黄,脉浮数;上呼吸道感染见上述证候者。

2. 喉痹 火热熏蒸咽喉所致咽喉肿痛,口干舌燥,吞咽作痛,舌红苔黄,脉浮数;急性咽炎见上述证候者。

3. 乳蛾 外感风热,肺胃热盛所致喉核红肿,咽喉肿痛,发热面红,口干舌燥,尿赤,便结,舌红苔黄,脉浮数;急性扁桃体炎见上述证候者。

此外,尚有用于儿童甲型 H1N1 流感的报道[1]。

【药理毒理】 本品有抗菌、解热作用。

1. 抗菌 本品体外可抑制肺炎球菌和乙型链球菌,延长肺炎球菌感染小鼠的存活时间,降低死亡率[2]。

2. 解热　本品对伤寒杆菌疫苗所致大鼠发热有解热作用[2]。

3. 毒理　小鼠灌胃给药 LD_{50} 为 75.1g(生药)/kg± 7.9g(生药)/kg[3]。

【不良反应】　目前尚未检索到不良反应报道。

【禁忌】　尚不明确。

【注意事项】

1. 风寒感冒者慎用。

2. 孕妇慎用。

3. 服药期间忌烟酒及辛辣、生冷、油腻食物。

【用法与用量】　口服。一次6片，一日3次。

【规格】　每片相当于总药材1g

【参考文献】　[1]刘兴峰,尚晓丽,田云粉,等.感冒消炎片治疗儿童甲型 H1N1 流感临床试验评价.昆明医学院学报,2011, (5):99-102,110.

[2]昆明医学院药理学教研室.感冒消炎片剂药效学和长期毒性实验.新药申报资料,1995.

[3]陈奇.中成药名方药理与临床.北京:人民卫生出版社, 1998:207.

（二）解表攻里

防风通圣丸（颗粒、大蜜丸、浓缩丸）

Fangfeng Tongsheng Wan(Keli,Damiwan,Nongsuowan)

【药物组成】　麻黄、荆芥穗、防风、薄荷、大黄、芒硝、滑石、栀子、石膏、黄芩、连翘、桔梗、当归、白芍、川芎、白术(炒)、甘草。

【功能与主治】　解表通里,清热解毒。用于外寒内热,表里俱实,恶寒壮热,头痛咽干,小便短赤,大便秘结,瘰疬初起,风疹湿疮。

【方解】　方中麻黄、荆芥穗、防风、薄荷疏风解表,使外邪从汗而解,共为君药。大黄、芒硝泻热通便,滑石、栀子清热利湿,使里热从二便分消,石膏、黄芩、连翘、桔梗清热泻火解毒,共为臣药。当归、白芍、川芎养血和血;白术健脾燥湿,为佐药。甘草益气和中,调和诸药,为使药。诸药合用,汗、下、清、利四法具备,共奏解表通里、清热解毒之功。

【临床应用】

1. 感冒　外感风寒、内有蕴热所致恶寒壮热,头痛,咽干,小便短赤,大便秘结,舌红苔黄厚,脉浮紧或弦数;上呼吸道感染见上述证候者。

2. 风疹湿疮　内蕴湿热、复感风邪所致恶寒发热,头痛,咽干,小便短赤,大便秘结,丹斑隐疹,瘙痒难忍或

湿疮;荨麻疹、湿疹见上述证候者。

3. 瘰疬　颈部一侧或两侧见结块肿大如豆,兼见恶寒发热,小便短赤,大便秘结;淋巴结结核早期见上述证候者。

此外,还有用于治疗扁平疣、慢性荨麻疹、儿童舔口皮炎、肥胖症、急性细菌性痢疾、副鼻窦炎风热证的报道[1-5]。

【药理毒理】　本品有解热、抗炎、抗菌、通便等作用。

1. 解热　防风通圣颗粒对 2,4-二硝基苯酚和角叉菜胶引起的大鼠发热有解热作用[6]。

2. 抗炎　防风通圣颗粒可抑制角叉菜胶所致大鼠足肿胀[6]。

3. 抗菌　防风通圣颗粒体外对金黄色葡萄球菌、化脓性链球菌、肺炎链球菌、流感嗜血菌、脑膜炎奈瑟菌、大肠埃希菌有不同程度的抑菌作用;防风通圣颗粒可降低金黄色葡萄球菌引起感染小鼠的死亡率[7]。

4. 通便　防风通圣颗粒可缩短小鼠排便时间,增加排便、排尿量及粪便含水量增多,还可加快小鼠小肠炭末推进速率,增加小肠容积[6]。

5. 降脂　本品可降低高脂饮食诱导的肥胖大鼠体重、Lee's 指数及血清甘油三酯、胆固醇、血糖水平[8];减少高脂饮食诱导的高血脂大鼠血清总胆固醇（TC）及低密度脂蛋白胆固醇（LDL-C）含量,提高高密度脂蛋白胆固醇（HDL-C）[9]。还可降低蛋黄乳液致高胆固醇小鼠血清胆固醇,但对肝脏胆固醇无明显影响[10]。

6. 其他　本品对兔体外血栓形成有抑制作用;降低小鼠耗氧量,可对抗三氯甲烷致小鼠、乌头碱致大鼠的心律失常,提高大鼠对利多卡因中毒的耐受量;降低兔动脉血压[11]。

【不良反应】　本品有 1 例过敏性皮疹报道,见皮肤潮红肿胀,散有丘疹,经给药抗过敏治疗后皮疹消失[2]。

【禁忌】　运动员禁用。

【注意事项】

1. 虚寒证者慎用。

2. 服药期间忌烟酒及辛辣、生冷、油腻食物。

【用法与用量】　丸剂:口服。水丸一次 6g,一日 2次;浓缩丸一次 8 丸,一日 2 次。颗粒剂:口服。一次 3g,一日 2 次。大蜜丸:口服。一次 1 丸,一日 2 次,或遵医嘱

【规格】　丸剂:水丸每 20 丸重 1g;浓缩丸每 8 丸相当于原药材 6g;大蜜丸:每丸重 9g

颗粒剂:每袋装 3g

【参考文献】　[1]王殿祥.防风通圣丸治疗扁平疣.河南中医,1995,15(1):46.

[2]陈岩,胡燕琴.防风通圣丸的临床新用途及不良反应.中医药研究,2002,18,(5):47.

[3]郭伟晋.防风通圣颗粒治疗慢性荨麻疹临床观察.右江医学.2013,41(6):871-873.

[4]屈沛,李鸿雁.防风通圣丸治疗儿童舔口皮炎60例疗效分析.临床合理用药杂志,2013,6(14):81-82.

[5]刘俊德.防风通圣丸治疗抗抑郁药物所致肥胖30例.中医研究,2012,25(6):36-37.

[6]杜晓敏,丁文庆,李春子,等.防风通圣颗粒主要药效学研究.山东医药工业,1999,18(5):1.

[7]崔树玉,孙启华,孟蔚,等.防风通圣颗粒体内外抑菌试验研究.实用预防医学,1999,6(5):389.

[8]武玉鹏,冯玛莉,贾力莉,等.防风通圣丸降血脂作用的实验研究.山西中医,2006,22(6):54-55.

[9]张朔生,王世民.防风通圣丸调脂作用的实验研究.吉林中医药,2009,29(4):346-347

[10]王世民,杨勇,武玉鹏,等.防风通圣丸降胆固醇作用的实验研究初报.中药药理与临床,1989,5(3):3.

[11]管喜文,龚传美,戴鉴之,等.防风通圣丸抗血栓、抗心律失常和降压作用的观察中药药理与临床,1989,5(6):6-8.

上 清 丸(片)
Shangqing Wan(Pian)

【药物组成】 菊花、黄芩(酒炒)、薄荷、连翘、黄柏(酒炒)、栀子、大黄(酒炒)、荆芥、防风、白芷、川芎、桔梗。

【功能与主治】 清热散风,解毒通便。用于风热火盛所致的头晕耳鸣、目赤、口舌生疮、牙龈肿痛、大便秘结。

【方解】 方中菊花疏散风热,黄芩清热泻火,合以散风清热,切中病机,共为君药。薄荷、连翘解散风热,黄柏、栀子、大黄清热泻火通便,更助君药之力,为臣药。荆芥、防风、白芷、川芎辛散宣通,透邪外出,活血消肿,并佐制君、臣诸药寒凉之性,合为佐药。桔梗载药上行,为使药。诸药合用,共奏清热散风、解毒通便之功。

【临床应用】

1. 暴风客热 风热火盛上攻头目所致的目赤肿痛,头痛,口苦,烦躁易怒,便秘,尿黄赤,舌红苔黄,脉弦数;急性结膜炎见上述证候者。

2. 鼻渊 风热郁肺火盛,湿热入里,邪热循经上蒸于鼻腔所致,症见鼻塞流涕,黏膜充血肿胀,舌苔黄,脉弦数;急性鼻窦炎见上述证候者。

3. 口疮 风热化火,蕴毒上蒸于口所致,口腔黏膜红斑充血,水肿糜烂,渗出疼痛,口热口干,便干,尿黄,舌红苔黄,脉浮数;急性口炎见上述证候者。

4. 牙宣 风热火盛,引动胃火上攻所致,牙龈充血发红,肿胀渗出,出血疼痛,口热口干,口臭口黏,舌红苔黄,脉浮数;急性牙龈(周)炎见上述证候者。

【不良反应】 目前尚未检索到不良反应报道。

【禁忌】 尚不明确。

【注意事项】

1. 阴虚火旺者慎用。

2. 孕妇慎用。

3. 老人、儿童及素体脾胃虚寒者慎用。

4. 服药期间忌食辛辣、油腻食物。

【用法与用量】 丸剂:口服。大蜜丸一次1丸,水丸一次6g,一日1～2次。片剂:口服。一次2片,一日2次。

【规格】 丸剂:大蜜丸每丸重9g

片剂:片芯重0.3g

七、祛风剂

祛风剂是以辛散祛风或息风止痉药为主组成,具有疏散外风或平息内风功能,治疗中医风病的中药制剂。

中医学认为,"风者,百病之始","风者,善行而数变"。故风病范围甚广,病变比较复杂。但总体不越外风与内风两类。所谓外风,乃风邪外袭,侵入人体肌表、经络、筋骨和关节之间所患诸疾。由于风与寒、湿、热诸邪常混杂为患,故外风多有兼夹,伴见寒、湿、热的临床表现。外风主要症状可见头痛、恶风、皮肤瘙痒、肢体麻木、关节屈伸不利、走注疼痛,或口眼歪斜等。内风乃多种病因引起脏腑功能失调所致,肝风上扰、热极动风、阴虚风动和血虚生风等是内风发生的主要病因病机。内风常见眩晕、震颤、四肢抽搐、言语謇涩、半身不遂等。若内风夹痰,或引动宿痰,可见胸脘痞闷、头重如裹、呕吐痰涎,或卒然昏倒、不省人事、口吐涎沫、喉中痰鸣。针对外风和内风的两种情况,研制了疏散外风制剂、平肝息风制剂和息风化痰制剂。

疏散外风剂主要配伍防风、羌活、独活、川芎、藁本、白芷、荆芥、白附子等辛散祛风药物,用于外感风邪所致头痛、眩晕、面瘫等。

平肝息风剂主要由天麻、钩藤、羚羊角、珍珠母、石决明、磁石等平肝息风药物组成。根据肝风上扰、热极动风、阴虚风动和血虚生风等病机不同,结合配伍平抑肝阳、清热泻火、滋补肝肾和补血药物。用于脑动脉硬化、原发性高血压、缺血性脑中风、血管神经性头痛、神经衰弱等病而属上述病因病机者。

息风化痰剂选择平肝息风和祛风化痰药物组合而成。祛风化痰药物主要选用半夏、陈皮、苍术、白术、茯苓、胆南星、僵蚕、天竺黄、石菖蒲等药物。本剂用于原发性高血压病、缺血性脑中风后遗症、癫痫等属风痰阻络证者。

祛风剂有片、丸、胶囊、颗粒、散和口服液多种剂型可供选用。

祛风剂使用注意：①严格区分外风与内风，合理选用祛风制剂；②针对内风，要在明确病因病机的基础上选用本剂。

（一）疏散外风

川芎茶调散（丸、浓缩丸、颗粒、口服液、袋泡剂、袋泡茶）

Chuanxiong Chatiao San（Wan,Nongsuowan,Keli,
Koufuye,Daipaoji,Daipaocha）

【药物组成】　川芎、羌活、白芷、荆芥、薄荷、防风、细辛、甘草。

【功能与主治】　疏风止痛。用于外感风邪所致的头痛，或有恶寒、发热、鼻塞。

【方解】　方中川芎辛温走散，归肝、胆经，有行气活血、祛风止痛功效，为诸经头痛之要药，尤擅治少阳、厥阴经头痛，为君药。羌活辛苦温，归膀胱、肾经，散风邪，除寒湿，治太阳经头项强痛；白芷辛温，归肺、肾经，辛香上行、祛风止痛、芳香通窍，主治阳明经头痛，二者共为臣药。荆芥味辛微温，祛风止痛；防风辛甘微温，归膀胱、肝、肾经，能祛风解表、胜湿止痛；薄荷辛散上行，疏散上部风邪；细辛辛温，归肺、肾、心经，辛窜力雄，通窍止痛；四药与川芎、羌活、白芷配伍，可治各部位头痛。更以清茶调服，既可苦寒清疏于上，又可防各药之温燥、升散，顺气降火于下，共为佐药。甘草调和诸药，为使药。全方配合，共收疏风止痛之效。

【临床应用】

1. 头痛　由感受风邪而致。用于头痛遇风加重，伴有鼻塞、流涕；外感头痛、紧张型头痛、偏头痛、卒中头痛见上述证候者[1]。

2. 感冒　由外感风邪所致。用于头痛，恶寒，发热，鼻塞；上呼吸道感染见上述证候者。

此外，本品还可用于瘀阻脑络所致的眩晕，尚有治疗过敏变应性鼻炎、急性上颌窦炎、急性湿疹等病证的临床报道[2-5]。

【药理毒理】　本品有解热、抗炎、镇痛等作用。

1. 解热　本品对2,4-二硝基酚所致的大鼠发热有解热作用，给药后30分钟生效，作用可持续2小时以上[6]。

2. 抗炎　川芎茶调散袋泡剂可抑制蛋清、角叉菜胶所致的大鼠足肿胀，对二甲苯、组胺、5-羟色胺致小鼠、大鼠皮肤毛细血管通透性增加及醋酸所致小鼠腹腔毛细血管通透性增加均有抑制作用[6]。

3. 镇痛、镇静　川芎茶调散袋泡剂、川芎茶调颗粒均能提高小鼠在热板法试验中的痛阈值，减少醋酸引起的小鼠扭体次数[6,7]。川芎茶调散袋泡剂对硫喷妥钠、戊巴比妥钠所致的小鼠翻正反射消失有协同作用，能缩短潜伏期，延长反射消失时间；还可使阈下催眠剂量的戊巴比妥引起小鼠睡眠百分率增加[6]。

4. 其他　本品可减轻MPTP致小鼠多巴胺神经元损伤[8]。川芎茶调散袋泡剂还能提高小白鼠常压耐缺氧能力，增加两侧颈总动脉结扎小鼠生存时间[6]。

【不良反应】　目前尚未检索到不良反应报道。

【禁忌】　孕妇禁用。

【注意事项】

1. 久病气虚、血虚、肝肾不足、肝阳上亢头痛者慎用。

2. 服药期间忌食辛辣、油腻食物。

【用法与用量】　散剂：饭后清茶冲服。一次3～6g，一日2次。丸剂：饭后清茶送服。一次3～6g，一日2次。浓缩丸：饭后清茶送服。一次8丸，一日3次。颗粒剂：饭后用温开水或浓茶冲服。一次1袋，一日2次；儿童酌减。口服液：口服。一次10ml，一日3次。袋泡剂：开水泡服。一次2袋，一日2～3次。

【规格】　浓缩丸：每8丸相当于原药材3g

颗粒剂：每袋装7.8g

口服液：每支装10ml

袋泡剂：每袋装1.6g

袋泡茶：每袋装1.6g

【参考文献】　[1]苏莉,李林海.川芎茶调散治疗卒中头痛42例分析.中国误诊学杂志,2008,8(34):8487-8488.

[2]徐彭,卢海,王金城,等.川芎茶调散治疗眩晕的临床研究.北京中医,2006,25(1):59-61.

[3]王珏,王自萌.川芎茶调散治疗蒿属花粉过敏变应性鼻炎的临床观察.中国民族民间医药,2011,20(16):104.

[4]朱优立,王琳,马崧.川芎茶调颗粒冲剂治疗急性鼻窦炎的临床观察.实用诊断与治疗杂志,2005,19(9):669.

[5]张天琪,王明燕,崔赛男,等.川芎茶调散对急性湿疹疗效的初步研究.内蒙古中医药,2014,33(1):105-107.

[6]邓治文,刘家玉,王文烈,等.川芎茶调散袋泡剂的药理作用研究.中药药理与临床,1992,8(1):11-15.

[7]张立剑,单博,于晓荣.川芎茶调颗粒镇痛作用的实验研究.黑龙江中医药,2003,(3):53.

[8]舒丹,何金彩,陈江帆,等.川芎茶调散对帕金森病小鼠多巴胺神经元损伤的保护作用及机制研究.中国中药杂志,2009,10(34):2494-2497.

天麻头痛片
Tianma Toutong Pian

【药物组成】 天麻、白芷、荆芥、川芎、当归、乳香(醋制)。

【功能与主治】 养血祛风,散寒止痛。用于外感风寒、瘀血阻滞或血虚失养所致的偏正头痛、恶寒、鼻塞。

【方解】 方中天麻平肝息风,祛风通络,为治诸般头痛、头风之要药,祛散风邪而不伤正气,故为君药。白芷辛香上行,外散肌肤风寒,内解湿阻郁结;荆芥发散风寒,透邪止痛;川芎辛散温通,外能祛风散寒搜邪,内可活血通络止痛,上行头目,祛风通络止痛,共为臣药。当归补血调经,养血扶正,合乳香辛香活血,化瘀止痛,寓有"治风先治血,血行风自灭"之意,为佐药。诸药合用,共奏养血祛风、散寒止痛之功。

【临床应用】

1. 头痛 由外感风寒所致。用于头痛,伴恶寒,鼻塞;或血虚、瘀血阻络所致,症见头痛绵绵,劳则加重或头痛如刺,痛处不移;紧张型头痛、偏头痛、血管性头痛见上述证候者[1]。

2. 眩晕 由肝风内动所致。用于眩晕,伴头痛、头胀、耳鸣;原发性高血压病见上述证候者。

【不良反应】 目前尚未检索到不良反应报道。

【禁忌】 孕妇禁用。

【注意事项】

1. 肝火上炎所致的头痛、头晕者慎用。
2. 脾胃虚弱者慎用。
3. 服药期间忌食辛辣、油腻食物。

【用法与用量】 口服。〔规格(2)〕一次2～3片,〔规格(1)(3)〕一次4～6片,一日3次。

【规格】 (1)薄膜衣片每片重0.31g (2)薄膜衣片每片重0.62g (3)糖衣片(片芯重0.3g)

【参考文献】 [1]高建辉,冯慧莲.天麻头痛片治疗血管性头痛29例.实用内科学杂志,2010,24(10):91-92.

通天口服液
Tongtian Koufuye

【药物组成】 川芎、天麻、羌活、白芷、赤芍、菊花、薄荷、防风、细辛、茶叶、甘草。

【功能与主治】 活血化瘀,祛风止痛。用于瘀血阻滞、风邪上扰所致的偏头痛,症见头部胀痛或刺痛、痛有定处、反复发作、头晕目眩,或恶心呕吐、恶风。

【方解】 方中川芎既能行气活血,又能祛风止痛,上行头目,血中之气药,为君药。天麻平肝息风,通络止痛,通络脉而止疼痛,息肝风而定眩晕;羌活解表散寒,祛风胜湿,止痛;白芷解表祛风,止痛;三药相合,既能平息肝阳所化之风,又能祛散外风,行气止痛,共为臣药。赤芍活血和血,通络止痛;菊花、薄荷辛凉疏风,清肝解郁,清利头目;防风、细辛祛风散寒,通窍止痛,共为佐药;茶叶清利头目,载诸药上行,苦泻风热;甘草调和诸药,合为使药。合而用之,共奏活血化瘀、祛风止痛之功。

【临床应用】

1. 头痛 由瘀血阻滞,风邪上扰所致。用于头部胀痛或刺痛,痛有定处,遇风加重,反复发作;血管神经性头痛、紧张型头痛及偏头痛见上述证候者[1,2]。

2. 眩晕 由风阳上扰所致。用于头晕目眩,恶心呕吐,遇风尤甚;原发性高血压病、椎-基底动脉供血不足见上述证候者[3,4]。

【药理毒理】 本品有抗脑缺血、抗炎等作用。

1. 抗脑缺血 本品能降低大脑中动脉结扎犬脑组织缺血区肌酸激酶(CK)、碱性磷酸酶(ALP);降低大脑中动脉栓塞大鼠缺血区脑组织含水量;可延长双侧颈总动脉及迷走神经结扎小鼠存活时间[5]。

2. 抗炎 本品可抑制二甲苯所致的小鼠耳肿胀;降低醋酸致小鼠毛细血管通透性增高[6]。

3. 其他 本品能降低小鼠高切全血黏度、低切全血黏度[6]。

【不良反应】 目前尚未检索到不良反应报道。

【禁忌】 孕妇禁用。

【注意事项】

1. 肝火上炎头痛患者慎用。
2. 服药期间忌食辛辣、油腻食物。

【用法与用量】 口服。第一日:即刻、服药1小时后、2小时后、4小时后各服10ml,以后每6小时服10ml。第2、3日:一次10ml,一日3次。3天为一疗程,或遵医嘱。

【规格】 每支装10ml

【参考文献】 [1]胡燕琴,牛松涛.太极通天口服液治疗血管性头痛的临床观察.实用药物与临床,2010,13(5):383-384.

[2]赵雁清.通天口服液治疗偏头痛的疗效与不良反应的观察.

哈尔滨医药,2004,24(4):51.

[3]王剑威,朱蔚文.通天口服液治疗椎-基底动脉供血不足临床分析.临床医药实践,2007,16(4):253-254.

[4]刘宇新,谈友芬.通天口服液治疗椎-基底动脉供血不足60例疗效观察.重庆医学,2009,38(2):210.

[5]陈龙,姚素波,李颖,等.通天口服液对动物脑缺血的影响.中药药理与临床,2009,25(2):108.

[6]罗崇彬.通天口服液抗炎镇痛作用研究.现代食品与药品杂志,2007,17(4):36.

清眩片(丸)
Qingxuan Pian(Wan)

【药物组成】　川芎、石膏、白芷、荆芥穗、薄荷。

【功能与主治】　散风清热。用于风热头晕目眩,偏正头痛,鼻塞牙痛。

【方解】　方中川芎辛温走窜升散,可行头目,行气活血而祛风止痛,为治头痛之要药;生石膏辛寒,辛可升散,寒可泻火,为泻阳明经实火之要药,与川芎配伍,既可升散,清解火热,又可祛风止痛,故合为君药。白芷解表散风,通窍止痛,尤以散阳明经邪见长,且芳香上达,通窍止痛,为治阳明头痛、鼻渊头痛及风火牙痛所常用,故为臣药;荆芥穗、薄荷归肺、肝二经,辛散风邪,疏风散热,清利头目,而助君臣药治头痛,故为佐药。诸药共用,辛凉升散,清泻通窍,共奏散风清热之效。

【临床应用】

1. 感冒　由感受风热所致。用于发热恶寒,头痛,眩晕,周身酸楚,鼻塞,咽痒;上呼吸道感染见上述证候者。

2. 头痛　由外感风热引起。用于头痛头胀时作,痛连项背,遇风加剧,甚则头痛如裂,或头痛偏于一侧;紧张型头痛、偏头痛见上述证候者。

3. 鼻渊　由风热上攻所致。用于前额部或眉棱骨疼痛,鼻流浊涕,不知香臭,兼有头痛或寒热;额窦炎、副鼻窦炎、慢性鼻炎见上述证候者。

4. 牙宣　由风热上攻所致。用于牙痛,牙龈肿胀疼痛,遇热或入夜加剧,口臭气秽,咀嚼困难;牙周炎、牙龈炎见上述证候者。

【不良反应】　目前尚未检索到不良反应报道。

【禁忌】　孕妇禁用。

【注意事项】

1. 阴虚阳亢头痛、眩晕者慎用。

2. 服药期间忌食辛辣、油腻食物。

【用法与用量】　片剂:口服。一次4片,一日2次。丸剂:口服。一次1～2丸,一日2次。

【规格】　片剂:每片重0.55g

丸剂:每丸重6g

复方牵正膏
Fufang Qianzheng Gao

【药物组成】　白附子、地龙、全蝎、僵蚕、白芷、防风、生姜、川芎、当归、赤芍、樟脑、冰片、薄荷脑、麝香草酚。

【功能与主治】　祛风活血,舒经活络。用于风邪中络,口眼歪斜,肌肉麻木,筋骨疼痛。

【方解】　方中白附子、地龙、全蝎、僵蚕息风止痉、化痰通络、通痹散结,为君药。白芷、防风、生姜祛风散寒通络;川芎、当归、赤芍活血化瘀,祛风通络,以助君药活血祛风之效,共为臣药。以樟脑、冰片、薄荷脑、麝香草酚芳香开窍、通络止痛,为佐药。诸药相合,共奏祛风活血,舒经活络止痛之效。

【临床应用】

1. 口眼歪斜　由风邪中络所致。用于口眼歪斜,一侧上下眼睑不能闭合,颜面歪向一侧,或伴面部肌肉痉挛;面神经炎见上述证候者[1]。

2. 痹病　由风湿痹阻经络所致。用于筋骨疼痛,肌肉麻木,关节屈伸不利;风湿性关节炎、类风湿关节炎见上述证候者。

【不良反应】　偶见贴敷药膏后局部发红、作痒,停药后很快恢复正常。

【禁忌】　开放性创伤禁用。

【注意事项】

1. 气虚血瘀或阴虚阳亢所致面瘫者慎用。

2. 使用过程中如有皮肤过敏,应停药。

3. 贴敷期间应防受风寒。

4. 孕妇慎用。

【用法与用量】　外用,贴敷于患侧相关穴位。贴敷前,将相关穴位处用温水洗净或酒精消毒。

【规格】　(1)4cm×6.5cm　　(2)6.5cm×10cm

【参考文献】　[1]李玉华,刘顺普.复方牵正膏治疗面神经炎54例疗效观察.山东医药,1991,31(1):25-26.

正天丸(胶囊)
Zhengtian Wan(Jiaonang)

【药物组成】　川芎、当归、桃仁、红花、鸡血藤、附片、麻黄、白芷、防风、独活、羌活、细辛、钩藤、地黄、白芍。

【功能与主治】 疏风活血,养血平肝,通络止痛。用于外感风寒、瘀血阻络、血虚失养、肝阳上亢引起的多种头痛,神经性头痛,颈椎病型头痛,经前头痛。

【方解】 方中川芎活血行气,祛风止痛,为君药。当归、桃仁、红花、鸡血藤活血祛瘀,通络止痛,为臣药。附片、麻黄、白芷、防风、独活、羌活、细辛散寒,祛风,除湿,通络止痛;钩藤平肝止痉;地黄、白芍滋阴养血,柔肝止痛,共为佐使药。诸药合用,共奏疏风活血、通络止痛之功效。

【临床应用】 头痛 由外感风邪、瘀血阻络所致。用于头面疼痛经久不愈,痛处固定不移,或局部跳痛,舌质紫黯或瘀斑;神经性头痛见上述证候者[1,2]。

【药理毒理】 抗偏头痛 本品能改善硝酸甘油致偏头痛大鼠行为学症状,增加脑组织 5-羟色胺(5-HT)、去甲肾上腺素(NE)和多巴胺(DA)的含量[3];提高多巴胺、硝酸甘油诱导的偏头痛大鼠脑干 5-羟色胺(5-HT)含量,降低血浆一氧化氮(NO)、内皮素(ET)含量[4,5]。

【不良反应】 文献报道口服正天丸可引起皮疹、过敏性皮炎、大疱型固定性药疹、荨麻疹型药疹、神经性尿潴留、急性胃黏膜出血、泌乳[6-12]。

【禁忌】

1. 孕妇、哺乳期妇女禁用。

2. 肝肾功能不全者禁用。

3. 对本品过敏者禁用。

【注意事项】

1. 宜饭后服用。

2. 高血压病、心脏病患者慎用。

3. 过敏体质者慎用。

4. 不宜长期服用。

5. 服药期间忌烟酒及辛辣、油腻食物。

【用法与用量】 丸剂:饭后服用。一次 6g,一日 2～3 次,15 天为一疗程。胶囊剂:口服。一次 2 粒,一日 3 次。

【规格】 丸剂:(1)每瓶装 60g (2)每袋装 6g
胶囊剂:每粒装 0.45g

【参考文献】 [1]谢炜,黎婉玲,史建军.正天丸治疗 42 例偏头痛随机双盲对照临床研究.数理医药学杂志,2011,24(1):70-72.

[2]王勇,袁灿兴,商洪才,等.正天丸治疗偏头痛随机对照双盲双模拟多中心临床研究.中成药,2012,5(34):791-794.

[3]刘慧兰,曹克刚,高永红,等.正天丸对偏头痛大鼠的预防作用及对神经递质的影响研究.北京中医药大学学报,2008,31(11):745.

[4]李涛,范吉平,曹克刚,等.正天丸对多巴胺、硝酸甘油诱导的偏头痛大鼠模型脑干神经递质影响.中华中医药杂志(原中国医药学报),2014,29(2):444.

[5]李涛,曹克刚,田鹤,等.正天丸对时相性偏头痛动物模型行为学表现及血管活性物质的影响.湖南中医药大学学报,2010,30(12):19.

[6]董胜山.正天丸致药疹.药物不良反应杂志,2002,4(4):270.

[7]许东,许宏.正天丸致过敏性皮炎 1 例.人民军医,2001,44(10):616.

[8]秦楠,尤艳明,姜薇,等.正天丸引起大疱型固定性药疹一例.实用皮肤病学杂志,2014,7(4):318-319.

[9]刘义福.正天丸致荨麻疹型药疹 1 例.西北国防医学杂志,2003,24(6):438.

[10]钟江明,王凯.精神性尿潴留 1 例报告.西南国防医药,1997,7(2):76.

[11]张英双.正天丸致急性胃黏膜出血 1 例.开封一专学报,1997,16(3):70.

[12]高攀峰,高晓.服正天丸致泌乳 1 例.中国航天医学杂志,2003,5(5):9.

(二) 平肝息风

天麻首乌片

Tianma Shouwu Pian

【药物组成】 天麻、何首乌、熟地黄、墨旱莲、女贞子、黄精、当归、白芍、桑叶、炒蒺藜、丹参、川芎、白芷、甘草。

【功能与主治】 滋阴补肾,养血息风。用于肝肾阴虚所致的头晕目眩、头痛耳鸣、口苦咽干、腰膝酸软、脱发、白发;脑动脉硬化、早期高血压、血管神经性头痛、脂溢性脱发见上述证候者。

【方解】 方中天麻甘平,善平肝息风、通络止痛;何首乌滋养肝肾、补益精血、乌发生发,两药合用,既养血息风,又定眩止痛,故为君药。熟地黄、墨旱莲、女贞子、黄精、当归滋补肝肾、养血补阴;白芍、桑叶、刺蒺藜养血敛阴、平肝止痛,共为臣药。丹参、川芎、白芷调畅气血,上达头目,祛风止痛,三者共为佐药。甘草调和诸药,为使药。诸药相配,共奏滋补肝肾、养血息风之效。

【临床应用】

1. **头痛** 由肝肾阴虚,肝阳上扰所致。用于头痛,眩晕,耳鸣,心烦易怒,目赤,口苦,腰膝酸软,神疲乏力,舌红苔少,脉沉细或弦;原发性高血压病、偏头痛见上述证候者。

2. 眩晕 由肝肾阴虚,精血不足,肝阳上亢所致。用于头晕目眩,耳鸣,少寐,口苦咽干,腰膝酸软,精神萎靡,舌红少苔,脉弦细数;脑动脉硬化、轻度原发性高血压病见上述证候者。

3. 脱发白发 由肝肾阴虚,精血不足,发失所养所致。用于须发早白,甚或脱落,腰膝酸软,神疲乏力;神经性脱发、脂溢性脱发见上述证候者。

【**药理毒理**】 本品有改善血液流变性、改善脑循环、保护血管内皮、抗氧化作用。

1. 改善血液流变性 本品能改善注射氢化可的松及肾上腺素致血瘀大鼠血液流变学状态,降低全血黏度、血浆黏度及红细胞压积[1]。

2. 改善脑循环 本品能降低脑动脉硬化症患者脑血管收缩波低流速和搏动指数(PI)、收缩峰圆钝和阻力指数(RI)[2]。

3. 保护血管内皮 本品含药血清体外可降低大鼠脑微血管内皮细胞(rCMECs)早期凋亡率[3],下调 iNOS mRNA、内皮素 mRNA 表达,减少培养液中 NO 和内皮素的含量[3]。

4. 抗氧化 本品可增加 D-半乳糖致急性衰老小鼠血及脑组织超氧化物歧化酶(SOD)活性,降低过氧化脂质丙二醛(MDA)含量[4]。

【**不良反应**】 文献报道,偶见轻度头痛、面部发红[5]。

【**禁忌**】 孕妇禁用。

【**注意事项**】

1. 湿热内蕴,痰火壅盛者慎用。

2. 忌食生冷、辛辣、油腻食物,忌烟酒、浓茶。

【**用法与用量**】 口服。一次 6 片,一日 3 次。

【**规格**】 每片 0.25g

【**参考文献**】 [1]邱赛红,蔡颖,孙必强,等.天麻首乌对阴虚血瘀模型大鼠血液流变学的影响.湖南中医杂志,2006,22(5):82.

[2]喻正科,周兵,刘春华,等.天麻首乌片治疗脑动脉硬化症56 例临床观察.湖南中医杂志,2002,18(4):57.

[3]刘朝晖,周常权,杨宝凡,等.天麻首乌片治疗偏头痛的作用机制的实验研究.中成药,2002,24(12):952.

[4]邱赛红,蔡颖,孙必强,等.天麻首乌片对 D-半乳糖致衰老小鼠机体氧自由基的影响.中医药导报,2006,12(10):61

[5]肖德华,谭达全.天麻首乌片治疗高血压病 120 例总结.湖南中医杂志,2012,28(6):3-5.

清脑降压片

Qingnao Jiangya Pian

【**药物组成**】 黄芩、夏枯草、决明子、槐米、钩藤、煅磁石、珍珠母、牛膝、地黄、当归、丹参、地龙、水蛭。

【**功能与主治**】 平肝潜阳。用于肝阳上亢所致的眩晕,症见头晕、头痛、项强、血压偏高。

【**方解**】 方中以黄芩、夏枯草、决明子、槐米清肝泻火,平肝潜阳,共为君药。钩藤、磁石、珍珠母平肝潜阳,息风止痉,共为臣药。佐以牛膝、地黄、当归滋补肝肾,引血下行;丹参活血化瘀,清心除烦;地龙、水蛭活血破瘀,息风止痉,通络止痛。诸药合用,共奏平肝潜阳,清眩止晕之功。

【**临床应用**】

1. 眩晕 由肝阳上亢,肝火上炎所致。用于头晕,目眩,项背强痛,目赤,耳鸣,耳聋,面部潮红,目赤,口苦,四肢发麻,大便干燥;原发性高血压病见上述证候者[1]。

2. 头痛 由肝阳上亢,肝火上炎所致。用于头部胀痛,头昏,耳鸣,心烦易怒,目赤,口苦,大便干燥,舌红苔黄,脉弦数;原发性高血压病见上述证候者。

【**药理毒理**】 **降血压** 本品能改善肝阳上亢型高血压患者证候积分,降低 I 级、II 级高血压患者收缩压和舒张压,升高一氧化氮(NO)、降低内皮素(ET-1),调节 NO/ET-1 比值[1]。

【**不良反应**】 目前尚未检索到不良反应报道。

【**禁忌**】 孕妇禁用。

【**注意事项**】

1. 气血不足所致头晕、头痛者慎用。

2. 有出血倾向者慎用。

3. 血压明显升高,或药后血压不降时,应配合其他降压药使用。

4. 饮食宜清淡,低盐,忌烟酒。

【**用法与用量**】 口服。一次 4～6 片,一日 3 次。

【**规格**】 (1)薄膜衣片 每片重 0.33g (2)糖衣片(片芯重 0.30g)

【**参考文献**】 [1]任江华.清脑降压片治疗高血压(肝阳上亢证)的临床疗效及对血管内皮功能的影响.中国实验方剂学杂志,2012,18(24):327-329.

杜仲双降袋泡剂

Duzhong Shuangjiang Daipaoji

【**药物组成**】 杜仲叶、苦丁茶。

【功能与主治】 平肝清热。用于肝阳上亢所致的头痛，头晕；高血压、高脂血症见上述证候者。

【方解】 方中杜仲叶味微辛、性温，功能滋补肝肾，平肝潜阳，为君药。苦丁茶味微苦、微甘、性寒，功能清泄肝火，清利头目，为臣药。两药合用，共奏清热平肝之功。

【临床应用】

1. 头痛 由肝阳上亢所致。用于头痛，耳鸣，心烦易怒，目赤，口苦，夜寐不安，舌红少苔，脉弦细数；原发性高血压见上述证候者。

2. 眩晕 由肝阳上亢所致。用于眩晕，耳鸣，腰膝酸软，少寐多梦，心烦，胸闷，目赤，口苦，舌红少苔，脉弦细数；原发性高血压病、高脂血症见上述证候者。

【不良反应】 目前尚未检索到不良反应报道。

【禁忌】 尚不明确。

【注意事项】

1. 外感发热头痛者慎用。

2. 饮食宜清淡、低盐。忌烟酒、浓茶。

3. 血压过高者需遵医嘱合并使用降压药物治疗。

【用法与用量】 开水泡服。一次 1 袋，一日 2～3 次。

【规格】 每袋装 3.5g

安宫降压丸
Angong Jiangya Wan

【药物组成】 人工牛黄、水牛角浓缩粉、天麻、黄连、黄芩、栀子、郁金、冰片、珍珠母、黄芪、党参、麦冬、白芍、醋五味子、川芎。

【功能与主治】 清热镇惊，平肝潜阳。用于肝阳上亢、肝火上炎所致的眩晕，症见头晕、目眩、心烦、目赤、口苦、耳鸣耳聋；高血压病见上述证候者。

【方解】 方中牛黄能清热解毒、化痰开窍、息风镇惊，为君药。水牛角浓缩粉清热凉血解毒，天麻平肝息风止痉，二药合助牛黄清热息风定惊，为臣药。黄连、黄芩、栀子清热泻火，郁金凉血清心、行气解郁，冰片开窍醒神，珍珠母平肝潜阳，黄芪、党参、麦冬、白芍、五味子益气养阴，川芎活血行气、祛风止痛，共为佐药。诸药合用，共奏清热镇静、平肝潜阳之功。

【临床应用】

1. 眩晕 由肝阳上亢、肝火上炎所致。用于头目眩晕，项强，脑胀，烦躁不安，目赤，口苦，耳鸣，耳聋，舌质红苔黄少津，脉弦数有力；原发性高血压病见上述证候者。

2. 头痛 由肝阳上亢、肝火上炎所致。用于头痛脑胀，项背强痛，目赤，口苦，烦躁易怒，胸闷胁痛，舌红苔黄，脉弦数；原发性高血压病、偏头痛见上述证候者。

【不良反应】 目前尚未检索到不良反应报道。

【禁忌】 孕妇禁用。

【注意事项】

1. 痰湿中阻，清阳不升之眩晕、头痛者慎用。

2. 忌食辛辣香燥，肥甘油腻食物。

3. 降压效果不明显时，宜配合其他降压药物。

【用法与用量】 口服。一次 1～2 丸，一日 2 次。

【规格】 每丸重 3g

清眩治瘫丸
Qingxuan Zhitan Wan

【药物组成】 天麻、僵蚕、全蝎、地龙、珍珠、决明子、槐米、水牛角浓缩粉、人工牛黄、黄连、黄芩、丹参、川芎、赤芍、牛膝、没药(醋炙)、血竭、山楂、铁丝威灵仙、制白附子、酒蕲蛇、法半夏、安息香、冰片、人参(去芦)、黄芪、炒白术、茯苓、麦冬、玄参、地黄、骨碎补、桑寄生、沉香、醋香附、郁金、枳壳(炒)、葛根、泽泻。

【功能与主治】 平肝息风，化痰通络。用于肝阳上亢、肝风内动所致的头目眩晕、项强头胀、胸中闷热、惊恐虚烦、痰涎壅盛、言语不清、肢体麻木、口眼歪斜、半身不遂。

【方解】 方中天麻、僵蚕、全蝎、地龙、珍珠、决明子、槐米平肝息风通络；水牛角、牛黄、黄连、黄芩清热化痰，凉血解毒；丹参、川芎、赤芍、牛膝、没药、血竭、山楂、威灵仙活血化瘀，通络止痛；白附子、蕲蛇、法半夏祛风化痰通络；安息香、冰片芳香开窍；人参、黄芪、白术、茯苓益气固本；麦冬、玄参、地黄滋阴清热；骨碎补、桑寄生补益肝肾；沉香降气；香附、郁金、枳壳理气开郁；并辅以葛根解肌通络，主治项强；泽泻渗湿化浊。诸药相合，共奏平肝息风、化痰通络之功。

【临床应用】

1. 中风 由肝风内动，风痰上扰所致。用于半身不遂，口眼歪斜，言语不清，痰涎壅盛，胸中闷热，头晕，头痛，舌质红，苔腻，脉弦滑；脑出血及脑梗死恢复期见上述证候者。

2. 眩晕 由肝阳上亢，肝风内动所致。用于头晕目眩，头痛头胀，项强，烦劳或恼怒时加重，面时潮红，急躁易怒，少寐多梦，口苦，舌质红，苔腻，脉弦滑；原发性高血压病见上述证候者。

【不良反应】 目前尚未检索到不良反应报道。

【禁忌】　孕妇禁用。

【注意事项】

1. 气血亏虚所致眩晕者慎用。

2. 忌食辛辣、厚味、油腻食物。

【用法与用量】　用温开水或黄酒送服。一次 1 丸，一日 2 次。

【规格】　每丸 9g

天麻头风灵胶囊
Tianma Toufengling Jiaonang

【药物组成】　天麻、钩藤、地黄、玄参、当归、川芎、杜仲、槲寄生、牛膝、野菊花。

【功能与主治】　滋阴潜阳,祛风湿,强筋骨。用于阴虚阳亢及风湿阻络所致的头痛、手足麻木、腰腿痛。

【方解】　方中天麻味苦性辛,善于平肝潜阳,内潜风阳,外祛风邪而止痛,且能补益肝肾,为风药中之润剂,祛散风邪而不伤正气,为诸般头痛、头风之要药;钩藤甘、微寒,入肝、心包经,能息风止痉、清热平肝;二药合用,具有平肝潜阳、息风止痉之功,共为君药;地黄滋阴养血,玄参滋阴补肾,滋水涵木,当归、川芎养血活血,祛风行气,化瘀止痛,共为臣药;杜仲补肝肾、强筋骨,槲寄生祛风湿、益肝肾、强筋骨,牛膝活血通经、补益肝肾,引血下行,虚于下者固其本,共为佐药;野菊花清热平肝明目,为使药。诸药相合,共奏滋阴潜阳,祛风湿,强筋骨之功。

【临床应用】

1. 头痛　由肝肾不足,肝阳上亢所致。用于头痛而胀,反复不愈,朝轻暮重,头晕、目眩,腰膝酸软,口干口苦;原发性高血压病、血管神经性头痛见上述证候者。

2. 痹病　由肝肾不足,风湿阻络所致。用于腰腿疼痛,感受风湿后加重,手足麻木,腰膝乏力,头晕目眩。

【不良反应】　目前尚未检索到不良反应报道。

【禁忌】　尚不明确。

【注意事项】

1. 外感以及虚证头痛者慎用。

2. 孕妇慎用。

3. 服药期间忌辛辣、油腻食物。

【用法与用量】　口服。一次 4 粒,一日 2 次。

【规格】　每粒装 0.2g

晕痛定片
Yuntongding Pian

【药物组成】　蜜环菌发酵培养物、川芎。

【功能与主治】　平肝息风,活血通络。用于风阳上扰、瘀血阻络所致的头痛日久、痛有定处、头目眩晕、夜寐不安;高血压病、脑血管病见上述证候者。

【方解】　方中蜜环菌发酵培养物替代天麻入药,取其滋补肝肾、平肝潜阳,配以川芎行气活血、祛风止痛,两药合用,共奏平肝息风、活血通络之功。

【临床应用】

1. 头痛　由风阳上扰,瘀血阻络所致。用于头痛,头晕目眩,心烦,失眠,神疲乏力,舌红,脉沉弦;原发性高血压病、偏头痛或紧张型头痛见上述证候者。

2. 眩晕　由风阳上扰所致。用于头晕目眩,头胀头痛,心烦,失眠,或肢体麻木;原发性高血压病、脑血管病恢复期见上述证候者。

【药理毒理】　本品有镇痛、镇静等作用。

1. 镇痛　本品可减少酒石酸锑钾所致小鼠的扭体次数,提高小鼠在热板法试验中的痛阈值[1]。

2. 镇静　本品对戊巴比妥钠镇静催眠作用具有协同效应,可增加戊巴比妥钠阈下剂量组入睡动物数,延长戊巴比妥钠阈剂量组动物的睡眠时间,减少小鼠自主活动次数[1]。

3. 改善血液流变性　本品可降低头痛患者的全血黏度、血浆黏度、红细胞比容和血小板聚集率[2]。

【不良反应】　偶有口干、恶心、思睡[3]。

【禁忌】　孕妇禁用。

【注意事项】

1. 虚证头痛者慎用。

2. 服药期间忌辛辣、油腻食物。

【用法与用量】　口服。一次 4 片,一日 3 次;或遵医嘱。

【规格】　每片重 0.3g

【参考文献】　[1]河南省周口地区第二制药厂.晕痛定药效及毒理实验报告.新药申报资料,1985.

[2]曹正柳,张志钧,熊友生,等.晕痛定对头痛的疗效与血液流变学观察.江西中医药,1996,27(4):51.

[3]杨念民,王洪鹏,彭莉.晕痛定治疗头痛头晕 416 例临床分析.中成药,1994,6(4):27.

复方羚角降压片
Fufang Lingjiao Jiangya Pian

【药物组成】　羚羊角、夏枯草、黄芩、槲寄生。

【功能与主治】　平肝泄热。用于肝火上炎、肝阳上亢所致的头晕、头胀、头痛、耳鸣;高血压病见上述证候者。

【方解】 方中羚羊角性寒、味咸,具有清泻肝火、平肝息风、定眩止痛之功,为治肝风之要药,又善清热,故为君药。夏枯草味苦辛、性寒,入肝、肺经,清肝泻火,解郁结;黄芩性味苦寒,入肺、肝、大肠经,善于清肝经火郁,皆为臣药;槲寄生补肝肾,强筋骨,滋水涵木,尤擅治疗肝肾不足引起的阳亢化风、风阳上扰证,为佐药。诸药合用,共奏平肝泄热之功。

【临床应用】

1. 眩晕 由肝火上炎,肝阳上亢所致。用于头痛,眩晕,面红,目赤,烦躁易怒,口苦而干,耳鸣,耳聋;原发性高血压病、紧张型头痛或偏头痛见上述证候者。

2. 耳聋 由肝胆之火上扰清窍所致。用于耳鸣,耳聋,时轻时重,每于郁怒之后加重,头痛,眩晕,心烦易怒;神经性耳聋见上述证候者。

【不良反应】 目前尚未检索到不良反应报道。

【禁忌】 尚不明确。

【注意事项】

1. 脾胃虚寒者慎用。

2. 服药期间忌食辛辣、油腻食物。

【用法与用量】 口服。一次4片,一日2~3次。

【规格】 (1)素片 每片重0.35g (2)薄膜衣片 每片重0.31g (3)薄膜衣片 每片重0.35g

复方罗布麻颗粒

Fufang Luobuma Keli

【药物组成】 罗布麻叶、菊花、山楂。

【功能与主治】 平肝泄热,镇静安神。用于肝阳上亢、肝火上攻所致的头晕、头胀、失眠;高血压病、神经衰弱见上述证候者。

【方解】 方中罗布麻味甘、苦,性微寒,归肝、心经,既能平降肝阳,又能清泻肝火,切中病机,为君药。菊花味甘、苦,性微寒,归肺、肝、肾经,清肝火,平肝阳,辅助君药平肝泄热,为臣药。山楂味酸甘,性微温,功擅活血化瘀、化浊通脉,为佐药。诸药配合,共收平肝泄热、镇静安神之效。

【临床应用】

1. 眩晕 眩晕由肝阳上亢,肝火上攻,肝热上扰所致。用于眩晕,头胀,面红,目赤,烦躁易怒,口苦而干,耳鸣;原发性高血压病见上述证候者。

2. 失眠 失眠由肝阳上亢,肝热扰心,心神不宁所致。用于失眠多梦,烦躁易怒,头晕,头痛;神经衰弱见上述证候者。

【不良反应】 目前尚未检索到不良反应报道。

【禁忌】 尚不明确。

【注意事项】

1. 脾胃虚寒者慎用。

2. 服药期间忌食辛辣、油腻食物。

3. 体弱、虚寒便溏者慎用。

4. 孕妇慎用。

【用法与用量】 开水冲服。一次1~2块,一日2次。

【规格】 每块重15g

脑立清丸(胶囊、片)

Naoliqing Wan(Jiaonang,Pian)

【药物组成】 磁石、珍珠母、赭石、猪胆汁(或猪胆粉)、冰片、薄荷脑、清半夏、熟酒曲、酒曲、牛膝。

【功能与主治】 平肝潜阳,醒脑安神。用于肝阳上亢,头晕目眩,耳鸣口苦,心烦难寐;高血压病见上述证候者。

【方解】 方中磁石潜阳纳气,镇惊安神;珍珠母潜阳安神,清热平息肝风;赭石独擅平肝潜阳,三药统领全方,潜阳息风,为君药。猪胆汁咸、苦寒而入肝胆,可凉肝息风、清热醒脑;冰片、薄荷脑轻清芳香清利头目、开窍醒神,与猪胆汁既凉肝息风而助君药平息肝风,又开窍醒脑,共为臣药。半夏化痰降逆;酒曲调和脾胃,为佐药。牛膝活血化瘀,引火引血下行,为使药。诸药配合,共奏平肝潜阳、醒脑安神之功。

【临床应用】

1. 眩晕 由肝阳上亢所致。用于眩晕,耳鸣,头痛且胀,每因烦劳或恼怒而增剧,面色潮红,性急易怒,少寐多梦,心烦,口苦;原发性高血压病、神经衰弱见上述证候者。

2. 头痛 由肝阳上亢所致。用于头痛且胀,每因烦劳或恼怒而增剧,伴有面色潮红,烦躁易怒,失眠多梦,口苦咽干;血管神经性头痛、原发性高血压病见上述证候者。

【药理毒理】 本品有镇静、改善微循环等作用。

1. 镇静 本品可延长戊巴比妥钠睡眠时间,增加戊巴比妥钠阈下催眠剂量的睡眠百分数,拮抗咖啡因的兴奋作用[1]。

2. 改善微循环 本品可改善自发性高血压模型大鼠的心、脑、肾等脏器血管管壁增厚、管腔狭窄等病理变化,改善肾小球萎缩和其他形态异常[2]。

3. 其他 本品可降低自发性高血压模型大鼠(SHR)血浆血栓素(TXB$_2$)含量,提高血浆6-酮-PGF$_{1\alpha}$

水平[3]。

【不良反应】　有文献报道,服用本品可致慢性皮肤过敏、轻微发热、皮疹、胃部不适[4,5]。

【禁忌】　孕妇禁用。

【注意事项】

1. 肾精亏虚所致头晕、耳鸣者慎用。

2. 服药期间忌食寒凉、油腻食物。

3. 体弱、虚寒者慎用。

【用法与用量】　丸剂:口服。一次 10 丸,一日 2 次。胶囊剂:口服。一次 3 粒,一日 2 次。片剂:口服。一次 5 片,一日 2 次。

【规格】　丸剂:每 10 丸重 1.1g

胶囊剂:每粒装 0.33g

片剂:每片重 0.3g(0.5g)

【参考文献】　[1]徐海峰,李志猛,杨楠,等.久强脑立清对昆明种小鼠行为的影响.中国康复理论与实践,2004,10(9):524.

[2]左萍萍,赵现红,徐海峰,等.久强脑立清对自发性高血压大鼠重要器官的保护作用.中国康复理论与实践,2004,10(9):513.

[3]孔祥英,左萍萍,李志猛,等.久强脑立清对自发性高血压大鼠血浆血栓素 A_2 和前列环素水平的影响.中国康复理论与实践,2004,10(9):518.

[4]蒋晓琴,史桂云.服脑立清出现慢性皮肤过敏 1 例.中国中药杂志,1998,23(9):567.

[5]张凤霞.脑立清胶囊引起胃部不适 1 例.中国药师,2005,8(10):878.

羚羊角胶囊
Lingyangjiao Jiaonang

【药物组成】　羚羊角。

【功能与主治】　平肝息风,清肝明目,散血解毒。用于肝风内动、肝火上扰、血热毒盛所致的高热惊痫、神昏痉厥、子痫抽搐、癫痫发狂、头痛眩晕、目赤、翳障、温毒发斑。

【方解】　方中羚羊角味咸、性寒,咸入血,寒能清热,主入肝、心经,具有清泻肝热、息风止痉、清热解毒之功用,为治肝风内动、惊痫抽搐的要药;又善清热,故可治疗温热病、惊风、中风、癫痫等热盛痉挛抽搐,又可用于肝经热盛、肝阳上亢的头痛、目痛及眩晕。

【临床应用】

1. 高热　由血热毒盛,引动肝风所致。用于高热,头痛,眩晕,神昏,惊厥;各种原因所致的高热见上述证候者。

2. 头痛　由肝风内动,肝火上扰所致。用于头痛,头晕,面红,目赤;原发性高血压病见上述证候者。

3. 痫病　由肝风内动,肝火扰心所致。用于突然仆倒、昏不知人、四肢抽搐、醒后如常人;癫痫见上述证候者。

4. 温毒发斑　因温病发斑;血液系统疾病伴发热者可选用。

5. 绿风内障　由肝火上犯头目所致。用于头目胀痛,眼胀欲脱,甚则恶心呕吐,视灯光有虹视现象,眼压较高;急性闭角型青光眼见上述证候者。

此外,本品尚可治疗急性化脓性扁桃体炎[1]。

【不良反应】　目前尚未检索到不良反应报道。

【禁忌】　尚不明确。

【注意事项】

1. 阴虚火旺所致的发热慎用。

2. 孕妇慎用。

3. 服药期间忌食辛辣、油腻食物。

4. 脾胃虚寒便溏者慎用。

【用法与用量】　口服。一次 0.3～0.6g,一日 1 次。

【规格】　每粒装　(1)0.15g　(2)0.3g

【参考文献】　[1]叶金花,黄勇.克比奇羚羊角胶囊治疗急性化脓性扁桃体炎.实用医学杂志,2004,20(2):176.

心 脑 静 片
Xinnaojing Pian

【药物组成】　钩藤、夏枯草、珍珠母、龙胆、槐米、黄芩、黄柏、莲子心、淡竹叶、人工牛黄、冰片、制天南星、朱砂、铁丝威灵仙、木香、甘草。

【功能与主治】　平肝潜阳,清心安神。用于肝阳上亢所致的眩晕及中风,症见头晕目眩、烦躁不宁、言语不清、手足不遂。也可用于高血压肝阳上亢证。

【方解】　方中钩藤、夏枯草、珍珠母平肝潜阳;龙胆、槐米、黄芩清肝泻火;黄柏泻肾火而坚阴;莲子心、淡竹叶清心降火,除烦安神;牛黄、冰片、天南星、朱砂豁痰开窍,息风定惊,镇心安神;铁丝威灵仙祛风通络;木香、甘草行气调中。诸药相合,共奏平肝潜阳、清心安神之功。

【临床应用】

1. 眩晕　由肝阳上亢所致。用于头晕目眩,烦躁不宁,心悸易惊,少寐多梦,胸闷痰多,口苦口干,舌质红苔黄腻,脉弦;原发性高血压病见上述证候者。

2. 中风　由肝阳化风,风痰阻窍所致。用于言语不清,手足不遂,口舌歪斜,肢体麻木,舌红苔黄,脉弦;脑出血、脑梗死恢复期见上述证候者。

【药理毒理】　本品具有降压、镇静、抗惊厥、抗脑缺血、改善心肌缺血的作用。

1. 降血压 本品能降低肾动脉狭窄高血压大鼠血压[1]及自发性高血压大鼠收缩压[2]。

2. 镇静、抗惊厥 本品能减少小鼠自主活动次数，延长戊巴比妥钠睡眠时间；对士的宁和电刺激所引起的惊厥有对抗作用[2]。

3. 抗脑缺血 本品能减少双侧颈总动脉结扎致急性脑缺血大鼠的脑组织含水量和脑指数[1]。

4. 改善心肌缺血 心脑静颗粒可增加麻醉犬冠脉血流量，降低冠脉阻力和动、静脉氧浓度差[3]。心脑静颗粒麻醉犬十二指肠给药，可改善结扎冠状动脉前降支所致心肌缺血程度和缺血范围[3]。

【不良反应】 目前尚未检索到不良反应报道。

【禁忌】 孕妇禁用。

【注意事项】

1. 气血不足眩晕者慎用。

2. 本品含有朱砂，不宜过量或长期服用。

【用法与用量】 口服。一次 4 片，一日 1～3 次。

【规格】 （1）薄膜衣片　每片重 0.4g　（2）糖衣片（片芯重 0.4g）

【参考文献】　[1]马杰，王普民，胡丽萍，等.心脑静片对实验性脑缺血及高血压的作用研究.中草药，2000，31(1)：39.

[2]王玉芬，鲁新，韩双红，等.心脑静片降压镇静作用的实验研究.中成药，2002，24(6)：474.

[3]李继洪，代冬梅，陈玲珍.心脑静颗粒对血流动力学及心肌缺血的影响.中药药理与临床，2005，21(6)：51.

牛黄降压丸(胶囊、片)

Niuhuang Jiangya Wan(Jiaonang，Pian)

【药物组成】 人工牛黄、羚羊角、珍珠、冰片、水牛角浓缩粉、黄芩提取物、黄芪、党参、白芍、郁金、川芎、决明子、薄荷、甘松。

【功能与主治】 清心化痰，平肝安神。用于心肝火旺、痰热壅盛所致的头晕目眩、头痛失眠、烦躁不安；高血压病见上述证候者。

【方解】 方中人工牛黄清热解毒，清心除烦，豁痰定惊；羚羊角性寒味咸，具有清热解毒、平肝息风、定眩止痛之功，共为君药。珍珠母甘、咸、寒，潜阳安神，清热平息肝风；冰片清心开窍，疏散郁火，清利咽喉，聪耳明目，以清上焦热邪，透发火郁；水牛角、黄芩凉血清心开窍，潜降苦泄肝经火邪，共为臣药。佐以黄芪、党参健脾益气，白芍平抑肝阳、敛阴养血；郁金活血，疏肝解郁，行气中之血；川芎行气活血，理血中之气；决明子清肝定

眩；薄荷疏肝解郁；甘松疏肝理气，共为佐药。诸药合用，共奏清心化痰、平肝安神之功。

【临床应用】

1. 眩晕 由肝阳上亢及痰火壅盛所致。用于眩晕，急躁易怒，面红，口苦，失眠；原发性高血压病见上述证候者。

2. 头痛 由肝阳上亢及痰火壅盛所致。用于头痛，头晕，烦躁易怒，面红，目赤；血管神经性头痛、偏头痛、原发性高血压病见上述证候者[1,2]。

【药理毒理】 本品有降压、抑制血小板聚集、利尿等作用。

1. 降血压 本品可降低自发性高血压大鼠(SHR)血压[3]，降低 SHR 大鼠血浆内皮素(ET)，血管紧张素Ⅱ、醛固酮及糖皮质激素含量[4-7]；还可降低肾性高血压模型大鼠血浆肾素活性和血管紧张素Ⅱ(AngⅡ)含量[6]，对肾性高血压犬的血压也有降低作用，对心率无明显影响[5]。牛黄降压片可降低自发性高血压大鼠尾动脉血压，减轻肾小动脉的病变程度[8]。本品亦可降低两肾一夹型肾性高血压大鼠的尾动脉压，降低心肌组织 MMP-1、MMP-2 和 Bax 的蛋白表达，改善左心室肥厚，降低 LVM 和 LVM/BW 值，并且可以减小心肌细胞体积，改善心肌细胞形态[9-11]。临床研究，本品可降低中度原发性高血压病患者的舒张压和收缩压[12]。

2. 抑制血小板聚集 本品可抑制正常大鼠血小板黏附及 ADP 诱导的血小板聚集，降低血小板中钙调蛋白含量和血栓素 A_2(TXA$_2$)的释放[13]。

3. 利尿 本品可增加水负荷大鼠排尿量，增加 Na$^+$排出量[14]。

4. 其他 本品可增强大鼠腹腔巨噬细胞的吞噬活性，抑制二甲苯所致小鼠耳肿胀，对实验性发热家兔有解热作用，还可延长戊巴比妥钠所致小鼠的睡眠时间[14]。本品可以减少 SHR 大鼠平滑肌细胞 Ki-67 含量和碱性成纤维因子(bFGF)表达[4]。本品可降低高血压患者全血黏度、血浆黏度和纤维蛋白原含量、降低血甘油三酯、胆固醇、低密度脂蛋白含量，升高高密度脂蛋白含量[15]。

【不良反应】 有牛黄降压丸引起肝损害、低血钾危象的文献报道[16-18]。

【禁忌】 孕妇禁用。

【注意事项】

1. 气血不足证眩晕、失眠患者慎用。

2. 服药期间忌寒凉、油腻食物。

3. 体弱、便溏者慎用。

【用法与用量】　丸剂:口服。水蜜丸一次 20～40 丸,一日 1 次;大蜜丸一次 1～2 丸,一日 1 次。胶囊剂:口服。一次 2～4 粒,一日 1 次。片剂:口服。一次 2 片,一日 2 次。

【规格】　丸剂:(1)水蜜丸　每 20 丸重 1.3g

(2)大蜜丸　每丸重 1.6g

胶囊剂:每粒装 0.4g

片剂:每片重 0.27g

【参考文献】　[1]丁小芳.牛黄降压丸治疗高血压随机平行对照研究.实用中医内科杂志,2013,27(7):58-60.

[2]周端求,杨铮铮.牛黄降压胶囊治疗偏头痛的临床观察.中国中药杂志,2006,31(10):860-862.

[3]刘应柯,郭桐生,王文,等.参龙降压灵-尼群地平合用对自发性高血压大鼠 24 小时血压的影响.第一军医大学学报,2000,20(3):224.

[4]张蕴慧.桑仙降压颗粒对自发性高血压大鼠平滑肌细胞 Ki-67、bFGF 的影响.中西医结合心脑血管病杂志,2004,2(5):274.

[5]叶芳,鲜万华,李淑玲,等.复方寄生流浸膏对高血压动物模型降压作用的研究.上海中医药杂志,2004,38(9):53.

[6]刘应柯,刘尚岭,郭桐生,等.参龙降压灵对自发性高血压大鼠血压及血浆 ET,CGRP 含量的影响.第一军医大学学报,2000,20(2):180.

[7]程顺峰,王俊英,李岩.乌菊降压丸药效学实验.中国药房,2002,13(10):588.

[8]柳占彪,马涛,贾晓旭,等.牛黄降压方对自发性高血压大鼠肾小动脉影响的病理形态观察.中国实验方剂学杂志,2010,16(17):122-124.

[9]潘立民.益心舒对肾性高血压大鼠左室肥厚及心肌 MMP-1 蛋白表达的影响.哈尔滨:黑龙江中医药大学硕士学位论文,2005.

[10]李凤.益心舒对肾性高血压大鼠左室肥厚及心肌 MMP-2 蛋白表达的影响.哈尔滨:黑龙江中医药大学硕士学位论文,2008.

[11]王宫博.益心舒对肾性高血压大鼠左心室肥厚及心肌 Bax 蛋白表达的影响.哈尔滨:黑龙江中医药大学硕士学位论文,2008.

[12]黄继汉,郑青山,高蕊,等.牛黄降压片治疗原发性高血压病(肝火亢盛证)的临床等效性试验.中国循证医学杂志,2004,4(4):249-254.

[13]任建勋,林成仁,王敏,等.牛黄降压丸对正常大鼠血小板功能的影响与作用机制的实验研究.中国实验方剂学杂志,2007,13(11):34.

[14]张蕴慧.桑仙降压颗粒对高血压病病人血压和内皮功能的影响.中西医结合心脑血管病杂志,2004,2(9):497.

[15]刘遂心,孙明,罗南冬,等.牛黄降压胶囊治疗原发性高血压病的临床研究.中国中西医结合杂志,2004,24(6):553.

[16]曹明雪,刘淼昊,乐荣.牛黄降压丸致药物性肝损害 1 例.中国药物警戒,2012,9(7):442.

[17]季鲁玉.牛黄降压片致血钾危象 1 例.井冈山医专学报,2003,10(2):78.

[18]王群.牛黄降压片致低血钾危象 1 例.菏泽医专学报,2000,12(2):8.

镇脑宁胶囊

Zhennaoning Jiaonang

【药物组成】　水牛角浓缩粉、天麻、川芎、丹参、细辛、白芷、葛根、藁本、猪脑粉。

【功能与主治】　息风通络。用于风邪上扰所致的头痛头昏、恶心呕吐、视物不清、肢体麻木、耳鸣;血管神经性头痛、高血压病、动脉硬化见上述证候者。

【方解】　方中以水牛角浓缩粉清心凉血安神,凉肝息风定惊;天麻平肝潜阳,息风止痉,共为君药。川芎活血祛瘀,祛风止痛;丹参清心安神,活血化瘀,两药相得益彰,活血通脉,清心安神,同为臣药。细辛祛风通络,通窍止痛;白芷散风除湿,通窍止痛;葛根升阳解肌,活血通络;藁本辛香上达,祛风除湿,通络止痛,共为佐药。猪脑粉补脑填髓、息风止痉、平眩定晕,引药入经,为使药。诸药相合,共奏息风通络之功。

【临床应用】

1. 头痛　由风邪上扰所致。用于头痛,头昏,烦躁,易怒,恶心呕吐,耳鸣,耳聋,肢体麻木;血管神经性头痛、原发性高血压病见上述证候者。

2. 眩晕　由风邪上扰所致。用于头晕目眩,耳鸣,耳聋,视物不清,肢体麻木;原发性高血压病见上述证候者。

此外,文献报道有将本品用于治疗脑动脉硬化症[1]。

【药理毒理】　本品有改善微循环、降血脂等作用。

1. 改善微循环　本品可改善大鼠脑软膜微循环[2]。

2. 降血脂　本品可降低高脂血症患者血浆胆固醇和甘油三酯含量[3]。

3. 镇痛　本品可降低利血平化伴局部脑血管痉挛致小鼠偏头痛的痛阈值,提高脑组织去甲肾上腺素(NE)、多巴胺(DNA)、5-羟色胺(5-HT)、5-羟吲哚乙酸(5-HIAA)含量[4]。

【不良反应】　文献报道,口服本品后出现全身不适,恶心、烦躁、胸闷、心慌,面部、颈背部、两大腿内侧出现大片隆起风团样皮疹,瘙痒难忍[5];出现牙龈红肿和疼痛[6];面部、四肢甚至全身水肿[7];严重者出现中毒性表皮坏死松解症[8]。

【禁忌】　孕妇禁用。

【注意事项】

1. 肝火上炎所致头痛者慎用。

2. 痰湿中阻所致眩晕者慎用。

3. 过敏体质者慎用。

4. 服药期间忌食辛辣、油腻食物。

【用法与用量】 口服。一次 4～5 粒,一日 3 次。

【规格】 每粒装 0.3g。

【参考文献】 [1]魏亚超,张洪峰,王乐,等.镇脑宁胶囊治疗脑动脉硬化症的临床疗效及经济效益学分析.中国中药杂志,2013,38(8):1247-1250.

[2]刘萍,刘育英,赵秀梅.清轻Ⅰ号胶囊对大鼠脑微血管再通的实验研究.解放军药学学报,2004,20(3):203.

[3]梁爱云,孙全格,田英军,等.镇脑宁胶囊治疗高脂血症51例临床观察.武警医学院学报,2000,9(3):201.

[4]董世芬,陈红,孙建宁,等.镇脑宁胶囊治疗偏头痛作用研究.世界科学技术中医药现代化,2012,14(5):2050.

[5]龙万根.服镇脑宁胶囊出现过敏反应1例.中国中药杂志,1997,22(11):699.

[6]孙德山,朱辉,刘金岩.口服镇脑宁胶囊引起牙龈肿胀1例.齐齐哈尔医学院学报,1995,16(1):47.

[7]靳星,李复发,王慧.镇脑宁胶囊引起水肿1例.药学实践杂志,1995,13(4):289.

[8]曾敏帆.镇脑宁引致中毒性表皮坏死松解症1例.皮肤病与性病,2002,24(3):39.

晕可平颗粒

Yunkeping Keli

【药物组成】 赭石、夏枯草、车前草、法半夏。

【功能与主治】 镇肝潜阳。用于肝阳上亢所致的头晕、目眩;耳源性眩晕见上述证候者。

【方解】 方中赭石重镇降逆,平肝潜阳,清泄肝火,为治疗肝阳上亢、头晕目眩的要药,故为君药。夏枯草清肝火,散郁结,明目止眩;车前草清肝明目,引火下行,合助君药清肝泻火、明目止眩,为臣药。佐以法半夏泄降逆气,和中止呕。诸药合用,共奏镇肝潜阳之功。

【临床应用】 眩晕 由肝阳上亢所致。用于头晕目眩,视物旋转,恶心呕吐,急躁易怒,胸闷脘痞,舌红苔黄腻,脉弦滑;高血压、颈性眩晕见上述证候者[1]。

【药理毒理】 抗眩晕 本品可减轻肝旺痰阻型颈性眩晕患者的眩晕症状,增加双侧椎动脉(VA)和基底动脉(BA)收缩峰最大流速,降低血管搏动指数,改善血液流变性,降低全血黏度、血浆黏度、红细胞压积及纤维蛋白原[1]。

【不良反应】 目前尚未检索到本品的不良反应报道。

【禁忌】 孕妇禁用。

【注意事项】

1. 气血亏虚证眩晕者慎用。

2. 服药期间忌食辛辣、油腻食物。

【用法与用量】 开水冲服。一次 10g,一日 3 次。

【规格】 每袋重 10g

【参考文献】 [1]谷万里,赵建伟,袁燕,等.晕可平颗粒治疗肝旺痰阻型颈性眩晕临床研究.中国中医急症,2009,18(10):1585-1586,1620.

降压平片

Jiangyaping Pian

【药物组成】 夏枯草、菊花、葛根、地龙、珍珠母、地黄、槲寄生、薄荷脑、黄芩、淡竹叶、芦丁。

【功能与主治】 清热平肝潜阳。用于肝火上扰所致的头晕、目眩、耳鸣、口苦咽干;高血压病见上述证候者。

【方解】 方中夏枯草清肝散结,明目止眩;菊花清肝火,平肝阳,息肝风,止眩晕,共为君药。葛根升举清阳,解肌止痉;地龙清热息风,化瘀通络;珍珠母平肝潜阳,镇心安神,共为臣药。以地黄、槲寄生滋阴潜阳;薄荷脑芳香醒脑,清利头目;黄芩清热泻火;淡竹叶清心利尿,共为佐药。芦丁降低毛细血管脆性。诸药相合,共奏清热平肝潜阳之功。

【临床应用】 眩晕 由肝火上扰,肝阳上亢引起。症见头晕,目眩,耳鸣,口苦咽干,舌质红,苔薄黄,脉弦;原发性高血压病见上述证候者。

【不良反应】 目前尚未检索到不良反应报道。

【禁忌】 尚不明确。

【注意事项】

1. 气血亏虚所致眩晕者慎用。

2. 孕妇慎用。

3. 服药期间忌食辛辣、油腻食物。

【用法与用量】 口服。一次 4 片,一日 3 次。

清肝降压胶囊

Qinggan Jiangya Jiaonang

【药物组成】 制何首乌、桑寄生、夏枯草、槐花(炒)、小蓟、丹参、葛根、川牛膝、泽泻(盐炒)、远志(去心)。

【功能与主治】 清热平肝,补益肝肾。用于肝火上炎、肝肾阴虚所致的眩晕、头痛、面红目赤、急躁易怒、口干口苦、腰膝酸软、心悸不寐、耳鸣健忘、便秘溲黄。

【方解】　方中制何首乌、桑寄生补益肝肾、滋阴潜阳，补其下则固其本，故为君药。夏枯草清肝散结，明目止眩；槐花、小蓟清肝泄热凉血；丹参活血祛瘀，清心安神；葛根升举清阳，解肌止痉，诸药清热平肝，而为臣药。泽泻渗湿化浊；远志交通心肾，安神益智，司佐药之职。川牛膝滋补肝肾，助君药之力，引热下行，兼使药之用。全方共奏清热平肝，补益肝肾的功效。

【临床应用】

1. 眩晕　由肝肾阴虚，肝火上炎所致。用于眩晕，耳鸣，耳聋，口苦咽干，烦躁易怒，腰膝酸软，便秘，尿黄，舌质红，苔薄黄，脉弦细；原发性高血压病见上述证候者[1-4]。

2. 头痛　由肝肾阴虚，肝火上炎所致。用于头痛，耳鸣，耳聋，口苦咽干，烦躁易怒，肢体麻木，心悸，不寐，舌质红，苔薄黄，脉弦细；原发性高血压病见上述证候者[1-4]。

【不良反应】　目前尚未检索到不良反应报道。

【禁忌】　孕妇禁用。

【注意事项】

1. 气血不足证眩晕者慎用。

2. 服药期间忌食辛辣、油腻食物。

【用法与用量】　口服。一次 3 粒，一日 3 次，或遵医嘱。

【规格】　每粒装 0.5g

【参考文献】　[1]朱玉梅，彭淑莲，鲁卫星，等.清肝降压胶囊治疗高血压病临床观察.中国中医基础医学杂志,2003,9(4):61-62.

[2]刘校杰.观察清肝降压胶囊治疗高血压的临床疗效.中外医学研究,2013,11(17):113.

[3]吴玉兰，何小红.清肝降压胶囊治疗高血压的临床疗效及安全性观察.中国实用医药,2012,7(33):136-137.

[4]唐海雯，王俊.清肝降压胶囊治疗高血压的临床疗效及安全性观察.中国现代药物应用,2014,8(20):111-112.

全天麻胶囊

Quantianma Jiaonang

【药物组成】　天麻。

【功能与主治】　平肝，息风，止痉。用于肝风上扰所致的眩晕、头痛、肢体麻木、癫痫抽搐。

【方解】　方中天麻性味甘平，归肝经，甘平质润，既息肝风，又平肝阳，为治肝阳上亢、风阳上扰所致的眩晕、头痛之要药。既息内风，又散外风，广泛用于肝风内动引起的中风偏瘫、痫病抽搐及外感风湿引起的关节痹痛。

【临床应用】

1. 眩晕　由肝风上扰所致。用于头晕目眩，头痛，耳鸣，肢体麻木，舌红，脉弦；原发性高血压病、功能性眩晕见上述证候者[1]。

2. 头痛　由肝风上扰清空所致。用于头痛，眩晕，耳鸣，烦躁，失眠，脉弦；偏头痛、血管性头痛见上述证候者[2-4]。

3. 中风　由肝阳上亢，肝风内动所致。用于肢体麻木，半身不遂，口舌歪斜，言语謇涩；脑梗死恢复期见上述证候者。

4. 痫病　由肝风上扰所致。用于突然昏仆，两目上视，口吐涎沫，四肢抽搐，或口中怪叫，移时苏醒，一如常人；癫痫见上述证候者。

5. 痹证　由风湿痹阻经络所致。用于肢体关节麻木，肿痛，屈伸不利；风湿性关节炎、类风湿关节炎见上述证候者。

【药理毒理】　本品有改善脑血流量和提高学习记忆等作用。

1. 改善脑血流量　本品可以促进偏头痛患者大脑中动脉、颈内动脉终末端、大脑前动脉血流速度恢复，减少头痛发作次数，降低头痛程度和疼痛持续时间[5]。

2. 提高学习记忆　本品可改善血管性痴呆大鼠学习记忆功能，调节大鼠额叶皮质凋亡蛋白 Bcl-2、Bax 蛋白表达，抑制神经细胞凋亡[6]。

3. 其他　本品能增强小鼠红细胞免疫黏附功能[7]。

【不良反应】　罕见泌乳[8]。

【禁忌】　尚不明确。

【注意事项】　本品用于痫病、中风时宜配合其他药物治疗。

【用法与用量】　口服。一次 2～6 粒，一日 3 次。

【规格】　每粒装 0.5g

【参考文献】　[1]王学航，翟性娥.全天麻胶囊治疗肝阳上亢型眩晕 30 例.中国中医药现代远程教育,2012,10(15):26.

[2]王林，胡传美，高家如.全天麻胶囊治疗偏头痛的疗效判定及脑血流的观察.江苏药学与临床,2001,9(2):35.

[3]梁励秋，叶文.全天麻胶囊治疗儿童血管性头痛临床分析.现代中西医结合杂志,2006,15(12):1618.

[4]文新兰，李晋芳.全天麻胶囊治疗儿童偏头痛 40 例临床观察.华北国防医药,2008,20(5):58.

[5]王庆云，陈俊伟.全天麻胶囊治疗慢性脑供血不足的疗效观察.医药论坛杂志,2009,30(4):100

[6]董冰，马凤杰，孙晓鹏.全天麻胶囊治疗血管性痴呆大鼠的实验研究.现代中西医结合杂志,2012,21(6):591

[7]闫玉仙,叶路,李浴峰.全天麻胶囊对小鼠红细胞免疫黏附功能的影响.深圳中西医结合杂志,2001,11(6):338.

[8]彭程,韩燕,张权海.全天麻胶囊致泌乳.药物不良反应杂志,2002,4(3):201-202.

山菊降压片(山楂降压片)
Shanju Jiangya Pian(Shanzha Jiangya Pian)

【药物组成】 山楂、炒决明子、菊花、夏枯草、盐泽泻、小蓟。

【功能与主治】 平肝潜阳。用于阴虚阳亢所致的头痛眩晕、耳鸣健忘、腰膝酸软、五心烦热、心悸失眠;高血压病见上述证候者。

【方解】 方中山楂活血散瘀,消食化浊,为君药;决明子、菊花、夏枯草平肝潜阳、清肝泻火、清利头目,为臣药;泽泻、小蓟清热凉血,利湿化浊,为佐药。诸药相合,共奏平肝潜阳、清肝泻火、利湿降浊之功。

【临床应用】

1. 眩晕 由肝阳上亢所致。用于头晕目眩,耳鸣,健忘,腰膝酸软,烦躁少寐,五心烦热,目赤,口苦,便秘,尿赤,舌黯红,苔薄黄,脉弦;原发性高血压病、高脂血症见上述证候者。

2. 头痛 由肝阳上亢所致。用于头痛脑胀,耳鸣,耳聋,烦躁易怒,目赤,口苦,便秘,尿赤,舌黯红,苔薄黄,脉弦;原发性高血压病、高脂血症见上述证候者。

此外,有报道本品可改善高血压患者的胰岛素抵抗[1]。

【不良反应】 目前尚未检索到不良反应报道。

【禁忌】 孕妇禁用。

【注意事项】

1. 气血两虚眩晕者慎用。

2. 服药期间忌食辛辣、油腻食物。

【用法与用量】 口服。小片一次5片;大片一次3片,一日2次,或遵医嘱。

【规格】 (1)每片重0.3g (2)每片重0.5g

【参考文献】 [1]李俊宽.山楂降压丸改善高血压病胰岛素抵抗疗效观察.海军医学杂志,2010,31(4):340-341.

醒脑降压丸
Xingnao Jiangya Wan

【药物组成】 黄芩、黄连、栀子、郁金、玄精石、冰片、朱砂、珍珠母、辛夷、零陵香、雄黄。

【功能与主治】 通窍醒脑,清心镇静。用于火热上扰阻窍所致的眩晕头痛、言语不利、痰涎壅盛;高血压病见上述证候者。

【方解】 方中黄芩苦寒,清热燥湿,泻火解毒,善清上焦火热;黄连大苦大寒,主清中焦湿火郁结,泻心肝火盛;栀子苦寒,善开火郁,消三焦火热,合用清三焦实火,宁心安神,故为君药。郁金辛苦寒,活血行气止痛,清心除烦解郁;玄精石咸寒,滋阴降火,软坚消痰;冰片辛苦,微寒,开窍醒神,清火止痛;朱砂甘,微寒,镇心安神,清热解毒;珍珠母咸寒,平肝潜阳,镇心安神,合用增强君药通窍醒脑、清心镇静、除烦安神之功,共为臣药。辛夷散风邪,升清阳,通鼻窍;零陵香辛甘温,辟秽开窍;雄黄辛温,祛痰定惊,三药合为佐药。诸药相合,共奏通窍醒脑、清心镇静、平肝潜阳之功。

【临床应用】

1. 眩晕 由肝经火热上扰清窍而致。用于头晕目眩,烦躁不宁,或伴短时言语不清,肢体麻木,胸闷,痰多,口苦口渴;原发性高血压病见上述证候者。

2. 头痛 由肝经火热上扰清窍而致。用于头痛,脑胀,面红,目赤,肢体麻木,胸闷,烦躁,痰多,口苦口渴;原发性高血压病见上述证候者。

【不良反应】 目前尚未检索到不良反应报道。

【禁忌】 孕妇禁用;胃肠溃疡者禁用。

【注意事项】

1. 阴虚阳亢者慎用。

2. 体虚者慎用。

3. 方中含有朱砂、雄黄,中病即止,不宜过量、久用。

【用法与用量】 口服。一次10～15粒,一日1～2次。

【规格】 每10粒重2.2g

强力天麻杜仲胶囊
Qiangli Tianma Duzhong Jiaonang

【药物组成】 天麻、杜仲(盐制)、川牛膝、槲寄生、玄参、地黄、当归、附子(制)、制草乌、羌活、独活、藁本。

【功能与主治】 平肝息风,活血散寒,舒筋止痛。用于肝阳化风,寒湿阻络所致的中风。症见筋脉掣痛,肢体麻木,行走不便,腰腿痛,头昏头痛。

【方解】 方中以天麻、杜仲、川牛膝、槲寄生平肝息风,通络止痛;玄参、地黄、当归滋阴养血,以阴制阳;附子、制草乌温经散寒,通络止痛;羌活、独活、藁本祛风除湿,散寒,通络止痛。诸药合用,共奏平肝息风、活血散寒、舒筋止痛之功。

【临床应用】

1. 中风 由脑脉瘀滞,寒湿阻络所致。用于半身不遂,筋脉挛痛,肢体麻木,行走不便,腰膝酸软冷痛,关节屈伸不利,头昏头痛,舌苔白,脉沉细;中风后遗症见上述证候者。

2. 痹证　由肝肾不足,寒湿阻络所致。用于关节肿痛,筋脉挛急,屈伸不利,腰膝酸软冷痛,筋骨无力;风湿性关节炎、类风湿关节炎见上述证候者。

此外,尚有用于治疗颈源性头痛、椎-基底动脉供血不足的报道[1,2]。

【药理毒理】　本品有改善血液流变性、抑制血小板聚集、抗脑缺血等作用。

1. 改善血液流变性　本品可改善盐酸肾上腺素叠加冰水刺激、饥饿致血瘀大鼠的血液流变性,降低全血黏度、血浆黏度、血沉、红细胞聚集指数,降低脑毛细血管通透性[3,4]。

2. 抑制血小板聚集　本品可抑制局灶性脑缺血大鼠ADP诱导的血小板聚集率[4]。

3. 抗脑缺血　本品降低线栓法致中动脉栓塞大鼠的脑指数及脑含水量[4]。可缩短双侧颈总动脉结扎致慢性脑供血不足大鼠眩晕潜伏期,改善学习记忆[5]。

4. 其他　本品可增强ConA诱导的小鼠脾细胞T淋巴细胞增殖能力,提高脾细胞IL-2、IL-4、IFN-γ分泌水平,降低TNF-α含量[6]。抑制小鼠腹腔巨噬细胞活性[7],降低腹腔巨噬细胞TNF-α和白介素-1β(IL-1β)的分泌水平[8]。提高小鼠热板法致痛痛阈,抑制小鼠乙酸扭体反应[7]。

【不良反应】　目前尚未检索到不良反应报道。

【禁忌】　孕妇禁用。

【注意事项】

1. 内热炽盛中风及风湿热痹者慎用。
2. 本品含草乌、附子,不宜过量、久用。

【用法与用量】　口服。一次0.8～1.2g,一日2次。

【规格】　每粒装　(1)0.2g　(2)0.4g

【参考文献】　[1]陈宗福,刘庆洪,任乃勇,等.强力天麻杜仲胶囊治疗颈源性头痛的随机对照试验.现代中西医结合杂志,2007,16(29):4287-4288.

[2]陈玉娟,刘学源,边伟红,等.强力天麻杜仲胶囊治疗椎-基底动脉供血不足的疗效观察.中西医结合心脑血管病杂志,2006,4(11):966-968.

[3]刘威,何晓红,安贺.强力天麻杜仲胶囊主要药效学研究.中外医疗,2008,29:70.

[4]金璟研.强力天麻杜仲胶囊对大鼠局灶性脑缺血保护作用的研究.辽宁中医药大学学报,2009,11(6):239.

[5]唐红敏,杨云柯,顾喜喜,等.强力天麻杜仲胶囊治疗慢性脑供血不足研究.中成药,2006,28(6):827.

[6]周静,赵小霞,马吉春,等.强力天麻杜仲胶囊对小鼠脾细胞活性的调节.中国老年学杂志,2009,29(1):45.

[7]赵小霞,台桂香,马吉春,等.强力天麻杜仲胶囊活性成分的提取及其对巨噬细胞的抑制作用.吉林大学学报(医学版),2009,35(1):55.

[8]周静,赵小霞,马吉春,等.强力天麻杜仲胶囊对小鼠巨噬细胞活性的调节作用.安徽农业科学,2008,36(33):14550-14551.

天舒胶囊(片)
Tianshu Jiaonang(Pian)

【药物组成】　川芎、天麻。

【功能与主治】　活血平肝,通络止痛。用于瘀血阻络或肝阳上亢所致的头痛日久、痛有定处,或头晕胁痛、失眠烦躁、舌质黯或有瘀斑;血管神经性头痛,紧张性头痛,高血压头痛见上述证候者。

【方解】　方中川芎辛温走窜,活血行气,祛风止痛,走而不守,既入血分,又能行气,为血中气药,气行则血行,血行风自息,且本品上行头目,下行血海,能散肝之风,治少阴厥阴经头痛,为君药;天麻甘平,专入肝经,息风止痉,平抑肝阳,祛风通络,甘以缓肝之急,故善治肝虚风动之偏正头痛,为臣药;二者合用,川芎偏于息风止痛,天麻长于息风治眩,相辅相助,共奏活血平肝、通络止痛之功。

【临床应用】　头痛　由瘀血内阻或肝阳上亢所致。用于头痛,痛有定处,头晕,胁痛,失眠,烦躁,舌质黯或有瘀斑;血管神经性头痛见上述证候者。

此外,本品尚用于瘀血内阻或肝阳上亢所致的偏头痛、血液透析性头痛的治疗与防治[1-3],以及梅尼埃病[4]、颈性眩晕[5]、脑外伤综合征[6]。

【药理毒理】　本品有改善软脑膜微循环、抗血管性头痛等作用。

1. 改善脑微循环　本品能扩张小鼠软脑膜微动脉,增加小鼠软脑膜微动脉交织网点数[7]。

2. 抗血管性头痛　本品能提高电刺激硬脑膜诱导偏头痛模型大鼠血浆和脑中去甲肾上腺素(NE)水平,降低降钙素基因相关肽(CGRP)[8];升高硝酸甘油致偏头痛大鼠血浆β内啡肽(β-EP)水平,降低血浆5-HT水平,下调中脑导水管周围灰质早期凋亡基因c-fos表达,上调β-EP、5-HT表达[9];提高利血平致小鼠偏头痛的痛阈值,提高脑组织NA和5-HT含量,延长凝血时间[10]。本品能降低血管性头痛患者血浆5-羟色胺、血栓素含量[11]。

3. 抗脑缺血　天舒胶囊明显降低线栓法致大脑中

动脉缺血再灌注损伤大鼠脑梗死体积,减轻神经症状、脑组织病理损害及脑组织含水量,减少神经细胞凋亡,降低血清磷酸肌酸激酶脑型同工酶(CK-BB)水平[12]。

【不良反应】 可有胃部不适、头胀、月经过多等不良反应。

【禁忌】 孕妇禁用。

【注意事项】 月经量过多者慎用。

【用法与用量】 胶囊剂:饭后口服。一次 4 粒,一日 3 次;或遵医嘱。片剂:饭后口服,一次 4 片,一日 3 次;或遵医嘱。

【规格】 胶囊剂:每粒装 0.34g

片剂:每片重 0.34g

【参考文献】 [1]谢静,范波胜,娄季宇.天舒胶囊治疗偏头痛 50 例疗效分析.中国实用神经疾病杂志,2012,15(23):64-65.

[2]柳于介,萧伟,刘福友,等.天舒胶囊预防性治疗偏头痛.中国实验方剂学杂志,2013,19(10):311-315.

[3]宋丹,朱蕴秋,闫丰,等.天舒胶囊治疗血液透析头痛 23 例分析.实用临床医药杂志,2010,14(19):52-53.

[4]陈非,陈晓华,罗显元.天舒胶囊治疗梅尼埃病疗效观察.现代中西医结合杂志,2012,21(30):3391-3392.

[5]孔令勤,侯庆,王志红.天舒胶囊治疗颈性眩晕的疗效及作用机制.中西医结合心脑血管病杂志,2007,5(10):1011-1012.

[6]田勇,杜杭根,殷利春,等.天舒胶囊治疗脑外伤综合征临床体会.浙江中西医结合杂志,2006,16(2):98-99.

[7]陈忠伦,段劲峰,吴孝萍,等.天舒胶囊对小鼠软脑膜微循环影响的研究.中西医结合心脑血管病杂志,2007,5(10):967.

[8]孙晓萍,陈健,陈春苗,等.天舒胶囊对电刺激硬脑膜诱导偏头痛模型大鼠神经递质的影响.中草药,2014,45(20):2963.

[9]杨天华,张勤,周沐科,等.天舒胶囊对偏头痛大鼠血浆 β 内啡肽、五羟色胺含量及其脑组织 c-fos 表达的影响.临床神经病学杂志,2008,21(5):368.

[10]孙晓萍,吕新勇,刘莉娜,等.天舒胶囊对利血平致小鼠偏头痛的影响.中国实验方剂学杂志,2013,19(16):210.

[11]宋建良,吴承龙,孙新芳,等.天舒胶囊治疗血管性头痛的临床观察.中国中西医结合杂志,2004,24(4):366.

[12]毛伦林,毛晓薇,顾桢茂,等.天舒胶囊对大鼠局灶性脑缺血再灌注损伤的保护作用.中国实验方剂学杂志,2012,18(15):144.

抑眩宁胶囊(颗粒)
Yixuanning Jiaonang(Keli)

【药物组成】 牡蛎(煅)、生铁落、黄芩、胆南星、竹茹、白芍、枸杞子、山楂、陈皮、茯苓、菊花、苍耳子(炒)。

【功能与主治】 平肝潜阳,降火涤痰,养血健脾,祛风清热。用于肝阳上亢、气血两虚所致的眩晕。

【方解】 方中牡蛎、生铁落平肝潜阳,重镇安神,为君药。黄芩、胆南星、竹茹清热化痰,清泻肝火;白芍、枸杞子滋阴养血,补益肝肾,共为臣药。山楂活血散瘀;陈皮、茯苓健脾调中;菊花、苍耳子祛风清热,共为佐药。诸药相合,共奏平肝潜阳、降火涤痰、养血健脾、祛风清热之功。

【临床应用】 眩晕 由肝阳上亢、气血两虚所致。用于头晕目眩,头痛,耳鸣,烦躁不安,目赤羞明,心悸,失眠,口苦咽干,纳呆,便秘,舌红苔黄腻,脉弦数;原发性高血压病、颈椎病、脑梗死见上述证候者。

【不良反应】 目前尚未检索到不良反应报道。

【禁忌】 尚不明确。

【注意事项】 体虚眩晕者慎用;孕妇慎用。

【用法与用量】 胶囊剂:口服,一次 4～6 粒,一日 3 次。颗粒剂:开水冲服,一次 10g,一日 3 次。

【规格】 胶囊剂:每粒装 0.3g

颗粒剂:每袋装 10g

天母降压片
Tianmu Jiangya Pian

【药物组成】 天麻、珍珠母、钩藤、菊花、桑葚。

【功能与主治】 平肝潜阳。用于高血压病肝阳上亢证,症见眩晕、头痛、心悸、心烦、失眠、脉弦。

【方解】 方中天麻甘,微寒,归肝、心包经,能息风止痉、清热平肝,为君药。珍珠母平肝潜阳,清肝明目;钩藤既能清肝热,又能平肝阳;菊花疏风清热,平抑肝阳,三药为臣药。桑葚滋阴补血,为佐药。诸药合用,共奏平肝潜阳之功。

【临床应用】 眩晕 由肝阳上亢所致。用于头痛,心悸,心烦,失眠,脉弦;原发性高血压病见上述证候者。

【不良反应】 偶见恶心、呕吐、大便溏。

【禁忌】 尚不明确。

【注意事项】

1. 孕妇慎用。

2. 降压效果不明显时,应遵医嘱配合其他治疗措施。

【用法与用量】 口服。一日 3 次,一次 4 片。

【规格】 片芯重 0.3g

松龄血脉康胶囊
Songling Xuemaikang Jiaonang

【药物组成】 鲜松叶、葛根、珍珠层粉。

【功能与主治】　平肝潜阳,镇心安神。用于肝阳上亢所致的头痛、眩晕、急躁易怒、心悸、失眠;高血压病及原发性高脂血症见上述症候者。

【方解】　方中鲜松叶平肝潜阳,镇心安神,为君药。葛根活血利脉,通络止痛;珍珠层粉镇心安神,共为臣药。诸药合用,共奏平肝潜阳、镇心安神之功效。

【临床应用】

1. 头痛　由肝阳上亢所致。用于头痛,耳鸣,心烦易怒,目赤,口苦,夜寐不安,舌红少苔,脉弦细数等;原发性高血压病见上述证候者[1-3]。

2. 眩晕　由肝阳上亢所致。用于眩晕,耳鸣,少寐多梦,心烦胸闷,目赤,口苦,舌红少苔,脉弦细数等;原发性高血压病及原发性高脂血症见上述证候者[4,5]。

此外,有报道本品可治疗失眠症[6]。

【药理毒理】　本品有降压、降血脂、抗血小板聚集等作用。

1. 降压　本品可降低自发性高血压大鼠和肾性高血压大鼠血压[7]。本品可提高心脏射血分数,上调过氧化物酶体增殖物激活受体(PPARγ)基因、蛋白表达,下调血管紧张素Ⅱ型受体(AT1R)的基因表达和蛋白合成[8]。

2. 降血脂　本品可降低高脂血症家兔血清总胆固醇、甘油三酯、低密度脂蛋白,升高高密度脂蛋白含量[7]。

3. 抗脑缺血　本品对线栓法致大鼠局灶性脑缺血再灌注损伤有保护作用,改善脑缺血再灌大鼠神经行为学症状,减轻脑组织含水量及大脑缺血区梗死面积,降低大鼠脑组织丙二醛(MDA)含量,增加一氧化氮合酶(eNOS)含量,改善血液流变性,降低全血黏度[9]。

【不良反应】　服用本品,可引起轻度恶心、胃胀、腹泻、腹痛。

【禁忌】　尚不明确。

【注意事项】

1. 气血不足证者慎用。

2. 忌食辛辣、油腻食物;戒烟酒。

【用法与用量】　口服。一次3粒,一日3次,或遵医嘱。

【规格】　每粒装0.5g

【参考文献】　[1]杨旭红,杨东东,陈寒冰,等.松龄血脉康治疗脑梗死"肝阳上亢型"随机对照研究.中西医结合心脑血管病杂志,2011,9(3):303-304.

[2]黄官家,曾茂贵,郑沁钰,等.松龄血脉康治疗肝阳上亢型1级高血压疗效观察.福建中医药,2013,44(1):9-10.

[3]董珍宇,高颖,吴圣贤.松龄血脉康胶囊治疗原发性高血压研究.中西医结合心脑血管病杂志,2013,11(3):274-275.

[4]李克俊.松龄血脉康胶囊治疗顽固性眩晕的临床观察.光明中医,2012,27(9):1776-1777.

[5]马群,宫深谋,杨志铮.松龄血脉康治疗眩晕临床观察.实用心脑肺血管病杂志,2011,19(5):765.

[6]王云,王月凤.松龄血脉康治疗失眠的临床研究.西部医学,2013,25(7):1029-1030.

[7]松龄血脉康胶囊新药申报资料,1994.

[8]赵英强,柳威,蔡晓月,等.松龄血脉康胶囊对自发性高血压大鼠PPARγ调控机制的实验研究.中国中西医结合杂志,2013,33(9):1236

[9]郭沛鑫,阳勇,苏芝.松龄血脉康胶囊对脑缺血再灌注损伤的保护作用.中西医结合心脑血管病杂志,2009,7(1):64

天麻醒脑胶囊
Tianma Xingnao Jiaonang

【药物组成】　天麻、地龙、石菖蒲、远志、熟地黄、肉苁蓉。

【功能与主治】　滋补肝肾,平肝息风,通络止痛。用于肝肾不足、肝风上扰所致头痛,头晕,记忆力减退,失眠,反应迟钝,耳鸣,腰酸。

【方解】　方中天麻平肝息风,熟地黄滋补肝肾,共为君药。地龙平肝息风,通络止痛,肉苁蓉补肾益精,为臣药。石菖蒲、远志祛痰开窍、醒神益智,为佐药。诸药合用,共奏滋补肝肾、平肝息风、通络止痛之功。

【临床应用】　眩晕　由肝肾不足,肝风上扰所致。症见头晕,记忆力减退,失眠,反应迟钝,耳鸣,腰酸,舌质黯红,脉弦细。

【药理毒理】　本品有抗血栓形成、改善血流动力学、改善血液流变性、抗缺血损伤、改善学习记忆以及镇静等作用。

1. 抗血栓　本品可抑制花生四烯酸(AA)和腺苷二磷酸(ADP)诱导的家兔血小板聚集,其半数抑制浓度分别是1.83 g/L和3.25 g/L[1,2],对电刺激大鼠颈动脉血栓有溶栓作用,提高闭塞颈动脉的再通率,降低再通后颈动脉的再栓率[3],本品可抑制家兔血浆纤溶酶原激活物抑制物(PAI-1)活性,提高血浆组织型纤溶酶原激活物(tPA)活性,缩短优球蛋白溶解时间(ELT),延长白陶土部分凝血活酶时间(KPTT)和凝血酶原时间(PT),降低纤维蛋白原(Fib)水平[4]。

2. 改善脑血流量　本品可增加麻醉大鼠的颈总动脉血流量,可改善小鼠脑血液循环[5]。本品可增加椎基底动脉供血不足眩晕患者的基底动脉、左椎动脉、右椎动脉平均血流速度[6]。

3. 改善血液流变性 本品可降低椎基底动脉供血不足眩晕患者的全血黏度、血小板聚集率和红细胞比积[6]。

4. 抗脑缺血损伤 本品可促进双侧颈总动脉夹闭致短暂性脑缺血再灌注沙土鼠模型的 EEG 电位幅度的恢复,并可降低动物皮层含水量和 Ca^{2+} 的含量[1, 7]。

5. 改善学习记忆 本品可改善东莨菪碱、乙醇及亚硝酸钠致小鼠记忆障碍,并可改善四血管阻断法致血管性痴呆大鼠模型的学习记忆能力,并可增加脑组织中 ACh 水平,减少 AChE、MDA 和脂褐质的含量[2, 8]。

6. 镇静 本品可协同氯丙嗪抑制小鼠自主活动,对抗苯丙胺对自主活动的兴奋作用,并可延长戊巴比妥钠的睡眠时间[2]。

7. 镇痛 本品可抑制热板法致小鼠疼痛反应[2]。

【不良反应】 目前尚未检索到不良反应报道。

【禁忌】 儿童、孕妇、哺乳期妇女禁用。

【注意事项】

1. 忌烟、酒及辛辣食物。

2. 高血压头痛及不明原因的头痛,必须去医院就诊。

3. 有心脏病、糖尿病、肝病、肾病等慢性病患者应在医师指导下服用。

4. 本品不宜长期服用,服药 3 天症状无缓解,应去医院就诊。

5. 严格按用法用量服用,年老体弱者应在医师指导下服用。

6. 对本品过敏者禁用,过敏体质者慎用。

7. 本品性状发生改变时禁止使用。

8. 请将本品放在儿童不能接触的地方。

9. 如正在使用其他药品,使用本品前请咨询医师或药师。

【用法与用量】 口服。一次 2 粒,一日 3 次。

【规格】 每粒装 0.4g

【参考文献】 [1]云宇,张燕斌,吴鹰,等.天麻醒脑胶囊对家兔血小板聚集和花生四烯酸诱导大鼠脑血栓形成的影响.天然产物研究与开发,2005,17(6):762-766.

[2]陈鹏,杨雁,云宇,等.天麻醒脑胶囊对血小板聚集功能的影响.云南中医中药杂志,2006,27(5):39-40.

[3]杨建宇,何波,杨扬,等.天麻醒脑胶囊的溶栓作用及对凝血系统的影响.中国中药杂志,2009,34(6):756-760.

[4]杨建宇,何波,杨扬,等.天麻醒脑胶囊的溶栓作用及对凝血系统的影响.中国中药杂志,2009,34(6):756-760.

[5]刘睿,云宇,郑金丹,等.天麻醒脑胶囊对鼠脑血液循环的

影响.昆明医学院学报,2007,(6):16-18.

[6]张玉红.天麻醒脑胶囊治疗椎-基底动脉供血不足眩晕临床观察.新中医,2012,44(11):42-43.

[7]詹合琴,李平法,沈志强.天麻醒脑胶囊对沙土鼠脑缺血再灌注损伤的影响.中成药,2006,28(8):1202-1204.

[8]杨建宇,杨扬,张小超,等.天麻醒脑胶囊对血管性痴呆动物认知功能障碍的影响.中药药理与临床,2009,25(1):56-59.

天菊脑安胶囊
Tianju Naoan Jiaonang

【药物组成】 川芎、天麻、菊花、蔓荆子、藁本、白芍、丹参、墨旱莲、女贞子、牛膝。

【功能与主治】 平肝息风,活血化瘀。用于肝风夹瘀证的偏头痛,症见头部胀痛、刺痛、跳痛、痛有定处、反复发作,或伴有头晕目眩、烦躁易怒或恶心呕吐,舌黯红或有瘀斑,脉弦。

【方解】 方中川芎活血祛风止痛,天麻平肝息风,共为君药。菊花平肝明目,清热解毒、蔓荆子清利头目,祛风止痛;藁本祛风止痛,善治巅顶痛,共为臣药。白芍平肝止痛,丹参活血化瘀、凉血安神;墨旱莲配女贞子滋补肝肾,牛膝补肝肾、活血祛瘀、引血下行,共为佐药。共奏平肝息风、活血化瘀之功。

【临床应用】 头痛 由肝风夹瘀所致。症见头部胀痛、刺痛、跳痛、痛有定处、反复发作,或伴有头晕目眩、烦躁易怒或恶心呕吐,舌暗红或有瘀斑,脉弦。

【不良反应】 偶见轻度皮疹,不影响继续治疗。

【禁忌】 妊娠及哺乳期妇女禁用。

【注意事项】

1. 忌烟、酒及辛辣食物。

2. 高血压头痛及不明原因的头痛,应去医院就诊。

3. 有心脏病、肝病、糖尿病、肾病等慢性病严重者应在医师指导下服用。

4. 儿童、年老体弱者应在医师指导下服用。

5. 服药 3 天症状无缓解,应去医院就诊。

6. 对本品过敏者禁用,过敏体质者慎用。

7. 本品性状发生改变时禁止使用。

8. 儿童必须在成人监护下使用。

9. 请将本品放在儿童不能接触的地方。

10. 如正在使用其他药品,使用本品前请咨询医师或药师。

【用法与用量】 口服。一次 5 粒,一日 3 次。

【规格】 每粒装 0.4g

丹膝颗粒

Danxi Keli

【药物组成】 丹参、牛膝、天麻、牡丹皮、赤芍、川芎、地黄、淫羊藿、桑寄生、栀子、决明子、火麻仁。

【功能与主治】 养阴平肝，息风通络，清热除烦。用于中风病中经络恢复期瘀血阻络兼肾虚证，症见半身不遂，口舌歪斜，舌强语謇，偏身麻木，头晕目眩，腰膝酸软等，脑梗死恢复期见上述证候者。

【方解】 方中丹参味苦，性微寒，归心、肝经，具有活血凉血、祛瘀止痛、清心除烦、养血安神的作用；怀牛膝性平，味苦、酸，归肝、肾经，具有活血通络、补肝肾、强筋骨的作用，两者共为君药。天麻平肝息风活血，牡丹皮、赤芍清热活血通络，川芎活血祛风通络，助丹参、牛膝活血通络；地黄滋阴清热凉血，桑寄生补益肝肾，淫羊藿补肾壮阳，均为臣药，共助君药养阴清热、平肝息风、活血通络。决明子、火麻仁润肠通便，为佐药。诸药合用，共奏养阴平肝、息风通络、清热除烦之功。

【临床应用】 中风　因瘀血阻络、肝肾亏虚所致。症见半身不遂，口舌歪斜，舌强语謇，偏身麻木，头晕目眩，腰膝酸软。中风恢复期见上述证候者。

【药理毒理】 抗脑损伤　本品可减轻Ⅶ型胶原酶所致大鼠脑出血损伤；缓解结扎沙土鼠颈总动脉诱导的脑缺血症状，缩小$FeCl_3$致大鼠局灶性脑缺血损伤的脑梗死灶，减轻脑梗死后的神经行为障碍[1]。

【不良反应】 服药后个案出现轻度腹泻。

【禁忌】 尚不明确。

【注意事项】 个别患者服药后出现肝功能 ALT 升高，但临床判断可能与药物无关。

【用法与用量】 开水冲服。一次 1 袋，一日 3 次。

【规格】 每袋装 10g

【参考文献】 [1]喻长远，田永立.丹膝颗粒对大鼠及沙土鼠局灶性脑血管损伤的影响.中国中医基础医学杂志，2005，11（9）：670-672。

罗布麻降压片

Luobuma Jiangya Pian

【药物组成】 罗布麻、夏枯草、钩藤、泽泻、珍珠母、牛膝、山楂、菊花。

【功能与主治】 平肝潜阳，息风活血，通络止痛。用于肝阳上亢、瘀血阻络，头晕，目眩，头痛，烦躁及高血压、高血脂，动脉硬化见上述证候者。

【方解】 方中罗布麻味甘、苦，性微寒，归肝、心经，平降肝阳、清泻肝火，为君药。菊花味甘、苦，性微寒，归肺、肝、肾经，清肝火，平肝阳；钩藤味甘、性凉，归肝、心包经，具有清热平肝、息风定惊作用；夏枯草性寒，味苦、辛，归肝、胆经，有清泄肝火、散结作用；珍珠母性寒味咸，归肝、心经平肝潜阳，清肝明目，共同辅助君药平肝泄热，为臣药。配以牛膝、山楂活血化瘀，通络止痛，引血下行；泽泻利水渗湿泄热。诸药相合，共奏平肝潜阳、息风活血、通络止痛之功。

【临床应用】

1. 眩晕　因肝阳上亢，肝火上攻，肝热上扰所致。症见眩晕，头胀，面红，目赤，烦躁易怒，口苦而干，耳鸣；原发性高血压病、高脂血症、动脉硬化见上述证候者。

2. 头痛　因肝阳上亢，肝热上扰清空所致。症见头痛，烦劳或恼怒而加剧，烦躁失眠，面色潮红，口苦，舌红苔黄，脉弦数有力；原发性高血压病、动脉硬化见上述证候者。

【药理毒理】 降血压　本品可降低高脂高盐饮食致高血压大鼠的血压，抑制血管组织中 CRP、TGF-β_1 的表达，提高血清中 HDL-C 的水平，降低 LDL-C、TC、TG 的水平[1]。

【不良反应】 目前尚未检索到不良反应报道。

【禁忌】 尚不明确。

【注意事项】

1. 脾胃虚寒者慎用。

2. 服药期间忌食辛辣、油腻食物。

3. 孕妇慎用。

【用法与用量】 口服。一次 4～6 片，一日 3 次。

【规格】 每片重 0.25g

【参考文献】 [1]李芝，王超云，张树平，等.罗布麻叶总黄酮对高脂高盐大鼠高血压的影响及其分子机制.中草药，2012，43（3）：540-545。

平眩胶囊

Pingxuan Jiaonang

【药物组成】 榅木、万丈深、天麻、三七、黄精、仙鹤草、猪殃殃。

【功能与主治】 彝医：呵咪呵夏，乃都荷，乃啰。中医：滋补肝肾，平肝潜阳。用于肝肾不足、肝阳上扰所致眩晕、头昏，心悸耳鸣，失眠多梦，腰膝酸软。

【方解】 方中榅木味辛、苦，性平，归肝、胃、肾经，有清肝泄热、祛风活血的作用；万丈深味微甘、苦，性凉，具有补肝肾、清肝热作用，两者共为君药，起到补肝肾、清肝平肝潜阳的作用；仙鹤草味苦、性凉，归心、肝经，具有补虚作用。天麻平肝息风,通络止痛,共同辅助君药补肝肾、平肝潜阳,为臣药;三七味甘微苦、性温,活血祛瘀,通脉定痛。黄精性味甘平,补肾益精,益气养阴。猪殃殃清热解毒、通络脉而止疼痛,共为佐药,全方合用起到滋补肝肾、平肝潜阳的作用。

【临床应用】

1. 头晕 因肝肾不足,肝阳上亢所致。症见头晕目眩,心悸耳鸣,失眠多梦,腰膝酸软。

2. 心悸 因肝肾不足,心失所养所致。症见心悸、头晕目眩,耳鸣,失眠多梦,腰膝酸软。

3. 耳鸣 因肝肾不足,肝阳上亢所致。症见耳鸣、头晕目眩,心悸,失眠多梦,腰膝酸软。

4. 失眠 因肝肾不足,心神不安所致。症见失眠多梦,耳鸣,头晕目眩,心悸,腰膝酸软。

【不良反应】 目前尚未检索到不良反应报道。

【禁忌】 孕妇禁用。

【注意事项】 服药后2小时内忌食鱼、酸冷食物。

【用法与用量】 口服。一次2～4粒,一日3次;或遵医嘱。

【规格】 每粒装0.5g

强力定眩片
Qianglidingxuan Pian

【药物组成】 天麻、杜仲、野菊花、杜仲叶、川芎。

【功能与主治】 平肝息风,益肾定眩。用于高血压、动脉硬化、高脂血症以及上述诸病引起的头痛、头晕、目眩、耳鸣、失眠等症。

【方解】 方中天麻味甘,性平,归肝经,具有息风止痉、平抑肝阳作用,为君药;杜仲味甘,性温,归肝、肾经,有补益肝肾、强筋骨的功效,为臣药;野菊花清热解毒、疏风平肝,杜仲叶补益肝肾,川芎活血行气,为佐药。诸药合奏平肝息风,益肾定眩之功。

【临床应用】

1. 头晕 因肝肾不足,肝阳上亢而致。症见头晕、目眩、耳鸣、失眠等症,高血压、动脉硬化、高脂血症见上述证候者。

2. 头痛 此因肝肾不足,肝阳上亢而致。症见头痛、头晕、目眩、耳鸣、失眠等症,高血压、动脉硬化、高脂血症见上述证候者。

3. 失眠 此因肝肾不足,肝阳上亢而致。症见失眠、耳鸣、头痛、头晕、目眩等症,高血压、动脉硬化、高脂血症见上述证候者。

【药理毒理】 本品具有改善血液流变性和抗血栓作用。

1. 改善血液流变性 本品可降低盐酸肾上腺素致血瘀大鼠全血黏度、血浆黏度以及全血还原黏度,降低纤维蛋白原含量[1]。

2. 抗血栓 本品可抑制体外血栓形成,降低血栓指数[1]。

【不良反应】 目前尚未检索到不良反应报道。

【禁忌】 尚不明确。

【注意事项】 孕妇慎用。

【用法与用量】 口服。一次4～6片,一日3次。

【规格】 每片重0.35g

【参考文献】 [1]林晓茵,张联合,吉金燕.强力定眩片对大鼠血液流变学及体外血栓形成的影响.西北药学杂志,2009,24(3):195-197.

培元通脑胶囊
Peiyuantongnao Jiaonang

【药物组成】 制何首乌、熟地黄、天冬、龟甲(醋制)、鹿茸、肉苁蓉(酒制)、肉桂、赤芍、全蝎、水蛭(烫)、地龙、山楂(炒)、茯苓、炙甘草。

【功能与主治】 益肾填精,息风通络。用于肾元亏虚、瘀血阻络证,症见半身不遂、口眼歪斜、言语謇涩、半身麻木、眩晕耳鸣、腰膝酸软、脉沉细;缺血性中风中经络恢复期见上述证候者。

【方解】 方中制何首乌味苦、涩,性微温,入肝肾二经,具有补肝肾、益精血的作用;熟地黄味甘,性微温,入肝肾经,具有补血滋阴、益精填髓的作用;水蛭活血破瘀,三者共为君药,起到补肾通络的作用。龟甲味咸、甘,性平,入肾、心、肝经,能滋肾补血、益肾健骨;鹿茸味甘、咸,性温,入肝肾经,能补肾助阳、益精血、强筋骨;肉苁蓉味甘、咸,性温,入肾、大肠经,能补肾助阳、益精血;全蝎、地龙清热、息风定惊、通络;共奏补肾益精、息风通络之力,为臣药。天冬味甘苦,性寒,入肺肾经,能润肺益肾、养阴清热;肉桂味辛、甘,性热,入肝、肾、心、脾经,能温经通脉;赤芍味苦,性微寒,能凉血散瘀;山楂味酸、甘,性微温,入脾、胃、肝经,可活血化瘀、消食化积;茯苓味甘淡,性平,入心、肺、脾、肾经,健脾渗湿、化痰宁心,辅助君药补肾通络,为佐药,炙甘草味甘,性平,入脾、胃、心肺经,补中缓急,调和诸药,为使药。全方标本兼顾,攻补兼施,共奏益肾填精、活血息风通络之功。

【临床应用】 **中风** 由肾元亏虚,瘀血阻络所致。症见半身不遂、口舌歪斜、语言不清、偏身麻木、眩晕耳鸣、腰膝酸软、脉沉细；缺血性中风恢复期见上述证候者[1]。

【不良反应】

1. 个别患者服药后出现恶心，一般不影响继续服药。

2. 偶见嗜睡、乏力，继续服药能自行缓解。

【禁忌】 孕妇禁用。

【注意事项】

1. 有出血倾向者慎用。

2. 忌辛辣、油腻食物，禁烟酒。

【用法与用量】 口服。一次3粒，一日3次。

【规格】 每粒装0.6g

【参考文献】 [1]金洁婷，杨金禄.培元通脑胶囊治疗肾元亏虚瘀血阻络型缺血性脑中风102例.上海中医药杂志，2014，48（5）：36-37.

天 智 颗 粒

Tianzhi Keli

【药物组成】 天麻、钩藤、石决明、杜仲、桑寄生、茯神、首乌藤、槐花、栀子、黄芩、川牛膝、益母草。

【功能与主治】 平肝潜阳，补益肝肾，益智安神。用于肝阳上亢的中风引起的头晕目眩、头痛失眠、烦躁易怒、口苦咽干、腰膝酸软、智能减退、思维迟缓、定向性差；轻中度血管性痴呆属上述证候者。

【方解】 方中天麻平肝潜阳，祛风止痛；钩藤息风止痉，清热平肝，二药相合共为君药。石决明平肝潜阳，息风止痉；杜仲、桑寄生补肝肾，益精血；共为臣药。茯神、首乌藤养血宁心安神；槐花、栀子、黄芩清肝泄热；川牛膝引血下行，兼活血利水；益母草合川牛膝活血利水，平降肝阳；共为佐药。诸药合用，共奏平肝潜阳、补益肝肾、益智安神之功。

【临床应用】 痴呆 由肝阳上亢的中风引起的头晕目眩、头痛失眠、烦躁易怒、口苦咽干、腰膝酸软、智能减退、思维迟缓、定向性差，舌红，脉弦有力或弦细数；轻中度血管性痴呆属上述证候者。

【药理毒理】 本品有改善学习记忆、抗注意缺陷多动障碍等作用。

1. 改善学习记忆 本品可改善双侧颈总动脉结扎致血管性痴呆大鼠学习记忆能力，促进神经前体细胞的增殖，抑制星形胶质细胞的增殖[1]，减少神经元特异性烯醇化酶（NSE）[2]、海马CA1区OX42的表达[3]，提高基底前脑区胆碱乙酰转移酶（ChAT）活性[4]；抑制海马区神经元死亡减少[3]；本品可下调结扎双侧颈总动脉

致慢性脑缺血大鼠海马Tau蛋白的表达以及升高脑组织海马VEGF表达[5]；降低术后15天时模型大鼠食欲素受体（OXR）的表达，上调术后2个月时OXR的表达[6]；本品可降低双侧颈总动脉结扎致脑缺血再灌注大鼠海马细胞外液羟自由基、单胺类递质及其代谢物的水平，降低Glu和Cys的水平，增加GABA和Tau蛋白的水平[7]。

本品可改善血管性痴呆患者[8-10]、非痴呆性血管认知障碍患者[11]、失眠患者[12]、急性脑梗死患者[13]的认知能力。

2. 抗注意缺陷多动障碍 本品可缩短美多巴致注意缺陷多动障碍大鼠游泳和攀爬时间，降低刻板行为评分，改善模型大鼠肢体运动功能[14]。

3. 其他 本品可抑制叠氮钠灌流致局部脑区线粒体能量代谢障碍模型大鼠脑内乙酰胆碱（ACh）水平的降低，促进胆碱水平的恢复[15]；本品可抑制动脉硬化性脑梗死患者血小板聚集，增加脑血流，对缺血缺氧的脑细胞有保护作用[16]。

【不良反应】 个别患者可出现腹泻、腹痛、恶心、心慌症状。

【禁忌】 孕妇禁用。

【注意事项】 低血压患者慎用。

【用法与用量】 口服。一次1袋，一日3次。

【规格】 每袋装5g

【参考文献】 [1]张博爱，高林，陈烈冉，等.中成药天智颗粒对血管性痴呆大鼠脑内神经细胞增殖的影响.中国现代神经疾病杂志，2006，6（5）：393-397.

[2]张博爱，陈烈冉，高林，等.天智颗粒对大鼠慢性脑缺血神经元特异性烯醇化酶表达的影响.神经病学与神经康复学杂志，2006，3（2）：92-94.

[3]冯涛.天智颗粒对慢性脑缺血大鼠海马外小胶质细胞表达的影响.中国实验方剂学杂志，2012，18（22）：296-298.

[4]张博爱，高林，陈烈冉，等.天智颗粒对血管性痴呆大鼠行为学及脑内AChE-ChAT活性的影响.神经病学与神经康复学杂志，2006，3（2）：95-97.

[5]李书剑，胡亚梅，向莉，等.天智颗粒对血管性痴呆大鼠海马Tau蛋白、β淀粉样蛋白及VEGF表达的影响.医药论坛杂志，2011，32（15）：15-18.

[6]吕斌，娄季宇，王建平，等.慢性脑缺血大鼠OXR的表达变化及天智颗粒干预的实验研究.卒中与神经疾病，2011，18（5）：266-270.

[7]张春颖.天智颗粒对脑缺血再灌自由活动大鼠海马细胞外液单胺类和氨基酸递质及羟自由基水平的影响.北京：中国中医研究院，2004.

[8]姚洁明，支惠萍，刘云，等.天智颗粒对肝阳上亢型血管性

痴呆认知能力的改善作用.神经病学与神经康复学杂志,2006,3(2):71-74.

[9]李一,孙蕾,廖蝶.天智颗粒治疗血管性认知障碍52例.中国实验方剂学杂志,2012,18(24):355-357.

[10]武继涛.天智颗粒治疗轻、中度血管性痴呆27例.中国实验方剂学杂志,2011,17(17):272-273.

[11]李香,方圆,陈文武,等.天智颗粒对非痴呆性血管认知障碍患者的影响.中国实用神经疾病杂志,2013,16(3):63-65.

[12]贾巍.天智颗粒治疗失眠症引起的记忆障碍.中国社区医师(医学专业),2012,14(11):251.

[13]王珊珊,韩健.天智颗粒治疗急性脑梗死后认知功能障碍的疗效观察.中国医药导报,2013,10(16):97-99.

[14]刘冰,王永明,应栩华,等.天智颗粒对美多芭诱导大鼠多动症的影响.辽宁中医药大学学报,2010,12(10):95-96.

[15]孙晓芳,王巍,王丹巧,等.天智颗粒对叠氮钠诱导脑损伤大鼠纹状体细胞外乙酰胆碱和儿茶酚胺含量的影响.中国中药杂志,2005,30(2):62-66.

[16]高振清.天智颗粒治疗动脉硬化性脑梗死34例疗效观察.中国实用神经疾病杂志,2010,13(10):52.

养血清脑丸

Yangxue Qingnao Wan

【药物组成】 当归、川芎、白芍、熟地黄、钩藤、鸡血藤、夏枯草、决明子、珍珠母、延胡索、细辛。

【功能与主治】 养血平肝,活血通络。用于血虚肝旺所致的头痛眩晕、心烦易怒、失眠多梦。

【方解】 方中当归养血补血,川芎活血通络,共为君药。白芍养血柔肝;熟地黄补益肝肾、滋阴养血;钩藤平肝清热;共为臣药。鸡血藤补血活血,夏枯草、决明子清泻肝热,珍珠母平肝潜阳,延胡索、细辛疏肝活血,行气止痛;共为佐药。诸药合用,共奏养血平肝、活血通络之效。

【临床应用】

1. 头痛 由血虚肝旺所致。症见头痛眩晕、心烦易怒、失眠多梦,舌淡,苔薄黄,脉弦细。

2. 眩晕 由血虚肝旺所致。症见头痛眩晕、心烦易怒、失眠多梦,舌淡,苔薄黄,脉弦细。

【不良反应】 偶见恶心、呕吐,罕见皮疹,停药后即可消失。

【禁忌】 孕妇禁用。

【注意事项】

1. 忌烟、酒及辛辣、油腻食物。

2. 低血压者慎用。

3. 肝病、肾病、糖尿病等慢性病严重者应在医师指导下服用。

4. 对本品过敏者禁用,过敏体质者慎用。

【用法与用量】 口服。一次1袋,一日3次。

【规格】 每袋装2.5g

复方羊角片

Fufang Yangjiao Pian

【药物组成】 山羊角、川芎、白芷、制川乌。

【功能与主治】 平肝息风,通络止痛。用于肝风上扰、瘀血阻络所致偏头痛、紧张性头痛。

【方解】 方中山羊角味咸、辛,性寒,平肝息风、泻热逐瘀,为君药。川芎行气通络、活血止痛,为臣药。白芷辛香上行,通窍止痛;制川乌通络散瘀止痛;二药相合为佐药。诸药合用,共奏平肝息风、通络止痛之功。

【临床应用】 头痛 因肝风上扰,瘀血阻络所致头痛,痛有定处,眩晕,烦躁,失眠,脉弦;偏头痛,紧张性头痛见上述证候者。

【药理毒理】 本品有镇痛、降低血黏度、抗血小板聚集和抗血栓形成等作用。

1. 镇痛 本品可减少乙酸致小鼠扭体次数和抑制热板致小鼠痛反应;减少硝酸甘油致偏头痛大鼠模型的挠头次数和爬笼次数,增加脑组织5-HT和NE含量,降低脑组织5-HIAA和DA含量,降低血浆CGRP和6-keto-PGF$_1$含量,增加血浆ET含量,升高ET/NO比值[1-3]。

2. 降低血黏度 本品可降低小鼠全血黏度[1]。

3. 抗血小板聚集和抗血栓形成 本品可抑制ADP诱导的血小板聚集[4];降低大鼠体外血栓长度、湿重和干重[1]。

【不良反应】 目前尚未检索到不良反应报道。

【禁忌】 尚不明确。

【注意事项】 孕妇慎用。

【用法与用量】 口服。一次5片,一日3次。

【规格】 (1)薄膜衣片 每片重0.32g (2)糖衣片(片芯重0.31g)

【参考文献】 [1]康永,李先荣,程霞,等.复方羊角片镇痛、改善血流变作用的研究.中医药研究,1995,(1):50-51.

[2]曾勇,李佳川,孟宪丽.头风愈滴丸对偏头痛动物单胺类神经递质含量的影响.中药药理与临床,2008,24(5):57-58.

[3]李佳川,孟宪丽,曾勇,等.头风愈滴丸对偏头痛大鼠血中血管活性物质的影响.中成药,2009,31(11):1666-1669.

[4]程静,王玉香,郭涛,等.息风止痛颗粒活血化瘀及急性毒

性实验研究.现代中药研究与实践,2012,26(2):37-39.

牛黄净脑片
Niuhuang Jingnao Pian

【药物组成】　人工牛黄、金银花、连翘、黄芩、黄连、石膏、蒲公英、珍珠、朱砂、煅石决明、煅磁石、赭石、猪胆膏、冰片、雄黄、麦冬、天花粉、葛根、地黄、板蓝根、玄参、栀子、大黄、郁金、甘草。

【功能与主治】　清热解毒,镇惊安神。用于热盛所致的神昏狂躁,头目眩晕,咽喉肿痛等症。亦用于小儿内热,惊风抽搐等。

【方解】　方中人工牛黄性凉,能清热解毒、开窍镇惊,故为君药。金银花、连翘、黄芩、黄连、石膏、蒲公英,清热燥湿、泻火解毒;珍珠、朱砂、煅石决明、煅磁石、赭石,平肝清热除烦、镇心安神定志;共为臣药。猪胆膏、冰片、雄黄,燥湿劫痰、开窍醒神;麦冬、天花粉,养阴润肺;葛根、地黄、板蓝根、玄参、栀子、大黄、郁金,清热生津、泻火通便,共为佐药。甘草缓急止痛、调和诸药,为使药。诸药合用,共奏清热解毒、镇静安神之功。

【临床应用】

1. 中风　热盛扰神所致。症见神昏狂躁,头目眩晕,咽喉肿痛,舌红,苔黄,脉数;脑血管病及中毒性脑病见上述证候者。

2. 小儿惊风　由痰热内蕴,引动肝风所致。症见热盛神昏,惊厥抽搐,烦躁,舌红,苔黄腻,脉滑数;小儿惊厥见上述证候者。

【不良反应】　目前尚未检索到不良反应报道。

【禁忌】　孕妇禁用。

【注意事项】　体弱或低血压慎用。

【用法与用量】　口服。一次2～4片,一日3次,小儿酌减,或遵医嘱。

【规格】　素片　每片重0.34g

罗布麻茶
Luobuma Cha

【药物组成】　罗布麻叶。

【功能与主治】　平肝安神,清热利水。用于肝阳眩晕,心悸失眠,浮肿尿少;高血压病,神经衰弱,肾炎浮肿。

【方解】　方中罗布麻叶味甘、苦,性凉,有平肝安神、清热利水的功效。本方即由单味罗布麻叶制成,其

功效为滋补肝肾、平肝息风、通络止痛,主要用于肝肾不足,肝风上扰证。

【临床应用】　**眩晕、头痛**　由肝肾不足,肝风上扰所致。症见头痛头晕,项强耳鸣,口苦目赤,失眠;原发性高血压见上述证候者[1]。

【药理毒理】　本品有降血脂、降血压、抗氧化和延缓衰老等作用。

1. 降血脂　本品可降低高脂饲料致高脂血症大鼠的血清TC、TG含量,增加HDL-C含量[2]。

2. 降血压　本品可降低两肾一夹型肾性高血压大鼠的血压值[3]。

3. 抗氧化和延缓衰老　本品可延长果蝇寿命,提高正常小鼠红细胞超氧化物歧化酶(SOD)活性,降低血浆丙二醛(MDA)含量[3]。

【不良反应】　目前尚未检索到不良反应报道。

【禁忌】　尚不明确。

【注意事项】　1. 用沸水冲泡,最好是烧开的自来水。

2. 使用玻璃或者是瓷质容器冲泡,不要用金属杯或石材质的容器。

3. 为不影响效果和口感,请尽量饮用热茶,建议一次冲泡2～3次即可。

4. 长期坚持饮用。

5. 孕妇、产妇、哺乳期妇女慎用。

6. 脾胃虚寒或身体虚寒者少用。

【用法与用量】　开水冲泡代茶饮。一次3～6g,一日2～3次。

【规格】　每袋装3g

【参考文献】　[1]戴伟,尹进,胡余明.罗布麻茶对高血压病人的临床观察.实用预防医学,2010,17(7):1357-1359.

[2]韩彦彬,杨俊峰,赵鹏,等.罗布麻茶对高脂血症模型大鼠降血脂作用的实验研究.中国卫生检验杂志,2009,19(9):2154-2156.

[3]虞颖映,邵建忠,王海明.罗布麻茶对心血管系统的生物学效应研究.同济大学学报(医学版),2006,27(4):40-43.

消眩止晕片
Xiaoxuan Zhiyun Pian

【药物组成】　火炭母、鸡矢藤、姜半夏、白术、天麻、丹参、当归、白芍、茯苓、木瓜、枳实、砂仁、石菖蒲、白芷。

【功能与主治】　豁痰,化瘀,平肝。用于因肝阳挟痰瘀上扰所致眩晕;脑动脉硬化见上述证候者。

【方解】　方中火炭母清热利湿,凉血解毒;鸡矢藤

祛风除湿,通络止痛;二者共为君药。姜半夏降逆化痰,白术益气健脾,天麻平抑肝阳,丹参活血化瘀,共为臣药。当归、白芍养血活血;茯苓、木瓜、枳实、砂仁健脾利水,行湿化浊;石菖蒲豁痰开窍;白芷祛风散寒止痛;共为佐药。诸药合用,共奏豁痰、化瘀、平肝之效。

【临床应用】 眩晕因肝阳挟痰瘀上扰所致。症见头晕,目眩,头痛且痛有定处,头重如蒙,急躁易怒,食少,苔质黯,苔腻,脉弦;脑动脉硬化见上述证候者。

【药理毒理】 本品有抗脑缺血损伤、改善血流动力学、降血脂、抗眩晕和镇吐等作用。

1. 抗脑缺血损伤 本品可降低双侧颈总动脉结扎致大鼠脑缺血模型的脑含水量,抑制脑血管通透性增加,以及改善脑组织病理学[1-3]。

2. 改善血流动力学 本品可改善小鼠脑膜微循环,扩张血管,增加血流速度[1-3]。

3. 降血脂 本品可降低高血脂动物模型的血清胆固醇和甘油三酯水平[1]。

4. 抗眩晕 本品对正加速所致的动物眩晕有改善作用[1]。

5. 镇吐 本品可减轻硫酸铜所致的动物恶心、呕吐症状[1]。

【不良反应】 目前尚未检索到不良反应报道。

【禁忌】 尚不明确。

【注意事项】 孕妇慎用。

【用法与用量】 口服。一次5片,每日3次,4周为一疗程。

【规格】 片芯重0.35g(相当于原生药1g)

【参考文献】 [1] 黄家政,陈万群,郑振源.消眩止晕片的药理作用研究.四川生理科学杂志,1999,21(4):32.

[2]黄家政,陈万群,郑振源.消眩止晕片对实验动物脑缺血的研究.重庆中草药研究,2001,(43):52-55.

[3]黄家政,陈万群,郑振源.消眩止晕片对实验动物脑缺血影响的研究.中国实验动物学杂志,2002,12(2):105-108.

(三) 化痰息风

眩晕宁颗粒(片)
Xuanyunning Keli(Pian)

【药物组成】 泽泻、菊花、陈皮、白术、茯苓、半夏(制)、女贞子、墨旱莲、牛膝、甘草。

【功能与主治】 利湿化痰,补益肝肾。用于痰湿中阻、肝肾不足所致的眩晕,症见头晕目眩、胸脘痞闷、腰膝酸软。

【方解】 方中泽泻功能淡渗利湿,化痰定眩;菊花甘苦微寒,平肝息风而除眩定晕,二药相合,针对病机,故为君药。陈皮燥湿化痰,理气和中;白术补气健脾,燥湿利水;茯苓健脾渗湿;半夏燥湿化痰散痞,三药相合,制痰源,竭湿流,湿无所聚而痰自消,为臣药。女贞子、墨旱莲、牛膝均能补益肝肾、平肝潜阳,共为佐药。甘草调和药性,为使药。诸药相合,共奏利湿化痰、补益肝肾之功。

【临床应用】

1. 眩晕 由痰湿中阻,风阳上扰所致。用于头晕目眩,视物旋转,头重如蒙,胸闷,呕恶等;原发性高血压病、梅尼埃病、前庭神经炎见上述证候者[1-8]。

2. 头痛 由痰湿中阻,风阳上扰所致。用于头痛,眩晕,脘痞,腰膝酸软,耳鸣,目涩,心烦,口干等;原发性高血压病见上述证候者[6]。

【药理毒理】 本品有镇静、降血压和抗眩晕等作用。

1. 镇静 本品可减少小鼠自主活动次数,增加水合氯醛、酒精致小鼠入睡率和延长睡眠时间;可提高小鼠全脑去甲肾上腺素和多巴胺含量[9]。

2. 降血压 本品可使麻醉犬血压下降,维持约2小时,可使自发性高血压大鼠血压下降[9]。眩晕宁片可降低自发性高血压大鼠及肾性高血压大鼠血压[9,10]。

3. 抗眩晕 眩晕宁片可延长三氯甲烷引起的豚鼠眼球震颤潜伏期,缩短眼球震颤持续时间[10]。

4. 改善脑循环 眩晕宁可使麻醉犬椎动脉和颈内动脉流量增加,增加脑血流,降低血管阻力[11]。

5. 其他 本品可使麻醉犬在体肠紧张度下降,蠕动减弱甚至消失;抑制家兔、豚鼠离体肠肌收缩;对乙酰胆碱引起的家兔肠肌兴奋有对抗作用[9]。本品可减轻大鼠蛋清性足肿胀程度[9]。本品可促进NO的释放,拮抗内皮素的缩血管作用[12]。

6. 毒理 本品小鼠灌胃的 LD_{50} 为 481g/kg±48g/kg,腹腔注射的 LD_{50} 为 160g/kg±10g/kg[9]。

【不良反应】 有服用本品引起皮疹的临床报道,面部散在红色斑疹,伴瘙痒[13]。

【禁忌】 孕妇禁用。

【注意事项】

1. 服药期间忌食辛辣、寒凉食物。

2. 平素大便干燥者慎用。

3. 过敏体质慎用。

【用法与用量】 颗粒剂:开水冲服。一次8g,一日3~4次。片剂:口服。一次4~6片,一日3~4次。

【规格】　颗粒剂:每袋装 8g(相当于原药材 15g)

片剂:每片相当于药材 3g

【参考文献】　[1]罗春蕾.眩晕宁对颈性眩晕患者血脂及血液流变学影响的研究.中国医刊,2013,48(12):100-101.

[2]赵铎,李倩.眩晕宁片治疗后循环缺血 55 例临床观察.中国现代药物应用,2011,5(12):60-61.

[3]谷慧敏.眩晕宁片治疗美尼尔氏综合征 72 例.中医临床研究,2011,3(4):97-98.

[4]李瑞红.眩晕宁片治疗脑动脉硬化性眩晕的临床观察.中国医院药学杂志,2011,31(10):852-854.

[5]率高萍,常华.眩晕宁治疗内耳缺血相关性眩晕的临床研究.中国医刊,2013,48(10):72-73.

[6]李钢.眩晕宁治疗椎基底动脉供血不足的疗效观察.中西医结合心脑血管病杂志,2011,9(10):1212-1213.

[7]张晨霞.眩晕宁片治疗前庭神经炎 104 例.中国中医药现代远程教育,2010,8(4):98.

[8]朱黎明.眩晕宁治疗老年轻度认知障碍痰浊阻窍证的临床观察.中国医药导刊,2010,12(12):2017-2019.

[9]张家铨.中药复方眩晕宁的药理研究.新药与临床,1989,8(1):15.

[10]常华,何胜旭,张陆勇,等.眩晕宁片的降压和抗眩晕作用研究.中国中医基础医学杂志,2014,20(3):316.

[11]何胜旭,张陆勇,江振洲,等.眩晕宁片对麻醉犬脑循环的影响.现代中西医结合杂志,2012,21(32):3552.

[12]季燕.眩晕宁对颈性眩晕患者血浆内皮素的影响及其意义.国际神经病学神经外科学杂志,2008,35(12):118.

[13]毛艳,李蓓芸.眩晕宁片致脸部红斑型药疹 1 例.长江大学学报,2013,10(33):131.

晕复静片
Yunfujing Pian

【药物组成】　制马钱子、珍珠、僵蚕(炒)、九里香。

【功能与主治】　化痰,息风。用于痰浊中阻所致的头晕,目眩,耳胀,胸闷,恶心,视物昏旋;梅尼埃病及晕动症见上述证候者。

【方解】　方中马钱子通络散结,开通闭塞,升达清阳,眩晕可止,为君药。珍珠甘、咸寒,潜阳息风、镇心安神、平眩定晕;僵蚕味辛咸,平肝潜阳、息风定惊、化痰散结,两药为臣药。九里香行气活血、散瘀止痛,为佐药。诸药合用,共奏化痰息风、止晕定眩之功。

【临床应用】　眩晕由痰湿中阻,风阳上扰所致。用于头晕目眩,视物旋转,头重如蒙,胸闷,呕恶;梅尼埃病、椎动脉型颈椎病及颅脑外伤引起的眩晕见上述证候者。

【药理毒理】　本品有抗运动性眩晕、舒张血管、抗血小板聚集等作用。

1. 抗运动性眩晕　本品可减少旋转致运动应激大鼠模型的眼球震颤次数[1]。

2. 舒张血管　本品可使离体小鼠尾动脉条松弛;还可抑制去甲肾上腺素引起的血管收缩[1]。

3. 抗血小板聚集　本品体外对胶原和 ADP 诱导的血小板聚集均有抑制作用,其 IC_{50} 分别为 15.8mg/ml 和 25.8mg/ml[1]。

4. 毒理　小鼠灌胃给予本品的 LD_{50} 为 681mg/kg,大鼠灌胃给药的 LD_{50} 为 643mg/kg(分别相当于临床用量的 102 倍和 96 倍)[1]。

【不良反应】　目前尚未检索到不良反应报道。

【禁忌】　孕妇禁用。

【注意事项】

1. 肝火上炎所致的眩晕慎用。

2. 本品含马钱子,不宜久服、过量服用。服药后若出现肌肉颤抖、复视等症状应停药。

3. 服药期间忌食辛辣、寒凉食物。

【用法与用量】　饭后服。一次 1～3 片,一日 3 次。

【规格】　片芯重 0.1g

【参考文献】　[1]晕复静片新药申报资料.

半夏天麻丸
Banxia Tianma Wan

【药物组成】　法半夏、天麻、人参、炙黄芪、炒白术、苍术(米泔炙)、陈皮、茯苓、泽泻、六神曲(麸炒)、炒麦芽、黄柏。

【功能与主治】　健脾祛湿,化痰息风。用于脾虚湿盛、痰浊内阻所致的眩晕、头痛、如蒙如裹、胸脘满闷。

【方解】　方中法半夏辛温性燥,归脾胃经,善于燥湿化痰;天麻甘平,质润入肝,长于平肝潜阳,均系治风痰眩晕、痰厥头痛之良药,共为君药。以人参、黄芪、白术甘温补中、健脾益气;苍术、陈皮苦温香燥、燥湿健脾;茯苓、泽泻甘淡,健脾渗湿,诸药共治生痰之本,以除痰源,为臣药。佐以六神曲、麦芽健胃消食,以资化源;黄柏苦寒坚阴,以防温燥太过,伤阴耗液,属佐制之用,共为佐药。诸药相合,共奏健脾祛湿、化痰息风之功。

【临床应用】

1. 眩晕　由脾虚湿盛,痰浊内阻所致。用于头晕,视物旋转,头重如蒙,胸脘满闷,呕吐痰涎,苔白腻,脉弦滑;梅尼埃病见上述证候者。

2. 头痛　由脾虚湿盛,痰浊内阻所致。用于头痛,头重如蒙,恶心欲呕;偏头痛、神经性头痛见上述证候者。

【不良反应】 目前尚未检索到不良反应报道。

【禁忌】 孕妇禁用。

【注意事项】

1. 肝肾阴虚、肝阳上亢所致的头痛、眩晕慎用。

2. 服药期间忌食生冷、油腻及海鲜类食物。

3. 平素大便干燥者慎用。

【用法与用量】 口服。一次 6g，一日 2～3 次。

【规格】 每 100 丸重 6g

醒脑再造胶囊
Xingnao Zaizao Jiaonang

【药物组成】 胆南星、炒僵蚕、制白附子、冰片、石菖蒲、细辛、猪牙皂、天麻、地龙、全蝎（去钩）、珍珠（豆腐制）、石决明、决明子、三七、当归、川芎、红花、赤芍、炒桃仁、葛根、黄芪、红参、炒白术、枸杞子、玄参、制何首乌、淫羊藿、仙鹤草、黄连、连翘、大黄、泽泻、粉防己、炒槐花、沉香、木香。

【功能与主治】 化痰醒脑，祛风活络。用于风痰闭阻清窍所致的神志不清、言语謇涩、口角流涎、筋骨酸痛、手足拘挛、半身不遂；脑血栓恢复期及后遗症见上述证候者。

【方解】 方中以胆南星、僵蚕、白附子、冰片、石菖蒲、细辛、猪牙皂化痰通窍醒神，祛风活络止痉；天麻、地龙、全蝎、珍珠、石决明、决明子平肝息风，通络定惊；三七、当归、川芎、红花、赤芍、桃仁、葛根养血活血，化瘀通络；黄芪、红参、白术、枸杞子、玄参、制何首乌、淫羊藿、仙鹤草益气养阴，扶正固本；黄连、连翘、大黄、泽泻、粉防己、槐花清热泻火除湿；沉香、木香行气调中。诸药相合，共奏化痰醒脑、祛风活络之功。

【临床应用】 中风由风痰闭阻清窍所致。用于神志不清，半身不遂，手足拘挛，言语謇涩，口角流涎，筋骨酸痛，舌黯红，苔腻，脉弦涩；脑血栓恢复期及后遗症见上述证候者。

此外，有报道本品可治疗血管性痴呆[1]。

【药理毒理】 本品有抗脑缺血、抑制血栓形成、改善血液流变性等作用。

1. 抗脑缺血 本品可缩小线栓法致局灶性脑缺血大鼠的脑梗死体积[2]，提高小鼠常压耐缺氧能力[3]；加快短暂性脑缺血发作病人大脑中动脉和基底动脉的平均血流速度和增加供血指数[4]。本品还可改善脑缺血小鼠学习记忆能力[3]，提高双侧颈总动脉结扎结合眼眶放血法致血管性痴呆大鼠学习记忆能力，增加脑组织单

胺类递质含量和脑血流量[5]。

2. 抗血栓 本品可降低正常大鼠动静脉旁路血栓湿重[2]，延长小鼠凝血时间和凝血酶原时间[3]。可降低大鼠下腔静脉结扎形成的血栓湿重[6]。

3. 改善血液流变性 本品可降低短暂性脑缺血发作患者全血黏度、血浆黏度、血浆纤维蛋白原含量及血清总胆固醇含量，改善血流状态[4]；还可降低冠心病患者血液中胆固醇和甘油三酯的含量[7]。

【不良反应】 目前尚未检索到不良反应报道。

【禁忌】 孕妇禁用。

【注意事项】

1. 神志不清危重症者要配合相应急救措施，不宜单独使用本品。

2. 本品含朱砂，不可过量、久用。

【用法与用量】 口服。一次 4 粒，一日 2 次。

【规格】 每粒装 0.35g

【参考文献】 [1]李灿，钟炳武，何明大.醒脑再造胶囊治疗血管性痴呆临床观察.湖南中医药大学学报，2007，27(5)：61-62.

[2]罗淑珍，段艳霞.醒脑再造胶囊对脑栓塞及血栓形成的影响.河南中医，2000，20(6)：26.

[3]吴符火，王瑞国，贾铷.醒脑再造胶囊主要药效学及毒理学实验.福建中医学院学报，2002，12(3)：29.

[4]王兴，曲齐生，沈特立，等.大唐奥通醒脑再造胶囊治疗短暂性脑缺血发作的临床研究.中国中医药科技，2000，7(3)：135.

[5]任莹，刘静，景小龙，等.醒脑再造胶囊对血管性痴呆模型大鼠的保护作用.中国实验方剂学杂志，2013，19(10)：242.

[6]温志芳，黄北雄，莫明权.醒脑再造胶囊化痰及对体内阻塞性血栓形成影响试验.中国当代医药，2012，19(15)：19.

[7]陈晓敏，王雨夫，王震.大唐奥通醒脑再造胶囊与多烯康胶囊治疗冠心病疗效的分析.黑龙江医学，2000，(11)：31.

再 造 丸
Zaizao Wan

【药物组成】 人参、黄芪、炒白术、茯苓、制何首乌、熟地黄、当归、玄参、醋龟甲、骨碎补（炒）、桑寄生、冰片、人工麝香、天竺黄、人工牛黄、黄连、朱砂、水牛角浓缩粉、威灵仙（酒炒）、豹骨（油炙）、白芷、羌活、防风、麻黄、细辛、粉萆薢、蕲蛇肉、葛根、两头尖（醋制）、广藿香、豆蔻、草豆蔻、母丁香、沉香、檀香、乌药、醋香附、醋青皮、化橘红、附子（附片）、肉桂、天麻、全蝎、炒僵蚕、地龙、三七、血竭、川芎、大黄、赤芍、醋穿山甲、乳香（制）、没药（制）、片姜黄、油松节、建曲、红曲、甘草。

【功能与主治】 祛风化痰，活血通络。用于风痰阻络所致的中风，症见半身不遂、口舌歪斜、手足麻木、疼

痛痉挛、言语謇涩。

【方解】 方中人参、黄芪、白术、茯苓、制何首乌、熟地、当归、玄参、龟甲、骨碎补、桑寄生补气血、滋肝肾、强筋骨；冰片、麝香、天竺黄、人工牛黄清热开窍；黄连、朱砂、水牛角粉清热泻火、息风定惊；威灵仙、豹骨、白芷、羌活、防风、麻黄、细辛、粉萆薢、蕲蛇、葛根、两头尖祛风湿、通经络、散寒止痛；广藿香、豆蔻、草豆蔻、母丁香芳香化湿、燥湿健脾；沉香、檀香、乌药、香附、青皮、化橘红疏肝理气、行气活络；附子、肉桂温肾助阳、散寒止痛；天麻、全蝎、僵蚕、地龙平肝息风、化痰散结、通络止痉；三七、血竭、川芎、大黄、赤芍、穿山甲、乳香、没药、片姜黄、油松节活血化瘀、通络止痛；建曲、神曲、红曲健脾和中，甘草调和诸药。综观全方，诸药配伍，共奏祛风化痰、活血通络之功。

【临床应用】

1. 中风 由风痰瘀血所致。用于半身不遂，行走不利，肢体麻木，手足拘挛，言语不利，饮水呛咳等；中风恢复期、后遗症期见上述证候者。

2. 痹病 由肝肾不足，风寒瘀阻经络而致。用于筋骨痿软，肢体关节疼痛，遇寒痛增，关节不可屈伸。

【不良反应】 目前尚未检索到不良反应报道。

【禁忌】 孕妇禁用。

【注意事项】 感冒期间停用。

【用法与用量】 口服。一次 1 丸，一日 2 次。

【规格】 每丸重 9g

医 痫 丸
Yixian Wan

【药物组成】 生白附子、天南星（制）、半夏（制）、白矾、猪牙皂、乌梢蛇（制）、僵蚕（炒）、蜈蚣、全蝎、雄黄、朱砂。

【功能与主治】 祛风化痰，定痫止搐。用于痰阻脑络所致的癫痫，症见抽搐昏迷、双目上吊、口吐涎沫。

【方解】 方中白附子、天南星、半夏辛温，燥湿化痰，祛风止痉，共为君药；白矾清热化痰，猪牙皂祛痰开窍，辅助君药以除痰浊，通心窍；再以乌梢蛇、僵蚕、蜈蚣、全蝎祛风通络，息风止痉，六药共为臣药；佐以雄黄燥湿劫痰定惊；朱砂定惊镇心安神。诸药相合，共奏祛风化痰、定痫止搐之效。

【临床应用】 痫病由肝风夹痰浊上扰清窍，神机失用，风痰阻络所致。用于发作性神昏抽搐，两目上视，口吐涎沫，喉中痰鸣，舌质淡，苔白腻，脉弦滑等；原发性、继发性癫痫见上述证候者。

【药理毒理】 **镇静、抗惊厥** 本品有镇静，降低士

的宁所致的大鼠惊厥率[1]。

【不良反应】 目前尚未检索到不良反应报道。

【禁忌】

1. 孕妇禁用。

2. 合并慢性胃肠病、心血管病、肝肾功能不全者禁用。

【注意事项】

1. 体虚者慎用。

2. 如服药期间出现恶心呕吐，心率过缓症状，应及时就医。

3. 本品含朱砂、雄黄，不宜过量、久用。

4. 癫痫重症应遵医嘱配合相应治疗措施。

5. 忌食辛辣、肥甘厚味食物。

【用法与用量】 口服。一次 3g，一日 2～3 次；小儿酌减。

【规格】 每 100 粒重 6g

【参考文献】 [1]孙国新.医痫丸的现代药理研究.河北中医,1978,(10):6.

癫 痫 宁 片
Dianxianning Pian

【药物组成】 石菖蒲、钩藤、牵牛子、千金子、薄荷脑、缬草、马蹄香、甘松。

【功能与主治】 豁痰开窍，息风安神。用于风痰上扰所致的癫痫，症见突然昏倒、不省人事、四肢抽搐、喉中痰鸣、口吐涎沫或眼目上视、少倾清醒。

【方解】 方中石菖蒲辛温芳香，长于行气豁痰、开窍醒神、宁心益智；钩藤甘、微寒，功善清热平肝、息风止痉，两药为伍，切中病机，立为君药。牵牛子下气消痰，千金子逐湿化痰；薄荷脑芳香开窍，清利头目，缬草安神定志，四药共为臣药。马蹄香和甘松消食健胃、理气醒脾，固护中洲，为佐药。诸药合用，共奏豁痰开窍、息风安神之效。

【临床应用】 **痫病** 由风痰上扰，闭阻清窍所致。用于突然昏倒，不省人事，四肢抽搐，喉中痰鸣，口吐涎沫，两目上视，移时苏醒，平素可见头晕、头痛或头昏沉感，胸闷不舒，胃脘痞满，舌苔厚腻；原发性、继发性癫痫见上述证候者[1,2]。

【不良反应】 目前尚未检索到不良反应报道。

【禁忌】 孕妇禁用。

【注意事项】

1. 虚证患者慎用。

2. 一般在癫痫未发作时即给予药物治疗，对于发作频繁者，应配合抗癫痫药治疗。如出现严重癫痫发作或

癫痫持续状态,应及时采取应急措施。

3. 对已服用抗癫痫西药患者,不可突然停药而改服中成药,以免诱发癫痫持续状态,应在加服中药有效后,根据病情在医生指导下调整用药。

4. 本品所含千金子有毒,不可过量、久用。

5. 忌烟酒、羊肉及辛辣食物。

【用法与用量】 口服。一次 2～4 片,一日 3 次。

【规格】 每片相当于原药材 3g

【参考文献】 [1]李洁,常建军,胡法富,等.癫痫宁片治疗难治性癫痫临床分析.医药论坛杂志,2004,25(14):70.

[2]陈树山,韩兆洪,陈岳.癫痫宁片治疗原发性、继发性癫痫临床疗效观察.中成药,2004,25(9):1024.

羊痫疯丸
Yangxianfeng Wan

【药物组成】 白矾、郁金、金礞石(煅)、全蝎、黄连、乌梅。

【功能与主治】 息风止惊,清心安神。用于痰火内盛所致的癫痫,症见抽搐、口角流涎。

【方解】 方中以白矾清热消痰、开闭醒神,郁金清心凉血、行气开郁、活血通络,合用清心解郁、豁痰开窍,共为君药。金礞石剽悍重坠,攻积消痰、平肝镇惊;全蝎平肝息风、止痉定搐,合助君药豁痰开窍、止痫定搐之效,为臣药。佐以黄连清心泻火,乌梅敛阴安神。诸药合用,共奏息风止惊、清心安神之功。

【临床应用】 痫病 由痰火内盛,风夹痰火上扰心神所致。用于突然昏倒,不省人事,四肢抽搐,口吐涎沫,两目上视,移时苏醒,平素大便秘结,心烦少寐,口干口苦,咯痰色黄,舌质红,苔黄腻,脉弦滑;癫痫见上述证候者。

【不良反应】 目前尚未检索到不良反应报道。

【禁忌】 孕妇禁用。

【注意事项】

1. 久病气虚者慎用。

2. 平素脾胃虚寒者慎用。

3. 癫痫发作时应根据病情采取适当的应急措施,以控制发作。

4. 忌食辛辣、油腻食物。

【用法与用量】 口服。一次 6g,一日 1～2 次。

【规格】 每 100 粒重 6g

补脑丸
Bunao Wan

【药物组成】 枸杞子、当归、五味子(酒炖)、肉苁蓉(蒸)、核桃仁、益智仁(盐炒)、柏子仁(炒)、酸枣仁(炒)、远志(制)、石菖蒲、天麻、龙骨(煅)、琥珀、胆南星、天竺黄。

【功能与主治】 滋补精血,安神健脑,化痰息风。用于精血亏虚、风痰阻络所致的健忘失眠、癫痫抽搐、烦躁胸闷、心悸不宁。

【方解】 方中枸杞子、当归滋阴补血,为君药。五味子、肉苁蓉、核桃仁、益智仁补肾益精,宁心安神为臣药。柏子仁、酸枣仁养心安神;远志、石菖蒲宁心安神,祛痰开窍;天麻、龙骨、琥珀平肝潜阳,息风定惊;胆南星、天竺黄清热化痰,息风定惊,共为佐药。全方配伍,具有滋补精血、安神健脑、化痰息风之功。

【临床应用】

1. 健忘 由精血不足,脑髓空虚所致。用于健忘,兼有神疲乏力,头晕目眩,腰膝酸软,舌红,脉细数;记忆力减退见上述证候者。

2. 不寐 由精血亏虚,痰热扰心而致。用于心烦,失眠,心悸不宁,头晕,耳鸣,五心烦热,舌红,脉细数或滑数;神经衰弱见上述证候者[1]。

3. 痫病 由精血亏虚,风痰阻窍,痰火扰心而致。用于突然仆倒,昏不知人,口吐涎沫,两目上视,四肢抽搐,舌红,苔黄腻,脉弦滑数;癫痫发作间歇期见上述证候者。

【药理毒理】 本品有增强学习记忆和镇静作用。

1. 增强学习记忆 本品能增强大鼠和东莨菪碱所致记忆获得障碍小鼠的学习记忆,延长避暗测试时的潜伏期,减少单位时间内错误次数[2]。本品可增强脑齿状回长时程电位[3]。

2. 镇静 本品可减少小鼠自主活动次数,并增加阈下催眠剂量戊巴比妥钠诱导的小鼠入睡率,延长催眠剂量戊巴比妥钠所致小鼠睡眠时间[4]。

【不良反应】 目前尚未检索到不良反应报道。

【禁忌】 孕妇禁用。

【注意事项】 饮食宜清淡,忌烟酒及辛辣刺激食物。

【用法与用量】 口服。一次 2～3g,一日 2～3 次。

【规格】 每 10 丸重 1.5g。

【参考文献】 [1]景秀香.补脑丸治疗失眠健忘症的疗效及安全性.中医中药,2011,18(26):98-99.

[2]马志义,王秉文,刘冬平.补脑丸对动物学习记忆的影响.中药新药与临床药理,1998,9(1):35.

[3]孟凯,谢雯,李强,等.补脑丸对大鼠齿状回长时程增强的影响.西北药学杂志,2002,17(2):67.

[4]马志义,王秉文,刘冬平.补脑丸对小鼠的镇静催眠作用.陕西中医,1997,18(12):566.

复方蛇胆陈皮末

Fufang Shedan Chenpi Mo

【药物组成】 蛇胆汁、陈皮、地龙(炒)、僵蚕(制)、朱砂、琥珀。

【功能与主治】 清热化痰,祛风解痉。用于风痰内盛所致的痰多咳嗽、惊风抽搐。

【方解】 方中蛇胆汁清肺化痰,清热解毒,针对病机,为君药。陈皮燥湿清热化痰、理气调中,使气畅痰消;地龙、僵蚕清热化痰平喘、息风止痉,故为臣药。朱砂、琥珀重镇安神,以清心定惊,为佐药。共奏清热化痰、祛风解痉之功。

【临床应用】

1. 咳嗽 由外邪入里化热,痰热阻肺所致。用于咳嗽,痰多黄稠或痰中带血,胸痛,口渴,舌红苔黄,脉滑数等;急性支气管炎见上述证候者。

2. 惊风 由痰热壅盛、蒙闭心窍,引动肝风所致。用于发热,烦躁,神昏,惊厥,舌红苔黄。

【不良反应】 目前尚未检索到不良反应报道。

【禁忌】 孕妇禁用。

【注意事项】

1. 寒痰咳喘,脾胃虚寒之慢惊者不宜使用。

2. 肝肾功能异常者慎用。

3. 本品中含朱砂,不宜过量、久用。

4. 惊风抽搐不可单用,应遵医嘱配合相关治疗措施。

【用法与用量】 口服。一次半瓶,四岁以下小儿减半。

【规格】 每瓶装1.25g

牛黄清心丸

Niuhuang Qingxin Wan

【药物组成】 牛黄、羚羊角、水牛角浓缩粉、黄芩、白蔹、大豆黄卷、炒苦杏仁、桔梗、防风、柴胡、人工麝香、冰片、朱砂、雄黄、川芎、蒲黄(炒)、人参、炒白术、茯苓、山药、甘草、大枣、当归、白芍、阿胶、麦冬、干姜、六神曲(炒)、肉桂。

【功能与主治】 清心化痰,镇惊祛风。用于风痰阻窍所致的头晕目眩、痰涎壅盛、神志混乱、言语不清及惊风抽搐、癫痫。

【方解】 方中以牛黄、羚羊角、水牛角清心解毒、豁痰开窍、平降肝阳、息风定惊;黄芩、白蔹、大豆黄卷清热泻火、利湿解毒;苦杏仁、桔梗宣降肺气;防风、柴胡疏风通络,疏肝解郁;麝香、冰片芳香辟秽,开窍醒脑;朱砂清热镇心安神;雄黄清热豁痰解毒;川芎、蒲黄活血止血;配以人参、白术、茯苓、山药、甘草、大枣补气健脾,以资化源;当归、白芍、阿胶、麦冬养血滋阴;干姜、六神曲温中和胃消食;肉桂温阳,引火归原。诸药相合,共奏清心化痰、镇惊息风之功。

【临床应用】

1. 中风 由风痰阻于清窍所致。用于瘫痪,神志模糊,语言不清,痰涎壅盛,口舌歪斜,舌质红,苔黄腻,脉弦滑数;脑出血及脑梗死见上述证候者。

2. 痫病 由风痰阻窍所致。用于突然昏仆,两目上视,口吐涎沫,四肢抽搐,移时苏醒,胸闷,心烦,舌质红苔黄腻,脉弦滑;癫痫见上述证候者。

3. 惊风 由肝风内动,风痰闭阻心窍所致。用于神志昏迷,四肢抽搐,喉间痰鸣,舌质红、苔黄腻,脉弦滑。

【药理毒理】 本品有镇静、解热等作用。

1. 镇静 本品可减少小鼠自发活动,延长小鼠戊巴比妥钠睡眠时间,提高戊四氮、士的宁对小鼠的半数致惊剂量 CD_{50}[1]。

2. 解热 本品对酵母所致大鼠发热体温及内毒素引起的家兔发热有抑制作用[2]。

3. 其他 本品能延长小鼠缺氧存活时间[1]。

【不良反应】 有报道服用本品出现小脑共济失调[3]。

【禁忌】 孕妇禁用。

【注意事项】

1. 对脑出血、脑梗死、惊风、癫痫的急重症,应采用综合治疗方法救治。

2. 方中含有雄黄、朱砂,不宜过量、久用。

3. 忌烟酒及辛辣食物。

【用法与用量】 口服。大蜜丸一次1丸,水丸一次1.6g,一日1次。

【规格】 水丸　每20粒重1.6g;大蜜丸　每丸重3g

【参考文献】 [1]蒋燮荣,赵树仪,陈卫平,等.牛黄清心丸药理作用的研究.中成药研究,1986,(11):29.

[2]刘启泰.两种牛黄清心药理作用的研究.药物分析学术论文汇编,1981,9:277.

[3]刘丽华.牛黄清心丸致小脑性共济失调1例报告.临床神经病学杂志,2000,13(2):101.

麝香脑脉康胶囊

Shexiang Naomaikang Jiaonang

【药物组成】 羚羊角、天麻、水牛角浓缩粉、大黄、桃仁、三七、丹参、地龙、穿山甲、川芎、莱菔子、人工麝香。

【功能与主治】 具有平肝熄风,化瘀通络,豁痰开窍的功效。用于风痰瘀血、痹阻脉络证的缺血性中风中经络(脑梗死恢复期)。症见半身不遂,偏身麻木,口舌歪斜,语言謇涩。

【方解】 方中羚羊角、天麻、水牛角浓缩粉平肝息风;大黄、桃仁、三七、丹参、川芎活血祛瘀;地龙、穿山甲通经活络;人工麝香开窍醒神、活血通经;莱菔子降气祛痰。诸药合用,共奏平肝息风、化瘀通络、豁痰开窍之功。

【临床应用】 中风 由风痰瘀血,痹阻脉络所致。症见半身不遂,口舌歪斜,舌强言謇或不语,偏身麻木,头晕目眩、舌质暗淡,舌苔薄白或白腻,脉弦滑;急性脑梗死见上述症状者。

【不良反应】 目前尚未检索到不良反应报道。

【禁忌】 尚不明确。

【注意事项】 孕妇慎用。

【用法与用量】 口服。一次4粒,一日3次。15天为一疗程。

【规格】 每粒装0.51g

脑栓通胶囊

Naoshuantong Jiaonang

【药物组成】 蒲黄、赤芍、郁金、天麻、漏芦。

【功能与主治】 活血通络,祛风化痰。用于风痰瘀血痹阻脉络引起的缺血性中风病中经络急性期和恢复期。症见半身不遂,口舌歪斜,语言不利或失语,偏身麻木,气短乏力或眩晕耳鸣,舌质黯淡或黯红,苔薄白或白腻,脉沉细或弦细、弦滑。脑梗死见上述证候者。

【方解】 方中蒲黄重用味甘性平,归肝、心包经,具有活血行气的作用,为君药。赤芍味苦性微寒,归肝经具有清热凉血、通经止痛作用;郁金有活血行气,解郁止痛的作用;两者共助蒲黄活血行气为臣药;天麻祛风通络,化痰息风止痉;漏芦舒筋通脉,清热解毒,共为臣药。诸药合用起到活血通络,祛风化痰作用。

【临床应用】

1. 中风 因风痰瘀血痹阻脉络所致。症见半身不遂,口舌歪斜,语言不利,偏身麻木,气短乏力,舌质黯淡或黯红,苔薄白或白腻,脉沉细或弦细、弦滑;缺血性中风病中经络急性期和恢复期见上述证候者。脑梗死见上述证候者。

2. 眩晕 由于风痰瘀血痹阻脉络所致。症见眩晕,耳鸣,气短乏力;舌质黯淡或黯红,苔薄白或白腻,脉沉细或弦细、弦滑,脑梗死见上述证候者。

尚有研究显示,该药有降低血脂,抑制动脉粥样硬化斑块形成的作用,可改善动脉硬化性脑梗死患者的血管僵硬度[1,2]。可以改善脑梗死患者的肢体运动功能,提高患者的日常生活活动能力[3];可改善糖尿病性视神经病变[4]。

【药理毒理】 本品有抗脑缺血、抗血栓和改善血液流变性等作用。

1. 抗脑缺血 本品可降低结扎双侧颈总动脉致脑缺血模型大鼠脑水肿程度;延长断颅小鼠喘息时间[5];可降低局灶性大脑中动脉缺血模型大鼠脑梗死范围,增加局部脑血流量[6];可降低D-半乳糖所致痴呆小鼠脑组织MAO活性,抑制模型小鼠海马区神经元病理改变[7]。

2. 抗血栓 本品可抑制大鼠及家兔动静脉旁路循环实验性血栓的形成,延长小鼠凝血时间,并可抗体外血栓形成[5,6];可抑制ADP及凝血酶诱导大鼠血小板聚集[8]。

3. 改善血液流变性 脑栓通胶囊可降低肾上腺素致血瘀大鼠ADP诱导的血小板聚集率,降低全血黏度,减小红细胞压积,缩短红细胞电泳时间以及延长小鼠的凝血时间[5]。

【不良反应】 少数患者服药后可出现胃脘部嘈杂不适感、便秘等。

【禁忌】 孕妇禁用。

【注意事项】 产妇慎用。

【用法与用量】 口服。一次3粒,一日3次,4周为一个疗程。

【规格】 每粒装0.4g

【参考文献】 [1]林松俊,掳周科,薛红,等.脑栓通对脑梗死恢复期颅外段颈动脉斑块的影响.广东医学,2011,32(8):1062-1063.

[2]谭萍,郝勇,罗高权,等.脑栓通胶囊对动脉硬化性脑梗死患者血管弹性功能的影响.神经病学与神经康复学杂志,2011,8(2):76-77.

[3]林子玲,陈跃虹,周武.脑栓通胶囊对脑梗死患者神经功能缺损程度及运动功能的影响.中国实用医药,2010,5(23):25-27.

[4]刘中文,李勋赤,温树灶.脑栓通治疗糖尿病性视神经病变.

广东医学,2007,28(11):1841-1842.

[5]李东安,李中平,张慧颖.脑栓通胶囊药效学实验研究.中国中医药信息杂志,2003,10(4):37-39.

[6]田淑霄,李士懋,张再康,等.脑栓通胶囊对脑梗死作用的实验研究.中草药,1998,29(11):755-757.

[7]卢旱云,吴铁,郑志明.脑栓通胶囊对痴呆小鼠脑组织MAO及海马神经元的影响.中国医药科学,2012,2(11):30-32,47.

[8]田淑霄,李士懋,张再康,等.脑栓通胶囊对血小板聚集影响的实验研究.河北中医药学报,1998,13(3):2-3.

散风活络丸(浓缩丸)

Sanfeng Huoluo Wan(Nongsuowan)

【药物组成】 乌梢蛇(酒炙)、草乌(甘草银花炙)、附子(炙)、威灵仙(酒炙)、白附子(矾炙)、海风藤、骨碎补、麻黄、桂枝、防风、细辛、蜈蚣、地龙、乳香(醋炙)、桃仁、红花、赤芍、牛膝、木香、香附(醋炙)、草豆蔻、人工牛黄、胆南星(酒炙)、冰片、赭石、石菖蒲、党参、白术(麸炒)、茯苓、当归、川芎、熟地黄、黄芩、熟大黄、蜂蜜(炼)。

【功能与主治】 祛风化痰,舒筋活络。用于风痰阻络引起的中风瘫痪,口眼歪斜,半身不遂,腰腿疼痛,手足麻木,筋脉拘挛,行步艰难。

【方解】 方中乌梢蛇、草乌、黑附子祛风通络为君药。威灵仙、白附子、海风藤、骨碎补散风除湿、健筋骨利关节;麻黄、桂枝、防风、细辛散风寒,发汗开腠里,活血脉,温经通络;蜈蚣、地龙、乳香、桃仁、红花、赤芍、牛膝活血行瘀,活血脉,通经络;木香、香附、草豆蔻疏导气滞,气通血行风自灭;牛黄、胆南星、冰片、生赭石、菖蒲清热开窍,平肝息风化痰,共为臣药。党参、白术、茯苓、当归、川芎、熟地补气血,扶正驱邪;熟大黄、黄芩清热导血滞,以防辛散偏燥之弊,为佐药。蜂蜜益气补中,调和诸药,为使药。综合此方,共成祛风化痰,舒筋活络之功。

【临床应用】

1. 中风 由风痰阻络所致。症见口眼歪斜,半身不遂,腰腿疼痛,手足麻木,筋脉拘挛,行步艰难。

2. 痹病 由风寒湿痹阻所致。症见关节疼痛,肿胀,屈伸不利,手足麻木,筋脉拘挛,行步艰难,舌苔白润或薄黄,脉弦滑或濡;风湿性关节炎、类风湿关节炎见上述证候者。

【不良反应】 目前尚未检索到不良反应报道。

【禁忌】 孕妇禁用。

【注意事项】

1. 高血压、心脏病患者慎服。

2. 运动员慎用。

3. 忌食辛辣。

【用法与用量】 口服。丸剂:一次 1 丸,一日 2 次,或遵医嘱。浓缩丸:一次 15 丸,一日 1～2 次;或遵医嘱。

【规格】 丸剂:每丸重 6g

浓缩丸:每 100 丸重 15g

八、祛湿剂

祛湿剂以祛湿药物为主,配伍清热、通淋、止泻、利尿和化浊药物,用于水湿、痰湿、湿浊为患疾病的中药制剂。

湿邪为患,有外湿、内湿之分。外湿多因居处潮湿,阴雨多湿,湿气蒸腾,冒雾涉水,汗出沾衣,久而湿邪外侵,伤及肌表、经络所致。症见恶寒发热,头胀身痛,肢节重痛,或面目浮肿等。内湿则因过食生冷、酒酪、肥甘,湿从内生,泛溢于脏腑或肌表,变生多种疾病;也可外湿引动内湿而为患。因湿邪侵犯部位不同,常见恶心、呕吐、脘腹胀满、泄利、水肿、淋浊、黄疸、痿痹等临床表现。湿与水和痰,异名同类。水为湿之积,湿为水之渐,痰为湿之聚炼,三者常常联合称谓。中医学认为,人体水液代谢,主之在肾,制之在脾,调之在肺,故水湿之病主要责之肺、脾、肾三脏功能失调。本章所列祛湿制剂主要针对内湿而设,根据内湿侵犯部位、程度和性质的不同,具体研制出清热利湿制剂、清肝利胆制剂、利湿通淋制剂、祛湿止泻制剂、温化水湿制剂、化湿降脂制剂,以备辨证选用。

清热利湿剂主要配伍猪苓、茯苓、泽泻、车前子、大蓟、小蓟、栀子、白茅根、黄芪、赤小豆等清热利湿、利水消肿药物,用于湿热内蕴所致的水肿,症见浮肿、腰痛、尿频、尿血、小便不利、舌苔黄腻、脉滑数。

清肝利胆剂主要配伍茵陈、栀子、大黄、龙胆、黄芩、柴胡、金钱草、郁金、虎杖、板蓝根、大青叶、车前子、薏苡仁等清肝泻热、淡渗利湿药物,用于肝胆湿热所致的胁痛、黄疸,症见胁肋疼痛、脘腹疼痛、恶心、呕吐、纳呆、大便不通、小便短赤;或身面俱黄、发热、口苦、纳呆、小便不利、大便秘结。

利湿通淋剂主要配伍车前子、金钱草、海金沙、川木通、瞿麦、石韦、栀子、泽泻、滑石、大蓟、小蓟、萹蓄、灯心草、琥珀等清热通淋、利尿排石的药物,用于湿热内蕴所致诸淋、癃闭、精浊,症见尿频、尿急、尿道涩痛、血尿、腰痛、小便点滴不畅、小便灼热、小便黄赤。

祛湿止泻剂主要配伍黄连、黄芩、黄柏、苦参、白头翁、木香、枳实、厚朴、槟榔、青皮、陈皮、白芍等清热燥湿、理气导滞、缓急止痛药物,用于湿热下注所致泄泻、痢疾,症见腹泻、腹痛、里急后重、大便脓血;或泄泻、暴注下迫、腹痛、大便酸腐、肛门灼热。

温化水湿剂主要配伍附子、肉桂、桂枝、白术、苍术、黄芪、茯苓等温阳化气、利水消肿药物,用于脾肾阳虚所致的水肿、癃闭,症见浮肿、夜尿多、尿频、尿急、尿少、小便点滴不畅、腰痛、畏寒肢冷。

化浊降脂剂主要配伍制何首乌、山楂、枸杞子、决明子、泽泻、茵陈、葛根、荷叶等化湿、祛痰、降浊的药物,用于高脂血症、动脉粥样硬化痰浊阻滞证,症见形体肥胖、头晕头重、胸闷、多困、倦怠。

祛湿剂可用于现代医学急慢性肾炎、肾盂肾炎、膀胱炎、慢性前列腺炎、前列腺增生症、急慢性胆囊炎、胆石症、病毒性肝炎、慢性胰腺炎、早期肝硬化、下尿路感染、尿路结石、急性胃肠炎、肠炎、急性痢疾、结肠炎、痔疮、高脂血症、动脉粥样硬化、肥胖症等,临床应根据辨证合理选用。

祛湿剂品种较多,有片、颗粒、胶囊、丸、合剂、口服液、注射液、栓剂等多种剂型。临床上,以片、颗粒、胶囊、丸剂应用比较普遍。

祛湿剂多由苦寒燥湿和通利水湿药物组成,故阴虚津亏者和孕妇慎用。

(一)清热利湿

肾炎灵胶囊

Shenyanling Jiaonang

【药物组成】 猪苓、茯苓、车前子(盐炒)、赤芍、栀子、大蓟、小蓟、地榆、马齿苋、茜草、当归、川芎、旱莲草、女贞子、狗脊(烫)、地黄、山药。

【功能与主治】 清热利尿,凉血止血,滋阴补肾。用于下焦湿热,热迫血行,肾阴不足所致的浮肿、腰痛、尿频、尿血;慢性肾炎见上述证候者。

【方解】 方中猪苓、茯苓、车前子清热渗湿、利水消肿,赤芍清热凉血祛瘀,栀子清泄三焦湿热,共为君药。用大蓟、小蓟、地榆、马齿苋、茜草、当归、川芎以凉血止血,其中茜草、当归、川芎有活血化瘀止血之功,合为臣药。方中以旱莲草、女贞子、狗脊、地黄、山药以滋阴补肾,其中旱莲草、女贞子甘寒尚可凉血止血,狗脊甘温又能补肾强腰。诸药合用,共奏清热利尿、凉血止血、滋阴补肾之功。

【临床应用】

1. 尿血 因肾阴不足,气化不行,湿热蕴结,热迫血

行所致。症见尿血,尿频,腰膝痛,神疲乏力,舌红苔黄腻,脉细数;慢性肾炎见上述证候者。

2. 水肿 因肾阴不足,气化失司,水湿泛溢所致。症见下肢浮肿,腰膝痛,神疲乏力,小便不利,或有尿血,舌红苔黄,脉细数;慢性肾炎见上述证候者。

【药理毒理】 **抗肾损伤** 本品可降低大鼠肾小球基底膜加弗氏佐剂注射所致的慢性自身免疫性肾小球肾炎家兔的尿蛋白、血清尿素氮和肌酐水平,提高血清白蛋白水平,减轻肾小球病变[1]。

【不良反应】 目前尚未检索到不良反应报道。

【禁忌】 孕妇禁用。

【注意事项】

1. 脾肾阳虚水肿者慎用。

2. 本品脾肾两亏,血失统摄所致尿血者慎用。

3. 服药期间宜低盐饮食,忌烟酒及辛辣、油腻食物。

【用法与用量】 口服。一次6~7粒,一日3次。

【规格】 每粒装0.25g。

【参考文献】 [1]崔树勋,李吉平,王秋静,等.肾炎灵冲剂对家兔慢性肾小球肾炎的作用.白求恩医科大学学报,2000,26(6):589.

肾炎四味片(胶囊、颗粒、丸)

Shenyan Siwei Pian(Jiaonang,Keli,Wan)

【药物组成】 细梗胡枝子、石韦、黄芩、黄芪。

【功能与主治】 清热利尿,补气健脾。用于湿热内蕴兼气虚所致的水肿,症见浮肿、腰痛、乏力、小便不利;慢性肾炎见上述证候者。

【方解】 方中细梗胡枝子为湖北民间治肾炎常用药物,具有清热解毒、活血化瘀之功,为君药。石韦清热凉血,利水消肿;黄芩清热燥湿,泻火解毒,为臣药。佐以黄芪益气升阳,利水消肿。四药共奏清热利尿,补气健脾之功。

【临床应用】 **水肿** 因脾气亏虚,运化失健,湿热内蕴所致。症见神疲乏力,浮肿,腰痛,小便不利,舌苔黄腻,脉细或滑数;慢性肾炎见上述证候者。

【药理毒理】 本品有保护肾功能和抑制肾纤维化作用。

1. 保护肾功能 本品可抑制Masugi肾炎家兔血清尿素氮和肌酐含量的升高及肾小球细胞数的增高[1]。提高急性血清病肾炎家兔补体活性及补体免疫复合物溶解能力[2]。减少糖尿病大鼠尿蛋白,减轻肾小球足细胞脱落[3]。

2. 抑制肾纤维化　本品能使肾小球内 IgA 沉积减少，减轻基质扩张及炎细胞浸润[4]，降低尿蛋白[5]，减轻系膜细胞和系膜基质的增生[6]。本品可抑制单侧肾脏切除并注射阿霉素致肾硬化大鼠肾组织纤维粘连蛋白、层粘连蛋白、Ⅳ型胶原的表达，改善肾硬化程度[7]。并减轻 5/6 肾切除大鼠的肾脏纤维化[8]。

【不良反应】　目前尚未检索到不良反应报道。

【禁忌】　孕妇禁用。

【注意事项】

1. 脾肾阳虚所致水肿以及风水者慎用。

2. 服药期间宜低盐、低脂饮食，忌食辛辣食物。

【用法与用量】　片剂：口服，一次 8 片（小片或糖衣片）；一次 4 片（大片），一日 3 次。颗粒剂：开水冲服，一次 5g，一日 3 次。胶囊剂：口服，一次 8 粒，一日 3 次。丸剂：口服，一次 5g，一日 3 次。

【规格】　片剂：每片重（1）0.36g　（2）0.70g（3）糖衣片（片芯重 0.35g）

胶囊剂：每粒装 0.3g

颗粒剂：每袋装 5g

丸剂：每袋装 5g

【参考文献】　[1]王小娟，喻嵘，郭建生，等.雷公藤地上部分提取物对家兔 Masugi 肾炎的影响.中国中药杂志,2000,25(4):231.

[2]孔欣冰，张玉娟.肾炎四味片对家兔急性血清病肾炎的免疫调节作用.黑龙江医药科学,2001,24(6):30.

[3]殷玉红，宋海燕，田小燕.肾炎四味片及洛汀新对糖尿病大鼠肾脏足细胞数目的影响.疑难病杂志,2011,10(11):846.

[4]都占陶，孔海云，周亚伟，等.肾炎血尿康治疗 IgA 肾病的临床与实验研究.中国中医药科技,1994,1(1):19.

[5]聂莉芳，方芳，余仁欢，等.益气滋肾冲剂对 IgA 肾病小鼠蛋白尿及肾功能的影响.上海中医药杂志,2000,3:455.

[6]聂莉芳，余仁欢，林秀彬，等.益气滋肾冲剂对 IgA 肾病小鼠肾小球超微结构的影响.中国中西医结合杂志,1999,19(12):737.

[7]孙琳，朱晓玲，王军，等.肾炎四味片对肾硬化大鼠肾组织 FN、LN、Col－Ⅳ表达的影响.中国中西医结合肾病杂志,2012,13(10):895.

[8]迟雁青，林海英，张涛，等.肾炎四味片可减轻 5/6 肾切除大鼠的肾脏纤维化.第三军医大学学报,2013,35(2):137.

复 肾 宁 片

Fushenning Pian

【药物组成】　车前子、萹蓄、栀子、黄柏（盐）、知母（盐）、大黄（制）、益母草、牡丹皮、附子（炙）、甘草。

【功能与主治】　清热利湿，通阳化瘀。用于湿热下注、瘀血阻滞所致的热淋，症见尿频、尿急、尿痛、腰痛；急、慢性尿路感染（急、慢性膀胱炎，急、慢性肾盂肾炎）见上述证候者。

【方解】　方中车前子、萹蓄清热利湿，利水通淋，为君药。配以栀子清热泻火，通利三焦，凉血止血，通淋止痛；黄柏、知母滋阴降火，泻肾中之热；大黄通腑泻热，凉血化瘀；益母草活血祛瘀，利水除湿；牡丹皮清热凉血，化瘀止痛，以上共为臣药。佐以附子一则通阳化气，二则制约苦寒之性。甘草调和诸药，为使药。全方共取清热利湿，通阳化瘀之功效。

【临床应用】　热淋　因湿热下注、瘀血阻滞所致。症见尿频、尿急、尿痛、口干口苦，大便干结，腰痛，舌有紫点或紫斑，苔黄，脉数；急、慢性尿路感染见上述证候者。

【不良反应】　目前尚未检索到不良反应报道。

【禁忌】　孕妇禁用。

【注意事项】

1. 脾肾两亏证淋痛慎用。

2. 本品脾胃虚寒者慎用。

3. 服药期间忌烟酒及辛辣食物。

4. 服药期间注意多饮水，避免劳累。

【用法与用量】　口服。一次 6 片，一日 3 次。

【规格】　每片 0.3g

肾炎解热片

Shenyan Jiere Pian

【药物组成】　白茅根、连翘、荆芥、蝉蜕、茯苓、泽泻（盐制）、车前子（炒）、赤小豆、蒲公英、大腹皮、陈皮、石膏（生）、杏仁（炒）、桂枝。

【功能与主治】　疏风解热，宣肺利水。用于风热犯肺所致的水肿。症见发热恶寒、头面浮肿、咽喉干痛、肢体酸痛、小便短赤、舌苔薄黄、脉浮数；急性肾炎见上述证候者。

【方解】　方中白茅根、连翘、荆芥、蝉蜕透散风热、宣肺利尿，共为君药。茯苓、泽泻、车前子、赤小豆、蒲公英、大腹皮、陈皮健脾渗湿、利水消肿、行气消胀，共为臣药。肺为水之上源，故以石膏、杏仁清宣肺经郁热而肃降肺气，可加强利尿消肿之功；用桂枝以防苦寒太过，又可助膀胱化气行水，三药为佐药。诸药同用，共奏疏风解热、宣肺利水之功效。

【临床应用】　水肿　因外感风热，肺失宣发，通调失司所致。症见发热恶寒，眼睑、头面浮肿，咽喉干痛，肢体酸痛，小便短赤，舌苔薄黄，脉浮数；急性肾炎见上述证候者。

【不良反应】 目前尚未检索到不良反应报道。

【禁忌】 尚不明确。

【注意事项】

1. 脾肾阳虚所致水肿者慎用。

2. 服药期间宜进低盐饮食,忌食辛辣、油腻食物。

3. 孕妇慎用。

【用法与用量】 口服。〔规格(1)(3)〕一次4～5片,〔规格(2)〕一次3片,一日3次。

【规格】 (1)薄膜衣片 每片重0.34g (2)薄膜衣片 每片重0.56g (3)糖衣片(片芯重0.32g)

前列安通片
Qianlie'antong Pian

【药物组成】 黄柏、赤芍、丹参、桃仁、泽兰、乌药、王不留行、白芷。

【功能与主治】 清热利湿,活血化瘀。用于湿热瘀阻证,症见尿频、尿急、排尿不畅、小腹胀痛等。

【方解】 方中黄柏清热燥湿,偏治下焦;乌药行气止痛,为治尿频之良药,共为君药。泽兰活血祛瘀,利水消肿;白芷祛风燥湿、消肿止痛,二药合用,瘀血除、湿热消,共为臣药。赤芍清热散瘀,丹参、桃仁活血祛瘀止痛,为佐药。诸药合用,共奏清热利湿、活血化瘀之功。

【临床应用】 癃闭 因湿热瘀阻所致,症见尿频、尿急、排尿不畅、小腹胀痛。

文献报道,本品治疗慢性前列腺炎,同时能够缓解盆腔疼痛[1,2]。

【药理毒理】 本品有抗前列腺炎和抑菌等作用。

1. 抗前列腺炎 本品能改善慢性非细菌性前列腺炎大鼠的炎症,升高前列腺组织IL-10水平和降低TNF-α水平[3];能减轻角叉菜胶致非细菌性前列腺炎大鼠前列腺间质炎症反应,促进病理损伤修复,调节前列腺局部免疫功能[4];对去势后皮下注射丙酸睾丸酮致前列腺增生大鼠,能缩小前列腺体积,减少前列腺组织的血管内皮生长因子(VEGF)、碱性成纤维细胞生长因子(bFGF)的表达[5]。

2. 抑菌 本品体外对金黄色葡萄球菌、大肠埃希菌、解脲支原体有一定的抑制作用[6]。

3. 其他 本品能提高精索静脉曲张大鼠精子密度和活力,提高附睾α-糖苷酶、L-肉毒碱含量[7]。

【不良反应】 目前尚未检索到不良反应报道。

【禁忌】 尚不明确。

【注意事项】 1. 忌辛辣、生冷、油腻食物。

2. 感冒发热患者不宜服用。

3. 本品宜饭前服用。

4. 有高血压、心脏病、肝病、糖尿病、肾病等慢性病严重者应在医师指导下服用。

5. 服药两周症状无缓解,应去医院就诊。

6. 儿童、孕妇、哺乳期妇女、年老体弱者应在医师指导下服用。

7. 对本品过敏者禁用,过敏体质者慎用。

8. 本品性状发生改变时禁止使用。

9. 儿童必须在成人的监护下使用。

【用法与用量】 口服。一次4～6片,一日3次;或遵医嘱。

【规格】 薄膜衣每片重0.38g

【参考文献】 [1]王晓芝.前列安通片治疗Ⅲ型慢性前列腺炎的临床观察.中国医药指南,2008,6(12):90-91.

[2]郭凯,邱明星,蔡松良,等.前列安通片治疗慢性前列腺炎多中心临床试验研究.中华男科学杂志,2007,13(10):950-952.

[3]戴宁,李大伟,陈乔.复方牛苓颗粒对慢性非细菌性前列腺炎大鼠前列腺组织TNF-α、IL-10水平的影响.安徽中医学院学报,2010,29(5):43.

[4]林中方,陈宝田,曾抗,等.花粉芪奴汤对慢性非细菌性前列腺炎大鼠局部免疫功能的影响.中药材,2010,30(9):1123.

[5]徐斌.前列安通片对BPH大鼠前列腺组织中VEGF,bFGF表达的影响.中国中药杂志,2008,30(20):2381.

[6]戴宁,李大伟,陈乔.复方牛苓颗粒体外抑菌实验研究.中医药临床杂志,2009,21(6):516.

[7]尹静,曲晓伟,郭凯,等.前列安通片对精索静脉曲张大鼠附睾α-糖苷酶、L-肉毒碱的影响.现代中西医结合杂志,2009,18(28):3416.

前列倍喜胶囊
Qianliebeixi Jiaonang

【药物组成】 猪鬃草、蝼蛄(制)、王不留行(制)、皂角刺、刺猬皮(制)。

【功能与主治】 苗医:旭嘎帜洼内,维象样丢象:久溜阿洼,休洼凯纳。

中医:清利湿热,活血化瘀,利尿通淋。用于湿热瘀阻所致的小便不利,淋漓涩痛,以及前列腺炎,前列腺增生见上述证候者。

【方解】 方中猪鬃草性味淡、性凉,具有清热解毒,利尿消肿之功,为君药。王不留行活血通经,利水通淋,助君药活血利水,为臣药。蝼蛄直入膀胱经,利水消肿;皂角刺善行走窜,可泄血中风热之毒,为"厉风药中开导前锋",二者协同,可加强君臣二药通络、通淋之功,为佐药。刺猬皮味苦、涩,性平,既可化瘀止痛,又可引药入精室,为佐使药。诸药合用,共奏清利湿热,活血化瘀,利尿通淋之功。

【临床应用】　淋痛　因湿热瘀阻所致,症见小便不利,淋漓涩痛;前列腺炎、前列腺增生见上述证候者。

此外,尚有治疗精液不液化[1]的报道。

【药理毒理】　抗前列腺炎　本品能改善苯甲酸雌二醇致慢性非细菌性前列腺炎大鼠前列腺内炎性细胞浸润,抑制前列腺上皮增生[2]。

【不良反应】　偶有尿道灼热感,属正常现象。

目前尚未检索到不良反应报道。

【禁忌】　尚不明确。

【注意事项】

1. 服药期间忌酒及辛辣刺激食物。

2. 过敏体质者慎服。

【用法与用量】　饭前服。一次 6 粒,一日 3 次,20 天为一疗程;或遵医嘱。

【规格】　每粒装 0.4g

【参考文献】　[1]张新东,金保方,周玉春,等.前列倍喜胶囊治疗精液不液化 180 例临床研究.中华男科杂志,2009,15(7):665-668.

[2]张晓辉,刘树硕.前列倍喜对大鼠慢性非细菌性前列腺炎组织形态学的影响.浙江中西医结合杂志,2007,17(11):668.

前列平胶囊
Qianlieping Jiaonang

【药物组成】　败酱草、丹参、赤芍、桃仁、红花、泽兰、石韦、乳香、没药。

【功能与主治】　清热利湿,化瘀止痛。用于湿热瘀阻所致的急、慢性前列腺炎。

【方解】　方中败酱草清热解毒,祛瘀止痛为君;丹参善通血脉,兼可养血;赤芍凉血活血,桃仁、红花活血通经、消肿止痛,乳香、没药活血行气止痛,诸药共为臣药,助君药加强其清热解毒、祛瘀止痛之力;石韦、泽兰清热利湿通淋,并能引诸药直达病所。诸药合用,共起清热解毒、祛瘀止痛之功。

【临床应用】　癃闭　因湿热瘀阻所致。症见排尿不畅,尿流细小,尿短频数,可伴小便淋沥涩痛或腰痛、口苦口黏,或渴不欲饮,舌红苔黄腻,脉数;急、慢性前列腺炎和前列腺增生见上述证候者[1-3]。

【药理毒理】　本品有抗前列腺炎、前列腺增生及抗炎镇痛等作用。

1. 抗前列腺炎　本品能降低角叉菜胶致急性前列

腺炎模型大鼠的前列腺指数,减轻前列腺组织的上皮细胞变性坏死、腺体溶解、炎细胞浸润、腺腔内蛋白性分泌物及与周围组织的粘连程度等炎症病理变化及病理评分;能降低消痔灵致慢性前列腺炎大鼠的前列腺指数,减轻前列腺组织的间质慢性炎细胞浸润,减少腺腔内蛋白性分泌物潴留,降低前列腺炎症的病理评分[4]。

2. 抗前列腺增生　本品能抑制尿生殖窦植入性前列腺增生小鼠的前列腺重量系数、前列腺 DNA 含量,减少前列腺腺体增生数、增加扩张萎缩腺体数和萎缩腺体数[5]。

3. 抗炎镇痛　本品能减少醋酸所致的小鼠扭体次数和甲醛引起的第一和第二时相的痛反应,提高大鼠热刺激痛阈;抑制二甲苯所致的小鼠耳肿胀和小鼠腹腔的毛细血管通透性,降低大鼠棉球肉芽肿的重量,减轻角叉菜胶所致大鼠足肿胀[5,6]。

4. 其他　本品能降低血瘀大鼠的全血黏度、全血相对黏度、全血还原黏度、血浆黏度、红细胞刚性指数、红细胞压积和纤维蛋白原含量[6]。

【不良反应】　目前尚未检索到不良反应报道。

【禁忌】　尚不明确。

【注意事项】　尚不明确。

【用法与用量】　口服。一次 5 粒,一日 3 次。

【规格】　每粒装 0.4g

【参考文献】　[1]贾玉森,李曰庆,李军.前列平治疗前列腺增生症的临床观察.中国医药学报,1996,11(2):17-18.

[2]朱银静,肖雪,王川,等.前列平胶囊对急慢性前列腺炎及血流变的影响.中成药,2014,36(3):611-614.

[3]逯占叶.前列平胶囊治疗慢性前列腺炎 115 例疗效观察.药物与临床,2009,16(10):55.

[4]朱银静,肖雪,王川,等.前列平胶囊对急慢性前列腺炎及血流变的影响.中成药,2014,36(3):611.

[5]师晨霞,孟祥琴,郭芳,等.前列平胶囊的抗前列腺增生作用.河北医药,2002,24(9):693.

[6]马侗,朱银静,肖雪,等.前列平胶囊镇痛抗炎及影响血流变的作用.陕西中医学院学报,2014,37(6):81.

前列舒通胶囊
Qianlieshutong Jiaonang

【药物组成】　黄柏、赤芍、当归、川芎、土茯苓、三棱、泽泻、马齿苋、马鞭草、虎耳草、川牛膝、柴胡、甘草。

【功能与主治】　清热利湿,化瘀散结。用于慢性前列腺炎,前列腺增生属湿热瘀阻证。症见尿频、尿急、尿淋沥,会阴、下腹或腰骶部坠胀或疼痛,阴囊潮湿等。

【方解】 方中黄柏、土茯苓、马鞭草、马齿苋清热利湿解毒,共为君药;赤芍、当归、川芎、三棱、川牛膝活血化瘀为臣;虎耳草凉血解毒,助君药为佐;另加柴胡疏肝理气,使全身气机条畅;甘草调和药性。诸药合用,共奏清热利湿、化瘀散结之功。

【临床应用】 癃闭 因湿热蕴结膀胱,热瘀蕴结下焦所致。症见尿频、尿急、尿淋沥,会阴、下腹或腰骶部坠胀或疼痛,阴囊潮湿。慢性前列腺炎、前列腺增生见上述证候者[1-5]。

【药理毒理】 本品有抗前列腺炎和前列腺增生等作用。

1. 抗前列腺炎 本品能调节雌二醇诱导的慢性非细菌性前列腺炎大鼠 T 淋巴细胞亚群的紊乱[6];对用前列腺内注射消痔灵致慢性前列腺炎大鼠前列腺局部炎症因子有调节作用[7];对前列腺侧叶注射完全弗氏佐剂致慢性前列腺炎大鼠有减轻前列腺腺体、间质的炎症反应和纤维增生,并可降低模型大鼠前列腺组织中神经生长因子(NGF)表达[8]。

2. 抗前列腺增生 本品对去势后皮下注射睾酮致大鼠良性前列腺增生有抑制作用[9]。

3. 其他 本品能增加大鼠排尿时膀胱最大容量,体外能增加大鼠离体膀胱逼尿肌条的张力与振幅[10]。

【不良反应】 目前尚未检索到不良反应报道。

【禁忌】 尚不明确。

【注意事项】 尚不明确。

【用法与用量】 口服。一次 3 粒,一日 3 次。

【规格】 每粒装 0.4g。

【参考文献】 [1]艾德华,田淑艳,唐立峰.前列舒通胶囊治疗慢性前列腺炎的临床疗效观察.中国现代药物应用,2012,6(20):53-54.

[2]李仁彪,郭晓玲,张永旺,等.前列舒通胶囊治疗良性前列腺增生症疗效观察.药物与临床,2011,8(5):51-52.

[3]龚百生,熊国兵,邱明星.前列舒通胶囊治疗Ⅲ型前列腺炎自身对照研究.上海中医药杂志,2009,43(10):40-42.

[4]陈定雄,梁文涛.前列舒通胶囊治疗慢性前列腺炎临床观察.现代中西医结合杂志,2011,20(21):2645-2646.

[5]窦科,狄文佳,熊玮,等.前列舒通胶囊用于良性前列腺增生症合并慢性非细菌性前列腺炎的研究.现代中西医结合杂志,2011,20(9):1054-1055.

[6]任钧国,王建业,李军梅,等.前列舒通胶囊对雌二醇诱导的慢性非细菌性前列腺炎大鼠 T 淋巴细胞亚群的影响.现代泌尿外科杂志,2013,18(5):233.

[7]黄鸿源.前列舒通胶囊对慢性前列腺炎大鼠前列腺组织中 IL-10 及 TNF-α 表达的影响.亚太传统医药,2012,8(9):55.

[8]陈瑾歆,李云祥,王安果,等.前列舒通胶囊对慢性前列腺炎大鼠 NGF 表达的影响.中国实验方剂学杂志,2011,17(15):224.

[9]鲁会侠,张晓红,岳嫒.前列舒通胶囊对实验性前列腺增生的作用.中国中西医结合外科杂志,2007,13(2):55.

[10]任钧国,王建业,李军梅,等.前列舒通胶囊对大鼠膀胱收缩功能的影响.中成药,2014,36(10):2181.

(二) 清肝利胆

胆宁片
Danning Pian

【药物组成】 青皮、陈皮、郁金、虎杖、山楂、白茅根、大黄。

【功能与主治】 疏肝利胆,清热通下。用于肝郁气滞、湿热未清所致的右上腹隐隐作痛,食入作胀,胃纳不香,嗳气,便秘,口不干,舌苔薄腻,脉平或弦;慢性胆囊炎见有上述证候者。

【方解】 方中以青皮疏肝理气,陈皮行气燥湿,二药合用,疏肝行气燥湿,为君药。郁金行气解郁,活血止痛;虎杖清热除湿,利胆退黄,二者助君药疏肝利胆,为臣药。山楂活血化瘀,消食导滞;白茅根清热利湿,大黄泻热通便,使湿热之邪从二便分消,三药合为佐药。诸药合用,共奏疏肝利胆、清热通下之功。

【临床应用】 胁痛 由肝郁气滞,湿热未清所致。症见右上腹隐隐作痛,食入作胀,胃纳不香,嗳气,便秘,口不干,舌苔薄腻,脉弦;慢性胆囊炎见有上述证候者。

文献报道,本品有降脂作用[1],也可用于便秘[2]、非酒精性脂肪性肝病湿热证候者[3,4]的治疗。

【药理毒理】 本品有利胆、保肝作用。

1. 利胆 本品十二指肠给药,能增加家兔胆囊收缩频率及胆汁流量,降低胆道括约肌紧张的程度[5]。对豚鼠胆囊结石有溶石作用[6]。还能增加 α-萘异硫氰酸酯(ANIT)所致肝内胆汁瘀积大鼠模型的胆汁流量,降低其血清胆红素、胆汁酸水平[7],并能改善胆管结扎小鼠的胆汁瘀积、肝功能及减轻病理损害[8]。

2. 保肝 本品对小鼠 D-氨基半乳糖急性肝损伤有保护作用;降低四氯化碳致慢性肝损伤大鼠血清 ALT、AST,升高血清总蛋白和白蛋白,减轻肝细胞脂肪变性程度和纤维化程度[9];本品还可降低高脂饮食诱导脂肪肝家兔血清 ALT、AST、总胆固醇、甘油三酯、低密度脂蛋白胆固醇水平,减轻肝脏脂肪变性和点灶状坏死[10,11];降低实验性高脂饮食性脂肪肝大鼠肝脏和血清总胆固醇、游离脂肪酸以及血清 ALT、AST、TBA、低密度脂蛋白胆固醇水平,提高肝脏及血清过氧化氢酶(CAT)活性,诱导肝组织过氧化物酶体增殖物激活受体α(PPARα)及胆固醇 7a 单加氧酶(CYP7A1)蛋白及其 mRNA 的表达[10,12]。

【不良反应】　可出现腹泻、口苦、腹痛和胃肠道反应。

【禁忌】　尚不明确。

【注意事项】

1. 肝肾阴虚,肝血不足引起的胁痛者不宜使用。

2. 孕妇及过敏体质者慎用。

3. 服用本品后,如每日排便增至 3 次以上者,应酌情减量服用。

4. 治疗急性胆囊炎、胆道感染时,应该密切观察病情,如体温、胁痛、黄疸无明显好转时,应该请外科紧急处理。

5. 服药期间忌饮酒,忌食辛辣、生冷、油腻食物。

6. 服药期间忌恼怒忧郁等情志刺激,不要过于劳累,以免加重病情。

【用法与用量】　口服。一次 5 片,一日 3 次。饭后服。

【规格】　每片重 0.36g

【参考文献】　[1]袁靖,陈虎.胆宁片在降血脂治疗中的疗效观察.中国社区医师,2013,15(1):198.

[2]范建高,徐正婕,姜海琼.胆宁片治疗习惯性便秘 57 例临床观察.现代医药卫生,2003,19(4):396-397.

[3]季光,范建高,陈建杰.胆宁片治疗非酒精性脂肪性肝病(湿热型)的临床研究.中国中西医结合杂志,2005,25(6):485.

[4]范建高,刘厚钰.胆宁片治疗非酒精性脂肪性肝病的多中心临床试验.国外医学·消化系疾病分册,2004,24(2):123.

[5]雷博,杜克莘,马小斌,等.胆宁片利胆作用的实验研究.中成药,2003,25(11):907.

[6]朱培庭.中药胆宁片抑制胆色素类结石的研究.上海中医药杂志,1990,(6):1.

[7] Ding L L, Zhang B F, Dou W,et al. Protective effect of DanningTablet on acute liver injury with cholestasis induced by α-naphthylisothiocyanate in rats. J Ethnopharmacol, 2012, 140(2):222.

[8]王莉,丁丽丽,杨帆,等.胆宁片对胆汁瘀积小鼠肝脏转运体及代谢酶基因表达的影响.中成药,2013,35(7):1385.

[9]柳润辉,陈忠樑,李铁军,等.胆宁片对实验性急慢性肝损伤的保护作用.药学实践杂志,2007,25(3):147.

[10]柳润辉,陈忠樑,徐瑞林,等.胆宁片对实验性脂肪肝的保护作用.药学服务与研究,2007,7(3):202.

[11]陈鹏,顾勤,周晓波,等.胆宁片防治非酒精性脂肪肝的实验研究.吉林中医药,2014,34(4):399.

[12]杨英昕,朱培澎,张静结.胆宁片对高脂模型大鼠脂肪肝及 PPARα、CYP7A1 表达的影响.中国新药与临床杂志,2007,26(10):721.

复方胆通片(胶囊)
Fufang Dantong Pian(Jiaonang)

【药物组成】　溪黄草、茵陈、穿心莲、大黄、羟甲香豆素。

【功能与主治】　清热利胆,解痉止痛。用于肝胆湿热所致的胁痛,症见胁腹疼痛、便秘尿黄;急慢性胆囊炎、胆管炎、胆结石合并感染、胆囊术后综合征、胆道功能性疾患而见上述证候者。

【方解】　本方属于中西药复合制剂。方中溪黄草清热祛湿,凉血散瘀;茵陈清热利湿、利胆退黄;二药合用,清热祛湿,利胆退黄,共为君药。穿心莲苦寒,清热解毒;大黄苦寒,泻下攻积、清热泄火,使湿热从大便而解,二药共用加强君药的清热利湿之功,合为臣药。羟甲香豆素又名胆通,利胆止痛。诸药合用,共达清热除湿、利胆止痛之功。

【临床应用】　胁痛　因肝胆湿热所致。症见胁腹胀痛,触痛明显而拒按,或牵及肩背,口干口苦,纳呆恶心,厌食油腻,便秘,尿黄;急、慢性胆囊炎,胆管炎,胆囊结石,胆道结石合并感染,胆囊术后综合征,胆道功能性疾患见上述证候者。

【药理毒理】　抗结石　复方胆通胶囊能降低饲料致胆石症豚鼠结石形成率,增加胆汁分泌量及总胆汁酸(TBA)含量,提高血浆胆囊收缩素(CCK)含量,降低血清总胆固醇(TC)水平[1]。

【不良反应】　目前尚未检索到不良反应报道。

【禁忌】　孕妇禁用。

【注意事项】

1. 肝郁血虚所致胁痛者慎用。

2. 年老体弱者慎用;中病即止,不可久用。

3. 用于急性胆囊炎及胆囊、胆道结石合并感染时,应密切观察病情,如发热、胁痛、黄疸进一步加剧时,应请外科紧急处理。

4. 本品主要适用于泥沙样或较小的结石,若结石较大,或出现梗阻以致药物排石无效时,应采取碎石或手术等相应治疗措施。

5. 服药期间忌食辛辣、油腻食物。

【用法与用量】　片剂:口服。一次 2 片,一日 3 次。胶囊剂:口服,一次 2 粒,一日 3 次。

【参考文献】　[1]陆红,张信岳,刘芳芳,等.舒胆通颗粒防治胆石症的实验研究.中国临床药理学与治疗学,2009,14 (9):1028.

利 胆 片

Lidan Pian

【药物组成】 茵陈、柴胡、白芍、金钱草、黄芩、大黄、芒硝、知母、金银花、大青叶、木香。

【功能与主治】 疏肝止痛,清热利湿。用于肝胆湿热所致的胁痛,症见胁肋及脘腹部疼痛,按之痛剧,大便不通,小便短赤,身热头痛,呕吐;胆道疾患见上述证候者。

【方解】 方中茵陈清热利湿;柴胡疏利肝胆,共为君药。白芍缓急止痛;金钱草、黄芩清热祛湿,利胆退黄,共为臣药。大黄、芒硝泻热通便,使湿热之邪通过大便而解;知母、金银花、大青叶泻火解毒,凉血消肿;木香行气止痛,共为佐使药。诸药合用,共奏疏肝止痛、清热利湿之功。

【临床应用】

1. 胁痛 因肝胆湿热所致。症见胁肋疼痛,脘腹疼痛,拒按,大便不爽,小便短赤,身热头痛,呕吐不食,舌质红,苔黄腻,脉弦滑;急、慢性胆囊炎,胆囊或胆管结石见上述证候者。

2. 黄疸 因湿热蕴结肝胆,胆汁不循常道,外溢肌肤所致。症见身面目俱黄,发热口苦,小便不利,大便秘结,苔黄腻,脉弦数或濡数;急性胆囊炎、胆管结石等见上述证候者。

【不良反应】 目前尚未检索到不良反应报道。

【禁忌】 孕妇禁用。

【注意事项】

1. 胁痛属肝郁血虚及黄疸属寒湿内阻之阴黄者慎用。

2. 脾虚便溏、体弱年老者不可过量使用或久服。

3. 服药后胁肋疼痛缓解不明显,或反而加重,按之痛剧不减者,应转入外科紧急处理。

4. 本品主要适用于泥沙样或较小的结石,若结石较大,或出现梗阻以致药物排石无效时,应采取碎石或手术等相应治疗措施。

5. 服药期间忌食辛辣、油腻食物,宜戒酒。

【用法与用量】 口服。一次6～10片,一日3次。

【规格】 每片重0.37g

茵莲清肝合剂

Yinlian Qinggan Heji

【药物组成】 茵陈、柴胡、郁金、板蓝根、绵马贯众、白花蛇舌草、半枝莲、虎杖、重楼、茯苓、广藿香、砂仁、佩兰、白芍(炒)、当归、丹参、红花、泽兰、琥珀。

【功能与主治】 清热解毒,化湿和胃,疏肝活血。用于肝胆湿热所致的胁痛,症见胁腹胀痛或刺痛、口苦、尿黄、纳呆、乏力;病毒性肝炎见上述证候者。

【方解】 方中茵陈清热祛湿,利胆退黄;柴胡、郁金疏肝利胆,合以疏肝解郁、清热利湿、利胆退黄,共为君药。板蓝根、贯众、白花蛇舌草、半枝莲、虎杖、重楼清热解毒、利湿退黄,共为臣药。茯苓健脾利湿;藿香、砂仁、佩兰化湿和中;当归、白芍养血柔肝止痛;丹参、红花、泽兰、琥珀活血化瘀止痛,共为佐药。诸药相和,共奏疏肝利胆、清热解毒、化湿和中、活血止痛之功。

【临床应用】

1. 胁痛 因肝胆湿热瘀滞所致。症见胁腹胀痛或刺痛,口苦纳呆,恶心呕吐,乏力,尿黄,舌红苔黄,脉滑数;病毒性肝炎见上述证候者。

2. 黄疸 多因湿热蕴结肝胆,胆汁不循常道,外溢肌肤所致。症见身面目俱黄,发热口苦,小便不利,大便秘结,苔黄腻,脉弦数或濡数;病毒性肝炎见上述证候者。

【不良反应】 目前尚未检索到不良反应报道。

【禁忌】 孕妇禁用。

【注意事项】

1. 肝旺脾虚所致胁痛者不宜使用。

2. 儿童及老年人慎用,孕妇、婴幼儿及肾功能不全者慎用。

3. 本品含有绵马贯众,有毒,应在医生指导下使用,不可久服。

4. 服药期间忌食辛辣、油腻食物,忌酒。

【用法与用量】 口服。一次50ml,一日2次,服时摇匀。

【规格】 每瓶装100ml

黄疸肝炎丸

Huangdan Ganyan Wan

【药物组成】 竹叶柴胡、茵陈、栀子(炒)、青叶胆、延胡索(醋炙)、郁金(醋炙)、香附(醋炙)、枳壳(麸炒)、槟榔、青皮、佛手、白芍(酒炙)、甘草。

【功能与主治】 疏肝理气,利胆退黄。用于肝气不舒、湿热蕴结所致的黄疸,症见皮肤黄染、胸胁胀痛、小便短赤;急性肝炎、胆囊炎见上述证候者。

【方解】 方中柴胡疏肝解郁;茵陈苦微寒,清热利湿、利胆退黄,两者合用,疏肝利胆、除湿退黄,共为君药。栀子、青叶胆苦寒，清热利湿，助君药利湿退黄；延胡索、郁金、香附，疏肝理气、活血止痛，共为臣药。枳壳、槟榔、青皮、佛手疏肝理气，和胃消胀；白芍养阴柔肝止痛，为佐药。甘草调和诸药，为使药。诸药合用，共奏疏肝理气、利胆退黄之功。

【临床应用】　黄疸　因肝气不舒，湿热蕴结所致。症见皮肤发黄，胸胁胀痛，口干口苦，心中懊恼，恶心，纳呆，小便赤黄短少，大便秘结，舌红苔黄腻，脉弦数；急性肝炎、胆囊炎见上述证候者。

【不良反应】　目前尚未检索到不良反应报道。

【禁忌】　尚不明确。

【注意事项】

1. 黄疸属寒湿蕴结之阴黄者不宜使用。

2. 服药期间忌食辛辣、油腻食物，并忌酒。

【用法与用量】　口服。一次 1～2 丸，一日 3 次。

【规格】　每丸重 9g

苦黄注射液
Kuhuang Zhusheye

【药物组成】　柴胡、茵陈、苦参、大黄、大青叶。

【功能与主治】　疏肝清热，利湿退黄。用于肝胆湿热所致的黄疸，症见面目悉黄、胸胁胀满、乏力、纳差；急、慢性肝炎见上述证候者。

【方解】　方中柴胡清热解郁、理气止痛，为君药。茵陈苦微寒，清热利湿、利胆退黄，长于通利小便，使湿热从小便而出，为臣药。大黄苦寒，泻热通便，可使湿热从大便而解；大青叶苦寒，清热解毒；苦参苦寒，清热燥湿，共为佐药。诸药相合，共奏疏肝清热、利湿退黄之功。

【临床应用】　黄疸　因肝胆湿热所致。症见面目悉黄、胸胁胀满、发热、口干而苦、恶心欲吐、纳呆、小便短少、黄赤、大便秘结；急、慢性肝炎见上述证候者。

【药理毒理】　本品有利胆等作用。

1. 利胆　本品静脉注射，可增加麻醉大鼠胆汁分泌量和单位时间胆红素排出量[1,2]。

2. 其他　本品腹腔注射，能增加 BLAB/c 小鼠血清干扰素滴度，增加巨噬细胞吞噬功能[2]。

【不良反应】　本品可引起头晕、心悸、胸闷、寒战、头痛、耳鸣、恶心、瘙痒、全身皮肤广泛荨麻疹，严重者表现为过敏性休克[3-6]。

【禁忌】　孕妇禁用。

【注意事项】

1. 黄疸属寒湿阻遏之阴黄者不宜使用。

2. 用药期间忌食辛辣、油腻食物，宜戒酒。

3. 年老体弱者慎用：中病即止，不可过用，久用。

4. 本品一般不宜与其他药物同时滴注，以免发生不良反应。

5. 若发现浑浊、沉淀、变色、漏气或瓶身细微破裂，均不得使用。

【用法与用量】　静脉滴注，用 5% 或 10% 葡萄糖注射液 500ml 稀释后使用，一次 10～60ml，一只 1 次，15 天为一疗程；重症及淤胆型肝炎患者每次用量可增加至 60ml，或遵医嘱。

【规格】　每支 10ml

【参考文献】　[1]谢梅林，陈葆全，顾振伦，等.苦黄注射液利胆作用研究.中成药，1996，18(3)：36.

[2]贾杰，邱牛，贾杰，等.苦黄注射液退黄降酶作用.中成药，1996，14(3)：27.

[3]李志勇，曹利峰.苦黄注射液致药物热 2 例.药物不良反应杂志，2004，6(1)：43.

[4]王霞.中药制剂致不良反应 52 例分析.首都医药，2008，15(4)：42.

[5]苏芸.静脉输液苦黄注射液致严重过敏反应 1 例.护理研究，2003，17(7)：850.

[6]王春霞.苦黄注射液致过敏性休克 1 例.中药新药与临床药理，1998，9(3)：71.

茵陈五苓丸
Yinchen Wuling Wan

【药物组成】　茵陈、茯苓、白术（炒）、泽泻、猪苓、肉桂。

【功能与主治】　清湿热，利小便。用于肝胆湿热所致的黄疸，症见身目发黄、脘腹胀满、小便不利。

【方解】　方中茵陈清热利湿、利胆退黄，为治黄疸之要药，为君药。茯苓、白术健脾燥湿、淡渗利湿，为臣药。泽泻、猪苓利水渗湿，加强利湿之力，使水湿之邪从小便而出；肉桂温阳化气、通阳利水，三者共为佐药。诸药合用，共奏清湿热、利小便之功。

【临床应用】　黄疸　由湿热蕴结于里，湿重于热所致。症见身目俱黄，脘腹胀满，头身困重，不思饮食，口苦咽干，小便不利，舌红，苔黄腻，脉滑数；急性肝炎见上述证候者。

【不良反应】　目前尚未检索到不良反应报道。

【禁忌】　尚不明确。

【注意事项】

1. 孕妇慎用。

2. 服药期间忌酒，忌食辛辣、油腻食物。

【用法与用量】 口服。一次 6g,一日 2 次。

【规格】 每 20 粒重 1g

茵栀黄口服液(胶囊、颗粒、泡腾片、软胶囊)

Yinzhihuang Koufuye(Jiaonang,Keli,

Paotengpian,Ruanjiaonang)

【药物组成】 茵陈提取物、栀子提取物、黄芩苷、金银花提取物。

【功能与主治】 清热解毒,利湿退黄。用于肝胆湿热所致的黄疸,症见面目悉黄、胸胁胀痛、恶心呕吐、小便黄赤;急、慢性肝炎见上述证候者。

【方解】 方中茵陈味苦性微寒,善能清热祛湿、利胆退黄,为治疗黄疸之要药,为君药。栀子清三焦火邪,除肝胆湿热而退黄;黄芩清热燥湿、泻火解毒,以加强君药清热利湿之功,为臣药。金银花甘寒,清热解毒,用为佐药。诸药合用,共奏清热解毒、利湿退黄之功。

【临床应用】 黄疸 因湿热熏蒸肝胆,胆汁外溢所致。症见面目悉黄,胸胁胀痛,恶心呕吐,小便黄赤,舌红苔黄腻,脉弦滑数;急、慢性肝炎见上述证候者。

【药理毒理】 本品有保肝、抗菌等作用。

1. 保肝 本品能降低四氯化碳(CCl_4)、对硫代乙酰胺(TAA)和异硫氰酸-1-萘酯(NIT)肝损伤小鼠血清 ALT、AST、TBIL 及 DBIL 含量,改善 CCl_4 和 NIT 肝损伤小鼠肝脏病理学改变[1,2]。对卡介苗(BCG)加脂多糖(LPS)联合静脉注射致小鼠免疫性肝损伤有保护作用[3]。茵栀黄颗粒可降低 D-氨基半乳糖、CCl_4 所致的肝损伤小鼠血清 ALT、AST,减轻肝组织病理损伤,降低异硫氰酸-1-萘酯引起的总胆红素和结合胆红素升高[4]。

2. 抗菌 体外试验,本品对金黄色葡萄球菌、铜绿假单胞菌、大肠埃希菌、痢疾杆菌、乙型溶血性链球菌有抑制作用,对于上述细菌所致小鼠感染死亡也有保护作用[5]。

3. 其他 本品能提高小鼠腹腔巨噬细胞的吞噬功能[2]。

【不良反应】 目前尚未检索到不良反应报道。

【禁忌】 尚不明确。

【注意事项】

1. 黄疸属阴黄者不宜使用。

2. 服药期间忌饮酒,忌食辛辣、油腻食物。

【用法与用量】 口服液:口服。一次 10ml,一日 3 次。胶囊剂:口服。〔规格(1)〕一次 2 粒,或〔规格(2)〕一次 3 粒,一日 3 次。泡腾片:用温开水溶解后服用。一次 2 片,一日 3 次。软胶囊:口服。〔规格(1)(3)〕一次 3 粒,或〔规格(2)〕一次 4 粒,一日 3 次。

【规格】 口服液:每支装 10ml(含黄芩苷 0.4g)

胶囊剂:(1)每粒装 0.33g (2)每粒装 0.26g

泡腾片:每片重 0.6g(含黄芩苷 0.2g)

软胶囊:(1)每粒装 0.6g (2)每粒装 0.65g

【参考文献】 [1]刘国华,王健,范学林.茵栀黄口服液对实验性肝损伤的药理作用及毒性研究.中药新药与临床药理,1995,6(2):28.

[2]杨彬,潘伟娜,钱建平,等.茵栀黄口服液的药效研究.中成药,1998,18(4):33.

[3]仇君,何荣芬,高亮.茵栀黄口服液在免疫性肝损伤中的作用研究.中国药房,2010,21(27):2510.

[4]李贵海,朱建伟,吴丽丽.茵栀黄颗粒的保肝作用研究.中药材,2001,24(5):353-355.

[5]刘国华,韩莹.茵栀黄口服液体内外抗菌作用研究.山东医药工业,1998,17(6):25.

茵栀黄注射液

Yinzhihuang Zhusheye

【药物组成】 茵陈提取物、栀子提取物、黄芩苷、金银花提取物。

【功能与主治】 清热解毒,利湿退黄。用于肝胆湿热所致的黄疸,症见面目悉黄、胸胁胀痛、恶心呕吐、小便黄赤;急、慢性肝炎见上述证候者。

【方解】 方中茵陈味苦性微寒,清热利湿、利胆退黄,为治疗黄疸之要药,故为君药。栀子清三焦湿热火邪,黄芩清热燥湿、泻火解毒,二药共为臣药,以加强君药清热利湿退黄之功。金银花甘寒,清热解毒,为佐药,与君药、臣药合用以加强其清热之力。诸药合用,共奏清热解毒、利湿退黄之功。

【临床应用】 黄疸 湿热熏蒸肝胆,胆汁外溢所致。症见面目悉黄,胸胁胀痛,恶心呕吐,小便黄赤,舌红苔黄腻,脉弦滑数;急、慢性肝炎见上述证候者。

此外,本品还有用于治疗胆总管结石、急性胆囊炎[1,2]的报道。

【药理毒理】 本品有保肝作用。

1. 保肝 本品腹腔注射能降低四氯化碳(CCl_4)、D-半乳糖胺(D-Gal)致急性肝损伤小鼠血清 ALT、AST 活性;减少肝组织羟脯氨酸含量;减轻 CCl_4、硫代乙酰胺(TAA)致肝组织的病理损伤[3-5]。本品可抗 D-Gal、脂多糖(LPS)致急性肝衰竭大鼠肝细胞凋亡[6,7];对 ConA 诱导的小鼠免疫性肝损伤有保护作用,可降低 ConA 诱导的免疫性肝损伤小鼠肝脏炎症介质 TNF-α、IFN-γ、IL-4 的分泌,增加 IL-10 分泌[8,9];还能改善胆红素脑损伤新生大鼠脑组织 Na^+,K^+-ATP 酶活性和形态结构的异常改变[10]。

2. 其他　本品腹腔注射可提高小鼠网状内皮系统对炭粒的廓清能力[3]。

【不良反应】

1. 本品引起不良反应多为首用即发型。以皮肤及附件损害最多（皮疹、瘙痒、眼睑浮肿），其次是过敏性休克（胸闷、气急、头晕、心悸、呼吸困难、血压下降、发绀）、消化系统损害（上腹不适、恶心、呕吐、腹部绞痛）、发热伴全身性损害和药物热反应。

2. 本品所致过敏性休克多在首次用药后 5～30 分钟内发生。一般先出现皮疹、瘙痒，继而心慌、胸闷、呼吸困难、发绀、血压下降、意识模糊。个别出现呼吸、心跳骤停，如不及时进行抢救，可能引起死亡。

3. 本品其他不良反应可见喉头水肿、胸骨后疼痛；致新生儿发绀、气促、四肢凉等[11-19]。

【禁忌】　孕妇禁用。

【注意事项】

1. 寒湿阴黄者慎用。

2. 用药期间饮食宜清淡易消化，忌饮酒，忌食辛辣、油腻食物。

3. 本品不宜与其他药物同时滴注，以免发生不良反应。据文献报道，茵栀黄注射液与葡萄糖酸钙溶液混合后会出现絮状漂浮物和沉淀，二者存在配伍禁忌，两种药物同时应用时应分开输入[20]。

4. 若发现浑浊、沉淀、变色、漏气或瓶身细微破裂，均不得使用。

【用法与用量】　静脉滴注，一次 10～20ml，用 10% 葡萄糖注射液 250～500ml 稀释后滴注；症状缓解后可改用肌内注射，一日 2～4ml。

【规格】　每支装　（1）2ml　（2）10ml

【参考文献】　[1]苏南湘.茵栀黄注射液治疗胆总管结石40例.湖南中医杂志,2001,17(3):40.

[2]苏南湘.茵栀黄注射液治疗急性胆囊炎临床观察.湖南中医学院学报,2000,20(1):65.

[3]郭青龙,郭殿武,陈真.茵栀黄注射液保肝作用的实验研究.中国药科大学学报,2001,32(6):440.

[4]李瑞芬,范玉明,王希665.茵栀黄注射液对大鼠实验性肝损伤的治疗作用.中药药理与临床,2001,17(2):32.

[5]朱路佳,韩蓉,顾振纶.茵栀黄注射液对四氯化碳和硫代乙酰胺致小鼠肝脏损伤的保护作用.中国野生植物资源,2002,21(6):64.

[6]舒劲松.茵栀黄注射液对急性肝衰竭大鼠细胞凋亡的影响.中医临床研究,2013,5(11):42.

[7]任永申,张萍,鄢丹,等.茵栀黄注射液对体外四氯化碳致肝细胞损伤的保护作用.中国实验方剂学杂志,2010,16(18):115.

[8]郑加嘉,林英,黄清松,等.茵栀黄注射液防治 ConA 诱导小鼠免疫性肝损伤药效学观察.中国药师,2011,14(6):831.

[9]郑加嘉,黄清松,吴蔓,等.茵栀黄注射液对小鼠免疫性肝损伤炎症因子含量的影响.成都中医药大学学报,2012,35(4):8.

[10]刘妮,徐君,李华娇,等.茵栀黄注射液对新生大鼠胆红素脑损伤的保护作用.暨南大学学报(医学版),2011,32(6):589.

[11]周燕宁.茵栀黄注射液致新生儿不良反应2例.药物不良反应杂志,2003,5(3):190.

[12]何斌,李权.静滴茵栀黄引起过敏2例.中国医院药学杂志,1994,14(10):469.

[13]李训友,尹鲁,刘吉娥.静滴茵栀黄注射液出现过敏反应2例.中国中药杂志,1996,21(1):55.

[14]邵柏松.茵栀黄注射液引起严重过敏反应.中国医院药学杂志,1995,15(3):142.

[15]韩金水.静脉滴注茵栀黄注射液致过敏性休克2例.南京中医药大学学报,1998,14(3):138.

[16]陈师群.茵栀黄注射液致过敏反应.药物流行病学杂志,2000,9(4):195.

[17]薛淑青,张德旺.茵栀黄注射液治疗高胆红素血症致严重过敏反应7例.中级医刊,1997,32(2):52.

[18]尹文艳.茵栀黄注射液致过敏性腹痛1例报告.新中医,2000,32(12):36.

[19]王兰萍,宋建玲.静脉滴注茵栀黄注射液致发热1例.山西中医,2003,19(2):28.

[20]边志卫,吴潜珍.茵栀黄与葡萄糖酸钙注射液存在配伍禁忌.现代护理,2005,11(23):2021.

复方益肝灵片（胶囊）
Fufang Yiganling Pian(Jiaonang)

【药物组成】　水飞蓟素、五仁醇浸膏。

【功能与主治】　益肝滋肾，解毒祛湿。用于肝肾阴虚，湿毒未清所致的胁痛。症见胁痛、纳差、腹胀、腰酸乏力、尿黄；慢性肝炎见上述证候者。

【方解】　方中水飞蓟苦凉，清热解毒、养肝利胆；五仁醇为五味子提取物，可滋阴补肾、生津敛汗。二药合用，共奏益肝滋肾、解毒祛湿之功效。

【临床应用】　胁痛　因肝肾阴虚，湿毒未清所致。症见胁痛，腹胀，口苦纳差，腰酸乏力，尿黄，舌苔厚腻，脉沉弱；慢性肝炎见上述证候者。

【药理毒理】　本品有保肝等作用。

1. 保肝　本品可降低四氯化碳、D-半乳糖胺致肝损伤小鼠血清 AST、ALT 活性，减轻肝损伤病变程度[1]；能降低白酒致急性酒精性肝损伤大鼠血清 ALT、AST 水平，升高 GSH-Px，降低 MDA 的含量，改善肝组织病理状态[2]；对酒精联合脂肪乳剂法制备酒精性脂肪肝具有减轻肝脏脂肪变性和炎症、改善肝功能、降低血脂的作用[3]。

2. 其他 本品可提高小鼠网状内皮系统的吞噬功能,促进绵羊红细胞所致小鼠溶血素抗体的生成[1]。

【不良反应】 目前尚未检索到不良反应报道。

【禁忌】 尚不明确。

【注意事项】

1. 肝郁脾虚所致的胁痛慎用。

2. 服药期间饮食宜清淡易消化,慎食辛辣、油腻食物,忌饮酒。

【用法与用量】 片剂:口服。一次 4 片,一日 3 次,饭后服用。胶囊:口服。〔规格(1)〕一次 4 粒,〔规格(2)〕一次 3 粒,〔规格(3)〕一次 2 粒,〔规格(4)〕一次 1 粒,一日 3 次,饭后服用。

【规格】 片剂:每片含水飞蓟素以水飞蓟宾计为 21mg

胶囊:(1)每粒装 0.20g (2)每粒装 0.27g (3)每粒装 0.36g (4)每粒装 0.30g

【参考文献】 [1]周丹,韩大庆,齐伟,等.复方益肝灵片的保肝作用研究.长春中医学院学报,2002,18(1):39.

[2]高冬梅,安礼.醒肝颗粒对急性酒精性肝病大鼠血清 ALT、AST、MDA、GSH-Px 水平的影响.中国中医药现代远程教育.2011,9(22):141.

[3]梁卫,梁涛,张丽玲,等.解酒消脂汤对酒精性脂肪肝大鼠肝保护实验研究.中国中医急症,2013,22(6):891.

肝舒乐颗粒
Ganshule Keli

【药物组成】 柴胡、茵陈、虎杖、蒲公英、马蓝草、白茅根、夏枯草、苍术、甘草。

【功能与主治】 疏肝利胆,清热利湿。用于肝胆湿热所致的黄疸、腹胀,症见黄疸或无黄疸、尿黄、胁腹胀满;急、慢性肝炎见上述证候者。

【方解】 方中柴胡疏肝解郁清热;茵陈清热利湿退黄,为治疗黄疸的要药,共为君药。虎杖清泻肝胆湿热,祛湿退黄;蒲公英清热解毒利湿,以加强君药清热利湿退黄之功,共为臣药。马蓝草清热解毒,凉血散瘀;白茅根清热利湿;夏枯草清泻肝火;苍术燥湿健脾,以助君药清肝解毒祛湿之效,皆为佐药。甘草清热缓急,调和诸药,为使药。诸药合用,共奏疏肝利胆、清热利湿之功。

【临床应用】 **黄疸** 因湿热交蒸,肝胆疏泄失常所致。症见身目俱黄,或无黄疸,口苦,纳呆,尿黄,胁腹胀满,舌红苔黄腻,脉弦滑数;急、慢性肝炎见上述证候者。

【不良反应】 目前尚未检索到不良反应报道。

【禁忌】 尚不明确。

【注意事项】

1. 黄疸属阴黄者慎用。

2. 孕妇慎用。

3. 服药期间饮食宜清淡易消化食物,忌酒,忌食辛辣、油腻食物。

4. 本品不宜长期应用。

【用法与用量】 开水冲服。一次 20g,一日 3 次,儿童酌减。

胰胆炎合剂
Yidanyan Heji

【药物组成】 柴胡、黄芩、厚朴、枳实、大黄、赤芍、蒲公英、北败酱、法半夏、甘草。

【功能与主治】 清泻肝胆湿热。用于肝胆湿热所致的胁痛,症见两胁胀痛、烦躁易怒、口干口苦、大便干结;急性胰腺炎、胆囊炎及慢性胰腺炎、胆囊炎急性发作见上述证候者。

【方解】 方中柴胡疏肝解郁清热,黄芩清热燥湿,二药相伍,清利肝胆湿热,为君药。厚朴、枳实行气止痛,大黄泻热导滞、活血化瘀;赤芍凉血散瘀,共为臣药。蒲公英、败酱草清热解毒,法半夏和胃降逆止呕,共为佐药。甘草清热解毒,调和诸药,为使药。诸药合用,共奏清泻肝胆湿热之功。

【临床应用】 **胁痛** 肝胆湿热所致。症见两胁胀痛,烦急易怒,口干口苦,恶心呕吐,大便干结;急性胰腺炎、急性胆囊炎、慢性胰腺炎和慢性胆囊炎急性发作期见上述证候者。

【药理毒理】 本品有抗炎、镇痛和抑菌作用。

1. 抗炎 本品对角叉菜胶引起的足肿胀及二甲苯引起的小鼠耳肿胀有抑制作用[1]。

2. 镇痛 本品能降低醋酸引起的小鼠扭体次数,提高小鼠热板法致痛的痛阈值[1]。

3. 抗菌 本品体外对金黄色葡萄球菌、链球菌、大肠埃希菌有抑制作用[1]。

【不良反应】 目前尚未检索到不良反应报道。

【禁忌】 尚不明确。

【注意事项】

1. 持续高热不退,胁肋或腹部绞痛不缓解,病情严重时应采用其他治疗措施。

2. 忌食辛辣、油腻食物。

3. 胰腺炎患者急性发作时应禁食,并配合输液等支持疗法。

【用法与用量】 口服。一次用药液 20ml,冲服药粉 1g,一日 2 次。急性期服药量加倍,症状缓解后,根据大便情况酌减药量,或遵医嘱。

【规格】 药粉每瓶 2g;药液每瓶 200ml

【参考文献】 [1]姜殿君,范晓东,赵丽妮,等.胰胆炎合剂的药效学实验研究.中华中医药学刊,2007,25(10):2166.

当飞利肝宁胶囊
Dangfei Liganning Jiaonang

【药物组成】 水飞蓟、当药。

【功能与主治】 清热利湿,益肝退黄。用于湿热郁蒸所致的黄疸,症见面黄或目黄、口苦尿黄、纳少乏力;急、慢性肝炎见上述证候者。

【方解】 方中水飞蓟清热利湿,利胆退黄,为君药。当药性寒味苦,清热利湿、健脾和胃,为臣药。两药合用,共奏清热利湿退黄之功。

【临床应用】 黄疸 因湿热郁蒸所致。症见身目俱黄,口苦,纳呆食少,倦怠乏力,小便黄赤,大便秘结或溏薄,舌红苔黄腻,脉弦数;急性肝炎、慢性肝炎、急性胆囊炎、胆石症见上述证候者。

有报道,本品可治疗酒精性脂肪肝[1]及非酒精性脂肪肝[2,3]。

【药理毒理】 本品有降脂和抗肝纤维化作用。

1. 降脂 本品能降低高脂低蛋白饮食加四氯化碳注射诱发的脂肪肝大鼠甘油三酯、总胆固醇及低密度脂蛋白含量[4];降低四氯化碳诱发的脂肪肝大鼠血清 ALT、TG、CHO、LDL、VLDL 水平[5];减轻脂肪肝模型大鼠肝组织大泡性脂变,减轻肝小叶及汇管区炎症;减少模型动物肝细胞内脂滴,减轻线粒体肿胀,增加糖原含量[4]。

2. 抗肝纤维化 本品可降低四氯化碳诱发的肝纤维化大鼠血清 ALT、AST、HA、LN、PC-Ⅱ 的含量,提高 TP 和 ALB 含量,降低肝组织纤维化程度[6];对高脂饮食联合 CCl_4 诱导的大鼠非酒精性脂肪性肝炎、肝纤维化有防治作用,降低脂联素、TNF-α、TGF-β₁ 和 PAI-1 的表达,改善胰岛素抵抗[7,8]。

【不良反应】 目前尚未检索到不良反应报道。

【禁忌】 尚不明确。

【注意事项】

1. 服药期间饮食宜清淡易消化,忌食辛辣、油腻食物。

2. 治疗急性胆囊炎、胆石症时应密切观察病情,如发热、胁痛、黄疸等无明显好转时,应请外科紧急处理。

【用法与用量】 口服。一次 4 粒,一日 3 次或遵医嘱,小儿酌减。

【规格】 每粒装 0.25g

【参考文献】 [1]武敬,彭雁忠.当飞利肝宁胶囊对酒精性脂肪肝患者疗效分析.医学信息,2010,(5):1252.

[2]黄欣,张哲永.当飞利肝宁胶囊治疗非酒精性脂肪性肝病 32 例临床观察.中医杂志,2007,48(6):524.

[3]李朝敏,龚枚,李明权,等.当飞利肝宁胶囊治疗非酒精性单纯性脂肪肝患者 113 例临床研究.中医杂志,2012,53(1):38-41.

[4]谢贤春,吉中和,段钟平,等.当飞利肝宁胶囊治疗高脂血症及脂肪肝的实验和临床研究.传染病网络动态,2004,4:42.

[5]刘芳,谢贤春,吉中和,等.当飞利肝宁胶囊治疗高脂血症及脂肪肝的实验研究.医学理论与实践,2007,3:251.

[6]施金平,过建春.当飞利肝宁胶囊对实验性大鼠肝纤维化的影响.中医杂志,2004,11:872.

[7]宋海燕,毛志敏,杨丽丽,等.当飞利肝宁胶囊改善高脂饮食联合四氯化碳诱导的大鼠非酒精性脂肪性肝炎的作用机制.临床肝胆病杂志,2012,28(3):96.

[8]宋海燕,刘洋,毛志敏,等.当飞利肝宁胶囊预防非酒精性脂肪性肝病大鼠肝纤维化.中西医结合肝病杂志,2013,23(3):154.

肝炎康复丸
Ganyan Kangfu Wan

【药物组成】 茵陈、金钱草、滑石、菊花、板蓝根、拳参、郁金、丹参、当归。

【功能与主治】 清热解毒,利湿化郁。用于肝胆湿热所致的黄疸,症见目黄身黄、胁痛乏力、口苦尿黄;急、慢性肝炎见上述证候者。

【方解】 方中茵陈清热利湿、利胆退黄,为君药。金钱草、滑石清热利尿、除湿退黄,共为臣药。菊花清肝泻火;板蓝根、拳参清热凉血解毒;郁金、丹参行气活血,祛瘀止痛;当归补血以养肝体,共为佐药。诸药合用,共奏清热解毒、利湿化郁之功。

【临床应用】

1. 黄疸 因肝胆湿热交蒸,湿不得下泄,热不得外越,湿热郁蒸所致。症见身黄,目黄,小便黄,舌苔黄腻,脉滑数;急、慢性肝炎见上述证候者。

2. 胁痛 因肝胆湿热蕴结,肝络不和,肝失疏泄所致。症见胁痛、口苦、胸胁纳呆、目赤或目黄、身黄、小便黄赤,舌苔黄腻,脉弦滑数;急、慢性肝炎见上述证候者。

【不良反应】 目前尚未检索到不良反应报道。

【禁忌】 尚不明确。

【注意事项】

1. 黄疸属阴黄者及胁痛属于肝阴不足所致者慎用。

2. 孕妇慎用。

3. 服药期间饮食宜清淡,忌辛辣、油腻食物。

【用法与用量】 口服。一次1丸,一日3次。

【规格】 每丸重9g

金龙舒胆颗粒
Jinlong Shudan Keli

【药物组成】 金钱草、柴胡、龙胆草、茵陈、黄芩、木香、青皮、滑石、大黄、硝石、丹参、莪术。

【功能与主治】 清热利胆,疏肝理气。用于湿热气滞所致的两胁胀痛、恶心呕吐、厌油腻;急、慢性胆囊炎见上述证候者。

【方解】 方中金钱草清热祛湿,利胆退黄;柴胡疏肝清热;二药相合,清热利湿、疏肝利胆,共为君药。龙胆草、茵陈、黄芩清肝胆湿热;木香、青皮理气止痛,共为臣药。滑石清热利湿,使湿热从小便而解;大黄、硝石清热泻下攻积,使湿热从大便而出;丹参、莪术活血化瘀,行气止痛,共为佐药。诸药合用,共奏清热利胆、疏肝理气之功。

【临床应用】 胁痛 因湿热气滞所致。症见两胁胀痛,触痛明显而拒按,可牵及肩背,口干、口苦,纳呆,恶心呕吐,厌油腻,苔黄腻,脉弦数;急、慢性胆囊炎见上述证候者。

【不良反应】 目前尚未检索到不良反应报道。

【禁忌】 孕妇禁用。

【注意事项】

1. 血虚、阴虚肝郁胁痛者慎用。

2. 服药期间饮食宜清淡易消化,忌食辛辣、油腻食物。

3. 年老体弱者、儿童慎用。

4. 中病即止,不可过用,久用。

【用法与用量】 开水冲服,一次20g,一日3次。

【规格】 每袋装20g

利 肝 片
Ligan Pian

【药物组成】 金钱草、猪胆汁。

【功能与主治】 清肝利胆。用于肝胆湿热所致的胁痛,症见口苦、尿黄、胁肋胀痛、舌苔黄腻;急、慢性肝炎,胆囊炎见上述证候者。

【方解】 方中金钱草甘咸微寒,清热利湿、利胆退黄,为君药。猪胆汁苦寒,清热解毒,为臣药。两药合用,共奏清肝利胆之功。

【临床应用】

1. 胁痛 由于湿热蕴结肝胆,失于疏泄所致。症见胁肋胀痛,口苦,尿黄,大便秘结,舌苔黄腻,脉弦滑数;急、慢性肝炎,胆囊炎见上述证候者。

2. 黄疸 由于湿热蕴结肝胆,胆汁不循常道而外溢所致。症见身目俱黄,口苦,尿黄,大便秘结,舌苔黄腻,脉弦滑数;急、慢性肝炎,胆囊炎见上述证候者。

【不良反应】 目前尚未检索到不良反应报道。

【禁忌】 尚不明确。

【注意事项】

1. 脾胃虚寒和阴黄者慎用。

2. 肝郁气滞、瘀血阻滞和肝阴不足所致胁痛者慎用。

3. 服本品时忌食辛辣、油腻食物,戒酒。

4. 急性胆囊炎及肝外胆管结石患者使用本品时,应密切观察其病情变化,如发热、黄疸、胁痛及脘腹疼痛不减时,应采取进一步治疗措施。

【用法与用量】 口服。一次2~4片,一日3次。

【规格】 每片重0.2g

乙肝解毒胶囊
Yigan Jiedu Jiaonang

【药物组成】 贯众、土茯苓、黄芩、胡黄连、黄柏、大黄、草河车、黑矾。

【功能与主治】 清热解毒,疏肝利胆。用于肝胆湿热所致的肝区疼痛,全身乏力,口苦咽干,头晕耳鸣,心烦易怒,小便少而黄,舌苔黄腻,脉滑数或弦数;乙型肝炎见上述证候者。

【方解】 方中贯众清热解毒;土茯苓祛湿解毒,二者合用,清解湿热之毒,共为君药。黄芩、胡黄连、黄柏清热燥湿,为臣药。大黄、草河车、黑矾合以清热解毒、利湿退黄,为佐药。诸药合用,共奏清热解毒、疏肝利胆之功。

【临床应用】

1. 胁痛 湿热蕴结肝胆,失于疏泄,气滞不通所致。症见胁肋胀痛,口苦咽干,尿黄,大便干,急躁易怒,头晕耳鸣,舌苔黄腻,脉弦滑数;乙型肝炎见上述证候者。

2. 黄疸 由湿热蕴结肝胆,胆汁不循常道而外溢所致。症见身目发黄,尿如茶色,口干口苦,舌苔黄腻;乙型肝炎见上述证候者。

【不良反应】 目前尚未检索到不良反应报道。

【禁忌】 孕妇禁用。

【注意事项】

1. 脾胃虚寒者慎用。

2. 肝郁气滞、瘀血阻滞、肝阴不足所致胁痛者慎用。

3. 服药期间饮食宜清淡,忌食辛辣、油腻食物,并戒酒。

4. 本品久服伤胃,宜饭后服,不宜久用。

5. 用于治疗慢性乙型肝炎时,应在服用 2 个月后复查乙肝病毒指标、肝功能和有关影像学检查,确定是否应该继续服用,以免延误病情。

6. 所含贯众有一定毒性,肾功能不全者应慎用。

【用法与用量】　口服。成人一次 4 粒,一日 3 次;小儿酌减或遵医嘱。

【规格】　每粒装 0.25g

乙肝清热解毒颗粒(胶囊、片)
Yigan Qingre Jiedu Keli(Jiaonang,Pian)

【药物组成】　虎杖、白花蛇舌草、野菊花、北豆根、拳参、茵陈、土茯苓、白茅根、茜草、蚕沙、淫羊藿、橘红、甘草。

【功能与主治】　清肝利胆,解毒。用于肝胆湿热所致的胁痛、黄疸或无黄疸、发热或低热、口干苦或黏臭、厌油、胃肠不适、舌红苔厚腻、脉濡数;慢性乙型肝炎见上述证候者。

【方解】　方中虎杖清热利湿退黄,散瘀止痛;白花蛇舌草清热解毒利湿,共为君药。野菊花、北豆根、拳参清热解毒;茵陈、土茯苓清热祛湿解毒,共为臣药。白茅根凉血利尿;茜草凉血活血;蚕沙化湿和胃;淫羊藿温肾助阳以化湿,橘红行气燥湿,为佐药。甘草调和诸药,为使药。诸药合用,共奏清肝利胆、解毒之功。

【临床应用】

1. 胁痛　因湿热蕴结肝胆,失于疏泄所致。症见右胁肋痛,口干口苦,恶心纳差,小便黄,疲乏无力,舌红苔黄腻,脉弦滑数;慢性乙型肝炎见上述证候者。

2. 黄疸　由湿热蕴结肝胆,胆失疏泄所致。症见身目发黄,尿如茶色,口干口苦,恶心纳差,发热(或有低热),疲乏无力,舌红苔黄腻,脉濡数;慢性乙型肝炎见上述证候者。

【药理毒理】　保肝　本品能抑制四氯化碳致急、慢性肝损伤小鼠血清丙氨酸转氨酶,减轻肝细胞坏死的程度[1,2];可保护高脂饲料与四氯化碳制备的非酒精性脂肪性肝炎(NASH)[3];对猪血清诱导的大鼠免疫性肝纤维化有防治作用[4]。

【不良反应】　目前尚未检索到不良反应报道。

【禁忌】　尚不明确。

【注意事项】

1. 脾胃虚寒者慎用。

2. 肝郁气滞、瘀血阻滞、肝阴不足所致胁痛者慎用。

3. 孕妇慎用。

4. 服药期间饮食宜清淡易消化,忌食辛辣、油腻,戒酒。

【用法与用量】　颗粒剂:开水冲服。一次 2 袋,一日 3 次。胶囊剂:口服。一次 6 粒,一日 3 次。片剂:每次 4~8 片,一日 3 次。

【规格】　颗粒剂:每袋装 10g

胶囊剂:每粒装 0.4g

片剂:每片重 0.3g

【参考文献】　[1]钱英,喻森山,车念聪,等.乙肝清热解毒冲剂治疗慢性乙型肝炎 365 例的临床及实验研究.北京中医杂志,1992,1:31.

[2]巴信国,焉媛媛,胡东芳,等.乙肝清热解毒冲剂对实验性肝损伤的药效学研究.中成药,1992,14(1):29.

[3]季巍巍,车念聪,法振鹏,等.攻毒扶正法对非酒精性脂肪性肝炎大鼠瘦素、胰岛素的影响.中西医结合肝病杂志,2011,21(4):227.

[4]法振鹏,车念聪,季巍巍,等.乙肝系列中成药对免疫性肝纤维化大鼠肝功能和肝纤维化指标的影响.中华中医药杂志,2012,27(5):1449.

肝 福 颗 粒
Ganfu Keli

【药物组成】　金钱草、茵陈、板蓝根、黄芩、栀子、柴胡(制)、枳壳(炒)、五仁醇浸膏。

【功能与主治】　清热利湿,舒肝理气。用于湿热蕴结、肝胆郁滞所致的胁痛,症见口苦、胁肋胀痛、尿黄、舌苔黄腻、脉弦滑数;急、慢性肝炎,胆囊炎见上述证候者。

【方解】　方中金钱草清利湿热,利胆退黄;茵陈清湿热、退黄疸,二者相伍,清热利湿、利胆退黄,共为君药。板蓝根苦寒,清热解毒;黄芩、栀子苦寒,清热祛湿、泻火解毒,共为臣药。柴胡疏肝解郁,枳壳行气疏肝,二者相伍疏肝理气以和肝用,五仁醇浸膏可养肝补肾以补肝体,三药共为佐药。诸药合用,共奏清热利湿、疏肝理气之功。

【临床应用】

1. 黄疸　由于湿热蕴结肝胆所致。症见身目发黄,口苦,尿黄,舌苔黄腻,脉弦滑数;急、慢性肝炎,胆囊炎见上述证候者。

2. 胁痛　由于湿热蕴结肝胆,肝失疏泄,胆气不通所致。症见胁肋胀痛,口苦,往来寒热,舌苔黄腻,脉弦滑数;急、慢性肝炎,胆囊炎见上述证候者。

【不良反应】　目前尚未检索到不良反应报道。

【禁忌】 尚不明确。

【注意事项】

1. 脾胃虚寒者慎用。

2. 老年体弱者应慎用或减量服用。

3. 服药期间饮食宜清淡易消化,忌食辛辣、油腻,戒烟、戒酒。

【用法与用量】 口服。一次 25g,一日 3 次。

【规格】 每袋装 25g

鸡骨草胶囊

Jigucao Jiaonang

【药物组成】 鸡骨草、牛至、茵陈、人工牛黄、猪胆汁、栀子、白芍、枸杞子、三七、大枣。

【功能与主治】 疏肝利胆,清热解毒。用于肝胆湿热所致的右胁胀痛、脘腹胀满、口苦、尿黄;慢性肝炎、胆囊炎见上述证候者。

【方解】 方中鸡骨草清热解毒、疏肝散瘀,为君药。牛至理气化湿;茵陈清热利湿;人工牛黄清热凉肝解毒;猪胆汁清热解毒;栀子泻火解毒、利胆退黄,以上五药疏肝利胆、清热解毒、利湿退黄,共为臣药。白芍养血柔肝;枸杞滋肾养肝;三七活血养血;大枣健脾益气,共为佐药。诸药合用,共奏疏肝利胆、清热解毒之功。

【临床应用】

1. 胁痛 因肝胆湿热,经络受阻所致。症见右胁胀痛,口苦,尿黄,脉滑数,舌质红,苔黄腻;慢性肝炎、胆囊炎见上述证候者。

2. 黄疸 因肝胆湿热阻滞,胆汁不循常道所致。症见目黄,身黄,尿黄,脉弦数,舌质红,苔黄腻;慢性肝炎、胆囊炎见上述证候者。

【药理毒理】 **抗肝纤维化** 本品可降低猪血清法致免疫性肝纤维化大鼠血清中 ALT、AST、MDA 的含量,升高 ALB、TP、SOD 的含量,减轻肝脏组织病理损伤[1]。

【不良反应】 目前尚未检索到不良反应报道。

【禁忌】 尚不明确。

【注意事项】

1. 脾胃虚寒者慎用。

2. 服药期间饮食宜清淡,忌食辛辣、油腻食物,并戒酒。

【用法与用量】 口服。每次 4 粒,一日 3 次。

【规格】 每粒装 0.5g

【参考文献】 [1]吴茜玉.鸡骨草胶囊对大鼠免疫性肝纤维化的治疗作用.中国医药指南,2010,8(26):48.

肝 宁 片

Ganning Pian

【药物组成】 紫草、斑蝥、糯米。

【功能与主治】 清热解毒,化瘀散结。用于毒热瘀滞所致的胁痛,症见胁肋刺痛、赤缕红斑、口苦、尿黄;慢性肝炎见上述证候者。

【方解】 方中紫草凉血活血,清热解毒,为君药。斑蝥辛热有大毒,能破血消癥、攻毒蚀疮,为臣药。糯米甘润和胃,以防斑蝥辛热伤胃,为佐药。诸药合用,共奏清热解毒、化瘀散结之功。

【临床应用】 **胁痛** 因热毒瘀滞,肝失疏泄所致。症见胁肋刺痛,赤缕红斑,口苦、尿黄;慢性肝炎见上述证候者。

【不良反应】 目前尚未检索到不良反应报道。

【禁忌】 孕妇禁用。

【注意事项】

1. 气滞血瘀、肝阴不足所致胁痛者慎用。

2. 所含斑蝥有大毒,不宜过量、久服。

3. 服药期间饮食宜清淡,忌食辛辣、油腻食物,并戒酒。

4. 服用本品最多不超过一个月,即应复查肝肾功能,在医生指导下确定是否继续服药。

【用法与用量】 口服。一次 2～3 片,一日 3 次,温开水送下。

【规格】 每素片重 0.3g

护肝片(胶囊、颗粒、丸)

Hugan Pian(Jiaonang,Keli,Wan)

【药物组成】 柴胡、茵陈、板蓝根、猪胆粉、绿豆、五味子。

【功能与主治】 疏肝理气,健脾消食。具有降低转氨酶作用。用于慢性肝炎及早期肝硬化。

【方解】 方中柴胡疏肝解郁,为君药。茵陈清利湿热、利胆退黄;板蓝根、猪胆粉、绿豆清热解毒祛湿,四者共为臣药。五味子滋肾养肝,为佐药。诸药合用,共奏疏肝理气、清热解毒之功。

【临床应用】

1. 胁痛 因肝郁气滞,肝失疏泄所致。症见胸膈痞满,两胁胀痛或窜痛,脉弦,舌质黯红;慢性肝炎、早期肝硬化见上述证候者。

2. 黄疸 因湿毒蕴结肝胆所致。症见身目发黄,尿黄,舌苔黄腻,弦滑数;慢性肝炎、早期肝硬化见上述证候者。

另外,有报道本品可用于治疗脂肪肝[1],并有防治药物性肝损伤[2-4]的作用。

【药理毒理】 本品有保肝、抗肝纤维化和抗炎作用。

1. 保肝 本品对 CCl_4 腹腔注射所致小鼠急、慢性肝损伤有保护作用[5];可降低酒精性肝损伤小鼠肝细胞脂肪变性指数,升高还原型谷胱甘肽(GSH)含量,降低丙二醛(MDA)及甘油三酯(TG)含量[6];对抗结核药致小鼠肝损伤及慢性铜负荷致大鼠 Wilson 病(肝豆状核变性)模型有肝保护作用[7,8]。

2. 抗肝纤维化 本品可减轻 CCl_4 诱导的肝纤维化大鼠肝组织损伤及纤维化程度,抑制肝组织核转录因子-κB p65(NF-κB p65)、转化生长因子 β_1(TGF-β_1)、转化生长因子-β_1 I 型受体(Tβ_1RI)蛋白及其 mRNA 的表达[9-12]。

3. 抗炎 本品可抑制二甲苯致小鼠耳肿胀、角叉菜胶所致大鼠足肿胀、大鼠棉球肉芽增生,减轻组胺所致大鼠血管通透性增加[13]。

【不良反应】 目前尚未检索到不良反应报道。

【禁忌】 尚不明确。

【注意事项】

1. 脾胃虚寒者慎用。

2. 服药期间饮食宜清淡,忌食辛辣、油腻食物,并戒酒。

【用法与用量】 片剂:口服。一次 4 片,一日 3 次。胶囊剂:口服,一次 4 粒,一日 3 次。颗粒剂:口服,一次 1 袋,一日 3 次。丸剂:口服,一次 3g,一日 3 次。

【规格】 片剂:薄膜衣片　每片重 0.3g

胶囊剂:每粒装 0.35g

颗粒剂:每袋装 2g

丸剂:每 50 丸重 3g

【参考文献】 [1]朱小玉,于东,孟志刚,等.护肝片治疗非酒精性脂肪肝 42 例临床观察.北京医学,2006,28(8):489-490.

[2]李遐方,张学农,陈党生,等.护肝片预防抗结核药物肝损害 86 例.江西中医药,2008,39(6):47.

[3]蔡琰,万坚.护肝片预防抗结核药物肝损害的临床观察.中国防痨杂志,2007,29(3):276.

[4]顾冬云.护肝片治疗抗精神病药所致肝损害疗效观察.实用中西医结合临床,2013,13(2):11-12.

[5]李红,关凤英,李兰兰,等.柳叶鬼针草总黄酮对四氯化碳所致小鼠急、慢性肝损伤的保护作用.吉林大学学报(医学版),2010,36(5):900.

[6]白霜,金玲.护肝片预防小鼠酒精性肝损伤作用的实验研究.中国实验方剂学杂志,2008,14(6):264.

[7]杨淑艳,钟秀宏,张以忠,等.灯盏花素对抗结核药致小鼠肝损伤的保护作用及机制研究.中国药学杂志,2011,46(16):1242.

[8]杨文明,洪亮,董婷,等.肝豆扶木汤对实验性 Wilson 病模型大鼠肝损害的保护作用.中医药临床杂志,2010,22(11):1013.

[9]吴义春,吴强,杨雁,等.NF-κB、TGF-β_1 在肝纤维化中的改变及护肝片的影响.中国防痨杂志,2007,29(4):317.

[10]吴义春,吴强,杨雁,等.护肝片对纤维化肝组织 TGFβ_1I 型受体表达的抑制作用.安徽中医学院学报,2005,24(3):28.

[11]杨琳,梁雪琰,赵洪海,等.护肝片降低 CCl_4 肝损伤模型大鼠丙氨酸氨基转移酶作用及其机制.中医药信息,2014,31(3):114-117.

[12]芮文娟,何淑芳,伍超,等.护肝片通过抑制肝纤维化而阻碍肝细胞癌发展.安徽医药,2013,17(10):1652-1655.

[13]朴昌铉,林喆.护肝片的抗感染作用.中国医药导报,2008,5(1):19.

清肝利胆胶囊(口服液、颗粒)

Qinggan Lidan Jiaonang(Koufuye,Keli)

【药物组成】 茵陈、金银花、栀子、厚朴、防己。

【功能与主治】 清利肝胆湿热。用于湿热蕴结肝胆所致的纳呆、胁痛、疲倦、乏力、尿黄、苔黄腻、脉弦。

【方解】 方中茵陈清热利湿、利胆退黄,为君药。金银花清热解毒;栀子清热泻火,二者助茵陈加强清利肝胆湿热之功,为臣药。厚朴行气化湿;防己祛湿利水,使肝胆湿热从小便而出,为佐药。诸药合用,共奏清利肝胆湿热之功。

【临床应用】

1. 胁痛 由肝胆湿热所致。症见胁肋胀痛,或兼见口苦、尿黄、舌苔黄腻、脉弦滑数;急性肝炎或慢性肝炎活动期、急性胆囊炎见上述证候者。

2. 黄疸 因湿热蕴结肝胆所致。症见身黄、目黄、小便黄、口苦、舌苔黄腻、脉弦滑数;急性肝炎或慢性肝炎活动期、急性胆囊炎见上述证候者。

此外,有应用本品治疗脂肪肝的报道[1]。

【药理毒理】 保肝 本品能降低四氯化碳致急性肝损伤小鼠血清谷丙转氨酶活性,减少肝纤维组织增生,减少肝中央静脉周围炎症和灶性坏死的程度[2]。降低慢性乙型肝炎肝胆湿热型患者 ALT、AST、TBIL[3]。

【不良反应】 目前尚未检索到不良反应报道。

【禁忌】 尚不明确。

【注意事项】

1. 脾胃虚寒者慎用。

2. 老人及小儿应适当减量。

3. 服药期间饮食宜清淡,忌食辛辣、油腻食物,并戒酒。

【用法与用量】 胶囊:口服。一次 4～6 粒。口服液:口服。一次 20～30ml,一日 2 次,10 日为一疗程。颗粒:口服,一次 2～3 袋,一日 2 次,10 日为一疗程。

【规格】 胶囊剂:每粒装 2g

口服液:每支装 10ml

颗粒:每袋装 2g

【参考文献】 [1]甘军.清肝利胆胶囊治疗脂肪肝疗效观察.浙江中西医结合杂志,2006,16(4):237.

[2]王莉珍.清肝利胆口服液降酶保肝作用的实验研究.河南中医药学刊,2000,15(2):5.

[3]李常青,温韶,詹少锦.清肝利胆口服液治疗慢性乙型肝炎45 例疗效观察.新中医,2004,36(4):38.

双虎清肝颗粒

Shuanghu Qinggan Keli

【药物组成】 虎杖、金银花、白花蛇舌草、蒲公英、野菊花、紫花地丁、瓜蒌、法半夏、黄连、枳实(麸炒)、丹参、甘草。

【功能与主治】 清热利湿,化痰宽中,理气活血。用于湿热内蕴所致的胃脘痞闷、口干不欲饮、恶心厌油、食少纳差、胁肋隐痛、腹部胀满、大便黏滞不爽或臭秽,或身目发黄,舌质黯、边尖红,舌苔腻或厚腻,脉弦滑或弦数;慢性乙型肝炎见上述证候者。

【方解】 方中虎杖清热解毒,利湿退黄,活血化瘀;金银花清热解毒,共为君药。白花蛇舌草、蒲公英、野菊花、紫花地丁清热解毒,为臣药。瓜蒌、法半夏、黄连、枳实燥湿化痰,行气和中;丹参活血行气止痛,为佐药。甘草调和诸药,为使药。诸药合用,共奏清热利湿、化痰宽中、理气活血之功。

【临床应用】

1. 胁痛 由肝胆湿热内蕴,肝络失和所致。症见两胁胀痛,胃脘痞闷,腹部胀满,恶心厌油,食少纳差,口干不欲饮,大便黏滞不爽或臭秽,舌黯红,苔厚腻,脉弦滑数;慢性乙型肝炎见上述证候者。

2. 黄疸 因湿热内蕴,肝胆失于疏泄,胆汁外溢所致。症见身黄、目黄、尿黄,大便不爽,舌苔黄腻,脉弦滑数;慢性乙型肝炎见上述证候者。

此外,有应用本品治疗非酒精性脂肪肝的报道[1]。

【药理毒理】 保肝,抗肝纤维化 本品对四氯化碳诱发大鼠肝纤维化模型有防治作用,减轻肝细胞坏死程度,减少假小叶形成和胶原纤维沉积,降低血清透明质酸酶(HA)、血清 Ⅳ 型胶原(Col Ⅳ)及血清 Ⅲ 型前胶原(P Ⅲ P)水平[2];对刀豆球蛋白 A(ConA)所致小鼠免疫性肝损伤有保护作用[3]。

【不良反应】 目前尚未检索到不良反应报道。

【禁忌】 孕妇禁用。

【注意事项】

1. 脾胃虚寒者慎用。

2. 寒湿阴黄者慎用。

3. 服药期间饮食宜清淡易消化,忌食辛辣、油腻食物,并应戒酒。

【用法与用量】 开水冲服。一次 2 袋,一日 2 次。或遵医嘱。

【规格】 每袋装 12g

【参考文献】 [1]刘敏.双虎清肝颗粒治疗非酒精性脂肪性肝病 50 例.世界中西医结合杂志,2010,5(8):701-702,705.

[2]赵建学,郭海燕,陆玮婷,等.双虎清肝颗粒对四氯化碳诱发大鼠肝纤维化的防治作用.世界华人消化杂志,2008,16(28):3215.

[3]刘添,周建平,李绍旦.双虎清肝颗粒对刀豆球蛋白 A 所致肝损伤的防护作用机制研究.环球中医药,2013,6(12):881.

茵山莲颗粒

Yinshanlian Keli

【药物组成】 半枝莲、栀子、茵陈、板蓝根、五味子、甘草。

【功能与主治】 清热解毒利湿。用于湿热蕴毒所致的胁痛,症见胁肋疼痛、口苦、尿黄、舌苔黄腻、脉弦滑数;急、慢性肝炎,胆囊炎见上述证候者。

【方解】 方中茵陈清热利湿退黄,为君药。半枝莲清热解毒祛湿,栀子清热凉血,板蓝根清热解毒,三药相合协助君药加强清热解毒、利湿退黄之功效,为臣药。五味子滋肾养肝,防以上苦寒食物耗劫肝阴,为佐药。甘草调和诸药,故为使药。诸药合用,共奏清热解毒利湿之功。

【临床应用】

1. 胁痛 因肝胆湿热毒蕴所致。症见胁肋胀痛,口苦,尿黄,舌苔黄腻,脉弦滑数;急、慢性肝炎,胆囊炎见上述证候者。

2. 黄疸 因肝胆湿热毒蕴所致。症见身目发黄,尿黄,口苦口干,舌苔黄腻,脉弦滑数;急、慢性肝炎,胆囊炎见上述证候者。

【不良反应】 目前尚未检索到不良反应报道。

【禁忌】 尚不明确。

【注意事项】

1. 脾胃虚寒者慎用。

2. 服药期间饮食宜清淡,忌食辛辣、油腻食物,并戒酒。

3. 急、慢性肝炎或胆囊炎出现黄疸时,应密切观察服药后的黄疸变化,如黄疸继续加深或乏力,恶心呕吐加重,应及时停药并采取相应措施。

【用法与用量】　开水冲服。每次 3～9g,一日 2 次。或遵医嘱。

【规格】　每袋装 3g

青叶胆片
Qingyedan Pian

【药物组成】　青叶胆。

【功能与主治】　清肝利胆,清热利湿。用于湿热内蕴所致的黄疸,症见身目发黄,小便黄赤,灼热疼痛,舌苔黄腻,脉象滑数;急、慢性肝炎,胆囊炎见上述证候者。

【方解】　青叶胆苦甘寒,入肝、胆、膀胱经,清肝利胆、泻热利湿。

【临床应用】　黄疸　因肝胆湿热蕴结所致。症见身目发黄,小便黄赤,灼热疼痛,口干口苦,胁肋胀痛,舌苔黄腻,脉象滑数;急、慢性肝炎,胆囊炎见上述证候者。

【不良反应】　目前尚未检索到不良反应报道。

【禁忌】　尚不明确。

【注意事项】

1. 脾胃虚寒者慎用。

2. 服药期间饮食宜清淡,忌食辛辣、油腻食物,并戒酒。

【用法与用量】　口服。一次 4～5 片,一日 4 次。

利肝隆颗粒(片、胶囊)
Liganlong Keli(Pian,Jiaonang)

【药物组成】　郁金、板蓝根、茵陈、黄芪、当归、刺五加、五味子、甘草。

【功能与主治】　疏肝解郁,清热解毒,益气养血。用于肝郁湿热、气血两虚所致的两胁胀痛或隐痛、乏力、尿黄;急、慢性肝炎见上述证候者。

【方解】　方中郁金疏肝解郁,行气活血,为君药。板蓝根清热解毒;茵陈清热利湿退黄,为臣药。黄芪、当归益气养血;刺五加、五味子健脾补肾,四药脾肾同调,气血双补,扶正以祛邪,为佐药。甘草清热解毒,调和诸药,为使药。全方配伍共奏疏肝理气、清热解毒、益气养血之功。

【临床应用】　胁痛　因肝郁湿热、气血两虚所致。症见两胁胀痛,或隐隐作痛,且劳累后加重,卧床休息可以缓解,体倦乏力,尿黄,甚则身目发黄;急、慢性肝炎见上述证候者。

【药理毒理】　本品有保肝、抗炎等作用。

1. 保肝　本品能降低四氯化碳、D-半乳糖胺等所致肝损伤大鼠、小鼠、兔血清谷丙转氨酶活性;降低甘油三酯含量,减少肝小叶中心坏死[1]。本品还能增加肝细胞蛋白质的合成代谢,促进线粒体恢复和肝细胞再生,促进肝糖原与核糖核酸含量恢复[2]。

2. 抗炎　本品能减轻甲醛引起的大鼠足肿胀,抑制棉球性肉芽肿增生[1]。

【不良反应】　目前尚未检索到不良反应报道。

【禁忌】　尚不明确。

【注意事项】

1. 寒湿型黄疸慎用。

2. 肝阴不足所致胁痛者慎用。

3. 服药期间饮食宜清淡,忌食油腻、辛辣食物,并宜戒酒。

【用法与用量】　颗粒:开水冲服。一次 10g,一日 3 次;小儿酌减。片剂:口服。一次 5 片,一日 3 次;小儿酌减。胶囊剂:每次 2～4 粒,一日 3 次。

【规格】　颗粒剂:每袋装 10g

片剂:每片重 0.37g

胶囊剂:每粒装 0.3g

【参考文献】　[1]俞仲毅.利肝隆与治疗作用有关的药效学研究资料.1985.

[2]黑龙江中医学院.利肝隆鉴定会资料.1985.

强肝糖浆(丸、胶囊)
Qianggan Tangjiang(Wan,Jiaonang)

【药物组成】　生黄芪、党参、山药、当归、白芍、黄精、地黄、丹参、郁金、茵陈、泽泻、秦艽、板蓝根、神曲、山楂、甘草。

【功能与主治】　健脾疏肝,清热利湿,益气养血。用于肝郁脾虚、湿热蕴结所致的两胁胀痛、乏力、脘痞、腹胀、面色无华、腰膝酸软;慢性肝炎见上述证候者。

【方解】　方中黄芪、党参、山药健脾益气以资气血生化;当归、白芍、黄精、地黄滋阴养血,培补肝肾,滋水涵木,柔肝养肝。丹参、郁金活血行气,疏肝解郁。神曲、山楂消食导滞,健脾和胃。茵陈、泽泻、秦艽清热利湿;板蓝根清热解毒。甘草健脾益气,调和诸药。诸药相合,共奏健脾疏肝、清利湿热、益气养血之功。

【临床应用】 胁痛 因肝郁脾虚，湿热蕴结所致。症见两胁胀痛或隐痛，体倦乏力，脘腹痞闷，腹胀，面色无华；慢性肝炎见上述证候者。

【药理毒理】 保肝 本品能降低四氯化碳致慢性肝损伤大鼠血清 ALT、AST 活性，升高血清白蛋白，降低球蛋白，升高白蛋白/球蛋白比值，减轻肝细胞变性、坏死及炎细胞浸润[1]。

【不良反应】 有文献报道服用本品引起晕厥[2]。

【禁忌】 尚不明确。

【注意事项】

1. 服药期间饮食宜清淡，忌食辛辣、油腻食物，并戒酒。

2. 有胃、十二指肠溃疡或高酸性慢性胃炎者应减量服用。

【用法与用量】 糖浆：口服。一次 10ml，一日 2 次，每服六日停一日。八周为一疗程，停一周，再进行第二疗程。丸剂：口服。一次 2 丸，一日 2 次。胶囊剂：口服。一次 5 粒，一日 2 次，每服六日停一日，八周为疗程，停一周，再进行第二疗程。

【规格】 糖浆：每瓶 100ml

大蜜丸：每丸重 9g

胶囊剂：每粒装 0.4g

【参考文献】 [1]戴敏,刘青云,訾晓梅,等.强肝糖浆对大鼠四氯化碳慢性肝损伤的保护作用.基层中药杂志,2001,5(4):12.

[2]张春红,张秀华,王旦.强肝胶囊引起晕厥.胃肠病学和肝病学杂志,2000,9(4):46.

乙肝宁颗粒

Yiganning Keli

【药物组成】 黄芪、丹参、绵茵陈、党参、白术、金钱草、制何首乌、白芍、茯苓、蒲公英、白花蛇舌草、牡丹皮、川楝子。

【功能与主治】 益气健脾，活血化瘀，清热解毒。用于慢性肝炎属脾虚气弱、血瘀阻络、湿热毒蕴证，症见胁痛、腹胀、乏力、尿黄；急性肝炎见上述证候者。

【方解】 方中黄芪益气健脾；丹参活血化瘀；茵陈清利湿热，共为君药。党参、白术健脾益气；金钱草清利湿热；制首乌、白芍养血益精，柔肝止痛，为臣药。茯苓健脾渗湿；蒲公英、白花蛇舌草清热解毒利湿；牡丹皮凉血散瘀；川楝子疏肝理气，为佐药。诸药合用，共奏益气健脾、活血化瘀、清热解毒之功。

【临床应用】 胁痛 由脾虚气弱、血瘀阻络、湿热毒蕴所致。症见胁肋胀痛，或隐痛，或刺痛，腹胀，乏力，

尿黄，舌质黯或有瘀斑；急性肝炎见上述证候者。

【药理毒理】 本品有保肝、提高免疫功能等作用。

1. 保肝 本品能降低四氯化碳或 D-氨基半乳糖致急性肝损伤小鼠或大鼠的 ALT、AST 活性[1,2]，还能增高四氯化碳肝损伤大鼠血清白蛋白含量，降低球蛋白含量，提高白蛋白/球蛋白的比值[3]；对二甲基亚硝胺(DMN)所致小鼠慢性肝损伤有保护作用[4]。

2. 提高免疫功能 本品能促进四氯化碳致肝损伤小鼠低下的巨噬细胞吞噬百分率和吞噬指数恢复至近正常[1]，还可诱导小鼠脾细胞干扰素的产生[3]。

3. 抗乙肝病毒 本品能降低鸭乙肝病毒(DHBV)感染麻鸭血清 DHBV DNA 含量，抑制 DHBV DNA 的复制，减轻肝小叶实质炎症、肝细胞肿胀及胆管增生等病变程度[1]。

4. 抗肝细胞癌变 本品可抑制二乙基亚硝胺(DEN)诱发的原发性肝癌大鼠血清 AFP 的形成，抑制肝细胞核、线粒体、内质网等结构病变[5]。

【不良反应】 目前尚未检索到不良反应报道。

【禁忌】 尚不明确。

【注意事项】

1. 肝阴不足所致胁痛者慎用。

2. 服药期间饮食宜清淡，忌食辛辣、油腻食物，并戒酒。

【用法与用量】 口服。一次 1 袋，一日 3 次；儿童酌减。治疗慢性肝炎，以 3 个月为一个疗程。

【规格】 每袋装 (1)17g (2)3g(无蔗糖)

【参考文献】 [1]伍一丈,张登科,喻长远.乙肝宁颗粒对肝损伤动物模型的保肝降酶及免疫调节作用的研究.湖南中医学院学报,2001,21(2):14.

[2]邓曼静,喻长远,刘向前.乙肝宁颗粒剂降酶及毒理实验研究.湖南中医杂志,1998,14(4):57.

[3]陈莉萍,樊湘红,王瑰萱,等.乙肝宁防治实验性肝损伤作用的研究.中成药,1993,15(6):27.

[4]娜日苏,韩志强,巴图德力根.蒙药清肝二十七味丸对小鼠慢性肝损伤组织病理的影响.内蒙古民族大学学报(自然科学版),2010,25(6):671.

[5]夏建新,李学中.乙肝宁抑制大鼠肝细胞癌变的实验研究.白求恩医科大学学报,1993,19(2):162.

复方益肝丸

Fufang Yigan Wan

【药物组成】 垂盆草、野菊花、板蓝根、夏枯草、人工牛黄、山豆根、茵陈、龙胆草、车前子、蒲公英、土茯苓、胡黄连、柴胡、枳壳、香附、青皮、槟榔、杏仁、蝉蜕、

丹参、牡丹皮、红花、大黄、人参、甘草、五味子、鸡内金、桂枝。

【功能与主治】　清热利湿，疏肝理脾，化瘀散结。用于湿热毒蕴所致的胁肋胀痛、黄疸、口干口苦、苔黄、脉弦；急、慢性肝炎见上述证候者。

【方解】　方中垂盆草、野菊花、板蓝根、夏枯草、人工牛黄、山豆根清热解毒；茵陈、龙胆草、车前子、蒲公英、土茯苓、胡黄连清热祛湿退黄。柴胡、枳壳、香附、青皮、槟榔疏肝理气。杏仁、蝉蜕宣降肺气，调畅气机以利于湿邪去除。丹参、牡丹皮、红花活血化瘀；大黄泻下逐瘀。人参、甘草益气健脾。五味子培补脾肾；鸡内金消食健脾。桂枝振奋三焦阳气以化湿，并制约上药苦寒伤阳而使湿邪不化之弊。诸药合用，共奏清热利湿、疏肝理脾、化瘀散结之功。

【临床应用】

1. 胁痛　因湿热毒蕴所致。症见胁肋胀痛，口苦，尿黄，便干，舌苔黄，脉弦；急、慢性肝炎见上述证候者。

2. 黄疸　因湿热蕴毒所致。症见身黄、目黄、小便黄、口苦、大便不爽、舌苔黄腻、脉弦滑数；急、慢性肝炎见上述证候者。

【不良反应】　本品可致胃脘不适，恶心。

【禁忌】　孕妇禁用。

【注意事项】

1. 脾胃虚寒者慎用。

2. 服药期间饮食宜清淡，忌食辛辣、油腻食物，并戒酒。

【用法与用量】　口服。一次4g,一日3次。

【规格】　每瓶装36g

胆石通胶囊

Danshitong Jiaonang

【药物组成】　茵陈、金钱草、大黄、黄芩、鹅胆干膏粉、枳壳、柴胡、蒲公英、水线草、溪黄草。

【功能与主治】　清热利湿，利胆排石。用于肝胆湿热所致的胁痛、胆胀，症见右胁胀痛、痞满呕恶、尿黄口苦；胆石症、胆囊炎见上述证候者。

【方解】　方中茵陈、金钱草清热利湿、利胆排石，共为君药。黄芩、鹅胆清热燥湿，排石退黄；大黄通腑泄热，导湿热从大便而出，共为臣药。枳壳、柴胡疏利肝胆，调畅气机，行气止痛；蒲公英清热解毒；水线草、溪黄草清热利湿、退黄排石，共为佐药。诸药合用，其奏清热祛湿、利胆排石之功。

【临床应用】

1. 胁痛　因肝胆湿热所致。症见两胁胀痛，胃脘痞满，呕恶，口苦，尿黄，舌苔黄腻，脉弦滑数；胆石症、胆囊炎见上述证候者。

2. 胆胀　因肝胆湿热所致。症见右胁胀痛，厌食油腻，尿黄，甚则身目发黄，舌苔黄腻，脉弦滑数；胆石症、胆囊炎见上述证候者。

【药理毒理】　抗结石　本品能降低致石饲料诱发胆囊结石豚鼠胆汁胆固醇、胆红素和Ca^{2+}的浓度，降低成石率，并能减少胆囊黏膜黏液样细胞，抑制胆囊黏液过量分泌。此外，还能减轻肝细胞脂肪变性和水样变性[1]。

【不良反应】　目前尚未检索到不良反应报道。

【禁忌】　孕妇禁用。

【注意事项】

1. 气滞血瘀、肝阴不足所致胁痛者慎用。

2. 服药期间饮食宜清淡，忌食辛辣、油腻食物，并戒酒。

3. 严重消化道溃疡，心脏病及重症肌无力者不宜使用。

4. 服药过程若出现黄疸加剧，或发热，或上腹剧痛者，应立即请外科处理。

【用法与用量】　口服。一次4～6粒，一日3次。

【规格】　每粒装0.65g

【参考文献】　[1]陈涛,谭德福,汪均植,等.胆石通胶囊防治胆石症的实验研究.中国中医药科技,2004,11(1):28.

胆石清片

Danshiqing Pian

【药物组成】　牛胆汁、羊胆汁、大黄、郁金、硝石、芒硝、皂矾、鸡内金、山楂、威灵仙。

【功能与主治】　消食化积，清热利胆，行气止痛。用于肝胆湿热、腑气不通所致的胁肋胀痛、大便不通；胆囊结石见上述证候者。

【方解】　方中牛胆汁、羊胆汁清肝利胆；大黄泻下通便、清热泻火、活血化瘀，共为君药。郁金行气活血，利胆止痛；硝石、芒硝泻热软坚，通导大便，导湿热外出，以利排石，共为臣药。皂矾清热燥湿；鸡内金消积导滞；山楂消食化滞，活血化瘀；威灵仙通经络，散癖积，助君药增强消癖之力，共为佐药。诸药合用，共奏消食化积、清热利胆、行气止痛之功。

【临床应用】　胁痛　因肝胆湿热，腑气不通所致。症见胁肋胀痛，脘腹胀满，口苦纳呆，小便黄赤，大便不通;胆囊结石见上述证候者。

【不良反应】 目前尚未检索到不良反应报道。

【禁忌】 孕妇禁用。

【注意事项】

1. 脾胃虚寒者慎用。

2. 服药期间饮食宜清淡,忌食辛辣、油腻食物,并戒酒。

【用法与用量】 口服。每次5～8片,一日3次,或遵医嘱。

【规格】 每片重0.3g

金胆片
Jindan Pian

【药物组成】 金钱草、龙胆草、虎杖、猪胆膏。

【功能与主治】 清利肝胆湿热。用于肝胆湿热所致的胁痛、胆胀,症见胁肋胀痛,口苦,便干,尿黄;胆囊炎、胆石症见上述证候者。

【方解】 方中金钱草清热利湿、排石退黄,为君药。龙胆草清利湿热,利胆退黄;虎杖利胆退黄、清热解毒、活血祛瘀、泻下通便,共为臣药。猪胆膏清热解毒、利胆排石,以加强君药清利肝胆湿热之功,为佐药。诸药合用,共奏清利肝胆湿热之功。

【临床应用】

1. **胁痛** 因肝胆湿热蕴结,失于疏泄所致。症见胁肋胀痛,腹部胀满,尿黄,便干,脉弦数,舌苔黄;胆囊炎、胆石症见上述证候者。

2. **胆胀** 因肝胆湿热蕴结,胆气不舒所致。症见右胁胀痛,厌食油腻,口苦,尿黄,便干,脉弦数,舌苔黄;胆囊炎、胆石症见上述证候者。

有报道,金胆片可用于治疗泌尿系感染[1]。

【药理毒理】 本品有利胆和抗炎作用。

1. **利胆** 本品对α-萘异硫氰酸酯(ANIT)诱导大鼠肝内胆汁淤积有预防作用,增加胆汁流量和流速,降低血清总胆红素(TBIL)、直接胆红素(DBIL)、丙氨酸氨基转移酶(ALT)、天冬氨酸氨基转移酶(AST)和总胆汁酸(TBA);并可缓解胆汁淤积状态下的肝细胞损伤[2]。

2. **抗炎** 本品能减轻二甲苯所致小鼠耳肿胀,减轻甲醛致大鼠足肿胀度[3]。

【不良反应】 目前尚未检索到不良反应报道。

【禁忌】 孕妇禁用。

【注意事项】

1. 脾胃虚寒者慎用。

2. 服药期间饮食宜清淡,忌食辛辣、油腻食物,并

戒酒。

3. 服药期间如若发热、黄疸或者腹痛加剧者,应及时请外科处理。

【用法与用量】 口服。一次5片,一日2～3次。

【参考文献】 [1]张林,范德新,张秀玉,等.金胆片治疗泌尿系感染52例.中级医刊,1996,31(5):61.

[2]陈明,张鑫,李光云,等.金胆片对大鼠肝内胆汁淤积模型的预防作用.中国医院药学杂志,2013,33(4):294.

[3]陈月芳,李永金.金胆片的抗炎作用实验研究.江苏大学学报(医学版),2003,13(1):24.

茵胆平肝胶囊
Yindan Pinggan Jiaonang

【药物组成】 茵陈、龙胆草、黄芩、猪胆膏、栀子、白芍(炒)、当归、甘草。

【功能与主治】 清热,利湿,退黄。用于肝胆湿热所致的胁痛、口苦、尿黄、身目发黄;急、慢性肝炎见上述证候者。

【方解】 方中茵陈清热利湿退黄;龙胆草清泄肝胆湿热,共为君药。黄芩清热燥湿,泻火解毒;猪胆膏清热利胆退黄;栀子苦寒,泻火凉血解毒、利湿退黄,三药相合,助君药清热利湿退黄,共为臣药。白芍、当归养血柔肝,防止苦寒药伤阴之弊,共为佐药。甘草调和诸药,为使药。诸药合用,共奏清热、利湿、退黄之功。

【临床应用】

1. **胁痛** 因肝胆湿热蕴结,失于疏泄所致。症见胁肋胀痛,腹部胀满,尿黄,便干,脉弦数,舌苔黄;急、慢性肝炎见上述证候者。

2. **黄疸** 由肝胆湿热,肝失疏泄,胆汁不循常道所致。症见身黄,目黄,小便黄,胁痛,口苦,大便秘结,舌苔黄腻,脉弦滑数;急、慢性肝炎见上述证候者。

【药理毒理】 **镇静** 本品能抑制小鼠的自发活动,协同苯巴比妥钠增加小鼠睡眠的百分率,延长小鼠强迫游泳的不动时间[1]。

【不良反应】 目前尚未检索到不良反应报道。

【禁忌】 尚不明确。

【注意事项】

1. 脾胃虚寒者慎用。

2. 服药期间饮食宜清淡,忌食辛辣、油腻食物,并戒酒。

3. 服药期间若见黄疸加深、发热不退、腹痛加剧者,或有胆道完全梗阻时,应及时请外科处理。

【用法与用量】　口服。一次 2 粒，一日 3 次。

【规格】　每粒装 0.5g

【参考文献】　[1]蓝洪祥,赵水连.片仔癀茵胆平肝胶囊对小鼠镇静催眠的作用.中国临床药学杂志,1999,8(3):170.

利胆排石颗粒(片)
Lidan Paishi Keli(Pian)

【药物组成】　金钱草、茵陈、大黄、槟榔、芒硝、黄芩、郁金、木香、枳实(麸炒)、厚朴(姜制)。

【功能与主治】　清热除湿，利胆排石。用于湿热蕴毒、腑气不通所致的胁痛、胆胀，症见胁肋胀痛，发热，尿黄，大便不通；胆囊炎、胆石症见上述证候者。

【方解】　方中金钱草、茵陈蒿清热利湿、利胆排石，为君药。大黄泻下通腑；槟榔降气消积；芒硝软坚泻下清热，三药通泄导滞，助君药导湿热从大便而出，为臣药。黄芩清热，郁金行气活血；木香、枳实、厚朴行气除满，并能祛湿使湿去则热无以附，为佐药。诸药合用，共奏清热利湿、利胆排石之功。

【临床应用】

1. 胁痛　由湿热蕴结所致。症见胁肋胀痛，尿黄，发热，腹部胀满，便干，或伴有黄疸，身目俱黄，舌红苔黄腻，脉弦滑数；胆囊炎、胆石症见上述证候者。

2. 胆胀　由湿热蕴结所致。症见右胁胀痛，厌食油腻，发热，口苦，尿黄，腹部胀满，大便不通，或伴有黄疸，身目俱黄，舌红苔黄腻，脉弦滑数；胆囊炎、胆石症见上述证候者。

【不良反应】　目前尚未检索到不良反应报道。

【禁忌】　孕妇禁用。

【注意事项】

1. 脾虚便溏者慎用。

2. 服药期间饮食宜清淡，忌食辛辣、油腻食物，并戒酒。

3. 服药后若发热加重，腹痛加剧或黄疸加深者应及时请外科治疗。

【用法与用量】　颗粒剂：口服。排石：一次 2 袋，一日 2 次；胆囊炎症：一次 1 袋，一日 2 次。片剂：口服。排石：一次 6～10 片，一日 2 次；胆囊炎症：一次 4～6 片，一日 2 次。

【规格】　每袋装 3g

乌军治胆片
Wujun Zhidan Pian

【药物组成】　乌梅、大黄、栀子、枳实、槟榔、姜黄、牛至、佛手、威灵仙、甘草。

【功能与主治】　疏肝解郁，利胆排石。用于肝胆湿热所致的胁痛、胆胀，症见胁肋胀痛、发热、尿黄；胆囊炎、胆道感染或胆道术后见上述证候者。

【方解】　方中乌梅入肝胆，柔肝利胆止痛；大黄泻热通腑以祛除湿热，为君药。栀子清热利湿；枳实、槟榔行气止痛；姜黄活血止痛，为臣药。佛手疏肝理气止痛；牛至清热解毒，理气化湿；威灵仙活血通络止痛，为佐药。甘草调和诸药，为使药。诸药合用，共奏疏肝解郁、利胆排石之功。

【临床应用】

1. 胁痛　因湿热蕴结肝胆，疏泄失职所致。症见两胁胀痛，善太息，尿黄，脉弦滑数，舌苔黄腻；胆囊炎、胆道感染或胆道术后见上述证候者。

2. 胆胀　因湿热蕴结肝胆，胆气不舒所致。症见右胁胀痛，厌食油腻，发热，尿黄，脉弦滑数，舌苔黄腻；胆囊炎、胆道感染或胆道术后见上述证候者。

【药理毒理】　本品有抗胆石形成、抗炎、镇痛等作用。

1. 抗胆石形成　本品能抑制双氢胆固醇诱发的家兔体内多发性胆石的形成；十二指肠给药能增加麻醉大鼠胆汁分泌[1]。

2. 抗炎、镇痛　本品能减轻二甲苯引起的小鼠耳肿胀及小鼠棉球肉芽肿增生；能抑制醋酸所致小鼠扭体反应[1]。

【不良反应】　目前尚未检索到不良反应报道。

【禁忌】　孕妇禁用。

【注意事项】

1. 脾胃虚寒者慎用。

2. 服药期间饮食宜清淡，忌食辛辣、油腻食物，并戒酒。

3. 服药后如发热持续不退，或胁痛加重时，应立即转外科急症处理。

【用法与用量】　口服。一次 4 片，一日 3 次。

【规格】　每素片重 0.3g

【参考文献】　[1]陈家欢,杨斌,黄志明,等.乌军治胆片主要药效学研究.广西中医药,2001,24(3):48.

消炎利胆片(胶囊、颗粒、软胶囊)
Xiaoyan Lidan Pian(Jiaonang,Keli,Ruanjiaonang)

【药物组成】　溪黄草、穿山莲、苦木。

【功能与主治】　清热，祛湿，利胆。用于肝胆湿热所致的胁痛、口苦；急性胆囊炎、胆管炎见上述证候者。

【方解】 方中溪黄草清热利湿退黄，为君药。穿山莲清热解毒，燥湿消肿；苦木有小毒，能清热祛湿解毒，为臣药。三药合用，共奏清热、祛湿、利胆之功。

【临床应用】

1. 胁痛 因湿热蕴结肝胆，疏泄失职所致。症见胁痛，口苦，厌食油腻，尿黄，舌苔黄腻，脉弦滑数；急性胆囊炎、胆管炎见上述证候者。

2. 胆胀 因肝胆湿热所致。症见右胁胀痛，口苦，厌食油腻，小便黄，舌红苔黄腻，脉弦滑数；急性胆囊炎、胆管炎见上述证候者。

【药理毒理】 本品有抗炎、抑菌和利胆等作用。

1. 抗炎 消炎利胆胶囊能减轻二甲苯致小鼠耳肿胀，降低醋酸致小鼠毛细血管通透性，抑制蛋清引起的大鼠足肿胀和棉球性大鼠肉芽组织增生[1]；抑制巴豆油所致小鼠耳肿胀及角叉菜胶所致大鼠足肿胀[2,3]。

2. 抑菌 本品和消炎利胆胶囊可降低铜绿假单胞菌感染小鼠的死亡率[2]。体外试验，消炎利胆片浸膏溶液对金黄色葡萄球菌、沙门菌、痢疾杆菌的 MIC 均为 31.2mg/ml，对大肠埃希菌为 62.5mg/ml[4]。

3. 利胆 本品和消炎利胆胶囊十二指肠给药增加大鼠胆汁分泌量[1,2]，本品总提取物增加大鼠胆汁流量，且维持时间长达 4 小时，作用强度随剂量增加而加强[5]。

4. 镇痛 本品和消炎利胆胶囊抑制醋酸所致小鼠扭体反应[2]。

5. 保肝 本品降低痤疮丙酸杆菌和脂多糖诱导的肝炎小鼠血浆 ALT[3]，和 CCl4 和 D-Gal 诱导的急性化学性肝损伤大鼠血清 ALT、AST、碱性磷酸酶（ALP）及总胆汁酸（TBA）和总胆红素（TBIL）[6]。本品提取物降低拘束负荷诱发的应激性肝损伤小鼠血清 ALT 和肝组织 MDA、NO，提高肝组织谷胱甘肽（GSH）含量、谷胱甘肽过氧化物酶（GPX-Px）和谷胱甘肽硫转移酶（GST）活性；增加拘束小鼠肝线粒体呼吸链复合酶Ⅱ活性，降低肝细胞色素含量[7]。

【不良反应】 有服用该药可引起过敏[8-10]、月经不调[12]的报道。

【禁忌】 尚不明确。

【注意事项】

1. 脾胃虚寒者慎用。

2. 服药期间饮食宜清淡，忌食辛辣、油腻食物，并戒酒。

3. 孕妇慎用。

4. 用于治疗急性胆囊炎感染时，应密切观察病情变化，若发热、黄疸、上腹痛等症加重时，应及时请外科处理。

5. 本品所含苦木有一定毒性，不宜久服。

【用法与用量】 片剂：口服，一次 6 片，一日 3 次。胶囊：口服，一次 4 粒，一日 3 次。或遵医嘱。颗粒剂：温开水送服，一次 1 袋，一日 3 次。软胶囊：口服，一次 4 粒，一日 3 次，或遵医嘱。

【规格】 片剂：糖衣片（片芯重 0.25g）

胶囊剂：每粒装 0.45g

颗粒剂：每袋装 2.5g

软胶囊：每粒装 0.52g

【参考文献】 [1]龙子江,方金红,高建,等.消炎利胆胶囊利胆抗炎的实验研究.中国中西医结合脾胃杂志,2000,8(1):34.

[2]田军,孙备,杨士友.消炎利胆胶囊药效学研究.时珍国医国药,1999,10(10):724.

[3]尹小萍,栗原博,宝丽,等.消炎利胆片对实验性肝炎及急性炎症的影响.中国实验方剂学杂志,2008,14(11):45-48.

[4]辛美钰.消炎利胆片的体外抗菌活性试验.广东药学院学报,2003,19(4):340.

[5]阮秀霞,黄国鑫,赵学军.消炎利胆片总提取物的利胆实验研究.现代医院,2008,8(12):16-18.

[6]叶木荣,长尾由纪子,李楚源,等.消炎利胆片防治大鼠急性肝损伤的实验研究.中成药,2006,14(11):1616-1619.

[7]尹小萍,栗原博,宝丽,等.消炎利胆片提取物对小鼠应激性肝损伤的影响.中国中西医结合杂志,2009,29(2):143-147.

[8]成斐.消炎利胆片过敏一例报告.青海医药杂志,2010,40(2):60.

[9]张菊莲.消炎利胆片致严重过敏性皮疹 1 例.陕西中医药,1993,14(3):109.

[10]牛静,王素婷,于荣清.消炎利胆片致药疹 1 例报告.中国乡村医药杂志,2002,9(4):36.

[11]王珊珊,许静,陈蕾.消炎利胆片致月经不调 1 例.中国药学杂志,2012,47(20):1670.

益肝灵片（胶囊）
Yiganling Pian(Jiaonang)

【药物组成】 水飞蓟素。

【功能与主治】 清热解毒。热毒内蕴肝胆所致右胁或两胁胀痛、食欲不振、脘腹痞满而胀、倦怠乏力、时有嗳气，苔薄黄或腻，脉弦或弦数；用于急、慢性肝炎见上述证候者。

【方解】 水飞蓟有清热解毒作用，现代研究证明其提取物水飞蓟素具有保护肝细胞，促进胆汁分泌，改善肝功能等作用。

【临床应用】 胁痛 多因热毒内蕴，肝胆失于疏泄所致。症见右胁或两胁胀痛，食欲不振，脘腹痞满而胀，倦怠乏力，时有嗳气，苔薄黄或腻，脉弦或弦数；急、慢性肝炎见上述证候者。

【药理毒理】　保肝　本品对可降低四氯化碳致肝损伤大鼠 ALT，AST 和肝脏系数[1]；对大鼠酒精性肝损伤也有保护作用，可调节血脂、减少脂肪在肝脏的沉积[2]。

【不良反应】　目前尚未检索到不良反应报道。

【禁忌】　尚不明确。

【注意事项】　服药期间饮食宜清淡易消化，慎食辛辣、油腻食物，忌酒。

【用法与用量】　口服。一次 2 片，一日 3 次。

【规格】　每片含水飞蓟宾　(1)38.5mg　(2)77mg

【参考文献】　[1]贾乐陶,陈进,魏福荣,等.大豆磷脂对四氯化碳肝损伤大鼠的影响.中国药业,2007,16(21):5.

[2]狄英波,张桂英,吴光健,等.白桦脂醇对大鼠酒精性肝损伤的保护作用.吉林大学学报(医学版),2009,35(2):210.

复方熊胆乙肝胶囊
Fufang Xiongdan Yigan Jiaonang

【药物组成】　熊胆粉、龙胆草、虎杖、板蓝根、丹参、柴胡、郁金、白芍、枸杞子、黄芪、茯苓、麦芽(炒)、甘草。

【功能与主治】　清热利湿。用于慢性乙型肝炎湿热中阻证。症见胸胁脘闷，口黏口苦，恶心厌油，纳呆，倦怠乏力，肢体困重或身目发黄。

【方解】　方中熊胆粉清热解毒、利胆，为君药。龙胆草、虎杖、板蓝根清热解毒，加强君药清利中焦湿热的作用，共为臣药。丹参能清热凉血，活血祛瘀；柴胡、郁金疏肝解郁、利胆；白芍、枸杞子养血柔肝；黄芪、茯苓、麦芽(炒)补中益气、消食健胃，共为佐药。甘草调和诸药，为使药。诸药合用，共奏清热利湿之功。

【临床应用】　黄疸　时邪疫毒由表入里，熏蒸肝胆，肝胆失于疏泄所致。症见身目小便发黄，口黏口苦，恶心厌油，胸胁脘闷，纳呆，倦怠乏力，肢体困重；慢性乙型肝炎见上述证候者。

【不良反应】　服药后，少数患者可出现胃脘不适、腹泻、头晕，偶见心脏早搏，亦可引起过敏反应，皮疹、瘙痒，甚至过敏性休克。

【禁忌】　孕妇禁用。

【注意事项】

1. 老年体弱，大便稀溏者慎用。

2. 脾胃虚寒者慎用。

3. 服药期间忌服忌食生冷、酒、蒜、油腻及不易消化

食物。

【用法与用量】　饭后口服。一次 6 粒，一日 3 次，或遵医嘱。

【规格】　每粒装 0.45g

虎驹乙肝胶囊
Huju Yigan Jiaonang

【药物组成】　虎杖、蚂蚁、茵陈、枸杞子、黄芪、板蓝根、柴胡、五味子、丹参、三七、大枣。

【功能与主治】　疏肝健脾，利湿清热，活血化瘀。用于慢性乙型肝炎肝郁脾虚、湿热瘀滞证，症见胁肋胀满疼痛，脘闷腹胀，胃纳不佳，四肢倦怠，小便色黄。

【方解】　方中虎杖疏肝利胆、清热解毒；蚂蚁扶正健脾，共为君药。茵陈助虎杖清利肝胆湿热；枸杞子、黄芪助蚂蚁健脾益气，共为臣药。板蓝根清热解毒；柴胡疏肝解郁；五味子收敛固涩，益气生津；丹参、三七活血化瘀、止痛，共为佐药。大枣补中益气，并调和诸药，为使药。全方合用，有疏肝健脾、清热利湿、活血化瘀之功。

【临床应用】

1. 胁痛　由肝经湿热，肝失疏泄条达所致。症见胁肋胀满疼痛，脘闷腹胀，胃纳不佳，四肢倦怠，小便色黄；慢性乙型肝炎见上述证候者。

2. 黄疸　由时邪疫毒由表入里，熏蒸肝胆，胆汁外溢所致。症见身目小便色黄，胁肋胀满疼痛，脘闷腹胀，胃纳不佳，四肢倦怠；慢性乙型肝炎见上述证候者。

【不良反应】　本品可致轻度胃脘不适、腹泻及皮疹。

【禁忌】　孕妇禁用。

【注意事项】

1. 脾胃虚寒者慎用。

2. 过敏体质者慎用。

3. 服药期间忌食生冷、辛辣、油腻及不易消化食物。

【用法与用量】　饭后温开水送服。每次 5 粒，一日 3 次，3 个月为一疗程，或遵医嘱。

【规格】　每粒装 0.2g

清肝扶正胶囊
Qinggan Fuzheng Jiaonang

【药物组成】　黄连、青黛、山豆根、大黄、蜂王浆冻干粉、五味子。

【功能与主治】　清热解毒，泻火燥湿，疏肝健脾。

用于慢性乙型肝炎湿热困脾证。症见胁痛，口苦，神疲乏力，纳后腹胀，或黄疸，大便溏而不爽或便结而秘，舌苔黄腻。

【方解】 方中黄连清热燥湿、泻火解毒，为君药。青黛、山豆根清热解毒，清肝泻火；大黄泻火解毒，导湿热下行，三药可助君药清热解毒之力，为臣药。蜂王浆补脾益气、解毒；五味子益气，均为佐药。诸药合用，共奏清热解毒、泻火燥湿、疏肝健脾之功。

【临床应用】

1. 胁痛 由肝经湿热，肝失疏泄所致。症见胁痛，口苦，神疲乏力，纳后腹胀，大便溏而不爽或便结而秘，舌苔黄腻；慢性乙型肝炎见上述证候者。

2. 黄疸 由时邪疫毒，熏蒸肝胆，湿热内蕴，肝失疏泄所致。症见身目发黄、小便色黄，伴见口苦，神疲乏力，纳后腹胀，大便溏而不爽或便结而秘，舌苔黄腻；慢性乙型肝炎见上述证候者。

【不良反应】 本品可致呕吐、腹泻、胸闷、心悸。

【禁忌】 孕妇禁用。

【注意事项】

1. 脾胃虚寒者不宜使用。

2. 不可过服、久服。

3. 服药期间忌食生冷、辛辣、油腻及不易消化食物。

【用法与用量】 口服，一次 4 粒，一日 3 次，3 个月为一疗程，或遵医嘱。

【规格】 每粒装 0.45g

胆康胶囊
Dankang Jiaonang

【药物组成】 茵陈、栀子、大黄、蒲公英、郁金、柴胡、人工牛黄、薄荷素油。

【功能与主治】 疏肝利胆，清热解毒，理气止痛。用于急慢性胆囊炎，胆道结石。

【方解】 方中茵陈清利肝胆湿热，为君药。栀子清利下焦肝胆湿热之功效；大黄清热泻火解毒，通过泻下通便，导湿热外出，合为臣药。蒲公英清热解毒、利湿消肿，郁金、柴胡疏肝解郁、理气止痛；人工牛黄清热解毒、利胆；薄荷素油有利胆作用，合为佐药。诸药合用，有疏肝利胆、清热解毒、理气止痛之功。

【临床应用】

1. 黄疸 感受湿热之邪，熏蒸肝胆，肝胆失于疏泄，或酒食伤脾，化生湿热，熏蒸肝胆，或积聚日久，瘀血或砂石阻滞胆道，胆汁外溢所致之黄疸，症见身目、小便发黄。急、慢性胆囊炎，胆道结石见上述证候者。

2. 胁痛 由肝胆湿热，蕴结淤积，阻塞气机所致。症见右胁疼痛，或胁肋胀痛，走窜不定；急、慢性胆囊炎，胆道结石见上述证候者。

【不良反应】 服药后，少数患者可能出现恶心、呕吐、腹泻、胃腹不适、皮肤瘙痒。

【禁忌】 孕妇禁用。

【注意事项】

1. 老年体弱、大便稀溏者慎用。

2. 月经期、哺乳期慎服。

3. 服药期间忌服辛辣、寒凉、油腻、不易消化食物。

【用法与用量】 口服，一次 4 粒，一日 3 次，30 日为一疗程。

【规格】 每粒装 0.38g

参芪肝康胶囊
Shenqi Gankang Jiaonang

【药物组成】 党参、黄芪、当归、茵陈、水飞蓟、五味子、刺五加。

【功能与主治】 调和肝脾，祛湿清热。用于湿热内蕴、肝脾不和所致的胁痛，脘闷腹胀，倦怠乏力，食欲不振，大便稀溏；急、慢性肝炎见上述证候者。

【方解】 方中以党参、黄芪益气健脾，为君药。当归养血补肝；茵陈清热利湿退黄；水飞蓟解毒，三者合用，养血补肝、利湿退黄、清热解毒，共为臣药。肝病日久，累及于肾，故以五味子滋阴补肾，刺五加祛湿补益肝肾，共为佐药。诸药配伍，共收调和肝脾、祛湿清热之功。

【临床应用】

1. 黄疸 因湿热内蕴、肝脾不和所致。症见眼目发黄，倦怠乏力，食少，便溏，尿黄，口苦，舌红，苔白腻或略黄腻，脉濡；急、慢性肝炎见上述证候者。

2. 胁痛 由肝胆湿热、肝脾不和所致。症见胁痛，脘闷腹胀，倦怠乏力，食欲不振，大便稀溏，口苦，舌红，苔白腻或略黄腻，脉弦细；急、慢性肝炎见上述证候者。

【不良反应】 目前尚未检索到不良反应报道。

【禁忌】 尚不明确。

【注意事项】

1. 热毒内盛者慎用。

2. 由胆管结石、胰头癌引起的阻塞性黄疸及重症肝炎所致黄疸不宜使用。

【用法与用量】 口服，一次 5 粒，一日 3 次。

【规格】 每粒装 0.4g

金黄利胆胶囊
Jinhuang Lidan Jiaonang

【药物组成】　川西獐牙菜、金钱草、大黄。

【功能与主治】　疏肝利胆,清热解毒。用于急、慢性胆囊炎属肝胆湿热症者。

【方解】　川西獐牙菜清肝利胆,退诸热,为君药。金钱草利湿通淋、除湿退黄、清热解毒,为臣药。大黄清泄湿热,使湿热邪毒从大便而出,为佐药。诸药合用,疏肝利胆、清热解毒。

【临床应用】

1. 胁痛　由肝胆湿热所致。症见胁肋胀痛或刺痛,口苦口黏,胸闷纳呆,恶心呕吐,小便黄赤,大便不爽,或兼有身热恶寒,身目发黄,舌红,苔黄腻,脉弦滑数;急、慢性胆囊炎见肝胆湿热者。

2. 黄疸　由湿热蕴结肝胆,胆汁外溢所致。症见身目发黄,发热或身热不扬,右胁疼痛,脘闷腹胀,头重身困,嗜卧乏力,纳呆便溏,厌食油腻,恶心呕吐,口黏不渴,小便不利,舌苔厚腻微黄,脉濡缓或弦滑。

【不良反应】　目前尚未检索到不良反应报道。

【禁忌】　孕妇忌服。

【注意事项】　尚不明确。

【用法与用量】　口服。一次2～3粒,一日3次。

【规格】　每粒装0.3g

护肝宁片(胶囊)
Huganning Pian(Jiaonang)

【药物组成】　垂盆草、虎杖、丹参、灵芝。

【功能与主治】　清热利湿退黄,疏肝化瘀止痛,降低丙氨酸氨基转移酶。用于湿热中阻、瘀血阻络所致的脘胁胀痛,口苦,黄疸,胸闷,纳呆;急、慢性肝炎见上述证候者。

【方解】　方中垂盆草清利肝胆、解毒除湿,为君药。虎杖清热解毒、利胆退黄,为臣药。两药相须为用,清热祛湿、利胆退黄作用更佳。丹参活血祛瘀,通经止痛;灵芝补气养血,共为佐药。四药合用,共奏益气活血、清热、利湿退黄、疏肝止痛之效。

【临床应用】

1. 胁痛　湿热毒邪蕴结肝胆,气滞血瘀所致。症见胁肋胀痛,脘腹胀满,口苦纳呆,舌黯红、苔黄腻,脉弦数;急、慢性肝炎见上述证候者。

2. 黄疸　湿热毒邪蕴结肝胆所致。症见身目发黄,

胁肋胀痛,脘腹胀满,口苦纳呆,舌黯红、苔黄腻,脉弦滑数;急、慢性肝炎见上述证候者。

据报道,可用于药物性肝炎[1]、非酒精性脂肪肝[2]的治疗。

【药理毒理】　保肝　本品可降低 CCl_4 中毒小鼠血清 ALT、AST,减轻 CCl_4 对小鼠肝组织的病理性损害[3]。

【不良反应】　目前尚未检索到不良反应报道。

【禁忌】　尚不明确。

【注意事项】　尚不明确。

【用法与用量】　片剂:口服。一次4～5片,一日3次。胶囊剂:口服。一次4～5粒,一日3次。

【规格】　片剂:(1)糖衣片　片芯重①0.27g②0.35g　(2)薄膜衣片　每片重①0.27g②0.35g

胶囊剂:每粒装(1)0.35g　(2)0.5g

【参考文献】　[1]徐辉,郑淑梅,蒋明德,等.护肝宁片治疗药物性肝损伤疗效观察.中国中西医结合消化杂志,2009,17(1):34-36.

[2]王鲁文,向龙奎,严少南,等.护肝宁片治疗非酒精性脂肪肝疗效观察.中国中西医结合消化杂志,2005,13(6):373-375.

[3]苗术,刘凤阁,苏富琴,等.护肝宁片对四氯化碳小鼠肝损伤的保护作用.中国药业,2002,11(12):25-26.

大黄利胆胶囊
Dahuang Lidan Jiaonang

【药物组成】　大黄、手掌参、余甘子。

【功能与主治】　清热利湿,解毒退黄。用于肝胆湿热所致的胁痛,口苦,食欲不振等症。胆囊炎、脂肪肝见上述证候者。

【方解】　方中大黄味苦、性寒,有清热解毒、泻火凉血、利胆退黄、行瘀破积之功效,用作君药。余甘子清热凉血,加强大黄的清热之力,为臣药。手掌参甘、平,益肾健脾、理气和血、止痛,为佐药。诸药合用,共奏清热利湿、解毒退黄之功。

【临床应用】

1. 胁痛　因肝胆湿热、肝失疏泄所致。症见胁痛口苦,胸闷纳呆,目赤或目黄身黄,小便黄赤,舌红苔黄,脉弦滑数;急、慢性胆囊炎,脂肪肝见上述证候者。

2. 黄疸　因肝胆湿热所致。症见目赤或目黄身黄,小便黄赤,右胁痛,口苦,身热,舌红苔黄,脉弦滑数;胆囊炎、脂肪肝见上述证候者。

有报道,大黄利胆胶囊可治疗胆囊切除术后综合征[1]、黄疸型肝炎[2]。

【药理毒理】　保肝　本品可降低酒精性脂肪肝大

鼠肝组织 TG、MDA 和血浆 TNF-α,下调肝组织 CYP2E1蛋白表达,升高 SOD 和谷胱甘肽过氧化物酶(GSH-Px)活性,减轻肝组织病理学损伤[3]。

【不良反应】 目前尚未检索到不良反应报道。

【禁忌】 孕妇禁用。

【注意事项】

1. 阴虚津伤者慎用。

2. 服药期间忌食生冷、辛辣、油腻及不易消化食物。

【用法与用量】 口服。一次 2 粒,一日 2～3 次。

【规格】 每粒装 0.3g

【参考文献】 [1]金鑫,史宪杰.大黄利胆胶囊治疗胆囊切除术后综合征患者的疗效观察.中国新药杂志,2012,21(21):2531-2534.

[2]陈泉.大黄利胆胶囊治疗黄疸型肝炎 80 例疗效观察.中外医疗,2008,27(12):52.

[3]和丽芬,杜俊蓉,余录,等.大黄利胆胶囊对大鼠酒精性脂肪肝的保护作用.中华全科医学,2012,10(11):1663-1664,1667,1827.

舒 胆 片

Shudan Pian

【药物组成】 茵陈、大黄、郁金、木香、厚朴、枳壳、栀子、虎杖、芒硝。

【功能与主治】 清热化湿,利胆排石,行气止痛。用于肝胆湿热,黄疸胁痛,发热口苦,尿赤便燥;胆囊炎、胆道感染、胆石症见上述证候者。

【方解】 方中茵陈清利肝胆湿热而退黄,为君药。大黄苦寒,泻下攻积,清热泄火,使湿热从大便而解;郁金疏肝解郁、利胆,二药共用加强君药的清热利湿之功,合为臣药。木香、厚朴、枳壳助郁金疏肝理气、止痛;栀子、虎杖、芒硝助大黄清热泻下,共为佐药。诸药合用,共奏清热化湿、利胆排石、行气止痛之功。

【临床应用】

1. 胁痛 因肝胆湿热所致。症见胁痛,口苦,身热,目赤或目黄身黄,小便黄赤,舌红苔黄,脉弦滑数;胆囊炎、胆道感染、胆石症见上述证候者。

2. 黄疸 因肝胆湿热所致。症见目黄身黄,胁痛,口苦,身热,小便黄赤,舌红苔黄,脉弦滑数;胆囊炎、胆道感染、胆石症见上述证候者。

【不良反应】 目前尚未检索到不良反应报道。

【禁忌】 孕妇禁用。

【注意事项】 服药期间忌食生冷、辛辣、油腻及不

易消化食物。

【用法与用量】 口服。一次 5～6 片,一日 3 次。小儿酌减,或遵医嘱。

【规格】 每片相当于原药材 1.15g

益 胆 片

Yidan Pian

【药物组成】 硝石、郁金、白矾、滑石粉、玄参、金银花、甘草。

【功能与主治】 行气散结,清热通淋。用于胆结石,肾结石,膀胱结石,阻塞性黄疸,胆囊炎等病见湿热蕴结之证者。

【方解】 方中硝石能清热解郁,破积散结,为君药。郁金性味苦寒,行气解郁,活血止痛,利胆退黄,一则助主药泄血中郁热,又可补主药行气解郁之不足,为臣药。白矾酸涩,与硝石共用,张锡纯在《衷中参西录·药物》言其"善治内伤黄疸,消胆中结石";滑石清热通淋,玄参味苦则泄降下行,故能治脏腑病结,金银花清热解毒,共为佐药。甘草调和诸药,为使药。诸药合用,共奏行气散结、清热通淋之效。

【临床应用】

1. 胁痛 因肝胆湿热所致。症见胁痛,口苦,身热,目赤或目黄身黄,小便黄赤,舌红苔黄,脉弦滑数;胆囊炎、胆石症见上述证候者。

2. 黄疸 因肝胆湿热所致。症见目黄身黄,胁痛,口苦,身热,小便黄赤,舌红苔黄,脉弦滑数;胆囊炎、胆石症见上述证候者。

3. 淋痛 膀胱湿热所致的热淋、石淋,症见尿频、尿急,尿道灼热疼痛,尿黄短少,小腹闷胀,腰痛,尿血或尿有砂石,或小便不通,舌红苔黄腻,脉数。

【不良反应】 目前尚未检索到不良反应报道。

【禁忌】 尚不明确。

【注意事项】 1. 孕妇慎服。

2. 服药期间忌食生冷、辛辣、油腻及不易消化食物。

【用法与用量】 口服。一次 3 片,一日 2 次。

【规格】 每片重 0.5g

(三) 利湿通淋

八正合剂(胶囊、颗粒、片)

Bazheng Heji(Jiaonang,Keli,Pian)

【药物组成】 川木通、车前子(炒)、瞿麦、萹蓄、滑

石、灯心草、栀子、大黄、甘草。

【功能与主治】 清热,利尿,通淋。用于湿热下注,小便短赤,淋沥涩痛,口燥咽干。

【方解】 方中川木通性味苦寒,上清心火、下利湿热;车前子性味甘寒,甘而滑利,寒凉清热,且利尿通淋,尤宜用治湿热下注的小便淋沥涩痛,两药针对湿热下注膀胱之病机,故为君药。瞿麦、萹蓄、滑石、灯心草性寒,均具清热、利尿和通淋之用;滑石还可滑利窍道,增君药之力,而为臣药。佐以栀子清热利湿、解毒止痛,大黄清热泻火,且涤荡邪热从大便而出。甘草缓急止痛、调和诸药,为使药。诸药合用,共收清热、利尿、通淋之效。

【临床应用】

1. 热淋 因湿热下注、蕴结下焦所致。症见小便短数,尿色黄赤,淋沥涩痛,口咽干燥,舌苔黄腻,脉滑数。下尿路感染见上述证候者。

2. 血淋 由湿热下注,迫血妄行所致。症见尿中带血,淋沥涩痛,尿感灼热,舌尖红、苔黄腻,脉滑数。泌尿系感染见上述证候者。

3. 石淋 由湿热之邪下注,煎熬尿液所致。症见小便短赤,淋沥不畅,尿中断续,少腹拘急,伴腰腹绞痛,尿中带血,舌红苔黄腻,脉滑数。泌尿系结石见上述证候者。

此外,有应用八正合剂治疗非细菌性前列腺炎[1]、外用治疗包皮龟头炎[2]、小儿下尿路感染[3]的报道。

【药理毒理】 本品有抑菌、利尿、解热、抗炎、镇痛等作用。

1. 抑菌 体外试验,本品对大肠埃希菌、克雷伯杆菌、变形杆菌、铜绿假单胞菌、淋球菌、金黄色葡萄球菌、表皮葡萄球菌、粪链球菌等有抑制作用[4]。本品可降低大肠埃希菌注入小鼠膀胱形成上行感染的肾脏带菌剖面百分率[5,6]。

2. 利尿 本品对水负荷小鼠、大鼠及家兔均有利尿作用[4,5]。

3. 解热 本品对角叉菜胶致热大鼠有解热作用,可抑制大肠埃希菌内毒素诱发的家兔体温升高[4,5]。

4. 抗炎 本品可抑制角叉菜胶致大鼠足肿胀及二甲苯、巴豆油致小鼠耳肿胀,降低乙酸致小鼠腹腔毛细血管通透性增高[4,7]。

5. 镇痛 本品可降低乙酸致小鼠的扭体次数,减轻大鼠局部机械压迫的疼痛反应[4,5,8]。

6. 其他 本品体外能抑制豚鼠离体肠管收缩,对乙酰胆碱、氯化钡所致肠管痉挛有对抗作用[4]。可降低家兔离体输尿管环最大舒张力和最大收缩力,增加舒缩频率[9]。

【不良反应】 本品可致恶心、腹泻、便溏、腹胀。

【禁忌】 孕妇禁用。

【注意事项】

1. 淋痛属于肝郁气滞或脾肾两虚证者慎用。

2. 双肾结石或结石直径≥1.5cm 或结石嵌顿时间长的病例不宜使用。

3. 服药期间忌烟酒及辛辣、油腻食物。

4. 久病体虚者、儿童及老年人慎用;中病即止,不可过量、久用。

5. 服药期间注意多饮水,避免劳累。

6. 服药后大便次数每日 2 到 3 次者,应减量;每日 3 次以上者,应停用。

【用法与用量】 合剂:口服。一次 15～20ml,一日 3 次;用时摇匀。胶囊剂:口服,一次 4 粒,一日 3 次。颗粒剂:口服,一次 1 袋,一日 3 次。片剂:口服。一次 4 片,一日 3 次。

【规格】 合剂:每瓶装　(1)100ml　(2)120ml (3)200ml

胶囊剂:每粒装 0.39g

颗粒剂:每袋装 6g

片剂:每片重 0.39g

【参考文献】 [1]陈权,朱正万,尹勇,等.八正合剂治疗非细菌性前列腺炎 238 例疗效观察.陕西中医学院学报,2002,25(4):48.

[2]侯智.八正合剂外用治疗包皮龟头炎 40 例临床观察.河北中医,2010,32(2):240.

[3]管敏昌,王灵华,杭金国,等.八正合剂治疗小儿下尿路感染疗效观察.浙江中西医结合杂志,2008,18(8):511-512.

[4]吴捷,曹舫,刘传镐,等.八正合剂抗感染作用的实验研究.中草药,2002,33(6):523.

[5]冉长清,陈万群,江兵,等.八正合剂的主要药效学研究.中成药,2000,22(8):65.

[6]杨丽娟,刘如意,任会勋,等.八正合剂药理作用的实验研究.河南中医学院学报,2005,20(121):16.

[7]吴捷,安青芝,刘传镐,等.八正合剂体外抗菌及对动物的解热抗炎作用.中国药学杂志,2002,37(11):826.

[8]孙红,吴捷.八正合剂对泌尿系统感染疾病的镇痛作用的实验研究.陕西中医,2006,27(10):1304.

[9]吴捷,杨银,曹舫,等.八正合剂对家兔尿量和离体输尿管平滑肌舒缩功能的影响.中国中西医结合杂志,2002,22(4):289.

荡涤灵颗粒
Dangdiling Keli

【药物组成】 石韦、车前子(炒)、猪苓、虎杖、琥珀、地龙、黄连、知母、赤芍、黄芪、当归、地黄、甘草。

【功能与主治】 清热祛湿,利水通淋。用于下焦湿热所致的热淋,症见尿频、尿急、尿痛;尿路感染见上述证候者。

【方解】 方中石韦、车前子苦寒泄降、清热利水、通淋止痛为君药。猪苓利水渗湿,虎杖清热利湿、散瘀止痛,琥珀利尿通淋、活血散瘀,地龙清膀胱热结、利水道、通络,协同君药除湿通淋;黄连清热燥湿、泻火解毒,知母清热泻火,共增君药清热之功,均为臣药。赤芍清热凉血、散瘀止痛;黄芪、当归、地黄益气养血滋阴,使得攻邪而不伤正,共为佐药。甘草调和诸药,为使药。诸药合用,共奏清热祛湿、利水通淋之效。

【临床应用】 热淋 因下焦湿热,膀胱气化不利所致。症见小便频急,灼热涩痛,或腰痛,口干,口苦,舌苔黄腻,脉滑数;尿路感染见上述证候者。

【药理毒理】 对本品有解热、抗炎、抑菌作用。

1. 解热 本品对干酵母所致的大鼠发热有解热作用[1]。

2. 抗炎 本品能抑制巴豆油所致小鼠耳肿胀,抑制蛋清、角叉菜胶所致的大鼠足肿胀[1]。

3. 抑菌 本品体外对大肠埃希菌、金黄色葡萄球菌、甲型链球菌、普通变形杆菌、铜绿假单胞菌和白色念珠菌有抑制作用[1]。

【不良反应】 目前尚未检索到不良反应报道。

【禁忌】 孕妇禁用。

【注意事项】

1. 肝郁气滞或脾肾两虚所致淋痛者慎用。

2. 脾胃虚寒,大便溏薄者慎用。

3. 服药期间忌食油腻、煎炸食物。

4. 服药期间注意多饮水,避免过度劳累。

【用法与用量】 口服。一次20g,一日3次。

【规格】 每袋重20g

【参考文献】 [1]陈一,李翠红,李开双,等.荡涤灵冲剂清热功效的药理研究.中国实验方剂学杂志,1999,5(3):51.

分清五淋丸
Fenqing Wulin Wan

【药物组成】 川木通、瞿麦、车前子(盐炒)、萹蓄、滑石、栀子、黄芩、黄柏、大黄、茯苓、泽泻、猪苓、知母、甘草。

【功能与主治】 清热泻火,利尿通淋。用于湿热下注所致的淋证,症见小便黄赤,尿频尿急,尿道灼热涩痛。

【方解】 方中木通、瞿麦、车前子、萹蓄药性为寒,同具清利下焦湿热、利尿通淋之功效。栀子、黄芩、黄柏、大黄苦寒清热,泻火解毒。另用滑石、茯苓、泽泻、猪苓通利小便,导湿热外出;知母清热滋阴;甘草调和诸药。诸药合用,共奏清热泻火、利尿通淋之效。

【临床应用】

1. 热淋 因湿热下注膀胱所致。症见小便短数,尿色黄赤,灼热涩痛,大便干结,苔黄腻,脉滑数;下尿路感染见上述证候者。

2. 石淋 因湿热下注,煎熬尿液而为砂石所致。症见小便黄赤,小便艰涩,尿时疼痛,尿时中断或尿中有时挟有砂石,甚或尿中带血,腰腹疼痛,舌红,脉弦数;泌尿系结石见上述证候者。

【不良反应】 目前尚未检索到不良反应报道。

【禁忌】 孕妇禁用。

【注意事项】

1. 淋痛属于肝郁气滞或脾肾两虚者慎用。

2. 双肾结石或结石直径≥1.5cm或结石嵌顿时间长的病例不宜使用。

3. 服药期间忌烟酒及辛辣食物。

4. 不宜过量、久用。

5. 服药期间注意多饮水,避免劳累。

【用法与用量】 口服。一次6g,一日2～3次。

复方石淋通片(胶囊)
Fufang Shilintong Pian(Jiaonang)

【药物组成】 广金钱草、海金沙、石韦、滑石粉、忍冬藤。

【功能与主治】 清热利湿,通淋排石。用于下焦湿热所致的热淋、石淋,症见肾区绞痛、尿频、尿涩痛;尿路结石、泌尿系感染见上述证候者。

【方解】 方中广金钱草性味淡寒,清热利湿、通淋排石,为君药。海金沙、石韦功专清热利湿,通淋止痛;滑石性寒而滑,寒能清热,滑能利窍,能清膀胱热结,通利水道,三味为臣药。以忍冬藤入络祛邪、清热解毒,为佐药。诸药合用,具有清热利湿、通淋排石之功。

【临床应用】

1. 热淋 因下焦湿热所致。症见小便频数,灼热涩痛,尿色黄赤,小腹拘急,舌红苔黄,脉滑数;下尿路感染见上述证候者。

2. 石淋 因膀胱湿热,蕴蒸尿液而成砂石所致。症见尿频艰涩,欲出未尽,尿时疼痛或突然中断,小腹拘急或痛引腰腹,甚至尿中时挟砂石,舌红、脉弦或数;尿路结石见上述证候者。

【药理毒理】　本品有抗炎、利尿、抑制结石形成、抗菌等作用。

1. 抗炎　本品可抑制二甲苯所致的小鼠耳肿胀、棉球所致的大鼠肉芽肿形成[1]。

2. 利尿　本品可增加水负荷大鼠尿排量,减轻由乙酰胆碱引起的兔离体输尿管痉挛[1]。

3. 抑制结石形成　本品可抑制乙二醇和氯化铵诱导大鼠肾草酸钙结石的成石率,提高肾脏系数,降低肾钙含量及血清 BUN 和 Cr 水平[1]。

4. 抗菌　本品体外对金黄色葡萄球菌、变形杆菌、铜绿假单胞菌和大肠埃希菌有一定的抑制作用,对金黄色葡萄球菌感染小鼠具有保护作用[2]。

5. 利胆　本品可提高大鼠的胆汁流量,提高胆汁中胆红素浓度,可抑制由乙酰胆碱引起的豚鼠胆囊痉挛[3]。

【不良反应】　目前尚未检索到不良反应报道。

【禁忌】　孕妇禁用。

【注意事项】

1. 淋痛属于肝郁气滞或脾肾两虚者慎用。

2. 双肾结石或结石直径≥1.5cm 或结石嵌顿时间长的病例不宜使用。

3. 本品肾阴虚或脾胃虚寒者慎用。

4. 服药期间忌食油腻和辛辣食物,忌烟酒。

5. 服药期间注意多饮水,避免劳累。

【用法与用量】　片剂:口服。一次 6 片,一日 3 次。胶囊剂:口服。一次 6 粒,一日 3 次。

【规格】　片剂:每片重 0.35g

胶囊剂:每粒装 0.32g

【参考文献】　[1]周军,韦桂宁,吴超伟,等.复方金钱草颗粒对肾结石的影响及其利尿、解痉、抗炎作用.中国实验方剂学杂志,2011,17(18):206.

[2]吴超伟,周军,马军花,等.复方金钱草颗粒抗菌作用和急性毒性实验研究.中医药导报,2012,18(3):59.

[3]温幼敏,何飞,曾宪彪,等.复方金钱草颗粒利胆及体外抗豚鼠胆囊平滑肌痉挛作用研究.中国药业,2014,23(7):8.

复方石韦片

Fufang Shiwei Pian

【药物组成】　石韦、萹蓄、苦参、黄芪。

【功能与主治】　清热燥湿,利尿通淋。用于下焦湿热所致的热淋,症见小便不利、尿频、尿急、尿痛、下肢浮肿;急性肾小球肾炎、肾盂肾炎、膀胱炎、尿道炎见上述证候者。

【方解】　方中石韦药性寒凉,归肺、膀胱经,清热凉血止血、利尿通淋为君药。萹蓄、苦参增强君药清下焦湿热、利尿通淋之功,为臣药。佐以黄芪健脾益气、升阳利水,使其清利而不伤正。四药合用,共奏清热燥湿、利尿通淋之功。

【临床应用】　**热淋**　因湿热蕴结下焦所致。症见尿黄,赤涩热痛,淋沥不畅,口苦,舌红,脉滑数;尿路感染见上述证候者[1-5]。

【药理毒理】　本品有抗炎、利尿及抑菌等作用。

1. 抗炎　本品可抑制角叉菜胶所致大鼠足肿胀和棉球肉芽肿增生[6]。

2. 利尿　本品可增加水负荷大鼠尿量和提高单位时间的尿排出量[6,7]。

3. 抑菌　本品体外对大肠埃希菌、变形杆菌、金黄色葡萄球菌、甲型溶血性链球菌、乙型溶血性链球菌有不同程度的抑菌作用。本品可降低大肠埃希菌和变形杆菌感染所致小鼠死亡率[6]。

4. 提高免疫　本品能提高小鼠的脾脏指数和 NK 细胞对 L929 细胞(靶细胞)的杀伤力;促进小鼠脾 T 细胞的增殖和提高腹腔巨噬细胞的吞噬指数[7]。

【不良反应】　目前尚未检索到不良反应报道。

【禁忌】　尚不明确。

【注意事项】

1. 淋痛属于肝郁气滞或脾肾两虚,膀胱气化不行者慎用。

2. 素体虚寒者慎用。

3. 服药期间忌食油腻、辛辣食物,忌烟酒。

4. 服药期间多饮水,避免劳累。

【用法与用量】　口服。一次 5 片,一日 3 次。15 天为 1 疗程,可连服 2 个疗程。

【规格】　(1)薄膜衣片　每片重 0.4g　(2)糖衣片(片芯重 0.4g)

【参考文献】　[1]龙俊锋.复方石韦片治疗尿路感染的临床观察.现代诊断与治疗,2013,24(9):2000-2001.

[2]吕东波.复方石韦片治疗尿路感染 170 例.中国中医药现代远程教育,2012,10(22):23-24.

[3]占永立,李秀英,吴圣贤,等.复方石韦片治疗尿路感染的临床观察.中国中西医结合杂志,2007,27(3):249-251.

[4]刘建忠,姚波,吴正启.复方石韦片治疗上尿路感染临床观察.湖北中医杂志,2007,29(6):32.

[5]吴敏,吴正启,程业刚,等.复方石韦片治疗泌尿系感染 132 例.中国中医基础医学杂志,2006,12(5):357-358.

[6]吴金英,孙建宁.复方石韦片主要药效学实验研究.中成药, 2000,22(6):428.

[7]吴金英,贾占红,孙建宁,等.复方石韦片主要药效的实验研究.浙江实用医学,2005,10(5):311.

金钱草片(颗粒、胶囊)

Jinqiancao Pian(Keli,Jiaonang)

【药物组成】 金钱草。

【功能与主治】 清热利湿,利尿通淋。用于湿热下注所致小便频数短涩,淋沥疼痛,尿色赤黄,腰腹疼痛,甚至尿挟砂石。

【方解】 金钱草性味甘、微寒,归肝、胆、肾、膀胱经,王安卿《采药志》谓可治"白浊,热淋,玉茎肿痛"。《本草纲目拾遗》谓其"味微甘,性微寒,祛风、治湿热"。《四川中药志》载其可"清热利尿"。《安徽药材》载其用于"治膀胱结石"。本品具有清热利湿、利尿通淋、散结排石、解毒消肿之功。

【临床应用】

1. 热淋 因湿热下注膀胱所致。症见小便短数,尿色黄赤,淋沥涩痛,口咽干燥,舌苔黄腻,脉滑数;下尿路感染见上述证候者[1,2]。

2. 石淋 因下焦湿热,煎熬尿液,结为砂石所致。症见小便短数,尿色黄赤,小便艰涩,尿时疼痛,甚至尿中带血或小便突然中断,腰腹疼痛,舌红,脉弦;尿路结石见上述证候者[3,4]。

【不良反应】 目前尚未检索到不良反应报道。

【禁忌】 尚不明确。

【注意事项】

1. 肝郁气滞、脾肾两虚所致淋痛者慎用。

2. 脾胃虚寒者慎用。

3. 双肾结石或结石直径≥1.5cm 或结石嵌顿时间长的病例不宜使用。

4. 服药期间忌饮酒,忌食辛辣、油腻食物。

5. 服药期间注意多饮水,避免劳累。

【用法与用量】 片剂:口服。一次 4~8 片,一日 3次。颗粒剂:用开水冲服,一次 10g,一日 3 次。胶囊剂:一次 3~6 粒,一日 3 次。

【规格】 片剂:每片重 0.3g

颗粒剂:每袋装 10g

胶囊剂:每粒装 0.4g

【参考文献】 [1]杨宁宁,管敏昌,彭苍骄,等.金钱草颗粒治疗急性下尿路感染疗效观察.现代中西医结合杂志,2011,20(21):2629-2630.

[2]彭波,刘琦,侯静,等.金钱草片治疗尿路感染的多中心随机对照临床观察.现代医药卫生,2011,27(11):1615-1617.

[3]彭波,刘琦,邹升产.金钱草片治疗尿路结石的多中心随机对照临床研究.实用临床医药杂志,2011,15(11):71-73.

[4]赵学勇,杨振花.金钱草片治疗尿路结石疗效观察.实用中西医结合临床,2004,4(3):44.

癃清片(胶囊)

Longqing Pian(Jiaonang)

【药物组成】 败酱草、白花蛇舌草、金银花、黄连、黄柏、泽泻、车前子、牡丹皮、赤芍、仙鹤草。

【功能与主治】 清热解毒,凉血通淋。用于下焦湿热所致的热淋,症见尿频、尿急、尿痛、腰痛、小腹坠胀;亦用于慢性前列腺炎湿热蕴结兼瘀血证,症见小便频急,尿后余沥不尽,尿道灼热,会阴少腹腰骶部疼痛或不适等。

【方解】 方中败酱草辛苦性寒,功擅辛散苦泻、清热解毒及消痈排脓,为君药。白花蛇舌草清热解毒,利湿通淋;金银花清热解毒,散痈消肿;黄连、黄柏清热燥湿,泻火解毒;此四味为臣药,助君药清热通淋之功。泽泻、车前子利水通淋,导湿热下行;牡丹皮、赤芍清热凉血,止血祛瘀;仙鹤草收敛止血,解毒消肿。五味既助君臣药力,又治兼症,共为佐药。诸药合用,共奏清热解毒、凉血通淋之功。

【临床应用】

1. 热淋 因湿热蕴结下焦所致。症见小便短数,尿色黄赤,淋沥涩痛,口咽干燥,舌苔黄腻,脉滑数;下尿路感染见上述证候者[1]。

2. 癃闭 由湿热内蕴,下注膀胱,或膀胱湿热阻滞,气化不利所致。症见小便短赤灼热,尿线变细,甚至点滴而出,小腹胀满,口渴不欲饮,舌红、苔黄腻,脉数;前列腺增生症见上述证候者[2]。

此外,尚有治疗慢性前列腺炎[3]、慢性前列腺炎(湿热瘀阻证)伴勃起功能障碍[4]、老年 2 型糖尿病患者泌尿系感染[5]的报道。

【药理毒理】 本品有抗菌、抑制前列腺增生、利尿等作用。

1. 抗菌 本品可降低腹腔注射乙型链球菌、金黄色葡萄球菌、致病性大肠埃希菌感染小鼠的死亡率[6]。

2. 抑制前列腺增生 本品能抑制丙酸睾丸素诱导的去势大鼠的前列腺增生,降低前列腺重量[7];减少角叉菜胶致前列腺炎大鼠前列腺液中白细胞数目,减轻大鼠前列腺间质炎细胞浸润及水肿;抑制消痔灵所致的大鼠前列腺增生,降低前列腺指数,减轻前列腺的炎症程度[8]。

3. 利尿　本品能增加水负荷大鼠的排尿量[7]。

【不良反应】　目前尚未检索到不良反应报道。

【禁忌】　尚不明确。

【注意事项】

1. 淋痛属于肝郁气滞或脾肾两虚者慎用。

2. 肝郁气滞、脾虚气陷、肾阳衰惫、肾阴亏耗所致癃闭者慎用。

3. 服药期间适当增加饮水,忌烟酒及辛辣、油腻食物,避免劳累。

【用法与用量】　口服。片剂:一次 6 片,一日 2 次;重症一次 8 片,一日 3 次。胶囊剂:一次 4 粒,重症一次 5~6 粒,一日 3 次。

【规格】　片剂:每片重 0.6g

胶囊剂:每粒装 0.5g

【参考文献】　[1]米杰,焦安钦.癃清片治疗尿路感染 126 例临床观察.山东中医药大学学报,2008,32(2):132.

[2]郭剑明.癃清片治疗前列腺增生症的疗效观察.天津医药,2007,35(1):872.

[3]高筱松,高文喜,贺菊乔,等.癃清片治疗慢性前列腺炎多中心双盲安慰剂对照试验研究.中国男科学杂志,2010,24(9):21-25.

[4]莫旭威,王彬,李海松,等.癃清片对慢性前列腺炎(湿热瘀阻证)伴勃起功能障碍的疗效观察.世界中医药,2014,9(9):1168-1171.

[5]孙克平,鞠上.癃清片治疗老年 2 型糖尿病患者泌尿系感染的临床观察.北京中医药,2008,27(11):862-864.

[6]唐明茹,苏婕,石光梅.癃清片对小鼠体内抗菌作用的研究.天津药学,1994,6(4):15.

[7]王玉芬,韩双红,陈卫平.癃清片抗实验性前列腺增生的研究.天津医药,2006,34(12):901.

[8]韩双红,王玉芬,陈卫平,等.癃清片对大鼠前列腺炎的抑制作用.中草药,2004,34(7):789.

泌尿宁颗粒

Miniaoning Keli

【药物组成】　萹蓄、黄柏、荷麻子、桑寄生、续断、五味子、柴胡、白芷、甘草。

【功能与主治】　清热利尿,通淋止痛。用于下焦湿热所致小便黄赤,涩热疼痛,淋沥不畅。

【方解】　方中萹蓄、黄柏性味苦寒,同清下焦湿热;萹蓄又长利尿通淋,黄柏并擅泻火解毒;共为君药。荷麻子清湿热、消痈肿,增强利尿通淋之力;桑寄生、续断、

五味子补肾固本、扶正祛邪,合为臣药。以柴胡、白芷疏散透热,为佐药。甘草缓急止痛、调和诸药,为使药。诸药合用,共奏清热利尿、通淋止痛之功。

【临床应用】　热淋　因湿热蕴结下焦所致。症见小便赤涩热痛,腰痛,小腹坠痛,苔黄腻,脉滑数;泌尿系感染见上述证候者。

【药理毒理】　本品有解热、镇痛、利尿、抗菌等作用。

1. 解热　本品对大肠埃希菌致家兔发热有解热作用[1]。

2. 镇痛　本品能抑制腹腔注射醋酸诱发的小鼠扭体反应[1]。

3. 利尿　本品可增加水负荷大鼠尿量[1]。

4. 抗菌　本品可降低腹腔注射大肠埃希菌所致感染小鼠的死亡率[1]。

【不良反应】　目前尚未检索到不良反应报道。

【禁忌】　尚不明确。

【注意事项】

1. 淋痛属于肝郁气滞或脾肾两虚者慎用。

2. 服药期间忌烟酒及辛辣、油腻食物。

3. 服药期间注意多饮水,避免劳累。

【用法与用量】　开水冲服。一次 12g,一日 3 次。小儿酌减。

【规格】　每袋装 12g

【参考文献】　[1]曾凡波,崔小瑞,余志敏,等.泌尿宁颗粒药效学实验研究.中国中医药科技,2002,9(1):15.

尿感宁颗粒

Niaoganning Keli

【药物组成】　海金沙藤、连钱草、凤尾草、紫花地丁、葎草。

【功能与主治】　清热解毒,利尿通淋。用于膀胱湿热所致淋证,症见尿频、尿急、尿道涩痛、尿色偏黄、小便淋漓不尽;急、慢性尿路感染见上述证候者。

【方解】　方中海金沙藤性味甘寒,清热解毒;其性下降,善清膀胱湿热,功专利尿通淋,是治疗尿涩疼痛要药,为本方君药。连钱草、凤尾草、紫花地丁、葎草均有清热解毒之效;连钱草、葎草两药尚可利尿、消肿;凤尾草兼能利湿、止血;紫花地丁苦泄辛散,消痈散结。四味共为臣药。诸药合用,共奏清热解毒、利尿通淋之功。

【临床应用】　热淋　因湿热,热毒蕴结下焦,膀胱气化不利所致。症见小便短数,尿色黄赤,灼热涩痛,大便干结,苔黄腻,脉滑数;尿路感染见上述证候者。

【药理毒理】 本品有抑菌、利尿、抗炎和解痉等作用。

1. 抑菌 本品体外对伤寒杆菌、变形杆菌、金黄色葡萄球菌、黏质沙雷菌、淋球菌有不同程度的抑制作用。本品对金黄色葡萄球菌和大肠埃希菌感染的小鼠有保护作用，ED_{50}分别为 21.4g(生药)/kg±3.5g(生药)/kg和 16.0g(生药)/kg±2.4g(生药)/kg[1]。

2. 利尿 本品可增加水负荷大鼠尿量[2]。

3. 抗炎 本品可抑制角叉菜胶所致大鼠足肿胀[3]。

4. 解痉 本品可抑制氨甲酰胆碱和组胺引起的兔、大鼠膀胱和输尿管平滑肌收缩[2]。

5. 调节免疫功能 本品能抑制小鼠腹腔白细胞游走，增强巨噬细胞吞噬鸡红细胞能力[2]。

【不良反应】 目前尚未检索到不良反应报道。

【禁忌】 尚不明确。

【注意事项】

1. 淋痛属于肝郁气滞或脾肾两虚者慎用。

2. 体虚、脾胃虚寒者慎用。

3. 服药期间忌烟酒及辛辣、油腻食物。

4. 服药期间注意多饮水，避免劳累。

【用法与用量】 开水冲服。一次 15g，一日 3～4 次。

【规格】 每袋装 15g

【参考文献】 [1]赵刚，龙子江，那莎.清淋冲剂抗菌试验研究.安徽医药，2003,7(2):98.

[2]陈琦，谢强敏，邓杨梅，等.尿感宁的主要药效学研究.中药新药与临床药理，2002,13(3):165.

[3]戴静芝，沈龙海，卢艳萍.尿感宁冲剂药效学试验.上海实验动物科学，2002,(3):187.

清 淋 颗 粒

Qinglin Keli

【药物组成】 瞿麦、川木通、萹蓄、车前子(盐炒)、滑石、大黄、栀子、甘草。

【功能与主治】 清热泻火，利水通淋。用于膀胱湿热所致的淋证、癃闭，症见尿频涩痛，淋沥不畅，小腹胀满，口干咽燥。

【方解】 方中瞿麦、木通性味苦寒泄降，同善导热下行，合具清利下焦湿热、利尿通淋之功效；且瞿麦为治淋要药，二者为本方君药。车前子、萹蓄、滑石药性寒凉，加强清热、利尿通淋之功；大黄、栀子助君药清热泻火解毒；五药同为臣药。甘草缓急止痛，调和诸药，为使药。诸药合用，共奏清热泻火、利水通淋之功。

【临床应用】

1. 热淋 因湿热下注膀胱，气化不利所致。症见大便干结，苔黄腻，脉滑数；下尿路感染见上述证候者[1]。

2. 癃闭 由湿热内蕴，下注膀胱，或膀胱湿热阻滞，气化不利所致。症见小便短赤灼热，尿线变细，甚至点滴而出，小腹胀满，口渴不欲饮，舌红、苔黄腻，脉数；前列腺增生症见上述证候者。

【药理毒理】 本品有抗炎、解热、镇痛等作用。

1. 抗炎 本品对二甲苯所致小鼠耳廓炎症及棉球肉芽组织增生有抑制作用[2]。

2. 解热 本品对静脉注射内毒素所致的家兔体温升高有抑制作用[2]。

3. 镇痛 本品能提高小鼠热板法致痛痛阈[2]。

【不良反应】 目前尚未检索到不良反应报道。

【禁忌】 孕妇禁用。

【注意事项】

1. 淋痛属肝郁气滞或脾肾两虚者慎用。

2. 肝郁气滞，脾虚气陷，肾阳衰惫，肾阴亏耗所致癃闭者慎用。

3. 本品体质虚弱者及老年人慎用。

4. 服药期间忌烟酒及辛辣、油腻食物。

【用法与用量】 开水冲服。一次 10g，一日 2 次。小儿酌减。

【规格】 每袋装 10g

【参考文献】 [1]陈蕾，牛春辉，慕广雯.清淋颗粒治疗尿路感染的临床研究.华北煤炭医学院学报，2004,6(4):501.

[2]秦红鸣，付晓春，方国璋，等.清淋胶囊的药理作用研究.中药药理与临床，2001,17(6):44.

热淋清颗粒(胶囊、咀嚼片、片、糖浆)

Relinqing Keli(Jiaonang，Jujuepian，Pian，Tangjiang)

【药物组成】 头花蓼。

【功能与主治】 清热泻火，利尿通淋。用于下焦湿热所致的热淋，症见尿频、尿急、尿痛；尿路感染、肾盂肾炎见上述证候者。

【方解】 方中头花蓼为蓼科植物头花蓼的全草，具有清热泻火、利尿通淋的功效。

【临床应用】 热淋 因湿热下注膀胱所致。症见尿黄赤，淋沥灼热，频数涩痛，大便干结，苔黄腻，脉滑数；尿路感染见上述证候者。

此外，还用于治疗泌尿系结石[1]、难治性前列腺炎[2]、湿热型小儿泄泻[3]、经尿道前列腺汽化电切术后血尿[4]。

【药理毒理】　本品具有抗炎、镇痛和抑菌作用。

1. 抗炎　本品能抑制二甲苯致小鼠耳肿胀,抑制大鼠肉芽肿增生,降低慢性尿路感染大鼠尿液白细胞数量,有改善肾脏和膀胱的病理改变作用[5]。

2. 镇痛　本品能抑制醋酸致小鼠扭体反应[5]。

3. 抑菌　本品体外对金黄色葡萄球菌、大肠埃希菌、枯草杆菌、铜绿假单胞菌、淋球菌有不同程度抑制作用[5-6]。

【不良反应】　有服用本品后偶见胃肠不适的报道[7]。

【禁忌】　尚不明确。

【注意事项】

1. 双肾结石或结石直径≥1.5cm 或结石嵌顿时间长的病例忌用。

2. 肝郁气滞,脾肾两虚所致的淋痛慎用。

3. 服药期间忌烟酒及辛辣、油腻食物。

4. 服药期间注意多饮水,避免劳累。

【用法与用量】　颗粒剂:开水冲服。一次 1～2 袋,一日 3 次。胶囊剂:口服,一次 4～6 粒,一日 3 次。咀嚼片:咀嚼后咽下。一次 3～6 片,一日 3 次。7 天为一个疗程,儿童酌减,慢性患者可连服 2～3 个疗程。片剂:口服。一次 3～6 片,一日 3 次。糖浆:口服,一次 10～20ml,一日 3 次。

【规格】　颗粒剂:每袋装　(1)4g(无蔗糖)　(2)8g

胶囊剂:每粒装 0.3g(含原药材 3g)

咀嚼片:每片重 0.7g

片剂:每片含 0.35g

糖浆:每瓶装　(1)100ml　(2)250ml

【参考文献】　[1]张杰,屈燧林,杨双惠.热淋清颗粒对泌尿系结石的疗效.临床泌尿外科杂志,2000,15(11):528.

[2]金文翔,沈春富.热淋清颗粒治疗难治性前列腺炎临床观察.中国乡村医药,2014,21(6):56-57.

[3]郁星峰.热淋清颗粒治疗湿热型小儿泄泻 40 例.长春中医药大学学报,2013,29(6):1090-1091.

[4]许增宝,杨浩,杨玉英,等.热淋清颗粒治疗经尿道前列腺汽化电切术后血尿的临床观察.中国中西医结合杂志,2007,27(11):1040-1041.

[5]王重洋,潘舒,吴亚利,等.热淋清颗粒药理作用实验研究.实用中医内科杂志,2012,26(3):12.

[6]徐英春,张小江,谢秀丽,等.热淋清颗粒对淋病奈瑟球菌体外抑菌活性的研究.临床泌尿外科杂志,2001,16(6):287.

[7]杨立明,白明君,张明,等.热淋清颗粒治疗尿路感染的临床观察.长春中医学院学报,2002,18(3):18.

三金片(颗粒、胶囊)

Sanjin Pian(Keli,Jiaonang)

【药物组成】　菝葜、金沙藤、金樱根、羊开口、积雪草。

【功能与主治】　清热解毒,利湿通淋,益肾。用于下焦湿热所致的热淋、小便短赤、淋沥涩痛、尿急频数;急、慢性肾盂肾炎,膀胱炎,尿路感染见上述证候者。

【方解】　方中金沙藤性味甘寒,清热解毒、利尿通淋;菝葜性味甘平,利小便,消肿痛,二药为本方君药。羊开口和积雪草清热、利尿、除湿,增强君药的功效,为臣药。金樱根固肾缩尿,扶正固本,为佐药。全方配伍,共奏清热解毒、利湿通淋益肾之功。

【临床应用】　**热淋**　因下焦湿热所致。症见小便短赤、淋沥涩痛、尿急频数,舌苔黄腻,脉滑数;尿路感染见上述证候者。

此外,尚有治疗慢性前列腺炎、良性前列腺增生症、再发性尿路感染、女性尿道综合征,对留置尿管的中风患者尿路感染有预防作用的报道[1-5]。

【药理毒理】　本品有利尿、抗菌、抗炎和镇痛等作用。

1. 利尿　本品可增加水负荷大鼠尿排量,降低大鼠尿 Na^+、Cl^- 的含量,增加尿 K^+ 的含量[6]。

2. 抗菌　本品对金黄色葡萄球菌、铜绿假单胞菌、大肠埃希菌、甲型溶血性链球菌等感染小鼠有保护作用[7]。体外实验,三金胶囊对金黄色葡萄球菌、铜绿假单胞菌、大肠埃希菌、变形杆菌、伤寒杆菌、甲型溶血性链球菌、乙型 A 族链球菌、肺炎链球菌、白色念珠菌有抑制作用。本品还具有抗尿道致病性大肠埃希菌致尿道上皮细胞黏附作用[8];对用一侧输尿管短时间阻塞、膀胱内注射大肠埃希菌所致急性逆行性肾盂肾炎大鼠有体内抑菌作用[9]。

3. 抗炎　本品可抑制二甲苯所致的小鼠耳肿胀、角叉菜胶所致的大鼠足肿胀和纸片致大鼠肉芽肿形成[10];对单侧大肠埃希菌感染慢性肾盂肾炎大鼠模型有治疗作用[11];对注射角叉菜胶致慢性非细菌性前列腺炎大鼠及注射大肠埃希菌致慢性细菌性前列腺炎大鼠均有治疗作用[12-13]。

4. 解热　本品对部皮下注射 2,4-二硝基苯酚致家兔发热有解热作用[14]。

5. 镇痛　本品能提高小鼠热板致痛的痛阈、降低腹腔注射醋酸致小鼠扭体反应[10]。

6. 增强免疫功能　本品可提高受氢化可的松抑制

的小鼠腹腔巨噬细胞的吞噬百分率及吞噬指数,提高外周血 T 淋巴细胞的百分率[15]。

【不良反应】 本品可致皮肤过敏反应[16]。

【禁忌】 尚不明确。

【注意事项】

1. 淋痛属于肝郁气滞或脾肾两虚者慎用。

2. 服药期间注意多饮水,避免劳累。

3. 服药期间忌烟酒及辛辣、油腻食物。

【用法与用量】 片剂:口服。小片一次 5 片,大片一次 3 片,一日 3~4 次。颗粒:开水冲服。一次 14g,一日 3~4 次。胶囊:口服。一次 2 粒,一日 3~4 次。

【规格】 片剂:(1)小片 相当于原药材 2.1g
(2)大片 相当于原药材 3.5g

颗粒:每袋(块)重 14g(相当于原药材 10.5g)

胶囊:每粒装 0.35g

【参考文献】 [1]周端求,周广青,杨铮铮,等.三金片治疗慢性前列腺炎 70 例.中医杂志,2013,54(23):2049-2050.

[2]刘丹荣,尤志珺,向勇.三金片治疗良性前列腺增生症的疗效评价.西部医学,2011,23(11):2140-2142.

[3]曲黎,尚敏.三金片治疗再发性尿路感染 50 例.实用心脑肺血管病杂志,2011,19(2):297-298.

[4]蔡少峰,付焕香.三金片治疗女性尿道综合征的临床观察.现代中西医结合杂志,2011,20(2):173-174.

[5]檀从德.三金片对长期留置尿管的中风患者预防尿路感染的临床观察.中国现代医生,2011,49(13):136-137.

[6]韦玉先,唐祖年,张惠勤,等.三金胶囊(三金片)的利尿作用及对尿电解质排出的影响.华夏医学,1998,11(1):4.

[7]李伟芳,周军,李茂,等.三金胶囊抗菌作用的实验研究.中国中医药科技,2003,10(2):92.

[8]周本杰,周兰珍.三金片治疗泌尿系感染的机制研究.北京中医,1997,16(3):61.

[9]努尔巴合提·候瓦提,阿斯亚·拜山伯.柯孜木克颗粒剂对急性逆行性肾盂肾炎大鼠的影响.中药药理与临床 2014,30(2):160.

[10]邹节明,潘佐静,张家铨,等.三金片药效学实验研究.中国医药学报,1997,12(5):17.

[11]聂晶,山雨,吴芹,等.肾炎康颗粒治疗大鼠慢性肾盂肾炎的实验研究.华西药学杂志,2013,28(4):350.

[12]兰量园.三金片对大鼠慢性非细菌性前列腺炎的治疗作用及其机制的研究[D].南宁:广西医科大学,2011:4.

[13]郭超.三金片对大鼠慢性细菌性前列腺炎的治疗作用及其机制的研究[D].南宁:广西医科大学,2012:5.

[14]苏亚格日乐.蒙药"色玛-3"汤的解热及利尿作用实验研究.北方药学,2013,10(10):60.

[15]陈力力,何飞,李友娣,等.三金片对免疫低下小鼠免疫功能的影响.广西医学,1997,19(5):766.

[16]朱宝鸿.口服三金片过敏 1 例报道.甘肃中医,2001,14(3):59.

肾 舒 颗 粒
Shenshu Keli

【药物组成】 白花蛇舌草、瞿麦、海金沙藤、大青叶、黄柏、淡竹叶、萹蓄、茯苓、地黄、甘草。

【功能与主治】 清热解毒,利尿通淋。用于下焦湿热所致的热淋,症见尿频、尿急、尿痛;尿道炎、膀胱炎,急、慢性肾盂肾炎见上述证候者。

【方解】 方中白花蛇舌草、瞿麦和海金沙藤性味苦寒,均清下焦热毒、利尿通淋,三药切中病机,共为君药。大青叶药性大寒,善清实火热毒,黄柏长于清泻下焦湿热,泻火解毒,二味合增君药清热解毒之效;淡竹叶、萹蓄清热、通利小便;茯苓淡渗利水,五药共为臣药。地黄清热、养阴生津,防利水伤阴,为佐药。甘草缓急止痛,调和药性,为使药。诸药合用,共奏清热解毒、利尿通淋之功。

【临床应用】 热淋 因湿热蕴结下焦,膀胱气化不利所致。症见尿色黄赤,灼热涩痛,小便频数、短急,或有痛引腰腹,发热,苔黄腻,脉滑数;尿路感染见上述证候者。

【不良反应】 目前尚未检索到不良反应报道。

【禁忌】 孕妇禁用。

【注意事项】

1. 肝郁气滞,脾肾亏虚所致的淋痛慎用。

2. 本品不可过服、久服。

3. 服药期间宜多饮水,避免劳累。

4. 服药期间,不宜进食辛辣、油腻食物。

【用法与用量】 开水冲服。一次 30g,一日 3 次。小儿酌减或遵医嘱。

【规格】 每袋装 15g

五 淋 丸
Wulin Wan

【药物组成】 海金沙、石韦(去毛)、川木通、琥珀、茯苓皮、栀子(姜制)、黄连、川芎、当归、白芍、地黄、甘草。

【功能与主治】 清热利湿,分清止淋。用于下焦湿热所致的淋证,症见尿频、尿急、小便涩痛、浑浊不清。

【方解】 方中海金沙其性下降,善清小肠、膀胱湿热,尤善治尿道疼痛;石韦治尿淋涩痛,长于凉血通淋;两药合用,清热利水,利尿通淋,共为君药。川木通上清心火,下利湿热,使热邪下行从小便而出;琥珀利尿通淋、活血散瘀;茯苓皮利水渗湿;栀子清热利湿、凉血解毒;黄连清热燥湿、泻火解毒。此五味增进君药药力,共为臣药。川芎和当归行气活血,消肿止痛,治疗热瘀搏结、疼痛不适之症;白芍既止疼痛,又敛阴津;合地黄清热凉血、养阴生津。此四味合于方内,既加大止痛效力,又制约君臣药峻烈之性,共为佐药。甘草缓急止痛,并调和诸药,故为使药。诸药合用,共收清热利湿、分清止淋之功。

【临床应用】

1. 热淋　因湿热蕴结下焦,膀胱气化不利所致。症见尿急频数,淋沥涩痛、灼热黄赤,浑浊不清,痛引腰腹,发热,呕恶,苔黄腻,脉滑数;尿路感染见上述证候者。

2. 血淋　湿热浊毒蕴结下焦,热伤血络所致。症见尿急频数,灼热黄赤,溺血涩痛,或尿中挟血,疼痛满急,心烦,舌红,苔黄,脉数;泌尿系感染见上述证候者。

【药理毒理】　本品有利尿、抗炎等作用。

1. 利尿　本品能促进小鼠排尿[1]。

2. 抗炎　本品能抑制巴豆油致小鼠耳肿胀,抑制蛋清所致大鼠足肿胀[1]。

【不良反应】　目前尚未检索到不良反应报道。

【禁忌】　尚不明确。

【注意事项】

1. 脾肾亏虚的气淋、劳淋患者慎用。

2. 服药期间宜多饮水,避免憋尿,避免劳累。

3. 不可久服、过量服用。

4. 孕妇慎用。

5. 治疗期间不宜进食辛辣、油腻食物。

【用法与用量】　口服。一次6g,一日2次。

【规格】　每100粒重6g

【参考文献】　[1]柯雪红,方永奇,王丽新,等.五淋丸利尿、抗炎消肿作用的研究.中国实验方剂学杂志,2001,7(1);61.

复方金钱草颗粒
Fufang Jinqiancao Keli

【药物组成】　广金钱草、车前草、石韦、玉米须。

【功能与主治】　清热利湿,通淋排石。用于湿热下注所致的热淋、石淋,症见尿频、尿急、尿痛、腰痛等;泌尿系结石、尿路感染见上述证候者。

【方解】　方中广金钱草味甘性凉,具有清热祛湿、利尿通淋、消肿排石功效,为君药。车前草清热解毒,利水通淋;石韦利水通淋,凉血止血;玉米须淡渗利湿,利水消肿。三药合则清热通淋,皆为臣药。诸药共奏清热利湿、通淋排石之功。

【临床应用】

1. 热淋　因湿热蕴结下焦,膀胱气化不利所致。症见小便短数,尿色黄赤,尿道灼热刺痛,或痛引腰腹,苔黄腻,脉滑数;尿路感染见上述证候者。

2. 石淋　因湿热蕴结下焦,煎熬尿液成石所致。症见尿色黄赤,淋涩频急,或排尿时突然中断,少腹拘急,或腰腹绞痛难忍,舌红,苔薄黄,脉弦或弦数;泌尿系结石见上述证候者。

【药理毒理】　本品有抗炎、利尿、抑制结石形成、抗菌等作用。

1. 抗炎　本品可抑制二甲苯所致的小鼠耳肿胀、棉球所致的大鼠肉芽肿形成[1]。

2. 利尿　本品可增加水负荷大鼠尿排量,减轻由乙酰胆碱引起的兔离体输尿管痉挛[1]。

3. 抑制结石形成　本品可抑制乙二醇和氯化铵诱导大鼠肾草酸钙结石的成石率,提高肾脏系数,降低肾钙含量及血清 BUN 和 Cr 水平[1]。

4. 抗菌　本品体外对金黄色葡萄球菌、变形杆菌、铜绿假单胞菌和大肠埃希菌有一定的抑制作用,对金黄色葡萄球菌感染小鼠具有保护作用[2]。

5. 利胆　本品可提高大鼠的胆汁流量,提高胆汁中胆红素浓度,可抑制由乙酰胆碱引起的豚鼠胆囊痉挛[3]。

【不良反应】　目前尚未检索到不良反应报道。

【禁忌】　尚不明确。

【注意事项】

1. 肝郁气滞、脾肾阳虚之淋痛者慎用。

2. 双肾结石或结石直径≥1.5cm 或结石嵌顿时间长的病例不宜使用。

3. 治疗期间不宜进食辛辣、油腻食物。

4. 治疗期间多饮水,适当运动。

【用法与用量】　用开水冲服。一次 1～2 袋,一日3次。

【规格】　每袋装　(1)3g(无糖型)　(2)10g(均相当于总药材 4.9g)

【参考文献】　[1]周军,韦桂宁,吴超伟,等.复方金钱草颗粒对肾结石的影响及其利尿、解痉、抗炎作用.中国实验方剂学杂志,2011,17(18):206.

[2]吴超伟,周军,马军花,等.复方金钱草颗粒抗菌作用和急性毒性实验研究.中医药导报,2012,18(3):59.

[3]温幼敏,何飞,曾宪彪,等.复方金钱草颗粒利胆及体外抗豚鼠胆囊平滑肌痉挛作用研究.中国药业,2014,23(7):8.

净石灵胶囊
Jingshiling Jiaonang

【药物组成】 黄芪、淫羊藿、巴戟天、广金钱草、萹蓄、海金沙、车前子、滑石、冬葵子、茯苓、鸡内金、当归、桃仁、赤芍、延胡索(醋制)、夏枯草、甘草。

【功能与主治】 益气温阳,利尿排石。用于下焦湿热、脾肾亏虚所致的石淋、热淋,症见腰痛、腹痛、乏力、尿频、尿急、尿痛;泌尿系结石、尿路感染见上述证候者。

【方解】 方中黄芪、淫羊藿、巴戟天性味甘温,黄芪补气升阳,健脾利尿;淫羊藿、巴戟天补肾壮阳,蒸腾气化。广金钱草药性寒凉,善清热利尿,通淋排石。四药寒温并用,补攻兼施,侧重温补,共为君药。萹蓄、海金沙、车前子、滑石、冬葵子清热利水,通淋止痛;茯苓健脾益气,利水渗湿;鸡内金化结石,诸药同用,并取利尿、排石和通淋之效,力主病变之标,皆为臣药。当归补血、活血止痛;桃仁活血祛瘀止痛;赤芍凉血祛瘀止痛;延胡索活血行气止痛;夏枯草辛以散结,五药为佐药。甘草益气补中,缓急止痛,又可调和诸药,为使药。诸药合用,共奏益气温阳、利尿排石的作用。

【临床应用】 石淋 因淋病日久,脾肾亏虚,膀胱气化无权而致小便艰涩,尿道窘迫疼痛,或排尿突然中断,甚至尿中夹带砂石,少腹拘急或腰腹绞痛难忍,尿中带血,面色少华,精神萎顿,少气乏力,脉细弱;泌尿系结石见上述证候者。

【不良反应】 目前尚未检索到不良反应报道。

【禁忌】 孕妇禁用。

【注意事项】

1. 湿热炽盛所致石淋慎用。

2. 双肾结石或结石直径≥1.5cm 或结石嵌顿时间长的病例不宜使用。

3. 治疗期间忌食生冷食物。

【用法与用量】 口服。一次 5 粒,一日 3 次(疗程为 6 周左右)。饭后 1 小时饮水 300～500ml,并做跳跃运动 10～15 次,体弱者酌减。每次排尿注意结石排出情况。

【规格】 每粒 0.3g

尿 路 通 片
Niaolutong Pian

【药物组成】 金钱草、海金沙、冬葵子、鸡内金(炒)、泽泻、小蓟、芒硝、郁金、延胡索(醋制)。

【功能与主治】 清热利湿,通淋排石。用于下焦湿热所致的石淋,症见腰痛,少腹急满,小便频数短赤,溺时涩痛难忍,淋沥不爽,苔黄腻,脉弦滑或滑数。

【方解】 金钱草、海金沙药性寒凉,具有清热利尿、通淋排石、止痛作用,重用量大,为本方君药。冬葵子滑利通窍、利尿通淋;鸡内金通淋化石;泽泻清热利湿;小蓟利尿通淋,凉血止血;芒硝苦寒清热,下泻积热。五味合用,增强君药清热利尿,通淋排石之功,共为臣药。郁金活血行气,止痛,凉血;延胡索活血,行气,止痛,共为佐药。诸药合用,共奏清热利湿,通淋排石之效。

【临床应用】 石淋 因湿热蕴结,煎熬尿液所致。症见尿色黄赤,频数短急,尿夹砂石,小便艰涩,或排尿突然中断,少腹拘急,或腰腹绞痛难忍,尿中带血,舌红,苔薄黄,脉弦数;泌尿系结石见上述证候者。

【药理毒理】 本品有抑菌、利尿、抗炎和解痉等作用。

1. 抑菌 本品体外对伤寒杆菌、变形杆菌、金黄色葡萄球菌、黏质沙雷菌、淋球菌有不同程度的抑制作用。本品对金黄色葡萄球菌和大肠埃希菌感染的小鼠有保护作用,ED_{50}分别为 21.4g(生药)/kg±3.5g(生药)/kg 和 16.0g(生药)/kg±2.4g(生药)/kg[1]。

2. 利尿 本品可增加水负荷大鼠尿量[2]。

3. 抗炎 本品可抑制角叉菜胶所致大鼠足肿胀[3]。

4. 解痉 本品可抑制氨甲酰胆碱和组胺引起的兔、大鼠膀胱和输尿管平滑肌收缩[2]。

5. 调节免疫功能 本品能抑制小鼠腹腔白细胞游走,增强巨噬细胞吞噬鸡红细胞能力[2]。

【不良反应】 目前尚未检索到不良反应报道。

【禁忌】 孕妇及哺乳期妇女禁用。

【注意事项】

1. 久病伤正,兼见肾阴不足或脾气亏虚,虚实夹杂者慎用。

2. 双肾结石或结石直径≥1.5cm 或结石嵌顿时间长的病例不宜使用。

3. 治疗期间多饮水,宜适量跑跳运动。

4. 治疗期间不宜食用辛辣、油腻食物。

【用法与用量】 口服。一次 4～6 片,一日 3 次。或遵医嘱。

【规格】 每片重 0.3g

【参考文献】 [1]赵刚,龙子江,那莎.清淋冲剂抗菌试验研究.安徽医药,2003,7(2):98.

[2]陈琦,谢强敏,邓杨梅,等.尿感宁的主要药效学研究.中药新药与临床药理,2002,13(3):165.

[3]戴静芝,沈龙海,卢艳萍.尿感宁冲剂药效学试验.上海实验动物科学,2002,(3):187.

肾石通冲剂（片、丸）
Shenshitong Chongji(Pian、Wan)

【药物组成】　金钱草、王不留行（炒）、萹蓄、瞿麦、海金沙、鸡内金（烫）、丹参、牛膝、延胡索（醋制）、木香。

【功能与主治】　清热利湿，活血止痛，化石，排石。用于肾结石，肾盂结石，膀胱结石，输尿管结石。

【方解】　方中金钱草药性寒凉，既清利下焦湿热，又利尿通淋、排石；王不留行通利血脉，利尿通淋，二药重用量大，切中病机和主症，为本方君药。萹蓄、瞿麦、海金沙清热利湿，利水通淋；配鸡内金通淋化石。四药加强君药清热通淋、利尿排石之功。丹参善活血化瘀，可清瘀热而消痈肿；牛膝活血化瘀，利尿通淋；延胡索活血行气止痛，此三味增强君药化瘀排石之效，共为臣药。木香辛行苦泻，行气止痛，为佐药。诸药合用，共奏清热通淋、化瘀排石之功。

【临床应用】　石淋　因湿热下注、热瘀搏结、炼尿成石所致。症见小便短数，灼热刺痛，艰涩不畅，尿中带血，尿流突然中断或尿夹砂石，少腹拘急，甚至腰腹疼痛难忍，舌红，苔黄，脉弦数；泌尿系结石见上述证候者。

【药理毒理】　本品有抗炎、排石、利尿作用。

1. 抗炎　本品可抑制角叉菜胶致大鼠足肿胀[1]。

2. 对肾结石的影响　本品可抑制大鼠实验性草酸钙肾结石的形成，并能促进结石的排出[1]。

3. 利尿　本品有增加水负荷大鼠尿量的作用[2]。

【不良反应】　目前尚未检索到不良反应报道。

【禁忌】　孕妇禁用。

【注意事项】

1. 肝郁气滞、脾肾亏虚所致的淋痛慎用。

2. 双肾结石，结石直径≥1.5cm 或结石嵌顿时间长的病例不宜使用。

3. 有出血倾向者慎用。

4. 服药期间不宜进食辛辣、油腻食物。

【用法与用量】　冲剂:温开水冲服。一次 1 袋，一日 2 次。片剂:口服。一次 4 片，一日 2 次。丸剂:口服。一次 1 袋，一日 2 次。

【规格】　冲剂:每袋重 15g

片剂:每片重 0.52g

丸剂:每袋装 2g

【参考文献】　[1]琳华,刘红梅,李涛,等.排石灵对肾结石的影响及其利尿、抗炎、镇痛作用.中国新药杂志,2002,11(8):608.

[2]周军,韦桂宁,吴超伟,等.复方金钱草颗粒对肾结石的影响及其利尿、解痉、抗炎作用.中国实验方剂学杂志,2011,17(18):206.

消石片
Xiaoshi Pian

【药物组成】　半边莲、郁金、铁线草、猪苓、琥珀、核桃、红穿破石、水河剑、威灵仙、乌药。

【功能与主治】　清热利尿，通淋排石。用于湿热下注所致的石淋，症见尿频、尿急、尿涩痛、腰痛；泌尿系结石见上述证候者。

【方解】　方中半边莲、郁金药性寒凉，半边莲清热解毒，利水消肿；郁金活血行气，排石止痛，两药配伍，清热利尿、活血行气、通淋排石，针对病机，故为君药。铁线草清热利尿，止血散瘀；猪苓利水渗湿；琥珀利尿通淋、活血散瘀；核桃滑润通窍，益肾排石，共为臣药。红穿破石利湿、活血；水河剑化湿辟秽而利窍；威灵仙通经络止痛；乌药行气止痛，共为佐药。诸药合用，共奏清热利尿、通淋排石之功。

【临床应用】　石淋　因热瘀搏结下焦，下焦湿热所致。症见小便黄赤，频急短涩，尿道窘迫疼痛，尿流不畅或尿流中断，甚至尿夹砂石，小腹拘急或痛引腰腹，舌红，苔薄黄，脉弦或弦数；泌尿系结石见上述证候者。

【不良反应】　目前尚未检索到不良反应报道。

【禁忌】　孕妇禁用。

【注意事项】

1. 久病气虚或阴虚者慎用。

2. 双肾结石，结石直径≥1.5cm 或结石嵌顿时间长的病例不宜使用。

3. 治疗期间宜多饮水，适量跑跳运动。

4. 治疗期间不宜食用辛辣、油腻食物。

【用法与用量】　口服。一次 4～6 片，一日 3 次。

【规格】　每片相当于总药材 3g

前列通片（胶囊、栓）
Qianlietong Pian(Jiaonang,Shuan)

【药物组成】　蒲公英、泽兰、关黄柏、广东王不留行、车前子、琥珀、黄芪、两头尖、八角茴香油、肉桂油。

【功能与主治】　清利湿浊，化瘀散结。用于热瘀蕴结下焦所致的轻、中度癃闭。症见排尿不畅、尿流变细、小便频数、可伴尿急、尿痛或腰痛；前列腺炎和前列腺增生见上述证候者。

【方解】 方中蒲公英性味苦寒,可清热解毒,消肿散结,利湿通淋;泽兰性味苦辛、微温,可辛散温通,活血祛瘀,利水消肿。配伍合用,清利湿浊、化瘀散结,针对病机和主症,共为君药。黄柏清热燥湿,泻火解毒;王不留行解毒利湿活血;车前子利尿通淋;琥珀活血散瘀,利尿通淋;两头尖导浊行滞,清热通瘀。此五味辅助君药,增强清热利湿、活血化瘀之效,共为臣药。黄芪补气利水;八角茴香油理气止痛;肉桂油温经通脉,助阳化气,止痛。三药既可助膀胱气化,兼治疼痛;又制约君臣药之寒凉,共为佐药。诸药为伍,清利湿浊,化瘀散结。

【临床应用】

1. 癃闭 湿热蕴结膀胱,热瘀蕴结下焦所致的轻、中度癃闭。症见排尿不畅,尿流细小,尿短频数,可伴小便频数、淋沥涩痛或腰痛,口苦口黏,或渴不欲饮,舌红苔黄腻,脉数;前列腺炎和前列腺增生见上述证候者。

2. 精浊 因热瘀蕴结下焦所致。症见尿道口米泔或糊状浊物,茎中痒痛,小便频数,淋沥涩痛,阴部胀痛不适,舌红,脉弦滑;慢性前列腺炎见上述证候者。

【药理毒理】 本品有抗炎、抑制前列腺增生的作用。

1. 抗炎 本品能减轻二甲苯引起的小鼠耳肿胀;抑制蛋清所致的大鼠足肿胀度及大鼠棉球肉芽肿[1]。

2. 抗前列腺炎 本品能抑制角叉菜胶所致的大鼠前列腺炎,降低前列腺指数[1];还可抑制消痔灵诱导的慢性前列腺炎大鼠前列腺组织增生,减少前列腺液内白细胞数,恢复磷脂小体密度[2]。

【不良反应】 目前尚未检索到不良反应报道。

【禁忌】 尚不明确。

【注意事项】

1. 肝郁气滞,中气不足,肾阳衰惫者慎用。

2. 小便点滴全无,已成尿闭者,或前列腺增生导致尿路梗阻严重者,非本品所宜。

3. 本品所含两头尖有毒,不宜过服、久服。

4. 忌食辛辣及酒类。

【用法与用量】 片剂:口服。〔规格(1)(2)〕一次6片,〔规格(3)〕一次4片,一日3次,30~45日为一疗程。胶囊剂:口服。一次4粒,一日3次。30~45日为一疗程。栓剂:睡前和晨起后由肛门塞入,每次1粒,每日2次,一个月为一疗程。

【规格】 片剂:(1)薄膜衣片 每片重0.34g (2)糖衣片(片芯重0.26g) (3)糖衣片(片芯重0.39g)

胶囊剂:每粒0.4g

栓剂:每粒重2.5g

【参考文献】 [1]李俊,景丽,黄萍.前列通片治疗前列腺炎的药效研究.中华临床医学研究杂志,2006,12(21):2839.

[2]何颖,沈先荣,蒋定文.前摄宁颗粒对大鼠慢性前列腺炎的治疗作用.中成药,2011,33(4):583.

前 列 安 栓
Qianlie'an Shuan

【药物组成】 虎杖、大黄、黄柏、栀子、泽兰、毛冬青、荔枝核、石菖蒲、吴茱萸、威灵仙。

【功能与主治】 清热利尿,通淋散结。用于湿热流注精室、蕴结壅阻所致的尿道口滴白、不适,会阴、睾丸疼痛,腰胀痛。

【方解】 方中虎杖、大黄药性苦寒,长于清热解毒。虎杖善治湿热蕴结下焦之小便涩痛,淋浊;大黄还可泻下攻积,使热毒下泻,治疗淋痛。两药还可活血祛瘀,攻伐热瘀搏结。其功效切中病机,故为君药。黄柏、栀子苦寒沉降,清泻下焦湿热,通利小便;泽兰、毛冬青活血祛瘀,清热利尿;荔枝核行气散结;石菖蒲芳香走窜,辟秽而祛湿阻。此六味辅助君药清热通淋,增强药力,为臣药。吴茱萸、威灵仙辛而温热,辛散温通,既防寒凉凝滞之患,又可止疼痛,为佐药。全方共奏清热利尿、通淋散结之功。

【临床应用】 精浊 因湿热流注精室,湿热搏结,黏滞壅阻所致,症见尿道口米泔样或糊状浊物,会阴不适、睾丸疼痛,阴茎或痒或痛,小便淋涩不利,腰胀痛,脉滑数;慢性前列腺炎见上述证候者[1-4]。

【不良反应】 文献报道,9.5%病例用药后有肛门不适及排便感;0.12%病例有腹痛、腹泻症状。将本品塞入位置更深一些,以上症状可减轻或消失。另有用药后肛门出血的个案报道[5]。

【禁忌】 尚不明确。

【注意事项】

1. 本品塞入肛门后,如有便意感、腹痛、腹泻,可将栓剂外涂植物油或将栓剂塞入更深处,待适应后,自觉症状可减轻或消失。

2. 脾肾亏虚证精浊慎用。

3. 治疗期间宜多饮水,忌憋尿和饮酒,忌过食辛辣食物。

【用法与用量】 将栓剂塞入肛门约3~4cm,一次1粒,一日1次。一月为1个疗程或遵医嘱。

【规格】 每粒重2g

【参考文献】 [1]谢建兴,胡海棠,肖冬妮.前列安栓治疗慢性前列腺炎(湿热瘀血壅阻证)的安全性和有效性的Ⅲ期临床试验.中华男科学杂志,2009,15(11):1049-1052.

[2]冯俭.前列安栓治疗慢性前列腺炎 350 例临床分析.临床泌尿外科杂志,2005,20(02):93-94.

[3]李宁忱,张凯,肖何,等.前列安栓治疗慢性前列腺炎的安全性和有效性:随机双盲安慰剂对照试验.中华泌尿外科杂志,2003,24(11):780-783.

[4]徐罡,鲁军,唐孝达,等.前列安栓治疗慢性前列腺炎:多中心双盲随机安慰剂对照试验.中华泌尿外科杂志,2002,23(5):296-298.

[5]贾金铭,薛慈民,张蜀武,等.前列安栓治疗慢性前列腺炎的疗效和安全性.中华男科学,2001,7(6):417.

排 石 颗 粒

Paishi Keli

【药物组成】 连钱草、车前子(盐水炒)、苘麻子、川木通、石韦、瞿麦、滑石、徐长卿、忍冬藤、甘草。

【功能与主治】 清热利水,通淋排石。用于下焦湿热所致的石淋,症见腰腹疼痛、排尿不畅或伴有血尿;泌尿系结石见上述证候者。

【方解】 方中连钱草苦辛微寒,清热解毒,利尿通淋,软坚排石;车前子清热利尿通淋;两药合用,清热利水,通淋排石,切中病机,故为君药。苘麻子清热解毒,利湿;木通、石韦、瞿麦和滑石皆可利尿通淋。此五药增强君药清热利尿、通淋排石作用,共为臣药。徐长卿利尿通淋,解毒止痛;忍冬藤清热解毒,通络止痛,合以增强清热通淋药力,又止疼痛,故为佐药。甘草缓急止痛,调和诸药,为使药。诸药合用,共奏清热利水、通淋排石之效。

【临床应用】 **石淋** 湿热蕴结下焦,煎熬尿液,水结为石所致。症见小便艰涩,尿中带血,尿道窘迫疼痛,尿流不畅或尿流中断,甚至尿夹砂石,小腹拘急或痛引腰腹,舌红,苔薄黄,脉弦或弦数;泌尿系结石见上述证候者。

【药理毒理】 本品具有抗结石、利尿、抗炎、镇痛等作用。

1. 抗结石 本品可抑制草酰胺诱发大鼠实验性尿路结石的形成,防止乙二醇、氯化铵诱发的肾结石形成和因植入异物而致大鼠膀胱结石的生长[1,2]。

2. 利尿 本品可增加大鼠尿量[1]。

3. 抗炎 本品可减轻蛋清致大鼠踝关节肿胀程度[1]。

4. 镇痛 本品能减少醋酸致小鼠扭体反应次数[1]。

【不良反应】 目前尚未检索到不良反应报道。

【禁忌】 孕妇禁用。

【注意事项】

1. 久病伤正,兼见肾阴不足或脾气亏虚证者慎用。

2. 双肾结石或结石直径≥1.5cm,或结石嵌顿时间长的病例慎用,或根据需要配合其他治疗方法。

3. 治疗期间不宜进食辛辣、油腻食物。可多饮水、配合适量运动。

【用法与用量】 开水冲服。一次 1 袋,一日 3 次,或遵医嘱。

【规格】 每袋装 (1)20g (2)5g(无糖型)

【参考文献】 [1]柳春兴,邢建国.排石颗粒的药理作用研究.中国现代药物应用,2007,1(9):33.

[2]张丽,朴晋华,张蕻.排石颗粒主要药效学研究.中国药物与临床,2005,5(7):532.

石 淋 通 片

Shilintong Pian

【药物组成】 广金钱草。

【功能与主治】 清热利尿,通淋排石。用于湿热下注所致的热淋、石淋,症见尿频、尿急、尿痛或尿有砂石;尿路结石、肾盂肾炎见上述证候者。

【方解】 金钱草性味甘、微寒,归肝、胆、肾、膀胱经,王安卿《采药志》谓其治"白浊,热淋,玉茎肿痛"。《本草纲目拾遗》谓其"祛风、治湿热"。《四川中药志》载其可"清热利尿"。《安徽药材》载其:"治膀胱结石"。本品具有清解下焦湿热,利尿通淋排石,解毒消肿之功。

【临床应用】

1. 热淋 因湿热下注膀胱所致。症见小便短数,尿色黄赤,淋沥涩痛,口咽干燥,舌苔黄腻,脉滑数;下尿路感染见上述证候者。

2. 石淋 因下焦湿热,煎熬尿液,结为砂石所致。症见小便短数,尿色黄赤,小便艰涩,尿时疼痛,甚至尿中带血或小便突然中断,腰腹疼痛,舌红,脉弦;尿路结石见上述证候者。

【药理毒理】 本品具有利尿、利胆、抗结石形成等作用。

1. 利尿 本品可增加大鼠尿量[1]。

2. 利胆 本品可促进麻醉大鼠胆汁分泌[1]。

3. 抗结石形成 本品对大鼠实验性肾结石形成有预防与治疗作用[1]。

【不良反应】 服用本品有引发牙痛的个案报道[2],另有引发过敏性皮疹的文献报道[3]。

【禁忌】 尚不明确。

【注意事项】

1. 本品对肝郁气滞,脾肾两虚,膀胱气化不利所致的淋痛慎用。

2. 双肾结石或结石直径≥1.5cm,或结石嵌顿时间长者慎用,或根据需要配合其他治疗方法。

3. 治疗期间不宜进食辛辣、油腻食物,可多饮水,配合适量运动。

【用法与用量】 口服。一次 5 片,一日 3 次。

【规格】 每片含干浸膏 0.12g

【参考文献】 [1]黄黎,刘菊福,王志超,等.石淋通片的药理作用研究.中成药,1988,(12):28.

[2]李传美.石淋通引起牙痛 1 例报告.中国药业,1998,7(6):40.

[3]张路羽,邵亚光.石淋通致过敏反应 2 例.沈阳部队医药,1995,8(4):370.

五淋化石丸

Wulin Huashi Wan

【药物组成】 广金钱草、海金沙、车前子、石韦、琥珀、沙牛、鸡内金、泽泻、延胡索(醋制)、黄芪、甘草。

【功能与主治】 利湿通淋,化石止痛。用于淋证、癃闭;尿路感染、尿路结石、前列腺炎、乳糜尿见上述证候者。

【方解】 方中广金钱草、海金沙药性寒凉,广金钱草效长清热解毒,利尿除湿,通淋排石;海金沙清利湿热,功专利尿通淋、止痛,是治疗诸淋涩痛之要药。两药合用,利水通淋,排石止痛,为君药。车前子、石韦、琥珀和沙牛清热止痛,利尿通淋;鸡内金通淋化石;泽泻利水渗湿化浊。此六味辅助君药,增强利水通淋的作用,共为臣药。黄芪补气升阳利尿,并制约寒凉清泻,防邪蕴日久而耗伤正气;合延胡索活血、行气、止痛,治疗兼症,用为佐药。甘草缓急止痛,调和诸药,为使药。诸药配伍,共奏利湿通淋、除石止痛之功。

【临床应用】

1. 热淋 因湿热下注,蕴结膀胱所致。症见尿黄赤,淋沥灼热,频数涩痛,小腹拘急,大便干结,苔黄腻,脉滑数;尿路感染见上述证候者。

2. 石淋 湿热蕴结下焦,煎熬尿液所致。症见小便艰涩,尿数频急,尿中带血,尿道窘迫疼痛,小腹拘急或腰腹疼痛难忍,甚至尿夹砂石,舌红,脉弦或弦数;尿路结石见上述证候者。

3. 精浊 因湿热流注精室,湿热搏结,黏滞壅阻所致,症见尿道口米泔样或糊状浊物,会阴不适、睾丸疼痛,阴茎或痒或痛,小便淋涩不利,腰胀痛,脉滑数;慢性前列腺炎见上述证候者。

【不良反应】 目前尚未检索到不良反应报道。

【禁忌】 孕妇禁用。

【注意事项】

1. 脾肾亏虚的气淋、劳淋者慎用。

2. 双肾结石或结石直径≥1.5cm 或结石嵌顿时间长的病例慎用,或根据需要配合其他治疗方法。

3. 治疗期间宜增加饮水,避免憋尿,适量运动。不宜进食辛辣、油腻食物。

【用法与用量】 口服。一次 5 丸,一日 3 次。

【规格】 每 10 丸重 2.5g(相当于处方总药量 3g)

结石通片(胶囊、茶)

Jieshitong Pian(Jiaonang,Cha)

【药物组成】 广金钱草、鸡骨草、石韦、白茅根、海金沙草、车前草、玉米须、茯苓。

【功能与主治】 清热利湿,通淋排石,止痛止血。用于下焦湿热所致的淋证,症见小便淋沥浑浊、尿道灼痛;泌尿系感染、肾炎水肿、尿路结石见上述证候者。

【方解】 广金钱草药性寒凉,具有清热利湿、利尿通淋、解毒排石作用,为君药。鸡骨草清热解毒、通淋止痛;石韦利尿通淋、凉血止血;白茅根清热利尿、凉血止血;海金沙草、车前草清热利尿,通淋止痛。该五味辅助君药,增强治疗主证药力,用以为臣药。玉米须利尿通淋;茯苓淡渗水湿、通利膀胱,共为佐使药。诸药合用,共奏清热利湿、通淋排石、止痛止血之效。

【临床应用】

1. 热淋 因湿热蕴结下焦,膀胱气化不利所致。症见小便黄赤,频急短涩,灼热疼痛,小腹拘急,口苦,苔黄腻,脉滑数;泌尿系感染见上述证候者。

2. 石淋 因湿热蕴结下焦,煎熬尿液结为砂石所致。症见小便淋涩不畅,尿中带血,尿道窘迫疼痛,少腹拘急,或腰腹绞痛难忍,或排尿时突然中断,甚至尿中时夹砂石,舌红,苔薄黄,脉弦或弦数;尿路结石见上述证候者[1]。

【药理毒理】 本品具有利尿、抗结石形成等作用。

1. 抗结石形成 本品对乙二醇和氯化铵诱导的大鼠实验性肾结石形成有抑制作用[2]。结石通胶囊可抑制大鼠实验性草酰胺尿路结石的形成和因植入异物而致动物膀胱结石的生长[3]。

2. 利尿 本品可增加大鼠尿量[2],结石通胶囊对水负荷大鼠有利尿作用[3]。

3. 镇痛　结石通胶囊能减少小鼠腹腔注射乙酸引起的扭体反应次数[3]。

4. 抗炎　结石通胶囊能抑制蛋清致大鼠足肿胀[3]。

5. 止血　结石通胶囊能缩短小鼠凝血时间[3]。

【不良反应】　目前尚未检索到不良反应报道。

【禁忌】　孕妇禁用。

【注意事项】

1. 肝郁气滞，脾肾亏虚，膀胱气化不行所致的淋痛慎用。

2. 双肾结石或结石直径≥1.5cm 或结石嵌顿时间长的病例慎用，或根据需要配合其他治疗方法。

3. 服药期间不宜进食辛辣、油腻食物。

【用法与用量】　片剂：口服。一次 5 片，一日 3 次。胶囊剂：口服，一次 4 粒，一日 1 次。玉石茶：煎服或开水冲服，一次 1 袋，一日 1 次；重症者一日 2 次。

【规格】　片剂：每片含干浸膏 0.25g（相当于原药材 2g）

胶囊剂：每粒装 0.35g

玉石茶：每袋装 10g（相当于总药材 50g）

【参考文献】　[1]周嘉洲,刘小虹.结石通片治疗泌尿系结石 130 例临床观察.河北中医,2002,24(2):146-147.

[2]王晖,朱健平,刘钰瑜,等.结石通片的利尿和排石作用.中成药,2001,23(11):819.

[3]游霆.结石通胶囊药理作用实验研究.中医药临床杂志,2012,24(9):899.

癃闭舒胶囊(片)

Longbishu Jiaonang(Pian)

【药物组成】　补骨脂、益母草、琥珀、金钱草、海金沙、山慈菇。

【功能与主治】　益肾活血，清热通淋。用于肾气不足、湿热瘀阻所致的癃闭，症见腰膝酸软、尿频、尿急、尿痛、尿线细，伴小腹拘急疼痛；前列腺增生症见上述证候者。

【方解】　方中补骨脂性味辛温，温肾助阳，《三因方》谓其"治肾气虚冷，小便无度"，有辛温温补之效；益母草性味辛凉，活血祛瘀，利水消肿，善治水瘀互结病症。二药寒温相济，共为君药。琥珀利尿通淋，活血散瘀；金钱草、海金沙清热解毒，利尿通淋。此三味辅助君药，增强化瘀通淋利尿之力，共为臣药。山慈菇清热解毒散结，用为佐药。方中温补与寒凉合方化裁，补虚祛邪，寒不伤阳，诸药合用，共收益肾活血、清热通淋之效。

【临床应用】　癃闭　肾元衰惫，膀胱气化无权，水湿内蕴，浊瘀阻滞所致。症见腰膝酸软，排尿不畅，尿流细小，甚至滴沥不畅，小便短急频数，灼热涩痛，小腹胀满，舌黯，苔黄腻，脉弦数等；前列腺增生症见上述证候者[1]。

此外，尚有治疗慢性前列腺炎[2]的报道。

【药理毒理】　本品有抗前列腺增生等作用。

1. 抗前列腺增生　本品能对抗丙酸睾丸素注射引起的去睾丸大鼠前列腺增生；还可抑制尿生殖窦植入致小鼠前列腺增生[3]。

2. 其他　本品能抑制大鼠棉球肉芽肿形成，可提高小鼠巨噬细胞对炭粒的吞噬能力[3]。

【不良反应】　文献报道，本品可引起肝功能异常及严重肝损害[4,5]，并有影响射精的病例报告[6]。

【禁忌】

1. 孕妇禁用。

2. 肝功能损害者禁用。

【注意事项】

1. 肺热壅盛，肝郁气滞，脾虚气陷证癃闭皆慎用。

2. 服药期间，忌食辛辣、生冷、油腻食物及饮酒。

3. 伴有慢性肝脏疾病的患者慎用。

【用法与用量】　胶囊剂：口服。一次 3 粒，一日 2 次。片剂：一次 3 片，一日 2 次。

【规格】　胶囊剂：每粒装 0.3g

片剂：每片含 0.31g

【参考文献】　[1]郭军,霍红旭,张长江.癃闭舒胶囊治疗 BPH 的疗效与安全性观察.临床泌尿外科杂志,2011,26(12):937-939.

[2]朱湘生,周巧奇,陈兴无,等.癃闭舒胶囊治疗慢性前列腺炎临床疗效观察.中华男科学杂志,2005,11(12):959-959.

[3]癃闭舒胶囊新药申报资料.

[4]江华,蔡彬,赵威.癃闭舒胶囊致严重肝损害 1 例.人民军医,2011,54(10):893.

[5]刘沈林,熊宁宁,邹建东,等.癃闭舒胶囊治疗良性前列腺增生症出现肝功能损害的报告.中国循证医学杂志,2005,5(3):229-231.

[6]梁世坤,梁季鸿,梁兵,等.癃闭舒胶囊致不射精 32 例临床分析.中国性科学,2007,16(7):24.

前列回春胶囊

Qianlie Huichun Jiaonang

【药物组成】　鹿茸、淫羊藿、枸杞子、五味子、菟丝子、穿山甲(炮)、王不留行、地龙、虎杖、木通、萹蓄、车前子、黄柏、白花蛇舌草、黄芪、茯苓、莱菔子、蜈蚣、甘草。

【功能与主治】 益肾活血,清热通淋。用于肾气不足、湿热瘀阻所致的淋证,症见尿频、尿急、尿痛、排尿滴沥不爽、阳痿早泄;慢性前列腺炎见上述证候者。

【方解】 方中以鹿茸、淫羊藿、枸杞子、五味子、菟丝子补肾益精,温阳化气,行水通利为君药。穿山甲、王不留行、地龙、蜈蚣、虎杖活血化瘀,通络行水;木通、萹蓄、车前子清热利尿通淋;以上共为臣药。黄柏、白花蛇舌草清热解毒;黄芪、茯苓、莱菔子益气健脾,利水除湿,合为佐药。甘草解毒止痛,调和诸药,为使药。诸药相合,共奏益肾活血、清热通淋之功。

【临床应用】

1. 淋痛 因肾气不足、湿热瘀阻所致。症见小便频数短急,沥涩不畅,余沥不已,尿浊带血或阴滴白浊,腰膝酸软,疲倦乏力,脉细,或苔腻,脉濡数;慢性前列腺炎见上述证候者。

2. 阳痿 因肾气亏损,湿瘀内阻所致。症见阳事不兴、腰膝酸软、肢体酸困、阴部潮湿,脉细,或苔腻,脉濡数。

可见治疗Ⅲ型慢性前列腺炎的报道[1-2]。

【药理毒理】 本品有抗前列腺增生、抗炎及镇痛等作用。

1. 抗前列腺增生 本品能减少注射丙酸睾酮所致摘除睾丸大鼠的前列腺组织湿重,减轻前列腺增生[3];可抑制消痔灵注射所致前列腺炎大鼠前列腺上皮细胞和纤维组织增生,增加前列腺液内卵磷脂小体,减少白细胞数[4,5]。

2. 抗炎 本品对大鼠角叉菜胶引起的足肿胀、大鼠棉球肉芽肿均有抑制作用;对巴豆油引起的小鼠耳肿胀、大鼠甲醛性腹膜炎、小鼠白细胞游走反应均有抑制作用[5]。

3. 镇痛 本品对腹腔注射乙酸引起的扭体反应有抑制作用[6]。

4. 对血液循环的影响 本品能扩张兔睑结膜微血管,增加兔耳中央动脉灌流,降低大鼠全血黏度[3,4]。

5. 其他 本品体外对伤寒埃希菌、痢疾杆菌、大肠埃希菌、金黄色葡萄球菌、黄色微球菌有不同程度的抑制作用[6];对水负荷大鼠有利尿作用[3]。

【不良反应】 本品可引起口干或消化道不适[5]。

【禁忌】 孕妇禁用。

【注意事项】

1. 肝郁气滞所致的淋痛慎用。

2. 肝郁不舒,惊恐伤肾所致阳痿者慎用。

3. 服药期间,忌食辛辣食物及饮酒,忌房事。

4. 严重高血压者慎用。

【用法与用量】 口服。一次5粒,一日2~3次。

【规格】 每粒装0.3g

【参考文献】 [1]邹伟,刘武江.前列回春胶囊治疗Ⅲ型慢性前列腺炎的疗效观察.中国医学创新,2012,9(18):145-146.

[2]李光汉,习小庆.前列回春胶囊治疗慢性前列腺炎153例疗效观察.实用临床医学.2009,10(04):34-54.

[3]段登志,于玲,陈黎明,等.前列回春胶囊对实验性大鼠前列腺重量的影响.云南中医中药杂志,2003,24(3):35.

[4]雷久士,郭子华,朱晓明,等.前炎清对大鼠前列腺炎模型病理改变的影响.湖南中医学院学报,1998,18(2):22.

[5]李小芹,周爱香,吴子伦,等.益肾通淋胶囊的药理作用研究.中国实验方剂学杂志,2002,8(6):44.

[6]段登志,欧阳虹,王寅,等.前列回春胶囊的药理作用与临床应用浅析.云南中医杂志,1995,16(1):5.

男康片
Nankang Pian

【药物组成】 淫羊藿、肉苁蓉、菟丝子、覆盆子、鹿衔草、黄芪、白术、当归、熟地黄、红花、赤芍、蒲公英、白花蛇舌草、黄柏、野菊花、鱼腥草、败酱草、紫花地丁、甘草(蜜炙)。

【功能与主治】 益肾活血,清热解毒。用于肾虚血瘀、湿热蕴结所致的淋证,症见尿频、尿急、小腹胀满;慢性前列腺炎见上述证候者。

【方解】 方中淫羊藿、肉苁蓉、菟丝子、覆盆子、鹿衔草温补肾阳,固摄精气,为君药。黄芪、白术益气利尿,健脾化湿,以后天补先天;当归、熟地黄补血滋阴,使阳得阴助而化源不绝;用红花、赤芍活血祛瘀,消肿通络;以上共为臣药。蒲公英、白花蛇舌草、黄柏、野菊花、鱼腥草、败酱草、紫花地丁清热解毒,消痈散结,利尿通淋,为佐药。甘草调和诸药,为使药。诸药合用,共奏益肾温阳化气、清热化瘀散结、通利下焦之功。

【临床应用】 淋痛 因肾虚血瘀、湿热蕴结所致。症见小便浑浊,频数短涩,小腹拘急,阴部潮湿,尿有余沥,腰膝酸软,睾丸部胀痛,苔腻,脉细数;慢性前列腺炎见上述证候者。

【药理毒理】 本品有解热、镇痛、利尿、抗菌等作用。

1. 解热 本品对大肠埃希菌致家兔发热有解热作用[1]。

2. 镇痛 本品能抑制腹腔注射醋酸诱发的小鼠扭体反应[1]。

3. 利尿 本品可增加水负荷大鼠尿量[1]。

4. 抗菌　本品可降低腹腔注射大肠埃希菌所致感染小鼠的死亡率[1]。

【不良反应】　目前尚未检索到不良反应报道。

【禁忌】　尚不明确。

【注意事项】

1. 脾胃虚寒者、年老体弱者慎用。

2. 肝郁气滞、膀胱气化不行之淋痛者慎用。

3. 服药期间禁食辛辣、生冷食物及饮酒。

【用法与用量】　口服。一次 4～5 片,一日 3 次;或遵医嘱。

【规格】　(1)糖衣片　片芯重 0.32g　(2)薄膜衣片每片重 0.33g

【参考文献】　[1]曾凡波,崔小瑞,余志敏,等.泌尿宁颗粒药效学实验研究.中国中医药科技,2002,9(1):15.

野 菊 花 栓

Yejuhua Shuan

【药物组成】　野菊花。

【功能与主治】　抗菌消炎。用于前列腺炎及慢性盆腔炎等疾病。

【方解】　野菊花性辛、微寒,味苦,具有清热解毒的功能。《本草纲目》谓其:"治痈肿疔毒、瘰疬眼息"。《本草汇言》:"破血疏肝,解疔散毒。主妇人腹内宿血,解天行火毒丹疔。洗疮疮,又能祛风杀虫。"

【临床应用】

1. 热淋　由热毒蕴结,下注膀胱,气化失司所致。症见尿涩灼热,频数短急,小腹拘急胀痛,或尿液浑浊,状如泔浆,口干,舌苔黄腻,脉滑数;慢性前列腺炎见上述证候者[1]。

2. 带下病　由毒热蕴结,带脉失约所致。症见白带量多,色黄黏稠,臭秽,小腹或腰骶部坠胀疼痛;慢性盆腔炎见上述证候者。

【药理毒理】　本品有抗炎、镇痛及抗前列腺炎、前列腺增生等作用。

1. 抗炎　本品直肠给药,对角叉菜胶所致大鼠足肿胀和大鼠异物性子宫炎有抑制作用,对醋酸所致小鼠腹膜炎性渗出有抑制作用[2],对二甲苯所致小鼠耳肿胀及滤纸片埋入所致的肉芽肿增生均有抑制作用[3]。

2. 抗前列腺炎及前列腺增生　本品直肠给药,可减少注射大肠埃希菌所致急性细菌性前列腺炎大鼠的前列腺液白细胞数,增加卵磷质小体密度,减少细菌培养菌落数,减轻腺体出血、坏死、炎细胞浸润[2,4];对注射消痔灵所致非细菌性慢性前列腺炎大鼠,可使其前列腺腺腔增大,腺腔分泌物增加[5];对丙酸睾酮所致小鼠前列腺增生有缩小前列腺腺体作用[3]。

3. 镇痛　本品直肠给药对小鼠腹腔注射醋酸致痛及小鼠热板致痛均有抑制作用[2]。

4. 其他　体外试验,本品可抑制大肠埃希菌、变形杆菌、金黄色葡萄球菌、铜绿假单胞菌[2];对小鼠感染变形杆菌或大肠埃希菌有一定的保护作用[6]。本品还能增强小鼠网状内皮细胞及腹腔巨噬细胞的吞噬功能[3]。

【不良反应】　目前尚未检索到不良反应报道。

【禁忌】　尚不明确。

【注意事项】

1. 肝郁气滞、肾阴不足、脾肾两虚所致的淋痛慎用。

2. 脾肾两虚,寒湿带下者慎用。

3. 饮食宜清淡,忌饮酒、辛辣食物。

4. 宜多饮水,避免过度劳累。

【用法与用量】　肛门给药。一次 1 粒,一日 1～2 次。或遵医嘱。

【规格】　每粒重 2.4g

【参考文献】　[1]宋严冬,王升,马忠萍.野菊花栓治疗慢性前列腺炎疗效观察.吉林中医药,2005,25(2):29.

[2]周志敏,汤祖青,陈邦树.野菊花栓药效学的实验研究.医学文选,2001,20(4):450.

[3]郇宜俊,钟奋志,郭永成,等.首丹王栓治疗慢性前列腺炎的药效学研究.山东中医药大学学报,2002,26(3):227.

[4]丁如宁,孙路虹,冯鲁中,等.八正清淋栓抑菌和抗炎作用的实验研究.南京医科大学学报,1999,19(5):401.

[5]贾玉森,赵凤志,李曰庆,等.前列腺炎栓对前列腺组织病理学的影响.北京中医药大学学报,1999,22(5):55.

[6]李逢春,周继春.前列泌尿栓抗菌和抗炎作用研究.中国实验方剂学杂志,2014,20(18):146.

前列泰片(胶囊、颗粒、丸)

Qianlietai Pian(Jiaonang,Keli,Wan)

【药物组成】　益母草、萹蓄、红花、油菜蜂花粉、知母(盐炒)、黄柏(盐炒)。

【功能与主治】　清热利湿,活血散结。用于慢性前列腺炎湿热挟瘀证。

【方解】　方中益母草清热利湿、活血祛瘀,为君药;萹蓄利水通淋,为臣药;红花、油菜蜂花粉活血化瘀,消肿散结,知母、黄柏清泄下焦湿热,共为佐药。诸药同用,共奏清热利湿,活血散结之功。

【临床应用】　淋痛　因湿热挟瘀所致。症见尿频、尿急、尿痛,尿后有余沥,或尿液浑浊状若米泔,小腹胀满或痛;慢性前列腺炎见上述证候者。

此外,尚有治疗慢性前列腺增生的报道[1]。

【药理毒理】 本品有抗前列腺增生、抗炎及镇痛等作用。

1. 抗前列腺增生 本品能减少注射丙酸睾酮所致摘除睾丸大鼠的前列腺组织湿重,减轻前列腺增生[2];可抑制消痔灵注射所致前列腺炎大鼠前列腺上皮细胞和纤维组织增生,增加前列腺液内卵磷质小体,减少白细胞数[3,4]。

2. 抗炎 本品对大鼠角叉菜胶引起的足肿胀、大鼠棉球肉芽肿均有抑制作用;对巴豆油引起的小鼠耳肿胀、大鼠甲醛性腹膜炎、小鼠白细胞游走反应均有抑制作用[4]。

3. 镇痛 本品对腹腔注射醋酸引起的扭体反应有抑制作用[5]。

4. 对血液循环的影响 本品能扩张兔睑结膜微血管,增加兔耳中央动脉灌流,降低大鼠全血黏度[2,3]。

5. 其他 本品体外对伤寒杆菌、痢疾杆菌、大肠埃希菌、金黄色葡萄球菌、黄色微球菌有不同程度的抑制作用[5];对水负荷大鼠有利尿作用[2]。

【不良反应】 目前尚未检索到不良反应报道。

【禁忌】 过敏体质者,尤其对花粉过敏者禁用。

【注意事项】

1. 患有浅表性胃炎者宜饭后服用。

2. 脾胃虚寒者慎用。

【用法与用量】 口服。片剂:一次5片,一日3次。胶囊剂:一次5粒,一日3次。颗粒剂:开水冲服,一次1袋,一日3次。丸剂:一次6丸,一日2次。

【规格】 片剂:0.44g

胶囊剂:每粒装0.38g

颗粒剂:每袋装5g

丸剂:每12丸重2.2g(相当于原药材9.5g)

【参考文献】 [1]黄小松.前列泰胶囊治疗慢性前列腺增生临床观察.中草药,2012,43(5):965-966.

[2]段登志,于玲,陈黎明,等.前列腺回春胶囊对实验性大鼠前列腺重量的影响.云南中医中药杂志,2003,24(3):35.

[3]雷久士,郭子华,朱晓明,等.前炎清对大鼠前列腺炎模型病理改变的影响.湖南中医学院学报,1998,18(2):22.

[4]李小芹,周爱香,吴子伦,等.益肾通淋胶囊的药理作用研究.中国实验方剂学杂志,2002,8(6):44.

[5]段登志,欧阳虹,王寅,等.前列回春胶囊的药理作用与临床应用浅析.云南中医杂志,1995,16(1):5.

清热通淋胶囊(丸、片)

Qingre Tonglin Jiaonang(Wan,Pian)

【药物组成】 爵床、苦参、白茅根、硼砂。

【功能与主治】 清热,利湿,通淋。用于下焦湿热所致的热淋,症见小便频急,尿道刺痛,尿液浑浊,口干苦;急性下尿路感染见上述证候者。

【方解】 方中爵床性寒味咸,具有清热解毒、活血消肿、利湿通淋之功,切中下焦湿热病机,故为君药。苦参性味苦寒,具有清热燥湿、通利小便之功,助爵床清利下焦湿热而为臣药。白茅根性味甘寒,具有清热利尿之功,且利水而不伤阴,可治热淋;硼砂甘咸凉,善清热解毒散结,除湿热之滞,两药为方中佐药。四药相伍,共奏清热、利湿、通淋之功。

【临床应用】 热淋 因湿热下注,蕴结膀胱所致。症见小便频急,尿道刺痛,尿液浑浊,口干苦;急性下尿路感染见上述证候者。

此外,有报道用于慢性前列腺炎见上述证候者[1]。

【药理毒理】 本品有抑制前列腺炎、抗炎、镇痛和抗菌等作用。

1. 抑制前列腺炎 本品能抑制角叉菜胶诱发的大鼠前列腺肿胀,减轻前列腺重量和降低前列腺组织PGE_2的含量[2]。

2. 抗炎 本品能抑制组胺引起大鼠皮肤毛细血管的通透性增加[2]。

3. 镇痛 本品能提高热板法小鼠的痛阈值和减少醋酸扭体法小鼠的扭体次数[2]。

4. 抗菌 本品体内可降低金黄色葡萄球菌、大肠埃希菌引起小鼠死亡率;体外实验,对金黄色葡萄球菌、铜绿假单胞、变形杆菌和大肠埃希菌有抑制作用[2]。

5. 毒理 本品6.0g/kg给大鼠连续给药三个月可使雄性大鼠增长减慢,雌性大鼠血清总蛋白含量降低;部分动物出现肾组织病变[2]。

【不良反应】 有本品引起心悸的个案病例报告[3]。

【禁忌】 孕妇禁用。

【注意事项】

1. 肾功能不全者应注意定期复查。

2. 胃脘不适者宜在饭后服药。

【用法与用量】 胶囊剂:口服。一次4粒,一日3次,或遵医嘱。2周为一个疗程。丸剂:一次10丸,一日3次,2周为一个疗程。片剂:口服。一次4片,一日3次,或遵医嘱。2周为一个疗程。

【规格】 胶囊剂:每粒装0.37g

丸剂:每丸重0.16g

片剂:每片重0.39g

【参考文献】 [1]陈昭英.清热通淋胶囊治疗湿热型慢性前列腺炎疗效观察.实用临床医药杂志,2006,10(7):75-76.

［2］新药申报资料，天津药物研究院.

［3］李秀萍，王伟，安慧艳.清热通淋胶囊致心悸 1 例.中国药师，2010,13(7):1005.

消淋败毒散

Xiaolin Baidu San

【药物组成】　土茯苓、金银花、牛黄、羚羊角粉、川木通、泽泻、车前子(盐炒)、大黄、川芎、防风、薏苡仁、甘草。

【功能与主治】　清热解毒，祛湿通淋。用于下焦湿热证。症见尿频或急，尿道灼痛，尿黄赤，腰痛或小腹胀痛，舌红苔腻；急、慢性非特异性下尿路细菌感染见上述证候者。

【方解】　方中土茯苓清热解毒，利湿消肿；金银花清热解毒，共为君药。牛黄、羚羊角清热解毒，川木通、泽泻、车前子清热利水通淋，共为臣药。大黄泻热解毒，川芎活血行气，防风祛风胜湿，薏苡仁健脾渗湿，为佐药。甘草清热解毒，调和诸药，为使药。诸药合用，共奏清热解毒，祛湿通淋之功。

【临床应用】　热淋　因下焦湿热所致。症见尿频或急，尿道灼痛，尿黄赤，腰痛或小腹胀痛，舌红苔腻；急、慢性非特异性下尿路细菌感染见上述证候者。

【不良反应】　目前尚未检索到不良反应报道。

【禁忌】　孕妇禁用。

【注意事项】

1. 素体虚寒者慎用。

2. 脾虚者慎用。

3. 服药期间忌食辛辣食物。

【用法与用量】　散剂：饭后 30 分钟用温开水冲服，一次 5g，一日 2～3 次，2 周为一个疗程。

【规格】　每袋装 5g

金钱通淋口服液

Jinqian Tonglin Koufuye

【药物组成】　金钱草、海金沙、石韦、白茅根、忍冬藤。

【功能与主治】　清热祛湿，利尿通淋。用于下焦湿热所致淋证，症见尿频尿急，灼热刺痛，腰痛拒按，尿色黄赤；急性膀胱炎、急性肾盂肾炎及慢性肾盂肾炎急性发作见上述证候者。

【方解】　方中金钱草性味淡寒，利尿通淋，善治下焦湿热，故为君药。海金沙、石韦清热利湿、通淋止痛；白茅根清热利尿，凉血止血，三味合为臣药。并以忍冬藤入络祛邪，清热解毒止痛，为佐药。诸药合用，具有清热利湿，利尿通淋功用。

【临床应用】　热淋　由湿热蕴结下焦所致。症见尿涩灼热，频数短急，小腹拘急胀痛，或腰痛拒按，口干，舌苔黄腻，脉滑数；泌尿系感染见上述证候者[1]。

【不良反应】　本品可引起便稀、纳差、恶心[2]。

【禁忌】　尚不明确。

【注意事项】

1. 肝郁气滞、肾阴不足、脾肾两虚所致的淋痛慎用。

2. 服药期间忌饮酒、辛辣食物。

3. 服药期间宜多饮水，避免过度劳累。

【用法与用量】　口服。一次 20ml，一日 3 次；2 周为一个疗程或遵医嘱。

【规格】　每支 10ml

【参考文献】　[1]金亚明，胡仲仪，沈玲妹，等.金钱通淋口服液治疗泌尿系感染.上海中医药杂志，2000,34(2):30-31.

[2]宋民宪，郭维加.新编国家中成药.北京：人民卫生出版社，2007,400.

前列通瘀胶囊

Qianlie Tongyu Jiaonang

【药物组成】　穿山甲、石韦、土鳖虫、赤芍、桃仁、夏枯草、白芷、黄芪、鹿衔草、牡蛎、通草。

【功能与主治】　活血化瘀，清热通淋。用于慢性前列腺炎瘀血阻滞，湿热内蕴证，症见尿频尿急，余沥不尽，会阴、下腹或腰骶部坠胀疼痛，或尿道灼热，阴囊潮湿，舌紫黯或瘀斑，舌苔黄腻。

【方解】　方中穿山甲性味咸、寒，《本草纲目》谓其可消"痈肿，排脓血，通窍"，药性走窜，宣通脏腑经络，活血化瘀消癥；石韦药性苦寒，善利水通淋，不仅是清热通淋的常用药物，且寒凉入血，凉血止血，两药共为君药。土鳖虫破逐瘀血，消散癥瘕；赤芍散瘀止痛，清热凉血；桃仁活血祛瘀，三味辅助君药，增强活血化瘀之力；夏枯草清泄火热，消肿止痛，散郁结；通草清热利湿，滑利通导；牡蛎软坚散结，三药助君清热通淋、活血散结之效，六味共为臣药。黄芪、鹿衔草、白芷补气升阳，益肾止痛，消肿排脓，既顾护正气，又防君臣药物寒凉过度，与君臣药物配伍，扶正伐邪，相反相成，是为佐药。诸药合用，共奏活血化瘀，清热通淋之效。

【临床应用】　淋痛　因瘀血阻滞，湿热内蕴所致。症见会阴、下腹或腰骶部坠胀疼痛，尿余沥不尽，尿频尿急，尿道灼热疼痛，阴囊潮湿，舌紫黯或有瘀点瘀斑、脉弦涩，或苔黄腻、脉滑；慢性前列腺炎见上述证候者。

此外,尚有降低混合痔术后并发症,治疗男性抗精子抗体阳性不育症、精液不液化症、湿热瘀阻型前列腺增生症、良性前列腺增生症、男性免疫性不育、精索静脉曲张所致少精症、弱精症的报道[1-7]。

【药理毒理】 本品有抗炎、镇痛等作用。

1. 抗炎 本品能减轻角叉菜胶致大鼠足肿胀,抑制大鼠棉球肉芽肿形成[8]。

2. 镇痛 本品能减少腹腔注射醋酸致小鼠扭体反应次数。

【不良反应】 文献报道本品致上腹部不适、隐痛[9]。

【禁忌】 有活动性出血疾病患者和孕妇禁用。

【注意事项】

1. 阳气衰惫者慎用。

2. 治疗期间,忌食辛辣及酒类和浓茶。

【用法与用量】 饭后口服。一次5粒,一日3次,1个月为一个疗程。

【规格】 每粒装0.4g

【参考文献】 [1]谢勇.前列通瘀胶囊降低混合痔术后并发症临床疗效观察.亚太传统医药,2014,10(2):107-108.

[2]金海英,陈铁峰.前列通瘀胶囊治疗男性抗精子抗体阳性不育症79例临床疗效观察.海峡药学,2010,22(7):127-129.

[3]李火金,张忠林,镇万华.前列通瘀胶囊治疗精液不液化症疗效观察.中国煤炭工业医学杂志,2007,10(11):1304-1305.

[4]陈通文,王文凤,邓春华,等.前列通瘀胶囊治疗湿热瘀阻型前列腺增生症76例临床观察.亚太传统医药,2006,2(7):40-44.

[5]冷爱晶,沈路琪.前列通瘀胶囊治疗良性前列腺增生症临床观察.中国中医药信息杂志,2006,13(1):79.

[6]刘瑞军,岳锡宏,王志勇,等.前列通瘀胶囊治疗男性免疫性不育的临床观察.中国中医基础医学杂志,2005,11(9):653.

[7]胡俊卿.前列通瘀胶囊治疗精索静脉曲张所致少精症、弱精症的疗效观察.中国现代医学杂志,2004,14(15):139-140.

[8]热比姑丽·伊斯拉,阿娜古丽·买合木提,冷英莉,等.异常黏液质清除剂尿通卡克乃其片的药效学实验研究.中国医药导报,2010,7(15):52.

[9]彭淑莲,贾玉森,陈和亮,等.前列通瘀胶囊治疗慢性前列腺炎临床观察.中国实验方剂学杂志,2000,6(4):57.

妇科分清丸
Fuke Fenqing Wan

【药物组成】 黄连、栀子、木通、滑石、石韦、海金沙、当归、白芍、川芎、地黄、甘草。

【功能与主治】 清热利湿,活血止痛。用于湿热瘀阻下焦所致妇女热淋证,症见尿频、尿急、尿少涩痛、尿赤浑浊。

【方解】 方中黄连清热燥湿解毒,栀子清利湿热、凉血解毒,共为君药。木通、滑石、石韦、海金沙利湿通淋,导湿热之邪从小便而出,为臣药。君、臣药物相配,清热利湿通淋。当归、白芍、川芎、地黄养血调血,化瘀止痛,为佐药。甘草调和诸药,护胃气,且止尿道刺痛,为使药。诸药相合,共奏清热利湿、活血止痛之功。

【临床应用】 **热淋** 由湿热瘀阻下焦所致。症见尿频,尿急,涩痛,溲少,小腹急满,或伴发热,口干,舌红苔黄,脉数或滑数;尿路感染见上述证候者。

【不良反应】 文献报道本品致肾脏损害[1,2]。

【禁忌】 孕妇禁用。

【注意事项】

1. 本品肾阳虚证者慎用。

2. 服药期间饮食宜清淡。

【用法与用量】 口服。一次9g,一日2次。

【参考文献】 [1]贾顺莲.妇科分清丸致肾脏损害3例.药物不良反应杂志,2005,7(5):373-374.

[2]李艳秋,冯江敏,栗霄立.妇科分清丸所致马兜铃酸肾病的临床和病理特点.中国现代医学杂志,2006,16(19):2995-2997.

泌淋颗粒(胶囊)
Milin Keli(Jiaonang)

【药物组成】 四季红、车前草、酢浆草、石椒草。

【功能与主治】 清热解毒,利尿通淋。用于湿热蕴结所致淋证,小便不利,淋漓涩痛,尿路感染见上述证候者。

【方解】 方中重用四季红,入肾、膀胱经,清热解毒、利湿通淋、活血止痛,为君药。车前草清热利尿通淋,为臣药。佐以酢浆草、石椒草,加强清热利湿之力;四季红、石椒草亦有活血止痛之效,使全方凉而不致瘀。诸药合用,共奏清热解毒、利尿通淋之效。

【临床应用】 **热淋** 因湿热蕴结所致。症见小便不利,淋漓涩痛;尿路感染见上述证候者。

此外,尚有治疗慢性前列腺炎的报道[1]。

【不良反应】 目前尚未检索到不良反应报道。

【禁忌】 尚不明确。

【注意事项】

1. 孕妇慎服。

2. 服药期间忌烟酒及辛辣食物。

【用法与用量】 颗粒剂:开水冲服。一次6g,一日3次。胶囊剂:口服。一次3粒,一日3次。

【规格】 颗粒剂:每袋装6g

胶囊剂:每粒装 0.3g

【参考文献】 [1]曾令启,高文喜.泌淋胶囊治疗慢性前列腺炎的临床观察.中国男科学杂志,2009,23(12):62-63.

泌淋清胶囊
Milinqing Jiaonang

【药物组成】 四季红、黄柏、酢浆草、仙鹤草、白茅根、车前草。

【功能与主治】 清热解毒,利尿通淋。用于湿热蕴结所致淋证,小便不利,淋漓涩痛,尿路感染见上述证候者。

【方解】 方中重用四季红,清热,利尿,通淋,为君药。黄柏苦寒,尤善清下焦湿热;酢浆草清热利湿,兼有凉血散瘀,消肿解毒之功,二药相合,助君药之力,同为臣药。白茅根,车前草同具凉血止血之效,兼有清热解毒之功,既佐君臣以清热通淋,又制君药之热性;仙鹤草收敛止血,以治兼证,三药共为佐药。诸药合用,共奏清热解毒,利尿通淋之功。

【临床应用】 热淋 因湿热蕴结下焦,膀胱气化不利所致。症见尿色黄赤,灼热涩痛,小便频数、短急,或有痛引腰腹,发热,苔黄腻,脉滑数;尿路感染见上述证候者[1]。

此外,尚有治疗泌尿系结石的报道[2]。

【不良反应】 目前尚未检索到不良反应报道。

【禁忌】 尚不明确。

【注意事项】

1. 忌烟、酒及辛辣食物。

2. 不宜在服药期间同时服用滋补性中药。

【用法与用量】 口服。一次 3 粒,一日 3 次;或遵医嘱。

【规格】 每粒装 0.4g

【参考文献】 [1]陈瑶宇,陈蔷.泌淋清胶囊治疗尿路感染的体会.现代中西医结合杂志,2008,17(11):1711-1712.

[2]刘晓林.泌淋清胶囊治疗泌尿系结石 41 例.中国中医药现代远程教育,2013,11(22):22.

尿 石 通 丸
Niaoshitong Wan

【药物组成】 广金钱草、海金沙、茯苓、苘麻子、车前草、川木通、鸡内金、枳实、丝瓜络、牛膝。

【功能与主治】 清热祛湿,行气逐瘀,通淋排石。用于气滞湿阻型尿路结石以及震波碎石后者。

【方解】 方中广金钱草、海金沙清热祛湿、利尿通淋,两药重用量大,为君药。茯苓渗湿利水;苘麻子利湿通淋,滑利窍道;车前草清热利湿,通淋排石;川木通利湿通淋;鸡内金排石,此五味辅助君药,增强清热利湿,通淋排石之效,用以为臣药。枳壳下气;丝瓜络利湿通络;牛膝化瘀利水,三药行气逐瘀通络,共为佐使药。诸药合用,共奏清热祛湿、行气逐瘀、通淋排石之效。

【临床应用】 石淋 因气滞湿阻所致。症见小便频急涩痛,或腰腹绞痛难忍,甚则牵及外阴,尿中带血,舌红,苔黄或黄腻,脉滑。用于肾结石、输尿管结石、膀胱结石、尿道结石以及震波碎石后的治疗及预防[1-4]。

此外,本品有治疗湿热下注型慢性非细菌性前列腺炎及防治上尿路手术后双 J 管盐垢形成的报道[5-6]。

【不良反应】 本品可致恶心、纳呆、口淡[3]。

【禁忌】 孕妇慎用。

【注意事项】

1. 本品应在医生指导下使用,尤其是尿路狭窄、结石合并感染或鹿角状结石者。

2. 服药期间可适当饮水,以利排石[4]。

【用法与用量】 口服。一次 7g,一日 2 次,一个半月为一个疗程。

【规格】 每袋装 7g

【参考文献】 [1]杜震生,张珊珊.尿石通丸对体外震波碎石术后肾损伤修复及排石作用的疗效观察.新中医,2011,43(2):54-55.

[2]王艳.尿石通丸治疗尿路结石的临床观察.天津药学,2011,43(1):34-35.

[3]莫琰,莫刘基,梁峰,等.尿石通丸治疗尿路结石气滞湿阻证的临床研究.中药新药与临床药理,2005,16(2):141-144.

[4]李汉荣,黄裕清,吴国忠,等.体外震波碎石术配合尿石通丸治疗泌尿系结石 520 例疗效观察.新中医,2012,44(3):83-84.

[5]廖敦,温淑华.尿石通丸治疗湿热下注型慢性非细菌性前列腺炎 100 例疗效观察.新中医,2009,41(6):65-66.

[6]郑东翔,曾建峰,谢建兴.尿石通丸防治上尿路手术后双 J 管盐垢形成 40 例疗效观察.新中医,2014,46(8):60-62.

肾复康片(胶囊)
Shenfukang Pian(Jiaonang)

【药物组成】 土茯苓、槐花、白茅根、益母草、藿香。

【功能与主治】 清热利尿,益肾化浊。用于热淋涩痛,急性肾炎水肿,慢性肾炎急性发作。

【方解】 方中土茯苓除湿通络,善治湿热诸症,为君药。槐花清热凉血,兼可治上焦风热,为臣药。白茅根清热生津,凉血止血,善治肺胃之热,可导热下行,辅佐君臣清热利水,凉血止血;益母草性味辛凉,活血祛瘀,利水消肿,善治水瘀互结病症;藿香化湿解表,和中醒脾,共为佐药。全方共奏清利湿热、凉血止血之功。

【临床应用】

1. 水肿 因湿热蕴结,瘀血阻滞所致。症见水肿,尿少,口干,大便干结,腰痛,舌有瘀点或瘀斑,苔黄,脉涩;急性肾炎水肿[1],慢性肾炎急性发作见上述证候者[2]。

2. 热淋 因湿热下注,瘀血阻滞所致。症见尿频、尿急、尿痛,口干口苦,大便干结,腰痛,舌有瘀点或瘀斑,苔黄,脉涩;尿路感染见上述证候者。

此外,尚有用于糖尿病肾病、IgA 肾病治疗的报道[3-5]。

【不良反应】 目前尚未检索到不良反应报道。

【禁忌】 尚不明确。

【注意事项】

1. 孕妇慎用。

2. 过敏体质者慎用。

3. 儿童、年老体弱者应在医生指导下服用。

4. 服药期间饮食宜用清淡、易消化、低盐、低脂之品。

5. 戒烟、酒。

【用法与用量】 片剂:口服。一次 4～6 片,一日 3 次。胶囊剂:口服。一次 4～6 粒,一日 3 次。

【规格】 片剂:每片重 0.32g

胶囊剂:每粒装 0.3g

【参考文献】 [1]李海云.肾复康胶囊治疗急性肾炎临床观察.临床医药实践杂志,2003,12(1):46-47.

[2]王时敏.肾复康治疗慢性肾小球肾炎 60 例的疗效评价.中国药业,2013,22(10):41-42.

[3]张士军.肾复康与保圣康治疗糖尿病肾病的临床疗效观察.中国实用医药,2009,4(35):109-111.

[4]袁洪亮,祝石.肾复康胶囊治疗糖尿病肾病 66 例临床观察.临床军医杂志,2003,31(1):102-103.

[5]刘朝阳.肾复康胶囊治疗 IgA 肾病血尿的临床疗效观察.中国地方病防治杂志,2003,18(6):376.

丹益片

Danyi Pian

【药物组成】 丹参、益母草、马鞭草、牛膝、黄柏、白头翁、王不留行。

【功能与主治】 活血化瘀,清热利湿。用于慢性非细菌性前列腺炎属瘀血阻滞、湿热下注证,症见尿痛、尿频、尿急,尿道灼热,尿后滴沥,舌红苔黄或黄腻或舌质黯或有瘀点瘀斑,脉弦或涩或滑。

【方解】 方中丹参活血化瘀止痛,为君药。益母草活血利尿;黄柏清热燥湿,尤擅清下焦湿热,二药共为臣药。马鞭草、牛膝活血利水;王不留行活血通经;白头翁清热解毒,俱为佐药。本方所用,俱为活血利湿清热之品,功专祛邪。

【临床应用】 热淋 由瘀血阻滞,湿热下注所致。症见尿痛、尿频、尿急,尿道灼热,尿后滴沥,舌红苔黄或黄腻或舌质黯或有瘀点瘀斑,脉弦或涩或滑;慢性非细菌性前列腺炎见上述症状者。

【不良反应】

1. 个别患者出现轻度肝功能异常。

2. 少数患者出现轻度胃痛、腹泻等消化道不适症状。

【禁忌】 尚不明确。

【注意事项】

1. 现有数据仅支持用药 4 周的安全性。

2. 用药期间请注意对肝功能的监测。

【用法与用量】 口服。一次 4 片,一日 3 次。4 周为一个疗程。

【规格】 每片重 0.47g

灵泽片

Lingze Pian

【药物组成】 乌灵菌粉、莪术、浙贝母、泽泻。

【功能与主治】 益肾活血,散结利水。用于轻中度良性前列腺增生症肾虚血瘀湿阻证出现的尿频,排尿困难,尿线变细,淋漓不尽,腰膝酸软。

【方解】 方中乌灵菌粉补肾,莪术辛散温通,破血逐瘀,共为君药。浙贝母开郁散结,泽泻渗利湿浊,共为臣佐药。诸药相合,共奏益肾活血,散结利水之功。

【临床应用】 癃闭 由肾虚血瘀湿阻所致。症见小便滴沥不畅,或尿细如线,甚或阻塞不通,小腹胀满疼痛,腰膝酸软,舌质紫暗或有瘀斑,脉涩;轻中度良性前列腺增生症见上述证候者。

【不良反应】 部分患者用药后出现口干、呃逆、恶心、胃胀、胃酸、胃痛、腹泻等。少数患者用药后出现 ALT、AST 升高。

【禁忌】 尚不明确。

【注意事项】 有胃十二指肠溃疡以及各种急慢性胃炎、肠炎者慎用。

【用法与用量】 口服。一次 4 片,一日 3 次。

【规格】 每片重 0.58g

荡石片（胶囊）

Dangshi Pian(Jiaonang)

【药物组成】　苘麻子、石韦、海浮石、蛤壳、茯苓、小蓟、玄明粉、牛膝、甘草。

【功能与主治】　清热利尿，通淋排石。用于肾结石，输尿管、膀胱等泌尿系结石。

【方解】　方中以苘麻子清热利湿解毒，石韦利尿通淋止血为君。海浮石与蛤壳同有软坚散结、利水消肿之功为臣。茯苓健脾利水，小蓟凉血止血，玄明粉润燥软坚为佐药。牛膝引药下行，甘草调和诸药为使。诸药合用，共奏清热利水，通淋化石之效。

【临床应用】　石淋　因湿热下注，煎熬尿液而为砂石所致。症见小便黄赤，小便艰涩，尿时疼痛，尿时中断或尿中有时挟有砂石，甚或尿中带血，腰腹疼痛；肾结石，输尿管、膀胱结石见上述证候者。

【不良反应】　目前尚未检索到不良反应报道。

【禁忌】　孕妇禁用。

【注意事项】　尚不明确。

【用法与用量】　片剂：口服。一次 6 片，一日 3 次。胶囊剂：口服。一次 6 粒，一日 3 次。

【规格】　胶囊剂：每粒装 0.3g

宁泌泰胶囊

Ningmitai Jiaonang

【药物组成】　四季红、白茅根、大风藤、三颗针、仙鹤草、芙蓉叶、连翘。

【功能与主治】　苗医：旭嘎帜沓痂，洼内通诘；休洼凯纳，狭失迪，久溜阿洼，低抡。

中医：清热解毒，利湿通淋。用于湿热蕴结所致淋证，症见小便不利，淋漓涩痛，尿血，以及下尿路感染、慢性前列腺炎见上述证候者。

【方解】　方中以四季红为君，清热利湿、利尿通淋、解毒散瘀。白茅根、大风藤、连翘清热凉血、活血解毒，共为臣药；君臣携手共除尿频、尿急、尿滴沥涩痛等湿热症状。三颗针、仙鹤草为佐，具有清热利湿、收敛止血之功效，以辅助君臣之药效。以芙蓉叶为使药，增强清热、解毒、消肿功能以助诸药。诸药合用，共奏清热解毒，利湿通淋之功。

【临床应用】

1. 热淋　因湿热蕴结所致。症见尿频、尿急、尿痛、尿色黄赤、腰痛、少腹疼痛、发热等，以及泌尿生殖系统感染，包括急性尿路感染，慢性尿路感染急性发作，慢性前列腺炎，慢性前列腺炎急性发作见上述证候者[1,2]。

2. 血淋　因湿热蕴结下焦，灼伤脉络所致。症见小便不利，淋漓涩痛，尿血。

此外，还有用于前列腺增生症所致的排尿障碍[3]，肾性血尿[4]，前列腺性血尿[5]，精液不液化症[6,7]，精囊炎所致血精症[8]的报道。

【药理毒理】　本品有利尿、镇痛、抑菌等作用。

1. 利尿　本品对水负荷大鼠有增加尿量作用[9]。

2. 镇痛　本品能减少醋酸致小鼠扭体反应次数，能提高小鼠热刺激痛阈[9]。

3. 抑菌　本品体外对金黄色葡萄球菌、粪链球菌、大肠埃希菌、普通变形杆菌、淋球菌有抑菌作用[9]。

4. 抗前列腺炎　本品能消除前列腺注射金黄色葡萄球菌、大肠埃希菌液致细菌性前列腺炎大鼠的局部炎症反应，抑制腺体纤维组织增生，改善病理性血管扩张状态，促进腺体分泌功能[10]。

5. 其他　本品体外对肠及膀胱平滑肌痉挛有解痉作用[9]。

【不良反应】　文献报道，本品可致恶心、腹痛、冒虚汗、面色苍白[11]。

【禁忌】　尚不明确。

【注意事项】　孕妇慎服。

【用法与用量】　口服。一次 3～4 粒，一日 3 次；7 天为一个疗程，或遵医嘱。

【规格】　每粒装 0.38g

【参考文献】　[1]范萍,邓顺有,何洁莹,等.宁泌泰胶囊治疗下焦湿热型泌尿生殖系统感染 316 例.上海中医药杂志,2015,49(3):57-58.

[2]范祎,周光军,於裕福.宁泌泰胶囊治疗慢性前列腺炎 500 例临床观察.浙江中医杂志,2008,43(12):736.

[3]韩伟,张喜庄,杨永军,等.单用宁泌泰胶囊治疗 BPH 疗效观察.临床泌尿外科杂志,2012,27(11):853-854.

[4]舒则荣,武良,关喜彬,等.宁泌泰胶囊治疗单纯性肾小球性血尿 60 例.上海中医药杂志,2013,47(6):44-45.

[5]车福骊,赵树学.宁泌泰胶囊治疗前列腺性血尿 430 例临床研究.上海中医药杂志,2006,40(6):55.

[6]王向东,刘胜,孙鹏宇,等.宁泌泰胶囊治疗 156 例精液不液化症疗效观察.现代医院,2014,14(3):35-36.

[7]郑德全,郑毅春.宁泌泰胶囊治疗精液不液化症 120 例报告.临床泌尿外科杂志,2006,21(9):714-715.

[8]蔡健,陈熙猛,汪广兵.宁泌泰胶囊治疗精囊炎所致血精症的疗效观察.中草药,2014,45(23):3440-3442.

[9]刘青,李淑芳,鲍淑娟,等.宁泌泰胶囊治疗泌尿系感染的药理实验及临床观察.贵州医药,1998,21(1):20.

[10]殷崎.宁泌泰胶囊对大鼠实验性前列腺炎的药效学研究.贵州医药,2000,24(1):43.

[11]金福花,吕宏宇.宁泌泰胶囊不良反应1例.药物流行病学杂志,2011,20(6):294.

肾安胶囊

Shen'an Jiaonang

【药物组成】 石椒草、肾茶、黄柏、白茅根、茯苓、白术、金银花、黄芪、泽泻、淡竹叶、灯心草、甘草。

【功能与主治】 彝医:西弗色哩哩诺奴诺,夫撒凯奴,吐土习。

中医:清热解毒,利尿通淋。用于湿热蕴结所致淋证,症见小便不利,淋漓涩痛,下尿路感染见上述证候者。

【方解】 方中石椒草清热解毒;肾茶清热祛湿利尿,二药共为君药。金银花、黄柏清热解毒泻火;淡竹叶、白茅根、灯心草利尿通淋,共为臣药。黄芪、茯苓、白术、泽泻补气健脾利水,合用利水而不伤正。甘草调和诸药。全方共奏清热解毒,利尿通淋之功。

【临床应用】 热淋 因湿热蕴结所致。症见尿频、尿急、小便滴沥涩痛,尿黄浑浊,或见血尿。小腹拘急、腰部酸痛,伴恶寒发热,心烦口苦,恶心呕吐等症,舌质红,苔黄腻,脉滑数;下尿路感染见上述证候者[1]。

【不良反应】 目前尚未检索到不良反应报道。

【禁忌】 尚不明确。

【注意事项】 孕妇慎用。

【用法与用量】 口服。一次1～2粒,一日3次;饭前服。

【规格】 每粒装0.4g

【参考文献】 [1]陈飞,赵石,沈颖.肾安胶囊治疗尿路感染176例疗效观察.中国中西医结合肾病杂志,2006,10(7):5731.

银花泌炎灵片

Yinhua Miyanling Pian

【药物组成】 金银花、半枝莲、萹蓄、瞿麦、石韦、川木通、车前子、淡竹叶、桑寄生、灯心草。

【功能与主治】 清热解毒,利湿通淋。用于急性肾盂肾炎、急性膀胱炎、下焦湿热证,症见发热恶寒,尿频急,尿道刺痛或尿血,腰痛等。

【方解】 方中金银花清热解毒;半枝莲清热利湿,解毒散结,并有化瘀止痛之效,二者共为君药。用瞿麦、萹蓄配合以增强清热利湿通淋作用;石韦、川木通、车前子以加强利水通淋、清热利湿作用,并有凉血止血作用,共为臣药。佐用淡竹叶、灯心草加强清热泄火,导泄湿热下行之路,使浊淋之毒由尿排出。使用桑寄生为补而兼通食物,可使湿邪毒去而正气留守无伤。诸药合用,共奏清热解毒,利湿通淋,凉血止血,消肿止痛之功。

【临床应用】 热淋 因湿热内蕴,下注膀胱所致。症见发热恶寒,尿频急,尿道刺痛或尿血,腰痛等;急性膀胱炎、急性肾盂肾炎见上述证候者[1,2]。

此外,用于治疗感染性死弱精子症[3],预防经膀胱镜双J管拔除术后尿路感染[4],对慢性前列腺炎也有一定的治疗作用[5,6]。

【药理毒理】 本品有抑菌、抗内毒素等作用。

1. 抑菌 本品体外对大肠埃希菌标准菌株和18株超广谱β-内酰胺酶大肠埃希菌临床分离株有抑菌作用[7,8]。

2. 抗内毒素 本品可抑制小鼠腹腔注射LPS引起的白细胞、红细胞、血红蛋白和血小板数量的减少,减轻肝脏、肺脏和脾脏损伤;体外鲎实验法亦表明本品抗LPS的活性[9]。

【不良反应】 目前尚未检索到不良反应报道。

【禁忌】 孕妇禁用。

【注意事项】 哺乳期妇女慎用。

【用法与用量】 口服。一次8片,一日4次。2周为一个疗程。可连服3个疗程,或遵医嘱。

【规格】 (1)糖衣片(片芯重0.25g) (2)薄膜衣片每片重0.5g

【参考文献】 [1]黄燕,崔俊,陆建勋,等.银花泌炎灵治疗急性膀胱炎60例临床分析.中国医药科学,2013,3(4):85.

[2]王晓婷,许晶,王冬梅.银花泌炎灵片治疗急性肾盂肾炎45例临床观察.中医药信息,2006,23(2):39.

[3]闫向前.银花泌炎灵片对感染性死弱精子症的疗效探讨.中国医药导刊,2014,16(9):1232-1235.

[4]苏贻洲,刘成,黄永斌.银花泌炎灵片预防膀胱镜下双J管拔除术后尿路感染的疗效观察.中国现代医学杂志,2015,21(13):108-110.

[5]蔡震宇,杨晨迪.银花泌炎灵治疗慢性前列腺炎(Ⅲa型)的临床观察.临床医药实践,2009,18(11):2211-2212.

[6]胡恩宜.银花泌炎灵片治疗慢性前列腺炎的临床观察.中国性科学,2013,22(3):61-63.

[7]赛景影,胡亚,张超,等.银花泌炎灵片乙醇提取物对大肠埃希菌超微结构的影响及其抑菌作用机制.吉林大学学报(医学版),2014,40(1):117.

[8]王槐栋,胡亚,张晓天,等.银花泌炎灵片对产ESBLs大肠埃希菌体外抑菌活性研究.湖南中医药大学学报,2012,32(10):3.

[9]王鑫磊,呼洁,张晓天,等.抑菌中药银花泌炎灵片的体外

和体内抗细菌内毒素作用.吉林大学学报（医学版）,2014,40
(2):276.

结石康胶囊
Jieshikang Jiaonang

【药物组成】　三叶青、广金钱草、海金沙、琥珀、预
知子、黄芪、毛柱铁线莲、延胡索、乌药、三棱、鸡内金、威
灵仙。

【功能与主治】　清热利湿,益气活血,利尿排石。
用于肾输尿管或膀胱的小结石,或是肾输尿管结石经
过体外碎石后,粉碎之结石在肾、输尿管内凝结成团块
状或条索状不能自排,中医辨证属于湿热蕴结兼气滞
血瘀证者,症见腰腹疼痛,排尿困难,小便淋漓不尽、
尿血。

【方解】　方中金钱草利尿通淋善消结石;鸡内金化
坚消石;海金沙善清小肠、膀胱湿热;琥珀利尿通淋;兼
可散瘀止血;四药清利湿热,消石通淋共为君药。威灵
仙性猛善走,通络止痛;预知子理气活血止痛;毛柱铁线
莲、三棱破血通经,活络止痛;延胡索为"血中气药",伍
乌药活血行气止痛;三叶青清热解毒,活血止痛,以上诸
药助君药理气止痛,共为臣药。佐以生黄芪以益气化之
源,有利于结石排出。诸药合用,共奏清热利湿,利尿通
淋,化石止痛之效。

【临床应用】　石淋　因湿热蕴结兼气滞血瘀所致。
症见腰腹疼痛,排尿困难,小便淋漓不尽、尿血。用于肾
输尿管或膀胱的小结石,或是肾输尿管结石经过体外碎
石后,粉碎之结石在肾、输尿管内凝结成团块状或条索
状不能自排见上述证候者。

【不良反应】　本品可致恶心、呕吐、头晕;个别患者
尿常规检测见少许白细胞、红细胞。

【禁忌】　结石部位远端出现输尿管畸形、狭窄、梗
死及手术瘢痕粘连者,合并严重前列腺增生影响排尿或
尿道狭窄者,发生结石嵌顿者禁用。

【注意事项】
1. 病情重者慎用。
2. 本品适用于肾功能良好、无中度以上肾积水
患者。
3. 结石在某一部位滞留时间超过1年者,建议采用
其他方法治疗。

【用法与用量】　口服。一次4粒,一日3次。2个
月为一个疗程。

【规格】　每粒装0.38g

(四) 祛湿止泻

肠 康 片
Changkang Pian

【药物组成】　木香、吴茱萸(制)、盐酸小檗碱。

【功能与主治】　清热燥湿,理气止痛。用于大肠湿
热所致的泄泻、痢疾,症见腹痛泄泻,或里急后重、大便
脓血。

【方解】　本方为中西合方制剂。方中木香行气止
痛,吴茱萸温中燥湿,止痛止泻。方中盐酸小檗碱有较
强的抑菌作用,用于多种肠道细菌感染。全方中西药合
用,共达清热燥湿,理气止痛的作用。

【临床应用】
1. 痢疾　由饮食不洁,湿热邪毒壅滞大肠所致。症
见腹泻腹痛,里急后重,大便脓血;细菌性痢疾见上述证
候者。
2. 泄泻　由大肠湿热所致。症见大便稀软,甚则如
稀水样,次数明显增加,气味酸腐臭,或完谷不化,伴腹
痛,恶心呕吐,不思饮食,口干渴;急慢性肠炎、肠易激综
合征、溃疡性结肠炎见上述证候者。

【药理毒理】　本品有止泻、抗病原微生物等作用。
1. 止泻　本品能减少大黄致泻小鼠的腹泻率和稀
粪点数[1],减少大黄致泻大鼠排稀便的动物数及湿粪
点数[2];可抑制新斯的明引起的小鼠肠推进运动
亢进[1]。
2. 抗菌、抗病毒　本品体外对大肠埃希菌、福氏杆
菌、志贺菌、伤寒沙门菌、奇异变形杆菌有不同程度的抑
制作用[2];对腹腔注射大肠埃希菌、痢疾杆菌小鼠有降
低血白细胞计数、增加淋巴细胞计数作用[3]。本品可促
进轮状病毒感染乳鼠病毒抗原转阴,促进小肠黏膜分泌
IgA,增强小肠黏膜免疫调节作用[4]。
3. 镇痛　本品能减少醋酸致小鼠扭体反应次数[1]。
4. 抗炎　本品能减轻蛋清致大鼠足肿胀[5]。

【不良反应】　本品可引起恶心、呕吐、皮疹和药热。

【禁忌】
1. 孕妇、哺乳期妇女禁用。
2. 溶血性贫血患者及葡萄糖-6-磷酸脱氢酶缺乏患
者禁用。
3. 对盐酸小檗碱过敏者禁服。

【注意事项】
1. 虚寒泻痢者慎用。
2. 本品易伤胃气,不可过服、久服。

3. 严重脱水者,则应采取相应的治疗措施。

4. 服药期间宜选清淡饮食,忌食辛辣、油腻食物。

【用法与用量】 口服。一次 2～4 片,一日 2 次。

【规格】 每片含盐酸小檗碱 0.05g

【参考文献】 [1]邱赛红,黄雪梅,吴红绢,等.香连丸与肠康片止泻、抑菌作用的比较研究.中成药,2002,24(12):982.

[2]首弟武,孙兆泉,刘礼意,等.肠康胶囊有关药理作用的实验研究.湖南中医药导报,1999,5(9):34.

[3]彭芝配,张金慧,李为,等.九香止泻片对腹腔注射细菌致死量小鼠白细胞、淋巴细胞计数的影响.湖南中医药大学学报,2010,30(5):16.

[4]彭芝配,王丽,章琼,等.秦苿香颗粒对轮状病毒感染乳鼠粪便病毒抗原及小肠黏膜 IgA 的影响.湖南中医药大学学报,2010,30(3):17.

[5]唐帆.腹泻康片抗炎镇痛作用研究.陕西中医,2013,34(10):1433.

加味香连丸
Jiawei Xianglian Wan

【药物组成】 黄连(姜炙)、黄芩、黄柏(酒炙)、白芍、当归、延胡索(醋炙)、厚朴(姜炙)、枳壳(去瓤麸炒)、槟榔、木香、吴茱萸(甘草炙)、炙甘草。

【功能与主治】 清热祛湿,化滞止痛。用于大肠湿热所致的痢疾,症见大便脓血,腹痛下坠,里急后重。

【方解】 方中黄连苦寒,清热燥湿,止泄痢,为君药。黄芩、黄柏加强黄连清热燥湿之功,共为臣药。白芍、当归和血止痛;延胡索理气止痛;厚朴、枳壳、槟榔、木香行气和中,行滞止痛;吴茱萸温中燥湿止泻,也制苦寒食物,为佐药。甘草健脾和中,调和药性,为使药。诸药合用,共奏清热祛湿,化滞止痛之功。

【临床应用】 **痢疾** 饮食不洁,湿热邪毒壅滞大肠所致。症见腹泻脓血样大便,里急后重,腹痛,恶心,呕吐,发热;细菌性痢疾见上述证候者。

文献报道,本品用于抗生素相关腹泻、溃疡性结肠炎[1,2]。

【不良反应】 目前尚未检索到不良反应报道。

【禁忌】 尚不明确。

【注意事项】

1. 慢性虚寒性泻痢者慎用。

2. 本品苦寒,易伤胃气,中病即止,不可过服、久服。

3. 严重脱水者,则应采取相应的治疗措施。

4. 服药期间饮食宜清淡,忌食辛辣、油腻食物。

【用法与用量】 口服。一次 6g,一日 3 次。

【规格】 每 100 粒重 6g

【参考文献】 [1]承小敏.加味香连丸方治疗抗生素相关性腹泻 32 例.中医药导报,2010,9(16):41-42.

[2]王玉珏.加味香连丸治疗溃疡性结肠炎 63 例.云南中医中药杂志,2010,4(31):86.

痢必灵片
Libiling Pian

【药物组成】 苦参、白芍、木香。

【功能与主治】 清热,祛湿,止痢。用于大肠湿热所致的痢疾、泄泻,症见发热腹痛,大便脓血,里急后重。

【方解】 方中苦参清热燥湿,清利湿热而止泻止痢,为君药。白芍养血柔痉,缓急止痛;木香行气止痛,善行大肠气滞,故可缓解泻痢之里急后重,共为臣药。全方配伍,共收清热、祛湿、止痢之效。

【临床应用】

1. 痢疾 饮食不洁,大肠湿热所致。症见脓血样大便,里急后重,发热腹痛;细菌性痢疾见上述证候者。

2. 泄泻 大肠湿热所致。症见大便溏软,甚则如稀水样,次数明显增加,气味酸腐臭,伴腹痛,恶心呕吐,不思饮食,口干渴;急性肠炎见上述证候者。

【不良反应】 目前尚未检索到不良反应报道。

【禁忌】 尚不明确。

【注意事项】

1. 严重脱水者,则应采取相应的治疗措施。

2. 服药期间宜选清淡饮食,忌食辛辣、油腻食物。

【用法与用量】 口服。糖衣片:一次 8 片,一日 3 次;薄膜衣片:小片一次 4 片或大片一次 3 片,一日 3 次;小儿酌减。

【规格】 薄膜衣片 (1)每片重 0.44g(小片) (2)每片重 0.7g(大片)

痢特敏片
Litemin Pian

【药物组成】 仙鹤草浸膏粉、翻白草浸膏粉、甲氧苄氨嘧啶。

【功能与主治】 清热解毒,凉血止痢。用于大肠湿热所致的泄泻、痢疾,症见发热腹痛、大便泄泻,或大便脓血、里急后重;肠炎、急性痢疾见上述证候者。

【方解】 本方为中西药合方制剂。方中仙鹤草苦涩,涩肠、止泻、止痢、止血;翻白草清热解毒,凉血止痢。方中甲氧苄氨嘧啶为抗菌增效剂,对多种细菌有抑制作用。方中中西药合用,共达清热解毒,凉血止痢之功。

【临床应用】

1. 痢疾　饮食不洁,湿热邪毒壅滞大肠所致。症见腹泻脓血样大便,里急后重,腹痛,恶心,呕吐,发热;痢疾见上述证候者。

2. 泄泻　胃肠湿热所致。症见大便稀软,甚则如水样,次数增加,气味酸腐臭,伴腹痛,恶心呕吐,不思饮食,口干渴;肠炎见上述证候者。

【不良反应】　文献报道,服本品致视力下降[1];甲氧苄氨嘧啶可引起白细胞及血小板减少、皮肤过敏反应、胃肠道反应。

【禁忌】　孕妇禁用。

【注意事项】

1. 肝、肾功能不全者慎用。

2. 本品苦寒,易伤胃气,不可过服、久服。

3. 严重脱水者,则应采取相应的治疗措施。

4. 服药期间宜选清淡饮食,忌食辛辣、油腻食物。

【用法与用量】　口服。一次 4 片,一日 3 次。

【规格】　每片重 0.2g

【参考文献】　[1]张文秀.痢特敏片致视力突然下降一例.眼外伤职业眼病杂志,1987,9(4):211.

连蒲双清片

Lianpu Shuangqing Pian

【药物组成】　蒲公英浸膏、盐酸小檗碱。

【功能与主治】　清热解毒,燥湿止痢。用于湿热蕴结所致的肠炎、痢疾;亦用于乳腺炎、疖肿、外伤发炎、胆囊炎。

【方解】　本方为中西药合方制剂。方中中药部分蒲公英清热解毒利湿,消痈散结;方中西药部分盐酸小檗碱可抑菌消炎止痢。中西药合用,共奏清热解毒、燥湿止痢之功。

【临床应用】

1. 泄泻　湿热下注所致。症见腹痛,泻下急迫,或泻而不爽,粪色黄褐而臭,肛门灼热,烦热口渴,小便短黄,舌苔黄腻,脉濡数;急性肠炎见上述证候者。

2. 痢疾　湿热下注所致。症见腹痛,大便脓血,里急后重,舌苔黄腻,脉象弦滑;细菌性痢疾见上述证候者。

3. 胁痛　湿热蕴结所致。症见胁痛,口苦,胸闷,纳呆,恶心呕吐,目赤,舌苔黄腻,脉弦滑数;急性胆囊炎见上述证候者。

4. 乳痈　内脏蕴热所致。症见乳房胀硬,继而灼热红肿疼痛,伴烦躁,厌食,舌红苔黄,脉数;急性乳腺炎见

上述证候者。

5. 疖　热毒蕴结所致。症见皮肤生疖,好发于项后、背部、臀部等处,或在一定部位,几个到数十个,反复发作,缠绵经年不愈,初起肿突,而无根脚,有轻度疼痛,数日后见软,脓成起皮,破后脓出而愈,伴便干溲赤,舌红苔黄,脉滑数;皮肤化脓性感染见上述证候者。

有报道,本品可用于青少年痤疮、再生障碍性贫血、十二指肠溃疡的治疗[1-3]。

【不良反应】　本品可致药疹[4]。

【禁忌】　尚不明确。

【注意事项】

1. 虚寒型泄泻及阴疽漫肿者慎用。

2. 忌食辛辣、油腻食物。

【用法与用量】　口服。一次 2 片,一日 3 次;儿童酌减。

【规格】　每片重 0.25g(含盐酸小檗碱 10mg)

【参考文献】　[1]李放娟,房思宁,杜晓红,等.连蒲双清片治疗青少年痤疮疗效观察.现代中西医结合杂志,2004;13(13):1721-1722.

[2]舒银兰,吴连胜.连蒲双清片治疗慢性再生障碍性贫血成功 1 例报告.北方药学,2012,8(9):25.

[3]欧健.中药连蒲双清片联用西药治疗十二指肠溃疡 47 例.光明中医,2010,8(25):1422.

[4]郭美华,马妍妍,史文秀.连蒲双清片致固定型药疹 1 例.医药导报,2006;25(12):1333.

香连化滞丸

Xianglian Huazhi Wan

【药物组成】　黄连、黄芩、木香、枳实(麸炒)、陈皮、青皮(醋炙)、厚朴(姜炙)、槟榔(炒)、滑石、当归、白芍(炒)、甘草。

【功能与主治】　清热利湿,行血化滞。用于大肠湿热所致的痢疾,症见大便脓血,里急后重,发热腹痛。

【方解】　方中以苦寒之黄连、黄芩清热燥湿,泻火解毒,共为君药。木香、枳实、陈皮、青皮、厚朴、槟榔理气燥湿,调中止痛,共为臣药。滑石清利湿热,当归、白芍养血和血,缓急止痛,共为佐药。甘草调和诸药,为使药。诸药相合,共奏清热利湿、行血化滞之功。

【临床应用】　痢疾　湿热下注所致下痢赤白,腹痛,里急后重,肛门灼热,舌红苔黄腻,脉滑数;细菌性痢疾见上述证候者。

【不良反应】　目前尚未检索到不良反应报道。

【禁忌】　孕妇禁用。

【注意事项】

1. 寒湿及虚寒下痢者慎用。

2. 忌食生冷油腻、辛辣刺激性食物。

【用法与用量】 口服。水丸一次 15g,水蜜丸一次 8g,大蜜丸一次 2 丸,一日 2 次;或遵医嘱。

【规格】 (1)水丸 每 10 丸重 0.3g (2)水蜜丸 每 100 粒重 10g (3)大蜜丸 每丸重 6g

香连片(丸)
Xianglian Pian(Wan)

【药物组成】 黄连(吴茱萸制)、木香。

【功能与主治】 清热化湿,行气止痛。用于大肠湿热所致的痢疾,症见大便脓血、里急后重、发热腹痛;肠炎、细菌性痢疾见上述证候者。

【方解】 方中以大量黄连清热燥湿,解毒止痢,为君药。以少量木香行气止痛而除腹痛、里急后重,为臣药。再取吴茱萸制黄连,既制黄连之苦寒,又能调和肝胃,是为佐药。诸药相合,共奏清热化湿,行气止痛之功。

【临床应用】

1. **痢疾** 湿热下注所致。症见赤白下痢,腹痛,里急后重,舌红苔黄腻,脉滑数;细菌性痢疾见上述证候者。

2. **泄泻** 湿热下注所致。症见腹痛,泄泻,泻下急迫或不爽,小便短赤,舌红苔黄腻,脉滑数;急性肠炎见上述证候者。

【药理毒理】 本品有抗菌、止泻、抗炎、镇痛等作用。

1. **抗菌** 体外抑菌试验,本品对金黄色葡萄球菌、乙型溶血性链球菌、丙型链球菌、伤寒杆菌、肠炎杆菌、福氏痢疾杆菌、大肠埃希菌、铜绿假单胞菌、白色念珠菌等均有不同程度的抑菌作用,MIC 在 6.25～50.00mg/ml 范围[1]。香连丸对志贺菌属、沙门菌属、大肠埃希菌、普通变形杆菌、金黄色葡萄球菌、蜡样芽孢杆菌、铜绿假单胞菌均有不同程度的抑菌作用[2,3];香连丸可降低痢疾杆菌感染模型小鼠的死亡率[4]。

2. **止泻** 本品能减少番泻叶致泻小鼠模型腹泻次数[5]。香连丸能减少大黄致泻小鼠模型腹泻次数,能抑制新斯的明引起的小鼠小肠运动亢进[4]。

3. **抗炎** 本品能抑制醋酸致小鼠腹腔毛细血管通透性增高;能减轻大鼠蛋清性足肿胀,抑制白细胞游走[1]。

4. **镇痛** 香连丸能减少醋酸致小鼠扭体反应次数,

提高热板法小鼠痛阈值[6]。

5. **其他** 本品可以通过减轻 DMH/DSS 复合法诱导的溃疡性结肠炎癌变小鼠肠黏膜细胞的不典型增生[7]。

【不良反应】 本品可致恶心、胃部嘈杂,或上腹部不适。

【禁忌】 尚不明确。

【注意事项】

1. 寒湿及虚寒下痢者慎用。

2. 忌食生冷油腻、辛辣刺激性食物。

【用法与用量】 片剂:口服。一次 5 片(大片),一日 3 次;小儿一次 2～3 片(小片),一日 3 次。浓缩丸:一次 6～12 丸,一日 2～3 次;小儿酌减。水丸:一次 3～6g,一日 2～3 次;小儿酌减。

【规格】 浓缩丸:每 6 丸相当于原生药 3g

片剂:(1)薄膜衣小片 每片重 0.1g(相当于饮片 0.35g)

(2)薄膜衣大片 每片重 0.3g(相当于饮片 1g)

(3)糖衣小片(片芯重 0.1g,相当于饮片 0.35g)

(4)糖衣大片(片芯重 0.3g,相当于饮片 1g)

【参考文献】 [1]林蕊,吴清和,梁若,等.香连软胶囊抗感染作用的研究.中药药理与临床,2001,17(3):3.

[2]张友菊,熊素华,周邦靖.香连丸等四种方剂及其组成药物抑菌作用的实验研究.四川中医,1999,17(9):9.

[3]常明向,严劲松,刘小平,等.香连丸组方抗菌作用研究.时珍国医国药,1999,10(1):7.

[4]邱赛红,黄雪梅,吴红绢,等.香连丸与肠康片止泻、抑菌作用的比较研究.中成药,2002,24(12):12.

[5]曹毓,张磊,彭龙玲,等.精制香连胶囊抗实验性腹泻研究.时珍国医国药,2001,11(13):200.

[6]李心.香连颗粒的临床药理研究.首都医药,1997,5(7):31.

[7]李素云,宋花玲,吴琳群,等.香连片对小鼠溃疡性结肠炎癌变过程中 WIF-1 和 SFRP-1mRNA 表达的影响.上海中医药杂志,2014,2(42):76.

泻痢消胶囊
Xielixiao Jiaonang

【药物组成】 黄连(酒炙)、白芍(酒炙)、苍术(炒)、茯苓、泽泻、厚朴(姜炙)、木香、槟榔、陈皮、枳壳(炒)、吴茱萸(盐炙)、甘草。

【功能与主治】 清热燥湿,行气止痛。用于大肠湿热所致的腹痛泄泻,大便不爽,下痢脓血,肛门灼热,里急后重,心烦口渴,小便黄赤,舌质红,苔薄黄或黄腻,脉濡数;急性肠炎、结肠炎、痢疾见上述证候者。

【方解】　方中黄连苦寒燥湿以解肠中热毒，为君药。白芍调和营血，缓急止痛；苍术芳香化浊，燥湿健脾，共为臣药。茯苓、泽泻淡渗利湿；厚朴燥湿消积；木香、槟榔、陈皮、枳壳行气导滞，少佐吴茱萸之辛热以制黄连之寒，以上八味皆为佐药。甘草缓急止痛，调和诸药，为使药。诸药相合，共奏清热燥湿、行气止痛之功。

【临床应用】

1. 泄泻　湿热下注所致。症见腹痛，泄泻，泻下急迫，泻而不爽，肛门灼热，小便短赤，舌红苔薄黄或黄腻，脉濡数；急性肠炎见上述证候者。

2. 痢疾　湿热下注所致。症见便下脓血，腹中绞痛，肛门灼热，里急后重，心烦，口渴，小便短赤，舌红苔薄黄或黄腻，脉濡数；细菌性痢疾见上述证候者。

【不良反应】　目前尚未检索到不良反应报道。

【禁忌】　孕妇禁用。

【注意事项】

1. 寒湿及虚寒下痢、泄泻者慎用。

2. 忌食生冷、油腻、辛辣刺激性食物。

【用法与用量】　口服。一次 3 粒，一日 3 次。

【规格】　每粒装 0.35g（每 1g 相当于原药材 9.57g）

白蒲黄片
Baipuhuang Pian

【药物组成】　白头翁、蒲公英、黄芩、黄柏。

【功能与主治】　清热燥湿，解毒凉血。用于大肠湿热、热毒壅盛所致的痢疾、泄泻，症见里急后重，便下脓血；肠炎、痢疾见上述证候者。

【方解】　方中白头翁味苦性寒，能入血分，清热解毒，凉血止痢，为君药。蒲公英清热解毒，兼能利湿；黄芩、黄柏泻火解毒，燥湿止痢，均为臣药，加强君药的作用。四药相合，清热燥湿、解毒凉血作用较强。

【临床应用】

1. 痢疾　饮食不洁，湿热邪毒壅滞大肠所致。症见腹泻脓血样大便，里急后重，腹痛，恶心，呕吐，发热；细菌性痢疾见上述证候者。

2. 泄泻　大肠湿热所致。症见腹泻稀水样便，肛门灼热，腹痛，口干渴；急性肠炎见上述证候者。

【不良反应】　目前尚未检索到不良反应报道。

【禁忌】　尚不明确。

【注意事项】

1. 本品苦寒，易伤胃气，不可过服、久服。

2. 严重脱水者，则应采取相应的治疗措施。

3. 服药期间宜选清淡饮食，忌食辛辣、油腻食物。

【用法与用量】　口服。一次 3～6 片，一日 3 次。

【规格】　每片重 0.3g

肠胃适胶囊
Changweishi Jiaonang

【药物组成】　十大功劳、黄连须、凤尾草、两面针、鸡骨香、救必应、葛根、防己。

【功能与主治】　清热解毒，利湿止泻。用于大肠湿热所致的泄泻、痢疾，症见腹痛、腹泻，或里急后重，便下脓血；急性胃肠炎、痢疾见上述证候者。

【方解】　方中十大功劳苦凉，有清热之功，用于湿热痢疾，重用之为君药。黄连须清热燥湿，善除脾胃大肠湿热，为治湿热泻痢要药；凤尾草清热利湿、止泻；两面针清热解毒，三药共用加强清热利湿解毒之功，为臣药。鸡骨香理气止痛；救必应苦寒清热；葛根退热止泻，生津止渴；防己能清湿热，利小便，使湿热从小便而出，共为佐药。全方配伍，共收清热解毒、利湿止泻之功。

【临床应用】

1. 痢疾　饮食不洁，湿热邪毒壅滞大肠所致。症见腹泻脓血样大便，腹痛，里急后重；痢疾见上述证候者。

2. 泄泻　胃肠湿热所致。症见大便稀软，甚则如稀水样，次数明显增加，气味酸腐臭，或完谷不化，伴腹痛，恶心呕吐，不思饮食，口干渴；急性肠炎见上述证候者。

【不良反应】　目前尚未检索到不良反应报道。

【禁忌】　尚不明确。

【注意事项】

1. 本品苦寒，易伤胃气，不可过用、久用。

2. 严重脱水者，则应采取相应的治疗措施。

3. 服药期间饮食宜清淡，忌食辛辣、油腻食物。

【用法与用量】　口服。一次 4～6 粒，一日 4 次。空腹服。

【规格】　每粒装 0.25g

肠炎宁糖浆（片）
Changyanning Tangjiang（Pian）

【药物组成】　黄毛耳草、地锦草、枫树叶、樟树根、香薷。

【功能与主治】　清热利湿，行气。用于大肠湿热所致的泄泻、痢疾，症见大便泄泻，或大便脓血、里急后重、腹痛腹胀；急慢性胃肠炎、腹泻、腹泻性肠易激综合征、细菌性痢疾、小儿消化不良见上述证候者。

【方解】 方中黄毛耳草性平味苦,有清热祛湿止泻之功,为君药。地锦草、枫树叶清热解毒,利湿止泻,可加强君药清热祛湿止泻之功,为臣药。樟树根祛风止痛,香薷祛湿和中,为佐药。全方配伍,共收清热利湿、行气之功。

【临床应用】

1. 痢疾 饮食不洁,湿热阻滞胃肠所致。症见腹泻脓血样大便,里急后重,腹痛,恶心,呕吐,发热;痢疾见上述证候者。

2. 泄泻 湿热阻滞胃肠所致。症见大便稀软,甚则如稀水样,次数明显增加,气味酸腐臭,肛门灼热,或完谷不化,伴腹痛,恶心呕吐,不思饮食,口干渴;急慢性胃肠炎、腹泻型肠易激综合征见上述证候者。

此外,尚有治疗小儿肠系膜淋巴结炎的报道[1]。

【药理毒理】 本品有抗炎、止泻、抑菌等作用。

1. 抗炎 本品能减少醋酸致毛细血管通透性增高,减轻蛋清至大鼠足肿胀[2]。

2. 止泻 本品对蓖麻油引起的小鼠腹泻有抑制作用[2]。可拮抗乙酰胆碱致家兔离体小肠痉挛性收缩[3]。

3. 抑菌 本品体外对痢疾杆菌、大肠埃希菌、铜绿假单胞菌、八叠球菌等有抑制作用[3]。

【不良反应】 目前尚未检索到不良反应报道。

【禁忌】 尚不明确。

【注意事项】

1. 本品苦寒,易伤胃气,不可过服、久服。

2. 严重脱水者,则应采取相应的治疗措施。

3. 服药期间饮食宜清淡,忌食辛辣、油腻食物。

【用法与用量】 糖浆剂:口服。一次 10ml,一日 3～4 次;小儿酌减。片剂:口服。一次 4～6 片,一日 3～4 次;小儿酌减。

【规格】 糖浆剂:每瓶装 (1)10ml (2)20ml

片剂:(1)糖衣片(片芯重 0.28g)

(2)薄膜衣片 每片重 0.42g

(3)薄膜衣片 每片重 0.58g

【参考文献】 [1]胡忠濆,李小新,黄秀玲,等.肠炎宁糖浆治疗肠系膜淋巴结炎的疗效观察.海峡医学,2012,24(5):114-116.

[2]龚琴,陈兰英,罗颖颖,等.肠炎宁糖浆抗炎止泻作用的实验研究.江西中医药,2012,43(4):63.

[3]肠炎宁保护申报资料.

枫蓼肠胃康片

Fengliao Changweikang Pian

【药物组成】 牛耳枫、辣蓼。

【功能与主治】 理气健胃,除湿化滞。用于脾胃不和、气滞湿困所致的泄泻,症见腹胀、腹痛、腹泻;急性胃肠炎见上述证候者。

【方解】 方中牛耳枫苦涩、平,具有燥湿止泻之功,为君药。辣蓼辛平,清热燥湿,健脾理气,为臣药。两药合用,共奏理气健胃、除湿化滞之功。

【临床应用】 泄泻 脾胃不和,气滞湿困所致。症见腹痛,腹泻,大便稀薄,次数明显增加,伴腹痛,恶心呕吐,不思饮食,口干渴,发热头痛,头晕;急性胃肠炎见上述证候者[1]。

【药理毒理】 枫蓼肠胃康胶囊具有抑制小肠运动、止泻等作用。

1. 抑制小肠运动 枫蓼肠胃康胶囊能降低正常小鼠小肠碳末推进率[2]。

2. 止泻 枫蓼肠胃康胶囊能延长蓖麻油导致腹泻小鼠的初次腹泻时间,减少排稀便次数;减少给予蓖麻油后小鼠小肠积液量[2]。

3. 抗炎 本品对蛋清引起大鼠的足肿胀有抑制作用,可降低醋酸引起小鼠腹腔毛细血管通透性增加[3]。

【不良反应】 文献报道,本品可致头晕[4]。

【禁忌】 孕妇禁用。

【注意事项】

1. 脾胃虚寒泄泻者慎用。

2. 服药期间宜选清淡饮食,忌食辛辣、油腻食物。

3. 严重脱水者,则应采取相应的治疗措施。

【用法与用量】 口服。一次 4～6 片,一日 3 次。

【参考文献】 [1]张丽青.枫蓼肠胃康片治疗急性胃肠炎 140 例.中国中医急症,2011,20(9):1492.

[2]卢丽珠,俞进.枫蓼肠胃康胶囊抗腹泻作用的实验研究.中国中医药科技,2014,21(5):499-500.

[3]陈小霞,蔡越冬.枫蓼肠胃康片对急性炎症作用的影响.广东药学,2003,13(2):36.

[4]符健,邝少松,王小蒙,等.枫蓼肠胃康颗粒对非特异性溃疡性结肠炎的作用研究.海南大学学报(自然科学版),2001,19(4):366.

复方黄连素片

Fufang Huangliansu Pian

【药物组成】 木香、吴茱萸、白芍、盐酸小檗碱。

【功能与主治】 清热燥湿,行气止痛,止痢止泻。用于大肠湿热,赤白下痢,里急后重或暴注下泻,肛门灼热;肠炎、痢疾见上述证候者。

【方解】 本方为中西合方制剂。方中中药部分木香行气止痛,吴茱萸温中燥湿止泻,白芍养血和血,缓急止痛。方中西药部分盐酸小檗碱有较强的抑菌作用,用于多种肠道细菌感染。方中中西药合用,共达清热燥湿,行气止痛,止痢止泻之效。

【临床应用】

1. 痢疾　饮食不洁,大肠湿热所致。症见腹泻脓血样大便,里急后重,腹痛,恶心,呕吐,发热;细菌性痢疾见上述证候者。

2. 泄泻　大肠湿热所致。症见大便稀软,甚则如稀水样,次数明显增加,气味酸腐臭,或完谷不化,伴腹痛,恶心呕吐,不思饮食,口干渴;肠炎见上述证候者。

【药理毒理】　本品对注射大肠埃希菌、痢疾杆菌菌液小鼠有保护作用,可降低致死率[1]。

【不良反应】　文献报道,本品可致过敏反应[2]。

【禁忌】　尚不明确。

【注意事项】

1. 虚寒性泻痢者慎用。

2. 服药期间饮食宜清淡,忌食辛辣、油腻食物。

3. 本品苦寒,易伤胃气,不可过服、久服。

4. 严重脱水者,则应采取相应的治疗措施。

【用法与用量】　口服。一次 4 片,一日 3 次。

【规格】　每片含盐酸小檗碱 30mg

【参考文献】　[1]吴丽燕,郭喜红,于鲁海.止痢颗粒抗菌作用及急性毒性实验的研究.中国医院用药评价与分析,2007,7(5):383.

[2]魏国军,马清芝.口服复方黄连素引起过敏反应 1 例.中国临床医生,2000,28(6):4.

复方苦参肠炎康片
Fufang Kushen Changyankang Pian

【药物组成】　苦参、黄连、黄芩、白芍、颠茄流浸膏、车前子、金银花、甘草。

【功能与主治】　清热燥湿止泻。用于湿热泄泻,症见泄泻急迫或泻而不爽,肛门灼热,腹痛,小便短赤;急性肠炎见上述证候者。

【方解】　方中苦参苦寒,清热燥湿止泻,为君药。黄连、黄芩清热燥湿,加强君药之功,为臣药。白芍和血止痛;颠茄流浸膏解痉止痛;车前子清热、渗湿止泻;金银花清热解毒,为佐药。甘草健脾胃,调和药性,为使药。诸药合用,共奏清热燥湿止泻之功。

【临床应用】　泄泻　胃肠湿热所致。症见腹泻急迫或泻而不爽,肛门灼热腹痛,小便短赤,伴腹痛,恶心呕吐,不思饮食,口干渴;急性肠炎见上述证候者。

【药理毒理】　本品有抑菌、抗炎、解热和抑制肠蠕动作用。

1. 抑菌　体外试验,本品对志贺痢疾杆菌、福氏痢疾杆菌、宋内痢疾杆菌有抑制作用;可降低大肠埃希菌和金黄色葡萄球菌感染小鼠的死亡率[1]。

2. 抗炎　本品能抑制蛋清所致大鼠的足肿胀[1]。

3. 解热　本品对伤寒菌苗引起的家兔发热有抑制作用;对 2,4-二硝基苯酚所致的大鼠发热也有对抗作用[1]。

4. 抑制肠蠕动　本品能抑制番泻叶致泻大鼠和小鼠的肠蠕动[1]。

【不良反应】　目前尚未检索到不良反应报道。

【禁忌】　尚不明确。

【注意事项】

1. 脾胃虚寒泄泻者慎用。

2. 本品苦寒,易伤胃气,中病即止,不可过服、久服。

3. 严重脱水者,应采取相应的治疗措施。

4. 服药期间饮食宜清淡,忌食辛辣、油腻食物。

【用法与用量】　口服。一次 4 片,一日 3 次。3 天为一个疗程,或遵医嘱。

【规格】　每素片重 0.4g

【参考文献】　[1]复方苦参肠炎康片新药申报资料.

腹 可 安 片
Fuke'an Pian

【药物组成】　扭肚藤、救必应、火炭母、车前草、石榴皮。

【功能与主治】　清热利湿。用于大肠湿热所致的泄泻,症见腹痛、腹泻、呕吐;急性肠炎见上述证候者。

【方解】　方中扭肚藤清热利湿,有止痛、止泻、止痢之功,针对病机,故为君药。救必应苦寒,清热利湿解毒,加强君药的作用,为臣药。火炭母清热凉血解毒;车前草清热利湿止泻;石榴皮涩肠止泻,三药合用,加强清热利湿止泻的作用,共为佐药。全方配伍,共奏清热利湿之效。

【临床应用】　泄泻　湿热下注大肠所致。症见大便稀软,甚则如稀水样,次数增加,气味酸腐臭,伴腹痛,恶心呕吐,不思饮食,口干渴;急性肠炎见上述证候者。

【药理毒理】　本品有止泻和抑制肠运动作用。

1. 止泻　本品可延长番泻叶和大黄致泻小鼠的排便时间和减少排便次数;能抑制番泻叶致泻小鼠小肠炭末推进[1]。

2. 抑制肠运动　本品能抑制家兔离体肠管的自发

性收缩,拮抗乙酰胆碱引起的肠管痉挛[1]。

【不良反应】　目前尚未检索到不良反应报道。

【禁忌】　尚不明确。

【注意事项】

1. 虚寒性泻痢者慎用。

2. 本品苦寒,易伤胃气,不可过服、久服。

3. 严重脱水者,则应采取相应的治疗措施。

4. 服药期间饮食宜清淡,忌食辛辣、油腻食物。

【用法与用量】　口服。一次 4 片,一日 3 次。

【参考文献】　[1]周玖瑶,李锐,叶木荣,等.腹可安片的胃肠道药理作用.中药材,1999,22(9):465.

克 泻 灵 片
Kexieling Pian

【药物组成】　苦豆草总生物碱。

【功能与主治】　清热燥湿。用于大肠湿热所致的泄泻、痢疾,症见腹痛腹泻,里急后重,大便脓血,肛门灼热;肠炎、痢疾见上述证候者。

【方解】　苦豆草苦寒,有毒,入大肠经,寒能清热,苦能燥湿,能清利大肠湿热而止泻。

【临床应用】

1. **痢疾**　饮食不洁,湿热邪毒壅滞大肠所致。症见腹泻脓血样大便,里急后重,腹痛,恶心,呕吐,发热;细菌性痢疾见上述证候者。

2. **泄泻**　胃肠湿热所致。症见大便稀软,甚则如稀水样,次数增加,气味酸腐臭,或完谷不化,伴腹痛,恶心呕吐,不思饮食,口干渴;急性肠炎见上述证候者。

【不良反应】　目前尚未检索到不良反应报道。

【禁忌】　尚不明确。

【注意事项】

1. 虚寒性泻痢者慎用。

2. 本品苦寒有毒,易伤胃气,不可过服、久服。

3. 肠炎,痢疾导致严重脱水则应采取相应的治疗措施。

4. 服药期间饮食宜清淡,忌食辛辣、油腻食物。

【用法与用量】　口服。一次 2~3 片,一日 3 次。饭后服用。

【规格】　每片含苦豆草总生物碱 25mg

胃 肠 宁 片
Weichangning Pian

【药物组成】　布渣叶、辣蓼、火炭母、功劳木、番石榴叶。

【功能与主治】　清热祛湿。用于大肠湿热所致的泄泻,症见大便稀溏,腹痛不适,肛门灼热,口苦身热;急性胃肠炎见上述证候者。

【方解】　方中布渣叶既能清热解毒,又能消食导滞,重用之为君药。辣蓼清热燥湿,健脾止泻,为臣药。火炭母清热利湿,凉血解毒;功劳木清热,补阴止渴;番石榴叶收敛止泻,合用为佐药。全方配伍,共收清热祛湿之功。

【临床应用】　泄泻　大肠湿热所致。症见大便稀溏,腹痛,肛门灼热,口苦,身热,舌红苔黄,脉滑数;急性肠炎见上述证候者。

【不良反应】　目前尚未检索到不良反应报道。

【禁忌】　尚不明确。

【注意事项】

1. 脾胃虚寒泄泻者慎用。

2. 严重脱水者,则应采取相应的治疗措施。

3. 服药期间饮食宜清淡,忌食辛辣、油腻食物。

【用法与用量】　口服。一次 6 片,一日 3 次;小儿酌减。

【规格】　每片相当于总药材 4.2g

复方仙鹤草肠炎胶囊
Fufang Xianhecao Changyan Jiaonang

【药物组成】　仙鹤草、黄连、木香、石菖蒲、蝉蜕、桔梗。

【功能与主治】　清热燥湿,健脾止泻。用于脾虚湿热内蕴所致的泄泻急迫、泻而不爽,或大便溏泻、食少倦怠、腹胀腹痛;急、慢性肠炎见上述证候者。

【方解】　方中仙鹤草既能收涩止泻止血,又能消积止痢,补虚健脾,对血痢及久病泻痢尤为适宜;黄连清热利湿,去病因以治本,共为君药。木香行气止痛;石菖蒲化湿和胃,为方中臣药。蝉蜕疏风清热止痉;桔梗宣肺祛痰,以利升清降浊,共为佐药。全方配伍,共奏清热燥湿,健脾止泻之功。

【临床应用】　泄泻　胃肠湿热所致。症见大便稀软,甚则如稀水样,次数明显增加,气味酸腐臭,或完谷不化,伴腹痛,恶心呕吐,不思饮食,口干渴;急慢性肠炎见上述证候者。

【不良反应】　目前尚未检索到不良反应报道。

【禁忌】　尚不明确。

【注意事项】

1. 虚寒性泻痢者慎用。

2. 忌食辛辣、油腻食物。

3. 本品苦寒,易伤胃气,不可过量、久用。

4. 泄泻导致严重脱水者,应采取相应的治疗措施。

【用法与用量】　口服。一次 3 粒,一日 3 次,饭后服用。

【规格】　每粒装 0.4g

止泻利颗粒
Zhixieli Keli

【药物组成】　钻地风、金银花、杨梅根、山楂。

【功能与主治】　收敛止泻,清热消食。用于大肠湿热所致的泄泻、痢疾,症见大便泄泻,腹痛不适,或大便脓血,里急后重,肛门灼热。

【方解】　方中钻地风性凉味淡,长于清热化湿,切中病机,为君药。金银花甘寒,善于清热解毒,凉血止痢,可助君药之力,为臣药。杨梅根和胃消食,止泻止痢;山楂消食导滞,共为佐药。诸药合用,共奏收敛止泻,清热消食之功。

【临床应用】

1. **泄泻**　胃肠湿热所致。症见大便稀软,甚则如稀水样,次数明显增加,气味酸腐臭,或完谷不化,伴腹痛,恶心呕吐,不思饮食,口干渴;肠炎见上述证候者。

2. **痢疾**　饮食不洁,湿热邪毒壅滞大肠所致。症见大便脓血,里急后重,腹痛,肛门灼热;痢疾见上述证候者。

【不良反应】　目前尚未检索到不良反应报道。

【禁忌】　尚不明确。

【注意事项】

1. 虚寒性泻痢者慎用。

2. 严重脱水者,则应采取相应的治疗措施。

3. 服药期间饮食宜清淡,忌食辛辣、油腻食物。

【用法与用量】　开水冲服。一次 1 袋,一日 3 次;儿童酌减。

【规格】　每袋装 15g

止红肠澼丸
Zhihong Changpi Wan

【药物组成】　地黄(炭)、地榆(炭)、槐花、侧柏叶(炭)、黄芩、栀子、黄连、荆芥穗、阿胶、白芍、当归、乌梅、升麻。

【功能与主治】　清热凉血,养血止血。用于血热所致的肠风便血,痔疮下血。

【方解】　方中地黄炭性寒味甘、苦,既能清热凉血,又能止血,两擅其功,切中病机,为君药。地榆炭、槐花、侧柏叶炭凉血收涩止血;黄芩、栀子、黄连性味苦寒,清热燥湿,泻火解毒,凉血止血,共为臣药。荆芥穗疏风理血;阿胶补血止血;白芍、当归补血养血;乌梅肉收敛止血;升麻升提举陷,共为佐药。诸药合用,共奏清热凉血,养血止血之效。

【临床应用】

1. **便血**　因湿热壅遏肠道,脉络损伤而致。症见大便下血,血色鲜红,或伴有黏液或脓液,常有少腹疼痛,肛门肿胀,舌苔黄腻,脉濡数;直肠息肉出血、溃疡性结肠炎出血见上述证候者。

2. **痔疮**　因风热、湿热壅遏肠道而致。症见大便带血,血色鲜红,痔核肿胀坠痛,大便不畅。

【不良反应】　目前尚未检索到不良反应报道。

【禁忌】　尚不明确。

【注意事项】

1. 虚寒证出血者慎用。

2. 本品苦寒,易伤正气,体弱年迈者慎服。

3. 若痔疮便血,发炎肿痛严重和便血呈喷射状者,应立即采取综合急救措施。

4. 服药期间饮食宜清淡易消化,忌食辛辣、油腻食物。

【用法与用量】　口服。一次 1 丸,一日 2 次。

【规格】　每丸重 9g

莲芝消炎胶囊
Lianzhi Xiaoyan Jiaonang

【药物组成】　穿心莲总内酯、山芝麻干浸膏。

【功能与主治】　清热解毒,燥湿止泻。用于肺胃蕴热所致的泄泻腹痛或咳嗽,咽部红肿疼痛,喉核红肿;肠胃炎、气管炎、急性扁桃体炎、急性咽炎见上述证候者。

【方解】　方中穿心莲味苦性寒,功善清热解毒,入肺经,善清肺部热毒,以防炼液为痰,使热毒消散,痰热清,咽喉利,咳嗽止,又能清热燥湿止痢,为治肺胃蕴热所致喉痹、乳蛾、咳嗽、泄泻的要药,故为君药。山芝麻辛散苦泄,性凉清热,助君药清热泻火,止咳化痰,用以为臣药。诸药合用,共奏清热解毒、燥湿止泻之功。

【临床应用】

1. **急喉痹**　因风热上攻,肺胃蕴热,热毒循经上扰,熏灼咽喉而致。症见咽部红肿,咽痛较剧,口渴多饮,咳嗽痰黄,发热,舌红,苔黄,脉数有力;急性咽炎见上述证候者。

2. 急乳蛾 因风热上攻,肺胃蕴热,热毒循经上攻,搏结于喉核而致。症见喉核红肿,咽部疼痛,吞咽时疼痛加重,发热,口渴,咳嗽有痰,舌红,苔黄,脉数;急性扁桃体炎见上述证候者。

3. 咳嗽 由风热犯肺,化热入里,壅塞于肺,肺失宣降而致。症见咳嗽气粗,痰多黏白或黄,胸闷憋气,咽痛,口微渴,舌尖红,苔薄黄,脉浮数;急性气管炎见上述证候者。

4. 泄泻 由湿热火毒蕴滞胃肠,传化失常而致。症见泄泻,腹痛,里急后重,下痢赤白,肛门灼热,心烦,口渴,小便短赤,舌苔黄腻,脉滑数;急性肠炎见上述证候者。

【药理毒理】 本品有解热、抗炎等作用。

1. 解热 本品对皮下注射干酵母及静脉注射大肠埃希菌所致大鼠发热有对抗作用[1]。

2. 抗炎 本品对二甲苯致小鼠耳肿胀及腹腔注射醋酸致小鼠腹腔毛细血管通透性增加有抑制作用[1]。

3. 其他 本品体外对金黄色葡萄球菌、大肠埃希菌、铜绿假单胞菌、肺炎克雷伯杆菌、阴沟肠杆菌、痢疾杆菌和乙型链球菌有不同程度抑制作用[1]。

【不良反应】 目前尚未检索到不良反应报道。

【禁忌】 尚不明确。

【注意事项】

1. 孕妇、老人、儿童及素体脾胃虚弱者慎服。

2. 肠胃炎、气管炎、急性扁桃体炎、急性咽炎感染严重,有发热者,酌情应用抗生素。

3. 用本品治疗急性咽炎时,可配合使用漱口液含漱,以保持口腔清洁,或配合冰硼散吹敷患处,以增强疗效。

4. 急性扁桃体炎体温过高时,要适当降温及注意休息。

5. 虚火喉痹、乳蛾及寒痰咳嗽、虚寒泄泻者慎用。

6. 服药期间饮食宜清淡。忌食辛辣、油腻、鱼腥食物,戒烟酒。

【用法与用量】 口服。一次1粒,一日3次。

【参考文献】 [1]杨泽云,万朝雷,魏玲,等.莲芝消炎胶囊主要药效学研究.中医药通报,2011,10(3):59.

克泻胶囊

Kexie Jiaonang

【药物组成】 黄连、山楂(炒)、麦芽(炒)、六神曲(炒)、白芍、茯苓、泽泻、番石榴叶。

【功能与主治】 清热利湿,消食止泻。用于湿热食滞所致的泄泻,症见泻下急迫或泻而不爽,肛门灼热,泻下粪便呈稀水状或黏腻,或臭如败卵并夹有不消化之物,脘腹痞满,嗳腐吞酸,呕吐。

【方解】 方中黄连苦寒,善清热燥湿,治泻痢之要药,为君药。山楂、麦芽、六神曲消积化滞,健运脾胃,为臣药。茯苓甘淡平,入脾经,可健脾渗湿止泻;泽泻甘寒,能利水、渗湿、泻热;白芍可调肝理脾,缓急柔肝止痛;番石榴叶甘涩,性平,归大肠经,善收涩止泻,共为佐药。诸药合用,共奏清热利湿,消食止泻之功。

【临床应用】 泄泻由感受外邪,食滞不消,湿热内蕴所致。症见泻下急迫或泻而不爽,肛门灼热,泻下粪便呈稀水状或黏腻,或臭如败卵并夹有不消化之物,脘腹痞满,嗳腐吞酸,呕吐。

【不良反应】 目前尚未检索到不良反应报道。

【禁忌】 尚不明确。

【注意事项】

1. 本品不用于治疗痢疾及其他烈性传染病所致的腹泻。

2. 对明显脱水的患者,应采取综合治疗措施。

【用法与用量】 口服。一次6粒,一日3次。六个月至一岁以内小儿,一次1粒;一岁至两岁,一次2粒;三岁至四岁,一次3粒;五岁以上,一次4粒,一日3次。5天为一个疗程。

【规格】 每粒装0.5g

涩肠止泻散

Sechang Zhixie San

【药物组成】 膨润土、岩陀、葡萄糖、橙味香精。

【功能与主治】 彝医:嗨补习希,嗨补扎凯奴。

中医:收敛止泻、健脾和胃。用于脾胃气虚所致泄泻,急慢性肠炎、过敏性肠炎、消化不良、肠功能紊乱等见上述证候者。

【方解】 方中膨润土又名蒙脱石,主要成分是双八面体蒙脱石,具有保护胃、肠黏膜和清除病原的功能。岩陀味苦涩,性平,善清热凉血,调经止痛,收敛解毒,可用于治疗肠炎、菌痢。葡萄糖味甘性温,具有补益脾胃,增强人体正气的作用,加上橙味香精能开胃和气。诸药相伍,共奏收敛止泻,健脾和胃之功。

【临床应用】 泄泻因饮食不节,脾胃损伤,脾胃气虚,运化失常所致。症见大便时溏时泻,迁延反复,食少,食后脘闷舒,面色萎黄,神疲,气短乏力,舌淡,苔白,脉弱;急慢性肠炎、过敏性肠炎、消化不良、肠功能紊乱见上述证候者。

另外,还有收敛、消炎、祛风除湿的功效,可治疗感冒头痛、风湿骨痛、外伤出血[1]。

【不良反应】 目前尚未检索到不良反应报道。

【禁忌】 孕妇禁服。

【注意事项】

1. 饮食宜清淡,忌烟、酒及辛辣、生冷、油腻食物。

2. 不宜在服药期间同时服用滋补性中药。

【用法与用量】 口服。周岁以下,一日4g;一岁至二岁,一日4～8g;两岁以上,一日8～12g,分3次服用。成人一次4g,一日3次。伴食管炎患者饭后服用,其他适应证患者在两餐饭间空腹服用;急性腹泻首次加倍。

【规格】 每袋装4g

【参考文献】 [1]何应心,张秋玲,史晓晨,等.蠡药涩肠止泻散的研究和临床应用.中国民族医药杂志,2014,(3):62-64.

黄柏胶囊
Huangbai Jiaonang

【药物组成】 黄柏。

【功能与主治】 清热燥湿,泻火除蒸,解毒疗疮。用于湿热泻痢,黄疸,带下,热淋,脚气,骨蒸劳热,盗汗,遗精,疮疡肿毒,湿疹瘙痒。

【方解】 黄柏苦寒,归肾、膀胱、大肠经,功擅清热燥湿,泻火除蒸,解毒疗疮。《神农本草经》:"主五脏肠胃中结热,黄疸,肠痔,止泻利,女子漏下赤白,阴伤蚀疮。"各种下焦湿热证均可选用。

【临床应用】

1. 泻痢 湿热邪毒壅滞大肠所致。症见腹泻,腹痛,下痢脓血,里急后重,恶心,呕吐,发热;细菌性痢疾见上述证候者。

2. 黄疸 因湿热蕴结肝胆,胆汁不循常道,外溢肌肤所致。症见身面目俱黄,发热口苦,小便不利,大便秘结,苔黄腻,脉弦数或濡数;急性胆囊炎见上述证候者。

3. 热淋 因膀胱湿热所致。症见尿频,尿急,尿道灼热疼痛,尿黄短少,小腹闷胀,腰痛,尿血,舌红,苔黄腻,脉数。下尿路感染见上述证候者。

4. 带下病 由湿热下注所致。症见带下色黄,阴肿,阴痒,舌红,苔黄腻,脉滑数;慢性宫颈炎、滴虫性阴道炎、念珠菌性阴道炎见上述证候者。

临床有应用于湿疹、孕妇慢性荨麻疹、急性和亚急性咽炎、冠心病心绞痛的报道[1-4]。

【不良反应】 目前尚未检索到不良反应报道。

【禁忌】 尚不明确。

【注意事项】 本品药性苦寒,不宜久服。

【用法与用量】 口服。一次3～4粒,一日3～4次。

【规格】 每粒相当于原药材1g

【参考文献】 [1]白静.黄柏胶囊治疗湿疹90例疗效观察.实用医技杂志,2008,15(27):3704-3705.

[2]尉京成.黄柏胶囊治疗孕妇慢性荨麻疹31例疗效观察.中国皮肤性病学杂志,2005,19(7):441-442.

[3]戴建军,宁树成.黄柏胶囊治疗急性和亚急性咽炎100例临床观察.实用临床医学,2004,5(4):122.

[4]张建文.黄柏胶囊治疗冠心病心绞痛54例临床观察.河南中医药学刊,1996,11(4):40-42.

泻停胶囊
Xieting Jiaonang

【药物组成】 地瓜藤、苦参。

【功能与主治】 苗医:旭嘎怡沓痂,苣敛挡渣;吉噶奴,加嘎,久代阿套穷。

中医:清热燥湿,止泻。用于大肠湿热所致的腹痛泄泻。

【方解】 方中苦参味苦性寒,入胃、大肠经,可清热燥湿止泻,为君药。地瓜藤苦寒,清热利湿,通络消肿,是为臣药。二者共奏清热燥湿止泻之功。

【临床应用】 **泄泻** 由胃肠湿热所致。症见腹痛泄泻,泻下急迫,或泻而不爽,粪色黄褐而臭,肛门灼热,烦热口渴,小便短赤,舌红,苔黄腻,脉濡数或滑数。

文献有应用于急性婴幼儿腹泻的报道[1]。

【不良反应】 目前尚未检索到不良反应报道。

【禁忌】 孕妇禁用。

【注意事项】 饮食宜清淡,忌食辛辣、生冷、油腻食物;戒烟、酒。

【用法与用量】 口服。一次2～4粒,一日2～3次;或遵医嘱。

【规格】 每粒装0.4g

【参考文献】 [1]李国峰,杨金学.泻停胶囊治疗急性婴幼儿腹泻40例临床观察.右江民族医学院学报.1999,21(2):324.

苦参片
Kushen Pian

【药物组成】 苦参。

【功能与主治】 清热燥湿,杀虫。用于湿热蕴蓄下焦所致之痢疾,肠炎,热淋及阴肿阴痒,湿疹,湿疮等。

【方解】 苦参苦寒,归心、肝、胃、大肠、膀胱经,清热燥湿,杀虫利尿。主治湿热泻痢,肠风便血,黄疸,小便不利,水肿,带下,阴痒,疥癣,麻风,皮肤瘙痒,湿毒疮疡。

【临床应用】

1. 泄泻 用于湿热蕴结大肠所致。症见腹痛,泄泻,下痢脓血,尿黄,舌红,苔黄腻,脉滑数或濡数;急性肠炎见上述证候者。

2. 热淋 湿热下注膀胱所致。症见尿急,尿频,尿道痛,舌红,苔黄腻,脉滑数;尿路感染见有上述证候者。

3. 带下病 由湿热下注所致。症见带下色黄,阴肿阴痒,舌红,苔黄腻,脉滑数或濡数。慢性宫颈炎、滴虫性阴道炎、念珠菌性阴道炎、老年性阴道炎见上述证候者。

有报道用于湿热蕴结所致湿疹[1]。

【不良反应】 目前尚未检索到不良反应报道。

【注意事项】 孕妇禁用。

【用法与用量】 口服。一次4~6片,一日3次。

【规格】 薄膜衣片 每片重 (1)0.25g (2)0.35g (3)0.4g

糖衣片 片芯重 (1)0.25g (2)0.30g (3)0.32g

【参考文献】 [1]桂凤淑,华锦辉.苦参片治疗湿疹76例疗效观察.临床和实验医学杂志,2007,6(7):151.

(五)温化水湿

五苓散(片、胶囊)
Wuling San(Pian,Jiaonang)

【药物组成】 泽泻、茯苓、猪苓、白术(炒)、肉桂。

【功能与主治】 温阳化气,利湿行水。用于膀胱化气不利,水湿内聚引起的小便不利,水肿腹胀,呕逆泄泻,渴不思饮。

【方解】 方中泽泻甘淡渗湿,入肾、膀胱经,功善利水渗湿消肿,重用为君药。茯苓、猪苓甘淡渗湿,健脾利湿,通利小便,增强君药利水渗湿之效,共为臣药。白术味苦性温,补气健脾,燥湿利水;肉桂味辛性热,补火助阳,温阳化气,以助膀胱气化,共为佐药。诸药合用,共奏温阳化气,利湿行水之功。

【临床应用】

1. 水肿 因阳气不足,膀胱气化无力,水湿内停所致。症见小便不利,肢体水肿,腹胀不适,呕逆泄泻,渴不思饮;慢性肾炎见上述证候者。

2. 蓄水 因外感表证未尽,病邪随经入里,影响膀胱气化功能所致。症见发汗后,微热,口渴不欲饮,小便不利,脉浮;尿潴留见上述证候者。

3. 痰饮 由水湿内蓄于下,挟气上攻所致。症见脐下悸动,头眩,吐涎沫,短气而咳,小便不利,舌苔白腻,脉濡;慢性支气管炎见上述证候者。

4. 泄泻 由脾胃湿困,清气不升,浊气不降所致。症见泄泻如水或稀薄,呕吐,身重,体倦,或兼烦渴,小便不利,舌苔白腻,脉沉缓;慢性肠炎见上述证候者。

此外,还可治疗抗精神病药物引起的水肿[1]。

【不良反应】 目前尚未检索到不良反应报道。

【禁忌】 尚不明确。

【注意事项】

1. 湿热下注,气滞水停,风水泛溢所致的水肿慎用。

2. 因痰热犯肺、湿热下注或阴虚津少所致之喘咳、泄泻、小便不利不宜使用。

3. 服药期间不宜进食辛辣、油腻食物。

4. 孕妇慎用。

【用法与用量】 散剂:口服。一次6~9g,一日2次。片剂:口服。一次4~5片,一日3次。胶囊剂:口服。一次3粒,一日2次。

【规格】 散剂:每袋重(1)6g (2)9g

片剂:每片重0.35g

胶囊剂:每粒装0.45g

【参考文献】 [1]张俊杰,陶树利.五苓胶囊治疗抗精神病药物引起的水肿36例.中国医药导刊,2012,14(3):509.

泽桂癃爽胶囊(片)
Zegui Longshuang Jiaonang(Pian)

【药物组成】 泽兰、皂角刺、肉桂。

【功能与主治】 行瘀散结,化气利水。用于膀胱瘀阻所致的癃闭,症见夜尿频多、排尿困难、小腹胀满;前列腺增生症见上述证候者。

【方解】 方中泽兰苦辛、微温,可活血散瘀,利水消肿,切中膀胱瘀阻而致小便癃闭不通之病机,故为君药。皂角刺辛散温通,药力迅速,可直达病所,助泽兰以行瘀散结;肉桂辛甘温煦,温阳化气,助泽兰以利小便,二药共为臣药。诸药合用,共奏行瘀散结,化气利水之功。

【临床应用】 癃闭 因膀胱瘀阻,气化不利所致。症见小便不畅,夜尿频数,尿线变细或点滴而下,或小腹胀满隐痛,舌质黯或有瘀点瘀斑,苔白,脉弦涩;前列腺增生症见上述证候者。

此外,有报道可用于慢性非细菌性前列腺炎见上述证候者[1-5]。

【药理毒理】 本品有抗前列腺炎、抗血小板聚集等作用。

1. 抗前列腺炎　本品能降低注入角叉菜胶和大肠埃希菌致急性前列腺炎大鼠前列腺液中的白细胞数,升高卵磷脂小体密度,减轻大鼠前列腺间质炎细胞浸润和水肿;可抑制消痔灵所致慢性前列腺炎大鼠的纤维母细胞增生和炎细胞浸润,抑制腺体增生[6]。还能抑制丙酸睾酮所致家兔和大、小鼠的前列腺增生,缩小前列腺体积,降低前列腺指数,减少残余尿量,减轻上皮细胞增生。本品能抑制大鼠棉球肉芽肿形成,角叉菜胶所致足肿胀及巴豆油所致小鼠耳肿胀[7]。

2. 对免疫功能的影响　本品能增加小鼠对血中炭粒的廓清速度,减轻绵羊红细胞所致小鼠迟发型超敏反应[7]。

3. 抗血小板聚集　本品对ADP诱导的家兔体外、体内血小板聚集均有抑制作用[7]。

4. 抑菌　体外试验,本品对金黄色葡萄球菌、大肠埃希菌、克雷伯肺炎杆菌、铜绿假单胞菌、表皮葡萄球菌的生长有抑制作用[7]。

【不良反应】　目前尚未检索到不良反应报道。

【禁忌】　尚不明确。

【注意事项】

1. 肝郁气滞,脾虚气陷,下焦湿热所致的癃闭慎用。

2. 本品宜饭后服用。

3. 服药期间忌饮酒、辛辣食物,忌房事。

【用法与用量】　胶囊剂:口服。一次2粒,一日3次。30天为一个疗程。片剂:口服。一次2片,一日3次。30天为一个疗程。

【规格】　胶囊剂:每粒装0.44g

片剂:每片重0.5g

【参考文献】　[1]史振铎,郝林,张培影,等.泽桂癃爽胶囊治疗慢性前列腺炎的临床观察.现代中西医结合杂志,2010,19(14):1733-1734.

[2]庞然,高筱松,卢建新,等.泽桂癃爽胶囊治疗良性前列腺增生合并慢性前列腺炎效果观察.现代中西医结合杂志,2010,19(27):3437-3438.

[3]陈永昌.泽桂癃爽胶囊治疗慢性非细菌性前列腺炎110例.中医杂志,2009,50(3):276.

[4]郝晋东,莘华.泽桂癃爽治疗慢性前列腺炎致性功能障碍93例体会.现代泌尿外科杂志,2008,13(5):396.

[5]孙志广,陶照瑞.泽桂癃爽胶囊治疗非细菌性前列腺炎的临床观察.国外医学·泌尿系分册,2005,25(5):720.

[6]戴岳,祁公任,林已龙,等.泽桂癃爽胶囊对大鼠前列腺炎的抑制作用.中成药,2001,23(12):896.

[7]郁杰,廖名龙.泽桂癃爽胶囊.中国新药杂志,2001,10(5):385.

强肾颗粒(片)

Qiangshen Keli(Pian)

【药物组成】　鹿茸、人参茎叶总皂苷、补骨脂、盐杜仲、枸杞子、桑葚、熟地黄、山茱萸、山药、茯苓、泽泻、牡丹皮、益母草、丹参。

【功能与主治】　补肾填精,益气壮阳。用于阴阳两虚所致的肾虚水肿,腰痛,遗精,阳痿,早泄,夜尿频数;慢性肾炎和久治不愈的肾盂肾炎见上述证候者。

【方解】　方中鹿茸壮元阳,补气血,益精髓,补火助阳;人参茎叶总皂苷功同人参,大补元气,益肾助阳,共为君药。补骨脂补肾助阳,能暖水脏;杜仲温补肝肾,强筋骨;枸杞子滋补肝肾;桑葚滋阴补血,并配以六味地黄方中熟地黄、山药、山茱萸、茯苓、泽泻、牡丹皮以滋阴补肾,以上共为臣药,辅助君药补肾填精,温阳助火,平调阴阳。并以益母草、丹参活血化瘀,利水消肿,以为佐使。全方合用,共奏补肾填精、益气壮阳之功。

【临床应用】

1. 水肿　因素体虚弱,或病后失于调摄,或房事不节,或他脏虚损,日久及肾而致阴阳两虚,气化无权,水湿泛溢肌肤所致。症见浮肿,腰以下肿甚,腰膝酸软,神疲乏力,畏寒肢冷,小便短少或夜尿频数,大便稀溏,舌淡胖,脉细弱;慢性肾炎和慢性肾盂肾炎见上述证候者。

2. 腰痛　因肾精亏虚,腰府失养所致。症见腰痛,喜温喜按,倦怠乏力,畏寒肢冷,大便稀溏,夜尿频数,舌淡胖润,脉沉细;慢性肾炎和慢性肾盂肾炎见上述证候者。

3. 遗精　因肾元虚衰,封藏失职,精关不固所致。症见遗精,多为无梦而遗,甚则滑泄不禁,精液清稀,形寒肢冷,腰膝酸软,阳痿早泄,夜尿清长,舌淡胖,苔白滑,脉沉细。

4. 阳痿　因肾精亏虚,命门火衰,宗筋失养所致。症见阳事不举,精薄清冷,腰膝酸软,神疲乏力,畏寒肢冷,夜尿清长,舌淡胖,苔白滑,脉沉细;性功能障碍见上述证候者。

此外,有报道可用于男性不育症见上述证候者[1]。

【药理毒理】　本品有改善肾功能等作用。

1. 改善肾功能　本品对家兔实验性膜型肾炎和肾小球型肾炎有改善肾功能作用[2];强肾片可降低慢性肾衰竭大鼠的血清肌酐、尿素氮[3]。

2. 其他　强肾片能提高小鼠腹腔巨噬细胞吞噬百分率和吞噬指数[2]。

【不良反应】　目前尚未检索到不良反应报道。

【禁忌】 尚不明确。

【注意事项】

1. 湿热壅遏、膀胱气化不利之水肿慎用。

2. 风湿痹阻、外伤所致的腰痛慎用。

3. 湿热下注、惊恐伤肾所致阳痿者慎用。

4. 服药期间忌房事。

5. 服药期间宜低盐饮食,忌食生冷食物。

【用法与用量】 颗粒剂:口服。一次 3g,一日 3 次。或遵医嘱。片剂:口服。一次 4～6 片,一日 3 次。用淡盐水或温开水送下,小儿酌减,30 天为一个疗程。

【规格】 颗粒剂:每袋装 3g

片剂:每片重 0.3g

【参考文献】 [1]陈燕平,付国平.益精颗粒剂、强肾颗粒剂治疗男性不育症.中国社区医师(综合版),2006,8(7):55.

[2]李秀,蔡东辉,周铸.强肾片的药效学试验研究.辽宁医药,2002,17(4):16.

[3]兆瑞竹,祥秋.强肾颗粒改善家兔实验性肾炎肾功能作用的研究.黑龙江医药,2010,23(3):360.

肾康宁片(胶囊、颗粒)
Shenkangning Pian(Jiaonang,Keli)

【药物组成】 黄芪、淡附片、山药、锁阳、丹参、益母草、泽泻、茯苓。

【功能与主治】 补脾温肾,渗湿活血。用于脾肾阳虚、血瘀湿阻所致的水肿,症见浮肿、乏力,腰膝冷痛;慢性肾炎见上述证候者。

【方解】 方中黄芪甘温补气升阳,健脾利尿;附子为大辛大热,补肾益火,温阳利水,两者补脾温肾,利水消肿,共为君药。山药甘平,平补脾肾,益气养阴;锁阳甘温,补肾助阳,益精养血,共为臣药,加强益肾健脾之功。久病入络,故选用丹参、益母草活血化瘀,利水渗湿;并配以泽泻、茯苓淡渗利水,共为佐药。诸药合用,共奏补脾温肾、渗湿活血之功。

【临床应用】 水肿 由脾肾阳虚、水湿瘀血阻滞所致。症见下肢浮肿,乏力,腰膝冷痛,夜尿多,舌淡胖略紫,苔薄白而润,脉细弱或沉细;慢性肾炎见上述证候者。

此外,有报道用于治疗慢性肾衰竭见上述证候者[1,2]。

【药理毒理】 抗肾损伤 本品可减少阿霉素所致慢性肾炎和以肾髓质匀浆加完全弗氏佐剂所致慢性免疫性肾炎大鼠尿蛋白,降低尿肌酐、血清肌酐和血清尿素氮[3];本品能降低 C-BSA 所致肾炎兔的尿蛋白、血清肌酐及血清尿素氮,减轻肾小球病理改变[4],升高血清 SOD 活性,降低血清中 MDA 含量[5];本品还能降低免疫复合物型肾小球肾炎家兔肾小球毛细血管渗出和肾小球肿胀,阻止新月体及毛细血管微血栓形成,降低血浆 ET 含量,升高血浆 NO 水平[6]。

【不良反应】 目前尚未检索到不良反应报道。

【禁忌】 尚不明确。

【注意事项】

1. 肝肾阴虚及湿热下注所致的水肿慎用。

2. 服药期间宜低盐饮食,忌烟酒及生冷、油腻食物。

3. 孕妇慎用。

【用法与用量】 片剂:口服。一次 5 片,一日 3 次。胶囊剂:口服。一次 4～6 粒,一日 3～4 次;小儿酌减。颗粒剂:开水冲服,一次 1 袋,一日 3 次。

【规格】 片剂:(1)薄膜衣片,每片重 0.31g　(2)薄膜衣片,每片重 0.33g　(3)糖衣片(片芯重 0.3g)

胶囊剂:每粒装 0.35g

颗粒剂:每袋装 5g

【参考文献】 [1]刘如品,宋敏,刘玉琴,等.肾康宁胶囊治疗慢性肾功能衰竭的临床观察.中国药业,2005,14(11):73-74.

[2]严隽美,王永钧,王福仁,等.肾康宁片治疗肾功能不全疗效观察.中成药研究,1985,8(11):17-18.

[3]谢强敏,吴希美,王砚,等.肾康宁片对大鼠实验性慢性肾炎的作用.中药药理与临床,1998,14(4):33.

[4]杨解人,丁伯平,陈国祥,等.肾康宁对家兔 C-BSA 肾炎模型治疗作用研究.中国实验方剂学杂志,2000,6(6):27.

[5]钱大青,杨解人,洪宗元,等.肾康宁对家兔 C-BSA 肾炎模型超氧化物歧化酶的影响.中成药,2000,22(3):46.

[6]杨洪涛,白云静,黄文政.肾康宁对家兔膜性肾炎肾组织形态学及肾血流动力学的影响.中国中西医结合肾病杂志,2001,2(5):256.

肾炎舒颗粒(片、胶囊)
Shenyanshu Keli(Pian,Jiaonang)

【药物组成】 人参(去芦)、菟丝子、黄精、枸杞子、苍术、茯苓、防己、白茅根、金银花、蒲公英。

【功能与主治】 益肾健脾,利水消肿。用于脾肾阳虚、水湿内停所致的水肿,症见浮肿、腰痛、乏力、怕冷、夜尿多;慢性肾炎见上述证候者。

【方解】 方中人参补脾益气,菟丝子补阳益肾,两药脾肾双调,健脾益肾共为君药。黄精平补肺脾肾,填精生髓;枸杞子补肾阴,益精血,正所谓"善补阳者,必阴中求阳";苍术燥湿健脾;茯苓甘淡渗利;防己、白茅根利水消肿,以上共为臣药。由于脾肾气虚,易感外邪,故佐以金银花、蒲公英疏散表邪，清热解毒。诸药合用，共奏益肾健脾，利水消肿之功。

【临床应用】　水肿　因脾肾阳虚，脾失健运，肾失开阖，水湿内蕴所致。症见浮肿，腰痛，乏力，畏寒肢冷，夜尿多，尿频急或尿少，苔腻，脉细弱；慢性肾炎见上述证候者[1,2]。

此外，有报道本品能有效降低尿蛋白，改善肾功能，延缓糖尿病肾病的进展[3]；有治疗过敏性紫癜早期肾损害的报道[4]。

【药理毒理】　本品有抗实验性肾炎、肾盂肾炎作用。

1. 对实验性肾炎的影响　本品能降低 Masugi 型肾炎大鼠的尿蛋白，升高血浆蛋白，可使肾小球分叶状结构大部分消失，促进膜性肾小球肾炎的恢复[5]。本品体外能抑制血管紧张素 II 刺激所致的大鼠肾小球系膜细胞纤维连接蛋白、IV 型胶原的分泌，抑制细胞外基质沉积[6]。

2. 对实验性肾盂肾炎的影响　肾炎舒片可降低大肠埃希菌逆行感染性肾盂肾炎大鼠的肾脏细菌感染发生率，减少尿菌阳性率，减轻病变程度，降低模型大鼠双肾的比值[7]。

【不良反应】　目前尚未检索到不良反应报道。

【禁忌】　尚不明确。

【注意事项】

1. 风邪袭表，风水相搏，风水水肿者慎用。

2. 服药期间宜低盐饮食，忌烟酒及辛辣、油腻食物。

【用法与用量】　颗粒剂：口服。一次 10g，一日 3 次。片剂：口服。一次 6 片，一日 3 次。小儿酌减。胶囊：口服。一次 4 粒，一日 3 次；小儿酌减。

【规格】　颗粒剂：每袋装 10g

片剂：每片重 0.25g

胶囊剂：每粒装 0.35g

【参考文献】　[1]丁玉莲，周德刚，张东东.肾炎舒治疗慢性肾炎的临床疗效观察.中国药物与临床，2001,1(1):56-57.

[2]董海芸.肾炎舒片治疗慢性肾小球肾炎疗效观察.青海医学院学报，2002,23(1):27-28.

[3]黄建星，谢华.肾炎舒片治疗早期 78 例 2 型糖尿病性肾病疗效观察.海峡药学，2009,21(11):156-157.

[4]马国安，王宝娟.肾炎舒治疗过敏性紫癜早期肾损害 79 例疗效观察.国麻风皮肤病杂志，2007,23(12):1113-1114.

[5]肾炎舒片申报资料附件四.临床前药理、毒理研究结论综述.

[6]董娜，于英华，张君.消斑愈肾剂对大鼠肾小球系膜细胞外基质影响的研究.实用中医内科杂志，2003,17(6):450.

[7]杨荣，杨裕忠.肾舒通胶囊抗实验性逆行性肾盂肾炎作用.中国药业，1997,6(9):17.

肾炎消肿片
Shenyan Xiaozhong Pian

【药物组成】　桂枝、茯苓、苍术、陈皮、香加皮、大腹皮、姜皮、冬瓜皮、益母草、泽泻、椒目、黄柏。

【功能与主治】　健脾渗湿，通阳利水。用于脾虚气滞、水湿内停所致的水肿，症见肢体浮肿，晨起面肿甚，按之凹陷，身体重倦，尿少，脘腹胀满，舌苔白腻，脉沉缓；急、慢性肾炎见上述证候者。

【方解】　方中桂枝温阳化气，利水消肿；茯苓健脾渗湿，利水消肿，共为君药。苍术、陈皮健脾燥湿；香加皮、大腹皮、姜皮、冬瓜皮淡渗利湿，利水消肿，共为臣药。脾虚湿阻，阻遏气机，妨碍血行，而成瘀血，故佐以益母草活血化瘀，以加强利水之功；泽泻利水渗湿；椒目清热利尿；合黄柏苦寒泻肾中邪热，以防组方过于温燥，以上共为佐药。诸药合用，共奏健脾渗湿、通阳利水之功。

【临床应用】　水肿　因素体脾虚，运化失司，湿邪内盛，中阳受困所致。症见肢体浮肿，晨起面肿甚，按之凹陷，倦怠乏力，纳差，脘腹胀满，小便短少，舌淡，苔白腻，脉沉缓；急、慢性肾炎见上述证候者。

【不良反应】　目前尚未检索到不良反应报道。

【禁忌】　尚不明确。

【注意事项】

1. 风水者慎用。

2. 本品所含香加皮有一定的心脏毒性，心脏病患者慎用。

3. 孕妇慎用。

4. 服药期间饮食宜清淡，忌食荤腥、辛辣、油腻食物，戒烟酒。

【用法与用量】　口服。一次 4～5 片，一日 3 次。

【规格】　每片重 0.32g

肾炎康复片
Shenyan Kangfu Pian

【药物组成】　人参、西洋参、山药、地黄、杜仲(炒)、土茯苓、白花蛇舌草、黑豆、泽泻、白茅根、丹参、益母草、桔梗。

【功能与主治】　益气养阴，健脾补肾，清解余毒。用于气阴两虚，脾肾不足，水湿内停所致的水肿，症见神疲乏力，腰膝酸软，面目、四肢浮肿，头晕耳鸣；慢性肾炎、蛋白尿、血尿见上述证候者。

【方解】 方中人参、西洋参大补元气，养阴生津，共为君药。山药、地黄、杜仲健脾益肾，滋阴凉血；土茯苓、白花蛇舌草、黑豆清热利湿解毒；泽泻、白茅根清热利水，渗湿消肿，以上共为臣药。久病入络，故佐以丹参、益母草活血通络，以利水行。肺为水之上源，桔梗开宣肺气，通调水道，共为佐使药。诸药合用，共奏益气养阴，健脾补肾，清解余毒之功。

【临床应用】 水肿 因脾肾不足，气阴两虚，水湿内停所致。症见神疲乏力，腰膝酸软，面目、四肢浮肿，头晕耳鸣，舌偏红边有齿印，苔薄白腻，脉细弱或细数；慢性肾炎、蛋白尿、血尿见上述证候者。

此外，本品还可用于特发性膜性肾病、糖尿病肾病、肾病综合征所致的水肿、蛋白尿见上述证候者[1-3]；尚可治疗隐匿性肾炎单纯血尿[4]、小儿紫癜性肾炎、儿童肾炎血尿蛋白尿[5,6]。

【药理毒理】 本品有改善肾功能、抗肾纤维化等作用。

1. 改善肾功能 本品能降低牛血清蛋白和葡萄球菌肠毒素致系膜增生性肾炎大鼠尿蛋白含量，减轻肾组织病理损伤[7,8]；还能减轻由阳离子化白蛋白和腺嘌呤引起的肾组织损伤，改善肾功能和脂蛋白代谢[9]；能降低氨基核苷嘌呤霉素（PAN）诱导的慢性肾病大鼠尿蛋白排泄，升高血清总蛋白和白蛋白含量，降低血清尿素氮，改善肾脏病理损伤[10]；对IgA肾病肾小球硬化具有防治作用[11]；对庆大霉素引起的大鼠急性肾衰竭、糖尿病肾病大鼠有肾保护作用[12,13]。

2. 抗肾纤维化 本品可减少单侧输尿管梗阻引起的大鼠肾间质纤维化面积，降低纤维连接蛋白（FN）及基质金属蛋白酶抑制物-1（TIMP-1）表达[14]。

【不良反应】 目前尚未检索到不良反应报道。

【禁忌】 孕妇禁用。

【注意事项】

1. 急性肾炎所致的水肿慎用。

2. 服药期间禁房事。

3. 服药期间宜低盐饮食，忌烟酒及辛辣、油腻食物。

【用法与用量】 口服。一次8片，一日3次。小儿酌减或遵医嘱。

【规格】 每片重0.3g

【参考文献】 [1]杜梅仙,舒方,张必暇.肾炎康复片对2型糖尿病肾病的疗效观察.中国中西医结合肾病杂志,2007,8(10):606-607.

[2]邓跃毅,陈以平,唐红,等.肾炎康复片治疗糖尿病肾病的疗效观察.中国中西医结合肾病杂志,2005,6(3):151-153.

[3]刘奔流,李婷,黄赛花,等.肾炎康复片治疗特发性膜性肾病疗效观察.中国现代药物应用,2012,6(7):12-13.

[4]张光明,郭东阳,景宇.肾炎康复片治疗隐匿性肾炎单纯血尿疗效观察.现代医药卫生,2009,25(15):2250-2251.

[5]周太光,卢昌碧.肾炎康复片治疗小儿紫癜性肾炎血尿蛋白尿的临床观察.中国中西医结合肾病杂志.2011,12(2):146-147.

[6]廖寒林,刘浩,陈致雯.肾炎康复片治疗儿童肾炎血尿蛋白尿的疗效分析.中国现代药物应用,2014,8(15):147-148.

[7]黄立芳,朱小棣,黄怀鹏,等.肾疏宁对大鼠系膜增生性肾炎的肾小管间质损害的形态学影响.中国中西医结合肾病杂志,2002,3(8):445.

[8]陈志强,黄怀鹏,朱小棣,等.肾疏宁对MsPGN大鼠肾小球系膜基质的影响.中国中西医结合肾病杂志,2002,3(12):693.

[9]李彩熙,金龙,李军梅,等.肾炎颗粒的主要药效学研究.中药新药与临床药理,2001,12(1):11.

[10]赵世萍,李平,王彬,等.肾炎康复片改善大鼠慢性肾损害的作用观察.中国中西医结合肾病杂志,2008,9(4):288.

[11]甄仲,金川,王勋,等.肾络宁对IgA肾病肾小球硬化大鼠治疗作用的实验研究.辽宁中医杂志,2012,39(3):545.

[12]王蕾,苗淑杰,李旭,等.肾炎康复片对实验性糖尿病肾病大鼠药效作用研究.中成药,2012,34(11):2073.

[13]向丽,林波,张祎,等.保肾颗粒对庆大霉素所致大鼠急性肾功能衰竭的保护作用.中药药理与临床,2014,30(4):104.

[14]叶婷婷,沈建明,邓妍妍,等.肾炎康复片对大鼠肾间质纤维化的保护作用.郧阳医学院学报,2008,27(5):401.

癃闭通胶囊

Longbitong Jiaonang

【药物组成】 穿山甲（砂烫）、肉桂。

【功能与主治】 活血软坚，温阳利水。用于血瘀、膀胱气化不利所致的癃闭，症见夜尿频数，排尿不畅，尿细无力，淋沥不尽；前列腺增生症早期见上述证候者。

【方解】 方中穿山甲咸、微寒，活血化瘀，软坚散结，通络消肿，为君药。肉桂辛甘，大热，温通经脉，助阳化气利水，为臣药。两药相伍，共奏活血软坚，温阳利水之功。

【临床应用】 癃闭 因阳虚血瘀，膀胱气化不利所致。症见夜尿频数，排尿不畅，尿细无力，淋沥不尽，舌淡苔白，脉细无力；前列腺增生症见上述证候者[1]。

【不良反应】 本品可致恶心、食欲下降。

【禁忌】 尚不明确。

【注意事项】

1. 肺热壅盛，肝郁气滞，脾虚气陷所致的癃闭慎用。

2. 服药期间，禁食辛辣、生冷食物及饮酒。

【用法与用量】　口服。一次5粒，一日2次。早、晚饭前半小时温开水送服。或遵医嘱。

【规格】　每粒装0.3g

【参考文献】　[1]王雁飞,邹火庚,汪强,等.中药癃闭通胶囊治疗前列腺增生症的临床及药理研究.现代诊断与治疗,1999,10(3):138-140.

前列舒乐颗粒(胶囊、软胶囊、片)
Qianlie Shule Keli(Jiaonang,Ruanjiaonang,Pian)

【药物组成】　淫羊藿、黄芪、川牛膝、蒲黄、车前草。

【功能与主治】　补肾益气,化瘀通淋。主治肾脾两虚,血瘀湿阻所致的淋证,症见腰膝酸软,神疲乏力,小腹坠胀,小便频数,淋沥不爽,尿道涩痛;前列腺增生症、慢性前列腺炎见上述证候者。

【方解】　方中以淫羊藿补肾助阳化气,黄芪健脾升阳利尿,两药脾肾双调,运化水湿,共为君药。川牛膝滋补肝肾,通经活血,利尿通淋,为臣药。蒲黄利湿通淋,化瘀止血;车前草清热解毒,利湿通淋,为佐药。诸药合用,共奏补肾益气、化瘀通淋之功。

【临床应用】

1. 淋痛　因脾肾两虚,血瘀湿阻所致。症见尿频、尿急、尿痛,尿后有余沥,或尿液浑浊状若米泔;慢性前列腺炎见上述证候者。

2. 癃闭　由脾肾两虚,血瘀湿阻,膀胱气化不利所致。症见尿频,排尿困难,夜尿增多,舌淡苔白,脉细无力;前列腺增生症见上述证候者。

【药理毒理】　本品有抗炎、镇痛等作用。

1. 抗炎　本品对巴豆油所致小鼠耳肿胀及醋酸所致小鼠腹腔毛细血管通透性增高有抑制作用[1];对前列腺蛋白注射法复制非细菌性前列腺炎大鼠有减轻前列腺组织炎症反应的作用[2]。

2. 镇痛　本品能抑制醋酸所致小鼠扭体反应[3]。

3. 对免疫功能的影响　本品能增加小鼠脾脏指数和胸腺指数,增强腹腔巨噬细胞吞噬功能,能促进溶血空斑细胞形成[1]。

【不良反应】　目前尚未检索到不良反应报道。

【禁忌】　尚不明确。

【注意事项】

1. 膀胱湿热,肝郁气滞所致的淋痛慎用。

2. 肝郁气滞,脾虚气陷所致的癃闭慎用。

3. 服药期间忌食辛辣、生冷、油腻食物及饮酒。

【用法与用量】　颗粒剂:每次6g,一日3次。开水冲服。胶囊剂:口服。一次4粒,一日3次。软胶囊:口服。一次4粒,一日3次。片剂:一次3片,一日3次。

【规格】　颗粒剂:每袋装6g

胶囊剂:每粒装0.3g

软胶囊:每粒装0.6g

片剂:每片重0.42g

【参考文献】　[1]陶玲,王永林,黄能慧,等.前列舒乐胶囊的抗炎作用及对小鼠免疫功能的影响.中药药理与临床,2000,16(5):2.

[2]朱勇,孙磊,吴云皓,等.前列腺炎Ⅰ号对慢性非细菌性前列腺炎大鼠前列腺组织细胞因子表达的影响.安徽中医药大学学报,2014,33(5):69.

[3]周宁娜,胡延龄,林青,等.前列肿消方的急毒实验和部分药效学研究.云南中医中药杂志,2003,24(3):37.

萆薢分清丸
Bixie Fenqing Wan

【药物组成】　粉萆薢、益智仁(炒)、乌药、石菖蒲、甘草。

【功能与主治】　分清化浊,温肾利湿。用于肾不化气,清浊不分所致的白浊、小便频数。

【方解】　方中粉萆薢利湿化浊,系治白浊之专药,为君药。益智仁温肾阳,缩小便为臣药。乌药温肾化气,能疏邪逆诸气,逐寒而温肾;石菖蒲化浊通窍而利小便,共为佐药。甘草调和诸药而为使药。诸药合用,共奏分清化浊、温肾利湿之效。

【临床应用】

1. 白浊　因肾阳不足,肾不化气,清浊不分所致。症见小便频数,尿液浑浊,或如米泔;慢性前列腺炎见上述证候者[1]。

2. 尿频　由肾阳不足,湿浊下注,膀胱气化不利所致。症见小便频数,淋沥不畅,舌淡苔薄,脉滑数。

此外,尚有治疗复发性尿路感染[2]的报道。

【不良反应】　目前尚未检索到不良反应报道。

【禁忌】　尚不明确。

【注意事项】

1. 膀胱湿热壅盛所致小便白浊及尿频,淋沥涩痛者慎用。

2. 服药期间忌食生冷、油腻、辛辣刺激食物。

【用法与用量】　口服。成人一次6~9g,一日2次。7岁以上儿童服二分之一成人量;3~7岁服三分之一成人量。

【规格】　每20粒重1g

【参考文献】　[1]周智恒,陈磊,郁超,等.萆薢分清丸治疗慢性前列腺炎 110 例临床效果观察.中成药,2007,30（7）：1117-1118.

[2]颜明根,马小兵.萆薢分清丸治疗复发性尿路感染的疗效观察.海军医学杂志,2010,31（3）：228-229.

肾炎温阳片

Shenyan Wenyang Pian

【药物组成】 人参、附子（盐制）、黄芪、党参、茯苓、白术、肉桂、木香、香加皮、葶苈子、大黄等。

【功能与主治】 温肾健脾,化气行水。用于慢性肾炎脾肾阳虚证,症见全身浮肿,面色苍白,脘腹胀满,纳少,便溏,神倦,尿少。

【方解】 方中人参大补元气、补脾益气;附子温肾助阳,两药伍用,温肾健脾,助阳化气,共为君药。黄芪健脾利水消肿,党参健脾益气,白术健脾燥湿,茯苓健脾利水渗湿,肉桂温肾助阳,共为臣药。香加皮、葶苈子利水消肿,大黄通便而导水下行,木香行气以助水行,共为佐药。诸药合用,共奏温肾健脾、化气行水之功。

【临床应用】 水肿 因脾肾阳虚所致。症见全身浮肿,面色苍白,脘腹胀满,纳少,便溏,神倦,尿少;慢性肾炎见上述证候者。

【不良反应】 目前尚未检索到不良反应报道。

【禁忌】 对本品过敏者及孕妇禁用。

【注意事项】

1. 本品阴虚火旺、津亏者慎用。

2. 本品所含香加皮有一定的心脏毒性,心脏病患者慎用。

3. 服药期间饮食宜清淡,忌食荤腥、辛辣、油腻食物,戒烟酒。

【用法与用量】 口服。一次 4~5 片,一日 3 次。

【规格】 每片重 0.32g

康 肾 颗 粒

Kangshen Keli

【药物组成】 连钱草、忍冬藤、石韦、白茅根、石菖蒲、葛根、茜草、艾叶、生姜、陈皮、水蜈蚣、老鹤草。

【功能与主治】 彝医：夫咪凯扎奴,夫撒凯奴,查不查惹,加可加惹呶,希喝。

中医：补脾益肾,化湿降浊。用于脾肾两虚所致的水肿,头痛而晕,恶心呕吐,胃寒肢倦,轻度尿毒症见上述证候者。

【方解】 方中连钱草通淋逐瘀,升清降浊为君药。白茅根、石韦、茜草具有利尿解毒,凉血止血,活血祛瘀,

通淋泄热等功效为臣药。忍冬藤、水蜈蚣、葛根具有清热利湿,祛瘀消肿,生津止血,散寒除湿等功效为佐药。陈皮、石菖蒲、老鹤草具有和脾健胃,化湿行气利水功效;艾叶理气血、温经脉、逐寒湿、止冷痛;生姜温胃止呕,共为使药。全方共奏健脾益肾,通腑降浊,活血化瘀之效。

【临床应用】 水肿 因脾肾两虚所致。症见水肿,头痛而晕,恶心呕吐,胃寒肢倦;轻度尿毒症见上述证候者。

此外,还可用于改善透析前慢性肾衰竭患者肾功能,减少蛋白尿[1];降低慢性肾衰竭患者微炎症反应,减轻血液高凝状态,改善脂质代谢紊乱[2,3]。

【不良反应】 目前尚未检索到不良反应报道。

【禁忌】 尚不明确。

【注意事项】

1. 优质低蛋白、低磷、低盐饮食,忌酸冷。

2. 防止感染,注意休息。

3. 糖尿病肾病患者应服用无糖型。

【用法与用量】 口服。一次 12g,一日 3 次;30 天为一个疗程;或遵医嘱。

【规格】 每袋装 12g。

【参考文献】 [1]陈结慧,祝胜郎,蒋莹,等.康肾颗粒对透析前慢性肾功能衰竭患者肾功能和蛋白尿的影响.中国医药导报,2011,8（15）：33-35.

[2]陈结慧,祝胜郎,蒋莹,等.康肾颗粒对透析前慢性肾功能衰竭患者超敏 C 反应蛋白及纤维蛋白原的影响.临床和实验医学杂志,2011,10（14）：1064-1066.

[3]陈飞,邹天南,覃芳.康肾颗粒对非透析慢性肾功能衰竭患者肾功能及微炎症状态的影响.实用临床医药杂志,2015,19（5）：103-105.

（六）化浊降脂

降脂灵颗粒（片）

Jiangzhiling Keli（Pian）

【药物组成】 制何首乌、枸杞子、黄精、决明子、山楂。

【功能与主治】 补肝益肾,养血明目。用于肝肾不足型高脂血症,症见头晕、目眩、须发早白。

【方解】 方中制首乌甘涩微温,养肝补血,益肾固精,为君药。枸杞子甘平,补肝肾明目;黄精甘平,滋肾润肺,补脾益气,共为臣药。决明子清肝明目,化浊降脂;山楂健脾消食化积,行瘀降脂去浊,共为佐药。诸药

合用,共奏补肝益肾、养血明目之功。

【临床应用】　眩晕　由肝肾不足所致。用于头晕目眩,视物昏花,目涩,耳鸣,腰膝酸软,肢体麻木,心烦,神疲,舌黯红有裂纹,少苔,脉沉细弦等;高脂血症见上述证候者。

【不良反应】　目前尚未检索到不良反应报道。

【禁忌】　尚不明确。

【注意事项】　饮食宜清淡、低糖、低盐、低脂。

【用法与用量】　颗粒剂:口服。一次1袋,一日3次。片剂:口服。一次5片,一日3次。

【规格】　颗粒剂:每袋装3g

片剂:(1)薄膜衣片　每片重0.31g　(2)糖衣片(片芯重0.30g)

山楂精降脂片
Shanzhajing Jiangzhi Pian

【药物组成】　山楂。

【功能与主治】　化浊降脂。用于高脂血症。

【方解】　山楂性微温味酸甘,归脾、胃、肝经。功擅助胃健脾,促进消化,为消油腻肉积之要药。山楂能入血分而活血散瘀消肿。《本草纲目》曰:能"化饮食,消肉积"。本品由山楂提取物制成,功专化浊降脂,主要用于痰浊阻滞所致高脂血症。

【临床应用】　高脂血症　因痰浊瘀阻而致。症见胸闷,肢麻,体胖,乏力,纳呆脘痞,神疲倦怠,苔腻,舌质黯或有瘀斑,脉弦涩[1]。

【药理毒理】　降血脂　本品能降低高脂饲料所致高脂血症大鼠、家兔TC、TG、LDL的含量,升高HDL含量,降低动脉粥样硬化指数[2-4]。

【不良反应】　目前尚未检索到不良反应报道。

【禁忌】　尚不明确。

【注意事项】

1. 饮食宜清淡。

2. 孕妇慎用。

【用法与用量】　口服。一次1~2片,一日3次。

【规格】　颗粒剂:每袋装3g

片剂:每片重0.3g

【参考文献】　[1]梁永富,叶红.山楂精降脂片治疗高脂血症临床疗效观察.海峡医学,2004,16(2):93-94.

[2]刘永静,陈丹,邱红鑫,等.玳玳黄酮有效部位提取物降血脂作用的研究.中国中医药科技,2013,20(6):622.

[3]彭智勇,叶小英.脂汰清对实验性高脂血症兔降血脂机制研究.中医学报,2012,27(7):837.

[4]叶世龙,刘爱芹,苏宁,等.脂汰清颗粒对实验性动脉粥样硬化兔主动脉内皮细胞的影响.中华中医药杂志,2010,25(7):1092.

荷丹片(胶囊)
Hedan Pian(Jiaonang)

【药物组成】　荷叶、山楂、丹参、番泻叶、补骨脂(盐炒)。

【功能与主治】　化痰降浊,活血化瘀。用于高脂血症属痰浊挟瘀证候者。

【方解】　方中荷叶升阳利湿,化痰降浊为君药。丹参、山楂活血化瘀,消积降脂合为臣药。番泻叶泻下导滞,使痰浊由大便而解;补骨脂补肾暖脾,固护脾肾,缓解番泻叶之苦寒泻下之性,两药合为佐药。诸药相合,共奏化痰降浊、活血化瘀之功。

【临床应用】　高脂血症　因痰浊夹瘀所致。症见形体肥胖,头晕头重,心悸气短,胸闷胸痛,肢麻,倦怠乏力,口苦口黏,苔白腻,脉弦滑。

【不良反应】　本品可致恶心、呕吐、轻微腹泻;另有引起严重肝损害的个案报道[1]。

【禁忌】　孕妇禁用。

【注意事项】　脾胃虚寒、便溏者不宜使用。

【用法与用量】　片剂:口服。糖衣片一次5片,薄膜衣片一次2片,一日3次。饭前服用。8周为一个疗程,或遵医嘱。胶囊:饭前服。一次4粒,一日3次;8周为一个疗程,或遵医嘱。

【规格】　薄膜衣片:每片重0.73g

胶囊:每粒装0.33g

【参考文献】　[1]刘亭,张耕,何伟,等.荷丹片致严重肝损害个案报道.中成药,2013,35(7):1585-1586.

桑葛降脂丸
Sangge Jiangzhi Wan

【药物组成】　桑寄生、葛根、山药、山楂、丹参、红花、大黄、泽泻、茵陈、蒲公英。

【功能与主治】　补肾健脾,通下化瘀,清热利湿。用于脾肾两虚,痰浊血瘀型高脂血症。

【方解】　方中以桑寄生补益肝肾,养血通络;葛根活血化瘀,健脾升阳,共为君药。山药健脾补肾,助君药补益脾肾;山楂、丹参、红花加强君药活血化瘀之功,同为臣药。大黄通下化瘀,泽泻、茵陈、蒲公英清热利湿化浊,共为佐药。诸药合用,共奏补肾健脾,通下化瘀,清热利湿之功。

【临床应用】 高脂血症 由于脾肾两虚,痰阻血瘀所致。症见乏力,纳呆,腰膝酸软,眩晕,耳鸣,头重体困,胸闷,心悸,气短,肢麻,大便干燥,舌黯淡或有瘀斑齿痕,苔厚腻,脉弦滑。

【药理毒理】 降血脂本品能降低高脂饮食所致高脂血症家兔的血清胆固醇(TC)、低密度脂蛋白胆固醇(LDL-ch)和甘油三酯(TG)含量,减少动脉粥样硬化斑块形成,清除肝脏脂质[1]。

【不良反应】 目前尚未检索到不良反应报道。

【禁忌】 孕妇禁用。

【注意事项】

1. 月经期及有出血倾向者慎用。

2. 饮食宜清淡。

【用法与用量】 口服。一次 4g,一日 3 次;或遵医嘱。

【规格】 每 30 丸重 1g

【参考文献】 [1]余培文,李红军,杨晓顺,等.桑葛丹与三味丸治疗高脂血症对比实验研究.西南国防医药,1999,(1):16.

葶苈降血脂片
Tingli Jiangxuezhi Pian

【药物组成】 葶苈子、茵陈、泽泻、山楂、黄芩、大黄、木香。

【功能与主治】 宣通导滞,消痰渗湿。用于痰湿阻滞所致的眩晕,症见头晕目眩、四肢沉重、肢麻、胸闷、便秘、苔黄或白腻;高脂血症见上述证候者。

【方解】 方中葶苈子利湿化痰、逐水降浊,为君药。茵陈、泽泻助君药利水渗湿,泄浊降脂以为臣药。山楂活血化瘀,消积降脂;黄芩清热燥湿;大黄泻下攻积、活血祛瘀;木香行气健脾,消食化浊共为佐药。诸药合用,共奏宣通导滞,消痰渗湿之功。

【临床应用】 眩晕 因痰湿阻滞所致。症见头晕目眩,四肢沉重,肢麻,胸闷,腹胀,纳呆呕恶,便秘,苔黄或白腻;高脂血症见上述证候者。

【药理毒理】 降血脂 本品能降低高脂大鼠、小鼠、家兔中血清胆固醇(TC)、低密度脂蛋白胆固醇(LDL-ch)及甘油三酯(TG)的含量,提高高密度脂蛋白的含量[1]。

【不良反应】 目前尚未检索到不良反应报道。

【禁忌】 孕妇禁用。

【注意事项】 饮食宜清淡。

【用法与用量】 口服。一次 2~3 片,一日 3 次。30天为一个疗程。

【规格】 每片重 0.3g

【参考文献】 [1]葶苈降脂片新药申报资料.

通脉降脂片
Tongmai Jiangzhi Pian

【药物组成】 笔管草、荷叶、三七、川芎、花椒。

【功能与主治】 化浊降脂,活血通络。用于痰瘀阻滞型的高脂血症,症见胸痛肢麻、头重体困。

【方解】 方中笔管草甘微苦,利湿清热,活血通脉,降脂化浊,为君药。荷叶苦涩,升清利湿化浊;三七化瘀利脉,活血定痛;川芎活血行气,祛风止痛,三药化痰浊,散瘀滞共为臣药。花椒温中燥湿为佐药。诸药相配,共奏化浊降脂、活血通脉之功。

【临床应用】 高脂血症 因痰瘀阻滞所致。症见胸闷泛恶,头晕头重,肢体麻木,纳呆食少,神疲倦怠,舌黯红,脉弦滑或弦涩。

【药理毒理】 降血脂 本品可降低高脂饮食所致高胆固醇血症大鼠的血清胆固醇、甘油三酯和低密度脂蛋白,升高高密度脂蛋白含量[1]。

【不良反应】 本品可致轻度腹泻[2]。

【禁忌】 孕妇禁用。

【注意事项】 饮食宜清淡。

【用法与用量】 口服。一次 4 片,一日 3 次。

【规格】 每片重 0.21g

【参考文献】 [1]李春梅.通脉降脂冲剂对高脂血症大鼠血脂和血黏度的作用.山西临床医药,1998,7(5):29.

[2]沙静妹.通脉降脂片.药学通报,1986,21(10):614.

血脂康胶囊(片)
Xuezhikang Jiaonang(Pian)

【药物组成】 红曲。

【功能与主治】 化浊降脂,活血化瘀,健脾消食。用于痰阻血瘀所致的高脂血症,症见气短、乏力、头晕、头痛、胸闷、腹胀、食少纳呆;也可用于高脂血症及动脉粥样硬化所致的其他心脑血管疾病的辅助治疗。

【方解】 方中红曲性温味甘,归肝、脾、大肠经,《本草衍义补遗》称能"活血消食,健脾暖胃",故本品有活血化瘀、健脾消食之功。

【临床应用】 高脂血症 用于痰瘀阻滞所致。症见头晕头重,胸闷泛恶,腹胀,纳呆,肢体麻木,心悸气短,舌黯红或有瘀斑瘀点,脉弦滑或弦涩。

此外,本品还可用于治疗高黏血症、脂肪肝,高血压、空腹血糖受损合并高脂血症[1-4],并可用于冠心病二级预防[5]。

【药理毒理】　本品有降血脂等作用。

1. 降血脂　本品可降低高脂饮食所致高胆固醇血症家兔的血清胆固醇、TC 浓度和 TC/HDL-C 比值,抑制主动脉粥样硬化斑块形成和脂质在肝脏的沉积[6]。

2. 其他　本品能抑制高胆固醇饮食家兔主动脉平滑肌细胞由收缩型向合成型的转变,减轻主动脉内皮病变[7];抑制血浆、肝脏、肾脏过氧化脂质的形成,增加超氧化物歧化酶含量[8];降低高胆固醇饮食家兔的血浆内皮素(ET)水平、升高血清一氧化氮(NO)、维持血浆血栓素 TXB_2 及 6-酮-前列腺素平衡,减轻内皮细胞超微结构的损伤[9]。

【不良反应】　本品可致腹胀、胃部不适、恶心及肝功能异常。

【禁忌】　尚不明确。

【注意事项】

1. 肝功能不全者慎用。

2. 饮食宜清淡。

【用法与用量】　胶囊:口服。一次 2 粒,一日 2 次。早晚饭后服用。轻、中度患者一日 2 粒。晚饭后服用,或遵医嘱。片剂:口服。一次 2 片,一日 2 次。早晚饭后服用;轻、中度患者一日 2 片,晚饭后服用,或遵医嘱。

【规格】　胶囊:每粒装 0.3g

片剂:每片重 0.4g

【参考文献】　[1]叶厥禄.血脂康治疗高黏血症 62 例体会.江西中医学院学报,2000,12(4):186.

[2]刘娅,赵经川,刘虹.血脂康治疗 276 例脂肪肝 B 超声像图变化.中华内科杂志,1999,38(8):554.

[3]努尔古丽,王新玲,阿布来提,等.血脂康治疗高血压合并高脂血症的疗效和安全性.中国药物与临床,2003,3(5):421.

[4]张贵山,彭一.血脂调节治疗对空腹血糖受损并高脂血症 64 例疗效观察.中华临床医学研究杂志,2006,12(3):303-304.

[5]血脂康调整血脂对冠心病二级预防研究协作组.中国冠心病二级预防研究:不同发病期患者的亚组分析.中华内科杂志,2006,45(1):21-24.

[6]朱燕.血脂康对高脂家兔、鹌鹑模型的降脂作用.中国药学杂志,1995,30(11):656.

[7]曾定尹.血脂康对家兔血管平滑肌细胞增殖迁移的抑制作用.中华内科杂志,1998,37(6):400.

[8]王晓静.血脂康对实验性家兔动脉粥样硬化形成及其脂质过氧化损伤的影响.中国循环杂志,1998,13(25):305.

[9]郑晓伟,曾定尹,王晓静.血脂康对高脂饮食家兔血管内皮细胞功能的保护作用.中华内科杂志,1998,37(6):367.

血脂灵片
Xuezhiling Pian

【药物组成】　泽泻、决明子、山楂、制何首乌。

【功能与主治】　化浊降脂,润肠通便。用于痰浊阻滞型高脂血症,症见头重体困、大便干燥。

【方解】　方中泽泻甘淡,性寒,以其利水渗湿,化浊降脂,用为君药。山楂味酸甘,微温,化积降脂,活血散瘀,助泽泻降脂为臣药。决明子甘苦,微寒,入肝、大肠经,清肝明目,通便降脂;何首乌甘涩,微温,入肝、肾经,功擅补肝肾,益精血,通便降脂为佐药。诸药合用,共奏化浊降脂,润肠通便之功。

【临床应用】　高脂血症　因痰浊阻滞所致。症见形体肥胖、肢麻沉重,头晕头重,耳鸣心悸,腰膝酸软,胸闷胸痛,体困乏力,腹胀,纳呆或恶心,大便干燥,舌苔白腻,脉濡滑。

【药理毒理】　本品有降血脂、抗动脉粥样硬化等作用。

1. 降血脂　本品能降低高脂饮食所致动脉粥样硬化兔血清胆固醇、甘油三酯和低密度脂蛋白,升高高密度脂蛋白[1]。

2. 抗动脉粥样硬化　本品能改善高脂饮食所致动脉粥样硬化兔动脉内膜病变,减少内膜病变面积、厚度变小[2]。

【不良反应】　有文献报道,本品可致药物性肝损害[1]。

【禁忌】　尚不明确。

【注意事项】

1. 饮食宜清淡。

2. 孕妇慎用。

【用法与用量】　口服。一次 4～5 片,一日 3 次。

【规格】　每片重 0.3g

【参考文献】　[1]吴坚可,柳履和.血脂灵片的实验研究和临床应用.中成药,1995,5:54.

[2]黄贵平.血脂灵片引起肝损害 1 例.中国医院药学杂志,2010,30(21):1880-1881.

血脂宁丸
Xuezhining Wan

【药物组成】　山楂、荷叶、决明子、制何首乌。

【功能与主治】　化浊降脂,润肠通便。用于痰浊阻滞型高脂血症,症见头昏胸闷、大便干燥。

【方解】　方中山楂酸甘,微温,归脾、胃、肝经,消积降脂,活血散瘀,故为君药。荷叶味苦、性平,利湿化浊,醒脾升清,助君药健脾化痰降浊,用为臣药。决明子、何首乌滋补肝肾,益精明目,通便降脂,共为佐药。诸药相合,共奏化浊降脂,调肠通便之功。

【临床应用】 高脂血症 用于痰浊阻滞所致。症见头重体困,胸闷肢麻,纳呆脘痞,大便干燥,舌质黯,苔白腻,脉弦涩或弦滑。

【药理毒理】 本品有降血脂和改善血液流变性的作用。

1. 降血脂 本品可降低高脂血症模型豚鼠血清中的胆固醇、甘油三酯和低密度脂蛋白,升高高密度脂蛋白含量[1]。

2. 改善血液流变性 本品可降低临床高脂血症患者全血黏度和血浆比黏度[2]。

【不良反应】 目前尚未检索到不良反应报道。

【禁忌】 尚不明确。

【注意事项】

1. 消化性溃疡、胃酸分泌过多者慎用。

2. 饮食宜清淡。

3. 孕妇慎用。

【用法与用量】 口服。一次2丸,一日2~3次。

【规格】 每丸重9g

【参考文献】 [1]朱致惠,蒋斌华,俟励.血脂宁对高脂血症的疗效讨论.湖北中医杂志,1995,5:54.

[2]陈熊.血脂宁丸治疗高脂血症的临床与实验观察.中医杂志,1985,5:29.

化浊轻身颗粒

Huazhuo Qingshen Keli

【药物组成】 何首乌、龙胆、夏枯草、玄参、陈皮、益母草、黄芪、冬瓜皮。

【功能与主治】 滋补肝肾,清热降浊。用于肝肾阴虚、痰湿郁结而致的单纯性肥胖症,以及肥胖症伴有高血压、糖尿病、闭经、月经不调。

【方解】 方中何首乌补肝肾,益精血,润肠通便,化浊降脂为君药。龙胆清肝胆实火,除下焦湿热;夏枯草清肝火,散瘀结;玄参滋阴降火,解毒散结;三药合用,助君药清热降浊,为臣药。陈皮理气除湿;益母草活血化瘀;黄芪健脾升阳,冬瓜皮淡渗利湿;合用助君药活血化痰,除湿降浊,为佐药。诸药合用,共奏滋补肝肾,清热降浊之功。

【临床应用】 肥胖症 因肝肾阴虚,痰湿郁结所致。症见头晕目眩,耳鸣耳聋,腰膝酸软,胸中烦闷,痰多,肢体麻木,口苦咽干,二便不畅,闭经或月经不调,舌

红,苔黄腻,脉弦滑。

【不良反应】 目前尚未检索到不良反应报道。

【禁忌】 尚不明确。

【注意事项】

1. 饮食宜清淡。

2. 孕妇慎用。

【用法与用量】 用开水冲服。一次2.5~5g,一日2次。饭前服。

【规格】 每袋装 (1)2.5g (2)5g

脂脉康胶囊(降脂灵胶囊)

Zhimaikang Jiaonang(Jiangzhiling Jiaonang)

【药物组成】 普洱茶、山楂、荷叶、三七、茺蔚子、莱菔子、何首乌、杜仲、桑寄生、刺五加、黄芪、黄精、大黄(酒制)、葛根、菊花、槐花。

【功能与主治】 消食,降脂,通血脉,益气血。用于瘀浊内阻,气血不足所致的动脉硬化症、高脂血症。

【方解】 方中普洱茶消肉食积滞,降脂用为君药。山楂活血祛瘀,化积降脂;荷叶健脾化湿,升阳泄浊,同助君药消食化痰,祛瘀降脂之功;三七、茺蔚子活血通脉祛瘀,助君药活血通脉之力,同为臣药。莱菔子消食除胀,降气化痰;何首乌、杜仲、桑寄生补肝肾,强筋骨,益精血;刺五加、黄芪、黄精补益气血;大黄泻下攻积;葛根升阳通络,菊花、槐花清热平肝,同为佐药。诸药相合,共奏消食,降脂,通血脉,益气血之功。

【临床应用】

1. 高脂血症 因瘀浊内阻,气血不足所致。症见头晕头重,胸闷胸痛,腹胀纳呆,泛恶,神疲倦怠,腰膝肢麻或疼痛,大便干燥,舌黯青或紫,苔白腻,脉弦滑或弦涩。

2. 眩晕 因痰浊阻滞,气血亏虚所致。症见头晕头痛,耳鸣,目眩,健忘,手麻,胸闷心悸,舌淡,苔白腻,脉弦涩;动脉硬化症见上述证候者。

【药理毒理】 降血脂本品可降低正常大鼠血清TG水平,降低实验性高脂血症大鼠血清TG、LDL-C水平,升高HDL-C含量[1]。

【不良反应】 服后可出现便溏。

【禁忌】 孕妇禁用。

【注意事项】 饮食宜清淡。

【用法与用量】 口服。一次5粒,一日3次。

【规格】 每粒装0.3g。

【参考文献】 [1]柴秋彦,李百强,韩文兰,等.脂脉康胶囊对高脂血症大鼠血脂的影响.中西医结合心脑血管病杂志,2004,2(1):31.

丹田降脂丸

Dantian Jiangzhi Wan

【药物组成】　人参、丹参、三七、川芎、当归、黄精、何首乌、淫羊藿、肉桂、五加皮、泽泻。

【功能与主治】　益气活血,健脾补肾。用于脾肾两虚、气虚血瘀所致的头目眩晕、胸膈满闷、气短、乏力、腰膝酸软等;高脂血症见上述证候者。

【方解】　方中人参大补元气;丹参活血化瘀,通脉止痛,清心安神,二药合用,益气活血,为君药。三七、川芎、当归补血活血,化瘀降脂,共为臣药。黄精补脾益肾,填精益血;何首乌滋补肝肾,补益精血;淫羊藿温肾助阳;少佐肉桂温肾运脾,鼓舞气血生长;五加皮、泽泻利水渗湿,化浊降脂,共为佐药。诸药合用,共奏益气活血、健脾补肾之功。

【临床应用】　高脂血症　此因脾肾两虚,气虚血瘀,脂浊不化所致。症见头晕,头重,目眩,耳鸣,腰膝酸软,乏力,多寐,胸中窒闷甚或隐痛刺痛,心悸,气短,恶心少食,咳吐痰沫,苔白腻,舌质紫黯,脉沉涩或滑者。

【药理毒理】　降血脂　本品能降低高脂血症患者血清中的胆固醇和甘油三酯[1]。

【不良反应】　本品可致口干、腹胀、上腹痛、腹泻、皮疹、一过性血清蛋白减少[1]。

【禁忌】　孕妇禁用。

【注意事项】
1. 月经期及有出血倾向者慎用。
2. 饮食宜清淡。

【用法与用量】　口服。一次 1～2g,一日 2 次。

【规格】　每瓶装 10g

【参考文献】　[1]杜辛,陈小沁,杨毅,等.桑葛降脂丸与丹田降脂丸的降脂作用观察.中国中西医结合杂志,1994,14(1):41.

健脾降脂颗粒

Jianpi Jiangzhi Keli

【药物组成】　党参、灵芝、南山楂、丹参、泽泻、远志。

【功能与主治】　健脾化浊,益气活血。用于脾运失调,气虚血瘀型高脂血症,症见眩晕耳鸣,胸闷纳呆,心悸气短。

【方解】　方中党参健脾益气;灵芝补益气血,两药合用,功在健脾化浊,益气行滞,共为君药。山楂、丹参活血化瘀,消积降脂,辅助君药发挥益气活血,化浊降脂

之功,故为臣药。泽泻利湿降浊;远志祛痰化浊,助君药之用,行佐药之职。六味合用,共成健脾化浊,益气活血之效。

【临床应用】　高脂血症　因脾虚湿阻,气虚血瘀所致。症见眩晕,耳鸣,胸闷,纳呆,呕恶,心悸,气短,舌黯苔厚腻,脉濡滑。

【药理毒理】　降血脂　本品能降低高脂饮食所致高胆固醇小鼠、家兔血清胆固醇含量,并可降低高血脂家兔血清中的甘油三酯(TG)和 β-脂蛋白含量[1]。

【不良反应】　目前尚未检索到不良反应报道。

【禁忌】　尚不明确。

【注意事项】
1. 饮食宜清淡。
2. 孕妇慎用。

【用法与用量】　口服。一次 10g,一日 3 次。20 天为一个疗程。

【规格】　每袋装 10g

【参考文献】　[1]健脾降脂颗粒新药申报药效学研究资料.

心安宁片

Xin'anning Pian

【药物组成】　制何首乌、山楂、葛根、珍珠粉。

【功能与主治】　养阴宁心,化瘀通络,降血脂。用于血脂过高,心绞痛以及高血压引起的头痛、头晕、耳鸣、心悸。

【方解】　方中何首乌滋补肝肾,养血填精为君药。山楂活血化瘀,化浊降脂,使君药补中有行;葛根升阳解肌,活血通络,两药共为臣药。珍珠粉镇心安神,而行佐助之用。四药相合,共奏养阴宁心,化瘀通络,降血脂之功。

【临床应用】

1. 胸痹　因肾虚血瘀,心脉瘀阻所致。症见胸闷心痛,甚或刺痛,入夜为甚,心悸少寐,头晕,腰酸,舌黯红;冠心病心绞痛见上述证候者。

2. 心悸　因肾虚血瘀,心脉瘀阻,心神失养所致。症见心悸不宁,心烦,少寐,胸闷不舒,头晕腰酸,舌黯红,脉沉细涩;冠心病见上述证候者。

3. 眩晕　因肾虚血瘀,髓海不足,瘀阻脑络所致。症见头晕,头痛,夜寐不宁,目涩,耳鸣,舌黯红,脉沉细涩;高脂血症、原发性高血压见上述证候者。

【药理毒理】　本品有降血脂和抗凝血作用。

1. 降血脂　本品可降低高脂血症模型大鼠血清中

的胆固醇和甘油三酯含量,升高高密度脂蛋白含量[1]。

2. 抗凝血 本品能延长小鼠凝血时间,减轻大鼠动静脉环路血栓重量[1]。

【不良反应】 本品可致腹胀、胃痛[2]。

【禁忌】 尚不明确。

【注意事项】

1. 饮食宜清淡。

2. 保持心情舒畅。

3. 心绞痛持续发作者应及时救治。

【用法与用量】 口服。一次 4～5 片,一日 3 次;或遵医嘱。

【规格】 (1)薄膜衣片 每片重 0.31g (2)糖衣片(片芯重 0.30g)

【参考文献】 [1]郭青龙,谢正平,傅纪华,等.心安宁的降血脂和抗凝血作用.中国药科大学学报,1997,28(4):237.

[2]娄彬,王德春,韩晓明.心安宁胶囊治疗冠心病 60 例分析.中医药学刊,2003,21(3):452.

脂 康 颗 粒
Zhikang Keli

【药物组成】 决明子、枸杞子、桑葚、红花、山楂。

【功能与主治】 滋阴清肝,活血通络。用于肝肾阴虚夹瘀之高脂血症,症见头晕或胀或痛,耳鸣眼花,腰膝酸软,手足心热,胸闷,口干,大便干结。

【方解】 方中决明子味甘苦微寒,具有清肝滋肾、润肠通便之功,为君药。枸杞子、桑葚滋补肝肾,为臣药。红花活血化瘀;山楂行气散瘀,消肉食积滞,为佐药。诸药配伍,共奏滋阴清肝、活血通络、消膏降浊之效。

【临床应用】 高脂血症 因肝肾阴虚夹瘀所致。症见头晕或胀或痛,耳鸣,眼花,腰膝酸软,手足心热,胸闷,口干,疲劳乏力,大便干结,舌红苔少,有瘀点或瘀斑,脉弦细或数。

【药理毒理】 本品具有降低高脂血症患者总胆固醇和低密度脂蛋白胆固醇含量的作用[1]。

【不良反应】 目前尚未检索到不良反应报道。

【禁忌】 孕妇禁用。

【注意事项】

1. 气虚便溏者慎用。

2. 妇女月经过多者慎用。

3. 服药期间不宜吸烟饮酒,饮食宜清淡。

【用法与用量】 开水冲服,一次 1 袋,一日 2 次,8 周为一个疗程。

【规格】 每袋装 8g

【参考文献】 [1]赵福海,刘国兵,吕树铮,等.脂康颗粒与辛伐他汀降脂治疗随机对照研究.中国中西医结合杂志,2010,30(10):1052.

心脑健片(胶囊)
Xinnaojian Pian(Jiaonang)

【药物组成】 茶叶提取物。

【功能与主治】 清利头目,醒神健脑,化浊降脂。用于头晕目眩,胸闷气短,倦怠乏力,精神不振,记忆力减退。亦可用于心血管病伴高纤维蛋白原症及动脉粥样硬化,肿瘤放疗、化疗所致的白细胞减少症。

【方解】 茶叶,味微苦而甘,性凉而下行,能清利头目,醒神健脑,并有化浊降脂之效,单味入药,效专而力宏。

【临床应用】

1. 眩晕 因瘀阻脑窍,脑络失养所致。症见头晕目眩,胸闷气短,倦怠乏力,精神不振,记忆力减退;心血管病伴高纤维蛋白原症及动脉粥样硬化见上述证候者。

2. 高脂血症 因痰瘀阻络,心脉痹阻所致。症见血脂升高,胸闷,嗜睡,倦怠乏力。

【不良反应】 目前尚未检索到不良反应报道。

【禁忌】 尚不明确。

【注意事项】

1. 孕妇慎用。

2. 饮食宜清淡,忌食油腻。

【用法与用量】 片剂:口服。一次 2 片,一日 3 次。胶囊剂:口服。一次 2 粒,一日 3 次。

【规格】 片剂:每片含茶叶提取物 0.1g

胶囊剂:每粒含茶叶提取物 0.1g

五 酯 胶 囊
Wuzhi Jiaonang

【药物组成】 华中五味子。

【功能与主治】 能降低血清谷丙转氨酶。可用于慢性、迁延性肝炎谷丙转氨酶升高者。

【方解】 五味子具有收敛固涩,益气生津,补肾宁心的功效。将其用于慢性、迁延性肝炎谷丙转氨酶升高,是基于药效学研究的成果。有关研究证实,北五味子、北五味子种仁醇提取物均能降低实验性肝损害所致的高血清转氨酶;五味子醇提取物对损伤的肝细胞有显著的修复和保护作用。并确认五味子醇甲、乙素是治疗肝损伤的主要活性成分。故而研制成五酯胶囊。

【临床应用】 **血清谷丙转氨酶升高** 用于病毒性肝炎、药物性肝炎、脂肪肝等导致的血清谷丙转氨酶升高。

【不良反应】 尚不明确。

【禁忌】 尚不明确。

【注意事项】 尚不明确。

【用法与用量】 口服。一次 2 粒,一日 3 次。

【规格】 每粒含五味子甲素 11.25mg

绞股蓝总苷颗粒
Jiaogulan Zonggan Keli

【药物组成】 绞股蓝总苷。

【功能与主治】 降血脂,养心健脾,益气和血,除痰化瘀。用于高脂血症,见有心悸气短,胸闷肢痛,眩晕头痛,健忘耳鸣,自汗乏力或脘腹胀满等心脾气虚,痰阻血瘀者。

【方解】 绞股蓝总苷为绞股蓝主要有效成分。绞股蓝益气健脾,和血利脉,除痰化浊,养心安神。

【临床应用】 **高脂血症** 因心脾气虚,痰阻血瘀所致。症见心悸气短,倦怠乏力,胸闷,眩晕头痛,肢麻沉重,形体肥胖,健忘耳鸣,自汗或脘腹胀满,舌淡黯胖,苔白腻,脉细涩或滑。

【不良反应】 目前尚未检索到不良反应报道。

【禁忌】 尚不明确。

【注意事项】 饮食宜清淡,少油、少盐、低脂饮食。

【用法与用量】 口服。一次 3g,一日 3 次。

【规格】 每袋装 3g

薯蓣皂苷片
Shuyu Zaogan Pian

【药物组成】 穿山龙水溶性总皂苷。

【功能与主治】 用于冠心病心绞痛的辅助治疗。亦可用于并发高血压、高甘油三酯、高胆固醇等症的患者。

【方解】 薯蓣皂苷是从药用植物穿山龙中提取的水溶性甾体皂苷类物质,具有活血化瘀、疏通血脉的作用。

【临床应用】 **胸痹** 心血瘀阻所致。症见心胸疼痛,如刺如绞,痛有定处,舌质紫黯,有瘀斑,苔薄,脉弦涩;冠心病心绞痛见上述证候者。亦可用于并发高血压、高甘油三酯、高胆固醇血症的患者。

【药理毒理】 **抗炎** 本品可抑制胶原诱导性关节炎大鼠滑膜组织血管新生,并可降低滑膜组织血管内皮细胞生长因子(VEGF)表达[1],体外对大鼠成纤维样滑膜细胞株 RSC-364 细胞核因子-κB 有负向调节作用,提升 IκB-α 的表达并能降低炎性因子和血管新生因子分泌[2]。

【不良反应】 本品有致胃肠道不适,并有心悸、背痛及全身无力的个案报道[3]。

【禁忌】 对本品过敏者禁用。

【注意事项】 当药品性状发生改变时禁止使用。

【用法与用量】 口服。一次 0.12g(1.5 片)～0.16g(2 片),一日 3 次。

【规格】 每片重 (1)40mg (2)80mg

【参考文献】 [1]郭亚春,董文娟,宋鸿儒.薯蓣皂苷片对胶原诱导性关节炎大鼠滑膜组织 VEGF 影响的实验研究.现代预防医学,2013,40(4):712.

[2]段一娜,王明娟,孔素红,等.薯蓣皂苷片对 RSC-364 细胞核转录因子-κBp65 表达的影响.世界科学技术—中医药现代化,2014,16(7):1625.

[3]张云玲,左国营.薯蓣皂苷致不良反应 1 例.药物流行病学杂志,2007,16(2):124.

脂 必 妥 片
Zhibituo Pian

【药物组成】 红曲、微晶纤维素、微粉硅胶、硬脂酸、乳糖、硬脂酸镁。

【功能与主治】 健脾消食,除湿祛痰,活血化瘀。用于脾虚痰瘀阻滞,症见气短,乏力,头晕,头痛,胸闷,腹胀,食少纳呆等;高脂血症;也可用于高脂血症及动脉粥样硬化引起的其他心脑血管疾病的辅助治疗。

【方解】 红曲系粳米经发酵等工艺制成,具有活血化瘀、健脾消食的作用。

【临床应用】 **高脂血症** 由脾虚痰瘀交阻所致。症见气短,乏力,头晕,头痛,胸闷,腹胀,食少纳呆;也可用于高脂血症及动脉粥样硬化引起的其他心脑血管疾病的辅助治疗。

【药理毒理】 本品有降血脂、抗动脉粥样硬化、抗脂肪肝的作用。

1. 降血脂、抗动脉粥样硬化 本品能降低高脂血症大鼠及家兔血清中的 TC、TG、LDL-C,升高 HDL-C;减轻高脂饲料诱导的家兔动脉粥样硬化[1-3]。

2. 抗脂肪肝 本品对乙醇或高脂饲料诱导的大鼠脂肪肝有改善作用[4,5]。

【不良反应】 目前尚未检索到不良反应报道。

【禁忌】 尚不明确。

【注意事项】 孕妇及哺乳期妇女慎用。

【用法与用量】 口服。一次2片,一日2次,早晚饭后服用或遵医嘱。

【规格】 每片重0.35g

【参考文献】 [1]方显明,吴锟宏.安心颗粒防治高脂血症的实验研究.广州中医药大学学报,2005,22(1):46.

[2]吴维平,赵雁,苏云明,等.血脉康对高脂血症大鼠血脂的影响.中医药学报,2005,33(2):45.

[3]方显明,吴锟宏,彭忠异.安心颗粒防治家兔动脉粥样硬化的病理形态学观察.第四军医大学学报,2004,25(23):2196.

[4]彭汉光,王萍,艾长征,等.加味四逆散治疗脂肪肝的实验研究.中国中医药信息杂志,2003,10(7):32.

[5]赵晓琴,张霖.排毒降脂合剂对非酒精性脂肪性肝炎保护作用机制实验研究.辽宁中医杂志,2007,34(5):667.

九、蠲痹通络剂

蠲痹通络剂以祛风除湿、活血化瘀、强筋壮骨和通络止痛药物组合而成,用于痹病。

痹病成因,主要因正气不足,风、寒、湿、热诸邪乘虚侵入,致使气血凝滞,脉络痹阻,主要侵犯肌表、经络、肌肉、筋骨、关节等部位。故临床以肢体麻木关节疼痛、肿胀或红肿、关节畸形和屈伸不利等为共见症状,常见寒湿痹阻、湿热痹阻、瘀血痹阻和正虚痹阻诸证。总以祛邪活络、通痹止痛为治疗大法。针对痹病各证,具体研制出祛寒通痹、清热通痹、活血通痹、补虚通痹四类蠲痹通络制剂,临床当据各证辨证要点合理选用。

祛寒通痹剂主要配伍川乌头、草乌头、马钱子、桂枝、防风、羌活、独活、苍术、白术、防风、秦艽等祛风散寒、通络止痛药物,用于痹病寒湿痹阻证,症见关节冷痛、遇寒痛增、得热痛减、关节屈伸不利、阴雨天加重、口淡不渴、恶风寒等。

清热通痹剂主要由黄柏、苍术、牛膝、薏苡仁、土茯苓、黄芩、苦参、连翘、葛根、雷公藤、地龙、桑枝、豨莶草等清热燥湿与通络止痛药物组合而成,用于痹病湿热痹阻证,症见关节红肿热痛、筋脉拘急、发热、口渴、汗出、小便黄和大便干等。

活血通痹剂主要由血竭、乳香、没药、当归、桃仁、红花、赤芍、丹参等活血化瘀与通络止痛药物组合而成,用于痹病瘀血痹阻证,症见关节刺痛、疼痛夜甚、关节屈伸不利、皮下结节等。

补虚通痹剂由补益肝肾、强壮筋骨药与祛风湿药组合而成,常用补益肝肾、强壮筋骨药物有淫羊藿、川续断、桑寄生、骨碎补、补骨脂、杜仲、狗脊、菟丝子等。伴

气血亏虚,结合配伍黄芪、党参、熟地、白术、茯苓等药物。用于痹病肝肾不足、气血两虚证,症见肢体拘挛、手足麻木、腰膝酸痛等。

蠲痹通络剂适用于现代医学的风湿性关节炎、类风湿关节炎、强直性脊柱炎、骨性关节炎等以肢节痹痛为临床特征者。临床上应结合辨证合理选用。

蠲痹通络制剂有酒、膏、片、丸、颗粒、合剂、胶囊等多种剂型可以选用。临床上,酒剂和外敷膏剂应用比较普遍。

蠲痹通络剂使用注意:①蠲痹通络制剂中,含有川乌头、草乌头、马钱子、雷公藤等毒性药物,不宜过量和久用;②四类蠲痹通络制剂各针对不同的适应证,应当辨证选用,不宜交叉使用。

(一) 祛寒通痹

风湿痛药酒
Fengshitong Yaojiu

【药物组成】 石楠藤、麻黄、桂枝、小茴香、苍术、羌活、白芷、蚕沙、猪牙皂、泽泻、乳香、没药、川芎、当归、牡丹皮、苦杏仁、香附、木香、陈皮、枳壳、厚朴、菟丝子、补骨脂、黄精、石耳、白术、山药。

【功能与主治】 祛风除湿,活络止痛。用于风湿阻络所致的痹病,症见腰腿骨节疼痛、手足麻木;跌打损伤所致的局部肿痛。

【方解】 方中石楠藤、麻黄、桂枝、小茴香、苍术、羌活、白芷、蚕沙、猪牙皂、泽泻合用,祛风除湿,舒筋活络;其中石楠藤善走经脉,通利关节,舒筋活络,对四肢关节疼痛,肌肉酸楚,筋脉拘挛,屈伸不利及跌打肿痛,尤为相宜,故方中重用;麻黄、桂枝、小茴香辛散寒湿,温经止痛;苍术、羌活、白芷、蚕沙祛风湿,止疼痛;猪牙皂搜风逐痰,通利关节;泽泻渗泄湿浊。乳香、没药、川芎、当归、牡丹皮、苦杏仁、香附、木香、陈皮、枳壳、厚朴合用,以活血行气,活络止痛;其中乳香、没药辛散温散,擅活血止痛,舒筋活络;川芎、当归活血补血,散瘀止痛;牡丹皮凉血清热,活血散瘀;苦杏仁疏利开通;香附、木香、陈皮、枳壳、厚朴理气行滞以助血行。菟丝子、补骨脂、黄精、石耳、白术、山药合用,以补肾益精,健脾益气,其中菟丝子、补骨脂、石耳补肾益精以强筋骨;白术、山药、黄精健脾益气以助化湿。诸药相合,共奏祛风除湿,舒筋活络,活血止痛之功。

【临床应用】 痹病 由风寒湿痹阻脉络所致。症见腰腿、骨节疼痛,遇寒痛增,或四肢屈伸不利,手足麻木,舌淡苔白,脉沉细或弦;风湿性关节炎、类风湿关节

炎见上述证候者。

【不良反应】 目前尚未检索到不良反应报道。

【禁忌】

1. 孕妇禁用。

2. 酒精过敏者禁用。

【注意事项】

1. 阴虚火旺、阳亢风动者慎用。

2. 脾胃虚弱者慎用。

3. 服药期间忌食生冷食物。

4. 高血压病、心脏病患者慎用。

【用法与用量】 口服。一次 10～15ml,一日 2 次。

冯了性风湿跌打药酒
Fengliaoxing Fengshi Dieda Yaojiu

【药物组成】 丁公藤、麻黄、桂枝、羌活、白芷、苍术、蚕沙、猪牙皂、苦杏仁、当归、川芎、乳香、没药、五灵脂、牡丹皮、陈皮、香附、木香、小茴香、枳壳、厚朴、白术、山药、泽泻、黄精、补骨脂、菟丝子。

【功能与主治】 祛风除湿,活血止痛。用于风寒湿痹,手足麻木,腰腿酸痛;跌仆损伤,瘀滞肿痛。

【方解】 方中丁公藤、麻黄、桂枝、羌活、白芷、苍术、蚕沙、猪牙皂、苦杏仁合用,以祛风除湿,散寒止痛。其中丁公藤药性辛温,功能解表发汗,祛风除湿,舒筋活络,消肿止痛,故重用之;麻黄、桂枝辛散风寒,温经止痛;羌活、白芷、苍术、蚕沙祛风除湿,散寒止痛;猪牙皂、苦杏仁祛痰湿,利关节。当归、川芎、乳香、没药、五灵脂、牡丹皮、陈皮、香附、木香、小茴香、枳壳、厚朴合用,以活血化瘀、行气止痛。其中当归、川芎、乳香、没药、五灵脂、牡丹皮活血通经,祛瘀止痛;气滞则血行不畅,故又用陈皮、香附、木香、小茴香、枳壳、厚朴行气散滞,以助活血止痛。取白术、山药、泽泻、黄精、补骨脂、菟丝子合用,以健脾除湿,益肾壮骨。诸药相合,共奏祛风除湿,活血止痛之功。

【临床应用】

1. **痹病** 由风寒湿邪瘀阻经络而致。症见关节疼痛,腰膝酸软,痛无定处,或痛处不移,痛而重着,肢体麻木,筋骨拘急;风湿性关节炎、类风湿关节炎见上述证候者。

2. **跌打损伤** 因外伤致瘀血阻滞。症见局部青紫,肿胀疼痛;软组织损伤见上述证候者。

【药理毒理】 本品有抗炎、镇痛和改善微循环等作用。

1. **抗炎** 本品能减轻二甲苯所致小鼠耳肿胀、鸡蛋清所致大鼠足肿胀[1]。

2. **镇痛** 本品能增加小鼠对热刺激痛阈,减少腹腔注射醋酸致小鼠扭体反应次数[1]。

3. **改善微循环** 本品有改善大鼠肠系膜微循环作用[1]。

4. **毒性** 本品小鼠灌服的 LD_{50} 为 20.26mg/kg± 1.21mg/kg[1]。

【不良反应】 目前尚未检索到不良反应报道。

【禁忌】

1. 孕妇禁用。

2. 酒精过敏者禁用。

【注意事项】

1. 湿热痹者不宜。

2. 脾胃虚弱者及体虚多汗者慎用;中病即止,不可过量、久用。

3. 服药期间忌食生冷食物。

【用法与用量】 口服。一次 10～15ml,一日 2～3 次。

外用,擦于患处;若有肿痛黑瘀,用生姜捣碎炒热,加入药酒适量,擦患处。

【参考文献】 [1]许实波,项辉,卢美,等.冯了性风湿跌打药酒新工艺的药效学比较研究.中山大学学报论丛,1994,6:169.

附桂风湿膏
Fugui Fengshi Gao

【药物组成】 生附子、生草乌、肉桂、吴茱萸、桂枝、北细辛、麻黄、干姜、羌活、独活、苍术、川芎、白芷、防风、生南星、生白附子、山柰、乳香、没药、当归、木香、厚朴、丁香、陈皮、甘草、地黄、杜仲、川牛膝、千年健、骨碎补、地枫皮、锁阳、韭菜子、淫羊藿、冰片、薄荷脑、肉桂油、生姜、鲜葱、水杨酸甲酯。

【功能与主治】 祛风除湿,散寒止痛。用于寒湿瘀阻所致的痹病,症见腰腿冷痛、四肢麻木,或跌打损伤所致的局部肿痛。

【方解】 本品为外用膏剂。方中生附子、生草乌、肉桂、吴茱萸、桂枝、北细辛、麻黄、干姜、羌活、独活、苍术、川芎、白芷、防风、生天南星、生白附子、山柰合用,以散寒止痛,祛风除湿。其中生附子大辛大热,纯阳刚燥,取其温经除湿,散寒止痛之效;草乌、肉桂、桂枝、吴茱萸、北细辛、麻黄、干姜、山柰温经散寒而止痛;羌活、独活、苍术、川芎、白芷、防风祛风除湿而蠲痹;天南星、生白附子散结消肿,燥湿止痛。乳香、没药、当归、厚朴、木香、丁香、陈皮合用,畅通气血,通痹止痛。其中乳香、没药、当归活血行气止痛;厚朴、木香、丁香、陈皮气香行散,以助行气散寒止痛;地黄、杜仲、川牛膝、千年健、骨碎补、地枫皮、锁阳、韭菜子、淫羊藿合用,以补肝肾,强筋骨;薄荷脑、冰片、肉桂油味辛香窜,外达肌表,内透筋骨,消肿止痛;生姜、鲜葱散寒消肿,通阻止痛;甘草解毒消肿,缓急止痛。诸药合用,共奏祛风除湿,活血行气,散寒止痛,强筋壮骨之功。

【临床应用】

1. 痹病 由风寒湿邪瘀阻所致。四肢麻木,腰腿冷痛,或肌肉关节疼痛痛处恶寒,得暖则缓。苔白,脉弦。

2. 跌打损伤 由外伤后局部瘀阻所致。肿胀疼痛,行走不利,活动受限,或慢性劳损,疼痛隐隐,手足麻木,反复发作。

【不良反应】 目前尚未检索到不良反应报道。

【禁忌】

1. 孕妇禁用。

2. 患处皮肤破损者禁用。

【注意事项】

1. 风湿热痹者慎用。

2. 皮肤过敏者慎用。

【用法与用量】 贴患处。

狗皮膏
Goupi Gao

【药物组成】 生川乌、生草乌、肉桂、官桂、羌活、独活、青风藤、香加皮、防风、铁丝威灵仙、苍术、蛇床子、麻黄、高良姜、小茴香、白芷、丁香、木瓜、油松节、当归、赤芍、苏木、大黄、续断、川芎、乳香、没药、冰片、樟脑。

【功能与主治】 祛风散寒,活血止痛。用于风寒湿邪、气血瘀滞所致的痹病,症见四肢麻木、腰腿疼痛、筋脉拘挛,或跌打损伤、闪腰岔气、局部肿痛;或寒湿瘀滞所致的脘腹冷痛、行经腹痛、寒湿带下、积聚痞块。

【方解】 本品为外用制剂。方中生川乌、生草乌、肉桂、官桂大辛大热合用,温经散寒止痛。其中生川乌、生草乌辛散温通,祛风除湿,散寒止痛作用尤捷,川乌、草乌生用,毒性虽大,效用更显;肉桂、官桂益阳消阴,温经通脉而止痛。羌活、独活、青风藤、香加皮、防风、铁丝威灵仙、苍术、蛇床子、麻黄、高良姜、小茴香、白芷、丁香、木瓜、油松节合用,以祛风除湿,散寒止痛。其中羌活、独活、防风、苍术祛风湿,止疼痛;青风藤、铁丝威灵仙祛风湿,通经络,止疼痛;香加皮、蛇床子功善祛风除湿,又能温肾以强筋骨;麻黄、白芷、高良姜、小茴香、丁

香散寒止痛;木瓜长于舒筋活络;油松节擅利骨节,止疼痛。当归、赤芍、苏木、大黄、续断、川芎、乳香、没药、冰片、樟脑合用,以活血散瘀,通络止痛,其中当归、赤芍、川芎养血和血,散瘀止痛;苏木、大黄活血通经,祛瘀止痛;续断既能补肝肾,壮筋骨,又能通利血脉,流畅气血,消除瘀血肿痛;乳香、没药活血散瘀,行气散滞,消肿止痛;冰片、樟脑芳香走窜行散,消肿止痛。诸药合用,共奏祛风散寒除湿,舒筋活血止痛之功。

【临床应用】

1. 痹病 由风寒湿阻,气血瘀滞所致。症见肢体麻木,肩臂、腰腿疼痛,筋脉拘挛;风湿性关节炎、类风湿关节炎见上述证候者。

2. 跌打损伤 因气血瘀滞所致。症见伤处肿胀疼痛,活动受限或局部青紫;软组织损伤见上述证候者。

3. 闪腰岔气 由经络受损,气血阻遏所致。症见腰胁疼痛,不能转侧,或痛连背脊,呼吸受限;急性腰扭伤、胸胁挫伤见上述证候者。

4. 行经腹痛 因寒客冲任,血为寒凝,气血不畅所致。症见经前或经期小腹冷痛拒按,得热则舒,经行不畅,有血块,舌黯苔白,脉沉涩;原发性痛经见上述证候者。

5. 带下 由寒湿下注所致。带下量多,色白清稀,畏寒肢冷,面色无华,舌淡苔白,脉迟缓。

【不良反应】 目前尚未检索到不良反应报道。

【禁忌】

1. 孕妇禁用。

2. 患处皮肤破损禁用。

【注意事项】

1. 风湿热痹者慎用。

2. 皮肤过敏者慎用。

【用法与用量】 外用。用生姜擦净患处皮肤,将膏药加温软化,贴于患处。

【规格】 每张净重 (1)12g (2)15g (3)24g (4)30g

新型狗皮膏
Xinxing Goupi Gao

【药物组成】 生川乌、洋金花、蟾酥、高良姜、官桂、白屈菜、花椒、八角茴香油、羌活、防己、麻黄、透骨草、当归、红花、乳香、没药、白花菜子、薄荷脑、冰片、樟脑、水杨酸甲酯、盐酸苯海拉明。

【功能与主治】 祛风散寒,舒筋活血,活络止痛。用于风寒湿瘀所致的痹病,症见腰腿疼痛、肌肉酸痛、筋脉拘挛、关节不利;或急性扭伤,风湿痛,神经痛。

【方解】　本方为外用制剂。方中生川乌、洋金花、蟾酥、高良姜、官桂、白屈菜、花椒、八角茴香油合用，以温经散寒止痛，其中川乌药性刚燥辛热，温经散寒，擅于止痛，与洋金花、蟾酥配伍，有麻醉止痛之功；高良姜、官桂、白屈菜、花椒、八角茴香油皆有温经散寒镇痛之用。羌活、防己、麻黄、透骨草合用，以祛风散寒，活络止痛。其中羌活、防己祛风除湿，蠲痹止痛；麻黄辛温发散，温经散寒，宣通气血；透骨草辛散风湿，活血止痛。当归、红花、乳香、没药、白花菜子合用，以舒筋活血，通络止痛。其中当归、红花活血和血，祛瘀止痛；乳香、没药活血散瘀，通络止痛；白花菜子散风祛湿，活血止痛。此外，薄荷脑、冰片、樟脑芳香走窜，透渗皮肤，消肿止痛。方中水杨酸甲酯具有消炎镇痛之功，盐酸苯海拉明能拮抗组胺引起的毛细血管扩张。诸药合而外用，共奏祛风散寒，舒筋活血，通络止痛之功。

【临床应用】

1. 痹病　由风寒湿阻，气血瘀滞所致。症见肢体麻木，肩臂、腰腿疼痛，筋脉拘挛；风湿性关节炎、类风湿关节炎、骨关节炎见上述证候者。

2. 闪腰岔气　由经络受损，气血阻遏所致。症见腰胁疼痛，不能转侧，或痛连背脊，呼吸受限；急性腰扭伤、软组织损伤见上述证候者。

【不良反应】　目前尚未检索到不良反应报道。

【禁忌】

1. 孕妇禁用。

2. 局部皮肤破损或对橡胶膏过敏者禁用。

【注意事项】

1. 局部红肿热痛者慎用。

2. 高血压病、心脏病患者慎用。

【用法与用量】　贴患处。

【规格】　每张 6.5×5cm；6.5×10cm

大 活 络 丸

Dahuoluo Wan

【药物组成】　蕲蛇、乌梢蛇、全蝎、地龙、天麻、威灵仙、制草乌、肉桂、细辛、麻黄、羌活、防风、松香、广藿香、豆蔻、僵蚕（炒）、天南星（制）、牛黄、乌药、木香、沉香、丁香、青皮、香附（醋制）、麝香、安息香、冰片、两头尖、赤芍、没药（制）、乳香（制）、血竭、黄连、黄芩、贯众、葛根、水牛角、大黄、玄参、红参、白术（麸炒）、甘草、熟地黄、当归、何首乌、骨碎补（烫、去毛）、龟甲（醋淬）、狗骨（油酥）。

【功能与主治】　祛风散寒，除湿化痰，活络止痛。

用于风痰瘀阻所致的中风，症见半身不遂、肢体麻木、足痿无力；或寒湿瘀阻之痹病，筋脉拘急、腰腿疼痛；亦用于跌打损伤，行走不利及胸痹心痛。

【方解】　方中蕲蛇、乌梢蛇、全蝎、地龙、天麻、威灵仙、狗骨合用，以搜风通络剔邪，以止拘挛抽搐。其中蕲蛇、乌梢蛇性善走窜，内走脏腑，外御皮毛，能透骨搜风，祛风邪，通经络；全蝎、地龙、天麻、威灵仙则通络止痛。制草乌、肉桂、细辛、麻黄、羌活、防风、松香合用，以祛风散寒。其中制草乌、肉桂、细辛温经散寒止痛；麻黄温散寒邪；羌活、防风、松香祛风除湿。广藿香、豆蔻、僵蚕、天南星、牛黄、乌药、木香、沉香、丁香、青皮、香附、麝香、安息香、冰片合用，以行气活血，除湿化痰。其中广藿香、豆蔻芳香辟秽，行气化湿；僵蚕、天南星、牛黄祛风化痰止痉；乌药、木香、沉香、丁香、青皮、香附理气止痛，并助血行；麝香、安息香、冰片香窜开痹，畅通气血。取两头尖、赤芍、没药、乳香、血竭合用，以活血止痛；遣黄连、黄芩、贯众、葛根、水牛角、大黄、玄参配伍，以清除伏热，并兼制其他辛热燥烈之品；红参、白术、甘草、熟地黄、当归、何首乌、骨碎补、龟甲、狗骨合用，益气养血，补益肝肾，强壮筋骨，以扶正祛邪。诸药合用，攻补兼施，寒热并用，共奏祛风散寒，除湿化痰，活血通络之功。

【临床应用】

1. 中风　由风痰瘀阻，气血两亏，肝肾不足而致。症见半身不遂，或瘫痪，口舌歪斜，手足麻木，疼痛拘挛，或肢体痿软无力；缺血性中风、面神经麻痹见上述证候者。

2. 痹病　由寒湿瘀阻而致。症见肢体关节疼痛，屈伸不利，筋脉拘急，麻木不仁，畏寒喜暖，腰腿沉重，行走不便，舌黯淡，苔白腻，脉沉弦或沉缓；风湿性关节炎、骨关节炎、坐骨神经痛见上述证候者。

3. 胸痹　由心气不足，痰瘀阻滞而致。心胸憋闷不舒，或心胸作痛，心悸，神疲，喘息气短，舌黯淡或有瘀点，脉弱或涩；冠心病心绞痛见上述证候者。

4. 跌打损伤　因外力损伤，血离其经，瘀血阻络所致。症见肢体肿胀疼痛，局部活动受限；急性软组织损伤见上述证候者。

此外，本品还可用于治疗癫痫、高脂血症[1,2]。

【药理毒理】　本品有抗动脉粥样硬化、增加脑血流量、抗凝血作用。

1. 抗动脉粥样硬化　本品对高脂饲料造成的实验性动脉粥样硬化家兔，可使主动脉病变面积减少[3]。

2. 降血压　本品可使猫血压下降 20.4%，作用维持 2～4 小时。本品离体兔耳灌流，可增加每分灌流液量[4]。

本品浸膏体外可使正常离体和去甲肾上腺素所致的痉挛兔主动脉平滑肌显著舒张,且对后者的作用更明显[5]。

3. 抗凝血 本品能抑制大鼠血栓形成[4]。大活络丸浸膏能延长家兔出、凝血时间和延缓纤维蛋白生成[5]。

4. 其他 本品十二指肠给药,可使犬脑血流量显著增加[4]。

【不良反应】 文献报道,患者服用后可出现皮疹、眼、口腔黏膜糜烂、口唇疱疹,形成大疱性表皮坏死松解型药疹;又有报道服大活络丹引起口唇疱疹、过敏反应及消化道出血[6-9]。

【禁忌】 孕妇禁用。

【注意事项】

1. 阴虚火旺者慎用。

2. 脾胃虚寒者慎用。

3. 缺血性中风急性期不宜单纯使用,应配合其他治疗方法。

4. 服药期间忌食油腻食物,戒酒。

【用法与用量】 温黄酒或温开水送服。一次 1 丸,一日 1～2 次。

【规格】 每丸重 3.5g

【参考文献】 [1]王琦.大活络丸治疗癫痫 26 例疗效观察.广西中医药,1988,11(2):14.

[2]夏仪莹.大活络丹治疗高脂血症 86 例临床观察.湖南中医杂志,1998,14(3):9.

[3]梅家俊,董良士,郑咏兰,等.参麝活络丸、大活络丸对家兔实验性动脉粥样硬化的防治作用.湖北中医杂志,1983,3:48.

[4]何功信,张世芳,向先品,等.大活络丸的药理作用.中成药研究,1984,5:20.

[5]李锐,邢欣,刘义奋.大活络丸作用原理初探.实用医学杂志,1986,2(5):33.

[6]杨玉珍.服大活络丹致过敏反应 1 例.中国中药杂志,1996,21(5):310.

[7]李海兵.大活络丹致过敏 1 例.中国新药杂志,1995,4(6):45.

[8]任晓云.口服大活络丹引起过敏反应 1 例.临床医学,1998,18(6):45.

[9]朱瑞华.口服大活络丹致消化道出血 1 例.中成药,1999,21(6):326.

活 络 丸

Huoluo Wan

【药物组成】 蕲蛇(酒炙)、乌梢蛇(酒炙)、地龙、全蝎、铁丝威灵仙(酒炙)、附子(炙)、肉桂(去粗皮)、竹节香附、细辛、麻黄、羌活、白芷、防风、松香、广藿香、草豆蔻、豆蔻、乌药、木香、沉香、丁香、青皮(醋炙)、香附(醋炙)、赤芍、没药(醋炙)、乳香(醋炙)、血竭、麝香、安息香、冰片、天麻、天竺黄、僵蚕(麸炒)、黄连、黄芩、葛根、熟大黄、玄参、水牛角浓缩粉、朱砂、人工牛黄、人参、白术(麸炒)、茯苓、甘草、熟地黄、当归、川芎、何首乌(黑豆酒炙)、骨碎补、龟甲(沙烫醋淬)、狗骨(油炙)。

【功能与主治】 祛风除湿,舒筋活络。用于风寒湿瘀所致的痹病,症见肢体疼痛、手足麻木、筋脉拘挛,或中风偏瘫、口眼歪斜、半身不遂、言语不清。

【方解】 方中蕲蛇、乌梢蛇、地龙、全蝎、铁丝威灵仙合用,搜风剔邪,舒筋活络,以止拘挛抽搐。蕲蛇、乌梢蛇性善走窜,透骨搜风,而通经络;地龙、全蝎、铁丝威灵仙则通络止痛,息风止痉。附子、肉桂、竹节香附、细辛、麻黄、羌活、白芷、防风、松香合用,以祛风散寒。其中附子、肉桂、竹节香附、细辛温经散寒止痛;麻黄温散寒邪;羌活、白芷、防风、松香祛风除湿。广藿香、草豆蔻、豆蔻、乌药、木香、沉香、丁香、青皮、香附合用,理气除湿,通络止痛。广藿香、草豆蔻、豆蔻辛温行散,化湿行气;乌药、木香、沉香、丁香、青皮、香附理气止痛,并助血行。赤芍、没药、乳香、血竭、麝香、安息香、冰片香窜开泄,畅通气血,以活血止痛;再以天麻、天竺黄、僵蚕祛风痰,舒筋络;由黄连、黄芩、葛根、熟大黄、玄参、水牛角浓缩粉、朱砂、人工牛黄合用以清热凉血,息风化痰,并兼制他药辛热燥烈之性。另以人参、白术、茯苓、甘草、熟地黄、当归、川芎、何首乌、骨碎补、龟甲、狗骨合用,以健脾益肾,扶正祛邪。其中人参、白术、茯苓、甘草、熟地黄、当归、川芎健脾益气,养血和血;骨碎补、狗骨、何首乌、龟甲补肝肾,强筋骨。诸药合用,共奏祛风除湿,舒筋活络之功。

【临床应用】

1. 中风 由风痰阻络,气血亏虚,肝肾不足所致。症见半身不遂,口舌歪斜,手足麻木疼痛,肢体痿软无力,舌黯淡,苔白腻,脉沉;中风恢复期见上述证候者。

2. 痹病 由风寒湿瘀所致。症见肢体关节疼痛,屈伸不利,手足麻木不仁,筋脉拘急,畏寒喜暖,腰腿沉重,行走不便,舌黯淡,苔白腻,脉沉或沉缓;风湿性关节炎、类风湿关节炎、骨关节炎见上述证候者。

【不良反应】 目前尚未检索到不良反应报道。

【禁忌】 孕妇禁用。

【注意事项】

1. 肝肾阴虚者慎用。

2. 高血压病、心脏病患者慎用。

3. 中风急性期不宜单独使用。

4. 不可过量服用。

5. 服药期间忌食油腻食物。

【用法与用量】　温黄酒或温开水送服。一次 1 丸，一日 2 次。

【规格】　每丸重 3g

风湿骨痛丸（胶囊）

Fengshi Gutong Wan(Jiaonang)

【药物组成】　制川乌、制草乌、麻黄、红花、木瓜、乌梅、甘草。

【功能与主治】　温经散寒，通络止痛。用于寒湿闭阻经络所致的痹病，症见腰脊疼痛、四肢关节冷痛；风湿性关节炎见以上证候者。

【方解】　方中制川乌、制草乌皆辛热燥烈之品，可散经络之风湿，逐内里之寒邪，功擅温经散寒止痛，故为君药。麻黄、红花温经散寒，宣散气血，其中麻黄辛温发散，助川乌、草乌温散寒湿；红花温通活血，助君药散瘀消肿而止痛，并为臣药。木瓜、乌梅、甘草三药相合，酸甘化阴，舒筋活络，缓急止痛，并制川乌、草乌辛燥刚烈之性，为佐药。甘草又能调和诸药，兼为使药。诸药共奏温经散寒，通络止痛之功。

【临床应用】　痹病　由寒湿阻络所致。症见肢体关节疼痛，喜温畏寒，或关节肿胀，局部僵硬，肢体麻木，活动不利，或颈肩腰背疼痛，遇寒痛增，苔白腻，脉弦紧；类风湿关节炎、强直性脊柱炎、骨关节病、颈椎病、腰椎骨质增生见上述证候者。

【药理毒理】　本品有抗炎、镇痛等作用。

1. 抗炎　本品能抑制角叉菜胶所致小鼠足肿胀；抑制佐剂性关节炎大鼠的原发性炎症，且可抑制其继发性免疫性炎性损伤[1]。

2. 镇痛　本品可减少酒石酸锑钾腹腔注射所致小鼠扭体反应的次数，还能延长热板法试验小鼠痛反应时间[1]。

3. 调节免疫功能　本品可增强小鼠腹腔巨噬细胞的吞噬活性，促进小鼠凝集素的生成，对于小鼠足垫迟发型超敏反应本品有抑制作用[1]。

4. 毒性　本品小鼠灌服的 LD_{50} 为 2.99g/kg ± 0.51g/kg[1]。

【不良反应】　目前尚未检索到不良反应报道。

【禁忌】　孕妇禁用。

【注意事项】

1. 阴虚火旺或湿热痹病者慎用。

2. 不可过量服用。

【用法与用量】　水丸：口服。一次 10～15 粒，一日 2 次。胶囊剂：口服。一次 2～4 粒，一日 2 次。

【规格】　水丸：每 10 粒重 1.5g

胶囊剂：每粒装 0.3g

【参考文献】　[1]风湿骨痛胶囊新药申报资料.

风寒双离拐片

Fenghan Shuangliguai Pian

【药物组成】　地枫皮、千年健、制川乌、制草乌、红花、乳香(制)、没药(制)、制马钱子、防风、木耳。

【功能与主治】　祛风散寒，活血通络。用于风寒闭阻、瘀血阻络所致的痹病，症见关节疼痛、腰腿疼痛、冷痛或刺痛、局部畏寒恶风、四肢麻木、屈伸不利。

【方解】　方中以地枫皮、千年健祛风除湿，行气止痛，为君药。制川乌、制草乌祛风除湿，温经止痛；红花、乳香、没药活血通经，散瘀止痛，共为臣药。制马钱子通络止痛，散结消肿；防风辛温解表，发散风寒；木耳益肾祛湿，共为佐药。诸药相合，共奏祛风散寒，活血通络之功。

【临床应用】　痹病　因感受风寒之邪，寒瘀闭阻经络所致。症见关节疼痛，或麻木，局部畏寒，遇阴寒天气疼痛加重，腰膝酸软，头昏，耳鸣，舌苔白，脉弦；风湿性关节炎、类风湿关节炎、骨关节炎见上述证候者。

【药理毒理】　本品有镇痛、抗凝血作用。

1. 镇痛　本品对醋酸所致小鼠扭体反应有抑制作用[1]。

2. 抗凝血　本品能延长小鼠凝血时间[1]。

【不良反应】　目前尚未检索到不良反应报道。

【禁忌】　孕妇禁用。

【注意事项】

1. 风湿热痹者慎用。

2. 不可过量服用。

3. 本品含马钱子，不可过量、久用。

4. 合并高血压病、心脏病、肝肾功能不全、癫痫、破伤风、甲亢者慎用。

【用法与用量】　黄酒送服。一次 8 片，一日 2 次；或遵医嘱。

【规格】　每片重 0.31g

【参考文献】　[1]张淑珍,籍承厚,曹相玲.风寒双离拐药效学研究.黑龙江医药,2000,13(3):165.

复方雪莲胶囊

Fufang Xuelian Jiaonang

【药物组成】　雪莲、制川乌、制草乌、羌活、独活、延胡索(醋制)、木瓜、香加皮。

【功能与主治】 温经散寒,祛风逐湿,舒筋活络。用于风寒湿闭阻所致的痹病,症见关节冷痛、屈伸不利、局部畏恶风寒;骨关节炎、类风湿关节炎、强直性脊柱炎、风湿性关节炎见上述证候者。

【方解】 方中雪莲祛风散寒,除湿止痛,为君药。制川乌、制草乌祛风散寒,温经止痛;羌活、独活祛风湿,止痹痛,共为臣药。延胡索、木瓜、香加皮祛风湿,强筋骨,止疼痛,共为佐药。诸药相合,共奏温经散寒,祛风逐湿,舒筋活络之功。

【临床应用】 痹病 因风寒湿闭阻经络、气血运行不畅所致。症见关节冷痛,屈伸不利,局部畏恶风寒,甚则肢体变形,活动受限;骨关节炎、类风湿关节炎、强直性脊柱炎、风湿性关节炎见上述证候者。

【药理毒理】 本品有抗炎、镇痛、改善血液流变性等作用。

1. 抗炎 本品对佐剂性关节炎大鼠的急性原发性炎症和继发性免疫性炎症有抑制作用;可抑制大鼠角叉菜胶所致足肿胀、棉球肉芽肿及绵羊红细胞所致小鼠足迟发型超敏反应[1];减轻二甲苯所致小鼠耳肿胀,抑制冰醋酸致小鼠腹腔毛细血管通透性增高,减少角叉菜胶致大鼠胸腔炎性渗出和白细胞数[2];对抗Ⅱ型胶原诱导大鼠类风湿关节炎[3]。

2. 镇痛 本品能抑制醋酸所致小鼠扭体反应,提高热板法致小鼠痛阈值[1-2]。

3. 改善血液流变性 本品能降低小鼠全血高切、低切的血黏度[4]。

【不良反应】 目前尚未检索到不良反应报道。

【禁忌】 孕妇禁用。

【注意事项】
1. 风湿热痹者慎用。
2. 不可过量服用。
3. 心脏病患者慎用。
4. 服药期间,忌食生冷食物。

【用法与用量】 口服。一次2粒,一日2次。

【规格】 每粒装0.3g

【参考文献】 [1]刘发,孙玉发,张云珍,等.复方雪莲胶囊的抗炎作用.中国药理学会通讯,2000,17(4):25.

[2]马红,黄华,王林林,等.复方雪莲胶囊抗炎镇痛作用的再评价.时珍国医国药,2013,24(4):2378.

[3]马红,王林林,刘燕,等.复方雪莲胶囊对Ⅱ型胶原诱导大鼠关节炎的治疗作用.中国实验方剂学杂志,2013,19(22):186.

[4]陈东波,邹燕.复方雪莲胶囊的药效学研究.湘南学院学报(自然科学版),2005,7(2):30.

寒痹停片
Hanbiting Pian

【药物组成】 青风藤、马钱子(制)、制川乌、制草乌、地黄、淫羊藿、薏苡仁、乳香(制)、没药(制)、乌梢蛇。

【功能与主治】 温经散寒,祛风除湿,化瘀通络。用于风寒湿闭阻,瘀血阻络所致的痹病,症见关节冷痛、刺痛或疼痛夜甚,关节肿胀、屈伸不利,局部畏恶风寒。

【方解】 方中青风藤祛风除湿,通络止痛,为君药。马钱子、制川乌、制草乌祛风除湿,温经散寒,通络止痛,共为臣药。地黄、淫羊藿补肾壮骨,通络止痛;薏苡仁健脾利湿,除痹通络;乳香、没药、乌梢蛇活血化瘀,疏通经络,六味为佐药。诸药相合,共奏温经散寒,祛风除湿,化瘀通络之效。

【临床应用】 痹病 因风寒湿闭阻,瘀血阻络所致。症见关节冷痛、刺痛或疼痛夜甚,关节肿胀、屈伸不利,局部畏恶风寒;风湿性关节炎、类风湿关节炎、骨关节炎见上述证候者[1]。

【不良反应】 目前尚未检索到不良反应报道。

【禁忌】 孕妇禁用。

【注意事项】
1. 风湿热痹者慎用。
2. 脾胃虚弱者慎用。
3. 本品含马钱子等,不可过量、久用。
4. 合并高血压病、心脏病、肝肾功能不全、癫痫、破伤风、甲亢者慎用。

【用法与用量】 口服。一次3~4片,一日3次,或遵医嘱。

【参考文献】 [1]张剑勇,俞冰,叶志中,等.寒痹停片对类风湿关节炎患者关节功能恢复的影响.中国临床康复,2002,6(15):2314.

寒湿痹颗粒(片)
Hanshibi Keli(Pian)

【药物组成】 附子(制)、制川乌、麻黄、桂枝、细辛、威灵仙、木瓜、白术(炒)、黄芪、当归、白芍、甘草(制)。

【功能与主治】 祛寒除湿,温通经络。用于风寒湿闭阻所致的痹病,症见肢体关节疼痛、困重或肿胀、局部畏寒;风湿性关节炎见上述证候者。

【方解】 方中附子、制川乌大辛大热,温阳散寒,祛风除湿,为君药。麻黄、桂枝、细辛散寒祛风,除湿蠲痹;威灵仙祛风湿,通经络;木瓜舒筋活络,共为臣药。白术、黄芪健脾益气,以资化源;当归、白芍养血活血,荣筋止痛,共为佐药。甘草调和诸药,为使药。诸药协同,辛润并施,内外通达,共奏祛寒除湿、温通经络之功。

【临床应用】　痹病　因寒湿阻络所致。症见关节冷痛,肢体沉重,或肿胀,局部畏寒,皮色不红,触之不热,遇寒痛增,得热痛减,舌质黯淡,苔白滑腻,脉弦紧或沉迟;风湿性关节炎、类风湿关节炎、骨关节炎、强直性脊柱炎见上述证候者。

【药理毒理】　本品有抗炎、镇痛作用。

1. 抗炎　本品可抑制大鼠佐剂性关节炎,减轻蛋清致大鼠足肿胀,减轻二甲苯所致小鼠耳肿胀[1]。

2. 镇痛　本品能抑制醋酸所致小鼠扭体反应,提高佐剂性关节炎大鼠机械痛阈值[1]。

【不良反应】　目前尚未检索到不良反应报道。

【禁忌】　孕妇禁用。

【注意事项】

1. 风湿热痹者慎用。

2. 老年、体弱及合并心脏病者慎用。

3. 不可过量服用。

【用法与用量】　颗粒剂:开水冲服。一次 3g(无糖型)或5g(减糖型),一日 3 次。片剂:口服。一次 4 片,一日 3 次。

【规格】　颗粒剂:每袋装　(1)3g(无糖型)　(2)5g(减糖型)

片剂:每素片重 0.25g

【参考文献】　[1]夏坤,李蜀平,刘冬平,等.化瘀通痹胶囊治疗风湿性关节炎的实验研究.中国实验方剂学杂志,2013,19(15):276.

胡 蜂 酒

Hufeng Jiu

【药物组成】　鲜胡蜂。

【功能与主治】　祛风除湿。用于风湿闭阻所致的痹病,症见关节疼痛、肢体沉重;急性风湿病、风湿性关节炎见上述证候者。

【方解】　本品系景颇族验方,为胡蜂科昆虫胡蜂的虫体酒浸液。有祛风除湿之功。

【临床应用】　痹病　因风湿闭阻经络所致。症见关节疼痛呈游走性,多发生于膝、踝、肩等大关节部位,肢体沉重,急性期受累关节可出现红、肿、热、痛及活动受限等;风湿性关节炎见上述证候者。

【不良反应】　本品可引起皮肤瘙痒等过敏反应。

【禁忌】　酒精过敏者禁用。

【注意事项】

1. 过敏体质者慎用。

2. 忌食生冷食物。

【用法与用量】　口服。一次 15~25ml,一日 2 次。

虎力散(胶囊)

Huli San(Jiaonang)

【药物组成】　制草乌、三七、断节参、白云参。

【功能与主治】　祛风散寒,活血通络。用于风寒湿闭阻、瘀血阻络所致的痹病,症见关节疼痛、冷痛、刺痛或疼痛夜甚、屈伸不利、局部微恶风寒、肢体麻木。亦用于跌打损伤见瘀血阻络者。

【方解】　制草乌祛风除湿,散寒通路,温经止痛,为君药。三七活血化瘀,消肿止痛,为臣药。断节参壮腰健肾,强筋壮骨;白云参益气活血,协助君药祛风除湿,散寒止痛,共为佐药。诸药相合,共奏祛风散寒,活血通络之功。

【临床应用】

1. 痹病　因风寒湿闭阻、瘀血阻络所致。症见关节疼痛、冷痛、刺痛,或疼痛夜甚,屈伸不利,局部畏恶风寒,肢体麻木;类风湿关节炎、骨关节炎见上述证候者。

2. 跌打损伤　因跌打损伤、瘀血阻络所致。症见局部肿胀疼痛、皮肤青紫瘀斑;软组织损伤见上述证候者。

【不良反应】　目前尚未检索到不良反应报道。

【禁忌】　孕妇禁用。

【注意事项】

1. 风湿热痹者慎用。

2. 不可过量、久服。

【用法与用量】　散剂:口服。一次 0.3g,一日 1~2次。开水或温酒送服。外用:撒于伤口处。胶囊剂:口服。一次 0.3g,一日 1~2 次。温开水或温酒送服。外用:将内容物撒于伤口处。

【规格】　散剂:每瓶装 0.9g

胶囊剂:每粒装 0.3g

金钱白花蛇药酒[剧]

Jinqian Baihuashe Yaojiu

【药物组成】　白花蛇、乌梢蛇、马钱子(制)、五加皮、老鹳草、豨莶草、千年健、地枫皮、陈皮、红花、川牛膝、肉桂、杜仲、甘草。

【功能与主治】　祛风除湿,散寒止痛,活血通络。用于风寒湿闭阻、瘀血阻络所致的痹病和痿证,症见关节疼痛、屈伸不利、腰膝酸软、四肢无力、手足麻木。

【方解】 方中以白花蛇、乌梢蛇祛风湿、通经络，为君药。马钱子通络止痛，散结消肿；五加皮、老鹳草、豨莶草、千年健、地枫皮祛风除湿、强筋壮骨，共为臣药。陈皮理气通络；红花、川牛膝活血祛瘀，通利关节；肉桂温通散寒；杜仲补肝肾，强筋骨，共为佐药。甘草调和诸药，为使药。诸药相合，能祛风除湿，散寒止痛，活血通络。

【临床应用】

1. 痹病 因风寒湿闭阻、瘀血阻络所致。症见关节疼痛，屈伸不利，手足麻木，遇寒加重，得热则减轻；骨关节炎、风湿性关节炎、类风湿关节炎见上述证候者。

2. 痿证 因肝肾亏虚、瘀血阻络、筋骨肌肉失养所致。症见腰膝酸软，四肢无力，不能久立，手足麻木；重症肌无力见上述证候者。

【药理毒理】 本品有抗炎、镇痛作用。

1. 抗炎 本品对二甲苯所致小鼠耳肿胀、蛋清性大鼠足肿胀及大鼠佐剂性关节炎足肿胀均有抑制作用[1]。

2. 镇痛 本品提高热板法致小鼠痛阈值，抑制酒石酸锑钾致小鼠扭体反应[2]。

【不良反应】 目前尚未检索到不良反应报道。

【禁忌】 孕妇禁用。

【注意事项】

1. 阴虚火旺及热痹患者慎用。

2. 本品含马钱子等，不可过量、久服。

3. 合并高血压、心脏病、肝肾功能不全、癫痫、破伤风、甲亢者慎用。

4. 过敏体质者慎用。

【用法与用量】 口服。一次4~6ml，一日3次。

【参考文献】 [1]王正波,苗明三.金钱白花蛇药酒的抗炎作用研究.中药药理与临床,2004,20(6):40-42.

[2]张桂兰,苗明三,杨亚蕾.金钱白花蛇药酒对小鼠镇痛作用的实验研究.世界中西医结合杂志,2006,1(6):330-331.

马钱子散

Maqianzi San

【药物组成】 制马钱子、地龙(焙黄)。

【功能与主治】 祛风湿,通经络。用于风湿闭阻所致的痹病,症见关节疼痛、臂痛腰痛、肢体肌肉萎缩。

【方解】 方中马钱子"开通经络,透达关节",祛风除湿,消肿散结,通络止痛,为君药。地龙走窜,活血祛风通络,为臣药。二药相合,共奏祛风湿,通经络之效。

【临床应用】 痹病 因风湿闭阻所致。症见关节疼痛,臂痛,腰痛,周身疼痛,肢体肌肉萎缩;类风湿关节炎见上述证候者。

此外,本品还可用于多发性神经炎、坐骨神经痛[1,2]。

【药理毒理】 本品有抗炎作用。

1. 抗炎 本品对角叉菜胶所致大鼠足肿胀及大鼠棉球性肉芽组织增生有抑制作用[3]。

2. 毒理 小鼠灌服本品 LD_{50} 为 117.13mg/kg $\pm$ 13.80mg/kg[4]。

【不良反应】 目前尚未检索到不良反应报道。

【禁忌】 孕妇禁用。

【注意事项】

1. 本品适用于风湿痹病重症,痹病轻症者慎用。

2. 本品含马钱子,不可过量、久服。

3. 合并高血压病、心脏病、肝肾功能不全、癫痫、破伤风、甲亢者慎用。

【用法与用量】 每晚用黄酒或温开水送服。一次0.2g,如无反应,可增至0.4g,最大服量不超过0.6g;老幼及体弱者酌减。

【规格】 每袋装0.6g

【参考文献】 [1]刘国强.马钱子散治疗多发性神经炎25例.社区中医,2004,20(2):38.

[2]王梅,张颖.马钱子散治疗坐骨神经痛29例临床观察.光明中医,2006,21(9):32-33.

[3]徐丽君,魏超群,陆付耳,等.马钱子若干组分治疗实验性关节炎的比较研究.同济医科大学学报,2001,30(6):564.

[4]刘玉娥,王菊英,于德宁,等.马钱子散的毒性和毒效动力学研究.山东中医杂志,2002,21(9):554.

木 瓜 丸

Mugua Wan

【药物组成】 制川乌、制草乌、白芷、海风藤、威灵仙、木瓜、鸡血藤、川芎、当归、人参、狗脊(制)、牛膝。

【功能与主治】 祛风散寒,除湿通络。用于风寒湿闭阻所致的痹病,症见关节疼痛、肿胀、屈伸不利、局部畏恶风寒、肢体麻木、腰膝酸软。

【方解】 方中制川乌、制草乌祛风散寒,温经止痛,合为君药。白芷、海风藤、威灵仙、木瓜祛风湿,通经络,止痹痛;鸡血藤、川芎养血活血,荣筋止痛,共为臣药。当归、人参养血益气;狗脊、牛膝补肝肾,强筋骨,祛风湿,通经脉,四药扶正祛邪,皆为佐药。诸药相合,共奏祛风散寒,除湿通络之功。

【临床应用】　痹病　因风寒湿闭阻,络脉不通所致。症见关节疼痛,肿胀,屈伸不利,局部畏恶风寒,肢体麻木,遇阴寒加重,得温痛减,舌苔薄白,脉弦紧;类风湿关节炎、骨关节炎见上述证候者。

【药理毒理】　抗炎　本品对佐剂性关节炎大鼠注射的局部炎症、8 天后的再肿胀和侧后肢因迟发性超敏反应引起的足肿胀、前肢和尾部的病变均有抑制作用[1]。

【不良反应】　文献报道本品有致心律失常、紫癜性胃炎[2,3]的不良反应。

【禁忌】　孕妇禁用。

【注意事项】

1. 风湿热痹者慎用。

2. 不可过量服用。

【用法与用量】　口服。一次 30 丸,一日 2 次。

【参考文献】　[1]邴飞虹,张国斌,邓成志,等.木瓜丸对大鼠佐剂性关节炎的防治作用.中国临床药理学与治疗学,2006,11(5):590.

[2]赵亚东.木瓜丸致心律失常 5 例报告.江苏医药,1995,21(10):657.

[3]刘超群.木瓜丸致紫癜性胃炎 1 例.中华消化内镜杂志,1995,12(4):254.

祛痹舒肩丸
Qubi Shujian Wan

【药物组成】　桂枝、羌活、威灵仙、秦艽、地龙、黄芪、黄精、当归、淫羊藿、巴戟天、骨碎补、三七、延胡索(醋制)、夏天无。

【功能与主治】　祛风寒,强筋骨,益气血,止痹痛。用于风寒湿闭阻,气血不足,肝肾亏虚所致的肩痹,症见肩部疼痛,日轻夜重,局部怕冷,遇热痛缓,肩部肌肉萎缩;肩周炎见上述证候者。

【方解】　方中桂枝、羌活祛风胜湿,散寒通络,横走肢节,除痹止痛,两药相配,善祛上部风湿,故为君药。威灵仙、秦艽、地龙祛风除湿,散寒通络,更增君药之力;黄芪、黄精、当归补气生血,养血荣筋,扶正以助祛邪,六药合为臣药。淫羊藿、巴戟天、骨碎补相须为用,补肝肾,壮筋骨,祛风湿;三七、延胡索、夏天无行气活血,通痹止痛,皆为佐药。诸药相配,共达祛风寒,强筋骨,益气血,止痹痛之效。

【临床应用】　肩痹　因寒湿闭阻,气血不足,肝肾亏虚所致。症见肩部疼痛,日轻夜重,局部怕冷,遇热痛缓,肩部肌肉萎缩;肩周炎见上述证候者。

【药理毒理】　本品有抗炎、镇痛等作用。

1. 抗炎　本品对大鼠蛋清性足肿胀、大鼠棉球肉芽肿形成有抑制作用[1,2]。

2. 镇痛　本品能减少醋酸腹腔注射所致小鼠扭体反应次数,提高热板法试验小鼠痛阈[1,2]。

3. 其他　本品可显著增加大鼠颈总动脉血流,增加雄性小鼠前列腺和精囊重量,增加雌性小鼠子宫重量[1,2]。

【不良反应】　有文献报道,服用本品导致胃部胀满不适[3]。

【禁忌】　孕妇禁用。

【注意事项】

1. 风湿热痹,红肿热痛者慎用。

2. 服药期间忌食生冷食物。

【用法与用量】　口服。一次 7.5g,一日 2 次,饭后服,疗程 4 周,或遵医嘱。

【规格】　浓缩丸:每瓶装 30g

【参考文献】　[1]郑树源,庄义修,蔡宗成.祛痹舒肩丸.实用医学杂志,1996,12(3):208.

[2]祛痹舒肩丸新药申报资料.

[3]祛痹舒肩丸临床研究协作组.祛痹舒肩丸临床研究报告.广东医学,1998,19(7):557.

祛风舒筋丸
Qufeng Shujin Wan

【药物组成】　制川乌、制草乌、桂枝、麻黄、防风、威灵仙、木瓜、秦艽、海风藤、青风藤、穿山龙、老鹳草、茄根、骨碎补(烫)、牛膝、茯苓、苍术(麸炒)、甘草。

【功能与主治】　祛风散寒,除湿活络。用于风寒湿闭阻所致的痹病,症见关节疼痛、局部畏恶风寒、屈伸不利、四肢麻木、腰腿疼痛。

【方解】　方中制川乌、制草乌祛风除湿,温经散寒,蠲痹止痛,相须为用,为君药。桂枝、麻黄、防风、威灵仙、木瓜、秦艽、海风藤、青风藤、穿山龙、老鹳草、茄根祛风湿、通经络,以增君药祛风散寒、蠲痹止痛之力,皆为臣药。另以骨碎补、牛膝补肝肾,壮筋骨,强腰膝;取茯苓、苍术健脾胜湿,四药功取两途,以为辅翼,司佐药之职。甘草缓急止痛,兼以调和诸药,为使药。诸药相合,共奏祛风散寒,除湿活络之功。

【临床应用】　痹病　因风寒湿闭阻所致。症见关节疼痛,局部畏恶风寒,屈伸不利,四肢麻木,腰腿疼痛;类风湿关节炎见上述证候者。

【不良反应】　目前尚未检索到不良反应报道。

【禁忌】 孕妇禁用。

【注意事项】

1. 风湿热痹者不宜使用。

2. 合并心脏病者慎用。

3. 不可过量服用。

4. 服药期间忌食生冷食物。

【用法与用量】 口服。大蜜丸一次 1 丸;小蜜丸一次 12 丸,一日 2 次。

【规格】 小蜜丸每 100 丸重 60g;大蜜丸每丸重 7g

祛风止痛片
Qufeng Zhitong Pian

【药物组成】 老鹳草、槲寄生、续断、威灵仙、独活、制草乌、红花。

【功能与主治】 祛风寒,补肝肾,壮筋骨。用于风寒湿邪闭阻、肝肾亏虚所致的痹病,症见关节肿胀、腰膝疼痛、四肢麻木。

【方解】 方中老鹳草祛风湿,通经络,健筋骨,为君药。槲寄生、续断除风祛湿,补益肝肾,为臣药。威灵仙、独活、制草乌祛风散寒,除湿通络;红花活血行瘀,令血行邪去,共为佐药。诸药相合,共奏祛风寒,补肝肾,壮筋骨之效。

【临床应用】 痹病 因感受风寒湿邪,兼肝肾亏虚所致。症见关节疼痛,重着,或麻木,局部畏寒,遇阴寒天气疼痛加重,腰膝酸软,头晕,耳鸣,舌苔白,脉弦;类风湿关节炎、骨关节炎见上述证候者。

此外,本品还可用于糖尿病周围神经病变[1]。

【不良反应】 目前尚未检索到不良反应报道。

【禁忌】 孕妇禁用。

【注意事项】

1. 风湿热痹、关节红肿者不宜使用。

2. 不可过量服用。

【用法与用量】 口服。一次 6 片,一日 2 次。

【参考文献】 [1]夏宏再.祛风止痛片治疗糖尿病性周围神经病变 12 例体会.湖南中医药导报,2004,10(6):36-37.

塞隆风湿酒
Sailong Fengshi Jiu

【药物组成】 塞隆骨。

【功能与主治】 祛风散寒除湿,通络止痛,补益肝肾。用于风寒湿闭阻所致的痹病,症见肢体关节疼痛、肿胀、屈伸不利,肌肤麻木,腰膝酸软。

【方解】 塞隆骨味咸,性温,归肝、肾经。长于祛风散寒除湿,通络止痛,补益肝肾,用于风寒湿痹引起的肢体关节疼痛、肿胀、屈伸不利,肌肤麻木,腰膝酸软。将其制成酒剂,既可加强透达宣散祛邪之力,又能增进补益之功。

【临床应用】 痹病 因风寒湿闭阻经络、肝肾亏虚所致。症见肢体关节疼痛、肿胀、屈伸不利,肌肤麻木,腰膝酸软;类风湿关节炎、骨关节炎见上述证候者。

【药理毒理】 本品有抗炎、镇痛、促进骨折愈合等作用。

1. **抗炎** 本品可抑制巴豆油所致小鼠耳肿胀,对大鼠蛋清性及甲醛性足肿胀均有显著抑制作用,还能显著抑制大鼠棉球性肉芽组织增生。本品可使小鼠胸腺萎缩,大鼠切除双侧肾上腺后抗炎作用消失,表明本品抗炎作用可能与其兴奋肾上腺皮质系统有关[1]。

2. **镇痛** 本品对醋酸所致小鼠扭体反应及电击所致小鼠嘶叫反应有抑制作用[1,2]。

3. **促进骨折愈合** 本品可使实验性股骨粉碎性骨折模型大鼠下肢落地行走时间明显提前,骨折愈合加快[1]。

4. **其他** 本品可延长去肾上腺大鼠生存时间,还可延长去肾上腺小鼠冷冻存活时间,延长小鼠游泳时间[1]。

【不良反应】 本品可致口干,咽痛,心悸,颜面潮红,食欲减退。

【禁忌】 酒精过敏者禁用。

【注意事项】

1. 风湿热痹、红肿热痛者不宜使用。

2. 服药期间忌食生冷食物。

3. 低温会出现少量沉淀,服用时先置水中加温。

【用法与用量】 口服。一次 30ml,一日 3 次。疗程一个月,或遵医嘱。

【规格】 每瓶装 300ml

【参考文献】 [1]塞隆风湿酒新药申报资料.

[2]徐淑铃,沈华.塞隆风湿酒对小鼠镇痛、抗寒的实验研究.中国中医基础医学杂志,2001,7(3):50.

麝香风湿胶囊
Shexiang Fengshi Jiaonang

【药物组成】 人工麝香、制川乌、全蝎、乌梢蛇(去头酒浸)、地龙(酒洗)、蜂房(酒洗)、黑豆(炒)。

【功能与主治】 祛风散寒,除湿活络。用于风寒湿闭阻所致的痹病,症见关节疼痛、局部畏恶风寒、屈伸不利、手足拘挛。

【方解】 方中麝香辛香走窜，可行血中之瘀滞，开经络之壅遏，活血散结，通络消肿，通痹止痛，故为君药。制川乌、全蝎、乌梢蛇、地龙、蜂房搜风邪，透关节，通经络，止痹痛，合为臣药。黑豆补肝肾、强筋骨，为佐药。诸药合用，共奏祛风散寒，除湿活络之功。

【临床应用】 痹病 因风寒湿闭阻经络所致。症见关节疼痛、麻木不仁、局部畏恶风寒、屈伸不利、手足拘挛；类风湿关节炎见上述证候者。

【药理毒理】 抗变态反应 本品对 2,4-二硝基氟苯（DNFB）所致小鼠迟发型超敏反应有抑制作用[1]。

【不良反应】 目前尚未检索到不良反应报道。

【禁忌】 孕妇禁用。

【注意事项】

1. 风湿热痹，红肿热痛者慎用。

2. 过敏体质者慎用。

3. 不可过量服用。

4. 服用期间忌食生冷食物。

【用法与用量】 口服。一次 4～5 粒，一日 3 次。

【规格】 每粒装 0.3g

【参考文献】 [1]吴瑕,刘亚欧,王强,等.祛风除湿类中药质量的药理学评价初步研究.中药药理与临床,2011,27(6):86.

疏风定痛丸
Shufeng Dingtong Wan

【药物组成】 马钱子粉、麻黄、乳香（醋制）、没药（醋制）、桂枝、羌活、独活、防风、千年健、木瓜、地枫皮、牛膝、杜仲（盐炙）、自然铜（煅）、甘草。

【功能与主治】 祛风散寒，活血止痛。用于风寒湿闭阻、瘀血阻络所致的痹病，症见关节疼痛、冷痛、刺痛或疼痛夜甚，屈伸不利、局部恶寒、腰腿疼痛、四肢麻木及跌打损伤所致的局部肿痛。

【方解】 方中马钱子味苦性寒，搜风祛湿，开通经络，透达关节，善止痹痛；麻黄祛风散寒，通痹止痛，合为君药。乳香、没药活血散瘀，通络止痛；桂枝温经散寒；羌活、独活祛风湿，通经络，止痹痛，五药共为臣药。防风、千年健、木瓜、地枫皮温经散寒，祛风化湿，舒筋通络；牛膝、杜仲补益肝肾，强筋壮骨；自然铜散血消肿，疗伤止痛，皆为佐药。甘草缓急止痛，调和诸药，为使药。诸药共奏祛风散寒、活血止痛之功。

【临床应用】

1. 痹病 因风寒湿闭阻，瘀血阻络所致。症见关节疼痛，冷痛，刺痛或疼痛夜甚，或屈伸不利，局部恶寒，腰腿疼痛，四肢麻木；类风湿关节炎、骨关节炎见上述证候者。

2. 跌打损伤 因跌打损伤、瘀血阻络所致。症见伤处肿胀疼痛，皮肤青紫瘀斑；软组织挫伤见上述证候者。

【不良反应】 目前尚未检索到不良反应报道。

【禁忌】 孕妇禁用。

【注意事项】

1. 风湿热痹者及脾胃虚弱者慎用。

2. 本品含马钱子，不可过量、久服。

3. 合并高血压病、心脏病、肝肾功能不全、癫痫、破伤风、甲亢者慎用。

【用法与用量】 口服。水蜜丸一次 4g（20 丸），大蜜丸一次 1 丸，一日 2 次。

【规格】 （1）水蜜丸 每 100 丸重 20g （2）大蜜丸 每丸重 6g

舒 筋 丸
Shujin Wan

【药物组成】 马钱子粉、麻黄、羌活、独活、桂枝、防风、乳香（醋制）、没药（醋制）、千年健、地枫皮、牛膝、续断、杜仲（盐制）、木瓜、甘草。

【功能与主治】 祛风除湿，舒筋活血。用于风寒湿痹，四肢麻木，筋骨疼痛，行步艰难。

【方解】 方中马钱子搜风祛湿，开通经络，透达关节，善止痹痛；麻黄发散风寒，通痹止痛，二药共为君药。羌活、独活、桂枝、防风祛风散寒胜湿，通痹散结止痛；乳香、没药活血散瘀消肿，伸筋通络止痛，亦取血行风自灭之意，以上共为臣药。千年健、地枫皮祛风除湿，通络止痛；牛膝、续断、杜仲、木瓜补肝肾，强筋骨，祛风湿，止痹痛，并能缓解痉挛而止痛，合为佐药。甘草调和诸药，缓急止痛，并能制马钱子之毒，用为使药。诸药共奏祛风散寒，舒筋活血之功。

【临床应用】 痹病 因感受风寒湿所致。症见四肢麻木，筋骨疼痛剧烈，肢体活动艰难，恶风畏寒，遇寒加重，舌黯淡苔白，脉弦紧或迟；类风湿关节炎、骨关节炎、坐骨神经痛见上述证候者。

【不良反应】 目前尚未检索到不良反应报道。

【禁忌】 孕妇禁用。

【注意事项】

1. 实热证者慎用。

2. 脾胃虚弱者慎用；儿童、老弱者慎服。

3. 本品含马钱子，不可过量、久服。

4. 合并高血压病、心脏病、肝肾功能不全、癫痫、破伤风、甲亢者慎用。

【用法与用量】 口服。一次1丸,一日1次。

【规格】 每丸重3g

天和追风膏
Tianhe Zhuifeng Gao

【药物组成】 生草乌、生川乌、麻黄、细辛、羌活、白芷、独活、高良姜、肉桂、威灵仙、蜈蚣、蛇蜕、海风藤、乌药、红花、桃仁、苏木、赤芍、乳香、没药、广西血竭、当归、牛膝、续断、香加皮、冰片、红大戟、麝香酮、肉桂油、薄荷脑、辣椒流浸膏、丁香罗勒油、樟脑、水杨酸甲酯、月桂氮酮。

【功能与主治】 温经散寒,祛风除湿,活血止痛。用于风寒湿闭阻、瘀血阻络所致的痹病,症见关节疼痛,局部畏恶风寒,腰背痛,屈伸不利,四肢麻木。

【方解】 本方为中西药复方制剂。方中生草乌、生川乌祛风散寒,温经止痛;麻黄、细辛、羌活、白芷、独活发散风寒,除湿止痛;高良姜、肉桂温经散寒,活血止痛;威灵仙、蜈蚣、蛇蜕、海风藤祛风除湿,通经活络;乌药行气散寒止痛;红花、桃仁、苏木、赤芍、乳香、没药、血竭、当归活血化瘀,消肿止痛;牛膝、续断、香加皮祛风除湿,强筋健骨;冰片芳香走窜清热止痛;红大戟利水除湿;麝香酮、肉桂油、薄荷脑、辣椒流浸膏、丁香罗勒油祛风除湿,散寒镇痛;樟脑温散止痛;水杨酸甲酯镇痛、抗炎;月桂氮酮促进药物吸收。中西药合用,共奏温经散寒,祛风除湿,活血止痛之功。

【临床应用】 痹病 因风寒湿闭阻、瘀血阻络所致。症见关节疼痛,局部畏恶风寒,腰背痛,屈伸不利,四肢麻木,舌苔白润,脉弦;风湿性关节炎、类风湿关节炎、骨关节炎见上述证候者。

此外,本品还有用于腓肠肌痉挛、晕车的文献报道[1]。

【药理毒理】 毒理 本品一次性涂抹3.15g/kg于豚鼠破损皮肤或正常皮肤,破损皮肤周围可见轻微红斑;1.0g/kg于豚鼠破损皮肤每天涂药连续28天,动物体重增长缓慢,谷丙转氨酶升高,肝细胞浊肿,肾脏系数增加,脾脏系数下降,给药24天时10只鼠中1只死于肾上腺和肺脏广泛性出血。停药14天上述改变消失。相同剂量涂于完整皮肤则未见全身毒性,也未见皮肤刺激反应和过敏反应[2]。

【不良反应】 文献报道,外用本品可致皮肤刺痛、瘙痒、发红[3]。

【禁忌】 孕妇禁用。

【注意事项】

1. 风湿热痹者禁用。

2. 皮肤破损处禁用。

【用法与用量】 外用。贴患处。

【规格】 7cm×10cm

【参考文献】 [1]赵梅.天和追风膏的妙用.护理研究,2003,17(6):668.

[2]李茂,李伟芳,周军,等.天和追风膏毒性初报.广西预防医学,1995,1(6):335.

[3]李百权.天和追风膏致皮肤过敏1例.西北药学杂志,1999,14(1):24.

小 活 络 丸
Xiaohuoluo Wan

【药物组成】 制川乌、制草乌、胆南星、乳香(制)、没药(制)、地龙。

【功能与主治】 祛风散寒,化痰除湿,活血止痛。用于风寒湿邪闭阻、痰瘀阻络所致的痹病,症见肢体关节疼痛,或冷痛,或刺痛,或疼痛夜甚,关节屈伸不利,麻木拘挛。

【方解】 方中制川乌、制草乌温经散寒,祛风除湿,通痹止痛,为君药。胆南星燥湿化痰,祛经络之风痰及湿邪,并能止痛;乳香、没药行气活血,化络中瘀血,亦可止痛,三者并为臣药。地龙走窜,通经活络,有佐使之用。诸药共奏祛风散寒,化痰除湿,活血止痛之功效。

【临床应用】 痹病 因风寒湿邪闭阻,痰瘀阻络所致。症见肢体关节疼痛,酸楚重着,麻木,遇阴寒潮湿加剧,或关节肿大,屈伸不利,步履艰难,行动受阻,舌苔薄白或白腻,脉弦紧;类风湿关节炎、骨关节炎、强直性脊柱炎、大骨节病、臀肌筋膜炎见上述证候者[1,2]。

此外,还有小活络丹用于治疗坐骨神经痛的文献报道[3]。

【药理毒理】 本品有抗炎、抑制免疫功能等作用。

1. 抗炎 本品抑制醋酸所致小鼠扭体反应,降低醋酸所致小鼠腹腔炎症毛细血管渗出量,抑制棉球和琼脂所致肉芽组织增生,抑制弗氏完全佐剂引起的关节肿胀[4-6]。

2. 抑制免疫功能 本品能抑制2,4-二硝基氟苯所致小鼠迟发型超敏反应,抑制单核-巨噬细胞系统对碳粒的吞噬功能和红细胞免疫黏附功能,抑制鸡红细胞诱导的小鼠溶血素抗体的生成,降低MDA含量,降低再次免疫应答中高值的IgG和循环免疫复合物含量[5]。

3. 其他 本品可减少小鼠自发活动[4];能降低大鼠

低切变率下血液黏度和减小红细胞压积[6]。

【不良反应】　有本品致心律失常、药疹、急性胃黏膜出血的文献报道[7-10]。

【禁忌】　孕妇禁用。

【注意事项】

1. 湿热瘀阻或阴虚有热者慎用。

2. 脾胃虚弱者慎用。

3. 不可过量服用。

【用法与用量】　黄酒或温开水送服。一次 1 丸，一日 2 次。

【规格】　每丸重 3g

【参考文献】　[1]曹小刚,吕晓亚,徐刚要,等.3 种药物治疗大骨节病的临床疗效观察.中国地方病学杂志,2004,23(6):591-592.

[2]牛喜信,何万庆.小活络丸配合得宝松封闭治疗腰臀肌筋膜炎的临床观察.甘肃中医,2011,24(4):30-32.

[3]崔万胜.小活络丹治疗坐骨神经痛 32 例.内蒙古中医药,1992,11(3):24.

[4]刘希智,赵志玲,马桂华,等.小活络丸的药理研究.中医药学报,1995,6:13.

[5]潘竟锵,肖柳英,张丹,等.小活络丸抑制免疫、抗氧化、抗炎及镇痛作用.中国药理通讯,2003,20(1):49.

[6]刘京渤,张永敬,陈几香.小活络丸主要药效学研究.药物研究,2007,16(18):26-27.

[7]卢国珍.服小活络丸出现心律失常 1 例.中国中药杂志,1995,20(6):375.

[8]王慧敏,王颖.小活络丸致乌头碱中毒 1 例.药物流行病学杂志,2002,11(5):268.

[9]陶冶.小活络丹引起药疹一例.安庆医学,1985,(4):8.

[10]刘春安,邵展,史载祥.不辨证使用中成药引起急性胃黏膜出血 8 例报告.中西医结合杂志,1990,10(6):347.

国 公 酒
Guogong Jiu

【药物组成】　羌活、独活、防风、五加皮、苍术（麸炒）、川芎、白芷、广藿香、制天南星、木瓜、炒白术、槟榔、姜厚朴、枳壳（麸炒）、陈皮、醋青皮、乌药、佛手、红花、牡丹皮、紫草、红曲、当归、白芍、盐补骨脂、枸杞子、牛膝、麦冬、玉竹、栀子。

【功能与主治】　散风祛湿,舒筋活络。用于风寒湿邪闭阻所致的痹病,症见关节疼痛、沉重、屈伸不利、手足麻木、腰腿疼痛；也用于经络不和所致的半身不遂、口眼歪斜、下肢酸软、行走无力。

【方解】　方中羌活、独活、防风、五加皮、苍术、川芎、白芷、广藿香、天南星、木瓜祛风胜湿,散寒止痛。白术、槟榔、厚朴、枳壳、陈皮、青皮、乌药、佛手共收健脾燥湿,理气散结,行气止痛之效。红花、牡丹皮、紫草、红曲、当归、白芍活血养血,通络祛风,以收血行风自灭之效。补骨脂、枸杞子、牛膝补益肝肾,强筋壮骨。麦冬、玉竹、栀子养阴清热,佐制诸药温燥伤阴之弊。全方共收散风祛湿,舒筋活络之功效。

【临床应用】

1. 痹病　因风寒湿闭阻经络所致。症见关节疼痛、沉重,屈伸不利,手足麻木,腰腿疼痛；关节风湿症、骨关节炎见上述证候者。

2. 中风　因风湿闭阻,瘀血阻络,经脉不和所致。症见半身不遂,口眼歪斜,下肢痿软,行走无力；脑卒中后遗症见上述证候者。

【不良反应】　目前尚未检索到不良反应报道。

【禁忌】

1. 孕妇禁用。

2. 酒精过敏者禁用。

【注意事项】

1. 阴虚有热或湿热阻络者慎用。

2. 服用期间忌食生冷食物。

【用法与用量】　口服。一次 10ml,一日 2 次。

药 艾 条
Yao'ai Tiao

【药物组成】　艾叶、桂枝、高良姜、白芷、生川乌、香附、丹参、广藿香、降香、陈皮。

【功能与主治】　行气血,逐寒湿。用于风寒湿痹,肌肉酸麻,关节四肢疼痛,脘腹冷痛。

【方解】　方中艾叶气香味辛,性温主散,能暖气血而温经脉,逐寒湿而止冷痛,有温煦气血,透达经络之功,为君药。桂枝、高良姜、白芷、生川乌辛散温通,散寒止痛,温通经脉,为臣药。香附、丹参行气活血,利关而通经络；广藿香、降香辛温芳香化湿浊；陈皮理气健脾燥湿,此五味为佐药。诸药合用,使寒去湿化,气血通而痹自除。

【临床应用】

1. 痹病　风寒湿邪闭阻,气血凝滞经络关节所致。症见四肢关节冷痛,屈伸不利,夜间痛甚,遇寒加重,得热痛减,恶风畏寒,舌质淡黯红,或有瘀斑,舌苔薄白,脉弦紧或细涩；风湿性关节炎、类风湿关节炎、骨关节炎见上述证候者。

2. 麻木　因寒湿痹阻,气血不通,肌肤失养所致。

症见肢体肌肉麻木不适,或冷痛重着,苔白腻,脉沉而迟缓。

3. 腹痛 因寒邪入侵,阳气不运,气血阻滞所致。症见腹痛暴作,得温痛减,遇寒更甚,口不渴,小便清利,大便自可或溏薄,舌苔白腻,脉沉紧。

文献报道,以药艾条穴位熏蒸治疗糖尿病、胃轻瘫及肝硬化腹胀症[1,2]。

【不良反应】 目前尚未检索到不良反应的报道。

【禁忌】 孕妇禁用。

【注意事项】

1. 实热证、阴虚发热、湿热痹慎用。

2. 对颜面、五官和有大血管的部位,不宜灸。

【用法与用量】 直接灸法。一次适量,红晕为度,一日1~2次;或遵医嘱。

【规格】 每支重28g

【参考文献】 [1]陈蔚.药艾条穴位熏蒸疗法治疗糖尿病胃轻瘫的疗效观察.中国康复杂志,2009,24(5):306.

[2]胡丽娜.药艾条熏蒸在肝硬化腹胀病人中的应用.中国保健营养,2013,12(上):7441-7442.

追风透骨丸(片)
Zhuifeng Tougu Wan(Pian)

【药物组成】 制川乌、制草乌、麻黄、桂枝、细辛、白芷、秦艽、防风、羌活、天麻、地龙、当归、川芎、赤芍、乳香(制)、没药(制)、香附(制)、茯苓、白术(炒)、天南星(制)、甘松、赤小豆、甘草。

【功能与主治】 祛风除湿,通经活络,散寒止痛。用于风寒湿痹,肢节疼痛,肢体麻木。

【方解】 方中制川乌、制草乌、麻黄、桂枝、细辛、白芷、秦艽、防风、羌活、天麻、地龙合用,以温经散寒,祛风通络。其中制川乌、制草乌性热温通,逐风寒湿邪为擅长;麻黄、桂枝、细辛、白芷辛散温通可散寒通滞;秦艽、防风、羌活、天麻、地龙祛风散寒,胜湿止痛。根据"治风先治血,血行风自灭"理论,取当归、川芎、赤芍、制乳香、制没药、香附合用,以活血化瘀,通经活络。其中当归、川芎、赤芍活血化瘀而止痛;制乳香、制没药、香附行气散瘀,蠲痹止痛。茯苓、白术、制天南星、甘松健脾燥湿,化痰通络。赤小豆解毒消肿止痛;甘草缓急止痛,缓和药性。全方标本兼治,共收祛风除湿,通经活络,散寒止痛之效。

【临床应用】 痹病 风寒湿邪痹阻经络,血行不畅所致。症见肢体关节疼痛,痛有定处,感寒加重,关节屈伸不利,或畏寒肢冷,肌肤麻木不仁,舌淡苔白腻,脉弦紧或濡缓;骨关节炎、类风湿关节炎、坐骨神经痛见上述

证候者。

【药理毒理】 本品有抗炎、镇痛及改善血液流变性等作用。

1. 抗炎、镇痛 本品对二甲苯所致小鼠耳肿胀有抑制作用,并抑制醋酸所致小鼠毛细血管通透性增高及小鼠扭体反应[1];能减轻用尿酸钠致大鼠踝关节肿胀[2]。

2. 改善血液流变性 本品能降低小鼠全血高切、低切的血黏度[1]。

3. 其他 本品能降低酵母膏致小鼠高尿酸血症的血尿酸水平[2]。

【不良反应】 有服用本品引起药疹、下肢浮肿及胃肠道反应的文献报道[3-5]。

【禁忌】 孕妇禁用。

【注意事项】

1. 湿热痹阻、脾胃湿热、脾胃虚弱者慎用。

2. 不可过量服用。

3. 高血压、冠心病、肾病患者慎用。

【用法与用量】 水蜜丸:口服。一次6g,一日2次。片剂:口服。一次4片,一日2次。

【规格】 水蜜丸:每10丸重1g

【参考文献】 [1]陈桂红,曾繁涛,庄萍.追风透骨丸的药效学研究.宜春学院学报(自然科学),2004,26(4):90.

[2]潘育方,黄清松.追风透骨丸治疗痛风的实验研究.宜春学院学报(自然科学),2006,28(2):97.

[3]王哲,陈淑明.追风透骨丸致固定性药疹2例.中级医刊,1997,32(1):63.

[4]任安飞.追风透骨丸致胃肠道反应.药物不良反应杂志,2002,4(6):414.

[5]吴夏勃,符永驰,温建民,等.追风透骨丸的不良反应.中国中医药信息杂志,2004,11(6):544.

消络痛片
Xiaoluotong Pian

【药物组成】 芫花条、绿豆。

【功能与主治】 散风祛湿。用于风湿阻络所致的痹病,症见肢体关节疼痛;风湿性关节炎见上述证候者。

【方解】 方中芫花条散风除湿,为君药。绿豆清热解毒,佐制芫花枝条之毒性,使之效缓而持久。二药共奏散风除湿之功。

【临床应用】 痹病 由于风湿阻络所致。症见肢体、关节、肌肉疼痛,或肿胀,肢体沉重,随天气变化而作,肌肤麻木不仁,小便不利,舌红,舌苔薄白或腻,脉浮缓或濡;风湿性关节炎见上述证候者。

【不良反应】　用药后可有胃部发热感或关节疼痛加剧现象,一般几日后可自行消失。

【禁忌】　孕妇禁用。

【注意事项】

1. 风湿热痹慎用。

2. 妇女用药后如出现月经过多,可适当减量或遵医嘱。

3. 服用期间忌食辛辣刺激性食物。

【用法与用量】　口服。一次2～4片,一日3次。饭后服用。

【规格】　糖衣片(片芯重0.25g)

寒热痹颗粒

Hanrebi Keli

【药物组成】　附子、地龙、干姜、桂枝、防风、麻黄、知母、白芍、白术、甘草。

【功能与主治】　散寒清热,和营定痛。用于寒热互结,营卫失和所致的肌肉关节疼痛,局部触之发热,但自觉怕冷畏寒,或触之不热但自觉发热,全身热象不显;寒热互结,营卫失和所致的风湿性关节炎和类风湿关节炎见上述证候者。

【方解】　方中附子辛甘大热,长于散寒止痛;地龙清热祛风,通经活络,两药散寒清热,蠲痹止痛,故为君药。以干姜散寒温经;桂枝温通经脉,散寒止痛;防风祛风散寒,胜湿止痛;麻黄散寒通滞,合助附子温通之力;取知母清热养阴;白芍酸寒养血敛阴,增强地龙清热之用,六药为臣药。白术健脾益气,以其扶正,为佐药。甘草配白芍,可缓拘急之痛,又能调和诸药,为使药。诸药共奏散寒清热,和营定痛之功。

【临床应用】　痹病　因寒热错杂,痹阻肌肤关节所致。症见肢体关节疼痛,肿胀,屈伸不利,畏寒恶风,甚则关节畸形,肌肉瘦削,伴关节局部发热,口渴,舌质淡,苔薄白;风湿性关节炎、类风湿关节炎、痛风及强直性脊柱炎见上述证候者[1]。

【不良反应】　目前尚未检索到不良反应的报道。

【禁忌】　孕妇禁用。

【注意事项】

1. 湿热痹阻证慎用。

2. 服药期间忌食辛辣、油腻食物。

【用法与用量】　开水冲服。一次10g,一日3次。

【规格】　每袋装10g

【参考文献】　[1]韩颖萍,王张平,徐敏,等.寒热痹颗粒治疗寒热错杂型风湿病的临床观察.中医正骨,2002,14(2):9-11.

风湿定片(胶囊)

Fengshiding Pian(Jiaonang)

【药物组成】　八角枫、徐长卿、白芷、甘草。

【功能与主治】　散风除湿,通络止痛。用于风湿阻络所致的痹病,症见关节疼痛;风湿性关节炎,类风湿关节炎,肋神经痛,坐骨神经痛见上述证候者。

【方解】　本方重用八角枫祛风通络,散瘀镇痛,为君药。徐长卿活血止痛,为臣药。白芷祛风除湿,消肿止痛,为佐药。甘草调和诸药,为使药。诸药合用,共奏散风除湿,通络止痛之功。

【临床应用】

1. 痹病　由风湿阻络所致。症见关节疼痛,关节肿胀,肢体重着,屈伸不利,筋脉拘急,腰腿沉重,行走不便,舌质淡红,舌苔薄白或腻,脉浮缓或濡缓;风湿性关节炎、类风湿关节炎、坐骨神经痛见上述证候者。

2. 胁痛　寒湿之邪侵袭,肝经气血瘀滞所致。症见胁痛,痛处不移,转侧不利,舌淡苔腻,脉弦;肋神经痛见上述证候者。

【药理毒理】　本品有抗炎、镇痛、解热及增强免疫功能作用。

1. 抗炎　本品能抑制二甲苯所致小鼠耳肿胀,抑制蛋清、5-HT致大鼠足肿胀及琼脂所致肉芽组织增生[1,2];对Ⅱ型胶原诱导大鼠关节炎有抑制作用[3]。

2. 镇痛　风湿定胶囊能抑制醋酸所致小鼠扭体反应,提高小鼠热刺激致痛痛阈[4]。

3. 解热　风湿定胶囊对伤寒-副伤寒三联菌苗所致家兔发热有解热作用[5]。

4. 增强免疫功能　风湿定胶囊可增强小鼠羊红细胞免疫所致凝集素抗体的生成[6]。

5. 毒理　风湿定胶囊 LD_{50} 为4.62g/kg[7]。

【不良反应】　目前尚未检索到不良反应报道。

【禁忌】　尚不明确。

【注意事项】

1. 湿热瘀阻所致痹病、麻木、胁痛者慎用。

2. 孕妇慎用。

3. 合并心脏病患者慎用。

【用法与用量】　片剂:口服。一次4片,一日2次,6天为一个疗程。胶囊剂:口服。一次2粒,一日2次。6天为一个疗程。

【规格】　糖衣片(片芯重0.22g)

胶囊剂:每粒装0.3g

【参考文献】　[1]姚志凌,李明辉.风湿定胶囊抗炎作用研究.中国药师,2002,5(12):714.

[2]姚志凌,李明辉,冯欣煜,等.风湿定胶囊的药效学研究.时珍国医国药,2005,16(8):754.

[3]马红,王林林,刘燕,等.复方雪莲胶囊对Ⅱ型胶原诱导大鼠关节炎的治疗作用.中国实验方剂学杂志,2013,19(22):186.

[4]姚志凌,孙轶梅,李明辉,等.风湿定胶囊镇痛实验.光明中医,2004,19(6):47.

[5]姚志凌,孙轶梅,李明辉.风湿定胶囊解热作用研究.时珍国医国药,2004,15(6):326.

[6]李明辉,姚志凌,李中亚.风湿定胶囊对小鼠体液免疫功能的影响.中国药师,2003,6(12):835.

[7]李明辉,姚志凌,高英,等.风湿定胶囊急性毒性试验.光明中医,2004,19(5):36.

伸筋活络丸[剧]

Shenjin Huoluo Wan

【药物组成】 制马钱子、制川乌、制草乌、木瓜、全蝎、川牛膝、杜仲(炒炭)、续断、当归、珍珠透骨草、木香。

【功能与主治】 舒筋活络,祛风除湿,温经止痛。用于风寒湿邪、闭阻脉络所致的痹病,症见肢体关节冷痛、屈伸不利、手足麻木、半身不遂。

【方解】 方中重用制马钱子通经络,消结肿,止疼痛,为君药。制川乌、制草乌辛热,能除寒湿,以温经止痛见长;木瓜舒筋活络;全蝎祛风通络,伸筋止痛,共为臣药。川牛膝、杜仲炭、续断补肝肾,强筋骨,祛风湿;当归补血活血,以治经络不利;珍珠透骨草祛风除湿,活血止痛;木香行气止痛,为佐药。诸药相合,共奏舒筋活络,祛风除湿,温经止痛之功。

【临床应用】

1. 痹病 因风寒湿邪痹阻而致。症见关节冷痛,筋脉拘急,手足麻木,肢体不利;风湿性关节炎、类风湿关节炎见上述证候者。

2. 腰痛 因寒湿痹阻经络关节所致。症见腰部冷痛,下肢痿软无力,畏寒肢冷,甚则麻木,活动不利;腰肌劳损、风湿症见上述证候者。

【不良反应】 目前尚未检索到不良反应报道。

【禁忌】 孕妇禁用。

【注意事项】

1. 湿热痹者慎用。

2. 不可过量、久用。

3. 合并高血压病、心脏病动脉硬化、肝肾功能不全、癫痫、破伤风、甲亢者慎用。

【用法与用量】 口服。成人男子一次2～3g,女子一次1～2g,一日1次,晚饭后服用。服药后应卧床休息

6～8小时。老弱酌减;小儿慎用或遵医嘱。

【规格】 每14粒重1g

三两半药酒

Sanliangban Yaojiu

【药物组成】 炙黄芪、当归、牛膝、防风。

【功能与主治】 益气活血,祛风通络。用于气血不和、感受风湿所致的痹病,症见四肢疼痛、筋脉拘挛。

【方解】 方中以黄芪甘温益气,气足则血旺,正气胜而邪气自除,为君药。以当归、牛膝补血活血,为臣药,其中当归既善于补血,又长于活血行滞止痛;牛膝长于通血脉,利关节,祛瘀止痛,且能滋补肝肾,强筋壮骨。防风祛风散寒,胜湿止痛,为佐药。以酒制用,可温通经络,为使药。全方相合,标本兼顾,共奏益气活血,祛风通络之功。

【临床应用】

1. 痹病 因气虚血瘀,感受风湿而致。症见关节疼痛,屈伸不利,俯仰不利,舌黯苔薄白,脉无力;骨关节炎、坐骨神经痛见上述证候者。

2. 腰痛 因正气亏损,复感风寒所致。症见腰痛隐隐、重着,转侧不利,或见肌肉痛,舌苔薄白,脉沉或浮紧;腰肌劳损见上述证候者。

【不良反应】 目前尚未检索到不良反应报道。

【禁忌】

1. 孕妇禁用。

2. 酒精过敏者不宜服用。

【注意事项】

1. 肝阳上亢及湿热痹者慎用。

2. 高血压病患者慎服。

3. 服药期间忌食生冷食物。

【用法与用量】 口服。一次30～60ml,一日3次。

风 湿 液

Fengshi Ye

【药物组成】 桑寄生、牛膝、鹿角胶、鳖甲胶、羌活、独活、秦艽、防风、木瓜、当归、白芍、川芎、红花、白术、红曲、甘草。

【功能与主治】 补益肝肾,养血通络,祛风除湿。用于肝肾血亏、风寒湿邪所致的痹病,症见骨节疼痛、四肢麻木;风湿性关节炎、类风湿关节炎见上述证候者。

【方解】 方中以桑寄生、牛膝补肝肾,强筋骨,祛风

湿,舒筋络;鹿角胶、鳖甲胶为血肉有情之品;鹿角胶益肝肾,补精血,温助肾中阳气;鳖甲胶擅养肾中真阴,四药补益肝肾,强壮筋骨,合为君药。以羌活、独活、秦艽、防风、木瓜祛风除湿,通络止痛;取当归、白芍、川芎、红花养血柔肝,活血通络,九味共为臣药。另遣白术、红曲健脾益气,和胃消食以助化湿,为佐药。甘草调和诸药,为使药。诸药合用,共奏补益肝肾、养血活血、祛风除湿、通络止痛之功。

【临床应用】　痹病　由肝肾精血不足,风湿入侵,闭阻经络所致。症见肢体、关节、肌肉、筋骨疼痛,或肢体麻木重着、屈伸不利,关节肿大;风湿性关节炎、类风湿关节炎见上述证候者。

此外,本品还可用于软组织损伤、肩周炎、强直性脊柱炎、增生性关节炎[1-3]。

【不良反应】　有服用本品出现胸闷、呼吸困难、面部出汗,或皮肤潮红、丘疹、瘙痒等过敏反应的文献报道[4-6]。

【禁忌】

1. 孕妇禁用。

2. 酒精过敏者慎用。

【注意事项】

1. 湿热痹者慎用。

2. 服药期间,忌食生冷、油腻食物。

【用法与用量】　口服。一次 10～15ml,一日 2～3 次。

【规格】　每瓶装　(1)10ml　(2)100ml　(3)250ml　(4)500ml

【参考文献】　[1]于兆安,于首元.风湿液治疗强直性脊柱炎 24 例.中国骨伤,1997,10(4):48.

[2]于兆安,于首元.风湿液治疗增生性关节炎 21 例观察.实用中医药杂志,1996,12(1):10.

[3]蔡月新.风湿液治疗颈、肩、腰痛症 98 例.中外医用放射技术,1996,(10):91.

[4]高金平,朱瑞萍.风湿液致过敏反应 1 例.中国医院药学杂志,1997,17(6):283.

[5]于有祥,李建英,蒋晓琴.风湿液致过敏 2 例.西北药学杂志,1996,11(6):265.

[6]王翠珍,薛艳.风湿液致过敏反应 1 例报告.中国医院药学杂志,2006,26(12):1550.

骨 龙 胶 囊

Gulong Jiaonang

【药物组成】　狗腿骨、穿山龙。

【功能与主治】　散寒止痛,活血祛风,强筋壮骨。用于肝肾两虚,寒湿瘀阻所致的痹病,症见筋骨痿软无力,肢体腰膝冷痛;风湿性关节炎,类风湿关节炎,骨关节炎,风湿寒性关节痛等见上述证候者。

【方解】　方中重用狗腿骨,其性甘温,有祛风散寒,强筋壮骨之作用,为君药。以穿山龙舒筋活络,通经活络,消肿止痛,为臣药。两药共奏祛风散寒,活血止痛,强壮筋骨之功。

【临床应用】　痹病　因肝肾不足,寒湿瘀阻所致。症见肌肉、关节、筋骨疼痛,痿软无力,肢体麻木重着,屈伸不利,舌苔薄白,脉紧;风湿性关节炎、类风湿关节炎、骨关节炎见上述证候者[1,2]。

【药理毒理】　抗炎　本品能减轻 II 型胶原加完全弗氏佐剂混合物皮内注射诱导的大鼠风湿性关节炎,降低类风湿关节炎大鼠血清 IL-1β 和 TNF-α 水平[3]。

【不良反应】　目前尚未检索到不良反应报道。

【禁忌】　尚不明确。

【注意事项】

1. 湿热痹者慎用。

2. 孕妇慎用。

3. 服药期间,忌食生冷、油腻食物。

【用法与用量】　口服。一次 4～6 粒,一日 3 次。

【规格】　每粒装 0.5g

【参考文献】　[1]任彬,杨敏.骨龙胶囊联合针刺治疗膝骨关节炎 90 例临床观察.内蒙古中医药,2012,31(1):37-38.

[2]孙国民.骨龙胶囊治疗风湿寒性关节痛的临床疗效评价.实用临床医药杂志,2013,17(17):147-148.

[3]贾玉民,田方,司银梅,等.骨龙胶囊治疗类风湿性关节炎大鼠的作用机制研究.湖北中医药大学学报,2014,16(6):20.

坎 离 砂

Kanlisha

【药物组成】　川芎、防风、透骨草、当归。

【功能与主治】　祛风散寒,活血止痛。用于风寒湿痹,四肢麻木,关节疼痛,脘腹冷痛。

【方解】　方中川芎辛散温通,外达肌肤,走窜脉络,而有祛风活血,行气止痛之功,为君药。防风祛风胜湿止痛,可治风寒湿痹,骨节痛,四肢挛急;透骨草祛风除湿,舒筋活络,活血止痛,主治筋骨关节疼痛,屈伸不利,共为臣药。当归补血和血,化瘀止痛,增强川芎祛风活血止痛之力,为佐药。诸药合用,共收祛风散寒,活血止痛之功。

【临床应用】　痹病　因外感风寒湿邪,阻滞经络,气血不畅而致。症见四肢麻木,关节疼痛,遇寒加重,不发热或微热,小便清长,舌苔淡白或白腻,脉弦紧或浮紧;风湿性关节炎、类风湿关节炎见上述证候者。

临床报道,用本品治疗肩关节周围炎[1]、小儿虚寒型腹痛[2]、外敷涌泉穴治疗失眠[3]、外敷大椎穴、涌泉穴治疗全麻手术后患者低温寒战[4]。

【药理毒理】　镇痛　本品敷于小鼠脚底可提高热板法试验小鼠痛阈[5]。

【不良反应】　有文献报道本品可引起过敏反应[6]。

【禁忌】　皮肤破损者禁用。

【注意事项】

1. 风湿热痹,关节红肿热痛者慎用。

2. 患处有皮肤病者慎用。

3. 过敏体质者慎用。

【用法与用量】　外用。将布袋抖动至发热后置于患处,一次1袋。

【规格】　每袋装62.5g

【参考文献】　[1]洪登北.中药湿敷治疗肩关节周围炎56例临床观察.安徽中医学院学报,2006,25(3):19-20.

[2]冯丽萍,王丽邓,菊香,等.中药坎离砂治疗小儿虚寒性腹痛38例临床观察.中外健康文摘,2009,8(19):112-113.

[3]李丹.坎离砂外敷涌泉穴治疗失眠症30例护理体会.中国中医药现代远程教育,2013,11(14):118-119.

[4]陈思彤,梁惠兰,梁秀连,等.按摩加坎离砂热敷在老年患者全麻复苏期的应用.现代医院,2013,(13)9:62-64.

[5]胡永俭,梁志国,冷玉田,等."热药疗法"镇痛作用实验研究与临床应用.颈腰痛杂志,1994,15(4):201.

[6]张洁,马建林,庞宠.坎离砂引起过敏反应1例.中医外治杂志,1997,6(2):40.

伤湿止痛膏

Shangshi Zhitong Gao

【药物组成】　伤湿止痛流浸膏(由生草乌、生川乌、生马钱子、肉桂、荆芥、防风、白芷、老鹳草、积雪草、乳香、没药、香加皮、骨碎补、干姜、山奈、丁香组成)、樟脑、薄荷脑、冰片、水杨酸甲酯、芸香浸膏、颠茄流浸膏。

【功能与主治】　祛风湿,活血止痛。用于风湿性关节炎,肌肉疼痛,关节肿痛。

【方解】　本品为中西药联合制剂。方中生草乌、生川乌、马钱子、肉桂祛风散寒,温经通络,蠲痹定痛;荆芥、防风、白芷、老鹳草、积雪草祛风除湿,散寒止痛;乳香、没药活血散瘀,通脉止痛;香加皮、骨碎补补肾壮骨,

散瘀止痛;配伍干姜、山奈、丁香温阳散寒止痛;樟脑、薄荷脑、冰片芳香透达,消肿止痛,并助药力外透肌肤,内达筋骨。方中水杨酸甲酯能解除肌肉、关节疼痛及神经痛;芸香浸膏、颠茄流浸膏解痉止痛。诸药合用,共收祛风除湿,活血止痛之功。

【临床应用】　痹病　因外感风寒湿邪,阻滞经络,气血不通而致。症见关节痛,不肿或肿胀,不红不热,遇寒加重,遇热则减,不发热或微热,小便清长,舌苔淡白或白腻,脉弦紧或浮紧;风湿性关节炎、类风湿关节炎见上述证候者。

文献报道,本品外用可治疗支气管炎、喉痹、慢性咽炎、冻伤及预防化疗所致静脉炎[1-5]。

【药理毒理】　本品有抗炎、镇痛作用。

1. 抗炎　本品能减轻胶原诱导性关节炎大鼠足趾肿胀和关节组织病理学改变,降低其关节炎指数[6]。

2. 镇痛　小鼠外贴本品可减少小鼠腹腔注射醋酸致扭体反应次数;提高小鼠热刺激痛阈[7,8]。

【不良反应】　文献报道贴敷本品引起过敏性紫癜[9]。

【禁忌】　孕妇禁用。

【注意事项】

1. 凡对橡胶膏过敏或皮肤糜烂、破裂者不宜贴用。

2. 使用中如皮肤发痒或变红,应立即取下。

【用法与用量】　外用。贴于患处。

【参考文献】　[1]李方江.伤湿止痛膏穴位贴敷辅助治疗支气管炎(附40例疗效观察).中级医刊,1998,33(7):52.

[2]郭文青.伤湿止痛膏治疗急性喉痹.中医外治杂志,1997,6(5):31.

[3]杨锦绣.伤湿止痛膏贴天突穴治疗慢性咽炎153例.中国民间疗法,2004,12(3):20.

[4]王丽霞.伤湿止痛膏外用治疗冻伤150例报告.中国民康医学,2007,19(10):861.

[5]李凤丽,段大航,李宏宇,等.伤湿止痛膏贴敷预防化疗所致静脉炎的临床观察.现代中医药,2006,26(3):30-31.

[6]严国鸿,黄燕,李煌,等.双藤痹痛凝胶膏剂对胶原诱导性关节炎模型大鼠的作用.中药药理与临床,2014,30(1):119.

[7]许东升,李根银,张大伟.巴布剂骨痹贴止痛的实验研究.河南中医,1996,16(5):289.

[8]马克昌,朱太,刘万智,等.平乐活血止痛膏改良剂型止痛效果的实验观察.中医正骨,1994,6(1):21.

[9]谢小彬,陈德平.伤湿止痛膏引起过敏性紫癜1例.临床荟萃,2004,19(8):477.

东方活血膏

Dongfang Huoxue Gao

【药物组成】　生川乌、生草乌、细辛、天麻、全蝎、羌

活、独活、檀香、乳香（制）、没药（制）、红花、穿山甲（制）、当归、川芎、血竭、自然铜、木鳖子、黑木耳、冰片、石膏、金银花、金针菇、蘑菇、白矾、狗骨、雄黄、儿茶。

【功能与主治】　祛风散寒，活血化瘀，舒筋活络。用于风寒湿邪所致痹病，症见肩臂腰腿疼痛、肢体麻木。

【方解】　本品药物组成大体可分三类。方中川乌、草乌、细辛、天麻、全蝎、羌活、独活、狗骨、雄黄组成祛风除湿、散寒止痛类，专主温通经络，蠲痹止痛。以檀香、乳香、没药、红花、穿山甲、当归、川芎、血竭、自然铜组成活血化瘀类，旨在行气散瘀，通络止痛。另入木鳖子、黑木耳、石膏、金银花、金针菇、蘑菇、白矾、冰片、儿茶诸药，组成凉血消肿类，既可解毒消肿，又能监制诸药温热之性。诸药共奏祛风散寒，活血化瘀，舒筋活络之效。

【临床应用】　痹病　由外感风寒湿邪，闭阻经络，气血瘀滞所致。症见肩臂腰腿疼痛，肢体麻木，不肿或肿胀，不红不热，遇寒加重，得热症减，不发热或微热，小便清长，舌苔淡白或白腻，脉弦紧或浮紧；风湿性关节炎、类风湿关节炎见上述证候者。

此外，有文献报道，本品还可用于瘀积性湿疹、斑秃、静脉炎、鸡眼、痛经、牙痛、注射致皮下硬块、面神经麻痹[1-6]。

【药理毒理】　本品有抗炎、镇痛作用。

1. 抗炎　本品能抑制二甲苯引起的小鼠耳肿胀，抑制小鼠纸片肉芽肿的形成，抑制大鼠弗氏完全佐剂性关节炎[7]。

2. 镇痛　本品可提高小鼠热刺激痛阈，减少小鼠腹腔注射醋酸致扭体反应次数，延长扭体反应的潜伏期[7,8]。

【不良反应】　目前尚未检索到不良反应报道。

【禁忌】　孕妇禁用。

【注意事项】

1. 风湿热痹，关节红肿热痛者慎用。

2. 不可过量、久用。

3. 皮肤破损处不宜使用。

4. 用药期间，忌食生冷、油腻食物。

【用法与用量】　外用。用少许白酒或酒精搓擦患处至局部有微热感，将膏药加温软化后贴于患处，一贴膏药贴7天。

【规格】　每张净重10g

【参考文献】　[1]孙旭,季素芳,郑新民.东方活血膏治疗瘀积性湿疹10例.第四军医大学吉林军医学院学报,2001,23

(3):165.

[2]孙旭,艾国军,杨淼.东方活血膏治疗斑秃32例.中国乡村医药,2001,8(4):31.

[3]张文海.应用东方活血膏530例体会.山东中医杂志,1994,13(6):32.

[4]曹永生,陈爱萍.东方活血膏治疗鸡眼.山东中医杂志,1993,12(6):42.

[5]曹永生,陈爱萍.东方活血膏临床引申应用.山东中医杂志,1994,13(10):450.

[6]曹永生,刘向红.东方活血膏临床新用.中成药,1995,17(2):25.

[7]杜秀兰,李大可,马承泰.消痹膏抗炎镇痛作用的实验研究.山东中医药大学学报,2004,28(1):63.

[8]张辉,董世波.东方活血膏对小鼠疼痛模型的镇痛作用.食品与药品,2013,15(4):247.

代 温 灸 膏
Daiwenjiu Gao

【药物组成】　辣椒、肉桂、生姜、肉桂油。

【功能与主治】　温通经脉，散寒镇痛。用于风寒阻络所致的痹病，症见腰背、四肢关节冷痛[1]，寒伤脾胃所致的脘腹冷痛、虚寒泄泻；慢性风湿性关节炎、慢性胃肠炎见上述证候者。

【方解】　方中辣椒祛风行血，温中散寒，主治腰腿疼痛；肉桂、肉桂油散寒止痛，补火壮阳，温通经脉；生姜发散风寒。诸药合用，共收温通经脉，散寒镇痛之功。

【临床应用】

1. 痹病　因风寒阻络所致。症见腰背、四肢关节冷痛；慢性风湿性关节炎见上述证候者。

2. 胃痛　因寒伤脾胃所致。症见脘腹冷痛，喜暖喜按，食少，便溏；慢性胃炎见上述证候者。

此外，本品穴位外贴还可用于小儿咳嗽变异性哮喘、小儿遗尿和变应性鼻炎[1-3]。

【不良反应】　目前尚未检索到不良反应报道。

【禁忌】　孕妇禁用。

【注意事项】

1. 风湿热痹、关节红肿热痛及脾胃积热致胃脘灼热疼痛者慎用。

2. 凡对橡胶膏过敏或皮肤糜烂、破裂者不宜贴用。

3. 贴敷中出现皮肤发痒或变红，应立即取下。

【用法与用量】　外用。根据病证，按穴位贴一张。

【参考文献】　[1]曾莺,邓丽莎,李伟元,等.代温灸膏敷贴穴位防治小儿咳嗽变异性哮喘的疗效观察.中华中医药学刊,2009,27(2):442-444.

[2]王泽涛,彭炼,李里,等.代温灸膏贴敷穴位治疗小儿遗尿100例临床观察.长沙医学院学报,2008,12(25):40-41.

[3]宋萍.穴位贴敷疗法治疗变应性鼻炎疗效观察.中国中医药信息杂志,2013,20(3):74-75.

骨苓通痹丸
Gulingtongbi Wan

【药物组成】 麻黄、羌活、独活、淫羊藿、肉苁蓉、骨碎补、黄芪、当归、鸡血藤、鸡矢藤、芥子、白土苓。

【功能与主治】 蠲痹通络,化痰祛湿,养肝益肾。用于寒湿阻络,肝肾两虚所致的痹病,症见关节疼痛、肿胀、僵硬、晨僵、屈伸不利,甚至肿大畸形,伴腰膝酸软或畏寒肢冷;类风湿关节炎、氟骨症见上述证候者。

【方解】 方中麻黄温散寒邪为君药。羌活、独活祛风除湿为臣药。辅以淫羊藿、肉苁蓉、骨碎补补肝肾强筋骨,益精血;黄芪、当归、鸡血藤益气补血,活血通络;鸡矢藤、芥子祛风湿,通络止痛为佐药。白土苓清利热湿,消肿为使药。共奏蠲痹通络,化痰祛湿,养肝益肾之功。

【临床应用】 痹病 多因寒湿阻络,肝肾两虚所致。症见关节疼痛、肿胀、僵硬(晨僵)、屈伸不利,甚至肿大畸形,伴腰膝酸软或畏寒肢冷;类风湿关节炎、氟骨症见上述证候者[1-3]。

【药理毒理】 本品有降血氟、骨氟作用。

1. 降骨氟、血氟 本品能降低氟骨症患者的骨氟含量[1]。本品能使地氟病患者血氟逐渐下降,各个观察时间血氟值均低于服药前(0.541μg/ml)水平,至给药60天时已降为0.319μg/ml;尿氟在服药后第5天时增高,以后逐渐下降并低于服药前水平;粪氟从服药后第5天起一直呈直线升高,15天以后趋于平稳状态[2]。

2. 其他 本品具有镇痛作用[2,3]。

【不良反应】 个别患者服药后有轻度胃脘不适感,但不影响继续治疗。

【禁忌】 孕妇禁用。

【注意事项】

1. 饭后服用,服药后要多饮水。

2. 饮食宜清淡,多食乳类、豆类含钙丰富的食品。

3. 适当加强体育锻炼。

【用法与用量】 口服。一次4g,一日3次,或遵医嘱。

【规格】 每10丸重0.6g

【参考文献】 [1]欧亚龙,王红静,陈庆华,等.骨苓通痹丸治疗地氟病临床研究.中国中医药信息杂志,2004,11(8):676.

[2]欧亚龙,王红静,陈在射,等.骨苓通痹丸对地氟病患者血、尿、粪氟的影响.中药药理与临床,1998,14(6):41.

[3]吴玉秀,车维峰,刘云.骨苓通痹丸治疗102例氟骨症临床疗效分析.中国地方病学杂志,2006,25(2):213.

特制狗皮膏
Tezhi Goupi Gao

【药物组成】 生川乌、防己、山柰、透骨草、延胡索、干姜、辣椒、蟾酥、樟脑、冰片、薄荷脑、水杨酸甲酯。

【功能与主治】 祛风散寒,舒筋活血,和络止痛。用于风寒湿痹,肩膊腰腿疼痛,肢体麻木,跌打损伤。

【方解】 本方为中西合方制剂,方中生川乌、防己、山柰、透骨草、延胡索、干姜、辣椒具有舒筋活血、散寒止痛的作用;蟾酥、樟脑、冰片、薄荷脑芳香通络、行气通滞、散结止痛;水杨酸甲酯外用抗炎止痛。诸药合用共奏舒筋活血、散寒止痛之功。

【临床应用】

1. 痹病 由于风寒湿邪闭阻脉络所致。症见肩膊腰腿疼痛,肢体麻木,屈伸不利。

2. 跌打损伤 局部肿痛,肌肤青紫瘀斑。

【不良反应】 目前尚未检索到不良反应报道。

【禁忌】 皮肤破损者禁用。

【注意事项】 凡对橡胶膏过敏者慎用。

【用法与用量】 先将患处皮肤洗净擦干,撕去纱布,贴敷。根据面积大小,贴1~3张。

【规格】 橡胶膏剂,7cm×10cm/片,4片/包

舒筋活络酒
Shujin Huoluo Jiu

【药物组成】 羌活、独活、防风、木瓜、蚕沙、桑寄生、续断、川牛膝、当归、川芎、红花、白术、红曲、玉竹、甘草。

【功能与主治】 祛风除湿,活血通络,养阴生津。用于风湿阻络、血脉瘀阻兼有阴虚所致的痹病,症见关节疼痛、屈伸不利、四肢麻木。

【方解】 方中羌活、独活祛风胜湿。羌活偏于祛上半身风寒湿,善治头、项、脊背疼痛;独活偏于祛下半身

风寒湿,善治腰腿足胫疼痛,二药合用为君药。防风祛风除湿;木瓜、蚕沙祛风除湿散寒,伸筋通络止痛,三药助君药祛风除湿,舒筋活络,共为臣药。桑寄生、续断补肝肾,强筋骨;川牛膝、当归、川芎、红花养血活血,荣筋止痛;白术、红曲健脾胃,以资化源;玉竹养阴生津,使筋脉得以濡养,并防风药过燥,以上共为佐药。甘草调和诸药,为使药。诸药相合,能祛风除湿,舒筋活络,养阴生津。

【临床应用】　痹病　因风湿阻络、血脉瘀阻所致。症见关节肿痛、腰腿疼痛、屈伸不利、四肢麻木;骨关节炎、坐骨神经痛见上述证候者。

另外,本品尚可用于治疗急性软组织损伤[1]。

【不良反应】　目前尚未检索到不良反应报道。

【禁忌】　孕妇禁用。

【注意事项】

1. 服药期间,不宜进食生冷、油腻食物。

2. 感冒发热病人不宜服用。

3. 酒精过敏者慎用。

【用法与用量】　口服。一次 20～30ml,一日 2 次。

【参考文献】　[1]陈元戈,许铭祥.舒筋活络酒治疗急性软组织损伤的疗效观察.广西中医药,1998,21(4):32.

风湿痹康胶囊

Fengshi Bikang Jiaonang

【药物组成】　土茯苓、穿山龙、青风藤、马钱子粉、白屈菜、没药(制)、当归、麻黄、桂枝、天麻、穿山甲(烫)、蜈蚣、僵蚕、全蝎、木瓜、川牛膝。

【功能与主治】　祛风除湿,温经散寒,通络止痛。用于风湿性关节炎寒湿阻络证,症见关节冷痛沉重,屈伸不利,局部畏寒,皮色不红。

【方解】　土茯苓祛风湿,利关节,为君药。穿山龙、青风藤祛除风湿,活血通络;马钱子、白屈菜通络止痛,散结消肿,以上共为臣药。没药、当归活血通络止痛;麻黄、桂枝、天麻温经散寒,疏风除湿;更配穿山甲、蜈蚣、僵蚕、全蝎通络止痛,祛风除湿;木瓜、牛膝除湿通络,以上共为佐药。诸药合用,具有祛风除湿,温经散寒,通络止痛之效。

【临床应用】　痹病　因寒湿阻络所致。症见关节冷痛沉重,屈伸不利,局部畏寒,皮色不红;风湿性关节炎见上述证候者。

【不良反应】　有文献报道,本品可致全身瘙痒、红色片状斑块[1]。

【禁忌】　孕妇禁用。

【注意事项】

1. 急慢性肝炎、急慢性肾炎患者慎用。

2. 痹病湿热阻络证者慎用。

3. 本品含马钱子,不可过量、久用。

【用法与用量】　口服。一日 3 次,一次 2 粒。或遵医嘱。

【规格】　每粒装 0.3g

【参考文献】　[1]高晓红.风湿痹康胶囊致过敏反应1例.甘肃中医,2006,19(6):26.

痹痛宁胶囊

Bitongning Jiaonang

【药物组成】　马钱子粉、全蝎、僵蚕(麸炒)、乳香(制)、没药(制)、麻黄、苍术(麸炒)、川牛膝、刺五加(浸膏)、甘草。

【功能与主治】　祛风除湿,消肿定痛。用于寒湿阻络所致的痹病,症见筋骨关节疼痛,肿胀,麻木,重着,屈伸不利,遇寒加重。

【方解】　方中马钱子粉味苦性温,善通络止痛,散结消肿,为君药。全蝎、僵蚕通经活络,祛风散结;乳香、没药活血行气,消肿止痛,与君药相配,能增强通络止痛,散结消肿之功,故共为臣药。佐以麻黄、苍术温散寒邪,祛散风湿;川牛膝、刺五加补益肝肾,强壮筋骨。甘草调和诸药,为使药。全方共奏祛风除湿,消肿定痛之功。

【临床应用】　痹病　因寒湿痹阻经络所致。症见筋骨关节疼痛,肿胀,麻木,重着,屈伸不利,遇寒加重;类风湿关节炎、风湿性关节炎、强直性脊柱炎、骨质疏松、坐骨神经痛见上述证候者。

【药理毒理】　本品有抗炎、镇痛等作用。

1. 抗炎　本品能抑制二甲苯所致小鼠耳肿胀,对大鼠佐剂性关节炎、蛋清所致关节炎有抑制炎症反应作用[1]。

2. 镇痛　本品能提高小鼠热板致痛痛阈反应时间[1]。

3. 其他　本品对二硝基氯苯(DNCB)所致小鼠迟发型皮肤过敏反应有抑制作用[2]。

【不良反应】　本品可致过敏性荨麻疹。另有本品与疏风定痛丸并用致使马钱子中毒一例的文献报道[3]。

【禁忌】　孕妇禁用。

【注意事项】

1. 风湿热痹者慎用。

2. 儿童、年老体弱者慎用。

3. 高血压病、心脏病、肝肾功能不全、癫痫、破伤风、甲亢者不宜使用。

4. 脾胃虚弱者慎用。

5. 不可过量、久用。

【用法与用量】 口服。一次 2 粒,一日 2 次。2 周为一个疗程,或遵医嘱。

【规格】 每粒装 0.2g

【参考文献】 [1]徐艳华,宋艳春,闫淑梅,等.痹痛宁胶囊抗炎镇痛作用的研究.中草药,2003,34(5):452.

[2]师晶丽,贺志光,覃仁安,等.痹痛宁胶囊治疗痹证的临床观察及药理实验研究.贵州医药,1997,21(4):250.

[3]李国芬,李国祥.疏风定痛丸、痹痛宁胶囊并用致使马钱子中毒一例的报道和思考.中国临床医药实用杂志,2004,25(11):1103.

壮骨木瓜丸
Zhuanggu Mugua Wan

【药物组成】 虎骨(油炙)、豹骨(油炙)、铁丝威灵仙(酒炙)、海风藤、青风藤、木瓜、草乌(甘草银花炙)、川乌(甘草银花炙)、白芷、牛膝、当归、川芎、人参。

【功能与主治】 活血散风,舒筋止痛。用于风寒湿痹,症见四肢疼痛,手足麻木,筋脉拘挛,腰膝无力,步履艰难。

【方解】 方中虎骨、豹骨祛风通络,强筋健骨,为君药。威灵仙、海风藤、青风藤祛风湿,通经络;木瓜舒筋活络,共为臣药。草乌、川乌祛风除湿,散寒止痛;白芷祛风散寒,燥湿止痛;牛膝活血化瘀,引药下行;当归、川芎活血养血;人参健脾益气,共为佐药。诸药相合,共奏活血散风,舒筋止痛之功。

【临床应用】 痹病 因风寒湿邪痹阻经络所致。症见四肢疼痛,手足麻木,筋脉拘挛,腰膝无力,步履艰难。

【不良反应】 本品可引起皮肤瘙痒过敏、口干、便秘、胃脘不适。

【禁忌】 尚不明确。

【注意事项】 孕妇慎用。

【用法与用量】 温黄酒或温开水送服。大蜜丸一次 2 丸,水蜜丸一次 75 粒,一日 2 次。

【规格】 (1)大蜜丸 每丸重 6g (2)水蜜丸 每100 粒重 10g

钻山风糖浆
Zuanshanfeng Tangjiang

【药物组成】 钻山风、千斤拔、丰城鸡血藤、黄鳝藤、威灵仙、四块瓦、山姜。

【功能与主治】 祛风除湿,散瘀镇痛,舒筋活络。用于风寒湿痹引起的腰膝冷痛,肢体麻木,屈伸不利。

【方解】 方中钻山风祛风除湿、活血散瘀止痛,重用为君药。千斤拔祛风除湿、舒筋活络、消炎镇痛;丰城鸡血藤补血行血、舒筋活络,共为臣药。黄鳝藤祛风湿、活血止痛;威灵仙祛风湿,通经络;四块瓦活血散瘀;山姜祛风通络止痛,俱为佐药。诸药合用,共奏祛风除湿,散瘀镇痛,舒筋活络之功。

【临床应用】 痹病 由风寒湿痹阻脉络而致。症见腰膝腰膝冷痛,肢体麻木,屈伸不利,舌淡苔白,脉沉细或弦;风湿性关节炎、类风湿关节炎见上述证候者。

【不良反应】 目前尚未检索到不良反应报道。

【禁忌】 孕妇禁用。

【注意事项】

1. 热痹者慎用。

2. 久置出现少量沉淀,服时摇匀;本品宜饭后服用。

3. 忌生冷及油腻食物。

4. 对本品过敏者禁用,过敏体质者慎用。

【用法与用量】 口服。一次 20～30ml,一日 2～3 次。

【规格】 (1)每支装 10ml (2)每瓶装 50ml (3)每瓶装 160ml (4)每瓶装 200ml (5)每瓶装 250ml

黑骨藤追风活络胶囊
Heiguteng Zhuifeng Huoluo Jiaonang

【药物组成】 黑骨藤、青风藤、追风伞。

【功能与主治】 苗医:抬奥,抬蒙;僵见风,稿计涠嘎边蒙。中医:祛风除湿,通络止痛。用于风寒湿痹,肩臂腰腿疼痛。

【方解】 方中青风藤味苦辛平,归肝、脾经。具有祛风湿,通经络,利小便之功。黑骨藤,苦凉,舒筋活络、祛风除湿,活血。追风伞,辛温,味苦辛,祛风,活血,止痛。全方共奏祛风除湿、活血通络之功。用于风寒湿闭阻、瘀血阻络所致的痹病,症见关节疼痛,肿胀,屈伸不利,腰背痛,屈伸不利,四肢麻木等症。

【临床应用】 痹病 因风寒湿邪气闭阻、瘀血阻络所致。症见关节疼痛,肿胀,局部畏风,四肢麻木,屈伸不利,舌苔白润或薄黄,脉弦滑或濡,或沉细。适用于关节风湿症,局部风湿症,类风湿关节炎、强直性脊柱炎、骨关节炎见上述证候者。

【不良反应】 目前尚未见不良反应的文献报道。

【禁忌】

1. 孕妇禁用。

2. 消化道溃疡患者禁用。

【注意事项】

1. 热痹者不宜使用。

2. 本品宜饭后服用。

3. 过敏体质者慎用。

【用法与用量】 口服。一次 3 粒，一日 3 次。

【规格】 每粒装 0.3g

风湿止痛药酒

Fengshi Zhitong Yaojiu

【药物组成】 马钱子（制）、麻黄、威灵仙、防己、穿山龙、羌活、茜草、槲寄生、独活。

【功能与主治】 祛风除湿。用于腰腿疼痛，肢体麻木，手足拘挛，关节疼痛。

【方解】 方中马钱子性味苦寒，有大毒，散结消肿，通络止痛为君药，用于风湿顽痹。麻黄性温，发汗解表、发散风寒；威灵仙祛风除湿，通络止痛；防己祛风湿，止痛；穿山龙祛风湿，活血通络；羌活、独活祛风胜湿、止痛；茜草活血化瘀，通经络共为佐药，祛风除湿，同时助马钱子散结、通络止痛。寄生祛风湿，强筋骨，补肝肾，增强君药与臣药祛风除湿之力。

【临床应用】 痹病 由风寒湿痹阻所致。症见关节疼痛，肿胀，屈伸不利，手足麻木，筋脉拘挛，行步艰难，舌苔白润或薄黄，脉弦滑或濡，或沉细；风湿性关节炎、类风湿关节炎见上述证候者。

【不良反应】 目前尚未检索到不良反应报道。

【禁忌】

1. 孕妇忌服。

2. 过敏体质者慎用。

【注意事项】

1. 本品含马钱子，不可过量、久服。

2. 合并高血压、心脏病、肝肾功能不全、癫痫、破伤风、甲亢者慎用。

【用法与用量】 口服。一次 10～15ml，一日 2～3 次。

复方风湿宁胶囊（片）

Fufang Fengshining Jiaonang（Pian）

【药物组成】 两面针、野木瓜、宽筋藤、过岗龙、威灵仙、鸡骨香。

【功能与主治】 祛风除湿，活血散瘀，舒筋止痛。用于风湿痹痛。

【方解】 方中野木瓜祛风消肿、散瘀止痛，为治风湿肿痛、关节拘挛的良药；两面针祛风散寒、消肿除痹，二药合用以加强祛风除痹、散寒止痛之力，共为君药。过岗龙祛风除湿、舒经活络、活血化瘀、健脾补虚；鸡骨草行气止痛、祛风除湿，共为臣药。威灵仙祛风湿、除痹痛；宽筋藤舒筋活络、祛风止痛，共为佐使药，以达络搜风，除痹止痛，并加强君臣药的祛风湿、散寒邪的功效。诸药合用共奏祛风除湿、活血止痛之功。

【临床应用】

1. 痹病 由风寒湿邪痹阻经络，气血运行不畅，寒湿与瘀血交阻，内舍筋骨所致。症见关节疼痛较剧，局部肿胀重着，畏寒喜温，或关节肿大变形，屈伸不利，甚则关节强直，肢体麻木，晨僵；风湿性关节炎、类风湿关节炎见上述证候者[1-3]。

2. 跟痛症 由肾虚筋骨失养，复感风寒湿邪侵袭，寒凝血滞所致。症见晨起站立时疼痛明显，行走片刻后疼痛减轻，行走过久疼痛又加重；跟骨骨刺、跟下滑囊炎、跟腱炎、足跟纤维脂肪垫炎、外伤性跟骨疼痛见上述证候者。

【药理毒理】 抗炎抗风湿 本品可降低类风湿关节炎（RA）患者的类风湿因子（RF）、C 反应蛋白（CRP）、血沉等指标[4]。

【不良反应】 目前尚未检索到不良反应报道。

【禁忌】 儿童、孕妇禁用。

【注意事项】

1. 热痹者不宜使用。

2. 对本品过敏者禁用，过敏体质者慎用。

3. 不宜在服药期间同时服用其他泻火及滋补性中药。

4. 本品宜饭后服用。

5. 忌寒凉及油腻食物。

【用法与用量】 胶囊剂：口服。一次 5 粒，一日 3～4 次。片剂：口服。一次 5 片，一日 3～4 次。

【规格】 胶囊剂：每粒装 0.3g

片剂：基片重 0.2g

【参考文献】 [1]闭妤,宋玉莹,万红,等.复方风湿宁片治疗颈、肩、腕、指关节炎疗效观察.医药世界,2009,11(2):32-33

[2]董康,吕圣爱.复方风湿宁治疗痹证临床观察.光明中医,2008,23(11):1747-1748

[3]王承德.复方风湿宁片治疗类风湿性关节炎临床研究.中国社区医师·医学专业,2011,13(278):154

[4]郭正权.复方风湿宁片治疗寒湿阻络痹证的临床研究.中国中医骨伤科杂志,2009,17(增刊):141.

关节克痹丸

Guanjiekebi Wan

【药物组成】 川乌(制)、虎杖、草乌(制)、黄芩、独活、秦艽、片姜黄、苍术(炒)、麻黄、薏苡仁、牛膝、海桐皮、桑枝、桂枝、生姜。

【功能与主治】 祛风散寒、活络止痛。用于关节炎、四肢酸痛、伸展不利。

【方解】 川乌、草乌、麻黄、桂枝辛温发散,功能祛风除湿,散寒止痛,共为君药。苍术、薏苡仁利湿除痹;独活祛风胜湿,散寒止痛,均为臣药。虎杖、黄芩、秦艽功善燥湿除痹,桑枝祛风湿而善达四肢,姜黄行气活血善除肢臂痹痛为佐药,牛膝活血通经络,海桐皮散风燥湿,两者皆引药下行均为使药。诸药合用共奏祛风散寒、活络止痛之功。

【临床应用】 痹病 由风寒湿邪痹阻经络,气血运行不畅所致。症见肢体关节畏寒喜温,遇风寒疼痛加重,肢体麻木沉重,甚至关节硬肿,舌质淡红或黯红,舌苔白,脉弦或浮;用于风湿性关节炎、类风湿关节炎、骨关节病见上述证候者。

【不良反应】 尚不明确。

【禁忌】 尚不明确。

【注意事项】

1. 孕妇慎用。

2. 合并心脏病者慎用。

3. 热痹者不宜使用。

【用法与用量】 口服。一次 8 丸,一日 2 次。

【规格】 每 6 丸重 1g

加味天麻胶囊

Jiawei Tianma Jiaonang

【药物组成】 天麻、玄参、羌活、木瓜、独活、地黄、牛膝、穿山龙、杜仲(盐炒)、千年健、当归、鹿骨(制)、草薢、地枫皮、附子(制)。

【功能与主治】 强筋骨,祛风湿,舒筋通络,活血止痛。用于风中经络引起的风湿痹痛,肢体拘挛,手足麻木,腰腿酸痛等症。

【方解】 天麻甘平入肝,息风阳,平肝阳,为治眩晕之良药,还有利腰肾,强筋骨之效。羌活,独活、木瓜祛风胜湿,散寒止痛。玄参、地黄滋阴坚肾。鹿骨、牛膝、杜仲补肾壮骨。当归补血活血。千年健、穿山龙、地枫皮、草薢祛风除湿、舒筋通络。附子通痹止

痛。诸药合用,祛风除湿,温经止痛,扶正祛邪,标本兼治。

【临床应用】 痹病 因肝肾不足,风寒湿邪痹阻经络,气血运行不畅所致。症见肢体关节畏寒喜温,遇风寒疼痛加重,肢体麻木沉重,甚至关节硬肿;风湿性关节炎、类风湿关节炎、骨关节病见上述证候者。

临床有应用本品治疗腰椎间盘膨出症、椎动脉型颈椎病的报道[2]。

【药理毒理】 本品有抗炎、镇痛作用。

1. 抗炎 本品可减轻佐剂型关节炎大鼠足肿胀度[2]。

2. 镇痛 本品可减少小鼠醋酸性腹痛扭体次数、延长热刺激致小鼠甩尾潜伏期[3]。

【不良反应】 尚不明确。

【禁忌】 尚不明确。

【注意事项】 孕妇慎服用。

【用法与用量】 口服。一次 6 粒,一日 2 次。

【规格】 每粒装 0.25g

【参考文献】 [1]郭丽,贾凤兰.加味天麻胶囊治疗椎动脉型颈椎病 60 例疗效观察.求医问药,2011,9(12):529.

[2]杨甫昭,刘珍,冯英菊.加味天麻胶囊主要药效学试验研究.陕西中医,2007,28(9):1257.

[3]王红波,杨甫昭,惠爱武.加味天麻胶囊镇痛试验研究.中国中医药现代远程教育,2010,8(19):184.

罗浮山风湿膏

Luofushan Fengshi Gao

【药物组成】 金钱白花蛇、七叶莲、过岗龙、宽筋藤、洋金花、骨碎补、威灵仙、山苍子、蓖麻根、白鲜皮、续断、粉草薢、半枫荷、漆树根、羊角拗、麻黄、三七、两面针、防风、防己、槲寄生、土加皮、五加皮、丁公藤、茜草、六棱菊、生草乌、木瓜、毛麝香、生川乌、小罗伞、益母草、鸡骨草、徐长卿、红花、当归、油松节、独活、荆芥、羌活、牛膝。

【功能与主治】 祛风除湿,消肿止痛。用于风湿性关节炎,类风湿关节炎,坐骨神经痛,外伤肿痛。

【方解】 君药金钱白花蛇祛风通络。七叶莲、宽筋藤、洋金花、毛麝香、徐长卿舒筋止痛;油松节、麻黄活络祛风;过岗龙、骨碎补、威灵仙、防风祛风除湿;当归、红花、益母草等活血濡脉;生川乌、生草乌温经通脉止痛,共为臣药。小罗伞、六棱菊、山苍子、蓖麻根、白鲜皮、续断、粉草薢、半枫荷、漆树根、羊角拗、三七、两面针、防己、槲寄生、土加皮、五加皮、丁公藤、茜草、木瓜、鸡骨草

除湿、提毒、柔筋,皆为佐药。使药独活、羌活、荆芥、牛膝引药通达内外。诸药相合,共奏驱风除湿,消肿止痛之功。

【临床应用】　痹病　风湿痹阻所致肌肉关节肿胀疼痛,肢体重着,屈伸不利,肌肤麻木不仁,身微肿或小便不利,乏力困倦,舌淡苔薄白或薄腻,脉浮缓或濡缓;风湿性关节炎、类风湿关节炎见上述证候者。

本品还可治疗坐骨神经痛、外伤肿痛、腰痛[1,2]。

【不良反应】　尚不明确。

【禁忌】　尚不明确。

【注意事项】　运动员慎用。

【用法与用量】　外用。加温软化,贴于患处。

【规格】　每张净重5g

【参考文献】　[1]吴李云.罗浮山风湿膏药治疗腰椎小关节滑膜炎研究.中外健康文摘,2013,10(6):116-117.

[2]李宏,李淳德,刘洪,等.罗浮山风湿膏药治疗腰椎术后腰背痛疗效及安全性观察.风湿病与关节炎,2014,3(9):14-16,30.

祛 风 湿 膏
Qufengshi Gao

【药物组成】　生附子、生草乌、桂枝、白芷、苍术、松香、水菖蒲、生半夏、姜黄、生天南星、紫荆皮、冰片、续断、骨碎补、丁香。

【功能与主治】　祛风除湿,散寒止痛。用于风湿肢体筋骨痹痛。

【方解】　方中生附子、生草乌、桂枝、白芷、苍术、松香祛风除湿,温经散寒,蠲痹止痛;水菖蒲、生半夏、姜黄、生天南星化痰通络、散结止痛;紫荆皮、冰片活血消肿止痛;续断、骨碎补补肝肾、强筋骨;丁香行气散寒。诸药相合,共奏祛风除湿,散寒止痛之功。

【临床应用】　痹病　风寒湿痹阻所致。症见肢体关节冷痛,遇寒痛甚,得温痛减,局部皮色不红,触之不热,关节屈伸不利或肿胀变形,畏风恶寒;用于风湿性关节炎、类风湿关节炎、骨关节病见上述证候者。

【不良反应】　尚不明确。

【禁忌】

1. 孕妇忌贴腰腹部。

2. 皮肤破损者禁用。

【注意事项】　皮肤过敏者慎用。

【用法与用量】　用鲜姜擦患处,将膏药加温软化,贴于患处。

【规格】　每张净重　(1)30g　(2)45g

麝香海马追风膏
Shexiang Haima Zhuifeng Gao

【药物组成】　生马钱子、人工麝香、当归、红花、赤芍、海马、川芎、乳香、没药、木瓜、防己、防风、荆芥、天麻、肉桂、怀牛膝、杜仲、樟脑、冰片、甘草、水杨酸甲酯。

【功能与主治】　驱风散热,活血止痛。用于风寒麻木,腰腿疼痛,四肢不仁,积聚疝气。

【方解】　本品为外用膏剂。方中马钱子通络止痛,散结消肿,用于风湿顽痹麻木瘫痪,跌扑损伤,痈疽肿痛,类风湿关节痛,麻木瘫痪;人工麝香活血通经,消肿止痛,用于痈肿瘰疬,跌扑伤痛,痹痛麻木,二者合为君药。当归、红花、赤芍、海马活血化瘀,消肿散结止痛;川芎、乳香、没药、木瓜、防己行气活血,通络止痛,利关节;防风、荆芥、天麻、肉桂祛风通络、温阳散寒,共为为臣药。怀牛膝、杜仲补肝肾,强筋骨;樟脑、冰片芳香走窜,行散通滞,共为佐药。甘草调和诸药,为使药。方中西药水杨酸甲酯具有消炎镇痛之功。诸药合用共奏驱风散热、活血止痛之动。

【临床应用】

1. 痹病　由于风寒湿邪、气血瘀滞所致。症见麻木,腰腿疼痛,四肢不仁。

2. 积聚、疝气　气机阻滞、瘀血内结所致。症见腹部结块,或痛或胀,痛有定处或痛无定处。

此外,尚有治疗膝骨关节炎的报道[1,2]。

【不良反应】　目前尚未检索到不良反应报道。

【禁忌】　孕妇及哺乳期妇女禁用。

【注意事项】

1. 本品含生马钱子,应严格在医生指导下按规定使用,不得随意增加用量,不宜长期连续使用。

2. 运动员慎用。

3. 凡对橡胶膏过敏,皮肤糜烂及外伤化脓者不宜贴用。

【用法与用量】　贴患处。

【规格】　(1)5cm×6.5cm　(2)7cm×10cm

【参考文献】　[1]付本升.麝香海马追风膏治疗膝关节骨性关节炎临床观察.中国中医急症,2013,22(12):2120.

[2]田丰玮.麝香海马追风膏治疗膝骨性关节炎的临床疗效研究.中国中医风湿病学杂志,2009,12(3,4):256.

麝香追风膏
Shexiang Zhuifeng Gao

【药物组成】　麝香、独活、香加皮、海风藤、海桐皮、生川乌、生草乌、威灵仙、苏木、血竭、乳香、没药、红花、牛膝、当归、熟地黄、地黄、延胡索、木香、乌药、麻黄、薄荷脑、冰片、樟脑、桉油、肉桂油、丁香罗勒油、水杨酸甲酯。

【功能与主治】 驱风散热，活血止痛。用于风湿痛、关节痛、筋骨痛、神经痛、腰背酸痛、四肢麻木、扭伤、挫伤及类风湿肿痛。

【方解】 本品为外用膏剂。方中麝香辛香走窜，可行血中之瘀滞，开经络之壅遏，活血散结，通络消肿，通痹止痛，故为君药。独活、香加皮、海风藤、海桐皮、生川乌、生草乌、威灵仙祛风除湿、通络止痛；苏木、血竭、乳香、没药、红花、牛膝活血化瘀；当归、熟地黄、地黄养血，共寓"治风先治血"之意；延胡索、木香、乌药行气止痛；麻黄解表祛风，共为臣药。薄荷脑、冰片、樟脑、桉油、肉桂油、丁香罗勒油芳香走窜，透渗皮肤，祛风消肿止痛，为佐药。方中西药水杨酸甲酯消炎止痛。全方共奏驱风散热，活血止痛之功。

【临床应用】

1. **痹病** 由风寒湿瘀阻所致。症见肢体关节疼痛，屈伸不利，筋脉拘急，畏寒喜暖，四肢麻木，腰背酸痛，舌黯淡，苔白腻，脉沉弦或沉缓；风湿性关节炎、类风湿关节炎、骨关节炎、坐骨神经痛见上述证候者。

2. **扭挫伤** 因气血瘀滞所致。症见伤处肿胀，活动受限，或腰胁疼痛，不能转侧；急性扭伤、软组织损伤见上述证候者。

此外，尚有治疗周围性面瘫、化疗所致静脉炎的报道[1,2]。

【药理毒理】 本品有镇痛、抗炎和改善微循环的作用。

1. **镇痛** 本品可减少催产素所致大鼠扭体次数，减少醋酸所致的小鼠扭体次数[3]，并延长扭体反应潜伏期[4]，提高热板法所致小鼠痛阈[5]。

2. **抗炎** 本品能减轻巴豆油或二甲苯引起的小鼠耳肿胀度[3,5]。

3. **改善微循环** 本品能增加小鼠耳廓细动脉、细静脉管径、毛细血管开放数和血流速度，改善局部微循环[3]。

【不良反应】 服用本品后发生大疱1例[6]。

【禁忌】 孕妇禁用。

【注意事项】 皮肤过敏者慎用。

【用法与用量】 外用，贴于患处。

【规格】 7cm×10cm

【参考文献】 [1]梁蜻.麝香追风膏贴敷治疗周围性面瘫.中国针灸，1999，(6)：64.

[2]曹顺芳，薛桂凤，吴佳慧.麝香追风膏贴敷预防化疗所致静脉炎的预防研究.中国交通医学杂志，200,18(6)：779.

[3]范晓东，范纯富.天麻追风膏与功能主治有关的主要药效学动物实验.临床和实验医学杂志，2007，6(2)：81.

[4]周红艳，贾士奇，胡军，等.麝香追风膏镇痛及抗炎实验研究.河南职工医学院学报，2000，12(2)：31.

[5]邱召娟，朱萱萱，倪丈澎.洋全花伤膏抗炎镇痛作用的实验研究.中国中医药科技，2007，14(1)：45.

[6]段洪富.贴敷麝香追风膏致大疱1例.工企医刊，2002，15(4)：52-53.

疏风活络丸
Shufeng Huoluo Wan

【药物组成】 制马钱子、麻黄、桂枝、防风、木瓜、虎杖、菝葜、秦艽、桑寄生、甘草。

【功能与主治】 疏风活络，散寒祛湿。用于风寒湿痹，四肢麻木，关节、腰背酸痛。

【方解】 方中制马钱子散结消肿，通络止痛为君药。麻黄、桂枝、防风发散风寒、温经通阳止痛，开表逐风寒湿邪；木瓜、虎杖、菝葜祛风除湿，舒筋活络，共为臣药。秦艽祛风湿退虚热；寄生祛风湿、补肝肾、强筋骨共为佐药。甘草调和诸药，为使药。诸药合用，共奏疏风活络，散寒祛湿之功效。

【临床应用】 痹病 由于风寒湿邪痹阻所致。症见四肢麻木僵硬，屈伸不利，关节疼痛、肿胀，腰背酸痛，肌肉萎缩，疲乏无力。

【不良反应】 目前尚未检索到不良反应报道。

【禁忌】 尚不明确。

【注意事项】

1. 高血压、心动过速、精神病、癫痫、甲状腺病、高热等患者及孕妇慎用。

2. 胃溃疡、有出血病史者慎用。

3. 运动员慎用。

4. 不得超量服用。

【用法与用量】 口服。一次半粒，一日2次，或于睡前服1粒。

【规格】 每丸重7.8g

天麻追风膏
Tianma Zhuifeng Gao

【药物组成】 天麻、乌梢蛇、生川乌、生草乌、麻黄、细辛、桂枝、防风、荆芥、干姜、藁本、油松节、桑枝、威灵仙、白附子、粉萆薢、羌活、独活、钩藤、秦艽、防己、当归、川芎、川牛膝、红花、乳香、没药、续断、补骨脂、薄荷、丁香、冰片。

【功能与主治】　追风祛湿,活血通络,散寒止痛。用于风寒湿痹,风湿麻木。

【方解】　本方为外用膏剂。方中天麻、乌梢蛇祛风通络止痛;生草乌、生川乌祛风散寒,温经止痛,四药共为君药。麻黄、细辛、桂枝、防风、荆芥、干姜、藁本温经通络,祛风散寒;油松节、桑枝、威灵仙、白附子、粉萆薢、羌活、独活、钩藤、秦艽、防己祛风除湿;当归、川芎、牛膝、红花、乳香、没药活血化瘀共为臣药,助君药祛风除湿,活血通络,散寒止痛。续断、补骨脂补肾助阳,亦能散寒;薄荷、丁香、冰片芳香走窜,透渗皮肤,消肿止痛,并有助于诸药的吸收利用;薄荷、冰片又能制约温燥之药性,共为佐药。诸药配合,共奏追风去湿、活血通络、散寒止痛之功。

【临床应用】　痹病　因风寒湿闭阻、瘀血阻络所致。症见关节疼痛,局部畏恶风寒,腰背痛,屈伸不利,四肢麻木,舌苔白润,脉弦;风湿关节炎、类风湿关节炎、骨关节炎见上述证候者。

【药理毒理】　本品有镇痛、抗炎、改善微循环的作用。

1. 镇痛　本品可减少催产素所致大鼠及醋酸所致小鼠的扭体次数[1]。

2. 抗炎　本品能减轻巴豆油引起的小鼠耳肿胀度[1]。

3. 改善微循环　本品能明显增加小鼠耳廓细动脉、细静脉管径、毛细血管开放数和血流速度,改善局部微循环[1]。

【不良反应】　目前尚未检索到不良反应报道。

【禁忌】

1. 孕妇忌贴脐腹部。

2. 皮肤破溃处禁用。

【注意事项】

【用法与用量】　生姜搽净患处或穴位,将本品加温软化,贴于患处或穴位。

【规格】　每张净重　(1)15g　(2)30g

【参考文献】　[1]范晓东,范纯富.天麻追风膏与功能主治有关的主要药效学动物实验.临床和实验医学杂志,2007,6(2):81.

(二)清热通痹

二妙丸

Ermiao Wan

【药物组成】　黄柏(炒)、苍术(炒)。

【功能与主治】　燥湿清热。用于湿热下注,足膝红肿热痛,下肢丹毒,白带,阴囊湿痒。

【方解】　方中黄柏苦寒,寒能清热,苦以燥湿,且偏走下焦,治湿热下注,为君药。苍术苦温香燥,燥湿健脾,使湿无由生,则热无所附,而为臣药。二药配伍,标本兼顾,清热燥湿,诸症自愈。

【临床应用】

1. 痹病　因湿热下注,阻于经络关节、肌肉所致。症见足膝红肿热痛,或关节积液,屈伸不利,或伴发热,口苦口黏,口渴不欲饮,溲黄,舌质红,苔黄腻,脉滑数;类风湿关节炎、急性痛风性关节炎、骨性关节炎见上述证候者。

2. 丹毒　由湿热下注,附着下肢所致。症见足膝灼热疼痛,皮肤红如涂丹,热如火灼,迅速蔓延扩大,伴发热恶寒、头痛、口渴。

3. 白带　因湿热下注带脉、前阴所致。症见带下臭秽,小便淋浊,腰痛,下腹胀坠,目赤,口苦,舌红,苔黄腻,脉滑数;慢性盆腔炎、宫颈糜烂见上述证候者[1]。

4. 外阴、阴囊湿痒　因湿热下注前阴所致。症见外阴、阴囊湿痒,小便淋浊,目赤,口苦,舌红,苔黄腻,脉滑数;外阴、阴囊湿疹见上述证候者[2]。

【不良反应】　目前尚未检索到不良反应报道。

【禁忌】　尚不明确。

【注意事项】　服药期间,宜食用清淡易消化食物,忌食辛辣。

【用法与用量】　口服。一次6~9g,一日2次。

【规格】　水丸剂:每60粒重3g,每瓶装6g

【参考文献】　[1]黄晓莺.二妙丸配合爱宝疗治疗宫颈糜烂的疗效观察.现代中西医结合杂志,2011,20(11):1373.

[2]王楷,刘大华.二妙丸联合氟芬那酸丁酯软膏治疗女性外阴湿疹35例.中国中西医结合皮肤性病学杂志,2012,11(2):115.

三妙丸

Sanmiao Wan

【药物组成】　黄柏(炒)、苍术(炒)、牛膝。

【功能与主治】　清热燥湿。用于湿热下注所致的痹病,症见足膝红肿热痛、下肢沉重、小便黄少。

【方解】 黄柏苦寒,苦以燥湿,寒能清热,且善走下焦,除足膝之湿热,故为君药。苍术苦温香燥,燥湿健脾,使湿去则热无所附,乃为治本之图,为臣药。牛膝活血,通经利关节,以治下部足膝关节疼痛见长,为佐使药。三药配伍,共奏清热燥湿之功。

【临床应用】 痹病 湿热下注,交阻于经络、关节、肌肉所致。症见足膝红肿热痛,或关节积液,屈伸不利,或伴发热,口苦而黏,口渴不欲饮,溲黄,舌质红,苔黄腻,脉滑数;类风湿关节炎、急性痛风性关节炎、骨关节炎见上述证候者。

此外,本品还可治疗下肢丹毒[1]。

【不良反应】 目前尚未检索到不良反应报道。

【禁忌】 孕妇禁用。

【注意事项】

1. 寒湿痹阻、脾胃虚寒者慎用。

2. 服药期间,宜食清淡食物,忌食辛辣食物。

【用法与用量】 口服。一次6~9g,一日2~3次。

【规格】 水丸:每50粒重3g

【参考文献】 [1]倪正,王文,蔡雪珠.三妙丸抗下肢丹毒复发45例临床研究.江苏中医药,2003,24(5):15.

四妙丸
Simiao Wan

【药物组成】 盐黄柏、苍术、薏苡仁、牛膝。

【功能与主治】 清热利湿。用于湿热下注所致的痹病,症见足膝红肿、筋骨疼痛。

【方解】 方中黄柏味苦性寒,取其寒以胜热,苦以燥湿,且善除下焦之湿热,重用为君药。苍术味苦性温,燥湿除痹;薏苡仁利湿除痹,共为臣药。牛膝活血通经络,补肝肾,强筋骨,且引药直达下焦,为使药。诸药合用,共奏清热利湿之功。

【临床应用】 痹病 因湿热下注,经络痹阻所致。症见下肢关节肿痛,痛处灼热,筋脉拘急,关节屈伸不利,小便热赤,舌质红,舌苔黄,脉滑数;类风湿关节炎、风湿热、痛风性关节炎、膝骨关节炎见上述证候者[1]。

此外,用于肝胆湿热下注所致阴囊湿疹、湿热内蕴所致亚急性湿疹、慢性湿疹[2,3]。

【药理毒理】 抗炎 本品能减轻高脂饲料胶原诱导大鼠关节炎症,改善关节滑膜增生层次和炎症细胞浸润;可降低该模型大鼠血清中总胆固醇、低密度脂蛋白胆固醇水平,升高高密度脂蛋白胆固醇水平,降低肿瘤坏死因子-α水平,升高白细胞介素-17水平[4]。

【不良反应】 目前尚未检索到不良反应报道。

【禁忌】 孕妇禁用。

【注意事项】

1. 风寒湿痹,虚寒痿证者慎用。

2. 服药期间饮食宜清淡,忌饮酒,忌食鱼腥、辛辣食物。

【用法与用量】 口服。一次6g,一日2次。

【规格】 每15粒重1g

【参考文献】 [1]殷泽蓬,张永超,邢立峰,等.四妙丸治疗膝骨性关节炎伴积液临床疗效观察.医学信息,2014,27(9)上:132.

[2]谢明星,许力华,马秋华,等.1%吡美莫司乳膏联合四妙丸治疗阴囊湿疹53例.浙江中医杂志,2014,49(2):118-119.

[3]刘宜生.中药在湿疹治疗中的妙用.中国现代药物应用,2013,7(18):128-129.

[4]陈哲,杨思思,王玉,等.四妙丸对高脂饮食胶原诱导关节炎大鼠血脂及关节的影响.中国医药导报,2014,11(2):24.

风湿圣药胶囊
Fengshishengyao Jiaonang

【药物组成】 土茯苓、黄柏、威灵仙、羌活、独活、防风、防己、青风藤、穿山龙、蚕沙、绵萆薢、桃仁、红花、当归、桂枝、人参、五味子、玉竹。

【功能与主治】 清热祛湿,散风通络。用于风湿热瘀阻所致的痹病,症见关节红肿热痛、屈伸不利、肢体困重;风湿性关节炎、类风湿关节炎(关节未变形者)见上述证候者。

【方解】 方中土茯苓甘淡性平,解毒除湿,通利关节;黄柏味苦性寒,清热燥湿,泻火解毒,合为君药。威灵仙、羌活、独活、防风、防己、青风藤、穿山龙、蚕沙和绵萆薢祛风湿,通经络,止痹痛,共为臣药。桃仁、红花、当归、桂枝活血化瘀,通络止痛;人参、五味子、玉竹补气养阴,为佐药。诸药合用,共奏清热利湿,散风通络之功。

【临床应用】 痹病 由湿热瘀阻肢体关节所致。症见关节疼痛,局部灼热红肿,多兼发热,恶风,口渴,烦闷不安,苔黄燥,脉滑数;风湿性关节炎、类风湿关节炎见上述证候者。

【不良反应】 本品可致皮肤瘙痒。

【禁忌】 孕妇禁用。

【注意事项】

1. 寒湿痹病慎用。

2. 服药期间饮食宜清淡,忌食辛辣和忌饮酒。

【用法与用量】 口服。一次4~6粒,一日3次。

【规格】 胶囊剂:每粒装0.3g

当归拈痛丸

Danggui Niantong Wan

【药物组成】　羌活、茵陈、猪苓、泽泻、黄芩、苦参、防风、升麻、粉葛、炒白术、苍术(炒)、党参、当归、知母、甘草。

【功能与主治】　清热利湿,祛风止痛。用于湿热闭阻所致的痹病,症见关节红肿热痛,或足胫红肿热痛;亦可用于疮疡。

【方解】　方中羌活辛温而气雄,祛风力强,以散风除湿,通利关节而止痛;茵陈苦泄下降,善于清利湿热,两药相合,疏风清热利湿,共用为君药。猪苓、泽泻淡渗利水,且性寒又可泄热;黄芩、苦参清热燥湿;防风、升麻、葛根祛风散邪,配合羌活则祛风胜湿之力更强,诸药合用,外散风邪,内除湿热,共用为臣药。白术、苍术健脾燥湿,标本兼顾,方中辛香走窜、苦燥、渗利诸药皆易耗伤气血,故加党参、当归益气养血,扶正祛邪;当归质润,可制诸药之燥,且有活血止痛之功;知母苦寒而不燥,清热而不伤阴,以上共用为佐药。甘草为使药,既可调和诸药,又可加强党参、白术等益气健脾之功。诸药合用,共奏清热利湿,祛风止痛之功。

【临床应用】

1. 痹病　风湿之邪侵入肌肤,闭阻经络、关节,邪留日久,蕴化为热,终成湿热闭阻之证。症见关节或肌肉局部红肿、疼痛、重着,触之灼热或有热感,足胫红肿热痛,口渴不欲饮,烦闷不安,溲黄,或有发热,舌红,苔黄腻,脉濡数或滑数;风湿性关节炎、类风湿关节炎、痛风性关节炎、骨关节炎见上述证候者。

2. 疮疡　湿热蕴结所致。症见局部红肿热痛,皮肤溃破溢脓;体表化脓性感染见上述证候者。

【药理毒理】　本品有抗炎、降血尿酸及肾保护作用。

1. 抗炎　本品能减轻尿酸钠诱导的大鼠急性足肿胀[1]。

2. 降血尿酸　本品能降低高尿酸血症大鼠血清中尿酸及黄嘌呤氧化酶水平[2]。

3. 肾保护　本品能降低痛风性肾病模型大鼠血清中肌酐、尿素氮含量,并对肾组织有保护作用[3]。

【不良反应】　目前尚未检索到不良反应报道。

【禁忌】　尚不明确。

【注意事项】

1. 寒湿闭阻证者慎用。

2. 孕妇慎用。

3. 服药期间,忌食辛辣油腻食物。

【用法与用量】　口服。一次9g,一日2次。

【规格】　每18丸重1g

【参考文献】　[1]王文娟,孙耀光,雒向宁,等.当归拈痛丸对尿酸钠致大鼠急性足肿胀的影响研究.现代中医药,2008,28(6):59.

[2]王文娟,刘小会,孙耀光,等.当归拈痛丸对实验性高尿酸血症大鼠血尿酸及黄嘌呤氧化酶的影响.现代中医药,2008,28(3):69.

[3]侯建平,王文娟,唐柳,等.当归拈痛丸对痛风性肾病模型大鼠痛风性肾病(Gout)的治疗作用.中国中医基础医学杂志,2007,13(12):913.

风痛安胶囊

Fengtong'an Jiaonang

【药物组成】　石膏、黄柏、防己、薏苡仁、连翘、木瓜、滑石粉、通草、桂枝、姜黄、忍冬藤、海桐皮。

【功能与主治】　清热利湿,活血通络。用于湿热阻络所致的痹病,症见关节红肿热痛、肌肉酸楚;风湿性关节炎见上述证候者。

【方解】　方中石膏辛甘大寒,具辛散透达经络郁热之功;黄柏苦寒沉降,有清热燥湿之用,二者为君药。配以苦寒降泄之汉防己清湿热、宣壅滞、通经络,淡渗除湿之薏苡仁,清热解毒之连翘,舒筋活络之木瓜,共收清热利湿通络之功,共为臣药。湿热内阻,邪无去路,滑石配通草导湿热下行;湿热痹阻,经络不通,不通则痛,故加桂枝、姜黄、忍冬藤、海桐皮通经络,化瘀血,止痹痛,合为佐药。诸药共奏清热利湿,活血通络之功。

【临床应用】　痹病　素体阳气偏盛,内有蕴热,感受风湿热之邪,或风寒湿痹,郁而化热所致。症见关节红肿热痛,肌肉酸楚,口渴不欲饮,烦闷不安,溲黄,便干,或发热,舌质红,苔黄腻,脉濡数或滑数;风湿性关节炎、类风湿关节炎见上述证候者。

【药理毒理】　本品有抗炎、镇痛作用。

1. 抗炎　本品对二甲苯所致小鼠耳肿胀、角叉菜胶所致大鼠足肿胀有抑制作用[1]。

2. 镇痛　本品能减少腹腔注射醋酸致小鼠扭体反应次数[1]。

【不良反应】　目前尚未检索到不良反应报道。

【禁忌】　孕妇禁用。

【注意事项】

1. 寒湿痹阻、脾胃虚寒者慎用。

2. 年老体弱者慎用。

【用法与用量】 口服。一次 3～5 粒，一日 3 次。

【规格】 每粒装 0.3g

【参考文献】 [1]尹士敏,张月玲,唐元泰.风痛安胶囊的主要药效学研究.天津药学,2001,13(2):27.

昆明山海棠片

Kunming Shanhaitang Pian

【药物组成】 昆明山海棠。

【功能与主治】 祛风除湿,舒筋活络,清热解毒。用于类风湿关节炎、红斑狼疮。

【方解】 昆明山海棠苦辛,性寒。辛散苦降,寒以清热,有祛风除湿,舒筋活络,清热解毒之功,治疗风湿日久,邪毒入络,风湿顽痹。

【临床应用】

1. 痹病 湿热之邪痹阻经络,气血运行不畅。症见关节或肌肉疼痛,屈伸不利,局部红肿灼热,或有发热,口渴,溲黄,舌质红,苔黄腻;风湿性关节炎、类风湿关节炎见上述证候者。

2. 红斑狼疮 热毒内蕴,伤及血分,发于肌肤或累及筋骨所致。症见面部或躯干、四肢斑疹鲜红,四肢肌肉关节疼痛、肿胀,可伴发热,舌红,苔黄燥,脉滑数。

此外,有用本品治疗口腔扁平苔癣、甲亢的报道[1,2]。

【药理毒理】 本品有抑制免疫功能、抗炎、抗氧化、抗生育及抗肿瘤作用。

1. 抑制免疫功能 本品能抑制小鼠脾淋巴细胞增殖活化及分泌,能抑制小鼠溶血素抗体的形成,抑制佐剂性关节炎大鼠的继发性免疫性关节损伤,减轻抗肾血清性及实验性膜性肾炎家兔的肾脏病变[3-6]。本品能抑制小鼠迟发型超敏反应和单核巨噬细胞的吞噬功能[4]。

2. 抗炎 本品能抑制蛋清、二甲苯、组胺所致小鼠、大鼠的急性炎症及甲醛、棉球所致亚急性或慢性炎症[7]。本品可改善胶原性关节炎大鼠关节肿胀度,抑制血清的炎性细胞因子水平[8]。

3. 抗氧化 本品能使慢性肾炎大鼠血清及肾组织SOD 活性升高,MDA、NO 及 NOS 含量降低[9]。

4. 抗生育 本品可使雄鼠精子活率和密度明显下降,畸形精子增多,睾丸曲细精管受损[10];对雌鼠则有抗着床及抗早孕作用[11]。有研究表明,一定剂量及一定时间给药,其抗生育作用是可逆的[12]。

5. 抗肿瘤 昆明山海棠对 L615 白血病小鼠有抗肿瘤作用。昆明山海棠体外可诱导人淋巴癌 Jurkat 细胞、小鼠成纤维细胞 NIH3T3 和中国仓鼠胚胎细胞 CHE 的

微核形成[13]。昆明山海棠总生物碱能诱导白血病细胞HL-60 凋亡[14]。

6. 抗银屑病 本品可降低 5％普尔搽剂致银屑病豚鼠的皮损组织炎性细胞因子,使豚鼠耳部皮肤角化过度减轻,颗粒层恢复,棘层变薄,表皮突延伸、乳突上伸减轻,炎症细胞浸润减少;并能够抑制小鼠阴道上皮细胞的有丝分裂;促进小鼠尾部鳞片表皮颗粒层形成[15]。

7. 毒理 本品对实验动物的主要毒性作用的靶器官是生殖系统,大剂量可引起肝、肾损伤。SD 大鼠Ⅰ段生殖毒性试验表明,本品 2.5～20 g/kg 对雄性大鼠生育率、精子形态及活动度、胚胎发育、血清睾酮、睾丸脏器重量及脏器系数、睾丸组织病理学有不同程度损伤,并可导致大鼠睾丸生精细胞超微结构损伤[16,17]。昆明山海棠可诱导 NIH3T3、CHE 等细胞株微核形成[18],诱导人白血病细胞 HL-60HPRT 基因突变[19,20],对 NIH3T3细胞、小鼠骨髓细胞及小鼠精子[21-25]均有非整倍体诱发效应,高剂量时对 NIH3T3 还呈断裂剂效应[26]。还有报道昆明山海棠可诱发中国仓鼠 V79 细胞的异常质裂,提高双核细胞频率[27],刺激 1,2-二酰基甘油（DAG）的生成,升高 V79 细胞中 c-有丝分裂细胞频率[28],提示其可能通过多种途径如直接影响染色体、抑制细胞质的正常分裂、抑制微管蛋白聚合[29]及影响肌醇酯信号通路等而介导、诱发非整倍体。

【不良反应】 本品可引起骨髓抑制和肝肾功能障碍,发生周围白细胞、血小板减少或贫血。另有本品引起肝损害、胃肠反应的文献报道[30]。

【禁忌】

1. 孕妇、哺乳期妇女禁用。

2. 胃、十二指肠溃疡活动期禁用。

【注意事项】

1. 本品可引起女子月经紊乱或闭经、男子精子减少,影响生育;生育年龄有孕育要求者不宜服用。

2. 婴幼儿、青少年不宜使用。

3. 肝肾功能不全者慎用。

4. 本品一般连续用药不宜超过三个月;不宜过量服用。

5. 使用本品若出现皮疹、皮肤色素沉着,以及恶心、呕吐、腹痛、腹泻等胃肠道反应,应立即停药。

6. 使用本品应注意检测周围血象。

【用法与用量】 口服。一次 2 片,一日 3 次。

【规格】 (1)薄膜衣片 每片重 0.29g (2)糖衣片(片芯重 0.28g)

【参考文献】 [1]欧阳梅琳.高压氧与昆明山海棠片治疗

口腔扁平苔藓的临床观察.中国临床医药研究杂志,2005,(136):2.

[2]阳新华.昆明山海棠片治疗老年性 L4 型甲亢 27 例.南华大学学报:医学版,2001,29(3):334.

[3]徐艳,郑永唐,何黎,等.昆明山海棠片对小鼠淋巴细胞体外增殖活化影响的研究.中药材,2008,31(4):557-561.

[4]邓文龙,刘家玉,聂仁吉.昆明山海棠的药理作用研究Ⅱ、对免疫功能的影响.中草药,1981,12(10):26.

[5]陈梅芳,张庆怡,姚建,等.昆明山海棠治疗慢性肾炎的临床及实验研究.中医杂志,1982,(10):35.

[6]周青波,夏养志,王广钧,等.实验性膜性肾炎的中药疗效对比研究.内蒙古医学院学报,1997,19(1):1.

[7]邓文龙,聂仁吉,刘家玉.昆明山海棠的药理作用研究Ⅰ.抗炎作用及对垂体-肾上腺皮质系统功能的影响.中草药,1981,12(8):22.

[8]吴湘慧,李娟,庞捷.类风湿关节炎大鼠模型的构建及昆明山海棠对大鼠佐剂性关节炎的干预研究.中药材,2009,32(5):758-761.

[9]伍小波,徐嘉红,罗先钦.昆明山海棠对慢性肾炎大鼠血清与肾组织自由基及其调节酶的影响.中药药理与临床,2006,22(3):105.

[10]王士民,王薏,许烨,等.昆明山海棠对雄性大鼠抗生育作用的研究.江苏医药,1987,(12):659.

[11]陈梓璋,胡尧碧.昆明山海棠提取物对大、小白鼠的抗生育作用及机制初探.生殖与避孕,1990,10(4):47.

[12]王士民,王薏,张珠涛,等.昆明山海棠对雄性大鼠的抗生育作用及其可逆性研究.中国药学杂志,1989,24(11):652.

[13]孙华明,曹佳,Micheal Nusse.昆明山海棠诱导 Jurkat 等 3 个细胞株微核形成的研究.第三军医大学学报,2001,23(3):331.

[14]敖琳,曹佳,徐颖,等.昆明山海棠总生物碱诱发 HL-60 细胞凋亡的观察.第三军医大学学报,2001,23(11):1273.

[15]王天文,宋小仙,罗先钦,等.昆明山海棠片对银屑病动物模型的影响.中药新药与临床药理,2013,24(6):547-551.

[16]黄思行,刘剑毅,黄文涛,等.昆明山海棠片所致大鼠睾丸损伤的病理学研究.生殖与避孕,2011,31(8):514.

[17]黄崇刚,李恒华,杨雪,等.SD 大鼠灌胃昆明山海棠片Ⅰ段生殖毒性.中国药理学与毒理学杂志,2013,27(3):608.

[18]马明福,蔡敏,李练兵,等.昆明山海棠对人精子染色体的诱变作用研究.癌变·畸变·突变,2000,12(2):90.

[19]刘胜学,曹佳,安辉,等.昆明山海棠对人白血病细胞 HPRT 位点的影响.第三军医大学学报,1999,21(2):113.

[20]刘胜学,曹佳,安辉,等.昆明山海棠诱导人白血病细胞 HPRT 基因突变的研究.遗传,2000,22(5):305.

[21]曹佳,胡斌,程天民,等.昆明山海棠在微核实验中非整倍体毒性的研究.遗传,1997,19(1):1.

[22]汪旭,周汝敏,合正基.昆明山海棠水抽提物诱发小鼠骨髓细胞非整倍体的研究.癌变·畸变·突变,1992,4(6):11.

[23]丁银润,王晓燕,汪旭.FISH 技术评价昆明山海棠在小鼠骨髓细胞中的非整倍体诱发效应.癌变·畸变·突变,2002,14(3):144.

[24]丁银润,王晓燕,汪旭.昆明山海棠诱发小鼠精子非整倍体的研究.云南师范大学学报,2001,21(4):54.

[25]王晓燕,丁银润,汪旭.昆明山海棠诱发小鼠精子 8 号染色体不分离的研究.遗传学报,2002,29(3):217.

[26]杨明杰,曹佳.多色荧光原位杂交对昆明山海棠和丙烯酰胺诱发微核染色体组成的研究.细胞生物学杂志,2000,22(4):212.

[27]汪旭,和智君,李晓琼.昆明山海棠对中国仓鼠 V79 细胞核/质分裂协调性的影响.云南师范大学学报,1998,18(4):1.

[28]汪旭,和智君,王桂兰.昆明山海棠对中国仓鼠 V79 细胞二酰基甘油含量的影响.细胞生物学杂志,2001,23(4):227.

[29]宋忠魁,梁子卿,汪旭.昆明山海棠根部水抽提物对体外微管蛋白聚合的影响.细胞生物学杂志,2000,22(4):216.

[30]胡明灿.谨防昆明山海棠片的不良反应.光明中医杂志,1995,(6):36-37.

雷公藤多苷片

Leigongteng Duogan Pian

【药物组成】 雷公藤多苷。

【功能与主治】 祛风解毒、除湿消肿、舒筋通络。有抗炎及抑制细胞免疫和体液免疫等作用,用于风湿热瘀、毒邪阻滞所致的类风湿关节炎、肾病综合征、白塞病、麻风反应、自身免疫性肝炎。

【方解】 雷公藤味苦性寒,归心、肝经。功能祛风除湿,活血通络,消肿止痛,杀虫解毒。《中国药物植物志》云:"雷公藤苦、涩、寒,有毒。功能舒筋活血,祛风除湿。主治风湿性关节炎,跌打损伤"。《湖南药物志》云其:"杀虫,消炎,解毒"。

【临床应用】

1. 痹病 因风湿热瘀,毒邪阻滞所致。症见晨僵,关节肿痛,多见于手、足、腕等小关节,呈对称性,或伴发热、无力、纳差症状,晚期多出现关节强直,关节功能丧失;类风湿关节炎见上述证候者。

2. 肾病综合征 因风湿热瘀,毒邪阻滞所致。症见浮肿、大量蛋白尿、血浆蛋白过低、血脂过高等。

3. 白塞病 因风湿热瘀,毒邪阻滞所致。症见复发性口腔溃疡、外阴部溃疡和眼色素膜炎的三联症,也可见到皮肤、黏膜、关节、消化道、心血管、中枢神经系统等多器官损害症状。

4. 麻风反应 因风湿热瘀,毒邪阻滞所致。症见麻风症状迅速加重或出现结节红斑性损害,或伴有发热、寒战、全身乏力,肌痛、关节痛、神经炎及虹膜炎等临床表现;也可有肝脾肿大,肾病或肾炎、睾丸炎及胸膜炎等内脏病变。

5. 自身免疫性肝炎 因风湿热瘀,毒邪伤肝所致。症见嗜睡,极度疲乏,周身不适或恶心,厌食,右上腹不适或疼痛,皮肤瘙痒,关节肌肉疼痛,皮疹,发热,黄疸等。

此外,还有用于治疗结节性红斑、甲状腺相关眼眶病变、亚急性甲状腺炎、肾炎以及器官移植、激素依赖型阿司匹林性哮喘、银屑病[1-9]的报道。

【药理毒理】 本品有抑制免疫功能、抗炎、抗生育等作用。

1. 抑制免疫功能 本品能抑制小鼠血清溶血素生成,能降低小鼠碳廓清指数[10]。本品对胶原诱导关节炎大鼠骨破坏、骨产生和软骨破坏的指标、骨的动态平衡皆有改善的作用[11];能对抗佐剂性关节炎大鼠足肿胀度及 AI 的增加,降低异常升高的血清 $TNF-\alpha$、$IL-1\beta$ 水平,改善关节病理组织变化,减少滑膜组织 VEGF、MIF 的表达[12,13];对自身免疫性甲状腺炎(EAT)大鼠可抑制过抑制凋亡蛋白表达,避免细胞过度凋亡对甲状腺组织的破坏[14];能降低牛血清蛋白制备肾炎模型大鼠的尿蛋白、血清肌酐、尿素氮水平,减轻肾脏病理损害[15];对糖尿病肾病有改善肾功能作用[16];减轻注射多柔比星致微小病变型肾病综合征大鼠肾脏病理损害,抑制其脂质过氧化反应[17];对口服牛血清白蛋白和葡萄球菌肠毒素 B 感染大鼠 IgA 肾病有防治作用[18]。

2. 抗炎 本品能抑制二甲苯、巴豆油混合致炎液所致小鼠耳肿胀,抑制大鼠角叉菜胶足肿胀和棉球肉芽肿[10,19]。

3. 抗生育 本品可抑制大鼠卵泡发育[20],造成小鼠卵巢早衰,动情周期出现紊乱,血清雌二醇水平明显降低[21];可致雄性大鼠交配能力下降,性腺脏器指数降低,精子数量、活力降低,睾丸附睾结构损伤[22]。

4. 药动学 本品在大鼠体内药动学行为符合线性二室模型,在体内的分布和消除均较快[23]。

5. 毒性 本品以人日用量 60 倍给大鼠灌胃,可出现肝肾损害[24]。

【不良反应】

1. 消化系统损害 呕吐、腹泻、肝脏损害、转氨酶升高,甚至出现消化道出血[25,26]。

2. 生殖内分泌系统损害 女子月经紊乱,月经不规则或闭经;影响男性精子的活力,出现精子数目减少,睾丸体积缩小,部分患者性功能减退[25]。

3. 皮肤、黏膜损害 皮疹或皮肤色素沉着、瘀点、紫癜[25,27]。

4. 血液系统损害 红细胞、白细胞或血小板减少[25]。

5. 泌尿系统损害 肾衰,重者可致休克或死亡[28]。

6. 心血管系统损害 少数心功能不全患者可出现心悸、胸闷、心律失常、血压升高或下降[29]。

【禁忌】 孕妇禁用。

【注意事项】

1. 肝病、严重心血管病和老年患者慎用。

2. 白细胞及血小板减少或贫血患者慎用。

3. 服药期间可引起月经紊乱,精子活力及数目减少,影响生育;生育年龄有孕育要求者不宜服用。

4. 服药后出现面部浮肿、蛋白尿、红细胞管型、肌酐和尿素氮升高者,应立即停药,及时处理。

5. 本品宜饭后服用。

【用法与用量】 口服。按体重每 1kg 每日 1～1.5mg,分三次饭后服用,或遵医嘱。

【规格】 每片重 10mg

【参考文献】 [1]朱应玉,杨雯.雷公藤多苷片治疗结节性红斑临床观察.时珍国医国药,1998,9(6):496.

[2]罗燕,郑大文,王湘,等.雷公藤多苷片治疗甲状腺相关眼眶病变的临床观察.中国中医眼科杂志,2002,12(3):95.

[3]郭向阳,宋亚辉,陈黎.雷公藤多苷片治疗亚急性甲状腺炎疗效观察.医师进修杂志,2001,24(1):39.

[4]谢俊霞,张葳,刘延东.应用雷公藤多苷片治疗肾炎的临床观察.黑龙江医学,1999,9:33.

[5]钱叶勇,李炎唐.雷公藤多苷治疗同种肾移植患者的近期疗效观察.中华器官移植杂志,1993,14(3):133.

[6]张秀珍,李索,吴先正,等.雷公藤多苷在胰岛移植治疗 2 型糖尿病中的作用.中国中西医结合杂志,1994,11(8):451.

[7]高锦团.雷公藤多苷治疗激素依赖型阿司匹林性哮喘 36 例.中国中西医结合杂志,1994,14(12):727.

[8]冯景春,王家璧,俞宝田,等.雷公藤多苷治疗严重型银屑病 13 例临床分析.临床皮肤科杂志,1996,(4):216.

[9]石本玉.雷公藤多苷治愈四例高球蛋白血症性紫癜.中华皮肤科杂志,1995,28(6):411.

[10]潘华新,王培训,周联.两种雷公藤多苷片抗炎及免疫抑制作用的对比研究.广州中医药大学学报,2007,24(4):306.

[11]朱阳春,刘丹冰,林琳,等.补肾通督胶囊对胶原诱导关节炎大鼠骨和软骨破坏平衡的影响.湖北中医药大学学报,2014,16(2):11.

[12]张雯,贡磊,周玲玲,等.不同比例甘草配伍祖师麻抗大鼠佐剂性关节炎的实验研究.中草药,2014,45(10):1418.

[13]朱艳,刘健,曹云祥.雷公藤多贰片对 AA 大鼠调节 T 细胞及 Foxp3 表达的影响.中医药临床杂志,2011,23(5):452.

[14]贾燕丽,田港,唐晓霞,等.海藻玉壶汤加减方对实验性自

身免疫性甲状腺炎凋亡蛋白 Fas/FasL 表达的影响.中华中医药学刊,2014,32(10):2456.

[15]刘旭航,李光,邹韬博,等.肾茶对大鼠 C-BSA 慢性肾炎模型治疗作用的实验研究.中医药信息,2014,31(6):12.

[16]傅晓骏,熊荣兵.黄芪水蛭制剂对糖尿病肾病大鼠 TGF-β1 表达的实验研究.中国中医急症,2012,21(10):1595.

[17]李志宏,刘光珍,王建军,等.益肾康治疗微小病变型肾病综合征的实验研究.世界中西医结合杂志,2008,3(4):195.

[18]孙伟,曾安平,王钢,等.健肾片对大鼠实验性 IgA 肾病模型血清 IL-2、IL-6 含量的影响.南京中医药大学学报,2005,21(1):27.

[19]冯群,孙蓉.雷公藤多苷片抗炎作用及伴随肝毒性研究.中药新药与临床药理,2014,25(6):713.

[20]蔡竞,吴克明,黄丽,等.雷公藤多苷通过 PI3K/AKT 信号通路影响大鼠卵泡发育的实验研究.陕西中医,2014,35(7):923.

[21]梁爽,田舸,田燕,等.雷公藤多苷致小鼠卵巢早衰后的自然修复时间探讨.大连医科大学学报,2010,32(2):146.

[22]胡廉,徐惠敏,熊锦文,等.野山楂根拮抗雷公藤多苷对雄性大鼠生殖损伤作用的研究.中国中药杂志,2006,31(18):1521.

[23]张秋萍,田振,刘志宏,等.雷公藤多苷片的抗炎作用及体内药效动力学研究.中国实验方剂学杂志,2012,18(6):122.

[24]王楠楠,王爱武,林晓燕.3 种雷公藤制剂对大鼠急性毒性损伤的比较.中国药物警戒,2012,9(8):453.

[25]邓文龙.雷公藤中毒及毒副反应报告研究.中药药理与临床,2001,17(3):42.

[26]周玉芬,顾正平,浦海英.雷公藤多苷片致急性肝功能损害 1 例.中国临床药学杂志,2002,11(5):301.

[27]潘桂光,高文平.雷公藤多苷片致过敏反应 1 例.药学实践杂志,2003,21(1):52.

[28]贾传春,王秀娟.雷公藤多苷片的临床不良反应.中国医院药学杂志,2000,20(5):316-317.

[29]王丽君,高霞.雷公藤多苷片的不良反应.基层中药杂志,1998,12(4):52-54.

雷公藤片
Leigongteng Pian

【药物组成】　雷公藤提取物。

【功能与主治】　具有抗炎及免疫抑制作用。用于类风湿关节炎。

【方解】　雷公藤苦辛而凉,归心、肝经。可祛风除湿,活血通络,消肿止痛,杀虫解毒。《中国药物植物志》记载:雷公藤"功能舒筋活血,祛风除湿。主治类风湿关节炎,跌打损伤";《湖南药物志》云其"消炎,解毒"。

【临床应用】　痹病　因风湿热瘀,毒邪阻滞所致。症见手、足、腕等小关节呈晨僵,对称性关节肿痛,或伴发热、无力、纳差症状;晚期多见关节强直,关节功能丧

失;类风湿关节炎见上述证候者。

此外,本品还可治疗寻常性银屑病、斑秃、巩膜炎、泛发性湿疹、结节性红斑、重症关节病型银屑病以及子宫内膜异位症、过敏性紫癜性肾炎[1-8]。

【药理毒理】　本品有抑制免疫功能、抗炎、镇痛及肾保护作用。

1. 抑制免疫功能　对于用人甲状腺球蛋白诱导的自身免疫性甲状腺炎小鼠,本品能减轻甲状腺淋巴细胞浸润程度,诱导小鼠甲状腺细胞凋亡,促进甲状腺滤泡上皮损伤的恢复[9,10]。本品能抑制小鼠 B 淋巴细胞增殖[11],促进小鼠脾脏抑制细胞活性,在体外可抑制正常脾细胞对 ConA 的应答[12]。

2. 抗炎、镇痛　本品对于巴豆油混合致炎液致小鼠耳肿胀、二甲苯所致小鼠耳肿胀及大鼠蛋清性、角叉菜胶性以及佐剂性足肿胀均有抑制作用,还能抑制棉球所致大鼠肉芽组织增生,对大鼠羧甲基纤维素囊中渗出液白细胞游走有抑制作用;还能减少腹腔注射醋酸或酒石酸锑钾所致小鼠扭体次数,延长热板刺激小鼠痛反应的潜伏期[13-16]。

3. 肾保护　本品对于静注阿霉素所致大鼠肾病有抑制作用,可消除蛋白尿,提高血清总蛋白,降低胆固醇,减少肾小球上皮细胞足突的平均直径和平均面积,增加单位长度及单位面积的足突数目,促进肾脏超微结构的恢复,阿霉素肾病大鼠血、尿及肾组织内 LPO 降低,红细胞和肾组织内 SOD 增加[17]。

【不良反应】　文献报道,有患者服用雷公藤片后出现药物性肝炎、面部色素沉着、肝肾损害、过敏性皮疹及超大剂量服用中毒致死[18-20]。

【禁忌】

1. 孕妇禁用。

2. 肝肾功能不全者禁用。

【注意事项】

1. 服药期间可引起月经紊乱,精子活力及数目减少,影响生育;生育年龄有孕育要求者不宜服用。

2. 老年患者慎用。

3. 凡贫血、白细胞减少或血小板减少者不宜使用。

4. 服用本品应定期检查肝肾功能。

5. 宜饭后服用。

【用法与用量】　口服。一次 1~2 片,一日 2~3 次。

【规格】　每片含雷公藤甲素 $33\mu g$

【参考文献】　[1]林春爱.雷公藤片治疗寻常性银屑病 78 例.中国皮肤性病学杂志,1995,9(3):175.

[2]周雅,范秀芝,姚林春,等.雷公藤片治疗 94 例斑秃疗效观

察,新医学,2000,31(3):161.

[3]刘维扬,徐善余.雷公藤片治疗巩膜炎疗效观察.中国中医眼科杂志,1997,7(1):46.

[4]朱文.雷公藤片治疗急性泛发性湿疹.湖北中医杂志,1998,20(1):22.

[5]蔡煜声.需公藤片治疗结节性红斑28例.苏州医学院学报,1998,18(7):764.

[6]吕俊元.雷公藤片治愈重症关节病型银屑病2例疗效观察.临床皮肤科杂志,2002,31(7):439.

[7]蔡三军,刘新书,付美琴,等.雷公藤片治疗子宫内膜异位症25例.河南中医,1994,14(4):248.

[8]李成彦.雷公藤片治疗过敏性紫癜肾疗效观察.时珍国医国药,2006,17(6):1308-1309.

[9]华川,陈如泉.芪箭消瘿汤对自身免疫性甲状腺炎小鼠甲状腺超微结构的影响.现代中西医结合杂志,2003,12(16):1705.

[10]华川,陈如泉.芪箭消瘿汤对小鼠甲状腺炎细胞凋亡及超微结构的影响.医药导报,2003,22(9):594.

[11]杨锋,樊良卿.苏木与雷公藤对小鼠免疫抑制作用的比较研究.中国实验临床免疫学杂志,1997,9(2):52.

[12]赵波,李树浓.雷公藤片诱导小鼠脾脏抑制细胞活性的研究.中国病理生理杂志,1989,5(2):106.

[13]冯群,孙蓉,孙晓倩.雷公藤片和雷公藤多苷片抗炎作用量效研究.中国药物警戒,2014,11(9):521.

[14]雷红伟,陈晓菁,黄念芳,等.雷公藤双层片对大鼠羧甲基纤维素囊渗出液白细胞游走的影响.江汉大学学报(自然科学版),2004,32(2):67.

[15]苗明三,郝万青,吕越,等.黄藤酒的抗炎镇痛作用研究.河南中医,1993,13(4):158.

[16]汪銮植,叶红.舒通胶囊抗炎作用的实验研究.湖北中医学院学报,2000,2(2):22.

[17]李玲,易著文,周汉昭,等.雷公藤片治疗阿霉素肾病的实验研究.湖南医科大学学报,1994,19(2):111.

[18]邓文龙.雷公藤中毒及毒副反应报告研究.中药药理与临床,2001,17(3):42.

[19]何满仓,李小斌,张跃,等.雷公藤制剂致肝肾损害3例.药物不良反应杂志,2006,8(2):136-137.

[20]陶晓芬.服雷公藤片致过敏性皮疹1例.新疆中医药,2004,22(1):14.

湿热痹颗粒(片)
Shirebi Keli(Pian)

【药物组成】 黄柏、苍术、粉草薢、薏苡仁、汉防己、连翘、川牛膝、地龙、防风、威灵仙、忍冬藤、桑枝。

【功能与主治】 祛风除湿,清热消肿,通络定痛。用于湿热阻络所致的痹病,症见肌肉或关节红肿热痛,有沉重感,步履艰难,发热,口渴不欲饮,小便色黄。

【方解】 方中黄柏苦寒,清热燥湿;苍术辛苦温,健脾燥湿,辛散祛风,二药合用,清热燥湿,善治湿热痹痛,故为君药。粉草薢祛风除湿;薏苡仁利水渗湿除痹;防己祛风胜湿,通痹止痛;连翘清热消肿散结,共为臣药。川牛膝活血通经,通利关节;地龙清热活血,通络止痛;防风祛风胜湿止痛;威灵仙祛风湿,通经络,止痹痛;忍冬藤、桑枝清热祛风,通经活络,均为佐药。诸药合用,共奏祛风除湿,清热消肿,通络定痛之功。

【临床应用】 痹病 因湿热阻络所致,症见肌肉或关节疼痛,局部灼热红肿,触之发热,遇热加重,痛不可触,伴发热,恶风,口渴不欲饮,烦闷不安,苔黄燥,脉滑数;类风湿关节炎、强直性脊柱炎、痛风、骨性关节炎见上述证候者。

【不良反应】 目前尚未检索到不良反应的报道。

【禁忌】 孕妇禁用。

【注意事项】

1. 寒湿痹、脾胃虚寒者慎用。

2. 服药期间,宜食用清淡饮食,忌食辛辣食物和忌饮酒。

【用法与用量】 颗粒剂:开水冲服。一次1袋,一日3次。

片剂:口服。一次6片,一日3次。

【规格】 颗粒剂:每袋装 (1)5g(减糖型) (2)3g(无糖型)

片剂:每素片重0.25g

痛风定胶囊
Tongfengding Jiaonang

【药物组成】 秦艽、黄柏、川牛膝、延胡索、赤芍、泽泻、车前子、土茯苓。

【功能与主治】 清热祛湿,活血通络定痛。用于湿热瘀阻所致的痹病,症见关节红肿热痛,伴有发热、汗出不解、口渴心烦、小便黄,舌红,苔黄腻,脉滑数;痛风见上述证候者。

【方解】 方中秦艽祛风湿,止痹痛,清湿热,为君药。黄柏清热燥湿,泻火解毒;川牛膝活血通经,祛风除湿,共为臣药。延胡索活血行气止痛;赤芍清热凉血,散瘀止痛;泽泻、车前子利水渗湿消肿;土茯苓解毒除湿,通利关节,共为佐药。诸药配伍,共奏清热祛湿,活血通络定痛之功。

【临床应用】 痹病 因湿热瘀阻所致。症见关节红肿热痛,疼痛较剧,多累及足踇趾跖趾关节,踝、膝及手关节亦可受累,伴发热,汗出不解,口渴,心烦,小便黄,舌红,苔黄腻,脉滑数;痛风性关节炎见上述证候者。

【药理毒理】　**抗炎**　本品对家兔急性痛风性膝关节炎模型有改善作用,并对滑膜组织 IL-8 和 TNF-α 水平有抑制作用[1];对高尿酸血症大鼠有降低血清 IL-1β、TNF-α 作用[2]。

【不良反应】　有报道服用本品可致胃肠反应,表现为胃痛、纳差等症状[3]。

【禁忌】　孕妇禁用。

【注意事项】

1. 风寒湿痹者慎用。

2. 服药期间宜食清淡食品,忌食肉类、鱼虾、豆类、辛辣之品;并应忌酒。服药后不宜立即饮茶。

【用法与用量】　口服。一次 4 粒,一日 3 次。

【规格】　胶囊剂:每粒装 0.4g

【参考文献】　[1]刘挺,刘元禄,高岱,等.痛风定胶囊对实验性骨膜组织 IL-8 和 TNF-α 影响的研究.中国中医骨伤科杂志,2005,13(1):24.

[2]王淳,王林元,杨琦,等.消石利尿化瘀法对高尿酸血症大鼠血清白介素-1β、肿瘤坏死因子-α 及白介素-4 的影响.中华中医药杂志,2013,28(9):2607.

[3]童宗武,杨芳.痛风定致胃肠反应 2 例.中国现代应用药学杂志,1999,16(6):66.

豨桐胶囊(丸)

Xitong Jiaonang(Wan)

【药物组成】　豨莶草、臭梧桐叶。

【功能与主治】　清热祛湿,散风止痛。用于风湿热痹,症见关节红肿热痛;风湿性关节炎见上述证候者。

【方解】　方中豨莶草味辛苦而性寒,善祛风清热除湿,通利筋骨,用于风湿热痹,肢体麻木,筋骨不利,为君药。臭梧桐叶味苦性平,能祛风湿,止疼痛,为臣药。二药相伍,相辅相成,共奏清热祛湿,散风止痛之效。

【临床应用】　**痹病**　由湿热瘀阻所致。症见关节红肿热痛,伴发热,汗出不解,口渴,心烦,小便黄,舌红,苔黄腻,脉滑数;风湿性关节炎、类风湿关节炎上述证候者[1]。

【不良反应】　目前尚未检索到不良反应的报道。

【禁忌】　尚不明确。

【注意事项】

1. 寒湿痹病慎用。

2. 服药期间饮食宜清淡。忌食猪肝、羊肉、羊血、番薯和辛辣食物,并忌酒。

【用法与用量】　胶囊剂:口服。一次 2～3 粒,一日 3 次。

丸剂:口服。一次 10 粒,一日 3 次。

【规格】　胶囊剂:每粒装 0.25g

丸剂:每 10 粒(浓缩丸)重 1.6g

【参考文献】　[1]窦永起.豨桐胶囊治疗类风湿关节炎 38 例临床观察.中国医药学报,2004,19(12):752-753.

滑膜炎颗粒

Huamoyan Keli

【药物组成】　夏枯草、土茯苓、汉防己、薏苡仁、丹参、当归、泽兰、川牛膝、丝瓜络、豨莶草、黄芪、女贞子、功劳叶。

【功能与主治】　清热祛湿,活血通络。用于湿热闭阻、瘀血阻络所致的痹病,症见关节肿胀疼痛、痛有定处、屈伸不利;急、慢性滑膜炎及膝关节术后见上述证候者。

【方解】　方中夏枯草味苦辛,性寒,辛能散结,苦以降泄,能散湿热郁结,故为君药。土茯苓解毒除湿,通利关节;汉防己苦寒降泄,善走下行,祛风除湿通络;薏苡仁甘淡渗湿除痹,共为臣药。丹参、当归、泽兰、川牛膝活血化瘀,利水消肿;丝瓜络、豨莶草祛风湿,利关节;黄芪益气利湿;另入女贞子、功劳叶滋补肝肾,扶正培本,共为佐药。诸药相合,共奏清热利湿,活血通络之功。

【临床应用】　**痹病**　湿热瘀阻于关节经络所致。症见关节红肿热痛,或关节积液,屈伸不利,或伴发热,口苦口黏,口渴不欲饮,溲黄,舌质红或黯,苔黄腻,脉滑数;急慢性滑膜炎及膝关节术后见上述证候者[1]。

【药理毒理】　**抗炎**　本品对膝关节腔内注入自体血液形成的家兔实验性左膝关节滑膜炎模型,能降低关节滑液中黏蛋白含量及白细胞总数,促进关节炎周围瘀血吸收,减轻滑膜充血,减轻滑膜中白细胞浸润[1];对用 II 型胶原诱导的关节炎大鼠具有降低关节炎指数评分、减轻足肿胀作用,对滑膜、软骨、纤维组织及小血管增生和炎性细胞浸润等病理损伤均有不同程度的改善作用[2]。

【不良反应】　目前尚未检索到不良反应报道。

【禁忌】　孕妇禁用。

【注意事项】

1. 服药期间,忌食辛辣油腻食物。

2. 急性滑膜炎关节积液多者,可配合关节穿刺抽出积液后服用。

【用法与用量】　开水冲服,一次 1 袋,一日 3 次。

【规格】　颗粒剂:每袋装 12g

【参考文献】 [1]周沛,吴士详,李蕴山,等.滑膜炎冲剂治疗膝关节疾患的疗效观察与实验研究.中西医结合杂志,1988,4:210.

[2]孙丽华,张志伟,张华健,等.滑膜炎颗粒对Ⅱ型胶原关节炎模型的治疗作用研究.中国中医基础医学杂志,2014,20(6):760.

稀莶丸

Xixian Wan

【药物组成】 稀莶草。

【功能与主治】 清热祛湿,散风止痛。用于风湿热阻络所致的痹病,症见肢体麻木、腰膝酸软、筋骨无力、关节疼痛。亦用于半身不遂,风疹湿疮。

【方解】 方中稀莶草味苦性寒,祛风清热除湿,利筋骨。治筋骨疼痛,腰膝无力。《滇南本草》云其"治诸风,风湿症,内无六经形症,外见半身不遂,口眼歪斜,痰气壅盛,手足麻木,痿痹不仁,筋骨疼痛。"

【临床应用】

1. 痹病 因湿热闭阻所致。症见关节红肿热痛,痛无定处,伴有发热,汗出不解,口渴,心烦,小便黄,舌红,苔黄腻,脉滑数;风湿性关节炎见上述证候者。

2. 麻木 因风湿痹阻,肌肤失养所致。症见关节不利,麻木不仁,多伴有长期渐进性肢体关节肌肉疼痛,遇阴雨天加剧,舌淡苔薄白,脉沉细或濡。

3. 中风 因外风侵及人体经络所致。症见半身肢体麻木,活动不灵活,甚则手足拘急,关节痛,口眼歪斜,舌淡红,苔薄白或白,脉浮;脑卒中恢复期见上述证候者。

4. 风疹 外感风湿热毒所致。症见面部、颈部、四肢皮疹,呈淡红色,微隆起,灼热瘙痒,色鲜红或紫红,耳后及枕部脊核肿大,初起多有流涕、咳嗽、咽痛,也可有食欲不振,发热,舌红,苔薄黄,脉浮数。

5. 湿疮 湿热内蕴,外感风湿热邪相搏,浸淫肌肤所致。症见局部皮损,皮肤潮红灼热,轻度肿胀,继而粟疹成片或水疱密集,渗液流津,瘙痒无休,身热,口渴,心烦,大便秘结,小便溲赤,舌质红,苔薄白或黄,脉弦滑或弦数。

【不良反应】 目前尚未检索到不良反应报道。

【禁忌】 尚不明确。

【注意事项】 寒湿痹病慎用。

【用法与用量】 口服。一次1丸,一日2～3次。

【规格】 每丸重9g

消炎镇痛膏

Xiaoyanzhentong Gao

【药物组成】 薄荷油、麝香草脑、水杨酸甲酯、冰片、盐酸苯海拉明、颠茄流浸膏、樟脑。

【功能与主治】 清炎镇痛。用于神经痛,风湿痛,肩痛,扭伤,损伤,关节痛,肌肉疼痛等。

【方解】 方中麝香草脑,苦凉,入肝经,清热利湿,止血。冰片,气清香,味辛、苦,微寒,入肝经,归心、肝、肺经;清香宣散,清热散毒,消肿。薄荷味辛,性凉,归肺、肝经,清香升散。樟脑,辛香走窜,通关节,利滞气,消肿止痛。再配用水杨酸甲酯,盐酸苯海拉明,颠茄流浸膏,共奏消肿镇痛作用。

【临床应用】 痹病 可用于神经痛,风湿痛,肩痛,扭伤,损伤,各种关节痛,肌肉疼痛。

【不良反应】 目前尚未检索到不良反应报道。

【禁忌】 皮肤破损及对本品过敏者禁用。

【注意事项】

1. 哺乳期妇女慎用。

2. 过敏体质者慎用。

3. 青光眼、前列腺肥大患者应在医师指导下使用。

4. 儿童、老年患者应在医师指导下使用。

【用法与用量】 贴患处。一日1～2次。

【规格】 每贴含膏量 (1)0.34g (2)0.98g

(三) 活血通痹

风湿马钱片

Fengshi Maqian Pian

【药物组成】 马钱子粉、炒僵蚕、全蝎、乳香(炒)、没药(炒)、牛膝、苍术、麻黄、甘草。

【功能与主治】 祛风除湿,活血祛瘀,通络止痛。用于风湿闭阻、瘀血阻络所致的痹病,症见关节疼痛、刺痛或疼痛较甚;风湿性关节炎、类风湿关节炎、坐骨神经痛见上述证候者。

【方解】 方中马钱子苦温,功善散结消肿,通络止痛,为君药。僵蚕、全蝎、乳香、没药、牛膝活血通络,共为臣药,其中僵蚕、全蝎祛风镇痉,通络止痛;乳香、没药、牛膝行气逐瘀,活血止痛,助君药通络止痛。苍术、麻黄辛温发散,祛风寒湿邪外出,共为佐药。甘草缓急止痛,调和药性,为使药。诸药相合,共奏祛风除湿,活血祛瘀,通络止痛之效。

【临床应用】 痹病 因风湿闭阻,瘀血阻络所致。症见关节疼痛,刺痛或疼痛较甚,痛有定处,得热痛减,遇寒痛增,关节不可屈伸,苔薄白,脉浮紧;风湿性关节炎、类风湿关节炎、坐骨神经痛见上述证候者。

此外,本品还有用于带状疱疹的报道[1]。

【不良反应】 文献报道,有患者服用本品后出现手指麻木[2]。

【禁忌】

1. 孕妇禁用。

2. 高血压病、心脏病、肝肾功能不全、癫痫、破伤风、甲亢患者禁用。

【注意事项】

1. 风湿热痹者慎用。

2. 脾胃虚弱者慎用。

3. 年老体弱者慎服。

4. 本品含马钱子,不得久服和过量服用。

5. 服用本品出现中毒症状时,应立即停药并采取相应急救措施。

【用法与用量】 口服。常用量:一次 3～4 片;极量:一次 5 片,一日 1 次。睡前温开水送服。连服 7 日为一个疗程,两个疗程间需停药 2～3 日。

【规格】 薄膜衣片 每片重 0.17g

【参考文献】 [1]孟凡洲,高峰.风湿马钱片治疗带状疱疹 21 例疗效观察.适宜诊疗技术,1997,15(58):22-23.

[2]陶祥.风湿马钱片引起手指麻木 1 例.江苏药学与临床,2006,14(5):341.

复方南星止痛膏
Fufang Nanxing Zhitong Gao

【药物组成】 生天南星、生川乌、丁香、肉桂、细辛、白芷、川芎、乳香(制)、没药(制)、徐长卿、樟脑、冰片。

【功能与主治】 散寒除湿,活血止痛。用于骨性关节炎属寒湿瘀阻证,症见关节疼痛、肿胀、功能障碍,遇寒加重,舌质黯淡或有瘀斑。

【方解】 方中天南星辛散苦燥,祛风燥湿;川乌辛苦性温,祛风除湿,散寒止痛,共为君药。丁香、肉桂、细辛、白芷辛香性温,散寒止痛,共为臣药。川芎、乳香、没药活血散滞,行气止痛;徐长卿祛风通络,活血止痛,四药均为佐药。樟脑、冰片芳香走窜,通络止痛,为使药。诸药共奏散寒除湿,活血止痛之功。

【临床应用】 痹病 因寒湿瘀阻所致,症见关节疼痛、肿胀、屈伸不利、遇寒加重,舌质黯或有瘀斑;风湿性关节炎、类风湿关节炎见上述证候者。

此外,还可用于治疗肩周炎、急性软组织损伤、颈椎病、膝关节骨质增生、膝关节炎、腰椎间盘突出症[1-5]。

【药理毒理】 本品有镇痛、局部麻醉、抗炎和改善微循环作用。

1. 镇痛 本品鼠尾涂抹给药能提高电刺激法小鼠痛阈值,足跖涂抹给药能提高热板法小鼠痛阈值[6,7]。本品外用,可提高甲醛和胰酶两种致炎剂引起的大鼠足肿胀压痛的痛阈值[8];可提高甲醛致大鼠足跖肿胀压痛的痛阈值,减少醋酸致小鼠的扭体次数,降低血液中 PGE_2 水平,提高 β-EP 的含量[9]。

2. 局部麻醉 本品坐骨神经涂抹给药能缩短局部盐酸刺激所致蟾蜍缩腱反射消失时间[6]。

3. 抗炎 本品外用,可抑制大鼠慢性肉芽肿的形成,降低甲醛致急性炎症大鼠足肿胀,降低炎症组织中 IL-1、TNF-α、PGE_2 水平[8];可抑制大鼠角叉菜胶性足肿胀[7]。

4. 改善微循环 本品局部涂抹可使小鼠耳细动、静脉管径增大,血流速度加快,毛细血管开放数增加[7]。

【不良反应】 有外用本品致全身发热、面部潮红、呼吸困难、声音嘶哑等过敏反应的文献报道[10]。

【禁忌】 孕妇禁用。

【注意事项】

1. 风湿热痹者慎用。

2. 皮肤破损处不宜使用。

3. 不宜长期使用。

【用法与用量】 外贴。选最痛部位,最多贴 3 个部位,贴 24 小时,隔日 1 次,共贴 3 次。

【规格】 10cm×13cm

【参考文献】 [1]赵波.复方南星止痛膏治验 5 则.南京中医药大学学报(自然科学版),2000,16(5):308.

[2]麦振荣.复方南星止痛膏治疗颈型颈椎病 30 例疗效观察.浙江中医杂志,2006,41(9):554-555.

[3]沈惠风,卢锦花,王丹华.复方南星止痛膏治疗寒湿瘀阻型膝骨性关节炎 30 例.安徽中医学院学报,1999,18(4):33.

[4]沈惠风,许得盛.复方南星止痛膏治疗膝关节炎 60 例.中医外治杂志,1999,(1):14.

[5]韩蕾.复方南星止痛膏治疗腰椎间盘突出症 50 例.中国中医药科技,2004,11(1):61-62.

[6]刘为民,陈茵,许慧琪.复方南星止痛膏止痛机制研究.江苏中医,1998,19(10):46.

[7]薛普凤,陈茵,徐汇琪,等.复方南星止痛膏药效学研究.南京中医学院学报,1995,11(1):33.

[8]卞慧敏,俞晶华,姜森,等.复方南星止痛膏抗炎作用研究.中药药理与临床,2007,23(5):164.

[9]胡晨,陈荣明,殷书梅,等.复方南星止痛膏的镇痛作用观察及机制探讨.南京中医药大学学报,2009,25(2):140.

[10]章成全.外用复方南星止痛膏致过敏反应 1 例.海峡药学,2001,13(2):83.

黄瑞香注射液
Huangruixiang Zhusheye

【药物组成】 黄瑞香。

【功能与主治】 祛风除湿,化瘀止痛。用于风湿瘀阻所致的痹病,症见关节疼痛、屈伸不利;类风湿关节炎、风湿性关节炎、坐骨神经痛见上述证候者。

【方解】 黄瑞香又名祖师麻,辛苦而温,具有祛风除湿,活血化瘀,散寒止痛之功。《陕西中药志》谓其"止痛,散血,补血,有麻醉性"。《陕西中草药》称其"祛风除湿,温中散寒"。

【临床应用】 痹病 因风寒湿邪、瘀血闭阻经络所致。症见关节疼痛,屈伸不利,局部畏寒;类风湿关节炎、风湿性关节炎、坐骨神经痛见上述证候者。

【药理毒理】 抗炎 本品肌注对大鼠蛋清、角叉菜胶、甲醛所致足肿胀及大鼠佐剂性关节炎均有抑制作用[1]。

【不良反应】 据文献报道黄瑞香注射液局部注射可致过敏性休克[2]。

【禁忌】

1. 孕妇禁用。

2. 对本品过敏者禁用。

【注意事项】

1. 风湿热痹者慎用。

2. 不得与其他注射液合并使用。

3. 有药物过敏史者慎用。

4. 不得静脉给药。

5. 如出现过敏反应及时停药并做脱敏处理。

6. 若发现浑浊、沉淀、变色、漏气或瓶身细微破裂,均不得使用。

7. 抽取药液后应立即使用。

【用法与用量】 肌内或穴位注射。一次2～4ml,一日1～2次,10天为一个疗程。

【规格】 注射剂:每支装2ml

【参考文献】 [1]董培智,朴晋华,高天供,等.祖师麻注射液的抗炎作用研究.山西医科大学学报,1999,30(S):51.

[2]王明忠,宋国昌,张慧,等.黄瑞香注射液局部注射出现过敏性休克.中国中药杂志,1996,21(8):503.

盘 龙 七 片
Panlongqi Pian

【药物组成】 盘龙七、当归、丹参、红花、乳香、没药、木香、支柱蓼、重楼、过山龙、羊角七、八里麻、老鼠七、青蛙七、珠子参、缬草、秦艽、络石藤、壮筋丹、伸筋草、白毛七、祖师麻、川乌、草乌、铁棒锤、五加皮、竹根七、杜仲、牛膝。

【功能与主治】 活血化瘀,祛风除湿,消肿止痛,滋养肝肾。用于风湿瘀阻所致的痹病,症见关节疼痛、刺痛或疼痛夜甚、屈伸不利,或腰痛、劳累加重;或跌打损伤,以及瘀血阻络所致的局部肿痛;风湿性关节炎、腰肌劳损、骨折及软组织损伤见上述证候者。

【方解】 方中盘龙七、当归、丹参、红花、乳香、没药、木香、支柱蓼、重楼、过山龙、羊角七、八里麻、老鼠七、青蛙七、珠子参、缬草活血化瘀,疗伤止痛。秦艽、络石藤、壮筋丹、伸筋草、白毛七、祖师麻、川乌、草乌、铁棒锤祛风除湿,活血通络,通痹止痛。五加皮、竹根七、杜仲、牛膝补肝肾,强筋骨,壮腰膝。全方诸药相合,共奏活血化瘀、祛风除湿、消肿止痛、滋补肝肾之功。

【临床应用】

1. 痹病 风湿瘀阻所致。症见关节疼痛、刺痛或疼痛夜甚、屈伸不利,或腰痛、劳累加重;风湿性关节炎、类风湿关节炎、腰肌劳损见上述证候者。

2. 跌打损伤 因外伤,瘀血阻滞所致。症见伤处青红紫斑,痛如针刺,肿胀,不敢触摸,活动受限,脉弦涩;骨折及软组织损伤见上述证候者。

此外,本品还可改善心功能、治疗不稳定型心绞痛[1,2]。

【不良反应】 有文献报道盘龙七片对血压、心脏、胃肠道有一定影响[1]。

【禁忌】 孕妇禁用。

【注意事项】

1. 本品含川乌、草乌、铁棒锤有毒,应在医生指导下使用,不可过量服用。

2. 本品为风湿寒痹所设,若属风湿热痹者慎用。

3. 服药期间,忌食生冷、油腻食物。

【用法与用量】 口服。一次3～4片,一日3次。

【规格】 每片重0.3g

【参考文献】 [1]王宁娜,李文福,陈文发.盘龙七片的临床新用途.药学实践杂志,1997,15(5):276.

[2]李文福,方家钦,陈文发.盘龙七片治疗不稳定性冠心病心绞痛临床观察.福建中医学院学报,1998,8(2):10.

神 农 药 酒
Shennong Yaojiu

【药物组成】 寻骨风、防风、杜仲、五加皮、老鹳草、络石藤、制草乌、独活、苍术、爬岩香、威灵仙、徐长卿、伸筋草、八棱麻、金荞麦、山姜、搜山虎、八角枫、川芎、丹参、当归、大血藤、木香、红花、柴胡、鸡血藤、三百棒、三七、八角莲、香茶荣、虎杖、蜘蛛抱蛋、雄黄连、算盘子根、牛藤、路路通、钩藤、莲蓬草、菊叶三七、老虎兜、木梳、射干、拳参。

【功能与主治】　祛风散寒，活血化瘀，舒筋通络。用于风寒湿瘀阻所致的痹病，症见关节肌肉疼痛、酸楚、麻木、肿胀。

【方解】　方中寻骨风、防风、杜仲、五加皮、老鹳草、络石藤、制草乌、独活、苍术、爬岩香、威灵仙、徐长卿、伸筋草、八棱麻、金荞麦、山姜、搜山虎、八角枫祛风胜湿，散寒通痹。川芎、丹参、当归、大血藤、木香、红花、柴胡、鸡血藤、三百棒、三七、八角莲、香茶荣、虎杖、蜘蛛抱蛋、雄黄连，算盘子根行气活血，化瘀消肿。牛藤、路路通、钩藤、莲蓬草、菊叶三七、老虎兜、木梳舒筋活络，散结止痛。射干、拳参清热解毒，以佐制温燥药易于伤阴之弊。全方四十三味药合用，共收祛风散寒，活血化瘀，舒筋通络之功。

【临床应用】　痹病　风寒湿瘀阻经络所致。症见关节肌肉疼痛、酸楚、麻木、肿胀，手足沉重，活动不便，肌肤不仁，苔白腻，脉濡缓；骨关节炎、坐骨神经痛见上述证候者。

【药理毒理】　本品有抗炎、镇痛作用。

1. 抗炎　本品可抑制蛋清、角叉菜胶所致大鼠足肿胀，巴豆油所致小鼠耳肿胀，醋酸所致毛细血管通透性增加，降低大鼠肾上腺维生素 C 含量，降低小鼠血清中抗 SRBC 的特异性抗体[1]。

2. 镇痛　本品能抑制醋酸致小鼠扭体反应[1]。

3. 毒性　小鼠灌胃 LD_{50} 为 47.37g/kg[1]。

【不良反应】　目前尚未检索到不良反应报道。

【禁忌】

1. 孕妇禁用。

2. 肾脏病患者禁用。

【注意事项】

1. 风湿热痹及阴虚火旺者慎用。

2. 儿童及老年人慎用。

3. 酒精过敏者不宜使用。

4. 不宜过量及长期使用。

【用法与用量】　口服。一次 25ml，一日 2 次。

【规格】　酒剂：每瓶装　（1）500ml　（2）250ml（3）125ml

【参考文献】　[1]陈芍芳，李乐真，王凤娟，等.神农酒的抗炎免疫作用.中药药理与临床，1985，（创刊号）：66.

疏风活络片

Shufeng Huoluo Pian

【药物组成】　马钱子（炒）、麻黄、桂枝、防风、木瓜、虎杖、菝葜、秦艽、桑寄生、甘草。

【功能与主治】　疏风活络，散寒祛湿。用于风寒湿痹，四肢麻木，关节、腰背酸痛。

【方解】　方中马钱子散结消肿，通络止痛为君药。麻黄、桂枝、防风发散风寒、温经通阳止痛，开表逐风寒湿邪；木瓜、虎杖、菝葜祛风除湿，舒筋活络，共为臣药。秦艽祛风湿退虚热；寄生祛风湿、补肝肾、强筋骨共为佐药。甘草调和诸药，为使药。诸药合用，共奏疏风活络，散寒祛湿之功效。

【临床应用】　痹病　由于风寒湿邪痹阻所致。症见四肢麻木僵硬，屈伸不利，关节疼痛、肿胀，腰背酸痛，肌肉萎缩，疲乏无力；风湿、类风湿关节炎见上述证候者。

此外，尚有治疗坐骨神经痛的报道[1]。

【药理毒理】　本品有抗炎、镇痛作用。

1. 抗炎　本品可对抗醋酸所致小鼠腹腔毛细血管通透性增加，减轻角叉菜胶致大鼠足肿胀，并对足跖炎症介质的释放、大鼠棉球肉芽组织增生有抑制作用[2]。

2. 镇痛　本品能抑制醋酸致小鼠扭体反应，提高小鼠的热刺激痛阈[2]。

3. 毒性　本品小鼠灌胃急性毒性表现抽搐、强直性痉挛，LD_{50} 为 1253.5mg/kg[3]。

【不良反应】　服用本品后有发生变态反应的报道[4]。

【禁忌】　尚不明确。

【注意事项】

1. 高血压患者及孕妇慎用。

2. 不得超量服用。

【用法与用量】　口服。一次 2～3 片，一日 2 次。

【规格】　每片 0.3g，相当于原生药 0.76g

【参考文献】　[1]戴丽.疏风活络片治疗坐骨神经痛30例疗效分析.海峡药学，2012，24（1）：148-150.

[2]杨维华，欧阳剑虹，朱克俭，等.柔润熄风片治疗痹病的临床与实验研究.中成药，2002，24（11）：849.

[3]安飞云，刘新民，潘新亮，等.疏风活络片急性毒性实验研究.时珍国医国药，2008，19（10）：2482.

[4]谢宇路.疏风活络片致变态反应 1 例.医药导报，2013，32（12）：1651-1651.

雪莲注射液

Xuelian Zhusheye

【药物组成】 雪莲花。

【功能与主治】 散寒除湿,活血止痛。用于寒湿闭阻、瘀血阻络所致的痹病,症见关节或肌肉疼痛;风湿性关节炎、类风湿关节炎、骨关节炎见上述证候者。

【方解】 方中雪莲花甘苦、性温,入肝、脾、肾经,辛散祛风,苦燥温通。《本草纲目拾遗》言其"治一切寒证";《新疆中草药手册》言其"温经活血,强筋骨"。本品为雪莲花的干燥地上部分经提取制成的灭菌水溶液,功能散寒除湿,活血化瘀,用于寒湿闭阻,瘀血阻络所致的痹病。

【临床应用】 痹病 因寒湿之邪,闭阻经络,气血运行不畅所致。症见关节或肌肉痛,关节肿胀,肢体麻木,遇寒加重,舌质黯红,或有瘀斑,苔白腻,脉细涩;风湿性关节炎、类风湿关节炎、骨性关节炎见上述证候者。

此外,文献有用于坐骨神经痛、偏头痛、第三腰椎横突综合征的报道[1-3]。

【药理毒理】 本品有抗炎、镇痛等作用。

1. 抗炎 本品腹腔注射对角叉菜胶、蛋清所致大鼠足肿胀有抑制作用[4,5],可抑制冰醋酸致小鼠腹腔毛细血管通透性增高、大鼠棉球肉芽肿[6]。本品关节腔内注射,对家兔膝关节创伤性关节炎可促进炎症消退,促进局部组织的修复和再生[7]。本品肌内注射,对兔膝关节骨性关节炎模型动物可抑制骨性关节炎一氧化氮的产生,提高 SOD 的活性,降低 MDA 含量[8];对佐剂型关节炎大鼠有抑制作用[9]。

2. 镇痛 本品腹腔注射可提高热板法小鼠痛阈,减少冰醋酸致小鼠扭体反应次数[4,6]。

3. 调节免疫功能 本品肌内注射对小鼠 T 淋巴细胞增殖有促进作用,对 B 淋巴细胞增殖有抑制作用,还可减少血清溶血素生成[9]。

4. 抗脑缺血 本品腹腔注射能降低脑缺血再灌注大鼠神经功能评分,缩小脑梗死灶体积,降低脑组织 EB 含量及海马 CA1 区 MMP-9 阳性细胞数,减轻脑组织病理改变[10]。

5. 毒理 本品小鼠腹腔注射的 LD_{50} 为 18.75g(生药)/kg[5]。

【不良反应】 据文献报道,局部肌注雪莲注射液出现过敏反应,表现为流涕、流泪、喷嚏不止、全身瘙痒、皮疹、斑丘疹、结膜充血、眼睑浮肿、口唇肿、胸闷憋气、呼吸困难[11]。

【禁忌】 孕妇禁用。

【注意事项】

1. 风湿热痹者慎用。

2. 过敏体质者慎用。

3. 药物性状发生改变时禁用。

4. 本品不得与其他注射剂混合使用。

5. 本品不得静脉给药。

【用法与用量】 肌内注射。一次 2～4ml,一日 1次,10 日为一个疗程。

【规格】 注射液:每支 2ml

【参考文献】 [1]乌拉孜别克.雪莲注射液环跳穴注射治疗坐骨神经痛 32 例.新疆中医药,1998,16(2):25.

[2]张本国,马丽华,尹极峰,等.雪莲注射液用于星状神经节阻滞治疗偏头痛的疗效观察.临床麻醉学杂志,1996,12(4):222.

[3]潘红梅,周健,马俊玲.雪莲注射液穴位注射治疗第三腰椎横突综合征 26 例.中国中医急症,2006,15(3):280.

[4]耿东升,刘发.雪莲注射液的作用及原理的初步研究.中国药房,1997,8(5):205.

[5]陈希仁,于晖,王邵华,等.雪莲注射液抗炎镇痛药理作用研究.中草药,1981,(2):30.

[6]王雪,王林林,汪洋,等.雪莲注射液新旧工艺药效学对比研究.中药药理与临床,2014,30(4):68.

[7]傅源,李新国,卢开柏,等.雪莲混合液治疗创伤性滑膜炎的实验研究和临床应用.新疆医学,1993,23(4):205.

[8]任芳,李勇光.雪莲注射液对兔膝关节骨性关节炎模型动物血清 NO 和滑膜组织 SOD、MDA 的影响.中国中医骨伤科杂志,2008,16(5):22.

[9]陶海英,黄华,侯桂萍,等.雪莲注射液抗大鼠佐剂型关节炎和免疫调节作用.中药新药与临床药理,2007,18(4):269.

[10]朱沂,孙娟,王明远,等.雪莲注射液对脑缺血再灌注大鼠的脑保护作用.临床神经病学杂志,2010,23(6):434.

[11]赵新华,谭力明.肌注雪莲注射液发生过敏反应 2 例.新疆中医药,1995,(4):14.

正清风痛宁片

Zhengqing Fengtongning Pian

【药物组成】 盐酸青藤碱。

【功能与主治】 祛风除湿,活血通络,消肿止痛。用于风寒湿痹病,症见肌肉酸痛,关节肿胀、疼痛、屈伸不利、僵硬,肢体麻木;类风湿关节炎、风湿性关节炎见有上述证候者。

【方解】 方中青风藤苦辛,性平,功能祛风除湿、通络止痛。《本草纲目》谓其"主治风疾,风湿流注,历节鹤膝,麻痹瘙痒";《本草汇言》记云:"青风藤,散风寒湿痹之药也,能舒筋活血,正骨利髓,故风病软弱无力,并劲

291

强偏废之证"。

【临床应用】　痹病　因风寒湿邪闭阻经络关节所致。症见四肢关节肿胀冷痛、屈伸不利,夜间痛甚,或恶风畏寒,肢体麻木,舌质黯红,或有瘀斑,舌苔薄白,脉弦紧或细涩;类风湿关节炎、风湿性关节炎见上述证候者。

此外,有报道用于坐骨神经痛、慢性肾炎、单纯血尿性 IgA 肾病、带状疱疹后神经痛、海洛因成瘾[1-5]。

【药理毒理】　本品有抗炎、抑制免疫功能等作用。

1. 抗炎　本品能降低胶原诱导的关节炎大鼠 AI 评分,并可升高血清骨保护素(OPG)水平[6]。

2. 抑制免疫功能　本品可使小鼠胸腺及脾脏重量减轻,脾细胞的增殖反应抑制,IL-2 活性降低;对小鼠抗羊红细胞抗体产生及对羊红细胞诱导的迟发型超敏反应均有抑制作用,可延长小鼠同种异体移植心肌的存活时间[7]。

【不良反应】　文献报道,服用本品临床偶见药疹、月经紊乱、血小板减少、心律失常、耳鼻喉过敏反应等不良反应[8-12]。

【禁忌】

1. 孕妇禁用。

2. 支气管哮喘患者禁用。

【注意事项】

1. 湿热痹者慎用。

2. 如出现过敏反应应及时停药并及时处理。

【用法与用量】　口服。一次 1～4 片,一日 3 次,2 个月为一个疗程。

【规格】　片剂:每片含盐酸青藤碱 20mg

【参考文献】　[1]朱克俭,陈良春.正清风痛宁片治疗慢性肾炎的临床研究.中药新药与临床药理,1999,10(2):67-70.

[2]孙建平,高延霞,李琳.正清风痛宁片治疗中老年慢性肾炎临床疗效观察.中国老年学杂志,2007,27(22):2234-2235.

[3]刘晓渭,许国双,陈威,等.正清风痛宁片辅助治疗单纯血尿性 IgA 肾病 52 例.第四军医大学学报,2007,28(8):709-710.

[4]高丽青,东方湘云,严琼华.正清风痛宁治疗带状疱疹后神经痛 40 例.实用中医药杂志,2001,17(2):36-37.

[5]温屯清,阳召军,雷希龄,等.正清风痛宁片治疗海洛因成瘾 100 例.中国中医药信息杂志,2003,10(2):59.

[6]丁从珠,姚瑶,方芸,等.正清风痛宁片联合甲氨蝶呤对胶原诱导的关节炎大鼠血清 OPG/RANKL、IL-17 的影响.中国中西医结合杂志,2013,33(2):256.

[7]徐琳本,邱赛红,陈显雄,等.正清风痛宁对免疫作用影响的实验研究.湖南中医杂志,1996,12(2):47.

[8]刘俐伶,麻继臣.服正清风痛宁致药疹 2 例.中国中药杂志,2002,27(4):314.

[9]李宏.服正清风痛宁片引起月经紊乱 2 例.中国中药杂志,2002,27(4):314-315.

[10]张波,陈平.服正清风痛宁片致血小板减少 1 例.中国中药杂志,2001,26(1):71.

[11]耿丽芬,于有山,李振彬,等.口服正清风痛宁致心律失常一例.华北国防医药,2003,15(4):294.

[12]宋振好,张文莲.正清风痛宁片致耳鼻喉过敏反应 1 例.江西中医药,2003,34(7):12.

正清风痛宁注射液
Zhengqing Fengtongning Zhusheye

【药物组成】　盐酸青藤碱。

【功能与主治】　祛风除湿,活血通络,消肿止痛。用于风寒湿痹病,症见肌肉酸痛,关节肿胀、疼痛、屈伸不利、僵硬,肢体麻木;类风湿关节炎、风湿性关节炎见上述证候者。

【方解】　盐酸青藤碱为中药青风藤的提取物。青风藤苦辛,性平,功能祛风除湿、通络止痛。《本草纲目》谓其"主治风疾,风湿流注,历节鹤膝,麻痹瘙痒";《本草汇言》记云:"青风藤,散风寒湿痹之药也,能舒筋活血,正骨利髓,故风病软弱无力,并劲强偏废之证"。

【临床应用】　痹病　风寒湿邪闭阻经络关节所致,症见四肢关节肿胀、冷痛、屈伸不利,夜间痛甚,或恶风畏寒,肢体麻木,舌质黯红,或有瘀斑,舌苔薄白,脉弦紧或细涩;类风湿关节炎、风湿性关节炎见上述证候者。

此外,有报道用于膝关节骨质增生症、膝关节骨性关节炎、肩周炎[1-3]。

【药理毒理】　本品具有抗炎、镇痛等作用。

1. 抗炎　本品关节腔注射对木瓜蛋白酶给兔膝关节腔注射所致膝骨关节炎家兔有减轻关节肿胀,提高关节活动度,减少关节滑液中 NO、IL-1β、PGE$_2$ 含量,减轻炎细胞浸润,减轻膝关节滑膜及软骨损伤的作用[4];关节腔注射对 II 型胶原蛋白注射法诱导关节炎大鼠能改善关节软骨损坏情况,减轻关节滑液炎细胞浸润,调整关节滑液细胞因子含量[5]。

2. 镇痛　本品穴位注射对佐剂性关节炎大鼠有提高热刺激痛阈作用[6]。

【不良反应】　据文献报道,正清风痛宁注射液可致过敏性休克[7-9],可为速发型,亦可为迟发型。主要临床表现为胸闷、心悸、血压下降、面色苍白、四肢欠温、心率低、神志不清;速发型过敏性休克还伴有瘙痒、灼烧感、面部潮红等症状。

据文献报道,给予正清风痛宁注射液后 1～5 分钟后即发不良反应,表现为头皮或口唇发麻、双眼睑或鼻腔水肿、喉头水肿、心悸、胸闷气短、风疹团块、双下肢麻木等症状[10-13]。

【禁忌】

1. 孕妇禁用。

2. 支气管哮喘患者禁用。

【注意事项】

1. 风湿热痹慎用。

2. 本品不得与其他注射液合并使用。

3. 有药物过敏史者慎用。

4. 本品不得静脉给药。

5. 如出现过敏反应应及时停药并做脱敏处理。

6. 若发现浑浊、沉淀、变色、漏气或瓶身细微破裂，均不得使用。

7. 抽取药液后应立即使用。

【用法与用量】 肌内注射。一次 1～2ml，一日 2 次，或遵医嘱。

【规格】 注射剂：每支装 (1)1ml(25mg) (2)2ml (50mg)

【参考文献】 [1]麻虹,董建萍,赵璇.穴注正清风痛宁注射液治疗膝关节骨质增生症 48 例疗效观察.黑龙江中医药,2002, (2):50.

[2]姜升平.正清风痛宁注射液治疗膝关节骨性关节炎 40 例临床观察.中医药导报,2006,12(6):24-25.

[3]马宗仁.穴位注射治疗肩周炎 28 例疗效观察.云南中医中药杂志,2004,25(2):32-33.

[4]孙必强.正清风痛宁关节腔注射治疗骨关节炎实验研究[D].长沙:湖南中医药大学,2007:4.

[5]蔡颖.正清风痛宁关节腔注射治疗骨关节炎实验研究[D].长沙:湖南中医药大学,2007:6.

[6]汪帼斌,易玮,佘世锋.穴位注射不同药物对佐剂性关节炎大鼠的镇痛作用.安徽中医学院学报,2002,21(1):34.

[7]何晓明.肌注正清风痛宁注射液出现过敏性休克 1 例.中国中药杂志,1998,23(7):435.

[8]李荣.正清风痛宁注射液致过敏性休克 1 例.中国医院药学杂志,1997,17(6):284.

[9]郭利华.正清风痛宁致过敏性休克 1 例.云南中医学院学报,1996,19(2):34.

[10]姜毅.正清风痛宁致过敏性休克 1 例报道.云南中医中药杂志,1996,17(2):27.

[11]何晓明.肌注正清风痛宁注射液出现过敏性休克 1 例.中国中药杂志,1998,23(7):435.

[12]韩燕.正清风痛宁注射液致不良反应 1 例.医药导报,2006,25(7):674.

[13]车金岷,许新东.正清风痛宁引起严重过敏反应 1 例.海峡药学,1996,8(3):52.

追风舒经活血片

Zhuifeng Shujing Huoxue Pian

【药物组成】 马钱子粉、麻黄膏粉、桂枝、乳香(炒)、没药(炒)、羌活、独活、木瓜、防风、地枫皮、杜仲(炭)、川牛膝、千年健、自然铜(煅)、甘草。

【功能与主治】 舒筋活血，散风祛寒。用于风寒瘀阻所致的痹病，症见四肢关节疼痛、腰腿疼痛、四肢麻木。

【方解】 方中马钱子味苦性温，祛风散寒，透达关节之力甚强，故为君药。麻黄、桂枝辛散温通，祛风散寒，舒筋脉之挛急，利关节之壅滞；乳香、没药活血化瘀、通经活络，共为臣药。羌活、独活祛风除湿，散寒通络；木瓜舒筋活络；防风、地枫皮祛风散寒、胜湿止痛；痹病日久伤及肝肾，故以杜仲、川牛膝、千年健补肝益肾、强壮筋骨；自然铜加强活血通络之功，九味共为佐药。甘草缓急止痛，调和诸药，为使药。诸药共奏舒筋活血、散风祛寒之功。

【临床应用】

1. 痹病 因风寒之邪闭阻经络关节，气血运行不畅所致。症见四肢关节冷痛、屈伸不利，夜间痛甚，遇寒加重，得热则痛减，恶风畏寒，舌质黯淡红，或有瘀斑，舌苔薄白，脉弦紧或细涩；骨关节炎、类风湿关节炎、坐骨神经痛见上述证候者。

2. 腰痛 因寒湿之邪侵袭腰部，痹阻经络所致。症见腰腿疼痛，转侧不利，阴雨天加重，苔白腻，脉沉而迟缓；腰肌劳损、软组织损伤见上述证候者。

3. 麻木 因风湿痹阻，经络气血阻滞不通所致。症见关节不利，麻木不仁，舌淡，苔薄白，脉沉细或濡。

【药理毒理】 本品有抗炎、镇痛和改善血液流变性作用。

1. 抗炎 本品对大鼠角叉菜胶性足肿胀和对二甲苯所致小鼠耳肿胀均有抑制作用；对小鼠棉球性肉芽组织增生也有抑制作用[1]。

2. 镇痛 本品对醋酸腹腔注射所致小鼠扭体反应有抑制作用[1]。

3. 改善血液流变性 本品能降低大鼠全血高切、低切黏度[1]。

【不良反应】 目前尚未检索到不良反应报道。

【禁忌】

1. 孕妇禁用。

2. 本品高血压病、心脏病、肝肾功能不全、癫痫、破伤风、甲亢病人禁用。

【注意事项】

1. 湿热痹慎用。

2. 脾胃虚弱者慎用。

3. 不可过量、久用；如出现中毒症状时，应立即停药并采取相应急救措施。

【用法与用量】　口服。一次 3 片，一日 2 次。

【参考文献】　[1]李红,孙文娟,刘芬,等.追风舒经活血片的药效学研究.白求恩医科大学学报,2000,27(2):135.

祖师麻膏药
Zushima Gaoyao

【药物组成】　祖师麻。

【功能与主治】　祛风除湿、活血止痛。用于风寒湿闭阻、瘀血阻络所致的痹病,症见肢体关节肿痛、畏寒肢冷。

【方解】　方中祖师麻辛、苦、温,辛散祛风,苦燥温通,具有祛风除湿、行瘀止痛的功用,用于寒湿闭阻,瘀血阻络所致的痹病。

【临床应用】　痹病　风寒湿邪闭阻经络关节,凝滞气血,阻遏经脉,而见四肢关节冷痛、关节肿胀、屈伸不利,夜间痛甚,遇寒加重,得热则减,恶风畏寒,舌质黯红,或有瘀斑,舌苔薄白,脉弦紧或细涩;风湿性关节炎、类风湿关节炎见上述证候者。

【不良反应】　目前尚未检索到不良反应报道。

【注意事项】

1. 本品偏于辛温,风湿热痹者慎用。

2. 本品为活血化瘀之品,孕妇慎用或在医生指导下使用。

3. 皮肤破损处不宜使用。

4. 对本品过敏者不宜使用。

【用法与用量】　温热软化后贴于患处。

【规格】　每张净重　(1)10g(大号)　(2)7g(中号)　(3)2.5g(小号)

祖师麻片
Zushima Pian

【药物组成】　祖师麻。

【功能与主治】　祛风除湿,活血止痛。用于风寒湿闭阻、瘀血阻络所致的痹病,症见肢体关节肿痛、畏寒肢冷;类风湿关节炎见上述证候者。

【方解】　方中祖师麻为瑞香科植物黄瑞香的根皮或茎皮,味辛苦、性温,辛散祛风,苦燥温通,具有祛风除湿、行瘀止痛的功能。本品由祖师麻浸膏粉制成,临床主要用于寒湿闭阻,瘀血阻络所致的痹病。

【临床应用】　痹病　因风寒湿邪闭阻经络关节,凝滞气血,阻遏经脉所致。症见四肢关节冷痛,关节肿胀,屈伸不利,夜间痛甚,遇寒加重,得热则减,舌质黯淡红,或有瘀斑,舌苔薄白,脉弦紧或细涩;风湿性关节炎、类风湿关节炎见上述证候者。

此外,本品尚可治疗肾小球肾炎[1]。

【不良反应】　文献报道,服用本品常规剂量第 3 天,出现过敏反应,全身散在淡红色丘疹,瘙痒明显[2]。

【禁忌】　尚不明确。

【注意事项】

1. 风湿热痹者慎用。

2. 孕妇慎用。

3. 有胃病者可饭后服用。

【用法与用量】　口服。一次 3 片,一日 3 次。

【规格】　(1)薄膜衣片　每片重 0.3g

(2)糖衣片(片芯重 0.29g)

【参考文献】　[1]杨剑辉,张纪芸,工艳侠.祖师麻片治疗肾小球肾炎效果观察.中国医院药学杂志,2002,22(1):20-21.

[2]张月娥,郑闵琴.祖师麻片引起过敏 1 例.成都军区医院学报,2000,2(2):37.

祖师麻关节止痛膏
Zushima Guanjie Zhitong Gao

【药物组成】　祖师麻、樟脑、冰片、薄荷脑、二甲苯麝香、水杨酸甲酯、苯海拉明。

【功能与主治】　祛风除湿,活血止痛。用于风寒湿闭阻,瘀血阻络所致的痹病,症见肢体关节肿痛、畏寒肢冷。

【方解】　本品中西药并用。方中祖师麻辛苦、性温,辛散祛风,苦燥温通,具有祛风除湿、行瘀止痛的功能,故为君药。樟脑温散止痛,冰片、薄荷脑、二甲苯麝香芳香走窜,活血止痛,共为臣药。水杨酸甲酯消炎镇痛,苯海拉明能拮抗组胺引起的毛细血管扩张。诸药合而外用,共奏祛风除湿、活血止痛之功。

【临床应用】　痹病　因风寒湿邪闭阻经络关节,凝滞气血,阻遏经脉所致。症见肢体关节肿胀冷痛、畏寒肢冷,局部肿胀有硬结或瘀斑,屈伸不利,夜间痛甚,遇寒加重,舌质淡红,或有瘀斑,舌苔薄白,脉弦紧或细涩;风湿性关节炎、类风湿关节炎见上述证候者。

此外,本品还可用于治疗闭合性软组织损伤[1]。

【不良反应】　目前尚未检索到不良反应报道。

【禁忌】 禁贴于皮肤破损处。

【注意事项】

1. 湿热痹慎用。

2. 贴后若出现水泡则应停贴,必要时以 1‰龙胆紫涂患处,愈后酌情使用。

【用法与用量】 贴患处。12～24 小时更换一次。

【规格】 橡胶膏:7cm×10cm

【参考文献】 [1]王福海.祖师麻膏外贴治疗闭合性软组织损伤.陕西中医,1986,7(18):367.

痹祺胶囊

Biqi Jiaonang

【药物组成】 马钱子(调制粉)、党参、白术、茯苓、丹参、三七、川芎、牛膝、地龙、甘草。

【功能与主治】 益气养血,祛风除湿,活血止痛。用于气血不足,风湿瘀阻,肌肉关节酸痛,关节肿大、僵硬变形或肌肉萎缩,气短乏力;风湿性关节炎、类风湿关节炎、腰肌劳损、软组织挫伤属上述证候者。

【方解】 方中马钱子味苦性温,功能散寒消肿,通络止痛,故为君药。党参、白术、茯苓健脾补气;丹参养血和血,四药益气养血,扶助正气,共为臣药。三七、川芎、牛膝、地龙活血化瘀,通络止痛,共为佐药。甘草调和诸药,为使药。诸药相合,共奏益气养血,祛风除湿,活血止痛之功。

【临床应用】

1. 痹病 因气血不足,风湿瘀阻所致。症见肌肉关节酸楚疼痛,抬举无力,局部肿胀,僵硬,变形,甚则肌肉挛缩,不能屈伸,或见皮肤结节瘀斑,伴倦怠乏力、心悸、气短,汗出,舌胖苔少或无苔,脉细无力或细数无力;类风湿关节炎、风湿性关节炎、骨性关节炎、软组织损伤见上述证候者。

2. 腰痛 风湿瘀阻,或脱力劳伤而致。症见腰部酸软疼痛,喜揉喜按,腿膝无力,遇劳更甚,卧则减轻,反复发作。常伴有面色无华,手足不温,倦怠乏力,舌淡,脉沉细;腰肌劳损或腰部软组织挫伤见上述证候者。

本品还可用于治疗颈椎病、肩周炎、血栓性浅静脉炎[1-3]。

【药理毒理】 本品有抗炎、镇痛等作用。

1. 抗炎 本品能抑制蛋清所致的大鼠足肿胀[4];对大鼠佐剂性和胶原型关节肿胀有抑制作用[5,6];对膝关节注射木瓜蛋白酶致骨关节炎大鼠有减轻关节软骨组织坏死作用,并可提高软骨基质金属蛋白抑制酶-1

(TIMP-1)的活性,降低关节液基质金属蛋白酶-3(MMP-3)的活性,使软骨、关节液 MMP-3/TIMP-1 的比值减小[7,8]。

2. 镇痛 本品能提高热板所致小鼠疼痛的痛阈值,减少醋酸所致小鼠扭体反应的次数[9]。

3. 其他 本品能增加麻醉犬股动脉血流量[4]。

4. 毒性 本品小鼠灌服的 LD_{50} 为 4.053(3.371～4.735)g/kg[6]。

【不良反应】 目前尚未检索到不良反应报道。

【禁忌】

1. 孕妇禁用。

2. 本品含有马钱子,高血压、冠心病、肝肾功能不全、癫痫、破伤风、甲亢病人禁用。

【注意事项】

1. 风湿热痹慎用。

2. 不可过量、久服。

3. 如出现中毒症状时,应立即停药并采取相应急救措施。

【用法与用量】 口服。一次 4 粒,每日 2～3 次。

【规格】 胶囊剂:每粒重 0.3g

【参考文献】 [1]王燕丽.痹祺胶囊治疗颈椎病的临床体会.吉林中医药,2007,27(10):29.

[2]王平.痹祺胶囊治疗肩周炎的临床观察.天津中医药,2004,21(5):380-381.

[3]李尚珠.痹祺胶囊治疗血栓性浅静脉炎 34 例临床观察.天津中医药,2005,22(2):124-125.

[4]王景文,袁雪海,赵连根.痹祺胶囊对足跖肿胀及肢体血流作用的研究.中草药,1999,30(9):686.

[5]刘维,周艳丽,张磊,等.痹祺胶囊抗炎镇痛作用的实验研究.中国中医药科技,2006,13(5):315.

[6]边新群,刘维.痹祺胶囊治疗类风湿关节炎的药效学实验研究.中华中医药杂志,2006,21(12):773.

[7]柳占彪,师咏梅,许放,等.痹祺胶囊对大鼠膝骨性关节炎软骨组织影响的病理形态观察.天津中医药,2010,27(4):318.

[8]师咏梅,许放,柳占彪.痹祺胶囊对实验性骨关节炎大鼠MMP-3 和 TIMP-1 的影响.天津中医药,2011,28(1):64.

[9]痹祺胶囊新药申报资料.

通络开痹片

Tongluo Kaibi Pian

【药物组成】 马钱子粉、全蝎、川牛膝、荆芥、防风、木瓜、当归、红花。

【功能与主治】 祛风通络,活血散结。用于寒热错杂、瘀血阻络所致的痹病,症见关节疼痛、肿胀;类风湿关节炎见上述证候者。

【方解】　方中马钱子味苦性温,功能搜风通络,散结消肿止痛,故为君药。全蝎祛风通络,散结止痛,并能制约马钱子引起的不良反应;川牛膝通血脉,利关节,补肝肾,强筋骨,共为臣药。荆芥、防风祛风除湿,散寒止痛;木瓜舒筋活络,化湿消肿;当归、红花活血化瘀,通痹止痛,共为佐药。诸药合用,共奏祛风除湿、活血通络之功。

【临床应用】　痹病　因风湿瘀阻所致。症见肢体关节肿胀,关节冷痛,畏寒,恶风,屈伸不利,晨僵,甚则关节强直,畸形,舌质淡红,舌苔薄白或腻,脉浮缓或濡缓;类风湿关节炎见上述证候者。

【药理毒理】　本品有抗炎、抗变态反应、镇痛作用。

1. 抗炎　本品对大鼠角叉菜胶、蛋清及甲醛所致足肿胀均有抑制作用,对大鼠佐剂性关节炎的原发及继发性损害有抑制作用;对醋酸所致小鼠腹腔毛细血管通透性增高有抑制作用;能抑制大鼠棉球肉芽肿形成[1]。

2. 抗变态反应　本品能明显抑制 2,4,6-三硝基氯苯诱发的小鼠迟发型超敏反应[1]。

3. 镇痛　本品能抑制醋酸所致小鼠扭体反应;提高热板法试验小鼠痛阈值[1]。

4. 毒性　本品给小鼠灌服的 LD_{50} 为 1200.79mg(生药)/kg$\pm$156.96mg(生药)/kg。

【不良反应】　文献报道,个别患者发生头晕,舌、唇麻,口干,胃部不适,便秘,肌肉抽动,阳强,皮疹,全身发紧。有患者服用常规剂量后引起肝细胞损害,过量引起口唇发麻、肌肉抽动[2,3]。

【禁忌】

1. 孕妇禁用。

2. 高血压、心脏病、肝肾功能不全、癫痫、破伤风、甲亢病人禁用。

【注意事项】

1. 风湿热痹者慎用。

2. 服药期间饮食宜清淡,忌食海鲜类食品。

3. 不可过量、久服;如出现中毒症状时,应立即停药并采取相应急救措施。

【用法与用量】　饭后服。一次 3 片,一日 1 次。60天为一疗程。

【规格】　每素片重 0.3g

【参考文献】　[1]通络开痹片新药申报资料.

[2]王琳,李秀芹,邱建华.通络开痹片致肝细胞损害 1 例报道.中国社区医师,2003,18(2):42.

[3]林元敬.通络开痹片致中毒急救 1 例.江西中医药,2002,33(6):34.

安阳精制膏

Anyang Jingzhi Gao

【药物组成】　生川乌、生草乌、乌药、肉桂、白芷、三棱、莪术、当归、赤芍、大黄、血竭、阿魏、乳香、没药、儿茶、白及、川木通、白蔹、连翘、木鳖子、木瓜、薄荷脑、冰片、水杨酸甲酯。

【功能与主治】　消积化癥,逐瘀止痛,舒筋活血,追风散寒。用于癥瘕积聚,风寒湿痹,胃寒疼痛,手足麻木。

【方解】　方中生川乌、生草乌、乌药、肉桂、白芷祛风除湿,温经散寒,蠲痹止痛;三棱、莪术、当归、赤芍、大黄、血竭、阿魏、乳香、没药、儿茶活血祛瘀,阿魏又善消积化癥;白及、川木通消肿止痛;佐以白蔹、连翘解毒散结,木鳖子消肿散结,木瓜舒筋活络,薄荷脑、冰片辛散消肿,通络止痛。水杨酸甲酯(冬青油)抗炎镇痛。诸药相合,共奏消积化癥、逐瘀止痛、舒筋活血、追风散寒之功。

【临床应用】

1. 癥瘕　风寒瘀阻所致腹内积块,疼痛,纳减乏力,时有寒热,女子或见月事不下,舌苔薄边黯或质紫或见瘀点,脉细涩。

2. 痹病　风寒瘀阻所致关节肌肉冷痛,部位固定不移,痛处拒按,日轻夜重,局部肿胀或有硬结,瘀斑,面色黯黧,肌肤甲错或干燥,口干不欲饮,舌质紫黯,或有瘀斑,舌苔薄白或薄黄,脉沉涩或细涩。

3. 胃痛　寒凝血瘀所致胃脘冷痛,痛有定处,遇寒加重,得热痛减,疼痛拒按,舌淡苔白,脉弦紧。

4. 肌肤麻木　脉络瘀阻,不能荣养肌肤所致,肌肤麻木不仁,不知痛痒,舌质紫黯或见瘀点,脉沉涩或细涩。

【不良反应】　目前尚未检索到不良反应报道。

【禁忌】

1. 孕妇禁用。

2. 皮肤破损处禁用。

【注意事项】

1. 本品风湿热痹,肝胃郁热胃痛者及湿热及实热证者慎用。

2. 服药期间宜食清淡易消化食物,忌食辛辣、油腻、刺激食物,忌烟酒。

【用法与用量】　贴患处。

【规格】　8cm$\times$0.5cm

通痹片(胶囊)

Tongbi Pian (Jiaonang)

【药物组成】 制马钱子、白花蛇、蜈蚣、全蝎、地龙、僵蚕、乌梢蛇、麻黄、桂枝、附子、制川乌、桃仁、红花、没药(制)、延胡索(制)、穿山甲(制)、王不留行、丹皮、阴行草、大黄、鸡血藤、川牛膝、续断、羌活、独活、苍术(炒)、防风、天麻、薏苡仁、路路通、木瓜、伸筋草、人参、黄芪、白术(炒)、砂仁、当归、香附(酒制)、广木香、枳壳、朱砂。

【功能与主治】 祛风胜湿,活血通络,散寒止痛,调补气血。用于寒湿闭阻,瘀血阻络,气血两虚所致痹病,症见关节冷痛,屈伸不利;风湿性关节炎,类风湿关节炎见有上述证候者。

【方解】 方中制马钱子通络散结,消肿止痛;白花蛇、蜈蚣、全蝎、地龙、僵蚕、乌梢蛇透骨搜风,通络止痛;麻黄、桂枝、附子、制川乌气雄味烈,达于经脉骨节之间,祛风胜湿,通痹散寒止痛;上药合用,祛风胜湿,通络止痛。又用桃仁、红花、没药、延胡索活血行气,消肿止痛;穿山甲、王不留行性专行散,善于走窜经络,通行血脉;丹皮、阴行草、大黄活血通经,散瘀止痛;鸡血藤行血补血,舒筋活络壮筋骨;川牛膝、续断通血脉,利关节,补肝肾,强筋骨。更用羌活、独活、苍术、防风等辛散之品,祛风胜湿,散除经络肢体之风湿;天麻通络止痛,疗风去湿;薏苡仁除湿蠲痹,缓和拘挛;路路通、木瓜、伸筋草祛风除湿,舒筋活络,以通利关节。又用人参、黄芪、白术、砂仁益气健脾,化湿和胃;当归补血和血;香附、广木香、枳壳行气通滞,以助气血畅通;又用朱砂镇心定惊;全方诸药合用,共奏祛风胜湿,活血通络,消肿止痛,调补气血之功。

【临床应用】 痹病 因寒湿闭阻,瘀血阻络所致,关节冷痛或肿痛,屈伸不利,腰膝酸痛,得热减轻,得寒加重;风湿性关节炎、类风湿关节炎、骨关节炎见上述证候者[1]。

另有用于腰腿痛、腰椎间盘突出症的报道[2,3]。

【药理毒理】 本品有抗炎、镇痛作用。

1. 抗炎 本品对醋酸所致小鼠腹腔毛细血管通透性增加有抑制作用;对角叉菜胶所致大鼠足肿胀有抑制作用;能抑制大鼠棉球肉芽组织增生;对于大鼠佐剂性关节炎,可抑制炎症的发展[4]。

2. 镇痛 本品可减少醋酸所致小鼠扭体反应次数,可延长热板法试验小鼠发生痛反应时间[4]。

3. 毒性 本品给小鼠灌服的 LD_{50} 为 5.295g/kg±

0.6195g/kg,死因为强直性惊厥。犬 0.513g/kg 连续给药 180 天 BUN 明显增高,停药 45 天后复常[4,5]。

【不良反应】 文献报道,服用本品引起心悸,伴唇舌麻木[6]。

【禁忌】
1. 孕妇禁用。
2. 本品高血压、心脏病,肝肾功能不全、癫痫、破伤风、甲亢病人禁用。

【注意事项】
1. 热痹者不宜使用。
2. 服药期间,忌食生冷、油腻食品。
3. 本品不可过量、久服;如出现中毒症状时,应立即停药并采取相应急救措施。

【用法与用量】 片剂:饭后口服。一次 2 片,一日 2~3 次,或遵医嘱。胶囊剂:饭后口服。一次 1 粒,一日 2~3 次,或遵医嘱。

【规格】 片剂:每片重 0.3g(相当于原药材 0.156g)
胶囊剂:每粒装 0.312g

【参考文献】 [1]车洪勇,车晓青.通痹胶囊治疗类风湿关节炎临床研究.药学研究,2014,33(8):485-486.

[2]曾宪辉,廖成静,梁俊,等.通痹胶囊治疗外邪侵袭型腰腿痛临床疗效观察.亚太传统医药,2014,10(23):114.

[3]吴建军.通痹胶囊治疗腰椎间盘突出症 23 例.中国中医药资讯,2012,4(4):137.

[4]通痹胶囊新药申报资料.

[5]王元书,王芃,张秀芹,等.通痹片的毒性观察.中成药,1992,12:26.

[6]张国超,李素选.通痹片引起心悸伴唇舌麻木 1 例.开封医专学报,1995,14(1):65.

骨 通 贴 膏

Gutong Tiegao

【药物组成】 丁公藤、金不换、麻黄、海风藤、乳香、干姜、白芷、三七、当归、姜黄、辣椒、樟脑、肉桂油、薄荷脑。

【功能与主治】 祛风散寒,活血通络,消肿止痛。用于骨痹属寒湿阻络兼血瘀证,症见局部关节疼痛、肿胀、麻木重着、屈伸不利或活动受限;退行性骨性关节炎见上述证候者。

【方解】 方中丁公藤辛温,功能祛风除湿,消肿止痛;金不换解毒消肿,散瘀止痛,合则祛风散寒,活血通络,消肿止痛,共为君药。麻黄温通发散,辛散寒邪;海风藤祛风湿,通经络,止痹痛;乳香辛苦而温,外用能解毒消肿、活血止痛,共为臣药。干姜、白芷祛风散寒止痛;三七、当归、姜黄化瘀通络,消肿止痛;辣椒辛热发散,行气活血;樟脑、肉桂油、薄荷脑气香味辛,功能通络止痛,活血消肿,诸药共为佐药。全方共奏祛风散寒、活血通络、消肿止痛之功。

【临床应用】　**骨痹**　因寒湿瘀血阻络所致。症见局部关节疼痛,肿胀,麻木重着,屈伸不利,遇寒加重;舌质黯淡红,或有瘀斑,舌苔薄白,脉弦紧或细涩;退行性骨性关节炎见上述证候者。

此外,本品还可用于治疗腰椎间盘突出症[1]。

【药理毒理】　本品有抗炎、镇痛作用。

1. 抗炎　本品对蛋清致大鼠足肿胀、二甲苯致小鼠耳肿胀有抑制作用[2];对家兔膝骨关节炎模型能减轻关节退行性变,并降低关节液 IL-1、IL-6 及 TNF-α 的含量[3]。

2. 镇痛　本品能提高小鼠热刺激痛阈,减少醋酸所致小鼠扭体反应次数[4]。

【不良反应】　有文献报道,使用本品后出现接触性皮炎、一过性血压升高[5,6]。

【禁忌】　孕妇禁用。

【注意事项】

1. 每次贴用时间不宜超过 12 小时。

2. 本品应在医生指导下使用,不宜长期或大面积使用。

3. 本品用药后出现瘙痒、皮疹等,应立即停用;若出现皮肤发红,可适当减少贴用时间。

4. 患处皮肤溃破者不宜使用。

【用法与用量】　外用,贴于患处。贴用前,将患处皮肤洗净;贴用时,将膏布的弹力方向与关节活动方向一致;7 天为一疗程,或遵医嘱。

【规格】　橡胶膏:7cm×10cm

【参考文献】　[1]郑荣文.骨通贴膏配合磁振热治疗仪治疗腰椎间盘突出症的临床研究.当代医学,2008,5(140):71-72.

[2]李浩.骨痛膏抗炎、镇痛作用及皮肤给药安全性的实验研究.湖北中医学院学报,2004,6.

[3]卢敏,谭旭仪,谢心军,等.伤速康贴膏对兔膝骨性关节炎模型关节液中 IL-1、IL-6 及 TNF-α 水平的影响.湖南中医药大学学报,2011,31(7):18.

[4]张超,李勇,沈雪梅.不同制备方法香草镇痛方的镇痛作用评价.天津中医药大学学报,2014,33(3):161.

[5]王靖波.骨通贴膏导致接触性皮炎 14 例临床分析.吉林医药学院学报,2006,27(2):97.

[6]杨志军.天和骨通贴膏致一过性血压升高.药物不良反应杂志,2003,(2):114-115.

（四）补虚通痹

天麻丸（片）
Tianma Wan（Pian）

【药物组成】　天麻、羌活、独活、粉萆薢、杜仲(盐炒)、牛膝、附子(制)、地黄、玄参、当归。

【功能与主治】　祛风除湿,通络止痛,补益肝肾。用于风湿瘀阻、肝肾不足所致的痹病,症见肢体拘挛,手足麻木,腰腿酸痛。

【方解】　方中天麻味甘性平,息风止痉、祛风除湿、通痹止痛,为治风之要药,故为君药。羌活、独活、粉萆薢祛风湿,止痹痛;杜仲、牛膝补肝肾,强腰膝,壮筋骨,以助祛风湿,强筋骨作用,共为臣药。附子温经散寒,除湿止痛;地黄、玄参滋补肾阴;当归补血活血,行滞止痛,皆为佐药。诸药合用,标本兼顾,既能祛风除湿,通络止痛,又有补益肝肾、强壮筋骨之功。

【临床应用】

1. 痹病　因风湿瘀阻、肝肾不足所致,筋脉挛痛,手足麻木,腰腿疼痛,行走不便,舌苔薄白或白腻,脉弦紧或濡缓;风湿性关节炎、类风湿关节炎见上述证候者。

2. 中风　系由肝肾不足,风邪入络,血脉痹阻所致,症见半身不遂,肌肤不仁,或耳鸣,视物不清,肢体拘急,或腰膝酸软,头晕目眩,舌苔白腻,脉弦缓;中风后遗症见上述证候者。

尚有配合局部针刺治疗面肌痉挛的报道[1]。

【药理毒理】　**增加脑血流量**　对结扎一侧颈动脉所致动物脑供血不足模型,本品能提高脑血流量[2]。

【不良反应】　文献报道,常规服用天麻丸后,出现红色丘疹,伴瘙痒、眼睑浮肿[3-5]。又有单独服用天麻丸或天麻丸与舒乐安定合用出现过敏性紫癜的报道[6,7]。

【禁忌】　孕妇禁用。

【注意事项】

1. 本品湿热痹病慎用。

2. 服药期间,忌食生冷、油腻食物。

【用法与用量】　丸剂:口服。水蜜丸:一次 6g;大蜜丸:口服,一次 1 丸,一日 2～3 次。片剂:口服。一次 6 片,一日 2～3 次。

【规格】　大蜜丸:每丸重 9g

水蜜丸:每 30 粒重 6g

片剂:每片(薄膜衣片)重 0.31g

【参考文献】　[1]武玉和,王喜臣,李铁,等.针药配合治疗面肌痉挛 50 例临床观察.长春中医药大学学报,2010,26(6):399.

［2］吴绍长，金晨宇.天麻丸对脑供血不足模型脑血流量影响的实验研究.中华中西医杂志，2001，2（3）：235.

［3］温丽君.天麻丸致药疹1例.中国临床药理学杂志，1999，15（3）：182.

［4］贾素华，高远征.天麻丸致药疹1例.中国医院药学杂志，1999，19（1）：64.

［5］刘天寿.天麻丸致过敏性荨麻疹1例报告.甘肃中医，2003，16（4）：29.

［6］宋明福，刘敏.天麻丸与舒乐安定合用致过敏性紫癜1例报告.湖北中医杂志，1994，16（2）：44.

［7］刘安祥，韩德林.天麻丸引起过敏性紫癜一例.中国医院药学杂志，1993，13（7）：8-9.

鹿筋壮骨酒

Lujin Zhuanggu Jiu

【药物组成】 鹿筋、鹿骨、续断、枸杞子、秦艽、木瓜、桂枝、制川乌、制草乌、肉桂、红花、当归、重楼、虎杖、黄芪、党参、玉竹。

【功能与主治】 补益肝肾，益气养阴，散寒除湿。用于肝肾不足、气血两亏、寒湿阻络所致的痹病，症见关节疼痛、肢体麻木、倦怠乏力、腰膝酸软、口干；风湿性关节炎见上述证候者。

【方解】 方中鹿筋、鹿骨、续断、枸杞子补益肝肾，强筋壮骨，为君药。秦艽、木瓜祛风散寒，通经活络；桂枝祛风散寒；制川乌、制草乌祛风除湿，温经止痛，合则祛风散寒，温经活络，共为臣药。肉桂温阳散寒，活血止痛，红花活血化瘀，消肿止痛，当归补血和血止痛，重楼、虎杖清热活血解毒；黄芪、党参补气健脾；玉竹滋阴生津，又防诸药温燥伤阴，共为佐药。诸药相合，共奏补益肝肾、益气养阴、散寒除湿之效。

【临床应用】 痹病 因肝肾不足、气血两亏、寒湿阻络所致，症见关节疼痛、肢体麻木、倦怠乏力、腰膝酸软、口干；风湿性关节炎、骨关节炎、坐骨神经痛见上述证候者。

【药理毒理】 本品有抗炎、镇痛作用。

1. 抗炎 本品对大鼠角叉菜胶性足肿胀、组胺皮内注射所致大鼠皮肤毛细血管通透性增高及巴豆油气囊的肉芽组织增生有抑制作用；对于大鼠 Arthus 反应及佐剂性关节炎的原发和继发性损害也均有抑制作用[1]。

2. 镇痛 本品对醋酸腹腔注射所致小鼠扭体反应有抑制作用，能提高热板法小鼠痛阈值[1]。

【不良反应】 目前尚未检索到不良反应报道。

【禁忌】

1. 孕妇禁用。

2. 酒精过敏者禁用。

【注意事项】

1. 风湿热痹者慎用。

2. 服药期间，忌食生冷食物。

3. 不可过量服用和久服。

【用法与用量】 口服。一次10ml，一日2次。

【参考文献】 ［1］刘忠义，李伟，陈颖丽，等.鹿筋壮骨酒药理作用的实验研究.白求恩医科大学学报，2000，26（1）：3.

妙济丸

Miaoji Wan

【药物组成】 龟甲（制）、杜仲（盐炒）、续断、土茯苓、木瓜、苍术、茯苓、当归、白芍（酒炒）、川芎、乳香（制）、川牛膝（酒蒸）、小茴香（盐炒）、木香、丁香、母丁香、黑木耳（醋制）。

【功能与主治】 补益肝肾，祛湿通络，活血止痛。用于肝肾不足、风湿瘀阻所致的痹病，症见骨节疼痛、腰膝酸软、肢体麻木拘挛。

【方解】 方中龟甲咸微寒，味厚气浊，滋阴益肾健骨；杜仲、续断补肝肾，强筋骨，三药为君药。取土茯苓、木瓜、苍术、茯苓祛风除湿，遣当归、白芍、川芎、乳香、川牛膝行气活血，通络止痛，八药均为臣药。另用小茴香（盐炒）、木香、丁香、母丁香理气和中，散寒止痛；黑木耳益气润燥，散瘀止痛，共为佐药。诸药共奏补益肝肾、祛湿通络、活血止痛之功。

【临床应用】

1. 痹病 因肝肾不足、风湿瘀阻所致，症见关节疼痛，肿胀，腰膝酸软，或见腰痛，肢冷沉重，手足麻木，肢体拘挛，屈伸不利；骨关节炎、腰肌劳损见上述证候者。

2. 麻木 因肝肾不足，风湿痹阻所致，症见四肢肌肤麻木，皮肤不荣，倦怠乏力，肢体困重，多伴关节肌肉游走性疼痛，舌质淡，苔白润，脉浮或细；颈椎病、坐骨神经痛见上述证候者。

【不良反应】 目前尚未检索到不良反应报道。

【禁忌】 孕妇禁用。

【注意事项】 湿热痹者慎用。

【用法与用量】 用黄酒送服。一次1～2丸，一日2次。

【规格】 每丸重6g

独活寄生合剂

Duhuo Jisheng Heji

【药物组成】 独活、桑寄生、防风、秦艽、桂枝、细辛、川牛膝、杜仲（盐炙）、当归、白芍、熟地黄、川芎、党参、茯苓、甘草。

【功能与主治】　养血舒筋，祛风除湿，补益肝肾。用于风寒湿闭阻，肝肾两亏，气血不足所致的痹病，症见腰膝冷痛，屈伸不利。

【方解】　方中独活辛苦微温，入肾经，祛下焦与筋骨间风寒湿邪，通痹止痛；桑寄生苦平，归肝、肾经，益肝肾，强筋骨，两药相合，祛风除湿，补益肝肾，共为君药。防风、秦艽祛风胜湿；桂枝、细辛辛散温通，祛除风寒，且能止痛；肝肾、气血不足，风寒湿邪乘虚而入，痹着腰膝，故用牛膝、杜仲补益肝肾，强壮筋骨，兼祛风湿，以上均为臣药。当归、白芍、熟地黄、川芎养血和血；党参、茯苓、甘草补气健脾，扶助正气，使祛邪而不伤正，共为佐药。甘草调和诸药，兼为使药。全方以祛风寒湿邪为主，配以补肝肾、养气血之品，邪正兼顾，共奏养血舒筋、祛风除湿、补益肝肾之效。

【临床应用】

1. 痹病　多因气血不足，肝肾两亏，风寒湿闭阻而致。症见腰膝酸软而痛，关节屈伸不利，入夜尤甚，或痹痛游走不定，或麻木不仁，舌质淡苔白，脉细弱；风湿性关节炎、类风湿关节炎、坐骨神经痛、骨关节炎见上述证候者。

2. 腰痛　系寒湿所致腰部酸冷而痛，转侧不利，遇阴雨天则痛加剧，头晕耳鸣，四肢乏力，怕冷喜温，舌淡苔白，脉细无力；腰椎骨质增生、腰肌劳损、腰椎间盘突出症见上述证候者。

此外，本品还可用于强直性脊柱炎、颈椎病[1,2]。

【药理毒理】　本品有抗炎、镇痛等作用。

1. 抗炎　本品对大鼠佐剂性关节炎有治疗作用，可降低关节炎大鼠 IL-1β、IL-15 表达，上调 TGF-β 表达[3]。独活寄生颗粒对二甲苯所致小鼠耳肿胀及角叉菜胶所致大鼠足肿胀有抑制作用[4]；对后足皮内注射弗氏佐剂诱导多发性关节炎大鼠足肿胀有抑制作用[5]。

2. 镇痛　独活寄生颗粒可减少醋酸所致小鼠扭体反应次数[4]。

3. 改善血液流变性　本品能降低肾上腺素加冰水所致血瘀大鼠的全血黏度（低切）和红细胞聚集指数，延长凝血酶原时间（PT）和活化部分凝血酶原时间（APTT）时间[4]。

4. 其他　独活寄生颗粒对鸡红细胞致小鼠溶血素抗体生成有抑制作用[4]。

【不良反应】　有患者服用本品后，出现脸部潮热，头晕，恶心呕吐，咽喉部水肿，心跳加快，呼吸抑制，伴四肢麻木，两腿发软毒性反应[6]。

【禁忌】　孕妇禁用。

【注意事项】　热痹者慎用。

【用法与用量】　口服。一次 15～20ml，一日 3 次；用时摇匀。

【规格】　合剂：每瓶 100ml

【参考文献】　［1］白淑红，郝桂珍，戴军萍.独活寄生汤治疗强直性脊柱炎 68 例.中医研究，1999，12（3）：26-27.

［2］钱先.独活寄生汤治疗强直性脊柱炎 22 例小结.实用中医药杂志，1996，12（1）：6-7.

［3］李振英，何惠忠，刘玮.复方独活寄生合剂治疗佐剂性关节炎大鼠的实验研究.黑龙江医药科学，2012，35（6）：7.

［4］罗先钦，刘剑毅，黄崇刚，等.独活寄生颗粒主要药效学的实验研究.重庆中草药研究，2004，2：38.

［5］罗先钦，刘剑毅，黄崇刚，等.独活寄生颗粒对大鼠佐剂型关节炎（AA）的影响.重庆中草药研究，2005，（2）：27-31.

［6］方一清，阳春.独活寄生合剂毒性反应 1 例.西北药学杂志，2004，19（2）：76.

尪痹颗粒（片）
Wangbi Keli(Pian)

【药物组成】　地黄、熟地黄、续断、淫羊藿、骨碎补、狗脊（制）、羊骨、附子（制）、独活、桂枝、防风、伸筋草、威灵仙、红花、皂刺、知母、白芍。

【功能与主治】　补肝肾，强筋骨，祛风湿，通经络。用于肝肾不足、风湿阻络所致的尪痹，症见肌肉、关节疼痛，局部肿大，僵硬畸形，屈伸不利，腰膝酸软，畏寒乏力；类风湿关节炎见有上述证候者。

【方解】　方中地黄、熟地补肝肾，益精髓，逐血痹；续断、淫羊藿、骨碎补、制狗脊、羊骨益肝肾，强筋骨，祛风湿；制附子、独活、桂枝、防风、伸筋草、威灵仙合用，祛风散湿，通经活络止痛。红花、皂刺、知母、白芍合用，以活血通络，养血舒筋；其中知母、白芍滋阴润燥，养血荣筋，并监制诸药温燥之性。诸药相合，扶正祛邪，共奏补益肝肾、强筋健骨、祛风除湿、通经活络之功。

【临床应用】　尪痹　由肝肾亏损，风湿阻络，内舍筋骨所致，症见关节疼痛或关节局部肿痛，重着，麻木，畏寒喜温，或关节肿大变形，屈伸不利，甚则关节强直，足跛不能行，胫屈不能伸，肌肉瘦削；类风湿关节炎见上述证候者[1]。

此外，还用于风湿病、膝骨关节炎[2,3]。

【药理毒理】　本品有抗炎、肾保护作用。

1. 抗炎　本品对蛋清、甲醛致大鼠足肿胀均有抑制作用，对组胺所致大鼠皮肤毛细血管通透性增加也有抑制作用,抑制角菜胶所致胸膜炎大鼠的白细胞游出,抑制佐剂性关节炎大鼠继发性病变[4];尪痹片能抑制热杀死结核分枝杆菌诱导的大鼠佐剂性关节炎的炎症细胞浸润和滑膜增生,减轻软骨损伤程度[5]。

2. 肾保护 本品可降低类风湿关节炎所致系膜增生性肾炎大鼠血清肌酐水平[6]。

【不良反应】 目前尚未检索到不良反应报道。

【禁忌】 孕妇禁用。

【注意事项】

1. 属湿热实证者慎用。

2. 服药期间,忌食生冷食物。

【用法与用量】 颗粒剂:开水冲服。一次6g,一日3次。片剂:口服。一次7~8片,一日3次。

【规格】 颗粒剂:每袋装 (1)3g (2)6g

片剂:每素片重0.25g

【参考文献】 [1]杨敏,吉海旺,曹小菊,等.尪痹片治疗类风湿性关节炎(肝肾阴虚、瘀血痹阻证)临床研究.现代中医药,2009,29(3):21-23.

[2]韩文朝,丁敬佩,王献印.尪痹颗粒治疗肝肾两虚型风湿病的临床观察.中医正骨,2002,14(5):8-10.

[3]刘冬梅,杨丽丽,薛红霞.尪痹片治疗膝骨关节炎的疗效.实用药物与临床,2012,15(6):380-381.

[4]海平.尪痹冲剂抗炎作用研究.西北药学杂志,1998,13(2):64.

[5]佟丽,陈育尧,辛增辉,等.尪痹片对大鼠佐剂性关节炎踝关节组织病理损伤的抑制作用.中药新药与临床药理,2010,21(6):602.

[6]李艳霞,银秋菊,王常林,等.尪痹颗粒对类风湿性关节炎所致系膜增生性肾炎大鼠肾功能的影响.江西中医学院学报,2008,20(1):66.

杜仲壮骨丸
Duzhong Zhuanggu Wan

【药物组成】 杜仲、淫羊藿、续断、狗骨胶、豹骨、人参、白术、黄芪、三七、川芎、当归、大血藤、附片、细辛、威灵仙、乌梢蛇、秦艽、防风、独活、寻骨风、桑枝、木瓜、金铁锁、石楠藤。

【功能与主治】 补益肝肾,活血通络,祛风除湿。用于肝肾不足、风湿瘀阻所致的痹病,症见关节疼痛,屈伸不利,步履艰难,畏寒喜温,腰膝酸软。

【方解】 方中杜仲、淫羊藿、续断、狗骨胶、豹骨补肝肾,强筋骨,其中淫羊藿又能祛风除湿。人参、白术、黄芪合用,能益气健脾,既助补益肝肾之品,又可健脾除湿。以三七、川芎、当归、大血藤活血化瘀,通络止痛。取附片、细辛、

威灵仙、乌梢蛇、秦艽、防风、独活、寻骨风、桑枝、木瓜、金铁锁、石楠藤祛风湿,通经络,止痹痛。诸药合用,共奏补益肝肾、强筋健骨、祛风除湿、活血通络之功。

【临床应用】 痹病 因肝肾不足,风湿痹阻,血行不畅而致,症见肢体关节疼痛,屈伸不利,筋骨无力,步履艰难,腰膝疼痛,畏寒喜温,遇寒痛增,肌肤麻木不仁,手足沉重,舌苔白,脉弦紧或沉细。

【药理毒理】 抗炎 本品能降低佐剂性关节炎大鼠足跖肿胀度、肿胀率,降低血清 IL-1β 含量,升高血浆皮质醇 PTC 含量,减轻大鼠佐剂性继发病变[1]。

【不良反应】 目前尚未检索到不良反应报道。

【禁忌】

1. 孕妇禁用。

2. 肾功能不全者禁用。

【注意事项】

1. 湿热痹者慎用。

2. 本品不得长期和过量服用。

3. 服药期间忌食生冷,酸涩食物。

【用法与用量】 浓缩水丸:用酒或温开水送服。成人一次服8~12粒,12~13岁服6~8粒,8~10岁服4~6粒,一日3次。

【规格】 浓缩水丸:每丸重0.19g

【参考文献】 [1]李开斌,隋艳华,张英丰,等.杜仲壮骨丸对大鼠佐剂性关节炎的影响.贵阳中医学院学报,2006,28(1):58.

骨仙片
Guxian Pian

【药物组成】 熟地黄、骨碎补、仙茅、菟丝子、枸杞子、女贞子、牛膝、黑豆、汉防己。

【功能与主治】 补益肝肾,强壮筋骨,通络止痛。用于肝肾不足所致的痹病,症见腰膝关节疼痛,屈伸不利,手足麻木;骨质增生见上述证候者。

【方解】 方中熟地黄补益肝肾,滋养阴血,益精填髓,重用为君药。骨碎补、仙茅、菟丝子、枸杞子、女贞子、牛膝补肝肾,强筋骨,强腰膝,祛风湿,止痹痛,均为臣药。黑豆祛风活血,汉防己祛风除湿,通络止痛,为佐药。诸药共奏补益肝肾、强壮筋骨、通络止痛之功。

【临床应用】

1. 痹病 系由肝肾不足所致,症见腰膝疼痛,骨节酸软,屈伸不利,劳累加剧,或脚跟疼痛,舌淡,脉沉细;膝骨关节病、腰椎骨质增生、足跟骨骨质增生见上述证候者。

2. 腰痛 系因肝肾不足,而致腰酸腿软,关节作痛,

肢体麻木,劳累尤甚,或腰腿疼痛,步履艰难,舌淡,脉沉细;腰椎、颈椎骨质增生、腰肌劳损见上述证候者。

【药理毒理】　本品有抗炎、镇痛、改善血液流变性、促进骨修复等作用。

1. 抗炎　本品能抑制角叉菜胶所致的大鼠足肿胀和大鼠棉球性肉芽组织增生[1]。

2. 镇痛　本品能减少醋酸所致小鼠扭体次数[1]。

3. 促进骨修复　本品可促进小鼠的实验性桡骨缺损骨折骨形成及修复[2];对木瓜蛋白酶膝关节腔内注射致兔膝关节骨关节炎模型,能减轻关节滑膜、关节软骨的病变,促进骨修复[3]。

4. 改善血流变性　本品能抑制静注葡聚糖所致大鼠全血黏度、血浆黏度和血细胞比容的增高[1]。

5. 其他　本品可改善肌注氢化可的松所致小鼠实验性肾虚模型体重增长减缓[1]。

【不良反应】　目前尚未检索到不良反应报道。

【禁忌】　尚不明确。

【注意事项】

1. 孕妇慎用。

2. 服药期间忌食生冷食物。

【用法与用量】　口服。一次4～6片,一日3次。

【规格】　片剂:每片含干膏0.28g

【参考文献】　[1]黄敬辉,梁辉.骨仙片的药效学研究.中成药,1997,19(9):27.

[2]魏玉玲,何承建,梁克玉.骨仙片对小鼠骨折愈合的Ⅰ、Ⅱ型胶原基因表达影响的实验研究.中国中医骨伤科杂志,2003,11(6):22.

[3]荣向路,吴清和,黄萍.骨仙片治疗兔膝关节骨关节炎组织病理学研究.中药材,2005,28(10):923.

健步强身丸
Jianbu Qiangshen Wan

【药物组成】　龟甲(醋淬)、杜仲、续断、菟丝子、补骨脂(盐炙)、牛膝、豹骨(油制)、枸杞子、锁阳、附子(制)、羌活、独活、秦艽、防风、木瓜、黄芪(蜜炙)、人参、白术(麸炒)、茯苓、熟地黄、白芍、当归、黄柏、知母。

【功能与主治】　补肾健骨,宣痹止痛。用于肝肾不足,风湿阻络所致的痹病,症见筋骨痿软,腰腿酸痛,足膝无力,行走艰难。

【方解】　方中龟甲、杜仲、续断、菟丝子、补骨脂、牛膝、豹骨、枸杞子、锁阳补益肝肾,强壮筋骨。附子、羌活、独活、秦艽、防风、木瓜祛风胜湿,通络止痛。黄芪、人参、白术、茯苓、熟地黄、白芍、当归益气健脾,养血和血。黄

柏、知母滋阴降火,以防温补太过。诸药相合,共奏补益肝肾、温养气血、祛风胜湿、健骨强筋、宣痹止痛之功。

【临床应用】

1. 痿软　系由肝肾亏损、气血不足所致,症见下肢痿软无力,腰脊痿软,不能久立,步履艰难,腿胫肌肉萎缩,眩晕,耳鸣,形体消瘦,舌淡少苔,脉细无力;重症肌无力见上述证候者。

2. 痹病　因肝肾不足,风湿痹阻而致,症见腰膝痿软疼痛,关节屈伸不利,遇劳更甚,脉细弱;骨关节炎、类风湿关节炎见上述证候者。

【不良反应】　目前尚未检索到不良反应报道。

【禁忌】　孕妇禁用。

【注意事项】

1. 湿热痹者慎用。

2. 服药期间,忌食生冷食物。

【用法与用量】　口服。水蜜丸:一次6g,一日2次;大蜜丸:一次1丸,一日2次,淡盐汤或温开水送服。

【规格】　水蜜丸:每100粒重10g

大蜜丸:每丸重9g

天麻祛风补片
Tianma Qufeng Bupian

【药物组成】　附片(砂炒)、肉桂、杜仲(盐制)、川牛膝(酒制)、生地黄、羌活、独活、天麻(姜汁制)、玄参、当归、茯苓。

【功能与主治】　温肾养肝,祛风止痛。用于肝肾亏损、风湿入络所致的痹病,症见头晕耳鸣、关节疼痛、腰膝酸软、畏寒肢冷、手足麻木。

【方解】　方中附片、肉桂温肾助阳,祛风散寒止痛,为君药。杜仲、川牛膝、生地黄补益肝肾,强壮腰膝,柔筋健骨,共为臣药。羌活、独活、天麻祛风胜湿,止周身风湿痹痛;当归养血活血,祛瘀止痛;玄参滋肾养阴;茯苓健脾渗湿,同为佐药。诸药合用,共奏温肾养肝、祛风止痛之功。

【临床应用】　痹病　由肝肾不足、经络不利所致,四肢麻木,腰腿疼痛,头晕,耳鸣,畏寒肢冷;骨关节病见上述证候者[1]。

【不良反应】　目前尚未检索到不良反应报道。

【禁忌】　孕妇禁用。

【注意事项】

1. 本品湿热痹病者慎用。

2. 服药期间,忌食生冷、油腻食品。

【用法与用量】　口服。一次6片,一日3次。

【规格】 片剂:每片相当于总药材0.88g

【参考文献】 [1]陈艳林,彭江云,吴洋,等.天麻祛风补片治疗骨关节炎75例临床观察.云南中医中药杂志,2006,27(6):14-15.

耆鹿逐痹口服液
Qilu Zhubi Koufuye

【药物组成】 人参、黄芪、鹿角、川芎、乳香(制)、补骨脂、(炒)秦艽、麦冬、泽泻、地黄、地骨皮、甘草。

【功能与主治】 益气养阴,补肾健骨,活血祛风。用于痹病气阴两虚、肝肾不足证,症见关节肿痛、屈伸不利或畸形,气短乏力,腰膝酸软,午后潮热,自汗盗汗;类风湿关节炎见上述证候者。

【方解】 方中黄芪甘温,为"补气诸药之最",且补而不腻,与人参合用,一则增强补气之力,扶正以祛邪;二则温煦鼓舞全身气血,推动气血运行,共为君药。鹿角、补骨脂补肾益精,强壮筋骨;川芎、乳香活血行气,祛风止痛,同时配合鹿角消肿散瘀,共为臣药。秦艽祛风胜湿、通经络、止痹痛;生地、麦冬、地骨皮滋阴清热;泽泻除湿蠲痹,六味皆为佐药;甘草清热缓急,调和诸药,为使药。诸药合用,共奏益气养阴、补肾健骨、活血祛风之效。

【临床应用】 痹病 由气阴两虚、肝肾不足,邪气乘虚而入,气血凝滞,经络痹阻所致。症见关节肿痛、屈伸不利或畸形,面色苍白,口干咽燥,目涩无泪,神疲乏力,气短,食欲不振,手足心热,腰膝酸软,午后潮热,自汗盗汗,大便秘结,舌红或舌红胖,边有齿印,苔薄白或少苔,脉细弱;类风湿关节炎见上述证候者。

【不良反应】 本品可能引起口干。

【禁忌】 孕妇禁用。

【注意事项】

1. 月经过多者不宜服用。

2. 热痹、实证者慎用。

3. 过敏体质者慎用。

4. 高血压、糖尿病者应在医师指导下服用。

5. 服药期间,病变部位忌接触凉水。

【用法与用量】 口服。一次10ml,一日2次,小儿酌减,30天为一疗程,或遵医嘱。

【规格】 每支装10ml

玄七通痹胶囊
Xuanqi Tongbi Jiaonang

【药物组成】 拟黑多刺蚁、黄芪、重楼、老鹳草、千年健、三七。

【功能与主治】 滋补肝肾,祛风除湿,活血止痛。用于肝肾不足、风湿痹阻引起的关节疼痛,肿胀,屈伸不利,手足不温,四肢麻木;类风湿关节炎见上述证候者。

【方解】 方中拟黑多刺蚁补益肝肾、祛风除湿、化瘀通络、扶正祛邪,为君药。黄芪益气固表,并能利血通痹,为臣药。重楼、老鹳草、千年健、三七共行祛风湿、强筋骨、通血脉、止痹痛之效,以上共为佐药。诸药相合,共奏滋补肝肾、祛风除湿、活血止痛之功。

【临床应用】 痹病 因肝肾不足、风湿痹阻所致,症见关节疼痛,肿胀,屈伸不利,手足不温,四肢麻木;类风湿关节炎见上述证候者。

另外,本品尚可改善强直性脊柱炎引起的腰背部疼痛[1]。

【药理毒理】 本品有抗炎、镇痛及免疫抑制作用。

1. 抗炎 本品能抑制醋酸致小鼠腹腔毛细血管通透性增高,抑制巴豆油致小鼠耳肿胀,对大鼠角叉菜胶致大鼠足肿胀、大鼠佐剂性关节炎均有抑制作用[2]。

2. 镇痛 本品对小鼠化学刺激致痛及大鼠热刺激引起的痛反应有抑制作用[2]。

3. 免疫抑制 本品对鸡红细胞诱导的小鼠迟发型超敏反应和二硝基氯苯诱导的小鼠皮肤过敏反应有抑制作用[2]。

4. 毒理 本品小鼠灌胃LD_{50}为114.361g(生药)/kg[2]。

【不良反应】 目前尚未检索到不良反应报道。

【禁忌】 尚不明确。

【注意事项】 孕妇慎用。

【用法与用量】 口服。一次4粒,一日3次;8周为一疗程。

【规格】 每粒装0.4g

【贮藏】 密封,置阴凉干燥处。

【参考文献】 [1]毕冬敏,赵福涛.玄七通痹胶囊改善强直性脊柱炎腰背部疼痛.中国临床康复,2003,7(21):2931.

[2]玄七通痹胶囊药理毒理资料.

益肾蠲痹丸
Yishen Juanbi Wan

【药物组成】 熟地黄、生地黄、淫羊藿、骨碎补、当归、鸡血藤、延胡索、土鳖虫、炮山甲、寻骨风、老鹳草、徐长卿、虎杖、葎草、鹿衔草、全蝎、僵蚕(麸炒)、蜈蚣、广地龙(酒制)、蜂房(清炒)、乌梢蛇(酒制)。

【功能与主治】 温补肾阳,益肾壮督,搜风剔邪,蠲痹通络,用于顽痹,症见手指晨僵,关节疼痛、红肿、屈伸不利、肌肉疼痛、瘦削或僵硬畸形；类风湿关节炎见上述证候者。

【方解】　方中生地黄、熟地黄益肾养阴；淫羊藿、骨碎补温补肾阳，强筋壮骨，四药共为君药，补虚而治本。当归、鸡血藤、延胡索、土鳖虫、炮山甲合用，补血活血、化瘀通络而治痹痛；寻骨风、老鹳草、徐长卿、虎杖、萆草、鹿衔草，皆为祛风湿通经络之品，以上并为臣药，同君药相伍，起到补肾壮骨、祛风通络的作用。虫类药有全蝎、僵蚕、蜈蚣、广地龙、蜂房和乌梢蛇，具有搜风剔邪、蠲痹通络的作用，以为佐使。全方合用共成温补肾阳、益肾壮督、搜风剔邪、蠲痹通络之效。

【临床应用】

1. 痹病　因肝肾亏虚、寒痰湿瘀痹阻经络所致。症见关节肿痛，屈伸不利，肌肉疼痛，瘦削或僵硬，甚至畸形；类风湿关节炎、风湿性关节炎、强直性脊柱炎、骨性关节炎、腰颈椎骨质增生、肩周炎见上述证候者[1-3]。

2. 腰痛　肾虚复感风寒湿瘀，痹阻经络而致。症见腰背隐痛，反复发作，休息时减轻，劳累或阴雨天加重，喜捶腰，严重时活动受限，不能直立；腰背肌筋膜炎见上述证候者[4]。

此外，本品还有用于治疗甲亢周期性麻痹、颈椎病[5-6]。

【药理毒理】　**抗炎**　本品对角叉菜胶致大鼠足肿胀有抑制作用[7]；能抑制弗氏完全佐剂致关节炎大鼠关节肿胀，抑制血清中 TNF-α、IL-1β、IL-6 和 iNOS 含量，下调 Bcl-2 在滑膜组织中的表达[8]；对胶原诱导性关节炎大鼠有减轻关节肿胀、骨破坏，调节细胞因子作用[9,10]。

【不良反应】　本品可致皮肤瘙痒[11]，亦可引起口干、便秘、胃脘不适[12]。

【禁忌】　孕妇禁用。

【注意事项】

1. 湿热痹者慎用。

2. 肾功能不全者慎用。

【用法与用量】　口服。一次 8g，疼痛剧烈可加至 12g，一日 3 次，饭后用温开水送下。

【规格】　水丸剂：每袋装 8g

【参考文献】　[1]郭会卿.益肾蠲痹丸治疗顽痹 150 例疗效观察.时珍国医国药,2006,17(10):2039-2040.

[2]周定华,周正球.益肾蠲痹方治疗强直性脊柱炎 32 例疗效观察.中国中医药信息,2008,15(1):60.

[3]甘宁,程维.益肾蠲痹丸治疗膝关节骨性关节炎的临床观察.国际中医中药杂志,2013,35(10):923-924.

[4]王敏,贺灵慧.益肾蠲痹丸治疗腰背肌筋膜炎.现代中西医结合杂志,2005,14(23):3100.

[5]贾云,杨一中.益肾蠲痹丸治疗甲亢周期性麻痹 58 例.中国中医药信息杂志,2000,7(2):55.

[6]陈树清,张洁文.益肾蠲痹丸治疗神经根型颈椎病 50 例.广东医学,2002,23(12):1322.

[7]黄芝蓉,彭延古,蒋孟良,等.活络止痛丸对炎症模型大鼠消炎镇痛作用的实验研究.中国中医药信息杂志,2003,10(8):30.

[8]彭程,吕雪,李运曼,等.益肾蠲痹丸对类风湿关节炎的药效学研究.中国天然药物,2010,8(1):57.

[9]赵宏艳,王燕,于峥,等.益肾蠲痹丸对肾虚证与脾虚证CIA 大鼠免疫因子的调节作用研究.中国中医基础医学杂志,2013,19(3):261.

[10]肖诚,赵宏艳,王燕,等.益肾蠲痹丸对肾虚证与脾虚证胶原诱导性关节炎大鼠的疗效比较.中日友好医院学报,2014,28(2):102.

[11]吴国梁,唐叶秋.益肾蠲痹丸致麻疹型药疹.药物不良反应杂志,2002,4(5):340.

[12]吴忠义.口服益肾蠲痹丸致不良反应 3 例.中国药业,2003,12(11):44.

金乌骨通胶囊
Jinwu Gutong Jiaonang

【药物组成】　金毛狗脊、淫羊藿、威灵仙、乌梢蛇、土牛膝、木瓜、葛根、姜黄、补骨脂、土党参。

【功能与主治】　苗医：维象样丢象，泱安档蒙；僵是风，稿计凋嘎边蒙。中医：滋补肝肾，祛风除湿，活血通络。用于肝肾不足、风寒湿痹引起的腰腿酸痛，肢体麻木。

【方解】　方中金毛狗脊祛风湿，补肝肾，强腰膝，乌梢蛇祛风除湿，通络止痛，淫羊藿补肾壮阳，强筋骨，祛风湿，威灵仙通络止痛，补骨脂补肾壮阳，固精纳气。此五味共为主药。土牛膝、木瓜、葛根、姜黄、土党参共为辅药，共奏行气、益气、通经活络，发散表邪之功。

【临床应用】　**痹病**　因肝肾不足、寒湿内蕴、瘀血阻络所致，症见关节沉重，疼痛，形寒肢冷，恶寒畏冷，肢体沉重，腰背疼痛，腰膝酸软，麻木，功能障碍；类风湿关节炎、强直性脊柱炎、颈椎病、腰椎骨关节炎、膝骨关节炎、手骨关节炎、骨质疏松症见上述证候者[1-3]。

【药理毒理】　本品有抗骨质疏松、抗炎等作用。

1. 抗骨质疏松　本品能增加去卵巢骨质疏松大鼠的骨密度（BMD），提高骨质量；改善最大弯曲载荷、弯矩、弯曲强度等骨生物力学性能[4]；可增加去卵巢骨质疏松大鼠血清中钙、雌二醇（E2）、降钙素（CT）、转化生长因子（TGF-β₁）、骨钙素（BGP）及成骨细胞骨保护素的含量，降低细胞核因子 κB 受体活化因子配体（RANKL）的表达，促进骨形成，抑制骨吸收[4,5]。

2. 抗炎 本品可降低膝骨关节炎模型新西兰兔滑膜中的一氧化氮（NO）、白介素-6（IL-6）的浓度[6]。

【不良反应】 尚不明确。

【禁忌】 孕妇禁用。

【注意事项】

1. 不宜同时服用清热泻火药。

2. 对本品过敏者禁用，过敏体质者慎用。

3. 本品宜饭后服用。

4. 服药时忌寒凉及油腻食物。

【用法与用量】 口服。一次3粒，一日3次。

【规格】 每粒装0.35g

【参考文献】 [1]栾宇.金乌骨通胶囊治疗腰椎骨质增生临床观察.辽宁中医药大学学报，2007，9（5）：126.

[2]孙建新.金乌骨通胶囊治疗手部骨性关节炎95例.中国中医药现代远程教育，2011，9（20）：137-138.

[3]刘清阁，马晓勇，郭志学，等.金乌骨通对预防绝经女性骨质疏松性骨折的疗效研究.中国医药导刊，2014，16（12）：1501-1502.

[4]郑文奎，刘春颖，薛立景，等.金乌骨通胶囊对去卵巢大鼠骨质疏松症预防作用的研究.山东医药，2008，48（37）：31-32.

[5]刘春颖，郑文奎，祖金池，等.金乌骨通胶囊含药血清对成骨细胞骨保护素/核因子 κB 受体活化因子配体分泌的影响.中国组织工程研究与临床康复，2011，15（2）：249-252.

[6]柯高峰，卢建华，吴权.活血、温经及补肝肾药物对兔膝骨关节炎滑膜 NO 及 IL-6 浓度的影响.中国中医骨伤科杂志，2013，21（11）：11-13.

十、祛痰剂

祛痰剂以祛痰药为主组成，具有消痰化饮功能，用于治疗痰饮为患的各种疾病。

痰饮既为人体水液代谢失常的病理产物，又为多种疾病产生的病因。一般说来，痰与饮为异名同类，稠浊者为痰，清稀者为饮，在疾病状态下，两者常混同合称。痰饮有广义和狭义之分，有形无形之别。狭义之痰来自于肺，广义之痰责之于脾。即所谓"肺为贮痰之器，脾为生痰之源"。痰饮作为一种致病因素，因其流动不居，病情复杂多端。常流溢于胸膈、肠胃、经络、四肢、头身关节，导致多种疾病。临床常见的咳嗽、喘促、头痛、眩晕、胸痹、呕吐、中风、痰厥、癫狂、惊痫，以及痰核、瘰疬等病证，在发展到一定阶段时，均与痰饮有关。根据痰饮病变的临床表现，痰饮所在部位和性质，祛痰剂又分为燥

湿化痰剂、润燥化痰剂、温化寒痰剂、清化热痰剂、化痰散结剂五种类型。

燥湿化痰剂主要配伍制半夏、天南星、款冬花、白术、茯苓、橘红、远志、陈皮、枳实等化痰止咳、健脾祛湿和行气药物，用于痰浊阻肺所致的咳嗽。症见咳嗽、痰多易咯、黏稠色白、胸脘满闷等。

润燥化痰剂主要配伍川贝母、瓜蒌、枇杷叶、百合、麦冬、天冬、玄参、地黄等润肺化痰、养阴润燥的药物，用于燥痰所致的咳嗽。症见燥咳、少痰，或痰黄黏稠、痰中带血、口干咽燥、咽喉干痛等。

温化寒痰剂主要配伍法半夏、南星、干姜、细辛、五味子、白术、陈皮等温肺化痰、健脾除湿的药物，用于寒痰所致的咳嗽。症见咳嗽、痰多清稀色白等。

清化热痰剂主要配伍瓜蒌、胆南星、川贝母、竹茹、天竺黄、黄芩、黄连、芦根、桑白皮等清泻肺热、化痰止咳的药物，用于痰热咳嗽。症见咳嗽、痰稠色黄、咯之不爽、胸膈痞闷、口渴、咽干。

化痰散结剂主要由昆布、海藻、浙贝母、夏枯草、陈皮等祛痰、软坚散结的药物组成，用于瘿瘤、瘰疬。

祛痰剂适用于现代医学的急慢性支气管炎、喘息型支气管炎、感冒、单纯型地方性甲状腺肿、淋巴结核、乳腺增生病、甲状腺功能亢进等。

祛痰剂有膏、片、胶囊、丸、糖浆、口服液、注射液、颗粒、酊剂多种剂型，可供选用。

祛痰剂使用注意：应区别痰饮性质，根据兼见寒、热、燥、虚、实合理选用。

（一）燥湿化痰

二陈丸（浓缩丸）

Erchen Wan（Nongsuowan）

【药物组成】 半夏（制）、陈皮、茯苓、甘草。

【功能与主治】 燥湿化痰，理气和胃。用于痰湿停滞导致的咳嗽痰多、胸脘胀闷、恶心呕吐。

【方解】 方中以半夏燥湿化痰、和胃降逆、消痞散结，为君药。陈皮理气燥湿，使气顺而痰消，为臣药。茯苓健脾渗湿，湿祛而脾旺，痰无由生，为佐药。甘草调和诸药，兼可润肺和中，为使药。诸药相合，共奏燥湿化痰、理气和胃之功。

【临床应用】 咳嗽 痰湿停滞所致的咳嗽痰多，色白易咯，胸脘痞闷，恶心呕吐，肢体困倦，头眩心悸，舌苔白滑或腻，脉弦缓；慢性支气管炎见上述证候者。

【药理毒理】 平喘 本品能延长卵白蛋白介导的

过敏性哮喘豚鼠引喘潜伏期,降低血清血栓素 B_2、白三烯 B_4 含量,降低肺组织切片嗜酸性粒细胞计数[1]。

【不良反应】 目前尚未检索到不良反应报道。

【禁忌】 尚不明确。

【注意事项】

1. 肺阴虚所致的燥咳、咯血慎用。

2. 本品辛香温燥易伤阴津,不宜长期服用。

3. 忌食辛辣、生冷、油腻食物。

【用法与用量】 丸剂:口服。一次 9～15g,一日 2 次。浓缩丸:口服。一次 12～16 丸,一日 3 次。

【参考文献】 [1]陈贺,张慧颖,刘禾,等.复方川贝颗粒对 OVA 介导的豚鼠过敏性哮喘模型的平喘作用机制研究.中国实验方剂学杂志,2013,19(18):228-231.

牡荆油胶丸

Mujingyou Jiaowan

【药物组成】 牡荆油。

【功能与主治】 祛痰,止咳,平喘。用于慢性支气管炎。

【方解】 方中牡荆油,为牡荆叶加工蒸馏之挥发油。牡荆微苦辛平,归肺经。有祛风化痰、止咳平喘的作用。故本品有祛痰、止咳、平喘之功,并以化痰止咳见长。

【临床应用】

1. 咳嗽 外邪犯肺、肺失宣降、痰浊内阻导致的咳嗽气逆,痰多,或久咳不止;慢性支气管炎见上述证候者。

2. 喘证 肺气不宣,痰浊阻肺导致的喘促气急,胸闷气短,痰多,或呛咳;喘息型支气管炎见上述证候者。

【不良反应】 目前尚未检索到不良反应报道。

【禁忌】 尚不明确。

【注意事项】

1. 阴虚燥咳者慎用。

2. 服药期间饮食宜清淡,忌食辛辣、油腻食物。

【用法与用量】 口服。一次 1～2 丸,一日 3 次。

【规格】 每丸含牡荆油 20mg

蛇胆陈皮胶囊(片、口服液、散)

Shedan Chenpi Jiaonang(Pian,Koufuye,San)

【药物组成】 蛇胆汁、陈皮(蒸)。

【功能与主治】 理气化痰,祛风和胃。用于痰浊阻肺,胃失和降,咳嗽、呕逆。

【方解】 方中蛇胆汁苦寒,入脾、胃经,可退热清心,清肺祛痰,为君药。陈皮性味苦温,入脾、肺二经,能理气健脾,燥湿化痰,降逆止呕,为臣药。君臣药相伍共达理气化痰、祛风和胃之效。

【临床应用】

1. 咳嗽 痰浊阻肺所致的咳嗽痰多,质稠厚或黄,量多易咯,胸闷,脘痞,呕恶,苔腻或黄腻,脉滑;支气管炎见上述证候者。

2. 呕吐 脾不运化,痰饮内停,或痰郁化热所致胃气上逆,症见恶心呕吐,胸膈烦闷,口苦,失眠或眩晕,舌苔黄腻,脉滑。

3. 呃逆 痰浊中阻,胃失和降所致的呃逆连声,恶心,饮食不下,头晕目眩,舌苔薄腻,脉弦而滑。

【药理毒理】 本品有祛痰、镇咳等作用。

1. 祛痰 本品可增加小鼠气管酚红排泌量和大鼠痰液分泌量[1,2]。

2. 镇咳 本品能延长氨水所致小鼠咳嗽潜伏期,减少咳嗽次数[2]。

3. 其他 本品对小鼠肠推进运动有促进作用[2]。体外实验表明蛇胆陈皮口服液稀释 30～1000 倍具有 β_2 肾上腺素受体(β_2-AR)激活效应和核因子 κB(NF-κB)活性抑制作用[3]。

【不良反应】 有文献报道蛇胆陈皮散可引起全身多处黏膜溃烂[4]。

【禁忌】 尚不明确。

【注意事项】 服药期间饮食宜清淡,忌辛辣、厚味食物,忌烟酒。

【用法与用量】 胶囊剂:口服。一次 1～2 粒,一日 2～3 次。片剂:口服。一次 2～4 片或 1～2 片;薄膜衣片,一日 3 次。口服液:口服。一次 10ml,一日 2～3 次;小儿酌减或遵医嘱。散剂:口服。一次 0.3～0.6g,一日 2～3 次。

【规格】 胶囊剂:每粒装 0.3g

片剂:(1)素片 每片重 0.32g (2)薄膜衣片 每片重 0.4g

口服液:每支装 10ml

散剂:每瓶装 (1)0.3g (2)0.6g

【参考文献】 [1]陈国祥,杨解人,丁伯平,等.蛇胆陈皮胶囊的药效学及毒性研究.中成药,2000,22(11):810.

[2]蔡华芳,蒋幼芳,夏志俊.蛇胆陈皮胶囊的祛痰镇咳肠推进运动实验研究.儿科药学杂志,2004,10(5):3-5.

[3]虞涛,万丹,张瑶纾,等.谱效捕获技术筛选蛇胆陈皮口服液抗炎平喘药效成分.中国药学杂志,2014,49(6):459-463.

[4]郭正祥,于瑛.中成药蛇胆陈皮散引起全身多处黏膜溃烂一例报告.新疆中医药,1989,(1):20.

复方满山红糖浆
Fufang Manshanhong Tangjiang

【药物组成】 满山红、百部、桔梗、远志、罂粟壳。

【功能与主治】 止咳,祛痰,平喘。用于痰浊阻肺引起的咳嗽,痰多,喘息;急、慢性支气管炎见上述证候者。

【方解】 方中满山红既止咳化痰,又兼平喘,为君药。百部润肺止咳,桔梗宣肺化痰利咽,远志祛痰开窍,共为臣药。罂粟壳敛肺止咳,为佐药。诸药相合,宣敛并用,共奏止咳、祛痰、平喘之功。

【临床应用】

1. 咳嗽 痰浊阻肺,肺失宣降所致的咳嗽,痰多,痰色白清稀,伴气促,喘息,舌苔白滑或腻,脉弦缓;急、慢性支气管炎见上述证候者。

2. 喘证 痰浊壅肺,肺失宣降所致的呼吸困难,甚则张口抬肩,不能平卧或口唇青紫,舌苔白腻,脉弦缓;喘息型支气管炎见上述证候者。

【不良反应】 目前尚未检索到不良反应报道。

【禁忌】 运动员禁用。

【注意事项】

1. 忌食辛辣、生冷、油腻食物,忌烟酒。

2. 本品含罂粟壳,不宜过量及长期服用。

【用法与用量】 口服。一次5~10ml,一日3次。

【规格】 每瓶装100ml

远 志 酊
Yuanzhi Ding

【药物组成】 远志流浸膏。

【功能与主治】 祛痰药。用于咳痰不爽。

【方解】 本品为远志的流浸膏制剂。远志具有祛痰止咳的功效。

【临床应用】 咳嗽 因痰湿或痰热阻肺所致的咳嗽,痰多,咯痰不爽;急、慢性支气管炎见上述证候者。

【不良反应】 目前尚未检索到不良反应报道。

【禁忌】 尚不明确。

【注意事项】 服药期间饮食宜清淡,忌食辛辣、燥热食物,忌烟酒。

【用法与用量】 口服。一次2~5ml,一日6~15ml。

橘贝半夏颗粒
Jubei Banxia Keli

【药物组成】 橘红、半夏(制)、川贝母、枇杷叶、桔梗、远志(制)、紫菀、款冬花(炒)、前胡、苦杏仁霜、麻黄、紫苏子(炒)、木香、肉桂、天花粉、甘草。

【功能与主治】 化痰止咳,宽中下气。用于痰气阻肺,咳嗽痰多,胸闷气急。

【方解】 方中橘红理气肃肺,化痰止咳,半夏燥湿化痰,散结消痞,两药合用共为君药。川贝母养阴润肺,散结化痰;枇杷叶清热化痰,下气止咳;桔梗、远志、紫菀、款冬花化痰止咳,共为臣药。前胡、苦杏仁降气化痰,止咳平喘;麻黄宣肺平喘;紫苏子、木香行气宽中,降气化痰;配少量肉桂温运阳气,天花粉养阴生津,共为佐药。甘草调和诸药,为使药。诸药相合,共奏化痰止咳、宽中下气之功。

【临床应用】 咳嗽 痰气阻肺,肺失宣肃所致的咳嗽,痰多黏稠,色白或微黄,胸脘满闷,苔白或黄腻,脉弦滑;支气管炎见上述证候者。

【不良反应】 目前尚未检索到不良反应报道。

【禁忌】 尚不明确。

【注意事项】

1. 服药期间饮食宜清淡,忌食生冷、辛辣、燥热食物,忌烟酒。

2. 本品含有麻黄,心脏病、高血压病患者慎用。

3. 孕妇慎用。

【用法与用量】 口服。一次3~6g,一日2次。

【规格】 每袋装(或每块重)6g

橘红化痰片(丸)
Juhong Huatan Pian(Wan)

【药物组成】 化橘红、炒苦杏仁、川贝母、白矾、锦灯笼、罂粟壳、五味子、甘草。

【功能与主治】 敛肺化痰,止咳平喘。用于肺气不敛,痰浊内阻,咳嗽,咯痰,喘促,胸膈满闷。

【方解】 方中化橘红辛苦、温,理气化痰,健脾止咳;苦杏仁微温,化痰止咳,降气平喘,二者相伍,理气化痰,止咳平喘,共为君药。川贝母清热化痰止咳,白矾清热消痰,锦灯笼清热利咽化痰,以助君药止咳平喘之力,为臣药。罂粟壳、五味子敛肺止咳,定喘平嗽,为佐药。甘草化痰止咳,调和诸药,为使药。诸药相合,共奏敛肺化痰、止咳平喘之功。

【临床应用】

1. 咳嗽 久咳伤肺,肺失宣降所致的咳声低微,痰黏色白或微黄,乏力自汗,舌质淡红,苔薄白腻或微黄,脉弦滑;慢性支气管炎见上述证候者。

2. 喘证 久咳伤肺,肺气不敛,痰浊内阻所致的咳嗽气喘,动则喘咳不已,乏力自汗,痰黏色白或微黄,舌质淡红,苔薄腻,脉弦;喘息型支气管炎见上述证候者。

【药理毒理】 本品有祛痰、镇咳、平喘、抗炎作用。

1. 祛痰 本品可增加小鼠呼吸道酚红排泌量[1]。

2. 镇咳 本品可减少氨水引起的小鼠咳嗽次数;延长 SO_2 引起的小鼠咳嗽潜伏期,减少咳嗽次数[1,2]。

3. 平喘 本品可延长乙酰胆碱加组胺混合液所致豚鼠哮喘潜伏期[1,2]。

4. 抗炎 本品能抑制棉球植入引起的大鼠肉芽组织增生[1]。本品还可抑制二甲苯引起的小鼠耳肿胀[2]。

【不良反应】 目前尚未检索到不良反应报道。

【禁忌】 尚不明确。

【注意事项】

1. 外感咳喘者慎用。

2. 服药期间忌食辛辣、油腻食物。

3. 本品含罂粟壳,不宜过量、久用。

【用法与用量】 片剂:口服。一次 3 片,一日 3 次。丸剂:口服。一次 1 丸,一日 2 次。

【规格】 片剂:每片重 0.3g

丸剂:每丸重 9g

【参考文献】 [1]郭卫东,潘文军,张海霞,等.橘红化痰胶囊的药效学和急性毒性实验.辽宁中医学院学报,1999,1(3):202.

[2]橘红化痰片新药申报资料.

(二)润燥化痰

参贝北瓜膏

Shenbei Beigua Gao

【药物组成】 北瓜清膏、党参、南沙参、浙贝母、干姜。

【功能与主治】 益气健脾,润肺化痰,止咳平喘。用于气阴两虚、痰浊阻肺所致的咳嗽气喘、痰多津少。

【方解】 方中北瓜味甘微苦性平,平喘宁嗽,为君药;党参健脾益气,南沙参益气养阴,为臣药;浙贝母清热散结,止咳利咽,干姜温中祛寒,共为佐药。本方共奏益气健脾、润肺止咳、化痰平喘之效。

【临床应用】

1. 咳嗽 久咳伤气,气阴两虚所致咳嗽声低,或伴喘促,咯痰不爽,神疲乏力;慢性支气管炎见上述证候者。

2. 喘证 久病气阴两虚,肺失宣降导致的痰多气喘,动则尤甚,神疲乏力,舌苔黄少津,脉滑;喘息型支气管炎见上述证候者。

【不良反应】 目前尚未检索到不良反应报道。

【禁忌】 尚不明确。

【注意事项】

1. 外感初期及痰热内盛者慎用。

2. 服药期间忌食生冷、油腻食物。

【用法与用量】 口服。一次 15g,一日 3 次。

百合固金丸(口服液、片、颗粒)

Baihe Gujin Wan(Koufuye,Pian,Keli)

【药物组成】 百合、熟地黄、麦冬、川贝母、玄参、地黄、当归、白芍、桔梗、甘草。

【功能与主治】 养阴润肺,化痰止咳。用于肺肾阴虚,燥咳少痰,痰中带血,咽干喉痛。

【方解】 方中百合清肺润燥止咳,熟地黄滋肾益阴,共为君药。麦冬、川贝母、玄参、地黄助君药滋阴润肺,止咳化痰,共为臣药。当归、白芍养血和阴,桔梗止咳祛痰,共为佐药。甘草润肺止咳,调和诸药,为使药。诸药相合,共奏养阴润肺、化痰止咳之功效。

【临床应用】 咳嗽 肺肾阴虚所致燥咳,症见干咳少痰,痰中带血,咳声嘶哑,午后潮热,口燥咽干,舌红少苔,脉细数;慢性支气管炎见上述证候者。

【药理毒理】 本品有祛痰、镇咳、抗炎等作用。

1. 祛痰 百合固金汤能增加小鼠呼吸道排泌酚红;增加大鼠呼吸道分泌痰液量[1]。

2. 镇咳 百合固金汤能延长氨雾引起的半数小鼠咳嗽时间,延长氨雾引起的豚鼠咳嗽潜伏期,减少豚鼠咳嗽次数[1]。

3. 抗炎 百合固金汤可抑制蛋清引起的大鼠足肿胀、醋酸引起的小鼠腹腔毛细血管通透性增加;抑制羧甲基纤维素钠溶液引起的大鼠白细胞聚集[1]。

4. 其他 百合固金丸可减轻甲状腺素片加利血平片所致"阴虚"小鼠的细胞免疫和体液免疫抑制,但对正常小鼠的免疫功能未见影响[2]。

【不良反应】 目前尚未检索到不良反应报道。

【禁忌】 尚不明确。

【注意事项】

1. 本品为阴虚燥咳所设,外感咳嗽,寒湿痰喘者慎用。

2. 本品滋阴碍脾,脾虚便溏、食欲不振者慎用。

3. 服药期间忌食辛辣燥热、生冷油腻食物。

【用法与用量】 丸剂:口服。水蜜丸一次 6g,大蜜丸一次 1 丸,一日 2 次;浓缩丸一次 8 丸,一日 3 次。口服液:一次 10～20ml,一日 3 次。片剂:口服。〔规格(1)〕一次 5 片或〔规格(2)〕一次 3 片,一日 3 次。颗粒剂:口服。一次 1 袋,一日 3 次。

【规格】 丸剂:大蜜丸 每丸重 9g;浓缩丸 每 8 丸相当原生药 3g

口服液:(1)每瓶装 10ml (2)每瓶装 20ml (3)每瓶装 100ml

片剂:(1)每片重 0.4g (2)每片重 0.45g

颗粒剂:每袋重 9g

【参考文献】 [1]吴清和,吴山,李育浩,等.百合固金汤的药效学研究.广东药学院学报,1998,14(1):23.

[2]刘雪莉,臧星星,钱伯初.百合固金丸对实验性阴虚小鼠的免疫抑制作用.现代应用药学.1995,12(5):1.

养阴清肺膏(糖浆、口服液、丸、颗粒)
Yangyin Qingfei Gao(Tangjiang,Koufuye,Wan,Keli)

【药物组成】 地黄、玄参、麦冬、白芍、牡丹皮、川贝母、薄荷、甘草。

【功能与主治】 养阴润燥,清肺利咽。用于阴虚肺燥,咽喉干痛,干咳少痰或痰中带血。

【方解】 方中地黄养阴清热,为君药。玄参、麦冬既滋肺肾之阴,又凉血解毒,白芍敛阴泄热,共为臣药。牡丹皮凉血清热,川贝母润肺化痰,薄荷祛风利咽,共为佐药。甘草祛痰止咳,调和诸药,为使药。诸药合用,共奏养阴润燥、清肺利咽之功。

【临床应用】

1. 咳嗽 阴虚肺燥所致干咳无痰或痰少而黏,或痰中带血,舌质红,脉细数;慢性支气管炎见上述证候者。

2. 咽痛 阴津不足所致咽干咽痛,舌质红,脉细数。

此外,有本品用于治疗慢性咽炎、急性支气管炎的报道[1,2]。

【药理毒理】 本品有镇咳、祛痰、抗炎等作用。

1. 镇咳 养阴清肺糖浆可延长氨水或 SO_2 致小鼠咳嗽潜伏期,减少咳嗽次数[3,4]。

2. 祛痰 养阴清肺糖浆可增加小鼠呼吸道排泌酚红[5,6]和大鼠呼吸道分泌痰液量[3,4]。

3. 抗炎 养阴清肺糖浆能减少烟熏法致慢性支气管炎大鼠中性粒细胞及淋巴细胞的浸润[7]。

4. 抗肺纤维化 养阴清肺丸可降低气管内注射博莱霉素致肺纤维化大鼠肺系数和肺组织羟脯氨酸含量,减轻肺间质成纤维细胞增生及炎细胞浸润,降低血清过氧化脂质含量及单胺氧化酶活性[5]。

5. 增强免疫功能 养阴清肺糖浆能提高环磷酰胺引起免疫功能低下小鼠血清溶血素抗体生成的能力;提高氢化可的松致免疫低下小鼠对炭粒的廓清指数[6]。

6. 其他 养阴清肺糖浆能对抗氢化可的松所致阴虚小鼠的耐寒能力下降,延长低温存活时间[8]。养阴清肺糖浆能提高血清及肺组织中超氧化物歧化酶(SOD)活性、一氧化氮(NO)含量,降低丙二醛(MDA)含量[7]。

【不良反应】 目前尚未检索到不良反应报道。

【禁忌】 尚不明确。

【注意事项】

1. 脾虚便溏,痰多湿盛咳嗽慎用。

2. 孕妇慎用。

3. 服药期间忌食辛辣、生冷、油腻食物。

【用法与用量】 煎膏剂:口服。一次 10～20ml,一日 2～3 次。糖浆剂:口服。一次 20ml,一日 2 次。口服液:口服。一次 10ml,一日 2～3 次。丸剂:口服。水蜜丸一次 6g,大蜜丸一次 1 丸,一日 2 次。颗粒剂:口服。一次 1 袋,一日 2 次。

【规格】 糖浆剂:每瓶装 (1)120ml (2)60ml (3)10ml

口服液:每支装 10ml

丸剂:水蜜丸每 100 粒重 10g;大蜜丸每丸重 9g

颗粒剂:每袋 15g

【参考文献】 [1]郭筠芳.养阴清肺糖浆治疗慢性咽炎 216 例.医药导报,2002,21(11):698.

[2]冷文章.养阴清肺糖浆对急性支气管炎的临床疗效观察.中草药,2002,33(3):256.

[3]李沛波,郭建生,朱克俭,等.养阴清肺糖浆镇咳、祛痰作用的实验研究.湖南中医药导报,2000,6(12):30.

[4]陈智渊,左之文,李佩波,等.养阴清肺糖浆镇咳、化痰试验研究.中国乡村医药杂志,2001,8(9):26.

[5]冯莉莉,顿颖,牛艳艳,等.养阴清肺丸抗实验性大鼠肺纤维化作用.中成药,2005,27(5):607-608.

[6]李沛波,郭建生,朱克俭.养阴清肺糖浆对免疫低下小鼠免疫功能的影响.湖南中医学院学报,2001,21(2):16.

[7]朱伟群,刘汉胜.养阴清肺糖浆对烟雾引起的慢性支气管炎大鼠炎症细胞及 SOD、MDA、NO 的影响.中药材,2006,29(3):279-281.

[8]王青,田洪.养阴清肺糖浆的养阴化痰作用实验.中国药师,2010,13(2):247-249.

二冬膏

Erdong Gao

【药物组成】　天冬、麦冬。

【功能与主治】　养阴润肺。用于肺阴不足引起的燥咳痰少、痰中带血、鼻干咽痛。

【方解】　方中天冬甘苦、寒，滋阴润燥、清肺降火，主治阴虚发热，干咳少痰，咽喉肿痛；麦冬甘微苦、寒，养阴润肺，主治肺燥干咳，咽干口燥。两药合用，能增强清肺火、养肺阴、润肺燥、止燥咳作用，共奏养阴润肺之功。

【临床应用】　咳嗽　肺阴不足所致的干咳无痰，或痰少质黏，甚或痰中带血，口鼻干燥，咽喉疼痛，伴五心烦热，舌红少津，脉细数；慢性支气管炎见上述证候者。

【药理毒理】　本品有祛痰、抗炎等作用。

1. 祛痰　本品可增加小鼠呼吸道排泌酚红[1]。

2. 抗炎　本品能抑制二甲苯引起的小鼠耳肿胀[1]。

3. 抗肿瘤　本品可降低乌拉坦诱发的小鼠肺肿瘤发生率，并可降低血清中肿瘤坏死因子 α(TNF-α)、白介素-6(IL-6)、白介素-10(IL-10) 含量及肺组织中叉头样转录因子 p3(Foxp3)的表达[2]。

【不良反应】　目前尚未检索到不良反应报道。

【禁忌】　尚不明确。

【注意事项】

1. 脾虚便溏，痰多湿盛的咳嗽慎用。

2. 服药期间忌食辛辣、生冷、油腻食物。

【用法与用量】　口服。一次 9～15g，一日 2 次。

【参考文献】　[1]高建平，许旭，吴耀平，等.二冬膏祛痰、抗炎及免疫作用的研究.中成药，2003，25(9)：762.

[2]孙昊鑫，朱金华，郭慧君，等.二冬膏对小鼠诱发性肺肿瘤发生及 TNF-α、IL-6、IL-10、Foxp3 的影响.中药药理与临床，2013，29(6)：1-3.

橘红梨膏

Juhongli Gao

【药物组成】　梨、麦冬、天冬、化橘红、苦杏仁、枇杷叶、川贝母、五味子。

【功能与主治】　养阴清肺，止咳化痰。用于肺胃阴虚所致的久咳痰少，口干咽燥。

【方解】　方中梨甘、微寒，入肺胃经，生津润燥，清热化痰，为君药。麦冬、天冬甘寒，养阴润肺为臣药。橘红、苦杏仁降气和胃，化痰止咳；枇杷叶、川贝母清肺润肺，化痰止咳；五味子酸收，敛肺止咳，以上五味共为佐药。诸药合用，共奏养阴清肺、止咳化痰之功。

【临床应用】　咳嗽　肺胃阴虚所致的久咳不已，痰少质黏，口燥咽干，舌红少苔，脉细；慢性支气管炎见上述证候者。

【药理毒理】　本品有止咳、化痰作用。

1. 止咳　本品对氨水所致小鼠的咳嗽具有抑制作用[1]。

2. 化痰　本品能增加大鼠的痰液分泌量[1]。

【不良反应】　目前尚未检索到不良反应报道。

【禁忌】　尚不明确。

【注意事项】

1. 外感咳嗽慎用。

2. 服药期间忌食辛辣、生冷、油腻食物。

【用法与用量】　口服。一次 10～15g，一日 2～3 次。

【规格】　每瓶装 200g

【参考文献】　[1]余国禧，陈素燕.橘红梨膏止咳化痰的药效学研究.中药材，2006，29(4)：375.

蜜炼川贝枇杷膏

Milian Chuanbei Pipa Gao

【药物组成】　枇杷叶、水半夏、川贝母、陈皮、杏仁、款冬花、北沙参、五味子、薄荷脑、桔梗。

【功能与主治】　清热润肺，化痰止咳。用于肺燥咳嗽，痰黄而黏，胸闷，咽喉疼痛或痒，声音嘶哑。

【方解】　方中枇杷叶味苦性寒，能清肺降气，化痰止咳，为君药。水半夏与川贝母寒温并用，润肺化痰而无温燥之弊；陈皮理气化痰，取气行痰消之效，三药合为臣药。杏仁、款冬花、北沙参润肺止咳，五味子敛肺止咳，薄荷脑疏风利咽，皆为佐药。桔梗宣肺化痰，并为舟楫之剂，为佐使药。诸药合用，共奏清热润肺、化痰止咳之功。

【临床应用】　咳嗽　外感燥邪，入里犯肺，肺失宣肃，其气上逆而致咳嗽，痰黄而黏，咯痰不爽，口渴咽干，咽喉疼痛或痒，声音嘶哑，舌苔薄黄，脉数；急、慢性支气管炎，咽喉炎见上述证候者。

【药理毒理】　本品有镇咳、平喘、祛痰、抗炎作用。

1. 镇咳　本品延长氨水所致小鼠咳嗽潜伏期和减少咳嗽次数；抑制豚鼠电刺激所致咳嗽[1,2]。

2. 平喘　本品能延长组胺和乙酰胆碱所致豚鼠喘息的潜伏期和减少发生抽搐的动物数，还能对抗乙酰胆碱所致豚鼠支气管痉挛[1,2]。

3. 祛痰　本品能增加小鼠气管酚红的排泌量，增加大鼠的排痰量[1,2]。

4. 抗炎　本品能抑制巴豆油所致小鼠耳肿胀、角叉菜胶所致大鼠足肿胀、琼脂所致大鼠肉芽组织增生以及醋酸所致小鼠腹腔毛细血管通透性增高[1,2]。

【不良反应】　文献报道有儿童服用蜜炼川贝枇杷膏出现过敏性荨麻疹[3,4]。

【禁忌】　尚不明确。

【注意事项】

1. 外感风寒咳嗽慎用。

2. 服药期间饮食宜清淡,忌食辛辣、油腻食物。

3. 过敏体质者慎用。

【用法与用量】　口服。一次 15ml,一日 3 次;小儿酌减。

【规格】　每瓶装　(1)75ml　(2)100ml

【参考文献】　[1]李泽琳,戴宝强,梁爱华,等.念慈庵蜜炼川贝枇杷膏药理作用研究.中国中药杂志,1994,19(6):362.

[2]林桦.京都念慈庵蜜炼川贝枇杷膏.中国中药杂志,1994,19(7):445.

[3]杜春晓.蜜炼川贝枇杷膏致儿童荨麻疹 1 例.药物流行病学杂志,2007,16(5):287.

[4]黄永凤,高攀峰,张雪建.服蜜炼川贝枇杷膏致小儿过敏 1 例报告.中医药临床杂志,2005,17(2):146.

枇杷叶膏

Pipaye Gao

【药物组成】　枇杷叶。

【功能与主治】　清肺润燥,止咳化痰。用于肺热燥咳,痰少咽干。

【方解】　方中枇杷叶味苦性凉,归肺、胃经,味苦能降,性凉能清,肃降肺气而止咳,并可润肺养阴。对风热燥火引起的咳嗽,具清肺润燥、止咳化痰之功。

【临床应用】　咳嗽　燥热伤肺所致的咳嗽,痰少质黏,咯痰不爽,或干咳,咽干鼻燥,舌红,苔黄,脉数;支气管炎见上述证候者。

【不良反应】　目前尚未检索到不良反应报道。

【禁忌】　尚不明确。

【注意事项】

1. 风寒咳嗽者慎用。

2. 服药期间忌食辛辣、油腻食物,忌烟酒。

3. 过敏体质者慎用。

【用法与用量】　口服。一次 9～15g,一日 2 次。

润肺膏

Runfei Gao

【药物组成】　莱阳梨清膏、炙黄芪、党参、川贝母、紫菀(蜜炙)、百部(蜜炙)。

【功能与主治】　润肺益气,止咳化痰。用于肺虚气弱所致的久咳痰嗽,气喘,自汗,胸闷;慢性支气管炎见上述证候者。

【方解】　方中莱阳梨清膏润肺止咳化痰,为君药。黄芪、党参益气生津,固表止汗;川贝母清润肺气,化痰止咳,共为臣药。紫菀、百部润肺化痰止咳,为佐药。诸药合用,共奏润肺益气、化痰止咳之功。

【临床应用】　咳嗽　久病迁延,肺虚气弱所致咳嗽声微,气短,胸闷,乏力,痰少不易咯,气喘自汗,动则加重,舌淡苔薄白,脉弱无力;慢性支气管炎、阻塞性肺气肿见上述证候者。

【不良反应】　目前尚未检索到不良反应报道。

【禁忌】　尚不明确。

【注意事项】

1. 外感咳嗽慎用。

2. 糖尿病患者慎用。

3. 服药期间忌食辛辣、油腻食物。

【用法与用量】　口服或开水冲服。一次 15g,一日 2 次。

【规格】　每瓶装　(1)250g　(2)200g

洋参保肺丸

Yangshen Baofei Wan

【药物组成】　西洋参、玄参、麻黄、苦杏仁、川贝母、枳实、陈皮、石膏、罂粟壳、五味子(醋炙)、砂仁、甘草。

【功能与主治】　滋阴补肺,止嗽定喘。用于阴虚肺热,咳嗽痰喘,胸闷气短,口燥咽干,睡卧不安。

【方解】　方中西洋参益气养阴,玄参清热养阴,并为君药。麻黄宣肺平喘;杏仁润肺降气,平喘止咳;川贝母润肺化痰止咳;枳实、陈皮理气宽胸,化痰止嗽,五药寒温并用,共取化痰、止嗽、降气平喘之效,合为臣药。另以石膏清肺平喘,并制麻黄辛燥之性;罂粟壳、五味子敛肺止咳;砂仁理气开胃,共为佐药。甘草既可止咳,又能调和诸药,为使药。全方共成滋阴补肺、止嗽定喘之功。

【临床应用】

1. 咳嗽　因阴虚肺热所致,症见久嗽、干咳少痰,胸闷气短、口燥咽干，睡卧不安；慢性支气管炎、阻塞性肺气肿见上述证候者。

2. 喘证　因阴虚肺热所致，症见呼吸困难，张口抬肩，语声低微，活动气促，甚则不能平卧，或喉中痰鸣，口燥咽干，神疲乏力，睡卧不安；慢性支气管炎、阻塞性肺气肿见上述证候者。

【不良反应】　目前尚未检索到不良反应报道。

【禁忌】

1. 孕妇、哺乳期妇女禁用。

2. 运动员禁用。

【注意事项】

1. 外感咳嗽、脾胃虚寒易泄泻者慎用。

2. 服药期间忌烟酒及辛辣、香燥、生冷、油腻食物。

3. 高血压病、心脏病患者慎用。

【用法与用量】　口服。一次2丸，一日2～3次。

【规格】　每丸重6g

（三）温化寒痰

苓桂咳喘宁胶囊
Linggui Kechuanning Jiaonang

【药物组成】　茯苓、桂枝、桔梗、苦杏仁、白术（麸炒）、陈皮、法半夏、龙骨、牡蛎、生姜、大枣、甘草（蜜炙）。

【功能与主治】　温肺化饮，止咳平喘。用于外感风寒、痰湿阻肺所致的咳嗽痰多、喘息胸闷、气短；急、慢性支气管炎见上述证候者。

【方解】　方中以茯苓祛痰化饮，健脾渗湿；桂枝温阳化饮，可行里达表，透达营卫，与茯苓一利一温，有温化渗利之妙用，共为君药。痰贮于肺，则气机不利，以桔梗、杏仁宣降肺气，化痰止咳；湿源于脾，脾虚生湿，以白术、陈皮、法半夏理气健脾、燥湿化痰，以祛生痰之源，共为臣药。龙骨、牡蛎收敛肺气，避免宣散耗气，姜枣并用，以健脾和中，调和营卫，同为佐药。炙甘草甘缓，益气和中，润肺止咳，可调和诸药，为使药。全方共奏温肺化饮、止咳平喘之效。

【临床应用】

1. 咳嗽　外感风寒，内犯于肺所致的咳嗽声重，气急，咽痒，咯痰稀白，可伴有鼻塞，流涕，头痛，肢体酸楚，恶寒发热，有汗或无汗，舌苔薄白，脉浮或弦；或脾虚失运，痰湿蕴肺所致的咳嗽，咳声重浊，痰黏腻或稠厚，量多易咯，胸闷，脘痞，食少，舌苔白腻，脉濡滑；急、慢性支气管炎见上述证候者。

2. 喘证　风寒客肺，肺气不宣所致的喘咳气急，痰

多稀薄起沫，可兼头痛，恶寒或伴发热，无汗，舌苔薄白而滑，脉浮紧；或痰浊壅肺，肺失宣降所致的喘而胸满窒闷，咳嗽痰多，黏腻色白，咯吐不利，食少，口黏不渴，苔厚腻，脉滑；喘息型支气管炎见上述证候者。

【药理毒理】　本品有止咳、祛痰、平喘、抗菌、抗炎等作用。

1. 止咳　本品能减少小鼠咳嗽次数[1]。

2. 祛痰　本品有祛痰作用[1]。

3. 平喘　本品对组胺引起哮喘有抑制作用[1]。

4. 抗菌　体外试验，本品对金黄色葡萄球菌、溶血性链球菌、肺炎双球菌、铜绿假单胞菌、福氏痢疾杆菌、假结核杆菌有不同程度的抑制作用；体内试验对金黄色葡萄球菌、溶血性链球菌、肺炎双球菌引起的感染有治疗作用[1]。

5. 抗炎　本品有抑制大鼠毛细管通透性亢进的作用[1]。

6. 增强免疫功能　本品对小鼠抗体生成、血清溶血素水平、T淋巴细胞转化及巨噬细胞吞噬功能等有增强作用[1]。

【不良反应】　目前尚未检索到不良反应报道。

【禁忌】　尚不明确。

【注意事项】

1. 外感风热、痰热蕴肺、阴虚燥咳者慎用。

2. 孕妇慎用。

3. 服药期间忌食辛辣刺激食物，忌烟酒。

【用法与用量】　口服。一次5粒，一日3次。10天为一疗程。

【规格】　每粒装0.34g

【参考文献】　[1]苓桂咳喘宁胶囊新药申报资料.

消咳喘糖浆（胶囊、片）
Xiaokechuan Tangjiang（Jiaonang，Pian）

【药物组成】　满山红。

【功能与主治】　止咳，祛痰，平喘。用于寒痰阻肺所致的咳嗽气喘、咯痰色白；慢性支气管炎见上述证候者。

【方解】　满山红味辛苦而性寒，入肺、脾经，可宣降肺气而具止咳祛痰平喘之功，对于痰浊阻肺咳痰，气喘，均可用之。

【临床应用】

1. 咳嗽　痰浊阻肺所致的咳嗽痰多；急、慢性支气管炎见上述证候者[1,2]。

2. 喘证　痰浊阻肺所致的气喘胸闷，咳嗽痰多；

息型支气管炎见上述证候者[1,2]。

【药理毒理】 本品有镇咳、祛痰、平喘等作用。

1. 镇咳 本品可延长氨水致小鼠咳嗽潜伏期,减少咳嗽次数;也可使枸橼酸致小鼠咳嗽潜伏期延长,减少豚鼠咳嗽次数[3,4]。

2. 祛痰 本品可增加小鼠气管对酚红的排泌,增加大鼠的排痰量[3,4]。

3. 平喘 本品能延长组胺及卵白蛋白所致豚鼠哮喘的潜伏期[3,4]。体外试验,消咳喘片能拮抗组胺刺激引起的正常豚鼠和卵白蛋白致敏豚鼠离体气管片的收缩[5]。

4. 抗炎 本品可抑制二甲苯所致小鼠耳肿胀,大鼠棉球肉芽肿胀[6]。

【不良反应】 文献报道,口服消咳喘后出现皮肤潮红,眼睑水肿,体温上升的过敏反应;以及哮喘发作、过敏性休克、室上性心动过速、肾病综合征的不良反应[7-12]。

【禁忌】 尚不明确。

【注意事项】

1. 服药期间饮食宜清淡,忌食辛辣、厚味食物,忌烟酒。

2. 糖尿病患者慎用。

3. 过敏体质者慎用。

【用法与用量】 糖浆剂:口服。一次 10ml,一日 3 次;小儿酌减。胶囊剂:口服。一次 2 粒,一日 3 次。片剂:口服。一次 4～5 片,一日 3 次。

【规格】 糖浆剂:每瓶装 (1)50ml (2)100ml

胶囊剂:每粒装 0.35g

片剂:每片重 0.31g

【参考文献】 [1]林伯忠.消咳喘胶囊治疗急慢性支气管炎疗效观察.深圳中西医杂志,2000,10(5):229.

[2]张景伟.安喘舒治疗慢性喘息性支气管炎 60 例.中国医药现代远程教育,2014,12(5):140.

[3]消咳喘胶囊新药申报资料.

[4]李桂林,吕春玲,谢黎雯,等.消咳喘主要药效学研究.基层中药杂志,2000,14(5):7.

[5]孙冬莲,尤依静,燕钰.消咳喘片对豚鼠支气管平滑肌的影响.黑龙江医药,2006,19(3):178-179.

[6]李彦,解黎雯,张宇,等.消咳喘软胶囊药效学试验研究.实用中医药杂志,2005,21(3):135-136.

[7]杨巧enc.口服消咳喘糖浆致过敏反应 1 例.中国医院药学杂志,2001,21(10):639.

[8]张若芬.满山红制剂消咳喘糖浆引起哮喘发作.浙江中医杂志,1991,(6):256.

[9]朱渝琪.消咳喘过敏性休克 1 例.中国医院药学杂志,1994,14(5):231.

[10]李兆苓,侯汉君.消咳喘致室上性心动过速 5 例.中国厂矿医学,1995,(5):340.

[11]王亚平.消咳喘引起肾病综合征.中华肾脏病杂志,1989,(2):70.

[12]王运红,张淑英.口服消咳喘糖浆出现药疹 1 例.西北药学杂志,2004,19(1):7.

华 山 参 片

Huashanshen Pian

【药物组成】 华山参。

【功能与主治】 温肺平喘,止咳祛痰。用于寒痰停饮犯肺所致的气喘咳嗽、吐痰清稀;慢性气管炎、喘息性气管炎见上述证候者。

【方解】 华山参味甘,微苦,性热,具平喘止咳、安神镇静和补虚温中之功。临床可用于寒痰喘咳,具温肺平喘、止咳祛痰之效。

【临床应用】

1. 咳嗽 寒痰停饮犯肺,肺失宣肃,症见咳嗽,咯痰清稀,舌淡苔白滑,脉弦或弦滑;慢性支气管炎见上述证候者。

2. 喘证 寒痰停饮犯肺,症见气喘,咯痰清稀,苔白或白滑,脉弦或弦滑;喘息型支气管炎见上述证候者。

【不良反应】 目前尚未检索到不良反应报道。

【禁忌】 青光眼患者禁用。

【注意事项】

1. 肺热咳喘及燥热咳喘者不宜使用。

2. 本品可影响乳汁分泌,哺乳期妇女及孕妇慎用。

3. 本品有 M 胆碱样副作用,前列腺肥大、心脏病患者慎用。

【用法与用量】 口服。常用量,一次 1～2 片,一日 3 次;极量,一次 4 片,一日 3 次。

【规格】 每片 0.12mg

满 山 红 油 胶 丸

Manshanhongyou Jiaowan

【药物组成】 满山红油。

【功能与主治】 止咳祛痰。用于寒痰犯肺所致的咳嗽、咯痰色白;急、慢性支气管炎见上述证候者。

【方解】 方中满山红入肺、脾经。本品具止咳祛痰平喘之功,对于寒痰咳嗽、咳痰、气喘均可用之。

【临床应用】 咳嗽 痰浊阻肺,肺失清肃,症见咳嗽,痰多;急、慢性支气管炎见上述证候者。

【不良反应】　目前尚未检索到不良反应报道。

【禁忌】　尚不明确。

【注意事项】　服药期间饮食宜清淡,忌食辛辣、厚味食物,忌烟酒。

【用法与用量】　口服。一次 0.05～0.1g,一日 2～3 次。

【规格】　(1)每丸含满山红油 0.05g　(2)每丸含满山红油 0.1g

定喘膏
Dingchuan Gao

【药物组成】　干姜、附子、生川乌、制天南星、血余炭、洋葱。

【功能与主治】　温阳祛痰,止咳定喘。用于阳虚痰阻所致的咳嗽痰多、气急喘促、冬季加重。

【方解】　方中干姜温肺散寒而化痰饮,为君药。附子温阳散寒,生川乌散寒祛风,为臣药。制天南星燥化痰湿,血余炭收敛化瘀,洋葱宣通阳气,共为佐药。诸药合用,共奏温阳祛痰、止咳定喘之功。

【临床应用】

1. 喘证　肾阳虚衰,寒饮阻肺所致气急作喘,形寒肢冷,咳痰清稀有沫,冬季加重,舌淡苔水滑,脉沉;喘息型支气管炎、阻塞性肺气肿见上述证候者。

2. 咳嗽　肺肾阳虚,寒痰阻肺所致咳嗽痰多,清稀有沫,形寒肢冷,舌淡苔水滑,脉沉;慢性支气管炎见上述证候者。

【不良反应】　目前尚未检索到不良反应报道。

【禁忌】　本品为外贴剂,皮肤过敏者及皮肤破损处禁用。

【注意事项】

1. 痰热、阴虚喘嗽者慎用。

2. 孕妇慎用。

【用法与用量】　温热软化,外贴肺俞穴。

【规格】　每张净重　(1)10g　(2)20g

痰饮丸
Tanyin Wan

【药物组成】　淡附片、肉桂、苍术、麸炒白术、炒紫苏子、炒莱菔子、干姜、炒白芥子、炙甘草。

【功能与主治】　温补脾肾,助阳化饮。用于脾肾阳虚、痰饮阻肺所致的咳嗽、气促发喘、咯吐白痰、畏寒肢冷、腰背酸冷、腹胀食少。

【方解】　方中附子、肉桂温肾助阳散寒,共为君药。苍术、白术健脾燥湿以化痰饮,紫苏子、莱菔子降气化痰,止咳平喘,共为臣药。干姜温脾肾以化寒饮,白芥子豁痰降气,为佐药。甘草调和诸药,为使药。诸药合用,共奏温补脾肾、助阳化饮之功。

【临床应用】

1. 咳嗽　痰浊阻肺所致咳嗽气逆,痰多色白清稀,胸痞,食少难消,腰膝酸冷,神疲乏力,舌苔白滑,脉弦滑;慢性支气管炎见上述证候者。

2. 喘证　脾肾阳虚,痰饮阻肺所致咳嗽气喘,痰多清稀,畏寒肢冷,腰背酸冷,腹胀食少,舌淡,苔白腻或水滑,脉滑;喘息型支气管炎、阻塞性肺气肿见上述证候者。

【药理毒理】　本品有抗炎等作用。

1. 抗炎　痰饮丸煎剂及醇沉剂可对抗甲醛所致大鼠足肿胀[1]。本品可减轻大鼠自发性慢性肺炎和氨水喷雾引起大鼠肺支气管炎症病变[2]。

2. 其他　本品可提高肺炎球菌液免疫模型家兔产生凝集素的能力[2]。痰饮丸煎剂明显抑制大鼠、小鼠的甲状腺吸碘率;痰饮丸醇沉剂可协同甲基硫氧嘧啶使大鼠甲状腺肥大增生[3]。

【不良反应】　目前尚未检索到不良反应报道。

【禁忌】　尚不明确。

【注意事项】

1. 感冒发热、肺热咳嗽、潮热咯血、阴虚阳亢者不宜使用。

2. 孕妇慎用。

3. 服药期间忌服生冷、辛辣、油腻食物。

4. 心脏病、高血压病患者慎用。

【用法与用量】　口服。一次 14 丸,一日 2 次,儿童酌减。

【规格】　每丸重 0.18g

【参考文献】　[1]西安医学院防治慢性气管炎协作组药理研究组.痰饮丸对动物肾上腺皮质功能的影响.新医药学杂志,1974,(1):35.

[2]西安医学院攻克老年慢性气管炎基础研究组.痰饮丸防治老年慢性气管炎的理论研究.陕西新医药,1972,(1):11.

[3]西安医学院防治慢性气管炎药理研究组.痰饮丸及其组成药物对动物甲状腺功能的影响.陕西新医药,1975,(3):51.

桂龙咳喘宁胶囊
Guilong Kechuanning Jiaonang

【药物组成】　桂枝、白芍、炒苦杏仁、瓜蒌皮、法半夏、龙骨、牡蛎、生姜、大枣、黄连、炙甘草。

【功能与主治】 止咳化痰,降气平喘。用于外感风寒、痰湿阻肺引起的咳嗽、气喘、痰涎壅盛;急、慢性支气管炎见上述证候者。

【方解】 方中桂枝发汗解肌散寒,为君药。白芍敛阴和营,配合桂枝调和营卫;苦杏仁降气止咳平喘,润肠通便;瓜蒌皮清热涤痰,宽胸散结;法半夏燥湿化痰,四药肃肺化痰,止咳平喘,共为臣药。龙骨、牡蛎重镇降气,敛阴纳气,又可防辛散太过而耗散肺气;生姜解表散寒,化痰止咳;大枣配生姜补益脾胃,调和营卫;黄连清热解毒,佐制诸药温燥之性,以上五味均为佐药。甘草化痰止咳,调和诸药,为使药。诸药相合,共奏止咳化痰、降气平喘之效。

【临床应用】

1. 咳嗽 外感风寒,痰湿阻肺所致咳嗽,气喘,痰涎壅盛,苔白滑腻,脉浮滑;急、慢性支气管炎见上述证候者。

2. 喘证 外感风寒,痰湿阻肺,肺气上逆所致呼吸急促,痰涎壅盛,苔白滑腻,脉浮滑数;喘息型支气管炎、支气管哮喘见上述证候者。

此外,还有用于治疗慢性咽炎、矽肺、空调病、咳嗽变异型哮喘的临床报道[1-4]。

【药理毒理】 本品有镇咳、祛痰、平喘、抗炎等作用。

1. 镇咳 本品能延长氨水所致小鼠及枸橼酸所致豚鼠咳嗽的潜伏期,减少咳嗽次数[5,6]。

2. 祛痰 本品能增加小鼠气管酚红排泌量[5,6];能促进家兔离体气管的纤毛运动[6]。

3. 平喘 本品能延长乙酰胆碱加组胺引起的哮喘发作潜伏期[6];能对抗肺泡中多种炎性细胞和炎性介质,抑制肥大细胞和嗜酸性粒细胞脱颗粒[7];提高哮喘模型豚鼠血清 NO,降低血清内皮素水平[8]。豚鼠离体气管法和肺溢流法试验表明,本品尚能对抗组胺引起的气管平滑肌痉挛[9]。本品能改善由烟熏法所致慢性支气管炎大鼠支气管和肺组织的损伤程度[10]。本品对卵蛋白所致哮喘豚鼠,能降低 IgE、IL-4 和血栓素 B_2,升高 6-酮-前列腺素 $F_{1\alpha}$[7]。

4. 抗炎 本品能抑制二甲苯所致小鼠耳肿胀;抑制大鼠棉球肉芽肿增生;降低醋酸所致小鼠腹腔毛细血管通透性亢进[11];能降低慢性支气管炎模型大鼠血清、肺组织及肺泡灌洗液中 TNF、IL-1、IL-8、血栓素 B_2 和 6-酮-前列腺素 $F_{1\alpha}$[12-14]。

5. 增强免疫功能 本品能提高环磷酰胺所致免疫功能低下小鼠的单核细胞的吞噬功能[5]。

6. 其他 本品能提高大鼠慢性支气管炎模型血清、肺组织和肺泡灌洗液中谷胱甘肽和谷胱甘肽过氧化物酶含量[15]。本品可使烟熏所致慢性支气管炎小鼠紊乱的内分泌功能和低下的免疫功能得到改善[16]。

【不良反应】 文献报道,有患者服用本品出现心慌、胸闷、憋气、呼吸困难过敏反应[17,18]。

【禁忌】 尚不明确。

【注意事项】

1. 外感风热慎用。

2. 孕妇慎用。

3. 服药期间戒烟忌酒、油腻、生冷食物。

【用法与用量】 口服。一次 1.5g,一日 3 次。

【规格】 (1)每粒装 0.3g (2)每粒装 0.5g

【参考文献】 [1]周水洪,陈海红,徐盈盈,等.桂龙咳喘宁治疗慢性咽炎 150 例疗效观察.中华中医学杂志,2000,24(2):102.

[2]金朝晖,钟明,张作清,等.桂龙咳喘宁对矽肺合并慢性支气管炎疗效观察.中国药学杂志,1997,32(10):586.

[3]陈光临.桂龙咳喘宁胶囊治疗空调病 67 例.中医杂志,1999,40(6):335.

[4]林海波,戴春福,许志福,等.桂龙咳喘宁胶囊对咳嗽变异型哮喘疗效观察.时珍国医国药,1999,10(9):678.

[5]杨牧祥,方朝义,王鑫国,等.咳喘宁胶囊药效学实验研究.河北中医,2002,24(1):76.

[6]蔡英奇,王皓光.定哮平喘液治疗支气管哮喘的药效学实验研究.中国中西医结合急救杂志,2002,9(4):219.

[7]徐立然,华琼,王琳,等.蝉贝咳喘平治疗支气管哮喘的临床与实验研究.中国中西医结合杂志,2000,20(9):649.

[8]许惠琴,王志英,张旭.寒喘平、热喘平对哮喘模型豚鼠 SOD、NO 和 ET 的影响.中药药理与临床,2000,16(5):30.

[9]赵小寅,樊銮,金芳,等.时辰给药对豚鼠哮喘发作的影响.中国中医急症,2000,9(6):277.

[10]杨牧祥,方朝义,李英敏,等.咳喘宁胶囊对慢性支气管炎大鼠支气管及肺组织病理形态学的影响.河北中医药学报,2002,17(1):1.

[11]陶勇,许惠琴,方泰惠,等.寒喘平、热喘平口服液的抗炎、祛痰和镇咳作用.南京中医药大学学报,1999,15(6):352.

[12]杨牧祥,方朝义,朱孝轩,等.咳喘宁胶囊对慢性支气管炎大鼠血清、肺组织及支气管肺泡灌洗液 IL-8 含量的影响.中国全科医学,2001,4(12):957.

[13]方朝义,杨牧祥,曹刚,等.咳喘宁胶囊对慢性支气管炎大鼠血清、肺组织及支气管肺泡灌洗液 TNF 和 IL-1β 含量的影响.新中医,2002,34(2):74.

[14]方朝义,杨牧祥,曹刚,等.咳喘宁胶囊对慢性支气管炎大鼠血清、肺组织及支气管肺泡灌洗液中血栓素 B_2 及 6-酮-前列腺素 F1α 含量的影响.中国医药学报,2002,17(1):23.

[15]杨牧祥,方朝义,王宝元,等.咳喘宁胶囊对慢性支气管炎大鼠血清、肺组织及支气管肺泡灌洗液 GSH 和 GSH-Px 活性的影响.中国中医药信息杂志,2001,8(12):41.

[16]王淑玲,宗全和.补肾化痰中药对慢性支气管炎小鼠垂体-性腺-免疫轴的影响.中国中西医结合杂志,2002,22(5):379.

[17]黄蕊英.桂龙咳喘宁胶囊、藿香正气水致过敏反应.海峡药学,2001,13(2):31.

[18]李育华.桂龙咳喘宁胶囊致过敏 1 例.中国医院药学杂志,2001,21(5):320.

复方川贝精片(胶囊)

Fufang Chuanbeijing Pian(Jiaonang)

【药物组成】　麻黄浸膏适量、陈皮、法半夏、远志、桔梗、川贝母、五味子、甘草浸膏。

【功能与主治】　宣肺化痰,止咳平喘。用于风寒咳嗽、痰喘引起的咳嗽气喘、胸闷、痰多;急、慢性支气管炎见上述证候者。

【方解】　方中麻黄辛苦,性温,辛散温通,解表散寒,宣肺止咳以平喘,为君药。陈皮、半夏、远志、桔梗宣肺理气,燥湿化痰,合为臣药。川贝母润肺化痰,五味子敛肺止咳平喘,可助臣药之力,又可制约麻黄辛散之性,为佐药。甘草化痰止咳,调和诸药,为使药。诸药合用,共奏宣肺化痰、止咳平喘之功。

【临床应用】

1. 咳嗽　风寒束肺,肺失宣肃,咳嗽痰多,色白质稀,发热恶寒;急、慢性支气管炎见上述证候者。

2. 喘证　风寒外束,痰浊阻肺所致咳嗽喘促,胸闷气短,痰多稀薄;喘息型支气管炎见上述证候者。

【药理毒理】　本品有镇咳、祛痰、平喘等作用。

1. 镇咳　本品和胶囊剂能延长氨水所致小鼠咳嗽的潜伏期,减少咳嗽次数[1,2]。复方川贝精胶囊能减少枸橼酸致豚鼠咳嗽次数[2]。

2. 祛痰　本品和胶囊剂能增加气管的排痰量,增加小鼠气管酚红的排泌量[1,2]。

3. 平喘　本品和胶囊剂能延长乙酰胆碱-组胺混合液致豚鼠喘息的潜伏期[1,2]。

【不良反应】　目前尚未检索到不良反应报道。

【禁忌】　运动员禁用。

【注意事项】

1. 孕妇慎用。

2. 服药期间,忌食辛辣以及牛肉、羊肉、鱼类食物。

3. 本方含有麻黄,心脏病、原发性高血压病患者慎用。

【用法与用量】　片剂:口服。一次 3～6 片,一日 3 次。小儿酌减。胶囊剂:口服。一次 2～3 粒,一日 3 次,小儿酌减。

【规格】　片剂:每片 0.25g

胶囊剂:每粒装 0.4g

【参考文献】　[1]赵润英,李大满,陈魁敏,等.肺必清片药效学实验研究.辽宁药物与临床,1999,2(2):9.

[2]王秀,王永利.复方川贝精胶囊与片剂的药理作用比较.河北中医,1993,15(5):29-30.

参茸黑锡丸

Shenrong Heixi Wan

【药物组成】　鹿茸、附子(制)、肉桂、红参、胡芦巴、益智仁(盐炒)、阳起石(煅)、补骨脂(盐炒)、黑锡、硫黄(制)、荜澄茄、丁香、小茴香(盐炒)、肉豆蔻(制霜)、木香、沉香、橘红、半夏(制)、赭石(煅)、川楝子。

【功能与主治】　回阳固脱,坠痰定喘。用于肾阳亏虚,痰浊壅肺所致的痰壅气喘,四肢厥冷,大汗不止,猝然昏倒,腹中冷痛。

【方解】　方中鹿茸、附子、肉桂、红参、胡芦巴、益智仁、阳起石、补骨脂、黑锡、硫黄温肾助阳,回阳固脱,纳气平喘;荜澄茄、丁香、小茴香、肉豆蔻、木香、沉香、橘红、半夏温中理气,降逆除痰;赭石平肝降肺,川楝子疏肝行气,又防温燥太过。诸药相合,共奏回阳固脱、坠痰定喘之功。

【临床应用】

1. 喘证　肾阳亏虚,痰浊壅肺所致喘促气短,气怯声低,咳声低弱,自汗畏风,甚则张口抬肩,鼻翼扇动,喘息不得平卧,心悸,大汗,舌淡少苔,脉沉细无力;喘息型支气管炎、充血性心力衰竭见上述证候者。

2. 肺胀　肺病日久及肾,肺失敛降,肾失摄纳所致胸部膨满,憋闷气短,喘促不得安卧,汗出肢冷,舌淡黯,苔灰滑,脉微细欲绝;阻塞性肺气肿、肺心病见上述证候者。

此外,还有用本品治疗阴缩症的报道[1]。

【不良反应】　目前尚未检索到不良反应报道。

【禁忌】　孕妇禁用。

【注意事项】

1. 实热证、阴虚内热证慎用。

2. 服药期间忌食辛辣食物。

3. 本品含附子、硫黄、黑锡,不宜过量、久用。

【用法与用量】　口服。一次 1.5～3g,一日 1～2 次。

【规格】 每 80 粒重 0.3g

【参考文献】 [1]谢慧明.阴缩症治验.江西中医药,1994,25(4):62.

小青龙胶囊(合剂、颗粒、糖浆)
Xiaoqinglong Jiaonang(Heji,Keli,Tangjiang)

【药物组成】 麻黄、桂枝、干姜、细辛、五味子、白芍、法半夏、炙甘草。

【功能与主治】 解表化饮,止咳平喘。用于风寒水饮,恶寒发热,无汗,喘咳痰稀。

【方解】 方中麻黄、桂枝发汗解表,除外寒而宣肺气,为君药。干姜、细辛温肺化饮,兼助麻黄、桂枝解表,为臣药。五味子敛气,白芍养血,既防辛散耗伤肺气,又制其温燥伤津;半夏祛痰和胃散结,同为佐药。甘草益气和中,调和诸药,为使药。诸药合用,共奏解表化饮、止咳平喘之功。

【临床应用】

1. **咳嗽** 外感风寒所致恶寒发热,无汗,咳嗽,痰多而稀,鼻塞流涕,舌苔白滑,脉浮滑;支气管炎见上述证候者。

2. **喘证** 外感风寒束表、水饮内停所致,症见恶寒发热,无汗,喘咳,痰多而稀,鼻塞流涕,舌苔白滑,脉浮滑;喘息型支气管炎见上述证候者。

【药理毒理】 本品具有平喘、镇咳、抗炎、解热等作用。

1. **平喘** 小青龙颗粒可改善卵蛋白致敏哮喘大鼠肺功能,减少肺泡灌洗液 IL-4 的含量[1]。

2. **镇咳** 小青龙糖浆可抑制氨水引起的小鼠咳嗽次数[2]。

3. **抗炎** 小青龙糖浆可抑制角叉菜胶引起的大鼠足肿胀[2]。

4. **解热** 小青龙糖浆降低角叉菜胶所致发热大鼠的体温[2]。

5. **药代动力学** 大鼠在灌服小青龙颗粒 2.4g/kg 后,麻黄碱血药浓度-时间曲线呈一室模型,半衰期 1.39 小时,清除速率每小时 0.50、生物利用度每小时 0.55(mg/ml);伪麻黄碱血药浓度-时间曲线呈一室模型,半衰期 2.65 小时,清除速率每小时 0.26、生物利用度每小时 0.44(mg/ml)×h[3]。

【不良反应】 目前尚未检索到不良反应报道。

【禁忌】

1. 儿童、孕妇、哺乳期妇女禁用。

2. 肝肾功能不全者禁服。

3. 运动员禁用。

【注意事项】

1. 内热咳喘及虚喘者慎用。

2. 服药期间忌食辛辣、生冷、油腻食物。

3. 本品含麻黄,高血压、青光眼者慎用。

【用法与用量】 胶囊剂:口服。一次 2～4 粒,一日 3 次。合剂:口服。一次 10～20ml,一日 3 次。用时摇匀。颗粒剂:开水冲服。一次 6g(无蔗糖)或一次 13g,一日 3 次。糖浆剂:口服。一次 15～20ml,一日 3 次。

【规格】 胶囊剂每粒装 0.3g

合剂:(1)每支装 10ml (2)每瓶装 100ml (3)每瓶装 120ml

颗粒剂:(1)每袋装 6g(无蔗糖) (2)每袋装 13g

糖浆剂:(1)每瓶装 60ml (2)每瓶装 120ml

【参考文献】

[1]龙锐,张建军(导师).小青龙颗粒中麻黄碱、伪麻黄碱在 SD 大鼠体内的药代动力学研究及药效学研究.北京中医药大学硕士学位论文,2008.

[2]苗爱蓉,宋延平.小青龙糖浆的药理作用.陕西中医,2001,22(10):622.

[3]张建军,欧丽娜,李伟,等.小青龙颗粒中麻黄碱及伪麻黄碱在大鼠体内的药代动力学研究.中华中医药杂志,2010,25(12):1991-1995.

(四) 清化热痰

良园枇杷叶膏
Liangyuan Pipaye Gao

【药物组成】 枇杷叶(去毛)、紫菀、杏仁、桔梗、陈皮、干芦根、甘草浸膏、盐酸麻黄碱。

【功能与主治】 清热化痰,宣肺止咳。用于外感风热、肺气失宣所致的风热咳嗽,症见发热、咳嗽、痰黄、气促。

【方解】 方中枇杷叶清泄肺热,化痰降气而止咳,为君药。紫菀、杏仁止咳化痰,降气平喘;盐酸麻黄碱可缓解支气管平滑肌痉挛,有平喘之效;桔梗辛散苦泄,开宣肺气,为舟楫之品,共为臣药。陈皮理气化痰,和中止咳;芦根清热祛痰,为佐药。甘草清热止咳,调和诸药,为使药。诸药合用,有宣有降,共奏清热化痰、宣肺止咳之功。

【临床应用】 **咳嗽** 外感风热,入里犯肺,肺失宣肃,肺气上逆而致咳嗽气促,痰黄或稠,咯痰不爽,口渴咽干,咽喉肿痛,身热,微恶风寒,舌红,苔薄黄或黄腻,脉浮数或滑数;上呼吸道感染,急、慢性支气管炎见上述证候者。

【药理毒理】 本品有镇咳、平喘、解热等作用。

1. 镇咳 本品能延长氨水致小鼠咳嗽的潜伏期,减少咳嗽次数[1]。

2. 平喘 本品能延长乙酰胆碱-组胺致豚鼠哮喘发作的潜伏期[1]。

3. 解热 本品能降低内毒素致发热小鼠的体温[1]。

4. 抗炎 本品能抑制二甲苯所致的小鼠耳肿胀[1]。

5. 抑菌 本品 0.2g 内容物提取上清液/ml 对金黄色葡萄球菌、肺炎双球菌和乙型溶血性链球菌有体外抑菌作用[1]。

【不良反应】 目前尚未检索到不良反应报道。

【禁忌】

1. 高血压、动脉硬化、心绞痛、甲状腺功能亢进患者禁用。

2. 孕妇和哺乳期妇女禁用。

3. 运动员禁用。

【注意事项】

1. 风寒咳嗽慎用。

2. 服药期间饮食宜清淡,忌食辛辣油腻食物,以免助火生痰。

【用法与用量】 口服。一次 15～20g,一日 3～5 次。

【参考文献】 [1]刘弘涛,李凤金,刘锦泉,等.止咳平喘胶囊的药效学研究.中医药信息,2012,29(6):41-44.

川贝枇杷糖浆(颗粒、口服液、露、片)
Chuanbei Pipa Tangjiang(Keli,Koufuye,Lu,Pian)

【药物组成】 川贝母流浸膏、枇杷叶、桔梗、薄荷脑。

【功能与主治】 清热宣肺,化痰止咳。用于风热犯肺、痰热内阻所致的咳嗽痰黄或咯痰不爽、咽喉肿痛、胸闷胀痛;感冒、支气管炎见上述证候者。

【方解】 方中川贝母味苦甘,性微寒,归肺、心经,功善清热化痰,润肺止咳,为君药。枇杷叶味苦能降,性寒能清,归肺、胃经,可降肺气而止咳,为臣药。桔梗辛散苦泄,化痰利咽,宣开肺气,为舟楫之品;薄荷脑芳香,轻扬升浮,祛风利咽,二药共为佐使药。四药合用,有宣有降,共奏清热宣肺、化痰止咳之功。

【临床应用】 **咳嗽** 外感风热之邪,入里犯肺,肺失宣肃,其气上逆而致咳嗽,痰黄或稠,咯痰不爽,口渴咽干,咽喉肿痛,胸闷胀痛,舌苔薄黄,脉浮数;感冒、急、

慢性支气管炎见上述证候者。

【药理毒理】 本品有止咳、祛痰和抗炎作用。

1. 止咳 川贝枇杷颗粒能延长氨水所致小鼠咳嗽的潜伏期和减少小鼠咳嗽的次数[1]。

2. 祛痰 川贝枇杷颗粒能增加小鼠气管酚红的排泌量[1]。

3. 抗炎 川贝枇杷颗粒能抑制大鼠棉球肉芽肿的形成,也能抑制巴豆油所致小鼠耳肿胀[1]。

【不良反应】 目前尚未检索到不良反应报道。

【禁忌】 尚不明确。

【注意事项】

1. 外感风寒者慎用。

2. 服药期间饮食宜清淡,忌食辛辣食物。

【用法与用量】 糖浆剂:口服。一次 10ml,一日 3次。颗粒剂:开水冲服。一次 3g,一日 3 次。口服液:口服。一次 10ml,一日 3 次。露剂:口服。一次 15ml,一日 3 次,小儿减半。片剂:口服。一次 3 片,一日 3 次。

【规格】 糖浆剂:每瓶装 100ml

颗粒剂:每袋装 3g

口服液:每支装 10ml

露剂:每瓶装 150ml

片剂:每片重 0.2g

【参考文献】 [1]李荣生,娄敏,乔少华,等.川贝枇杷颗粒药效学研究.中国实验方剂学杂志,2000,6(5):50.

强力枇杷露(胶囊、蜜炼膏)
Qiangli Pipa Lu(Jiaonang,Miliangao)

【药物组成】 枇杷叶、罂粟壳、百部、桑白皮、白前、桔梗、薄荷脑。

【功能与主治】 养阴敛肺,镇咳祛痰。用于久咳劳嗽、支气管炎。

【方解】 方中枇杷叶味苦能降,性寒能清,归肺、胃经,可清泄肺热,化痰降气而止咳;罂粟壳性味酸平,可敛肺止咳,二者共为君药。百部清泄肺热,化痰止咳;桑白皮降肺气,泻肺火;白前清肺化痰止咳,三药共为臣药。桔梗辛散苦泻,宣开肺气;薄荷脑芳香疏散,祛风利咽,二药共为佐使药。诸药合用,共奏清热化痰、敛肺止咳之功。

【临床应用】 **咳嗽** 痰热伤肺所致的咳嗽经久不愈,胸闷气短,痰少而黄或干咳无痰,口干咽燥;急、慢性支气管炎见上述证候者。

【药理毒理】 本品有镇咳、祛痰、抗炎等作用。

1. 镇咳 本品能延长氨水及二氧化硫所致小鼠咳

嗽的潜伏期,减少小鼠咳嗽次数[1];提高电刺激家猫喉上神经引咳的阈值[2]。

2. 祛痰 本品能增加小鼠气管酚红排泌量[2],增加大鼠气管排痰量[1-3]。

3. 抗炎 本品可抑制巴豆油所致小鼠耳肿胀;减轻角叉菜胶所致大鼠的足肿胀[2]。

4. 抑菌 体外试验,本品对金黄色葡萄球菌、甲型链球菌、乙型链球菌、肺炎球菌、大肠埃希菌均有抑制作用[2]。

【不良反应】 文献报道服用强力枇杷胶囊出现荨麻疹1例[4]。

【禁忌】

1. 儿童、孕妇及哺乳期妇女禁用。

2. 运动员禁用。

【注意事项】

1. 外感咳嗽及痰浊壅盛者慎用。

2. 服药期间,忌食辛辣、厚味食物。

3. 本方含有罂粟壳,不可久用。

【用法与用量】 露剂:口服。一次15ml,一日3次;小儿酌减。胶囊剂:口服。一次2粒,一日2次。膏剂:口服。一次20g,一日3次,小儿酌减。

【规格】 胶囊剂:每粒装0.3g

露剂:每瓶装(1)100ml (2)120ml (3)150ml

膏剂:每瓶装(1)180g (2)240g (3)300g

【参考文献】 [1]王晓洪,陈立峰.强力枇杷胶囊的药效学研究.湖南中医杂志,1999,15(2):50.

[2]彭代银,刘青云,黄根安,等.强力枇杷冲剂药效毒性研究和临床观察.中成药,1996,18(11):37.

[3]李方莲,罗瑞祥.法半夏罗汉果川贝枇杷膏与强力枇杷露药理作用的比较研究.中国药房,1997,8(1):15.

[4]孙桂芳.强力枇杷胶囊致变态反应1例.医药导报,2007,26(9):1091.

清肺化痰丸
Qingfei Huatan Wan

【药物组成】 黄芩(酒炙)、胆南星(砂炒)、麻黄(炙)、苦杏仁、桔梗、瓜蒌子、川贝母、款冬花(炙)、陈皮、法半夏(砂炒)、枳壳(炒)、白苏子、莱菔子(炒)、茯苓、甘草。

【功能与主治】 降气化痰,止咳平喘。用于肺热咳嗽,痰多作喘,痰涎壅盛,肺气不畅。

【方解】 方中黄芩清泄肺热,胆南星清热化痰,为君药。麻黄、苦杏仁、桔梗开宣肺气,止咳平喘;瓜蒌子降肺火,化热痰;川贝母清热化痰;款冬花润肺化痰,以上六味共为臣药。陈皮、法半夏、枳壳、白苏子、莱菔子燥湿化痰,降气止咳;茯苓健脾渗湿,以上六味同为佐药。甘草润肺止咳,调和诸药,为使药。全方配伍,共达降气化痰、止咳平喘之功。

【临床应用】

1. 咳嗽 痰邪壅肺,肺失宣降所致的咳嗽,咯痰黏稠,色黄,不易咯出,或兼口渴,尿黄,便干,舌质红,苔黄,脉弦滑数;急、慢性支气管炎见上述证候者。

2. 喘证 痰热郁肺所致的气急喘促,胸部胀痛,痰黏色黄,胸中烦热,身热,有汗,喜冷饮,咽干,面赤,苔黄腻,脉滑数;喘息型支气管炎见上述证候者。

【不良反应】 目前尚未检索到不良反应报道。

【禁忌】 运动员禁用。

【注意事项】

1. 风寒咳嗽者慎用。

2. 儿童、孕妇、体质虚弱及脾胃虚寒者慎用。

3. 本品含麻黄,高血压、心脏病患者、运动员慎用。

4. 服药期间饮食宜清淡,忌辛辣、厚味食物,忌烟酒。

【用法与用量】 口服。水蜜丸一次6g,大蜜丸一次1丸;一日2次。

【规格】 (1)水蜜丸 每袋装6g (2)大蜜丸 每丸重9g

三号蛇胆川贝片
Sanhao Shedan Chuanbei Pian

【药物组成】 蛇胆(干)、川贝母、法半夏、黄连、甘草。

【功能与主治】 清热,祛痰,止咳。用于邪热蕴肺或痰热阻肺、肺失宣降所致的咳嗽痰黄,或久咳痰多、咯吐不利。

【方解】 方中蛇胆清肺热,祛痰止咳,为君药。川贝母清肺化痰,润肺止咳;为臣药。半夏燥湿化痰止咳;黄连去中焦湿热,泻火解毒,共为佐药。甘草润肺止咳,调和药性,为使药。全方共奏清热、祛痰、止咳之功。

【临床应用】 咳嗽 邪热蕴肺,肺失清宣所致的咳嗽阵作,痰稠难咯,或身热头痛,舌苔薄黄,脉浮数;或痰热郁肺,肺失清肃所致的咳嗽气粗,喉中痰多,质黏或色黄,咯吐不利,或发热,纳呆,苔黄腻,脉弦滑;急、慢性支气管炎见上述证候者。

【不良反应】 目前尚未检索到不良反应报道。

【禁忌】 尚不明确。

【注意事项】

1. 寒痰咳喘者慎用。

2. 孕妇慎用。

3. 服药期间饮食宜清淡,忌辛辣、厚味食物,忌烟酒。

【用法与用量】　口服。一次 3～4 片,一日 2～3 次。小儿酌减。

三蛇胆川贝糖浆

Sanshedan Chuanbei Tangjiang

【药物组成】　蛇胆汁、川贝母、枇杷叶、百部、麻黄、桑白皮、肿节风、牛白藤、白薇、桔梗、薄荷素油。

【功能与主治】　清热润肺,化痰止咳。用于痰热蕴肺所致的咳嗽痰黄。

【方解】　方中蛇胆汁清肺热,祛痰止咳;川贝母清痰热,止咳润肺,共为君药。枇杷叶清肺化痰;百部润肺止咳,二者为臣药。麻黄宣肺平喘;桑白皮清肺消痰;肿节风、牛白藤祛风除湿,化痰消水;白薇退虚热,助清热化痰之功,清未尽之邪;桔梗化痰利咽,以上共为佐药。薄荷素油芳香调味,祛风利咽,为使药。全方共奏清热润肺、化痰止咳之功。

【临床应用】　咳嗽　痰热壅肺,肺失清宣所致的咳嗽,痰黄稠,咯吐不爽,或有热腥味,胸胁胀满,或有身热,口干,尿黄,便干,舌红,苔黄腻,脉滑数;急、慢性支气管炎见上述证候者。

【不良反应】　目前尚未检索到不良反应报道。

【禁忌】　运动员禁用。

【注意事项】

1. 寒痰咳嗽慎用。

2. 孕妇慎用。

3. 本品含麻黄,高血压病、心脏病患者慎用。

4. 忌辛辣、厚味食物,忌烟酒。

5. 糖尿病患者慎用。

【用法与用量】　口服。一次 10～15ml,一日 3 次。

蛇胆川贝散(液、胶囊)

Shedan Chuanbei San(Ye,Jiaonang)

【药物组成】　蛇胆汁、川贝母。

【功能与主治】　清肺,止咳,祛痰。用于肺热咳嗽,痰多。

【方解】　方中蛇胆汁、川贝母性味苦寒,均可清肺化痰,蛇胆汁可清热解毒,川贝母能清热散结,两者同用,用于外感风热咳嗽,痰火郁结,咯痰黄稠。全方共奏清肺、止咳、祛痰之功。

【临床应用】　咳嗽　外感风热犯肺,或风寒郁肺化热所致的咳嗽,气粗,痰稠黄,咯吐不爽,发热,咽喉疼痛,舌红苔黄腻,脉滑数;急、慢性支气管炎见上述证候者。

【药理毒理】　本品有止咳、祛痰、平喘等作用。

1. 止咳　蛇胆川贝液能减少氨水致咳豚鼠咳嗽次数[1]。

2. 祛痰　蛇胆川贝液能增加小鼠气管酚红排泌量[1]。

3. 平喘　蛇胆川贝液能延长乙酰胆碱和磷酸组胺混合液所致豚鼠哮喘的引喘潜伏期[1]。

4. 其他　蛇胆川贝液能减少小鼠自主活动次数,延长士的宁引起惊厥及死亡的时间[1]。

【不良反应】　文献报道服蛇胆川贝液可出现全身荨麻疹样药疹、弥漫性红斑型药疹、水肿性紫癜型药疹的过敏反应及急性喉水肿、胸腹皮肤灼痛的不良反应[2,7]。

【禁忌】　尚不明确。

【注意事项】

1. 痰湿犯肺,久咳不止者慎用。

2. 孕妇慎用。

3. 服药期间忌食辛辣、油腻食物,忌烟酒。

【用法与用量】　散剂:口服。一次 0.3～0.6g,一日 2～3 次。胶囊剂:口服。一次 1～2 粒,一日 2～3 次。液:口服。一次 10ml,一日 2 次;小儿酌减。

【规格】　散剂:每瓶装　(1)0.3g　(2)0.6g

液:每支装 10ml

胶囊剂:每粒装 0.3g

【参考文献】　[1]崔艳萍.蛇胆川贝液的研究概况.中国药事,1997,11(2):118.

[2]陈玉娟.蛇胆川贝液口服致过敏反应 2 例.杭州医学高等专科学校学报,2001,22(4):229.

[3]杨树先.蛇胆川贝液致过敏反应一例.北京中医杂志,1992,(2):54.

[4]陈玉佩.蛇胆川贝液口服过敏 2 例.四川中医,1992,10(9):26.

[5]李学义.蛇胆川贝液致药疹 1 例.中药通报,1987,12(10):54.

[6]胡明灿,胡勤策,华晓娟.蛇胆川贝液的不良反应.中国民间疗法,2001,9(1):62.

[7]苗德云.口服蛇胆川贝液引起皮痛 2 例.临床皮肤科杂志,1989,18(3):161.

射麻口服液

Shema Koufuye

【药物组成】 麻黄、射干、苦杏仁、桑白皮(蜜炙)、白前、石膏、胆南星、黄芩、莱菔子(炒黄)、五味子(醋蒸)。

【功能与主治】 清肺化痰,止咳平喘。用于痰热壅肺所致的咳嗽、痰多稠黏、胸闷憋气、气促作喘、喉中痰鸣、发热或不发热、舌苔黄或黄白、或舌质红、脉弦滑或滑数。

【方解】 方中麻黄开宣肺气,止咳平喘,为君药。射干清热解毒,祛痰利咽;杏仁降气平喘;桑白皮、白前祛痰降气,助君药祛痰平喘,共为臣药。石膏清泄肺热;胆南星、黄芩清热化痰;莱菔子降气消痰;五味子收敛肺气,共为佐药。全方共行清肺化痰、止咳平喘之功。

【临床应用】

1. 咳嗽 痰热壅肺,痰气相搏,肺失宣肃所致的咳嗽,胸闷,喉中痰鸣,痰多黏稠,舌苔黄或黄白,或舌质红、脉弦滑或滑数;上呼吸道感染、急、慢性支气管炎见上述证候者。

2. 喘证 邪热壅肺,肃降无权所致的喘咳气涌,胸部胀痛,痰稠黏,色黄,胸中烦热,身热,有汗,渴喜冷饮,面红,咽干,或便秘,舌苔黄腻,脉滑数;喘息型支气管炎见上述证候者。

【不良反应】 目前尚未检索到不良反应报道。

【禁忌】 运动员禁用。

【注意事项】

1. 寒痰及虚喘者慎用。

2. 孕妇慎用。

3. 服药期间饮食宜清淡,忌食辛辣厚味食物,忌烟酒。

4. 本品含麻黄,心脏病、高血压病患者慎用。

【用法与用量】 口服。一次 10ml,一日 3 次;或遵医嘱。

【规格】 每支装 10ml

牛黄蛇胆川贝散(滴丸、液、胶囊)

Niuhuang Shedan Chuanbei San(Diwan,Ye,Jiaonang)

【药物组成】 人工牛黄、川贝母、蛇胆汁、薄荷脑。

【功能与主治】 清热,化痰,止咳。用于热痰、燥痰咳嗽,症见咳嗽、痰黄或干咳、咯痰不爽。

【方解】 方中牛黄苦寒,善于清热化痰,为君药。川贝母甘凉润肺,化痰止咳,为臣药。蛇胆汁苦寒,清肺解毒,为佐药。薄荷脑芳香,祛风利咽,为使药。诸药相合,共奏清热、化痰、止咳之功。

【临床应用】 咳嗽 感受外邪,痰热阻肺,肺失宣肃所致的咳嗽,咯痰,痰多黏稠,色黄;或干咳,咯痰不爽,口干,舌红,苔薄黄腻,脉滑数;急、慢性支气管炎见上述证候者。

【药理毒理】 本品有镇咳、平喘、祛痰、抗炎等作用。

1. 镇咳 牛黄蛇胆川贝液和胶囊可减少氨雾引起小鼠咳嗽次数,提高电刺激引起的猫咳嗽阈值[1,2]。

2. 平喘 牛黄蛇胆川贝滴丸和胶囊可延长氯化乙酰胆碱加磷酸组胺引起的豚鼠哮喘潜伏期[2,3]。

3. 祛痰 牛黄蛇胆川贝滴丸能增加小鼠呼吸道对酚红的排泌[3]。

4. 抗炎 牛黄蛇胆川贝液和胶囊能抑制二甲苯所致小鼠耳肿胀、蛋清所致大鼠足肿胀和棉球所致大鼠肉芽组织增生[1,2]。

5. 其他 牛黄蛇胆川贝液对金黄色葡萄球菌、八叠球菌、溶血链球菌、卡他球菌等有抑制作用[1]。牛黄蛇胆川贝滴丸能提高小鼠对鸡红细胞的吞噬率和吞噬指数[3]。

【不良反应】 文献报道服用牛黄蛇胆川贝液可出现皮疹、头晕、胸闷等不良反应[4-6]。

【禁忌】 孕妇禁用。

【注意事项】

1. 风寒咳嗽、阴虚久咳及寒痰、湿痰患者慎用。

2. 脾胃虚寒者慎用。

3. 服药期间饮食宜清淡,忌食生冷、辛辣、燥热食物,忌烟酒。

【用法与用量】 散剂:口服。一次 1～2 瓶,一日 2～3 次,小儿酌减或遵医嘱。滴丸:口服或舌下含服。一次 10 丸,一日 3 次。液:口服。一次 10ml,一日 3 次,小儿酌减或遵医嘱。胶囊:口服。一次 1～2 粒(大粒)或 2～4 粒(小粒),一日 3 次,小儿酌减,或遵医嘱。

【规格】 散剂:每瓶装 0.5g

滴丸:每 10 丸重 0.35g

液:(1)每支装 10ml (2)每瓶装 10ml (3)每瓶装 150ml

胶囊:每粒装 (1)0.5g (2)0.25g

【参考文献】 [1]牛黄蛇胆川贝液新药申报资料.

[2]黄德武,严尚学,龙子江.牛黄蛇胆川贝胶囊镇咳、平喘、抗

炎作用的研究.上海实验动物科学,2000,20(3):148-150,153.

[3]牛黄蛇胆川贝滴丸新药申报资料.

[4]马凤林.服牛黄蛇胆川贝液出现过敏反应一例.中国中药杂志,1992,17(12):753.

[5]黄振耀.口服牛黄蛇胆川贝液致药疹1例.福建中医药,1993,24(4):14.

[6]傅鸿坤.牛黄蛇胆川贝液致荨麻疹型药疹1例.皮肤与性病,1998,20(1):65.

清肺抑火丸

Qingfei Yihuo Wan

【药物组成】　黄芩、栀子、黄柏、浙贝母、桔梗、前胡、苦参、知母、天花粉、大黄。

【功能与主治】　清肺止咳,化痰通便。用于痰热阻肺所致的咳嗽、痰黄稠黏、口干咽痛、大便干燥。

【方解】　方中黄芩清肺泻火,为君药。栀子、黄柏清热泻火;浙贝母清肺止咳,化痰散结,共为臣药。桔梗、前胡散风宣肺,化痰止咳;苦参清热燥湿;知母、天花粉既能清肺润燥,又能养阴生津;大黄通腑泻热,引肺火下行,共为佐药。诸药相合,共奏清肺止咳、化痰通便之功。

【临床应用】　咳嗽　痰热阻肺,肺失宣肃所致的咳嗽气粗,痰多色黄稠黏,口干咽痛,大便干燥,小便黄赤,舌红苔黄,脉滑数;支气管炎、肺部感染见上述证候者。

【不良反应】　目前尚未检索到不良反应报道。

【禁忌】　尚不明确。

【注意事项】

1. 风寒咳嗽或脾胃虚弱者慎用。

2. 孕妇慎用。

3. 服药期间饮食宜清淡,忌食生冷、辛辣、燥热食物,忌烟酒。

【用法与用量】　口服。水丸一次6g,大蜜丸一次1丸,一日2~3次。

【规格】　大蜜丸　每丸重9g

清气化痰丸

Qingqi Huatan Wan

【药物组成】　胆南星、酒黄芩、瓜蒌仁霜、苦杏仁、陈皮、枳实、茯苓、半夏(制)。

【功能与主治】　清肺化痰。用于痰热阻肺所致的咳嗽痰多、痰黄稠黏、胸腹满闷。

【方解】　方中胆南星味苦性凉,清热化痰,为君药。

配以黄芩、瓜蒌仁清肺火,化痰热以助胆南星之力;苦杏仁苦泻降气,止咳平喘,共为臣药。治痰当须理气,故配陈皮、枳实理气消痰,破气消痞;茯苓健脾渗湿,半夏燥湿化痰,以杜绝生痰之源,共为佐药。诸药相合,则热清火降,气顺痰消,共奏清肺化痰之功。

【临床应用】　咳嗽　因痰热阻肺,肺失宣肃所致的咳嗽,痰多黏稠,色黄,胸腹满闷,或气促息粗,口干欲饮,舌红苔黄,脉滑数;急、慢支气管炎见上述证候者。

【不良反应】　目前尚未检索到不良反应报道。

【禁忌】　尚不明确。

【注意事项】

1. 风寒咳嗽,痰湿阻肺者慎用。

2. 孕妇慎用。

3. 服药期间饮食宜清淡,忌食生冷、辛辣、燥热食物,忌烟酒。

【用法与用量】　口服。一次6~9g,一日2次;小儿酌减。

祛痰灵口服液

Qutanling Koufuye

【药物组成】　鲜竹沥、鱼腥草。

【功能与主治】　清肺化痰。用于痰热壅肺所致的咳嗽、痰多、喘促;急、慢性支气管炎见上述证候者。

【方解】　方中鲜竹沥甘寒,归心、肺、胃经,具清热化痰之功效,为君药。鱼腥草辛,微寒,归肺经,清热解毒,为臣药。两药相伍,君臣相配,共奏清肺化痰之效。

【临床应用】　咳嗽　痰热壅肺,肺失宣降所致咳嗽,痰多,喘促,舌质红,苔薄黄,脉滑数;急、慢性支气管炎见上述证候者。

【药理毒理】　本品有祛痰、镇咳、抗炎等作用。

1. 祛痰　本品可增加小鼠呼吸道排泌酚红,可加快鸽气管内墨汁微粒的上行速度[1]。

2. 镇咳　本品可延长氨水引起的小鼠咳嗽潜伏期,减少咳嗽次数[1]。

3. 抗炎　本品可抑制二甲苯引起的小鼠耳肿胀[1]。

4. 抗菌　体外试验,本品对金黄色葡萄球菌、白色葡萄球菌的最低抑菌浓度(MIC)分别为0.475、0.119g(生药)/ml,对肺炎球菌、白喉杆菌、甲型链球菌、乙型链球菌、丙型链球菌的MIC均为0.950g(生药)/ml[1]。

5. 增强免疫功能　本品可提高环磷酰胺所致免疫

功能低下小鼠巨噬细胞的吞噬功能,提高小鼠碳廓清指数和胸腺指数;能增强植物血凝素(PHA)刺激小鼠的淋巴细胞反应性[1]。

【不良反应】 目前尚未检索到不良反应报道。

【禁忌】 尚不明确。

【注意事项】

1. 脾虚便溏者慎用。

2. 风寒咳嗽、湿痰阻肺者慎用。

3. 服药期间忌食辛辣、生冷、油腻食物。

【用法与用量】 口服。一次 30ml,一日 3 次;2 岁以下一次 15ml,一日 2 次;2～6 岁一次 30ml,一日 2 次;6 岁以上一次 30ml,一日 2～3 次;或遵医嘱。

【规格】 每支装 30ml

【参考文献】 [1]陈长勋,金若敏,钟健,等.祛痰灵口服液药理作用的实验研究.上海中医药杂志,1996,(6):43.

鱼腥草注射液

Yuxingcao Zhusheye

【药物组成】 鲜鱼腥草。

【功能与主治】 清热解毒,消痈排脓,利湿通淋。用于痰热壅肺所致的肺脓疡;湿热下注所致的尿路感染;热毒壅盛所致的痈疖。

【方解】 方中鱼腥草药性辛寒,辛以散结,寒能清热,主入肺经,功善清解肺热,消痈排脓,主治肺热咳嗽、肺痈吐脓及火毒疮疡;兼入膀胱经,清热利湿,利尿通淋,又为治疗膀胱湿热淋证要药。

【临床应用】

1. 肺痈 肺感毒邪,蕴而成痈所致咳嗽,发热,胸痛,咯吐腥臭浊痰,甚则脓血相兼,口干咽燥,舌红,苔黄腻,脉滑数;肺脓疡见上述证候者。

2. 风温肺热 风热犯肺所致发热恶寒,鼻流浊涕,咽痛声嘶或咳嗽,咯痰不畅或咳喘胸痛,咯黄痰或带血,烦渴喜饮,舌红苔黄,脉浮数或滑数;肺部感染见上述证候者。

3. 疮疡 感受毒邪或内火壅盛而外发,症见患部红肿热痛,或身热恶寒,小便黄赤,舌红苔黄,脉数有力;皮肤化脓性感染见上述证候者。

4. 淋证 湿热下注,膀胱气化不利而致小便短数,灼热刺痛,溺色黄赤,少腹拘急胀痛,或有寒热,口苦,舌红,苔黄腻,脉濡数;尿路感染见上述证候者。

此外,本品还有用于带状疱疹、流行性腮腺炎的报道[1,2]。

【药理毒理】 本品有抗病毒、抗内毒素等作用。

1. 抗病毒 本品体外可减少甲 3 型流感病毒(H3N2)感染的犬肾传代细胞(MDCK)的凋亡率,抑制细胞形态学变化[3]。

2. 抗内毒素 本品体外能中和内毒素[4]。大鼠离体心脏主动脉灌流试验显示,本品可改善内毒素诱导心肌损伤大鼠的左心室压差与心率乘积(LVSP-LVEDP)×HR、左室压(LVDP)、室内压最大上升速率($\pm dp/dt_{max}$)恢复百分率;抑制内毒素诱导的心肌超氧化物歧化酶、琥珀酸脱氢酶活性的降低和丙二醛、一氧化氮含量的升高[5]。对内毒素诱导的肌酸激酶活性的升高具有抑制作用[6]。

3. 其他 体外试验,本品对金黄色葡萄球菌、大肠埃希菌[7]、假单胞菌属、产碱杆菌属、无色杆菌属、土壤杆菌属、黄杆菌属等有抑制作用[8];本品 0.02～2g 可使 Fe^{2+}-L-半胱氨酸诱导的肝脏脂质过氧化模型大鼠的肝脏粗线粒体丙二醛含量降低,抑制大鼠肝脏的脂质过氧化代谢[9]。

【不良反应】 文献报道,本品导致的过敏反应主要有:皮肤过敏性红斑、斑丘疹及各种皮疹、过敏性紫癜;呼吸系统症状有咳嗽、气喘、气促、呼吸困难;循环系统症状有胸闷、心悸、汗出、肢冷;消化系统症状有恶心、呕吐、腹痛、腹泻;神经系统症状有四肢抽搐、视觉损害、听觉损害;过敏性休克;泌尿系统症状见肉眼血尿[10-16]。

【禁忌】

1. 对本品过敏者禁用。

2. 孕妇、儿童禁用。

3. 禁用静脉输注。

【注意事项】

1. 若发现浑浊、沉淀、变色、漏气或瓶身细微破裂,均不得使用。

2. 老年人慎用。

3. 心脏病者慎用。

4. 过敏体质及有对其他药物过敏史者慎用。

5. 用药期间,忌食辛辣、刺激、油腻食物。

6. 使用本品时,应严密观察不良反应,必要时采取相应的控制及救治措施。

【用法与用量】 肌内注射。一次 2ml,一日 4～6ml。

【规格】 每支装 (1)2ml (2)10ml (3)50ml (4)100ml

【参考文献】 [1]王玲飞.鱼腥草注射液治疗带状疱疹 54 例观察.实用中医药杂志,2001,17(1):26.

[2]王成群.鱼腥草注射液与利巴韦林治疗儿童流行性腮腺炎

随机对照研究.药物流行病学杂志,2002,11(2):57.

[3]郭惠,姚灿,何士勤.鱼腥草抗流感病毒诱导细胞凋亡的研究,赣南医学院学报.2003,23(6):615.

[4]刘志峰,李桂生,傅凤华,等.8种中药注射剂体外抗内毒素作用的观察.中草药,2002,33(1):58.

[5]王海华,戚仁斌,张定国,等.鱼腥草注射液抗内毒素性心肌损伤作用的实验研究.中国病理生理杂志,2004,20(3):387.

[6]王海华,张定国,殷慧群,等.鱼腥草注射液和双黄连注射液抗内毒素心肌损伤作用的比较.中药药理与临床,2003,19(4):18.

[7]赵瑛.鱼腥草等中药注射液体外抗菌活性测定方法的初步探讨.重庆师范学院学报(自然科学版),1998,15(1):79.

[8]高峰,王文祖,冯培德,等.鱼腥草对非发酵菌抑制作用的研究.云南中医中药杂志,1995,16(6):43.

[9]李姝,周劲帆,龙盛京.珍珠精母、肌苷、人胎盘组织液、鱼腥草对大鼠肝脏脂质过氧化的作用.实用预防医学,2002,9(1):22.

[10]谢娜,陈晖.265例鱼腥草注射液不良反应文献分析.中国药师,2006,9(7):660-661.

[11]赵存生,陈军.静滴鱼腥草注射液引起小儿抽搐1例.临床军医杂志,2006,34(1):40.

[12]王晓才,王晓玲.静滴鱼腥草注射液致过敏反应1例.中国中药杂志,2005,30(11):864.

[13]屈宁宁,张俊联,韩秀珍.静脉滴注鱼腥草注射液致不良反应30例报告.现代中医药,2005,(3):37-38.

[14]朱聿萍.鱼腥草注射液不良反应19例.浙江中西医结合杂志,2006,16(9):588.

[15]易艳,梁爱华,刘婷,等.鱼腥草注射液不良反应分析.中国中药杂志,2008,33(21):2439-2442.

[16]薛秀清,蔡晓虹.鱼腥草注射液引起死亡1例.河南中医,2006,26(9):80.

灯台叶颗粒

Dengtaiye Keli

【药物组成】 灯台叶。

【功能与主治】 清热化痰止咳。用于痰热阻肺所致的咳嗽、咯痰;慢性支气管炎、百日咳见上述证候者。

【方解】 方中灯台叶芳香味苦,归肺经,苦能泄降,芳香疏泄,有止咳、祛痰、消肿、散结之功,肺热咳嗽、痰多喘咳及咽喉肿痛均可用之。

【临床应用】

1. 咳嗽　痰热壅肺,肺失清肃所致的咳嗽息粗,痰多质黏,胸胁胀满,舌红,苔黄腻,脉滑数;慢性支气管炎见上述证候者。

2. 顿咳　外邪入里化热,痰热阻肺所致的痉咳不已,痰稠难出,或痰中带血,口渴尿黄,舌红,苔黄腻,脉滑数;百日咳见上述证候者。

【不良反应】 目前尚未检索到不良反应报道。

【禁忌】 尚不明确。

【注意事项】

1. 寒痰咳喘者慎用。

2. 孕妇慎用。

3. 服药期间忌辛辣刺激及油腻食物。

4. 婴幼儿及年老体弱者慎用。

【用法与用量】 开水冲服。一次1袋,一日3次。

【规格】 每袋装10g(相当于原生药7g)

复方鲜竹沥液

Fufang Xianzhuli Ye

【药物组成】 鲜竹沥、鱼腥草、枇杷叶、桔梗、生半夏、生姜、薄荷素油。

【功能与主治】 清热化痰,止咳。用于痰热咳嗽,痰黄黏稠。

【方解】 方中鲜竹沥性寒滑利,清肺降火,化痰止咳,为君药。鱼腥草清热解毒,化痰止咳;枇杷叶清热降气,化痰止咳,共为臣药。桔梗宣肺利咽,化痰止咳;生半夏燥湿化痰;生姜既可佐助君药化痰之力,又可佐制生半夏毒性,薄荷素油辛散透热,共为佐药。诸药合用,使痰祛咳止,全方共奏清热、化痰、止咳之功。

【临床应用】 咳嗽　感受外邪,入里化热,肺失清肃,痰浊内生所致的咳嗽,痰多黏稠色黄,舌淡,苔薄腻,脉滑;急性支气管炎见上述证候者。

【药理毒理】 本品有祛痰、止咳等作用。

1. 祛痰　本品能增加正常小鼠气管酚红排泌量,促进正常大鼠痰液分泌[1,2]。

2. 止咳　本品能延长二氧化硫所致小鼠咳嗽的潜伏期,减少咳嗽次数[1,2]。

3. 抗炎　本品能抑制大鼠皮下注射琼脂所致的肉芽肿形成,并能抑制二甲苯引起的小鼠耳肿胀[2]。

【不良反应】 有文献报道服用本品出现皮疹、皮肤瘙痒、心率加快、胸闷等症状[3]。

【禁忌】 尚不明确。

【注意事项】

1. 寒嗽及脾虚便溏者慎用。

2. 孕妇慎用。

3. 服药期间忌烟、酒及辛辣刺激和油腻食物。

【用法与用量】 口服。一次20ml,一日2～3次。

【规格】 每瓶装　(1)10ml　(2)20ml　(3)30ml

(4)100ml　(5)120ml

【参考文献】　[1]毛友昌,彭旦明.两种工艺的复方鲜竹沥药效学比较.江西中医学院学报,1996,(增刊):22.

[2]方铝,徐丽英,肖小华.复方鲜竹沥液的主要药效学研究.中成药,2004,26(12):1070-1071.

[3]李宇峰,方向梅.复方鲜竹沥口服液致皮疹2例.中国药物应用与监测,2005,2(1):37.

橘红丸(片、颗粒、胶囊)

Juhong Wan(Pian,Keli,Jiaonang)

【药物组成】　化橘红、浙贝母、陈皮、半夏(制)、茯苓、甘草、苦杏仁、炒紫苏子、桔梗、紫菀、款冬花、瓜蒌皮、石膏、地黄、麦冬。

【功能与主治】　清肺,化痰,止咳。用于痰热咳嗽,痰多,色黄黏稠,胸闷口干。

【方解】　方中化橘红理气宽中,燥湿化痰;浙贝母清热泄火,化痰止咳,共为君药。陈皮、半夏、茯苓合用,取二陈汤之意,健脾燥湿,理气祛痰,使湿去脾旺,痰无由生,共为臣药。杏仁、紫苏子降气化痰;桔梗宣肺化痰,畅壅塞之气,使气利痰自愈;紫菀、款冬花、瓜蒌皮、石膏清肺中郁热,加强清热化痰作用;地黄、麦冬防温燥痰热伤阴,共为佐药。甘草益气化痰,调和诸药,为使药。全方共奏清肺、化痰、止咳之功。

【临床应用】　咳嗽　痰浊阻肺,郁而化热,肺失宣降所致的咳嗽,痰多色黄,不易咯出,胸闷,口干,纳呆,舌红,苔黄腻,脉弦数;急、慢性气管炎见上述证候者。

【药理毒理】　本品有镇咳、平喘、解热等作用。

1. 镇咳　橘红胶囊能延长氨水致小鼠咳嗽的潜伏期,减少咳嗽次数[1]。

2. 平喘　橘红胶囊能延长乙酰胆碱-组胺致豚鼠哮喘发作的潜伏期[1]。

3. 解热　橘红胶囊能降低内毒素致发热小鼠的体温[1]。

4. 抗炎　橘红胶囊能抑制二甲苯所致的小鼠耳肿胀[1]。

5. 抑菌　橘红胶囊0.2g内容物提取上清液/ml对金黄色葡萄球菌、肺炎双球菌和乙型溶血性链球菌有体外抑菌作用[1]。

【不良反应】　目前尚未检索到不良反应报道。

【禁忌】　尚不明确。

【注意事项】

1. 气虚咳喘及阴虚燥咳者慎用。

2. 孕妇慎用。

3. 服药期间忌食辛辣、油腻食物。

【用法与用量】　丸剂:口服。水蜜丸一次7.2g,小蜜丸一次12g,大蜜丸一次2丸(每丸重6g)或4丸(每丸重3g),一日2次。片剂:口服。一次6片,一日2次。颗粒剂:开水冲服。一次11g,一日2次。胶囊剂:口服。一次5粒,一日2次。

【规格】　丸剂:(1)水蜜丸　每100丸重10g;大蜜丸　每丸重①3g②6g

颗粒剂:每袋装11g(相当于原生药7g)

胶囊剂:每粒装0.5g

【参考文献】　[1]刘弘涛,李凤金,刘锦泉,等.止咳平喘胶囊的药效学研究.中医药信息,2012,29(6):41-44.

竹沥达痰丸

Zhuli Datan Wan

【药物组成】　青礞石、硝石、鲜竹沥、半夏(制)、橘红、生姜、黄芩、大黄(酒制)、沉香、甘草。

【功能与主治】　豁除顽痰,清火顺气。用于痰热上壅,顽痰胶结,咳喘痰多,大便干燥,烦闷癫狂。

【方解】　方中以青礞石、硝石,取其剽悍重坠之性,善能攻逐陈积伏匿之老痰,为君药。竹沥滑痰清火,半夏、橘红燥湿化痰,生姜化痰止咳,共为臣药。黄芩苦寒泻火,善清上焦气分之热;大黄苦寒,荡涤实热,泻火通便,以导火邪外出;沉香肃降下气,法治痰必先顺气之理,共为佐药。甘草化痰止咳,并调和诸药,为使药。全方配伍,药力峻猛,有豁除顽痰、清火顺气之功。

【临床应用】

1. 咳嗽　痰热上壅,顽痰胶结所致的咳嗽胸闷,痰多黄稠;急、慢性支气管炎见上述证候者。

2. 喘嗽　痰热壅肺,肺失宣肃所致的咳嗽气喘,痰多黄稠,不易咯出或时吐浊痰,心烦胸闷,大便干燥,舌苔黄厚腻,脉弦滑数;喘息型支气管炎见上述证候者。

3. 狂病　实热顽痰胶结,上蒙清窍所致的狂躁易怒,叫骂不休,毁物殴人,或神志异常,多语喜笑,烦闷易怒,大便干燥,舌苔黄厚腻,脉滑数有力;精神分裂症见上述证候者。

4. 痫病　痰热蒙蔽心窍,肝风内动所致的突然昏倒,抽搐吐沫,醒后如常人,数日或数月后再发,舌质红,舌苔黄厚腻,脉弦滑有力;癫痫病见上述证候者。

【不良反应】　目前尚未检索到不良反应报道。

【禁忌】　孕妇禁用。

【注意事项】

1. 风寒咳嗽者慎用；脾胃虚弱、肾虚作喘者慎用。

2. 体弱年迈者慎用。

3. 服药期间饮食宜清淡，忌食辛辣、燥热食物，忌烟酒。

【用法与用量】　口服。一次 6～9g。

【规格】　每 50 丸重 3g

礞石滚痰丸（片）
Mengshi Guntan Wan(Pian)

【药物组成】　金礞石（煅）、黄芩、熟大黄、沉香。

【功能与主治】　逐痰降火。用于痰火扰心所致的癫狂惊悸，或喘咳痰稠、大便秘结。

【方解】　方中金礞石秉金石之质，剽悍之性，下气逐痰，平肝镇惊，能攻逐陈积伏匿之顽痰老痰，为君药。黄芩苦寒，清上焦之火；熟大黄苦寒，荡涤实积，以开下行之路，两药用量颇重，清上导下，以除痰热之源，共为臣药。沉香降气，调达气机，气降而火消，为佐药。四药合用，逐痰积，除火热，共奏逐痰散结、降火通便之效。

【临床应用】

1. 癫狂　因痰火扰心而致的语无伦次，狂躁奔走，或喃喃自语，神情呆滞，大便秘结，舌红，苔黄腻，脉弦滑；精神分裂症见上述证候者。

2. 咳嗽　痰热壅肺所致的咳嗽不止，痰稠色黄，胸闷憋气，腹胀，便秘，舌质红，舌苔黄厚腻，脉滑数或弦滑；急性支气管炎见上述证候者。

3. 喘证　痰热内蕴，肺气不降所致的喘促气急，胸闷气短，咯痰色黄，舌质红，舌苔黄厚腻，脉滑数或弦滑；喘息型支气管炎见上述证候者。

4. 不寐　痰热扰心而致的心烦不寐，急躁易怒，神思恍惚，大便秘结，舌质红，舌苔黄腻，脉滑数或弦滑；神经衰弱见上述证候者。

5. 惊悸　肝郁化火，痰火扰心而致心中悸动，胆怯善惊，坐卧不安，大便秘结，舌质红，舌苔黄腻，脉弦滑有力或滑数。

6. 便秘　肠胃积热，痰热内蕴，腑气不通而出现大便燥结，腹胀，腹痛，口干口苦，舌质红，舌苔黄腻或黄燥，脉弦滑有力。

【不良反应】　目前尚未检索到不良反应报道。

【禁忌】　孕妇禁用。

【注意事项】

1. 体虚及小儿虚寒成惊者慎用。

2. 癫狂重症患者，需在专业医生指导下配合其他治疗方法。

3. 忌食辛辣、油腻食物。

4. 药性峻猛，易耗损气血，须病除即止，切勿过量久用。

【用法与用量】　丸剂：口服。一次 6～12g，一日 1 次。片剂：口服。1 次 8 片，一日 1 次。

【规格】　丸剂：每袋（瓶）6g

片剂：每片重 0.32g

金荞麦胶囊
Jinqiaomai Jiaonang

【药物组成】　金荞麦。

【功能与主治】　清热解毒，排脓祛瘀，祛痰止咳平喘。用于急性肺脓疡、急慢性气管炎、慢性喘息型气管炎、支气管哮喘及细菌性痢疾。症见咳吐臭脓血痰液或咳嗽痰多，喘息痰鸣及大便泻下赤白脓血。

【方解】　方中金荞麦具有清热解毒、排脓祛瘀、祛痰止咳的功效。一味药同时具备清热与排脓的作用是它的特点所在，优势所在，排脓有利于散结，散结有利于化痰。

【临床应用】

1. 咳嗽　由痰热壅肺，肺失宣肃所致。症见咳嗽气急，痰多，咯吐腥臭脓血痰，咽喉肿痛，舌红，苔黄腻，脉滑数；急、慢性气管炎见上述证候者。

2. 喘证　由痰热壅肺，肺气郁闭所致。症见喘息痰鸣，呼吸急促，不能平卧，咳嗽痰多，舌红，苔黄腻，脉滑数；喘息型慢性气管炎、支气管哮喘见上述证候者。

【不良反应】　目前尚未检索到不良反应报道。

【禁忌】　尚不明确。

【注意事项】　素体虚寒而见畏寒肢冷，面色㿠白，小便清长等慎用。

【用法与用量】　口服。一次 3 粒，一日 3 次。

【规格】　每粒装 0.4g

治咳川贝枇杷滴丸
Zhike Chuanbei Pipa Diwan

【药物组成】　枇杷叶、平贝母、桔梗、水半夏、薄荷脑。

【功能与主治】　清热化痰止咳。用于感冒、支气管炎属痰热阻肺证，症见咳嗽、痰黏或黄。

【方解】 方中平贝母清热化痰、润肺止咳,枇杷叶清肺化痰止咳,为君药。桔梗开宣肺气,化痰止咳利咽,水半夏燥湿化痰、降逆止咳,为臣药。佐以薄荷脑清凉祛风。全方共奏宣肺降气、清热化痰之功。

【临床应用】 咳嗽 症见咳嗽气急,痰多,质黏厚或稠黄,咯吐不爽,咽干、咽痛、发热,舌红,苔黄或黄腻,脉滑数者。感冒及支气管炎见上述症状者。

【药理毒理】 本品有止咳、平喘、抗病毒作用。

1. 止咳、平喘 本品可延长枸橼酸致咳豚鼠的咳嗽潜伏期和减少咳嗽次数,延长组胺致哮喘豚鼠哮喘发生潜伏期,抑制离体豚鼠气管平滑肌收缩[1]。

2. 抗病毒 本品在 0.097～1.563mg/ml 浓度及其灌胃大鼠的含药血清对单纯疱疹病毒Ⅰ型(HSV-Ⅰ)有直接灭活作用,同时可阻断其对细胞侵袭[2]。

3. 体内过程 本品灌胃大鼠后其所含薄荷脑在体内的药动学行为符合二室房室模型,主要药动学参数 t_{max} 为 10 分钟,$t_{1/2\beta}$ 为(183.93±52.75)分钟,CL/F 为(0.426±0.194)L/(min·kg)[3]。

【不良反应】 目前尚未检索到不良反应的报道。

【禁忌】 孕妇禁用。

【注意事项】

1. 忌烟、酒及禁食辛辣、油腻食物。

2. 过敏体质者慎用。

【用法与用量】 口服或含服。一次 3～6 丸,一日 3 次。

【规格】 每丸重 30mg

【参考文献】 [1]候媛媛,李若洁,程彬峰.治咳川贝枇杷滴丸镇咳平喘作用研究.药物评价研究,2010,33(6):194-197.

[2]任莹利,明红霞,杨延停,等.治咳川贝枇杷滴丸体外抗单纯疱疹病毒Ⅰ型的作用.天津医科大学学报,2011,17(4):467-470.

[3]杨彬,刘丹,杜超,等.治咳川贝枇杷滴丸中薄荷脑大鼠体内药物动力学及体内外相关性研究.中国中药杂志,2013,38(9):1421-1425.

(五) 化痰散结

消瘿丸

Xiaoying Wan

【药物组成】 昆布、海藻、蛤壳、浙贝母、夏枯草、陈皮、槟榔、桔梗。

【功能与主治】 散结消瘿。用于痰火郁结所致的瘿瘤初起;单纯型地方性甲状腺肿见上述证候者。

【方解】 方中昆布、海藻咸寒,消瘿散结,共为君药。蛤壳、浙贝母和夏枯草性寒,清热化痰,软坚散结,更助君药之力,共为臣药。陈皮、槟榔行气消积,以取气行痰消之效,合为佐药。桔梗开提肺气,载药上行,以达病所,为使药。诸药合用,共奏清热化痰、散结消瘿之功。

【临床应用】 瘿瘤 因情志不遂,或饮食水土失宜而致痰气交结,日久化火,郁结于颈部出现的颈前肿块,烦热,口苦,多汗,舌红苔腻,脉弦滑;单纯型地方性甲状腺肿见上述证候者。

【不良反应】 目前尚未检索到不良反应报道。

【禁忌】 尚不明确。

【注意事项】

1. 孕妇慎用。

2. 服药期间饮食宜清淡,忌食生冷、辛辣食物。

【用法与用量】 口服。一次 1 丸,一日 3 次,饭前服用;小儿酌减。

【规格】 每丸重 3g

夏枯草膏(胶囊)

Xiakucao Gao(Jiaonang)

【药物组成】 夏枯草。

【功能与主治】 清火,散结,消肿。用于火热内蕴所致的头痛、眩晕、瘰疬、瘿瘤、乳痈肿痛;甲状腺肿大、淋巴结核、乳腺增生病见上述证候者。

【方解】 夏枯草性味辛苦寒,归肝、胆经,具有清热泻火、疏肝解郁、散结消肿的功效。

【临床应用】

1. 头痛 由肝火上炎引起,症见头痛,目赤,口苦咽干,烦躁易怒,便秘,尿黄,舌质红,苔薄黄,脉弦;原发性高血压见上述证候者。

2. 眩晕 由肝火上炎引起,症见眩晕,耳鸣,耳聋,肢体麻木,口苦咽干,便秘,尿黄,舌质红,苔薄黄,脉弦;原发性高血压见上述证候者。

3. 瘰疬 由火热内蕴,气滞痰结所致,症见瘰疬,口苦,便秘,尿黄,舌质红,苔薄黄,脉弦;淋巴结核见上述证候者。

4. 瘿瘤 由火热内蕴,气滞痰结所致,症见颈间瘿瘤,心烦易怒,口苦咽干,便秘,尿黄,舌质红,苔薄黄,脉弦;单纯性甲状腺肿大见上述证候者。

5. 乳癖 由火热内蕴,气滞痰结所致,症见乳腺肿痛,口苦,便秘,尿黄,舌质红,苔薄黄,脉弦;乳腺增生病见上述证候者。

【药理毒理】 抗甲状腺炎 本品能降低多点皮下

注射猪甲状腺球蛋白致自身免疫性甲状腺炎大鼠甲状腺脏器指数，降低血清甲状腺球蛋白抗体（TGAb）水平[1]，降低甲状腺细胞 Fas、FasL 蛋白表达[2]。

【不良反应】　目前尚未检索到不良反应报道。

【禁忌】　尚不明确。

【注意事项】

1. 气血亏虚者慎用。

2. 孕妇慎用。

3. 服药期间饮食宜清淡，忌食辛辣食物。

【用法与用量】　膏剂：口服。一次 9g，一日 2 次。胶囊剂：口服。一次 2 粒，一日 2 次。

【参考文献】　[1]陈然峰，田港，张小燕，等.海藻玉壶汤加减方对自身免疫性甲状腺炎模型大鼠的保护作用.中国药房，2014，25(3)：215-217.

[2]贾燕丽，田港，唐晓霞，等.海藻玉壶汤加减方对实验性自身免疫性甲状腺炎凋亡蛋白 Fas/FasL 表达的影响.中华中医药学刊，2014，32(10)：2456-2458.

甲亢灵片

Jiakangling Pian

【药物组成】　夏枯草、墨旱莲、龙骨（煅）、牡蛎（煅）、丹参、山药。

【功能与主治】　平肝潜阳，软坚散结。用于阴虚阳亢所致的心悸、汗多、烦躁、易怒、咽干；甲状腺功能亢进见上述证候者。

【方解】　方中夏枯草清泄肝热，平肝潜阳，散瘀结而消瘿；墨旱莲滋肾水以涵肝木，兼清虚热，共为君药。煅龙骨、牡蛎平肝潜阳，敛阴止汗，软坚散结，且有宁心定悸之功，二药合为臣药。丹参活血散结，凉血安神；山药补脾养阴，并防寒凉伤胃，共为佐使。上药合用，共奏平肝潜阳、软坚散结之功。

【临床应用】　瘿病　由长期忿郁恼怒，肝气郁结，痰气交阻，日久肝郁化火，阳亢阴虚导致的颈前肿大，烦躁易怒，口苦咽干，心悸，多汗，或兼见五心烦热；甲状腺功能亢进见上述证候者。

【不良反应】　目前尚未检索到不良反应报道。

【禁忌】　尚不明确。

【注意事项】

1. 气郁痰阻所致瘿病慎用。

2. 孕妇慎用。

3. 服药期间饮食宜清淡，忌辛辣食物。

【用法与用量】　口服。一次 6～7 片，一日 3 次。

金蒲胶囊

Jinpu Jiaonang

【药物组成】　人工牛黄、金银花、蒲公英、半枝莲、白花蛇舌草、苦参、龙葵、炮穿山甲、莪术、大黄、乳香（制）、没药（制）、醋延胡索、红花、蜈蚣、山慈菇、珍珠、黄药子、姜半夏、蟾酥、党参、黄芪、刺五加、砂仁。

【功能与主治】　清热解毒，消肿止痛，益气化痰。用于晚期胃癌、食管癌患者痰湿瘀阻及气滞血瘀证。

【方解】　方中人工牛黄、金银花、蒲公英、半枝莲、白花蛇舌草、苦参、龙葵，清热解毒抗癌；穿山甲、莪术、大黄、乳香、没药、延胡索、红花，活血行气，消肿止痛；蜈蚣攻毒散结，通络止痛；山慈菇、珍珠、黄药子、姜半夏，化痰软坚散结；蟾酥解毒止痛；党参、黄芪、刺五加、砂仁，健脾益气和胃，扶正固本。诸药相合，共奏清热解毒、消肿止痛、益气化痰之功。

【临床应用】

1. **胃癌**　因痰湿瘀阻，气滞血瘀所致胃脘疼痛饱胀，食欲不振，消瘦乏力，或恶心呕吐，舌淡或淡黯，舌苔薄黄或黄腻，脉弦细或细涩。

2. **食管癌**　因痰湿瘀阻，气滞血瘀所致吞咽困难，胸痛，或伴呃逆、呕吐，形体消瘦，舌质紫黯，舌苔黄厚腻，脉弦细或弦数。

【药理毒理】　本品有抗肿瘤和提高免疫功能的作用。

1. **抗肿瘤**　本品对 S_{180} 的抑制率为 63.41%，与化疗药联用能提高其抗癌效果，延长生命，并可降低化疗药的毒性[1]。

2. **提高免疫功能**　本品能增加小鼠胸腺、脾脏重量，提高小鼠腹腔吞噬细胞的吞噬功能，促进溶血素形成[1]。

3. **毒理**　本品小鼠灌服 LD_{50} 为 $(5.38±0.87)g/kg$[1]。

【不良反应】　目前尚未检索到不良反应报道。

【禁忌】　孕妇禁用。

【注意事项】

1. 脾胃虚弱者慎用。

2. 服药期间饮食宜清淡，忌辛辣食物。

3. 本品所含蜈蚣、黄药子、蟾酥有毒，应在医生指导下使用，不可过量、久用。

【用法与用量】　饭后用温开水送服。一次 3 粒，一日 3 次，或遵医嘱。42 天为一疗程。

【规格】　每粒装 0.3g

【参考文献】　[1]金蒲胶囊新药申报资料.

十一、止咳平喘剂

止咳平喘剂以止咳、平喘药为主,结合理气、化痰药物组合而成,具有宣降肺气、理气化痰、止咳平喘功能,用于咳嗽、喘息。

咳嗽、喘息的病因均有外感、内伤两类。外感者为六淫之邪侵袭肺系所致,内伤者乃脏腑功能失调,内伤于肺所为。两者均可致肺失宣肃、肺气上逆而作咳嗽、喘息。因外感和内伤具体病因不同,故咳嗽和喘息有寒热虚实之分。又,肺为气之主,肾为气之根,喘息日久,肺气乃伤,肺气久虚,必累于肾,导致肾不纳气。有鉴于此,止咳平喘制剂细分为散寒止咳剂、清热止咳剂、燥湿止咳剂、润肺止咳剂、泄热平喘剂、化痰平喘剂、补肺平喘剂和纳气平喘剂多个类型。

散寒止咳剂主要由麻黄、苦杏仁、干姜、细辛、紫菀、款冬花、紫苏子、陈皮等温肺散寒、止咳化痰药物组成,用于风寒束肺、肺失宣降所致咳嗽。症见咳嗽、声重、鼻塞、咳痰清稀量多、气急、胸膈满闷等症。

清热止咳剂主要由鱼腥草、黄芩、桑白皮、瓜蒌、川贝母、麻黄、前胡、枇杷叶、桔梗、射干清泻肺热和止咳药物组成,用于肺热所致咳嗽,症见咳嗽、痰多黄稠、胸闷等症(其中大多当归祛痰剂中的清化热痰剂)。

燥湿止咳剂主要配伍制半夏、陈皮、茯苓、远志、桔梗、瓜蒌仁、化橘红等燥湿化痰药物,用于痰湿阻肺所致咳嗽、痰多黏稠、不易咯出,胸闷等症(大多当归祛痰剂中的燥湿化痰剂)。

润肺止咳剂主要配伍沙参、百部、百合、知母、麦冬、天冬、天花粉、黄精、玄参、生地、桑叶等润肺、止咳药物,用于燥邪犯肺所致咳嗽,症见咳嗽、痰少、不易咯出,或痰中带血、胸闷等症。

泄热平喘剂主要配伍鱼腥草、黄芩、石膏、葶苈子、桑白皮、地龙、瓜蒌仁、白果、麻黄、苦杏仁等清肺泄热、降逆平喘药物,用于肺热喘息,症见发热、咳嗽、气喘、咯痰黄稠等。

化痰平喘剂主要配伍陈皮、莱菔子、麻黄、苦杏仁、葶苈子、白果仁等化痰、平喘药物,用于痰浊阻肺所致喘促,症见喘促、痰涎壅盛、气逆、胸闷等。

(一)散寒止咳

止 咳 宝 片
Zhikebao Pian

【药物组成】 紫菀、桔梗、前胡、百部、橘红、陈皮、

枳壳、五味子、干姜、罂粟壳浸膏、荆芥、薄荷素油、甘草、氯化铵。

【功能与主治】 宣肺祛痰,止咳平喘。用于外感风寒所致的咳嗽、痰多清稀、咳甚而喘;慢性支气管炎、上呼吸道感染见上述证候者。

【方解】 本方为中西合方制剂。方中紫菀温润苦泄,润肺降气,化痰止咳;桔梗宣通肺气,化痰止咳;前胡、百部助宣降肺气,止咳化痰,共为君药。橘红、陈皮协理气消痰;枳壳宣肺降气;五味子性温润,敛肺滋肾;干姜温散肺寒,化痰饮,共为臣药。罂粟壳酸涩性平,敛肺止咳;荆芥祛风解表;薄荷素油祛风利咽,共为佐药。甘草润肺止咳化痰,又可调和诸药,为佐使药。方中西药氯化铵为祛痰药。中西药合用,共达宣肺祛痰、止咳平喘之效。

【临床应用】 咳嗽 外感风寒,表邪未净,肺气壅遏,不得宣通所致,症见咳嗽或咳甚而喘,痰多清稀而黏,或咽痒,咯痰不爽,气急面红,或伴发热无汗,苔薄白而滑,脉浮紧;慢性气管炎、上呼吸道感染见上述证候者。

【不良反应】 文献报道,服止咳宝片可见头晕、口苦、大便干结的不良反应[1]。

【禁忌】

1. 孕妇、婴儿及哺乳期妇女禁用。

2. 运动员禁用。

【注意事项】

1. 燥热或痰热咳嗽者慎用。

2. 本品含氯化铵,肝肾功能异常者、老年患者、消化性溃疡患者慎用。

3. 禁食生冷、辛辣食物及烟酒类。

4. 本品含罂粟壳,不宜过量、久用。

【用法与用量】 口服。一次2片,一日3次;或遵医嘱。本品连服7日为一疗程,可以连续服用3～5个疗程。

【规格】 每片重0.35g

【参考文献】 [1]吴瑾.止咳宝片.中国新药杂志,1992,1(2):25.

止 嗽 立 效 丸
Zhisou Lixiao Wan

【药物组成】 麻黄(制)、石膏、苦杏仁(去皮炒)、罂粟壳、葶苈子、莱菔子、甘草。

【功能与主治】 止嗽,定喘,祛痰。用于风寒束肺所致的咳嗽、喘息、气促。

【方解】　方中以麻黄宣肺平喘为君药。石膏清肃肺热，并制麻黄宣肺而不助热为臣药；苦杏仁降肺气，同麻黄一宣一降，以增强平喘止咳之效；罂粟壳敛肺止咳；葶苈子、莱菔子清降肺气而平喘，共为佐药。甘草化痰止咳，并调和诸药，为使药。全方配伍，共奏止嗽、定喘、祛痰之功。

【临床应用】

1. 咳嗽　风寒束肺，肺失宣肃所致的咳嗽，症见声重，气急，胸闷憋气，舌苔薄白或黄，脉浮者；急性支气管炎见上述证候者。

2. 喘证　因风寒束肺，郁而化热，肺失宣降而症见喘息气促，胸部胀闷或胀痛，鼻扇，咳而不爽，舌苔薄白或黄，脉浮数；喘息型支气管炎见上述证候者。

【药理毒理】　本品有镇咳、祛痰、平喘、抗炎作用。

1. 镇咳　本品可减少氨水喷雾引起的小鼠咳嗽次数[1]。

2. 祛痰　本品可促进小鼠呼吸道排泌酚红[1]。

3. 平喘　本品能延长氯化乙酰胆碱加磷酸组胺混合液引起的豚鼠哮喘潜伏期[1,2]，延长卵白蛋白致豚鼠哮喘潜伏期[2]。

4. 抗炎　本品能抑制二甲苯引起的小鼠耳肿胀和角叉菜胶引起的大鼠足肿胀[3,4]。

5. 其他　本品可使小鼠溶血空斑实验溶血空斑生成减少，降低抗体产生细胞数[4]。

【不良反应】　目前尚未检索到不良反应报道。

【禁忌】　运动员禁用。

【注意事项】

1. 单纯风寒或痰热所致之咳嗽慎用。

2. 孕妇慎用。

3. 服药期间饮食宜清淡，忌食生冷、辛辣、燥热食物，忌烟酒。

4. 本品含有麻黄，心脏病、高血压病患者慎用。

5. 本品含罂粟壳，不宜过量及久用。

【用法与用量】　口服。一次1丸，一日2次。

【规格】　每丸重9g

【参考文献】　[1]陈魁敏,余秋颖,郝伟,等.止嗽立效丸药效学实验研究.辽宁药物与临床,2000,3(2):56.

[2]马颖芳,刘守义.麻杏定喘丸平喘作用实验研究.辽宁中医药大学学报,2009,11(2):174-175.

[3]陈魁敏,商丽宏,郝伟,等.止嗽立效丸的抗炎及调节免疫作用的实验研究.中华临床医药,2003,4(3):28.

[4]陈魁敏,沈春红,郝伟,等.止嗽立效丸的抗炎及调节免疫作用的实验研究.中国医药指南,2011,30(9):8-9.

止嗽青果丸（口服液）

Zhisou Qingguo Wan（Koufuye）

【药物组成】　麻黄、紫苏叶、黄芩、桑白皮（蜜制）、浙贝母、石膏、半夏（制）、苦杏仁（去皮炒）、紫苏子（炒）、款冬花、西青果、白果仁、冰片、甘草。

【功能与主治】　宣肺化痰，止咳平喘。用于风寒束肺所致的咳嗽痰盛，胸膈满闷，气促作喘，口燥咽干。

【方解】　方中麻黄辛苦温，入肺、膀胱经，发散风寒，宣肺平喘；紫苏叶解表散寒，共为君药。西青果、黄芩、桑白皮、浙贝母、石膏清热化痰生津、宣肺平喘，为臣药。半夏、苦杏仁、紫苏子、款冬花性温，降气化痰，止咳平喘；白果仁敛肺止咳；冰片清热泻火，共为佐药。甘草祛痰止咳，调和诸药，以为使药。诸药合用，共奏宣肺化痰、止咳平喘之功。

【临床应用】

1. 咳嗽　因内有痰湿，外感风寒化热而见咳嗽痰多，痰黄白质黏，胸膈满闷，舌苔黄，脉滑数；支气管炎见上述证候者。

2. 喘证　因痰湿内阻，风寒束肺所致气急作喘，症见咳嗽痰多，气喘不能平卧，胸闷气粗，舌苔黄，脉滑数；喘息型支气管炎见上述证候者。

【药理毒理】　本品有镇咳、祛痰、平喘作用。

1. 镇咳　本品能延长氨雾引起的小鼠咳嗽潜伏期，减少咳嗽次数[1]。

2. 祛痰　本品能增加小鼠呼吸道排泌酚红[1]。

3. 平喘　本品可延长乙酰胆碱加组胺混合液引起豚鼠哮喘潜伏期，减少抽搐豚鼠数[1]。

【不良反应】　目前尚未检索到不良反应报道。

【禁忌】　运动员禁用。

【注意事项】

1. 肺虚久咳、气虚作喘者慎用。

2. 孕妇慎用。

3. 服药期间忌食生冷、油腻食物。

4. 本品含麻黄，高血压病、心脏病者慎用。

【用法与用量】　大蜜丸：口服。一次2丸，一日2次。口服液：一次20ml，一日3次。

【规格】　大蜜丸：每丸重3g

口服液：每支装10ml

【参考文献】　[1]丁伯平,陈国祥,杨介人,等.止嗽青果丸的药理研究.中成药,1999,21(1):27.

风寒咳嗽颗粒(丸)
Fenghan Kesou Keli(Wan)

【药物组成】 麻黄、苦杏仁、紫苏叶、法半夏、陈皮、生姜、桑白皮、五味子、青皮、炙甘草。

【功能与主治】 宣肺散寒,祛痰止咳。用于外感风寒、肺气不宣所致的咳喘,症见头痛鼻塞、痰多咳嗽、胸闷气喘。

【方解】 方中麻黄解表散寒,宣肺止咳,为君药;苦杏仁、紫苏叶疏散风寒,宣降肺气;半夏、陈皮燥湿化痰;生姜解表散寒,温肺止咳,以增强君药之力,共为臣药;桑白皮甘寒肃降肺气,五味子收敛肺气,以防宣散太过;青皮苦泻肺气,治胸膈气逆,三药可增强君臣药的止咳平喘之功,共为佐药;甘草调和诸药,止咳化痰,为使药。诸药合用,共奏宣肺散寒、祛痰止咳之功效。

【临床应用】

1. 咳嗽 因外感风寒,肺失宣降见咳嗽咽痒,咯痰色白质清稀,伴鼻塞流涕,头痛,肢体酸楚;感冒及支气管炎见上述证候者。

2. 喘证 因风寒外束,肺失宣降,痰浊阻肺而见咳嗽反复发作,气喘胸闷,咯痰色白质清,脘痞,舌苔白腻,脉濡滑;喘息型支气管炎见上述证候者。

【不良反应】 目前尚未检索到不良反应报道。

【禁忌】 运动员禁用。

【注意事项】

1. 风热、痰热咳嗽及阴虚干咳者慎用。

2. 服用本品期间,饮食宜清淡,忌食辛辣食物。

3. 孕妇慎用。

4. 本品含有麻黄,心脏病、高血压患者慎用。

【用法与用量】 颗粒剂:开水冲服。一次5g,一日2次。丸剂:口服。一次6~9g,一日2次。

【规格】 颗粒剂:每袋装5g

丸剂:每袋装6g

宁嗽露(糖浆)
Ningsou Lu(Tangjiang)

【药物组成】 麻黄、百部(蒸)、紫菀、苦杏仁、甘草。

【功能与主治】 疏风散寒,止咳化痰。用于风寒犯肺、痰浊内阻所致的咳嗽、痰白;急、慢性支气管炎见上述证候者。

【方解】 方中麻黄辛温,能发汗解表,宣肺平喘,以解致病之因,为君药;百部、紫菀温肺化痰止咳,为臣药;苦杏仁味苦能降,降肺气而止咳平喘,为佐药;甘草化痰止咳,调和诸药,为佐使药。诸药相合,共达疏风散寒、止咳化痰之功。

【临床应用】 咳嗽 因风寒犯肺,痰浊内阻而见咳嗽不止,痰多色白质黏稠,胸闷气急,舌淡苔白,脉浮紧;急、慢性支气管炎见上述证候者。

【不良反应】 目前尚未检索到不良反应报道。

【禁忌】 运动员禁用。

【注意事项】

1. 风热、痰热咳嗽及阴虚干咳者慎用。

2. 孕妇慎用。

3. 服药期间,饮食宜清淡,忌食辛辣食物。

4. 本品含有麻黄,心脏病、高血压患者慎用。

【用法与用量】 口服。一次15ml,一日3次。

【规格】 每瓶装(1)10ml (2)50ml (3)100ml

杏苏止咳颗粒(糖浆、露、口服液)
Xingsu Zhike Keli(Tangjiang,Lu,Koufuye)

【药物组成】 苦杏仁、前胡、紫苏叶、桔梗、陈皮、甘草。

【功能与主治】 宣肺散寒,止咳祛痰。用于风寒感冒咳嗽,气逆。

【方解】 方中杏仁宣降肺气,紫苏叶疏风散寒,为君药;前胡止咳化痰,为臣药;桔梗宣肺化痰利咽,陈皮理气化痰,以复肺脏升降之机,为佐药;甘草调和诸药,为使药。诸药相合,共奏宣肺散寒、止咳祛痰之功。

【临床应用】 咳嗽 因风寒外束,肺气壅滞,宣降失常见发热恶寒,咳嗽,鼻塞流涕,舌淡红苔薄白,脉浮紧;上呼吸道感染、支气管炎见上述证候者。

【不良反应】 目前尚未检索到不良反应报道。

【禁忌】 尚不明确。

【注意事项】

1. 风热、燥热及阴虚干咳者慎用。

2. 服用本品期间,宜食清淡易消化食物,忌食辛辣食物。

【用法与用量】 颗粒剂:开水冲服。一次12g,一日3次,小儿酌减。糖浆剂:口服。一次10~15ml,一日3次;小儿酌减。口服液:一次10ml,一日3次。

【规格】 颗粒剂:每袋装12g

口服液:每支10ml

镇咳宁糖浆（胶囊、口服液、颗粒）

Zhenkening Tangjiang（Jiaonang，Koufuye，Keli）

【药物组成】　盐酸麻黄碱、桔梗、桑白皮、甘草流浸膏。

【功能与主治】　止咳，平喘，祛痰。用于风寒束肺所致的咳嗽、气喘、咯痰；支气管炎、支气管哮喘见上述证候者。

【方解】　本方为中西合方制剂。方中盐酸麻黄碱扩张支气管平滑肌，改善气道痉挛，不但可以平喘还有利于痰液排出；桔梗宣肺化痰；桑白皮清泻肺热；甘草缓和诸药，减轻对咽部黏膜的刺激。四药合用，共奏止咳、平喘、祛痰之功效。

【临床应用】　咳嗽　因风寒束肺，肺失宣降，痰浊内生所致咳嗽不止，喘息急促，咯痰色白量多，舌淡红苔白，脉浮紧；支气管炎、支气管哮喘见上述证候者。

【药理毒理】　本品有镇咳、平喘、祛痰、抗炎、抗菌等作用。

1. 镇咳　镇咳宁胶囊能抑制枸橼酸引起的豚鼠咳嗽，减少咳嗽次数[1,2]。本品和镇咳宁口服液、镇咳宁胶囊对氨水引发的小鼠咳嗽和枸橼酸引发的豚鼠咳嗽均有抑制作用[2-4]。

2. 平喘　本品能延长豚鼠引喘潜伏期[2]。本品和镇咳宁口服液、镇咳宁胶囊能延长组胺和（或）乙酰胆碱诱发豚鼠引喘潜伏期[3,4]。

3. 祛痰　镇咳宁胶囊能增加小鼠气道酚红排泌量[1,4]。本品能增加大鼠给药后 2 小时内的痰液分泌量[2]。本品和镇咳宁口服液能提高小鼠气管酚红排泌量[3]。

4. 抗炎　本品能抑制二甲苯所致小鼠耳肿胀率[2]。镇咳宁胶囊能抑制角叉菜胶引起的大鼠胸腔炎性渗出和白细胞趋化[1]。

5. 抗菌　本品对金黄色葡萄球菌、白色葡萄球菌、卡他奈瑟菌、甲型链球菌、乙型链球菌均有抑制作用，镇咳宁胶囊对金黄色葡萄球菌、肺炎克雷伯菌感染小鼠具有保护作用[2]。

6. 毒理　镇咳宁糖浆小鼠灌胃的半数致死量（LD_{50}）为 48.37g（生药）/kg[2]。

【不良反应】　目前尚未检索到不良反应报道。

【禁忌】　运动员禁用。

【注意事项】

1. 风热或痰热咳嗽者慎用。

2. 在服药期间，忌烟酒及生冷、油腻、辛辣刺激性食物。

3. 本品含盐酸麻黄碱，应在医生指导下用药；高血压、冠心病和甲状腺功能亢进、前列腺肥大者慎用。

【用法与用量】　糖浆剂：口服。一次 5～10ml，一日 3 次。胶囊剂：口服。一次 1～2 粒，一日 3 次。口服液：口服。一次 10ml，一日 3 次。颗粒剂：口服，一次 2～4g，一日 3 次。

【规格】　糖浆剂：每瓶装 100ml

胶囊剂：每粒装 0.35g

口服液：每支装 10ml

颗粒剂：每袋装 2g

【参考文献】　[1]谢强敏，唐法娣，王砚，等.镇咳宁胶囊的镇咳作用及机制研究.中药药理与临床，1998，14(4)：39.

[2]赵金明，李中平，张艳玲，等.镇咳宁糖浆的药理研究.中医药研究，1999，(1)：39.

[3]镇咳宁口服液新药申报资料.

[4]王学洋，陈英男.镇咳宁胶囊药效学研究.中国实用医药，2007，2(20)：75.

止咳宁嗽胶囊

Zhike Ningsou Jiaonang

【药物组成】　麻黄（蜜炙）、荆芥、百部、紫菀（制）、款冬花（蜜炙）、前胡、白前（制）、苦杏仁（炒）、桔梗、防风、陈皮。

【功能与主治】　疏风散寒，宣肺解表，镇咳祛痰。用于风寒袭肺所致的咳嗽，症见咯痰稀白、鼻流清涕、恶寒身楚或有呕吐。

【方解】　方中麻黄疏风散寒，发汗解表，宣肺平喘，用炙麻黄，取其宣散之力稍弱，而增平喘宁嗽之功；荆芥祛风解表，二药相须为用，解肌表之风寒，共为君药；百部、紫菀、款冬花润肺化痰止咳；前胡散风清热，降气化痰，共为臣药；白前、苦杏仁降气祛痰宁嗽；桔梗开宣肺气，祛痰利咽；防风祛风散寒；陈皮理气调中，燥湿化痰，为佐药。诸药相合，共达疏风散寒、宣肺解表、镇咳祛痰之功。

【临床应用】　咳嗽　风寒袭肺，肺失宣降所致咳嗽不止，咯痰稀白，鼻流清涕，恶寒身楚或呕吐，舌淡红苔白，脉浮紧等；感冒、急慢性支气管炎见上述证候者。

【不良反应】　文献报道，服用本品可致变态反应[1]。

【禁忌】　运动员禁用。

【注意事项】

1. 风热、痰热咳嗽者慎用。

2. 孕妇慎用。

3. 服药期间饮食宜清淡,忌食生冷、辛辣、过咸、海鲜食物,戒烟酒。

4. 本方含有麻黄,心脏病、高血压病者应慎用。

【用法与用量】 口服。一次 4～6 粒,一日 2～3 次。

【规格】 每粒装 0.25g

【参考文献】 [1]孙桂芳.止咳宁嗽胶囊致变态反应 1 例.医药导报,2005,24(10):920.

通宣理肺丸(胶囊、口服液、片、颗粒、膏、浓缩丸)
Tongxuan Lifei Wan(Jiaonang,Koufuye,Pian,Keli,Gao,Nongsuowan)

【药物组成】 紫苏叶、麻黄、前胡、苦杏仁、桔梗、陈皮、半夏(制)、茯苓、黄芩、枳壳(炒)、甘草。

【功能与主治】 解表散寒,宣肺止嗽。用于风寒束表,肺气不宣所致的感冒咳嗽,症见发热、恶寒、咳嗽、鼻塞流涕、头痛、无汗、肢体酸痛。

【方解】 方中紫苏、麻黄性温辛散,疏风散寒,发汗解表,宣肺平喘,共为君药。前胡、苦杏仁降气化痰平喘,桔梗宣肺化痰利咽,三药相伍,以复肺脏宣发肃降之机;陈皮、半夏燥湿化痰,茯苓健脾渗湿,以绝生痰之源,共为臣药。黄芩清泻肺热,以防外邪内郁而化热,并防麻黄、半夏等温燥太过,枳壳理气,使气行则痰化津复,共为佐药。甘草化痰止咳,调和诸药,为使药。诸药相合,共奏解表散寒、宣肺止咳之功。

【临床应用】 咳嗽 风寒外束,肺气不宣,气逆痰阻所致发热恶寒,恶寒较甚,头痛鼻塞,咳嗽痰白,无汗而喘,骨节身痛,舌苔薄白,脉象浮紧;感冒、急性支气管炎见上述证候者。

此外,尚可治疗慢性鼻炎[1]。

【药理毒理】 本品有镇咳、祛痰、平喘、解热、抗炎等作用。

1. 镇咳 本品及颗粒能延长枸橼酸所致豚鼠咳嗽潜伏期,减少咳嗽次数,能延长氨水所致小鼠咳嗽潜伏期,减少咳嗽次数[2]。本品对电刺激引起的豚鼠咳嗽有抑制作用[2]。

2. 祛痰 本品能增加大鼠气管排痰量[2]。

3. 平喘 本品能够延长磷酸组胺和氯化乙酰胆碱所致豚鼠喘息的潜伏期[3]。

4. 解热 本品对大肠埃希菌内毒素所致大鼠发热有解热作用[2]。

5. 抗炎 本品能抑制蛋清所致大鼠足肿胀,抑制醋酸所致小鼠腹腔毛细血管通透性增高[2]。

6. 其他 本品能延长醋酸所致小鼠扭体反应潜伏期,减少扭体反应次数[2]。通宣理肺颗粒对白色葡萄球菌、金黄色葡萄球菌及溶血性链球菌均有抑菌作用[4]。本品对流感病毒感染所致肺炎小鼠具有治疗作用[2]。

【不良反应】 目前尚未检索到不良反应报道。

【禁忌】 运动员禁用。

【注意事项】

1. 风热或痰热咳嗽、阴虚干咳者慎用。

2. 孕妇慎用。

3. 服药期间,饮食宜清淡,忌烟、酒及辛辣食物。

4. 本方含有麻黄,心脏病、高血压病患者慎用。

【用法与用量】 丸剂:口服。水蜜丸一次 7g,大蜜丸一次 2 丸,一日 2～3 次。胶囊剂:口服。一次 2 粒,一日 2～3 次。口服液:口服。一次 20ml,一日 2～3 次。片剂:口服。一次 4 片,一日 2～3 次。颗粒剂:开水冲服。一次 1 块,一日 2 次。膏剂:口服。一次 15g,一日 2 次。浓缩丸:口服。一次 8～10 丸,一日 2～3 次。

【规格】 丸剂:(1)水蜜丸 每 100 丸重 10g (2)大蜜丸 每丸重 6g

胶囊剂:每粒装 0.36g

口服液:每支装 10ml

片剂:薄膜衣每片重 0.3g

颗粒剂:每块重 9g

膏剂:每瓶装 60g

浓缩丸:每 8 丸相当于原药材 3g

【参考文献】 [1]那森.通宣理肺片治疗慢性鼻炎 32 例临床分析.包头医学院学报,1999,15(2):64.

[2]谭毓治,赵诗云,吕武清.通宣理肺颗粒剂药效学研究.中药药理与临床,1995,(2):11.

[3]陈奇.中成药名方药理与临床.北京:人民卫生出版社,1998,880.

[4]仲非,韩莹.通宣理肺冲剂的部分药理作用研究.中草药,1993,24(8):427.

(二) 清热止咳

急支糖浆
Jizhi Tangjiang

【药物组成】 鱼腥草、金荞麦、四季青、麻黄、前胡、紫菀、枳壳、甘草。

【功能与主治】 清热化痰,宣肺止咳。用于外感风热所致的咳嗽,症见发热、恶寒、胸膈满闷、咳嗽咽痛;急性支气管炎、慢性支气管炎急性发作见上述证候者。

【方解】　方中鱼腥草长于清肺解毒,为君药。金荞麦、四季青清热泻火,排脓解毒,加强君药清肺热之功,为臣药。麻黄宣肺降气,止咳平喘;前胡宣散风热,降气化痰,止咳平喘;紫菀化痰止咳;枳壳疏利气机,共为佐药。甘草化痰止咳,调和诸药,为使药。诸药合用,共奏清热化痰、宣肺止咳之功。

【临床应用】　咳嗽　外感风热或痰热壅肺所致,症见发热恶寒,咳嗽,痰黄,口渴,咽痛,舌边尖红,苔薄黄,脉浮数;或咳嗽胸闷,痰多黄稠,小便短赤,舌红苔黄,脉滑数;急性气管-支气管炎、慢性支气管炎急性发作见上述证候者。

【药理毒理】　本品有镇咳、平喘、抗炎作用。

1. 镇咳　本品对氨水所致小鼠咳嗽有抑制作用[1]。

2. 平喘　本品能延长引喘潜伏期;对组胺所致豚鼠离体气管收缩有松弛作用[1]。

3. 抗炎　本品对二甲苯所致小鼠耳肿胀和醋酸所致腹腔毛细血管通透性增加有抑制作用[1]。

【禁忌】　运动员禁用。

【注意事项】

1. 寒证者慎用。

2. 孕妇慎用。

3. 服药期间饮食宜清淡,忌食辛辣食物。

4. 心脏病、高血压病者慎用。

【用法与用量】　口服。一次 20～30ml,一日 3～4 次;儿童 1 岁以内一次 5ml,1～3 岁一次 7ml,3～7 岁一次 10ml,7 岁以上一次 15ml,一日 3～4 次。

【规格】　(1)每瓶装 100ml　(2)每瓶装 200ml

【参考文献】　[1]四川涪陵制药厂.急支颗粒新药申报资料,1996.

复方感冒灵颗粒(片、胶囊)
Fufang Ganmaoling Keli(Pian,Jiaonang)

【药物组成】　金银花、五指柑、野菊花、三叉苦、南板蓝根、岗梅、对乙酰氨基酚、马来酸氯苯那敏、咖啡因。

【功能与主治】　辛凉解表,清热解毒。用于风热感冒,症见发热,微恶风寒,头身痛,口干而渴,鼻塞涕浊,咽喉红肿疼痛,咳嗽,痰黄黏稠。

【方解】　本方为中西合方制剂。方中中药部分,金银花辛凉,祛风散热解毒;三叉苦、南板蓝根、岗梅、野菊花清热解毒,逐瘀止痛;五指柑化痰、止痛。西药部分,对乙酰氨基酚解热镇痛、马来酸氯苯那敏抗过敏、咖啡因适度兴奋中枢。中西合用,共奏解表散热镇痛之效。

【临床应用】　感冒　外感风热之邪所致,症见发热,微恶风寒,头身痛,口干而渴,鼻塞涕浊,咽喉红肿疼痛,咳嗽,痰黄黏稠,舌质红,苔薄黄,脉浮数;上呼吸道感染见上述证候者。

【药理毒理】　本品具有抗菌、抗病毒、解热作用。

1. 抗菌　复方感冒灵片对金黄色葡萄球菌、白喉杆菌、类白喉杆菌、肺炎克雷伯氏菌、大肠埃希菌、表皮葡萄球菌、卡他球菌均有体外抑制生长作用,最低抑菌浓度(MIC)分别为 25、25、50、12.5、50、25、50mg/ml[1]。

2. 抗病毒　复方感冒灵片可降低感染甲型流感病毒小鼠的死亡率[1]。

3. 解热　复方感冒灵片对细菌内毒素引起的家兔发热和 2,4-二硝基苯酚所引起的大鼠发热均有降低体温的作用[1]。

【不良反应】

1. 可见困倦、嗜睡、口渴、虚弱感。

2. 偶见皮疹、荨麻疹、药热及粒细胞减少。

3. 长期大量用药会导致肝、肾功能异常。

4. 文献报道服用本品可引起上消化道出血不良反应[2]。

【禁忌】　尚不明确。

【注意事项】

1. 风寒外感者慎用。

2. 孕妇及哺乳期妇女慎用。

3. 服药期间忌食辛辣、油腻食物。

4. 服药期间不得驾驶机、车、船,从事高空作业、机械作业及操作精密仪器。

5. 服用本品期间不得饮酒或含有酒精的饮料;肝、肾功能不全者慎用;膀胱颈梗阻、上消化道溃疡、甲状腺功能亢进、青光眼、高血压和前列腺肥大者慎用。

6. 本品含对乙酰氨基酚、马来酸氯苯那敏、咖啡因。不能同时服用与本品成分相似的其他抗感冒药。

7. 与其他解热镇痛药并用,有增加肾毒性的危险。

【用法与用量】　口服。一次 4 片,一日 3 次,2 天为一疗程。

【规格】　片剂:每片含原药材 6.25g;含对乙酰氨基酚 42mg

【参考文献】　[1]卿玉玲,胡莉,黄勤挽,等.复方感冒灵胶囊的药效学研究.华西药学杂志,2004,19(2):110-112.

[2]刘成明.复方感冒灵致上消化道出血 14 例分析.交通医学,1998,12(3):300.

百咳静糖浆

Baikejing Tangjiang

【药物组成】 黄芩、陈皮、桑白皮、瓜蒌仁（炒）、清半夏、炒天南星、蜜麻黄、炒苦杏仁、炒紫苏子、桔梗、前胡、炒葶苈子、黄柏、蜜百部、麦冬、甘草。

【功能与主治】 清热化痰，止咳平喘。用于外感风热所致的咳嗽、咯痰；感冒，急、慢性支气管炎，百日咳见上述证候者。

【方解】 方中黄芩清肺泻热，陈皮理气化痰，二者为君药。桑白皮、瓜蒌仁宣肺气，降肺火，化热痰，与清半夏、天南星消痰散结，四味为臣药。麻黄、苦杏仁宣肺降气平喘；紫苏子、桔梗、前胡宣降肺气，止咳化痰；葶苈子泻肺平喘；黄柏泻火解毒，使热清火降，气肃痰清；百部润肺止咳；麦冬润肺养阴，清心除烦，避痰热伤阴之虞，制诸药温燥之性，皆为佐药。甘草化痰止咳，调和诸药，为使药。诸药共行清热化痰、止咳平喘之效。

【临床应用】

1. **感冒** 外感风热，卫表不和，肺失宣肃所致，症见身热，咽燥口渴，咳嗽，痰黏或黄，汗出不畅，面色多赤，苔白微黄，脉浮数；上呼吸道感染见上述证候者。

2. **咳嗽** 风热犯肺，肺失宣降，热郁于内所致，症见咳嗽频剧，气粗，喉燥口渴，痰黏稠或黄，身热，头痛，舌苔薄黄，脉浮数；急、慢性支气管炎见上述证候者。

3. **顿咳** 风热郁肺所致，症见发热咳嗽，咳声亢扬，鼻流浊涕，面色或红，舌尖红，苔薄黄或黄腻，脉浮数；百日咳见上述证候者。

【药理毒理】 本品有镇咳、祛痰、平喘和抗炎等作用。

1. **镇咳** 本品对枸橼酸所致豚鼠咳嗽及氨水所致小鼠咳嗽均有抑制作用[1]。

2. **祛痰** 本品能促进小鼠气管对酚红的排泌功能[1]。

3. **平喘** 本品对组胺、乙酰胆碱所致豚鼠哮喘，能延长哮喘的潜伏期和降低哮喘的发生率[1]。

4. **抗炎** 本品对大鼠蛋清性足肿胀、二甲苯所致小鼠耳肿胀均有抑制作用；对小鼠棉球肉芽肿也有抑制作用[1]。

5. **抗菌** 体外试验，本品对呼吸道常见致病菌如金黄色葡萄球菌、百日咳杆菌、肺炎球菌、溶血链球菌、铜绿假单胞菌等有抑制作用[1]。

【不良反应】 目前尚未检索到不良反应报道。

【禁忌】 运动员禁用。

【注意事项】

1. 风寒咳喘者慎用。

2. 孕妇慎用。

3. 服药期间，忌食辛辣、油腻食物。

4. 糖尿病患者慎用。

5. 高血压病、心脏病者慎用。

【用法与用量】 口服。1～2岁一次5ml；3～5岁一次10ml；成人一次20～25ml，一日3次。

【规格】 每瓶装 （1）10ml （2）60ml （3）100ml （4）120ml

【参考文献】 [1]百咳静糖浆新药申报资料，1995.

咳嗽枇杷糖浆

Kesou Pipa Tangjiang

【药物组成】 枇杷叶、车前子、百部、苦杏仁、麻黄、薄荷脑、桔梗、甘草。

【功能与主治】 宣肺化痰，止咳平喘。用于痰浊阻肺，肺气失宣所致的感冒咳嗽咯痰、胸闷气促；急、慢性支气管炎见上述证候者。

【方解】 方中枇杷叶清泄肺热，化痰降气而止咳；车前子清热化痰，肃降肺气，二药共为君药。百部润肺止咳；苦杏仁宣降肺气，止咳平喘，共为臣药。麻黄表散风邪，宣肺止咳；薄荷脑芳香疏散，祛风利咽，共为佐药。桔梗宣肺止咳，引药上行而入肺；甘草润肺止咳，调和诸药，共为使药。诸药合用，共奏宣肺化痰、止咳平喘之功。

【临床应用】 **咳嗽** 因风寒束肺，痰浊内阻所致，症见咳嗽痰多，色白清稀，发热恶寒，鼻塞，咽痒，喘促气急，胸闷憋胀，苔薄白，脉滑；急慢性支气管炎、上呼吸道感染见上述证候者。

【药理毒理】 本品有镇咳、平喘、祛痰、抗炎作用。

1. **镇咳** 本品能延长氨水所致小鼠咳嗽的潜伏期，减少小鼠咳嗽的次数，能延长枸橼酸所致豚鼠咳嗽的潜伏期并减少咳嗽次数[1]。

2. **平喘** 本品能延长组胺和乙酰胆碱所致豚鼠喘息的潜伏期，减少抽搐动物的只数[1]。

3. **祛痰** 本品能促进小鼠气管酚红的排泌量和大鼠气管的排痰量[1]。

4. **抗炎** 本品对二甲苯所致小鼠耳肿胀和棉球所致大鼠的肉芽肿有抑制作用[1]。

【不良反应】 目前尚未检索到不良反应报道。

【禁忌】 运动员禁用。

【注意事项】

1. 肺虚久咳者慎用。

2. 孕妇慎用。

3. 服药期间饮食宜清淡,忌食辛辣食物。

4. 心脏病、高血压病者慎用。

【用法与用量】　口服。一次 15ml,一日 3～4 次;小儿酌减。

【参考文献】　[1]潘孝平,王陈.咳嗽枇杷糖浆药效学研究.中成药,2000,22(3):240.

痰 咳 清 片
Tankeqing Pian

【药物组成】　暴马子皮、满山红、黄芩、盐酸麻黄碱、氯化铵。

【功能与主治】　清肺化痰,止咳平喘。用于痰热阻肺所致的咳嗽胸闷、痰多黄稠;急、慢性气管炎,支气管哮喘见上述证候者。

【方解】　方中暴马子皮止咳平喘。满山红、黄芩清泻肺热。盐酸麻黄碱解痉平喘,氯化铵化痰。全方配伍,共收清肺化痰、止咳平喘之功。

【临床应用】　咳嗽　因痰热阻肺,肺气不利所致,症见咳喘胸闷,痰多黄稠,不易咳出,舌红苔黄,脉滑数;急慢性支气管炎、支气管哮喘见上述证候者。

【不良反应】　本品含氯化铵,服用后有恶心,偶出现呕吐。过量或长期服用可造成酸中毒和低钾血症。

【禁忌】

1. 肝肾功能不全者禁用。

2. 运动员禁用。

【注意事项】

1. 外感风寒或寒痰阻肺者慎用。

2. 心脏病、高血压病者慎用。

3. 不宜过量、久用。

4. 在镰状细胞贫血患者,可引起缺氧或(和)酸中毒。

【用法与用量】　口服。一次 6 片,一日 3 次。

克 咳 胶 囊(片)
Keke Jiaonang(Pian)

【药物组成】　麻黄、石膏、苦杏仁、莱菔子、罂粟壳、桔梗、甘草。

【功能与主治】　止嗽,定喘,祛痰。用于咳嗽,喘急气短。

【方解】　本品为《伤寒论》麻杏甘石汤加味组合而成。方中麻黄辛散苦泄,温通宣畅,外能发散风寒,内能开宣肺气,两擅其功;石膏辛甘大寒,清泻肺热,两药清热止咳平喘,切中病机,为君药。苦杏仁味苦,能降气平喘,莱菔子下气化痰,两药祛痰平喘,助君药之力,为臣药。罂粟壳酸收涩固,功专敛肺止咳,与麻黄相配,宣敛相因,开合有度;桔梗性善上行,宣肺利气,祛痰止咳,为佐药。甘草甘平,既能祛痰止咳,又能调和诸药,为使药。全方共奏止嗽、定喘、祛痰之效。

【临床应用】

1. **咳嗽**　痰热蕴肺,或痰湿化热所致,症见胸闷,咳嗽,痰多色黄,痰质黏稠;支气管炎见上述证候者。

2. **喘证**　风寒外束,入里化热,或素有痰火,遇寒而发,肺气壅滞所致,症见喘息急促,呼吸困难,甚者张口抬肩,鼻翼扇动,不能平卧,舌红苔黄,脉滑数;喘息型支气管炎见上述证候者。

另有本品治疗急性气管-支气管炎、慢性支气管炎、肺癌呼吸道症状和支气管哮喘[1-4]的报道。

【药理毒理】　本品有镇咳、祛痰、平喘等作用。

1. **镇咳**　本品和片剂能延长氨水所致小鼠咳嗽潜伏期,减少咳嗽次数[5-7];延长枸橼酸所致豚鼠咳嗽潜伏期,减少咳嗽次数[6]。

2. **祛痰**　本品能增加小鼠气管酚红排泌量[5]。

3. **平喘**　本品能延长组胺所致豚鼠喘息的潜伏期[5];克咳片可延长氯化乙酰胆碱和组胺诱导的豚鼠哮喘潜伏期,可减轻卵白蛋白致敏大鼠的哮喘症状,并降低大鼠支气管肺泡灌洗液中细胞间黏附因子-1(ICAM-1)和血管细胞黏附因子(VCAM-1)水平[7]。

4. **其他**　克咳片可抑制二甲苯致小鼠耳肿胀度和角叉菜胶致大鼠足肿胀度[7]。可改善烟熏联合脂多糖滴注诱导的老年性慢性阻塞性肺病(COPD)大鼠的肺功能,降低气道阻力和延长呼气峰值,减轻肺组织炎症细胞浸润和血清白三烯水平[8]。

【不良反应】　有文献报道服用本品出现荨麻疹、药疹[9,10]。

【禁忌】　运动员禁用。

【注意事项】

1. 风寒袭肺者慎用。

2. 孕妇慎用。

3. 服药期间饮食宜清淡,忌生冷、辛辣、海鲜食物,并忌烟酒。

4. 中病而止,不可过量、久用。

5. 心脏病、高血压病者慎用。

【用法与用量】　胶囊剂:口服。一次 3 粒,一日 2 次。片剂:口服。〔规格(1)〕一次 2 片或〔规格(2)〕一次

3片,一日2次。

【规格】 胶囊剂:每粒装0.3g

片剂:每片重(1)0.54g (2)0.46g

【参考文献】 [1]梁燕,周宁.克咳胶囊治疗急性气管－支气管炎的临床观察.贵阳中医学院学报,1997,(3):32-33.

[2]林琳,王奇,李素云,等.克咳片治疗慢性支气管炎的多中心随机对照临床研究.中华中医药杂志,2015,(7):2636-2638.

[3]郭映华.克咳胶囊治疗肺癌病人呼吸道症状的临床观察.上海医药,1997(6):18.

[4]郭海霞.克咳胶囊治疗支气管哮喘62例.中国民间疗法,2009,17(1):40.

[5]罗慧萍,张利宏,刘华,等.鲜竹沥胶囊药效学研究.四川生理科学杂志,2000,22(2):29.

[6]徐镇军,崔艳,许红英.康感清口服液主要药效学研究.中国中医药现代远程教育,2009,7(5):50-51.

[7]钟志勇,郑佳琳,钟海潮,等.克咳片药效学研究.中成药,2013,35(8):1609-1614.

[8]邝少松,严家荣,钟志勇,等.克咳片对老年大鼠慢性阻塞性肺疾病的治疗作用.中国药理学与毒理学杂志,2014,28(1):29-34.

[9]陈红珍,何旭,张海军.克咳胶囊致重症药疹.药物不良反应杂志,2002,(2):101.

[10]杨建辉,杨瑾,梁红卫.克咳胶囊致荨麻疹型药疹1例.罕少疾病杂志,2012,19(2):64.

除痰止嗽丸

Chutan Zhisou Wan

【药物组成】 黄芩、法半夏、栀子(姜炒)、熟大黄、黄柏、浮海石(煅)、枳实、陈皮、前胡、知母、天花粉、防风、薄荷脑、白术(麸炒)、六神曲(麸炒)、桔梗、冰片、甘草。

【功能与主治】 清肺降火,除痰止咳。用于肺热痰盛所致的咳嗽气逆、痰黄黏稠、咽喉疼痛、大便干燥。

【方解】 方中黄芩苦寒泄降,清肺降火;法半夏燥湿化痰,消痞散结,共成清肺化痰之效,为君药。栀子通泻三焦之火,熟大黄泻下实热,黄柏清热燥湿,三药导热下行;浮海石清肺化痰,枳实破气消痰,陈皮理气调中,燥湿化痰,前胡清热化痰,宣降肺气,七药合助君药清火化痰,宣降肺气,共为臣药。知母清泻肺火,滋阴润肺,天花粉泄肺热,润肺燥,两者清泄兼养润之功,可防燥热伤津耗液;防风、薄荷脑祛邪达表;白术补气健脾,六神曲健脾暖胃,以防苦寒克伐脾胃,护养胃气;桔梗开宣肺气,冰片芳香走窍散郁火,共利胸膈咽喉,此六者为佐药。甘草润肺止咳,甘缓调性,为使药。全

方宣降同用,寒热并调,疏消兼备,共奏清肺降火、除痰止咳之功。

【临床应用】 咳嗽 外感风热,痰热壅肺,肺失清肃所致,症见咳嗽气逆,痰黄黏稠,咽喉疼痛,大便干燥,或有身热,尿涩,便干,舌红苔黄或腻,脉滑数;支气管炎见上述证候者。

【不良反应】 目前尚未检索到不良反应报道。

【禁忌】 孕妇禁用。

【注意事项】

1.脾胃虚弱、阴虚燥咳者慎用。

2.服药期间忌食辛辣、油腻食物。

【用法与用量】 口服。一次2丸,一日2次。

【规格】 每丸重6g

复方百部止咳糖浆(颗粒)

Fufang Baibu Zhike Tangjiang(Keli)

【药物组成】 黄芩、陈皮、桑白皮、枳壳(炒)、天南星(制)、苦杏仁、百部(蜜炙)、麦冬、知母、桔梗、甘草。

【功能与主治】 清热化痰止咳。用于痰热阻肺所致的咳嗽、痰稠色黄;百日咳见上述证候者。

【方解】 方中黄芩清泄肺热,陈皮理气化痰,共成清热化痰之功,为君药。桑白皮清热化痰,枳壳行气化痰,天南星燥湿化痰,共为臣药。杏仁宣降肺气,止咳平喘,桔梗开宣肺气,祛痰止咳;百部、麦冬、知母养阴润肺止咳,合为佐药。甘草润肺止咳化痰,又缓和药性,为使药。全方共奏清热化痰止咳之效。

【临床应用】

1.咳嗽 痰热郁肺,肺失清肃所致,症见咳嗽,痰黄黏稠,或身热,舌红苔薄黄腻,脉滑数;支气管炎见上述证候者。

2.顿咳 外邪郁而化热,痰热阻肺,肺气上逆所致,症见痉咳剧烈,痰涎稠黏,面赤唇红,舌红苔黄腻,脉滑数;百日咳见上述证候者。

【不良反应】 目前尚未检索到不良反应报道。

【注意事项】

1.寒痰咳嗽慎用。

2.服药期间忌烟、酒及辛辣、油腻食物。

3.糖尿病患者慎用。

【用法与用量】 糖浆剂:口服。一次10～20ml,一日2～3次;小儿酌减。颗粒:开水冲服。一次10～20g,一日2～3次;小儿酌减。

【规格】 颗粒剂:每袋装10g(相当于原药材6g)

金贝痰咳清颗粒
Jinbei Tankeqing Keli

【药物组成】　浙贝母、金银花、桑白皮、射干、前胡、桔梗、麻黄、炒苦杏仁、川芎、甘草。

【功能与主治】　清肺止咳，化痰平喘。用于痰热阻肺所致的咳嗽、痰黄黏稠、喘息；慢性支气管急性发作见上述证候者。

【方解】　方中浙贝母清肺化痰止咳，开郁散结泻火；金银花甘寒清热解毒，凉散邪热，共为君药。桑白皮、射干清肺消痰；前胡、桔梗宣降肺气，祛痰止咳，以助君药清肺化痰，止咳平喘，共为臣药。麻黄、苦杏仁宣降肺气，川芎调畅气血，此三味为佐药。甘草调和诸药，为使药。全方共奏清肺止咳、化痰平喘之效。

【临床应用】

1. 咳嗽　因痰热壅肺所致，症见咳嗽咯痰，痰黄黏稠，不易咯出，或发热，口渴，便干，舌红苔黄，脉弦滑数；慢性支气管炎急性发作见上述证候者。

2. 喘证　由邪热壅肺，肃降无权所致，症见咳喘胸闷，喉中痰鸣，痰黄黏稠，身热，汗出，口渴，便干，舌红苔黄，脉弦滑数；喘息型支气管炎见上述证候者。

【不良反应】　目前尚未检索到不良反应报道。

【禁忌】　孕妇禁用；运动员禁用。

【注意事项】

1. 脾胃虚寒、寒痰咳喘者慎用。

2. 高血压病及心脏病者慎用。

3. 服药期间饮食宜清淡，忌食生冷、辛辣食物。

【用法与用量】　口服。一次 7g，一日 3 次，或遵医嘱。

【规格】　每袋装 7g

芒果止咳片
Mangguo Zhike Pian

【药物组成】　芒果叶干浸膏、合成鱼腥草素、氯苯那敏。

【功能与主治】　宣肺化痰，止咳平喘。用于痰热阻肺所致的咳嗽、气喘、痰多。

【方解】　本方为中西药合方制剂。方中中药芒果叶、鱼腥草清热化痰，疏风宣肺，止咳平喘；西药氯苯那敏为 H_1 受体拮抗剂，具抗过敏作用，可改善卡他症状。中西药合用，共奏宣肺止咳、化痰平喘之效。

【临床应用】

1. 咳嗽　痰热蕴肺，肺失肃降，气机不畅所致，症见咳嗽，痰黄量多，或身热，舌红苔黄或腻，脉滑数；支气管炎见上述证候者。

2. 喘嗽　痰热蕴肺，肺失肃降，气机不畅所致，症见气喘，或身热，胸满，舌红苔黄或腻，脉滑数；喘息型支气管炎见上述证候者。

【药理毒理】　本品有止咳、平喘、祛痰、抗炎作用。

1. 止咳　本品能延长 SO_2 诱发小鼠咳嗽的潜伏期；能减少电刺激猫喉上神经所致咳嗽次数[1]。

2. 平喘　本品能延长乙酰胆碱诱发豚鼠哮喘发作的潜伏期；本品体外能舒张离体豚鼠气管平滑肌，并能对抗乙酰胆碱引起的离体豚鼠气管平滑肌收缩[1]。

3. 祛痰　本品能促进小鼠气管酚红排泌量[1]。

4. 抗炎　本品能抑制蛋清所致大鼠足肿胀[1]。

【不良反应】　可见困倦、嗜睡。有文献报道，服用本品致猩红热样药疹[2]。

【禁忌】　尚不明确。

【注意事项】

1. 本品含氯苯那敏、合成鱼腥草素，膀胱颈梗阻、甲状腺功能亢进、青光眼、高血压和前列腺肥大者慎用；服药期间不宜驾驶机、车、船、从事高空作业、机械作业及操作精密仪器。

2. 儿童、孕妇及哺乳期妇女慎用。

3. 忌食辛辣、油腻食物，忌烟酒。

4. 对抗组胺药物过敏者慎用。

【用法与用量】　口服。一次 3～5 片，一日 2～3 次。

【规格】　每片相当于总药材 2.5g

【参考文献】　[1]郑作文,邓家刚,林起云.芒果止咳片的药效学研究(Ⅰ).中医药学刊,2002,20(3):358.

[2]郭正学,陆映雄.芒果止咳片致猩红热样药疹 1 例.中国皮肤性病学杂志,1997,11(14):253.

枇杷止咳颗粒（软胶囊、胶囊）
Pipa Zhike Keli（Ruanjiaonang, Jiaonang）

【药物组成】　枇杷叶、桑白皮、白前、百部、罂粟壳、桔梗、薄荷脑。

【功能与主治】　止嗽化痰。用于痰热蕴肺所致的咳嗽、咯痰；支气管炎见上述证候者。

【方解】　方中枇杷叶清肺化痰，下气止咳，以治痰热蕴肺之证，为君药。桑白皮清肺消痰降气，白前祛痰降气止咳，以增强君药清热化痰，降逆止咳之功，共为臣药。百部养阴以润肺燥，罂粟壳收敛肺气以止咳，敛润合用,桔梗宣肺化痰利咽,薄荷脑祛风利咽,共为佐药。全方宣降、敛润并举,共行止嗽化痰之功。

【临床应用】 咳嗽 痰热蕴肺,肺气不畅所致,症见咳重痰黏,咽干喉痛,胸闷不通,苔薄黄,脉滑数或弦数;支气管炎见上述证候者。

【药理毒理】 本品有止咳、祛痰、平喘、抗炎等作用。

1. **止咳** 枇杷止咳冲剂能减少氨水诱发小鼠咳嗽次数[1];延长二氧化硫(SO_2)诱发小鼠咳嗽潜伏期,减少咳嗽次数[2]。枇杷止咳颗粒能延长氨水诱发小鼠咳嗽的潜伏期,减少咳嗽次数[3];延长电刺激猫引咳潜伏期[4]。

2. **祛痰** 枇杷止咳冲剂能增加大鼠痰液分泌量;促进小鼠气管段酚红排泌量;能增强青蛙口腔黏膜纤毛运动,促进排痰[1,2]。枇杷止咳胶囊能促进小鼠气管段酚红排泌量[3,4]。

3. **平喘** 枇杷止咳胶囊能延长组胺所致的豚鼠哮喘发作潜伏期[3,4]。

4. **抗炎** 枇杷止咳冲剂对二甲苯所致小鼠耳肿胀有抑制作用[1]。枇杷止咳胶囊可抑制注射醋酸所致的小鼠腹腔毛细血管通透性增高有抑制作用[3],抑制二甲苯致小鼠耳肿胀和蛋清致大鼠足肿胀[4]。

5. **抑菌** 枇杷止咳冲剂体外 $0.25\sim1.0g/ml$ 对金黄色葡萄球菌、卡他奈瑟菌和甲、乙型溶血链球菌的生长有抑制作用[1]。

【禁忌】
1. 儿童、孕妇及哺乳期妇女禁用。
2. 运动员禁用。

【注意事项】
1. 外感咳嗽慎用。
2. 服药期间饮食宜清淡,忌食辛辣食物;忌烟酒。
3. 不宜过量,久用。

【用法与用量】 颗粒剂:开水冲服。一次3g,一日3次;小儿酌减。软胶囊:口服。一次2粒,一日3次。胶囊:口服。一次2粒,一日3次。

【规格】 颗粒剂:每袋装3g

软胶囊:每粒装0.55g

胶囊:每粒装0.25g

【参考文献】 [1]张艳玲,李中平,赵金明.枇杷止咳冲剂的药理实验研究.长春中医学院学报,1999,15(77):52.

[2]黄桂英,廖雪珍.枇杷止咳冲剂与功效有关的药效研究.中国实验方剂学杂志,1999,5(5):43.

[3]王学洋.枇杷止咳胶囊的药效学研究.中国医药指南,2012,

10(29):76-77.

[4]龙子江,樊彦,吕晓英,等.枇杷止咳胶囊镇咳祛痰的药理研究.安徽中医学院学报,1995,14(3):60-62.

强力止咳宁胶囊
Qiangli Zhikening Jiaonang

【药物组成】 金银忍冬叶干膏粉、满山红油。

【功能与主治】 清热化痰,止咳平喘。用于痰热壅肺所致的咳嗽、痰黄黏稠;急、慢性支气管炎、感冒见上述证候者。

【方解】 方中金银忍冬叶甘寒,归肺经,功擅清热解毒,且可轻宣疏散;满山红止咳化痰,二者合用,共行清热化痰、止咳平喘之功。

【临床应用】

1. **感冒** 由风热犯表,卫表失和所致,症见发热恶寒,咽喉疼痛,咽燥,口渴,咳嗽痰黏或黄,舌苔薄黄,脉浮数;上呼吸道感染见上述证候者。

2. **咳嗽** 由痰热郁肺所致,症见咳嗽,痰黄黏稠,胸中烦热,或咳引胸痛,咽干,口渴,面赤,苔黄腻,脉滑数;急、慢性支气管炎见上述证候者。

【不良反应】 目前尚未检索到不良反应报道。

【禁忌】 尚不明确。

【注意事项】
1. 脾虚便溏、寒痰阻肺者慎用。
2. 服药期间饮食宜清淡,忌辛辣食物;忌烟酒。

【用法与用量】 口服。一次4~5粒,一日3次。

【规格】 每粒装0.4g

清热解毒口服液(软胶囊、糖浆、片)
Qingre Jiedu Koufuye(Ruanjiaonang,
Tangjiang,Pian)

【药物组成】 金银花、连翘、知母、石膏、黄芩、栀子、甜地丁、龙胆、板蓝根、麦冬、地黄、玄参。

【功能与主治】 清热解毒。用于热毒壅盛所致的发热面赤、烦躁口渴、咽喉肿痛;流感、上呼吸道感染见上述证候者。

【方解】 方中金银花、连翘疏散风热,清热解毒,为君药;石膏、知母、黄芩、栀子、甜地丁、龙胆、板蓝根清热泻火解毒,为臣药;麦冬、地黄、玄参清热凉血,合为佐药。全方共奏清热解毒之效。

【临床应用】

1. **感冒** 风热犯表,入里化热,热毒壅盛所致,症见发热恶寒,咽喉疼痛,咽燥口渴,咳嗽痰黏或黄,舌苔薄黄,脉浮数;上呼吸道感染见上述证候者。

2. 时行感冒　风热毒邪结于腮颊所致,症见壮热,头痛,无汗,口渴咽干,四肢酸痛,脉浮数;时行感冒见上述证候者。

【不良反应】　文献报道,口服清热解毒口服液致固定性药疹[1]。

【禁忌】　尚不明确。

【注意事项】

1. 风寒感冒者慎用。

2. 服药期间饮食宜清淡,忌辛辣食物;忌烟酒。

【用法与用量】　口服液:口服。一次 10～20ml,一日 3 次,小儿酌减;或遵医嘱。软胶囊:口服。(1)0.6g/粒:一次 4～8 粒;(2)0.8g/粒:一次 3～6 粒;(3)1.2g/粒:一次 2～4 粒。一日 3 次,或遵医嘱。糖浆:口服。一次 10～20ml,一日 3 次,或遵医嘱。片剂:口服。一次 4 片,一日 3 次,儿童用药请遵医嘱。

【规格】　口服液:每支装 10ml

软胶囊:每粒装　(1)0.6g　(2)0.8g　(3)1.2g

糖浆:每瓶装　(1)100ml　(2)120ml

片剂:每片 0.3g

【参考文献】　[1]程晨,冯小剑.清热解毒口服液致固定性药疹 1 例.现代中西医结合杂志,2003,12(8):860.

芩暴红止咳片(颗粒、
口服液、胶囊、糖浆)

Qinbaohong Zhike Pian

(Keli,Koufuye,Jiaonang,Tangjiang)

【药物组成】　满山红、黄芩、暴马子皮。

【功能与主治】　清热化痰,止咳平喘。用于痰热壅肺所致的咳嗽、痰多;急性支气管炎及慢性支气管炎急性发作见上述证候者。

【方解】　方中满山红苦寒,入肺经,清肺化痰而止咳,为君药。黄芩苦寒,善清肺泻火,燥湿解毒;暴马子皮味微而寒,归肺经,宣肺化痰,止咳平喘,两药共为臣药。全方共行清热化痰、止咳平喘之功。

【临床应用】

1. 咳嗽　痰热壅肺,肺失宣肃所致,症见咳嗽气粗,痰多质黏或黄,或咯吐血痰,咳时引痛,舌红苔薄黄腻,脉滑数;急性支气管炎及慢性支气管炎急性发作见上述证候者。

2. 喘证　肺热壅盛,炼液为痰,肺失肃降所致,症见气喘,胸闷,咳嗽,痰黄黏稠,口渴,便干,舌红苔黄,脉弦数或滑数;喘息型支气管炎见上述证候者。

【药理毒理】　本品有止咳、平喘、抗炎作用。

1. 止咳　芩暴红止咳颗粒能减少氨水诱发小鼠咳嗽次数[1-3]。

2. 平喘　芩暴红止咳颗粒可延长乙酰胆碱和磷酸组胺混合液所致豚鼠哮喘的潜伏期[1-3]。

3. 抗炎　芩暴红止咳颗粒对小鼠二甲苯耳肿胀和大鼠蛋清足肿胀有抑制作用[2]。芩暴红止咳口服液对蛋清所致大鼠足肿胀有抑制作用;对小鼠二甲苯耳肿胀有抑制作用[4]。

【不良反应】　目前尚未检索到不良反应报道。

【禁忌】　尚不明确。

【注意事项】

1. 脾胃虚寒便溏、寒痰咳喘者慎用。

2. 服药期间饮食宜清淡,忌辛辣食物;忌烟酒。

【用法与用量】　片剂:口服。一次 3～4 片,一日 3 次。颗粒剂:开水冲服。一次 1 袋,一日 3 次。口服液:口服。一次 10ml,一日 3 次;或遵医嘱。胶囊剂:口服。一次 2 粒,一日 3 次。糖浆:口服。一次 10ml,一日 3 次;或遵医嘱。

【规格】　片剂:薄膜衣片　每片重 0.4g

口服液:每支装 10ml

颗粒剂:每袋装 4g

糖浆:每瓶装 100ml

【参考文献】　[1]马玉国,刘显清,王成库,等.芩暴红止咳颗粒主要药效学实验研究.中医药信息,1997,(3):41.

[2]芩暴红止咳胶囊新药申报资料.

[3]刘士丹,华洪辉,邵广红,等.芩暴红止咳颗粒药效学研究.黑龙江医药,2009,22(5):654-656.

[4]田秀丽,胡丽君,吕庆芳.芩暴红止咳口服液的体内外抗菌作用.生物技术,1997,7(1):45.

清热镇咳糖浆

Qingre Zhenke Tangjiang

【药物组成】　鱼腥草、板栗壳、浮海石、荆芥、前胡、葶苈子、矮地茶、知母。

【功能与主治】　清热镇咳祛痰。用于痰热蕴肺所致的咳嗽痰黄;感冒、咽炎见上述证候者。

【方解】　方中鱼腥草清热解毒,祛痰,为君药。板栗壳、浮海石清肺降逆,化痰止咳,共为臣药。荆芥祛风解表,前胡宣散风热,降气化痰,葶苈子泻肺消痰,矮地茶止咳化痰,知母清泻肺火,又可滋阴润肺,合为佐药。全方共奏清热镇咳祛痰之效。

【临床应用】

1. 感冒　风热侵袭肺卫,肺失清肃所致,症见咳嗽痰多,痰稠色黄,身热,面赤,咽燥口渴,苔白微黄,脉浮数;上呼吸道感染见上述证候者。

2. 咳嗽 痰热蕴肺,肺失清肃所致,症见咳嗽气粗,痰多质稠色黄,难咯,或胸胁胀满,咯吐血痰,舌红,苔薄黄腻,脉滑数;支气管炎见上述证候者。

【药理毒理】 本品有镇咳、祛痰、解热、抗炎和抑菌作用。

1. 镇咳 本品能延长氨水致咳小鼠咳嗽潜伏期,减少咳嗽次数[1]。

2. 祛痰 本品可使小鼠气管酚红排泌量增加[1]。

3. 解热 本品对伤寒、副伤寒、甲乙三联菌苗引起的家兔发热有解热作用[1]。

4. 抗炎 本品对醋酸所致小鼠腹腔毛细血管通透性亢进有抑制作用[1]。

5. 抑菌 本品在体外抑制金黄色葡萄球菌、乙型溶血性链球菌、肺炎球菌等呼吸道感染常见细菌的 MIC 为 $2.73\sim21.8mg/ml$[1]。

【不良反应】 目前尚未检索到不良反应报道。

【禁忌】 尚不明确。

【注意事项】

1. 寒痰咳喘者慎用。

2. 孕妇慎用。

3. 忌食辛辣、油腻食物,忌烟酒。

4. 糖尿病者慎用。

【用法与用量】 口服。一次 15～20ml,一日 3 次。

【参考文献】 [1]黄凤娇,刘元,黄仁彬,等.清热镇咳糖浆的药效学研究.湖南中医药导报,1999,5(8):38.

岩果止咳液

Yanguo Zhike Ye

【药物组成】 石吊兰、果上叶、甘草流浸膏。

【功能与主治】 清热化痰,润肺止咳。用于痰热阻肺所致的咳嗽,咯痰不爽或痰多黄稠;急、慢性支气管炎见上述证候者。

【方解】 方中石吊兰味甘苦,有化痰止咳、软坚散结之功,为君药。果上叶味甘性凉,清热生津,润肺止咳,为臣药,以加强君药止咳化痰作用。甘草流浸膏祛痰止咳,又调和药性,为佐使药。诸药相合,共奏清热化痰、润肺止咳之功。

【临床应用】 **咳嗽** 痰热阻肺,肺失宣肃所致,症见咳嗽,咯痰不爽或痰多黄稠,舌红苔黄腻,脉滑数;急、慢性支气管炎见上述证候者。

【药理毒理】 本品有镇咳、祛痰作用。

1. 镇咳 本品能延长氨水喷雾引起小鼠咳嗽的潜伏期[1]。

2. 祛痰 本品能促进小鼠气管排泌酚红[1]。

【不良反应】 目前尚未检索到不良反应报道。

【禁忌】 尚不明确。

【注意事项】

1. 寒痰阻肺咳嗽者慎用。

2. 服药期间饮食宜清淡,忌食生冷、辛辣、燥热食物,忌烟酒。

【用法与用量】 口服。一次 15～20ml,一日 3 次;小儿酌减。服时摇匀。

【规格】 每瓶装 120ml

【参考文献】 [1]黄武光,周厚琼.岩果止咳液镇咳和祛痰作用试验研究.中国民族民间医药杂志,2000,45:219.

止咳橘红丸(胶囊、颗粒、口服液)

Zhike Juhong Wan(Jiaonang,Keli,Koufuye)

【药物组成】 瓜蒌皮、化橘红、陈皮、法半夏、茯苓、石膏、知母、炒紫苏子、炒苦杏仁、紫菀、款冬花、桔梗、地黄、麦冬、甘草。

【功能与主治】 清肺,止咳,化痰。用于痰热阻肺引起的咳嗽痰多、胸满气短、咽干喉痒。

【方解】 方中瓜蒌皮甘寒微苦,清热化痰,宽胸散结;化橘红辛苦温,理气宽中,燥湿化痰;二者相配,化痰而无燥热之弊,清肺而无寒凝之虞,共为君药。石膏、知母助瓜蒌皮清肺脏郁热,陈皮、法半夏、茯苓助化橘红燥湿化痰止咳,共为臣药。紫苏子、苦杏仁、紫菀、款冬花降气化痰、止咳平喘,桔梗宣肺祛痰利咽,地黄、麦冬清热泻火、滋阴润燥,共为佐药。甘草止咳兼调和诸药,为使药。诸药相合,共奏清肺化痰、止咳之功。

【临床应用】 **咳嗽** 因痰热阻肺所致。症见咳嗽,痰多,色黄白黏稠,咯吐不爽,胸满,气短,咽干,喉痒,舌质红,苔黄腻,脉滑数;急、慢性支气管炎见上述证候者。

【不良反应】 目前尚未检索到不良反应报道。

【禁忌】 尚不明确。

【注意事项】

1. 风寒咳嗽、干咳无痰者慎用。

2. 服药期间饮食宜清淡,忌食辛辣食物,忌烟酒。

【用法与用量】 丸剂:口服。水蜜丸一次 9g,大蜜丸一次 2 丸,一日 2 次。胶囊剂:口服。一次 3 粒,一日 2～3 次;儿童用量遵医嘱。颗粒剂:开水冲服。一次 3g,一日 2～3 次;儿童用量遵医嘱。口服液:口服。一次 10ml,一日 2～3 次;儿童用量遵医嘱。

【规格】　(1)水蜜丸　每10粒重1g　(2)大蜜丸每丸重6g

胶囊剂:每粒装0.4g

颗粒剂:每袋装3g

口服液:每支装10ml

止嗽化痰颗粒(丸)
Zhisou Huatan Keli(Wan)

【药物组成】　桔梗、苦杏仁、葶苈子、款冬花(制)、前胡、川贝母、瓜蒌子、马兜铃(制)、百部(制)、石膏、知母、玄参、麦冬、天冬、紫苏叶、桑叶、密蒙花、陈皮、半夏(姜制)、枳壳(炒)、木香、罂粟壳、五味子(制)、大黄(制)、炙甘草。

【功能与主治】　清肺化痰,止嗽定喘。用于痰热阻肺,久嗽,咯血,痰喘气逆,喘息不眠。

【方解】　方中桔梗、苦杏仁、葶苈子、款冬花、前胡、川贝母、瓜蒌子、马兜铃、百部宣降肺气,化痰止咳。石膏、知母、玄参、麦冬、天冬清热养阴、润肺止咳,紫苏叶、桑叶、密蒙花疏风解表,宣肺止咳。陈皮、半夏、枳壳、木香燥湿化痰,行气降逆。罂粟壳、五味子敛肺止咳。大黄清热通腑,甘草止咳化痰,调和诸药。诸药合用,共奏清肺止嗽、化痰定喘之功。

【临床应用】

1. 咳嗽　痰热内壅,肺失宣肃所致,症见久嗽,痰多色黄,喘息,不眠,胸膈满闷,尿黄,便干,舌红苔黄,脉滑数;急、慢性支气管炎见上述证候者。

2. 喘证　风寒束肺,郁而化热,肺失宣降所致。症见喘息气促,胸部胀闷或胀痛,鼻煽,咳而不爽,舌质淡红,苔薄白或黄,脉浮数;喘息型支气管炎见上述证候者。

【药理毒理】　本品有镇咳、祛痰、平喘作用。

1. 镇咳　本品能延长枸橼酸引起的豚鼠咳嗽潜伏期,减少咳嗽次数;减少氨水喷雾引起的小鼠咳嗽次数[1,2]。

2. 祛痰　本品可促进小鼠呼吸道排泌酚红[1,2]。

3. 平喘　本品能延长氯化乙酰胆碱加磷酸组胺混合液引起的幼年豚鼠哮喘潜伏期[1,2]。

【不良反应】　目前尚未检索到不良反应报道。

【禁忌】

1. 孕妇禁用。

2. 肾功能不全者禁用。

3. 运动员禁用。

【注意事项】

1. 寒痰者慎用。

2. 服药期间饮食宜清淡,忌食辛辣燥热食物,忌烟酒。

3. 不宜过量、久用。

4. 服用本品应注意肾功能的监测。

【用法与用量】　颗粒剂:开水冲服。一次3g,一日1次;临睡前服用,或遵医嘱。丸剂:口服。一次15丸,一日1次;临睡前服用。

【规格】　颗粒剂:每袋装3g

丸剂:水丸每6～7丸重1g

【参考文献】　[1]高建苑,黄晨,吴利平.止嗽化痰颗粒治疗咳嗽疗效观察.中国中医急症,2004,13(6):362.

[2]杨竞,肖红,胡晓鹰.止嗽化痰丸药理学研究.时珍国医国药,2000,11(3):194.

羚羊清肺颗粒(丸)
Lingyang Qingfei Keli(Wan)

【药物组成】　羚羊角粉、黄芩、蜜桑白皮、熟大黄、栀子、牡丹皮、大青叶、板蓝根、金银花、炒苦杏仁、桔梗、陈皮、浙贝母、金果榄、薄荷、蜜枇杷叶、前胡、地黄、玄参、石斛、天冬、麦冬、天花粉、甘草。

【功能与主治】　清肺利咽,清瘟止嗽。用于肺胃热盛,感受时邪,身热头晕,四肢酸懒,咳嗽痰盛,咽喉肿痛,鼻衄咳血,口干舌燥。

【方解】　方中羚羊角、黄芩、桑白皮清泻肺火,为君药。大黄泻肠中之热结,栀子清泻三焦火热,牡丹皮清热凉血,大青叶、板蓝根、金银花清热解毒,共为臣药。苦杏仁、桔梗、陈皮、浙贝母、金果榄、薄荷、枇杷叶、前胡宣肺止咳,清金化痰利咽;地黄、玄参、石斛、天冬、麦冬、天花粉甘寒,养阴润肺,共为佐药。甘草止咳化痰,又调和诸药,为佐使药。诸药合用,共奏清肺利咽、清瘟止嗽之功。

【临床应用】

1. 时行感冒　感受时邪,肺胃热盛所致,症见身热,头晕,四肢酸懒,咳嗽痰多,咽喉肿痛,鼻衄,咳血,口干舌燥,舌质红,苔薄黄腻,脉滑数;流行性感冒见上述证候者。

2. 咳嗽　外感时邪,肺胃热盛,肺失宣肃所致。症见咳嗽气促,痰多黏稠,色黄,咯吐不爽,胸胁胀满,或身热,舌红,苔薄黄腻,脉滑数;上呼吸道感染、急性支气管炎见上述证候者。

3. 喉痹　外感时邪,肺胃热盛所致。症见身热,咽喉红肿疼痛,口干口渴,尿赤,便结;急性咽炎见上述证候者。

【药理毒理】 本品有解热、抗炎、镇咳、祛痰等作用。

1. 解热 羚羊清肺丸能降低啤酒酵母引起发热大鼠的体温[1]。

2. 抗炎 羚羊清肺丸降低二甲苯所致的小鼠耳肿胀;减少皮内注射磷酸组胺大鼠的皮肤蓝斑面积及蓝斑色素量[1]。羚羊清肺丸可抑制角叉菜胶引起的大鼠足肿胀,抑制巴豆油诱发的小鼠耳肿胀,减少羧甲基纤维素诱发的小鼠腹腔渗出液量和白细胞数[2]。

3. 镇咳 羚羊清肺丸可延长氨雾引起半数小鼠咳嗽时间[2]。羚羊清肺丸可延长氨雾所致小鼠咳嗽潜伏期,减少咳嗽次数[3]。

4. 祛痰 羚羊清肺丸促进小鼠呼吸道排泌酚红[2,3]。

5. 抗病毒 羚羊清肺丸可减轻流感病毒亚甲型鼠肺适应株 FM_1 感染小鼠的肺病变程度[2]。

【不良反应】 目前尚未检索到不良反应报道。

【禁忌】 孕妇禁用。

【注意事项】

1. 外感风寒或寒痰咳嗽者慎用。

2. 服药期间饮食宜清淡,忌食生冷、辛辣、燥热食物,忌烟酒。

【用法与用量】 颗粒剂:开水冲服。一次 6g,一日 3 次。丸剂:口服。一次 1 丸,一日 3 次。

【规格】 颗粒剂:每袋装 6g

丸剂:每丸重 6g

【参考文献】 [1]李晓军,陈光晖,刘玉玲,等.羚羊清肺丸解热及抗炎作用实验研究.承德医学院学报,2003,20(3):189.

[2]郭淑英,周爱香,田甲丽,等.羚羊清肺液与丸剂的药效学比较.中国实验方剂学杂志,1997,3(3):37.

[3]陈光晖,李晓军,刘玉玲,等.羚羊清肺丸止咳祛痰作用实验研究.承德医学院学报,2000,20(3):197.

治咳川贝枇杷露

Zhike Chuanbei Pipa Lu

【药物组成】 枇杷叶、川贝母流浸膏、水半夏、桔梗、薄荷脑。

【功能与主治】 清热化痰止咳。用于感冒、支气管炎属痰热阻肺证,症见咳嗽,痰黏或黄。

【方解】 方中枇杷叶味苦性寒,能清肺泄热,降气化痰止咳,主痰热郁肺之证,为君药。川贝母清化热痰、润肺止咳,水半夏燥湿化痰,二药助君药清肺化痰止咳之力,为臣药。桔梗开宣肺气,化痰止咳,薄荷脑芳香疏散,祛风利咽,为佐药。诸药合用,共奏清热化痰止咳之功。

【临床应用】 咳嗽 由痰热阻肺,肺失宣降所致。症见咳嗽,痰黏或黄,咽喉肿痛,胸满气逆,苔薄黄或黄腻,脉滑数;上呼吸道感染、支气管炎见上述证候者。

【药理毒理】 本品有镇咳、平喘、祛痰、抗炎作用。

1. 镇咳 本品能延长氨水所致小鼠咳嗽的潜伏期和减少小鼠咳嗽的次数[1]。

2. 平喘 本品能延长组胺所致豚鼠喘息的潜伏期[1]。

3. 祛痰 本品能增加小鼠和大鼠气管的排痰量[1]。

4. 抗炎 本品能抑制角叉菜胶所致大鼠足肿胀和棉球所致大鼠肉芽组织增生[1]。

【不良反应】 目前尚未检索到不良反应报道。

【禁忌】 尚不明确。

【注意事项】

1. 寒痰咳嗽慎用。

2. 服药期间,忌食辛辣、羊肉、鱼腥食物。

【用法与用量】 口服。一次 10～20ml,一日 3 次。

【规格】 每瓶装(1)150ml (2)180ml

【参考文献】 [1]杨鹊,叶丽明,梁惠婵,等.治咳川贝枇杷露药效学研究.中国药科大学学报,2002,33(S):184.

羊 胆 丸

Yangdan Wan

【药物组成】 羊胆干膏、浙贝母、百部、白及、甘草。

【功能与主治】 止咳化痰,止血。用于痰火阻肺所致的咳嗽咯痰、痰中带血;百日咳见上述证候者。

【方解】 方中羊胆干膏清肺化痰止咳,为君药。浙贝母清肺化痰,更助君药之力,为臣药。百部润肺止咳;白及收敛止血,二药为佐药。甘草既能止咳化痰,又可调和诸药,为使药。诸药相合,共奏止咳化痰、止血之功。

【临床应用】

1. 咳嗽 由外邪犯肺,肺失宣肃所致。症见咳嗽,咯痰,痰色黄白,痰中带血,口干,舌质红,苔微黄,脉滑数;支气管炎见上述证候者。

2. 顿咳 因时行疫毒,客于肺系,肺失宣肃所致。症见小儿阵发性痉挛咳嗽,咳声连连,咳后伴高调鸡鸣样回声,咳痰黏稠,舌红脉数;百日咳见上述证候者。

【不良反应】 目前尚未检索到不良反应报道。

【禁忌】 尚不明确。

【注意事项】

1. 风寒咳嗽者慎用。

2. 孕妇慎用。

3. 服药期间饮食宜清淡,忌食生冷、辛辣、燥热食物。

【用法与用量】　口服。一次 3g,一日 3 次。

止咳枇杷颗粒(糖浆)

Zhike Pipa Keli(Tangjiang)

【药物组成】　枇杷叶、桑白皮、白前、百部、桔梗、薄荷脑。

【功能与主治】　清肺,止咳,化痰。用于痰热阻肺所致的咳嗽痰多;急、慢性支气管炎见上述证候者。

【方解】　方中枇杷叶清肺化痰,止咳,为君药。桑白皮清肺消痰,泻肺平喘;白前祛痰,降气止咳,共为臣药。百部润肺止咳,桔梗宣肺化痰,薄荷脑祛风利咽,为佐药。诸药合用,共奏清肺、止咳、化痰之功。

【临床应用】　咳嗽　因痰热阻肺,肺失宣肃所致。症见咳嗽,痰多黏稠,色白或微黄,身无大热,或伴气喘,胸闷,苔白或黄,脉滑数;急、慢性支气管炎见上述证候者。

【不良反应】　目前尚未检索到不良反应报道。

【禁忌】　尚不明确。

【注意事项】

1. 寒痰阻肺者慎用。

2. 服药期间饮食宜清淡,忌食生冷、辛辣、燥热食物,忌烟酒。

【用法与用量】　颗粒剂:开水冲服。一次 10g,一日 3 次。糖浆剂:口服。一次 15ml,一日 3～4 次;小儿酌减。

【规格】　颗粒剂:每袋装 10g

风热咳嗽胶囊

Fengre Kesou Jiaonang

【药物组成】　桑叶、菊花、薄荷、连翘、黄芩、苦杏仁霜、桔梗、枇杷叶、浙贝母、前胡、甘草。

【功能与主治】　疏风散热,化痰止咳。用于风热犯肺所致的咳嗽,鼻流浊涕,发热头昏,咽干舌燥。

【方解】　方中桑叶、菊花疏散上焦风热,二药相须为用,为君药。薄荷、连翘疏散风热,黄芩清热泻火,以防邪热入里,三药共助君药之力,为臣药。杏仁、桔梗、枇杷叶宣降肺气,止咳利咽;浙贝母、前胡合用清热化痰止咳,共为佐药。甘草清热止咳,调和诸药,为使药。诸药合用,共奏疏风散热、止咳化痰之功。

【临床应用】　咳嗽　因外感风热,邪犯于肺,肺失宣降而致。症见咳嗽痰多,痰稠而黄,难以咯出,口渴,咽痛,胸闷,心烦,鼻流浊涕,发热,咽干舌燥,舌边尖红,脉浮数;感冒、急性支气管炎见上述证候者。

【不良反应】　偶有恶心、呕吐。

【禁忌】　尚不明确。

【注意事项】

1. 风寒咳嗽慎用。

2. 服药期间饮食宜清淡,忌食辛辣食物。

【用法与用量】　口服。早 3 粒、中午 4 粒、晚 3 粒,一日 3 次。

【规格】　每粒装 0.32g

二母安嗽丸

Ermu Ansou Wan

【药物组成】　知母、浙贝母、款冬花、紫菀、苦杏仁、玄参、麦冬、百合、罂粟壳。

【功能与主治】　清肺化痰,止嗽定喘。用于虚劳久嗽,咳嗽痰喘,骨蒸潮热,音哑声重,口燥舌干,痰涎壅盛。

【方解】　方中知母清泻肺火,滋阴润肺;浙贝母清热化痰止咳,共为君药。款冬花、紫菀止咳化痰,苦杏仁肃肺平喘,共助君药之力,为臣药。玄参清热散结,麦冬滋阴润肺,百合润肺止咳,罂粟壳敛肺止咳,共为佐药。诸药合用,共奏清肺化痰、止咳平喘之功。

【临床应用】　咳嗽　肺阴亏虚,痰热阻肺所致。症见虚劳久嗽,秋冬举发,久咳不愈,伴气喘,骨蒸潮热,音哑声重,口燥咽干;慢性支气管炎见上述证候者。

【不良反应】　目前尚未检索到不良反应报道。

【禁忌】

1. 孕妇禁用。

2. 运动员禁用。

【注意事项】

1. 外感咳嗽者慎用。

2. 服药期间忌食辛辣、生冷、油腻食物。

3. 本品含罂粟壳,不宜过量、久用。

【用法与用量】　口服。一次 1 丸,一日 2 次。

【规格】　每丸重 9g

贝沥止咳口服液

Beili Zhike Koufuye

【药物组成】　川贝母、熊胆粉、鲜竹沥、白前、百部、紫菀、陈皮、桔梗、荆芥、甘草。

【功能与主治】 宣肺清热，化痰止咳。用于外感风热或风寒化热所致的咳嗽咯痰，痰黄稠。

【方解】 方中川贝母味苦甘、性寒，入肺经，清热润肺、化痰止咳，为君药。熊胆粉清泻肺热，鲜竹沥清热化痰，共为臣药。白前、百部、紫菀、陈皮、桔梗宣肺降气，化痰止咳；荆芥辛温解表，宣肺止咳，七味皆为佐药。甘草既可解毒止咳，又能调和诸药，行使药之用。全方共奏宣肺清热、化痰止咳之效。

【临床应用】 咳嗽 因外感风热或风寒化热所致。症见咳嗽，咯痰黄稠，咯痰不爽，口渴，咽干，咽喉肿痛；急性支气管炎见上述证候者。

【不良反应】 偶见腹痛，头晕。

【禁忌】 尚不明确。

【注意事项】

1. 孕妇慎用。

2. 服药期间饮食宜清淡，忌食辛辣食物。

【用法与用量】 口服。一次 10ml，一日 3 次，疗程 5 天或遵医嘱。

【规格】 每支装 10ml

止咳喘颗粒
Zhikechuan Keli

【药物组成】 满山红、桔梗、炙甘草。

【功能与主治】 止咳，平喘，祛痰。用于支气管炎，咳喘，痰多，痰稠，感冒咳嗽，肺痈吐脓，胸满胁痛。

【方解】 方中满山红功专止咳、平喘、祛痰，为君药。桔梗宣肺祛痰，为臣药。炙甘草祛痰止咳，并能调和药性，为佐使药。全方共奏止咳、平喘、祛痰之功。

【临床应用】 咳嗽 由痰浊阻肺，肺气上逆所致，症见咳嗽，痰多，痰白清稀，易咯，舌质淡或胖，苔白或腻，脉滑；上呼吸道感染、支气管炎见上述证候者。

【不良反应】 目前尚未检索到不良反应报道。

【禁忌】 尚不明确。

【注意事项】 忌食辛辣、生冷、油腻食物。

【用法与用量】 口服。一次 1 袋，一日 3 次，小儿酌减。

【规格】 每袋装 6g

肺力咳合剂（胶囊）
Feilike Heji(Jiaonang)

【药物组成】 黄芩、前胡、百部、红花龙胆、白花蛇舌草、红管药、梧桐根。

【功能与主治】 止咳平喘，清热解毒，顺气祛痰。用于咳喘痰多，呼吸不畅，以及急、慢性支气管炎，肺气肿见上述证候者。

【方解】 方中前胡降气化痰止咳，百部润肺止咳，黄芩清热解毒，红花龙胆、白花蛇舌草、红管药、梧桐根清热解毒、平喘，诸药合用，其性偏寒，长于清肺化痰止咳，治疗痰热壅肺型咳嗽。

【临床应用】 咳嗽 症见痰黄而稠，或痰白而胶结难出，身热面赤，心烦口渴，尿黄便结。咳嗽气喘；或气粗息促，舌质红，苔黄腻，脉滑数或弦滑；急、慢性支气管炎，肺气肿见上述证候者。

【不良反应】 目前尚未检索到不良反应报道。

【禁忌】 尚不明确。

【注意事项】

1. 忌烟、酒及辛辣、生冷、油腻食物。

2. 不宜在服药期间同时服用滋补性中药。

3. 孕妇、儿童、年老体弱者慎用。

【用法与用量】 合剂：口服。7 岁以内一次 10ml，7～14 一次 15ml，成人一次 20ml，一日 3 次，或遵医嘱。胶囊：口服。一次 3～4 粒，一日 3 次，或遵医嘱。

【规格】 合剂：每瓶装 100ml
胶囊剂：每粒装 0.3g

清肺宁嗽丸
Qingfei Ningsou Wan

【药物组成】 黄芩、桔梗、天花粉、枳壳（麸炒）、桑白皮（蜜炙）、浙贝母、知母、百部、麦冬、苦杏仁、前胡、甘草、橘红。

【功能与主治】 清肺、止咳、化痰。用于肺热咳嗽，痰多黏稠。

【方解】 方中黄芩清泻肺热，为君药。桔梗开宣肺气、化痰止咳，前胡降气化痰止咳，杏仁止咳化痰，浙贝母清肺化痰止咳，桑白皮化痰平喘，橘红理气化痰，共为臣药。天花粉清肺生津，知母清肺生津润燥，百部润肺止咳，麦冬养阴润肺，共为佐药。枳壳理气宽胸，甘草调和诸药，为使药。全方共奏清肺、止咳、化痰之功。

【临床应用】 咳嗽 痰热阻肺、肺气失宣所致。症见痰多质黏，咯吐不爽，口干口渴，咽痛，大便干，小便黄，舌红，苔黄或黄腻，脉滑数；急、慢性支气管炎见上述证候者。

【不良反应】 目前尚未检索到不良反应的报道。

【禁忌】 尚不明确。

【注意事项】

1. 忌食辛辣、油腻食物,忌烟酒。

2. 高血压、心脏病患者慎用。

3. 孕妇、体质虚弱者及脾胃虚寒者慎用。

4. 过敏体质者慎用。

【用法与用量】　口服。一次 1 丸,一日 2 次,小儿酌减。

【规格】　每丸重 9g

清肺抑火膏(片)
Qingfei Yihuo Gao(Pian)

【药物组成】　黄芩、栀子、黄柏、大黄、苦参、天花粉、知母、桔梗、前胡。

【功能与主治】　清肺止嗽,降火生津。用于肺热咳嗽,痰涎壅盛,咽喉肿痛,口鼻生疮,牙齿疼痛,牙根出血,大便干燥,小便赤黄。

【方解】　方中黄芩清泻肺热为君药;栀子清泻三焦火热,黄柏清热解毒,大黄清热泻火,助黄芩清肺降火,为臣药;桔梗开宣肺气、祛痰利咽,前胡降气化痰止咳,天花粉清热生津、清肺利咽,知母清热泻火、滋阴润燥,苦参清热解毒,均为佐药。全方共奏清肺止嗽、降火生津之效。

【临床应用】　咳嗽　痰热阻肺、肺气失宣所致。症见咳嗽气粗,或喉中有痰声,痰多,质黏厚或稠黄,咯吐不爽,或有热腥味,口干咽痛,大便干燥,小便黄赤,舌红,苔黄或黄腻,脉滑数。

【不良反应】　目前尚未检索到不良反应的报道。

【禁忌】　风寒咳嗽及孕妇禁用。

【注意事项】

1. 忌食辛辣、油腻食物。

2. 本品适用于痰热阻肺,咳嗽痰多,火热壅盛者。

3. 支气管扩张、肺脓疡、肺心病、肺结核患者应在医师指导下服用。

4. 服药一周症状无改善者,应停止服用,到医院就诊。

5. 服药期间,若患者出现高热、体温超过 38℃,或出现喘促气急者,咳嗽咳痰加重者,应到医院就诊。

6. 体质虚弱、糖尿病者慎用。

7. 对本品过敏者禁用,过敏体质者慎用。

【用法与用量】　片剂:口服。一次 4 片,一日 2 次。膏剂:口服。一次 5g,一日 2 次。

【规格】　片剂:每片重 0.6g

膏剂:每瓶　(1)30g　(2)60g　(3)120g

清咳平喘颗粒
Qingke Pingchuan Keli

【药物组成】　石膏、金荞麦、鱼腥草、麻黄(蜜炙)、苦杏仁(炒)、川贝母、矮地茶、枇杷叶、紫苏子(炒)、炙甘草。

【功能与主治】　清热宣肺,止咳平喘。用于痰热郁肺证,症见:咳嗽气急,甚或喘息,咯痰色黄或不爽,发热,咽痛,便干,苔黄或黄腻等。急性支气管炎、慢性支气管炎急性发作见上述证候者。

【方解】　方中以石膏、麻黄为君,麻黄辛温,宣肺平喘;石膏辛甘大寒,清泻肺热;两药合用,清热宣肺,止咳平喘。金荞麦清泻肺热、利咽消痈;鱼腥草清泻肺热、消痈排脓,杏仁味宣肺平喘,苏子降气平喘,上四药均为臣药。矮地茶止咳化痰;川贝母清热化痰、润肺止咳;枇杷叶清肺化痰止咳;三药均为佐药。甘草调和诸药,为使药。本方寒热并用,宣降相宜,以清热宣肺,止咳平喘。

【临床应用】

1. 咳嗽　痰热郁肺、肺失清宣所致的咳嗽气息粗促,或喉中有痰声,痰多,质黏厚或稠黄,咯吐不爽,或有热腥味,舌红,苔黄或黄腻,脉滑数者。

2. 喘嗽　痰热壅肺、气机失畅所致的喘咳气涌,胸部胀痛,痰多黏稠色黄,胸中烦热,身热,口干,尿赤,舌质红,苔黄或黄腻,脉滑数者。

【不良反应】　目前尚未检索到不良反应的报道。

【禁忌】　运动员禁用。

【注意事项】　尚不明确。

【用法与用量】　开水冲服。一次 10g,一日 3 次。

【规格】　每袋装 10g

(三)燥湿止咳

桔梗冬花片
Jiegeng Donghua Pian

【药物组成】　桔梗、款冬花、远志(制)、甘草。

【功能与主治】　止咳祛痰。用于痰浊阻肺所致的咳嗽痰多;支气管炎见上述证候者。

【方解】　方中桔梗辛散苦泄,专入肺经,有开宣肺气、止咳化痰之功,为君药。款冬花润肺下气,止咳化痰;远志化痰,使痰液清稀易咯出,共为臣药;甘草与桔梗配伍,既可宣肺祛痰,又能调和诸药,为佐使药。诸药合用,共收止咳祛痰之效。

【临床应用】 咳嗽 因痰浊阻肺而致,症见咳嗽,痰多,痰白清稀,易咯,舌质淡或胖,苔白或腻,脉滑;支气管炎见上述证候者。

【不良反应】 目前尚未检索到不良反应报道。

【禁忌】 尚不明确。

【注意事项】 服药期间忌食辛辣、生冷、油腻食物。

【用法与用量】 口服。一次6~8片,一日3次。

【规格】 薄膜衣片:每片重0.25g

橘红痰咳颗粒(煎膏、液)
Juhong Tanke Keli(Jiangao,Ye)

【药物组成】 化橘红、苦杏仁、半夏(制)、蜜百部、白前、五味子、茯苓、甘草。

【功能与主治】 理气化痰,润肺止咳。用于痰浊阻肺所致的咳嗽、气喘、痰多;感冒、支气管炎、咽喉炎见上述证候者。

【方解】 方中化橘红理气肃肺,化痰止咳,为君药。苦杏仁、半夏宣降肺气,止咳化痰;百部润肺止咳,共为臣药。茯苓健脾渗湿化痰,白前祛痰降气止咳,五味子敛肺止咳平喘,为佐药。甘草调和诸药,为使药。诸药共奏理气化痰、润肺止咳之功。

【临床应用】

1. 咳嗽 因脾虚痰浊内生,上犯于肺,肺失宣肃所致。症见咳嗽,痰多而黏,色白,胸痞脘闷,食少纳差,或伴头重、鼻塞、流涕、咽喉不利、气促喘息,舌淡苔白或腻,脉弦滑;感冒、支气管炎、咽喉炎见上述证候者。

2. 喘证 因痰浊阻肺所致。症见呼吸短促,喉中痰鸣,甚则张口抬肩,呕吐痰涎,胸脘憋闷,舌淡苔白,脉弦滑;喘息型支气管炎见上述证候者。

【药理毒理】 **抗炎** 本品能抑制二甲苯所致的小鼠耳肿胀和鸡蛋清所致的大鼠足跖肿胀,也能抑制大鼠棉球肉芽肿的形成[1]。

【不良反应】 目前尚未检索到不良反应报道。

【禁忌】 尚不明确。

【注意事项】

1. 阴虚燥咳慎用。

2. 服药期间饮食宜清淡,忌食生冷、辛辣食物,忌烟酒。

【用法与用量】 颗粒剂:开水冲服。一次10~20g,一日3次。煎膏剂:口服。一次10~20g,一日3次;小儿减半。液:口服。一次10~20ml,一日3次。

【规格】 颗粒剂:每袋装10g

煎膏剂:每瓶装 (1)100g (2)180g (3)200g

(4)250g

液:每支装10ml

【参考文献】 [1]周华俊.橘红痰咳颗粒抗炎功能的研究.中国现代药物应用,2011,5(10):13-14.

祛痰止咳颗粒(胶囊)
Qutan Zhike Keli(Jiaonang)

【药物组成】 党参、芫花(醋制)、甘遂(醋制)、水半夏、紫花杜鹃、明矾。

【功能与主治】 健脾燥湿,祛痰止咳。用于脾胃虚弱,水饮内停所致的痰多,咳嗽,喘息;慢性支气管炎、肺气肿、肺心病见上述证候者。

【方解】 方中党参健脾益气,运化水湿,以治其本,为君药。芫花、甘遂泻水逐饮,水半夏燥湿化痰,和胃降逆,共为臣药。紫花杜鹃、明矾专主消痰,共为佐药。诸药相合,共奏健脾燥湿、祛痰止咳之功。

【临床应用】

1. 咳嗽 因脾胃虚弱,聚湿生痰,痰饮阻肺所致。症见咳嗽,痰多,痰稀色白,胸脘痞闷,食少纳差,或气促喘息,舌淡苔白或腻,脉弦滑;慢性支气管炎见上述证候者。

2. 喘证 由脾胃虚弱,痰浊内生,上犯阻肺所致。症见呼吸困难,甚则张口抬肩,鼻翼扇动,呕吐痰涎,胸脘憋闷,舌淡苔白滑,脉弦滑;阻塞性肺气肿、肺心病见上述证候者。

【不良反应】 文献报道,服用本品可致支气管哮喘急性发作[1]、迟发过敏反应[2]。

【禁忌】 孕妇禁用。

【注意事项】

1. 外感咳嗽、阴虚久咳、肾虚作喘者慎用。

2. 体弱年迈者慎用。

3. 服药期间饮食宜清淡,忌生冷、辛辣、燥热食物;忌烟酒。

4. 本品中病即止,不宜过量、久用。

【用法与用量】 颗粒:口服。一次12g,一日2次;小儿酌减,温开水冲服。胶囊:口服。一次6粒,一日2次。

【规格】 颗粒:每袋装6g

胶囊:每粒装0.35g

【参考文献】 [1]杜伟,杨向新,孙燕.祛痰止咳颗粒致支气管哮喘急性发作1例.临床肺科杂志,2007,12(9):912.

[2]于丰收,童德博.祛痰止咳颗粒致迟发过敏反应1例.山东医学高等专科学校学报,2013,35(2):137.

痰咳净片（散）

Tankejing Pian(San)

【药物组成】　桔梗、远志、苦杏仁、冰片、五倍子、炙甘草、咖啡因。

【功能与主治】　通窍顺气，镇咳祛痰。用于痰浊阻肺所致的咳嗽，痰多，胸闷，气促，喘息；急、慢性支气管炎，咽喉炎，肺气肿见上述证候者。

【方解】　方中桔梗开宣肺气，祛痰利咽，为君药。远志祛痰止咳，苦杏仁降气以止咳平喘，共为臣药，加强君药止咳化痰作用。冰片清热开窍，五倍子敛肺止咳，二者为佐药。甘草止咳化痰，调和诸药，为使药。另配有化学药咖啡因为清醒药。诸药相合，共奏通窍顺气、镇咳祛痰之功。

【临床应用】

1. 咳嗽　因外邪袭肺，肺失宣肃所致。症见咳嗽，痰多而稀，色白或微黄，咽喉不适或疼痛，胸闷，伴气促，喘息，舌淡苔白或黄，脉滑；急、慢性支气管炎，咽喉炎见上述证候者。

2. 喘证　由痰浊阻肺，肺失宣肃所致。症见呼吸困难，喉中痰鸣，甚则张口抬肩，呕吐痰涎，胸脘憋闷，舌淡苔白滑，脉弦滑；喘息型支气管炎、肺气肿见上述证候者。

【药理毒理】　本品有平喘、抗病毒作用。

1. 平喘　本品有延长磷酸组胺喷雾所致的豚鼠哮喘发作潜伏期的作用[1]。

2. 抗病毒　痰咳净散 4～62mg/ml 水溶液和药物血清体外有甲型流感病毒的作用[2]。

【不良反应】　文献报道有服用痰咳净引起心慌、胸闷、恶心、呼吸急促、昏迷不良反应[3]。

【禁忌】　孕妇禁用。

【注意事项】

1. 阴虚燥咳者慎用。

2. 服药期间饮食宜清淡，忌食生冷、辛辣燥热食物。

3. 本品含咖啡因等，不宜过量服用。

4. 胃溃疡患者慎用。

【用法与用量】　片剂：含服。一次 1 片，一日 3～6 次；儿童用量酌减。散剂：含服。一次 0.2g（一小药匙），一日 3～6 次。

【规格】　片剂：每片重 0.2g（含咖啡因 20mg）

散剂：每盒装 6g（每 1g 含咖啡因 100mg）

【参考文献】　[1]毕军,赵胜宝.痰咳净滴丸对豚鼠的平喘作用研究.医药导报,2006,25(11):1131-1132.

[2]江永南,莫红缨.痰咳净不同剂型体外抗甲型流感病毒的实验研究.中药材,2009,32(6):929-932.

[3]陈学生.痰咳净引起严重不良反应 1 例.中草药,1997,28(4):228.

杏仁止咳糖浆

Xingren Zhike Tangjiang

【药物组成】　陈皮流浸膏、远志流浸膏、杏仁水、百部流浸膏、桔梗流浸膏、甘草流浸膏。

【功能与主治】　化痰止咳。用于痰浊阻肺，咳嗽痰多；急、慢性支气管炎见上述证候者。

【方解】　方中陈皮理气健脾，燥湿化痰，为君药。远志祛痰止咳，桔梗宣肺化痰，加强陈皮化痰之力，为臣药。杏仁苦泻降气，止咳平喘；百部润肺止咳，合则降逆止咳，为佐药。甘草化痰止咳，调和诸药，为使药。诸药相合，共奏化痰止咳之功。

【临床应用】　咳嗽　因痰浊阻肺，肺失宣肃所致。症见咳嗽，痰多黏稠，不易咯出，或伴气喘，胸闷，舌质淡，苔白腻，脉滑；急、慢性支气管炎见上述证候者。

【不良反应】　目前尚未检索到不良反应报道。

【禁忌】　尚不明确。

【注意事项】　服药期间饮食宜清淡，忌食生冷、辛辣、燥热食物，忌烟酒。

【用法与用量】　口服。一次 15ml，一日 3～4 次。

【规格】　每瓶装 100ml

咳喘顺丸

Kechuanshun Wan

【药物组成】　鱼腥草、瓜蒌仁、桑白皮、苦杏仁、紫苏子、前胡、款冬花、紫菀、半夏（制）、陈皮、茯苓、甘草。

【功能与主治】　宣肺化痰，止咳平喘。用于痰浊壅肺、肺气失宣所致的咳嗽、气喘、痰多、胸闷；慢性支气管炎、支气管哮喘、肺气肿见上述证候者。

【方解】　方中鱼腥草清解肺热，化痰止咳；瓜蒌仁宽胸润肺，化痰止咳，共为君药。桑白皮泻肺平喘，苦杏仁降气止咳平喘，紫苏子降气化痰，前胡化痰止咳，款冬花、紫菀润肺化痰止咳，共为臣药。半夏、陈皮燥湿化痰，茯苓健脾利湿，以绝生痰之源，三味为佐药。甘草化痰止咳，调和诸药，为使药。诸药共奏宣肺化痰、止咳平喘之功。

【临床应用】

1. 咳嗽　因肺气不宣，气机不利所致。症见咳嗽，有痰,胸闷,烦热,舌质红,苔腻,脉滑;慢性支气管炎见上述证候者。

2. 喘证 因痰浊壅肺,肺气失宣所致。症见喘促,痰多黄稠,胸闷烦热,口干口苦,舌质红,苔黄腻,脉滑数;喘息型支气管炎、肺气肿见上述证候者。

3. 哮病 为肺气宣降失常,痰浊气逆所致。症见喘息气急,喉中痰鸣;支气管哮喘见上述证候者。

【不良反应】 目前尚未检索到不良反应报道。

【禁忌】 尚不明确。

【注意事项】

1. 气虚久嗽者慎用。

2. 服药期间忌食辛辣、油腻食物。

【用法与用量】 口服。一次5g,一日3次,7天为一个疗程。

【规格】 每1g相当于饮片1.5g

(四)润肺止咳

秋燥感冒颗粒
Qiuzao Ganmao Keli

【药物组成】 桑叶、菊花、苦杏仁(炒)、伊贝母、桔梗、前胡、北沙参、麦冬、山豆根、竹叶、甘草。

【功能与主治】 清燥退热,润肺止咳。用于感冒秋燥证,症见恶寒发热、鼻咽口唇干燥、干咳少痰、舌边尖红、苔薄白而干或薄黄少津。

【方解】 方中桑叶、菊花辛凉解表,疏散风热,清肺润燥,共为君药。苦杏仁苦降肺气而止咳,伊贝母清热化痰,桔梗宣肺祛痰,前胡降气下痰,四药合有润肺化痰、宣降利气之效,共为臣药。北沙参、麦冬养阴润肺,山豆根清热泻火解毒,竹叶清心除烦,四药泻火生津润燥,为佐药。甘草调和诸药,为使药。诸药合用,共奏清燥退热、润肺止咳之功。

【临床应用】 感冒 由秋燥伤肺所致,症见恶寒发热,头痛,鼻塞,烦热,口渴,无汗,鼻咽口唇干燥,干咳少痰,舌边尖红,苔薄白而干或薄黄少津;上呼吸道感染见上述证候者。

【药理毒理】 本品具有抗病毒、解热作用。

1. 抗病毒 本品能降低流感病毒感染小鼠的肺指数[1]。

2. 解热 本品能降低啤酒酵母致发热大鼠的体温[1]。

【不良反应】 目前尚未检索到不良反应报道。

【禁忌】 尚不明确。

【注意事项】

1. 风寒感冒者慎用。

2. 脾胃虚寒者慎用。

3. 本品所含山豆根有毒,孕妇慎用。

4. 服药期间饮食宜清淡,忌食辛辣食物。

【用法与用量】 开水冲服。一次10～20g,一日3次;儿童酌减。

【规格】 每袋装10g

【参考文献】 [1]缪家林,肖春莹,由东,等.对秋燥感冒颗粒的药效学研究.当代医药论丛,2014,12(5):152-153.

川贝雪梨膏
Chuanbei Xueli Gao

【药物组成】 梨清膏、川贝母、麦冬、百合、款冬花。

【功能与主治】 润肺止咳,生津利咽。用于阴虚肺热,咳嗽,喘促,口燥咽干。

【方解】 方中梨清膏甘、微寒,入肺胃经,生津润燥,清热化痰,为君药。川贝母味苦甘、性凉,润肺利咽,止咳化痰,为臣药。麦冬、百合养阴润肺生津;款冬花润肺下气,化痰止咳,共为佐药。以上药味合用,共奏润肺止咳、生津利咽之功。

【临床应用】 咳嗽 因阴虚肺热所致,症见干咳无痰或少痰,咽喉不利,咳声嘶哑,口燥咽干,舌红少苔,脉细数;慢性支气管炎见上述证候者。

【药理毒理】 本品有镇咳、化痰、平喘、解热、抗炎作用。

1. 镇咳 本品能延长氨水和二氧化硫致小鼠咳嗽潜伏期,减少二氧化硫致小鼠咳嗽次数[1]。

2. 化痰 本品可使正常小鼠气管段酚红的排泌量和大鼠的排痰量明显增加[1]。

3. 平喘 本品能延长乙酰胆碱-组胺致喘豚鼠的引喘潜伏期,本品25、50mg/ml对乙酰胆碱致豚鼠离体气管平滑肌收缩有松弛作用[1]。

4. 解热 本品可降低角叉菜胶、啤酒酵母所致发热大鼠及三联菌苗所致发热家兔的体温[1,2]。

5. 抗炎 本品可抑制二甲苯引起的小鼠耳肿胀;抑制角叉菜胶引起的大鼠足肿胀[1,2]。

【不良反应】 目前尚未检索到不良反应报道。

【禁忌】 尚不明确。

【注意事项】

1. 脾虚便溏者慎用。

2. 风寒束肺、寒痰阻肺咳嗽者慎用。

3. 服药期间忌食辛辣食物。

【用法与用量】　口服。一次 15g，一日 2 次。

【参考文献】　[1]李继洪,代冬梅,李旻.川贝雪梨膏主要
药效学实验研究.中国实验方剂学杂志,2006,12(7):38-42.

[2]陈奇有,周一平,陈四艳,等.川贝雪梨膏抗炎解热及免疫
调节作用的研究.中国中医药科技,2001,8(6):358.

罗汉果玉竹颗粒

Luohanguo Yuzhu Keli

【药物组成】　罗汉果、玉竹。

【功能与主治】　养阴生津,润肺止咳。用于肺燥咳
嗽,咽喉干痛。

【方解】　方中罗汉果味甘性凉,功善清热,润肺止
咳为君药。玉竹味甘而润,滋阴润肺,清虚热,为臣药。
二药合用,共奏养阴生津、润肺止咳之功。

【临床应用】　咳嗽　由肺阴不足所致。症见干咳
无痰,或痰中带血,咽干口燥,或咽部干燥而痛,声音嘶
哑,神疲乏力,手足心热,舌红少苔,脉细数;急、慢性支
气管炎、急性咽炎见上述证候者。

【不良反应】　目前尚未检索到不良反应报道。

【禁忌】　尚不明确。

【注意事项】

1. 痰湿阻肺者慎用。

2. 服药期间饮食宜清淡,忌食辛辣食物。

【用法与用量】　开水冲服。一次 12g,一日 3 次。

【规格】　每袋(块)重 12g

雪梨止咳糖浆

Xueli Zhike Tangjiang

【药物组成】　梨清膏、枇杷叶、紫菀(炙)、款冬花、
桔梗、苦杏仁、前胡。

【功能与主治】　润肺止咳化痰。用于燥痰阻肺所
致的咳嗽,痰少;支气管炎见上述证候者。

【方解】　方中雪梨生津润燥,清热化痰,为君药。
枇杷叶清肺化痰,降气止咳;紫菀、款冬花润肺化痰止
咳,共为臣药。桔梗宣肺利膈,苦杏仁降气止咳,前胡宣
肺降气祛痰,共为佐药。诸药合用,共奏润肺止咳化痰
之功。

【临床应用】　咳嗽　因燥痰阻肺所致。症见咳嗽,
痰少,痰中带血,咽干口渴,声音嘶哑,舌红而干,苔薄
黄,脉细数或弦细数;支气管炎见上述证候者。

【不良反应】　目前尚未检索到不良反应报道。

【禁忌】　尚不明确。

【注意事项】

1. 痰湿阻肺者慎用。

2. 服药期间饮食宜清淡,忌食辛辣、刺激食物。

【用法与用量】　口服。一次 10～15ml,一日 3～4
次;小儿减半。

【规格】　每瓶装 100ml

蛇胆川贝枇杷膏

Shedan Chuanbei Pipa Gao

【药物组成】　蛇胆汁、枇杷叶、川贝母、半夏、桔梗、
薄荷脑。

【功能与主治】　清肺止咳,祛痰定喘。用于风热犯
肺所致的咳嗽痰多、胸闷气促。

【方解】　方中蛇胆汁苦寒,长于清热化痰,为君药。
枇杷叶清肺降气,化痰止咳;川贝母甘苦微寒,清肺化
痰,润肺止咳;半夏辛温,燥湿化痰而杜绝生痰之源,三
药相合,专主化痰止咳,共为臣药。桔梗宣肺利气化痰;
薄荷脑芳香轻扬,疏散风热,清利咽喉,为佐药。诸药相
合,共奏清肺止咳、祛痰定喘之功。

【临床应用】　咳嗽　外感风热,入里犯肺,肺失宣
肃,肺气上逆所致。症见咳嗽,痰多色黄或痰黏,咯之不
爽,胸闷气促,苔腻,脉弦滑;急、慢性支气管炎见上述证
候者。

【药理毒理】　本品有镇咳、平喘、祛痰和抗炎作用。

1. 镇咳　本品能减少氨水所致小鼠咳嗽次数[1,2]。

2. 平喘　本品体外有松弛豚鼠离体气管片的
作用[1,2]。

3. 祛痰　本品能增加小鼠气管酚红的排泌量[1,2]。

4. 抗炎　本品能抑制二甲苯所致小鼠耳肿胀,抑制
醋酸所致小鼠腹腔毛细血管通透性亢进;抑制甲醛所致
大鼠足肿胀和大鼠棉球肉芽肿[1,2]。

【不良反应】　目前尚未检索到不良反应报道。

【禁忌】　尚不明确。

【注意事项】

1. 外感风寒者慎用。

2. 服药期间饮食宜清淡,忌食辛辣食物。

【用法与用量】　口服。一次 15ml,一日 3 次。

【规格】　每瓶装 (1)75ml　(2)100ml

【参考文献】　[1]李锐,潘高寿.蛇胆川贝枇杷膏与进口同
类药品药效学对比实验研究.中成药,1992,14(8):30.

[2]陈奇.中成药名方药理与临床.北京:人民卫生出版社,
1998,858.

二母宁嗽丸（颗粒、口服液、片）

Ermu Ningsou Wan(Keli,Koufuye,Pian)

【药物组成】 知母、川贝母、石膏、炒栀子、黄芩、炒瓜蒌子、蜜桑白皮、茯苓、陈皮、麸炒枳实、五味子（蒸）、炙甘草。

【功能与主治】 清肺润燥，化痰止咳。用于燥热蕴肺所致的咳嗽，痰黄而黏不易咳出、胸闷气促、久咳不止、声哑喉痛。

【方解】 方中知母、川贝母，清肺润燥，化痰止咳，共为君药。石膏、黄芩、栀子清泄肺热，桑白皮泻肺平喘，瓜蒌子润肺化痰，共为臣药。陈皮、枳实理气化痰，茯苓健脾利湿，五味子敛肺止咳，共为佐药。甘草润肺缓急止咳，调和诸药，为使药。诸药合用，共奏清肺润燥、化痰止咳之效。

【临床应用】 咳嗽 因燥热犯肺所致，症见咳嗽，痰黄而黏，不易咳出，胸闷气促，久咳不止，声哑喉痛，舌苔黄，脉滑数；急、慢性支气管炎、咽喉炎见上述证候者。

【不良反应】 目前尚未检索到不良反应报道。

【禁忌】 尚不明确。

【注意事项】

1. 风寒咳嗽者慎用。

2. 服药期间，忌食辛辣食物，以及牛肉、羊肉、鱼类食物。

【用法与用量】 丸剂：口服。大蜜丸一次 1 丸；水蜜丸一次 6g，一日 2 次。颗粒：开水冲服。一次 10g，一日 2 次。口服液：口服。一次 10ml，一日 2 次，用时摇匀。片剂：口服。一次 4 片，一日 2 次。

【规格】 丸剂：(1)大蜜丸 每丸重9g (2)水蜜丸每丸重 10g

颗粒：每袋装10g

口服液：每支装 10ml

片剂：每片重 0.55g

润肺止嗽丸

Runfei Zhisou Wan

【药物组成】 天冬、瓜蒌子（蜜炙）、桑白皮（蜜炙）、地黄、天花粉、知母、淡竹叶、紫苏子（炒）、苦杏仁（去皮炒）、前胡、紫菀、款冬花、浙贝母、桔梗、黄芩、陈皮、青皮（醋炙）、炙黄芪、五味子（醋炙）、酸枣仁（炒）、炙甘草。

【功能与主治】 润肺定喘，止嗽化痰。用于肺气虚弱所致的咳嗽喘促、痰涎壅盛、久嗽声哑。

【方解】 方中天冬甘苦寒，清肺润燥止咳；瓜蒌子甘寒质润，润肺化痰；桑白皮甘寒泻肺平喘；三药合用而标本兼顾，共为君药。地黄、天花粉、知母、淡竹叶甘寒清热养阴生津，助君药清肺润燥；紫苏子、苦杏仁、前胡苦泄降气，止咳平喘；紫菀、款冬花、浙贝母润肺化痰止咳；桔梗、黄芩清肺利咽；诸药相合，助君药止嗽化痰以治标，共为臣药。喘嗽日久必伤气阴，故陈皮、青皮运脾理气化痰，黄芪益气固表，五味子敛肺止咳，酸枣仁养心敛汗生津，五药合用顾护气阴，为佐药。甘草润肺缓急止咳，调和药性，为使药。诸药共奏润肺定喘、止嗽化痰之功。

【临床应用】 咳嗽 肺气阴两虚而引起久咳不止、咳声无力或嘶哑、咳痰难出，或偶痰中带血，神疲乏力、气怯声低，午后潮热，手足心热，夜间盗汗，舌红少苔，脉细数无力；慢性支气管炎见上述证候者。

【不良反应】 目前尚未检索到不良反应报道。

【禁忌】 孕妇禁用。

【注意事项】

1. 外感咳嗽者慎用。

2. 服药期间忌烟酒，忌食辛辣、油腻食物。

【用法与用量】 口服。一次 2 丸，一日 2 次。

【规格】 每丸重 6g

白百抗痨颗粒

Baibai Kanglao Keli

【药物组成】 白及、百部、浙贝母、薏苡仁、三七、红大戟。

【功能与主治】 敛肺止咳，养阴清热。用于肺痨引起的咳嗽，痰中带血。

【方解】 方中白及具有收敛止血、消肿生肌之功，百部具有润肺止咳、杀痨虫之效，二者共为君药，共奏润肺止咳、收敛止血、杀痨虫之功，三七活血止血，助白及止血而不留瘀，浙贝母助百部润肺止咳，共为臣药，薏苡仁具有健脾、清热、化痰之功，红大戟消肿散结，佐助清热散结化痰以止血。

【临床应用】 肺痨 用于肺结核感染及肺阴虚引起的干咳、痰中带血、咯血、盗汗、潮热。

【不良反应】 目前尚未检索到不良反应报道。

【禁忌】 孕妇禁用。

【注意事项】 需与抗结核药联合应用。

【用法与用量】 口服。一次 15g，一日 2～3 次，开水冲服，1 个月为一疗程，或遵医嘱。

【规格】 每袋装 15g

（五）泄热平喘

清肺消炎丸
Qingfei Xiaoyan Wan

【药物组成】　麻黄、石膏、地龙、炒苦杏仁、葶苈子、人工牛黄、羚羊角、牛蒡子。

【功能与主治】　清肺化痰，止咳平喘。用于痰热阻肺，咳嗽气喘，胸胁胀痛，吐痰黄稠；上呼吸道感染、急性支气管炎、慢性支气管炎急性发作及肺部感染见上述证候者。

【方解】　方中麻黄归肺经，辛开苦降，专主宣肺平喘；石膏辛甘大寒，力主清泻肺火，两药相伍，清热止咳平喘，为君药。地龙清热平喘，苦杏仁止咳平喘，葶苈子泻肺平喘，牛黄、羚羊角清热豁痰，共为臣药。牛蒡子解毒利咽，为佐药。诸药共奏清热化痰、止咳平喘之功。

【临床应用】

1. 咳嗽　痰热阻肺，肺失宣降所致。症见咳嗽，胸胁胀痛，咯吐黄痰，舌红，苔黄，脉滑数；上呼吸道感染，急、慢性支气管炎，肺部感染见上述证候者。

2. 喘嗽　因痰热阻肺，肺失宣降所致。症见气喘，咳嗽，胸胁满胀，咯吐黄痰，舌红苔黄，脉滑数；喘息型支气管炎见上述证候者。

此外，有治疗慢性阻塞性肺疾病急性加重的研究报道[1]。

【不良反应】　目前尚未检索到不良反应报道。

【禁忌】　运动员禁用。

【注意事项】

1. 风寒表证咳嗽者慎用。

2. 孕妇慎用。

3. 服药期间，忌食辛辣、生冷、油腻食物。

4. 体弱年迈患者慎用。

5. 高血压病、青光眼、心功能不全者慎用。

【用法与用量】　口服。周岁以内小儿一次 10 丸，1～3 岁一次 20 丸，3～6 岁一次 30 丸，6～12 岁一次 40 丸，12 岁以上及成人一次 60 丸，一日 3 次。

【规格】　每 60 丸重 8g

【参考文献】　[1]刘恩顺，孙增涛，李燕钰，等.清肺消炎丸治疗 AECOPD（痰热郁证）120 例临床观察.中国中医药现代远程教育，2010,8(18):149-150.

葶贝胶囊
Tingbei Jiaonang

【药物组成】　葶苈子、川贝母、石膏、瓜蒌皮、黄芩、鱼腥草、蜜麻黄、苦杏仁、白果、蛤蚧、旋覆花、赭石、桔梗、甘草。

【功能与主治】　清肺化痰，止咳平喘。用于痰热壅肺所致的咳嗽、咯痰、喘息、胸闷、苔黄或黄腻；慢性支气管炎急性发作见上述证候者。

【方解】　方中葶苈子苦辛大寒，泻肺，消痰，平喘；川贝母清热润肺，化痰止咳，共为君药。石膏、瓜蒌皮、黄芩、鱼腥草清热解毒，清肺化痰，助君药清热化痰之力，为臣药。麻黄、杏仁宣降肺气，止咳平喘；白果、蛤蚧敛肺定喘；旋覆花、代赭石降气消痰，共为佐药。桔梗开宣肺气，载药上行，直达病所；甘草调和诸药，共为使药。诸药合用，共奏清肺化痰、止咳平喘之效。

【临床应用】

1. 咳嗽　因痰热壅肺，肺失宣降所致，症见咳嗽，咯痰，胸闷，苔黄或黄腻；慢性支气管炎急性发作见上述证候者。

2. 喘证　因痰热壅肺，肺失宣降所致，症见气喘不能平卧，咳嗽，咯吐黄痰，胸闷；喘息型支气管炎见上述证候者。

【不良反应】　目前尚未检索到不良反应报道。

【禁忌】　尚不明确。

【注意事项】

1. 脾虚便溏者慎用。

2. 服药期间，忌食辛辣、生冷、油腻食物。

3. 孕妇慎用。

4. 体弱年迈患者慎用。

5. 高血压病、青光眼、心功能不全者慎用。

【用法与用量】　饭后服用。每次 4 粒，一日 3 次。7 天为一疗程或遵医嘱。

【规格】　每粒装 0.35g

止咳平喘糖浆
Zhike Pingchuan Tangjiang

【药物组成】　麻黄、桑白皮、石膏、鱼腥草、水半夏（制）、陈皮、苦杏仁、罗汉果、薄荷素油、茯苓、甘草。

【功能与主治】　清热宣肺，止咳平喘。用于外感风热、痰浊阻肺所致的发热，咳嗽，气喘，痰多，咽痛，周身不适；感冒、急性支气管炎见上述证候者。

【方解】　方中麻黄辛温入肺，宣肺止咳平喘；桑白皮甘寒入肺，泻肺平喘，二药寒温并行，互制互用，共为君药。石膏辛甘大寒，清泄肺热；鱼腥草清肺解毒；水半夏、陈皮苦温燥湿化痰，并防诸药寒凉太过，合为臣药。苦杏仁降肺气以平喘；罗汉果清热润肺；薄荷素油散风利咽；茯苓健脾以绝生痰之源,共为佐药。甘草清热止咳,调和诸药,为使药。诸药合用,共奏清热宣肺、止咳平喘之功。

【临床应用】

1. 咳嗽 外感风热犯肺,痰热壅盛,肺气不宣所致。症见发热,咳嗽,痰多,咽喉肿痛,头痛,身热,舌红苔薄黄,脉浮数或滑数;感冒、支气管炎见上述证候者。

2. 喘证 痰浊阻肺,肺失宣肃所致。症见喘咳气促,甚则鼻翼扇动,咳嗽痰多,痰黏难咯,苔黄,脉数;喘息型支气管炎见上述证候者。

【不良反应】 目前尚未检索到不良反应报道。

【禁忌】 运动员禁用。

【注意事项】

1. 寒痰阻肺咳喘者慎用。

2. 服药期间饮食宜清淡,忌食辛辣、刺激食物。

3. 孕妇慎用。

4. 高血压病、青光眼、心功能不全者慎用。

【用法与用量】 口服。一次 10~20ml,一日 3 次;小儿酌减。

【规格】 每瓶装 1000ml

止嗽定喘口服液(丸)

Zhisou Dingchuan Koufuye(Wan)

【药物组成】 麻黄、石膏、苦杏仁、甘草。

【功能与主治】 辛凉宣泄,清肺平喘。用于表寒里热,身热口渴,咳嗽痰盛,喘促气逆,胸膈满闷;急性支气管炎见上述证候者。

【方解】 方中麻黄辛苦温,宣肺散寒而平喘,为君药。石膏辛甘大寒,清泄肺胃之热,麻黄得石膏宣肺不助热,石膏得麻黄清肺不凉遏,用为臣药。杏仁味苦,降气平喘,助君药宣肺降气,止咳平喘,是为佐药。甘草缓急止咳,调和诸药之寒温宣降,为使药。四药共奏辛凉宣泄、清肺平喘之功。

【临床应用】

1. 咳嗽 外感风寒,内有蕴热,肺气不宣所致。症见咳嗽痰盛,身热,口渴;急性支气管炎见上述证候者。

2. 喘嗽 表寒入里化热,肺有痰热所致。症见喘促气逆,胸膈满闷,有汗或无汗,舌苔白或黄,脉浮数;喘息型支气管炎见上述证候者。

【药理毒理】 本品有改善肺功能、改善血液流变性的作用。

1. 改善肺功能 本品可增加支气管哮喘急性发作热哮证患者第一秒用力呼气容量/用力肺活量(FEV1/FVC)、第一秒用力呼气容量(FEV1)、用力呼气峰流速(PEF)[1]。

2. 改善血液流变性 本品对支气管哮喘急性发作热哮证患者可降低红细胞压积、减慢血沉速率、降低全血黏度和血浆黏度[1]。

【不良反应】 目前尚未检索到不良反应报道。

【禁忌】

1. 孕妇禁用。

2. 运动员禁用。

【注意事项】

1. 阴虚久咳者慎用。

2. 服药期间,忌食辛辣、油腻食物。

3. 青光眼、高血压病、心脏病者慎用。

【用法与用量】 口服液:口服。一次 10ml,一日 2~3 次;儿童酌减。丸剂:口服。一次 6g,一日 2 次。

【规格】 口服液:每支装 10ml

丸剂:每 100 丸重 6g

【参考文献】 [1]苏云.哮喘宁颗粒治疗支气管哮喘急性发作热哮证的临床研究.湖南中医药大学硕士学位论文,2007.

止嗽咳喘宁糖浆

Zhisou Kechuanning Tangjiang

【药物组成】 黄芩、苦杏仁、地龙、法半夏、紫苏子(炒)、罂粟壳、薄荷油。

【功能与主治】 止咳化痰,降气定喘。用于痰热阻肺、肺气上逆所致的咳嗽咯痰、气逆喘促;慢性支气管炎见上述证候者。

【方解】 方中黄芩苦寒,清肺泻热;苦杏仁性温,降气止咳平喘,两药清热止咳平喘,合为君药。地龙清热平喘,法半夏燥湿化痰,紫苏子降气平喘,合则清热化痰,止咳平喘,更助君药之力,为臣药。罂粟壳敛肺止咳,薄荷油芳香轻扬,散风利咽,为佐药。诸药合用,共奏清热化痰、止咳定喘之功。

【临床应用】

1. 咳嗽 因痰热阻肺所致。症见咳嗽,气急,咯吐黄痰,量少易出,舌淡或黯,苔薄腻,脉滑;慢性支气管炎见上述证候者。

2. 喘证 痰热阻肺,肺气上逆所致。症见气逆喘促,咳嗽,咯吐黄痰,舌淡或黯,苔薄腻,脉滑;喘息型支气管炎见上述证候者。

【不良反应】 目前尚未检索到不良反应报道。

【禁忌】 1. 孕妇禁用。

2. 运动员禁用。

【注意事项】

1. 痰多黏稠者慎用。

2. 服药期间忌食辛辣、生冷、油腻食物。

3. 不宜过量、久用。

【用法与用量】　口服。一次 10～15ml，一日 2～3 次。用时摇匀。

【规格】　每瓶装 100ml

（六）化痰平喘

海珠喘息定片

Haizhu Chuanxiding Pian

【药物组成】　胡颓子叶、蝉蜕、防风、天花粉、珍珠层粉、冰片、甘草、盐酸氯喘、盐酸去氯羟嗪。

【功能与主治】　宣肺平喘，止咳化痰。用于痰浊阻肺，肺气不降所致的咳嗽、咯痰、气喘；慢性支气管炎、支气管哮喘见上述证候者。

【方解】　本品为中西药合方制剂。方中中药胡颓子叶性平，下气平喘，祛痰止咳；蝉蜕、防风疏风解痉；天花粉清肺润燥化痰；珍珠层粉、冰片清热定惊；甘草缓急止咳，调和诸药。方中西药盐酸氯喘解痉平喘；盐酸去氯羟嗪抗组胺，平喘镇静。本品中西药合用，共奏宣肺平喘、止咳化痰之功。

【临床应用】

1. **咳嗽**　由痰浊阻肺，肺失宣降所致。症见咳嗽，咯吐黄痰，喘促气粗，舌红苔黄，脉数；慢性支气管炎见上述证候者。

2. **哮病**　因痰浊阻肺，肺失宣降所致。症见喉中哮鸣，气促痰涌，胸膈烦闷，舌红苔黄，脉数；支气管哮喘见上述证候者。

【不良反应】　本品可致心悸、手颤、嗜睡、口干、失眠不良反应。

【禁忌】　孕妇禁用。

【注意事项】

1. 外感咳嗽慎用。

2. 服药期间禁食生冷、辛辣、海鲜类食物。

3. 年老体弱者慎用。

4. 甲亢、高血压病、心律不齐者慎用。

【用法与用量】　口服。一次 2～4 片，一日 3 次。

止喘灵注射液（口服液）

Zhichuanling Zhusheye（Koufuye）

【药物组成】　麻黄、苦杏仁、连翘、洋金花。

【功能与主治】　宣肺平喘，祛痰止咳。用于痰浊阻肺、肺失宣降所致的哮喘、咳嗽、胸闷、痰多；支气管哮喘、喘息型支气管炎见上述证候者。

【方解】　方中麻黄辛苦温，功擅宣降肺气，止咳平喘，为君药。苦杏仁、洋金花苦辛温，合用祛痰止咳，降逆平喘，更助君药之力，故为臣药。连翘苦凉，清热解毒以祛邪，为佐药。诸药合用，共奏宣肺平喘、祛痰止咳之功。

【临床应用】

1. **哮病**　痰浊阻肺，肺失宣降所致。症见喉中痰鸣，喘促，胸满，咳痰，舌质淡，苔白滑，脉弦滑；支气管哮喘见上述证候者。

2. **喘证**　痰浊阻肺，肺失宣降所致。症见喘咳气急，痰白质稀易出，胸膈胀闷，舌质淡，苔白，脉弦滑；喘息型支气管炎见上述证候者。

另外，有用本品穴位注射治疗小儿毛细支气管炎的报道[1]。

【药理毒理】　**平喘**　本品能延长乙酰胆碱和磷酸组胺混合液致喘豚鼠的引喘潜伏期，抑制乙酰胆碱或磷酸组胺致豚鼠离体支气管平滑肌收缩，并可抑制乙酰胆碱致支气管容积和离体肺灌流量减小[2]。

【不良反应】　少数患者用药后口干、皮肤潮红、心率增快。

【禁忌】

1. 孕妇禁用。

2. 青光眼患者禁用。

3. 运动员禁用。

【注意事项】

1. 用药期间忌食辛辣、生冷、油腻食物。

2. 高血压病、心脏病、前列腺肥大和尿潴留患者慎用。

3. 过敏体质者慎用。

4. 不可过量、长久使用。

5. 不得静脉注射。

6. 止喘灵不宜与氨茶碱联用[3]。

7. 高血压患者服用优降宁期间，禁忌使用止喘灵注射液。

8. 若发现浑浊、沉淀、变色、漏气或瓶身细微破裂，均不得使用。

【用法与用量】　注射液：肌内注射。一次 2ml，一日 2～3 次；7 岁以下儿童酌减。1～2 周为一疗程，或遵医嘱。口服液：口服。每次 10ml，一日 3 次；7 天为一疗程。

【规格】　注射液：每支装 2ml

口服液：每支装 10ml

【参考文献】 [1]尚书华,邓海娟,姬爱云.止喘灵注射液穴位注射治疗小儿毛细支气管炎的疗效观察.青海医药杂志,2007,37(12):64.

[2]刘保林.止喘灵口服液药效学研究.中药药理与临床,2004,20(1):45-46.

[3]施之效.探讨中成药与西药配伍的不良反应.包头医学,2004,28(1):34-35.

咳喘宁口服液
Kechuanning Koufuye

【药物组成】 麻黄、石膏、苦杏仁、桔梗、百部、罂粟壳、甘草。

【功能与主治】 宣通肺气,止咳平喘。用于痰热阻肺所致的咳嗽频作、咯痰色黄、喘促胸闷。

【方解】 方中麻黄辛开苦降,开宣肺气,止咳平喘;石膏辛甘大寒,清肺泻火,二药合用,清肺平喘,为君药。苦杏仁苦平,降气止咳平喘;桔梗宣肺祛痰利咽;百部润肺化痰,共为臣药。罂粟壳苦涩收敛,既能增强君药止咳平喘之效,又能制约久咳耗气,为佐药。甘草润肺止咳,调和诸药,为使药。全方寒温配伍,散敛同用,升降并施,共奏宣通肺气、止咳平喘之功。

【临床应用】

1. 咳嗽 表邪入里化热,或湿痰蕴久化热,痰热郁结,肺失肃降所致。症见咳嗽频作,气粗,痰多稠黄,烦热,口干,舌红,苔黄腻,脉滑数;急性支气管炎见上述证候者。

2. 喘证 痰热郁结于肺,壅塞气道所致。症见喘咳气促,胸中烦闷,痰多色黄,黏稠,咽干,舌红,苔黄腻,脉滑数;喘息型支气管炎见上述证候者。

【药理毒理】 本品有止咳、祛痰、平喘作用。

1. 止咳 本品能减少丙烯醛所致豚鼠咳嗽次数,减少氨水诱导的小鼠咳嗽次数,延长小鼠咳嗽潜伏期[1]。

2. 祛痰 本品能增加小鼠气管对酚红的排泌量[1]。

3. 平喘 本品能减少卵蛋白致喘豚鼠肺组织中肥大细胞数量,抑制颗粒中化学介质的释放[2]。

【不良反应】 目前尚未检索到不良反应报道。

【禁忌】

1. 孕妇、哺乳期妇女禁用。

2. 运动员禁用。

【注意事项】

1. 寒痰咳喘及正虚邪恋者慎用。

2. 不可过量、久用。

3. 高血压病、心脏病患者慎用。

【用法与用量】 口服。一次 10ml,一日 2 次;或遵医嘱。

【规格】 每支装 10ml

【参考文献】 [1]骆勇,张贵林,任光友.咳喘宁的镇咳祛痰平喘作用研究.中国医学生物技术应用杂志,2004,3(3):51-53.

[2]王德俊,盛树青,孙云,等.咳喘宁对豚鼠肺肥大细胞的形态学观察.浙江中西医结合杂志,2001,11(4):222-223.

蠲哮片
Juanxiao Pian

【药物组成】 葶苈子、黄荆子、青皮、陈皮、大黄、槟榔、生姜。

【功能与主治】 泻肺除壅,涤痰祛瘀,利气平喘。用于支气管哮喘急性发作期热哮痰瘀伏肺证,症见气粗痰涌、痰鸣如吼、咳呛阵作、痰黄稠厚。

【方解】 方中葶苈子味苦辛,大寒,功擅清泻肺热、除痰平喘,为君药。黄荆子祛风化痰,止咳平喘;青皮、陈皮行气以除壅滞之痰,共为臣药。大黄利腑气行瘀滞,腑气通则肺气降顺;槟榔利气除壅;生姜散寒温胃和中,且能防止葶苈子苦寒伤胃之弊,共为佐药。全方合用,共奏泻肺除壅、涤痰祛瘀、利气平喘之效。

【临床应用】 哮病 痰热壅肺,气机不利,肺失宣降所致。症见气粗痰涌,痰鸣作喘,咳呛阵作,咳痰黄稠,腹胀便秘,舌红苔黄腻,脉滑数;支气管哮喘急性发作期见上述证候者。

【药理毒理】 本品有平喘、抗变态反应、祛痰等作用。

1. 平喘 本品能延长组胺加乙酰胆碱引起的豚鼠哮喘潜伏期。本品可拮抗乙酰胆碱对离体气管的收缩[1,2],对抗组胺减少肺灌流量,增加正常肺灌流量;拮抗组胺对离体肺条的收缩[1]。本品可降低卵蛋白诱发的哮喘豚鼠血浆可溶性细胞间黏附分子-1(sICAM-1)蛋白合成,降低哮喘豚鼠肺组织细胞间黏附分子-1(ICAM-1)mRNA 表达量,其治疗哮喘的机制可能是通过降低 ICAM-1 的逆转录水平,进而减少 ICAM-1 蛋白合成,降低气道高反应性[3]。

2. 抗变态反应 本品可抑制卵白蛋白致敏豚鼠肺组织释放慢反应物质(SRS-A);能拮抗 SRS-A、卵白蛋白引起的回肠收缩;拮抗鸡蛋清引起的回肠收缩[1]。本品可改善鸡蛋白引起的豚鼠超敏反应肠系膜微循环,抑制红细胞聚集,减少渗出,抑制血管通透性亢进[4]。

3. 祛痰 本品可促进大鼠呼吸道排泌痰液[1,2]。

4. 提高耐缺氧能力　本品可延长小鼠常压缺氧情况下存活时间及扎闭气管小鼠的心电消失时间[1,2]。

5. 其他　本品能促进豚鼠循环血中性粒细胞的吞噬功能和吞噬率,提高小鼠腹腔巨噬细胞的吞噬指数,增加小鼠血液中 α-醋酸萘酯(ANAE)阳性淋巴细胞百分率,提高小鼠胸腺指数[5]。本品体外能抑制金黄色葡萄球菌、肺炎球菌、白色念珠菌。

【不良反应】　服用本品可致大便偏稀,次数增多,轻微腹痛。

【禁忌】　孕妇禁用。

【注意事项】

1. 虚证哮喘患者慎用。

2. 服药期间忌食辛辣、生冷、油腻食物。

3. 年老体弱者慎用。

【用法与用量】　口服。一次 8 片,一日 3 次,饭后服用。7 日为一疗程。

【规格】　每片重 0.3g

【参考文献】　[1]黄敬耀,徐彭,张佐.定喘宁的药理研究.中国中药杂志,1990,15(11):45.

[2]洪广祥,张燕萍,黄敬耀,等.蠲哮片治疗哮喘的临床及实验研究.中国中西医结合杂志,1999,19(2):93.

[3]郑洁,胡国信,邱忠民,等.蠲哮片对哮喘豚鼠 sICAM-1 蛋白水平及 ICAM-1 基因表达的影响.江西中医学院学报,2003,15(4):42.

[4]李兰珍,饶金才,肖纯,等.“定喘宁”对局部超敏反应微循环的影响.江西中医药,1990,21(5):43.

[5]伍学洲,龙维英,邹莉玲.“定喘宁”与“固本蛋”对实验动物免疫功能的影响.江西中医药,1990,21(5):44.

降气定喘丸
Jiangqi Dingchuan Wan

【药物组成】　麻黄、葶苈子、桑白皮、紫苏子、白芥子、陈皮。

【功能与主治】　降气定喘,祛痰止咳。用于痰浊阻肺所致的咳嗽痰多,气逆喘促;慢性支气管炎、支气管哮喘见上述证候者。

【方解】　方中麻黄辛、微苦、温,开宣肺气而平喘,为君药。葶苈子苦辛大寒,桑白皮甘寒,二者均可泻肺平喘;紫苏子辛温,降气化痰,止咳平喘,为臣药。白芥子、陈皮理气化痰,为佐药。诸药寒温并用,宣降结合,共奏降气定喘、祛痰止咳之功。

【临床应用】

1. 咳嗽　痰浊阻肺,肺失宣降所致。症见咳嗽,痰多,痰黏难出,舌淡,苔白腻,脉滑;慢性支气管炎见上述

证候者。

2. 哮病　痰浊伏肺,外感风寒,痰气交阻所致。症见气逆喘促,喉中有声,咳嗽,痰多;支气管哮喘见上述证候者。

【不良反应】　目前尚未检索到不良反应报道。

【禁忌】

1. 孕妇禁用。

2. 运动员禁用。

【注意事项】

1. 虚喘者慎用。

2. 年老体弱者慎用。

3. 高血压病、心脏病、青光眼者慎用。

4. 服药期间忌食辛辣、生冷、油腻食物。

【用法与用量】　口服。一次 7g,一日 2 次。

【规格】　每瓶装 7g

咳特灵片(胶囊)
Keteling Pian(Jiaonang)

【药物组成】　小叶榕干浸膏、马来酸氯苯那敏。

【功能与主治】　镇咳平喘,消炎祛痰。用于咳喘及慢性支气管炎。

【方解】　小叶榕具有祛风除湿、行气活血功能,主风湿痹痛,胃痛,阴挺,跌打损伤(《中华本草》)。马来酸氯苯那敏又名扑尔敏,抗组胺类药,本品通过对 H$_1$ 受体的拮抗起到抗过敏作用。主要用于鼻炎、皮肤黏膜过敏及缓解流泪、打喷嚏、流涕等感冒症状。两者合用制成本品,是按照天然药物思路研制的镇咳平喘剂。

【临床应用】　用于咳喘及慢性支气管炎。

【不良反应】　可见困倦、嗜睡、口渴、虚弱感。

【禁忌】　孕妇禁用。

【注意事项】

1. 忌烟、酒及辛辣、生冷、油腻食物。

2. 有支气管扩张、肺脓疡、肺心病、肺结核患者出现咳嗽时应去医院就诊。

3. 本品含马来酸氯苯那敏。膀胱颈梗阻、甲状腺功能亢进、青光眼、高血压和前列腺肥大者慎用;哺乳期妇女慎用;服药期间不得驾驶机、车、船,从事高空作业、机械作业及操作精密仪器。

4. 严格按照用法用量服用,儿童、年老体弱者应在医师指导下使用。

5. 本品不宜长期服用,服药 3 天症状无缓解,应去医院就诊。

6. 对本品过敏者禁用,过敏体质者慎用。

7. 如正在使用其他药品,使用本品前请咨询医师或药师。

【用法与用量】 片剂:口服。一次 3 片,一日 2 次。胶囊:口服。一次 1 粒,一日 3 次。

【规格】 片剂:每片含小叶榕干浸膏 180mg,马来酸氯苯那敏 0.7mg

胶囊剂:每粒含小叶榕干浸膏 360mg,马来酸氯苯那敏 1.4mg

消炎止咳片
Xiaoyan Zhike Pian

【药物组成】 胡颓子叶、桔梗、太子参、百部、罂粟壳、麻黄、黄荆子、南沙参、穿心莲。

【功能与主治】 消炎,镇咳,化痰,定喘。用于咳嗽痰多,胸满气逆;气管炎见上述证候者。

【方解】 方中胡颓子叶、黄荆子止咳平喘,穿心莲清热解毒消炎,三药共为君药。桔梗宣肺祛痰,百部润肺下气止咳,为臣药。罂粟壳敛肺止咳,麻黄平喘止咳,助君臣药止咳平喘;南沙参养阴清肺,化痰益气;太子参益气生津润肺,为佐药。主要合用,共奏消炎、镇咳、化痰、定喘之功。

【临床应用】 咳嗽 由肺气虚弱,痰浊阻肺所致,症见咳嗽痰多,胸满气逆,食少,口黏不渴,舌苔白腻,脉滑或濡;气管炎见上述证候者。

【不良反应】 目前尚未检索到不良反应报道。

【禁忌】 儿童、孕妇禁用。

【注意事项】

1. 不宜常服。

2. 运动员慎用。

【用法与用量】 口服。一次 2 片,一日 3 次。

【规格】 (1)糖衣片(片芯重 0.3g、0.4g) (2)薄膜衣片(每片重 0.3g、0.31g、0.35g、0.41g、0.42g)

风茄平喘膏
Fengqie Pingchuan Gao

【药物组成】 洋金花、吴茱萸、干姜、白芥子、生川乌、生半夏、花椒、麻黄、丁香、樟脑、冰片。

【功能与主治】 止咳,祛痰,平喘。用于防治慢性单纯性、喘息型支气管炎和支气管哮喘的发作。

【方解】 方中洋金花、麻黄止咳平喘;吴茱萸、干姜、白芥子、生川乌、花椒温经散寒,祛痰通络;半夏燥湿化痰;丁香、樟脑、冰片辛香通络,引药入经。诸药合用,

共奏温经散寒、止咳祛痰、平喘之功。

【临床应用】 喘嗽 因阳虚寒凝,肺气上逆所致,症见慢性咳嗽,咳痰,喘憋,舌质淡,苔白,脉沉;单纯性、喘息性慢性支气管炎、支气管哮喘见上述证候者。

【禁忌】 运动员禁用。

【注意事项】 对所含药物过敏者慎用。

【用法与用量】 穴位敷贴。主穴:第一组,天突、大椎、定喘(双);第二组,命门、肾俞(双)、足三里。辅穴:肺俞、丰隆、膻中、涌泉。每次取主穴组一个穴位,交替轮换敷贴,天热时,每天轮换一次,天冷时 2～3 天轮换一次,10 次为一疗程,可连用 3～4 个疗程,每疗程结束,停用 1～2 天,重症患者可连续使用,或遵医嘱。

【规格】 5cm×6.5cm

(七)补肺平喘

恒制咳喘胶囊
Hengzhi Kechuan Jiaonang

【药物组成】 法半夏、肉桂、红参、陈皮、沉香、西洋参、砂仁、豆蔻、佛手、香橼、紫苏叶、赭石(煅)、丁香、白及、红花、薄荷、生姜、甘草。

【功能与主治】 益气养阴,温阳化饮,止咳平喘。用于气阴两虚,阳虚痰阻所致的咳嗽痰喘、胸脘满闷、倦怠乏力。

【方解】 方中法半夏燥湿化痰,散结消痞,合肉桂温阳化饮,红参补肺益气,分别从脾、肾、肺为治,共可温阳益气化痰,为君药。陈皮理气化痰,助法半夏燥湿化痰,沉香温肾纳气,西洋参补气养阴润肺,三者辅助君药理气化痰,止咳平喘,为臣药。砂仁、豆蔻温中行气,佛手、香橼理气化痰,紫苏叶行气和中,赭石降逆下气,丁香温中降逆,使中焦气机升降调畅,以除生痰之源;白及苦寒清肺,红花活血化瘀,通络化滞;薄荷辛凉,清热利咽,中和诸药温燥之性,生姜温肺止咳,又制半夏毒性,上十味共为佐药。甘草补肺益气,润肺止咳,缓和药性,为使药。诸药合用,共奏益气养阴、温阳化饮、止咳平喘之功。

【临床应用】

1. 咳嗽 肺脾气虚,痰湿蕴肺所致。症见久咳,胸脘满闷,咯痰清稀,色白量多,神疲乏力,食少,大便时溏,舌淡苔白或微腻,脉细弱或濡弱;慢性支气管炎、阻塞性肺气肿见上述证候者。

2. 喘嗽 肾虚于下,痰浊壅盛于肺所致。症见痰喘气急,胸脘满闷,苔腻,脉细滑;喘息型支气管炎见上述

证候者。

【药理毒理】　本品有镇咳、平喘作用。

1. 镇咳　本品能减少电刺激猫喉上神经所致咳嗽反应[1]。

2. 平喘　本品能延长氯化乙酰胆碱和磷酸组胺混合液喷雾诱发豚鼠哮喘发作的潜伏期[1]。

【不良反应】　目前尚未检索到不良反应报道。

【禁忌】　孕妇禁用。

【注意事项】

1. 外感咳嗽者慎用。

2. 服药期间忌食辛辣、油腻食物。

【用法与用量】　口服。一次 2～4 粒，一日 2 次。

【规格】　每粒装 0.25g

【参考文献】　[1]王萍,汪丽燕.恒制咳喘胶囊的实验研究. 安徽医学,1994,15(6):43.

理气定喘丸

Liqi Dingchuan Wan

【药物组成】　紫苏子(炒)、芥子(炒)、莱菔子(炒)、紫苏梗、紫苏叶、陈皮、法半夏、苦杏仁(炒)、川贝母、桑白皮(蜜炙)、款冬花、紫菀、炙黄芪、茯苓、白术(麸炒)、百合、知母、麦冬、天冬、地黄、当归、何首乌(黑豆酒炙)、阿胶(蛤粉炙)。

【功能与主治】　祛痰止咳，补肺定喘。用于肺虚痰盛所致的咳嗽痰喘、胸膈满闷、心悸气短、口渴咽干。

【方解】　方中以紫苏子、芥子、莱菔子,降气化痰平喘,为君药。紫苏梗、紫苏叶、陈皮、法半夏、苦杏仁、川贝母、桑白皮、款冬花、紫菀,旨在理气化痰,止咳平喘;黄芪、茯苓、白术,专主补气健脾,运化痰湿;以上为臣药,加强理气化痰平喘之力。百合、知母、麦冬、天冬、地黄、当归、制首乌、阿胶为佐药,滋阴润肺,以扶正固本。诸药相合,共奏祛痰止咳、补肺定喘之功。

【临床应用】

1. 咳嗽　肺气不宣,痰浊壅盛,气机不利所致。症见咳嗽,痰多,口渴,咽干,舌红苔薄黄,脉细数或滑数;急、慢性支气管炎、阻塞性肺气肿见上述证候者。

2. 喘证　久咳伤肺,痰浊壅阻所致。症见喘息,胸膈满闷,咯痰量多,气短,乏力,心悸;喘息型支气管炎见上述证候者。

【不良反应】　目前尚未检索到不良反应报道。

【禁忌】　尚不明确。

【注意事项】

1. 外感咳嗽慎用。

2. 孕妇慎用。

3. 服药期间忌食辛辣、油腻食物。

【用法与用量】　口服。小蜜丸一次 6g,大蜜丸一次 1 丸,一日 2 次。

【规格】　(1)小蜜丸　每 100 粒重 10g　(2)大蜜丸 每丸重 3g

人参保肺丸

Renshen Baofei Wan

【药物组成】　人参、五味子(醋炙)、罂粟壳、川贝母、苦杏仁(去皮炒)、麻黄、石膏、玄参、枳实、砂仁、陈皮、甘草。

【功能与主治】　益气补肺,止嗽定喘。用于肺气亏虚,肺失宣降所致的虚劳久嗽,气短喘促。

【方解】　方中以人参补元气,益肺脾,为君药。五味子敛肺平喘,罂粟壳敛肺止咳,川贝母、苦杏仁化痰止嗽定喘,为臣药。麻黄宣肺平喘,石膏制麻黄辛燥之性,玄参清热养阴,枳实、砂仁、陈皮调畅气机,宽胸消痰,共为佐药。甘草调和诸药,为使药。诸药合用,共奏益气补肺、止嗽定喘之功。

【临床应用】

1. 咳嗽　久咳不愈,肺气耗散所致。症见咳声低微,咯痰无力,或痰黏咯吐不爽,咽干口燥,神疲乏力;慢性支气管炎、阻塞性肺气肿见上述证候者。

2. 喘证　久病肺虚,宣降不利所致。症见喘息气短,语声低微,自汗,心悸,神疲乏力,或口干咽燥;喘息型支气管炎见上述证候者。

【不良反应】　目前尚未检索到不良反应报道。

【禁忌】　运动员禁用。

【注意事项】

1. 外感或实热咳嗽者慎用。

2. 高血压病和心脏病者慎用。

3. 本品不宜过量、久用。

【用法与用量】　口服。一次 2 丸,一日 2～3 次。

【规格】　每丸重 6g

复方蛤青片

Fufang Geqing Pian

【药物组成】　黄芪、紫菀、苦杏仁、干蟾、白果、前胡、南五味子、附片、黑胡椒。

【功能与主治】 补气敛肺,止咳平喘,温化痰饮。用于肺虚咳嗽,气喘痰多;老年慢性气管炎、肺气肿、喘息型支气管炎见上述证候者。

【方解】 方中黄芪补气益肺,为君药。紫菀、苦杏仁止咳化痰平喘,干蟾消胀散结,白果敛肺止咳,共为臣药。前胡止咳化痰平喘,南五味子敛肺止咳,附子、黑胡椒温助肺肾之阳,助阳化气,温化痰饮,共为佐药。诸药合用,共奏补气敛肺、止咳平喘、温化痰饮之功。

【临床应用】

1. 咳嗽 阳虚气弱,肺气不敛所致。症见咳嗽声微,气短,乏力,有痰不易咯出,自汗,舌淡苔薄白,脉弱;老年慢性支气管炎见上述证候者。

2. 喘证 喘促日久不愈,肺气耗散所致。症见喘促,咳嗽,有痰,动则加剧,乏力,自汗,舌淡暗,苔白腻,脉沉而无力;喘息型支气管炎、阻塞性肺气肿见上述证候者。

【不良反应】 目前尚未检索到不良反应报道。

【禁忌】 孕妇禁用。

【注意事项】

1. 外感发热咳嗽慎用。

2. 忌烟酒及辛辣刺激性食物。

3. 不宜过量、久用。

【用法与用量】 口服。一次3片,一日3次。

如意定喘片

Ruyi Dingchuan Pian

【药物组成】 麻黄、苦杏仁、石膏、炙甘草、百部、枳实、紫菀、地龙、白果、远志、葶苈子、洋金花、制蟾酥、黄芪、党参、熟地黄、天冬、麦冬、枸杞子、蛤蚧、南五味子(酒蒸)。

【功能与主治】 宣肺定喘,止咳化痰,益气养阴。用于气阴两虚所致的久咳气喘、体弱痰多;支气管哮喘、肺气肿、肺心病见上述证候者。

【方解】 方中药物可分三类,一类由麻黄、苦杏仁、石膏、甘草组成,为麻杏甘石汤,发挥清化痰热,宣肺平喘作用;一类由百部、枳实、紫菀、地龙、白果、远志、葶苈子、洋金花、蟾蜍组成,侧重化痰解痉,止咳平喘;一类由黄芪、党参、熟地黄、天冬、麦冬、枸杞子、蛤蚧、南五味子组成,力主补气养阴,纳气平喘。诸药相合,共奏宣肺定喘、止咳化痰、益气养阴之功。

【临床应用】

1. 哮病 气阴两虚,痰气交阻所致。症见气息短促,喉中哮鸣有声,呼吸困难,声低气短,咽干,颧红,潮热,盗汗,自汗,畏风;支气管哮喘见上述证候者。

2. 喘证 久咳不愈,肺肾气虚,痰浊阻肺所致。症见咳嗽,气喘,动则喘甚,咯痰,偶有咳血,神疲乏力,自汗,盗汗,或见少腹胀,便溏,舌质红嫩,苔薄,脉弱而数;肺气肿、肺心病见上述证候者。

【不良反应】 目前尚未检索到不良反应报道。

【禁忌】

1. 孕妇禁用。

2. 运动员禁用。

【注意事项】

1. 忌烟酒、辛辣食物。

2. 不宜过量、久用。

3. 高血压病和冠心病患者慎用。

【用法与用量】 口服。一次2~4片,一日3次。

【规格】 糖衣片(片芯重0.25g)

咳宁颗粒(糖浆)

Kening Keli(Tangjiang)

【药物组成】 棉花根、松塔、枇杷叶。

【功能与主治】 益气祛痰,镇咳平喘。用于肺虚痰阻所致的咳喘,症见反复咳嗽,咯痰,历年不愈,遇寒即发,咳喘胸满;慢性支气管炎见上述证候者。

【方解】 方中棉花根补肾纳气,止咳平喘,为君药。松塔、枇杷叶化痰止咳,共为臣药。三药共奏益气祛痰、镇咳平喘之功。

【临床应用】

1. 咳嗽 久咳损伤肺气,肺失宣肃,痰浊内阻所致。症见反复咳嗽,咳痰,经久不愈,遇寒即发;慢性支气管炎见上述证候者。

2. 喘证 久咳肺虚,复感风寒,外邪与宿痰相搏所致。症见咳嗽不止,喘息急促,胸膺胀满,甚者呼吸困难,张口抬肩,不能平卧,鼻翼扇动;喘息型支气管炎见上述证候者。

【药理毒理】 本品有镇咳、祛痰、平喘、抗炎作用。

1. 镇咳 本品能延长氨水所致小鼠咳嗽的潜伏期,减少小鼠咳嗽次数;还能延长二氧化硫所致小鼠咳嗽的潜伏时间[1]。

2. 祛痰 本品能增加小鼠气管酚红的排泌量[1]。

3. 平喘 本品能够延长磷酸组胺所致豚鼠喘息的潜伏期,延长卵白蛋白所致豚鼠抽搐的潜伏期和减少抽搐动物的只数[1]。

4. 抗炎 本品能抑制二甲苯所致小鼠耳肿胀和甲醛所致的足肿胀[1]。

【不良反应】　目前尚未检索到不良反应报道。

【禁忌】　尚不明确。

【注意事项】

1. 外感风热、阴虚火旺者慎用。

2. 孕妇慎用。

3. 服药期间饮食宜清淡,忌生冷、辛辣、过咸及海鲜食物,忌烟酒。

【用法与用量】　颗粒剂:开水冲服。一次 10g,一日 3 次。糖浆剂:口服。一次 10ml,一日 3 次。

【规格】　颗粒剂:每袋(块)重 10g(相当于总药材 17.7g)

【参考文献】　[1]陆益,杨帆,梁宁生,等.咳宁的药效学实验研究.广西中医药,2002,25(4):57.

慢支固本颗粒

Manzhi Guben Keli

【药物组成】　黄芪、白术、当归、防风。

【功能与主治】　补肺健脾,固表和营。用于慢性支气管炎稳定期之肺脾气虚证。症见乏力,自汗,恶风寒,咳嗽,咯痰,易感冒,食欲不振。

【方解】　方中黄芪补脾益肺,益气固表,为君药。白术健脾益气,加强黄芪补益脾肺之功,为臣药。当归养血和血,并可止咳;防风发汗固表,两药共为佐药。全方配伍简约,共奏益补肺健脾、固表和营之效。

【临床应用】　咳嗽　由肺脾气虚,痰浊阻肺,肺气失宣所致。症见咳嗽,痰多色白清稀,食少纳呆,短气,乏力,舌苔白滑,脉弦滑;慢性支气管炎见上述证候者。

此外,有文献报道本品用于治疗支气管哮喘[1]。

【不良反应】　目前尚未检索到不良反应报道。

【禁忌】　尚不明确。

【注意事项】

1. 痰热壅盛者慎用。

2. 服药期间饮食宜清淡,忌食辛辣食物。

【用法与用量】　开水冲服。一次 1 袋,一日 2 次。

【规格】　每袋装 10g

【参考文献】　[1]朱婉萍,石玲,郭安,等.慢支固本冲剂对支气管哮喘患者血清可溶性黏附分子的影响.浙江中西医结合杂志,2002,12(9):558.

(八)纳气平喘

固本咳喘片

Guben Kechuan Pian

【药物组成】　党参、白术(麸炒)、茯苓、盐补骨脂、麦冬、醋五味子、炙甘草。

【功能与主治】　益气固表,健脾补肾。用于脾虚痰盛、肾气不固所致的咳嗽、痰多、喘息气促、动则喘剧;慢性支气管炎、肺气肿、支气管哮喘见上述证候者。

【方解】　方中以党参、白术益气健脾固表,为君药。茯苓健脾化痰,补骨脂温脾补肾纳气,共为臣药。麦冬、五味子敛肺滋肾,养阴生津,为佐药。甘草补气和中,调和诸药,为使药。诸药相合,共奏益气固表、健脾补肾之功。

【临床应用】

1. 咳嗽　脾虚失运,痰浊内阻所致,症见咳嗽痰多,气短,乏力,纳差,舌淡,苔薄白水滑,脉弱;慢性支气管炎、阻塞性肺气肿见上述证候者。

2. 喘证　肾不纳气所致,症见喘息,声低气短,动则尤甚,咯痰无力,口唇青紫,舌质紫黯,脉弱;慢性支气管炎、肺气肿、支气管哮喘见上述证候者。

此外,尚有用本品治疗小儿支气管哮喘[1]的报道。

【不良反应】　目前尚未检索到不良反应报道。

【禁忌】　尚不明确。

【注意事项】

1. 外感咳嗽者慎用。

2. 慢性支气管炎和支气管哮喘急性发作期慎用。

3. 服药期间忌食辛辣食物。

【用法与用量】　口服。一次 3 片,一日 3 次。

【规格】　每片重 0.4g

【参考文献】　[1]宋美英.转移因子、固本咳喘片治疗小儿支气管哮喘 31 例疗效观察.苏州医学院学报,1997,17(1):170.

补金片

Bujin Pian

【药物组成】　鹿角胶、紫河车、龟甲胶、蛤蚧(去头、足)、蛤蟆油、鸡蛋黄油、乌梢蛇(去头、炒)、红参、当归、核桃仁、黄精(蒸)、麦冬、茯苓、陈皮、浙贝母、百部(蜜炙)、桔梗、白及。

【功能与主治】　补肾益肺,健脾化痰,止咳平喘。用于肺脾两虚,肾不纳气所致的久病咳嗽,神疲乏力;肺结核、慢性支气管炎、肺气肿、肺心病缓解期见上述证候者。

【方解】　本方药物组成分为三类,一类由鹿角胶、紫河车、龟甲胶、蛤蚧、蛤蟆油、鸡蛋黄油、乌梢蛇组成,均为血肉有情之品,善补精血;一类由红参、当归、核桃仁、黄精、麦冬组成,红参味甘,大补元气,补肺、脾、肾之气,当归养血和血,核桃仁、黄精、麦冬润肺补肾,纳气平喘;一类由茯苓、陈皮、浙贝母、百部、桔梗组成,合用健脾化痰,止咳平喘,桔梗宣利肺气,并能载药上达于肺;白及收敛止血,消肿生肌。全方共奏补肾益肺、健脾化痰、止咳平喘之功。

【临床应用】

1. 肺痨 肺气阴两虚、脾肾两亏所致。症见咳逆,喘息,少气,痰中夹血,血色黯淡,潮热,盗汗,腰膝酸软,遗精,阳痿,女子经少,经闭,舌光质红少津,或舌淡体胖边有齿痕,脉微细而数;肺结核见上述证候者。

2. 喘证 肾不纳气所致。症见喘促,短气,动则喘甚,呼多吸少,气不得续,气怯声低,咳声低弱,痰吐稀薄或咳呛,痰少质黏,烦热,口干,形瘦神疲,跗肿,面色晦黯,口唇青紫,腰膝酸软,舌淡黯或舌黯红苔剥,脉沉弱或细数;肺气肿、肺心病见上述证候者。

3. 肺胀 肺有痰浊,肾不纳摄,心阳受损所致。症见胸部膨满,呼吸浅短难续,声低气怯,咳嗽,痰少质黏,咯吐不利,胸闷,烦躁,心慌,口唇发绀,腰膝酸软,舌黯紫或黯红少津,脉沉细数无力,或结代;肺气肿、肺心病见上述证候者。

另有本品辅助治疗空洞型肺结核的报道[1]。

【不良反应】 目前尚未检索到不良反应报道。

【禁忌】 尚不明确。

【注意事项】

1. 肺热咳嗽、感冒患者慎用。

2. 服药期间忌辛辣食物。

【用法与用量】 口服。一次 5~6 片,一日 2 次。

【参考文献】 [1]于先开,刘常军.补金片辅助治疗空洞型肺结核的疗效观察.公共卫生与预防医学,2006,17(2):59.

固肾定喘丸

Gushen Dingchuan Wan

【药物组成】 盐补骨脂、附片(黑顺片)、肉桂、盐益智仁(盐制)、金樱子(肉)、熟地黄、山药、茯苓、牡丹皮、泽泻、车前子、牛膝、砂仁。

【功能与主治】 温肾纳气,健脾化痰。用于肺脾气虚、肾不纳气所致的咳嗽、气喘,动则尤甚;慢性支气管炎、肺气肿、支气管哮喘见上述证候者。

【方解】 方中重用补骨脂温肾助阳,纳气平喘,为君药。附子、肉桂温补肾阳,固肾定喘;益智仁、金樱子温补脾肾,四味共助君药温肾纳气,为臣药。熟地黄、山药、茯苓、牡丹皮、泽泻滋补肾阴,以阴中求阳,又清虚火以制温燥;车前子、牛膝利水渗湿;砂仁醒脾开胃,行气宽中,此三药健脾化痰,为佐药。诸药合用,共奏温肾纳

气、健脾化痰之功。

【临床应用】

1. 咳嗽 肺脾气虚,肾不纳气所致。症见咳嗽,气短,动则尤甚,咯吐清稀痰沫,恶寒肢冷,面白微肿,肢体浮肿,舌淡苔白,脉沉细;慢性支气管炎见上述证候者。

2. 喘证 肺脾气虚,肾不纳气所致。症见喘促日久,气短不足以吸,动则喘息尤甚,心悸,汗出,形神疲惫,爪甲口唇青紫,舌质淡或紫黯,苔薄白,脉沉细无力;肺气肿见上述证候者。

3. 哮病 由脾肾阳虚所致,症见喘息,气急,哮鸣有声;支气管哮喘见上述证候者。

【不良反应】 目前尚未检索到不良反应报道。

【禁忌】 孕妇禁用。

【注意事项】

1. 肺热壅盛、痰浊阻肺所致咳喘者慎用。

2. 服药期间忌食辛辣、生冷、油腻食物。

【用法与用量】 口服。一次 1.5~2.0g,一日 2~3次,可在发病预兆前服用,也可预防久喘复发,一般 15天为一疗程。

【规格】 每瓶装 35g

补肾防喘片

Bushen Fangchuan Pian

【药物组成】 附片、补骨脂(盐炙)、淫羊藿(羊油炙)、菟丝子(盐炙)、地黄、熟地黄、山药、陈皮。

【功能与主治】 温阳补肾。用于肺肾两虚所致的久病体弱,咳嗽气喘;慢性支气管炎见上述证候者。

【方解】 方中以附片温补肾阳,补骨脂补肾壮阳,纳气平喘,共为君药。淫羊藿、菟丝子辅君药加强补肾助阳之力,共为臣药。生地黄、熟地黄养阴清热,既可防温燥太过,又取"善补阳者,当以阴中求阳"之意;山药益肺脾肾之气,与陈皮相伍健脾化痰,四药共为佐药。诸药共奏温肾益肺、健脾化痰之功。

【临床应用】 **喘证** 肺肾气虚,肾阳亏损,肾不纳气。症见咳嗽气喘,动则喘甚,呼多吸少,气不得续,咳声低弱,咯痰稀薄,形瘦神疲,汗出肢冷,浮肿,口唇紫黯,舌质黯苔白,脉沉弱或微细;慢性支气管炎、阻塞性肺气肿、肺心病见上述证候者。

【不良反应】 目前尚未检索到不良反应报道。

【禁忌】 孕妇禁用。

【注意事项】

1. 阴虚阳亢及外感痰热者慎用。

2. 服药期间忌食辛辣食物。

【用法与用量】　口服。一次 4~6 片，一日 3 次。3 个月为一疗程。

【规格】　素片每片重 0.25g

苏子降气丸

Suzi Jiangqi Wan

【药物组成】　炒紫苏子、姜半夏、厚朴、前胡、陈皮、沉香、当归、甘草。

【功能与主治】　降气化痰，温肾纳气。用于上盛下虚、气逆痰壅所致的咳嗽喘息、胸膈痞塞。

【方解】　方中紫苏子降气化痰，止咳平喘，为君药。姜半夏、厚朴温燥苦降，降逆化痰，共为臣药。前胡、陈皮宣降肺气，祛痰；沉香温肾纳气，降气平喘；当归养血润燥，以制诸药燥烈之性，共为佐药。甘草和中润肺，调和诸药，为使药。诸药合用，共奏降气化痰、温肾纳气之功。

【临床应用】

1. 咳嗽　因痰涎壅盛所致。症见咳嗽咯痰，痰多色白，黏稠易咯，或气短，喘促不利，动则喘息加重；慢性支气管炎见上述证候者。

2. 喘证　痰涎壅盛，肾不纳气所致。症见呼吸困难，张口抬肩，喉中痰鸣，甚则不能平卧，胸膈满闷，或腰膝酸软；喘息型支气管炎见上述证候者。

【不良反应】　目前尚未检索到不良反应报道。

【禁忌】　尚不明确。

【注意事项】

1. 外感痰热咳喘者慎用。

2. 服药期间忌食生冷、油腻食物；忌烟酒。

3. 孕妇慎用。

【用法与用量】　口服。一次 6g，一日 1~2 次。

【规格】　每 13 粒重 1g

蛤蚧定喘胶囊（丸）

Gejie Dingchuan Jiaonang(Wan)

【药物组成】　蛤蚧、百合、炒紫苏子、炒苦杏仁、紫菀、瓜蒌子、麻黄、黄芩、黄连、煅石膏、醋鳖甲、麦冬、甘草、石膏。

【功能与主治】　滋阴清肺，止咳平喘。用于肺肾两虚、阴虚肺热所致的虚劳久咳、胸满郁闷、自汗盗汗。

【方解】　方中蛤蚧补肺益肾，止咳定喘；百合养阴清热，共为君药。紫苏子、苦杏仁降气平喘，紫菀化痰止咳，瓜蒌子润肺化痰，麻黄宣肺平喘，为臣药。黄芩、黄连、煅石膏清泻肺热，鳖甲养阴敛汗，麦冬养阴润肺，为佐药。甘草调和诸药，为使药。本品寒温并用，宣敛结合，补清兼施，共奏滋阴清肺、止咳平喘之功。

【临床应用】

1. 喘证　肺肾两虚，肾不纳气，痰热内阻所致气喘，动则尤甚，干咳少痰或无痰，自汗盗汗，不思饮食，舌质红，苔薄黄，脉细数；喘息型支气管炎、肺气肿见上述证候者[1-3]。

2. 咳嗽　肺肾两虚，阴虚内热所致的虚劳久嗽，症见干咳无痰或痰少黏白，兼见喘息，动则尤甚，不思饮食，舌质红，苔薄黄，脉细数；慢性支气管炎见上述证候者[3]。

此外，本品还有治疗慢性阻塞性肺部疾病的临床报道[4]。

【药理毒理】　本品有平喘、祛痰、镇咳、抗炎、抗变态反应等作用。

1. 平喘　本品和蛤蚧定喘丸能降低磷酸组胺引起的豚鼠离体气管张力，对抗气管痉挛；延长磷酸组胺加乙酰胆碱混合液引起的豚鼠哮喘潜伏期[5,6]。

2. 祛痰　本品和蛤蚧定喘丸可促进大鼠呼吸道分泌痰液，促进家鸽气管纤毛运动[5]。

3. 镇咳　本品和蛤蚧定喘丸能延长氨水引起的小鼠咳嗽潜伏期[5]；延长 SO_2 引起的小鼠咳嗽潜伏期[6]。

4. 抗炎　本品和蛤蚧定喘丸均抑制二甲苯引起的小鼠耳肿胀，抑制棉球植入所致大鼠肉芽组织增生[5]。

5. 抗变态反应　本品和蛤蚧定喘丸能不同程度降低卵蛋白致敏豚鼠的过敏反应指数和死亡率[5]；本品可降低卵清蛋白致敏豚鼠异常升高的血清总 IgE 和血浆血小板活化因子（PAF）[7]。

6. 其他　本品和蛤蚧定喘丸可增加小鼠血清溶血素生成量，提高体内淋巴细胞转化率[5]。体外试验，本品对金黄色葡萄球菌、乙型溶血性链球菌、肺炎球菌、卡他球菌和白喉杆菌的最小抑菌浓度（MIC）分别为 0.0125、0.05、0.10、0.20、0.05g/ml；蛤蚧定喘丸分别为 0.10、0.10、0.10、0.20、0.05g/ml[5]。

【不良反应】　目前尚未检索到不良反应报道。

【禁忌】　运动员禁用。

【注意事项】

1. 咳嗽新发者慎用。

2. 孕妇慎用。

3. 服药期间忌食辛辣、生冷、油腻食物。

4. 本品含麻黄，高血压病、心脏病、青光眼者慎用。

【用法与用量】　胶囊剂：口服。一次 3 粒，一日 2

次,或遵医嘱。丸剂:口服。水蜜丸一次 5～6g,小蜜丸一次 9g,大蜜丸一次 1 丸,一日 2 次。

【规格】 胶囊剂:每粒装 0.5g

丸剂:(1)小蜜丸 每 60 丸重 9g (2)大蜜丸 每丸重 9g

【参考文献】 [1]林丹曦.蛤蚧定喘胶囊治疗支气管哮喘的临床观察.广西中医药,1999,22(1):1.

[2]张丽君,吴平,杜平.蛤蚧定喘胶囊治疗支气管哮喘150例临床观察.实用心脑肺血管病杂志,2006,(4):306.

[3]栾宇.蛤蚧定喘胶囊治疗慢支及哮喘206例临床观察.中国实用医药,2009,4(16):170.

[4]林丹曦.蛤蚧定喘胶囊治疗慢性阻塞性肺病疗效观察.临床内科杂志,2002,19(5):391.

[5]邹节明,潘佐静,李美珠,等.蛤蚧定喘胶囊药效学及毒理学研究.中草药,2003,34(4):343.

[6]蔡毅,谢沛珊,李爱媛,等.蛤蚧定喘丸及胶囊药理实验比较.时珍国药研究,1994,6(3):11.

[7]王珍,李蕴.蛤蚧定喘胶囊的平喘作用及其作用机制的实验研究.临床中老年保健,2001,4(4):250.

七味都气丸
Qiwei Duqi Wan

【药物组成】 熟地黄、醋五味子、山茱萸(制)、山药、茯苓、泽泻、牡丹皮。

【功能与主治】 补肾纳气,涩精止遗。用于肾不纳气所致的喘促、胸闷、久咳、气短、咽干、遗精、盗汗、小便频数。

【方解】 本方以六味地黄丸加五味子组成。方中重用熟地黄滋肾填精,五味子敛肺滋肾而止虚喘久咳,二者相伍,补肾纳气,共为君药。辅以山茱萸养肝肾而涩精,山药补肺、脾、肾之阴而固本,共为臣药。配伍茯苓淡渗脾湿,以助山药益脾;泽泻利水,并防地黄之滋腻;牡丹皮清泻肝火,并制山茱萸之温,三药共为佐药。诸药相合,共奏补肾纳气、涩精止遗之功。

【临床应用】

1. **喘证** 久病由肺及肾,肺肾阴虚,肾不纳气所致。症见气喘,咳嗽,呼多吸少,伴腰膝酸软,头晕目眩,耳鸣,耳聋,潮热,盗汗,舌红少苔,脉沉细数;喘息型支气管炎见上述证候者。

2. **遗精** 肾虚不能封藏固摄所致。症见梦遗,滑泄,腰膝酸痛,手足心热,舌红少苔,脉细数。

【不良反应】 目前尚未检索到不良反应报道。

【禁忌】 尚不明确。

【注意事项】

1. 外感咳喘者慎用。

2. 服药期间饮食宜清淡易消化,忌食辛辣食物。

【用法与用量】 口服。一次 9g,一日 2 次。

【规格】 每 40 丸重 3g

金水宝胶囊(片)
Jinshuibao Jiaonang(Pian)

【药物组成】 发酵虫草菌粉(Cs-4)。

【功能与主治】 补益肺肾,秘精益气。用于肺肾两虚,精气不足,久咳虚喘,神疲乏力,不寐健忘,腰膝酸软,月经不调,阳痿早泄;慢性支气管炎、慢性肾功能不全、高脂血症、肝硬化见上述证候者。

【方解】 本品为发酵虫草菌粉(Cs-4)制剂,具有补肾保肺,止咳平喘,秘精益气之功。

【临床应用】

1. **咳嗽** 肺肾两虚,精气不足所致。症见咳嗽无力,久咳不已,自汗,盗汗;慢性支气管炎见上述证候者。

2. **喘证** 久病肺肾两虚,精气不足所致。症见久咳,虚喘,气短,盗汗,神疲乏力,腰膝酸软,痰少或痰白而黏,舌淡嫩,苔白,脉弱;喘息型支气管炎见上述证候者。

3. **阳痿、早泄** 因肾中精气不足所致。症见腰膝酸软,神疲畏寒,气短,乏力,阳事不举,早泄;性功能低下见上述证候者。

4. **肺肾两虚、精气不足证** 症见腰膝酸软,头晕目眩,胸闷,气短,乏力,神疲,甚或肢体浮肿,夜尿频数,胁肋胀痛,胸脘满闷;慢性肾功能不全、高脂血症、肝硬化见上述证候者。

此外,尚有用本品治疗慢性乙型病毒性肝炎、溃疡性结肠炎的报道[1,2]。

【药理毒理】 本品有抗氧化、调节代谢、肾保护等作用。

1. **抗氧化** 本品可提高老龄大鼠红细胞超氧化物歧化酶(SOD)活性,降低血浆丙二醛(MDA)含量,促进老年小鼠因体内自由基累积造成 DNA 损伤的修复能力。能提高老年虚证患者红细胞 SOD 活性,降低血浆 MDA 含量[3-5]。

2. **调节代谢** 本品可降低肾病综合征(NS)患者的甘油三酯、总胆固醇、尿蛋白,增加血浆白蛋白含量[4];降低冠心病患者的胆固醇、β-脂蛋白[6]。

3. **肾保护** 本品可降低糖尿病患者尿总蛋白、尿 N-乙酰-β-D-氨基糖苷酶(NAG)、血清脂蛋白 Lp(α)、血肌酐(Cr)[7];降低早期糖尿病肾病患者 C 反应蛋白(CRP)、24 小时尿微量白蛋白(UMA)及尿蛋白的排泄率[8,9];降低 NS 患者尿 β_2-微球蛋白（β_2-MG）、尿 NAG、视黄醇结合蛋白（RBP）[10];升高慢性肾衰竭患者血红蛋白,降低 Cr、尿素氮,增高红细胞-C3b（RBC-C3b）受体花环率、降低红细胞免疫复合物[11,12]。

4. 改善肺功能　本品可改善哮喘患者临床症状评分及肺功能,提高哮喘患者外周血单个核细胞 γ-干扰素（IFN-γ）/白细胞介素-4（IL-4）细胞因子的比值[13]。本品可降低肺肾两虚型慢性阻塞性肺疾病（COPD）大鼠气道高反应性;减轻气道上皮细胞变性坏死及炎性细胞浸润程度;降低动脉血二氧化碳分压（$PaCO_2$）,升高动脉氧分压（PaO_2）;降低肺组织匀浆 IL-4、白细胞介素-8（IL-8）、肿瘤坏死因子-α（TNF-α）水平,升高 IFN-γ 水平及 IFN-γ/IL-4 比值[14]。本品能降低脂多糖气管内滴注导致慢性支气管炎大鼠血清和肺组织内皮素-1（ET-1）含量,提高一氧化氮（NO）含量[15]。

5. 抗肝纤维化　本品可升高四氯化碳致实验性肝纤维化大鼠血清白蛋白含量,降低金属蛋白酶组织抑制因子-1（TIMP-1）、透明质酸（HA）、Ⅲ 型前胶原（PC-Ⅲ）、Ⅳ 型胶原（Ⅳ-C）含量[16]。

【不良反应】　文献报道,偶见过敏反应[17]。

【禁忌】　尚不明确。

【注意事项】

1. 外感实证咳喘者不宜使用。

2. 服药期间忌辛辣食物。

【用法与用量】　胶囊剂:口服。一次 3 粒,一日 3 次;用于慢性肾功能不全者,一次 6 粒,一日 3 次。片剂:口服。一次 2 片,一日 3 次;用于慢性肾功能不全者,一次 4 片,一日 3 次;或遵医嘱。

【规格】　胶囊剂:每粒装 0.33g

片剂:每片重 0.75g

【参考文献】　[1]张菊花,余德先.金水宝治疗慢性乙型病毒性肝炎 56 例疗效观察.右江医学,1999,27(6):330.

[2]季永海,汤荣兰.金水宝胶囊治疗溃疡性结肠炎 59 例临床观察.中草药,2000,31(2):122.

[3]张志钧,黄文清,廖世忠,等.金水宝胶囊对清除老年虚证者氧自由基的临床与实验研究.现代诊断与治疗,1994,5(6):325.

[4]李贵明,徐霞,李素情.金水宝对肾病综合征超氧化物歧化酶及血脂的影响.泰山医学院学报,1997,18(4):311.

[5]张志钧,罗厚良,李金生,等.金水宝胶囊清除老年虚证者氧自由基及 DNA 损伤后修复作用的临床和实验研究.中国中西医结合杂志,1997,17(1):35.

[6]车永水,林丽珠.金水宝对冠心病、高脂血症、血流变学的疗效观察.中草药,1996,27(9):552.

[7]龚云,梁金峰,谢莹,等.金水宝对糖尿病患者血清脂蛋白的影响.贵阳医学院学报,2001,26(1):70.

[8]李永峰,张慧.金水宝胶囊对早期糖尿病肾病患者 CRP 和 UMA 的影响.中国实用医药,2008,3(26):115-116.

[9]王进富,韦玉和.金水宝胶囊对 2 型糖尿病肾病患者血管内皮功能的改善作用.交通医学,2007,21(2):75.

[10]潘靖年,李清华,杨建.金水宝胶囊对肾病综合征患者肾小管的保护作用.中国保健,2007,15(12):60.

[11]马景春,杨焕荣,张春梅,等.金水宝胶囊对慢性肾功能衰竭患者红细胞免疫功能的影响.中西医结合实用临床急救,1999,6(4):163.

[12]陈静,李玲,商洪才.金水宝胶囊对慢性肾小球肾炎患者红细胞免疫功能等的影响.中草药,2000,31(6):450.

[13]耿立梅.金水宝胶囊对哮喘患者单个核细胞 IFN-γ/IL-4 细胞因子分泌的调节作用.首都医药,2006,(9):46-47.

[14]张才擎,梁铁军.金水宝胶囊对肺肾两虚型 COPD 大鼠病理及免疫功能的影响.首都医药,2008,(8):41-42.

[15]魏东,支政,高侃,等.金水宝胶囊对慢性支气管炎大鼠皮素-1 和一氧化氮含量的影响.河北中医,2013,35(6):916-918.

[16]曹正柳,资晓飞,熊耀斌,等.金水宝胶囊对肝纤维化大鼠模型 TIMP-1 及 HA 等的影响.中成药,2011,33(9):1497-1499.

[17]许尤淇.口服金水宝胶囊出现过敏反应 1 例.中国中药杂志,1994,19(8):503.

百令胶囊

Bailing Jiaonang

【药物组成】　发酵冬虫夏草菌粉（Cs-C-Q80）。

【功能与主治】　补肺肾,益精气。用于肺肾两虚引起的咳嗽、气喘、咯血、腰背酸痛、面目虚浮、夜尿清长;慢性支气管炎、慢性肾功能不全的辅助治疗。

【方解】　本方为发酵冬虫夏草菌粉（Cs-C-Q80）的制剂,具有补肺肾、止咳喘、益精气之功。

【临床应用】

1. 咳嗽　肺肾两虚所致的咳嗽无力,久咳不已,腰膝酸软,自汗,盗汗;慢性支气管炎见上述证候者。

2. 喘证　肺肾两虚所致的咳声低微,喘促,气短,动则益甚,痰少或痰白而黏,盗汗,神疲乏力,腰膝酸软,舌淡嫩、苔白,脉弱;喘息型支气管炎见上述证候者。

3. 肾劳　肺肾两虚所致的气短乏力,多尿、尿液清长或夜尿反多、泡沫尿,腰酸膝软,面目虚浮,舌淡、苔白,尺脉弱、沉或细;慢性肾功能不全见上述证候者。

此外,尚有用本品治疗慢性阻塞性肺疾病、糖尿病肾病、狼疮性肾炎、慢性乙型病毒性肝炎的报道[1-5],以及尿毒症血液透析、器官移植的辅助治疗[6-8]。

【药理毒理】 本品有抗氧化、改善肺功能、肾保护等作用。

1. 改善肺功能 本品可改善支气管哮喘豚鼠支气管狭窄、上皮细胞增生等病理变化，降低肺组织和骨髓中 $CD34^+$、Eotaxin 及 CCR3 的表达[9]。本品可改善慢性阻塞性肺病患者肺功能，降低血清肿瘤坏死因子-α、白介素-8、粒-巨细胞集落刺激因子[10]。

2. 抗氧化 本品能增加小鼠肝组织超氧化物歧化酶（SOD）活性、谷胱甘肽过氧化物酶含量，抑制肝组织中过氧化脂质的生成[11]。

3. 肾保护 本品可降低急性肾缺血再灌注损伤大鼠血清丙二醛（MDA）、肌酐及尿素氮含量，升高血清 SOD 含量[12]。本品可减轻腺嘌呤灌胃法致大鼠肾小管间质纤维化，降低血肌酐（Cr）、尿素氮（BUN）、尿 N-乙酰-β-D-氨基糖苷酶（NAG）和 24 小时尿蛋白值，下调肾脏转化生长因子-$β_1$（TGF-$β_1$）、α-平滑肌肌动蛋白（α-SMA）的表达[13]。本品可以降低糖尿病肾病大鼠平均动脉压、Cr、BUN、尿蛋白、血糖，增高内生肌酐清除率（CCr），下调肾组织 TGF-$β_1$、结缔组织生长因子（CTGF）蛋白及 mRNA 的表达[14,15]；降低肾脏质量、肾指数及尿微量清蛋白水平[16]；下调 Smad2/3 蛋白表达，增强 Smad7 蛋白表达[17]。本品可降低肾病综合征患者尿 NAG、$β_2$-微球蛋白（$β_2$-MG），改善肾小管功能[18]，降低慢性肾功能不全患者的血脂、α-脂蛋白、Cr、尿蛋白[19]；降低慢性肾炎患者的尿蛋白、尿 NAG、尿 γ-谷氨酰转肽酶[20]；促进慢性肾衰竭患者蛋白质合成、氨基氮利用率，增加血浆中必需氨基酸含量[19]；本品能提高肾病综合征患者 CD3、CD4、CD4/CD8 水平，增加 T 淋巴细胞，增强细胞免疫功能，升高慢性肾炎患者的血清免疫球蛋白 IgG[21]。

4. 其他 本品能提高 D-氨基半乳糖致肝损害大鼠肝脏琥珀酸脱氢酶、细胞色素氧化酶、胆碱酯酶活性[22]。本品能抑制小鼠背部皮下接种的甲状腺滤泡癌 FTC133 肿瘤生长，提高脾脏 $CD3^+$、$CD4^+$ 淋巴细胞亚群及 $CD4^+/CD8^+$ 比值，降低兔抗小鼠（SmIg）抗体值[23]。本品能提高环孢素 A 肾病大鼠外周血 $CD4^+/CD8^+$ 比值，升高血清 IgG、IgM 含量及提高外周 B 细胞占淋巴细胞的百分比[24]。

【不良反应】 目前尚未检索到不良反应报道。

【禁忌】 尚不明确。

【注意事项】

1. 外感实证咳喘者慎用。

2. 服药期间忌辛辣食物。

【用法与用量】 口服。〔规格（1）〕一次 5～15 粒或〔规格（2）〕一次 2～6 粒，一日 3 次。慢性肾功能不全：〔规格（1）〕一次 10 粒或〔规格（2）〕一次 4 粒，一日 3 次；8 周为一疗程。

【规格】 （1）每粒装 0.2g （2）每粒装 0.5g

【参考文献】 [1]孟海阳,陈杰,吴海燕,等.百令胶囊治疗稳定期慢性阻塞性肺疾病疗效的系统评价.中国药房,2014,25(12):1115-1117.

[2]吴晓晖,徐俭朴.百令胶囊治疗肺肾两虚证慢性阻塞性肺病 50 例.实用中医内科杂志,2004,18(4):351.

[3]唐蓉,陈路佳,黄玲,等.百令胶囊联合常规治疗早期糖尿病肾病的系统评价.中国药业,2013,22(14):19-23.

[4]刘冬梅,王长宏,李雪萍.百令胶囊治疗 65 例狼疮性肾炎的临床分析.中国社区医师,2006,22(23):21.

[5]张玮,邢练军,季光,等.百令胶囊对慢性乙型病毒性肝炎抗肝纤维化的临床研究.世界中医药,2007,2(1):13-14.

[6]鲁庆红,石明,李金明,等.百令胶囊对蔗糖铁致血液透析肾性贫血患者氧化应激的干预作用.中国中西医结合肾病杂志,2014,15(12):1102-1103.

[7]张冬华,王轩,江涛,等.百令胶囊对肝移植术后肾功能的保护作用.中国中医药信息杂志,2010,17(11):74-75.

[8]沈蓓莉.百令胶囊联合缬沙坦对慢性移植肾肾病治疗的影响.中国临床药理学杂志,2013,29(12):917-921.

[9]黄艳,王小莉,刘斌,等.百令胶囊对哮喘豚鼠骨髓及肺组织 $CD34^+$、Eotaxin 及 CCR3 表达的影响.中医药导报,2011,17(12):12-15.

[10]刘笑然,丁春华,朱宝玉,等.百令胶囊对慢性阻塞性肺病患者血清细胞因子与肺功能的影响.海南医学院学报,2006,12(1):34-37.

[11]杨俊何,凌耀生.虫草制剂的抗氧化作用.广东药学院学报,1997,13(1):35.

[12]宋丽丽,郭俐宏,朱克刚.百令胶囊对大鼠急性肾缺血再灌注损伤的保护作用.陕西医学杂志,2014,43(1):25-26,37.

[13]李暖,杨达胜.百令胶囊对肾小管间质纤维化大鼠肾脏 α-平滑肌肌动蛋白表达的影响及意义.中国实用医药,2008,3(34):24-26.

[14]方敬爱,邓安国,刘建社,等.百令胶囊对糖尿病肾病大鼠肾组织转化生长因子-$β_1$和结缔组织生长因子表达的影响.中国中西医结合肾病杂志,2005,6(12):714-715.

[15]方敬爱,邓安国,周明群,等.百令胶囊对糖尿病肾病大鼠生化指标及肾组织病理学改变的影响.中国中西医结合肾病杂志,2005,6(1):629-632.

[16]宋艳丽,刘兴林,陈德森,等.百令胶囊对实验性糖尿病大鼠肾脏的保护作用.齐鲁医学杂志,2014,29(1):35-37.

[17]池艳春,郭静,王丹.百令胶囊对糖尿病肾病大鼠 TGF-$β_1$ Smad 信号通路影响的实验研究.中国中医药科技,2010,17(3):

204-205.

[18]沈水娟.百令胶囊对肾病综合征患者肾小管损伤的保护作用.浙江医学,2002,24(8):497.

[19]刘俊东,成宇锋.百令胶囊对慢性肾炎患者免疫球蛋白及肾小管功能的影响.中国医师杂志,2004,6(2):275.

[20]程威英,庄慧娣.百令胶囊对慢性肾功能衰竭患者蛋白质代谢的影响.上海中医药杂志,1999,(7):39.

[21]戴春,孙建红.百令胶囊对肾病综合征 T 细胞亚群的影响.徐州医学院学报,2000,20(1):72.

[22]万震,刘振国.百令胶囊对 D-氨基半乳糖所致肝损害有关的酶学变化的实验研究.中华实用中西医杂志,2003,3(16):2001.

[23]赵春燕,杨德生,庞妩燕.百令胶囊对小鼠甲状腺滤泡癌的免疫调节作用.中国药师,2011,14(1):94-95.

[24]田晓,冯晓明,孟晓华,等.百令胶囊对环孢素 A 肾病大鼠免疫功能影响.中国煤炭工业医学杂志,2013,16(9):1516-1518.

十二、消导剂

消导剂以消食药物为主配伍组成,具有消食健脾、化积导滞功能,用于食积。

食积病因比较简明,乃饮食失节,过饱伤胃,食物内停,阻碍气机,进而脾胃升降功能失司所致。临床以脘腹胀满、恶食、呕逆、泄泻为主要症状。食积停滞,治当消食导滞。若食积内停,伤及脾胃,可致脾胃虚弱;若脾胃素虚,运化无力,也可导致食滞内停,出现虚实夹杂的病机改变,治宜健脾消食、消补并施。故而消导剂分为消食导滞剂和健胃消食剂两类。

消食导滞剂主要配伍神曲、山楂、麦芽、谷芽、莱菔子、木香、陈皮、槟榔、厚朴等消食开胃、理气导滞药物,用于食积,症见胸脘痞闷、嗳腐吞酸、恶食、呕逆、腹痛、泄泻等。

健胃消食剂主要配伍人参、太子参、党参、白术、山药等补脾益气药物,神曲、山楂、麦芽、谷芽等消食导滞药物,以及木香、陈皮、砂仁和枳壳等醒脾快胃药物,用于脾虚食滞,症见脘腹痞满、不思饮食、面黄、体瘦、倦怠乏力、大便溏薄等。

消导剂适用于西医学的急、慢性胃炎,消化不良,习惯性便秘,功能性腹胀,胃及十二指肠溃疡诸病,临床上当结合辨证合理选用。

消导剂有丸、片、颗粒、胶囊等几种剂型。临床上以丸剂应用比较普遍。

消导剂使用注意:本剂所含消食药物有一定的缓泻作用,不宜长期使用,恐有攻伐之嫌。另外,纯虚无实者不宜使用。

（一）消食导滞

六味安消胶囊（散）
Liuwei Anxiao Jiaonang(San)

【药物组成】　藏木香、大黄、山奈、北寒水石(煅)、诃子、碱花。

【功能与主治】　和胃健脾,消积导滞,活血止痛。用于脾胃不和、积滞内停所致的胃痛胀满、消化不良、便秘、痛经。

【方解】　方中藏木香,性味辛苦温,健脾和胃、行气止痛,为君药。大黄苦寒,攻积导滞,且能活血化瘀,辅助君药行气导滞止痛,为臣药。山奈辛温走窜,行气消食、温中止痛,佐藏木香和胃健脾之功;北寒水石辛咸大寒,清热泻火、除烦止渴,助大黄清积滞中之伏热;诃子苦酸涩温,涩肠止泻,以防泻下太过伤正;碱花苦咸甘平、微毒,温中消滞、制酸和胃、化痰通便,四者共为佐药。诸药相合,共奏和胃健脾、消积导滞、活血止痛之功。

【临床应用】

1. **胃痛**　用于脾胃不和、积滞内停所致的胃脘不适,疼痛胀闷,嗳腐吞酸,或吐不消化食物,吐食或矢气后痛减,或见口臭而渴,心烦,大便臭秽或溏薄或秘结,苔厚腻,脉滑实;急慢性胃炎见上述证候者。

2. **便秘**　用于脾胃不和、积滞内停所致的大便干结难解,腹胀腹痛,嗳腐吞酸,恶心呕吐,或口干口臭,心烦不安,苔厚腻,脉滑实;功能性消化不良、便秘见上述证候者。

3. **痛经**　多因冲任瘀阻或寒凝经脉,使气血运行不畅,胞宫经血瘀滞所致。症见经前或经期小腹胀痛,拒按,经量少或经行不畅,经色紫黯或夹有血块,或伴有胸胁乳房胀痛,舌紫黯或有瘀点,脉弦或弦涩。

此外,尚有本品用于胃食管反流病、便秘型肠易激综合征、小儿中毒性肠麻痹的报道[1-4]。

【药理毒理】　本品有调节胃肠运动、通便、止痛作用。

1. **调节胃肠运动**　本品能促进正常小鼠小肠推进运动,促进阿托品致胃肠运动障碍小鼠胃排空及小肠推进运动[5]。

2. **通便**　本品能缩短复方地芬诺酯致便秘小鼠排便的时间[5]。

3. **止痛**　本品能提高热板法镇痛实验小鼠痛阈值、减少醋酸致小鼠扭体次数、减少缩宫素致痛经模型小鼠扭体次数[6]。

【不良反应】 目前尚未检索到不良反应报道。

【禁忌】 孕妇禁用。

【注意事项】

1. 脾胃虚寒的胃痛、便秘慎用。

2. 妇女月经期应慎用。

3. 服药期间饮食宜清淡,忌食辛辣、油腻食物,戒烟酒。

【用法与用量】 胶囊剂:口服。一次 3～6 粒,一日 2～3 次。散剂:口服。一次 1.5～3g,一日 2～3 次。

【规格】 胶囊剂:每粒装 0.5g

散剂:每袋装 18g

【参考文献】 [1]白文.六味安消胶囊治疗胃食管反流病 28 例.中国中西医结合消化杂志,2001,9(4):242.

[2]孙宏文.六味安消胶囊(邦消安)治疗便秘型肠易激综合征的临床观察.实用临床医药杂志,2006,10(5):87-88.

[3]曹喜瑞.六味安消胶囊治疗慢性功能性便秘 47 例.中国药业,2012,21(6):73.

[4]张南,林芳.六味安消胶囊联合艾灸治疗小儿中毒性肠麻痹 31 例.福建中医药,2005,36(2):32.

[5]张俊明,方铝,李良,等.精制六味安消胶囊对促胃肠运动的实验研究.中国医药导报,2010,12(9):1581-1582.

[6]张俊明,丁琦,方铝,等.精制六味安消胶囊止痛作用的实验研究.中国中医药科技,2013,20(1):28-29.

槟榔四消丸(片)

Binglang Sixiao Wan(Pian)

【药物组成】 槟榔、牵牛子(炒)、大黄(酒炒)、香附(醋制)、猪牙皂(炒)、五灵脂(醋炒)。

【功能与主治】 消食导滞,行气泻水。用于食积痰饮,消化不良,脘腹胀满,嗳气吞酸,大便秘结。

【方解】 方中槟榔辛散苦泻,破气除胀,消积导滞,行气利水,为君药。牵牛子苦寒泻下、逐水消积,大黄苦寒泻下、攻积导滞,共为臣药。香附辛微苦平、疏肝理气,猪牙皂辛咸而温祛痰顺气,五灵脂咸温化瘀止痛,共为佐药。诸药合用,共奏消食导滞、行气泻水之功。

【临床应用】 胃痛 用于宿食痰阻、脾胃升降失司所致的胃脘疼痛,脘腹胀满,纳少嗳气,大便秘结,舌苔厚腻,脉弦而滑;消化不良见上述证候者。

【不良反应】 有文献报道,2 日内服用本品 3 丸出现肉眼血尿,查尿常规红细胞满视野,大便潜血阳性,经过止血及一般治疗后 5 小时肉眼血尿消失,治疗 3 天后尿常规正常,大便潜血阴性[1]。

【禁忌】

1. 孕妇禁用。

2. 肝肾功能不全者禁用。

【注意事项】

1. 脾胃虚寒胃痛、大便冷秘者慎用。

2. 本品中牵牛子、猪牙皂有毒,不宜过量或久服。

3. 体弱者慎用。

4. 服药期间饮食宜清淡易消化,忌食生冷、黏腻食物。

【用法与用量】 大蜜丸:口服。一次 1 丸;一日 2 次。水丸:口服。一次 6g,一日 2 次。片剂:口服。一次 5 片,一日 2～3 次。

【规格】 大蜜丸:每丸重 9g

片剂:每片重 0.6g

【参考文献】 [1]颉立文.槟榔四消丸引起血尿 1 例.实用中医内科杂志,2000,14(3):17.

沉香化滞丸

Chenxiang Huazhi Wan

【药物组成】 沉香、大黄、牵牛子(炒)、枳实(炒)、青皮、香附(制)、山楂(炒)、木香、枳壳(炒)、厚朴(制)、陈皮、砂仁、三棱(制)、莪术(制)、五灵脂(制)。

【功能与主治】 理气化滞。用于食积气滞所致的胃痛,症见脘腹胀闷不舒、恶心、嗳气、饮食不下。

【方解】 方中沉香辛苦温,行气和中,降逆止呕。大黄、牵牛子苦寒泻下攻积,清理肠胃积滞,共为君药。枳实、青皮、香附疏肝破气、散结消痞,山楂消食化积,木香、枳壳、厚朴行气宽中、消胀止痛,共为臣药。陈皮、砂仁理气化湿、消食和中;三棱、莪术、五灵脂活血行气、消积止痛,共为佐使。诸药合用,共奏理气消痞化滞之功。

【临床应用】

1. 胃痛 用于饮食不节,食积气滞,胃失和降所致的胃脘胀痛,嗳腐酸臭,恶心欲吐,吐后痛减,饮食不下,舌苔厚腻,脉滑有力;急性胃炎、消化不良见上述证候者。

2. 腹痛 用于饮食不节,食积内停,气机阻滞,传导失常所致的腹部胀痛,厌恶饮食,胸脘胀满,矢气酸臭,大便不畅,舌苔厚腻,脉弦有力;急性胃肠炎、消化不良见上述证候者。

【不良反应】 目前尚未检索到不良反应报道。

【禁忌】 孕妇禁用。

【注意事项】

1. 胃痛、腹痛属脾胃虚寒者慎用。

2. 饮食宜清淡,忌辛辣厚味食物。

【用法与用量】　口服。一次 6g,一日 2 次。

开胸顺气丸

Kaixiong Shunqi Wan

【药物组成】　槟榔、厚朴(姜炙)、牵牛子(炒)、木香、三棱(醋炙)、莪术(醋炙)、猪牙皂、陈皮。

【功能与主治】　消积化滞,行气止痛。用于气郁食滞所致的胸胁胀满、胃脘疼痛、嗳气呕恶、食少纳呆。

【方解】　方中槟榔辛苦而温,具有消积杀虫、行气利水作用;厚朴苦辛温,下气除满、燥湿消痰,二者共为君药,消积化滞,行气止痛,和中止呕。牵牛子苦寒泻下消积,通水导滞;木香辛温理气止痛,和中止呕;三棱、莪术行气化瘀,消积止痛,四者共为臣药,以加强君药理气消积、行气止痛之力。猪牙皂祛痰顺气,陈皮健脾理气、调中止呕,共为佐药。诸药合用,共奏消积化滞、行气止痛之功。

【临床应用】

1. 食积　用于饮食不节,损伤脾胃,运化失常所致的胃脘饱满,嗳腐吞酸,食欲不振,恶心呕吐,胸胁胀满,矢气酸臭,苔白厚腻,脉沉弦滑;胃炎、消化不良见上述证候者。

2. 胃痛　用于饮食不节,损伤脾胃,升降失常所致的胃脘疼痛,嗳腐酸臭,恶心欲吐,吐后缓解,苔白厚腻,脉沉弦或滑实;胃炎、消化不良、急性胃肠炎见上述证候者。

【不良反应】　目前尚未检索到不良反应报道。

【禁忌】　孕妇禁用。

【注意事项】

1. 脾胃虚弱者慎用。

2. 忌食生冷油腻难消化食物。

【用法与用量】　口服。一次 3~9g,一日 1~2 次。

木香槟榔丸

Muxiang Binglang Wan

【药物组成】　木香、槟榔、牵牛子(炒)、大黄、枳壳(炒)、黄连、黄柏(酒炒)、青皮(醋炒)、陈皮、香附(醋制)、三棱(醋炙)、莪术(醋炙)、芒硝。

【功能与主治】　行气导滞,泻热通便。用于湿热内停,赤白痢疾,里急后重,胃肠积滞,脘腹胀痛,大便不通。

【方解】　方中木香辛苦而温,行气消食止痛;槟榔苦辛,化滞消积、降气除满,合为君药。牵牛子、大黄攻积导滞、泻热通便,合枳壳宽肠下气,黄连、黄柏清热燥湿、和中止痢,共为臣药。青陈皮、香附疏肝和胃、理气宽中,三棱、莪术消积破血化瘀,芒硝泄热导下,是为佐使。诸药合用,共奏行气导滞、泻热通便之功。

【临床应用】

1. 便秘　热盛伤津,腑气不通所致的大便秘结,腹部胀满,疼痛时作;习惯性便秘、消化不良见上述证候者。

2. 痢疾　湿热蕴结大肠所致的大便脓血,里急后重,腹痛腹胀,口苦口黏,舌苔黄腻,脉象弦滑;细菌性痢疾、急性胃肠炎见上述证候者。

3. 胃痛　因于湿热壅滞,气滞食积而致胃脘疼痛,胀满,大便不畅,舌苔黄腻,脉象弦滑;胃炎、消化不良见上述证候者。

【不良反应】　目前尚未检索到不良反应报道。

【禁忌】　孕妇禁用。

【注意事项】

1. 寒湿内蕴胃痛、痢疾及冷积便秘者慎用。

2. 年老体弱及脾胃虚弱者慎用。

3. 忌食辛辣、油腻、酸性及不易消化食物。

【用法与用量】　口服。一次 3~6g,一日 2~3 次。

胃 力 片

Weili Pian

【药物组成】　木香、半夏(姜制)、大黄、龙胆、枳实(制)。

【功能与主治】　行气止痛,通腑导滞,和胃利胆。用于痰食阻滞所致的胃痛,症见胃脘胁肋疼痛、痞满呕吐、食欲不振、大便秘结;急性胃炎、胆囊炎见上述证候者。

【方解】　方中木香辛苦温,行气止痛、健脾消食,为君药。半夏辛温、和胃降逆、消痞散结,大黄苦寒、通腑导滞,共为臣药。龙胆、枳实苦寒、清肝利胆、行气消胀,为佐药。诸药合用,共奏行气止痛、通腑导滞、和胃利胆之功。

【临床应用】

1. 胃痛　痰食阻滞所致的胃脘疼痛,痛窜两胁,胸脘痞满,食欲不振,恶心呕吐;急、慢性胃炎见上述证候者[1]。

2. 胁痛　肝胆蕴热所致的右胁胀痛,烦急易怒,口干口苦,大便干结;胆囊炎见上述证候者。

3. 便秘　胃肠积热所致的大便干结,口干口臭,腹胀腹痛,小便短赤,舌苔黄燥;习惯性便秘见上述证候者。

此外,本品有治疗慢性萎缩性胃炎的报道[1]。

【药理毒理】 促进胃肠运动 本品能促进小鼠胃排空和小肠推进作用[1]。

【不良反应】 目前尚未检索到不良反应报道。

【禁忌】 孕妇禁用。

【注意事项】

1. 虚寒性胃痛,寒湿阻滞胁痛,冷积便秘者慎用。

2. 忌食辛辣香燥之品,宜食清淡易消化食物。

【用法与用量】 口服。一次2～3片,一日3次。

【规格】 每片重0.6g

【参考文献】

[1]吉海旺,赵昱,蒋宏纬,等.胃力片治疗慢性萎缩性胃炎60例.中国中西医结合脾胃杂志,1999,7(2):122.

[2]杨俊生,李巧茹,蒋宏伟,等.胃力片治疗急慢性胃炎110例临床观察与实验研究.陕西中医,2001,22(1):1.

烂 积 丸

Lanji Wan

【药物组成】 大黄、牵牛子(炒)、枳实、槟榔、山楂(炒)、青皮(醋炙)、陈皮、三棱(麸炒)、莪术(醋炙)。

【功能与主治】 消积,化滞,驱虫。用于脾胃不和所致的食滞积聚、胸满痞闷、腹胀坚硬、嘈杂吐酸、虫积腹痛、大便秘结。

【方解】 方中苦寒之大黄、牵牛子为君药,泻下攻积、清热导滞杀虫,切中病机。枳实、槟榔行气化滞、消脘腹胀满,且除里急后重,槟榔又可驱虫;炒山楂消食化滞、开胃健脾,此三味均为臣药。青皮、陈皮行气化积,助枳实、槟榔之力;三棱、莪术行气破血、消积止痛,以上四味皆为佐药。诸药合用,共奏消积、化滞、驱虫之功。

【临床应用】

1. 食积 脾胃不和,饮食停滞所致的食欲不振,胸滞痞闷,脘腹胀满,嘈杂吐酸,大便秘结;胃炎、消化不良见上述证候者。

2. 虫积 饮食不洁,虫阻肠道所致的腹部阵痛,食欲不振,面黄消瘦;肠道寄生虫病见上述证候者。

【不良反应】 目前尚未检索到不良反应的报道。

【禁忌】 孕妇禁用。

【注意事项】

1. 脾胃虚弱者慎用。

2. 忌食生冷、油腻、不易消化及刺激性食物。

【用法与用量】 口服。一次6g,一日2次;小儿酌减。

【规格】 每100粒重3g

保 和 丸

Baohe Wan

【药物组成】 山楂(焦)、六神曲(炒)、莱菔子(炒)、麦芽(炒)、半夏(制)、陈皮、茯苓、连翘。

【功能与主治】 消食,导滞,和胃。用于食积停滞,脘腹胀满,嗳腐吞酸,不欲饮食。

【方解】 方中山楂消一切饮食积滞,尤善消肉食油腻之积,为君药。六神曲、莱菔子、麦芽健脾和胃、理气消食,共为臣药。半夏、陈皮燥湿健脾,行气和胃,化痰止呕;茯苓利湿健脾,和中止泻;连翘清热散结,去积滞之热;四药为佐药。诸药合用,全方共奏消食、导滞、和胃之功。

【临床应用】 **食积** 饮食不节,食积中阻,脾胃升降功能失常所致的腹痛腹胀,恶心呕吐,嗳腐吞酸,不欲饮食,大便不调;消化不良、婴幼儿腹泻、慢性胃炎、肠炎、慢性胆囊炎见上述证候者[1]。

【药理毒理】 本品有抑制胃分泌、提高消化酶的活性,调节胃肠运动等作用。

1. 抑制胃分泌,提高消化酶的活性 本品及保和浓缩丸可减少幽门结扎大鼠胃液分泌量和总酸排出量,提高胃蛋白酶活性。本品可提高幽门结扎大鼠十二指肠液中胰淀粉酶活性,增加急性麻醉大鼠胰液分泌量和胰蛋白的排出量[2-4]。

2. 调节胃肠运动 本品对家兔离体十二指肠自发性活动有抑制作用;能拮抗乙酰胆碱、氯化钡、组胺所致家兔或豚鼠离体回肠痉挛性收缩;也可部分解除肾上腺素对离体家兔肠管的抑制[2]。本品有加快正常小鼠及利血平脾虚小鼠对葡聚糖蓝-2000胃排空和小肠推进的作用[5]。本品能拮抗阿托品致小鼠胃排空和小肠推进的抑制[6]。本品能促进脾虚食积小鼠胃排空和小肠推进运动[7]。保和浓缩丸亦可促进阿托品负荷小鼠胃排空,对复方地芬诺酯引起的小鼠小肠推进运动抑制有对抗作用[4]。

3. 调节胃肠激素 本品对正常大鼠血清胃泌素、血浆胃动素含量有增高作用[8]。本品能提高脾虚食积大鼠血清胃泌素含量,降低血清生长抑素含量[7]。

4. 其他 本品可增加食积小鼠的进食量、排便量及体重[9]。本品能提高脾虚食积大鼠血清胆碱酯酶的含量,降低血清一氧化氮的含量[7]。

【不良反应】 目前尚未检索到不良反应报道。

【禁忌】 尚不明确。

【注意事项】　服药期间饮食宜清淡易消化,忌暴饮暴食及油腻食物。

【用法与用量】　水丸:口服。一次 6～9g,一日 2 次,小儿酌减。大蜜丸:口服。一次 1～2 丸,一日 2 次;小儿酌减。

【规格】　大蜜丸:每丸重 9g

【参考文献】　[1]朱艳梅.保和丸治疗胃痛饮食停滞型 100 例临床疗效分析.中国卫生产业.2011,8(8):112.

[2]王汝俊,傅定中,邵庭荫,等.保和丸的消化药理研究.中药药理与临床,1991,7(4):1.

[3]宋必卫,陈志武,岑德意,等.保和无糖颗粒剂助消化作用的研究.安徽医科大学学报,1996,31(3):165.

[4]黄利,李利民,宁楠,等.加味保和丸消食导滞功效的研究.中药药理与临床,2012,28(4):9-11.

[5]刘欣,郅敏,蕾莉,等.复方中药健脾丸和保和丸对小鼠胃肠运动的影响.世界华人消化杂志,2003,11(1):54.

[6]孔晓伟,李清.保和丸对小鼠胃排空和小肠推进的影响.河北医科大学学报,2005,26(6):700-701.

[7]吴慧,赵文龙,单国顺,等.生、熟白术之积术丸对脾虚食积模型鼠作用的比较研究.中成药,2013,35(10):2093-2097.

[8]陈建峰,唐铭翔,周知午.保和丸对大鼠血液中胃泌素及胃动素含量的影响.湖南中医杂志,2008,24(4):89-90.

[9]毕可恩,刘爱华,朱富华,等.食积动物模型建立及中药治疗观察.山东中医学院学报,1990,14(2):71.

大山楂丸(颗粒)
Dashanzha Wan(Keli)

【药物组成】　山楂、麦芽(炒)、六神曲(麸炒)。

【功能与主治】　开胃消食。用于食积内停所致的食欲不振、消化不良、脘腹胀闷。

【方解】　方中山楂消食化积,尤善消油腻、肉食积滞,为君药。麦芽消导积滞、健脾开胃,尤善消面食,六神曲行气消食,善消谷食积滞,共为臣药。诸药合用,共奏开胃消食之功。

【临床应用】　食积　饮食不节,停滞中焦,损伤脾胃所引起的不思饮食,食积不化,脘腹胀满,形体消瘦,呕吐酸腐残渣,腹痛,舌苔厚腻;消化不良见上述证候者。

【药理毒理】　本品有增强消化酶活性、促进肠运动及降血脂作用。

1. 增加消化酶活性　本品体外能增加大鼠胃蛋白酶和胰脂肪酶活性[1-3]。

2. 促进肠运动　本品可增加小鼠小肠炭末推进率[2],拮抗硫酸阿托品对小鼠小肠运动的抑制[3]。

3. 降血脂　本品能降低肥胖高脂血症大鼠血中总胆固醇、甘油三酯、低密度脂蛋白含量,增加高密度脂蛋白含量[4]。

【不良反应】　目前尚未检索到不良反应报道。

【禁忌】　尚不明确。

【注意事项】

1. 脾胃虚弱,无积滞而食欲不振者慎用。

2. 宜清淡易消化食物,忌食生冷油腻之品。

3. 纠正偏食及暴饮暴食不良习惯。

4. 空腹时不要大量服用大山楂丸,尤其是胃溃疡、十二指肠溃疡的患者更应注意。

【用法与用量】　口服。一次 1～2 丸,一日 1～3 次。颗粒剂:开水冲服,一次 1 袋,一日 1～3 次。

【规格】　大蜜丸:每丸重 9g

颗粒剂:每袋装 15g

【参考文献】　[1]周异群,殷明辉,李楠,等.大山楂口服液的基础研究.江西中医学院学报,1996,8(2):31.

[2]谭毓治,彭旦明,胡百钰,等.大山楂丸对消化系统的药理作用.中药药理与临床,1990,6(2):8.

[3]白丽,李梅荣,王秋生,等.大山楂丸咀嚼片的药理实验研究.同济医科大学学报,2000,29(6):605.

[4]赵友林,张文洁.大山楂丸治疗肥胖高脂症大鼠的实验研究.实用中医内科杂志,2006,20(1):26.

山楂化滞丸
Shanzha Huazhi Wan

【药物组成】　山楂、六神曲、麦芽、槟榔、莱菔子、牵牛子。

【功能与主治】　消食导滞。用于饮食不节所致的食积,症见脘腹胀满、纳少饱胀、大便秘结。

【方解】　方中以山楂消食化积,尤长于消肉积,为君药;六神曲、麦芽消食化滞、健脾和胃,共为臣药。其中神曲善消谷积,而麦芽善消面积。槟榔降气、消积导滞,莱菔子、牵牛子消积下气、宽胀止痛、通利二便,三者共为佐使之药。诸药合用,共奏消食导滞之功。

【临床应用】　食积　食滞胃肠,阻塞气机而见脘腹胀满,嗳腐吞酸,纳呆,大便不畅者;功能性消化不良见上述证候者。

【不良反应】　目前尚未检索到不良反应报道。

【禁忌】　孕妇禁用。

【注意事项】

1. 本品无饮食积滞者不宜使用。

2. 忌暴饮暴食及偏食。

3. 服药期间饮食宜清淡易消化,忌食生冷、油腻食物。

4. 避免与磺胺类、氨基糖苷类抗生素及制酸类西药同用[1]。

【用法与用量】 口服。每次 2 丸,一日 1～2 次。

【规格】 每丸重 9g

【参考文献】 [1]商志儒.消化系常用中成药与其他药物的配伍禁忌.时珍国医国药,2010,21(5):1301-1302.

加味保和丸
Jiawei Baohe Wan

【药物组成】 山楂(炒)、六神曲(麸炒)、麦芽(炒)、白术(麸炒)、茯苓、法半夏、厚朴(姜炙)、枳实、枳壳(麸炒)、陈皮、香附(醋炙)。

【功能与主治】 理气和中,开胃消食。用于痰食内阻、胃虚气滞所致的痞满、食积,症见胸膈满闷、饮食不下、嗳气呕恶。

【方解】 本方以山楂、六神曲、麦芽以消食化积为君药。其中山楂尤善消肉食油腻之积,六神曲消一切宿食谷积,麦芽长于消面食之积。白术、茯苓健脾益气,化湿行水;半夏降气和胃、化滞止呕,三者共为臣药,以助脾胃运化。厚朴、枳实、枳壳、陈皮、香附,使气行则水行,气顺则食下,有行气和胃、下气除满、消积化滞的功效,共为佐药。诸药合用,共奏理气和中、开胃消食之功。

【临床应用】

1. **食积** 饮食内停或痰食内阻,肠胃气滞所致。症见胸脘满闷或痞塞,腹胀腹痛,泻下则缓,大便不调,或结或泄,纳食减少,嗳腐吞酸,舌苔厚腻;消化不良、急性胃肠炎见上述证候者。

2. **痞满** 饮食积滞或痰食内停,胃气阻滞所致。症见胸膈痞塞,脘腹胀满,恶心呕吐,嗳腐吞酸,大便不爽,吐后或矢气后缓解;慢性胃炎、消化不良见上述证候者。

此外,尚有本品用于小儿厌食症的报道[1]。

【药理毒理】 本品具有抑制胃肠运动、提高胃蛋白酶活性和促进小肠吸收等作用。

1. **抑制胃肠运动** 本品能抑制小鼠的胃排空和小肠推进[2]。

2. **提高胃蛋白酶活性** 本品十二指肠给药,可提高胃蛋白酶活性[2]。

3. **促进小肠吸收功能** 本品能增强大鼠小肠对 D-木糖的吸收,提高血清中 D-木糖含量[2]。

4. **其他** 本品能增加大黄致脾虚小鼠体重,提高血红蛋白含量[1]。

【不良反应】 目前尚未检索到不良反应报道。

【禁忌】 尚不明确。

【注意事项】

1. 湿热中阻者不宜食用。

2. 忌食生冷油腻不易消化的食物。

3. 本品含炒麦芽有回乳作用,孕妇及妇女哺乳期慎用。

【用法与用量】 口服。一次 6g,一日 2 次。

【规格】 每 100 粒重 6g

【参考文献】 [1]祝咏梅.加味保和丸治疗小儿厌食症疗效观察.医药论坛杂志,2011,32(22):178.

[2]顾海鸥,闫晓东,高玉刚,等.加味保和冲剂药效学实验研究.首都医药,1998,5(10):33.

调中四消丸
Tiaozhong Sixiao Wan

【药物组成】 牵牛子(炒)、熟大黄、香附(醋炙)、五灵脂(醋炙)、猪牙皂。

【功能与主治】 消食化滞。用于饮食不节所致的脘腹胀满、食少纳呆、嗳腐酸臭、二便不利。

【方解】 方中以牵牛子行水利气,导滞逐饮,为君药。大黄苦降通便、破积导滞,香附疏肝行气开郁,共为臣药。五灵脂活血化瘀止痛,猪牙皂消凝聚之痰湿,二者为佐使药。诸药合用,共奏消食化滞之功。

【临床应用】 **食积** 气滞食停所致的胃脘胀满,甚则作痛,嗳腐吞酸,或呕吐宿食,或大便不畅,纳少厌食,苔厚腻,脉滑;消化不良见上述证候者。

【不良反应】 目前尚未检索到不良反应报道。

【禁忌】 孕妇禁用。

【注意事项】

1. 脾胃虚寒,食积内停者慎用。

2. 年老、体弱者慎用。

【用法与用量】 口服。一次 6g,一日 1 次;或遵医嘱。

【规格】 每 100 粒重 6g

枳实导滞丸
Zhishi Daozhi Wan

【药物组成】 枳实(炒)、大黄、六神曲(炒)、黄芩、黄连(姜汁炒)、茯苓、白术(炒)、泽泻。

【功能与主治】 消积导滞,清利湿热。用于饮食积滞、湿热内阻所致的脘腹胀痛、不思饮食、大便秘结、痢疾里急后重。

【方解】　方中枳实消痞导滞，为君药。六神曲健胃消食化积，黄芩、黄连清热解毒、燥湿止痢；大黄苦寒、泻下通便、荡涤实积，共为臣药。茯苓、白术、泽泻健脾益气、渗湿和中，使湿热从小便而出，又能顾护脾胃，三者共为佐药。诸药合用，共奏消积导滞、清热利湿之功。

【临床应用】

1. 痢疾　胃肠湿热，阻遏气机，升降失司，凝滞气血，化为脓血所致的腹痛、里急后重、下痢脓血、肛门灼热、小便短赤、脉滑数；细菌性痢疾见上述证候者。

2. 食积　宿食停滞肠胃，气机阻滞所致的脘腹胀满疼痛而拒按、恶心、嗳腐吞酸、纳呆、舌苔腻、脉滑；功能性消化不良、肠麻痹见上述证候者。

【不良反应】　目前尚未检索到不良反应报道。

【禁忌】　孕妇禁用。

【注意事项】

1. 虚寒痢疾慎用。

2. 久病正虚、年老体弱慎用。

3. 饮食宜清淡，忌食辛辣刺激性食物，忌暴饮暴食及偏食。

【用法与用量】　口服。一次6～9g，一日2次。

六味香连胶囊

Liuwei Xianglian Jiaonang

【药物组成】　木香、盐酸小檗碱、枳实、白芍、厚朴（姜制）、槟榔。

【功能与主治】　祛暑散寒，化滞止痢。用于肠胃食滞，红白痢疾，腹痛下坠，小便不利。

【方解】　方中木香辛行苦降，善行大肠之滞气，为治疗湿热泻痢里急后重之要药；盐酸小檗碱源自黄连，具清热燥湿之功，善去脾胃大肠湿热，二者共为君药。厚朴行气散满，枳实消痞破结，槟榔消积导滞，"调气则后重自除"，三者助君药加强行气导滞除满之功，是为臣药。白芍柔肝缓急止痛，同时有养阴之功，可防湿热伤阴，为佐药。

【临床应用】

1. 痢疾　湿热下注、气机郁滞所致之赤白痢疾，腹痛，少腹坠胀，里急后重，小便黄少，舌红苔黄腻，脉滑数；细菌性痢疾见上述证候者。

2. 泄泻　湿热下注、气机郁滞所致的腹痛腹胀、肠鸣泄泻、泻下急迫或不爽，小便短赤，舌红苔黄腻，脉滑数；急性肠炎见上述证候者。

【不良反应】　目前未检索到不良反应报道。

【禁忌】　孕妇禁用。

【注意事项】　脾胃气虚泄痢者不宜使用。

【用法与用量】　口服。一次2粒，一日2次。

【规格】　每粒装0.34g

四磨汤口服液

Simotang Koufuye

【药物组成】　木香、枳壳、槟榔、乌药。

【功能与主治】　顺气降逆，消积止痛。用于婴幼儿乳食内滞证，症见腹胀、腹痛、啼哭不安、厌食纳差、腹泻或便秘；中老年气滞、食积证，症见脘腹胀满、腹痛、便秘；以及腹部手术后促进肠胃功能的恢复。

【方解】　方中乌药辛温香窜，善于调理气机，为君药。木香行气止痛，健脾消食；枳壳行气开胸，宽中除胀为臣。槟榔辛温降泻，破积下气，行气之中寓有降气之力，助君药顺气降逆。四药相合，共奏顺气降逆、消积止痛之效。

【临床应用】　**食积**　乳食内停，气机不畅所致。症见腹胀、腹痛、厌食纳差、腹泻或便秘，舌红苔黄腻或白腻，脉滑数或沉涩；婴幼儿及中老年消化不良见上述证候者[1]。

此外，还有用于肺癌患者应用羟考酮所致便秘[2]、辅助治疗轻症急性胰腺炎[3]、小儿肠痉挛[4]、慢性阻塞性肺病腹胀[5]的报道。

【药理毒理】　本品有调节胃肠运动、抑制胃分泌等作用。

1. 调节胃肠运动　本品能促进正常小鼠[6,7]及阿托品致胃肠运动障碍小鼠胃排空和小肠推进运动[7]。本品能促进慢性应激小鼠胃排空及小肠推进运动[8,9]，降低脑组织神经降压素（NT）、降钙素基因相关肽（CGRP）[9]、多巴胺受体D1、D2表达[10]，升高血清促生长素（Ghrelin）[8]、生长抑素（SS）[11]、胃动素（MTL）[11,12]水平，降低血清一氧化氮（NO）[8]、瘦素（Leptin）[8,12]水平。本品能促进夹尾法配合饥饱失常法胃肠功能障碍大鼠胃排空和小肠推进运动，升高结肠组织P物质（SP）表达[13]。本品能抑制新斯的明致胃肠运动亢进小鼠胃排空和小肠推进运动[7]。本品能抑制束缚-寒冷应激致胃肠运动亢进小鼠胃排空和小肠推进运动，降低血清胃泌素（GAS）[14]、SP含量，升高血清促胰液素（Sec）含量[15]；增加结肠组织促胰液素[16]、一氧化氮合酶（NOS）的mRNA表达[17]，减少P物质的mRNA表达[16]；增加脑组织促胰液素[15]、NOS[17]表达，减少P物质表达[15]。

2. 抑制胃分泌 本品能减少幽门结扎大鼠胃液分泌量和总酸度[7]。

3. 其他 本品可降低夹尾激怒联合直肠刺激法复制的便秘型肠易激综合征大鼠内脏敏感性,降低脑干、下丘脑肾上腺皮质激素释放因子(CRH)水平,升高脊髓P物质含量,增强远端肠黏膜c-FOS基因表达[18]。

【不良反应】 临床报道,心功能不全患者服用本品后出现胸闷、心悸不良反应[19]。

【禁忌】

1. 孕妇禁用。

2. 肠梗阻、肠道肿瘤、消化道术后禁用。

【注意事项】

1. 一般手术病人在手术后12小时第一次服药,再隔6小时第二次服药,以后常法服用或遵医嘱。

2. 冬季服用时,可将药瓶放置温水中加温5～8分钟后服用。

3. 药液如见有微量沉淀,属正常情况,可摇匀后服用,以保证疗效。

【用法与用量】 口服。成人一次20ml,一日3次,7天为一疗程;新生儿一次3～5ml,一日3次,2天为一疗程;幼儿一次10ml,一日3次,3～5天为一疗程。

【规格】 每支装10ml

【参考文献】 [1]周赛男,蔡光先,万胜.四磨汤治疗功能性消化不良(肝脾气滞证)的临床疗效及对血清NO、AChE、CCK、SP的影响.中国中医急症,2014,23(10):1791-1793.

[2]潘连生,傅向平,张艳,等.四磨汤治疗肺癌患者应用羟考酮致便秘80例.中国中医药现代远程教育,2014,12(17):24-25.

[3]李守苗.四磨汤辅助治疗轻症急性胰腺炎的临床分析.中国医药指南,2014,12(24):289-290.

[4]袁俊梅.四磨汤口服液配合丁桂儿脐贴治疗小儿肠痉挛32例.陕西中医,2014,35(7):813-814.

[5]彭怀明.四磨汤口服液治疗慢性阻塞性肺病腹胀疗效观察.实用中医药杂志,2013,29(11):934.

[6]刘欣,郅敏,雷莉,等.骀马四磨汤口服液对小鼠胃肠运动的影响.陕西医学杂志,2002,31(12):1087-1088.

[7]刘令安,蔡莹,蔺晓源,等.四磨汤对不同机能状态小鼠胃肠运动的影响.中国药导报,2009,15(12):64-66.

[8]邓娜,蔺晓源,易健,等.四磨汤有效成分对慢性应激小鼠胃肠运动的影响.世界中医药,2013,8(7):731-733.

[9]蔡光先,蔺晓源,易健,等.四磨汤对慢性应激小鼠胃肠运动及脑内NT、CGRP的影响.中国中医急症,2011,20(2):251-253.

[10]刘柏炎,易健,蔺晓源,等.四磨汤对慢性应激小鼠多巴胺受体D1,D2的影响.中国实验方剂学杂志,2011,17(3):192-194.

[11]蔺晓源,刘柏炎,易健,等.四磨汤对不同模型小鼠胃肠运动及血清胃动素、生长抑素的影响.中华中医药杂志,2013,28(3):772-774.

[12]刘杰民,蔺晓源,蔡莹,等.四磨汤对慢性应激小鼠血清Leptin和MTL的影响.中国实验方剂学杂志,2011,17(21):152-154.

[13]韩棉梅,梁嘉恺,陶双友,等.四磨汤口服液对胃肠运动功能障碍模型大鼠胃残留、小肠推进率及结肠P物质的影响.新中医,2011,43(12):114-115.

[14]蔺晓源,蔡莹,谢勇,等.四磨汤口服液对束缚-寒冷应激小鼠胃肠功能和胃泌素的影响.湖南中医药大学学报,2009,29(6):19-21.

[15]蔡莹,蔺晓源,蔡光先.四磨汤对寒冷束缚应激小鼠脑肠肽促胰液素、P物质的影响.中国实验方剂学杂志,2014,20(1):123-126.

[16]蔡莹,蔺晓源,蔡光先.四磨汤对寒冷束缚应激小鼠Sec、SP mRNA表达的影响.中国中医急症,2013,22(11):1819-1820,1869.

[17]蔡莹,蔺晓源,蔡光先.四磨汤对寒冷束缚应激小鼠脑肠肽NOS的影响.中华中医药学刊,2014,32(8):1877-1879.

[18]张洁,韩棉梅,何小琦,等.四磨汤对便秘型肠易激综合征模型大鼠的干预作用.广州中医药大学学报,2014,31(1):95-98.

[19]肖汉扬,张增珠.四磨汤口服液致不良反应1例.中国药师,2014,12:2114.

利膈丸
Lige Wan

【药物组成】 炒莱菔子、槟榔、酒大黄、姜厚朴、山楂、六神曲(炒)、砂仁、桔梗、醋青皮、麸炒枳壳、麸炒麦芽、木香、陈皮、麸炒苍术、广藿香、草果仁、甘草。

【功能与主治】 宽胸利膈,消积止痛。用于气滞不舒,胸膈胀满,脘腹疼痛,停饮。

【方解】 方中醋青皮、枳壳、木香、陈皮、厚朴疏肝理气、化痰和胃、行气宽胸利膈,共为君药。麸炒苍术、广藿香、草果仁燥湿行气;山楂、六神曲、炒莱菔子、槟榔、麸炒麦芽、砂仁健胃消食导滞,共为臣药。酒大黄活血通经为佐药。桔梗宣肺祛痰,引诸药上行至胸膈,甘草调和诸药,共为使药。全方共奏宽胸利膈、消积止痛之功。

【临床应用】 **痞满** 用于气滞痰湿食阻所致的胸膈满闷不舒,嗳气,胃脘胀满,食纳不馨,舌苔厚腻,脉滑;功能性消化不良见上述证候者。

【不良反应】 目前未检索到不良反应报道。

【禁忌】 孕妇禁用。

【注意事项】 尚不明确。

【用法与用量】 口服。一次1丸,一日2～3次。

【规格】 每丸重9g

（二）健胃消食

健脾丸（糖浆、颗粒）

Jianpi Wan（Tangjiang，Keli）

【药物组成】　党参、白术（炒）、陈皮、枳实（炒）、山楂（炒）、麦芽（炒）。

【功能与主治】　健脾开胃。用于脾胃虚弱，脘腹胀满，食少便溏。

【方解】　方中党参健脾益气，为君药；白术健脾化湿，陈皮理气和胃，共为臣药；枳实理气消积散痞，山楂消肉积，麦芽消谷积，三者消积化滞，共为佐药。诸药合用，共奏健脾开胃之功。

【临床应用】

1. 胃痛　脾胃气虚，运化失司，饮食积滞所致的胃脘部胀满疼痛，食少便溏，舌淡苔白或少，脉细或虚弱；消化不良、慢性胃炎、胃及十二指肠溃疡见上述证候者。

2. 痞满　脾虚不运气滞食阻所致的脘腹胀满，嗳腐吞酸，矢气频频；功能性消化不良、慢性胃炎见上述证候者。

3. 泄泻　脾胃虚弱，运化无权，水谷不化，清浊不分所致的大便溏薄，完谷不化，饮食减少，食后脘闷不舒，神疲倦怠；慢性肠炎、慢性结肠炎、肠结核见上述证候者。

【不良反应】　目前尚未检索到不良反应报道。

【禁忌】　尚不明确。

【注意事项】

1. 湿热内蕴所致胃痛、痞满、泄泻者慎用。

2. 忌油腻生冷及不易消化食物。

【用法与用量】　丸剂：口服。小蜜丸一次 9g，大蜜丸一次 1 丸，一日 2 次；小儿酌减。糖浆剂：口服。一次 10～15ml，一日 2 次。颗粒剂：开水冲服。一次 14g，一日 2 次；小儿酌减。

【规格】　丸剂：大蜜丸每丸重 9g

糖浆剂：每瓶 120ml

颗粒剂：每袋或每块重 14g（相当于总药材 4g）

健胃消食片

Jianwei Xiaoshi Pian

【药物组成】　太子参、山药、陈皮、山楂、麦芽（炒）。

【功能与主治】　健胃消食。用于脾胃虚弱所致的食积，症见不思饮食、嗳腐酸臭、脘腹胀满；消化不良见上述证候者。

【方解】　方中太子参补气健脾，为君药。山药益气健脾养阴，陈皮理气和胃，共为臣药。山楂、麦芽消食化积，山楂消肉食积滞，麦芽消谷积，二者共为佐使。诸药相合，共奏健脾和胃消食之功。

【临床应用】

1. 食积　暴饮暴食所致食欲不振，食入难化，恶心呕吐，脘部痞闷，嗳腐吞酸，大便不畅，舌苔白腻，脉弦；功能性消化不良见上述证候者。

2. 疳疾　脾胃虚弱、纳运失常所致的发育迟缓，面黄肌瘦，毛发稀黄，食纳不佳，腹胀便稀，舌苔白厚；营养不良、慢性消化不良见上述证候者。

此外，尚有本品用于小儿消化不良的报道[1]。

【药理毒理】　本品有助消化、提高免疫功能、抗应激等作用。

1. 助消化　本品能促进大鼠胃液分泌、提高胃液总酸度；能增加大鼠胃蛋白酶活性和胃蛋白酶排出量，并可促进大鼠小肠对木糖的吸收，提高血清木糖含量；提高小鼠炭末推进率[2]。本品能降低高脂饲料喂养导致滞脾碍胃大鼠的脂肪组织脂联素 mRNA 的表达[3]，增加脂肪组织瘦素 mRNA 的表达[4]。

2. 提高免疫功能　本品能增加小鼠腹腔巨噬细胞的吞噬指数、吞噬百分比，增强对炭粒的廓清率，提高小鼠外周血液 T 淋巴细胞 E 花结形成率和增加绵羊红细胞致敏小鼠抗体生成[3,4][5]。

3. 抗应激　本品能延长脾虚小鼠在常温下的游泳时间和常压缺氧的存活时间[6]。

【不良反应】　目前尚未检索到不良反应报道。

【禁忌】　尚不明确。

【注意事项】

1. 建立良好饮食习惯，防止暴饮暴食及偏食。

2. 小儿疳疾兼虫积者，当配合驱虫药。

【用法与用量】　口服。可以咀嚼。一次 4～6 片；薄膜衣片，一次 3 片，一日 3 次。小儿酌减。

【规格】　每片重（1）0.5g　（2）0.8g（薄膜衣片）

【参考文献】　[1]龚俊飞.健胃消食片治疗小儿消化不良的疗效分析.当代医学，2013，19（10）：152.

[2]包国林，程建峰，刘雪英，等.胃长康胶囊对胃肠道功能的影响.中药材，2002，25（4）：280.

[3]林斌，冯伟峰，孙升云.健胃消食片对滞脾碍胃大鼠脂肪组织脂联素表达的影响.中国老年学杂志，2014，34（4）：961-963.

[4]孙升云，林斌2，肖达民，等.健胃消食片对滞脾碍胃大鼠脂肪组织 leptin 表达的影响.中成药，2011，33（12）：2157-2159.

[5]陈奇，廖正根，兰青山，等.健胃消食片的药理及临床.中国

实验方剂学杂志,1998,4(1):48.

[6]杨继成,华新农,许惠琴,等.健胃消食片的药理实验研究.南京中医药大学学报,2001,17(2):104.

香果健消片
Xiangguo Jianxiao Pian

【药物组成】 蜘蛛香(炒焦)、木香(炒)、草果(去壳、炒焦)、糯米。

【功能与主治】 健胃消食。用于饮食不节所致的脘腹胀痛、嗳腐吞酸;消化不良见上述证候者。

【方解】 方中蜘蛛香辛温,行气散寒,消食止痛,为君药。木香行脾胃气滞、和胃止呕,草果燥湿散寒、和中止呕,共为臣药。糯米健胃和中,为佐药。诸药合用,共奏健胃消食之功。

【临床应用】 食积 饮食不节,脾虚失运,饮食停滞所致的脘腹痞满,食后更甚,嗳腐吞酸,恶心呕吐,吐后反快,腹满拒按,大便臭秽或秘结,舌苔厚腻,脉弦滑;功能性消化不良见上述证候者。

【不良反应】 目前尚未检索到不良反应报道。

【禁忌】 孕妇禁用。

【注意事项】
1. 湿热中阻,脾胃火旺者慎用。
2. 忌食生冷、油腻及不易消化食物。

【用法与用量】 口服。一次2~5片,一日3次。

枳术丸
Zhishu Wan

【药物组成】 枳实(炒)、白术(炒)。

【功能与主治】 健脾消食,行气化湿。用于脾胃虚弱,食少不化,脘腹痞满。

【方解】 方中白术健脾化湿以助运化;枳实下气消痞以导滞除满。白术用量倍于枳实,是为君药,意在以补为主;而枳实为臣药,寓消于补。使之具有补而不滞腻、消而不伤正的特点,故本方有健脾消食、行气化湿之功。

【临床应用】 痞证 脾胃虚弱,气滞食积所致的腹胀、胸闷、不思饮食,倦怠乏力,大便溏薄,舌淡苔白,脉虚弱;慢性胃炎、胃下垂、功能性消化不良见上述证候者。

文献报道,枳术丸可用于治疗功能性便秘[1]。

【药理毒理】 本品有调节胃肠运动和通便等作用。

1. **调节胃肠运动** 本品可增加小鼠小肠炭末推进率,降低胃中酚红的残留量[2];对抗吗啡造成的小鼠小肠推进迟缓[3]。能拮抗阿托品致胃肠肌松弛,可拮抗新斯的明致胃肠肌痉挛性收缩[4]。本品对胃肠运动的调节作用与升高肠组织的胃动素含量及血、肠组织中的P物质含量有关[5,6]。

2. **通便** 本品可使正常小鼠及饥饱失常加过度疲劳多因素致脾虚小鼠排便时间缩短,排便粒数增加[7]。

3. **其他** 本品能增加正常小鼠肝糖原含量,降低血糖含量,可增加小鼠网状内皮细胞吞噬指数[8]。

【不良反应】 目前尚未检索到不良反应报道。

【禁忌】 尚不明确。

【注意事项】
1. 湿热中阻痞满者慎用。
2. 忌食生冷辛辣油腻及不易消化食物。

【用法与用量】 口服。一次6g,一日2次。

【规格】 水丸:每袋装12g

【参考文献】 [1]曹菲,谷云飞,侯毅,等.枳术丸治疗功能性便秘临床量效关系分析.湖南中医杂志,2014,30(5):45-46.

[2]徐小平.枳术丸的药效学研究.陕西中医学院学报,2003,23(2):43.

[3]马景瑜,麻晓慧,李以良,等.枳术丸煎剂与枳术汤对模型动物胃肠运动影响的研究,2008,19(2):310.

[4]鄢顺琴,凤良元,黄得武,等.枳术丸对胃排空肠推进作用的影响.中成药,1996,18(4):30.

[5]麻晓慧,廖红,商亚珍,等.枳术丸煎剂与枳术汤对大鼠胃动素的影响.承德医学院学报,2007,24(3):273.

[6]麻晓慧,廖红,程建军,等.枳术丸煎剂与枳术汤对大鼠P物质的影响.时珍国医国药,2007,18(7):1605.

[7]郑学宝,胡玲,王汝俊,等.枳术汤对脾虚便秘小鼠通便作用的实验研究.新中医,2003,35(10):75.

[8]阎惠勤,朱自平,苗爱荣.枳术丸的药理作用.中药药理与临床,1991,7(1):8.

醒脾开胃颗粒
Xingpi Kaiwei Keli

【药物组成】 谷芽、稻芽、荷叶、佛手、香橼、使君子、冬瓜子(炒)、白芍、甘草。

【功能与主治】 醒脾调中。用于脾胃失和所致的食积,症见面黄乏力、食欲低下、腹胀腹痛、食少便多。

【方解】 方中谷芽、稻芽消食和中、健脾开胃,为君药。荷叶轻宣生津、醒脾调中,升发脾胃之阳;佛手疏肝和中,理气化痰;香橼行气消痞,助脾胃运化,三者共为臣药。使君子杀虫消积;冬瓜子清热利水消肿;白芍柔肝缓急止痛,共为佐药。甘草调和诸药,为使药。全方配伍,共奏醒脾调中、开胃进食之功。

【临床应用】

1. 食积 饮食不节,脾运不健,饮食积滞所致。症见面黄乏力,食欲低下,腹胀腹痛,大便溏烂;消化不良见上述证候者。

2. 虫积 饮食不节,虫积肠道,脾失健运所致。症见腹痛时作,食欲不振,面黄肌瘦;蛔虫病见上述证候者。

【不良反应】 目前尚未检索到不良反应报道。

【禁忌】 尚不明确。

【注意事项】

1. 建立良好饮食习惯,注意个人卫生,不食不洁的食物。

2. 忌食生冷、油腻及不易消化食物。

【用法与用量】 开水冲服。一次 14g,一日 2 次。

【规格】 每袋装 14g

香砂平胃丸(颗粒)

Xiangsha Pingwei Wan(Keli)

【药物组成】 苍术、厚朴(姜制)、木香、砂仁、陈皮、甘草。

【功能与主治】 理气化湿,和胃止痛。用于湿浊中阻、脾胃不和所致的胃脘疼痛、胸膈满闷、恶心呕吐、纳呆食少。

【方解】 方中苍术芳香苦温,有燥湿运脾之力,为君药。厚朴理气宽中、化湿除满;木香辛温,行气和胃,芳香化湿,善调脾胃气滞而止痛,二药为臣药。砂仁、陈皮辛香温燥,皆入脾胃而有行气调中之功,砂仁偏于化湿醒脾,陈皮长于燥湿和胃,二者同用,理气除湿,同为佐药。甘草既可和中,又调诸药,为使药。全方合用,共奏理气化湿、和胃止痛之功。

【临床应用】

1. 痞证 湿浊中阻,脾胃不和,中焦气滞所致。症见胸脘满闷,痞塞不舒,纳呆食少,饮食乏味,呕哕恶心,肢体倦怠,大便溏软,舌苔白腻,脉细缓;胃肠功能紊乱、慢性胃炎、慢性胃肠炎、胃神经官能症、消化不良见上述证候者。

2. 胃痛 湿浊中阻,胃失和降所致。症见胃脘胀满,隐隐作痛,口淡无味,不思饮食,泛泛欲呕,肢体困倦,神疲乏力,大便溏薄,舌苔白腻,脉濡缓;急、慢性胃炎,胃及十二指肠溃疡,胃神经官能症见上述证候者。

3. 呕吐 湿浊中阻,脾胃不和,胃气上逆所致。症见呕吐,恶心,胸脘痞闷,不思饮食,时泛清水,倦怠体重,大便溏薄,舌苔白腻,脉濡缓;急性胃炎、胃神经官能

症见上述证候者。

【药理毒理】 **促进肠运动** 香砂平胃颗粒能促进小鼠小肠推进运动[1]。

【不良反应】 目前尚未检索到不良反应报道。

【禁忌】 尚不明确。

【注意事项】

1. 脾胃阴虚者慎用。

2. 服药期间饮食宜清淡,忌生冷、油腻、煎炸食物和海腥发物。

【用法与用量】 丸剂:口服。一次 6g,一日 1～2 次。颗粒剂:开水冲服。一次 10g,一日 2 次。

【规格】 丸剂:每瓶装(1)6g　(2)60g

颗粒剂:每袋装 10g

【参考文献】 [1]郜红利,谭玉柱.蜘蛛香提取物的药理学研究.华西药学杂志,2014,29(2):154-157.

和中理脾丸

Hezhong Lipi Wan

【药物组成】 白术(麸炒)、苍术(米泔炙)、党参、茯苓、陈皮、法半夏、厚朴(姜炙)、枳壳(去瓤麸炒)、砂仁、豆蔻、香附(醋炙)、木香、广藿香、南山楂、六神曲(麸炒)、麦芽(炒)、莱菔子(炒)、甘草。

【功能与主治】 健脾和胃,理气化湿。用于脾胃不和所致的痞满、泄泻,症见胸膈痞满、脘腹胀闷、恶心呕吐、不思饮食、大便不调。

【方解】 方中白术苦温而甘,健脾益气除湿;苍术芳香燥烈,燥湿健脾,二术合用为君药,健脾益气而燥湿。党参甘温,补中益气,茯苓甘淡,健脾渗湿,二药补中而健脾;陈皮辛温,理气和中而安胃,半夏辛燥,降逆化痰以止呕,二药理气而和胃,共为臣药。厚朴、枳壳苦温,温中下气而除满;砂仁、豆蔻辛温,醒脾开胃而和中;香附、木香、广藿香理气化湿,又能行气解郁,和胃止痛;山楂、六神曲、麦芽、莱菔子皆可消食化积、醒脾开胃,共为佐药。甘草甘缓和中,调和诸药,为使药。全方合用,共奏健脾和胃、理气化湿之功。

【临床应用】

1. 泄泻 脾胃不和,清气不升,浊气不降,清浊相干所致。症见大便不调,水谷不化,大便溏薄或泄泻,脘腹胀闷不舒,呕恶嗳气,纳食减少,气短,肢倦乏力,矢气不畅,面色萎黄,舌淡、苔白腻,脉细弱;胃肠功能紊乱、慢性肠炎见上述证候者。

2. 呕吐 脾胃不和,胃气上逆所致。症见嗳气频繁,呕吐吞酸,胸脘闷痛,舌边红、苔薄腻,脉弦;慢性胃

炎,急、慢性肠胃炎,胃及十二指肠溃疡,胆囊炎见上述证候者。

3. 胃痛 脾胃不和或肝胃不和所致。症见胃脘胀痛,或痛连两胁,胸闷嗳气,善太息,兼见恶心呕吐,嘈杂吐酸,腹胀腹泻,口干口苦,苔薄白,脉弦;慢性胃炎,胃及十二指肠溃疡,急、慢性肠胃炎见上述证候者。

【不良反应】 目前尚未检索到不良反应报道。

【禁忌】 尚不明确。

【注意事项】

1. 肝胃郁火、胃阴不足或湿热中阻所致胃痛、呕吐、泄泻者慎用。

2. 忌食生冷、油腻不易消化食物。

【用法与用量】 口服。一次1丸,一日2次。

【规格】 每丸重9g

胃得安片
Weide'an Pian

【药物组成】 白术、苍术、茯苓、姜半夏、陈皮(制)、香附(制)、木香、厚朴、草豆蔻、绿衣枳实、槟榔、干姜、山姜子、海螵蛸、莱菔子、神曲、麦芽、紫河车、川芎、瓜蒌、泽泻、黄芩、黄柏、马兰草、甘草。

【功能与主治】 和胃止痛,健脾消食。用于脾胃不和所致的胃脘痞满疼痛、腹胀、嗳气、纳呆食少、呕恶反酸、大便不调;慢性胃炎、胃及十二指肠溃疡见上述证候者。

【方解】 方中白术、苍术健脾燥湿,合为君药。茯苓健脾利湿,半夏、陈皮理气和胃;香附、木香、厚朴、草豆蔻芳香理气、化湿和中;枳实、槟榔降气化痞消积;干姜、山姜子、海螵蛸温中散寒、制酸止痛;莱菔子、神曲、麦芽消食导滞,共为臣药。紫河车顾护正气;川芎行血;瓜蒌宽胸化痰;泽泻利水;黄芩、黄柏、马兰草清热祛湿,共为佐药。甘草调和诸药,为使药。诸药相合,共奏和胃止痛、健脾消食之功。

【临床应用】

1. 胃痛 饮食积滞、脾胃不和、升降失宜所致。症见胃脘疼痛,腹胀,嗳气,纳呆食少,呕恶反酸,大便不调,舌质淡红、苔厚腻,脉细滑或濡;慢性胃炎、胃及十二指肠溃疡见上述证候者。

2. 痞满 脾胃不和、气机阻滞、升降失宜所致。症见脘腹痞闷而胀,或嘈杂不舒,嗳气,纳呆食少,呕恶反酸,大便不爽,舌质淡红、苔厚腻,脉细滑或濡;慢性胃炎、胃及十二指肠溃疡见上述证候者。

【不良反应】 目前尚未检索到不良反应报道。

【禁忌】 尚不明确。

【注意事项】

1. 脾胃阴虚及胃火炽盛胃痛、痞满者慎用。

2. 服药期间禁烟酒,忌食生冷、油腻及酸辣食物。

【用法与用量】 口服。一次5片,一日3～4次。

【规格】 每片重0.46g

香砂枳术丸
Xiangsha Zhishu Wan

【药物组成】 白术(麸炒)、木香、砂仁、枳实(麸炒)。

【功能与主治】 健脾开胃,行气消痞。用于脾虚气滞,脘腹痞闷,食欲不振,大便溏软。

【方解】 方中白术补气健脾、燥湿利水,为君药。木香行气调中,砂仁醒脾开胃,二者共为臣药。枳实破气散结、消痞除满,为佐使药。诸药合用,共奏健脾开胃、行气消痞之功。

【临床应用】

1. 痞满 脾胃虚弱,饮食气滞所致的不思饮食,餐后饱胀,胸脘痞满,舌苔白,脉细弦;慢性浅表性胃炎、功能性消化不良病见上述证候者。

2. 胃痛 脾虚不运,气机阻滞所致的胃脘疼痛,不思饮食,脘腹胀满,大便溏软,苔薄白,脉细弦;胃炎见上述证候者。

【不良反应】 目前尚未检索到不良反应报道。

【禁忌】 尚不明确。

【注意事项】

1. 湿热中阻痞满、胃痛者慎用。

2. 服药期间,饮食宜清淡易消化,忌生冷辛辣、厚味食物。

3. 孕妇慎用。

【用法与用量】 口服。一次10g,一日2次,空腹温开水送服。

【规格】 每袋装10g

开胃山楂丸
Kaiwei Shanzha Wan

【药物组成】 山楂、麦芽(炒)、六神曲(炒)、槟榔、山药、白扁豆(炒)、鸡内金(炒)、枳壳(麸炒)、砂仁。

【功能与主治】 行气健脾,消食导滞。用于饮食积滞所致的脘腹胀满、食后疼痛;消化不良见上述证候者。

【方解】 方中山楂酸温,消积化食,善消肉食之积,为君药。麦芽甘温,善消米面食积,六神曲善消酒食陈腐之积,槟榔行气开胃、消食化积,三者共为臣药。山药健脾益气,白扁豆健脾化湿,二药辅佐君药,加强脾胃运化之力;鸡内金开胃消食化积,枳壳、砂仁行气导滞,使气机畅通,脾胃健运,并为佐使药。诸药合用,共奏行气健脾、消食导滞之功。

【临床应用】 食积 饮食不节,积滞不化,损伤脾胃,运纳无力所致的脘腹胀满,腹痛拒按,嗳腐吞酸,不思饮食,食后疼痛,大便臭秽或秘结不通,苔腻脉滑;胃炎、胃肠道功能紊乱见上述证候者。

【不良反应】 目前尚未检索到不良反应报道。

【禁忌】 尚不明确。

【注意事项】

1. 脾胃阴虚者慎用。

2. 防止暴饮暴食及偏食,忌食生冷、油腻食物。

3. 孕妇慎用;哺乳期妇女慎用,以防回乳。

【用法与用量】 口服。成人:一次 1 丸,一日 2～3次。小儿:3～7 岁服 1/3 量,7 岁以上服 1/2 量。

【规格】 每丸重 9g

香砂和中丸
Xiangsha Hezhong Wan

【药物组成】 陈皮、厚朴(姜炙)、苍术(土炒)、枳壳(麸炒)、青皮(醋炙)、山楂(焦)、砂仁、甘草(蜜炙)、广藿香、清半夏、白术(土炒)、茯苓、六神曲(炒)。

【功能与主治】 健脾燥湿,和中消积。用于脾胃不和,不思饮食,胸满腹胀,恶心呕吐,嗳气吐酸。

【方解】 方中藿香芳香化湿醒脾,清半夏燥湿化痰、消痞散结,苍术燥湿健脾,三者共为君药,祛除寒湿。陈皮理气健脾,燥湿化痰;厚朴燥湿消痰,下气除满;枳壳行气开胸,宽中除胀;青皮疏肝理气,消积化滞;砂仁化湿行气,五药共为臣药,助君药增强化湿之功,且可行气消胀。炒白术、茯苓功擅健脾化湿,有补益脾气、防湿浊再生之效;山楂、六神曲消食导滞,可增强除湿之功,共为佐药。炙甘草调和诸药为使。

【临床应用】 纳呆 用于脾虚湿滞所致的脘腹胀满,不思饮食,口淡无味,嘈杂呕吐,嗳气吞酸,肢体困倦,舌淡苔白腻或厚浊,脉濡缓;消化不良见上述证候者。

【不良反应】 目前尚未检索到不良反应报道。

【禁忌】 孕妇禁用。

【注意事项】

1. 胃阴虚者不宜使用。

2. 饮食宜清淡,忌食辛辣、生冷、油腻食物。

【用法与用量】 口服。一次 6～9g,一日 2～3 次。

【规格】 每 500 丸重 30g

养胃片
Yangwei Pian

【药物组成】 木香、麦芽、茯苓、甘草、陈皮、砂仁、豆蔻、白术、苍术、香附、厚朴、党参、六神曲、半夏曲、藿香油。

【功能与主治】 养胃健脾,理气和中。用于脾虚气滞所致的胃痛,症见胃脘不舒,胀满疼痛,嗳气食少;慢性萎缩性胃炎见上述证候者。

【方解】 方中藿香化湿醒脾,半夏曲燥湿化痰,砂仁、豆蔻化湿行气,苍术燥湿健脾、散寒,厚朴燥湿消痰、下气除满,六神曲健脾消食化积共为君药,化湿除滞。木香、陈皮、香附理气疏肝,可行气导滞,助君药增强化湿之功,为臣药。党参、白术、茯苓、麦芽健脾益气,为佐药。甘草调和诸药为使。

【临床应用】 胃脘痛 用于脾虚气滞所致的胃脘胀满疼痛,嗳气、反酸、恶心欲呕,食纳不馨,肢倦乏力,舌黯淡苔白腻或厚浊,脉濡或滑;慢性萎缩性胃炎见上述证候者。

【不良反应】 目前尚未检索到不良反应报道。

【禁忌】 尚不明确。

【注意事项】 饮食宜清淡,忌食辛辣、生冷、油腻食物。

【用法与用量】 口服。一次 4～8 片,一日 2 次。

【规格】 每片重 0.6g

十三、温里剂

温里剂以温热药为主组成,具有温里助阳、散寒通脉功能,用于里寒证。

里寒证成因,不外寒从内生和寒从外来两途。自外而生者,或外寒直中三阴,深入脏腑;或表寒证失治误治,寒邪乘虚入里;或服食生冷、寒凉药太过,损伤阳气。源自于内者,多由素体阳虚,寒从内生;由此可见,多种因素均可导致里寒证。里寒证主要症见但寒不热,喜暖蜷卧,口淡不渴,小便清冷等。因里寒证有所在部位之异,轻重缓急之别,故温里剂细分为温中散寒剂、暖肝散寒剂、回阳救逆剂三类。

温中散寒剂主要由人参、黄芪、党参、白术、高良姜、炮姜、干姜、吴茱萸等健脾益气、温中散寒药物组合而成,用于脾胃虚寒证。症见脘胀冷痛、肢体倦怠、手足不温,或腹痛、下利、恶心呕吐、不思饮食、口淡不渴等。

暖肝散寒剂主要由小茴香、八角茴香、香附、乌药、荔枝核等暖肝散寒药物组成,用于寒疝。症见少腹痛引阴囊、睾丸坠胀疼痛、遇寒或劳累加重。

回阳救逆剂主要由附子、肉桂、干姜等温热药组方,用于阳气衰微、阴寒内盛所致的厥脱。症见四肢厥逆、精神萎靡、大汗淋漓、恶寒蜷卧、下利清谷、脉微细或脉微欲绝等。

温里剂适用于西医学的浅表性胃炎、慢性萎缩性胃炎、胃及十二指肠溃疡、功能性消化不良、痛经、带下、慢性肠炎、休克等证属里虚寒者。

温里剂有颗粒、丸、片、膏、胶囊、注射液几种剂型可供选用。

温里剂使用注意:①温里剂多由辛温燥热药物组合而成,非寒证禁止使用,治当辨清寒证所在脏腑合理选用。②使用本剂应因人、因时、因地制宜。素体阳虚,时值冬季,居于北方,可适当增加用量;反之用量宜轻。③得效即止。

(一)温中散寒

安中片
Anzhong Pian

【药物组成】 高良姜、桂枝、小茴香、砂仁、延胡索(醋制)、牡蛎(煅)、甘草。

【功能与主治】 温中散寒,理气止痛,和胃止呕。用于阳虚胃寒所致的胃痛,症见胃痛绵绵、畏寒喜暖、泛吐清水、神疲肢冷;慢性胃炎、胃及十二指肠溃疡见上述证候者。

【方解】 方中用大辛大热的高良姜温中止呕、散寒止痛,为君药。桂枝、小茴香助高良姜温胃散寒、通阳止痛,为臣药。砂仁健脾温中、行气止痛,延胡索行气活血止痛;煅牡蛎敛酸止痛,合为佐药。甘草益气和中,缓急止痛,调和诸药,为佐使药。诸药合用,共奏温中散寒、理气止痛、和胃止呕之功。

【临床应用】

1. **胃痛** 过食生冷,损伤中阳所致的胃脘冷痛,畏寒喜暖,泛吐清水,神疲肢冷;慢性胃炎、胃及十二指肠溃疡见上述证候者。

2. **吞酸** 肝气犯胃所致的嘈杂反酸,脘胁胀痛,喜热饮食;胃炎、胃、十二指肠溃疡见上述证候者。

【不良反应】 目前尚未检索到不良反应报道。

【禁忌】 出血性溃疡禁用。

【注意事项】

1. 胃脘热痛者不宜使用。

2. 忌食生冷、酸滑及不易消化食物。

【用法与用量】 口服。素片:一次4~6片,儿童一次2~3片;一日3次。薄膜衣片:一次2~3片,儿童一次1~1.5片;一日3次。或遵医嘱。

【规格】 每片重0.2g

理中丸(党参理中丸、片)
Lizhong Wan(Dangshen Lizhong Wan,Pian)

【药物组成】 炮姜、党参、白术(土炒)、炙甘草。

【功能与主治】 温中散寒,健胃。用于脾胃虚寒,呕吐泄泻,胸满腹痛,消化不良。

【方解】 方中炮姜大辛大热,归脾胃经,温中散寒、健运脾阳、温暖中焦,为君药。党参甘温入脾,补中益气,培补后天之本,气旺阳复,为臣药。白术甘苦,健脾燥湿,以资化源,为佐药。炙甘草甘温,补脾益气、调和诸药,用之为使药。诸药合用,共奏温中散寒、健胃之功。

【临床应用】

1. **胃痛** 脾胃虚寒,运化失司所致。症见胃脘冷痛,畏寒肢凉,喜热饮食,舌淡苔白,脉细弦;胃及十二指肠溃疡、慢性胃炎见上述证候者。

2. **泄泻** 脾胃虚弱,内寒自生,升降失常,清浊相干所致。症见腹痛喜暖,畏寒肢冷,舌淡苔白,脉细滑;慢性腹泻见上述证候者。

3. **呕吐** 脾胃虚寒,升降失常,胃气上逆所致。症见恶心呕吐,口淡乏味,纳少脘胀,大便溏薄,畏寒肢冷,倦怠乏力,舌淡苔白,脉沉细;胃肠功能紊乱见上述证候者。

【不良反应】 目前尚未检索到不良反应报道。

【禁忌】 尚不明确。

【注意事项】

1. 阴虚内热、感冒发热者不宜使用。

2. 湿热中阻所致胃痛、呕吐、泄泻者不宜使用。

【用法与用量】 口服。大蜜丸一次1丸,一日2次,小儿酌减;浓缩丸一次8丸,一日3次。

【规格】 大蜜丸:每丸重9g

浓缩丸:每8丸相当于原药材3g

良附丸
Liangfu Wan

【药物组成】 高良姜、香附(醋制)。

【功能与主治】　温胃理气。用于寒凝气滞,脘痛,吐酸,胸腹胀满。

【方解】　方中高良姜辛热,温中暖胃、散寒止痛,为君药;香附辛香走窜,行气止痛、疏肝解郁,为臣药;二药合用,共奏温胃理气之功。

【临床应用】

1. 胃痛　过食生冷,或感受寒凉而寒凝气滞所致的胃脘冷痛,喜按喜暖,遇冷痛重,尿清,便溏;胃及十二指肠溃疡、急慢性胃炎见上述证候者。

2. 呕吐　暴饮生冷,损伤中阳,胃气上逆所致的恶心呕吐,胃凉胀满,口淡纳呆,嗳气吐酸;急性胃炎见上述证候者。

【不良反应】　目前尚未检索到不良反应报道。

【禁忌】　尚不明确。

【注意事项】

1. 胃部灼痛,口苦,便秘之胃热者不宜使用。

2. 胃痛、呕吐属湿热中阻者不宜使用。

【用法与用量】　口服。一次 3～6g,一日 2 次。

胃炎宁颗粒

Weiyanning Keli

【药物组成】　檀香、木香(煨)、肉桂、细辛、鸡内金、山楂、薏苡仁(炒)、赤小豆、乌梅、炙甘草。

【功能与主治】　温中醒脾,和胃降逆,消食化浊。用于脾胃虚寒,湿阻食滞所致的胃痛痞满、遇寒尤甚、喜温喜按、呕恶纳呆;浅表性胃炎、萎缩性胃炎、功能性消化不良见上述证候者。

【方解】　方中檀香理气止痛、温胃散寒,木香行气止痛、健脾消食,合为君药。肉桂、细辛温中助阳、散寒止痛,鸡内金、山楂消食化积,合为臣药。薏苡仁、赤小豆健脾化湿,乌梅和胃生津,合为佐药。甘草调和诸药,为使药。诸药合用,共奏温中醒脾、和胃降逆、消食化浊之功。

【临床应用】

1. 胃痛　脾胃阳虚,胃气上逆所致的胃脘冷痛,不思饮食,脘腹饱胀,餐后加重,喜食酸食,嗳气呃逆,大便稀溏;慢性萎缩性胃炎见上述证候者。

2. 痞满　脾胃虚弱,气滞食积所致的胃部胀痛,胸脘痞满,纳少脘胀,倒饱嗳气;慢性胃炎、功能性消化不良见上述证候者。

【不良反应】　目前尚未检索到不良反应报道。

【禁忌】　尚不明确。

【注意事项】

1. 阴虚内热、湿热中阻所致胃痛、痞满者不宜使用。

2. 孕妇慎用。

【用法与用量】　口服。一次 15g,一日 3 次。

【规格】　每袋装 15g

温胃舒胶囊(颗粒)

Wenweishu Jiaonang(Keli)

【药物组成】　党参、附子(制)、炙黄芪、白术(炒)、山药、肉桂、肉苁蓉(制)、补骨脂、砂仁、乌梅、山楂(炒)、陈皮。

【功能与主治】　温中养胃,行气止痛。用于中焦虚寒所致的胃痛,症见胃脘冷痛、腹胀嗳气、纳差食少、畏寒无力;慢性萎缩性胃炎、浅表性胃炎见上述证候者。

【方解】　方中党参补气健脾,附子温中散寒,共为君药。黄芪、白术、山药补气健脾,燥湿利水,升阳止泻;肉桂、肉苁蓉、补骨脂补肾助阳、散寒止痛、温脾止泻,共为臣药。砂仁开胃化湿,乌梅涩肠止泻,山楂消食化积,陈皮健脾理气、调和中焦,共为佐药。诸药合用,共奏温中养胃、行气止痛之功。

【临床应用】　**胃痛**　过食寒凉,损伤胃阳所致的胃凉隐痛,口淡纳差,喜热饮食,大便稀溏,畏寒肢凉,神疲乏力;萎缩性胃炎、浅表性胃炎见上述证候者。

文献报道,温胃舒与标准三联疗法联合应用可提高幽门螺杆菌阳性慢性胃炎及消化性溃疡患者的症状缓解率及溃疡愈合率[1]。

【药理毒理】　本品有抗慢性胃炎和抗炎镇痛等作用。

1. 抗慢性胃炎　本品有糖型和无糖型颗粒均能提高免疫性慢性胃炎模型大鼠胃蛋白酶、胰蛋白酶的活性及胃液总酸度;并能不同程度改善大鼠胃黏膜糜烂、炎细胞浸润、上皮不典型增生等病理变化;降低去氧胆酸钠所致的慢性萎缩性胃炎小鼠血清 cGMP 含量[2-4]。

2. 抗炎镇痛　本品有糖型和无糖型颗粒均能抑制二甲苯所致小鼠耳肿胀和醋酸所致小鼠扭体反应[4]。

3. 其他　本品有糖型和无糖型颗粒均能抑制小鼠小肠炭末推进率,提高大鼠淋巴细胞转换率和血清 IgG 水平[4,5]。

【不良反应】　有文献报道,1 例慢性胃炎患者服本品后出现双侧眼睑瘙痒,红肿,随即出现烦躁,胸闷,心慌,呼吸困难,舌胀,活动不利,周身多处出现风团皮疹,瘙痒难忍。停药后予苯海拉明、氟美松治疗 24 小时恢复正常[6]。

【禁忌】　尚不明确。

【注意事项】

1. 湿热中阻胃痛者不宜使用。

2. 孕妇慎用。

3. 忌食生冷、油腻及不易消化食物。

【用法与用量】 胶囊剂:口服。一次 3 粒,一日 2 次。颗粒剂:开水冲服。一次 10~20g,一日 2 次。

【规格】 胶囊剂:每粒装 0.4g

颗粒剂:每袋装 10g

【参考文献】 [1]"温胃舒或养胃舒治疗幽门螺杆菌相关性慢性胃炎和消化性溃疡"全国多中心临床研究科研协作组.温胃舒或养胃舒治疗幽门螺杆菌相关性慢性胃炎和消化性溃疡的全国多中心临床研究.中华医学杂志,2010,90(2):75.

[2]汪远金,龙子江.温胃舒、养胃舒对慢性胃炎大鼠胃蛋白酶活性和胃酸的影响.安徽中医学院学报,1995,14(3):64.

[3]汪远金,龙子江.温胃舒对慢性胃炎大鼠消化酶和胃酸影响的实验研究.中国中西医结合脾胃杂志,1995,3(3):170.

[4]杨耀芳,王钦茂.温胃舒冲剂对小鼠慢性萎缩性胃炎的保护作用及其机制初探.中国中西医结合脾胃杂志,1996,4(4):221.

[5]童立应,蔡钦朝,杨跃芳.温胃舒、养胃舒对大鼠免疫功能的影响.安徽中医学院学报,1994,13(1):58.

[6]臧海林.口服温胃舒冲剂出现过敏反应1例.实用中医内科杂志,2000,14(1):33.

香砂养胃颗粒(丸、片、浓缩丸)

Xiangsha Yangwei Keli(Wan,Pian,Nongsuowan)

【药物组成】 白术、木香、砂仁、豆蔻(去壳)、广藿香、陈皮、厚朴(姜制)、香附(醋制)、茯苓、枳实(炒)、半夏(制)、甘草。

【功能与主治】 温中和胃。用于胃阳不足、湿阻气滞所致的胃痛、痞满。症见胃痛隐隐、脘闷不舒、呕吐酸水、嘈杂不适、不思饮食、四肢倦怠。

【方解】 方中白术补气健脾、燥湿利水,木香和胃止痛,砂仁醒脾开胃,为君药。豆蔻、藿香化湿行气、和中止呕,陈皮、厚朴理气和中、燥湿除积,香附理气止痛,共为臣药。茯苓健脾利湿,枳实破气消积,半夏降逆止呕,共为佐药。甘草调和诸药,为使药。诸药合用,共奏温中和胃之力。

【临床应用】

1. 痞满 脾虚不运,胃气阻滞所致。症见不思饮食,脘腹痞满,胸脘堵闷,嘈杂不适,苔薄白,脉细滑;功能性消化不良、胃炎见上述证候者。

2. 胃痛 胃阳不足,湿阻气滞所致。症见胃脘胀痛,痛窜胁背,脘闷不适,呕吐酸水;胃炎、溃疡病见上述证候者。

3. 纳呆 脾胃虚弱,胃不受纳,脾不运化所致。症见不思饮食,食则饱胀,大便稀溏,体乏无力;消化不良

见上述证候者。

【药理毒理】 本品有抗溃疡和镇痛等作用。

1. 抗溃疡 本品能降低水浸拘束应激法、幽门结扎法所致大鼠胃溃疡模型及醋酸法慢性胃溃疡模型的溃疡指数;能促进幽门结扎模型大鼠胃液分泌,提高游离酸度和总酸度排出量[1]。

2. 调节肠运动 本品能促进小鼠小肠炭末推进率,增加排便次数,缩短排便时间。本品体外给药对家兔离体肠管收缩呈抑制作用,能拮抗乙酰胆碱、组胺和氯化钡引起的离体兔肠强直性收缩[1]。

3. 镇痛 本品可减少醋酸所致小鼠扭体反应次数[2]。

【不良反应】 目前尚未检索到不良反应报道。

【禁忌】 尚不明确。

【注意事项】

1. 胃阴不足或湿热中阻所致痞满、胃痛、呕吐者不宜使用。

2. 饮食宜清淡易消化,忌食生冷、油腻及酸性食物。

【用法与用量】 颗粒剂:开水冲服。一次 5g,一日 2 次。丸剂:口服。一次 9g,一日 2 次。片剂:口服。一次 4~8 片,一日 2 次。浓缩丸:口服。一次 8 丸,一日 3 次。

【规格】 颗粒剂:每袋装 5g

丸剂:每 8 丸相当于饮片 3g

片剂:每片重 0.6g

浓缩丸:每 8 丸相当于饮片 3g

【参考文献】 [1]李宗铎,宋建伟.香砂养胃冲剂的药理作用.河南中医药学刊,1994,9(3):5.

[2]王和平,曹革.香砂养胃颗粒镇痛解疼作用的实验研究.中医药学报,1999,(2):72.

仲景胃灵丸

Zhongjing Weiling Wan

【药物组成】 肉桂、高良姜、砂仁、延胡索、白芍、小茴香、牡蛎、炙甘草。

【功能与主治】 温中散寒,健胃止痛。用于脾胃虚弱,食欲不振,寒凝胃痛,脘腹胀满,呕吐酸水或清水。

【方解】 方中肉桂、高良姜大辛大热,温中散寒,为君药。砂仁健胃醒脾,延胡索理气止痛,白芍柔肝止痛,合为臣药。小茴香散寒止痛,牡蛎制酸,共为佐药。甘草调和诸药,为使药。诸药合用,共奏温中散寒、健胃止痛之功。

【临床应用】 **胃痛** 中焦虚寒,不能运化所致的胃

脘冷痛,食欲不振,脘腹胀满,呕吐酸水或清水;胃炎见上述证候者。

【不良反应】 目前尚未检索到不良反应报道。

【禁忌】 尚不明确。

【注意事项】

1. 阴虚火旺胃痛者不宜使用。

2. 孕妇慎用。

3. 忌食生冷、油腻食物。

【用法与用量】 口服。一次 1.2g,一日 3 次;儿童酌减。

【规格】 每袋装 1.2g

丹桂香颗粒
Danguixiang Keli

【药物组成】 黄芪(制)、桂枝、吴茱萸、肉桂、细辛、木香、枳壳、乌药、丹参、桃仁、红花、当归、赤芍、丹皮、川芎、延胡索、片姜黄、三棱、莪术、水蛭、生地、黄连、甘草(制)。

【功能与主治】 益气温胃,散寒行气,活血止痛。用于脾胃虚寒、气滞血瘀所致的胃脘痞满疼痛、食少纳差、嘈杂嗳气、腹胀;慢性萎缩性胃炎见上述证候者。

【方解】 方中黄芪、桂枝、吴茱萸、肉桂、细辛益气温胃止痛,其中黄芪益气温中;桂枝温中散寒止痛;吴茱萸温中散寒,疏肝下气止痛;肉桂散寒止痛,温通经脉;细辛散寒止痛。木香、枳壳、乌药行气散寒止痛,其中木香行气调中止痛;枳壳行气宽中,消除胀满;乌药行气散寒止痛。丹参、桃仁、红花、当归、赤芍、丹皮、川芎、延胡索、片姜黄、三棱、莪术、水蛭活血祛瘀止痛,其中丹参、桃仁、红花、当归、赤芍、丹皮活血祛瘀止痛;川芎、延胡索、片姜黄活血祛瘀,行气止痛;三棱、莪术、水蛭破血逐瘀,同时三棱、莪术兼能行气消积止痛。生地、黄连针对方中药物大多温燥的特点,以佐制之,甘草在方中有调和药性之义。诸药相合,共奏益气温胃、散寒行气、活血止痛之功。

【临床应用】 胃痛 脾胃虚寒、气血瘀滞所致。症见胃脘痞满疼痛,绵绵不休,空腹痛甚,得食痛减,食少纳差,嘈杂嗳气,泛吐清水,腹胀,大便溏薄,舌淡黯、苔白腻,脉细涩;慢性萎缩性胃炎见上述证候者。

【药理毒理】 本品有抗慢性胃炎及抗胃溃疡作用。

1. 抗慢性胃炎 本品能改善氨水所致大鼠慢性萎缩性胃炎,使大鼠体重增加,腺管壁细胞数增加,腺管层、上皮层及 PAS 染色阳性层增厚,并能增加大鼠胃黏膜血流量[1]。

2. 抗溃疡 本品可降低束缚水浸应激小鼠胃溃疡的溃疡指数[1]。

【不良反应】 目前尚未检索到不良反应报道。

【禁忌】 孕妇和月经过多者禁用。

【注意事项】

1. 阴虚火旺、胃火壅盛、肝胃郁热所致胃痛不宜使用。

2. 有自发性出血倾向的患者慎用。

【用法与用量】 口服。一次 20g,一日 3 次;饭前半小时服用;8 周为一疗程;或遵医嘱。

【规格】 每袋装 20g

【参考文献】 [1]吴钟高,李其珍,肖玉珍,等.丹桂香冲剂有关药效学作用的实验研究.中国中医药科技,1997,4(4):218.

复方春砂颗粒
Fufang Chunsha Keli

【药物组成】 砂仁叶油、白术、化橘红、枳壳。

【功能与主治】 温中健脾,行气开胃,止痛消胀。用于脾胃虚寒所致的胃痛,症见胃脘疼痛痞塞、纳呆食少、腹胀;消化不良见上述证候者。

【方解】 方中砂仁叶油辛散温通、化湿行气、温中散寒,为君药。白术益气健脾燥湿,与君药相配,消中有补,使气行湿除而正气不伤,故为臣药。橘红、枳壳理气宽中、燥湿化痰、消积除满,为佐药。全方合用,共奏温中健脾、行气开胃、止痛消胀之功。

【临床应用】 胃痛 脾胃虚寒,中阳不振所致。症见胃脘疼痛痞塞,喜温喜按,遇冷痛甚,倦怠乏力,纳呆食少,腹胀,舌淡苔白,脉沉细弦;慢性胃炎、消化不良见上述证候者。

【不良反应】 目前尚未检索到不良反应报道。

【禁忌】 尚不明确。

【注意事项】 阴虚火旺胃脘痛者不宜使用。

【用法与用量】 开水冲服。一次 10g,一日 3 次。

【规格】 每袋装 10g

桂附理中丸
Guifu Lizhong Wan

【药物组成】 肉桂、附片、党参、炮姜、白术(炒)、炙甘草。

【功能与主治】 补肾助阳,温中健脾。用于肾阳衰弱,脾胃虚寒,脘腹冷痛,呕吐泄泻,四肢厥冷。

【方解】 方中肉桂、附子大辛大热,补肾助阳,温中散寒止痛,共为君药。党参味甘偏温入脾,补中益气,促进运化;炮姜辛热,温中散寒、止痛止泻,合为臣药。君臣相合,甘温辛热,温补阳气,温中健脾。白术甘苦温燥,益气健脾燥湿,为佐药。甘草味甘,益气补中、缓急止痛、调和诸药,为使药。全方合用,可使寒气去,阳气复,中气得补,共奏补肾助阳、温中健脾之功。

【临床应用】

1. 胃痛 肾阳衰弱。脾胃虚寒所致。症见脘腹冷痛,呕吐,泄泻,四肢厥冷,舌淡苔白,脉沉细;慢性胃炎,胃及十二指肠溃疡、急慢性肠炎见上述证候者。

2. 呕吐 肾阳衰弱,脾胃虚寒,胃失和降所致。症见呕吐,面色苍白,倦怠乏力,四肢不温,大便溏薄,舌质淡,脉濡弱;慢性胃炎,胃及十二指肠溃疡,急、慢性肠炎见上述证候者。

3. 泄泻 肾阳衰弱,脾胃虚寒所致。症见大便时溏时泻,水谷不化,甚则泄泻多在黎明之前,腹部作痛,肠鸣即泻,泻后则安,伴面色萎黄,肢倦乏力,形寒肢冷,腰膝酸软,舌淡苔白,脉沉细或迟弱;急、慢性肠炎见上述证候者。

4. 腹痛 肾阳衰弱,脾胃虚寒所致。症见腹痛绵绵,喜温喜按,得食痛减,腹痛自利,怯寒肢冷,舌淡苔白,脉沉迟;慢性胃炎,胃及十二指肠溃疡,急、慢性肠炎见上述证候者。

【不良反应】 目前尚未检索到不良反应报道。

【禁忌】 尚不明确。

【注意事项】

1. 肝胃郁热所致胃脘痛者不宜使用。

2. 孕妇慎用。

3. 高血压、心脏病、肾病、咳喘、浮肿患者,应在医师指导下服用。

【用法与用量】 用姜汤或温开水送服。一次1丸,一日2次。

【规格】 每丸重9g

胃疡灵颗粒
Weiyangling Keli

【药物组成】 黄芪、白芍、桂枝、生姜、大枣、炙甘草。

【功能与主治】 温中益气,缓急止痛。用于脾胃虚寒、中气不足所致的胃痛,症见脘腹胀痛、喜温喜按、食少乏力、舌淡脉弱;胃及十二指肠溃疡、慢性胃炎见上述证候者。

【方解】 方中黄芪甘温,补中益气、升阳建中,为君

药。桂枝辛甘温热、温助中阳,白芍益阴养血、缓急止痛,桂枝与白芍同用尤能和营卫而调阴阳,二者共为臣药。生姜温中散寒,佐桂枝以温中;大枣益脾滋液,佐白芍以养血;姜、枣相合,尤能鼓舞脾胃生发之气,二者为佐药。甘草益气补脾、缓急止痛、调和诸药,为使药。诸药合用,共奏温中益气、缓急止痛之功。

【临床应用】

1. 胃痛 脾胃虚寒,中气不足,失于温养所致。症见胃痛隐隐,绵绵不休,喜温喜按,空腹痛甚,得食则缓,劳累或遇冷后发作或痛甚,泛吐清水,食少纳呆,神疲乏力,四肢倦怠,手足不温,大便溏薄,舌淡苔白,脉虚弱或迟缓;胃及十二指肠溃疡、慢性胃炎见上述证候者。

2. 腹痛 中阳不振,气血不足,失于温养所致。症见腹痛绵绵,时作时止,喜温喜按,形寒肢冷,神疲乏力,气短懒言,胃纳不佳,面色无华,大便溏薄,舌质淡、苔薄白,脉沉细。

【不良反应】 目前尚未检索到不良反应报道。

【注意事项】 阴虚内热胃痛者不宜使用。

【用法与用量】 开水冲服。一次20g,一日3次。

【规格】 每袋或每块重20g

小建中合剂(胶囊、颗粒、片)
Xiaojianzhong Heji(Jiaonang,Keli,Pian)

【药物组成】 饴糖、桂枝、白芍、炙甘草、生姜、大枣。

【功能与主治】 温中补虚,缓急止痛。用于脾胃虚寒,脘腹疼痛,喜温喜按,嘈杂吞酸,食少;胃及十二指肠溃疡上述证候者。

【方解】 方中饴糖甘温质润,既可温中补虚、益阴润燥,又可缓急止痛,为君药。桂枝辛甘温热,温助中阳,合饴糖辛甘化阳以建中阳之气;白芍益阴养血,合饴糖酸甘化阴以扶助阴血之虚,协桂枝尤能和营卫而调阴阳,二药合为臣药。炙甘草甘温益气,既可助桂枝、饴糖益气温中,又合芍药酸甘化阴而益肝滋脾,缓急止痛,兼能调和诸药;生姜温中散寒,佐桂枝以温中;大枣补益气血,佐白芍以养血;姜、枣相合,尤能鼓舞脾胃生发之气;此三药合为佐使。诸药相合,于辛甘化阳之中,又具酸甘化阴之用,共奏温中补虚、缓急止痛之功。

【临床应用】 **胃痛** 脾胃虚寒,中气不足,失于温养所致的胃痛隐隐,绵绵不休,喜温喜按,空腹痛甚,得食则缓,劳累或遇冷后发作或痛甚,泛吐清水,食少纳呆,神疲乏力,四肢倦怠,手足不温,大便溏薄,舌淡苔白,脉虚弱或迟缓;胃及十二指肠溃疡见上述证候者。

【药理毒理】 本品有抗溃疡、抑制胃酸分泌和调节肠运动等作用。

1. 抗溃疡 小建中胶囊对大鼠应激性胃溃疡有抑制作用;能降低乙酸法胃溃疡模型的溃疡面积,促进溃疡愈合[1]。小建中颗粒可使大鼠实验性结肠炎大部分溃疡愈合,炎症消失[2]。

2. 抑制胃酸分泌 小建中胶囊十二指肠给药能抑制幽门结扎大鼠胃液分泌,降低总酸排出量和胃蛋白酶排出量[1]。

3. 调节小肠运动 小建中胶囊能抑制新斯的明引起的小鼠小肠推进亢进,并能拮抗肾上腺素所致小肠推进抑制[1];小建中颗粒可抑制家兔离体肠肌收缩幅度,并能部分对抗乙酰胆碱引起的离体肠肌痉挛性收缩[2]。

4. 镇痛 小建中胶囊可降低醋酸引起的小鼠扭体反应次数[1]。

5. 抗炎 小建中胶囊对醋酸所致小鼠腹腔毛细血管通透性增加有抑制作用[1]。

【不良反应】 目前尚未检索到不良反应报道。

【禁忌】 尚不明确。

【注意事项】 阴虚内热胃痛者不宜使用。

【用法与用量】 合剂:口服。一次 20～30ml,一日 3 次。用时摇匀。胶囊剂:口服。一次 2～3 粒,一日 3 次。颗粒剂:口服。一次 15g,一日 3 次。片剂:口服。一次 2～3 片,一日 3 次。

【规格】 合剂:每瓶装 180ml

胶囊剂:每粒装 0.4g

颗粒剂:每袋装 15g

片剂:薄膜衣片 每片重 0.6g

【参考文献】 [1]小建中胶囊新药申报资料.

[2]小建中冲剂新药申报资料.

虚寒胃痛胶囊(颗粒)
Xuhan Weitong Jiaonang(Keli)

【药物组成】 党参、炙黄芪、高良姜、干姜、桂枝、白芍、大枣、炙甘草。

【功能与主治】 益气健脾,温胃止痛。用于脾虚胃弱所致的胃痛,症见胃脘隐痛、喜温喜按、遇冷或空腹加重;十二指肠球部溃疡、慢性萎缩性胃炎见上述证候者。

【方解】 方中以党参、黄芪甘温,益气补中健脾,为君药。高良姜、干姜、桂枝味辛性温热,温中散寒止痛,为臣药。白芍、大枣益气健脾、缓中止痛,共为佐药。甘草调和诸药,为使药。诸药相合,共奏益气健脾、温胃止痛之功。

【临床应用】 胃痛 脾胃虚弱,中阳不振所致。症见胃痛绵绵,喜温喜按,遇冷或空腹痛甚,倦怠乏力,口淡多涎,纳少便溏,舌淡苔白,脉沉细弦;十二指肠球部溃疡、慢性萎缩性胃炎见上述证候者。

【药理毒理】 本品有抗溃疡、抑制胃肠运动和镇痛等作用。

1. 抗溃疡 本品能降低大鼠应激性溃疡和幽门结扎性溃疡模型的溃疡指数,抑制胃液分泌、胃酸排出和胃蛋白酶活性[1]。

2. 抑制胃肠蠕动 本品对小鼠的胃排空和小肠推进运动有抑制作用[1]。

3. 镇痛 本品能提高热板法小鼠的痛阈值,减少醋酸致小鼠扭体反应次数[1]。

【不良反应】 目前尚未检索到不良反应报道。

【禁忌】 尚不明确。

【注意事项】 阴虚火旺胃痛者不宜使用。

【用法与用量】 胶囊剂:口服。一次 4 粒,一日 3 次;或遵医嘱。颗粒剂:开水冲服。一次 1 袋,一日 3 次。

【规格】 胶囊剂:每粒装 0.4g

颗粒剂:每袋装 (1)5g (2)3g(无蔗糖)

【参考文献】 [1]李乾构.胃痛系列中成药的临床与实验研究.中国中医急症,1996,5(6):243.

复方田七胃痛胶囊(片)
Fufang Tianqi Weitong Jiaonang(Pian)

【药物组成】 三七、延胡索、香附(醋制)、川楝子、吴茱萸(醋制)、白芍、甘草、白及、枯矾、瓦楞子(煅)、氧化镁、碳酸氢钠、颠茄(流浸膏)。

【功能与主治】 温中理气,制酸止痛,化瘀止血。用于阳虚胃寒、气滞血瘀所致的胃痛,症见胃脘冷痛、痛处不移、喜温喜按、泛酸嘈杂,或有黑便;胃及十二指肠球部溃疡、慢性胃炎见上述证候者。

【方解】 本方为中西合制剂。方中三七活血止血,止血而不留瘀,散瘀止痛;延胡索活血祛瘀、行气止痛;香附、川楝子疏肝解郁,理气止痛;吴茱萸温中散寒止痛、疏肝下气,四药均有理气止痛之效。白芍、甘草合用,缓急止痛;白及、枯矾收敛止血;瓦楞子制酸止痛。氧化镁、碳酸氢钠能中和胃酸,保护胃黏膜,颠茄能解痉止痛。方中中西药合用,共奏温中理气、制酸止痛、化瘀止血之功。

【临床应用】 胃痛 中焦虚寒,气滞血瘀所致。症见胃脘冷痛,痛处不移,喜温喜按,泛酸嘈杂或有黑便,舌质紫黯或有瘀斑,脉沉细涩;胃及十二指肠球部溃疡,慢性胃炎见上述证候者。

【药理毒理】 **抗胃溃疡** 本品能降低醋酸法胃溃疡大鼠胃黏膜肌层缺损宽度，提高再生黏膜厚度，提高胃组织前列腺素（6-keto-PGF1α）的含量[1]，提高醋酸法胃溃疡大鼠溃疡周围组织一氧化氮（NO）及一氧化氮合酶（NOS）的水平，减低内皮素（ET）的水平[2]。

【不良反应】 目前尚未检索到不良反应报道。

【禁忌】 孕妇禁用。

【注意事项】 胃阴不足胃痛者不宜使用。

【用法与用量】 胶囊剂：口服。一次 3～4 粒，一日 3 次。维持用量：症状消失后，继续用药 15 天，一次 2 粒，一日 2 次。片剂：口服。一次 3～4 片，一日 3 次。

【规格】 胶囊剂：每粒装 0.5g

片剂：每片重 0.5g（相当于总药量 0.73g）

【参考文献】 [1]张学智，李超波，梁文郁，等.复方田七胃痛胶囊改善大鼠胃黏膜损伤的实验研究.中国中医基础医学杂志，2006,12(12):910-911.

[2]张学智，李超波，梁文郁，等.复方田七胃痛胶囊对胃溃疡大鼠胃黏膜一氧化氮及内皮素的影响.中国中西医结合消化杂志，2008,16(5):281-283.

丁蔻理中丸
Dingkou Lizhong Wan

【药物组成】 党参、干姜、白术（炒）、丁香、豆蔻、炙甘草。

【功能与主治】 温中散寒，补脾健胃。用于脾胃虚寒，脘腹挛痛，呕吐泄泻，消化不良。

【方解】 方中党参甘温，益气健脾，为君药。干姜辛热，温中祛寒，温暖脾胃；白术甘温苦燥，健脾益气而燥湿，二者合为臣药。丁香、豆蔻辛温，温中降逆、行气化湿，而为佐药。炙甘草益气和中、调和诸药，为使药。诸药相配，共奏温中散寒、补脾健胃之效。

【临床应用】

1. 泄泻 脾胃虚寒而湿浊停留，脾胃不和，升降失常所致。症见腹胀肠鸣，时有腹痛，喜按喜暖，大便清稀，甚或完谷不化，口淡不渴，四肢不温，小便清，舌苔白，脉沉细或沉缓；小儿迁延性腹泻、慢性肠炎、消化不良、胃肠功能紊乱、肠易激综合征见上述证候者。

2. 胃痛、腹痛 脾胃虚寒、寒湿中阻所致。症见胃脘或腹部疼痛，或绵绵而作，或拘急而痛，遇寒则甚，得暖而舒，手足不温，纳食欠佳，大便溏薄，舌苔白滑，脉沉细或迟缓；慢性浅表性胃炎、胃及十二指肠溃疡见上述证候者。

3. 呕吐 脾胃虚寒、寒湿阻滞、胃失和降所致。症见脘腹痞满，不思饮食，恶心呕吐，食后尤甚，畏寒喜暖，四肢不温，二便清利，口不渴，舌淡白，脉迟缓；慢性胃炎、胆囊炎、神经性呕吐见上述证候者。

【不良反应】 目前尚未检索到不良反应报道。

【禁忌】 尚不明确。

【注意事项】 湿热中阻者不宜使用。

【用法与用量】 口服。一次 6～9g，一日 2 次。

【规格】 每 26 粒重 1g

御制平安丸
Yuzhi Ping'an Wan

【药物组成】 苍术（炒）、厚朴（炙）、陈皮、枳实（炒）、沉香、木香、檀香、丁香、红豆蔻、白豆蔻、草豆蔻、肉豆蔻、山楂（焦）、老范志万应神曲、麦芽（炒）、甘草。

【功能与主治】 温中和胃，行气止痛，降逆止呕。用于湿浊中阻、胃气不和所致的晕车晕船、恶心呕吐、胸膈痞满、嗳腐厌食，脘腹胀痛，大便溏泄。

【方解】 方中以苍术苦温健脾燥湿；厚朴行气消胀除满，合为君药。陈皮理气化湿和胃；枳实行气导滞消痞；并以沉香、木香、檀香、丁香四味芳香理气药起到理气止痛、温中降逆、行气止呕的作用，合为臣药。红豆蔻、白豆蔻、草豆蔻、肉豆蔻四豆蔻温中暖胃、行气化湿、散寒止痛、燥湿止泻；山楂、神曲、麦芽消食化积、醒脾开胃，合为佐药。甘草补中益气、调和诸药，为使药。诸药合用，共奏温中和胃、行气止痛、降逆止呕之功。

【临床应用】

1. 胃痛 湿浊水谷停留，脾失健运，胃气不和所致。症见胃脘痞满胀痛，或见胸膈痞闷，呕恶，食少，或不思饮食，嗳气呃逆，腹胀，便溏，或大便不爽，苔白滑腻，脉弦；急、慢性胃炎，消化不良见上述证候者。

2. 呕吐 湿浊中阻，胃失和降所致。症见胸脘痞闷不食，呕吐、呃逆，心中懊侬，头晕而眩，苔白腻，脉弦滑；功能性呕吐、消化不良见上述证候者。

3. 泄泻 脾胃不和，脾失健运，水谷湿浊停留所致。症见大便泄泻，或溏滞不爽，时有腹痛，肠鸣，纳谷不馨，头晕，呕恶，肢体困倦，苔薄白或白腻，脉濡缓；急、慢性肠胃炎，消化不良见上述证候者。

4. 食积 湿浊中阻，或饮食积滞所致。症见胸脘痞塞满闷，或心下痞硬，腹痛拒按，肠鸣腹泻或大便不爽，纳食减少，嗳腐吞酸，恶心欲呕，舌苔厚腻，脉弦滑；消化不良见上述证候者。

5. 晕车晕船 湿浊中阻，升降失常，气机逆乱所致。

症见乘舟车时,头目眩晕,恶心呕吐,精神萎靡,四肢无力;晕动症见上述证候者。

【药理毒理】　本品有抗晕动、镇静、镇吐和保护胃黏膜等作用。

1. 抗晕动　本品对平行秋千诱发猫的晕动病有保护作用[1]。

2. 镇静　本品可减少大鼠自主活动[1]。

3. 镇吐　本品对硫酸铜引起的家鸽呕吐有抑制作用[2]。

4. 保护胃黏膜　本品可减轻酸化牛黄胆酸对胃黏膜的损伤作用,使胃黏膜水肿和出血减少[2]。

5. 解痉　本品对乙酰胆碱和氯化钡引起家兔离体回肠痉挛性收缩有抑制作用[2]。

【不良反应】　目前尚未检索到不良反应报道。

【禁忌】　尚不明确。

【注意事项】

1. 阴虚火旺及湿热中阻者不宜。

2. 孕妇及哺乳期妇女慎用。

【用法与用量】　口服。一次1.5～3g,一日1次,用温开水或姜汤送服。

【参考文献】　[1]陈可冀,李春生,张国钰,等.御制平安丹治疗晕动病的临床和实验研究.中国中西医结合杂志,1992,12(8):469.

[2]陈可冀,李春生,张国钰,等.御制平安丹预防晕动病的临床和实验研究.中国中西医结合杂志,1993,13(1):19.

附子理中丸(片、浓缩丸、液)

Fuzi Lizhong Wan(Pian,Nongsuowan,Ye)

【药物组成】　附子(制)、干姜、党参、白术(炒)、甘草。

【功能与主治】　温中健脾。用于脾胃虚寒,脘腹冷痛,呕吐泄泻,手足不温。

【方解】　方中制附子补火助阳、温肾暖脾,为君药。干姜辛热,温运脾阳,功专温脾暖中,祛寒止泻;党参甘温,大补元气,补脾胃,疗中虚,合为臣药。白术苦温,健脾燥湿,合人参复运化而正升降,有佐助之能,为佐药。甘草益气补中,缓急止痛,兼和药性,为佐使药。全方配伍,共收温中健脾之功。

【临床应用】

1. 胃痛　中虚有寒,不能运化所致。症见胃脘冷痛,畏寒肢凉,喜热饮食,舌淡苔白,脉细弦;急、慢性胃炎见上述证候者。

2. 泄泻　脾胃虚弱,寒邪困脾所致。症见脘腹冷痛,呕吐清水,或大便稀溏,手足不温;急、慢性肠炎、肠功能紊乱见上述证候者。

【药理毒理】　本品有抗应激、镇痛等作用。

1. 抗应激　本品能延长－14℃冷冻小鼠的存活时间[1];延长大黄合剂致脾虚小鼠的游泳时间[2]。

2. 镇痛　本品能减少醋酸引起的小鼠扭体次数[1]。

3. 其他　本品水混悬液对离体家兔十二指肠自发活动有抑制作用,可拮抗肾上腺素引起的家兔离体回肠运动抑制和乙酰胆碱引起的回肠痉挛性收缩[1]。本品能促进大黄脾虚小鼠脾脏溶血空斑形成及特异性玫瑰花环形成[2]。

4. 毒理　本品给药30天,低剂量(7.5/kg)组血红蛋白(HGB)降低、肌酸激酶(CK)升高;高剂量组(15g/kg)总胆红素(TBIL)升高,睾丸指数降低;两个给药组血小板(PLT)及淋巴细胞百分比升高;尿素氮(BUN)随剂量的增加而降低[3]。

【不良反应】　有文献报道,口服本品后发生心律失常[4,5]。

【禁忌】　孕妇禁用。

【注意事项】　大肠湿热泄泻者不宜使用。

【用法与用量】　丸剂:口服。水蜜丸一次6g,大蜜丸一次1丸,一日2～3次。片剂:口服。一次6～8片,一日1～3次。口服液:口服。一次10ml,一日2次,7天为一疗程,或遵医嘱。

【规格】　丸剂:大蜜丸每丸重9g

片剂:糖衣片片芯重0.25g

口服液:每支装10ml

【参考文献】　[1]李东安,王普民,贾冬,等.附子理中丸的药理作用研究.中成药,1990,12(5):25.

[2]胡隐恒.脾虚泄泻动物模型的复制及附子理中丸的调整作用.上海中医学院学报,1988,7(1):29.

[3]徐新华,李能,郑侠,等.附子理中丸对正常及脾虚型溃疡性结肠炎模型大鼠长期毒性研究.中药药理与临床,2012,28(2):15-17.

[4]张向力,张丽萍,王晓霞.附子理中丸中毒致心律失常1例.中国中医药信息杂志,1996,3(4):37.

[5]张庆辉.附子理中丸中毒致心律失常1例.临床荟萃,2010,25(23):2082.

参桂理中丸

Shengui Lizhong Wan

【药物组成】　附子(制)、干姜、人参、肉桂、白术(炒)、甘草。

【功能与主治】　温中散寒,祛湿定痛。用于脾胃虚寒、阳气不足所致的腹痛泄泻、手足厥冷、胃寒呕吐、寒湿疝气及妇女虚寒、痛经。

【方解】 方中附子大辛大热,补火助阳,温肾运脾,祛寒止痛;干姜辛热,温运脾阳、散寒止痛,二者合为君药。人参甘温,大补元气,补脾益胃;肉桂补火助阳、温通经脉、散寒止痛,为臣药,以加强君药补阳祛寒之力。白术健脾益气、燥湿止泻,为佐药。甘草益气和中、调和诸药,为使药。诸药相合,共奏温中散寒、祛湿定痛之功。

【临床应用】

1. 胃痛 脾胃虚寒,中阳不足所致。症见胃痛隐隐,喜温喜按,饥时痛重,得食痛减,泛吐清水、纳差,神疲乏力,手足不温,大便溏薄,舌淡苔白,脉虚弱或迟缓;胃及十二指肠溃疡见上述证候者。

2. 腹痛 脾胃虚寒,中阳不足所致。症见腹痛绵绵,时作时止,喜热恶冷,痛时喜按,大便溏薄,兼有神疲、气短、怯寒,舌淡苔白,脉沉细;慢性肠炎见上述证候者。

3. 呕吐 中焦虚寒所致。症见呕吐泄泻,时作时止,面色白,倦怠乏力,肢冷,便溏,舌淡苔白,脉濡弱;功能性呕吐见上述证候者。

4. 泄泻 脾胃虚寒中阳不足所致。症见大便时溏时泻,水谷不化,腹中冷痛,手足不温,脘胀,纳少,肢倦乏力,舌淡苔白,脉细弱;慢性肠炎见上述证候者。

5. 痛经 阳虚寒凝所致。症见经行腹痛,少腹不温,遇寒痛甚,喜温喜按,手足厥冷,大便泄泻。

6. 疝气 下焦阳虚,寒湿下注所致。症见寒湿疝气,少腹拘急,时或胀痛,得温痛减,遇寒痛甚,手足不温,大便泄泻,舌苔白腻,脉沉细;腹股沟斜疝见上述证候者。

【不良反应】 目前尚未检索到不良反应报道。

【禁忌】 孕妇禁用。

【注意事项】 实热证不宜使用。

【用法与用量】 姜汤或温开水送服。一次 1～2 丸,一日 1～2 次。

【规格】 每丸重 6g

黄芪健胃膏
Huangqi Jianwei Gao

【药物组成】 黄芪、桂枝、白芍、生姜、大枣、甘草。

【功能与主治】 补气温中,缓急止痛。用于脾胃虚寒所致的胃痛,症见胃痛拘急、畏寒肢冷、喜温喜按、心悸自汗、纳少便溏;胃、十二指肠溃疡见上述证候者。

【方解】 方中黄芪味甘性温,健脾益气、补中升阳,为君药。桂枝味辛性温,温经散寒,通阳和络,调畅血脉;白芍味酸性寒,滋阴柔肝、缓急止痛,两药合为臣药。生姜辛温,散寒和胃;大枣甘温,补脾生血,两药为佐药。炙甘草益气健脾、调和诸药,为使药。诸药相合,共奏补气温中、缓急止痛之功。

【临床应用】 **胃痛** 脾胃虚寒所致。症见胃痛绵绵不休,或阵发性绞痛,空腹痛甚,得食痛减,喜温喜按,嘈杂吐酸,纳差,手足不温,舌淡苔白,脉沉细无力;胃及十二指肠溃疡见上述证候者。

【药理毒理】 本品有抗胃溃疡和镇痛作用。

1. 抗溃疡 本品对大鼠应激性溃疡、幽门结扎法溃疡的发生率和溃疡指数均有抑制作用;可缩小乙酸法胃溃疡模型的溃疡面积,促进溃疡愈合;十二指肠给药,可减少幽门结扎大鼠胃液分泌量、总酸排出量和胃蛋白酶排出量[1]。

2. 镇痛 本品能减少醋酸所致小鼠扭体次数[1]。

【不良反应】 目前尚未检索到不良反应报道。

【禁忌】 尚不明确。

【注意事项】 湿热中阻者不宜使用。

【用法与用量】 口服。一次 15～20g,一日 2 次。

【规格】 每瓶装 100g

【参考文献】 [1]董福云,高苏堤,郑广娟,等.黄芪健胃膏抗实验性胃溃疡的研究.山东中医药大学学报,1998,22(4):306.

香砂理中丸
Xiangsha Lizhong Wan

【药物组成】 干姜(炮)、党参、白术(土炒)、木香、砂仁、炙甘草。

【功能与主治】 健脾和胃,温中理气。用于脾胃虚寒所致的胃痛,症见胃脘冷痛、喜按喜暖、不思饮食、反胃泄泻。

【方解】 方中干姜大辛大热,温中祛寒,为君药。党参补中益气,健脾助运;白术补气健脾,燥湿利水,共为臣药。木香辛散温通,调中止痛;砂仁健脾化湿,温中行气,合为佐药。甘草益气和中,调和诸药,为使药。诸药相合,共奏健脾和胃、温中理气之功。

【临床应用】

1. 胃痛 脾胃虚寒所致。症见胃脘隐痛或胀痛,喜温喜按,泛吐清水,纳差,神疲乏力,舌淡苔白,脉虚弱;慢性胃炎见上述证候者。

2. 腹痛 脾胃虚寒所致。症见腹痛绵绵或伴胀痛,喜热恶冷,痛时喜按,大便溏薄,舌淡苔白,脉沉细或弦细；慢性肠炎见上述证候者。

【不良反应】　目前尚未检索到不良反应报道。

【禁忌】　尚不明确。

【注意事项】　胃阴不足，内热壅盛者不宜使用。

【用法与用量】　口服。一次1丸，一日2次。

【规格】　每丸重9g

暖脐膏
Nuanqi Gao

【药物组成】　乌药、小茴香、八角茴香、白芷、母丁香、木香、香附、麝香、沉香、乳香、没药、当归、肉桂。

【功能与主治】　温里散寒，行气止痛。用于寒凝气滞，少腹冷痛，脘腹痞满，大便溏泻。

【方解】　方中乌药、小茴香、八角茴香、白芷、母丁香以温阳散寒，理气止痛；木香、香附、麝香、沉香以散结止痛，其中木香、香附行气止痛，麝香辛温香窜之力最强，功擅活血散结，沉香一味既可行气止痛，又因其沉降之性引诸药下行直达病所；乳香、没药、当归以活血止痛，其中乳香、没药活血止痛，当归补血活血，祛瘀止痛；肉桂以补火助阳，散寒止痛，温通经脉。诸药相合，共奏温里散寒、行气止痛之功。

【临床应用】

1. 腹痛　中阳不足，阴寒凝滞，气机郁结所致。症见腹痛暴作或腹痛绵绵，喜温喜按，畏寒肢冷，舌淡苔白，脉沉迟。

2. 泄泻　中阳不足，脾肾虚寒所致。症见大便时溏时泻，腹痛喜温，形寒肢冷，舌淡苔白，脉沉细；慢性腹泻见上述证候者。

【不良反应】　目前尚未检索到不良反应报道。

【禁忌】　孕妇禁用。

【注意事项】　湿热中阻腹痛、泄泻者不宜使用。

【用法与用量】　外用。加温软化，贴于脐上。

【规格】　每张净重　(1)3g　(2)15g　(3)30g

十香暖脐膏
Shixiang Nuanqi Gao

【药物组成】　乌药、小茴香(盐炙)、八角茴香、白芷、母丁香、木香、香附、沉香、乳香(醋炙)、没药(醋炙)、当归、肉桂。

【功能与主治】　温中散寒，活血止痛。用于寒凝血瘀所致的腹痛，症见脘腹冷痛、腹胀腹泻、食欲减少、喜热喜按，亦可用于妇女宫寒带下。

【方解】　方用乌药、小茴香、八角茴香、白芷、母丁香以温阳散寒，理气止痛；木香、香附、沉香以散结止痛，其中木香、香附行气止痛，沉香既可行气止痛，又因其沉降之性引诸药下行直达病所；乳香、没药、当归活血止痛，其中乳香、没药活血止痛，当归补血活血；以肉桂补火助阳，散寒止痛，温通经脉。诸药相合，共奏温中散寒、活血止痛之功。

【临床应用】

1. 腹痛　寒凝气滞所致的脘腹冷痛，腹胀腹泻，食欲减少，喜热喜按，舌淡苔白，脉沉迟；慢性结肠炎见上述证候者。

2. 带下　阳气不足，寒凝胞宫所致的白带量多，质稀清冷，小腹冷痛，形寒肢冷，面色苍白，舌淡苔白，脉迟；慢性盆腔炎见上述证候者。

【药理毒理】　本品有止泻和镇痛等作用。

1. 止泻　本品能减少蓖麻油和番泻叶致小鼠排便次数[1]。

2. 镇痛　本品腹部外贴能延缓醋酸致小鼠扭体反应的潜伏期，减少扭体次数[2]。

3. 其他　本品可促进小鼠胃排空，增加大鼠小肠对D-木糖的吸收[1]。

【不良反应】　目前尚未检索到不良反应报道。

【禁忌】　孕妇禁用。

【注意事项】　湿热内蕴所致腹痛、带下者不宜。

【用法与用量】　生姜擦净患处，加温软化，贴于脐腹或痛处。

【规格】　每张净重　(1)6g　(2)12g

【参考文献】　[1]胡锡元，严启伟，任建平，等.儿泻暖脐膏抗鼠腹泻的药理研究.中国中西医结合脾胃杂志，1997，5(3)：165.

[2]胡义保，孙轶秋，隆红艳，等.泻克脐膜治疗小儿腹泻临床与实验研究.中国中医急症，2001，10(4)：181.

胃肠灵胶囊
Weichangling Jiaonang

【药物组成】　钻地风、干姜、胡椒、党参、砂仁、白及、海螵蛸、山楂、白芍、甘草。

【功能与主治】　温中祛寒，健脾止泻。用于中焦虚寒、寒湿内盛所致的泄泻，症见脘腹冷痛、大便稀溏、体倦肢冷；用于慢性肠炎见上述证候者。

【方解】　方中钻地风祛风胜湿止痛；干姜、胡椒温中散寒、止泻止痛，共为君药。党参益气健脾止泻；砂仁化湿行气、温中止呕止泻，共为臣药。白及收敛止血，消肿生肌；海螵蛸收敛止血，制酸止痛；山楂消食化积；白芍养血柔痉、平肝止痛,合为佐药。甘草与白芍相和,甘酸化阴,缓急止痛,且既能和胃,又能调和药性,为佐使药。本方寒温并用,气血双补,共奏温中祛寒、健脾止泻之功。

【临床应用】 泄泻 脾胃虚寒,寒湿内盛所致。症见大便稀溏,脘腹痞满,食欲不振,呕吐吞酸,体倦乏力,肢冷畏寒;慢性肠炎见上述证候者。

【不良反应】 目前尚未检索到不良反应报道。

【禁忌】 尚不明确。

【注意事项】 大肠湿热泄泻者不宜使用。

【用法与用量】 口服。一次5粒,一日3次。

【规格】 每粒装0.3g

胃尔宁片
Wei'erning Pian

【药物组成】 党参、厚朴、木香、天花粉、法半夏、海螵蛸、马钱子粉。

【功能与主治】 健脾化湿,理气止痛。用于脾虚气滞引起的胃脘胀痛,嗳气吞酸,纳差乏力,舌淡苔白,脉沉细滑;慢性胃炎见上述证候者。

【方解】 方中党参补脾养胃、健运中气,为君药。厚朴燥湿下气除满,又配木香通行脾胃之滞气以止痛,共为臣药。法半夏燥湿散痞,降逆和胃;海螵蛸制酸止痛;马钱子通络止痛;天花粉养阴生津,监制诸药温燥之性,共为佐药。诸药合用,共奏健脾化湿、理气止痛之功。

【临床应用】

1. 胃脘痛 脾胃虚弱,湿阻中焦,气滞不畅所致。症见胃脘胀痛,纳差乏力,舌淡苔白,脉沉细滑;慢性胃炎见上述证候者。

2. 吞酸 脾胃虚弱,湿阻中焦所致。症见吞酸,纳差乏力,舌淡苔白,脉沉细滑;慢性胃炎见上述证候者。

【不良反应】 服用本品可致头晕、头痛、恶心、抽搐。

【禁忌】 孕妇禁用。

【注意事项】 不宜多服、久服。

【用法与用量】 口服。一次4片,一日3次。

【规格】 每片重0.32g

九香止痛丸
Jiuxiang Zhitong Wan

【药物组成】 川木香、木香、沉香、降香、小茴香(盐水炙)、八角茴香、丁香、乳香(炒)、广藿香。

【功能与主治】 温中散寒,行气止痛。用于寒凝气滞,脘腹疼痛。

【方解】 方中重用川木香,以其行气止痛,为君药。木香、沉香、降香行气止痛,小茴香(盐水炙)、八角茴香、丁香温中散寒,乳香(炒)活血行气,广藿香芳香化浊,俱为臣药。九味香药配伍使用,共奏温中散寒、行气止痛之功。

【临床应用】 腹痛 由寒凝气滞所致。症见脘腹疼痛、胀闷,痛无定处,痛引少腹,时作时止,舌质红、苔薄白,脉弦。

【不良反应】 目前尚未检索到不良反应报道。

【禁忌】 尚不明确。

【注意事项】

1. 忌食生冷、油腻不易消化食物。

2. 忌情绪激动或生闷气。

3. 脾胃阴虚不宜使用。

4. 孕妇慎用。

5. 对本品过敏者禁用,过敏体质者慎用。

【用法与用量】 口服。一次3～6g,一日2次,小儿酌减。

【规格】 每20丸重1g

黄芪建中丸
Huangqi Jianzhong Wan

【药物组成】 黄芪、肉桂(去粗皮)、白芍、甘草(蜜炙)、大枣(去核)、蜂蜜(炼)。

【功能与主治】 补气散寒,健胃和中。用于中气不足,心跳气短,恶寒腹痛,身体衰弱。

【方解】 方中黄芪甘温,善入脾胃,为补中益气要药,对于脾气虚弱、倦怠乏力、食少便溏者有良效,是为君药。肉桂温阳祛虚寒,助君药健脾益气;芍药养阴缓急止痛,共为臣药。炙甘草甘温益气,助黄芪、肉桂益气温中;大枣、蜂蜜补脾益阴,助白芍缓急止痛,共为佐药。

【临床应用】 中气不足证症见神疲乏力,心悸气短,食少纳差,畏寒腹痛,甚则手足不温,大便溏薄,舌淡苔白,脉虚弱或迟缓。

【药理毒理】 抗溃疡性结肠炎 本品可降低三硝基苯磺酸(TNBS)诱导的结肠炎大鼠结肠损伤评分和组织学病理损伤评分,恢复结肠长度,改善结肠微循环障碍,抑制结肠黏膜层和浆膜层的白蛋白渗出及白细胞黏附[1]。

【不良反应】 目前未检索到不良反应报道。

【禁忌】　孕妇、糖尿病患者禁用。

【注意事项】

1. 本品宜饭前服用。

2. 对本品过敏者禁用,过敏体质者慎用。

3. 忌辛辣、生冷、油腻食物。

【用法与用量】　口服。一次 1 丸,一日 2 次。

【规格】　每丸重 9g

【参考文献】　[1]刘端勇,刘红宁(导师).黄芪建中丸对TNBS诱导的大鼠结肠炎结肠黏膜损伤的修复作用及其机制.湖南中医药大学博士学位论文,2013,5.

(二)暖肝散寒

茴香橘核丸
Huixiang Juhe Wan

【药物组成】　小茴香(盐炒)、八角茴香、橘核(盐炒)、川楝子、荔枝核、香附(醋制)、青皮(醋炒)、木香、桃仁、延胡索(醋制)、乳香(制)、穿山甲(制)、莪术(醋制)、肉桂、补骨脂(盐炒)、槟榔、昆布。

【功能与主治】　散寒行气,消肿止痛。用于寒凝气滞所致的寒疝,症见睾丸坠胀疼痛。

【方解】　方中小茴香善散厥阴经寒湿,又能补命门之火,温肾暖肝、散寒止痛,为治寒疝睾丸偏坠的常用药;八角茴香功同小茴香而稍逊;橘核为行气疏肝、止痛治疝之要药,合为君药。川楝子、荔枝核、香附、青皮、木香疏肝解郁,行气止痛;桃仁、延胡索、乳香、穿山甲、莪术活血通络、散结止痛,合为臣药。肉桂、补骨脂温肝肾,散寒邪;槟榔下气破积;昆布软坚散结,共为佐药。诸药相合,共奏散寒行气、消肿止痛之功。

【临床应用】　寒疝　寒凝气滞所致。症见睾丸坠痛,少腹胀满窜痛,痛引脐腹,舌淡苔薄,脉弦。

【不良反应】　目前尚未检索到不良反应报道。

【禁忌】　尚不明确。

【注意事项】

1. 湿热下注睾丸红肿胀痛者慎用。

2. 若伴睾丸肿物或阴囊溃破者需配合外科治疗。

【用法与用量】　口服。一次 6～9g,一日 2 次。

【规格】　每 100 丸重 6g

十香丸
Shixiang Wan

【药物组成】　香附(制)、小茴香(炒)、乌药、沉香、丁香、荔枝核(炒)、木香、陈皮、猪牙皂、泽泻(盐水炒)。

【功能与主治】　疏肝行气,散寒止痛。用于气滞寒凝所致的疝气、腹痛。

【方解】　方中以香附、小茴香疏肝理气、散寒止痛,共为君药。乌药、沉香、丁香行气止痛,温肾散寒;荔枝核行气散结、散寒止痛,共为臣药。木香、陈皮行气调中止痛;猪牙皂散结消肿;泽泻利湿化浊,为佐药。诸药合用,共奏疏肝行气、散寒止痛之功。

【临床应用】

1. 疝气　因寒凝气滞所致。症见少腹痛引阴囊,遇寒或劳累时加重,局部肤色正常,舌淡苔白,脉弦。

2. 腹痛　由腹部受凉,寒性收引,气滞不通所致。症见腹胀窜痛,得暖则舒,喜按;肠功能紊乱见上述证候者。

【不良反应】　目前尚未检索到不良反应报道。

【禁忌】　尚不明确。

【注意事项】　湿热瘀阻,气虚下陷所致的疝气不宜使用。

【用法与用量】　口服。一次 1 丸,一日 1～2 次。

【规格】　每丸重 9g

(三)回阳救逆

参附注射液
Shenfu Zhusheye

【药物组成】　红参、附片。

【功能与主治】　回阳救逆,益气固脱。用于阳气暴脱所致的厥脱,症见四肢厥冷、面色苍白、冷汗不止、脉微细弱;感染性、失血性、失液性休克见上述证候者。

【方解】　方中红参性味甘温,功能大补元气、益气固脱、回阳救逆,又善补脾益肺、补气生血,为扶正补虚之第一要药,故为君药。附子辛热,纯阳燥烈,补火助阳,可通行十二经脉,温一身之阳气,上助心阳以通脉,下补肾阳以益火,有"回阳救逆第一品药"之称,此外尚能温经止痛、通痹散结,故用为臣药。两药合用,共奏回阳救逆、益气固脱之功。

【临床应用】　1. 厥脱　多因阳气暴脱所致。症见猝然昏仆,不知人事,或伴四肢逆冷,汗出,息弱,舌淡苔白,脉微弱;感染性、失血性、失液性休克见上述证候者。

2. 心悸　多因心阳气虚所致。症见畏寒肢冷,动则喘促,心慌不安,不能自主,或一发即止,或持续不绝,舌淡苔白,脉沉细;心律失常、心血管神经症、冠心病、心肌炎见上述证候者。

3. 喘证　多因心气不足,阳虚欲脱所致。症见呼吸困难,其则张口抬肩,鼻翼扇动,不得平卧,口唇发绀,而成喘脱,舌黯淡,脉细数或微弱;支气管哮喘、慢性阻塞性肺病、慢性肺源性心脏病、心力衰竭见上述证候者。

4. 胃痛 多因阳气不足,脾胃虚寒所致,症见胃痛隐隐,喜暖喜按,空腹痛甚,得食痛减,泛吐清水,纳差,神疲乏力,甚则手足不温,大便溏薄,舌淡苔白,脉虚弱或迟缓;胃炎、胃溃疡见上述证候者。

5. 泄泻 多因阳气不足,脾肾阳虚所致,症见泄泻多在黎明之前,腹部作痛,肠鸣即泻,泻后则安,形寒肢冷,腰膝酸软,舌淡苔白,脉沉细;肠易激综合征、溃疡性结肠炎见上述证候者。

6. 痹病 多因阳光不足,寒邪痹阻经络所致,症见关节疼痛较剧,痛有定处,得热痛减,遇寒痛增,屈伸不利,甚则关节肿大变形,苔薄白,脉弦紧;风湿性关节炎、类风湿关节炎等见上述证候者。

此外,本品还有用于治疗透析低血压、各类创作、手术后缺血再灌注损伤、治疗肿瘤病人放化疗后的骨髓抑制的报道[1-6]。

【药理毒理】 本品有抗休克、抗心肌缺血、抗心律失常、抗缺血再灌注损伤和提高免疫功能等作用。

1. 抗休克 本品静脉给药,能降低内毒素攻击所致正常小鼠、大鼠及 D-半乳糖胺、放线菌素 D 和去甲肾上腺等敏化小鼠的休克死亡发生率,延迟死亡时间[7];可降低失血性休克家兔血乳酸和血浆组织蛋白酶(PCA)水平,延长血压回升维持时间[8];可升高内毒素所致休克家兔的平均动脉压,降低肺泡灌洗液中细胞总数与中性粒细胞数[9],降低失血性休克再灌注兔肝、肾、肺、肠组织中的丙二醛(MDA)和肿瘤坏死因子 α(TNF-α)的水平,以及血中酸性磷酸酶、Mg^{2+} 的浓度,升高组织中超氧化物歧化酶(SOD)活性,能减轻肠黏膜上皮细胞损伤的程度[10];能升高戊巴比妥钠诱发心衰豚鼠的左心室压和平均动脉压[11];增加兔在位心室肌细胞动作电位 0 相最大去极化速率[12]。

2. 抗心肌缺血 本品体外可增加正常家兔、大鼠心脏冠脉血流量,也能增加缺氧致衰大鼠心脏的冠脉流量[13]。本品腹腔注射能对抗垂体后叶素引起急性心肌缺血大鼠心电图的 ST 段的抬高[14],缩小雌性大鼠结扎冠状动脉主干所致的心肌梗死的范围,减少结扎左冠状动脉前降支所致急性心肌缺血犬 ST 段的抬高[15]。本品静脉给药,能增加结扎左冠状动脉前降支所致急性心肌缺血犬的心排出量,提高每分钟作功能力[16]。

3. 抗心律失常 本品静脉注射,可减少结扎冠状动脉犬的心率加快、室性早搏、心律失常的发生次数;对抗乌头碱所致大鼠室性早搏(VP)、室性心动过速(VT),加快普萘洛尔所致犬心动过缓的心率[17]。本品能拮抗乌头碱致大鼠室性或室上性心律失常、传导阻滞、室性心律;降低三氯甲烷所致小鼠室颤发生率[18],降低垂体后叶素引起急性心肌缺血大鼠心律失常的发生率。本品预先静脉给药,可增加哇巴因所致豚鼠室性早搏、室性心动过速、心室颤动和死亡时的用量[19]。

4. 抗缺血再灌注损伤 本品静脉注射,可缩小心脏缺血再灌注损伤所致大鼠心肌梗死面积,降低血清乳酸脱氢酶(LDH)、磷酸肌酸激酶(CK)活性,减小心肌组织 MDA 值,升高 SOD 活性;减少心肌细胞凋亡指数,降低心肌细胞 Bax 的表达,升高 B 淋巴细胞瘤-2 基因(Bcl-2)的表达[20,21]。本品腹腔注射,能降低缺血再灌注大鼠的肾脏系数,减轻肾脏外髓间质水肿,升高肾脏 SOD 的活性,抑制 MDA 的生成[22,23]。本品静脉注射,可降低肾缺血再灌注家兔血和肾组织中 MDA 含量及肾组织中白细胞滞留数、肾小管计分和 Na^+ 浓度;升高血和肾组织中 SOD 活性及肾组织中 NO 含量;减轻肾组织损伤[24];能够减轻大鼠肠缺血再灌注损伤,降低肠组织与血浆中 TNF-α 的含量,抑制诱导型一氧化氮合酶(iNOS)的表达与核因子 κB(NF-κB)的活化[25];减少肠上皮细胞的凋亡,抑制半胱氨酸天冬氨酸蛋白水解酶-3(Caspase-3)、Bax、c-myc 表达和促进 Bcl-2 基因蛋白的表达[26,27]。本品腹腔注射,能改善局灶性脑缺血再灌注大鼠的神经行为表现,缩小脑梗死容积[28];降低脑组织 NO、MDA 含量,提高 SOD 活性[29]。本品能减轻兔移植肺缺血再灌注损伤肺泡间隔水肿,减少炎细胞浸润[30];能减轻大鼠肺原位缺血再灌注损伤模型肺组织水肿、出血、炎细胞浸润,降低肺组织 MDA 水平,升高 SOD 活性[31]。

本品静脉给药,在家猪的心搏骤停复苏模型中增加心肌 β 肾上腺素受体密度,减轻心肺复苏后心肌 β 肾上腺素受体转导系统损伤而减轻缺血再灌注损伤从而改善心功能[32]。

5. 改善微循环和改善血液流变性 本品静脉给药,可增加正常小鼠耳廓微动脉的直径、毛细血管交叉网点数及正常小鼠微动脉的血流速度;对肾上腺素或内毒素所致外周微循环障碍也有类似作用[33]。本品静脉给药能降低家兔血细胞比容、血浆比黏度、红细胞聚集率、低切速度全血比黏度和高切变速度全血比黏度,加快红细胞电泳速度;并能降低血浆总胆固醇、甘油三酯、血浆纤维蛋白原的含量[34]。

6. 改善血流动力学 本品静脉给药,在家猪的心搏骤停复苏模型中能显著增加血管灌流量,提高平均动脉压,提高心排量、左室射血分数[35];能够增加全身毛细血管数量、毛细血管直径和降低全身毛细血管阻力,改善微循环[36]。在家猪的心搏骤停复苏模型中提高组织氧输送、氧耗,降低血乳酸,改善组织氧代谢[35]。

7. 提高免疫功能　本品皮下注射,可对抗环磷酰胺所致小鼠白细胞数降低,增强二硝基氟苯所致小鼠耳的迟发型超敏反应[37]。本品静脉给药,在家猪的心搏骤停复苏模型中,通过调节复苏后免疫功能紊乱的表达补体和细胞因子水平,可以减轻复苏后的免疫功能障碍[38]。

8. 其他　本品静脉给药,可延长正常小鼠及异丙肾上腺素负荷小鼠缺氧条件下的存活时间[39]。本品可降低二甲苯所致正常小鼠及去肾上腺小鼠耳肿胀,减少醋酸所致小鼠扭体反应次数;延长低温冷冻和高温环境所致小鼠死亡时间[40]。

9. 药代动力学　采用药物体内累积法考察参附注射液的药代动力学特征,参附注射液腹腔注射为二室模型,消除相速率常数 K_e:0.1326/h;K_{12}:1.5248/h;K_{21}:3.6345/h;$t_{1/2\alpha}$:0.1333/h;$t_{1/2\beta}$:7.4765/h[41]。单次静滴和多次给药后,五种指标成分(BMA、FN、Rg1、Rb1、Rc)的 AUC、C_{max} 与剂量相关,给药剂量与体内暴露量符合线性关系。多次给药不影响药物体内代谢。BMA、FN、Rg1 在连续给药 5 天后能达到稳态、无内蓄积;Rb1、Rc 连续给药后在体内将出现"合理蓄积"[42]。

【不良反应】　文献报道,本品主要不良反应为过敏反应,包括过敏性休克、皮疹、急性哮喘发作、过敏性胃肠炎、眼睑水肿。并可导致肝功能异常、频发房性早搏、心电图异常、头痛、面色潮红、恶心、轻度口干、胸闷、憋气、皮肤瘙痒、局部疼痛、便结、高血压患者血压升高现象。

【禁忌】　孕妇禁用。

【注意事项】

1. 神昏闭证者慎用。

2. 本品一般不宜与其他药物同时滴注。

3. 过敏体质者慎用。

4. 本品含附子,有小毒,过量易致心血管毒性作用,不宜长期使用。

5. 治疗期间,心绞痛持续发作,宜加服硝酸酯类药物。如果出现剧烈心绞痛、心肌梗死,应急诊救治。

6. 在应用本品同时,应合并治疗原发病症。

7. 若发现浑浊、沉淀、变色、漏气或瓶身细微破裂,均不得使用。

【用法与用量】　肌内注射。一次 2～4ml,一日 1～2次;静脉滴注。一次 20～100ml(用 5％～10％葡萄糖注射液或氯化钠注射液 250～500ml 稀释后使用);静脉推注。一次 5～20ml(用 5％～10％葡萄糖注射液 20ml 稀释后使用),或遵医嘱。

【规格】　每支装(1)2ml　(2)10ml

【参考文献】

[1]董辉,熊利泽.参附注射液对心脏瓣膜置换术患者心功能的保护作用研究.中国中西医结合杂志,2004,24(1):32.

[2]董辉,熊利泽.参附注射液对冠脉架桥术患者心功能的保护作用.中国康复,2004,19(1):12.

[3]吴福道,邓国忠,伍显庭.参附注射液对恶性肿瘤化疗所致白细胞下降及体力状态的影响.华西药学杂志,2000,15(6):474.

[4]魏影非,杜惠兰,王素云,等.参附注射液配合化疗治疗急性白血病疗效及对细胞免疫、血清 1L-6 和 TNF-α 水平的影响.中国中西医结合杂志,2003,24(4):258.

[5] Mo Y, Liu X, Qin X, et al. Shenfu injection for intradialytic hypotension: a systematic review and meta-analysis. Evidence-based complementary and alternative medicine: eCAM, 2014,2014(2):65-86(22).

[6]何海浪,王谦,赵阳,等.参附注射液联合含铂一线化疗方案治疗非小细胞肺癌的 Meta 分析.中国实验方剂学杂志,2013,19(14):331-339.

[7]李东晓,罗霞,郑颖,等.参附注射液的抗休克作用研究.中药药理与临床,2000,16(4):3.

[8]蓝庆荣.参附注射液对失血休克家兔血乳酸和 PAC 的影响.中成药,1984,(3):28.

[9]罗巍,万兰青,马超英,参附注射液对兔内毒素休克肺损伤的保护作用.中国危重急救医学,1995,7(2):68.

[10]刘先义,邹捍东,余金甫,等.参附注射液对缺血再灌注家兔多脏器损伤的治疗作用.中华麻醉学杂志,1997,17(7):430.

[11]韦文哲.参附注射液对家兔实验性心衰室颤及心肌细胞呼吸的影响.河北医药,1983,(1):1.

[12]朱寄天.参附注射液对家兔心肌细胞电生理特性的影响.泸州医学院学报,1985,(1):7.

[13]吴树勋.参附汤的药理研究.中成药研究,1982,(6):32.

[14]石山.参附注射液对动物耐缺氧和急性心肌缺血的保护作用.中草药,1982,13(3):32.

[15]吴树勋.参附注射液对实验性心肌缺血的保护作用.中成药研究,1985,(4):26.

[16]杨芳炬,王正荣,林代平,等.参附注射液对心肌缺血犬血流动力学和对动物血压的影响.中国中药杂志,2003,28(3):259.

[17]杨芳炬,尹华虎,林代平,等.参附注射液对动物心律失常的影响.华西药学杂志,2001,16(5):345.

[18]吴树勋.参附注射液对犬急性心肌缺血的影响.河北省医学科学院学报,1983,(7):42.

[19]张建新.参附注射对哇巴因心脏毒性作用的影响.中成药,1989,11(3):32.

[20]郑曙云,徐建国,赵振中.参附注射液对大鼠心肌缺血再灌注损伤的影响.中国中西医结合杂志,2004,24(6):541.

[21]郑曙云,徐建国,李明.参附注射液对大鼠心肌缺血再灌注细胞凋亡的影响.南京大学学报,2004,40(2):192.

[22]戴晓明,武晓群,刘学风,等.参附、柴胡注射液对肾缺血再灌注损伤的影响.江苏中医,1998,19(2):46.

[23]戴晓明,闫振卿,吴慧平,等.参附注射液对大鼠肾缺血再灌注损伤作用的影响.南京中医药大学学报,1998,14(2):84.

[24]杨树龙,冯志强,邹丽莎,等.参附注射液对家兔急性肾缺血再灌注损伤的预防作用及机制研究.中国病理生理杂志,2003,19(3):353.

[25]胡刚,刘先义,夏中元,等.参附注射对大鼠肠缺血再灌注损伤防治作用的实验研究.中华实用中西医杂志,2004,4(17):313.

[26]孟庆涛,夏中元,贾一帆,等.参附注射液对大鼠肠缺血再灌注时肠上皮细胞Caspase-3、Bcl-2基因表达的影响.武汉大学学报,2004,5(3):275.

[27]刘欣,刘先义,夏中元,等.参附注射对大鼠缺血再灌注小肠细胞Bax、Bcl-2及c-myc蛋白表达的影响.江西医学院学报,2004,44(1):5.

[28]朱正华,熊利泽,董海龙,等.参附注射液对大鼠短暂性局灶性脑缺血操作的保护作用.中国中西医结合急救杂志,2001,8(3):79.

[29]万敬枝,程梦琳,吴基良.参附注射液对局灶性脑缺血再灌注大鼠脑组织NO、MDA含量和SOD活性的影响.中国中医急症,2004,13(6):381.

[30]蒲江涛,刘伦旭,余南彬,等.参附注射液对兔移植肺缺血-再灌注损伤的保护作用.中国胸心血管外科临床杂志,2010,17(3):257-259.

[31]麻日虎,李莹,王玉璇.参附注射液后处理对肺缺血再灌注损伤的保护作用.中药药理与临床,2013,13(4):437-439.

[32]Xian-Fei J I,Hong-Bin J I,Sang D Y,et al. Shen-Fu injection reduces impaired myocardialβ-adrenergic receptor signdling after cardiopulmonary resuscitation. Chinese Medical Journal,2013,126(4):697-702.

[33]杨芳炬,郑有顺,李东晓,等参附注射液的微循环作用研究.生物医学工程学杂志,2003,20(1):91.

[34]田力.参附注射液对血液流变学的影响.内蒙古药学,1985,(3):12.

[35]Ji X F,Yang L,Zhang M Y,et al. Shen-Fu injction attenuates postresuscitation myocardial dysfunction in a porcine model of cardiac arrest. Shock,2011,35(5):530-536.

[36]殷文鹏,李春盛.参附注射液对心源性休克犬血流动力学及氧化代谢的影响.中国中西医结合急救杂志.2008,15(1).

[37]薛燕,白金叶,程桂芳,等.参附注射液对免疫功能的影响.中药药理与临床,2001,17(1):8.

[38]Zhang Qian,Li Chun-sheng,WANG Shuo,and GU Wei. Effects of Chinese Medicine Shen-Fu Injection(参附注射液)on the Expression of Inflammator Cytokines and Complements during Post-Resuscitation Immune Dysfunction in A Poreine Model. Chinese Journal of Integrative Medicine,2016(2):1-9.

[39]陈东辉,李东晓,李兴平,等.参附注射液增强机体非特异抵抗力作用研究.中药药理与临床,2000,16(6):3.

[40]载晓明,武晓群,刘学风,等.参附、柴胡注射液对肾缺血再灌注操作的影响.江苏中医,1998,19(2):46.

[41]姜岗.药物体内累积法考察中药注射剂药代动力学的实验.中药通报,1988,2(2):88.

[42]Zhang Y,Tian D,Huang Y,et al. Pharmacokinetic evaluation of Shenfu Injection in beagle dogs after intravenous drip administration. Acta Pharmaceutica Sinica B,2016.

四 逆 汤
Sini Tang

【药物组成】 附子(制)、干姜、炙甘草。

【功能与主治】 温中祛寒,回阳救逆。用于阳虚欲脱,冷汗自出,四肢厥逆,下利清谷,脉微欲绝。

【方解】 方中附子大辛大热,上助心阳以通脉,中温脾阳而散寒,下补肾火而回阳,为峻补元阳,为君药。干姜辛热,温中散寒,温阳守中,回阳通脉,与附子合用,相得益彰,能增强回阳救逆之功,为臣药。炙甘草补脾阳,益肾阳,后天与先天互助,且调和药性以防姜附燥烈伤阴,尽显佐助佐制之能,以为佐药。诸药合用共奏温中散寒、回阳救逆之功。

【临床应用】

1. 厥脱 阳虚欲脱所致。症见面色苍白,四肢厥冷,大汗淋漓,口唇发绀,肢端青紫,神志恍惚或神昏,舌质淡,脉细弱或脉微;各种原因引起的休克见上述证候者。

2. 腹泻 因中焦虚寒,脾失健运所致。症见腹泻,水样便,或下利清谷,伴腹痛,腹胀,腹部喜暖,手足不温,舌淡,苔白腻或薄白,脉细弱或沉细。

3. 腹痛 因中焦虚寒所致。症见腹痛,饮冷或遇寒加重,畏寒喜暖,四末不温。

4. 胸痹 因阳气虚衰,胸阳不振,心脉瘀阻所致。症见胸闷胸痛,甚则胸痛彻背,畏寒肢冷,面色苍白,唇甲淡黯或青紫,舌淡黯或紫黯,脉沉细或脉微;冠心病心绞痛见上述证候者。

【药理毒理】 本品有抗休克、抗心肌缺血、抗动脉粥样硬化和增强免疫功能等作用。

1. 抗休克 四逆汤煎剂十二指肠给药可降低家兔晚期失血性休克发生率,减轻休克失代偿程度;并能使肠系膜上动脉闭塞性休克(MSAO)家兔的血压升高[1]。

四逆汤水提浸膏可升高失血性休克大鼠的左心室收缩压（LVSP）、左心室等容期压力最大变化速率、平均动脉压（MAP）和心率[2]。四逆汤煎剂胃管给药一次，可降低失血性休克家兔血浆中内皮素（ET）[3]、肿瘤坏死因子[4]、一氧化氮（NO）含量及一氧化氮合酶（NOS）活力[5]，亦可降低血浆及肝肾组织中丙二醛（MDA）的含量，提高血浆及肝肾组织过氧化氢酶（CAT）、谷胱甘肽过氧化物酶（GSH-Px）活力和血浆总抗氧化活力（T-AOC）[6]，防止休克病理过程加重。

2. 抗心肌缺血　本品可降低垂体后叶素致心肌缺血大鼠血浆和心肌组织内皮素（ET）浓度[7]；增加垂体后叶素致心肌缺血小鼠心肌营养血流量，减少糖原消耗，降低乳酸和氧自由基浓度，减轻心肌线粒体损伤[8]，增加缺血心肌 ATP 的含量[9]。四逆汤水提取液灌流可增加大鼠 Langendorff 离体心脏灌流后断流致缺血心肌心电图的 R 波电压衰减一半所需的时间，减少心律失常的发生率，加强缺血心肌的收缩，扩张冠脉，增加冠脉流量[10]。四逆汤煎剂可改善垂体后叶素致缺血家兔心电图变化，减轻 ST 段下移，抑制 T 波增高；延长缺氧小鼠的心电活动时间（CEAT）[11]。

3. 强心　四逆汤水溶液离体兔心灌流可增加冠脉血流量、心脏收缩振幅和心率[12]，增强离体兔心乳头肌收缩力，使心肌收缩振幅增大[13]。

4. 抗动脉粥样硬化　本品可降低实验性动脉粥样硬化家兔主动脉脂质斑块面积、内膜斑块面积和厚度；增加高胆固醇喂饲所致动脉粥样硬化家兔血和主动脉血管超氧化物歧化酶（SOD）活性，降低血浆和主动脉血管 MDA 的含量，增强实验性动脉粥样硬化家兔主动脉血管 SOD 蛋白和基因表达[14]；降低血清 TC、TG、LDL、ApoB（载脂蛋白 B）含量，增加 ApoA（载脂蛋白 A）含量；提高血清 NO 水平的同时降低血浆中 ET（内皮素）含量[15]。本品可降低动脉组织神经酰胺浓度，减少血管壁细胞凋亡的数量[16]。

5. 增强免疫功能　本品可对抗环磷酰胺（CY）对小鼠的免疫抑制作用，使巨噬细胞吞噬功能和血清溶菌酶含量恢复正常，亦可促进 T、B 淋巴细胞增殖[17]；增加正常小鼠血浆中 cAMP 含量及淋巴细胞内 cAMP/cGMP 之比值，调节免疫功能低下小鼠淋巴细胞内和血浆中 cAMP/cGMP 的比值至正常水平，纠正机体免疫功能低下时环核苷酸系统代谢失调[18]；对抗肌注大剂量氢化可的松造成的大鼠免疫功能抑制，升高血清 IgG[19]。

6. 其他　体外试验，四逆汤水提取液有体外抗脂质过氧化作用[20]。四逆汤水提浸膏可扩张胸主动脉环，该

品的 K-H 溶液可抑制去氧肾上腺素（Phe）和高钾所致离体血管收缩，其作用与阻断 α_1 受体及促进内源性 NO 产生有关[21,22]。

【不良反应】　目前尚未检索到不良反应报道。

【禁忌】　孕妇禁用。

【注意事项】

1. 湿热、阴虚、实热证不宜使用。

2. 冠心病心绞痛病情急重时应配合抢救措施，避免延误病情。

3. 本品不宜单独用于休克，应结合其他抢救措施。

4. 凡热邪所致呕吐、腹痛、泄泻者慎用。

5. 本品含附子不宜过量、久服。

【用法与用量】　口服。一次 10～20ml，一日 3 次；或遵医嘱。

【规格】　每支装 10ml

【参考文献】　[1]唐朝枢.四逆汤肠道给药对家兔实验性休克的治疗作用.中医杂志，1982，(11)：73.

[2]邵春红，王晓良.四逆汤对失血性休克大鼠心功能和血压调节的肾上腺素受体机制研究.中国药学杂志，2003，38(11)：847.

[3]李守文，李晶，刘晓红.四逆汤对失血性休克家兔血浆内皮素（ET）的影响.黑龙江医药科学，2002，25(5)：21.

[4]李守文，李晶，刘晓红，等.四逆汤对失血性家兔肿瘤坏死因子的影响.黑龙江医药科学，2002，25(6)：19.

[5]李守文，李晶，刘晓红.四逆汤对失血性休克家兔氧化损伤的影响.黑龙江医药科学，2003，26(1)：10.

[6]李守文，李晶，刘晓红.四逆汤对失血性休克家兔一氧化氮（NO）和一氧化氮合酶（NOS）的影响.黑龙江医药科学，2003，26(2)：45.

[7]吴伟康，周琳，孙惠兰.四逆汤对心肌缺血大鼠内皮素影响的研究.中药药理与临床，2001，17(4)：1.

[8]吴伟康，侯灿，罗汉川.四逆汤改善缺血心肌能量代谢的作用及其机制探讨.中国病理生理杂志，1998，14(6)：634.

[9]吴伟康，何光耀，罗汉川，等.四逆汤与缺血心肌的能量代谢.中国中医基础医学杂志，1996，4(2)：26.

[10]吴伟康，尧宏斌，侯灿，等.四逆汤保护缺血心肌功能的实验研究.中国中医基础医学杂志，1995，1(3)：24.

[11]吴伟康，金文涛，罗灿华，等.四逆汤对缺血（氧）心电图的影响.中草药，1995，26(3)：141.

[12]刘笃.“四逆汤”对离体兔心作用的实验研究.山西医药杂志.1983，12(1)：4.

[13]张作华，刘相如.生脉液与四逆汤对心肌基本生理特性影响的对比研究.中西医结合杂志.1987，7(3)：189.

[14]吴伟康，黑子清，孙惠兰，等.四逆汤对高胆固醇喂饲所致动脉粥样硬化形成和氧化损伤的影响.中国动脉硬化杂志，2003，11(6)：505.

[15]吴伟康，黄河清，谭红梅，等.四逆汤对动脉粥样硬化家兔

脂代谢及血管内皮功能的影响.第一军医大学学报,2000,20 (2):141.

[16]黑子清,吴伟康,孙惠兰,等.四逆汤对家兔动脉粥样硬化的形成及血管壁神经酰胺含量的影响.中国病理生理杂志,2003,19(3):345.

[17]朱新华,梁先念,蒋永革,等.四逆汤免疫调节活性的实验研究.中国实验临床免疫学杂志,1996,8(2):44.

[18]朱新华,梁先念,王曙光.四逆汤对小鼠淋巴细胞内及血浆中环核苷酸含量影响的研究.昆明医学院学报,1994,15(4):29.

[19]吴伟康,候灿,殷胜利,等.四逆汤方药对注射大剂量氢化可的松大鼠血清 IgG 水平影响的初步观察.中医杂志,1988,29 (10):59.

[20]吴伟康,罗汉川,侯灿.四逆汤清除氧自由基及抑制心肌脂质过氧化反应的体外试验.中国中药杂志,1995,20(11):590.

[21]邵春红,王晓良.四逆汤对高钾和去氧肾上腺素收缩主动脉环效应的影响.中草药,2003,34(9):819.

[22]刘筱蔼,吴伟康,杨仕云.四逆汤体外对大鼠缺血胸主动脉环张力及其释放 NO 水平的影响.中国实验方剂学杂志,2002,8 (2):28.

十四、理气剂

理气剂以行气药和降气药为主组合而成,用于不同疾病所见气滞或气逆证。

中医学认为,脏腑功能活动是以气的升降出入协调为用而实现的,借以维持人体正常的生理状态。脏腑功能的异常改变,均可导致气机阻遏,气的升降出入失常,故有"百病生于气"(《素问·举痛论》)之说。若因情志失常,寒温失宜,饮食失节,或劳倦所伤,均可引发气之升降无序,出入无节,脏腑功能紊乱而产生多种疾病。气病涉及疾病虽广,其表现形式不外气虚、气滞和气逆三种。因补气剂已在补益剂中介绍,故此不赘述。气滞见于肝气郁结与脾胃气滞,若肝郁日久,犯及脾胃,肝脾胃气机紊乱,即可肝气郁结与脾胃气滞合并出现,又称为肝气犯胃;气逆则见于胃气上逆和肺气上逆。气滞当以行气药调之,气逆应用降气剂治之。临床上,因疏解脾胃气滞和降肺气制剂分别收入消食导滞和止咳平喘剂,故这里只介绍理气疏肝和理气和中剂。

理气疏肝剂主要配伍香附、川楝子、郁金、青皮、乌药、柴胡、枳壳等,用于疾病所见肝气郁滞者,症见情志抑郁、善太息、胸闷、胁肋胀痛、月经不调、痛经等。

理气和中剂主要配伍陈皮、厚朴、木香、枳壳、槟榔、砂仁等,用于疾病所见脾胃气滞者,症见脘腹胀满、嗳气吞酸、恶心、呕吐、饮食不消等。

中药理气剂适用于西医学的慢性胆囊炎、胆石症、消化不良、慢性胃炎、慢性肝炎、胃及十二指肠溃疡、功能性腹胀等。临床上可结合辨证合理选用。

中药理气制剂主要有丸、胶囊、颗粒、片四种剂型可供选用,尤以丸剂较多。

理气制剂使用注意:①气滞因虚所致者,不宜使用本剂;②本剂阴虚火旺者和孕妇不宜使用;③本剂多属芳香辛燥之品,不宜过服久服。

(一) 理气疏肝

柴胡舒肝丸

Chaihu Shugan Wan

【药物组成】 柴胡、青皮(炒)、陈皮、防风、香附(醋制)、枳壳(炒)、木香、乌药、半夏(姜炙)、茯苓、桔梗、厚朴(姜炙)、紫苏梗、豆蔻、甘草、山楂(炒)、槟榔(炒)、六神曲(炒)、大黄(酒炒)、白芍(酒炒)、当归、三棱(醋炙)、莪术(制)、黄芩、薄荷。

【功能与主治】 疏肝理气,消胀止痛。用于肝气不舒,胸胁痞闷,食滞不清,呕吐酸水。

【方解】 方中柴胡、青皮、陈皮、防风、香附、枳壳、木香、乌药合用,以疏肝理气、消胀止痛。半夏、茯苓、桔梗、厚朴、紫苏梗、豆蔻、甘草合用,以健脾调中、行气消胀。山楂、槟榔、六神曲、大黄合用,以消食导滞、化积消胀。白芍、当归养血和血,以柔肝体。三棱、莪术行气化瘀,消食化滞。黄芩、薄荷以清解郁热。气郁日久则化热,故以黄芩苦寒清热、薄荷辛凉解郁以解之。诸药合用,共奏疏肝理气、消胀止痛之功。

【临床应用】

1. 痞满 多因肝郁气滞,伤及脾胃,升降失常,痞塞于中所致。症见胸胁痞闷,满而不痛,善太息,嗳气,苔薄白,脉弦缓;慢性肝炎,急、慢性胃炎,胃及十二指肠溃疡见上述证候者。

2. 吞酸 多因肝气犯胃,脾失健运所致。症见呕吐酸水,倒饱嘈杂,食滞不消,饮食减少,每因情绪因素而加剧,苔微腻,脉沉弦缓;急、慢性胃炎,胃及十二指肠溃疡见上述证候者。

3. 胁痛 多因肝郁气滞,阻于胁络所致。症见胁肋胀满,疼痛每因情志而增减,胸闷气短,善太息,嗳气频作,苔薄白,脉沉弦;慢性肝炎、慢性胆囊炎见上述证候者。

【不良反应】 目前尚未检索到不良反应报道。

【禁忌】 孕妇禁用。

【注意事项】

1. 肝胆湿热、食滞胃肠、脾胃虚弱证慎用。

2. 切忌郁闷、恼怒，应保持心情舒畅。

【用法与用量】　口服。一次 1 丸，一日 2 次。

【规格】　每丸重 10g

平肝舒络丸
Pinggan Shuluo Wan

【药物组成】　沉香、胆南星（酒炙）、香附（醋炙）、佛手、柴胡、陈皮、木香、枳壳（去瓤麸炒）、檀香、乌药、青皮（醋炙）、厚朴（姜炙）、砂仁、豆蔻、广藿香、钩藤、僵蚕（麸炒）、黄连、天竺黄、白及、朱砂、羚羊角粉、羌活、防风、白芷、细辛、铁丝威灵仙（酒炙）、桑寄生、木瓜、延胡索（醋炙）、乳香（醋炙）、没药（醋炙）、川芎、熟地黄、龟甲（沙烫醋淬）、何首乌（黑豆酒炙）、人参、白术（麸炒）、茯苓、丁香、肉桂、冰片、牛膝。

【功能与主治】　平肝疏络，活血祛风。用于肝气郁结，经络不疏引起的胸胁胀痛、肩背串痛、手足麻木、筋脉拘挛。

【方解】　方中沉香行气止痛，调中降逆；胆南星清化痰热、息风止痉，合为君药。香附、佛手、柴胡、陈皮、木香、枳壳、檀香、乌药、青皮疏肝理气，化痰调中；厚朴、砂仁、豆蔻、广藿香化湿行气，和中止呕；钩藤、僵蚕、黄连、天竺黄、白及、朱砂、羚羊角粉平肝清心，化痰息风，定惊安神；羌活、防风、白芷、细辛、威灵仙、桑寄生、木瓜祛风化湿、舒筋活络，合为臣药。延胡索、乳香、没药、川芎活血理气，通经止痛；熟地黄、龟甲、何首乌养血补精，滋阴潜阳；人参、白术、茯苓补脾益气，利水渗湿；丁香、肉桂温中降逆，引火归源；冰片开窍醒神，合为佐药。牛膝引血下行，为使药。诸药合用，共奏平肝疏络、活血祛风之功。

【临床应用】

1. 胁痛　多因肝失条达，疏泄不利，胁络不畅所致。症见胸胁胀痛，走窜不定，甚及肩背，胸闷气短，太息则舒，舌薄，脉弦；慢性肝炎、慢性胆囊炎见上述证候者。

2. 中风　多因肝气郁结，风痰内蕴，复感风邪，筋脉失养所致。症见头痛，眩晕，耳鸣，手足麻木，筋脉拘挛，半身不遂，舌红苔腻，脉弦滑；缺血性中风恢复期见上述证候者。

【不良反应】　目前尚未检索到不良反应报道。

【禁忌】　尚不明确。

【注意事项】

1. 阴虚风动、热病神昏者慎用。

2. 孕妇慎用。

3. 本品含有朱砂，对肝肾功能有一定损害，不宜过量、久服。

【用法与用量】　温黄酒或温开水送服。一次 1 丸，一日 2 次。

【规格】　每丸重 6g

舒肝止痛丸
Shugan Zhitong Wan

【药物组成】　柴胡、黄芩、当归、白芍、赤芍、川芎、香附（醋制）、川楝子、延胡索（醋制）、薄荷、郁金、木香、白术（炒）、半夏（制）、陈皮、生姜、莱菔子（炒）、甘草。

【功能与主治】　疏肝理气，和胃止痛。用于肝胃不和、肝郁气结所致的胁痛、吞酸，症见胁痛胀满、呕吐酸水、脘腹疼痛。

【方解】　方中柴胡、黄芩疏肝理气、解郁透热，合为君药。当归、白芍、赤芍、川芎养血柔肝，行气活血；香附、川楝子、延胡索疏肝理气，解郁止痛。以上诸药，辅助君药疏肝解郁、行气止痛，合为臣药。薄荷、郁金、木香，助臣药以疏肝理气止痛；白术补气健脾；半夏、陈皮、生姜理气健脾，和胃止呕；莱菔子消食和胃，合为佐药。甘草健脾和胃、调和诸药，为使药。诸药合用，共奏疏肝理气、和胃止痛之功。

【临床应用】

1. 胁痛　多因肝郁气滞，疏泄失常所致。症见两胁胀痛，甚或痛及肩背，情志郁闷易怒，善太息，嗳气，苔薄，脉弦；急、慢性肝炎，胆囊炎见上述证候者。

2. 吞酸　多因肝气郁结，肝胃不和所致。症见呕吐酸水，脘腹胀满不舒，甚或脘腹疼痛，心烦易怒，食少纳呆，舌淡苔薄腻，脉弦；慢性胃炎、胃及十二指肠溃疡见上述证候者。

【不良反应】　目前尚未检索到不良反应报道。

【禁忌】　尚不明确。

【注意事项】

1. 肝阴不足、瘀血停滞所致胁痛及脾胃虚寒、呕吐泛酸者慎用。

2. 服药期间注意调节情志，切忌气恼劳碌，戒酒。

【用法与用量】　口服。一次 4～4.5g，一日 2 次。

四 逆 散
Sini San

【药物组成】　柴胡、白芍、枳壳（麸炒）、甘草。

【功能与主治】 透解郁热,疏肝理脾。用于肝气郁结所致的胁痛、痢疾,症见脘腹胁痛、热厥手足不温、泻痢下重。

【方解】 方中柴胡辛苦微寒,入肝胆经,升发阳气、疏肝解郁、透邪外出,为君药。白芍酸甘、敛阴养血、柔肝止痛,与柴胡合用以敛阴和阳、条达肝气,可使柴胡升散而无耗伤阴血之弊,为臣药。枳壳理气解郁,泻热破结;其与柴胡为伍,一升一降,一表一里,加强疏泄气机之功,并奏升清降浊之效,各得其道;其与白芍配伍,理气和血,使气血调和,合为佐药。甘草益脾和中,与白芍配伍缓急止痛,为使药。四药合用,共奏透解郁热、疏肝理脾之功。

【临床应用】

1. 胁痛 多因肝气郁结,气机不得疏泄,阳气内郁所致。症见胁痛,脘腹疼痛,热厥手足不温,舌淡,苔黄或腻,脉弦;慢性肝炎,急、慢性胆囊炎见上述证候者。

2. 痢疾 多因肝气郁结,气机不畅所致。症见大便溏泻,腹胀肠鸣,里急后重,舌苔白厚,脉弦数;慢性结肠炎、胃肠炎见上述证候者。

【药理毒理】 本品有保肝、促进胃肠运动和抗胃溃疡等作用。

1. 保肝 四逆散水煎剂对四氯化碳或石胆酸所致小鼠肝损伤有保护作用[1,2]。对小牛血清白蛋白所致大鼠免疫性肝损伤本品也能降低血清 AST 活性,升高 SOD 活性[3]。四逆散抗石胆酸性肝损伤作用可能与其降低 Bax 蛋白表达,减少肝细胞凋亡有关[4]。此外,四逆散还能使麻醉大鼠的胆汁流量提高[5]。

2. 促进胃肠蠕动 本品能增强胃排空及小肠推进功能[6-10],增加小鼠胃排空流体和固体的能力,提高大鼠离体胃条的兴奋性和整体动物胃蠕动的频率,升高血浆胃动素的水平,促进胃壁平滑肌细胞的收缩[6]。

3. 抗溃疡 本品能减小水浸大鼠应激性胃溃疡的发生率,降低溃疡指数[10],其抗胃溃疡作用的机制与增加胃黏膜血流量和胃黏液,提高胃防御功能有关[11]。

4. 其他 本品能增强氢化可的松诱导免疫抑制小鼠的巨噬细胞功能,提高 T 淋巴细胞转化率及增强 NK 细胞活性。对正常小鼠的免疫功能也具有促进作用[12]。本品体外能抑制 ConA 活化的小鼠脾细胞分泌 MMP-2 和 MMP-9 以及黏附 I 型胶原的能力[13]。本品能使大鼠全血黏度、血浆黏度、血浆还原黏度下降[14]。

【不良反应】 目前尚未检索到不良反应报道。

【禁忌】 尚不明确。

【注意事项】

1. 肝阴亏虚气郁胁痛者慎用。

2. 寒厥所致四肢不温者慎用。

3. 孕妇慎用。

4. 忌恼怒劳碌,保持心情舒畅。

【用法与用量】 开水冲泡或炖服。一次 9g,一日 2 次。

【规格】 每袋装 9g

【参考文献】 [1]王传晶,黄世领,龚传美,等.四逆散煎液及醇提液对四氯化碳致小白鼠肝损害的影响.解放军医学高等专科学校学报,1998,26(1):14-15.

[2]张国骏,王东强,史丽萍,等.经方四逆散对肝损害的保护作用及机制研究.天津中医药,2004,21(6):503.

[3]赵国荣,刘近明,李承哲,等.四逆散、逍遥散及其配伍丹参或桃仁对大鼠免疫性肝损伤影响的对比研究.湖南中医学院学报,1999,19(4):9.

[4]王东强,张国骏,史丽萍.四逆散对肝损害细胞 bax 基因表达的影响.天津中医药,2005,22(2):155.

[5]丁淑霞,崔云,任卫平,等.四逆散对大鼠胆汁流量的影响.中医药信息,2000,4:65.

[6]彭成,张磊,张利,等.四逆散治疗功能性消化不良的实验研究.成都中医药大学学报,1999,22(1):39.

[7]李岩,陈苏宁,李宇权,等.芍药甘草汤、四逆散对胃排空及小肠推进功能影响的拆方研究.中华消化杂志,1996,16(1):18.

[8]刘延祯.胃动灵及其分解方对小鼠胃排空及小肠推进功能的影响.甘肃中医学院学报,2001,18(4):11.

[9]胡晨霞,凤良元,鄢顺琴.四逆散对小鼠胃肠运动影响的拆方研究.中医药学刊,2004,22(5):886.

[10]王梦,钱红美,陈玉俊,等.四逆散提取物对胃溃疡及胃肠功能等作用研究.江苏中医药,2003,24(9):55.

[11]金航,张志军.汉方药对胃黏膜及胃动力的影响.国外医学·中医中药分册,1997,19(2):19.

[12]宋玉辉,李英兰,李霞,等.四逆散对机体免疫功能的影响.中医药信息,2000,17(4):67.

[13]孙洋,徐强.四逆散药对及全方对刀豆蛋白 A 活化的小鼠脾细胞移动和黏附能力的影响.中国天然药物,2003,1(2):103.

[14]龚传美,管喜文,张军,等.四逆散对血黏度和甲襞微循环的作用研究.临床军医杂志,1991,8(4):1.

胆 乐 胶 囊
Danle Jiaonang

【药物组成】 连钱草、郁金、猪胆汁酸、山楂、陈皮。

【功能与主治】 理气止痛,利胆排石。用于肝郁气滞所致的胁痛、胆胀,症见胁肋胀痛、纳呆尿黄;慢性胆囊炎、胆石症见上述证候者。

【方解】　方中连钱草辛微苦寒,清热解毒、利湿散瘀、退黄排石,为君药。郁金辛苦寒,活血行气、解郁止痛,协助君药利胆排石;猪胆汁苦寒,清热解毒、利胆退黄,合为臣药。山楂酸甘微温,消食行气散瘀;陈皮辛苦温,健脾理气、燥湿化痰,为佐药。诸药合用,共奏理气止痛、利胆排石之功。

【临床应用】

1. 胁痛　因肝气郁滞所致。症见胁肋胀痛,食少纳呆,善太息,脉弦,舌质黯;慢性胆囊炎、胆石症见上述证候者。

2. 胆胀　因湿热内蕴、痰瘀互阻,胆汁失于疏泄所致。症见胁肋胀痛,纳呆,口苦,厌食油腻,尿黄,脉弦,舌质黯舌苔腻;慢性胆囊炎、胆石症见上述证候者。

【药理毒理】　抗炎镇痛　本品能抑制醋酸致小鼠腹腔毛细血管通透性增加和二甲苯致小鼠耳肿胀和蛋清致大鼠足肿胀。本品能抑制醋酸致小鼠扭体反应[1]。

【不良反应】　目前尚未检索到不良反应报道。

【禁忌】　尚不明确。

【注意事项】

1. 肝阴不足所致胁痛者慎用。

2. 忌油腻高脂饮食,应忌酒,适当加强体育活动。

3. 服用过程中如发生黄疸,或发热或剧烈上腹痛者,应立即请外科按急症处理。

【用法与用量】　口服。一次4粒,一日3次。

【规格】　每粒装0.3g

【参考文献】　[1]张劲松,姚远,倪维芳.胆乐胶囊的抗炎与镇痛作用研究.中国现代应用药学杂志,2003,20(5):25.

越 鞠 丸
Yueju Wan

【药物组成】　香附(醋制)、川芎、栀子(炒)、苍术(炒)、六神曲(炒)。

【功能与主治】　理气解郁,宽中除满。用于胸脘痞闷,腹中胀满,饮食停滞,嗳气吞酸。

【方解】　方中香附疏肝理气、解郁止痛,以治气郁,为君药。川芎活血祛瘀,行气止痛以治血郁;栀子清热泻火,以治火郁;苍术燥湿健脾,以治湿郁;六神曲消食导滞,以治食郁,合为臣药。气郁则湿聚生痰,若气机流畅,五郁得解,则痰随之而解,故方中不另加化痰之品。全方具有理气解郁、宽中除满之功。

【临床应用】

1. 郁证　因肝气郁结所致。症见精神抑郁,情绪

不宁,胸胁胀痛,脘闷嗳气,腹胀纳呆,女子月经不调,脉弦;更年期综合征、月经不调、痛经等见上述证候者。

2. 胁痛　一侧或两侧胁痛,并因情志不遂而疼痛加重,胸膈痞闷,呕恶嗳气,嘈杂吞酸;肝炎、胆囊炎、胆石症、肋间神经痛等见上述证候者。

3. 胃脘痛　肝胃失和所致。症见胃脘胀痛,腹胀纳呆;慢性胃炎、功能性消化不良见上述证候者。

4. 乳癖　因肝郁气滞,痰凝血瘀所致。症见乳房胀痛,月经量少色黯,腹胀嗳气,喜叹息;乳腺增生见上述证候者。

5. 呕吐　肝气不舒,肝胃失和所致。症见恶心呕吐,厌食嘈杂,呃逆不畅,或嗳气吞酸,舌苔白腻,脉弦滑;胃神经官能症、胃及十二指肠溃疡、慢性胃炎见上述证候者。

【不良反应】　目前尚未检索到不良反应报道。

【禁忌】　尚不明确。

【注意事项】

1. 阴虚火旺者慎用。

2. 久服易伤正气。

3. 忌忧思恼怒,避免情志刺激。

【用法与用量】　口服。一次6～9g,一日2次。

越 鞠 保 和 丸
Yueju Baohe Wan

【药物组成】　香附(醋制)、木香、槟榔、六神曲(麸炒)、苍术、川芎、栀子(姜制)。

【功能与主治】　疏肝解郁,开胃消食。用于气食郁滞所致的胃痛,症见脘腹胀痛、倒饱嘈杂、纳呆食少、大便不调;消化不良见上述证候者。

【方解】　方中香附疏肝理气,解郁止痛,为君药。木香行气调中,槟榔、神曲消食化积、理气和胃,合为臣药。苍术燥湿健脾,川芎活血化瘀、行气止痛,栀子泻火除烦,合为佐药。诸药合用,共奏疏肝解郁、开胃消食之功。

【临床应用】

1. 胃痛　暴饮暴食,损伤脾胃,气食郁滞所致。症见脘腹胀痛,倒饱嘈杂,厌恶饮食,恶心呕吐,吐后症轻,嗳气腐酸臭;消化不良见上述证候者。

2. 痞满　肝郁气滞,损伤脾胃,气食郁滞所致。症见脘腹胀满,不思饮食,餐后胀甚,倒饱嘈杂;消化不良见上述证候者。

有用该药治疗抑郁症、抗痨药物反应的报道[1,2]。

【药理毒理】 本品有促进胃肠运动、促进胃分泌、镇吐作用。

1. 促进胃肠运动 本品能促进正常小鼠和阿托品致胃肠运动障碍小鼠胃排空和小肠推进运动[3-5]。

2. 促进胃分泌 本品能提高幽门结扎大鼠胃蛋白酶活力[6]。

3. 镇吐 本品能延长硫酸铜溶液致家鸽呕吐的潜伏期[5]。

【不良反应】 目前尚未检索到不良反应报道。

【禁忌】 尚不明确。

【注意事项】

1. 湿热中阻、肝胃火郁胃痛、痞满者慎用。

2. 忌食生冷、硬黏难消化食物。

3. 孕妇慎用。

【用法与用量】 口服。一次6g,一日1~2次。

【规格】 每袋装6g

【参考文献】 [1]潘洪峰,董湘玉,刘瑶,等.越鞠保和丸治疗轻中度抑郁症的临床疗效观察.时珍国医国药,2008,19(4):887-889.

[2]杨兆庚,张淑琴.越鞠保和丸治疗抗痨药物反应46例.天津中医药,2003,20(3):57.

[3]江汉才,沈金美,钟清秀,等.越鞠保和丸对小鼠胃、肠排空运动的实验研究.中国中医药科技,1996,3(5):22-23.

[4]沈欣,李德凤,宗桂珍.越鞠保和胶囊胃肠动力药效研究.中国实验方剂学杂志,2011,17(14):243-244.

[5]鞠海,柳芳,李洪梅,等.健脾散结丸对胃肠功能影响的实验研究.中国药学杂志,2014,49(7):564-566.

[6]沈欣,李德凤,宗桂珍.越鞠保和胶囊对大鼠胃消化功能的影响试验.中国中医基础医学杂志,2011,17(5):523-524.

左金丸(胶囊)

Zuojin Wan(Jiaonang)

【药物组成】 黄连、吴茱萸。

【功能与主治】 泻火,疏肝,和胃,止痛。用于肝火犯胃,脘胁疼痛,口苦嘈杂,呕吐酸水,不喜热饮。

【方解】 方中重用苦寒之黄连为君,一者清泻肝火,肝火得清,自不横逆犯胃;再者,黄连可清胃火,胃火降则气自降;少佐辛热疏利之吴茱萸,取其下气之用,可助黄连和胃降逆。其性辛热,开郁力强,于大剂量寒凉药中,非但不会助热,且可使肝气条达,郁结得开。又能制黄连之苦寒,使泻火而无凉遏之弊。二药合用,共奏泻火、疏肝、和胃、止痛之功。

【临床应用】

1. 胃痛 肝火犯胃所致。症见胃脘疼痛,胁肋胀满,烦躁易怒,吞酸,胃中嘈杂,呕吐酸水,口苦,不喜热饮,舌质红苔黄,脉弦或数;急、慢性胃炎,胃及十二指肠溃疡见上述证候者。

2. 胁痛 肝火犯胃,肝络失和,肝失疏泄所致。症见胁肋胀痛,烦躁易怒,口干口苦,呕吐吞酸,脘痞嗳气,舌红苔黄,脉弦数;急、慢性胃炎,胃及十二指肠溃疡、慢性肝炎见上述证候者。

【药理毒理】 本品有抑制胃肠运动、抑制胃酸分泌、抗溃疡、镇痛等作用。

1. 抑制胃肠运动 本品能抑制小鼠胃排空和小肠推进运动[1]。

2. 抑制胃酸分泌 本品及左金胶囊对幽门结扎大鼠胃分泌有抑制作用,胃液量及总酸排出量减少[2]。能减少胃窦移植术致大鼠慢性高胃酸分泌模型的胃液分泌,有可逆性拮抗胃泌素刺激胃酸分泌作用[3]。

3. 抗溃疡 本品对醋酸引起的大鼠胃小弯溃疡有提高溃疡愈合率的作用[3];本品及左金胶囊对吲哚美辛、无水乙醇引起的大鼠胃黏膜损伤有降低溃疡指数的作用[2]。本品能减少水浸应激小鼠及利血平模型小鼠胃黏膜溃疡点数[4]。

4. 镇痛 本品可提高小鼠热板法的痛阈值,降低醋酸引起的小鼠扭体次数[5]。

【不良反应】 目前尚未检索到不良反应报道。

【禁忌】 尚不明确。

【注意事项】

1. 脾胃虚寒胃痛及肝阴不足胁痛者慎用。

2. 保持心情舒畅,以免加重病情。

【用法与用量】 丸剂:口服。一次3~6g,一日2次。胶囊剂:口服。一次2~4粒,一日2次。饭后服用。15天为一疗程。

【规格】 胶囊剂:每粒装0.35g

【参考文献】 [1]李茹柳,陈蔚文,徐颂芬,等.左金丸与加味左金丸胃肠道药理作用比较.广州中医学院学报,1993,10(1):18.

[2]徐继红,雍定国,耿宝琴,等.左金胶囊和左金丸对抗大鼠实验性胃溃疡及胃酸分泌的比较研究.中药药理与临床,1999,8(2):8.

[3]陈蔚文,蓝韶清,李茹柳,等.左金丸抗溃疡及抑制胃酸分泌的实验研究.广州中医学院学报,1991,8(21):224.

[4]周修森,沈祥春,张贵林,等.左金总生物碱对实验性胃溃疡的作用研究.河南中医学院学报,2007,22(1):32.

[5]陈奇.中成药名方药理与临床.人民卫生出版社.1998:259.

加味左金丸
Jiawei Zuojin Wan

【药物组成】　黄连(姜炙)、吴茱萸(甘草炙)、柴胡、延胡索(醋炙)、木香、香附(醋炙)、枳壳(去瓤麸炒)、郁金、陈皮、青皮(醋炙)、黄芩、白芍、当归、甘草。

【功能与主治】　平肝降逆,疏郁止痛。用于肝郁化火、肝胃不和引起的胸脘痞闷、急躁易怒、嗳气吞酸、胃痛少食。

【方解】　黄连苦寒,清热泻火、降逆止呕;吴茱萸辛温,开郁散结、下气降逆,二药相伍有清泻肝火、降逆止呕的作用,合为君药。柴胡、延胡索、木香、香附、枳壳、郁金、陈皮、青皮疏肝和胃、理气止痛,合为臣药。黄芩苦寒清热;白芍、当归二者入血分,养血柔肝,且可防止辛苦之品伤阴耗津,共为佐药。甘草调和诸药,为使药。全方合用,具有平肝降逆、疏郁止痛之功。

【临床应用】

1. 胃痛　肝胃不和,肝火犯胃所致。症见胸脘痞闷疼痛,进食后加剧,痛连两胁,烦躁易怒,嗳气呃逆,嘈杂吞酸,口干口苦,纳食减少,舌质红苔黄,脉弦数;慢性胃炎、胃及十二指肠溃疡见上述证候者。

2. 吞酸　肝胃不和,肝火犯胃所致。症见胸脘、胸膈灼热疼痛或刺痛,口苦口干,吞酸不止,大便干,苔薄腻,脉弦;胃及十二指肠溃疡、慢性胃炎、反流性食管炎见上述证候者。

3. 呕吐　肝胃不和或肝火犯胃所致的嗳气频作,胸胁满痛,烦闷不舒,呕吐酸苦,舌边尖红,舌苔黄,脉弦数;各种胃炎、胃神经官能症、胆囊炎、幽门不全梗阻见上述证候者。

【药理毒理】　本品有抑制胃肠运动、抑制胃分泌作用。

1. 抑制胃肠运动　本品能抑制正常小鼠胃排空和小肠推进运动[1]。

2. 抑制胃分泌　本品能降低幽门结扎大鼠胃液量、总酸度和总酸排出量[1]。

【不良反应】　目前尚未检索到不良反应报道。

【禁忌】　尚不明确。

【注意事项】

1. 肝寒犯胃及体虚无热者慎用。

2. 忌气恼,忌食生冷、辛辣、油腻、不易消化食物。

3. 孕妇慎用。

【用法与用量】　口服。一次 6g,一日 2 次。

【规格】　每 100 粒重 6g

【参考文献】　[1]史向华,柴秋彦,杨文斌,等.舒肝益胃颗粒药效学实验研究.山西医药杂志,2013,42(12):1425-1426.

舒肝平胃丸
Shugan Pingwei Wan

【药物组成】　苍术、厚朴(姜炙)、枳壳(麸炒)、法半夏、陈皮、槟榔(炒焦)、炙甘草。

【功能与主治】　疏肝和胃,化湿导滞。用于肝胃不和、湿浊中阻所致的胸胁胀满、胃脘痞塞疼痛、嘈杂嗳气、呕吐酸水、大便不调。

【方解】　方中重用苍术,以其苦温性燥,最善除湿运脾,为君药。厚朴苦温燥湿,行气除满;半夏燥湿化痰、降逆止呕,合为臣药。枳壳、槟榔行气消积、陈皮理气化滞、健脾和胃,共为佐药。甘草甘缓和中、调补中气,以缓和诸药之燥性,为佐使药。诸药相合,共奏疏肝和胃、化湿导滞之效。

【临床应用】

1. 胃痛　肝胃不和,湿浊中阻所致。症见胸脘痞闷疼痛,进食后加剧,痛连两胁,急躁易怒,嗳气呃逆,嘈杂吞酸,纳呆食少,大便时溏,舌质红、苔黄腻,脉弦滑;慢性胃炎、消化性溃疡、慢性胆囊炎见上述证候者。

2. 痞满　胃失和降,或肝胃不和所致。症见胃脘痞塞疼痛,胸胁胀满,或烦闷不舒,嗳气频作,呕吐吞酸,大便不调,舌边尖红、舌苔薄腻,脉弦滑;慢性胃炎,急、慢性胃肠炎,胆囊炎见上述证候者。

3. 吞酸　肝胃不和,湿浊中阻所致。症见胸脘痞闷、脘中灼热或灼痛,吞酸嘈杂,嗳气呃逆,咽干,口苦,苔薄腻,脉弦滑;反流性食管炎、消化性溃疡见上述证候者。

【不良反应】　目前尚未检索到不良反应报道。

【禁忌】　尚不明确。

【注意事项】

1. 肝寒犯胃者慎用。

2. 孕妇宜慎用。

【用法与用量】　口服。一次 4.5g,一日 2 次。

【规格】　每 100 粒重 6g

戊己丸
Wuji Wan

【药物组成】　黄连、白芍(炒)、吴茱萸(制)。

【功能与主治】　泻肝和胃,降逆止呕。用于肝火犯胃、肝胃不和所致的胃脘灼热疼痛、呕吐吞酸、口苦嘈杂、腹痛泄泻。

【方解】 方中黄连苦寒,入心肝胃经,清热泻火,取实则泻子之意,清泄肝胃之火,又能燥湿厚肠止泻,为君药。白芍柔肝和脾、缓急止痛,能于土中泻木,又可和血,为臣药。吴茱萸辛苦而温,疏肝降逆开郁,温中止痛止呕,既可同气相求,引热下行,又可兼制黄连之寒,防止伤胃,为佐药。三药配伍,具有泻肝和胃、降逆止呕的功效。

【临床应用】

1. 胃痛 胃火亢盛或肝火犯胃,肝胃不和所致。症见胃脘胀痛或痛及两胁,多与情志有关,嗳气频繁,呕吐吞酸,口苦嘈杂,食少纳呆,舌苔薄白或薄黄,脉弦;慢性胃炎、消化性溃疡见上述证候者。

2. 呕吐 肝火犯胃,胃失和降所致。症见胸脘痞闷,胸膈灼热或灼痛,呕恶吞酸,嗳气呃逆,胁痛,口苦,咽干,便结,舌边尖红、舌苔黄,脉弦;功能性呕吐见上述证候者。

3. 泄泻 肝火犯胃,脾胃不和,升降失常,或湿热阻滞,气机失调所致。症见腹痛泄泻,胸胁胀闷,嗳气食少,或下利赤白,里急后重,滞下不爽,小便短赤,或伴有恶心呕吐,或兼有胸脘痞闷,舌淡红苔黄或腻,脉弦滑;急、慢性腹泻,细菌性痢疾见上述证候者。

【药理毒理】 **抗炎镇痛** 本品可降低醋酸法小鼠的扭体次数;对巴豆油致小鼠耳肿胀有抑制作用[1]。

【不良反应】 目前尚未检索到不良反应报道。

【禁忌】 尚不明确。

【注意事项】 肝寒犯胃者慎用。

【用法与用量】 口服。一次3~6g,一日2次。

【参考文献】 [1]宫海民,王兆金,段文着,等.戊己丸镇痛、抗炎作用的实验研究.中国中医药科技,1998,5(3):147.

宽胸舒气化滞丸
Kuanxiong Shuqi Huazhi Wan

【药物组成】 牵牛子(炒)、青皮(醋炙)、陈皮、沉香、木香。

【功能与主治】 舒气宽中,消积化滞。用于肝胃不和、气郁结滞引起的两胁胀满、呃逆积滞、胃脘刺痛、积聚痞块、大便秘结。

【方解】 本方重用牵牛子,取其苦寒泻下,通便逐水而消积滞,为君药。青皮、陈皮辛苦而温,入肝胃经,疏肝行气、和胃止痛,合为臣药。沉香、木香芳香辛散,温中行气、和胃导滞、降气宽中,合为佐药。诸药合用,共奏舒气宽中、消积化滞的功效。

【临床应用】

1. 痞满 肝胃气滞,饮食停积,中焦气机郁滞所致。症见心下痞满,或胸脘痞塞不舒,或胃痛隐隐,干呕食气,食欲不振,嗳气吞酸,呕吐恶心,胁肋胀痛,腹满,便结,口干口臭,舌红苔黄腻而厚,脉沉弦;慢性胃炎、慢性肝炎、胆囊炎、消化不良见上述证候者。

2. 胃痛 肝胃不和,气郁食滞所致。症见胃脘胀满疼痛或刺痛,痛连胁下,嗳气频作,或泛酸水,腹胀,大便不畅,苔薄白,脉沉弦;胃及十二指肠溃疡,急、慢性胃炎、慢性肝炎,消化不良见上述证候者。

3. 便秘 肝胃气滞,腑气不通所致。症见大便干结不通,或艰涩不畅,脘痛胁胀,或兼腹胀腹痛,小便短赤,口干口臭,面红身热,舌红苔黄,脉弦滑;慢性胃炎、功能性便秘见上述证候者。

【不良反应】 目前尚未检索到不良反应报道。

【禁忌】 孕妇禁用。

【注意事项】

1. 肝气犯胃所致痞满、胃痛及冷积便秘者慎用。

2. 小儿、老人及平素体质虚弱者慎用。

【用法与用量】 口服。一次1~2丸,一日2次。

【规格】 每丸重6g

舒肝健胃丸
Shugan Jianwei Wan

【药物组成】 香附(醋制)、柴胡(醋制)、枳壳、厚朴(姜制)、槟榔、陈皮、青皮(醋炒)、牵牛子(炒)、豆蔻、鸡内金(炒)、檀香、香橼、白芍(麸炒)、延胡索(醋炒)、五灵脂(醋制)。

【功能与主治】 疏肝开郁,导滞和中。用于肝胃不和所致的胃脘胀痛、胸胁满闷、呕吐吞酸、腹胀便秘。

【方解】 方中香附、柴胡疏肝理气、解郁止痛,为君药。枳壳、厚朴、槟榔行气消积、燥湿除满,陈皮、青皮疏肝健脾、和胃止呕、散结消滞,合为臣药。牵牛子攻积导滞;豆蔻、鸡内金和中消食,檀香、香橼理气和中、散满除胀;白芍养血柔肝,缓急止痛;延胡索、五灵脂活血散瘀、行气止痛,合为佐药。诸药合用,共奏疏肝开郁、导滞和中之效。

【临床应用】

1. 胃痛 肝犯脾胃,脾胃失和,气机不利所致。症见胃脘胀满疼痛,窜及两胁,嗳气呕恶,食欲不振,大便不畅,苔腻,脉沉弦者;慢性胃炎、胆囊炎见上述证候者。

2. 痞满　肝胃不和所致。症见胃脘、胸胁满闷,情志不畅则加重,或口苦,心烦,易怒,喜叹息,舌苔薄白或黄,脉弦;消化不良见上述证候者。

3. 吞酸　肝胃不和所致。症见吞酸嘈杂、脘中灼热或灼痛,嗳气呃逆,脉弦;反流性食管炎、消化性溃疡见上述证候者。

【药理毒理】　本品有抗胃溃疡、调节胃肠激素、利胆作用。

1. 抗胃溃疡　本品能降低利血平、无水乙醇所致的小鼠胃溃疡及大鼠应激性胃溃疡的溃疡指数,降低幽门结扎大鼠的胃溃疡发生率[1]。

2. 调节胃肠激素　本品能降低反流性食管炎大鼠血清血管活性肠肽、升高血浆胃动素和血清胃泌素含量[1]。

3. 利胆　本品能增加小鼠胆汁分泌量;促进大鼠胆汁的分泌,降低胆固醇含量,升高胆酸含量;促进家兔手术植入的胆固醇结石和胆色素结石溶解,抑制新结石的形成;促进家兔胆总管高幅间隔峰形电位出现[2]。

【不良反应】　目前尚未检索到不良反应报道。

【禁忌】　孕妇禁用。

【注意事项】

1. 肝胃火郁所致胃痛、痞满者慎用。

2. 忌气恼,以免郁怒伤肝,加重病情。

【用法与用量】　口服。每次 3～6g,一日 3 次。

【参考文献】　[1]吕姗姗,周年华,杨惠,等.舒肝顺气丸对胃溃疡、反流性食管炎模型鼠的保护作用.中国药房,2014,25(23):2121-2124.

[2]陈犁,吕姗姗,谯志文,等.舒肝顺气丸利胆药效学研究.世界中西医结合杂志,2014,9(12):1281-1284.

舒肝和胃丸(口服液)

Shugan Hewei Wan(Koufuye)

【药物组成】　柴胡、香附(醋制)、佛手、郁金、木香、乌药、陈皮、槟榔(炒焦)、莱菔子、白芍、白术(炒)、广藿香、炙甘草。

【功能与主治】　疏肝解郁,和胃止痛。用于肝胃不和,两胁胀满,胃脘疼痛,食欲不振,呃逆呕吐,大便失调。

【方解】　方中柴胡、香附疏肝解郁、理气止痛,为君药。佛手、郁金助君药疏肝解郁,理气活血,和胃止痛;木香、乌药、陈皮行气燥湿,调中止痛;槟榔、莱菔子理气和胃、消食化积,合为臣药。白芍养血柔肝,配甘草可缓

急止痛;白术健脾益气,利水祛湿;广藿香化湿醒脾、和胃止呕,合为佐药。甘草调和诸药,为使药。全方配伍,共奏疏肝解郁、和胃止痛之功。

【临床应用】

1. 胃痛　肝胃不和,气机不利所致。症见胃脘胀满疼痛,窜及两胁,嗳气呕恶,食欲不振,大便不畅,苔腻,脉沉弦者;胃炎、消化性溃疡见上述证候者。

2. 胁痛　情志不遂,肝失条达,气阻于胁所致。症见两胁胀痛,走窜不定,胸闷气短,纳食减少,苔薄黄,脉弦者;胆囊炎、肋间神经痛见上述证候者。

【药理毒理】　本品有促进胃肠运动、抑制胃酸分泌、镇痛、抗炎作用。

1. 促进胃肠蠕动　本品能降低小鼠胃内甲基橙残留量,促进胃排空,提高小鼠小肠炭末推进率;可使空肠管悬吊法家兔回肠收缩频率增强[1]。

2. 抑制胃液分泌　本品能抑制大鼠胃液分泌量和总酸排出量,降低总酸度[1]。

3. 镇痛　本品能减少醋酸致小鼠扭体反应次数,提高热板法小鼠痛阈值[1]。

4. 抗炎　本品能抑制蛋清及甲醛所致的大鼠足肿胀[1]。

【不良反应】　目前尚未检索到不良反应报道。

【禁忌】　尚不明确。

【注意事项】

1. 肝胃郁火所致胃痛、胁痛者慎用。

2. 妇女月经期、妊娠期、哺乳期当慎用。

3. 用药期间忌忧思恼怒、油腻食物。

【用法与用量】　丸剂:口服。水蜜丸一次 9g,大蜜丸一次 2 丸,一日 2 次。口服液:一次 10ml,一日 2 次;或遵医嘱。

【规格】　丸剂:(1)水蜜丸　每100g重20g　(2)大蜜丸　每丸重6g

口服液:每支装 10ml

【参考文献】　[1]康永,李先荣,程霞,等.舒肝和胃丸对消化系统影响的实验研究.山西中医,1995,11(3):38-40.

朴沉化郁丸

Puchen Huayu Wan

【药物组成】　香附(醋制)、厚朴(姜制)、木香、枳壳(麸炒)、檀香、陈皮、沉香、柴胡、青皮(醋制)、延胡索(醋制)、片姜黄、莪术(醋制)、丁香、高良姜、肉桂、豆蔻、砂仁、甘草。

【功能与主治】　疏肝解郁,开胃消食。用于肝气郁

滞、肝胃不和所致的胃脘刺痛、胸腹胀满、恶心呕吐、停食停水、气滞闷郁。

【方解】 方中香附疏肝解郁、理气止痛，厚朴行燥湿行气、宽中除满，合以疏肝和胃、下气除满，为君药。木香、枳壳、檀香、陈皮理气和胃，调中止痛；沉香、柴胡、青皮疏肝解郁、降逆止呕，合为臣药。延胡索、片姜黄、莪术活血祛瘀，行气止痛；丁香、高良姜、肉桂温中散寒止痛，豆蔻、砂仁化湿行气、温中止呕，合为佐药。甘草调和药性，为使药。全方配伍，共收疏肝解郁、开胃消食之功。

【临床应用】

1. 胁痛 情志不畅，肝失条达，气阻胁络所致。症见两胁胀满窜痛，随情志变动而增减。胸闷喜太息，苔薄，脉弦；慢性肝炎、胆囊炎见上述证候者。

2. 胃痛 肝不疏泄，横犯脾胃，升降失常所致。症见胃脘作痛，痛连两胁，嗳气频作，嘈杂吞酸，大便不畅，不思饮食，苔白腻，脉弦缓；胃及十二指肠溃疡、慢性胃炎见上述证候者。

3. 呃逆 抑郁恼怒，肝气乘胃，胃气上冲所致。症见呃逆连声，胸胁满闷，时有恶心，饮食不下，苔薄腻，脉弦缓；胃肠神经功能症见上述证候者。

【不良反应】 目前尚未检索到不良反应报道。

【禁忌】 孕妇禁用。

【注意事项】

1. 肝胃郁火所致胁痛、胃痛、呃逆，实热者慎用。

2. 服药期间避免精神刺激，以免郁怒伤肝，加重病情。

【用法与用量】 口服。一次1丸，一日2次。

【规格】 每丸重9g

澳泰乐颗粒
Aotaile Keli

【药物组成】 返魂草、郁金、黄精(蒸)、白芍、麦芽。

【功能与主治】 疏肝理气，清热解毒。用于肝郁毒蕴所致的胁肋胀痛、口苦纳呆、乏力；慢性肝炎见上述证候者。

【方解】 方中返魂草苦、微寒，清热解毒、除湿，为君药。郁金辛苦寒，活血化瘀、行气解郁、利胆退黄，辅助君药行气解郁；白芍苦酸寒，养血柔肝，为臣药。麦芽甘平，健脾和胃，疏肝理气；黄精性平，补气养阴，为佐药。上药合用，共奏疏肝理气、清热解毒之功。

【临床应用】 **胁痛** 因肝郁热毒内蕴所致。症见胁肋胀痛或窜痛，口苦咽干，食少纳呆，体倦乏力；慢性

肝炎见上述证候者。

【不良反应】 目前尚未检索到不良反应报道。

【禁忌】 尚不明确。

【注意事项】 脾胃虚寒、瘀血停滞、肝阴不足所致胁痛者慎用。

【用法与用量】 口服。一次1袋，一日3次。

【规格】 每袋装 (1)5g(减糖型) (2)15g

调胃舒肝丸
Tiaowei Shugan Wan

【药物组成】 香附(醋炙)、青皮(醋炙)、陈皮、枳壳(麸炒)、木香、厚朴(姜炙)、豆蔻仁、砂仁、柴胡(醋炙)、片姜黄、郁金、山楂(炒)、甘草。

【功能与主治】 疏肝和胃，解郁止痛。用于脾胃不和、肝郁不舒所致的胃痛，症见胃脘刺痛、两胁胀满、嗳气吞酸、饮食无味。

【方解】 方中香附、青皮疏肝解郁、理气止痛、散结消滞，共为君药。陈皮、枳壳、木香、厚朴行气止痛，和胃消积；豆蔻仁、砂仁化湿行气、温中止呕，共为臣药。柴胡、片姜黄、郁金疏肝解郁，活血止痛；山楂消食化积，共为佐药。甘草调和诸药，为使药。诸药合用，共奏疏肝和胃、解郁止痛之功。

【临床应用】

1. 胃痛 肝郁气滞、肝气犯胃所致。症见胃部胀痛，两胁胀满，嗳气吞酸，饮食无味；慢性胃炎见上述证候者。

2. 痞满 肝胃不和所致。症见胃部胀满，纳少不香，餐后饱胀，嘈杂嗳气；功能性消化不良见上述证候者。

【不良反应】 目前尚未检索到不良反应报道。

【禁忌】 孕妇禁用。

【注意事项】

1. 脾胃阴虚者慎用。

2. 肝胃火郁所致胃痛、痞满者慎用。

【用法与用量】 口服。一次1丸，一日3次。

【规格】 每丸重9g

肝脾康胶囊
Ganpikang Jiaonang

【药物组成】 柴胡、黄芪、白芍、青皮、白术、茯苓、鸡内金(炒)、三七、姜黄、郁金、水蛭、板蓝根、熊胆粉、水牛角浓缩粉。

【功能与主治】　疏肝健脾,活血解毒。用于肝郁脾虚、毒瘀内蕴所致的胁肋胀痛、胸脘痞闷、食少纳呆、神疲乏力、面色晦黯、胁下积块;慢性肝炎、早期肝硬化见上述证候者。

【方解】　方中柴胡苦辛微寒,能条达肝气而疏肝解郁,并能和解退热;黄芪味甘微温,为补气要药,能益元气、健脾胃;二药合用疏肝健脾又清余热,合为君药。白芍、青皮养血柔肝,理气止痛;白术、茯苓、鸡内金益气健脾、和胃消食,合为臣药。三七、姜黄、郁金、水蛭活血消肿,化瘀止痛;板蓝根、熊胆、水牛角凉血解毒、祛除余热,合为佐药。诸药合用,共奏疏肝健脾、活血清热之功。

【临床应用】

1. 胁痛　多因肝失疏泄,毒瘀内蕴所致。症见胁肋胀痛,疼痛每因情志变化而增减,烦躁易怒,善太息,苔薄,脉弦;慢性肝炎见上述证候者。

2. 痞满　多因肝郁日久,横犯脾胃,脾失健运,胃失受纳所致。症见胸脘痞闷,腹胀,饮食减少,神疲乏力,苔多薄白,脉沉弦;慢性肝炎、早期肝硬化症见上述证候者。

3. 积聚　多因肝郁气滞日久,血运不畅,毒瘀内蕴,瘀阻于脉络所致。症见胁下积块,疼痛拒按,低热,面色晦黯,舌质黯、少苔,脉弦涩;早期肝硬化见上述证候者。

【不良反应】　目前尚未检索到不良反应报道。

【禁忌】　孕妇禁用。

【注意事项】　血虚肝旺所致胁痛者慎用。

【用法与用量】　餐前半小时口服。一次 5 粒,一日 3 次。3 个月为一疗程,或遵医嘱。

【规格】　每粒装 0.35g

胆石利通片
Danshi Litong Pian

【药物组成】　硝石(制)、白矾、猪胆膏、金钱草、大黄、乳香(制)、没药(制)、郁金、三棱、陈皮、甘草。

【功能与主治】　理气解郁,化瘀散结,利胆排石。用于胆石病气滞证。症见右上腹胀满疼痛,痛引肩背,胃脘痞满,厌食油腻。

【方解】　方中硝石攻坚破积、化石消石,为君药。白矾、猪胆粉、金钱草、大黄清热解毒、利胆,共为臣药。乳香、没药、郁金、三棱具活血通络、活血散瘀、行气止痛、破气消积;陈皮理气,共为佐药。甘草和中,调和诸药,为使药。诸药共用,共奏理气解郁、化瘀散结、利胆排石之功。

【临床应用】　胁痛　情志不舒,以致肝气抑郁,疏泄失司,气阻络痹所致。症见右上腹胀满疼痛,痛引肩背,胃脘痞满,厌食油腻;胆石病见上述证候者。

另外,本品尚可治疗慢性胆囊炎[1,2]。

【不良反应】　服药后,少数患者可出现呕吐、腹痛、腹泻,以及过敏反应,表现为胃脘或周身不适、皮肤潮红、皮疹、瘙痒、烦躁不安等,孕妇服用可致流产。

【禁忌】

1. 胆管狭窄、畸形或结石巨大或结石嵌顿禁用。

2. 孕妇禁用。

【注意事项】

1. 脾胃虚弱及老年体弱者慎用。

2. 服药期间忌服辛辣刺激性食物及寒凉、油腻、不易消化食物。

3. 月经过多者慎用。

【用法与用量】　口服。一次 6 片,一日 3 次,或遵医嘱。

【规格】　糖衣片:片芯重 0.45g

【参考文献】　[1]王庆霞.胆石利通片治疗慢性胆囊炎 60 例报告.实用临床医学,2004,5(2):17.

[2]伊如如,谢咏梅.胆石利通片治疗慢性胆囊炎疗效观察.中国误诊学杂志,2010,10(31):7567-7568.

达利通颗粒
Dalitong Keli

【药物组成】　柴胡、枳实、木香、陈皮、清半夏、蒲公英、焦山楂、焦槟榔、鸡矢藤、党参、延胡索、六神曲(炒)。

【功能与主治】　清热解郁,和胃降逆,通利消滞。用于肝胃郁热所致痞满证,症见胃脘胀满、嗳气、纳差、胃中灼热、嘈杂泛酸、脘腹疼痛、口干口苦;动力障碍型功能性消化不良见上述证候者。

【方解】　方中柴胡疏肝解郁,蒲公英清热解毒,共为君药。清半夏和胃降逆,枳实行气消痞,为臣药。陈皮理气调中,焦槟榔下气导滞,木香、延胡索行气止痛,焦山楂、鸡矢藤、六神曲(炒)消食化滞,党参补中益气以防行气破气之品伤气,俱为佐药。诸药合用,共奏清热解郁、和胃降逆、通利消滞之功。

【临床应用】　痞满　由肝胃郁热所致。症见胃脘胀满,嗳气,纳差,胃中灼热,嘈杂泛酸,脘腹疼痛,口干口苦;功能性消化不良见上述证候者。

【不良反应】　个别患者服药后可能出现腹痛。

【禁忌】　尚不明确。

【注意事项】　服药期间,宜食用清淡易消化食物。

【用法与用量】 温开水冲服。一次 1 袋，一日 3 次。饭前服用。

【规格】 每袋装 6g

帕朱丸

Pazhu Wan

【药物组成】 寒水石（酒制）、肉桂、石榴子、胡椒、干姜、红花、诃子（去核）、豆蔻、荜茇、光明盐、木香。

【功能与主治】 健胃散寒，除痰，破痞瘤，养荣强壮。用于引起的消化不良，胃胀、胃烧泛酸、胃肝不适。

【方解】 方中寒水石（酒制）消胃痞，诃子（去核）温胃消食，共为君药。干姜、荜茇、胡椒、石榴子温中散寒止痛，为臣药。肉桂散寒通脉，红花活血祛瘀，光明盐消食化积，豆蔻消痞行气、开胃消食；木香调中宣滞、行气止痛，俱为佐药。诸药合用，共奏健胃散寒、除痰、破痞瘤、养荣强壮之功。

【临床应用】 痞满 由寒湿内阻，脾胃升降失常所致。症见消化不良，胃胀、胃烧泛酸、胃肝不适；功能性消化不良见上述证候者。

【不良反应】 目前尚未检索到不良反应报道。

【禁忌】 尚不明确。

【注意事项】 忌生冷、酸辣刺激性食物。

【用法与用量】 口服。一次 2～3 丸，一日 1 次。

【规格】 每丸重 0.5g

红花逍遥胶囊

Honghua Xiaoyao Jiaonang

【药物组成】 柴胡、红花、皂角刺、当归、白芍、白术、茯苓、薄荷、甘草。

【功能与主治】 疏肝，理气，活血。用于肝气不舒，胸胁胀痛，头晕目眩，食欲减退，月经不调，乳房胀痛或伴颜面黄褐斑。

【方解】 方中柴胡疏肝解郁，为君药。红花、皂角刺活血化瘀、疏通气机，助柴胡疏肝理气，为臣药。当归、白芍养血和血、柔肝疏肝，以养肝体，助肝阴，又防柴胡劫肝阴；白术、茯苓、炙甘草健脾祛湿、益气和中，扶土抑木，以滋化源；薄荷辛凉清轻，助柴胡疏肝散热，共为佐药。炙甘草既可健脾和中，又可调和诸药，用作使药。诸药合用，肝脾并治，补疏共施，气血兼顾，共奏疏肝、理气、活血之功。

【临床应用】

1. 胁痛 肝郁脾虚、气滞血瘀所致。症见胸胁胀痛，头晕目眩，食欲减退，月经不调，乳房胀痛，舌质淡黯、苔薄白，脉弦细。

2. 月经不调 肝气郁结，冲任失调所致。症见月经周期紊乱，经前烦躁易怒，乳房胀痛，经期腹痛，腹胀便溏，舌黯，脉弦细。

3. 眩晕 肝郁气滞，肝失疏泄，气机不畅导致气血失和，脾虚不运，清阳不升而出现头晕目眩，每遇情绪波动则加重，伴心烦不寐，大便溏，舌苔薄白或白腻，脉弦。

【不良反应】 目前尚未检索到不良反应报道。

【禁忌】 孕妇禁用。

【注意事项】

1. 忌食生冷及油腻难消化食物。

2. 服药期间要保持情绪乐观，切忌生气恼怒。

3. 肝肾阴虚，气滞不运所致的胸胁疼痛，胸腹胀满，咽喉干燥，舌无津液者慎用。

4. 火郁证者不宜使用。

【用法与用量】 口服。一次 2～4 粒，一日 3 次。

【规格】 每粒装 0.4g

舒肝散

Shugan San

【药物组成】 柴胡（醋炙）、香附（醋炙）、当归、白芍（酒炙）、白术（麸炒）、茯苓、栀子（炒）、牡丹皮、薄荷、甘草。

【功能与主治】 疏肝理气，散郁调经。用于肝气不舒的两胁疼痛，胸腹胀闷，月经不调，头痛目眩，心烦意乱，口苦咽干，以及肝郁气滞所致的面部黧黑斑（黄褐斑）等。

【方解】 方中以柴胡疏肝解郁，为君药。香附理气止痛，加强柴胡的疏肝解郁之力，为臣药。当归、白芍养血和血、柔肝疏肝，以养肝体，助肝阴，又防柴胡劫肝阴；白术、茯苓、炙甘草健脾祛湿、益气和中，扶土抑木，以滋化源；气郁易化热，故以栀子、牡丹皮、薄荷清郁热，共为佐药。甘草既可健脾和中，又可调和诸药，用作使药。诸药合用，共奏疏肝理气、散郁调经之功。

【临床应用】

1. 胁痛 肝郁不舒，肝克脾土所致。症见两胁胀痛，口苦咽干，胃脘胀闷，食后加重，苔薄白，脉弦。

2. 月经不调 肝气郁结，冲任失调所致。症见月经周期紊乱，经前烦躁易怒，乳房胀痛，经期腹痛，腹胀便溏，舌黯，脉弦细。

3. 眩晕 肝郁气滞，肝失疏泄，气机不畅导致气血失和，脾虚不运，清阳不升而出现头晕目眩，每遇情绪波动则加重,伴心烦不寐,大便溏,舌苔薄白或白腻,脉弦。

4. 黄褐斑 肝郁气滞所致。症见面部鳖黑斑,两胁胀痛,情绪低落,闷闷不乐,喜叹息,舌质淡红、苔薄白,脉弦。

【不良反应】 目前尚未检索到不良反应报道。

【禁忌】 孕妇禁用。

【注意事项】

1. 忌食生冷及油腻难消化食物。
2. 服药期间要保持情绪乐观,切忌生气恼怒。
3. 火郁证者不适用。

【用法与用量】 口服。一次 10g,一日 2 次,温开水或生姜汤送服。

【规格】 每袋装 10g

脾胃舒丸

Piweishu Wan

【药物组成】 鳖甲、炙黄芪、陈皮、枳实、白芍、麸炒白术、醋香附、草果、乌梅、川芎、焦槟榔、厚朴。

【功能与主治】 疏肝理气,健脾和胃,消积化食。用于消化不良,不思饮食,胃脘嘈杂,腹胀肠鸣,恶心呕吐,大便溏泻,胁肋胀痛,急躁易怒,头晕乏力,失眠多梦等症。对慢性胃炎、慢性肝炎、早期肝硬化出现上述证候者有效。

【方解】 方中醋香附、陈皮疏肝理气和胃为君药。枳实、槟榔、厚朴行气降气除满、消食导滞,川芎、白芍活血行气柔肝,共为臣药。黄芪、白术健脾益气;鳖甲咸寒,滋阴潜阳、软坚散结;草果燥湿温中,乌梅酸甘化阴,为佐药。全方共奏疏肝理气、健脾和胃、消积化食之功效。

【临床应用】 纳呆 因肝郁气滞、脾胃不和所致,症见不思饮食,胃脘嘈杂,腹胀肠鸣,恶心呕吐,大便溏泻,胁肋胀痛,急躁易怒,头晕乏力,失眠多梦,舌苔薄白或黄,脉弦或滑数;慢性胃炎、慢性肝炎、早期肝硬化见上述证候者。

【不良反应】 目前未检索到不良反应报道。

【禁忌】 尚不明确。

【注意事项】

1. 急性肠道传染病不适用。
2. 孕妇慎用。
3. 本品不宜久服。
4. 过敏体质者慎用。
5. 忌食生冷、油腻不易消化食物。
6. 忌情绪激动或生闷气。

【用法与用量】 口服。一次 1 丸,一日 3 次。

【规格】 每丸重 9g

越鞠二陈丸

Yueju Erchen Wan

【药物组成】 醋香附、麸炒苍术、川芎、清半夏、炒麦芽、六神曲(炒)、茯苓、炒栀子、陈皮、甘草。

【功能与主治】 理气解郁,化痰和中。用于胸腹闷胀,嗳气不断,吞酸呕吐,消化不良,咳嗽痰多。

【方解】 本方为越鞠丸与二陈汤的合方。方中越鞠丸行气解郁,治疗气、血、湿、食、火五郁;二陈汤燥湿化痰,理气解郁。甘草调和诸药。全方共奏理气活血、燥湿清热、理气化痰之效。

【临床应用】 纳呆 由痰湿气滞所致。症见胸腹闷胀,嗳气频频,吞酸呕吐,咽中不适,如有物梗阻,兼胁痛,苔白腻,脉弦滑;功能性消化不良见上述证候者。

【不良反应】 目前未检索到不良反应报道。

【禁忌】 尚不明确。

【注意事项】 尚不明确。

【用法与用量】 口服。一次 6~9g,一日 2 次。

【规格】 每 10 粒重 0.5g

(二) 理气和中

复方陈香胃片

Fufang Chenxiangwei Pian

【药物组成】 陈皮、木香、石菖蒲、大黄、碳酸氢钠、重质碳酸镁、氢氧化铝。

【功能与主治】 行气和胃,制酸止痛。用于脾胃气滞所致的胃脘疼痛、脘腹痞满、嗳气吞酸;胃及十二指肠溃疡、慢性胃炎见上述证候者。

【方解】 本方是中西药结合制剂。方中陈皮、木香健脾燥湿,理气调中,和胃止呕。石菖蒲化湿和胃;大黄清热凉血,泻火解毒。西药碳酸氢钠、重质碳酸镁、氢氧化铝中和胃酸,保护胃黏膜。诸药合用,共奏行气和胃、制酸止痛之功。

【临床应用】

1. 胃痛 肝胃不和所致的胃部胀痛、痛窜胁背、嗳气呃逆、吞酸烧心;胃及十二指肠溃疡、慢性胃炎见上述证候者。

2. 痞满 肝胃气滞所致的脘腹痞满、嗳气吞酸、纳少不香、大便干少;功能性消化不良见上述证候者。

【药理毒理】 本品有抗慢性胃炎,促进胃肠运动,抑制胃分泌的作用。

1. 抗慢性胃炎 本品能减轻复合法制作的慢性胃炎大鼠胃黏膜炎症,降低炎症评分[1]。

2. 促进胃肠运动 本品能减少小鼠胃内甲基橙残留率,提高小肠甲基橙推进率[2]。

3. 抑制胃分泌 本品可减少幽门结扎大鼠胃液分泌量和总酸排出量[3]。

【不良反应】 目前尚未检索到不良反应报道。

【禁忌】 孕妇禁用。

【注意事项】

1. 肝胃火郁所致胃痛、痞满者慎用。

2. 胃酸缺乏者慎用。

【用法与用量】 口服。一次4片,一日3次。

【规格】 每片重0.28g

【参考文献】 [1]郭渝新,杨鹏,张三印,等.复方陈香胃片对慢性胃炎大鼠胃黏膜病理形态学的影响.中药新药与临床药理,2013,24(3):244-247.

[2]杨鹏,冯蓓,陈复,等.复方陈香胃片对胃肠功能影响的实验研究.四川生理科学杂志,2011,33(4):157-159.

[3]张三印,杨鹏,冯蓓,等.复方陈香胃片对大鼠胃液分泌功能影响的实验研究.云南中医中药杂志,2012,33(8):59-61.

健胃愈疡片(颗粒)

Jianwei Yuyang Pian(Keli)

【药物组成】 柴胡、党参、白芍、延胡索、白及、珍珠层粉、青黛、甘草。

【功能与主治】 疏肝健脾,生肌止痛。用于肝郁脾虚、肝胃不和所致的胃痛,症见脘腹胀痛、嗳气吞酸、烦躁不适、腹胀便溏;消化性溃疡、慢性胃炎见上述证候者。

【方解】 方中柴胡疏肝解郁,理气止痛;党参补中益气、健脾养血,合为君药。白芍柔肝止痛;延胡索理气活血止痛;白及、珍珠层粉收敛生肌,合为臣药。青黛解毒散肿,为佐药。甘草调和诸药,为使药。诸药合用,共奏疏肝健脾、生肌止痛之功。

【临床应用】

1. 胃痛 肝气犯胃,肝胃不和所致的胃部胀痛,痛窜胁背,气怒痛重,嗳气吞酸,烦躁不适,腹胀便溏;消化性溃疡、慢性胃炎见上述证候者。

2. 吞酸 肝胃不和所致的吞酸嘈杂、脘中灼热或灼痛,嗳气呃逆,脉弦;反流性食管炎、消化性溃疡见上述证候者。

【不良反应】 目前尚未检索到不良反应报道。

【禁忌】 尚不明确。

【注意事项】

1. 湿热蕴结所致胃痛者慎用。

2. 忌食辛辣、酸性及刺激性食物。

3. 溃疡病出血较多者宜综合治疗。

【用法与用量】 片剂:口服。一次4~5片,一日4次。颗粒剂:开水冲服。一次3g,一日3次。

【规格】 片剂:薄膜衣片,每片重0.3g 颗粒剂:每袋装3g

六味木香胶囊(散)

Liuwei Muxiang Jiaonang(San)

【药物组成】 木香、豆蔻、荜茇、石榴皮、闹羊花、栀子。

【功能与主治】 开郁行气止痛。用于寒热错杂、气滞中焦所致的胃脘痞满疼痛、吞酸嘈杂、嗳气腹胀、腹痛、大便不爽。

【方解】 方中重用木香,理气调中、和胃止痛,为君药。豆蔻行气化湿、温中止呕;荜茇温胃散寒、和中止痛,合为臣药。石榴皮涩肠止泻;闹羊花祛风除湿,散瘀止痛;栀子清热除烦,合为佐药。诸药合用,共奏开郁行气止痛之功。

【临床应用】

1. 胃痛 饮食不节,情志失调,寒热错杂,气滞中焦所致的胃脘疼痛,痞满,吞酸嘈杂,纳少口苦,胃凉喜暖,大便不爽,苔黄脉弦;胃炎、胃溃疡见上述证候者。

2. 泄泻 饮食不洁,寒热中阻所致的腹痛泄泻,大便不爽,肠鸣辘辘,脘腹胀满,口苦口黏,小便短赤;急、慢性腹泻见上述证候者。

【药理毒理】 本品有抗胃溃疡及镇痛作用。

1. 抗消化性溃疡 本品能降低利血平小鼠溃疡、大鼠幽门结扎型溃疡模型的溃疡指数,提高溃疡抑制百分率,降低胃液分泌量和总酸排出量[1]。

2. 镇痛 本品可减少醋酸引起的小鼠扭体反应次数,提高热刺激引起的疼痛阈值[1]。

【不良反应】 目前尚未检索到不良反应报道。

【禁忌】 体虚者及孕妇禁用。

【注意事项】

1. 脾胃虚寒胃痛、泄泻者慎用。

2. 宜少量多餐,饮食清淡,忌食生冷、油腻、酸性及不易消化食物。

3. 本品含闹羊花有毒,不宜长期或过量服用。

【用法与用量】 胶囊剂：口服。一次 4～6 粒，一日 1～2 次。散剂：口服。一次 2～3g，一日 1～2 次。

【规格】 胶囊剂：每粒装 0.42g

散剂：每袋装 15g

【参考文献】 ［1］六味木香胶囊申报资料.

平 安 丸
Ping'an Wan

【药物组成】 木香、香附（醋炙）、延胡索（醋炙）、青皮（醋炙）、枳实、槟榔、沉香、山楂（炒）、六神曲（麸炒）、麦芽（炒）、豆蔻仁、砂仁、丁香、母丁香、肉豆蔻（煨）、白术（麸炒）、茯苓、草果仁、陈皮。

【功能与主治】 疏肝理气，和胃止痛。用于肝气犯胃所致的胃痛、胁痛，症见胃脘疼痛、胁肋胀满、吞酸嗳气、呃逆腹胀。

【方解】 方中木香行气调中、和胃止痛；香附疏肝解郁、理气止痛；延胡索活血行气止痛，合为君药。青皮、枳实、槟榔破气消积；沉香降气止痛；山楂、六神曲、麦芽消食和中，豆蔻仁、砂仁温中化湿，合为臣药。丁香、母丁香、肉豆蔻温中降逆，白术、茯苓、草果仁健脾燥湿；陈皮理气调中，合为佐使药。诸药合用，共奏疏肝理气、和胃止痛之功。

【临床应用】

1. 胃痛 肝郁气滞、横逆犯胃所致的胃脘疼痛、痛窜胁背、呃逆腹胀，嗳气吞酸；胃炎见上述证候者。

2. 胁痛 情志失调、肝气郁结所致的胁痛走窜，胁肋胀满、气怒痛重、嗳气呃逆；肝炎、胆囊炎见上述证候者。

【不良反应】 目前尚未检索到不良反应报道。

【禁忌】 孕妇禁用。

【注意事项】

1. 肝胃郁火胃痛、胁痛者慎用。

2. 年老体弱、脾虚者慎用。

3. 宜保持心情舒畅，以免加重病情。

【用法与用量】 口服。一次 2 丸，一日 2～3 次。

【规格】 每丸重 6g

气滞胃痛颗粒（片）
Qizhi Weitong Keli(Pian)

【药物组成】 柴胡、香附（炙）、白芍、延胡索（炙）、枳壳、炙甘草。

【功能与主治】 疏肝理气，和胃止痛。用于肝郁气滞，胸痞胀满，胃脘疼痛。

【方解】 方中柴胡疏肝解郁、理气止痛，为君药。香附疏肝解郁；白芍养血敛阴、柔肝止痛，为臣药。延胡索行气活血止痛；枳壳行气和中、消痞除胀，合为佐药。甘草调和诸药，为使药。诸药合用，共奏疏肝理气、和胃止痛之功。

【临床应用】 胃痛 情志失调，肝郁气滞所致的胃脘胀痛，痛窜胁背，气怒痛重，嗳气纳少，大便不畅；胃炎、功能性消化不良、胃切除术后综合征见上述证候者。

【药理毒理】 本品有抗胃溃疡、调节胃肠运动和镇痛等作用。

1. 抗胃溃疡 本品能降低大鼠幽门结扎型胃溃疡、醋酸烧灼型胃溃疡和乙醇诱发胃溃疡的溃疡指数，减少幽门结扎大鼠胃液分泌量，降低胃液酸度及胃蛋白酶活性[1]。

2. 调节胃肠运动 本品能促进正常小鼠与多巴胺、阿托品致胃肠运动障碍小鼠胃排空和小肠推进运动[2,3]，小剂量能加强离体大鼠胃、肠肌条收缩，大剂量则表现为抑制作用[2,4]。

3. 镇痛 本品可减少醋酸引起的小鼠扭体反应次数[3-5]，抑制甲醛引起的大鼠疼痛反应，提高甲醛致痛大鼠血清 cAMP 浓度，降低前列腺素 E_2（PGE_2）含量[5]。

4. 其他 本品能抑制二甲苯所致的小鼠耳肿胀[4]。本品能增加功能性消化不良大鼠食量、体重，提高大鼠血浆胃动素（MTL）、血清胃泌素（GAS）含量[6]。

【不良反应】 目前尚未检索到不良反应报道。

【禁忌】 尚不明确。

【注意事项】

1. 肝胃郁火、胃阴不足所致胃痛者慎用。

2. 孕妇慎用。

【用法与用量】 颗粒剂：开水冲服。一次 5g，一日 3 次。片剂：口服。一次 6 片，一日 3 次。

【规格】 颗粒剂：每袋装 5g

片剂：每片重 0.25g

【参考文献】 ［1］温小萍,刁云鹏,韩凌,等.气滞胃痛颗粒抗大鼠实验性胃溃疡作用研究.时珍国医国药,2011,22（8）:1948-1950.

［2］刁云鹏,韩凌,李坤,等.气滞胃痛颗粒对胃肠动力作用的影响.中成药,2011,33(8):1307-1311.

［3］李晏,陈渊源,伊佳,等.气滞胃痛颗粒促进胃肠运动和镇痛作用研究.药学实践杂志,2009,27(2):90-93.

［4］韩凌,李坤,潘英,等.气滞胃痛颗粒的药效学研究.中国药房,2010,21(35):3285-3287.

［5］姚东,孟宪生,潘英,等.气滞胃痛颗粒镇痛作用研究及机

制初探.中成药,2012,34(3):556-558.

[6]许丹,于红刚.气滞胃痛颗粒对功能性消化不良大鼠 MTL、GAS 的影响.医学理论与实践,2012,25(16):1938-1939.

胃药胶囊
Weiyao Jiaonang

【药物组成】 延胡索(醋制)、海螵蛸(漂)、鸡蛋壳(炒)、珍珠母(煅)、枯矾、土木香。

【功能与主治】 制酸止痛。用于肝胃不和所致的胃脘疼痛、胃酸过多、嘈杂反酸;胃及十二指肠溃疡见上述证候者。

【方解】 方中延胡索理气止痛,海螵蛸和胃制酸,共为君药。鸡蛋壳、珍珠母、枯矾收敛制酸为臣药。土木香理气止痛为佐使药。诸药合用,共奏制酸止痛之功。

【临床应用】

1.胃痛 肝郁气滞,肝胃不和所致的胃脘疼痛,胃酸过多,纳呆腹胀,嘈杂吞酸;胃及十二指肠溃疡见上述证候者。

2.吞酸 肝胃不和所致的吞酸嘈杂、脘中灼热或灼痛,嗳气呃逆,脉弦;反流性食管炎、消化性溃疡见上述证候者。

【不良反应】 目前尚未检索到不良反应报道。

【禁忌】 尚不明确。

【注意事项】

1.肝胃郁火胃痛者慎用。

2.胃痛而胃酸缺乏者慎用。

【用法与用量】 口服。一次 2~3 粒,一日 3 次。

【规格】 每粒装 0.5g

胃脘舒颗粒
Weiwanshu Keli

【药物组成】 党参、白芍、山楂、陈皮、延胡索(醋制)、甘草。

【功能与主治】 益气阴,健脾胃,消痞满。用于脾虚气滞所致的胃脘痞满、嗳气纳差、时有隐痛;萎缩性胃炎见上述证候者。

【方解】 方中以党参甘平,补中益气、健脾养胃,以固中州,为君药。白芍酸收,养阴柔肝、缓急止痛;山楂甘酸微温,健脾开胃、消食化积;陈皮辛散苦降,芳香醒脾、理气和胃。三药配合君药柔肝醒脾、行气和胃,合为臣药。延胡索辛苦温,活血行气、功善止痛,为佐药。甘草甘平,合党参补中益气,以资化源,伍白芍甘酸化阴,

缓急止痛,又能调和诸药,为佐使药。六药合用,共奏益气阴、健脾胃、消痞满之功。

【临床应用】

1.痞满 脾气虚弱,肝气犯脾,肝脾不和所致。症见胃脘痞满,胀闷不适,食少纳呆,食后腹胀,嗳气频作,肢体乏力,舌淡红苔白,脉沉细;慢性萎缩性胃炎见上述证候者。

2.胃痛 脾胃虚弱,肝胃不和所致。症见胃痛隐隐,时作时休,喜嗳喜按,食少纳呆,倦怠乏力,舌淡苔白,脉虚弦;慢性萎缩性胃炎、胃及十二指肠溃疡见上述证候者。

【不良反应】 目前尚未检索到不良反应报道。

【禁忌】 尚不明确。

【注意事项】 肝胃火郁胃痛、痞满者及外感发热时慎用。

【用法与用量】 开水冲服。一次 7g,一日 2 次;或遵医嘱。

【规格】 每袋装 7g

养胃宁胶囊
Yangweining Jiaonang

【药物组成】 香附(醋)、香橼、土木香、人参、豆蔻、草豆蔻、当归、水红花子(炒)、五灵脂、大黄、莱菔子(炒)、炙甘草。

【功能与主治】 调中养胃,理气止痛。用于肝胃气滞所致的胃痛,症见胃脘疼痛、窜及两胁,胸胁胀满,嗳气嘈杂;急、慢性胃炎,消化性溃疡,胃神经官能症见上述证候者。

【方解】 方中香附、香橼、土木香理气止痛,为君药。人参、豆蔻、草豆蔻调中养胃,合为臣药。当归、水红花子、五灵脂活血化瘀止痛,大黄、莱菔子消积通腑,合为佐药。甘草调和诸药,为使药。诸药合用,共奏调中养胃、理气止痛之功。

【临床应用】 胃痛 用于肝胃气滞所致的胃脘疼痛、窜及两胁,胸胁胀满,嗳气嘈杂;急、慢性胃炎,消化性溃疡,胃肠神经官能症见上述证候者。

【不良反应】 目前尚未检索到不良反应报道。

【禁忌】 孕妇禁用。

【注意事项】 脾胃阴虚及肝胃火郁所致胃痛者慎用。

【用法与用量】 口服。一次 6 粒,一日 2~3 次。

【规格】 每粒装 0.3g

野苏颗粒
Yesu Keli

【药物组成】 野木瓜、陈皮、白矾、碳酸氢钠。

【功能与主治】 理气调中,和胃止痛。用于气滞寒凝所致的胃脘疼痛、腹胀、嗳气。

【方解】 本方为中西药结合制剂。方中野木瓜味酸苦性平,理气止痛、舒筋祛风;陈皮辛苦温,健脾开胃、理气止痛。白矾酸涩寒、收敛燥湿止血。西药碳酸氢钠制酸和胃。诸药合用,共奏理气调中、和胃止痛之功。

【临床应用】 胃痛 肝郁气滞引起的脘胁疼痛、痞满腹胀,畏寒喜暖,嘈杂吞酸,嗳气则舒;胃炎见上述证候者。

【不良反应】 目前尚未检索到不良反应报道。

【禁忌】 尚不明确。

【注意事项】

1. 脾胃阴虚及肝胃郁火所致胃痛者慎用。

2. 饮食宜清淡,不宜吃酸性食物。

【用法与用量】 温开水冲服。一次 6g,一日 3～4 次;或遵医嘱。

【规格】 每袋装 6g

珍珠胃安丸
Zhenzhu Wei'an Wan

【药物组成】 珍珠层粉、陈皮、豆豉姜、徐长卿、甘草。

【功能与主治】 行气止痛,宽中和胃。用于气滞所致的胃痛,症见胃脘疼痛胀满、泛吐酸水、嘈杂似饥;胃及十二指肠溃疡见上述证候者。

【方解】 方中重用珍珠层粉制酸止痛,为君药。陈皮理气和中,为臣药。豆豉姜、徐长卿行气止痛,合为佐药。甘草调和诸药,为使药。诸药合用,共奏行气止痛、宽中和胃之功。

【临床应用】

1. 胃痛 肝气犯胃所致的胃部胀痛,痛窜胁背,泛吐酸水,嘈杂似饥;胃及十二指肠溃疡见上述证候者。

2. 吞酸 肝郁不舒,横逆犯胃所致的嘈杂吞酸,胸脘痞满,胃疼不适;胃及十二指肠溃疡见上述证候者。

【不良反应】 目前尚未检索到不良反应报道。

【禁忌】 尚不明确。

【注意事项】

1. 肝胃郁火、湿热中阻胃痛、吞酸者慎用。

2. 忌食酸甜和难消化的食物。

3. 胃酸分泌不足者慎用。

【用法与用量】 口服。一次 1.5g,一日 4 次。饭后及睡前服。

【规格】 每袋装 1.5g

乌贝散(颗粒)
Wubei San(Keli)

【药物组成】 海螵蛸(去壳)、浙贝母、陈皮油。

【功能与主治】 制酸止痛,收敛止血。用于肝胃不和所致的胃脘疼痛、泛吐酸水、嘈杂似饥;胃及十二指肠溃疡见上述证候者。

【方解】 方中海螵蛸咸涩,有制酸止痛、生肌敛疮、止血之功,为君药。浙贝母苦寒,善开郁结、止疼痛、消胀满、清肝火、制酸止血,助海螵蛸制酸止痛止血,为臣药。陈皮油理气调中、健运脾胃,为佐药。三药合用,共奏制酸止痛、收敛止血之功。

【临床应用】

1. 胃痛 肝失疏泄,横逆犯胃,和降失常所致的胃脘胀痛,胸脘痞闷,泛吐酸水,嘈杂似饥,舌质红、苔薄白,脉弦;胃及十二指肠溃疡见上述证候者。

2. 吞酸 肝郁化热犯胃,胃失和降所致的吞酸时作,嗳腐气秽,胃脘闷胀,两胁胀满,心烦易怒,舌质红、苔薄,脉弦偏数;胃及十二指肠溃疡见上述证候者。

【不良反应】 目前尚未检索到不良反应报道。

【禁忌】 尚不明确。

【注意事项】 脾胃阴虚胃痛者慎用。

【用法与用量】 散剂:饭前口服。一次 3g,一日 3 次;十二指肠溃疡者可加倍服用。颗粒剂:饭前口服,服用时将颗粒倒入口中,用温开水送服。一次 4g,一日 3 次;十二指肠溃疡者,可加倍服用。

【规格】 散剂:每瓶装 45g

颗粒剂:每袋装 4g

沉香化气丸
Chenxiang Huaqi Wan

【药物组成】 沉香、香附(醋制)、木香、陈皮、六神曲(炒)、麦芽(炒)、广藿香、砂仁、莪术(醋制)、甘草。

【功能与主治】 理气疏肝,消积和胃。用于肝胃气滞,脘腹胀痛,胸膈痞满,不思饮食,嗳气泛酸。

【方解】 方中沉香辛散温通、行气散寒止痛、和胃降逆止呕,为君药。香附疏肝解郁,理气止痛;木香、陈皮行气燥湿,调中止痛;六神曲、麦芽消食和胃,合为臣药。广藿香化湿醒脾,和中止呕;砂仁行气祛湿,温中降逆;莪术活血祛瘀、消积导滞、行气止痛,合为佐药。甘草调和诸药,为使药。全方配伍,共奏理气疏肝、消积导滞、和胃之功。

【临床应用】

1. 胃痛 肝气郁结,横逆犯胃,胃气阻滞所致的胃脘胀痛,痛连两胁,遇烦恼则作或痛甚,嗳气、矢气则痛舒,胸闷,喜长叹息,大便不畅,舌苔薄白,脉弦;慢性胃炎见上述证候者。

2. 痞满 肝气犯胃,胃气郁滞所致的脘腹痞满,胸胁胀满,心烦易怒,善太息,不思饮食,恶心呕吐,嗳气泛酸,大便不爽,舌质淡红、苔薄白,脉弦;慢性胃炎见上述证候者。

【不良反应】 目前尚未检索到不良反应报道。

【禁忌】 孕妇禁用。

【注意事项】

1. 脾胃阴虚、气虚体弱者慎用。

2. 哺乳期妇女慎用。

【用法与用量】 口服。一次3~6g,一日2次。

复方胃宁片
Fufang Weining Pian

【药物组成】 延胡索、猴头菌粉、海螵蛸。

【功能与主治】 理气和胃,制酸止痛。用于肝胃不和所致的胃脘疼痛、嗳气吞酸、纳呆食少。

【方解】 方中延胡索活血祛瘀、行气止痛,为君药。猴头菌粉软坚散结,保护胃黏膜,健脾和胃,为臣药。海螵蛸制酸收敛、和胃止痛,为佐药。诸药合用,共奏理气和胃、制酸止痛之效。

【临床应用】

1. 胃痛 肝气郁结,横逆犯胃,胃气阻滞所致的胃脘胀痛,痛连两胁,遇烦恼则作或痛甚,嗳气、矢气则痛舒,胸闷,喜长叹息,大便不畅,舌苔薄白,脉弦;慢性胃炎、胃及十二指肠溃疡见上述证候者。

2. 吞酸 肝气犯胃,胃失和降所致的吞酸时作,嗳腐气秽,胃脘闷胀,两胁胀满,舌质淡红、苔薄白,脉弦;慢性胃炎、胃及十二指肠溃疡见上述证候者。

【不良反应】 目前尚未检索到不良反应报道。

【禁忌】 尚不明确。

【注意事项】

1. 胃阴不足胃脘痛者慎用。

2. 孕妇慎用。

【用法与用量】 口服。一次4~5片,一日3次;儿童用量酌减或遵医嘱。

和 胃 片
Hewei Pian

【药物组成】 郁金、丹参、赤芍、川芎、蒲公英、黄芩、洋金花、瓦楞子(煅)、甘草。

【功能与主治】 疏肝清热,凉血活血,和胃止痛。用于肝郁化火、肝胃不和、气滞血瘀所致的胃脘痛、腹胀、嗳气泛酸、恶心呕吐、烦热口苦;消化性溃疡见上述证候者。

【方解】 方中郁金辛苦性寒,疏肝解郁、行气活血、祛瘀止痛、凉血清热,为君药。丹参苦微寒,凉血活血、祛瘀止痛;赤芍苦微寒,清热凉血、祛瘀止痛;川芎行气解郁、活血止痛,合为方中臣药,以增强君药疏肝理气、凉血活血之功。蒲公英、黄芩苦寒,清热泻火、凉血解毒;洋金花辛温功专止痛;瓦楞子制酸止痛,合为佐药。甘草调和诸药,为使药。诸药配伍,共奏疏肝清热、凉血活血、和胃止痛之功。

【临床应用】

1. 胃痛 肝郁化火,肝胃不和,气滞血瘀所致的胃脘胀痛或刺痛,痛连两胁,遇恼怒则痛甚,嗳气泛酸,矢气则痛缓,恶心呕吐,烦热口苦,胸闷,喜长叹息,舌红或紫黯、苔黄,脉弦或数;消化性溃疡见上述证候者。

2. 吞酸 肝气犯胃,肝胃郁热所致的吞酸时作,胃脘闷胀,烦热口苦,舌质红、苔薄黄,脉弦数;慢性胃炎、胃及十二指肠溃疡见上述证候者。

【药理毒理】 本品有抗胃溃疡等作用。

1. 抗胃溃疡 本品能降低大鼠束缚-水浸应激性胃溃疡的发生率和溃疡指数;十二指肠给药能降低幽门结扎法大鼠胃溃疡的溃疡数和溃疡指数,降低胃液分泌量和总酸排出量[1]。

2. 抑制肠运动 本品对小鼠小肠推进有抑制作用;对离体家兔十二指肠的自发活动有抑制作用;对乙酰胆碱、组胺、氯化钡引起离体回肠痉挛性收缩有拮抗作用[1]。

【不良反应】 目前尚未检索到不良反应报道。

【禁忌】 孕妇禁用。

【注意事项】

1. 虚寒性胃脘疼痛者慎用。

2. 青光眼、心脏病或高血压患者、肝肾功能不正常或体弱者慎用。

3. 本品含洋金花有毒,不宜过量、久服。

【用法与用量】　口服。一次 4 片，一日 4 次。

【参考文献】　[1]和胃片新药申报资料.

猴头健胃灵胶囊
Houtou Jianweiling Jiaonang

【药物组成】　猴头菌培养物浸膏、香附（制）、白芍、延胡索（制）、海螵蛸、炙甘草。

【功能与主治】　疏肝和胃，理气止痛。用于肝胃不和，胃脘胁肋胀痛，呕吐吞酸；慢性胃炎、胃及十二指肠溃疡见上述症候者。

【方解】　方中猴头菌培养物浸膏可健脾养胃、助运消食，为君药。香附为行气开郁之要品，善于疏肝理气、行气止痛；白芍养血敛阴、柔肝缓急止痛，两药合用，辅助君药以增强疏肝和胃、行气止痛之功，合为臣药。延胡索辛散温通，既入血分，又入气分，活血以行气，专于活血散瘀、理气止痛；海螵蛸制胃酸以止痛，两药合用，助臣药理气止痛，为佐药。炙甘草既能调和诸药，与白芍合用，又能酸甘化阴，避免辛温之品耗伤胃阴，为佐使药。全方配伍，具有疏肝和胃、理气止痛之功。

【临床应用】

1. **胃痛**　情志失调，气机阻滞，肝胃失和所致的胃脘疼痛，痛及两胁，疼痛以闷痛、胀痛为主，嗳气吞酸，纳呆食少，舌质红，脉弦；慢性胃炎、胃及十二指肠溃疡见上述证候者。

2. **吞酸**　情志不畅，肝胃失和所致，胃脘嘈杂，恶心，呕吐吞酸，或见胃脘疼痛，胀痛为主，痛及两胁，纳呆食少，舌质红，脉弦；慢性胃炎、胃及十二指肠溃疡见上述证候者。

【不良反应】　文献报道，本品致荨麻疹型药疹，表现为全身皮肤出现风团，体剧痒及烧灼感[1]。

【禁忌】　尚不明确。

【注意事项】

1. 胃阴虚胃痛者慎用。

2. 孕妇慎用。

【用法与用量】　口服。一次 4 粒，一日 3 次；或遵医嘱。

【规格】　每粒装 0.34g

【参考文献】　[1]刘安祥.猴头健胃灵胶囊致荨麻疹型药疹 1 例.西北药学杂志，1995，10(6)：249.

沉香舒气丸
Chenxiang Shuqi Wan

【药物组成】　沉香、香附（醋炙）、青皮（醋炙）、枳壳（去瓤麸炒）、柴胡、乌药、木香、郁金、延胡索（醋炙）、片姜黄、五灵脂（醋炙）、厚朴（姜炙）、槟榔、草果仁、豆蔻、砂仁、山楂（炒）、甘草。

【功能与主治】　疏气化郁，和胃止痛。用于肝郁气滞、肝胃不和所致的胃脘胀痛、两胁胀满疼痛或刺痛、烦躁易怒、呕吐吞酸、呃逆嗳气、倒饱嘈杂、不思饮食。

【方解】　方中以沉香、香附疏肝理气、和胃降逆，合为君药。青皮、枳壳、柴胡、乌药、木香行气解郁，疏肝调胃，除胀止痛；郁金、延胡索、片姜黄、五灵脂活血利气、解郁止痛，合为臣药。厚朴、槟榔、草果仁、豆蔻、砂仁化湿行气，消积止呕；山楂消食开胃，合为佐药。甘草调和药性，为使药。诸药合用，共收疏气解郁、和胃止痛的功效。

【临床应用】

1. **胃痛**　肝郁气滞、肝胃不和所致的胃脘胀痛或刺痛，连及两胁，恼怒加重，呃逆嗳气，善太息，烦躁易怒，或呕吐吞酸，饮食无味，舌苔黄、舌质红或见瘀斑，脉弦；慢性胃炎、胃及十二指肠溃疡、慢性肝炎、胆囊炎见上述证候者。

2. **胁痛**　肝胃气机郁滞所致的两胁胀痛或刺痛，胸脘痞闷不舒，烦躁易怒，善太息，饮食减少，嗳气频作，舌尖红、苔白或见有瘀斑，脉沉弦；慢性肝炎、慢性胆囊炎、肋间神经痛见上述证候者。

3. **呕吐**　肝郁气滞，肝胃不和，胃气上逆所致的呃逆嗳气，呕吐吞酸，嘈杂，恶心，饮食无味，胸胁满痛，烦闷不舒，舌边红苔薄黄，脉沉弦；急、慢性胃炎，胃神经官能症、消化不良见上述证候者。

【不良反应】　目前尚未检索到不良反应报道。

【禁忌】　尚不明确。

【注意事项】

1. 肝寒犯胃者慎用。

2. 孕妇慎用。

3. 虚人及小儿、老人等体质虚弱者慎用。

【用法与用量】　口服。一次 2 丸，一日 2～3 次。

【规格】　每丸重 3g

快胃片
Kuaiwei Pian

【药物组成】　海螵蛸、延胡索（醋制）、白及、白矾（煅）、甘草。

【功能与主治】　制酸和胃，收敛止痛。用于肝胃不和所致的胃脘疼痛、呕吐反酸、纳食减少；慢性胃炎、胃及十二指肠溃疡见上述证候者。

【方解】　方中海螵蛸制酸止痛，为君药。白矾收敛止血,延胡索活血行气止痛,为臣药,助君药和胃制酸止痛。白及质黏而涩,收敛止血,且能助海螵蛸制酸止痛,为佐药。甘草补中和胃、缓急止痛、调和诸药,为佐使药。诸药合用,共奏制酸和胃、收敛止痛之功。

【临床应用】

1. 胃痛 肝胃不和所致的胃脘胀闷疼痛,连及两胁,胸闷,嗳气,呃逆,嘈杂,呕吐泛酸,纳食减少,每因烦恼郁怒而作,舌苔薄白,脉弦;慢性胃炎、胃及十二指肠溃疡见上述证候者。

2. 吞酸 肝胃不和所致的吐酸嘈杂,胸脘、胃脘灼痛或胸膈灼热,脘闷,口苦咽干,苔薄腻,脉弦;慢性胃炎、胃及十二指肠溃疡、反流性食管炎见上述证候者。

【不良反应】 有文献报道,口服本品可致周身药物性皮炎和过敏性休克[1-3]。

【禁忌】 尚不明确。

【注意事项】

1. 低酸性胃病、胃阴不足者慎用。

2. 本品含有白矾,不宜多服久服。

【用法与用量】 口服。糖衣片:一次6片,11~15岁一次4片;薄膜衣片:一次3片,11~15岁一次2片;一日3次。饭前1~2小时服。

【规格】 (1)薄膜衣片 每片重0.35g (2)薄膜片 每片重0.7g (3)糖衣片(片芯重0.35g)

【参考文献】 [1]张淑燕,陈德昌.口服快胃片致周身药物性皮炎1例.内蒙古医学杂志,1995,15(5):31.

[2]杨亚明,祝东丰.服快胃片致过敏性休克1例.中国中药杂志,2000,25(4):251.

[3]黄永凤,高攀峰,王秀平.服快胃片致过敏性休克1例.中国现代医药杂志,2005,7(2):37.

四方胃片(胶囊)
Sifangwei Pian(Jiaonang)

【药物组成】 海螵蛸、浙贝母、吴茱萸(盐水制)、川楝子(去皮酒炒)、延胡索(醋制)、黄连、苦杏仁、柿霜、沉香。

【功能与主治】 调肝和胃,制酸止痛。用于肝胃不和所致的胃脘疼痛、呕吐吞酸、食少便溏;消化不良、胃及十二指肠溃疡见上述证候者。

【方解】 方中海螵蛸制酸止痛、收敛止血,为君药。浙贝母化痰散结、开郁泻热,合海螵蛸增强制酸止痛之力;吴茱萸辛散苦降,疏肝和胃,温中散寒;川楝子、延胡索疏肝活血、行气止痛,合为臣药。黄连苦寒,清热泻火,伍吴茱萸泄肝和胃制酸;苦杏仁苦降温散,宣肺降

气,以泄肝郁;柿霜甘凉,降胃气而清润,以制诸药之燥性;沉香辛苦,温中止呕、行气止痛,四药合为佐药。诸药合用,共奏调肝和胃、制酸止痛之效。

【临床应用】

1. 胃痛 肝胃不和,胃失和降所致的胃脘疼痛或胀满,口苦口干,纳食减少,大便不调,舌红脉弦;慢性胃炎、胃及十二指肠溃疡见上述证候者。

2. 吐酸 肝胃不和,郁火犯胃所致的胸脘、胸膈灼热疼痛,吐酸,口苦,胁肋胀满,脘闷,嗳气,咽干,食少,苔薄腻,脉弦;胃及十二指肠溃疡、慢性胃炎、反流性食管炎见上述证候者。

【药理毒理】 本品具有抗溃疡、抑制胃酸分泌、抑制肠运动和镇痛等作用。

1. 抗溃疡 本品十二指肠给药对幽门结扎大鼠有降低溃疡指数的作用;能降低大鼠应激性胃溃疡的溃疡指数,降低醋酸法大鼠胃溃疡的溃疡面积,促进溃疡的愈合[1]。

2. 抑制胃酸分泌 本品十二指肠给药有降低幽门结扎大鼠胃液分泌量,减少胃液总酸和胃蛋白酶排出量的作用[1]。

3. 抑制肠运动 本品对离体家兔十二指肠自发活动有抑制作用;对乙酰胆碱或氯化钡引起的离体家兔回肠痉挛性收缩有拮抗作用;对组胺引起的豚鼠离体回肠痉挛性收缩也有拮抗作用[1]。

4. 镇痛 本品对醋酸引起的小鼠扭体反应有抑制作用,降低小鼠扭体次数[1]。

【不良反应】 目前尚未检索到不良反应报道。

【禁忌】 尚不明确。

【注意事项】

1. 低酸性胃病、胃阴不足者应当慎用。

2. 孕妇慎用。

【用法与用量】 片剂:口服。一次3片,一日2~3次。胶囊剂:口服。一次3粒,一日2-3次,或遵医嘱。

【规格】 片剂:每片重0.65g

胶囊剂:每粒重0.5g

【参考文献】 [1]朱柏华,思景希,王汝俊,等.四方胃片对实验性胃溃疡作用的药效学研究.中药新药与临床药理,1996,7(3):24.

胃逆康胶囊
Weinikang Jiaonang

【药物组成】 柴胡(醋)、白芍、黄连、半夏(法)、陈皮、枳实、川楝子、吴茱萸、莪术、瓦楞子(煅)、蒲公英、甘草。

【功能与主治】　疏肝泄热，和胃降逆，制酸止痛。用于肝热犯胃、肝胃不和所致的胸胁胀痛、嗳气、反酸、胃脘疼痛痞满、嘈杂呃逆、纳呆食少、口干口苦、舌红苔黄；反流性食管炎、功能性消化不良见上述证候者。

【方解】　方中以柴胡疏肝理气，为君药。白芍养血柔肝、缓急止痛，助柴胡疏肝郁，补肝体而助肝运；黄连清胃热而泻肝火；半夏、陈皮和胃降逆止呕；枳实苦降下行，破气消积；川楝子行气止痛，兼清肝热，六药合为臣药。吴茱萸辛热，疏肝下气、调和肝胃，且能佐制黄连之寒；莪术行气消积止痛；煅瓦楞子制酸止痛；蒲公英苦寒清热，以上四药合为佐药。甘草甘缓和中、调和诸药，为使药。诸药合用，共奏疏肝泄热、和胃降逆、制酸止痛之功。

【临床应用】

1. 胃痛　肝火犯胃，肝胃不和，胃失和降，气机阻滞所致的胃脘痞闷疼痛，食后加剧，痛连两胁，烦躁易怒，嗳气呃逆，纳呆食少，口干口苦，舌质红苔黄，脉弦数；功能性消化不良见上述证候者。

2. 吐酸　肝火犯胃，肝胃不和，胃气上逆所致的嗳气反酸，胃脘疼痛痞满，兼有胸胁胀痛，嘈杂呃逆，纳呆食少，口干口苦，苔薄或黄腻，脉弦；反流性食管炎见上述证候者。

【药理毒理】　本品有促进胃肠运动、抗胃溃疡等作用。

1. 促进胃肠运动　本品能加快小鼠胃排空，促进小肠推进；小肠内给药可加快家兔在体肠收缩频率[1]。

2. 抗溃疡　本品可降低束缚大鼠水浸应激性溃疡的发生率和溃疡指数；减少醋酸法大鼠胃溃疡面积，促进溃疡愈合，减少胃液分泌量、总酸度及总酸排出量[1]。

3. 抗炎　本品对蛋清及甲醛引起的小鼠急性足肿胀有抑制作用[1]。

4. 镇痛　本品可提高热板法小鼠的痛阈值；降低醋酸引起小鼠的扭体次数[1]。

【不良反应】　本品可致轻度腹泻。

【禁忌】　孕妇禁用。

【注意事项】

1. 肝寒犯胃所致胃痛、吞酸者慎用。

2. 不宜在服药期间同时服用滋补性中药。

3. 本品不宜久服，肝功能异常者慎用。

【用法与用量】　饭前口服。一次 4 粒，一日 3 次。1 个月为一疗程，或遵医嘱。

【规格】　每粒装 0.4g

【参考文献】　[1]胃逆康胶囊新药申报资料.

溃 疡 胶 囊
Kuiyang Jiaonang

【药物组成】　瓦楞子、仙鹤草、鸡蛋壳、陈皮、枯矾、水红花子、珍珠粉。

【功能与主治】　收敛制酸，和胃止痛。用于胃气不和所致的胃脘疼痛、呕恶泛酸；胃及十二指肠溃疡见上述证候者。

【方解】　方中瓦楞子咸平，制酸止痛、化瘀散结，为君药。仙鹤草苦涩性平，功擅收敛止血，又下气消食而补虚；鸡蛋壳制酸敛疮，下气止痛；陈皮理气健脾，和胃止呕；枯矾酸寒性涩，收敛止血，四药为臣药，加强制酸止痛、敛疮止血的功用。水红花子咸寒，和胃利湿，又散瘀消积止痛；珍珠粉甘咸性寒，清肝火而益阴，生肌敛疮功效显著，共为佐药。诸药合用，共奏收敛制酸、和胃止痛之效。

【临床应用】

1. 胃痛　胃气不和所致的胃痛饥时为甚，食后痛减，嗳气频繁，呕恶泛酸，嘈杂，口苦，心烦，口渴，纳差，大便不调，苔薄白，脉弦滑；胃及十二指肠溃疡见上述证候者。

2. 吐酸　胃气不和，肝木乘之所致的吐酸，胃脘灼痛，心烦，嗳气呕恶，时有泛酸，纳差，口苦，苔黄，脉弦滑；胃及十二指肠溃疡见上述证候者。

【不良反应】　目前尚未检索到不良反应报道。

【禁忌】　尚不明确。

【注意事项】

1. 低酸性胃病、胃阴不足者慎用。

2. 孕妇慎用。

3. 本品含枯矾，不宜过量久服。

【用法与用量】　口服。一次 2 粒，一日 3 次。

【规格】　每粒装 0.3g

健 胃 片
Jianwei Pian

【药物组成】　柴胡、苍术（米泔制）、草豆蔻、陈皮、延胡索（醋制）、川楝子、白芍、山楂（炒）、鸡内金（醋炒）、六神曲（炒）、麦芽（炒）、槟榔（炒焦）、生姜、甘草浸膏。

【功能与主治】　疏肝和胃，消食导滞，理气止痛。用于肝胃不和，饮食停滞所致的胃痛、痞满，症见胃脘胀痛，嘈杂食少，嗳气口臭，大便不调。

【方解】　方中柴胡苦平，疏泄肝气而醒脾，苍术苦温,燥湿运脾而和胃,二药合用,立本方疏肝燥湿运脾之主旨,为君药。草豆蔻、陈皮理气化湿和胃;延胡索、川楝子疏肝理气止痛;白芍一味养血柔肝,又防温燥劫阴,五药共为臣药。山楂、鸡内金、六神曲、麦芽消食导滞和胃;槟榔行气导滞消积;生姜温中开胃止呕,上药合为佐药。甘草调和诸药,为使药。诸药合用,共奏疏肝和胃、消食导滞之效。

【临床应用】

1. 胃痛 情志所伤或饮食失调,肝胃不和所致的胸脘胀闷疼痛,连及两胁,呃逆嗳气,嘈杂泛酸,呕吐,纳食减少,每因烦恼郁怒而痛作,舌苔薄白,脉弦;胃及十二指肠溃疡、慢性胃炎见上述证候者。

2. 吐酸 情志所伤或饮食停滞所致的胸脘、胸膈灼热或灼痛,吐酸嗳腐,脘闷腹胀,嘈杂食少,大便不调,咽干口苦,舌苔薄腻,脉弦;胃及十二指肠溃疡、反流性食管炎见上述证候者。

3. 痞满 情志所伤或饮食停滞,肝胃不和所致的胸脘满闷或痞硬,食少,口臭,腹胀腹痛,大便不调,舌苔厚腻,脉弦滑;消化不良、急慢性胃炎见上述证候者。

【不良反应】 目前尚未检索到不良反应报道。

【禁忌】 尚不明确。

【注意事项】

1. 肝寒犯胃所致胃痛、痞满、吞酸者慎用。

2. 身体虚弱或老年人不宜长期服用。

3. 孕妇及哺乳期妇女慎用。

4. 肝功能异常者慎用。

【用法与用量】 口服。一次 6 片,一日 3 次。

【规格】 每片重 0.3g

木香分气丸
Muxiang Fenqi Wan

【药物组成】 木香、香附(醋炙)、厚朴(姜炙)、枳实、豆蔻、砂仁、广藿香、甘松、陈皮、檀香、槟榔、莪术(醋炙)、山楂(炒)、丁香、白术(麸炒)、甘草。

【功能与主治】 宽胸消胀,理气止呕。用于肝郁气滞、脾胃不和所致的胸膈痞闷、两胁胀满、胃脘疼痛、倒饱嘈杂、恶心呕吐、嗳气吞酸。

【方解】 方中木香行气止痛、健脾和胃,香附疏肝行气解郁,二药合用,疏肝解郁、理脾和胃,合为君药。厚朴、枳实破气消积,下气除满;豆蔻、砂仁行气和中、醒脾开胃;广藿香、甘松芳香化湿,开郁理气;陈皮、檀香理气散寒、燥湿健脾,上药合为臣药。槟榔、莪术破气消积,化瘀止痛,快利三焦;山楂健胃消食;丁香温中降逆;

白术健脾益气燥湿,在大队行气药中顾护正气,以资化源,合为佐药。甘草调和诸药,为使药。诸药合用,共收宽胸消胀、理气止呕的功效。

【临床应用】

1. 胃痛 肝郁气滞,脾胃不和所致的胃脘胀痛,攻撑作痛,连及两胁,脘腹痞满,嘈杂,呕吐,嗳气泛酸,食欲不振,食后倒饱,大便不爽,舌苔厚腻,脉弦滑;慢性胃炎、消化不良见上述证候者。

2. 伤食 饮食不消,脾胃气滞所致的胸膈痞闷或痞满,胃脘疼痛,纳呆恶食,呕恶,嗳气,嘈杂,吞酸,腹胀,便溏不爽,矢气频作,舌苔厚,脉弦滑;消化不良、慢性胃炎见上述证候者。

3. 呕吐、吐酸 肝郁气滞,脾胃不和所致的呕吐吞酸,恶心,嗳气频频,兼有胸闷脘痞,胁痛,口苦,舌边红、舌苔黄,脉弦;急、慢性胃炎,消化不良见上述证候者。

4. 痞满 脾胃失和,气机不畅所致的心下痞满,纳呆食少,干噫食臭,嗳气吞酸,食后倒饱,或有胃脘隐痛,大便不调,舌苔薄白,脉弦而无力;胃肠动力紊乱、慢性胃炎、消化不良见上述证候者。

【不良反应】 目前尚未检索到不良反应报道。

【禁忌】 孕妇禁用。

【注意事项】 肝胃火郁者慎用。

【用法与用量】 口服。一次 6g,一日 2 次。

【规格】 每 100 丸重 6g

十香止痛丸
Shixiang Zhitong Wan

【药物组成】 香附(醋炙)、檀香、木香、丁香、沉香、降香、乳香(醋炙)、香橼、零陵香、香排草、砂仁、厚朴(姜汁炙)、乌药、蒲黄、五灵脂(醋炙)、延胡索(醋炙)、高良姜、熟大黄。

【功能与主治】 疏气解郁,散寒止痛。用于气滞胃寒,两胁胀满,胃脘刺痛,腹部隐痛。

【方解】 香附通行十二经气分,利三焦,解六郁为君药。檀香、木香、丁香、沉香、降香、乳香、香橼、零陵香、香排草诸香具有芳香理气、解郁散寒、行气止痛的作用,合为臣药,其中檀香辛温,宽胸理气、散寒止痛;木香、沉香辛苦芳香,温暖脾胃、行气止痛;丁香辛温,温中降逆;降香既入气分,又入血分,可行气散瘀、止血定痛;乳香辛散苦降温通,气味芳香走窜,活血消瘀止痛;香橼辛苦酸温,疏肝和胃、行气止痛;零陵香辛温,芳香辟秽、理气止痛;香排草甘平,祛风理气、活血止痛。砂仁、厚朴、乌药亦为臣药,砂仁辛散温通,芳香醒脾开胃,和中解痛；厚朴苦温，下气除满，用于胸腹胀满；乌药辛温，散寒行气止痛，善理胸腹气滞。蒲黄、五灵脂、延胡索、高良姜为佐药，配合君臣有行气活血、祛瘀止痛的作用。其中蒲黄甘平，入血分，生用可活血散瘀；五灵脂甘温，通利血脉、散瘀止痛；延胡索既入气分，又入血分，可活血行气止痛。高良姜辛热，温中散寒止痛。以熟大黄一味，苦寒泻热通肠，既可疏通腑气、消积导滞，又可行瘀破积、泻血分实热，起通则不痛的作用，可为佐使。诸药配伍，共收疏气解郁、散寒止痛之功。

【临床应用】

1. 胃痛　饮食不节，寒伤脾胃，气滞胃寒所致。症见胃脘隐痛或胀痛、刺痛，喜温喜按，遇寒痛剧，两胁胀满，面色苍白，手足不温，口不渴，小便清利，舌淡苔薄腻，脉弦紧或沉细；急、慢性胃炎，胃肠神经官能症，胃及十二指肠溃疡见上述证候者。

2. 胁痛　肝郁气滞，寒邪凝滞所致。症见两胁胀满隐痛，多与情志有关，气短，喜太息，或胸腹全身走窜痛，大便不调，时溏时硬，舌苔白脉弦；神经官能症、肋间神经痛、慢性肝炎见上述证候者。

3. 腹痛　脾胃虚寒或寒凝气滞所致。症见腹痛绵绵，或绕脐绞痛，或两少腹胀痛，遇寒则重，喜温喜按，大便溏薄，小便清长，舌淡苔白腻，脉沉细；胃肠神经官能症，肠痉挛，急、慢性肠炎见上述证候者。

【不良反应】　目前尚未检索到不良反应报道。

【禁忌】　尚不明确。

【注意事项】

1. 湿热中阻胃痛痞满及肝胃火盛所致胃痛、胁痛者慎用。

2. 诸香皆燥，易耗气伤阴，不可久服、过服，气阴不足者慎用。

3. 孕妇慎服。

【用法与用量】　口服。一次 1 丸，一日 2 次。

【规格】　每丸重 6g

木香顺气丸（颗粒）

Muxiang Shunqi Wan(Keli)

【药物组成】　木香、香附（醋制）、厚朴（制）、青皮（炒）、枳壳（炒）、槟榔、陈皮、砂仁、苍术（炒）、甘草。

【功能与主治】　行气化湿，健脾和胃。用于湿浊中阻、脾胃不和所致的胸膈痞闷、脘腹胀痛、呕吐恶心、嗳气纳呆。

【方解】　方中以木香、香附疏肝理气、和胃止痛，共为君药。厚朴、青皮行气燥湿，散结消积；枳壳、槟榔行气导滞宽中，合为臣药。陈皮、砂仁理气化湿和中；苍术燥湿健脾，合为佐药。甘草调和诸药，为使药。全方配伍，共奏行气化湿、健脾和胃之功。

【临床应用】

1. 痞满　肝胃失和，气滞中阻，食湿内停所致的胸膈痞满，脘胁胀满，呕恶食少，大便不爽，舌苔白腻或薄或厚，脉滑或弦滑者；功能性消化不良见上述证候者。

2. 胃痛　肝胃气滞，中焦失司所致的胃脘胀痛，攻窜作痛，时轻时重，恶心纳呆，大便不爽，苔白腻，脉弦滑；胃炎见上述证候者。

此外，尚有治疗妇产科手术后腹胀的报道[1]。

【药理毒理】　本品有促进胃肠运动和促进胃酸分泌的作用。

1. 促进胃肠运动　本品可增加小鼠小肠炭末推进百分率，十二指肠给药能增加豚鼠在体回肠的收缩幅度；可促进阿托品负荷小鼠胃排空和小肠推进运动[2,3]。本品可使豚鼠离体回肠收缩，张力增加，继而出现收缩频率减慢，收缩幅度增加[2]。

2. 促进胃酸分泌　本品十二指肠给药，能增加大鼠胃酸、游离酸及总酸的分泌量[2]。

【不良反应】　文献报道，口服木香顺气丸后出现面色潮红、口干、心悸、烦躁不安类似"阿托品样"不良反应，停药后症状缓解、消失，疑为木香顺气丸所致不良反应[4]。

【禁忌】　尚不明确。

【注意事项】

1. 肝胃火郁胃痛痞满者慎用。

2. 本品为香燥之品组成，如遇口干舌燥，手足心发热感的阴液亏损者慎用。

3. 孕妇慎用。

【用法与用量】　丸剂：口服。一次 6～9g，一日 2～3 次。颗粒剂：开水冲服。一次 15g，一日 2 次。3 天为一疗程，或遵医嘱。

【规格】　丸剂：每 50 粒重 3g

颗粒剂：每袋装 15g

【参考文献】　[1]高敏，汝明.木香顺气丸对妇产科手术后腹胀及胃肠功能恢复的临床观察.中医临床研究，2013,5(1):91-92.

[2]鲍梦周，胡香杰，刘红，等.木香顺气冲剂对消化功能影响的实验研究.中药药理与临床，1994,(4):28.

[3]郭金秀，王酸恩，刘孟安.中药胃肠舒对阿托品致胃肠动力障碍小鼠胃肠运动的影响.时珍国医国药，2010,21(2):264-265.

[4]李娜，于福文.木香顺气丸致"阿托品样"症状 3 例.中国临床药学杂志，2001,10(1):51.

胃 苏 颗 粒
Weisu Keli

【药物组成】 紫苏梗、香附、陈皮、枳壳、槟榔、香橼、佛手、鸡内金（制）。

【功能与主治】 疏肝理气，和胃止痛。用于肝胃气滞所致的胃脘痛，症见胃脘胀痛，窜及两胁，得嗳气或矢气则舒，情绪郁怒则加重，胸闷食少，排便不畅，舌苔薄白，脉弦；慢性胃炎及消化性溃疡见上述证候者。

【方解】 方中紫苏梗入胃，顺气开郁，和胃止痛；香附入肝，疏肝解郁、理气和胃，合为君药。陈皮理气和胃化湿，宣通疏利脾胃；枳壳破气消积、利膈宽中，解胃脘胀满；槟榔下气利水、调和脾胃、行气消滞，合为臣药。香橼、佛手疏肝和胃，理气止痛；鸡内金消积化滞，合为佐药。诸药合用，共奏疏肝理气、和胃止痛之功。

【临床应用】 胃痛 肝郁气滞，横逆犯胃所致的胃脘满闷，两胁胀痛，得嗳气或矢气则舒，情绪郁怒则加重，胸闷食少，排便不畅，舌苔薄白，脉弦；慢性胃炎及消化性溃疡见上述证候者。

【药理毒理】 本品有抗胃溃疡等作用。

1. 抗胃溃疡 本品能降低小鼠应激性溃疡、大鼠幽门结扎胃溃疡的溃疡指数，提高溃疡抑制百分率[1]；能减小醋酸法胃溃疡大鼠的溃疡面积[2]。本品能减少胃液分泌量和总酸排出量，降低胃液酸度和胃蛋白酶活性[1]。

2. 促进肠运动 本品能增强豚鼠离体肠管运动和收缩力[1]。

【不良反应】 目前尚未检索到不良反应报道。

【禁忌】 尚不明确。

【注意事项】
1. 脾胃阴虚或肝胃郁火胃痛者慎用。
2. 孕妇慎用。

【用法与用量】 口服。一次 15g，一日 3 次。15 天为一疗程，可服 1～3 个疗程或遵医嘱。

【规格】 每袋装 15g

【参考文献】 [1]胃苏颗粒申报资料.
[2]范开华,于波涛,陈华,等.胃病康药效学实验.西南国防医药,2010,20(3):249-251.

苏南山肚痛丸
Sunanshan Dutong Wan

【药物组成】 郁金、香附（制）、白芍、陈皮、木香、川楝子、丹参、乳香（炒）、没药（炒）、血竭、甘草。

【功能与主治】 行气止痛。用于气滞所致的胃痛、脘腹胀痛、痛经、小肠疝气痛、胁痛。

【方解】 方中郁金活血散瘀，行气解郁；香附疏肝理气、调经止痛，为气中血药，二药配合，既理气止痛，又活血散瘀，合为君药。白芍柔肝止痛；陈皮、木香善理气滞；川楝子疏肝下气、开郁止痛，合为臣药。丹参活血凉血；乳香、没药、血竭活血止痛，合为佐药。甘草缓急止痛、调和药性，为佐使药。诸药合用，共奏行气止痛之效。

【临床应用】
1. 胃痛 由气血瘀阻所致。用于脘腹胀满，嗳气频作，食欲减少，舌黯，苔薄白，脉弦或涩；慢性胃炎、功能性消化不良见上述证候者。

2. 胁痛 由肝气郁结、气滞血瘀所致。用于两胁胀痛或刺痛，生气后加重，舌黯，苔薄白，脉弦或涩；慢性肝炎、胆囊炎见上述证候者。

3. 腹痛 由肝气郁结、气滞血瘀所致。用于腹部胀痛或刺痛，或经行腹痛，舌黯，苔薄白，脉弦或涩；痛经、小肠疝气见上述证候者。

【不良反应】 目前尚未检索到不良反应报道。

【禁忌】 孕妇禁用。

【注意事项】
1. 寒凝血瘀痛证慎用。
2. 脾胃虚弱者慎用。

【用法与用量】 口服。一次 1.8g，一日 1～2 次。

【规格】 每瓶装 1.8g

中满分消丸
Zhongman Fenxiao Wan

【药物组成】 厚朴（姜炙）、枳实、姜黄、黄芩、黄连、半夏（制）、知母、猪苓、茯苓、白术（麸炒）、泽泻、陈皮、砂仁、党参、甘草。

【功能与主治】 健脾行气，利湿清热。用于脾虚气滞、湿热郁结所致的食积，症见脘腹胀痛、烦热口苦、倒饱嘈杂、二便不利。

【方解】 方中重用厚朴、枳实，是取厚朴三物之意，合姜黄苦温开泄、行气除胀，以治脾胃升降失职、气机阻滞、脘腹疼痛诸症，合为君药。黄芩、黄连、半夏合用，以辛开苦降，顺畅气机，开结除痞，分理湿热；半夏尤能降逆和胃止呕，合为臣药。知母苦寒，既可清热泻火以除湿热，又可滋阴润燥以生阴津；猪苓、茯苓、白术、泽泻合用，以理脾渗湿，使湿热从小便而出；陈皮、砂仁与白术、茯苓、党参、甘草合用，寓补脾法于分消解散法中，使脾胃得补,运化有力,升降复常,且可扶正以祛邪,祛邪不伤正,合为佐药。诸药合用,共奏健脾行气、利湿清热之功。

【临床应用】

1. 伤食　多因饮食不节,脾虚气滞,湿热郁结所致。症见食积,脘腹胀痛,烦热口苦,呃逆吐酸,倒饱嘈杂,小便不利,大便不畅;胃肠功能紊乱、幽门梗阻见上述证候者。

2. 鼓胀　多因脾虚气滞,湿热壅盛,浊水停聚所致。症见腹水坚满,脘腹撑急疼痛,烦热口苦,渴而不欲饮,小便赤涩,大便秘结或溏泄,舌苔黄腻,脉弦数;肝硬化腹水见上述证候者。

【不良反应】　目前尚未检索到不良反应报道。

【禁忌】　尚不明确。

【注意事项】

1. 寒湿困脾所致膨胀者慎用。

2. 孕妇慎服。

【用法与用量】　口服。一次 6g,一日 2 次。

【规格】　每 100 粒重 6g

摩罗丹

Moluo Dan

【药物组成】　百合、茯苓、白术(麸炒)、延胡索(醋炙)、乌药、鸡内金(炒香)、川芎、蒲黄、当归、白芍、麦冬、石斛、玄参、三七、地榆、九节菖蒲、茵陈、泽泻。

【功能与主治】　和胃降逆,健脾消胀,通络定痛。用于脾胃虚弱、健运失职所致的胃疼、胀满、痞闷、纳呆、嗳气、烧心;慢性萎缩性胃炎见上述证候者。

【方解】　方中百合、茯苓、白术健脾和胃,为君药。延胡索、乌药、鸡内金、川芎、蒲黄行气活血,助运止痛,共为臣药。当归、白芍、麦冬、石斛、玄参滋阴养血,三七、地榆化瘀止血,九节菖蒲、茵陈、泽泻清热化湿,合为佐药。全方共奏和胃降逆、健脾消胀、通络定痛之功效。

【临床应用】

1. 胃痛　脾胃虚弱,气滞血瘀所致的胃部刺痛、夜间痛甚、纳呆腹胀、舌质黯红或有瘀斑;慢性萎缩性胃炎见上述证候者。

2. 痞满　脾胃虚弱,健运失职所致的胃部胀满、餐后加重、脘胁痞闷、纳呆嗳气;慢性萎缩性胃炎见上述证候者。

此外,还有治疗功能性消化不良的报道[1]。

【药理毒理】　**抗慢性胃炎**　本品能改善综合因素制作的慢性萎缩性胃炎大鼠胃黏膜病理学改变,提高胃

蛋白酶活性[2]。

【不良反应】　目前尚未检索到不良反应报道。

【禁忌】　尚不明确。

【注意事项】

1. 湿热中阻胃痛、痞满者慎用。

2. 孕妇慎用。

【用法与用量】　口服。大蜜丸一次 1～2 丸,小蜜丸一次 55～110 粒,一日 3 次。饭前用米汤或温开水送下,或遵医嘱。

【规格】　(1)大蜜丸　每丸重 9g　(2)小蜜丸　每 55 粒重 9g

【参考文献】　[1]刘岗.摩罗丹治疗老年人功能性消化不良 96 例临床观察.中国中医急症,2012,21(1):129-130.

[2]舒劲,李喜香,吴国泰,等.制萎扶胃浓缩丸对 CAG 模型大鼠胃分泌功能和胃黏膜组织形态的影响.中国实验方剂学杂志,2011,17(10):173-176.

厚朴排气合剂

Houpu Paiqi Heji

【药物组成】　厚朴(姜制)、木香、枳实(麸炒)、大黄。

【功能与主治】　行气消胀,宽中除满。用于腹部非肠胃吻合手术后早期肠麻痹,症见腹部胀满,肠痛不适,无排气、排便,舌质淡红、舌苔薄白或白腻。

【方解】　方中以厚朴为君,味苦性辛温,苦降下气、消积除胀满,既可除无形之湿满,又可消有形之实满,为消除胀满的要药。木香行气止痛、健脾消食;枳实破气除痞、化痰消积,共奏行气除痞胀之功,是为臣药。大黄苦寒,可泻下攻积,能荡涤肠胃,推陈致新,是为佐药。

【临床应用】　**痞满**　腹部非肠胃吻合术后早期肠麻痹。症见腹部胀满,肠痛不适,无排气、排便,舌质淡红、舌苔薄白或白腻。

此外,还有该药应用于重症手足口病并发腹胀[1]、胸腰椎骨折后胃肠功能障碍[2]、胃痞[3]、机械通气并发腹胀患者[4,5]、呼吸相关性肺炎合并胃肠道功能障碍[6]、老年便秘[7]、卒中偏瘫后胃肠功能障碍[8]、心脏手术后胃肠功能紊乱[9]的报道。

【不良反应】

1. 本品可致恶心,呕吐。

2. 临床试验资料显示,有个别患者服用后,出现大便稀水样。

【禁忌】　孕妇、肠梗阻、恶性肿瘤、血管供血不足所见肠麻痹禁用。

【注意事项】

1. 服用时,可将药瓶放置温水中加温 5～10 分钟后服用。

2. 药液如有少量沉淀,属正常现象,为保证疗效,可将其摇匀后服用。

【用法与用量】 于术后 6 小时、10 小时各服一次,每次 50ml。服用时摇匀,稍加热后温服。

【规格】 每瓶装 100ml

【参考文献】 [1]任彦,李颖.厚朴排气合剂在重症手足口病并发腹胀患儿中的疗效观察.中国疗养医学,2013,22(7):624-626.

[2]陈薛连.厚朴排气合剂治疗胸腰椎骨折后胃肠功能障碍疗效观察.中国中西医结合消化杂志,2013,21(6):317-318.

[3]谢丽圣.厚朴排气合剂治疗胃痞疗效观察.上海中医药杂志,2013,47(3):41-42.

[4]庞凯.厚朴排气合剂在机械通气并发腹胀患者中的应用.实用医学杂志,2012,28(8):1362-1363.

[5]陈中腾,陈汉松,陈璐.厚朴排气合剂联合西甲硅油治疗机械通气并发腹胀患者的临床分析.中国中西医结合消化杂志,2015,23(3):188-191.

[6]郦岳,王业莉,王益斐,等.厚朴排气合剂对呼吸机相关性肺炎合并胃肠道功能障碍的治疗体会.全科医学临床与教育,2015,13(2):218-219.

[7]龙海华,刘振鹏,梁秀兰,等.厚朴排气合剂治疗老年性便秘 56 例.中国老年医学杂志,2014,34(12):3487-3488.

[8]曹琳.厚朴排气合剂治疗卒中偏瘫后胃肠功能障碍的临床疗效观察.北方药学,2014,11(5):23.

[9]张华,王俊生,孙栋,等.厚朴排气合剂治疗心脏手术后胃肠功能紊乱 20 例临床观察.中医药导报,2014,20(2):124-125.

活胃胶囊(散)

Huowei Jiaonang(San)

【药物组成】 砂仁、小茴香、肉桂、红曲、大黄、碳酸氢钠。

【功能与主治】 理气和胃,降逆止呕。用于肝郁气逆,脾胃不和引起胸胁胀满,胃脘疼痛,气逆嘈杂,呕吐吞酸,消化不良。

【方解】 方中砂仁化湿和中、理气止痛,为君药。小茴香温中散寒、疏肝和胃,肉桂补火助阳、散寒止痛,共为臣药。红曲健胃消食、和中止呕,大黄泻下通便、消积导滞,共为佐药。碳酸氢钠制酸止痛。共奏理气和胃、降逆止呕、制酸止痛之功。

【临床应用】 痞满 因肝郁气逆,犯及脾胃所致。症见胸胁胀满,胃脘疼痛,气逆嘈杂,呕吐吞酸;消化不

良见上述证候者。

【不良反应】 尚不明确。

【禁忌】 孕妇禁用。

【注意事项】

1. 不宜在服药期间同时服用滋补性中药。

2. 胃阴虚者不宜用,其表现为口干欲饮、大便干结、小便短少。

3. 应保持心情舒畅,忌气恼。

4. 饮食宜清淡,忌食辛辣、生冷、油腻食物。

【用法与用量】 胶囊剂:口服。一次 4 粒,一日 2 次。散剂:口服。一次 1g,一日 2 次。

【规格】 胶囊剂:每粒装 0.25g

散剂:每盒装 75g。

胃立康片

Weilikang Pian

【药物组成】 广藿香、麦芽(炒)、茯苓、六神曲(麸炒)、苍术、厚朴(姜汁制)、白术、木香、泽泻、猪苓、陈皮、清半夏、肉蔻、甘草、人参、吴茱萸(制)。

【功能与主治】 健胃和中,顺气化滞。用于消化不良,倒饱嘈杂,呕吐胀满,肠鸣泻下。

【方解】 方中藿香、茯苓、苍术、麦芽、六神曲健脾化湿、消食导滞为君药。白术、人参健脾益气;陈皮、清半夏理气化痰;木香、厚朴行气导滞;泽泻、猪苓利水渗湿,共为臣药。肉蔻、吴茱萸辛温,助脾气运化,湿浊气滞自消,为佐药。甘草调和诸药,为使药。全方共奏健脾益气、化湿行气之功。

【临床应用】 纳呆 用于脾虚湿滞所致的脘腹胀满,不思饮食,口淡无味,嘈杂呕吐,嗳气吞酸,肢体困倦,大便稀溏,舌淡苔白腻或厚浊,脉濡缓;功能性消化不良、慢性腹泻见上述证候者。

【不良反应】 目前未检索到不良反应报道。

【禁忌】 孕妇禁用。

【注意事项】

1. 感冒发热者慎用。

2. 哺乳期妇女慎用。

3. 服药期间忌食生冷、辛辣、油腻食物。

【用法与用量】 口服。一次 4 片,一日 2 次。

【规格】 每片重 0.31g

胃痛宁片

Weitongning Pian

【药物组成】 蒲公英提取物、氢氧化铝、甘草干浸

膏、天仙子浸膏、龙胆草、小茴香油。

【功能与主治】　用于湿热互结所致的胃及十二指肠溃疡,胃炎;症见胃脘疼痛,胃酸过多,泛酸嘈杂,食欲不振,大便秘结,小便短赤。

【方解】　方中蒲公英苦甘寒,清热解毒、利湿消肿,为君药。龙胆草清热燥湿,泻肝胆之火,助君药增强清热燥湿之功;氢氧化铝可中和胃酸,制酸止痛;甘草甘平,可清热解毒、缓急止痛,三者共为臣药。天仙子解痉止痛、定惊,助君臣增强止痛之功;小茴香辛温,防过用寒凉之品导致的气机郁滞,是为佐药。全方合用,共奏清热燥湿、理气和胃、制酸止痛之效。

【临床应用】　胃脘痛　用于湿热互结所致的胃痛疼痛。症见胃灼热疼痛,呕吐反酸,口干口苦,大便不爽或秘结,小便黄少,舌红苔黄厚腻,脉滑数;胃及十二指肠溃疡,急、慢性胃炎见上述证候者。

【药理毒理】　抗胃溃疡　本品可降低利血平型、乙酸烧灼型和水浸应激型胃溃疡大鼠的溃疡指数[1]。

【不良反应】　目前未检索到不良反应报道。

【禁忌】
1. 儿童、孕妇、哺乳期妇女禁用;
2. 肝肾功能不全者禁用。

【注意事项】
1. 不宜在服药期间同时服用滋补性中药。
2. 胃寒痛者不宜服用。
3. 骨折患者不宜服用。
4. 低磷血症(如吸收不良综合征)患者慎用。
5. 长期便秘者慎用。
6. 饮食宜清淡,忌食辛辣、生冷、油腻食物。

【用法与用量】　口服。一次3片,一日2～3次。

【规格】　每片重0.25g

【参考文献】　[1]马光敦,袁祥萍,焦玉坤,等.胃安合剂对实验性大鼠胃溃疡的作用观察.中国药师,2010,13(10):1439-1441.

六味能消胶囊
Liuwei Nengxiao Jiaonang

【药物组成】　大黄、诃子、干姜、藏木香、碱花、寒水石。

【功能与主治】　理气宽中,润肠通便,调节血脂。适用于胃脘胀痛,厌食,纳差及大便秘结,还适用于高脂血症和肥胖症。

【方解】　方中大黄为方中君药,泻热通腑。诃子涩肠敛肺,与大黄配伍,一泻一收;干姜温中散寒,止腹痛、消胀满;藏木香健脾和胃、调气解郁,共为臣药。碱花消食化痰,驱虫通便,制酸和胃;寒水石清热,中和胃酸,是为佐药。诸药合方,寒温并用,相辅相成,共奏宽中理气、润肠通便、解痉止痛、降低血脂之功效。

【临床应用】　痞满　因饮食、湿热积滞所致。症见胃脘胀痛,嗳气频作,纳差,少腹胀痛,大便秘结,舌红、苔白腻或黄腻,脉滑或沉滑;高脂血症、肥胖症见上述证候者。

此外,还有联合促动力药物或针灸治疗糖尿病胃轻瘫[1,2]、预防混合痔术后肛缘水肿[3]、伤食呕吐[4]、慢性胃炎[5,6]、慢性肾功能不全[7]的报道。

【药理毒理】　本品有通便、促进肠运动、抗溃疡、降血脂的作用。

1. 通便　本品能促进失水性便秘小鼠和地芬诺酯致便秘小鼠的排便[8]。

2. 促进肠运动　本品能促进正常小鼠小肠推进运动[8]。

3. 抗溃疡　本品能降低幽门结扎型胃溃疡大鼠的溃疡指数,降低胃液量、总酸度及胃蛋白酶活性,增加胃组织中一氧化氮(NO)含量和超氧化物歧化酶(SOD)活性,降低丙二醛(MDA)的含量[9]。

4. 降血脂　本品能降低高脂饲料喂养致高脂血症豚鼠血中甘油三酯(TG)、总胆固醇(TC)、MDA水平,提高SOD活性[10]。本品能降低高脂饲料喂养致高脂血症兔血中TG、TC、低密度脂蛋白(LDL)含量,减少主动脉斑块面积[11]。

【不良反应】　文献报道本品可致皮疹[12]。

【禁忌】　妊娠及哺乳期妇女禁用。

【注意事项】　尚不明确。

【用法与用量】　口服。便秘、胃脘胀痛一次2粒;高脂血症一次1粒;一日3次。

【规格】　每粒装0.45g

【参考文献】　[1]胡宝春,李伟.枸橼酸莫沙必利联合六味能消胶囊治疗老年糖尿病胃轻瘫疗效观察.武警医学,2013,24(10):875-878.

[2]殷项远,王艳丽.六味能消胶囊联合针刺足三里治疗糖尿病胃轻瘫临床观察.光明中医,2013,28(8):1639-1640.

[3]吴文凯,何晓蓉,宋建.六味能消胶囊预防混合痔术后肛缘水肿的临床疗效.西部医学,2013,25(7):1055-1056.

[4]许尚光.六味能消胶囊治疗伤食呕吐56例.中国中医药信息杂志,2001,8(12):83-84.

[5]张红霞,夏天,何云川.六味能消胶囊治疗慢性萎缩性胃炎102例.中国中医药信息杂志,2001,8(10):77-78.

[6]何勤泉.六味能消胶囊治疗慢性胃炎130例.中国中医药信

息杂志,2001,8(10):78.

[7]伍新林,李俊彪,莫穗林,等.六味能消胶囊治疗脾虚湿浊型慢性肾功能不全45例.中国中医药信息杂志,2001,8(9):87-88.

[8]曾锐,高宇明.藏药六味能消胶囊润肠通便作用的实验研究.西南大学学报(自然科学版),2009,31(3):104-107.

[9]成差群,魏燕华,谭秀芬,等.六味能消胶囊抗大鼠胃溃疡的研究.华西药学杂志,2010,25(3):355-356.

[10]曾锐,袁海英,高宇明.六味能消胶囊对豚鼠实验性高脂血症的影响.中国中医急症,2009,18(2):250,268.

[11]李巧云.六味能消胶囊对实验兔高脂血症及动脉粥样硬化的影响.四川省卫生管理干部学院学报,2004,23(2):81-82.

[12]王晓红.口服六味能消胶囊致药疹1例.中国医院药学杂志,2002,22(2):117.

金佛止痛丸

Jinfo Zhitong Wan

【药物组成】 白芍、醋延胡索、三七、郁金、佛手、姜黄、甘草。

【功能与主治】 行气止痛,疏肝和胃,祛瘀生新。用于气血瘀滞所致的胃脘疼痛,痛经及消化性溃疡、慢性胃炎引起的疼痛。

【方解】 方中白芍、甘草柔肝和胃、缓急止痛为君药。郁金、佛手行气除胀止痛;久痛入络,三七、延胡索、姜黄活血止痛、祛瘀生新,共为臣药。甘草调和诸药,为使药。诸药合用,共奏行气止痛、疏肝和胃、祛瘀生新之效。

【临床应用】

1. 胃脘痛 由气滞血瘀所致。症见胃脘疼痛,痛有定处而拒按,或痛有针刺感,食后痛甚,或见吐血黑便,舌质紫黯,脉涩;消化性溃疡、慢性胃炎见上述证候者。

2. 痛经 由肝郁气滞,瘀血阻络所致。症见经期不准,经行少腹乳房胀痛;原发性痛经见上述证候者。

尚有应用于各种疼痛的报道[1]。

【不良反应】 目前未检索到不良反应报道。

【禁忌】 孕妇禁用;糖尿病患者及妇女月经过多禁用。

【注意事项】

1. 饮食宜清淡,忌食辛辣、生冷、油腻食物。

2. 忌情绪激动及生闷气。

3. 胃阴虚者不宜使用。

【用法与用量】 口服。一次5～10g,一日2～3次,或痛时服;寒证腹痛须用姜汤送服。

【规格】 每袋装5g

【参考文献】 [1]刘茂才,冯所安.金佛止痛丸治疗痛证

481例总结.新中医,1986,6:55-56.

香砂胃苓丸

Xiangsha Weiling Wan

【药物组成】 木香、砂仁、麸炒苍术、姜厚朴、麸炒白术、陈皮、茯苓、泽泻、猪苓、肉桂、甘草。

【功能与主治】 祛湿运脾,行气和胃。用于水湿内停之呕吐,泄泻,浮肿,眩晕,小便不利等症。

【方解】 方中陈皮理气健脾,苍术燥湿和胃,共为君药。厚朴、木香、砂仁行气化滞、醒脾开胃,三药配伍以助畅运中焦气机,为臣药。茯苓、白术健脾化湿,猪苓、泽泻淡渗利湿;肉桂通阳化气以助化湿,共为佐药。甘草调和诸药,为使药。全方共奏祛湿运脾、行气和胃之功效。

【临床应用】

1. 呕吐 由水湿内停,胃失和降所致。症见呕吐清水,心下痞满,面目虚浮,小便不利。

2. 泄泻 由水湿内停,脾失运化所致。症见泄泻,大便稀溏,不思饮食,倦怠乏力。

3. 浮肿 由脾失运化,水湿泛滥所致。症见浮肿,食少倦怠,小便不利。

4. 眩晕 由水湿内蕴,清阳不升所致。症见眩晕,痞满,呕恶,舌苔水滑,脉弦。

【不良反应】 目前未检索到不良反应报道。

【禁忌】 尚不明确。

【注意事项】 尚不明确。

【用法与用量】 口服。一次6g,一日2次。

【规格】 每15粒重1g

十五、理血剂

理血剂以活血和止血药物为主组成,具有活血化瘀及止血功能,用于各种血瘀证及出血病证。

血是营养人体的基本物质,依靠脾、肝、心和脉等的化生、储备、推动和运行,完成其周流不息、灌溉脏腑、营养百骸的生理作用。无论外感六淫和内伤脏腑,均可影响血的化生、储备、推动、运行和营养过程,罹患血的病变。总体说来,血的病机包括血瘀、血寒、血热、血虚几个方面,临床表现各不相同,而出血则是在各种病机作用下的一种临床表现。因治疗血寒、血热和血虚的中药制剂分别在温里、清热和补益制剂中列述,本节只介绍治疗血瘀和止血中药制剂。因血瘀证成因不同,或气滞引发血瘀,或因虚致瘀,或风痰瘀兼挟,故细分为活血化瘀剂、行气活血剂、益气活血剂、益气养阴活血剂、活血

化痰息风剂、化瘀消癥剂,另有止血剂。

活血化瘀剂主要配伍丹参、三七、银杏叶、灯盏细辛、川芎、当归、桃仁、红花、赤芍、山楂、大黄、牛膝、牡丹皮、延胡索等活血化瘀药物,用于瘀血阻滞所致的经闭、痛经、干血痨、半身不遂、外伤疼痛,症见刺痛、痛有定处、舌紫黯、舌上青紫斑或瘀点、局部肿块、疼痛拒按或按之坚硬、固定不移等。

行气活血剂主要由活血与行气药组合而成。常用药物有郁金、木香、乳香、没药、香附、川楝子、佛手、香橼、降香、檀香等,用于气滞血瘀所致疾病。在血瘀证临床表现基础上,伴见胀闷、胀满、胀痛等气滞症状。

益气活血剂主要由活血与补气药组合而成。补气药则用人参、党参、黄芪、灵芝、太子参、刺五加、红景天等,用于诸病气虚血瘀证。在血瘀证临床表现基础上,伴见气短、乏力、倦怠、懒言、自汗等气虚症状。

益气养阴活血剂主要由活血、补气和养阴药组合而成。养阴药常配伍麦冬、何首乌、地黄、知母、玄参、北沙参、黄精等,用于气阴两虚、瘀血阻滞所致疾病。在血瘀证临床表现基础上,伴见气虚和阴虚症状。阴虚症状可见五心烦热、少寐、盗汗、舌红少苔等。

化瘀消癥剂主要配伍土鳖虫、水蛭、䗪虫、三棱、莪术、阿魏、血竭、干漆、虻虫等破血药物,用于瘀血所致癥瘕、积聚、痞块、腹部肿块、经闭等。

活血化痰息风剂主要由活血与化痰息风药组合而成。化痰息风药有胆南星、天竺黄、僵蚕、天麻、地龙、全蝎、蜈蚣等,用于风痰瘀血所致中风、半身不遂、言语謇涩、口舌歪斜、肢体麻木等。

止血剂用于各种原因引起的出血,如吐血、衄血、咳血、便血、尿血、崩漏等。出血的成因比较复杂,或血热迫血妄行,或气虚、阳虚失摄而出血,或瘀血阻络,血溢脉外。故热证出血常配伍侧柏叶、小蓟、白茅根、槐花、地榆等;气虚失摄所致者,配伍人参、黄芪之属;阳虚失摄者,当配炮姜、艾叶等药;瘀血而致出血者,则选用活血化瘀诸药以祛瘀止血。

理血剂中的各种活血剂主要适用于西医学的冠心病心绞痛,缺血性中风恢复期,脑动脉硬化,高脂血症,心律失常,痛经,偏头痛,胃及十二指肠溃疡,慢性胃炎,早期肝硬化,急、慢性肝炎,肝癌等。止血制剂用于原发性血小板减少性紫癜、功能性子宫出血、上消化道出血、肺结核咯血、支气管扩张出血、外伤出血、痔疮出血、人流后出血等。

理血剂以颗粒、胶囊、丸、片、口服液五种剂型居多,部分注射液主要用于冠心病心绞痛和肿瘤,另有少量涂膜剂和喷雾剂。

理血剂使用注意:①使用理血剂,需辨别寒热虚实、病机兼夹、轻重缓急,合理选用;②破血剂药力较猛,易伤正气,不宜过服和久服;③活血、破血剂孕妇禁用。④出血量多而急迫者,不宜单用中药止血剂,应采取综合急救措施。

(一)活血化瘀

益心酮片

Yixintong Pian

【药物组成】　山楂叶提取物。

【功能与主治】　活血化瘀,宣通血脉。用于瘀血阻脉所致的胸痹,症见胸闷憋气、心前区刺痛、心悸健忘、眩晕耳鸣;冠心病心绞痛、高脂血症、脑动脉供血不足见上述证候者。

【方解】　本品为山楂叶提取物,有抗心肌缺血,抗脑缺血及抗动脉粥样硬化作用,是治疗胸痹、眩晕的有效药物。

【临床应用】

1. 胸痹　因心血瘀阻,心脉不通所致。症见胸闷、心前区刺痛,脉弦细,苔薄舌黯紫;冠心病心绞痛见上述证候者。

2. 高脂血症　因痰瘀阻络,心脉痹阻所致。症见血脂升高,胸闷,痰多,嗜睡,或形体肥胖。

3. 眩晕　因瘀血阻于脑窍,脑络失养所致。症见头晕,头痛,目眩,耳鸣;脑动脉供血不足见上述证候者。

【药理毒理】　**抗心肌缺血**　本品可促进结扎冠脉左前降支所致缺血再灌注大鼠心率、血压、左室舒张末期压、左室内压及其最大上升、下降速率、心电图 ST 段恢复,缩小心肌梗死面积;本品还可逆转垂体后叶素和异丙肾上腺素所致急性心肌缺血大鼠 ST 段偏移与 T 波降低[1]。

【不良反应】　目前尚未检索到不良反应报道。

【禁忌】　尚不明确。

【注意事项】

1. 孕妇慎用。

2. 在治疗期间,心绞痛持续发作,应及时就诊。

【用法与用量】　口服。一次 2～3 片,一日 3 次。

【规格】　每片含山楂叶提取物 32mg

【参考文献】　[1]朴晋华,董培智,高天红,等.益心酮片对大鼠心肌缺血的保护作用.中国中药杂志,2003,28(5):442.

丹参注射液(注射用丹参)

Danshen Zhusheye(Zhusheyong Danshen)

【药物组成】 丹参。

【功能与主治】 活血化瘀。用于瘀血痹阻所致的胸痹心痛,冠心病心绞痛见上述证候者。

【方解】 丹参善于通血脉,散郁结,去瘀生新,调经顺脉,具有活血祛瘀、通络止痛、宽胸解郁、清心除烦之功。《本草纲目》称其"活血,通心包络",《本草汇言》云其:"善治血分,去滞生新,调经顺脉之药。"本品为由丹参提取物制成的制剂,功专活血祛瘀,主要用于瘀血闭阻所致的胸痹。

【临床应用】 胸痹 因瘀血闭阻而致。症见胸部疼痛,痛处固定,入夜尤甚,甚或痛引肩背,时或心悸不宁,舌质紫黯或有瘀斑,脉弦涩;冠心病心绞痛见上述证候者。

此外,丹参注射液尚有用于治疗银屑病、颈性眩晕、糖尿病周围神经病变的报道[1-4]。

【药理毒理】 本品有抗心肌缺血、抗脑缺血、降血脂等作用。

1. 抗心肌缺血 本品可对抗垂体后叶素所致急性心肌缺血大鼠心电图 J 点和 T 波的升高[5];减轻结扎法所致心肌缺血再灌注大鼠心律失常,缩小心肌梗死范围[6],降低心肌细胞凋亡指数[7];增加左冠状动脉结扎致急性心肌梗死大鼠缺血心肌微血管数、微血管密度增加,促进血管内皮生长因子 VEGF 基因表达[8]。

2. 抗脑缺血 本品静脉注射可减少中动脉阻断所致脑缺血模型大鼠脑梗死范围,降低大鼠血清 MDA 含量,升高血清 SOD 活性[9]。本品腹腔注射可减轻结扎法致缺血再灌注大鼠的脑水肿,减少脑皮层及海马组织 MDA 含量,提高 CAT、SOD 活性和 GSH 含量,并增加皮层及海马的 ATP 含量,降低乳酸水平[10]。

3. 改善血液流变性 本品静脉给药,能降低下肢深静脉血栓模型犬的血液黏度、增加凝血酶原时间,降低纤维蛋白原水平[11]。还可降低大鼠全血黏度、全血还原黏度、血细胞比容、红细胞刚性指数和红细胞聚集指数[12]。

4. 改善脑微循环 注射用丹参(冻干)粉针可改善高分子葡聚糖致实验性微循环障碍大鼠的脑微循环,降低血液黏度[13]。

5. 降血脂 本品腹腔注射,可降低高脂饲料致动脉粥样硬化模型大鼠血清甘油三酯、总胆固醇水平[14]。

6. 其他 本品能抑制血管平滑肌细胞增殖[15],减

小 Fishman 空气干燥法建立的大鼠动脉损伤模型动脉最大内膜厚度[16],对大鼠酒精性肝损伤具有保护作用[17]。本品腹腔注射,可降低硫唑嘌呤腹腔注射致肝损伤大鼠血清 AKP、MDA、ALB,升高全血 GSH[18],对链霉素致豚鼠肾与耳毒性损伤有拮抗作用[19,20]。

【不良反应】 据文献报道,本品主要不良反应为皮肤损害(主要表现为皮疹、斑丘疹、瘙痒)、神经系统损害(主要表现为多汗、头痛)、消化系统损害(主要表现为呕吐、恶心)、肌肉骨骼系统损害(主要表现为肌肉骨骼痛)和泌尿系统损害(主要表现为多尿)。

其他不良反应还有头晕、心慌、胸闷、气促、球结膜水肿、呃逆、剥脱性皮炎、过敏性哮喘、热源反应、输血区血管痉挛性疼痛、过敏性紫癜[21-34]。

【禁忌】 月经期及有出血倾向者禁用;孕妇禁用。

【注意事项】

1. 不得与罂粟碱、山梗菜碱、士的宁、喹诺酮类抗生素、细胞色素 C、硫酸庆大霉素、注射用头孢拉定、普萘洛尔、维生素 C 等注射剂混合使用;不宜与川芎嗪、维生素 K、凝血酶类药物、阿托品注射液配伍使用[35-40]。

2. 服药期间宜清淡饮食。

3. 过敏体质者慎用。

4. 在治疗期间,心绞痛持续发作,宜加用硝酸酯类药。若出现剧烈心绞痛,或见气促、汗出、面色苍白者,心肌梗死,应及时急诊救治。

5. 注射用丹参与其他化学药品配伍使用时,如出现浑浊或产生沉淀,则禁止使用。

6. 静脉注射慎用。

7. 溶解不完全时请勿使用。

8. 若发现浑浊、沉淀、变色、漏气或瓶身细微破裂,均不得使用。

【用法与用量】 丹参注射液:肌内注射,一次 2～4ml,一日 1～2 次;静脉注射,一次 4ml(用 50%葡萄糖注射液 20ml 稀释后使用),一日 1～2 次;静脉滴注,一次 10～20ml(用 5%葡萄糖注射液 100～500ml 稀释后使用),一日 1 次。或遵医嘱。

注射用丹参:静脉点滴。临用前先用适量注射用水、生理盐水溶液或 5%葡萄糖注射液充分溶解,再用生理盐水溶液或 5%葡萄糖注射液 500ml 稀释。一次 1支,一日 1 次,或遵医嘱。

【规格】 丹参注射液:每支装 (1)2ml (2)10ml
注射用丹参:每支装 400mg

【参考文献】 [1]张地君,许速,王丽江,等.丹参注射液治疗寻常型银屑病 58 例临床报告.皮肤病与性病,1999,21(2):8.

[2]赵广琼,李均,张信江,等.丹参粉针剂治疗银屑病的临床疗效及其血液流变学观察.贵州医药,2002,26(2):103.

[3]施阳,王德惠.丹参粉针剂治疗颈性眩晕56例.天津中医学院学报,2000,19(4):27.

[4]陈晓.丹参粉针剂治疗糖尿病周围神经病变的疗效观察.四川中医,2002,20(9):44.

[5]汪长生,杨解人,桂常青,等.丹参注射液对大鼠急性心肌缺血及血液流变学的影响.中国临床药理学与治疗学,2002,7(1):30.

[6]鲁巍峰,夏强,张雄,等.丹参注射液加强缺血预处理对大鼠心肌的保护作用.中草药,1998,29(7):460.

[7]王晓霞,陈志强,龚玲玲,等.丹参注射液对大鼠心肌缺血再灌注时心肌细胞凋亡的影响.临床心血管病杂志,2002,18(8):387.

[8]张淑娟,王振涛,韩丽华,等.丹参注射液对心肌梗死后大鼠缺血心肌血管新生的影响.中医杂志,2011,52(18):1590.

[9]程体娟,杨志勇.甘西鼠尾草注射液和丹参注射液抗大鼠急性脑缺血和抗脂质过氧化作用的比较.中国临床药理学与治疗学,2003,8(1):23.

[10]莫志贤,郑有顺,潘志强,等.丹参注射液对实验性脑缺血再灌注损伤的作用机制.中药药理与临床,1998,14(4):24.

[11]章建华,童培建,袁临益,等.丹参注射液防治下肢深静脉血栓形成的实验研究.中医正骨,2005,17(9):3.

[12]杨志勇,程体娟,高丽萍,等.甘西鼠尾草和丹参注射液抗大鼠脑缺血及对血液流变学影响的研究.中药药理与临床,2002,18(6):26.

[13]刘萍,崔学顺,何新荣,等.注射用丹参(冻干)粉针对大鼠脑微循环的影响研究.中国医院用药评价与分析,2008,8(9):679.

[14]张梅,温进坤,孙辉臣,等.丹参注射液对动脉粥样硬化大鼠血脂及细胞间黏附分子-1表达的影响.中国病理生理杂志,2004,20(10):1871.

[15]杜先华,陈德森,王卫民,等.丹参注射液对活性氧诱导的平滑肌细胞增殖的影响.现代中西医结合杂志,2003,12(1):13.

[16]张化民,周小明,金耀松.丹参注射液对实验性动脉内膜增生的抑制作用.中国危重病急救医学,1997,9(8):459.

[17]陈小囡,朱晞,何加轩,等.丹参注射液对大鼠酒精性肝损伤组织学影响观察.浙江中医杂志,2003,(4):172.

[18]孙成春,陈冬梅,曲在屏,等.丹参注射液对硫唑嘌呤大鼠肝损伤的保护作用.中国中药杂志,1996,21(8):496.

[19]石丽娟,汤浩.丹参注射液拮抗链霉素肾毒性损伤的实验研究.中国病理生理杂志,2007,23(4):789.

[20]石丽娟,汤浩,安玉香.丹参注射液拮抗链霉素耳中毒的实验研究.中国药理学通报,2006,22(11):1367.

[21]靳桂枝,于晓红.丹参注射液出现过敏性反应18例临床报道.针灸临床杂志,1993,9(5):35.

[22]黄李平.丹参注射液致过敏反应1例.广西医科大学学报,1996,13(3):61.

[23]侯言家.静脉滴注丹参注射液引起皮肤瘙痒2例报告.临床皮肤科杂志,1995,(1):44.

[24]于淑花,张俊生.丹参注射液静滴致心慌1例.中成药,1996,18(6):42.

[25]曹建英.静滴丹参注射液致热原样反应2例.中国中药杂志,2002,27(3):234.

[26]牛静,于学洁.丹参注射液致过敏性紫癜1例.实用中医药杂志,2002,18(1):49.

[27]贺景致,赵呈华.丹参注射液致过敏性休克2例报告.贵阳中医学院学报,1994,16(2):22.

[28]王丽,尹桃,朱敏文.丹参注射液不良反应/事件的回顾性研究.中国药物警戒,2009,6(4):227-231.

[29]古英.丹参注射液的不良反应——附22例报告.中国中西医结合杂志,2001,21(1):18.

[30]柯娟,王正军,刘光健,等.丹参注射液致过敏性休克和剥脱性皮炎各1例.中国药师,2008,11(7):843-844.

[31]王丽珍.丹参注射液致过敏性哮喘1例急救护理.中国实用医药,2008,3(23):8.

[32]张英云.丹参注射液致球结膜水肿1例.四川中医,2002,20(4):74.

[33]曹建英.静滴丹参注射液致热原样反应2例.中国中药杂志,2002,27(3):234.

[34]杜国安,王瑞芳,王学斌.静脉滴注丹参注射液致胸闷2例报道.时珍国医国药,2001,12(9):860.

[35]梅珍,张华琴,姚爱琴,等.丹参注射液与来立信配伍禁忌的实验观察及对策.解放军护理杂志,2004,21(9):98.

[36]马清华,付玉萍,张慧芳,等.奎泰与冻干丹参注射液存在配伍禁忌.山东医药,2007,47(30):130.

[37]牛继红,李庆辉.中西药配伍的不良相互作用.中国中医药信息杂志,2003,10(8):76.

[38]黄熙,文爱东,臧益民,等.川芎伍用丹参煎剂对川芎嗪药物动力学的影响.中国中西医结合杂志,1994,(5):288-291.

[39]乔洁,盛春芳.盐酸川芎嗪注射液与复方丹参注射液的配伍探讨.黑龙江医药,1998,11(6):363.

[40]孙成春,陈冬梅,曹晓芝,等.复方丹参注射液与维生素B₆、C注射液配伍稳定性试验.药学实践杂志,1997,15(2):85.

丹参颗粒(片、合剂、胶囊、口服液)

Danshen Keli(Pian,Heji,Jiaonang,Koufuye)

【药物组成】　丹参。

【功能与主治】　活血化瘀。用于瘀血闭阻所致的胸痹,症见胸部疼痛、痛处固定、舌质紫黯;冠心病心绞痛见上述证候者。

【方解】　丹参善于通血脉,散郁结,去瘀生新,调经顺脉,具有活血祛瘀、通络止痛、宽胸解郁、清心除烦之功。《本草纲目》称其"活血,通心包络",《本草汇言》曰其："善治血分,去滞生新,调经顺脉之药。"本品为由丹参提取物制成的颗粒剂、片剂,功专活血祛瘀,主要用于瘀血闭阻所致的胸痹。

【临床应用】 胸痹 多因瘀血闭阻而致。症见胸部疼痛,痛处固定,入夜尤甚,甚或痛引肩背,时或心悸不宁,舌质紫黯或有瘀斑,脉弦涩;冠心病心绞痛见上述证候者。

此外,丹参片尚有用于治疗瘀血闭阻引起的支气管哮喘的报道[1]。

【药理毒理】 本品有抗心肌缺血、抗血小板聚集等作用。

1. 抗心肌缺血 本品可减少冠状动脉结扎大鼠心肌梗死范围,改善心肌收缩功能,增加离体大鼠心脏冠脉流量;还可降低异丙肾上腺素致心肌缺血小鼠血清乳酸脱氢酶(LDH)及心肌丙二醛(MDA)含量[2]。

2. 抗血小板聚集 本品可抑制 ADP、胶原诱导的血小板聚集,提高胶原-肾上腺素诱导体内血栓形成小鼠的存活率[2]。

【不良反应】 目前尚未检索到不良反应报道。

【禁忌】 月经期及有出血倾向者禁用。

【注意事项】

1. 孕妇慎用。

2. 服药期间饮食宜清淡。

3. 在治疗期间,心绞痛持续发作,宜加用硝酸酯类药。若出现剧烈心绞痛,心肌梗死,或见气促、汗出、面色苍白者,应及时救治。

【用法与用量】 颗粒剂:温开水冲服。一次 10g,一日 3 次。片剂:口服。一次 3~4 片,一日 3 次。合剂:口服。一次 10ml,一日 2 次。胶囊:口服。一次 3~4 粒,一日 3 次,或遵医嘱。口服液:口服。一次 10ml,一日 3 次。

【规格】 颗粒剂:每袋装 10g(相当于原生药 10g)

合剂:每瓶装 (1)10ml (2)100ml

胶囊:每粒装 0.28g

口服液:每支装 10ml

【参考文献】 [1]王琦,许德金,许爱兰,等.上海丹参片治疗支气管哮喘的临床及实验研究.实用中西医结合杂志,1998,11(2):104.

[2]刘冬,高明堂,吴勇杰,等.丹参颗粒剂对实验性缺血心肌的保护作用和对凝血系统的影响.中药药理与临床,2008,24(1):43.

丹七片(胶囊、软胶囊)
Danqi Pian(Jiaonang,Ruanjiaonang)

【药物组成】 丹参、三七。

【功能与主治】 活血化瘀,通脉止痛。用于瘀血闭阻所致的胸痹心痛,眩晕头痛,经期腹痛。

【方解】 方中丹参味苦性微寒,善于活血祛瘀、通络止痛、清心除烦、养血调经、为君药。三七味甘微苦、性温,功擅活血祛瘀、通脉定痛,为臣药。两药合用,共奏活血化瘀、通脉止痛之功。

【临床应用】

1. 胸痹 多因瘀血闭阻而致。症见心胸绞痛、刺痛,痛有定处,入夜尤甚,胸闷,心悸,舌质紫黯或有瘀斑,脉弦涩或结代;冠心病心绞痛见上述证候者。

2. 头痛 多因瘀血闭阻而致。症见头痛日久不愈,痛处固定,其痛如刺,或有头部外伤史。

3. 痛经 多因瘀血闭阻而致。症见经前或经期小腹疼痛拒按,血色紫黯有块,块下痛减,舌质黯或有瘀斑瘀点,脉弦细或涩。

【药理毒理】 本品有抗心肌缺血、降血脂等作用。

1. 抗心肌缺血 本品可减少慢性心肌缺血小型猪心肌胶原重构[1]。丹七胶囊能对抗异丙肾上腺素诱导的大鼠心肌缺血,延长小鼠耐缺氧时间[2]。

2. 降血脂 本品可降低实验性高脂血症大鼠 TG、TC,提高 HDL-C。丹七胶囊能降低高脂饲料诱导的高脂血症大鼠甘油三酯(TG)、总胆固醇(TC),提高高密度脂蛋白胆固醇(HDL-C)[2]。

3. 改善血液流变性 本品可降低实验性高脂血症大鼠全血黏度、全血还原黏度和红细胞刚性指数,抑制凝血酶和胶原诱导的血小板聚集,升高血小板 cAMP 含量[3]。丹七胶囊能降低高脂饲料诱导高脂血症大鼠全血黏度、红细胞刚性指数、变形指数[2]。

4. 镇痛 丹七胶囊可减缓己烯雌酚、催产素诱导的雌性小鼠子宫痉挛性疼痛和醋酸性疼痛的扭体反应,延长扭体潜伏期和扭体次数[2]。

【不良反应】 目前尚未检索到不良反应报道。

【禁忌】 尚不明确。

【注意事项】

1. 孕妇、月经期及有出血倾向者慎用。

2. 在治疗期间,心绞痛持续发作,宜加用硝酸酯类药。若出现剧烈心绞痛,心肌梗死,应及时救治。

【用法与用量】 片剂:口服。一次 3~5 片,一日 3 次。胶囊剂:口服。一次 2~3 粒(大粒)或一次 3~5 粒(小粒),一日 3 次。软胶囊:口服。一次 4~6 粒,一日 3 次。

【规格】 片剂:每片重 0.3g

胶囊剂:每粒装 (1)0.5g(大粒) (2)0.33g(小粒)

软胶囊:每粒装 0.6g

【参考文献】　[1]郭淑贞,王勇,啜文静,等.丹七片对心肌缺血小型猪心脏结构与功能的影响.中华中医药学刊,2014,32(8):1994.

[2]吴符火,刘雪梅,贾铷.丹七胶囊的药效学研究.中国中药杂志,2005,30(23):1869-1873.

[3]徐懿乔,刘杰,谢笑龙.丹七片对动物血小板聚集的抑制作用及其机制研究.华西药学杂志,2012,27(3):267-269.

双丹颗粒(口服液、胶囊、片)

Shuangdan Keli(Koufuye,Jiaonang,Pian)

【药物组成】　丹参、牡丹皮。

【功能与主治】　活血化瘀,通脉止痛。用于瘀血痹阻所致的胸痹,症见胸闷、心痛。

【方解】　方中丹参味苦性微寒,善于活血祛瘀、凉血消肿、清心除烦,为君药。牡丹皮味苦辛、性微寒,功擅清热凉血、活血散瘀,为臣药。两药合用,共奏活血化瘀、通脉止痛之功。

【临床应用】　胸痹　多因瘀血痹阻而致。症见心胸疼痛,痛处固定,入夜尤甚,甚或痛引肩背,时或胸闷,心悸,舌质紫黯或有瘀斑,脉弦涩;冠心病心绞痛见上述证候者。

【药理毒理】　本品有抗心肌缺血和抗血小板聚集作用。

1. 抗心肌缺血　本品可改善心肌缺血犬的心肌缺血范围,减少心肌梗死面积,降低血清肌酸磷酸激酶活性,减少乳酸脱氢酶释放[1]。本品还能增加正常犬冠状动脉血流量,扩张冠脉血管,降低冠状动脉阻力[1]。

2. 抗血小板聚集　本品能够降低二磷酸腺苷诱导的大鼠血小板聚集率[1]。

【不良反应】　目前尚未检索到不良反应报道。

【禁忌】

1. 孕妇禁用。

2. 月经过多者禁用。

【注意事项】

1. 寒凝血瘀胸痹心痛者慎用。

2. 服药期间宜清淡饮食。

3. 在治疗期间,心绞痛持续发作,宜加用硝酸酯类药。若出现剧烈心绞痛、心肌梗死,应及时救治。

【用法与用量】　颗粒剂:温开水冲服。一次5g,一日2次。口服液:口服。一次20ml,一日2次。胶囊:口服。一次4粒,一日2次。片剂:口服。一次6片,一日2次。

【规格】　颗粒剂:每袋装5g

口服液:每支装10ml

胶囊:每粒装0.5g

片剂:每片重0.35g

【参考文献】　[1]双丹颗粒新药申报资料.

心达康胶囊(片)

Xindakang Jiaonang(Pian)

【药物组成】　沙棘。

【功能与主治】　活血化瘀。用于瘀血痹阻所致的胸痹,症见心悸、心痛、气短、胸闷;冠心病心绞痛见上述证候者。

【方解】　方中沙棘味酸,涩,微甘,性温。具有补益心气、化瘀通脉、消痰运脾之功。本品为沙棘经提取醋柳黄酮加工而成的胶囊剂、片剂,有活血化瘀之功。

【临床应用】　胸痹　多因瘀血痹阻而致。症见胸闷心痛,心悸,气短,神疲乏力,或易汗出,舌质紫黯或有瘀斑,脉细涩或结代;冠心病心绞痛见上述证候者。

此外,本品尚有用于治疗瘀血闭阻引起的肺源性心脏病、高原心脏病、高血压、病毒性心肌炎的报道[1-4]。

【药理毒理】　本品有抗心肌缺血和改善血流动力学等作用。

1. 抗心肌缺血　本品能减少结扎冠状动脉所造成的急性心肌缺血犬的心肌缺血范围,减轻缺血损伤程度,抑制磷酸肌酸酶和乳酸脱氢酶释放[5]。

2. 改善血流动力学　本品能扩张正常犬的冠脉血管,增加冠状动脉血流量,降低血压和外周阻力,降低心肌耗氧量[6]。

3. 耐缺氧　本品能延长小鼠常压、减压缺氧下生存时间,提高小鼠对氰化钾所致组织中毒性缺氧的存活率,提高小鼠低温状况下的存活率[6]。

【不良反应】　文献报道心达康片可引起胃肠反应[7]。

【禁忌】　月经期及有出血倾向者禁用。

【注意事项】

1. 孕妇慎用。

2. 饮食宜清淡,忌食油腻食物。

3. 在治疗期间,心绞痛持续发作,宜加用硝酸酯类药。若出现剧烈心绞痛、心肌梗死,应及时救治。

【用法与用量】　胶囊剂:口服。一次10mg,一日3次。1个月为一疗程。片剂:口服。一次10mg,一日3次。3个月为一疗程。

【规格】　胶囊剂:每粒装5mg(以异鼠李素计)

片剂:每片重(1)5mg　(2)10mg

【参考文献】　[1]李健民,牛青萍,王红瑞.心达康治疗肺源性心脏病的临床观察.心功能杂志,1998,10(4):273.

[2]牟信兵,李英悦,宋强华,等.心达康治疗高原心脏病的临床研究.四川医学,1998,19(6):482.

[3]杨昆,金志泽.心达康治疗高血压的临床观察及其对内皮素的影响.华西药学杂志,2000,15(5):397.

[4]何晓茵.心达康胶囊治疗病毒性心肌炎 30 例.中医杂志,2013,54(7):611-612.

[5]李光明,何国钊,刘延友.心达康对急性心肌缺血的改善作用研究.西部医学,2005,17(1):11.

[6]心达康胶囊新药申报资料.

[7]林维明,侯衍和.心达康片引起胃肠反应 1 例报告.基层医学论坛,2006,10(2):157.

心脑舒通胶囊
Xinnao Shutong Jiaonang

【药物组成】 蒺藜。

【功能与主治】 活血化瘀,舒利血脉。用于瘀血阻络所致的胸痹心痛,中风恢复期的半身不遂、语言障碍和动脉硬化等心脑血管缺血性疾患,以及血液高黏症。

【方解】 方中蒺藜苦、辛,微温,入肝经,苦能泄降,辛擅走窜,《本经》云:"主恶血,破癥结积聚。"《药性论》:"破宿血。"《本草再新》曰:"镇肝风,泻肝火。"故有平肝疏肝、活血祛风的作用。本品为蒺藜经提取加工而成,功专活血化瘀、舒利血脉,用治血脉瘀阻之胸痹心痛、中风偏瘫。

【临床应用】

1. 胸痹 多因瘀血阻络,心脉不畅所致。症见心胸闷痛、绞痛,痛处常常固定不移,胸闷心悸,面晦唇青,口苦或口干,时或心悸不宁,舌质紫黯或黯红,舌下脉络瘀曲,脉弦涩或结代;冠心病心绞痛见上述证候者。

2. 中风 多因瘀血阻络,脑脉闭阻所致。症见半身不遂,语言謇涩,口眼歪斜,肢体麻木,舌质紫黯或黯红,舌下脉络瘀曲,脉弦涩;中风恢复期见上述证候者。

【药理毒理】 本品有减轻脑缺血损伤、改善心肌能量代谢及降血脂等作用。

1. 抗脑缺血 本品能改善局灶性缺血再灌注大鼠神经症状,减轻脑组织损伤程度,减少神经细胞凋亡[1];减轻多发性脑梗死大鼠病理损伤,减少炎性因子 TNF-α 及 IL-1β 表达,提高缺血脑组织 ATP 酶及 SOD 活性、降低 MDA 含量[2,3]。

2. 改善心肌能量代谢 本品能增加高脂饲料致高脂血症大鼠冠状动脉左前降支后心肌细胞膜 Na^+, K^+-ATP 酶、Ca^{2+}, Mg^{2+}-ATP 酶活性,降低乳酸含量[4]。

3. 增加心肌血流 本品可增加心肌血流量[5]。

4. 降血脂 本品能降低高脂饲料致高脂血症大鼠的血脂及血浆高半胱氨酸浓度[6]。

【不良反应】 文献报道,心脑舒通胶囊可引起过敏性紫癜及药疹[7,8]。

【禁忌】

1. 月经期禁用。

2. 颅内出血后尚未完全止血者禁用。

【注意事项】

1. 有出血史或血液低黏症患者慎用。

2. 孕妇慎用。

3. 忌食生冷、辛辣、油腻食物,忌烟酒、浓茶。

4. 在治疗期间,心绞痛持续发作,宜加用硝酸酯类药。若出现剧烈心绞痛,心肌梗死,见有气促、汗出、面色苍白者,应及时救治。

【用法与用量】 口服。一次 2～3 粒,一日 3 次;饭后服用。

【规格】 每粒装 0.15g

【参考文献】 [1]刘梅,黄启福,张允岭,等.心脑舒通胶囊对大鼠脑缺血再灌注后氧化损伤与细胞凋亡的影响.北京中医药大学学报,2007,30(5):310.

[2]张锦,张允岭,娄金丽,等.心脑舒通胶囊对大鼠急性脑缺血损伤保护作用的研究.中国中药杂志,2006,31(23):1979-1982.

[3]刘雪梅,张允岭,柳洪胜,等.心脑舒通胶囊对大鼠脑缺血再灌注损伤后 IL-1β、TNF-α 与神经细胞凋亡的影响.中华中医药杂志,2008,23(10):870.

[4]蒋跃绒,殷惠军,张波,等.心脑舒通胶囊对高脂血症合并心肌梗死大鼠心肌细胞膜 Na^+, K^+-ATP 酶、Ca^{2+}, Mg^{2+}-ATP 酶活性及乳酸含量的影响.中药新药与临床药理,2006,17(4):248-250.

[5]罗兰,殷惠军,史大卓.心脑舒通胶囊对小鼠心肌营养性血流影响的研究.中国中医药科技,2005,12(4):238-239.

[6]罗兰,殷惠军,史大卓.心脑舒通胶囊对脂质代谢及高半胱氨酸水平影响的研究.中国中医药科技,2005,12(4):237-238.

[7]杨伟明.心脑舒通胶囊致过敏性紫癜 1 例.中成药,1996,(11):50.

[8]周玉莲,刘宝田,周玉秀.心脑舒通引起药物疹 1 例.滨州医学院学报,1996,19(5):518.

银杏叶胶囊(口服液、片)
Yinxingye Jiaonang(Koufuye,Pian)

【药物组成】 银杏叶。

【功能与主治】 活血化瘀通络。用于瘀血阻络引起的胸痹心痛、中风、半身不遂、舌强语謇;冠心病稳定型心绞痛、脑梗死见上述证候者。

【方解】　银杏叶味甘、苦、涩,性平。《全国中草药汇编》称其能"活血止痛",《新华本草纲要》称其"用于胸闷心痛,心悸怔忡",故本品有活血化瘀、通络止痛之功效。

【临床应用】

1. 胸痹　多因瘀血闭阻心脉所致。症见胸部疼痛,痛处不移,入夜更甚,心悸不宁,舌黯红,脉沉细涩;冠心病心绞痛见上述证候者。

2. 中风　多因瘀血闭阻脑脉所致。症见头痛头晕,半身不遂,语言謇涩,口眼歪斜,舌黯红或紫,舌体不正,脉沉细涩;脑梗死恢复期见上述证候者。

此外,尚有银杏叶片用于治疗急性脑梗死、高血压[1-3],银杏叶胶囊治疗血管性痴呆[4]的报道。

【药理毒理】　本品有扩张血管、抗心肌缺血、抗脑缺血和抗血栓形成等作用。

1. 扩张血管　银杏叶片能扩张大鼠冠状动脉及外周血管,还可扩张兔脑血管,增加脑血流量[5]。

2. 抗心肌缺血　银杏叶片可缩小结扎冠状动脉前降支致急性心肌梗死家兔的心肌梗死范围[5]。

3. 抗脑缺血　银杏叶片可延长双侧颈总动脉阻断大鼠的生存时间[5]。

4. 抗血栓形成　银杏叶片可抑制 ADP、胶原诱导大鼠的血小板聚集,升高 t2PA,降低 PAI,抑制血小板血栓形成[5,6]。

5. 增强学习记忆　银杏叶片能改善老年痴呆大鼠及多发性脑梗死致血管性痴呆大鼠学习记忆能力,并增加脑组织乙酰胆碱含量,抑制 AChE 的活力,提高 SOD 活性,降低 MDA 含量[7,8]。本品还可改善脑卒中后认知功能障碍患者的认知功能[9]。

6. 其他　银杏叶口服液能降低冠心病病人血清总胆固醇(TC)、氧化低密度脂蛋白(ox-LDL)、丙二醛(MDA),提高维生素 C 水平[10]。

【不良反应】　有报道服用本品后出现过敏性皮炎、剥脱性皮炎和粒细胞减少[11-14]。

【禁忌】　月经期及有出血倾向者禁用。

【注意事项】

1. 孕妇慎用。

2. 忌食生冷、辛辣、油腻食物,忌烟酒、浓茶。

3. 在治疗期间,心绞痛持续发作,宜加用硝酸酯类药。若出现剧烈心绞痛,心肌梗死,见气促、汗出、面色苍白者,应及时救治。

【用法与用量】　胶囊剂:口服。〔规格(1)〕一次 2 粒,〔规格(2)〕一次 1 粒,一日 3 次;或遵医嘱。口服液:口服。一次 10ml,一日 3 次;或遵医嘱。一个疗程 4 周。片剂:口服。〔规格(1)〕一次 2 片,〔规格(2)〕一次 1 片,一日 3 次;或遵医嘱。

【规格】　胶囊剂:(1)每粒含总黄酮醇苷 9.6mg,萜类内酯 2.4mg　(2)每粒含总黄酮醇苷 19.2mg,萜类内酯 4.8mg

口服液:每支装 10ml

片剂:每片含　(1)总黄酮醇苷 9.6mg、萜类内酯 2.4mg　(2)总黄酮醇苷 19.2mg、萜类内酯 4.8mg

【参考文献】　[1]郭仕峰,李丽,田相平.银杏叶片治疗急性脑梗死疗效观察.时珍国医国药,1999,10(9):680.

[2]李丽,薛彦忠,李松奎,等.银杏叶片治疗急性脑梗死疗效观察.河北医学,1998,4(10):22.

[3]涂浩,周金彩.银杏叶片治疗高血压患者的临床疗效观察.医药世界,2007,(3):33.

[4]赵沂敏,于靖.银杏叶胶囊治疗血管性痴呆的临床观察.中国民康医学,2007,19(7):511.

[5]付素洁,宋丽丽,王文华.银杏叶片的药效学研究.山东中医杂志,2006,25(7):481.

[6]王兰.清眩颗粒干预动脉粥样硬化大鼠血栓形成的实验研究.中西医结合心脑血管病杂志,2008,6(9):1050.

[7]王颖,程金来,王峰.银杏叶片对老龄大鼠学习记忆障碍的改善作用研究.齐鲁药事,2004,23(7):46.

[8]袁冬平,方泰惠,徐立,等.银杏叶片对血管性痴呆大鼠的 MDA、SOD 及 AChE 的影响.南京中医药大学学报,2004,20(1):40.

[9]孔喻宁.银杏叶胶囊对脑卒中后认知功能障碍患者认知功能及血浆解偶联蛋白 2 的影响.中国中医药现代远程教育,2013,11(19):160.

[10]张景云,路方红,吴坚美,等.银杏叶口服液对冠心病病人低密度脂蛋白氧化的抑制作用.中国新药与临床杂志,1998,17(1):13-14.

[11]黎伟.银杏叶片引起急性荨麻疹 1 例.临床皮肤科杂志,1997,(5):342.

[12]郝素霞,鲁庆祝.银杏叶片致过敏性皮疹 1 例报告.河北精神卫生,1999,12(4):243.

[13]张卫,杜祥华.口服银杏叶片出现剥脱性皮炎 1 例.中药新药与临床杂志,2000,19(2):157.

[14]邓晓玲,王平.口服银杏叶片致粒细胞减少 1 例.时珍国医国药,2001,12(10):917.

灯盏细辛颗粒(灯盏花颗粒)
Dengzhanxixin Keli(Dengzhanhua Keli)

【药物组成】　灯盏细辛。

【功能与主治】　活血化瘀,通经活络。用于脑络瘀阻,中风偏瘫,心脉痹阻,胸痹心痛;缺血性中风,冠心病心绞痛见上述证候者。

【方解】 灯盏花亦称灯盏细辛,为菊科植物短葶飞蓬全草,性味辛,微温,原药具有散寒解毒、活血舒筋、止痛、消积的功效。灯盏花素颗粒是灯盏细辛经加工制成的颗粒剂,主要功效是活血化瘀、通经活络,对脑脉、心脉瘀阻有通痹之功。

【临床应用】

1. 中风 由瘀阻脑脉所致。用于半身不遂,肢体无力,半身麻木,言语謇涩,舌质黯或有瘀点瘀斑,脉涩;脑梗死,脑出血后遗症期见上述证候者。

2. 胸痹 由瘀阻心脉所致。用于胸部憋闷疼痛,甚则胸痛彻背,痛处固定不移,入夜尤甚,心悸气短,舌质紫黯,脉弦涩;冠心病心绞痛见上述证候者。

【药理毒理】 本品有抑制血小板聚集、抗血栓、抗脑缺血缺氧等作用。

1. 抑制血小板聚集,抗血栓形成 本品能显著抑制AA、ADP或PAF诱导的血小板聚集[1]。还能抑制电刺激引起的颈总动脉血栓形成[1]。

2. 抗脑缺血、缺氧 本品可增加颈外动脉结扎大鼠颈总动脉血流量,延长小鼠断头后的喘气时间[1]。

【不良反应】 目前尚未检索到不良反应报道。

【禁忌】 脑出血急性期及有出血倾向者禁用。

【注意事项】

1. 孕妇慎用。

2. 心痛剧烈及持续时间长者,应作心电图及心肌酶学检查,并采取相应的医疗措施。

【用法与用量】 口服。一次5~10g,一日3次。

【规格】 每袋装5g(含总黄酮80mg)

【参考文献】 [1]杨挺.灯盏花颗粒主要药效学实验.现代预防医学,2007,34(14):2639.

灯盏花素片

Dengzhanhuasu Pian

【药物组成】 灯盏花素。

【功能与主治】 活血化瘀,通经活络。用于脑络瘀阻,中风偏瘫,心脉痹阻,胸痹心痛;中风后遗症及冠心病心绞痛见上述证候者。

【方解】 灯盏花亦称灯盏细辛,为菊科植物短葶飞蓬全草,性味辛,微温,原药具有散寒解毒、活血舒筋、止痛、消积的功效。灯盏花素片是灯盏花提取有效成分制成的片剂,主要功效是活血化瘀、通经活络。

【临床应用】

1. 中风 由瘀阻脑脉所致。用于半身不遂,肢体无力,半身麻木,言语謇涩,舌质黯或有瘀点瘀斑,脉涩;脑梗死、脑出血后遗症期见上述证候者[1]。

2. 胸痹 由瘀阻心脉所致。用于胸部憋闷疼痛,甚则胸痛彻背,痛处固定不移,入夜尤甚,心悸气短,舌质紫黯,脉弦涩;冠心病心绞痛见上述证候者。

【药理毒理】 本品有增强学习记忆能力、降低肺动脉高压、降血脂及降低血黏度等作用。

1. 增强学习记忆能力 本品能提高老年大鼠的学习记忆,提高老年大鼠脑、肝、肾血流量,提高脑尾核多巴胺含量,减轻老年大鼠脑神经细胞脂褐质沉积,增加尼氏小体数,减轻神经元病理损伤[2]。

2. 抗肺动脉高压 本品能降低慢性低氧致肺动脉高压大鼠的肺动脉压,降低左右心室重量比值,减轻右心室和肺血管的组织重构;抑制肺细小动脉中膜平滑肌细胞的增生和胶原纤维的堆积;抑制肺组织蛋白激酶C(PKC)总活性,抑制肺细小动脉管壁PKC的表达[3]。

3. 降血脂 本品可降低高甘油三酯血症和高胆固醇血症患者血液甘油三酯和胆固醇水平[4,5],升高血高密度脂蛋白(HDL)[5]。

4. 降低血黏度 本品可降低脑梗死患者全血高切黏度、全血低切黏度、血浆黏度和纤维蛋白原含量[6]。

【不良反应】 文献报道,个别患者服用本品出现皮肤瘙痒和瘀斑[1,7]。

【禁忌】 脑出血急性期及有出血倾向者禁用。

【注意事项】

1. 孕妇慎用。

2. 心痛剧烈及持续时间长者,应作心电图及心肌酶学检查,并采取相应的医疗措施。

【用法与用量】 口服。一次2片,一日3次。

【规格】 每片含灯盏花素20mg

【参考文献】 [1]周端求.康圣灯盏花素片治疗脑血栓形成84例.中国中医急症,1996,5(5):207.

[2]丁钰熊,王宇峰,龙楚瑜,等.灯盏花素片对老年大鼠脑功能影响实验研究.中成药,1996,(7):46.

[3]周浩,陈少贤,王良兴,等.灯盏花素对慢性低氧大鼠PKC的影响.中国药理学通报,2002,18(1):39.

[4]郝蓉中,黄琪珍,张庆慈.应用云南灯盏花素片降血甘油三酯观察.中国民族民间医药杂志,1999,(41):321.

[5]张庆慈,黄琪珍.云南灯盏花素片降血胆固醇疗效观察.中国民族民间医药杂志,1999,(40):256.

[6]卜秦.灯盏花素片治疗脑梗死的临床分析.中国老年学杂志,1999,19(5):183.

[7]祝雄,王瑞珍.灯盏花素片致瘀斑1例.医药导报,2006,25(9):949.

灯盏花素注射液（注射用灯盏花素）

Dengzhanhuasu Zhusheye

（Zhusheyong Dengzhanhuasu）

【药物组成】　灯盏花素。

【功能与主治】　活血化瘀，通经活络。用于脑络瘀阻，中风偏瘫，心脉痹阻，胸痹心痛；中风病及冠心病心绞痛见上述证候者。

【方解】　灯盏花亦称灯盏细辛，为菊科植物短葶飞蓬全草，性味辛，微温，原药具有散寒解毒、活血舒筋、止痛、消积的功效。本品即由灯盏花提取有效成分制成的制剂，主要功效是活血化瘀、通经活络。

【临床应用】

1. 中风　由瘀阻脑脉所致。用于半身不遂，肢体无力，半身麻木，言语謇涩，舌质黯或有瘀点瘀斑，脉涩；缺血性中风及脑出血后遗症见上述证候者[1-3]。

2. 胸痹　由瘀阻心脉所致。用于胸部憋闷疼痛，甚则胸痛彻背，痛处固定不移，入夜尤甚，心悸气短，舌质紫黯，脉弦涩；冠心病心绞痛见上述证候者。

此外，有报道本品可治疗脑动脉硬化症、偏头痛、椎-基底动脉供血不足性眩晕、早期股骨头缺血性坏死、慢性肾衰竭、儿童病毒性心肌炎伴迷走神经功能缺损、预防缺血性脑卒中术后下肢深静脉血栓形成[4-10]。

【药理毒理】　本品有抗脑缺血、抗血栓和降血脂等作用。

1. 抗脑缺血　本品能改善大鼠缺血再灌注后海马CA1区的病理损伤，增加神经元数量，减轻迟发性神经元死亡[11]；也可降低中动脉缺血再灌注致去势大鼠脑梗死体积，减轻脑水肿，降低血液白介素-1、肿瘤坏死因子及一氧化氮活性[12]；可提高脑缺血再灌注沙土鼠海马神经细胞ATP含量、Na^+，K^+-ATP酶和Ca^{2+}-ATP酶活性[13]。能抑制大脑中动脉缺血/再灌注模型大鼠蛋白激酶C，增加缺血期和再灌注期的局部脑血流量，抑制缺血脑组织内过氧化物酶活性[14]。降低全脑缺血大鼠神经元凋亡，防止细胞内钙超载[15,16]。

2. 抗血栓形成　本品可减轻大鼠实验性血栓的湿重和干重[17]。降低冠心病患者血中血栓素B_2，提高6-酮-前列腺素F1α含量[18]，降低高黏滞血症患者血浆黏度、全血黏度和血小板聚集率[19]；降低血浆血管假性血友病因子、血小板、血小板内α-颗粒膜糖蛋白、一氧化氮[20]及纤维蛋白原含量[21]。

3. 抗心肌损伤　本品能降低心肌缺血再灌注大鼠心律失常发生率，缩短心律失常持续时间，降低ST段的抬高程度；减少血中LDH和心肌中MDA的含量，保护心肌SOD活性[22]。本品能降低大鼠低氧性肺动脉高压，减轻右心室肥厚，改善肺小动脉中膜肥厚[23]。体外试验，灯盏花素注射液可降低大鼠离体心肌缺氧复氧模型的心肌磷酸激酶和丙二醛含量，增高心肌细胞的超氧化物歧化酶和谷胱甘肽过氧化物酶活性[24]。

4. 降血脂　本品可使高脂血症患者甘油三酯、总胆固醇下降，高密度脂蛋白胆固醇上升[25]。

5. 抗肝纤维化　本品可降低四氯化碳引起的实验性肝纤维化模型大鼠血清及肝匀浆中透明质酸和层黏蛋白含量[26]；稳定肝细胞膜，降低血清转氨酶活性，减轻肝细胞变性、坏死和炎细胞浸润及胶原纤维增生，使细胞核、线粒体、内质网及肝血窦和Disse腔的改变减轻[27]；肝组织中Desmin阳性细胞数增多，肝内储脂细胞超微结构改变减轻[28]。

6. 其他　本品可减轻家兔视网膜缺血再灌注损伤[29]。还能使糖尿病周围神经病变患者红细胞醛糖还原酶活性下降，改善周围神经病变症状及体征[30]。

【不良反应】　文献报道，灯盏花素注射液的不良反应以速发型为主，以首用即发型多见，其中又以过敏反应最常见，包括药疹、药热和过敏性休克、严重心血管反应、胃肠道反应。具体表现为：头晕、寒战、发热、乏力、胸闷、心悸、恶心、呕吐、腹泻、皮疹、舌体发麻、喉头痉挛、大汗淋漓[31-34]。

【禁忌】

1. 脑出血急性期及有出血倾向者禁用。

2. 孕妇禁用。

【注意事项】

1. 心痛剧烈及持续时间长者，应作心电图及心肌酶学检查，并采取相应的医疗措施。

2. 若发现浑浊、沉淀、变色、漏气或瓶身细微破裂，均不得使用。

3. 过敏体质慎用。

4. 与其他药物配伍使用时，注意配伍禁忌。

【用法与用量】　灯盏花素注射液：肌内注射，一次5mg，一日2次。静脉滴注，一次10～20mg，用500ml 10%葡萄糖注射液稀释后使用，一日1次。

注射用灯盏花素：肌内注射。一次5～10mg，一日2次。临用前，用2ml注射用水溶解后使用。静脉注射，一次10～20mg，一日1次。用250ml生理盐水或500ml 5%或10%葡萄糖注射液溶解后使用。

【规格】　灯盏花素注射液：(1)2ml：10mg　(2)5ml：20mg

注射用灯盏花素：(1)10mg　(2)50mg

【参考文献】 [1]胡波,张湘辉.灯盏花素对脑出血患者氧化应激的影响.大家健康,2013,7(9):23-24.

[2]赵英敏.灯盏花素治疗急性脑梗死的疗效观察.中国医药指南,2011,9(4):121-122.

[3]卜燕.灯盏花素治疗脑梗死疗效观察.中国民康医学,2012,24(8):950.

[4]余以勇.灯盏花素治疗脑动脉硬化症的临床观察.中国医学工程,2011,(3):118-119.

[5]刘春杰,董立珉.灯盏花素注射液治疗偏头痛的临床疗效观察.中国药房,2008,19(24):1906.

[6]于成林.灯盏细辛注射液对椎基底动脉血流灌注量的影响.中国临床研究,2014,27(5):612-613.

[7]张欣,段军,朱宽宏.灯盏花素注射液对早期股骨头缺血性坏死抑制作用的研究.时珍国医国药,2004,15(9):575.

[8]王军升.灯盏花素注射液治疗慢性肾衰竭的疗效观察.河北中医,2005,27(2):137.

[9]顾坚,鲍琼,张仕超,等.灯盏花素注射液对儿童病毒性心肌炎心率减速力的影响.儿科药学杂志,2014,20(3):23-25.

[10]杜雪梅,黄铮铮.灯盏花素注射液预防缺血性脑卒中术后下肢深静脉血栓形成的疗效观察.西部医学,2012,24(6):1092-1094.

[11]彭海东,涂晋文.灯盏花素对大鼠脑缺血再灌注后迟发性神经元死亡的保护作用.湖南中医学院学报,2006,26(1):29.

[12]罗祖明,商慧芳,席静,等.灯盏花对脑缺血再灌注损伤保护作用的实验研究.中风与神经疾病杂志,2000,17(4):230.

[13]张焰,陈群,丁浩中,等.灯盏花注射液对脑缺血-再灌注沙土鼠海马ATP含量和ATP酶活性变化的影响.中国中西医结合急救杂志,2002,9(2):92.

[14]帅杰,董为伟.PKC抑制剂灯盏花素对缺血/再灌流脑损害的作用研究.中国药理学通报,1998,14(1):75.

[15]陈康宁,董为伟.灯盏花对脑缺血神经元凋亡的防治作用.中国临床神经科学,2000,8(1):5.

[16]陈康宁,董为伟.灯盏花素注射液对脑缺血损伤的防治研究.中国中西医结合杂志,1998,18(11):684.

[17]刘红.灯盏花素注射液抗脑缺血作用的实验研究.中国现代应用药学杂志,2001,18(2):96.

[18]王强,郝兰芳.灯盏花注射液对冠心病氧自由基及血浆纤溶活性的影响.天津中医,1998,15(1):21.

[19]赵锦国,张爱英.灯盏花素对高黏滞血症病人血液黏度的影响.职业与健康,2000,16(7):82.

[20]蓝利民,沈庆乐.灯盏花素注射液治疗急性冠脉综合征的血液流变学和一氧化氮的改变观察.海峡药学,1999,11(3):88.

[21]王震宇.灯盏花素注射液治疗缺血性脑卒中33例.中医研究,2000,13(3):32.

[22]刘晓健,王欣楠,马岩,等.灯盏花素注射液对大鼠心肌缺血再灌注心律失常的影响.中药药理与临床,2008,24(1):33.

[23]谢于鹏,王辰,庞宝森,等.灯盏花注射液对大鼠低氧性肺动脉高压作用的实验研究.中华结核和呼吸杂志,2001,24(3):173.

[24]解玉水,徐济民,朱菊红.灯盏花注射液抗心肌再给氧性损伤的实验研究.中华心血管病杂志,1999,18(5):374.

[25]孟胜喜,宋照武.灯盏花素注射液与丹参注射液治疗高脂血症的比较.河南中医,2000,20(6):32.

[26]李文凡,白娟,王立荣,等.灯盏花对实验性肝纤维化大鼠血清和肝匀浆中透明质酸和层黏蛋白含量的影响.兰州医学院学报,1999,25(2):25.

[27]白娟,李文凡,李淑玲.灯盏花液对实验性大鼠肝纤维化防治作用的研究.中国中医药信息杂志,2000,7(5):34.

[28]白娟,李文凡,刘春英,等.灯盏花液对实验性肝纤维化胶原合成的抑制作用.中医药学刊,2001,18(1):79.

[29]李静华,张远平,赵学英,等.灯盏花素注射液对实验性视网膜缺血再灌注损伤的保护作用.云南中医中药杂志,2008,29(1):30.

[30]吴静,钟慧菊,孙志湘,等.灯盏花素治疗糖尿病周围神经病变的疗效观察.湖南医科大学学报,2002,27(4):337.

[31]石亚萍.灯盏花素注射液致不良反应2例.中成药,2002,24(9):730.

[32]钟光玉,顾红卫.灯盏花素注射液引起药物热5例报道.湖北省卫生职工医学院学报,2001,14(4):40.

[33]于建丰,原道荣.灯盏花素注射液致疱疹性荨麻疹1例.药物流行病学杂志,2000,9(1):44.

[34]王丽华,葛本武.静脉滴注灯盏花素注射液致过敏性休克1例.解放军保健医学杂志,2004,6(4):226.

灯盏细辛胶囊

Dengzhanxixin Jiaonang

【药物组成】 灯盏细辛。

【功能与主治】 活血化瘀,通经活络。用于脑络瘀阻,中风偏瘫,心脉痹阻,胸痹心痛,舌质黯红、紫黯或瘀斑,脉弦细、涩或结代。

【方解】 灯盏花亦称灯盏细辛,为菊科植物短葶飞蓬全草,性味辛,微温,原药具有散寒解毒、活血舒筋、止痛、消积的功效。本品是灯盏花经加工制成的胶囊剂,主要功效是活血化瘀、通经活络。

【临床应用】

1. 中风 由瘀阻脑脉所致。症见半身不遂,肢体无力,半身麻木,言语謇涩,舌质黯或有瘀点瘀斑,脉涩;缺血性中风及脑出血见上述证候者。

2. 胸痹 由瘀阻心脉所致。症见胸部憋闷疼痛,甚则胸痛彻背,痛处固定不移,入夜尤甚,心悸气短,舌质紫黯,脉弦涩;冠心病心绞痛见上述证候者。

【不良反应】 目前尚未检索到不良反应报道。

【禁忌】　脑出血急性期及有出血倾向者禁用。

【注意事项】

1. 孕妇慎用。

2. 心痛剧烈及持续时间长者,应作心电图及心肌酶学检查,并采取相应的医疗措施。

【用法与用量】　口服。一次 2~3 粒,一日 3 次;或遵医嘱。

【规格】　每粒装 0.18g

灯盏细辛注射液

Dengzhanxixin Zhusheye

【药物组成】　灯盏细辛。

【功能与主治】　活血化瘀,通经活络。用于瘀血阻滞,中风偏瘫,肢体麻木,口舌歪斜,言语謇涩及胸痹心痛;中风病、冠心病心绞痛见上述证候者。

【方解】　灯盏花亦称灯盏细辛,为菊科植物短葶飞蓬全草,性味辛,微温,原药具有散寒解毒、活血舒筋、止痛、消积的功效。本品是灯盏花经加工制成的注射液,主要功效是活血化瘀、通经活络。

【临床应用】

1. 中风　瘀阻脑脉所致。症见半身不遂,肢体无力,半身麻木,口眼歪斜,言语謇涩,舌质黯或有瘀点瘀斑,脉涩;缺血性中风及脑出血后遗症见上述证候者。

2. 胸痹　瘀阻心脉。症见胸部憋闷疼痛,甚则胸痛彻背,痛处固定不移,入夜尤甚,心悸气短,舌质紫黯,脉弦涩;冠心病心绞痛见上述证候者。

此外,灯盏细辛注射液尚有用于治疗血管性痴呆、血管性头痛、椎-基底动脉供血不足性眩晕、病毒性心肌炎、乙型肝炎肝硬化、慢性肾衰竭、狼疮肾炎、高黏血症的报道[1-9]。

【药理毒理】　本品有抗脑缺血损伤、抑制血小板聚集、降低血液黏度和降血压等作用。

1. 抗脑缺血损伤　本品能减轻脑缺血大鼠脑梗死范围[10];降低急性脑梗死患者血液黏稠度,抑制血小板聚集,改善脑血流量和神经功能状态[11]。

2. 抑制血小板聚集　本品能抑制急性心肌缺血犬早期血小板聚集功能,增加 6-酮-前列腺素 1α(6-Keto-PGF1α)的水平,使血小板血栓素 B_2(TXB_2)下降,降低 TXB_2/6-Keto-PGF1α 的比值[10]。

3. 改善血液流变性　本品可降低高黏血症患者全血黏度、血浆黏度、红细胞聚集指数、纤维蛋白原含量,延长活化部分凝血活酶时间[12],降低 D-二聚体水平[13]。本品可降低不稳定性心绞痛患者血小板膜糖蛋白Ⅱb/

Ⅲa 结合物(CD_{41})、血小板溶酶体膜糖蛋白(CD_{63})、血小板内 α-颗粒膜糖蛋白的含量[14]。

4. 改善血流动力　本品可改善颈动脉粥样硬化患者的颈动脉血流参数,使颈总动脉、椎动脉收缩期峰值血流速度(SV)、舒张期峰值血流速度(DV)、搏动指数(PI)均有不同程度的增加,阻力指数(RI)降低,两侧颈总动脉内膜厚度减少[14]。

5. 抗心肌重构　本品可降低自发性高血压大鼠血压,逆转左心室肥大,降低左心室心脏指数;减少心肌间质胶原面积、含量及胶原容积分数;降低自发性高血压大鼠心肌细胞膜蛋白激酶 C 活性;改善心肌细胞肥大、变性等超微结构病变,逆转心肌、间质及血管重构[15]。

6. 降血脂　本品可降低肾病综合征患者血清总胆固醇、甘油三酯、低密度脂蛋白、载脂蛋白 B 含量,升高高密度脂蛋白、载脂蛋白 A-Ⅰ含量[16]。

7. 其他　本品对急性实验性高眼压大鼠视神经损伤有保护作用[17];对单侧输尿管梗阻致大鼠肾间质纤维化有改善作用[18]。

8. 毒理　本品小鼠腹腔注射的 LD_{50} 为 1770.92mg/kg,雌、雄小鼠静脉注射的 LD_{50} 为 1676.75mg/kg 和 1740.76mg/kg。比格犬注射本品 160mg/kg 出现流涎、恶心、呕吐等反应,用药后出现活动减少,伴有呼吸、心率减慢,肌酐升高[19]。

【不良反应】　文献报道,个别患者静脉滴注灯盏细辛注射液后出现颜面潮红、头晕头痛[20-22]、胸闷、低热、四肢关节疼痛[23]、皮肤瘙痒[24],恶心、呕吐、肝功能异常、血小板异常、过敏性哮喘[25];严重者可出现急性肾衰、血压下降、休克、多器官功能损害[26-29]。

【禁忌】

1. 孕妇禁用。

2. 脑出血急性期及有出血倾向者禁用。

【注意事项】

1. 心痛剧烈及持续时间长者,应作心电图及心肌酶学检查,并采取相应的医疗措施。

2. 若发现浑浊、沉淀、变色、漏气或瓶身细微破裂,均不得使用。

3. 过敏体质慎用。

4. 与其他药物配伍使用时,注意配伍禁忌。

【用法与用量】　肌内注射,一次 4ml,一日 2~3 次。穴位注射,每穴 0.5~1ml,多穴总量 6~10ml。静脉注射,一次 20~40ml,一日 1~2 次,用 0.9% 氯化钠注射液 250~500ml 稀释后缓慢滴注。本品在酸性条件下,其酚酸类成分可能游离析出,故静脉滴注时不宜和其他酸性较强的药物配伍。如药出现浑浊或沉淀，请勿继续使用。

【规格】 每支装 (1)2ml(含总黄酮 9mg) (2) 10ml(含总黄酮 45mg)

【参考文献】 [1]白伟杰，谭吉林，刘一星.灯盏细辛注射液治疗血管性痴呆 30 例临床疗效观察.中国现代神经疾病杂志，2006,6(3):216.

[2]李爱萍.灯盏细辛注射液治疗血管性头痛 36 例.云南中医中药杂志，2008,29(3):61.

[3]莫文华.灯盏细辛注射液治疗椎-基底动脉供血不足性眩晕临床观察.现代医院，2008,8(10):24.

[4]孙兆民，吴红波，张新华.灯盏细辛注射液治疗儿童病毒性心肌炎.中医药管理杂志，2006,14(2):31.

[5]吴其恺，郑燕群，刘晓晖，等.灯盏细辛注射液治疗乙型肝炎肝硬化的临床观察.广东医学，2008,29(7):1216.

[6]尹智功，韦锐斌.灯盏细辛注射液治疗慢性肾衰竭 32 例临床观察.黑龙江中医药，2007,(2):5.

[7]杨玉贵，施永仿，孙义锋.灯盏细辛注射液治疗狼疮肾炎患者的观察.中华肾脏病杂志，2006,22(4):247.

[8]尹冰，都群.灯盏细辛注射液治疗糖尿病周围神经病变 46 例.实用中医内科学，2007,21(1):85.

[9]常颖.灯盏细辛注射液治疗高黏血症疗效观察.山东医药，2008,48(22):54.

[10]刘华，廖维靖，周华，等.灯盏细辛注射液对大鼠脑缺血再灌注损伤后梗死面积比和波谱的影响.中草药，2006,37(6):898.

[11]梁红霞.灯盏细辛注射液对急性脑梗死患者神经功能状态及脑血流的影响.海南医学院学报，2014,20(7):924.

[12]沈忠伟，李高潮.灯盏细辛注射液治疗高黏滞血症疗效观察.中国微循环，2002,6(4):222.

[13]吴于滨，张力燕，王家翠，等.灯盏细辛注射液对慢性肺心病急性加重期高凝状态影响的研究.广东医学，2002,23(5):535.

[14]罗助荣.灯盏细辛注射液对不稳定型心绞痛患者早期颈动脉粥样硬化的影响.广东医学，2003,24(1):79.

[15]周建中，雷寒，陈运贞，等.灯盏细辛注射液对自发性高血压大鼠心室及血管重构的影响.中国中西医结合杂志，2002,22(2):122.

[16]李俊，周竹，肖华，等.灯盏细辛注射液对肾病综合征脂质代谢的影响.中华临床医药，2002,3(10):11.

[17]朱益华，蒋幼芹，刘忠浩，等.灯盏细辛注射液对鼠实验性高眼压视神经轴浆运输的影响.中华眼科杂志，2000,36(4):289.

[18]邓英辉，于洁，林琼真，等.灯盏细辛注射液对大鼠肾间质纤维化的影响.中国中西医结合杂志，2008,28(2):142.

[19]郭婷，黎元元.灯盏细辛注射液药理和毒理作用研究进展.中国中药杂志，2012,37(18):2820.

[20]徐济民，黄震华，杨菊贤，等.灯盏细辛注射液治疗冠心病心绞痛 31 例.新药与临床，1991,10(3):155.

[21]梁丽贞，李鹏，金牡丹.灯盏细辛注射液改善老年人血液流变学的临床观察.中国中医药科技，2002,9(2):72.

[22]徐庆有，李学信.灯盏细辛注射液对高黏滞血症病人血液黏度的影响.新药与临床，1995,14(4):233.

[23]周少珑，刘希超，罗毅，等.灯盏细辛注射液治疗脑梗死 42 例的疗效及副作用观察.海南医学，2002,13(11):21.

[24]李占英，武冀春.灯盏细辛注射液静滴致少见不良反应 6 例.首都医药，2005,(1):25.

[25]尼丽英.灯盏细辛注射液致过敏性哮喘 1 例.药物警戒，2008,5(6):1.

[26]彭评志.灯盏细辛注射液致急性肾功能衰竭 2 例.中国医院药学杂志，2008,28(8):682.

[27]刘世萍，曲婷，尹海波.灯盏细辛注射液致严重过敏 2 例.药物不良反应杂志，2005,(4):297.

[28]李国英，袁志辉.灯盏细辛注射液静脉滴注致过敏性休克.药物不良反应杂志，2006,8(5):392.

[29]庞家莲.灯盏细辛注射液致多器官功能损害 1 例.中国药业，2007,16(11):60.

通脉颗粒

Tongmai Keli

【药物组成】 丹参、川芎、葛根。

【功能与主治】 活血通脉。用于瘀血阻络所致的中风，症见半身不遂、肢体麻木及胸痹心痛、胸闷气憋；脑动脉硬化、缺血性中风及冠心病心绞痛见上述证候者。

【方解】 方中丹参活血化瘀、清心安神，专行心、脑脉络闭塞，为君药。川芎为血中气药，行气活血，气行则血行，助君药活血通脉，为臣药。葛根活血化瘀，上通脑络，下通心脉，为消散瘀血、通痹散结的要药，为佐药。三药合用，共奏活血通脉止痛之功。

【临床应用】

1. 中风 由瘀阻脑络所致。症见头晕头痛，甚至半身不遂，口眼歪斜，偏身麻木，言语謇涩，舌质黯，脉涩；脑动脉硬化、缺血性中风见上述证候者。

2. 胸痹 由瘀阻心脉所致。症见胸部憋闷疼痛，甚则胸痛彻背，痛处固定不移，入夜尤甚，心悸气短，舌质紫黯，脉弦涩；冠心病心绞痛见上述证候者。

此外，通脉颗粒尚有用于治疗高血压的报道[1]。

【药理毒理】 本品有抗动脉粥样硬化及降血压作用。

1. 抗动脉粥样硬化 本品可降低予高脂饮食致动脉粥样硬化兔血甘油三酯(TG)、总胆固醇(TC)及低密度脂蛋白(LDLC)，延缓冠状动脉粥样斑块发生，减轻主动脉和冠状动脉粥样硬化病变，减少冠状动脉狭窄形成,升高血浆 VEGF 水平[2,3]。

2. 降血压　本品可降低自发性高血压大鼠血压,抑制主动脉平滑肌细胞(VSMC)线粒体病理性增多、肿胀、变性[4]。

【不良反应】　目前尚未检索到不良反应报道。

【禁忌】　尚不明确。

【注意事项】

1. 孕妇慎用。

2. 心痛剧烈及持续时间长者,应作心电图及心肌酶学检查,并采取相应的医疗措施。

【用法与用量】　口服。一次 10g,一日 2～3 次。

【规格】　每袋装 10g

【参考文献】　[1]金庆文,丛莘,潘力殳,等.通脉颗粒治疗高血压病的临床观察.深圳中西医结合杂志,2006,16(1):33.

[2]肖纯,孙明,金益强,等.通脉颗粒对兔动脉粥样硬化模型血脂水平及主动脉和冠状动脉病变的影响.中国动脉硬化杂志,2005,13(6):705.

[3]肖纯,孙明,周宏研,等.通脉颗粒对兔动脉粥样硬化模型血浆 VEGF 水平及心肌侧支循环的影响.中国医学工程,2006,14(3):241-244.

[4]金庆文,李莉芳,丛莘.通脉颗粒对自发性高血压大鼠血管重塑的影响.中国民间疗法,2007,15(1):59-60.

血塞通颗粒(片)

Xuesaitong Keli(Pian)

【药物组成】　三七总皂苷。

【功能与主治】　活血祛瘀,通脉活络。用于瘀血阻络所致的中风偏瘫、肢体活动不利、口眼歪斜,胸痹心痛、胸闷气憋;中风后遗症及冠心病心绞痛见上述证候者。

【方解】　三七性味甘、微苦,温,具有化瘀止血、活血定痛的功效。本方即由单味三七提取总皂苷制成,其功效为活血祛瘀、通脉活络,主要用于脑脉、心脉瘀阻证。

【临床应用】

1. 中风　用于瘀阻脑络所致的中风。症见半身不遂,口眼歪斜,偏身麻木,言语謇涩,舌质黯,脉涩;中风后遗症见上述证候者。

2. 胸痹　用于瘀阻心脉所致的胸痹心痛。症见胸部憋闷疼痛,甚则胸痛彻背,痛处固定不移,入夜尤甚,心悸气短,舌质紫黯,脉弦涩;冠心病心绞痛见上述证候者。

此外,血塞通片尚有用于治疗颈椎病、脑动脉硬化

性眩晕的报道[1,2]。

【药理毒理】　本品有抗脑缺血、抗心肌缺血、降低血黏度、改善微循环等作用。

1. 抗心肌缺血　本品能缩小结扎冠状动脉左前降支造成急性心肌缺血大鼠的心肌梗死范围,增加血清超氧化物歧化酶,减少血清中肌酸激酶[3]。

2. 抗血栓　本品能抑制胶原蛋白-肾上腺素诱发的小鼠体内血栓形成[4]。降低肾上腺素联合冰浴致血瘀大鼠的血黏度[4]。

3. 改善微循环　本品可改善急性血瘀证小鼠耳廓微循环[4]。

【不良反应】　目前尚未检索到不良反应报道。

【禁忌】　尚不明确。

【注意事项】

1. 阴虚阳亢或肝阳化风者,不宜单用本品。

2. 孕妇慎用。

3. 心痛剧烈及持续时间长者,应作心电图及心肌酶学检查,并采取相应的医疗措施。

【用法与用量】　颗粒剂:开水冲服。一次 1～2 袋,一日 3 次。片剂:口服。一次 50～100mg,一日 3 次。

【规格】　颗粒剂:每袋 3g(含三七总皂苷 50mg)
片剂:(1)100mg　(2)50mg　(3)25mg

【参考文献】　[1]赵正红.血塞通片治疗颈椎病 34 例临床体会.中国中医急症,2005,14(8):744.

[2]陈彪.血塞通片治疗脑动脉硬化性眩晕病例分析.中国实用医药,2008,3(34):56.

[3]何敏,徐济良,顾锦华.血塞通分散片对大鼠急性心肌缺血的保护作用.南通医学院学报,2004,24(1):22.

[4]柏俊,黄世福,孙备.血塞通分散片对血液流变学、血栓形成及微循环作用的实验研究.中国中医药科技,2007,14(2):93.

血塞通注射液

Xuesaitong Zhusheye

【药物组成】　三七总皂苷。

【功能与主治】　活血祛瘀,通脉活络。用于瘀血阻络所致的中风偏瘫,口舌歪斜,胸痹心痛;中风病、视网膜中央静脉阻塞见上述证候者。

【方解】　三七性味甘、微苦,温,具有化瘀止血、活血定痛的功效。本方由单味三七提取物制成三七总皂苷注射液,其功效是活血祛瘀、通脉活络,专用于脑脉、心脉瘀阻证。

【临床应用】

1. 中风　由瘀阻脑络所致。症见半身不遂,口眼歪

斜,偏身麻木,言语謇涩,舌质黯,脉涩;中风后遗症见上述证候者。

2. 胸痹 由瘀阻心脉所致。症见胸部憋闷疼痛,甚则胸痛彻背,痛处固定不移,入夜尤甚,心悸气短,舌质紫黯,脉弦涩;冠心病心绞痛见上述证候者。

3. 暴盲 因脉络瘀阻所致。症见外眼端好,视力急降,两眼疼痛,甚则失明,舌质紫黯;视网膜中央静脉阻塞见上述证候者。

此外,本品尚有用于治疗糖尿病肾病及糖尿病足的报道[1,2]。

【药理毒理】 本品具有抗脑缺血、抗心肌缺血、改善血液流变性和降血脂等作用。

1. 抗脑缺血 本品能减轻多发性脑梗死大鼠脑水肿,减轻海马区神经元病变[3];降低局灶性脑缺血神经功能评分,减少脑梗死体积,改善缺血区脑组织能量代谢[4]。对沙土鼠短暂性脑缺血海马迟发性神经元损伤有一定的保护作用,可降低缺血后脑组织 Ca^{2+} 含量,减少死亡神经元数量,增加神经元密度[5]。

2. 抗心肌缺血 本品能减轻缺血再灌注对大鼠心肌损害,抑制心肌细胞凋亡,减少 MDA 产生,提高 SOD 活性[6,7]。血塞通粉针剂可减轻异丙肾上腺素诱导的急性心肌缺血大鼠心电图 S-T 段下移[8]。可改善冠心病心绞痛患者心电图[9,10]。

3. 抗血栓 本品能抑制 ADP 诱导的血小板聚集[11],抑制动静脉血栓的形成,并对动静脉旁路形成的血栓有明显的溶栓作用[12]。本品可降低冠心病、脑梗死、2 型糖尿病、肺心病等患者全血黏度和血浆黏度,减少血细胞比容,减慢血沉速度,减少纤维蛋白原含量[13-17]。还可改善脑梗死患者、原发性高血压患者甲襞微循环[18]。

4. 降血脂 本品可降低 2 型糖尿病患者的总胆固醇、甘油三酯[15],降低冠心病心绞痛、脑梗死患者血清甘油三酯、胆固醇和低密度脂蛋白含量[17,19]。

5. 其他 本品可抗视网膜静脉阻塞,增加视网膜静脉血流量,减轻水肿[20]。

【不良反应】 据文献报道,本品不良反应以过敏反应为主,以皮肤过敏最为常见,表现为皮疹、皮肤瘙痒、局部红肿、皮肤潮红、水疱;严重者可致过敏性休克;其次是心血管系统反应,主要表现为胸闷、憋气、心悸、窦性心动过速、室性期前收缩、低血压,可伴有发热、畏寒;还可致神经系统反应,主要表现为头痛、头晕、烦躁、咬牙、恐惧感;消化系统反应,主要表现为恶心、呕吐、腹痛、腹泻、药物性肝损害;泌尿系统反应,主要表现为血尿、急性肾功能衰竭;其他不良反应,主要有静脉炎、DIC、过敏性紫癜[21-31]。

【禁忌】

1. 孕妇禁用。

2. 出血性中风急性期禁用。

【注意事项】

1. 阴虚阳亢或肝阳化风者不宜单用本品。

2. 心痛剧烈及持续时间长者,应作心电图及心肌酶学检查,并采取相应的医疗措施。

3. 不宜与异丙肾上腺素同用[32]。

4. 若发现浑浊、沉淀、变色、漏气或瓶身细微破裂,均不得使用。

5. 过敏体质者慎用。

6. 与其他药物配伍使用时,注意配伍禁忌。

【用法与用量】 肌内注射:一次 100mg,一日 1~2 次。静脉滴注:一次 200~400mg,以 5%~10% 葡萄糖注射液 250~500ml 稀释后缓缓滴注,一日 1 次。

【规格】 (1)2ml∶100mg (2)2ml∶200mg (3)5ml∶250mg (4)10ml∶250mg

【参考文献】 [1]吴安瑜,郭殿武.血塞通治疗糖尿病肾病 58 例疗效观察.包头医学院学报,1997,13(2):40.

[2]苏密,江畅.血塞通注射液治疗糖尿病足临床观察.中医药信息,1999,(1):34.

[3]李克玲,王谦,黄启福,等.血塞通注射液对大鼠多发性脑梗死作用的实验研究.中国中医急症,2003,12(5):455.

[4]严文广,黄政德,司友菜.血塞通治疗大鼠急性局灶性脑缺血的研究.中医药导报,2006,12(10):5.

[5]郭泽云,武云平,李素华,等.血塞通注射液对沙土鼠脑缺血损伤的保护作用.昆明医学院学报,1996,20(2):1.

[6]陈保林,刘兴德,韦方,等.血塞通预处理对缺血再灌注损伤大鼠心肌细胞凋亡的影响.中国微循环,2007,11(4):247.

[7]陈保林,刘兴德,韦方,等.血塞通注射液对缺血再灌注心肌的保护作用.贵州医药,2007,31(1):10.

[8]雷秀玲,董雪峰,李玲洛,等.洛泰对异丙肾上腺素诱导大鼠急性心肌缺血的保护作用.中国临床药理学与治疗学,2000,5(2):147.

[9]李先维,胡兵.血塞通治疗冠心病心绞痛的临床评价.河南职工医学院学报,2000,14(1):46.

[10]郑典梅,陈少如,陈少刚,等.血塞通治疗冠心病疗效观察及其机制初步探讨.医师进修杂志,1994,9:12.

[11]嵇扬,沈娟,聂渝琼,等.血塞通注射液对二磷酸腺苷(ADP)诱导血小板聚集的抑制作用.中华中医药学刊,2008,26(7):1405.

[12]史传英,董六一.血塞通氯化钠注射液对脑血流量及血栓形成的影响.安徽医药,2009,13(4):374.

[13]夏迪娅,于戈群.血塞通注射液治疗冠心病伴高黏血症76例疗效观察.中国血液流变学杂志,2002,12(2):131.

[14]黄雅菊,陆士元.血塞通对肺心病高黏血症血液流变学的影响.辽宁中医学院学报,2000,2(4):243.

[15]董铁鹰,郭力,王酶.血塞通注射对2型糖尿病患者血脂和血液流变性的影响.中国微循环,2002,6(4):256.

[16]刘宪平.注射用血塞通治疗急性脑梗死的疗效观察.中草药,2003,34(6):550.

[17]曾凡钧,蒋庆华,陈怡,等.血塞通治疗脑梗死的实验室指标观察.中华临床杂志,2003,3(4):15.

[18]张书亚,张静,李跃.血塞通治疗高血压并皮下水肿的微循环机制.中国实用内科杂志,2001,21(7):412.

[19]杨焕斌.血塞通注射液治疗冠心病心绞痛临床观察.中华医药杂志,2003,3(7):596.

[20]王林丽,赵筱平,赵专友,等.基于网络药理学的注射用血塞通抗视网膜静脉阻塞的作用机制研究.中国中药杂志,2014,39(12):2322.

[21]傅彩君.血塞通注射液引起过敏反应三例.天津药学,1997,9(3):49.

[22]曹晓云,包狄,叶丽红.应用血塞通注射液过敏一例.内蒙古医学杂志,2002,34(3):211.

[23]姚艳芳,欧阳荔莎.血塞通致过敏反应1例.药物流行病学杂志,2003,12(2):102.

[24]隋彬.血塞通注射液致血尿1例报告.锦州医学院学报,2003,24(3):27.

[25]张宪秀,张晓耀.血塞通注射液致过敏性休克1例.西北药学杂志,1998,13(5):241.

[26]陈睿红,吕复清.血塞通静脉滴注致过敏性休克一例.中国药物与临床,2003,3(3):213.

[27]翟艳华.洛泰致急性肾功能衰竭1例报告.中华实用医药杂志,2003,3(1):77.

[28]于长兰.血塞通注射液引起严重过敏反应1例.天津药学,1999,11(2):57.

[29]邱永辉,郭昱洁.血塞通注射液静滴引起严重过敏反应1例报道.新疆中医药,2002,20(2):16.

[30]陈宏,马建芳,王秀东.血塞通引起严重过敏反应1例.实用老年医学,2002,16(4):208.

[31]王喆,俞士水.血塞通注射液不良反应129例文献分析.临床军医杂志,2009,37(2):292.

[32]季长虹.怎样合理应用异丙肾上腺素气雾剂.中国医院药学杂志,1984,4(1):12.

消栓通络胶囊(颗粒、片)

Xiaoshuantongluo Jiaonang(Keli,Pian)

【药物组成】　川芎、丹参、黄芪、三七、桂枝、郁金、木香、泽泻、槐花、山楂、冰片。

【功能与主治】　活血化瘀,温经通络。用于瘀血阻络所致的中风,症见神情呆滞、言语謇涩、手足发凉、肢体疼痛;缺血性中风及高脂血症见上述证候者。

【方解】　方中川芎行气活血、祛风通络,为君药。丹参活血祛瘀,宁心安神;黄芪补气行滞,气旺血行;三七化瘀生新、行滞通络,共为臣药,以助君药活血化瘀、通经活络之功。桂枝温心阳,行气血,佐助君药温通经脉;郁金、木香行气解郁,化瘀通经,调畅气血;泽泻淡渗利湿,降浊化脂;槐花凉血养阴,平肝降脂;山楂化瘀降脂,共为佐药。冰片宣通痹塞,醒脑回神,引导诸药直达病所,为使药。诸药合用,共奏活血化瘀、温经通络之功。

【临床应用】

1. 中风　多因气虚血瘀所致。症见言语謇涩,半身不遂,口舌歪斜,手足发凉,肢体疼痛,舌淡黯,苔白腻或薄白;缺血性中风见上述证候者。

2. 高脂血症　因湿浊内蕴,瘀血内阻所致。症见形体肥胖,肢倦体重,大便不爽,或大便溏,舌黯、苔白腻,脉弦滑。

【药理毒理】　本品有抗血栓、改善微循环、抗脑缺血再灌注损伤和降血脂作用。

1. 抗血栓　本品对复合血栓诱导剂致大鼠多发性脑血栓形成、结扎大鼠下腔静脉致血栓形成、动静脉旁路血栓形成及电刺激大鼠颈动脉血栓形成均有抑制作用,抑制血小板聚集,降低大鼠全血比黏度、纤维蛋白原百分比和红细胞压积,并可延长小鼠凝血时间[1-3]。消栓通络片能提高纤溶酶活性,促进纤维蛋白的溶解[4]。

2. 抗脑缺血　本品可提高中动脉缺血再灌注损伤大鼠的神经功能活动状态,降低脑组织中 TNF-α、IL-1β、NO 含量和 NOS 活力[5,6]。

3. 改善微循环　消栓通络片可以改善患者微循环血流速度,增加毛细血管开放数目,改善外周微循环障碍[4]。

4. 降血脂　本品可降低高胆固醇血症小鼠及实验性高脂血症大鼠血浆总脂、总胆固醇、甘油三酯水平,升高高密度脂蛋白及高密度脂蛋白与低密度脂蛋白的比值[1,2]。

【不良反应】　目前尚未检索到不良反应报道。

【禁忌】

1. 孕妇禁用。

2. 出血性中风禁用。

【注意事项】

1. 阴虚内热、风火、痰热证突出者慎用。

2. 忌食生冷、辛辣、动物油脂食物。

【用法与用量】 胶囊剂:口服。一次 6 粒,一日 3 次;或遵医嘱。颗粒剂:口服。〔规格(1)〕一次 6g(无蔗糖);〔规格(2)〕一次 12g,一日 3 次。片剂:口服。一次 6 片,一日 3 次。

【规格】 胶囊剂:每粒装 0.37g

颗粒剂:每袋装 (1)6g(无蔗糖) (2)12g

薄膜衣片:每片约 0.38g

【参考文献】 [1]李莉,刘艳玲,吴红艳.康脂口服液药效学研究.微生物学杂志,2001,21(1):15.

[2]程秀娟,邸琳,吴岩,等.消栓通络胶囊药效学研究.吉林中医药,1994,(4):41.

[3]贾冬,杜佳林,向绍杰,等.消栓通络精制胶囊药效学实验研究.中国中药杂志,2007,32(12):1242.

[4]高洪燕,刘吉晨.消栓通络片的药理作用.中国新医药,2004,3(5):117.

[5]严亚峰,白海侠.消栓通络胶囊对急性脑缺血再灌注大鼠脑组织中 TNF-A 和 IL-1β 水平的影响.西部中医药,2013,26(9):23.

[6]白海侠,严亚峰.消栓通络胶囊对急性脑缺血再灌注大鼠脑组织中 NO 和 NOS 的影响.河南中医,2013,33(9):1430.

疏痛安涂膜剂

Shutong'an Tumoji

【药物组成】 透骨草、红花、伸筋草、薄荷脑。

【功能与主治】 舒筋活血,消肿止痛。用于风中经络、脉络瘀滞所致的头面疼痛、口眼歪斜,或跌打损伤所致的局部肿痛;头面部神经痛、面神经麻痹、急慢性软组织损伤见上述证候者。

【方解】 本方重用透骨草祛风除湿、舒筋活血、止痛,为君药。红花活血通经、化瘀止痛为臣药。伸筋草祛风湿、舒筋活络为佐药。薄荷脑芳香辛散、通络止痛为使药。诸药合用,共奏舒筋活血、消肿止痛之功。

【临床应用】

1. 头面疼痛 风中经络,脉络瘀滞所致的头面疼痛经久不愈,痛处固定不移,或局部跳痛,舌质紫、苔薄白、脉细或细涩;神经性头痛见上述证候者。

2. 面瘫 风中经络所致。症见口眼歪斜,语言不清,目睛不合,兼见恶寒,发热,肢体拘急,关节酸痛,苔薄白,脉浮数;面神经麻痹见上述证候者。

3. 跌打损伤 外力创伤损及皮肤肌肉,瘀血停滞所致的局部疼痛,肿胀,或见皮肤青紫,肢节屈伸不利,舌质紫黯、苔薄白、脉细或细涩;软组织损伤见上述证候者。

【不良反应】 目前尚未检索到不良反应报道。

【禁忌】 尚不明确。

【注意事项】

1. 肝胃阴虚,风痰阻络者慎用。

2. 外用药,忌内服。

3. 孕妇慎用。

4. 出现过敏性皮疹时须停止使用。

5. 皮肤破损处不宜使用。

【用法与用量】 涂患处或有关穴位。一日 2～3 次。

【规格】 每瓶装 20ml

瘀血痹颗粒(胶囊)

Yuxuebi Keli(Jiaonang)

【药物组成】 乳香(炙)、没药(炙)、威灵仙、丹参、川芎、当归、红花、川牛膝、姜黄、香附(炙)、炙黄芪。

【功能与主治】 活血化瘀,通络止痛。用于瘀血阻络所致的痹病,症见肌肉关节剧痛,痛处拒按,固定不移,可有硬节或瘀斑。

【方解】 方中乳香功擅活血伸筋利痹,没药专于散瘀通络止痛,二药合用,相得益彰,合则活血行气、活血通络、定痛,共为君药。威灵仙辛散而通利,能通经活络、利关节而止痹痛;丹参苦泄而微寒,能通行血脉,功擅活血祛瘀;川芎、当归辛散而温,既能补血活血,又善止痛,以上四味为臣药。红花、川牛膝、姜黄皆入血分,功能活血通经、祛瘀止痛。香附味辛能散,芳香走窜,为理气之良药,气行则血行,加强止痛之功;黄芪甘温益气,以推动血行,使活血药无克伐正气之虞,共为佐药。诸药合用,共奏活血化瘀、通络止痛之效。

【临床应用】 痹病 因邪气入络,经络瘀阻,肌肉、关节疼痛剧烈,多呈刺痛感;或久痛不已,或痛处固定不移、疼痛拒按,局部肿胀可有硬结或局部有瘀斑,舌质紫黯,有瘀斑,脉弦涩;风湿性关节炎、类风湿关节炎见上述证候者。

此外,本品尚有用于治疗瘀血痹阻引起的痛风、骨关节病、强直性脊柱炎的报道[1-3]。

【药理毒理】 本品有抗炎、镇痛等作用。

1. 抗炎 本品对醋酸腹腔注射所致小鼠腹腔毛细血管通透性增加有抑制作用,可抑制大鼠角叉菜胶性足肿胀。对于佐剂性关节炎大鼠继发性关节肿胀、耳部红斑、尾部结节有抑制作用[4]。

2. 抗风湿 本品可降低类风湿关节炎患者免疫球蛋白 G(IgG)、类风湿因子(RF)、C 反应蛋白(CRP)、血沉(ESR),改善类风湿患者临床症状[5]。

3. 镇痛　本品可抑制腹腔注射酒石酸锑钾所致小鼠扭体反应[4]。

4. 调节免疫　本品可对抗2,4-二硝基氯苯所致小鼠耳廓皮肤迟发型超敏反应,提高小鼠单核吞噬细胞对血中炭粒的廓清能力[4]。

【不良反应】　有文献报道,患者服用常规剂量的瘀血痹颗粒(胶囊)后,出现月经量多、胃肠道症状[2,3]。

【禁忌】

1. 孕妇禁用。

2. 高血压、动脉硬化、肝肾功能不全、癫痫、破伤风、甲亢病人禁用。

【注意事项】

1. 脾胃虚弱者慎用。

2. 月经过多者慎用。

3. 出血性溃疡或非确有瘀血者慎用。

4. 本品应在医生指导下使用,不可过量服用。

5. 本品宜饭后服用。

6. 本品含马钱子有大毒,不可过服、久服,如出现中毒症状时,应立即停药并采取相应急救措施。

【用法与用量】　颗粒剂:开水冲服。一次10g,一日3次。胶囊剂:口服。一次4粒,一日3次;或遵医嘱。

【规格】　颗粒剂:每袋装10g

胶囊剂:每粒装0.4g

【参考文献】　[1]邹亚军,沈杰,张之澧.瘀血痹胶囊治疗类风湿关节炎临床研究.中国中医药信息杂志,2002,9(2):13.

[2]秦克枫,张进川,朱太泳.瘀血痹胶囊治疗瘀血痹阻型风湿病的临床观察.中医正骨,2002,14(7):10.

[3]秦克枫,冯素萍,张进川.瘀血痹颗粒治疗瘀血痹阻型风湿病的临床观察.中医正骨,2002,14(6):13.

[4]索德全.瘀血痹冲剂治疗类风湿性关节炎的药理研究.沈阳药科大学学报,2001,18(6):431.

[5]高敏,陈丽,李特,等.瘀血痹片治疗类风湿关节炎临床观察.现代诊断与治疗,2015,26(3):678-679.

保心片

Baoxin Pian

【药物组成】　丹参、制何首乌、何首乌、川芎、三七、山楂。

【功能与主治】　滋补肝肾,活血化瘀。用于肝肾不足、瘀血内停所致的胸痹,症见胸闷、心前区刺痛;冠心病心绞痛见上述证候者。

【方解】　方中重用丹参活血化瘀、清心安神、通络止痛,为君药。生、制何首乌合用既可滋补肝肾、生精益血,又能润燥通腑、降浊化脂,为臣药。川芎活血行气、祛瘀止痛;三七活血破瘀,通络止痛;山楂活血化瘀、消积降脂,共为佐药。诸药合用,共奏滋补肝肾、活血化瘀之功。

【临床应用】　胸痹　因肝肾阴虚,瘀血阻络,心脉痹阻所致。症见胸闷而痛或隐痛,腰酸膝软,眩晕,心悸,舌黯红苔薄,脉弦细涩;冠心病心绞痛见上述证候者。

【不良反应】　目前尚未检索到不良反应报道。

【禁忌】　孕妇禁用。

【注意事项】

1. 脾虚便溏、痰湿较重者不宜使用。

2. 年老体虚、气血阴阳虚衰者不宜久用。

3. 有出血倾向及出血性疾病者慎用。

4. 在治疗期间,心绞痛持续发作,宜加用硝酸酯类药。如果出现剧烈心绞痛、心肌梗死,应及时救治。

【用法与用量】　口服。一次4～6片,一日3次。

【规格】　每片重0.52g

麝香抗栓胶囊(丸)

Shexiang Kangshuan Jiaonang(Wan)

【药物组成】　人工麝香、羚羊角、黄芪、豨莶草、忍冬藤、鸡血藤、络石藤、地黄、当归、红花、赤芍、乌梢蛇、地龙、粉葛、全蝎、僵蚕、水蛭(制)、大黄、三七、川芎、天麻、胆南星。

【功能与主治】　通络活血,醒脑散瘀。用于中风气虚血瘀证,症见半身不遂、言语不清、头昏目眩。

【方解】　方中三七、大黄、川芎、地黄、当归、红花、赤芍和水蛭活血化瘀,疏通经脉,调畅气血。一味黄芪甘温益气,鼓舞气血运行。豨莶草、忍冬藤、鸡血藤、络石藤、乌梢蛇、地龙、全蝎、葛根八味祛风通络舒筋,以为活血化瘀诸药之策应。麝香、羚羊角、僵蚕、天麻和胆南星五药侧重豁痰息风,开窍醒神。诸药合用,共奏通络活血、醒脑散瘀之效。

【临床应用】　中风　因气虚血瘀,阻滞经络所致。症见半身不遂,口舌㖞斜,言语謇涩,手足麻木,短气,乏力;脑梗死恢复期见上述证候者。

【不良反应】　目前尚未检索到不良反应报道。

【禁忌】

1. 孕妇禁用。

2. 出血性中风急性期禁用。

【注意事项】　阴虚火旺、肝阳上亢者慎用。

【用法与用量】 胶囊剂:口服。一次 4 粒,一日 3 次。大蜜丸:口服。一次 1 丸,一日 3 次。

【规格】 胶囊剂:每粒装 0.25g

大蜜丸:每丸重 7.5g

心 宝 丸
Xinbao Wan

【药物组成】 附子、鹿茸、人参、肉桂、洋金花、三七、麝香、蟾酥、冰片。

【功能与主治】 温补心肾,活血通脉。用于心肾阳虚、心脉瘀阻所致的心悸,症见畏寒肢冷、动则喘促、心悸气短、下肢肿胀、脉结代;冠心病、心功能不全、病态窦房结综合征见上述证候者。

【方解】 方中附子、鹿茸温补心肾之阳,散寒止痛,回阳救逆,为君药。人参大补元气,益气复脉;肉桂温补元阳,为臣药。洋金花强心止痛,三七活血化瘀,麝香辛香走窜、开通心窍,蟾酥止痛开窍,共为佐药;冰片辛香入心经,为使药。诸药合用,共奏温补心肾、活血通脉之功。

【临床应用】 心悸 因心肾阳虚,无力运血,心脉瘀阻所致。症见畏寒肢冷,动则喘促,心悸气短,下肢肿胀,脉结代;冠心病、心功能不全、病态窦房结综合征见上述证候者。

此外,本品尚有用于治疗心肌梗死并发传导障碍的报道[1]。

【不良反应】 有临床报道患者服用心宝丸后出现过敏反应[2]。

【禁忌】

1. 孕妇、经期妇女禁用。

2. 青光眼患者禁用。

【注意事项】

1. 本品不宜过量、久用。

2. 阴虚内热、肝阳上亢、痰火内盛者不宜使用。

3. 正在服用洋地黄类药物者慎用。

【用法与用量】 口服。慢性心功能不全按心功能 1、2、3 级一次分别用 120、240、360mg,一日 3 次,一疗程为 2 个月;心功能正常后改为日维持量 60~120mg。病窦综合征病情严重者一次 300~600mg,一日 3 次,疗程为 3~6 个月。其他心律失常(期外收缩)及房颤、心肌缺血或心绞痛一次 120~240mg,一日 3 次,一个疗程为 1~2 个月。

【规格】 每丸重 60mg

【参考文献】 [1]张国民,李秋菊,刘桂清.心宝丸治疗急

性心肌梗死并发传导障碍 26 例效果观察.齐齐哈尔医学院学报,1999,20(1):30.

[2]缪淑霞,缪明霞,苗洪志.心宝丸致过敏反应 1 例.黑龙江医药科学,2006,29(5):98.

脑震宁颗粒
Naozhenning Keli

【药物组成】 丹参、当归、川芎、地龙、牡丹皮、地黄、酸枣仁(炒)、柏子仁、茯苓、陈皮、竹茹。

【功能与主治】 凉血活血,化瘀通络,养血安神。用于瘀血阻络型脑外伤,症见头痛、头晕、烦躁、心悸、健忘、失眠。

【方解】 方中丹参养血和营,活血祛瘀,清心安神;当归补血和营、化瘀止痛,共为君药。川芎行气活血止痛;地龙通络止痛;牡丹皮清热凉血、化瘀止痛;地黄清热凉血、养阴生津,共为臣药。酸枣仁滋养心肝、养血安神;柏子仁补益心血、养心安神;茯苓补益心脾、宁心安神;陈皮理气而快脾胃,使气行则血行,养血而不滋腻;竹茹除烦安神,共为佐药。诸药合用,共奏凉血活血、化瘀通络、养血安神之效。

【临床应用】

1. 头痛 脑外伤后瘀血阻络所致。症见头痛,痛有定处,头晕,烦躁,心悸,健忘,失眠,恶心呕吐,口苦,便秘;脑震荡见上述证候者[1-4]。

2. 失眠 瘀血阻络所致。症见失眠,入睡困难,易醒多梦,烦躁不安,头痛,痛有定处,面色晦黯,恶心呕吐;脑震荡见上述证候者。

【药理毒理】 本品有镇静、镇痛和止呕等作用。

1. 镇静 本品能减少正常小鼠的自发活动,提高戊巴比妥钠的中枢抑制作用[5]。

2. 镇痛 本品能提高热板法试验小鼠的痛阈值,减少醋酸所致小鼠扭体反应次数[5]。

3. 止呕 本品能延长阿朴吗啡引起的家犬呕吐的潜伏期,减少呕吐次数[6]。

4. 改善记忆 本品对东莨菪碱造成的记忆获得障碍大鼠和缺氧引起的记忆缺失大鼠的记忆功能均有改善作用[6]。

【不良反应】 文献报道,服用本品个别患者可出现腹痛、腹泻[7]。

【禁忌】 孕妇禁用。

【注意事项】

1. 忌辛辣、油腻食物。

2. 虚证头痛慎用。

【用法与用量】　开水冲服。一次 20～30g,一日 2 次。

【规格】　每袋装 10g

【参考文献】　[1]吉宏明,石斌,张汉伟,等.脑震宁冲剂治疗脑外伤后综合征 30 例报告.山西医药杂志,1995,24(5):301.

[2]田成兴.脑震宁冲剂与脑复康治疗脑外伤后综合征 100 例临床疗效分析.中华神经外科杂志,1994,10(2):78.

[3]孙建国.脑震宁颗粒治疗脑震荡 150 例.安徽中医学院学报,1998,17(5):14.

[4]阮观忠.脑震宁颗粒治疗脑震荡后综合征 102 例.福建中医药,2000,31(3):51.

[5]张明升,孙殿春,高尚进,等.脑震宁颗粒冲剂的药效学实验研究.中成药,1997,19(6):33.

[6]脑震宁颗粒新药申报资料.

[7]朱金英.72 例中药不良反应报告分析.辽宁中医药大学学报,2011,13(11):198-200.

愈风宁心片(胶囊、颗粒、口服液)
Yufeng Ningxin Pian(Jiaonang,Keli,Koufuye)

【药物组成】　葛根。

【功能与主治】　解痉止痛,增强脑及冠脉血流量。用于高血压头晕,头痛,颈项疼痛,冠心病,心绞痛,神经性头痛,早期突发性耳聋。

【方解】　葛根味甘、辛,性凉,归脾胃经,具有解肌退热、升阳止泻功效,主治项背强痛。本品为葛根提取物制成的浸膏片,功专活血化瘀、通络止痛。主治瘀血阻脉之胸痹,眩晕,头痛,耳聋。

【临床应用】

1. 胸痹　瘀血闭阻心脉所致者。症见心胸疼痛,如刺如绞,痛处固定,伴有胸闷,头晕,颈项不适,舌黯,脉弦涩;冠心病心绞痛见上述证候者[1]。

2. 眩晕　瘀血闭阻脑脉,脑失血养所致。症见头晕,目眩,肢体麻木,口苦口渴,舌黯红,脉弦涩;原发性高血压病见上述证候者。

3. 头痛　瘀血闭阻,脑脉不通所致。症见头痛,颈项强痛,耳鸣,肢体麻木,口苦口渴,舌黯红,脉弦涩;原发性高血压病见上述证候者[2]。

4. 暴聋　瘀血闭阻耳窍脉络,耳窍失养所致。症见听力突然下降,多为单侧,也可双侧并发,伴耳鸣,眩晕,舌黯红有瘀点,脉细涩;早期突发性耳聋见上述证候者。

【药理毒理】　抗缺血缺氧　愈风宁心胶囊和口服液能延长双侧颈总动脉结扎大鼠的存活时间,提高对异丙肾上腺素致小鼠心肌缺血的保护作用,延长常压缺氧小鼠的存活时间[3,4]。

【不良反应】　目前尚未检索到不良反应报道。

【禁忌】　月经期及有出血倾向者禁用。

【注意事项】

1. 孕妇慎用。

2. 忌食生冷、辛辣、油腻食物,忌烟酒、浓茶。

3. 在治疗期间,心绞痛持续发作,宜加用硝酸酯类药。若出现剧烈心绞痛,心肌梗死,见气促、汗出、面色苍白者,应及时救治。

【用法与用量】　片剂:口服。一次 5 片,一日 3 次。胶囊剂:口服。一次 4 粒,一日 3 次。颗粒剂:口服。一次 1 袋,一日 3 次。口服液:口服。一次 10ml,一日 3 次。

【规格】　片剂:薄膜衣片　每片重 0.25g

胶囊剂:每粒装 0.4g

颗粒剂:每袋装 4g

口服液:每支装 10ml

【参考文献】　[1]孙学刚.愈风宁心片治疗冠心病心绞痛的临床观察.陕西中医学院学报,2003,26(4):16.

[2]张锋,杨宗侠.愈风宁心片治疗神经性头痛 84 例.陕西中医,2006,27(4):448-449.

[3]鲁晓蓉,郑侠,朱成举.愈风宁心胶囊对动物缺血缺氧的保护作用.现代中药研究与实践,2004,18(4):44.

[4]唐凤珍,张何,侯慧茹.愈风宁心口服液对动物心、脑缺血乏氧的保护作用.中成药,1995,17(4):7.

银丹心泰滴丸
Yindan Xintai Diwan

【药物组成】　银杏叶、滇丹参、绞股蓝、天然冰片、聚乙二醇 6000。

【功能与主治】　活血化瘀,通脉止痛。用于瘀血闭阻引起的胸痹。症见胸闷,胸痛,心悸;冠心病心绞痛属上述证候者。

【方解】　方中银杏叶活血通脉,为君药。滇丹参祛瘀止痛、活血通络、清心除烦,为臣药。绞股蓝和血利脉,除痰化浊,养心安神;天然冰片通心络、止痛,为佐药。诸药合用,共奏活血化瘀、通脉止痛之功。

【临床应用】　胸痹　瘀血闭阻,胸阳不展所致。症见胸闷不适,胸痛,心悸气短,舌淡黯,脉细涩;冠心病心绞痛见上述证候者。

【不良反应】　目前尚未检索到不良反应报道。

【禁忌】　尚不明确。

【注意事项】

1. 本品多服易伤脾胃,宜饭后服用。

2. 孕妇慎用。

3. 在使用过程中发生剧烈心绞痛及心肌梗死时应及时救治。

【用法与用量】 口服或舌下含服。一次 10 丸,一日 3 次,疗程 4 周;或遵医嘱。

【规格】 每 10 丸重 0.35g

大川芎颗粒(口服液、丸、片)

Dachuanxiong Keli(Koufuye,Wan,Pian)

【药物组成】 川芎、天麻。

【功能与主治】 活血化瘀,平肝息风。用于瘀血阻络,肝阳化风所致的头痛、头胀、眩晕、颈项紧张不舒、上下肢或偏身麻木、舌部瘀斑。

【方解】 方中川芎辛温走窜,走而不守,虽入血分,又能调气,为血中之气药,气行则血行,血行则风自息,其行气活血而搜风,上行巅顶,善治头痛,为君药。天麻长于治肝阳上亢头痛及眩晕,既能息风止痉,又能平抑肝阳、解痉止痛,为臣药。两者相辅相成,共奏活血化瘀、平肝息风之效。

【临床应用】 头痛 因瘀血内阻或肝阳上亢所致。症见头痛,痛如针刺,经久不愈,入夜尤甚,固定不移,眩晕,失眠,舌紫或有瘀斑、瘀点,苔薄白,脉沉细或细涩;血管性头痛、神经性头痛、丛集性头痛、脑外伤、高血压性头痛见上述证候者。

【药理毒理】 本品有抗血栓、改善微循环、抗脑缺血损伤、改善学习记忆和镇痛等作用。

1. 抑制血小板聚集 大川芎丸能抑制 ADP 诱导的家兔、大鼠、小鼠体内血小板聚集;大川芎口服液能抑制胶原、花生四烯酸(AA)和 ADP 诱导的兔体外血小板聚集;大川芎丸还可抑制家兔血栓形成[1,2]。

2. 改善微循环 大川芎丸可改善局部滴加肾上腺素造成的肠系膜微循环障碍,使局部收缩的微动脉开放,增加毛细血管网点[3]。

3. 抗脑缺血 大川芎丸能减少大鼠中动脉缺血引起的脑梗死面积,可上调缺血脑组织 VEGF 表达[4,5]。

4. 镇痛 大川芎口服液能抑制冰醋酸引起的小鼠扭体反应[6]。

【不良反应】 目前尚未检索到不良反应报道。

【禁忌】 孕妇禁用。

【注意事项】 阴虚阳亢,舌绛苔剥者慎用。

【用法与用量】 颗粒剂:开水冲服。一次 4g,一日 2 次。口服液:一次 10ml,一日 3 次,连服半个月为一疗程;或遵医嘱。片剂:一次 4 片,一日 3 次。

【规格】 颗粒剂:每袋 4g

口服液:每支 10ml

片剂:每片 0.6g

【参考文献】 [1]尤越人,雷天落,马涛,等.大川芎丸抗血小板聚集作用.沈阳药科大学学报,1999,16(2):144.

[2]吕爱刚,李更生,洪素兰,等.大川芎口服液对兔血小板聚集的作用.中药药理与临床,1997,13(2):39.

[3]张建萍,王正荣,包定元,等.大川芎丸对大鼠肠系膜微循环的影响.中药药理与临床,2000,16(2):5.

[4]何俐,张志坚.大川芎丸对大鼠脑缺血的保护作用.四川大学学报(医学版),2004,35(6):821.

[5]张志坚,孔双燕,周东,等.大川芎丸对大鼠缺血脑组织中血管内皮细胞生长因子的影响.四川大学学报(医学版),2006,37(2):246.

[6]向绍杰,杜桂林,李显华,等.大川芎软胶囊的药效学研究.中国中医药信息杂志,2004,11(12):1058.

保心宁胶囊

Baoxinning Jiaonang

【药物组成】 丹参干浸膏、枳壳干浸膏、当归干浸膏、三七。

【功能与主治】 活血化瘀,行气止痛。用于冠心病心绞痛、心律失常气滞血瘀证。

【方解】 方中重用丹参活血祛瘀、宣痹止痛为君药。枳壳行气宽中,当归补血活血,共为臣药。三七活血散瘀止痛,为佐药。诸药合用共奏活血化瘀、行气止痛之功。

【临床应用】 胸痹 因气滞血瘀,心脉痹阻所致。症见胸闷气短,胸部刺痛,固定不移,舌质紫黯或有瘀斑,脉弦涩或结代;冠心病心绞痛、心律失常见上述证候者。

【不良反应】 目前尚未检索到不良反应报道。

【禁忌】 孕妇禁用。

【注意事项】 宜饭后服用。

【用法与用量】 口服。一次 2～4 粒,一日 3 次。

【规格】 每粒装 0.3g

延枳丹胶囊

Yanzhidan Jiaonang

【药物组成】 延胡索、瓜蒌、薤白、丹参、枳壳、茯苓、黄连。

【功能与主治】 宣痹豁痰,活血通脉。用于冠心病心绞痛痰浊壅滞挟瘀证,症见胸闷、胸痛、气短、肢体沉重、形体肥胖、痰多、舌质紫黯、苔浊腻、脉弦滑。

【方解】　方中延胡索活血祛瘀，行气止痛；瓜蒌清热化痰、宽胸散结，共为君药。薤白通阳散结，行气导滞；丹参活血祛瘀、通脉止痛、清心安神，共为臣药。枳壳理气宽胸；茯苓渗湿，健脾补中；黄连清热燥湿，共为佐药。全方配合，共奏宣痹豁痰、活血通脉之功。

【临床应用】　胸痹　因痰浊壅滞，瘀血内阻所致。症见胸前闷痛，或卒然心痛如绞，甚则胸痛彻背，气短，肢体沉重，形体肥胖，痰多，舌质紫黯、苔浊腻、脉弦滑；冠心病心绞痛见上述证候者。

【不良反应】　个别病人服药后出现胃部不适。

【禁忌】　孕妇禁用。

【注意事项】

1. 饭后服用。

2. 忌食生冷、辛辣、油腻食物，忌烟酒、浓茶。

3. 治疗期间，心绞痛持续发作，宜加用硝酸酯类药。如果出现剧烈心绞痛、心肌梗死，应及时救治。

【用法与用量】　口服。一日3次，一次4粒。

【规格】　每粒装0.5g

舒胸胶囊（颗粒）
Shuxiong Jiaonang(Keli)

【药物组成】　三七、川芎、红花。

【功能与主治】　活血化瘀，通络止痛。用于瘀血阻滞所致的胸痹，症见胸闷、心前区刺痛；冠心病心绞痛见上述证候者。

【方解】　方中三七活血定痛，化瘀止血，消肿止痛，具有活血不妄行、止血不留瘀的特点，为君药。川芎活血祛瘀、行气止痛，为血中之气药，能辅助三七增强活血、祛瘀、止痛之功，为臣药。红花活血化瘀、通络止痛，为佐药。全方合用，共奏活血、祛瘀、止痛之功。

【临床应用】　胸痹　由于瘀血阻滞所致。症见胸闷，心前区刺痛，心悸，脉弦细，苔薄舌黯紫；冠心病心绞痛、心律失常见上述证候者。

【药理毒理】　本品有抗凝血、抗心肌缺血的作用。

1. 抗凝血　本品能够降低肾上腺素加冰浴致急性血瘀大鼠全血黏度、血浆α颗粒膜蛋白（GMP-140）、血栓调节蛋白（TM）含量[1]。

2. 抗心肌缺血　舒胸颗粒对左冠状动脉结扎大鼠有改善心电图变化、减小心肌梗死范围作用[2]。

【不良反应】　目前尚未检索到不良反应报道。

【禁忌】　孕妇禁用。

【注意事项】

1. 忌食生冷、辛辣、油腻食物，忌烟酒、浓茶。

2. 在治疗期间，心绞痛持续发作，宜加用硝酸酯类药。若出现剧烈心绞痛，心肌梗死，见气促、汗出、面色苍白者，应及时救治。

【用法与用量】　胶囊剂：口服。一次3粒，一日3次。颗粒剂：口服。一次1袋，一日3次。

【规格】　胶囊剂：每粒装0.35g

颗粒剂：每袋装1g

【参考文献】　[1]刘瑾,隋在云,王爱洁,等.舒胸胶囊微粉对血瘀大鼠全血黏度及血小板活性的影响.中国实验方剂学杂志,2013,19(24):181.

[2]高小利,邹博亮,杜证讳,等.舒胸颗粒剂对大鼠冠脉结扎后心电图及心肌梗死区面积的影响.西北药学杂志,1994,12(增刊):23.

逐瘀通脉胶囊
Zhuyu Tongmai Jiaonang

【药物组成】　水蛭、虻虫、桃仁、大黄。

【功能与主治】　破血逐瘀，通经活络。用于血瘀所致的眩晕，症见头晕，头痛，耳鸣，舌质黯红，脉沉涩。高血压、脑梗死、脑动脉硬化等病见上述证候者。

【方解】　水蛭味咸走血，善破血逐瘀、通经活络、软坚散结，为君药。虻虫味辛能开，其逐瘀破积通经，力大功宏，与水蛭相须而用，为臣药。桃仁、大黄能破瘀血、通经络，更助君、臣药物破血逐瘀之力，为佐药。诸药合用，共奏破血逐瘀、通经活络之效。

【临床应用】　眩晕、头痛　多因血瘀所致。症见头晕，头痛，耳鸣，舌质黯红，脉沉涩；原发性高血压病、脑梗死、脑动脉硬化见上述证候者。

另外，有研究报道，本品可用于治疗糖尿病下肢动脉硬化闭塞[1]。

【药理毒理】　本品具有抗脑缺血、改善血液流变性、抑制血小板聚集等作用。

1. 抗脑缺血　本品能延长双侧颈总动脉结扎脑缺血模型小鼠生存时间和生存率，降低脑指数和脑毛细血管通透性，减轻脑水肿[2]。降低脑缺血大鼠脑组织IL-1β含量[3]。

2. 改善血液流变性　本品能降低急性血瘀模型大鼠全血和血浆黏度，红细胞压积、红细胞聚集指数[4]，抑制ADP诱导大鼠血小板聚集，延长小鼠凝血时间[2]。

3. 抗血栓　本品能减轻急性血瘀模型大鼠体外血栓长度、减少血栓干、湿重[4]。

【不良反应】 少数病例有轻微恶心及上腹不适,一般可自行缓解。

【禁忌】

1. 孕妇和月经过多者禁用。

2. 出血性疾病、有出血倾向者禁用。

3. 脑出血患者禁用。

【注意事项】

1. 脑梗死急性期应与一般综合治疗结合使用。

2. 体虚、便溏者慎用。

【用法与用量】 胶囊剂:口服。一次 2 粒,一日 3 次。

【规格】 胶囊剂:每粒 0.2g

【参考文献】 [1]徐珏.逐瘀通脉胶囊治疗糖尿病下肢动脉硬化闭塞症疗效观察.黑龙江医学,2010,34(11):863-864.

[2]李轶航.逐瘀通脉胶囊的成分、药理作用及临床应用.黑龙江医药,2007,20(2):156.

[3]王丽娜,刘芳,张伟玲,等.逐瘀通脉胶囊对脑缺血大鼠脑组织中 IL-1β 含量的影响.军医进修学院学报,2007,28(3):207.

[4]白黎明,张晓双.逐瘀通脉胶囊对大鼠血小板聚集、体外血栓形成及血液流变学的影响.河南中医,2009,29(10):969.

心脉通片(胶囊)

Xinmaitong Pian(Jiaonang)

【药物组成】 当归、丹参、毛冬青、牛膝、三七、决明子、钩藤、夏枯草、槐花、葛根。

【功能与主治】 活血化瘀,平肝通脉。用于瘀血阻滞、肝阳上亢所致的眩晕,症见头痛、头晕、项强、胸闷;高血压病、高脂血症见上述证候者。

【方解】 方中当归辛甘而温,养血活血、祛瘀通脉,为君药。丹参、毛冬青、牛膝、三七能活血祛瘀、通经止痛,共为臣药。决明子、钩藤、夏枯草、槐花能清肝热、平肝潜阳、清利头目,葛根舒缓头项、通络止痛,共为佐药。诸药合用,共奏活血化瘀、平肝通脉之功。

【临床应用】

1. 眩晕 因肝阳上亢,风阳上扰清空及瘀血闭阻脑脉,蒙蔽清窍所致。症见头晕,头痛,耳鸣,项强,肢麻,口苦,目赤,胸闷心悸,舌黯红或有瘀斑,苔薄黄,脉弦;轻中度原发性高血压见上述证候者。

2. 头痛 因情志不遂,气郁血瘀,肝郁阳亢化风,血瘀滞络阻窍,壅遏清阳所致。症见头痛,昏眩,胸闷,烦躁,项强,肢麻,口苦咽干,舌黯红,脉弦;原发性高血压见上述证候者。

【不良反应】 目前尚未检索到不良反应报道。

【禁忌】 月经期及有出血倾向者禁用。

【注意事项】

1. 脾胃虚寒便溏者慎用。

2. 孕妇慎用。

3. 忌食生冷、辛辣、油腻食物,忌烟酒、浓茶。

【用法与用量】 片剂:口服。一次 4 片,一日 3 次。胶囊剂:口服。一次 3 粒,一日 3 次。

【规格】 片剂:每片 0.3g

胶囊剂:每粒 0.48g

羊藿三七胶囊

Yanghuo Sanqi Jiaonang

【药物组成】 淫羊藿、三七。

【功能与主治】 温阳通脉,化瘀止痛。用于阳虚血瘀所致的胸痹,症见胸痛、胸闷、心悸、乏力、气短等;冠心病心绞痛属上述证候者。

【方解】 方中淫羊藿温阳通脉,为君药。三七活血化瘀、消肿定痛,为臣药。两药一温一行,共奏温阳通脉、化瘀止痛之功。

【临床应用】 胸痹 由阳虚血瘀所致。症见胸痛、胸闷、心悸、乏力、气短;冠心病心绞痛见上述证候者。

【不良反应】 目前尚未检索到不良反应报道。

【禁忌】 尚不明确。

【注意事项】

1. 孕妇慎用。

2. 忌食生冷、辛辣、油腻食物,忌烟酒、浓茶。

3. 心痛剧烈及持续时间长者,应作心电图及心肌酶学检查,并采取相应的医疗措施。

【用法与用量】 口服。一次 3～4 粒,一日 2 次。

【规格】 每粒装 0.3g

三七通舒胶囊

Sanqi Tongshu Jiaonang

【药物组成】 三七三醇皂苷。

【功能与主治】 活血化瘀,活络通脉,改善脑梗死、脑缺血功能障碍,恢复缺血性脑代谢异常,抗血小板聚集,防止血栓形成,改善微循环,降低全血黏度,增强颈动脉血流量,主要用于心脑血管栓塞性病症,主治中风、半身不遂、口舌歪斜、言语謇涩、偏身麻木。

【方解】 三七三醇皂苷为中药三七的提取物。三七味甘、微苦,温,具有活血化瘀、活络通脉之功。

【临床应用】 中风 半身不遂,口舌歪斜,言语謇涩,偏身麻木;脑梗死及缺血性脑血管病见上述证候者。

此外,还可用于治疗椎-基底动脉供血不足、糖尿病合并下肢动脉硬化、颈椎病、偏头痛[1-4]。

【药理毒理】　本品具有抗脑缺血、改善血液流变性等作用。

1. 抗脑缺血　本品可增加大脑中动脉缺血阻塞致脑缺血大鼠术后 3 天、7 天、28 天脑组织突触素以及突触后致密物质的表达[5];本品可降低脑缺血再灌注后大鼠脑含水量,增强 VEGF 以及层粘连蛋白的表达[6]。体外试验,本品可降低缺血再灌注诱导小鼠神经元细胞的损伤,抑制神经元细胞的凋亡,有效维持细胞形态[7]。

2. 改善学习记忆　本品可延长结扎双侧颈总动脉致血管性痴呆模型大鼠 Morris 迷宫平均逃避潜伏期,改善其空间搜索能力[8]。

3. 改善血液流变性　临床研究,本品于急性脑梗死患者发病后 24～48 小时给药并连续治疗 3 个月,可降低患者全血及血浆黏度,降低红细胞压积,降低红细胞刚性指数和聚集指数;降低血清 TC、TG 水平,降低纤维蛋白含量[9];连续治疗 12 个月,可有效预防脑梗死复发,改善血液流变学变化[10]。

4. 其他　三七通舒胶囊可降低后循环缺血患者的血压,降低内皮素水平[11]。

【不良反应】　个别患者服药后可出现恶心、头痛、头晕[12]。

【禁忌】

1. 孕妇禁用。

2. 出血性中风在出血期间禁用。

【注意事项】　对出血性中风出血后的瘀血症状要慎用。

【用法与用量】　口服。一次 1 粒,一日 3 次。

【规格】　每粒装 0.2g

【参考文献】　[1]李怀苏,王孟琼.三七通舒胶囊治疗椎-基底动脉供血不足临床疗效观察.成都中医药大学学报,2006,29(4):30-31.

[2]李德梅,余武,蔡莉莉,等.三七通舒治疗糖尿病合并下肢动脉硬化的疗效观察.湖北中医杂志,2007,29(5):38-39.

[3]闫可欣,赵红宁,靳晓利,等.三七通舒胶囊治疗椎动脉型颈椎病 30 例.世界中医药,2008,3(3):191.

[4]杨闯,周贤刚.三七通舒胶囊治疗轻中度偏头痛疗效观察.基层医学论坛,2009,13(25):769-771.

[5]崔方圆,翟建英,邹蔚萌,等.三七通舒胶囊对脑梗死后不同恢复时点 Syp 和 PSD-95 表达的影响.中成药,2008,30(1):31-34.

[6]张傲微,周小英.三七通舒胶囊对大鼠局灶脑缺血再灌注

后神经功能保护作用.中国临床康复,2005,9(41):99-101.

[7]陈雪平,徐严明,罗祖明.三七通舒胶囊在体外模拟脑缺血再灌注诱导的神经元损伤中的保护作用.华西医学,2008,23(4):808-810.

[8]陈忠伦,段劲峰,吴孝萍,等.三七通舒胶囊对血管性痴呆模型大鼠学习记忆的影响.华西药学杂志,2010,25(2):159-160.

[9]飞鲁热.三七通舒胶囊对脑梗死患者血液指标的影响.中国循证医学杂志,2010,10(4):499-500.

[10]邢红艳,张笋.三七通舒胶囊预防脑梗死复发的临床观察及对血液流变学的影响.中华脑血管病杂志,2009,3(1):23-25.

[11]周道友.三七通舒胶囊治疗后循环缺血患者的疗效及其对血压及内皮素的影响.南方医科大学学报,2010,30(2):397-398,400.

[12]孔飞飞,吴英英.三七通舒胶囊致头痛、头晕 1 例报告.医学信息,2012,25(2):592.

注射用血栓通(冻干)

Zhusheyong Xueshuantong(Donggan)

【药物组成】　三七总皂苷。

【功能与主治】　活血祛瘀,通脉活络。用于瘀血阻络,中风偏瘫,胸痹心痛及视网膜中央静脉阻塞症。

【方解】　三七总皂苷为中药三七提取物。三七性味甘、微苦,温,具有活血祛瘀、通脉活络的功效。

【临床应用】

1. 中风　由瘀阻脑络所致。症见半身不遂,口眼歪斜,偏身麻木,言语謇涩,舌质黯,脉涩;中风后遗症见上述证候者。

2. 胸痹　由瘀阻心脉所致。症见胸部憋闷疼痛,甚则胸痛彻背,痛处固定不移,入夜尤甚,心悸气短,舌质紫黯,脉弦涩;冠心病心绞痛见上述证候者。

3. 暴盲　因脉络瘀阻所致。症见外眼端好,视力急降,两眼疼痛,甚则失明,舌质紫黯;视网膜中央静脉阻塞见上述证候者。

【药理毒理】　本品具有抗脑缺血、降血脂、抗血小板聚集等作用。

1. 抗脑缺血　本品可改善急性脑梗死患者血瘀证证候,改善其临床神经功能缺损,降低患者全血及血浆黏度,降低红细胞比积[1]。

2. 降血脂　本品可降低高盐高脂饮食诱导的动脉粥样硬化家兔的主动脉内膜病变程度,显著降低家兔总胆固醇(TC)、甘油三酯(TG)和低密度脂蛋白胆固醇(LDL-C)水平,升高高密度脂蛋白胆固醇水平(HDL-C)[2]。

3. 抗血小板聚集　本品可抑制二磷酸腺苷(ADP)、

花生四烯酸(AA)、血小板活化因子(PAF)诱导家兔血小板聚集[3]。

4. 其他 本品可降低急性肺挫伤家兔血清 TNF-α、IL-1β 和肺组织 MDA 的水平,减轻炎症反应和氧化应激对肺组织的损害,改善挫伤肺组织水肿和中性粒细胞浸润[4]。

【不良反应】 文献报道,注射用血栓通(冻干)的不良反应以过敏反应为主,以皮肤过敏最为常见,表现为皮疹、皮肤瘙痒、潮红、荨麻疹、剥脱性皮炎、黏膜水肿,还可出现过敏性哮喘、严重者出现过敏性休克;其次是药物热,表现为怕冷、寒战、发热、体温升高、面色苍白、口唇紫绀、大汗淋漓;呼吸系统反应,表现为呼吸困难、双肺哮鸣音、湿啰音;眼科系统反应,表现为双眼发痒、肿胀、双眼球结膜充血;其他反应还表现为胸闷、定向障碍、坐立不安、低血钾、肌肉关节疼痛[5-9]。

【禁忌】 脑出血急性期禁用。

【注意事项】

1. 既往对人参、三七过敏的患者不宜使用。

2. 对酒精高度过敏者不宜使用。

3. 用药期间勿从事驾驶和高空作业。

4. 孕妇慎用。

5. 连续给药不得超过 15 天。

6. 头面部发红、潮红,轻微头胀痛是本品用药时常见反应。

7. 偶有轻微皮疹出现,可停药处理。

8. 若发现严重不良反应,应立即停药,并及时救治。

【用法与用量】 临用前用注射用水或氯化钠注射液适量使溶解。(1)静脉注射:一次 150mg,用氯化钠注射液 30～40ml 稀释。一日 1～2 次或遵医嘱。(2)静脉滴注:一次 250～500mg,用 10% 葡萄糖注射液 250～500ml 稀释。一日 1 次,或遵医嘱。(3)肌内注射:一次 150mg,用注射用水稀释至 40mg/ml。一日 1～2 次,或遵医嘱。(4)理疗:一次 100mg,加入注射用水 3ml,从负极导入。

【规格】 每支装 (1)100mg (2)150mg (3)250mg

【参考文献】 [1]丁喜平.注射用血栓通治疗中风病血瘀证(急性脑梗死)的临床观察.武汉:湖北中医药大学,2010.

[2]秦艳娥,刘华钢,陆仕华,等.三七总皂苷肠溶微丸和三七总皂苷对家兔动脉粥样硬化预防作用比较.中国实验方剂学杂志,2013,19(12):261-264.

[3]王炎炎,朱慧超,李来来,等.注射用血栓通体外对家兔血小板聚集的影响.中草药,2014,45(18):2669-2672.

[4]张纪银.三七总皂苷对兔肺挫伤治疗作用的实验研究.遵义:遵义医学院,2011.

[5]张晓菲,李岩,刘蔚.注射用血栓通致不良反应 2 例.中国医药导刊,2009,11(3):522.

[6]李娜,刘翠竹.注射用血栓通致过敏性休克 1 例.国际中医中药杂志,2009,31(2):115.

[7]王荣华,唐建红.注射用血栓通引发过敏性哮喘一例.中国医药,2011,6(4):438.

[8]于建光,贾荣娟.血栓通冻干粉致精神症状一例.中国医药,2012,7(2):240.

[9]黄卫,林剑萍.我院 23 例注射用血栓通不良反应回顾性分析.中医药导报,2013,19(6):87-88.

丹参舒心胶囊

Danshen Shuxin Jiaonang

【药物组成】 本品为丹参提取物制成的胶囊剂。

【功能与主治】 活血化瘀,镇静安神,用于冠心病引起的心绞痛、胸闷及心悸等。

【方解】 丹参善于通血脉,散郁结,去瘀生新,调经顺脉,具有活血祛瘀、通络止痛、宽胸解郁、清心除烦之功。《本草纲目》称其"活血,通心包络",《本草汇言》曰其:"善治血分,去滞生新,调经顺脉之药。"本品为由丹参提取物制成的胶囊制剂,功专活血祛瘀,主要用于瘀血闭阻所致的胸痹、胸闷、心悸。

【临床应用】 胸痹 因瘀血闭阻而致。症见胸部疼痛,痛处固定,入夜尤甚,甚或痛引肩背,时或心悸不宁,舌质紫黯或有瘀斑,脉弦涩;冠心病心绞痛见上述证候者。

【不良反应】 目前尚未检索到不良反应报道。

【禁忌】 月经期及有出血倾向者禁用。

【注意事项】

1. 孕妇慎用。

2. 在治疗期间,心绞痛持续发作,宜加用硝酸酯类药物;如果出现剧烈心绞痛、心肌梗死等,应及时救治。

【用法与用量】 口服。一次 1～2 粒,一日 3 次。

【规格】 每粒重 0.3g

冠心舒通胶囊

Guanxin Shutong Jiaonang

【药物组成】 广枣、丹参、丁香、冰片、天竺黄。

【功能与主治】 活血化瘀,通经活络,行气止痛。用于胸痹心血瘀阻证,症见胸痛、胸闷、心慌、气短;冠心病心绞痛见上述证候者。

【方解】 广枣行气活血,丹参活血化瘀、清心安神、通脉止痛，二者共为君药。丁香温中止通为臣药，《本草汇》曰其"疗胸痹"。冰片辛香走窜，能通窍止痛，醒神化浊，引药入心经；天竺黄入手少阴心经，逐痰利窍，为佐使药。共奏活血化瘀、通经活络、行气止痛之功。

【临床应用】 胸痹　因气滞血瘀，阻塞心脉所致。症见胸前闷痛，或卒然心痛如绞，痛有定处，甚则胸痛彻背，背痛彻胸，舌紫黯或有瘀斑，脉弦涩或结代；冠心病心绞痛见上述证候者。

此外，尚有冠心舒通胶囊治疗室性期前收缩、急性脑梗死致脑心综合征、降低血脂的报道[1-3]。

【药理毒理】 本品有抗心肌缺血、降血脂、抗动脉粥样硬化等作用。

1. 抗心肌缺血　本品能缩小结扎冠状动脉造成急性心肌缺血大鼠的心肌梗死范围，降低乳酸脱氢酶（LDH）、肌酸激酶（CK）、天门冬氨酸氨基转移酶（AST）活性[4]；对心肌缺血再灌注损伤大鼠有保护作用，具有抗氧化应激损伤，抑制 iNOS 活性、促进保护性 NO 生成，并可抑制心肌细胞凋亡，下调 Bax 基因蛋白表达，上调 Bcl-2 基因蛋白表达[5,6]。体外对缺氧/复氧损伤的心肌细胞和主动脉平滑肌细胞具有保护作用[7]，本品含药血清对晚期糖基化终产物（AGEs）诱导血管平滑肌细胞（VSMCs）的增殖有抑制作用[8]。

2. 降血脂、抗动脉粥样硬化　本品能降低高脂血症大鼠的甘油三酯（TG）、总胆固醇（TC）、低密度脂蛋白胆固醇（LDL-C），改善血液流变性[9]；可对抗 ApoE-/-小鼠动脉粥样硬化斑块的形成和发展，降低斑块内 MMP-9 表达，抑制胶原纤维分解，稳定易损粥样斑块[10]。

3. 抑制心室重构　本品能够抑制 MMP-9 的表达与活性，改善冠状动脉结扎法结合力竭式游泳、减食等方法诱导慢性心力衰竭大鼠的细胞外基质病变和心肌纤维化状态，抑制心室重构[11]。

4. 抗心律失常　本品对大鼠心肌缺血再灌注心律失常具有保护作用[12]。

【不良反应】 个别患者用药后出现恶心，胃部不适，胃中嘈杂胃肠道不良反应。

【禁忌】 孕妇禁用。

【注意事项】

1. 哺乳期妇女慎用。

2. 重度心绞痛不宜单独使用，可与硝酸酯类药物合并使用。

【用法与用量】 口服。一次 3 粒，一日 3 次。4 周为一疗程。

【规格】 每粒装 0.3g

【参考文献】 ［1］张春花.冠心舒通胶囊治疗室性早搏的临床研究.中国民族医药杂志，2010，7（7）：21-22.

［2］任艳丽，郭根明.冠心舒通胶囊治疗急性脑梗死致脑心综合征疗效观察.亚太传统医药，2014，10（13）：116-117.

［3］奥·乌力吉，孙志坚，赵宏林.冠心舒通胶囊对人体血脂与血液流变学的影响.内蒙古民族大学学报（自然科学版），2002，17（5）：458-459.

［4］高红，卢露，张晓红，等.冠心舒通胶囊对冠状动脉结扎大鼠急性心肌缺血影响的实验研究.中西医结合心脑血管病杂志，2008，6（6）：665.

［5］姚天明，梁卓，霍煜，等.冠心舒通胶囊对大鼠心肌缺血再灌注损伤的保护作用.中国动脉硬化杂志，2012，20（3）：143.

［6］王健，姚天明，韩雅玲，等.冠心舒通胶囊对大鼠心肌缺血再灌注损伤细胞凋亡影响的实验研究.辽宁中医杂志，2012，39（10）：2064.

［7］黄壮壮，刘峰，何旭，等.冠心舒通胶囊及其各单味药对心肌细胞和主动脉平滑肌细胞损伤的保护作用机制研究.中国实验方剂学杂志，2013，19（12）：226.

［8］齐佳昕，赵琳，孔令阁，等.冠心舒通胶囊含药血清对 AGEs诱导大鼠血管平滑肌细胞增殖的影响.中药药理与临床，2012，28（1）：155.

［9］霍煜，姚天明，梁卓，等.冠心舒通胶囊对动脉粥样硬化大鼠血脂代谢及血流变指标的影响.辽宁中医药大学学报，2011，13（11）：248.

［10］霍煜，梁卓，韩雅玲，等.冠心舒通胶囊对 ApoE-/-小鼠动脉粥样硬化斑块内 MMP-9 和 TIMP-1 表达的影响.中国动脉硬化杂志，2014，22（5）：463.

［11］张艳，廖佳丹，王辰，等.冠心舒通胶囊对慢性心力衰竭大鼠心肌组织 MMP-9 的影响.上海中医药大学学报，2012，26（6）：83.

［12］孙志坚，邱祥春，陈国权，等.冠心舒通胶囊对大鼠实验性心律失常的保护作用.内蒙古民族大学学报（自然科学版），2009，24（6）：681.

护心胶囊
Huxin Jiaonang

【药物组成】 隔山香、毛冬青、吴茱萸、石菖蒲、冰片、毛麝香、淫羊藿、三七。

【功能与主治】 活血化瘀，温中理气。用于心血瘀阻或心阳不足引起的胸部刺痛、绞痛及胸闷气短，心悸汗出，畏寒肢冷、腰膝酸软等症；或冠心病见上述证候者。

【方解】 隔山香味辛苦性微温，活血散瘀、行气止痛，兼以温心阳，切中病机，为君药。毛冬青活血化瘀、行气通脉止痛，吴茱萸温中阳、散寒止痛，二者助君药温心阳而行血脉，共为臣药。石菖蒲芳香走窜、化痰开窍，冰片、麝香辛香走窜、能通窍止痛,淫羊藿辛温散寒、温阳止痛,三七活血化瘀、通脉止痛,共为佐使。诸药合用,有活血化瘀、温中理气之功。

【临床应用】

1. 胸痹 因瘀阻心脉,心阳不足所致。症见胸前闷痛,或卒然心痛如绞,痛有定处,或遇冷加重,畏寒喜暖,面色少华,舌质淡或紫黯,脉沉细或沉涩;冠心病心绞痛见上述证候者。

2. 心悸 因血瘀心脉,心阳被遏,或心阳亏虚,心神失养所致。症见心悸不安,胸闷不舒,心痛时作,痛如针刺,或面色苍白,形寒肢冷,舌淡白或紫黯有瘀斑,脉沉细或见涩脉、结脉、代脉。

【不良反应】 目前尚未检索到不良反应报道。

【禁忌】 孕妇禁用。

【注意事项】

1. 阴虚内热者慎用,经期妇女慎用。

2. 在治疗期间,心绞痛持续发作,宜加用硝酸酯类药。若出现剧烈心绞痛、心肌梗死,应及时救治。

3. 饮食宜清淡。忌食生冷、辛辣食物,忌烟酒、浓茶。

【用法与用量】 口服。一次1~2粒,一日3次。如出现口干口苦,可改用淡盐水送服。

【规格】 每粒装0.34g

心血宁胶囊(片)
Xinxuening Jiaonang(Pian)

【药物组成】 葛根提取物、山楂提取物。

【功能与主治】 活血化瘀,通络止痛。用于瘀血阻络引起的胸痹,心痛,眩晕;冠心病心绞痛,高血压,高脂血症等见上述证候者。

【方解】 葛根味甘、辛,性凉,归脾胃经,具有解肌退热、升阳止泻、生津止渴功效。山楂性微温味酸、甘,归脾、胃、肝经。功擅助胃健脾,促进消化,为消油腻肉积之要药。山楂能入血分而活血散瘀消肿。《本草纲目》曰能"化饮食,消肉积"。本品为葛根提取物、山楂提取物制成,功专活血化瘀、通络止痛。

【临床应用】

1. 胸痹 瘀血闭阻心脉所致。症见心胸疼痛,如刺如绞,痛处固定,伴有胸闷,头晕,颈项不适,舌黯,脉弦涩;冠心病心绞痛见上述证候者[1]。

2. 眩晕 瘀血阻阻脑脉,脑脉不通,脑失血养所致。症见头晕,目眩,头痛,肢体麻木,口苦口渴,舌黯红,脉弦涩;原发性高血压病、高脂血症见上述证候者[2]。

【不良反应】 目前尚未检索到不良反应报道。

【禁忌】 尚不明确。

【注意事项】

1. 孕妇慎用。

2. 饮食宜清淡,忌食生冷、辛辣、油腻食物,忌烟酒、浓茶。

3. 在治疗期间,心绞痛持续发作,宜加用硝酸酯类药。若出现剧烈心绞痛,心肌梗死,见气促、汗出、面色苍白者,应及时救治。

【用法与用量】 胶囊剂:口服。一次2粒,一日3次;或遵医嘱。片剂:口服。一次4片,一日3次,或遵医嘱。

【规格】 胶囊剂:每粒装0.4g

片剂:(1)糖衣 每片重0.2g (2)薄膜衣 每片重0.21g

【参考文献】 [1]刘振东,戴慧民,孔双,等.心血宁片治疗冠心病心绞痛临床研究.中华中医药学刊,2013,10(31):2115-2119.

[2]崔彦,王乐刚,任爽,等.心血宁片治疗瘀阻脑络证Ⅱ期高血压临床试验研究.中华中医药学刊,2013,4(31):764-766.

杏灵胶囊(颗粒、片)
Xingling Jiaonang(Keli,Pian)

【药物组成】 本品为银杏酮酯经加工制成。

【功能与主治】 活血化瘀。用于血瘀型胸痹以及血瘀型轻度脑动脉硬化引起的眩晕;冠心病心绞痛。

【方解】 银杏酮酯为银杏叶提取物,有活血化瘀的作用。

【临床应用】

1. 胸痹 因心血瘀阻,心脉不通所致。症见胸闷、心前区刺痛,痛有定处,入夜尤甚,脉弦涩,苔薄舌黯紫或有瘀斑;冠心病心绞痛见上述证候者。

2. 眩晕 因瘀血阻于脑窍,脑络失养所致。症见头晕,头痛,目眩,肢体麻木,耳鸣;轻度脑动脉硬化脑供血不足见上述证候者。

此外,尚有杏灵颗粒治疗糖尿病周围神经病变、高脂血症的临床报道[1,2]。

【药理毒理】 本品对大脑中动脉阻塞-再灌注致大鼠局灶性脑缺血有保护作用,能改善脑缺血大鼠的神经行为,降低脑梗死面积和脑含水量,缺血后脑组织匀浆中的MDA、LD含量,提高SOD和GSH活性[3];还可降低麻醉犬脑血管阻力,增加脑血流量[4]。

【不良反应】 个别患者服药后出现胃部不适、

恶心。

【禁忌】 尚不明确。

【注意事项】

1. 心力衰竭者、孕妇及过敏体质者慎用。

2. 忌食生冷、辛辣、油腻食物,忌烟酒、浓茶,饮食宜清淡。

【用法与用量】 胶囊剂:口服。一次 1 粒,一日 3 次。颗粒剂:口服。一次 1g,一日 3 次。片剂:口服。一次 1 片,一日 3 次。

【规格】 胶囊剂:每粒装 0.2g

颗粒剂:每袋装 1g

片剂:每片重 0.25g

【参考文献】 [1]王宪,高效斗,丁建萍,等.杏灵颗粒治疗糖尿病周围神经病变 30 例观察.实用中医药杂志,2002,18(5):34.

[2]叶旭玲.杏灵颗粒治疗高脂血症 40 例.浙江中医学院学报,2002,26(4):47.

[3]吴雪丰,王秋娟,楼凤昌.银杏内酯对大鼠局灶性脑缺血的保护作用.中国药科大学学报,2001,32(2):141.

[4]徐江平,李琳,孙莉莎.银杏内酯对犬脑血流量的影响.中西医结合学报,2005,3(1):50.

银杏酮酯滴丸

Yinxingtongzhi Diwan

【药物组成】 本品为银杏酮酯经加工制成的滴丸。

【功能与主治】 活血化瘀通络。用于血瘀型胸痹以及血瘀型轻度脑动脉硬化引起的眩晕;冠心病,心绞痛。

【方解】 银杏酮酯为银杏叶提取物,有活血化瘀的作用。

【临床应用】

1. 胸痹 因心血瘀阻,心脉不通所致。症见胸闷、心前区刺痛,痛有定处,入夜尤甚,脉弦涩,苔薄舌黯紫或有瘀斑;冠心病心绞痛见上述证候者。

2. 眩晕 因瘀血阻于脑窍,脑络失养所致。症见头晕,头痛,目眩,肢体麻木,耳鸣;轻度脑动脉硬化脑供血不足见上述证候者。

此外,尚有高血压性视网膜病变、阿尔茨海默病的临床报道[1,2]。

【不良反应】 个别患者服药后出现胃部不适、恶心。个案报道银杏酮酯滴丸导致剧烈头痛[3]。

【禁忌】 尚不明确。

【注意事项】

1. 心力衰竭者、孕妇及过敏体质者慎用。

2. 忌食生冷、辛辣、油腻食物,忌烟酒、浓茶,饮食宜清淡。

【用法与用量】 口服。〔规格(1)〕一次 8 丸,一日 3 次;〔规格(2)〕一次 5 丸,一日 3 次;〔规格(3)〕一次 4 丸,一日 3 次。

【规格】 每丸含银杏酮酯(1)5mg (2)8mg (3)10mg

【参考文献】 [1]刘中文,潘晓燕,孔炳华.银杏酮酯滴丸改善视网膜细胞功能的疗效观察.中药材,2011,34(11):1808-1810.

[2]吴定国,李伟华,周志鸿.银杏酮酯滴丸在阿尔茨海默病治疗中的应用.中国医院药学杂志,2013,33(9):712-714.

[3]李先飞,李刚.银杏酮酯滴丸致剧烈头痛 1 例.中国药师,2008,(5):534.

速效心痛滴丸

Suxiao Xintong Diwan

【药物组成】 牡丹皮、川芎、冰片。

【功能与主治】 清热凉血,活血止痛。用于偏热型轻、中度胸痹心痛,痛兼烦热,舌苔色黄。

【方解】 牡丹皮味苦辛,性微寒,入心经,清热凉血、活血化瘀止痛,可除烦清热、凉血散瘀,为君药。川芎活血行气止痛为臣药,《本草汇言》曰其:"味辛性阳,气善走窜而无阴凝黏滞之态,虽入血分,又能去一切风,调一切气。"冰片辛香走窜,能通窍止痛,醒神化浊,引药入心经,为佐使药。诸药合用,共奏清热凉血、活血止痛之功。

【临床应用】 胸痹 由心脉瘀阻兼有内热扰心所致。症见胸闷不舒,胸痛,呈刺痛或热痛,痛有定处,入夜尤甚,痛兼烦热,汗出,失眠,口干,便秘,脉涩或数,舌黄;冠心病心绞痛见上述证候者。

【药理毒理】 本品有抗心肌缺血、降血脂、抗动脉粥样硬化、改善血液流变性的作用。

1. 抗心肌缺血 本品对高脂饲料诱导的动脉粥样硬化家兔急性心肌缺血有保护作用,能改善心肌缺血家兔心电图,降低血清 CK、CK-MB、LDH 水平[1,2]。

2. 抗动脉粥样硬化、降血脂 本品可缩小高脂饲料诱导的动脉粥样硬化家兔主动脉斑块面积,降低主动脉内膜厚度和内膜单位面积内泡沫细胞数;降低高脂饲料致动脉粥样硬化家兔的 TC、TG 和 LDL 水平,升高 HDL 水平[1,2]。

3. 改善血液流变性 本品能降低高脂饲料致动脉粥样硬化家兔的全血和血浆黏度,红细胞压积[1]。

【不良反应】 目前尚未检索到不良反应报道。

【禁忌】 尚不明确。

【注意事项】

1. 孕妇慎用。

2. 在治疗期间，心绞痛持续发作，宜加用硝酸酯类药。如果出现剧烈心绞痛、心肌梗死等，应及时救治。

【用法与用量】 舌下含服。一次 3～9 粒，一日 3 次。急性发作时 12～18 粒。

【规格】 每丸 40mg

【参考文献】 [1]张纯东,金玉,戴敏,等.速效心痛滴丸对家兔实验性动脉粥样硬化的干预作用.中国实验方剂学杂志,2008,14(6):52.

[2]张纯东,金玉,戴敏,等.速效心痛滴丸对动脉粥样硬化家兔急性心肌缺血保护作用的研究.中国中医药科技,2009,16(2):102.

丹灯通脑胶囊

Dandeng Tongnao Jiaonang

【药物组成】 丹参、灯盏细辛、川芎、葛根、淀粉。

【功能与主治】 彝医:涡格怒涡革衣,习咪且奴。

中医:活血化瘀,祛风通络。用于瘀血阻络所致的中风,中经络证。

【方解】 方中丹参入心肝二经,可活血化瘀,养血安神,疏通心、脑脉络,为君药。葛根活血化瘀、上通脑络、下通心络,有辅助君药活血通脉之功,为臣药。灯盏花为经典彝药,其性味甘温,具有活血止痛、祛风通络作用,为佐药。川芎为血中气药,行气活血,气行则血行,具有祛风止痛作用,且能引药入经,故为使药。诸药共奏活血化瘀、祛风通络之功。

【临床应用】 中风 中风中经络由瘀血阻络所致。用于半身不遂,肢体拘急,口舌歪斜,言语不利,肢体麻木,面色晦黯或黧黑,口唇色黯,皮肤粗糙,舌有瘀点瘀斑,舌下络脉青紫、曲张,脉涩;脑梗死见上述证候者[1]。

此外,有报道本品可治疗腔隙性脑梗死后眩晕症[2]。

【不良反应】 目前未检索到不良反应报道。

【禁忌】

1. 脑出血急性期患者禁用。

2. 孕妇禁用。

【注意事项】

1. 胃病患者宜饭后服用。

2. 药品性状发生改变时禁止使用。

【用法与用量】 口服。一次 4 粒,一日 3 次,1 个月为一疗程。

【规格】 每粒装 0.35g

【参考文献】 [1]朱国辉,丘惠嫦,陈巧聪,等.丹灯通脑软胶囊治疗恢复期脑梗死的临床疗效观察.中华全科医学,2012,10(6):900-901.

[2]荆胜国,侯沛红.丹灯通脑软胶囊治疗腔隙性脑梗死后眩晕症 42 例.吉林中医药,2011,31(11):1079-1080.

复方川芎胶囊(片)

Fufang Chuanxiong Jiaonang(Pian)

【药物组成】 川芎、当归。

【功能与主治】 活血化瘀,通脉止痛。用于冠心病稳定型心绞痛属心血瘀阻证者。

【方解】 方中川芎辛散温通,既能活血化瘀,又能行气止痛,为“血中之气药”,善通达气血,为君药。当归甘温质润,长于活血止痛,为臣药,两药合用,共奏活血化瘀、通脉止痛之功。

【临床应用】 胸痹 多因心血瘀阻所致。症见心胸疼痛,如刺如绞,痛有定处,入夜为甚,或痛引肩背,伴有胸闷,日久不愈,可因暴怒、劳累而加重,舌质紫黯,有瘀斑,苔薄,脉弦涩。冠心病心绞痛见上述证候者[1]。

此外,尚有治疗心功能不全、颈动脉硬化性眩晕、前部缺血性视神经病变的报道[2-4]。

【不良反应】 目前尚未检索到不良反应报道。

【禁忌】 尚不明确。

【注意事项】 孕妇或哺乳期妇女慎用。

【用法与用量】 胶囊剂:口服。一次 4 粒,一日 3 次,饭后服用或遵医嘱。片剂:口服。一次 4 片,一日 3 次,饭后服用或遵医嘱。

【规格】 胶囊剂:每粒装 0.37g

片剂:每片重 0.412g

【参考文献】 [1]张伟.复方川芎胶囊治疗冠心病心绞痛的临床疗效观察.中国医学创新,2011,(11):57-58.

[2]李蔺.复方川芎胶囊治疗冠心病中轻度心功能不全 50 例.陕西中医,2013,(6):647-648.

[3]胡钰.复方川芎胶囊治疗颈动脉硬化性眩晕的临床观察.实用中西医结合临床,2011,(1):8-9.

[4]张建新,王根民,马秀英,等.复方川芎胶囊治疗前部缺血性视神经病变疗效观察.现代中西医结合杂志,2006,15(18):2530-2531.

葛兰心宁软胶囊

Gelan Xinning Ruanjiaonang

【药物组成】 葛根总黄酮、山楂提取物、绞股蓝总皂苷、色拉油、蜂蜡、氢化棕榈油、大豆磷脂、甲基硅油

【功能与主治】　活血化瘀,通络止痛。用于瘀血痹阻所致的冠心病心绞痛。

【方解】　方中葛根味甘辛性凉,其提取物葛根总黄酮研究表明具有扩张冠状动脉、降低血脂、抗血小板聚集、降低血黏度、促进纤溶并有利于冠状动脉内血栓的清除等作用,并可降低心肌耗氧量,促进心肌代谢;山楂及绞股蓝均有降低血脂、扩张血管的作用。全方共奏活血化瘀、通络止痛之功。

【临床应用】　胸痹　多由瘀血痹阻所致。症见心胸疼痛,如刺如绞,痛有定处,入夜为甚,日久不愈,舌质紫黯,有瘀斑,苔薄,脉弦涩,冠心病心绞痛见上述证候者。

此外,尚有治疗老年性脑梗死的报道[1]。

【不良反应】　目前尚未检索到不良反应报道。

【禁忌】　尚不明确。

【注意事项】　治疗期间,心绞痛持续发作,应加用硝酸酯类药物。若出现剧烈心绞痛或心肌梗死,应及时救治。

【用法与用量】　口服。一次 2 粒,一日 3 次;或遵医嘱。

【规格】　每粒装 0.58g

【参考文献】　[1]刘万锋.葛兰心宁软胶囊治疗老年性脑梗死临床疗效观察.华北煤炭医学院学报,2007,9(6):785-786.

脉 平 片
Maiping Pian

【药物组成】　银杏叶提取物、维生素 C、芦丁、何首乌、当归、淀粉、硬脂酸镁、羟丙基甲基纤维素。

【功能与主治】　活血化瘀。用于瘀血痹阻的胸痹、心痛症,症见胸闷,胸痛,心悸,舌黯或有瘀斑等,以及冠心病心绞痛见上述症状者。

【方解】　方中银杏叶提取物主要含黄酮类化合物,现代药理学已经证实其具有扩张血管、增加血流量、降低血液黏稠度、加快血流速度、抗缺氧及降低甘油三酯和低密度脂蛋白的作用,西药芦丁既能增加毛细血管的抵抗力、降低其通透性和脆性,又能防止血细胞凝集,并有降脂和解痉的作用;加入维生素 C 可增强芦丁的作用。维生素 C 本身也是一种优秀的抗氧化剂,对心肌缺血再灌注损伤有保护作用。当归有活血、补血、止痛的功效,现代药理研究证实,当归具有显著扩张冠脉,增加冠脉血流量,改善心肌缺血的作用。何首乌"止心痛,益血气"(《开宝本草》),现代药理研究证明,该药具有降低血脂、减慢心率的作用。全方共奏活血化瘀、通脉止痛

之功。

【临床应用】　胸痹　多因瘀血痹阻所致。症见心胸疼痛,如刺如绞,痛有定处,日久不愈,舌质紫黯、有瘀斑、苔薄,脉弦涩。冠心病心绞痛见上述证候者。

此外,尚有治疗高脂血症、视网膜静脉阻塞的报道[1-3]。

【药理毒理】　本品有降血脂、抗血栓等作用。

1. 降血脂　本品能降低高脂饲料诱导的高脂血症大鼠血清 TC、TG 含量,升高 HDL-C 含量[4]。

2. 抗血栓　本品能延长大鼠血栓形成时间、PT、PCT 及 KPTT,改善血流状态[4]。

3. 耐缺氧　本品能提高小鼠常压耐缺氧能力[4]。

【不良反应】　偶见食欲减退、稀便、腹胀。

【禁忌】　孕妇禁用。

【注意事项】　治疗期间,心绞痛持续发作,应加用硝酸酯类药物。若出现剧烈心绞痛或心肌梗死,应及时救治。

【用法与用量】　口服。一次 4 片,一日 3 次。

【规格】　每片重 0.28g

【参考文献】　[1]谢娟.脉平片治疗高脂血症的临床研究.中国医药指南,2009,7(11):86-87.

[2]张春,田维君.脉平片治疗高脂血症的临床观察.现代医药卫生,2009,25(21):3261-3262.

[3]杨伟.脉平片治疗视网膜静脉阻塞 76 例临床观察.中医中药,2013,20(4):118-119.

[4]沈敏,周敏,石小鹏,等.脉平片药效学研究.中国中医药信息杂志,1999,16(2):43.

银盏心脉滴丸
Yinzhan Xinmai Diwan

【药物组成】　灯盏细辛、丹参、银杏叶、天然冰片、聚乙二醇。

【功能与主治】　苗医:转呼西蒙,蒙柯:蒙修,纳英,洗抢给,娘埋对运罗。

中医:活血化瘀,通脉止痛。用于瘀血痹阻引起的冠心病心绞痛,症见胸闷、胸痛、心悸、气短等。

【方解】　方中灯盏细辛具有活血化瘀、通经活络、止痛的功效,为君药。丹参活血通脉、养心安神,为臣药。银杏叶活血化瘀、通络止痛为佐药。冰片开窍醒神、清热止痛为使药。全方四药合用,共奏活血化瘀、通脉止痛之功。

【临床应用】　胸痹　多因瘀血痹阻所致。症见胸闷,胸痛,心悸,气短,唇舌紫黯,脉涩。冠心病心绞痛见

上述证候者。

【不良反应】 目前尚未检索到不良反应报道。

【禁忌】 脑出血急性期、月经期及有出血倾向者禁用。

【注意事项】

1. 过敏体质慎用。

2. 饮食宜清淡、低盐、低脂。食勿过饱。忌食生冷、辛辣、油腻之品,忌烟酒、浓茶。

3. 在治疗期间,心绞痛持续发作,宜加用硝酸酯类药。若出现剧烈心绞痛,心肌梗死,或见气促、汗出、面色苍白者,应及时急诊救治。

【用法与用量】 口服或舌下含服。一次 10 丸,一日 3 次;或遵医嘱。

【规格】 每丸重 25mg

消炎止痛膏
Xiaoyan Zhitong Gao

【药物组成】 颠茄流浸膏、樟脑、冰片、薄荷脑、麝香草酚、盐酸苯海拉明、水杨酸甲酯、桉油。

【功能与主治】 消炎、活血、镇痛。用于神经性头痛、关节痛、头痛等。

【方解】 本品为中西药联合制剂。方中冰片辛、苦、微寒,外用清热止痛,防腐止痒,通诸窍、散郁火;樟脑、薄荷脑、麝香草酚芳香开窍,行气活血止痛;桉油祛风止痛。水杨酸甲酯能透过皮肤吸收,消炎止痛;颠茄流浸膏、盐酸苯海拉明镇静解痉止痛。共奏消炎、活血、镇痛之功。

【临床应用】

1. 头痛 由外感或内伤,气血凝滞、经络不通所致。症见头部胀痛、闷痛、串痛、刺痛;头痛、神经性头痛见上述证候者。

2. 痹病 由气血凝滞不通所致。症见诸关节疼痛,局部红肿热痛,或瘀黑青紫。

【药理毒理】 抗炎 本品可抑制二甲苯致小鼠耳肿胀,减轻鸡蛋清致大鼠足跖肿胀,降低角叉菜胶致足炎性渗出物中的 PGE_2、MDA、蛋白含量,增加足跖局部炎症组织中的 SOD 活性,减少气囊无菌炎性模型小鼠气囊渗出液中的白细胞数和 NO 含量;具有抑制冰醋酸致小鼠腹腔毛细血管通透性增加的作用[1]。

【不良反应】 目前未检索到不良反应报道。

【禁忌】 尚不明确。

【注意事项】

1. 孕妇慎用。

2. 皮肤过敏者慎用。

【用法与用量】 外用,贴于患处。一次 1～2 片,一日 1～2 次。

【规格】 (1)4.5cm×6.5cm (2)7.0cm×10.0cm

【参考文献】 [1]王思农.消炎止痛膏抗炎作用的实验研究.卫生职业教育,2009,27(19):128-130.

消瘀康胶囊(片)
Xiaoyukang Jiaonang(Pian)

【药物组成】 当归、苏木、木香、赤芍、泽兰、乳香、地黄、泽泻、没药、川芎、川木通、川牛膝、桃仁、续断、甘草、红花、香附。

【功能与主治】 活血化瘀,消肿止痛。用于治疗颅内血肿吸收期。

【方解】 方中当归、赤芍、桃仁、红花养血活血,为君药。乳香、没药、川芎、苏木、木香、香附行气止痛,泽泻、泽兰、川木通利水消肿,为臣药。地黄、续断、川牛膝补益肝肾为佐药。甘草调和诸药,为使药。诸药合用,活血与行气相伍,祛瘀与养血同施,共奏活血化瘀、消肿止痛之功。

【临床应用】 颅内血肿 由瘀血内停、阻滞经络所致。用于颅内血肿吸收期,症见头痛、头晕、偏身麻木[1-3]。

【药理毒理】 本品有改善血液流变性、抗脑出血的作用。

1. 抗脑出血 本品可促进高血压性脑出血患者血肿吸收,减轻脑水肿并改善患者神经功能缺损评分[3]。

2. 改善血液流变性 本品改善急性血瘀大鼠红细胞变形能力,降低模型大鼠全血黏度和血浆高切黏度,增强红细胞 SOD 活性,降低血浆 MDA 水平的作用[4]。

【不良反应】 目前尚未检索到不良反应报道。

【禁忌】 孕妇禁用。

【注意事项】 应结合其他疗法综合治疗。

【用法与用量】 胶囊剂:口服。一次 3～4 粒,一日 3 次;或遵医嘱。片剂:口服。一次 3～4 片,一日 3 次;或遵医嘱。

【规格】 胶囊剂:每粒装 0.4g

片剂:每片重 0.62g

【参考文献】 [1]曹明芳.消瘀康胶囊治疗脑出血 420 例临床观察.中国医药指南,2012,(7):225-226.

[2]邓建文.消瘀康胶囊治疗亚急性脑出血临床观察.中外健康文摘,2012,9(28):278-279.

[3]冯齐安.消瘀康胶囊对中小量高血压性脑出血患者血肿周

围水肿及神经功能的影响.中国现代医生,2013,51(19):54-55.

[4]邓生芳,赵明存.藏药消瘀康胶囊非临床期的主要药效学试验研究.青海医药杂志,2013,44(5):63-64.

疏血通注射液
Shuxuetong Zhusheye

【药物组成】　水蛭、地龙。

【功能与主治】　活血化瘀,通经活络。用于瘀血阻络所致的缺血性中风病中经络急性期,症见半身不遂、口舌歪斜、语言謇涩。适用于急性期脑梗死见上述证候者。

【方解】　水蛭味咸、苦,性平,入肝经,走血分,擅破血通经,逐瘀消癥,为君药;地龙味咸性寒,可入络搜邪,助水蛭活血化瘀通络而为臣药。二药合用,共奏活血化瘀、通经活络之功。

【临床应用】　中风　急性缺血性中风中经络由瘀血阻络所致。用于半身不遂,口舌歪斜,语言謇涩,面色晦黯或黧黑,口唇色黯,皮肤粗糙,舌有瘀点瘀斑,舌下络脉青紫、曲张,脉涩;急性脑梗死见上述证候者[1-4]。

此外,有报道将本品用于治疗冠心病心绞痛、椎基底动脉供血不足[5,6]。

【药理毒理】　本品具有抗脑缺血、抗血栓、抗心肌缺血、抗炎等作用。

1. 抗脑缺血　本品可抑制线栓法致大脑中动脉栓塞脑缺血大鼠神经细胞凋亡,抑制 TLR4 mRNA 以及蛋白的表达[7];抑制模型大鼠 MDA、NOS、iNOS 的活性,增强 SOD 活性[8];可降低自体血栓注入致大脑中动脉栓塞脑缺血大鼠脑缺血范围,降低脑水肿,减轻神经功能缺损,减少缺血边缘区神经细胞凋亡数量、促进抗凋亡的 Bcl-2 蛋白的表达,抑制促凋亡蛋白 Bax、caspase-3 的表达[9,10];本品可延长颈内动脉注射微血栓悬液致多梗死性血管痴呆模型大鼠水迷宫试验的平均逃避潜伏期,减少进入盲端错误次数,增加脑组织 Bcl-2 的表达,减少 Bax 的表达,抑制海马神经细胞凋亡[11];可改善结扎双侧颈总动脉致脑缺血模型大鼠的神经功能缺损,减轻神经元、胶质细胞、脑血管内皮细胞的凋亡[12]。可降低全脑缺血模型大鼠神经细胞凋亡[13];股静脉注射可显著抑制脑缺血再灌注模型大鼠脑组织 ICAM-1 和 VCAM-1 的表达[14]。

体外实验,培养大鼠脑微血管内皮细胞(BMECs),本品可增加 t-PA 的分泌和活性[15];本品可保护体外凝血酶诱发的星形胶质细胞损伤,抑制 NF-κB 的复制和表达,增强细胞的生长活性,改善细胞 G_2/M 期阻滞的情

况,下调心肌细胞发生凋亡的比例[16]。

2. 抗心肌缺血　本品可抑制结扎左冠状动脉前降支致心肌缺血大鼠心肌细胞凋亡,下调心肌凋亡蛋白 P53 表达[17];可降低心肌缺血大鼠肌酸激酶含量,降低尿总蛋白,升高尿肌酐及内生肌酐清除率,降低血清中肿瘤坏死因子(TNF-α)、细胞间黏附分子(ICAM-1)的含量[18]。

3. 抗血栓形成　本品可抑制体外血栓的形成[19]。

4. 抗炎　本品可降低佐剂关节炎模型大鼠关节炎指数,降低血清中 TNF-α、IL-1 水平,升高 IL-4 水平[20]。

5. 肾脏保护　本品可下降糖尿病肾病大鼠尿白蛋白排泄率、尿 β_2 微球蛋白、肾脏肥大指数,下调肾组织 TGF-1 及 Col-Ⅳ 的表达[21];可减轻系膜增生性肾炎大鼠的蛋白尿,改善功能,减轻肾小球损伤,减少肾小球系膜细胞增生[22]。体外实验,本品可抑制高糖环境致肾小管上皮细胞 MCP-1 水平的升高[23]。

6. 其他　疏血通注射液可以促进糖尿病后肢缺血大鼠腓肠肌中 VEGF 表达增加,促进毛细血管生成[24]。疏血通注射液可显著增加大鼠背部随意型皮瓣存活面积,降低皮瓣组织水肿,减轻炎症反应,促进新生血管的生成,促进皮瓣 VEGF 的表达[25]。

【不良反应】　使用本品后出现皮疹、头痛、眩晕、恶心、呕吐[26,27],个案出现过敏性休克[28]。

【禁忌】

1. 急性期脑出血患者禁用。

2. 孕妇禁用。

3. 有过敏史及过敏性疾病史者禁用。

4. 有出血倾向者禁用;无血瘀证禁用。

【注意事项】

1. 出现皮疹应停药。

2. 若发现严重不良反应,立即停药救治。

【用法与用量】　静脉滴注。每日 6ml,或遵医嘱。加于 5% 葡萄糖注射液(或 0.9% 氯化钠注射液)250～500ml 中,缓慢滴入。

【规格】　每支装 2ml

【参考文献】[1]赖颂辉,李玉香,庞汉萱,等.疏血通注射液治疗急性脑梗死的临床观察.实用中西医结合临床,2008,8(4):5-6.

[2]周溱,刘亚.疏血通注射液治疗急性脑梗死 44 例疗效观察.中西医结合心脑血管病杂志,2009,7(5):608-609.

[3]张培丽.疏血通注射液治疗急性脑梗死临床观察.光明中医,2014,29(2):320-321.

[4]方尚芬.疏血通注射液治疗急性脑梗死 64 例疗效观察.中西医结合心脑血管病杂志,2015,13(2):261-262.

[5]王健,饶磊,周勇,等.疏血通治疗不稳定型心绞痛96例疗效观察.中西医结合心脑血管病杂志,2005,3(3):207-208.

[6]李小球,宁艳,谌朝霞,等.疏血通注射液治疗椎-基底动脉供血不足100例疗效观察.中西医结合心脑血管病杂志,2005,3(1):84-85.

[7]钟艺华,李光勤,唐显军.疏血通注射液对局灶性脑梗死大鼠缺血周围区细胞凋亡和TLR4表达的影响.重庆医学,2013,42(25):3011-3014.

[8]张璇,吴苏宁,张林亭.疏血通注射液对局灶脑缺血自由基损伤的脑保护作用.实用心脑肺血管病杂志,2007,15(2):94-95.

[9]吴苏宁,张璇,张宪红.疏血通注射液对急性脑缺血抗凋亡作用实验研究.右江医学,2007,35(3):242-244.

[10]张璇,胡长林.疏血通注射液对大鼠急性脑梗死神经细胞凋亡及相关基因表达的影响.江西中医学院学报,2005,17(1):58-60.

[11]张璇,胡长林.疏血通注射液对多发性脑梗死痴呆大鼠学习记忆能力及海马凋亡的影响.中国行为医学科学,2005,14(4):307-308.

[12]刘炜,谭献文,彭晓青,等.疏血通注射液对慢性脑缺血大鼠的保护机制实验研究.广州医药,2013,44(6):48-49.

[13]王丽娜,刘芳,吴玉波,等.疏血通注射液对脑缺血大鼠细胞凋亡的影响.药物不良反应杂志,2006,8(5):336-338.

[14]陈晓敏,丁欣,刘莉,等.疏血通降低大鼠脑缺血再灌注后血管黏附分子表达的研究.新中医,2013,45(2):128-130.

[15]肖兵,吴碧华,张璇,等.疏血通对培养脑微血管内皮细胞分泌t-PA和PAI的影响.重庆医学,2005,34(8):1154-1158.

[16]吴碧华,江承平,胡长林.疏血通对凝血酶诱导培养的星形胶质细胞损伤的保护作用.国际神经病学神经外科学杂志,2006,33(1):13-16.

[17]陈晓敏,丁欣,王汐.疏血通注射液对大鼠心肌缺血再灌注后心肌细胞凋亡和P53的影响.广东医学院学报,2013,31(2):121-123.

[18]靳洪涛,杜金行,李振国,等.疏血通注射液对高脂血症大鼠心肌缺血模型心肾功能的改善作用研究.中西医结合心脑血管病杂志,2010,8(7):828-829.

[19]纪平山.疏血通冻干粉针的药效学观察.牡丹江医学院学报,2006,26(5):49-50.

[20]解海霞,陈学旻,张青.疏血通注射液对大鼠佐剂性关节炎的治疗作用研究.牡丹江医学院学报,2010,31(6):16-18.

[21]蒋文娟,郭瑞清,郭常辉,等.疏血通注射液对糖尿病大鼠肾脏TGF-1及Col-Ⅳ表达的影响.重庆医科大学学报,2009,34(11):1514-1517.

[22]李怀平.疏血通注射液治疗系膜增生性肾炎大鼠的实验研究.中国社区医师·综合版,2007(13):9.

[23]陈丽叶,董吉祥.疏血通对高糖环境中肾小管上皮细胞分泌单核细胞趋化蛋白-1的影响.亚太传统医药,2009,5(12):5-7.

[24]魏静,陈兵,田志强,等.疏血通注射液对糖尿病下肢缺血大鼠VEGF表达的影响.中西医结合心脑血管病杂志,2009,7(9):1048-1049.

[25]林丁盛,张义鹏,郑鑫,等.疏血通注射液对大鼠随意型皮瓣存活的影响.中华移植杂志(电子版),2011,5(1):18-21.

[26]麻艳春.静脉滴注疏血通注射液致过敏反应12例.药学服务与研究,2009,9(4):303,310,319-320.

[27]张南生,徐晓卫.33例疏血通注射剂不良反应分析.药物流行病学杂志,2010,19(7):401-403.

[28]李荣,王超.疏血通注射液致过敏性休克一例并文献分析.临床合理用药,2011,4(9C):139-140.

秦归活络口服液

Qingui Huoluo Koufuye

【药物组成】 秦艽、党参、赤芍、当归、川芎、茯苓、生地、黄连、黄芩、石膏、九节菖蒲、郁金、川牛膝、羌活、桑枝。

【功能与主治】 祛风清热,活血化瘀。用于急性期缺血性中风中经络,风热瘀血痹阻脉络证。症见半身不遂,口舌歪斜,言语謇涩等。

【方解】 方中秦艽祛风、当归活血、石膏清热,共为君药。羌活助秦艽祛风通络,川芎、赤芍、川牛膝助当归活血行血,黄芩、黄连、菖蒲、郁金清热化痰解郁,具为臣药。党参、茯苓益气健脾,生地滋阴、固护正气而为佐药。桑枝引经入络而为使药。诸药相合,共奏祛风清热、活血化瘀之功。

【临床应用】 中风 由风热瘀血痹阻脉络所致。用于半身不遂,口舌歪斜,言语謇涩或不语,偏身麻木,舌质黯红或有瘀斑、苔黄,脉弦滑数;急性脑梗死见上述证候者[1]。

【药理毒理】 本品有抗脑缺血、抗血栓和抗血小板聚集等作用。

1. 抗脑缺血 本品可降低结扎双侧颈总动脉致不完全性脑缺血大鼠的脑血管通透性,降低伊文思蓝的渗出量,降低脑含水量,减轻模型大鼠神经病理损伤程度;本品可增加麻醉犬脑血流量,降低麻醉犬脑血管阻力;改善葡聚糖引起的大鼠软脑膜微循环障碍和血液流态,减轻血细胞聚集程度[2]。

2. 抗血栓和抗血小板聚集 本品可延长电刺激性大鼠颈动脉血栓形成时间;体外试验,可抑制二磷酸腺苷(ADP)以及花生四烯酸(AA)诱导的大鼠血小板聚集[2]。

3. 改善血液流变性 临床研究,本品可降低急性缺血性中风患者血液黏度,降低红细胞压积[3]。

【不良反应】 有报道,服用本品后个案出现轻度腹泻[1]。

【禁忌】

1. 孕妇禁用。

2. 出血性中风禁用。

【注意事项】　个别患者服药后出现轻度腹泻,一般不停药可自行缓解。

【用法与用量】　口服。一次 20ml,一日 3 次。

【规格】　每支装 20ml

【参考文献】　[1]窦淑荣,周绍华,梁瑞文,等.秦归活络口服液治疗急性脑梗死的临床与实验研究.中国中药杂志,1998,23(12):750-752.

[2]王岚芬,周绍华,李连达,等.秦归活络口服液治疗缺血性中风的实验研究.中国中西医结合杂志,1997,17(S1):53-56,281.

[3]窦淑荣,周绍华,梁瑞文,等.秦归活络口服液治疗急性脑梗死的临床与实验研究.中国中药杂志,1998,23(12):46-48.

豨红通络口服液

Xihong Tongluo Koufuye

【药物组成】　豨莶草、红花、川牛膝、药用黄酒、甜菊素。

【功能与主治】　祛风活血,通络止痛。用于瘀血阻络所致的中风病。

【方解】　方中以豨莶草辛、苦、寒,入于肝肾二经,可祛风通络、利湿强筋骨,重用而为君药。红花活血通经、散瘀止痛,川牛膝活血祛瘀、补肝肾、强筋骨,共为臣药。黄酒引药入络而为使药。诸药合用,共奏祛风活血、通络止痛之功。

【临床应用】　中风　中风由瘀血阻络所致。用于偏瘫,肢体麻木,语言不利,舌黯,脉弦或涩等;脑卒中见上述证候者。

【不良反应】　目前尚未检索到不良反应报道。

【禁忌】　孕妇禁用。

【注意事项】　中风病急性期不宜单用本品。

【用法与用量】　口服。一次 10ml,一日 3 次;或遵医嘱。

【规格】　每支装 10ml

(二) 行气活血

安胃片

Anwei Pian

【药物组成】　延胡索(醋制)、海螵蛸(去壳)、白矾(煅)。

【功能与主治】　行气活血,制酸止痛。用于气滞血瘀所致的胃脘刺痛、吞酸嗳气、脘闷不舒;胃及十二指肠溃疡、慢性胃炎见上述证候者。

【方解】　方中延胡索疏肝行气、活血止痛,为君药。海螵蛸、白矾燥湿收敛、制酸止痛,为臣药。诸药合用,共奏行气活血、制酸止痛之功。

【临床应用】　胃痛　气滞血瘀所致胃脘胀痛或刺痛、吞酸嗳气,脘闷不舒,食欲不振;胃及十二指肠溃疡、慢性胃炎见上述证候者。

【药理毒理】　本品具有抗胃溃疡、镇痛作用。

1. 抗胃溃疡　本品能降低应激、醋酸、无水乙醇引起的胃溃疡的溃疡指数,抑制胃酸分泌,降低胃蛋白酶活性[1,2]。

2. 镇痛　本品能减少醋酸引起的小鼠扭体次数[1]。

【不良反应】　目前尚未检索到不良反应报道。

【禁忌】　尚不明确。

【注意事项】

1. 胃痛而胃酸缺乏者慎用。

2. 方中白矾量大,不宜久用。

3. 服药期间忌食辛辣、油腻及酸性食物。

【用法与用量】　口服。一次 5～7 片,一日 3～4 次。

【规格】　每片重　(1)0.4g　(2)0.6g　(3)0.7g

【参考文献】　[1]高树棣,何夏秋,贺建华,等.胃药对大鼠实验性胃溃疡的作用.中药新药与临床药理,1993,4(2):23.

[2]薛淑英,陈思维,王敏伟,等.胃溃疡胶囊抗溃疡作用的研究.中成药,1997,19(2):36.

九气拈痛丸

Jiuqi Niantong Wan

【药物组成】　醋延胡索、醋香附、木香、陈皮、郁金、醋莪术、五灵脂(醋炒)、高良姜、槟榔、甘草。

【功能与主治】　理气,活血,止痛。用于气滞血瘀导致的胸胁胀满疼痛、痛经。

【方解】　方中延胡索活血散瘀、理气止痛,香附利三焦、解六郁,二药合用理气活血止痛,为君药。木香行气止痛,陈皮理气和胃;郁金、莪术、五灵脂活血祛瘀止痛,共为臣药。高良姜温中散寒止痛,槟榔行气消积、导滞除满,共为佐药。甘草调和诸药药性,为使药。全方配伍,具有理气、活血、止痛之功。

【临床应用】

1. 胃痛　气血瘀滞所致的胃脘胀痛或刺痛,胀闷不舒,攻窜两胁,疼痛持久,舌质紫黯或有瘀斑,脉弦或涩;急性胃炎、慢性浅表性胃炎、消化性溃疡见上述证候者。

2. 胁痛 情志不遂,肝失条达所致的胁肋胀痛,走窜不定,疼痛常与情志不畅有关,多伴胸闷太息,脘痞腹胀,舌质紫黯或有瘀斑,脉弦或涩;慢性胆囊炎见上述证候者。

3. 痛经 冲任瘀阻或寒凝经脉所致的经前或经期腹痛,拒按,或伴胸胁乳房胀痛,或经量少,或经行不畅,经色紫黯有块,舌紫黯或有瘀点,脉弦或弦涩。

【药理毒理】 本品有镇痛、促进胃肠运动和抗炎等作用。

1. 镇痛 本品能延长醋酸致小鼠扭体反应的潜伏期[1],还可延长催产素所致痛经小鼠扭体反应的潜伏期[2]。

2. 促进胃肠蠕动 本品能减少小鼠胃残留率,提高小肠推进百分率[3]。

3. 抗炎 本品能减轻蛋清引起的大鼠足肿胀[2]。

4. 改善血液流变性 本品能改善肾上腺素加冰水所致"寒凝血瘀"模型大鼠的血液流变性,降低大鼠血液低切变黏度,延长红细胞电泳时间[4]。

【不良反应】 目前尚未检索到不良反应报道。

【禁忌】 孕妇禁用。

【注意事项】

1. 胃热之胃痛慎用。

2. 服药期间忌食生冷、辛辣、油腻食物,戒烟酒。

【用法与用量】 口服。一次 6～9g,一日 2 次。

【参考文献】 [1]滕久祥,彭芝配,郭建生,等.九气拈痛胶囊对大鼠实验性胃溃疡形成的影响.中国中医药科技,1999,6(5):325.

[2]彭芝配,滕久祥,郭建生,等.九气拈痛胶囊镇痛、抗炎作用的实验研究.中国中医药科技,1999,6(5):326.

[3]彭芝配,滕久祥,郭建生,等.九气拈痛胶囊与丸对小鼠痛经模型影响的研究.湖南中医学院学报,1999,19(4):22.

[4]滕久祥,彭芝配,郭建生,等.九气拈痛胶囊对大鼠"寒凝血瘀"模型的影响.新中医,1998,30(11):32.

清胰利胆颗粒
Qingyi Lidan Keli

【药物组成】 柴胡、牡蛎、姜黄、大黄、延胡索(醋制)、牡丹皮、赤芍、金银花。

【功能与主治】 疏肝利胆,行气活血。用于肝胆郁热、气滞血瘀所致的胁痛、胃痛,症见胁肋疼痛、脘腹胀满、口苦呕恶、大便不畅;急性胰腺炎、急性胃炎见上述证候者。

【方解】 方中柴胡疏泄肝胆、解郁止痛,为君药。牡蛎入肝经,软坚散结,姜黄破血行气、通经止痛,两药合用,疏肝利胆、软坚散结、行气活血止痛,为臣药。大黄活血祛瘀、通腑降浊,延胡索行气活血止痛,牡丹皮、赤芍活血祛瘀、消肿止痛,金银花清热解毒,共为佐药。诸药合用,共奏疏肝利胆、行气活血之效。

【临床应用】

1. 胁痛 肝胆郁热,气滞血瘀所致。症见胁肋疼痛,脘腹胀满,口苦呕恶,大便不畅,舌红苔黄腻,脉弦数;急性胰腺炎见上述证候者。

2. 胃痛 肝胆郁热,气滞血瘀所致。症见脘腹胀满疼痛,胁肋疼痛,口苦呕恶,大便不畅,舌红苔黄腻,脉弦数;急性胃炎见上述证候者。

【药理毒理】 抗胰腺炎 本品能降低实验性急性胰腺炎大鼠血清胰淀粉酶(AMS)[1]和 TNF-α[2]水平。

【不良反应】 目前尚未检索到不良反应报道。

【禁忌】 孕妇禁用。

【注意事项】

1. 阴血不足胁痛、胃痛者慎用。

2. 服药期间忌食辛辣、油腻之品,戒烟酒。

【用法与用量】 开水冲服。一次 13g,一日 2～3 次。

【规格】 每袋装 13g

【参考文献】 [1]程开,王卓,吴文婷,等.清胰利胆颗粒对胰腺炎大鼠 AMS 的影响.中国民康医学,2011,23(9):1070.

[2]程开,王为光,遇常虹.清胰利胆颗粒对胰腺炎大鼠 TNF-α 的影响.黑龙江医药科学,2011,34(2):10.

胃 康 胶 囊
Weikang Jiaonang

【药物组成】 香附、黄芪、白芍、三七、白及、海螵蛸、鸡内金、乳香、没药、百草霜、鸡蛋壳(炒焦)。

【功能与主治】 行气健胃,化瘀止血,制酸止痛。用于气滞血瘀所致的胃脘疼痛、痛处固定、吞酸嘈杂,或见吐血、黑便;胃及十二指肠溃疡、慢性胃炎、上消化道出血见上述证候者。

【方解】 方中香附味辛气香,能理气止痛,黄芪甘温益气健脾升阳,两药合用,行气止痛、健脾益气,为君药。白芍养血柔肝、缓急止痛,三七化瘀止血、活血定痛;白及收敛止血,海螵蛸制酸止痛,四者共为臣药,辅助君药发挥化瘀止血、制酸止痛之功效。鸡内金健运脾胃、消食化积;乳香、没药活血止痛、消肿生肌,以增强三七的活血止痛之功;百草霜收敛止血,与白及同用可增强收敛止血之功;鸡蛋壳制酸止痛,可增强海螵蛸制酸止痛之力，共为佐药。诸药合用，共奏行气健胃、化瘀止血、制酸止痛之效。

【临床应用】

1. 胃痛　肝气犯胃，气血瘀滞所致。症见胃痛日久，痛处固定，吞酸嘈杂，舌紫黯或见瘀斑，脉涩；胃、十二指肠溃疡见上述证候者。

2. 便血　气机郁滞，久则血脉瘀阻，或久病入络，脉络瘀滞，血不循经，溢于脉外，下流肠道所致。症见色紫黯或紫黑，胃脘疼气机阻滞，瘀血内停，症见胃脘疼痛，痛处固定，吞酸嘈杂，或见吐血、黑便，舌紫黯或见瘀斑，脉涩；胃、十二指肠溃疡、上消化道出血见上述证候者。

3. 吐血　气滞血瘀，胃气失和，血不循经所致。症见胃脘疼痛，痛处固定不移，吞酸嘈杂，舌质紫黯或见瘀斑瘀点，脉涩或弦细；胃、十二指肠溃疡、上消化道出血见上述证候者。

此外，还有治疗功能性消化不良的报道[1]。

【药理毒理】　**抗胃溃疡**　本品能减少应激性、利血平诱导的胃溃疡点数，降低胃液分泌量、胃液总酸度、胃蛋白酶活性[2]；能降低醋酸烧灼型、消炎痛致胃溃疡大鼠溃疡指数，并降低血液中细胞因子 PAF、TNF-α 的含量，升高 PGI_2、EGF 的含量，对抗胃酸分泌增加[3,4]。本品还可抑制胃幽门螺杆菌，抗氧化、调节 TXB_2 6-Keto-PGF_1 的平衡、改善胃黏膜血流[5,6]。

【不良反应】　目前尚未检索到不良反应报道。

【禁忌】　孕妇禁用。

【注意事项】

1. 脾胃虚寒或阴虚火旺者慎用。

2. 有高血压、心脏病、糖尿病、肝病、肾病者应在医师指导下服用。

3. 服药期间饮食宜清淡，忌食辛辣、油腻、生冷食物，戒烟酒。

4. 宜饭后服用。

【用法与用量】　口服。一次 2～4 粒，一日 3 次。

【规格】　每粒装 0.3g

【参考文献】　[1]周起蛟.胃康胶囊治疗功能性消化不良70例总结.湖南中医杂志,2006,22(3):22-23.

[2]周军,韦桂宁,李茂,等.违抗胶囊治疗胃溃疡的实验研究.中国中医药科技,2010,17(4):310.

[3]李桂,蒋福斌,贾风新,等.胃康胶囊对醋酸烧灼型胃溃疡大鼠血液细胞因子含量的影响.中国中西医结合消化杂志.2001,9(6):350.

[4]李桂,蒋福斌,王建增,等.胃康胶囊对消炎痛诱导大鼠胃黏膜损伤血液相关细胞因子含量的影响.中国中西医结合消化杂志.2003,11(1):33.

[5]余文涛,余延芬,徐华洲,等.胃康胶囊治疗幽门螺杆菌相关性胃炎的实验研究.河北中医.2001,23(4):309.

[6]余文涛,徐华洲,李国明,等.胃康胶囊体外抑制幽门螺杆菌的实验研究.河北医药.2001,23(2):125.

元胡止痛片（软胶囊、颗粒、口服液、滴丸）
Yuanhu Zhitong Pian
（Ruanjiaonang,Keli,Koufuye,Diwan）

【药物组成】　元胡（醋制）、白芷。

【功能与主治】　理气，活血，止痛。用于气滞血瘀所致的胃痛、胁痛、头痛及月经痛。

【方解】　方中元胡散温通，既善于活血祛瘀，又能行气止痛，为君药。白芷辛散温通，长于祛风散寒、燥湿止痛，为臣药，助元胡活血行气止痛。全方合用，共收理气、活血、止痛之功。

【临床应用】

1. 胃痛　情志失调，气血瘀滞所致的胃脘疼痛，痛处固定不移，疼痛持久，舌质紫黯或有瘀斑，脉弦或涩；胃炎、消化性溃疡见上述证候者。

2. 胁痛　肝失条达，气血瘀滞所致的胁肋胀痛或刺痛，痛处拒按，入夜痛甚，舌质紫黯，脉象沉弦或涩；肝病见上述证候者。

3. 头痛　瘀血停留，阻滞脉络所致的头痛如锥刺，痛处固定不移，舌质紫黯或瘀斑；血管神经性头痛、外伤头痛见上述证候者。

4. 痛经　冲任瘀阻或寒凝经脉所致的经前或经期腹痛，痛处固定不移，拒按，或伴有胸胁乳房胀痛，或经量少，或经行不畅，经色紫黯有块，舌紫黯或有瘀点，脉弦或弦滑。

此外，还有治疗非化脓性肋软骨炎、妇科术后腹痛的报道[1-2]。

【药理毒理】　本品有镇痛、改善血流变性、镇静等作用。

1. 镇痛　本品及口服液可提高热板法小鼠的痛阈值，减少醋酸引起的大鼠扭体次数[3,4]。元胡止痛软胶囊也可减少醋酸引起小鼠的扭体次数，并可延长热水甩尾试验小鼠痛反应潜伏期[5]。

2. 改善血液流变性、改善微循环　本品及口服液能降低血瘀模型大鼠的全血黏度、血浆黏度、血细胞比容[4]。本品及软胶囊可增大小鼠耳廓微血管管径，增加毛细血管网交点数[5]。

3. 镇静　本品及口服液能抑制小鼠的自发活动，延长戊巴比妥致小鼠的睡眠时间[4]。元胡止痛软胶囊能延长悬挂试验小鼠悬垂不动的时间[5]。

4. 毒理 急性毒性试验表明,元胡口服液小鼠灌胃的 LD_{50} 为 122.62g(生药)/kg。元胡止痛软胶囊小鼠灌胃的 LD_{50} 为 85.81g(生药)/kg。

【不良反应】 目前尚未检索到不良反应报道。

【禁忌】 脾胃虚寒及胃阴不足胃痛者禁用。

【注意事项】 孕妇慎用。

【用法与用量】 片剂:口服。一次 4~6 片,一日 3次;或遵医嘱。胶囊剂:口服。一次 4~6 粒,一日 3 次;或遵医嘱。颗粒剂:开水冲服。一次 1 袋,一日 3 次;或遵医嘱。口服液:口服。一次 10ml,一日 3 次;或遵医嘱。滴丸:口服。一次 20~30 丸,一日 3 次;或遵医嘱。

【规格】 片剂:(1)薄膜衣片 每片重 0.26g (2)薄膜衣片 每片重 0.31g (3)糖衣片 片芯重 0.25g (4)糖衣片 片芯重 0.3g

胶囊剂:每瓶装 0.45g

颗粒剂:每袋装 5g

口服液:每支 10ml

滴丸:每丸重 50mg

【参考文献】 [1]杨振平.元胡止痛片内服外敷治疗非化脓性肋软骨炎 81 例临床报告.中医杂志,1996,37(9):556-557.

[2]陆海英,王碧芬.元胡止痛软胶囊治疗妇科术后腹痛 50 例.浙江中医杂志,2012,47(1):13.

[3]裴玉丽,赵光华,尚清娥.元胡止痛片镇痛作用的实验考察.山东医药工业,1998,17(4):28.

[4]元胡止痛口服液新药申报资料.

[5]元胡止痛软胶囊新药申报资料.

荜铃胃痛颗粒

Biling Weitong Keli

【药物组成】 荜澄茄、川楝子、延胡索(醋制)、香附(醋制)、佛手、香橼、大黄(酒)、黄连、吴茱萸、海螵蛸、瓦楞子(煅)。

【功能与主治】 行气活血,和胃止痛。用于气滞血瘀所致的胃脘痛;慢性胃炎见有上述证候者。

【方解】 方中荜澄茄辛散温通,温中行气,散寒止痛;川楝子苦寒泄降,清热泻火,疏肝和胃,行气止痛,寒热并用,适得其中,力专疏肝和胃、行气止痛,共为君药。以延胡索辛散温通,活血祛瘀,行气止痛;香附疏肝理气止痛;佛手、香橼疏肝和胃、行气止痛,辅助君药增强理气和胃之功,合为臣药。大黄活血祛瘀,止血;黄连与吴茱萸相配,辛散苦泄,疏肝下气,和胃止呕,止痛;海螵蛸、瓦楞子制酸止痛,共为佐药。诸药合用,共奏行气活

血、和胃止痛之功。

【临床应用】 胃痛 胃腑气机郁结,血流迟缓而形成血瘀,气血瘀滞所致胃脘胀痛,以痛为主,拒按,痛连两胁,痛有定处,疼痛持久难忍,食后或入夜痛甚,饮食不振,嗳气,反酸,舌质紫黯或有瘀点、瘀斑,脉弦涩;慢性浅表性胃炎见上述证候者。

此外,本品亦可用于气滞、血瘀证或气滞血瘀所引起的十二指肠球部溃疡[1]。

【不良反应】 有文献报道,服用常规剂量本品后出现面部、颈部潮红,伴有瘙痒,继而出现皮疹的过敏反应 1 例[2]。

【禁忌】 尚不明确。

【注意事项】

1. 胃阴不足、脾胃虚寒胃脘痛慎用。

2. 孕妇慎用。

3. 服药期间饮食宜清淡,忌食辛辣、油腻食物,戒烟酒。

【用法与用量】 开水冲服。一次 5g,一日 3 次。7天为一疗程,可服 1~3 个疗程或遵医嘱。

【规格】 每袋装 5g

【参考文献】 [1]周晓虹,徐小萍,单兆伟.荜铃胃痛冲剂治疗十二指肠球部溃疡 60 例.中国中西医结合脾胃杂志,1998,6(4):241-242.

[2]王惠兰.服荜铃胃痛冲剂出现过敏反应 1 例.中国中药杂志,1997,22(12):756-757.

荆花胃康胶丸

Jinghua Weikang Jiaowan

【药物组成】 土荆芥、水团花。

【功能与主治】 理气散寒,清热化瘀。用于寒热错杂、气滞血瘀所致的胃脘胀闷疼痛、嗳气、反酸、嘈杂、口苦;十二指肠溃疡见上述证候者。

【方解】 方中土荆芥性辛温,散寒理气,水团花清热化瘀,两药合用,寒热并调,气血并治,一君一臣,共奏理气散寒、清热化瘀之功。

【临床应用】

1. 胃痛 因寒热错杂,胃失和降,气滞血瘀所致。症见胃脘胀闷疼痛;十二指肠溃疡见上述证候者。

2. 反酸 寒热错杂,胃失和降所致。症见泛吐酸水、嗳气、胃脘胀闷、胃中畏凉、口干口苦;十二指肠溃疡见上述证候者。

3. 嘈杂 寒热错杂,脾胃失和所致。症见胃中嘈

杂、胃脘胀闷、胃中灼热；十二指肠溃疡见上述证候者。

此外，还有治疗慢性胃炎、反流性食管炎、功能性消化不良的报道[1-4]。

【药理毒理】 本品有抗溃疡、抑制幽门螺杆菌和抑制肠蠕动等作用。

1. 抗胃溃疡 本品能降低水浸应激性及幽门结扎性大鼠胃溃疡指数；抑制消炎痛诱发的大鼠胃黏膜损伤，降低损伤指数，增加胃壁黏液含量；对利血平诱发的大鼠胃溃疡有促进溃疡愈合，降低胃酸含量和胃蛋白酶活性的作用[5]；对大鼠十二指肠反流所致的胃黏膜屏障损伤有保护作用，能增加胃黏液含量，促进胃黏膜氨基己糖、磷脂和内源性 PGE_2 合成[6]；本品还可降低醋酸致胃溃疡大鼠的溃疡面积、溃疡指数和胃黏膜肌层缺损宽度，增加再生黏膜厚度和胃组织 $6\text{-Keto-PGF}_{1\alpha}$ 含量[7]，提高胃组织一氧化氮（NO）和一氧化氮合酶（NOS）含量，降低胃组织内皮素（ET）含量[8]；增加胃黏膜血流量[6,7]，还可增加醋酸致大鼠胃溃疡边缘上皮细胞EGFR表达，增加血清和胃黏膜组织的EGF的含量；抑制组胺致小鼠胃溃疡[9]；降低阿司匹林引起的小鼠胃黏膜损伤[10]。

2. 抑制幽门螺杆菌（Hp） 体外试验，本品对 Hp 有抑制作用，最低抑菌浓度为 $0.024\sim0.048\text{mg/ml}$[5]。

3. 抑制肠运动 本品对家兔离体十二指肠和回肠的自发性收缩运动有抑制作用；对大鼠离体胃肌体蠕动有抑制作用，可拮抗 ACh，$BaCl_2$ 和组胺对大鼠离体肠管的痉挛收缩；抑制小鼠小肠推进[5]。

【不良反应】 服药后，少数患者出现恶心、呕吐、腹泻、便秘、胃脘不适、头晕、皮疹。

【禁忌】 孕妇禁用。

【注意事项】 服药期间不宜服辛辣刺激性及寒凉、油腻、不易消化食物。

【用法与用量】 饭前服。一次2粒，一日3次；4周为一疗程，或遵医嘱。

【规格】 每粒装80mg

【参考文献】 [1]曹娟，左秀丽，魏玮，等.荆花胃康胶丸治疗慢性浅表性胃炎临床研究.中国中西医结合杂志，2006，26(6)：517-520.

[2]栾宇.荆花胃康胶丸治疗慢性胃炎 120 例.世界中医药，2009，4(3)：124.

[3]杨淑萍.荆花胃康胶丸治疗反流性食管炎的临床研究.实用中西医结合临床，2009，9(6)：16-17.

[4]盛剑秋，晨智敏，吴爱东，等.荆花胃康胶丸对功能性消化不良疗效的观察.胃肠病学，2007，12(7)：408-410.

[5]谢振家，黄美星.荆花胃康胶丸对实验性胃溃疡及幽门螺杆菌的抑制作用.中国新药杂志，2001，10(3)：221.

[6]杨华，龚均.荆花胃康胶丸对大鼠十二指肠反流所致胃黏膜损伤的保护作用研究.中华中医药学刊，2007，25(10)：2047.

[7]张学智，李超波，刘正新，等.荆花胃康胶丸对溃疡大鼠胃黏膜及 $6\text{-Keto-PGF}_{1\alpha}$ 含量的影响.中国新药杂志，2006，15(7)：523.

[8]梁文郁，李超波，张学智，等.荆花胃康胶丸对溃疡大鼠胃黏膜 NO-NOS 和 ET 含量的影响.中国新药杂志，2006，15(16)：1354.

[9]曹名波，邹百仓，秦斌.荆花胃康胶丸对实验性胃溃疡大鼠黏膜愈合和 EGF-EGFR 表达的影响.新乡医学院学报，2006，25(3)：478.

[10]董圣惠，刘生杰，王瑾，等.荆花胃康胶丸对阿司匹林致小鼠胃黏膜损伤的修复作用.中国新药杂志，2005，14(5)：565.

胃力康颗粒
Weilikang Keli

【药物组成】 柴胡（醋炙）、赤芍、木香、枳壳（麸炒）、莪术、大黄（酒炙）、丹参、延胡索、黄连、吴茱萸、党参、甘草。

【功能与主治】 行气活血，泄热和胃。用于胃脘痛气滞血瘀，肝胃郁热证，症见胃脘疼痛、胀闷、灼热、嗳气、泛酸、烦躁易怒、口干口苦；慢性浅表性胃炎及消化性溃疡见上述证候者。

【方解】 方中柴胡疏肝理气，赤芍化瘀止痛，两者合用有行气止痛之功，共为君药。木香、枳壳助柴胡理气；莪术、大黄、丹参、延胡索均善活血化瘀，共为臣药。黄连、吴茱萸为左金丸，可清肝泻火、降逆止呕，专治肝火犯胃之证；党参补气扶正，以防行气活血过耗正气，共为佐药。甘草调和诸药，为使药。诸药合用，共奏行气活血、泄热和胃之功。

【临床应用】

1. 胃脘痛 由气滞血瘀所致。症见胃脘疼痛，状如针刺或刀割，痛有定处而拒按，面色晦黯无华，唇黯，舌黯有瘀斑，脉涩；慢性浅表性胃炎、消化性溃疡见上述证候者。

2. 痞满 由肝胃郁热所致。症见胃脘胀闷、嗳气、烦躁易怒、口干口苦，舌红、苔黄，脉弦滑；慢性浅表性胃炎、消化性溃疡见上述证候者。

3. 吐酸 由肝胃郁热所致。症见吞酸、胃中灼热、嗳气、烦躁易怒、口干口苦，舌红、苔黄，脉弦滑；慢性浅表性胃炎、消化性溃疡见上述证候者。

此外，还有治疗胆汁反流性胃炎的报道[1-3]。

【药理毒理】 抗胃溃疡 本品可促进实验性胃溃

疡愈合,提高胃组织碱性成纤维细胞生长因子的表达,提高血清 SOD 含量,降低 MDA 含量[4,5]。

【不良反应】 偶见服药后便溏,一般不影响继续治疗。

【禁忌】 孕妇禁用。

【注意事项】 脾虚便溏者慎用。

【用法与用量】 口服。一次 10g,一日 3 次,6 周为一疗程,或遵医嘱。

【规格】 每袋重 10g

【参考文献】 [1]吕霞.胃力康治疗胆汁反流性胃炎 60 例.河北医药,2003,25(2):96.

[2]龚雨萍,柳文,胡鸿毅,等.胃力康治疗胆汁反流性胃炎疗效分析.辽宁中医杂志,2003,30(2):116-117.

[3]邵东,汪良芝.胃力康治疗胆汁反流性胃炎临床分析.现代中西医结合杂志,2009,18(32):3951-3952.

[4]叶恒.胃力康颗粒对实验性胃溃疡模型大鼠的影响.北方药学,2012,9(6):30.

[5]叶恒.胃力康颗粒对实验性胃溃疡大鼠胃组织碱性成纤维细胞生长因子表达的影响.中国中西医结合消化杂志,2012,20(4):165.

胃疼宁片
Weitengning Pian

【药物组成】 山僵、鸡蛋壳粉、蜂蜜。

【功能与主治】 温中行气,和胃止痛。用于消化性溃疡,症见胃脘胀满,嗳气吞酸。

【方解】 山僵散寒止痛、行气和胃,为君药。鸡蛋壳收敛制酸,为臣药。蜂蜜补虚,为佐药。诸药配伍,共奏温中行气、和胃止痛之功。

【临床应用】

1. 痞满 由寒客中焦,脾胃失和,升降失常所致。症见胃胀、食少纳呆;消化性溃疡见上述证候者。

2. 胃痛 由寒邪侵犯中焦,或脾胃阳虚,脾胃气机不利所致。症见胃脘疼痛,喜暖喜按,便溏;消化性溃疡见上述证候者。

3. 吐酸 由脾胃虚寒,胃失和降所致。症见嗳气、泛酸、胃中嘈杂;消化性溃疡见上述证候者。

此外,还有治疗功能性消化不良的报道[1]。

【不良反应】 目前尚未检索到不良反应报道。

【禁忌】 尚不明确。

【注意事项】

1. 脾胃阴虚者慎用。

2. 孕妇及糖尿病患者慎用。

3. 忌食生冷、油腻、不易消化食物。

【用法与用量】 口服。一次 3 片,一日 3 次。

【规格】 每片重 0.25g

【参考文献】 [1]李学兵,王青博,陈琼.胃疼宁片治疗功能性消化不良.医药论坛杂志,2004,25(22):43-44.

胃康灵胶囊(片、颗粒)
Weikangling Jiaonang(Pian,Keli)

【药物组成】 白芍、白及、三七、甘草、茯苓、延胡索、海螵蛸、颠茄浸膏。

【功能与主治】 柔肝和胃,散瘀止血,缓急止痛,去腐生新。用于肝胃不和、瘀血阻络所致的胃脘疼痛、连及两胁、嗳气、泛酸;急、慢性胃炎,胃、十二指肠溃疡见上述证候者。

【方解】 本方为中西药结合制剂。方中白芍、甘草养血柔肝、缓急止痛;三七、延胡索、白及化瘀止血、活血定痛,并能敛疮生肌;海螵蛸功长收敛止血,制酸止痛;茯苓健运脾胃以固本。西药颠茄浸膏有解痉镇痛的作用。诸药合用,共奏柔肝和胃、散瘀止血、缓急止痛、去腐生新之功。

【临床应用】 胃痛 由情志不畅,肝气犯胃,胃失和降,气血阻滞所致。症见胃脘疼痛、连及两胁、嗳气、反酸;急、慢性胃炎,胃及十二指肠溃疡见上述证候者。

此外,还有治疗胃食管反流病的报道[1]。

【药理毒理】 本品具有抗胃溃疡、镇痛等作用。

1. 抗胃溃疡 本品能减少应激性大鼠胃溃疡和醋酸致小鼠胃溃疡的溃疡面积[2]。胃康灵片可降低幽门结扎大鼠胃液量、游离酸和总酸分泌量[3]。

2. 镇痛 本品能提高热板法引起小鼠疼痛的痛阈值,减少醋酸致小鼠疼痛的扭体次数[2]。

【不良反应】

1. 较常见口干、便秘、出汗减少、口鼻咽喉及皮肤干燥、视力模糊、排尿困难(老人)。

2. 有报道,服用本品可出现红色皮疹及局部瘙痒[4,5]。

【禁忌】 前列腺肥大、青光眼患者禁用。

【注意事项】

1. 孕妇慎用。

2. 有高血压、心脏病、反流性食管炎、胃肠道阻塞性疾患、甲状腺功能亢进、溃疡性结肠炎患者慎用。

3. 对本品过敏者禁用,过敏体质者慎用。

【用法与用量】 胶囊剂:口服。一次 4 粒,一日 3 次。饭后服用。片剂:口服。一次 4 片,一日 3 次。饭后服用。颗粒剂:开水冲服。一次 1 袋,一日 3 次,饭后服用。

【规格】　胶囊剂:每粒装0.4g

片剂:每片重0.4g

颗粒剂:每袋装　(1)4g　(2)6g　(3)1.6g

【参考文献】　[1]徐保平.胃康灵胶囊治疗胃食管反流病44例疗效观察.河南中医,2009,29(3):299.

[2]傅聪.胃康灵胶囊主要药效学试验.中国社区医师医学专业.2011,13(35):9.

[3]张丽,朴晋华,高天锈,等.复胃散胶囊主要药效学实验研究.山西医科大学学报,1999,S1:65-67.

[4]汪民海.口服胃康灵胶囊致过敏反应2例.安徽医药,2008,12(1):91.

[5]吴荔芬.胃康灵胶囊致过敏反应1例报告.中国医药导报,2008,5(24):166.

珍杉理胃片

Zhenshan Liwei Pian

【药物组成】　延胡索(醋制)、珍珠层粉、杉木果、三叉苦。

【功能与主治】　调中和胃,行气活血,解毒生肌。用于寒热夹杂、气血阻滞所致的胃脘痛。症见胃痛、嗳气反酸、腹胀、大便时溏时硬;十二指肠溃疡见上述证候者。

【方解】　方中延胡索辛散温通,有理气、活血、止痛之功,为君药。珍珠层粉(珍珠贝壳的内层或珍珠母)解毒祛腐、生肌敛疮,为臣药。杉木果辛,微温,理气止痛、散湿毒,以治其寒;三叉苦苦寒,可清热解毒、祛风除湿、消肿止痛,以治其热,两者共为佐药。四药相配,可奏调中和胃、行气活血、解毒生肌之功。

【临床应用】　胃痛　由寒热夹杂、气血瘀滞所致之胃痛。症见胃痛、嗳气反酸、腹胀、大便时溏时硬;十二指肠溃疡见上述证候者。

【药理毒理】　本品有抗溃疡、抑制胃酸分泌、止痛及抑制肠平滑肌运动等作用。

1. 抗溃疡　本品可抑制乙醇、氢氧化钠、冷刺激或阿司匹林致大鼠急性胃炎,抑制醋酸致大鼠慢性胃溃疡[1]。

2. 抑制胃酸分泌　本品可抑制家兔胃酸和组胺刺激大鼠胃酸分泌,降低胃蛋白酶活性[1]。

3. 止痛　本品对醋酸致小鼠扭体反应有抑制作用[1]。

4. 抑制肠平滑肌运动　本品对兔十二指肠平滑肌自发节律收缩的幅度有抑制作用[1]。

【不良反应】　偶见口干、便秘,一般不影响继续服药。

【禁忌】　孕妇禁用。

【注意事项】　服药期间忌食甜食及酸辣食物。

【用法与用量】　口服。一次2片,一日4次,6周为一疗程;或遵医嘱。

【规格】　每片重0.63g

【参考文献】　[1]孟紫芝,李典国,吴攀创,等.珍杉理胃片的新药研究综述.广东医学,1997,18(12):865.

盾叶冠心宁片

Dunye Guanxinning Pian

【药物组成】　盾叶薯蓣。

【功能与主治】　活血化瘀,理气止痛。用于气滞血瘀所致的胸痹,症见胸闷、心前区刺痛、失眠;冠心病心绞痛见上述证候者。

【方解】　盾叶薯蓣味苦,微甘,性凉,有小毒,《全国中草药汇编》以其"通络止痛",《湖南药物志》认为可治疗跌打损伤。本品为盾叶薯蓣的根茎提取物,功专活血化瘀、理气止痛,主治胸痹心痛。

【临床应用】　胸痹　多因气滞血瘀,心脉瘀阻所致。症见胸闷而痛,或胸痛隐隐,痛有定处,时欲叹息,脘胀憋气,舌黯红或边有瘀斑,脉弦或弦涩;冠心病心绞痛见上述证候者。

【不良反应】　目前尚未检索到不良反应报道。

【禁忌】　孕妇禁用。

【注意事项】

1. 脾胃虚弱者慎用。

2. 年老体弱者不宜久用。

3. 忌食生冷、辛辣、油腻食物,忌烟酒、浓茶。

4. 治疗期间,心绞痛持续发作,宜加用硝酸酯类药。如果出现剧烈心绞痛、心肌梗死,应及时救治。

【用法与用量】　口服。一次2片,一日3次。3个月为一疗程或遵医嘱。

复方丹参滴丸(颗粒、片、胶囊、丸)

Fufang Danshen Diwan(Keli,Pian,Jiaonang,Wan)

【药物组成】　丹参、三七、冰片。

【功能与主治】　活血化瘀,理气止痛。用于气滞血瘀所致的胸痹,症见胸闷、心前区刺痛;冠心病心绞痛见上述证候者。

【方解】　丹参活血化瘀、清心安神、通脉止痛,为君药。三七活血化瘀、通经止痛,为臣药。冰片辛香走窜,能通窍止痛、醒神化浊,引药入心经,为佐使药。共奏活血化瘀、理气止痛之功。

【临床应用】 胸痹 因气滞血瘀,阻塞心脉所致。症见胸前闷痛,或卒然心痛如绞,痛有定处,甚则胸痛彻背,背痛彻胸,舌紫黯或有瘀斑,脉弦涩或结代;冠心病心绞痛见上述证候者。

【药理毒理】 本品有抗心肌缺血、改善血液流变性、抗动脉粥样硬化、抗心律失常、抗脑缺血等作用。

1. 抗心肌缺血 本品及复方丹参片能改善垂体后叶素引起的大鼠、家兔急性心肌缺血[1,2],增加血清超氧化物歧化酶(SOD)的活性,降低丙二醛(MDA)和磷酸肌酸激酶(CPK)含量[1]。本品可通过抑制心肌细胞凋亡、下调 Fas 基因、蛋白表达与上调 Bcl-2 基因、蛋白表达以保护缺血再灌注心肌损伤[3]。

2. 改善血液流变性 本品能降低高脂血症模型大鼠高、低切变率下的全血黏度、全血还原黏度、血小板黏附率和血栓指数[4];改善卡那霉素所致豚鼠的高黏血症[5];对右旋糖酐致急性高黏血症模型大鼠红细胞变形能力本品也有改善作用[6];本品还能增加家兔血小板膜流动性,降低血黏度[7]。

3. 抗动脉粥样硬化 本品能降低高脂饲料致动脉粥样硬化家兔血清总胆固醇(TC)、甘油三酯(TG)、低密度脂蛋白胆固醇水平(LDL-C)含量,升高高密度脂蛋白胆固醇水平(HDL-C)的含量[8]。本品还可降低球囊拉伤腹主动脉,高脂饲养致动脉粥样硬化新西兰大白兔,血管细胞黏附因子1、细胞间黏附因子1以及巨噬细胞表达,减轻动脉粥样硬化炎症反应,抑制动脉粥样硬化斑块的形成[9]。

4. 抗心律失常 复方丹参片可抑制三氯甲烷引起小鼠心室纤维颤动,缩短氯化钡引起的大鼠心律失常的时间[2];还能缩短心肌缺血再灌注大鼠心律失常的持续时间[10]。

5. 抗脑缺血 复方丹参片能降低双侧颈总动脉结扎大鼠毛细血管通透性,改善微循环[11]。本品还能提高缺血再灌注大鼠脑组织 Na$^+$,K$^+$-ATP 酶活性,降低脑含水量[12]。

6. 其他 复方丹参片能延长大鼠血栓的形成时间[11],延长常压缺氧小鼠与异丙肾上腺素致缺氧小鼠存活时间,增强小鼠红细胞免疫黏附功能[13]。此外本品能提高豚鼠耳蜗外侧壁及基底膜 SOD 活性,降低 MDA 的含量[14],降低卡那霉素所致豚鼠听神经复合电位(CAP)[1]。

【不良反应】 文献报道,服用复方丹参片可出现腹泻[15]。

【禁忌】 孕妇禁用。

【注意事项】

1. 寒凝血瘀胸痹心痛者慎用。

2. 脾胃虚寒者慎用。

3. 忌食生冷、辛辣、油腻食物,忌烟酒、浓茶。

4. 服药后胃脘不适者,宜饭后服用。

5. 治疗期间,心绞痛持续发作,宜加用硝酸酯类药。如果出现剧烈心绞痛、心肌梗死,应及时救治。

【用法与用量】 滴丸:口服或舌下含服。一次 10 丸,一日 3 次。28 天为一个疗程;或遵医嘱。颗粒剂:口服。一次 1 袋,一日 3 次。片剂:口服。一次 3 片〔规格(1)、(3)〕或 1 片〔规格(2)〕,一日 3 次。胶囊剂:口服。一次 3 粒,一日 3 次。丸剂:口服。一次 1g〔规格(1)〕或一次 0.7g〔规格(2)〕,一日 3 次。

【规格】 滴丸:每丸重 25mg;薄膜衣滴丸每丸重 27mg

颗粒剂:每袋装 1g

片剂:(1)薄膜衣小片 每片重 0.32g(相当于饮片 0.6g) (2)薄膜衣大片 每片重 0.8g(相当于饮片 1.8g) (3)糖衣片(相当于饮片 0.6g)

胶囊剂:每粒装 0.3g

丸剂:每 1g 相当于生药量 (1)1.80g (2)2.57g

【参考文献】 [1]王怡,康立源,史红,等.复方丹参滴丸与冠心丹参滴丸抗实验性心肌缺血的药效比较研究.天津中医,2002,19(3):48.

[2]王筠默,李仪奎,张海根,等.复方丹参片的药理作用研究.中成药研究,1984,(11):22.

[3]赵明中,汪家瑞,魏嘉平.复方丹参滴丸对大鼠心肌缺血再灌注时心肌细胞凋亡及凋亡相关基因表达的影响.中国临床药理学杂志,1999,15(4):288-291.

[4]李洁,林杰,李征,等.复方丹参滴丸对实验性高脂血症大鼠血液流变学影响的研究.中医药学刊,2002,20(4):496.

[5]万毅刚,万铭,徐蓓蓓.复方丹参滴丸对实验性豚鼠耳中毒的影响.山西中医,2000,16(4):45.

[6]徐宗佩,张伯礼,王益民,等.复方丹参滴丸对急性高黏滞血症模型鼠红细胞变形性的影响.中草药,2000,31(4):283.

[7]李延平,刘凤芝,孙金圣,等.复方丹参滴丸对家兔血小板细胞膜流动性的影响.中国血液流变学杂志,2001,11(2):100.

[8]施一帆,李军.复方丹参滴丸对家兔动脉粥样硬化的影响.心血管病杂志,2002,11(3):226.

[9]陈良,张梅,李长江.复方丹参滴丸对动脉粥样硬化黏附因子的作用.中国动脉硬化杂志,2007,15(2):101.

[10]张立,王绵之,黄启福,等.复方丹参片对大鼠心肌缺血再

灌注损伤的保护作用.河南中医药学刊,1997,12(6):15.

[11]武玉鹏,贾力莉,杨艳华,等.复方丹参片对实验性脑缺血的保护作用.山西职工医学院学报,2000,10(2):3.

[12]崔淑芬,赵洁.复方丹参滴丸对大鼠缺血性脑损伤的保护作用.山东医药,2002,42(10):28.

[13]屈彩琴,杨幼新,张远.复方丹参片对大鼠实验性血栓形成的影响.河北中医,1999,21(4):252.

[14]阎玉仙,叶路,孙建波.复方丹参制剂对小鼠红细胞免疫黏附功能的影响.国医论坛,1995,(6):45.

[15]潘靖.复方丹参片引起不良反应1例.中华临床医学研究杂志,2006,12(23):3256.

复方丹参气雾剂
Fufang Danshen Qiwuji

【药物组成】 丹参干浸膏、三七、冰片。

【功能与主治】 活血化瘀,理气止痛。用于气滞血瘀所致的胸痹,症见胸闷、心前区刺痛;冠心病心绞痛见上述证候者。

【方解】 方中丹参活血化瘀、清心安神、通脉止痛,为君药。三七活血化瘀、通经止痛,为臣药。冰片辛香走窜、通窍止痛、醒神化浊,引药入心经,为佐药。共奏活血化瘀、理气止痛之功。

【临床应用】 胸痹 由气滞血瘀,阻塞心脉所致。症见胸前闷痛,或卒然心痛如绞,痛有定处,甚则胸痛彻背,背痛彻胸,舌紫黯或有瘀斑,脉弦涩或结代;冠心病心绞痛见上述证候者。

【不良反应】 临床偶见心悸、面色潮红,停药后消失。

【禁忌】 孕妇禁用。

【注意事项】

1.寒凝血瘀胸痹心痛者慎用。

2.本品用于心绞痛发作时,中病则止,不宜长期、连续使用。

3.忌食生冷、辛辣、油腻食物,忌烟酒、浓茶。

4.在治疗期间,心绞痛持续发作,宜加用硝酸酯类药。如果出现剧烈心绞痛、心肌梗死等,应及时救治。

【用法与用量】 口腔喷雾。一次喷3～5下,一日3次,或遵医嘱。

【规格】 每瓶装14g〔含药液7g(7.8ml),含二氟二氯甲烷7g〕

冠脉宁片
Guanmaining Pian

【药物组成】 丹参、葛根、延胡索(醋制)、郁金、血竭、乳香(炒)、没药(炒)、桃仁(炒)、红花、当归、鸡血藤、制何首乌、黄精(蒸)、冰片。

【功能与主治】 活血化瘀,行气止痛。用于气滞血瘀所致的胸痹,症见胸闷、心前区刺痛、心悸、舌质紫黯、脉沉弦;冠心病心绞痛见上述证候者。

【方解】 方中丹参活血化瘀,通络止痛,清心安神;葛根化瘀通络,共为君药。延胡索、郁金活血化瘀,行气止痛;血竭、乳香、没药、桃仁、红花活血化瘀、通络止痛,共为臣药。当归补血活血;鸡血藤养血通络;何首乌、黄精益气养血,合用养血通脉,以为佐药。冰片开窍止痛,辟秽化浊,引药入经,为佐使药。诸药合用,共奏活血化瘀、行气止痛之功。

【临床应用】 胸痹 多因气滞血瘀、瘀阻心脉所致。症见胸闷而痛,或胸痛隐隐,痛有定处,舌黯红苔薄,脉弦涩;冠心病心绞痛见上述证候者。

【药理毒理】 本品有抗脑缺血损伤和增加脑血流量作用。

1. 抗脑缺血损伤 本品能降低血管结扎致全脑缺血再灌注大鼠脑含水量、脑组织乳酸和肌酸磷酸激酶(CPK)含量[1]。

2. 增加脑血流量 本品十二指肠给药,可增加麻醉犬的脑血流量,降低脑血管阻力,改善脑血液循环[2]。

3. 抗心肌缺血 本品能改善冠状动脉左前降支结扎致急性心肌梗死犬心肌缺血程度,降低血清磷酸肌酸激酶和乳酸脱氢酶活性,减少乳酸、游离脂肪酸和过氧化脂质含量[3]。

【不良反应】 文献报道,部分患者有口干、便秘、面红、身热反应[4]。偶有胃中不适感,味觉异常者[5]。

【禁忌】 孕妇禁用。

【注意事项】

1.脾胃虚弱、年老体衰者不宜长期使用。

2.有出血倾向或出血性疾病者慎用。

3.忌食生冷、辛辣、油腻食物,忌烟酒、浓茶。

4.在治疗期间,心绞痛持续发作,宜加用硝酸酯类药。如果出现剧烈心绞痛、心肌梗死等,应及时救治。

5.本品含乳香、没药,胃弱者慎用;宜饭后服用。

【用法与用量】 口服。一次5片,一日3次;或遵医嘱。

【参考文献】 [1]高玲,祝世功,计国义,等.冠脉宁对大鼠脑缺血再灌注损伤的保护作用.吉林医学,1999,20(3):161.

[2]谢湘林,曲绍春,李春阳,等.冠脉宁对麻醉犬脑血流量及脑血管阻力的影响.白求恩医科大学学报,2001,27(2):137.

[3]孟庆玉,魏云彩,郑兵,等.冠脉宁片对犬急性心肌缺血的

保护作用研究.中国药师,2009,12(9):1182.

[4]赵伟丹.冠脉宁治疗冠心病 92 例观察.浙江中医杂志,1999,34(12):541.

[5]杨天仑,林少平,李新中.冠脉宁治疗 50 例冠心病心血瘀阻证的疗效观察.中国现代医学杂志,1999,(3):14.

冠心安口服液
Guanxin'an Koufuye

【药物组成】 川芎、三七、延胡索(醋炙)、牛膝、降香、珍珠母、野菊花、柴胡、桂枝、半夏(炙)、首乌藤、茯苓、大枣、冰片、炙甘草。

【功能与主治】 活血行气,宽胸散结。用于气滞血瘀所致的胸痹,症见胸闷心悸、心前区刺痛;冠心病心绞痛见上述证候者。

【方解】 方中川芎、三七活血行气、化瘀通经、通闭止痛,为君药。延胡索、牛膝、降香活血行气、通络止痛;珍珠母、野菊花、柴胡平肝疏肝、解郁止痛,共为臣药。桂枝温通经脉;半夏消痞散结;首乌藤养心安神,通络止痛;茯苓补脾益气,宁心安神;大枣益气健脾,宁心安神,共为佐药。冰片开窍止痛;甘草调和诸药,二者共为使药。全方共奏活血行气、宽胸散结之功。

【临床应用】 胸痹 此因气滞血瘀,脉络瘀阻所致。症见胸闷而痛,气短,烦躁,舌紫黯或有瘀斑,脉沉涩;冠心病心绞痛见上述证候者。

【药理毒理】 本品有抗心肌缺血和抗心律失常作用。

1. 抗心肌缺血 本品可对抗大鼠冠脉结扎后出现的心肌缺血,减少心肌梗死范围,降低耗氧量,降低低切变率下的血液黏度[1]。

2. 抗心律失常 本品可延迟乌头碱诱发大鼠室性早搏和室性心动过速出现的时间,降低室性心动过速和室颤的发生率,提高窦性节律恢复率[2]。

【不良反应】 目前尚未检索到不良反应报道。

【禁忌】 孕妇禁用。

【注意事项】

1. 气阴不足胸痹心痛者慎用。

2. 忌食生冷、辛辣、油腻食物,忌烟酒、浓茶。

3. 治疗期间心绞痛持续发作,宜加用硝酸酯类药。如果出现剧烈心绞痛、心肌梗死,应及时救治。

【用法与用量】 口服。一次 10ml,一日 2～3 次。

【规格】 每支装 10ml

【参考文献】 [1]王永新,李建荣,沈鸿.冠心安口服液抗心肌缺血作用的实验研究.中国实验方剂学杂志,2005,11(1):52.

[2]孙建平,张艳春,方志伟,等.冠心安对乌头碱诱发大鼠心律失常的作用.哈尔滨医科大学学报,1994,29(6):455.

冠心丹参片(胶囊、颗粒、滴丸)
Guanxin Danshen Pian(Jiaonang,Keli,Diwan)

【药物组成】 丹参、三七、降香油。

【功能与主治】 活血化瘀,理气止痛。用于气滞血瘀所致的胸闷、胸痹、心悸、气短;冠心病心绞痛见上述证候者。

【方解】 方中丹参苦而微寒,活血通脉、祛瘀止痛、清心除烦,为君药。三七甘缓温通,功擅散瘀和血、消肿定痛,为臣药。降香油辛温芳香,既能入气分降气化浊,又能入血分散瘀定痛,故为佐药。全方配合,共奏活血化瘀、理气止痛之功。

【临床应用】 胸痹 多因气滞血瘀,心脉痹阻所致。胸闷憋气,心胸隐痛,甚或卒痛,如刺如绞,心悸短气,舌黯红或有瘀斑,舌下脉络青紫,脉弦涩或结代;冠心病心绞痛见上述证候者。

【药理毒理】 本品有抗心肌缺血等作用。

1. 抗心肌缺血 冠心丹参滴丸能对抗垂体后叶素引起的急性心肌缺血大鼠心电图的变化,提高血清超氧化物歧化酶活性,降低丙二醛含量[1];冠心丹参胶囊对冠状动脉结扎引起的大鼠心肌缺血有保护作用[2];本品可改善心肌缺血再灌注损伤大鼠心脏的缩舒功能,降低 LDH 和 CK 活性,减轻心肌组织的损伤[3]。

2. 抗缺氧 冠心丹参胶囊能延长小鼠常压耐缺氧存活时间[2]。

3. 改善微循环 冠心丹参胶囊能改善高分子右旋糖酐引起的微循环障碍[2]。

4. 降血脂 本品可抑制高脂大鼠球囊损伤术后血管内膜增生,降低大鼠血清中总胆固醇(TC),甘油三酯(TG),低密度脂蛋白(LDL-C)水平[4]。

【不良反应】 少数病例服药后有口干、胃轻度不适,但继续服药或停药后即减轻或消失。

【禁忌】 月经期及有出血倾向者禁用。

【注意事项】

1. 寒凝血瘀、气虚血瘀、阴虚血瘀之胸痹心痛不宜单用。

2. 孕妇慎用。

3. 忌食生冷、辛辣、油腻食物,忌烟酒、浓茶。

4. 保持心情舒畅。避免过度思虑、避免恼怒、抑郁不良情绪。

5. 在治疗期间心绞痛持续发作,宜加用硝酸酯类药。若出现剧烈心绞痛、心肌梗死,或见有气促、汗出、面色苍白者,应及时救治。

【用法与用量】　片剂:口服。一次 3 片,一日 3 次。胶囊剂:口服。一次 3 粒,一日 3 次。颗粒剂:口服。一次 1.5g,一日 3 次。滴丸:舌下含服。一次 10 粒,一日 3 次。

【规格】　胶囊剂:每粒装 0.3g

颗粒剂:每袋装 1.5g

滴丸:每丸重 0.04g

【参考文献】　[1]王怡,高秀梅,张伯礼.冠心丹参滴丸抗垂体后叶素致大鼠急性心肌缺血的研究.中国中西医结合急救杂志,2003,10(1):6.

[2]鲁晓蓉,陈春莲,王利,等.冠心丹参胶囊对动物活血化瘀等功效的研究.安徽医药,2005,9(1):15.

[3]赵蕾,杜文峰,许德义.冠心丹参片对大鼠心肌缺血再灌注损伤的保护作用.中国药学杂志,2006,41(19):1468.

[4]罗颖颖,陈兰英,龚琴.冠心丹参片对高脂大鼠球囊损伤术后血管内膜增生的影响.中国实验方剂学杂志,2011,17(23):203.

心 宁 片

Xinning Pian

【药物组成】　丹参、川芎、降香、三七、红花、赤芍、槐花。

【功能与主治】　理气止痛,活血化瘀。用于气滞血瘀所致胸痹,症见胸闷、胸痛、心悸、气短;冠心病心绞痛见上述证候者。

【方解】　方中丹参主入心经,活血化瘀、清心通脉,用为君药。川芎、降香能行气止痛、活血化瘀,为气血通达之品,为臣药。君臣相合,行气活血止痛,切中病机。三七活血祛瘀定痛,红花活血散瘀通经,赤芍清热凉血活血,槐花凉血泻热,均为佐药。诸药合用,共奏理气止痛、活血化瘀之功。

【临床应用】　胸痹　由气滞血瘀,痹阻心脉而致。症见胸闷气短,心胸闷痛或绞痛,固定不移,按之不减,心悸不安,舌黯红或有瘀斑,脉弦涩或结代;冠心病心绞痛见上述证候者。

【药理毒理】　本品有抗心肌缺血、改善心功能、降血脂等作用。

1. 抗心肌缺血　本品可抑制垂体后叶素引起的大鼠心电图急性缺血性改变,降低血清磷酸肌酸激酶和乳酸脱氢酶[1]。还可改善冠状动脉结扎致大鼠心肌缺血区心电图 ST 段偏移程度,明显缩小心肌梗死面积,提高 SOD 的活性,减少 MDA 的含量[2]。

2. 改善心功能　本品可扩张麻醉犬冠脉血管及外周血管,增加冠脉流量,降低冠脉阻力,增加心肌供血能力;本品对心脏具有正性调节作用,增加心输出量和心搏出量,降低外周阻力,增加冠状静脉窦血氧含量,降低心肌耗氧指数和心肌氧利用率[3]。

3. 抗心律失常　本品对三氯甲烷所致小鼠室颤和垂体后叶素引起的大鼠心律失常有保护作用[2]。

4. 抗血栓　本品能降低二磷酸腺苷、花生四烯酸和胶原诱导的家兔血小板聚集率,缩短大鼠血栓长度,减轻血栓湿重及干重,还可降低全血黏度及血浆黏度[4]。

5. 降血脂　本品能增加大鼠血清高密度脂蛋白,降低低密度脂蛋白和胆固醇含量[5]。

6. 耐缺氧　本品能延长异丙肾上腺素致小鼠耐缺氧时间,对空气栓塞造成的小鼠心脑缺氧也有保护作用[2]。

7. 抗脑缺血　本品能明显降低脑缺血大鼠的脑含水量和脑毛细血管通透性;减少脑缺血大鼠脑组织丙二醛（MDA）的生成,增加超氧化物歧化酶（SOD）的活性[6]。

【不良反应】　目前尚未检索到不良反应报道。

【禁忌】　孕妇及有出血倾向者禁用。

【注意事项】

1. 气虚血瘀、阴虚血瘀、痰瘀互阻之胸痹心痛者不宜单用。

2. 妇人经期慎用。

3. 忌食生冷、辛辣、油腻食物,忌烟酒、浓茶。

4. 在治疗期间心绞痛持续发作,宜加用硝酸酯类药。若出现剧烈心绞痛,心肌梗死,或见有气促、汗出、面色苍白者,应及时救治。

【用法与用量】　口服。一次 6～8 片,一日 3 次。

【规格】　每片重 0.3g

【参考文献】　[1]谢勇,刘柏炎,蔡光先.心宁片对心肌梗死后大鼠心肌自由基的影响.中国中医急症,2009,18(11):1841.

[2]李延忠,纪凤兰,张殿文,等.心宁片的心血管作用研究.中药药理与临床,2004,20(2):38-39.

[3]蔡光先,宇红.心宁片对麻醉犬心脏血流动力学及心肌耗氧量的影响.中国中药杂志,2010,35(18):2480.

[4]杨梅,蔡光先,王宇红.心宁片对动物血液流变学和体外血栓形成的影响.湖南中医杂志,2008,24(1):67-69.

[5]李延忠,纪凤兰,张殿文,等.心宁片药效学实验研究(Ⅱ).特产研究,2005,(1):34.

[6]李延忠,纪凤兰,张殿文,等.心宁片对脑缺血大鼠的作用.中药药理与临床,2003,19(6):39.

血府逐瘀口服液(胶囊、颗粒、丸)

Xuefu Zhuyu Koufuye(Jiaonang,Keli,Wan)

【药物组成】 桃仁、红花、当归、川芎、地黄、赤芍、牛膝、柴胡、枳壳、桔梗、甘草。

【功能与主治】 活血祛瘀,行气止痛。用于气滞血瘀所致的胸痹、头痛日久、痛如针刺而有定处、内热烦闷、心悸失眠、急躁易怒。

【方解】 方中桃仁、红花活血祛瘀、通络止痛,共为君药。地黄、川芎、赤芍、当归、牛膝活血化瘀、宣痹止痛,以助君药之力,皆为臣药。柴胡疏肝解郁,升达清阳;桔梗开宣肺气,载药上行;枳壳开胸行气,使气行则血行,为佐药。甘草调和诸药,为使药。诸药相合,共奏活血祛瘀、行气止痛之功。

【临床应用】

1. 胸痹 因气滞血瘀,心脉闭塞而致。症见胸痛,痛如针刺而有定处,烦躁,心悸,气短,舌黯红或有瘀斑,脉弦紧或涩;冠心病心绞痛见上述证候者。

2. 心悸 因气滞血瘀,心神失养所致。症见心悸,胸闷不适,失眠多梦,舌黯红或有瘀斑,脉弦紧或涩。

3. 头痛 因瘀血阻络而致。症见头痛,痛如针刺,固定不移,舌黯红或有瘀斑,脉弦紧。

此外,尚有血府逐瘀丸治疗结核性包裹性胸膜炎、慢性精神分裂症、肺源性心脏病、术后肠粘连性腹痛、原发性痛经[1-5];血府逐瘀胶囊用于治疗高脂血症、精索静脉曲张性不育症、糖尿病肾病、下肢静脉曲张的报道[6-9]。

【药理毒理】 本品有抗心肌缺血、抗血栓、改善微循环和降血脂等作用。

1. 抗心肌缺血 本品能降低正常小鼠心肌氧耗量,降低垂体后叶素所致家兔心肌缺血心电图ST段的升高[10];可减轻缺血再灌注损伤过程中的炎性反应[11]。

2. 抗血栓 血府逐瘀胶囊能降低ADP诱导的大鼠血小板聚集率[13];血府逐瘀颗粒可抑制大鼠动脉血栓形成[12]。

3. 改善微循环 本品能增加正常及急性实验性血瘀证小鼠耳廓微细动静脉口径,增加毛细血管开放数[14]。

4. 改善血液流变性 本品降低注射高分子右旋糖酐致"血瘀证"家兔的全血黏度、血浆黏度、红细胞压积、血沉和纤维蛋白原含量[15]。

5. 降血脂 血府逐瘀胶囊可增加高脂血症家兔血浆HDL-C含量,降低血浆TC、TG、LDL-C含量,增强血清SOD、GSH-Px、T-AOC活性,降低血清MDA含量[15]。

6. 保肝 血府逐瘀胶囊能降低CCl$_4$所致肝损伤大鼠血清谷丙转氨酶,增加肝组织的血流量[13]。

7. 抗脑缺血 血府逐瘀胶囊预处理可改善大脑中动脉脑缺血再灌注损伤大鼠神经行为学缺损症状,减小脑梗死面积,减轻脑组织病理形态改变,减少脑组织缺血半暗带凋亡细胞[16]。

8. 其他 本品可延长小鼠负重游泳力竭时间[17]。血府逐瘀胶囊可降低自发性高血压左心室肥厚大鼠左心室质量指数,增加左心室舒缩功能,改善心肌组织血管周围与间质胶原纤维增生,抑制高血压左心室肥厚大鼠心肌纤维化的作用[18]。

【不良反应】 目前尚未检索到不良反应报道。

【禁忌】 孕妇禁用。

【注意事项】

1. 气虚血瘀者慎用。

2. 忌食生冷、辛辣、油腻食物。

3. 在治疗期间若心痛持续发作,宜加用硝酸酯类药。如出现剧烈心绞痛、心肌梗死,应及时救治。

【用法与用量】 口服液:口服。一次10ml,一日3次;或遵医嘱。胶囊剂:口服。一次6粒,一日2次;一个月为一疗程。颗粒剂:开水冲服。一次1袋,一日3次。丸剂:空腹,用红糖水送服。一次1～2丸,一日2次。

【规格】 口服液:每支装10ml

胶囊剂:每粒装0.4g 颗粒剂:每袋装(1)5g(2)6g

丸剂:每丸重9g

【参考文献】 [1]李维芳.血府逐瘀丸治疗结核性包裹性胸膜炎64例临床分析.中医中药,2013,3(17):122.

[2]陈显刚,韩卫军.血府逐瘀丸治疗慢性精神分裂症的对照观察.山西医药杂志,2009,38(7):646.

[3]王平.血府逐瘀丸治疗肺源性心脏病30例疗效观察.河南中医,2003,23(10):60.

[4]朱晓奕.血府逐瘀口服液治疗术后肠粘连性腹痛46例.长春中医药大学学报,2008,24(4):407.

[5]陈磊,潘碧琦,陆强益,等.血府逐瘀口服液治疗原发性痛经临床观察.吉林中医药,2006,26(5):22.

[6]朴金花.血府逐瘀胶囊治疗高脂血症48例疗效观察.北京中医药,2008,27(2):127.

[7]王景阁.血府逐瘀胶囊治疗精索静脉曲张性不育症70例.北京中医药,2009,28(6):451.

[8]侯卫国,王琛,唐英,等.血府逐瘀胶囊治疗糖尿病肾病的临床观察.上海中医药杂志,2006,40(6):35.

[9]丁为国,姚庆萍,王颖.血府逐瘀胶囊治疗下肢静脉曲张的临床观察.北京中医药,2008,27(6):452.

[10]姜晓东,陶明飞.血府逐瘀口服液抗心肌缺血的实验研究.中国临床药理学与治疗学,2000,5(3):256.

[11]朱陵群,赵明镜,王硕仁,等.血府逐瘀口服液对大鼠缺氧-再给氧损伤心脏微血管内皮细胞黏附分子表达的影响.中西医结合心脑血管病杂志,2006,4(8):693.

[12]王冬妮,王建明,孙淑贤,等.血府逐瘀颗粒对心血管作用的实验研究.黑龙江中医药,2004,(1):51.

[13]王岩,李萌,王玉芬,等.血府逐瘀胶囊药理实验.北京中医,1998,(2):64.

[14]陶明飞,杨卫东.血府逐瘀口服液对小鼠耳廓微循环的影响.中国临床药理学与治疗学,2003,8(1):89.

[15]陶明飞,杨卫东.血府逐瘀口服液对家兔血液流变学的影响.中国基层医药,2004,11(2):214.

[16]杨仲红,任峻青,陈勇.血府逐瘀胶囊预处理对大鼠脑缺血再灌注后病理学改变及神经细胞凋亡的影响.河北北方学院学报(自然科学版),2013,29.

[17]贺永贵,梁仁哲,尹明浩,等.血府逐瘀口服液对鼠的抗疲劳作用研究.陕西中医,2008,29(4):503.

[18]江丽娟,任钧国,李军梅,等.血府逐瘀胶囊对自发性高血压大鼠心肌纤维化的影响.中药药理与临床,2012,28(3):5.

麝香保心丸
Shexiang Baoxin Wan

【药物组成】　人工麝香、人参提取物、肉桂、苏合香、蟾酥、人工牛黄、冰片。

【功能与主治】　芳香温通,益气强心。用于气滞血瘀所致的胸痹,症见心前区疼痛、固定不移;心肌缺血所致的心绞痛、心肌梗死见上述证候者。

【方解】　方中麝香活血化瘀、开窍止痛,为君药。人参补气健脾;肉桂温阳通脉;蟾酥开窍止痛;苏合香芳香温通,共为臣药。人工牛黄开窍醒神,冰片开窍止痛,共为佐药。诸药合用,共奏芳香温通、开窍止痛、益气强心之功。

【临床应用】　胸痹　由气滞血瘀,脉络闭塞所致。症见胸痹,胸闷,心前区疼痛,痛处固定不移,舌质黯红或紫,脉弦涩;冠心病心绞痛、心肌梗死见上述证候者。

【药理毒理】　本品有抗心肌缺血、抗慢性心功能不全、改善血液流变性、降血脂和抗心肌纤维化作用。

1. 抗心肌缺血　本品能对抗垂体后叶素所致急性心肌缺血大鼠 ST-T 段的抬高[1],降低冠脉结扎所致心肌梗死犬的死亡率和心肌梗死后 ST-T 抬高的程度,缩

小心肌梗死的范围[2];能降低冠脉结扎致大鼠心肌梗死面积,增加心肌梗死边缘区血管面密度[3];可改善冠脉结扎所致心肌梗死大鼠左室重构,改善左室的收缩及舒张功能,增加心肌 eNOS 的表达,降低心肌梗死大鼠心肌血管紧张素Ⅱ及血浆醛固酮水平,还可减少左室非梗死区心肌胶原的含量,使非梗死区心肌Ⅰ型及Ⅱ型胶原蛋白的比值恢复正常[4,5]。

2. 抗慢性心功能不全　本品可改善冠状动脉左前降支结扎致心力衰竭大鼠、家兔的心脏功能。增加心衰家兔的心输出量、心脏指数、全心射血分数,降低全心舒张末期容积指数、胶原容积分数及左心室质量指数,下调心肌基质金属蛋白酶(MMP-9)及其内源性组织抑制因子-1(TIMP-1)的表达[6]。本品还可升高冠状动脉左前降支结扎致心梗后心衰大鼠左室射血分数,降低血浆肾素、血管紧张素Ⅱ,调节非梗死区左心室组织 α_1 及 β 肾上腺素能受体及血管紧张素Ⅱ的Ⅰ型、Ⅱ型受体基因表达[7,8]。

3. 降血脂　本品能降低高脂血症大鼠血浆胆固醇、甘油三酯、低密度脂蛋白含量[9]。减轻高脂血症所致的血管壁病理损伤,降低动脉内膜的增生[10]。

4. 改善血液流变性　本品能降低高脂乳剂所致高脂血症大鼠高、中、低切全血黏度、血浆黏度、全血还原黏度、红细胞刚性指数、红细胞聚集指数、电泳时间和血细胞比容[9]。

5. 抗心肌纤维化　本品对自发性高血压大鼠(SHR)无明显降压作用,但可减轻心肌纤维化、改善心脏功能[11]。降低左室重量(LVM)、左室重量指数(LVMI)、左室心肌胶原含量,并可降低细胞外基质纤连蛋白(FN)、层粘连蛋白(LN)、心脏成纤维细胞(cFb)和转化生长因子-β(TGF-β_1)表达[12,13]。

6. 其他　本品能延长大鼠的游泳时间,降低大鼠血清和心肌组织中乳酸脱氢酶、谷草转氨酶、肌酸激酶、α-羟丁酸脱氢酶的活力,降低心肌中 Ca^{2+} 的浓度,升高 Mg^{2+} 的浓度[14]。

【不良反应】　文献报道,服用本品可致味觉障碍[15]。

【禁忌】　孕妇禁用。

【注意事项】

1. 不宜与洋地黄类药物同用。

2. 心绞痛持续发作,服药后不能缓解时应加用硝酸酯类药物。如出现剧烈心绞痛、心肌梗死,应及时救治。

3. 忌食生冷、辛辣、油腻食物。食勿过饱,忌烟酒。

【用法与用量】　口服。一次 1～2 丸,一日 3 次;或

症状发作时服用。

【规格】 每丸重 22.5mg

【参考文献】 [1]吴玉兰.酸枣仁炮制品中总皂苷的抗心肌缺血作用.南京中医药大学学报,2004,20(3):187.

[2]胡永狮,陈红,管云枫,等.神香苏合丸对冠状动脉两步结扎法急性心肌梗死的影响.中国现代应用药学杂志,2000,17(2):99.

[3]王大英,李勇,范维琥.麝香保心丸对心肌梗死大鼠梗死面积和血管新生的作用.中成药,2004,26(11):912.

[4]罗心平,施海明,曾治宇,等.麝香保心丸对心肌梗死后左室形态和功能影响的实验研究.中成药,2001,23(7):503.

[5]罗心平,曾治宇,施海明,等.麝香保心丸对心肌一氧化氮合酶及左室功能的影响.中草药,1999,30(2):110.

[6]黄婧娟,洪小苏,徐卫亭,等.麝香保心丸对心梗后心衰家兔心肌细胞外间质重构及 MMP-9/TIMP-1mRNA 表达的影响.中成药,2011,33(7):1116.

[7]曹芳芳,李艳霞,刘飞,等.麝香保心丸对心肌梗死后心力衰竭大鼠心脏 α_1 及 β 肾上腺素能受体表达的影响.首都医科大学学报,2010,31(6):777.

[8]曹芳芳,李艳霞,刘飞,等.麝香保心丸对心力衰竭大鼠心脏血管紧张素受体的影响.心肺血管病杂志,2011,30(3):241.

[9]赵明宏,郭涛,宋洪涛,等.麝香保心分散片对高脂血症大鼠血脂和血液流变学的影响.沈阳药科大学学报,2004,21(4):290.

[10]罗心平,李勇,范维琥,等.麝香保心丸减少高脂血症对动脉壁损害作用的实验研究.中国中西医结合杂志,1998,18(8):486.

[11]张奇志,卜培莉,于文强,等.麝香保心丸对自发性高血压大鼠心肌纤维化的干预研究.中西医结合心脑血管病杂志,2008,6(5):546.

[12]武多娇,洪华山,江琼.麝香保心丸对自发性高血压大鼠心肌纤维化的影响研究.中成药,2004,26:75.

[13]张奇志,卜培莉,于文强,等.麝香保心丸对自发性高血压大鼠心肌纤维化的干预研究.中西医结合心脑血管病杂志,2008,6(5):546.

[14]郭勇力,张文峰,王文燕,等.强心益气中药对运动力竭大鼠心肌损伤保护作用的研究.山东体育学院学报,2001,17(5):34.

[15]聂明攀.麝香保心丸致味觉障碍1例.医药导报,2011,30(9):1247.

冠心康颗粒

Guanxinkang Keli

【药物组成】 丹参、红花、赤芍、川芎、降香。

【功能与主治】 行气活血,化瘀止痛。用于气滞血瘀所致的胸痹,症见胸闷、心前区刺痛;冠心病心绞痛见上述证候者。

【方解】 方中丹参活血化瘀、清心安神、通脉止痛,为君药。红花、赤芍活血祛瘀、通络止痛,共为臣药。川芎活血行气,通络止痛;降香活血化瘀、理气止痛,为佐药。诸药合用,共奏活血行气、化瘀止痛之功。

【临床应用】 胸痹 因气滞血瘀,阻滞心脉所致。症见胸闷而痛,或卒发绞痛,或痛有定处或痛无定处,气短,舌质紫黯或瘀斑,脉沉涩;冠心病心绞痛见上述证候者。

此外,据报道可以降低总胆固醇、甘油三酯及血黏度[1]。

【药理毒理】 本品有抗动脉粥样硬化、抗心肌缺血及抗缺氧作用。

1. 抗动脉粥样硬化 本品能减轻高同型半胱氨酸致兔动脉粥样硬化的病理形态学改变,减轻主动脉内膜损伤程度,降低血脂、同型半胱氨酸浓度,抑制主动脉内皮细胞 NF-κB 及血管细胞黏附分子-1(VCAM-1)、单核细胞趋化蛋白-1(MCP-1)的基因表达,减轻内膜增生程度[2,3]。

2. 抗心肌缺血 本品能减少结扎冠状动脉所致急性心肌缺血家兔的心肌梗死面积,提高血清中乳酸脱氢酶活性[4]。还可减轻冠脉结扎致犬心肌缺血程度,增加冠脉血流量,降低心肌耗氧量,缩小梗死区。

3. 耐缺氧 本品可延长小鼠常压耐缺氧时间[5]。

【不良反应】 目前尚未检索到不良反应报道。

【禁忌】 孕妇禁用。

【注意事项】

1. 寒凝、气虚、阴虚血瘀之胸痹心痛者不宜单用。

2. 有出血性疾病或出血倾向的患者慎用。

3. 忌食生冷、辛辣、油腻食物,忌烟酒、浓茶。

4. 在治疗期间心绞痛持续发作,宜加用硝酸酯类药。如果出现剧烈心绞痛、心肌梗死,应及时救治。

【用法与用量】 口服。一次10g,一日3次。

【规格】 每袋装 10g

【参考文献】 [1]吴汉卿,董伟,杨芙蓉.中药冠心康对痰瘀证病人血脂及血液流变学的影响.微循环杂志,1999,9(3):31.

[2]伊桐凝,张静生,刘会武.冠心康颗粒对高同型半胱氨酸血症致兔动脉粥样硬化作用的实验研究.中国中西医结合急救杂志,2007,14(1):51-55.

[3]伊桐凝,张静生,于世家.冠心康颗粒对高同型半胱氨酸血症致兔动脉粥样硬化作用及对血管炎性因子表达影响.辽宁中医药大学学报,2013,15(11):38.

[4]陈玉兴,周瑞玲,崔景朝.冠心康颗粒剂对犬急性心肌缺血和血流动力学的影响.中成药,2000,22(3):216.

[5]张宇,许庆瑞.冠心康颗粒药效学实验研究.黑龙江医药,2007,20(5):457-458.

冠心苏合滴丸(丸、胶囊、软胶囊)

Guanxin Suhe Diwan(Wan,Jiaonang,Ruanjiaonang)

【药物组成】 苏合香、冰片、乳香(制)、檀香、土木香。

【功能与主治】　理气,宽胸,止痛。用于寒凝气滞、心脉不通所致的胸痹,症见胸闷、心前区疼痛;冠心病心绞痛见上述证候者。

【方解】　方中苏合香辛温走窜,开窍止痛;冰片芳香开窍、开郁止痛,共为君药。乳香、檀香辛温行散、温经活血、行气宽胸、通痹止痛,共为臣药。土木香健脾和胃、调气解郁、散寒止痛,为佐药。诸药合用,共奏理气宽胸、温经、宣痹止痛之功。

【临床应用】　胸痹　系寒凝心脉,阳气不运,闭阻气机所致。症见卒然心痛如绞,遇寒即发,形寒肢冷,甚则胸痛彻背,背痛彻胸,舌淡苔薄白,脉沉弦或沉迟;冠心病心绞痛见上述证候者。

【药理毒理】　本品有抗心肌缺血、抗血栓、降血脂等作用。

1. 抗心肌缺血　冠心苏合胶囊能改善垂体后叶素所致急性心肌缺血大鼠的心电图异常,降低大鼠血清中乳酸脱氢酶(LDH)的含量[1]。冠心苏合软胶囊能减少急性心肌缺血犬心室梗死面积,能降低血清 LDH、AST、磷酸肌酸激酶(CK)活性,改善犬心肌缺血引起的左室内压(LVSP)、左室内压变化速率(dp/dt)、心排出量(CO)的下降以及左室舒张末期压(LVEDP)的升高[2];还能降低垂体后叶素所致急性心肌缺血大鼠心电图的 J 点抬高幅度,降低血清中 LDH 含量[3]。

2. 抗血栓　冠心苏合胶囊可抑制大鼠动-静脉旁路血栓形成,对电刺激大鼠颈总动脉形成血栓有溶栓作用,对体外新鲜形成血块亦有溶解作用[4]。

3. 降血脂　冠心苏合软胶囊能降低高脂血症大鼠血清总胆固醇、甘油三酯、低密度脂蛋白胆固醇,并能增高高密度脂蛋白胆固醇[5]。

4. 耐缺氧　冠心苏合软胶囊能延长正常小鼠与异丙肾上腺素负荷小鼠的耐缺氧能力[3,5]。

5. 其他　冠心苏合丸肠管给药能扩张大鼠肠系膜细动脉与细静脉口径[6]。冠心苏合软胶囊能增强高脂血症大鼠红细胞变形能力[7]。冠心苏合丸能减轻大鼠应激性胃溃疡的胃黏膜损伤[8]。

【不良反应】　文献报道,服冠心苏合丸可出现过敏性药疹和肾脏损害[9,10]。

【禁忌】　孕妇禁用。

【注意事项】

1. 阴虚血瘀所致胸痹者慎用。

2. 不宜长期服用。

3. 胃炎、胃溃疡、食管炎及肾脏疾病者慎用。

4. 本品宜饭后服用。

5. 忌食生冷、辛辣、油腻食物,忌烟酒、浓茶。

6. 在治疗期间,心绞痛持续发作,宜加用硝酸酯类药。如果出现剧烈心绞痛、心肌梗死,应及时救治。

【用法与用量】　滴丸:含服或口服。一次 10～15丸,一日 3 次;或遵医嘱。丸剂:嚼碎服。一次 1 丸,一日1～3 次;或遵医嘱。胶囊:含服或吞服。一次 2 粒,一日1～3 次。临睡或发病时服用。软胶囊:口服或急重症时嚼碎服。一次 2 粒,一日 3 次。

【规格】　滴丸:每丸重 40mg

　　　　胶囊剂:每粒装 0.35g

　　　　软胶囊:每粒 0.5g

【参考文献】　[1]莫志贤,刘雪芬,郑有顺,等.冠心苏合胶囊对大鼠急性心肌缺血的保护作用.1994,16(5):53.

[2]徐成,索得全,曹颖林.冠心苏合软胶囊的抗犬急性心肌缺血作用.沈阳药科大学学报,2001,18(5):373.

[3]张予阳,崔连静,孙文静,等.冠心苏合丸与冠心苏合软胶囊药理作用的比较.中药药理与临床,2000,16(5):6.

[4]张韻慧,吴亚男,李宁,等.冠心苏合胶囊抗大鼠实验性血栓形成及溶栓作用.中草药,2006,37(4):579.

[5]江文德,徐瑞正.冠心苏合丸的药理研究及其简化制剂——苏冰滴丸的理论基础.药学学报,1979,14(11):655.

[6]周少君,郑有顺,周小祝,等.冠心苏合丸对大鼠肠系膜微循环的影响.中药药理与临床,1993,9(5):7.

[7]彭康,郑有顺,杨汝文,等.冠心苏合软胶囊对高脂血症大鼠血脂水平及血液流变学的影响.中药药理与临床,1994,16(6):32.

[8]赵传昌,张华雄,徐广有,等.冠心苏合丸对实验性大鼠应激性溃疡作用的研究.中华消化杂志,1993,13(5):303.

[9]周素荣.服冠心苏合丸出现过敏性药疹一例.中国中药杂志,1995,20(6):375.

[10]宋岩,姚凤华,张壹言,等.冠心苏合丸致肾脏损害 11 例临床分析.药物不良反应杂志,2006,8(4):266.

精制冠心胶囊(软胶囊、颗粒、片、口服液)

Jingzhi Guanxin Jiaonang

(Ruanjiaonang,Keli,Pian,Koufuye)

【药物组成】　丹参、红花、川芎、赤芍、降香。

【功能与主治】　活血化瘀。用于瘀血内停所致的胸痹,症见胸闷、心前区刺痛;冠心病心绞痛见上述证候者。

【方解】　方中丹参活血化瘀、清心安神、通脉止痛,为君药。红花活血通经,祛瘀止痛;川芎活血行气,开郁止痛;赤芍清热凉血、化瘀止痛,共为臣药。降香活血化瘀、理气止痛、调畅气血,为佐药。诸药合用,共奏活血化瘀之功。

【临床应用】 胸痹 因瘀血内停、阻滞心脉所致。症见胸闷而痛或猝然而痛,痛有定处,或痛引肩背,舌紫黯或瘀斑,脉沉涩;冠心病心绞痛见上述证候者。

【药理毒理】 本品有抗心肌缺血作用。

1. 抗心肌缺血 精制冠心软胶囊对结扎冠状动脉所致犬、兔心肌缺血有保护作用[1]。

2. 增加冠脉血流量 精制冠心软胶囊对垂体后叶素诱发的离体大鼠心脏冠脉痉挛有解痉作用,并能降低冠脉阻力,增加离体大鼠心脏冠脉流量[1]。

3. 保护心肌细胞 精制冠心软胶囊可减慢体外培养心肌细胞的搏动频率,保护心肌细胞缺氧缺糖性损伤,减少细胞内 LDH 漏出[1]。

【不良反应】 目前尚未检索到不良反应报道。

【禁忌】 孕妇禁用。

【注意事项】

1. 气虚血瘀、阴虚血瘀所致胸痹心痛慎用。

2. 有出血倾向或出血性疾病者慎用。

3. 忌食生冷、辛辣、油腻食物,忌烟酒、浓茶。

4. 在治疗期间心绞痛持续发作,宜加用硝酸酯类药。如果出现剧烈心绞痛、心肌梗死,应及时救治。

【用法与用量】 胶囊剂:口服。一次 2～3 粒,一日 3 次。软胶囊:口服。一次 4～5 粒,一日 3 次。颗粒剂:开水冲服。一次 1 袋,一日 2～3 次。片剂:口服。一次 6～8 片,一日 3 次。口服液:口服。一次 1 支,一日 2～3 次。

【规格】 胶囊剂:每粒装 0.35g

软胶囊:每粒装 0.5g

颗粒剂:每袋装 13g

片剂:薄膜衣片 每片重 (1)0.32g (2)0.35g (3)0.38g

口服液:10ml×10 支

【参考文献】 [1]精制冠心软胶囊新药申报材料.

可 达 灵 片
Kedaling Pian

【药物组成】 延胡索。

【功能与主治】 活血化瘀,理气止痛。用于气滞血瘀所致的胸痹,症见胸闷、胸痛、心悸;冠心病见上述证候者。

【方解】 延胡索性辛、温,入肝脾两经,为血中气药,《雷公炮炙论》云:"心痛欲死,速觅延胡。"《本草纲目》曰:"能行血中气滞,气中血滞,故专治一身上下诸痛。"本品为延胡索提取物制剂,功专活血化瘀、理气止痛,用于气滞血瘀,胸痹心痛。

【临床应用】 胸痹 因气滞血瘀,瘀阻心络所致者。症见胸闷不适,隐痛阵阵,痛无定处或痛有定处,时欲叹息,或有脘胀胸满,舌黯红苔薄,脉弦涩;冠心病心绞痛见上述证候者。

【药理毒理】 抗心肌缺血 本品对异丙肾上腺素诱发的缺血心肌有保护作用,降低大鼠血清 CK 活性与脂肪酸含量[1]。

【不良反应】 目前尚未检索到不良反应报道。

【禁忌】 孕妇禁用。

【注意事项】

1. 寒凝血瘀、阴虚血瘀胸痹心痛者不宜单用。

2. 忌食生冷、辛辣、油腻食物,忌烟酒、浓茶。

3. 在治疗期间心绞痛持续发作,宜加用硝酸酯类药。如果出现剧烈心绞痛、心肌梗死,应及时救治。

【用法与用量】 口服。一次 2～3 片,一日 3 次。

【规格】 每片含延胡索生物碱 5mg

【参考文献】 [1]邱蓉丽,李祥,陈建伟,等.延胡索总生物碱抗心肌缺血作用的实验研究.中国中医药科技,2001,8(4):265.

乐脉颗粒(丸、片、胶囊)
Lemai Keli(Wan,Pian,Jiaonang)

【药物组成】 丹参、川芎、赤芍、红花、香附、木香、山楂。

【功能与主治】 行气活血,化瘀通脉。用于气滞血瘀所致的头痛、眩晕、胸痛、心悸;冠心病心绞痛、多发性脑梗死见上述证候者。

【方解】 方中丹参活血化瘀、清心安神、通脉止痛,为君药。辅以川芎活血行气止痛;赤芍清热凉血,化瘀止痛;红花活血通经、化瘀止痛,共助君药行气活血止痛之效,合为臣药。香附疏肝解郁,调畅气机;木香健脾和中,调气止痛;山楂消积化脂,活血化瘀,佐助君药增强行气活血通脉之能,均为佐药。诸药合用,共奏行气活血、化瘀通脉之功。

【临床应用】

1. 胸痹 因气滞血瘀、心脉痹阻、心脉不通所致。症见胸闷、胸痛或猝然绞痛,或隐隐作痛,气短,心悸,或痛有定处,舌紫黯或有瘀斑,脉细涩或沉涩;冠心病心绞痛见上述证候者[1-4]。

2. 眩晕 因气滞血瘀,瘀阻清窍,脑失所养所致。症见眩晕时作,反复不愈,头痛,健忘,心悸,失眠,舌黯

3.头痛 因气滞血瘀,瘀阻脑络所致。症见头痛如刺时有发作,舌黯,脉弦细涩;多发性脑梗死见上述证候者。

4.中风 因气滞血瘀,脑脉瘀阻所致。症见肌肤不仁,口眼歪斜,肢体活动不利,舌质紫黯苔少,脉细涩;脑卒中见上述证候者。

此外,本品颗粒剂尚有治疗阿尔茨海默病、帕金森病的报道[5,6]。

【药理毒理】 **抗脑缺血** 本品能降低线栓法致缺血再灌注大鼠脑组织含水量、血浆内皮素和血清NO含量,升高血清超氧化物歧化酶活力及血浆降钙素基因相关肽水平[7]。兔含药血清还能够促进鸡胚绒毛尿囊膜上血管生成[8]。

【不良反应】 本品颗粒剂偶有服用后引起迟缓过敏性休克的报道[9]。

【禁忌】 孕妇禁用。

【注意事项】

1.过敏体质慎用。

2.有出血倾向或出血性疾病者慎用。

3.忌食生冷、辛辣、油腻食物,忌烟酒、浓茶。

4.在治疗期间心绞痛持续发作,宜加用硝酸酯类药。如果出现剧烈心绞痛、心肌梗死等,应及时救治。

【用法与用量】 颗粒剂:开水冲服。一次1～2袋,一日3次。丸剂:口服。一次4～8粒,一日3次。片剂:口服。一次3～6片,一日3次。胶囊剂:口服。一次4～8粒,一日3次。

【规格】 颗粒剂:每袋装3g

丸剂:每粒装0.29g

片剂:每片重 (1)0.45g (2)0.6g

胶囊剂:每粒装0.29g

【参考文献】 [1]谢文萍,陈冈,洪明.乐脉颗粒治疗66例不稳定性心绞痛的临床观察.华西药学杂志,2011,26(5):511-512.

[2]吕兴,高鹤.乐脉颗粒治疗冠心病无症状心肌缺血60例.现代中西医结合杂志,2007,16(36):5426-5427.

[3]沈鹏,马晓英.乐脉颗粒治疗冠心病心绞痛55例.华西药学杂志,2002,17(1):77.

[4]刘志勤.乐脉颗粒治疗冠心病心绞痛的临床疗效.华西药学杂志,2005,20(6):569.

[5]刘光,叶江琳,郭瑞冰,等.乐脉颗粒治疗阿尔茨海默病63例临床观察.四川医学,2007,4(28):389.

[6]罗祖明,罗滢,周莉,等.乐脉颗粒治疗帕金森病的临床疗效观察.华西医学,2001,16(1):40-41.

[7]郑宏,刘冬,朱陵群,等.偏瘫复康颗粒对脑缺血再灌注损

伤的保护作用.中国实验方剂学杂志,2002,8(2):25.

[8]钟志英,苏海,唐昱,等.乐脉颗粒促进鸡胚绒毛尿囊膜血管的生成.中国组织工程研究与临床康复,2007,11(36):7126.

[9]孟洪霞,张爱霞.乐脉颗粒致迟缓过敏性休克一例.中国临床药学杂志,2000,9(4):254.

舒心降脂片

Shuxin Jiangzhi Pian

【药物组成】 紫丹参、山楂、桃仁、红花、赤芍、虎杖、鸡血藤、薤白、降香、葛根、荞麦花粉。

【功能与主治】 活血化瘀,通阳化浊,行气止痛。用于气滞血瘀、痰浊阻络所致的胸闷、胸痛、心悸、乏力、不寐、脘腹痞满;冠心病、高脂血症见上述证候者。

【方解】 方中紫丹参、山楂活血化瘀、导滞化浊,共为君药。桃仁、红花、赤芍、虎杖、鸡血藤活血化瘀、通络止痛,为臣药。薤白、降香、葛根、荞麦花粉理气宽胸止痛、通阳化浊,为佐药。以上诸药合用,共奏活血化瘀、通阳化浊、行气止痛之功。

【临床应用】

1.胸痹 因气滞血瘀,痰浊阻络,胸阳痹阻所致。症见胸痛或憋闷感,痛有定处或太息,心悸,乏力,寐差,脘腹痞满,舌黯红苔白腻,脉弦滑或涩;冠心病心绞痛见上述证候者。

2.高脂血症 因气滞血瘀,痰浊互阻,脉络痹阻所致。症见胸闷,心悸,脘腹痞满,倦怠乏力,头身沉重,形体肥胖,舌黯苔白腻,脉弦滑或涩。

【不良反应】 文献报道,服用本品后出现过敏反应[1]。

【禁忌】 孕妇禁用。

【注意事项】

1.气虚血瘀、阴虚血瘀、寒凝血瘀胸痹者慎用。

2.湿热内蕴、肝胆湿热、肝肾阴虚之高脂血症者慎用。

3.忌食生冷、辛辣、油腻食物,忌烟酒、浓茶。

4.在治疗期间,心绞痛持续发作宜加用硝酸酯类药。如果出现剧烈心绞痛、心肌梗死,应及时救治。

【用法与用量】 口服。一次3～4片,一日3次。

【规格】 每片相当于原药材0.62g

【参考文献】 [1]刘清,周越平,陈秀琴,等.舒心降脂片致过敏反应1例.西南国防医药,2012,22(5):539.

速效救心丸

Suxiao Jiuxin Wan

【药物组成】 川芎、冰片。

【功能与主治】 行气活血,祛瘀止痛,增加冠脉血流量,缓解心绞痛。用于气滞血瘀型冠心病,心绞痛。

【方解】 方中川芎活血化瘀、活血行气、通络止痛,为君药。冰片辛香走窜,宣通诸窍、醒神开窍,为臣药,两药合用,有行气活血、祛瘀止痛之效。

【临床应用】 胸痹 因气滞血瘀,心脉闭阻所致。症见胸闷而痛,或心悸,或痛有定处或牵引左臂内侧,舌紫黯苔薄,脉细涩;冠心病心绞痛见上述证候者。

【药理毒理】 本品有抗心肌缺血、抗缺氧等作用。

1. 抗心肌缺血 本品可改善垂体后叶素致大鼠心肌缺血 ST-T 改变,抑制猫缺血心肌外膜心电图的 ST 升高[1]。还可减少冠状动脉结扎致心肌梗死大鼠心梗面积,增加梗死边缘区心肌微血管密度[2]。本品还可降低心肌缺血猫的血压,减慢心率,减少心输出量,降低心脏指数、左心室作功指数和全身血管阻力[1]。冠心病患者舌下含服本品,能够改善患者的心脏每搏输出量[3]。体外实验,本品对去甲肾上腺素、氯化钾、组胺、乙酰胆碱、5-羟色胺诱发的兔动脉条收缩均有拮抗作用[4]。

2. 抗缺氧 本品能延长常压缺氧及缺氧条件下小鼠的存活时间[1,4]。

3. 其他 本品能够减少小鼠的自主活动次数,对醋酸扭体、电刺激和热板所致疼痛有镇痛作用[1]。

4. 毒理 本品小鼠灌胃给药的 LD_{50} 为 15.74g/kg[1]。

【不良反应】 临床偶有引发口腔溃疡、口唇肿胀[5]、急性荨麻疹及全身性皮疹[5]的报道。

【禁忌】 孕妇禁用。

【注意事项】

1. 气阴两虚、心肾阴虚之胸痹心痛者慎用。

2. 有过敏史者慎用。

3. 忌食生冷、辛辣、油腻食物,忌烟酒、浓茶。

4. 伴中重度心力衰竭的心肌缺血者慎用。

5. 在治疗期间,心绞痛持续发作宜加用硝酸酯类药。如果出现剧烈心绞痛、心肌梗死,应及时救治。

【用法与用量】 含服。一次 4～6 粒,一日 3 次;急性发作时,一次 10～15 粒。

【规格】 每粒重 40mg

【参考文献】 [1]陈卫平,赵树仪,祝君梅,等.速效救心丸药理作用.中成药,1994,16(1):31.

[2]冯玲,王阶,陈双厚.速效救心丸对大鼠心肌梗死模型血管新生作用的影响.中国中药杂志,2009,34(6):748-750.

[3]林红伍,许致芳,赵莲,等.速效救心丸与救心丹对血流动力学的影响.中国中西医结合杂志,1995,15(1):46.

[4]周连发,赵树仪,蒋荣,等.速效救心丸对兔离体主动脉条的作用.中草药,1994,25(2):84.

[5]梁庆莲.速效救心丸药理作用及临床应用新进展.福建中医药,1999,30(2):43.

[6]叶卯祥,袁琴.速效救心丸临床应用及过敏反应.时珍国药研究,1996,7(2):80-81.

心可舒胶囊(片、咀嚼片、颗粒)

Xinkeshu Jiaonang(Pian,Jujuepian,Keli)

【药物组成】 丹参、葛根、三七、山楂、木香。

【功能与主治】 活血化瘀,行气止痛。用于气滞血瘀引起的胸闷、心悸、头晕、头痛、颈项疼痛;冠心病心绞痛、高血脂、高血压、心律失常见上述证候者。

【方解】 方中丹参活血化瘀,为君药。葛根、三七活血通脉,为臣药,助其活血化瘀之功。山楂活血导滞,为佐药。木香行气止痛,为使药,使气行血行。诸药合用,共奏活血化瘀、行气止痛之功。

【临床应用】

1. 胸痹 因气滞血瘀,心脉闭阻所致。症见疼痛剧烈,心前区憋闷,痛有定处,两胁胀痛,气短,心悸,头晕,舌质紫黯或瘀斑,脉弦涩或结代;冠心病心绞痛见上述证候者。

2. 心悸 因气滞血瘀,瘀阻心脉,心失所养而致。症见心悸不宁,惕惕不安,胸闷气短,舌黯,脉结代;心律失常见上述证候者。

3. 头痛 因气滞血瘀,瘀阻清窍所致者。症见头痛如刺,痛有定处,头晕,健忘,舌有瘀斑,脉弦涩;原发性高血压见上述证候者。

4. 眩晕 气滞血瘀,瘀阻清窍,脑失所养而致者。症见头晕目眩,耳鸣,头痛,胸闷,心悸,舌质黯,有瘀斑,脉弦涩;原发性高血压、高脂血症见上述证候者。

有报道本品还可治疗高黏血症[1]。

【药理毒理】 本品有抗心肌缺血、降血压和改善血液流变性等作用。

1. 抗心肌缺血 本品可改善由垂体后叶素所致家兔、大鼠心肌缺血,也能改善异丙肾上腺素诱发的大鼠急性心肌缺血及心律失常[2,3]。

2. 降压 本品对麻醉犬颈动脉血压有降低作用,对肾上腺素引起的后扩张现象有拮抗作用[3]。本品还可降低犬心脏左室收缩压、左室舒张压、左室收缩末期压、左室最大收缩压,缩短收缩开始至最大收缩压的时间间隔,降低最大舒张压绝对值,降低心肌耗氧量[4]。

3. 抑制心脏 本品对离体蛙心脏有负性频率与负性肌力作用,并能对抗异丙肾上腺素对心脏的兴奋效应,随着剂量的增加可呈现房室传导延缓及传导阻滞[5]。

4. 改善血液流变性　本品可降低家兔食饵性动脉粥样硬化模型全血黏度、血浆黏度、全血还原黏度、红细胞聚集指数、血沉、红细胞刚性指数[6]。

5. 抗缺氧　本品能延长小鼠在减压缺氧状态下的平均死亡时间[3]。

【不良反应】　文献报道,本品可导致皮肤过敏反应[1]。

【禁忌】　孕妇禁用。

【注意事项】

1. 气虚血瘀、痰瘀互阻之胸痹、心悸者不宜单用。

2. 出血性疾病及有出血倾向者慎用。

3. 忌食生冷、辛辣、油腻食物,忌烟酒、浓茶。

4. 在治疗期间,心绞痛持续发作宜加用硝酸酯类药。如果出现剧烈心绞痛、心肌梗死,应及时救治。

【用法与用量】　胶囊剂:口服。一次 4 粒,一日 3 次;或遵医嘱。片剂:口服。一次 4 片(小片)或 2 片(大片),一日 3 次;或遵医嘱。咀嚼片:口服。一次 4 片,一日 3 次;或遵医嘱。颗粒:口服。一次 1 袋,一日 3 次;或遵医嘱。

【规格】　胶囊剂:每粒装 0.3g

片剂:每片重　(1)0.31g　(2)0.62g

咀嚼片:每片重 0.6g

颗粒:每袋 5g

【参考文献】　[1]郑萍,王玎,李方.心可舒治疗单纯高黏血症 34 例观察.现代中西医结合杂志,2002,11(20):1992.

[2]刘剑,顾立,张红,等.心可舒胶囊对实验性心肌缺血、心律失常的影响.泸州医学院学报,2008,31(2):160.

[3]昌潍地区心血管疾病研究协作组.心可舒片药理研究.中成药研究,1979,(5):43.

[4]王艳,赵自明,肖顺汉.心可舒胶囊对犬心血流动力学及心肌耗氧量的影响.中医药学刊,2005,23(5):854.

[5]昌潍地区心血管疾病研究协作组.心可舒片药理研究.中成药研究,1979,(11):12.

[6]赵自明,赵玮玮.心可舒胶囊对食饵性动脉粥样硬化家兔血液流变学的影响.中药新药与临床药理,2005,16(2):105.

地奥心血康胶囊(片、颗粒)

Di′ao Xinxuekang Jiaonang(Pian,Keli)

【药物组成】　薯蓣科植物黄山药或穿龙薯蓣的根茎提取物。

【功能与主治】　活血化瘀,行气止痛,扩张冠脉血管,改善心肌缺血。用于预防和治疗冠心病,心绞痛以及瘀血内阻之胸痹、眩晕、气短、心悸、胸闷或痛。

【方解】　本品由单味薯蓣科植物黄山药或穿龙薯蓣的根茎提取物——甾体总皂苷组成。黄山药或穿龙薯蓣,味苦,性平,能活血行气、通络镇痛。其提取物总苷具有活血化瘀、行气止痛之效。

【临床应用】

1. 胸痹　因瘀血闭阻而致。症见胸部疼痛,痛处固定,甚或痛引肩背,时或心悸不宁,眩晕,气短,舌质紫黯或有瘀斑,脉弦涩或结代;冠心病心绞痛见上述证候者。

2. 心悸　因瘀血闭阻而致。症见心悸不安,胸闷不舒,心痛时作,气短喘息,或见唇甲青紫,舌质紫黯或有瘀斑,脉涩或结代;功能性心律失常、冠心病心绞痛见上述证候者。

此外,地奥心血康胶囊还可用于瘀血闭阻引起的缺血性脑血管疾病、偏头痛、梅尼埃病[1-3]。

【药理毒理】　本品有抗心肌缺血、抗脑缺血、抗血栓形成、降血脂等作用。

1. 抗心肌缺血　本品可缩小冠状动脉前降支结扎致心肌缺血家兔心肌梗死面积、改善心功能,降低心律失常评分,升高 SOD、CAT 及 GSH-Px、Na^+、K^+-ATP 酶、Ca^{2+}-ATP 酶活性,降低 MDA 含量[4]。

2. 抗脑缺血　本品可清除双侧颈总动脉和迷走神经结扎致急性脑缺血小鼠氧自由基、减少脂质过氧化、阻断 Ca^{2+} 内流,减轻脑细胞损伤[5]。

3. 抗血栓　本品能降低肺栓塞小鼠死亡率,延长大鼠动脉血栓形成时间,减轻大鼠动-静脉旁路血栓重量[6]。

4. 降血脂　本品能降低高脂饮食所致高脂血症大鼠血清 TC、TG、LDL-C 水平,升高 HDL-C[7]。

5. 其他　体外试验,地奥心血康片能抑制去甲肾上腺素引起的大鼠主动脉钙离子内流[8]。

【不良反应】　文献报道临床可见药疹、肝损害、月经失调不良反应[9-11]。

【禁忌】　有出血倾向者禁用。

【注意事项】

1. 孕妇及经期妇女慎用。

2. 过敏体质者慎用。

3. 在治疗期间,心绞痛持续发作,宜加用硝酸酯类药。若出现剧烈心绞痛。心肌梗死,应及时急诊救治。

【用法与用量】　胶囊剂:口服。一次 1～2 粒,一日 3 次。片剂:口服。一次 1～2 片,一日 3 次。颗粒剂:开水冲服。一次 2～4g,一日 3 次;或遵医嘱。

【规格】　胶囊剂:每粒含地奥心血康 100mg

片剂:每片含地奥心血康 100mg(相当于甾体总苷

元 35mg)

颗粒剂：每袋装 2g(含地奥心血康 100mg)

【参考文献】 [1]郭云庚,周大美,郑珠馨,等.地奥心血康治疗缺血性脑血管疾病.新药与临床,1994,13(3):158.

[2]穆军山,洪一飞,杨渤生,等.地奥心血康治疗偏头痛.新药与临床,1995,14(6):358.

[3]周大美,郭云庚.地奥心血康治疗梅尼埃病与氟桂利嗪的比较.新药与临床,1994,13(3):157.

[4]郭云庚,周大美,郑珠馨,等.地奥心血康胶囊对家兔心肌缺血再灌注损伤中 SOD、氧自由基影响的实验研究.甘肃中医,2004,17(5):34.

[5]李艳,孟丽娟,王淑英,等.地奥心血康对急性脑缺血的保护作用.中国临床康复,2006,10(11):48.

[6]李自民,徐先俊,殷昌,等.地奥心血康抗血栓形成实验研究.时珍国医国药,2002,13(7):390.

[7]周春阳,张翔,刘毅,等.地奥心血康对高脂血症大鼠血脂及脂蛋白的影响.川北医学院学报,1999,14(1):10.

[8]陈恒留,莫尚武,周正质,等.地奥心血康对大鼠主动脉 Ca^{2+} 内流的影响.新药与临床,1994,13(3):144.

[9]郭凤文.地奥心血康致皮肤瘙痒 2 例报告.药学实践杂志,1997,15(6):371.

[10]周颖,鲁云兰,车文玺.地奥心血康引起 2 例肝损害.中国药事,1999,13(2):132.

[11]刘青昌,许国英.地奥心血康可致育龄妇女月经失调.中成药,1995,17(11):50.

黄杨宁片
Huangyangning Pian

【药物组成】 环维黄杨星 D。

【功能与主治】 行气活血,通络止痛。用于气滞血瘀所致的胸痹心痛、脉结代;冠心病、心律失常见上述证候者。

【临床应用】

1. 胸痹 多因瘀血闭阻而致。症见胸部疼痛,痛处固定,甚或痛引肩背,或心悸不宁,舌质紫黯或有瘀斑,脉弦涩;冠心病心绞痛见上述证候者。

2. 心悸 多因瘀血闭阻所致。症见心悸不安,胸闷,胸痛,气短喘息,舌质紫黯或有瘀斑,脉结代;功能性心律失常见上述证候者。

此外,本品还可用于瘀血闭阻引起的高脂血症[1]。

【药理毒理】 本品有抗心肌缺血、抗脑缺血、抗心律失常等作用。

1. 抗心肌缺血 本品可增加猫冠脉流量,可对抗垂体后叶素引起的心肌缺血大鼠心电图 ST 段改变[2]。

2. 抗脑缺血 本品能延长两侧颈总动脉结扎致急

性脑缺血小鼠的存活时间,可减轻大鼠颈总动脉-颈外静脉血流旁路法形成的血栓重量[3]。

3. 抗心律失常 本品可缩短乌头碱所致大鼠心律失常的持续时间[2]。

【不良反应】 目前尚未检索到不良反应报道。

【禁忌】 孕妇禁用。

【注意事项】

1. 月经期妇女慎用。

2. 在治疗期间,心绞痛持续发作,宜加用硝酸酯类药。若出现剧烈心绞痛、心肌梗死,应及时急诊救治。

3. 饮食宜清淡。忌食生冷、辛辣、油腻食物,忌烟酒、浓茶。

【用法与用量】 口服。一次 1～2mg,一日 2～3 次。

【规格】 每片含环维黄杨星 D (1)0.5mg (2)1mg

【参考文献】 [1]蒋华民,李兆凤,蒋淑丽.黄杨宁片对高脂血症的临床与实验研究.中国中医药信息杂志,1999,6(6):24.

[2]章蕴毅,王锦平,李佩芬,等.黄杨宁改进片增加动物冠脉流量和抗心律失常作用.中国临床药学杂志,2001,10(5):310.

[3]方泰惠,许惠琴,徐立,等.黄杨宁对急性实验性脑缺血的保护作用.中草药,1997,28(7):413.

强力脑心康口服液
Qiangli Naoxinkang Koufuye

【药物组成】 蜂王浆、丹参、密环菌提取液。

【功能与主治】 补益肝肾,活血化瘀。用于肝肾不足、瘀血阻滞所致的胸痹、眩晕,症见胸闷、心前区刺痛、头晕、头痛;冠心病心绞痛、神经衰弱见上述证候者。

【方解】 方中蜂王浆味甘、酸,性平,归脾、胃、肝经,功能滋补强壮、益肝健脾,为君药。丹参活血祛瘀、通络止痛、养血安神,为臣药。密环菌提取液与天麻功效相似,平肝息风、通络止痛,为佐药。三药合用,共奏补益肝肾、活血化瘀之功。

【临床应用】

1. 胸痹 因肝肾不足,瘀血阻滞而致。症见胸闷,心痛区刺痛,心烦易怒,腰膝酸软,舌红少津,苔薄或剥,脉细数或结代;冠心病心绞痛见上述证候者。

2. 眩晕 因肝肾不足,瘀血阻滞而致。症见头晕,头痛,心烦易怒,耳鸣,健忘,腰膝酸软,少寐多梦,舌质红、苔薄或剥,脉细数或结代;神经衰弱见上述证候者。

【不良反应】 目前尚未检索到不良反应报道。

【禁忌】　尚不明确。

【注意事项】

1. 寒凝血瘀胸痹心痛者,不宜单用本品。

2. 孕妇慎用。

3. 在治疗期间,心绞痛持续发作,宜加用硝酸酯类药。若出现剧烈心绞痛、心肌梗死,应及时救治。

【用法与用量】　口服。一次 10ml,一日 2 次。

【规格】　每支装 10ml

麝香心脑乐片
Shexiang Xinnaole Pian

【药物组成】　丹参、人参茎叶总皂苷、葛根、郁金、红花、三七、淫羊藿、麝香、冰片。

【功能与主治】　活血化瘀,理气止痛。用于瘀血闭阻所致的胸痹、中风,症见胸闷心痛、心悸气短或偏瘫失语;冠心病心绞痛、脑梗死见上述证候者。

【方解】　方中丹参活血祛瘀、通络止痛、养血安神,为君药。人参茎叶总皂苷益气行滞,鼓舞血行;葛根升阳解肌,活血通络;郁金行气开郁,活血止痛;红花、三七活血祛瘀,共为臣药。淫羊藿温肾通脉;麝香、冰片芳香化浊、开窍醒脑,共为佐使药。诸药合用,共奏活血化瘀、理气止痛的功效。

【临床应用】

1. 胸痹　多因瘀血闭阻而致。症见胸部刺痛,胸痛彻背,伴有胸闷,或胸部压迫感,舌质紫黯或有瘀斑,脉弦涩或结代;冠心病心绞痛见上述证候者。

2. 中风　多因瘀血闭阻所致。症见半身不遂,肢体麻木,口眼歪斜,语言謇涩,心悸气短,舌质紫黯或有瘀斑;缺血性中风恢复期、后遗症期见上述证候者。

3. 心悸　多因瘀血闭阻而致。症见心悸怔忡,心胸憋闷,短气喘息,舌质紫黯或有瘀斑,脉细涩或结代;心律失常见上述证候者。

【药理毒理】　**抗心肌缺血**　本品对垂体后叶素所致急性心肌缺血家兔的心电图有改善作用;增加垂体后叶素致心肌缺血小鼠的心肌血流量[1]。还可减轻冠状动脉前降支结扎致犬急性心肌梗死程度,缩小心肌梗死面积,降低血清乳酸脱氢酶和肌酸磷酸激酶[2]。

【不良反应】　目前尚未检索到不良反应报道。

【禁忌】　孕妇禁用。

【注意事项】

1. 阴虚内热者慎用。

2. 在治疗期间,心绞痛持续发作,宜加用硝酸酯类

药。若出现剧烈心绞痛、心肌梗死,应及时救治。

3. 饮食宜清淡。忌食生冷、辛辣食物,忌烟酒、浓茶。

【用法与用量】　口服。一次 3～4 片,一日 3 次;或遵医嘱。

【参考文献】　[1]刘忠络.麝香心脑乐治疗 345 例冠心病的临床观察及实验研究.中西医结合杂志,1988,8(6):338.

[2]王琳,李伟,付萍,等.麝香心脑乐片对犬急性心肌缺血影响的实验研究.中国老年病学杂志,2009,29:688.

夏天无片
Xiatianwu Pian

【药物组成】　夏天无。

【功能与主治】　活血通络,行气止痛。用于瘀血阻络、气行不畅所致的中风,症见半身不遂、偏身麻木,或跌打损伤、气血瘀阻所致的肢体疼痛、肿胀麻木;风湿性关节炎、坐骨神经痛见上述证候者。

【方解】　方中夏天无味苦微辛,性温,苦能燥湿,辛能行散,《浙江民间常用草药》载本品"行血,活血,止血,止痛,镇痉。"《全国中草药汇编》谓其"祛风湿,降血压。"本品有活血行气、舒筋通络、祛瘀止痛的作用。无论是中风偏瘫,半身不遂,还是跌打挫伤,肢体疼痛,凡属瘀血阻滞、气行不畅者,皆可应用。

【临床应用】

1. 中风　因瘀血阻络,气行不畅而致半身不遂,半身麻木,手足不仁;中风恢复期见上述证候者。

2. 跌打损伤　因外伤,气滞血瘀而致肢体疼痛,活动受限,局部青紫,或肿胀麻木,舌黯瘀斑,脉弦或涩;软组织损伤见上述证候者。

3. 痹病　因瘀血痹阻而致骨节疼痛,痛处不移,或局部肿胀,舌黯紫或有瘀斑;风湿性关节炎、类风湿关节炎、骨关节炎、坐骨神经痛见上述证候者。

【药理毒理】　**镇痛**　本品能延长热板法试验小鼠痛反应时间,抑制小鼠扭体反应[1]。

【不良反应】　目前尚未检索到不良反应报道。

【禁忌】　尚不明确。

【注意事项】

1. 中风痰迷,湿热痹病不宜使用。

2. 孕妇慎用。

3. 服药期间,忌食生冷、油腻食物。

【用法与用量】　口服。一次 4～6 片,一日 3 次。

【参考文献】　[1]张慧灵,顾振纶,曹奕,等.夏天无胶囊剂及口服液与夏天无片剂镇痛作用比较.中草药,2003,34(12):1117.

夏天无注射液
Xiatianwu Zhusheye

【药物组成】 夏天无。

【临床应用】

1. 中风 瘀血阻络,气行不畅而致半身不遂,半身麻木,手足不仁;中风恢复期见上述证候者。

2. 跌打损伤 多因外伤筋骨,气滞血瘀而致肢体疼痛,活动受限,局部青紫,或肿胀麻木,舌黯瘀斑,脉弦或涩;软组织损伤见上述证候者。

3. 痹病 因瘀血痹阻而致骨节疼痛,痛处不移,或局部肿胀,舌黯紫或有瘀斑;风湿性关节炎、类风湿关节炎、骨关节炎、坐骨神经痛见上述证候者[1]。

【药理毒理】 本品有抗炎、抗脑缺血等作用。

1. 抗炎 本品对角叉菜胶和蛋清致大鼠足肿胀、大鼠滤纸片肉芽肿、二甲苯所致小鼠耳肿胀均有抑制作用[2]。

2. 抗脑缺血 本品能减少中动脉线栓法致缺血再灌注损伤大鼠脑组织梗死面积[3],增加海马组织血管生成素和血管内皮生长因子的基因表达[4]。本品还能降低脑缺血小鼠脑组织乙酰胆碱酯酶(AChE)活性[5]。本品还可改善永久性结扎双侧颈总动脉致血管性痴呆大鼠学习记忆能力[6]。

【不良反应】 文献报道,夏天无注射液可致药物性皮炎,表现为丘疹、红斑、泛发全身、自觉瘙痒[7]。

【禁忌】 孕妇禁用。

【注意事项】

1. 中风痰迷,湿热痹病不宜使用。

2. 用药期间,忌食生冷、油腻食物。

3. 若发现浑浊、沉淀、变色、漏气或瓶身细微破裂,均不得使用。

【用法与用量】 肌内注射。一次 2~4ml,一日 1~2 次;小儿酌减。

【规格】 每支装 2ml(含原阿片碱 0.4mg)

【参考文献】 [1]张葆现,熊卫红.夏天无注射液穴位注射治疗坐骨神经痛 78 例.中国实用乡村医生杂志,2006,13(10):44.

[2]何晓南,周俐,胡晓,等.夏天无注射液抗炎实验研究.赣南医学院学报,1998,18(2):103.

[3]张国玺,石京山,余丽梅,等.夏天无注射液对大鼠脑缺血再灌损伤及 TNF-α 和 IL-6mRNA 表达影响.中成药,2008,30(8):1222.

[4]旷明丽,余丽梅,张骏,等.夏天无注射液对脑缺血再灌注大鼠海马 VEGF 和 Ang-2 表达的影响.中成药,2012,11(34):2216.

[5]余丽梅,文国容,邓江,等.夏天无注射液对小鼠脑缺血和神经元保护作用的实验研究.上海中医药杂志,2006,40(9):70.

[6]余丽梅,于爽,龚其海,等.夏天无注射液对血管性痴呆大鼠海马血管生成素-1 表达的影响.中成药,2006,28(6):839.

[7]李明亮.注射用夏天无致药物性皮炎一例.药学服务与研究,2004,4(2):101.

和络舒肝胶囊
Heluo Shugan Jiaonang

【药物组成】 柴胡、郁金、香附(制)、木瓜、鳖甲(炙)、海藻、昆布、土鳖虫、蜣螂、桃仁、红花、三棱、莪术、凌霄花、五灵脂、大黄、虎杖、茵陈、半边莲、黑豆、地黄、玄参、白术(炒)、当归、白芍、制何首乌、熟地黄。

【功能与主治】 疏肝和络,活血化瘀,清热化湿,滋养肝肾。用于瘀血阻络、湿热蕴结、肝肾不足所致的胁痛、癥积,症见胁下痞块、唇青面黑、肌肤甲错、腰酸尿黄、舌有瘀斑;慢性肝炎、早期肝硬化见上述证候者。

【方解】 方中柴胡、郁金、香附、木瓜疏肝解郁,理气活血,通络止痛;鳖甲、海藻、昆布、土鳖虫、蜣螂活血化痰,软坚散结,疏通肝络;桃仁、红花、三棱、莪术、凌霄花、五灵脂散瘀止痛,破血消癥;大黄、虎杖、茵陈、半边莲清热解毒,利湿退黄;黑豆利水活血解毒;地黄、玄参清热养阴;当归、白芍、制首乌、熟地黄补血养肝,滋肾生精;白术补气健脾,以资化源。诸药合用,共奏疏肝和络、活血化瘀、清热利湿、滋养肝肾之功。

【临床应用】

1. 胁痛 多因湿热蕴结肝胆,血瘀阻滞肝络,肝肾不足所致。症见胁痛,脘痞,腹胀,纳差,舌质黯或有瘀斑,舌苔或腻,脉弦或细涩;慢性肝炎、早期肝硬化见上述证候者。

2. 癥积 多因湿热蕴结肝胆,血瘀阻滞肝络,肝肾不足所致。症见胁下痞块,唇青面黑,肌肤甲错,腰酸,尿黄,舌有瘀斑,脉弦细;慢性肝炎,早期肝硬化见上述证候者。

【药理毒理】 **保肝、抗肝纤维化** 本品能减轻四氯化碳致慢性肝损伤大鼠病理改变,降低血清 ALT、AST 和 AKP 值[1];对日本血吸虫病肝纤维化小鼠也具有抗肝纤维化作用[2];可阻断 MAPK 信号通路,抑制 HSC 分裂和增殖而实现的[3]。

【不良反应】 目前尚未检索到不良反应报道。

【禁忌】 孕妇禁用。

【注意事项】

1. 服药期间饮食宜清淡,忌食辛辣油腻之品,并戒酒。

2. 本品适用于慢性肝炎早期肝硬化患者。

【用法与用量】　饭后温开水送服。一次 5 粒,一日 3 次,或遵医嘱;小儿酌减。

【规格】　每粒相当于总药材 0.93g

【参考文献】　[1]王天才,张国,王波.和络舒肝胶囊对大鼠慢性肝损伤的保护作用分子机制研究.华中科技大学学报(科技版),2002,31(2):171-177.

[2]徐标.和络舒肝胶囊对日本血吸虫病肝纤维化的治疗作用研究.时珍国医国药,2006,17(2):190-192.

[3]童巧霞,周柏华,喻佛定.和络舒肝胶囊对大鼠肝星状细胞丝裂原活化蛋白激酶的影响.中西医结合肝病杂志,2012,20(2):98-112.

中华肝灵胶囊

Zhonghua Ganling Jiaonang

【药物组成】　柴胡(醋制)、鳖甲(醋制)、木香、香附(醋制)、青皮(醋制)、三七、当归、郁金、川芎、枳实(麸炒)、厚朴(姜制)、糖参。

【功能与主治】　疏肝理气、化瘀散结。用于肝郁气滞血阻,两胁胀痛,食少便溏,积聚不消,舌有瘀斑,脉沉涩无力。

【方解】　方中柴胡疏肝解郁,理气止痛;鳖甲活血化瘀、软坚散结,共为君药。木香、香附、青皮行气疏肝,助柴胡以解肝郁,行气滞;三七、当归、郁金、川芎,活血行气、祛瘀止痛,加强鳖甲化瘀散结之功效,共为臣药。枳实、厚朴行气消痞除满;糖参补中健脾,以资化源,共为佐药。诸药合用,共奏疏肝理气、化瘀散结之功。

【临床应用】

1. 胁痛　多因肝郁气滞,肝络失和所致。症见两胁胀痛或刺痛,情志抑郁易怒,善太息,嗳气,食少便溏,脉弦;急、慢性肝炎,慢性胆囊炎见上述证候者。

2. 癥积　多因气滞血瘀,阻于脉络所致。症见胁下积块,或刺痛,舌有瘀斑,脉沉涩无力;肝硬化、肝癌早期见上述证候者。

【药理毒理】　保肝　本品能降低慢性肝炎和肝硬变患者血清透明质酸、层粘连蛋白,促进白蛋白合成,降低 γ 球蛋白[1]。

【不良反应】　目前尚未检索到不良反应报道。

【禁忌】　孕妇禁用。

【注意事项】

1. 肝胆湿热蕴结,或肝阴不足所致胁痛不宜使用。

2. 服药期间饮食宜清淡易消化之品,忌酒,忌食辛辣油腻之品。

【用法与用量】　口服。一次 7～8 粒,一日 3 次。

【规格】　每粒装 0.3g

【参考文献】　[1]陈凯红,钱兴南,张波,等.中华肝灵胶囊对慢性肝炎肝纤维化指标的影响.河北中医,2000,22(12):946.

尿塞通片(胶囊)

Niaosaitong Pian(Jiaonang)

【药物组成】　王不留行、川楝子、败酱、盐小茴香、陈皮、白芷、丹参、桃仁、红花、泽兰、赤芍、盐关黄柏、泽泻。

【功能与主治】　理气活血,通淋散结。用于气滞血瘀、下焦湿热所致的轻、中度癃闭,症见排尿不畅、尿流变细、尿频、尿急;前列腺增生见上述证候者。

【方解】　方中王不留行味辛、甘,既善通利血脉,又可利尿通淋;川楝子性味苦寒,清热泻火,行气止痛;败酱味辛、苦,性微寒,清热解毒、消肿散结、祛瘀止痛,合用清热利湿、行气活血、通淋散结,共为君药。小茴香理气止痛;合陈皮行气、燥湿,配白芷散结消肿、止痛,可增进君药行气之功;丹参、桃仁、红花活血化瘀,泽兰活血祛瘀、利尿退肿,赤芍清热凉血、祛瘀止痛,以辅助君药活血化瘀之力,八味理气化瘀,皆为臣药。黄柏清下焦湿热;泽泻利水渗湿、泻热,为佐药。诸药合用,共奏理气活血、通淋散结之效。

【临床应用】　癃闭　因气滞血瘀,湿热内蕴,尿路阻塞所致。症见小便不利,或尿如细线,甚则点滴而下,尿频数短赤,小腹胀满疼痛,舌紫黯或有瘀点,脉细涩;前列腺增生症见上述证候者。

此外,尚有治疗慢性非细菌性前列腺炎的报道[1]。

【不良反应】　目前尚未检索到不良反应报道。

【禁忌】　孕妇禁用。

【注意事项】

1. 肺热气壅、肝郁脾虚、肾虚所致癃闭者慎用。

2. 对小便闭塞,点滴全无,已成尿闭者,或前列腺增生症导致尿路梗阻严重者,非本品所宜,当选择其他疗法。

3. 忌食辛辣食物及饮酒。

【用量与用法】　口服。片剂:一次 4～6 片,一日 3 次。胶囊剂:一次 4～6 粒,一日 3 次。

【规格】　片剂:(1)薄膜衣　每片重 0.36g　(2)糖衣片(片芯重 0.35g)

胶囊剂:每粒装 0.35g

【参考文献】　[1]满广民.尿塞通胶囊治疗慢性非细菌性前列腺炎 78 例分析.吉林医学,2008,29(3):246.

丹香清脂颗粒
Danxiang Qingzhi Keli

【药物组成】　丹参、酒大黄、川芎、桃仁、降香、枳壳、三棱、莪术。

【功能与主治】　活血化瘀,行气通络。用于高脂血症属气滞血瘀证者。

【方解】　方中丹参、大黄活血化瘀、化浊降脂,为君药。川芎、桃仁活血行气,通络止痛;降香、枳壳理气宽胸、化瘀止痛,共为臣药。三棱、莪术活血行气、消积降脂,共为佐药。全方配合,共奏活血化瘀、行气通络、化浊降脂之功。

【临床应用】　高脂血症　多由气滞血瘀,痰浊内阻所致。症见血脂升高,胸闷胸痛,头痛眩晕,纳呆食少,腹胀,便秘,舌黯红,脉弦滑。

【药理毒理】　降血脂　本品可降低高脂血症大鼠血清总胆固醇和甘油三酯水平[1]。

【不良反应】　个别患者服药后出现恶心,可自行缓解。

【禁忌】　孕妇及有出血倾向者禁用。

【注意事项】
1. 体质虚弱者慎用。
2. 忌食辛辣、油腻食物。

【用法与用量】　开水冲服。一次 10g,一日 3 次。

【规格】　每袋装 10g

【参考文献】　[1]李传勋,周琴,高广猷,等.银杏叶黄酮对高血脂大鼠血脂水平的影响.大连医科大学学报,2001,23(3):179.

宽胸气雾剂
Kuanxiong Qiwuji

【药物组成】　细辛油、高良姜油、荜茇油、檀香油、冰片。

【功能与主治】　辛温通阳,理气止痛。用于阴寒阻滞、气机郁闭所致的胸痹,症见胸闷、心痛、形寒肢冷;冠心病心绞痛见上述证候者。

【方解】　方中细辛油芳香走窜、辛散温通、散寒止痛,为君药。高良姜油、荜茇油助细辛油以温中散寒止痛;檀香油理气止痛均为臣药。冰片通窍开闭以止痛,为佐使药。诸药合用,共奏辛温通阳、理气止痛之功。

【临床应用】　胸痹　因阴寒凝滞,胸阳不振,气机郁闭所致。症见胸闷气短,心痛,感寒痛甚,重则喘息,不能平卧,形寒肢冷,面色苍白,舌苔白,脉沉细;冠心病心绞痛见上述证候者。

【不良反应】　目前尚未检索到不良反应报道。

【禁忌】　尚不明确。

【注意事项】
1. 本品切勿使用过量。
2. 孕妇及儿童慎用。
3. 在治疗期间,心绞痛持续发作,应及时就诊。

【用法与用量】　心绞痛发作时,将瓶倒置,喷口对准口腔,喷 2～3 次。

【规格】　每瓶装 20ml(内含挥发油 2ml)

心痛舒喷雾剂
Xintongshu Penwuji

【药物组成】　牡丹皮、川芎、冰片。

【功能与主治】　活血化瘀,凉血止痛。用于缓解或改善心血瘀阻所致冠心病心绞痛急性发作时的临床症状和心电图异常。

【方解】　方中牡丹皮苦、辛,微寒,归心、肝、肾经,具有活血通络、化瘀止痛之功,用为君药。川芎辛温走窜,能活血行气、止痛为臣药。冰片辛、苦,微寒,入心、脾、肺经,能开窍醒神、清热止痛,为佐使药。诸药合用,共奏活血化瘀、凉血止痛之功。

【临床应用】　胸痹　因瘀血闭阻心脉,瘀热内生,心脉血络不通所致。症见心胸闷痛,绞痛发作,痛处固定不移,心悸不宁,面晦唇青,口苦或口干,舌质紫黯或黯红,舌下脉络瘀曲,脉沉弦涩或结代;冠心病心绞痛见上述证候者[1,2]。

【不良反应】　临床偶见口腔麻、苦[1,2]。

【禁忌】
1. 孕妇禁用。
2. 月经期及有出血倾向者禁用。

【注意事项】
1. 寒凝血瘀、痰瘀互结之胸痹心痛者慎用。
2. 饮食宜清淡,食勿过饱。忌食生冷、辛辣、油腻食物,忌烟酒、浓茶。
3. 在治疗期间,心绞痛持续发作,宜加用硝酸酯类药。若出现剧烈心绞痛,心肌梗死,或见气促、汗出、面色苍白者,应及时救治。

【用法与用量】　心绞痛发作时,将喷嘴对准口腔舌下,揿压阀门,药液喷入舌下黏膜。一次揿 3 下,一日 3 次。1 周为一疗程。

【规格】　每瓶装(1)4ml　(2)10ml

【参考文献】　[1]沈绍功.心痛舒喷雾剂治疗冠心病心绞痛717例(1770例次)临床与实验研究.中国中医急症,1999,8(5):202.

[2]汪朝晖,赵立诚.心痛舒喷雾剂治疗冠心病心绞痛的临床观察.安徽中医临床杂志,2000,12(2):76.

香丹注射液

Xiangdan Zhusheye

【药物组成】　降香、丹参。

【功能与主治】　活血化瘀,理气开窍。用于心绞痛,亦可用于心肌梗死等。

【方解】　方中降香性辛温,功善活血化瘀、行气止痛,为君药。辅以丹参性苦微寒,长于活血祛瘀、凉血消肿、清心除烦,为臣药。两药合用,共奏活血化瘀、行气止痛之功。

【临床应用】　胸痹　因气滞血瘀所致。症见胸部闷痛或刺痛,固定不移,入夜尤甚,或心悸不宁,胸闷气短,舌紫黯或有瘀斑,脉弦涩或结代;冠心病心绞痛见上述证候者。

此外,本品还可用于气滞血瘀引起的中风先兆、肺源性心脏病、早期脑出血[1-3]。

【药理毒理】　本品有保护心肌、抗血栓形成、改善血流动力学、改善血液流变性等作用。

1. 抗心肌缺血　本品静脉注射,可缩小犬左冠状动脉前降支结扎的心肌梗死面积,减慢因缺血所致的心率加快,降低血清中CK、LDH、MDA含量,增强SOD活性[4];对大鼠急性心肌缺血再灌注损伤亦有保护作用[5]。

2. 抗血栓形成　本品静脉注射,能抑制大鼠动-静脉旁路血栓形成及电刺激颈总动脉所致的动脉血栓形成,并可延长小鼠凝血时间,延长大鼠凝血酶原时间、部分凝血活酶时间以及降低血纤维蛋白原浓度,抑制血小板聚集[6]。

3. 改善血流动力学　本品静脉注射,可增加麻醉家犬的冠脉流量、心排出量,降低股动脉收缩压(SAP)、舒张压(DAP)及平均动脉压(MAP)[7]。

4. 改善血液流变性　本品静脉注射,可降低10%葡聚糖生理盐水溶液致血瘀大鼠的全血黏度、血细胞比容、血小板聚集率,提高红细胞最大变形系数[8]。还能够改善盐酸肾上腺素加冰水浴致急性血瘀模型大鼠血液流变性,降低全血黏度、红细胞聚集指数、血浆黏度和纤维蛋白原含量,抑制血小板聚集率的升高[9]。

5. 抗脑缺血　本品可显著改善中动脉栓塞致脑缺血再灌注大鼠神经功能缺损症状,减轻脑组织损伤程度,提高血清、脑组织超氧化物歧化酶(SOD),降低丙二醛(MDA)含量和一氧化氮(NO)水平[10]。

6. 其他　本品可减轻氨基半乳糖所致小鼠实验性肝损伤,降低血浆和肝匀浆过氧化物(LPO)、丙二醛(MDA)含量,降低血清ALT、AST含量[11]。

【不良反应】　据文献报道,本品的不良反应多为过敏反应,依次为过敏性休克(主要见面色苍白、心悸、胸闷、气急、口唇紫绀、血压下降、意识丧失)、全身性反应(主要见胸闷、呼吸困难、烦躁、出汗、风团、哮喘、剧咳)、皮疹(可有荨麻疹、大疱性表皮松解型药疹、剥脱性皮炎,主要表现为斑丘疹、丘疹,常伴瘙痒)、药物热(主要为寒战、发热)、喉头水肿(主要为胸闷、憋气、喉头有阻塞感)、过敏性紫癜(躯干、四肢散在充血性瘀斑);其次是心血管系统损害(主要表现为紫绀、高血压、苍白、水肿、心律失常、心悸、心动过速)、神经系统损害(主要表现为头晕、头痛、麻痹、抽搐、听力下降、突发性耳聋、焦躁不安、意识模糊、神志恍惚、幻听、乱语)、肌肉骨骼系统损害(主要表现为全身肌肉疼痛、红肿、发冷、发热、关节疼痛,继续用药疼痛加剧)、消化系统损害(主要表现为腹痛、厌食、口干、恶心、呕吐、转氨酶升高、黄疸、胰腺炎)、血液系统损害(主要表现为血尿、紫癜、血小板减少)[12-15]。

【禁忌】

1. 月经期及有出血倾向者禁用。

2. 孕妇禁用。

【注意事项】

1. 过敏体质慎用。

2. 在治疗期间,心绞痛持续发作,宜加用硝酸酯类药。若出现剧烈心绞痛、心肌梗死,应及时急诊救治。

3. 盐酸左氧氟沙星注射液与香丹注射液存在配伍禁忌。

4. 若发现浑浊、沉淀、变色、漏气或瓶身细微破裂,均不得使用。

5. 本品一般不宜与其他药物同时滴注,以免发生不良反应。

6. 香丹注射液与10%的葡萄糖水、生理盐水和0.9%氯化钠注射液配伍时出现不溶微粒倍增现象,因此不宜配伍合用。

7. 与喹诺酮类药物配伍后产生淡黄色沉淀,因此严禁直接配伍,并且禁止采用两者前后顺序静脉滴注的合用方法。

8. 与盐酸川芎嗪配伍混合后立即出现乳棕色凝块,临床的确需同时合用时,应分别加入,并在两组液体间加输足量的其他液体。

9. 还要特别注意避免与 pH 较低的注射液混合合用,如环丙沙星注射液、胃复安注射液、心得安注射液、维生素 B_1、维生素 B_6 等,否则易产生沉淀。

10. 不宜与抗癌药如阿糖胞苷、环磷酰胺、氟尿嘧啶等合用,因其能促进恶性肿瘤的转移;不宜与止血药合用,如维生素 K、凝血酶等;不宜与抗酸药同用,如氧化镁合剂、复方氧化合剂、胃舒平、胃得乐片等;不宜与麻黄碱、山梗菜碱等合用;不宜与阿托品合用;不宜与盐酸利多卡因、肌苷注射液配伍合用[16-17]。

【用法与用量】 肌内注射。一次 2ml,一日 1～2次。静脉滴注。一次 10～20ml,用 5%～10%葡萄糖注射液 250～500ml 稀释后使用,或遵医嘱。

【规格】 每支装(1)2ml (2)10ml

【参考文献】 [1]冯丽伟,计高荣,陈宝生.香丹注射液治疗中风先兆证临床疗效的比较研究.中国中西医结合急救杂志,2002,9(3):153.

[2]缪淑霞,孙开敬,缪明霞.香丹注射液治疗肺源性心脏病的临床疗效观察.黑龙江医药科学,2002,25(4):46.

[3]任红,张建国,马丽红,等.香丹注射液治疗早期脑出血 30例临床分析.中医药学刊,2001,29(4):12.

[4]徐立,沈祥春,方泰惠.复方丹参注射液对麻醉犬心肌缺血的影响.中药新药与临床药理,2002,13(1):9.

[5]齐贵胜,裴素霞.香丹注射液对大鼠急性心肌缺血再灌注损伤的保护作用.滨州医学院学报,2004,27(4):318.

[6]邱灿华,陈健文,蓝秀健,等.赤芍总苷抗血栓作用的研究.热带医学杂志,2007,7(11):1076.

[7]倪荷芳,沈祥春.复方丹参注射液对麻醉犬血流动力学的影响.南京中医药大学学报(自然科学版),2001,17(1):36.

[8]张劲松,张信岳.香丹葡萄糖注射液对血液流变学的影响.中成药,2002,24(12):956.

[9]仇锦春,廖清船,张永,等.香丹注射液对急性血瘀模型大鼠血液流变性及血小板聚集的影响.中国实验方剂学杂志,2011,17(4):137.

[10]李斐,孟运莲.香丹注射液对大鼠脑缺血再灌注损伤的保护作用.中国现代药物应用,2010,4(1):25.

[11]孙沛毅,张洪泉,孙云,等.复方丹参注射液对实验性肝损伤小鼠的保护作用.南京铁道医学院学报,1997,16(2):93.

[12]刘勤珍,王莉,付承桦.香丹注射液过敏反应 1 例.河北医学,2004,10(9):3.

[13]沈明,谢志毅,朱继峰.静滴香丹注射液致休克反应 1 例.临床急诊杂志,2001,2(2):93.

[14]杨泽英,李基岩.香丹注射液致过敏性休克 1 例.中国新药杂志,2003,12(4):306.

[15]袁英,谢永平,王红芳,等.香丹注射液静滴致口唇固定性药疹 1 例.长春中医药大学学报,2008,24(6):734.

[16]朱春梅,吴民,陈爱荣,等.4 种中药注射液在生理盐水中的稳定性.中国医院药学杂志,2002,22(3):187.

[17]牛继红,李庆辉.中西药配伍的不良相互作用.中国中医药信息杂志,2003,10(3):76-77.

九味肝泰胶囊
Jiuwei Gantai Jiaonang

【药物组成】 三七、郁金、姜黄、大黄(酒制)、蒺藜、蜈蚣、山药、五味子、黄芩。

【功能与主治】 化瘀通络,疏肝健脾。用于气滞血瘀兼肝郁脾虚所致的胁肋痛或刺痛,抑郁烦闷,食欲不振,食后腹胀脘痞,大便不调,或胁下痞块。

【方解】 方中三七活血化瘀,郁金活血祛瘀止痛、疏肝行气解郁,合为君药。姜黄、大黄破血消癥,通经活络;蒺藜疏肝解郁,以助君药之力,为臣药。蜈蚣通络止痛,山药、五味子补脾益气,黄芩防肝郁日久化热;俱为佐药。诸药共奏化瘀通络、疏肝健脾之功。

【临床应用】

1. 胁痛 由肝郁气滞,血瘀内停,肝郁脾虚所致。症见胁肋痛或刺痛,抑郁烦闷,食欲不振,食后腹胀脘痞,大便不调,脉弦;酒精性肝炎、慢性乙型肝炎见上述证候者。

2. 癥瘕 由气滞血瘀,络脉闭阻所致。症见胁下痞块,疼痛拒按,小腹胀满,胸闷不舒,脉沉涩有力。

【不良反应】 目前尚未检索到不良反应报道。

【禁忌】 孕妇禁用。

【注意事项】 服药期间,饮食宜清淡易消化,忌食生冷、油腻食物,戒烟酒。

【用法与用量】 口服。一次 4 粒,一日 3 次;或遵医嘱。

【规格】 每粒装 0.35g

复方胃痛胶囊
Fufang Weitong Jiaonang

【药物组成】 五香血藤、九月生、徐长卿、吴茱萸、金果榄、拳参。

【功能与主治】 行气活血,散寒止痛。用于寒凝气滞血瘀所致的胃脘刺痛,嗳气吞酸,食欲不振;浅表性胃炎以及胃、十二指肠溃疡。

【方解】 方中五香血藤味酸性温,归肝、肺、胃经,活血理气止痛、健脾消食,为君药。吴茱萸散寒止痛、降逆止呕,助君药增强行气散寒止痛之功,为臣药。九月生、徐长卿、金果榄、拳参清热解毒、行气活血止痛,共为佐药。

【临床应用】　胃痛　用于寒凝气滞血瘀所致的胃痛。症见胃脘刺痛、遇寒加重、得温痛减、嗳气吞酸、食欲不振，舌淡红苔薄白，脉弦；慢性浅表性胃炎及胃、十二指肠溃疡见上述证候者。

【不良反应】　目前未检索到不良反应报道。

【禁忌】　肾脏病患者、孕妇禁用。

【注意事项】

1. 本品含有马兜铃科植物九月生，应在医生指导下服用，定期复查肾功能。

2. 儿童及老人不宜使用。

【用法与用量】　饭后服用。一次 2～3 粒，一日 2 次；或遵医嘱。

【规格】　每粒装 0.28g

心脑宁胶囊
Xinnaoning Jiaonang

【药物组成】　银杏叶、小叶黄杨、丹参、大果木姜子、薤白。

【功能与主治】　活血行气，通络止痛。用于气滞血瘀的胸痹、头痛、眩晕，症见胸闷刺痛、心悸不宁、头晕目眩等，以及冠心病、脑动脉硬化见上述症状者。

【方解】　方中银杏叶功擅活血化瘀、止痛，常用于冠心病，心绞痛，高血脂所出现的血瘀证，为君药。丹参善能通行血脉、祛瘀止痛、凉血安神，广泛用于各种瘀血病证，大果木姜子功能温中散寒、理气止痛，二药合用，既可活血，又可理气，气行则血行，帮助君药活血化瘀的作用，以上二药共为臣药。方以小叶黄杨、薤白为佐药，小叶黄杨功效为行气活血、通络止痛，用于气滞血瘀所致的胸痹心痛、冠心病；薤白功效可理气、宽胸、通阳、散结，此二药功效主要在理气，兼有活血作用，增强其他药物的行气活血作用。诸药合用，使气行血行，瘀血得去。

【临床应用】

1. 胸痹　多由气滞血瘀所致。症见胸闷刺痛，心悸不宁，头晕目眩，唇舌紫黯，脉涩或细涩。

2. 头痛　由气滞血瘀所致。症见头痛经久不愈，痛处固定不移，痛如锥刺，舌紫黯，苔薄白，脉涩或细涩。

3. 眩晕　由气滞血瘀所致。症见头晕目眩，失眠，健忘，心悸不宁，耳鸣耳聋，面唇紫黯，舌黯有瘀斑，脉涩或细涩。

此外，尚有治疗心房纤颤合并脑梗死的报道[1]。

【不良反应】　有文献报道，服用本品后出现麻疹样皮疹并神经系统反应[2]。

【禁忌】　孕妇禁用。

【注意事项】　尚不明确。

【用法与用量】　口服。一次 2～3 粒，一日 3 次。

【规格】　每粒装 0.45g

【参考文献】　[1]郑大为，靳宏光，刁燕春，等.心脑宁胶囊治疗心房纤颤合并脑梗死 300 例临床观察.中西医结合心血管病杂志，2014，2(8)：17-18.

[2]韩荣旗，谢会章.心脑宁胶囊引起麻疹样皮疹并神经系统反应1例.中国医院药学杂志，2008，28(1)：82.

银丹心脑通软胶囊
Yindan Xinnaotong Ruanjiaonang

【药物组成】　银杏叶、丹参、灯盏细辛、绞股蓝、山楂、大蒜、三七、天然冰片、植物油、山梨酸、蜂蜡。

【功能与主治】　苗医：蒙修，蒙柯，陇蒙柯，给俄，告俄蒙给。

中医：活血化瘀，行气止痛，消食化滞。用于气滞血瘀引起的胸痹，症见胸痛，胸闷，气短，心悸等；冠心病心绞痛，高脂血症、脑动脉硬化，中风、中风后遗症见上述症状者。

【方解】　方中银杏叶可以活血化瘀、止痛，丹参善能通行血脉、养血安神，灯盏细辛活血通脉、祛瘀止痛，以上三药为本方君药。山楂具有行气散瘀、消食化滞之功；绞股蓝益气健脾，现代研究证实其具有降糖、降脂、减轻动脉硬化，防止血栓形成的作用；三七化瘀止血、活血定痛，与山楂、绞股蓝共为方中臣药。大蒜具有温中健胃、行气导滞的功效，辅助臣药行气活血为佐药。天然冰片开窍醒神、清热止痛为使药。全方共奏活血化瘀、行气止痛、消食化滞之功。

【临床应用】　胸痹　多因气滞血瘀所致。症见胸痛，胸闷，气短，心悸，唇舌紫黯，脉涩；冠心病心绞痛，高脂血症、脑动脉硬化，中风、中风后遗症见上述证候者。

此外，尚有治疗心律失常的报道[1]。

【药理毒理】　本品有调节血脂、抗心肌缺血、改善心功能和抗脑缺血等作用。

1. 降血脂　本品能降低高脂血症大鼠血中总胆固醇和低密度脂蛋白，并可降低血清的 MDA 和 ET-1 含量[2,3]。

2. 抗心肌缺血　本品能对抗垂体后叶素致大鼠急性心肌缺血[4]；可减轻急性心肌梗死大鼠左心室非梗死区心肌细胞病理学改变，减轻大鼠非缺血区心肌细胞凋亡[5,6]。

3. 改善心功能　本品能减低梗死后左室重量及心

脏重量指数及减少 TGF-β_1 的表达,能够改善梗死后的心室重构[5,6]。

4. 抗脑缺血 本品对三氯化铁诱导的大鼠大脑中动脉血栓形成大鼠的缺血性脑损伤具有保护作用,并能抑制血小板聚集和改善大鼠的血液流变性;可减轻大脑中动脉闭塞大鼠脑缺血再灌注后梗死灶体积[7,8]。

【不良反应】 目前尚未检索到不良反应报道。

【禁忌】 尚不明确。

【注意事项】 尚不明确。

【用法与用量】 口服。一次 2～4 粒,一日 3 次。

【规格】 每粒装 0.4g

【参考文献】 [1]张伟莹,郑大为.银丹心脑通软胶囊治疗心律失常疗效观察.长春中医药大学学报,2011,27(6):1000.

[2]张俊青,石京山,王丽华,等.银丹心脑通软胶囊调血脂作用的实验研究.遵义医学院学报,2010,33(1):4.

[3]胡颖军,张进朝,王岚,等.银丹心脑通软胶囊对高脂血症大鼠血脂和血管内皮分泌物质的影响.中国实验方剂学杂志,2011,17(21):162.

[4]王钰莹,魏英,夏文,等.银丹心脑通软胶囊对垂体后叶素致心肌缺血大鼠心电图的影响.中西医结合心脑血管病杂志,2009,7(7):804.

[5]盖玉生,左鲁宁,乔卫卫.银丹心脑通软胶囊抑制大鼠急性心肌梗死后心肌细胞凋亡.中国老年学杂志,2012,32(10):2103.

[6]王健,刘全.银丹心脑通软胶囊对大鼠急性心肌梗死后心肌组织 TGF-β1 表达的影响.中西医结合心脑血管病杂志,2009,7(1):46.

[7]张硕峰,吴金英,贾占红.银丹心脑通软胶囊对局灶性脑缺血大鼠的保护作用.中西医结合心脑血管病杂志,2009,7(9):1069.

[8]徐忠祥,姚本海,徐平,等.银丹心脑通软胶囊对脑缺血再灌注大鼠神经功能及梗死体积的影响.中西医结合心脑血管病杂志,2013,11(11):1366.

降脂通络软胶囊

Jiangzhi Tongluo Ruanjiaonang

【药物组成】 姜黄提取物(以姜黄素类化合物计)。

【功能与主治】 活血行气,降脂祛浊。用于高脂血症属血瘀气滞证者,症见胸胁胀痛、心前区刺痛、胸闷、舌尖边有瘀点或瘀斑、脉弦或涩。

【方解】 姜黄具有破血行气、通经止痛之功。

【临床应用】

1. 高脂血症 由气滞血瘀所致。症见血脂升高,胸闷,眩晕,或肥胖,腹胀,舌黯或有瘀斑。

2. 胸痹 气滞血凝、痰浊阻滞导致。症见心前区刺痛,胸闷,心悸,气短;冠心病心绞痛见上述证候者。

【药理毒理】 本品有降血脂、抗脂肪肝等作用。

1. 降血脂 本品可降低高脂血症大鼠血清总胆固醇(TC)、甘油三酯(TG)和低密度脂蛋白(LDL)[1]。

2. 抗脂肪肝 本品对实验性非酒精性脂肪肝大鼠有预防和治疗作用,可防止肝脏脂肪过度沉积,改善肝细胞脂肪变性、减轻肝组织炎症[2]。

3. 肾保护 本品可减轻阿霉素诱导的肾病大鼠肾小球系膜细胞增殖和系膜基质积聚,并减轻肾小管间质损伤的严重程度,能降低 24 小时尿蛋白,改善肾功能[3]。

【禁忌】 尚不明确。

【不良反应】 目前尚未检测到不良反应报道。

【注意事项】 有腹胀、腹泻者慎用。

【用法与用量】 口服。一次 2 粒,一日 3 次,饭后服用;或遵医嘱。

【规格】 每粒含姜黄素类化合物 50mg

【参考文献】 [1]李翼飞,赵琰,屈会化,等.精制清开灵对高脂血症大鼠血脂的影响.北京中医药大学学报,2013,36(1):38.

[2]黄孟君,曹永涛,周薪蓓,等.楂葛降脂袋泡茶剂对非酒精性脂肪肝大鼠肝脏形态学改变的影响.中医药导报,2011,17(10):25.

[3]张边江.降脂通络软胶囊对阿霉素肾病大鼠肾损伤保护作用的研究.中成药,2006,28(2):272.

(三)益气活血

血栓心脉宁胶囊(片)

Xueshuan Xinmaining Jiaonang(Pian)

【药物组成】 人参茎叶总皂苷、丹参、人工麝香、人工牛黄、冰片、蟾酥、川芎、水蛭、毛冬青、槐花。

【功能与主治】 益气活血,开窍止痛。用于气虚血瘀所致的中风、胸痹,症见头晕目眩、半身不遂、胸闷心痛、心悸气短;缺血性中风恢复期、冠心病心绞痛见上述证候者。

【方解】 方中人参大补元气,促进血行;丹参活血化瘀、通络止痛,二药益气活血,为君药。麝香辛散温通,芳香走窜,开窍醒神,活血化瘀,宣痹止痛;牛黄、冰片、蟾酥豁痰开窍、通络止痛、息风止痉,为臣药。川芎、水蛭、毛冬青活血化瘀,行气通脉止痛;槐米清泄肝热、明目定眩,为佐药;诸药合用,共奏益气活血、开窍止痛之功。

【临床应用】

1. 中风 由气虚血瘀、脑脉痹阻所致。用于半身不遂,头晕目眩,乏力,动则气短,脉细涩,苔薄舌紫;缺血性中风恢复期见上述证候者[1]。

2. 胸痹　由气虚血瘀、心脉痹阻所致。用于胸闷、疼痛隐隐、头晕目眩、乏力、动则气短，脉细涩，苔薄舌紫；冠心病心绞痛见上述证候者[2,3]。

此外，尚有治疗高脂血症、血栓闭塞性脉管炎瘀阻脉络证、偏头痛、椎-基底动脉供血不足性眩晕、短暂性脑缺血发作和干预颈动脉粥样硬化的文献报道[4-9]。

【药理毒理】　本品有抗脑缺血、抗心肌缺血和抗血栓形成等作用。

1. 抗脑缺血损伤　本品能明显改善中动脉栓塞大鼠神经症状评分，减轻脑水肿及脑梗死范围[10]。

2. 抗心肌缺血　本品可缩小左冠状动脉前降支结扎大鼠心肌梗死面积，降低血清 CK、LDH 及脂质过氧化物(LPO)含量，提高超氧化物歧化酶(SOD)活性，并能使血浆血栓素 A_2(TXA_2)水平下降，前列环素(PGI_2)水平及 PGI_2/TXA_2 比值增高，亦可降低心肌梗死区游离脂肪酸(FFA)含量[11]。

3. 抗血栓　本品能抑制皮下注射盐酸肾上腺素与冰浴致血瘀大鼠体外血栓形成，减轻血栓湿长、湿重、干重以及血小板聚集率[12]。抑制高分子右旋糖酐致血瘀家兔血浆纤溶酶原激活剂抑制物(PAI)活性和 D-二聚体(DD)含量，增加组织型纤溶酶原激活剂(t-PA)和纤维蛋白原(Fbg)含量[13]。

4. 改善血液流变性　本品能降低冠心病患者的全血比黏度、全血还原黏度、血浆比黏度、血沉、血小板黏附率等[14,15]。

【不良反应】　有服用本品后出现头晕、心悸、上腹胀满、反酸、胃中嘈杂、腹部不适不良反应的报道[2,16]。

【禁忌】　孕妇禁用。

【注意事项】

1. 寒凝、阴虚血瘀胸痹心痛者不宜单用。

2. 久服易伤脾胃，餐后服用为宜。

3. 忌食生冷、辛辣、油腻食物，忌烟酒、浓茶。

4. 本品中蟾酥有强心作用，正在服用洋地黄类药物的患者慎用。

5. 在治疗期间，心绞痛持续发作，宜加用硝酸酯类药。如果出现剧烈心绞痛、心肌梗死，应及时救治。

【用法与用量】　胶囊：口服。一次 4 粒，一日 3 次。片剂：口服。一次 2 片，一日 3 次。

【规格】　胶囊：每粒装 0.5g

片剂：每片重 0.40g

【参考文献】　[1]杜贤兰,杜春,刘燕,等.血栓心脉宁片对脑梗死恢复期病人血液流变学及血脂变化的影响.中西医结合心

脑血管病杂志,2007,5(9):902-903.

[2]那开宪,余平,张桂云,等.血栓心脉宁治疗冠心病心绞痛72 例临床研究.中西医结合心脑血管病杂志,2007,5(3):196-198.

[3]李芸,马育鹏.血栓心脉宁治疗心血瘀阻型冠心病稳定型心绞痛 90 例疗效观察.甘肃医药,2014,33(7):537-539.

[4]李坤,丁月芳,翟军青,等.小剂量血栓心脉宁片治疗高脂血症疗效观察.中西医结合心脑血管病杂志,2010,8(8):1022.

[5]张福君.血栓心脉宁片治疗血栓闭塞性脉管炎属瘀阻脉络证的临床疗效观察.医学信息(中旬刊),2010,5(6):1549-1550.

[6]莫兰.血栓心脉宁片治疗普通偏头痛的临床疗效观察.中西医结合心脑血管病杂志,2010,8(11):1338-1339.

[7]刘锦森.血栓心脉宁片治疗椎-基底动脉供血不足性眩晕临床观察.临床和实验医学杂志,2011,10(18):1440-1441.

[8]王玉慧,赵晓莉,刘喜玲.TCD 监测口服血栓心脉宁对短暂性脑缺血发作疗效观察.辽宁中医杂志,2005,32(12):1230-1231.

[9]王育海.血栓心脉宁对颈动脉粥样硬化斑块干预作用的观察.甘肃医药,2015,34(2):101-103.

[10]李建生,李建国,赵君玫,等.补肾活血、泻下及开窍活血方药对老龄大鼠脑缺血再灌注多器官损伤的保护作用.河南中医,2000,20(3):13.

[11]杨春梅,刘兵,睢大员,等.血栓心脉宁胶囊对大鼠实验性心肌梗死的保护作用.武警医学,2005,16(5):352.

[12]谢艳华,李予蓉,王四旺,等.水蛭提取液对正常及血瘀模型大鼠体外血栓形成及血小板聚集功能的影响.中国中医药科技,1999,6(3):159.

[13]詹小萍,楼建国,金晓莹,等.益肾活血方对家兔血瘀模型纤溶系统作用的实验研究.中国中药杂志,2004,29(5):440.

[14]郝长海,吴信超,闫学安.血栓心脉宁对冠心病心绞痛患者血液流变学的影响.河南医药信息,1994,2(6):50.

[15]张澍滑,魏大愚,谭平.血栓心脉宁对冠心病、脑血栓患者血液流变学的影响.吉林中医药,1994,(3):40.

[16]张平,黄继汉,张广民,等.血栓心脉宁治疗心绞痛的疗效评价.中国医院用药评价与分析,2013,13(12):1060-1065.

山 玫 胶 囊

Shanmei Jiaonang

【药物组成】　山楂叶、刺玫果。

【功能与主治】　益气化瘀。用于冠心病、脑动脉硬化气滞血瘀证，症见胸痛、痛有定处、胸闷憋气，或眩晕、心悸、气短、乏力、舌质紫黯。

【方解】　方中刺玫果味酸苦、性温，归脾肝肺经，具有"健脾益气，养血润经"(《东北常用中草药手册》)之功；山楂则有散瘀行滞之用，为臣药。两药合用，共奏益气化瘀之效。

【临床应用】

1. 胸痹　因气虚血瘀所致。症见胸痛隐隐，或痛

有定处,遇劳加重,心悸气短,倦怠乏力或少气懒言,舌质紫黯或有瘀点,脉虚缓;冠心病心绞痛见上述证候者。

2. 眩晕 因气虚血瘀,瘀阻清窍,脑失所养所致。症见眩晕耳鸣,心悸不宁,健忘,倦怠乏力,少气懒言,舌瘀黯,脉虚缓或沉涩;脑动脉硬化见上述证候。

另有降低胆固醇、甘油三酯,升高高密度脂蛋白的报道[1]。

【药理毒理】 本品有抗心肌缺血、抗脑缺血、降低血黏度及调节血脂等作用。

1. 抗心肌缺血 本品能减轻急性心肌缺血犬的心肌缺血程度和缺血范围,改善心脏血流动力学及心肌耗氧量[2]。

2. 抗脑缺血 本品能改善麻醉犬脑血流量,减轻大鼠脑缺血程度[2]。

3. 降血脂 本品可降低高脂饲料致高脂血症大鼠血清 CHO、TG 含量,升高 HDL-C 含量[3]。

4. 改善血液流变性 本品能降低肾上腺素与冰水刺激所致急性血瘀模型大鼠血浆和全血比黏度以及红细胞压积[3]。

【不良反应】 目前尚未检索到不良反应报道。

【禁忌】 尚不明确。

【注意事项】

1. 孕妇慎用。

2. 在治疗期间,心绞痛持续发作,宜加用硝酸酯类药。如果出现剧烈心绞痛、心肌梗死,应及时救治。

3. 忌食生冷、辛辣、油腻食物,忌烟酒、浓茶。

【用法与用量】 口服。一次 3 粒,一日 3 次;或遵医嘱。

【规格】 每粒装 0.25g

【参考文献】 [1]高儒,周江,刘长寿.山玫胶囊治疗老年冠心病心绞痛临床观察.河北医学,1997,3(2):37.

[2]陶有林.山玫胶囊的研制及临床应用.河北医学,1996,2(3):205.

[3]白瑶,张巍,张丽,等.山玫胶囊对急性血瘀模型大鼠血液流变学及高血脂大鼠降脂作用的研究.中国药物与临床,2007,7(6):447.

心痛康胶囊

Xintongkang Jiaonang

【药物组成】 白芍、红参、淫羊藿、北山楂。

【功能与主治】 益气活血,温阳养阴,散结止痛。用于气滞血瘀所致的胸痹,症见心胸刺痛或闷痛、痛有

定处、心悸气短或兼有神疲自汗、咽干心烦;冠心病心绞痛见上述证候者。

【方解】 方中以白芍苦酸微寒,补养阴血、缓急止痛,为君药。红参大补元气,扶助心气,畅行气血;淫羊藿温肾补阳,温通血脉;北山楂活血化瘀,散结导滞,化浊降脂;三药共为臣药。诸药相合,共奏益气活血、温阳养阴、散结止痛之功。

【临床应用】 胸痹 因气滞血瘀而致。症见心胸刺痛或闷痛,痛有定处,胸闷不舒,心悸,气短,或兼有神疲乏力,自汗,盗汗,咽干,心烦,舌质黯或见瘀点、瘀斑,脉涩、细弦或结代;冠心病心绞痛见上述证候者。

此外,本品尚有用于治疗高脂血症的报道[1]。

【不良反应】 目前尚未检索到不良反应报道。

【禁忌】 尚不明确。

【注意事项】

1. 在治疗期间,心绞痛持续发作,宜加用硝酸酯类药。若出现剧烈心绞痛、心肌梗死,应及时救治。

2. 饮食宜清淡。

3. 孕妇慎用。

【用法与用量】 口服。一次 3～4 粒,一日 3 次。

【规格】 每粒重 0.3g

【参考文献】 [1]任国庆,陆德澄.心痛康胶囊调脂治疗的临床观察.中成药,2006,28(12):1869.

心脑康胶囊(片)

Xinnaokang Jiaonang(Pian)

【药物组成】 丹参、赤芍、川芎、红花、九节菖蒲、郁金、远志(蜜炙)、地龙、葛根、泽泻、制何首乌、枸杞子、鹿心粉、牛膝、炒酸枣仁、甘草。

【功能与主治】 活血化瘀,通窍止痛。用于瘀血阻络所致的胸痹、眩晕,症见胸闷、心前区刺痛、眩晕、头痛;冠心病心绞痛、脑动脉硬化见上述证候者。

【方解】 方中丹参、赤芍、川芎、红花活血化瘀、宣痹止痛,共为君药。九节菖蒲、郁金、远志、地龙开窍通络,葛根、泽泻升清降浊,共为臣药。制何首乌、枸杞子、鹿心粉、牛膝调补肝肾,酸枣仁宁心安神,共为佐药。甘草和中缓急、调和诸药,为使药。诸药合用,共奏活血化瘀、通窍止痛之效。

【临床应用】

1. 胸痹 因瘀血阻滞,胸阳不展所致。症见胸闷,心前区刺痛,脉弦细而涩,舌紫黯;冠心病心绞痛见上述证候者。

2. 眩晕 因瘀血阻于脑窍,脑络失养所致。症见头

晕目眩,阵发头痛,痛处固定不移,脉弦而涩,舌紫苔薄;脑动脉硬化见上述证候者。

【药理毒理】 抗血管内皮损伤 本品可抗异丙肾上腺素所引起的血管内皮损伤,降低异丙肾上腺素致心肌损伤大鼠血浆 vWF 因子、P-选择素、组织型纤溶酶原激活物的含量,升高结构型一氧化氮合酶含量[1]。

【不良反应】 目前尚未检索到不良反应报道。

【禁忌】 孕妇禁用。

【注意事项】

1. 宜饭后服用。

2. 若出现剧烈心绞痛、心肌梗死,并伴有气促、汗出、面色苍白者,应及时救治。

【用法与用量】 胶囊剂:口服。一次 4 粒,一日 3 次。片剂:口服。一次 4 片,一日 3 次。

【规格】 胶囊剂:每粒装 0.25g

片剂:每片 0.25g

【参考文献】 [1]殷慧群,张定国,许敏,等.异丙肾上腺素对大鼠血管内皮功能的影响及鸿宝心脑康胶囊的干预作用.中药药理与临床,2005,21(5):40.

正心泰胶囊(片、颗粒)
Zhengxintai Jiaonang(Pian,Keli)

【药物组成】 黄芪、丹参、川芎、槲寄生、山楂、葛根。

【功能与主治】 补气活血,化瘀通络。用于气虚血瘀所致的胸痹,症见胸痛、胸闷、心悸、气短、乏力;冠心病心绞痛见上述证候者。

【方解】 方中黄芪补气行滞,为君药。丹参、川芎活血化瘀为臣药。槲寄生补益肝肾;葛根、山楂行瘀化浊,共为佐药。诸药合用,共奏益气活血、化瘀通络之功。

【临床应用】 胸痹 因心气不足,心血瘀滞,心脉痹阻所致。症见胸闷,心痛,心悸,气短,自汗,乏力,脉细涩,舌质淡紫;冠心病心绞痛见上述证候者。

【不良反应】 目前尚未检索到不良反应报道。

【禁忌】 尚不明确。

【注意事项】

1. 孕妇慎用。

2. 在治疗期间,心绞痛持续发作,宜加用硝酸酯类药物;如果出现剧烈心绞痛、心肌梗死,应及时救治。

【用法与用量】 胶囊剂:口服。一次 4 粒,一日 3 次。片剂:口服。一次 4 片,一日 3 次。颗粒剂:口服。

一次 10g,一日 3 次。

【规格】 胶囊剂:每粒装 0.46g

片剂:(1)薄膜衣片 每片重 0.36g　(2)糖衣片　片芯重 0.36g

颗粒剂:每袋装 10g

益 脑 宁 片
Yinaoning Pian

【药物组成】 炙黄芪、党参、制何首乌、灵芝、女贞子、旱莲草、桑寄生、天麻、钩藤、丹参、赤芍、地龙、山楂、琥珀、麦芽。

【功能与主治】 益气补肾,活血通脉。用于气虚血瘀,肝肾不足所致的中风、胸痹,症见半身不遂,口舌歪斜,言语謇涩,肢体麻木或胸痛,胸闷,憋气;中风后遗症、冠心病心绞痛及高血压病见上述证候者。

【方解】 方中炙黄芪、党参益气健脾,行滞活血,促进血行,共为君药。何首乌滋补肝肾,填精益脑;灵芝益气养血,宁心安神;丹参、赤芍、地龙、山楂活血通脉、化浊降脂,共为臣药。女贞子、旱莲草、桑寄生滋补肝肾、平肝潜阳,天麻、钩藤平肝息风,琥珀安神定志,麦芽健脾消食、行气开胃,共为佐药。诸药合用,共奏益气补肾、活血通脉之功。

【临床应用】

1. 中风 气虚血瘀、肝肾不足所致。症见半身不遂,口舌歪斜,偏身麻木,言语謇涩,肢体肿胀或疼痛,关节屈伸不利,伴气短乏力,自汗出,下肢酸软,行走不稳,饮水呛咳,视物不清,头晕耳鸣;中风病恢复期后遗症见上述证候者。

2. 胸痹 气虚血瘀,肝肾亏虚所致的胸痹。症见发作性胸痛,胸闷,憋气,伴有气短乏力,心悸自汗,心烦少寐,头晕耳鸣;冠心病心绞痛见上述证候者。

3. 眩晕 肝肾不足,气虚血瘀所致。症见眩晕,耳鸣,心烦少寐,心悸健忘,腰膝酸软,倦怠乏力,舌质紫黯;高血压见上述证候者。

尚有治疗脑动脉硬化症的报道[1]。

【不良反应】 本品含有制何首乌,根据国家食品药品监督管理总局药品评价中心的"信息通报":有服用何首乌及其成方制剂引起的肝损伤。

【禁忌】 孕妇禁用。

【注意事项】

1. 中风病风火、痰热实证者不宜使用。

2. 冠心病心绞痛发作时应根据病情采取相应的治疗措施。

3. 治疗高血压患者应注意根据病情轻重配合服用降压药。

【用法与用量】 口服。一次 4～5 片，一日 3 次。

【规格】 基片重 0.35g

【参考文献】 [1]郝爱真,呼健,张印,等.益脑宁片治疗脑动脉硬化症的临床分析.解放军保健医学杂志,2003,5(3):169-170.

胃肠复元膏
Weichang Fuyuan Gao

【药物组成】 大黄、黄芪、太子参、桃仁、赤芍、枳壳(麸炒)、紫苏梗、木香、莱菔子(炒)、蒲公英。

【功能与主治】 益气活血,理气通下。用于胃肠术后腹胀,胃肠活动减弱,症见体乏气短、脘腹胀满、大便不下;亦可用于老年性便秘及虚性便秘。

【方解】 方中大黄泻下攻积、活血化瘀,为君药。黄芪、太子参补气健脾,益胃生津;桃仁、赤芍活血化瘀、润肠通便,共为臣药。枳壳、紫苏梗行气开郁,宽胸利膈;木香理气行滞;莱菔子消积导滞,下气行郁;蒲公英清热解毒,以上五味药均为佐药。诸药相合,共奏益气活血、理气通下之功。

【临床应用】

1. 痞满 胃肠术后,气血亏虚,气机升降不利所致的脘腹胀闷,痞满,纳食减少,少食即胀,神疲乏力,气短懒言,自汗,面色不华,舌淡苔薄或白,脉沉细或细弱无力。腹部术后胃肠功能紊乱见上述证候者。

2. 便秘 脾胃气虚,运化失司,气机不利所致的大便秘结,排出困难,努挣不下,粪质干结或质溏不爽,便后乏力,汗出,气短,舌淡或黯,脉沉细或细数无力。腹部术后便秘见上述证候者。

【药理毒理】 改善术后肠功能 本品可促进胃肠暴露术后大鼠十二指肠肌电活动,增加硫酸钡在肠道的推进率;促进小肠对水和葡萄糖的吸收,能提高肠液中胰淀粉酶活性;还能增加胃肠暴露术后大鼠门静脉、肠系膜静脉及胃肠组织的血流量,能改善肠系膜微循环[1]。

【不良反应】 目前尚未检索到不良反应报道。

【禁忌】 孕妇禁用。

【注意事项】

1. 湿热积滞便秘者慎用。

2. 忌食生冷、油腻、不易消化、刺激性食物。

【用法与用量】 口服。腹部手术前 1～3 天,一次 15～30g,一日 2 次或遵医嘱;术中胃肠吻合完成前,经导管注入远端肠管 40～60g(用水稀释 2～3 倍)或遵医嘱;术后 6～8 小时,口服。一次 20～30g,一日 2 次或遵医嘱;老年性便秘,一次 10～20g,一日 2 次或遵医嘱。

【规格】 每瓶装 100g

【参考文献】 [1]马必生,陈婉珠,裴德恺,等.胃肠复元汤在腹部术后应用的临床疗效观察和实验研究.中西医结合杂志,1986,6(3):139.

胃乃安胶囊
Weinai'an Jiaonang

【药物组成】 黄芪、人参(粉)、三七、珍珠层粉、人工牛黄。

【功能与主治】 补气健脾,活血止痛。用于脾胃气虚,瘀血阻滞所致的胃痛,症见胃脘隐痛或刺痛,纳呆食少;慢性胃炎、胃及十二指肠溃疡见上述证候者。

【方解】 方中以黄芪甘温,补气健脾,补气行滞,温养脾胃而生肌敛疮,为君药。人参大补元气,补益脾肺,为方中臣药。三七活血定痛,珍珠层粉镇心安神,人工牛黄清热解毒消肿,共为佐药。全方配伍,寒温并用,气血同调,共奏补气健脾、活血止痛之功。

【临床应用】 胃痛 脾胃气虚,瘀血阻滞所致的胃脘隐痛或刺痛,痛有定处,神疲纳呆,四肢倦怠,手足不温,舌质紫黯,舌边有瘀斑,苔白,脉细涩或迟缓;慢性胃炎、胃及十二指肠溃疡见上述证候者。

【药理毒理】 本品有抗溃疡、抑制胃酸、镇痛等作用。

1. 抗溃疡 本品对小鼠水浸束缚应激性胃溃疡模型及利血平溃疡模型溃疡有抑制作用,能降低溃疡指数[1];对盐酸乙醇、消炎痛致大鼠胃黏膜损伤也有保护作用[2]。

2. 抑制胃酸 本品可降低幽门结扎大鼠胃液游离酸、总酸和总酸排出量[3]。

3. 镇痛 本品可抑制醋酸引起的小鼠扭体反应,降低小鼠的扭体次数[1]。

4. 其他 本品可促进离体大鼠胃底和豚鼠回肠平滑肌收缩[3];促进小鼠胃排空[2]。

【不良反应】 目前尚未检索到不良反应报道。

【禁忌】 尚不明确。

【注意事项】

1. 本品不适用于肝郁气滞、脾胃阴虚所致胃痛者。

2. 孕妇慎用。

3. 忌食生冷、油腻、不易消化食物,戒烟酒。

【用法与用量】　口服。一次4粒,一日3次。

【规格】　每粒装0.3g

【参考文献】　[1]李波,赵雅灵,周海钧.复方胃乃安的药理研究.中药药理与临床,1991,7(4):7.

[2]何金木,董明国.人参胃康片防治胃溃疡药理学研究.中国中西医结合消化杂志,2008,16(3):182.

[3]李波,赵雅灵,周海均.复方胃乃安的药理学研究.中药药理与临床,1991,7(2):15.

舒心口服液(糖浆)

Shuxin Koufuye(Tangjiang)

【药物组成】　党参、黄芪、红花、当归、川芎、三棱、蒲黄。

【功能与主治】　补益心气,活血化瘀。用于心气不足,瘀血内阻所致的胸痹,症见胸闷憋气、心前区刺痛、气短乏力;冠心病心绞痛见上述证候者。

【方解】　方中党参性味甘平,能补脾肺之气,气旺血行;黄芪甘温,益气升阳,补气行血,通脉养心;二药功用直中病机,故为君药。红花活血祛瘀,温通血脉;当归补血活血,温养心脉;二药既能养血通脉,又可散瘀止痛,共为臣药。川芎、三棱既可活血化瘀,又善行气止痛;蒲黄长于行血通经、消瘀止痛,均为佐药。全方配合,共奏补益心气、活血化瘀之功。

【临床应用】　胸痹　由心气不足、瘀血内阻所致。症见心胸隐痛或刺痛,胸闷,心悸,气短懒言,倦怠乏力,动则易汗喘息,或腹胀,便溏,食后心慌,舌淡有齿痕,脉虚缓或结代;冠心病心绞痛见上述证候者。

【药理毒理】　本品有抗心肌缺血、耐缺氧等作用。

1. 抗心肌缺血　本品对垂体后叶素引起的大鼠心肌损伤具有保护作用[1,2],缩小冠状动脉结扎引起的家兔心肌梗死范围[2]。增加小鼠心肌营养性血流量[2]。体外试验,本品能抑制缺糖缺氧性离体大鼠心肌细胞释放乳酸脱氢酶、丙氨酸氨基转移酶及磷酸肌酸激酶[3]。增加离体大鼠心脏冠脉流量[2]。

2. 耐缺氧　本品能提高正常小鼠耐缺氧能力[2],提高垂体后叶素引起心肌缺血小鼠的耐缺氧能力[1]。

【不良反应】　目前尚未检索到不良反应报道。

【禁忌】　孕妇禁用。

【注意事项】

1. 阴虚血瘀、痰瘀互阻胸痹心痛者慎用。

2. 月经期妇女慎用。

3. 忌食生冷、辛辣、肥甘油腻食物,忌烟酒、浓茶。

4. 在治疗期间,心绞痛持续发作,宜加用硝酸酯类药。若出现剧烈心绞痛、心肌梗死,或见气促、汗出、面色苍白者,应及时救治。

5. 糖尿病患者不宜服用。

【用法与用量】　口服液:口服。一次20ml,一日2次。糖浆:口服。一次30~35ml,一日2次。

【规格】　口服液:每支装20ml

糖浆:每瓶装100ml

【参考文献】　[1]谭大琦,李卫星,李秋华,等.舒心口服液对急性心肌缺血的保护作用.中药新药与临床药理,2000,11(4):347.

[2]谭大琦,竺稽能,王国珍,等.舒心口服液抗心肌缺血的实验研究.中成药,1994,16(4):42.

[3]徐伟建,张小星,王汉祥,等.舒心口服液对心肌细胞缺糖缺氧损伤的保护作用.湖北中医学院学报,2000,2(1):16.

灵宝护心丹

Lingbao Huxin Dan

【药物组成】　红参、人工麝香、冰片、三七、丹参、蟾酥、人工牛黄、苏合香、琥珀。

【功能与主治】　强心益气,通阳复脉,芳香开窍,活血镇痛。用于气虚血瘀所致的胸痹,症见胸闷气短、心前区疼痛、脉结代;心动过缓型病态窦房结综合征及冠心病心绞痛、心律失常见上述证候者。

【方解】　方中红参大补元气、温阳复脉,为君药。麝香、冰片芳香开窍,散结止痛;三七、丹参均可活血化瘀,前者定痛效佳,后者安神功著,用为臣药。君臣相伍,益气行滞、通脉止痛。蟾酥、牛黄、苏合香均具开窍醒神之功,然蟾酥尤善止痛,苏合香长于化浊开郁,牛黄尤善清心祛痰,琥珀活血散瘀、镇惊安神,共为佐药。全方共奏强心益气、通阳复脉、芳香开窍、活血镇痛之功。

【临床应用】

1. 胸痹　因气虚行血无力,心脉痹阻所致。症见胸闷气短,心前区疼痛,脉缓或结代;冠心病心绞痛见上述证候者。

2. 心悸　由心气不足,血运失常,气虚血瘀,心神失养所致。症见心中动悸,气短胸闷,动则益甚,倦怠乏力,易汗,舌淡黯、舌体胖边有齿痕、苔薄白,脉虚细缓或结代;心动过缓型病态窦房结综合征及心律失常见上述证候者。

【不良反应】　目前尚未检索到不良反应报道。

【禁忌】

1. 孕妇禁用。

2. 月经期妇女及有出血倾向者禁用。

【注意事项】

1. 本品中蟾酥有毒,不宜过量久用。

2. 忌食生冷、辛辣、油腻食物,忌烟酒、浓茶。

3. 在治疗期间,心绞痛持续发作,宜加用硝酸酯类药。若出现剧烈心绞痛、心肌梗死,或见气促、汗出、面色苍白者,应及时救治。

4. 少数患者在服药初期偶见轻度腹胀、口干,继续服药后可自行消失,无须停药。

5. 忌与洋地黄类药物同用。

【用法与用量】 口服。一次 3～4 丸,一日 3～4 次。饭后服用或遵医嘱。

【规格】 每 10 丸重 0.08g

冠 心 静 片
Guanxinjing Pian

【药物组成】 丹参、三七、赤芍、川芎、红花、人参、玉竹、苏合香、冰片。

【功能与主治】 益气通脉,活血化瘀,宣痹止痛。用于心气不足、瘀血阻滞所致的胸痹,症见心悸、气短、胸闷、心前区刺痛;冠心病心绞痛见上述证候者。

【方解】 方中丹参、三七养血补虚、活血化瘀、通脉止痛,为君药。赤芍、川芎、红花活血化瘀、调畅气血、通络止痛,共为臣药。人参大补元气,推动血行;玉竹益气养阴,以资化源;苏合香辛温辟秽开窍;冰片辛凉清热开窍,皆为芳香化浊、宣痹止痛之品,共为佐药。诸药合用,共奏益气通脉、活血化瘀、宣痹止痛之功。

【临床应用】 胸痹 由心气不足,气虚血瘀,瘀阻心脉所致。症见胸闷,胸痛隐隐,气短,心悸,自汗,乏力,舌黯淡胖,脉沉或细涩;冠心病心绞痛见上述证候者。

【不良反应】 目前尚未检索到不良反应报道。

【禁忌】 孕妇禁用。

【注意事项】

1. 痰浊阻塞胸痹心痛者慎用。

2. 有出血倾向及出血性疾病者慎用。

3. 忌食生冷、辛辣、油腻食物,忌烟酒、浓茶。

4. 在治疗期间,心绞痛持续发作,宜加用硝酸酯类药。如果出现剧烈心绞痛、心肌梗死,应及时救治。

【用法与用量】 口服。一次 4 片,一日 3 次。

【规格】 每片相当于原药材 0.84g

益 心 丸
Yixin Wan

【药物组成】 红参、附片(黑顺片)、红花、三七、冰片、人工麝香、安息香、蟾酥、牛角尖粉、人工牛黄、珍珠。

【功能与主治】 益气温阳,活血止痛。用于心气不足、心阳不振、瘀血闭阻所致的胸痹,症见胸闷心痛、心悸气短、畏寒肢冷、乏力自汗;冠心病心绞痛见上述证候者。

【方解】 方中红参、附子益气温阳,共为君药。红花、三七、冰片活血化瘀,麝香、蟾酥、安息香芳香走窜、辛散温通、开窍宣痹,共为臣药。牛角尖粉、牛黄、珍珠清心开窍,与红参、附子为伍,既可开窍通脉,又能防附子、红参刚燥之性,共为佐药。诸药合用,共奏益气温阳、活血止痛之效。

【临床应用】 胸痹 由心气不足,心阳不振,瘀血闭阻所致。症见胸闷,心痛,气短,心悸,怔忡,乏力,自汗,脉细,舌淡紫;冠心病心绞痛见上述证候者。

【不良反应】 目前尚未检索到不良反应报道。

【禁忌】 孕妇禁用。

【注意事项】

1. 胸痹属阴虚证者慎用。

2. 经期妇女慎用。

3. 本品中蟾酥有强心作用,正在服用洋地黄类药物者慎用,或遵医嘱。

4. 宜饭后服用。

5. 在治疗期间,心绞痛持续发作,应及时就诊。

【用法与用量】 舌下含服或吞服。一次 1～2 丸,一日 1～2 次。

【规格】 每 10 丸重 0.22g

参 芍 胶 囊 (片)
Shenshao Jiaonang(Pian)

【药物组成】 人参茎叶皂苷、白芍。

【功能与主治】 益气活血,宣痹止痛。用于气虚血瘀所致的胸痹,症见胸闷心痛、心悸气短。

【方解】 方中人参茎叶皂苷补益元气,白芍养血活血、止痛,两者相伍,使气血畅行,胸痹宣通,共奏益气活血、宣痹止痛之功。

【临床应用】 胸痹 因心气不足,血行不畅,胸阳失展所致。症见胸闷,心痛,心悸,气短,脉细弦涩,苔薄舌紫;冠心病心绞痛见上述证候者。

【药理毒理】 本品有抗心肌缺血、增加冠脉血流量等作用。

1. 抗心肌缺血 参芍片对垂体后叶素和异丙肾上腺素诱发大鼠、小鼠和麻醉犬急性心肌缺血均有保护作用,减小麻醉犬急性心肌梗死范围。扩张豚鼠离体心脏、大鼠和麻醉犬的冠状动脉,解除冠状动脉痉挛,增加冠状动脉流量,降低冠状动脉阻力[1]。参芍片可缩小冠状动脉前降支结扎致急性心肌缺血犬的心肌梗死范围,降低心肌缺血不同时间血清磷酸肌酸激酶(CPK)、乳酸脱氢酶(LDH)活性[2]。

2. 增加冠脉血流量 参芍片能增加离体和在体心脏的心肌营养血流量,降低心肌耗氧量,加快麻醉犬的心率[1]。

3. 抗动脉粥样硬化 本品可降低动脉粥样硬化大鼠心肌组织内皮素(ET)、组织型纤溶酶原激活抑制物(PAI-1),升高一氧化氮(NO),改善心肌重构[3]。

4. 其他 参芍片可降低麻醉犬血压,还能提高小鼠常压耐缺氧、抗疲劳、抗寒冷能力[1]。

【不良反应】 临床偶见服用后大便溏薄[1]。

【禁忌】 尚不明确。

【注意事项】

1. 胸痹痰热证者慎用。

2. 在治疗期间,心绞痛持续发作,应及时就诊。

【用法与用量】 胶囊剂:口服。一次 4 粒,一日 2 次。片剂:口服。一次 4 片,一日 2 次。

【规格】 胶囊剂:每粒装 0.25g

片剂:每片重 0.3g

【参考文献】 [1]胡锦心.参芍片治疗冠心病心绞痛的临床及实验研究.中西医结合心脑血管病杂志,2003,1(1):35.

[2]闫素云,谢平,于东明,等.参芍片对犬急性心肌缺血的影响.第四军医大学学报,2002,23(20):1847.

[3]李亚芹,问慧娟,刘文敏.参芍胶囊对动脉粥样硬化大鼠心肌重构的影响.山东医药,2010,50(4):21.

山海丹胶囊(颗粒)
Shanhaidan Jiaonang(Keli)

【药物组成】 三七、人参、黄芪、红花、山羊血、决明子、葛根、佛手、海藻、何首乌、丹参、川芎、麦冬、灵芝、香附、蒲黄。

【功能与主治】 益气活血,宣痹通络。用于气虚血瘀、心脉瘀阻所致的胸痹,症见胸闷心痛、心悸气短;冠心病心绞痛见于上述证候者。

【方解】 方中黄芪、人参益气以助血行,共为君药。三七、红花、川芎、丹参、葛根、山羊血粉活血化瘀、宣痹通脉,共为臣药。决明子、何首乌通便降浊;灵芝补益气血,养心安神;海藻消痰散结;佛手理气化痰。诸药合用,共奏益气活血、宣痹通络之功。

【临床应用】 胸痹 因心气不足,心血瘀阻所致。症见胸闷,心前区刺痛,心悸,乏力,自汗,脉细涩,舌紫;冠心病心绞痛见上述证候者。

【药理毒理】 本品有抗动脉粥样硬化、抗脑缺血、抗血栓形成等作用。

1. 抗动脉粥样硬化 本品可降低高脂血症家兔血清胆固醇、甘油三酯,升高高密度脂蛋白,并能缩小主动脉粥样斑块面积[1]。

2. 抗缺氧 本品可降低心肌耗氧和提高耐缺氧能力[2]。

3. 抗脑缺血 本品可减轻双侧颈总动脉夹闭致缺血再灌注大鼠脑组织含水量,减轻细胞间质水肿和神经细胞损伤,保护脑组织超微结构[3]。

4. 抗血栓形成 本品能减小大鼠体外血栓形成的长度,降低血栓的湿重和干重,降低血小板表面活性和聚集率;能延长小鼠凝血时间[3]。

5. 降血压 本品可拮抗氯化钾引起的血管平滑肌收缩作用,使麻醉犬及大鼠血压下降,降低血管阻力,从而导致组织供血改善[2]。

【不良反应】 临床偶见服用后腹胀、肝区疼痛及上消化道出血[4,5]。

【禁忌】 孕妇禁用。

【注意事项】

1. 经期妇女慎用。

2. 有出血倾向者慎用。

3. 在治疗期间,心绞痛持续发作,应及时就诊。

【用法与用量】 胶囊:口服。一次 5 粒,一日 3 次;饭后服用。颗粒剂:用开水冲服。一次 10g,一日 3 次,饭后服用。

【规格】 胶囊:每粒装 0.5g

颗粒剂:每袋装 10g

【参考文献】 [1]南柏松,祝贺,冯金华,等.山海丹抑制动脉粥样硬化的实验研究.陕西中医,1993,14(3):138.

[2]山海丹新药申报资料.

[3]王品,李庆龙,田建生,等.脑脉舒胶囊的药效学试验研究.齐鲁药事,2007,26(2):116.

[4]黄玉兰,于少青.山海丹胶囊致不良反应一例.前卫医药杂志,1995,4(8):202.

[5]张亚茹.山海丹胶囊致上消化道出血1例.西北医药杂志,1997,12(5):206.

通心络胶囊
Tongxinluo Jiaonang

【药物组成】 人参、水蛭、土鳖虫、赤芍、乳香(制)、降香、全蝎、蜈蚣、檀香、冰片、蝉蜕、酸枣仁(炒)。

【功能与主治】 益气活血,通络止痛。用于冠心病心绞痛属心气虚乏、血瘀络阻证。症见胸部憋闷、刺痛、绞痛,固定不移,心悸自汗,气短乏力,舌质紫黯或有瘀斑,脉细涩或结代。亦用于气虚血瘀络阻型中风病,症见半身不遂或偏身麻木,口舌歪斜,言语不利。

【方解】 方中人参大补元气,益气以助血行,为君药。水蛭、土鳖虫、赤芍、乳香、降香活血破血、祛瘀通痹,共为臣药。全蝎、蜈蚣通络止痛,檀香行气理气、宽胸止痛;冰片通窍止痛;蝉蜕祛风止痛;酸枣仁养心安神,共为佐药。诸药合用,共奏益气活血、行气止痛之功。

【临床应用】

1. **胸痹** 因心气不足,心血瘀阻,心脉失养所致。症见胸闷,心前区刺痛,心悸,气短,乏力,自汗,脉细涩,舌淡色紫;冠心病心绞痛见上述证候者。

2. **中风** 因气虚血瘀,脉络阻塞不通所致。症见半身不遂,周身麻木,口舌歪斜,言语不利;缺血性中风见上述证候者。

此外,有报道本品尚可用于治疗高脂血症[1,2]、椎-基底动脉供血不足[3,4]、偏头痛[5,6]、非酒精性脂肪肝[7,8]及糖尿病早期肾病[9]。

【药理毒理】 本品有抗心肌缺血、抗脑缺血、改善血流动力学和抗血栓等作用。

1. **抗心肌缺血** 本品能够减轻结扎冠状动脉犬的心肌缺血程度及心肌缺血范围,缩小梗死区面积[10];能够减轻异丙肾上腺素致大鼠心肌组织坏死,减少心肌细胞凋亡[11];减少冠状动脉左前降支结扎心室重构模型大鼠血清Ⅰ型胶原羧基末端肽(PICP)、血清Ⅲ型胶原氨基N末端肽(PⅢNP)含量[12]。减少心肌缺血再灌注损伤模型大鼠心肌梗死范围,降低血浆肌酸激酶(CK)活性,减轻心肌细胞坏死程度[13],减少缺血再灌注损伤心肌细胞凋亡,下调Bax蛋白表达,上调Bcl-2蛋白表达[14]。

2. **增加血流量** 本品能增加麻醉犬冠状动脉、脑血流量、提高左心室功能,降低脑血管阻力[15]。

3. **抗脑缺血** 本品能改善局灶性脑缺血大鼠神经损伤症状,缩小脑梗死体积,降低全血黏度[16]。减少神经细胞凋亡率,抑制细胞凋亡相关因子Caspase-3、p53表达、促进应激保护性HSP70表达[17]。增加局灶性脑缺血大鼠缺血脑组织边缘区血管内皮生长因子(VEGF)表达和新生毛细血管数量[18];增加脑缺血再灌注损伤大鼠脑组织抗氧化酶SOD、GSH-PX活性及钠-钾-ATP酶含量,降低MDA、NO含量,减少小胶质细胞的表达[19];还可降低脑缺血再灌注大鼠的脑毛细血管内皮细胞和多形核白细胞的黏附力和黏附应力[20]。

4. **抗动脉粥样硬化** 本品可降低载脂蛋白E基因敲除小鼠胆固醇(TC)、低密度脂蛋白(LDL-C)、甘油三酯(TG)、升高高密度脂蛋白(HDL-C)[21];抑制冠状动脉管壁脂质变性与管周脂质沉积,减少心肌细胞变性坏死及炎细胞浸润,减轻心肌间质水肿及灶性泡沫细胞沉积[22],降低外周血中循环内皮细胞(CEC)内皮素(ET)[23]、基质金属蛋白酶-1(MMP-1)、基质金属蛋白酶-9(MMP-9),上调基质金属蛋白酶组织抑制剂1(TIMP1)[22]。

5. **改善微循环** 本品可增加血液流速,改善血液流态,改善注射高分子右旋糖酐致小鼠耳廓微循环障碍;增强血瘀模型大鼠t-PA活性,降低PAI活性[24]。

6. **抗血栓** 本品对大鼠体内血小板聚集有抑制作用,还可抑制家兔体内血栓形成[25];减轻角叉菜胶所致的大鼠尾部血栓形成,增加AT-Ⅲ活性和D-二聚体含量[25]。

7. **其他** 本品能抑制三氯甲烷引起的小鼠室性心律失常,降低高脂大鼠血清TC、LDL水平[10]。

【不良反应】 临床偶见服用后腹泻[26]。

【禁忌】

1. 孕妇禁用。

2. 月经期妇女及有出血倾向者禁用。

【注意事项】

1. 宜饭后服用。

2. 在治疗期间,心绞痛持续发作,应及时就诊。

【用法与用量】 口服。一次2~4粒,一日3次;4周为一疗程。对轻度、中度心绞痛患者可一次2粒,一日3次;对较重度、重度患者以一次4粒,一日3次为优,心绞痛等症状明显减轻或消失,心电图改善后,可改为一次2粒,一日3次。

【规格】 每粒装0.26g

【参考文献】　[1]叶向,李泉源.通心络治疗高脂血症疗效及血液流变学指标观察.南京医学院学报,1997,9(3):361.

[2]石渤海.通心络治疗高黏、高脂血症 86 例.山东医药,2002,42(9):12.

[3]阳乐,唐尧,徐斑,等.通心络胶囊治疗椎-基底动脉供血不足的系统评价.中国循证医学杂志,2009,9(2):213.

[4]傅志慧,张艳丽.通心络胶囊治疗椎-基底动脉系统短暂性脑缺血发作临床观察.中国中医急症,2009,18(2):217.

[5]李春霞,李向丽,陈林庆.通心络胶囊治疗血管性头痛的临床观察.西北国防医学杂志,2008,29(6):459.

[6]程传浩,马云枝.通心络胶囊治疗偏头痛 40 例疗效观察.山东中医杂志,2007,26(5):311.

[7]高连战,何海波.通心络胶囊治疗非酒精性脂肪肝 40 例临床观察.山西医药杂志,2009,38(3):246.

[8]方大东,张德荣.通心络胶囊治疗脂肪肝 64 例临床观察.疑难病杂志,2007,6(5):272.

[9]徐庆海,毕业东,刘洪正.通心络胶囊防治糖尿病早期肾病临床观察.山东医药,2008,48(45):61.

[10]刘建勋,尚晓泓,王刚,等.通心络胶囊对实验性心肌缺血、心律失常及实验性高脂血症的影响.中国中西医结合杂志,1997,17(7):425.

[11]赵明中,刘岚,汪家瑞,等.通心络胶囊对异丙肾上腺素致大鼠心肌损伤保护作用的实验研究.中国中西医结合杂志,2001,21(1):51.

[12]顾仁樾,陈伟,朱大元,等.通心络胶囊对心肌梗死大鼠心肌间质胶原重构影响的实验研究.河北中医,2002,24(9):717.

[13]曹刚,贾晓冬,王鑫国,等.通心络胶囊对麻醉犬脑血管的影响.河北中医,2000,22(4):315.

[14]赵明中,高承梅,张宇洋,等.通心络胶囊对缺血再灌注心肌细胞凋亡及相关基因蛋白表达的影响.中华心血管病杂志,2000,28(3):206.

[15]尚晓泓,王刚,刘建勋,等.通心络胶囊对犬心脏血流动力学及心肌耗氧量的影响.中国中西医结合杂志,1997,(17):487.

[16]周华东,邓娟,陈曼娥.通心络胶囊对脑缺血-再灌注大鼠保护作用的实验研究.中国急救医学,2001,21(8):435.

[17]袁国强,吴以岭,贾振华,等.通心络对大脑中动脉闭塞模型大鼠脑缺血后神经细胞凋亡的影响.中国中西医结合杂志,2007,27(8):720.

[18]杨业新,叶连珍,何刚,等.通心络胶囊对大鼠局灶性脑梗死后微血管新生的影响.医药导报,2009,28(2):720.

[19]曾丽莉,沈帆霞,刘建荣,等.通心络胶囊对大鼠脑缺血再灌注损伤的保护作用及其机制.神经病学与神经康复学杂志,2008,5(3):163.

[20]赵明中,高承梅,张宇洋.通心络胶囊对实验性心肌缺血再灌注损伤保护作用的实验研究.中国中医基础医学杂志,2000,6(1):36.

[21]李七一,韩旭,夏卫军,等.通心络胶囊对载脂蛋白 E 基因敲除小鼠血脂与冠状动脉粥样硬化的影响及其机制研究.中医学报,2010,9(5)896.

[22]李七一,韩旭,夏卫军,等.通心络胶囊对载脂蛋白 E 基因敲除小鼠冠状动脉粥样硬化的影响.南京医科大学学报(自然科学版),2009,29(9):1237.

[23]李七一,韩旭,夏卫军,等.通心络胶囊干预载脂蛋白 E 基因敲除小鼠 CEC、ET 机制的研究.中国中医急症,2010,19(5)807.

[24]马雪瑛,林成仁,王敏,等.通心络胶囊活血化瘀作用的实验研究.中国中医基础医学杂志,2006,12(8):594.

[25]魏陵博,彭敏,戎冬梅,等.通心络胶囊对角叉菜胶所致大鼠血栓形成的影响.中西医结合心脑血管病杂志,2006,4(9):785.

[26]王梅,鲍建洲.通心络胶囊致严重腹泻 1 例.中国临床药学杂志,2006,15(1):61.

心 舒 宝 片
Xinshubao Pian

【药物组成】　刺五加、丹参、山楂、白芍、郁金。

【功能与主治】　益气活血,化瘀止痛。用于心气不足、心血瘀阻所致的胸痹,症见心悸、气短、胸闷、心前区刺痛;冠心病心绞痛见上述证候者。

【方解】　方中刺五加、丹参益气活血、化瘀止痛,共为君药。山楂活血祛瘀、消积止痛,白芍养血敛阴、缓急止痛,郁金平肝行气、清心开窍散瘀,共为臣药。既助君药活血祛瘀止痛之力,又防君药补益太过。诸药合用,共奏益气活血、化瘀止痛之效。

【临床应用】　胸痹　因心气不足,气虚血瘀,心血瘀阻而致。症见心悸不安,气短懒言,胸闷不适,心前区刺痛,舌淡黯,脉细涩;冠心病心绞痛见上述证候者。

【药理毒理】　本品有抗心肌缺血、耐缺氧作用。

1. 抗心肌缺血　本品可降低垂体后叶素所致急性心肌缺血大鼠心肌缺血的发生率,减慢离体大鼠心脏心率,提高冠脉血流量[1]。

2. 耐缺氧　本品可提高小鼠心脏耐缺氧能力[1]。

【不良反应】　目前尚未检索到不良反应报道。

【禁忌】　尚不明确。

【注意事项】

1. 孕妇慎用。

2. 宜饭后服用。

3. 在治疗期间,心绞痛持续发作,应及时就诊。

【用法与用量】　口服。每次 1～2 片,一日 2 次,饭后服。

【规格】　每片 0.5g

【参考文献】　[1]洪志明,朱耶川,洪火木,等.心舒宝的药理实验研究.海峡药学,1994,6(2):62.

养心氏片
Yangxinshi Pian

【药物组成】 黄芪、丹参、党参、人参、当归、山楂、葛根、醋延胡索、灵芝、地黄、淫羊藿、黄连、炙甘草。

【功能与主治】 益气活血，化瘀止痛。用于气虚血瘀所致的胸痹，症见心悸气短、胸闷、心前区刺痛；冠心病心绞痛见于上述证候者。

【方解】 方中黄芪甘温益气；丹参活血化瘀，共为君药。党参、人参补益元气；当归、山楂、葛根、延胡索活血化瘀、行气止痛，共为臣药。灵芝补气益精，安神定志；地黄滋阴；淫羊藿温补肾阳；黄连清心除烦，以制淫羊藿燥热之性，共为佐药。甘草缓急止痛、调和诸药，为使药。诸药合用，共奏扶正固本、益气活血、行瘀止痛之功。

【临床应用】 胸痹 心气不足，心脉瘀阻引起的胸闷，心前区刺痛，心悸，自汗，气短，乏力，脉细涩，舌紫；冠心病心绞痛见上述证候者。

此外，有报道本品可治疗气虚血瘀型冠心病心律失常、心功能不全、病毒性心肌炎[1-3]。

【药理毒理】 本品有抗心肌缺血、抗血栓、降血脂、改善血液流变性等作用。

1. 抗心肌缺血 本品可减小心肌缺血损伤大鼠心肌梗死面积，降低心肌缺血损伤动物的血清磷酸肌酸激酶、乳酸脱氢酶、丙二醛含量，升高心肌超氧化物歧化酶含量[4]。

2. 抗血栓 本品可延长大鼠颈总动脉内血栓形成时间[5]。

3. 降血脂 可降低高脂饲料致高脂血症家兔血浆总蛋白、血浆胆固醇和甘油三酯[6]。

4. 改善血液流变性 本品可改善常压缺氧大鼠血液流变性，抑制血小板聚集，降低全血及血浆黏度，加快血流速度[7]。

【不良反应】 目前尚未检索到不良反应报道。

【禁忌】 尚不明确。

【注意事项】

1. 孕妇慎用。

2. 在治疗期间，心绞痛持续发作，应及时就诊。

【用法与用量】 口服。〔规格（1）（3）〕一次 4～6 片；〔规格（2）（4）〕一次 2～3 片，一日 3 次。

【规格】 薄膜衣片 （1）每片重 0.3g （2）每片重 0.6g 糖衣片（3）片芯重 0.3g （4）片芯重 0.6g

【参考文献】 [1]严冬，钱玉良，唐蜀华.养心氏片治疗气虚血瘀型冠心病心律失常疗效观察.南京中医药大学学报，2006，22(5)：323.

[2]鲁卫星，虞江灏，仇同革.养心氏片治疗冠心病所致心功能不全(气虚血瘀证)临床观察.实用临床医学杂志，2010，14(21)：48-50.

[3]李亦文，谭学军，张文芳.养心氏治疗病毒性心肌炎 32 例.山东中医杂志，1997，16(10)：445.

[4]黄晓巍，张永和，周鸣，等.舒心片对心肌缺血损伤模型保护作用的实验研究.中国药业，2007，16(1)：4-5.

[5]黄晓巍，张永和，周鸣，等.复心片对大鼠体内动脉血栓形成及家兔血小板聚集性的影响.中国中医药信息杂志，2006，13(3)：27-28.

[6]肖艳，沃艳，高景泰.镇肝熄风胶囊抗血栓生成作用的实验研究.黑龙江医药，2005，18(3)：177-178.

[7]蒋希成，王志国，梁群，等.芪蛭胶囊对慢性肺源性心脏病心力衰竭模型大鼠血液流变学的影响.中国中医药科技，2005，12(6)：362.

镇心痛口服液
Zhenxintong Koufuye

【药物组成】 党参、三七、肉桂、薤白、葶苈子(炒)、延胡索(醋炙)、冰片、薄荷脑、地龙。

【功能与主治】 益气活血，通络化痰。用于气虚血瘀、痰阻脉络、心阳失展所致的胸痹，症见胸痛、胸闷、心悸、气短、乏力肢冷；冠心病心绞痛见上述证候者。

【方解】 方中党参味甘益气，三七活血化瘀，共为君药。延胡索行气止痛，活血化瘀；肉桂温阳通络；薤白温通宣痹；葶苈子化痰，共为臣药。冰片、薄荷脑通络止痛；地龙通络利脉，共为佐药。诸药合用，共奏益气活血、化痰通络之功。

【临床应用】 胸痹 因心气不足，心血瘀阻，痰阻胸膺，心阳失展所致。症见胸闷如窒，心痛，心悸不安，气短，乏力；冠心病心绞痛见上述证候者。

【药理毒理】 本品有抗心肌缺血、改善血流动力学、抗缺氧等作用。

1. 抗心肌缺血 本品能对抗脑垂体后叶素所致大鼠急性心肌缺血，对家兔结扎冠脉造成的急性心肌梗死也有治疗作用，还能增加离体豚鼠心脏冠脉流量[1]。

2. 改善血流动力学 本品能降低血压、左室内压、左室内压最大上升速率，减少左室作功，有改善血流动力学作用[1]。

3. 抗缺氧 本品能延长异丙肾上腺素复合缺氧所致小鼠的存活时间[1]。

4. 毒理 本品给小鼠灌胃的 LD_{50} 为（216.62±

10.14) g/kg,腹腔注射为(36.88±0.60)g/kg,本品 43.32g/kg 连续灌胃 90 天,个别动物有心脏间质充血、瘢痕灶、肺轻度出血、肾间质充血及出血等异常改变[1]。

【不良反应】　目前尚未检索到不良反应报道。

【禁忌】　尚不明确。

【注意事项】

1. 孕妇慎用。

2. 在治疗期间,心绞痛持续发作,应及时就诊。

3. 本品久放可出现轻度沉淀,稍作摇动均匀后服用。

【用法与用量】　口服。一次 20ml,一日 3 次。3 周为一个疗程,或遵医嘱。

【规格】　每瓶装　(1)10ml　(2)20ml

【参考文献】　[1]镇心痛口服液新药申报资料.

诺迪康胶囊(颗粒、口服液)
Nuodikang Jiaonang(Keli,Koufuye)

【药物组成】　圣地红景天。

【功能与主治】　益气活血,通脉止痛。用于气虚血瘀所致胸痹,症见胸闷、刺痛或隐痛、心悸气短、神疲乏力、少气懒言、头晕目眩;冠心病心绞痛见上述证候者。

【方解】　方中红景天味甘、微苦,性凉,功能益气活血、通脉止痛。

【临床应用】　胸痹　因气虚血瘀所致。症见心胸疼痛,胸闷气短,心悸乏力,或易汗出,舌质紫黯或有瘀斑,脉细涩或结代;冠心病心绞痛见上述证候者。

此外,本品还可用于气虚血瘀所引起的脑血管病、血脂异常及慢性疲劳综合征[1-3]。

【药理毒理】　本品有抗心肌缺血、强心及降血脂等作用。

1. **抗心肌缺血**　本品可降低冠脉结扎所致大鼠心肌缺血面积;提高正常犬冠状静脉血氧含量,降低心肌耗氧量[4,5]。

2. **强心**　本品十二指肠给药可增加家兔离体心肌收缩速度,改善心脏功能。本品还可使离体蛙心肌收缩力增强[6]。

3. **降血脂**　本品可降低高脂饮食所致高脂血症大鼠血清 TC、TG、LDL-C,升高 HDL-C[7];

4. **其他**　本品可降低正常大鼠全血黏度、红细胞聚集指数、红细胞刚性指数[8];本品体外对离体大鼠胸主动脉血管有直接舒张作用,减小氯化钾刺激血管环引起

的收缩幅度[9]。

【不良反应】　目前尚未检索到不良反应报道。

【禁忌】　孕妇禁用。

【注意事项】

1. 月经期妇女慎用。

2. 在治疗期间,心绞痛持续发作,宜加用硝酸酯类药。若出现剧烈心绞痛、心肌梗死,应及时救治。

3. 饮食宜清淡。

【用法与用量】　胶囊:口服。一次 1~2 粒,一日 3 次。颗粒剂:开水冲服,一次 1 袋,一日 3 次。口服液:口服,一次 10ml,一日 3 次。

【规格】　胶囊:每粒装 0.28g

颗粒剂:每袋装 5g

口服液:每支装 10ml

【参考文献】　[1]王瑞,刘新华,王月平.诺迪康治疗脑血管病 128 例疗效观察.长春医药,1997,10(4):25.

[2]刘伟.诺迪康治疗血脂异常临床疗效观察.中国医药学报,2001,16(5):68.

[3]金杰,古春青,陈海燕.诺迪康胶囊治疗慢性疲劳综合征 55 例临床研究.河南中医学院学报,2009,24(2):38.

[4]刘毅,张翔,倪志诚,等.诺迪康对大鼠实验性心肌缺血的保护作用.川北医学院学报,2000,15(1):9.

[5]孟新芳,乔艳霞.诺迪康胶囊对犬心肌耗氧量的影响.西北药学杂志,1997,12(4):29.

[6]书荣,连芳.诺迪康对心脏活动的药理学作用.广西医科大学学报,2002,19(1):52.

[7]刘毅,张翔,曹弟勇,等.诺迪康对高脂血症大鼠血脂与脂蛋白的影响.川北医学院学报,1999,14(3):12.

[8]周黎明,蔡昭晖,匡湘红,等.诺迪康胶囊对大鼠血液流变学及血小板聚集的影响.中药药理与临床,1998,14(4):37.

[9]鲁波,李德剑,莫书荣,等.诺迪康胶囊对离体大鼠胸主动脉血管环的作用.广西医科大学学报,2006,23(4):544.

脉络通胶囊(颗粒)
Mailuotong Jiaonang(Keli)

【药物组成】　党参、当归、地龙、丹参、红花、木贼草、葛根、槐米、山楂、川芎、维生素 C、柠檬酸、碳酸氢钠。

【功能与主治】　益气活血,化瘀止痛。用于气虚血瘀所致的胸痹,症见心胸疼痛、胸闷气短、头痛眩晕;冠心病心绞痛见上述证候者及中风所致的肢体麻木、半身不遂。

【方解】　本品为中西药合用之品。方中党参、当归益气活血,共为君药;丹参、红花、川芎、槐米、山楂活血

化瘀、宣痹止痛,共为臣药;地龙、木贼、葛根活血通脉,共为佐药。维生素 C、柠檬酸能保护细胞膜,清除自由基,碳酸氢钠能扩张血管,增强本品的活血化瘀作用。诸药合用,共奏益气活血、化瘀止痛之功。

【临床应用】

1. 胸痹 由心气不足,心血瘀阻所致。症见胸闷、心前区疼痛、心悸、气短、脉细、苔薄舌淡;冠心病心绞痛见上述证候者[1]。

2. 中风 由气虚血瘀,脉络不通所致。症见肢体麻木,半身不遂;脑血管病后遗症见上述证候者。

有报道本品用于血栓性静脉炎、单纯性腔隙性脑梗的辅助治疗[2,3]。

【不良反应】 目前尚未检索到不良反应报道。

【禁忌】 孕妇禁用。

【注意事项】

1. 在治疗期间,心绞痛持续发作,应及时就诊。

2. 脑血管病急性期者,应到医院就诊。

3. 忌食生冷、辛辣、油腻食物;忌烟酒、浓茶。

4. 痰水内盛者慎服。

【用法与用量】 胶囊剂:口服。一次 2 粒,一日 3 次;颗粒剂:开水冲服,搅匀后服用。一次 6g,一日 3 次。

【规格】 胶囊剂:每粒装 0.42g

颗粒剂:每袋装 6g

【参考文献】 [1]吴销,赵忠慧.脉络通胶囊治疗冠心病心绞痛的疗效观察.中国医药指南,2013,11(12):276-277.

[2]许保华,唐丽,唐静文,等.脉络通颗粒治疗血栓性静脉炎的临床观察.中国中医药信息杂志,2001,(4):69-70.

[3]杨红,牛鉴庭.脉络通胶囊治疗单纯性腔隙性脑梗 60 例观察.云南医药,2013,34(3):288-299.

心可宁胶囊

Xinkening Jiaonang

【药物组成】 丹参、三七、红花、水牛角浓缩粉、牛黄、冰片、蟾酥、人参须。

【功能与主治】 益气活血,通脉止痛。用于气虚血瘀、痹阻心脉所致的胸痹,症见胸闷心痛、心悸气短、痛处固定;冠心病心绞痛见上述证候者。

【方解】 方中丹参活血祛瘀、通络止痛、养血安神,为君药。三七、红花活血化瘀、通络定痛,为臣药。水牛角浓缩粉凉血安神;牛黄味苦性凉,清心化痰开窍;冰片辛苦微寒,蟾酥甘辛温,寒温并用,均能开窍醒神;人参须益气行滞,推进血行,均为佐药。诸药合用,共奏益气活血、通脉止痛之功。

【临床应用】 **胸痹** 因气虚血瘀,痹阻心脉而致。症见胸闷心痛,痛处固定,心悸气短,动则喘息,倦怠乏力,或少气懒言,面色无华,或易汗出,舌淡红胖,有齿痕,脉细弱无力或结代;冠心病心绞痛见上述证候者。

【不良反应】 文献报道,本品可致变态反应[1]。

【禁忌】 孕妇及出血性疾病者禁用。

【注意事项】

1. 经期妇女慎用。

2. 慎与洋地黄类药品同用。

3. 饮食宜清淡。

4. 在治疗期间,心绞痛持续发作,宜加用硝酸酯类药。若出现剧烈心绞痛、心肌梗死,应及时救治。

【用法与用量】 口服。一次 2 粒,一日 3 次。

【规格】 每粒装 0.4g

【参考文献】 [1]刘炳周,于华.心可宁胶囊致变态反应 1 例.医药导报,2004,23(10):785.

活心丸

Huoxin Wan

【药物组成】 人参、灵芝、红花、冰片、牛黄、麝香、蟾酥、珍珠、熊胆、附子。

【功能与主治】 益气活血,芳香开窍,宣痹止痛。用于气虚血瘀、胸阳不振所致的胸痹,症见胸闷、心痛、气短、乏力;冠心病心绞痛见上述证候者。

【方解】 方中人参、灵芝、红花益气活血,共为君药。冰片、牛黄芳香开窍,行气散瘀;麝香、蟾酥辛散温通,芳香走窜,开窍宣痹,共为臣药。珍珠、熊胆安神定志;附子辛温燥烈,补火助阳,散寒宣痹,既能助益气通阳,又能防牛黄、熊胆、珍珠的寒凉之性共为佐药。诸药合用,共奏益气活血、芳香开窍、宣痹止痛之功。

【临床应用】 **胸痹** 因心气不足,心血瘀阻,心脉痹塞,胸阳失宣所致。症见胸闷,心前区刺痛,心悸,气短,乏力,脉细,舌紫;冠心病心绞痛见上述证候者。

【药理毒理】 本品有抗心肌缺血等作用。

1. 抗心肌缺血 本品可减小左冠状动脉前降支结扎致急性心肌缺血模型猪的心肌缺血程度和范围,降低血清肌酸激酶(CPK)和肌酸激酶同工酶(CPK-MB)活性[1]。本品可提高离体豚鼠心脏乳头肌的收缩张力及收缩速度,降低左心房的兴奋阈值,增加右心房收缩张力[2]。本品还可增强离体豚鼠心脏的心肌收缩、舒张功能,增加冠脉血流量[3]。

2. 毒理　本品给小鼠灌胃的 LD_{50} 为 (518.42 ± 10.4) mg/kg。

【不良反应】　有文献报道,口服活心丸可致颜面水肿[4]。

【禁忌】　孕妇及月经期妇女禁用。

【注意事项】

1. 正在服用洋地黄类药物的患者慎用,或遵医嘱。

2. 宜餐后服用。

3. 在治疗期间,心绞痛持续发作,应及时就诊。

【用法与用量】　口服。一次 1～2 粒,一日 1～3 次;或遵医嘱。

【规格】　每丸重 20mg

【参考文献】　[1]张小娜,李忠思,王锦群,等.活心丸对麻醉猪心肌缺血的保护作用.中药新药与临床药理,1998,9(4):209.

[2]李忠思,张小娜,王锦群,等.活心丸对心肌组织力学特性和血流动力学的影响.中药新药与临床药理,1999,10(3):149.

[3]张小娜,李忠思,王锦群,等.活心丸对离体豚鼠工作心脏的作用.中药新药与临床药理,1998,9(3):163.

[4]任亮,刘延涛,柴美云.口服活心丸致颜面水肿 1 例.现代中西医结合杂志,2000,9(1):70.

消栓通颗粒

Xiaoshuantong Keli

【药物组成】　黄芪、当归、地黄、桃仁、赤芍、川芎、地龙、枳壳(炒)、三七、丹参、甘草、红花、牛膝、冰片。

【功能与主治】　益气活血,祛瘀通络。用于气虚血瘀所致的中风,症见半身不遂,口舌歪斜,言语不清及头痛、胸痛、胁痛。

【方解】　方中黄芪补中益气升阳、行滞活血通脉,为君药。丹参、红花、牛膝、桃仁、赤芍、川芎活血化瘀、止痛,共为臣药。当归养血活血,三七活血补虚,地黄滋阴凉血,地龙息风活络,枳壳行气止痛,冰片开窍醒神,共为佐药。甘草调和诸药,为使药。诸药相合,共奏益气活血、祛瘀通络之功。

【临床应用】

1. 中风　因气虚血瘀所致。症见半身不遂,偏身麻木,口舌歪斜,言语謇涩,伴气短乏力,心悸自汗,肢体肿胀疼痛,饮水发呛,舌质黯或有瘀点,舌体胖,苔薄白或白腻,脉沉细;缺血性脑中风恢复期及后遗症期见上述证候者[1-3]。

2. 头痛　因气虚血瘀所致。症见头痛反复出现,痛有定处,或兼有气短,乏力,劳则加重,舌质黯或有瘀点;偏头痛见上述证候者。

3. 胸痹　因气虚血瘀所致。症见胸部疼痛,痛有定处,或呈刺痛,伴气短,乏力,心悸,自汗,劳累后诱发或加重;冠心病心绞痛见上述证候者。

4. 胁痛　因气虚血瘀所致。症见胁下疼痛,呈刺痛或胀痛,痛有定处,劳累后加重。

【不良反应】　少数病人服本品后 2～3 天内出现上腹不适[3]。

【禁忌】　孕妇禁用。

【注意事项】

1. 肝阳化风及风痰瘀阻、风火上扰中风者慎用。

2. 在服药期间如出现口干、口渴、头晕目眩者,应停药或伍用他药。

3. 忌辛辣、油腻饮食。

【用法与用量】　温开水冲服。一次 25g,一日 3 次,或遵医嘱。

【规格】　每袋装 25g

【参考文献】　[1]周耀群.消栓通冲剂治疗脑血栓形成 87 例.山西医药杂志,1990,19(3):165.

[2]赵希才,刘玉玲,侯校友,等.消栓通冲剂对脑梗死患者血液流变学的影响.中国冶金工业医学杂志,1996,13(6):345.

[3]王瑞,王红婷,李淑贵,等.消栓通治疗缺血性脑血管病 100 例疗效观察.长春医药,1998,11(4):24.

软脉灵口服液

Ruanmailing Koufuye

【药物组成】　熟地黄、人参、当归、枸杞子、制何首乌、五味子、川芎、丹参、牛膝、炙黄芪、茯苓、白芍、陈皮、淫羊藿、远志、柏子仁。

【功能与主治】　滋补肝肾,益气活血。用于肝肾阴虚、气虚血瘀所致的头晕、失眠、胸闷、胸痛、心悸、气短、乏力;早期脑动脉硬化、冠心病、心肌炎、中风后遗症见上述证候者。

【方解】　方中熟地黄味甘、性微温,入心、肝、肾经,养血滋阴、补精益髓,为补益肝肾精血之要药;人参甘、微苦、温,能够大补元气,补脾益肺,生津止渴;当归甘、辛、温,具有补血活血、调经止痛之功,三药合用,益气滋阴、滋补肝肾、养血活血,共为君药。辅以枸杞子、何首乌、五味子补肝肾、益精血、安心神,为臣药;川芎、丹参活血祛瘀,通经止痛;怀牛膝活血祛瘀,补肝肾,强筋骨;黄芪补气行滞,佐以茯苓健脾和中;白芍养血柔肝,缓急止痛;陈皮行气健脾调中;淫羊藿补肾壮阳,皆为佐药;远志、柏子仁益智祛痰开窍、宁心安神,为使药。诸药合用,共奏滋补肝肾、益气活血之功。

【临床应用】

1. 头晕 因肝肾不足,气血亏虚所致。症见头晕,伴失眠,心悸,气短,乏力;早期脑动脉硬化、中风后遗症见上述证候者。

2. 胸痹 由气血亏虚,心血瘀阻所致。症见胸闷,胸痛,心悸,气短,乏力;冠心病心绞痛见上述证候者。

3. 心悸 多因气血亏虚,心血瘀阻所致。症见心悸,失眠,气短,乏力;心肌炎见上述证候者。

4. 中风 由气虚血瘀,经络痹阻所致。症见头晕,肢体活动不利,胸闷;中风后遗症见上述证候者。

此外,有报道本品用于肝肾不足,脑髓失养所致的乏力、记忆力减退[1]、血管性痴呆[2,3]。

【药理毒理】 本品有降血脂、抗动脉粥样硬化等作用。

1. 降血脂 本品能降低高脂血症大鼠血清总胆固醇(TC)、甘油三酯(TG)和低密度脂蛋白胆固醇,提高血清高密度脂蛋白胆固醇(HDL-C)含量,抑制血浆脂质过氧化物的升高[4];本品还能降低高脂血症及动脉粥样硬化鹌鹑血浆 TC、TG、HDL-C 和 TC/HDL-C 比值,减轻动脉粥样硬化斑块形成和主动脉内膜的厚度[5]。

2. 其他 本品能降低患者血液黏度,加快血流速度[6];降低血压,扩张冠状血管,增加冠脉流量;增强小鼠常压耐缺氧能力[7]预防大鼠非酒精性脂肪肝[8],还能提高拟血管性痴呆大鼠学习记忆,减少海马组织神经细胞凋亡[9]。

【不良反应】 目前尚未检索到不良反应报道。

【禁忌】 孕妇禁用。

【注意事项】

1. 肝火上炎或阴虚内热所致的头晕、失眠者慎用。

2. 服药期间,冠心病急性发作,见胸痛难忍,四肢厥冷,大汗淋漓,应及时救治。

3. 服药期间,心肌炎急性发作,见心慌气短,四肢厥冷,大汗淋漓,应及时救治。

4. 中风急性期患者不宜使用。

5. 服药期间忌食辛辣、油腻食物。

【用法与用量】 口服。一次 10ml,一日 3 次。40天为一个疗程。

【规格】 每支装 10ml

【参考文献】 [1]周文泉,高普.软脉灵的补肾健脑作用.首都医药,1998,5(7):3

[2]黄俊山,张作丹,林坚,等.软脉灵口服液治疗血管性痴呆的临床疗效及其对 SOD、VEGF 及 E₂、T 等的影响.北京中医药大学学报,2009,32(11):786-789

[3]李璟怡,黄俊山,张作丹,等.软脉灵口服液治疗血管性痴呆的临床研究.中西医结合心脑血管病杂志,2009,7(9):1032-1034

[4]童玉梅,曹辉.软脉灵降脂抗氧化的实验研究.辽宁中医杂志,1995,22(5):235.

[5]谢振家,顾洛,刘拥国.软脉灵口服液对实验性高脂血症鹌鹑动脉粥样硬化的影响.中西医结合心脑血管病杂志,2007,5(1):33.

[6]唐肖洪,林求诚,邹文森.软脉灵治疗脑动脉硬化(症)289例疗效观察.天津中医,1985,2(6):3.

[7]沙静姝,毛洪奎.新药评介软脉灵.药学通报,1987,22(3):568.

[8]卢明芳,王雯.软脉灵对大鼠非酒精性脂肪肝的预防作用.世界华人消化杂志,2007,15(11):1213.

[9]黄俊山,张维波,林求诚,等.软脉灵口服液对拟血管性痴呆大鼠学习记忆和海马 CA1 区神经元凋亡的影响.中西医结合心脑血管病杂志,2009,7(11):1321.

脑安颗粒(胶囊、滴丸、片)
Nao'an Keli(Jiaonang,Diwan,Pian)

【药物组成】 川芎、当归、红花、人参、冰片。

【功能与主治】 活血化瘀,益气通络。用于脑血栓形成急性期,恢复期属气虚血瘀证候者,症见急性起病、半身不遂、口舌歪斜、舌强语謇、偏身麻木、气短乏力、口角流涎、手足肿胀、舌黯或有瘀斑、苔薄白。

【方解】 方中川芎活血祛瘀行气,为君药。当归养血活血,红花活血祛瘀通经,人参大补元气,补气以助血行,三味为臣药。佐以冰片芳香开窍。诸药合用,共奏活血化瘀,益气通络之功。

【临床应用】 **中风** 由气虚血瘀,脑络阻滞所致。用于肢体活动不利,或松懈瘫软,手足肿胀,肢体发凉,伴气短乏力,动则汗出,舌体胖大,舌质淡,舌苔薄白或白腻,脉沉细或细弦;脑梗死见上述证候者[1,2]。

此外,尚有可用于卒中高危人群预防的文献报道[3]。

【药理毒理】 本品有抗血栓、增加脑血流、抗脑缺血等作用。

1. 抗血栓 脑安胶囊能延长大鼠体内血栓形成时间,缩短体外血栓长度,减轻血栓湿重和干重[4],抑制 ADP 诱导的大鼠血小板聚集[4,5]。脑安滴丸能延长电刺激大鼠颈总动脉血栓形成时间,抑制 ADP 引起的血小板聚集[6]。脑安片可抑制大鼠动静脉旁路循环血栓的形成[7]。

2. 增加脑血流量 脑安胶囊能降低家兔脑血管阻力,提高脑血流量[8]。脑安片对电刺激致软脑膜动脉血管痉挛、毛细血管血流阻断大鼠,可增加软脑膜恢复血流的毛细血管数并增大动脉管径[9];脑安片还可降低家兔、麻醉犬血管阻力,增加脑血流量,改善脑部微循环[9,10]。

3. 抗脑缺血　脑安胶囊可减轻电凝阻断大脑中动脉致急性脑缺血大鼠的病理损伤,改善行为学[11]。

4. 改善血液流变性　脑安片可降低地塞米松磷酸钠注射液、盐酸肾上腺素致血瘀大鼠全血及血浆黏度、血沉速度、红细胞压积,延长凝血时间,降低 K 值,增大红细胞变性指数和电泳指数[12-15]。

5. 其他　脑安软胶囊能改善动脉粥样硬化兔颈动脉的血流速度,减轻高脂致家兔血管内膜增厚[16],抑制糖尿病大鼠的氧化应激反应,改善海马组织中 Tau 蛋白的过度磷酸化和认知功能[17]。脑安片可降低 D-半乳糖致亚急性衰老小鼠血浆、肝组织 MDA 水平,增加胸腺、脾脏淋巴细胞数[18-20]。

【不良反应】　有搏动性头痛,头胀、头晕,上腹不适等不良反应的文献报道[21,22]。

【禁忌】　出血性中风禁用。

【注意事项】

1. 中风病痰热证、风火上扰者慎用。

2. 孕妇慎用。

【用法与用量】　颗粒:口服。一次 1.2g,一日 2 次。4 周为一疗程,或遵医嘱。胶囊:口服。一次 2 粒,一日 2 次,疗程 4 周,或遵医嘱。滴丸:口服。一次 20 粒,一日 2 次,疗程为 4 周。片剂:口服,一次 2 片,一日 2 次;4 周为一疗程,或遵医嘱。

【规格】　颗粒:每袋装 1.2g

胶囊:每粒装 0.4g

滴丸:每粒重 50mg

片剂:每片重 0.53g

【参考文献】　[1]赵建军,王健.脑安滴丸治疗中风病气虚血瘀证 30 例临床研究.长春中医学院学报,2005,21(1):18-42.

[2]刘丽,陶彦谷.脑安滴丸治疗 75 例气虚血瘀证脑梗死临床观察.新中医,2010,42(10):16-17.

[3]黄昭穗,黄胜立,梁萌,等.脑安胶囊对 320 例卒中高危患者的干预效果.中国脑血管病杂志,2009,6(1):19-23.

[4]李晶,赵丽娟,石卓,等.脑安滴丸抗大鼠血栓形成及抑制血小板聚集作用.吉林大学学报(医学版),2003,29(4):419.

[5]张旭静,范柳,王素春,等.脑安胶囊的不同制剂对大鼠血小板聚集的影响.医药导报,2002,22(2):77.

[6]李晶,赵丽娟,石卓,等.脑安滴丸抗大鼠血栓形成及抑制血小板聚集作用.吉林大学学报(医学版),2003,29(4):419-420.

[7]王昆,潘琛,裴明砚.脑安片治疗脑梗死的有效性和安全性

评价研究.黑龙江中医药,2013(2):61-62.

[8]范柳,张旭静,冯春红,等.CO$_2$ 超临界流体萃取制剂-脑安胶囊(新型)对兔脑血流量的影响.中医药信息,2002,19(6):26.

[9]王昆,潘琛,裴明砚.脑安片治疗脑梗死的有效性和安全性评价研究.黑龙江中医药,2013(2):61-62.

[10]张大方,王秀华,李丽静,等.脑安片对麻醉犬和大鼠脑血流动力学、软脑膜微循环的影响.中国中药杂志,2006,31(8):680-683.

[11]王素春,张旭静,范柳,等.新型脑安胶囊对大鼠急性脑梗死动物模型的影响.山东中医杂志,2003,22(4):226.

[12]郝少君,吕宏迪,李文俊,等.心脑宁片对血浆黏度、血沉、红细胞压积和凝血时间全血黏度的影响.河北医药,2013,35(24):3802-3803.

[13]郝少君,吕宏迪,李军,等.心脑宁片对大鼠血瘀模型的影响.药学实践杂志,2014,32(5):360-361,388.

[14]吕宏迪,郝少君,李军,等.心脑宁片对大鼠模型血瘀症状积分及全血黏度的影响.中国药业,2013,30(4):332-334.

[15]孙建华,吕宏迪,郝少君.心脑宁片对肾上腺致大鼠血瘀模型的改善作用.中国药业,2012,21(24):25-26.

[16]刘克清.脑安软胶囊抑制高脂兔动脉粥样硬化的作用及其机制.中国医学工程,2008,16(1):9.

[17]蔡谋善,黄肖群,曾令海,等.脑安胶囊对糖尿病大鼠海马 Tau 蛋白超磷酸化及氧化应激的影响.中国实验方剂学杂志,2012,18(3):169.

[18]吕宏迪,王灵,郝少君,等.心脑宁片对脾脏组织的影响.中医学报,2014,29(12):1778-1779,1782.

[19]汤寅,吕宏迪,郝少君,等.心脑宁片对胸腺组织形态的影响.中国药业,2012,21(Z2):14-15.

[20]王希东,吕宏迪,马珍珍,等.自拟心脑宁片对亚急性衰老模型小鼠血浆及肝脑匀浆 MDA 水平的影响.实用医药杂志,2013,30(8):718-720.

[21]黄昭穗,黄胜立,梁萌,等.脑安胶囊对 320 例卒中高危患者的干预效果.中国脑血管病杂志,2009,6(1):19-23.

[22]黄胜立,黄昭穗,刘开渊,等.脑安胶囊防治缺血性脑卒中疗效观察.实用医学杂志,2008,24(14):2490-2492.

消栓胶囊(口服液、颗粒)

Xiaoshuan Jiaonang(Koufuye,Keli)

【药物组成】　黄芪、当归、赤芍、川芎、红花、桃仁、地龙。

【功能与主治】　补气活血通络。用于中风气虚血瘀证,症见半身不遂、口舌歪斜、言语謇涩、气短乏力、面色㿠白;缺血性中风见上述证候者。

【方解】　本方乃补阳还五汤改变剂型而成。方中重用黄芪,大补脾胃之气,以助血行,为君药;辅以当归、赤芍养血活血、化瘀通络,共为臣药;川芎、红花、桃仁活

血化瘀通络,共为佐药;地龙性善走窜,通经活络、息风止痉,为使药。诸药合用,共奏补气、活血、通络之功。

【临床应用】 **中风** 由气虚血滞、脉络瘀阻所致。用于半身不遂,口舌歪斜,言语謇涩,偏身麻木,伴有气短,乏力,面色㿠白,或动则汗出,肢体发凉,手足肿胀;缺血性中风见上述证候者[1-3]。

此外,临床报道用该药物治疗冠心病气虚血瘀证、椎基底动脉缺血性眩晕者[4,5]。

【药理毒理】 本品有抗血栓形成和抗动脉粥样硬化等作用。

1. 抗脑缺血 消栓颗粒可减轻新生大鼠缺氧缺血性脑损伤,抑制神经细胞凋亡,下调 Caspase-3 及 Bax 的蛋白表达,上调抗凋亡蛋白 Bcl-2 的表达,提高空间学习记忆能力[6-8]。

2. 抗血栓 本品可抑制胶原、肾上腺素诱导的大鼠血栓形成[9,10];抑制 ADP(二磷酸腺苷)诱导的家兔体内血小板聚集[10],延长小鼠尾部出血时间[11]。消栓颗粒可抑制结扎下腔静脉致大鼠静脉血栓的形成[12]。

3. 抗动脉粥样硬化 本品可降低喂饲高脂饲料致高脂血症大鼠血清总胆固醇(TCH)、甘油三酯(TG)、低密度脂蛋白(LDL)含量,升高 HDL/LDL[13];降低血管内膜厚度,减慢平滑肌细胞 DNA 合成速率,并抑制血小板活化因子(PDGF)受体 mRNA 的表达[14]。

4. 抗心肌缺血 消栓口服液可抑制左冠状动脉前降支结扎致心肌缺血再灌注大鼠心肌细胞凋亡[15]。

【不良反应】 文献报道,个别患者服药后出现头痛、头晕、无力[16]。

【禁忌】 孕妇禁用。

【注意事项】

1. 阴虚阳亢证及肝阳上亢证者慎用。

2. 中风急性期痰热证、风火上扰证者不宜使用。

3. 有出血性倾向者慎用。

4. 病情急重者宜结合相应抢救治疗措施。

5. 饮食宜清淡,忌辛辣食物。

【用法与用量】 胶囊剂:口服。一次 2 粒,一日 3 次。饭前半小时服用。口服液:口服。一次 10ml,一日 3 次。颗粒剂:口服。一次 4g,一日 3 次。

【规格】 胶囊剂:每粒装 0.2g

口服液:每支装 10ml

颗粒剂:每瓶(袋)装 4g

【参考文献】 [1]李险峰.消栓颗粒治疗急性脑梗死的疗效观察.实用心脑肺血管病杂志,2012,20(2):235-236.

[2]赵志丽.消栓颗粒治疗脑梗死恢复期疗效观察.实用心脑肺血管病杂志,2011,19(4):590.

[3]邹春颖,黄作义,张晓梅.消栓颗粒治疗中风后遗症疗效分析与评价.临床合理用药杂志,2011,4(30):49.

[4]刘选民,秦红岩,赵梅.消栓胶囊治疗冠心病 60 例疗效分析.山东医药,1997,37(11):50.

[5]李占华.消栓颗粒治疗颈椎基底动脉缺血性眩晕的疗效观察.临床合理用药杂志,2012,5(27):70.

[6]陈光明,许慧娜,高丽芳,等.消栓颗粒对缺氧缺血性脑损伤新生大鼠神经细胞凋亡及学习能力的影响.实用儿科临床杂志,2011,26(8):616-618.

[7]陈光明,许慧娜,高丽芳,等.消栓颗粒对缺氧缺血性脑损伤新生大鼠脑组织 Bcl-2、Bax 蛋白的影响.实用儿科临床杂志,2011,27(8):616-618.

[8]高丽芳,陈光明,许慧娜,等.消栓颗粒对缺氧缺血性新生大鼠脑组织 Caspase-3 蛋白的影响.中国优生与遗传杂志,2012,20(5):40-42.

[9]赵晓霞,王新伟,来杰.消栓口服液和补阳还五汤对抗大鼠血栓形成的研究.中医药学报,1997,(1):51.

[10]刘玉兰,肖青好,应会情.脑心舒的抗血栓作用.沈阳药科大学学报,1995,12(3):189.

[11]俞仲毅,文斌,刘春凤,等.脑康安冲剂和消栓口服液对小鼠出凝血时间和耳廓微循环的影响.中医药学报,1992,(1):48.

[12]王敏,于秀华,田宇丹,等.消栓颗粒对大鼠体内静脉血栓形成的影响.长春中医学院学报,2003,19(4):42-43.

[13]耿慧春,赵智勇,李文军,等.消栓口服液对实验性高脂血症大白鼠的药理作用.黑龙江医药,2001,14(1):18.

[14]吴伟康,谢全锦,侯灿,等.消栓口服液对球囊扩张损伤的兔主动脉壁的影响.中国动脉硬化杂志,1996,4(4):268.

[15]陈晓华,王国华,耿劲松,等.消栓口服液对心肌缺血再灌注损伤的保护作用.苏州大学学报(医学版),2008,28(5):737.

[16]林桂荣.消栓口服液引起虚脱一例.包头医学,1997,21(4):187.

心通口服液

Xintong Koufuye

【药物组成】 黄芪、党参、葛根、麦冬、丹参、当归、何首乌、淫羊藿、海藻、昆布、牡蛎、皂角刺、枳实。

【功能与主治】 益气活血,化痰通络。用于气阴两虚、痰瘀痹阻所致的胸痹,症见心痛、胸闷、气短、呕恶、纳呆;冠心病心绞痛见上述证候者。

【方解】 方中黄芪性温味甘,补气升阳;党参性平味甘,补中益气,共为君药。臣以葛根升举清阳,化瘀通络;麦冬养阴润燥,清心除烦;佐以丹参活血祛瘀、养血安神,当归、何首乌养血滋阴,淫羊藿补肾助阳,海藻、昆布、牡蛎、皂角刺、枳实软坚散结、化痰通络。诸药配合,共奏益气养阴、化痰通络之功。

【临床应用】　胸痹　因气阴两虚,痰瘀阻痹而致。症见心胸疼痛,胸闷,气短,心悸,乏力,心烦,口干,头晕,少寐,舌淡红或黯或有齿痕,苔白腻,脉沉细、弦滑或结代;冠心病心绞痛见上述证候者。

【药理毒理】　本品有抗心肌缺血、改善血流动力学、降血脂作用。

1. 抗心肌缺血　本品可减轻左冠状动脉前降支结扎所致急性心肌缺血程度,减小梗死区[1]。还可降低麻醉犬心肌耗氧量[2]。

2. 改善血流动力学　本品可升高麻醉犬左室内压、dp/dt_{max}及左室作功,降低犬外周阻力[2]。

3. 降血脂　本品能降低高脂大鼠和高血脂鹌鹑的血清胆固醇和甘油三酯含量,升高血清高密度脂蛋白胆固醇含量,并可降低高血脂鹌鹑动脉粥样硬化斑块的发生率[3]。

【不良反应】　文献报道,偶见过敏性皮疹[4]。

【禁忌】　孕妇禁用。

【注意事项】

1. 服本品后泛酸者可饭后服用。

2. 过敏体质者慎用。

3. 在治疗期间,心绞痛加重持续发作,宜加用硝酸酯类药。若出现剧烈心绞痛、心肌梗死,或见气促、汗出、面色苍白者,应及时救治。

4. 服药期间忌食油腻食物。

【用法与用量】　口服。一次 10～20ml,一日 2～3 次。

【规格】　每支装 10ml

【参考文献】　[1]张玉芝,李树功.心通口服液对犬心肌缺血及心肌梗死作用实验研究.时珍国医国药,2001,12(4):308.

[2]张玉芝,李树功.心通口服液对犬心脏血流动力学及心肌耗氧量的影响.中成药,2001,23(8):592.

[3]张玉芝.心通口服液降低动脉粥样硬化和高脂血症药效学研究.时珍国医国药,2000,11(9):771.

[4]王家骅,史永华.心通口服液致过敏性皮疹1例.中国中药杂志,1994,19(11):693.

心脑欣胶囊(丸)

Xinnaoxin Jiaonang(Wan)

【药物组成】　红景天、沙棘鲜浆、枸杞子、淀粉。

【功能与主治】　益气活血。用于气虚血瘀所致的头晕,头痛,心悸,气喘,乏力;缺氧引起的红细胞增多症见上述证候者。

【方解】　方中红景天甘、苦而平,具有补益元气,养血活血之功为君药。沙棘鲜浆性温味酸,消食化滞,活血散瘀为臣药。枸杞子甘、平,补肝肾,益精血为佐药。诸药合用,共奏益气活血,化瘀通脉之功。

【临床应用】　眩晕　由元气不足,瘀血阻滞所致。症见头晕,头痛,心悸,气喘,乏力;颈性眩晕、缺氧引起的红细胞增多症见上述证候者[1,2]。

此外,本品还可用于治疗冠心病心绞痛、脑梗死恢复期、短暂性脑缺血发作、慢性脑供血不足[3-7]。

【药理作用】　本品具有抗脑缺血、抗抑郁等作用。

1. 抗脑缺血　本品能减轻急性不完全脑缺血小鼠血脑屏障损伤,降低脑指数;改善双侧颈总动脉缺血小鼠学习记忆,降低因脑缺血造成的 NOS、NO、MDA 的升高,降低 AChE 活力以及提高 SOD 的活力[8]。

2. 抗抑郁　本品能改善慢性不可预知应激刺激致抑郁大鼠的神经行为功能,降低大鼠强迫游泳、悬尾实验不动时间[9]。

【不良反应】　目前尚未检索到不良反应报道。

【禁忌】　尚不明确。

【注意事项】

1. 宜饭后服用。

2. 服用本品期间,忌食生冷、辛辣、油腻食物。

3. 孕妇慎用。

【用法与用量】　胶囊剂:口服。一次 2 粒,一日 2 次;饭后服。丸剂:口服。一次 1 袋〔规格(1)〕〔规格(2)〕,一次 5 丸〔规格(3)〕,一日 2 次;饭后服。

【规格】　胶囊剂:每粒装 0.5g

丸剂:(1)每袋装 1.0g(约 1250 丸)　(2)每袋装 1.0g(每 30～40 丸重约 1g)　(3)每丸重 0.2g

【参考文献】　[1]牛晓亚,许有慧.心脑欣胶囊治疗椎-基底动脉供血不足眩晕 33 例.中医杂志,2011,8(16):1422-1423.

[2]樊凌沁.心脑欣胶囊治疗高原红细胞增多症及高原不适反应的临床观察.陕西中医,2005,26(11):1174-1175.

[3]张桂芬,李显辉.心脑欣胶囊治疗冠心病不稳定型心绞痛 38 例临床观察.上海中医药杂志,2009,43(2):18-19.

[4]陈凌,胡婉英,顾仁樾,等.三普心脑欣胶囊治疗冠心病.中国新药与临床杂志,2001,20(6):430-431.

[5]凌小林.三普心脑欣胶囊治疗恢复期脑梗死疗效观察——附 45 例报告.实用临床医学,2005,6(11):34-35.

[6]曹玉山.三普心脑欣胶囊治疗短暂性脑缺血发作观察.中西医结合心脑血管病杂志,2005,3(9):839-840.

[7]蒙兰青,黄瑞雅,韦叶生,等.心脑欣胶囊治疗慢性脑供血不足的疗效观察.中国中药杂志,2007,32(17):1798-1800.

[8]徐丽星,尹竹君,张国清,等.心脑欣胶囊对小鼠脑缺血的保护作用.中国新药杂志,2014,23(15):1801.

[9]杨水金,于海洋,陈文娇,等.心脑欣胶囊对慢性抑郁大鼠的作用研究.药学与临床研究,2014,22(1):56.

益气复脉胶囊(颗粒、口服液)
Yiqi Fumai Jiaonang(Keli,Koufuye)

【药物组成】 红参、麦冬、五味子。

【功能与主治】 益气复脉,养阴生津。用于气阴两亏引起的心悸,气短,脉微,自汗;冠心病心绞痛和衰老见上述证候者。

【方解】 方中红参甘、微苦,温,大补元气,复脉固脱,为君药。麦冬甘、微苦,微寒,养阴生津,清心除烦,为臣药。五味子收敛固涩,益气生津,补肾宁心,为佐药。三药为伍,共奏益气复脉,养阴生津之功。

【临床应用】

1. 胸痹 气阴两虚,心脉失养所致。症见胸闷不适,胸痛,乏力气短,自汗;冠心病心绞痛见上述证候者。

2. 心悸 气阴两虚,心失所养,心神不宁所致。症见心悸,气短,自汗,胸闷,脉结、促;冠心病心律失常见上述证候者。

3. 气阴两虚证 由于气阴不足,心脉失养所致。症见心悸,胸闷,气短,汗出较多;年老体衰见上述证候者。

【不良反应】 目前尚未检索到不良反应报道。

【禁忌】 尚不明确。

【注意事项】

1. 宜饭后服用。

2. 服用本品期间忌食辛辣、油腻食物。

3. 服药期间心绞痛发作加剧者,应及时救治。

【用法与用量】 胶囊剂:口服。一次3粒,一日2次。颗粒剂:口服。一次2~4粒,一日2次。口服液:口服。一次10~20ml,一日2次。

【规格】 胶囊剂:每粒装0.4g

颗粒剂:每袋重0.37g

口服液:每支装10ml

复方地龙胶囊(片)
Fufang Dilong Jiaonang(Pian)

【药物组成】 黄芪、地龙、川芎、牛膝。

【功能与主治】 化瘀通络,益气活血。用于缺血性中风中经络恢复期气虚血瘀证。症见半身不遂,口舌歪斜,言语謇涩,或不语,偏身麻木,乏力,心悸,气短,流涎,自汗。

【方解】 方中黄芪味甘微温,长于补中益气,鼓舞血脉运行,为君药。地龙咸寒,功擅活血化瘀,通络;川芎辛散温通,为血中之气药,上行巅顶,通脑络之闭阻;牛膝苦酸性平,活血祛瘀,引血下行,三味活血通络,共为臣药。本品以黄芪补其虚,其他三药行其瘀,攻补兼施,共奏化瘀通络、益气活血之效。

【临床应用】 **中风** 因气虚血瘀所致。症见半身不遂,口舌歪斜,言语謇涩,或不语,偏身麻木,乏力,心悸,气短,流涎,自汗;缺血性脑血管病恢复期见上述证候者[1]。

【不良反应】 个别患者服药后出现胃部不适感。

【禁忌】 孕妇禁用。

【注意事项】

1. 可结合其他康复治疗。

2. 饮食宜清淡。

【用法与用量】 胶囊剂:饭后口服。一次2粒,一日3次。片剂:口服。一次2片,一日3次,饭后服用。

【规格】 胶囊剂:每粒装0.28g

片剂:每片重0.53g

【参考文献】 [1]王雪琪,谭凤.复方地龙片治疗气虚血瘀型前循环脑梗死恢复期疗效观察.中医药导报,2012,18(8):67-68.

参 桂 胶 囊
Shengui Jiaonang

【药物组成】 红参、川芎、桂枝。

【功能与主治】 益气通阳,活血化瘀。用于心阳不振,气虚血瘀所致的胸痛。症见胸部刺痛,固定不移,入夜更甚,遇冷加重,或畏寒喜暖,面色少华;冠心病心绞痛见上述证候者。

【方解】 方中红参大补元气,升提阳气,使心气得充、心阳得复,为君药。川芎行气宽胸,活血祛瘀,通脉止痛为臣药。桂枝既能温通心阳,又能活血行瘀,为佐药。三药合用共奏益气活血,通阳宣痹之效。

【临床应用】 **胸痹** 因心阳不振,气虚血瘀所致。症见胸部刺痛,固定不移,入夜更甚,遇冷加重,或畏寒喜暖,面色少华,舌质淡,或紫黯,脉沉细或沉涩;冠心病心绞痛见上述证候者。

【药理毒理】 本品有改善心功能、保护心肌细胞及抗心绞痛作用。

1. 改善心功能 本品可改善冠状动脉左前降支结扎致急性心肌梗死大鼠心脏收缩及舒张功能[1,2],可提高心肌细胞膜 Na^+,K^+-ATP 酶、Ca^{2+},Mg^{2+}-ATP 酶活性,降低膜脂质过氧化反应[3],对急性心肌梗死后心功能不全大鼠心室重构具有干预作用[1,2]。

2. 抗心绞痛 本品能缩小结扎大鼠冠状动脉引起

的急性心肌梗死范围,改善垂体后叶素诱发的大鼠心电图 ST 段及 T 波的改变,增加离体豚鼠心脏冠脉血流量,降低大鼠血清肌酸磷酸激酶,增加心肌营养血流量[4]。

【不良反应】　少数病人服药期间出现口干、口渴症状[5]。

【禁忌】　尚不明确。

【注意事项】

1. 孕妇慎用。

2. 心绞痛持续发作者应及时救治。

【用法与用量】　口服。一次 4 粒,一日 3 次。

【规格】　每粒装 0.3g

【参考文献】　[1]殷惠军,蒋跃绒,刘颖,等.参桂胶囊对大鼠心肌梗死后心功能影响的研究.上海医药,2005,26(10):447.

[2]殷惠军,蒋跃绒,刘颖,等.参桂胶囊对心肌梗死后心功能不全大鼠 ET、Ang Ⅱ影响的研究.中西医结合心脑血管病杂志,2004,2(6):336.

[3]殷惠军,蒋跃绒,刘颖,等.参桂胶囊对心肌细胞能量代谢及脂质过氧化影响的研究.中医药信息,2004,21(3):71.

[4]宗铎,索润堂.参桂胶囊药理学研究.北京中医药大学学报,2003,26(4):56.

[5]李争,黄平,张炬,等.参桂胶囊治疗冠心病心绞痛的临床研究,中国医药学报,2000,15(4):35.

芪苈强心胶囊

Qili Qiangxin Jiaonang

【药物组成】　黄芪、人参、附子、丹参、葶苈子、泽泻、玉竹、桂枝、红花、香加皮、陈皮。

【功能与主治】　益气养阳,活血通络,利水消肿。用于冠心病、高血压病所致轻、中度充血性心力衰竭阳气虚乏,络瘀水停证。症见心慌气短,动则加剧,夜间不能平卧,下肢浮肿,倦怠乏力,小便短少,口唇青紫,畏寒肢冷,咳吐稀白痰。

【方解】　方中黄芪益气利水,附子温阳化气以治心气虚乏、心阳式微之本,共为君药。丹参活血化瘀,葶苈子泻肺利水,人参补气通络,助君药益气活血利水,共为臣药。红花活血化瘀,泽泻利水消肿,香加皮强心利尿,玉竹养心阴以防利水伤正,陈皮畅气机以防壅补滞气。桂枝辛温通络,温阳化气,共为佐药。诸药合用共奏益气养阳,活血通络,利水消肿之功。

【临床应用】　心悸　因阳气虚乏,络瘀水停所致。症见心慌气短,动则加剧,夜间不能平卧,下肢浮肿,倦怠乏力,小便短少,口唇青紫,畏寒肢冷,咳痰稀白,舌质淡或紫黯,苔白,脉虚弱,或沉涩;冠心病、高血压病所致轻、中度充血性心力衰竭见上述证候者[1]。

【药理毒理】　本品有抗心力衰竭、抗心室重构等作用。

1. 抗心力衰竭　本品可提高戊巴比妥钠致急性心力衰竭犬左心室压最大上升速率,增加左室心肌收缩力和心输出量,降低左室舒张末期压[2]。本品可改善左冠状动脉前降支结扎致慢性心力衰竭大鼠心功能,下调水通道蛋白-2[3],减少慢性心力衰竭大鼠心肌细胞凋亡[4];提高压力负荷大鼠心脏能量负荷水平,改善心肌组织能量代谢[5]。

2. 抗心室重构　本品可抑制左前降支结扎致急性心肌梗死大鼠心室重构[6]。改善左冠状动脉前降支结扎致慢性心力衰竭兔血流动力学,降低血清血管紧张素 Ⅱ 及醛固酮水平,抑制心室重构[7]。

【不良反应】　目前尚未检索到不良反应报道。

【禁忌】　尚不明确。

【注意事项】

1. 孕妇慎用。

2. 宜饭后服用。

【用法与用量】　口服。一次 4 粒,一日 3 次。

【规格】　每粒装 0.3g

【参考文献】　[1]李新立,张健,黄峻,等.多中心、随机、双盲、安慰剂平行对照评价芪苈强心胶囊治疗慢性心力衰竭的临床研究.美国心脏病杂志,2013,62(12):1065-1072.

[2]刘建勋,马晓斌,王杨慧.芪苈强心胶囊对实验性心力衰竭犬心脏功能的影响.疑难病杂志,2007,6(3):141.

[3]张健,崔向宁,曹戢.芪苈强心胶囊对改善慢性心力衰竭大鼠心功能及 AQP-2 表达的影响.中国实验方剂学杂志,2014,20(10):183.

[4]徐涛,郭丽峰,陈立锋,等.芪苈强心胶囊对慢性心力衰竭大鼠心肌细胞凋亡的影响.中药新药与临床药理,2010,21(4):366.

[5]张军芳,唐思文,王宏涛,等.芪苈强心胶囊对压力超负荷心力衰竭大鼠内皮损伤及能量代谢的影响.中医杂志,2013,54(14):1221.

[6]李娅,宋优,程翔,等.芪苈强心胶囊对大鼠心肌梗死后心肌重构及心功能的影响.中国分子心脏病学杂志,2007,7(4):201.

[7]魏聪,贾振华,吴以岭,等.芪苈强心胶囊对兔实验性慢性心力衰竭心室重构的保护作用.疑难病杂志,2007,6(3):144.

中风安口服液

Zhongfeng'an Koufuye

【药物组成】　水蛭、黄芪。

【功能与主治】　益气活血。用于脑血栓急性期气虚血瘀证,症见半身不遂、偏身麻木、口舌歪斜、舌强言謇、气短乏力。

【方解】 方中水蛭咸、苦、平,归肝经,能破血逐瘀,破瘀血而不伤新血,用于各种瘀血阻滞之证,为君药。黄芪大补脾胃之元气,使气旺以促血行,祛瘀而不伤正,用于气虚血滞导致的肢体麻木或半身不遂,为臣药。二药合用,共奏益气活血之效。

【临床应用】 **中风** 气虚血瘀、阻滞脉络所致。症见半身不遂,偏身麻木,口舌歪斜,舌强言謇,气短乏力;脑血栓急性期见上述证候者。

【药理毒理】 本品有抗血栓、抗脑缺血、抗疲劳作用。

1. 抗血栓 本品可抑制大鼠动脉血栓形成,延长小鼠血液凝固时间[1,2]。

2. 抗脑缺血 本品可降低颈总动脉结扎大鼠惊厥发生率,延迟惊厥发生时间,降低大鼠死亡率[3]。

3. 抗疲劳 本品可延长小鼠游泳时间[1]。

【不良反应】 目前尚未检索到不良反应报道。

【禁忌证】

1. 孕妇禁用。

2. 脑出血急性期患者禁用。

【注意事项】

1. 痰热证及阴虚阳亢证者慎用。

2. 有出血倾向者慎用。

3. 脑血栓急性期应结合其他疗法综合治疗。

【用法与用量】 口服。一次 10～20ml,一日 3 次,三周为一疗程。

【规格】 每支装 10ml

【参考文献】 [1]黎燕峰,张永健,郭鸣放,等.中风安口服液抗凝抗疲劳的药效学实验研究.河北医科大学学报,2003,24(3):144.

[2]黎燕峰,张永健,王素敏,等.中风安口服液对动脉血栓形成和血液凝固的干预效应.中国临床康复,2005,9(33):156.

[3]黎燕峰,张永健,胡圣爱,等.中风安口服液对脑缺血大鼠脑细胞功能及麻醉犬心脏血管功能的影响.中国老年学杂志,2005,6(25):71.

参七脑康胶囊

Shenqi Naokang Jiaonang

【药物组成】 人参、三七、制何首乌、川芎、红花、丹参、山楂、桑寄生、淫羊藿、葛根、水牛角、人参叶、石菖蒲、冰片。

【功能与主治】 益气活血,滋补肝肾。用于缺血性中风恢复期气虚血瘀、肝肾不足证,症见半身不遂,舌强言謇,手足麻木,头痛眩晕,气短乏力,耳鸣健忘。

【方解】 方中人参大补元气,三七活血化瘀,二者共为君药。制首乌补益精血,川芎行气活血,红花、丹参活血化瘀,山楂活血散瘀,桑寄生补肝肾,淫羊藿补肾壮阳共为臣药。佐以葛根升阳活血通络,水牛角清热凉血,人参叶生津液、降虚火,石菖蒲、冰片开窍醒神。诸药合用,共奏益气活血,滋补肝肾之效。

【临床应用】 **中风** 因气虚血瘀、肝肾不足所致,症见半身不遂,舌强言謇,手足麻木,头痛,眩晕,气短乏力,耳鸣健忘;脑梗死恢复期见上述证候者。

【不良反应】 少数患者服药后出现恶心、口干、腹胀、便秘症状,减量服用或停药后上述症状可减轻或消失。个别患者服药后出现血小板轻度减少。

【禁忌】 孕妇禁用。

【注意事项】

1. 有出血倾向或血小板偏低者慎用。

2. 中风急性期患者应遵医嘱使用。

【用法与用量】 口服。一次 4 粒,一日 3 次。

【规格】 每粒装 0.5g

偏瘫复原丸

Piantanfuyuan Wan

【药物组成】 黄芪、人参、当归、熟地黄、白术(炒)、茯苓、泽泻、豆蔻仁、川芎、赤芍、丹参、三七、牛膝、天麻、僵蚕(炒)、全蝎、钩藤、白附子(矾炙)、地龙、法半夏、秦艽、铁丝威灵仙、防风、杜仲(炭)、补骨脂(盐炙)、骨碎补、香附(醋炙)、沉香、枳壳(炒)、肉桂、桂枝、冰片、安息香、麦冬、甘草。

【功能与主治】 补气活血,祛风化痰。用于气虚血瘀,风痰阻络所致的中风,症见半身不遂、手足麻木、言语謇涩、头痛目眩。

【方解】 方中黄芪、人参补中益气,生血行滞;当归、熟地滋阴养血,生精益髓,通经活络,四药共为君药。白术、茯苓、泽泻、豆蔻仁健脾化湿;川芎、赤芍、丹参、三七、牛膝活血祛瘀;天麻、僵蚕、全蝎、钩藤、白附子、地龙、法半夏平肝息风,化痰通络;秦艽、铁丝威灵仙、防风祛风通痹,舒筋活络,以上共为臣药。杜仲、补骨脂、骨碎补补肝肾,强筋骨;香附、沉香、枳壳行气止痛;肉桂、桂枝温通经脉;冰片、安息香开窍醒神;麦冬养阴生津共为佐药。甘草调和诸药为使。合而成方,共奏补气活血,祛风化痰之功。

【临床应用】 **中风** 因气虚血瘀、风痰阻络所致。症见半身不遂、肢体麻木、口舌歪斜、言语謇涩,可伴手足肿胀、口角流涎,肢体或关节疼痛、屈伸不利,重则关节挛缩,饮水发呛,行走不稳,气短乏力,自汗;脑血管病恢复期见上述证候者。

【药理毒理】　本品有抗血栓形成和减轻脑水肿等作用。

1. 抗血栓形成　本品可延长急性不完全性脑缺血模型大鼠动脉血栓形成时间[1]。

2. 减轻脑水肿　本品可减轻脑损伤大鼠脑含水量,减少脑组织内伊文斯蓝含量[2]。

【不良反应】　目前尚未检索到不良反应报道。

【禁忌】　孕妇禁用。

【注意事项】　阴虚火旺、肝阳上亢者慎用。

【用法与用量】　用温开水或温黄酒送服。一次1丸,一日2次。

【规格】　每丸重9g

【参考文献】　[1]晏军,姜守军,赵晶,等.补脑振痿胶囊对实验性脑缺血大鼠的保护作用及抗动脉血栓形成的影响.中国中医基础医学杂志,2001,7(1):23.

[2]丰宏林,倪燕,张春雨,等.偏瘫复原丸对脑梗死后血流变及神经功能的临床观察.黑龙江医学,1996,6:27.

芪参胶囊
Qishen Jiaonang

【药物组成】　黄芪、丹参、人参、茯苓、三七、水蛭、红花、川芎、山楂、蒲黄、制何首乌、葛根、黄芩、玄参、甘草。

【功能与主治】　益气活血,化瘀止痛。用于冠心病稳定型劳累型心绞痛Ⅰ、Ⅱ级,中医辨证属气虚血瘀证者,症见胸痛,胸闷,心悸气短,神疲乏力,面色紫黑,舌淡紫,脉弦而涩。

【方解】　方中黄芪长于补气,丹参活血化瘀,二药合用以加强益气活血作用,共为君药。人参、茯苓益气健脾,葛根升发阳气,三药配黄芪则益气之功著;三七化瘀活血定痛,水蛭、红花活血通经,祛瘀止痛,川芎活血行气,山楂、蒲黄活血祛瘀,以上共为臣药。黄芩止血,玄参散结,避免活血而致出血,制何首乌补肝肾,益精血,使祛瘀而不伤正,共为佐药。甘草调和诸药为使。合而成方,共奏益气活血,化瘀止痛之功。

【临床应用】　**胸痹**　由心阳虚衰,瘀阻心脉所致,症见胸痛,胸闷,心悸气短,神疲乏力,面色紫黯,舌淡紫,脉弦而涩;冠心病心绞痛见上述证候者。

此外,尚有芪参胶囊治疗高黏血症、病毒性心肌炎的报道[1,2]。

【药理毒理】　本品有抗脑缺血等作用。

1. 抗脑缺血　本品对大鼠局灶性脑缺血再灌注损伤有保护作用,降低缺血再灌注后大脑皮层神经元内游离钙离子浓度及大脑组织NOS活性,NO的含量和水肿程度及梗死面积,增强Ca^{2+}-ATP酶,Na^+,K^+-ATP酶的活性,减轻脑水肿及神经元坏死程度[3]。

2. 其他　本品能改善气虚血瘀证模型大鼠血管内皮功能及凝血与纤溶功能紊乱[4-6]。

【不良反应】　目前尚未检索到不良反应报道。

【禁忌】　尚不明确。

【注意事项】

1. 孕期、月经期妇女慎用。

2. 有出血倾向者慎用。

【用法与用量】　饭后温开水送服。一次3粒,一日3次。42天为一疗程。

【规格】　每粒装0.3g

【参考文献】　[1]牟方政,李荣亨.芪参胶囊治疗高黏血症的疗效观察.中国药房,2012,23(23):2190-2192.

[2]吴树全,刘明成.芪参胶囊治疗病毒性心肌炎30例.中国中医急症,2011,15(7):1151.

[3]谢松强,胡国强,张忠泉,等.芪参胶囊对大鼠局灶性脑缺血再灌注损伤的保护作用.中国现代应用药学杂志,2006,23(1):9.

[4]李学荣,李荣亨,徐丹.复元胶囊对气虚血瘀证模型大鼠血液高凝状态的影响.中国老年学杂志,2013,33(1):140.

[5]吕霞,李荣亨,荣晓凤.复元胶囊对气虚血瘀证大鼠血管内皮细胞功能的影响.中药新药与临床药理,2008,19(5):369.

[6]徐丹,李荣亨,李学荣.复元胶囊对气虚血瘀证模型大鼠血栓前状态的影响.中国老年学杂志,2011,31(21):4167.

复方龙血竭胶囊
Fufang Longxuejie Jiaonang

【药物组成】　龙血竭、三七、冰片。

【功能与主治】　活血化瘀,通窍止痛。用于稳定性劳力性冠心病心绞痛Ⅰ、Ⅱ级,中医辨证为心血瘀阻证,症见胸闷刺痛、绞痛,固定不移,入夜更甚,时或心悸不宁,舌质紫黯,脉沉。

【方解】　方中龙血竭活血散瘀止痛,为君药。三七助龙血竭活血化瘀,冰片开窍醒神并有止痛之功,二药共为臣药。君臣合用,活血化瘀,通窍止痛。

【临床应用】　**胸痹**　由瘀阻心脉所致。症见胸闷、刺痛、绞痛,固定不移,入夜更甚,时或心悸不宁,舌质紫黯,脉沉;稳定性劳力性冠心病心绞痛Ⅰ、Ⅱ级见上述证候者。

【不良反应】　目前尚未检索到不良反应报道。

【禁忌】　孕妇禁用。

【注意事项】

1. 月经期及有出血倾向者慎用。

2. 在治疗期间,心绞痛持续发作,应及时就诊。

【用法与用量】 口服。一次 3 粒,一日 3 次。饭后半小时服用。

【规格】 每粒装 0.3g

脑心清片

Naoxinqing Pian

【药物组成】 柿叶提取物。

【功能与主治】 活血化瘀,通络。用于脉络瘀阻,眩晕头痛,肢体麻木,胸痹心痛,胸中憋闷,心悸气短;冠心病、脑动脉硬化症见上述证候者。

【方解】 柿叶长于活血化瘀,通经活络,其提取物药力尤佳。

【临床应用】

1. 胸痹 因瘀血闭阻心脉所致。症见胸痹心痛,眩晕头痛,胸中憋闷,心悸气短,舌黯红,脉沉细涩;冠心病心绞痛见上述证候者。

2. 头痛 因瘀血闭阻脑脉所致。症见头痛头晕,肢体麻木,记忆力减退,舌黯红或紫,脉沉细涩;脑动脉硬化症见上述证候者。

此外,尚有脑心清片用于治疗急性脑梗死、高血压的报道[1,2]。

【药理毒理】 本品有降血脂、抗脑缺血、抗心肌缺血等作用。

1. 降血脂 本品可降低实验性高血脂大鼠 TC 水平[3]。

2. 抗脑缺血 本品可缩小大脑中动脉阻塞再灌流的暂时性局部脑缺血大鼠脑梗死范围,减轻炎症水肿、炎性细胞浸润和坏死等,改善脑梗死动物的神经行为障碍;减轻急性前脑缺血再灌注引起的大鼠脑海马 CA1 区神经细胞损伤,提高锥体神经细胞密度,保护神经元[4-5]。

3. 抗心肌缺血 本品对结冠状动脉前降支结扎犬有抗心肌缺血作用,能缩小心肌缺血范围、减轻缺血程度、缩小心肌梗死范围、减少心肌耗氧量[6]。

4. 降血压 本品能降低麻醉开胸犬血压,降低总外周血管阻力[7]。

【不良反应】 目前尚未检索到不良反应报道。

【禁忌】 尚不明确。

【注意事项】

1. 孕妇慎用。

2. 忌食生冷、辛辣、油腻食物,忌烟酒、浓茶。

【用法与用量】 口服。一次 2～4 片〔规格(1)〕或一次 1～2 片〔规格(2)〕,一日 3 次。

【规格】 (1)每片重 0.41g(含柿叶提取物 50mg)
(2)每片重 0.41g(含柿叶提取物 100mg)

【参考文献】 [1]李俐,梁瑜,万贞.脑心清片治疗脑血管痉挛的疗效观察.广东药学,2004,14(6):37-38.

[2]周静,李熹娟.脑心清片治疗老年 H 型高血压疗效观察.新中医,2014,46(5):38-39.

[3]余云真,于中原,郭进.脑心宁治疗缺血性脑血管病的实验与临床观察.解放军医学杂志,1988,13(1):30.

[4]Bei W J,Peng W L,Xu A L,et al.Neuroprotectiveeffects of a standardized extract of Diospyros kakileaves on MCAO transient focal cerebral ischemic ratsand cultured neurons injured by glutamate or hypoxia.Planta Med,2007,73(7):636.

[5]Bei W J,Zang L,Guo J,et al.Neuroprotective effectsof a standardized flavonoid extract from Diospyroskaki leaves.J Ethnopharmacol,2009,126(1):13.

[6]覃仁安,李楚源,臧忠良,等.脑心清片对犬急性心肌缺血的影响.中药药理与临床,2013,29(1):126.

[7]臧忠良,覃仁安,王德勤,等.脑心清片对麻醉开胸犬血流动力学的影响.山东医药,2012,52(32):8.

麝香通心滴丸

Shexiang Tongxin Diwan

【药物组成】 人工麝香、人参茎叶总皂苷、蟾酥、丹参、人工牛黄、熊胆粉、冰片。

【功能与主治】 芳香益气通脉,活血化瘀止痛。用于冠心病稳定型劳累性心绞痛气虚血瘀证,症见胸痛胸闷,心悸气短,神倦乏力。

【方解】 方中人工麝香芳香开窍,活血通脉止痛,为君药。人参大补元气,补脾益肺,丹参活血化瘀止痛,共为臣药。蟾酥、人工牛黄、熊胆粉、冰片助君臣药开窍醒神止痛,俱为佐药。诸药共奏芳香益气通脉,活血化瘀止痛之效。

【临床应用】 胸痹 由气虚血瘀所致,症见胸痛,胸闷,心悸气短,神倦乏力,舌淡苔白,脉细涩;稳定型劳累性心绞痛见上述证候者。

【药理毒理】 抗动脉粥样硬化 本品对高脂饮食伴主动脉内膜球囊损伤致动脉粥样硬化斑块家兔有稳定易损斑块作用,能减轻氧化应激损伤,降低脂质过氧化,降低基质金属蛋白酶-2(MMP-2)含量,升高组织抑制剂 2(TIMP-2)含量,减少斑块内的基质降解,降低斑块内巨噬细胞的数量和炎性因子的表达,减轻斑块内的炎症反应,减少斑块内细胞凋亡,增加斑块稳定性[1];对血管紧张素Ⅱ所致的大鼠血管内皮损伤有保护作用,可以降低血液中内皮素(ET)、C反应蛋白(CRP)和肿瘤坏死因子-α(TNF-α)含量,增加一氧化氮(NO)的含量[2]。

【不良反应】 偶见用药后出现身热、颜面潮红、舌麻感,停药后很快缓解;服用较高剂量可致ALT升高。

【禁忌】 孕妇禁用。

【注意事项】

1. 肝肾功能不全者慎用。

2. 本品含有蟾酥有毒,请按说明书规定剂量服用。

3. 在治疗期间,心绞痛持续发作,宜加用硝酸酯类药。若出现剧烈心绞痛,心肌梗死,或见气促、汗出、面色苍白者,应及时救治。

【用法与用量】 口服。一次2丸,一日3次。

【规格】 每丸重35mg

【参考文献】 [1]王怡,牛子长,何斌,等.麝香通心滴丸对稳定动脉粥样硬化斑块的机制研究.中西医结合心脑血管病杂志,2011,9(9):1083.

[2]张红旗,徐丹令,杨琳,等.麝香通心滴丸对大鼠血管内皮早期损伤保护作用的实验研究.中国临床医学,2009,16(5):669.

补肺活血胶囊
Bufei Huoxue Jiaonang

【药物组成】 黄芪、赤芍、补骨脂。

【功能与主治】 益气活血,补肺固肾。用于肺心病(缓解期)属气虚血瘀证,症见咳嗽气促,活动后加重,或咳喘胸闷,心悸气短,肢冷乏力,腰膝酸软,口唇紫绀,舌淡苔白或舌紫黯。

【方解】 方中黄芪入肺、脾二经,补脾肺之气,为君药。赤芍入肝、脾二经,能通血脉,化瘀血,行血中之滞为臣药。补骨脂入脾肾经,补肾助阳,纳气平喘,共奏补肺活血、纳气平喘之功。

【临床应用】 肺间质纤维化、慢性阻塞性肺疾病[1]、慢性支气管炎[2]、肺源性心脏病[3]属久病肺肾两虚,瘀血阻络证者。

还可用于尘肺、矽肺的辅助治疗[4,5]。

【药理毒理】 本品有改善肺功能和血液流变性等作用。

1. 改善肺功能 本品能增加慢性肺源性心脏病患者肺活量[6]。

2. 改善血液流变性 本品能降低慢性肺源性心脏病患者全血黏度及血浆黏度[6]。

【不良反应】 目前尚未检索到不良反应报道。

【禁忌】 尚不明确。

【注意事项】

1. 不宜用于咳血、术后患者。

2. 不适于痰热、阴虚肺热及热证。

【用法与用量】 口服。一次4粒,一日3次。

【规格】 每粒装0.35g

【参考文献】 [1]王德钦,邱光英,郭新军.补肺活血胶囊辅助治疗慢性阻塞性肺疾病患者肺部感染的临床研究.中华医院感染学杂志,2014,(5):1155-1157.

[2]雷晋.穴位贴敷配合补肺活血胶囊防治慢性支气管炎160例.中国中医急症,2010,(9):1592-1593.

[3]杨波,孟林敏,路浩,等.补肺活血胶囊治疗慢性肺源性心脏病120例.中国新药杂志,2005,(9):1192-1195.

[4]时婵,张冀梅,单宝荣.补肺活血胶囊治疗尘肺合并慢性阻塞性肺疾病的疗效观察.中国工业医学杂志,2014,(5):345-346.

[5]田立岩,曹桂秋,刘桂桃.补肺活血胶囊治疗矽肺的效果.广东医学,2014,(11):1778-1779.

[6]杨波,孟林敏,路浩,等.补肺活血胶囊治疗慢性肺源性心脏病120例.中国新药杂志,2005,14(9):1192-1195.

脑络通胶囊
Naoluotong Jiaonang

【药物组成】 丹参浸膏、盐酸托哌酮、川芎浸膏、甲基橙皮苷、黄芪浸膏、维生素B6。

【功能与主治】 补气活血,通经活络。用于脑动脉硬化,脑血栓,中风后遗症属气虚血瘀证者。

【方解】 方中丹参性苦,微寒,归心、心包、肝经,有去瘀生新,行而不破,凉血清心,养血安神之功效,为君药。川芎性辛温,走而不守,入肝、胆、心包经,善于上行头目,通血脉,为血中之气药,能通行十二经脉;川芎、丹参一温一寒,相互制约不致太过;黄芪味轻气浮,为补气升阳之要药,同时也有行血脉之功,与川芎、丹参共同达到补气活血,气行则血行的作用,为臣药。所含西药成分盐酸托哌酮具有血管扩张作用及中枢性肌肉松弛作用。可直接扩张血管平滑肌,降低骨骼肌张力,缓解因脑、脊髓受损而出现的肌肉强直、阵挛等。甲基橙皮苷属维生素P类,用于改善和增强毛细血管的通透性,维生素B6为人体内某些辅酶的组成成分,参与多种代谢反应。诸药合用,共奏补气活血,通经活络之功。

【临床应用】 中风 气滞血瘀,阻滞脉络所致。症见头痛、眩晕、半身不遂、肢体发麻、神疲乏力;脑血栓、脑动脉硬化、中风后遗症见上述证候者。

尚有报道,可治疗颈性眩晕[1]。

【药理毒理】 本品有抗脑缺血、抗血栓形成、改善血液流变性和改善微循环等作用。

1. 抗脑缺血 本品可降低结扎双侧颈总动脉致脑缺血大鼠脑水肿含量及脑指数,降低毛细血管通透性[2]和脑组织过氧化脂质 LPO 水平,升高 SOD 活性[3];本品可降低结扎双侧颈总动脉所致脑缺血再灌注模型大鼠的脑水肿,减轻毛细血管通透性,增加脑血流量,降低脑组织 NO 释放量及 ET 含量,升高 NO/ET 比值[4-5];本品可改善线栓法致局灶性脑缺血大鼠神经症状,缩小脑缺血范围,抑制神经细胞病理学改变[6];本品可改善三氯化铁致大脑中动脉梗死脑缺血大鼠行为障碍,降低脑梗死范围,降低脑含水量[7]。临床研究,本品可改善气虚血瘀型缺血性中风患者症状,降低全血高切黏度、血浆黏度和纤维蛋白原[8]。

2. 抗血栓形成 本品可抑制大鼠动-静脉旁路循环实验性血栓的形成[3],可延长电刺激颈总动脉致大鼠体内血栓形成的时间[9]。

3. 改善血液流变性 本品可降低肾上腺素致急性血瘀大鼠全血黏度,增加红细胞变形性,并降低其聚集性[5];可降低结扎双侧颈总动脉致脑缺血模型大鼠全血及血浆黏度、提高红细胞变形能力,降低红细胞聚集率[1]。

4. 其他 脑络通胶囊可减轻高脂饮食诱导鹌鹑动脉粥样硬化斑块的形成,升高其脑组织 SOD 含量[10]。

【不良反应】 少数病人服用后出现上腹部饱胀感,对症处理后能缓解;个例有吐酸水,面部潮红感,停药后消失。

有报道服用后出现全身瘙痒,呼吸困难[11]。

【禁忌】

1. 孕妇禁用。

2. 对盐酸托哌酮过敏者禁用。

3. 重症肌无力患者禁用。

【注意事项】

1. 用药期间不宜驾驶车辆、管理机器及高空作业。

2. 本品是中西药复方制剂,其注意事项很大程度与所含化学药品有关,故将盐酸托哌酮和维生素 B₆ 的不良反应注录于下。

(1)盐酸托哌酮 具有扩张血管和中枢性肌肉松弛作用。单用盐酸托哌酮治疗成人脑动脉硬化和脑血管后遗症的日服用总剂量不得超 300mg。盐酸托哌酮的不良反应:少数患者服用后有一过性食欲不振、腹痛、头晕、嗜睡、面部潮红、患肢疼痛、下肢无力、乏力等,一般不严重,停药后 1～2 天即消失。

(2)维生素 B₆ ①维生素 B₆ 的不良反应:若每天服用 200mg,持续 30 天,曾经报道可产生维生素 B₆ 依赖综合征;每日用 2～6g,持续几个月,可引起严重的神经感觉异常,进行性步态不稳至足麻木、手不灵活,停药后可缓解,但仍软弱无力。有报道,维生素 B₆ 内服可产生便秘、嗜睡、食欲不振;维生素 B₆ 可使寻常痤疮恶化或导致痤疮性皮疹糜烂。②维生素 B₆ 影响左旋多巴治疗帕金森病的疗效,但对卡比多巴的疗效无影响。③维生素 B₆ 对诊断的干扰:尿胆原试验呈假阳性。

【用法与用量】 口服。一次 1～2 粒,一日 3 次,疗程 4 周,或遵医嘱。

【规格】 每粒装 0.5g(含盐酸托哌酮 50mg)

【参考文献】 [1]谢振东,陈江海.脑络通胶囊治疗颈性眩晕疗效观察.光明中医,2010,25(12):2255.

[2]李洪峰.脑络通胶囊治疗急性缺血性中风的临床与实验研究.山东:山东中医药大学,2001.

[3]杜佳林,马杰,周群,等.脑络通对大鼠实验性血栓形成的影响及其抗氧化作用的实验研究.中国中医药科技,1998,5(1):61.

[4]王健,许冠荪,胡容峰,等.脑络通对大鼠实验性急性脑缺血损伤保护作用的实验研究.中国中医药科技,1997,4(6):346-347.

[5]卞慧敏,吴敏,陈文垲.脑络通对实验性大鼠脑缺血的保护作用.中草药,1999,30(1):49-50.

[6]苗光新,刘建璇,李会影,等.脑络通胶囊对大鼠局灶性脑缺血模型的影响.特产研究,2007(2):34-35,38.

[7]丁丽,洪燕珠,孙建宁,等.脑络通胶囊对大鼠局灶性脑缺血的影响.北京中医药大学学报,2002,25(3):27-30.

[8]潘国庆.脑脉通胶囊治疗缺血性中风病中经络气虚血瘀证的临床研究.湖南中医药大学,2006 年

[9]南红梅.脑通胶囊治疗缺血性中风气虚血瘀证临床研究与实验研究.长春:长春中医学院,2003.

[10]马杰,周群,杜佳林,等.脑络通胶囊抗鹌鹑动脉粥样硬化的实验研究.中国动脉硬化杂志,1998,6(2):159-161.

[11]张儒云,闻瑞芬.脑络通胶囊致变态反应 1 例.人民军医,2014,57(3):311.

脑心通胶囊

Naoxintong Jiaonang

【药物组成】 黄芪、赤芍、丹参、当归、川芎、桃仁、红花、乳香(制)、没药(制)、鸡血藤、牛膝、桂枝、桑枝、地龙、全蝎、水蛭。

【功能与主治】 益气活血,化瘀通络。用于气虚血滞、脉络瘀阻所致中风中经络,半身不遂、肢体麻木、口眼歪斜、舌强语謇及胸痹心痛、胸闷、心悸、气短;脑梗死、冠心病心绞痛属上述证候者。

【方解】 方中黄芪益气健脾,补气行滞,用于气虚血滞,切中病机,为君药。赤芍、丹参活血化瘀止痛,养

血安神,《本草便读》曰其:"丹参,功同四物,能祛瘀以生新。"二者共为臣药。当归、鸡血藤养血行血,川芎行气而通利血脉,桃仁、红花、牛膝活血化瘀,乳香、没药破血逐瘀、通脉止痛,桂枝、桑枝温通血脉、疏利经络,水蛭、地龙、全蝎祛瘀通络止痛。诸药合用,功可益气活血、化瘀通络。

【临床应用】

1. 中风 因气虚血瘀、脉络瘀阻所致。症见半身不遂,偏身麻木,口舌歪斜,言语謇涩,伴气短乏力,眩晕,心悸自汗,肢体麻木,健忘耳鸣,饮水呛咳,舌质黯或有瘀点,舌体胖,苔薄白或白腻,脉沉细;缺血性脑中风恢复期及后遗症期见上述证候者。

2. 胸痹 因心气不足,心血瘀滞,心脉痹阻所致。症见胸闷心痛,呈隐痛或刺痛,心悸,气短,自汗,乏力,脉细涩,舌质淡紫,有齿痕;冠心病心绞痛见上述证候者。

此外,尚有本品治疗高脂血症、紧张性头痛、血管性痴呆、后循环缺血眩晕的报道[1-4]。

【药理毒理】 本品有抗脑缺血、抗心肌缺血等作用。

1. 抗脑缺血 本品能减轻大鼠脑缺血再灌注损伤,降低脑含水量,增加 Na^+,K^+-ATP 酶、Ca^{2+}-ATP 酶和 Mg^{2+}-ATP 酶活性,降低脑组织髓过氧化物酶(MPO)活性,减少脑组织细胞间黏附分子-1(ICAM-1)、血管细胞间黏附分子-1(VCAM-1)和 E-选择素(E-selectin)表达,增加脑组织血管内皮生长因子(VEGF)的表达[5-7]。

2. 抗心肌缺血 本品对结扎冠状动脉左前降支致急性心肌缺血犬能减轻心肌缺血程度,缩小心肌缺血、梗死范围,降低血清 LDH 和 CK 活性[8]。

3. 抗血管性痴呆 本品对大脑中动脉闭塞致血管性痴呆大鼠有提高学习记忆能力,减轻大鼠海马 CA1 区锥体细胞的损伤[9,10]。

【不良反应】 个别患者出现皮肤瘙痒、脱皮、丘疹、倦睡、心烦、头闷症状,停药后可消失。少数患者有轻度胃肠道反应,胃痛、恶心、食欲减退[11]。

【禁忌】

1. 孕妇禁用。

2. 对茶碱类及维脑路通过敏者禁用。

【注意事项】

1. 中风病痰热证、风火上扰者慎用。

2. 中风急性期患者不宜使用。

3. 在治疗期间,心绞痛持续发作,宜加用硝酸酯类药。若出现剧烈心绞痛、心肌梗死,应及时救治。

4. 胃病患者宜饭后服用。

5. 服药期间饮食要清淡,忌食辛辣、油腻食物。

【用法与用量】 口服。一次 2～4 粒,一日 3 次。

【规格】 每粒装 0.4g

【参考文献】 [1]李洪潘,况月怀,杨光勋.脑心通胶囊治疗高脂血症 87 例.中医杂志,2013,54(20):1783-1784.

[2]王振峰,张华,崔之娟,等.步长脑心通胶囊治疗紧张性头痛的远期疗效观察.中国医药导报,2010,7(10):109-110.

[3]盛晨霞,苏南湘,何明大,等.步长脑心通胶囊治疗血管性痴呆的临床观察.当代医学,2009,15(27):157-158.

[4]张向东,阿珊,淳彩璞.脑心通胶囊治疗后循环缺血眩晕的疗效观察.中西医结合心脑血管病杂志,2011,9(4):500-501.

[5]陈军,鲁雅琴,吕海宏,等.脑心通胶囊对大鼠脑缺血再灌注损伤的保护作用.中国康复理论与实践,2009,15(2):138.

[6]刘振权,徐秋萍,张文生,等.脑心通胶囊对脑缺血再灌注损伤大鼠脑水肿作用及机制研究.北京中医药大学学报,2007,30(4):235.

[7]张微微,李远征,裘林秋,等.步长脑心通胶囊对大鼠脑缺血再灌注损伤的神经保护作用.临床神经病学杂志,2006,19(2):118.

[8]云璐,刘俊田,李西宽,等.脑心通胶囊对犬急性心肌缺血的影响.西北药学杂志,2004,19(6):258.

[9]何明大,黎红.脑心通胶囊对血管性痴呆模型大鼠的治疗作用.时珍国医国药,2006,17(9):35.

[10]刘石梅,何明大,苏南湘.脑心通胶囊对拟血管性痴呆大鼠行为学和海马细胞形态学的影响.中西医结合心脑血管病杂志,2006,4(1):35.

[11]张小巧.步长脑心通胶囊不良反应的临床观察.内蒙古中医药,2012,12(35):153.

芪参益气滴丸
Qishen Yiqi Diwan

【药物组成】 黄芪、丹参、三七、降香油。

【功能与主治】 益气通脉、活血止痛。用于气虚血瘀所致胸痹,症见胸闷胸痛、气短乏力、心悸、自汗、面色少华、舌体胖有齿痕、舌质黯或有瘀斑、脉沉弦;冠心病心绞痛见上述证候者。

【方解】 方中黄芪甘而微温,补心脾之气,益气通脉,为君药。丹参苦而微寒,活血通脉、祛瘀止痛、清心除烦,三七甘缓温通,功擅散瘀和血、消肿定痛,共为臣药。降香油辛温芳香,既能入气分降气化浊,又能入血分散瘀定痛,故为佐药。诸药合用,共奏益气通脉、活血止痛之功。

【临床应用】 **胸痹** 因心气不足,心血瘀滞,心脉痹阻所致。症见胸闷心痛,呈隐痛或刺痛,心悸不安,气短懒言,面色少华,自汗,乏力,脉细涩,或结代,舌质淡紫,边有齿痕;冠心病心绞痛见上述证候者。

此外,尚有本品治疗扩张性心肌病心衰、慢性充血性心力衰竭的临床报道[1,2]。

【药理毒理】 本品有抗心肌缺血,抑制心室重构,抗动脉粥样硬化,抗肝纤维化等作用。

1. 抗心肌缺血 本品能缩小左冠状动脉前降支结扎诱导的急性心肌梗死大鼠的心肌梗死面积,促进缺血区血管新生,增加心肌细胞 SOD、CAT、GPx 和 GSH 的含量,减少急性心肌梗死后氧化应激损伤;本品可通过减少 TNF-α 生成,抑制炎症反应,也可降低 PPP3RL 和 Bax 表达,升高 ATP5D 和 Bcl-2,维持正常能量代谢,抑制心肌细胞凋亡,促进梗死区心肌早期修复[3-7]。

2. 抑制心室重构 本品能减少左冠状动脉前降支结扎所致心肌缺血大鼠的左室重量指数、室间隔厚度、左室后壁厚度,延缓心室重构[8]。本品能降低肾性高血压大鼠左心室质量指数,升高 SOD 和 GSH-PX 的活性,降低 ROS 以及 p-ERK1/2 蛋白的表达,抑制肾性高血压大鼠左室肥厚[9]。

3. 抗动脉粥样硬化 本品能降低高胆固醇饲料所致脉粥样硬化兔的 LDL-C 和 TG 水平,减少血清炎症因子 hs-CRP 和组纤维蛋白原水平,通过下调 VCAM-1、MCP-1、MMP-9 及 1 型组织性基质金属蛋白酶抑制物(TIMP-1)延缓和抑制动脉粥样硬化[10,11]。

4. 抗肝纤维化 本品可减轻二甲基亚硝胺(DMN)致肝纤维化大鼠肝组织病理改变和肝纤维化程度,能抑制Ⅰ、Ⅲ型胶原及 TIMP-1 的表达[12-14]。

5. 其他 本品能改善对异丙肾上腺素诱导慢性心衰大鼠心功能[15];对家兔血小板的黏附功能和聚集功能有抑制作用[16];还可延缓糖尿病大鼠视网膜病变的发生发展[17,18]。

【不良反应】 目前尚未检索到不良反应报道。

【禁忌】 尚不明确。

【注意事项】

1. 孕妇慎用,经量多者慎用。

2. 在治疗期间,心绞痛持续发作,宜加用硝酸酯类药。如果出现剧烈心绞痛、心肌梗死等,应及时救治。

3. 忌食生冷、辛辣、油腻食物,忌烟酒、浓茶。

【用法与用量】 餐后半小时服用。一次 1 袋,一日 3 次。4 周为一疗程或遵医嘱。

【规格】 每袋装 0.5g

【参考文献】 [1]谢东阳,蔡九妹.芪参益气滴丸治疗扩张性心肌病心衰 60 例.中国中医药现代远程教育,2010,8(15):90-91.

[2]吕干.芪参益气滴丸治疗慢性充血性心力衰竭的疗效.临床医学,2012,32(12):113-115.

[3]杨雷,毛秉豫.芪参益气滴丸对心肌梗死大鼠心肌的保护作用.中国实验方剂学杂志,2012,18(5):167.

[4]崔佩佩,王刚,宋生有,等.芪参益气滴丸对大鼠心肌缺血 Ppp3r1 及 Atp5d 基因表达变化的影响.药物评价研究,2010,33(3):191.

[5]朱明丹,苏金玲,杜武勋,等.芪参益气滴丸对急性心肌梗死大鼠脑钠肽和Ⅲ型前胶原氨基端肽影响的实验研究.中国基层医药,2008,15(5):851.

[6]刘梅,杜武勋,朱明丹,等.芪参益气滴丸对急性心肌梗死大鼠肿瘤坏死因子的影响.时珍国医国药,2009,20(4):829.

[7]刘长玉,杜武勋,朱明丹,等.芪参益气滴丸对急性心肌梗死大鼠转化生长因子-β₁ 的影响.时珍国医国药,2009,20(2):331.

[8]毛秉豫,茹永新.芪参益气滴丸对模型大鼠心肌梗死后左室结构及心功能的影响.中医杂志,2011,52(2):151.

[9]束长城,魏万林,张晓颖,等.芪参益气滴丸对肾性高血压大鼠左室肥厚及 p-ERK1/2 表达的影响.军事医学科学院院刊,2010,34(6):569.

[10]燕芳芳.芪参益气滴丸对心肌梗死二级预防的作用及其机制研究.济南:山东大学,2008:55.

[11]燕芳芳,刘艳,刘运芳,等.芪参益气滴丸对实验性动脉粥样硬化斑块组织学的影响.南京中医药大学学报,2007,27(5):295.

[12]朱跃科,段钟平,王宝恩,等.芪参益气滴丸抗大鼠肝纤维化的实验研究.中国中西医结合杂志,2007,27(3):223.

[13]朱跃科,段钟平,王宝恩,等.芪参益气滴丸对肝纤维化大鼠肝脏胶原表达的影响.中西医结合肝病杂志,2006,16(5):280.

[14]朱跃科,段钟平,王宝恩,等.芪参益气滴丸对 DMN 大鼠肝纤维化及肝组织 TIMP-1 表达的影响.中国新药与临床杂志,2007,26(1):11.

[15]李兵,陈相健,朱舒舒,等.芪参益气浸膏对异丙肾上腺素致大鼠慢性心力衰竭治疗作用研究.南京医科大学学报(自然科学版),2008,28(1):28.

[16]王健,郭利平,王怡,等.芪参益气滴丸对家兔血小板黏附和聚集功能的影响.吉林中医药,2009,29(7):624.

[17]苑维,金明,潘琳,等.芪参益气滴丸对糖尿病大鼠视网膜病变 ICAM-1 表达的影响.北京中医药大学学报,2010,33(4):262.

[18]金明,刘海丹,张有花.芪参益气滴丸干预糖尿病大鼠虹膜微血管病变的作用机制研究.中国中西医结合杂志,2010,30(2):174.

心 力 丸

Xinli Wan

【药物组成】 人参、附片、蟾酥、麝香、红花、冰片、灵芝、珍珠、人工牛黄。

【功能与主治】　温阳益气,活血化瘀。用于心阳不振、气滞血瘀所致的胸痹心痛、胸闷气短、心悸怔忡、冠心病心绞痛等。

【方解】　方中人参、附片益气温阳,针对心阳不振、心气不足,二者共为君药。麝香、蟾酥芳香走窜,辛散温通,开窍宣痹,共为臣药。红花活血化瘀,冰片辛香走窜,能通窍止痛、醒神化浊,灵芝、牛黄、珍珠味苦性凉,清心化痰开窍,与人参、附片配伍,既可开窍通脉,又能防人参、附片燥热之性,共为佐药。诸药合用,共奏温阳益气,活血化瘀之功。

【临床应用】　胸痹　由心气不足,心阳不振,瘀血闭阻所致。症见胸闷,心痛,遇冷加重,气短,心悸,怔忡,乏力,畏寒,脉沉细或沉涩,舌淡紫;冠心病心绞痛见上述证候者。

【不良反应】　目前尚未检索到不良反应报道。

【禁忌】　孕妇禁用。

【注意事项】

1. 胸痹属阴虚证者慎用。

2. 经期妇女慎用。

3. 本品中蟾酥有强心作用,正在服用洋地黄类药物者慎用,或遵医嘱。

4. 宜饭后服用。

5. 在治疗期间,心绞痛持续发作,应及时就诊。

【用法与用量】　含服或嚼后服。一次1~2丸,一日1~3次。

【规格】　每10丸重0.4g

心舒丸(胶囊)

Xinshu Wan(Jiaonang)

【药物组成】　丹参、三七、冰片、藤合欢、木香、苏合香。

【功能与主治】　行气活血,通窍,解郁。用于冠心病引起的胸闷气短,心绞痛。

【方解】　方中丹参苦而微寒,活血通脉,祛瘀止痛,清心除烦为君药。三七甘缓温通,功擅散瘀和血、消肿定痛,为臣药。冰片辛香走窜,能通窍止痛,醒神化浊,引药入心经,藤合欢解郁安神,理气止痛,木香调气解郁止痛,苏合香辛温走窜,开窍止痛,共为佐药。诸药配伍,有行气活血,通窍,解郁的功效。

【临床应用】　胸痹　因气滞血瘀而致,症见胸部闷痛或刺痛,固定不移,入夜尤甚,或心悸不宁,胸闷气短,情志不畅,舌紫黯或有瘀斑,脉弦涩或结代;冠心病心绞痛见上述证候者。

此外,尚有本品治疗2型糖尿病合并冠心病的报道[1]。

【不良反应】　目前尚未检索到不良反应报道。

【禁忌】　孕妇禁用。

【注意事项】

1. 经期及月经量多者慎用。

2. 忌食生冷、辛辣、油腻食物,忌烟酒、浓茶。

3. 在治疗期间,心绞痛持续发作,宜加用硝酸酯类药。若出现剧烈心绞痛,心肌梗死,见气促、汗出、面色苍白者,应及时救治。

【用法与用量】　丸剂:口服。一次1丸,一日2~3次,或发病时服用。胶囊:口服。一次3粒,一日2~3次。

【规格】　丸剂:每丸重1.8g

胶囊:每粒装0.35g

【参考文献】　[1]刘三运,宋培瑚,张庆年.心舒丸治疗2型糖尿病合并冠心病130例临床观察.新中医,2008,40(1):40-42.

心悦胶囊

Xinyue Jiaonang

【药物组成】　本品为西洋参茎叶总皂苷经加工制成的胶囊。

【功能与主治】　益气养心,和血。用于冠心病心绞痛属于气阴两虚证者。

【方解】　西洋参味甘、微苦,性凉,有益气养阴,清热生津之效。西洋参茎叶总皂苷是从西洋参茎叶中提取的单体皂苷,可补气养阴,和血。

【临床应用】　胸痹　气阴两虚所致者。症见胸闷或心痛阵作,心悸,气短,头晕,乏力,口干,失眠,舌偏红,脉细或结代;冠心病心绞痛见上述证候者。

此外,尚有心悦胶囊治疗冠心病慢性充血性心衰、慢性心功能不全的临床报道[1,2]。

【药理毒理】　本品有抗心肌缺血、改善心室重构和心功能、降血脂和血糖等作用。

1. 抗心肌缺血　本品对冠状动脉前降支结扎所致急性心肌梗死犬有保护作用,可使心肌缺血程度降低,缩小缺血范围及心肌梗死面积,降低血清CK、LDH及AST活性,降低血清MDA,提高SOD及GSH-Px活性[3]。

2. 改善心室重构　本品可降低冠状动脉前降支结扎所致急性心肌梗死大鼠心肌组织血管紧张素Ⅱ、醛固酮、转化生长因子β_1、骨桥蛋白、腱糖蛋含量,减轻炎症反应,调节细胞外基质代谢进而改善模型大鼠的早期心室重构[4]。

3. 降血脂 本品能降低高脂饲料诱导的高脂血症大鼠血清 TC、TG、LDL-C、TXA_2 和 MDA 含量及 TC/HDL-C、LDL-C/HDL-C 比值，升高血清 HDL-C、PGI_2 含量，SOD 活性及 PGI_2/TXA_2 比值，并抑制肝脏脂肪沉积[5]。

4. 降血糖 本品能降低高脂饮食伴小剂量链脲佐菌素所致糖尿病大鼠的空腹血糖，升高肝糖原、胰岛素及 C-肽含量，改善血脂代谢紊乱，并具有抗氧化作用[6]。

5. 改善血液流变性 本品能降低急性血瘀模型大鼠全血黏度、血浆黏度、血小板聚集率及最大聚集率、血浆纤维蛋白原浓度、血沉、红细胞压积[7]。

【不良反应】 个别患者服药后可出现胃部胀闷不适感，可改为饭后服用。

【禁忌】 尚不明确。

【注意事项】

1. 心绞痛持续发作者，应及时救治。

2. 饮食宜清淡。

【用法与用量】 口服。一次 2 粒，一日 3 次。

【规格】 每粒装 0.3g（相当于含西洋参茎叶总皂苷 50mg）

【参考文献】 [1]韩轶,陈继红,李鹏,等.心悦胶囊治疗冠心病慢性充血性心衰气虚血瘀型 54 例临床疗效观察.重庆医科大学学报,2011,36(3):372-374.

[2]石旭颖.心悦胶囊治疗慢性心功能不全的疗效分析.内蒙古中医药,2014,33(29):12-13.

[3]肖寒,李凤,孙伟伦,等.心悦胶囊对麻醉开胸犬急性心肌梗死的保护作用.中国老年学杂志,2012,32(14):2997.

[4]张蕾,刘剑刚,张庆翔,等.心悦胶囊对大鼠心梗后缺血心肌骨桥蛋白和腱糖蛋白表达的影响.中国药理学通报,2013,29(12):1689.

[5]张涵亮,孙伟伦,刘一鸣,等.心悦胶囊对高脂血症大鼠血脂代谢的影响.中国老年学杂志,2011,31(22):4405.

[6]田刚,付雯雯,周小涵,等.心悦胶囊对 2 型糖尿病大鼠血糖及血脂代谢的影响.中国老年学杂志,2012,32(15):3236.

[7]肖寒,付雯雯,周小涵,等.心悦胶囊对急性血瘀模型大鼠血液流变学的影响.中国老年学杂志,2012,32(18):3959.

溃疡灵胶囊

Kuiyangling Jiaonang

【药物组成】 三七、儿茶、浙贝母、海螵蛸、甘草、延胡索（醋制）、黄芪、白及、百合。

【功能与主治】 益气，化瘀，止痛。用于胃及十二指肠溃疡。

【方解】 方中三七甘微苦性温，功擅化瘀止血，活血定痛；儿茶活血疗伤，止血生肌，二者共为君药，奏活血化瘀止痛之功。海螵蛸味咸而涩，可制酸止痛；浙贝母苦寒，可清热化痰，散结消痈；白及收敛止血，消肿止痛；延胡索活血行气止痛，助君药活血化瘀，制酸止痛。黄芪健脾益气补中，百合养阴益胃，共为佐药。甘草调和诸药，是为使药。诸药合用，共奏益气、化瘀、止痛之功。

【临床应用】 胃脘痛 脾胃虚弱，瘀血阻滞所致。症见胃痛隐隐，或痛有针刺感，伴反酸、胃内灼热感、嗳气、上腹饱胀、恶心呕吐、食欲减退，舌淡红，苔薄白，脉虚弱或沉涩；胃及十二指肠溃疡见上述证候者。

【不良反应】 目前未检索到不良反应报道。

【禁忌】 尚不明确。

【注意事项】 忌食生冷、刺激性食物。

【用法与用量】 口服。一次 3～5 粒，一日 3 次。

【规格】 每粒装 0.25g

（四）益气养阴活血

生脉注射液

Shengmai Zhusheye

【药物组成】 红参、麦冬、五味子。

【功能与主治】 益气养阴，复脉固脱。用于气阴两虚所致的脱证、心悸、胸痹，症见心悸气短、四肢厥冷、面白汗出、脉微细；休克、心肌梗死、病毒性心肌炎见上述证候者。

【方解】 方中以人参味甘性平，归脾、肺经，能大补元气，补脾益肺，健运中气，鼓舞清阳，生津止渴为君药。麦冬甘寒，入肺、胃、心经，养阴生津，清心除烦，与人参合用，可使气旺津生，脉气得复为臣药。五味子敛肺宁心，止汗生津为佐药。三药配合，制成注射液应用，效捷而力宏，共奏益气养阴，复脉固脱之功。

【临床应用】

1. 厥脱 因气阴两虚而致。症见心悸，气短，面色无华或面色潮红，烦躁，口渴，小便短少，四肢厥冷，大汗淋漓，舌红少苔，脉细数或至数不匀；休克见上述证候者。

2. 心悸 因气阴两虚而致。症见心悸，怔忡，胸闷气短，面色不华或面色潮红，头晕，自汗或盗汗，舌红，苔少，脉细数或至数不匀；病毒性心肌炎见上述证候者。

3. 胸痹 因气阴两虚而致。症见胸闷或心痛阵作，心悸，气短，头晕，乏力，失眠，舌偏红，脉细或结代；冠心病心绞痛、心肌梗死见上述证候者。

此外,本品还可用于心律失常、原发性低血压、脑梗死、中暑、肿瘤病人化疗白细胞减少、甲状腺功能亢进症并发心律失常者[1-7]。

【药理毒理】 本品有抗心肌缺血、抗休克、抗心肌损伤、保护心功能等作用。

1. 抗心肌缺血 本品可降低垂体后叶素诱发的大鼠冠脉痉挛所致急性心肌缺血发生率;对异丙肾上腺素引起的大鼠心肌缺血缺氧具有拮抗作用[8];缩小结扎冠脉左前降支致大鼠心肌梗死面积,降低血清 AST、LDH、CK 活性及 MDA 含量,升高 SOD 及 GSH-Px 活性[9]。

2. 抗休克 本品静脉注射,可升高失血性休克复苏家兔平均动脉压和心排出量,降低外周血管阻力[10];改善脓毒性休克绵羊的心功能及血流动力学,并可提高 PO_2 和组织利用氧的能力,改善组织氧代谢[11]。

3. 抗心肌损伤 本品可降低阿霉素诱导心肌损伤大鼠丙二醛含量,增加超氧化物歧化酶活性,改善心肌病理[12];改善腹主动脉狭窄引起心肌肥厚模型大鼠肌浆网钙泵功能紊乱状态,抑制心肌钙超载[13]。

4. 保护心功能 本品静脉滴注,可增加戊巴比妥钠所致急性心功能不全模型犬的心排血量(CO)、动脉血压(MBP)和左室作功指数(LVWI),降低肺动脉压(SPAP、DPAP)、肺毛细血管楔压(PCWP)、总肺血管阻力(TPVR)和总外周阻力(TPR)[14]。本品腹腔注射,对腹主动脉缩窄致慢性心力衰竭大鼠心室重构、血流动力学状况有改善作用[15,16]。

5. 降血压 本品经 Swan-Ganz 漂浮导管行右心房内给药 5～50ml,可降低麻醉犬正常血压[17]。本品静脉滴注可降低高血压病患者血压[18]。

6. 抗缺血再灌注损伤 本品可缩小心肌缺血再灌注大鼠心肌梗死范围,降低凋亡指数,减轻心肌病理损伤[19]。本品能升高肠系膜缺血再灌注模型家兔血压,减轻小肠组织损害[20]。本品可提高肺缺血再灌注损伤兔体内 NO 水平,减轻脂质过氧化反应,减少氧自由基含量,抑制肺组织细胞凋亡,减轻肺损伤[21]。本品能降低肝脏缺血再灌注损伤大鼠血清 ALT、AST、TNF-α 和 MDA 水平,减轻肝细胞肿胀、坏死[22]。

7. 减轻脑水肿 本品腹腔注射,可减轻大鼠窒息后复氧 24 小时的大脑皮层组织含水量、过氧化脂质含量和白细胞数[23]。

8. 抑制胃癌细胞增殖 本品体外对胃癌原代细胞增殖有抑制作用,并可增强 5-氟尿嘧啶的抗胃癌作用[24]。本品腹腔注射,能抑制裸鼠人胃癌 SGC7901/VCR 细胞移植瘤生长,降低 P-gp 表达[25]。

9. 其他 本品与神经细胞株 PC12 细胞温育 24 小时,经 H_2O_2 处理 30 分钟后,能减轻细胞内羰基蛋白含量及 DNA 单链损伤,升高培养细胞生存率[26]。本品还可增加小鼠的非特异性免疫功能和大鼠心肌细胞的耐缺氧能力、抑制非特异性炎症及血浆皮质酮水平[27]。

【不良反应】 生脉注射液的不良反应以速发型过敏反应为主,主要为皮肤过敏反应,表现为瘙痒、皮疹及全身性荨麻疹,其次是过敏性休克;尚可导致严重腹胀、角膜水肿、视物异常、低血压、上行血管疼痛、急性肝损害、窦性停搏和药物热;本品不良反应在 60 岁以上人群中多发[28-35]。

【禁忌】 孕妇禁用。

【注意事项】

1. 过敏体质者慎用。

2. 本品一般不得与其他注射剂混合使用。

3. 若发现浑浊、沉淀、变色、漏气或瓶身细微破裂,均不得使用。

【用法与用量】 肌内注射。一次 2～4ml,一日 1～2 次。静脉滴注。一次 20～60ml,用 5％葡萄糖注射液 250～500ml 稀释后使用,或遵医嘱。

【规格】 每支装 (1)2ml (2)10ml (3)20ml

【参考文献】 [1]王健,盛净,许左隽,等.生脉注射液对冠心病患者临床症状及血浆抗凝血酶Ⅲ、血栓素 B_2 及 6-酮-前列腺素 F 的 1α 影响.中国中西医结合杂志,1999,19(4):256.

[2]奚洋,杨崔领.生脉注射液治疗心律失常疗效观察.天津中医,1999,16(4):29.

[3]张美莲.生脉注射液治疗原发性低血压临床疗效观察.青海医药杂志,1998,28(3):36.

[4]张春盈,吕福田.生脉注射液治疗脑梗死 96 例临床观察.实用中西医结合杂志,1996,9(11):68.

[5]戴林.生脉散注射液抢救中暑 56 例体会.中西医结合实用临床急救,1997,4(10):465.

[6]岳金明,王淑珍.生脉注射液防治肿瘤病人化疗中白细胞减少的临床研究.实用中西医结合杂志,1998,11(8):695.

[7]杜登圣,宋月荣,徐倩,等.生脉注射液治疗甲状腺功能亢进症并发心律失常疗效观察.实用中西医结合杂志,1998,11(8):702.

[8]章毅,王志平,郝一彬,等.生脉注射液对大鼠心肌缺血的保护作用.中医药研究,1999,15(3):42.

[9]睢诚.生脉注射液对大鼠实验性心肌梗死的保护作用.人参研究,2007,(3):7.

[10]夏中元,郑利民,熊桂先.生脉、参附注射液对家兔休克复苏时血流动力学影响的对比研究.中国中医急症,1999,8(6):271.

[11]李书清,杨毅,邱海波,等.生脉注射液对脓毒性休克绵羊

血流动力学及氧代谢的影响.中国中西医结合急救杂志,2008,15(1):48.

[12]俞国华,汤圣兴,彭玉珍,等.生脉注射液在阿霉素诱导大鼠心肌损伤中的抗氧化作用.中国中西医结合急救杂志,2000,7(2):94.

[13]张亚臣,陈捷,吕宝经,等.生脉注射液对肥厚心肌超微结构和钙泵功能的影响.上海第二医科大学学报,2005,25(10):1022.

[14]陈威,沈洪,刘刚.生脉注射液对心衰犬心脏功能影响作用的研究.中国急救医学,2002,22(2):81.

[15]张兴平,陈庆伟.生脉注射液对慢性心力衰竭大鼠心室重构的影响.中药药理与临床,2007,23(4):8.

[16]张兴平,陈庆伟.生脉注射液对慢性心力衰竭大鼠血流动力学的影响.中西医结合心脑血管病杂志,2007,5(11):1086.

[17]陈威,孟庆义,沈洪,等.生脉注射液静注对麻醉犬血压影响的实验研究.中国中西医结合急救杂志,2000,7(4):229.

[18]董延芬,庄红,周仪洁,等.生脉注射液对血压的影响.辽宁中医杂志,2004,31(9):753.

[19]卢成志,张欣,李玉光.生脉注射液对大鼠心肌缺血再灌注时心肌细胞凋亡的影响.中华实用中西医杂志,2004,4(17):553.

[20]王鹏巨,吴勤,尹致良,等.生脉注射液和尼莫通对家兔肠缺血再灌注损伤保护作用的研究.中国中西医结合急救杂志,2001,8(6):370.

[21]林丽娜,张圣恭,王万铁,等.生脉注射液对兔肺缺血/再灌注损伤时细胞凋亡的影响.中国中西医结合急救杂志,2007,14(6):361.

[22]山峰,李堃,马承泰,等.维拉帕米和生脉注射液抗大鼠肝脏缺血/再灌注损伤的作用研究.中国中西医结合急救杂志,2007,14(1):35.

[23]董文斌,冯志强,冉隆瑞,等.丹参、生脉注射液减轻新生大白鼠窒息后脑水肿作用的研究.儿科药学杂志,1998,4(1):18.

[24]朱海杭,倪金良,李登銮,等.生脉注射液对胃癌细胞增殖抑制作用的体外实验研究.江苏医药,1999,25(6):405.

[25]郝淑兰,刘丽坤,李宜放,等.生脉注射液对裸鼠人胃癌SGC7901/VCR细胞移植瘤生长及P-gp表达的影响.医学研究杂志,2008,37(8):72.

[26]王蕾,龚慕辛,陈忻.生脉注射液对PC12细胞氧化损伤的保护作用.中华实用中西医杂志,2004,17(12):1792-1994.

[27]楚延,潘定彬,张力.华西牌生脉注射液与参麦注射液药理作用差异的初步比较.华西医科大学学报,1996,27(s):20.

[28]郝靖,王兆安,单少杰.生脉注射液引起皮肤过敏2例.中国医院药学杂志,1997,17(4):188.

[29]乔艳萍,高燕飞,王沙平.生脉注射液致过敏反应2例.中国临床药学杂志,2003,12(5):306.

[30]赵新力,李建远,王勇.生脉注射液诱发多发性室性心动过速1例.中华心血管病杂志,1995,23(4):295.

[31]王文汇.生脉注射液致窦性停搏1例.药物流行病学杂志,2000,9(1):2.

[32]吴春华.生脉注射液引起低血压1例.中成药,1997,19(11):49.

[33]林海荣,仲跻明,周海洋.生脉注射液致过敏性休克1例.潍坊医学院学报,2001,23(1):10.

[34]叶世龙.生脉注射液致过敏性休克1例.中国急救医学,2001,21(12):737.

[35]王秀丽.生脉注射液不良反应文献分析63例.中国医药指南,2009,7(12):94-96.

康尔心胶囊
Kang'erxin Jiaonang

【药物组成】 人参、麦冬、三七、丹参、山楂、枸杞子、何首乌。

【功能与主治】 益气养阴,活血止痛。用于气阴两虚、瘀血阻络所致的胸痹,症见胸闷心痛、心悸气短、腰膝酸软、耳鸣眩晕;冠心病心绞痛见上述证候者。

【方解】 方中人参大补元气,麦冬养阴清心除烦,二者相合共为君药。三七、丹参、山楂活血化瘀止痛共为臣药。佐以枸杞子、何首乌滋补肝肾之阴。诸药合用,共奏益气养阴,活血止痛之功。

【临床应用】 胸痹 因气阴亏虚,血瘀络阻,心脉失养所致。症见胸闷不适,心前区疼痛,或隐痛或刺痛,心悸不安,腰膝酸软,耳鸣,眩晕,舌淡红或有瘀点,脉细无力;冠心病心绞痛见上述证候者。

【药理毒理】 抗心肌缺血 本品可明显降低异丙肾上腺素及垂体后叶素致心肌缺血大鼠心肌组织丙二醛含量,降低血谷草转氨酶和乳酸脱氢酶,增加异丙肾上腺素致心肌缺血大鼠心肌组织超氧化物歧化酶(SOD)活性[1]。降低缺血/再灌注离体大鼠心肌 MDA含量,降低组织钙积聚,降低冠状动脉流出液中蛋白和LDH含量,增加心肌肌浆网的 Ca^{2+}-ATP 酶活性[2]。

【不良反应】 目前尚未检索到不良反应报道。

【禁忌】 尚不明确。

【注意事项】

1. 孕妇、经期妇女慎用。

2. 心绞痛持续发作者应及时救治。

3. 饮食宜清淡。

【用法与用量】 口服。一次4粒,一日3次。

【规格】 每粒装 0.4g

【参考文献】 [1]王铁宝.康尔心胶囊抗心肌缺血的药理研究.求医问药,2011,9(11):74.

[2]包阳,李佩兰.康尔心对心肌缺血/再灌注损伤的保护作用.内蒙古医学杂志,2002,34(1):68.

洛布桑胶囊

Luobusang Jiaonang

【药物组成】　红景天、冬虫夏草、手参。

【功能与主治】　益气养阴,活血通脉。用于气阴两虚、心血瘀阻所致的胸痹心痛、胸闷、胸部刺痛或隐痛、心悸气短、倦怠懒言、头晕目眩、面色少华等症;冠心病心绞痛见上述证候者。

【方解】　方中红景天性味甘苦而平,滋补元气,润肺补肾,活血通脉为君药。冬虫夏草性味甘平,补肺肾,益精气;手参大补元气,滋阴生津,补肾益精,安神定志,二者共为臣药。诸药相伍,共奏益气养阴,活血通脉之效。

【临床应用】　胸痹　因心气不足,心阴亏虚,心血瘀阻而致胸闷,胸前区刺痛或隐痛,不寐,心悸,少气懒言,头晕目眩,面色无华,倦怠乏力,脉细涩无力;冠心病心绞痛见上述证候者。

【不良反应】　临床偶见轻微恶心、胃脘不适症状[1]。

【禁忌】　尚不明确。

【注意事项】

1. 宜饭后服用。

2. 心绞痛持续发作者应及时救治。

【用法与用量】　口服。一次 2 粒,一日 3 次。或遵医嘱。

【规格】　每粒装 0.45g

【参考文献】　[1]闫亚非,吴桐,吴时达,等.洛布桑胶囊治疗冠心病心绞痛 300 例.中国中医药科技,2001,8(3):197.

心荣口服液

Xinrong Koufuye

【药物组成】　黄芪、地黄、赤芍、麦冬、五味子、桂枝。

【功能与主治】　助阳,益气,养阴。用于心阳不振、气阴两虚所致的胸痹,症见胸闷隐痛、心悸气短、头晕目眩、倦怠懒言、面色少华;冠心病见上述证候者。

【方解】　方中黄芪甘温升阳,益气通脉为君药。地黄、麦冬、五味子养阴生津为臣药。赤芍活血通络,桂枝通阳宣痹为佐。诸药合用,共奏助阳,益气,养阴之效。

【临床应用】　胸痹　因心阳不振,气阴两亏,心脉瘀阻所致。症见胸闷,心前区隐痛,心悸,气短,头晕目眩,倦怠懒言,面色少华;冠心病见上述证候者。

【不良反应】　目前尚未检索到不良反应报道。

【禁忌】　尚不明确。

【注意事项】

1. 饮食宜清淡。

2. 本品久置可沉淀,摇匀后服用。

3. 心绞痛持续发作,应及时救治。

【用法与用量】　口服。一次 2 支,一日 3 次,疗程 6 周,或遵医嘱。

【规格】　每支 10ml

益心复脉颗粒

Yixin Fumai Keli

【药物组成】　生晒参、黄芪、丹参、麦冬、五味子、川芎。

【功能与主治】　益气养阴,活血复脉。用于气阴两虚、瘀血阻脉所致的胸痹,症见胸痛胸闷、心悸气短、脉结代。

【方解】　方中生晒参大补元气,补脾益肺,养阴生津,促进血行,故为君药。黄芪补气升阳,行滞通脉;丹参活血祛瘀,清心安神,共为臣药。麦冬养阴生津,复脉安神;五味子益气养阴,宁心安神;川芎活血化瘀,通达气血共为佐药。诸药合用,共奏益气养阴,活血复脉之功。

【临床应用】

1. 胸痹　因气阴两虚,瘀血阻脉而致。症见心胸隐痛,痛处固定,胸闷不舒,心悸气短,心烦,口干,动则汗出,舌淡红或黯,苔薄或剥,脉细涩或结代;冠心病心绞痛见上述证候者。

2. 心悸　因气阴两虚,瘀血阻脉而致。症见心悸,气短,动则汗出,或胸中闷痛,神疲乏力,心烦失眠,舌淡红或黯,脉细涩或结代;心律失常见上述证候者。

【不良反应】　目前尚未检索到不良反应报道。

【禁忌】　尚不明确。

【注意事项】

1. 孕妇慎用。

2. 心绞痛持续发作,应及时救治。

【用法与用量】　开水冲服。一次 15g,一日 2～3 次。

【规格】　每袋装 15g

益心胶囊(口服液)

Yixin Jiaonang(Koufuye)

【药物组成】　人参、麦冬、五味子、当归、知母、石菖蒲。

【功能与主治】 益气养阴,活血通脉。用于气阴两虚、瘀血阻络所致的胸痹,症见胸痛胸闷、心悸气短、失眠多汗;冠心病心绞痛见上述证候者。

【方解】 方中以人参大补元气,补脾益肺,养阴生津,益气行血,为君药。麦冬养阴生津,清心安神;五味子益气养阴,敛汗安神,共为臣药。当归养血活血,化瘀通脉;知母滋阴降火,清退虚热;石菖蒲芳香化浊,开窍宁神,共为佐药。诸药合用,共奏益气养阴,活血通脉之功。

【临床应用】

1. 胸痹 因气阴两虚,瘀血阻脉所致。症见胸痛胸闷,心悸乏力,心烦失眠,多汗,口干,头晕,面色少华,舌质淡红或有齿痕,脉细涩或结代;冠心病心绞痛见上述证候者。

2. 心悸 因气阴两虚,瘀血阻脉而致。症见心悸气短,心胸隐痛,动则汗出,心烦口干,舌淡红胖嫩或有齿痕,脉细涩或结代;心律失常见上述证候者。

此外,本品还可用于气阴两虚、痰瘀痹阻引起的过早搏动[1]。

【药理毒理】 本品有抗心肌缺血、改善血液流变性等作用。

1. 抗心肌缺血 本品可抑制脑垂体后叶素致大鼠急性心肌缺血心电图 T 波及 S-T 段的抬高,可缩小结扎冠脉致急性心肌缺血大鼠的心肌梗死面积,降低血清磷酸肌酸激酶(CPK)、乳酸脱氢酶(LDH)水平[2];减轻缺血再灌注损伤大鼠心肌细胞内钙离子的超载[3]。本品还可降低结扎左冠状动脉前降支模型家兔的血浆 Ang Ⅱ含量,减轻心肌组织的炎性细胞浸润、肌丝断裂[4]。

2. 改善血液流变性 本品可降低结扎冠脉致急性心肌缺血大鼠的全血高切变率及低切变率黏度和还原黏度、血浆黏度、红细胞聚集指数、红细胞刚性指数、红细胞电泳时间[2]。

3. 毒理 益心口服液小鼠灌胃 LD_{50} 为(2573±186)mg/kg[5]。

【不良反应】 目前尚未检索到不良反应报道。

【禁忌】 尚不明确。

【注意事项】

1. 忌食辛辣、油腻食物。

2. 心绞痛持续发作应及时救治。

【用法与用量】 胶囊剂:口服。一次 4 粒,一日 3 次;或遵医嘱。口服液:口服。一次 10ml,一日 3 次;或遵医嘱。

【规格】 胶囊剂:每粒装 0.35g

口服液:每支装 10ml

【参考文献】 [1]张宁宁,蔡爱华.益心口服液治疗过早搏动的动态心电图观察.中成药,1994,16(9):27.

[2]睢大员,吕忠智,于晓凤,等.益心口服液对大鼠急性心肌梗死范围及血液流变学的影响.中国实验方剂学杂志,1996,2(3):14.

[3]卫洪昌,王秀薇,吕嵘,等.益心口服液药物预处理对大鼠心肌缺血再灌注损伤的影响.药学实践杂志,2001,19(3):157.

[4]杜立杰,王学东,周亚滨,等.益心胶囊治疗缺血性心脏病的作用机制.广东医学,2004,25(9):1024.

[5]益心口服液新药申报资料.

益心舒胶囊(丸、片、颗粒)
Yixinshu Jiaonang(Wan,Pian,Keli)

【药物组成】 人参、黄芪、丹参、麦冬、五味子、川芎、山楂。

【功能与主治】 益气复脉,活血化瘀,养阴生津。用于气阴两虚,瘀血阻脉所致的胸痹,症见胸痛胸闷、心悸气短、脉结代;冠心病心绞痛见上述证候者。

【方解】 方中以人参为君药,大补元气,养阴生津,安神定悸,益气复脉。黄芪益气行血;丹参活血化瘀,通利血脉,养血安神为臣药。以麦冬养阴生津,宁心安神;五味子益气养阴,收敛安神;川芎行气活血,化瘀通络;山楂活血散瘀,共为佐药。诸药配合,共奏益气复脉,活血化瘀,养阴生津之功。

【临床应用】

1. 胸痹 因气阴两虚,瘀血阻脉而致。症见胸闷隐痛,心悸,气短,动则汗出,头晕,乏力,心烦失眠,面色不华,舌淡红或紫黯或有瘀斑,苔少,脉细数或结代;冠心病心绞痛见上述证候者。

2. 心悸 多因气阴两虚,瘀血阻脉而致。症见心悸不宁,胸闷气短,头晕,乏力,少气懒言,口干咽燥,失眠,多汗,面色不华,舌淡红或紫黯或有瘀斑,苔少,脉细数或结代;心律失常见上述证候者。

【药理毒理】 **抗心肌损伤** 本品可减少阿霉素致心力衰竭大鼠心肌细胞凋亡,调控凋亡蛋白 Bcl-2、Bax 的表达[1],本品可抗冠状动脉左前降支结扎致大鼠心肌缺血再灌注损伤,降低血清肌酸激酶、乳酸脱氢酶、天门冬氨酸氨基转移酶和丙二醛含量,改善血液黏度和减少心肌梗死面积[2]。

【不良反应】 目前尚未检索到不良反应报道。

【禁忌】 尚不明确。

【注意事项】

1. 孕妇及月经期妇女慎用。

2. 忌食辛辣、油腻食物。

3. 心绞痛持续发作及严重心律失常者,应及时救治。

【用法与用量】　胶囊剂:口服。一次 3 粒,一日 3 次。丸剂:口服。一次 1 粒,一日 3 次。饭后服用;或遵医嘱。片剂:口服。一次 3 片,一日 3 次。饭后服用;或遵医嘱。颗粒剂:开水冲服。一次 1 袋,一日 3 次。饭后服用;或遵医嘱。

【规格】　胶囊剂:每粒装 0.4g

丸剂:每袋装 2g

片剂:每片重 0.4g

颗粒剂:每袋装 4g

【参考文献】　[1]沈启明,马丽红,王少霞.益心舒胶囊对阿霉素致心力衰竭大鼠心肌细胞凋亡的影响.中西医结合心脑血管病杂志,2014,12(1):67.

[2]刘家稳,刘新义,李健和,等.益心舒胶囊对大鼠心肌缺血再灌注损伤的保护作用.中国中药杂志,2013,38(12):2005.

益心通脉颗粒

Yixin Tongmai Keli

【药物组成】　黄芪、人参、丹参、川芎、郁金、北沙参、玄参、炙甘草。

【功能与主治】　益气养阴,活血通络。用于气阴两虚、瘀血阻络所致的胸痹,症见胸闷心痛、心悸气短、倦怠汗出、咽喉干燥;冠心病心绞痛见上述证候者。

【方解】　方中以黄芪、人参补气健脾,益气行血,共为君药。丹参、川芎、郁金活血行气,化瘀通络,共为臣药。北沙参、玄参养阴生津润燥,共为佐药。炙甘草益气复脉和中,调和诸药,为使药。诸药配合,共奏益气养阴,活血通络之功。

【临床应用】

1. 胸痹　因气阴两虚,瘀血阻脉而致。症见胸闷心痛,心悸,气短,倦怠,汗出,咽喉干燥,头晕,乏力,舌淡红或黯或有瘀斑,苔少,脉细数或结代;冠心病心绞痛见上述证候者。

2. 心悸　因气阴两虚,瘀血阻脉而致。症见心悸,怔忡,胸闷气短,头晕乏力,少气懒言,口干咽燥,心烦不寐,面色不华,舌淡红或黯或有瘀斑,苔少,脉细数或结代;心律失常见上述证候者。

【药理毒理】　本品有抗心肌缺血、改善血流动力学和血液流变性等作用。

1. 抗心肌缺血　本品可减轻结扎冠状动脉左前降支造成急性心肌缺血模型犬的心肌缺血程度,减少心肌梗死范围;增加麻醉犬心肌耗氧量和耗氧指数[1]。

2. 改善血流动力　本品可使麻醉犬血压上升,增加冠脉血流量,增加左室内压、左室内压最大上升速率和左室作功[1]。

3. 改善血液流变性　本品可降低老年大鼠体外血栓形成长度、湿重和干重,降低全血黏度和红细胞聚集指数,降低红细胞变形能力、血浆纤维蛋白原和血浆胆固醇含量[1]。

【不良反应】　目前尚未检索到不良反应报道。

【禁忌】　尚不明确。

【注意事项】

1. 孕妇慎用。

2. 服用本品同时忌食辛辣、油腻食物。

3. 心绞痛持续发作及严重心律失常者,应及时救治。

【用法与用量】　温开水冲服。一次 1 袋,一日 3 次。四周为一疗程,或遵医嘱。

【规格】　每袋装 10g

【参考文献】　[1]益心通脉颗粒新药申报资料.

芪冬颐心口服液(颗粒)

Qidong Yixin Koufuye(Keli)

【药物组成】　人参、黄芪、麦冬、茯苓、地黄、龟甲(烫)、丹参、郁金、桂枝、紫石英(煅)、淫羊藿、金银花、枳壳(炒)。

【功能与主治】　益气养心,安神止悸。用于气阴两虚所致的心悸、胸闷、胸痛、气短乏力、失眠多梦、自汗、盗汗、心烦;病毒性心肌炎、冠心病心绞痛见上述证候者。

【方解】　方中人参、黄芪甘温,健脾补中,益气行滞;麦冬甘寒入心,滋养心阴,清心安神,共为君药。茯苓补气健脾,以助气血化生之源,并可安定神志;地黄、龟甲同归心肾二经,滋阴养血补心;丹参、郁金凉血清心,活血化瘀,除烦安神,以上诸药共为臣药。桂枝温通心脉;紫石英温肾助阳,镇心安神,祛怯定悸;淫羊藿补肾壮阳,温通经脉;金银花清热,佐制温药之燥;枳壳行气开胸,宽中除胀,令滋补之品补而不滞,皆为佐药。全方共奏益气养心,安神止悸之效。

【临床应用】

1. 心悸　因气阴两虚,心神失养所致。症见心悸,怔忡,胸闷胸痛,气短乏力,自汗或盗汗,心烦失眠,多梦易惊,眩晕,耳鸣,舌淡红少津,脉细弱;病毒性心肌炎、冠心病心绞痛见上述证候者。

2. 胸痹 由气阴两虚,心脉瘀阻所致。症见胸闷气短,胸痛时作,心悸心慌,倦怠乏力,自汗,盗汗,心烦,口干,舌胖淡红,少苔,脉虚细或结代;冠心病心绞痛见上述证候者。

【药理毒理】 本品具有抗心肌缺血等作用。

1. 抗心肌缺血 本品可降低麻醉犬冠脉阻力,增加冠脉流量,降低心肌耗氧量及氧利用率,缩小急性心肌梗死犬的心肌梗死面积,减轻心肌细胞超微结构的损伤程度,降低血清 CK、LDH 活性,增加 SOD 和 GSH-Px 酶的活性,降低 FFA 和 MDA 的含量[1-3]。

2. 其他 本品体外可减轻柯萨奇 B_3 病毒感染的乳鼠心肌细胞病变,减少 LDH、AST 的逸出[4]。可延长常压及减压缺氧条件下小鼠的存活时间[5]。可使三氯甲烷诱发的小鼠室颤率下降,并可降低血浆黏度和高切比黏度[5]。

【不良反应】 偶见服药后胃部不适。

【禁忌】 孕妇禁用。

【注意事项】

1. 痰热内盛者不宜使用。

2. 宜饭后服用。

3. 饮食宜清淡。

4. 心绞痛持续发作及心肌炎危重者应及时救治。

【用法与用量】 口服液:口服。一次 20ml,一日 3 次,饭后服用;或遵医嘱。28 天为一疗程。颗粒剂:口服。一次 1 袋,一日 3 次,饭后服用;或遵医嘱。

【规格】 口服液:每支装 10ml
颗粒剂:每袋装 5g

【参考文献】 [1]王秋静,吕文伟,路航,等.芪冬颐心口服液对麻醉犬的血流动力学及心肌缺血的影响.吉林大学学报(医学版),2004,30(5):738.

[2]王秋静,吕文伟,路航,等.芪冬颐心口服液对麻醉犬急性心肌梗死的保护作用.中国中药杂志,2003,28(5):449.

[3]路航,王秋静,崔新明,等.芪冬颐心口服液对急性心肌梗死犬的实验研究.中国现代医学杂志,2007,17(20):2466.

[4]王冰梅,侯宜,赵一晖.芪冬颐心口服液对柯萨奇 B_3 病毒感染的乳鼠心肌细胞的保护作用研究.中医药学刊,2004,22(6):1078.

[5]杜雪荣,李红,刘芬,等.芪冬颐心口服液抗缺氧实验研究.白求恩医科大学学报,1999,25(5):597.

稳心颗粒(胶囊、片)
Wenxin Keli(Jiaonang,Pian)

【药物组成】 黄精、党参、三七、琥珀、甘松。

【功能与主治】 益气养阴,活血化瘀。用于气阴两虚、心脉瘀阻所致的心悸不宁、气短乏力、胸闷胸痛;室性早搏、房性早搏见上述证候者。

【方解】 方中黄精性味甘平滋肾润肺,补脾益气,气阴双补,用为君药。党参益气用为臣药。三七化瘀止血,活血定痛;琥珀镇惊安神,活血散瘀;甘松理气止痛,醒脾健胃,以防补益之品滞腻碍胃,以上三药共为佐药。诸药配合,共奏益气养阴,活血化瘀之功。

【临床应用】 **心悸** 由于气阴两虚,心脉瘀阻,心神失养所致。症见心悸不宁,怔忡,短气喘息,胸闷不舒,胸痛时作,神疲乏力,心烦少寐,舌黯有瘀点、瘀斑,脉虚或结代;心律失常见上述证候者。

【药理毒理】 本品有抗心律失常、抗心力衰竭作用。

1. 抗心律失常 本品能延缓垂体后叶素所致急性心肌缺血豚鼠心律失常发生时间[1];缩短内、外膜心肌细胞的动作电位时程,并缩短缺血状态下左心室跨壁复极离散度[2],提高心室颤动阈值,抗动脉瓣反流联合腹主动脉缩窄致心衰大鼠室性心律失常[3]。缩短乌头碱诱导的大鼠室性心律失常持续时间[4]。

2. 抗心力衰竭 本品可提高阿霉素致慢性心力衰竭大鼠左室收缩功能,改善心肌细胞结构,降低血浆内皮素含量,抑制血小板聚集[5,6]。改善异丙肾上腺素诱导慢性心功能不全大鼠左室舒张末压,左室内压最大收缩和舒张速率[4]。

3. 抗心肌损伤 本品可减低左冠状动脉结扎致心肌缺血再灌注大鼠心肌梗死面积,减轻心肌超微结构损害[7],减轻心肌肥厚大鼠心脏质量/体质量、左室质量/体质量[8]。

【不良反应】 偶见轻度头晕恶心。

【禁忌】 缓慢性心律失常禁用。

【注意事项】

1. 孕妇慎用。

2. 忌食生冷食物,忌烟酒、浓茶。

3. 用药时应将药液充分搅匀,勿将杯底药粉丢弃。

4. 危重病人应采取综合治疗方法。

【用法与用量】 颗粒剂:开水冲服。一次 1 袋,一日 3 次;或遵医嘱。胶囊剂:口服。一次 4 粒,一日 3 次;或遵医嘱。片剂:口服。一次 4 片,一日 3 次;或遵医嘱。

【规格】 颗粒剂:(1)每袋装 9g (2)每袋装 5g(无蔗糖)

胶囊剂:每粒重 0.45g

片剂:每片重 0.5g。

【参考文献】 [1]董晓晖,安芸,张乐青,等.稳心颗粒及合剂对豚鼠急性心肌缺血所致心律失常的影响.辽宁中医药大学学报,2007,9(6):182-183.

[2]孙小霞,兰燕平,刘峰,等.稳心颗粒对急性心肌缺血的左心室电生理特性的影响.陕西中医学院学报,2007,30(3):51-53.

[3]刘明鑫,权力,连志明.步长稳心颗粒对心力衰竭兔心室肌电生理特性的影响.中国心脏起搏与心电生理杂志,2012,26(6):543.

[4]周奋,胡申江,牟芸.稳心颗粒对异丙肾上腺素诱导心功能不全大鼠的影响.中国中药杂志,2007,32(16):1676.

[5]刘爱东,代娜,王秀华.稳心颗粒对慢性心力衰竭大鼠血浆内皮素及心肌细胞结构的影响.心脏杂志,2007,19(4):424-427.

[6]刘爱东,王秀华,代娜,等.稳心颗粒对慢性心衰大鼠血流动力学及血管紧张素Ⅱ的影响.中医杂志,2007,48(1):31.

[7]王多,刘全.稳心颗粒剂在大鼠心肌缺血再灌注损伤时对心肌细胞的影响.中国老年学杂志,2014,34(5):2820.

[8]王国钦,金伟,漆满英.稳心颗粒对大鼠心肌肥厚的影响及作用机制研究.中西医结合心脑血管病杂志,2011,9(4):462.

参麦注射液

Shenmai Zhusheye

【药物组成】　红参、麦冬。

【功能与主治】　益气固脱,养阴生津,生脉。用于治疗气阴两虚型之休克、冠心病、病毒性心肌炎、慢性肺心病、粒细胞减少症;能提高肿瘤病人的免疫功能,与化疗药物合用时,有一定的增效作用,并能减少化疗药物所引起的毒副作用。

【方解】　红参甘温益气,固脱复脉为君药。麦冬甘寒滋阴生津为臣药。二药为伍,相得益彰,共奏益气固脱,养阴生津复脉之功用。

【临床应用】

1. 厥脱　元气大虚,阴液耗竭,真气欲脱而致。症见突然面色苍白,口唇青紫,汗出肢冷,呼吸微弱,口干舌燥,脉细数或微细欲绝;各种原因引起的休克见上述证候者。

2. 胸痹　因心气不足、心阴亏耗引起的心脉失养,胸阳失于舒展。症见胸闷,心前区刺痛,心悸,气短,心烦,少寐,倦怠懒言,面色㿠白,舌红,少苔,脉细数;冠心病心绞痛见上述证候者。

3. 心悸　因心气亏耗,心阴受损而致心中悸动不安,气短,自汗,胸闷,心烦不寐,耳鸣,口干,烘热,舌红,脉细数;病毒性心肌炎、其他原因引起的心律失常见上述证候者。

4. 喘证　因气阴两虚所致。症见喘息,短促无力,语声低微,自汗心悸,心烦不寐,口干舌燥,舌淡红,脉细

数;慢性肺心病见上述证候者。

5. 气阴两虚证　因气虚阴亏所致头晕,心悸,倦怠乏力,失眠,心烦,口干舌燥,腰膝酸软,潮热盗汗,舌红,脉细数;慢性粒细胞减少症见上述证候者。

此外,本品尚有用于治疗各种原因引起的心力衰竭[1-3]、肺癌[4],减轻恶性肿瘤患者化疗、放疗副作用的报道[5]。

【药理毒理】　本品有抗休克、抗心力衰竭、抗缺血再灌注损伤、抗炎和抗肿瘤等作用。

1. 抗休克　本品静脉注射,能升高内毒素休克大鼠血压[6]。

2. 抗心力衰竭　本品能减慢离体豚鼠心脏的心率、增加心肌收缩力和冠脉流量[7]。本品腹腔注射能改善缩窄腹主动脉方法致心衰大鼠左室舒缩功能,降低血浆血管紧张素Ⅱ（Ang Ⅱ）、内皮素（ET）、心钠素（ANP）含量[8]。

3. 抗缺血再灌注损伤　本品静脉给药,增加低血容量性休克致缺血再灌注损伤家兔 SOD 活力,促进 NO产生[9];降低急性心肌缺血再灌注损伤大鼠心律失常的发生率,缩短心律失常持续时间,升高心肌 SOD 活力,降低心肌 MDA 含量,升高心肌 Na^+,K^+-ATP 酶和 Ca^{2+}-ATP 酶活性,保护心肌超微结构[10];清除肝缺血再灌注损伤大鼠氧自由基,保护肝细胞的结构和功能[11];降低肾缺血再灌注损伤家兔肾 MDA 和 Na^+ 含量,增加 SOD 活性,减轻肾脏坏死[12]。本品腹腔注射,能增加大脑中动脉结扎再灌注大鼠局部脑血流量,抑制氧自由基的生成,抗脂质过氧化[13];减轻脑缺血再灌注老龄大鼠脑组织损伤,增加下丘脑 NE 和脑组织 NO 含量,降低下丘脑 DA 水平[14];还可降低脑组织神经肽 Y（NPY）含量,改善单胺类神经递质紊乱,防治脑缺血再灌注致心肌损伤[15]。

4. 抗炎与免疫调节　本品腹腔注射,可升高 LPS致小鼠全身炎症反应综合征（SIRS）、多器官功能失常综合征（MODS）动物体温及外周血白细胞数,改善小鼠低血糖状态和减轻各脏器病理改变,降低血浆内毒素和 TNF-α 水平[16];本品对脂多糖诱导大鼠急性肺损伤有保护作用,抑制促炎因子表达,调节促炎因子和抗炎因子之间的平衡[17]。将本品加入到腹透析液中,可增加大鼠腹腔中 C3b 和 IgG、IgM、IgA 的含量[18]。

5. 抗肿瘤　本品静脉给药,对小鼠 S_{180}、Lewis 肺癌自发肺转移灶有抑制作用,延长艾氏腹水瘤（EAC）、L1210 腹水型小鼠的生存期[17];本品与阿霉素联用,能增强阿霉素对小鼠 S_{180} 的抗肿瘤作用,减少阿霉素对小

鼠造血功能和肝脏的损害,与环磷酰胺、5-氟尿嘧啶联用,EAC 荷瘤小鼠的生存期较单用化疗药物延长[19]。本品还能通过减少人胃癌细胞 SGC-790、小鼠肉瘤 S_{180} 中 PCNA 和 bFGF 基因的表达,抑制肿瘤组织中的微血管密度[20]。本品还对白血病细胞 k562/Adr 多药抗药性有逆转作用[21]。

6. 其他 本品可改善脑出血大鼠神经功能缺陷症状,减轻脑水肿[22],减少迟发性神经细胞损伤[23];对新生大鼠缺氧缺血性脑损伤后学习和记忆能力有改善作用[24]。本品能改善家兔缺血再灌注时肠系膜微循环障碍[25]。对四氯化碳所致的大鼠肝脏损伤有保护作用,能抑制肝细胞中胶原纤维增生,降低 PVP[26]。本品对体外培养的家兔软骨细胞,可促进其合成代谢,减少分解代谢[27]。

7. 毒理 小鼠静脉注射的 LD_{50} 为 23.42g/kg[28]。

【不良反应】 据文献报道,参麦注射液可致过敏性休克、腹痛甚至心脏性猝死[29-32]。

【禁忌】 孕妇禁用。

【注意事项】

1. 本品含有皂苷,不宜与其他药物同时滴注。

2. 使用单品时,应结合原发病治疗,采用综合疗法。

3. 抢救危急重症每日用量不宜低于 200ml,剂量太小可能影响疗效。

4. 若发现浑浊、沉淀、变色、漏气或瓶身细微破裂,均不得使用。

【用法与用量】 肌内注射,一次 2~4ml,一日 1 次。静脉滴注,一次 10~60ml(用 5% 葡萄糖注射液 250~500ml 稀释后应用);或遵医嘱。

【规格】 每支装 (1)2ml (2)5ml (3)10ml (4)20ml (5)50ml (6)100ml

【参考文献】 [1]柳志红,程显声.参麦注射液对充血性心力衰竭的疗效观察.中西医结合杂志,1998,18(4):212.

[2]陆志华,禹敏玉.参麦注射液治疗心力衰竭伴低血压 24 例.中西医结合实用临床急救,1996,4(5):213.

[3]胡有志,艾陵,石杰.参麦注射液治疗充血性心力衰竭临床观察.湖北中医杂志,1995,17(3):29.

[4]黄挺,陈震,刘鲁明.参脉注射液抗 Lewis 肺癌作用及机制研究.中国现代应用药学,2000,17(1):6.

[5]钱华,林胜友,刘鲁明.参麦注射液对肿瘤化疗的减毒作用.浙江中医学院学报,1995,19(2):32.

[6]秦彩玲,刘婷,张毅,等.参麦注射液抗大鼠内毒素休克药效学和药动学探讨.中国实验方剂学杂志,2000,6(3):22.

[7]朱长清,陈怡,归茜,等.参麦注射液对离体豚鼠心率、心肌收缩力、冠脉流量的影响.医学临床研究,2006,23(8):1193.

[8]张善堂,王钦茂,陈礼明,等.参麦注射液对实验性心力衰竭大鼠左室舒缩性能及血浆 AngⅡ、ET 和 ANP 的影响.中西医结合急救杂志,2001,8(1):21.

[9]韩丽莎,马玉亭.参麦注射液对缺血再灌注兔的保护作用.中国病理生理杂志,2000,16(7):663.

[10]李丽,黄启福.参麦注射液对大鼠急性心肌缺血再灌注损伤的影响.中国病理生理杂志,2001,17(8):814.

[11]贺德,曹建华,李春,等.参麦注射液抗肝缺血再灌注损伤的研究.中国中西医结合外科杂志,1999,5(2):78.

[12]余喜讯,李莉华,冯志强,等.参麦注射液对兔缺血再灌流性肾损伤的预防作用研究.泸州医学院学报,2000,23(5):348.

[13]陈前芬,田鹤邨,杨卫东,等.参麦注射液对局灶性脑缺血再灌注局部脑血流和脂质过氧化的影响.中国病理生理杂志,1996,12(4):440.

[14]李建生,李建国,赵君玫,等.川芎嗪和参麦注射液对老龄大鼠脑缺血再灌注多器官损伤的作用.中国中西医结合急救杂志,2000,7(5):289.

[15]李建生,闫新慧,赵君玫,等.川芎嗪和参麦注射液对老龄大鼠脑缺血再灌注心肌损伤的保护作用.中国急救医学,2001,21(3):134.

[16]魏育林,李亚俊,刘轩,等.参麦注射液对内毒素所致小鼠全身炎症反应综合征和多器官功能失常综合征保护作用的实验研究.中国中西医结合杂志,2001,21(1):47.

[17]黄翠萍,杨和平,张珍祥.参麦注射液对脂多糖诱导大鼠急性肺损伤防护机制探讨.中华结核和呼吸杂志,2005,28(1):67.

[18]阳晓.参麦注射液对腹腔免疫防御机制的影响.中国中医药科技,1995,2(3):23.

[19]钱华,刘鲁明,林胜友,等.参麦注射液对肿瘤化疗增效作用的实验研究.中国实验方剂学杂志,1999,5(3):38.

[20]徐莉,丁志山,魏颖慧,等.参麦注射液对胃癌中 bFGF、PCNA 基因表达的影响.中成药,2006,28(4):530.

[21]谢勇,王建宾.参麦注射液对白血病细胞多药抗药性逆转作用的实验研究.大同医学专科学校学报,2005,(2):3.

[22]王怡如,王雷芳,沈海平.三七总皂苷与参麦注射液对大鼠脑出血后脑水肿、行为学变化的影响.中国老年学杂志,2011,31:288.

[23]何泽云,李晓峰,屈波.参麦注射液对大鼠脑出血后迟发性神经细胞损伤的保护作用.中国中药杂志,2005,30(7):526.

[24]乔立兴,蒋犁,贾瑞喆.参麦注射液对新生大鼠缺氧缺血性脑损伤后学习及记忆能力的改善作用.东南大学学报(医学版),2007,26(2):90.

[25]焦勇钢,孙银平.参麦注射液对家兔缺血再灌注损伤肠微循环的保护作用.新乡医学院学报,2005,22(3):213.

[26]贺德,彭翔,甄作均,等.参麦注射液预防大鼠化学性肝硬化作用及机制.中国现代医学杂志,2005,15(19):2929.

[27]郭玉海,林定坤,王昭佩,等.参麦注射液对体外培养软骨细胞增殖的影响.广东医学,2006,27(4):476.

[28]邢蜀林.参麦注射液抗心律失常作用及毒性研究.中药通报,1987,12(2):48.

[29]张南,李昌煜.参麦注射液致71例不良反应文献分析.中国现代药物应用,2009,3(5):1-2.

[30]白在贤.参麦注射液致12例过敏性休克分析.疾病监测与控制杂志,2009,3(10):611-612.

[31]张秀琴,石淑贞,薛金红.参麦注射液导致腹痛1例.潍坊医学院学报,2006,28(5):392.

[32]杨当鑫,司法启.硝酸甘油与参麦注射液合用致心脏性猝死1例.中国医院药学杂志,2009,29(17):1508.

宁心宝胶囊

Ningxinbao Jiaonang

【药物组成】　虫草头孢菌粉。

【功能与主治】　本品有提高心率,改善窦房结、房室传导功能作用。用于房室传导阻滞、缓慢型心律失常。

【方解】　冬虫夏草,归肺肾经,具有补肾益肺,固本秘精之功效。本品系由虫草头孢菌丝体发酵而成,具有温肾填精,补气益血功效,可用于心肾阳虚,精血不足之心悸,气短。

【临床应用】　心悸　由心肾阳虚,精血不足所致。症见心中动悸,胸闷气短,动则尤甚,倦怠乏力,神疲懒言,体虚易汗,食欲不振,舌质淡,苔薄白,脉虚缓或结代;房室传导阻滞、缓慢型心律失常见上述证候者。

【不良反应】　目前尚未检索到不良反应报道。

【禁忌】　尚不明确。

【注意事项】

1. 心肾阳虚兼有气滞、血瘀、痰浊者,应配合其他药物治疗。

2. 保持心情愉快,情绪稳定,劳逸适度。

3. 忌烟酒、浓茶及刺激食物。

【用法与用量】　口服。一次2粒,一日3次;或遵医嘱。

【规格】　每粒装0.25g

冠心生脉口服液(丸)

Guanxin Shengmai Koufuye(Wan)

【药物组成】　人参、麦冬、五味子(醋炙)、丹参、赤芍、郁金、三七粉。

【功能与主治】　益气生津,活血通脉。用于气阴不足,心脉瘀阻所致的心悸气短,胸闷作痛,自汗乏力,脉微结代。

【方解】　方中人参大补元气,养阴生津,安神定悸用为君药。麦冬养阴生津,清心除烦;五味子生津敛汗,宁心安神合为臣药。丹参、郁金凉血活血,清心安神;赤芍、三七活血祛瘀,通脉止痛,共为佐药。全方配伍,共奏益气生津,活血通脉之功。

【临床应用】

1. 心悸　因气阴不足,心脉瘀阻,心失所养所致。症见心悸,气短,胸闷不舒,自汗,乏力,咽干,虚烦,舌淡黯或有瘀斑,苔少,脉虚结代;心律失常见上述证候者。

2. 胸痹　由气阴不足,心脉瘀阻所致。症见胸痛时作,胸闷气短,心悸,烦躁,倦怠乏力,自汗,口干,舌淡黯或有瘀斑,少苔,脉虚细或结代;冠心病心绞痛见上述证候者。

【不良反应】　目前尚未检索到不良反应报道。

【禁忌】　尚不明确。

【注意事项】

1. 孕妇慎用。

2. 切忌气恼劳累过度。

3. 服药期间如有口干苦咽痛者,可服少量清火药或停药数日,即可解除。

【用法与用量】　口服液:口服。一次10～20ml,一日2次。丸剂:口服。一次1～2丸,一日2次。

【规格】　口服液:每支装10ml

丸剂:每丸重6g

滋心阴口服液(颗粒、胶囊)

Zixinyin Koufuye(Keli, Jiaonang)

【药物组成】　麦冬、北沙参、赤芍、三七。

【功能与主治】　滋养心阴,活血止痛。用于阴虚血瘀所致的胸痹,症见胸闷胸痛、心悸怔忡、五心烦热、夜眠不安、舌红少苔;冠心病心绞痛见上述证候者。

【方解】　方中麦冬味甘性凉,长于滋养心阴,清心润肺,为君药。北沙参养胃生津,与麦冬相须为用,为臣药。赤芍清热凉血、活血化瘀,助君药散血分瘀热;三七活血散瘀止痛,二者共为佐药。诸药合用,共奏滋养心阴,活血止痛之效。

【临床应用】　胸痹　因心阴亏虚,心血瘀阻所致。症见胸闷不舒,胸前区刺痛,心悸怔忡,五心烦热,夜寐不安,舌红少苔,脉细数;冠心病心绞痛见上述证候者。

此外,有报道本品尚可用于治疗病毒性心肌炎、慢性心力衰竭[1]。

【不良反应】　目前尚未检索到不良反应报道。

【禁忌】　尚不明确。

【注意事项】

1. 孕妇慎用。

2. 心绞痛持续发作者应及时救治。

【用法与用量】 口服液:口服。一次 10ml,一日 3 次。颗粒剂:口服。一次 6g,一日 3 次。胶囊剂:口服。一次 2 粒,一日 3 次。

【规格】 口服液:每支装 10ml

颗粒剂:每袋装 6g

胶囊剂:每粒装 0.35g

【参考文献】 [1]吴凯.补心气、滋心阴口服液扩大验证 3052 例总结.中国中医急症,1993,2(6):246.

参松养心胶囊

Shensong Yangxin Jiaonang

【药物组成】 人参、麦冬、南五味子、山茱萸、酸枣仁(炒)、桑寄生、丹参、赤芍、土鳖虫、甘松、黄连、龙骨。

【功能与主治】 益气养阴,活血通络,清心安神。用于治疗冠心病室性早搏属气阴两虚,心络瘀阻证。症见心悸不安,气短乏力,动则加剧,胸部闷痛,失眠多梦,盗汗,神倦,懒言。

【方解】 方中人参、麦冬、南五味子益气养阴,为君药。山茱萸、桑寄生、酸枣仁补肾益心、养血安神;丹参、赤芍、土鳖虫活血祛瘀,通络止痛,共为臣药。佐以黄连清心安神,龙骨重镇安神,甘松理气开郁。诸药合用,共奏益气养阴,活血通络,清心安神之功。

【临床应用】

1. 心悸 由气阴两虚,心络瘀阻所致。症见心悸不安,气短乏力,动则加剧,胸部闷痛,失眠多梦,盗汗,神倦,懒言,舌质黯或有瘀点,少苔,脉细弱或结代;冠心病室性早搏见上述证候者。

2. 胸痹 由气阴两虚,心络瘀阻所致。症见胸闷不舒,阵发胸痛,心悸,气短,失眠多梦,头晕眼花,神倦懒言,盗汗,舌质黯少苔或有瘀点,脉细弱;冠心病心绞痛见上述证候者。

此外,参松养心胶囊还用于治疗高脂血症、神经衰弱综合征的报道[1,2]。

【药理毒理】 本品有抗心肌缺血、抗心律失常作用。

1. 抗心肌缺血 本品能对抗垂体后叶素致大鼠急性心肌缺血心电图的变化,抑制磷酸肌酸激酶同工酶(CK-MB)、心肌肌钙蛋白 I(cTnI)、肌细胞生成素(MyoG)的升高,提高血清 SOD 活性、降低 MDA 含量,减轻心肌缺血损伤[3]。

2. 抗心肌损伤 本品可减少腹腔接种嗜鼠心肌柯萨奇 B3 病毒(CVB3)致病毒性心肌炎小鼠心肌细胞凋亡[4]。

3. 抗心律失常 本品可延迟氯化钡所致兔室性心律失常出现时间,缩短室性心律失常持续时间,减少室早、室速的发生率[5]。本品可改善冠状动脉结扎大鼠室间隔舒张末期厚度、左室射血分数、左室舒张末期内径和收缩末期左室内径,延长动作电位,减少心肌缺血后心律失常的发生[6]。还可提高心肌缺血大鼠室颤发生阈值,抑制心肌重构[7]。本品能提高成年中华小型猪的窦性心率并缩短窦房传导时间、窦房结恢复时间以及房室传导时间[8]。

【不良反应】 个别患者服药期间可出现胃胀。

【禁忌】 孕妇禁用。

【注意事项】

1. 应注意配合原发性疾病的治疗。

2. 在治疗期间心绞痛持续发作者应及时就诊。

3. 忌食生冷、辛辣、油腻食物,忌烟酒、浓茶。

【用法与用量】 口服。一次 4 粒,一日 3 次。

【规格】 每粒装 0.4g

【参考文献】 [1]孙传岐,刘跃文.参松养心胶囊治疗高脂血症 65 例临床观察.白求恩军医学院学报,2006,4(4):214.

[2]杨汝良.参松养心胶囊治疗神经衰弱综合征 56 例辨治分析.临床合理用药,2009,2(4):67.

[3]陈汉想,郭秋慧,刘立,等.参松养心胶囊预防垂体后叶素致实验性大鼠急性心肌缺血的研究.中国医院药学杂志,2007,27(11):1520.

[4]刘旭杰,柳德学.参松养心胶囊对病毒性心肌炎小鼠模型心肌细胞凋亡及其调控基因的影响.中医研究,2010,23(9):21.

[5]黄雪元,廖德宁.参松养心胶囊对兔实验性室性心律失常的预防作用.临床合理用药,2008,1(1):14.

[6]柴松波,王硕仁,姚立芳.参松养心胶囊对大鼠心梗后心室重构及其离体心脏动作电位影响的研究.北京中医药,2009,28(12):967.

[7]柴松波,王硕仁,姚立芳.参松养心胶囊对大鼠心梗后心肌重构和室颤阈值影响的研究.中国中药杂志,2009,34(16):2101.

[8]金振一,龚箬,浦介.参松养心胶囊对中华小型猪心脏电生理的影响.中成药,2009,31(3):471.

心 元 胶 囊

Xinyuan Jiaonang

【药物组成】 制何首乌、丹参、地黄等。

【功能与主治】 滋肾养心,活血化瘀。用于胸痹心肾阴虚、心血瘀阻证,症见胸闷不适、胸部刺痛或绞痛、胸痛彻背、固定不移、入夜更甚、心悸盗汗、心烦不寐、腰酸膝软、耳鸣头晕;冠心病稳定型劳累性心绞痛、高脂血症见上述证候者。

【方解】　方中何首乌养血滋阴,益精生髓;丹参化瘀止痛,清心安神;地黄养阴生津,与方中诸药配伍,共奏滋肾养心,活血化瘀之功。

【临床应用】

1. 胸痹　由于心肾阴虚、心血瘀阻所致。症见胸闷不适,胸部刺痛或绞痛,或胸痛彻背,固定不移,入夜更甚,心悸,盗汗,心烦不寐,腰酸膝软,耳鸣,头晕,舌质紫黯,脉沉细涩;冠心病稳定型心绞痛见上述证候者。

2. 高脂血症　由于心肾阴虚、血脉瘀阻所致。症见头晕目眩,耳鸣,腰酸膝软,心悸,盗汗,心烦不寐,舌质紫黯,脉沉细涩。

此外,心元胶囊还有用于治疗病毒性心肌炎后遗症、慢性肺心病、慢性心衰伴自主神经功能紊乱和缺血性脑血管病的报道[1-4]。

【药理毒理】　本品有抗心肌缺血、改善心脏功能、改善微循环、抗疲劳、耐缺氧及镇静等作用。

1. 抗心肌缺血　本品可增加冠状动脉阻断致心肌缺血犬冠脉流量,增加心输出量,缩小缺血心肌组织的范围[5,6];对垂体后叶激素所致大鼠、家兔急性心肌缺血的心电图变化有拮抗作用。

2. 改善心脏功能　本品可改善 DOCA 硅胶管皮下埋入法致心衰大鼠心脏功能和增强心肌收缩力[7]。

3. 改善微循环　本品对局部滴加肾上腺素造成的大鼠肠系膜微循环障碍有改善作用[8]。

4. 降血脂、抗动脉粥样硬化　本品掺入饲料给药,可降低高脂血症大白兔三酰甘油(TG)、胆固醇(CHO)、低密度脂蛋白(LDL)、极低密度脂蛋白(VLDL)和载脂蛋白 A_1、B_{100} 的水平,并可减轻高脂血症大白兔动脉粥样硬化斑块[9]。

5. 抗疲劳、耐缺氧　本品对减压缺氧、KCN 中毒性缺氧小鼠有保护作用;还可增强小鼠游泳耐力[10]。

6. 镇静　本品可抑制小鼠的自发活动,延长异戊巴比妥钠引起小鼠睡眠时间,与异戊巴比妥钠具有协同作用[10]。

【不良反应】　目前尚未检索到不良反应报道。

【禁忌】　尚不明确。

【注意事项】

1. 孕妇慎用。

2. 忌食生冷、辛辣、油腻食物,忌烟酒、浓茶。

3. 在治疗期间,心绞痛持续发作,宜加用硝酸酯类药。若出现剧烈心绞痛、心肌梗死,见气促、汗出、面色苍白者,应及时救治。

【用法与用量】　口服。一次 3～4 粒,一日 3 次。

【规格】　每粒装 0.3g

【参考文献】　[1]汪超,周兰.心元胶囊治疗病毒性心肌炎后遗症临床观察.中国中医急症,2004,13(12):795.

[2]王娅.心元胶囊治疗慢性肺心病 60 例疗效观察.中国中医急症,2004,13(4):203.

[3]杨启才,姜荣泸.心元胶囊治疗慢性心衰患者自主神经功能紊乱临床观察.中国中医急症,2005,14(5):409.

[4]周茂平.心元胶囊治疗缺血性脑血管病 69 例临床观察.中国中医急症,2006,15(2):120.

[5]范引科,李雅.益心通对实验犬心肌缺血及血流动力学的影响.陕西中医,2007,28(9):1263.

[6]尹华虎,王玲,方国璋,等.心元对狗心肌缺血的改善作用研究.中国实验方剂学杂志,1998,4(2):9.

[7]方国璋,王红星,尹华虎,等.心元胶囊抗心衰作用的实验研究.中国中医急症,2002,11(3):208.

[8]方国璋,王红星,魏岚,等.心元胶囊对大鼠肠系膜微循环的作用.中国中医急症,2002,11(4):287.

[9]方国璋,王玲,王红星,等.心元对动物高脂血症和动脉粥样硬化治疗作用的实验研究.中国中医药科技,1997,4(5):295.

[10]王红星,方国璋.心元胶囊对不同原因所致的组织缺氧的保护和镇静作用.中国中医急症,2002,11(5):383.

胃尔康片
Wei'erkang Pian

【药物组成】　党参、天花粉、乌梅、木香、五味子、山楂、马钱子粉。

【功能与主治】　益气养阴,和胃通络。用于脾胃气阴虚所致的胃脘灼痛,嘈杂嗳气,口干纳少,舌红少苔,脉细;慢性浅表性胃炎、慢性萎缩性胃炎见上述证候者。

【方解】　方中党参补脾养胃,补气生津,为君药。天花粉、乌梅、五味子养阴生津,增强君药之效,为臣药。木香行气止痛,山楂活血消滞,马钱子通络止痛,共为佐药。诸药合用,共奏益气养阴、和胃通络之功。

【临床应用】

1. 胃痛　由脾胃气阴亏损,胃络失养所致。症见胃脘隐痛,嘈杂似饥或饥不欲食,嗳气,口干纳少,舌红少苔,脉细;慢性浅表性胃炎、慢性萎缩性胃炎见上述证候者。

2. 嘈杂　由脾胃气阴两虚所致。症见嘈杂,纳差,乏力,口干纳少,舌红少苔,脉细;慢性浅表性胃炎、慢性萎缩性胃炎见上述证候者。

【药理毒理】　本品具有促进胃肠动力、抗慢性萎缩性胃炎的作用。

1. 促进胃肠动力 本品可兴奋犬胃、肠电活性,缩短峰电的周期时程,增强慢波电活动振幅[1]。

2. 抗慢性萎缩性胃溃疡 本品可以促进慢性萎缩性胃炎大鼠胃黏膜腺体再生,减少炎性细胞浸润[1]。

【不良反应】 偶可见荨麻疹,心动过缓,胃酸增多。

【禁忌】 孕妇禁用。

【注意事项】

1. 使用期间如出现头晕、头痛、恶心、抽搐反应,应立即停药,妥善救治。

2. 不宜多服、久服。

3. 肝、肾功能不全,过敏体质,高血压患者,老年患者慎用。

【用法与用量】 口服。一次3片,第一周每日4次,第二周起每日3次,疗程8周。

【规格】 每片重0.32g

【参考文献】 [1]李春越,施新献,周绍娟,等.胃尔康治疗慢性萎缩性胃炎的临床及实验研究.中国中西医结合杂志,1995,15(1):21.

养心生脉颗粒
Yangxin Shengmai Keli

【药物组成】 人参、麦冬、丹参、五味子、龙眼肉、枸杞子、赤芍、牛膝、郁金、木香、佛手、茯苓、泽泻、甘草。

【功能与主治】 益气养阴,活血祛瘀。用于气虚阴亏血瘀所致的胸痹心痛,症见胸闷、胸痛、心悸、气短、乏力,口干咽燥;冠心病心绞痛见上述证候者。

【方解】 本品以生脉散为基础方,方中人参甘温,补气生津,麦冬甘寒,养阴清热,五味子酸温,敛阴生津,三药合用益气养阴、生津止渴,共为君药。丹参、赤芍活血祛瘀,川牛膝活血通经,共为臣药。龙眼肉、枸杞子养血益精,茯苓、泽泻补气健脾,郁金、木香、佛手理气解郁,共为佐药。甘草补益心气并调和诸药,为使药。全方共奏益气养阴,活血理气之功。

【临床应用】 胸痹心痛 多因气虚阴亏血瘀所致。症见胸闷、胸痛、心悸、气短、乏力,口干咽燥;冠心病心绞痛见上述证候者。

此外,尚有治疗小儿病毒性心肌炎的报道[1]。

【不良反应】 个别患者服药后出现口干咽燥、食欲不振、上腹不适。

【禁忌】 尚不明确。

【注意事项】 孕妇慎用。

【用法与用量】 口服。一次1袋,一日3次。温开水冲服。

【规格】 每袋装14g

【参考文献】 [1]庄玲伶,李慧景.养心生脉颗粒治疗小儿病毒性心肌炎50例.吉林中医药,2006,26(12):39.

(五)化瘀消癥

阿魏化痞膏
Awei Huapi Gao

【药物组成】 阿魏、使君子、蓖麻子、木鳖子、穿山甲、蜣螂、莪术、三棱、血竭、当归、乳香、没药、生川乌、生草乌、雄黄、樟脑、肉桂、大蒜、白芷、芦荟、胡黄连、大黄、厚朴、香附。

【功能与主治】 化痞消积。用于气滞血凝,癥瘕痞块,脘腹疼痛,胸胁胀满。

【方解】 方中用阿魏、使君子、蓖麻子、木鳖子、穿山甲、蜣螂、莪术、三棱、血竭、当归、乳香、没药软坚散结、活血化瘀。其中阿魏、使君子、蓖麻子化痞消积;木鳖子散结消肿;穿山甲、蜣螂、莪术、三棱、血竭、当归、乳香、没药活血化瘀,消肿止痛。用生川乌、生草乌、雄黄、樟脑、肉桂、大蒜、白芷祛湿消肿,温经止痛。其中川乌、草乌散寒止痛;雄黄燥湿祛痰;樟脑除湿散寒止痛;肉桂温通血脉,散寒止痛;大蒜温阳利水;白芷散寒祛湿,消肿止痛。用芦荟、胡黄连、大黄清热解毒,破瘀消积。其中芦荟清热化积;胡黄连清热燥湿;大黄泻火解毒,活血化瘀。用厚朴、香附行气消痞,散瘀止痛。其中厚朴燥湿消痰,下气除满;香附解郁止痛。诸药合用,共收化痞消积之功。

【临床应用】 积聚 气机郁滞,瘀血内结所致。症见腹内有结块,固定不移,或胀或痛,面黯消瘦,体倦乏力,饮食减少,时有寒热,女子或经闭不行,舌青紫有瘀点,脉弦滑或细涩;慢性肝病、肝脾肿大见上述证候者。

【不良反应】 目前尚未检索到不良反应报道。

【禁忌】 孕妇禁用。

【注意事项】

1. 忌食生冷、油腻、辛辣食物。

2. 皮肤破溃及皮肤过敏者不宜贴敷。

【用法与用量】 外用,加温软化,贴于脐上或患处。

【规格】 每张净重 (1)6g (2)12g

肝复乐片
Ganfule Pian

【药物组成】 党参、鳖甲(醋制)、重楼、白术(炒)、黄芪、茯苓、薏苡仁、桃仁、土鳖虫、大黄、郁金、苏木、牡蛎、半枝莲、败酱草、陈皮、香附（制）、沉香、木通、茵陈、柴胡。

【功能与主治】　健脾理气，化瘀软坚，清热解毒。适用于以肝郁脾虚为主证的原发性肝癌。

【方解】　方中党参健脾益气；醋制鳖甲入肝，软坚散结；重楼入肝经，清热解毒，消肿止痛，共为君药。白术、黄芪补脾益胃；茯苓、薏苡仁健脾利湿，助党参益脾胃之气；桃仁、土鳖虫、大黄、郁金、苏木活血破瘀，合牡蛎助鳖甲软坚散结之功；半枝莲、败酱草清热解毒，散瘀止痛，以加强重楼解毒之效，共为臣药。陈皮、香附、沉香理气健脾，疏肝和胃；木通、茵陈清热利湿，共为佐药。柴胡入肝、胆经，疏肝解郁，载药达肝，为使药。诸药合用，共奏健脾理气，化瘀软坚，清热解毒之功。

【临床应用】　原发性肝癌　因肝郁脾虚所致。症见上腹肿块，胁肋疼痛，神疲乏力，食少纳呆，脘腹胀满，心烦易怒，口苦咽干，舌淡黯，苔薄白，脉弦细[1-5]。

【药理毒理】　本品有保肝、抗肿瘤等作用。

1. 保肝　本品对 AAP、四氯化碳、D-半乳糖胺致肝损伤小鼠及免疫性肝损伤小鼠有保护作用[6,7]。还对实验性肝硬化大鼠模型有保护作用[8]。

2. 抗肿瘤　本品对小鼠移植性肿瘤有不同程度的抑制作用，对小鼠乳腺癌 MA737 的抑制率为 60.8%[9]。本品能提高移植性 S_{180} 荷瘤小鼠 IL-2 水平，降低异常升高的 TNF-α[10]；提高荷瘤小鼠 NK 细胞的活性并诱导干扰素产生[11]。

3. 其他　本品可提高小鼠溶血素抗体含量，提高 E-RFC 的形成率，提高巨噬细胞的吞噬功能[11]。

【不良反应】　目前尚未检索到不良反应报道。

【禁忌】　孕妇禁用。

【注意事项】　忌食肥甘厚味食物。

【用法与用量】　口服。一次 10 片（糖衣片）或 6 片（薄膜衣片），一日 3 次。Ⅱ期原发性肝癌疗程 2 个月，Ⅲ期患者疗程 1 个月，或遵医嘱。

【规格】　每片重　(1)0.3g（糖衣片）　(2)0.5g（薄膜衣片）

【参考文献】　[1]王勇.肝复乐治疗原发性肝癌 20 例临床观察.中华中西医杂志,2001,2(2):116.

[2]黄立中,曾松林,蒋益兰,等.肝复乐片治疗原发性肝癌 31 例疗效观察.湖南中医杂志,1997,13(1):4.

[3]张逸群,曾继泽,何年馨.中药肝复乐配合介入治疗晚期肝癌疗效观察.中国肿瘤临床与康复,1998,5(4):76.

[4]张逸群.肝复乐配合介入疗法治疗晚期肝癌疗效分析.中医杂志,1998,39(10):601.

[5]高继良.肝复乐方剂治疗晚期原发性肝癌的前瞻性、随机对照临床研究.中国中药杂志,2014,39(12):2367-2369.

[6]肝复乐片新药申报资料.

[7]徐琳本,陈莉萍,陈立峰,等.肝复乐对 D-半乳糖胺所致小鼠肝损伤的影响.中药新药与临床药理,2000,11(6):343.

[8]陈立峰,徐琳本,陈莉萍.肝复乐对实验性肝硬化大鼠模型的保护作用.中药药理与临床,2000,16(6):31.

[9]王勇.肝复乐治疗原发性肝癌 20 例临床观察.中华中西医杂志,2001,2(2):116.

[10]蒋时红,李成海,王雪萍,等.益肝化毒胶囊对 S_{180} 荷瘤小鼠 IL-2、TNF-α 的影响.中医研究,2004,17(6):16.

[11]肝复乐片新药申报资料.

槐 耳 颗 粒
Huai'er Keli

【药物组成】　槐耳菌质。

【功能与主治】　扶正固本，活血消癥。适用于不宜手术和化疗的正气虚弱，瘀血阻滞型原发性肝癌的辅助治疗，有改善肝区疼痛、腹胀、乏力的作用。

【方解】　槐耳味苦辛，性平，无毒。"能破血，益力"（《药性论》）。有益气化瘀之功，补气不留瘀，破血不伤气，从而达到扶正固本，活血消癥，标本兼治的功效。

【临床应用】　原发性肝癌　因气虚血瘀所致。症见腹部肿块，腹胀腹痛，食欲不振，面色黧黑，肌肤甲错，舌淡黯，或有瘀斑瘀点，苔薄，脉弦细。本品尚可联合肝动脉化疗栓塞治疗肝癌[1,2]。

此外，临床有用本品治疗肺癌、大肠癌的报道[3,4]。

【药理毒理】　抗肿瘤　本品能降低化疗药物阿霉素（ADM）对人乳腺癌耐药细胞株 MCF-7/A 的 IC_{50}，增加耐药细胞内 ADM 浓度，低毒剂量和非细胞毒性剂量的槐耳颗粒使 MCF-7/A 细胞的耐药基因 MDR1 表达水平下调[5]。

【不良反应】　目前尚未检索到不良反应报道。

【禁忌】　孕妇禁用。

【注意事项】　宜饭后服用。

【用法与用量】　口服。一次 20g，一日 3 次。1 个月为一疗程，或遵医嘱。

【规格】　每袋装 20g

【参考文献】　[1]杜更全,董志强.槐耳颗粒联合 TACE 治疗中晚期肝癌的疗效观察.中国医药指南,2012,21(10):446-447.

[2]吴晖.槐耳颗粒联合化疗栓塞术治疗原发性肝癌 96 例.中国药业,2014,(23):16-18.

[3]王红梅,刘士欣,廖国清,等.槐耳颗粒联合多西他赛治疗老年非小细胞肺癌的临床研究.中国医院用药评价与分析,2011,

11(4):356-358.

[4]钱军,张立功,贾建光,等.槐耳颗粒联合 FOLFOX4 方案治疗结直肠癌的临床观察.中国普外基础与临床杂志,2012,19(4):429-432.

[5]张玉宝,张国强,王劲松,等.槐耳颗粒在乳腺癌综合治疗中的作用及其机制.中国肿瘤临床与康复,2004,11(6):512.

软坚口服液
Ruanjian Koufuye

【药物组成】 白附子(制)、三棱、重楼、半枝莲、山豆根、金银花、板蓝根、山慈菇、延胡索(醋制)、益母草、人参、黄芪。

【功能与主治】 化瘀软坚,解毒,益气。用于Ⅱ期原发性肝癌瘀毒气虚患者的辅助治疗。可配合化疗介入方法提高疗效。

【方解】 方中重用白附子、三棱散结止痛,破血消瘀,行气止痛,共为君药。重楼、半枝莲、山豆根、金银花、板蓝根、山慈菇清热解毒;延胡索、益母草活血行气止痛,共为臣药。人参、黄芪二药益气生血扶正固本,为佐药。诸药合用,共奏化瘀软坚,解毒,益气之功。

【临床应用】 原发性肝癌 因瘀毒气虚所致。症见腹部肿块,胁肋疼痛,纳呆,腹胀,神疲乏力,面色萎黄,舌淡黯,或舌体淡胖,边有齿痕,苔白或薄黄,脉弦细或细涩。

【药理毒理】 本品有抗肿瘤和提高免疫功能的作用。

1. 抗肿瘤 本品对小鼠移植肉瘤、移植性腹水癌有抑制作用。体外对人胃癌细胞的抑制率为 55.46%,对人肝癌细胞的抑制率为 66.91%[1]。

2. 提高免疫功能 本品可提高荷瘤小鼠腹腔巨噬细胞吞噬功能、溶血素抗体形成及脾、胸腺指数[1]。

【不良反应】 目前尚未检索到不良反应报道。

【禁忌】 孕妇禁用。

【注意事项】

1. 忌食辛辣、油腻、生冷食物。

2. 本品含山豆根,有一定毒性,应在医生指导下使用,不可过量、久用。

【用法与用量】 口服。一次 20ml,一日 3 次,摇匀后服用;或遵医嘱。30~60 天为一疗程。

【规格】 每支装 10ml

【参考文献】 [1]软坚口服液新药申报资料.

康莱特注射液
Kanglaite Zhusheye

【药物组成】 注射用薏苡仁油、注射用大豆磷脂。

【功能与主治】 益气养阴,消癥散结。适用于不宜手术的气阴两虚、脾虚湿困型原发性非小细胞肺癌及原发性肝癌。配合放、化疗有一定的增效作用。对中晚期肿瘤患者具有一定的抗恶病质和止痛作用。

【方解】 本品为现代工艺提取的薏苡仁油的注射剂,薏苡仁具有健脾渗湿,消癥散结的功能。

【临床应用】

1. 原发性肺癌 因气阴两虚,痰毒内蕴所致。症见咳嗽,咯痰,或痰中带血,胸闷胸痛,低热,乏力,纳差,气短,舌质淡红,苔白或白腻,脉细或细数[1,2]。

2. 原发性肝癌 因气阴两虚,脾虚湿困,瘀浊内结所致。症见腹部包块,上腹胀满,形体消瘦,疲乏无力,食少,便溏,舌淡或舌体胖大,边有齿痕,苔白腻,脉沉细或滑细[3,4]。

3. 放化疗毒副作用 因放化疗所致气阴两虚证,症见神疲乏力,少气懒言,恶心纳差,舌淡,脉细[5-7]。

4. 癌性疼痛 疼痛性质以钝痛为主,伴神疲倦怠,舌体胖大或有齿痕,脉滑或弦细[8]。

5. 恶病质 肿瘤晚期,气阴两虚。症见形体消瘦,疲乏无力,少气懒言,气短,纳差,便溏,舌淡,脉细弱[9,10]。

【药理毒理】 本品有抗肿瘤等作用。

1. 抗肿瘤 本品对 Lewis 肺癌、B16 黑色素瘤肺转移、W256 癌肉瘤、人体肝癌(QGY)异种动物裸鼠模型 4 种动物移植性肿瘤均有抑制作用[11];本品还可降低乳腺癌细胞 MUCI 黏蛋白表达,抑制肿瘤细胞的转移[12]。本品体外对人胰腺癌 8988 细胞、A549 细胞、HL60 细胞、K562 细胞的生长有抑制作用[13-16]。本品能抑制肾癌细胞生长,下调促癌基因 Bcl-2 的表达,上调抑癌生长基因 P53 表达,诱导癌细胞凋亡[17];还可抑制肝癌 Bel-7404 细胞增殖并诱导其凋亡[18]。

2. 调节免疫 本品可影响 Lewis 肺癌小鼠外周血中 TNF-α、IL-1、IL-6 的活性,对机体的免疫器官及免疫功能具有保护作用[19]。本品能提高晚期大肠癌患者外周血 NK 细胞活性[20]。

3. 其他 本品能抑制新生血管生成[21]。

【不良反应】 文献报道,偶见皮疹[22],个别出现剥脱性皮炎[23]及疼痛性休克[24]。

【禁忌】 孕妇禁用。

【注意事项】

1. 本品对周围血管有刺激作用,首次使用时滴注速度应缓慢,开始 10 分钟滴速应为 20 滴/分,20 分钟后可持续增加,30 分钟后可控制在 40~60 滴/分。

2. 本品可能引起血脂增高,高脂血症者慎用,应密切观察血脂变化。

3. 本品不宜与其他药物同时滴注，以免发生不良反应。

4. 若发现浑浊、沉淀、变色、漏气或瓶身细微破裂，均不得使用。

【用法与用量】　缓慢静脉滴注 200ml，一日 1 次。21 天为一疗程，间隔 3～5 天后可进行下一疗程。联合放、化疗时，可酌减剂量。首次使用，滴注速度应缓慢，开始 10 分钟滴速应为 20 滴/分钟，20 分钟后可持续增加，30 分钟后可控制在 40～60 滴/分钟。

【规格】　100ml：10g

【参考文献】　[1]车曙华，罗超，刘瑛，等.康莱特注射液联合 GP 方案治疗晚期非小细胞肺癌的临床观察.肿瘤药学，2012，2(4)：286-289.

[2]王晓青，王大中.康莱特注射液联合长春瑞滨＋顺铂方案治疗晚期非小细胞肺癌临床观察.辽宁中医药大学学报，2014，16(1)：177-179.

[3]李颖，赵兴敏，徐洪亮，等.康莱特注射液配合化疗对肝癌的治疗效果及免疫细胞活性的影响.现代生物医学进展，2014，14(11)：2103-2106.

[4]杨涛，曹建民，许健.TACE 联合康莱特注射液动静脉注射治疗原发性肝癌临床分析.辽宁医学杂志，2013，27(5)：249-251.

[5]赵俊英.康莱特注射液对老年非小细胞肺癌放疗的增效减毒作用.中国老年学杂志，2011，31(23)：4700-4701.

[6]漆辉雄，杜珂.康莱特注射液治疗晚期癌症患者癌性疼痛的临床观察.现代中西医结合杂志，2012，21(24)：2665-2666.

[7]胡敏，魏友英.康莱特注射液治疗晚期肺癌疼痛的疗效观察.数理医药学杂志，2012，25(2)：230-231.

[8]姜军.康莱特注射液治疗晚期癌症恶病质 37 例临床观察.青海医药杂志，2001，31(9)：16.

[9]黄曙，周月芬，胡喜兰.康莱特注射液配合胃肠外营养治疗癌症恶病质的临床观察.中国中西医结合脾胃杂志，1999，7(1)：27.

[10]史恩红，徐梦，王娜，等.康莱特注射液对改善癌症晚期患者生存质量的临床观察.中国实用医药，2015，10(6)：52-54.

[11]李炳生，陈秀华，任文龙，等.康莱特注射液的抗肿瘤作用.中国医药工业杂志，1998，29(10)：456.

[12]孙丽亚，张立新，李春海，等.康莱特注射乳剂对 MUCI 黏蛋白表达的影响及其生物学意义.实用肿瘤杂志，1999，14(6)：380.

[13]鲍英，夏璐，姜华，等.康莱特诱导人胰腺癌细胞凋亡的实验研究.上海医学，2004，27(6)：421.

[14]李瑛，石廷章，魏秀芳，等.康莱特诱导 HL60 细胞凋亡的实验研究.实用癌症杂志，2001，16(1)：9.

[15]李瑛，石廷章.康莱特诱导肿瘤细胞凋亡的实验研究.中国肿瘤临床，2002，29(12)：869.

[16]杨骅，王平，郑树，等.康莱特抗肿瘤的研究论文集.杭州：浙江大学出版社，1998，107.

[17]王俊杰，孙新臣，申文江，等.康莱特注射液诱发肾癌细胞凋亡及 P53，Bcl-2 表达的研究.中国肿瘤临床，1999，(6)：439.

[18]李海军，王辉，方全华，等.康莱特注射液诱导肝癌细胞凋亡及其对凋亡蛋白 procaspase-3 和 caspase-9 表达的影响.肿瘤，2010，30(9)：740.

[19]张爱琴，马胜林，孙在典，等.康莱特注射液对 Lewis 肺癌小鼠免疫功能的影响.浙江中西医结合杂志，2007，17(4)：199.

[20]侯冰宗，李绵，刘洪基，等.康莱特注射液对晚期大肠癌患者 NK 细胞活性、SIL-2R、TNF-α 影响的研究.实用肿瘤杂志，1999，14(6)：382.

[21]姜晓玲，张良，郭成浩.康莱特注射液对血管生成的影响.肿瘤杂志，2000，20(4)：313.

[22]张勇.康莱特导致全身性皮疹 1 例.药学实践杂志，2004，22(3)：170.

[23]郭秋霞，姚美芙，吴瑞芹.康莱特注射液引起剥脱性皮炎 1 例.护理研究，2006，201(1)：181.

[24]房起环，赵小婷，董玉华.静脉滴注康莱特引起疼痛性休克 1 例.齐鲁护理杂志，2001，7(4)：296.

康莱特软胶囊

Kanglaite Ruanjiaonang

【药物组成】　注射用薏苡仁油。

【功能与主治】　益气养阴，消癥散结。适用于手术前及不宜手术的脾虚痰湿型、气阴两虚型原发性非小细胞肺癌。配合放、化疗有一定的增效作用。对中晚期肿瘤患者具有一定的抗恶病质和止痛作用。

【临床应用】

1. 原发性肺癌　因气阴两虚，痰毒内蕴所致。症见咳嗽，咯痰，或痰中带血，胸闷胸痛，低热，乏力，纳差，气短，舌质淡红，苔白或白腻，脉细或细数。

2. 原发性肝癌　因气阴两虚，脾虚湿困，瘀浊内结所致。症见腹部包块，上腹胀满，形体消瘦，疲乏无力，食少，便溏，舌淡或舌体胖大，边有齿痕，苔白腻，脉沉细或滑细。

3. 放化疗毒副作用　因放化疗所致气阴两虚，症见神疲乏力，少气懒言，恶心纳差，舌淡，脉细。

4. 癌性疼痛　疼痛性质以钝痛为主，伴神疲倦怠，舌体胖大或有齿痕，脉滑或弦细。

5. 恶病质　肿瘤晚期，气阴两虚，症见形体消瘦，疲乏无力，少气懒言，气短，纳差，便溏，舌淡，脉细弱。

【药理毒理】　本品有抗肿瘤、增强免疫功能等作用。

1. 抗肿瘤　本品能促进 Lewis 肺癌荷瘤小鼠脾淋巴细胞增殖，抑制环磷酰胺引起的 S_{180} 荷瘤小鼠白细胞降低,可延长 S_{180} 荷瘤小鼠的耐缺氧存活时间。

2. 提高免疫功能 本品可增强正常小鼠脾 NK 细胞活性和促进脾细胞分泌 IL-2[1]。

3. 其他 本品可延长正常小鼠的强迫游泳时间[1]。

【不良反应】 目前尚未检索到不良反应报道。

【禁忌】 孕妇禁用。

【注意事项】 本品可能引起血脂增高,高脂血症者慎用,应密切观察血脂变化。

【用法与用量】 口服。一次 6 粒,一日 4 次。宜联合放、化疗使用。

【规格】 每粒装 0.45g

【参考文献】 [1]姚玉龙,陈秀华,任文龙,等.康莱特软胶囊对小鼠的免疫促进作用研究.中药新药与临床药理,2002,13(4):233-235.

化癥回生片
Huazheng Huisheng Pian

【药物组成】 益母草、桃仁、红花、虻虫、醋三棱、烫水蛭、干漆(煅)、阿魏、醋延胡索、川芎、乳香(醋炙)、没药(醋炙)、五灵脂(醋炙)、蒲黄炭、苏木、降香、大黄、人工麝香、姜黄、醋香附、炒苦杏仁、紫苏子、盐小茴香、丁香、制吴茱萸、肉桂、高良姜、花椒(炭)、醋艾炭、两头尖、人参、当归、白芍、熟地黄、鳖甲胶。

【功能与主治】 消癥化瘀。用于瘀血内阻所致的癥积、妇女干血痨、产后血瘀、少腹疼痛拒按。

【方解】 方中益母草、桃仁、红花、虻虫、三棱、水蛭、干漆、阿魏、延胡索、川芎、乳香、没药、五灵脂、蒲黄、苏木、降香、大黄、麝香、姜黄破血逐瘀,消癥散结,调经止痛;香附、苦杏仁、紫苏子理气降气,以助活血;小茴香、丁香、吴茱萸、肉桂、高良姜、花椒温里散寒止痛;艾叶温通经脉,调经止痛;两头尖解毒消肿;人参、当归、白芍、熟地黄、鳖甲胶补气养血,扶正祛邪。诸药合用,共奏消癥化瘀之功。

【临床应用】

1. 癥瘕积聚 因瘀血内阻所致。症见腹内出现肿块,固定不移,疼痛拒按,面色晦黯,肌肤甲错,舌黯紫,或有瘀斑、瘀点,脉沉细或细涩;肝脾肿大见上述证候者。

2. 干血痨 因瘀血内阻所致。症见面色晦黯,皮肤粗糙,肌肉消瘦,或有潮热,小腹刺痛,按之有块,经闭不行,舌质淡紫,脉沉细涩。

3. 产后腹痛 因瘀血内阻所致。症见小腹疼痛,或有包块,拒按,或恶露淋漓不尽,舌质淡紫,脉沉细涩。

【不良反应】 目前尚未检索到不良反应报道。

【禁忌】 孕妇禁用。

【注意事项】
1. 有出血倾向者慎用。
2. 忌食辛辣燥热食物。
3. 不可过量、久用。

【用法与用量】 饭前温酒送服。一次 5~6 片,一日 2 次。

消癥益肝片
Xiaozheng Yigan Pian

【药物组成】 蜇蟆(提取物)。

【功能与主治】 破瘀化积,消肿止痛。对于毒瘀内结所致的原发性肝癌,有缓解症状的作用。

【方解】 蜇蟆味咸性寒,"主血瘀癥坚"(《神农本草经》),具有破血逐瘀,消癥止痛的功效,对血瘀毒邪内蕴的肝脏肿瘤有解毒散结作用。

【临床应用】 **原发性肝癌** 因瘀毒内阻所致。症见腹部肿块,腹胀腹痛,口苦咽干,食少,舌紫黯,苔黄腻,脉弦数。

【不良反应】 目前尚未检索到不良反应报道。

【禁忌】 孕妇禁用。

【注意事项】 应在医生指导下使用,不可过量、久用。

【用法与用量】 口服。一次 6~8 片,一日 3 次。

【规格】 每片含总氮 25mg

增 生 平 片
Zengshengping Pian

【药物组成】 山豆根、拳参、黄药子、北败酱、白鲜皮、夏枯草。

【功能与主治】 清热解毒,化瘀散结。用于食管和贲门上皮增生之热瘀内结证,症见呃逆,进食吞咽不利,口干,口苦,咽痛,便干,舌黯,脉弦滑。

【方解】 方中山豆根苦寒,善清热解毒,利咽消肿,是治疗咽喉肿痛之要药,为君药。拳参苦涩微寒,善清热解毒,凉血消痈,消肿散结;夏枯草苦辛寒,清肝经郁热,化瘀散结,共为臣药。黄药子苦寒,能清热解毒,可化痰散结软坚;北败酱苦平,入肝经,清热解毒,化瘀消痈;白鲜皮入脾胃经,有清热散结之功,三药共为佐药。诸药合用,共奏清热解毒、化瘀散结之功。

【临床应用】

1. 呃逆 热瘀内结,气机不利,逆气动膈所致。症见呃逆,口干,口苦,咽痛,便干,舌黯,脉弦滑;食管和贲门上皮增生见上述证候者。

2. 噎膈　瘀血内阻,津亏热结所致。症见进食吞咽不利,心烦口干,胃脘灼热,咽痛,便干,舌黯,脉弦滑;食管和贲门上皮增生见上述证候者。

【不良反应】　少数患者可出现大便次数增多、恶心、皮疹及转氨酶和胆红素增高[1-3]。

【禁忌】　孕妇禁用。

【注意事项】

1. 肝功能异常、素体虚寒者慎用。

2. 黄药子对肝功能有一定的损害,用药期间应定期复查肝功能。

3. 脾胃虚弱者慎用。

4. 用药期间忌食辛辣食物。

【用法与用量】　口服。一次8片,一日2次,疗程6个月;或遵医嘱。

【规格】　糖衣片:片芯重0.3g

【参考文献】　[1]祝旭清,徐三荣,王国祥.增生平片治疗肠上皮化生的临床疗效观察.现代医药卫生,2005,21(1):10.

[2]郑江.增生平片治疗106例伴肠化生的慢性胃炎的临床疗效观察.中成药,2005,27(6):附11-附12.

[3]陆霄鹤,武谦虎.黄药子复方制剂致肝损害33例文献分析.四川中医,2014,32(09):162-164.

鳖甲煎丸

Biejiajian Wan

【药物组成】　鳖甲胶、阿胶、蜂房(炒)、鼠妇虫、土鳖虫(炒)、蜣螂、硝石(精制)、柴胡、黄芩、半夏(制)、党参、干姜、厚朴(姜制)、桂枝、白芍(炒)、射干、桃仁、牡丹皮、大黄、凌霄花、葶苈子、石韦、瞿麦。

【功能与主治】　活血化瘀,软坚散结。用于胁下癥块。

【方解】　方中鳖甲软坚散结,入肝络而搜邪,又能咸寒滋阴,奏活血化瘀,软坚消癥之效,是为君药。臣以硝石破坚散结,大黄攻积祛瘀,鼠妇虫、土鳖虫、蜣螂、蜂房、凌霄花、牡丹皮破血逐瘀,助君药加强软坚散结的作用,再以厚朴舒畅气机,瞿麦、石韦利水祛湿;半夏、射干、葶苈子祛痰散结;柴胡、黄芩清热疏肝,干姜、桂枝温中通阳,以调畅郁滞之气机,消除凝聚之痰湿,平调互结之寒热,亦为臣药。佐以人参、阿胶、白芍补气养血,使全方攻邪而不伤正。全方具有活血化瘀、软坚散结之功效。

【临床应用】　**胁下癥块**　用于气滞血瘀、痰瘀互阻

所致的胁下癥块,触之硬痛,推之不移,舌黯无华,脉弦细;肝纤维化、肝硬化见上述证候者[1,2]。

【药理毒理】　本品具有抗肝纤维化、抗肿瘤等作用。

1. 抗肝纤维化　本品对注射四氯化碳(CCl$_4$)或以此为主诱导的肝纤维化大鼠病理组织学上有改善作用[3-5],可降低血清谷丙转氨酶(ALT)、谷草转氨酶(AST)含量[3],降低血清透明质酸(HA)、层粘连蛋白(LN)、Ⅲ型前胶原(PCⅢ)含量[3-5],降低肝组织Ⅰ型胶原(ColⅠ)、Ⅲ型胶原(ColⅢ)、Ⅳ型胶原(ColⅣ)蛋白表达[4]和血清ColⅠ、ColⅢ含量[5],抑制肝组织基质金属蛋白抑制因子(TIMP-1)[5]高表达,上调肝组织α平滑肌肌动蛋白(α-SMA)的蛋白表达,上调肝组织转化生长因子β$_1$(TGF-β$_1$)和Smad3基因表达[6]。本品对猪血清诱导免疫性肝纤维化大鼠病理组织学上有改善作用,可降低肝组织匀浆中ColⅠ、HA、LN、PCⅢ含量[7],降低血清ALT、HA、LN、PCⅢ、ColⅣ含量,上调肝细胞生长因子(HGF)蛋白表达[8],降低肝组织ColⅠ、ColⅢ蛋白表达,降低肝组织TGF-β$_1$、血小板衍生生长因子(PDGF-BB)、成纤维细胞生长因子(bFGF)等细胞因子[9]表达。

2. 抗肿瘤　本品对肝癌细胞株H22荷瘤小鼠有抑制肿瘤生长作用[10,11],能抑制肿瘤组织血管内皮生长因子(VEGF)[10]表达,抑制肿瘤组织增殖细胞核抗原(PCNA)表达[11],降低肿瘤组织微血管计数(MDC)[12]。体外实验表明,本品药物血清可抑制肝癌细胞株HepG$_2$生长增殖,对基底膜的黏附及侵袭穿越迁移亦有抑制作用[13],能降低培养上清液中VEGF含量,降低培养细胞VEGF基因表达[14]。

3. 其他　本品对高脂饲喂法复制的动脉粥样硬化大鼠有降血脂作用[15]。本品有促进兔腹腔自身血凝块吸收的作用[16]。

【不良反应】　目前未检索到不良反应报道。

【禁忌】　孕妇禁用。

【注意事项】　尚不明确。

【用法与用量】　口服。一次3g(3g约半瓶盖),一日2~3次。

【规格】　每瓶装50g

【参考文献】　[1]梁贤栋,刘美静,李园园.鳖甲煎丸联合恩替卡韦对乙肝肝纤维化的疗效观察.中国现代药物应用,2015,9(7):6-8.

[2]陈丽芳.丹红注射液联合鳖甲煎丸治疗早期肝硬化的临床观察.湖北中医杂志,2014,36(5):39.

[3]姚真敏,吕圭源,赵治友,等.鳖甲煎丸抗肝纤维化作用的实验研究.浙江中医学院学报,1997,21(1):45-46.

[4]卢跃卿,任小巧,陈永旭,等.鳖甲煎丸对大鼠肝纤维化过程中肝脏胶原及血清前胶原Ⅲ等影响的动态观察.河南中医,2001,21(5):19-21.

[5]周娴颖,谢淑武,桂幼伦,等.鳖甲煎丸对复合因素致大鼠脂肪性肝纤维化的治疗作用.中药材,2014,37(7):1241-1246.

[6]孙玉凤,李媛,李风华,等.鳖甲煎丸对肝纤维化大鼠 TGF-β_1/Samd 信号通路的影响.中草药,2013,44(23):3364-3367.

[7]陈嘉,顾丰华,刘翔,等.鳖甲煎丸对猪血清所致大鼠免疫性肝纤维化的治疗作用.上海中医药大学学报,2013,27(1):69-73.

[8]李志毅,崔莉芳,张伶俐,等.鳖甲煎丸对免疫性肝纤维化大鼠肝组织 HGF 表达的影响.中国实验方剂学杂志,2012,18(15):192-195.

[9]谢世平,司富春,赵君玫,等.鳖甲煎丸对免疫性肝纤维化大鼠胶原及相关细胞因子表达的影响.中国医药学报,2004,19(7):412-415.

[10]张绪慧,梁磊,蔡长青,等.鳖甲煎丸对 H22 荷瘤小鼠的抑瘤作用及对 VEGF 表达的影响.湖南中医杂志,2010,26(1):88-89.

[11]张绪慧,陈达理,罗荣城.鳖甲煎丸对 H22 荷瘤小鼠的抑瘤作用及对增殖细胞核抗原表达的影响.南方医科大学学报,2006,26(12):1791-1793.

[12]张绪慧,梁磊,蔡长青,等.鳖甲煎丸对 H22 荷瘤小鼠肿瘤血管抑制作用的研究.山东中医杂志,2010,29(5):330-331.

[13]程旸,贺松其,朱云,等.鳖甲煎丸抑制肝癌细胞增殖、黏附及侵袭作用的实验研究.中国中西医结合杂志,2013,33(5):664-667

[14]郑艳,贺松其,文彬,等.鳖甲煎丸对 HUVEC 增殖及 HepG2 中 VEGF 表达的影响.中国实验方剂学杂志,2014,20(20):132-136.

[15]董超,黄威,高伟敏,等.鳖甲煎丸对动脉粥样硬化大鼠血脂及 ICAM-1 表达的影响.时珍国医国药,2011,22(1):129-131.

[16]曾凡波,晏菊姣,万波,等.鳖甲煎丸药理学研究.中成药,2002,24(7):529-532.

康力欣胶囊

Kanglixin Jiaonang

【药物组成】 阿魏、九香虫、丁香、木香、大黄、姜黄、冬虫夏草、诃子。

【功能与主治】 扶正去邪,软坚散结。用于消化道恶性肿瘤,乳腺恶性肿瘤,肺恶性肿瘤见于气血瘀阻证者。

【方解】 方中大黄攻积滞、祛瘀解毒,为君药。姜黄破血行气止痛,阿魏化癥散痞,九香虫理气止痛,丁香降气逆,木香行气止痛,共为臣药。加强君药行气祛瘀之效。诃子收敛之性,配以冬虫夏草补虚损、益精气,共为佐药。诸药合用,共奏扶正去邪,软坚散结之功。

【临床应用】

1. 消化道恶性肿瘤 因气滞血瘀,瘀阻于消化道所致。症见吞咽困难,胸骨后灼痛;或胃脘胀痛、刺痛,恶心呕吐;或便频便细、便鲜血,伴里急后重,肛门坠胀;口干口苦,烦躁不安,舌红或紫黯,苔黄腻或黄燥,脉弦数或细数。

2. 乳腺恶性肿瘤 因气滞血瘀,瘀血壅滞,结为癥块所致。症见乳房肿块胀痛,两胁作胀,心烦易怒,口苦咽干,头晕目眩,月经不调。舌质紫黯,有瘀点瘀斑,脉弦涩。

3. 肺恶性肿瘤 因气滞血瘀,痹阻于肺所致。症见咳嗽不畅,气急胸痛,如锥如刺,或痰血黯红,口唇紫黯,舌质黯或有瘀点瘀斑,苔薄黄,脉弦或细涩。

【药理毒理】 本品有抗肿瘤、增强免疫功能的作用。

1. 抗肿瘤 本品可延长肝癌腹水小鼠的存活时间和抑制裸鼠 SCG-7901 移植瘤体的生长[1,2];本品体外对恶性肿瘤细胞肺癌细胞 GLC-82、口腔鳞癌细胞 KB、宫颈癌细胞 Hela、胃腺癌 SGC-7901 和肝癌细胞 BEL-7402 均有抑制增殖作用[1]。

2. 增强免疫功能 本品可增加正常小鼠的胸腺和脾脏指数,增强小鼠单核巨噬细胞的碳粒吞噬能力[3];本品可抑制移植胃腺癌细胞 SGC-7901 裸鼠的脾脏系数的降低[2]。

【不良反应】 目前尚未检索到不良反应报道。

【禁忌】 孕妇禁用。

【注意事项】 应根据病情,采用综合疗法。

【用法与用量】 口服。一次 2~3 粒,一日 3 次;或遵医嘱。

【规格】 每粒装 0.5g

【参考文献】 [1]温先敏,杨缅南,段为钢,等.康力欣胶囊抗肿瘤活性的实验研究.云南中医中药杂志,2009,30(1):48-49.

[2]薛瑞,王小平.藤梨根提取物对裸鼠移植瘤的抑制作用研究.陕西中医,2008,29(5):632-633.

[3]温先敏,杨缅南,段为钢,等.康力欣胶囊对小鼠免疫功能的促进作用.云南中医中药杂志,2008,29(9):45-46.

微达康口服液

Weidakang Koufuye

【药物组成】 刺五加、黄芪、陈皮、熟地黄、女贞子、附子(制)、淫羊藿。

【功能与主治】 扶正固本,补肾安神。用于肾虚所致体虚乏力、失眠多梦，食欲不振；肿瘤放疗、化疗引起的白细胞、血小板减少，免疫功能降低下见上述证候者。

【方解】　方中刺五加、熟地黄益气滋阴，补肾安神，共为君药。黄芪补中益气，女贞子补益肝肾，淫羊藿、附子（制）温补肾阳，共为臣药。佐以陈皮理气健脾，以防上述诸药太过滋腻。诸药合用，共奏扶正固本、补肾安神之功。

【临床应用】

1. 虚劳　因邪毒（放、化疗）侵犯人体，耗伤气血所致。症见体虚乏力、头晕、心悸、食欲不振等，舌淡，苔薄，脉细弱；白细胞、血小板减少见上述证候者。

2. 免疫功能低下　因邪毒（放、化疗）损伤人体正气而致。症见乏力气短，易外感发热，纳少消瘦，眠差，舌淡苔薄白，脉沉弱。

【不良反应】　目前尚未检索到不良反应报道。

【禁忌】　尚不明确。

【注意事项】　尚不明确。

【用法与用量】　口服。用于肿瘤放疗、化疗及射线损伤。一次 40ml，一日 3 次；一周后，一次 20ml，一日 3 次。用于微波损伤：一次 20ml，一日 2 次。

【规格】　每支装 10ml

（六）活血化痰息风

人参再造丸（浓缩丸）
Renshen Zaizao Wan(Nongsuowan)

【药物组成】　人参、黄芪、白术（麸炒）、茯苓、制何首乌、当归、熟地黄、醋龟甲、豹骨（制）、桑寄生、骨碎补（炒）、天麻、胆南星、僵蚕（炒）、地龙、全蝎、天竺黄、三七、川芎、赤芍、片姜黄、乳香（醋制）、没药（醋制）、血竭、酒蕲蛇、白芷、羌活、威灵仙、麻黄、防风、葛根、粉萆薢、细辛、母丁香、乌药、青皮、沉香、醋香附、檀香、草豆蔻、豆蔻、橘红、广藿香、六神曲（麸炒）、附子（制）、肉桂、人工麝香、冰片、朱砂、琥珀、牛黄、水牛角浓缩粉、黄连、大黄、玄参、甘草。

【功能与主治】　益气养血，祛风化痰，活血通络。用于气虚血瘀、风痰阻络所致的中风，症见口眼歪斜、半身不遂、手足麻木、疼痛、拘挛、言语不清。

【方解】　方中以人参、黄芪、白术、茯苓益气健脾；首乌、当归、熟地、龟甲滋阴养血；豹骨、桑寄生、骨碎补补益肝肾，强筋骨；天麻、胆南星、僵蚕、地龙、全蝎、天竺黄祛风化痰，息风通络；三七、川芎、赤芍、片姜黄、乳香、没药、血竭活血化瘀，通络止痛；蕲蛇、白芷、羌活、威灵

仙、麻黄、防风、葛根、粉萆薢祛风胜湿，舒筋活络；细辛、母丁香、乌药、青皮、沉香、香附、檀香温中理气止痛；草豆蔻、豆蔻、橘红、广藿香、六神曲芳香化湿，调中和胃；制附子、肉桂温阳通络；麝香、冰片开窍醒神，活血散结；朱砂、琥珀安神定惊；牛黄、水牛角、黄连、大黄、玄参清热泻火解毒，凉肝息风定惊；甘草调和诸药。诸药相合，共奏益气养血、祛风化痰、活血通络之功。

【临床应用】

1. 中风　属气虚血瘀，风痰阻络所致。症见口眼歪斜，半身不遂，语言不利，肢体麻木，手足乏力，拘挛疼痛，头晕，耳鸣，纳呆食少，舌黯淡，苔白腻，脉弦涩；脑出血及脑梗死恢复期见上述证候者。

2. 痹病　属气虚血瘀，肝肾不足所致。症见关节肿胀，拘挛疼痛，僵硬变形，腰膝酸软，肢体麻木，手足乏力；风湿性关节炎、类风湿关节炎见上述证候者。

【药理毒理】　**抗震颤麻痹**　本品可抑制阿扑吗啡诱发大鼠旋转行为[1]；本品联合美多巴能增加 PD 大鼠黑质纹状体 TH 阳性细胞[2]。

【不良反应】　目前尚未检索到不良反应报道。

【禁忌】　孕妇禁用。

【注意事项】

1. 肝阳上亢、肝风内动所致中风及风湿热痹者慎用。

2. 本品含有朱砂，不宜过量或长期服用。

【用法与用量】　口服。一次 1 丸，一日 2 次。

【规格】　每丸重 3g

浓缩丸：每 4 丸相当于原生药 1.5g

【参考文献】　[1]黄怀宇，赵晓晖，黄志东，等.人参再造丸对帕金森病鼠模型旋转行为的影响.河南实用神经疾病杂志，2004,7(1):13-14.

[2]黄怀宇，赵晓晖，黄志东，等.人参再造丸联合美多巴对帕金森病模型大鼠黑质纹状体 TH 阳性神经元的影响.中西医结合心脑血管病杂志.2004,2(1):35.

中风回春胶囊（片、丸、颗粒）
Zhongfeng Huichun Jiaonang(Pian, Wan, Keli)

【药物组成】　酒川芎、丹参、酒当归、川牛膝、桃仁、红花、茺蔚子（炒）、鸡血藤、土鳖虫（炒）、全蝎、蜈蚣、地龙（炒）、僵蚕（炒）、木瓜、金钱白花蛇、威灵仙（酒制）、忍冬藤、络石藤、伸筋草。

【功能与主治】　活血化瘀，舒筋通络。用于痰瘀阻络所致的中风，症见半身不遂、肢体麻木、言语謇涩、口舌歪斜。

【方解】 方中川芎辛散温通，活血祛瘀；丹参活血祛瘀，通经活络；当归养血活血，辅以川牛膝活血祛瘀，补肝肾，强筋骨；桃仁、红花、充蔚子、鸡血藤活血祛瘀，通行经络，以助川芎、丹参、当归之效。土鳖虫破血逐瘀；全蝎、蜈蚣、地龙、僵蚕息风化痰止痉，通络止痛；木瓜、金钱白花蛇祛风舒筋活络；威灵仙性善走窜，通行经络；忍冬藤、络石藤、伸筋草舒筋通络。诸药合用，共奏活血化瘀，舒筋通络之功。

【临床应用】 中风 痰瘀互结、阻滞脉络所致。症见肢体活动不利，重则瘫痪不起，肢体麻木、疼痛或发凉，手足肿胀，手指拘挛，关节疼痛、屈伸不利，口舌歪斜，言语不利；缺血性中风和出血性中风恢复期、后遗症期见上述证候者[1,2]。

【药理毒理】 本品具有抗脑缺血，抗血栓，改善血液流变性等作用。

1. 抗脑缺血 本品能减少脑缺血再灌注大鼠死亡率，抑制脑组织脂质过氧化反应，降低 MDA 含量[3]。

2. 抗血栓 本品可抑制 Ca^{2+} 和 ADP 诱导的兔血小板聚集，缩短全血凝块和全血浆凝块溶解时间[3]。

3. 改善血液流变性 本品可降低脑梗死恢复期患者血胆固醇、三酰甘油，降低全血黏度（低切、高切）和血浆纤维蛋白原浓度[4]。

【不良反应】 文献报道，有脑血管病患者，特别是脑血栓伴血压偏低患者过量服用本品后出现头晕目眩[5]。

【禁忌】

1. 脑出血急性期禁用。

2. 孕妇禁用。

【注意事项】 风火痰热上攻者慎用。

【用法与用量】 胶囊剂：口服。一次 2～3 粒，一日 3 次；或遵医嘱。片剂：口服。一次 4～6 片，一日 3 次；或遵医嘱。丸剂：用温开水送服。一次 1.2～1.8g，一日 3 次；或遵医嘱。颗粒剂：口服。一次 2g，一日 3 次；或遵医嘱。

【规格】 胶囊剂：每粒装 0.5g

片剂：糖衣片（片芯重 0.3g）

丸剂：(1)每瓶装 16g (2)每袋装 1.8g

颗粒剂：每袋装 2g

【参考文献】 [1]王国瑞，郭剑，党海霞.中风回春胶囊治疗缺血性脑梗死后遗症 60 例临床观察.中西医结合心脑血管病杂志，2005，3(5)：464-465.

[2]杨光钦，文晖，杨权生.中风回春丸治疗中风病 120 例.中国中医药信息杂志，2003，10(1)：58-59.

[3]许实波，项辉，莫斯，等.中风回春丸对脑缺血损伤的防治作用和活血化瘀研究.中山大学学报论丛.1994，6：84.

[4]陈友香，张莹雯.中风回春丸对缺血性中风病(脑梗死)患者血脂、血流变的影响.中药药理与临床，2003，19(2)：47.

[5]傅文录.服中风回春片引起眩晕 10 例.中国中药杂志，1994，19(9)：569.

脑脉泰胶囊
Naomaitai Jiaonang

【药物组成】 红参、三七、当归、丹参、鸡血藤、红花、银杏叶、葛根、制何首乌、山楂、菊花、石决明、石菖蒲。

【功能与主治】 益气活血，息风豁痰。用于中风气虚血瘀、风痰瘀血闭阻脉络证，症见半身不遂、口舌歪斜、言语謇涩、头晕目眩、半身麻木、气短乏力；缺血性中风恢复期及急性期轻症见上述证候者。

【方解】 方中红参大补元气，补脾益肺，益气行滞；三七活血化瘀，以通闭阻之脉络，两药益气活血，切中病机，为君药。当归、丹参、鸡血藤、红花、山楂，活血化瘀，以加强君药之力，为臣药。银杏叶、葛根、制何首乌化浊降脂；菊花、石决明平肝潜阳，息风止痉；石菖蒲豁痰开窍息风；以上诸药以豁痰息风为用，合为佐药。诸药配伍，共奏益气活血，息风豁痰之功。

【临床应用】 中风 气虚血瘀、痰瘀阻络或风痰瘀血痹阻脉络所致。症见半身不遂，口舌歪斜，言语謇涩，头晕目眩，偏身麻木，气短乏力，自汗，手足肿胀，口角流涎，舌质淡黯，舌苔白腻或薄白；中风恢复期见上述证候者。

此外，本品还可用于治疗颅脑损伤后吞咽和肢体运动障碍、非痴呆型血管性认知功能障碍、血管性痴呆[1-3]。

【药理毒理】 本品有抗脑缺血、抗氧化、改善血液流变性、降血脂及改善微循环等作用。

1. 抗脑缺血 本品能减轻局灶性脑缺血大鼠神经行为功能障碍，减少脑梗死范围，减轻脑组织病理损伤[4,5]；降低大鼠脑组织血管通透性和脑组织含水量[5]。

2. 抗氧化 本品可降低局灶性脑缺血大鼠血清 MDA 含量，升高 SOD/MDA 比值[4,5]。

3. 改善血液流变性 本品可改善全血黏度、血浆黏度、血沉、红细胞比容、纤维蛋白原及 ADP 诱导的大鼠血小板最大聚集率[5]；抑制脑缺血大鼠动脉血栓形成，减轻血栓湿重[5]。

4. 增加脑血流量 本品可增加麻醉犬脑血管血流量，降低脑血管阻力[5]。改善去甲肾上腺素引起的大鼠脑微循环障碍[6]。

5. 降血脂　本品能降低高血脂动物血清总胆固醇（TCH）、三酰甘油（TG）、低密度脂蛋白胆固醇（LDL）和 TCH/HDL 比值[5]。

6. 提高学习记忆　本品能提高脑缺血再灌注大鼠学习记忆,增加脑组织乙酰胆碱（ACh）含量,降低脑组织 MDA 水平,提高 SOD 活性[7,8]。

【不良反应】　目前尚未检索到不良反应报道。

【禁忌】　孕妇禁用。

【注意事项】

1. 中风病痰热证、风火上扰证者慎用。

2. 忌辛辣、油腻食物。

【用法与用量】　口服。一次 2 粒,一日 3 次。

【规格】　每粒装 0.5g

【参考文献】　[1]许依春.脑脉泰胶囊治疗颅脑损伤后吞咽和肢体运动障碍 60 例疗效观察.实用心脑肺血管病杂志,2009,17(10):883-884.

[2]邓晓玲,赵斌,陈艳.脑脉泰胶囊治疗非痴呆型血管性认知功能障碍的临床疗效观察.实用心脑肺血管病杂志,2010,18(9):1258-1259.

[3]马瑜,潘秀清,任月琴,等.脑脉泰胶囊治疗血管性痴呆 41 例.中国实验方剂学杂志,2013,19(9):339-341.

[4]徐立,魏翠娥,石体仁,等.脑脉泰胶囊对大鼠局灶性脑缺血的治疗作用.中药新药与临床药理,1997,8(1):17.

[5]邹节明,潘佐静,王淑霖.脑脉泰胶囊药效学及毒理研究.中国医药学报,2003,18(7):408.

[6]邹节明,潘佐静,张家铨,等.中药脑脉泰防治急性脑微循环障碍的实验研究.新医学,2003,34(5):703.

[7]王征,李运曼,龚晓健,等.脑脉泰胶囊对脑缺血再灌大鼠学习记忆功能及脑组织乙酰胆碱含量的影响.中国中药杂志,2005,30(6):459.

[8]邹节明,李运曼,王征,等.脑脉泰胶囊对血管性痴呆大鼠学习记忆能力及脑脂质过氧化的影响.中草药,2006,37(2):238.

脑得生胶囊（丸、颗粒、片）

Naodesheng Jiaonang(Wan,Keli,Pian)

【药物组成】　三七、葛根、红花、川芎、山楂(去核)。

【功能与主治】　活血化瘀,通经活络。用于瘀血阻络所致的眩晕、中风,症见肢体不用、言语不利及头晕目眩;脑动脉硬化、缺血性中风及脑出血后遗症见上述证候者。

【方解】　方中三七微苦,性温,和营行滞,活血化瘀,以为君药。葛根甘辛,性凉,升举清阳,解肌通络;红花辛温,活血通经,散瘀止痛,共为臣药,以增强君药活血化瘀,通脉开痹之功。川芎辛温,活血行气,祛风止痛;山楂酸甘,微温,活血化瘀,消积化浊,共为佐药。全方共奏活血化瘀,通经活络之功效。

【临床应用】

1. 中风　因瘀血阻滞脑脉所致。症见半身不遂,口舌歪斜,语言不利,偏身麻木,舌质紫黯或有瘀点瘀斑,脉弦涩;缺血性中风及脑出血后遗症见上述证候者。

2. 眩晕　由于脑脉瘀滞所致。症见眩晕,头痛,耳鸣,健忘,失眠,或一过性言语不利,肢体麻木,舌有瘀点瘀斑,脉弦或涩;脑动脉硬化见上述证候者。

【药理毒理】　本品有抗脑缺血、抗血栓形成及抑制血管内膜增殖和重构等作用。

1. 抗脑缺血　本品能降低双侧颈总动脉结扎致脑缺血大鼠脑含水量,降低脑毛细血管通透性[1,2]。本品能改善微循环,改善脑血管疾病患者的脑血流量[3]。脑得生片能提高脑缺血损伤大鼠超氧化物歧化酶（SOD）活性、降低丙二醛（MDA）含量,提高 6-Keto-PGF1α[4]。

2. 抗血栓　本品能延长小鼠的凝血时间,减轻拴线法致血栓大鼠的血栓湿重[1,2]。本品还可降低大鼠全血黏度、血浆黏度。脑得生片能降低家兔全血黏度、红细胞压积和红细胞聚集指数[5]。

3. 其他　本品具有抑制家兔血管成形术后的内膜增殖和血管重构,预防血管成形术后的血管再狭窄[6]。

【不良反应】　目前尚未检索到不良反应报道。

【禁忌】

1. 孕妇禁用。

2. 脑出血急性期者禁用。

【注意事项】　风火、痰热证者慎用。

【用法与用量】　胶囊剂:口服。一次 4 粒,一日 3 次。丸剂:口服。一次 9g,一日 3 次。颗粒剂:口服。一次 1 袋,一日 3 次。片剂:口服。一次 6 片,一日 3 次。

【规格】　胶囊剂:每粒装 0.45g

丸剂:每丸重 9g

颗粒剂:每粒装 3g

片剂:(1)薄膜衣片　每片重 0.35g　(2)薄膜衣片　每片重 0.38g　(3)糖衣片(片芯重 0.3g)

【参考文献】　[1]脑得生颗粒新药申报资料.

[2]脑得生胶囊新药申报资料.

[3]钟亚琴,等.全国抗衰老药物研究学术会议大会论文集.第 3 集,1983.10.

[4]蔡钟钦,徐宝林,张美玲.脑得生提取物对大鼠脑缺血保护作用的实验研究.中国中医药科技,2008,15(1):32.

[5]陈明明,王灿鸣,李伟,等.脑得生片对家兔血液流变学和血小板血栓形成的影响以及对大鼠脑局部缺血的保护作用.西北

药学杂志.2008,23(1):38.

[6]谢仲德,郭建生.脑得生的研究进展.中国实验方剂学杂志.2011,17(6):279.

抗栓再造丸
Kangshuan Zaizao Wan

【药物组成】 水蛭(烫)、丹参、三七、地龙、穿山甲(烫)、牛膝、大黄、桃仁、红花、土鳖虫、葛根、麝香、冰片、苏合香、牛黄、胆南星、全蝎、乌梢蛇、天麻、细辛、穿山龙、威灵仙、红参、黄芪、当归、何首乌、朱砂、草豆蔻、甘草。

【功能与主治】 活血化瘀,舒筋通络,息风镇痉。用于瘀血阻窍、脉络失养所致的中风,症见手足麻木、步履艰难、瘫痪、口眼歪斜、言语不清;中风恢复期及后遗症见上述证候者。

【方解】 方中以水蛭、丹参、三七、地龙、穿山甲、牛膝、大黄、桃仁、红花、土鳖虫、葛根活血化瘀,舒筋通络;麝香、冰片、苏合香、牛黄、胆南星化痰开窍,祛风通络;全蝎、乌梢蛇、天麻、细辛、穿山龙、威灵仙祛风通络,息风止痉;红参、黄芪、当归、何首乌益气养血,扶正固本;朱砂重镇安神;草豆蔻温中化湿;甘草调和诸药。诸药相合,共奏活血化瘀、舒筋通络、息风止痉之功。

【临床应用】 中风 因瘀血风痰痹阻脑脉而引起。症见半身不遂,手足麻木,步履艰难,口眼歪斜,言语不清,舌质黯,苔腻,脉弦;中风恢复期及后遗症见上述证候者。

【不良反应】 目前尚未检索到不良反应报道。

【禁忌】 孕妇禁用。

【注意事项】

1. 年老体弱者慎用。

2. 阴虚风动者慎用。

3. 本品所含朱砂有毒,不宜过量或久用。

【用法与用量】 口服。一次3g,一日3次。

【规格】 每袋装3g

益脑复健胶囊
Yinao Fujian Jiaonang

【药物组成】 三七、赤芍、红花、川芎、血竭、葛根、豨莶草、地龙。

【功能与主治】 活血化瘀,祛风通络。用于瘀血阻络所致的中风,症见半身不遂、口眼歪斜、舌强语謇;缺血性中风见上述证候者。

【方解】 方中三七为活血化瘀,通络止痛之要药,切中病机,为君药。赤芍、红花、川芎、血竭活血祛风,通络止痛,相须为用,更助君药活血化瘀之力,共为臣药。葛根活血通络止痛;豨莶草祛风除湿,通痹止痛;地龙息风止痉,化痰通络,合用佐助臣药增强活血化瘀,祛风通络,息风止痉之效,为佐药。全方共奏活血化瘀、祛风通络之功。

【临床应用】 中风 因脑脉瘀阻所致。症见半身不遂,言语謇涩,舌强流涎,口眼歪斜,头晕头痛,肢体麻木,舌质黯,脉涩;缺血性中风见上述证候者。

【药理毒理】 本品有抗脑缺血、改善血液流变性及镇痛作用。

1. **抗脑缺血** 本品可提高实验性脑缺血动物存活率,降低脑含水量,改善脑水肿,抑制脑毛细血管通透性的增加[1]。

2. **改善血液流变性** 本品可降低血瘀大鼠全血黏度、血浆黏度、血沉、红细胞聚集指数[1]。

3. **镇痛** 本品能降低醋酸所致小鼠扭体反应次数及热板法致小鼠疼痛反应[1]。

【不良反应】 目前尚未检索到不良反应报道。

【禁忌】 孕妇禁用。

【注意事项】

1. 阴虚阳亢、肝阳化风者慎用。

2. 久病气血亏虚者慎用。

【用法与用量】 口服。一次3～4粒,一日3次。

【规格】 每粒装0.3g

【参考文献】 [1]孙良杏,何晓红,王淑琴.祛风活血胶囊药效学.中国医药导报,2007,4(2):30-31.

脑血康胶囊(片)
Naoxuekang Jiaonang(Pian)

【药物组成】 水蛭。

【功能与主治】 活血化瘀,破血散结。用于中风瘀血阻络证,症见半身不遂、口眼歪斜、舌强语謇;高血压脑出血后脑血肿、脑血栓见上述证候者。

【方解】 水蛭性味咸、苦,平,具有破血通经,逐瘀消癥的功效。本品即由单味水蛭加工制成,主要功效是活血化瘀,破血散结,多用于血脉瘀阻诸证。

【临床应用】 中风 因脑脉瘀阻所致。症见半身不遂,言语謇涩,舌强流涎,口眼歪斜,头晕头痛,肢体麻木,舌质黯,脉涩;高血压性脑出血后脑血肿、脑血栓见上述证候者。

此外,脑血康片还可用于治疗椎基底动脉供血不足性眩晕[1]。

【药理毒理】　本品有抗血栓形成、改善血液流变学、改善微循环和抗脑缺血等作用。

1. 抗血栓　本品能使家兔纤溶酶活性增加,降低纤维蛋白原含量,抑制右旋糖酐所致血瘀大鼠体内血栓形成[2];本品及脑血康片能抑制大鼠动静脉旁路循环血栓和家兔体外血栓,降低大鼠血小板数,缩短小鼠血浆溶解时间及优球蛋白溶解时间[3,4]。脑血康片还可抑制ADP诱导的大鼠血小板聚集[4]。

2. 改善血液流变性　本品能加快右旋糖酐致血瘀大鼠红细胞电泳速度[2]。

3. 改善微循环　本品能改善细菌毒素造成的小鼠全身微循环障碍[2]。

4. 抗脑出血　脑血康片能改善Ⅶ-S型胶原酶诱导脑出血大鼠行为学变化、脑组织超微结构损害,抑制蛋白酶激酶的受体-1的活化[5,6]。

5. 镇静,抗惊厥　本品对戊巴比妥钠阈下剂量引起的睡眠有协同作用,降低动物自主活动,延长硫代氨基脲引起的小鼠惊厥开始时间,增加惊厥小鼠的存活率[7]。

【不良反应】　目前尚未检索到不良反应报道。

【禁忌】

1. 出血者禁用。

2. 孕妇禁用。

【注意事项】　肝阳化风者慎用。

【用法与用量】　胶囊剂:口服。一次 1 粒,一日 3 次。片剂:口服。一次 3 片,一日 3 次。

【规格】　胶囊剂:每粒装 0.15g

片剂:每素片重 0.15g

【参考文献】　[1]潘光强.脑血康片治疗椎基底动脉供血不足性眩晕 50 例.江西中医药,2007,38(8):36-37.

[2]栗砚芬,冯玉书.脑血康胶囊药效学研究.辽宁药物与临床,2000,3(2):51.

[3]彭旦明,赵诗云,徐洪水,等.脑血康颗粒的药理研究.中成药,1999,21(8):420.

[4]高天洪,朴晋华,张丽,等.脑血康对大鼠体内血栓形成和血小板聚集功能的影响.山西医科大学学报,1999,30(S):61.

[5]郑国庆,王艳,王小同.脑血康片对急性脑出血大鼠 PAR-1 表达及动态演变的影响.中国病理生理杂志,2006,22(4):786.

[6]郑国庆,王艳,黄培新.脑血康对急性脑出血大鼠脑组织超微结构的影响.中医药学刊,2006,24(5):835.

[7]杨全余,周小梅,陈秋红.藏药脑血康胶囊的镇静剂抗惊厥作用.中成药,2007,29(5):749.

活血壮筋丸

Huoxue Zhuangjin Wan

【药物组成】　制川乌、红花、血竭、乳香(去油)、没药(去油)、土鳖虫、地龙、全蝎、川牛膝、桂枝、人参。

【功能与主治】　祛风活血,壮筋强腰。用于筋骨疼痛,周身麻木,半身不遂,口歪眼斜。

【方解】　方中重用制川乌祛风除湿,散寒止痛,用于寒湿痹痛,跌打损伤诸痛,为君药。红花、血竭、乳香、没药、土鳖虫功专活血散瘀止痛,共为臣药。地龙、全蝎虫类药息风止痉,通络止痛;川牛膝活血祛瘀,补肝肾,强筋骨;桂枝温通经脉;人参补久病气血之不足,合为佐药。诸药合用,共奏祛风活血,壮筋强腰之效。

【临床应用】

1. 痹病　多因外感风寒湿邪,经络瘀阻所致。症见关节疼痛,遇寒加重,得热症减;风湿性关节炎、类风湿关节炎见上述证候者。

2. 跌打损伤　多由外伤所致。症见伤处青紫肿胀,疼痛剧烈如针刺,活动受限;软组织损伤见上述证候者。

3. 中风　多由风邪中络,瘀血闭阻所致。症见周身麻木,半身不遂,口眼歪斜;中风恢复期见上述证候者。

【不良反应】　孕妇禁用。

【注意事项】

1. 中风热闭神昏者不宜服用。

2. 本品宜饭后服用。

3. 过敏体质者慎用。

【用法与用量】　口服。一次 2 丸,一日 2 次;酒或温开水送下。或遵医嘱。

【规格】　每 10 丸重 1g

养血清脑颗粒(丸)

Yangxue Qingnao Keli(Wan)

【药物组成】　熟地黄、当归、钩藤、珍珠母、决明子、夏枯草、白芍、川芎、鸡血藤、延胡索、细辛。

【功能与主治】　养血平肝,活血通络。用于血虚肝旺所致的头痛眩晕、心烦易怒、失眠多梦。

【方解】　方中熟地甘、微温,归肝、肾经,能够补血滋阴,益精添髓;当归甘、辛,温,具有补血活血,调经止痛之功,二药合用,滋阴养血,补肾益肝,兼有活血通脉之能,共为君药。钩藤甘、微寒,能够息风止痉,清热平肝;珍珠母甘、咸,寒,能够潜阳安神,清热平息肝风;决明子甘、苦,微寒,归肝、大肠经,能够清肝明目,润肠通便;夏枯草苦、辛,寒,清肝火,解郁结,共为臣药。白芍滋阴养血,川芎活血行气,合归、芍而成养血和营之用;鸡血藤、延胡索补血活血,化瘀行气,舒筋通络,养血祛风,共为佐药。细辛散风通窍止痛,又可制约方中凉药之性,能够补而不滞,滋而不腻,为使药。诸药相合,标本兼治,共奏养血平肝、活血通络之功。

【临床应用】

1. 头痛 多因血虚肝旺所致。症见头痛,眩晕,视物昏花,心悸,失眠;原发性高血压、血管神经性头痛见上述证候者。

2. 眩晕 系由血虚肝旺所致。症见头晕,乏力,心悸,失眠,多梦,两目干涩,视物昏花;原发性高血压见上述证候者。

3. 不寐 系由心肝血虚,血不养神所致。症见失眠多梦,心悸,乏力;神经衰弱见上述证候者。

此外,本品还可用于治疗慢性脑供血不足、脑卒中后抑郁、椎动脉型颈椎病[1-3]。

【药理毒理】 本品有抗脑缺血、降血压、改善微循环和镇痛等作用。

1. 抗脑缺血 本品可以减轻中动脉栓塞大鼠的神经损伤症状,增加前额皮层局部脑血流量,提高血中谷胱甘肽、谷胱甘肽过氧化物酶水平,降低丙二醛含量[4];可增加双侧颈总动脉永久结扎大鼠脑血流量,提高学习记忆能力[5];能抑制全脑缺血再灌沙鼠谷氨酸的神经毒性,减少神经细胞的凋亡[6]。本品对慢性脑供血不足患者,能增加脑供血,改善血液流变学及血流动力学指标[7,8]。

2. 降血压 本品对肾性高血压及自发性高血压大鼠均有降压作用,并可降低血浆 ALD、ET 和心肌 Ang Ⅱ含量,增加 NO、CGRP 含量[9,10]。

3. 改善微循环 本品可改善葡聚糖诱导的小鼠脑微循环障碍,增加软脑膜毛细血管网交点数及血管口径[11]。

4. 镇痛 本品可缓解电刺激及热辐射所致的小鼠疼痛,减少醋酸所致小鼠扭体反应次数[11,12]。

5. 抗凝血 本品能明显延长出血时间和凝血时间,降低实验性脑血栓形成大鼠血浆磷脂酸水平[13]。

6. 抗氧化 本品能提高血清超氧化歧化酶活性,降低乳酸脱氢酶和乳酸含量[14]。

7. 镇静、催眠 本品可减少小鼠的自发活动,与戊巴比妥钠合用可延长小鼠的睡眠时间,增加入睡动物数[15]。

【不良反应】 本品可致恶心、呕吐、皮疹。

【禁忌】 孕妇禁用。

【注意事项】

1. 外感或湿痰阻络所致头痛、眩晕者慎用。

2. 脾虚便溏患者慎用。

3. 本品有平缓降压作用,低血压者慎用。

4. 服药期间饮食宜用清淡易消化食物,忌食辛辣食物。

【用法与用量】 颗粒剂:口服。一次 4g,一日 3 次。丸剂:口服。一次 1 袋,一日 3 次。

【规格】 颗粒剂:每袋装 4g

丸剂:每袋装 2.5g

【参考文献】 [1]畅美季.养血清脑颗粒改善慢性脑供血不足患者头晕和认知功能障碍疗效观察.湖南中医药大学学报.2013,33(10):12,111.

[2]曹捷,胡静菊.养血清脑颗粒治疗脑卒中后抑郁效果观察.宁夏医科大学学报.2013,35(4):470-472.

[3]张巍巍.养血清脑颗粒治疗椎动脉型颈椎病 96 例.中国药物经济学.2013,(9):229-230.

[4]王中琳.养血清脑颗粒对 MCAO 模型大鼠神经功能保护机制研究.辽宁中医杂志,2002,29(12):704.

[5]凌霜,康立源,胡利民.养血清脑颗粒对慢性脑缺血大鼠脑血流量及认知功能的影响.中国新药与临床杂志,2006,25(7):497.

[6]李建华,陈春花,杨磊,等.养血清脑颗粒对蒙古沙鼠全脑缺血再灌注后的神经保护作用.解剖学报,2007,38(4):419.

[7]张安民,史万英.养血清脑颗粒对慢性脑供血不足患者血液流变学及血流动力学的影响.世界中医药,2008,3(1):19.

[8]李光来,张秀华,李东芳,等.养血清脑颗粒对慢性脑供血不足患者血管内皮功能的改善及血栓前状态的影响.中风与神经疾病杂志,2007,24(3):300.

[9]胡利民,李晶,高秀梅,等.养血清脑颗粒对肾性高血压模型大鼠降压作用及其机制探讨.上海中医药杂志,2005,39(4):47.

[10]张艳军,高秀梅,康立源,等.养血清脑颗粒对原发性高血压大鼠血压及脑基因表达谱的影响.中草药,2005,36(9):1375.

[11]周丽华,郭海平.治疗头痛新药——养血清脑颗粒.天津药学,1997,9(4):38.

[12]张硕峰,沈欣,吴金英,等.养血清脑颗粒的镇痛作用及对脑组织血流量的影响.中国实验方剂学杂志,2007,13(1):44.

[13]张玲,褚扬,马晓慧,等.养血清脑颗粒的药理作用研究进展.医学综述.2011,17(5)769.

[14]欧阳娟,程洁,黄宜兰,等.养血清脑颗粒对小鼠糖代谢及抗氧化功能的影响.赣南医学院学报.2008,28(6):799.

[15]高雅玲,王彩娥.养血清脑颗粒对小鼠的镇静催眠作用.郑州大学学报(医学版).2007,42(5):881.

豨蛭络达胶囊

Xizhi Luoda Jiaonang

【药物组成】 豨莶草(蜜酒制)、水蛭、秦艽、三七、冰片、丹参、桃仁、天麻、川芎、人工牛黄、姜半夏、土鳖虫、红花、麝香、胆南星。

【功能与主治】　化痰活血,息风通络。用于缺血性中风(轻型脑梗死)中经络急性期风痰瘀血痹阻脉络证,症见半身不遂、口舌歪斜、语言不清、偏身麻木、头晕、脉弦滑。

【方解】　方中豨莶草祛风通络、清热解毒,水蛭破血逐瘀通络,二者共为君药。秦艽祛风湿,舒经络,三七活血化瘀,止血而不留瘀,冰片开窍醒神,丹参、桃仁活血化瘀,天麻息风止痉,平肝潜阳,川芎行气活血,人工牛黄清热解毒,息风止痉,化痰开窍共为臣药。佐以姜半夏燥湿化痰、降逆止呕,红花活血化瘀,土鳖虫破血逐瘀,胆星清热化痰、息风定痉,麝香开窍醒神,活血散结。诸药合用,共奏化痰活血、息风通络之效。

【临床应用】　中风　痰瘀互结、阻滞脉络所致。症见半身不遂、口舌歪斜、语言不清、偏身麻木、头晕、脉弦滑;轻型脑梗死急性期见上述证候者。

【不良反应】　目前尚未检索到不良反应报道。

【禁忌】　尚不明确。

【注意事项】

1. 有出血倾向者慎用。

2. 脑梗死急性期可根据病情采用综合治疗方案。

【用法与用量】　口服。每次3～4粒,一日3次。

【规格】　每粒装0.3g

华佗再造丸
Huatuo Zaizao Wan

【药物组成】　川芎、吴茱萸、冰片等。

【功能与主治】　活血化瘀,化痰通络,行气止痛。用于痰瘀阻络之中风恢复期和后遗症,症见半身不遂、拘挛麻木、口眼歪斜、言语不清。

【临床应用】　中风　由瘀血或痰湿闭阻经络而致半身不遂,口眼歪斜,手足麻木,疼痛拘挛,肢体沉重疼痛或活动不利,舌质紫黯,舌下脉络瘀曲;中风恢复期见上述证候者。

【药理毒理】　本品具有改善血液流变性、改善微循环、抗血栓、抗心、脑缺血及提高机体免疫功能等作用。

1. 抗血栓　本品可抑制家兔、大鼠瘀血模型体外血栓形成,延长体内血栓形成时间的作用,并能降低血液黏度、抑制血小板聚集性,减轻软脑膜微循环障碍,改善脑供血供氧[1]。

2. 抗脑缺血　本品可提高局灶性脑缺血大鼠的神经功能评分,保护缺血半暗带的神经元及胶质细胞[2];

增加动物颈总动脉和颈内动脉的血流量[3]。

3. 抗心肌缺血　本品能减轻心肌缺血再灌注大鼠的心肌梗死程度,缩小心肌梗死面积,降低梗死区质量,升高血清SOD活性,降低血清MDA含量[4];本品还可提高猫、狗、兔正性肌力,增加心输出量[3]。

4. 调节免疫　本品能增强免疫抑制小鼠的脾细胞抗体形成功能,提高外周血T淋巴细胞数;增加小鼠腹腔巨噬细胞的吞噬活性[3]。

【不良反应】　目前尚未检索到不良反应报道。

【禁忌】

1. 孕妇禁用。

2. 脑出血急性期者禁用。

【注意事项】

1. 中风痰热壅盛证者不宜使用。

2. 平素大便干燥者慎用。

3. 服药期间,忌辛辣、生冷、油腻食物。

【用法与用量】　口服。一次4～8g,一日2～3次;重症一次8～16g,或遵医嘱。

【规格】　丸剂:水蜜丸　每瓶装:(1)80g　(2)120g

【参考文献】　[1]刘剑刚,李忠文,徐红梅,等.华佗再造丸抗血栓作用及对实验性微循环障碍的影响.广东医学,2000,21(5):368.

[2]刘艳,罗祖明,冀玲,等.华佗再造丸对大鼠局灶性脑缺血损伤的保护作用.华西药学杂志,2004,19(2):103.

[3]王波,吴小羽,余善强,等.华佗再造丸药理和临床应用研究进展.中草药,2001,32(8):762.

[4]刘声波,李欣志,林成仁,等.华佗再造丸对大鼠心肌缺血再灌注所致心肌梗死的保护作用.中药新药与临床药理,2004,25(5):536.

豨莶通栓丸(胶囊)
Xixian Tongshuan Wan(Jiaonang)

【药物组成】　豨莶草(蜜酒炙)、胆南星、半夏(制)、当归(酒炙)、天麻、秦艽、川芎、三七、桃仁、水蛭、红花、冰片、人工麝香。

【功能与主治】　活血化瘀,祛风化痰,舒筋活络,醒脑开窍。用于缺血性中风风痰痹阻脉络引起的中风中经络,症见半身不遂、偏身麻木、口舌歪斜、语言謇涩。

【方解】　方中豨莶草祛风除湿,舒筋活络;胆南星清热化痰,息风定惊;二者共为君药。半夏燥湿化痰,当归补血活血,天麻息风止痉,秦艽祛风湿、舒经络,共为臣药。川芎、三七行气活血祛瘀;水蛭破血逐瘀通络;桃仁、红花活血化瘀;冰片、麝香开窍醒神,活血散结;共为佐药。诸药合用,共奏活血祛瘀,祛风化痰,舒筋活络,醒脑开窍之功。

【临床应用】 中风 风痰瘀阻脉络所致。症见半身不遂,肢体麻木,口舌歪斜,左瘫右痪,语言障碍,舌紫黯,苔白腻,脉沉滑;脑血栓见上述证候者。

【药理毒理】 本品有抗血栓形成和血小板聚集、改善血液流变性和抗脑缺血损伤等作用。

1. 抗血栓形成和血小板聚集 本品可延长电刺激致大鼠体内血栓形成时间,并减少体外血栓的湿重和干重,并可减少 ADP 诱导的大鼠血小板聚集[1]。

2. 改善血液流变性 本品可降低肾上腺素致血瘀证大鼠的全血比黏度、血浆比黏度、红细胞压积和纤维蛋白原,并加快血沉速度[1]。

3. 抗脑缺血 本品可缩小电凝法阻断大鼠大脑中动脉致局灶性脑缺血模型的脑梗死面积/切面总面积比值,并可改善脑组织病理变化[1]。

【不良反应】 服用本品后,极个别病例可能出现嗜睡,面部发热,头痛。

【禁忌】

1. 有出血倾向及凝血功能障碍病史者禁用。

2. 孕妇禁用。

3. 出血性中风禁用。

【用法与用量】 丸剂:口服。一次 1 丸,一日 3 次,温开水送服。胶囊剂:口服。每次 3 粒,一日 3 次,4 周为一个疗程。

【规格】 丸剂:每丸重 9g

胶囊剂:每粒装 0.37g

【参考文献】 [1]许荔新,李缝才,师海波,等.豨莶通栓胶囊药效学研究.中草药,1999,30(3):208-210.

丹蒌片

Danlou Pian

【药物组成】 瓜蒌皮、薤白、葛根、川芎、丹参、赤芍、泽泻、黄芪、骨碎补、郁金。

【功能与主治】 宽胸通阳,化痰散结,活血化瘀。用于痰瘀互结所致的胸痹心痛,症见胸闷胸痛,憋气,舌质紫黯,苔白腻;冠心病心绞痛见上述证候者。

【方解】 方中瓜蒌宽胸散结化痰、丹参活血祛瘀止痛为君药。薤白通阳散结、川芎活血行气、赤芍散瘀止痛、郁金行气解郁入心经,助君药为臣,黄芪补气治本,气行则血行而化瘀,亦为臣药。骨碎补补肾活血、泽泻利水渗湿降浊、葛根助黄芪升清阳,升降共济,三者皆为佐药。丹参、川芎、郁金引诸药入心经为使药,全方活血行气、化瘀消痰、标本兼治,共奏活血通脉、宣痹止痛之效。

【临床应用】 胸痹 多因痰瘀互结所致。症见胸闷胸痛,憋气,舌质紫黯,苔白腻;冠心病心绞痛见上述证候者。

此外,还有治疗高脂血症的报道[1]。

【药理毒理】 本品有降血脂、抗心肌缺血、抗心律失常等作用。

1. 降血脂 本品能降低高脂血症大鼠血清中 TC、TG、LDL 的含量,升高 HDL 的含量,升高 HDL/LDL 的比值;可降低血清 TXB_2、ET-1 水平及升高血清 6-Keto-PGF1a 水平;能降低高血脂大鼠血清中 NOS 的含量,并能抑制血浆中 ET 和 Ang II 及 ET/NOS 的水平,抑制血管内膜增生[2-4]。

2. 抗心肌缺血 本品可使异丙肾上腺素致心肌缺血大鼠心电图 J 点下移,降低血清肌酸肌酶(CK)、乳酸脱氢酶(LDH)和谷草转氨酶(AST)活性,改善心肌缺血引起的心肌组织病理损伤[5,6];可减少鼠急性心肌梗死大鼠心肌梗死面积,促进梗死病变愈合,防治早期心室重构[7]。

3. 抗心律失常 本品对心肌缺血再灌注诱导的大鼠心律失常有保护作用,减少室颤发生率、室性心动过速、室性早搏的发生频率及持续时间[8]。

【不良反应】 本品可致大便溏薄、口干。

【禁忌】 孕妇禁用。

【注意事项】 便溏、泄泻者慎用。

【用法与用量】 口服。一次 5 片,一日 3 次,饭后服用。

【规格】 每片重 0.3g

【参考文献】 [1]牛颖,姚娜,郭向东.丹蒌片治疗高脂血症 30 例.河南中医,2013,33(11):1911-1912.

[2]洪铁,杨振,刘玉梅,等.丹蒌片对高脂血症大鼠血管内皮功能的影响.世界中西医结合杂志,2010,5(4):308.

[3]刘玉梅,杨振,洪铁,等.丹蒌片对动脉内皮损伤大鼠 ET、Ang II、NOS 的影响.世界中西医结合杂志,2010,5:403.

[4]纪睿圳,俞诚虹,贺治青,等.丹蒌片改善急性高脂血症大鼠血脂紊乱的实验研究.上海医学,2014,37(7):568.

[5]付军,红梅,冷吉燕,等.丹蒌片对异丙肾上腺素致大鼠急性心肌缺血的保护作用.中国老年学杂志,2011,31(7):1204.

[6]红梅,朝鲁门,斯庆格.丹蒌片对心肌梗死大鼠心肌 Bcl-2,Caspase-3 表达的影响.中国实验方剂学杂志,2012,18(8):216.

[7]红梅.丹蒌片对大鼠心肌梗死面积和心室重构的影响.中国实验方剂学杂志,2011,17(10):208.

[8]郭丽丽,王阶,林飞,等.丹蒌片对短暂心肌缺血再灌注诱

导的心律失常模型大鼠的保护作用及机制.中国中西医结合杂志,
2014,34(9):1125.

天丹通络胶囊(片)

Tiandan Tongluo Jiaonang(Pian)

【药物组成】　川芎、豨莶草、丹参、水蛭、天麻、槐花、石菖蒲、人工牛黄、黄芪、牛膝。

【功能与主治】　活血通络,化痰息风。用于中风中经络,风痰瘀血痹阻脉络证,症见半身不遂、偏身麻木、口眼歪斜、语言謇涩。脑梗死急性期、恢复早期见上述证候者。

【方解】　方中丹参入心肝二经,可活血通经,祛瘀止痛,天麻入于肝经,可平抑肝阳,祛风止痉,二者共为君药。川芎行气活血,豨莶草活血利湿,水蛭破血祛瘀,牛膝活血通经,共助丹参活血通络;牛黄息风解痉,菖蒲化痰开窍,槐花清肝泻火,共助天麻息风化痰解痉,共为臣药。黄芪益气养血,为佐药。水蛭引药入络,通达四肢,为使药。诸药相合,共奏活血通络,化痰息风之功。

【临床应用】　中风　由风痰瘀血痹阻脉络所致。用于半身不遂、偏身麻木、口舌歪斜、语言謇涩;脑梗死急性期、恢复早期见上述证候者[1-3]。

此外,可用于眩晕的治疗[4,5]。

【药理毒理】　本品有抗脑缺血等作用。

1. 抗脑缺血　本品可改善缺血性中风患者的神经功能,降低脑缺血后 S100B 蛋白的表达,降低全血 ICAM-1、CD62P 的表达[6,7];本品联合基础治疗,可改善脑梗死患者颈动脉硬化程度,降低血清中总胆固醇(TC)、三酰甘油(TG)、低密度脂蛋白(LDL-C)水平,提高高密度脂蛋白(HDL-C)水平[8];本品可改善脑血管性痴呆患者脑循环动力学,升高最小血流速度,提高最小血流量,降低外周阻力,降低临界压力[9];本品可改善椎基底动脉供血不足患者眩晕症状,扩张脑血管,增加脑血流量,改善椎基底动脉供血[10]。

2. 其他　本品可抑制大鼠急性硬膜下血肿继发性脑损伤,促进硬膜下血肿的消散,减轻间质水肿,减轻炎细胞浸润,降低模型大鼠血清 TNF-α、IL-6、IL-8水平[11]。

【不良反应】　目前尚未检索到不良反应报道。

【禁忌】　脑出血患者急性期禁用。

【注意事项】

1. 脑梗死急性期应根据病情采用综合疗法。

2. 忌食生冷、辛辣、油腻食物。

【用法与用量】　胶囊剂:口服。一次 5 粒,一日 3次。片剂:口服。一次 5 片,一日 3 次。

【规格】　胶囊剂:每粒装 0.4g

片剂:每片重 0.415g

【参考文献】　[1]吴友贵.天丹通络胶囊治疗脑梗死(恢复期)的临床研究.中医临床研究,2012,4(8):15-16.

[2]邹文孝,米忠友.天丹通络胶囊治疗中风后遗症 40 例.中国药业,2012,21(16):104.

[3]李在望,张剑平,石国锋,等.天丹通络胶囊治疗轻中度脑梗死的临床观察.云南中医学院学报,2013,36(4):79-80.

[4]陆磊,范社文,谢谷华,等.天丹通络胶囊治疗椎基底动脉供血不足性眩晕疗效观察.2008,17(10):1489-1490.

[5]陶荫富,周志祥.天丹通络治疗眩晕 35 例疗效观察.航空航天医药,2010,21(1):78.

[6]祝美珍,吴志敏,肖健,等.清热化瘀Ⅱ号方对缺血性中风急性期神经功能及 S100B 蛋白表达的影响.广西中医药,2011,34(4):6-8.

[7]祝美珍,肖健,肖艳芬,等.清热化瘀Ⅱ号方对急性脑梗死患者神经功能及全血 ICAM-1、CD62P 表达的影响.广西医科大学学报,2011,28(4):546-548.

[8]谭荣平,陈治林,李成栋,等.天丹通络胶囊治疗脑梗死患者颈动脉斑块观察.中西医结合心脑血管病杂志,2012,10(11):1327-1328.

[9]单秀民.天丹通络胶囊对脑血管性痴呆患者脑循环动力学的影响.中国保健,2007,15(7):77.

[10]陆磊,范社文,谢谷华,等.天丹通络胶囊治疗椎基底动脉供血不足性眩晕疗效观察.现代中西医结合杂志,2008,17(10):1489-1490.

[11]陆松侠,龙子江,干磊,等.化瘀涤痰汤对急性硬膜下血肿模型大鼠血清的影响.中成药,2015,37(1):1-5.

(七) 止血

血康口服液

Xuekang Koufuye

【药物组成】　肿节风浸膏粉。

【功能与主治】　活血化瘀,消肿散结,凉血止血。用于血热妄行,皮肤紫斑;原发性及继发性血小板减少性紫癜。

【方解】　方中肿节风,有凉血活血,解毒消斑之功效。

【临床应用】　紫斑　因血热损伤脉络,迫血妄行而致。皮肤出现青紫斑点或斑块,或伴有鼻衄、齿衄、便血、尿血,或有发热、口渴,便秘,舌红,苔黄,脉弦数;原发性及继发性血小板减少性紫癜见上述证候者[1,2]。

【药理毒理】　增强造血功能　本品能提高血小板

减少性紫癜模型家兔及小鼠的血小板数量及血小板黏附率;升高紫癜模型家兔骨髓巨核细胞数,提高 CD_4/CD_8 比值[3,4],降低脾脏系数,减少脾脏巨噬细胞数目和生发中心凋亡小体数量[4]。

【不良反应】 目前尚未检索到不良反应报道。

【禁忌】 孕妇禁用。

【注意事项】

1. 忌食生冷、油腻、辛辣食物。

2. 体弱年迈者慎用。

3. 服药后个别患者如有轻度恶心、嗜睡现象,继续服药后可自行消失。

【用法与用量】 口服。一次 $10\sim20$ml,一日 $3\sim4$ 次;小儿酌减;可连服一个月。

【规格】 每支装 10ml

【参考文献】 [1]沈茂泉,朱鹏飞.血康口服液治疗血小板减少症 100 例疗效总结.浙江中医学院学报,1993,17(4):14.

[2]武海松.血康口服液治疗慢性特发性血小板减少性紫癜 40 例.血栓与止血学杂志,1998,5(3):117.

[3]葛卫红,郭建友,楼云雁,等.血康口服液对家兔血小板减少性紫癜模型的作用机制研究.中华中医药学刊,2007,25(1):151.

[4]葛卫红,郭建友,石森林,等.血康口服液对小鼠血小板减少性紫癜模型的作用机制探讨.中国实验方剂学杂志,2007,13(3):47.

景天三七糖浆
Jingtiansanqi Tangjiang

【药物组成】 景天三七。

【功能与主治】 止血。用于各种出血病症。

【方解】 方中景天三七性平,味甘微酸,功能止血,化瘀,解毒,消肿,定痛,止血而不留瘀。

【临床应用】 出血 因热灼血脉,瘀血阻络,导致血不循经,溢于脉外而致咯血,吐血,衄血,便血,崩漏,外伤出血;各种出血性疾病见上述证候者。

【药理毒理】 止血 本品能缩短家兔凝血时间和出血时间。景天三七还能对抗阿司匹林引起的血小板数量减少和聚集功能减弱[1,2]。

【不良反应】 目前尚未检索到不良反应报道。

【禁忌】 尚不明确。

【注意事项】

1. 忌食生冷、油腻、辛辣食物。

2. 出血量大者,应立即采取综合急救措施。

【用法与用量】 口服。一次 $15\sim25$ml,一日 3 次。

【规格】 每瓶装 200ml

【参考文献】 [1]刘学杰,王姣,仲英,等.景天三七的现代研究进展.齐鲁药事,2007,26(5):295.

[2]刘克芹,尹卫东,郑文芝,等.景天三七对阿司匹林大鼠血小板及凝血功能影响的实验研究.标记免疫分析与临床,2011,18(6):407.

三七血伤宁胶囊
Sanqi Xueshangning Jiaonang

【药物组成】 三七、大叶紫珠及提取物、重楼、冰片、朱砂、草乌、黑紫藜芦、山药。

【功能与主治】 止血镇痛,祛瘀生新。用于瘀血阻滞、血不归经所致的咯血、吐血、月经过多、痛经、闭经、外伤出血、痔疮出血;胃及十二指肠溃疡出血、支气管扩张出血、肺结核咯血、功能性子宫出血见上述证候者。

【方解】 方中以三七止血化瘀,疗伤止痛;大叶紫珠清热解毒,止血散瘀,共为君药。重楼清热解毒,消肿止痛;冰片、朱砂清热止痛,共为臣药。草乌、黑紫藜芦温经止痛,山药补脾肺肾,培补正气,共为佐药。诸药合用,共奏止血镇痛,祛瘀生新之效。

【临床应用】

1. **咯血** 瘀血阻滞之血不归经所致的痰中带血,舌紫黯,或有瘀点,脉涩;肺结核咯血、支气管扩张咯血等见上述证候者。

2. **吐血** 血脉瘀阻,血不循经而致吐血,血色红或紫黯,伴有脘腹疼痛,痛有定处而拒按,舌质紫黯,脉涩;胃、十二指肠球部溃疡出血见上述证候者。

3. **月经过多** 瘀血阻滞、血不归经所致经血量多,血色紫黑有块,小腹疼痛拒按,舌紫黯,或有瘀点,脉涩。

4. **痛经** 瘀血阻滞胞宫而致经期小腹疼痛坠胀,血色紫黯有块,胸胁、乳房胀痛,舌紫黯,或有瘀点,脉涩;妇女月经不调,痛经,经闭及月经血量过多见上述证候者。

5. **闭经** 瘀血阻滞胞宫而致月经停闭,经血不来,小腹疼痛,胸胁、乳房胀痛,舌紫黯或有瘀点,脉涩。

6. **外伤出血** 跌打损伤,瘀血阻滞而致出血,色红或紫黯,局部青紫,肿胀疼痛。

7. **便血** 瘀血阻滞,肠络受损而致大便出血,色黑紫黯,排便困难;胃及十二指肠球部溃疡出血、痔疮出血见上述证候者。

【不良反应】 目前尚未检索到不良反应报道。

【禁忌】 孕妇禁用。肝肾功能不全者禁用。

【注意事项】

1. 忌食生冷、油腻、辛辣食物。

2. 本品含有朱砂、生草乌有毒药物,应在医生指导下使用,不宜过量、久服。

3. 出血量多者,应采取综合急救措施。

【用法与用量】 温开水送服。一次 1 粒(重症者 2 粒),一日 3 次,每隔 4 小时服一次,初服者若无副作用,可如法连服多次;小儿 2～5 岁一次 1/10 粒,5 岁以上一次 1/5 粒。跌打损伤较重者,可服 1 粒保险子。瘀血肿痛者,用酒调和药粉,外擦患处。

【规格】 每粒装 0.4g(每 10 粒胶囊配装 1 粒保险子)

云南红药胶囊
Yunnan Hongyao Jiaonang

【药物组成】 三七、重楼、紫金龙、玉葡萄根、滑叶跌打、大麻药、制黄草乌、金铁锁、石菖蒲、西南黄芩。

【功能与主治】 散瘀止血,祛风除湿,活血止痛。用于瘀血痹阻或风湿阻络所致的鼻衄、咯血、吐血、痔疮出血、月经过多,痹病,跌打损伤;胃溃疡吐血,支气管扩张咯血,功能性子宫出血,眼底出血,眼结膜出血,风湿性关节炎,风湿性腰腿痛,软组织挫伤见上述证候者。

【方解】 方用三七化瘀止血,疗伤止痛为君药。辅以重楼清热凉血,活血祛瘀,散结止痛;紫金龙微寒,清热,活血散瘀,祛风止痛,合用以增强君药清热凉血,活血散瘀,祛风止痛的作用共为臣药。玉葡萄根、滑叶跌打、大麻药散瘀止血,消肿止痛;制黄草乌祛风除湿,通络止痛;金铁锁祛风除湿,散瘀止痛,尽显佐助之用;石菖蒲祛湿化浊;西南黄芩清热燥湿,辅佐君药既可除湿消肿,又可佐制草乌燥热之性共为佐药。方中寒热并调,无温热之弊,化瘀止血,无留瘀之嫌,祛风除湿而不伤阴,诸药合用,共奏止血止痛,活血散瘀,祛风除湿之效。

【临床应用】

1. 出血 多因瘀血阻络,血溢脉外所致的鼻衄、咯血、吐血、便血,痔疮出血,月经过多,舌紫黯,边有瘀斑,脉涩;胃溃疡、十二指肠球部溃疡出血,支气管扩张咯血,功能性子宫出血,眼底出血,球结膜出血、挫伤性前房出血,人工流产术、拔牙术后出血,见上述证候者[1-3]。

2. 痹病 多因风湿瘀血阻滞,脉络不通而致。症见关节、腰腿痛,关节屈伸不利,舌苔白,脉弦紧;风湿性关节炎、类风湿关节炎见上述证候者。

3. 跌打损伤 多因外伤瘀血阻滞而致的伤处皮肤青紫,肿胀疼痛,活动受限,脉弦或涩;软组织损伤见上述证候者。

文献报道,可用本品治疗乳腺增生[4]。

【药理毒理】 本品有止血、镇痛、抗炎等作用。

1. 止血 本品能缩短小鼠断尾出血时间[5]。还能缩短功能性子宫出血模型大鼠的出血时间[6]。

2. 镇痛 本品可减少醋酸所致小鼠的扭体次数[5]。

3. 抗炎 本品能抑制二甲苯所致的小鼠耳肿胀和琼脂性肉芽肿[5]。

【不良反应】 目前尚未检索到不良反应报道。

【禁忌】 孕妇禁用。

【注意事项】

1. 忌食生冷油腻辛辣食物。

2. 本品含有毒药物,不可过量、久服。

3. 出血量大者,应采取相应急救措施。

【用法与用量】 口服。一次 2～3 粒,一日 3 次。

【规格】 每粒装 0.25g

【参考文献】 [1]唐厚秀.云南红药胶囊用于人工流产术后 100 例临床观察.广西医学,2010,(32):570-571.

[2]闫春歌,景向东等.云南红药胶囊预防拔牙后并发症疗效观察.新中医,2011,(43):78.

[3]孔彦月.高海拔地区应用云南红药胶囊治疗挫伤性前房出血 90 例随机双盲对照研究.世界中医药,2014,(2):183-185.

[4]陈艾江,张明明,尚金伏,等.云南红药胶囊治疗乳腺增生的临床观察.中国现代药物应用,2010,(4):153-154.

[5]任杰红,陈林芳.云南红药的药效学研究.云南中医中药杂志,2000,21(4):43.

[6]吕小波,周敏,黄春球,等.云南红药和同类产品对大鼠功血模型子宫内膜修复机制的实验研究.中国临床药理学与治疗学,2013,18(2):132.

止血定痛片
Zhixue Dingtong Pian

【药物组成】 花蕊石(煅)、三七、海螵蛸、甘草。

【功能与主治】 散瘀,止血,止痛。用于十二指肠溃疡疼痛、胃酸过多、出血属血瘀证者。

【方解】 方中花蕊石化瘀止血,煅后更可收敛固涩,制酸止痛为君药。三七化瘀止血,消肿定痛,助主药化瘀止血,消肿止痛为臣药。海螵蛸收敛止血,制酸止痛,加强君臣药止血,止痛作用为佐药。甘草益气和中,缓急止痛,调和药性为佐使药。四药合用,共奏化瘀止血,制酸止痛之功。

【临床应用】

1. 胃痛 因瘀血阻滞,气机不畅而致胃脘疼痛,痛有定处而拒按,或有针刺感,食后痛甚,呕吐酸水,舌质紫黯,脉涩;胃、十二指肠球部溃疡见上述证候者。

2. 吐血 因胃络瘀阻,血不归经而致吐血,血色红或紫黯,伴有胃脘疼痛,痛有定处而拒按,舌质紫黯,脉涩;胃、十二指肠球部溃疡出血见上述证候者。

3. 便血 因瘀血阻滞,肠络受损而致大便出血,色黑,伴有脘腹疼痛,痛有定处而拒按,舌质紫黯,脉涩;胃、十二指肠球部溃疡出血见上述证候者。

【不良反应】 目前尚未检索到不良反应报道。

【禁忌】 尚不明确。

【注意事项】

1. 孕妇慎用。

2. 忌食生冷、油腻、辛辣食物。

3. 出血量大者,应采取相应急救措施。

【用法与用量】 口服。一次 6 片,一日 3 次。

【规格】 每片重 0.43g

三七片

Sanqi Pian

【药物组成】 三七。

【功能与主治】 散瘀止血,消肿止痛。用于咯血,吐血,衄血,便血,崩漏,外伤出血,胸腹刺痛,跌扑肿痛。

【方解】 方中三七味甘微苦性温,入肝经血分,功善止血,又能化瘀生新,有止血而不留瘀的特点,对人体内外各种出血夹瘀滞者尤为适宜,故《医学衷中参西录》谓其:"善化瘀血,又善止血妄行,为吐衄要药。"

【临床应用】

1. 出血 由瘀血阻络,血不循经,溢于脉外而致咯血,吐血,衄血,便血,崩漏;支气管扩张出血、胃及十二指肠球部溃疡出血、干燥性鼻炎、牙周炎、消化道溃疡、痔疮出血、功能性子宫出血、过敏性紫癜见上述证候者。

2. 跌打损伤 因暴力撞击,强力扭转或牵引压迫导致瘀血阻络而见伤处皮肤青紫,肿胀疼痛,活动受限,或胸腹刺痛,或见出血,脉弦或涩;软组织损伤见上述证候者。

【药理毒理】 本品有止血、抗炎等作用。

1. 止血 本品能缩短家兔和犬凝血时间、凝血酶原时间和家兔血浆复钙时间[1]。

2. 抗炎 本品对大鼠蛋清性、甲醛性、右旋糖酐性肿胀及棉球肉芽肿等多种急、慢性炎症模型有抑制作用,可抑制巴豆油所致的小鼠耳肿胀[2-4]。

3. 其他 本品可抑制烧伤后瘢痕增生[5]。三七胶囊可上调乙酸烧灼性胃溃疡模型大鼠血管内皮生长因子(VEGF)表达,促进溃疡创面愈合[1]。

【不良反应】 本品可致过敏性药疹及过敏性休克[6,7]。

【禁忌】 孕妇禁用。

【注意事项】

1. 忌食生冷、油腻、辛辣食物。

2. 出血量大者,应立即采取综合急救措施。

3. 用本品治疗软组织损伤时,可配合外用活血药品,以增疗效。

【用法与用量】 口服。小片:一次 4~12 片;大片:一次 2~6 片,一日 3 次。

【规格】 每瓶装 40 片

【参考文献】 [1]刘炳波.三七片对家兔凝血作用的实验研究.中国中医药科技,2005,12(5):296.

[2]赫朝庆.三七总皂苷的抗炎作用.中国药理学报,1986,6(3):253.

[3]张宝恒.三七根总皂苷的抗炎作用及其作用机制.中国药理通报,1990,6(4):236.

[4]朱惠兰.三七人参二醇苷的消炎止痛作用.中药材,1989,12(9):36.

[5]郭保军,孙爱玲,周玉新,等.三七片及瘢痕霜对烧伤后瘢痕增生的影响.西北国防医学杂志,1998,19(1):47.

[6]周学明,张华清.三七片致过敏性休克一例.临床误诊误治,2009,22(10):100.

[7]孔志明,郭彦景.三七片致过敏性休克.药物不良反应杂志,2003,5(4):283.

固本统血颗粒

Guben Tongxue Keli

【药物组成】 淫羊藿、黄芪、锁阳、巴戟天、菟丝子、党参、山药、附子、肉桂、枸杞子。

【功能与主治】 温肾健脾,填精益气。用于阳气虚损,血失固摄所致的紫斑,症见畏寒肢冷,腰酸乏力,尿清便溏,皮下紫斑,其色淡黯。亦可用于轻型原发性血小板减少性紫癜见上述证候者。

【方解】 方中淫羊藿温肾助阳,黄芪健脾益气,二者合用,脾肾双补共为君药。锁阳、巴戟天补肾壮阳,加强君药温补之功;菟丝子助肾阳,益精血;党参、山药益气助阳,健脾固摄以止血共为臣药。附子、肉桂系大辛大热之品,有峻补元阳之效,能温一身之阳气;枸杞子甘平质润,滋阴助阳,益精补血,佐助君药,以防温补燥烈之性,共为佐药。全方共成温补脾肾,益气止血之功。

【临床应用】 紫斑 多因脾肾阳气虚衰,气不摄血,血溢脉外导致的皮肤出血、瘀斑瘀点,色泽黯淡,可伴畏寒肢冷,腰酸乏力,尿清,便溏,舌淡苔薄,脉沉细;血小板减少性紫癜见上述证候者。

【不良反应】 目前尚未检索到不良反应报道。

【禁忌】　尚不明确。

【注意事项】

1. 孕妇慎用。

2. 高血压患者慎用。

【用法与用量】　饭前开水冲服。一次 1 袋,一日 2 次。一个月为一疗程。

【规格】　每袋装 20g

益气止血颗粒
Yiqi Zhixue Keli

【药物组成】　白及、党参、黄芪、白术(炒)、茯苓、功劳叶、地黄、防风。

【功能与主治】　益气,止血,固表,健脾。用于气不摄血所致的咯血、吐血。

【方解】　方中白及善入肺胃两经,收敛止血;党参益气健脾,摄血止血共为君药。黄芪、白术、茯苓健脾益气,辅君药益气止血共为臣药。功劳叶培补元气,地黄清热凉血,防风疏风固表为佐药。诸药合用,共奏补脾益气、止血、固表之功。

【临床应用】

1. 咯血　肺脾气虚,气不摄血所致的咯血,血色淡红,夹有痰涎,气短懒言,神疲乏力,面色苍白,唇甲色淡,舌质淡,脉细无力;肺结核咯血、支气管扩张咯血见上述证候者。

2. 吐血　脾胃气虚,气不摄血所致的吐血,血色淡红,夹有食物残渣,肢体倦怠,精神疲惫,面色无华,舌质淡,脉细无力;胃、十二指肠球部溃疡出血见上述证候者。

【不良反应】　目前尚未检索到不良反应报道。

【禁忌】　尚不明确。

【注意事项】

1. 忌食生冷、油腻、辛辣食物。

2. 出血量多者,应采取综合救治措施。

【用法与用量】　口服。一次 20g,一日 3～4 次;儿童用量酌减。

【规格】　每袋装 20g　每瓶装 250g

溃平宁颗粒
Kuipingning Keli

【药物组成】　大黄浸膏、白及、延胡索粗碱。

【功能与主治】　止血止痛,收敛生肌。用于郁热内蕴所致的胃痛,症见胃脘疼痛灼热、吞酸嘈杂,或见吐血、黑便;胃及十二指肠溃疡、上消化道出血见上述证候者。

【方解】　方中大黄苦寒沉降,清泻火热,凉血止血为君药。白及味涩能收敛止血,尤善止肺胃出血,延胡索活血祛瘀,行气止痛,共为臣药。诸药合用,共奏止血止痛,收敛生肌之功。

【临床应用】

1. 胃痛　饮食不节,损伤脾胃,运化失常,郁而化热,火热内蕴所致胃脘灼热疼痛,吞酸嘈杂,口苦咽干,舌红苔黄,脉数;胃、十二指肠球部溃疡见上述证候者。

2. 吐血　饮食不节,胃火炽盛,迫血外溢所致吐血,胃脘疼痛灼热,吞酸嘈杂,舌红苔黄,脉滑数;胃、十二指肠球部溃疡见上述证候者。

3. 便血　积热内郁,气血逆乱,迫血下行所致便血色紫黯或紫黑,口苦口臭,渴喜冷饮,胃脘胀闷灼痛,舌红苔黄,脉数;胃、十二指肠球部溃疡见上述证候者。

【不良反应】　目前尚未检索到不良反应报道。

【禁忌】　孕妇禁用。

【注意事项】　忌食生冷、油腻、辛辣食物。

【用法与用量】　开水冲服。一次 4g,一日 3～4 次。

【规格】　每袋装 4g(相当于总药材 5.2g)

紫珠止血液
Zizhu Zhixue Ye

【药物组成】　紫珠草叶。

【功能与主治】　清热解毒,收敛止血。用于热毒所致的胃肠道出血、吐血、便血。

【方解】　方中紫珠草叶苦涩性寒,功可清热解毒,收敛止血,兼可活血化瘀,使收涩不敛邪,止血不留瘀。热迫血行,血溢脉外之吐血、便血均可使用。

【临床应用】

1. 吐血　因热毒炽盛,热迫血行,血溢脉外所致吐血,血色鲜红,身热烦躁,口干口臭,牙龈红肿热痛,口舌生疮,舌红苔黄,脉数有力;胃、十二指肠球部溃疡出血见上述证候者。

2. 便血　因火毒内盛,热灼肠络所致的大便出血,血色鲜红,大便秘结,小便黄赤,口干舌燥,舌红苔黄,脉数;胃、十二指肠球部溃疡出血、痔疮出血见上述证候者。

【药理毒理】　止血　本品能缩短小鼠出血、凝血时间,升高血小板数量[1]。

【不良反应】　目前尚未检索到不良反应报道。

【禁忌】　尚不明确。

4. 改善血液流变性　本品能降低高分子右旋糖酐高黏血症大鼠的全血黏度和红细胞压积[6]。

【不良反应】　本品可致过敏反应[7]。

【禁忌】　尚不明确。

【注意事项】

1. 本品寒凉，脾胃虚寒者慎用。

2. 服药期间饮食宜选清淡易消化之品，忌食辛辣油腻食物。

3. 出血量多者，应采取综合急救措施。

【用法与用量】　片剂：口服。一次 2 片，一日 3 次。胶囊剂：口服。一次 3～5 粒〔规格(1)〕、一次 2～3 粒〔规格(2)〕，一日 3～4 次或一次 3 粒〔规格(3)〕，一日 3 次。

【规格】　片剂：每片含干浸膏 0.5g

胶囊剂：(1)每粒装 0.3g(含干浸膏 0.2g)　(2)每粒装 0.4g(含干浸膏 0.3g)　(3)每粒装 0.33g(含干浸膏 0.33g)

【参考文献】　[1]胡惠清，蒋维，王玉英.裸花紫珠片治疗过敏性紫癜疗效观察.湖北中医杂志，2009，31(4)：42.

[2]杨政，文海泉.裸花紫珠片治疗慢性湿疹疗效观察.中外医疗，2010，29(27)：109.

[3]刘丰，张继民，游伟.裸花紫珠片治疗内痔出血 126 例，实用医学杂志，2008，24(5)：813.

[4]吴明卫，李健锋，敖智晶.应用裸花紫珠片治疗慢性咽炎的临床疗效分析.现代中西医结合杂志，2007，(4)：500.

[5]符健，邝少轶，王世雄.裸花紫珠片的抗菌消炎和止血作用研究.海南大学学报(自然科学版)，2002，20(2)：154.

[6]陈颖，杨国才.裸花紫珠对大鼠血液流变学的影响，中国药物与临床，2007，7(4)：293.

[7]陆丽.裸花紫珠片致过敏反应 1 例.长江大学学报，2013，(10)：132.

止血宝胶囊
Zhixuebao Jiaonang

【药物组成】　小蓟。

【功能与主治】　凉血止血，祛瘀消肿。用于血热妄行所致的鼻出血、吐血、尿血、便血、崩漏下血。

【方解】　小蓟甘凉，入肝脾经凉血止血，祛瘀消痛，既可止出血，又可消瘀血，止血而无留瘀之弊，治疗血热夹瘀的出血最为适宜。

【临床应用】

1. 鼻衄　热伤肺络而致鼻腔出血，血色鲜红，口鼻干燥，舌红苔薄黄，脉数；干燥性鼻炎、萎缩性鼻炎见上述证候者。

2. 吐血　热伤胃络所致的吐血，血色鲜红，夹有食

【注意事项】

1. 忌食生冷油腻辛辣食物。

2. 体弱年迈者慎服。

3. 出血量多者，应采取综合急救措施。

【用法与用量】　口服。一次 40ml，一日 2～3 次，亦可用胃管灌胃。外用，取本品制成纱布条使用。

【规格】　每瓶装 20ml

【参考文献】　[1]卢素琳，钟恒亮，夏署华.紫珠止血作用的实验研究.贵阳医学院学报，1999，4(3)：241.

裸花紫珠片(胶囊)
Luohuazizhu Pian(Jiaonang)

【药物组成】　裸花紫珠浸膏。

【功能与主治】　清热解毒，收敛止血。用于血热毒盛所致的呼吸道、消化道出血及细菌感染性炎症。

【方解】　裸花紫珠具有收敛止血，清热解毒，散瘀消肿的功效。

【临床应用】

1. 鼻衄　肺、胃、肝、胆热盛，迫血妄行所致鼻腔出血，血色鲜红，口鼻干燥，咽痒咳嗽，或口臭龈肿，或急躁易怒，目赤耳鸣，苔薄黄，脉滑数；干燥性鼻炎、萎缩性鼻炎见上述证候者。

2. 咯血　肺热壅盛，灼伤络脉所致咯血，血色鲜红，或痰血相夹，咳吐黄痰，口渴心烦，舌红苔黄，脉滑数；支气管扩张出血见上述证候者。

3. 吐血　胃热伤络，血溢脉外所致的吐血，色鲜红或紫黯，夹有食物残渣，身热烦躁，口干口臭，牙龈肿痛，口舌生疮，舌红苔黄，脉数有力；胃及十二指肠出血见上述证候者。

4. 崩漏　血热内盛，冲任失固所致经血非时而下，量多或淋漓不尽，血色鲜红或有瘀块，舌红苔黄，脉滑数；功能性子宫出血、人流后出血见上述证候者。

此外，尚有治疗过敏性紫癜、慢性湿疹、痔疮出血、慢性咽炎的报道[1-4]。

【药理毒理】　本品有止血、抗炎、抑菌等作用。

1. 止血　本品能缩短小鼠断尾的出血和凝血时间[5]。

2. 抗炎　本品对醋酸所致小鼠腹腔毛细血管通透性增加、二甲苯所致小鼠耳肿胀及蛋清所致大鼠足肿胀均有抑制作用[5]。

3. 抑菌　本品体外试验对金黄色葡萄球菌、伤寒沙门菌、肺炎链球菌均有不同程度的抑菌作用，其中对金黄色葡萄球菌、伤寒沙门菌的抑菌作用最强[5]。

物残渣,身热烦躁,口干口臭,牙龈红肿热痛,口疮,舌红苔黄,脉数有力;胃、十二指肠溃疡出血见上述证候者。

3. 尿血 热邪下迫肾与膀胱,脉络受损而致尿血鲜红,小便黄赤灼热,心烦口渴,舌红苔黄,脉数;尿路感染出血见上述证候者。

4. 便血 热邪损伤肠络所致大便出血,血色鲜红,大便秘结,小便黄赤,舌红苔黄,脉数有力;胃、十二指肠溃疡出血、痔疮出血见上述证候者。

5. 崩漏 血热妄行,冲任不调而致经血非时而下,量多或淋漓日久不尽,血色鲜红或有瘀块;功能性子宫出血见上述证候者。

【药理毒理】 本品有止血、抗菌作用。

1. 止血 体外试验,本品对枸橼酸钠抗凝混合血浆具有促凝作用;能缩短大鼠尾创伤性出血时间。大鼠下肢及家兔耳廓血管灌流试验显示本品可使流出液滴数减少。

2. 抗菌 本品体外试验对肺炎球菌、白喉杆菌、溶血链球菌、金黄色葡萄球菌等有抗菌作用。

【不良反应】 目前尚未检索到不良反应报道。

【禁忌】 尚不明确。

【注意事项】

1. 阴虚火旺出血证慎用。

2. 服药期间饮食宜选清淡易消化之品,忌食辛辣、油腻食物。

3. 出血量多者,应采取综合急救措施。

【用法与用量】 口服。一次2~4粒,一日2~3次。

【规格】 每粒装0.3g(含原药材3g)

紫地宁血散

Zidi Ningxue San

【药物组成】 大叶紫珠、地稔。

【功能与主治】 清热凉血,收敛止血。用于胃中积热所致的吐血、便血;胃及十二指肠溃疡出血见上述证候者。

【方解】 方中大叶紫珠味苦辛,性平,散瘀止血,解毒止痛为君药。地稔味甘微涩,性稍凉,清热解毒,收涩、化瘀止血为臣药。两药共奏清热凉血,收敛止血之效。

【临床应用】

1. 吐血 胃中积热,热迫血行,血溢脉外所致吐血,血色鲜红,夹有食物残渣,身热烦躁,口干口臭,口疮,便秘尿赤,舌红苔黄,脉数有力;胃及十二指肠溃疡出血见上述证候者。

2. 便血 胃肠积热,损伤脉络,血溢脉外所致便血,

血色鲜红,肛门灼热,大便秘结,小便黄赤,舌红苔黄,脉数有力;胃及十二指肠溃疡出血、痔疮出血见上述证候者。

【药理毒理】 **止血** 本品能缩短小鼠凝血时间;缩短家兔肌注肝素的出血时间;增加纤维蛋白原含量,促进血块形成[1]。本品还引起离体家兔主动脉条片收缩,减少离体兔耳灌流量[1]。

【不良反应】 目前尚未检索到不良反应报道。

【禁忌】 尚不明确。

【注意事项】

1. 阴虚火旺出血者不宜使用。

2. 孕妇慎用。

3. 出血量多者,应采取综合急救措施。

4. 服药期间饮食宜清淡易消化,忌食辛辣、油腻食物。

【用法与用量】 口服。一次8g,一日3~4次。

【规格】 每瓶装4g

【参考文献】 [1]紫地宁血散新药申报资料.

槐角丸

Huaijiao Wan

【药物组成】 槐角(炒)、地榆(炭)、防风、黄芩、当归、枳壳(炒)。

【功能与主治】 清肠疏风,凉血止血。用于血热所致的肠风便血、痔疮肿痛。

【方解】 方中槐角味苦性微寒,专清大肠湿热,凉血止血,切中病机,故为君药。地榆(炭)凉血止血,防风疏风止血,共为臣药。黄芩清热燥湿,当归养血活血,枳壳下气宽肠,共为佐药。诸药合用,既能凉血止血,又能清肠疏风,风热湿毒既清,便血自止,诸药合用,共奏清肠疏风,凉血止血之功。

【临床应用】

1. 便血 多因湿热壅遏大肠,灼伤血络而致的便血,先血后便,血色鲜红,大便不畅,腹部胀痛,食少纳呆,舌红苔黄腻,脉濡数;消化性溃疡出血见上述证候者。

2. 痔疮 多因风邪热毒或湿热壅遏大肠,灼伤血络而致便血,血色鲜红,大便不畅,痔疮肿痛。

文献报道,本品可用于幼儿肛裂的治疗[1]。

【药理毒理】 本品具有止血、镇痛、抗炎等作用。

1. 止血 本品可缩短小鼠断尾后的出血时间和凝血时间[2]。

2. 镇痛 本品能减少冰醋酸致小鼠扭体次数,提高

小鼠痛阈[2]。

3. 抗炎 本品能抑制致炎液引起的小鼠耳肿胀度,抑制醋酸所致小鼠腹腔毛细血管通透性增加,抑制大鼠棉球肉芽肿[2]。

【不良反应】 目前尚未检索到不良反应报道。

【禁忌】 尚不明确。

【注意事项】

1. 虚寒性便血者慎用。

2. 体弱年迈者慎服。

3. 若痔疮便血,肿痛严重和便血呈喷射状者,应立即采取综合急救措施。

4. 服药期间饮食宜选清淡易消化之品,忌食辛辣、油腻食物。

【用法与用量】 口服。水蜜丸一次 6g,小蜜丸一次 9g,大蜜丸一次 1 丸,一日 2 次。

【规格】 大蜜丸每丸重 9g

【参考文献】 [1]祝普凡.槐角丸与槐花散治疗幼儿肛裂 42 例疗效观察.河北中医,2007,29(3):238.

[2]陈菡,黄世福,徐鹏夫,等.槐角颗粒的主要药效学研究.安徽医药,2005,9(10):731.

四 红 丹

Sihong Dan

【药物组成】 地榆(炭)、槐花(炭)、大黄、大黄(炭)、当归、当归(炭)。

【功能与主治】 清热止血。用于血热所致的吐血、衄血、便血、崩漏下血。

【方解】 方中地榆(炭)苦、酸、涩,微寒,槐花(炭)味苦,性微寒,合用既能清热凉血,又能收涩止血,两擅其功,切中病机,为君药。辅以苦寒之大黄、大黄(炭),清理肠胃湿热,导热下行,凉血止血,为臣药。当归(炭)和血止血,当归养血和血,为佐药。诸药合用,共奏清热止血之效。

【临床应用】

1. 吐血 多因肺胃热盛,迫血妄行而致吐血,血色鲜红,夹有食物残渣,口渴,心烦,身热;消化性溃疡出血、食管炎出血见上述证候者。

2. 衄血 多因肺胃热盛,迫血妄行所致鼻出血,齿龈或牙缝出血,血色鲜红,口鼻干燥,烦渴喜饮,牙龈肿痛,口臭,舌红苔黄,脉数;干燥性鼻炎、萎缩性鼻炎、牙周炎见上述证候者。

3. 便血 多因湿热蕴结肠道,迫血妄行而致便下出血,血色鲜红,大便不畅,肛门灼痛,或有腹痛;胃及十二

指肠溃疡出血、痔疮出血见上述证候者。

4. 崩漏 多因血热内盛,冲任失固而致经血非时而下,量多或淋漓不断,血色鲜红,或有瘀块,或伴有腹痛;功能性子宫出血见上述证候者。

【不良反应】 目前尚未检索到不良反应报道。

【禁忌】 孕妇禁用。

【注意事项】

1. 脾不统血所致出血者慎用。

2. 服药期间饮食宜清淡,忌食辛辣、油腻食物。

3. 体弱年迈者慎服。

4. 出血量大者,应采取相应急救措施。

【用法与用量】 口服。一次 1 丸,一日 2 次。

【规格】 每丸重 9g

脏 连 丸

Zanglian Wan

【药物组成】 黄连、黄芩、槐角、槐花、地榆(炭)、地黄、赤芍、荆芥穗、当归、阿胶。

【功能与主治】 清肠止血。用于肠热便血,肛门灼热,痔疮肿痛。

【方解】 方中黄连、黄芩清热燥湿,凉血解毒,除肠中湿热而止出血,共为君药。槐角、槐花、地榆(炭)凉血收涩止血,尤善止下部出血;生地黄清热凉血,滋阴生津,既止出血,又补阴虚;赤芍凉血化瘀止血;荆芥穗疏风清热止血,以上六药助主药清热凉血之力,又有养阴活血、疏散风热之功,共为臣药。当归、阿胶补血、活血、止血,共为佐药。诸药合用,共收清肠止血之功。

【临床应用】

1. 便血 多因湿热壅遏肠道,脉络损伤而致大便下血,血色鲜红,或伴有黏液或脓液,常有少腹疼痛,肛门灼热,舌苔黄腻,脉濡数;消化性溃疡出血见上述证候者。

2. 痔疮 多因风热、湿热壅遏肠道,灼伤血络而致大便带血,血色鲜红,痔核肿胀坠痛,大便不畅。

【不良反应】 目前尚未检索到不良反应报道。

【禁忌】 尚不明确。

【注意事项】

1. 虚寒证出血者不宜使用。

2. 体弱年迈者慎服。

3. 若痔疮便血,肿痛严重和便血呈喷射状者,应立即采取综合急救措施。

4. 服药期间饮食宜清淡,忌食辛辣、油腻食物。

【用法与用量】 口服。水蜜丸一次 6～9g,小蜜丸

一次 9g,大蜜丸一次 1 丸,一日 2 次。

【规格】　大蜜丸每丸重 9g

荷 叶 丸

Heye Wan

【药物组成】　荷叶、藕节、大蓟(炭)、小蓟(炭)、白茅根(炭)、棕榈(炭)、栀子(焦)、知母、黄芩(炭)、地黄(炭)、玄参、当归、白芍、香墨。

【功能与主治】　凉血止血。用于血热所致的咯血、衄血、尿血、便血、崩漏。

【方解】　方中荷叶味苦、涩,性平,功能凉血止血,为君药。藕节、大蓟(炭)、小蓟(炭)、白茅根凉血止血;棕榈(炭)收敛止血,共为臣药。栀子、知母、黄芩清热泻火,折其上逆之势,火降而血自止,地黄、玄参清热养阴,凉血止血;当归、白芍补血,止血补血共用,标本兼顾;香墨可加强清热凉血止血之功,共为佐药。诸药合用,共奏凉血止血之功。

【临床应用】

1. 咯血　因热伤肺络而致咯血,痰中带血,咽痒咳嗽,口鼻干燥,苔薄黄,脉滑数;肺结核咯血、支气管炎咯血、支气管扩张咯血见上述证候者。

2. 衄血　多因肺胃热盛,迫血妄行所致的鼻出血,齿龈或牙缝出血,血色鲜红,口鼻干燥,烦渴喜饮,牙龈肿痛,口臭,舌红苔黄,脉数;干燥性鼻炎、萎缩性鼻炎、牙周炎见上述证候者。

3. 尿血　多因热盛下焦,脉络受损,血渗膀胱而致尿血鲜红,小便黄赤灼热,心烦口渴,舌红,脉数;急性泌尿系感染、急性肾盂肾炎见上述证候者。

4. 便血　多因热伤肠络而致便血鲜红,大便不畅,舌红苔黄,脉数;胃、十二指肠溃疡出血见上述证候者。

5. 崩漏　多因血热妄行,冲任失固而致经血淋漓不断,血色鲜红或有瘀块;功能性子宫出血见上述证候者。

【不良反应】　目前尚未检索到不良反应报道。

【禁忌】　尚不明确。

【注意事项】

1. 虚寒性出血者不宜使用。

2. 体弱年迈者慎服。

3. 出血量大者,应立即采取综合急救措施。

4. 服药期间,饮食宜选清淡,忌食辛辣食物。

【用法与用量】　口服。一次 1 丸,一日 2～3 次。

【规格】　每丸重 9g

江南卷柏片

Jiangnan Juanbai Pian

【药物组成】　江南卷柏。

【功能与主治】　清热凉血。用于血热所致的肌衄,症见皮下有散在紫癜、出血点,舌质红,脉细数。

【方解】　本方由卷柏单味药组成。卷柏具有清热凉血,化瘀止血之效,一药力专,主治血热妄行所致肌衄,止血而不留瘀血。

【临床应用】　**紫斑**　血热妄行溢于肌肤所致的皮肤出现青紫斑点或斑块,或伴有鼻衄、齿衄、便血、尿血,或有发热,口渴,便秘,舌红苔黄,脉细数。

此外,还有本品治疗特发性血小板减少性紫癜的报道[1]。

【药理毒理】　本品具有增强血小板聚集、免疫抑制等作用。

1. 增强血小板聚集　本品能增加 ADP 诱导的家兔血小板聚集[2]。

2. 免疫抑制　本品能降低小鼠血清 IgG 的含量,减轻小鼠胸腺重量。抑制小鼠特异性 CRBC 抗体(IgM 和 IgG 两型溶血素)的产生,升高小鼠血清补体 C_3 的含量,降低循环免疫复合物(CIC)的含量[3]。

【不良反应】　目前尚未检索到不良反应报道。

【禁忌】　孕妇禁用。

【注意事项】

1. 虚寒证出血者不宜使用。

2. 本药苦寒,易伤正气,体弱年迈者慎服。

3. 服药期间饮食宜清淡,忌食辛辣、油腻食物。

【用法与用量】　口服。一次 5～6 片,一日 3 次。

【规格】　每片含干浸膏 0.32g

【参考文献】　[1]刘翠英,周丽娟,谷月丽,等.江南卷柏片治疗难治性特发性血小板减少性紫癜 15 例.河南医科大学学报,1997,32(4):124.

[2]邓祥坚,黄侃,黄志刚.江南卷柏对家兔血小板聚集的影响.广州医药,2001,32(2):54.

[3]林培英,潘竞锵,肖柳应,等.江南卷柏的免疫药理作用.中药材,1992,15(11):36.

血美安胶囊

Xuemei'an Jiaonang

【药物组成】　猪蹄甲、地黄、赤芍、牡丹皮。

【功能与主治】　清热养阴,凉血活血。用于原发性血小板减少性紫癜血热伤阴挟瘀证,症见皮肤紫癜、齿衄、鼻衄、妇女月经过多、口渴、烦热、盗汗。

【方解】 方中猪蹄甲滋养阴血,育阴清热,针对血热伤阴的病机,故为君药。地黄甘寒,养阴生津,凉血止血,为臣药。赤芍、牡丹皮清热养阴,凉血活血,并且止血而不留瘀,为佐药。四药合用,共奏清热养阴,凉血止血之效。

【临床应用】

1. 紫斑 因血热妄行,伤阴挟瘀而致皮肤出现青紫斑点或斑块,或伴有鼻衄、齿衄、便血、尿血,或有发热、口渴、盗汗,舌红苔少,脉弦数;原发性血小板减小性紫癜见上述证候者。

2. 齿衄 多因血热伤阴挟瘀而致牙龈或牙缝出血,舌质红,苔薄黄,脉滑数;齿龈炎见上述证候者。

3. 月经过多 多因血热妄行,伤阴挟瘀,冲任不调而致经血非时而下,淋漓不净,血色鲜红或有瘀块;功能性子宫出血见上述证候者。

【药理毒理】 本品有升白细胞和血小板等作用。

1. 升白细胞和血小板 本品能促进环磷酰胺所致小鼠和大鼠白细胞、血小板数低下的恢复[1]。

2. 增强免疫功能 本品可使环磷酰胺免疫抑制模型小鼠血清溶血素水平恢复正常[1]。

【不良反应】 目前尚未检索到不良反应报道。

【禁忌】 孕妇禁用。

【注意事项】

1. 脾胃虚寒者慎用。

2. 当血色素低于 60g/L,且患者耐受较差时,可输血;同时要控制出血及感染。

3. 服药期间饮食宜清补易消化,忌食辛辣、油腻食物。

【用法与用量】 口服。一次 6 粒,一日 3 次;小儿酌减。一个月为一疗程,或遵医嘱。

【规格】 每粒装 0.27g

【参考文献】 [1]陈仁琪.血美安胶囊研究的实验资料及文献资料.新药申报资料,1993.

十 灰 丸

Shi Hui Wan

【药物组成】 大蓟(炒炭)、小蓟(炒炭)、茜草(炒炭)、白茅根(炒炭)、荷叶(煅炭)、侧柏叶(炒炭)、棕榈(煅炭)、栀子(炒炭)、大黄(炒炭)、牡丹皮(炒炭)。

【功能与主治】 凉血止血。用于血热妄行所致吐血、衄血、血崩。

【方解】 方中大蓟、小蓟清热凉血止血,为君药。

茜草、白茅根、荷叶、侧柏叶凉血止血,为臣药。棕榈皮收涩止血;栀子清热泻火;大黄、牡丹皮凉血祛瘀,使血止血而不留瘀,共为佐药。诸药烧炭存性,可加强收涩止血作用。全方凉血与清降并用,收涩与化瘀兼顾,共奏凉血止血之功。

【临床应用】

1. 吐血 系由火热炽盛,灼伤胃络,迫血妄行所致。症见吐血色红或紫黯,常夹有食物残渣,脘腹胀闷,甚则作痛,口臭,便秘,大便色黑,舌红苔黄,脉滑数;上消化道出血见上述证候者。

2. 衄血 多由火热炽盛,灼伤血络,迫血妄行所致。症见鼻燥衄血,血色鲜红,口渴欲饮,鼻干,口干臭秽,烦躁,便秘,舌红苔黄,脉数。

3. 崩漏 多由热伤冲任,迫血妄行所致。经血量多,血色深红,质稠,渴喜冷饮,头晕,面赤,舌红苔黄,脉数;功能性子宫出血见上述证候者。

【不良反应】 目前尚未检索到不良反应报道。

【禁忌】 孕妇禁用。

【注意事项】

1. 脾胃虚寒所致出血者慎用。

2. 体弱年迈者慎用,不可过服、久服。

3. 应结合疾病病因综合诊治。

4. 治疗大出血患者,应采用综合疗法;病情危急者,应考虑手术或其他疗法。

5. 服药期间,不宜服用辛辣、油腻食物。

【用法与用量】 口服。一次 3～9g,一日 1～2 次。

抗 痨 胶 囊

Kanglao Jiaonang

【药物组成】 矮地茶、百部、白及、桑白皮、五指毛桃、穿破石。

【功能与主治】 散瘀止血,祛痰止咳。用于肺虚久咳,痰中带血。

【方解】 方中矮地茶化痰止咳,散瘀止血,善治新久咳嗽,痰中带血,为君药。百部润肺止咳;白及收敛止血,善治肺络出血,二药合用,能祛痰止咳,活血止血,为臣药。桑白皮泻肺消痰,以助上药祛痰止咳;五指毛桃健脾补肺,培土生金,以防行散太过伤正。穿破石活血通经,既能加强活血之功,又能引药直达病所,共为佐药。诸药相合,共奏散瘀止血,祛痰止咳之功。

【临床应用】 **肺痨** 肺痨病久,肺虚络损,症见咳声短促,痰中带血,气短,乏力,神疲,或胸胁刺痛,潮热,盗汗,舌红而黯,舌下瘀络明显,脉细涩;肺结核见上述证候的辅助治疗。

【药理毒理】　本品有抗炎、镇痛、增强免疫作用。

1. 抗炎　本品能抑制二甲苯致小鼠耳肿胀和大鼠棉球性肉芽组织增生[1]。

2. 镇痛　本品能减少腹腔注射醋酸引起扭体反应的小鼠数,提高热板法小鼠的痛阈值[1]。

3. 增强免疫功能　本品能增加小鼠胸腺、脾脏重量,提高小鼠腹腔巨噬细胞的吞噬能力[1];对环磷酰胺致小鼠非特异性和特异性免疫功能低下有明显的提高作用,可改善小鼠淋巴细胞转化率,提高小鼠免疫球蛋白水平和免疫器官质量[2]。

【不良反应】　本品可致过敏性皮疹[3]。

【禁忌】　孕妇禁用。

【注意事项】

1. 哺乳期妇女慎服。

2. 忌烟酒;忌食辛辣、温燥食物。

【用法与用量】　口服。一次 3 粒,一日 3 次。

【规格】　每粒装 0.5g(相当于原药材 2.33g)

【参考文献】　[1]洪素兰,李宗铎,田学文,等.抗痨胶囊治疗骨关节结核的实验研究.河南中医,1998,18(5):289.

[2]熊奇凌,何胜旭,林军,等.抗痨胶囊对免疫功能低下小鼠影响的实验研究.中国中药杂志,2013,38(5):740.

[3]应雪,阮焕庭.抗痨胶囊致过敏性皮疹 2 例.误诊误治,2011,(18):120-121.

十六、补益剂

补益剂以补益药为主组成,具有补养气、血、阴、阳不足和补益脏腑功能虚损的作用,主治人体气、血、阴、阳和脏腑功能虚弱而产生的虚证。

虚证成因较多,基于先天者,禀赋不足所致;缘于后天者,责之饮食不节,情志不畅,劳倦过度,病久耗伤,病后失调等。各种致病因素最终致使脏腑功能虚弱,罹患气血化生不足,阴阳虚损之变。故虚证有气虚、血虚、阴虚和阳虚诸证。若气、血、阴、阳虚损相互累及,即可出现气血两虚、气阴两虚、阴阳两虚等复合证。故补益剂分为益气剂、助阳剂、养血剂、滋阴剂、气血双补剂、益气养阴剂和阴阳双补剂七类。

益气剂以黄芪、人参、白术、党参、茯苓、炙甘草等补脾益气药物为主组方,用于各病所见脾肺气虚证。症见肢体倦怠、乏力、短气、懒言、食少、便溏等。益气剂适用于西医学的消化道溃疡、慢性胃炎、消化不良、慢性功能性腹泻、肠易激综合征、溃疡性结肠炎、胃下垂、小儿厌食症、胃神经官能症、慢性疲劳综合征和神经衰弱等证

属脾肺气虚者。剂型有胶囊、颗粒、丸、合剂、散、片、注射液等。益气剂干预慢性病变过程,故以口服制剂比较适宜。

助阳剂以肉桂、附子、杜仲、鹿角胶、鹿茸、淫羊藿、菟丝子、肉苁蓉、巴戟天、蛇床子、韭菜子、仙茅、山茱萸、续断、补骨脂等温补肾阳药物为主组成,用于各病所见肾阳虚证。症见腰膝酸痛、形寒肢冷、腰膝无力、小便频数、夜尿频多、尿后余沥、水肿,及男子阳痿、早泄,女子宫寒不孕等。助阳剂适用于西医学的慢性腰肌劳损、慢性支气管炎、慢性肾炎、慢性结肠炎、阳痿、早泄、遗精、前列腺增生症、慢性前列腺炎、男子不育症、女性不孕、功能性子宫出血等证属肾阳虚者。剂型有丸、胶囊、片、口服液、颗粒、酒、膏剂数种,以丸剂、胶囊剂和片剂居多。

养血剂以熟地黄、当归、阿胶、白芍、枸杞子、龙眼肉等补血药物为主组成。用于各病所见之血虚证。症见面色萎黄、头晕目眩、唇甲色淡、心悸、失眠,女性月经失调、量少色淡或经闭。养血剂适用于西医学的缺铁性贫血、慢性再生障碍性贫血、白细胞减少症、血小板减少症、月经失调诊为血虚证者,以及放化疗辅助治疗。

滋阴剂主要以熟地黄、阿胶、龟甲、鳖甲、麦冬、沙参、知母、百合、女贞子、旱莲草、玉竹、石斛等补阴药物配伍组方。用于各病所见之阴虚证。阴虚可发生于五脏,尤以肾阴虚为主。症见形体消瘦、头晕耳鸣、潮热、颧红、五心烦热、盗汗、失眠、腰酸、遗精、咳嗽、咯血、口燥咽干等。滋阴剂适用于西医学的甲状腺功能亢进、2型糖尿病、高脂血症、原发性高血压、肺结核、老年痴呆、神经衰弱、萎缩性胃炎、消化道溃疡、结肠炎、消化不良、慢性肝炎、阳痿、遗精、早泄、更年期综合征、功能性子宫出血、月经失调、神经性耳聋、老年性白内障初期、视神经萎缩等证属阴虚者。滋阴制剂有丸、胶囊、颗粒、口服液和片剂可选用。

气血双补剂由益气和补血药物组成,用于各病气血两虚证,临床并见气虚和血虚征象。气血双补剂用于西医学慢性结肠炎、溃疡性结肠炎、再生障碍性贫血、缺铁性贫血、白细胞减少症、血小板减少症、功能性子宫出血、神经衰弱、月经失调等。剂型有颗粒、丸、片、胶囊、糖浆、口服液和膏剂等。

益气养阴剂由益气和滋阴药物组成,用于各病气阴两虚证,临床并见气虚和阴虚征象。该剂用于西医学肺结核、冠心病心绞痛、2 型糖尿病等,以及肿瘤放化疗所致白细胞下降的辅助治疗。益气养阴剂有胶囊、片、丸、颗粒等剂型,以胶囊和片剂居多。

阴阳双补剂由助阳和滋阴药物组成,用于各病阴阳两虚证,临床并见阳虚和阴虚征象。阴阳双补剂用于西医学阳痿、遗精、脑动脉硬化、冠心病、前列腺增生症、更年期综合征、原发性高血压病、白细胞减少症、原发性血小板减少症、功能性子宫出血等。剂型有胶囊、片、颗粒、口服液、丸和膏剂。

补益剂的使用注意:①实证或虚实夹杂证不宜使用;②虚证较甚,不受补益者,应配合健胃消导之品。

(一) 益气

复胃散胶囊
Fuweisan Jiaonang

【药物组成】 黄芪(炙)、海螵蛸、白及、白芷、延胡索(醋制)、白芍、炙甘草。

【功能与主治】 补气健脾,制酸止痛,收敛止血。用于脾胃气虚所致的胃痛吞酸,症见胃脘疼痛、喜温喜按、食减形瘦、四肢倦怠、泛吐酸水、吐血、黑便;胃及十二指肠溃疡见上述证候者。

【方解】 方中黄芪味甘,能益气健脾,为补气要药,故为君药。海螵蛸收敛止血,制酸止痛;白及味涩,能收敛止血,尤善止肺胃出血,共为方中臣药。白芷消肿止痛,延胡索行气止痛,白芍、甘草缓急止痛,共为佐药。甘草补气健脾,调和诸药,兼为使药。诸药合用,共奏补气健脾,制酸止痛,收敛止血之功。

【临床应用】 **胃痛** 脾胃气虚,失于温养所致胃痛隐隐,绵绵不休,喜温喜按,饥则痛甚,得食则缓,劳累或受凉后发作或加重,神疲,纳呆,食减形瘦,四肢倦怠,泛吐酸水,吐血、黑便,舌淡苔少,脉虚弱或迟缓;胃及十二指肠溃疡见上述证候者。

【不良反应】 目前尚未检索到不良反应报道。

【禁忌】 尚不明确。

【注意事项】

1. 本品性偏温,阴虚火旺、胃火壅盛和肝胃郁热所致胃痛者慎用。

2. 服药期间饮食宜少食多餐,禁酒忌辣,注意生活调摄。

3. 吐血、便血过多时,应采取相应急救措施。

4. 孕妇慎用。

【用法与用量】 饭前使用。一次 4～6 粒,一日 3 次;伴吐血、便血者,一次 12 粒,一日 3 次;或遵医嘱。

【规格】 每粒装 0.25g

胃舒宁颗粒
Weishuning Keli

【药物组成】 党参、白术、海螵蛸、延胡索、白芍、甘草。

【功能与主治】 补气健脾,制酸止痛。用于脾胃气虚、肝胃不和所致的胃脘疼痛、喜温喜按、泛吐酸水;胃及十二指肠溃疡见上述证候者。

【方解】 方中党参补气健脾,针对病机,为君药。白术益气健脾和胃,助君药之力,为臣药。海螵蛸制酸止痛,延胡索行气止痛,白芍缓急止痛,三药合用,制酸止痛以治标,为佐药。甘草补脾益气,调和诸药,而为使药。诸药共奏补气健脾,制酸止痛之功。

【临床应用】

1. 胃痛 脾胃气虚,肝胃不和所致。症见胃脘疼痛,喜温喜按,泛吐酸水,或见胁下胀满,烦躁易怒,嗳气或矢气则痛减,大便不畅,舌质淡,苔薄白,脉细弱或弦细;胃及十二指肠溃疡见上述证候者。

2. 吐酸 脾胃气虚,肝气犯胃,胃失和降所致。吐酸时作,嗳气酸腐,胸脘胀满,或见胁下胀满,烦躁易怒,舌质淡,苔薄白,脉细或弦细;胃及十二指肠溃疡见上述证候者。

【药理毒理】 本品有抗胃溃疡、镇痛作用。

1. 抗胃溃疡 本品可降低幽门结扎法致胃溃疡大鼠的溃疡指数;可促进醋酸致胃溃疡大鼠的溃疡愈合[1]。

2. 镇痛 本品可降低热板法小鼠的疼痛阈值和醋酸致小鼠的扭体次数[1]。

【不良反应】 目前尚未检索到不良反应报道。

【禁忌】 尚不明确。

【注意事项】

1. 脾胃阴虚、肝胃火盛所致胃痛者慎用。

2. 服药期间饮食宜清淡,忌食辛辣油腻生冷食物,戒烟酒。

3. 保持心情舒畅,以免加重病情。

4. 有高血压、心脏病、肝病、糖尿病、肾病等慢性病严重者应在医师指导下服用。

5. 儿童、孕妇、哺乳期妇女、年老体弱者应在医师指导下服用。

【用法与用量】 开水冲服。一次 5g,一日 3 次。

【规格】 每袋装 5g

【参考文献】 [1]晋桂全,许朴勤,陈林滨.胃舒宁冲剂对鼠实验性胃病药效学的研究.解放军药学学报,2003,19(5):347-349.

香砂六君丸

Xiangsha Liujun Wan

【药物组成】　党参、白术(炒)、茯苓、陈皮、木香、砂仁、半夏(制)、炙甘草。

【功能与主治】　益气健脾，和胃。用于脾虚气滞，消化不良，嗳气食少，脘腹胀满，大便溏泄。

【方解】　方中党参味甘性平，益气健脾，补中养胃，为君药。白术甘温，补气健脾；茯苓甘淡，健脾渗湿，与白术相须为用，使君药益气补脾之力更著，为臣药。陈皮理气和胃，木香行气调中止痛，砂仁行气醒脾，合则行气健脾，调中止痛；半夏燥湿化痰，和胃降逆，共为佐药。甘草味甘益气，调和诸药，为使药。全方配伍，共奏益气健脾，行气和胃之功。

【临床应用】

1. 胃痛　脾胃气虚，胃气阻滞所致。症见胃脘不适，疼痛胀闷，劳累或受凉后发作或加重，泛吐清水，神疲乏力，胸闷，嗳气，食少纳呆，大便溏泻，舌淡苔白，脉细弱；急、慢性胃炎、胃及十二指肠溃疡见上述证候者。

2. 痞满　脾胃气虚，健运失职，胃气阻滞，升降失司或所致的脘腹满闷，胸胁胀满，嗳腐吞酸，恶心呕吐，食少便溏，少气懒言，舌淡红，苔白腻，脉细弱；功能性腹胀见上述证候者。

3. 泄泻　脾虚失运，清浊不分所致。症见大便溏烂，迁延反复，食少，食后脘闷不舒，稍进油腻则大便次数增加，大便中夹未消化食物，面色萎黄，脘腹胀闷，神疲倦怠，舌质淡，苔白，脉细；慢性消化不良见上述证候者。

此外，还有本品治疗氯氮平所致流涎、维持性腹膜透析患者营养不良、糖尿病胃轻瘫的报道。[1-5]

【药理毒理】　本品有调节胃液分泌、保护胃黏膜和调节胃肠运动等作用。

1. 调节胃液分泌　香砂六君冲剂十二指肠给药，能减少幽门结扎大鼠胃液分泌量，提高胃液 pH[6]。

2. 保护胃黏膜　香砂六君冲剂对无水乙醇所致的大鼠胃黏膜损伤有保护作用，能减轻胃黏膜出血，降低损伤指数[6]。

3. 调节胃肠运动　本品对小鼠小肠炭末推进有抑制作用，对新斯的明引起小鼠小肠推进运动亢进有拮抗作用，能抑制家兔离体十二指肠自发活动，对乙酰胆碱或氯化钡引起家兔离体肠管强直性收缩有拮抗作用，对组胺引起豚鼠离体回肠痉性收缩有拮抗作用[7,8]；本品可使大黄脾虚模型大鼠饮食和体重增加、排便恢复正常[6]。

4. 降血脂　本品能降低高血脂大鼠血清 TC、TG 和 LDL，增加 HDL 含量，并能降低血清 MDA 含量，增加 SOD 活性[9]。

5. 其他　本品可改善慢性肾功能衰竭维持性血液透析(MHD)患者的厌食症状和营养状况，增加患者体重、左上臂三头肌皮褶厚度、血清白蛋白、转铁蛋白[10]。

【不良反应】　目前尚未检索到不良反应报道。

【禁忌】　尚不明确。

【注意事项】

1. 阴虚内热胃痛，湿热痞满、泄泻者慎用。

2. 忌食生冷、油腻、不易消化及刺激性食物，戒烟酒。

3. 有高血压、心脏病、肝病、糖尿病、肾病等慢性病严重者应在医师指导下服用。

4. 儿童、孕妇、哺乳期妇女、年老体弱者应在医师指导下服用。

【用法与用量】　口服。一次 6～9g，一日 2～3 次。

【规格】　每 8 丸相当于原生药 3g

【参考文献】　[1]熊红,徐四清.香砂六君丸治疗氯氮平所致流涎的单盲对照研究.中国民康医学,2006,18(10):898-899.

[2]陈菁,边红萍.香砂六君丸治疗维持性腹膜透析患者营养不良.湖北中医杂志,2005,27(8):15-16.

[3]叶春华.香砂六君丸治疗维持性血液透析致营养不良效果观察.中国乡村医药杂志,2012,19(12):49-50.

[4]范尧夫,谢立群.香砂六君丸治疗脾胃虚弱型糖尿病胃轻瘫疗效观察.辽宁中医药大学学报,2013,15(12):137-139.

[5]游春木.香砂六君丸治疗糖尿病胃轻瘫随机平行对照研究.实用中医内科杂志,2014,28(3):17-18.

[6]李建荣,林娜,朱江,等.香砂六君冲剂的药效学研究.中国实验方剂学杂志,1997,3(1):9-11.

[7]邵庭荫,傅定中,王汝俊,等.香砂六君丸对胃肠运动的影响及毒性.中药药理与临床,1990,6(2):5-7.

[8]吴巍,万军梅.香砂六君丸药理学研究.中成药,2005,27(10):1213-1215.

[9]叶红梅,肖柳英,林妮.香砂六君丸对高血脂模型大鼠抗氧化作用的研究.中国药房,2008,19(24):1862-1863.

[10]蒋太生,徐尔山.香砂六君丸治疗维持性血液透析患者厌食 24 例.实用中西医结合杂志,1997,10(9):842.

养 胃 颗 粒

Yangwei Keli

【药物组成】　党参、炙黄芪、山药、陈皮、香附、白芍、乌梅、甘草。

【功能与主治】 养胃健脾，理气和中。用于脾虚气滞所致的胃痛，症见胃脘不舒、胀满疼痛、嗳气食少；慢性萎缩性胃炎见上述证候者。

【方解】 方中以党参、炙黄芪补中益气，健脾和胃，为君药。山药补脾益气，陈皮、香附疏肝解郁，理气和胃，合为臣药。白芍、乌梅、甘草和中，缓急止痛，共为佐药。全方共奏养胃健脾，理气和中之功。

【临床应用】 胃痛 脾胃气虚，健运失职，气机阻滞所致。症见胃脘隐隐作痛，或胀痛，痛连两胁，遇劳累或烦恼后发作或加重，嗳气，食少，倦怠乏力，大便不畅或溏薄，舌淡苔白，脉细弱或弦；慢性萎缩性胃炎见上述证候者。

此外，还有此药联合以左氧氟沙星为基础的三联疗法治疗幽门螺杆菌感染的报道[1]。

【药理毒理】 本品有抗慢性胃炎、抗胃溃疡、抗炎、镇痛等作用。

1. 抗慢性胃炎 本品能改善甲硝基亚硝脲及酒精诱导的慢性萎缩性胃炎大鼠胃黏膜的病理形态，提高胃黏膜生长抑素、前列腺素 E_2 的水平[2]；可改善佐剂免疫性胃炎大鼠胃黏膜充血水肿、炎症细胞浸润、黏膜肌层增厚、胃小凹扩张及肠上皮化生等病理变化[3]；可促进饮用氨水加灌热盐水并结合饥饱失常致慢性萎缩性胃炎大鼠血清 GAS、SS 和 PGE_2 的分泌[4]。

2. 抗胃溃疡 本品对醋酸或乙醇所致胃溃疡大鼠、幽门结扎型胃溃疡大鼠均有治疗作用，能够降低溃疡指数、抑制胃酸分泌[5]。升高醋酸所致胃溃疡大鼠血清的 SOD 活性，降低血清 MDA 的含量[6]。

3. 抗炎 本品可减少醋酸致小鼠扭体次数[7]。

4. 镇痛 本品可延长热板法致痛小鼠舔足时间，减轻二甲苯致小鼠耳肿胀程度[7]。

【不良反应】 目前尚未检索到不良反应报道。

【注意事项】

1. 胃脘灼热嘈杂、吞酸者及胃阴不足胃痛者忌用。

2. 忌食生冷、油腻、不易消化及刺激性食物；戒烟酒。

3. 糖尿病患者应在医师指导下服用。

【用法与用量】 开水冲服。一次1袋，一日3次。

【规格】 每袋装 (1)5g(无蔗糖) (2)15g(含糖型)

【参考文献】 [1]马海峰,陈艳,柯纪定.左氧氟沙星联合养胃颗粒治疗胃幽门螺杆菌感染的疗效观察.现代实用医学,2013,25(10):1155-1156.

[2]崔儒涛,蔡淦,尹兆宝,等.养胃冲剂对大鼠萎缩性胃炎胃黏膜组织形态及胃肠激素的影响.中药新药与临床药理,1999,10(5):273-275.

[3]王德俊,孙云,盛树青,等.养胃冲剂对免疫性胃炎胃黏膜组织学的影响.浙江中西医结合杂志,2002,12(10):600-604.

[4]周学俭,王香花.养胃颗粒对慢性萎缩性胃炎大鼠胃泌素、生长抑素和前列腺素 E 的影响.浙江中医杂志,2013,48(5):363-364.

[5]都兴东.养胃颗粒对胃溃疡模型鼠的治疗作用研究.医药导报,2006,25(11):1125-1126.

[6]祁大庆,张晓丽,傅迎.养胃颗粒对实验性胃溃疡大鼠血清SOD活性和MDA含量的影响.现代实用医学,2014,26(4):432-433,440.

[7]吴康郁,朱群娣,刘香英,等.养胃颗粒的镇痛抗炎作用研究.中国医疗前沿,2013,8(11):17-18.

开胃健脾丸
Kaiwei Jianpi Wan

【药物组成】 白术、党参、茯苓、山药、六神曲(炒)、麦芽(炒)、山楂、木香、砂仁、陈皮、肉豆蔻(煨)、黄连、炙甘草。

【功能与主治】 健脾和胃。用于脾胃虚弱、中气不和所致的泄泻、痞满，症见食欲不振、嗳气吞酸、腹胀泄泻；消化不良见上述证候者。

【方解】 方中重用白术、党参为君药，益气健脾以助运化。茯苓、山药补脾益气，利湿止泻，六神曲、麦芽、山楂消食和胃，共为臣药。木香、砂仁、陈皮、肉豆蔻芳香化湿，理气醒脾，开胃消痞，使全方补而不滞，黄连清热燥湿，合为佐药。甘草既能补中益气，又可调和诸药，为佐使药。全方配伍，共奏健脾和胃之功。

【临床应用】

1. 泄泻 脾胃虚弱，失于健运所致。症见大便溏泻，或久泻不止，水谷不化，稍进油腻不易消化之物，则大便次数增多，面色萎黄，气短乏力，纳食减少，脘腹胀闷不舒，舌淡苔白，脉细弱；消化不良见上述证候者。

2. 痞满 脾胃虚弱，失于运化，中焦气机阻滞，升降失常而致。症见胸脘满闷，痞塞不舒，嗳腐吞酸，恶心呕吐，食少难消，大便不调，腹胀满，舌苔腻而微黄，脉弦滑；消化不良见上述证候者。

【药理毒理】 促进胃肠运动 本品能促进夹尾刺激法诱导的功能性消化不良大鼠的胃排空和小肠推进，升高血清P物质和胃动素水平[1]。

【不良反应】 目前尚未检索到不良反应报道。

【禁忌】 尚不明确。

【注意事项】

1. 本方湿热痞满、泄泻者不宜使用。

2. 忌食生冷、油腻、不易消化食物。

3. 孕妇慎服。

【用法与用量】　口服。一次 6～9g，一日 2 次。

【规格】　每 10 粒重 1g

【参考文献】　[1]彭英.开胃健脾丸对功能性消化不良大鼠 P 物质和胃动素的影响.大家健康(学术版),2014,8(9):141.

海洋胃药

Haiyang Weiyao

【药物组成】　黄芪、白术(炒)、干姜、胡椒、海星、陈皮(炭)、瓦楞子(煅)、牡蛎(煅)、枯矾。

【功能与主治】　益气健脾，温中止痛。用于脾胃虚弱所致的胃脘疼痛、呕吐吞酸、喜温喜按、大便不调；胃及十二指肠溃疡见上述证候者。

【方解】　方中黄芪甘温，补气健脾，升阳益胃，为君药。白术甘苦而温，燥湿健脾，益气和中，更助黄芪之力；干姜辛而大热，专祛里寒，温暖脾胃，散寒止痛；胡椒温中理气，散寒止痛，合则温中止痛，为臣药。海星咸温而温中助阳；陈皮芳香醒脾，理气和胃而止呕，炒炭则减其燥性；煅瓦楞子咸平，既能软坚散结，尤善制酸止痛；煅牡蛎收敛制酸，且可止痛；枯矾酸涩，能涩肠止泻，共为佐药。诸药合用，共奏益气健脾，温中止痛的功效。

【临床应用】

1. **胃痛**　脾胃虚弱所致。症见胃脘隐隐疼痛，喜温喜按，呕吐吞酸，或泛清水，神疲乏力，四肢不温，大便不调或溏薄，面白无华，舌淡苔白，脉细弱；胃及十二指肠溃疡见上述证候者。

2. **呕吐**　脾胃虚弱，水谷不运，胃失和降所致。症见恶心呕吐，嗳气吞酸，胸脘痞满，或多食即吐，倦怠乏力，纳食减少，或兼头晕，心悸，大便溏薄，面白无华，舌质淡白，脉濡。

【药理毒理】　**抗胃溃疡**　本品能降低捆绑应激法、幽门结扎法和醋酸法致大鼠溃疡的发生率，减小溃疡面积，降低溃疡指数，促进溃疡愈合；并降低幽门结扎大鼠的胃液分泌量和总酸度[1]。

【不良反应】　目前尚未检索到不良反应报道。

【禁忌】　孕妇禁用。

【注意事项】

1. 本品阴虚内热、湿热中阻者慎用。

2. 胃痛胃酸低者忌用。

3. 服药期间节饮食，忌食油腻、生冷食物。

【用法与用量】　口服。一次 4～6 片，一日 3 次，小儿酌减。

【规格】　每片重 0.3g

【参考文献】　[1]海洋颗粒新药申报资料.

补中益气丸(口服液、合剂、颗粒)

Buzhong Yiqi Wan(Koufuye,Heji,Keli)

【药物组成】　黄芪(炙)、党参、白术(炒)、甘草(炙)、当归、陈皮、升麻、柴胡。

【功能与主治】　补中益气，升阳举陷。用于脾胃虚弱、中气下陷所致的泄泻、脱肛、阴挺，症见体倦乏力、食少腹胀、便溏久泻、肛门下坠或脱肛、子宫脱垂。

【方解】　方中重用黄芪(炙)甘温，能健脾益气，升阳举陷，为君药。党参、白术、甘草(炙)补中益气，健脾和胃，为臣药。与黄芪合用，增强补中益气之力。气虚日久，营血亏虚，故取当归养血和血，助人参、黄芪补气养血；陈皮理气和胃，使补而不滞；并以少量升麻、柴胡升阳举陷，辅助君药升提下陷之中气，为佐药。炙甘草又可调和众品，兼为使药。诸药合用，共奏补中益气，升阳举陷之功。

【临床应用】

1. **泄泻**　脾胃虚弱，中气下陷所致。症见大便溏泻，久泻不止，水谷不化，稍进油腻等不易消化之物，则大便次数增多，气短、肢倦乏力，纳食减少，脘腹胀闷，面色萎黄，肢倦乏力，舌淡苔白，脉细弱；慢性肠炎、慢性结肠炎、术后胃肠功能紊乱见上述证候者。

2. **脱肛**　脾胃虚弱，中气下陷所致。症见肛门下坠或脱出，劳累、增加腹压、咳嗽等均可脱出，伴面色苍白，唇淡，气短，倦怠乏力，腹胀腹痛，舌淡少苔，脉虚无力。

3. **阴挺**　脾胃虚弱，中气下陷所致自觉阴道有块状物脱出，阴道坠胀，活动或体力劳动时加重，白带增多，质稀色白，伴精神疲倦，面色苍白无华，四肢无力，心悸，气短，小腹下坠，舌淡苔薄白，脉细弱；子宫脱垂或阴道脱垂见上述表现者。

此外，本品还有治疗胃下垂、消化性溃疡、大肠癌术后腹泻、支气管扩张症缓解期、肺结核、冠心病心绞痛、椎基底动脉供血不足[1-8]。

【药理毒理】　本品有抗胃溃疡、抗应激和抗疲劳等作用。

1. **抗胃溃疡**　本品可抑制 STZ 腹腔注射结合乙醇灌胃致糖尿病大鼠胃黏膜损伤，升高胃肠黏蛋白(MUC1)表达，降低诱导型一氧化氮合成酶(iNOS)和环氧合酶(COX-2)表达[9]。

2. 抗应激 补中益气口服液能延长小鼠耐缺氧死亡时间和游泳时间[10]。能提高小鼠常压缺氧的耐受性，延长亚硝酸钠中毒小鼠的存活时间[11]。

3. 抗疲劳 本品可提高急性运动疲劳大鼠脑组织呼吸链复合体Ⅱ、呼吸链复合体Ⅳ、Na^+，K^+-ATP酶和Ca^{2+}-ATP酶活性[12]；能延长荷4T1乳腺癌小鼠模型化疗后平均力竭游泳时间，升高荷瘤小鼠的腓肠肌SOD活性，降低MDA浓度[13]。

4. 其他 本品能增强STZ致糖尿病大鼠肝组织α-甘露糖苷酶的活性[14]；本品十二指肠给药可升高麻醉大鼠收缩压、舒张压和平均血压，使心率减慢[15]。

【不良反应】 目前尚未检索到不良反应报道。

【禁忌】 尚不明确。

【注意事项】

1. 阴虚内热者慎用。

2. 不宜与感冒药同时使用。

3. 有高血压、心脏病、肝病、糖尿病、肾病等慢性病严重者应在医师指导下服用。

4. 忌食生冷、油腻、不易消化食物。

【用法与用量】 丸剂：口服。小蜜丸一次9g，大蜜丸一次1丸，水丸一次6g，一日2～3次。口服液：口服。一次10ml，一日2～3次。合剂：口服。一次10～15ml，一日3次。颗粒剂：口服。一次1袋，一日2～3次。

【规格】 丸剂：大蜜丸 每丸重9g

口服液：每支装10ml

颗粒剂：每袋装3g

【参考文献】 [1]顾叶.多潘立酮联合补中益气丸治疗胃下垂39例.内蒙古中医药,2014,(34):61-62.

[2]院建生,郝文梅.补中益气丸联合西药治疗中焦气虚型消化性溃疡多中心随机对照观察.实用中医内科杂志,2013,27(6):88-89.

[3]涂小煌,陈志耀.补中益气丸联合易蒙停治疗大肠癌术后腹泻疗效观察.中国中西医结合杂志,2008,28(8):738-741.

[4]金德浩,李学军,赵美蓉.补中益气丸治疗老年支气管扩张症缓解期的临床研究.中国实用医药,2012,7(18):57-58.

[5]邓俊,武学华,薛玉琴,等.补中益气丸治疗肺结核323例临床观察.新中医,2013,45(8):31-32.

[6]朱青霞,刘革命,朱亮杰.补中益气丸治疗冠心病心绞痛临床研究.中国中医基础医学杂志,2009,15(10):770.

[7]陈松龄.补中益气丸合倍他司汀治疗椎基底动脉供血不足30例.河南中医,2012,32(11):1511-1512.

[8]唐艳,陈冬梅.补中益气丸预防慢性盆腔炎复发62例疗效观察.中成药,2011,33(1):189-190.

[9]张永斌,刘晓秋,陈嘉,等.补中益气丸对糖尿病大鼠胃组织MUC1、COX、NOS表达变化及相互作用.中国兽医学报,2011,33(11):1762-1767.

[10]补中益气口服液研究组.补中益气口服液药效学及临床验证.新药申报资料,1994.

[11]俞丽霞,陈锡林,章娜英,等.补中益气口服液的药理研究.现代应用药学,1989,6(5):45-47.

[12]王蕾,李爽,李燕舞.补中益气丸对急性运动疲劳大鼠脑组织线粒体呼吸链复合体及ATP酶活性的影响.中药药理与临床,2013,29(4):13-16.

[13]欧阳明子,谭为,刘艳艳,等.补中益气丸对小鼠乳腺癌化疗相关性疲劳的影响.热带医学杂志,2013,13(5):585-589.

[14]谢人明,冯英菊,刘小平,等.补中益气丸的心血管作用及耐缺氧作用.中药药理与临床,1991,7(6):9-10.

[15]李元滨,刘晓秋,吴凌.补中益气丸对链脲佐菌素诱发糖尿病大鼠肝组织α-甘露糖苷酶活性的影响.环球中医药,2010,3(3):227-228.

启脾丸（口服液）

Qipi Wan(Koufuye)

【药物组成】 人参、白术（炒）、茯苓、山药、莲子（炒）、陈皮、山楂（炒）、六神曲（炒）、麦芽（炒）、泽泻、甘草。

【功能与主治】 健脾和胃。用于脾胃虚弱，消化不良，腹胀便溏。

【方解】 方中人参甘温，大补元气，补脾益胃；白术甘温微苦，健脾益气，燥湿和中，共为君药。茯苓甘淡，健脾渗湿；山药、莲子健脾止泻，同为臣药。陈皮理气和胃而健脾；山楂消积散瘀，治肉食积滞；六神曲消食调中，健脾和胃；麦芽开胃消食，治面食积滞；泽泻利水渗湿，以治泄泻，共为佐药。甘草佐助人参、白术、茯苓益气健脾养胃，兼能调和诸药，而为使药。全方补消并用，寓消于补，共奏健脾和胃之功。

【临床应用】

1. 纳呆 脾胃虚弱，水谷不运，饮食不消所致。症见食欲不振，食量减少，面色萎黄，倦怠乏力，腹胀，便溏，或宿食不消，形体消瘦，舌淡苔薄白，脉无力；小儿厌食症、消化不良、慢性胃炎、慢性肠炎见上述证候者。

2. 疳疾 脾胃虚弱，运化失职，气血失养所致。症见形体干瘦，面色萎黄，毛发焦枯，精神萎靡，纳食减少，食后不消，腹胀大，大便溏薄或不调，舌淡苔薄白，脉无力；营养不良、慢性消化不良、寄生虫病见上述证候者。

3. 泄泻 脾胃虚弱，水湿不运所致。症见泄泻时作，大便溏薄，脘腹痞胀，饮食不消，食欲不振，舌淡苔薄腻，脉弱无力；小儿腹泻、消化不良、慢性肠炎见上述证候者。

此外,还有治疗小儿地图舌的报道[1]。

【不良反应】　目前尚未检索到不良反应报道。

【禁忌】　尚不明确。

【注意事项】

1. 湿热泄泻不宜使用。

2. 感冒时不宜服用。

3. 忌食生冷、油腻等不易消化食物。

4. 建立良好饮食习惯,防止偏食。

【用法与用量】　丸剂:口服。一次 1 丸,一日 2～3 次;3 岁以内小儿酌减。口服液:口服。一次 10ml,一日 2～3 次,三岁以内儿童酌减。

【规格】　丸剂:每丸重 3g

口服液:每瓶装　(1)10ml　(2)100ml　(3)120ml

【参考文献】　[1]付兰,张敏娟.启脾丸治疗小儿地图舌 40 例.宁夏医学院学报,2003,25(5):378.

人参健脾丸

Renshen Jianpi Wan

【药物组成】　人参、白术(麸炒)、茯苓、山药、黄芪、木香、陈皮、砂仁、炙当归、酸枣仁(炒)、远志(制)。

【功能与主治】　健脾益气,和胃止泻。用于脾胃虚弱所致的饮食不化、脘闷嘈杂、恶心呕吐、腹痛便溏、不思饮食、体弱倦怠。

【方解】　方中人参、白术补中益气,健脾和胃,为君药。茯苓健脾渗湿止泻,山药补脾益气止泻,黄芪甘温,能补脾肺之气,且能升阳益胃,共为臣药。木香行气止痛,陈皮理气和胃,砂仁和中开胃,三药芳香化湿,和胃醒脾止泻,当归补血活血,行气止痛,酸枣仁、远志宁心安神,以上均为佐药。诸药相合,共奏健脾益气,和胃止泻之功。

【临床应用】

1. **泄泻**　脾胃虚弱,运化失职所致。症见大便溏泻,水谷不化,稍进油腻之物,则大便次数增多,饮食减少,恶心呕吐,脘腹疼痛,胀闷不舒,伴面色萎黄、肢倦乏力,舌淡苔白,脉细弱;消化不良、慢性胃肠炎、胃肠功能紊乱、结肠炎见上述证候者。

2. **痞满**　脾胃虚弱,气机阻滞,运化不行所致。症见胃脘痞闷胀满,午后为甚,矢气则舒,纳食减少,嗳气泛恶,大便时溏,神倦乏力,面色白或萎黄,苔薄,脉缓弱;慢性胃炎、胃肠炎、胃肠功能紊乱见上述证候者。

3. **纳呆**　脾胃虚弱,胃气不和所致。症见纳呆,食少,或不思饮食,脘腹痞塞,胀闷不舒,倦怠乏力,大便时溏,面色萎黄,舌淡苔白,脉缓弱;慢性胃炎、胃肠功能紊

乱、厌食症见上述证候者。

此外,本品还可用于原发性肝癌的辅助治疗及治疗静止型肝硬化、痤疮的报道[1-3]。

【药理毒理】　本品有抗应激等作用。

1. **抗应激**　本品可提高小鼠常压下的耐缺氧时间和耐寒冷能力,延长小鼠负重游泳时间[4]。

2. **抗放化疗损伤**　原发性肝癌患者常规化疗同时口服本品,能降低体内端粒酶(TLMA)的活性,减轻化疗对消化道反应和对骨髓抑制[5]。

【不良反应】　目前尚未检索到不良反应报道。

【禁忌】　尚不明确。

【注意事项】

1. 湿热积滞泄泻、痞满、纳呆不宜使用。

2. 感冒发热病人不宜服用。

3. 有高血压、心脏病、肝病、糖尿病、肾病等慢性病严重者应在医师指导下服用。

4. 孕妇、哺乳期妇女应在医师指导下服用。

5. 忌食荤腥、油腻、黏滑,不易消化食物。

6. 忌恼怒、忧郁、劳累过度,保持心情舒畅。

【用法与用量】　口服。水蜜丸一次 8g,大蜜丸　一次 2 丸,一日 2 次。

【规格】　大蜜丸　每丸重 6g

【参考文献】　[1]王丰莲,杨亚明.以端粒酶为靶点的人参健脾丸治疗原发性肝癌 38 例分析.中国民康医学,2008,20(7):627-629.

[2]王玉凤.大黄蟅虫丸联合人参健脾丸治疗静止型肝硬化 48 例.医学理论与实践,2004,17(4):412-413.

[3]廖燕,孟萍,刘建国,等.人参健脾丸治疗痤疮的临床研究.中国民间疗法,2014,22(1):47-48.

[4]张轶伦,段大航,刘立民.人参健脾丸对小白鼠抗应激抗疲劳作用的初步研究.社区医学杂志,2007,5(3):20.

[5]王丰莲,杨亚明.以端粒酶为靶点的人参健脾丸治疗原发性肝癌 38 例分析.中国民康医学,2008,20(7):627-629.

参苓白术散(丸)

Shenling Baishu San(Wan)

【药物组成】　人参、白术(炒)、茯苓、山药、莲子、白扁豆(炒)、薏苡仁(炒)、砂仁、桔梗、甘草。

【功能与主治】　补脾胃,益肺气。用于脾胃虚弱,食少便溏,气短咳嗽,肢倦乏力。

【方解】　方中人参甘苦微温,入脾肺二经,擅补脾肺之气,白术甘温而性燥,既可益气补虚,又能健脾燥湿,茯苓甘淡,为利水渗湿,健脾助运之要药,三药合用,益气健脾,共为君药。山药甘平,补脾胃而益肺肾,莲子

甘平而涩,既能补益脾胃,又可涩肠止泻,二药助人参、白术以健脾益气,兼以厚肠止泻,扁豆甘平微温,补脾化湿,薏苡仁甘淡微寒,健脾利湿,二药助白术、茯苓以健脾助运,渗湿止泻,四药共为臣药。砂仁芳香辛温,化湿醒脾,行气和胃,桔梗辛苦而平,可开提肺气,宣肺化痰止咳,二药为佐药。炙甘草益气和中,润肺止咳,调和诸药,为使药。诸药配伍,共奏补脾胃、益肺气之功。

【临床应用】

1. 泄泻 脾胃气虚,运化失常所致。症见大便溏泻,饮食不消,或大便次数增多,或大便稀薄,脘腹胀闷不舒,纳食减少,面色萎黄,肢倦乏力,舌淡苔白腻,脉濡而弱;肠易激综合征、胃肠功能紊乱、慢性结肠炎、消化不良见上述证候者。

2. 纳呆 脾胃气虚,升降失司所致。症见厌食或拒食,纳呆腹胀,面色萎黄,乏力,自汗,精神欠佳,肌肉不实,或形体羸瘦,大便溏薄,舌淡苔腻,脉无力;小儿厌食症、消化不良、神经性厌食见上述证候者。

3. 咳嗽 脾肺气虚,夹湿生痰所致。症见咳嗽,气短,痰白量多,咳声重浊,因痰而嗽,痰出咳平,进甘甜腻食物加重,胸脘痞闷,呕恶食少,体倦乏力,大便时溏,舌苔白腻,脉濡滑;急慢性支气管炎、慢性咽炎、部分支气管哮喘、肺气肿、慢性肺心病、老年慢性呼吸道感染见上述证候者。

此外,本品还有治疗艾滋病相关性腹泻、减轻胃肠型高原反应、减轻治疗肺疾病过程中肝功能损害和胃肠道不良反应、治疗慢性分泌性中耳炎、配合捏脊法促进早产儿生长发育的报道[1-5]。

【药理毒理】 本品有调节胃肠运动、抗溃疡性结肠炎和增强免疫功能等作用。

1. 调节胃肠运动 本品对小鼠胃排空有促进作用,对正常小鼠和糖尿病脾虚小鼠的小肠推进运动有抑制作用[6,7]。体外小剂量(1~5ml加入30ml台氏液中)能部分对抗肾上腺素引起的家兔离体肠管抑制,使肠管的张力、收缩幅度加大;大剂量(10~20ml加入30ml台氏液中)则抑制肠管运动,对抗氯化钡、毛果芸香碱引起的肠管痉挛性收缩[8]。参苓白术口服液对小鼠胃排空有促进作用;对正常小鼠和糖尿病小鼠的小肠推进运动有抑制作用[7,8]。

2. 抗溃疡性结肠炎 本品能有效预防三硝基苯磺酸(TNBS)结肠炎小鼠结肠长度缩短,降低肠黏膜 TNF-α、IL-1β 水平、升高肠系膜淋巴结淋巴细胞 CD4+、CD25+、Foxp3+/CD4+ T 细胞比例、增加肠道黏膜 IL-10 分泌水平[9]。

3. 抗应激 本品可提高正常小鼠和醋酸致脾虚小鼠的抗疲劳能力[6]。参苓白术丸、口服液和颗粒剂可延长小鼠常压缺氧的存活时间,增强脾虚小鼠耐寒和耐高温能力[10,11],参苓白术丸可延长小鼠负重游泳时间,降低运动后血乳酸含量,提高肝糖原含量[11]。

4. 增强免疫功能 本品能提高小鼠腹腔巨噬细胞吞噬功能,促进小鼠血清溶血素的形成,抑制二硝基氯苯诱发的小鼠迟发型过敏反应[8,12],能对抗环磷酰胺致小鼠免疫抑制,使脾脏、胸腺重量增加[8];可改善大黄、醋酸或利血平致脾虚小鼠的体征,可提高红细胞免疫黏附活性、淋巴细胞转化率、胸腺/脾质量指数,降低肝、脑组织中过氧化脂质的含量,增加血清淀粉酶、D-木糖、胃泌素的含量等[6,13-16]。参苓白术颗粒能提高环磷酰胺致免疫低下小鼠的脾脏、胸腺系数[12]。参苓白术丸可提高正常小鼠脾、胸腺系数[11]。

5. 其他 本品可降低高脂饲料致脂肪肝大鼠的血脂水平和肝脂肪变性程度[17]。

【不良反应】 目前尚未检索到不良反应的报道。

【禁忌】 尚不明确。

【注意事项】

1. 湿热内蕴所致泄泻、厌食、水肿及痰火咳嗽者慎用。

2. 本品宜饭前使用为佳。

3. 服药期间忌食荤腥油腻,不易消化食物。

4. 高血压、心脏病、肾脏病、糖尿病患者应在医师指导下服用。

5. 孕妇慎用。

6. 忌恼怒、忧郁、劳累过度,保持心情舒畅。

【用法与用量】 散剂:口服。一次 6~9g,一日 2~3 次。丸剂:口服。一次 6g,一日 3 次。

【规格】 散剂:每袋装 6g

丸剂:每 100 粒重 6g

【参考文献】 [1]杨国红,崔敏,周立华,等.参苓白术散治疗艾滋病相关性腹泻疗效观察.中华中医药学刊,2008,26(1):150-153.

[2]刘小荣.参苓白术散治疗胃肠型高原反应100例疗效观察.实用中西医结合临床,2012,12(6):62.

[3]周光宾,张聘年.参苓白术散在治疗肺疾病过程肝功能损害和胃肠道不良反应中的应用.临床合理用药,2013,6(7):57-58.

[4]姜胤辉,仝庆忠,陈珊珊,等.参苓白术散治疗脾虚型慢性分泌性中耳炎.中国实验方剂学杂志,2013,19(13):311-314.

[5]黄秀娟,朱锦渊,宋娟,等.捏脊疗法配合参苓白术散促进早产儿生长发育的临床观察.中医药导报,2014,20(2):84-86.

[6]王志高.参苓白术散配方颗粒与汤剂对脾虚糖尿病小鼠小

[7]刘传珍,周丽华.胃肠病脾气虚三方的临床研究.山东中医学院学报,1995,19(2):111-113.

[8]刘维新.参苓白术散补气健脾胃的初步探讨.中成药研究,1982,(8):25-27.

[9]李晓冰,崔利宏,陈玉龙,等.参苓白术散对溃疡性结肠炎小鼠肠道调节性 T 细胞免疫调节作用.中成药,2014,36(6):1295-1297.

[10]内蒙古黄河制药厂.参苓白术口服液中药新药申报资料,1994,5.

[11]邓子煜,高建.参苓白术丸抗疲劳作用实验研究.中国实验方剂学杂志,2009,15(3):69-70.

[12]吴红娟,郭昱,肖锦仁,等.参苓白术散不同剂型药效学比较研究.中成药,2002,24(10):801-803.

[13]韩海荣,宋观礼,胡申.参苓白术散对大黄引起的脾虚泄泻作用机制的研究.现代中西医结合杂志,2008,17(1):15.

[14]侯建平,徐杜郎.参苓白术散对嗜酸性"脾虚"小鼠的影响.陕西中医学院学报,1997,20(1):33-35.

[15]雷英,刘丽莎,张帆,等.参苓白术散对脾虚证小鼠小肠上皮细胞差异蛋白质组分影响的初步研究.甘肃中医学院学报,2012,29(2):1-3.

[16]雷英,贺志有,刘丽莎,等.参苓白术散对脾虚证小鼠血清淀粉酶、D-木糖、胃泌素及小肠组织学变化的研究.中药药理与临床,2012,28(2):5-8.

[17]李秀芳,李松梅,林青,等.参苓白术散和膈下逐瘀汤对实验性脂肪肝早期的影响.中西医结合肝病杂志,2008,18(2):99.

参苓健脾胃颗粒

Shenling Jianpiwei Keli

【药物组成】 北沙参、白术、茯苓、薏苡仁(炒)、山药(炒)、扁豆(炒)、砂仁(盐炙)、陈皮、莲子、甘草。

【功能与主治】 补脾益胃,利中止泻。用于脾胃虚弱、气阴不足所致的饮食不消、或吐或泻、不欲饮食、形瘦色萎、神疲乏力。

【方解】 本方以北沙参、白术为君药,北沙参甘淡微寒,滋养肺胃之阴,白术甘温而性燥,既可益气补虚,又能健脾燥湿,二药合用,有健脾胃,益气阴之功。茯苓、薏苡仁甘淡,为健脾渗湿之要药,山药、扁豆甘平,既能健脾化湿,又能顾护脾胃之阴,四药共为臣药。砂仁、陈皮辛温芳香,行气和胃,化湿醒脾,莲子甘平而涩,补脾而厚肠胃,既能健脾开胃,又可涩肠止泻,三药俱为佐药。甘草益气和中,调和诸药而为佐使药。诸药合用,共奏补脾益胃,和中止泻之效。

【临床应用】

1. 纳呆 脾胃气阴不足,不能腐熟、运化水谷所致。

症见食欲不振,食后脘痞腹胀,气短,乏力,大便不调,口干不欲饮,舌淡红苔薄,脉细弱;神经性厌食、小儿厌食症见上述证候者。

2. 泄泻 脾胃虚弱,气阴两虚所致。症见大便溏泻,水谷不化,稍进油腻不易消化之物,则大便次数增多,食少,脘腹胀闷,面色萎黄,肢倦乏力,舌淡苔白腻,脉细弱;胃肠功能紊乱、慢性肠炎见上述证候者。

3. 呕吐 脾虚湿滞,胃失和降,伤及气阴所致。症见呕吐时作,饮食稍有不适即易呕吐,面色苍白,倦怠乏力,口干不欲饮,大便不调,舌淡红,脉濡弱;慢性胃炎见上述证候者。

【不良反应】 目前尚未检索到不良反应报道。

【禁忌】 尚不明确。

【注意事项】

1. 湿热中阻所致纳呆、泄泻、呕吐者不宜使用。

2. 忌食生冷油腻、不易消化食物。

3. 感冒发热病人不宜服用。

4. 该药品宜饭前服用。

5. 高血压、心脏病、肝病、肾病等慢性病患者应在医师指导下服用。

6. 孕妇慎用。

7. 本品饭前或进食时使用为佳。

8. 忌恼怒、忧郁、劳累过度,保持心情舒畅。

【用法与用量】 开水冲服。一次 10g,一日 2 次。

【规格】 每袋装 10g(相当于原生药 10g)

六 君 子 丸

Liujunzi Wan

【药物组成】 党参、白术(麸炒)、茯苓、半夏(制)、陈皮、炙甘草。

【功能与主治】 补脾益气,燥湿化痰。用于脾胃虚弱,食量不多,气虚痰多,腹胀便溏。

【方解】 方中党参甘平,入脾肺经,补中益气,为君药。白术甘温,补气健脾,茯苓甘淡,健脾渗湿,共为臣药。半夏辛温而燥,善化湿痰,降逆和胃止呕。陈皮辛温苦燥,既可调畅气机除胸脘痞闷,又能和胃降逆以止呕吐,同半夏合用,尚能燥湿化痰,是为佐药。炙甘草甘温,既可补中益气,又可调和诸药,用为使药。诸药合用,共奏补脾益气,燥湿化痰之功。

【临床应用】

1. 泄泻 脾胃虚弱、胃气不和所致。症见大便溏泻,水谷不化,稍进油腻不易消化之物,则大便次数增多,纳食减少,脘腹胀闷,或恶心呕吐,面色萎黄,肢倦乏力,舌淡苔白,脉细弱;慢性腹泻、肠易激综合征、溃疡性结肠炎、放化疗所致胃肠道反应见上述证候者。

2. 胃痛 脾胃虚弱,胃气不和所致。症见胃脘隐隐作痛,喜温喜按,空腹痛甚,得食痛减,嗳气食少,泛吐清水,腹胀,便溏,体倦乏力,舌淡苔薄,脉缓弱;慢性胃炎、胃神经官能症见上述证候者。

3. 痞满 脾胃虚弱,胃气失和所致。症见胃脘痞满,隐痛,喜温喜按,纳呆食少,食后胀闷,倦怠,消瘦,乏力,舌淡苔白,脉虚弱;慢性胃炎见上述证候者。

4. 咳嗽 脾胃虚弱,脾湿不运,聚液为痰,痰湿犯肺所致咳嗽反复发作,咳声重浊,气短,痰多色白,胸脘痞闷,呕恶,食少,体倦乏力,大便时溏,舌苔白腻,脉濡滑;急慢性支气管炎见上述证候者。

此外,还有治疗支气管哮喘、慢性阻塞性肺疾病、功能性消化不良的报道[1-3]。

【药理毒理】 调节子宫 本品能兴奋家兔子宫,使收缩幅度加快,肌张力增高;能抑制小鼠子宫,使收缩幅度逐渐降低,收缩频率逐渐减慢,肌张力降低[4]。

【不良反应】 目前尚未检索到不良反应报道。

【禁忌】 尚不明确。

【注意事项】

1. 脾胃阴虚胃痛、痞满者慎用。

2. 湿热泄泻者慎用。

3. 痰热咳嗽者慎用。

4. 忌食生冷油腻等不易消化食物。

【用法与用量】 口服。一次 9g,一日 2 次。

【规格】 每袋装 9g

【参考文献】 [1]杨志兰,伍丽萍,窦丽群.综合治疗支气管哮喘慢性持续期和缓解期 32 例.实用临床医学,2009,10(9):28-29.

[2]张晓谊,程德云.六君子丸对 COPD 稳定期患者 BODE 指数的影响.云南中医中药杂志,2008,29(8):8-10.

[3]刘秀健.六君子丸合胃力康颗粒治疗肝郁脾虚型功能性消化不良.中国医药指南,2013,11(17):45-46.

[4]滕敏昌.六君子丸对家兔和小鼠离体子宫舒缩功能的影响.江西中医学院学报,1993,36(2):36-37.

参芪片(糖浆、口服液)
Shenqi Pian(Tangjiang,Koufuye)

【药物组成】 黄芪、党参。

【功能与主治】 补脾益气。用于脾气虚所致的体弱、四肢无力。

【方解】 方中黄芪甘温,为补中益气之要药;党参甘平,可助黄芪补气之力。合则共成补脾益气之功。

【临床应用】 脾胃气虚证 由饮食劳倦所伤,脾胃运化失司,日久脾胃气虚所致。症见身体虚弱、倦怠、四肢无力、易疲劳、饮食减少;慢性胃炎、慢性疲劳综合征见上述证候者。

此外,本品可辅助治疗肿瘤放、化疗所致骨髓抑制、甲状腺功能亢进所见白细胞减少症[1,2]。

【药理毒理】 本品有提高免疫功能[3]、抗氧化、抗慢性心功能不全、改善血液流变学及抗血小板聚集等作用。

1. 提高免疫功能 本品可增加雏鸡血清和肠液的 IgA 含量,增加小肠各段上皮内淋巴细胞数目[4];本品能升高反复呼吸道感染儿童免疫球蛋白(IgA、IgG、IgM)及 T 细胞亚群,增强患儿细胞免疫及体液免疫功能[5]。

2. 抗氧化 参芪口服液可提高雏鸡血清 SOD 的活性[6]。

3. 抗慢性心功能不全 参芪口服液可改善心肌梗死后慢性心功能不全患者血浆利尿肽及心钠素水平,改善心脏重塑功能指标及左室功能指标[7]。

4. 改善血液流变性 参芪口服液具有改善肾上腺素致血瘀大鼠血液流变学指标,降低全血黏度及血小板聚集率[8]。

5. 抗血小板聚集 参芪口服液体外可抑制家兔血小板聚集[8]。

6. 其他 参芪口服液能增加孕鼠胚胎胎盘的血管分布面积,并能促进胚胎的生长发育[9]。

【不良反应】 目前尚未检索到不良反应报道。

【禁忌】 尚不明确。

【注意事项】

1. 阴虚或实热证者慎用。

2. 感冒者慎用。

3. 服药期间宜食清淡易消化食物。

【用法与用量】 片剂:口服。一次 4 片,一日 3 次。糖浆剂:口服。一次 15ml,一日 2 次。 口服液:口服。一次 10ml,一日 2 次。

【规格】 口服液:每支装 10ml

【参考文献】 [1]刘显红,程颖,李瑞芝,等.参芪片治疗骨髓抑制的临床观察.长春中医学院学报,1998,14(9):14.

[2]王肃.参芪片治疗甲状腺功能亢进症并白细胞减少症临床观察.河北中医,2001,23(1):61.

[3]何飞,苏华,韦桂宁.生宝颗粒对免疫功能低下小鼠免疫功能的影响.中国实验方剂学杂志,2011,17(21):224-226.

[4]张晓晶,尹宝华,唐清池,等.参芪口服液对雏鸡免疫功能的影响.中国兽药杂志,2010,44(9):13-16.

[5]陈刚,韩青.参芪口服液对儿童反复呼吸道感染的疗效及免疫功能的影响.江苏医药,2014,40(21):2620-2621.

[6]苗水红,刘晋平,穆楠桁,等.参芪口服液对雏鸡血清SOD活性的影响.甘肃畜牧兽医,2007,37(4):9-10.

[7]伏天举.参芪口服液治疗45例心肌梗死后慢性心功能不全患者的疗效观察.中外医疗,2014,35:128-129.

[8]欧宁,袁红宇,王健,等.参芪口服液对血液流变学及血小板聚集的影响.江苏药学与临床研究,2000,8(4):5-7.

[9]袁红宇,欧宁,袁宏霞,等.参芪口服液对孕鼠胚胎作用研究.时珍国医国药,1999,10(4):8.

四君子丸（合剂、颗粒）

Sijunzi Wan(Heji,Keli)

【药物组成】 党参、白术（炒）、茯苓、大枣、生姜、炙甘草。

【功能与主治】 益气健脾。用于脾胃气虚,胃纳不佳,食少便溏。

【方解】 方中党参甘平,其功健脾益气,药性平和,不燥不腻,为君药。白术甘苦性温,长于健脾燥湿;茯苓甘淡,能渗湿健脾,与白术相须为用,增强健脾除湿之力,促进脾胃运化功能,助党参补脾益气,共为臣药。大枣甘温,补中益气;生姜辛温,鼓舞气血生长,共为佐药。炙甘草甘温,补脾益气,调和诸药,为使药。诸药合用,共奏健脾益气之效。

【临床应用】

1. 脾胃气虚证 由饮食劳倦所伤,脾失健运所致。症见胃纳不佳,神疲乏力,少气懒言,大便稀溏,舌淡苔白,脉虚弱;慢性胃炎、慢性疲劳综合征见上述证候者。

2. 泄泻 此为脾胃气虚所致。症见大便溏泻,食少纳呆,脘腹胀闷,倦怠乏力,面色萎黄,舌淡苔白,脉细弱;慢性腹泻见上述证候者[1]。

此外,本品尚有辅助治疗小儿缺铁性贫血的报道[2]。

【药理毒理】 本品有胃肠保护和抗肿瘤等作用。

1. 胃肠保护 四君子颗粒可增加食醋所致脾虚大鼠胃肠上皮细胞表面微绒毛、细胞内颗粒,线粒体内质网的数量,恢复细胞膜、细胞连接的亚细胞结构,纠正胃肠上皮细胞的损害[3];还能增加胃肠黏液分泌,促进肠上皮细胞更新,提高胃肠细胞线粒体琥珀酸脱氢酶和胃肠细胞 Na$^+$、K$^+$-ATP 酶活性,增强 SOD 活性,并可扩张食醋致脾虚小鼠的肠系膜微动脉管径,增加毛细血管开放数目[4]。

2. 抗肿瘤 本品含药血清可促进人肺腺癌 SPCA1 细胞的凋亡,上调细胞中 Caspase-3、Caspase-8、Caspase-9

mRNA 含量[5]。

【不良反应】 目前尚未检索到不良反应报道。

【禁忌】 尚不明确。

【注意事项】

1. 阴虚或实热证者慎用。

2. 服药期间忌食辛辣、油腻、生冷食物。

【用法与用量】 丸剂:口服。一次 3～6g,一日 3次。合剂:口服。一次 15～20ml,一日 3 次。用时摇匀。颗粒剂:口服。一次 1 袋,一日 3 次。

【规格】 颗粒剂:每袋装 15g

【参考文献】 [1]王群,李雄,彭娟.四君子合剂治疗小儿迁延慢性腹泻的临床研究.华夏医学,2006,19(2):268-269.

[2]王群,朱春江.四君子合剂佐治小儿缺铁性贫血疗效观察.医学理论与实践,2006,(19):260-261.

[3]曹小玉,杨智梅,彭成,等.四君子颗粒抗脾虚动物胃肠细胞损伤的研究.成都中医药大学学报,2000,23(3):32-33.

[4]彭成,曹小玉,周智科.四君子颗粒对脾虚动物胃肠细胞保护作用的机制研究.成都中医药大学学报,2001,24(1):32-34.

[5]郭隽馥,王艳杰,苗兰英,等.四君子丸含药血清对人肺腺癌 SPCA1 细胞凋亡及 Caspase-3/8/9 表达的影响.时珍国医国药,2015,26(6):1293-1295.

补气升提片

Buqi Shengti Pian

【药物组成】 黄芪、人参芦、党参、白术、阿胶、广升麻、甘草（炙）。

【功能与主治】 补中益气,升阳举陷。用于脾气不足、中气下陷所致的神疲乏力、心悸气短、小腹坠胀、纳少、便溏;胃下垂、脱肛、子宫脱垂见上述证候者。

【方解】 方中黄芪味甘微温,入脾肺经,补中益气,升阳举陷,人参芦升举下陷之阳气,共为君药。配伍党参、白术补气健脾,增强黄芪补气升阳之功,为臣药。阿胶补血,广升麻升阳举陷,协助君药以升提下陷之中气,为佐药。甘草调和诸药,为使药。诸药相合,共奏补中益气、升阳举陷之功。

【临床应用】

1. 中气下陷证 因饮食劳倦,伤及脾胃,脾虚日久,气陷于下所致。症见少气懒言,神疲乏力,心悸,气短,食少纳呆,心下痞闷,小腹坠胀,腹泻或便溏,肛门坠胀;胃下垂、脱肛见上述证候者。

2. 阴挺 因中气不足,中气下陷,固摄无权,系胞无力所致。症见子宫下移或脱出阴道口之外,劳则加剧,下腹坠胀,四肢无力,少气懒言,面色少华,纳少,便溏,带下量多,质清稀,舌淡苔薄,脉虚细;子宫脱垂见上述证候者。

【不良反应】 目前尚未检索到不良反应报道。

【禁忌】 尚不明确。

【注意事项】

1. 如合并感染者慎服本品。

2. 饮食以补益为宜。

3. 治疗子宫脱垂、脱肛时,应注意休息,防治便秘、咳嗽。

【用法与用量】 口服。一次 5 片,一日 3 次;年老、年幼、体弱者酌减。

【规格】 每素片重 0.3g

熊胆救心丹

Xiongdan Jiuxin Dan

【药物组成】 人参、人工麝香、蟾酥、冰片、珍珠、熊胆粉、人工牛黄、猪胆粉、水牛角浓缩粉。

【功能与主治】 强心益气,芳香开窍。用于心气不足所致的胸痹,症见胸闷、心痛、气短、心悸。

【方解】 方中人参大补元气、益气养心,为君药。麝香、蟾酥、冰片芳香走窜、辛温开窍、活血散结,为臣药。珍珠重镇安神定志,熊胆、牛黄、猪胆粉、水牛角苦寒,清热解毒,化痰开窍,共为佐药。诸药合用,共奏强心益气,芳香开窍之功。

【临床应用】 胸痹 因心气不足,运血无力,心血受阻而致胸闷不舒,心前区疼痛,气短乏力,心悸,不寐;冠心病见上述证候者。

【不良反应】 目前尚未检索到不良反应报道。

【禁忌】 孕妇禁用。

【注意事项】

1. 本品中蟾酥有强心作用,正在使用洋地黄类药物的患者慎用,或遵医嘱使用。

2. 在治疗期间,心绞痛持续发作,宜加用硝酸酯类药。若出现剧烈心绞痛、心肌梗死,并伴有气促、汗出、面色苍白者,应及时急诊救治。

【用法与用量】 口服。一次 2 粒,一日 3 次。

【规格】 每 10 粒重 0.25g

黄芪注射液

Huangqi Zhusheye

【药物组成】 黄芪。

【功能与主治】 益气扶正,养心健脾。用于心脾气虚所致的心悸气短,神疲乏力;病毒性心肌炎、心功能不全见上述证候者。亦可用于脾虚湿困之肝炎。

【方解】 黄芪甘而微温,有补气升阳,健脾利水功效,《医学衷中参西录》谓黄芪“能补,兼能升气,善治胸中大气(即宗气)下陷”,李东垣谓黄芪能“益元气而补三焦”,张元素谓之“活血生血”,《本经逢原》云:“能调血脉”。本品为补气要药,补气生血,益气通脉,活络宽胸,养心定悸,扶正祛邪,能运脾利湿化浊。

【临床应用】

1. 心悸 多因脾气虚弱,心气不足,血脉涩滞,心失温养所致。症见心悸气短,神疲乏力,自汗、胸闷,动则悸甚,舌淡红,苔薄白,脉细弱;病毒性心肌炎、心功能不全见上述证候者。

2. 黄疸 由脾虚湿滞,困遏清阳,壅塞肝胆,疏泄失常所致。症见胁肋不舒,纳差食少,或面目及肌肤淡黄晦黯,心悸,气短,神疲乏力,腹胀,便溏,舌淡苔薄,脉濡细;慢性肝炎见上述证候者。

此外,本品还有用于萎缩性胃炎、脑梗死、白细胞减少症、慢性阻塞性肺病、糖尿病肾病并慢性肾衰竭、原发性肾病综合征、高血压性肾损害、病毒性心肌炎、慢性心力衰竭、小儿脑瘫、缺血性脑损伤、肝硬化、上消化道出血、再生障碍性贫血、过敏性紫癜、调节慢性肾盂肾炎病人免疫功能、防治化疗所致消化道毒副反应的报道[1-18]。

【药理毒理】 本品抗心肌缺血、保护心肌、保护神经细胞、抗脏器损伤、促进造血功能、增强免疫功能等作用。

1. 抗心肌缺血、保护心肌 本品静脉注射能对抗垂体后叶素和异丙肾上腺素所致家兔和大鼠急性心肌缺血,改善缺血心肌的心电图[19],减少心肌梗死模型大鼠左心室扩张及梗死区,改善左室收缩及舒张功能,改善心肌梗死后的左室重构[20]。还可降低结扎冠状动脉前降支麻醉犬的死亡率,降低急性心肌梗死后 ST 段抬高程度,减慢心率[21];可舒张高脂血症大鼠冠状动脉平滑肌[22];能清除急性心肌缺血再灌注损伤家兔在体心脏自由基,改善左室舒张和收缩功能[23];抑制缩窄腹主动脉法导致的左室肥厚大鼠的左室质量指数及心肌组织钙超载[24];可改善慢性心衰动物肾上腺素和去甲肾上腺素含量的异常变化及心脏收缩功能,抑制左心室肥厚[25,26]。本品对大鼠失血、感染所致心肌细胞损伤有保护作用;并可抑制乳鼠再灌注损伤心肌细胞凋亡和降低心肌酶含量[27-30]。

2. 神经保护 本品可减轻局灶性或全脑缺血再灌注损伤大鼠脑水肿,降低血-脑脊液屏障通透性,增加大脑局部血流量[31],改善缺血后动物行为和病理损害[32],

对自由落体大鼠脑挫裂伤模型有改善作用[33]。本品可减轻肝素化型胶原酶脑内注入法导致的脑出血大鼠的脑水肿和神经细胞凋亡[34]，恢复神经元形态恢复，缩小脑梗死体积，改善神经行为功能，并能降低海马神经元JNK3蛋白表达，减少凋亡细胞数量[35]。本品可改善脊髓损伤大鼠模型的神经功能，降低脊髓损伤组织的含水量[36]。本品体外可抑制大鼠皮层神经细胞缺氧性凋亡[37]。

3. 肾保护　本品能降低肾缺血再灌注性损伤大鼠血浆中 ET-1 和 MDA 的水平，增加血浆 SOD 活性[38]，能减轻缺血再灌注性肾损伤家兔肾组织变性，降低 SCr 含量[39]，保护 ATP 酶活性[40]；能纠正糖尿病大鼠过高的血浆渗透压，减慢肾小球基底膜的增厚[41]，减少血清 TC、TG、LDL-C、UAlb、BUN、Scr 和 ET 含量，降低肾脏组织 MDA 和 UAEA 水平，增加 SOD 哈 GSH-Px 活性以及 NO、Ccr 的含量[42,43]。

4. 肝保护　本品能降低肠缺血再灌注性肝损伤大鼠血清 AST 和肝组织 MDA 含量，提高谷胱甘肽 S-转移酶和 SOD 活性[44]；能降低卡介苗与脂多糖联合诱导的免疫性肝损伤模型小鼠血清 ALT[45]。

5. 肺保护　本品可降低肠系膜上动脉闭塞性休克性肺损伤模型家兔黄嘌呤氧化酶（XO）及 MDA 含量，且可提高 SOD 活性和肺表面活性物质含量[46]。

6. 促进造血功能　本品可促进贫血小鼠骨髓 CFU-F 增殖，升高骨髓基质细胞分泌干细胞因子的水平[47]，促进粒单系、红系造血功能恢复[48]，促进外周血造血干细胞移植术后早期白细胞的重建[49]，促进体外培养雪旺细胞（SC）的生长[50]。

7. 增强免疫功能　本品可使正常小鼠和氢化泼尼松处理小鼠胸腺增重，增强氢化泼尼松小鼠单核-吞噬细胞系吞噬功能，增加环磷酰胺处理小鼠血清溶血素抗体生成能力，增加正常及荷瘤小鼠淋巴细胞转化能力[51]；可对抗地塞米松所致免疫低下小鼠脾脏萎缩，抑制脾脏淋巴细胞凋亡[52]。对 S180 小鼠本品能抑制瘤细胞生长，增强红细胞免疫功能，提高 SOD 活性[53]。

8. 其他　本品对人宫颈永生化上皮细胞 H8 的生长有抑制作用，使 S、G2 期细胞减少，细胞阻滞于 G1 期，cyelin D1 蛋白表达降低，cyclin B1、CDK4 蛋白和 P21 蛋白表达略降低[54]。本品能提高逆行胰胆管注射 5％牛磺胆酸钠致 SAP 大鼠外周血 GSH-Px、SOD 活性，降低 ROS 活性和 MDA 含量[55]。

【不良反应】　本品的不良反应以过敏反应为主，包括药物热、药疹和过敏性休克；呼吸系统损害，包括速发型哮喘、喉头水肿；消化系统损害，包括腹胀，恶心，呕吐，腹泻；神经系统损害，包括剧烈头痛，惊厥，嗜睡，烦躁不安；循环系统损害，包括溶血性贫血，迟发性严重静脉炎，注射部位红肿；尚可导致其他不良反应，如胸闷、心慌、心悸、皮肤瘙痒、心房纤颤、剧烈头痛、腰部剧痛、肝肾功能损害、溶血性贫血、手指肿胀及少尿[56-64]。

【禁忌】　孕妇禁用。

【注意事项】

1. 本品为温养食物，心肝热盛，脾胃湿热者禁用。

2. 服药期间忌食生冷食物；忌烟酒、浓茶。

3. 保持精神舒畅，劳逸适度。忌过度思虑，避免恼怒等不良情绪。

4. 过敏体质者应慎用，出现过敏反应应及时停用。

5. 本品一般不得和其他药物混合滴注。

6. 若发现浑浊、沉淀、变色、漏气或瓶身细微破裂，均不得使用。

【用法与用量】　肌内注射。一次 2～4ml，一日 1～2 次。静脉滴注。一次 10～20ml，一日 1 次，或遵医嘱。

【规格】　每支装　（1）2ml（相当于原药材 4g）（2）10ml（相当于原药材 20g）

【参考文献】　[1]张易民，李振英.黄芪注射液治疗萎缩性胃炎 30 例.中国中西医结合脾胃杂志，2000，8（5）：262.

[2]闻后钧，张友山，刘雪银.黄芪注射液治疗白细胞减少症 112 例临床观察.时珍国医国药，2000，11（10）：935.

[3]曾莉，麦志广.黄芪注射液治疗慢性阻塞性肺病 29 例.广东药学，2000，10（4）：24.

[4]王光浩，杨雪琴，张敬芳.黄芪注射液治疗早期糖尿病肾病的临床观察.微循环学杂志，2009，19（1）：44～45.

[5]蒋晏.黄芪注射液在原发性肾病综合征中应用的疗效观察.四川医学，2008，29（2）：164-165.

[6]徐贵华，袁利，李雁.黄芪注射液治疗高血压性肾损害疗效观察.中西医结合学报，2008，6（5）：530-532.

[7]刘慧玲，赵卫国.黄芪注射液治疗病毒性心肌炎疗效观察.中国中医急症，2008，17（3）：329-332.

[8]惠树林，郝文辉.黄芪注射液治疗慢性肺源性心脏病心力衰竭疗效观察.现代中西医结合杂志，2008，17（13）：1965-1966.

[9]冯春林.黄芪注射液治疗慢性心衰 66 例疗效观察.光明中医，2008，23（1）：78.

[10]魏莉，苏振军，关富山.黄芪注射液治疗小儿脑瘫的随机、双盲临床研究.实用全科医学，2008，6（3）：234-236.

[11]刘小辉.黄芪注射液对脑梗死患者神经功能及血液流变学的影响.陕西中医，2011，32（10）：1293 -1294.

[12]姚桂树.黄芪注射液治疗肝硬化顽固性腹腔积液疗效观察.中国医药导报，2009，6（18）：75-76.

[13]黄坚，万诚.黄芪注射液治疗老年上消化道出血临床观察.

中国中医急症,2005,14(7):650-651.

[14]晁荣,席亚明,靳蕊蕊.黄芪注射液治疗再生障碍性贫血疗效和安全性的系统评价.中国循证医学杂志,2011,11(10):1205-1209.

[15]张爱珍,代丽.黄芪注射液治疗过敏性紫癜疗效观察.临床医学,2011,31(9):50-51.

[16]吕冬宁,陶志虎,史伟.黄芪注射液对慢性肾盂肾炎病人免疫应答干预作用的研究.中国中西医结合肾病杂志,2014,15(11):976-97.

[17]毛丹,黄立中,周春花.穴位注射黄芪注射液防治化疗毒副反应的疗效观察.中国中医急症,2014,23(6):1133-1135.

[18]胥保华.黄芪注射液对乳腺癌患者辅助化疗后胃肠道不良反应及营养状态的影响.现代中西医结合杂志,2014,23(20):2179-2181.

[19]吴华璞,祝晓光.黄芪注射液对实验性心肌缺血的保护作用.时珍国医国药,2000,11(5):388-389.

[20]施海明,罗心平,曾治宇,等.黄芪注射液对心肌梗死后大鼠左室形态和功能影响的研究.中国现代医学杂志,1999,9(6):3-4.

[21]刘建国,许凤棉,杜文民,等.黄芪静脉注射对麻醉犬急性心肌梗死的保护作用.中成药,2001,23(5):351-353.

[22]杨振宇,郭薇.黄芪注射液对高脂血症模型大鼠冠状小动脉平滑肌的作用及机制.中国临床药学杂志,2009,18(2):69-74.

[23]廖亦华,邓云梅,邓静修,等.黄芪注射液对家兔急性心肌缺血再灌注损伤的保护作用.辽宁中医学院学报,2002,4(3):226-228.

[24]苏丹,许兵,石海莲,等.黄芪注射液对左室肥厚大鼠心肌钙超载及肌浆网钙泵表达的影响.中国中药杂志,2008,33(14):1724-1727.

[25]洪缨,许少珍,曾得源,等.实验性心肌肥厚大鼠血浆儿茶酚胺含量变化及黄芪的影响.基础医学与临床,2002,22(4):368-371.

[26]洪缨,许少珍,曾得源,等.黄芪注射液对慢性心衰大鼠心肌肥厚的逆转作用.中成药,2002,24(7):525-529.

[27]张增峰,段绍斌,姚华,等.黄芪注射液对大鼠失血性休克合并内毒素所致心肌细胞凋亡的影响.新疆医科大学学报,2008,31(5):567-569.

[28]张成明,于金玲,王海霞,等.黄芪注射液对感染性休克大鼠心肌损伤的影响.中国中西医结合急救杂志,2007,14(1):47-50.

[29]宋光,何蕾,江朝光.黄芪注射液对培养乳鼠心肌细胞再灌注损伤的保护作用.中国体外循环杂志,2007,5(4):238-240.

[30]陆曙,张寄南,杨笛,等.黄芪总皂苷对病毒性心肌炎小鼠心肌损伤及肌浆网钙泵的影响.中国中西医结合杂志,1999,19(11):672-674.

[31]陈春富,郭述苏,王红梅,等.黄芪对脑缺血再灌流损伤保护作用的实验研究.河北中医学报,1999,14(3):1-3.

[32]陈春富,张卫星,郭述苏,等.大鼠全脑缺血后智能改变及黄芪的干扰作用.实用心脑肺病杂志,1997,5(2):6-7.

[33]陈鑫,朱志安,马延斌,等.黄芪对脑外伤后脑组织线粒体SOD和MDA水平影响的实验研究.创伤外科杂志,2000,2(4):204-206.

[34]许东,胡治平,秦毅,等.黄芪注射液对脑出血大鼠细胞凋亡影响的研究.临床神经病学杂志,2008,21(1):37.

[35]黄惠,王岭,李艳,等.黄芪注射液对大鼠脑缺血再灌注损伤的保护作用研究.卒中与神经疾病,2014,21(1):19-22.

[36]张洁妹,唐扣明.黄芪注射液对大鼠急性脊髓损伤的神经保护作用.实用临床医药杂志,2014,18(24):7-10.

[37]孟传萍,刘东,张淑华,等.黄芪注射液对大鼠皮层神经细胞缺氧性凋亡的影响.山东医药,2014,54(30):29-31.

[38]陈建,吴卫真,余毅,等.黄芪对肾缺血再灌注损伤的保护作用.中华泌尿外科杂志,2000,21(4):211-212.

[39]赵春玲,李莉华,邹丽莎,等.黄芪注射液对家兔缺血-再灌注性肾损伤时IL-6和bFGF的影响.中国中西医结合急救杂志,2001,8(4):225-227.

[40]李达兵,赵春玲,林海英,等.黄芪和当归注射液对兔肾缺血再灌注损伤时ATP酶的影响.四川生理学杂志,2002,24(38):115-117.

[41]石君华,章如虹.黄芪对实验性糖尿病大鼠肾脏保护作用的实验研究.中国中医药科技,1999,6(5):314-316.

[42]张敬芳,王光浩,曹平,等.黄芪注射液对早期糖尿病肾病大鼠血液一氧化氮和内皮素的影响.时珍国医国药,2007,18(4):831-832.

[43]马丹,谢晓娜,邹敬韬,等.黄芪注射液对糖尿病大鼠肾脏的保护作用及其机制.吉林大学学报(医学版),2014,40(2):267-271.

[44]程梦林,陈金和,吴基良,等.黄芪注射液对大鼠肠缺血再灌注肝损伤的保护作用.咸宁医学院学报,2002,16(4):245-247.

[45]张树剑,仇裕丰,董自波.足三里穴位注射丹参、黄芪注射液对免疫性肝损伤小鼠血清ALT的影响.中西医结合肝病杂志,1999,9(4):28-29.

[46]景有伶,李宏杰,张硕森,等.黄芪对肠系膜上动脉闭塞性休克过程中肺损伤的防治作用.华北煤炭医学院学报,1999,1(4):273-275.

[47]祝晓玲,祝彼得,刘军,等.黄芪诱导贫血小鼠骨髓基质细胞产生SCF的研究.中药药理与临床,2001,17(5):19-20.

[48]祝晓玲,祝彼得.黄芪注射液影响贫血小鼠粒单系、红系造血及作用机制的探讨.中国中西医结合急救杂志,2001,8(5):284-286.

[49]刘晓,武正炎,范萍.黄芪与粒细胞-集落刺激因子对外周血干细胞移植术后早期造血功能重建影响的观察.南京医科大学学报,2000,20(4):281-284.

[50]李义凯,石关桐,石印玉.黄芪、丹参对体外培养雪旺细胞影响的实验研究.中国中医骨伤科杂志,1994,2(6):1-3.

[51]聂淑琴,薛宝云,杨庆,等.黄芪注射液对小鼠免疫功能的

影响.中国实验方剂学杂志,1999,52(33):33-36.

[52]王墅塾,王梓楠,赵自明,等.黄芪注射液对免疫功能低下小鼠脾淋巴细胞的影响.动物医学进展,2014,35(4):63-66.

[53]韩志红,吴桂兰,应自忠.黄芪注射液对荷瘤小鼠 RBC 免疫和 SOD 的影响.武汉市职工医学院学报,1999,27(4):26-27.

[54]张立,李能莲,舍雅莉,等.黄芪注射液对宫颈永生化上皮细胞生长的作用.中国实验方剂学杂志,2015,21(4):158-160.

[55]王少言,初巍巍,霍阳,等.黄芪注射液对重症急性胰腺炎大鼠外周血清氧化相关物质的影响.解放军医药杂志,2014,26(12):5-7.

[56]马惠兰.黄芪注射液致过敏性休克 1 例.中药新药与临床药理,1999,10(4):552.

[57]李桂兰.黄芪注射液致发热 2 例.天津药学,1999,11(3):48.

[58]孙延文,冯英.静滴黄芪注射液致热原反应 3 例报告.山东医药,1999,3(5):62.

[59]牟乃洲.黄芪注射液引起药物疹 1 例.实用中医内科杂志,1998,12(1):40.

[60]舒军,罗仁勇,周国民.黄芪注射液 31 例不良反应分析.内蒙古中医药,2008,(1):38-39.

[61]王奕,毛德利.黄芪注射液不良反应 46 例文献分析.药物流行病学杂志,2008,18(3):183-184.

[62]邹海滨,冷毓青.黄芪注射液手指肿胀 1 例.中国医院药学杂志,2008,28(5):284.

[63]符壮,麦子青.我院黄芪注射液不良反应病例报告分析.药事组织,2010,(19):48-50.

[64]赵跃恒,魏艳芳,常姗.黄芪注射液致过敏反应 1 例.药物流行病学杂志,2014,23(6):367.

黄 芪 颗 粒

Huangqi Keli

【药物组成】　黄芪。

【功能与主治】　补气固表,利尿,脱毒排脓,生肌。用于气短心悸,虚脱,自汗,体虚浮肿,久泻,脱肛,子宫脱垂,痈疽难溃,疮口久不愈合。

【方解】　方中黄芪味甘性温,有益气固表,敛汗固脱,托疮生肌,利水消肿之功效。

【临床应用】

1. 自汗　因气虚卫表不固所致。症见自汗,气短,乏力,舌淡,脉弱。

2. 心悸　因心气不足所致。症见心悸气短,倦怠乏力,神疲,舌淡,脉弱。

3. 脱肛、阴挺　因气虚不摄、中气下陷所致。症见倦怠乏力,久泻,脱肛,子宫脱垂,舌淡,脉弱。

【不良反应】　目前尚未检索到不良反应报道。

【禁忌】　尚不明确。

【注意事项】

1. 实热邪盛多汗者慎用。

2. 用于自汗,应结合治疗原发疾病。

3. 用于脱肛、阴挺,应结合其他疗法。

【用法与用量】　开水冲服。一次 1 袋,一日 2 次。

【规格】　每袋装　(1)15g　(2)10g　(3)4g(无蔗糖)

刺五加片(胶囊)

Ciwujia Pian(Jiaonang)

【药物组成】　刺五加浸膏。

【功能与主治】　益气健脾,补肾安神。用于脾肾阳虚,体虚乏力,食欲不振,腰膝酸痛,失眠多梦。

【方解】　刺五加益气健脾,补肾安神,可用于脾肾阳虚所致失眠,无力。

【临床应用】　**不寐**　多因脾肾阳虚,心神失养所致。症见失眠多梦,头晕,形寒肢冷,气短,纳差,面色无华,经血量多而色淡,舌质淡,苔薄白,脉沉迟;神经衰弱见上述证候者。

【药理毒理】　本品有抗疲劳和抗抑郁等作用。

1. 抗疲劳　本品可改善负重游泳致力竭大鼠肝脏 Na^+、K^+-ATP 酶、Mg^{2+}-ATP 酶和 Ca^{2+}-ATP 酶活性,提高肝脏 GSH-Px 活性和肾脏 SOD 活性,提高肝匀浆 CAT 活性,降低肾脏 MDA 水平,降低血 LD 水平[1]。

2. 抗抑郁　刺五加胶囊可降低夹尾、冰水游泳、禁食禁水等刺激致抑郁大鼠分泌型一氧化氮合酶(iNOS)、一氧化氮(NO)和环氧化酶-2(COX-2)水平[2];可升高慢性轻度不可预见性应激刺激法致抑郁大鼠海马组织中酪氨酸羟化酶、色氨酸羟化酶和脑源性神经生长因子的水平,降低大鼠逃避潜伏期,提高空间探索时间[3,4]。

【不良反应】　目前尚未检索到不良反应报道。

【禁忌】　尚不明确。

【注意事项】

1. 阴虚内热及邪实体壮者慎用。

2. 睡前不宜使用咖啡、浓茶等兴奋性饮品。

【用法与用量】　片剂:口服。一次 2～3 片,一日 2 次。

胶囊剂:口服。一次 2～3 粒,一日 3 次。

【参考文献】　[1]苗明三,蒋美琼,张雪侠.参芪花粉片对大鼠运动性疲劳模型的影响.中国实验方剂学杂志,2014,20(5):177-179.

[2]曾宪忠.刺五加胶囊对抑郁模型大鼠结肠组织 iNOS、NO

和 COX-2 的影响.齐鲁医学杂志,2005,20(6):476-480.

[3]孙薇,吴博,石伟彬,等.刺五加胶囊对抑郁大鼠海马组织 TH、TPH 表达的影响.现代生物医学进展,2011,11(22):4247-4249.

[4]黎功炳,雷宁,龙军,等.刺五加胶囊改善抑郁大鼠学习记忆能力及对海马 BDNF 表达的影响.现代生物医学进展,2011,12(6):1078-1080.

香菇多糖注射液
Xianggu Duotang Zhusheye

【药物组成】 香菇多糖。

【功能与主治】 益气健脾,补虚扶正。用于慢性乙型肝炎及消化道肿瘤放、化疗的辅助治疗。

【方解】 本方采用现代工艺提取香菇的有效成分,以益气健脾,补虚扶正为主要功效。

【临床应用】

1. 消化道肿瘤的辅助治疗 因放化疗后气血亏虚所致。症见倦怠乏力,食欲不振,头晕,气短,面色萎黄少华,舌淡苔白,脉细弱无力;胃癌、肝癌、食管癌、肠癌及恶性胸腔腹水或积液见上述证候者[1-3]。

2. 慢性乙型肝炎 因肝脾不和,脾虚失运,气血生化乏源所致。症见疲乏无力,上腹胀满,食少,便溏,舌淡苔或白腻,脉弦细。

【药理毒理】 本品有保肝和抗辐射等作用。

1. 保肝 本品对由四氯化碳、乙醇和高脂饮食造成的 ALT 升高有降低作用,并能使 γ 球蛋白减少,白蛋白增加,白球蛋白比值增高,并可减轻肝细胞变性、坏死,加速组织的修复及减少纤维组织增生和假小叶形成[4]。

2. 抗辐射 本品可升高辐射损伤小鼠的肝、脾、胸腺系数,增加骨髓有核细胞数、脾结节数,降低肝脏 MDA 含量和升高 SOD、GSH-Px 活性[5]。

【不良反应】 文献报道,香菇多糖注射液有致胸闷、气短、面色苍白、口唇发绀、心慌、寒战、高热的不良反应,但与静注速度过快和浓度过高有关;香菇多糖注射液还可导致腰椎及鹤尾部剧痛同时伴有舌麻、呼吸困难、头痛、头晕等症状;少见过敏性休克的不良反应[6-10]。

【禁忌】 孕妇禁用。

【注意事项】

1. 本品为淡黄至黄色微显乳光的液体,若发现浑浊、沉淀、变色、漏气或瓶身细微破裂,均不得使用。

2. 用药期间饮食宜清淡,忌食肥甘厚味食物。

3. 本品一般不宜与其他药物同时滴注,以免发生不良反应。

【用法与用量】 肌内注射。一次 2ml,一日 1 次。8 周为一疗程,或遵医嘱。

【规格】 每支装 2ml(内含香菇多糖 4mg)

【参考文献】 [1]叶大风,石一复,谢幸单.单香菇多糖注射液对妊娠滋养细胞肿瘤化疗疗效和免疫功能的影响.实用肿瘤杂志,2000,15(4):285.

[2]陈伟强,陈阳述.香菇多糖注射液对原发性肝癌患者外周血 T 细胞亚群及 sIL-2R 水平的影响.中国中西医结合杂志,1998,18(5):319.

[3]常永芳,唐爱明,王教凤,等.香菇多糖辅助治疗老年晚期胃癌及大肠癌的疗效观察.现代中西医结合杂志,2008,17(28):4375-4376.

[4]郑幼兰.香菇多糖对慢性肝损伤的保护作用.福建省医学院科学研究所,新药申报资料.

[5]柳继华,李明春.香菇多糖注射液对慢性低剂量辐射损伤小鼠的防护作用.解放军药学学报,2012,28(3):200-204.

[6]高倩,王英.香菇多糖静脉注射致胸闷、寒颤高热反应 10 例分析.河南医药信息,1997,5(7):31.

[7]陈建辉,周宏珍,周春兰.静脉滴注香菇多糖注射液致过敏反应 1 例报道.护理学报,2008,15(2):25.

[8]安静坤.1 例静脉注射香菇多糖致严重不良反应的护理.临床护理杂志,2009,8(1):43.

[9]邓牡红,王松峰.香菇多糖注射液致过敏性休克 1 例.中国药物应用与监测,2010,(7):321-322.

[10]朱敏.香菇多糖注射液静脉滴注致严重过敏反应 1 例.临床医药,2015,24(1):88.

参芪五味子片(胶囊)
Shenqi Wuweizi Pian(Jiaonang)

【药物组成】 黄芪、党参、南五味子、酸枣仁(炒)。

【功能与主治】 健脾益气,宁心安神。用于气血不足、心脾两虚所致的失眠、多梦、健忘、乏力、心悸、气短、自汗。

【方解】 方中以南五味子收敛心气,益气生津,宁心安神而为君药。黄芪健脾益气而生血;党参补气健脾,助君药之力,为臣药。酸枣仁养心阴,益肝血,宁心安神;诸药合用,共奏益气健脾,宁心安神之功。

【临床应用】

1. 不寐 多因心脾两虚而致失眠多梦,健忘,倦怠,心慌易惊,食少纳呆,气短乏力,舌质淡,苔薄白,脉弱;围绝经期综合征、神经衰弱见上述证候者。

2. 心悸 因心脾两虚,心神失养而致心悸不宁,气短,动则汗出,少寐神疲,倦怠乏力,舌淡,苔薄白,脉弱;围绝经期综合征、神经衰弱见上述证候者。

3. 自汗、盗汗 因气血虚损而致心悸气短,动则气喘易汗,少寐多梦,倦怠乏力,失眠健忘,舌质淡,苔薄白,脉弱;围绝经期综合征、神经衰弱见上述证候者。

此外,本品尚可治疗冠心病心力衰竭、原发性肾病综合征[1,2]。

【药理毒理】　本品有延缓衰老、镇静、催眠和免疫调节等作用。

1. 延缓衰老　本品能提高老龄小鼠学习记忆能力,增强其红细胞内超氧化物歧化酶(SOD)活力,延长耐缺氧时间[3]。

2. 镇静　参芪五味子胶囊可协同戊巴比妥钠催眠作用,缩短睡眠潜伏期,延长睡眠时间;可减少小鼠的自主活动次数[4,5]。

3. 催眠　本品能延长失眠患者总睡眠时间,缩短睡眠潜伏期,减少觉醒次数,提高睡眠效率,抑制S1期睡眠时间减少,增加S3加S4期睡眠时间[6]。

4. 抗应激　参芪五味子胶囊可延长小鼠游泳时间、耐缺氧时间和氰化钾中毒存活时间,并且提高耐寒时间及存活率[4,5]。

5. 免疫调节　参芪五味子胶囊可提高网状内皮细胞对碳粒的吞噬指数,促进绵羊红细胞诱导的特异性循环抗体水平[4]。

【不良反应】　本品少见出现药疹及因外周血管扩张引起的面色潮红、脸浮肿、胸闷、喘憋急躁[7,8]。

【禁忌】　尚不明确。

【注意事项】

1. 痰火扰心,瘀血阻络之不寐、心悸者不宜。

2. 失眠患者睡前不宜使用咖啡、浓茶等兴奋性饮品。

3. 保持心情舒畅。忌过度思虑、避免恼怒、抑郁等不良情绪。

【用法与用量】　片剂:口服。一次3～5片,一日3次。胶囊剂:口服。一次3～5粒,一日3次。

【规格】　片剂:素片每片重0.25g

胶囊剂:每粒装　(1)0.2g　(2)0.21g　(3)0.25g

【参考文献】　[1]闫怀忠,杨红芳.参芪五味子片治疗冠心病心力衰竭疗效观察.中国中医药信息杂志,2007,14(10):61-62.

[2]徐晴姣,刘甲东.参芪五味子片治疗原发性肾病综合征临床观察.中国中医药信息杂志,2007,14(3):62-63.

[3]胡幼红.参芪五味子片对老年小鼠的抗衰老及促智作用.中医药临床杂志,2005,17(2):152-153.

[4]曹永孝,郑建普,刘静,等.参芪五味子胶囊的镇静、抗应激和免疫调节作用.中国中药杂志,2005,30(20):1631-1633.

[5]朱书强,王亚丽,夏仁福,等.参芪五味子胶囊镇静、抗应激作用研究.中国药房,2008,19(15):1127-1128.

[6]郭庆芳,刘建强.参芪五味子片对32例失眠症患者睡眠脑电图的影响.中医杂志,2010,51(4):376.

[7]李来秀,林新,苏珍,等.参芪五味子片致不良反应1例.中国医院药学杂志,2006,26(5):640.

[8]刘义福.参芪五味子片致荨麻疹样药疹1例.西南国防医药,2011,21(7):786.

参附强心丸

Shenfu Qiangxin Wan

【药物组成】　人参、附子(制)、桑白皮、葶苈子、猪苓、大黄。

【功能与主治】　益气助阳,强心利水。用于慢性心力衰竭而引起的心悸、气短、胸闷、喘促、面肢浮肿等症,属于心肾阳虚者。

【方解】　方中人参大补元气,益气固脱;附子温肾助阳,回阳救逆,为方中主要药物。葶苈子、桑白皮泻肺平喘,利水消肿;猪苓利水渗湿;大黄活血祛瘀,泻下通便。诸药合用,共奏益气助阳,强心利水之功。

【临床应用】　胸痹　由于心肾阳衰,水湿内停,阻遏胸阳所致。症见胸部闷痛,甚则胸痛彻背,心悸,气短,喘息不得卧,面肢浮肿,小便不利,脉结代;慢性心力衰竭见上述证候者。

【药理毒理】　改善心功能　本品可增强慢性心力衰竭大鼠心脏功能,提高心输出量,改善左室收缩功能[1]。本品治疗慢性心力衰竭患者12周,可使左室舒张末期内径(LVED)和收缩末期内径(LVSD)降低,同时增加心室射血分数(LVEF)和心输出量(CO),降低血清血管紧张素Ⅱ(AngⅡ)、醛固酮、N末端脑利钠肽前体和抗利尿激素(ADH)水平[2,3];本品也可增加高血压合并心力衰竭患者左室射血分数(LVEF),缩小LVED,降低血浆BNP水平[4]。

【不良反应】　目前尚未检索到不良反应报道。

【禁忌】　孕妇禁用。

【注意事项】

1. 宜低盐饮食。

2. 忌食生冷、辛辣、油腻食物,忌烟酒、浓茶。

3. 在治疗期间,心绞痛持续发作,宜加用硝酸酯类药。若出现剧烈心绞痛、心肌梗死,见有气促、汗出、面色苍白者,应及时救治。

【用法与用量】　口服。大蜜丸一次2丸,水蜜丸一次5.4g,一日2～3次。

【规格】　(1)大蜜丸每丸重3g　(2)水蜜丸每10丸重0.9g

【参考文献】 [1]徐强,高秀梅,王保和,等.加参强心方对CHF大鼠心功能的影响.天津中医药,2008,25(4):314.

[2]邓颖,江玉,秦佰焰.参附强心丸对慢性心力衰竭神经内分泌及相关因子的调节作用.中国实验方剂学杂志,2014,20(15):204-207.

[3]孙申杰,朱敏,许海宾,等.参附强心丸对慢性心力衰竭血管紧张素Ⅱ和脑钠素影响.中华中医药学刊,2014,32(4):891-892.

[4]孙浩,鲁统德,孙媛.参附强心丸联合盐酸贝那普利治疗老年高血压合并心力衰竭的临床疗效观察.现代药物与临床,2014,29(8):884-888.

参芪扶正注射液

Shenqi Fuzheng Zhusheye

【药物组成】 党参、黄芪。

【功能与主治】 益气扶正。主要用于气虚证肺癌、胃癌的辅助治疗。与化疗合用有助于提高疗效、保护血象,可改善患者免疫功能、改善气虚症状及生存质量。

【方解】 党参为君药,补中益气,健脾和胃;黄芪为臣药,补肺健脾益气,兼能升举中气。二者配伍,相须为用,共奏益气健脾扶正之功。

【临床应用】 脾肺气虚证 症见体倦乏力,气短,自汗,食少纳呆,舌淡红,苔薄白,脉象细弱。可用于肿瘤、久病、年老体虚见上述证候者。

此外,用于肺癌、胃癌等的辅助治疗,增强机体免疫力,减少相关放化疗不良反应,改善患者生活质量。出现脾肺气虚证者,可在化疗前三天用药,以后与化疗药物同步使用[1-7]。配合治疗冠脉综合征、慢性心衰、病毒性心肌炎出现脾肺气虚证者,体倦乏力、心慌、气短、自汗,舌淡红,脉象细弱无力[8,9]。

【药理毒理】 本品有抗肿瘤、增强免疫功能、减轻脏器损伤等作用。

1. 抗肿瘤 本品腹腔注射对 S_{180} 荷瘤小鼠有肿瘤抑制作用[10];本品预处理细胞 A549/DDP 后,可抑制该细胞在裸鼠体内的成瘤能力[11];可抑制 SGC-7901 细胞裸鼠异种移植瘤的生长,提高脾脏指数,增加 Bax、Caspase-3 蛋白表达,降低 Bcl-2 蛋白表达和 Bcl-2/Bax 比值[12]。体外可抑制 A549/DDP、SGC-7901 细胞增殖,抑制耐药基因 MDR1 和 LRP 蛋白的表达,也可抑制胃癌 MGC-803 细胞株穿膜及黏附细胞数量,下调胃癌细胞中 Tn-C 的表达[13]。

2. 增强免疫功能 本品可抑制脂多糖所致多器官功能障碍老龄大鼠脾脏、胸腺内淋巴细胞凋亡,改善脏器功能[14];可增加慢性束缚应激致失眠小鼠体重及免疫器官重量,升高脾 $CD3^+$、$CD3^+CD4^+CD8$ 细胞及 $CD4^+/CD8^+$ 细胞百分率及刀豆蛋白A(ConA)诱导的脾淋巴细胞转化能力[15]。本品可升高顺铂治疗后 A546 肺癌小鼠脾脏指数、脾 $CD3^+$、$CD3^+CD4^+CD8^-$ 诱导的脾淋巴细胞[16];能增加环磷酰胺致免疫低下小鼠脾指数、外周白细胞、红细胞和骨髓细胞数量、促进 T 细胞和 B 细胞增殖,提高 NK 细胞活性和巨噬细胞吞噬功能,恢复血清 IL-2 水平[17]。本品体外可促进 RAW264.7 细胞的增殖,改善 5-Fu、顺铂注射液造成的 RAW264.7 细胞增殖能力[18];可促进脐血 CIK 细胞的增殖及杀瘤活性,并促进脐血 CIK 细胞分泌 IFN-γ、IL-2 和 TNF-α 因子分泌[19]。

3. 抗脑缺血 本品静脉注射,能改善局灶性脑缺血/再灌注大鼠神经功能,减少脑组织含水量,缩小脑梗死范围,抑制 Ca^{2+} 超载[20]。

4. 肝保护 本品提高酒精性肝纤维化大鼠血清和肝组织 SOD 活性,降低肝组织纤维化积分、ROS、LPO、NF-κB 活性及 CTGF mRNA 表达[21]。

5. 其他 本品可抑制生物撞击机所致心肌挫伤家兔心肌细胞的凋亡,对钝性心肌挫伤具有一定保护作用[22]。本品可改善 STZ 致糖尿病大鼠血液循环,降低血浆 AngⅡ水平,控制血压,降低肾小球毛细血管内压,抑制细胞外基质增生和肾小球基底膜增厚,延缓肾小球硬化[23]。本品能降低小鼠硫酸葡聚糖(DSS)致急性结肠炎的结肠炎疾病活动指数评分(DAI)、TNF-α 浓度和 NF-κB p65 表达[24]。

【不良反应】 本品可导致低热、寒战、皮疹、水疱性药疹、心悸、胸闷、憋气、浅静脉炎、口腔炎、恶心、呕吐、腹部不适、呼吸困难、烦躁不安、结膜皮肤发红、眼睑水肿、口唇指端发绀、双下肢麻木等、血小板减少、过敏性休克、眼角出血等症状表现的不良反应[25-35]。

【禁忌】 孕妇禁用。

【注意事项】

1. 非气虚证者慎用。

2. 有出血倾向者慎用。

3. 本品不得与化疗药混合使用。除配伍适宜者,一般不得与其他静脉注射剂混合滴注。

4. 有特异性过敏体质者慎用。

5. 若发现浑浊、沉淀、变色、漏气或瓶身细微破裂,均不得使用。

【用法与用量】 静脉滴注。一次 250ml,每日 1 次;与化疗合用,在化疗前 3 天开始使用,疗程可与化疗同步结束。

【规格】 每瓶装 250ml

【参考文献】 [1]黄智芬,韦劲松,黎汉忠,等.参芪扶正注射液联合化疗治疗晚期乳腺癌30例临床观察.中国中西医结合杂志,2008,28(2):152-154.

[2]姜志平陈方平.参芪扶正注射液联合VAD方案治疗多发性骨髓瘤临床研究.现代肿瘤医学,2008,16(2):298-299.

[3]郭明丽,陈红耀.参芪扶正注射液对头颈部肿瘤放化疗患者生活质量的影响.现代中西医结合杂志,2014,23(12):1273-1275.

[4]蔡小平.参芪扶正注射液治疗急性白血病化疗后白细胞减少症临床观察.中国中医急症,2012,21(3):463.

[5]宋默,席姗姗,刘继攀.参芪扶正注射液对直肠癌术后化疗患者免疫功能及化疗毒副作用的影响.中医药导报,2015,21(2):46-48.

[6]罗冬,周定明.参芪扶正注射液辅助治疗中晚期胃肠道恶性肿瘤的临床疗效分析.中国生化药物杂志,2014,5(34):152-153,156.

[7]孙成英,钟文,刘丹.参芪扶正注射液对老年非小细胞肺癌患者放疗疗效及免疫功能的影响.中国老年学杂志,2014,34(13):3636-3638.

[8]朱靖,姜红菊.参芪扶正注射液对急性冠脉综合征患者Th1/Th2漂移的影响.中西医结合心脑血管病杂志,2012,10(9):1035-1037.

[9]汪丽韡,张必暾.参芪扶正注射液对慢性充血性心力衰竭患者心功能、脑钠肽和心肌肌钙蛋白I的影响.现代中西医结合杂志,2014,23(16):1766-1768.

[10]丁治国,史晓光,李兰芳,等.参芪扶正注射液对荷S_{180}小鼠肿瘤细胞凋亡的影响.中国实验方剂学杂志,2008,14(10):37-38.

[11]陈志强,张英志.参芪扶正注射液对肺癌细胞A549/DDP顺铂耐药性的逆转作用研究.中国中医药科技,2015,22(1):28-30.

[12]张玉洁,李灿,洪学军.参芪扶正注射液对SGC-7901荷瘤裸鼠的抑制及诱导凋亡的影响.中医药导报,2013,19(6):67-69.

[13]马军伟,宋永春,张勇,等.参芪扶正注射液对人胃癌MGC-803细胞侵袭能力及Tenascin-C表达的影响.现代肿瘤医学,2013,21(2):263-266.

[14]万东君,罗晓红,张新宇,等.参芪扶正注射液对老龄MODS大鼠免疫功能的影响.中国中医急症,2006,15(11):1255-1256.

[15]朱小玉,钟雪云,张祥忠,等.参芪扶正注射液对失眠小鼠免疫功能低下的治疗作用.中药材,2006,29(4):371-374.

[16]张勇,郭逸,丁晓娟.参芪扶正注射液对肺癌小鼠化疗后免疫功能调节的影响.2013,19(10):1878-1882.

[17]Wang Jinxu, Tong Xin, Li Peibo, et al. Immuno-enhancement effects of Shenqi Fuzheng Injection on cyclophospha-mide-induced immunosuppression in Balb/c mice. Journal of Ethnopharmacology,2011,39(3):788-795.

[18]史晓光,丁治国,张林.参芪扶正注射液对化疗后免疫抑制的减毒作用.中国实验方剂学杂志,2011,17(18):158-160.

[19]颜维仁,余琴,刘立华,等.参芪扶正注射液对脐血CIK细胞体外增殖及杀瘤活性的影响.中医杂志,2012,53(14):1226-1229.

[20]蔡英敏,胡海涛,马小亚,等.参芪扶正注射液对老龄大鼠脑缺血/再灌注损伤的保护作用.中国中西医结合杂志,2006,26(S1):10-14.

[21]孙屹峰,郭李柯,秦咏梅,等.参芪扶正注射液对酒精性肝纤维化大鼠ROS、SOD、LPO、NF-κB及CTGF mRNA表达的干预作用.世界华人消化杂志,2012,20(16):1463-1467.

[22]吴正国,梁贵友,李正勋,等.参芪扶正注射液对心肌挫伤后家兔心肌细胞凋亡的影响.第三军医大学学报,2007,29(7):588-591.

[23]李中和,刘章锁,侯秀芳,等.口服参芪扶正注射液对糖尿病大鼠肾脏的保护作用.中国医院药学杂志,2002,22(1):15-17.

[24]王焕君.参芪扶正注射液影响小鼠实验性结肠炎细胞因子TNF-α、NF-κB P65表达水平的研究.北京医学,2013,35(7):583-584.

[25]武云涛,曹晶晶.参芪扶正注射液相关血小板减少.药物不良反应杂志,2007,9(6):443-444.

[26]迟翠华,何云霞,张云玲.参芪扶正注射液致过敏反应2例.药学实践杂志,2003,21(3):179.

[27]王春英,郭会霞.参芪扶正注射液致皮疹.临床误诊误治,2005,18(10):735.

[28]耿维凤.参芪扶正注射液致严重浅静脉炎1例.中国医院药学杂志,2006,26(3):367.

[29]何为,王绍平,孔蕾,等.参芪扶正注射液致严重呼吸困难1例.山东医药,2006,46(7):31.

[30]王智勇,张久星,许世伟.参芪扶正注射液致严重呼吸困难及眼睑水肿.药物不良反应杂志,2007,9(2):143-144.

[31]齐玉光.参芪扶正注射液致迟发型过敏反应1例.中国现代药物应用,2008,2(9):101.

[32]李作仙.参芪扶正注射液致严重过敏反应1例.河南肿瘤学杂志,1999,12(3):192.

[33]迟翠华,何云霞,张云玲.参芪扶正注射液致过敏反应2例.药学实践杂志,2003,21(3):179.

[34]余富杰.参芪扶正注射液致水疱性药疹1例.局解手术学杂志,2011(20):655.

[35]赵咏梅,贺国文.参芪扶正注射液致过敏性休克1例报告.贵阳中医学院学报,2014(36):142-143.

参 一 胶 囊

Shenyi Jiaonang

【药物组成】 人参皂苷(Rg3)。

【功能与主治】 培元固本,补益气血。与化疗配合用药,有助于提高原发性肺癌、肝癌的疗效,可改善肿瘤患者的气虚症状,提高机体免疫功能。

【方解】 人参皂苷为人参主要有效成分。人参大补元气,安五脏,且补气生血,具有扶正御邪之功。

【临床应用】

1. 肿瘤 防治术后及放化疗后肿瘤的复发转移。适用于各种恶性肿瘤,如肺癌、胃癌、鼻咽癌、多发性骨髓瘤、慢性特发性骨髓纤维化、胰腺癌、大肠癌、乳腺癌等明显改善患者食欲和精神状态,减轻疼痛,增加体重,提高生活质量[1-6]。

2. 放化疗减毒增效 合并用药,能明显提高放化疗疗效,减轻放化疗的毒副反应,提高机体免疫功能,适用于肺癌、胃癌、鼻咽癌、多发性骨髓瘤、胰腺癌、大肠癌、乳腺癌等多种恶性肿瘤[1-6]。

【药理毒理】 抗肿瘤 本品能抑制 Lewis 肺癌荷瘤小鼠瘤体生长,能提高 Lewis 荷瘤小鼠 NK 细胞的活性,增加 CD4 细胞数量,且能提高 HepA 腹水瘤荷瘤小鼠生存率[7]。

【不良反应】 本品可致少数患者服药后出现口咽干燥、口腔溃疡,可自行缓解、消失。过量服用可能出现咽痛、头晕、耳鸣、鼻血、胸闷、多梦[8]。

【禁忌】 有出血倾向者禁用。

【注意事项】 实热证或阴虚内热者慎用。

【用法与用量】 饭前空腹口服。一次 2 粒,每日 2 次。8 周为一疗程。

【规格】 每粒 10mg

【参考文献】 [1]刘素勤,孙亮新,班丽英,等.参一胶囊联合 NP 方案治疗晚期非小细胞肺癌的临床观察.临床肿瘤学杂志,2007,12(11):847-848.

[2]林洪生,朴炳奎.参一胶囊治疗肺癌Ⅱ期临床试验总结.中国肿瘤临床,2002,29(4):276-279.

[3]孙燕,林洪生,朱允中,等.长春瑞滨合并顺铂(NP)加参一胶囊或安慰剂治疗晚期非小细胞肺癌的多中心双盲随机临床研究报告.中国肺癌杂志,2006,9(3):254-258.

[4]史关祺,冯继锋,潘良熹,等.参一胶囊辅助化疗治疗晚期非小细胞肺癌临床观察.临床肿瘤学杂志,2006,11(3):193-195.

[5]宋春燕,王翠英.参一胶囊联合替吉奥胶囊治疗老年晚期胃癌 26 例.河南中医,2013(33):1341-1342.

[6]马少军,张洁.参一胶囊联合化疗对胰腺癌患者外周血细胞水平及免疫细胞活性的影响.中国中西医结合外科杂志,2012(18):134-136.

[7]应栩华,孙大兴,陈明显,等.肺康合剂对荷瘤小鼠抑制作用的实验研究.浙江中医杂志,2011,46(6):453-454.

[8]林洪生,朴炳奎.参一胶囊治疗肺癌Ⅱ期临床试验总结.中国肿瘤临床,2002,29(4):276-279.

生血康口服液
Shengxuekang Koufuye

【药物组成】 黄芪、红参、当归、白芍、茯苓、何首乌(制)、山茱萸、枸杞子、女贞子、五味子、陈皮、半夏、鸡血藤、茜草、猪苓、白花蛇舌草、虎杖、大枣。

【功能与主治】 补气生血,健脾益肾,化瘀解毒。用于肿瘤放、化疗引起的白细胞与红细胞减少,气血两虚兼脾肾虚损,热毒未清证。症见面色苍白,神疲乏力,头晕,耳鸣,食欲不振,腰膝酸软,恶心呕吐,口渴喜饮。

【方解】 方中黄芪、红参、当归为君药,黄芪甘温为补气要药,补肺健脾,又善升举中气;红参大补元气,固本宁神;当归为补血圣药,同黄芪相伍,益气生血力强,三药合用,补气生血为主要功能。白芍养血柔肝,茯苓健脾化湿,何首乌、山茱萸、枸杞子、女贞子补肝肾、益精血、强筋骨,五味子敛气养阴生津,七者共为臣药,可滋补肝脾肾三阴,加强扶正之力。半夏、陈皮健脾理气、降逆止呕,以防滋腻碍胃;鸡血藤、茜草活血化瘀止血,可助当归祛瘀生新;猪苓、白花蛇舌草、虎杖利湿解毒清热,此七者为佐药,同君臣相佐,扶正以祛邪。大枣为使药,健脾和中,缓和药性,又能生血。诸药合用共奏补气生血,健脾益肾,化瘀解毒之功。

【临床应用】 肿瘤放化疗致贫血及白细胞减少[1],属于气血两虚兼脾肾虚损,兼热毒未清者。症见面色苍白,神疲乏力,头晕,耳鸣,食欲不振,腰膝酸软,恶心呕吐,口渴喜饮,舌质黯淡,或有腻苔,脉沉细。

【药理毒理】 本品有抗骨髓抑制等作用。

1. 抗放化疗损伤 本品可对抗荷腹水型肉瘤 S_{180} 小鼠注射环磷酰胺和荷瘤 U_{14} 小鼠 ^{60}Co 照射引起的骨髓造血系统损伤,可升高白细胞数、增加血红蛋白含量[2]。

2. 其他 本品可改善脑出血大鼠神经功能缺失评分,升高脑组织 SOD 活性[3]。

【不良反应】 目前尚未检索到不良反应报道。

【注意事项】 孕妇慎用。

【用法与用量】 口服。一次 20ml,一日 3 次。2 周为一疗程,或遵医嘱。

【规格】 每瓶装 20ml

【参考文献】 [1]陈珑.生血康口服液治疗非小细胞肺癌化疗后骨髓抑制临床研究.河北医药,2015,37(2):211-214.

[2]周爱香,郭淑英,田甲丽,等.生血康口服液升血作用的实验研究.中国实验方剂学杂志,2001,7(1):44-47.

[3]王爱凤,张社峰.血肿消合剂对脑出血大鼠模型脑组织 SOD、MDA 的影响.中医研究,2014,27(7):74-76.

云芝糖肽胶囊
Yunzhi Tangtai Jiaonang

【药物组成】　多糖肽聚合物。

【功能与主治】　补益精气，健脾养心。用于食管癌、胃癌及原发性肺癌放、化疗气阴两虚、心脾不足证。

【方解】　云芝糖肽为云芝主要有效成分，云芝性甘淡微寒，功能补益精气，健脾养心，扶正固本。

【临床应用】　**食管癌、胃癌及原发性肺癌**　因气阴两虚、心脾不足所致。症见健忘，失眠，精神疲倦，食少，心悸，口干少津，舌红或淡，苔少，脉弦细无力或结代。

此外，还有用本品治疗慢性乙型肝炎的报道[1]。

【不良反应】　目前尚未检索到不良反应报道。

【禁忌】　使用免疫抑制剂者禁用。

【用法与用量】　口服。一次 3 粒，一日 3 次。

【规格】　每粒装 0.34g

【参考文献】　[1]宋子贤,梁世文.云芝糖肽胶囊治疗慢性乙型肝炎临床观察.广西医学.2000,22(6):1424-1425.

十味扶正颗粒
Shiwei Fuzheng Keli

【药物组成】　人参、熟地黄、白术、黄芪、茯苓、白芍、当归、肉桂、甘草、川芎。

【功能与主治】　补益气血、温阳健脾。用于肿瘤放、化疗引起白细胞减少，免疫功能下降，气血双亏证。症见四肢乏力、气短心悸、面色苍白、头晕、食欲不振。

【方解】　人参补气，熟地黄补血，气血双补，共为君药。黄芪、白术补气健脾，助党参益气补脾，当归、白芍养血和营，助熟地黄补益阴血，共为臣药。茯苓健脾和中利湿，川芎活血行气，肉桂温经通脉，共为佐药。炙甘草益气和中，调和诸药为使药。诸药合用，共奏补益气血、温阳健脾之功。

【临床应用】　**肿瘤放化疗辅助治疗**　由放化疗导致气血双亏证。症见神倦乏力，气短心悸，面色苍白，头晕头昏，食欲不振，舌淡红或黯红，苔白，脉象沉细无力。

【药理毒理】　本品有抗肿瘤、抗放化疗损伤的作用。

1. 抗肿瘤　本品对小鼠实体瘤 S_{180}、小鼠肝癌 HAC 及小鼠 Lewis 肺癌的生长有抑制作用，对移植裸鼠人肝癌 SMMC7721 亦有抑制作用；本品与环磷酰胺、甲氨蝶呤、丝裂霉素合用有协同治疗作用[1]。

2. 抗放化疗损伤　本品能对抗环磷酰胺所致小鼠白细胞减少及骨髓有核细胞减少，对抗顺铂所致小鼠血清尿素氮升高及最小致死量顺铂所致小鼠死亡；能对抗 γ 射线照射所致小鼠白细胞降低并增加小鼠生存率[1]。

【不良反应】　本品可致少数病例出现腹泻，对症治疗后缓解，一般不影响继续用药。

【注意事项】　阴虚内热者慎用。

【用法与用量】　开水冲服。一次 1 袋，一日 3 次，或遵医嘱。

【规格】　每袋装 3.75g

【参考文献】　[1]十味扶正颗粒药理毒理申报资料.

养正合剂
Yangzheng Heji

【药物组成】　红参、黄芪、枸杞子、女贞子（酒蒸）、猪苓、茯苓。

【功能与主治】　益气健脾，滋养肝肾。用于肿瘤患者化疗后气阴两虚证，症见神疲乏力、少气懒言、五心烦热、口干咽燥及白细胞减少。

【方解】　方中人参为君药，有大补元气、扶正固本功效。黄芪、枸杞子、女贞子为臣药，黄芪益气升阳，参芪合用补气力强，枸杞子、女贞子补肝肾、益阴血，同君药合用有益气养阴之力。猪苓、茯苓具有健脾利水的作用，既加强君臣健脾扶正的作用，又可利水祛湿，共为佐使药。全方合用，起到益气健脾，滋养肝肾的作用。

【临床应用】　**肿瘤放化疗辅助治疗**　由放化疗导致气阴两虚证。症见神疲乏力、少气懒言、五心烦热、头晕头昏、口干咽燥、腰腿酸软，舌黯红，脉沉细及白细胞减少。

【药理毒理】　本品有抗肿瘤，抗放疗、化疗损伤，提高免疫及抗应激作用。

1. 抗肿瘤　本品能抑制小鼠 S_{180}、肝癌实体型（Heps）及艾氏腹水癌（EAC）的生长，最高抑瘤率分别为 47.5%、44.8% 及 42.1%[1]。

2. 抗放化疗损伤　本品与环磷酰胺合用，能对抗正常及荷 S_{180} 瘤小鼠注射环磷酰胺引起的白细胞和有核细胞数的降低；能对抗 ^{60}Co 照射损伤，降低动物的致死率，延长存活时间[2]。

3. 提高免疫　本品可升高荷肉瘤 S_{180} 小鼠的血清溶血素抗体的含量，增强三硝基氯苯致荷 S_{180} 瘤小鼠接触性皮炎的迟发型超敏反应[1]。

4. 抗应激　本品可延长小鼠负重游泳持续时间，延长小鼠常压缺氧存活时间，并提高小鼠对高温和低温应激能力[3]。

【不良反应】 本品可致少数病例出现腹泻,对症治疗后缓解,一般不影响继续用药。

【注意事项】 阴虚内热者慎用。

【用法与用量】 开水冲服。一次 1 袋,一日 3 次,或遵医嘱。

【规格】 每袋装 3.75g

【参考文献】 [1]曹于平,李明,柳晓泉,等.养正合剂对实验性肿瘤的治疗作用.中国药科大学学报,1994,25(6):353-356.

[2]李明,蒋晓萌,曹于平,等.养正合剂对化疗及放疗的减毒作用研究.中草药,2000,31(11):847-849.

[3]姜兰琼,周静.养正合剂对小鼠耐缺氧抗疲劳及耐高低温作用的影响.中医药学刊,2006,24(2):340-341.

黄 芪 精
Huangqi Jing

【药物组成】 黄芪。

【功能与主治】 补血养气,固本止汗。用于气血亏虚所致的表虚自汗、四肢乏力、久病虚弱。

【方解】 方中黄芪味甘性温,有益气固表止汗之功。补肺实卫固表则汗止;补脾升阳则气血充实,四肢得养,久病虚弱可愈。

【临床应用】 自汗 此为气血亏虚所致。症见自汗,气短,乏力,舌淡,脉虚弱;多汗症见上述证候者。

此外,还有用本品治疗小儿反复呼吸道感染、缓解期慢性肺源性心脏病、酒精性心肌病、老年慢性支气管哮喘、小儿慢性腹泻、肾病综合征、糖尿病周围神经病变、围生期心肌病的报道[1-9]。

【药理毒理】 本品有增强免疫功能和促进造血功能等作用。

1. 增强免疫功能 本品能增加二硝基氟苯致免疫抑制小鼠耳肿胀度,可对抗环磷酰胺所致小鼠脾脏和胸腺的萎缩,增加脏器指数[10]。

2. 促进造血功能 本品能增加失血性血虚小鼠和环磷酰胺致血虚小鼠的外周红细胞数量[11]。

3. 其他 本品能延长气虚小鼠和正常小鼠负重游泳时间[11],增加正常小鼠游泳疲劳后血浆 SOD 活性,降低 BUN 含量[12]。

【不良反应】 本品有引起药疹的报道,经停药及抗过敏治疗后症状好转[13]。

【禁忌】 尚不明确。

【注意事项】

1. 实热邪盛多汗者慎用。

2. 用于自汗,应结合治疗原发疾病。

【用法与用量】 口服。一次 10ml,一日 2 次;早晚服用。

【规格】 每支装 10ml

【参考文献】 [1]栾红,冯金环.黄芪精口服液治疗反复呼吸道感染病儿的效果.齐鲁医学杂志,2001,16(2):107.

[2]林秀珍.黄芪精口服液治疗小儿反复呼吸道感染 130 例疗效观察.河南中医,2001,21(1):57.

[3]崔振兴.黄芪精口服液对缓解期慢性肺源性心脏病患者 SOD-1 的影响.放射免疫学杂志,2003,16(6):351-352.

[4]苏晓燕,徐敏,胥文娜,等.黄芪精口服液对酒精性心肌病左室功能和运动耐量的影响.中国中西医结合急救杂志,2001,8(4):241-242.

[5]孙志勇.黄芪精口服液对老年慢性支气管哮喘患者血清 SOD 的影响.放射免疫学杂志,2005,18(5):365-366.

[6]金洪永,张金兰,王欢,等.黄芪精口服液治疗小儿慢性腹泻 58 例疗效观察.中国妇幼保健,2006,21(13):1871-1872.

[7]宋舜意,王桂芳.黄芪精口服液佐治肾病综合征 91 例.实用儿科临床杂志,1999,14(5):301.

[8]高建苑,夏天,张勇翔.糖尿病伴周围神经病变的脾虚论治研究.中国中西医结合消化杂志,2003,11(1):18-21.

[9]魏芳,王爱霞,王芳,等.黄芪精口服液对围生期心肌病患者心功能不全及辅助 T 细胞调节作用的研究.现代中西医结合杂志,2014,23(5):457-459.

[10]许珊丽,王恒瑞,于双,等.归芪多糖对免疫低下小鼠迟发型超敏反应的影响.西部中医药,2013,26(5):7-9.

[11]林新艳,殷书梅,王宓,等.黄芪精对血虚症、气虚症模型小鼠的药效学研究.中国药业,2012,21(6):19-20.

[12]王玥,马宁,董金连,等.黄芪精口服液对大鼠抗疲劳作用研究.四川生理科学杂志,2014,36(3):101-103.

[13]沈和生.黄芪精口服液引起不良反应 1 例.时珍国医国药,2001,12(2):18.

安胃疡胶囊
Anweiyang Jiaonang

【药物组成】 甘草黄酮类化合物。本品为安胃疡制成的胶囊剂。含黄酮类化合物应为标示量的 85.0%～115.0%。

【功能与主治】 补中益气,解毒生肌。主治胃及十二指肠球部溃疡。对虚寒型和气滞型患者有较好的疗效。并可用于溃疡痊愈后的维持治疗。

【方解】 甘草黄酮类化合物有补中益气、解毒生肌作用,现代研究证实其有抑制胃酸分泌,促进胃黏膜修复的作用。

【临床应用】 胃脘痛 脾胃虚寒气滞所致的胃脘痛,症见胃痛隐隐或胃脘胀闷,喜温喜按,空腹痛甚,得食痛减,泛吐清水,纳差,神疲乏力,舌淡苔白,脉虚弱或沉缓;胃溃疡、十二指肠球部溃疡见上述证候者。

此外,还有治疗慢性浅表性胃炎、辅助预防老年胃溃疡复发的报道[1,2]。

【药理毒理】 本品有保护胃黏膜、抗炎和镇痛作用。

1. 保护胃黏膜 本品可减少 0.02%氨水合并饥饱失常诱导的慢性浅表性胃炎大鼠胃组织病理学评分、黏膜损伤率,降低血清中促炎细胞因子白介素-1β(IL-1β)、白介素-8(IL-8)含量[3]。

2. 抗炎 本品对角叉菜胶致大鼠足肿胀和醋酸致小鼠腹腔毛细血管通透性增加有抑制作用[3]。

3. 镇痛 本品能减少腹腔注射醋酸致痛小鼠扭体次数,提高大鼠热刺激致痛甩尾试验的痛阈值[3]。

【不良反应】 目前尚未检索到不良反应报道。

【禁忌】 尚不明确。

【注意事项】 忌喝烈性酒,酗酒;忌食生冷及过度辛辣刺激食物。

【用法与用量】 口服。一次 2 粒,一日 4 次(三餐后和睡前)。

【规格】 每粒含黄酮类化合物 0.2g

【参考文献】 [1]陈瑞发,余白桦.安胃疡胶囊治疗慢性胃炎的疗效观察.江苏药学与临床研究,2006,14(3):192-193.

[2]孙泉,季洪赞,吴晓尉,等.安胃疡胶囊辅助治疗老年胃溃疡预防复发临床疗效观察.现代中西医结合杂志,2011,20(2):136-138.

[3]林晓春,陈育尧,白殊同,等.安胃疡抗炎镇痛作用及对慢性浅表性胃炎大鼠胃黏膜损伤的抑制.中药药理与临床,2013,29(2):74-77.

十一味参芪胶囊
Shiyiwei Shenqi Jiaonang

【药物组成】 人参、黄芪、当归、天麻、熟地黄、泽泻、决明子、鹿角、菟丝子、细辛、枸杞子。

【功能与主治】 补脾益气,用于脾气虚所致的体弱、四肢无力。

【方解】 人参、黄芪健脾益气;《本经》言天麻"久服益气力"。当归、熟地、决明子、鹿角、菟丝子、枸杞子、泽泻滋补肝肾,补先天以助养后天。细辛辛散温通,使补而不滞。

【临床应用】 虚劳 气血不足,脾肾亏虚所致的面色㿠白、头晕头昏、倦怠乏力、消瘦、食欲减退、恶心呕吐,舌淡黯,苔垢浊或剥脱,脉沉弱;癌症放化疗后白细

胞减少症见上述证候者。

此外,文献有应用该药辅助治疗老年性肺炎的报道[1]。

【药理毒理】 **抗贫血** 本品可增加环磷酰胺致血虚小鼠红细胞数量和血红蛋白含量,提高肾脏促红细胞生成素(EPO)和骨髓粒细胞巨噬细胞集落刺激因子(GM-CSF)mRNA 表达水平及血清 EPO 和 GM-CSF 含量[2]。

【不良反应】 目前尚未检索到不良反应报道。

【禁忌】 尚不明确。

【注意事项】 尚不明确。

【用法与用量】 口服。一次 5 粒,一日 3 次。

【规格】 每粒重 0.33g

【参考文献】 [1]张君.十一味参芪胶囊佐治老年性肺炎30 例临床观察.中国实用医药,2012,7(24):184-185.

[2]姚楠,黄雪君,杜铁良,等.加味当归补血汤对血虚小鼠EPO 和 GM-CSF 表达的影响.广东药学院学报,2013,29(2):177-180.

参芪十一味颗粒
Shenqi Shiyiwei Keli

【药物组成】 人参、黄芪、当归、天麻、熟地黄、泽泻、决明子、鹿角、菟丝子、细辛、枸杞子。

【功能与主治】 补脾益气。用于脾气虚所致的体弱、四肢无力。

【方解】 人参、黄芪健脾益气;《本经》言天麻"久服益气力"。当归、熟地、决明子、鹿角、菟丝子、枸杞子滋补肝肾,补先天以助养后天。细辛辛散温通,使补而不滞。

【临床应用】 虚劳 脾气不足所致的饮食减少,倦怠乏力、大便溏薄,面色萎黄,舌淡黯苔垢浊或剥脱,脉沉弱。

文献报道,主要见于各种癌症放、化疗过程中的辅助治疗,用于提高疗效、生活质量和减轻对血液系统的毒副作用[1-11]。

此外,还有应用于血小板减少性紫癜、白细胞减少症和干燥综合征血液系统损害的报道[12-14]。

【不良反应】 目前未检索到不良反应报道。

【禁忌】 尚不明确。

【注意事项】 尚不明确。

【用法与用量】 口服。一次 1 袋,一日 3 次。

【规格】 每袋装 2g

【参考文献】 [1]褚亮,袁媛,袁彬.参芪十一味颗粒联合

EOX 方案化疗治疗晚期胃癌 27 例.辽宁中医杂志.2014,41(8):1693-1695.

[2]李靖松,吴尚.参芪十一味颗粒联合三维适形放疗治疗食管癌的疗效观察.中国社区医师(医学专业),2011,13(6):132-132.

[3]沈泽天,武新虎,李兵,等.参芪十一味颗粒联合三维适形放疗治疗食管癌的临床研究.现代肿瘤医学,2010,18(11):2145-2147.

[4]刘凤香.参芪十一味颗粒治疗消化系统肿瘤化疗后脾肾亏虚证临床分析.光明中医,2012,27(7):1322-1323.

[5]高玉伟,尹立杰,丁田贵,等.参芪十一味颗粒辅助放疗治疗老年非小细胞肺癌的临床观察.中国肿瘤临床与康复,2012,19(5):397-399.

[6]田春桃,韩利艳.参芪十一味颗粒对晚期原发性非小细胞肺癌疗效及肿瘤免疫逃逸的影响.新中医,2011,43(11):75-77.

[7]宋春鸽,陈精行.参芪十一味颗粒对急性白血病患者骨髓抑制及生活质量的影响.中医学报,2010,25(4):618-620.

[8]曾令启.参芪十一味颗粒用于膀胱癌术后治疗的临床观察.临床和实验医学杂志,2010,9(12):948.

[9]原锦华,马丹.参芪十一味颗粒在卵巢癌术后化疗中应用的临床观察.内蒙古中医药,2012,31(2):8-9.

[10]王莉,韩春红,于忠和,等.参芪十一味颗粒减轻化疗毒性反应的临床观察.中国临床医生,2011,39(5):60-61.

[11]马庆彤,李增云,张峰.参芪十一味颗粒治疗放化疗引起的骨髓抑制的疗效观察.黑龙江医药科学,2010,33(1):10.

[12]马庆彤,李增云,张峰.参芪十一味颗粒治疗慢性血小板减少性紫癜的疗效观察.医学信息(下旬刊),2009,1(12):147.

[13]邹菁华,张琳,刘红娟,等.参芪十一味颗粒治疗白细胞减少的临床观察.检验医学与临床,2011,8(5):560-561.

[14]史睿,万向梅.参芪十一味颗粒治疗干燥综合征血液系统损害疗效观察.新疆中医药,2013,31(6):10-11.

甜梦口服液(合剂、胶囊)

Tianmeng Koufuye(Heji,Jiaognang)

【药物组成】 刺五加、黄精、蚕蛾、桑葚、党参、黄芪、砂仁、枸杞子、山楂、熟地黄、炙淫羊藿、陈皮、茯苓、制马钱子、法半夏、泽泻、山药。

【功能与主治】 益气补肾,健脾和胃,养心安神。用于头晕耳鸣,视减听衰,失眠健忘,食欲不振,腰膝酸软,心慌气短,中风后遗症;对脑功能减退,冠状血管疾患,脑血管栓塞及脱发也有一定作用。

【方解】 方中刺五加健脾益肾,安神增智;黄精滋肾润肺,补脾益气,二者养心安神,共为君药。熟地、枸杞子、桑葚子、蚕蛾、淫羊藿补肾填精益髓;党参、黄芪、山药益气健脾,共为臣药。茯苓、泽泻健脾渗湿;半夏、砂仁、陈皮、山楂理气开胃消食,使全方补而不滞;马钱子透达经络,共为佐使。共奏益气补肾,健脾和胃,养心安神之效。

【临床应用】

1. 中风 因脾肾两虚、气血不足或肾精亏虚所致。症见半身不遂,言语謇涩,头晕耳鸣,失眠健忘,食欲不振,腰膝酸软;中风后遗症见上述证候者。

2. 痴呆 因脾肾两虚、气血不足或肾精亏虚所致。症见智能障碍,记忆减退,视减听衰,失眠,行为异常,食欲不振,腰膝酸软;脑功能减退见上述证候者。

【药理毒理】 本品有镇静、改善睡眠等作用。

1. 镇静 本品可减少小鼠自发活动次数,增加小鼠腹腔注射阈下剂量戊巴比妥钠入睡率,延长睡眠时间[1]。

2. 改善睡眠 甜梦胶囊可提高氯苯丙氨酸(PCPA)致睡眠剥夺大鼠脑干网状组织内肠源肽 8(CCK8)和 γ-氨基丁酸(GABA)含量[2];本品可改善失眠症患者匹兹堡睡眠质量指数(PSQI)、入睡时间及日间功能障碍分值,并且可降低肾上腺皮质激素含量,增加生长激素含量[3];本品可使中老年神经衰弱患者夜间睡眠 I、II 期减少,III、IV 期增加,夜间觉醒次数减少,总睡眠时间增加[4]。

【不良反应】 胶囊剂与非诺贝特合用致过敏性休克 1 例[5]。

【注意事项】 运动员慎用。

【用法与用量】 口服液(合剂):口服。一次 10～20ml,一日 2 次;胶囊:口服。一次 3 粒,一日 2 次。

【规格】 口服液(合剂):每支装(1)10ml (2)20ml (3)100ml

胶囊:每粒装 0.4g

【参考文献】 [1]孙天福.安神增智颗粒对小鼠中枢神经系统的调节作用.中国中医药信息杂志,2004,11(7):588-589.

[2]吴北峰,彭艳,王建伟.电项针对睡眠剥夺大鼠脑干 GABA、CCK8 含量的影响.中医药信息,2011,28(3):115-117.

[3]谌剑飞.甜梦胶囊不同时间给药对失眠症 PSQI 及相关激素的影响.中医药学刊,2006,24(3):416-417.

[4]景莉玲,陈更业.甜梦胶囊对神经衰弱患者慢波睡眠结构影响的研究.宁夏医学杂志,2006,28(10):779-780.

[5]林俊平,于伟红.非诺贝特合用甜梦胶囊致过敏性休克 1 例.现代医药卫生,2007,(23):847.

(二)助阳

杜仲补天素片

Duzhong Butiansu Pian

【药物组成】 杜仲(盐水炒)、菟丝子(制)、肉苁蓉、淫羊藿、巴戟天、山茱萸、金樱子、黄芪、党参、白术、山药、甘草、熟地黄、当归(酒制)、枸杞子、女贞子、白芍、牡丹皮、茯苓、泽泻、莲子、砂仁、陈皮、远志(制)、柏子仁。

【功能与主治】　温肾强腰，养心安神。用于肾阳不足、心血亏虚所致的腰膝酸软、夜尿频多、心悸失眠、少气乏力；神经衰弱见上述证候者。

【方解】　方中杜仲、菟丝子、肉苁蓉、熟地温肾阳、补肾精、强筋骨，为君药。淫羊藿、巴戟天补肾阳，山茱萸、金樱子、枸杞子、女贞子补肾精，阴生阳长，黄芪、党参、白术、山药、甘草健脾益气，补后天而养先天，共为臣药。当归、白芍、牡丹皮滋阴补血，远志、柏子仁、莲子宁心安神，有补血、宁心、安神之效；茯苓、泽泻、砂仁、陈皮健脾除湿，制约方中补益药物滋腻碍脾之性，共为佐药。诸药合用，共奏温肾强腰，养心安神之效。

【临床应用】

1. 不寐　多因精血亏虚，心失所养所致。症见不寐，腰膝酸软，面色苍白，畏寒，四肢欠温，少气乏力；神经衰弱见上述证候者。

2. 腰痛　多因肾阳亏虚，腰府失养所致。症见腰膝痛，畏寒肢冷，夜尿频多；慢性腰肌劳损见上述证候者。

【不良反应】　目前尚未检索到不良反应报道。

【禁忌】　尚不明确。

【注意事项】

1. 肝郁化火、痰热内扰、瘀血闭阻及阴虚火旺所致失眠慎用。

2. 湿热腰痛或跌扑外伤，气滞瘀血实邪所致腰痛不宜服用。

3. 孕妇慎用。

4. 治疗期间，忌食生冷及油腻食物。

【用法与用量】　口服。一次 2～4 片，一日 2 次。

【规格】　每片重 0.27g

桂附地黄丸(胶囊、浓缩丸、片、口服液、颗粒)

Guifu Dihuang Wan(Jiaonang, Nongsuowan, Pian, Koufuye, Keli)

【药物组成】　肉桂、附子(制)、熟地黄、山茱萸、山药、茯苓、泽泻、牡丹皮。

【功能与主治】　温补肾阳。用于肾阳不足，腰膝酸冷，肢体浮肿，小便不利或反多，痰饮喘咳，消渴。

【方解】　方中肉桂、附子辛甘、大热，温补肾阳，益火之源，蒸腾气化，相须为用，针对病机，故为君药。熟地黄补血滋阴；山茱萸既温补肾阳，又益肝肾之阴；山药益气健脾补肾，培补肺气，三药肝脾肾三阴并补，可收阴生阳长之效，共为臣药。茯苓健脾补中，利水渗湿，助山药健脾；泽泻利水渗湿，清利下焦湿热，防熟地滋腻；牡丹皮清肝胆相火而凉血，三药甘淡寒凉，与君药相反相成，为佐药。诸药合用，共奏温补肾阳之功。

【临床应用】

1. 腰痛　由肾阳亏虚，腰府失养所致。症见腰膝酸软，畏寒怕冷，四肢欠温，少气乏力，夜尿频多，舌淡，脉沉细；腰肌劳损见上述证候者。

2. 水肿　由肾阳衰弱，不能温化水湿所致。症见面浮身肿，腰以下尤甚，按之凹陷不起，心悸，气促，畏寒神疲，腰部酸胀，小便不利，舌淡，脉沉细。

3. 喘咳　由肾阳不足，摄纳无权所致。症见喘促日久，气息短促，呼多吸少，动则喘甚，气不得续，咳嗽时轻时重，常因咳甚而尿出，面青，肢冷，或尿后余沥，脉微细或沉弱；慢性支气管炎见上述证候者。

4. 消渴　由肾阳不足，气化不利所致。症见小便频数，腰膝酸软，四肢欠温，畏寒怕冷，神倦乏力，耳轮干枯，舌淡苔白，脉沉细；2 型糖尿病见上述证候者。

此外，本品还可用于糖尿病肾病性水肿[1]，也有治疗抗精神病药引起的高催乳素血症[2]，腰椎间盘突出症[3]的报道。

【药理毒理】　本品有抗肾病、耐缺氧、降血糖、抗肺纤维化等作用。

1. 肾保护　本品可使糖尿病肾病性水肿患者尿钠比值增加和尿蛋白减少[4]；桂附地黄胶囊能降低注射嘌呤霉素所致肾病大鼠的尿蛋白、血尿素氮及肌酐，提高血红蛋白，减轻肾脏病理损害[5]。

2. 耐缺氧　桂附地黄胶囊能增加小鼠抗缺氧能力，使缺氧条件下小鼠心肌和脑组织 ATP 含量维持在较高水平[5,6]。

3. 降血糖　桂附地黄胶囊对小鼠葡萄糖负荷性高血糖有降糖作用[5]。

4. 抗肺纤维化　本品能减轻平阳霉素所致的大鼠肺纤维化程度，抑制肺组织中 TNF-α 过度表达而促进白介素-10(IL-10)表达，降低肺组织中去甲肾上腺素(NE)、多巴胺(DA)和 5-羟色胺(5-HT)水平，同时降低下丘脑 NE、5-HT 水平[6-8]。

5. 其他　本品喂饲老年犬可提高其骨髓基质干细胞增殖能力[9]。本品可对抗醋酸可的松所致的大鼠体重量、脾脏、肾上腺重量及血浆皮质酮含量降低，能延长小鼠游泳时间，对抗高糖饲料所致大鼠血清三酰甘油及胰岛素升高[10]。

【不良反应】 目前尚未检索到不良反应报道。

【禁忌】 尚不明确。

【注意事项】

1. 肺热津伤、胃热炽盛、阴虚内热消渴者慎用。

2. 治疗期间宜节制房事。

3. 本品药性温热,中病即可,不可过量服用。

4. 孕妇慎用。

5. 本品含附子有毒,不可过服、久服。

6. 服药期间忌食生冷、油腻食物。

【用法与用量】 丸剂:口服。水蜜丸一次 6g,小蜜丸一次 9g,大蜜丸一次 1 丸,一日 2 次。浓缩丸:口服。一次 8 丸,一日 3 次。胶囊剂:口服。一次 7 粒,一日 2 次。片剂:口服。一次 4～6 片,一日 2 次。口服液:口服。一次 10ml,一日 2 次。颗粒剂:冲服。一次 5g,一日 2 次。

【规格】 丸剂:大蜜丸每丸重9g

浓缩丸:每 8 丸相当于原生药 3g

胶囊剂:每粒装 0.34g

片剂:每片重 0.4g(相当于总药材 1g)

口服液:每支 10ml

颗粒剂:每袋装 5g

【参考文献】 [1]孙生成,徐志峰,陈国英,等.桂附地黄胶囊治疗糖尿病肾病性水肿疗效观察.浙江中西医结合杂志,2002,12(9):561.

[2]岳英,孙鹏,徐一峰,等.桂附地黄丸治疗抗精神病药引起的高催乳素血症.临床精神医学杂志,2007,17(4):247-248.

[3]张建文.桂附地黄丸(汤)治疗腰椎间盘突出症 63 例.中成药,2005,27(4):3-4.

[4]孙生成,徐志峰,陈国英,等.桂附地黄胶囊治疗糖尿病肾病性水肿疗效观察.浙江中西医结合杂志,2002,12(9):561-562.

[5]桂附地黄胶囊剂药理研究.新药申报资料.

[6]李瑞琴,宋建平,李伟,等.桂附地黄丸对肺纤维化模型形成阶段肺组织 TNF-α 表达的影响.世界中西医结合杂志,2009,4(6):396-398.

[7]李伟,李瑞琴,宋建平,等.桂附地黄丸对肺纤维化模型肺组织 IL-10 表达的影响.世界科学技术——中医药现代化,2009,11(5):712-715.

[8]宋建平,谢忠礼,杨美凤,等.桂附地黄丸对大鼠肺纤维化形成阶段脑组织中去甲肾上腺素、多巴胺、5-羟色胺的影响.中国中医基础医学杂志,2012,18(9):973-975.

[9]周晓东,宋宇轩,张丽君,等.桂附地黄丸对骨髓基质干细胞增殖能力的影响.家畜生态学报,2005,26(2):56-58.

[10]周小初,于沛,赵勇.桂附地黄口服液的药理研究.中成药,1990,12(11):40.

济生肾气丸(片)
Jisheng Shenqi Wan(Pian)

【药物组成】 肉桂、附子(制)、牛膝、熟地黄、山茱萸(制)、山药、茯苓、泽泻、车前子、牡丹皮。

【功能与主治】 温肾化气,利水消肿。用于肾阳不足、水湿内停所致的肾虚水肿、腰膝酸重、小便不利、痰饮咳喘。

【方解】 肉桂、附子辛甘、大热,温补肾阳,益火之源,相须为用,增强肾阳气化功能;牛膝苦、酸、平,补肝肾,利尿通淋,三药配伍,温阳化气利水,针对病机主病,为君药。熟地黄补血滋阴;山茱萸既温补肾阳,又益肝肾之阴;山药益气健脾补肾,培补肺气;三药肝脾肾三阴并补,可收阴生阳长之效,共为臣药。茯苓健脾补中,利水渗湿,助山药健脾;泽泻、车前子利水渗湿,清利下焦湿热,防熟地黄滋腻;牡丹皮清肝胆相火而凉血,四药甘淡寒凉,与君药相反相成,用为佐药。诸药合用,共奏温肾化气,利水消肿之效。

【临床应用】

1. 水肿 由肾阳衰弱,气化不利所致。症见面浮身肿,腰以下尤甚,按之凹陷不起,心悸,气促,畏寒,神疲,腰部酸胀,小便不利,舌淡,脉沉细;慢性肾炎见上述证候者。

2. 腰痛 由肾阳亏虚,腰府失养所致。症见腰膝酸软,畏寒,四肢欠温,少气乏力,夜尿频多,舌淡,脉沉细;腰肌劳损见上述证候者。

3. 喘嗽 由肾阳不足,摄纳无权所致。症见喘促日久,气息短促,呼多吸少,动则喘甚,气不得续,咳嗽时轻时重,常因咳甚而尿出,或尿后余沥,面青肢冷,脉微细或沉弱;慢性气管炎见上述证候者。

此外,尚有改善糖尿病性角膜损害[1]、改善因轻度心功能不全或心功能低下引起的夜尿频[2]的报道。

【药理毒理】 肾保护 本品能减少牛血清白蛋白致肾炎大鼠的尿蛋白量,降低血清肌酐和尿素氮含量[3]。

【不良反应】 有文献报道,约 5.7% 的患者服药后可出现恶心等消化道不适症状,经减量后症状消失。

【注意事项】

1. 本品湿热壅盛、风水泛溢水肿者慎用。

2. 孕妇慎用。

3. 本品含附子有毒,不可过量、久用。

4. 服药期间饮食宜清淡,宜低盐饮食。

5. 本品含钾量高,与保钾利尿药安体舒通、氨苯蝶啶合用时,应防止高血钾症;避免与磺胺类药物同时使用。

【用法与用量】　丸剂:口服。水蜜丸一次 6g,小蜜丸一次 9g,大蜜丸一次 1 丸,一日 2～3 次。片剂:口服。一次 6 片,一日 3 次。

【规格】　大蜜丸每丸重 9g　基片重 0.3g

【参考文献】　[1]张苗海.济生肾气丸对糖尿病性角膜损害的效果.国外医学(中医中药分册),2005,27(4):226.

[2]桎坤.济生肾气丸对老年隐性心功能低下的作用.国外医学(中医中药分册),2004,26(3):168.

[3]彭蕴茹,黄厚才,王焱.济生肾气丸治疗大鼠实验性肾炎的试验研究.畜牧与兽医,2003,35(3):4-5.

青 娥 丸
Qing'e Wan

【药物组成】　杜仲(盐炒)、补骨脂、核桃仁(炒)、大蒜。

【功能与主治】　补肾强腰。用于肾虚腰痛,起坐不利,膝软乏力。

【方解】　方中杜仲性味甘温,补益肝肾,强筋壮骨,是治疗肾虚腰痛,下肢痿软的要药,紧扣病机,重用量大,故为君药。补骨脂补肾健骨,强腰壮膝;核桃仁补肾助阳,强筋健骨,两药共为臣药,以增强君药补肾强腰之效。大蒜温胃健脾,为佐药。诸药合用,共奏补肾强腰之效。

【临床应用】　腰痛　由肾阳亏虚,肾府失养所致。症见腰膝酸痛,下肢痿软,畏寒怕冷,四肢欠温,少气乏力,舌淡,脉沉细;慢性腰肌劳损见上述证候者。

尚有文献报道用本品治疗绝经后骨质疏松症[1]。

【药理毒理】　抗骨质疏松　本品对去势所致骨质疏松症大鼠可升高血钙、血磷、血雌激素水平,增加骨密度,同时降低碱性磷酸酶和耐酒石酸盐酸性磷酸酶活性[2];本品乙醇提取物能促进成骨样细胞 UMR106 的增殖和分化[3]。

【不良反应】　目前尚未检索到不良反应报道。

【禁忌】　尚不明确。

【注意事项】

1.湿热或寒湿痹阻及外伤腰痛不宜。

2.治疗期间,宜节制房事。

3.服药期间,不宜进食辛辣、油腻和煎炸类食物。

【用法与用量】　口服。水蜜丸一次 6～9g,大蜜丸一次 1 丸,一日 2～3 次。

【规格】　大蜜丸:每丸重 9g

【参考文献】　[1]王晓燕,李冠武,常时新,等.青娥丸治疗绝经后骨质疏松症 55 例.光明中医,2015,30(4):744-745.

[2]胡文,刘荷梅.青娥丸对实验性骨质疏松代谢的调节作用.中国临床药学杂志,2002,11(6):336.

[3]熊志立,郭兴杰,许勇,等.青娥丸提取物对成骨样细胞 UMR106 增殖分化作用的研究.中药药理与临床,2002,18(4):3.

腰 肾 膏
Yaoshen Gao

【药物组成】　淫羊藿、续断、杜仲、肉苁蓉、锁阳、补骨脂、菟丝子、五味子、蛇床子、附子、肉桂油、熟地黄、枸杞子、丁香、小茴香、八角茴香、乳香、没药、枫香脂稠膏、牛膝、薄荷油、冰片、樟脑、车前子、甘草、水杨酸甲酯、盐酸苯海拉明。

【功能与主治】　温肾助阳,强筋壮骨。用于肾阳不足所致的腰膝酸痛、夜尿频数、遗精早泄、阳痿。

【方解】　本方为中西药品合方制剂。方中淫羊藿、续断、杜仲补肾壮阳,强筋壮骨;肉苁蓉、锁阳补肾阳,益精血;补骨脂、菟丝子、五味子补肾固精;蛇床子温肾壮阳;附子、肉桂油温肾补火,散寒止痛;熟地黄补血滋阴,益精填髓;枸杞补肝肾、益精血;丁香、小茴香、八角茴香散寒止痛,理气和中;乳香、没药、枫香脂稠膏、牛膝活血止痛,牛膝尚可补肝肾而强筋骨;薄荷油、冰片清热止痛;樟脑温散止痛;车前子利尿渗湿;甘草清热解毒、缓急止痛。另入水杨酸甲酯外用消炎镇痛;盐酸苯海拉明抗过敏。诸药合用,共奏温肾助阳,强筋壮骨之功效。

【临床应用】

1.腰痛　系由肾阳不足,肾精亏虚,筋脉失养所致。症见腰膝酸痛,下肢痿软,畏寒怕冷,四肢欠温,少气乏力,夜尿频多,舌淡,脉沉细;慢性腰肌劳损见上述证候者。

2.阳痿　系由肾阳不足,宗筋失养所致。症见阳事不兴,腰酸无力,畏寒肢冷,舌淡苔薄,脉细。

尚有报道,本品联合内服药穴位贴敷治疗女性尿道综合征[1]。

【不良反应】　目前尚未检索到不良反应报道。

【禁忌】　尚不明确。

【注意事项】

1.湿热或寒湿痹阻及外伤瘀血所致腰痛慎用。

2.湿热下注、肝肾阴虚、肝气郁结所致阳痿慎用。

3.本品含温热有毒药物,孕妇慎用。

4.皮肤溃破处不宜外贴。

5. 外用皮肤过敏,应停用。

6. 服药期间,不宜进食辛辣、油腻和煎炸类食物。

7. 服药期间慎房事。

【用法与用量】 外用。贴于腰部两侧腰眼穴或加贴于关元穴,痛症贴于病处。

【规格】 6cm×9cm

【参考文献】 [1]苏喜,沈小雅.知柏地黄丸伍用腰肾膏治女性尿道综合征42例观察.江西中医药,2005,36(3):36-37.

腰痛片

Yaotong Pian

【药物组成】 杜仲叶(盐炒)、肉桂、当归、补骨脂(盐炒)、续断、狗脊(制)、牛膝、赤芍、乳香(制)、土鳖虫(酒炒)、白术(炒)、泽泻。

【功能与主治】 补肾活血,强筋止痛。用于肾阳不足、瘀血阻络所致的腰痛及腰肌劳损。

【方解】 杜仲叶甘温,补肝益肾、强筋壮骨;肉桂辛甘、大热,补火助阳,温通经脉,散寒止痛;当归补血活血,散寒止痛,三味重用量大,温肾活血,切中病机,共为君药。补骨脂补肾健骨,强腰壮膝;续断补肝肾,强筋骨,通利血脉;狗脊补肝肾,强腰膝;牛膝补肝肾,活血祛瘀;赤芍清热凉血,祛瘀止痛;乳香活血化瘀,疗伤止痛;土鳖虫破血逐瘀,疗伤止痛,七药加强君药补肾强筋,活血止痛功效,合为臣药。白术补气健脾,以资化源;泽泻利水渗湿,为佐药。诸药合用,共奏补肾活血,强筋止痛之功。

【临床应用】 腰痛 由肾阳亏虚,腰府失养所致。症见腰膝酸痛,下肢痿软,畏寒,四肢欠温,少气乏力,舌淡,脉沉细;腰肌劳损见上述证候者。

也可用于跌打损伤,瘀血阻滞的腰痛。症见腰痛部位固定,或肿痛不适,或痛如锥刺,日轻夜重,或疼痛持续不解,活动不利,痛处拒按,舌质隐青或有瘀斑,脉弦涩或细;外伤腰痛见上述证候者。

【不良反应】 目前尚未检索到不良反应报道。

【禁忌】 尚不明确。

【注意事项】

1. 湿热痹阻所致腰痛慎用。

2. 本品含活血化瘀药,孕妇慎用。

3. 服药期间,不宜进食辛辣、油腻和煎炸类食物。

【用法与用量】 温盐水送服。一次6片,一日3次。

【规格】 (1)薄膜衣片 每片重0.35g (2)糖衣片(片芯重0.35g)

右 归 丸

Yougui Wan

【药物组成】 肉桂、附子(炮附片)、鹿角胶、杜仲(盐炒)、菟丝子、山茱萸(酒制)、熟地黄、枸杞子、当归、山药。

【功能与主治】 温补肾阳,填精止遗。用于肾阳不足,命门火衰,腰膝酸冷,精神不振,怯寒畏冷,阳痿遗精,大便溏薄,尿频而清。

【方解】 方中肉桂、附子辛甘、大热,温补肾阳命门,肉桂还可散寒止痛,引火归源;鹿角胶温肾阳,益精血,三药配合,温补肾阳,填精益髓,故为君药。杜仲甘温,补肝肾、强筋骨;菟丝子、山茱萸既补肾阳、又益阴精,兼能固精止遗;重用熟地黄补血滋阴、益精填髓;枸杞子滋阴补肾、益精补血,此六味合用,阴阳双补,侧重阴中求阳,共为臣药。当归补血活血,散寒止痛;山药益气健脾补肾,为佐药。诸药合用,共奏温补肾阳,填精止遗之功。

【临床应用】

1. 腰痛 系由肾阳亏虚,肾精不足,腰府不得温煦濡养所致。症见腰膝酸痛,下肢痿软,畏寒怕冷,四肢欠温,少气乏力,夜尿频多,舌淡,脉沉细;慢性腰肌劳损见上述证候者。

2. 阳痿 系由命门火衰,肾阳不足所致。症见阳事不举,精薄清冷,头晕,耳鸣,面色苍白,精神萎靡,腰膝酸软,畏寒肢冷,舌淡苔白,脉沉细。

3. 遗精 系由肾阳亏虚,精关不固所致。症见梦遗日久,或滑精,或余沥不尽,形寒肢冷,舌淡嫩有齿龈,苔白滑,脉沉细。

4. 泄泻 系由命门火衰、脾失温煦所致。症见黎明前脐腹作痛,肠鸣即泻,形寒肢冷,腰膝酸软,舌淡苔白,脉沉细;慢性结肠炎见上述证候者。

此外,本品尚可改善肾病综合征激素撤减阶段的不良反应[1]。

【药理毒理】 本品有促孕、促进造血功能等作用。

1. 促孕 本品可促进卵巢切除加地塞米松所致肾阳虚子宫发育不良大鼠的子宫发育[2];促进羟基脲致阳虚不孕小鼠卵泡和卵巢组织的 ATP、NO 代谢[3];可改善透明多肽致自身免疫性卵巢早衰小鼠卵巢组织功能,调节 Th17/Treg 表达[4];并使自身免疫性卵巢早衰小鼠动情周期缩短,增加卵巢组织生长卵泡、黄体数目,减少闭锁卵泡,降低血清 FSH、EGF 值,升高 E_2 值[5]。

2. 促进造血功能 本品可增加骨髓抑制小鼠外周

血红细胞、血红蛋白、骨髓有核细胞数、血小板和白细胞数目，促进骨髓 G_0/G_1 期细胞向 S 期细胞以及 S 期细胞向 G_2/M 期细胞的转化，升高增殖指数，抑制骨髓细胞凋亡[6,7]。

3. 其他　本品能抑制老年大鼠脑干的单胺氧化酶（MAO-B）活性，降低大脑皮层去甲肾上腺素含量，使老龄大鼠下丘脑兴奋性与抑制性氨基酸类神经递质含量增加[8]；对氢化可的松造成肾阳虚模型小鼠肝细胞有保护作用，可使 RNA 上升，使下降的谷氨酸脱氢酶、单胺氧化酶、琥珀酸脱氢酶、乳酸脱氢酶、酸性磷酸酶、葡萄糖-6 磷酸酶上调[9,10]。能改善羟基脲致家兔肾阳虚证模型的代谢紊乱，使血清总蛋白水平、胆固醇、三酰甘油、皮质醇、乳酸脱氢酶等指标恢复正常[11]。

【不良反应】　目前尚未检索到不良反应报道。

【禁忌】　尚不明确。

【注意事项】

1. 本品阴虚火旺、心肾不交、湿热下注而扰动精室者慎用。

2. 本品湿热下注所致阳痿慎用。

3. 本品暑湿、湿热、食滞伤胃和肝气乘脾所致泄泻慎用。

4. 服药期间忌生冷饮食，慎房事。

5. 方中含肉桂、附子大温大热食物，不宜过服；孕妇慎用。

【用法与用量】　口服。一次 1 丸，一日 3 次。

【规格】　每丸重 9g

【参考文献】　[1]吴培源，余正元.右归丸治疗肾病综合征患者激素撤减所致脾肾阳虚证 30 例.江西中医药,2010(41):43-44.

[2]范扶民，陈晓钟.肾阳虚型大鼠子宫发育不良模型的建立及其特征研究-子宫组织形态学特性研究.山西中医学院学报,2003,4(1):11-13.

[3]郑霞，陆华.右归丸对阳虚雌鼠 ATP 及 NO 代谢的影响.中华中医药杂志(原中国医药学报),2015,30(2):515-518.

[4]丁青，欧阳进，伍参荣，等.右归丸对卵巢早衰模型小鼠 Th17/Treg 表达的影响.中华中医药杂志(原中国医药学报),2013,28(4):1091-1093.

[5]曹金玲，丁青.右归丸干预自身免疫性卵巢早衰小鼠 EGF 的实验研究.中医临床研究,2014,6(31):3-6.

[6]郑轶峰，姜建青，张力华，等.右归丸对骨髓抑制小鼠骨髓细胞周期和凋亡的影响.西南军医,2009,11(3):395-397.

[7]郑轶峰，张力华，秦剑，等.右归丸对骨髓抑制小鼠造血功能的影响.浙江中西医结合杂志,2009,19(4):212-215.

[8]王静，施建蓉，金国琴，等.三种补肾方对老年大鼠下丘脑神经递质的影响.医药导报,2003,22(3):142.

[9]施玉华.中药复方对小白鼠氢化考的松模型肝组织的组织学与组织化学研究:右归丸及补中益气丸等的研究.中医杂志,1983,24(5):62-65.

[10]施玉华.右归丸对小白鼠氢考模型肝细胞亚微结构的影响.上海中医药杂志,1983,17(11):47-49.

[11]薛莎,汤学军,马威,等.右归丸对家兔肾阳虚证生化指标及皮质醇的影响.中医杂志,2001,42(7):434-435.

杜 仲 颗 粒
Duzhong Keli

【药物组成】　杜仲、杜仲叶。

【功能与主治】　补肝肾，强筋骨。用于肾气亏虚所致的腰痛、腰膝无力。

【方解】　方中杜仲味甘性温，入肝、肾经，甘温能补，《神农本草经》云："主腰脊痛，补中，益精气，坚筋骨"，《药性论》曰："主肾冷、腰痛"，《本草备要》谓其："补腰膝，"故杜仲能滋补肝肾，益精养血，强筋健骨。杜仲叶亦具有类似功效。两药伍用，共奏补肝肾，强筋骨之功。

【临床应用】　腰痛　由肾气亏虚，腰府失养所致。症见腰膝酸痛，喜按喜揉，腿膝无力，遇劳更甚，手足不温，少气乏力，夜尿频多，舌淡，脉沉细；慢性腰肌劳损、原发性骨质疏松性腰背痛见上述证候者[1]。

此外，尚有用于胎儿生长受限的报道[2]。

【不良反应】　目前尚未检索到不良反应报道。

【禁忌】　尚不明确。

【注意事项】

1. 湿热痹阻、外伤瘀血所致腰痛慎用。

2. 本品所含杜仲有降压作用，低血压患者或与其他降压药同期使用时，应监测血压。

【用法与用量】　开水冲服。一次 5g，一日 2 次。

【规格】　每袋装 5g；每瓶装 120g

【参考文献】　[1]张贤，蔡建平.杜仲颗粒剂治疗原发性骨质疏松性腰背痛临床观察.中国中医药信息杂志,2009,16(10):8-9.

[2]彭红梅，李小妹.杜仲颗粒治疗妊娠合并慢性高血压患者胎儿生长受限临床研究.中医学报,2012,27(10):1373-1374.

益肾灵颗粒（胶囊）
Yishenling Keli(Jiaonang)

【药物组成】　沙苑子、补骨脂、淫羊藿、韭菜子、附子(制)、覆盆子、金樱子、芡实(炒)、五味子、枸杞子、桑葚、女贞子、车前子(炒)。

【功能与主治】 温阳补肾。用于肾气亏虚、阳气不足所致的阳痿、早泄、遗精或弱精症。

【方解】 方中沙苑子、补骨脂补肾壮阳，固精止遗，为君药。淫羊藿补肾壮阳起痿；韭菜子温肾壮阳，固精；附子峻补元阳，增强君药补肾壮阳之功，共为臣药。覆盆子补肾益精，固涩止遗；金樱子、芡实固肾涩精；五味子补肾，摄精止遗，加强君药益肾固精之功；再配枸杞子滋补肝肾，益精养血；桑葚滋阴补血；女贞子滋补肝肾，益阴培本，以求阴生阳长之效；车前子泻肾经虚火，共为佐药。诸药合用，共奏温阳补肾之功。

【临床应用】

1. 阳痿 由肾阳亏虚，宗筋失养所致。症见阳事不举，精薄清冷，精神萎靡，腰膝酸软，畏寒肢冷，舌淡苔白，脉沉细。

2. 早泄 由肾气亏虚，或禀赋不足所致。症见临房早泄，畏寒肢冷，气短乏力，腰膝酸软，舌淡，脉微。

3. 遗精 由肾虚精关不固所致。症见梦遗日久，或滑精，形寒肢冷，或余沥不尽，舌淡嫩有齿龈，苔白滑，脉沉细。

4. 弱精 由肾精亏虚所致。症见精液稀薄量少，腰膝酸软，神疲乏力，面色无华，阳事不举或举而不坚，舌淡，脉弱。

【药理毒理】 本品具有雄激素样作用和保护肾功能等作用。

1. 雄性激素样作用 本品能增强雄性大鼠交配能力，提高血清睾丸酮含量和睾丸指数，促进幼年大鼠睾丸的发育，延长肾阳虚小鼠游泳时间和耐缺氧时间[1]。对棉酚致不育症大鼠可提高睾丸和附睾指数，提高睾丸间质细胞数，增加精子数量和活力[2]。

2. 肾保护 本品可改善马兜铃酸致肾病大鼠的肾小管和间质损害，降低大鼠24小时内尿蛋白、血肌酐和尿素氮水平[3]；下调促进细胞外基质（ECM）合成因子 TGF-β_1、结缔组织转化生长因子（CTGF）及抗 ECM 降解因子（TIMP-1）在肾脏的表达[4]。

【不良反应】 目前尚未检索到不良反应报道。

【禁忌】 尚不明确。

【注意事项】

1. 湿热下注、惊恐伤肾、肝气郁结所致阳痿慎用。

2. 心火亢盛、心肾不交、湿热下注所致遗精、早泄者慎用。

3. 治疗期间忌食辛辣食物和饮酒。

4. 服药期间慎房事。

【用法与用量】 颗粒剂：开水冲服。一次 1 袋，一日 3 次。胶囊剂：口服。一次 3～4 粒，一日 3 次。

【规格】 颗粒剂：每袋装(1)20g (2)8g(无蔗糖)
胶囊剂：每粒装 0.33g

【参考文献】 [1]周爱香,李晓芹,田甲丽,等.护肾宝胶囊的主要药效学研究.中国实验方剂学杂志,2000,6(1):49.

[2]汪明德,范春雷,胡天琴,等.种子散有关药效学实验研究.中国中医药科技,2001,8(3):181.

[3]王继明,孙伟,赖仁胜,等.益肾灵对抗马兜铃酸肾病的实验研究.中华中医药学刊,2008,26(12):2707.

[4]孙伟,王继明,陈继红,等.益肾灵对抗马兜铃酸肾病肾组织 TGF-β_1、TIMP-1、CTGF mRNA 表达的研究.中华中医药学刊,2007,25(10):1999.

强龙益肾胶囊
Qianglong Yishen Jiaonang

【药物组成】 鹿茸、阳起石、丁香、牡蛎、龙骨、防风、黄芪、海螵蛸、花椒目。

【功能与主治】 补肾壮阳，安神定志。用于肾阳不足所致的阳痿早泄、腰腿酸软、夜寐不安。

【方解】 方中以鹿茸补肾阳、益精血、兴阳痿，为君药。阳起石、丁香补肾助阳，兴阳起痿，为臣药。牡蛎、龙骨滋阴潜阳，镇心安神，涩精止遗；防风"安神定志"（《日华子本草》）；黄芪补脾益胃，以资化源；海螵蛸涩精止遗；花椒目清热利水，使补而不滞；共为佐药。诸药合用，共奏补肾壮阳，安神定志之功。

【临床应用】

1. 阳痿 由肾阳不足，筋脉失养所致。症见阳事不举或举而易泄，可伴有腰膝酸软，头晕耳鸣，畏寒肢冷，疲乏无力，舌淡苔薄，脉细。

2. 失眠 由肾气不足、精血亏虚，心失所养所致。症见失眠，心悸，多梦易醒，头晕，耳鸣，畏寒肢冷，疲乏无力。

【不良反应】 目前尚未检索到不良反应报道。

【禁忌】 尚不明确。

【注意事项】

1. 肝郁不舒、湿热下注、惊恐伤肾所致阳痿者慎用。

2. 痰热内扰、肝郁化火、阴虚火旺所致失眠者慎用。

3. 服药期间饮食宜清淡，忌饮酒，忌辛辣食物。

4. 慎房事。

【用法与用量】 口服。一次 2～3 粒，一日 3 次。

【规格】 每粒装 0.4g

蚕蛾公补片
Can'egong Bu Pian

【药物组成】 雄蚕蛾（制）、蛇床子、仙茅、肉苁蓉、淫羊藿、补骨脂（盐制）、菟丝子（盐制）、人参、白术（炒）、当归、熟地黄、枸杞子。

【功能与主治】　补肾壮阳，养血，填精。用于肾阳虚损，阳痿早泄，性功能衰退。

【方解】　方中雄蚕蛾补肾填精，壮阳起痿，为君药。蛇床子、仙茅、肉苁蓉、淫羊藿、补骨脂、菟丝子补肾壮阳而填精，更助君药之力，共为臣药。人参、白术补脾益气；当归、熟地黄、枸杞子滋阴养血，五药气血双补，而为佐药。诸药合用，共奏补肾助阳，养血，填精之功。

【临床应用】

1. 阳痿　由肾阳不足，精血虚损所致。症见阳事不举，勃起不坚，面色无华，头晕目眩，精神萎靡，腰膝酸软，舌淡苔白，脉沉细弱；性功能衰退见上述证候者。

2. 早泄　由肾阳不足，精气不固所致。症见举而易泄，甚至滑精，伴腰膝酸软，头晕耳鸣，舌淡苔白，脉沉细弱；性功能衰退见上述证候者。

3. 不孕　由肾阳不足，精血虚损所致。症见婚久不孕，月经迟发，或经闭，腰膝酸软，舌淡苔白，脉沉细弱。

【不良反应】　目前尚未检索到不良反应报道。

【禁忌】　尚不明确。

【注意事项】

1. 湿热所致阳痿、早泄者慎用。

2. 痰湿内阻，瘀阻胞宫所致不孕者慎用。

3. 服药期间忌食生冷、油腻食物。

4. 治疗阳痿、早泄期间忌房事。

【用法与用量】　口服。一次 3～6 片，一日 3 次。

海龙蛤蚧口服液

Hailong Gejie Koufuye

【药物组成】　海龙、蛤蚧、鹿茸、淫羊藿（羊油炙）、羊鞭、阳起石、肉苁蓉、锁阳、羊外肾、莲须、菟丝子、韭菜子、蛇床子、肉桂、熟地黄、地黄、枸杞子、何首乌、川芎、当归、人参、黄芪、花椒、豆蔻、陈皮、沉香、泽泻、黄芩、甘草。

【功能与主治】　温肾壮阳，补益精血。用于肾阳虚衰所致的腰膝酸软、面色无华、头目眩晕、阳痿、遗精、宫冷不孕。

【方解】　方中海龙、蛤蚧、鹿茸、淫羊藿、羊鞭、阳起石、肉苁蓉、锁阳、羊外肾、莲须、菟丝子、韭菜子、蛇床子、肉桂温肾壮阳，补益精血，涩精止遗。熟地黄、地黄、枸杞子、何首乌、川芎、当归补肝肾、益精血，取阴生阳长之理。人参、黄芪、花椒、豆蔻、陈皮、沉香理气健脾，以资化源。泽泻、黄芩既可燥湿泄浊，又可佐制温热之偏。

甘草调和药性。诸药合用，共奏温肾壮阳，补益精血之功。

【临床应用】

1. 阳痿　由肾阳虚衰，宗筋失养所致。症见阳事不举，举而易泄，面色无华，头晕目眩，精神萎靡，腰膝酸软，舌淡苔白，脉沉细弱。

2. 遗精　由肾阳亏损，固摄无权所致。症见梦遗频作，伴腰膝酸软，头晕，耳鸣，舌淡苔白，脉沉细弱。

【不良反应】　目前尚未检索到不良反应报道。

【禁忌】　尚不明确。

【注意事项】

1. 湿热、阴虚火旺所致阳痿、遗精者慎用。

2. 伤风、感冒、发热、咽喉痛时慎服。

3. 服药期间忌食生冷、油腻食物。

4. 治疗期间忌房事。

【用法与用量】　口服。一次 10ml，一日 2 次。

【规格】　每支装 10ml

海马多鞭丸

Haima Duobian Wan

【药物组成】　牛鞭、驴鞭、狗鞭、貂鞭、蛤蚧、海马、鹿茸（去毛）、附子（制）、肉桂、母丁香、补骨脂（制）、巴戟天、淫羊藿、肉苁蓉、韭菜子、锁阳、菟丝子（制）、沙苑子（制）、杜仲（盐制）、牛膝、枸杞子、山茱萸（制）、当归、熟地、雀脑、红参、黄芪、白术（炒）、茯苓、山药、小茴香（制）、龙骨（煅）、五味子、甘草（制）。

【功能与主治】　补肾壮阳，填精益髓。用于肾精亏虚所致的腰腿酸软、疲乏无力、阳痿不举、遗精早泄。

【方解】　方中牛鞭、驴鞭、狗鞭、貂鞭、蛤蚧、海马、鹿茸、附子、肉桂、母丁香、补骨脂、巴戟天、淫羊藿、肉苁蓉、韭菜子、锁阳补肾壮阳，兴奋阳道；菟丝子、沙苑子、杜仲、牛膝、枸杞子、山茱萸、当归、熟地、雀脑补益精血，以阴配阳；红参、黄芪、白术、茯苓、山药益气健脾，以资化源；小茴香、龙骨、五味子温肾固涩；甘草调和诸药。诸药相合，共奏补肾壮阳、填精益髓之功。

【临床应用】

1. 阳痿　由肾阳不足所致。症见阳痿，面色无华，头晕目眩，腰膝酸软，形寒肢冷，小便清长，大便不实，舌淡苔白，脉沉细弱。

2. 遗精　由肾阳不足，肾气不固所致。症见遗精，面色无华，头晕目眩，腰膝酸软，神疲无力，舌淡苔白，脉沉细弱。

【药理毒理】　本品有提高性功能等作用。

1. 提高性功能　本品可增加小鼠睾丸、包皮腺、精液囊及前列腺的重量,促进大鼠交配能力,延长射精潜伏期[1]。

2. 其他　本品能增强正常小鼠巨噬细胞吞噬功能,使肾阳虚小鼠自主活动增加,促进肾阳虚小鼠肝窦内皮细胞增生,提高免疫球蛋白水平和血清 SOD 活性[1]。

【不良反应】　目前尚未检索到不良反应报道。

【禁忌】　尚不明确。

【注意事项】

1. 湿热、阴虚火旺所致阳痿、遗精者慎用。

2. 服药期间忌食生冷、油腻食物。

3. 慎房事。

【用法与用量】　口服。一次 2g,一日 2 次。用黄酒或温淡盐水送服。

【规格】　每粒装 0.2g

【参考文献】　[1]赵余庆,王月敏.延生护宝胶囊药理作用和临床观察.中草药,1996,27(1):63.

健 阳 片
Jianyang Pian

【药物组成】　淫羊藿、蜈蚣粉、蜂王浆、甘草。

【功能与主治】　补肾助阳。用于肾阳不足所致的阳痿、早泄。

【方解】　方中淫羊藿味辛甘性温,入肝、肾二经,其补肾壮阳,填精益血,兴阳起痿之力甚强,为君药。蜈蚣辛温入肝经,其走窜力最速,具有条达肝气、疏泄经络、运行气血功效,助君药通络兴阳力,为臣药。蜂王浆味甘性平,能益精血、补中气、滋养五脏六腑,佐助君、臣药物补虚益损之力。甘草健脾益气,调和诸药,为使药。诸药合用,共奏补肾助阳之功。

【临床应用】

1. 阳痿　因房劳过度,精气受损,肾阳不足所致。症见阳事不举,勃起不坚,腰膝酸软,疲乏无力,舌淡苔薄,脉细弱。

2. 早泄　因肾阳不足,肾精亏耗所致。症见阳事不举,举而易泄,腰酸乏力,舌淡苔薄,脉沉细。

【药理毒理】　本品具有提高性功能和改善肾阳虚证作用。

1. 提高性功能　本品能缩短去势雄性小鼠扑捉雌鼠的潜伏期,维持性腺器官的发育,增加会阴复合体及前列腺、包皮腺与体重的比值,增加正常小鼠和肾阳虚证小鼠血清睾酮的含量,缩短去势大鼠电刺激阴茎勃起的潜伏期[1]。

2. 其他　本品能增加肌注氢化可的松致肾阳虚小鼠的自主活动次数,延长低温游泳时间[1]。

【不良反应】　目前尚未检索到不良反应报道。

【禁忌】　尚不明确。

【注意事项】

1. 因湿热蕴结,肝郁不舒所致阳痿、早泄者慎用。

2. 服药期间忌食生冷油腻食物;忌房事。

【用法与用量】　黄酒或温开水送服。一次 4 片,一日 2 次,早晚服。

【参考文献】　[1]叶寿山,童玉新,刘家骏,等.健阳胶囊的壮阳试验研究.中药新药与临床药理,2000,11(5):314-315.

强阳保肾丸
Qiangyang Baoshen Wan

【药物组成】　炙淫羊藿、酒肉苁蓉、盐补骨脂、阳起石(煅,酒淬)、沙苑子、盐胡芦巴、蛇床子、韭菜子、醋五味子、覆盆子、麸炒芡实、肉桂、盐小茴香、制远志、茯苓。

【功能与主治】　补肾助阳。用于肾阳不足所致的腰酸腿软、精神倦怠、阳痿遗精。

【方解】　方中淫羊藿补肾壮阳,填精益血;肉苁蓉补肾阳,益精血;补骨脂补肾壮阳,温通命门,三药相伍,补肾阳、益精血、兴阳道、壮筋骨,共为君药。阳起石温补命门;沙苑子补肾固精;胡芦巴补肾阳、祛寒湿;蛇床子温肾助阳;韭菜子补肝肾、暖腰膝;五味子益气补虚,滋肾涩精;覆盆子滋养肝肾、起阳治痿、固肾涩精;芡实益肾精以固下元,七药相伍,既可温肾壮阳,又能益阴敛精,固摄精气,共为臣药。肉桂补元阳、益火消阴;小茴香补火助阳,温中散寒,两药相伍,可佐助淫羊藿、肉苁蓉等药温壮肾阳,补命门之火。远志安神定志;茯苓宁心安神,两药佐助君药交通心肾,令水火既济,肾气得复,共为佐药。诸药合用,共奏补肾助阳之功。

【临床应用】

1. 阳痿　由肾阳虚损,宗筋失养所致。症见阳事不举或举而不坚,面色无华,精神萎靡,腰膝酸冷,畏寒肢凉,舌淡胖,苔薄白,脉沉细而迟。

2. 遗精　由肾阳不足所致。症见梦遗频作,甚至滑精,头晕,耳鸣,腰酸膝冷,舌淡胖,苔薄白,脉沉细。

【不良反应】　目前尚未检索到不良反应报道。

【禁忌】　尚不明确。

【注意事项】

1. 肝郁不舒,湿热下注,惊恐伤肾所致阳痿者慎用。

2. 阴虚火旺,湿热下注所致遗精者慎用。

3. 服药期间忌食生冷食物,忌房事。

【用法与用量】　口服。一次 6g,一日 2 次。

【规格】　每 100 丸重 6g

温肾助阳药酒
Wenshen Zhuyang Yaojiu

【药物组成】　淫羊藿、肉苁蓉、巴戟天、韭菜子、蛤蚧、阳起石、葱子、补骨脂、菟丝子、熟地黄、山茱萸、山药、泽泻(制)、牡丹皮、茯苓、制何首乌、枸杞子、蜂蜜。

【功能与主治】　温肾助阳。用于肾阳不足所致的腰膝酸软、畏寒怕冷、精神萎靡、阳痿不举、舌淡苔白、脉沉细。

【方解】　方中淫羊藿、肉苁蓉、巴戟天、韭菜子、蛤蚧、阳起石、葱子、补骨脂、菟丝子同用,以补肾益火,兴阳起痿。熟地黄、山茱萸、山药、泽泻、牡丹皮、茯苓、制首乌、枸杞子补肾滋阴,阴中求阳。蜂蜜补脾益气,和中调味。诸药合用,共奏温肾助阳之效。

【临床应用】　阳痿　由肾阳不足,腰府失养所致。症见阳事不兴,举而不坚,腰膝酸软,畏寒怕冷,精神萎靡,舌淡苔白,脉沉细。

【药理毒理】　雄性激素样作用　本品能增加去势大鼠精囊腺、前列腺重量[1]。

【不良反应】　目前尚未检索到不良反应报道。

【禁忌】　尚不明确。

【注意事项】

1. 肝郁不舒、湿热下注、惊恐伤肾所致阳痿者慎用。

2. 服药期间饮食宜清淡,忌辛辣食物。

3. 肝肾功能异常和对酒精过敏者慎用。

4. 服药期间忌房事。

【用法与用量】　口服。一次 10～20ml,一日 2 次。1 个月为一疗程,必要时可用 2 个疗程或遵医嘱。

【规格】　每瓶装　(1)10ml　(2)50ml　(3)250ml　(4)500ml

【参考文献】　[1]王清,朱凡河,司端运.归仙口服液对雄性去势大鼠性功能的影响.中国临床康复,2002,6(19):2940-2941.

仙乐雄胶囊
Xianlexiong Jiaonang

【药物组成】　淫羊藿、鹿茸、狗鞭、牛鞭、人参、熟地黄。

【功能与主治】　益气助阳,补肾填精。用于肾阳不足、精气亏损所致的腰膝酸软、头昏耳鸣、阳痿不举。

【方解】　方中淫羊藿辛、甘、温,归肝肾经,为温肾强阳起痿良药,又善补益精血,故为君药。鹿茸、狗鞭、牛鞭,皆为血肉有情食物,合则补益肾阳,填补精血,共为臣药。人参味甘性温,大补元气而助阳;熟地黄甘温滋补阴血而益精,两药补益气血,助阳填精,为佐药。诸药合用,共奏益气助阳,补肾填精之功。

【临床应用】　阳痿　由肾阳不足,宗筋失养所致。症见阳事不兴,腰酸乏力,头昏,耳鸣,面色无华,畏寒肢冷,舌淡少苔,脉细弱。

【药理毒理】　本品有提高性功能等作用。

1. 提高性功能　本品能增加正常雄性小鼠睾丸、前列腺-精液囊重量[1];增加去势大鼠血清睾酮、雌二醇含量及包皮腺、前列腺-精液囊、提肛肌重量,缩短大鼠电刺激阴茎勃起潜伏期,提高雄鼠捕捉次数及射精次数[2]。

2. 其他　本品对氢化可的松所致肾阳虚小鼠能升高体温,增加体重和自主活动次数,延长低温游泳存活时间[1]。

【不良反应】　目前尚未检索到不良反应报道。

【注意事项】

1. 下焦湿热、阴虚火旺、惊恐伤肾所致阳痿者慎用。

2. 服药期间饮食宜清淡,忌饮酒、辛辣食物。

3. 慎房事。

【用法与用量】　口服。一次 1～2 粒,一日 3 次。

【规格】　每粒装 0.3g

【参考文献】　[1]杨解人,黄志力,洪宗元,等.仙乐雄对正常和肾阳虚小鼠的补肾作用及急性毒性研究.中成药,1999,21(7):362-364.

[2]杨解人,黄志力,洪宗元,等.仙乐雄胶囊对去势大鼠补肾壮阳作用的研究.中国实验方剂学杂志,2002,8(5):61-62.

颐和春胶囊
Yihechun Jiaonang

【药物组成】　淫羊藿、蛇床子、附子(制)、狗肾(制)、鹿茸(去毛)、鹿鞭(制)、锁阳、覆盆子、韭菜子(炒)、人参、沙参、熟地黄、川牛膝、路路通、冰片。

【功能与主治】　补肾壮阳。用于肾阳虚衰所致的腰膝酸软、阳痿、遗精。

【方解】　方中淫羊藿温肾壮阳,强筋健骨;蛇床子温润肾气,补火助阳;附子峻补元阳,益火之源,三药壮阳起痿,共为君药。狗肾、鹿茸、鹿鞭为血肉有情食物,可补肾助阳,生精益髓,强筋健骨,共为臣药。锁阳、覆盆子、韭菜子补肾助阳,固精止遗;人参益气助阳;沙参、熟地黄滋阴补血,以收阴生阳长之效;川牛膝活血而行血滞;路路通通络;冰片辛香开窍通滞,苦寒制热,合为佐药。诸药合用,共奏补肾壮阳之效。

【临床应用】

1. 阳痿 由肾阳虚衰,宗筋失荣所致。症见阳事不举,或举而不坚,面色无华,精神萎靡,腰膝酸软,畏寒肢冷,舌淡胖,苔薄白,脉沉迟。

2. 遗精 由肾阳不足,精不固摄所致。症见梦遗频作,伴腰膝酸软,头晕,耳鸣,畏寒肢冷,疲乏无力。

【药理毒理】 **提高免疫功能** 本品可增强老年小鼠单核-吞噬细胞系统的吞噬功能,增加小鼠胸腺指数[1]。

【不良反应】 目前尚未检索到不良反应报道。

【禁忌】 尚不明确。

【注意事项】

1. 肝郁不舒、湿热下注、惊恐伤肾所致阳痿者慎用。

2. 阴虚火旺、肝经湿热所致遗精者慎用。

3. 服药期间,饮食宜清淡,忌饮酒、忌食辛辣食物。

4. 慎房事。

【用法与用量】 口服。一次 4～5 粒,一日 2 次。

【规格】 每粒装 0.3g

【参考文献】 [1]赵书欣,郭英,韩中明,等.壮阳散对老年大鼠肾虚证的影响.中国老年学杂志,2001,21(4):603-604.

添精补肾膏

Tianjing Bushen Gao

【药物组成】 淫羊藿、巴戟天(酒制)、锁阳(酒蒸)、酒肉苁蓉、盐杜仲、狗脊、川牛膝、龟甲胶、鹿角胶、熟地黄、当归、枸杞子、党参、炙黄芪、茯苓、远志(制)。

【功能与主治】 温肾助阳,补益精血。用于肾阳亏虚、精血不足所致的腰膝酸软、精神萎靡、畏寒怕冷、阳痿遗精。

【方解】 方中以淫羊藿、巴戟天、锁阳、肉苁蓉补肾助火,兴阳起痿;杜仲、狗脊、川牛膝补肝肾,强腰膝;龟甲胶、鹿角胶、熟地黄、当归、枸杞子补益精血,以阴配阳,阳生阴长;党参、黄芪健脾益气,以资化源;茯苓、远志健脾宁心,交通心肾。诸药合用,共奏温肾助阳、益精养血之效。

【临床应用】

1. 遗精 由肾阳虚损,固摄无权所致。症见梦遗,滑精,伴腰膝酸软,头晕,耳鸣,畏寒肢冷,疲乏无力,苔薄白,舌质淡,脉沉细。

2. 阳痿 由肾阳虚衰所致。症见阳事不举,腰膝酸软,神疲乏力,耳鸣,目眩,面色无华,小便频数,舌淡苔

白,脉弱。

【不良反应】 目前尚未检索到不良反应报道。

【禁忌】 尚不明确。

【注意事项】

1. 肝郁不舒、湿热下注、惊恐伤肾所致阳痿者不宜使用。

2. 阴虚火旺、肝经湿热所致遗精者不宜使用。

3. 服药期间饮食宜清淡,忌饮酒、忌食辛辣食物。

4. 慎房事。

【用法与用量】 冲服或炖服。一次 9g;或遵医嘱。

普乐安胶囊(片)

Pule'an Jiaonang(Pian)

【药物组成】 油菜花花粉。

【功能与主治】 补肾固本。用于肾气不固所致的癃闭,症见腰膝酸软、排尿不畅、尿后余沥或失禁;慢性前列腺炎及前列腺增生症见上述证候者。

【方解】 本方以油菜花花粉一味单用,取其补肾固本之功。

【临床应用】 **癃闭** 由肾虚所致。症见排尿困难,淋沥不畅,夜尿频数,腰膝酸软,舌淡苔薄,脉细弱;前列腺增生症见上述证候者[1-3]。

此外,尚有治疗慢性前列腺炎的报道[4]。

【药理毒理】 本品有抗前列腺增生、抗炎、抑菌、利尿等作用。

1. 抗前列腺增生 本品能抑制去势并注射丙酸睾丸素致前列腺增生大鼠前列腺体积,减轻前列腺湿重,降低睾酮水平,提高雌二醇水平,抑制前列腺小叶增生[5]。

2. 抗炎 本品对前列腺组织内注入角叉菜胶致大鼠前列腺炎可降低前列腺湿重,减轻炎症改变[6];可降低慢性非细菌性前列腺炎大鼠血清 IL-8、IL-10、TNF-a 和 IFN-γ 水平[7,8]。本品可抑制醋酸致小鼠腹腔毛细血管通透性增加;对大鼠蛋清性足肿胀、甲醛性足肿胀及棉球性肉芽肿均有抑制作用[9]。

3. 抑菌 本品体外对金黄色葡萄球菌、乙型溶血性链球菌、丙型链球菌、卡他球菌和大肠埃希菌均有不同程度的抑菌作用,其中对乙型溶血性链球菌的最小抑菌浓度为 12.5g/L[9]。

4. 利尿 本品对正常和水负荷大鼠有利尿作用,可增加尿中 K^+、Na^+ 排泄量[10]。

5. 其他 本品能增加子宫及卵巢湿重[10];能增加兔微循环的血管管径、截面积、平均血流速率、平均血流

量[11]。本品可增加甲睾酮诱导的前列腺增生大鼠前列腺组织中 SOD 活性,降低 MDA 的含量[12]。

【不良反应】　有本品引起血尿、过敏性鼻炎、肝损害的报道[13-15]。

【注意事项】

1. 肝郁气滞,脾虚气陷所致癃闭者慎用。

2. 服药期间禁食用辛辣、生冷食物及饮酒。

【用法与用量】　胶囊剂:口服。一次 4～6 粒,一日 3 次。1 个月为一疗程。

片剂:口服。一次 3～4 片,一日 3 次。1 个月为一疗程。

【规格】　胶囊剂:每粒装 0.375g

片剂:(1)每片重 0.57g(含油菜花粉 0.5g)　(2)每片重 0.4g(含油菜花粉 0.5g)

【参考文献】　[1]符伟军,何学西,史立新.普乐安片治疗良性前列腺增生症对比研究.军医进修学院学报,2008,29(1):6-8.

[2]晏学新,王如伟.前列康牌普乐安片治疗良性前列腺增生症 50 例.中国现代应用药学杂志,2008,25(8):767-768.

[3]周越,吴海啸.普乐安片治疗良性前列腺增生的临床疗效及其与疗程关系研究.中草药,2011,42(8):1588-1590.

[4]王传航,李兰群,周强,等.普乐安片治疗慢性前列腺炎多中心临床观察.中国现代应用药学,2010,27(11):1054-1056.

[5]陈胜辉,罗萍萍,万卫斌,等.前列腺康复胶囊抑制前列腺增生的实验研究.时珍国医国药,2000,11(7):577.

[6]许涛,戴宁,江安红,等.男炎消对大鼠实验性前列腺炎影响的病理学观察.安徽中医学院学报,2001,20(1):38.

[7]尹跃兵,陈波,徐莹,等.前列清浊汤对慢性非细菌性前列腺炎大鼠模型血清 IL-8、IL-10 水平的影响.新中医,2014,46(4):197-199.

[8]尹跃兵,陈波,徐莹,等.前列清浊汤对慢性非细菌性前列腺炎大鼠模型血清 TNF-α、IFN-γ 的影响.湖南中医杂志,2014,30(1):115-117.

[9]陈志强,吴清和,王树声,等.前列清抑菌、抗炎和改善微循环作用的实验研究.广州中医药大学学报,2000,17(2):147.

[10]潘善庆,张梦晖,陈子渊.前列舒通颗粒剂的主要药效学研究.中药新药与临床药理,1999,10(5):283.

[11]杜旭,窦秋莲,李春艳,等.黑龙江葵花粉治疗前列腺增生的药效学研究.中国中医药科技,2002,9(2):94.

[12]敖曼,熊怡,刘佳.花天胶囊对前列腺增生大鼠超氧化物歧化酶和丙二醛的影响.中国药业,2014,23(23):4-5.

[13]郝志强.普乐安片致血尿.药物不良反应杂志,2010,12(3):222.

[14]盖梅香,薛越.普乐安片致过敏性鼻炎 10 例报告.临床军医杂志,2009,37(6):1109.

[15]张俊忠.普乐安片致肝损害.药物不良反应杂志,2007,9(2):144-145.

前 列 舒 丸
Qianlieshu Wan

【药物组成】　附子(制)、桂枝、淫羊藿、韭菜子、熟地黄、山茱萸、山药、薏苡仁、冬瓜子、苍术、泽泻、茯苓、桃仁、牡丹皮、甘草。

【功能与主治】　扶正固本,益肾利尿。用于肾虚所致的淋证,症见尿频、尿急、排尿滴沥不尽;慢性前列腺炎及前列腺增生症见上述证候者。

【方解】　方中附子、桂枝温命门真火,淫羊藿、韭菜子温肾壮阳,令阳气旺则气化复,气化复则水津升降而不失其度,共为君药。熟地黄、山茱萸、山药补肾益阴,取阴中求阳之意,辅助君药补肾气,助气化,为臣药。薏苡仁、冬瓜子、苍术、泽泻、茯苓利水渗湿,通利小便,佐助君药温阳利水,标本兼顾;桃仁、牡丹皮配桂枝,活血行瘀以通肾络,通阳化气而行水液,共为佐药。甘草调和药性,为使药。诸药合用,共奏扶正固本,益肾利尿之功。

【临床应用】

1. **淋证**　由肾气不足,气化不利所致。症见排尿淋沥不畅,或尿液浑浊,状若米泔,腰膝酸痛,形寒肢冷,舌质淡润,苔薄白,脉沉细;慢性前列腺炎见上述证候者。

2. **癃闭**　由肾气不足,不能温化水湿所致。症见小便频数,夜间尤甚,尿线变细,余沥不尽,或点滴不爽,精神萎靡,畏寒肢冷,舌质淡润,苔薄白,脉沉细;前列腺增生症见上述证候者。

【不良反应】　目前尚未检索到不良反应报道。

【禁忌】　尚不明确。

【注意事项】

1. 膀胱湿热、肝郁气滞所致淋证者不宜使用。

2. 肝郁气滞所致癃闭者不宜使用。

3. 服药期间饮食宜清淡,忌饮酒、忌食辛辣食物。

【用法与用量】　口服。水蜜丸一次 6～12g,大蜜丸一次 1～2 丸,一日 3 次;或遵医嘱。

【规格】　水蜜丸　每 10 丸重 1.3g

大蜜丸　每丸重 9g

固 本 益 肠 片
Guben Yichang Pian

【药物组成】　党参、黄芪、补骨脂、白术、山药、炮姜、当归、白芍。

【功能与主治】　健脾温肾,涩肠止泻。用于脾肾阳虚所致的泄泻,症见腹痛绵绵、大便清稀或有黏液及黏液血便、食少腹胀、腰酸乏力、形寒肢冷、舌淡苔白、脉虚;慢性肠炎见上述证候者。

【方解】 方中党参、黄芪温中益气,健脾止泻,补骨脂温肾补脾止泻,共为君药。白术、山药健脾止泻;炮姜温中散寒和胃,共为臣药。当归、芍药养血和血,收敛止痛,为佐药。全方配伍,共奏健脾温肾,涩肠止泻之功。

【临床应用】 泄泻 肾阳不足,阴寒内盛,伤及脾阳所致。症见腹痛绵绵,大便清稀或有黏液及黏液血便,食少,腹胀,腰酸乏力,形寒肢冷,舌淡苔白;慢性肠炎见上述证候者。

此外,还有治疗溃疡性结肠炎、功能性腹泻的报道[1,2]。

【药理毒理】 本品具有抑制小肠蠕动、抗溃疡性肠炎等作用。

1. 抑制小肠蠕动 本品能抑制小鼠小肠对炭末的推进百分率,对家兔离体十二指肠和回肠的自发活动有抑制作用,对 ACh 和 BaCl₂ 致肠管痉挛性收缩有抑制作用[3]。

2. 抗溃疡性结肠炎 本品可改善脾虚型溃疡性结肠炎豚鼠模型的症状,减少结肠溃疡和水肿面积[4]。

3. 抗炎 本品能抑制二甲苯所致小鼠耳肿胀,减少醋酸致小鼠的扭体次数[5]。

4. 其他 改善大黄脾虚小鼠症状,增加食欲,促进体重增长,提高耐寒能力,促进模型动物萎缩胸腺的恢复[5]。

【不良反应】 目前尚未检索到不良反应报道。

【注意事项】

1. 湿热痢疾、泄泻者不宜使用。

2. 服药期间宜选清淡饮食,忌食生冷、辛辣、油腻食物。

【用法与用量】 口服。一次8片,一日3次。30天为一疗程,连服2～3个疗程。

【规格】 每片重0.32g

【参考文献】 [1]李媛.固本益肠片等治疗溃疡性结肠炎30例临床观察.现代中西医结合杂志,2000,9(14):1341-1342.

[2]艾辉.固本益肠片联合常乐康治疗功能性腹泻160例.现代中西医结合杂志,2010,19(31):3422.

[3]张宏,李显华,王玉良,等.固本益肠片对肠管活动的影响.中成药,1994,(11):36-37.

[4]王玉良,谢杰,李显华,等.固本益肠片治疗实验性豚鼠脾虚型溃疡性结肠炎的研究.中国中西医结合杂志,1995,(2):98-100.

[5]李显华,张宏,王玉良,等.固本益肠片对小白鼠脾虚模型的影响及抗炎镇痛作用初步研究.中成药,1993,(11):45.

四神丸(片)
Sishen Wan(Pian)

【药物组成】 补骨脂(盐炒)、肉豆蔻(煨)、吴茱萸(制)、五味子(醋制)、大枣(去核)。

【功能与主治】 温肾散寒,涩肠止泻。用于肾阳不足所致的泄泻,症见肠鸣腹胀、五更溏泻、食少不化、久泻不止、面黄肢冷。

【方解】 方中补骨脂大温,补肾阳以温脾土,治肾泄,为君药。肉豆蔻温脾暖胃,涩肠止泻;吴茱萸辛苦大热,温脾肾以散阴寒,配合君药温肾暖脾,固涩止泻,故为臣药。五味子酸温,固肾益气,涩肠止泻,大枣补脾养胃,共为佐药。诸药合用,共奏温肾散寒,涩肠止泻之功。

【临床应用】 泄泻 肾阳不足,伤及脾阳所致。症见肠鸣,腹胀,五更溏泻,久泻不止,食少不化,面黄,肢冷;慢性结肠炎、肠易激综合征见上述证候者。

此外,还有治疗肝癌腹泻的报道[1]。

【药理毒理】 本品有抑制小肠蠕动、止泻、抗应激、影响肠道菌群、抗溃疡性结肠炎等作用。

1. 抑制小肠蠕动 本品对家兔离体小肠的自发性活动有抑制作用,能对抗乙酰胆碱及氯化钡引起的肠管痉挛收缩[2];能抑制正常小鼠小肠推进运动;拮抗溴吡斯的明所致的小鼠小肠运动亢进[3];增加大黄脾虚泄泻大鼠血浆胃泌素、胃动素含量,抑制大黄脾虚小鼠小肠推进的加快[4]。

2. 止泻 本品能抑制大黄所致小鼠腹泻次数,降低蓖麻油所致腹泻小鼠的稀便率、稀便级与腹泻指数[5]。

3. 调节肠道菌群 本品能降低大黄致脾虚小鼠粪便与结肠内容物的肠杆菌、肠球菌数量,增加双歧杆菌、乳酸杆菌、类杆菌数量[6]。

4. 抗应激 本品能增加小鼠平均游泳时间及小鼠耐寒时间,增加小鼠胸腺、脾脏的脏器指数[7]。

5. 抗溃疡性结肠炎 本品能改善三硝基苯磺酸(TNBS)及葡聚糖硫酸钠(DSS)结肠炎小鼠的一般状况及疾病活动指数评分,改善结肠的病理组织学损伤,减轻炎细胞的浸润[8]。

【不良反应】 目前尚未检索到不良反应报道。

【注意事项】

1. 湿热痢疾、湿热泄泻者不宜使用。

2. 服药期间饮食宜清淡,忌食生冷、油腻食物。

【用法与用量】 丸剂:口服。一次9g,一日1～2

次。片剂:口服。一次 4 片,一日 2 次。

【规格】　丸剂:(1)每瓶装 27g　(2)每袋装 9g

片剂:(1)素片　每片重 0.6g　(2)薄膜衣片　每片重 0.3g

【参考文献】　[1]刘瑞珍.坐珠达西配合四神丸及黄芪注射液治疗肝癌腹泻 32 例临床疗效观察.亚太传统医药,2011,7(9):123-124.

[2]胡隐恒.四神丸及其组成对家兔离体小肠运动的影响.中成药研究,1981,(9):31.

[3]高长玉,李冀,柴剑波,等.四神丸止泻作用的实验研究.中医药学报,2005,33(2):40-41.

[4]李冀,邹大威,杜雅薇,等.二神丸与四神丸对脾虚泄泻作用的配伍比较研究.辽宁中医杂志,2007,34(6):728-730.

[5]高长玉,李冀,柴剑波,等.四神丸止泻作用的实验研究.中医药学报,2005,33(2):40-41.

[6]王晓东,王春涛,杨旭东.四神丸对脾虚小鼠肠道菌群调整及肠保护作用的实验研究.牡丹江医学院学报,2007,28(1):1-3.

[7]姜晓文,于文会,张红蕾,等.四神丸对脾虚小白鼠效果观察.中兽医药杂志,2006,(4):36-38.

[8]王旭丹,袁学勤,邱泽计,等.四神丸改善 TNBS 及 DSS 诱导小鼠实验性结肠炎的研究.北京中医药大学学报,2014,37(11):781-785,4.

肠 胃 宁 片
Changweining Pian

【药物组成】　黄芪、补骨脂、党参、白术、干姜(炭)、葛根、防风、木香、砂仁、白芍、当归、延胡索、儿茶、赤石脂、罂粟壳、炙甘草。

【功能与主治】　健脾益肾,温中止痛,涩肠止泻。用于脾肾阳虚所致的泄泻,症见大便不调、五更泄泻、时带黏液、伴腹胀腹痛、胃脘不舒、小腹坠胀;慢性结肠炎、溃疡性结肠炎、肠功能素乱见上述证候者。

【方解】　方中黄芪温中补虚,益气健脾,补骨脂温补肾阳以暖脾土,合则温脾肾,治肾泻,为君药。党参、干姜、白术和炙甘草组成理中汤,温补脾胃,健脾止泻;葛根、防风升阳止泻,共为臣药。木香、砂仁行气止痛,白芍、当归、延胡索养血和血止血,缓急止痛,儿茶、赤石脂、罂粟壳涩肠止泻,合为佐药。炙甘草兼取调和药性之用,为使药。诸药配伍,共奏健脾益肾,温中止痛,涩肠止泻之功。

【临床应用】　泄泻　肾阳不足,伤及脾阳,脾肾阳虚所致。症见大便不调、五更泄泻、时带黏液、伴腹胀腹痛,胃脘不舒,小腹坠胀;慢性结肠炎、溃疡性结肠炎、肠功能素乱见上述证候者。

【药理毒理】　本品有抗胃溃疡等作用。

1. 抗胃溃疡　本品能降低吲哚美辛致胃溃疡大鼠的溃疡指数,降低盐酸所致大鼠胃黏膜损伤的总长度[1]。

2. 其他　本品能升高利血平所致脾虚小鼠的体温,增加其体重[1]。

【不良反应】　目前尚未检索到不良反应报道。

【禁忌】　妊娠禁用。

【注意事项】

1. 湿热痢疾、湿热泄泻者忌用。

2. 有高血压、心脏病、肝病、糖尿病、肾病等慢性病严重者应在医师指导下服用。

3. 儿童慎用。

4. 服药期间宜选清淡饮食,忌食辛辣、油腻食物。

5. 本品含罂粟壳,不可过量或久服。

【用法与用量】　口服。一次 4～5 片,一日 3 次。

【规格】　每片重 0.3g

【参考文献】　[1]高菊珍,张红宇.肠胃宁片对脾虚动物的实验治疗和抗消化性溃疡的作用研究.实用中西医结合杂志,1998,11(2):106-107.

龟 龄 集
Guilingji

【药物组成】　红参、鹿茸、海马、枸杞子、丁香、穿山甲、雀脑、牛膝、锁阳、熟地黄、补骨脂、菟丝子、杜仲、石燕、肉苁蓉、甘草、天冬、淫羊藿、大青盐、砂仁等。

【功能与主治】　强身补脑,固肾补气,增进食欲。用于肾亏阳弱,记忆减退,夜梦精溢,腰酸腿软,气虚咳嗽,五更溏泻,食欲不振。

【方解】　方中红参大补元气,鹿茸、菟丝子补肾阳、益精血;海马、雀脑、淫羊藿、补骨脂补肾壮阳;肉苁蓉、锁阳补肾助阳,牛膝、杜仲补肝肾、强筋骨;熟地黄、枸杞子添精益髓,滋补肾阴;天冬滋阴润燥,丁香、砂仁理气醒脾,穿山甲活血通经,使补而不滞。石燕、大青盐味咸入肾,使药力达于肾。诸药合用,共奏温补肾阳,益髓补脑,滋阴固肾,补气健脾之功。

【临床应用】　肾阳虚证　多因体质虚弱或房事不节所致。症见记忆减退,夜梦精溢,腰酸腿软,气虚咳嗽,五更溏泻,食欲不振,形寒肢冷;勃起功能障碍、少弱精子症见上述症状者[1,2]。

此外,尚有治疗席汉综合征的报道[3]。

【药理毒理】　本品具有改善学习记忆、延缓衰老、增强免疫能力和抗辐射等作用。

1. 改善学习记忆 本品能促进海马CA3和齿状回结构内神经丝蛋白的表达,改善学习记忆功能[4];并能增加大鼠小脑皮质和脊髓颈、腰膨大前角内突触小泡蛋白的含量[5]。

2. 延缓衰老 本品可提高老年小鼠SOD和GSH-Px活性,减少MDA含量,增加老年小鼠去甲肾上腺素、多巴胺的含量[6];增加老龄大鼠脊髓前、后角内突触的数量,可以改善脑内神经元合成突触素蛋白能力,改善老龄大鼠脑杏仁体内神经元及细胞外基质结构[7-10]。

3. 增强免疫能力 本品可提高小鼠巨噬细胞吞噬功能及溶血抗体的产生能力[11]。

4. 抗辐射 本品可防治手机辐射造成的大鼠妊娠率下降和死胎数增加,减轻肝组织形态学损伤,降低血清LDH水平[12]。

5. 其他 本品可以降低高胰岛素血症大鼠血清TG含量和E_2/T比值,提高HDL-C和睾酮水平,同时降低血清胰岛素水平,提高胰岛素敏感性[13]。

【不良反应】 目前尚未检索到不良反应报道。

【注意事项】

1. 阴虚火旺者慎用。

2. 感冒者慎用。

3. 本品含活血食物,孕妇慎用。

4. 服药期间忌食生冷、刺激性食物。

【用法与用量】 口服。一次0.6g,一日1次。早饭前2小时用淡盐水送服。

【规格】 每粒装0.3g

【参考文献】 [1]郭军,张春影.龟龄集胶囊治疗勃起功能障碍的疗效观察.中国性科学,2010,19(11):14-16

[2]郭军,张春影.龟龄集胶囊治疗少弱精子症的疗效观察.中国男科学杂志,2009,23(7):48-50

[3]王战先.龟龄集治疗席汉综合征临床研究.中医学报,2012,27(7):892-893

[4]任占川,陈一勇,田林,等.龟龄集对大鼠海马结构内神经丝蛋白表达的影响.解剖学杂志,2007,30(1):60-62.

[5]任占川,杨迎春,田林.龟龄集对大鼠小脑皮质和脊髓前角内突触小泡蛋白变化的影响.解剖学研究,2014,36(6):433-435,450.

[6]刘亚明,牛欣,冯前进,等.龟龄集抗衰老作用研究.中药药理与临床,2003,19(2):10-11.

[7]任占川,郭建平,郭俊仙,等.龟龄集对大鼠脊髓灰质内突触小泡蛋白变化的影响.解剖学杂志,2003,26(6):583-586.

[8]任占川,郭俊仙,田林,等.龟龄集对老龄大鼠脊髓前角内突触素变化的影响.中成药,2000,22(10):734-736.

[9]任占川,魏建宏,侯迎潮,等.龟龄集对大鼠小脑皮质内突触素年龄变化的影响.中医药研究,2000,16(2):45-47.

[10]梁宏,郭连魁,王树党,等.龟龄集对老年大鼠杏仁体超微结构的影响.中国中西医结合杂志,1998,18(6):213-215.

[11]许津,马瑜,王秀兰,等.龟龄集对小鼠免疫功能的影响.中国医学科学院学报,1981,3(2):119-122.

[12]马惠荣,李媛媛,罗亚萍,等.龟龄集胶囊对900MHz手机频率辐射SD雄性大鼠生育力、肝功能和血清乳酸脱氢酶的影响.中国中西医结合杂志,2014,34(4):475-479.

[13]王红梅,王世民.龟龄集对实验性高胰岛素血症的影响.中药药理与临床,2001,17(6):5-7.

龟鹿补肾丸(胶囊、口服液)

Guilu Bushen Wan(Jiaonang,Koufuye)

【药物组成】 鹿角胶(炒)、龟甲胶(炒)、菟丝子(炒)、淫羊藿(蒸)、续断(蒸)、锁阳(蒸)、狗脊(蒸)、熟地黄、制何首乌、覆盆子(蒸)、金樱子(蒸)、黄芪(炙)、山药(炒)、酸枣仁(炒)、陈皮(蒸)、炙甘草。

【功能与主治】 补肾壮阳,益气血,壮筋骨。用于肾阳虚所致的身体虚弱、精神疲乏、腰腿酸软、头晕目眩、精冷、性欲减退、小便夜多、健忘、失眠。

【方解】 方中鹿角胶补肾壮阳,强筋壮骨;龟甲胶大补肾阴,法善补阳者,取阴中求阳之理,与鹿角胶共为君药。菟丝子、续断、锁阳、狗脊、淫羊藿补肾壮阳;熟地黄、何首乌、黄芪、山药补气养血,以资化源,九味共为臣药。覆盆子、金樱子益肾固精;酸枣仁养心安神;陈皮行气健脾,使诸药补而不腻,共为佐药。甘草调药和中,为使药。诸药为伍,共成补肾阳、益气血、壮筋骨之功。

【临床应用】

1. 肾阳虚证 多因禀赋不足,或久病体虚,肾阳虚衰,失于温煦所致。症见身体虚弱,精神疲乏,腰膝酸软,畏寒肢冷,精冷,性欲减退,小便夜多,舌淡苔薄,脉沉迟或细;神经衰弱、性功能障碍见上述证候者。

2. 眩晕 系因肾阳虚衰,精血不足所致。症见头晕目眩,精神疲乏,耳鸣,舌淡苔薄,脉沉迟或细;高血压见上述证候者。

3. 健忘 多由肾阳不足,气血亏虚所致。症见健忘,神疲乏力,腰膝酸软,舌淡苔薄,脉沉细无力;神经衰弱见上述证候者。

4. 失眠 多由肾阳亏虚,气血不足,心失所养所致。症见失眠,健忘,舌淡苔薄,脉沉细无力;神经衰弱见上述证候者。

此外,尚有治疗功能性无排卵、不孕症的报道[1,2]。

【药理毒理】 本品有激素样作用和增强免疫功能作用。

1. 性激素样作用　龟鹿补肾口服液能增加小鼠睾丸和子宫重量,促进生长发育;并能增加去势雄鼠包皮腺、前列腺及精囊腺的重量[3]。

2. 增强免疫功能　龟鹿补肾口服液对氢化可的松所致肾阳虚小鼠可防止其体重减轻、肾上腺及胸腺的萎缩,增加小鼠腹腔吞噬细胞的吞噬率[3]。

3. 其他　龟鹿补肾口服液能增强小鼠耐缺氧能力,延长戊巴比妥钠睡眠时间[3]。

【不良反应】　目前尚未检索到不良反应报道。

【禁忌】　尚不明确。

【注意事项】

1. 本品阴虚火旺者慎用。

2. 感冒者慎用。

3. 服药期间,忌食辛辣、油腻食物。

4. 长期使用若出现烦热、咽痛,当即停用。

【用法与用量】　丸剂:口服。水蜜丸一次 4.5～9g,大蜜丸一次 6～12g,一日 2 次。胶囊剂:口服。一次 2～4 粒,一日 2 次。口服液:口服。一次 10～20ml,一日 2 次。

【规格】　丸剂:大蜜丸　每丸重(1)6g　(2)12g

胶囊剂:每粒装 0.4g

口服液:每支装 10ml

【参考文献】　[1]邱明英,罗勤.龟鹿补肾丸治疗脾肾阳虚型不孕症 42 例.吉林中医药,2004,25(1):30.

[2]邱明英,罗勤.龟鹿补肾丸诱发排卵的临床研究.辽宁中医杂志,2004,31(6):479-480.

[3]朱莉芬,李美珠,钟伟新.龟鹿补肾口服液的药理研究.中成药研究,1993,(2):24-25.

回春胶囊

Huichun Jiaonang

【药物组成】　海马、鹿鞭、牛鞭(制)、狗肾(制)、鹿角胶、仙茅(制)、阳起石(煅)、肉苁蓉、韭菜子、淫羊藿、刺五加浸膏、黄柏(盐制)、蛤蚧、五味子。

【功能与主治】　补肾助阳,益精润燥。用于肾阳亏虚所致的腰痛、神疲、健忘、阳痿。

【方解】　方中海马补肾壮阳为君药。鹿鞭、牛鞭、狗肾、鹿角胶为血肉有情食物,暖肾阳,补精髓;仙茅、阳起石、肉苁蓉、韭菜子、淫羊藿补肾壮阳,共为臣药。刺五加可补元气,疗虚损,壮筋骨,宁心神;黄柏泻为坚阴;蛤蚧助阳益精,五味子滋肾涩精,宁心定志,合为佐药。诸药配伍,共奏补肾壮阳,益精定志之功。

【临床应用】

1. 肾阳虚证　多因禀赋虚弱,或素体阴盛阳虚,或

久病体衰,肾阳亏虚所致。症见腰膝酸痛,阳痿,神疲乏力,肢冷畏寒,记忆力减退,舌淡苔白,脉沉细。

2. 阳痿　多由肾阳亏虚,命门火衰,失于温煦所致。症见阳事不举,性欲减低,腰膝酸软,神疲健忘,舌淡苔薄,脉细弱。

3. 腰痛　多由肾阳亏虚,腰为肾府,精气不足,肾府失养而致腰痛,伴有神疲乏力,手足不温,舌淡,脉沉细;腰肌劳损见上述证候者。

4. 健忘　多由肾阳不足,精气两虚,心神失养所致。症见健忘,头晕,精神萎靡,腰膝酸软,舌淡苔薄,脉沉细;神经衰弱见上述证候者。

【不良反应】　目前尚未检索到不良反应报道。

【禁忌】　尚不明确。

【注意事项】

1. 阴虚火旺者慎用。

2. 感冒者慎用。

3. 服药期间,忌食辛辣、油腻食物。

4. 久用如出现烦热、咽痛时宜停服。

【用法与用量】　口服。一次 4 粒,一日 3 次。淡盐水送下。

【规格】　每粒装 0.3g

健脑补肾丸

Jiannao Bushen Wan

【药物组成】　红参、鹿茸、杜仲炭、金牛草、狗鞭、川牛膝、山药、茯苓、炒白术、肉桂、桂枝、炒酸枣仁、制远志、龙骨(煅)、牡蛎(煅)、金樱子、砂仁、豆蔻、当归、酒白芍、金银花、连翘、牛蒡子(炒)、蝉蜕、甘草。

【功能与主治】　健脑补肾,益气健脾,安神定志。用于脾肾两虚所致的健忘、失眠、头晕目眩、耳鸣、心悸、腰膝酸软、遗精;神经衰弱和性功能障碍见上述证候者。

【方解】　方中人参、鹿茸补气健脾,补肾填精,健脑益智,为君药。杜仲、金牛草、狗鞭、川牛膝温补肝肾、强健筋骨;山药、茯苓、白术益气健脾,共为臣药。肉桂、桂枝助阳散寒,温通经脉;酸枣仁、远志安神定志;龙骨、牡蛎安神定志,涩精止遗;金樱子涩精止遗;砂仁、豆蔻行气健脾,使补而不滞;当归、白芍补血养血;金银花、连翘、牛蒡子、蝉蜕药性寒凉,清透燥热,可制全方温燥之性,共为佐药。甘草调和诸药,为使药。全方温而不燥,补中有疏。诸药合用,共奏健脑补肾,益气健脾,安神定志之功。

【临床应用】

1. 健忘　多由脾肾两虚、心脑失养所致。症见健

忘,心悸,遗精,腰膝酸软,舌淡苔薄,脉沉细;神经衰弱见上述证候者。

2. 失眠 系由脾肾两虚、心血失养所致的失眠,心悸,或健忘,舌淡苔薄,脉细无力;神经衰弱见上述证候者[1]。

3. 眩晕 多因脾肾两虚、脑髓失养所致。症见头晕目眩,耳鸣,腰酸,气短,懒言,食少纳呆,舌淡苔薄,脉沉细;高血压、贫血见上述证候者。

4. 耳鸣 多因脾肾两虚、耳窍失养所致。症见耳鸣,头晕,腰酸,体倦神疲,舌淡苔薄,脉沉细;神经性耳聋见上述证候者。

5. 遗精 由于脾肾两虚、精血亏虚所致。症见遗精,早泄,性欲减退,腰酸,头晕,疲倦乏力,舌淡苔薄,脉沉细无力;性功能障碍见上述证候者。

【药理毒理】 本品有提高学习记忆和增强免疫功能等作用。

1. 提高学习记忆 本品可提高戊巴比妥钠致学习记忆障碍小鼠"Y"型电迷宫试验学习记忆成绩,同时增加血清中 SOD 活性,降低 MDA 含量[2,3]。

2. 增强免疫功能 本品可提高正常小鼠及可的松致免疫低下小鼠对炭粒的廓清速率,提高正常小鼠对 SRBC 的迟发性超敏反应,提高正常小鼠的半数溶血值(HC$_{50}$),并对抗可的松对溶血素生成的抑制作用,增强植物凝集素(PHA)诱导的体内淋巴细胞转化,并可对抗地塞米松所致的淋巴细胞转化抑制,使皮质醇含量增加[4]。

3. 其他 本品对小鼠有镇静作用,可延长负重小鼠游泳时间,降低大鼠肾脏中 MDA 含量[2];含本品的培养基可使两性果蝇的寿命延长[2]。

【不良反应】 目前尚未检索到不良反应报道。

【禁忌】 尚不明确。

【注意事项】

1. 本品阴虚火旺者慎用。

2. 感冒者慎用。

3. 孕妇慎用。

4. 服药期间饮食宜清淡易消化,忌食辛辣、油腻食物。

【用法与用量】 口服。一次 15 粒,一日 2 次。淡盐水或温开水送服。

【规格】 (1)薄膜衣丸 每 15 丸重 1.85g (2)红氧化铁包衣丸 每 15 丸丸芯重 1.7g

【参考文献】 [1]李霞,刁墨芝.健脑补肾丸治疗神经衰弱的疗效分析.时珍国医国药,2006,17(4):623.

[2]卢盛华,肖义海,张世玲.健脑补肾丸强壮及抗衰老作用研究.中草药,1990,21(5):21.

[3]刘喆.参芪益元颗粒对戊巴比妥钠所致小鼠学习记忆障碍的影响.中国药房,2014,25(31):2893-2895.

[4]丁华,杨文凯,张世玲.健脑补肾丸补肾作用初探.中草药,1990,21(6):23.

深海龙胶囊
Shenhailong Jiaonang

【药物组成】 海龙、淫羊藿、海马、鹿茸、羊鞭(砂烫)、蛇床子、肉苁蓉、五味子、熟地黄、当归、枸杞子、天冬、麦冬、人参、黄芪、大枣、山药、茯苓、附片、干姜、牛膝、桃仁、水蛭、牡丹皮、砂仁、炙甘草。

【功能与主治】 温补肾阳,益髓填精。用于肾阳虚所致的腰膝酸软、畏寒肢冷、神疲乏力、头晕、耳鸣、心悸、失眠、小便频数及性功能减退。

【方解】 方中重用海龙、淫羊藿补肾壮阳,共为君药。海马、鹿茸、羊鞭为血肉有情食物,补肾阳,益精血;蛇床子、肉苁蓉、五味子温肾壮阳而固精;熟地、当归、枸杞子、天冬、麦冬滋补阴血;人参、黄芪、大枣、山药、茯苓益气养血,此十六味全面滋补气血阴精,更助君药之力,合为臣药。另用附片、干姜温阳散寒而暖下元;牛膝、桃仁、水蛭、牡丹皮活血逐瘀以行血气;砂仁理气和胃,以助运化,共为佐药。牛膝又可引血下行,甘草调和诸药,为使药。诸药合用,合奏温肾壮阳,填精补髓之效。

【临床应用】

1. 眩晕 因肾阳虚衰,精血不足,脑失濡养所致。症见头晕目眩,精神疲乏,耳鸣,心悸,失眠,舌淡苔薄,脉沉迟或细;贫血见上述证候者。

2. 耳鸣 因肾阳不足,精血亏损,耳窍失养所致。症见耳鸣,腰膝酸软,神疲乏力,头目眩晕,心悸,失眠,舌淡苔薄,脉沉细;神经性耳聋见上述证候者。

【不良反应】 目前尚未检索到不良反应报道。

【禁忌】 孕妇禁用。

【注意事项】

1. 阴虚火旺者慎服。

2. 感冒者慎服。

3. 服药期间忌食生冷、辛辣食物。

4. 本品含有附子,有毒,应在医生指导下使用,不可过量、久服。

【用法与用量】 口服。一次 2～3 粒,一日 2～3 次。饭后用温开水送服。

【规格】 每粒装 0.3g

肾宝合剂（糖浆）

Shenbao Heji(Tangjiang)

【药物组成】　蛇床子、补骨脂、小茴香、淫羊藿、胡芦巴、菟丝子、肉苁蓉、制何首乌、枸杞子、熟地黄、五味子、金樱子、覆盆子、红参、黄芪、茯苓、白术、山药、当归、川芎、炙甘草、车前子。

【功能与主治】　温补肾阳，固精益气。用于肾阳亏虚、精气不足所致的阳痿遗精、腰腿酸痛、精神不振、夜尿频多、畏寒怕冷、月经过多、白带清稀。

【方解】　方中用蛇床子、补骨脂、小茴香、淫羊藿、胡芦巴温肾壮阳；菟丝子、肉苁蓉补肾阳，益精血，固精缩尿；制何首乌、枸杞子、熟地黄补益精血；五味子、金樱子、覆盆子固精止遗；红参、黄芪、茯苓、白术、山药、当归、川芎、甘草益气养血，健脾摄血；车前子利水泄肾中虚火。诸药相合，共奏温补肾阳，固精益气之功。

【临床应用】

1. 阳痿　因肾阳不足，精气亏虚，宗筋失养所致。症见阳事不举，或举而不坚，精神萎靡，腰膝酸软，畏寒肢冷，舌淡苔白，脉沉细；性功能障碍见上述证候者。

2. 遗精　系由肾阳亏虚，精气不足，精关不固所致。症见遗精，滑泄，面色少华，精神萎靡，夜尿频多，舌淡苔白，脉沉细而弱；性功能障碍见上述证候者。

3. 腰痛　由于肾阳不振，精气亏损，腰府失养所致。症见腰痛腿酸，精神不振，神疲乏力，畏寒怕冷，舌淡少苔，脉沉细无力；腰肌劳损见上述证候者。

4. 月经过多　多因肾阳虚弱，精气不足，封藏失职，冲任不固所致。症见月经过多，色淡质清，精神不振，腰酸腿软，舌淡苔白，脉沉细；功能性子宫出血见上述证候者。

6. 带下　多因肾阳不足，精气亏虚，带脉失约所致。症见带下量多，质清稀，腰酸腿软，精神疲倦，舌淡苔白，脉沉细；慢性盆腔炎见上述证候者。

另外，本品尚可治疗遗尿[1]。

【药理毒理】　本品有性激素样作用和增强免疫功能作用。

1. 性激素样作用　本品可提高正常幼龄雄性小鼠和氢化可的松致肾阳虚小鼠的前列腺、精囊和睾丸湿重，提高正常雄性小鼠的精子活动力和性行为能力，增加去卵巢雌性大鼠的阴道角化细胞、子宫湿重和血清雌二醇水平[2]。肾宝糖浆可增加去势雄性小鼠精囊腺重量，但对正常雄性小鼠的睾丸增重不明显。

2. 增强免疫功能　肾宝糖浆可增加氢化可的松致肾阳虚小鼠的肾上腺、脾脏和胸腺重量，增加脾 T 淋巴细胞增殖能力。

3. 其他　肾宝糖浆有抗低温疲劳应激及常压耐缺氧作用。

【不良反应】　目前尚未检索到不良反应报道。

【禁忌】　尚不明确。

【注意事项】

1. 感冒者慎服。

2. 忌食生冷、油腻食物。

【用法与用量】　合剂：口服。一次 10～20ml，一日 3 次。糖浆：口服。一次 10～20ml，一日 3 次。

【规格】　（1）每支装 10ml　（2）每瓶装 100ml　（3）每瓶装 150ml　（4）每瓶装 200ml

【参考文献】　[1]白春香.汇仁肾宝合剂治疗遗尿临床分析.实用医技杂志，2005，12(4)：1013.

[2]史红，刘雪莉，缪云萍，等.肾宝合剂改善性功能的药理作用研究.中药新药与临床药理，2002，13(1)：17-20.

巴戟口服液

Baji Koufuye

【药物组成】　巴戟天、狗脊、杜仲、续断、淫羊藿（叶）、仙茅、肉苁蓉、覆盆子、党参、黄芪、何首乌、熟地黄、当归、枸杞子、金樱子、甘草。

【功能与主治】　补肾壮腰，固精止遗，调经。用于肾阳虚所致的神疲乏力、阳痿、早泄、滑泄、夜尿频、腰膝软弱、月经不调、闭经。

【方解】　方中以巴戟天、狗脊补肾助阳，强筋健骨，共为君药。杜仲、续断、淫羊藿、仙茅、肉苁蓉、覆盆子相须为用，加强君药补肾壮阳，填髓固精，强筋健骨之力，共为臣药。党参、黄芪健脾益气；何首乌、熟地黄、当归、枸杞子滋补肝肾，养血调经；金樱子固精止遗，共为佐药。甘草调和诸药，为使药。诸药合用，共奏补肾益精，固精止遗，调经之功。

【临床应用】

1. 阳痿　系由肾阳亏虚，命门火衰所致阳事不举，腰膝酸软，精神萎靡，舌淡苔白，脉沉细；性功能障碍见上述证候者。

2. 早泄　系由肾阳不足，精关不固所致早泄、滑泄，腰膝酸软，神疲体倦，舌淡苔白，脉沉细；性功能障碍见上述证候者。

3. 月经不调　由肾阳虚弱，命门火衰，胞宫虚寒，冲任失养所致。症见月经量少，或经期错后，经行腹痛，舌淡苔薄，脉细弱。

4. 闭经 由肾阳不足,冲任失养所致。症见月经量逐渐减少,经期错后,渐至停经,舌淡苔薄,脉沉细弱。

【不良反应】 目前尚未检索到不良反应报道。

【禁忌】 尚不明确。

【注意事项】

1. 阴虚火旺者慎用。

2. 感冒者慎服。

3. 服药期间,忌食辛辣、油腻食物。

【用法与用量】 口服。一次 10ml,一日 3 次。

【规格】 每支装 10ml

延龄长春胶囊
Yanling Changchun Jiaonang

【药物组成】 鹿茸(去毛)、人参、鹿鞭、狗鞭、猪睾丸、狗骨、蛇床子、淫羊藿(炙)、煅钟乳石、海马、大海米、蛤蚧(去头足)、山茱萸、熟地黄、黄精(酒制)、何首乌(制)、龟甲胶。

【功能与主治】 补肾壮阳,填精补髓。用于肾阳不足、精血亏虚所致的腰膝酸痛、畏寒肢冷、阳痿早泄、须发早白。

【方解】 方中以鹿茸甘温,补肾阳,益精血;人参甘温,大补元气,并能壮阳,合为君药。鹿鞭、狗鞭、猪睾丸、狗骨补肾壮阳;蛇床子、淫羊藿、钟乳石、海马、大海米、蛤蚧温肾助阳,共为臣药。山茱萸、熟地、黄精、制首乌、龟甲胶益肝肾之阴,取阴中求阳之意,共为佐药。全方共奏补肾壮阳之功。

【临床应用】

1. 阳痿 由肾阳不足,命门火衰所致。症见阳事不举,腰膝酸软,畏寒肢冷,神疲乏力,舌淡苔白,脉沉迟;性功能障碍见上述证候者。

2. 早泄 因肾阳不足,命门火衰所致。症见腰膝酸软,精神萎靡,舌淡苔白,脉沉细;性功能障碍见上述证候者。

3. 腰痛 因肾阳虚衰,精血不足,腰府失养所致。症见腰膝酸痛,精神疲惫,体倦乏力,舌淡苔薄,脉沉迟或细;腰肌劳损见上述证候者。

4. 须发早白 因肾中精气亏虚,头发失养所致。症见须发早白,腰膝酸软,神疲体倦,舌淡苔白,脉沉细。

【不良反应】 目前尚未检索到不良反应报道。

【禁忌】 尚不明确。

【注意事项】

1. 阴虚内热者和脾胃虚弱者慎用。

2. 感冒者慎用。

3. 服药期间忌食辛辣、油腻、生冷食物。

【用法与用量】 口服。一次 4~6 粒,一日 2~3 次。

【规格】 每粒装 0.3g

五子衍宗丸(片、口服液)
Wuzi Yanzong Wan(Pian,Koufuye)

【药物组成】 枸杞子、菟丝子(炒)、覆盆子、五味子(蒸)、车前子(盐炒)。

【功能与主治】 补肾益精。用于肾虚精亏所致的阳痿不育、遗精早泄、腰痛、尿后余沥。

【方解】 方中枸杞子平补阴阳,益肾填精,为君药。菟丝子既可益阴,又能扶阳,温而不燥,补而不滞;覆盆子、五味子滋阴固肾,涩精止遗,共为臣药。车前子利水,泄肾中虚火,为佐药。诸药合用,共奏补肾益精之功。

【临床应用】

1. 阳痿 因肾虚精亏,宗筋失养所致。症见阳痿,头晕目眩,精神萎靡,腰膝酸软,舌淡苔白,脉沉细弱;性功能障碍见上述证候者。

2. 不育 因肾虚精亏,宗筋弛纵所致。症见婚后不育,性欲低下,阳痿,早泄,精液稀薄,腰膝酸软,神疲乏力,舌淡,脉沉细;男子不育症见上述证候者[1-3]。

3. 遗精 因肾虚精关不固所致。症见梦遗,滑精,伴头晕,腰酸,肢体倦怠,舌淡,脉沉细弱;性功能障碍见上述证候者。

4. 早泄 因肾虚精亏,精关不固所致的早泄,神疲体倦,腰膝酸痛,舌淡,脉沉细无力;性功能障碍见上述证候者。

5. 腰痛 由于肾虚精亏,腰腑失养所致的腰背酸痛,身倦乏力,小便余沥不尽,舌淡,脉沉细;腰肌劳损见上述证候者。

【药理毒理】 本品有提高性功能、降血糖、降血脂、抗骨质疏松和辅助抗肿瘤等作用。

1. 提高性功能 本品可缩短去势雄性大鼠阴茎勃起潜伏期,升高血清睾酮水平,升高 NO、SOD 活性,降低 MDA 含量[4];可增加正常大鼠扑捉次数、射精次数,升高睾丸指数,降低血清黄体生成素水平,也可提高氢化可的松致肾阳虚雄性小鼠睾丸和附睾指数,延长其低温游泳时间、升高体温和增加自发活动[5]。本品可升高白消安致无精症小鼠的睾丸和附睾重量,提高精子质量和浓度[6,7]。可升高雷公藤多苷致肾虚精亏大鼠血清抑制素 B(INHB)含量和生精细胞 Johnson 积分,降低生精细胞凋亡率,升高 TM4 支持细胞的细胞色素 C 氧化酶活性[8]。五子衍宗口服液可缩短电刺激大鼠阴茎勃起的潜伏期,提高性活动能力、精子数和精子活力,升高去势大鼠前列腺、精液囊及包皮腺重量,升高未成年雄性大鼠和老龄大鼠的血清睾酮含量,降低 E_2/T 比值[9]。以五子衍宗丸 2.0、6.0g/kg 灌胃大鼠制备的含药血清可提高体外培养大鼠睾丸支持细胞增殖活力,在给药后 24 小时效果最佳,随后随着培养时间的增加逐渐下降[10];以 0.5、1.0、2.0g/kg 灌胃大鼠的含药血清对体外活性氧致大鼠精子损伤可改善精子活力,保护其鞭毛质膜完整性[11,12]。

2. 降血糖 本品能降低四氧嘧啶致高血糖小鼠的血糖[13];提高链脲佐菌素高血糖大鼠肝糖原含量[14],可使 D-半乳糖所致糖尿病性白内障小鼠的晶状体浑浊度降低和血糖降低,升高血清和晶状体中红细胞 SOD、GSH-Px 活性,降低 MDA 含量,降低晶状体中葡萄糖、果糖和山梨醇含量[15,16]。

3. 降血脂 本品降低糖尿病合并高脂血症大鼠血中 TC 和 TG 水平[17]。

4. 抗骨质疏松 本品可降低去势致骨质疏松症大鼠骨转换率,增加骨重,逆转病理状态下骨小梁形态、皮质内表面形态计量参数的改变[18]。

5. 肝保护 降低大鼠肝组织中过氧化脂质丙二醛的含量及小鼠心肌、肾组织脂褐质的含量,增加大鼠肝组织超氧化物歧化酶的活性;减少乙醇所致的肝坏死,保护肝功能[17]。

5. 其他 本品能升高老龄大鼠下丘脑去甲肾上腺素含量,降低 5-羟色胺(5-HT)含量和 5-HT/多巴胺比值[9];可降低全反式维甲酸(ATRA)诱导的 BALB/c 小鼠孕鼠中胚胎神经管发育畸形发生率[19];本品可辅助紫杉醇抗乳腺癌细胞 4T1 荷瘤小鼠的瘤体生长,延长力竭游泳时间,降低脾脏指数[20]。

【不良反应】 有五子衍宗口服液致过敏性休克的不良反应报道[21]。

【禁忌】 尚不明确。

【注意事项】

1. 感冒者慎服。

2. 服药期间忌食生冷、辛辣食物;节制房事。

【用法与用量】 丸剂:口服。水蜜丸一次 6g,小蜜丸一次 9g,大蜜丸一次 1 丸,一日 2 次。片剂:口服。一次 6 片,一日 3 次。口服液:口服。一次 5～10ml,一日 2 次。

【规格】 丸剂:大蜜丸 每丸重 9g

片剂:糖衣片(片芯重 0.3g)

口服液:每支装 10ml

【参考文献】 [1]韩亮,李海松,王彬,等.五子衍宗丸治疗精液异常男性不育 60 例临床观察.世界中西医结合杂志,2013,8(1):41-43.

[2]陈绪军.五子衍宗丸治疗少弱精子症的疗效观察.实用临床医药杂志,2011,15(11):116-120.

[3]王志强,梁兵,黄耀华.五子衍宗丸治疗男性不育少弱精子症的疗效观察.广西医科大学学报,2010,27(2):291-292.

[4]葛争艳,金龙,刘建勋.五子衍宗丸补肾壮阳作用的实验研究.中国实验方剂杂志,2010,16(7):173-176.

[5]金龙,葛争艳,刘建勋.五子衍宗丸对大鼠交配功能和肾阳虚模型小鼠的影响.中国实验方剂学杂志,2012,18(16):228-231.

[6]魏刚,陈西华,张树成,等.五子衍宗丸对无精症模型小鼠生精能力恢复作用的基因表达谱研究.河北中医药导报,2012,27(1):4-8.

[7]王宁,张树成,陈西华,等.五子衍宗丸对无精症小鼠的免疫促进作用基因表达谱分析.上海中医药大学学报,2013,27(4):63-67.

[8]杨阿民,刘保兴,张圣强,等.五子衍宗丸改善肾精亏虚大鼠支持细胞功能的机制研究.北京中医药大学学报,2010,33(6):378-380,384.

[9]王学美.五子衍宗液对雄性大鼠下丘脑单胺类递质、性素和生育能力的影响.中国中西医结合杂志,1993,13(6):349.

[10]张圣强,刘保兴,王鑫,等.五子衍宗丸含药血清对大鼠睾丸支持细胞活力的影响.北京中医药大学学报,2013,36(3):2,174-177.

[11]刘保兴,张圣强,谢春雨,等.五子衍宗丸含药血清对活性氧致大鼠精子活力下降的保护作用.北京中医药大学学报,2010,17(1):13-15.

[12]宋焱鑫,刘保兴,韩东,等.五子衍宗丸含药血清对活性氧致大鼠精子鞭毛超微结构损伤的保护作用.中华中医药学刊,2010,28(6):1293-1295.

[13]李育浩.五子衍宗丸药理研究Ⅱ——对正常小鼠血糖和四氧嘧啶糖尿病小鼠的影响.中药药理与临床,1992,8(5):10.

[14]陈淑英.五子衍宗丸对链脲佐菌素所致糖尿病大鼠的影响.新中医,1992,(11):52.

[15]李广远,朱向东,吴红彦,等.五子衍宗丸对糖尿病性白内障模型小鼠氧化损伤影响的研究.中国实验方剂学杂志,2007,13(1):62.

[16]朱向东,王燕.五子衍宗丸对糖尿病性白内障小鼠晶状体氧化损伤和多元醇通路的影响.中医研究,2013,26(2):66-69.

[17]李育浩,邓响潮,吴清和,等.五子衍宗丸对乙醇性肝损伤大鼠脂质代谢的影响.中国中药杂志,1994,19(5):300.

[18]牛丽颖,刘娇,李清,等.五子衍宗丸对去势致骨质疏松大鼠骨形态计量学参数的影响.中药药理与临床,2008,24(4):5.

[19]樊慧杰,柴智,解军,等.五子衍宗丸对 ATRA 诱导的神经管畸形防治作用初探.中成药,2014,36(5):1054-1056.

[20]欧阳明子,谭为,刘艳艳,等.五子衍宗丸对小鼠乳腺癌化

疗敏感性及化疗相关性疲劳的干预作用.实用医学杂志,2013,29(11).

[21]谢春辉.五子衍宗口服液致过敏性休克1例.中国药物警戒,2008,5(1):50-51.

蛮龙液
Manlong Ye

【药物组成】 雄蚕蛾、淫羊藿、菟丝子(酒制)、补骨脂(盐制)、熟地黄(盐制)、刺五加。

【功能与主治】 补肾壮阳,填精益髓。用于肾虚精亏所致的阳痿、早泄、梦遗、滑精、腰膝酸痛、小便频数。

【方解】 方中以雄蚕蛾补肾填精,壮阳起痿,为君药。淫羊藿、菟丝子、补骨脂助君药温补肾阳;熟地黄补肾填精,共为臣药。刺五加益气健脾,为佐药。诸药合用,共奏补肾壮阳,填精益髓之功。

【临床应用】

1. 阳痿 因肾阳亏虚,精血不足,宗筋失养所致。症见阳痿,或勃起不坚,性欲减退,伴有腰膝酸软,面色无华,神疲倦怠,舌淡,脉细;性功能障碍见上述证候者。

2. 早泄 因肾阳不足,精血亏耗,精关不固所致。症见早泄,腰膝酸软,精神疲惫,肢倦乏力,舌淡,脉沉细;性功能障碍见上述证候者。

3. 遗精 系由肾虚精亏,封藏不固所致。症见梦遗,滑精,小便频数,腰膝酸软,神疲乏力,舌淡,脉沉细;性功能障碍见上述证候者。

5. 腰痛 由肾虚精亏,筋脉失养所致。症见腰膝酸痛,神疲倦怠,舌淡,脉沉细无力;腰肌劳损见上述证候者。

【不良反应】 目前尚未检索到不良反应报道。

【禁忌】 尚不明确。

【注意事项】

1. 阴虚火旺者慎用。

2. 感冒者慎用。

3. 服药期间宜食清淡易消化食物,忌食辛辣、生冷食物。

【用法与用量】 口服。一次30～40ml,一日2次。

全鹿丸
Quanlu Wan

【药物组成】 全鹿干、锁阳(酒炒)、党参、地黄、牛膝、熟地黄、楮实子、菟丝子、山药、盐补骨脂、枸杞子(盐水炒)、川芎(酒炒)、肉苁蓉、酒当归、巴戟天、炙甘草、天冬、五味子(蒸)、麦冬、炒白术、覆盆子、盐杜仲、芡实、花椒、茯苓、陈皮、炙黄芪、小茴香(酒炒)、盐续断、青盐、胡芦巴(酒炒)、沉香。

【功能与主治】 补肾填精,健脾益气。用于脾肾两亏所致的老年腰膝酸软、神疲乏力、畏寒肢冷、尿次频数、崩漏带下。

【方解】 方中全鹿干、补骨脂、党参补肾填精、健脾益气为君药。锁阳、杜仲、菟丝子、肉苁蓉、楮实子、胡芦巴、巴戟天、续断、花椒、小茴香可温肾精,补虚损,壮阳强腰膝;五味子、覆盆子、芡实涩精止遗;黄芪、茯苓、白术、山药、甘草补中益气;熟地黄、当归补血养血;天冬、麦冬、枸杞子、地黄滋阴填精,以上共为臣药。大青盐滋阴降火,陈皮、沉香醒脾和胃,畅达气机;川牛膝、川芎调经通脉。诸药合用共奏补肾填精,健脾益气之效。

【临床应用】

1. 崩漏 系因脾肾亏虚,精气不足,冲任失守所致。症见崩漏、腹痛、腰膝酸软,带下量多,舌淡苔薄,脉细无力;功能性子宫出血见上述证候者。

2. 带下 系由脾肾亏虚,带脉不固,封藏失职,阴液滑脱而下所致。症见带下量多,神疲腰酸,舌淡苔薄,脉细沉无力;慢性盆腔炎见上述证候者。

【药理毒理】 本品有提高免疫功能等作用。

1. 增强免疫功能 本品提取液能提高老年小鼠巨噬细胞吞噬百分率和吞噬指数[1]。

2. 其他 本品能延长戊巴比妥钠对小鼠的睡眠时间;延长家兔凝血时间,增加离体兔心的冠脉流量[1]。

【不良反应】 目前尚未检索到不良反应报道。

【禁忌】 尚不明确。

【注意事项】

1. 阴虚火旺者慎用。

2. 孕妇慎用。

3. 服药期间饮食宜清淡易消化,忌食辛辣、油腻食物。

【用法与用量】 口服。一次6～9g〔规格(1)〕,一次2丸〔规格(2)〕,一次1丸〔规格(3)〕,一日2次。

【规格】 (1)水蜜丸每40丸重3g (2)大蜜丸每丸重6g (3)大蜜丸每丸重12.5g

【参考文献】 [1]李长潮,陈焕昭,陈锦香,等.全鹿丸药理作用的实验研究.中成药研究,1992,14(3):33-34.

补白颗粒
Bubai Keli

【药物组成】 补骨脂、淫羊藿、黑豆、赤小豆、白扁豆、丹参、柴胡、苦参。

【功能与主治】　健脾温肾。用于慢性白细胞减少症属脾肾不足者。

【方解】　方中补骨脂温补脾肾,淫羊藿温肾壮阳,相须为用,共为君药。黑豆补肾益脾,赤小豆健脾渗湿,白扁豆健脾化湿,三药侧重补脾健脾,渗湿化湿,合为臣药。另以丹参苦微寒,活血化瘀,柴胡调畅气机,二药合用,使气血畅通;苦参清热燥湿,此三味为佐药。诸药相合,共奏健脾温肾之功。

【临床应用】　虚劳　由脾肾阳虚所致。症见面色㿠白,精神不振,失眠,头昏,倦怠气短,不思饮食,小便清长,畏寒肢冷,腰际酸楚,阳事不举,精冷,带下,舌淡苔薄,脉沉细;慢性白细胞减少症见上述证候者。

【不良反应】　目前尚未检索到不良反应报道。

【禁忌】　尚不明确。

【注意事项】　尚不明确。

【用法与用量】　开水冲服。一次1袋,一日3次。

【规格】　每袋装15g

苁蓉益肾颗粒
Congrong Yishen Keli

【药物组成】　五味子(酒制)、酒苁蓉、茯苓、菟丝子(酒炒)、盐车前子、巴戟天(制)。

【功能与主治】　补肾填精。用于肾气不足,腰膝酸软,记忆减退,头晕耳鸣,四肢无力。

【方解】　方中以肉苁蓉补肾填精益髓为君药。辅以菟丝子补益肝肾、强壮筋骨,巴戟天温补肾气为臣药。佐以五味子固肾涩精、宁心安神,茯苓健脾渗湿、养心安神;盐车前子渗利水湿。全方共奏补肾填精,益髓安神之功效。

【临床应用】　肾气虚证　肾虚精亏,肾府失养,症见腰膝酸软,记忆减退,头晕耳鸣,四肢无力。

【不良反应】　目前尚未检索到不良反应报道。

【禁忌】　尚不明确。

【注意事项】　忌辛辣、生冷食物。

【用法与用量】　开水冲服。一次1袋,一日2次。

【规格】　每袋装2g

金蚧片
Jinjie Pian

【药物组成】　金樱子、蛤蚧、淫羊藿、韭菜子、山茱萸。

【功能与主治】　补肾壮阳,固精。用于肾阳虚引起的性欲减退,阳痿,遗精,早泄,夜尿,小便余沥,白带过多,腰膝酸软。

【方解】　方中金樱子固精缩尿止带,蛤蚧补肾益精养血,两药相合补肾壮阳,固精止遗,标本兼治,共为君药。淫羊藿补肾壮阳,韭菜子补肾助阳兼有收涩之功,两药相合,助君药补肾壮阳,涩精止遗,共为臣药。山茱萸补肾固精缩尿为佐药。本剂补肾壮阳以治本,涩精止遗以治标,补中有固,标本兼治。

【临床应用】

1. 阳痿、遗精、早泄　因肾阳亏虚,精关不固所致。症见腰膝酸软,阳痿不举,性欲减退,滑精早泄,小便余沥,夜尿频数;勃起功能障碍见上述证候者[1]。

2. 带下　因阳气不足,寒凝胞宫所致。白带量多,质稀清冷,腰膝酸软,小腹冷痛,形寒肢冷,面色苍白,舌淡苔白,脉迟;慢性盆腔炎见上述证候者。

【不良反应】　目前尚未检索到不良反应报道。

【禁忌】　尚不明确。

【注意事项】　服药期间禁忌辛辣食物、烟酒。

【用法与用量】　口服。一次4～6片,一日2～3次。

【规格】　每片重0.3g

【参考文献】　[1]张炳谦,杜鹏,张琪琳,等.金蚧片对男性勃起功能障碍的疗效观察.世界中西医结合杂志,2013,8(11):1150-1153.

金匮肾气丸(片)
Jinkuishenqi Wan(Pian)

【药物组成】　地黄、山茱萸(酒炙)、山药、牡丹皮、泽泻、茯苓、桂枝、附子(制)、牛膝、车前子(盐炙)。

【功能与主治】　温补肾阳,行气化水。用于肾虚水肿,腰膝酸软,小便不利,畏寒肢冷。

【方解】　方中附子、桂枝温补肾阳,益火之源,两药相须,互增药力;牛膝苦、酸、平,补肝肾,利尿通淋;三药配伍温阳化气利水,针对病机主病,为君药。地黄补血滋阴;山茱萸既温补肾阳,又益肝肾之阴;山药益气健脾补肾,培补肺气;三药肝脾肾三阴并补,可收阴生阳长之效,共为臣药。茯苓健脾补中,利水渗湿,助山药健脾;泽泻、车前子利水渗湿,清利下焦湿热,防熟地滋腻;牡丹皮清肝胆相火而凉血,制温药化燥;四药甘淡寒凉,与君药相反相成,用为佐药。诸药合用,共奏温补肾阳,化气行水之功。

【临床应用】

1. 水肿　由肾阳衰弱,气化不利所致。症见面浮身肿,腰以下尤甚,按之凹陷不起,心悸,气促,畏寒神疲,腰部酸胀,小便不利,舌淡,脉沉细;慢性肾炎见上述证候者。

2. 腰痛 由肾阳亏虚,腰府失养所致。症见腰膝酸软,畏寒,四肢欠温,少气乏力,夜尿频多,舌淡,脉沉细;腰肌劳损见上述证候者。

3. 喘证 由肾阳不足,摄纳无权所致。症见喘促日久,气息短促,呼多吸少,动则喘甚,气不得续,咳嗽时轻时重,常因咳甚而尿出,或尿后余沥,面青肢冷,脉微细或沉弱;慢性气管炎见上述证候者。

此外,尚有治疗正常高值血压并明显减低颈动脉内膜和中膜平滑肌层的厚度、2 型糖尿病、尿道综合征的报道[1-3]。

【不良反应】 服用金匮肾气片后偶可见荨麻疹、心动过缓、胃酸增多。

【禁忌】 孕妇禁用。

【注意事项】

1. 湿热壅盛,风水泛溢水肿者不宜用。

2. 本品含附子,不可过服、久服。

3. 服药期间饮食宜清淡,宜低盐饮食。

【用法与用量】 丸剂:口服。水蜜丸一次 4～5g(20～25 粒),大蜜丸一次 1 丸,一日 2 次。片剂:口服。一次 4 片,一日 2 次。

【规格】 丸剂:大蜜丸每丸重 9g

片剂:每片重 0.27g

【参考文献】 [1]秦瑞君,李国臣.金匮肾气丸对正常高值血压的干预作用.光明中医,2014,29(9):1848-1850.

[2]杨晓明.金匮肾气丸治疗 2 型糖尿病 120 例.中国实验方剂学杂志,2011,17(17):261-262.

[3]李梅玲,徐剑.金匮肾气片治疗尿道综合征 40 例临床观察.中国民族民间医药,2013,(13):87.

参芪二仙片

Shenqi Erxian Pian

【药物组成】 仙茅(酒制)、淫羊藿、巴戟天(盐制)、当归、黄柏(盐制)、知母(盐制)、黄芪、红参。

【功能与主治】 补肾填精,调补冲任,益气养血。用于肾虚腰膝酸软,阳痿早泄,遗精,妇女更年期经血不调等症。

【方解】 方中重用仙茅补肝肾之不足,温壮元阳,为君药。淫羊藿补肝肾之阴精不足,巴戟天温养肝肾之精血,当归则温润而补血和血,三者共为臣药,性温而不燥,与君药共奏补肾壮阳之功。知母、黄柏性寒而入肾

经,可泻火而坚肾益阴;红参、黄芪可补气生血;同为佐药。诸药辛温与苦寒共用,壮阳与滋阴并举,温补与寒泻同施,既温补而不燥,既寒而又不凝滞,既补而不温热,强肾无燥热之偏,益精无凝滞之嫌,尤以温肾阳、补肾精、泻相火、滋肾阴、调理冲任、平衡阴阳等见长。

【临床应用】

1. 阳痿、早泄 因肾精亏虚,命门火衰,气血不足,宗筋失养所致。症见阳事不举,早泄,精薄清冷,腰膝酸软,神疲乏力,畏寒肢冷,夜尿清长,舌淡,苔薄白,脉细。

2. 遗精 因肾精亏虚、气血不足所致。症见梦遗频作,腰膝酸软,阳痿、早泄,舌淡,苔薄白,脉细。

3. 月经失调 因肾精亏虚,冲任失调,气血不足所致。症见妇女更年期经血不调,量少或量多,腰膝酸软,舌淡,苔薄白,脉细。

【不良反应】 目前尚未检索到不良反应报道。

【禁忌】 尚不明确。

【注意事项】 尚不明确。

【用法与用量】 口服。一次 5 片,一日 2～3 次。

【规格】 24 片×2 板/盒

前列癃闭通胶囊(颗粒、片)

Qianlielongbitong Jiaonang(Keli, Pian)

【药物组成】 黄芪、土鳖虫、冬葵果、桃仁、桂枝、淫羊藿、柴胡、茯苓、虎杖、枳壳、川牛膝。

【功能与主治】 益气温阳,活血利水。用于肾虚血瘀所致癃闭,症见尿频,排尿延缓、费力,尿后余沥,腰膝酸软;前列腺增生见上述证候者。

【方解】 方中黄芪性味甘温,补气升阳,健脾利尿,土鳖虫破逐瘀血,消散癥瘕,冬葵果清热利水,通淋止痛,故前三味扶正固本、益气温阳、活血利水,针对病机,为君药。桃仁活血祛瘀止痛,淫羊藿补肾壮阳,蒸腾气化,桂枝温阳利水,为臣药。茯苓健脾益气、利水渗湿,川牛膝活血化瘀、利尿通淋,虎杖活血祛瘀利水,共为佐药。枳壳、柴胡调畅气机,行气止痛,为使药。诸药合用,共奏益气温阳,活血利水之功。

【临床应用】 **癃闭** 因肾虚血瘀所致。症见尿频、排尿延缓、费力,尿后余沥,夜尿次数增多,腰膝酸软,少腹胀满疼痛,舌黯淡,脉沉细、虚大迟;前列腺增生见上述证候者[1]。

【药理毒理】 **抗前列腺增生** 本品能缩小去势后皮下注射睾酮所致前列腺增生大鼠的前列腺体积,降低前列腺重量,降低前列腺指数,抑制前列腺组织中微血管的新生[2]。

【不良反应】　目前尚未检索到不良反应报道。

【禁忌】　尚不明确。

【注意事项】　请遵医嘱。

【用法与用量】　胶囊剂:口服。一次 4 粒,一日 3 次。颗粒剂:开水冲服。一次 1 袋,一日 3 次。片剂:口服。一次 4 片,一日 3 次。

【规格】　胶囊剂:每粒装 0.5g

颗粒剂:每袋装 5g

片剂:每片 0.5g

【参考文献】　[1]倪红辉,陈海燕.前列癃闭通片治疗良性前列腺增生 45 例.中国实验方剂学杂志,2015,21(1):182-185.

[2]周仕铁,王林.前列癃闭通胶囊对大鼠前列腺微血管密度的影响.辽宁中医药大学学报,2005,8(4):140.

全杜仲胶囊

Quanduzhong Jiaonang

【药物组成】　杜仲。

【功能与主治】　补肝肾,强筋骨,降血压。用于肾虚腰痛,腰膝无力;高血压见上述症状者。

【方解】　方中杜仲味甘,性温,归肝、肾、胃经。《本经》云其:"主腰脊痛,补中益精气,坚筋骨,强志,除阴下痒湿,小便余沥",故本品有补益肝肾、强筋壮骨之功。

【临床应用】

1. 腰痛　因肝肾亏虚所致。症见肾虚腰痛,腰膝无力,舌红苔少,脉弦细。

2. 骨科疾病　本品可用于治疗骨折、骨质疏松、骨质增生、腰椎间盘突出、股骨头坏死[1,2]。

3. 高血压　用于一期及二期高血压患者[3,4]。

【不良反应】　尚不明确。

【禁忌】　尚不明确。

【注意事项】　尚不明确。

【用法与用量】　口服。一次 2～3 粒,一日 2 次。

【规格】　每粒装 0.48g(相当于原药材 2.5g)

【参考文献】　[1]唐宝平.全杜仲胶囊治疗骨质疏松 40 例临床观察.药物研究,2012,(1):64.

[2]王娟,褚小刚.全杜仲胶囊联合红花逍遥片治疗绝经后骨质疏松 38 例.中国老年学杂志,2014,4(34):1086-1087.

[3]朱伟珍,梁立锋.全杜仲胶囊联合左旋氨氯地平治疗肝肾阴虚型肾性高血压随机平行对照研究.实用中医内科杂志,2012,8(26):44-46.

[4]袁尚红,张学俊,任雅芳,等.全杜仲胶囊治疗高血压的临床疗效.中国社区医师,2012,35(14):138.

(三)养血

益血生胶囊

Yixuesheng Jiaonang

【药物组成】　阿胶、龟甲胶、鹿角胶、鹿茸、紫河车、鹿血、牛髓、炙黄芪、党参、茯苓、白术(麸炒)、大枣、熟地黄、何首乌(制)、白芍、当归、麦芽(炒)、鸡内金(炒)、山楂(炒)、大黄(酒制)、花生衣、知母(盐制)。

【功能与主治】　健脾补肾,生血填精。用于脾肾两虚,精血不足所致的面色无华、眩晕气短、体倦乏力、腰膝酸软;缺铁性贫血、慢性再生障碍性贫血见上述证候者。

【方解】　方中以阿胶、龟甲胶、鹿角胶补益精血,为君药。鹿血、牛髓、花生衣补血益髓;紫河车、鹿茸、何首乌补肾阳,益精血;茯苓、白术、黄芪、党参、大枣健脾益气,助气血生化之源;白芍、当归、熟地黄养血滋阴,共为臣药。山楂、麦芽、鸡内金消食和胃以助运化;知母滋泻火;大黄祛瘀以生新血,共为使药。全方配伍,共奏健脾养血,补肾益精之效。

【临床应用】

1. 脾肾两虚、精血不足证　此由禀赋不足,或久病不愈,或饮食失调所致。症见面色无华、眩晕、气短、懒言、食欲不振、体倦乏力、腰膝酸软,舌淡苔薄,脉沉弱。

2. 眩晕　此由脾肾两亏,气血虚损所致。症见眩晕,面色无华,食少纳呆,体倦乏力,腰膝酸软,舌淡胖苔白,脉沉弱;缺铁性贫血、再生障碍性贫血见上述证候者。

此外,本品可用于白细胞减少症、各类贫血、肝硬化脾功能亢进三系减少,对化疗药物有增效作用、防治化疗后骨髓抑制[1-6]。

【药理毒理】　**促进造血功能**　本品可提高 X 线照射致血虚小鼠白细胞和骨髓有核细胞数目,使胸腺、脾脏重量回升[7];可升高血虚小鼠的 RBC 值和 HGB 值[8]。

【不良反应】　本品有引起过敏性哮喘 1 例的报道[9]。

【注意事项】

1. 阴虚火旺者慎用本品。

2. 感冒者慎用。

3. 服药期间,忌食辛辣、油腻不易消化食物。

4. 用于缺铁性贫血,可合用铁剂以增强疗效,并应结合病因治疗。

5. 用于再生障碍性贫血,必要时采取综合治疗措施。

【用法与用量】 口服。一次 4 粒,一日 3 次;儿童酌减。

【规格】 每粒装 0.25g

【参考文献】 [1]周国华,熊年.益血生胶囊防治化疗后骨髓抑制的临床观察.浙江创伤外科,2011,16(6):752-753.

[2]王达.益血生胶囊择时给药预防化疗后白细胞减少 52 例.中国民间疗法,2005,13(4):45-46.

[3]黄水良.益血生胶囊治疗白细胞减少症 40 例.实用中医药杂志,2002,18(4):45.

[4]俞红丽,孙金明.益血生胶囊治疗缺铁性贫血 48 例.陕西中医,2006,27(5):542-543.

[5]胡伟跃.益血生胶囊治疗肝硬化脾功能亢进三系减少 58 例.现代中西医结合杂志,2004,13(3):325.

[6]冯小东,赵宏莺,李越,等.益血生胶囊对化疗药物的增效作用.黑龙江医药,2000,13(2):11.

[7]楼英彪,龚彬荣.益血生胶囊对小鼠辐射损伤的保护作用.药物研究,2007,13(7):27-28.

[8]包海勇.当归不同提取部位补血作用的药效学比较.甘肃中医学院学报,2010,27(1):15-17.

[9]宋爱华,张晓燕.益血生胶囊引起过敏性哮喘 1 例.时珍国医国药,2003,14(1):57.

驴胶补血颗粒

Lüjiao Buxue Keli

【药物组成】 阿胶、黄芪、党参、白术、熟地黄、当归。

【功能与主治】 补血,益气,调经。用于久病气血两虚所致的体虚乏力、面黄肌瘦、头晕目眩、月经过少、闭经。

【方解】 方中以阿胶补血滋阴填精,黄芪益气健脾升阳,共为君药。臣以党参、白术补中益气,以资气血生化之源,熟地、当归养血和血,调经止痛。诸药相合,共奏健脾益气,养血调经之功。

【临床应用】

1. 气血两虚证 因体质虚弱,正气不足,或积劳成疾,或病久失养,脾胃虚弱,气血生化不足,气血两虚而见体虚乏力,面黄肌瘦,少气懒言,食欲不振,精神疲惫;贫血见上述证候者。

2. 眩晕 因久病不愈,耗伤气血,或失血之后,虚而不复,或劳思伤脾,不能健运以致气血两虚,脑失濡养而见头晕目眩,动则加剧,遇劳而发,面色苍白或萎黄,神疲乏力;贫血见上述证候者。

3. 月经过少 因素体虚弱,气血不足,或大病久病耗伤气血,或饮食劳倦,思虑伤脾,化源不足,冲任不盛,血海不充而致月经量少,或点滴即净,色淡无块,小腹隐痛喜按,头晕眼花,面色苍白或萎黄。

4. 闭经 因禀赋不足,或饮食劳倦,或忧思过度,损伤心脾,或大病久病,或堕胎小产,气血不足,冲任大虚,血海空乏而见月经逐渐后延,量少,经色淡而质薄,继而停闭不行,头昏眼花,或气短懒言,神疲体倦。

此外,本品还有治疗白细胞减少症、血小板减少性紫癜、肿瘤、高脂血症、阳痿的报道[1-5]。

【药理毒理】 本品有促进造血功能、增强免疫功能、耐疲劳、耐缺氧等作用。

1. 促进造血功能 本品对失血性血虚小鼠可升高其外周血血红蛋白(Hb)含量,对乙酰苯肼致溶血性血虚小鼠可升高外周血中 Hb 和红细胞(RBC)数量[6]。

2. 增强免疫功能 本品能提高小鼠单核巨噬细胞系统的吞噬指数[7]。

3. 耐缺氧 延长小鼠游泳时间和乏氧生存时间[8]。

4. 其他 本品可降低家兔在体子宫的收缩频率、幅度以及活动力[8]。

【不良反应】 目前尚未检索到不良反应报道。

【禁忌】 尚不明确。

【注意事项】

1. 体实有热者慎服。

2. 感冒者慎服。

3. 服药期间饮食宜清淡易消化,忌食辛辣、油腻、生冷食物。

【用法与用量】 开水冲服。一次 20g,一日 4 次。

【规格】 每袋装 (1)20g (2)8g(无蔗糖)

【参考文献】 [1]曾渊华.驴胶补血冲剂治疗白细胞减少症 70 例临床观察.湖南中医杂志,1996,12(6):15.

[2]周汉清.驴胶补血冲剂治疗原发性血小板减少性紫癜 40 例观察.湖南中医杂志,1996,12(5):25.

[3]周志光.驴胶补血冲剂对肿瘤脾虚患者 128 例免疫功能的观察.湖南中医杂志,1997,13(5):24.

[4]周晓玲.驴胶补血冲剂治疗高脂血症 156 例临床观察.湖南中医杂志,1997,13(6):19.

[5]彭硕德.驴胶补血冲剂治疗阳痿 30 例临床观察.湖南中医杂志,1997,13(4):24.

[6]朱艳,陈仲曦,首弟武,等.养血润肠颗粒补血作用的实验研究.湖南中医杂志,2010,26(2):117-118.

[7]谢安,谷陟欣,邹志,等.新驴胶补血颗粒对小鼠非特异性免疫、耐疲劳、耐缺氧功能的影响.中南药学,2011,9(11):827-829.

[8]邹志,谷陟欣,赵李剑,等.新驴胶补血颗粒对家兔在体子宫收缩的影响.中南药学,2012,10(4):276-279.

升血灵颗粒

Shengxueling Keli

【药物组成】 黄芪、新阿胶、皂矾、大枣、山楂。

【功能与主治】 补气养血。用于气血两虚所致的面色淡白、眩晕、心悸、神疲乏力、气短；缺铁性贫血见上述证候者。

【方解】 方中黄芪大剂量补脾益气，化生新血，宗"有形之血生于无形之气"之旨；新阿胶补血止血，养阴润燥，合则益气养血，共为君药。皂矾止血补血，补充铁剂，大枣补脾胃而益气血，合则加强君药补血之力，皆为臣药。佐以山楂消食化滞开胃，使全方补而不滞。诸药同用，共奏补气养血之功。

【临床应用】

1. 气血两虚证 由各种慢性失血或后天失养所致。症见面色淡白，眩晕，心悸，神疲乏力，短气，舌淡苔白，脉虚细；缺铁性贫血见上述证候者。

2. 眩晕 此由气血两虚所致。症见头晕，面色淡白，神疲乏力，舌淡苔白，脉虚弱；缺铁性贫血见上述证候者。

3. 心悸 多因气血两虚所致。症见心悸，面色淡白，气短，神疲乏力，舌淡苔白，脉虚弱；缺铁性贫血见上述证候者。

【不良反应】 目前尚未检索到不良反应报道。

【禁忌】 尚不明确。

【注意事项】

1. 实热证慎用。

2. 感冒者慎用。

3. 因方中含皂矾，非缺铁性贫血不宜使用。

4. 孕妇慎用。

5. 本方所含皂矾，多服能引起呕吐腹痛，胃弱者慎服。

6. 禁用茶水冲服；服药期间忌食辛辣、油腻、生冷食物。

7. 用于缺铁性贫血，可合用铁剂以增强疗效，并应结合病因治疗。

【用法与用量】 口服。小儿周岁以内一次5g，1～3岁一次10g，3岁以上及成人一次15g，一日3次。

【规格】 每袋装 (1)5g (2)10g (3)15g

阿胶补血膏（颗粒、口服液）

Ejiao Buxue Gao（Keli，Koufuye）

【药物组成】 阿胶、党参、熟地黄、枸杞子、白术、黄芪。

【功能与主治】 补益气血，滋阴润肺。用于气血两虚所致的久病体弱、目昏、虚劳咳嗽。

【方解】 方中阿胶甘平，补血养阴，兼润肺燥；党参甘平，补气生血，两药气血双补，共为君药。熟地黄甘温，补血滋阴；枸杞子甘平，滋阴养血，相合可助阿胶补血滋阴；白术苦甘温，补中益气，健运脾胃；黄芪甘温，健脾益肺，益气升阳，两药相配助党参补气生血，此四味助君药养血益气，共为臣药。诸药合用，共奏补益气血，滋阴润肺之功。

【临床应用】

1. 气血两虚证 多因饮食劳倦所伤，脾胃虚弱，而致气血化源不足，症见身体倦怠，神疲乏力，目昏，食少纳呆，面色无华，舌淡苔薄白，脉细弱；久病体弱、贫血见上述证候者。

2. 劳嗽 多因肺阴亏耗，燥咳成劳，症见干咳，咳声短促，痰少黏白，或痰中带血，声音逐渐嘶哑，口干咽燥，或午后潮热颧红，手足心热，夜寐盗汗，日渐消瘦，神疲，舌质红少苔，脉细数；肺结核见上述证候者。

【药理毒理】 本品有抗贫血和抗应激等作用。

1. 抗贫血 本品可增加^{60}Co γ射线加苯肼致贫血小鼠的血红蛋白（Hb）含量、血细胞比容，提高失血性贫血家兔Hb含量、红细胞、白细胞和血小板数量[1]。

2. 抗应激 本品可延长小鼠游泳时间，提高小鼠的耐缺氧能力和耐寒冷能力；提高辐射小鼠的存活率。

3. 其他 本品能增强巨噬细胞吞噬功能，可缩短家兔凝血时间[1]。

【不良反应】 目前尚未检索到不良反应报道。

【禁忌】 尚不明确。

【注意事项】

1. 实热、痰火咳嗽者慎用。

2. 感冒者慎用。

3. 服药期间忌食辛辣、油腻、生冷食物。

【用法与用量】 煎膏剂：口服。一次20g，一日2次，早晚服用。口服液：口服。一次20ml，一日3次。2个月为一疗程。颗粒剂：开水冲服。一次4g，一日2次。

【规格】 煎膏剂：每瓶装(1)200g (2)300g

口服液：每支装20ml

颗粒剂：每袋装4g

【参考文献】 [1]李宗铎,董玉秀,林泽田,等.阿胶补血膏的药理研究.中药药理与临床,1989,5(6):34-35.

阿胶三宝膏
Ejiao Sanbao Gao

【药物组成】 黄芪、大枣、阿胶。

【功能与主治】 补气血,健脾胃。用于气血两亏、脾胃虚弱所致的心悸、气短、崩漏、浮肿、食少。

【方解】 方中重用黄芪大补脾肺元气,以资气血生化之源,阿胶滋阴养血,以求阳生阴长,气旺血生,共为君药。大枣养脾和胃,益气补血,为臣药。全方配伍甘润微温,阴中求阳,则阳得阴助而生化无穷;阳中求阴,则阴得阳升而泉源不竭,共奏补气血,健脾胃之功。

【临床应用】

1. 气血两虚证 多因禀赋虚弱,或饮食失调,或久病失养所致气短懒言,神疲乏力,食欲不振,面色无华,月经不调,舌淡苔薄,脉细弱;贫血见上述证候者。

2. 心悸 多因脾胃虚弱,气血生化乏源,不能濡养心脉所致的心悸,气短,倦怠乏力,食少纳呆,面色不华,舌淡红,脉细弱;贫血见上述证候者。

3. 崩漏 系由脾胃气虚,气血不足,统摄无权,冲任失固,不能约束经血而致的崩漏,血色淡而质薄,气短,神疲,饮食不佳,舌质淡,苔薄白,脉细或沉弱;功能性子宫出血见上述证候者。

4. 浮肿 多由脾胃虚弱,健运失职,水湿不运所致的浮肿,食少,神疲,气短无力,舌淡苔薄,脉沉或细;营养不良性浮肿见上述证候者。

【不良反应】 目前尚未检索到不良反应报道。

【禁忌】 尚不明确。

【注意事项】

1. 本方为补益食物,血热崩漏者慎服。

2. 感冒者慎服。

3. 服药期间忌食生冷、油腻食物。

【用法与用量】 开水冲服。一次 10g,一日 2 次。

地榆升白片
Diyu Shengbai Pian

【药物组成】 地榆、蔗糖、糊精、淀粉。

【功能与主治】 升高白细胞。用于白细胞减少症。

【方解】 本品基于天然药物的研发思路研制而成。

【临床应用】

1. 原发性白细胞减少症 因先天禀赋不足、脾肾亏虚所致。症见头晕、乏力,并伴有食欲减退、四肢酸软、心悸、失眠多梦等,舌淡,苔薄,脉沉细。

2. 继发性白细胞减少症 因邪毒(放、化疗)侵犯人体,耗伤气血所致。症见乏力、头晕、心悸、易外感发热等,舌淡,苔薄,脉细弱。

【药理毒理】 促进造血功能 本品对环磷酰胺致骨髓抑制小鼠可升高其外周血白细胞数,同时升高红细胞、血小板数,增加骨髓中 DNA 含量和有核细胞数,恢复骨髓中不同生长周期细胞百分比[1]。

【不良反应】 目前尚未检索到不良反应报道。

【禁忌】 尚不明确。

【注意事项】 尚不明确。

【用法与用量】 口服。一次 2～4 片,一日 3 次。

【规格】 薄膜衣;每片重 0.1g

【参考文献】 [1]贾亮亮,奚炜,金桂兰.地榆升白片对环磷酰胺致小鼠骨髓抑制的拮抗作用.中国实验方剂学杂志,2012,18(18):251-254.

补肾养血丸
Bushen Yangxue Wan

【药物组成】 何首乌、当归、黑豆、牛膝(盐制)、茯苓、菟丝子、盐补骨脂、枸杞子

【功能与主治】 补肝肾,益精血。用于身体虚弱,血气不足,遗精,须发早白。

【方解】 方中何首乌入肝、肾二经,滋补肝肾、补益精血、乌发,为君药。配伍枸杞子、菟丝子、补骨脂、牛膝补益肝肾、强筋壮骨,共为臣药。佐以当归养血,黑豆清热,茯苓淡渗利湿,使补而不腻。诸药相合,共奏补肝肾,益精血之功。

【临床应用】

1. 须发早白 因肝肾精气亏虚,头发失养所致。症见须发早白,腰膝酸软,神疲体倦。

2. 遗精 因肝肾不足,肾虚精关不固所致。症见梦遗,滑精,腰酸,肢体倦怠。

【不良反应】 目前尚未检索到不良反应报道。

【禁忌】 尚不明确。

【注意事项】

1. 忌油腻食物。

2. 凡脾胃虚弱,呕吐泄泻,腹胀便溏,咳嗽痰多者慎用。

3. 本品宜饭前服用。

【用法与用量】 口服。水蜜丸一次 6g,大蜜丸一次 1 丸,一日 2～3 次。

【规格】 (1)水蜜丸 每 100 丸重 7.2g (2)大蜜丸 每丸重 9g

（四）滋阴

大 补 阴 丸

Dabuyin Wan

【药物组成】　熟地黄、龟甲（醋炙）、知母（盐炒）、黄柏（盐炒）、猪脊髓。

【功能与主治】　滋阴降火。用于阴虚火旺，潮热盗汗，咳嗽咯血，耳鸣遗精。

【方解】　方中熟地黄滋阴填精生髓，龟甲育阴清热除蒸，两者合用，滋水以制火，共为君药。盐知母、盐黄柏苦寒，泻肾经虚火，以存阴液，为臣药。佐以猪脊髓滋补精髓以培本，并能制约黄柏苦燥之性。诸药相合，滋阴以培本，降火以清源，标本兼顾，共奏滋阴降火之功。

【临床应用】

1. 阴虚火旺证　因先天禀赋不足，阴液亏虚，或房事劳伤，或误用、过用温燥药物，阴亏精耗，虚火内扰而致，症见形体消瘦，潮热，盗汗，两颧红赤，咽干口燥，腰膝酸软；甲状腺功能亢进、糖尿病见上述证候者。

2. 发热　因素体阴虚，或热病日久，耗伤阴液，阴精亏虚，阴衰则阳盛，水亏则火旺而致午后潮热，骨蒸劳热，或夜间发热，手足心热，烦躁，咽干，腰酸膝软。

3. 盗汗　因烦劳过度，或亡血失精，或邪热耗阴，阴精亏虚，虚火内生，阴津被扰，不能自藏而外泄，以致寐中汗出，醒后自止，五心烦热，两颧色红，口渴咽干。

4. 咳嗽咯血　因久病或热病，阴津伤耗，阴虚火旺，热伤肺络，迫血妄行，而见咳嗽痰少，痰中带血，或反复咯血，血色鲜红，口干咽燥，颧红，潮热；肺结核见上述证候者。

5. 耳鸣　因年老肾中精气不足，或欲念妄动，房事不节，肾阴亏耗，耳窍失于濡养而致耳鸣，眩晕，腰膝酸软；神经性耳聋见上述证候者。

6. 遗精　因房事过度，恣情纵欲，或妄想不遂，扰动精室而致遗精，头晕，耳鸣，精神萎靡，腰膝酸软；性功能障碍见上述证候者。

此外，本品尚可治疗女童单纯性乳房早发育、女性特发性性早熟、更年期综合征、老年口腔干燥症[1-4]。

【药理毒理】　本品有免疫调节、抗性早熟等作用。

1. 免疫调节　本品对空肠弯曲菌 CJ-S$_{131}$辅以弗氏完全佐剂（CFA）致自身免疫病小鼠可降低小鼠体内异常增高的 dsDNA、ssDNA 抗体水平，改善模型小鼠因自身免疫所导致的肝肾病理损伤[5]。本品可以抑制上述模型小鼠 T、B 淋巴细胞增殖活性，降低 T 淋巴细胞分泌 INF-γ 活性[5]。

2. 抗性早熟　本品能降低性早熟大鼠的子宫系数，减少动物阴道开口数，对子宫壁厚度和黄体生成数均有降低作用，且能下调下丘脑促性腺激素释放激素（GnRH）、蛋白偶联受体 54（GPR54）和 Kiss-1 mRNA 的表达水平[6]。

【不良反应】　本品有罕见出现致肝功能异常的报道[7]。

【禁忌】　尚不明确。

【注意事项】

1. 本品为阴虚火旺证而设，气虚发热者及火热实证者慎服。

2. 感冒者慎用。

3. 本品脾胃虚弱、痰湿内阻、脘腹胀满、食少便溏者慎用。

4. 服药期间，忌食辛辣、油腻食物。

【用法与用量】　口服。水蜜丸一次 6g，一日 2～3 次。大蜜丸一次 1 丸，一日 2 次。

【规格】　大蜜丸　每丸重 9g

【参考文献】　[1]章建富，沈珑慧，骆彩霞.大补阴丸治疗女童单纯性乳房早发育 43 例.中国药业，2008，17（16）：66.

[2]王瑞芹，刘国华.中药大补阴丸治疗女性特发性性早熟的临床研究.中国医疗前沿，2012，7（1）：19.

[3]黄远媛，冷贵兰.大补阴丸治疗女性更年期综合征 60 例.中国中西医结合杂志，2004，24（3）：215.

[4]刘宝珍，赵心怡.大补阴丸治疗老年口腔干燥症 30 例疗效观察.贵州医药，2011，35（2）：160-161.

[5]王燕，赵毅.大补阴丸对自身免疫病模型小鼠的免疫药理研究.中药材，2007，30（5）：567-570.

[6]程敏，叶小弟，缪云萍，等.大补阴丸治疗雌性大鼠真性性早熟的实验研究.中国中药杂志，2013，38（3）：86-390.

[7]张海霞，计成.大补阴丸致肝功能异常 1 例.临床荟萃，2012，27（20）：1771.

胃乐新颗粒

Weilexin Keli

【药物组成】　猴头菌。

【功能与主治】　养阴和胃。用于胃阴不足、胃气失和所致的胃脘疼痛或痞塞不适、纳少腹胀或大便潜血；慢性萎缩性胃炎、胃及十二指肠球部溃疡、结肠炎、消化不良见上述证候者。

【方解】　本品为齿菌科真菌小刺猴头的发酵液与

菌丝提取液的浓缩浸膏,具有益气养阴和胃的功效。含有多糖、单糖等物质,可以增强胃黏膜屏障功能,从而促进溃疡愈合、炎症消退的作用。

【临床应用】

1. 痞满 胃之气阴不足,胃气失和所致。症见胃脘痞满,隐痛,食后痞塞尤甚,嘈杂,纳呆,伴口干舌燥、大便干结,舌红少津或光剥有裂纹,脉细数;慢性萎缩性胃炎见上述证候者。

2. 胃痛 胃阴不足,胃气失和所致。症见胃脘隐隐灼痛,口燥咽干,食少纳呆,嗳气,反酸,或干呕,呃逆,口渴欲饮,大便干结,小便短少,舌质偏红而干,苔少,脉细数;胃及十二指肠球部溃疡见上述证候者。

3. 食积 胃阴不足,胃气失和,不能腐熟水谷,水谷停留所致。症见胃脘胀闷、隐痛,嗳气吞酸,或呕吐酸腐食物,吐后胀痛得减,饥不欲食,食后痞塞,口燥咽干,大便干结或溏泻,或脘痞不舒,或干呕呃逆,舌红少津,脉细数;胃肠神经官能症、消化不良见上述证候者。

此外,本品尚可治疗溃疡性结肠炎[1]。

【不良反应】 目前尚未检索到不良反应报道。

【禁忌】 尚不明确。

【注意事项】

1. 脾胃虚寒,胃痛痞满不宜。

2. 忌食生冷油腻,不易消化食物。

3. 忌恼怒、忧郁,勿劳累过度。

【用法与用量】 口服。一次 5g,一日 3 次。

【规格】 每袋装 5g

【参考文献】 [1]郭明霞,尹丽萍.胃乐新颗粒治疗溃疡性结肠炎 80 例疗效观察.中国现代药物应用,2008,2(19):55

鱼鳔丸

Yubiao Wan

【药物组成】 鱼鳔(滑石烫)、巴戟天(去心甘草炙)、杜仲(炭)、菟丝子、肉苁蓉(酒炙)、鹿角霜、鹿角胶、山茱萸(酒炙)、沙苑子、覆盆子、五味子(醋炙)、莲须、石斛、天冬、麦冬、地黄、熟地黄、当归、枸杞、山药、白术(麸炒)、茯苓、花椒(去目)、木香、赤石脂(煅醋淬)、泽泻、车前子(盐炙)、酸枣仁(炒)、柏子仁、远志(甘草炙)、石菖蒲、地骨皮、牛膝。

【功能与主治】 补肝肾,益精血。用于肝肾不足、气血两虚所致的腰膝酸软无力、头晕耳鸣、失眠健忘、阳痿、遗精、早泄、骨蒸潮热。

【方解】 方中重用鱼鳔为君药,补肾益精,滋养筋脉。以鹿角胶、鹿角霜补肝肾,益精血;巴戟天、肉苁蓉、

菟丝子、沙苑子、山茱萸补肾助阳,固精缩尿;熟地黄、山药、枸杞子滋补肝肾,填精补血,共为臣药。以地黄、石斛、天冬、麦冬、地骨皮滋阴清热,润燥生津;五味子、覆盆子、莲须、赤石脂益肾宁心,涩精缩尿;杜仲、牛膝补肝肾、强筋骨;当归养血补虚;石菖蒲、远志、酸枣仁、柏子仁交通心肾,养心安神;白术、茯苓益气健脾;泽泻、车前子清热利湿;花椒补火助阳,暖脾除湿;木香理气醒脾,以防补药滋腻碍胃,合为佐药。诸药配合,共奏补肝肾、益精血之功。

【临床应用】

1. 腰痛 由肾虚精亏,肾府失养所致。症见腰酸腿软,喜按喜揉,遇劳更甚,神疲倦怠,时作时止,或心烦失眠,头晕,耳鸣,健忘,舌淡,脉细;慢性腰肌劳损见上述证候者。

2. 失眠 由劳伤心脾,精血亏虚所致。症见多梦易醒,心悸,健忘,神疲,食少,头晕,耳鸣,腰膝酸软,四肢倦怠,面色少华,舌淡苔薄,脉细无力;神经衰弱见上述证候者。

3. 阳痿 由肾阳亏虚宗筋失养所致。症见阳事不举,精薄清冷,头晕,耳鸣,面色无华,精神萎靡,腰膝酸软,畏寒肢冷,舌淡苔白,脉沉细。

4. 早泄 由肾气亏虚,或禀赋不足所致。症见早泄,畏寒肢冷,面色苍白,气短乏力,腰膝酸软,阳痿,精薄,舌淡,脉微。

5. 遗精 由肾虚精关不固所致。症见梦遗日久,或滑精,形寒肢冷,阳痿,早泄,精冷,夜尿频多,或余沥不尽,舌淡嫩有齿龈,苔白滑,脉沉细。

【不良反应】 目前尚未检索到不良反应报道。

【禁忌】 尚不明确。

【注意事项】

1. 湿热或寒湿痹阻及外伤腰痛者慎服。

2. 肝郁化火、痰热内扰、阴虚火旺、瘀血痹阻所致失眠慎服。

3. 湿热下注、惊恐伤肾、肝气郁结所致阳痿慎服。

4. 湿热下注、心火亢盛、心肾不交之早泄、遗精慎服。

5. 服药期间,不宜进食辛辣、油腻和煎炸食物;忌用茶、咖啡等刺激饮料。

6. 服药期间慎房事。

7. 孕妇慎用。

【用法与用量】 口服。一次 2 丸,一日 2 次。

【规格】 每丸重 3g

河车大造丸
Heche Dazao Wan

【药物组成】　熟地黄、龟甲（醋炙）、紫河车、天冬、麦冬、杜仲（盐炒）、牛膝（盐炒）、黄柏（盐炒）。

【功能与主治】　滋阴清热，补肾益肺。用于肺肾两亏，虚劳咳嗽，骨蒸潮热，盗汗遗精，腰膝酸软。

【方解】　方中以紫河车、熟地黄为君药，其中紫河车功能补肺气，益精血，与养血滋阴，补精益髓的熟地黄同用，可加强益气补精养血之效。臣以龟甲、天冬、麦冬滋阴清热，润燥生津。佐以杜仲、牛膝补肝肾，强筋骨；黄柏退虚热、泻相火。诸药配合，共奏滋阴清热，补肾益肺之功。

【临床应用】

1. 劳嗽　由肺肾阴虚所致。症见咳嗽，为干咳，痰中带血，口干咽燥，手足心热，盗汗，颧红，消瘦，腰膝酸软，舌红少苔，脉细数；肺结核见上述证候者。

2. 发热　系肺肾阴虚所致。症见午后潮热，或夜间发热，不欲近衣，手足心热，口干咽燥，烦躁，少寐多梦，盗汗，腰膝酸软，舌红，或有裂纹，苔少甚至无苔，脉细数。

3. 盗汗　系肺肾阴虚所致。症见寐中汗出，醒后自止，五心烦热，口苦咽干，舌红少苔，脉细数。

4. 遗精　由肾阴虚所致。症见少寐多梦，梦则遗精，手足心热，口干，健忘，腰膝酸软，小便短赤，舌质红，脉细数；性功能障碍见上述证候者。

【药理毒理】　本品具有促进造血功能的作用。

促进造血功能　本品对供体或受体小鼠均能促进粒系祖细胞的增殖[1]。

【不良反应】　目前尚未检索到不良反应报道。

【禁忌】　尚不明确。

【注意事项】

1. 气虚发热汗出者慎服。

2. 本品孕妇慎服。

3. 服药期间，忌食辛辣、油腻、生冷食物。

【用法与用量】　口服。水蜜丸一次 6g，小蜜丸一次 9g，大蜜丸一次 1 丸，一日 2 次。

【规格】　大蜜丸每丸重 9g

【参考文献】　[1]庄杰盾.河车大造丸对小鼠粒系祖细胞的影响.中西医结合杂志，1985，5(12)：742.

左归丸
Zuogui Wan

【药物组成】　熟地黄、龟甲胶、鹿角胶、枸杞子、菟丝子、山茱萸、山药、牛膝。

【功能与主治】　滋肾补阴。用于真阴不足，腰酸膝软，盗汗遗精，神疲口燥。

【方解】　熟地黄味甘温，补肾水，填真阴，为补肾滋阴要药，为君药。龟甲胶咸寒，滋阴潜阳，益肾健骨；鹿角胶咸温，温肾助阳，生精益血；枸杞子滋阴补肾，益精补血；菟丝子既补肾阳，又益阴精，四药合用，辅助君药增强补肾滋阴，生精填髓之效，共为臣药。山茱萸温补肝肾，涩精敛汗；山药补益脾肾，固精止遗，两药为佐药。牛膝补肝肾，强筋骨，活血化瘀，引药下行，为使药。诸药合用，共奏滋肾补阴之功。

【临床应用】

1. 腰痛　系由肝肾不足所致。症见腰膝酸软，盗汗，乏力，耳鸣，健忘，神疲口燥，舌红少苔，脉细数。

2. 遗精　系由肝肾不足，精关不固所致。症见神疲乏力，腰酸腿软，遗精，早泄，舌淡苔薄，脉细数。

此外，本品还有治疗围绝经期综合征、青年女性阴道干涩、月经过少、少弱精子症、骨质疏松症、2 型糖尿病合并骨质疏松的报道[1-6]。

【药理毒理】　本品有延缓衰老、调节免疫功能，抗骨质疏松，抗肾损伤，抗老年痴呆，抗神经毒性等作用。

1. 延缓衰老　本品能对抗大鼠给予左旋谷氨酸单钠所致的胸腺与淋巴细胞增殖反应的异常，改善中枢单胺类递质的代谢异常[7-9]。本品能抑制老龄大鼠大脑皮质基因组 DNA 中 8-羟基-2'-脱氧鸟苷在老化过程中的上调，拮抗海马糖皮质激素受体位点及其基因表达的下降[10,11]；还可使老年大鼠下丘脑兴奋性与抑制性氨基酸类神经递质含量上升[12]；可不同程度纠正老年大鼠海马和杏仁核脑区氨基酸类和单胺类神经递质代谢紊乱，使兴奋性和抑制性神经递质最终趋向平衡，进而利于维持老年机体轴调节的动态平衡[13]；还能提高老年大鼠下丘脑 $NMDAR_1$、$GABAAR_{a1}$ 蛋白表达水平，有助于改善神经内分泌稳态调控，延缓机体衰老[14]。

2. 调节免疫功能　本品可抑制卵巢早衰小鼠模型 CD_4^+/CD_8^+ 比值的增高和 AZpAb 水平的增高，对免疫功能有改善作用[15]；可通过调节 Fas/FasL 系统的平衡，调节免疫反应及细胞毒性淋巴细胞功能，促进 B 细胞凋亡，抑制 AZpAb 等抗卵巢抗体聚集，减轻卵巢免疫炎性反应，改善卵巢功能[16]。本品可通过促进去势雌性大鼠阴道 ERα、ERβ 蛋白及 mRNA 表达使阴道皱襞数、阴道固有层血管数均升高[17]。

3. 抗骨质疏松 本品对去势大鼠骨质疏松模型，能提高胫骨骨小梁体积百分比，降低骨小梁吸收表面百分比和骨小梁形成表面百分比，增加降钙素含量，降低骨钙素含量，抑制 IL-1 和 IL-6 的活性[18,19]。对大鼠破骨细胞活性有抑制作用[20]。本品含药血清体外可抑制成骨细胞 IL-1、IL-6 和 PGE_2 的分泌[21]。

4. 抗肾损伤 本品可使庆大霉素所致肾小管损伤大鼠尿 N-乙酰-β-D-氨基葡萄糖苷酶（NAG）降低，减少 JNK、c-Jun 在肾小管表达，改善其病理变化[22]。能降低 5/6 肾大部切除模型并肾性骨病大鼠甲状旁腺素合成以及血清甲状旁腺激素（iPTH）水平，抑制甲状旁腺增生，改善肾性骨病[23]。

5. 抗老年痴呆 对 β-淀粉样肽（Aβ）单侧海马注射拟阿尔茨海默病（AD）大鼠模型，本品可抑制海马区神经元细胞凋亡，减少 TNF-α 蛋白含量，下调 Caspase-3 mRNA 的表达[24]；提高过氧化氢酶（CAT）活性，抑制单胺氧化酶（MAO）活性，拮抗自由基损伤[25]；抑制脑组织中乙酰胆碱酯酶（AChE）活性，上调热休克蛋白-70（HSP70）表达[26]。

6. 抗神经毒性 本品可减轻谷氨酸单钠对小鼠行为、海马组织病理的不良影响，升高小鼠脑组织中超氧化物歧化酶（SOD）活性和降低丙二醛（MDA）含量[27]。

7. 其他 本品可减轻流感病毒鼠肺适应株（FM₁）滴鼻感染所致小鼠的肺部损伤[16]。糖尿病大鼠妊娠期予本品干预能够有预防高糖高脂饮食引发子代成年大鼠发生 IGT，降低 TC、TG，升高 HDL-C、APN[28]。

【不良反应】 目前尚未检索到不良反应报道。

【禁忌】 尚不明确。

【注意事项】

1. 肾阳亏虚、命门火衰、阳虚腰痛者慎用。

2. 外感寒湿、跌扑外伤、气滞血瘀所致腰痛者慎用。

3. 治疗期间不宜食用辛辣、油腻食物。

4. 孕妇慎用。

【用法与用量】 口服。一次 9g，一日 2 次。

【规格】 每 10 粒重 1g

【参考文献】 [1]张鸿宇,罗晓.左归丸合逍遥丸治疗围绝经期综合征.中国实验方剂学杂志,2012,18(12):295-297.

[2]黄钰.左归丸治疗青年女性阴道干涩 60 例.光明中医,2013,28(5):960-961.

[3]张莉,汤海霞.左归丸合桂枝茯苓胶囊治疗肾虚血瘀型月经过少 36 例临床观察.江苏中医药,2013,45(12):41-42.

[4]王晓云,沈婷.左归丸治疗少弱精子症 260 例疗效分析.内蒙古中医药,2014,33(6):57.

[5]宋献文,李昊,计佩芳.左归丸治疗女性肾阴虚型骨质疏松症 38 例.河南中医,2013,33(6):971-972.

[6]王如然,鞠大宏,黄胜男,等.左归丸治疗 2 型糖尿病合并骨质疏松肾阴虚证 30 例临床观察.中国中医基础医学杂志,2014,20(2):259-261.

[7]刘彦芳,蔡定芳,陈晓红,等.左归丸对 MSG-大鼠胸腺及淋巴细胞增殖反应的影响.中国实验方剂学杂志,1998,4(4):1-3.

[8]蔡定芳,刘彦芳,陈晓红,等.左归丸对单钠谷氨酸大鼠下丘脑-垂体-肾上腺轴的影响.中国中医基础医学杂志,1999,5(2):24-27.

[9]刘彦芳,蔡定芳,陈晓红,等.左归丸对左旋谷氨酸单钠大鼠下丘脑单胺类递质含量及体重增长的影响.中国中西医结合杂志,1997,17(11):673-675.

[10]赵刚,蔡定芳,范钰,等.左归丸对老年大鼠大脑皮质 8-羟基脱氧鸟苷酸的调节作用.复旦学报（医学版）,2002,29(3):208-210.

[11]赵刚,蔡定芳,陈伟华,等.左归丸对老龄大鼠海马糖皮质激素受体位点及其基因表达的影响.复旦学报（医学版）,2002,29(5):357-360.

[12]王静,施建蓉,金国琴,等.三种补肾方对老年大鼠下丘神经递质的影响.医药导报,2003,22(3):142-144.

[13]戴薇薇,金国琴,张学礼,等.左归丸、右归丸对老年大鼠海马、杏仁核氨基酸类和单胺类神经递质含量变化的影响.中国老年学杂志,2006,26(8):1066-1069.

[14]康湘萍,金国琴,龚张斌,等.左归丸、右归丸对老年大鼠下丘脑氨基酸类神经递质受体表达的影响.中药药理与临床,2007,23(3):6-8.

[15]朱玲,罗颂平,许丽绵,等.左归丸对免疫性卵巢早衰小鼠卵巢 Fas、Fas-L 表达的影响.江西中医学院学报,2008,20(1):52-55.

[16]朱玲,罗颂平,许丽绵,等.左归丸对卵巢早衰小鼠免疫功能的影响.中华中医药学刊,2008,26(6):1157-1160.

[17]尹巧芝,陆华,李利民.左、右归丸对去势大鼠阴道 ER 的影响研究.辽宁中医杂志,2013,40(7):1476-1479.

[18]鞠大宏,吕爱平,张春英,等.左归丸对卵巢切除所致骨质疏松大鼠 IL-1 和 IL-6 活性的影响.中医杂志,2002,43(10):777-779.

[19]鞠大宏,吴萍,贾红伟,等.左归丸对卵巢切除所致骨质疏松大鼠骨钙素和降钙素含量的影响.中国中医药信息杂志,2003,10(1):16-17.

[20]刘梅洁,鞠大宏,赵宏艳,等."肾主骨"的机制研究—左归丸含药血清对破骨细胞分化调控因子 OPG、RANKL 蛋白表达的影响.中国中医基础医学杂志,2009,15(3):184-187.

[21]鞠大宏,赵宏艳,刘梅洁,等.左归丸含药血清对成骨细胞 IL-1、IL-6 和 COX-2 表达的影响.中国实验动物学报,2006,14(2):

96-99.

[22]范为民,王小琴.左归丸对庆大霉素所致肾小管损伤大鼠 c-Jun 氨基末端激酶的影响.中国实验方剂学杂志,2013,19(11):194-198.

[23]袁军,王小琴,马晓红,等.左归丸对 5/6 肾大部切除模型并肾性骨病大鼠甲状旁腺的影响.中医药学报,2013,41(1):76-79.

[24]田旭升,安平.左归丸对痴呆鼠氧化反应及细胞凋亡的影响.时珍国医国药,2007,18(12):2931-2932.

[25]朴钟源,江新梅,姚丽芬,等.左归丸对痴呆鼠抗氧化作用及尼氏体的影响.山东医药.2008,48(37):17-19.

[26]朴钟源,江新梅,罗守滨,等.左归丸对老年性痴呆模型鼠脑神经元 HSP70 及超微结构的影响.中国老年学杂志,2009,29(2):161-163.

[27]张永平,于立坚,马润娣,等.左归丸对谷氨酸盐诱导小鼠神经毒性的保护作用.中药药理与临床,2012,28(6):3-6.

[28]王悦尧,王永辉,许凯霞,等.左归丸胚胎期干预对 GDM 大鼠子代发生 IGT 的影响,山西中医学院学报,2015,16(1):30-33.

麦味地黄口服液(丸)

Maiwei Dihuang Koufuye(Wan)

【药物组成】　熟地黄、山茱萸(制)、山药、麦冬、牡丹皮、茯苓、泽泻、五味子。

【功能与主治】　滋肾养肺。用于肺肾阴亏,潮热盗汗,咽干咳血,眩晕耳鸣,腰膝酸软,消渴。

【方解】　本方为六味地黄丸加麦冬、五味子组成。方中重用熟地黄滋阴补肾、填精益髓,为君药。山茱肉补养肝肾;山药益气养阴;麦冬养阴润肺生津,三药相配,滋养肺肾,共为臣药。牡丹皮清泻肝火,并制山茱肉之温涩;茯苓淡渗,并助山药补脾助运;泽泻利湿泄浊,并防熟地黄之滋腻;五味子酸涩,既能益气生津,又可敛肺止汗,合为佐药。诸药相合,共奏滋肾养肺之功。

【临床应用】

1. 劳嗽　阴虚内热,肺络受损,症见干咳带血,午后潮热,骨蒸,盗汗,全身乏力,舌质红,少苔或无苔,脉细数;肺结核见上述证候的辅助治疗。

2. 消渴　肺肾阴亏,阴虚燥热所致。症见口渴多饮,多食易饥,小便频数,身体消瘦,舌红少苔,脉沉细数;2 型糖尿病见上述证候者。

此外,本品尚可辅助激素治疗活动性系统性红斑狼疮、治疗血管紧张素转换酶抑制剂引起的干咳及防治肺癌放疗致放射性肺炎[1-3]。

【药理毒理】　本品有增强免疫功能、降血糖等作用。

1. 增强免疫功能　麦味地黄丸能增加 T_3 引起的阴虚模型小鼠空斑形成细胞数目[4];升高 T_3 引起的阴虚模型大鼠红细胞 C_{3b} 受体花环率,保护红细胞 CR1 受体活性[5]。

2. 降血糖　麦味地黄丸能降低 T_3 所致阴虚模型小鼠异常升高的血浆 cAMP 含量,增加肝糖原含量[4]。

3. 其他　麦味地黄丸能减轻 T_3 所致阴虚模型大鼠的体重下降程度,降低肝丙二醛含量,升高肾上腺中维生素 C 的含量[4]。

【不良反应】　目前尚未检索到不良反应报道。

【注意事项】

1. 感冒患者慎用。

2. 服药期间,忌食辛辣食物。

【用法与用量】　口服液:口服。一次 10ml,一日 2 次。丸剂:口服。水蜜丸一次 6g,小蜜丸一次 9g,大蜜丸一次 1 丸,一日 2 次。

【规格】　口服液:每支装 10ml

丸剂:大蜜丸　每丸重 9g

【参考文献】　[1]杨旭燕,许东航.麦味地黄口服液对激素治疗活动性系统性红斑狼疮的干预作用.中国中西医结合杂志,2005,25(9):780-782.

[2]畅飞,乔成林.麦味地黄丸治疗血管紧张素转换酶抑制剂致干咳副反应的临床观察.中国中西医结合杂志,2003,23(8):638.

[3]孟立峰,王军仓.麦味地黄丸防治肺癌放疗致放射性肺炎 40 例临床观察.西部中医药,2012,25(7):4-6.

[4]熊永德,张尊仪,周霖,等.麦味地黄颗粒剂对阴虚证模型动物的影响.中药药理与临床,1997,13(1):6-8.

[5]刘衡川,林怡玲,沈云松,等.麦味地黄颗粒剂对阴虚模型动物红细胞免疫功能及脂质过氧化物的影响.华西药学杂志,1995,10(2):87-89.

慢肝养阴胶囊

Mangan Yangyin Jiaonang

【药物组成】　地黄、枸杞子、北沙参、麦冬、人参、党参、五味子、当归、川楝子、桂枝。

【功能与主治】　滋补肝肾,养阴清热。用于肝肾阴虚所致的胁痛、癥积,症见胁痛、乏力、腰酸、目涩;慢性肝炎见上述证候者。

【方解】　方中地黄甘苦寒,清热凉血,养阴生津;枸杞子甘平,滋补肝肾,养阴生精,为君药。北沙参、麦冬甘寒,养阴清热;人参、党参、五味子益气,五味合收益气养阴之效,共为臣药。当归甘辛温,补血养肝,活血止痛;川楝子苦寒,能清肝火,泄郁热,行气止痛,两药通和血脉,条畅气机;桂枝辛甘温,温通经脉,三药合为佐药。诸药共奏滋补肝肾,养阴清热之功。

【临床应用】

1. **胁痛** 因肝肾阴虚,血不养肝所致。症见胁肋隐痛,绵绵不休,劳累后加重,卧床休息后缓解,体倦乏力,腰酸膝软,目涩,脉沉细,舌质偏红;慢性肝炎见上述证候者。

2. **癥积** 因肝肾阴虚,肝络不通所致。症见胁下癥积痞块,体倦乏力,腰酸,目涩,甚或可见赤缕红斑,脉沉细涩,舌质黯红或有瘀斑,舌下静脉曲迂增粗;慢性肝炎、早期肝硬化见上述证候者。

此外,尚有预防抗结核药物肝损害的报道[1]。

【药理毒理】 保肝 本品能降低四氯化碳致慢性肝损伤大鼠血清谷丙转氨酶活性,减轻肝细胞脂肪变性及坏死程度,减轻炎症细胞浸润;同时可见肝损伤大鼠外周血 T 淋巴细胞亚群 CD_4 增加,CD_8 减少,CD_4/CD_8 比值升高[2]。

【不良反应】 目前尚未检索到不良反应报道。

【禁忌】 尚不明确。

【注意事项】

1. 急性活动期肝炎或湿热毒盛者慎用。

2. 气滞血瘀所致胁痛者慎用。

3. 本品治疗一个疗程后,应复查肝功能,若无好转或见舌苔黄厚腻、弦滑数应停药或请专科医师诊治。

4. 服药期间饮食宜清淡,忌食辛辣油腻食物;并戒酒。

【用法与用量】 口服。一次 4 粒,一日 3 次。

【规格】 每粒装 0.25g

【参考文献】 [1]刘琰.慢肝养阴胶囊预防抗结核药物肝损害疗效观察.吉林医学,2010,(31):4941-4942.

[2]王丽新,方永奇,柯雪红,等.慢肝养阴胶囊对大鼠四氯化碳肝损害的保护作用.时珍国医国药,2001,12(9):788-789.

胃安胶囊
Wei'an Jiaonang

【药物组成】 南沙参、白芍、石斛、黄精、山楂、枳壳(炒)、黄柏、甘草。

【功能与主治】 养阴益胃,柔肝止痛。用于肝胃阴虚、胃气不和所致的胃痛、痞满,症见胃脘隐痛、纳少嘈杂、咽干口燥、舌红少津、脉细数;萎缩性胃炎见上述证候者。

【方解】 方中南沙参甘寒,养阴生津益胃,为君药。

白芍养阴补血、柔肝止痛,石斛养胃生津除热,黄精补脾气益脾阴,共为臣药。山楂消食助运,兼可化瘀,枳壳理气宽胸,消胀除痞,能使诸药滋而不腻,补而不滞,黄柏苦寒,泻虚火,为佐药。使以甘草,甘平缓急,调和诸药。诸药合用,共奏养阴益胃,柔肝止痛之功。

【临床应用】

1. **胃痛** 肝胃阴虚,胃气失和所致。症见胃脘隐痛,食少不饥,嘈杂,咽干口燥,便结不畅,舌红少津或有裂纹,脉细数;慢性萎缩性胃炎见上述证候者。

2. **痞满** 肝胃阴虚,或胃阴不足,胃失和降,胃气滞塞,失于滋润所致。症见心下痞满,或胃脘痞塞不舒,灼热,疼痛,口干舌燥,纳呆食少,嗳气频繁,大便干结,舌红少津,脉弦细;萎缩性胃炎见上述证候者。

【不良反应】 目前尚未检索到不良反应报道。

【禁忌】 尚不明确。

【注意事项】

1. 本品脾胃虚寒胃痛、痞满者慎用。

2. 忌食生冷、油腻、不易消化食物。

【用法与用量】 饭后 2 小时使用。〔规格(1)〕一次 8 粒,或〔规格(2)〕一次 4 粒,一日 3 次。

【规格】 每粒装 (1)0.25g (2)0.5g

驻车丸
Zhuche Wan

【药物组成】 黄连、阿胶、当归、炮姜。

【功能与主治】 滋阴,止痢。用于久痢伤阴,赤痢腹痛,里急后重,休息痢。

【方解】 方中黄连清热燥湿止痢,为君药。阿胶、当归滋阴养血,当归又能缓急止痛,合为臣药。炮姜既能止血,又制黄连苦寒之性,为佐药。诸药相合,共奏滋阴,止痢之功。

【临床应用】 **痢疾** 湿热内阻,久痢伤阴所致久痢不愈,下痢赤白黏冻,腹痛绵绵,倦怠乏力,午后潮热,心烦口干,舌红苔少,脉细数;慢性痢疾见上述证候者。

【不良反应】 目前尚未检索到不良反应报道。

【禁忌】 尚不明确。

【注意事项】

1. 寒湿虚寒下痢者慎用。

2. 忌食生冷、油腻、辛辣刺激性食物。

【用法与用量】 口服。一次 6~9g,一日 3 次。

【规格】 每 50 丸重 3g

养胃舒胶囊（颗粒）

Yangweishu Jiaonang(Keli)

【药物组成】　黄精（蒸）、党参、白术（炒）、山药、菟丝子、北沙参、玄参、乌梅、陈皮、山楂、干姜。

【功能与主治】　益气养阴，健脾和胃，行气导滞。用于脾胃气阴两虚所致的胃痛，症见胃脘灼热疼痛、痞胀不适、口干口苦、纳少消瘦、手足心热；慢性胃炎见上述证候者。

【方解】　方中黄精补脾益气，滋阴养胃，为君药。党参、白术、山药益气补中，健脾养胃；菟丝子扶正固本，补阳益阴，为臣药。北沙参、玄参清热养阴，益胃生津，乌梅生津止渴，陈皮理气和中，山楂消食导滞，用少量干姜温中暖脾、鼓舞脾胃阳气，以健中焦，六味共为佐药。诸药配合，共奏益气养阴，健脾和中，行气导滞之功。

【临床应用】　胃痛　由脾胃气阴两虚所致。症见胃脘灼热疼痛，痞胀，口干口苦，神疲，纳呆，消瘦，乏力，手足心热；舌红苔少或无苔，脉细数；慢性胃炎见上述证候者。

【不良反应】　目前尚未检索到不良反应报道。

【禁忌】　尚不明确。

【注意事项】

1. 肝胃火盛吞酸嗳腐者慎用。

2. 服药期间饮食宜清淡，忌食辛辣刺激性食物，戒烟酒。

3. 孕妇慎用。

【用法与用量】　胶囊剂：口服。一次 3 粒，一日 2 次。颗粒剂：开水冲服。一次 10～20g，一日 2 次。

【规格】　胶囊剂：每粒装 0.4g

颗粒剂：每袋装 10g

养阴清胃颗粒

Yangyin Qingwei Keli

【药物组成】　石斛、知母、黄芪、茯苓、白术、黄连、苦参、白及、地榆、枳壳、威灵仙、射干、连翘、马齿苋。

【功能与主治】　养阴清胃、健脾和中。用于郁热蕴胃、伤及气阴所致的胃痛，症见胃脘痞满或疼痛，胃中灼热，恶心呕吐，泛酸呕苦，口臭不爽，便干；慢性萎缩性胃炎见上述证候者。

【方解】　方中石斛养胃生津，滋阴除热；知母清热泻火，滋阴润燥；黄芪益气健脾补中，三药合用，养阴清胃，益气健脾，共为君药。茯苓健脾和中，白术补气健脾，两药助黄芪健脾和中；黄连、苦参善清胃火，能助石斛、知母养阴清热之力，故共为臣药。白及收敛止血，消肿生肌；地榆凉血止血；枳壳行气宽中除胀，威灵仙通络止痛，射干、连翘、马齿苋清热解毒，和中清胃热，共为佐药。诸药合用，共奏养阴清胃、健脾和中之效。

【临床应用】　胃痛　郁热蕴胃，伤及气阴所致胃脘痞满或疼痛，胃中灼热，恶心呕吐，泛酸呕苦，口臭不爽，便干，舌红苔少或无苔，脉细数；慢性萎缩性胃炎见上述证候者。

【药理毒理】　本品有促进胃肠功能、保护胃黏膜等作用。

1. 促进胃肠功能　本品可加快小鼠胃排空，促进小肠推进；提高幽门结扎大鼠胃液总酸度，增加胃液总酸和胃蛋白酶排出量[1]。

2. 保护胃黏膜　本品对阿司匹林所致大鼠胃黏膜损伤有保护作用，能减轻胃黏膜炎性细胞浸润，降低胃黏膜损伤指数；对去氧胆酸钠造成的慢性胃炎大鼠模型，本品能改善其胃黏膜炎症浸润、肠上皮化生和固有膜腺体减少[2]。

【不良反应】　目前尚未检索到不良反应报道。

【禁忌】　尚不明确。

【注意事项】

1. 虚寒性胃痛者慎用。

2. 孕妇慎用。

3. 服药期间饮食宜清淡，忌食辛辣刺激性食物；戒烟酒。

【用法与用量】　饭前 30 分钟开水冲服。一次 15g，一日 2 次；10 周为一疗程。

【规格】　每袋装 15g

【参考文献】　[1]程嘉艺，侯桂英，张予阳，等.养阴清胃颗粒剂对胃功能的影响.中成药，1997，19(8)：33-35.

[2]养阴清胃颗粒申报资料.

阴虚胃痛颗粒（片）

Yinxu Weitong Keli(Pian)

【药物组成】　北沙参、麦冬、石斛、玉竹、川楝子、白芍、炙甘草。

【功能与主治】　养阴益胃，缓急止痛。用于胃阴不足所致的胃脘隐隐灼痛、口干舌燥、纳呆干呕；慢性胃炎、消化性溃疡见上述证候者。

【方解】　方中北沙参、麦冬养阴润燥，益胃生津，为君药。石斛、玉竹养胃生津，增强君药养阴润燥、益胃生津之效,共为臣药。川楝子疏肝泄热,行气止痛;白芍养血柔肝,缓急止痛,为佐药。甘草和中缓急,调和药性,为使药。诸药配合,共奏养阴益胃,缓急止痛之功。

【临床应用】 **胃痛** 胃阴不足所致。症见胃脘隐隐灼痛,口干舌燥,纳呆,干呕,五心烦热,舌红苔少或无苔,脉细数;慢性胃炎、消化性溃疡见上述证候者。

【药理毒理】 本品有抗溃疡、抑制胃肠运动及镇痛作用。

1. 抗溃疡 本品十二指肠给药能抑制大鼠幽门结扎法胃溃疡的发生率,减少胃液分泌量,降低胃酸排出量及胃蛋白酶活性[1]。

2. 抑制胃肠运动 本品对小鼠胃排空与小肠推进有抑制作用[1]。

3. 镇痛 本品能提高热板法试验小鼠的痛阈值,抑制醋酸引起的小鼠扭体反应[1]。

【不良反应】 目前尚未检索到不良反应报道。

【禁忌】 尚不明确。

【注意事项】

1. 虚寒胃痛者慎用。

2. 有高血压、心脏病、肝病、糖尿病、肾病等慢性病严重者应在医师指导下服用。

3. 孕妇、哺乳期妇女、年老体弱者应在医师指导下服用。

4. 服药期间饮食宜清淡,忌食生冷、辛辣、油腻食物;戒烟酒。

5. 忌愤怒、忧郁、保持心情舒畅。

【用法与用量】 颗粒剂:开水冲服。一次 10g,一日 3 次。片剂:口服。一次 6 片,一日 3 次;或遵医嘱。

【规格】 颗粒剂:每袋装 10g

片剂:每片重 0.25g

【参考文献】 [1]李乾构.胃痛系列中成药的临床与实验研究.中国中医急症,1996,5(6):243-245.

益 龄 精

Yiling Jing

【药物组成】 制何首乌、桑葚、女贞子(酒蒸)、菟丝子(酒蒸)、金樱子肉、川牛膝(酒蒸)、豨莶草(蜜酒蒸)。

【功能与主治】 滋补肝肾。用于肝肾亏虚所致的头昏目眩、耳鸣、心悸失眠、腰膝酸软;高血压病见上述证候者。

【方解】 方中重用何首乌,补益肝肾,益精生髓,为君药。以桑葚、女贞子、菟丝子滋补肝肾,养肝明目,合为臣药。金樱子有固精之用,川牛膝补益肝肾,强健筋骨;酒蒸豨莶草能补益肝肾,祛风通络。诸药配合,共奏补肝肾,益精髓之功。

【临床应用】 **眩晕** 系由肝肾亏虚,精血不足,脑髓失充所致。症见头晕目眩,耳鸣,心悸,乏力,失眠,健忘,腰膝酸软,尿频,舌红少苔,脉沉细;原发性高血压见上述证候者。

【不良反应】 目前尚未检索到不良反应报道。

【禁忌】 尚不明确。

【注意事项】

1. 本品痰湿中阻、清阳不升者慎用。

2. 脾虚便溏者慎用。

3. 服药期间,忌食肥甘油腻食物;忌烟酒、浓茶。

4. 保持心情舒畅。劳逸适度。忌过度思虑,避免恼怒、抑郁不良情绪。

【用法与用量】 口服。一次 10ml,一日 2～3 次。

【规格】 每瓶装 10ml

二 至 丸

Erzhi Wan

【药物组成】 女贞子(蒸)、墨旱莲。

【功能与主治】 补益肝肾,滋阴止血。用于肝肾阴虚,眩晕耳鸣,咽干鼻燥,腰膝酸痛,月经量多。

【方解】 方中女贞子味甘、性平,入肝、肾经,具有养肝益肾、填精健脑之功,其补肾养肝而不腻,填精益血而不滞,为君药。墨旱莲,味甘酸、性寒,入肝、肾经,既能滋补肝肾、益髓填精,又可凉血止血,二药配合,益下荣上,相得益彰,共奏补益肝肾,滋阴止血之功。

【临床应用】

1. 眩晕 多因肝肾阴虚所致。症见眩晕,耳鸣,咽干、鼻燥,腰膝酸痛;更年期综合征见上述证候者。

2. 崩漏 多因阴虚内热,热迫血行所致。症见月经过多,淋漓不断,色泽鲜红,同时伴腰膝酸弱,耳鸣,乏力;功能性子宫出血、月经不调见上述证候者。

此外,尚有治疗绝经后骨质疏松症的报道[1]。

【药理毒理】 本品有增强免疫功能、保肝、抗氧化等作用。

1. 提高免疫功能 本品能增加小鼠胸腺、脾脏、肾上腺及腹腔淋巴结等免疫器官的重量,对抗环磷酰胺、泼尼松龙所致的胸腺、脾脏萎缩,促进小鼠炭粒廓清速率,增加小鼠血清溶血素抗体含量及脾细胞分泌抗体的功能,增加绵羊红细胞致敏小鼠的足掌肿胀度,增加泼尼松龙诱导免疫抑制小鼠的外周白细胞数及 T 淋巴细胞百分率[2,3]。本品可拮抗 D-半乳糖所致衰老小鼠胸腺、脾脏组织的萎缩[4]。本品含药血清体外对 ConA/LPS 诱导的 T、B 淋巴细胞增殖均具有促进作用,可以诱导分泌 IL-2[5]。

2. 保肝　本品能降低四氯化碳(CCl$_4$)所致小鼠和 D-氨基半乳糖所致大鼠的急性肝损伤模型的血清 ALT、AST、直接胆红素、血栓烷 B$_2$ 和 6-酮-PGF1α 含量,对肝脏组织的病理形态有改善作用[6,7]。

3. 抗氧化　本品可使 D-半乳糖所致衰老小鼠皮肤 SOD、GSH-Px 活性升高,羟脯氨酸含量和成纤维细胞数目增加,降低 MDA 含量。降低 D-半乳糖所致衰老大鼠 NO、NOS 含量,使血清 SOD 活性提高,LPO 含量明显降低[8,9],升高肝细胞膜 Na$^+$,K$^+$-ATP 酶、Ca^{2+},Mg^{2+}-ATP 酶活性[10]。本品能提高衰老小鼠脑、心、肾组织中 SOD、GSH-Px 活力,降低 MDA 含量[11];本品可提高小鼠脑细胞膜上的 Na$^+$,K$^+$-ATP 酶、Ca^{2+}-ATP 酶活性[12]。本品可使 D-半乳糖所致衰老大鼠肝、肾组织 SOD 的活性升高,MDA 的含量降低[13]。本品能降低 D-半乳糖所致衰老大鼠全血黏度和血浆黏度[14]。

4. 抗肿瘤　本品可抑制荷瘤小鼠肿瘤的生长,提高小鼠血清中的 TNF-α 水平[15]。

【不良反应】　目前尚未检索到不良反应报道。

【禁忌】　尚不明确。

【注意事项】

1. 肝火上炎所致的头晕、耳鸣慎用。

2. 实热内盛所致月经过多,色泽鲜红者慎用。

3. 服药期间,忌食辛辣、油腻食物。

4. 脾胃虚寒腹泻者慎用。

【用法与用量】　口服。一次 9g,一日 2 次。

【参考文献】　[1]虞巧英.二至丸治疗更年期骨质疏松症临床疗效观察.海峡药学,2009,21(11):169-170.

[2]胡慧娟,杭秉茜.二至丸的抗炎作用.江西中医学院学报,1993,5(2):37-38.

[3]丁安伟,王苏玲,孔令东,等.二至丸及其药物组成炮制品的药理作用研究.中国中药杂志,1992,17(9):531-534.

[4]周玲生,丁可.二至丸对致衰小鼠免疫器官及脑组织细胞的抗衰老作用.现代预防医学,2008,35(4):782-783.

[5]赖小东,赵益,尚广彬,等.4种滋阴药含药血清的免疫调节作用的比较研究.江西中医药,2013,44(8):65-67.

[6]王莉英.二至丸的保肝降酶作用研究.海峡药学,2002,14(1):14-15.

[7]窦志英,宋坤,丁安伟.二至丸对四氯化碳所致小鼠 ALT 升高的预防作用.天津中医学院学报,2002,21(3):45-46.

[8]张喆,高长玉,韩伟丽,等.二至丸对 D-半乳糖诱导衰老模型大鼠血清 POD 活性、LPO 含量影响的实验研究.中医药学报,

2013,41(6):79-81.

[9]赵雪莹,李冀.二至丸对 D-半乳糖致衰老模型大鼠 NO、NOS 影响的实验研究.中医药学报,2011,39(5):39-40.

[10]丁玉琴.二至丸延缓皮肤组织衰老的实验研究.河南中医,2005,25(10):28-30.

[11]王淑梅,王灿岭.二至丸对亚急性衰老模型小鼠抗衰老作用的实验研究.中医研究,2006,19(5):21-22.

[12]孙洪涛.二至丸对衰老小鼠模型脑细胞 Na$^+$,K$^+$-ATP 酶、Ca^{2+}-ATP 酶活性影响的研究.中外医疗,2008,(13):78.

[13]李胜志,赵雪莹,李冀.二至丸对 D-半乳糖致衰老模型大鼠 SOD、MDA 影响的实验研究.中医药信息,2008,25(3):37-38.

[14]赵雪莹,李胜志,李冀.二至丸对衰老大鼠血液流变学影响的实验研究.辽宁中医杂志,2008,35(6):945-946.

[15]张玉仁,郑里翔,朱卫丰,等.二至丸对阴虚荷瘤小鼠抑瘤作用的研究.江西中医学院学报,2007,19(6):58-59.

归芍地黄丸

Guishao Dihuang Wan

【药物组成】　熟地黄、当归、白芍(酒炒)、山茱萸(制)、山药、茯苓、牡丹皮、泽泻。

【功能与主治】　滋肝肾,补阴血,清虚热。用于肝肾两亏,阴虚血少,头晕目眩,耳鸣咽干,午后潮热,腰腿酸痛,足跟疼痛。

【方解】　方中熟地黄味甘、性微温,入心、肝、肾经,养血滋阴,补精益髓,为补益肝肾精血之要药,为君药。当归味肝辛、性温,入肝、心、脾经,补血养血和营,为治疗肝血不足之要药;白芍味苦酸、微寒,入肝经,敛阴养血,平抑肝阳;山茱萸味酸涩,入肝、肾经,温补肝肾,固精止血;山药味甘,归脾、肺、肾经,性平不燥,作用缓和,补脾益肾涩精,为平补气阴之要药,四药相合,共助熟地黄滋阴养血之功,皆为臣药。另以茯苓健脾渗湿,制山药之壅滞;牡丹皮清泄肝火,防山茱萸之过温;泽泻清肾泄浊,防熟地之滋腻,三药共为佐药。诸药配合,共奏滋肝肾、补阴血、清虚热之功。

【临床应用】

1. 眩晕　多由肝肾不足,精血亏虚所致。症见头晕眼花,腰膝酸软,耳鸣,耳聋,乏力;原发性高血压、神经衰弱见上述证候者。

2. 耳鸣耳聋　多由肝肾不足,精血亏虚所致。症见耳鸣,耳聋,头晕目眩,咽干,舌红,午后潮热,腰膝酸痛;神经性耳聋见上述证候者。

3. 腰痛　多因肝肾不足,腰府失养所致。症见腰痛如折,腰酸,耳鸣,耳聋,周身乏力;体虚腰痛见上述证候者。

4. 月经失调 系肝肾两亏、阴虚血热所致。症见月经失调，月经先期，量少或量多，血色鲜红，质稠，颧红，手足心热，潮热，盗汗，腰膝酸软；月经不调、功能性子宫出血见上述证候者。

【不良反应】 目前尚未检索到不良反应报道。

【禁忌】 尚不明确。

【注意事项】

1. 肾阳虚、脾虚湿困所致的头晕、腰酸慎用。

2. 服药期间忌食寒凉、油腻食物。

3. 平素脾虚便溏者慎用。

【用法与用量】 口服。水蜜丸一次 6g，小蜜丸一次 9g，大蜜丸一次 1 丸，一日 2～3 次。

【规格】 大蜜丸 每丸重 9g

杞菊地黄丸（片、口服液、胶囊）

Qiju Dihuang Wan(Pian,Koufuye,Jiaonang)

【药物组成】 熟地黄、山茱萸（制）、山药、枸杞子、菊花、茯苓、泽泻、牡丹皮。

【功能与主治】 滋肾养肝。用于肝肾阴亏，眩晕耳鸣，羞明畏光，迎风流泪，视物昏花。

【方解】 方中熟地黄味甘、性微温，入心、肝、肾经，养血滋阴，补精益髓，为补益肝肾精血之要药，重用为君药。以山茱萸补肾暖肝；山药味甘，归脾、肺、肾经，性平不燥，作用缓和，补脾益肾涩精，为平补气阴之要药，为臣药。以枸杞子滋阴补肾，养肝明目；菊花疏风清热，平肝明目；茯苓渗脾湿；泽泻泄肾浊；牡丹皮清肝火，合为佐药。诸药配伍，共奏滋肾养肝之功。本方由六味地黄丸加味而成，在滋补肾阴的基础上，加枸杞子、菊花，兼有养阴平肝，滋水明目作用。

【临床应用】

1. 眩晕 此因肝肾不足，阴血亏虚所致。症见头目眩晕，腰酸腰痛，口燥咽干，周身乏力；原发性高血压见上述证候者。

2. 圆翳内障 此因肝肾不足，阴血亏虚所致。症见视力缓慢下降，视物昏花，晶珠轻度浑浊；老年性白内障初期见上述证候者。

3. 青盲 此因肝肾不足，阴血亏虚所致。症见视物不清，不能久视；视神经萎缩见上述证候者。

4. 目涩症 此因肝肾不足，阴虚所致。症见双目干涩，羞明畏光；干眼症见上述证候者。

5. 耳聋 此因肝肾不足所致。症见耳鸣、耳聋，伴腰酸腰痛，口干咽燥，潮热，盗汗。

此外，本品尚可治疗 2 型糖尿病、2 型糖尿病合并高

血压患者胰岛素抵抗、2 型糖尿病背景型视网膜病变、注意缺陷多动障碍、慢性肾盂肾炎、预防先兆子痫、老年早期黄斑变性、短暂性脑缺血[1-8]。

【药理毒理】 本品有降血脂、抗动脉粥样硬化、抑制血小板聚集、肾保护、抗氧化等作用。

1. 降血脂、抗动脉粥样硬化 本品能降低高脂血症家兔血清三酰甘油、总胆固醇、低密度脂蛋白、极低密度脂蛋白的含量，提高血清高密度脂蛋白的含量；降低动脉粥样硬化斑块的厚度和面积，抑制主动脉内膜脂斑的形成[9]。

2. 抑制血小板聚集 本品对 ADP 诱导的体外大鼠血小板聚集有抑制作用[10]。

3. 肾保护 本品可减少 STZ 致糖尿病大鼠 24h 尿蛋白量、血肌酐和尿素氮水平，降低肾组织中 MDA 含量，升高 SOD 活性[11]。

4. 抗氧化 本品可降低 D-半乳糖致白内障豚鼠血中过氧化脂质（LPO）含量，提高血中超氧化物歧化酶（SOD）活性，增高晶体内谷胱甘肽过氧化物酶（GSH-Px）及 SOD 活性[12]；提高正常小鼠眼组织中过氧化氢酶活力，降低丙二醛（MDA）含量[13]。

5. 改善学习记忆能力 本品可使东莨菪碱致记忆障碍模型小鼠跳台潜伏期延长，错误次数减少[10]。

【不良反应】 有报道服本品引起眩晕、耳鸣 1 例、过量服用致副乳增生 1 例、引起过敏反应 1 例[14-16]。

【禁忌】 尚不明确。

【注意事项】

1. 实火亢盛所致头晕、耳鸣慎用。

2. 服药期间，忌酸冷食物。

3. 平素脾虚便溏者慎用。

【用法与用量】 丸剂：口服。水蜜丸一次 6g，小蜜丸一次 9g，大蜜丸一次 1 丸，一日 2 次。片剂：口服。一次 3～4 片，一日 3 次。口服液：口服。一次 10ml，一日 2 次。胶囊剂：口服。一次 5～6 粒，一日 3 次。

【规格】 丸剂：大蜜丸 每丸重 9g

口服液：每支装 10ml

胶囊剂：每粒装 0.3g

【参考文献】 [1]代波,欧之洋.杞菊地黄丸对老年期肝肾阴虚型 2 型糖尿病的治疗作用.中医药临床杂志,2005,17(6):544-545.

[2]孔德荣,霍军,付惠鹏.杞菊地黄丸治疗注意缺陷多动障碍 60 例.山东中医杂志,2007,26(7):445-447.

[3]何扳龙,唐艳平.杞菊地黄丸治疗 2 型糖尿病背景型视网膜病变的近远期疗效观察.中国医药导报,2009,6(24):83-84.

[4]王新梅,魏晓鹏.杞菊地黄丸治疗 2 型糖尿病合并高血压

患者胰岛素抵抗的临床观察.现代中医药,2014,34(1):15-17.

[5]汤归春,鲁桂春.杞菊地黄丸辅助治疗慢性肾盂肾炎的疗效及对复发的影响.新中医,2014,46(1):77-80.

[6]李艳芳,朱玲.杞菊地黄丸对肝肾阴虚型先兆子痫预防作用研究.辽宁中医药大学学报,2013,15(4):38-41.

[7]白英群,雪梅.杞菊地黄口服液治疗老年早期黄斑变性临床分析.黑龙江医学,2004,28(10):797-798.

[8]付娟.杞菊地黄丸治疗肝肾阴虚型短暂性脑缺血发作19例.辽宁中医杂志,2009,36(10):1748-1749.

[9]何剑平,李俊,李小敏,等.杞菊地黄丸对家兔实验性高脂血症及动脉粥样硬化的影响.深圳中西医结合杂志,2002,12(6):332-334.

[10]许哲,王红,刘干中.新补益汤对记忆获得与血小板聚集的作用.中日友好医院学报,1994,8(1):6-9.

[11]陈宇,李华.杞菊地黄丸对糖尿病大鼠肾脏的保护作用.中国实验方剂学杂志,2011,17(19):252-253.

[12]倪峰,洪华玮.抗障Ⅱ号对白内障肾虚证动物模型作用的实验研究.中国中医药科技,1998,5(6):347-349.

[13]邝国平,李传课,曾红艳.滋阴明目丸抗氧化作用及对一氧化氮、内皮素影响的实验研究.湖南中医学院学报,2002,22(1):23-24.

[14]李梅,张惠卿,张晓霞.杞菊地黄丸致过敏反应1例.中国药业,2006,15(6):44.

[15]严祖汉.过量服用杞菊地黄丸致副乳增生一例.湖北中医杂志,2006,28(9):37.

[16]李梅,张惠卿.杞菊地黄丸致过敏反应1例.中国药业,2006,15(6):44.

养阴降压胶囊
Yangyin Jiangya Jiaonang

【药物组成】　龟甲(沙烫)、白芍、天麻、钩藤、珍珠层粉、赭石(煅醋淬)、夏枯草、槐米、牛黄、冰片、人参、五味子(醋炙)、大黄(酒炙)、石膏、土木香、吴茱萸(醋炙)。

【功能与主治】　滋阴潜阳,平肝安神。用于肝肾阴虚、肝阳上亢所致的眩晕,症见头晕、头痛、颈项不适、目眩、耳鸣、烦躁易怒、失眠多梦;高血压病见上述证候者。

【方解】　方中龟甲、白芍滋阴潜阳,养血柔肝,滋肾水以制肝木,共为君药。天麻、钩藤、珍珠层粉、赭石平肝潜阳,息风通络,止眩定痛;夏枯草味苦、辛,性寒,清肝火,解郁结;槐米清泻肝火,解郁结,养肝明目,助君药滋阴潜阳、平肝定眩之功,共为臣药。另入牛黄苦凉,清心豁痰开窍,平肝息风定惊;冰片味苦微寒,芳香走窜,清热泻火,开窍醒神;人参安神定志;五味子益气滋阴,养心安神;大黄、石膏泻火通便,活血祛瘀,推陈出新;土木香、吴茱萸行气开郁,引热下行,皆为佐药。诸药相伍,合奏滋阴潜阳,平肝安神之功。

【临床应用】

1. 头痛　此因肝肾阴虚,肝阳上亢而致,症见头痛,面红,目赤,烦躁易怒,口苦而干,耳鸣,耳聋,心悸,失眠;神经性头痛、顽固性偏头痛见上述证候者。

2. 眩晕　此因肝肾阴虚,肝阳上亢而致,症见眩晕,面红目赤,腰膝酸软,烦躁易怒,口苦而干,耳鸣,耳聋;原发性高血压见上述证候者[1]。

3. 不寐　系因肝阳上亢所致。症见失眠多梦,烦躁易怒;神经衰弱见上述证候者。

【不良反应】　目前尚未检索到不良反应报道。

【禁忌】　尚不明确。

【注意事项】

1. 痰湿阻滞、肾虚所致头痛、眩晕者慎用。

2. 服药期间,忌食辛辣、厚味食物。

3. 平素脾虚便溏者慎用。

【用法与用量】　口服。一次4～6粒,一日2～3次。

【规格】　每粒装0.5g

【参考文献】　[1]张化春,翟栋,张秀芝.养阴降压胶囊治疗高血压病49例临床观察.中国中医急症2006,15(3):245,269.

维血宁颗粒(糖浆)
Weixuening Keli(Tangjiang)

【药物组成】　熟地黄、地黄、白芍(炒)、墨旱莲、太子参、鸡血藤、虎杖、仙鹤草。

【功能与主治】　滋阴养血,清热凉血。用于阴虚血热所致的出血;血小板减少症见上述证候者。

【方解】　方中熟地滋阴养血,生地清热凉血,合取滋阴养血,清热凉血之效,为君药。白芍滋阴养血,墨旱莲滋阴清热,凉血止血,太子参补气养血,仙鹤草收敛止血,共助君药之力,俱为臣药。鸡血藤补血活血,虎杖清热散瘀,合用则止血而不留瘀,共为佐药。诸药合用,共奏滋阴养血,清热凉血之功。

【临床应用】　**出血**　由阴血亏虚,血热伤及脉络而致的皮肤出血,咯血,吐血,尿血,便血,崩漏,伴心烦,身热,神疲,舌红,苔少,脉细;血小板减少症见上述证候者。

此外,本品尚可治疗甲亢、干扰素、放化疗及抗甲状腺药物引起的白细胞减少症[1-4]。

【不良反应】　目前尚未检索到不良反应报道。

【禁忌】　尚不明确。

【注意事项】

1. 气不摄血的出血证慎用。

2. 感冒者慎用。

3. 本品孕妇慎用。

4. 服药期间忌食辛辣、滋腻食物。

【用法与用量】 糖浆剂：口服。一次 25～30ml，一日 3 次；小儿酌减或遵医嘱。颗粒剂：开水冲服。一次 1 袋（块），一日 3 次。

【规格】 颗粒剂：每袋装 （1）20g （2）8g（无蔗糖）；每块重 15g

【参考文献】 [1]张允平.维血宁治疗甲亢白细胞减少症 69 例.中国中医药信息杂志,2004,11(12):1082.

[2]李猛.维血宁治疗干扰素所致外周血白细胞减少 54 例.长春中医药大学学报,2007,23(6):40-41.

[3]陈瑞生,张兴海.维血宁治疗放化疗致白细胞减少症 62 例.四川中医,2006,24(10):60-61.

[4]曹林林,田正良.维血宁合剂治疗抗甲状腺药物导致白细胞减少症临床观察.时珍国医国药,2011,22(8):1971.

七宝美髯丸（颗粒、口服液）

Qibao Meiran Wan(Keli,Koufuye)

【药物组成】 制何首乌、枸杞子(酒蒸)、菟丝子(炒)、补骨脂(黑芝麻炒)、当归、牛膝(酒蒸)、茯苓。

【功能与主治】 滋补肝肾。用于肝肾不足，须发早白，遗精早泄，头眩耳鸣，腰酸背痛。

【方解】 方中重用何首乌，苦涩微温，补肝肾，生精血，乌须发，为君药。枸杞子甘平，滋补肝肾而益精养血；菟丝子甘咸，补肾养肝固精，两者助君药填精补肾，乌发固精之功；补骨脂温肾强腰，壮阳固精，以阳中求阴，则阴平阳秘；当归辛温，补血养肝，共为臣药。牛膝苦平，补肝肾，强筋骨，活血脉；茯苓健脾渗湿，使补中有行，补而不滞，共为佐药。全方合用，有阴阳并补，精血互生之妙，共奏补肝肾，益精血，乌须发，壮筋骨之功。

【临床应用】

1. 须发早白 因肝肾不足，精血亏虚不能上荣头发导致的须发早白，易脱落，头晕，耳鸣，腰膝酸软，舌淡苔薄，脉细无力。

2. 遗精 多由肝肾不足，精血亏耗，下元虚怠，精关不固所致。症见遗精，甚至滑精，精神疲乏，舌淡苔薄，脉沉细无力；性功能障碍见上述证候者。

3. 早泄 多由肝肾两虚，精血不足，下元虚衰，精关不固所致。症见早泄，神疲乏力，腰膝酸软，舌淡苔薄，脉沉细无力；性功能障碍见上述证候者。

4. 眩晕 多因肝肾精血亏虚，头目髓窍失于濡养所致。症见头目昏眩，精神疲乏，舌淡红苔薄，脉细弦无

力；贫血见上述证候者。

5. 耳鸣 多因肝肾精血虚少，耳窍失养所致。症见耳鸣，眩晕，腰膝酸软，舌淡苔薄，脉细弦无力；神经性耳聋见上述证候者。

6. 腰痛 多因肝肾精血不足，经脉失养所致。症见腰酸背痛、腿膝无力，喜揉按，易疲乏，舌淡苔薄，脉沉细弦；腰肌劳损见上述证候者。

此外，本品还可治疗早衰症、老年痴呆症[1,2]。

【药理毒理】 本品有增强免疫功能、抗氧化、抗凝血等作用。

1. 增强免疫功能 七宝美髯口服液能提高实验动物单核-巨噬细胞的吞噬能力，增加白细胞数量，升高干扰素含量，增加 IgG、IgA、IgM 的比值，促进淋巴细胞的转化，升高 PHA 刺激下 T 淋巴细胞转换率[3]。

2. 抗氧化 本品对氢化可的松所致肾阳虚模型能增强红细胞内超氧化物歧化酶活性，减少脂质过氧化物的形成[4]。能提高正常大鼠血浆过氧化氢酶(CAT)活力[5]及 D-半乳糖致衰老大鼠血超氧化物歧化酶(SOD)活性和谷胱甘肽过氧化物酶(GSH-Px)活力，降低 MDA 含量[6]；能改善老龄小鼠乳头体神经元超微结构形态及其功能[7]，促进老年小鼠扣带回神经元老化形态的正常趋向性重构[7,8]。

3. 抗凝血 本品可减少家兔血小板总数，降低黏附功能，延长血小板 1、4 因子作用时间；延长凝血时间、凝血活酶、凝血酶原时间；加快血细胞沉降率，降低血细胞比容；血浆鱼精蛋白副凝试验呈阳性反应[9]。

4. 其他 本品有降低 LDL-C、HDL-C 以及 HDL-C/LDL-C 比值的作用；可延长小鼠耐缺氧能力；增加大鼠血红蛋白(Hb)含量、血清铁水平，增加小鼠过氧化氢酶(CAT)活力[3,5]。

【不良反应】 目前尚未检索到不良反应报道。

【禁忌】 尚不明确。

【注意事项】

1. 本品脾胃虚弱者慎用。

2. 感冒者慎用。

3. 孕妇慎用。

4. 服药期间，忌食辛辣、油腻之食物。

【用法与用量】 丸剂：淡盐汤或温开水送服。一次 1 丸，一日 2 次。颗粒剂：开水冲服。一次 8g,一日 2 次。口服液：口服。一次 10ml,一日 2 次。

【规格】 丸剂：每丸重 9g

颗粒剂：每袋装 8g

口服液：每支装 10ml

【参考文献】　[1]张国欣,刘伟,吴云霞,等.七宝美髯丹抗老防衰的临床观察.中国中医药信息杂志,2002,9(1):50.

[2]季铁铮.地黄饮子加减合七宝美髯丹治疗老年痴呆症40例疗效观察.新中医,2006,38(4):50-51.

[3]七宝美髯口服液新药申报资料.

[4]许青媛,于立森.七宝美髯丹对肾阳虚动物抗衰老作用探讨.中国实验方剂学杂志,1996,2(3):33-35.

[5]伍嘉宇,周寿然.七宝美髯(发)丹实验研究.中成药研究,1986,(12):40.

[6]李承哲,曾常春,李劲平,等.七宝美髯丹对衰老大鼠自由基及免疫指标的影响.广州中医药大学学报,2003,20(1):66-68.

[7]瞿延晖,文昌湖,徐锡萍,等.七宝美髯丹对老年小鼠乳头体神经元超微结构影响的研究.湖南中医学院学报,2001,21(4):1-4.

[8]瞿延晖,文昌湖,张六通,等.七宝美髯丹对老龄鼠神经元超微结构和突触界面结构影响的研究.中国实验方剂学杂志,2002,8(4):24-27.

[9]许青垦.七宝美髯丹的抗凝血作用研究.中药药理与临床,1988,4(4):8-9.

六味地黄胶囊(颗粒、口服液、片、软胶囊、丸)

Liuwei Dihuang Jiaonang(Keli,Koufuye,
Pian,Ruanjiaonang,Wan)

【药物组成】　熟地黄、山茱萸(酒制)、山药、泽泻、茯苓、牡丹皮。

【功能与主治】　滋阴补肾。用于肾阴亏损,头晕耳鸣,腰膝酸软,骨蒸潮热,盗汗遗精,消渴。

【方解】　方中重用熟地黄滋补肾阴,填精益髓生血,为君药。山茱萸补益肝肾,并能涩精;山药补养脾阴而补肾固精,共为臣药。泽泻利湿泄热而降肾浊,并能减熟地黄之滋腻;茯苓淡渗脾湿,助山药之健运,与泽泻共降肾浊;丹皮清泄虚热,并制山茱萸肉之温,共为佐药。诸药相合,共奏滋补肾阴之功。

【临床应用】

1. 肾阴虚证　因久病伤肾,或禀赋不足,或房事过度,或过服温燥劫阴食物,而致肾阴亏损,症见腰膝酸软无力,眩晕,耳鸣,形体消瘦,潮热,盗汗,口燥咽干。

2. 眩晕　因先天肾阴不充,或年老肾亏,或久病伤肾,或房劳精耗,以致脑髓空虚,而见头晕目眩,视物昏花,神疲乏力,腰酸腿软,耳鸣;高血压见上述证候者。

3. 耳鸣　因年老肾中精气不足,房事不节,以致肾阴亏耗,耳窍失养,而见耳鸣,眩晕,腰膝酸软;神经性耳聋见上述证候者。

4. 潮热　因素体阴虚,或病久伤阴,或误用、过用温燥药物等,导致阴精亏虚,阴衰则阳盛,水不制火,而见午后潮热,骨蒸劳热,夜间发热,手足心热,烦躁,口燥咽干,腰膝酸软。

5. 盗汗　因烦劳过度,邪热伤阴,虚火内生,阴津被扰,不能内藏而外泄,症见寐中汗出,醒后自止,五心烦热,颧红,口渴咽干。

6. 遗精　因恣情纵欲,房事劳伤,或禀赋不足,或手淫过度,肾精不藏所致。症见遗精,头晕,耳鸣,腰膝酸软;性功能障碍见上述证候者。

7. 消渴　因素体阴虚,或热病伤阴,或劳欲过度,阴虚燥热所致。症见口渴多饮,口干舌燥,尿频量多,浑浊如膏脂,形体消瘦;2型糖尿病见上述证候者。

此外,还有治疗复发性口疮、支气管哮喘、氯氮平所致遗尿、围绝经期综合征、减轻肿瘤化疗的毒副作用、系统性红斑狼疮、延缓老年痴呆症的报道[1-7]。

【药理毒理】　本品有降血糖、保肝、抗甲状腺功能亢进、抗肿瘤、增强学习记忆能力、增强性功能等作用。

1. 降血糖　六味地黄丸可降低糖尿病大鼠血糖、素氮和三酰甘油、血钾和尿中酮体水平,提高血钠和蛋白水平,增加小鼠肝糖原的含量[8];能降低2型糖尿病大鼠血清游离脂肪酸(FFA)水平,改善胰岛素敏感性指数,增加胰岛B细胞数量,使细胞内分泌颗粒丰富,α细胞数量相对较少,改善胰岛结构[9,10];可提高STZ腹腔注射诱导的2型糖尿病伴胰岛素抵抗大鼠血液SOD活性,减少MDA的生成,减轻机体氧化应激损伤以及改善胰岛素抵抗,使其坐骨神经传导速度、坐骨神经组织醛糖还原酶(AR)活性和Na^+,K^+-ATP酶活性提高[11,12];可降低STZ腹腔注射诱导的糖尿病肾病大鼠血糖、肌酐和尿素氮水平[13]。

2. 保肝　六味地黄丸可降低非酒精性脂肪肝大鼠血清ALT、AST水平和肝脏TG、TC、MDA水平,升高肝脏SOD活力,改善肝脏病理状态[14,15]。

3. 抗甲状腺功能亢进　六味地黄丸可降低肾阴虚证甲状腺功能亢进小鼠血清cAMP、cGMP含量以及红细胞膜和器官组织Na^+,K^+-ATP酶活性,使之恢复到正常水平且使存活时间延长,降低耗氧量,降低血清三碘甲状腺原氨酸(T_3)、四碘甲状腺原氨酸(T_4)、游离三碘甲状腺原氨酸(FT_3)、游离四碘甲状腺原氨酸(FT_4)含量[16,17]。

4. 抗肿瘤　六味地黄口服液可增强化疗药物对S_{180}小鼠抑瘤作用,保护血红蛋白、白细胞、血小板功能,防止心、肝、肾功能的损害,保护NK细胞活性,增强T、

B淋巴细胞转化功能[18]。六味地黄丸能调控黑色素瘤B₁₆细胞缝隙连接蛋白的表达[19]。

5. 提高学习记忆能力　六味地黄丸可改善自然衰老大鼠空间学习记忆能力[20],对因肾虚而智力迟缓小鼠的智力水平具有良好的改善作用[21]。可改善肾虚老年痴呆小鼠的体重增长、自主活动、水迷宫上台潜伏期及游出率、跑步力竭时间、胸腺和脾指数、脾细胞刺激指数、血清皮质酮值等[22]。六味地黄丸含药血清体外可减轻KCl诱导的PC12细胞损伤[23]。

6. 增强性功能　六味地黄丸能增加更年期综合征患者白细胞雌激素受体(ER)含量及血浆雌二醇水平;增加男性不育患者精子数量、精子活动率及血清中促黄体生成素(LH)和雄激素(T)水平[24]。六味地黄软胶囊能提高糖尿病性勃起功能障碍雄性大鼠和雌鼠合笼后舔嗅次数、骑跨次数、插入次数等性行为,升高其血清睾酮水平[25]。

7. 抗炎　本品能有效降低卵清白蛋白合氢氧化铝凝胶为佐剂注射致敏所致哮喘大鼠胶泡灌洗液中层粘连蛋白、III型胶原的生成,且能协同地塞米松或者布地奈德降低III型胶原的生成[26],协同地塞米松可减轻哮喘大鼠肺组织的炎症反应,改善哮喘大鼠的气道炎症,并可抑制其肺组织中NOS的合成和释放[27]。六味地黄丸对糖尿病伴牙周炎大鼠的牙周组织炎症有明显抑制作用[28]。六味地黄丸含药血清体外能够抑制TNF-α诱导的兔退变椎间盘细胞损伤[29];使其蛋白聚糖、II型胶原mRNA表达上调,基质金属蛋白酶-13基因表达下调[32];还可抑制TGF-β₁诱导的HK-2细胞Smad2蛋白磷酸化并促进核转录抑制因子SnoN的表达[30]。

8. 其他　六味地黄丸干预肾阴虚大鼠可使其一般症状体征得到改善,肺、肾组织中AQP1 mRNA和蛋白的表达降低[31]。

【不良反应】　目前尚未检索到不良反应报道。

【禁忌】　尚不明确。

【注意事项】

1. 体实及阳虚者慎服。

2. 感冒者慎用。

3. 本品脾虚、气滞、食少纳呆者慎服。

4. 服药期间,忌食辛辣、油腻食物。

【用法与用量】　胶囊剂:口服。一次8粒,一日2次。颗粒剂:开水冲服。一次5g,一日2次。口服液:口服。一次10ml,一日2次;儿童酌减或遵医嘱。片剂:口服。一次8片,一日2次。软胶囊:口服。一次3粒,一日2次。丸剂:口服。水蜜丸一次6g,小蜜丸一次9g,大

蜜丸一次1丸,一日2次;浓缩丸:口服。一次8丸,一日3次。

【规格】　胶囊剂:每粒装0.3g

颗粒剂:每袋装5g

口服液:每支装10ml

丸剂:浓缩丸每8丸相当于原药材3g;大蜜丸每丸重9g

软胶囊:每粒装0.38g

【参考文献】　[1]宁文洁.六味地黄丸治疗复发性口疮38例.新中医,2002,34(3):58.

[2]王福霞,赵学诚.六味地黄丸防治支气管哮喘疗效观察.现代中西医结合杂志,2000,9(21):2115.

[3]龚丽博.六味地黄丸治疗精神类药物所致遗尿50例疗效观察.河南中医,2008,28(7):96-97.

[4]张改芝.六味地黄丸治疗围绝经期综合征112例.第四军医大学学报,2008,29(15):1376.

[5]沈燕萍.六味地黄丸和奥氮平对老年痴呆精神行为症状改善作用的比较.中医药导报,2013,19(12):39-41.

[6]高芳,王大庆.六味地黄丸在肿瘤化疗中的应用.中国中医急症,2010,19(2):210-211.

[7]黄浔芳,刘炬.六味地黄丸在系统性红斑狼疮治疗中的临床分析.医学信息,2011(2):672.

[8]吴慧平,张喆.六味地黄丸浸膏对α-葡萄糖苷酶作用研究.现代中西医结合杂志,2008,17(36):5559-5561.

[9]李佳,薛耀明,潘永华,等.六味地黄丸对自发性糖尿病OLETF鼠脂代谢的影响.广东医学,2009,30(5):696-697.

[10]袁琳,陆雄,张永煜,等.六味地黄丸对2型糖尿病大鼠胰岛形态的影响.辽宁中医药大学学报,2009,11(3):186-188.

[11]胡明财,何建华,刘剑,等.六味地黄丸对2型糖尿病伴胰岛素抵抗并发周围神经病变大鼠的抗氧化作用.中成药,2014,36(4):840-842.

[12]胡明财,何建华,章卓,等.六味地黄丸对2型糖尿病大鼠周围神经病变的影响.中国新药杂志,2014,23(3):351-355.

[13]张斌.六味地黄丸对大鼠糖尿病肾病血糖、肌酐、尿素氮影响随机平行对照研究.实用中医内科杂志,2013,2(5):87,160.

[14]陈敏,严璐佳,陈晨,等.六味地黄丸对非酒精性脂肪肝大鼠肝脏的保护作用.福建中医药大学学报,2013,23(1):21-22.

[15]全晓红,叶冬梅,唐晓光.六味地黄丸对NAFLD大鼠肝脏组织SOD、MDA、TG和TC的影响及意义.世界华人消化杂志,2014,22(6):819-824.

[16]黄江荣,李祥华,张家均,等.六味地黄丸对甲状腺功能亢进肾阴虚型小鼠cAMP、cGMP含量和Na⁺、K⁺-ATP酶活性的影响.中药药理与临床,2011,27(6):1-3.

[17]黄江荣,李祥华,张家均,等.六味地黄丸对甲状腺功能亢进肾阴虚型小鼠基础代谢的影响.中药药理与临床2011,27(5):1-3.

[18]许继平.六味地黄口服液抗肿瘤化疗药物毒副作用的研究.中国中西医结合杂志,1992,12(12):734-737.

[19]杜标炎,张小贺,谭宇蕙,等.六味地黄丸含药血清调控黑色素瘤 B16 细胞株缝隙连接蛋白表达的作用.广州中医药大学学报,2009,26(2):152-156.

[20]陈乔,侯吉华,李青,等.六味地黄丸对老年大鼠行为学的影响及对海马 CA1 区、CA3 区和 S1Tr 神经元的保护作用.时珍国医国药,2013,24(7):1612-1614.

[21]赵靓,蔡利军,孟立娜.六味地黄丸对改善智力迟缓型小鼠智力水平的研究.浙江中医药大学学报,2013,37(12):1426-1428,1438.

[22]王红梅,宋彩梅,刘新民,等.六味地黄丸对肾虚型老年痴呆动物模型的改善作用.中国实验方剂学杂志,2012,18(5):112-116.

[23]王俊,刘慧慧,陈文娜,等.六味地黄丸含药血清减轻 KCl 诱导的 PC12 细胞损伤.基础医学与临床,2013,33(6):736-738.

[24]张家庆.更年期综合征患者白细胞雌激素受体的变化及六味地黄丸的疗效.中西医结合杂志,1991,11(9):521-523.

[25]戴宁,吴宗传.滋阴壮阳胶囊对糖尿病性勃起功能障碍大鼠性功能以及性激素的影响.中医药临床杂志,2013,56(7):536-538.

[26]黄小琪,陈晶,梁丽英.六味地黄颗粒对哮喘大鼠透明质酸、层粘连蛋白、Ⅲ型胶原的影响.实用医学杂志,2010,26(18):3306-3308.

[27]徐文聪,戴世杰,李哲明,等.六味地黄丸对肾阴虚大鼠肺肾组织水通道蛋白 1 表达的影响.中华中医药杂志,2015,30(4):1242-1245.

[28]李晓峰,郭丽云,张孝华,等.六味地黄丸对糖尿病伴牙周炎大鼠牙周组织中 OPG 与 RANKL 的影响.世界中西医结合杂志,2014,9(4):354-356.

[29]吴国华,高山凤,狄勇,等.六味地黄丸对兔退变椎间盘髓核及纤维环的保护作用.临床合理用药,2015,8(2A):87-88,90.

[30]刘煜敏,张悦,郝艳鹏,等.六味地黄丸含药血清对梓醇对肾小管上皮细胞 HK-2 转化生长因子 β_1/Smad 通路的影响.中西医结合学报,2011,9(7):783-788.

[31]王力宁,李志峰,陈平兰,等.六味地黄颗粒对哮喘大鼠血清 NO 及肺组织 NOS 水平影响的研究.广西中医药,2011,34(1):47-52.

遐 龄 颗 粒

Xialing Keli

【药物组成】 制何首乌、枸杞子、黑芝麻(炒)、桑葚清膏、菟丝子、楮实子、黄精(制)、山楂、三七、菊花。

【功能与主治】 滋补肝肾,生精益血。用于肝肾亏损、精血不足所致的神疲体倦、失眠健忘、腰膝酸软。

【方解】 方中以制何首乌补肝肾,益精血,为君药。

枸杞子、黑芝麻、桑葚滋养肝肾,补益精血;菟丝子、楮实子助阳益阴;黄精滋肾益气,为臣药。以山楂开胃和中,与三七相配活血生血,使补而不滞;菊花清肝,以防补而偏温之弊,为佐药。诸药相合,共奏滋补肝肾,生精益髓之功。

【临床应用】

1. 肝肾亏损,精血不足证　因禀赋不足,或久虚体弱,或年高体衰,或房事不节,肝肾不足,精血亏虚而致,症见神疲体倦,腰膝酸软无力,须发早白,视物昏暗。

2. 失眠　因素体虚弱,劳思过度,耗伤阴血,心失所养所致。症见失眠,易醒多梦,精神疲惫,体倦乏力,腰膝酸软;神经衰弱见上述证候者。

3. 健忘　因久病损伤,或年迈体衰,或先天不足,肾精亏虚,脑失濡养而致,症见健忘,腰酸腿软,视物昏花;神经衰弱、老年痴呆见上述证候者。

【不良反应】 目前尚未检索到不良反应报道。

【禁忌】 尚不明确。

【注意事项】

1. 体实及阳虚者慎服。

2. 服药期间,忌食辛辣、油腻、生冷食物。

3. 用于治疗失眠时,睡前勿吸烟,勿喝酒、茶和咖啡。

【用法与用量】 饭前开水冲服。一次 10g,一日 2~3 次。

知柏地黄丸(颗粒、口服液、片、胶囊)

Zhibai Dihuang Wan(Keli,Koufuye,Pian,Jiaonang)

【药物组成】 熟地黄、山茱萸(制)、山药、知母、黄柏、茯苓、泽泻、牡丹皮。

【功能与主治】 滋阴降火。用于阴虚火旺,潮热盗汗,口干咽痛,耳鸣遗精,小便短赤。

【方解】 方中重用熟地黄滋阴补肾,益精填髓,为君药。山茱萸、山药补肾固精,益气养阴,而助熟地黄滋补肾阴;知母甘寒质润,清虚热,滋肾阴;黄柏苦寒,泻虚火,坚真阴,配合熟地黄以滋阴降火,诸药合为臣药。佐以茯苓健脾渗湿;泽泻利水清热;丹皮清热凉血,三药合用,补中有泻,补而不腻。诸药配合,共奏滋阴降火之功。

【临床应用】

1. 阴虚火旺证　因先天阴液亏虚,或误用、过用温燥药物等,阴液亏耗,虚火内扰而致,症见形体消瘦,潮热,盗汗,颧红,五心烦热,咽干口燥,腰膝酸软,小便短赤。

2. 发热 因素体阴虚,或热病日久,耗伤阴液,或误用,过用温燥药物等,导致阴精亏虚,阴衰则阳盛,水不制火而见午后潮热,骨蒸劳热,夜间发热,手足心热,烦躁。

3. 盗汗 因烦劳过度,或亡血失精,或邪热耗阴,以致阴精亏虚,虚火内生,阴津被扰,不能自藏而外泄,症见寐中汗出,醒后自止,五心烦热或潮热,两颧色红,口渴,咽干。

4. 慢喉痹 因素体阴虚或热伤津液,虚火上炎,熏灼咽喉而致,症见咽干不适,灼热,隐痛,咽痒干咳,有异物感,腰膝酸软,五心烦热;慢性咽炎见上述证候者。

5. 耳鸣 因年老肾中精气不足,或房事不节,肾阴亏耗,耳窍失养所致。症见耳鸣,眩晕,腰膝酸软;神经性耳聋见上述证候者。

6. 遗精 因房事过度,恣情纵欲,或妄想不遂,扰动精室而致,症见遗精,头晕,耳鸣,腰膝酸软,精神萎靡;性功能障碍见上述证候者。

此外,本品尚有治疗女童单纯性乳房早发育、慢性牙周炎、甲状腺功能亢进、缓解泼尼松的副作用和促使精子膜尿激酶型纤溶酶原激活因子含量升高[1-5]。

【药理毒理】 本品有降血糖、调节内分泌功能、增强免疫功能的作用。

1. 降血糖 本品能降低正常及四氧嘧啶致高血糖小鼠的血糖,减少小鼠的饮水量[6]。

2. 调节分泌功能 本品可对抗瘦素诱导的幼龄雌性小鼠性早熟[7];能提高肾上腺皮质激素型肾阴虚大鼠血浆皮质醇、促肾上腺皮质激素、促肾上腺皮质素释放激素水平及肾上腺指数,恢复肾上腺组织形态和细胞分泌功能[8]。本品可降低 N-甲基-DL-天冬氨酸诱发的性早熟大鼠血清中黄体生成激素、促卵泡激素雌二醇和睾酮水平[9,10]。

3. 增强免疫功能 本品可提高肾上腺皮质激素致肾阴虚幼龄大鼠血清中 IL-2、IL-6、IgG 水平和脾指数;减轻氢化可的松引起的脾脏组织结构的改变,拮抗氢化可的松的免疫抑制作用[11]。

【不良反应】 目前尚未检索到不良反应报道。

【禁忌】 尚不明确。

【注意事项】

1. 气虚发热及实热者慎服。

2. 感冒者慎服。

3. 本品脾虚便溏、气滞中满者慎服。

4. 服药期间,忌食辛辣、油腻食物。

【用法与用量】 丸剂:口服。水蜜丸一次 6g,小蜜丸一次 9g,大蜜丸一次 1 丸,一日 2 次;浓缩丸一次 8 丸,一日 3 次。

【规格】 浓缩丸每 8 丸相当于原生药 3g,大蜜丸每丸重 9g

【参考文献】 [1]吴星东,黄美华.知柏地黄丸治疗女童单纯性乳房早发育 15 例.福建中医药,2005,36(5):39-40.

[2]彭植锋,谢春回,叶玉.知柏地黄丸结合牙周基础治疗对慢性牙周炎的疗效评价.河北中医 2010,32(7):1012-1013.

[3]薛青,张桦.知柏地黄丸对甲状腺功能亢进症患者抵抗素、脂联素及瘦素的影响.中成药,2009,31(10):1488-1490.

[4]余敏.知柏地黄丸对泼尼松副作用的影响.深圳中西医结合杂志,2013,23(3):163-164.

[5]李轩,何清湖,王益俊,等.知柏地黄丸对解脲脲原体感染不育患者 uPA 的影响.中国中西医结合杂志,2014,34(12):1449-1452.

[6]陈光娟.知柏地黄丸对小鼠血糖的影响.中药药理与临床,1993,(4):2.

[7]刘孟渊,徐雯,肖柳英,等.知柏地黄丸对瘦素诱导特发性性早熟模型小鼠的影响.广州中医药大学学报,2008,25(6):544-548.

[8]史正刚,潘翌翌,张士卿.知柏地黄丸对肾上腺皮质激素型肾阴虚幼龄大鼠血浆 CORT、ACTH、CRH 及肾上腺指数和组织学结构的影响.中国中医基础医学杂志,2006,12(3):167-171.

[9]吴丽萍,李玉霞,尚菁,等.知柏地黄丸对性早熟模型大鼠 FSH、T 水平的影响.西部中医药,2013,26(11):10-12.

[10]吴丽萍,王治斌,李雁.知柏地黄丸对雌性性早熟大鼠血清 LH,E$_2$ 水平的影响.中医儿科杂志,2012,8(3):9-11.

[11]史正刚,于霞,张士卿.知柏地黄丸对肾上腺皮质激素致肾阴虚幼龄大鼠免疫功能的影响.中国实验方剂学杂志,2006,12(1):62-64.

玉泉丸(胶囊、颗粒)
Yuquan Wan(Jiaonang,Keli)

【药物组成】 葛根、天花粉、地黄、麦冬、五味子、甘草。

【功能与主治】 养阴益气,生津止渴,清热除烦。主治气阴不足,口渴多饮,消食善饥;糖尿病属上述证候者。

【方解】 方中葛根甘凉,健脾升阳,生津止渴,资生化源,以为君药。天花粉甘寒,清热泻火,生津止渴;生地甘寒,清热凉血,养阴生津,共为臣药。麦冬甘寒,养阴生津,清心除烦;五味子甘酸,敛肺滋肾,益气生津,固涩阴津,共为佐药。甘草味甘,健脾益气,调和诸药,以为佐使药。诸药合用,共奏清热养阴,生津止渴之效。

【临床应用】 消渴 多因素体阴虚,或过食油腻,或过用燥热食物,或情志过极,或房室损伤,阴虚内热所致。症见口渴喜冷饮、多食易饥,多尿而赤,咽干口燥,心烦,便秘,舌红苔黄,脉细滑数;2 型糖尿病见上述证候者。

此外,本品尚可治疗早期糖尿病肾病肾损害、慢性萎缩性胃炎[1,2]。

【药理毒理】　本品有降血糖、降血脂作用。

1. 降血糖　本品能降低肾上腺素、四氧嘧啶所致糖尿病大鼠的血糖水平,增加四氧嘧啶致糖尿病大鼠肝细胞糖原含量[3]。

2. 降血脂　本品可使高血脂鹌鹑血清总胆固醇(T-CHO)降低,高密度脂蛋白(HDL)升高,脂质过氧化物减少[4]。

【不良反应】　目前尚未检索到不良反应报道。

【禁忌】　尚不明确。

【注意事项】

1. 属阴阳两虚消渴者慎用。

2. 孕妇慎用。

3. 服药期间,忌食肥甘、辛辣食物,控制饮食,注意合理的饮食结构;忌烟酒。

4. 避免长期精神紧张;适当进行体育活动。

5. 重症病例应合用其他降糖药物治疗。

6. 注意早期防治各种并发症,以防病情恶化。

【用法与用量】　丸剂:口服。一次 6g,一日 4 次;7 岁以上一次 3g,3~7 岁小儿一次 2g。胶囊剂:口服。一次 5 粒,一日 4 次。颗粒剂:开水冲服。一次 1 袋,一日 4 次。

【规格】　丸剂:每 10 丸重 1.5g

胶囊剂:每粒装 0.5g

颗粒剂:每袋装 5g

【参考文献】　[1]郑勇,黄达勤.玉泉丸对早期糖尿病肾病肾损害指标的影响.现代中药研究与实践,2005,19(2):42-44.

[2]邵改,党中方.玉泉丸治疗慢性萎缩性胃炎.光明中医,2008,23(11):1808-1810.

[3]尹才渊,陈春秀,蒋渝,等.玉泉丸治疗糖尿病的实验研究.中成药研究,1982,(4):27-29.

[4]钱秋海,夏丽英.玉泉丸对鹌鹑高血脂及脂质过氧化物作用的研究.山东中医学院学报,1992,16(2):59-61.

首 乌 丸
Shouwu Wan

【药物组成】　制何首乌、桑葚、墨旱莲、女贞子(酒制)、黑芝麻、牛膝(酒炙)、菟丝子(酒蒸)、补骨脂(盐炒)、地黄、金樱子、豨莶草(制)、桑叶(制)、金银花(制)。

【功能与主治】　补肝肾,强筋骨,乌须发。用于肝肾两虚,头晕目花,耳鸣,腰酸肢麻,须发早白;亦用于高脂血症。

【方解】　方中重用何首乌配桑葚以补肝肾、养阴血、乌须发,为君药。墨旱莲、女贞子、黑芝麻助君药滋补肝肾,补益精血;牛膝补肝肾,强腰膝;菟丝子、补骨脂补肾壮阳,强筋健骨,与滋阴药配伍取阳中求阴之义,共为臣药。地黄清热养阴,金樱子涩精止遗,豨莶草通利关节,桑叶、金银花清利头目,共为佐药。诸药合用,共奏补肝肾,强筋骨,乌须发之功。

【临床应用】

1. 肝肾两虚证　由房事过度,劳倦所伤,或年老体迈,未老先衰,精血黯耗,肝肾失养所致。症见腰膝酸软、头晕眼花、耳鸣、健忘、肢麻、须发早白。

2. 眩晕　由肝肾两虚所致,症见头晕,腰膝酸软,视物昏花,舌淡或红,脉沉细弱;高血压见上述证候者。

3. 耳鸣　由肝肾两虚所致,症见耳鸣,腰膝酸软,健忘,舌红或淡,脉沉细弱;神经性耳聋见上述证候者。

【不良反应】　本品有报道可引起肝功能损害[1]。

【注意事项】

1. 实证、热证慎用。

2. 感冒者慎用。

3. 孕妇慎用。

4. 服药期间,忌食辛辣、油腻、生冷食物。

【用法与用量】　口服。一次 6g,一日 2 次。

【参考文献】　[1]赵向东.首乌丸致肝功能损害 1 例.中国中药杂志,2007,32(5):444.

精乌胶囊(颗粒)
Jingwu Jiaonang(Keli)

【药物组成】　黄精(制)、制何首乌、女贞子(酒蒸)、墨旱莲。

【功能与主治】　补肝肾,养精血。用于肝肾亏虚所致的失眠多梦、耳鸣健忘、须发早白。

【方解】　方中黄精性味甘平,补肾益阴,补脾益气;制何首乌补养肝肾,补益精血,强健筋骨,乌发美髯,共为君药。女贞子、墨旱莲补益肝肾,滋阴养血,为臣药。诸药相合,共奏补肝肾,益精血,乌须发之功。

【临床应用】

1. 不寐　多由肝肾不足,阴血亏虚,心失所养所致,症见失眠多梦,头晕,耳鸣,口干少津,神疲,健忘,腰膝酸软,舌淡红苔少,脉细数;神经衰弱、贫血见上述证候者。

2. 健忘 多因肝肾不足,精血亏虚,髓海空虚,神失所养所致,症见记忆减退,遇事善忘,头晕,耳鸣,心烦不寐,腰酸乏力;神经衰弱、疲劳综合征见上述证候者。

3. 须发早白 多因肝肾不足,精血亏虚,发失荣养所致,症见须发早白脱落,头晕,耳鸣,腰酸脚弱,失眠,遗精;神经衰弱、贫血见上述证候者。

此外,本品尚有治疗脑卒中后抑郁、斑秃的报道[1,2]。

【药理毒理】 本品有增强免疫功能、抗氧化等作用。

1. 增强免疫功能 精乌颗粒能提高小鼠巨噬细胞的吞噬功能,增加小鼠血清溶血素的含量[3]。

2. 抗氧化 精乌颗粒能降低老龄大鼠脑组织中的 MDA 含量,增加 SOD 活性[3]。

3. 抗应激 精乌颗粒能延长小鼠缺氧的生存时间[3];可使氢化可的松造成的实验性阳虚模型小鼠体温升高,活动增加,低温游泳时间延长,体重增加[3]。

4. 其他 本品可使雌性去势大鼠直肠温度回升和血清 GnRH 含量回升,降低去势加氢化可的松致肾虚大鼠血清 GnRH、P、MDA 水平,皮层 DA、5-HIAA、5-HT,子宫系数、肾系数、肾上腺系数、下丘脑系数;增加其垂直活动次数、自主活动次数、高架十字迷宫进开臂区停留时间百分比和总路程、下丘脑 NE 水平[4]。

【不良反应】 目前尚未检索到不良反应报道。

【禁忌】 尚不明确。

【注意事项】

1. 痰火扰心不寐,瘀血闭阻健忘及血热脱发慎服。

2. 痰湿内阻,脘闷便溏者慎服。

3. 失眠患者睡前不宜饮用浓茶、咖啡等兴奋性饮品。

4. 保持心情舒畅。劳逸适度。忌过度思虑、避免恼怒、抑郁等不良情绪。

【用法与用量】 胶囊剂:口服。一次 6 粒,一日 3 次。2 周为一疗程。颗粒剂:开水冲服。每次 1 块或 1 袋,一日 2～3 次。

【规格】 胶囊剂:每粒装 0.45g

颗粒剂:每袋装 10g;每块重 10g

【参考文献】 [1]李钢.精乌胶囊治疗脑卒中后抑郁 40 例.中国中医药现代远程教育,2013,11(16):21-22.

[2]赵怀智,屠辉辉.精乌胶囊治疗斑秃 30 例.中国中医药现代远程教育,2013,11(3):34-35.

[3]方玲芬,李秀军.精乌冲剂的药理作用.贵州医药,1999,12(23):471.

[4]邹桂林.精乌胶囊治疗更年期综合征的药效学研究.北京中医药大学硕士学位论文,2014.

肝肾滋

Ganshen Zi

【药物组成】 枸杞子、党参、阿胶、麦冬、黄芪。

【功能与主治】 滋养肝肾,补益气血,明目安神。用于肝肾阴虚、气血两亏所致的目眩昏黯、心烦失眠、肢倦乏力、腰腿酸软。

【方解】 方中重用枸杞滋补肝肾,益精明目,为君药。党参益气养血,阿胶补血滋阴,助君药补气养血滋阴,共为臣药。佐以麦冬甘寒养阴,清热安神;黄芪既可益气以助血生,又可升举清阳以明目。诸药相合,共奏滋养肝肾,补益气血,明目安神之功。

【临床应用】

1. 肝肾阴虚、气血两虚证 因禀赋不足,或久病体虚,或年高体衰,或情志不遂,或劳倦思虑过度,以致肝肾阴虚、气血两亏,症见肢倦乏力,腰膝酸软,视物昏黯,两目干涩,少气懒言,不思饮食,面色无华。

2. 视瞻昏渺 因肝肾不足,气血亏虚,目失濡养所致,症见眼内干涩,视物昏矇,或视物变形,伴头晕,耳鸣,夜眠梦多,腰膝酸软;球后视神经炎、视神经萎缩见上述证候者。

3. 眩晕 因年老体衰,或久病损伤,或房劳过度,以致肝肾亏损、气血不足,清窍失养,症见头晕目眩,视物昏花,少寐,神疲体倦,腰膝酸软。

4. 失眠 因素体虚弱,或劳伤过度,或年迈体弱,久病不愈,以致肝肾不足、气血亏虚,心失所养,症见失眠,多梦易醒,心烦,肢体倦怠,精神恍惚,腰膝酸软;神经衰弱见上述证候者。

【不良反应】 目前尚未检索到不良反应报道。

【禁忌】 尚不明确。

【注意事项】

1. 本品体实者慎服。

2. 感冒者慎用。

3. 服药期间,忌食辛辣、油腻、生冷食物。

4. 治疗失眠时,睡前勿吸烟,勿喝酒、茶和咖啡。

【用法与用量】 开水冲服。一次 10g,一日 2 次。早晚使用。

【规格】 (1)每支装 10g (2)每瓶装 200g

结核丸

Jiehe Wan

【药物组成】　龟甲（醋制）、百部（蜜炙）、鳖甲（醋制）、紫石英（煅）、地黄、熟地黄、天冬、北沙参、牡蛎、阿胶、龙骨、麦冬、蜂蜡、熟大黄、白及、川贝母。

【功能与主治】　滋阴降火，补肺止咳。用于阴虚火旺引起的潮热盗汗，咳痰咳血，胸胁闷痛，骨蒸劳嗽，肺结核、骨结核。

【方解】　方中熟地、龟甲滋阴补肾，填精补髓，阿胶养血补气，地黄、沙参、天冬、麦冬、养阴补虚，百部、川贝润肺止咳，杀虫，鳖甲、熟大黄兼清虚热，白及收敛止血，紫石英温肺平喘。全方共奏滋阴养血，补虚润肺，止咳敛血之功。

【临床应用】　用于肺结核、骨结核、肠结核化学治疗的辅助治疗。

【不良反应】　目前尚未检索到不良反应报道。

【禁忌】　尚不明确。

【注意事项】　外感引起的发热恶寒，咳吐黄痰者不宜使用。

【用法与用量】　口服。一次 3.5g，一日 2 次。骨结核患者每次用生鹿角 15g 煎汤服药。

【规格】　每 20 丸重 3.5g

还原固精丸

Huanyuan Gujing Wan

【药物组成】　熟地黄、山药（炒）、牡丹皮、茯苓、龙骨（煅）、芡实、黄柏（盐炒）、金樱子、山茱萸、牡蛎（煅）、莲须、远志、知母（盐炒）、锁阳（蒸制）。

【功能与主治】　滋阴，补肾，涩精。用于肾阴虚损，梦遗滑精，妇女带下等症。

【方解】　方中以熟地黄滋阴补肾、益精填髓为君药。以山茱萸补肝肾、敛精气，山药健脾固精为臣药。煅龙骨、煅牡蛎收敛元气、安神固脱，知母、黄柏合用清热燥湿、泻火解毒，芡实、金樱子、莲须三药固肾涩精，远志安神益智，锁阳补肾壮阳为佐药。丹皮清泄肝火以制山茱萸、锁阳之温，茯苓淡渗利湿助山药之健运为使药。方中有补有泄有涩，共奏滋补肝肾涩精之功。

【临床应用】

1. 遗精　因肾阴虚损所致，症见梦遗滑精，腰膝酸软，精神疲倦，盗汗，舌淡苔薄白或少苔，脉细弱。

2. 带下　因肾阴不足，精气亏虚，带脉失约所致，症

见带下量多，质清稀，腰膝酸软，精神疲倦，口干咽燥，手足心热，午后潮热，盗汗，舌淡苔薄白或少苔，脉细弱；阴道炎、慢性盆腔炎见上述证候者。

【不良反应】　目前尚未检索到不良反应报道。

【禁忌】　尚不明确。

【注意事项】　服药期间忌房事，少食辛辣食物。

【用法与用量】　口服。一次 6g，一日 3 次。

【规格】　每瓶装 60g

（五）气血双补

补脾益肠丸

Bupi Yichang Wan

【药物组成】　黄芪、党参（米炒）、白术（土炒）、肉桂、干姜（炮）、补骨脂（盐制）、白芍、当归（土炒）、砂仁、木香、延胡索（制）、荔枝核、防风、赤石脂（煅）、炙甘草。

【功能与主治】　益气养血，温阳行气，涩肠止泻。用于脾虚气滞所致的泄泻，症见腹胀疼痛、肠鸣泄泻、黏液血便；慢性结肠炎、溃疡性结肠炎、肠易激综合征见上述证候者。

【方解】　方中黄芪、党参、白术补中益气，健脾升阳，厚肠止泻，共为君药。肉桂、干姜、补骨脂温中散寒，暖脾止泻，共为臣药。白芍补血敛阴，柔肝止痛；当归养血补血，散寒止痛；砂仁、木香、延胡索、荔枝核活血祛瘀，行气止痛；防风疏肝理脾，胜湿止泻；赤石脂涩肠止血止泻，共为佐药。炙甘草缓急止痛，调和药性，为使药。诸药合用，共奏益气养血，温阳行气，涩肠止泻之功。

【临床应用】　泄泻　脾胃虚弱，寒邪困脾所致泄泻，腹痛，肠鸣，黏液血便，腹胀；慢性结肠炎、溃疡性结肠炎、肠易激综合征见上述证候者。

此外，还有应用本品治疗食管癌术后腹泻、保护胃肠癌化疗患者肠屏障功能的报道[1,2]。

【药理毒理】　本品有抑制肠运动等作用。

1. 抑制肠运动　本品可抑制小鼠小肠推进百分率，胃溶药液能使离体家兔肠管收缩频率减慢，收缩幅度减小；肠溶药液可减慢家兔离体肠管收缩频率及幅度，降低肠管张力，拮抗乙酰胆碱、氯化钡引起的家兔离体肠管痉挛性收缩，并拮抗肾上腺素引起的肠管抑制[3]。可降低母子分离内脏高敏模型大鼠肠道敏感性，减少水应激刺激引起的排便数量增加，降低结肠及脑组织 5-羟色胺（5-HT）和肠黏膜胃动素（MTL）含量，增加血管活性肠肽（VIP）含量[4,5]。

2. 其他 本品胃溶药液灌胃能延长小鼠游泳时间,肠溶药液灌胃能缩短家兔凝血时间[3]。

【不良反应】 目前尚未检索到不良反应报道。

【禁忌】 尚不明确。

【注意事项】

1. 大肠湿热泄泻不宜使用。

2. 感冒发热者慎用。

3. 服药期间饮食宜清淡易消化,忌生冷、辛辣、油腻食物。

【用法与用量】 口服。一次 6g,一日 3 次;儿童酌减;重症加量或遵医嘱。30 天为一疗程,一般连服 2～3 个疗程。

【规格】 每瓶装 (1)72g (2)90g (3)130g

【参考文献】 [1]王文龙.中西医结合治疗食管癌术后腹泻 22 例.亚太传统医药,2011,7(2):86-87.

[2]王建中,刘鹏程,柯友辉,等.补脾益肠丸联合谷氨酰胺保护胃肠癌化疗患者肠屏障功能的临床研究.海峡药学,2012,24(3):147-148.

[3]郑友顺.胃肠分溶性补脾益肠丸药效研究.中医中西医结合资料选编(三):110.

[4]莫国强,郭钟慧,何风雷,等.补脾益肠丸对肠易激综合征内脏高敏模型大鼠的影响.中药药理与临床,2013,29(2):138-140.

[5]邹娟,郭珍,刘梓峰,等.补脾益肠丸对腹泻型肠易激综合征动物模型的影响.深圳中西医结合杂志,2013,23(5):288-291.

再造生血片
Zaizao Shengxue Pian

【药物组成】 菟丝子(酒制)、女贞子、墨旱莲、枸杞子、黄精(酒制)、补骨脂(盐制)、鹿茸(去毛)、淫羊藿、黄芪、红参、党参、白术(炒)、当归、熟地黄、白芍、制何首乌、阿胶、鸡血藤、麦冬、仙鹤草、益母草。

【功能与主治】 补肝益肾,补气养血。用于肝肾不足、气血两虚所致的血虚虚劳,症见心悸气短、头晕目眩、倦怠乏力、腰膝酸软、面色苍白、唇甲色淡或伴出血;再生障碍性贫血、缺铁性贫血见上述证候者。

【方解】 方中菟丝子辛、甘、平,归肝、脾、肾经,辛以润燥,甘以补虚,既可补肾阳,又可益精血,为平补阴阳食物,兼能补肾益脾,先后天并调,故为君药。女贞子、墨旱莲、枸杞子、黄精滋补肝肾,养阴生精;补骨脂、鹿茸、淫羊藿温补肾阳,以取善补阴者必阳中求阴,阴得阳助而生化无穷之妙;黄芪、红参、党参、白术补气健脾以补后天之本,滋生血之源;当归、熟地黄、白芍、制何首乌、阿胶、鸡血藤、麦冬大补阴血;仙鹤草收敛止血,合益母草活血化瘀,使止血而不留瘀,为佐药。诸药合用,共奏补肝益肾,补气养血之效。

【临床应用】

1. 肝肾不足,气血亏虚证 多因禀赋不足,或房事劳伤,或久病失养,肝肾不足,气血亏虚所致,症见心悸气短,头晕目眩,倦怠乏力,腰膝酸软,面色苍白,唇甲色淡,或伴出血,舌质淡,脉沉细;再生障碍性贫血、缺铁性贫血见上述证候者。

2. 心悸 因肝肾不足,气血亏虚所致,症见心慌心跳,少气懒言,倦怠乏力,腰膝酸软,舌淡苔薄,脉沉细;再生障碍性贫血、缺铁性贫血见上述证候者。

3. 眩晕 因肝肾不足,气血亏虚所致,症见头晕目眩,气短乏力,精神疲惫,腰膝酸软,舌淡苔薄,脉沉细;再生障碍性贫血、缺铁性贫血见上述证候者。

【药理毒理】 促进造血功能 本品可提高免疫介导的再生障碍性贫血小鼠的 CD34+ 造血细胞在整体细胞中所占比率,并可减轻辐射照射诱发小鼠骨髓造血功能病理学改变[1]。

【不良反应】 目前尚未检索到不良反应报道。

【禁忌】 尚不明确。

【注意事项】

1. 本品为补益之剂,外感者慎用。

2. 服药期间饮食宜选清淡易消化食物。

3. 再生障碍性贫血和缺铁性贫血必要时采取综合治疗措施。

【用法与用量】 口服。一次 5 片,一日 3 次。

【参考文献】 [1]袁绍鹏,陈日道,史记,等.天山雪莲细胞培养物多糖对免疫介导的再生障碍性贫血模型小鼠的治疗作用研究.医学研究杂志,2014,43(1):14-17.

复方皂矾丸
Fufang Zaofan Wan

【药物组成】 海马、西洋参、皂矾、肉桂、核桃仁、大枣(去核)。

【功能与主治】 温肾健髓,益气养阴,生血止血。用于再生障碍性贫血,白细胞减少症,血小板减少症,骨髓增生异常综合征及放疗和化疗引起的骨髓损伤、白细胞减少属肾阳不足、气血两虚证者。

【方解】 方中皂矾为君药,以善补各类血虚之证。西洋参、大枣补气以养血,海马、肉桂、核桃仁温肾助阳,温通利水,鼓舞气血生长,共为臣药。全方配伍,共奏温补肾阳,益气补血之功。

【临床应用】 **肾阳不足、气血两虚证** 多因久病不愈所致肾阳不足、气血两虚,症见神疲体倦,腰膝酸软,口燥咽干,面色萎黄或苍白,食欲不振;再生障碍性贫血、白细胞减少症、血小板减少症、骨髓增生异常综合征及放疗和化疗所致的骨髓损伤、白细胞减少见上述证候者。

此外,尚有治疗再生障碍性贫血、老年急性非淋巴细胞性白血病的报道[1,2]。

【不良反应】　有本品致罕见腹痛腹泻、致铁过载的报道[3,4]。

【禁忌】　尚不明确。

【注意事项】

1. 孕妇慎用。

2. 本方所含皂矾,多服能引起呕吐腹痛,脾胃虚弱者慎服。

3. 禁用茶水冲服;服药期间忌食辛辣、油腻、生冷食物。

【用法与用量】　口服。一次 7～9 丸,一日 3 次,饭后服用。

【规格】　每丸重 0.2g

【参考文献】　[1]刘俏敏,陈少通,梁彩平.达那唑联合复方皂矾丸治疗再生障碍性贫血.中国医药导报,2009,35:61-62.

[2]王伟,崔海朋.复方皂矾丸联合 Ara-c 治疗老年 ANLL 的疗效观察.中国现代医生,2009,47(1):95-96.

[3]哈力,张新建.复方皂矾丸致腹痛腹泻 1 例.医药导报,2007,26(6):614.

[4]曹凯,张荣葵,曹原.复方皂矾丸致铁过载 1 例.中国药物警戒,2014,11(9):572.

人参首乌胶囊(精)
Renshen Shouwu Jiaonang(Jing)

【药物组成】　红参、制何首乌。

【功能与主治】　益气养血。用于气血两虚所致的须发早白、健忘失眠、食欲不振、体疲乏力;神经衰弱见上述证候者。

【方解】　方中以红参大补元气,补脾益肺,益气生血,安神增智,为君药。制何首乌滋补肝肾,养血滋阴,益精乌发,为臣药。二者相须为用,阳生阴长,相得益彰,共奏补气养血之功。

【临床应用】

1. 气血两虚证　因素体虚弱,或疲劳过度,病久失养,气血亏虚,发失荣润而致须发早白,体疲乏力,少气懒言,面色萎黄或苍白,唇甲淡白,食欲不振;贫血见上述证候者。

2. 健忘　因思虑过度,劳伤心脾,或年迈体弱,或久

病损伤,化生无源,气血亏虚,脑失濡养而致健忘,精神疲惫,饮食减少,四肢无力;神经衰弱见上述证候者。

3. 失眠　因久病失养,年迈体弱,引起气血不足,心失所养,心神不安而致失眠,健忘,纳呆食少,肢倦乏力,精神萎靡;神经衰弱见上述证候者。

【不良反应】　目前尚未检索到不良反应报道。

【禁忌】　尚不明确。

【注意事项】

1. 体实有热者慎服。

2. 感冒者慎服。

3. 服药期间饮食宜清淡易消化,忌食辛辣、油腻、生冷食物。

4. 用于治疗失眠时,睡前勿吸烟,勿喝酒、茶和咖啡。

【用法与用量】　胶囊剂:口服。一次 1～2 粒,一日 3 次。饭前服用。

合剂:饭前温开水冲服。一次 1～2ml,一日 3 次。

【规格】　胶囊剂每粒装 0.3g

人参归脾丸
Renshen Guipi Wan

【药物组成】　人参、炙黄芪、当归、龙眼肉、白术(麸炒)、茯苓、远志(去心,甘草炙)、酸枣仁(炒)、木香、炙甘草。

【功能与主治】　益气补血,健脾养心。用于心脾两虚、气血不足所致的心悸、怔忡、失眠健忘、食少体倦、面色萎黄以及脾不统血所致的便血、崩漏、带下。

【方解】　方中人参大补元气,炙黄芪健脾补中,二者共为君药,重在健脾益气,以气生血,气旺统血的功用特点。当归甘温质润,为补血之圣药;龙眼肉能补脾益气养血以安神,共为臣药;君臣相合,补益心脾,化生气血,切中病机。白术、茯苓健脾益气以助生血之源;远志能上开心气,下通肾气,交通心肾,安神益智;酸枣仁养心益肝,宁心安神;木香理气醒脾,防滋补太过,可使全方补而不滞,以上共为佐药。炙甘草能益气和中,调和诸药,为使药。诸药合用,共奏益气补血,健脾养心之效。

【临床应用】

1. 心悸　系由思虑过度,劳伤心脾,或脾胃虚弱,气血生化之源不足,心失所养所致,症见心悸,怔忡,头晕目眩,面色不华,倦怠乏力,舌质淡,脉细弱;心律失常、心肌炎见上述证候者。

2. 不寐　多由思虑劳倦,内伤心脾,化源不足,阴血

暗耗以致气血两虚,心神失养,神不守舍所致,症见多梦易醒、失眠健忘,头晕目眩,神疲纳呆,舌淡,脉细弱;神经衰弱、贫血、更年期综合征、疲劳综合征见上述证候者。

3. 健忘 多因久病体弱,或思虑过度,劳伤心脾,阴血耗损,脑失所养而致,症见遇事善忘,心悸,气短,神倦,纳呆,舌淡,脉细弱;神经衰弱、疲劳综合征见上述证候者。

4. 出血 多因脾气虚弱,统摄无权,血溢脉外所致,症见衄血,便血,皮下紫斑,崩漏,月经先期、量多色淡,舌淡苔薄,脉细弱;胃及十二指肠溃疡出血、功能性子宫出血、血小板减少性紫癜见上述证候者。

5. 带下 多由素体虚弱或劳倦过度,脾气虚弱,运化失职,水湿之气下陷,带脉失约所致,症见带下色白,量多无臭,面色萎黄或白,纳少,便溏,乏力,舌淡苔白,脉缓弱;慢性阴道炎、宫颈炎见上述证候者。

此外,有报道本品尚可用于治疗儿童多动症、慢性结肠炎、缺铁性贫血[1-3]。

【不良反应】 目前尚未检索到不良反应报道。

【禁忌】 尚不明确。

【注意事项】

1. 阴虚、痰湿壅盛者慎用。

2. 服药期间应进食营养丰富而易消化吸收的食物。忌食生冷食物,忌烟酒、浓茶。

3. 保持精神舒畅,劳逸适度。忌过度思虑,避免恼怒、抑郁、惊恐不良情绪。

【用法与用量】 大蜜丸:口服。一次 1 丸,一日 2 次。水蜜丸:口服。一次 6g,一日 2 次。小蜜丸:口服。一次 9g,一日 2 次。浓缩丸:口服。一次 30 丸,一日 2 次。

【规格】 大蜜丸:每丸重 9g

水蜜丸每 10 丸重 1.5g

小蜜丸每 10 丸重 2g

浓缩丸每 10 丸重 2g

【参考文献】 [1]张凤春,班艳红.人参归脾糖浆治疗儿童多动症 66 例.中医药信息,2003,(3):46.

[2]刘庆明,刘鑫,刘霞.中医治疗慢性结肠炎 336 例.中国煤炭工业医学杂志,2004,7(7):691.

[3]石红梅.人参归脾对缺铁性贫血患者 HB、RBC、HCT 的影响.西部中医药,2013,26(3):80-81.

田七补丸
Tianqi Bu Wan

【药物组成】 乌鸡(去毛、爪、肠)、熟地黄、当归、三七(香油炸黄)、党参、白术(麸炒)、山药、女贞子(酒炙)、墨旱莲、香附(醋炙)。

【功能与主治】 补肝益肾,益气养血。用于肝肾不足,气血亏虚所致的面色苍白、心悸气短、精神疲倦、体虚潮热、腰酸腿软。也用于妇女产后失血过多。

【方解】 方中重用乌鸡为君药,味甘性平,入肝、肾经,可养阴退热,《本草纲目》云其善“治女人崩中、带下、虚损诸病”。熟地黄养血滋阴,补精填髓;当归、三七补血活血,调理血分,共为臣药。党参、白术、山药益气健脾,以资气血生化之源;女贞子、墨旱莲滋养肝肾,补益精血;香附疏肝理气,调和气血,使诸药补而不滞,合为佐药。诸药配合,共奏补肝益肾,益气养血之功。

【临床应用】

1. 心悸 多因肝肾不足,气血亏虚所致,症见心慌不能自主,神疲倦怠,遇劳则发,稍劳尤甚,头晕,腰酸,舌淡少津,脉沉细或结代;心律失常、心肌炎恢复期见上述证候者。

2. 产后血虚 多因产时耗伤气血,损及冲任,肝肾不足所致,症见面色苍白,心悸气短,腰酸腿软,恶露量少色淡,或烦躁,潮热;产后子宫复旧不全见上述证候者。

【不良反应】 目前尚未检索到不良反应报道。

【禁忌】 尚不明确。

【注意事项】

1. 血热引起的失血慎用。

2. 脾虚腹胀、便溏、咳嗽痰多者慎用。

3. 不宜和感冒类药同服。

4. 服药期间,进食营养丰富而易消化吸收的食物。忌食生冷食物。忌烟酒、浓茶。

5. 保持心情愉快,情绪稳定,忌过度思虑,恼怒、惊恐。

【用法与用量】 口服。小蜜丸一次 45 丸,一日 3 次;大蜜丸一次 2 丸,一日 2 次。

【规格】 小蜜丸:每 100 丸重 21g

大蜜丸:每丸重 9g

复方扶芳藤合剂
Fufang Fufangteng Heji

【药物组成】 红参、黄芪、扶芳藤。

【功能与主治】 益气补血,健脾养心。用于气血不足,心脾两虚,症见气短胸闷、少气懒言、神疲乏力、自汗、心悸健忘、失眠多梦、面色不华、纳谷不馨、脘腹胀满、大便溏软、舌淡胖或有齿痕、脉细弱;神经衰弱、白细胞减少症见上述证候者。

【方解】　方中红参大补元气，补脾益肺，安神增智，为治虚劳第一要药，故为君药。黄芪能补气升阳，又善补脾肺之气，还可益卫固表，用为臣药，能助君药增强补气之功。扶芳藤功能行气活血，舒筋活络，用为佐药。有形之血生于无形之气，气旺则能血生，脏腑方得充养，心神有所依附，诸药合用，共奏益气补血，健脾养心之功。

【临床应用】

1. 心悸　多由心脾两虚，生化乏源，气血不足，心失所养所致，症见心悸气短，胸闷不舒，面色不华，神疲乏力，失眠健忘，纳谷不馨，脘腹胀满，舌淡胖或有齿痕，脉细弱；神经衰弱、白细胞减少症见上述证候者。

2. 不寐　多系劳伤心脾，气血化生不足，心失所养，神不守舍所致，症见失眠多梦易醒，心悸气短，头晕乏力，不思饮食，食后腹胀，大便溏软，舌淡苔薄白，脉缓弱；神经衰弱、白细胞减少症见上述证候者。

此外，对慢性疲劳综合征及心力衰竭患者神经内分泌功能有一定调节作用，可改善患者心功能[1-3]。

【药理毒理】　本品有促进造血功能、改善血液流变性、抗心律失常作用。

1. 促进造血功能　本品可增加小鼠外周血白细胞数量，增高体外培养造血祖细胞 CFU-Mix 产率和外周血中外周血干细胞抗原-1(Sca-1)细胞百分率[4]。

2. 改善血液流变性　本品能延长小鼠凝血时间、缩短 ADP 诱发的大鼠肺栓塞模型呼吸喘促时间，降低全血黏度、血浆黏度和全血高切还原黏度[5]。

3. 抗心律失常　本品可使甲醛湿敷兔窦房结诱导的兔病态窦房结综合征模型的窦房传导时间(SACT)、窦房结恢复时间(SNRT)和校正窦房结恢复时间(SNRTc)缩短，使心率增加[6]。

【不良反应】　目前尚未检索到不良反应报道。

【禁忌】　周岁以内婴儿禁用；外感发热患者禁用。

【注意事项】

1. 阴虚内热，肝阳上亢，痰火内盛之心悸不寐者慎用。

2. 失眠患者睡前不宜饮用浓茶、咖啡等兴奋性饮品。

3. 保持心情舒畅，劳逸结合，忌过度思虑，避免恼怒、抑郁等不良情绪。

【用法与用量】　口服。一次 15ml，一日 2 次。

【规格】　(1)每支装 15ml　(2)每瓶装 120ml

【参考文献】　[1]程世和.复方扶芳藤合剂治疗慢性疲劳

综合征疗效观察.辽宁中医药大学学报,2009,11(8):135.

[2]赵霞,何晓微,黄清.复方扶芳藤合剂对气血两虚型慢性疲劳综合征疗效观察.中医药信息,2013,30(4):88-90.

[3]王红.复方扶芳藤合剂对充血性心力衰竭患者神经内分泌因子及心功能的影响.检验医学与临床,2014,11(2):197-198.

[4]张雨,常军英,张宁,等.复方扶芳藤合剂对小鼠外周血干细胞动员作用的研究.中国实验方剂学杂志,2012,18(7):212-215.

[5]但旭辉,邓家刚,吴玉强,等.复方扶芳藤合剂对大鼠血栓形成和血液流变学的影响.广西中医学院学报,2011,14(4):39-42.

[6]朱智德,韦斌,卢健棋,等.复方扶芳藤合剂对兔病态窦房结综合征心率及窦房结电生理的影响.广西中医药,2013,36(6):73-75.

益气养血口服液
Yiqi Yangxue Koufuye

【药物组成】　人参、黄芪、当归、制何首乌、党参、白术(炒)、鹿茸、地黄、麦冬、五味子、淫羊藿、地骨皮、陈皮。

【功能与主治】　益气养血。用于气血不足所致的气短心悸、面色不华、体虚乏力。

【方解】　方中人参大补元气，益气生血，养心复脉；黄芪健脾升阳，补气生血，行滞通脉，二药相合为补气生血峻品，故为君药。当归为补血圣药，何首乌滋补肝肾，益精养血，辅助君药益气生血，共为臣药。党参、白术相伍健脾补气，以资气血生化之源；鹿茸、地黄合用助阳养阴，以助精血互化之力；麦冬滋阴清心安神；五味子益肾宁心安神；淫羊藿温肾助阳，地骨皮清肝凉血，二药相配，调和阴阳气血，佐制诸药寒热，陈皮行气健脾和中，防其全方滞补滋腻碍胃，以上共为佐药。诸药相合，共奏益气养血之效。

【临床应用】

1. 心悸　多因脾胃虚弱，气血化生不足，使心失所养，神无所附而致，症见气短，心悸，面色不华，倦怠乏力，舌淡苔薄脉细弱；心律失常见上述证候者。

2. 气血亏虚证　多由久病体虚，脾气不足，气血两虚所致，症见气短，头晕，面色不华，心悸，失眠，倦怠神疲，下肢浮肿，舌淡，脉沉细；贫血见上述证候者。

此外，有文献报道具有改善老年类风湿关节炎患者全身及关节症状，改善贫血的功效[1]。

【药理毒理】　促进造血功能　本品对失血性血虚小鼠可明显升高外周血红细胞、血红蛋白和红细胞压积水平，增加胸腺指数[2]。本品可提高老年类风湿关节炎患者血红蛋白、血清铁含量[1]。

【不良反应】　目前尚未检索到不良反应报道。

【禁忌】 尚不明确。

【注意事项】

1. 湿热内蕴,痰火壅盛者慎用。

2. 孕妇慎用,月经期及有出血倾向者慎用。

3. 饮食宜清淡、低盐、低脂。食勿过饱,忌食生冷、辛辣、油腻食物,忌烟酒、浓茶。

4. 保持心情舒畅,忌过度思虑、避免恼怒、抑郁等不良情绪。

【用法与用量】 口服。一次 15~20ml,一日 3 次。

【规格】 每支装 10ml

【参考文献】 [1]余学芳,陆学丹,汪海静.益气养血口服液对老年类风湿关节炎患者贫血的影响.中国临床保健杂志,2013,16(1):65-67.

[2]李姣,李清,贺克,等.新型功能性蜜枣对失血性贫血模型小鼠的影响.中小企业管理与科技(上旬刊),2010,(12):319-320.

阿胶益寿晶

Ejiao Yishou Jing

【药物组成】 人参、熟地黄、炙黄芪、制何首乌、阿胶、陈皮、木香、甘草。

【功能与主治】 补气养血。用于气血双亏所致的未老先衰、面黄肌瘦、四肢无力、腰膝酸软、健忘失眠、妇女产后诸虚。

【方解】 方中人参大补元气,健脾补中,安神益智;熟地滋阴补血,填精生髓,合为君药。黄芪补气健脾强身,益气生血;何首乌、阿胶养血滋阴,补精填髓,精血互生,髓满骨壮,补气药与补血药同用,气血生化无穷,共为臣药。佐以陈皮、木香,调畅脾胃气机,振奋疲顿之脾阳,使补而不滞。甘草补脾益气,调和诸药,为使药。诸药相合,共奏补气益血之功。

【临床应用】

1. 气血两虚证 因先天禀赋不足,或劳力过度,或久病失治误治,或饮食不节,损伤脾胃,气血生化之源匮乏,以致未老先衰,面黄肌瘦,精神不振,四肢无力,腰膝酸软;贫血见上述证候者。

2. 健忘 因思虑过度,劳伤心脾,气血化生无源,或久病损伤气血,或年迈气血亏虚,脑失濡养而致健忘,不寐,精神疲惫,食少纳呆,唇甲淡白;神经衰弱见上述证候者。

3. 失眠 因思虑太过,或久病失养,或年迈体虚,气血不足,心失所养,心神不安而致失眠,多梦易醒,健忘,眩晕,面色无华,精神萎靡,肢体倦怠;神经衰弱见上述证候者。

4. 产后诸虚 因产时用力,出汗过多,产伤,或失血过多,元气受损,气血俱伤,而致产后眩晕,面色苍白,心悸;产后贫血见上述证候者。

【不良反应】 目前尚未检索到不良反应报道。

【禁忌】 尚不明确。

【注意事项】

1. 体实有热者慎服;感冒者慎服;脾胃虚弱,呕吐泄泻,腹胀便溏、咳嗽痰多者慎服。

2. 服药期间饮食宜清淡易消化,忌食辛辣、油腻、生冷食物。

3. 用于治疗失眠时,睡前勿吸烟,勿喝酒、茶和咖啡。

【用法与用量】 开水冲服。一次 10g,一日 1~2 次。

【规格】 每袋装 10g(相当于原药材 3.5g)

八珍颗粒(丸)

Bazhen Keli(Wan)

【药物组成】 熟地黄、党参、当归、白芍(炒)、白术(炒)、茯苓、川芎、炙甘草。

【功能与主治】 补气益血。用于气血两虚,面色萎黄,食欲不振,四肢乏力,月经过多。

【方解】 方中以熟地、党参为君药,甘温益气养血。以当归辛苦温,白芍酸苦微寒,二者养血和营,协助熟地益心生血,调和肝脾;白术苦温,健脾燥湿,茯苓甘淡,益脾渗湿,二者相合,协助党参补脾肺之气,以助气血生化之源,以上四味气血双补,共为臣药。川芎辛温,活血行气,炙甘草补中益气,共为佐使药。诸药相合,共奏补气养血之功。

【临床应用】

1. 气血两虚证 因素体虚弱,或久病不愈,或劳伤过度,气虚不能生血或血虚无以化气,气血两虚,以致面色萎黄不华,食欲不振,四肢乏力,精神恍惚,少气懒言,口唇指甲淡白;贫血见上述证候者。

2. 月经过多 因禀赋不足,或过劳久思,或大病久病,损伤脾气,冲任不固,血失统摄,以致月经量多,色淡红,质清稀,小腹空坠,面色苍白,神疲体倦,气短懒言。

此外,本品能促进中晚期气血两虚型恶性肿瘤患者免疫功能的恢复和提高,治疗儿童缺陷多动障碍及化疗后食欲减退的报道[1-3]。

【药理毒理】 本品有促进造血功能、增强免疫功能和改善血液流变性、抗心肌缺血的作用。

1. 促进造血功能 本品可增加血虚小鼠和大鼠血

红蛋白含量和红细胞数量[4]，提高小鼠和大鼠血清红细胞生成素（EPO）含量；缓解环磷酰胺所致小鼠白细胞数下降幅度，提高骨髓有核细胞数[5]。八珍胶囊能可改善失血性血虚模型大鼠的一般状况，促进血液 RBC、Hb 恢复；升高气血两虚型贫血患者 Hb、RBC 和 IgG 含量[6]。

2. 增强免疫功能 本品能增强小鼠腹腔巨噬细胞吞噬功能[7]，拮抗氢化可的松所致小鼠胸腺萎缩及淋巴细胞转化、血清溶血素和凝集素生成的抑制[7]；本品可升高中晚期气血两虚型恶性肿瘤患者 CD3、CD4、NK 细胞百分比，增加 CD4/CD8、IgG、IgA、C3、C4[8]。八珍胶囊品可对抗环磷酰胺致小鼠的免疫抑制作用，增加胸腺重量，提高血液白细胞计数、血清抗 SRBC 溶血素水平以及 E-玫瑰花结形成率[7]。

3. 抗心肌缺血 八珍胶囊可增强失血性血虚模型大鼠左室收缩功能；能改善垂体后叶素致大鼠心肌缺血引起的心电图 ST 段偏移、T 波增高及异丙肾上腺素致大鼠心肌缺血引起的心电图 ST 段偏移及心肌缺血病理改变；还有增加离体豚鼠心脏冠脉流量、增强心肌收缩力等作用[6]。

【不良反应】 目前尚未检索到不良反应报道。

【禁忌】 尚不明确。

【注意事项】

1. 体实有热者慎服。

2. 感冒者慎服。

3. 服药期间饮食宜选清淡易消化食物，忌食辛辣、油腻、生冷食物。

【用法与用量】 颗粒剂：开水冲服。一次 1 袋，一日 2 次。丸剂：口服。水蜜丸一次 6g，大蜜丸一次 1 丸，一日 2 次。

【规格】 颗粒剂：每袋装 （1）8g （2）3.5g（无蔗糖）

丸剂：大蜜丸 每丸重 9g

【参考文献】 [1]魏开建,杜建.八珍颗粒对中晚期气血两虚型恶性肿瘤患者免疫功能的影响.中医药导报,2010,16(12):25-27.

[2]陆敏.八珍颗粒治疗儿童缺陷多动障碍 63 例体会.江苏医药,2010,36(21):2593-2594.

[3]何依群,姜鹤群,王少龙,等.八珍冲剂治疗化疗后食欲减退的临床观察.海南医学,2007,8(11):87.

[4]魏领地,赵琳,周荔,等.八珍丸的药理实验研究.中草药,1993,24(4):195-196,206.

[5]陈珏,许衡钧,郑高利,等.八珍制剂对实验性白细胞减少的保护作用.浙江省医学科学院学报,1993,4(2):4-5.

[6]张璧姿,左红,姜友平,等.八珍胶囊治疗气血两虚证 102 例临床与实验研究.湖南中医杂志,1994,10(2):8-10.

[7]龚维桂,郑高利,朱秀华.八珍颗粒剂对小鼠免疫功能的影响.浙江省医学科学院学报,1993,4(2):1-3.

[8]魏开建,杜建.八珍颗粒对中晚期气血两虚型恶性肿瘤患者微量元素、免疫功能影响的临床研究.福建中医药大学学报,2011,21(2):11-13.

升气养元糖浆
Shengqi Yangyuan Tangjiang

【药物组成】 党参、黄芪、龙眼肉。

【功能与主治】 益气，健脾，养血。用于气血不足、脾胃虚弱所致的面色萎黄、四肢乏力。

【方解】 方中党参甘平健脾补中，益气养血，为君药。黄芪甘温补中益气，健脾升阳，益气生血，辅助君药健脾升阳，益气生血，以开气血生化之源，为臣药。龙眼肉甘平补益心脾，益气生血，养心安神，有佐助之能，为佐药。三药相合，共奏补气养血健脾之功。

【临床应用】 气血不足、脾胃虚弱证 因体质虚弱，正气不足，或饮食失调，或劳思过度，或病久失养，损伤脾胃，气血生化无源而致面色萎黄，四肢乏力，精神疲惫，不思饮食；营养不良性贫血见上述证候者。

【不良反应】 目前尚未检索到不良反应报道。

【禁忌】 尚不明确。

【注意事项】

1. 体实有热者慎服。

2. 感冒者慎服。

3. 服药期间饮食宜清淡易消化，忌食辛辣、油腻、生冷食物。

【用法与用量】 口服。一次 20ml，一日 2 次。

【规格】 每瓶装(1)20ml (2)250ml

十全大补口服液（丸）
Shiquan Dabu Koufuye(Wan)

【药物组成】 熟地黄、党参、白术（炒）、茯苓、炙黄芪、当归、白芍（酒炒）、肉桂、川芎、炙甘草。

【功能与主治】 温补气血。用于气血两虚，面色苍白，气短心悸，头晕自汗，体倦乏力，四肢不温，月经量多。

【方解】 方中熟地补血滋阴，填精生髓，党参补脾健中，益气生血，阳生阴长，共为君药。白术健脾益气，茯苓健脾利湿，黄芪健脾益气升阳，合以助君药开气血生化之源，黄芪补气健中；当归、白芍补养阴血，以阴配阳;肉桂补火助阳,鼓舞气血生长,共为臣药。以川芎行气活血,使补而不滞为佐药。甘草益气,调和诸药,为使药。十药相合,共奏温补气血之功。

【临床应用】

1. 气血两虚证 因禀赋不足,或久病不愈,或年老体弱,或饮食失调,脾胃虚弱,气血两虚而致面色苍白,气短懒言,体倦乏力,四肢不温,食欲不佳;贫血见上述证候者。

2. 心悸 因体质虚弱,或久病失养,或劳累过度,气血亏虚,心失所养,心神不宁而见心慌不安,气短乏力,面色无华,头晕;贫血、功能性心律失常见上述证候者。

3. 眩晕 因久病不愈,虚而不复,或失血过多,血亏气耗,或劳思伤脾,生化无权,气血两虚,脑失濡养而见头晕目眩,动则加剧,面色苍白,神疲乏力,心悸;贫血见上述证候者。

4. 自汗 因素体虚弱,或病后体虚,卫气不能固护肌表,腠理疏松,津液外泄而致汗出,体倦乏力,面色无华,神疲气短。

5. 月经量多 因先天不足,或过劳久思,或大病久病,损伤脾气,中气不足,冲任不固,血失统摄,而致月经量多,色淡红,质清稀,小腹空坠,面色苍白,神疲体倦,气短懒言。

此外,还有本品治疗白细胞减少症,减轻恶性肿瘤患者化疗毒副作用、提高生活质量,促进创伤术后患者恢复的报道[1-4]。

【药理毒理】 本品有增强免疫功能、促进造血功能等作用。

1. 增强免疫功能 本品可对抗环磷酰胺所致小鼠外周血白细胞下降、T淋巴细胞转化率降低及胸腺、脾脏萎缩[5];增加绵羊红细胞免疫所致的溶血空斑形成,拮抗氢化泼尼松所致小鼠腹腔巨噬细胞吞噬功能低下[6]。十全大补丸也有相似作用[6]。

2. 促进造血功能 本品对失血性贫血小鼠和大鼠有治疗作用,能促进红细胞、血红蛋白的恢复,还能缓解环磷酰胺对骨髓造血功能的抑制及^{60}Co照射所致小鼠骨髓损伤,促进放射损伤的修复[7]。

3. 其他 十全大补丸可延长小鼠缺氧存活时间,提高小鼠在寒冷条件下的死亡百分率和负重游泳时间[8]。十全大补丸可缓解大鼠环孢霉素A的肝、肾毒性,降低血清谷丙转氨酶及碱性磷酸酶水平,降低血肌酐、尿素氮水平,增加尿量[9,10]。

【不良反应】 目前尚未检索到不良反应报道。

【禁忌】 尚不明确。

【注意事项】

1. 体实有热者慎服。

2. 感冒者慎服。

3. 本品含有肉桂,孕妇慎服。

4. 服药期间饮食宜选清淡易消化食物,忌食辛辣、油腻、生冷食物。

【用法与用量】 口服液:口服。一次1瓶,一日2～3次。丸剂:口服。浓缩丸一次8～10丸,一日3次;水蜜丸一次6g,一日2～3次;大蜜丸一次1丸,一日2～3次;小蜜丸一次9g,一日2～3次。

【规格】 口服液:每瓶10ml

丸剂:浓缩丸8丸相当于原生药3g;大蜜丸每丸重9g;小蜜丸每10丸重2g。

【参考文献】 [1]苏健.十全大补口服液治疗白细胞减少症200例临床观察.湖南中医杂志,1995,11(2):50.

[2]喻长远,彭启丹.十全大补口服液治疗白细胞减少症78例.时珍国药研究,1995,6(4):10.

[3]姚卫华,马盛娟.十全大补丸配合化疗治疗恶性肿瘤72例疗效观察.中国中医药信息杂志,2005,12(3):78-79.

[4]柳岩.十全大补丸在创伤术后的应用.吉林中医药,2005,25(12):28-29.

[5]金芳,雷茂华.工艺对十全大补口服液药效的影响.中成药,1994,16(5):2-3.

[6]舒晓奋,唐彪,宗桂珍,等.十全大补丸与十全大补口服液对小鼠免疫指标的作用比较.中国中药杂志,1993,18(3):174-176.

[7]王永汉,阎世明,柳树芳.十全大补口服液的益气养血作用实验观察.中成药,1989,11(5):31-32.

[8]蒲宝婵,李爱主,方玲.从免疫应激实验研究经前三剂止痛方与扶正祛邪相关性.辽宁中医药大学学报,2015,17(2):26-28.

[9]黎明,朱丽青,吴秀华.十全大补丸对环孢菌素A肝毒性的作用.中国临床药理学与治疗学杂志,1998,3(3):192-194.

[10]黎明,朱丽青,吴秀华.十全大补丸防护环孢菌素A肾毒性的实验研究.解放军药学学报,1999,15(3):17-20.

消疲灵颗粒
Xiaopiling Keli

【药物组成】 人参、当归、黄芪、茯苓、龙眼肉、阿胶、麦冬、五味子、灵芝、鸡血藤、丹参、枣仁、肉桂、山楂。

【功能与主治】 益气健脾,养血活血,宁心安神。用于过度疲劳或病后气血两虚所致的心悸气短、四肢酸痛、全身无力、精神疲惫、烦躁失眠、食欲不振。

【方解】 方中人参大补元气,健脾补中,安神益智;当归补血养血,气血并调,共为君药。黄芪、茯苓补气健脾,以资生血;龙眼肉补益心脾,养血安神,阿胶养血滋阴,宁心安神,共为臣药。佐以麦冬养阴清心除烦,五味子宁心安神,灵芝滋补强壮且能安神,鸡血藤补血活血,丹参清心养血安神,枣仁养血宁心安神,肉桂温运阳气,鼓舞气血生长,山楂开胃和中助脾。诸药相合,共奏益气健脾,养血安神,滋补强壮之功。

【临床应用】

1. 气血两虚证　因素体虚弱,或过度疲劳,或病后失养,气血亏虚以致精神疲倦,全身无力,四肢酸痛,气短懒言,食欲不振;贫血见上述证候者。

2. 心悸　因禀赋不足,或饮食劳倦,或思虑过度,或年高体迈,气血亏虚,心失所养而致心慌不安,气短少言,倦怠乏力,精神不振,失眠;贫血、功能性心律失常见上述证候者。

3. 失眠　因劳逸失度,或久病体虚,或思虑太过,气血不足,心失所养,心神不安而见失眠,烦躁,心悸,纳呆食少,肢倦乏力,精神萎靡;神经衰弱见上述证候者。

此外,本品还有治疗老年慢性肺心病、慢性疲劳综合征的报道[1,2]。

【不良反应】　目前尚未检索到不良反应报道。

【禁忌】　尚不明确。

【注意事项】

1. 体实有热者慎服。

2. 感冒者慎服。

3. 本品含有肉桂,孕妇慎服。

4. 服药期间饮食宜选清淡易消化食物,忌食辛辣、油腻、生冷食物。不宜喝茶和吃萝卜。

5. 用于治疗失眠时,睡前勿吸烟,勿喝酒、茶和咖啡。

【用法与用量】　开水冲服。一次 10～20g,一日 1～3 次。6 天为一疗程。

【规格】　每袋装 10g(相当于原药材 13.2g)

【参考文献】　[1]严秀娟,张国祥.消疲灵颗粒增强老年慢性肺心病患者免疫功能的临床研究.中国现代应用药学,2003,20(1):73-75.

[2]方宾,王建中,张和峰.消疲灵颗粒治疗慢性疲劳综合征的临床观察.现代中西医结合杂志,2007,16(12):1622-1623.

养血饮口服液
Yangxueyin Koufuye

【药物组成】　黄芪、当归、鹿角胶、阿胶、大枣。

【功能与主治】　补气养血。用于气血两亏所致的体虚羸弱、崩漏下血;血小板减少、贫血及放、化疗后白细胞减少症见上述证候者。

【方解】　方中黄芪补气健脾升阳,益气生血摄血;当归补血活血,补而不滞,共为君药。鹿角胶补肝肾,益精血,固冲任,止崩漏;阿胶补血滋阴止血,共为臣药。大枣补气养血,调和诸药,为佐使药。诸药相合,共奏益气养血之功。

【临床应用】

1. 气血两虚证　因禀赋不足,或久虚未复,或积劳成疾,或病久失养,气血亏虚而致体虚羸弱,神疲倦怠,面色萎黄,气短懒言,食少纳差;血小板减少、贫血及放化疗后白细胞减少症见上述证候者。

2. 崩漏　由素体虚弱,或劳倦思虑,饮食不节,损伤脾气,血失统摄,冲任不固,不能制约经血而致经血非时而下,或淋漓日久不尽,血色淡,质清稀,面色苍白,神疲气短,小腹空坠;功能性子宫出血见上述证候者。

此外,本品还有治疗小儿缺铁性贫血,改善维持性血液透析患者免疫功能和临床症状的报道[1,2]。

【不良反应】　目前尚未检索到不良反应报道。

【禁忌】　尚不明确。

【注意事项】

1. 体实有热者慎服。

2. 感冒者慎服。

3. 服药期间饮食宜选清淡易消化食物,忌食辛辣、油腻、生冷食物。

【用法与用量】　口服。一次 10ml,一日 2 次。

【规格】　每支装 10ml

【参考文献】　[1]张桂玲,卢青军,李永申,等.养血饮口服液与硫酸亚铁对照治疗小儿缺铁性贫血 100 例.中国新药杂志,2002,11(3):232.

[2]舒静,王怡,陈敏.养血饮联合促红细胞生成素对维持性血液透析患者免疫功能的影响.长春中医药大学学报,2006,22(4):17-18.

益气养元颗粒
Yiqi Yangyuan Keli

【药物组成】　党参、熟地黄、炙黄芪、白术(麸炒)、当归、白芍、麦冬、紫河车、陈皮、远志(甘草炙)、肉桂。

【功能与主治】　益气补血,养心安神。用于气血两亏所致的头晕目眩、精神恍惚、肢体倦怠、气短自汗、心悸失眠、月经过多。

【方解】　方中以党参益气补血,熟地黄养血填精,气血并补,共为君药。黄芪、白术益气健脾,令气血生化有源,当归、白芍滋养阴血,阳生阴长,共为臣药。麦冬养阴清心除烦,紫河车养血填精,陈皮理气运脾,令补而不滞,远志宁心安神,肉桂温阳,鼓舞气血生长,共为佐药。诸药相合,共奏益气补血,养心安神之功。

【临床应用】

1. 气血两虚证 因素体虚弱,或久病不愈,或饮食不节,气血两伤而致精神恍惚,肢体倦怠,气短懒言,食欲减退,面色无华,肌肉消瘦;贫血、神经衰弱见上述证候者。

2. 眩晕 系久病损伤,或失血之后,虚而不复,或饮食失调,劳倦伤脾,气血两虚,脑失濡养而见头晕目眩,动则加剧,面色苍白或萎黄,神疲乏力;贫血见上述证候者。

3. 自汗 因禀赋不足,或病后体虚,卫气不能固护肌表,腠理疏松,津液外泄而致自汗,体倦乏力,面色无华,神疲,气短。

4. 心悸 因体质虚弱,禀赋不足,或饮食劳倦,或思虑过度,或年高体迈,气血亏虚,心失所养而致心慌不安,体弱乏力,少气懒言;贫血、神经衰弱见上述证候者。

5. 失眠 因久病失养,或年迈体弱,气血不足,心失所养,心神不安而致失眠,精神萎靡不振,肢体倦怠,面色无华;神经衰弱见上述证候者。

6. 月经过多 因先天亏虚,或过劳久思,或大病久病,损伤脾气,中气不足,冲任不固,血失统摄,而致月经量多,色淡红,质清稀,小腹空坠,面色苍白,神疲体倦,气短懒言。

【药理毒理】 本品有促进造血和镇静等作用。

1. 促进造血功能 本品能升高失血性血虚小鼠的血红蛋白含量、红细胞数量及化学损伤引起的白细胞降低[1]。

2. 镇静 对戊巴比妥钠催眠作用有协同作用,可缩短小鼠睡眠潜伏期,延长小鼠睡眠时间[1]。

3. 其他 本品能对抗因限制饮食而致气虚小鼠的胸腺、脾脏、肾上腺萎缩,延长负荷游泳时间[1]。

【不良反应】 目前尚未检索到不良反应报道。

【禁忌】 尚不明确。

【注意事项】

1. 体实有热者慎服。

2. 感冒者慎服。

3. 孕妇慎服。

4. 服药期间饮食宜清淡易消化,忌食辛辣、油腻、生冷食物。

5. 用于治疗失眠时,睡前勿吸烟,勿喝酒、茶和咖啡。

【用法与用量】 开水冲服。一次 15g,一日 3 次。

【规格】 每袋装 15g

【参考文献】 [1]金翠英,周建平,王志斌.益气养元颗粒的主要药理实验研究.中国中医药信息杂志,2003,10(5):26-28.

健延龄胶囊
Jianyanling Jiaonang

【药物组成】 熟地黄、制何首乌、黄芪、黄精、山药、西洋参、黑芝麻、茯苓、芡实、天冬、龙骨、琥珀、黑豆、侧柏叶。

【功能与主治】 补肾填精,益气养血。用于肾虚精亏、气血不足所致的神疲乏力、健忘失眠、头晕耳鸣、食欲减退。

【方解】 方中以熟地黄、何首乌滋补肝肾,补血填精;黄芪健脾升阳,益气生血,脾肾双调,精血共补,共为君药。黄精滋肾益精,补脾益气;山药、西洋参益气健脾养阴,辅助君药益肾健脾,以资化源,共为臣药。佐以黑芝麻补益精血;茯苓健脾渗湿,宁心安神;芡实益肾补脾;天冬养阴清热;龙骨、琥珀平肝潜阳,安神定志;黑豆祛风活血补虚;侧柏叶凉血清热乌发。诸药配合,共奏补肾填精,益气养血之功。

【临床应用】

1. 肾虚精亏、气血不足证 因禀赋不足,或大病久病未复,或劳倦过度,以致肾虚精亏,气血不足而见神疲乏力,面色无华,头昏目眩,食欲减退,腰膝酸软;放、化疗后白细胞减少症,高脂血症见上述证候者。

2. 健忘 因久病损伤气血,或年迈肾精亏虚,脑失濡养而致健忘,头晕,耳鸣,腰酸腿软;神经衰弱见上述证候者。

3. 失眠 因素体阴虚,或房劳过度,或思虑太过,或久病年迈,以致肾精不足,气血亏虚,心神失养而致失眠,健忘,耳鸣,神疲食少,腰膝酸软;神经衰弱见上述证候者。

4. 眩晕 因先天不足,或年老体虚,或久病伤身,或劳伤过度,以致肾虚精亏,气血不足,清窍失养而见眩晕,耳鸣,失眠,面色无华,腰膝酸软;高血压、高脂血症见上述证候者。

5. 耳鸣 因年老体衰,或房事不节,或劳倦伤脾,以致肾精亏耗,气血不足,耳窍失养而见耳鸣,目眩,腰膝酸软,食少纳呆;神经性耳聋见上述证候者。

此外,还有治疗虚汗的报道[1]。

【药理毒理】 本品有增强免疫功能和降血脂等作用。

1. 增强免疫功能　本品能使家兔血清中 IgG 含量增加,增加总补体半数溶血值、溶菌酶含量和淋巴细胞转化率,并对 ^{60}Co 照射所致小鼠白细胞降低有保护作用[2]。

2. 降血脂　本品能降低鹌鹑血 TG、TC 和 LDL,升高 HDL 含量[3]。

3. 抗衰老　本品能提高大鼠红细胞内 SOD 活性[2],可延长果蝇的半数死亡天数及平均寿命[4]。本品能增加 D-半乳糖诱导衰老小鼠的学习记忆,同时可增加胸腺和脾脏重量指数,增加血清、肝和脑组织中 SOD 和 GSH-Px 活性,降低 MDA 含量[5]。

【不良反应】　目前尚未检索到不良反应报道。

【禁忌】　尚不明确。

【注意事项】

1. 本品为肾虚精亏、气血不足证而设,体实及阳虚者慎服。

2. 感冒者慎服。

3. 服药期间饮食宜选清淡易消化食物,忌食辛辣、油腻、生冷食物。

4. 用于治疗失眠时,睡前勿吸烟,勿喝酒、茶和咖啡。

【用法与用量】　口服。一次 4 粒,一日 2 次。疗程 8 周,或遵医嘱。

【规格】　每粒装 0.3g(相当于原生药 1g)

【参考文献】　[1]宋八恺.健延龄治疗虚汗证 91 例.江苏中医药,2002,23(9):23.

[2]健延龄新药申报资料.

[3]许美凤,潘建新,钱曾年,等.健延龄抑制动脉粥样硬化的斑块形成及其机制初探.苏州医学院学报,1994,14(6):469-472.

[4]钱曾年,顾振纶,王恩泽,等.健延龄延缓衰老作用的药理学研究.中草药,1988,10(7):19-24.

[5]李利娜.铁皮石斛多糖改善 D-半乳糖诱导小鼠衰老作用研究.苏州大学硕士学位论文,2012.

生血宝颗粒(合剂)

Shengxuebao Keli(Heji)

【药物组成】　制何首乌、黄芪、女贞子、桑葚、墨旱莲、白芍、狗脊。

【功能与主治】　滋补肝肾,益气生血。用于肝肾不足、气血两虚所致的神疲乏力、腰膝酸软、头晕耳鸣、心悸、气短、失眠、咽干、纳差食少;放、化疗所致的白细胞减少,缺铁性贫血见上述证候者。

【方解】　方中制何首乌滋养肝肾,补益精血,温而不燥,补而不腻,为治疗肝肾不足、精血亏虚之良药,合黄芪大补肺脾之气,以开气血生化之源,"行不足者,温之以气,精不足者,补之以味",二药合用共奏滋补肝肾、益气生血之功,以缓解肝肾不足、气血两虚之主证,故为君药。女贞子滋补肝肾、益阴培本;墨旱莲补肾养肝、滋阴益血;桑葚滋阴补血,三药合用辅助君药以增强滋补肝肾、益气生血之功,故为臣药。白芍养肝血、滋肝阴、平肝阳,佐助君药以改善阴虚阳亢,眩晕、耳鸣之兼症;狗脊能补益肝肾、强筋壮骨,以除肝肾不足之腰膝酸软,且药性甘温,"补肾养气",有佐助生化精血之能,并可引药入血,共为佐使药。诸药合用共奏滋补肝肾,益气生血之效。

【临床应用】

1. 肝肾不足,气血两虚证　因体质虚弱,或病久失养,或劳累太过,或年高体衰,或房事不节,以致肝肾不足,气血两虚而见神疲乏力,气短懒言,纳差食少,口燥咽干,腰膝酸软;放化疗所致的白细胞减少,缺铁性贫血见上述证候者。

2. 眩晕　因先天不足,或年老体亏,或久病伤身,或劳伤过度,以致肝肾不足,气血亏虚,清窍失养而见眩晕,耳鸣,面色无华,精神萎靡,腰膝酸软;缺铁性贫血、高血压见上述证候者。

3. 耳鸣　因年老体衰,或房事不节,或劳倦伤脾,以致肝肾亏耗,气血两虚,症见耳鸣,目眩,腰膝酸软,食少纳呆;神经性耳聋见上述证候者。

4. 心悸　因禀赋不足,或饮食劳倦,或思虑过度,或年高体迈,以致肝肾不足,气血亏虚,心失所养,症见心慌不安,气短,头晕,乏力,腰膝酸软;缺铁性贫血、功能性心律失常见上述证候者。

5. 失眠　因房劳过度,或久病年迈,以致肝肾亏损,气血不足,心神失养而致失眠,神疲食少,头目晕眩,耳鸣;神经衰弱见上述证候者。

此外,本品还有治疗肾性贫血、化疗所致骨髓抑制、恶性肿瘤与放疗所致白细胞减少、减轻化疗毒性反应,改善肝硬化合并血小板减少患者血小板数量和质量的报道[1-7]。

【药理毒理】　本品有减轻化疗毒性反应、升高白细胞等的作用。

本品可增加腺嘌呤致慢性肾功能衰竭贫血大鼠外周血血红蛋白(Hb)含量,降低血清肌酐与尿酸水平[8];并可升高化疗后患者外周白细胞水平[9]。本品可对抗紫杉醇化疗所致的白细胞低下,降低白细胞减少的发生率[10];还能对抗服用靶向治疗药物苹果酸舒尼替尼致肾细胞癌患者的骨髓抑制,升高血小板、中性粒细胞、血红蛋白水平[11]。

【不良反应】 目前尚未检索到不良反应报道。

【禁忌】 尚不明确。

【注意事项】

1. 本品为肝肾不足、气血两虚证而设,体实及阳虚者慎服。

2. 感冒者慎服。

3. 本品药性滋腻,凡脘腹痞满、痰多湿盛者应慎服。

4. 服药期间饮食宜清淡易消化,忌食辛辣、油腻、生冷食物。

5. 用于治疗失眠时,睡前勿吸烟,勿喝酒、茶和咖啡。

【用法与用量】 颗粒剂:开水冲服。一次 8g,一日 2～3 次。合剂:口服。一次 15ml,一日 3 次。

【规格】 颗粒剂:每袋装 (1)8g (2)4g

合剂:每瓶装 100ml

【参考文献】 [1]侯冠森.生血宝治疗肾性贫血180 例临床效果观察.新疆中医药,2000,18(3):19.

[2]张钧,杨颖,王于英.生血宝对化疗病人骨髓抑制的预防及治疗.北京中医药大学学报,2000,23(6):62.

[3]李静.生血宝配合常规西药治疗慢性肾衰患者贫血 15 例临床观察.中医药导报,2007,13(6):28-29.

[4]马红星.生血宝治疗肿瘤患者白细胞减少症 106 例临床观察.实用医技杂志,2004,11(3):328-329.

[5]王文波,尹天雷.升血宝颗粒治疗化疗所致恶性肿瘤白细胞减少 60 例临床观察.中医药导报,2011,11(5):15-17.

[6]王瑛,刘冬洁.生血宝合剂减轻化疗毒性反应的临床观察.中国伤残医学,2012,20(7):78-79.

[7]周宁宁.生血宝对肝硬化患者血小板参数的影响.实用医技杂志,2003,10(6):684.

[8]徐爱良,高顺国,张俊伟.生血宝颗粒对腺嘌呤致大鼠慢性肾功能衰竭贫血模型影响的实验研究.中国实验方剂学杂志,2005,11(4):42-45.

[9]王文波,尹天雷.升血宝颗粒治疗化疗所致恶性肿瘤白细胞减少 60 例临床观察.中医药导报,2011,17(5):15-17.

[10]王瑛,刘冬洁,张艳秋,等.生血宝合剂减轻化疗毒性反应的临床观察.中国伤残医学,2012,20(7):78-79.

[11]张亮,陈立军,赵立,等.生血宝合剂治疗苹果酸舒尼替尼骨髓抑制的疗效观察.军事医学,2013,37(4):299-300.

复方阿胶浆

Fufang Ejiao Jiang

【药物组成】 阿胶、熟地黄、人参、党参、山楂。

【功能与主治】 补气养血。用于气血两虚,头晕目眩,心悸失眠,食欲不振及白细胞减少症和贫血。

【方解】 方中阿胶补血滋阴,熟地补血填精益髓,以补脏腑先天之本,共为君药。人参、党参,甘温大补元气,鼓舞后天生化之源,共为臣药。山楂健胃消食,活血行滞,使其补中寓散,滋而不腻,为佐药。诸药合用,共奏补气养血,滋阴养荣,填精益髓之效。

【临床应用】

1. 气血两虚证 多因素体虚弱,或思虑过度,或久病不愈,气血两虚以致面色萎黄,食欲不振,唇甲淡白,气短懒言,神疲乏力,舌淡苔薄,脉细无力;白细胞减少症和贫血见上述证候者。

2. 眩晕 多因气血两虚,不能上营于脑所致的头晕目眩,疲乏无力,面色不华,舌淡苔薄,脉细无力;贫血见上述证候者。

3. 心悸 系由气血亏虚,心脉失养所致的心悸,失眠,倦怠无力,食欲减退,舌质淡,脉细弱;贫血见上述证候者。

4. 失眠 系由气血两虚,心神失养所致的失眠,肢倦乏力,面色萎黄,食少纳呆,舌质淡,脉细弱;神经衰弱、贫血见上述证候者。

此外,还有报道本品促进桡骨远端骨折愈合[1],防治恶性肿瘤放、化疗后引起的骨髓抑制[2,3],提高对恶性肿瘤的临床疗效,减少化疗药物的毒副作用[4],治疗糖尿病视网膜病变[5],辅助治疗登革出血热[6],治疗癌因性疲乏[7],改善经期不适症状[8]。

【药理毒理】 本品有增强造血功能、抗肿瘤等作用。

1. 增强造血功能 本品能降低环磷酰胺对小鼠的细胞毒性,保护骨髓造血功能,提高网织红细胞的数量,并能维持髓外造血功能,使血小板数增加;能增加中性粒细胞的数量及失血性贫血大鼠的血红蛋白量和红细胞数量[9]。本品可使溶血性贫血小鼠的凝血时间缩短、网织红细胞数增加、中性粒细胞百分数减少、淋巴细胞百分数增加、血红蛋白及平均红细胞血红蛋白增加[10]。本品可升高肾性贫血大鼠外周血 RBC、Hb、红细胞压积 Hct 水平,降低血清尿素氮、血清肌酐含量,升高血清超氧化物歧化酶、还原型谷胱甘肽、谷胱甘肽过氧化物酶活性,降低红细胞脆性;改善肾脏组织病理状态,同时上调肾皮质 EPO mRNA 和骨髓单个核细胞 EPO 受体 mRNA 水平[11]。

2. 抗肿瘤 本品对 Lewis 肺瘤小鼠、S_{180} 肉瘤具有抑瘤作用,可延长荷瘤小鼠的生存时间;能缓解放化疗所致的免疫力低下、体重下降,降低继发感染性死亡机率;本品联合放化疗应用,抑瘤率较单用放化疗有所提高[12,13]。本品可使 H22 肝癌荷瘤小鼠瘤质量减轻,提高其脾脏指数、胸腺指数以及外周血白细胞计数、淋巴细胞转化率、腹腔巨噬细胞吞噬率和吞噬指数[14]。本品含药血清可促使体外培养人肺癌 PG 细胞凋亡,并可使细胞分裂阻滞在 G_0 期[15]。本品含药血清可下调胃癌 SGC7901 细胞 Bcl-2 基因表达[16]。

3. 其他　本品能延长正常小鼠游泳时间和缺氧小鼠的存活时间[9,17],提高小鼠耐寒存活率[18]。

【不良反应】　不良反应报道 1 例,服药后出现心悸、气短、胸闷、腿脚麻木、颜面麻木[19]。

【禁忌】　尚不明确。

【注意事项】

1. 感冒者慎用。

2. 服药期间忌食生冷油腻食物。

【用法与用量】　口服。一次 20ml,一日 3 次。

【规格】　每瓶装　(1)20ml　(2)200ml　(3)250ml　(4)20ml(无蔗糖)

【参考文献】　[1]李少灿,纪姝花.复方阿胶浆促进挠骨远端骨折愈合临床观察.河南中医,2007,27(9):79-80.

[2]刘展华,史建文.复方阿胶浆对肺癌化疗增效减毒作用的临床观察.中华中医药学刊,2007,25(11):2427-2429.

[3]付雷,付慧,刘立青,等.复方阿胶浆对吉西他滨联合顺铂方案发生骨髓抑制的疗效.临床肿瘤学杂志,2014,19(8):739-742.

[4]张宇航,李要轩,李雁.复方阿胶浆对恶性肿瘤化疗增效减毒的临床研究.中国医药导报,2010,7(17):38-39.

[5]刘素英,叶卫东.复方阿胶浆治疗糖尿病视网膜病变的疗效观察.中国药师,2007,10(8):810-811.

[6]方喆,聂洪霞,尤金花.复方阿胶浆辅助治疗登革出血热患者 40 例.中医杂志 2013,54(8):701-702.

[7]李娜,陈信义,李潇.复方阿胶浆治疗癌因性疲乏的临床观察.中华中医药杂志.2013,28(2):565-567.

[8]顾建军,王令仪.复方阿胶浆用于女大学生月经失调及痛经的疗效调查分析.中国现代医生,2013,51(27):13-15.

[9]王永汗.阿胶补浆的药理研究.中成药研究,1986,(1):24.

[10]杜先婕,宋林奇,谢人明,等.复方阿胶浆对乙酰苯肼所致小鼠溶血性贫血模型的实验研究.中成药,2009,31(5):790-793.

[11]刘茂玄,罗洁,王东亮,等.复方阿胶浆对肾性贫血大鼠的治疗作用及其机制.中草药,2014,45(3):380-385.

[12]刘培民,尤金花,解锡军.复方阿胶浆对 Lewis 肺癌的抑瘤作用研究.中药药理与临床,2005,21(5):44-45.

[13]刘培民,秦玉峰,蔡宝昌.复方阿胶浆对 S_{180} 肉瘤抑瘤增效延长生存期实验.中成药,2006,28(9):1366-1367.

[14]栗敏,马洪宇,沈继朵,等.复方阿胶浆对 H22 肝癌荷瘤小鼠 5-FU 化疗的增效减毒作用.中国实验方剂学杂志,2012,18（20）:216-219.

[15]刘培民,田守生,尤金花,等.复方阿胶浆对体外培养人肺癌 PG 细胞的凋亡作用实验.时珍国医国药,2006,17(1):40.

[16]刘培民,郭建平,李龙华.复方阿胶浆含药血清对胃癌 SGC7901 细胞 Bcl-2 基因表达作用实验.辽宁中医杂志,2008,35(2):185-186.

[17]刘培民,周东红.复方阿胶浆对小鼠耐缺氧作用的研究.河南中医学院学报,2005,20(6):32.

[18]刘培民,周东红,解福生.复方阿胶浆对小鼠耐寒作用的影响实验.内蒙古中医药,2005,(6):29-30.

[19]张福琴.复方阿胶浆不良反应报告.药物流行病学杂志,2009,18(5):354.

生白口服液
Shengbai Koufuye

【药物组成】　淫羊藿、黄芪、补骨脂、附子(制)、枸杞子、麦冬、当归、鸡血藤、茜草、芦根、甘草。

【功能与主治】　温肾健脾,补益气血。用于癌症放、化疗引起的白细胞减少属脾肾阳虚、气血不足证者,症见神疲乏力、少气懒言、畏寒肢冷、纳差便溏、腰膝酸软。

【方解】　方中淫羊藿补肾助阳,黄芪益气健脾,合为君药。补骨脂、附子补火助阳,温补脾肾,加强君药温阳之功;枸杞子、麦冬、当归滋阴养血,共为臣药。鸡血藤、茜草补血活血,使君臣之药补而不滞;芦根甘寒清润,可制约补气助阳药的温燥之性,共为佐药。甘草调和诸药,为使药。上药合用,共奏温肾健脾,补益气血之效。

【临床应用】　**脾肾阳虚、气血不足证**　多因禀赋不足,后天失养,或久病体衰以致脾肾阳虚,气血不足而见腰膝酸软,精神疲惫,肢体倦怠,少气懒言,畏寒肢冷,食少纳差,大便溏薄,舌淡苔白,脉沉弱;癌症放、化疗引起的白细胞减少症见上述证候者[1]。

【药理毒理】　本品有升高白细胞等作用。

1. 升高白细胞　本品对环磷酰胺、阿霉素、氟尿嘧啶以及 ^{60}Co 放射引起的小鼠白细胞减少有升高作用[2];可升高非小细胞肺癌患者化疗后白细胞[3]。

2. 其他　本品能提高小鼠巨噬细胞吞噬功能,对小鼠 S_{37} 肉瘤有抑制作用[2]。

【不良反应】　目前尚未检索到不良反应报道。

【禁忌】　尚不明确。

【注意事项】

1. 服药期间,忌食生冷油腻食物。

2. 感冒者慎用。

【用法与用量】 口服。一次40ml,一日3次。或遵医嘱。

【规格】 每支装 (1)10ml (2)20ml

【参考文献】 [1]陈城,乐涵波,张斌杰.生白口服液治疗非小细胞肺癌化疗后白细胞减少58例疗效观察.中国中医药科技,2013,(5):529-530.

[2]生白口服液新药申报资料.

[3]乐涵波,张斌杰,翁静静,等.生白口服液治疗非小细胞肺癌化疗后白细胞减少58例疗效观察.中国中医药科技,2013,20(5):529.

薯蓣丸
Shuyu Wan

【药物组成】 山药、人参、地黄、白术(麸炒)、茯苓、甘草、大枣(去核)、当归、白芍、阿胶、麦冬、川芎、六神曲(麸炒)、干姜、苦杏仁(去皮、炒)、桔梗、桂枝、柴胡、防风、白蔹、大豆黄卷。

【功能与主治】 调理脾胃,益气和营。用于气血两虚、脾肺不足所致的虚劳、胃脘痛、痹病、闭经,月经不调。

【方解】 方中山药补脾胃,疗虚损;人参大补元气;地黄补血养阴,共为君药。白术、茯苓、甘草、大枣健脾益气;当归、白芍、阿胶、麦冬养血滋阴,以助君药补虚益损,共为臣药。川芎活血理气;六神曲消食和胃;干姜温里散寒;苦杏仁、桔梗升降气机,使诸补益食物补而不滞;桂枝、柴胡、防风、白蔹升散走表,祛风散邪,且桂枝尚有温通经脉的作用;大豆黄卷解表利湿,共为佐药。甘草又可调和诸药,为使药。上药合用,共奏调理脾胃,益气和营之功。

【临床应用】

1. 气血两虚,脾肺不足证 多因禀赋不足,或饮食失调,或久病失养,或积劳成疾,气血亏虚,脾肺不足,不能营养周身所致的身体消瘦,体倦乏力,头晕目眩,畏风自汗,易于感冒,舌淡,苔少,脉虚无力;贫血见上述证候者。

2. 胃痛 系由脾胃虚弱所致的胃脘疼痛,纳呆食少,体倦乏力,大便溏薄,舌淡,脉细无力;慢性胃炎见上述证候者。

3. 月经不调 多由气血不足,冲任失养所致的月经先后不定期,经血量或多或少,色淡,质清稀,疲乏无力,舌淡,脉沉细。

此外,本品还有用于治疗心功能不全、慢性荨麻疹的报道[1,2]。

【药理毒理】 本品有提高免疫功能、抗肿瘤的作用。

1. 提高免疫功能 本品能拮抗氢化可的松所致小鼠外周血T淋巴细胞数的下降,增强植物血凝素(PHA)诱发的小鼠外周血淋巴细胞转化,并能使氢化可的松诱发淋巴细胞转化率的下降恢复;增强免疫功能受抑小鼠对血中炭粒的廓清能力[3]。本品可增加创伤应激小鼠肝细胞热休克蛋白-70(HSP70)及其抗体的表达水平[4];增高模型小鼠淋巴细胞IL-2 mRNA及IL-2R mRNA表达水平[5]。

2. 抗肿瘤 本品有可抑制HepG2细胞增殖,并可诱导其凋亡[6]。

【不良反应】 目前尚未检索到不良反应报道。

【禁忌】 尚不明确。

【注意事项】 服药期间宜清淡易消化,忌食生冷、油腻食物。

【用法与用量】 口服。一次2丸,一日2次。

【规格】 每丸重3g

【参考文献】 [1]邵桂珍,张益群.薯蓣丸治疗心功能减退113例.浙江中医杂志,1994,29(6):2572.

[2]杨艳梅,熊德上.薯蓣丸治疗围绝经期女性慢性荨麻疹的疗效观察.中国药房,2011,22(20):1893-1894.

[3]蔡美,周衡.《金匮》薯蓣丸对小鼠免疫功能的影响.湖南中医药导报,1997,3(6):31-32,34.

[4]李云海,张雪荣,叶太生,等.薯蓣丸对创伤应激小鼠肝细胞HSP-70及其抗体表达的影响.中医药通报,2006,5(1):59-61.

[5]李云海,张雪荣,叶太生,等.薯蓣丸对创伤应激小鼠白细胞介素-2 mRNA、白细胞介素-2R mRNA基因表达的影响.中国中医药信息杂志,2006,13(4):33-34.

[6]欧阳钦,吴春明.薯蓣丸不同组分提取物对人肝癌HepG2细胞增殖和凋亡的影响.浙江中医杂志,2015,50(3):176-178.

归脾丸(浓缩丸、合剂、颗粒)
Guipi Wan(Nongsuowan,Heji,Keli)

【药物组成】 炙黄芪、龙眼肉、党参、白术(炒)、当归、茯苓、酸枣仁(炒)、远志(制)、木香、炙甘草。

【功能与主治】 益气健脾,养血安神。用于心脾两虚,气短心悸,失眠多梦,头昏头晕,肢倦乏力,食欲不振,崩漏便血。

【方解】 方中黄芪甘微温,补脾益气;龙眼肉甘温,既能补脾气,又能养心血,二者共为君药。党参、白术甘温补气,与黄芪相配,加强补脾益气之功;当归甘辛微温,滋养营血,与龙眼肉相伍,增强补血养心之效,为臣药。茯苓、酸枣仁、远志宁心安神;木香理气醒脾,与补气养血药配伍,使之补不碍胃,补而不滞,为佐药。炙甘草补气健脾,调和诸药,为佐使药。诸药合用,共奏益气健脾,养血安神之效。

【临床应用】

1. 心脾两虚证　因思虑过度,劳伤心脾,气血两虚而致气短懒言,失眠多梦,健忘,头晕头昏,肢倦乏力,精神疲惫,食欲不振,大便溏薄,舌淡苔白,脉细弱;慢性疲劳综合征见上述证候者。

2. 心悸　系心脾两虚,心失所养而致心慌不安,失眠健忘,神疲食少,面色萎黄,舌淡苔白,脉细弱;贫血、神经衰弱见上述证候者。

3. 失眠　由心脾两虚,心神失养所致的失眠多梦,健忘,纳呆食少,肢倦乏力,精神萎靡,舌淡苔白,脉细弱;神经衰弱见上述证候者。

4. 眩晕　多因气血虚弱,脑失所养而致头晕头昏,心悸少寐,神疲乏力,食少纳呆,面色萎黄,舌淡苔白,脉细弱;贫血见上述证候者。

5. 崩漏　多因脾虚气弱不能统血而致妇女经血非时而下,淋漓不断,甚或血流如涌,色淡质清,神疲体倦,面色萎黄,舌淡苔白,脉细弱;功能性子宫出血见上述证候者。

6. 便血　多因脾虚气弱不能统血,血溢肠内而致便血,血色紫黯,甚至色黑,肢体倦怠,食欲不振,面色萎黄,舌淡苔白,脉细弱;胃、十二指肠溃疡出血见上述证候者。

此外,还有本品治疗甲状腺功能减退、功能性消化不良伴抑郁症、肝硬化继发脾功能亢进症、妇科恶性肿瘤术后并发抑郁、失眠症、减轻化疗所致骨髓抑制的报道[1-6]。

【药理毒理】　本品有抗休克、促进学习记忆能力、促进造血功能、抗胃溃疡、提高免疫功能的作用。

1. 抗休克　本品有抗小鼠烫伤性休克的作用[7]。

2. 促进学习记忆能力　本品可改善正常小鼠的学习记忆能力[8];可增加苯中毒小鼠水迷宫空间搜索跨台次数、目标区域游泳时间,改善神经细胞形态及数量[9]。

3. 促进造血功能　本品可促进苯中毒小鼠骨髓造血细胞增殖,使有核细胞计数增加,并改善外周血象[10]。归脾颗粒能提高失血性血虚模型小鼠的 HB、RBC 的数量[11]。

4. 抗胃溃疡　本品能降低乙醇致胃溃疡小鼠的胃溃疡指数,提高血清和胃组织一氧化氮(NO)含量和谷胱甘肽过氧化物酶(GSH-Px)含量[12]。

5. 提高免疫功能　归脾颗粒可对抗环磷酰胺致小鼠免疫低下,使特异性抗体(溶血素)达到正常水平[11]。

【不良反应】　目前尚未检索到不良反应报道。

【禁忌】　尚不明确。

【注意事项】

1. 阴虚火旺者慎用。

2. 服药期间,宜食清淡易消化食物,忌食辛辣、生冷、油腻食物,以免加重病情。

【用法与用量】　丸剂:用温开水或生姜汤送服。水蜜丸一次 6g,小蜜丸一次 9g,大蜜丸一次 1 丸,一日 3 次。浓缩丸:口服。一次 8～10 丸,一日 3 次。合剂:口服。一次 10～20ml,一日 3 次,用时摇匀。颗粒剂:开水冲服。一次 1 袋,一日 3 次。

【规格】　大蜜丸:每丸重 9g

浓缩丸:每 8 丸相当于原药材 3g

合剂:(1)每支装 10ml　(2)每瓶装 100ml　(3)每瓶装 120ml

颗粒剂:每袋装 3g

【参考文献】　[1]滕士超.归脾丸配合小剂量甲状腺素治疗轻微甲状腺功能减退临床疗效观察.河北中医,2003,25(12):895.

[2]郑嘉岗,龚雨萍,周圆,等.归脾合剂治疗功能性消化不良伴抑郁症的临床观察.上海中医药杂志,2007,41(8):33-34.

[3]张泽波,李学军,张冬平.归脾丸治疗肝硬化继发脾功能亢进症 25 例.中西医结合肝病杂志,2006,16(5):298-299.

[4]朱政.归脾丸干预妇科恶性肿瘤术后并发抑郁症状的效果.中药材,2014,37(9):1711-1712.

[5]滑宏巨,王志红,李建龙.归脾合剂治疗失眠症 86 例.陕西中医,2010,31(2):165-166.

[6]沈利华,沈祯琦,李宝勤.归脾合剂配合胃癌术化疗的疗效观察.中成药,2006,28(12):1765-1766.

[7]杨易灿.归脾丸抗烫伤休克的实验观察.中医杂志,1963,(7):30-34.

[8]侯志峰,徐国存.归脾丸对小鼠学习记忆作用的影响.北京中医,2006,25(12):754-755.

[9]俞晓英,徐厚谦,刘立,等.归脾丸溶液对苯染毒小鼠学习记忆及海马形态学的影响.环境与职业医学,2011,28(3):149-153.

[10]刘立,王树飞,许瑞,等.归脾丸对苯中毒小鼠骨髓细胞周期的影响.中国中西医结合杂志,2013,33(3):380-384.

[11]戴诗文,张伟敏,王绪平,等.归脾颗粒剂的药效学研究.中药新药与临床药理,1999,10(3):175-176.

[12]杨冬雪,徐赫男,商捷,等.归脾丸对乙醇致胃溃疡作用研究.辽宁中医药大学学报,2011,13(9):203-205.

当归补血口服液(丸)

Danggui Buxue Koufuye(Wan)

【药物组成】　黄芪、当归。

【功能与主治】 补养气血。用于气血两虚证。

【方解】 方中重用黄芪,大补脾肺之气,以资气血生化之源;以当归益血和营,使阳生阴长,气旺血生。法"有形之血不能自生,生于无形之气"之理。

【临床应用】

1. 气血两虚证 多因久病不愈,耗伤气血;或脾胃虚弱,气血化源不足所致,症见气短乏力,四肢倦怠,面色萎黄或苍白,头晕目眩,失眠,健忘,舌淡苔薄,脉细弱;贫血见上述证候者。

2. 眩晕 此为气血亏虚,不能荣养清窍所致。症见眩晕,动则加剧,面色㿠白,神疲乏力,少寐,舌淡苔薄白,脉细弱;各类贫血见上述证候者。

3. 心悸 此由气血亏虚,心神失养所致,症见心悸,气短,面色无华,神疲乏力,纳呆食少,舌质淡,脉细弱;神经衰弱见上述证候者。

4. 失眠 此由气血耗伤,心失所养,心神不安所致,症见多梦易醒,健忘,神疲,食少,四肢倦怠,面色少华,舌质淡,脉细弱;神经衰弱见上述证候者。

【药理毒理】 本品有促进造血功能和抗肿瘤作用。

1. 促进造血功能 本品能提高失血性血虚小鼠红细胞数量及血红蛋白含量[1];本品对失血合腹腔注射环磷酰胺安致血气双虚小鼠可增加骨髓有核增生,增加胸腺皮质厚度、淋巴细胞数、脾脏脾小节数和淋巴细胞数[2]。

2. 抗肿瘤 当归补血口服液荷瘤鼠含药血清能够抑制人肺癌细胞株 A549 细胞增殖,阻滞 A549 细胞的细胞周期,使 G_2/M 期细胞增多,S 期细胞减少,诱导 A549 细胞的凋亡[3]。当归补血口服液对 S_{180} 荷瘤小鼠 X 射线治疗可提高抑瘤率,延长小鼠存活时间[4]。

【不良反应】 目前尚未检索到不良反应报道。

【禁忌】 尚不明确。

【注意事项】

1. 阴虚火旺者慎用。

2. 感冒者慎用。

3. 服药期间,宜食清淡易消化食物,忌食辛辣、油腻、生冷食物。

【用法与用量】 口服液:口服。一次 10ml,一日 2 次。丸剂:口服。一次 1 丸,一日 2 次。

【规格】 口服液:每支装 10ml

丸剂:每丸重 9g

【参考文献】 [1]当归补血口服液新药申报资料.

[2]苗明三,苗艳艳,方晓艳.大枣多糖对大鼠气血双虚模型胸腺、脾脏中组织形态及骨髓象的影响.中药药理与临床,2010,26(2):42-44.

[3]龚继勇,刘利胜,魏玲,等.当归补血口服液含药血清对人肺癌细胞株 A549 增殖的影响.甘肃中医,2008,21(7):56.

[4]龚继勇,郑应馨,齐保凤,等.当归补血口服液对 S_{180} 荷瘤小鼠 X 射线治疗的增效作用.中国现代医生,2008,46(12):39.

山东阿胶膏

Shandong Ejiao Gao

【药物组成】 阿胶、黄芪、枸杞子、白芍、党参、白术、甘草。

【功能与主治】 补益气血,润燥。用于气血两虚所致的虚劳咳嗽、吐血、妇女崩漏、胎动不安。

【方解】 方中阿胶补血养阴润燥,黄芪补脾益气生血,两药相伍,气血双补,共为君药。枸杞子滋阴养血而润肺燥,白芍敛阴和营而养阴血,合用助阿胶补血养血润燥;取党参、白术补中益气而健运脾胃,伍用助黄芪益气生血,四药合为方中臣药。甘草功执两端,既可补中益气,又能调和众品,而为佐使。全方可收补益气血,养阴润燥之功。

【临床应用】

1. 气血两虚证 多因禀赋不足,脾胃虚弱,或久病不愈,损失脾胃而致气血两虚,症见身体倦怠,神疲乏力,气短懒言,食少纳呆,面黄肌瘦,舌淡苔薄白,脉细弱;贫血见上述证候者。

2. 劳嗽 多因肺阴亏虚,久咳成劳所致,症见干咳,咳声短促,痰少黏白,或痰中带血,口干咽燥,或午后潮热颧红,手足心热,盗汗,日渐消瘦,神疲,舌红少苔,脉细数;肺结核见上述证候者。

3. 吐血 多由气虚不能摄血,血液上溢所致,症见吐血缠绵不止,血色黯淡,神疲乏力,面色苍白,心悸,气短,舌质淡,脉细弱;消化道溃疡出血见上述证候者。

4. 崩漏 多由脾气不足,统血失权所致,症见崩漏量多,或淋漓不尽,色淡质薄,神疲乏力,面色㿠白,心悸,气短懒言,舌淡胖,边有齿痕,脉细弱或虚大;功能失调性子宫出血见上述证候者。

5. 胎动不安 系因气虚不能固胎,血虚难以养胎所致,症见妊娠阴道少量出血,色黯淡,质稀薄,腰腹胀痛或坠胀,伴神疲肢倦,面色㿠白,心悸,气短,舌质淡苔薄白,脉细滑无力;早期先兆流产见上述证候者。

【药理毒理】 本品有促进造血功能等作用。

1. 促进造血功能 本品可增加犬外周血红细胞数量及血红蛋白含量[1]。

2. 其他 本品可增加犬血清钙和血液凝固性,增长小鼠负重游泳时间[1]。

【不良反应】　目前尚未检索到不良反应报道。

【禁忌】　尚不明确。

【注意事项】

1. 实热证慎服。

2. 感冒者慎服。

3. 出血较多者,需配合综合治疗措施。

4. 服药期间忌食辛辣、油腻、生冷食物。

【用法与用量】　开水冲服。一次 20～25g,一日 3次。

【规格】　每瓶装　(1)80g　(2)200g　(3)400g

【参考文献】　[1]山东省中药研究所,等.山东阿胶制剂药效学试验.山东省中药研究所学术论文集,1992.

益气维血颗粒
Yiqi Weixue Keli

【药物组成】　黄芪、大枣、猪血提取物。

【功能与主治】　补血益气。用于气血两虚所致的面色萎黄或苍白、眩晕、神疲乏力、少气懒言、自汗、唇舌色淡、脉细弱;缺铁性贫血见上述证候者。

【方解】　方中黄芪补脾益气,为君药。大枣补脾益气生血,猪血咸平,以其提取物为用,有生血之功,合为臣药。共奏补血益气之功。

【临床应用】

1. 气血两虚证　多因体质虚弱,或劳倦损伤,或病久失调,气血两虚以致面色萎黄或苍白,神疲乏力,少气懒言,头晕目眩,唇舌色淡,脉细弱;缺铁性贫血见上述证候者。

2. 眩晕　此由气血两虚所致,症见眩晕,心悸,面色苍白,神疲乏力,气短,唇舌色淡,脉虚弱;缺铁性贫血见上述证候者。

3. 自汗　此由气血两虚所致,症见自汗,少气,乏力,唇舌色淡,脉虚弱。

此外,还有治疗肾性贫血的报道[1]。

【不良反应】　偶见恶心呕吐,腹泻,便秘,可自行缓解或停药后症状消失。

【禁忌】　尚不明确。

【注意事项】

1. 实证、热证者慎用。

2. 感冒者慎用。

3. 用于缺铁性贫血,可合用铁剂以增强疗效,并应结合病因治疗。

4. 服药期间忌食辛辣、油腻、生冷食物。

【用法与用量】　口服。成人一次 10g,一日 3次;儿童一次 10g,一日 2次;3 岁以下儿童一次 5g,一日 2次;或遵医嘱。

【规格】　每袋装 10g

【参考文献】　[1]米绪华,樊均明,陈辉珍,等.益气维血颗粒治疗肾性贫血疗效评价.中国中西医结合肾病杂志,2003,4(10):592-593.

升血调元汤
Shengxue Tiaoyuan Tang

【药物组成】　骨碎补、黄芪、何首乌、女贞子、党参、鸡血藤、麦芽、佛手。

【功能与主治】　补肾健脾,益气养血。用于脾肾不足、气血两亏所致的头目晕眩、心悸、气短、神疲乏力、腰膝酸软、夜尿频数;白细胞减少症见上述证候者。

【方解】　方用大剂量骨碎补补肾活血;黄芪补脾益气,两药补益脾肾,共为君药。以何首乌、女贞子补肾益精血而壮腰膝;遣党参、鸡血藤益脾气而补血,四药补脾益肾,益气养血,彰显君药之力,而为臣药。佐麦芽消食,佛手理气和胃,可振奋脾胃功能。全方合为温补脾肾、兼益气血、补而不滞之剂。

【临床应用】

1. 脾肾不足、气血两虚证　由先天不足,或饮食劳倦,或久病不愈,脾肾不足、气血两亏所致。症见头目昏眩、心悸、气短少言、神疲乏力、腰膝酸软、夜尿频数、舌淡苔薄、脉细弱;白细胞减少症见上述证候者。

2. 眩晕　由气血不足所致。症见眩晕,动则加剧,劳累即发,面色㿠白,神疲乏力,饮食减少,舌质淡,脉细弱;贫血见上述证候者。

3. 心悸　为气血不足所致。症见心悸,气短,面色㿠白,神疲乏力,舌质淡,脉细弱;贫血见上述证候者。

【不良反应】　目前尚未检索到不良反应报道。

【禁忌】　尚不明确。

【注意事项】

1. 实热证或身体壮实者慎用。

2. 感冒者慎用。

3. 服药期间忌食辛辣、油腻、生冷食物,宜食清淡易消化食物。

4. 白细胞减少症必要时采取综合治疗措施。

【用法与用量】　口服。一次 25～50ml,一日 2次。

人参养荣丸
Renshen Yangrong Wan

【药物组成】　人参、熟地黄、白术(土炒)、茯苓、炙黄芪、五味子（酒蒸）、当归、白芍（麸炒）、肉桂、远志（制）、陈皮、炙甘草。

【功能与主治】 温补气血。用于心脾不足，气血两亏，形瘦神疲，食少便溏，病后虚弱。

【方解】 方用人参补脾益气，熟地大补阴血，补精填髓，两药合用，气血双补而为君药。白术、茯苓、炙黄芪和五味子相合，健脾益气，以资气血生化之源；当归、白芍更添补血养血之力，以上六品补气养血，合为臣药。肉桂补火助阳，温暖脾肾，鼓舞气血生长；远志宁心安神，陈皮理气醒脾，均为佐药。炙甘草益气调和诸药为使。全方性偏温和，补益气血，养心安神。

【临床应用】 气血两虚证 此由素体虚弱，饮食所伤，脾胃虚弱所致。症见形体消瘦，神疲乏力，少气懒言，食少纳呆，大便稀溏，舌淡，脉细弱。

【药理毒理】 提高学习记忆能力 本品能缩短东莨菪碱致记忆障碍小鼠在水迷宫试验的平台潜伏期和减少错误次数，亦能延长跳台试验中小鼠的错误潜伏期和减少错误次数[1]。

【不良反应】 目前尚未检索到不良反应报道。

【禁忌】 尚不明确。

【注意事项】

1. 阴虚、热盛者慎用。

2. 孕妇慎用。

3. 服药期间饮食宜选清淡食物。

【用法与用量】 口服。水蜜丸一次 6g，大蜜丸一次 1 丸，一日 1～2 次。

【规格】 大蜜丸每丸重 9g

【参考文献】 [1]张晓丹，张伟，张跃民，等.人参养荣丸对小鼠益智安神作用的研究.中成药，2006，28(2):269.

参茸阿胶
Shenrong Ejiao

【药物组成】 驴皮、当归、川芎、熟地黄、白芍、人参、党参、白术、茯苓、甘草、鹿茸、肉桂、玉竹、麦冬、红花、牡丹皮、地黄、香附、木香、砂仁、陈皮、白芷、清半夏。

【功能与主治】 补益气血。用于气血两虚所致的头晕、神疲体倦、月经不调。

【方解】 方中重用驴皮滋阴养血，配当归、川芎、熟地黄、白芍补血养血，调经止痛；人参、党参、白术、茯苓、甘草益气健脾，合收补益气血之效。鹿茸、肉桂、玉竹、麦冬阴阳双补，其中鹿茸、肉桂温补肾阳，养血益精；玉竹、麦冬滋阴润燥，如此则阳得阴助，阴得阳升，阴阳互济，泉源不竭。红花、牡丹皮、地黄、香附活血调经；木

香、砂仁、陈皮、白芷和清半夏理气醒脾，消痞散满，振奋脾胃功能，助气血之化生。本剂为大复方，重在补益气血，兼以双补阴阳、理气活血为策应，主次分明，补而不滞，共奏补益气血之效。

【临床应用】

1. 气血两虚证 此由素体虚弱，饮食劳倦，伤及脾胃，气血化源不足所致。症见肢体倦怠，神疲乏力，少气懒言，食少纳呆，面色萎黄，唇舌色淡，舌质淡苔白，脉细弱；贫血见上述证候者。

2. 头晕 此乃气血虚弱、清窍失养所致。症见头晕动则加剧，劳累即发，面色㿠白，神疲倦怠，气短，饮食减少，舌质淡，脉细弱；贫血见上述证候者。

3. 月经不调 此由气血两虚所致。症见经色淡红，经质稀薄，神疲乏力，少气懒言，舌质淡胖或有齿痕，脉虚细无力；功能性月经不调见上述证候者。

【不良反应】 目前尚未检索到不良反应报道。

【禁忌】 孕妇禁用。

【注意事项】

1. 虚而夹积滞或瘀滞者慎用。

2. 感冒者慎用。

3. 服药期间忌食辛辣、油腻、生冷食物。

【用法与用量】 用黄酒或开水炖化服。一次 3～9g，一日 1～2 次。

【规格】 每块重 10g

益中生血片
Yizhong Shengxue Pian

【药物组成】 党参、山药、薏苡仁（炒）、大枣、绿矾、陈皮、法半夏、草豆蔻、甘草。

【功能与主治】 健脾和胃，益气生血。用于脾胃虚弱、气血两虚所致的面色萎黄、头晕、纳差、心悸气短、食后腹胀、神疲倦怠、失眠健忘、大便溏泻、舌淡或有齿痕、脉细弱。

【方解】 方中党参甘平，健运脾胃，补气生血，药证相合，故为君药。山药、薏苡仁和大枣味甘，补脾胃而生气血，相须为用，专于补中益气；绿矾补血，以补充铁剂，四味为伍，共为臣药。陈皮、法半夏和草豆蔻调和脾胃，醒脾开胃，消痞除满，合用振奋脾胃，加强运化之力，为佐药。甘草调和诸药而为使药。全方共奏健脾和胃、益气生血之效。

【临床应用】

1. 脾胃虚弱、气血两虚证 多因体质虚弱，或久病不愈，或思虑过度，劳倦伤脾，脾胃虚弱、气血两虚所致

面色萎黄,头晕目眩,食少纳呆,食后腹胀,大便溏泻,气短乏力,舌淡苔薄,脉细弱;缺铁性贫血见上述证候者。

2. 头晕　此由气血两虚所致。症见头晕,面色萎黄,气短,纳差,食后腹胀,神疲倦怠,舌淡苔白,脉虚弱;缺铁性贫血见上述证候者。

3. 心悸　此由气血两虚所致。症见心悸,面色萎黄,气短,食后腹胀,神疲倦怠,舌淡苔白,脉虚弱;缺铁性贫血见上述证候者。

4. 失眠　此由气血两虚所致。症见入睡困难,睡后易醒,多梦,健忘,面色萎黄,气短,神疲倦怠,舌淡苔白,脉虚弱;神经衰弱见上述证候者。

5. 健忘　此由气血两虚所致。症见健忘,失眠,神疲体倦,舌淡苔白,脉虚弱;神经衰弱见上述证候者。

6. 泄泻　此由脾胃虚弱所致。症见大便稀薄,食欲不振,腹胀,少气懒言,舌淡苔白,脉虚弱;慢性肠炎见上述证候者。

【药理毒理】　本品有促进造血功能、提高免疫功能的作用。

1. 促进造血功能　本品能提高失血、环磷酰胺、丝裂霉素等所致贫血大鼠、小鼠的红细胞数、血细胞比容和血红蛋白含量[1]。

2. 提高免疫功能　本品能增强网状内皮系统的吞噬功能,提高 T 淋巴细胞的百分率。

3. 抗应激　本品能提高模型小鼠的应激能力,延长游泳时间,提高抵御寒冷能力,促进脾虚动物体重的恢复[1]。

3. 毒理　本品灌胃小鼠的 LD_{50} 为 8.4 g/kg[1]。

【不良反应】　个别患者服药后出现恶心、胃脘部烧灼感、大便次数增多、肠鸣、轻度腹痛、口干多饮。

【禁忌】　尚不明确。

【注意事项】
1. 感冒者慎用。
2. 本品含绿矾,故非缺铁性贫血慎用。
3. 孕妇慎用。
4. 禁用茶水送服;服药期间忌食辛辣、油腻、生冷食物。
5. 本品所含绿矾,多服能引起呕吐腹痛,胃弱者慎用。
6. 用于缺铁性贫血,可合用铁剂以增强疗效,并应结合病因治疗。

【用法与用量】　口服。一次 6 片,一日 3 次。饭后服用。

【规格】　糖衣片(片芯重 0.1g)

【参考文献】　[1]益中生血片新药申报资料.

归芪口服液
Guiqi Koufuye

【药物组成】　黄芪(炙)、当归。

【功能与主治】　补气生血。用于气血两虚引起的贫血症。

【方解】　本方为补气生血之剂,方中黄芪味甘,大补脾肺之气,以资气血生化之源为君药。配伍当归甘辛而温,养血和营为臣药,二者相合,阳生阴长,气旺血生,则诸症自除。

【临床应用】

1. 虚劳　由气血两虚证引起。症见面色无华或萎黄,指甲色淡,眩晕,心悸,失眠,疲劳乏力,女子月经量少或延期而至,舌质淡,脉象沉细无力;贫血见上述证候者。

2. 眩晕　因久病不愈,耗伤气血,或失血之后,虚而不复,或脾胃虚弱不能健运水谷,生化气血,以致气血两虚,气虚则清阳不展,血虚则脑失所养而致。症见眩晕,动则加剧,遇劳则发,面色无华,神疲乏力,心悸,少寐,舌淡苔薄白,脉细弱;低血压见上述证候者。

3. 心悸　因禀赋不足,素体虚弱,或久病失养,劳欲过度,气血亏虚,心失所养而发。症见心悸,眩晕,面色无华,神疲乏力,纳呆食少,少寐多梦,健忘,舌淡红,脉细弱;心动过缓见上述证候者。

4. 失眠　由久病血虚,产后失血,年老血少,气血亏虚,心失所养,心神不安所致。症见失眠,多梦易醒,心悸,健忘,神疲食少,眩晕,四肢倦怠,面色少华,舌淡苔薄,脉细无力;神经官能症见上述证候者。

5. 月经过少　因大病久病,营血亏虚,或饮食劳倦,思虑过度,损伤脾气,脾虚化源不足,冲任气血亏虚所致。症见经行量少,不日即净,或点滴即止,经色淡红,质稀,眩晕,心悸,失眠,皮肤不润,面色萎黄,舌淡苔薄,脉细无力;性腺功能低下见上述证候者。

6. 月经后期　因大病久病,病后体虚,饮食减少,化源不足,气虚血少,冲任不足,血海不能按时满溢而致。症见经期错后,量少,色淡质稀,小腹空痛,眩晕,心悸,失眠,皮肤不润,面色苍白或萎黄,舌淡苔薄,脉细无力。

此外,本品还可用于气血亏虚引起的儿童缺铁性贫血[1,2]。

【药理毒理】　本品有促进造血功能、增强免疫功能、促进胃肠运动等作用。

1. 促进造血功能　本品可提高^{60}Co γ 射线损伤小

鼠骨髓单个核细胞、骨髓组织中巨核细胞数,促进早期骨髓造血功能的恢复[3]。

2. 增强免疫功能 本品可提高小鼠的体重、胸腺指数和脾指数[4]。

3. 促进胃肠运动 本品对正常小鼠胃肠蠕动有促进作用[5]。

4. 抗肾间质纤维化 本品对单侧输尿管梗阻大鼠肾间质纤维化有改善作用[6]。

【不良反应】 目前尚未检索到不良反应报道。

【禁忌】 尚不明确。

【注意事项】

1. 阴虚阳亢者慎用。

2. 服药期间饮食慎用辛辣、生冷、油腻食物。

3. 高血压患者慎用。

4. 小儿及孕妇应在医师指导下服用。

【用法与用量】 口服。一次10ml,一日2次。

【规格】 每支装10ml

【参考文献】 [1]邹典定,刘仲熊,张全荣.归芪口服液治疗小儿缺铁性贫血临床疗效观察.医药导报,1997,16(6):274-275.

[2]陈文治,吴咏莲.归芪口服液治疗儿童缺铁性贫血临床观察.中国医院药学杂志,2006,26(2):183-184.

[3]郑邈,刘文励,孙汉英,等.归芪口服液促进放射损伤小鼠骨髓造血机能的恢复及其机制.华中科技大学学报(医学版),2005,34(4):437.

[4]李志骏,徐之良,刘仲熊.归芪口服液对小儿免疫功能影响的实验与临床研究.湖北医科大学学报,1998,19(1):72.

[5]张卫国,石明健,刘惟莞,等.归芪口服液的药理作用研究.中成药,1994,16(12):29.

[6]胡家才,夏明珠,万青松.归芪口服液抗大鼠肾间质纤维化的实验研究.武汉大学学报(医学版),2005,26(4):491.

(六)益气养阴

人参固本丸
Renshen Guben Wan

【药物组成】 人参、熟地黄、地黄、山茱萸(酒炙)、山药、麦冬、天冬、泽泻、牡丹皮、茯苓。

【功能与主治】 滋阴益气,固本培元。用于阴虚气弱,虚劳咳嗽,心悸气短,骨蒸潮热,腰酸耳鸣,遗精盗汗,大便干燥。

【方解】 方中人参大补元气,补益肺气,为君药。熟地黄滋阴补肾,地黄养阴生津,山茱萸温补肝肾而纳气于肾,山药益气养阴而固涩,麦冬、天冬滋阴生津,能增加滋阴之功而润燥,共为臣药。泽泻利湿泄热而降肾浊;牡丹皮泻相火,退虚热;茯苓健脾,既助人参培补元气,又防滋腻食物碍胃,共为佐药。诸药相合,共奏培补元气,滋阴填精,制相火,退虚热之效。

【临床应用】

1. 肺痨 肺之气阴两虚所致干咳无痰,或痰少而黏,心慌心悸,气短乏力,潮热盗汗,腰酸耳鸣,舌红少苔,脉细数无力;肺结核见上述证候者。

2. 遗精 肺虚及肾,肾虚精关不固致梦遗滑泄,腰膝酸软,遗精后加重,手足心热,舌红少苔,脉细数。

【药理毒理】 本品有抗氧化、抗应激、增强免疫功能等作用。

1. 抗氧化 本品可提高甲状腺素加利血平致肾阴虚小鼠血液红细胞SOD活力,能增加血液红细胞、脑匀浆中SOD活力,降低血浆、脑组织中丙二醛含量[1,2]。

2. 抗应激 本品能延长小鼠负重游泳时间、常压耐缺氧时间、低温存活百分率和高温存活百分率[1-3]。

3. 增强免疫功能 本品能提高小鼠腹腔巨噬细胞吞噬鸡红细胞的吞噬百分率和吞噬指数[1,2]。本品能升高正常小鼠网状内皮系统对炭粒廓清能力,升高吞噬系数K和吞噬系数,增加幼年小鼠的胸腺指数和脾指数,提高S_{180}荷瘤小鼠的溶血素和空斑形成细胞数(PFC),提高限食法致气虚小鼠外周血T淋巴细胞百分率和白细胞总数[4]。

4. 其他 本品可降低限食法致气虚小鼠全血黏度、血浆黏度和红细胞压积[3]。

【不良反应】 目前尚未检索到不良反应报道。

【禁忌】 尚不明确。

【注意事项】

1. 外感咳嗽慎服。

2. 忌辛辣刺激、油腻食物。

【用法与用量】 口服。丸剂:一次1丸,一日2次;水蜜丸:一次6g,一日2次。

【规格】 丸剂,每丸重9g

水蜜丸,每100粒重10g

【参考文献】 [1]高玉敏,王名洲,张文高,等.人参固本口服液的研究.山东中医学院学报,1994,18(5):348.

[2]周恩平,李运伦,杨勇,等.人参固本口服液的药理实验研究.山东生物医学工程,1997,16(4):45.

[3]秦红岩,张惠云,高苏堤,等.复方洋参片对应激能力的影响.时珍国医研究,1997,8(3):221-222.

[4]张惠云,秦红岩,高苏堤,等.复方洋参片免疫作用的研究.时珍国医研究,1997,8(3):225-226.

黄芪生脉饮

Huangqi Shengmai Yin

【药物组成】　黄芪、党参、麦冬、五味子。

【功能与主治】　益气滋阴，养心补肺。用于气阴两虚所致的心悸气短、胸闷心痛、心烦倦怠；冠心病见上述证候者。

【方解】　方中黄芪甘温益气，为君药。党参益气生津，补脾养胃润肺；麦冬养阴生津、清心润肺，为臣药。五味子酸甘收敛，益气生津，宁心安神，为佐药。诸药合用，共奏益气滋阴，养心补肺之效。

【临床应用】　胸痹　因气阴不足而致胸闷心痛，心悸，气短，心烦不寐，倦怠懒言，面色少华，舌红嫩少津，脉细弱无力或结代；冠心病心绞痛见上述证候者。

此外，本品尚可用于治疗病毒性心肌炎、心律失常、慢性心衰[1-3]。

【药理毒理】　本品有抗心肌缺血、抗缺氧、增强免疫功能等作用。

1. 抗心肌缺血　本品能缩小冠状动脉左前降支结扎致急性心肌缺血猪的心肌梗死范围，升高动脉血压、左室收缩峰压（LVSP）和降低左室舒张期末压（LVEDP）[4]；黄芪生脉颗粒可减轻冠状动脉左前降支结扎致心肌缺血小型猪的心肌缺血程度和范围，减少缺血性心律失常的发生，降低 LVEDP，增加心肌细胞电生理稳定性[5]。

2. 抗缺氧　本品能增强小鼠对减压缺氧的耐受力[6]。

3. 增强免疫功能　本品对注射兔抗小鼠淋巴细胞血清造成的免疫抑制大鼠有增强细胞免疫功能的作用[5]。

【不良反应】　目前尚未检索到不良反应报道。

【禁忌】　尚不明确。

【注意事项】　宜饭后服用。

【用法与用量】　口服。一次 10ml，一日 3 次。

【规格】　（1）每支装 10ml　（2）每瓶装 100ml

【参考文献】　[1]邬显良,肖瑞军.黄芪生脉饮治疗病毒性心肌炎 63 例疗效观察.河北中医,1995,17(2):7.

[2]张振贤,沈琳.黄芪生脉饮治疗病毒性心肌炎心律失常 70 例小结.甘肃中医,2002,15(4):26.

[3]刘宗涛.黄芪生脉饮对慢性心力衰竭患者 6 分钟步行试验的影响.实用中医药杂志,2007,23(1):7.

[4]林斌,朱华东,刘志军,等.黄芪生脉饮对在体猪急性心肌缺血的保护效应及其可能机制.中国医药学报,2004,19(11):
652-654.

[5]章辰芳,孔繁智,柴秀娟,等.黄芪生脉颗粒剂对小型猪实验性心肌缺血时的影响.中国实验方剂学杂志,1998,4(5):22.

[6]浙江省中医药研究院药理组.黄芪生脉饮药效学研究资料,1985.

生脉饮（胶囊）

Shengmai Yin(Jiaonang)

【药物组成】　红参、麦冬、五味子。

【功能与主治】　益气复脉，养阴生津。用于气阴两亏，心悸气短，脉微自汗。

【方解】　方中以红参为君药，味甘，微苦，温，归脾、肺二经，能补脾益肺，健运中气，鼓舞清阳，生津止渴。臣以麦冬甘寒质润，入肺、胃、心经，养阴生津，清心除烦，与红参合用，可使气旺津生，脉气得复。以五味子敛肺宁心，止汗生津，用为佐药。三药配合，一补、一清、一敛，共奏益气复脉，养阴生津之效。

【临床应用】

1. 胸痹　多因气阴两虚所致。症见胸痛胸闷，心悸气短，头晕乏力，舌微红，脉微细；冠心病心绞痛见上述证候者。

2. 心悸　多因气阴两虚而致。症见心悸气短，乏力自汗，夜寐不安，多梦，健忘，口舌干燥，惊悸，怔忡，舌质略红而干燥少津，脉微细；病毒性心肌炎见上述证候者。

此外，本品还有治疗突发性耳聋、慢性咽炎、原发性高血压病、肺结核、慢性肺心病急性发作、慢性阻塞性肺疾病合并急性呼吸衰竭的报道[1-6]。

【药理毒理】　本品有保护心肌、提高免疫功能、抗氧化、改善学习记忆能力和抗肺损伤等作用。

1. 保护心肌　本品可改善强制性游泳与垂体后叶素联合造模所致气阴两虚证心肌缺血大鼠心电图，降低血清肌酸磷酸激酶、乳酸同工酶活性和丙二醛含量，增加超氧化物歧化酶活性[6]。本品能降低 STZ 合高脂饮食致糖尿病性心肌病大鼠的心脏指数和抑制心肌胶原的表达[7]。本品含药血清可升高 TNF-α 诱导的体外培养大鼠心肌成纤维细胞中 MMP1 合成和抑制 TIMP1 合成，降低成纤维细胞分泌羟脯氨酸，抑制胶原合成[8]。生脉胶囊对腹主动脉缩窄致慢性心力衰竭大鼠可通过抑制 Bcl-2 含量降低心肌细胞凋亡率，同时抑制炎性细胞因子 IL-6、TNF-α 含量和增加 IL-10 水平，降低促纤维性细胞因子 TGF-β1，对压力超负荷慢性心衰大鼠可改善心脏射血功能、心脏结构，降低心肌胶原含量，均显示抗心室重构的作用[9-12]。本品可降低心内直视术患者血超氧化物歧化酶(SOD)、丙二醛、肌酸磷酸激酶心脏同工酶(CK-MB)、乳酸脱氢酶(LDH)、乳酸脱氢酶心脏同工酶(LDH1)含量,减轻心肌超微结构损害[13]。

3. 提高细胞免疫功能　本品可提高氢化可的松所致免疫功能低下小鼠的 T 细胞亚群数[14]。

4. 抗氧化　本品具有清除超氧阴离子和羟自由基作用[15];降低红细胞悬液的溶血率,减少脂质过氧化产物丙二醛[16]。

5. 改善学习记忆能力　本品对不同化学药品所致的记忆障碍具有改善作用[17]。

6. 抗肺损伤　本品具有抑制内毒素诱导大鼠急性肺损伤模型一氧化氮(NO)和诱生型一氧化氮合酶(iNOS)活性的作用[18],可升高平阳霉素所致肺纤维化大鼠支气管肺泡灌洗液中谷胱甘肽含量[19]。

7. 其他　本品可降低链脲佐菌素合高脂饮食致糖尿病性心肌病大鼠的血清低密度脂蛋白含量和载脂蛋白 AI 与载脂蛋白 B(Apo AI/Apo B)比值[14]。本品可抑制急性脑梗死患者外周血粒细胞表面黏附蛋白 CD11a、CD18 表达[20]。

【不良反应】　目前尚未检索到不良反应报道。

【禁忌】　尚不明确。

【注意事项】

1. 热邪尚盛者,咳而尚有表证未解者慎用。

2. 服用期间,忌食辛辣、油腻食物。

3. 在治疗期间,心绞痛持续发作,宜加用硝酸酯类药。若出现剧烈心绞痛,心肌梗死,见有气促、汗出、面色苍白者,应及时急诊救治。

【用法与用量】　生脉饮:口服。一次 10ml,一日 3 次。胶囊剂:口服。一次 3 粒,一日 3 次。

【规格】　生脉饮:每支装 10ml

【参考文献】　[1]王红力,李永明,华正茂,等.生脉胶囊辅助治疗突发性耳聋的临床观察.华西药学杂志,2003,18(4):314.

[2]权红.生脉胶囊治疗慢性咽炎 50 例.华西药学杂志,2002,17(3):247.

[3]冯玲,韩涛,周玉萍.生脉胶囊治疗原发性高血压患者的疗效观察.华西药学杂志,2005,20(6):566-567.

[4]石广灿.生脉饮治疗气阴两虚型肺结核并多汗症临床研究.中医学报,2014,29(11):1561-1562.

[5]王勇,应秀娟.生脉胶囊辅助治疗对慢性阻塞性肺疾病合并急性呼吸衰竭患者的影响.辽宁中医杂志,2014,41(3):468-469.

[6]蔡小军,许惠琴,方泰惠,等.生脉饮对气阴两虚型心肌缺血病证结合大鼠模型的研究.中药药理与临床,2011,27(2):3-6.

[7]石佳娜,叶佐武,鲁春芳,等.生脉饮对糖尿病大鼠心肌病变及脂质代谢的作用研究,中国临床药理学杂志,2015,31(10):878-881.

[8]王敬春,徐波,张春.生脉饮对 TNF-α 诱导的大鼠心肌成纤维细胞胶原合成的影响.中国医药导报,2012,9(34):24-26.

[9]邓元江,梁伟雄,程淑意,等.生脉胶囊对压力超负荷心衰大鼠心肌胶原纤维的影响.中华中医药学刊,2009,7(3):481-484.

[10]邓元江,梁伟雄,程淑意,等.生脉胶囊对压力超负荷慢性心衰大鼠心室重构的影响.广州中医药大学学报,2008,25(2):142-146.

[11]邓元江,梁伟雄,程淑意,等.生脉胶囊对慢性心力衰竭大鼠心肌 MMP-3 与 TIMP-1 的影响.中华中医药杂志,2008,23(11):1005-1008.

[12]邓元江,梁伟雄,程淑意,等.生脉胶囊对慢性心力衰竭大鼠多种细胞因子的影响.北京中医药大学学报,2008,31(6):378-381.

[13]李国虎,袁明道,周汉楂,等.生脉饮对体外循环心内直视手术心肌的保护作用.湖南医科大学学报,1994,19(5):413.

[14]何裕,李维,李秉治.生脉饮对小鼠细胞免疫功能影响的实验研究.中医药信息,1999,(1):56.

[15]钟飞,王晓春,余庆皋,等.生脉饮抗氧自由基作用的研究.中国现代医学杂志,2003,13(10):74.

[16]余庆皋,熊志青,曾宪军,等.生脉饮抗氧化作用对红细胞膜保护作用的研究.中国现代医学杂志,2003,13(10):64.

[17]高治平.生脉饮及其成分对小鼠生长发育和学习记忆方面的作用.山西职工医学院学报,2000,14(1):44.

[18]何新华,李春盛,桂培春.生脉饮对内毒素诱导急性肺损伤大鼠一氧化氮及其合酶的影响.中国中西医结合急救杂志,2006,13(3):175.

[19]宋建平,刘方州,李伟,等.生脉饮对肺纤维化模型大鼠支气管肺泡灌洗液中谷胱甘肽含量的影响.中国中医药科技,2002,9(1):6.

[20]邓娟,周华东,陈曼娥.生脉胶囊对急性脑梗死外周血粒细胞 CD11a、CD18 表达的临床研究.华西药学杂志,2000,15(5):395

虚汗停颗粒
Xuhanting Keli

【药物组成】　黄芪、大枣、浮小麦、糯稻根、牡蛎(煅)。

【功能与主治】　益气养阴,固表敛汗。用于气阴不足所致的自汗、盗汗及小儿盗汗。

【方解】　方中黄芪益气实卫固表止汗,为君药。大枣补脾益气;浮小麦、糯稻根两药能养阴除虚热而止汗,此三药益气养阴,更助黄芪补虚之力,兼助止汗之功,合为臣药。佐以牡蛎收敛固涩而止汗,且有益阴功效。五味合璧,共奏益气养阴、固表敛汗之效。

【临床应用】

1. 自汗　此为气虚，卫外不固所致。症见自汗，短气，乏力，舌淡，脉虚弱。

2. 盗汗　多为阴虚内热，逼津液外泄所致。症见盗汗，五心烦热，两颧色红，或兼午后潮热，舌红少苔，脉细数；多汗症见上述证候者。

【药理毒理】　本品有止汗、增强免疫功能和抗应激作用。

1. 止汗　本品能抑制毛果芸香碱所致的大鼠汗腺分泌；对大鼠在偏高温环境下出汗也有抑制作用[1]。

2. 增强免疫功能　本品可升高正常小鼠网状内皮系统吞噬功能[1]，对环磷酰胺致免疫功能低下小鼠也能升高胸腺重量和脾重量。

3. 抗应激　本品能延长正常小鼠和利血平致脾虚小鼠在常温和高温水浴中的游泳时间[1]。

【不良反应】　目前尚未检索到不良反应报道。

【禁忌】　尚不明确。

【注意事项】

1. 实热汗出慎用。

2. 服药期间忌食辛辣、油腻、生冷食物。

【用法与用量】　开水冲服。一次 10g，一日 3 次；4 周岁以下儿童一次 5g，一日 2 次；4 周岁以上儿童一次 5g，一日 3 次。

【规格】　每袋装 10g

【参考文献】　[1]刘声波,朱柏华,王汝俊,等.虚汗停颗粒的药效学研究.中医研究,2002,15(1):16-18.

[2]李征,林杰.虚汗停颗粒对试验性小鼠免疫器官重量的影响.郴州医学高等专科学校学报,2004,6(1):12-13.

参精止渴丸（降糖丸）
Shenjing Zhike Wan(Jiangtang Wan)

【药物组成】　红参、黄精、黄芪、白术、茯苓、葛根、五味子、黄连、大黄、甘草。

【功能与主治】　益气养阴，生津止渴。用于气阴两亏、内热津伤所致的消渴，症见少气乏力、口干多饮、易饥、形体消瘦；2 型糖尿病见上述证候者。

【方解】　方中红参大补元气，益气生津；黄精滋肾润肺，补脾益气，共为君药。黄芪、白术健脾益气，茯苓淡渗健脾，葛根升举脾胃清阳之气，以开阴津生化之源，共为臣药。五味子补肾滋阴，益气生津，有佐助之用；黄连清胃泻火；大黄泻火解毒，二药合用，泻火存阴，且可佐制参芪温燥之性，共为佐药。甘草既能益气健脾以生津，又能调和诸药以解毒，故为佐使药。诸药合用，健脾滋肾

润肺燥，清胃泻火存阴津，共奏益气养阴，生津止渴之效。

【临床应用】　消渴　多因素体阴虚，或过食肥腻，或过用温补食物，或情志刺激，或房事不节，肺胃燥热，气阴两亏所致。症见口干多饮，易饥多食，少气乏力，形体消瘦；2 型糖尿病见上述证候者。

【不良反应】　目前尚未检索到不良反应报道。

【禁忌】　尚不明确。

【注意事项】

1. 属阴阳两虚消渴者慎用。

2. 孕妇慎用。

3. 服药期间忌食肥甘、辛辣食物，控制饮食，注意合理的饮食结构；忌烟酒。

4. 避免长期精神紧张；适当进行体育活动。

5. 在治疗过程中，尤其是与西药降糖药联合用药时，要及时监测血糖，避免低血糖反应发生。

6. 注意早期防治各种并发症，如糖尿病脑病、糖尿病心病、糖尿病肾病，以防病情恶化。

【用法与用量】　口服。一次 10g，一日 2～3 次。

【规格】　每 100 丸重 7g

降糖舒胶囊
Jiangtangshu Jiaonang

【药物组成】　人参、枸杞子、黄芪、葛根、山药、黄精、五味子、熟地黄、地黄、玄参、麦冬、知母、生石膏、天花粉、刺五加、益智仁、牡蛎、芡实、枳壳、丹参、荔枝核、乌药。

【功能与主治】　益气养阴，生津止渴。用于气阴两虚所致的消渴病，症见口渴、多饮、多食、多尿、消瘦、乏力；2 型糖尿病见上述证候者。

【方解】　人参大补元气，益气生津；枸杞子滋补肝肾，生津止渴，共为君药。黄芪、葛根健脾升阳，补气生津；山药、黄精、五味子既补肺脾肾之气，又养脾肺肾之阴；熟地黄养阴生津，补精填髓；地黄、玄参、麦冬、知母、石膏、天花粉清热泻火存阴，滋阴生津润燥，共为臣药。刺五加、益智仁温肾健脾，既资阴精生化之源，又防甘寒诸药伤阳之弊；牡蛎、芡实补肾固涩，收敛阴津，补敛结合，以防阴津之耗散；枳壳、丹参、荔枝核、乌药疏肝理气，调畅气机，以增强津液循行输布之能，尽呈佐助、佐制之用。诸药为伍，共奏益气养阴，生津止渴之效。

【临床应用】　消渴　多因禀赋阴虚，或过食滋腻，或过用温燥食物，或情志抑郁化火，或房事劳伤，内热炽盛，耗气伤津所致。症见口渴多饮、多食善饥、小便频多、形体消瘦、体倦乏力；2 型糖尿病见上述证候者。

【药理毒理】 本品具有降血脂、改善血液流变性的作用。

1. 降血脂 本品可降低高脂血症大鼠血清胆固醇(TC)、甘油三酯(TG)和低密度脂蛋白(LDL-C)水平,降低高密度脂蛋白(HDL-C)水平[1]。

2. 改善血液流变性 本品可降低高脂血症大鼠高切变率和低切变率下的全血黏度、全血还原黏度、血浆黏度和血细胞比容[1]。

【不良反应】 目前尚未检索到不良反应报道。

【禁忌】 孕妇禁用。

【注意事项】

1. 属阴阳两虚消渴者慎服。

2. 服药期间忌食肥甘、辛辣食物,控制饮食,注意合理的饮食结构;忌烟酒。

3. 应结合糖尿病饮食和体育运动进行综合治疗。

4. 在治疗过程中,尤其是与西药降糖药联合用药时,要及时监测血糖,避免低血糖反应发生。

5. 注意早期防治各种并发症,如糖尿病脑病、糖尿病心病、糖尿病肾病,以防病情恶化。

【用法与用量】 口服。一次4～6粒,一日3次。

【规格】 每粒装0.3g

【参考文献】 [1]张存香,朱艳娟.藏药降糖舒胶囊对高脂血症大鼠血脂和血液流变学的影响.青海医药杂志,2013,43(3):1-3.

降 糖 胶 囊
Jiangtang Jiaonang

【药物组成】 知母、三颗针、人参、五味子、干姜、人参茎叶皂苷。

【功能与主治】 清热生津,滋阴润燥。用于阴虚燥热所致的消渴病,症见多饮、多食、多尿、消瘦、体倦乏力。

【方解】 方中知母苦寒质润,清热泻火,滋阴润燥,生津止渴,为君药。三颗针苦寒,清热降火,泻火存阴;人参味甘大补元气,止渴生津,二药共为臣药。五味子滋阴生津,益气止渴,佐助君药养阴清热生津之效;干姜辛温,温运脾阳,以增强津液化生,取阳生阴长之意,并可佐制苦寒药物寒凝伤阳之弊,共为佐药。人参茎叶皂苷据现代药理证明具有一定降糖作用。诸药同用,共奏清热生津、滋阴润燥之效。

【临床应用】 消渴 多因素体阴虚,或过食肥甘厚腻,或过用温燥食物,或情志郁结化火,或房事不节,阴虚燥热所致。症见口渴多饮、消谷善饥、尿频量多、形体

消瘦、体倦乏力;2型糖尿病见上述证候者。

【药理毒理】 本品有降血糖、降血脂作用。

1. 降血糖 本品可降低四氧嘧啶、肾上腺素或腹腔注射葡萄糖所致高血糖大鼠血糖和正常大鼠血糖[1]。

2. 降血脂 本品能降低四氧嘧啶致高血糖大鼠的血清甘油三酯含量[1]。

【不良反应】 目前尚未检索到不良反应报道。

【禁忌】 尚不明确。

【注意事项】

1. 属阴阳两虚消渴者慎用。

2. 使用时严格控制饮食,忌食肥甘、辛辣食物,忌烟酒。

3. 保持情绪稳定及充足睡眠,适当进行体育活动。

4. 对重症病例,经3个月降糖胶囊治疗无效时,改用其他降糖药物治疗,以防病情加重[1]。

5. 在治疗过程中,尤其是与西药降糖药联合用药时,要及时监测血糖,避免低血糖反应发生。

6. 注意早期防治各种并发症,如糖尿病脑病、糖尿病心病、糖尿病肾病,以防病情恶化。

【用法与用量】 口服。一次4～6粒,一日3次。

【规格】 每粒装0.3g

【参考文献】 [1]刘兵,杨春梅,徐华丽,等.降糖胶囊对大鼠实验性高血糖的影响.武警医学,2005,16(6):414-417.

糖 尿 灵 片
Tangniaoling Pian

【药物组成】 天花粉、生地黄、葛根、麦冬、五味子、南瓜粉、糯米(炒黄)、甘草。

【功能与主治】 滋阴清热,生津止渴。用于阴虚燥热所致的消渴病,症见口渴、多饮、多食、多尿、消瘦、五心烦热;2型糖尿病见上述证候者。

【方解】 方中天花粉清胃泻火,养阴生津;生地养阴生津,滋阴降火,二药合用,养阴清热,生津止渴,共为君药。葛根鼓舞脾胃清阳之气,生津止渴;麦冬益胃生津,清心除烦;五味子益气生津,宁心安神,三药合用,辅助君药增强滋阴降火,除烦安神,益气止渴之效,共为臣药。南瓜粉清热润燥,健脾生津,糯米补中益气,佐助君药增强益气生津,润燥止渴之效,共为佐药。甘草益气补中,调和诸药,为佐使药。诸药配合,共奏滋阴清热、生津止渴之效。

【临床应用】 消渴 多因素体阴虚,或过食厚味,或过用温燥食物,或情志过极,或房室损伤,阴虚燥热所致。症见口渴多饮、消谷善饥、尿多尿频、疲乏无力、形

体消瘦、五心烦热、盗汗、失眠；2型糖尿病见上述证候者。

【不良反应】　目前尚未检索到不良反应报道。

【禁忌】　孕妇禁用。

【注意事项】

1. 属阴阳两虚消渴者慎用。

2. 忌食肥甘、辛辣食物，控制饮食，注意合理的饮食结构，忌烟酒。

3. 避免长期精神紧张；适当进行体育活动。

4. 对重症病例，应合用其他降糖药物治疗，以防病情加重。

5. 在治疗过程中，尤其是与西药降糖药联合用药时，要及时监测血糖，避免低血糖反应发生。

6. 注意早期防治各种并发症，如糖尿病脑病、糖尿病心病、糖尿病肾病等，以防病情恶化。

【用法与用量】　口服。一次4~6片，一日3次。

【规格】　每片重0.3g

参芪降糖胶囊（颗粒、片）
Shenqi Jiangtang Jiaonang（Keli，Pian）

【药物组成】　人参茎叶皂苷、黄芪、山药、麦冬、五味子、枸杞子、覆盆子、地黄、天花粉、茯苓、泽泻。

【功能与主治】　益气养阴，健脾补肾。用于气阴两虚所致的消渴病，症见咽干口燥、倦怠乏力、口渴多饮、多食多尿、消瘦；2型糖尿病见上述证候者。

【方解】　人参大补元气，生津止渴，方中其提取物人参茎叶皂苷据现代药理证明具有一定降糖作用；黄芪健脾益气，升举清阳，二药同用，大补元气，健脾升阳，生津止渴，共为君药。山药平补气阴，健脾滋肾润肺，固涩精微；麦冬养阴清热，益胃生津，二药合用，助参芪养阴，生津润燥，共为臣药。五味子益气生津止渴，收敛固涩阴精；枸杞子滋补肝肾，养阴润燥；覆盆子益精缩尿，固涩阴液，三药同用，补敛合用，脾肾同调，佐助君药益气生津止渴，并可避免津液的滑脱；生地清热凉血，养阴生津；天花粉清热泻火，养阴生津；茯苓健脾益气；泽泻泻虚火，祛肾浊，使补而不滞，皆为佐药。诸药合用，气阴兼养，补敛结合，补中有清，共奏益气养阴，健脾补肾之效。

【临床应用】　消渴　多因禀赋虚弱，或过食肥甘厚味，或过用温补食物，或情志过极，阴虚燥热，气阴两虚所致。症见口渴多饮，咽干口燥，多食多尿，形体消瘦，倦怠乏力；2型糖尿病见上述证候者。

此外，对糖耐量低减者有治疗作用[1,2]，有辅助治疗

2型糖尿病[3]、早期糖尿病肾病[4,5]的相关报道。

【药理毒理】　降血糖　本品可降低链脲佐菌素（STZ）致2型糖尿病小鼠的空腹血糖，增加血清胰岛素含量，改善胰岛B细胞损伤[6]。

【不良反应】　有致腓肠肌痉挛的报道[7]。

【禁忌】　孕妇禁用。

【注意事项】

1. 属阴阳两虚消渴者慎用；邪盛实热者慎用，待实热退后方可服用。

2. 服药期间忌食肥甘、辛辣食物，控制饮食，注意合理的饮食结构；忌烟酒。

3. 避免长期精神紧张；适当进行体育活动。

4. 对重症病例，应合用其他降糖药物治疗，以防病情加重。

5. 在治疗过程中，尤其是与西药降糖药联合用药时，要及时监测血糖，避免低血糖反应发生。

6. 注意早期防治各种并发症，如糖尿病脑病、糖尿病心病、糖尿病肾病，以防病情恶化。

【用法与用量】　胶囊剂：口服。一次3粒，一日3次。1个月为一疗程。效果不显著或治疗前症状较重者，每次用量可达8粒，一日3次。颗粒剂：口服。一次1g，一日3次。1个月为一疗程。效果不显著或治疗前症状较重者，一次用量可达3g，一日3次。片剂：口服。一次3片，一日3次。1个月为一疗程。效果不显著或治疗症状较重者，每次用量可达8片，一日3次。

【规格】　胶囊剂：每粒装0.35g

片剂：每片重0.35g

颗粒剂：每袋装3g

【参考文献】　[1]陈超.参芪降糖胶囊对糖耐量减低患者血糖及血脂水平的干预作用.现代中西医结合杂志，2005，14(13)：1681-1682.

[2]周祥兰，孙延荣.参芪降糖颗粒对糖耐量低减者干预治疗及胰岛B细胞功能评价.中国中医急症，2006，15(4)：369-370.

[3]裴智梅.参芪降糖颗粒辅助治疗2型糖尿病的疗效.中国老年学杂志，2014，34(16)：4461-4462.

[4]刘芳洁，张国梁，刘海英.参芪降糖颗粒辅助治疗早期糖尿病肾病临床观察.中国中医急症，2013，22(11)：1945-1946.

[5]王姝文.参芪降糖颗粒治疗早期糖尿病肾病疗效观察.辽宁中医杂志，2008，35(11)：1710.

[6]喇孝瑾，梁静，丰兆勇，等.黄连散、二甲双胍及参芪降糖颗粒糖作用的对比实验研究.中国煤炭工业医学杂志，2010，13(5)：769-771.

[7]明少兰.参芪降糖颗粒致腓肠肌痉挛1例.医药导报，2012，31(5)：598.

金芪降糖片
Jinqi Jiangtang Pian

【药物组成】 黄芪、金银花、黄连。

【功能与主治】 清热益气。用于消渴病气虚内热证,症见口渴喜饮,易饥多食,气短乏力。轻、中型 2 型糖尿病见上述证候者。

【方解】 方中黄芪甘温,升举脾胃清阳之气,以开阴津生化之源,益气生津止渴以治其本,故为主药。金银花甘寒,善散上焦肺热,以除上消的烦热口渴。黄连大苦大寒,主清中焦湿火郁结,清胃火,存阴液,为治中消易饥的佳品。二药合用,辅佐黄芪泻火存阴,使火退阴充,烦渴去,饥饿消,共为辅药。三药合用,共奏清热泻火,补中益气,生津止渴之效。

【临床应用】 消渴 多因素体热盛,或过食肥甘厚腻,或过用温补食物,或长期精神刺激,或房事过度,肺胃燥热,阴津亏损,阴伤及气,气阴两伤所致。症见口渴喜饮,口干舌燥,多食易饥,体乏无力,气短困倦;2 型糖尿病轻、中度见上述证候者。

此外,本品还有改善胰岛素抵抗[1]、治疗早期糖尿病肾病[2,3]、多囊卵巢综合征[4]、对糖调节受损者有预防发生 2 型糖尿病[5]、对糖尿病大血管并发症患者可减轻内皮细胞的损伤和抑制炎症因子水平[6]的报道。

【药理毒理】 本品有降血糖、降血脂等作用。

1. 降血糖 本品对正常及四氧嘧啶糖尿病大鼠、小鼠有降血糖作用,对自发性肥胖性糖尿病小鼠也有降血糖作用,使动物饮水量减少,改善糖耐量,降低血乳酸含量,减少皮肤葡萄糖含量;还可改善 KK 小鼠胰岛素抵抗性及氢化可的松诱发的昆明小鼠胰岛素抵抗性[7,8]。本品能降低链脲佐菌素致糖尿病肾病大鼠 24 小时尿蛋白量,减少肾组织晚期糖化终末产物受体(RAGE)、转化生长因子-β_1(TGF-β_1)、血管内皮生长因子(VEGF)、结缔组织生长因子(CTGF)和核转录因子-κB p65 表达,使肾组织损伤程度减轻[9,10]。金芪降糖颗粒可降低 2 型糖尿病患者空腹及餐后 2 小时血糖水平[11],还可降低轻中度糖尿病患者尿微量白蛋白[12]。

2. 降血脂 本品能降低正常大鼠血清和肝脏甘油三酯水平,也可使四氧嘧啶致高血糖小鼠血甘油三酯水平降低[13]。

3. 其他 本品可增强小鼠体液免疫功能,对氢化可的松引起的动物胸腺和脾脏萎缩有保护作用[13]。

4. 体内过程 本品以 1.41、1.81、2.16g/d 给予大鼠离体外翻肠囊模型,以新绿原酸、隐绿原酸、绿原酸、咖啡酸、表小檗碱、黄连碱、盐酸药根碱、盐酸巴马汀、盐酸小檗碱为指标性成分测定本品的肠吸收特性,结果空肠对各成分的吸收最为明显,其次是回肠,其中有机酸类成分的在肠吸收优于生物碱类成分,各成分的吸收形式可能为被动吸收[14]。

【不良反应】 有出现腹泻、腹胀、便秘的报道[15]。

【禁忌】 尚不明确。

【注意事项】

1. 属阴阳两虚消渴者慎用;重度 2 型糖尿病患者慎用。

2. 服药期间忌食肥甘、辛辣食物,控制饮食,注意合理的饮食结构;忌烟酒。

3. 避免长期精神紧张;适当进行体育活动。

4. 对重症病例,应合用其他降糖药物治疗,以防病情加重。

5. 在治疗过程中,尤其是与西药降糖药联合用药时,要及时监测血糖,避免低血糖反应发生。

6. 注意早期防治各种并发症,如糖尿病脑病、糖尿病心病、糖尿病肾病等,以防病情恶化。

【用法与用量】 饭前半小时口服。一次 2～3 片,一日 3 次。疗程 3 个月或遵医嘱。

【规格】 每素片重 0.56g

【参考文献】 [1]李莉芬,吴玉红.金芪降糖片治疗 2 型糖尿病胰岛素抵抗患者的观察.天津医药,2006,34(9):654-656.

[2]马绍杰,吕永恒,陈冬,等.金芪降糖片对早期糖尿病肾病肾脏的保护作用.四川中医,2004,22(9):39-40.

[3]郑凝,陈莉明,曾淑范.金芪降糖片配伍胰激态酶原对 III 期糖尿病肾病的治疗作用.中国中西医结合肾病杂志,2006,7(5):291-292.

[4]侯丽辉,杨新鸣,Risto ERKKOLA,等.金芪降糖片治疗多囊卵巢综合征的临床研究.中西医结合学报,2006,4(6):579-584.

[5]王悦欣.金芪降糖片对糖调节受损者预防糖尿病的作用.天津医药,2005,33(12):793-794.

[6]王滨,赵红艳,张涌.金芪降糖片对糖尿病大血管并发症患者内皮细胞功能及炎症因子的影响.中国中医药信息杂志,2011,18(7):15-17.

[7]申竹芳,谢明智,刘海帆.金芪降糖片对实验动物糖代谢的影响.中药新药与临床药理,1996,7(2):24.

[8]梁晓春.金芪降糖片治疗气阴两虚火旺型糖尿病临床及实验研究.中国中西医结合杂志,1993,(10):587.

[9]郑凝,魏世津.金芪降糖片对糖尿病大鼠肾脏保护作用的实验研究.天津中医药,2014,31(4):226-230.

[10]郑凝,魏世津.金芪降糖片对糖尿病大鼠肾 NF-κB p65 表达的影响及机制.山东医药,2013,53(31):19-22.

[11]李国平,朱祖清.金芪降糖胶囊治疗 2 型糖尿病疗效观察.

浙江中西医结合杂志,2003,13(3):189-190.

[12]张美琴.金芪降糖胶囊对轻中度 2 型糖尿病尿微量白蛋白排泄率的影响.浙江中医药大学学报,2010,34(3):342-343.

[13]申竹芳,谢明智,刘海帆.金芪降糖片对实验动物血脂、胰岛素抗性及免疫功能的影响.中药新药与临床药理,1997,8(1):23.

[14]丁菲菲,张晓静,孙奕,等.外翻肠囊法研究金芪降糖片的肠吸收特性.中国医院药学杂志,2015,35(3):185-190.

[15]张亚明.金芪降糖片治疗新诊断老年 2 型糖尿病患者 80 例.天津医药,2009,37(8):700-701.

十味玉泉胶囊

Shiwei Yuquan Jiaonang

【药物组成】　天花粉、葛根、地黄、麦冬、五味子、人参、黄芪、茯苓、乌梅、甘草。

【功能与主治】　益气养阴,生津止渴。用于气阴两虚所致的消渴病,症见气短乏力、口渴喜饮、易饥烦热;2 型糖尿病见上述证候者。

【方解】　方中天花粉清热泻火,生津止渴,葛根升发清阳,生津止渴,共为君药。辅以生地、麦冬、五味子,滋阴生津,清心除烦。佐以人参、黄芪、茯苓以资化源,益气健脾,气旺津充,生津止渴;乌梅味酸性平,与参芪合用,酸甘化阴,生津止渴。甘草味甘,益气健脾,调和诸药,为使药。诸药合用,共奏益气养阴,生津止渴之效。

【临床应用】　消渴　多因素体燥热,或过食辛辣,或过用温燥食物,或情志过极,燥热内盛,肺胃阴伤,阴伤及气,气阴两虚所致。症见气短乏力,神疲体倦,口渴喜饮,口干舌燥,多食易饥;2 型糖尿病见上述证候者。

【不良反应】　目前尚未检索到不良反应报道。

【禁忌】　孕妇禁用。

【注意事项】

1. 属阴阳两虚消渴者慎用。

2. 服药期间忌食肥甘、辛辣食物,控制饮食,注意合理的饮食结构;忌烟酒。

3. 避免长期精神紧张;适当进行体育活动。

4. 对重症病例,应合用其他降糖药物治疗,以防病情加重。

5. 在治疗过程中,尤其是与西药降糖药联合用药时,要及时监测血糖,避免低血糖反应发生。

6. 注意早期防治各种并发症,如糖尿病脑病、糖尿病心病、糖尿病肾病,以防病情恶化。

【用法与用量】　口服。一次 4 粒,一日 4 次。

糖尿乐胶囊

Tangniaole Jiaonang

【药物组成】　天花粉、山药、黄芪、红参、地黄、葛根、枸杞、知母、天冬、茯苓、山茱萸、五味子、鸡内金(炒)。

【功能与主治】　益气养阴,生津止渴。用于气阴两虚所致的消渴病,症见多食、多饮、多尿、消瘦、四肢无力。

【方解】　方中天花粉清热泻火,生津止渴;山药益气养阴,补脾肺肾,二者合用,气阴两顾,清热生津,共为君药。黄芪益气升阳,补脾益肺;人参大补元气,补脾益肺,生津止渴;葛根补脾升阳,生津止渴;枸杞子滋补肝肾,养阴生精,四药同用,共助君药资生化源,益气生津,滋阴润燥,三消兼顾,以为臣药。佐使以天冬、生地、知母养阴生津,泻火润燥;茯苓健脾益气;山茱萸、五味子滋补肝肾,固涩阴液,合鸡内金既可健胃消食,又可固脬缩尿。诸药配合,共奏益气养阴,生津止渴之效。

【临床应用】　消渴　多因素体阴虚有热,或过食辛辣油腻,或过用温燥食物,或情志郁结化火,燥热内盛,气阴两伤所致。症见口渴多饮,饮不解渴,消谷善饥,肌肉消瘦,小便频数,有甜味,四肢乏力;2 型糖尿病见上述证候者。

【药理毒理】　降血糖　本品对正常动物有降血糖作用,对葡萄糖、肾上腺素、四氧嘧啶所致高血糖动物模型也均有降血糖作用[1,2]。

【不良反应】　目前尚未检索到不良反应报道。

【禁忌】　孕妇禁用。

【注意事项】

1. 属阴阳两虚消渴者慎用。

2. 服药期间忌食肥甘、辛辣食物,控制饮食,注意合理的饮食结构;忌烟酒。

3. 避免长期精神紧张;适当进行体育活动。

4. 对重症病例,应合用其他降糖药物治疗,以防病情加重。

5. 在治疗过程中,尤其是与西药降糖药联合用药时,要及时监测血糖,避免低血糖反应发生。

6. 注意早期防治各种并发症,如糖尿病脑病、糖尿病心病、糖尿病肾病,以防病情恶化。

【用量与用法】　口服。一次 3～4 粒,一日 3 次。

【规格】　每粒装 0.3g

【参考文献】　[1]王耀廷.新中成药便览.北京:北京科学技术出版社,1987,150.

[2]王玉芬,韩双红,孙国英,等.糖尿乐胶囊降血糖作用的实验研究.中药材,2002,25(6):426-428.

消渴安胶囊
Xiaoke'an Jiaonang

【药物组成】 地黄、知母、人参、枸杞子、玉竹、黄连、地骨皮、丹参。

【功能与主治】 清热生津、益气养阴、活血化瘀。用于阴虚燥热兼气虚血瘀所致的消渴病,症见口渴多饮、多食易饥、五心烦热、大便秘结、倦怠乏力、自汗;2型糖尿病见上述证候者。

【方解】 方中地黄滋阴生津,清热除烦;知母滋阴降火,生津润燥,二药合用,于养阴生津之中,使肺火得清,胃火得降,肾火得除,故为君药。人参大补元气,补脾益肺,生津止渴;枸杞子滋补肝肾,养阴润肺;玉竹清养肺胃,滋阴润燥,生津止渴,三药合用,辅助君药养阴润燥,生津止渴,共为臣药。黄连主清胃火,苦寒直折,泻火存阴;地骨皮能除肺中伏火,清肝肾虚热,二药合用,佐助君药泻火存阴,凉血除蒸;丹参味苦微寒,化瘀降浊,畅通络脉,亦为佐助之用。诸药合用,共奏清热生津,益气养阴,活血化瘀之效。

【临床应用】 消渴 多因禀赋不足,或过食肥甘,或过用温补食物,或情志郁结化火,肺燥津伤,胃肠燥热,肾阴亏虚,气阴两伤,血液瘀阻所致。症见烦渴多饮,多食善饥,五心烦热,大便秘结,倦怠乏力,自汗;2型糖尿病见上述证候者[1,2]。

【药理毒理】 本品有降血糖等作用。

1. 降血糖 本品对正常小鼠和链脲佐菌素致糖尿病小鼠均有降血糖作用,增加家兔糖耐量[3];能降低糖尿病患者空腹血糖及24小时尿糖定量水平,使胰岛素分泌高峰前移[4]。

2. 其他 本品能提高糖尿病患者超氧化物歧化酶活力,降低胆固醇、甘油三酯、低密度脂蛋白水平,升高高密度脂蛋白水平,还能够改善糖尿病患者血液高黏滞状态[3]。

【不良反应】 目前尚未检索到不良反应报道。

【禁忌】 尚不明确。

【注意事项】

1. 属阴阳两虚消渴者慎用。

2. 服药同时应控制饮食,坚持运动疗法,加强糖尿病教育,保持健康心态,坚持服用规定剂量药品。

3. 服药期间应定期测定血糖,肝、肾功能。

4. 重度2型糖尿病患者应医生指导下服用此药品。

5. 在治疗过程中,尤其是与西药降糖药联合用药时,要及时监测血糖,避免低血糖反应发生。

6. 注意早期防治各种并发症,如糖尿病脑病、糖尿病心病、糖尿病肾病等,以防病情恶化。

【用法与用量】 口服。一次3粒,一日3次,或遵医嘱。

【规格】 每粒装0.4g

【参考文献】 [1]南征.消渴安胶囊治疗糖尿病(2型)420例临床疗效观察报告.中国中医基础医学杂志,1999,(6):102.

[2]南征.消渴安胶囊治疗2型糖尿病920例临床与实验研究.长春中医学院学报,2005,(1):26.

[3]杨晓峰,李异刚,于德志,等.消渴安降糖、降脂作用的研究.中药新药与临床药理,1999,10(5):288.

[4]马晓霖.消渴安胶囊治疗糖尿病性冠心病的临床研究.河南中医,1998,18(6):352.

消 渴 灵 片
Xiaokeling Pian

【药物组成】 地黄、黄芪、枸杞子、天花粉、麦冬、红参、茯苓、石膏、黄连、五味子、牡丹皮。

【功能与主治】 益气养阴,清热泻火,生津止渴。用于气阴两虚所致的消渴病,症见多饮、多食、多尿、消瘦、气短乏力;2型轻型、中型糖尿病见上述证候者。

【方解】 方中地黄清热养阴,生津止渴;黄芪补气升阳,益气生津,二药合用,益气养阴,清热生津,共为君药。辅以枸杞子滋补肝肾,养阴润肺;天花粉清热除烦,生津止渴;麦冬滋养肺胃,生津止渴,共为臣药。佐以红参大补元气,补脾益肺,生津止渴;茯苓健脾益气;石膏清泻肺胃,生津止渴;黄连主清胃火,泻火存阴;五味子敛肺滋肾,生津止渴;丹皮清热凉血,祛瘀化浊,共为佐药。诸药合用,共奏益气养阴,清热泻火,生津止渴之效。

【临床应用】 消渴 多因素体阴虚火旺,或过食辛辣油腻,或过用温燥食物,或情志郁结化火,燥热伤阴,阴伤气耗,气阴两伤所致。症见多饮,多食易饥,尿频量多,形体消瘦,气短乏力;2型糖尿病轻型、中型见上述证候者。

【药理毒理】 本品有降血糖、降血脂等作用。

1. 降血糖 本品能降低实验性高血糖小鼠的血糖[1];降低四氧嘧啶致高血糖大鼠的血糖。

2. 降血脂 本品对临床2型糖尿病患者有降低尿糖和血脂(胆固醇、甘油三酯、β脂蛋白)水平。

3. 其他 还能改善球结膜微循环[2]。

【不良反应】　目前尚未检索到不良反应报道。

【禁忌】　孕妇禁用。

【注意事项】

1. 属阴阳两虚消渴者慎服。

2. 服药期间忌食肥甘、辛辣食物,控制饮食,注意合理的饮食结构;忌烟酒。

3. 避免长期精神紧张;适当进行体育活动。

4. 对重症病例,应合用其他降糖药物治疗,以防病情加重。

5. 在治疗过程中,尤其是与西药降糖药联合用药时,要及时监测血糖,避免低血糖反应发生。

6. 注意早期防治各种并发症,如糖尿病脑病、糖尿病心病、糖尿病肾病,以防病情恶化。

【用法与用量】　口服。一次 8 片,一日 3 次。

【规格】　每片重 0.36g

【参考文献】　[1]匡洪宇,邹伟,杜旭.消渴灵对实验性糖尿病小鼠高血糖的防治作用.中医药学报,1995,(1):40.

[2]韩实妮,段英春,候毅敏,等.消渴灵治疗 2 型糖尿病的临床观察和实验研究.新中医,1994,26(1):26-28.

消 渴 平 片

Xiaokeping Pian

【药物组成】　黄芪、天花粉、人参、葛根、天冬、黄连、知母、枸杞子、沙苑子、五倍子、五味子、丹参。

【功能与主治】　益气养阴,清热泻火。用于阴虚燥热,气阴两虚所致的消渴病,症见口渴喜饮、多食、多尿、消瘦、气短、乏力、手足心热;2 型糖尿病见上述证候者。

【方解】　方中黄芪补脾益肺,益气生津,资生化源;天花粉生津止渴,二者合用,气阴两顾,则气旺津生,热清渴止,共为君药。臣以人参大补元气,补脾益肺,生津止渴;葛根健脾升阳,生津止渴。佐以天冬养阴清肺润燥,黄连清胃泻热存阴,知母滋肾降火润燥,三药合用,上、中、下三消同治,以清代补,防参芪之补腻;又佐以枸杞子、沙苑子、五味子、五倍子补益肝肾,养阴润燥,固精缩尿;丹参凉血活血,通行血脉,使诸药无凝滞之弊。上药配用,共奏益气养阴,清热泻火之效。

【临床应用】　消渴　多因素体虚弱,或过食肥甘厚味,或过用温燥食物,或情志郁结化火,燥热伤津,津伤及气,气阴两虚所致。症见口渴喜饮、多食易饥、尿频尿多、形体消瘦、气短乏力、手足心热;2 型糖尿病见上述证候者。

【药理毒理】　本品有降血糖、降血脂作用。

1. 降血糖　本品能降低四氧嘧啶糖尿病小鼠的血

糖水平;降低家兔正常血糖水平[1]。

2. 降血脂　本品能降低高脂膳食致高脂血症鹌鹑血浆胆固醇和甘油三酯含量,能抑制 α 脂蛋白百分比的降低,抑制动脉粥样硬化的发生[2]。

【不良反应】　个别病人出现胃肠道反应,如恶心、腹胀、腹泻,但减量或继续服用后症状逐渐消失,极个别例出现皮疹,继续服用后皮疹消失。

【禁忌】　孕妇禁用。

【注意事项】

1. 属阴阳两虚消渴者慎用。

2. 服药期间忌食肥甘、生冷、辛辣食物,控制饮食,注意合理的饮食结构;忌烟酒。

3. 对重症病例,应合用其他降糖药物治疗,以防病情加重。

4. 在治疗过程中,尤其是与西药降糖药联合用药时,要及时监测血糖,避免低血糖反应发生。

5. 注意早期防治各种并发症,如糖尿病脑病、糖尿病心病、糖尿病肾病,以防病情恶化。

【用法与用量】　口服。一次 6～8 片,一日 3 次;或遵医嘱。

【规格】　(1)每片重 0.34g　(2)每片重 0.55g

【参考文献】　[1]夏丽英,苏燕生,王浩,等.消渴平片降血糖作用的研究.山东中医学院学报,1985,9(3):13-14.

[2]李震,王浩,王柏林.消渴平片对鹌鹑实验性高脂血症降脂作用的研究.山东中医学院学报,1985,9(3):11-12.

消 渴 丸

Xiaoke Wan

【药物组成】　地黄、葛根、黄芪、天花粉、五味子、山药、玉米须、格列本脲。

【功能与主治】　滋肾养阴,益气生津。用于气阴两虚所致的消渴病,症见多饮、多尿、多食、消瘦、体倦乏力、眠差腰痛。

【方解】　本方为中西药合方制剂。方中地黄甘寒,滋肾养阴,清热生津,以为君药。辅以葛根、黄芪补脾升阳,资生化源,生津止渴,共为臣药。佐以天花粉、五味子、山药益气养阴,生津止渴,固敛阴津;玉米须利小便而泻热;所含西药成分格列本脲有降糖作用。诸药合用,共奏滋肾养阴、益气生津之效。

【临床应用】　消渴　多因素体阴虚火盛,或过食肥甘厚味,或过用温燥食物,或情志郁结化火,上、中、下三焦燥热日久,耗气伤阴,气阴两虚所致。症见多渴多饮,小便频数,多食善饥,肢体消瘦,体倦无力,睡眠欠佳,腰膝酸痛;2 型糖尿病见上述证候者[1,2]。

【药理毒理】 本品有降血糖、脏器保护等作用。

1. 降血糖 本品能降低正常小鼠血糖,增加肝糖原含量,本品中西药合用降糖效果体现协同增效效果。本品能促进糖尿病大鼠胰岛素分泌,增加血清胰岛素水平,使饮水量和尿量减少[3]。本品能降低 GK 大鼠的血糖和甘油三酯水平,降低糖化血红蛋白水平,使肝糖原、NO 和 C 反应蛋白量增加[4]。

2. 脏器保护 本品能降低高脂饮食合小剂量链脲佐菌素(STZ)致糖尿病肾病大鼠的肝脏指数和肾脏指数,使体重降低不明显,同时降低血清 BUN、Crea、TC、Cys-C 水平,减少肾组织病理损伤[5]。本品灌胃 GK 大鼠可使其心脏、肾脏和胰腺的组织形态学和超微结构损伤减轻,同时降低低密度脂蛋白水平,增加大鼠外周血中内皮祖细胞(EPCs)数量,其黏附能力、迁移能力和体外血管生成能力也得到改善[6-8]。

3. 其他 本品能改善糖尿病合并高脂血症大鼠的血液流变性,抑制血清总胆固醇的升高[3];可使 GK 大鼠血清 SOD 活性升高和 MDA 含量降低[4]。

【不良反应】 偶见肠道不适、发热、皮肤过敏,以及严重脱发[9],报道常规剂量引起低血糖昏迷多例[10]。

【禁忌】 孕妇禁用。

【注意事项】

1. 属阴阳两虚消渴者慎用。

2. 服药期间忌食肥甘、辛辣食物,控制饮食,注意合理的饮食结构;忌烟酒。

3. 服用本品时禁止加服磺酰脲类抗糖尿病药。

4. 本品含格列本脲(优降糖),下列情况应禁用:1型糖尿病患者;2 型糖尿病患者伴有酮症酸中毒、昏迷、严重烧伤、感染、严重外伤和重大手术者;孕妇、乳母;肝、肾功能不全者;白细胞减少、粒细胞缺乏、血小板减少等患者;对磺胺类药物过敏者。

5. 体质虚弱、高热、老年患者,有肾上腺皮质功能减退或垂体前叶功能减退者慎用。

6. 用药期间应定期测定血糖,尿糖,尿酮体,尿蛋白、肝、肾功能和血象,并进行眼科检查。

7. 注意早期防治各种并发症,如糖尿病脑病、糖尿病心病、糖尿病肾病等,以防病情恶化。

【用法与用量】 口服。一次 1.25～2.5g(约 5～10丸),一日 3 次,饭后温水送服。

【规格】 每瓶装 30g

【参考文献】 [1]徐辉.消渴丸与格列本脲治疗糖尿病的临床疗效.中国药物经济学,2014,(10):44-45.

[2]张景伟.消渴丸治疗 2 型糖尿病随机平行对照研究.实用中医内科杂志,2013,27(11):25-26.

[3]广州中医学院中药研究所中药药理研究室.消渴丸的药效学研究.新药申报资料,1992.

[4]杨明,隋殿军,陈文学,等.蜂胶总黄酮对自发性糖尿病大鼠脂代谢的影响及抗氧化作用.中国药学杂志,2015,50(3):217-220.

[5]马珍,黄丹民,张卫华,等.波叶青牛胆提取物对糖尿病肾病小鼠药效及急性毒性.中成药,2015,37(1):6-12.

[6]邹琦,刘菊妍,吴燕梅,等.消渴丸对 GK 大鼠心、肾影响的研究.世界中医药,2014,9(8):1073-1075.

[7]周杰,刘菊妍,邓慧敏,等.消渴丸对 GK 大鼠血脂和心、肾、胰腺影响的研究.第三次中华中医药科技成果论坛论文集,北京,2013,139-147.

[8]冯杰,王火,于志瀛.消渴丸对 GK 糖尿病大鼠内皮祖细胞功能的影响.生物技术世界,2015,(3):51.

[9]齐学林,翟晓一.消渴丸引起严重脱发 1 例.现代中药,2003,(2):18.

[10]方利华,胡守琪,张建钢.常规量消渴丸致低血糖昏迷 20例临床分析.实用糖尿病杂志,2007,3(6):19.

消糖灵胶囊

Xiaotangling Jiaonang

【药物组成】 黄芪、天花粉、人参、白芍、黄连、知母、枸杞子、五味子、杜仲、沙苑子、丹参、优降糖。

【功能与主治】 益气养阴,清热泻火。用于阴虚燥热、气阴两虚所致的消渴病,症见口渴喜饮、体倦乏力、多食、多尿、消瘦。

【方解】 方中黄芪补脾升阳,益气生津,资生化源;天花粉清热除烦,养阴生津,二者合用,气阴两顾,气旺津生,共为君药。辅以人参大补元气,补脾益肺,生津止渴;白芍平肝柔肝,养血敛阴;黄连主清胃火,泻火存阴;知母上清肺胃,下降肾火,滋阴润燥,共为臣药。佐以枸杞子滋补肝肾,养阴润肺;五味子敛肺滋阴,益气生津;杜仲滋补肝肾;沙苑子固精缩尿,佐助君药益气生津,固涩阴液;丹参祛瘀化浊,通行络脉,补而不滞,共为佐药。所含西药成分优降糖(格列本脲)有降血糖作用。诸药配合,共奏益气养阴、清热泻火、三消并治之效。

【临床应用】 **消渴** 多因素体阴虚,或过食辛辣油腻,或过用温燥食物,或情志过极化火,内有燥热,肺胃津伤,肾阴不足,阴伤及气,气阴两虚所致。症见口渴喜饮,体倦乏力,多食易饥,尿频尿多,尿有甜味,气短,形体消瘦;2 型糖尿病见上述证候者[1]。

【药理毒理】 本品有降血糖等作用。

1. 降血糖　本品可降低四氧嘧啶高血糖小鼠及链脲佐菌素致高血糖大鼠的血糖值[2]。

2. 其他　本品能够提高甲亢型阴虚小鼠的耐缺氧能力[2]

【不良反应】　有文献报道重复服用本品致低血糖性休克[3]。

【禁忌】　孕妇禁用。

【注意事项】

1. 属阴阳两虚消渴者慎用。

2. 服药期间忌食肥甘、辛辣食物,控制饮食,注意合理的饮食结构;忌烟酒。

3. 本品含格列本脲(优降糖),下列情况应禁用:1型糖尿病患者;2型糖尿病患者伴有酮症酸中毒、昏迷、严重烧伤、感染、严重外伤和重大手术者;孕妇、乳母;肝、肾功能不全者;白细胞减少、粒细胞缺乏、血小板减少等患者;对磺胺类药物过敏者。

4. 体质虚弱、高热、老年患者、有肾上腺皮质功能减退或垂体前叶功能减退者慎用。

5. 用药期间应定期测定血糖,尿糖,尿酮体,尿蛋白,肝、肾功能和血象,并进行眼科检查。

6. 注意早期防治各种并发症,如糖尿病脑病、糖尿病心病、糖尿病肾病,以防病情恶化。

【用法与用量】　口服。一次 3 粒,一日 2 次;或遵医嘱。

【规格】　每粒装 0.4g

【参考文献】　[1]刘菊香.消糖灵胶囊治疗气阴两虚兼瘀型糖尿病 44 例.传统医学,2005,14(9):79.

[2]首弟武,孙兆泉,邱赛红,等.消糖灵胶囊降糖滋阴作用的实验研究.中国中医药科技,2000,7(3):163.

[3]陈春安.重复服用消糖灵致低血糖性休克 1 例.东南国防医药,2007,9(3):240.

养阴降糖片

Yangyin Jiangtang Pian

【药物组成】　黄芪、地黄、党参、枸杞子、葛根、玄参、知母、玉竹、五味子、牡丹皮、虎杖、川芎。

【功能与主治】　养阴益气,清热活血。用于气阴不足、内热消渴,症见烦热口渴、多食多饮、倦怠乏力;2 型糖尿病见上述证候者。

【方解】　方中黄芪补脾升阳,生津止渴,资生化源。地黄养阴生津,清热凉血,二药同用,益气养阴,生津止渴,共为君药。辅以党参补脾益肺,养血生津;枸杞子滋补肝肾,养阴润肺;葛根健脾升阳,生津止渴;玄参养阴生津,滋阴降火,辅助君药益气生津,滋阴降火,共为臣药。知母滋阴润燥,清肺凉胃,下泻肾火;玉竹调养肺胃,滋阴润燥;五味子生津敛汗,滋肾涩精,佐助君药三消并治;牡丹皮清热凉血,祛瘀化浊;虎杖活血化瘀,通腑降浊;川芎活血行气,开散郁结,佐助君药化瘀降浊,调畅气血。诸药同用,共奏养阴益气、清热活血之效。

【临床应用】　消渴　多因素体亏虚,或过食肥甘厚味,或过用温燥食物,或情志郁结化火,三焦燥热蕴结日久,耗气伤阴,血行不畅所致。症见口渴喜饮,多食易饥,小便频数,形体消瘦,体倦乏力,五心烦热;2 型糖尿病见上述证候者。

此外,对 2 型糖尿病患者,有提高胰岛素敏感性指数的相关报道[1],对糖尿病前期有较好临床疗效[2]。

【药理毒理】　降血糖　本品可降低四氧嘧啶致糖尿病大鼠的血糖水平,升高胰岛胰岛素水平和降低胰岛素样生长因子-2(IGF-II),并使模型大鼠血液流变学中升高的全血低切黏度、红细胞聚集指数降低[3-5]。

【不良反应】　目前尚未检索到不良反应报道。

【禁忌】　尚不明确。

【注意事项】

1. 属阴阳两虚消渴者慎用;孕妇慎用。

2. 服药期间忌食肥甘、辛辣食物,控制饮食,注意合理的饮食结构;忌烟酒。

3. 避免长期精神紧张;适当进行体育活动。

4. 对重症病例,应合用其他降糖药物治疗,以防病情加重。

5. 在治疗过程中,尤其是与西药降糖药联合用药时,要及时监测血糖,避免低血糖反应发生。

6. 注意早期防治各种并发症,如糖尿病脑病、糖尿病心病、糖尿病肾病,以防病情恶化。

【用法与用量】　口服。一次 8 片,一日 3 次。

【规格】　(1)糖衣片(片芯重 0.33g)

(2)薄膜衣片　每片重 0.36g

(3)薄膜衣片　每片重 0.72g

【参考文献】　[1]何小红,吴玉兰.养阴降糖片治疗 2 型糖尿病 44 例提高胰岛素敏感性的观察.中国实用医药,2012,7(36):175-176.

[2]杨丽华,吕维斌.养阴降糖片干预糖尿病前期患者 60 例临床观察.云南中医中药杂志,2014,35(7):49-50.

[3]尤煜祺,彭镇耀,曾荣仕.养阴降糖片对糖尿病模型大鼠血糖的影响.当代医学(学术版),2008,(3):63-64.

[4]黄平.养阴降糖片对糖尿病大鼠 IGF-II 的影响.浙江中医学院学报,2000,24(5):49-50.

[5]黄平,杨明华,顾维正,等.养阴降糖片治疗糖尿病大鼠高

粘滞血症的实验研究.中国中医药科技,2001,8(6):349-352.

芪蛭降糖胶囊

Qizhi Jiangtang Jiaonang

【药物组成】 黄芪、地黄、黄精、水蛭。

【功能与主治】 益气养阴,活血化瘀。用于气阴两虚兼血瘀所致的消渴病,症见口渴多饮、多尿易饥、倦怠乏力、自汗盗汗、面色晦黯、肢体麻木。2 型糖尿病见上述证候者。

【方解】 方中黄芪味甘微温,补气升阳,益气生津,资生化源,以为君药。生地甘苦微寒,清热凉血,养阴生津,辅助君药增强益气养阴之功,而为臣药。黄精甘平,滋肾润肺,补脾益气,佐助君药三消并治;水蛭苦咸性平,破血逐瘀,化浊通络,共为佐药。四味合用,共奏益气养阴、活血化瘀之效。

【临床应用】 消渴 多因素体虚弱,或过食肥甘厚味,或过用温燥食物,或情志郁结化火,肺胃肾燥热,津亏阴伤,阴伤及气,血脉不畅所致。症见口渴多饮,多食易饥,尿多尿频,气短,体倦乏力,自汗盗汗,肢体麻木,面色晦黯;2 型糖尿病见上述证候者。

有报道西医基础治疗加芪蛭降糖胶囊,能减少糖尿病肾病 3b 期患者蛋白尿,延缓肾功能恶化[1,2]。常规治疗加芪蛭降糖胶囊,对 2 型糖尿病一、二期下肢动脉硬化闭塞症有显著治疗作用[3]。

有报道西医常规治疗加芪蛭降糖胶囊治疗糖尿病合并冠心病心绞痛疗效显著[4]。

【药理毒理】 本品有降血糖和肾保护作用。

1. 降血糖 本品可降低高脂饮食联合注射链脲佐菌素(STZ)致糖尿病大鼠的空腹血糖、胰岛素抵抗指数、空腹胰岛素水平及降低血清甘油三酯、胆固醇和低密度脂蛋白水平,升高低密度脂蛋白水平,上调肝组织胰岛素受体(IRS-1)、磷脂酰肌醇-3 激酶(PI3K)和葡萄糖转运体 4(GluT4)基因的 mRNA 表达,降低血清肿瘤坏死因子-α(TNF-α)水平和升高脂联素(ADPN)水平[5]。

2. 肾保护 本品可降低切除右肾加腹腔注射链脲佐菌素致糖尿病肾病大鼠尿蛋白定量(TP)、尿视黄醇结合蛋白(RBP)、尿 N-乙酰-β-D-氨基葡萄糖苷酶(NAG酶)、尿微量白蛋白(mAlb)、微球蛋白(α₁-MG)含量,降低血清肌酐(Scr)和尿素氮(BUN)水平,减轻肾组织及其血管病理损害,机制与下调肾组织中单核细胞趋化蛋白-1(MCP-1)mRNA 表达、肾小动脉 CD₃₁表达、血管内皮生长因子(VEGF)表达、基质金属蛋白酶抑制因子-1(TIMP-1)、纤维粘连蛋白(FN)、Ⅳ 型胶原蛋白(Col Ⅳ)

表达,以及上调肾组织骨形成蛋白-7(BMP-7)表达、抑制转化生长因子-β₁(TNF-β₁)/Smads 信号传导通路有关[6-8]。

【不良反应】 有胃肠道反应、低血糖反应、肝功能异常、凝血功能异常、过敏反应不良反应报道[9]。

【禁忌】

1. 孕妇禁用。

2. 有出血倾向者禁用。

【注意事项】

1. 属阴阳两虚消渴者慎用。

2. 服药期间忌食肥甘、辛辣食物,控制饮食,注意合理的饮食结构;忌烟酒。

3. 避免长期精神紧张;适当进行体育活动。

4. 对重症病例,应合用其他降糖药物治疗,以防病情加重。

5. 在治疗过程中,尤其是与西药降糖药联合用药时,要及时监测血糖,避免低血糖反应发生。

6. 注意早期防治各种并发症,如糖尿病脑病、糖尿病心病、糖尿病肾病,以防病情恶化。

【用法与用量】 口服。一次 5 粒,一日 3 次。3 个月为一疗程。

【规格】 每粒装 0.5g

【参考文献】 [1]郭兆安,于春江,柳刚,等.芪蛭降糖胶囊治疗糖尿病肾脏疾病期大量蛋白尿的多中心、随机对照研究.中国中西医结合杂志,2014,24(9):1047-1052.

[2]饶祖华,余颖,李小青,等.芪蛭降糖胶囊治疗早期糖尿病肾病 34 例临床观察.浙江临床医学,2008,10(7):909-910.

[3]莫爵飞,闫秀峰,倪青.芪蛭降糖胶囊治疗 2 型糖尿病早期下肢动脉硬化闭塞症 104 例.环球中医药,2013,6(2):105-110.

[4]倪青,闫秀峰,林兰.芪蛭降糖胶囊治疗 2 型糖尿病合并冠心病心绞痛 128 例临床观察.中国中医药信息杂志,2010,17(10):9-11.

[5]张晓天,陈禹,于春红,等.芪蛭降糖胶囊对糖尿病大鼠胰岛素抵抗的作用及其机制.吉林大学学报,2014,40(4):805-811.

[6]李悦,于春江,郭兆安,等.芪蛭降糖胶囊对糖尿病肾病大鼠肾实质小动脉内膜/中膜厚度比与炎性因子的影响.中国中西医结合肾病杂志,2013,14(10):858-863,插页 1-2.

[7]武帅,郭兆安,于春江,等.芪蛭降糖胶囊对糖尿病肾病大鼠肾组织 BMP-7 及 TNF-β₁/Smads 信号传导通路的影响.中国中西医结合肾病杂志,2014,15(4):297-301,插图 1-2.

[8]孟凡辰,郭兆安,于春江,等.芪蛭降糖胶囊对糖尿病肾病大鼠肾组织血管内皮细胞生长因子及细胞外基质的影响.中国中西医结合肾病杂志,2014,15(8):676-681.

[9]郭兆安,于春江,柳刚,等.芪蛭降糖胶囊治疗糖尿病肾脏疾病期大量蛋白尿的多中心、随机对照研究.中国中西医结合杂

心脑舒口服液

Xinnaoshu Koufuye

【药物组成】　人参、麦冬、党参、黄芪、五味子。

【功能与主治】　补气养阴。用于气阴两虚所致的头晕目眩、失眠、健忘、心悸、怔忡、气短、肢倦、自汗、盗汗。

【方解】　方中以人参大补元气,益气生津,安神增智为君药。麦冬养阴生津,清心安神;党参、黄芪补脾气,升清阳,促运化,生气血,共为臣药。佐以五味子敛气滋肾,生津止汗,养心安神。诸药相合,共奏补气养阴、养心安神之效。

【临床应用】

1. 气阴两虚证　因年老体弱,或久病失养,或热病后期,以致气阴两虚而见气短懒言,肢体倦怠,神疲乏力,口干舌燥,心悸;神经衰弱见上述证候者。

2. 失眠　因素体阴虚,兼劳倦伤脾,或久病气虚,心神失养以致失眠,心烦,口干,神疲,食少;神经衰弱见上述证候者。

3. 健忘　因久病损伤气阴,或年迈气阴亏虚,脑失濡养而致健忘,头晕,神疲体倦,咽干;神经衰弱见上述证候者。

4. 心悸　因禀赋不足,素体阴虚,或劳思伤脾,或热邪耗伤,气阴两亏,心失所养而见心慌不安,不能自主,神疲乏力,口舌干燥,少寐多梦;功能性心律失常见上述证候者。

5. 自汗　因素体虚弱,或病后体虚,卫气不能固护肌表,腠理疏松,津液外泄而见自汗,体倦乏力,面色无华,神疲,气短。

6. 盗汗　因烦劳过度,或亡血失精,或邪热耗阴,以致阴液亏损,虚火内生,阴津被扰,不能自藏外泄而见寐中汗出,醒后自止,口渴咽干。

【不良反应】　目前尚未检索到不良反应报道。

【禁忌】　尚不明确。

【注意事项】

1. 体实者慎服。

2. 感冒者慎服。

3. 服药期间饮食宜清淡易消化,忌食辛辣、油腻、生冷食物。

4. 在治疗失眠时,睡前勿吸烟,勿喝酒、茶和咖啡。

【用法与用量】　口服。一次 10ml,一日 2 次;短期突击用药:一次 20ml,一日 2～3 次,竞技或工作前服用。

【规格】　每支装 10ml

益肺清化膏

Yifei Qinghua Gao

【药物组成】　黄芪、党参、北沙参、麦冬、川贝母、苦杏仁、紫菀、桔梗、败酱草、拳参、仙鹤草、白花蛇舌草、甘草。

【功能与主治】　益气养阴,清热解毒,化痰止咳。用于气阴两虚所致的气短、乏力、咳嗽、咯血、胸痛;晚期肺癌见上述证候者的辅助治疗。

【方解】　方中黄芪、党参补肺益气,沙参、麦冬养阴利肺,针对主证气阴两虚而设,故共为君药。川贝、苦杏仁、紫菀、桔梗润肺止咳化痰;败酱草清热解毒,祛腐排脓;拳参、仙鹤草清热凉血止血;白花蛇舌草清热散瘀,消痈解毒,共为佐药。甘草调和诸药,为使药。诸药合用,共奏益气养阴、清热解毒、化痰止咳之效。

【临床应用】　咯血　多因久咳不愈,损耗肺气,灼伤肺阴,热伤肺络所致咳嗽痰少,痰中带血或反复咳血,血色鲜红,口干咽燥,神疲体倦,舌质红,脉细数;晚期肺癌见上述证候者。

此外,还有用于早期非小细胞肺癌术后治疗的报道[1]。

【药理毒理】　本品有抗肿瘤、增强免疫功能等作用。

1. 抗肿瘤　本品对小鼠 S_{180} 肉瘤的抑瘤率为 40.4％,对小鼠 Lewis 肺癌的抑瘤率为 43.55％[2];可提高 Lewis 荷瘤小鼠体内肿瘤细胞 E-cad 表达,降低 CD44V6 表达水平[3]。本品含药血清可明显抑制体外培养人源肺癌细胞 PG、PAs 增殖,抑制率为 23.0％～36.2％[4]。

2. 增强免疫功能　本品能升高早期非小细胞肺癌术后患者血清 CD3 和 NK 细胞比例[2]。

【不良反应】　目前尚未检索到不良反应报道。

【禁忌】　尚不明确。

【注意事项】

1. 肝火犯肺咯血者慎用。

2. 晚期肺癌咯血应用本剂应结合放化疗治疗;出血量大者,应立即采取综合急救措施。

3. 服药期间饮食宜清淡易消化,忌食辛辣、油腻食物。

【用法与用量】　口服。一次 20g,一日 3 次。2 个月为一疗程,或遵医嘱。

【规格】 (1)每瓶装 60g (2)每瓶装 120g (3)每袋装 20g

【参考文献】 [1]孙宏新,蒋士卿,朴炳奎,等.益肺清化膏对早期非小细胞肺癌术后患者治疗作用的随机对照研究.光明中医,2005,20(5):55-58.

[2]益肺清化膏新药申报资料.

[3]孙宏新,朴炳奎.流式细胞仪检测益肺清化膏对荷瘤小鼠瘤组织 E-cad、CD44V6 表达水平的影响.中医药学刊,2005,23(6):1014-1016.

[4]孙宏新,蒋士卿,朴炳奎.益肺清化膏含药血清对肺癌细胞株的抑制作用.中医研究,2005,18(10):12-13.

养阴生血合剂
Yangyin Shengxue Heji

【药物组成】 地黄、黄芪、当归、麦冬、石斛、玄参、川芎。

【功能与主治】 养阴清热,益气生血。用于阴虚内热、气血不足所致的口干咽燥、食欲减退、倦怠无力;有助于减轻肿瘤病人白细胞下降,改善免疫功能。

【方解】 方中地黄清热养阴,生津止渴;黄芪健脾升阳,益气生血,共为君药。当归补血活血,麦冬、石斛、玄参养阴清热,共为臣药。川芎活血理气,以佐助上药补而不滞。诸药合用,共奏养阴清热,益气生血之效。

【临床应用】 阴虚内热、气血不足证 多因素体阴虚,或热病伤津,或劳倦伤脾,或久病暗耗所致的阴虚内热、气血不足。症见口干咽燥,食欲减退,倦怠无力;肿瘤患者放疗出现毒副作用见上述证候者。

此外,本品还有用于防治肿瘤放化疗毒副反应的报道[1-3]。

【不良反应】 偶见服药后胃部不适。

【禁忌】 尚不明确。

【注意事项】

1. 外感表证及内有湿热证时慎用。

2. 服药期间饮食宜清淡易消化,忌食辛辣、油腻、生冷食物。

【用法与用量】 口服。一次 50ml,一日 1 次。放射治疗前 3 天开始服用,放疗期间,在每次放射治疗前 1 小时服用,至放疗结束。

【规格】 每瓶装 50ml

【参考文献】 [1]许春импо,丁令池,顾红芳.养阴生血合剂防治化疗毒副反应临床观察.中国中医药信息杂志,2008,15(3):75.

[2]汪晓龙,龚军,唐昊,等.养阴生血合剂对恶性肿瘤患者放疗副反应的影响.中国肿瘤临床与康复,2010,17(3):288-289.

[3]王跃珍,封巍,王准.养阴生血合剂防治鼻咽癌患者放射性口腔黏膜损伤 30 例临床观察.中医杂志,2010,51(1):44-46.

金复康口服液
Jinfukang Koufuye

【药物组成】 黄芪、北沙参、天冬、麦冬、女贞子(酒制)、山茱萸、淫羊藿、胡芦巴(盐炒)、绞股蓝、石上柏、石见穿、重楼。

【功能与主治】 益气养阴,清热解毒。用于不宜手术、放疗、化疗的原发性非小细胞肺癌属气阴两虚、热毒瘀阻证。与化疗并用,有助于提高化疗疗效,改善免疫功能,减轻化疗所致的白细胞下降等副作用。

【方解】 方中黄芪益气养血,健脾升阳;北沙参养阴清肺,两药扶正固本,为君药。天冬、麦冬滋阴润燥,清肺降火;女贞子、山茱萸滋补肾阴;淫羊藿、胡芦巴补肾壮阳;绞股蓝补气养阴,以辅助君药健脾益气,同时兼顾养阴润肺,共为臣药。石上柏、重楼清热解毒,消肿止痛;石见穿活血散结,清热消肿,共同辅佐君药、臣药在扶正同时不忘祛邪,均为佐药。诸药合用,共奏益气养阴、清热解毒之效。

【临床应用】

1. 原发性非小细胞肺癌 因气阴两虚,热毒内阻所致。症见咳嗽咯痰,胸闷气短,潮热盗汗,口干喜饮,腰膝酸软,舌淡红,苔薄白或少苔,脉沉细弱或细数[1-3]。

2. 化疗毒副作用 因化疗所致气阴两虚,脾肾不足,症见神疲乏力,腰膝酸软,恶心纳差,口干喜饮,舌淡苔薄白,脉沉细。

【不良反应】 目前尚未检索到不良反应报道。

【禁忌】 尚不明确。

【注意事项】 脾肾阳虚、寒凝血瘀者慎用。

【用法与用量】 口服。一次 30ml,一日 3 次。30天为一疗程,可连续使用 2 个疗程,或遵医嘱。

【规格】 每支装 10ml

【参考文献】 [1]刘嘉湘,潘敏求,黎月恒,等.金复康口服液治疗原发性非小细胞肺癌临床研究.肿瘤,2001,21(6):463.

[2]孙钢,刘嘉湘.金复康对肺癌患者 IL-10 和 IFN-γ 的影响.山东中医杂志,2001,20(12):721.

[3]林静.金复康口服液治疗非小细胞肺癌的临床研究.江西中医药,2003,34(2):19.

消渴灵胶囊(颗粒)
Xiaokeling Jiaonang(Keli)

【药物组成】 地黄、五味子、枸杞子、麦冬、天花粉、石膏、黄芪、红参、茯苓、黄连、牡丹皮。

【功能与主治】　滋补肾阴，清热泻火，生津止渴。用于气阴两虚所致的消渴病，症见多饮、多食、多尿、消瘦、气短乏力；2型轻型、中型糖尿病病见上述证候者。

【方解】　方中地黄、五味子、枸杞子滋阴补肾，益精填髓为君药。麦冬、天花粉、石膏养阴生津，清肺胃之热而润燥，黄芪、红参、茯苓益气健脾，生津止渴，共为臣药。黄连、牡丹皮清热降火，为佐药。诸药合用，标本兼治，共奏滋补肾阴，益气生津之效。

【临床应用】　消渴　因气阴两虚而致。症见尿频，尿多、浑浊如脂膏，或尿甜，腰膝酸软，倦怠乏力，自汗，头晕，耳鸣，口干、口渴喜饮，多食易饥，五心烦热，大便秘结，舌红苔少，脉细数无力；成年非胰岛素依赖性轻型、中型糖尿病见上述证候者。

【药理毒理】　降血糖　本品可降低四氧嘧啶、肾上腺素所致小鼠高血糖[1]。

【不良反应】　目前尚未检索到不良反应报道。

【禁忌】　孕妇禁用。

【注意事项】

1. 服药期间，不宜服用辛辣、油腻食物。

2. 用于糖尿病应注意监测血糖，必要时中西医结合治疗。

【用法与用量】　胶囊：口服。一次8粒，一日3次。颗粒：开水冲服。一次1袋，一日3次。

【规格】　胶囊：每粒装0.35g

颗粒：每袋装4g。

【参考文献】　[1]戴敏,彭代银,訾晓梅,等.消渴灵胶囊的降血糖作用.基层中药杂志,1998,12(2):38.

益津降糖口服液

Yijin Jiangtang Koufuye

【药物组成】　人参、白术、茯苓、仙人掌、甘草。

【功能与主治】　健脾益气，生津止渴。用于气阴两虚引起的消渴病，症见乏力自汗，口渴喜饮，多尿，多食善饮，舌苔花剥，少津，脉细少力；2型糖尿病见上述证候者。

【方解】　本品乃四君子汤加味组合而成。方中人参甘温，大补元气，生津止渴，为君药。白术苦温，健脾补气；茯苓甘淡，健脾渗湿，为臣药。仙人掌苦寒，清热润燥，为佐药。甘草甘平和中，调和诸药，为使药。全方共奏补气育阴、清热润燥、生津止渴之效。

【临床应用】　消渴　因气阴两虚所致。症见乏力，气短、自汗，动则加重，口干、口渴喜饮，多尿，多食易饥，五心烦热，大便秘结，腰膝酸软，舌苔花剥，少津，脉细少

力；2型糖尿病见上述证候者。

【药理毒理】　本品有降血糖、降血脂作用。

1. 降血糖　本品对四氧嘧啶高血糖小鼠、大鼠均有降血糖作用，并可提高糖耐量[1]。

2. 降血脂　本品对四氧嘧啶高血糖大鼠血清胆固醇和甘油三酯有降低作用[1]。

【不良反应】　目前尚未检索到不良反应报道。

【禁忌】　尚不明确。

【注意事项】

1. 孕妇慎用。

2. 用于糖尿病时应注意监测血糖，必要时中西医结合治疗。

3. 久置药液微有黄色沉淀，振摇后可重新混匀，不影响疗效。

【用法与用量】　口服。一次20ml，一日3次，饭前服用或遵医嘱。

【规格】　每支10ml

【参考文献】　[1]李向中,桂绿荷,刘艳丽,等.益津降糖口服液的降糖降血脂作用.沈阳药科大学学报,2000,17(5):371-374.

愈三消胶囊

Yusanxiao Jiaonang

【药物组成】　黄芪、红参、生地黄、熟地黄、玄参、麦冬、天冬、党参、五味子、丹参、红花、当归、淫羊藿（制）、黄连、知母、天花粉、鹿茸。

【功能与主治】　养阴生津，益气活血。用于轻、中度2型糖尿病属气阴两虚挟瘀证，症见口渴喜饮，易饥多食，疲倦乏力，自汗盗汗，舌质黯、有瘀斑，脉细数。

【方解】　方中黄芪、红参大补元气而固本；生、熟地黄同用，意在滋阴清热、生津润燥，同为君药。玄参、麦冬、天冬养阴清热；党参、五味子助黄芪补气之力；丹参、红花、当归活血化瘀，共为臣药。黄连、知母、天花粉清热除烦，生津止渴；淫羊藿、鹿茸补元阳之不足，皆为佐药。诸药共奏养阴生津、益气活血之效。

【临床应用】　消渴　因气阴两虚挟瘀而致。症见口渴喜饮，易饥多食，尿多，疲倦乏力，面色无华，口干咽干，自汗盗汗，舌质黯、有瘀斑，脉细数无力；轻、中度2型糖尿病见上述证候者。

【药理毒理】　降血糖　本品可降低四氧嘧啶致高血糖大鼠血糖和血甘油三酯水平[1]。

【不良反应】　少数患者服用后可出现上腹不适，恶心。

【禁忌】　孕妇禁用。

【注意事项】 阴虚火旺者慎用。

【用法与用量】 饭前口服,一次 8 粒,一日 3 次。疗程 3 个月或遵医嘱。

【规格】 每粒装 0.4g

【参考文献】 [1]郭玉英.愈三消胶囊治疗糖尿病临床及实验研究(摘要).医学研究通讯,1998,27(12):12-13.

五黄养阴颗粒
Wuhuang Yangyin Keli

【药物组成】 红芪、地黄、黄连、黄芩、姜黄。

【功能与主治】 燥湿化痰,益气养阴。用于消渴病属痰湿内滞、气阴两虚证,症见口渴喜饮,多食善饥,尿频,尿多,头身困重,呕恶痰涎,倦怠乏力,气短,懒言,自汗盗汗,心悸失眠,形体肥胖,咽燥口干,心烦畏热,溲赤,便秘。

【方解】 方中红芪甘微温,长于补中益气,地黄清热滋阴,二药合用,补益气阴,共为君药。黄连与黄芩配伍,加强清热燥湿之力,共为臣药。姜黄辛散温通,活血行气,为佐药。诸药相合,共奏益气养阴、燥湿化痰之效。

【临床应用】 消渴 由气阴两虚,痰湿停滞所致。症见口渴喜饮,多食善饥,尿频尿多,头身困重,呕恶痰涎,倦怠乏力,气短懒言,自汗盗汗,心悸失眠,形体肥胖,咽燥口干,心烦畏热,溲赤便秘;2 型糖尿病见上述证候者。

【不良反应】 个别患者偶见口苦,胃痛,腹泻。

【禁忌】 尚不明确。

【注意事项】

1. 服药期间定期检测血糖,肝、肾功能。

2. 合理膳食和适度锻炼身体。

3. 对本品过敏或过敏体质者慎用。

4. 有心血管病史及其疾病者服药期间定期检测相关指标。

【用法与用量】 开水冲服。一次 1 袋,一日 3 次。

【规格】 每袋装 6g

固 本 丸
Guben Wan

【药物组成】 熟地黄、党参、地黄、天冬、麦冬。

【功能与主治】 滋阴补气,清肺降火。用于气阴两虚,症见潮热,咳嗽咯血,形体瘦弱,自汗盗汗,乏力或病后津伤等。

【方解】 熟地黄甘温质润,补血养阴,填精益髓,为养血补虚,滋补肾阴之要药;党参甘平,归脾肺经,可补脾肺气,补血生津,用于气津两伤证,二者共为君药,滋阴补气。生地黄、天冬、麦冬味甘苦,性寒,可清心肺之热,滋阴润燥,共为臣药。诸药共奏滋阴补气、清肺降火之效。

【临床应用】 气阴两虚证 症见潮热,咳嗽咯血,形体瘦弱,自汗盗汗,乏力。

【不良反应】 目前尚未检索到不良反应报道。

【禁忌】 尚不明确。

【注意事项】

1. 忌油腻食物。

2. 凡脾胃虚弱,呕吐泄泻,腹胀便溏、咳嗽痰多者慎用。

3. 高血压、糖尿病患者应在医师指导下服用。

4. 宜饭前服用。

【用法与用量】 口服。一次 10～12 丸,一日 3 次。

【规格】 每 12 丸相当于总药材 3g

津力达颗粒
Jinlida Keli

【药物组成】 人参、黄精、苍术(麸炒)、苦参、麦冬、地黄、制何首乌、山茱萸、茯苓、佩兰、黄连、知母、淫羊藿(炙)、丹参、葛根、荔枝核、地骨皮。

【功能与主治】 益气养阴,健脾运津。用于 2 型糖尿病气阴两虚证,症见口渴多饮,消谷善饥,尿多,形体渐瘦,倦怠乏力,自汗盗汗,五心烦热,便秘等。

【方解】 方中人参益气生津、补脾益肺,黄精健脾润肺益肾,益气养阴,共为君药。以地黄、麦冬、地骨皮、知母滋阴清热,葛根生津止渴,山茱萸补肾填精,培补先天之阴;苍术健脾燥湿,苦参、黄连清热燥湿,防止湿邪碍脾,热盛伤阴,合为臣药。佐以荔枝核理气散结,丹参活血化瘀,淫羊藿温补肾阳。诸药合用,共奏益气养阴,健脾运津之效。

【临床应用】 消渴 多因素体阴虚,肺胃燥热,耗气伤阴所致。症见口渴多饮、消谷易饥、尿多、形体渐瘦、倦怠乏力、自汗盗汗、五心烦热、便秘;2 型糖尿病见上述证候者。

【药理毒理】 本品有降血糖、改善胰岛素抵抗、降血脂以及糖尿病肾病保护等作用。

1. 降血糖,改善胰岛素抵抗 本品可降低链脲佐菌素(STZ)注射致糖尿病大鼠模型的 FBG、HbA1c 水平,提高 SOD 和 GSH 活性,并降低 IL-1β、TNF-α 和 MDA 含量,同时增加胰岛素免疫阳性染色面积[1]。本品可提高糖尿病动物模型的胰岛素敏感性,可降低高脂饲料喂养致胰岛素抵抗大鼠模型的 HOMA-IR,提高胰岛素敏感指数（ISI），同时可降低血清 TG、TCH 和 LDL-C 水平，并改善动物肝功能和肝脏内脂肪变性程度[2]，同时本品还可以提高肝脏组织中的 SOD、CAT 和 GSH 水平，降低 MDA 水平，降低肝组织中 JNK 磷酸化水平和 p-IRS-1 表达，升高 p-Akt 水平。本品可降低高脂饮食负荷 STZ 诱发的糖尿病大鼠模型的血清 FBG、FINS、TC、TG、LDL、MDA 和 ROS 值，升高 GSH、SOD、HDL 和 ISI 值，对骨骼肌的超微结构损伤有保护作用，并改善骨骼肌氧化应激状态，降低骨骼肌 MDA 和 ROS 水平，升高 GSH、SOD、SIRT3 mRNA 及蛋白质表达[3]。本品可降低高脂饲料诱导的胰岛素抵抗大鼠 IPGTT 试验中的血糖曲线下面积、血清胰岛素水平，降低 HOMA-IR 值，升高 ISI 值[4]。

临床研究，本品可促进 2 型糖尿病患者以及葡萄糖调节受损患者空腹和餐后胰岛素的释放，增高胰岛 B 细胞功能指数（HOMA-B），降低胰岛素抵抗指数（HOMA-IR）[5,6]，同时可降低 2 型糖尿病患者 TNF-α、FPG、1hPG、HbA1C 及 TG 水平[5]。

2. 保护糖尿病海马组织　本品对高脂饮食负荷 STZ 诱发的糖尿病大鼠海马组织有保护作用，可改善动物模型的学习记忆功能，减少海马 CA1 区凋亡细胞，减轻海马神经元超微结构损伤，升高海马组织中 SOD 和 GSH 活性，降低 MPO 活性[7]。

3. 保护糖尿病肾病　本品也可保护糖尿病肾病损伤，可降低高脂饮食负荷 STZ 致糖尿病大鼠的肾质量/体质量、血糖和 24 小时尿蛋白，同时可降低肾脏、心室肌和腹主动脉的 Ang Ⅰ、Ang Ⅱ、AT$_1$R 和 AT$_2$R 水平[8]；可降低 STZ 注射致糖尿病大鼠模型的左肾重/体重比、血肌酐、尿蛋白/肌酐比、24 小时尿蛋白，并下调 p-p38、p-CREB 和 FN 蛋白表达[9]。

4. 降血脂　本品可降低高脂饲料诱导的胰岛素抵抗大鼠 TG 值，降低 IL-6、TNF-α、Leptin 水平，升高 Adiponectin 水平，并减轻肝组织脂肪变性程度[4]。

5. 肝保护　本品可降低高脂饲料诱导的胰岛素抵抗大鼠 ALT 和 AST 水平[4]。

【不良反应】　目前尚未检索到不良反应报道。

【禁忌】　尚不明确。

【注意事项】

1. 孕妇慎用。

2. 忌食肥甘厚味、油腻食物。

【用法与用量】　开水冲服。一次 1 袋，一日 3 次。8 周为一疗程，或遵医嘱。对已经使用西药患者，可合并使用本品，并根据血糖情况，酌情调整西药用量。

【规格】　每袋装 9g

【参考文献】　[1]史婧丽,吴莹,宋玉萍,等.津力达颗粒对糖尿病大鼠胰岛 B 细胞的保护作用.第二军医大学学报,2012,33(4):385-389.

[2]沈山梅,房其军,朱大龙,等.津力达颗粒对高脂喂养 SD 大鼠胰岛素抵抗及肝脏脂质沉积的影响.中华糖尿病杂志,2012,4（增刊）:113-114.

[3]宋玉萍.津力达颗粒对糖尿病大鼠骨骼肌保护作用及其机制研究.第二军医大学博士学位论文,2013,5.

[4]房其军.津力达颗粒对高脂喂养 SD 大鼠胰岛素抵抗影响的研究.南京中医药大学硕士学位论文,2012.

[5]郑莹,闫赋琴,王宏宇,等.津力达颗粒对 2 型糖尿病患者胰岛功能、TNF-α 的影响及疗效和安全性评价.中国中医基础医学杂志,2013,19(6):654-656.

[6]丁磊磊,杨杰.津力达颗粒对葡萄糖调节受损患者胰岛 β 细胞功能的影响.泰山医学院学报,2013,34(7):513-515.

[7]李斐,赵瑛.津力达颗粒对糖尿病大鼠海马组织的保护作用.第二军医大学学报,2013,34(2):137-141.

[8]吴珏,史婧丽,宋玉萍,等.津力达颗粒对糖尿病大鼠肾及心血管组织肾素-血管紧张素系统的影响.第二军医大学学报,2012,33(10):1065-1069.

[9]薛嵩,邹俊杰,石勇铨,等.津力达颗粒对糖尿病肾病大鼠 TGF-β1-p38MARK-FN 通路的影响.中华医学会第十次全国内分泌学学术会议论文汇编,2011 年,429.

补益地黄丸

Buyi Dihuang Wan

【药物组成】　熟地黄、盐车前子、菟丝子、诃子（去核）、枳壳（麸炒）、地骨皮、牛膝、茯苓。

【功能与主治】　滋阴补气，益肾填精。用于脾肾两虚，腰痛脚重，四肢浮肿，行步艰难，疲乏无力。

【方解】　方中重用熟地滋阴益肾填精，为君药。以菟丝子、牛膝补肝肾、强腰脚、壮筋骨，茯苓、盐车前子健脾益气、利湿消肿，诃子涩精，地骨皮滋肾阴，共为臣药。以枳壳理气行滞，防熟地滋腻碍脾，为佐药。诸药合用，共奏滋阴补气、益肾填精之效。

【临床应用】　腰痛　肾气亏虚，腰府失养，肾虚及脾，脾气亏虚。症见腰痛脚重，四肢浮肿，行步艰难，疲乏无力。

【不良反应】　目前尚未检索到不良反应报道。

【禁忌】　孕妇禁用。

【注意事项】

1. 忌油腻食物。

2. 凡脾胃虚弱，呕吐泄泻，腹胀便溏、咳嗽痰多者慎用。

3. 本品宜饭前服用。

4. 对该药品过敏者禁用,过敏体质者慎用。

【用法与用量】 口服。一次 1 丸,一日 2 次。

【规格】 每丸重 9g

糖脉康片(胶囊)
Tangmaikang Pian(Jiaonang)

【药物组成】 黄芪、地黄、赤芍、丹参、牛膝、麦冬、葛根、桑叶、黄连、黄精、淫羊藿。

【功能与主治】 养阴清热,活血化瘀,益气固肾。用于糖尿病气阴两虚兼血瘀所致的倦怠乏力、气短懒言、自汗、盗汗、五心烦热、口渴喜饮、胸中闷痛、肢体麻木或刺痛、便秘、舌质红少津、舌体胖大、苔薄或花剥、或舌黯有瘀斑、脉弦细或细数、或沉涩等症及 2 型糖尿病并发症见上述证候者。

【方解】 方中黄芪、生地益气固表、养阴清热,共为君药,以赤芍、丹参、怀牛膝,活血化瘀,补肾通络,桑叶、葛根、黄连、麦冬、黄精清热养阴生津,共为臣药,佐以淫羊藿,固护肾阳,阳升阴长。诸药合用,共奏益气养阴、活血化瘀和补肾之效。

【临床应用】 消渴 气阴两虚兼血瘀。症见倦怠乏力、气短懒言、自汗、盗汗、五心烦热、口渴喜饮、胸中闷痛、肢体麻木或刺痛、舌质红少津、舌体胖大、苔薄或花剥、或舌黯有瘀斑、脉弦细;2 型糖尿病见上述证候者。

【药理毒理】 本品有降血糖、降血脂、改善周围神经病变、肾保护以及改善血液流变性等作用。

1. 降血糖 本品可降低四氧嘧啶致糖尿病小鼠血糖值[1]。临床研究,本品可降低 2 型糖尿病并血脂异常患者的空腹血糖和餐后血糖值[2]。

2. 改善周围神经病变 本品可降低四氧嘧啶致糖尿病小鼠尾端坏疽的发生率、提高痛阈,增强学习记忆能力[1]。本品可缩短高脂饲料负荷小剂量(35 mg/kg)链脲佐菌素注射诱导的 DPN 大鼠对冷热刺激的反应时间,提高坐骨神经的 $Na^+,-K^+$-ATP 酶活性,降低全血黏度、全血还原黏度值[3]。

3. 降血脂 临床研究,本品可降低 2 型糖尿病并血脂异常患者的 TC、TG、LDL-C 值,升高 HDL-C 值[2]。

【不良反应】 目前尚未检索到不良反应报道。

【禁忌】 尚不明确。

【注意事项】

1. 孕妇慎服或遵医嘱。

2. 服药期间定期监测血糖。

3. 重症病例应合用其他降糖药物治疗。

4. 注意早期防治各种并发症。

【用法与用量】 片剂:口服。一次 5 片,一日 3 次。

胶囊:口服。一次 6 粒,一日 3 次。

【规格】 片剂:每片重 0.6g

胶囊:每粒装 0.5g

【参考文献】 [1]李华,王军,高丽君,等.中医杂志,2002,43(12):932-934.

[2]顾玉琴.糖脉康治疗 2 型糖尿病合并血脂异常的临床观察.中国实用医药,2007,2(31):40-41.

[3]马丽.络必通颗粒对糖尿病大鼠周围神经病变影响的研究.新疆医科大学硕士学位论文,2006.

(七)阴阳双补

补肾强身胶囊(片)
Bushen Qiangshen Jiaonang(Pian)

【药物组成】 淫羊藿、金樱子、狗脊(制)、菟丝子、女贞子(制)。

【功能与主治】 补肾填精。用于肾虚精亏所致的腰膝酸软、头晕耳鸣、目眩心悸、阳痿遗精。

【方解】 方中淫羊藿辛温,善补肾壮火,强阳起痿,填精益血,强筋健骨,针对病机,重用量大,为君药。金樱子固精缩尿,止遗;狗脊补肝肾,强腰膝,二药增强君药补肾填精,固精止遗之功,为臣药。菟丝子补肾阳,益阴精,强筋健骨;女贞子滋补肝肾,益阴培本,两药合用,可收阴生阳长之效,共为佐药。诸药合用,共奏补肾填精之效。

【临床应用】

1. 腰痛 由肾虚精亏,肾府失养所致。症见腰软,喜揉按,腿膝无力,遇劳则甚,手足欠温,少气乏力,舌淡,脉弱。

2. 阳痿 由肾精亏损,筋脉失养所致。症见勃起不能或软弱不坚,腰部酸胀,头晕耳鸣,心悸目眩,畏寒肢冷,舌淡苔白,脉沉细。

3. 遗精 由肾虚精亏,精关不固所致。症见梦遗日久或滑精,形寒肢冷,阳痿早泄,夜尿频多,或余沥不尽,舌淡嫩有齿龈,苔白滑,脉沉细。

【药理毒理】 抗应激 本品能延长氢化可的松所致阳虚小鼠游泳时间和常压缺氧存活时间[1]。

【不良反应】 目前尚未检索到不良反应报道。

【禁忌】 尚不明确。

【注意事项】

1. 心火亢盛,心肾不交,湿热下注所致遗精、早泄者慎服。

2. 湿热下注、惊恐伤肾、肝气郁结所致阳痿以及湿热或寒湿痹阻、外伤血瘀所致腰痛慎用。

3. 服药期间应节制房事,不宜进食辛辣、油腻食物。

【用法与用量】 胶囊剂:口服。一次 3 粒,一日 3 次。

片剂:口服。一次 5 片,一日 3 次;或遵医嘱。

【规格】 胶囊剂:每粒装 0.3g

【参考文献】 [1]黄志刚.补肾强身胶囊对实验性阳虚动物的影响.中药材,2000,23(7):409-411.

古汉养生精

Guhan Yangsheng Jing

【药物组成】 人参、炙黄芪、黄精(制)、淫羊藿、枸杞子、女贞子(制)、菟丝子、金樱子肉、白芍、麦芽(炒)、炙甘草。

【功能与主治】 补气,滋肾,益精。用于气阴亏虚、肾精不足所致的头晕、心悸、目眩、耳鸣、健忘、失眠、阳痿遗精、疲乏无力;脑动脉硬化、冠心病、前列腺增生、更年期综合征、病后体虚见上述证候者。

【方解】 方中人参、黄芪大补元气,健脾升阳,养阴生津,为君药。黄精补脾益阴,生精填髓;淫羊藿补肾壮阳,温养肾气;枸杞子滋补肝肾,益精养血,延寿明目;女贞子养肝益肾,填精健脑,乌发明目;菟丝子平补肝肾,补阳益精,金樱子滋补肝肾,固涩肾气,共为臣药。白芍敛阴养血,柔肝缓急,麦芽疏肝气,助肝用,共为佐药。炙甘草调和诸药,为使药。诸药合用,以奏补气、滋肾、益精之功。

【临床应用】

1. 眩晕 系由气阴亏虚,肾精不足所致。症见眩晕,动则加重,劳累易发,腰酸,耳鸣;脑动脉硬化、更年期综合征、低血压症见上述证候者。

2. 阳痿 多由肾虚精亏所致。症见阳痿,遗精,早泄,腰膝酸软,头眩,耳鸣;前列腺良性增生、性神经官能症见上述证候者。

3. 健忘 系因脾气亏虚,肾精不足所致。症见健忘,头晕,乏力,精神萎靡;病后体虚、神经衰弱见上述证候者。

4. 不寐 多由脾气亏虚,肾精不足,心肝失养所致。症见失眠多梦,心悸,怔忡,气短乏力;神经衰弱见上述证候者。

此外,本品还有治疗骨质疏松症、神经衰弱的报道[1,2]。

【药理毒理】 本品有抗疲劳、抗氧化、降血脂、改善血液流变性、抗脑缺血和增强免疫功能等作用。

1. 抗疲劳、抗氧化 本品可延长小鼠游泳时间,降低游泳后血乳酸浓度、骨骼肌丙二醛含量,升高骨骼肌 SOD 活力,增加体重[3]。可延长小鼠力竭游泳时间,提高运动小鼠血浆 SOD 活性,降低丙二醛含量[4],降低血乳酸、乳酸脱氢酶活性[5]。降低实验性动脉粥样硬化家兔血清过氧化脂质含量,增强 SOD 活性[6]。

2. 降血脂 本品能升高实验性动脉粥样硬化家兔血清高密度脂蛋白含量,降低血清低密度脂蛋白含量,抑制主动脉粥样斑块形成。

3. 改善血液流变性 本品可降低实验性动脉粥样硬化家兔的全血黏度、血浆黏度、血细胞比容、血沉、红细胞电泳、纤维蛋白原,改善血液流变学[6]。还可降低高脂血症大鼠的血小板黏附率和聚集率[7]。本品可降低小鼠红细胞畸形率,保护红细胞[8]。

4. 抗脑缺血 本品可降低双侧颈总动脉结扎所致急性脑缺血大鼠的脑组织含水量,降低血清谷草转氨酶、肌酸激酶和乳酸脱氢酶含量,降低脑组织肌酸激酶和乳酸脱氢酶含量,提高血清及脑组织 SOD 活性[9]。本品十二指肠给药可增加家兔颈总动脉血流量,降低脑血管阻力[10]。

5. 增强免疫功能 本品可提高小鼠腹腔巨噬细胞吞噬百分率和吞噬指数,增强 T 淋巴细胞转化功能,提高体液免疫功能,增强自然杀伤细胞(NK)的吞噬功能[11]。

6. 其他 本品可提高接种 S_{180} 肉瘤小鼠的存活率和抑制小鼠体内 S_{180} 肉瘤的生长[11]。本品可提高运动小鼠机体红细胞免疫黏附功能[4]。

【不良反应】 目前尚未检索到不良反应报道。

【禁忌】 尚不明确。

【注意事项】

1. 阳热体质者慎用。

2. 服药期间饮食宜清淡易消化,忌食辛辣、油腻食物。

3. 儿童应在医生指导下服用。

【用法与用量】 口服。一次 10～20ml,一日 2～3 次。

【规格】 每支装 10ml

【参考文献】 [1]孙绍臣,邵先周,刘勇,等.古汉养生精治疗骨质疏松症 35 例.时珍国医国药,2000,11(9):840.

[2]尹天雷,陈凤华,管红英.古汉养生精治疗神经衰弱 72 例临床观察.湖南中医杂志,2015,31(1):43-45.

[3]陈学东,汪保和,王步标.古汉养生精抗疲劳作用及其可能机制的研究.湖南中医药导报,1999,5(11):29.

[4]文质君,陈筱春.古汉养生精对小鼠免疫与抗氧化功能的影响.湛江师范学院学报,2005,26(6):112.

[5]文质君,陈筱春.古汉养生精对运动小鼠血乳酸、乳酸脱氢酶和运动时间的影响.中国临床康复,2006,10(35):95.

[6]刘礼意,孙兆泉,唐湘涓,等.古汉养生精片抗动脉粥样硬化作用的实验研究.湖南中医杂志,1995,11(2):35.

[7]秦裕辉,姜友平.古汉养生精对高脂血症大鼠血小板功能的影响.中国中医药科技,2000,7(2):102.

[8]文质君,陈筱春.古汉养生精对小鼠红细胞形态及自由基的影响.湛江师范学院学报,2007,28(6):104.

[9]秦裕辉,姜友平.古汉养生精对大鼠急性脑缺血模型影响的实验研究.中国中医药科技,2000,7(2):100.

[10]秦裕辉,姜友平.古汉养生精对家兔脑血流量及脑血管阻力的影响.中国中医药科技,2000,7(2):101.

[11]张力群,谢娟,杨周,等.古汉养生精对小鼠免疫功能和肿瘤生长的影响及对32例肿瘤患者细胞免疫状况的作用.北京中医,1996,(3):52-53.

鹿角胶颗粒
Lujiaojiao Keli

【药物组成】 鹿角胶。

【功能与主治】 温补肝肾,益精养血。用于肝肾不足所致的腰膝酸冷、阳痿遗精、虚劳羸瘦、崩漏下血、便血尿血、阴疽肿痛。

【方解】 方中鹿角胶味甘咸,性温,入肝肾经,系血肉有情食物,《药性论》谓其:"主男子肾藏气衰虚劳损",《玉楸药解》云其:"温肝补肾,滋益精血。治阳痿精滑。"具有温补肝肾、益精养血之功。

【临床应用】

1. 阳痿 由肝肾不足,宗筋失养所致。症见阴茎勃起不坚,或坚而不久,伴有肢凉畏寒,心悸多梦,头目眩晕,舌淡苔薄,脉细弱。

2. 崩漏 由肝肾不足,精血亏虚,肝不藏血,冲任不固所致。症见经血淋沥,日久不止,伴有头目眩晕,耳鸣,腰膝酸软,畏寒乏力,四肢不温。

【药理毒理】 本品有提高性功能、抗贫血等作用。

1. 提高性功能 本品可缩短正常大鼠电刺激诱发阴茎勃起的潜伏期,对精液囊和前列腺有增重作用,能提高雄鼠交配能力[1]。

2. 抗贫血 本品可增加失血性贫血小鼠血红蛋白含量,对红细胞、白细胞、血球压积也有不同程度的提高[1]。

3. 抗疲劳 本品可延长小鼠游泳时间[2]。

【不良反应】 目前尚未检索到不良反应报道。

【禁忌】 尚不明确。

【注意事项】

1. 肝郁不舒,湿热下注,惊恐伤肾所致阳痿者慎用。

2. 火热炽盛,肝胆湿热,脾不统血所致崩漏者慎用。

3. 服药期间忌食辛辣、生冷食物及饮酒,忌房事。

【用法与用量】 开水冲服。一次 3～6g,一日 1～2 次。

【规格】 每袋装 3g

【参考文献】 [1]聂淑琴,梁爱华,薛宝云,等.鹿角胶新老剂型壮阳、补血作用的比较研究.中国中药杂志,1996,21(10):625.

[2]王龙.六种补胶的比较研究.中国中药杂志,1992,17(1):48.

生力胶囊
Shengli Jiaonang

【药物组成】 人参、肉苁蓉、熟地黄、枸杞子、淫羊藿、沙苑子、丁香、沉香、荔枝核、远志。

【功能与主治】 益气助阳,补肾填精。用于阴阳两虚所致的腰膝酸软、神疲乏力、头晕耳鸣、阳痿早泄。

【方解】 方中人参味甘、性温,大补元气,有益气助阳之效;肉苁蓉甘温入肾,温补肾阳,益精血,二药重用益气助阳,兴阳起痿,同为君药。熟地甘温入肾,补血滋阴,益精填髓;枸杞子甘平归肾,柔润多液,补肾益精;淫羊藿、沙苑子、丁香补肾助阳,涩精止遗,五药合用填补肾精而不伤阳,温补肾阳而不伤阴,共为臣药。沉香、荔枝核,散寒调气,使诸药补而不滞;远志宁心安神,交通心肾,为佐药。诸药合用,共奏益气助阳,补肾填精之效。

【临床应用】 阳痿 由肾阴阳两虚所致。症见阳事不举或举而不坚,并伴精神萎靡,腰膝酸冷,舌淡胖,苔薄白,脉沉细而迟[1]。

【药理毒理】 增强性功能 本品可缩短正常雄性大鼠交配潜伏期,增加捕捉次数和射精次数,对射精潜伏期有缩短趋势,对去势大鼠精囊腺和前列腺的萎缩有改善作用[2]。

【不良反应】 目前尚未检索到不良反应报道。

【禁忌】 尚不明确。

【注意事项】

1. 肝郁不舒,湿热下注,惊恐伤肾所致阳痿者慎用。

2. 服药期间饮食宜清淡,忌食生冷、辛辣食物,忌房事。

【用法与用量】　口服。一次 2～4 粒，一日 3 次，空腹服用。

【规格】　每粒装 0.35g

【参考文献】　[1]范源,刘竹焕,熊磊,等.生力胶囊治疗417 例肾阴阳两虚证临床疗效观察.云南中医中药杂志.2009,30(11):25-26.

[2]范源,刘竹焕,陈少红,等.生力胶囊对大鼠性功能的影响.中华男科学杂志,2007,13(7):660-663.

还精煎口服液
Huanjingjian Koufuye

【药物组成】　地黄、熟地黄、何首乌、桑葚子、女贞子、沙苑子、锁阳、钟乳石、菟丝子、牛膝、续断、白术(炒)、远志(炙)、石菖蒲、菊花、地骨皮、车前子、细辛。

【功能与主治】　补肾填精,阴阳两补,益元强壮。用于肾虚所致的眩晕,症见头晕、心悸、腰酸、肢软;原发性高血压病见上述证候者。

【方解】　方中地黄养阴生津,熟地黄益肾填精,共为君药。何首乌、桑葚子、女贞子助君药滋肾阴益精血;沙苑子、锁阳、钟乳石、菟丝子助君药温肾阳固精血,故为臣药。牛膝、续断补肝肾,强筋骨,引火下行;炒白术益气健脾、补后天之本,炙远志交通心肾,石菖蒲开窍宁神,菊花清热平肝止眩,地骨皮清热,车前子清肝明目,细辛辛温香窜通窍,共为佐药。诸药合用,共奏补肾填精,阴阳两补,益元强壮之效。

【临床应用】　眩晕　此因肾精不足,髓海空虚所致。症见头晕心悸,腰酸背痛,目眩耳鸣,神疲乏力,失眠,健忘,舌淡红苔薄少,脉沉细;原发性高血压见上述证候者。

此外,还有用于治疗男性不育症、免疫性不孕症、青春期功能性子宫出血的报道[1-3]。

【药理毒理】　延缓衰老　本品灌胃 13 月龄昆明种小鼠 13 个月,可以降低小鼠自然死亡率,延长小鼠半数死亡时间,尤其以雄性小鼠更为明显[4];并能延缓老年小鼠生殖系统减退,维持性腺功能[5]。本品可促进大鼠皮肤二倍体成纤维细胞增殖,提高细胞传代次数[6]。

【不良反应】　偶见咯血者[7]。

【禁忌】　尚不明确。

【注意事项】

1. 脾虚湿滞、腹满便溏者慎用。

2. 饮食宜清淡、低盐、低脂;食勿过饱;忌食生冷、辛辣、油腻食物。

3. 保持心情舒畅;忌过度思虑、避免恼怒、抑郁不良情绪。

【用法与用量】　口服。一次 10ml,一日 2～3 次。

【规格】　每支装 10ml

【参考文献】　[1]袁茂云.还精煎治疗少精弱精症 26 例.上海中医药杂志,2002,36(12):24.

[2]牟银凤,张永刚.还精煎治疗免疫性不孕 68 例.潍坊医学院学报,2003,25(5):384.

[3]周玲,杨云纺.还精煎治疗青春期功能性子宫出血 56 例.安徽中医学院学报,2000,19(2):22-23.

[4]丁一谔.还精煎抗衰老的实验研究(一).上海中医药杂志,1985,(12):39.

[5]施玉华.还精煎抗衰老的实验研究(四).上海中医药杂志,1986,(3):46.

[6]夏炎兴.比较几种药物吸收成分对大鼠二倍体成纤维细胞生长和传代的影响.中国中医药杂志,1995,20(2):109.

[7]柯梦笔.还精煎致咯血一例报告.中成药,1989,11(3):46.

健步丸
Jianbu Wan

【药物组成】　盐黄柏、盐知母、熟地黄、当归、酒白芍、牛膝、豹骨(制)、醋龟甲、陈皮(盐炙)、干姜、锁阳、羊肉。

【功能与主治】　补肝肾,强筋骨。用于肝肾不足,腰膝酸软,下肢痿弱,步履艰难。

【方解】　方中龟甲甘咸而寒,为血肉有情食物,可滋阴潜阳,益髓填精,补肾健骨;黄柏苦寒入肾,善清下焦虚火,且苦能坚骨,为治痿要药;方中重用二药,即可补肝肾精血不足,又能清肝肾虚火,共为君药。熟地黄滋阴益肾,白芍、当归养血柔肝,以助君药滋阴之功;知母滋阴清热,以助君药清热之力,四药共为臣药。牛膝、豹骨补益肝肾,强筋健骨;锁阳甘温质润,补肾壮阳,益精养血;羊肉、干姜、陈皮温中暖脾,理气和胃,既可防黄柏、知母苦寒败胃,又可使阴柔食物滋而不腻,同为佐药。诸药合用,肝肾同补,补泻兼施,益肝肾,补精血,强筋骨,降虚火,有步履复健之功。

【临床应用】　痿证　因肝肾不足以致下肢痿弱无力,甚则痿废不用,腰膝酸软,步履艰难,肌肉麻木不仁,皮肤干枯失泽,舌红少苔;重症肌无力见上述证候者。

【不良反应】　目前尚未检索到不良反应报道。

【注意事项】

1. 湿热浸淫、气血不运致痿者慎用。

2. 服药期间忌食生冷、油腻食物。

【用法与用量】　口服。一次 9g,一日 2 次。

【规格】 大蜜丸每丸重 9g

血宝胶囊
Xuebao Jiaonang

【药物组成】 鹿茸、补骨脂、狗脊、附子、枸杞子、女贞子、牛髓、紫河车、熟地黄、制何首乌、当归、阿胶、人参、党参、炙黄芪、刺五加、白术(炒)、川芎、虎杖、桂枝、丹参、鸡血藤、牡丹皮、赤芍、牛西西、漏芦、连翘、水牛角浓缩粉、仙鹤草、陈皮。

【功能与主治】 益肾健脾,补阴培阳。用于脾肾两虚所致的头晕目眩、面色无华、气短乏力、皮肤紫癜。

【方解】 方中鹿茸、补骨脂、狗脊、附子温补肾阳,枸杞子、女贞子、牛髓滋养肾阴,紫河车阴阳双补,合收补阴培阳,濡养先天之效。熟地黄、何首乌、当归、阿胶补血填精,人参、党参、黄芪、刺五加、白术相须为用,补脾益气。川芎、虎杖、桂枝、丹参和鸡血藤活血和血。牡丹皮、赤芍、牛西西、漏芦、连翘、水牛角浓缩粉清热凉血止血,活血化瘀消斑。仙鹤草收敛止血。陈皮健脾行气,调畅气机,可使全方补而不滞。诸药合用,共奏益肾健脾、补阴培阳之效。

【临床应用】

1. **脾肾两虚证** 此由禀赋不足,饮食劳倦所伤。症见腰膝酸软,头晕目眩,饮食减少,面色无华,气短,乏力,舌淡胖有齿痕,脉沉弱;白细胞缺乏症、原发性血小板减少症、紫癜见上述证候者。

2. **眩晕** 系由脾肾两虚,阴阳两损,清窍失养所致。症见眩晕,面色无华,气短,精神萎靡,乏力,舌淡胖苔白,脉沉弱;贫血见上述证候者。

此外,尚有治疗缺铁性贫血[1],降低卵巢癌化疗后白细胞减少发生率[2]的报道。

【不良反应】 目前尚未检索到不良反应报道。

【禁忌】 尚不明确。

【注意事项】 服药期间忌食辛辣、油腻、生冷食物,宜食清淡易消化食物。

【用法与用量】 口服。一次 4～5 粒,一日 3 次;小儿酌减。

【规格】 每粒装 0.3g

【参考文献】 [1]徐亚文,刘大同.血宝胶囊治疗缺铁性贫血 32 例临床观察.长春中医药大学学报,2011,27(4):621-622.

[2]李元成,崔志丹,王莹,等.血宝胶囊预防卵巢癌术后化疗患者白细胞减少的临床研究.临床血液学杂志,2006,19(1):18-19.

还少胶囊
Huanshao Jiaonang

【药物组成】 熟地黄、山药(炒)、枸杞子、山茱萸、五味子、牛膝、楮实子、杜仲(盐制)、巴戟天(炒)、小茴香(盐制)、肉苁蓉、远志(甘草炙)、石菖蒲、茯苓、大枣(去核)。

【功能与主治】 温肾补脾,养血益精。用于脾肾两虚、精血亏耗所致的腰膝酸痛、阳痿、遗精、耳鸣、目眩、肌体瘦弱、食欲减退、牙根酸痛。

【方解】 方中熟地能培补肾阴,益精血,山药又能补脾气,补脾阴,有培补先后天之本的作用,共为君药。枸杞子、山萸肉、五味子、牛膝补肾填精;楮实子与君药相伍,取其助腰膝、益元气、补虚劳、壮筋骨之功;杜仲、巴戟天、小茴香、肉苁蓉具有温肾壮阳之功,共为臣药,同君药相合,阴阳并补。远志、石菖蒲交通心肾,令水火既济,真水得养;茯苓、红枣健脾和中助运,以资化源,四药同君臣药相合,以助先后天并补,为佐药。诸药合用,共奏温肾补脾,养血益精之效。

【临床应用】

1. **脾肾两虚、精血亏耗证** 多因先天不足,或久病失养,或年老体衰,或房劳过度,脾肾两虚、精血亏耗以致腰膝酸软,神疲乏力,肌体瘦弱,食欲减退,牙根酸痛,舌淡苔薄,脉沉细;神经衰弱见上述证候者。

2. **腰痛** 多因脾肾亏虚,精血不足无以濡养经脉所致的腰膝酸痛,肌体瘦弱,神疲乏力,舌淡苔薄,脉沉细无力;腰肌劳损见上述证候者。

3. **阳痿** 多由肾中精气亏虚导致的阳事不举,伴有腰膝酸软,精神萎靡,舌淡苔薄,脉沉细无力;神经衰弱、性功能障碍见上述证候者。

4. **遗精** 多因脾肾亏虚,肾虚不藏,精关不固所致的遗精,甚至滑精,腰膝酸软,舌淡苔薄,脉沉细;神经衰弱见上述证候者。

5. **耳鸣** 多因脾肾亏损,精血不足,耳窍失养而见耳鸣,眩晕,腰膝酸软,倦怠乏力,舌淡苔薄,脉沉细无力;神经性耳聋见上述证候者。

6. **眩晕** 系因脾肾亏损,精血不足,脑窍失养所致的头晕目眩,神疲,耳鸣,牙根酸痛,舌淡苔薄,脉沉细无力;高血压、贫血见上述证候者。

此外,尚有治疗女性更年期综合征的报道[1]。

【药理毒理】 **抗抑郁** 本品能减少正常小鼠悬尾时间和强迫游泳不动时间,增加中枢 5-羟色胺(5-HT)和去甲肾上腺素(NE)含量,减少肝脏丙二醛(MDA)含量和增加超氧化物歧化酶(SOD)活力[2]。

【不良反应】　目前尚未检索到不良反应报道。

【禁忌】　孕妇禁用。

【注意事项】

1. 阴虚火旺者慎用。

2. 服药期间饮食宜清淡易于消化,忌食辛辣、油腻食物。

【用法与用量】　口服。一次 5 粒,一日 2～3 次。

【规格】　每粒装 0.42g

【参考文献】　[1]王建国.还少胶囊治疗女性更年期综合征 65 例.湖南中医杂志,2011,27(1):61-62.

[2]王钰,杨双双,孔令东,等.还少胶囊抗抑郁作用的实验研究.药学与临床研究,2008,16(6):446-449.

抗衰复春片
Kangshuai Fuchun Pian

【药物组成】　红参、鹿茸、地黄、羊肾(炙)、肉苁蓉(制)、淫羊藿(炙)、巴戟天、续断、何首乌、当归、灵芝、五味子、丹参、三七、青皮、山楂(炒)、麦芽(炒)、六神曲(炒)、茵陈、泽泻。

【功能与主治】　温肾壮阳,补养阴血。用于阴阳两虚所致的阳痿、早泄、腰膝酸软、四肢乏力、神情倦怠、眩晕。

【方解】　方中红参甘温,大补元气,益气壮阳,生津益血;鹿茸补肾助阳,生精益血,强筋健骨;地黄益阴养血,填精补髓,共为君药。羊肾、肉苁蓉补肾阳,益精血;淫羊藿、巴戟天、续断补肾壮阳,强筋壮骨;何首乌、当归补养精血;灵芝补气养血,共为臣药,君臣相合,有温阳益阴之效。五味子味涩,补肾固精;丹参、三七活血通络;青皮理气和胃;山楂、麦芽、六神曲消食健脾助运化;茵陈、泽泻利湿泻浊,共为佐药,使补中有行,滋中有泻,补而不滞。诸药合用,共奏温肾壮阳,补养阴血之效。

【临床应用】

1. **阴阳两虚证**　多因禀赋不足,久病失养,房事劳伤,年老体迈,阴阳两虚所致腰膝酸软,阳痿、早泄,四肢乏力,神情倦怠,食少纳呆,舌淡苔白,脉沉弱;神经衰弱、性功能障碍见上述证候者。

2. **阳痿**　多因肾阳虚衰,阴血亏虚,宗筋失养所致的阳事不举,早泄,腰膝酸软,眩晕耳鸣,精神萎靡,舌淡苔白,脉沉或弱;性功能障碍见上述证候者。

3. **早泄**　多因肾阳虚衰,精气两亏,精关不固所致的早泄,神疲乏力,眩晕,腰膝酸软,舌淡,脉沉细无力;性功能障碍见上述证候者。

4. **眩晕**　系由肾虚精气不足,不能上荣脑髓所致的眩晕,耳鸣,神疲倦怠,四肢无力,腰膝酸软,舌淡,脉沉细无力;贫血见上述证候者。

【不良反应】　目前尚未检索到不良反应报道。

【禁忌】　尚不明确。

【注意事项】

1. 阴虚火旺者慎用。

2. 孕妇慎用。

3. 服药期间饮食宜选清淡易消化食物。

【用法与用量】　口服。一次 6 片,一日 2～3 次。

清宫长春胶囊
Qinggong Changchun Jiaonang

【药物组成】　人参、熟地黄、茯苓、山药、菟丝子(制)、肉苁蓉、牛膝、杜仲、覆盆子、花椒、枸杞子、地黄、山茱萸(制)、当归、白芍、天冬、麦冬、五味子、柏子仁、石菖蒲、远志、泽泻、木香、地骨皮。

【功能与主治】　补肾益精,强筋壮骨,延缓衰老。用于阴阳两虚所致的神疲乏力、健忘、头晕、耳鸣、腰痛膝软、性欲减退、畏寒肢冷。

【方解】　方中人参大补元气,益气壮阳,熟地黄补益精血,生精填髓,共为君药。茯苓、山药健脾益胃以资肾精之源;菟丝子、肉苁蓉、牛膝、杜仲、覆盆子、花椒补肾助阳,强筋壮骨;枸杞子、地黄、山茱萸、当归、白芍、天冬、麦冬滋阴养血,补精益髓,共为臣药。五味子、柏子仁养心安神,石菖蒲、远志安神定志,泽泻利水渗湿;木香行气理脾;地骨皮甘寒清润,以防温燥,共为佐药。诸药合用,有补肾益精,强筋壮骨,延缓衰老之功。

【临床应用】

1. **阴阳两虚证**　多因先天不足,或久病体虚,或年老体迈,以致阴阳两虚,精气亏乏,周身失于温煦濡养而见神疲乏力,腰酸腿软,头晕耳鸣,性欲减退,畏寒肢冷,舌淡,脉细弱;神经衰弱见上述证候者。

2. **健忘**　多因阴阳不足,精气两虚,脑失濡养而致健忘,肢体倦怠,精神萎靡,舌淡,脉细弱;神经衰弱见上述证候者。

3. **眩晕**　系由阴阳两亏,气血不足,清窍失养以致头昏眼花,神疲乏力,腰膝酸软,舌淡,脉沉细;贫血见上述证候者。

4. **耳鸣**　多因阴阳俱虚,耳窍失养而见耳鸣,眩晕,腰膝酸软,倦怠乏力,舌淡,脉沉细;神经性耳聋见上述证候者。

5. **腰痛**　系由阴阳两虚,肾精亏损,无以濡养经脉所致的腰痛,腰膝酸软,喜按喜揉,遇劳更甚,卧则减轻,常反复发作,舌淡,脉沉细;腰肌劳损见上述证候者。

此外,有治疗亚健康状态肝肾亏虚型和肾阳虚证的报道[1,2]。

【药理毒理】 本品有改善性腺功能、延缓衰老作用。

1. 改善性腺功能 本品可提高中老年人血浆性激素水平[3],可使已停止产卵的老年鹌鹑恢复产卵功能[4]。

2. 延缓衰老 本品可延长老年鹌鹑的平均生存时间和存活率[4]。

【不良反应】 目前尚未检索到不良反应报道。

【禁忌】 孕妇禁用。

【注意事项】

1. 感冒者慎用。

2. 服药期间饮食宜清淡易消化,忌食辛辣、油腻、生冷食物。

【用法与用量】 口服。一次2~4粒,一日2~3次。

【规格】 每粒装0.25g

【参考文献】 [1]王卫东,安丽平,陈雅民.清宫长春胶囊治疗亚健康状态肝肾亏虚型96例临床观察.中国医药导报,2007,4(25):55-56.

[2]刘建忠,吴正启,朱文翔.清宫长春胶囊治疗肾阳虚证324例.实用医学杂志,2007,23(6):913-914.

[3]徐景华,崔玲,周文泉,等.补肾益元法改善老年人顺应能力的临床研究.中西医结合杂志,1993,13(4):208.

[4]符景春,赵联科,佟继明,等.清宫长春丹的药理实验.中成药,1987,(1):31.

健脾益肾颗粒
Jianpi Yishen Keli

【药物组成】 党参、枸杞子、白术、女贞子、菟丝子、补骨脂(盐炙)。

【功能与主治】 健脾益肾。用于脾肾两虚所致的脘腹胀满、纳呆、面色㿠白、体倦乏力、腰膝酸软;能减轻肿瘤病人放、化疗副反应,提高机体免疫功能。

【方解】 方中党参健脾益气,枸杞子滋补肝肾,两药合用,健脾补肾,进而大补元气,切中病机,且用量较大,共为君药。更取白术补脾益气,以助党参健脾之力;伍女贞子补肾滋阴,菟丝子、补骨脂补肾助阳,三味阴阳并补,以增枸杞子益肾之功,合为臣药。诸药合用,共奏健脾益肾之效。

【临床应用】 **脾肾两虚证** 多因先天不足,或后天失调,或劳倦伤脾,或房事不节,或久病不愈,脾肾两虚

所致。症见脘腹胀满、纳呆、面色㿠白、体倦乏力、腰膝酸软,舌淡红,苔薄白,脉沉细弱;肿瘤病人出现放、化疗副作用见上述证候者[1]。

【不良反应】 目前尚未检索到不良反应报道。

【禁忌】 尚不明确。

【注意事项】

1. 外感表证及内有湿热证者慎用。

2. 服药期间饮食宜选清淡易消化食物,忌食辛辣、油腻、生冷食物。

【用法与用量】 开水冲服。一次30g,一日2次。

【规格】 每袋装30g

【参考文献】 [1]董海涛,刘浩,关念波,等.健脾益肾颗粒减轻528例肿瘤患者化疗毒副作用的临床观察.中国中医药信息杂志,2008,15(9):12-13.

龟鹿二仙膏
Guilu Erxian Gao

【药物组成】 鹿角、龟甲、党参、枸杞子。

【功能与主治】 温肾益精,补气养血。用于肾虚精亏所致的腰膝酸软、遗精、阳痿。

【方解】 方中鹿角性平微温,为温补食物,通督脉而补阳。龟甲甘咸,长于填精补髓,滋阴养血,两药均为"血肉有情"食物,二者相合,能沟通任督,峻补阴阳,助阳填精,强筋健骨,共为君药。党参补益元气,辅助君药补气以生精,滋气血生化之源;枸杞子滋肾养血,助君药滋补肝肾精血之不足,合为臣药。诸药共用,药味虽少,但组方精当,补益之力显著,共成阴阳气血并补之剂,具有温肾益精,补气养血之效。

【临床应用】

1. 肾虚精亏证 系由禀赋薄弱,或久病及肾,肾精亏损,肾府失于温煦濡养而致的腰膝酸软疼痛,遇劳加重,遗精,阳痿,头晕耳鸣,神疲乏力,舌淡苔薄,脉沉细无力;神经衰弱、性功能障碍见上述证候者。

2. 遗精 多因肾虚不藏,精关不固所致的遗精,甚至滑精,伴有腰膝酸软,眩晕耳鸣,舌淡苔薄,脉沉细;神经衰弱见上述证候者。

3. 阳痿 多因肾中精气亏虚,宗筋弛纵不收导致的阳事不举,腰膝酸软,头晕耳鸣,精神萎靡,舌淡苔薄,脉沉细;神经衰弱、性功能障碍见上述证候者。

【药理毒理】 本品有改善性功能、增强免疫功能、抗应激、抗氧化、降血脂等作用。

1. 改善性功能 本品能提高去势大鼠阴茎对电刺激的兴奋性,缩短大鼠交配扑捉和射精潜伏期;增加未

成年小鼠、大鼠和去势大鼠的包皮腺、精液囊和前列腺重量,升高去势雄性大鼠的血清睾酮水平和肾阳虚小鼠血 cAMP、cGMP 含量及脾细胞脱氧核糖核酸合成率[1,2]。对^{60}Co-γ 照射小鼠体重、睾丸、附睾、脾脏、胸腺有保护作用,可升高受照射小鼠血象和骨髓核细胞数[3]。

2. 增强免疫功能　本品可拮抗由环磷酰胺引起的小鼠白细胞总数减少、T 淋巴细胞减少、腹腔巨噬细胞吞噬功能下降和血清溶血素的降低[4]。

3. 抗应激　本品可延长正常小鼠的游泳时间,增强小鼠耐低温和耐缺氧能力[5];

4. 抗氧化　本品可提高老龄小鼠红细胞 SOD 含量,降低老龄小鼠血中过氧化脂质和尾腱中羟脯氨酸含量,升高脑内 SOD 活性和降低丙二醛含量[3]。

5. 降血脂　本品灌胃高脂血症小鼠可降低其血清胆固醇和甘油三酯含量;亦可降低正常饮食小鼠血清胆固醇[5]。

【不良反应】　有服用本品致血压升高的报道[6]。

【禁忌】　尚不明确。

【注意事项】

1. 阴虚火旺者慎用。

2. 脾胃虚弱者慎用。

【用法与用量】　口服。一次 15～20g,一日 3 次。

【规格】　每瓶装 200g

【参考文献】　[1]同济医科大学基础部药理教研室药理实验报告.1997,7:8.

[2]陈明炽,张永流.华天宝龟鹿补肾口服液药理初探.新中医,1993,25(9):54.

[3]第四军医大学药物研究所.实验报告.1998.

[4]刘守义,王宁,吴志全.龟鹿二仙胶冲剂对小鼠免疫功能影响的研究.中药药理与临床,1998,14(2):829.

[5]湖北省药品检验所药理室.药效学实验报告.1998,10.

[6]黄永凤,高攀峰,陈明蕾.服龟鹿二仙膏致血压升高 3 例.中国现代医药杂志,2006,8(8):110.

麒 麟 丸

Qilin Wan

【药物组成】　制何首乌、墨旱莲、菟丝子、枸杞子、桑葚、白芍、淫羊藿、锁阳、覆盆子、党参、黄芪、山药、丹参、郁金、青皮。

【功能与主治】　补肾填精,益气养血。用于肾虚精亏,气血不足所致的腰膝酸软、倦怠乏力、面色不华、阳痿早泄。

【方解】　方中何首乌、墨旱莲、菟丝子补肝肾、养精血,共为君药。枸杞子、桑葚、白芍滋补肝肾,益精养血;淫羊藿、锁阳、覆盆子温肾壮阳;党参、黄芪、山药补气健脾;共为臣药。丹参、郁金、青皮活血理气,使补而不滞,共为佐药。诸药合用,共奏补益肾精,调养气血之功。

【临床应用】

1. 肾虚精亏证　多由禀赋薄弱,或久病体虚,肾虚精亏,气血不足而致的腰膝酸软,倦怠乏力,面色不华,头目昏眩等;不育症、不孕症见上述证候者。

2. 阳痿　多由肾虚精亏,气血不足所致的阳事不举,伴有腰膝酸软,倦怠乏力,舌淡苔薄,脉沉细无力;性功能障碍见上述证候者。

3. 早泄　多由肾精亏虚,气血不足,精关不固所致的早泄,腰膝酸软,精神萎靡,舌淡苔薄,脉沉细无力;性功能障碍见上述证候者。

此外,有治疗少弱精子症的报道[1,2]。

【药理毒理】　本品有促进性器官发育、改善性功能等作用。

1. 促进性器官发育　本品能促进雌性幼鼠子宫发育,增加子宫重量,促进雌二醇的分泌;能增加雄性鼠睾丸、提肛肌、海绵体球状肌重量,提高睾酮水平[3]。

2. 改善性功能　本品可提高 5-Fu 病理模型雄性大鼠附睾尾精子数和活动率,使相配雌鼠受孕率有所增加[3]。本品能使少弱精子症患者的精子活动率和精子质量提高[4]。本品可使卵巢储备功能下降女性患者的血清卵泡刺激素(FSH)、促黄体生成素(LH)水平降低,使雌二醇(E$_2$)抑制素 B(INHB)升高[5]。本品可使早泄患者的射精潜伏期(IELT)延长,同时降低早泄诊断标准评分(PEDT)[6]。

3. 其他　本品能提高小鼠血炭粒廓清率,增强机体吞噬功能,提高耐缺氧能力,舒张冠状动脉平滑肌,增加冠脉血流量,降低大鼠肾上腺中维生素 C 的含量[3]。

【不良反应】　目前尚未检索到不良反应报道。

【禁忌】　尚不明确。

【注意事项】　服药期间忌食生冷、辛辣食物。

【用法与用量】　口服。一次 6g,一日 2～3 次;或遵医嘱。

【规格】　每瓶装 60g

【参考文献】　[1]牛书民.麒麟丸治疗少弱精子症 125 例.河南中医,2008,28(12):67.

[2]尚学军,郭军,陈磊.麒麟丸治疗少弱精子症的多中心临床疗效观察.中华男科学杂志,2011,17(12):1139-1142.

[3]麒麟丸新药申报资料.

[4]商学军,郭军,陈磊,等.麒麟丸治疗少弱精子症的多中心

临床疗效观察.中华男科学杂志,2011,17(12):1139-1142.

[5]黄艳辉,肖静.麒麟丸治疗卵巢储备功能下降 30 例临床研究.新中医,2015,47(7):182-184.

[6]李建新,陆庆革.麒麟丸联合舍曲林治疗继发性肾气不固型早泄临床观察.中华男科学杂志,2015,21(5):443-446.

固本强身胶囊
Guben Qiangshen Jiaonang

【药物组成】 冬虫夏草、人参、乌鸡(去毛、爪、肠)、淫羊藿、枸杞子、何首乌、花粉。

【功能与主治】 补虚益气,润肺养肝。用于气阴两虚、精血不足所致的神疲乏力、头昏目眩、气短憋闷、腰膝酸软、四肢麻木。

【方解】 方中冬虫夏草补肾益精,润肺养阴;人参大补元气,补脾益肺,二者相须为用,共为君药。乌鸡为血肉有情食物,补虚损、养精血;淫羊藿补肾阳、强筋骨,阳中求阴;枸杞子补肝肾、益精血,三者相伍,共为臣药。何首乌补益精血;花粉甘寒,清肺润燥,养肺生津,共为佐药。诸药合用,气血阴阳俱补,共奏补虚益气,润肺养肝之功。

【临床应用】 精血亏虚证 因气阴不足,精血亏虚所致。症见神疲乏力,头昏目眩,心悸气短,胸闷不适,腰膝酸软,四肢麻木。

【不良反应】 目前尚未检索到不良反应报道。

【禁忌】 尚不明确。

【注意事项】
1. 泄泻便溏,咳嗽痰多者慎用。
2. 孕妇慎用。

【用法与用量】 口服。一次 2 粒,一日 2~3 次。

【规格】 每粒装 0.3g

参茸固本片
Shenrong Guben Pian

【药物组成】 红参、鹿茸(去毛)、熟地黄、五味子、山茱萸、杜仲(炭)、菟丝子(酒制)、山药(炒)、鹿茸血、当归、枸杞、白芍(酒炙)、茯苓、泽泻(盐炙)、牡丹皮。

【功能与主治】 补气养血。用于气血两亏所致的四肢倦怠、面色无华、耳鸣目眩。

【方解】 方中红参甘、微苦、温,大补元气,补脾益肺,生津益血;鹿茸甘、咸、温,补肾阳,益精血,强筋骨;熟地黄甘、微温,补血要药,又善滋阴,三药合用,补气养血,扶正固本,针对病机,治疗主证,故为君药。五味子益气生津、养心阴、益肺肾;山茱萸既温补肾阳、收敛固

涩,又益肝肾之阴;杜仲补肝肾、强筋骨;菟丝子既补肾阳、又益阴精;山药益气补虚;鹿茸血补虚养血;当归补血活血;枸杞养阴补血、益精;白芍养血敛阴,以上九味药物一方面补气温阳,另一方面补血养阴,辅助君药,提高功效,为本方臣药。茯苓健脾补中,宁心安神,利水渗湿;泽泻清利下焦湿热;牡丹皮清肝胆相火而凉血,三味辅佐君臣,以其甘淡除湿之功,防御补益阴血诸品滋腻碍湿之弊,其清热泄火之效,又制温药化燥之过,用为佐使药。诸药合用,共奏补气养血,扶正固本之效。

【临床应用】

1. 气血亏虚证 系由素体虚弱、病后体虚、久病、大病所致。症见头晕目眩,少气懒言,四肢倦怠,乏力自汗,面色无华或萎黄,舌淡而嫩,脉细弱。

2. 耳鸣 系由气血不足,不能上荣清窍所致。症见面色无华,耳鸣,目眩,精神倦怠,疲乏无力,舌淡苔薄,脉细;神经衰弱见上述证候者。

【不良反应】 目前尚未检索到不良反应报道。

【禁忌】 尚不明确。

【注意事项】
1. 肝胆火升、肝阳上亢所致眩晕耳鸣者慎用。
2. 服药期间忌食生冷、辛辣饮食。

【用法与用量】 口服。一次 5~6 片,一日 3 次。

杜仲补腰合剂
Duzhong Buyao Heji

【药物组成】 杜仲、熟地黄、枸杞子、牛膝、菟丝子、补骨脂、党参、当归、香菇、猪腰子。

【功能与主治】 补肝肾,益气血,强腰膝。用于气血两亏,肝肾不足所致的腰腿疼痛、疲乏无力、精神不振、小便频数。

【方解】 杜仲甘温食物,既补肝肾,又强筋骨;熟地黄味甘微温,补益肝肾,滋阴养血,生精填髓,两药合用,阳生阴长,切中病机,故为君药。枸杞子补肝肾,益精血;牛膝补肝肾,强筋骨;菟丝子补肝肾,益阴精;补骨脂温补脾肾;四药辅助君药,增强补肝肾,益精血,强腰膝之效,共为臣药。党参补中益气;当归补血活血;香菇和中化湿,合用佐助君药温肾运脾、以资化源,益气生血,猪腰子补肾,引药入经,共为佐使药。诸药合用,共奏扶正固本之效。

【临床应用】 腰痛 系肝肾不足所致。症见腰腿酸软疼痛,疲乏无力,遇劳尤甚,精神不振,小便频数,舌淡,脉细;慢性腰肌劳损见上述证候者。

【药理毒理】 肾保护 本品可降低 5/6 肾切除所

致慢性肾功能衰竭大鼠血清肌酐（Scr）、尿素氮（BUN）水平和肾脏指数[1]。

【不良反应】　目前尚未检索到不良反应报道。

【禁忌】　尚不明确。

【注意事项】

1. 湿热瘀血或其他实邪所致腰痛慎用。

2. 方中含有猪腰子，高尿酸血症或高脂血症患者慎用。

3. 孕妇慎用。

【用法与用量】　口服。一次 30～40ml，一日 2 次。

【参考文献】　[1]薛红,高永翔,王清,等.杜仲补腰合剂改善慢性肾功能不全的实验研究.河南中医药学报,2004,19(3):1-4.

补肾康乐胶囊

Bushen Kangle Jiaonang

【药物组成】　淫羊藿、人参、制何首乌、枸杞、熟地黄、山茱萸（制）、紫河车、狗肾（制）、海马（制）、益智仁（制）、花生米、杜仲、续断、五味子（制）、龟甲（烫）、肉桂、黄柏（制）。

【功能与主治】　益肾助阳，补益气血，添精生髓。用于肾虚精亏、气血两虚所致的未老先衰、腰腿酸痛、疲乏无力、失眠、健忘、精神恍惚、性功能减退。

【方解】　方中淫羊藿温肾壮阳，补益精血，强健筋骨；人参大补元气，健脾生血，安神增智；何首乌滋补肝肾，养血填精，共为君药。枸杞、熟地黄养血补精益髓，山茱萸、紫河车助阳补精兼益气养血，共为臣药。佐以狗肾、海马、益智仁壮阳益肾；花生米补气生血；杜仲、续断补肝肾，强筋骨；五味子、龟甲滋补肝肾；肉桂补火助阳，与补气益血药相伍有温运阳气，鼓舞气血之功；黄柏清相火而坚肾阴。诸药相合，共奏益肾助阳、补益气血、添精生髓之效。

【临床应用】

1. **肾虚精亏，气血两虚证**　因禀赋不足，或大病久病未复，或劳倦过度，或年老体衰，以致肾虚精亏，气血不足而见未老先衰，疲乏无力，腰腿酸痛，精神恍惚，少气懒言，面色少华，性功能减退；早衰症见上述证候者。

2. **失眠**　因久病失养，或年迈体虚，或素体衰弱，以致肾虚精亏，气血虚损，心失所养，而见失眠，兼见精神萎靡不振，气短乏力，腰酸腿软；神经衰弱见上述证候者。

3. **健忘**　因年老肾衰髓少，或复加思虑积久，或体弱多病，久病不愈，以致肾亏精虚，气血两虚，而见健忘，腰酸腿软，神疲无力。

此外，本品还有治疗少弱精症的报道[1]。

【不良反应】　目前尚未检索到不良反应报道。

【禁忌】　尚不明确。

【注意事项】

1. 体实邪盛者慎服。

2. 孕妇慎用。

3. 服药期间饮食宜清淡易消化食物，忌食辛辣、油腻、生冷食物。

4. 用于治疗失眠时，睡前勿吸烟，勿喝酒、茶和咖啡。

【用法与用量】　淡盐水送服。一次 3～4 粒，一日 3 次。

【规格】　每粒装 0.25g

【参考文献】　[1]宋和娣,周明连.补肾康乐胶囊治疗少弱精症疗效观察.中国现代药物应用,2012,6(17):24-25.

补肾益脑片（丸）

Bushen Yinao Pian(Wan)

【药物组成】　鹿茸（去毛）、红参、熟地黄、当归、茯苓、山药（炒）、枸杞子、补骨脂（盐炙）、麦冬、酸枣仁（炒）、远志（蜜炙）、牛膝、玄参、五味子、川芎、朱砂。

【功能与主治】　补肾生精，益气养血。用于肾虚精亏、气血两虚所致的心悸、气短、失眠、健忘、遗精、盗汗、腰腿酸软、耳鸣耳聋。

【方解】　方中以鹿茸补肾阳，益精血，强筋骨；人参大补元气，补气以生血，安神增智，共为君药。熟地、当归补血益精，茯苓、山药补脾益气，宁心安神，枸杞子滋补肝肾，补骨脂补肾温脾，共为臣药。佐以麦冬、酸枣仁、远志养心除烦安神，牛膝补肝肾，强筋骨，玄参清热养阴，五味子生津敛汗，补肾涩精，宁心安神；川芎活血行气，使气血补而不腻滞，朱砂重镇安神。诸药相合，共奏滋肾益气、补血生精之效。

【临床应用】

1. **肾虚精亏，气血两虚证**　因素体虚弱，或病后失调，或劳倦过度，或年高体衰，或房事不节，以致肾虚精亏，气血不足而见腰膝酸软无力，气短懒言，面色无华，倦怠乏力；神经衰弱见上述证候者。

2. **心悸**　因禀赋不足，精血亏虚，或思虑过度，劳伤心脾，或年迈气血亏虚，肾中精气不足，心神失养而致心慌不安，失眠，耳鸣，精神疲惫，腰腿酸软；功能性心律失常见上述证候者。

3. **失眠**　因久病失养，或年迈体虚，或思虑过度，或房事劳伤，肾虚精亏，气血虚损，心神失养，而见失眠，健忘,耳鸣,精神萎靡不振,腰膝酸软;神经衰弱见上述证候者。

4. 健忘 因年老肾衰髓少,若复加思虑积久,用脑烦神过度,或体弱多病,久病不愈,肾亏精虚,气血两虚,脑失濡养,以致健忘,耳鸣,腰腿酸软;神经衰弱见上述证候者。

5. 遗精 因房事过度,恣情纵欲,或禀赋不足,或劳心过度,或妄想不遂,肾虚精亏,气血两虚,精关不固而致遗精,耳鸣,健忘,心悸,失眠,腰膝酸软,精神萎靡;性功能障碍见上述证候者。

6. 盗汗 因烦劳过度,或久病体弱,或先天虚弱,精血亏虚,血不养心,汗液外泄而见寐中汗出,醒后自止,口渴咽干。

7. 耳鸣、耳聋 因年老体衰,或欲念妄动,房事不节,或久病损伤,以致肾精亏耗,气血亏虚,耳窍失养,而见耳鸣或耳聋,腰膝酸软,头目昏眩;神经性耳聋见上述证候者。

【药理毒理】 本品有增强学习记忆能力、延缓衰老、镇静、促进造血功能的作用。

1. 增强学习记忆能力 本品能缩短正常小鼠迷宫时间,减少错误发生次数[1]。

2. 延缓衰老 本品可以调节快速衰老小鼠脑组织中与细胞能量代谢、自由基产生和蛋白质合成等相关基因的表达[2,3]。

3. 镇静 本品能延长小鼠戊巴妥钠睡眠时间,减少自主活动[1]。

4. 促进造血功能 本品能增加失血性贫血小鼠的RBC数量,提高Hb含量;增加外源性、内源性脾集落形成单位(CFU-S)的生成[4]。

【不良反应】 目前尚未检索到不良反应报道。

【禁忌】 尚不明确。

【注意事项】

1. 体实邪盛者慎服。

2. 服药期间宜食易消化食物,忌食辛辣、油腻、生冷食物。

3. 本品含朱砂有毒,不可过量、久服。

4. 用于治疗失眠时,睡前勿吸烟,勿喝酒、茶和咖啡。

【用法与用量】 片剂:口服。一次4～6片,一日2次。丸剂:口服。一次8～12丸,一日2次。

【规格】 每10丸重2g

【参考文献】 [1]朴忠万.补肾益脑片对小鼠镇静和记忆行为的动物试验研究.牡丹江师范学院学报,1997,(2):9.

[2]张冲,王锦刚,杨婷,等.补肾益脑片对快速衰老小鼠生理及脑组织基因表达的影响.中国中西医结合杂志,2006,6(s1):24.

[3]张冲,田美玲,秦建兵.补肾益脑片对加速衰老小鼠(SAMP10)脑组织基因表达的影响.现代中西医结合杂志,2014,23(24):2623-2627.

[4]朴忠万.补肾益脑片补血作用的动物试验研究.牡丹江师范学院学报,1996,(2):4.

参茸卫生丸
Shenrong Weisheng Wan

【药物组成】 鹿茸、鹿角、肉苁蓉(酒制)、猪腰子、鹿尾、熟地黄、当归、白芍、制何首乌、龙眼肉、枸杞子、紫河车、人参、党参、黄芪、白术(麸炒)、锁阳、补骨脂(盐制)、杜仲(盐制)、牛膝、桑寄生、续断、狗脊(沙烫)、地黄、麦冬、秋石、猪脊髓、茯苓、苍术、砂仁、木瓜、酸枣仁(炒)、远志(制)、琥珀、陈皮、香附(醋制)、木香、沉香、黄芩、清半夏、川芎、红花、乳香(醋制)、没药(醋制)、山茱萸(酒制)、龙骨、牡蛎、莲子、肉豆蔻(煨)、大枣、甘草。

【功能与主治】 补肾健脾,养血益气。用于肾脾虚弱、气血两亏所致的体弱神疲、筋骨无力、心悸怔忡、腰膝酸痛、梦遗、滑精、自汗、盗汗、头昏眼花,妇女子宫虚寒所致的赤白带下、崩漏、腰疼、腹痛。

【方解】 方中鹿茸、鹿角、肉苁蓉、猪腰子、鹿尾温肾壮阳,补益精血。熟地黄、当归、白芍、何首乌、龙眼肉、枸杞子、紫河车滋补肝肾,养血生精;人参、党参、黄芪、白术补脾扶正,益气生血。锁阳、补骨脂、杜仲、牛膝、桑寄生、续断、狗脊补肾壮阳,强腰健骨;地黄、麦冬、秋石、猪脊髓滋阴润燥,茯苓、苍术、砂仁、木瓜利水化湿,和胃健脾;酸枣仁、远志、琥珀安神定志;陈皮、香附、木香、沉香行气调中;黄芩清热燥湿,半夏燥湿化痰;川芎、红花、乳香、没药活血化瘀,通经止痛;山茱萸、龙骨、牡蛎、莲子、肉豆蔻涩精敛汗,止带固崩;大枣补中益气,养血安神。甘草调和诸药。诸药配合,共奏补肾健脾、养血益气之效。

【临床应用】

1. 肾脾虚弱,气血两虚证 因先天脾肾虚弱,或久病不愈,耗伤气血,或年老体衰,或房产过多,耗伤精血,以致肾脾虚弱,气血两亏而见体弱神疲,筋骨无力,头昏眼花,腰膝酸痛,四肢不温。

2. 心悸 因思虑过度,或久病虚弱,或年迈体衰,脾肾不足,气血亏耗,心失所养而致心慌不安,不能自主,神疲乏力,气短,精神不振,腰膝酸软;功能性心律失常见上述证候者。

3. 梦遗、滑精 因房事不节,或先天不足,或劳心过度,肾虚精关不固,而见梦遗或滑精,伴头晕,心悸,腰膝酸软,精神萎靡;性功能障碍见上述证候者。

4. 自汗　因素体虚弱,或病后体虚,卫气不能固护肌表,腠理疏松,津液外泄而致自汗,体倦乏力,面色少华,神疲气短。

5. 盗汗　因素体阴虚,或久病体虚,或烦劳过度,或亡血失精,精血亏虚,血不养心,汗液外泄,而见寐中汗出,醒后自止,口渴咽干。

6. 眩晕　因禀赋不足,或久病失养,或劳伤过度,肾脾虚弱,气血不足,清窍失养以致头昏眼花,神疲乏力,腰膝酸软,面色无华,食少纳呆;贫血见上述证候者。

7. 带下　因脾气素弱,或饮食失节,或忧愁思虑过极,脾运失职,或大病久病及肾,或年老肾气日衰,任带不固,以致子宫虚寒所致的带下量多,色白,质地清稀,无味,伴腰疼腹痛,四肢不温;慢性盆腔炎见上述证候者。

8. 崩漏　因先天不足,肾气虚弱,或脾气虚弱,或忧思过度,损伤心脾,或饮食失节,损伤脾气,或经期负重努力,耗损元气,或早婚多产,房劳伤肾,统摄无权,冲任失固,而致崩漏,色淡质稀薄,伴神疲肢倦,腰脊酸痛,肢冷畏寒;功能性子宫出血见上述证候者。

【不良反应】　目前尚未检索到不良反应报道。

【禁忌】　尚不明确。

【注意事项】

1. 体实及阴虚火旺者慎服。

2. 脾胃虚弱者慎服。

3. 服药期间饮食宜清淡易消化食物,忌食辛辣、油腻、生冷食物。

4. 宜饭后服用。

【用法与用量】　口服。一次1丸,一日2次。

【规格】　每丸重9g

三 宝 胶 囊

Sanbao Jiaonang

【药物组成】　鹿茸、肉苁蓉、菟丝子(炒)、杜仲、山茱萸、何首乌、龟甲(醋制)、麦冬、玄参、熟地黄、当归、人参、灵芝、山药、五味子、牡丹皮、赤芍、丹参、泽泻、菊花、砂仁(炒)。

【功能与主治】　益肾填精,养心安神。用于肾精亏虚、心血不足所致的腰酸腿软、阳痿遗精、头晕眼花、耳鸣耳聋、心悸失眠、食欲不振。

【方解】　方中鹿茸、肉苁蓉、菟丝子、杜仲、山茱萸、

何首乌、龟甲、麦冬、玄参组合,以补肾壮阳,填精益髓为用。其中鹿茸壮肾阳,益精血,强筋骨;肉苁蓉补肾阳,益精血;菟丝子补肾固精;山茱萸补肾益精,收敛固涩;杜仲补肝肾,强筋骨,诸药以温补肾阳为功;龟甲滋阴潜阳,大补元阴;麦冬、玄参养阴生津,诸药以滋阴生精填髓为能,与助肾阳药配伍,可成阴生阳长,阴平阳秘之效。所用熟地黄、当归、人参、灵芝、山药、五味子补脾益气,养血宁心。另入牡丹皮、赤芍、丹参活血化瘀,以助气血运行,并有宁心安神之能;泽泻渗湿利水,以泄肾浊;菊花平降肝阳;砂仁行气化湿,醒脾开胃,可使滋补食物补而不滞。诸药合用,阴阳双补,益气养血,益肾填精,养心安神。

【临床应用】

1. 腰痛　因肾亏体虚,筋脉失养所致,症见腰酸腿软,喜按喜揉,遇劳更甚,卧则减轻,常反复发作。可兼见面色苍白,手足不温,少气乏力,舌淡,脉沉细;慢性腰肌劳损见上述证候者。

2. 阳痿　因肾精亏损所致,症见阳事不举,精薄清冷,头晕耳鸣,面色苍白,精神萎靡,腰膝酸软,畏寒肢冷,舌淡苔白,脉沉细。

3. 遗精　因肾虚精关不固所致,症见梦遗日久或滑精,形寒肢冷,夜尿频多,溲色清白,或余沥不尽,面色枯槁无华,舌淡嫩有齿龈,苔白滑,脉沉细。

4. 失眠　因肾精亏虚,心血不足,心失所养所致心悸失眠、头晕眼花、耳鸣耳聋、腰膝酸软、舌淡,脉沉细;神经衰弱见上述证候者。

【不良反应】　目前尚未检索到不良反应报道。

【禁忌】　尚不明确。

【注意事项】

1. 风湿痹阻所致腰痛,肝胆湿热所致阳痿遗精慎用。

2. 肝郁化火、痰火扰心、心脾两虚、心肾不交之失眠慎用。

3. 月经过多者或有出血倾向者慎用。

4. 孕妇慎用。

5. 治疗期间不宜进食辛辣食物,忌烟、酒。

【用法与用量】　口服。一次3~5粒,一日2次。

【规格】　每粒装0.3g

十七、开窍剂

开窍剂是以芳香开窍药为主组成,具有开窍醒神作用,用于治疗神昏窍闭证。

神昏窍闭之证多由邪气壅盛,蒙蔽心窍所致。根据

闭证的临床表现,可分为热闭和寒闭两种。热闭多由温热邪毒内陷心包,痰热蒙蔽心窍所致,治宜清热开窍,简称凉开;寒闭多因寒湿痰浊之邪或秽浊之气蒙蔽心窍引起,治宜温通开窍,简称温开。故开窍剂相应分为凉开和温开两类。

凉开剂主要应用麝香、冰片、安息香、郁金等芳香开窍药,配伍水牛角、黄连、黄芩、石膏等清热药组成。由于热入心包,扰乱神明,引起神志不安,故常配伍镇心安神药,如朱砂、磁石、琥珀、珍珠等;邪热内陷,灼津为痰,痰浊上蒙,势必加重神昏,故宜配伍清化热痰的胆南星、浙贝母、天竺黄、雄黄等;热盛动风,出现痉厥抽搐者,又须配伍羚羊角、玳瑁之类凉肝息风。凉开剂适用于温热邪毒内陷心包的热闭证,症见高热,神昏谵语,甚或痉厥等。其他如中风、惊厥及感触秽浊之气而致突然昏倒、不省人事,症有热象者,亦可选用。

温开剂主要应用苏合香、安息香、冰片、麝香等芳香开窍药,配伍辛温行气之品如荜茇、细辛、沉香、丁香、檀香等组方。适用于中风、中寒、气郁、痰厥等属于寒邪痰浊内闭之证。症见突然昏倒,牙关紧闭,神昏不语,苔白脉迟等。

开窍剂适用于西医学的脑血管病、脑炎、中毒性脑病、冠心病等以高热神昏、胸痛为临床特征者。临床上应结合辨证合理选用。

开窍剂有丸、散、颗粒、胶囊、片、浓缩丸和注射液等多种剂型可供选用。临床以丸散剂口服或注射剂应用较为普遍。

运用开窍剂须注意以下事项:首先应辨别闭证和脱证。凡邪盛气实而见神志昏迷,口噤不开,两手握固,二便不通,脉实有力的闭证方可用开窍剂;而对汗出肢冷,呼吸气微,手撒遗尿,目合口开,脉象虚弱无力或脉微欲绝的脱证,即使神志昏迷也不宜使用。其二应辨清闭证之属热属寒,而正确地选用凉开或温开。对于阳明腑实证而见神昏谵语者,只宜寒下,不宜用开窍剂;至于阳明腑实而兼有邪陷心包之证,则应根据病情缓急,先予开窍,或先投寒下,或开窍与寒下并用,才能切合病情。其三是开窍剂大多为芳香药物,善于辛散走窜,只宜暂用,不宜久服,久服则易伤元气,故临床多用于急救,中病即止,待患者神志清醒后,应根据不同表现辨证施治;此外,麝香等药,有碍胎元,孕妇慎用。其四是本类方剂多制成丸散剂或注射剂,丸散剂在使用时宜温开水化服或鼻饲,不宜加热煎煮,以免药性挥发,影响疗效。

(一)凉开

绿雪(胶囊)
Lüxue(Jiaonang)

【药物组成】 寒水石、滑石、石膏、青黛、玄参、升麻、水牛角浓缩粉、石菖蒲、朱砂、磁石、土木香、丁香、玄明粉、硝石、甘草。

【功能与主治】 清热解毒,镇静安神。用于外感热病热盛动风证,症见高热神昏、头痛头胀、咽痛口渴、面赤腮肿、大便秘结及小儿急惊风。

【方解】 方中寒水石、滑石、石膏甘寒清热,为君药。青黛、玄参、升麻清热解毒,水牛角浓缩粉清心解毒,石菖蒲化痰开窍,朱砂、磁石重镇安神,共为臣药。土木香、丁香行气宣通以开窍,玄明粉、硝石泻热散结,使邪有出路,共为佐药。甘草调和诸药,为使药。诸药合用,共奏清热解毒,镇静安神之效。

【临床应用】

1. **发热** 外感热病,热盛动风所致。症见高热神昏,头痛头胀,咽痛,口渴,面赤,大便秘结,舌红,苔黄燥,脉数;脑炎、上呼吸道感染、病毒性感冒见上述证候者。

2. **痄腮** 风热外感,热毒炽盛所致。症见发热,头痛,面赤腮肿,大便秘结,舌红苔黄,脉浮数;腮腺炎见上述证候者。

3. **急惊风** 小儿外感热病,热盛动风所致。症见高热神昏,肢体抽搐,角弓反张;高热惊厥及小儿急惊风见上述证候者。

【不良反应】 目前尚未检索到不良反应报道。

【禁忌】 孕妇禁用。

【注意事项】

1. 脾胃虚寒者慎用;神昏阴闭者不宜使用。

2. 虚风内动者慎用。

3. 高热急症者应采取综合治疗措施。

4. 本品含青黛、朱砂,不宜久服。

【用法与用量】 散剂:口服。一次 1.5～3g;小儿酌减;或遵医嘱。胶囊剂:口服。一次 4～8 粒;小儿酌减;或遵医嘱。

【规格】 散剂:每瓶装 3g

胶囊剂:每粒装 0.37g

牛黄清热胶囊(散)
Niuhuang Qingre Jiaonang(San)

【药物组成】 牛黄、水牛角浓缩粉、寒水石、黄连、黄芩、栀子、郁金、琥珀粉、玳瑁粉、朱砂、冰片。

【功能与主治】 清热镇惊。用于温邪入里、热盛动风证，症见高热痉厥、四肢抽动、烦躁不安。

【方解】 方中牛黄、水牛角浓缩粉清心凉血，解毒，开窍，为君药。寒水石甘寒清热，黄连、黄芩、栀子清热除烦，凉血解毒，为臣药。郁金行气解郁，豁痰开窍，琥珀粉、玳瑁粉、朱砂平肝定惊，重镇安神，共为佐药。冰片芳香走窜，开窍醒神，为使药。诸药相合，共奏清热镇静之效。

【临床应用】

1. 发热 外感热病，热邪入里，热毒炽盛所致。症见高热，头痛，烦躁不安，舌红，苔黄，脉数；高热见上述证候者。

2. 惊厥 外感热病，热邪入里，热盛动风所致。症见高热，头痛，四肢抽动，烦躁不安，舌红，苔黄，脉数；高热惊厥见上述证候者。

【不良反应】 目前尚未检索到不良反应报道。

【禁忌】 孕妇禁用。

【注意事项】

1. 虚风内动者不宜使用。

2. 脾胃虚寒或阳虚之体者慎用。

3. 本品含朱砂、冰片，不宜超量或长期服用。

【用法与用量】 胶囊剂：口服。一次 5 粒，一日 2次；小儿酌减。散剂：口服。一次 1.5g；小儿酌减。

【规格】 胶囊剂：每粒装 0.3g

散剂：每瓶装 3g

万氏牛黄清心丸（片）

Wanshi Niuhuang Qingxin Wan(Pian)

【药物组成】 牛黄、黄连、黄芩、栀子、朱砂、郁金。

【功能与主治】 清热解毒，镇惊安神。用于热入心包、热盛动风证，症见高热烦躁、神昏谵语及小儿高热惊厥。

【方解】 方中牛黄清心解毒，豁痰开窍，为君药。黄连、黄芩、栀子清热解毒，为臣药。朱砂镇心安神，郁金行气解郁，兼以开窍，共为佐药。诸药合用，共奏清热解毒、镇静安神之效。

【临床应用】

1. 发热 由外感热病，热邪入里所致。症见烦躁不安，舌红，苔黄，脉数；流行性乙型脑炎、麻疹病毒性脑炎、麻疹后并发支气管性肺炎、百日咳并发脑膜炎见上述证候者。

2. 急惊风 由外感热病，热入心包，热盛动风所致。

症见高热，头痛，神昏谵语，四肢抽动，烦躁不安，舌红，苔黄，脉数；小儿高热惊厥见上述证候者。

【不良反应】 目前尚未检索到不良反应报道。

【禁忌】 孕妇禁用。

【注意事项】

1. 虚风内动、脱证神昏者不宜使用。

2. 外感热病表证未解时慎用。

3. 本品含牛黄、朱砂，不宜长期服用。

4. 儿童应在医生指导下使用，并严格控制疗程。

5. 服用本品应定期检查血、尿中汞离子浓度，检查肝、肾功能，如发现监测指标异常应立即停用。

6. 肝、肾功能不全者及造血系统疾病患者慎用。

7. 高热急症者，应采取综合治疗措施。

【用法与用量】 丸剂：口服。一次 2 丸〔规格（1）〕，一次 1 丸〔规格（2）〕，一日 2～3 次。片剂：口服。一次 4～5 片，一日 2～3 次。或遵医嘱。

【规格】 大蜜丸：(1)每丸重 1.5g　(2)每丸重 3g

片剂：每片重 0.3g

紫　雪

Zixue

【药物组成】 水牛角浓缩粉、羚羊角、人工麝香、石膏、北寒水石、滑石、玄参、升麻、朱砂、磁石、木香、沉香、丁香、玄明粉、硝石（精制）、甘草。

【功能与主治】 清热开窍，止痉安神。用于热入心包、热动肝风证，症见高热烦躁、神昏谵语、惊风抽搐、斑疹吐衄、尿赤便秘。

【方解】 方中水牛角浓缩粉、羚羊角清心肝二经火热，人工麝香芳香以开心窍，三药配伍，清热开窍息风，共为君药。石膏、寒水石、滑石甘寒清热，玄参滋阴清热凉血，升麻清热解毒，透邪外达，共为臣药。朱砂、磁石重镇安神，木香、沉香、丁香行气宣通，玄明粉、硝石泻热通便，共为佐药。甘草清热解毒，调和诸药，为使药。诸药合用，共奏清热开窍，止痉安神之效。

【临床应用】

1. 高热 外感热病，热入心包，热动肝风所致。症见高热烦躁，神昏谵语，惊风抽搐，舌红，苔黄燥，脉数；脑炎、脑膜炎见上述证候者。

2. 麻疹 热毒内盛，疹色紫红，或透发不畅所致。症见高热，喘促，昏迷；麻疹见上述证候者。

3. 出血 热入营血，血溢络外所致斑疹，口鼻出血，舌红，脉数。

【不良反应】 本品过量服用可出现大汗、呕吐、肢冷、气促、心悸、眩晕。

【禁忌】 孕妇禁用。

【注意事项】

1. 虚风内动者不宜使用。

2. 本品用于高热神昏,可鼻饲给药,并采用综合疗法。

【用法与用量】 散剂:口服。一次 1.5～3g,一日 2次;周岁小儿一次 0.3g,五岁以内小儿每增 1 岁递增 0.3g,一日 1 次;五岁以上小儿酌情服用。

【规格】 散剂:(1)每瓶装 1.5g (2)每袋装 1.5g

紫雪胶囊(颗粒)

Zixue Jiaonang(Keli)

【药物组成】 石膏、北寒水石、滑石、磁石、玄参、木香、沉香、升麻、甘草、丁香、芒硝(制)、硝石(精制)、水牛角浓缩粉、羚羊角、人工麝香、朱砂。

【功能与主治】 清热开窍,止痉安神。用于热入心包、热动肝风证,症见高热烦躁、神昏谵语、惊风抽搐、斑疹吐衄、尿赤便秘。

【方解】 方中水牛角清心凉血解毒,羚羊角凉肝息风止痉,人工麝香芳香开窍醒神,三药共为君药。石膏、寒水石、滑石清热泻火,滑石且可导热从小便而出;玄参、升麻清热解毒,其中玄参尚能养阴生津,升麻又可清热透邪,皆为臣药。佐以木香、丁香、沉香行气通窍,与麝香配伍,增强开窍醒神之功;朱砂、磁石重镇安神,朱砂并能清心解毒,磁石又能潜镇肝阳,与君药配合以加强除烦止痉之效;更用朴硝、硝石泄热散结使邪热从肠腑下泄。甘草益气安中,调和诸药,并防寒凉伤胃之弊,为使药。诸药合用,心肝并治,起到清热开窍、息风止痉之效。

【临床应用】

1. 高热 外感热病,热入心包,热动肝风所致。症见高热烦躁,神昏谵语,惊风抽搐,舌红,苔黄燥,脉数;脑炎、脑膜炎见上述证候者。

2. 麻疹 热毒内盛,疹色紫红,或透发不畅所致。症见高热、喘促、昏迷者;麻疹见上述证候者。

3. 出血 热入营血,血溢络外所致斑疹,口鼻出血,舌红,脉数。

文献报道,本品可辅助用于感染性休克、小儿急性化脓性扁桃体炎[1,2]。

【不良反应】 本品服用过量可出现大汗,肢冷,心悸,气促。

【禁忌】 孕妇禁用。

【注意事项】

1. 本品含朱砂,不宜过量或长期服用,肝肾功能不全者慎用。

2. 运动员慎用。

【用法与用量】 口服。一次 1.5～3g,一日 2 次;周岁小儿一次 0.3g,五岁以内小儿每增一岁,递增 0.3g,一日 1 次;五岁以上小儿酌情服用。

【规格】 胶囊剂:每粒装 0.5g

颗粒剂:每瓶装 1.5g

【参考文献】 [1]卢军.中西医结合治疗急性重度感染性休克 48 例临床观察.中国中医急症,2013,22(2):303-304.

[2]路岩,莉孙丹,胡园.紫雪辅助治疗小儿急性化脓性扁桃体炎 25 例临床观察.河北中医,2013,35(7):1051-1052.

安宫牛黄丸(胶囊、散)

Angong Niuhuang Wan(Jiaonang,San)

【药物组成】 牛黄或人工牛黄、水牛角浓缩粉、麝香或人工麝香、黄连、黄芩、栀子、雄黄、冰片、郁金、朱砂、珍珠。

【功能与主治】 清热解毒,镇惊开窍。用于热病,邪入心包,高热惊厥,神昏谵语;中风昏迷及脑炎、脑膜炎、中毒性脑病、脑出血、败血症见上述证候者。

【方解】 方中牛黄清心凉肝,豁痰开窍,息风止痉;水牛角清营凉血,解毒定惊;麝香芳香开窍,通络醒神,共为君药。黄连、黄芩、栀子清热泻火解毒,雄黄解毒豁痰,共为臣药。冰片、郁金通窍醒神,化浊开郁;朱砂、珍珠镇心安神,定惊止搐,共为佐药。诸药合用,共奏清热解毒、镇静开窍之效。

【临床应用】

1. 神昏 风温、春温、暑温疫毒,燔灼营血,内陷心包,风动痰生,上蒙清窍所致高热烦躁,神昏谵语,喉间痰鸣,痉厥抽搐,斑疹吐衄,舌绛苔焦,脉细数者;流行性脑脊髓膜炎、乙型脑炎、中毒性脑病、败血症见上述证候者。

2. 中风 痰火内盛,肝阳化风,风阳挟痰,上扰神明所致突然昏迷,不省人事,两拳握固,牙关紧闭,面赤气粗,口舌歪斜,喉间痰声漉漉,舌质红,苔黄腻,脉弦滑而数者;脑梗死、脑出血见上述证候者。

3. 惊风 小儿外感热病,热极生风,兼痰热内盛,闭塞神明所致。症见高热烦躁,头痛,咳嗽,喉间痰鸣,神昏谵妄,惊厥抽搐,舌红绛,苔焦黄,脉弦数者;流行性脑脊髓膜炎、乙型脑炎见上述证候者。

此外,本品有用于颅脑损伤、重型肝炎、肺性脑病所见高热、神昏的报道[1-5]。

【药理毒理】　本品有保护脑组织、镇静、解热、抗炎等作用。

1. 保护脑组织　本品能减少大脑中动脉栓塞致脑梗死大鼠的脑梗死面积,增加过氧化氢酶(CAT)和谷胱甘肽过氧化物酶(GSH-Px)含量,降低脑组织脂质过氧化物(LPO)和乳酸含量[6];本品对大脑中动脉缺血再灌注损伤大鼠可减少其脑组织中乳酸、乳酸脱氢酶和丙二醛(MDA)含量,促进超氧化物歧化酶(SOD)和 GSH 活性[7];可促进线栓法致脑缺血再灌注大鼠脑组织内 IL-10 的分泌[8]。降低百日咳杆菌致脑水肿家兔的脑组织含水量、伊文思蓝蓝染的范围和程度,减轻脑组织损伤[9,10];增强大鼠脑干、丘脑、下丘脑、皮层、杏仁核、隔核等部位 c-fos 原癌基因表达[11];对脑内注入胶原酶致急性脑出血大鼠可降低脑组织中 NO 含量和 NOS 活性,减少海马和皮质区去甲肾上腺素、肾上腺素、多巴胺、5-羟色胺的含量[12],降低脑出血大鼠的神经功能障碍评分,降低脑系数和脑血肿周围脑组织的含水量,提高血液红细胞变形能力[13];抑制脑内注入胶原酶致急性脑出血大鼠血肿周围脑组织中基质金属蛋白酶 9(MMP-9)、水通道蛋白-4(AQP-4)表达,降低自发性高血压大鼠脑内注射自体血致急性脑出血大鼠大脑组织 Bcl-2 mRNA 表达[14,15]。

2. 镇静　本品可延长戊巴比妥致小鼠的睡眠时间[16]。

3. 解热　本品对伤寒菌苗诱发的家兔高热有解热作用[16]。

4. 抗炎　本品可降低心肌缺血再灌注损伤模型家兔血浆肌酸磷酸激酶(CK)、TNF-α 及纤溶酶原激活抑制剂-1(PAI-1)的水平;增强纤维蛋白溶酶原激活剂(t-PA)和血浆 D-二聚体上升幅度。安宫牛黄散可降低百日咳菌造成感染性大鼠和酵母菌造成大鼠发热模型血清 IL-1β、IL-6 和 TNF-α 水平[17]。本品对盲肠穿孔法所致脓毒血症大鼠可降低血浆内毒素水平,同时降低肺组织髓过氧化物酶(MPO)含量[18]。

5. 其他　本品可延长亚硝酸钠致小鼠死亡的潜伏期[9];降低百日咳杆菌致脑水肿家兔的肝组织损伤[10];减轻 L7212 小鼠脑膜白血病细胞浸润程度和增加其 NK 细胞活性[19,20]。本品可诱导体外培养人胃癌细胞 MGC-803 和人肝癌细胞 BEL-7402 凋亡和降低细胞内线粒体膜电位,从而抑制肿瘤细胞增殖[21]。

【不良反应】　本品不当使用可致体温过低;亦有用药后引起汞毒性肾病或过敏报道[22-24]。

【禁忌】　孕妇禁用。

【注意事项】

1. 寒闭神昏者不宜使用。

2. 服药期间饮食宜清淡,忌食辛辣食物。

3. 本品含朱砂、雄黄,不宜过量、久用,肝肾功能不全者慎用。

4. 治疗期间如出现肢寒畏冷,面色苍白,冷汗不止,脉微欲绝应立即停药,财务应急综合疗法。

5. 高热神昏、中风昏迷口服本品困难者,当鼻饲给药。

【用法与用量】　散剂:口服。一次 1.6g,一日 1 次。小儿三岁以内者一次 0.4g,4～6 岁一次 0.8g,一日 1 次;或遵医嘱。丸剂:口服。一次 1 丸,一日 1 次。小儿三岁以内一次 1/4 丸,4～6 岁一次 1/2 丸,一日 1 次;或遵医嘱。胶囊剂:口服。一次 4 粒,一日 1 次。小儿三岁以内一次 1 粒,4～6 岁一次 2 粒,一日 1 次;或遵医嘱。

【规格】　散剂:每瓶装 1.6g

丸剂:每丸重 3g

胶囊剂:每粒装 0.4g

【参考文献】　[1]王永恒.安宫牛黄丸在颅脑损伤中对意识障碍恢复的疗效观察.中西医结合杂志,1989,9(12):726.

[2]周杰,徐蔚,董涛,等.中西医结合治疗重型颅脑损伤 68 例.中国煤炭工业医学杂志,2006,9(10):1099.

[3]王少波,郝璐,瞿丽娟,等.安宫牛黄丸在急性重度一氧化碳中毒中的应用.中国全科医学,2006,9(22):1901.

[4]关心.安宫牛黄丸治疗肺性脑病 1 例.中国中医急症,2003,12(1):91.

[5]郑宋明.清营凉血汤合安宫牛黄丸治疗热毒炽盛型重型肝炎 45 例.浙江中医杂志,2007,42(7):378-379.

[6]赵雍,曹春雨,王秀荣,等.含与不含朱砂和雄黄的安宫牛黄丸对大鼠局灶性脑缺血的影响.中国中西医结合杂志,2002,22(9):684.

[7]董世芬,楼黎明,张硕峰,等.安宫牛黄丸(含天然麝香或人工麝香)对实验性脑缺血的保护作用.世界科学技术——中医药现代化,2013,15(1):85-90.

[8]刘宗涛,沙地克·沙吾提,李继彬,等.安宫牛黄丸对实验性大鼠脑缺血的保护作用.中西医结合心脑血管病杂志,2011,9(6):710-712.

[9]黄玉芳,郑櫨年,何原惠,等.安宫牛黄丸对脑水肿家兔脑内酶的影响.南京中医学院学报,1991,7(2):92.

[10]何原惠,黄玉芳,郑栖年,等.安宫牛黄丸对实验性脑水肿动物肝脏的影响.江苏中医,1992,12:38.

[11]高峻钰,刘少君,张静.安宫牛黄丸对大鼠中枢神经元的活化作用.中国中医基础医学杂志,1998,4(3):30.

[12]杨文清,任玉录,郭克锋,等.安宫牛黄丸对急性脑出血大

鼠脑组织中一氧化氮合酶及单胺类神经递质的影响.中国中医急症,2009,1(18):83.

[13]方芳,孙建宁,杨莉.等.安宫牛黄丸全方及简方对大鼠脑出血损伤的影响.北京中医药大学学报,2007,9(30):611.

[14]方芳,冯淑怡,孙建宁.安宫牛黄丸对实验性脑出血大鼠血肿周围组织中 MMP-9 和 AQP-4 蛋白表达的影响.北京中医药大学学报,2011,34(8):2,535-538.

[15]刘远新,张云桥,刘佳,等.实验性脑出血后 Bcl-2 mRNA 的变化及安宫牛黄丸的干预作用.中华中医药杂志,2011,26(2):256-259.

[16]叶祖光,王金华,梁爱华,等.安宫牛黄丸及其简化方的药效学比较研究.中国中药杂志,2003,28(7):636.

[17]汤毅珊,王宁生,张银卿.雄黄及含雄黄复方对炎症介质 IL-1β、IL-6、TNF-α 和 NO 的影响.中药药理与临床,2007,23(5):107.

[18]李俊,张丹,吴清和,等.安宫牛黄丸对脓毒血症大鼠血浆内毒素水平的影响.时珍国医国药,2010,21(6):1320-1321.

[19]陈泽涛,李芮,陈刚,等.传统急救中成药对 L7212 小鼠脑膜白血病防治作用的病理观察.中国实验方剂学杂志,1996,2(4):15.

[20]陈泽涛,李芮,张宏,等.传统急救中成药对白血病小鼠 L7212NK 细胞活性的影响.山东中医学院学报,1995,19(4):254.

[21] Dai Zhikai, Huang Jiaoe, Jiang Jinyu, et al. Anti-proliferation of AngongNiuhuang pill on tumor cells via inducement of apoptosis and down-regulation of mitochondrial membrane potential. 中国药理学与毒理学杂志,2012,26(3):269-275.

[22]何丽荣,何刚.不当使用安宫牛黄丸致体温过低 3 例.中国中药杂志,2003,28(1):93.

[23]王长印,盛日新,王晓君.服用安宫牛黄丸造成汞毒性肾病的报告.吉林中医药,1981,(2):封3.

[24]臧青运.安宫牛黄丸致过敏反应 1 例.中国中药杂志,1981,16(11):692.

局方至宝散(丸)

Jufang Zhibao San(Wan)

【药物组成】 牛黄、人工麝香、水牛角浓缩粉、玳瑁、冰片、安息香、朱砂、琥珀、雄黄。

【功能与主治】 清热解毒,开窍镇惊。用于热病属热入心包、热盛动风证,症见高热惊厥、烦躁不安、神昏谵语及小儿急热惊风。

【方解】 方中牛黄清热解毒,息风止痉,化痰开窍;麝香芳香开窍,共为君药。水牛角、玳瑁清热凉血,解毒定惊;冰片、安息香助麝香通窍开闭,共为臣药。朱砂、琥珀镇心定惊;雄黄辟秽解毒,共为佐药。诸药合用,共奏清热解毒,开窍镇惊之功。

【临床应用】

1. **热病神昏** 温热病邪热炽盛,逆传心包,痰火阻闭,蒙蔽清窍所致。症见身热烦躁,呼吸气粗,神昏谵语,或昏聩不语,不知人事,舌红绛,脉细数者;流行性脑脊髓膜炎、流行性乙型脑炎、中毒性肝炎、肝昏迷见上述证候者。

2. **小儿急惊风** 小儿外感热病,邪热炽盛,痰火上攻,内闭清窍所致。症见高热烦躁,头痛,咳嗽,面红气粗,喉间痰鸣,神昏,惊厥抽搐,舌质红苔黄腻,脉弦滑或滑数者;小儿高热惊厥见上述证候者。

【不良反应】 目前尚未检索到不良反应报道。

【禁忌】 孕妇禁用。

【注意事项】

1. 寒闭神昏者不宜使用。

2. 治疗期间如出现肢寒畏冷,面色苍白,冷汗不止,脉微欲绝,应立即停药,采取应急综合疗法。

3. 本品含有朱砂、雄黄,不宜久用,肝肾功能不全者慎用。

4. 本品用于高热神昏、小儿急惊风,因口服困难,可鼻饲给药。

5. 服药期间注意饮食宜清淡,忌食辛辣食物。

【用法与用量】 散剂:口服。一次 2g,一日 1 次;小儿三岁以内一次 0.5g,4～6 岁一次 1g;或遵医嘱。丸剂:口服。一次 1 丸;小儿遵医嘱。

【规格】 散剂:(1)每瓶装 2g (2)每袋装 2g
丸剂:每丸重 3g

牛黄清宫丸

Niuhuang Qinggong Wan

【药物组成】 人工牛黄、人工麝香、水牛角浓缩粉、金银花、连翘、黄芩、栀子、大黄、朱砂、地黄、麦冬、玄参、天花粉、雄黄、冰片、莲子心、郁金、甘草。

【功能与主治】 清热解毒,镇惊安神,止渴除烦。用于热入心包、热盛动风证,症见身热烦躁、昏迷、舌赤唇干、谵语狂躁、头痛眩晕、惊悸不安及小儿急热惊风。

【方解】 方中人工牛黄清热解毒,化痰息风;人工麝香芳香醒神,通闭开窍;水牛角浓缩粉泻火解毒,安神定惊,共为君药。金银花、连翘、黄芩、栀子、大黄清热解毒,泻火散结;朱砂镇心安神,共为臣药。地黄、麦冬、玄参、天花粉清热凉血,养阴生津;雄黄豁痰解毒,冰片开窍醒神;莲子心、郁金清心除烦,共为佐药。甘草调和诸药,为使药。诸药相伍,共奏清热解毒、镇静安神、止渴除烦之效。

【临床应用】

1. 热病神昏　热入心包,扰乱心神所致。症见高热神昏,谵语烦躁,痉厥抽搐,头痛眩晕,舌赤唇焦,脉滑数;流行性乙型脑炎、流行性脑脊髓膜炎、中风及中毒性脑病见上述证候者。

2. 小儿急惊风　外感时邪,内蕴痰热,蒙蔽心窍所致。症见高热神昏,两目窜视,牙关紧闭,颈项强直,角弓反张,四肢抽搐,舌红苔黄,脉弦数有力;小儿高热痉厥见上述证候者。

【不良反应】　目前尚未检索到不良反应报道。

【禁忌】　孕妇禁用。

【注意事项】

1. 寒闭神昏不宜使用。

2. 本品含朱砂、雄黄,不宜久用;肝肾功能不全者慎用。

3. 本品治疗高热神昏、小儿急惊风,难以口服者,可鼻饲给药。

4. 服药期间饮食宜清淡,忌食辛辣、生冷食物。

【用法与用量】　口服。一次 1 丸,一日 2 次。

【规格】　每丸重 2.2g

牛黄醒脑丸
Niuhuang Xingnao Wan

【药物组成】　牛黄、水牛角浓缩粉、栀子、麝香、冰片、朱砂、雄黄、黄连、黄芩、郁金、珍珠、玳瑁。

【功能与主治】　清热解毒,镇惊开窍。用于热入心包、热盛动风证,症见高热昏迷、惊厥、烦躁不安、小儿惊风抽搐。

【方解】　方中牛黄清热解毒,化痰开窍,凉肝镇惊,为君药。水牛角、栀子清热泻火,凉血解毒;麝香、冰片辛香行窜以开窍;朱砂、雄黄镇惊安神解毒,共为臣药。黄连、黄芩清热解毒;郁金清心凉血以开窍;珍珠、玳瑁平肝息风,镇惊安神,合为佐药。诸药合用,共奏清热解毒、镇静开窍之效。

【临床应用】

1. 神昏　热入心包,神明被扰所致。症见高热烦躁,神昏谵语,舌红绛苔干黄,脉数有力;流行性乙型脑炎、流行性脑脊髓膜炎、中毒性脑病、脑血管病见上述证候者。

2. 小儿惊风　肝经热盛,热动肝风所致。症见高热,抽搐,烦躁,神昏,舌红苔黄腻,脉数;小儿高热惊厥见上述证候者。

【不良反应】　目前尚未检索到不良反应报道。

【禁忌】　孕妇禁用。

【注意事项】

1. 脾胃虚寒者慎用。

2. 本品含朱砂、雄黄,不宜过量或长期用。

【用法与用量】　丸剂:口服。一次 1 丸,一日 1 次;小儿三岁以内一次 1/4 丸,4～6 岁一次 1/2 丸;或遵医嘱。

【规格】　丸剂:每丸重 3.5g

清开灵注射液
Qingkailing Zhusheye

【药物组成】　胆酸、猪去氧胆酸、珍珠母(粉)、水牛角(粉)、栀子、板蓝根、黄芩苷、金银花。

【功能与主治】　清热解毒,化痰通络,醒神开窍。用于热病,神昏,中风偏瘫,神志不清;急性肝炎、上呼吸道感染、肺炎、脑血栓形成、脑出血见上述证候者。

【方解】　方中胆酸、猪去氧胆酸味苦而凉,清热解毒、化痰开窍,凉肝息风,为君药。珍珠母、水牛角平肝潜阳,镇惊安神,为臣药。板蓝根、黄芩苷、栀子、金银花清热泻火,凉血解毒,共为佐药。诸药相配,共奏清热解毒、化痰通络、醒神开窍之效。

【临床应用】

1. 外感发热　外感温热邪毒所致。症见高热烦躁,口渴饮冷,胸闷咳喘,痰多色黄,甚至神昏谵语,四肢抽搐,角弓反张,或斑疹,吐衄,舌绛苔黄,脉数;上呼吸道感染、肺炎、流脑、乙脑见上述证候者。

2. 中风　热毒内盛,痰阻清窍所致。症见突然昏倒,不省人事,半身不遂,口舌歪斜,言语不利,牙关紧闭,面赤气粗,舌苔黄腻,脉弦滑;脑梗死、脑出血见上述证候者。

本品还有用于热毒内盛所致的肺性脑病、肝性脑病、胰腺炎的报道[1-4]。

【药理毒理】　本品有解热、保护脑组织、抗脏器损伤等作用。

1. 解热　本品肌内注射能抑制细菌内毒素和内生致热原引起的家兔发热反应[5,6]。本品静脉注射,能抑制内毒素性家兔发热,降低下丘脑和脑脊液中 cAMP 水平、下丘脑中 IL-1β 和腹中隔区精氨酸加压素(AVP)的含量[7-9]。

2. 保护脑组织　本品腹腔注射能延长卒中易感型自发性高血压大鼠(SHRsp)的生存期和卒中后的存活时间,促进脑出血灶的吸收[10];减轻脑组织水肿、变性、坏死,减轻海马 CA1 区神经元损伤,增加神经元密度,改善海马神经元的超微结构，降低海马区兴奋性氨基酸，升高 Ca²⁺ 含量[11,12]；降低戊四氮点燃癫痫大鼠的海马组织 Glu 含量，升高 γ-氨基丁酸含量[13]。本品静脉注射，能改善自体血凝块致脑血肿家兔的血气异常，降低血-脑脊液屏障通透性，促进脑组织内血肿的吸收[14,15]。本品还可增加胶原酶诱发的急性脑出血大鼠脑内 P 物质（SP 神经肽）含量[16]；增加生长抑素（SOM）mRNA 表达的数量和神经元内 SOM mRNA 的强度[17]；激活脑内皮细胞和胶原细胞，促进坏死组织吸收、血管增生和脑组织修复[18]；提高脑超氧化物歧化酶（SOD）活性[19]；降低血浆内皮素（ET）水平及血浆肌酸激酶（CK）活性[20]。本品腹腔注射能改善两侧颈总动脉阻断所造成的急性缺血大鼠大脑皮层的神经元、毛细血管内皮细胞、神经胶质细胞超微结构[21]；降低谷氨酸神经毒性脑损伤大鼠的脑组织水肿、钠含量，降低游离 Ca²⁺ 浓度；减轻皮层及海马细胞的损伤；使蛋白激酶 C 蛋白的表达增强，并下调谷氨酸 NMDA 受体数目[22-25]。本品静脉注射给药对大脑中动脉阻塞致缺血再灌注小鼠可减少大脑梗死面积和局灶功能损伤，增加血清 SOD 活性，且以损伤后 1 小时给药疗效最好[26]。本品对一氧化氮腹腔注射诱导的迟发性脑病大鼠可缩短其在 Morris 水迷宫试验中定位导航平均逃避潜伏期，减轻海马神经元病变[27]。本品体外能减少大鼠胎鼠海马神经细胞缺氧/缺糖损伤再给氧造成的 LDH 释放，抑制细胞内 Ca²⁺ 水平的升高，抑制神经细胞凋亡和减少坏死细胞数量[28]。

3. 抗脏器损伤 本品能减轻四氯化碳（CCl₄）致肝损伤大鼠的肝细胞变性和坏死程度，增加肝细胞内 RNA 和蛋白质含量，增强肝细胞线粒体琥珀酸脱氢酶（SDH）、细胞色素氧化酶、单胺氧化酶（MAO）活性，提高亮氨酸氨肽酶（ALP）、5-核苷酸酶（5-Nase）、非特异性酯酶（n-Ease）、酸性磷酸酶（ACP）、葡萄糖-6-磷酸酶（G-6-P）、三磷酸腺苷酶（ATPase）等水解酶的活性[29]；降低血氨、尿素氮、乳酸含量[30]。本品体外能抑制大肠埃希菌内毒素激活白细胞诱发肝细胞 MDA 生成，抑制 LPO 生成[31]。增强 CCl₄ 染毒前后离体肝细胞细胞色素 P450 含量与活性，降低细胞内 LPO 含量，促进肝细胞增殖[32]。本品腹腔注射，能改善左肾切除加阿霉素致慢性肾衰竭大鼠的一般状况，降低血清尿素氮、肌酐、总胆固醇和甘油三酯水平，升高二氧化碳结合力，改善肾组织的病理变化[33]。本品还能降低牛血清白蛋白致肾小球肾炎大鼠肾皮质 NF-κB 表达，降低红细胞 C₃b、免疫复合物（IC）和 IL-2、IL-6 和肿瘤坏死因子等细胞因子含量[34]。本品尾静脉注射可增加急性肺损伤大鼠外周血

CD4⁺ T 细胞数目、改善 CD4⁺/CD8⁺ 比值[35]。本品腹腔注射可降低全身暴露动态吸入 PFIB 方式染毒致急性肺水肿模型小鼠肺含水量及肺湿/干比，降低 BALF 中的蛋白含量，提高染毒小鼠的存活率，改善肺组织病变[36]。

6. 调节免疫功能 本品能减轻颅内接种白血病细胞致小鼠 L7212 脑膜白血病细胞浸润程度[37]；升高 NK 细胞活性[38]。本品可抑制正常兔 T 淋巴细胞有丝分裂和人 T 淋巴细胞有丝分裂反应[39]；可抑制慢性复发-缓解性自身免疫性脑脊髓炎（EAE）小鼠淋巴结细胞增殖反应及 IFN-γ 分泌，改善 EAE 小鼠神经功能评分，延迟发病时间，减少 EAE 小鼠发病数和死亡数[40]。

7. 其他 本品可下调心肌缺血-再灌注损伤大鼠心肌细胞凋亡相关蛋白 Caspase-3、Caspase-9 的表达[41]；本品可对抗脂多糖（LPS）诱导的兔弥漫性血管内凝血（DIC）低凝状态，使凝血功能趋于正常，且 ALT、BUN 及血浆 TNF-α 含量降低[42]。本品具有体外抑制金黄色葡萄球菌作用，可抑制生物膜的形成或破坏生物膜[43]。本品体外具有诱导人急性早幼粒白血病（HL-60）细胞凋亡[44]和细胞毒作用[45]。本品对体外培养人食管癌 Ec-109 细胞有增殖抑制作用和促进凋亡作用[46]。本品对体外培养的小鼠脑微血管内皮细胞缺氧模型可促进内皮细胞上紧密连接蛋白 claudin-5 的表达[47]。本品对大鼠嗜碱性白血病细胞株 RBL-2 H3 细胞增殖的半数抑制浓度（IC₅₀）为 0.3%[48]。

7. 毒理 本品可直接刺激体外培养的 RBL-2 H3 肥大细胞脱颗粒释放组胺和 β-氨基己糖苷酶，可能与临床过敏反应有关[49]。

【不良反应】 本品不良反应以各种类型过敏反应为主，其中严重过敏反应包括过敏性休克、急性喉头水肿、过敏性哮喘、过敏性间质性肾炎，并有死亡病例，不良反应以首用即发型和速发型为主。此外，还可发生剥脱性皮炎。

【注意事项】

1. 药物过敏史者慎用。如出现过敏反应应及时停药并做脱敏处理。

2. 久病体虚患者慎用。

3. 临床应用本品时，医护人员应在给药后 30 分钟内对患者进行严密监护，若出现皮肤瘙痒、心悸、胸闷、发绀等症状时应立即停药并给予积极治疗。

4. 若发现浑浊、沉淀、变色、漏气或瓶身细微破裂，均不得使用。如经 10% 葡萄糖或氯化钠注射液稀释后，出现浑浊亦不得使用。

5. 本品不能与硫酸庆大霉素、青霉素 G 钾、肾上腺素、阿拉明、乳糖酸红霉素、多巴胺、山梗菜碱、硫酸美芬丁胺配伍使用。

6. 本品稀释以后,必须在 4 小时以内使用。

7. 本品稀释后滴速,儿童以 20～40 滴/分为宜,成年人以 40～60 滴/分为宜。

【用法与用量】 肌内注射,一日 2～4ml。重症患者静脉滴注,一日 20～40ml,以 10％葡萄糖注射液 200ml 或氯化钠注射液 100ml 稀释后使用。

【规格】 (1)每支装 2ml　(2)每支装 10ml

【参考文献】 [1]季建军.清开灵治疗肝性脑病 58 例.北京中医药大学学报,1995,18(4):41.

[2]刘勇.清开灵注射液治疗肺性脑病 55 例.安徽中医临床杂志,1995,7(2):32.

[3]王琦,田秀英,赵燕蓉,等.清开灵治疗肺性脑病的疗效观察.中医杂志,1994,35(12):728.

[4]王全权,陈海林,黄慧敏.清开灵注射液治疗急性胰腺炎临床观察.中国中医急症,2008,17(1):55.

[5]蒋玉凤,黄启福,严京,等.清开灵对家兔内毒素性发热和脑脊液 cAMP 含量的影响.北京中医药大学学报,1994,17(5):66.

[6]蒋玉凤,黄启福,严京,等.清开灵注射液对家兔实验性发热的作用研究.中国中医基础医学杂志,2001,7(7):33.

[7]蒋玉凤,张丹卉,黄启福,等.清开灵对家兔内毒素性发热的作用及机制研究.中国病理生理杂志,2003,19(8):1103.

[8]张丹卉,蒋玉凤,黄启福,等.清开灵对内毒素性发热家兔下丘脑、脑脊液 cAMP 及隔区 AVP 含量的影响.北京中医药大学学报,2001,24(5):20.

[9]张丹卉,蒋玉凤,黄启福,等.清开灵对 EP 性发热家兔下丘脑与脑脊液 cAMP 及腹中隔区 AVP 含量的影响.中国病理生理杂志,2001,17(8):813.

[10]蒋玉凤,黄启福,邹丽琰,等.清开灵注射液治疗 SHRsp 出血性中风病的研究.北京中医药大学学报,1997,20(2):34.

[11]蒋玉凤,朱陵群,黄启福,等.清开灵注射液对 SHRsp 出血性中风海马区兴奋性氨基酸含量的影响.中国中医急症,1997,6(5):219.

[12]蒋玉凤,朱陵群,李克玲.醒脑健神胶囊、中风脑得平、清开灵对 SHRsp 出血性中风海马神经元的保护作用.北京中医药大学学报,1996,19(3):60.

[13]贺侃,唐洪丽.清开灵对癫痫大鼠 EAAs、IAAs 干预作用的研究.东南大学学报(医学版),2003,22(6):380.

[14]李克玲,黄启福,蒋玉凤,等.清开灵注射液治疗家兔脑血肿的实验研究.中国中西医结合杂志,1997,17(2):91.

[15]李克玲,黄启福,严京,等.清开灵注射液对脑血肿家兔血气变化的影响.北京中医药大学学报,2003,26(3):21.

[16]白丽敏,孙红梅,朱培纯,等.清开灵注射液对实验性脑出血大鼠脑内 P 物质的影响.北京中医药大学学报,1996,19(6):67.

[17]陈浩,朱培纯.清开灵对脑出血大鼠前额皮层生长抑素 mRNA 表达影响的实验研究.神经解剖学杂志,1998,14(10):61.

[18]朱培纯,吴海霞,陈浩,等.3 种方药对脑出血大鼠因子Ⅷ相关蛋白和胶质纤维酸性蛋白的影响.北京中医药大学学报,1997,20(1):34.

[19]刘莉,钱家骏,胡加跃,等.醒脑健神胶囊、清开灵注射液对急性脑出血大鼠脑含水量、离子含量及自由基代谢的影响.北京中医药大学学报,1997,20(1):38.

[20]钱家骏,刘莉,庞鹤.醒脑健神胶囊、清开灵注射液对急性脑出血大鼠血浆 ET、CK 及 vWF 水平的影响.北京中医药大学学报,1997,20(2):25.

[21]黄真炎,吴玲霓,杨冬娣,等.清开灵对大鼠急性脑缺血超微结构的保护作用.中医药研究,1997,13(5):57.

[22]陶永光,岳少杰,俞燕,等.清开灵对大鼠谷氨酸神经毒性脑水肿时突触体游离钙的影响.中国当代儿科杂志,2000,2(5):326.

[23]岳少杰,罗自强,冯德云,等.清开灵对谷氨酸神经毒性脑损伤脑组织 c-fos 基因表达的影响.北京中医药大学学报,2002,25(2):27.

[24]岳少杰,陈检芳,陶永光,等.清开灵对脑组织谷氨酸含量及 NMDA 受体的影响.湖南医科大学学报,2000,25(3):213.

[25]岳少杰,曾庆善,周建华,等.清开灵抗大鼠谷氨酸神经毒性脑损伤的实验研究.中国中西医结合杂志,2000,20(11):842.

[26]程发峰,郭少英,钟相根,等.清开灵注射液不同时间给药对 MCAO 小鼠血清 SOD 的影响.中华中医药学刊,2010,28(10):2059-2061.

[27]陈伟,张斌,李蔚,等.清开灵注射液对急性一氧化碳中毒迟发性脑病学习记忆及海马细胞形态的影响.中医药临床杂志,2014,26(4):404-406.

[28]庞鹤,朱陵群.清开灵注射液对大鼠胎鼠海马神经细胞凋亡的影响.中国医药学报,2003,18(12):749.

[29]叶百宽,贾长恩,俞慧珠,等.清开灵Ⅰ号对实验性肝损伤修复作用的组织学和组织化学的探讨.中华内科杂志,1981,20(1):38.

[30]齐治家,钱家骏,乔亭祥,等.清开灵注射液对实验性肝损伤保护作用的生物化学初步研究.中医杂志,1981,(5):69.

[31]朱陵群,黄启福,王鸣川.清开灵抗内毒素所致肝细胞脂质过氧化损伤的研究.北京中医药大学学报,1996,19(4):32.

[32]梁丽云,王力生,李丽.清开灵注射液对离体肝细胞细胞色素 P450 及 LPO 的影响.山西中医,1995,11(4):44.

[33]关晓洁,邹丽文,刘平夫,等.清开灵注射液治疗慢性肾功能衰竭大鼠的实验研究.中医药学刊,2003,21(12):2101.

[34]李世纲,戴恩来,崔笑梅.清开灵注射液对实验性肾炎大鼠肾皮质细胞 NF-κB 表达影响的实验研究.甘肃中医,2001,14(6):66.

[35]张平,张书杰,何平平.等.清开灵注射液对急性肺损伤大鼠肺组织及 CD4+ T 细胞数目的影响.南华大学学报·医学版,

2008,36(1):22-24.

[36]邵志华,王和枚,陈嘉斌,等.清开灵注射液对小鼠全氟异丁烯吸入性急性肺水肿的治疗作用.甘肃中医,2006,4(33):241.

[37]陈泽涛,李芮,陈刚,等.传统急救中成药对 L7212 小鼠脑膜白血病防治作用的病理观察.中国实验方剂学杂志,1996,2(4):15.

[38]陈泽涛,李芮,张宏,等.传统急救中成药对白血病小鼠 L7212NK 细胞活性的影响.山东中医学院学报,1995,19(4):254.

[39]胡士星,李绍珍,谢楚芳,等.清开灵对 T 淋巴细胞有丝分裂反应的影响.中国实验临床免疫学杂志,1992,4(1):45.

[40]宋春杰,尹岭,朱克.清开灵有效治疗实验性自身免疫性脑脊髓炎.中国神经免疫学和神经病学杂志,2003,10(3):156.

[41]赵丽红,赵立勤,于艳华,等.清开灵注射液对心肌缺血-再灌注损伤大鼠凋亡相关蛋白 Caspase 表达的影响.中国实验诊断学,2012,16(7):1171-1173.

[42]孙浩,王珣,柳佳利,等.清开灵注射液对 LPS 诱导的兔弥漫性血管内凝血的作用.中国病理生理杂志,2012,28(5):895-900.

[43]韩雪,王毅,王羽侬,等.清开灵注射液对金黄色葡萄球菌生物膜的影响.北京中医药大学学报,2014,37(5):300-303,313.

[44]陈泽涛,董倩,张勇,等.流式细胞仪检测清开灵注射液及其有效成分诱导 HL-60 细胞凋亡及其机制研究.中国实验方剂学杂志,2000,6(6):37.

[45]陈泽涛,董倩,张玲,等.清开灵注射液及其有效成分诱导人急性早幼粒白血病细胞凋亡的研究.中国中西医结合杂志,2001,21(11):840.

[46]吴芳,安康康,朱艳琴.清开灵注射液对人食管癌 Ec-109 细胞的体外抑制作用.光明中医,2014,29(10):2065-2066.

[47]高永红,朱海燕,娄利霞,等.清开灵注射液对小鼠脑微血管内皮细胞缺氧模型紧密加连接蛋白 claudin-5 的影响.中西医结合心脑血管病杂志,2014,12(11):1363-1365.

[48]王欢,王庆国,屈会化,等.清开灵注射液及其中间品对 RBL-2H3 细胞增殖的影响.中华中医药杂志,2015,30(1):50-53.

[49]陈莉婧,廖国平,汪艳,等.清开灵注射液对人血清补体和 RBL-2H3 细胞影响的体外研究.中国中药杂志,2011,36(14):1884-1888.

醒脑静注射液

Xingnaojing Zhusheye

【药物组成】 麝香、郁金、栀子、冰片。

【功能与主治】 清热解毒,凉血活血,开窍醒脑。用于气血逆乱,瘀阻脑络所致的中风、神昏、偏瘫、口舌歪斜;外伤头痛,神志不清;酒毒攻心,头痛呕恶,抽搐;脑梗死、脑出血急性期、颅脑外伤、急性酒精中毒见上述证候者。

【方解】 方中麝香辛散温通,芳香走窜,为开窍醒神之要药,故为君药。郁金辛散苦降,寒能泻热,入血分能凉血行瘀,入气分可行气解郁,为行气凉血之良药;栀子苦寒,既善泻火除烦利尿,又能清热凉血解毒,共为臣药。冰片辛苦微寒,芳香走窜,善清郁热而通诸窍,可加强麝香开窍醒神之效,为佐药。诸药合用,共奏清热解毒、凉血活血、开窍醒脑之效。

【临床应用】

1. 发热 由于邪热炽盛所致。症见高热烦躁,面赤,抽搐,气粗口臭,舌红绛,苔黄,脉数。

2. 神昏 由于邪热炽盛,内陷心包所致。症见神昏谵语,不省人事,烦躁,抽搐,身热,舌红绛,苔黄,脉数;急性脑血管病、流行性乙型脑炎、肺性脑病、肝昏迷见上述证候者。

3. 中风 由于毒瘀互阻,上扰清窍所致。症见神昏,偏瘫,口眼歪斜,身热,面赤,烦躁,气粗口臭,舌红绛,苔黄脉数;脑血管病急性期见上述证候者。

4. 酒厥 由于饮酒过多,酒毒渍于肠胃,流溢经络,充盈血脉,闭塞清窍所致。症见眩晕,语无伦次,含糊不清,时喜时怒,步态蹒跚,恶心呕吐,舌红,苔黄腻,脉弦滑数者;急性乙醇中毒见上述证候者。

5. 外伤头痛 由于脑部外伤,脉络受损,瘀阻脑髓,蒙蔽清窍所致。症见昏迷,神志朦胧,烦躁不安,忧郁恐惧,恶心呕吐,舌质黯,脉弦涩;颅脑损伤急性期见上述证候者。

【药理毒理】 本品有保护脑组织、改善学习记忆能力、抗炎等作用。

1. 保护脑组织 本品静脉注射可降低颈总动脉结扎致脑缺血损伤家兔的血、脑组织中 TNF、IL-1β、IL-6 水平,减轻脑组织超微结构的损伤[1]。本品腹腔注射可降低双侧颈总动脉结扎致急性脑缺血模型大鼠血清中 TNF-α、ICAM-1 水平[2];本品可减少局灶性脑缺血大鼠的氧自由基生成,增高大脑中动脉梗死大鼠海马组织中的超氧化物歧化酶(SOD)活性,降低丙二醛(MDA)含量,减少海马组织神经细胞凋亡[3]。本品腹腔注射可降低脑缺血再灌注损伤小鼠血清中 IL-6 和 TNF-α 含量[4]。本品对枕大池注血法诱导的家兔蛛网膜下腔出血模型可增加基底动脉管腔横截面积,缓解家兔痉挛[5]。本品可增加高血氨大鼠大脑皮层和海马组织中 cAMP 应答元件结合蛋白(CREB)的表达[6]。本品体外能减少谷氨酸对大鼠大脑皮层神经细胞所造成的细胞内乳酸脱氢酶的漏出量,减轻细胞形态学改变[7]。本品对一氧化碳释放剂(CORM-2)诱导的体外大鼠神经细胞凋亡可通过抑制细胞 Caspase-3、Caspase-9 及细胞色素 C(Cyt C)的表达抑制细胞凋亡[8]。

2. 改善学习记忆能力 本品静脉注射能延长结扎颈总动脉短暂性脑缺血所致记忆功能障碍小鼠跳台试验的潜伏期，减少错误次数[9]。本品对高血氨大鼠可缩短 Morris 水迷宫试验中逃避潜伏期和游泳总距离[7]。

3. 抗炎 本品静脉注射能抑制细菌内毒素致家兔体温升高，抑制二甲苯致小鼠耳肿胀[10]；降低内毒素致全身炎症反应综合征大鼠血清中 NF-κB、TNF-α 及 IL-6 水平，减轻肺脏和肝脏的病理损伤[11]。本品对脂多糖合醋酸铅致温病暑热证炎症大鼠或由此大鼠的炎性血清刺激所致大鼠肺泡巨噬细胞 NR8383 细胞感染模型均可降低 IL-6、TNF-α 水平[12]。

4. 其他 本品可降低四氯化碳致急性肝损伤大鼠血清 AST、ALT 水平，延长戊巴比妥钠诱导的小鼠睡眠时间[10]；本品静脉滴注可延长急性酒精性中毒大鼠的酒精耐受时间，缩短醉酒时间，同时减少血清中氧自由基含量而升高 SOD 活性[13]。

【不良反应】 以过敏反应和循环系统反应最常见，过敏反应以皮疹、红斑、瘙痒为主，循环系统反应以心悸、胸闷憋气为主，亦可出现心跳加快，血压升高等症状；还可导致呼吸系统反应（以呼吸急促和呼吸困难为主）、神经系统反应（以畏冷、寒战、烦躁为主，亦可出现头晕、头痛、神志恍惚、谵语）。超剂量应用可能增加发生不良反应的发生率[14]。

【禁忌】

1. 外感发热，寒闭神昏者禁用。
2. 孕妇禁用。

【注意事项】

1. 慢性乙醇中毒，颅脑外伤中、后期慎用。
2. 对本品有过敏者慎用。
3. 给药 30 分钟内应加强监护，若出现皮肤瘙痒、心悸、胸闷等症状时，应立即停药，必要时给予对症处理。
4. 本品一般不宜与其他药物混合滴注，以免发生不良反应。
5. 本品应置阴凉干燥处避光保存，开启后立即使用。
6. 若发现浑浊、沉淀、变色、漏气或瓶身细微破裂，均不得使用。
7. 饮食宜清淡，忌食生冷、辛辣、油腻食物，忌烟酒、浓茶。

【用法与用量】 肌内注射。一次 2～4ml，一日 1～2 次。静脉滴注。一次 10～20ml，用 5%～10% 葡萄糖注射液或氯化钠注射液 250～500ml 稀释后滴注；或遵医嘱。

【规格】 每支装 (1)2ml (2)5ml (3)10ml

【参考文献】 [1]陈寿权，王万铁，王明山，等.醒脑静对家兔脑缺血再灌流时 TNF、IL-1β、IL-6 水平及脑超微结构影响的实验研究.中国急救医学，2000，20(11)：637.

[2]高秀芬，吴玉生.醒脑静注射液对大鼠急性脑缺血炎症损伤的保护作用.实用医药杂志，2008，7(25)：847.

[3]陈庆明.醒脑静注射液的药理基础与临床应用.中西医结合实用临床急救，1999，6(4)：191.

[4]黄川峰.醒脑静注射液对脑缺血再灌注损伤小鼠血清 IL-6 和 TNF-α 水平影响.中国实用医药，2012，7(35)：244-245.

[5]梁建峰，伍健伟，何伟文.醒脑静对家兔蛛网膜下腔出血后迟发性脑血管痉挛的保护作用研究.湖南中医药大学学报，2013，33(2)：15-17.

[6]陈未来，潘陈为，郑国庆，等.醒脑静对高血氨大鼠脑内 CREB 表达的影响.中华中医药学刊，2014，32(9)：2098-2100.

[7]万文成，李杰芬，罗海燕，等.醒脑静对大鼠皮层神经细胞的保护作用.广州中医药大学学报，2002，19(2)：125.

[8]刘轶林，洪缨，王晶.CORM-2 通过激活 Caspase 依赖性线粒体途径诱导神经细胞凋亡及醒脑静对其干预作用的机制研究.世界科学技术——中医药现代化，2013，15(8)：1725-1735.

[9]周红，胡国新.醒脑静注射液对小鼠记忆功能的保护作用.四川生理科学杂志，2002，24(1)：15.

[10]张路晗，向金莲，程睿，等.醒脑静注射液的药效学研究.华西药学杂志，2001，16(6)：429.

[11]杨光田，王进.醒脑静对内毒素致大鼠全身炎症反应综合征的影响.中国药学杂志，2006，8(41)：1142.

[12]于征水，刘志辉，黎兴键，等.醒脑静对鼠血清诱导 NR8383 细胞释放炎症介质的影响.中成药，2011，33(11)：1981-1985.

[13]张宇，邸智勇，胡慧静，等.醒脑静注射液对急性酒精中毒大鼠抗氧化作用的干预研究.中国中医急症，2012，21(5)：727-728.

[14]谢俊大.醒脑静注射液致药物不良反应 15 例文献分析.中国药师，2007，10(9)：902-904.

通窍镇痛散

Tongqiao Zhentong San

【药物组成】 苏合香、安息香、冰片、石菖蒲、郁金、乳香、沉香、醋香附、木香、檀香、丁香、荜茇。

【功能与主治】 行气活血，通窍止痛。用于痰瘀闭阻，心胸憋闷疼痛，或中恶气闭，霍乱，吐泻。

【方解】 方中苏合香芳香开窍，解郁止痛，为君药。安息香、冰片芳香开窍，安息香并能行气活血，共助君药通窍止痛之功；石菖蒲开窍宁神，化湿祛痰；郁金清心解郁，活血止痛；乳香活血止痛，共为臣药。沉香、香附疏肝解郁，理气止痛；木香、檀香理气和中；丁香温中降逆；

荜茇温中止痛,共为佐药。诸药合用,具有行气活血、通窍止痛之功。

【临床应用】

1. 胸痹 痰瘀互阻,气机不畅所致。症见心胸憋闷、疼痛,短气,心悸,舌质瘀点或瘀斑,苔白腻,脉弦涩;冠心病心绞痛见上述证候者。

2. 中恶气闭 感受秽浊之气,气机逆乱所致。症见神志不清,症见头晕,恶心呕吐,甚则晕厥。

3. 霍乱 感受秽浊之邪,气机逆乱,起病急骤。症见上吐下泻,腹痛。

【不良反应】 目前尚未检索到不良反应报道。

【禁忌】 孕妇禁用。

【注意事项】

1. 本品香燥药物多,易耗气伤津,不宜久服;久病气虚者慎用。

2. 反复出现心胸憋闷疼痛者,应根据病情进行系统诊治。

3. 忌辛辣、油腻食物。

4. 避免恼怒情志因素刺激。

【用法与用量】 姜汤或温开水送服。一次 3g,一日 2 次。

【规格】 每瓶装 3g

珍黄安宫片
Zhenhuang Angong Pian

【药物组成】 水牛角片、牛黄、大黄、黄芩提取物、小檗根提取物、朱砂、珍珠、珍珠层粉、竹沥、天竺黄、胆南星、青黛、郁金、冰片、石菖蒲。

【功能与主治】 镇静安神,清热解毒。用于痰热闭阻所致的高热烦躁,神昏谵语,惊风抽搐,癫狂不安,失眠多梦,头痛眩晕。

【方解】 方中水牛角清热凉血解毒;牛黄清热解毒、化痰开窍、息风定惊,共为君药。大黄、黄芩提取物、小檗根提取物清热解毒、通腑泻热;朱砂、珍珠、珍珠层粉清热镇心安神;竹沥、天竺黄清热化痰,除烦定惊;胆南星、青黛清热化痰,凉肝息风;郁金凉血清心、解郁安神,共为臣药。冰片、石菖蒲助牛黄清热化痰开窍,石菖蒲之温性以制寒凉太过,为佐使药。诸药相合,共奏镇静安神、清热解毒、化痰开窍、息风定惊之效。

【临床应用】

1. 发热 因感受温热之邪,导致身热不退,面红目赤,心烦口渴,大便秘结,重则神昏谵语,舌质红,苔黄腻,脉滑数。

2. 惊风抽搐 感受温热之邪,热极生风导致身热烦躁,惊厥抽搐,神志不清,大便秘结,舌质红,苔黄腻,脉滑数。

3. 癫狂 因痰火扰心导致烦躁易怒,面红目赤,语无伦次或狂呼骂人,或喃喃自语,神情呆滞,大便秘结,舌质红,舌苔黄腻,脉弦滑。

4. 头痛 感受温热之邪,导致高热不退,引发头痛头胀,伴烦躁不安,面红目赤,舌质红,苔黄腻,脉弦滑数。

5. 眩晕 痰热上扰导致头晕,视物旋转,伴有恶心呕吐,大便秘结,舌质红,苔黄腻,脉弦滑。

【不良反应】 目前尚未检索到不良反应报道。

【禁忌】 孕妇禁用。

【注意事项】

1. 虚寒证及脾胃虚弱者慎用。

2. 对于高热不退、神志不清者应积极采取综合治疗措施。

3. 本品寒凉,不宜过量、久用。

4. 忌食辛辣、油腻食物。

【用法与用量】 口服。一次 4～6 片,一日 3 次。

【规格】 每粒装 0.24g

玉 枢 散
Yushu San

【药物组成】 麝香、冰片、朱砂、雄黄、千金子霜、红大戟、五倍子、山慈菇。

【功能与主治】 辟秽解毒。适用于内治湿温时邪,头昏胸闷,腹痛吐泻及小儿痰壅惊闭等症;外敷痈疽疔疮,肿结核毒症。

【方解】 方中麝香、冰片芳香化浊,开窍醒脑,共为君药。朱砂、雄黄镇惊安神解毒,共为臣药。千金子霜、红大戟逐痰消肿,五倍子涩肠止泻,山慈菇清热解毒,四味共为佐药。全方共奏辟秽解毒之效。

【临床应用】

1. 湿温 湿温时邪所致。症见头昏胸闷,腹痛吐泻,面色晦黯,小儿痰壅惊闭,舌苔白腻,脉濡;感染性腹泻、食物中毒见上述证候者。

2. 痈疽疔疮 感受湿温时邪,蕴阻肌肤所致。症见局部皮肤肿痛,舌苔白腻,脉濡;皮肤软组织感染见上述证候者。

【不良反应】 目前尚未检索到不良反应报道。

【禁忌】 孕妇禁用。

【注意事项】 不可过量或久服。

【用法与用量】 口服。一次 0.6～1.2g,小儿减半。外敷,用温开水调匀,涂敷患处,日敷数次,常蘸水潮润,易使药性吸入。

【规格】 每瓶装 0.6g

安脑丸
Annao Wan

【药物组成】 人工牛黄、猪胆粉、朱砂、冰片、水牛角浓缩粉、珍珠、黄芩、黄连、栀子、雄黄、郁金、石膏、煅赭石、珍珠母、薄荷脑。

【功能与主治】 清热解毒,醒脑安神,豁痰开窍,镇惊息风。用于高热神昏,烦躁谵语,抽搐惊厥,中风窍闭,头痛眩晕;高血压、脑中风见上述证候者。

【方解】 方中人工牛黄清心解毒,息风定惊,豁痰开窍,水牛角清心凉血解毒,共为君药。黄芩、黄连、栀子清热泻火解毒,共为臣药。朱砂、珍珠、珍珠母镇心安神,以除烦躁不安;冰片、郁金芳香辟秽,通窍开闭;石膏清热泻火,煅赭石平肝镇逆,雄黄、薄荷脑助牛黄以辟秽豁痰解毒,共为佐药。诸药合用,共奏清热开窍、豁痰解毒之效。

【临床应用】

1. 中风 由风阳内动,挟痰走窜经络,脉络不畅所致。症见高热神昏,烦躁谵语,抽搐惊厥,口舌歪斜,舌强语謇,半身不遂;脑卒中见上述证候者[1]。

2. 头痛 由肝火亢盛所致。症见头痛眩晕,目赤易怒,口干口苦,胸胁胀痛,舌红苔黄,脉弦数者;原发性高血压见上述证候者[2]。

此外尚有治疗各种原因高热、耳鸣,干预中风先兆心肝火旺证的报道[3-5]。

【药理毒理】 本品有抗脑出血和缺血损伤、抗炎、抗血栓和降血压等作用。

1. 抗脑出血损伤 本品可改善脑苍白球注入Ⅶ型胶原酶致脑出血大鼠模型的神经功能,提高空间学习记忆能力,可增加脑组织血肿周围脑源性神经营养因子(BDNF)、脑红蛋白(NGB)、突触素(SYN)和神经生长相关蛋白-43(GAP-43)表达,同时可以减少脑出血后小胶质细胞活化,降低脑组织 Caspase3 和 NF-κB 阳性细胞数和蛋白表达[6-8]。

2. 抗脑缺血损伤 本品可改善线栓法(MCAO)致大脑中动脉缺血 1.5 小时再灌注大鼠模型的神经损伤,增加脑梗死后脑组织 Bcl-2mRNA 表达,降低脑组织中 Caspase3 蛋白表达,减少大鼠脑梗死区边缘神经元细胞凋亡[9]。本品同时可降低线栓法致大脑中动脉缺血 3

小时再灌注大鼠模型急性期脑组织 MMP-9 mRNA 和内皮生长因子蛋白表达[10,11],降低血浆内皮素-1(ET-1)含量,并增加降钙素基因相关肽(CGRP)的含量[12]。本品可改善线栓法致局灶性脑缺血大鼠模型急性期神经功能,降低血浆 ET-1 含量,并增加 CGRP 含量[13]。

3. 抗炎 本品可降低角叉菜胶致发热大鼠模型的体温以及足肿胀程度[14]。

4. 抗血栓 本品可减少胶原蛋白-肾上腺素诱发的小鼠体内血栓的形成[14]。

5. 降血压 本品可降低丙酸睾丸素致高血压大鼠模型的血压[14]。

【不良反应】 目前尚未检索到不良反应报道。

【禁忌】 孕妇禁用。

【注意事项】

1. 脾胃虚寒者慎用。

2. 本品含牛黄、朱砂,不宜长期服用。

3. 不宜与四环素配伍使用[15]。

【用法与用量】 口服。小蜜丸一次 3～6g,大蜜丸一次 1～2 丸,一日 2 次,或遵医嘱,小儿酌减。

【规格】 丸剂:(1)大蜜丸每丸重 3g (2)小蜜丸每 11 丸重 3g

【参考文献】 [1]唐红,徐蓉娟,陈运.安脑丸治疗缺血性中风肝风痰浊型 30 例.辽宁中医杂志,1996,23(10):26.

[2]林越,吴金荣,沈雯慧,等.安脑丸治疗高血压病 40 例.北京中医药大学学报,1994,17(5):62.

[3]叶映月.安脑丸对心肝火旺型中风先兆证患者继发中风的预防效果观察.实用心脑肺血管病杂志,2014,22(9):94-96.

[4]郭俊平.安脑丸治疗各种原因引起的高热 204 例.中国药业,2011,20(24):82-83.

[5]储新娟.安脑丸治疗耳鸣的疗效观察.实用心脑肺血管病杂志,2013,21(1):116.

[6]梁慧,文国强.安脑丸对脑出血大鼠学习记忆功能及血肿周围 BDNF、NGB 表达的影响.卒中与神经疾病,2014,21(6):327-330.

[7]梁慧,梅元武.安脑丸对急性脑出血大鼠 OX42、脑源性神经营养因子及突触素表达的影响.神经损伤与功能重建,2012,7(6):395-399.

[8]梁慧,王郑,梅元武.安脑丸对实验性脑出血大鼠的保护作用.卒中与神经疾病,2012,19(6):323-328.

[9]赖天宝,宋艳玲,余光,等.电针结合安脑丸对脑梗死大鼠模型的神经保护作用.华中科技大学学报,2013,42(1):16-21.

[10]刘树权,孟宪生,金岩,等.开窍通腑汤对 MCAO 大鼠脑组织 MMP-9mRNA 表达的影响.辽宁中医杂志,36(2):296-297.

[11]刘树权,金岩,孟宪生,等.开窍通腑汤对 MCAO 大鼠脑组织内皮生长因子蛋白表达的影响.中西医结合心脑血管病杂志,

2008,6(9):1052-1053.

[12]刘树权,关欣,李檀,等.开窍通腑汤对 MCAO 大鼠内皮素-1 和降钙素基因相关肽含量的影响.中华中医药学刊,2009,27(2):339-341.

[13]王幼奇,黎凯,王璐,等.清脑栓对局灶性脑缺血大鼠急性期脑水肿、神经元损伤及神经肽作用机制的研究.上海中医药杂志,2008,42(7):81-83.

[14]崔巍,王新波,徐世杰,等.安脑丸的药效学研究.中国中医药信息杂志,1999,6(8):26-27.

[15]王宇红,韩炯.部分中医急症必备中成药与西药的配伍禁忌.首都医药,2000,7(1):24-25.

（二）温开

通 关 散
Tongguan San

【药物组成】 猪牙皂、鹅不食草、细辛。

【功能与主治】 通关开窍。用于痰浊阻窍所致的气闭昏厥、牙关紧闭、不省人事。

【方解】 方中猪牙皂辛温燥烈,入鼻则有取嚏之功,祛痰、宣壅导滞,为君药。鹅不食草通鼻窍,祛风痰;细辛辛温,以开清窍,共为臣药。诸药配伍,具有通关开窍、祛痰复苏之功效。

【临床应用】 厥证 因脾虚痰浊内盛,复因怒气上逆,痰随气升,蒙蔽清窍而致。症见不省人事,牙关紧闭,面色苍白,痰涎壅盛。

【不良反应】 目前尚未检索到不良反应报道。

【禁忌】

1. 脑实质病变如脑血管病、颅脑外伤及癫痫所致的昏厥禁用。

2. 孕妇禁用。

【注意事项】

1. 若冷汗不止,脉微欲绝,由闭证转为脱证时,当回阳救逆,不宜使用本品。

2. 本品用量应以取嚏为度,不宜过多,以防吸入气管发生意外。

3. 一般用于应急处理,中病即止。

4. 热病神昏,舌质红绛,脉数者慎用。

【用法与用量】 每用少许,吹鼻取嚏。

【规格】 每瓶装 1.5g

神香苏合丸(庆余救心丸)
Shenxiang Suhe Wan(Qingyu Jiuxin Wan)

【药物组成】 人工麝香、苏合香、冰片、木香、香附、沉香、安息香、乳香(制)、水牛角浓缩粉、白术、丁香。

【功能与主治】 温通宣痹,行气化浊。用于寒凝心脉、气机不畅所致的胸痹,症见心痛、胸闷、胀满、遇寒加重;冠心病心绞痛见上述证候者。

【方解】 方中人工麝香、苏合香芳香辛散,温通宣痹,化浊止痛,共为君药。冰片化浊醒神;木香、香附、沉香行气止痛,共为臣药。安息香、乳香活血化瘀,助君药温通止痛之力;水牛角浓缩粉凉血解毒;白术补气健脾,以防辛香太过,耗散正气;丁香降逆和中,共为佐药。诸药合用,共奏温通宣痹、行气化浊之效。

【临床应用】 胸痹 因阴寒凝滞,心脉不通,气机不畅所致。症见心痛,胸闷,气短,胀满,甚则喘息,不能平卧,面色苍白,遇寒加重;冠心病心绞痛见上述证候者。

本品有用于治疗寒凝心脉、气机不畅所致的室性早搏及慢性充血性心力衰竭的报道[1,2]。

【药理毒理】 抗心肌缺血 本品能降低冠状动脉前降支结扎后犬的死亡率,降低 ST 的抬高程度,缩小心肌梗死范围[3];还可增加犬在位心脏冠脉血流量[4]。

【不良反应】 目前尚未检索到不良反应报道。

【禁忌】 孕妇及经期妇女禁用。

【注意事项】

1. 阴虚者慎用。

2. 在治疗期间,心绞痛持续发作者应及时就诊。

3. 脾胃虚弱者慎用。

【用法与用量】 口服。一次 1 瓶,一日 1～2 次。

【规格】 每瓶装 0.7g

【参考文献】 [1]费玉明,徐文姬.神香苏合丸合银杏叶丸治疗老年冠心病室性早搏.浙江中西医结合杂志,2006,16(9):775.

[2]陈杭.庆余救心丸对慢性充血性心力衰竭血液动力学效应的观察.中国中医急症,2000,9(6):251.

[3]胡永狮,陈红,管云枫,等.神香苏合丸对狗冠状动脉两步结扎法急性心肌梗死的影响.中国现代应用药学杂志,2000,17(2):99.

[4]胡永狮,陈红,管云枫,等.神香苏合丸对狗在位心脏冠脉流量及心肌耗氧的影响.中国现代应用药学杂志,2000,17(3):183.

苏 合 香 丸
Suhexiang Wan

【药物组成】 苏合香、安息香、人工麝香、冰片、沉香、檀香、木香、香附、乳香(制)、丁香、荜茇、白术、朱砂、水牛角浓缩粉、诃子肉。

【功能与主治】 芳香开窍,行气止痛。用于痰迷心窍所致的痰厥昏迷，中风偏瘫，肢体不利，以及中暑、心胃气痛。

【方解】 方中苏合香、安息香、人工麝香、冰片芳香走窜，开窍醒神，共为君药。沉香、檀香行气止痛，散寒化浊；木香、香附理气解郁，和胃止痛；乳香活血定痛；丁香、荜茇温中降逆，散寒止痛，共为臣药。白术燥湿化浊；朱砂镇静安神；水牛角浓缩粉凉血清心；诃子肉温涩敛气，可防诸药辛散太过，耗伤正气，共为佐药。全方配伍，共奏芳香开窍、行气止痛之效。

【临床应用】

1. 中风寒闭 痰湿蒙塞心神所致。症见神昏不语，痰涎壅盛，面色苍白或晦黯，四肢不温，肢体不用或松懈瘫软，舌质淡，舌苔白腻，脉沉缓或细滑；急性脑血管病见上述证候者。

2. 中暑 感受暑湿秽浊，蒙闭心包所致。症见突然神昏，不省人事，牙关紧闭，苔白，脉迟。

3. 胸痹 胸阳不振，痰瘀互阻，心脉不通所致。症见胸痛胸闷，气短喘促，舌质淡，舌苔白腻，脉滑；冠心病心绞痛见上述证候者。

4. 腹痛 由于寒湿凝滞，气机不畅所致。症见脘腹冷痛，面色苍白，四肢不温。

【药理毒理】 **毒理** 本品含有重金属汞，以 0.5g/kg 灌胃大鼠 10 天，可引起大鼠血清肌酐升高，肝肾中存在汞蓄积，且以肾脏蓄积高于肝脏[1]。

【不良反应】 本品可引起过敏性皮疹，有过敏性休克和过量使用中毒的报道[2,3]。

【禁忌】 孕妇禁用。

【注意事项】

1. 热病、阳闭、脱证不宜使用。

2. 中风病正气不足者慎用，或配合扶正中药服用。

3. 急性脑血管病服用本品，应结合其他抢救措施；对中风昏迷者宜鼻饲给药。

4. 本品易耗伤正气，不宜久用。

5. 忌辛辣、油腻食物。

【用法与用量】 口服。一次 1 丸，一日 1～2 次。

【规格】 （1）水蜜丸　每丸重 2.4g

（2）大蜜丸　每丸重 3g

【参考文献】 [1]李海芳,孙鹏,迪丽努尔·沙比托夫,等.大鼠口服苏合香丸 10 天后对肝肾功能的影响及汞蓄积情况.中成药,2012,34(1):145-148.

[2]朱荷莲,马颖文.口服苏合香丸致过敏性休克 1 例.广东医学,2005,26(9):3121.

[3]欧亚娟,刘雪琴,李霞.新生儿苏合香丸中毒 6 例.儿科药学杂志,2005,11(5):60.

十香返生丸

Shixiang Fansheng Wan

【药物组成】 苏合香、人工麝香、安息香、冰片、檀香、土木香、沉香、丁香、乳香（醋炙）、降香、郁金、醋香附、牛黄、煅金礞石、天麻、僵蚕（麸炒）、瓜蒌子（蜜炙）、莲子心、朱砂、琥珀、诃子肉、广藿香、甘草。

【功能与主治】 开窍化痰，镇静安神。用于中风痰迷心窍引起的言语不清、神志昏迷、痰涎壅盛、牙关紧闭。

【方解】 方中以苏合香、人工麝香、安息香、冰片芳香开窍醒神，共为君药。檀香、土木香、沉香、丁香、乳香、降香、郁金、香附行气解郁，祛瘀化浊；牛黄、金礞石、天麻、僵蚕、瓜蒌子化痰开窍，息风定惊，为臣药。莲子心、朱砂、琥珀清心降火，镇静安神；诃子肉收涩敛气；广藿香醒脾和胃，共为佐药。甘草调和药性，为使药。诸药相合，共奏开窍化痰、镇静安神之效。

【临床应用】 **中风** 属于痰浊内风阻闭清窍所致。症见神志昏迷，言语不清，口舌歪斜，半身不遂，痰涎壅盛，牙关紧闭，舌苔白腻，脉沉滑；脑出血及脑梗死见上述证候者。

【不良反应】 目前尚未检索到不良反应报道。

【禁忌】 孕妇禁用。

【注意事项】

1. 对于脑出血及脑梗死急重症，应采用综合方法救治。

2. 中风脱证不宜使用。

3. 本品含朱砂，不宜过量或长期服用。

【用法与用量】 口服。一次 1 丸，一日 2 次；或遵医嘱。

【规格】 每丸重 6g

痫愈胶囊

Xianyu Jiaonang

【药物组成】 黄芪、党参、丹参、柴胡、酸枣仁、远志、天麻、钩藤、石菖蒲、胆南星、当归、僵蚕、六神曲、郁金、甘草、白附子（制）。

【功能与主治】 豁痰开窍，安神定惊，息风解痉。用于风痰闭阻所致的癫痫抽搐、小儿惊风、面肌痉挛。

【方解】 方中天麻、钩藤入肝经，平肝止痉；僵蚕、白附子息风化痰，共为君药。石菖蒲、郁金、六神曲解郁消食化痰;酸枣仁、远志宁心安神;丹参、当归养血活血;黄芪、党参益气健脾,共为臣药。甘草调和诸药,为佐药。柴胡引药上行,为使药。全方标本兼顾,攻补兼施,共奏止痫、定惊、解痉之效。

【临床应用】

1. 痫病 由风痰闭阻所致。症见抽搐,口吐涎沫,两目上视,舌红、苔白腻、脉弦;癫痫见上述证候者。

2. 小儿惊风 由风痰闭阻所致。症见四肢拘急,两目上视,牙关紧闭,舌红苔白,脉浮数或弦数;高热惊厥见上述证候者。

3. 面部痉挛 由风痰闭阻所致。症见一侧面部不自主抽动,舌红苔白或白腻,脉浮数或弦数;面肌痉挛见上述证候者。

【不良反应】 目前尚未检索到不良反应报道。

【禁忌】 孕妇禁用。

【注意事项】 尚不明确。

【用法与用量】 口服。一次5粒,一日3次。

【规格】 每粒装0.4g

癫 痫 平 片
Dianxianping Pian

【药物组成】 石菖蒲、僵蚕、全蝎、蜈蚣、石膏、白芍、磁石(煅)、牡蛎(煅)、猪牙皂、柴胡、硼砂

【功能与主治】 豁痰开窍,平肝清热,息风定痫。用于风痰痹阻所致癫痫。

【方解】 方中石菖蒲豁痰开窍,宁心安神,为君药。全蝎、蜈蚣、僵蚕息风止痉,僵蚕兼能化痰,石膏清热泻火,共为臣药。磁石(煅)、牡蛎(煅)平肝潜阳,猪牙皂祛痰开窍,硼砂清热化痰;肝体阴而用阳,喜条达而恶抑郁,故加白芍养血敛阴,平抑肝阳,柔肝缓急,以养肝体,俱为佐药。柴胡疏肝解郁,以助肝用,为佐使药。诸药合用,共奏豁痰开窍,平肝清热,息风定痫之功,俾风息痰去热清,则癫痫自平。

【临床应用】 癫痫 由风痰闭阻所致。症见突然昏倒,不省人事,四肢抽搐,口吐涎沫,两目上视,移时苏醒。平素可见眩晕,头昏,胸闷,乏力,痰多,舌质红,苔白腻,脉弦滑。

【不良反应】 目前尚未检索到不良反应报道。

【禁忌】 孕妇忌服。

【注意事项】 尚不明确。

【用法与用量】 口服。一次5～7片,一日2次;小儿酌减或遵医嘱。

【规格】 每片重0.3g

十八、安神剂

安神剂以安神药为主组合而成,具有安神定志功能,是用于治疗神志不安的中药制剂。

神志不安是一类精神病变的总称。中医学认为,精神情志是脏腑功能活动的表现。肝藏魂,心藏神,脾藏意,肺藏魄,肾藏志。五脏阴阳、气血盛衰或关系失调,均可导致精神情志异常。心主神明,为精神意识之主司;而肝、脾、肾功能失调,皆可累及于心而罹患神志不安。具体说来,惊恐伤肾,心虚胆怯;肝郁化火,内扰心神;劳思伤脾,心失所养,共为心神不安的主要病机变化。临床常见的病证有心悸、失眠、烦躁、惊狂、健忘、善怒等。神志不安有虚实之分,火、痰、瘀之别,据此研制出养心宁心、补益心脾、补益心肾、补脾益肾、疏肝解郁、重镇安神多种安神剂。

养血宁心剂主要由制何首乌、熟地黄、鸡血藤、枸杞子、酸枣仁、丹参、当归等养血和安神药物组成,用于心血不足、心失所养而见失眠、多梦、心悸、健忘等症。

补益心脾剂主要由人参、黄芪、白术、丹参、酸枣仁、五味子、刺五加等补脾益气和养心安神药物组成,用于心脾两虚、气血两亏所致不寐、心悸、失眠、健忘、倦怠乏力等症。

补益心肾剂主要由肉苁蓉、枸杞子、益智仁、淫羊藿、龟甲、刺五加、五味子、酸枣仁、柏子仁等补肾、养心、安神药物组成,用于心肾两虚、心失所养而见失眠、健忘、腰膝酸软、神疲、头晕、耳鸣、少气懒言等症。

补脾益肾剂主要由刺五加、五味子等补益脾肾药物组成,用于脾肾两虚、心失所养而见失眠、多梦、腰膝酸软、食欲不振、体虚乏力等症。

疏肝解郁剂主要由柴胡、郁金、百合、远志、石菖蒲等疏肝解郁、安神定志药物组成,用于肝气郁结、扰及心神所致的失眠、焦虑、心烦、情志不舒等症。

重镇安神剂主要由珍珠母、龙齿、龙骨、磁石、牡蛎等重镇安神药物和龙胆草、栀子、黄芩、黄连等清热药物组合而成,用于肝火亢盛、火热扰心所致失眠、多梦易醒、烦躁易怒、头晕、目赤等症。

安神剂适用于西医学的神经衰弱、围绝经期综合征、老年轻度认知障碍、脑动脉硬化等,业已开发出口服液、片、胶囊、丸和颗粒几种剂型,可辨证选用。

安神剂使用注意:①应严格区分病证虚实和火、痰、瘀属性,辨证选药;②重镇安神剂多由金石类药物组成,久用易伤胃气,不宜久用。

（一）养血宁心

柏子养心丸（片）

Baizi Yangxin Wan（Pian）

【药物组成】　炙黄芪、党参、当归、川芎、柏子仁、酸枣仁、制远志、醋五味子、肉桂、茯苓、半夏曲、朱砂、炙甘草。

【功能与主治】　补气，养血，安神。用于心气虚寒，心悸易惊，失眠多梦，健忘。

【方解】　方中炙黄芪甘温，补气升阳；党参益气生血，二药相合为君药。当归、川芎补血活血，当归合黄芪为补血要方，柏子仁养心血、安心神，共为臣药。酸枣仁益肝养血安神，远志宣通心气益智，五味子滋肾敛阴宁心，肉桂温肾运营通脉，茯苓健脾安神，半夏曲和胃祛痰，朱砂镇心定惊，以上药物调摄心肾，健脾和胃，安定神志，共为佐药。炙甘草调和诸药，为使药。全方配合，共奏补气、养血、安神之效。

【临床应用】

1. 心悸　由于心气虚寒，心神失养所致心悸易惊，失眠，多梦，健忘，神疲乏力，或肢冷畏寒，舌淡苔白，脉细弱或结代；心律失常、神经衰弱见上述证候者。

2. 不寐　因心气虚寒，心失温养所致。症见少寐多梦，易醒难眠，心慌气短，精神恍惚，自汗，肢冷，舌淡脉细弱；神经衰弱见上述证候者。

【药理毒理】　镇静　本品具有减少小鼠自主活动时间，延长戊巴比妥钠睡眠时间，提高阈下催眠的作用，并能对抗士的宁所致小鼠惊厥反应[1]。

【不良反应】　目前尚未检索到不良反应报道。

【禁忌】　肝肾功能不全者禁用。

【注意事项】

1. 保持精神舒畅，劳逸适度。

2. 不宜饮用浓茶、咖啡等兴奋性饮品。

3. 宜饭后服用。

4. 本品含有朱砂，不可过量、久用；不可与溴化物、碘化物同服。

5. 孕妇慎用。

【用法与用量】　丸剂：口服。水蜜丸一次 6g，小蜜丸一次 9g，大蜜丸一次 1 丸，一日 2 次。片剂：口服。一次 3～4 片，一日 2 次。

【规格】　丸剂：大蜜丸每丸重 9g

片剂：片芯重 0.3g

【参考文献】　[1]李贵海，朱建伟，刘明霞.柏子养心片药理、毒理学实验研究.中药新药与临床药理，1993，4(2)：6.

安神补心丸（胶囊、颗粒、片）

Anshen Buxin Wan（Jiaonang，Keli，Pian）

【药物组成】　丹参、五味子（蒸）、石菖蒲、安神膏。

【功能与主治】　养心安神。用于心血不足、虚火内扰所致的心悸失眠、头晕耳鸣。

【方解】　方中丹参苦而微寒，主入心经，功能养血活血，凉血清心除烦；五味子味酸性温，温润敛阴，补肾宁心，益气生津；石菖蒲辛苦性温，芳香燥散，开窍聪耳，宁神定志；安神膏由七药以法制得，合能滋养肝肾，补益精血，又能凉血除烦，宁心安神。诸药共奏滋阴补血、养心安神之致。

【临床应用】

1. 不寐　由心血不足，虚火内扰，阳不入阴所致。用于入睡困难或眠而多梦，易醒心悸，口燥咽干，盗汗，烦热，头晕，耳鸣，腰膝酸软，神疲乏力，舌淡红少苔，脉细数；神经衰弱见上述证候者[1]。

2. 心悸　由肝肾亏虚，阴血不足所致。用于心悸不宁，心烦少寐，梦遗滑精，手足心热。

【药理毒理】　本品具有镇静、增强学习记忆功能等作用。

1. 镇静和抗惊厥　本品可减少小鼠和大鼠自发活动，延长戊巴比妥钠所致小鼠睡眠时间，增加阈下剂量戊巴比妥钠所致小鼠睡眠数，延迟士的宁所致小鼠惊厥发作的潜伏期和惊厥死亡时间[2-4]。

2. 增强学习记忆能力　本品能改善东莨菪碱所致小鼠记忆获得障碍及亚硝酸钠所致小鼠记忆巩固障碍[3]。

3. 抗心律失常　本品能减少三氯甲烷所致小鼠室颤发生率，延迟氯化钡所致大鼠心律失常发生时间，减少室颤发生率[2]。

4. 其他　本品能增强小鼠红细胞免疫黏附功能[5]；提高小鼠热板致痛痛阈，减少醋酸致小鼠扭体次数[6]。

【不良反应】　有服用安神补心丸后导致皮肤瘙痒的文献报道[7]。

【禁忌】　尚不明确。

【注意事项】

1. 不宜饮用浓茶、咖啡等兴奋性饮品。

2. 保持心情舒畅，劳逸适度。

【用法与用量】　丸剂：口服。一次 15 丸，一日 3 次。胶囊剂：口服。一次 4 粒，一日 3 次。颗粒剂：口服。一次 1.5g，一日 3 次。片剂：口服。一次 5 片，一日 3 次。

【规格】 水丸：每15丸重2g

胶囊剂：每粒装0.5g

颗粒剂：每袋装1.5g

片剂：每片重0.32g

【参考文献】 [1]谢绍辉，卜献春.安神补心颗粒临床疗效验证.中国冶金工业医学杂志，2006，23(1)：62-63.

[2]李贵海，邵陆.安神补心胶囊药效学实验观察.中成药，1997，19(6)：31.

[3]王志华，吴符火.安神补心胶囊药效学试验研究.今日科技，2000，(9)：31.

[4]刘祖怡，周慎，杨永华，等.安神补心丸与颗粒剂治疗失眠症的临床及实验研究.湖南中医药导报，1998，4(1)：26.

[5]刘燕，闫玉仙，于永辉.安神补心胶囊对小鼠红细胞免疫黏附功能的影响.现代中西医结合杂志，2000，9(18)：1759.

[6]陈鹏，雷伟亚，杨雁，等.天麻醒脑胶囊镇静催眠作用研究.云南中医中药杂志，2007，28(1)：40.

[7]周景利.安神补心丸致过敏反应五例.河南中医，1984，9(4)：12.

养血安神片（糖浆、丸、颗粒）
Yangxue Anshen Pian(Tangjiang,Wan,Keli)

【药物组成】 熟地黄、首乌藤、墨旱莲、合欢皮、仙鹤草、地黄、鸡血藤。

【功能与主治】 滋阴养血，宁心安神。用于阴虚血少所致的头眩心悸、失眠健忘。

【方解】 方中熟地黄功专滋阴养血，为君药。首乌藤养血安神；墨旱莲滋阴益肾；合欢皮解郁安神，共为臣药。仙鹤草调补气血；地黄凉血养阴；鸡血藤补血活血，为佐药。全方配伍，共奏滋阴养血、宁心安神之效。

【临床应用】

1. 不寐 因心阴亏损，心神失养所致。症见不易入睡或多梦易醒，头晕目眩，心悸，虚烦，健忘，神疲，舌红少津，脉细数；神经衰弱见上述证候者。

2. 心悸 由于心阴不足，心失所养，神失所摄所致。症见心悸，烦躁，失眠，健忘，头目眩晕，舌淡红少津，脉细数；神经衰弱见上述证候者。

【药理毒理】 镇静 本品可减少小鼠自发活动，延长戊巴比妥钠所致小鼠睡眠时间，增加阈下剂量戊巴比妥钠所致小鼠睡眠数，减少电刺激致小鼠惊厥数[1]。

【不良反应】 目前尚未检索到不良反应报道。

【禁忌】 尚不明确。

【注意事项】

1. 不宜饮用浓茶、咖啡兴奋性饮品。

2. 保持心情舒畅，劳逸适度。

3. 糖尿病患者不宜服用糖浆剂。

4. 风寒感冒者应暂停使用。

【用法与用量】 片剂：口服。一次5片，一日3次。糖浆剂：口服。一次18ml，一日3次；或遵医嘱。丸剂：口服。一次6g，一日3次。颗粒剂：口服。一次1袋，一日3次；或遵医嘱。

【规格】 片剂：每素片重约0.25g（相当总药材1.1g）

丸剂：浓缩丸每100粒重12g

颗粒剂：每袋装 (1)10g (2)3g(无蔗糖)

【参考文献】 [1]付聪.安神胶囊主要药效学实验.中国社区医师医学专业，2011，13(32)：8.

抗脑衰胶囊
Kangnaoshuai Jiaonang

【药物组成】 何首乌（制）、熟地、枸杞子、山药、人参、党参、黄芪、茯神、酸枣仁、麦冬、龙骨（粉）、石菖蒲、远志、丹参、白芍、菊花、黄芩、葛根、香附、卵磷脂、维生素E。

【功能与主治】 补肾填精，益气养血，强身健脑。用于肾精不足、肝气血亏所致的精神疲惫、失眠多梦、头晕目眩、体乏无力、记忆力减退。

【方解】 方中何首乌、熟地、枸杞子、山药益肾填精，补先天之本；人参、党参、黄芪补气健脾，助后天之本；茯神、酸枣仁、麦冬、龙骨养心安神；石菖蒲、远志化痰开窍；丹参、白芍补阴养血；菊花、黄芩、葛根清热生津清脑；香附理气，使诸药补而不滞；结合卵磷脂、维生素E延缓脑细胞衰老。共奏补肾填精、益气养血、强身健脑之效。

【临床应用】

1. 健忘 因高年肾亏，精血亏虚，脑失所养所致。症见健忘迷遗，失眠多梦，神疲乏力，腰膝酸软。

2. 眩晕 因肾精亏虚，气血不足，髓海空虚所致。症见头晕目眩，耳鸣，精神疲惫，体乏无力，腰膝酸痛，舌淡红苔薄，脉细。

3. 不寐 因肾精亏虚，痰瘀交阻，心神失养所致。症见入睡困难，多梦易醒，头晕目眩，终日恍惚，心神不宁，舌红苔腻，脉细滑。

此外，有治疗血管性痴呆、脑动脉硬化、脑梗死的报道[1,2]。

【药理毒理】 本品有镇静、改善学习记忆功能等作用。

1. 镇静 本品对减少正常小鼠自主活动次数，对阈剂量戊巴比妥钠所致小鼠睡眠潜伏期及阈下剂量戊巴比妥钠催眠作用有协同作用[3]。

2. 改善学习记忆功能　本品对东莨菪碱致小鼠记忆获得障碍有改善作用[4];能减少血管阻塞法、左心注射液体石蜡等所致血管性痴呆大鼠游水迷宫入盲端的错误次数,缩短迷宫游水全程所需时间[5,6];能缩短D-半乳糖致衰小鼠避暗反应的潜伏期,减少错误积分,降低脑内 MDA 的含量[7];对 D-半乳糖腹腔注射合并 β 淀粉样蛋白 1-40 注射海马制备老年性痴呆(AD)大鼠模型有提高抗氧化能力和改善神经元细胞损害作用[8];本品含药血清对抗 Aβ$_{25-35}$ 致大鼠神经元的神经毒性作用,提高细胞存活率[9]。

3. 改善血液流变性　本品能降低左心注射液体石蜡所致血管性痴呆大鼠的中切和低切全血黏度、血浆黏度、血细胞比容、血沉,改善红细胞膜的流动性[6],也能改善脑梗死患者的高切、低切全血黏度、血浆黏度、全血还原黏度和红细胞聚集指数等[10]。

4. 调节免疫功能　本品能增加正常小鼠的胸腺指数、脾脏指数和对炭粒的吞噬指数;提高绵羊红细胞免疫小鼠的血清半数溶血值,减小小鼠迟发型超敏反应足掌厚度[11]。

【不良反应】　目前尚未检索到不良反应报道。

【禁忌】　尚不明确。

【注意事项】

1. 忌食辛辣、油腻食物。

2. 不宜饮用浓茶、咖啡等刺激性饮品。

【用法与用量】　口服。一次 5～6 粒,一日 3 次;儿童酌减或遵医嘱。

【规格】　每粒装 0.3g(相当于原药材 1.78g)

【参考文献】[1]俞淑文.抗脑衰胶囊治疗血管性痴呆疗效观察.山东医药,2001,41(19):47.

[2]王传森,袁芳,孙绍江.抗脑衰胶囊治疗 38 例脑梗死临床及血液流变学分析.云南医药,1998,19(3):201.

[3]李彦,王灿,苗明三,等.益脑胶囊的镇静催眠作用.中医学报,2009,24(6):33.

[4]苗明三,杨保新,史晶晶.益脑胶囊对东莨菪碱致小鼠记忆获得障碍模型的影响.中药药理与临床,2008,24(6):71.

[5]方卓,李爱丽,田宇,等.都可喜和抗脑衰对痴呆大鼠记忆巩固能力及脑内 NGF 和 BDNF 含量的影响.白求恩医科大学学报,2001,27(1):39.

[6]于向东,崔军,张洪斌.康脑灵胶囊治疗血管性痴呆的实验研究.中国实验方剂学杂志,2002,8(5):34.

[7]刘汇波,李斌,丰艳,等.神健胶囊对 D-半乳糖致衰模型小鼠的作用.中国新药杂志,2000,9(4):236.

[8]朴钟源,江新梅,姚丽芬,等.左归丸对痴呆鼠抗氧化作用及尼氏体的影响.山东医药,2008,48(37):17.

[9]王宪英,王梅.抗脑衰胶囊对 Aβ25-35 诱导的神经元损伤作用的影响.临床合理用药,2014,7(12):4.

[10]王传森,袁芳,孙绍江.抗脑衰胶囊治疗 38 例脑梗死临床及血液流变学分析.云南医药,1998,19(3):201.

[11]陈素青,刘赤平,吴树勋.中药抗脑衰胶囊对小鼠免疫功能的影响.山西中医,2000,16(15):54.

安 神 胶 囊
Anshen Jiaonang

【药物组成】　炒酸枣仁、麦冬、制何首乌、茯苓、知母、五味子、丹参、川芎。

【功能与主治】　补血滋阴,养心安神。用于阴血不足,失眠多梦,心悸不宁,五心烦热,盗汗耳鸣。

【方解】　方中炒酸枣仁甘平,入心肝,能养肝补血,宁心安神,为君药。麦冬滋阴润燥,清心安神;制何首乌功善滋养肝肾,补益精血;茯苓甘淡且平,健脾益心以安神,三药共为臣药。知母善清虚热除烦,养阴生津润燥;五味子敛阴固涩止汗,滋肾宁心安神;丹参凉血清心除烦,祛瘀生新养血,共为佐药。川芎辛散温通,调畅气血,上行头目,为使药。诸药合用,补阴血以宁心神,清内热以除虚烦,共奏补血滋阴、养心安神之效。

【临床应用】

1. 不寐　因阴血耗伤或气血化源不足,阴血亏虚,心失所养所致。症见失眠多梦,心悸不宁,五心烦热,头晕,耳鸣,舌淡苔薄,脉细弱;神经衰弱见上述证候者。

2. 心悸　因阴血不足所致。症见心悸易惊,烦躁不宁,失眠多梦,烦热,盗汗,口干咽燥;心律失常等见上述证候者。

【药理毒理】　**镇静**　本品能延长戊巴比妥钠诱导的小鼠睡眠时间,增加阈下剂量戊巴比妥钠所致小鼠翻正反射消失百分率,延长强迫游泳及悬挂小鼠不动时间[1];能对抗电刺激致小鼠惊厥[2]。

【不良反应】　目前尚未检索到不良反应报道。

【禁忌】　尚不明确。

【注意事项】

1. 孕妇慎用。

2. 不宜饮用浓茶、咖啡等兴奋性饮品。

3. 保持心情愉快,情绪稳定,劳逸适度。

【用法与用量】　口服。一次 4 粒,一日 3 次。

【规格】　每粒装 0.25g

【参考文献】[1]卢方浩,杜智敏,张波,等.安神胶囊镇静催眠作用的研究.哈尔滨医科大学学报,2003,37(2):125.

[2]付聪.安神胶囊主要药效学实验.中国社区医师·医学专业,2011,13(32):8.

枣仁安神颗粒(液)

Zaoren Anshen Keli(Ye)

【药物组成】 炒酸枣仁、醋五味子、丹参。

【功能与主治】 养血安神。用于心血不足所致的失眠、健忘、心烦、头晕;神经衰弱症见上述证候者。

【方解】 方中酸枣仁味酸,甘平,补心血,养肝血,宁心安神,敛汗,为君药。五味子益气生津,补肾宁心,敛汗,为臣药。丹参养血活血,除烦安神,为佐药。三药相合,共奏养血安神之效。

【临床应用】

1. 不寐 因心血不足,心失所养所致。症见失眠多梦,健忘,气短懒言,记忆力减退,头晕,面色少华,舌淡红,苔薄,脉细弱;神经衰弱见上述证候者。

2. 心悸 因心血不足,心失所养所致。症见心悸不宁,气短懒言,失眠多梦,记忆力减退,面色少华,舌淡红,苔薄,脉细弱;神经衰弱见上述证候者。

【药理毒理】 本品有镇静和抗惊厥作用。

1. 镇静 本品可减少小鼠自发活动次数,延长异戊巴比妥钠诱导的小鼠睡眠时间,降低小鼠被电击激怒的时间[1,2];能增加阈下剂量戊巴比妥钠诱导小鼠入睡数[3]。

2. 抗惊厥 本品可延长小鼠尼可刹米惊厥发作潜伏期及死亡时间[3]。

【不良反应】 目前尚未检索到不良反应报道。

【禁忌】 尚不明确。

【注意事项】

1. 胃酸过多者慎用。

2. 不宜服用咖啡、浓茶等兴奋性饮品。

【用法与用量】 颗粒剂:开水冲服。一次 5g,临睡前服。口服液:口服。一次 10~20ml,一日 1 次,临睡前服。

【规格】 颗粒剂:每袋装 5g

口服液:每支装 10ml

【参考文献】 [1]吴符火,林元桐,俞宜年,等.神舒胶囊药效学试验.福建中医学院学报,2003,13(3):19.

[2]张颖,齐越,吴怡,等.枣仁安神颗粒改善睡眠作用的量效、时效关系及对脑内细胞因子的影响.中国药业,2015,24(2):32.

[3]郜文,钟雨秋,郭建强,等.同仁安神丸主要药效学实验研究.首都医科大学学报,2008,29(1):74.

养阴镇静片(丸)

Yangyin Zhenjing Pian(Wan)

【药物组成】 当归、麦冬、五味子、首乌藤、地黄、玄参、柏子仁、党参、茯苓、珍珠母、朱砂、丹参、远志、桔梗。

【功能与主治】 滋阴养血,镇静安神。用于心血不足所致的失眠多梦、心烦不安、心悸健忘。

【方解】 方中当归、麦冬、五味子、首乌藤滋阴养血,宁心安神,共为君药。地黄、玄参、柏子仁滋阴养血,宁心安神;党参、茯苓健脾益气,以资化源,共为臣药。珍珠母、朱砂清热除烦,镇心安神;丹参养血活血,清热除烦;远志交通心肾,宁心安神,为佐药。桔梗载药上行,为使药。诸药相合,共奏滋阴养血、镇静安神之效。

【临床应用】 **不寐** 因心血不足,心神失养所致。症见入睡困难,多梦易醒,心悸气短,心烦,健忘,盗汗自汗,舌红少苔,脉细弱;神经衰弱见上述证候者。

【药理毒理】 本品有镇静、抗惊厥等作用。

1. 镇静 本品可减少正常小鼠及苯丙胺致兴奋小鼠自发活动次数,延长戊巴比妥钠所致小鼠睡眠时间[1,2]。

2. 抗惊厥 本品能够延长苯甲酸钠、咖啡因、回苏灵和尼可刹米所致小鼠惊厥潜伏期,抑制尼可刹米致惊厥小鼠的死亡率[1,2]。

【不良反应】 目前尚未检索到不良反应报道。

【禁忌】 肝肾功能不全者禁用。

【注意事项】

1. 本方含有朱砂,不可过量、久用。

2. 睡前不宜服用咖啡、浓茶等兴奋性饮品。

3. 孕妇慎用。

【用法与用量】 片剂:口服。一次 4~6 片,一日 3 次。丸剂:口服。一日 3 次,一次 1 丸。

【规格】 片剂:每片重 0.3g

丸剂:每丸重 9g

【参考文献】 [1]刘玉玲、陈光晖,刘喜刚,等.养阴镇静片对中枢神经系统作用研究.承德医学院学报,2001,18(4):279.

[2]李忠华,蔡宇.养心颗粒对小鼠镇静作用的药效研究.现代医院,2006,6(6):26.

益心宁神片

Yixin Ningshen Pian

【药物组成】 人参(茎叶)总皂苷、灵芝、藤合欢、五味子。

【功能与主治】 补气生津,养心安神。用于心气不足、心阴亏虚所致的失眠多梦、心悸、记忆力减退；神经衰弱症见上述证候者。

【方解】　方中人参（茎叶）补气生津，安神益智，为君药。灵芝养心安神，健脾益气；藤合欢解郁安神，理气和胃，共为臣药。五味子益气养阴，敛汗安神，为佐药。诸药相合，共奏补气生津、养心安神之效。

【临床应用】

1. 心悸　因心气不足，心阴亏虚，心神失养所致。症见心悸不宁，气短懒言，失眠多梦，记忆力减退，多汗，面色少华，舌淡红，苔少，脉细弱；神经衰弱见上述证候者。

2. 不寐　因心气不足，心阴亏虚，心神不宁所致。症见不易入睡，多梦易醒，记忆力减退，烦躁多汗，头晕耳鸣，神疲乏力，面色少华，纳差，舌淡红，苔少，脉细弱；神经衰弱见上述证候者。

3. 健忘　因气血不足，生化乏源，髓海空虚，元神失养所致。症见记忆力减退，遇事善忘，头晕头昏，失眠多梦，神疲乏力，舌淡，苔少，脉细弱；神经衰弱见上述证候者。

【不良反应】　目前尚未检索到不良反应报道。

【禁忌】　尚不明确。

【注意事项】

1. 胃酸过多者不宜使用。

2. 不宜服用咖啡、浓茶等兴奋性饮品。

【用法与用量】　口服。一次 5 片（小片），或一次 3 片（大片），一日 3 次。

【规格】　（1）薄膜衣小片　每片重 0.31g

（2）薄膜衣大片　每片重 0.52g

夜宁糖浆（颗粒）
Yening Tangjiang(Keli)

【药物组成】　甘草、浮小麦、大枣、首乌藤、合欢皮、灵芝、女贞子。

【功能与主治】　养血安神。用于心血不足所致的失眠、多梦、头晕、乏力；神经衰弱见上述证候者。

【方解】　本方甘草、浮小麦和中缓急，除烦止汗，养心安神，为君药。首乌藤、合欢皮滋阴养心，解郁安神，为臣药。灵芝、大枣益气补血，养心安神；女贞子补益肝肾，兼清虚热，为佐药。诸药相合，共奏养血安神之效。

【临床应用】　**不寐**　因心血不足，心神失养所致。症见失眠多梦，健忘，虚烦不安，头晕，神疲乏力，纳呆，多汗，面色少华，舌淡苔薄，脉细弱；神经衰弱症见上述证候者。

【药理毒理】　本品有镇静和抗惊厥作用。

1. 镇静　本品能降低小鼠的自主活动次数，延长戊巴比妥钠所致小鼠的睡眠时间，也能增加阈下剂量戊巴比妥钠所致小鼠睡眠数[1,2]。

2. 抗惊厥　本品能降低戊四氮所致小鼠惊厥的动物数[1,2]。

【不良反应】　目前尚未检索到不良反应报道。

【禁忌】　尚不明确。

【注意事项】

1. 糖尿病者不宜使用糖浆剂型。

2. 睡前不宜服用咖啡、浓茶等兴奋性饮品。

【用法与用量】　糖浆剂：口服。一次 40ml，一日 2 次。颗粒剂：开水冲服。一次 20g，一日 2 次。

【规格】　糖浆剂　（1）每瓶装 20ml　（2）每瓶装 200ml　（3）每瓶装 250ml

颗粒剂：每袋装 20g

【参考文献】　[1]杨士友,田军,孙备.夜宁糖浆和口服液的药效学研究.中药药理与临床,1998,14(5):32.

[2]丁青龙,过伟,施建安,等.夜宁胶囊和糖浆的药效学研究.中国现代药物应用,2008,2(11):50.

安神补脑液（片）
Anshen Bunao Ye(Pian)

【药物组成】　鹿茸、制何首乌、淫羊藿、干姜、甘草、大枣、维生素 B1。

【功能与主治】　生精补髓，益气养血，强脑安神。用于肾精不足，气血两亏所致的头晕、乏力、健忘、失眠；神经衰弱症见上述证候者。

【方解】　方中以鹿茸填精补髓；制何首乌滋补肝肾，生精益血，共为君药。淫羊藿温阳益肾，补血生精，为臣药。干姜、甘草、大枣温胃健脾，以补气血生化之源，为佐药。维生素 B1 营养神经。诸药相合，共奏生精补髓、益气养血、健脑安神之效。

【临床应用】

1. 不寐　因精血不足，气血两亏、心神失养所致。症见入睡困难，多梦易醒，健忘，头晕，神疲乏力，纳呆，腰膝酸软，舌质淡，苔薄白，脉细弱；神经衰弱见上述证候者。

2. 健忘　因肝肾不足，精血亏虚，元神失养所致。症见健忘，头晕，气短乏力，失眠多梦，腰膝酸软，遗精滑泄，舌质淡，苔薄白，脉细弱；神经衰弱见上述证候者。

【药理毒理】　本品有抗惊厥、抗氧化及提高学习记忆能力作用。

1. 抗惊厥　本品可降低戊四氮引起小鼠惊厥数，延长士的宁诱发小鼠惊厥的潜伏时间和死亡潜伏时间[1]。

2. 抗氧化　本品能升高老年及老年肾虚患者血清超氧化物歧化酶的活性,降低丙二醛的含量[2]。

3. 提高学习记忆能力　本品能增强正常小鼠、乙醇致记忆再现障碍小鼠的学习记忆能力,并能促进小鼠脑蛋白质、DNA 的合成[3];对幼龄小鼠的记忆能力有增强作用,并能增加小鼠脑内 5-羟色胺、多巴胺、去甲肾上腺素的含量[4];能提高睡眠剥夺鼠的学习记忆能力,并提高海马 BDNF、松果体褪黑素的含量[5,6]。

【不良反应】　目前尚未检索到不良反应报道。

【禁忌】　尚不明确。

【注意事项】

1. 不宜服用咖啡、浓茶等兴奋性饮品。

2. 保持心情舒畅。

【用法与用量】　口服液:口服。一次 10ml,一日 2 次。片剂:口服。一次 1 片〔规格 2〕,或一次 3 片〔规格 1〕,一日 2 次。

【规格】　口服液:(1)每支装 10ml(含维生素 B₁ 5mg) (2)每瓶装 100ml(含维生素 B₁ 50mg)

片剂:(1)每片 0.11g (2)每片 0.31g

【参考文献】 [1]王宇翎,张艳,江勤,等.养心安神颗粒的抗惊厥作用.安徽医科大学学报,2004,39(4):253.

[2]宋晓鸿,陈祥林.安神补脑液对老年前期及老年肾虚患者超氧化物歧化酶和丙二醛的影响.吉林中医药,1998,(4):61.

[3]温富春,许家洁,王玉红,等.安神补脑液对小鼠学习记忆能力及脑内蛋白质合成的影响.中国中医药信息杂志,2007,14(8):30.

[4]温富春,许家洁,王玉红,等.安神补脑液对未成年小鼠学习记忆功能及脑内单胺类神经递质含量的影响.中国实验方剂学杂志,2007,13(2):46.

[5]魏海峰,叶翠飞,李春阳,等.安神补脑液对睡眠剥夺模型大鼠学习记忆及脑源性神经营养因子表达的影响.中国临床药理学与治疗学,2006,11(11):1231.

[6]魏海峰,叶翠飞,吴燕川,等.安神补脑液对睡眠剥夺大鼠脑内诱导型一氧化氮酶及褪黑素的影响.中药新药与临床药理,2007,18(5):369.

脑 乐 静
Naolejing

【药物组成】　甘草浸膏、小麦、大枣。

【功能与主治】　养心安神。用于心神失养所致的精神忧郁、易惊不寐、烦躁。

【方解】　方中甘草浸膏甘缓和中,补脾养心,和中缓急,为君药。小麦养心安神除烦;大枣补益脾气,养血安神,共为臣药。三药配伍,共奏养心安神之功。

【临床应用】

1. 脏躁　因心气不足,心血耗伤,心神失养所致的精神恍惚,心神不宁,悲忧善哭,舌质淡,脉弦细;癔病、更年期综合征见上述证候者。

2. 失眠　因心脾两虚所致的多梦易醒,心悸健忘,神疲乏力,面色少华,舌淡,脉细。

【药理毒理】　本品有镇静、抗惊厥和镇痛作用。

1. 镇静　本品能延长戊巴比妥钠诱导的小鼠睡眠时间[1]。

2. 抗惊厥　本品可对抗士的宁诱导的小鼠惊厥[2]。

3. 镇痛　本品对热板法、扭体法及电刺激法等三种致痛模型小鼠均有镇痛作用[3]。

【不良反应】　目前尚未检索到不良反应报道。

【禁忌】　尚不明确。

【注意事项】

1. 饮食宜清淡。

2. 保持心情舒畅。

【用法与用量】　口服。口服液:一次 30ml,一日 3 次;小儿酌减。

【参考文献】 [1]张明发.脑乐静抗抑郁症的治疗学基础.中国医院用药评价与分析,2002,2(6):366.

[2]明亮,李卫平,张艳,等.脑乐静口服液的药理研究.安徽医科大学学报,1997,32(5):532.

[3]张艳,李卫平,明亮,等.脑乐静口服液的镇痛作用.基层中药杂志,1998,12(3):40.

七叶神安片
Qiye Shen'an Pian

【药物组成】　三七叶总皂苷。

【功能与主治】　益气安神,活血止痛。用于心气不足、心血瘀阻所致的心悸、失眠、胸痛、胸闷。

【临床应用】

1. 不寐　因心气不足,瘀血阻滞而致。症见入睡困难,多梦易醒,胸痛胸闷,倦怠乏力,舌质淡或淡黯,或有瘀斑,瘀点,脉弱;神经衰弱见上述证候者。

2. 胸痹　系由心气不足,瘀血阻滞而致。症见心胸隐痛,甚或刺痛,胸部憋闷,心悸,气短,神疲乏力,倦怠懒言,舌质淡或淡黯,或有瘀斑,瘀点,脉虚涩或结或代;冠心病见上述证候者。

【药理毒理】　本品有镇静等作用。

1. 镇静　本品能减少小鼠自主活动,缩短戊巴比妥钠诱导的小鼠睡眠潜伏期,提高戊巴比妥钠阈下剂量诱导小鼠睡眠发生率[1]。

2. 其他　本品能升高红细胞 C_{3b} 受体花结率及 IC 花结率[2]。

【不良反应】　目前未检索到不良反应报道。

【禁忌】　孕妇禁用。

【注意事项】

1. 饮食宜清淡。

2. 睡前不宜服用咖啡、浓茶等兴奋性饮品。

3. 保持心情舒畅。

4. 在治疗期间，心绞痛严重发作，应及时救治。

【用法与用量】　口服。一次 50～100mg，一日 3 次。饭后服或遵医嘱。

【规格】　每片含三七叶总皂苷　(1)50mg　(2)100mg

【参考文献】　[1]刁远明.安寐汤促睡眠药效研究及机制初探.广州，广州中医药大学，2010：10.

[2]张文琦，楚延，李俊华.三七根叶皂苷对小鼠红细胞免疫功能的影响.云南中医学院学报，1994，17(3)：1.

紫芝多糖片
Zizhi Duotang Pian

【药物组成】　紫芝多糖。

【功能与主治】　滋补强壮，养心安神。用于神经衰弱，白细胞和血小板减少症，电离辐射及职业性造血损伤及肿瘤患者放、化疗后白细胞下降。

【方解】　紫芝，味甘性平，具有滋补强健之功，能补心血、益心气、安心神。《本经》称其："主耳聋，利关节，保神，益精气，坚筋骨，好颜色。"现代药理研究紫芝多糖具有提高机体免疫力，提高机体耐氧能力，清除自由基和抗肿瘤等作用。

【临床应用】

1. 气血两虚证　因体质虚弱，或久病不愈，或劳伤过度，气血两虚所致的神疲乏力，腰膝酸软，心悸气短，健忘，面色无华，舌淡红，脉细弱；白细胞减少症和血小板减少症，电离辐射，职业性造血损伤，肿瘤患者放、化疗后白细胞下降见上述证候者。

2. 失眠　因气血两虚，心神失养所致失眠，健忘，眩晕，心慌，气短，神疲乏力，舌淡，苔薄，脉细弱；神经衰弱见上述证候者。

【不良反应】　目前尚未检索到不良反应报道。

【禁忌】　尚不明确。

【注意事项】

1. 严重感冒者慎用。

2. 忌食生冷、辛辣食物。

【用法与用量】　口服。一次 3 片，一日 3 次。饭后服。

【规格】　每片含紫芝多糖 0.25g

养心定悸膏(口服液、胶囊、颗粒)
Yangxin Dingji Gao(Koufuye，Jiaonang，Keli)

【药物组成】　地黄、红参、麦冬、阿胶、炙甘草、大枣、黑芝麻、桂枝、生姜。

【功能与主治】　养血益气，复脉定悸。用于气虚血少，心悸气短，心律不齐，盗汗失眠，咽干舌燥，大便干结。

【方解】　方中重用地黄，以补血养血，滋阴复脉；红参健脾补气，以资气血生化之源，并可养心安神，共为君药。麦冬滋心阴；阿胶养心血；炙甘草补脾气、益心气、定悸复脉；大枣益气养血安神，共为臣药。黑芝麻补益精血；桂枝通阳复脉，共为佐药。生姜温胃和中，为使药。诸药合用，具有养血益气安神、复脉定悸之功。

【临床应用】　**心悸**　由气虚血少、心失所养、脉道空虚所致。症见心动悸、脉结或代、气短乏力、盗汗、失眠、咽干舌燥、大便干结；心律失常见上述证候者。

【药理毒理】　本品有镇静、抗心律失常等作用。

1. 镇静　养心定悸口服液可减少小鼠自发活动。

2. 抗心律失常　养心定悸口服液能降低三氯甲烷诱发的小鼠心室纤颤，增加氯化钡诱发大鼠室性早搏及双向性室性心动过速的用药剂量[1]。

3. 其他　本品对大肠埃希菌内毒素所诱导的大鼠急性肺损伤和休克具有保护作用[2]。养心定悸口服液能降低垂体后叶素所致大鼠的 T 波增值，提高小鼠常压耐缺氧力[1]。

【不良反应】　目前尚未检索到不良反应报道。

【禁忌】　尚不明确。

【注意事项】

1. 腹胀便溏、食少苔腻者不宜使用。

2. 孕妇慎用。

3. 严重感冒者慎用。

4. 忌食生冷食物。

5. 保持心情舒畅，劳逸适度。

【用法与用量】　煎膏剂：口服。一次 15～20g，一日 2 次。口服液：口服。一次 20ml，一日 2 次。胶囊剂：口服。一次 6～8 粒，一日 2 次。颗粒剂：口服。一次 1 袋，一日 2 次。

【规格】　口服液　(1)每支装 10ml　(2)每支装 20ml

胶囊剂:每粒装 0.5g

颗粒剂:每袋装 12g

【参考文献】 [1]曹守仪,吴海燕,周前贵.养心定悸口服液对心血管的药理作用.中国中西医结合杂志,1996,16(1):39.

[2]周祖华,柳冰,涂玉斌,等.养心定悸膏对内毒素引起的大鼠急性肺损伤及休克的保护作用.医学临床研究,2006,23(7):1038.

心速宁胶囊

Xinsuning Jiaonang

【药物组成】 黄连、半夏、茯苓、枳实、常山、莲子心、苦参、青蒿、人参、麦冬、甘草。

【功能与主治】 清热化痰,宁心定悸。用于痰热扰心所致的心悸,胸闷,心烦,易惊,口干口苦,失眠多梦,眩晕,脉结代;冠心病、病毒性心肌炎引起的轻、中度室性早搏见上述证候者。

【方解】 方中黄连清热燥湿,尤擅清心经火热,半夏燥湿化痰,二药合用,清热化痰,共为君药。苦参、青蒿助黄连清热;枳实行气消痰;茯苓渗湿祛痰,并能宁心安神,为臣药。莲子心清心安神;常山涌吐痰饮,给痰浊以出路;人参、麦冬益气养阴,扶正以助祛邪;俱为佐药。甘草调和药性,为使药。诸药合用,共奏清热化痰,宁心定悸之效。

【临床应用】 心悸 由于痰热扰心所致。症见心悸,胸闷,心烦,易惊,口干口苦,失眠多梦,眩晕,脉结代;冠心病、病毒性心肌炎引起的轻、中度室性早搏见上述证候者。

【药理毒理】 抗心肌缺血 本品对心肌缺血再灌注损伤大鼠有保护作用,能减少心肌梗死面积,降低缺血再灌注损伤大鼠血清中肌酸激酶(CK)、乳酸脱氢酶(LDH)、天门冬氨酸氨基转移酶(AST)和丙二醛(MDA)含量,改善血液流变性[1]。

【不良反应】 个别患者在服药后可能出现轻度恶心。

【禁忌】 孕妇禁用。

【注意事项】

1. 有胃病者宜饭后服用。

2. 服药中出现恶心等反应时,可减量服用或暂停服药。

3. 本品所含常山有催吐等副作用,应用时应注意其不良反应。

【用法与用量】 口服。一次 4 粒,一日 3 次。

【规格】 每粒装 0.48g

【参考文献】 [1]刘家稳,刘新义,李健和,等.益心舒胶囊对大鼠心肌缺血再灌注损伤的保护作用.中国中药杂志,2013,38(12):2005.

安神养心丸

Anshen Yangxin Wan

【药物组成】 熟地黄、琥珀、当归、白术(炒)、川芎、黄芪(制)、甘草、党参、酸枣仁(炒)、石菖蒲、白芍(酒炒)、远志(制)、茯苓。辅料为蜂蜜。

【功能与主治】 补气养血,安神定志。用于气血两亏,机体衰弱,精神恍惚,惊悸失眠。

【方解】 方中熟地补阴血,黄芪益气补脾为君药。琥珀镇静安神;当归、川芎、白芍助熟地补血养心安神,党参、白术、茯苓助黄芪补脾益气安神,俱为臣药。石菖蒲安神豁痰、理气、活血;远志苦辛性温,宁心安神、交通心肾;酸枣仁宁心安神,敛汗养肝,以治其标,以上共为佐药。甘草、蜂蜜补中调和诸药为使。全方合用起到补气养血,安神定志之效。

【临床应用】

1. 失眠 由气血两虚、心血失养所致的失眠,多梦,或健忘,舌淡苔薄,脉细无力。

2. 眩晕 因气血两虚、脑髓失养所致。症见头晕目眩,耳鸣,腰酸,气短,懒言,食少纳呆,舌淡苔薄,脉沉细。

3. 健忘 由气血两虚、心脑失养所致。症见健忘,心悸,头晕,乏力,腰膝酸软,舌淡苔薄,脉沉细。

4. 耳鸣 因气血两虚、耳窍失养所致。症见耳鸣,头晕,腰酸,乏力体倦神疲,舌淡苔薄,脉沉细;神经性耳聋见上述证候者。

【不良反应】 目前尚未检索到不良反应报道。

【禁忌】 外感发热患者禁用。

【注意事项】

1. 孕妇慎用。

2. 本品宜餐后服。

3. 服本品一周后症状未见改善,或症状加重者,应立即停药并去医院就诊。

4. 过敏体质者慎用。

【用法与用量】 口服。一次 1 丸,一日 2 次。

【规格】 每丸重 9g

补脑安神片

Bunao Anshen Pian

【药物组成】 当归、制何首乌、女贞子、酸枣仁(生、炒各半）、黄精、茯苓、合欢皮、墨旱莲、朱砂、远志、桑叶。

【功能与主治】 补肝益肾，养血安神。用于肝肾不足所致头痛眩晕，心悸不宁，失眠多梦，健忘。

【方解】 方中何首乌、女贞子补肝益肾，养血滋阴为君药。当归补血和血，酸枣仁养肝、宁心、安神，墨旱莲滋补肝肾、凉血止血，黄精滋肾润肺、补脾益气，协同何首乌、女贞子补益肝肾为臣药。合欢皮安神解郁活血，朱砂镇心安神、清热解毒，远志安神益智，共为佐药，起到安神解郁的作用。桑叶清肝泻火，茯苓可利尿渗湿、健脾宁神为使药。全方配伍，具有补肝益气、益肾养精、养血安神之功。

【临床应用】

1. **失眠** 由肝肾两虚、心脑失养所致的失眠，心悸，或健忘，头晕、头痛，耳鸣，舌红苔少，脉细无力[1]。

2. **健忘** 由肝肾两虚、心脑失养所致。症见健忘，记忆力减退，心悸，五心烦热，腰膝酸软，舌红苔少，脉沉细；神经衰弱见上述证候者。

3. **眩晕** 由肝肾两虚、心脑失养所致。症见头晕目眩，耳鸣，腰酸，盗汗，手足心热，舌淡苔少，脉沉细；高血压、贫血见上述证候者。

4. **耳鸣** 由肝肾两虚、心脑失养所致。症见耳鸣，头晕，腰酸，体倦，口干，舌红苔少，脉沉细；神经性耳聋见上述证候者。

5. **心悸** 由肝肾两虚、心脑失养所致。症见心悸不安，头晕，腰酸，体倦，口干，舌红苔少，脉沉细；对于心律失常患者见上述证候者。

【不良反应】 目前尚未检索到不良反应报道。

【禁忌】 肝肾功能不全者禁用。

【注意事项】

1. 忌烟、酒及辛辣、油腻食物。

2. 服药期间要保持情绪乐观，忌生气恼怒。

3. 感冒发热病人不宜服用。

4. 本品含朱砂，不宜大量服用，也不宜少量久服。

5. 有高血压、心脏病、肝病、糖尿病、肾病等慢性病严重者应在医师指导下慎用。

6. 孕妇慎用、哺乳期妇女、年老体弱者应在医师指导下服用。

【用法与用量】 口服。一次 3～4 片，一日 3 次。

【规格】 基片重 0.4g

【参考文献】 [1]余道强,靳风云.补脑安神片联合谷维素片治疗失眠症 90 例.现代中西医结合杂志,2009,18（19）：2245-2246.

宁神补心片

Ningshen Buxin Pian

【药物组成】 丹参、地黄、酒女贞子、熟地黄、墨旱莲、煅珍珠母、石菖蒲、首乌藤、合欢皮、五味子。

【功能与主治】 养血安神，滋补肝肾。用于肝肾阴血不足所致的头昏、耳鸣、心悸、健忘、失眠等症。

【方解】 方中丹参、生地、煅珍珠母、石菖蒲、合欢皮宁心安神，清热除烦；女贞子、熟地黄、墨旱莲、首乌藤、五味子滋阴壮水。诸药合用，使水火相济，心神得安。共奏养血安神、滋补肝肾之效。

【临床应用】

1. **眩晕** 用于肝肾阴血不足所致头晕耳鸣，倦怠乏力，精神不振，记忆力减退见上述证候者。

2. **心悸** 因心肾阴虚、心失所养所致。症见心悸、气短、舌红少苔、脉细数或结代见上述证候者。

3. **不寐** 因阴虚血少、心神失养所致。症见心悸、失眠多梦、健忘、舌红少苔、脉细数；神经官能症、更年期综合征、老年性记忆力减退见上述证候者[1]。

【不良反应】 目前尚未检索到不良反应报道。

【禁忌】 孕妇、哺乳期妇女禁用；

【注意事项】

1. 脾肾阳虚、脾胃虚寒、大便稀溏者不宜使用。

2. 忌辛辣、生冷、油腻食物。

3. 感冒发热病人不宜服用。

4. 本品宜饭前服用。

5. 高血压、心脏病、肝病、糖尿病、肾病等慢性病患者应在医师指导下服用。

【用法与用量】 口服。一次 4～6 片，一日 3 次；或遵医嘱。

【规格】 （1）糖衣片（片芯重 0.25g）（2）薄膜衣片每片重 0.26g

【参考文献】 [1]赵青春.宁神补心片治疗失眠症 300 例临床观察.国医论坛,2001,2(16)：38.

（二）补益心脾

安神健脑液

Anshen Jiannao Ye

【药物组成】 人参、麦冬、五味子（醋炙）、枸杞子、丹参。

【功能与主治】 益气养血，滋阴生津，养心安神。

用于气血两亏、阴津不足所致的失眠多梦、心悸健忘、头晕头痛、神疲乏力、口干津少。

【方解】 方中人参补元气、益心气、安神增智,为君药。麦冬性味甘寒,养心阴、生津液、清心热、除烦安神,为臣药。五味子益气阴、宁心神;枸杞子补肝肾、化精血,二药补益心肾;丹参性味苦寒,凉血热、活血脉、生新血、养血安神,共为佐药。全方配伍,具有益气养血、滋阴生津、养心安神之效。

【临床应用】

1. 不寐 因气血两亏、阴津不足所致。症见心神不安,失眠,入睡困难,多梦,易醒,神疲乏力,津少口干,舌红,脉细数;脑动脉硬化、神经衰弱见上述证候者。

2. 健忘 因气血两亏、阴津不足所致神志失聪,遇事善忘,气短乏力,精神疲惫,口干,舌淡,脉细数;脑动脉硬化、神经衰弱、疲劳综合征见上述证候者。

3. 心悸 因气血两亏、阴津不足所致心失所养或心肾不交,心神不能内守,症见心悸不安、少寐多梦、神疲乏力、胸闷不舒、少津口渴、舌淡红、脉细数;心律失常见上述证候者。

【药理毒理】 本品有镇静、抗惊厥及抗氧化作用。

1. 镇静、抗惊厥 本品能减少小鼠自主活动次数,延长戊巴比妥钠致小鼠睡眠时间,增加阈下量戊巴比妥钠致小鼠睡眠发生率,对抗戊四唑、士的宁和尼可刹米致小鼠惊厥[1-3]。

2. 抗氧化 本品能提高 D-半乳糖急性衰老模型大鼠血清及肝、脑组织中的 SOD 活性,降低血清及肝脑组织中 MDA 的含量及 MAO-B 活性,延长模型大鼠跳台潜伏期,减少错误次数,改善学习记忆能力[3,4]。

【不良反应】 目前尚未检索到不良反应报道。

【禁忌】 尚不明确。

【注意事项】

1. 严重感冒者慎用。

2. 不宜饮用浓茶、咖啡等兴奋性饮品。

3. 保持精神舒畅,劳逸适度。

【用法与用量】 口服。一次 10ml,一日 3 次。

【规格】 每支装 10ml

【参考文献】 [1]饶曼妮,杨宏图,罗焕敏,等.五味子宁神口服液的镇静及催眠作用研究.时珍国医国药,2007,18(11):2630.

[2]李经伦.参芪五味子颗粒对小鼠镇静催眠作用的实验研究.中医杂志,2009,50(增刊):231.

[3]陈光亮,王钦茂,段炎,等.茯神合剂药理作用的实验研究.中国中医药科技,1997,4(2):87.

[4]陈海英,杨红兵,韩晓辉,等.富硒灵芝抗衰老作用的实验研究.四川中医,2006,24(9):7.

脑力静糖浆

Naolijing Tangjiang

【药物组成】 小麦、甘草流浸膏、大枣、甘油磷酸钠(50%)、维生素 B₁、维生素 B₂、维生素 B₆。

【功能与主治】 健脾和中,养心安神。用于心脾不足所致的失眠健忘、心烦易躁、头晕;神经衰弱症见上述证候者。

【方解】 方中小麦甘而微寒,养肝补心,安神除烦,为君药。甘草甘平性缓,补养心气,和中缓急,为臣药。大枣甘温质润,益气养血,补脾柔肝,为佐药。维生素 B 族、甘油磷酸钠参与营养物质代谢,并有健脑安神之用。诸药合用,共奏健脾和中、养心安神之效。

【临床应用】

1. 不寐 由心气不足、脾气虚弱所致。症见失眠多梦,心神不安,烦躁不宁,气短,自汗,头晕,健忘,腹胀纳差,舌淡苔薄,脉缓弱;神经衰弱见上述证候者。

2. 郁证 由情志不遂、思虑过度、耗伤气血、心神失养而致心烦易躁、情绪不宁、失眠、健忘、头晕、心悸、面色不华、舌淡苔薄白、脉细;神经衰弱、更年期综合征见上述证候者。

【不良反应】 目前尚未检索到不良反应报道。

【禁忌】 尚不明确。

【注意事项】

1. 睡前不宜饮用浓茶、咖啡等兴奋性饮品。

2. 保持心情舒畅。劳逸适度。

【用法与用量】 口服。一次 10～20ml,一日 3 次。

【规格】 每瓶装 (1)10ml (2)20ml (3)100ml (4)168ml

眠安宁口服液

Mian'anning Koufuye

【药物组成】 丹参、熟地黄、首乌藤、白术(麸炒)、陈皮、远志(制)、大枣。

【功能与主治】 补养心脾,宁心安神。用于心脾两虚、心神不宁所致的失眠多梦、气短乏力、心悸;神经衰弱症见上述证候者。

【方解】 方中以丹参养血活血、清心安神,为君药。熟地黄滋阴养血、补精填髓;首乌藤养血安神,共为臣药,以助君药滋阴、养血、安神之功。白术健脾益气;陈皮理气调中,以资化源;远志交通心肾、宁心安神;大枣调养心脾、养血安神,共为佐药。诸药合用,共奏补养心脾、宁心安神之效。

【临床应用】

1. 不寐　因心脾两虚,心神不宁而致。症见失眠多梦,气短乏力,面色少华,心悸不安,舌质淡紫,脉细涩;神经衰弱见上述证候者。

2. 心悸　因心脾两虚,心神失养所致。症见心悸不宁,胸闷气短,面色不荣,倦怠乏力,头晕头昏,舌质淡,脉细涩;神经衰弱见上述证候者。

【药理毒理】　本品有镇静、抗惊厥作用。

1. 镇静　本品能减少大、小鼠自主活动次数,增加阈下剂量戊巴比妥钠致小鼠的入睡率,延长催眠剂量戊巴比妥钠致小鼠的睡眠时间[1,2]。

2. 抗惊厥　本品能延长士的宁所致小鼠的惊厥潜伏期和死亡时间[2]。

【不良反应】　目前尚未检索到不良反应报道。

【禁忌】　尚不明确。

【注意事项】

1. 孕妇慎用。

2. 不宜服用咖啡、浓茶等兴奋性饮品。

3. 保持心情舒畅。

【用法与用量】　口服。一次 20ml,一日 2 次。

【规格】　每支装 10ml

【参考文献】　[1]刘广余,王蔚青,欧宁,等.眠而康口服液镇静催眠作用的实验研究.南京医科大学学报,1999,(5):409.

[2]张玉芝,孟庆梅,孙蓉.寝可宁胶囊的药效学研究.中药药理与临床,2001,17(3):24.

北芪五加片

Beiqi Wujia Pian

【药物组成】　黄芪、刺五加浸膏。

【功能与主治】　益气健脾,宁心安神。用于心脾两虚,心神不宁所致的失眠多梦、体虚乏力、食欲不振。

【方解】　方中黄芪性味甘温,益气补中,以资化源,为益气生血之良药;刺五加补益心脾,为补气益精、安益智佳品。全方具有益气健脾、宁心安神之作用。

【临床应用】

1. 不寐　因心脾两虚而致。症见失眠多梦,体虚乏力,食欲不振,腰膝酸软,气短自汗,舌淡,苔薄,脉弱;神经衰弱见上述证候者。

2. 心脾两虚证　因饮食劳倦,思虑过度,耗伤心脾所致。症见面色萎黄,体虚乏力,少寐多梦,心悸气短,神疲易汗,头晕腰酸,食欲不振,易汗,记忆力减退,舌淡,苔薄,脉弱。

【不良反应】　目前尚未检索到不良反应报道。

【禁忌】　尚不明确。

【注意事项】　睡前不宜饮用咖啡、浓茶等兴奋性饮品。

【用法与用量】　口服。一次 4～6 片,一日 3 次。

【规格】　(1)薄膜衣片　每片重 0.3g　(2)糖衣片(片芯重 0.35g)

(三)补益心肾

乌灵胶囊

Wuling Jiaonang

【药物组成】　乌灵菌粉。

【功能与主治】　补肾健脑,养心安神。用于心肾不交所致的失眠、健忘、心悸心烦、神疲乏力、腰膝酸软、头晕耳鸣、少气懒言、脉细或沉无力;神经衰弱见上述症候者。

【方解】　乌灵菌为乌灵参提取物,为炭角菌科真菌里柄炭角的菌株,功专补肾填精、养心安神,主治心肾不交所致失眠、健忘。

【临床应用】　**不寐**　多因心肾不交所致。症见失眠、心烦、健忘、神疲乏力、耳鸣、心悸;神经衰弱见上述证候者。

【药理毒理】　本品有镇静和抗抑郁作用。

1. 镇静　本品能降低小鼠自发活动的次数,缩短戊巴比妥钠所致小鼠的入睡潜伏期,延长睡眠持续时间,并增强阈下剂量戊巴比妥钠致小鼠的催眠作用[1];本品能增加小鼠脑组织对谷氨酸的摄取量;增加小鼠脑组织对 γ-氨基丁酸的摄取量;提高 γ-氨基丁酸受体的结合活性[1]。

2. 抗抑郁　本品对抑郁症模型大鼠有增强大鼠脑组织中乙酰化组蛋白比例和 5-HTT、TH 蛋白和 mRNA 的表达[2];对急性束缚应激大鼠的行为和生理反应具有调节作用[3];能改善卒中后抑郁大鼠的学习记忆障碍[4];可增加慢性不可预见性温和应激(CMS)模型大鼠海马神经再生及改善抑郁症状[5]。

【不良反应】　偶见服用本品致严重腹泻[6],食欲减退,恶心,胃胀[7]的不良反应。

【禁忌】　孕妇禁用。

【注意事项】

1. 睡前不宜饮用咖啡、浓茶等兴奋性饮品。

2. 保持心情舒畅。

【用法与用量】　口服。一次 3 粒,一日 3 次。

【规格】 每粒装 0.33g

【参考文献】 [1]马志章,左萍萍,陈宛如,等.乌灵菌粉的镇静作用及其机制研究.中国药学杂志,1999,34(6):374.

[2]黎功炳,雷宁,覃树勇,等.乌灵胶囊对抑郁大鼠脑组织中乙酰化 H3 及 5-HTT、TH 表达的影响.现代生物医学进展,2012,12(19):3642.

[3]胡长春,朱婉儿,姜乾金.乌灵胶囊对大鼠应激反应的影响.山东中医杂志,2013,32(7):487.

[4]李中春,李德强.乌灵胶囊对卒中后抑郁大鼠学习记忆障碍的影响.解放军医学杂志,2011,36(6):629.

[5]李德强,李旭娟,段金,等.乌灵胶囊增加慢性不可预见性温和应激大鼠海马连接蛋白 43 的表达改善神经再生.中西医结合学报,2010,8(7):662.

[6]杨怀恩.乌灵胶囊致严重腹泻 2 例.中国新药与临床杂志,2002,21(10):632.

[7]徐彬,周未莹,章水晶.乌灵胶囊治疗卒中后抑郁的疗效观察.中国中西医结合杂志,2007,27(7):640.

健脑胶囊(丸)

Jiannao Jiaonang(Wan)

【药物组成】 肉苁蓉(盐制)、枸杞子、益智仁(盐炒)、酸枣仁(炒)、五味子(酒蒸)、柏子仁(炒)、琥珀、龙齿(煅)、胆南星、天竺黄、远志(甘草水炙)、九节菖蒲、天麻、菊花、赭石、当归、人参、山药、丹参。

【功能与主治】 补肾健脑,养血安神。用于心肾亏虚所致的记忆减退、头晕目眩、心悸失眠、腰膝酸软;老年轻度认知障碍见上述证候者。

【方解】 本方以肉苁蓉、枸杞子、益智仁补肾填精,养血健脑,共为君药。酸枣仁、五味子、柏子仁、琥珀、龙齿宁心安神,合为臣药。胆南星、天竺黄、制远志、九节菖蒲化痰开窍;天麻、菊花、代赭石平肝;当归、人参、山药、丹参益气活血助养血之功,均为佐药。共奏补肾健脑、养血安神之功。

【临床应用】

1. 眩晕 因年老肾精不足、髓海空虚所致。症见眩晕、耳鸣、舌红、脉细;脑动脉硬化见上述证候者。

2. 不寐 因肾精亏虚、精血不足、心神失养所致。症见失眠多梦或彻夜难眠;神经官能症见上述证候者。

3. 健忘 因髓海空虚、脑所失养所致。症见记忆减退;轻度认知障碍见上述证候者。

此外,有文献报道用于治疗老年性痴呆症[1]。

【药理毒理】 本品有提高学习记忆能力等作用。

1. 提高学习记忆能力 健脑丸可增强正常大鼠的记忆能力,减轻东莨菪碱致大鼠的学习记忆损伤[2];提

高 D-半乳糖及慢性铝中毒致老年痴呆大鼠学习记忆能力,降低单胺氧化酶活性,降低 β-AP、乙酰胆碱酯酶(AChE)水平,升高 GSH-Px 酶活性[3,4];可升高 D-半乳糖所致衰老模型小鼠脑组织中 SOD、CAT、ChAT 的活性,降低 AChE 的含量[5]。

2. 其他 本品可增加正常大鼠颈总动脉血的血氧分压和血氧饱和度,提高血红蛋白含量[2]。

【不良反应】 目前尚未检索到不良反应报道。

【禁忌】 尚不明确。

【注意事项】

1. 忌食辛辣、油腻食物。

2. 睡前不宜饮用浓茶、咖啡等刺激性饮品。

【用量与用法】 胶囊剂:口服。一次 2 粒,一日 3 次。丸剂:口服。一次 5 粒,一日 2~3 次。饭后服。

【规格】 胶囊剂:每粒装 0.3g

丸剂:每 10 粒重 1.5g

【参考文献】 [1]朱东强,朱宁明,阎琪.健脑胶囊治疗老年期痴呆的临床及实验研究.中国中医基础医学杂志,1998,4(4):39.

[2]王方岳,文浩.健脑丸对大鼠学习记忆行为影响的实验研究.山东医科大学学报,1994,32(2):18.

[3]马元旭,张诚.智生胶囊 I 号方对老年痴呆模型大鼠MAO、β-AP 及 GSH-Px 活性影响的实验研究.云南中医中药杂志,2008,29(3):30.

[4]苗琦,张效科,陈美芳,等.益智灵胶囊对老年性痴呆大鼠健脑益智作用机制的实验研究.现代中医药,2007,27(4):70.

[5]白雪,杨杰,刘昌福,等.延胡索总生物碱对 D-半乳糖所致衰老模型小鼠相关指标的影响.贵州医药,2008,32(5):399.

活力源口服液

Huoliyuan Koufuye

【药物组成】 人参茎叶总皂苷、麦冬、五味子、黄芪、附片。

【功能与主治】 益气养阴,强心益肾。用于气阴两虚、心肾亏损所致的失眠健忘、记忆力减退。

【方解】 方中重用人参(茎叶总皂苷)以大补元气,安神增智,为君药。麦冬养阴生津、清心安神;五味子补肾宁心、敛阴安神,共为臣药。黄芪补中益气、以资化源;附子补肾温脾,共为佐药。诸药合用,共奏益气养阴、强心益肾之功。

【临床应用】

1. 不寐 因心阴不足、心阴亏耗、心神失养或阴不敛阳、神不守舍所致。症见入睡困难、失眠多梦、气短、眩晕、心悸、舌淡、脉细弱;神经官能症见上述证候者。

2. 健忘　因肾精亏虚、髓海不足、脑失所养所致。症见健忘头晕,失眠多梦,耳鸣目眩,行为迟钝,呆不识人,舌淡脉细沉;老年痴呆症见上述证候者。

【不良反应】　目前尚未检索到不良反应报道。

【禁忌】　尚不明确。

【注意事项】

1. 孕妇慎用。

2. 睡前不宜饮用浓茶、咖啡等刺激性饮品。

3. 附子有小毒,不宜长期使用。

【用法与用量】　口服。一次 20ml,一日 2～3 次。

【规格】　每支装 10ml

健脑安神片
Jiannao Anshen Pian

【药物组成】　酒黄精、鹿茸、鹿角胶、鹿角霜、淫羊藿、枸杞子、熟地黄、五味子、茯苓、制远志、炒酸枣仁、麦冬、龟甲、红参、大枣(去核)、苍耳子。

【功能与主治】　滋补强壮,镇静安神。用于神经衰弱,头痛,头晕,健忘失眠,耳鸣。

【方解】　方中黄精性味甘平,补肾益精,益气养阴,为君药。鹿茸、鹿角胶、鹿角霜、淫羊藿既能温肾助阳,又可益精填髓;枸杞子、熟地黄滋补肝肾,补血生精,共为臣药,助君药阴阳并补。五味子、茯苓、远志、酸枣仁宁心安神;麦冬、龟甲滋阴潜阳,清心安神;红参补虚扶正,安神益智;大枣益气补中,养血安神,共为佐药。苍耳子升清阳,开闭塞,通脑顶,为使药。诸药配合,共奏补肾益气、养血安神之功。

【临床应用】

1. 不寐　由心气不足、肾精虚衰、心神不安所致。症见失眠多梦、头晕、耳鸣、神疲健忘、腰膝酸软、遗精、滑精、舌淡苔薄、脉沉细;神经衰弱见上述证候者。

2. 健忘　因肾精暗耗、心气不足、髓海空虚所致。症见遇事善忘、头晕、耳鸣、腰膝酸软、失眠多梦、乏力、遗精、舌淡苔薄白、脉沉细;神经衰弱、疲劳综合征见上述证候者。

【不良反应】　目前尚未检索到不良反应报道。

【禁忌】　尚不明确。

【注意事项】

1. 睡前不宜饮用浓茶、咖啡等兴奋性饮品。

2. 保持心情舒畅,劳逸适度。

【用法与用量】　口服。一次 5 片,一日 2 次。

【规格】　糖衣片(片芯重 0.21g)

益脑胶囊
Yinao Jiaonang

【药物组成】　人参、灵芝、龟甲胶、五味子、党参、茯苓、麦冬、龙骨、石菖蒲、远志。

【功能与主治】　益气养阴,滋肾健脑,益智安神。用于气阴两亏、肝肾不足所致的失眠多梦、头晕耳鸣、乏力腰酸、健忘;神经衰弱症、脑动脉硬化症见上述证候者。

【方解】　方中人参大补元气,养阴生津,安神益智;灵芝补心气,益气血,安心神,合为君药。龟甲胶补益肝肾,滋阴养血;五味子滋阴生津,宁心安神;党参健脾益气,补血生津;茯苓健脾益气,宁心安神,共为臣药。麦冬养心生津,清心除烦;龙骨平肝潜阳,镇心安神;石菖蒲化痰益智,醒神健脑;远志交通心肾,安神益智,共为佐药。诸药相合,共奏益气养阴、滋肾健脑、益智安神之功。

【临床应用】

1. 不寐　因气阴两亏、肝肾不足而致。症见失眠多梦、头晕耳鸣、腰膝酸软、气短乏力、纳减体弱、舌淡红苔少、脉沉细或细数;神经衰弱,脑动脉硬化见上述证候者。

2. 眩晕　因肝肾不足、气阴两虚而致。症见头晕耳鸣、眩晕频作、腰膝酸软、遗精滑泄、面色无华、气短乏力、食少纳呆、舌淡红苔少、脉沉细或细数;神经衰弱、脑动脉硬化见上述证候者。

【药理毒理】　本品有镇静、提高学习记忆能力、提高免疫功能和抗氧化等作用。

1. 镇静　本品能降低小鼠的自发活动次数,延长小鼠戊巴比妥钠阈下剂量的睡眠时间[1]。

2. 提高学习记忆能力　本品能减少正常小鼠、东莨菪碱、乙醇、亚硝酸钠所致记忆障碍小鼠的跳台错误次数,缩短小鼠逃避反应的潜伏期,减少老龄小鼠避暗反应错误次数[2,3]。本品能减少 β-淀粉样蛋白所致老年性痴呆大鼠游水迷宫所需的时间,降低游水迷宫错误次数,升高大鼠脑组织 M 受体的结合容量[4];还可增加脑组织蛋白含量及抑制脑组织胆碱酯酶(CHE)的活性[5]。

3. 提高免疫功能　本品能增加正常小鼠的胸腺指数、脾脏指数,升高绵羊红细胞免疫小鼠血清溶血素含量[6]。

4. 抗氧化　本品能提高小鼠心、肝、肾、脑组织中 SOD 活性,降低 MDA 含量,增强小鼠全血谷胱甘肽过氧化物酶的活性[6]。

5. 其他 本品可增加小鼠的游泳疲劳时间和耐缺氧时间[1];对脑缺血再灌注大鼠有降低缺血区 ICAM-1 表达,抑制炎症反应作用[7]。

【不良反应】 目前尚未检索到不良反应报道。

【禁忌】 尚不明确。

【注意事项】

1. 忌辛辣食物,饮食宜清淡。

2. 睡前不宜服用咖啡、浓茶等兴奋性饮品。

【用法与用量】 口服。一次 3 粒,一日 3 次。

【规格】 每粒装 0.3g

【参考文献】 [1]丁伯平,杨解人,陈国祥,等.益脑胶囊的药效学研究.中成药,2000,22(4):282.

[2]丁伯平,陈国祥,杨解人,等.益脑胶囊的促智作用研究.中药药理与临床,1999,15(3):32.

[3]郭丽,苗明三,杨保新.益脑胶囊对记忆巩固性障碍小鼠模型的影响.医药论坛杂志,2006,27(19):19.

[4]丁伯平,杨解人,陈国祥,等.益脑胶囊对 βA 大鼠痴呆模型学习记忆的影响及其机制的研究.中国中医药科技,2001,8(5):316.

[5]梁海清,田少鹏,廖惠芳,等.益脑胶囊对小鼠脑组织蛋白含量及 CHE 活性的影响.中药新药与临床药理,2006,17(5):342.

[6]丁伯平,王国平,徐朝阳,等.益脑胶囊对小鼠免疫功能的影响和抗氧化作用的研究.安徽医科大学学报,2000,35(1):35.

[7]李东洪,马凤杰,张磊,等.益脑胶囊对大鼠脑缺血再灌注后脑组织细胞间黏附分子表达的影响.中国当代医药,2011,18(2):9.

五味子糖浆

Wuweizi Tangjiang

【药物组成】 五味子。

【功能与主治】 益气生津,补肾宁心。用于心肾不足所致的失眠、多梦、头晕;神经衰弱症见上述证候者。

【方解】 五味子具有益气生津,收敛心气,滋肾补阴,宁心安神之功用。

【临床应用】 不寐 因思虑过度、劳伤心肾、心肾不足所致。症见入睡困难、多梦易醒、心悸气短、头晕头昏、腰膝酸软、自汗盗汗、神疲乏力;神经衰弱症见上述证候者。

【药理毒理】 提高免疫功能 五味子水煎剂能明显对抗环磷酰胺所致小鼠脾脏和肠系膜淋巴结重量及细胞数目的减少,并能增加免疫抑制小鼠的脾脏白髓总体积和淋巴结皮质总体积[1]。

【不良反应】 有文献报道,服药后偶见口舌麻木、皮肤潮红、瘙痒,药疹呈斑丘疹或荨麻疹样反应[2,3]。

【禁忌】 尚不明确。

【注意事项】

1. 过敏体质者慎用。

2. 胃酸过多者慎用。

3. 本品为糖浆剂,糖尿病者不宜使用。

4. 睡前不宜饮用咖啡、浓茶等兴奋性饮品。

【用法与用量】 口服。一次 5～10ml,一日 3 次。

【规格】 每瓶装 (1)10ml (2)100ml

【参考文献】 [1]黄秀兰,朱家媛,胡宏,等.五味子水煎剂对小鼠免疫功能的影响.川北医学院学报,1997,12(3):7.

[2]李聪萍.五味子糖浆致过敏反应1例.河北医科大学学报,1999,20(6):354.

[3]宋红旗,王飞霞.服五味子糖浆致过敏反应.中国中药杂志,1990,15(4):51.

滋肾宁神丸

Zishen Ningshen Wan

【药物组成】 熟地黄、制何首乌、黄精(制)、白芍(炒)、女贞子、首乌藤、酸枣仁(炒)、菟丝子(制)、五味子、丹参、山药、茯苓、牛大力、五指毛桃、珍珠母、金樱子。

【功能与主治】 滋补肝肾,宁心安神。用于肝肾阴亏所致的头晕耳鸣、失眠多梦、怔忡健忘、腰酸遗精;神经衰弱见上述证候者。

【方解】 方中以熟地、何首乌、黄精养肝补血,滋肾填精,以治其本,共为君药。白芍、女贞子补血养阴,滋补肝肾;首乌藤、酸枣仁养心安神,补益肝血;菟丝子补肝益肾,固精止遗;五味子益肾涩精,宁心安神;丹参清心养血安神,共为臣药。山药、茯苓、牛大力、五指毛桃益气补脾,调理脾胃;珍珠母平肝潜阳,镇心安神;金樱子固精止遗,共为佐药。诸药相合,共奏滋补肝肾、宁心安神之功。

【临床应用】

1. 眩晕 因先天不足,或年老体弱,或久病损伤,或房劳过度,肝肾不足,清窍失养而致头部晕眩、视物昏花、耳鸣、腰酸腿软、神疲乏力;高血压见上述证候者。

2. 耳鸣 因年老肾中精气不足或房事不节,肾阴亏耗、耳窍失养而致耳鸣、眩晕、健忘、腰膝酸软;神经性耳聋见上述证候者。

3. 失眠 因素体阴虚,或兼房劳过度,或肝肾阴虚、心肾不交,或久病年迈、精血亏虚、心失所养而致失眠、多梦易醒、健忘、头晕、耳鸣、腰腿酸软;神经衰弱见上述证候者。

4. 健忘 因久病损伤,或年迈体衰,肝肾精血亏虚、脑失濡养而致健忘、头晕、耳鸣、腰腿酸软;脑动脉硬化见上述证候者。

5. 遗精 因房事过度,恣情纵欲,或禀赋不足,或妄想不遂,肾精不藏而致遗精,伴有头晕、耳鸣、健忘、心悸、失眠,腰膝酸软,精神萎靡。

【药理毒理】 抗惊厥 本品对士的宁、戊四唑、最大电休克、筒箭毒碱等诱发的小鼠或大鼠惊厥有对抗作用[1]。

【不良反应】 目前尚未检索到不良反应报道。

【禁忌】 尚不明确。

【注意事项】

1. 严重感冒者慎用。

2. 忌食辛辣、油腻、生冷食物。

3. 睡前忌吸烟,忌喝酒、饮茶和咖啡。

【用法与用量】 口服。一次 10g,一日 2 次。

【规格】 每瓶装 10g

【参考文献】 [1]伍杰雄,贺华,王锦群,等.滋肾宁神丸抗小鼠和大鼠惊厥的作用.中国医院药学杂志,1993,13(2):57.

天王补心丸(片)

Tianwang Buxin Wan(Pian)

【药物组成】 地黄、天冬、麦冬、炒酸枣仁、柏子仁、当归、党参、五味子、茯苓、制远志、石菖蒲、玄参、丹参、朱砂、桔梗、甘草。

【功能与主治】 滋阴养血,补心安神。用于心阴不足,心悸健忘,失眠多梦,大便干燥。

【方解】 本方重用地黄滋阴养血为君药。天冬、麦冬滋阴清热;酸枣仁、柏子仁养心安神;当归补血润燥共为臣药。党参补气;五味子补气养阴,宁心安神;茯苓、远志、石菖蒲宁心安神,交通心肾;玄参滋阴降火,以制虚火上炎;丹参活血祛瘀,凉血安神,补而不滞;朱砂镇心安神,兼治其标,共为佐药。桔梗载药上行;甘草调和诸药,共为使药。综合全方,共奏滋阴养血、补心安神之功。

【临床应用】

1. 心悸 因心肾阴虚、心失所养所致。症见心悸、气短、舌红少苔、脉细数或结代;病毒性心肌炎、冠心病、心律失常、原发性高血压及甲状腺功能亢进见上述证候者。

2. 不寐 因阴虚血少、心神失养所致。症见心悸、失眠多梦、健忘、舌红少苔、脉细数;神经官能症、更年期综合征、老年性记忆力减退见上述证候者。

此外,本品还有治疗复发性口疮[1]的报道。

【药理毒理】 本品有镇静、提高学习记忆能力等作用。

1. 镇静 本品能减少阴虚模型小鼠自主活动次数,对戊巴比妥钠所致睡眠有协同作用,缩短小鼠睡眠潜伏期,延长小鼠睡眠时间[2];减少电刺激诱导失眠大鼠觉醒时间,延长睡眠总时间[3]。

2. 提高学习记忆能力 本品能改善东莨菪碱、亚硝酸钠、乙醇所致小鼠学习记忆障碍[4];能改善记忆巩固障碍模型小鼠记忆功能并降低阴虚模型小鼠脑内儿茶酚胺类递质去甲肾上腺素和多巴胺的含量[5]。

3. 其他 本品可改善失血性血虚模型及化学损伤性血虚模型小鼠血细胞数[6]。

【不良反应】 目前尚未检索到不良反应报道。

【禁忌】 肝肾功能不全者禁用。

【注意事项】

1. 本品含有朱砂,不宜长期服用。

2. 不宜饮用浓茶、咖啡等刺激性饮品。

3. 严重心律失常者,需急诊观察治疗。

4. 孕妇慎用。

【用法与用量】 丸剂:口服。水蜜丸一次 6g,小蜜丸一次 9g,大蜜丸一次 1 丸,一日 2 次;浓缩丸一次 8 丸,一日 3 次。片剂:口服。一次 4～6 片,一日 2 次。

【规格】 大蜜丸:每丸重 9g 浓缩丸:每 8 丸相当于原药材 3g

片剂:每片重 0.5g

【参考文献】 [1]鲁黎玉.天王补心丹治疗复发性口疮.上海中医药杂志,1999,10(3):35.

[2]李雪梅,金翠英,周建平,等.天王补心丸镇静安神作用的研究.中国实验方剂学杂志,2011,17(19):213.

[3]李廷利,孙春宇,黄莉莉.天王补心丸对失眠大鼠睡眠时相的影响.中药药理与临床,2007,23(1):5.

[4]李东腾,叶明远,孙晓明.天王补心丹对记忆能力影响的实验研究.中成药,2001,23(4):296.

[5]李雪梅,金翠英,周建平,等.天王补心丸对记忆障碍动物行为学的作用和脑内儿茶酚胺类递质含量的研究.中药药理与临床,2012,28(5):7.

[6]李雪梅,胡宇驰,曹春然.天王补心丸对血虚小鼠的补血作用.中药药理与临床,2014,30(4):14.

女 珍 颗 粒

Nüzhen Keli

【药物组成】 女贞子、墨旱莲、地黄、紫草、酸枣仁(炒)、柏子仁、钩藤、珍珠粉、茯苓、莲子心。

【功能与主治】 滋肾,宁心。用于更年期综合征属肝肾阴虚、心肝火旺症者,可改善烘热汗出,五心烦热,心悸,失眠。

【方解】 方中女贞子甘平,其色青黑,故能益肝补肾,墨旱莲甘寒,汁黑入肾补精,故能益下而荣上,强阴而黑发,两者合用取二至丸之方义滋补肝肾,为方中君药。酸枣仁、柏子仁宁心安神,莲子心清心安神,茯苓健脾宁心,紫草清热凉血,以上诸药清虚热、养心神,共为臣药。珍珠粉、钩藤安神定志、清热平肝为佐药。地黄归心、肝、肾经,具清热凉血、养阴生津之效,为使药。全方共奏滋肾宁心、养阴清热之功。

【临床应用】 绝经前后诸证 多由肝肾阴虚、心肝火旺所致。症见烘热汗出,五心烦热,头晕耳鸣,烦躁易怒,失眠心悸,舌质淡红,舌边红少苔,脉细数;更年期综合征见上述证候者。

【药理毒理】 调节内分泌 本品可增加去卵巢模型大鼠血清雌二醇(E_2)、卵泡刺激素(FSH)水平,增加子宫系数和肾上腺系数[1]。

【不良反应】 个别病例服药后出现 ALT 轻度升高,是否与受试药物有关尚无法判定。

【禁忌】 尚不明确。

【注意事项】 过敏体质或对本药过敏者慎用。

【用法与用量】 冲服。一次 6g,一日 3 次。

【规格】 每袋装 6g

【参考文献】 [1]桑海莉,桑雨廷.千金益康片对去卵巢模型大鼠 E_2、FSH 及相关神经递质的影响.湖南中医杂志,2013,29(9):129.

(四)补脾益肾

神衰康颗粒

Shenshuaikang Keli

【药物组成】 倒卵叶五加。

【功能与主治】 益气健脾,补肾安神。用于脾肾阳虚所致的失眠多梦、体虚乏力、食欲不振;神经衰弱症见上述证候者。

【方解】 方中倒卵叶五加益气健脾,补肾安神,故可用治脾肾阳虚所致不寐。

【临床应用】 不寐 因脾肾阳虚而致。症见失眠多梦,体虚乏力,怕冷,食欲不振,舌淡苔薄,脉细弱;神经衰弱、妇女更年期综合征见上述证候者。

【药理毒理】 本品有抗疲劳等作用。

1. 抗疲劳 本品能延长利血平所致脾虚模型小鼠的游泳时间[1]。

2. 对消化功能的影响 本品可减少大鼠胃液分泌量和总酸排出量,升高胃蛋白酶活性[1]。

【不良反应】 目前尚未检索到不良反应报道。

【禁忌】 尚不明确。

【注意事项】 睡前不宜饮用咖啡、浓茶兴奋性饮品。

【用法与用量】 开水冲服。一次 5g,一日 2 次。

【规格】 每袋装 5g

【参考文献】 [1]周新民.神衰康健脾益气作用的研究.医学信息,2001,14(12):904.

五 加 参 精

Wujiashen Jing

【药物组成】 刺五加清膏、蜂蜜。

【功能与主治】 益气健脾,补肾安神。用于脾肾阳虚所致的失眠、多梦、体虚乏力、气短。

【方解】 方中刺五加"补中益精,坚筋骨,强志意"(《名医别录》),为益气健脾、补肾安神之良药;蜂蜜"安五脏诸不足,益气补中"(《本经》),功能补中润燥。两药合用,共奏益气健脾、补肾安神之功用。

【临床应用】

1. 不寐 因脾肾阳虚、气血化源不足、心神失养所致。症见失眠、多梦、体虚乏力、食欲不振、腰膝酸痛或冷痛、舌淡、脉沉迟;神经衰弱症见上述证候者。

2. 脾肾阳虚证 因饮食劳倦,伤及脾肾阳气所致。症见体虚乏力、气短、失眠、面色少华、腰膝酸软冷痛、神疲倦怠、舌淡胖或有齿痕、脉沉迟;神经衰弱见上述证候者。

【不良反应】 目前尚未检索到不良反应报道。

【禁忌】 尚不明确。

【注意事项】

1. 睡前不宜饮用咖啡、浓茶兴奋性饮品。

2. 保持心情舒畅。

【用法与用量】 早晚空腹时温开水送服。一次 10ml,一日 2 次;小儿酌减。

刺五加脑灵液

Ciwujia Naoling Ye

【药物组成】 刺五加浸膏、五味子流浸膏。

【功能与主治】 补益心脾,宁心安神。用于心脾两虚所致的失眠多梦、健忘、倦怠乏力、食欲不振。

【方解】　方中刺五加补脾益气,安神益智;五味子益气生津,安神宁心。两药合用,共奏益气健脾、养心安神之效。

【临床应用】　不寐　因心脾两虚,心失所养,心神不安而致。症见失眠、入睡困难、多梦易醒或醒后难以再入睡、心神不宁、健忘、倦怠乏力、食欲不振、大便溏、舌质淡、脉细弱;神经衰弱见上述证候者。

【药理毒理】　本品有镇静等作用。

1. 镇静　本品对小鼠自主活动有抑制作用,协同戊巴比妥钠、水合氯醛诱导的小鼠睡眠时间[1]。

2. 其他　本品能降低四氧嘧啶高血糖小鼠的血糖水平[2]。

【不良反应】　目前尚未检索到不良反应报道。

【禁忌】　尚不明确。

【注意事项】　睡前不宜饮用咖啡、浓茶等兴奋性饮品。

【用法与用量】　口服。一次10ml,一日2次。

【规格】　每瓶装　(1)10ml　(2)100ml

【参考文献】　[1]孙永嘉,严铭铭,万志强,等.五味子软胶囊镇静安神的药效学研究.时珍国医国药,2012,23(6):1432.

[2]李晓东,于文佩,李红梅,等.刺五加脑灵液对糖尿病预防作用的初探.中医药信息,2000,3:63.

强力脑清素片
Qiangli Naoqingsu Pian

【药物组成】　刺五加浸膏、五味子流浸膏、鹿茸精、甘油磷酸钠。

【功能与主治】　益气健脾,补肾安神。用于心脾两虚、肾精不足所致的乏力、纳呆、腰膝酸软、失眠多梦;神经衰弱症、更年期综合征见上述证候者。

【方解】　方中刺五加补气益精,安神益智,为君药。五味子益气生津,养心安神,为臣药。鹿茸温补肾阳,填精补髓,为佐药。另入甘油磷酸钠补磷,诸药相合,共奏健脾益气、补肾安神之功。

【临床应用】　不寐　因心脾两虚,肾精不足而致。症见失眠、神疲乏力、纳呆、腰膝酸软、健忘、头晕、舌质淡苔薄、脉细弱;神经衰弱见上述证候者。

【不良反应】　目前尚未检索到不良反应报道。

【禁忌】　尚不明确。

【注意事项】　睡前不宜饮用咖啡、浓茶等兴奋性饮品。

【用法与用量】　口服。一次3片,一日2次。

（五）疏肝解郁

解郁安神颗粒
Jieyu Anshen Keli

【药物组成】　柴胡、郁金、龙齿、炒酸枣仁、制远志、百合、炒白术、茯苓、炒栀子、石菖蒲、胆南星、姜半夏、当归、炙甘草、大枣、浮小麦。

【功能与主治】　疏肝解郁,安神定志。用于情志不畅、肝郁气滞所致的失眠、心烦、焦虑、健忘;神经官能症、更年期综合征见上述证候者。

【方解】　方中柴胡、郁金疏肝理气,清心解郁,调畅情志,共为君药。龙齿镇心安神;酸枣仁养血安神;远志交通心肾;百合清心安神;白术健脾燥湿,以资化源;茯苓健脾,宁心安神,共为臣药。栀子泻火除烦,凉血安神;菖蒲化浊开窍,醒神健脑;胆南星、半夏清热化痰,息风定惊;当归调畅气血;大枣、浮小麦和中缓急,养心安神,共为佐药。炙甘草调和诸药,为使药。诸药合用,共奏疏肝解郁、安神定志之效。

【临床应用】　不寐　因情志不舒、肝郁气滞而致。症见入睡困难、多梦易醒或醒后难以再入睡、胸闷、胁痛、心烦易怒、焦虑、健忘;神经官能症、更年期综合征见上述证候者。

【药理毒理】　抗抑郁　本品能缩短抑郁模型大鼠的游泳绝望时间,增加多种不良刺激引起的抑郁模型大鼠对奖赏的反应;抑制利血平致大鼠眼睑下垂和体温下降;使电击诱导的小鼠获得性无助行为得到改善;增强阿扑吗啡所致的小鼠强迫撕咬行为[1]。

【不良反应】　目前尚未检索到不良反应报道。

【禁忌】　尚不明确。

【注意事项】

1. 睡前不宜饮用咖啡、浓茶兴奋性饮品。

2. 保持心情舒畅。

【用法与用量】　开水冲服。一次5g,一日2次。

【规格】　每袋装5g

【参考文献】　[1]郑高利,张信岳,孙丽文,等.疏肝解郁颗粒抗抑郁作用的研究.中国中医药科技,2004,11(4):205.

舒眠胶囊
Shumian Jiaonang

【药物组成】　柴胡(酒炒)、白芍(炒)、酸枣仁(炒)、合欢花、僵蚕(炒)、蝉蜕、灯心草。

【功能与主治】 疏肝解郁,宁心安神。用于肝郁伤神所致的失眠症。症见失眠多梦,精神抑郁或急躁多怒,胸胁苦满或胸膈不畅,口苦目眩,舌边尖略红,苔白或微黄,脉弦。

【方解】 方中柴胡性味苦、微寒,疏肝解郁;白芍性味甘、酸、微寒,养阴柔肝,共为君药,两者一升一敛,条达肝气。酸枣仁补肝宁心、安神定志;合欢花疏肝解郁、和血安神,为臣药。僵蚕、蝉蜕清肝安神、宁心除烦,为佐药。灯心草清上导下,引诸药归心,为使药。诸药合用,共奏疏肝解郁、宁心安神之功。

【临床应用】 不寐 因肝气郁结,心神暗伤,神不安宁所致。症见不易入睡,心烦多梦,精神抑郁,急躁易怒,胸胁苦满,目眩口苦。

【药理毒理】 本品有镇静、抗惊厥作用。

1. 镇静 本品可抑制小鼠自主活动,增加阈下剂量戊巴比妥钠致小鼠睡眠率[1,2]。

2. 抗惊厥 本品能延长士的宁致小鼠惊厥潜伏期及死亡时间[1]。

3. 其他 本品对东莨菪碱致小鼠记忆获得障碍有改善作用[3]。

【不良反应】 目前尚未检索到不良反应报道。

【禁忌】 尚不明确。

【注意事项】

1. 宜饭后服用。

2. 服药期间应调摄情志,舒畅心情。

3. 孕妇慎用。

【用法与用量】 口服。一次 3 粒,一日 1 次,临睡前服用。

【规格】 每粒装 0.4g

【参考文献】 [1]谢梅,廖名龙.舒眠胶囊.中国新药杂志,2001,10(5):386.

[2]谢达莎,耿晓照,隋艳华,等.蝉枣汤镇静催眠作用的初步实验研究.江西中医学院学报,2006,18(4):47.

[3]许琦.舒肝养血胶囊治疗失眠症的临床与实验研究.济南,山东中医药大学,2004:18.

（六）重镇安神

泻肝安神丸

Xiegan Anshen Wan

【药物组成】 龙胆、栀子(姜炙)、黄芩、炒酸枣仁、柏子仁、制远志、地黄、当归、珍珠母、牡蛎、龙骨、蒺藜(去刺、盐炙)、麦冬、茯苓、盐车前子、盐泽泻、甘草。

【功能与主治】 清肝泻火,重镇安神。用于肝火亢盛,心神不宁所致的失眠多梦、心烦;神经衰弱症见上述证候者。

【方解】 方中以龙胆、栀子、黄芩清肝泻火,凉血除烦,为君药。酸枣仁、柏子仁养血滋阴,宁心安神;远志交通心肾;地黄凉血滋阴;当归养血活血;珍珠母、牡蛎、龙骨平肝潜阳、镇心安神,为臣药。蒺藜平肝解郁;麦冬养阴生津;茯苓宁心安神;车前子、泽泻清肝泻火、清利湿热,为佐药。甘草调和诸药,为使药。诸药相合,共奏清肝泻火、重镇安神之功。

【临床应用】 不寐 因肝火亢盛,心神不宁所致。症见入睡困难、多梦易醒、心烦易怒、头晕目眩、耳鸣耳聋、口苦、目赤、舌红苔黄、脉弦数;神经衰弱见上述证候者。

【不良反应】 目前尚未检索到不良反应报道。

【禁忌】 尚不明确。

【注意事项】 睡前不宜饮用咖啡、浓茶兴奋性饮品。

【用法与用量】 口服。一次 6g,一日 2 次。

【规格】 每 100 丸重 6g

朱砂安神片

Zhusha Anshen Pian

【药物组成】 朱砂、黄连、地黄、当归、甘草。

【功能与主治】 清心养血,镇静安神。用于胸中烦热,心悸不宁,失眠多梦。

【方解】 朱砂甘寒质重,入心经,可重镇安神,清泻心火,切中病机,为君药。黄连苦寒,清心泻火以除烦,为臣药。地黄甘苦寒,滋阴清热,当归辛甘温,补血养心。甘草调和诸药,防朱砂、黄连苦寒重镇碍胃。诸药合用,有清心养血,镇静安神之功效。

【临床应用】

1. 不寐 因心阴(血)不足,心火偏亢,心神不敛所致。症见不易入睡或多梦易醒,心烦神乱,或胸中懊憹心悸,舌红,脉细数;神经衰弱见上述证候者。

2. 心悸 因心阴(血)不足,心火偏亢所致。症见心悸怔忡,烦躁,健忘,头目眩晕,舌红,脉细数者。

【不良反应】 目前尚未检索到不良反应报道。

【禁忌】 尚不明确。

【注意事项】

1. 本品含有朱砂,不宜过量或长期服用。

2. 用于治疗失眠时,睡前忌吸烟,忌喝酒、茶和咖啡。

3. 孕妇慎用。

【用法与用量】　口服。一次 4～5 片,一日 2 次。

【规格】　每片重 0.46g

十九、固涩剂

固涩剂以固涩药物为主,兼顾补益药物组合而成,用以治疗气、血、精、津液滑脱所致诸病症。

气、血、精、津液是营养人体的基本物质,处于生成、转化和消耗的正常生理过程。在多种致病因素影响下,这一过程若被打乱,持续消耗过度,就会导致气、血、精、津液散失不收,正气内虚,滑脱不禁。因滑脱的病因和发病部位不同,临床上可表现为自汗、盗汗、遗精滑泄、小便失禁、久泻等。概括说来,滑脱总以收敛固涩为基本治法,根据病证不同,配伍补气、养阴、补肾填精等药物。基于这一原则,固涩剂分为固表止汗、固肾涩精、固脬缩尿、固肠止泻四类。

固表止汗剂适用于体虚卫外不固所见的自汗和阴液不能内守所致的盗汗。常用黄芪、白术、牡蛎、麻黄根、五味子等药物。临床见自汗、气短、倦怠、乏力或盗汗、心悸、心烦等症。

固肾涩精剂适用于肾虚封藏失司,精关不固所致的遗精滑泄。常用药物有金樱子、沙苑子、山茱萸、五味子、芡实、莲须、莲子、龙骨、牡蛎等。临床症见遗精滑泄、腰膝酸软、神疲乏力、耳鸣等。

固脬缩尿剂适用于肾气不足,膀胱失约所致的尿频、遗尿。常用药物有益智仁、金樱子、桑螵蛸等。临床症见小便频数或夜尿频多、腰膝酸软、乏力;或小儿遗尿。

固肠止泻剂用于泄泻日久,脾肾两虚或脾肾阳虚所见大便滑脱不禁。常用药物有肉豆蔻、诃子、乌梅、罂粟壳、赤石脂、五味子、金樱子、莲子、芡实、益智仁等。临床症见腹泻、腹痛喜按或冷痛、腹胀、食少、腰酸或腰冷。

固涩剂适用于西医学的自主神经紊乱所致多汗、滑精、神经性尿频、功能性遗尿、慢性溃疡性结肠炎等以中医滑脱为临床指征者。

固涩剂主要有颗粒、丸、胶囊、膏、口服液五种剂型。均为口服制剂。

固涩剂与补益剂关系密切。若气、血、阴、阳、精、津液和脏腑功能虚损,当用补益剂;当诸虚损失治、误治发展到滑脱时,则需固涩剂调治。因而补益剂常配少许固涩药物,固涩剂兼用补虚之品。临床上,可量疾病深浅选用两类制剂。

固涩剂使用注意:①固涩剂适用于正虚无邪之滑脱,故属火热、血瘀、气滞、食积等实邪为患者不宜使用;②四类固涩剂针对不同病证而设,应结合气虚、肾虚等辨证情况合理选用。

(一) 固表止汗

复芪止汗颗粒
Fuqi Zhihan Keli

【药物组成】　黄芪、党参、白术(麸炒)、五味子(制)、麻黄根、牡蛎(煅)。

【功能与主治】　益气,固表,敛汗。用于气虚不固,多汗,倦怠,乏力。

【方解】　方中黄芪甘温,入肺脾经,益气固表止汗,补肺实卫,腠理开阖有度,补脾益气,汗液疏泄正常,故为君药。党参、白术均以补脾益气见长,白术另可益气止汗;五味子酸温,能益气养阴固涩,收敛止汗;此三药益气养阴固表,辅助君药之力,兼能止汗,故为臣药。麻黄根和牡蛎收敛固表止汗,有佐助之能,而为佐药。六味合用,标本兼得,可收益气固表、敛汗止汗之效。

【临床应用】　自汗　由气虚卫外不固所致。症见自汗,恶风,气短,乏力,舌淡,脉虚弱。

【药理毒理】　增强免疫功能　本品能提高环磷酰胺致免疫抑制小鼠脾脏指数和胸腺指数,提高巨噬细胞吞噬指数,增加血清 IL-1β、IL-4 和 INF-γ 水平,提高 NK 杀伤活性,提高 T 淋巴细胞的增殖能力和血清溶血素水平,并能增加 CD19+、CD3+、CD4+ 和 CD8+ 淋巴细胞亚群百分比[1,2]。

【不良反应】　目前尚未检索到不良反应报道。

【禁忌】　尚不明确。

【注意事项】

1. 佝偻病、结核病、甲状腺功能亢进、更年期综合征患者,服用本品同时应作病因治疗。

2. 热病汗出、阴虚盗汗者慎用。

3. 服药期间宜食清淡食物。

【用法与用量】　开水冲服。5 岁以下一次 20g,一日 2 次;5 岁至 12 岁一次 20g,一日 3 次;成人一次 40g,一日 2 次。

【规格】　每袋装 20g

【参考文献】　[1]李新翔,李雪嫣,桂曼曼,等.复芪止汗颗粒对小鼠免疫功能影响的实验研究.西部中医药,2012,25(11):18-21.

[2]李雪嫣,张李峰,程卫东,等.玉屏风散口服液和复芪止汗颗粒对免疫抑制小鼠的影响.中药药理与临床,2013,29(2):17-20.

玉屏风胶囊(颗粒、口服液、袋泡茶)

Yupingfeng Jiaonang(Keli,Koufuye,Daipaocha)

【药物组成】 黄芪、白术(炒)、防风。

【功能与主治】 益气,固表,止汗。用于表虚不固,自汗、恶风、面色㿠白,或体虚易感风邪者。

【方解】 方中黄芪重用,益气固表,实卫而止汗,为君药。白术健脾益气,助黄芪益气固表,而为臣药。防风走表而御风邪,为佐药。黄芪得防风,固表不留邪;防风得黄芪,祛邪不伤正。本剂补中有散,散中有补,合建益气固表止汗之功。

【临床应用】

1. 自汗 由气虚卫外不固所致。症见自汗、恶风、气短、乏力、舌淡、脉虚弱。

2. 体虚易感冒 由表虚不固所致。症见神疲乏力,自汗恶风,反复感冒,舌淡,脉虚。

此外,还有治疗反复呼吸道感染、小儿肾病综合征、小儿喘息型慢性支气管炎、哮喘、慢性支气管炎、支原体肺炎、小儿变应性鼻炎、角膜溃疡病、复发性口腔溃疡、慢性荨麻疹、慢性湿疹、慢性阻塞性肺疾病肺气虚证的报道[1-15]。

【药理毒理】 本品有增强免疫功能、抗变态反应、平喘和抗应激等作用。

1. 增强免疫功能 本品对小鼠脾脏抗体形成细胞数呈现双向调节作用[16,17];玉屏风颗粒可促进脾细胞的增殖[18],促进小鼠巨噬细胞吞噬功能,提高吞噬百分率和吞噬指数,增加小鼠胸腺重量[20,21];本品可提高环磷酰胺致免疫抑制小鼠血清IgG水平,增加小鼠呼吸道中免疫球蛋白含量[22]。本品可增高肺卫气虚患者血清IgG、IgA含量,增加淋巴细胞转化率[19]。

2. 抗变态反应 玉屏风口服液可抑制小鼠IgE的产生,抑制肥大细胞脱颗粒,本品对羊抗兔肾小球基底膜抗血清所致实验性肾炎家兔血肌酐(Cr)、尿蛋白转为正常的百分率分别为57.1%和83.3%,使肾脏病理变化减轻、修复;本品可改善变态反应性鼻炎患者鼻黏膜细胞和细胞器的形态和功能[23,24]。

3. 平喘 本品可降低OVA诱导的哮喘小鼠肺组织以及血清IL-4和IL-5的含量,增加IFN-γ含量,纠正Th1/Th2细胞因子失衡[25]。

4. 抗应激 本品可延长限制饮食导致的气虚小鼠高温游泳时间以及放血法导致的气虚小鼠低温游泳时间[18]。

5. 其他 本品能延长小鼠电刺激运动时间,具有强壮作用[26]。鸡胚试验表明本品可抑制流行性感冒病毒A毒株15EID50、30EID50感染所致病变[20,27]。

【不良反应】 目前尚未检索到不良反应报道。

【禁忌】 尚不明确。

【注意事项】

1. 热病汗出者慎用。

2. 阴虚盗汗者慎用。

3. 服药期间饮食宜选清淡食品。

【用法与用量】 胶囊剂:口服。一次2粒,一日3次。颗粒剂:开水冲服。一次5g,一日3次。口服液:口服。一次10ml,一日3次。袋泡茶:开水浸泡15分钟后饮服。一次2袋,一日2~3次。

【规格】 胶囊剂:每粒装0.5g

颗粒剂:每袋装5g

口服液:每支装10ml

袋泡茶:每袋装3g

【参考文献】 [1]周海银,罗海燕,杨梅雨,等.玉屏风散颗粒治疗60例小儿反复呼吸道感染临床观察.中医药导报,2011,17(3):31-32.

[2]杨娜,胡思源,李新民.玉屏风胶囊与童康片对照治疗小儿反复呼吸道感染肺脾气虚证临床研究.辽宁中医杂志,2013,40(7):1388-1340.

[3]韦蓉,阮毅燕,邱玉芳,等.玉屏风颗粒对原发性肾病综合征儿童体液免疫功能影响的研究.现代中西医结合杂志,2013,4(11):1211-1212.

[4]林娜,刘运广,郭瑜修,等.玉屏风颗粒对儿童肾病综合征免疫功能影响的研究.时珍国医国药,2010,8(21):2006-2008.

[5]董瑞,秦洪义,徐婓,等.伏天穴位贴敷加味玉屏风膏治疗小儿喘息型慢性支气管炎临床研究.中国医药导报.2007,8(22):87-88.

[6]陆定国,钱蕴玉.玉屏风口服液防治婴幼儿喘息性支气管炎18例观察.现代中西医结合杂志,2001,10(9),868.

[7]吴晓丰,熊小丽,洪艳.玉屏风颗粒对小儿支气管哮喘缓解期免疫功能的影响.长春中医药大学学报,2013,6(29):505-506.

[8]朱灵芝.玉屏风颗粒治疗慢性支气管炎的疗效观察及护理体会.海峡药学,2013,4(25):253-255.

[9]吕祖芳,刘静.玉屏风颗粒对肺炎支原体肺炎患儿体液免疫功能调节的研究.中国医药导报,2013,3(9):16-18,21.

[10]徐庆文,孙一帆,郭亿莲,等.玉屏风颗粒治疗小儿变应性鼻炎65例.河南中医,2006,26(9):71-72.

[11]曹嘉英,袁韬,沈剑,等.玉屏风胶囊治疗角膜溃疡病的临床观察.现代中西医结合杂志,2007,16(35):5250-5251.

[12]刘英志,林静俐,付玉.玉屏风颗粒治疗与食物过敏相关性复发性口腔溃疡疗效观察.中医药通报,2007,6(2):48-49.

[13]高培平,关景丽,赵新超.玉屏风颗粒联合咪唑斯汀对慢性荨麻疹患者的影响.中国医药指南,2012,4(10):11-13.

[14]张正勇,钟华杰,汪蓓,等.玉屏风颗粒联合咪唑斯汀治疗慢性湿疹的疗效观察.淮海医药,2012,30(6):513-514.

[15]马砚涛,王东红,黄广平.玉屏风散治疗稳定期慢性阻塞性肺疾病肺气虚证疗效观察.现代中医药,2009,29(6):6-8.

[16]易宁育.中医扶正方剂玉屏风散的药理研究(Ⅰ).中药通报,1981,(1):83.

[17]易宁育.中医扶正方剂玉屏风散的药理研究(Ⅱ).上海免疫学杂志,1983,(2):82.

[18]曹继军.玉屏风颗粒的药效学研究.中国临床药理学杂志,2010,26(5):390-394.

[19]赵金.玉屏风散与免疫疗法.贵州医药,1987,11(2):53.

[20]邹莉玲.玉屏风口服液对流感病毒抑制及对机体免疫功能的影响.中药材,1990,13(1):37.

[21]李淑贞.玉屏风口服液对免疫抑制小鼠免疫功能的调节作用.中成药,1992,14(3):26.

[22]周然.玉屏风散对小鼠体液免疫功能的影响.中医药研究通讯,1990,(12):6.

[23]陈梅芳.玉屏风散治疗实验性肾炎的研究.中西医结合杂志,1986,6(4):229.

[24]文洁,朱建梅,李婕,等.玉屏风颗粒治疗过敏性鼻炎的实验研究.中成药,2011,33(6):934-937.

[25]朱艳平.玉屏风颗粒对小鼠实验性哮喘体内 Thl/Th2 细胞因子的影响.中国医学工程,2012,20(11):21-24.

[26]杜冠华.玉屏风散的强壮作用.滨州医学院学报,1985,(1):5.

[27]邹莉玲.玉屏风口服液在鸡胚内对流感病毒的抑制作用.江西中医药,1989,(6):40.

(二)固肾涩精

金樱子膏
Jinyingzi Gao

【药物组成】　金樱子。

【功能与主治】　补肾固精。用于肾虚不固所致的遗精、遗尿、白带过多。

【方解】　本方仅用金樱子一味。《滇南本草》称其治"血崩带下,涩精遗泄",《本草正》云:"益精髓,壮筋骨,补五藏,养血气"。要之,本品酸涩收敛,固精缩尿,涩精止遗,固崩止带;又涩中有补,兼有益精填髓之效。故为治疗肾虚不固所致的遗精、遗尿、白带过多的常用药物。

【临床应用】

1. 遗精　因肾虚不固所致。症见梦遗频作,甚至滑精,伴腰膝酸软、头晕、耳鸣、尿频,舌淡苔薄,脉沉细。

2. 遗尿　由先天不足,肾气不充所致。症见小儿夜间睡中遗尿,神疲倦怠,舌淡苔薄,脉沉细。

3. 白带过多　由肾不固摄所致。症见白带量多质稀清淡,伴腰膝酸软,小腹冷感,形寒肢冷,舌淡,脉沉细。

【不良反应】　目前尚未检索到不良反应报道。

【禁忌】　尚不明确。

【注意事项】

1. 肝经湿热所致遗精、遗尿及带下量多者慎用。

2. 服药期间,忌食生冷、油腻、辛辣食物;慎房事。

【用法与用量】　口服。一次 9～15g,一日 2 次。

金锁固精丸
Jinsuo Gujing Wan

【药物组成】　沙苑子(炒)、芡实(蒸)、莲须、莲子、龙骨(煅)、牡蛎(煅)。

【功能与主治】　固精涩精。用于肾虚不固,遗精滑泄,神疲乏力,四肢酸软,腰痛耳鸣。

【方解】　方中沙苑子味甘咸性温,为补益肝肾,固精要药,为君药。芡实固肾涩精,健脾收涩;莲须固肾涩精;莲子益肾固精,健脾止泻,三药增强君药固肾涩精之效,共为臣药。龙骨、牡蛎相须为用,收敛固涩而止遗泄,为佐药。诸药合用,共奏固精涩精之效。

【临床应用】

1. 遗精　由肾虚致精关不固所致。症见梦遗频作,甚至滑精,腰膝酸软,舌淡嫩有齿痕,苔白滑,脉沉细。

2. 早泄　由肾精亏虚,或禀赋不足所致。症见举而易泄,畏寒肢冷,腰膝酸软,舌淡,脉微。

此外,本品还有用于慢性泄泻的报道[1]。

【药理毒理】　本品具有肾保护和抗利尿的作用。

1. 肾保护　本品对阿霉素致肾病综合征大鼠具有降低尿蛋白、调节血脂、升高血清总蛋白和白蛋白,以及改善肾组织病理变化等作用[2]。

2. 抗利尿　本品可增加腺嘌呤诱导的肾虚多尿大鼠血中醛固酮(ALD)和皮质酮(Cort)的含量,上调肾脏CYP11B2 mRNA的表达[3];并可提高由腺嘌呤诱导的肾虚多尿大鼠血清促肾上腺皮质激素释放激素(CRH)、促肾上腺皮质激素(ACTH)以及环磷酸腺苷(cAMP)的含量[4]。

【不良反应】　目前尚未检索到不良反应报道。

【禁忌】　尚不明确。

【注意事项】

1. 湿热下注,扰动精室所致遗精、早泄者慎用。

2. 服药期间,不宜进食辛辣、油腻食物及饮酒;慎房事。

【用法与用量】 口服。淡盐水送服,一次 1 丸,一日 2 次。

【规格】 每丸重 9g

【参考文献】 [1]江从舟.金锁固精丸治疗慢性泄泻 34 例.福建中医药,1997,28(5):18.

[2]张秋林,陈思源.金锁固精丸加味方治疗大鼠阿霉素肾病的实验研究.中国中西医结合肾病杂志,2006,7(7):409.

[3]李淑雯,胡志方,吴清和,等.金锁固精丸对醛固酮合成酶的调节作用研究.实用医学杂志,2010,26(16):2914-2916.

[4]曾金贵,李淑雯,吴清和.金锁固精丸对 HPA 轴的调控机制研究.时珍国医国药,2011,22(10):2342-2343.

锁阳固精丸
Suoyang Gujing Wan

【药物组成】 锁阳、肉苁蓉(蒸)、巴戟天(制)、补骨脂(盐炒)、菟丝子、杜仲(炭)、鹿角霜、韭菜子、熟地黄、山茱萸(制)、牡丹皮、山药、茯苓、泽泻、知母、黄柏、芡实(炒)、莲子、莲须、牡蛎(煅)、龙骨(煅)、八角茴香、牛膝、大青盐。

【功能与主治】 温肾固精。用于肾阳不足所致的腰膝酸软、头晕耳鸣、遗精早泄。

【方解】 方中锁阳、巴戟天、肉苁蓉、补骨脂、菟丝子、鹿角霜、杜仲补肾壮阳,温暖下元;熟地黄、山茱萸、山药、牡丹皮、泽泻、茯苓补肾滋阴,以阴配阳,以收阴生阳长、阴阳相济之效。芡实、莲须、牡蛎、龙骨固秘精气,涩精止遗。知母、黄柏滋阴降火,监制补药温热之性。八角茴香散寒理气;牛膝既能补益肝肾,又可引热下行;大青盐引药入肾。诸药合用,共奏温肾固精之功。

【临床应用】

1. 遗精 由肾阴阳两虚,固摄无权所致。症见遗精频繁,伴腰膝酸软,头晕,耳鸣,畏寒肢冷,疲乏无力,舌淡苔薄,脉细。

2. 早泄 由阴阳两亏,肾气不固所致。症见举而易泄,伴腰膝酸软,头晕,耳鸣,疲乏无力,舌淡苔薄,脉细。

【不良反应】 目前尚未检索到不良反应报道。

【禁忌】 尚不明确。

【注意事项】

1. 阴虚火旺、湿热下注、劳伤心脾所致的遗精、早泄者慎用。

2. 服药期间,饮食宜清淡,忌饮酒、辛辣食物。

【用法与用量】 口服。水蜜丸一次 6g,大蜜丸一次 1 丸,一日 2 次。

【规格】 (1)水蜜丸 每 100 丸重 10g (2)大蜜丸每丸重 9g

(三)固脬缩尿

缩泉丸(胶囊)
Suoquan Wan(Jiaonang)

【药物组成】 益智仁(盐炒)、乌药、山药。

【功能与主治】 补肾缩尿。用于肾虚所致的小便频数、夜间遗尿。

【方解】 方中益智仁辛、温,归肾、脾经,温补之中兼有收涩之性,既能温肾助阳以散寒,又能固肾缩尿而止遗,故为君药。乌药辛、温,归肾与膀胱经,辛开温散,疏通气机,温肾散寒,暖膀胱而助气化,为臣药。山药补脾益肾,固涩精气,为佐药。三药合用补肾散寒而除下焦虚冷,使肾气复而膀胱约束有权,以达缩尿止遗之功。

【临床应用】

1. 多尿 由肾气虚寒,膀胱气化失常所致。症见小便频数,小便清长,夜间尤甚,腰膝酸软,舌质淡,脉沉细弱;神经性尿频见上述证候者[1]。

2. 遗尿 由肾气不固,膀胱失约所致。症见小儿夜间睡中遗尿,神疲倦怠,舌淡苔薄,脉沉细;功能性遗尿见上述证候者[2,3]。

此外,本品尚有治疗慢性前列腺炎、前列腺增生症的报道[4,5]。

【药理毒理】 **抗利尿** 本品可减少水负荷大鼠、小鼠以及对水负荷加安体舒通大鼠、腺嘌呤致肾阳虚多尿大鼠模型的尿量,减少 Na^+、Cl^- 排出量,增加 K^+ 排出量[6,7];本品可改善自然衰老大鼠的尿动力学异常,提高膀胱压漏尿电压(BLPP)、腹压漏尿电压(ALPP)以及最大膀胱排尿压(MVP)等参数,降低残余尿量(PVR)等[8];可增加自然衰老大鼠血清 Cort、T_3 和 T_4 水平[9];上调逼尿肌 $β_3$ - AR mRNA 表达,增加逼尿肌中腺苷酸环化酶(AC)活性、环磷酸腺苷(cAMP)及蛋白激酶 A(PKA)的含量,且增加 PKA 蛋白的表达[10,11];本品可提高腺嘌呤致肾虚多尿大鼠血管紧张素转化酶(ACE)、肾素(PRA)、血管紧张素Ⅱ(AngⅡ)和醛固酮(ALD)的含量[12]。缩泉胶囊能减少用腺嘌呤诱导的肾虚多尿大鼠的 24 小时尿量,并可使尿 Na^+、Cl^- 排出减少,尿 K^+ 排出增加,提高肾虚多尿大鼠血中醛固酮(ALD)含量,并可上调肾脏盐皮质激素受体表达[13];对 D-半乳糖(D-gal)致亚急性衰老大鼠膀胱逼尿肌舒缩功能、组织酶学及对神经受体递质敏感性均有改善作用[14]。

【不良反应】 目前尚未检索到不良反应报道。

【禁忌】 尚不明确。

【注意事项】

1. 肝经湿热所致遗尿慎用。

2. 服药期间,饮食宜清淡,忌饮酒、辛辣食物。

【用法与用量】 丸剂:口服。一次 3～6g,一日 3 次。胶囊剂:口服。成人一次 6 粒,5 岁以上儿童一次 3 粒,一日 3 次。

【规格】 丸剂:每 20 粒重 1g

胶囊剂:每粒装 0.3g

【参考文献】 [1]梁玉梅,黄安兰,徐湘玉.缩泉胶囊调治夜尿频数 70 例临床观察.中国医药指南,2008,6(15):99-100.

[2]王振荣,张爱红,范秀霞,等.缩泉胶囊治疗儿童遗尿症疗效观察.现代中西医结合杂志,2012,21(35):3924-3926.

[3]穆莉芳,马文旭,赵红立.缩泉胶囊配合心理干预治疗小儿神经性尿频 40 例.中医儿科杂志,2007,3(5):41-42.

[4]相玲丽,易振佳.缩泉胶囊治疗慢性前列腺炎 60 例.湖南中医杂志,2011,27(3):98-99.

[5]林庆锋.缩泉胶囊治疗 38 例前列腺增生症临床疗效观察.咸宁学院学报(医学版),2008,22(3):247.

[6]吴清和.缩泉丸的药理学研究.新中医,1991,(12):49.

[7]操红缨,吴清和,黄萍,等.缩泉丸对肾阳虚多尿大鼠尿 BUN、Cr、Na^+、K^+ 和 Cl^- 离子浓度的影响.中医药临床杂志,2009,4(21):117.

[8]操红缨,陈洁君,赖焕玲,等.缩泉丸对老年大鼠尿动力学的影响.中医药临床杂志,2014,26(6):605-607.

[9]吴君,韩芸,黄萍,等.缩泉丸对自然衰老大鼠皮质醇、T3、T4 及肾上腺系数的影响.时珍国医国药,2014,25(12):2838-2839.

[10]吴清和,吴君,黄萍,等.缩泉丸对自然衰老大鼠逼尿肌 AC-cAMP 通路的影响.广州中医药大学学报,2011,28(5):512-515.

[11]李淑雯,吴清和,黄萍,等.缩泉丸对肾虚多尿大鼠肾素-血管紧张素-醛固酮系统的影响.中国实验方剂学杂志,2010,16(11):108-110.

[12]操红缨,吴君,吴清和,等.缩泉丸对自然衰老大鼠逼尿肌 β3-肾上腺素能受体 mRNA 表达的影响.中国实验方剂学杂志,2012,18(1):125-128.

[13]李淑雯,吴清和,黄萍,等.缩泉丸对肾虚多尿大鼠肾脏 MRmRNA 及蛋白表达的影响.中药药理与临床,2010,26(6):8.

[14]谭莹,黄萍,操红缨,等.缩泉胶囊对亚急性衰老大鼠逼尿肌功能的影响.中国中药杂,2010,35(23):3207.

夜 尿 宁 丸

Yeniaoning Wan

【药物组成】 肉桂、桑螵蛸、补骨脂(盐制)、大青盐。

【功能与主治】 补肾散寒,止痒缩尿。适用于小孩尿床症。

【方解】 方中肉桂辛甘、大热,温补肾阳,益火之源,助肾化气,为君药。桑螵蛸止涩缩尿,为臣药。佐以补骨脂补肾壮阳,固精止遗;大青盐咸寒,入肾、膀胱经,和阴使为阳守;诸药合用,共奏补肾纳气、扶正培本、温肾收涩、标本兼治之功。

【临床应用】 夜尿、遗溺 因小儿肾气不足,不能固摄下元所致。症见每晚可多次尿床,尿清长味不大,平时在天气寒冷时,小便次数多,面色苍白,缺少光泽,神疲乏力,四肢发凉、怕冷,或下肢无力,智力较同龄儿童稍差,舌质淡苔白滑;用于小儿遗尿症见上述证候者。

【不良反应】 目前尚未检索到不良反应报道。

【禁忌】 尚不明确。

【注意事项】

1. 由膀胱炎、肾炎、糖尿病、泌尿系统结核等器质性病变引起的夜尿症,不宜服用。

2. 服药期间忌饮凉水和凉食,并应避免着凉和游泳。

【用法与用量】 温开水送服。一次 1 丸,一日 3 次,10 岁以下减半。

【规格】 每丸重 9g

(四)固肠止泻

固肠止泻丸(结肠炎丸)

Guchang Zhixie Wan(Jiechangyan Wan)

【药物组成】 乌梅(或乌梅肉)、黄连、罂粟壳、干姜、木香、延胡索。

【功能与主治】 调和肝脾,涩肠止痛。用于肝脾不和所致的泄泻,症见腹痛腹泻、两胁胀满;慢性非特异性溃疡性结肠炎见上述证候者。

【方解】 方中乌梅酸涩,涩肠止泻,用于久泻久痢,为君药。黄连苦寒,清热燥湿止泻,罂粟壳涩肠止泻止痛,两药祛邪与固涩兼顾,共为臣药。干姜辛热,温暖脾胃,佐制黄连苦寒之性;木香、延胡索合用,行气导滞,散痞止痛,为佐药。诸药合用,共奏调和肝脾,涩肠止痛之功。

【临床应用】 泄泻 肝脾不和所致腹泻,腹胀,腹痛,两胁胀满,嗳腐吞酸,呃逆,烦躁,郁闷,食少;慢性非特异性溃疡性结肠炎见上述证候者。

此外,还有治疗腹泻型肠道易激综合征的报道[2]。

【药理毒理】 本品有止泻、抗菌和镇痛作用。

1. 止泻 本品对大黄和蓖麻油引起的小鼠腹泻能改善粪便性状,使粪便由稀变软[2]。

2. 抗菌 本品体外试验对大肠埃希菌和福氏痢疾杆菌有抑制作用;体内可提高大肠埃希菌和痢疾杆菌感染小鼠的存活率[2]。

3. 镇痛 本品可抑制醋酸所致小鼠扭体反应有次数[2]。

4. 其他 本品可减少2,4-二硝基氯苯叠加醋酸局部灌肠法诱导的溃疡性结肠炎大鼠的肠内溃疡个数,缩小溃疡面积[3]。

【不良反应】 目前尚未检索到不良反应报道。

【禁忌】 尚不明确。

【注意事项】

1. 本品湿热或伤食泄泻者慎用。

2. 儿童慎用。孕妇慎用。

3. 服药期间,忌食生冷、油腻、辛辣刺激性食物。

4. 本品含罂粟壳,不可过用,久用。

【用法与用量】 口服。浓缩丸一次4g,水丸一次5g,一日3次。

【规格】 浓缩丸:每9粒重1g

水丸:每12粒重1g

【参考文献】 [1]袁文泽.固肠止泻丸治疗腹泻型肠道易激综合征临床研究.中医临床研究,2013,5(17):62-63.

[2]徐小平,刘世军,李新莉.固肠止泻丸的药效学研究.西北药学杂志,2001,16(6):258.

[3]张小丽,范引科,姜姗姗,等.固肠止泻丸治疗免疫及醋酸致豚鼠溃疡性结肠炎的实验研究.西北药学杂志,2010,25(3):198-199.

肉蔻四神丸

Roukou Sishen Wan

【药物组成】 补骨脂(盐水制)、木香、肉豆蔻(面粉煨)、罂粟壳、诃子肉、白芍、干姜、白术(麸炒)、吴茱萸(甘草水制)。

【功能与主治】 温中散寒,补脾止泻。用于大便失调,黎明泄泻,不思饮食,面黄体瘦,腰膝酸软。

【方解】 方中补骨脂辛苦而温,补肾助阳,温脾止泻;肉豆蔻涩肠止泻,温中行气,共为君药。干姜、吴茱萸温中散寒,白术健脾益气,木香行气散寒,助君药温中行气散寒,共为臣药。罂粟壳、诃子涩肠固脱止泻;白芍益阴和血,共为佐药。全方诸药相合,共奏温补脾肾,涩肠固脱止泻,调和气血之效。

【临床应用】 五更泻 因脾肾阳虚,水谷不化,大肠失固所致。症见黎明泄泻,肠鸣腹痛,泻后痛减,大便稀薄,完谷不化,形寒肢冷,四肢不温,腰膝酸冷,疲乏无力,小便清长,夜尿频多。舌质淡,舌胖、边有齿印,脉沉细无力。

此外,还有应用于抗生素相关性腹泻、菌群失调所致腹泻的报道[1,2]。

【不良反应】 目前未检索到不良反应报道。

【禁忌】 尚不明确。

【注意事项】

1. 本品含罂粟壳,长期服用可能会产生依赖性,应在医师指导下服用。

2. 服用本品时不宜与其他含罂粟壳、盐酸吗啡、磷酸可待因、盐酸罂粟碱等易产生依赖性的产品同时服用。

3. 服用本品时忌食生冷、油腻食物。

【用法与用量】 口服。一次6g,一日2次。

【规格】 每袋重6g

【参考文献】 [1]蒋兆年.肉蔻四神丸治疗抗生素相关性腹泻21例临床观察.首都医药,2007,22(11):44.

[2]刘连成.肉蔻四神丸治疗菌群失调腹泻31例临床观察.中国临床医生,2000,28(9):44.

石榴健胃散(胶囊、丸)

Shiliu Jianwei San(Jiaonang,Wan)

【药物组成】 石榴子、肉桂、豆蔻、荜茇、红花。

【功能与主治】 温胃益火,化滞除湿,温通脉道。用于消化不良、食欲不振、寒性腹泻等。

【方解】 方中石榴子酸甘温,健脾消食,温中止泻为君。肉桂辛大热补火助阳;肉豆蔻辛温涩肠止泻,温中行气;荜茇辛热温中散寒,下气止痛,助君药温中健脾,涩肠止泻,共为臣药。红花辛温,活血和血,温通脉道,为佐药。共奏温胃益火,化滞除湿,温通脉道之功。

【临床应用】 泄泻 由脾胃虚寒,健运失司所致。症见脘腹胀满,不思饮食,口淡无味,肢体困重,怠惰嗜卧,大便稀溏清冷,舌淡红苔白腻而厚,脉缓;功能性消化不良、慢性腹泻见上述证候者。

【不良反应】 目前未检索到不良反应报道。

【禁忌】 孕妇禁用。

【注意事项】 忌食生冷、油腻不易消化食物。

【用法与用量】 散剂:口服。一次1袋,一日2~3次。胶囊:口服。一次3粒,一日2~3次。丸剂:一次2~3丸,一日2~3次。

【规格】 散剂:每袋装1.2g

胶囊：每粒装 0.3g

丸剂：每 10 丸重 6g

固肠胶囊

Guchang Jiaonang

【药物组成】 赤石脂（煅）、黄连、黄柏、诃子（去核）、肉豆蔻（煨）、厚朴（炙）、建曲、吴茱萸（制）、肉桂、干姜、花椒、川芎、牡蛎（煅）、五倍子、乌梅（去核）。

【功能与主治】 散寒清热，调和气血，涩肠止泻。用于寒热错杂，虚实互见的肠易激综合征。症见大便清稀或夹有少许白黏冻，或完谷不化，甚至滑脱不禁，腹痛肠鸣，畏寒肢冷，腰膝酸软。

【方解】 方中肉豆蔻温中涩肠，乌梅涩肠止泻，共为君药。花椒、吴茱萸温中散寒，黄连、黄柏苦寒清热燥湿，四药配合辛开苦降，散寒清热，止痛止泻，为臣药。赤石脂、五倍子酸涩收敛止泻，厚朴宽中理气，六神曲健脾消导，为佐药。全方具有涩而不滞，通而不泄的特点，对于寒热错杂、虚实并见的慢性泄泻患者尤为适宜。

【临床应用】 泄泻 用于寒热错杂，虚实互见所致的慢性腹泻。症见大便清稀或夹有少许白黏冻，或完谷不化，甚至滑脱不禁，腹痛肠鸣，畏寒肢冷，腰膝酸软，舌淡红苔薄白腻或黄，脉濡；肠易激综合征见上述证候者。

此外，还有治疗溃疡性结肠炎的报道[1]。

【不良反应】 目前尚未检索到不良反应报道。

【禁忌】 尚不明确。

【注意事项】

1. 孕妇慎用。

2. 服药期间忌食生冷、辛辣、油腻食物。

【用法与用量】 口服。一次 4 粒，一日 3 次。4 周为一疗程。

【规格】 每粒装 0.375g

【参考文献】 [1]葛文津,甘毓麟,陈瑜,等.固肠胶囊治疗慢性非特异性溃疡性结肠炎临床与实验研究.中医杂志,1994,35(2):92-94.

二十、驱虫剂

驱虫剂以驱虫药为主组成，具有驱虫和杀虫功能。常选用乌梅、槟榔、雷丸、鹤虱、使君子、苦楝根皮等，用于蛔虫、蛲虫、钩虫、绦虫、姜片虫等肠道寄生虫病。因寄生虫病有寒热虚实之别，故应结合辨证，配伍温里、清热、补虚或通便药物。

本节介绍的驱虫中成药仅乌梅丸和驱虫消食片 2 种。

乌梅丸

Wumei Wan

【药物组成】 乌梅肉、花椒（去目）、细辛、黄连、黄柏、附子（炙）、干姜、桂枝、人参、当归。

【功能与主治】 缓肝调中，清上温下。用于蛔厥，久痢，厥阴头痛，症见腹痛、时发时止，心烦呕吐，手足厥冷。

【方解】 方中乌梅酸温安蛔，涩肠止痢，为君药。花椒、细辛性味辛温，辛可伏蛔，温能祛寒，黄连、黄柏性味苦寒，苦可下蛔，寒能清热，二味又是止痢要药，椒、辛、连、柏寒温并用，共为臣药。附子、干姜、桂枝温脏祛寒，人参、当归补养气血，共为佐药。全方配伍，共奏缓肝调中，清上温下之功。

【临床应用】

1. 蛔厥 蛔虫内扰，钻入胆道所致右上腹剧痛，烦闷呕吐，时发时止，得食即吐，常自吐蛔，手足厥逆，舌质淡，苔薄白，脉弦细；胆道蛔虫见上述证候者。

2. 久痢 痢疾久延，脾胃亏损，寒热错杂所致大便脓血，腹部隐痛，神疲乏力，食欲减退，舌白，脉沉迟；慢性菌痢见上述证候者。

【药理毒理】 本品有抗结肠炎、降血糖及抗肝纤维化等作用。

1. 抗结肠炎 本品可减轻溃疡性结肠炎大鼠结肠黏膜上皮损伤，减轻黏膜下充血和水肿；改善结肠上皮的病理性改变；本品可增加病变结肠黏膜局部组织中 IL-10 含量，降低 IL-6、IL-8、肿瘤坏死因子-α、核转录因子 κB、细胞间黏附分子 1 含量[1-4]；降低大鼠结肠黏膜中 NO 的水平[5]。

2. 降血糖 本品能降低四氧嘧啶诱发的高血糖小鼠模型空腹血糖含量，并能减轻胰岛 B 细胞的破坏，对损伤的胰岛 β 细胞有修复作用[6]。

3. 抗肝纤维化 本品可以抑制免疫损伤性肝纤维化大鼠模型肝组织损伤，减轻炎症反应，改善纤维化的病理改变[7]。

4. 其他 本品能增加 E-玫瑰花环形成率，并能清除氧自由基[4]，升高大鼠淋巴细胞转化率[5]。本品能增加小鼠腹腔巨噬细胞吞噬率，提高小鼠对缺氧的耐受能力和延长小鼠负重游泳时间[8]。

【不良反应】 目前尚未检索到不良反应报道。

【禁忌】 尚不明确。

【注意事项】

1. 蛔厥寒证或热证明显者不宜使用。

2. 蛔厥腹痛缓解后，应配合使用驱虫剂，以标本兼顾。

3. 脾肾虚寒久痢者不宜使用。

4. 肾脏病患者、孕妇、新生儿慎用。

5. 建立良好的个人卫生及饮食习惯，避免食入不洁食物。

【用法与用量】 口服。每次 2 丸，一日 2～3 次。

【规格】 每丸重 3g

【参考文献】 [1]姚茹冰,邱明义,胡兵,等.乌梅丸对溃疡性结肠炎大鼠结肠黏膜形态学的影响.广州中医药大学学报,2003,20(1):59.

[2]姚茹冰,邱明义,蔡辉,等.乌梅丸对溃疡性结肠炎大鼠结肠黏膜局部肿瘤坏死因子α、白介素-8及白介素-10的影响.中医杂志,2002,43(12):935.

[3]范恒,邱明义,梅家俊,等.乌梅丸对溃疡性结肠炎大鼠组织细胞因子的干预效应.中国临床康复,2006,10(7):87.

[4]余欣,邱明义,胡继鹰,等.乌梅丸对溃疡性结肠炎大鼠肠组织核转录因子κB及细胞间黏附分子1的影响.中国中西医结合消化杂志,2008,16(3):172.

[5]明彩荣,张丽红,王守岩.乌梅丸治疗大鼠溃疡性结肠炎的实验研究.中国中医药科技,2007,14(1):51.

[6]卢健,李瑛,王凌志,等.乌梅丸降血糖作用的机制探讨.中医药学刊,2005,23(5):892.

[7]张保伟,李爱峰,赵志敏.乌梅丸对免疫损伤性肝纤维化大鼠肝组织病理形态的影响.河南中医,2006,26(5):23.

[8]周尔文,张国俊,魏连海,等.乌梅丸对小鼠巨噬细胞吞噬功能等项实验的观察与分析.中国实验方剂学杂志,1999,5(3):65.

驱虫消食片
Quchong Xiaoshi Pian

【药物组成】 槟榔、使君子仁、雷丸、鸡内金、茯苓、牵牛子(炒)、芡实、甘草(蜜炙)。

【功能与主治】 消积杀虫，健脾开胃。用于小儿疳气、虫积，身体偏瘦，不思饮食。

【方解】 方中槟榔杀虫消积，导滞下行；使君子杀虫化积，健脾消疳两药相须为用，健脾开胃，消积杀虫，为君药。雷丸杀虫消结；牵牛子去积杀虫，能增强君药消积杀虫之功，合为臣药。鸡内金、茯苓、芡实补气健脾，促进运化，以资气血生化之源为佐药。炙甘草调和诸药为使药。

【临床应用】 小儿虫积 因饮食不节，脾胃虚弱所致。症见面黄体瘦，不思饮食，腹胀而痛，肢细腹大，发焦目暗，舌瘦黯淡苔白，脉沉弱。

【不良反应】 目前未检索到不良反应报道。

【禁忌】 尚不明确。

【注意事项】 尚不明确。

【用法与用量】 口服。一次 4～5 片，一日 2 次。

【规格】 每片重 0.4g

外 科 类

外科制剂包括解毒消肿剂、生肌敛疮剂、清肠消痔剂、清热凉血剂、消核散结剂、活血通脉剂和息风解毒剂七类中药制剂。

解毒消肿剂主要由清热解毒、消肿止痛药物组成。常用药物有金银花、连翘、蒲公英、大黄、黄芩、黄连、黄柏、苦参、栀子、白鲜皮、白芷、石菖蒲、雄黄等，适当配伍乳香、没药、赤芍、血竭等活血止痛药物，用于治疗急性乳腺炎、急性蜂窝组织炎、急性化脓性淋巴结炎、肛周脓肿、体表急性感染性疾病、体表多发性脓肿、毛囊炎、毛囊周围炎、淋巴结结核、虫蛇咬伤、Ⅰ度和Ⅱ度烧烫伤、外痔等属急性期者。

生肌敛疮剂主要由轻粉、红粉、煅炉甘石、煅石膏、煅龙骨等托毒祛腐生肌药物组成。配合使用清热解毒和活血化瘀药物，用于治疗体表急性化脓性疾病、急性乳腺炎、外痔等疮面溃疡者，也可用于Ⅰ、Ⅱ度烧烫伤。

清肠消痔剂用于内痔、外痔和混合痔，均为局部和直肠给药。

清热凉血剂由水牛角、玄参、地黄、青黛、大黄、紫草、地榆、侧柏叶、黄芩、槐花、赤芍等清热凉血解毒的药物组成。主要用于内痔和外痔，尚用于毛囊炎、化脓性腮腺炎、肛窦炎、直肠炎和肛瘘等。

消核散结剂主要由软坚散结、化瘀消肿药物组成。常用药物有夏枯草、漏芦、浙贝母、玄参、海藻、昆布、牡蛎、连翘、蛤壳、川楝子、木鳖子、王不留行、赤芍、乳香、没药、当归等，用于治疗乳腺增生病、淋巴结结核等病。

活血通脉剂主要由活血化瘀和清热解毒药物组成，用于治疗血栓闭塞性脉管炎、动脉硬化闭塞症，另有用于骨髓炎。

息风解毒剂仅有玉真散一剂，用于治疗破伤风。

中药外科制剂有膏剂、片剂、散剂、胶囊剂、丸剂、颗粒剂、栓剂、酊剂和口服液等多种剂型，尤以膏剂居多，片剂、散剂也占较大比重。以皮肤和黏膜给药为主。

外科制剂使用注意：①外用膏剂、散剂多含有毒药物，不可久用；②凡属外用药，不可内服。

一、解毒消肿

活血消炎丸

Huoxue Xiaoyan Wan

【药物组成】 乳香(醋炙)、没药(醋炙)、牛黄、石菖蒲、黄米(蒸熟)。

【功能与主治】 活血解毒，消肿止痛。用于热毒瘀滞所致的痈疽、乳痈，症见局部红肿热痛、有结块。

【方解】 方中牛黄清热解毒，为君药。乳香、没药理气活血，消肿止痛；石菖蒲芳香行散，行气止痛，合为臣药。黄米健脾益气，除湿消肿，为佐药。诸药合用共奏活血解毒、消肿止痛之功。

【临床应用】

1. 疮疡 由热毒郁滞肌肤所致。症见肌肤局部红赤、肿胀高凸、灼热、疼痛；体表急性感染性疾病见上述证候者。

2. 乳痈 由肝胃蕴热郁滞于乳络所致。症见乳房肿胀疼痛，皮色微红，皮温升高，肿块或有或无，乳汁分泌不畅，舌红，苔薄黄或黄腻，脉弦数；急性乳腺炎见上述证候者。

【不良反应】 目前尚未检索到不良反应报道。

【禁忌】 孕妇禁用。

【注意事项】

1. 痈疽已溃破者慎用。

2. 脾胃虚弱者慎用。

3. 若出现皮肤过敏反应立即停药。

4. 忌食辛辣、海鲜、油腻及刺激性食物。

【用法与用量】 温黄酒或温开水送服。一次 3g,一日 2 次。

【规格】 每 100 粒重 5g

连翘败毒丸

Lianqiao Baidu Wan

【药物组成】 金银花、连翘、蒲公英、紫花地丁、大黄、栀子、黄芩、黄连、黄柏、苦参、白鲜皮、木通、防风、白芷、蝉蜕、荆芥穗、羌活、麻黄、薄荷、柴胡、天花粉、玄参、浙贝母、桔梗、赤芍、当归、甘草。

【功能与主治】 清热解毒,消肿止痛。用于热毒蕴结肌肤所致的疮疡,症见局部红肿热痛、未溃破者。

【方解】 方中金银花、连翘、蒲公英、紫花地丁清热解毒,消肿散结止痛。大黄、栀子、黄芩、黄连、黄柏、苦参、白鲜皮、木通清热泻火,燥湿解毒,直折火热邪毒,且大黄、栀子、木通又可泄热通便,使火热之邪随二便而解。所用防风、白芷、蝉蜕、荆芥穗、羌活、麻黄、薄荷、柴胡之属,其性疏散,可使邪热透表而除。另入天花粉、玄参、浙贝母、桔梗、赤芍、当归凉血消肿,活血散结。甘草清热解毒,调和诸药。诸药合用,共奏清热解毒、消肿止痛之功。

【临床应用】 疮疡 由风热毒邪蕴结肌肤所致。症见肌肤红赤、肿胀、微热、疼痛,舌尖红,脉浮数;体表急性感染性疾病见上述证候者。

【不良反应】 文献报道,本品致亚急性重型药物性肝炎 1 例[1]。

【禁忌】 孕妇禁用。

【注意事项】

1. 疮疡阴证者慎用。

2. 肝功能不良者在医生指导下使用。

3. 忌食辛辣、海鲜、油腻及刺激性食物。

【用法与用量】 口服。水丸一次 6g,一日 2 次。

【规格】 每 100 粒重 6g

【参考文献】 [1]刘涛.连翘败毒丸致亚急性重型药物性肝炎 1 例.中国社区医师,2008,24(4):32-33.

清血内消丸

Qingxue Neixiao Wan

【药物组成】 金银花、大黄、玄明粉、栀子(姜炙)、黄芩、黄柏、连翘、蒲公英、赤芍、乳香(醋炙)、没药(醋炙)、木通、瞿麦、雄黄、拳参、玄参、桔梗、薄荷、甘草。

【功能与主治】 清热祛湿,消肿败毒。用于脏腑积热,风湿热毒引起的疮疡肿毒、红肿坚硬、憎寒发热、二便不利。

【方解】 方中以金银花清热解毒,为君药。大黄、玄明粉通腑泻火;栀子、黄芩、黄柏苦寒泻火解毒;连翘、蒲公英清热解毒,加强君药解毒之功,为臣药。赤芍、乳香、没药活血通络,消肿止痛;木通、瞿麦、雄黄清热利湿;拳参、玄参滋阴清热,凉血解毒;桔梗清热排脓,薄荷疏散风热,共为佐药。甘草调和诸药,为使药。全方共奏清热祛湿、消肿败毒之功。

【临床应用】 疮疡 由风湿热毒瘀滞肌肤所致。症见初起局部红赤,肿胀,灼热,疼痛,触之痛甚,无波动,全身可有发热,二便不利;体表急性感染性疾病见上述证候者。

【不良反应】 目前尚未检索到不良反应报道。

【禁忌】 孕妇禁用。

【注意事项】

1. 疮疡阴证者慎用。

2. 不可过量和久用。

3. 宜餐后服用。

4. 忌食辛辣、海鲜、油腻及刺激性食物。

【用法与用量】 口服。一次 6g,一日 3 次。

【规格】 每 100 粒重 6g

如意金黄散

Ruyi Jinhuang San

【药物组成】 黄柏、大黄、姜黄、白芷、天花粉、陈皮、厚朴、苍术、生天南星、甘草。

【功能与主治】 清热解毒,消肿止痛。用于热毒瘀滞肌肤所致疮疡肿痛、丹毒流注,症见肌肤红、肿、热、痛,亦可用于跌打损伤。

【方解】 方中黄柏、大黄清热燥湿,泻火解毒,共为君药。姜黄破血通经,消肿止痛;白芷、天花粉燥湿消肿,排脓止痛,以加强君药解毒消肿之效,为臣药。陈皮、厚朴燥湿化痰,行滞消肿;苍术燥湿辟秽,逐皮间结肿;天南星燥湿散结,消肿止痛,为佐药。甘草清热解毒,调和药性,为使药。诸药合用,共奏清热解毒、消肿止痛之功。

【临床应用】

1.疮疡　由于热毒瘀滞肌肤所致。症见疮形高肿,皮肤色红,灼热疼痛;急性蜂窝组织炎、急性化脓性淋巴结炎、肛周脓肿见上述证候者。

2.丹毒　由于热毒瘀滞皮肤所致。症见突发全身发热,患部色红如染丹,边缘微隆起,边界清楚,疼痛,手压之红色减退,抬手复赤,舌红苔黄,脉滑数。

3.流注　由于热毒瘀滞肌肤所致。症见疮形高突,皮温微热,疼痛,可见一处或多处发生;体表多发性脓肿见上述证候者。

此外,有报道用于外伤瘀血肿胀、内痔出血、褥疮、药液外渗[1-4],以及输卵管梗阻性不孕、慢性前列腺炎、慢性盆腔炎[5-7]。

【不良反应】　文献报道本品可引起过敏性皮疹[8]。

【禁忌】　孕妇禁用。

【注意事项】

1.皮肤过敏者慎用。

2.不可内服。

3.疮疡阴证者慎用。

4.忌食辛辣、海鲜、油腻及刺激性食物。

【用法与用量】　外用。红肿,烦热,疼痛,用清茶调敷;漫肿无头,用醋或葱酒调敷;亦可用植物油或蜂蜜调敷。一日数次。

【参考文献】　[1]张志松,刘本章.如意金黄散外敷治疗外伤性瘀血肿胀160例.吉林中医药,2001,21(4):42.

[2]金定国,屠微微.如意金黄散治疗内痔便血54例.浙江中医杂志,1989,24(3):109.

[3]冯豫萍,付连江,李旭鹏.如意金黄散调生姜汁和蛋清外敷治疗褥疮.黑龙江护理杂志,1996,2(4):31.

[4]唐冰,卢红卫.如意金黄膏治疗80例药液外渗的体会.北京军区医药,2001,13(5):353.

[5]戴海青.中医外治法治疗输卵管梗阻性不孕90例疗效观察.光明中医,2007,22(3):83-84.

[6]杨玉英,许增宝,朱炜,等.如意金黄散熏洗治疗慢性前列腺炎的效果观察.护理与康复,2005,4(2):86.

[7]许靖.如意金黄散治疗慢性盆腔炎32例.广西中医药,2003,26(2):30.

[8]贾秀荣,董全达.如意金黄散外敷引起过敏反应1例.中医外治杂志,1995,(1):44.

拔毒膏
Badu Gao

【药物组成】　金银花、连翘、大黄、栀子、黄芩、黄柏、木鳖子、蜈蚣、穿山甲、当归、川芎、赤芍、乳香、没药、血竭、儿茶、轻粉、红粉、樟脑、苍术、白芷、白蔹、玄参、地黄、桔梗、蓖麻子。

【功能与主治】　清热解毒,活血消肿。用于热毒瘀滞肌肤所致的疮疡,症见肌肤红、肿、热、痛,或已成脓。

【方解】　方中金银花、连翘清热解毒,大黄、栀子清热凉血解毒,共为君药。黄芩、黄柏苦寒泻火解毒,木鳖子、蜈蚣、穿山甲、当归、川芎、赤芍、乳香、没药、血竭、儿茶活血解毒、散结止痛,轻粉、红粉、樟脑解毒化腐生肌,共为臣药。佐以苍术、白芷、白蔹燥湿收敛排脓,玄参、地黄养血滋阴,桔梗、蓖麻子解毒消肿,拔毒排脓。诸药相合,共奏清热解毒、活血消肿之功。

【临床应用】　疮疡　由热毒瘀滞肌肤所致。症见肌肤红赤、肿胀高凸、灼热、疼痛、局部波动感、跳痛、全身发热;体表急性化脓性疾病见上述证候者。

此外,有报道用于慢性化脓性骨髓炎、小儿肛瘘、甲沟炎、外伤及感染性皮肤病[1-4]。

【不良反应】　目前尚未检索到不良反应报道。

【禁忌】　孕妇禁用。

【注意事项】

1.肿疡未成脓者慎用。

2.不可内服。

3.不可久用。

4.若用药后出现皮肤过敏反应需及时停用。

5.忌食辛辣、海鲜、油腻及刺激性食物。

【用法与用量】　加热软化,贴于患处。隔日换药一次,溃脓时每日换药一次。

【规格】　每张净重0.5g

【参考文献】　[1]印振伍.拔毒膏治疗慢性化脓性骨髓炎268例.四川中医,1988,(3):47.

[2]张庆兴.拔毒膏药捻治愈小儿肛瘘12例.中国肛肠病杂志,1995,15(3):57.

[3]饶淑华,杨光华.拔毒膏外治甲沟炎100例临床疗效观察.中医研究,1995,8(1):34.

[4]兰更认,吴媛姣.拔毒膏治疗外伤及感染性皮肤病.河南中医,1995,15(1):41.

伤疖膏
Shangjie Gao

【药物组成】　黄芩、连翘、生天南星、白芷、薄荷脑、冰片、水杨酸甲酯。

【功能与主治】　清热解毒,消肿止痛。用于热毒蕴结肌肤所致的疮疡,症见红、肿、热、痛、未溃破。亦用于乳腺炎、静脉炎及其他皮肤创伤。

【方解】 方中黄芩清热泻火,为君药。连翘清热解毒,消肿散结,为臣药。生天南星化痰通络,白芷排脓止痛,薄荷脑清热凉血,消肿止痛,防腐止痒,共为佐药;冰片辛香透达,穿透力强,引药直达病所为使药。配伍水杨酸甲酯消炎止痛。诸药合用,共奏清热解毒、消肿止痛之功。

【临床应用】

1. 疮疡 由热毒蕴结肌肤所致。症见局部红赤,肿胀高凸,灼热,疼痛;体表急性感染性疾病见上述证候者。

2. 乳痈 乳络不通,热毒蕴结所致。症见乳房肿胀疼痛,皮肤微红,肿块或有或无,或乳汁不畅,舌红,苔薄黄或黄腻,脉弦数;急性乳腺炎见上述证候者。

3. 恶脉 由于下肢浅筋脉瘀滞不通,热毒蕴结所致。症见局部红肿热痛;下肢静脉曲张合并静脉炎见上述证候者。

【不良反应】 目前尚未检索到不良反应报道。

【禁忌】 孕妇禁用。

【注意事项】

1. 肿疡阴证者慎用。

2. 皮肤过敏者慎用。

3. 不可内服。

4. 忌食辛辣,海鲜及油腻食物。

【用法与用量】 外用,贴于患处,每日更换一次。

【规格】 (1)5cm × 6.5cm (2)5cm × 7cm (3)7cm×10cm

龙珠软膏
Longzhu Ruangao

【药物组成】 炉甘石(煅)、冰片、人工牛黄、人工麝香、珍珠(制)、硼砂、硇砂、琥珀。

【功能与主治】 清热解毒,消肿止痛,祛腐生肌。用于疖、痈属热毒蕴结证,也可用于浅Ⅱ度烧伤。

【方解】 方中以炉甘石收湿敛疮,为君药。冰片、人工牛黄、人工麝香清热活血、消肿止痛、防腐止痒,珍珠收敛生肌,共为臣药。佐以硼砂、硇砂、琥珀消瘀破积,解毒防腐。诸药合用,共奏清热解毒、消肿止痛、祛腐生肌之功。

【临床应用】

1. 疖 由热毒壅结肌肤所致。症见红肿范围小于3cm,灼热,疼痛,全身均可发生,一处或多处,或反复发作,两天左右成脓溃破;毛囊炎、毛囊周围炎见上述证候者。

候者。

2. 痈 由肌肤壅热所致。局部红肿高凸,范围多小于9cm,皮温高,疼痛,两周左右成脓,全身可有发热,舌红,苔黄,脉弦;体表急性化脓性疾病、急性淋巴结炎见上述证候者。

3. 浅Ⅱ度烧伤 由水火热源外袭所致。症见皮肤水疱,热痛,疱下肉色鲜红。

文献报道,本品可用于带状疱疹继发化脓性皮肤病、炎性外痔、促进肛门术后创面愈合[1-3]。

【药理毒理】 本品有促进皮肤溃疡愈合、抗烧烫伤作用。

1. 促进皮肤溃疡愈合 本品外用对家兔皮肤溃疡模型,具有抗感染、促进伤口愈合、消肿止痛等作用[4]。

2. 抗实验性烧伤、烫伤 本品外用可治疗Ⅲ度烧伤伴金黄色葡萄球菌感染小鼠和Ⅲ度烫伤后伴铜绿假单胞菌感染大鼠,使平均生毛时间减少,生存率提高,焦痂下细菌数减少[5]。

【不良反应】 目前尚未检索到不良反应报道。

【禁忌】 孕妇禁用。

【注意事项】

1. 疮疡阴证者慎用。

2. 不可久用。

3. 不可内服。

4. 若用药后出现皮肤过敏反应需及时停用。

5. 忌食辛辣、海鲜、油腻及刺激性食物。

【用法与用量】 外用。取适量药膏涂抹患处,或摊于纱布上贴患处,每日 1 次,溃前涂药宜厚,溃后涂药宜薄。

【规格】 每支装 (1)10g (2)15g

【参考文献】 [1]王海.龙珠软膏治疗带状疱疹继发化脓性皮肤病 150 例疗效观察.贵州医药,2003,27(1);70.

[2]李洪杰,孙锋,赵文韬.龙珠软膏外敷治疗炎性外痔 42 例.医药导报,2007,26(10);1169.

[3]何锋,曹泮悬,陈凤兰.龙珠软膏对肛门疾病术后镇痛促愈作用观察.浙江中西医结合杂志,2005,15(10);637.

[4]艾惠兰,黄一宪,周银珍.珍珠粉、龙珠软膏合用治疗褥疮.湖北中医杂志,2000,22(10);38.

[5]曾凡波,崔小瑞,周漠炯.龙珠软膏治疗烧、烫伤的药效学研究.中国中医药科技,2001,8(4);24.

牛黄醒消丸
Niuhuang Xingxiao Wan

【药物组成】 牛黄、麝香、乳香(制)、没药(制)、雄黄。

【功能与主治】　清热解毒，活血祛瘀，消肿止痛。用于热毒郁滞、痰瘀互结所致的痈疽发背、瘰疬流注、乳痈乳岩、无名肿毒。

【方解】　方中牛黄清热解毒、消痈止痛，为君药。麝香芳香走窜，通络消肿，为臣药。乳香、没药行气活血、祛瘀止痛，为佐药。雄黄解毒消肿止痛，为使药。全方共奏清热解毒、活血祛瘀、消肿止痛之功。

【临床应用】

1. **痈疽**　由热毒郁滞肌肤所致的阳性疮疡。症见肌肤局部红赤、肿胀高凸、灼热、疼痛；体表急性感染性疾病见上述证候者。

2. **发背**　由热毒郁滞肌肤所致。症见肌肤局部红赤、肿胀高凸、有多个脓头、灼热、疼痛；西医的痈见上述证候者。

3. **瘰疬**　由痰瘀互结，热毒郁滞所致。症见颈项及耳前耳后结核肿大，见于一侧或两侧，或颌下、锁骨上窝、腋部、一个或数个、成脓时皮色红、皮温高且有鸡啄样疼痛；淋巴结结核成脓见上述证候者。

4. **流注**　由痰瘀互结，热毒瘀滞肌肤所致。症见疮形高突、皮色红、皮温高且有鸡啄样疼痛，可见一处或多处发生；体表多发性脓肿成脓期见上述证候者。

5. **乳痈**　由痰气瘀结，热毒瘀滞所致。症见乳房肿胀疼痛、皮肤红热；急性乳腺炎见上述证候者。

6. **无名肿毒**　由痰瘀互结，热毒瘀滞所致。症见肢端关节红肿热痛、疼痛剧烈。

另有报道可用于下肢丹毒[1]。

【不良反应】　目前尚未检索到不良反应报道。

【禁忌】　孕妇禁用。

【注意事项】

1. 疮疡阴证者慎用。

2. 脾胃虚弱、身体虚者慎用。

3. 不宜长期使用。

4. 若用药后出现皮肤过敏反应及时停用。

5. 忌食辛辣、海鲜、油腻及刺激性食物。

【用法与用量】　用黄酒或温开水送服。一次 3g，一日 1～2 次。患在上部，临睡前服；患在下部，空腹时服。

【规格】　每瓶装　（1）3g　（2）18g　（3）60g

【参考文献】　[1]沈雷.牛黄醒消丸治疗下肢丹毒的临床观察.上海中医药杂志,2000,15(7):34.

醒　消　丸
Xingxiao Wan

【药物组成】　麝香、乳香（制）、没药（制）、雄黄。

【功能与主治】　行气活血，解毒消肿。用于气滞血瘀、邪毒结聚所致的痈疽肿毒、坚硬疼痛。

【方解】　方中麝香芳香走窜，通络消肿，为君药。乳香、没药行气活血，消肿止痛，为臣药。佐以雄黄解毒消痈。全方共奏行气活血、解毒消肿之功。

【临床应用】　**痈疽**　由热毒郁滞肌肤所致的阳性疮疡，症见肌肤局部红赤、肿胀高凸、灼热、疼痛；体表急性感染性疾病见上述证候者。

【不良反应】　目前尚未检索到不良反应报道。

【禁忌】　孕妇禁用。

【注意事项】

1. 疮疡阴证者慎用。

2. 脾胃虚弱、身体虚者慎用；宜餐后使用。

3. 不宜过量、长期使用。

4. 若用药后出现皮肤过敏反应需及时停用。

5. 忌食辛辣、海鲜、油腻及刺激性食物。

【用法与用量】　用黄酒或温开水送服。一次 1.5～3g，一日 2 次。

烧伤灵酊
Shaoshangling Ding

【药物组成】　虎杖、黄柏、冰片。

【功能与主治】　清热燥湿，解毒消肿，收敛止痛。用于各种原因引起的Ⅰ、Ⅱ度烧伤。

【方解】　方中虎杖味苦性寒，功擅清热解毒、散瘀止痛，为君药。黄柏清热解毒，泻火燥湿消肿，为臣药。冰片辛凉苦泄，芳香走窜，清热止痛为佐使药。全方共奏清热燥湿、解毒消肿、收敛止痛之功。

【临床应用】　**烧、烫伤**　由外来热源损伤所致。症见局部皮肤色红或起水疱、疱下基底部皮色鲜红、疼痛；Ⅰ度、浅Ⅱ度烧、烫伤见上述证候者。

【不良反应】　目前尚未检索到不良反应报道。

【禁忌】　孕妇禁用。

【注意事项】

1. 烧、烫伤感染者慎用。

2. 深Ⅱ度、Ⅲ度烧伤慎用。

3. 不可内服。

4. 若用药后出现皮肤过敏反应需及时停用。

5. 忌食辛辣、海鲜、油腻及刺激性食物。

【用法与用量】　外用。喷洒于洁净的创面，不需包扎。一日 3～4 次。

【规格】　每瓶装　（1）50ml　（2）100ml

獾 油

Huan You

【药物组成】 獾油、冰片。

【功能与主治】 清热解毒,消肿止痛。用于烧伤、烫伤,皮肤肿痛。

【方解】 方中獾油具有润肤、生肌、解毒之效,为君药。配伍冰片辛凉苦泄、芳香走窜,清热解毒、消肿止痛,为臣药。全方共奏清热解毒、消肿止痛之功。

【临床应用】 烧、烫伤 外来热源损伤所致。症见局部皮肤色红或起水疱、疱下基底部皮色鲜红,疼痛或基底苍白;Ⅰ、Ⅱ度烧、烫伤见上述证候者。

此外,有报道用于治疗肌肉注射后硬结[1]。

【药理毒理】 促进创面愈合 本品可促进Ⅱ度烫伤小鼠的烫伤组织的创面愈合,并促进表皮干细胞的增殖分化[2]。

【不良反应】 目前尚未检索到不良反应报道。

【禁忌】 烧、烫伤感染者禁用。

【注意事项】

1. 若用药后出现皮肤过敏反应需及时停用。

2. 烧、烫伤感染者慎用。

3. 本品为外用药,不可内服。

4. 忌辛辣、海鲜及油腻食物。

【用法与用量】 外用。涂抹患处。

【规格】 每瓶装 (1)15g (2)30g

【参考文献】 [1]白国华,刘照玲.獾油外敷治疗注射后硬结50例.中国民间疗法,2004,12(2):23.

[2]吴迪,魏斌,魏序格,等.獾油促进深Ⅱ度烫伤小鼠创面愈合作用的研究.现代生物医学进展,2010,10(12):2247-2249.

季德胜蛇药片

Jidesheng Sheyao Pian

【药物组成】 七叶一枝花、蟾蜍皮、蜈蚣、地锦草等(国家保密配方)。

【功能与主治】 清热解毒,消肿止痛。用于毒蛇、毒虫咬伤。

【临床应用】 毒蛇、毒虫咬伤 因蛇虫咬伤,风毒入侵所致。症见局部牙痕、红肿疼痛、起水疱、头晕、头痛、寒战发热、四肢乏力、肌肉痛;各种毒蛇及毒虫咬伤见上述证候者。

此外,有报道用于带状疱疹、隐翅虫皮炎、强直性脊柱炎[1-4]。

【药理毒理】 本品有抗破伤风毒素、镇静、提高免疫功能、抗肝纤维化、减轻肺缺血再灌注损伤等作用。

1. 抗破伤风毒素 本品可提高实验性破伤风小鼠存活率[5]。

2. 抗疱疹病毒 体外,本品可抑制单纯疱疹病毒和水痘带状疱疹病毒[6]。

3. 提高免疫功能 本品可增加环磷酰胺致免疫抑制小鼠血清中白细胞介素-2(IL-2)和γ-干扰素(IFN-γ)的水平[7]。

4. 抗肝纤维化 本品可抑制四氯化碳(CCl_4)致肝纤维化小鼠的肝星状细胞(HSC)增殖,并促进 HSC 凋亡[8]。

6. 其他 本品缩短阈下剂量巴比妥致小鼠睡眠潜伏期,能延长小鼠睡眠时间[5];可降低肺缺血再灌注大鼠金属蛋白酶-2(MMP-2)和 MMP-9 表达[9]。

【不良反应】 文献报道,本品研碎用75%酒精调糊涂抹创面,6小时后出现皮温升高,瘙痒,红色丘疹[10]。

【禁忌】 孕妇禁用。

【注意事项】

1. 脾胃虚寒者慎用。

2. 肝肾功能不全者慎用。

3. 不可过量、久用。

4. 若用药后出现皮肤过敏反应需及时停用。

5. 忌食辛辣、海鲜、油腻及刺激性食物。

【用法与用量】 口服。第一次20片,以后每隔6小时续服10片,危重症者将剂量增加10～20片并适当缩短服药时间;不能口服者,可行鼻饲法给药。外用,被毒蛇咬伤后,以本品溶于水外搽,可消肿止痛。

【规格】 每片重0.4g

【参考文献】 [1]刘文滨.季德胜蛇药治疗带状疱疹24例.中国中西医结合杂志,1995,20(1):41.

[2]刘福成.季德胜蛇药片治疗带状疱疹32例.湖南中医杂志,2003,19(6):40-41.

[3]胡继兵,陈璇.季德胜蛇药片治疗隐翅虫皮炎216例.人民军医,2006,49(7):432.

[4]吴国正.季德胜蛇药片治疗强直性脊柱炎疗效分析.中国骨伤,2004,17(5):302.

[5]李绍洲,陆文煜,张黎霞.季德胜蛇药对小鼠实验性破伤风的治疗作用.中成药研究,1988,(3):28.

[6]何静,杨占秋,刘媛媛,等.季德胜蛇药片体外抗疱疹病毒的药效学研究.山东中医药大学学报,2006,30(3):258.

[7]谭晓慧,李阳,汪晓莺,等.季德胜蛇药对小鼠细胞免疫功能的影响.中国临床医学,2011,18(4):467-468.

[8]徐爱东,李慧,汤伟,等.季德胜蛇药抗四氯化碳致小鼠肝

纤维化的作用及机制研究.中国实验方剂学杂志,2013,19(19):287-291.

[9]陶冬英,倪晶晶,任典寰,等.季德胜蛇药片对大鼠肺缺血再灌注损伤的保护作用.中国临床药理学与治疗学,2013,18(11):1219-1223.

[10]林闽群.季德胜蛇药片致过敏反应1例报告.福建医药杂志,2004,26(1):161.

活血解毒丸

Huoxue Jiedu Wan

【药物组成】 乳香(醋炙)、没药(醋炙)、黄米(蒸熟)、石菖蒲、雄黄粉、蜈蚣。

【功能与主治】 解毒消肿,活血止痛。用于热毒瘀滞肌肤所致的疮疡、乳痈,症见肌肤红、肿、热、痛、未溃破。

【方解】 方中乳香活血化瘀,消肿止痛,为君药。没药与臣药,与乳香相须为用,更增活血消肿止痛之力。石菖蒲行气化痰;雄黄粉解毒消肿;蜈蚣消肿散结,活血止痛;黄米健脾益气,以防乳香、没药克伐之弊,四药共为佐药。诸药合用,共奏解毒消肿、活血止痛之功。

【临床应用】

1.疮疡 热毒瘀滞肌肤所致。症见皮肤色红、皮温高、肿胀、疼痛;体表急性感染性疾病见上述证候者。

2.乳痈 由乳络不通、热毒瘀滞所致。症见乳房胀痛、皮色微红、皮肤发热、有肿块、乳汁不畅、舌红、苔薄黄或黄腻、脉弦数;急性乳腺炎见上述证候者。

【不良反应】 目前尚未检索到不良反应报道。

【禁忌】 孕妇禁用。

【注意事项】

1.疮疡成脓期或已破溃者慎用。

2.疮疡阴证者慎用。

3.脾胃虚弱者慎用。

4.不可久用。

5.忌食辛辣、海鲜、油腻及刺激性食物。

【用法与用量】 温黄酒或温开水送服。一次3g,一日2次。

【规格】 每100粒重5g

京万红软膏

Jingwanhong Ruangao

【药物组成】 地榆、地黄、当归、桃仁、黄连、木鳖子、罂粟壳、血余、棕榈、半边莲、土鳖虫、白蔹、黄柏、紫草、金银花、红花、大黄、苦参、五倍子、槐米、木瓜、苍术、白芷、赤芍、黄芩、胡黄连、川芎、栀子、乌梅、冰片、血竭、乳香、没药。

【功能与主治】 活血解毒,消肿止痛,去腐生肌。用于轻度水、火烫伤、疮疡肿痛、创面溃烂。

【方解】 方中黄连、黄芩、黄柏、栀子、大黄、地榆、槐米、半边莲、金银花、紫草、苦参、胡黄连、白蔹、地黄合用,以清热燥湿,凉血解毒,祛腐敛疮。以桃仁、红花、当归、川芎、血竭、赤芍、木鳖子、土鳖虫、乳香、没药、木瓜合用,以活血破瘀,溃痈生肌,消肿止痛。以罂粟壳、五倍子、乌梅、棕榈、血余炭合用,收涩止血,敛疮消肿,促进成脓和溃脓,以达到毒随脓泄之目的。另用白芷、苍术、冰片辛香走窜,散结止痛,活血排脓,收散并用。诸药合用,共奏清热解毒,凉血化瘀,消肿止痛,祛腐生肌之功。

【临床应用】

1.烧、烫伤 由外来热源损伤所致。症见局部皮肤色红或起水疱,或疱下基底部皮色鲜红,疼痛;Ⅰ度、浅Ⅱ度烧、烫伤见上述证候者。

2.疮疡 由热毒瘀滞或热盛肉腐所致。局部红肿热痛、日久成脓、溃破;体表急性化脓性感染见上述证候者。

此外,有本品用于治疗糖尿病足、慢性溃疡及褥疮、蛇串疮、带状疱疹、冻疮、新生儿尿布皮炎、晒伤、皮肤缺损的文献报道[1-8]。

【不良反应】 文献报道本品外用可致局部皮肤红色丘疹样[9,10]。

【禁忌】 孕妇禁用。

【注意事项】

1.若用药后出现皮肤过敏反应需及时停用。

2.不可内服。

3.不可久用。

4.忌辛辣、海鲜食物。

【用法与用量】 生理盐水清理创面,涂敷本品或将本品涂于消毒纱布上,敷盖创面,用消毒纱布包扎,一日1次。

【规格】 (1)每支装10g　(2)每支装20g　(3)每瓶装30g　(4)每瓶装50g

【参考文献】 [1]陈帮一,樊兆红.京万红烫伤膏治疗慢性溃疡及褥疮疗效观察.实用中西医结合杂志,1997,10(11):1120.

[2]黄迎红.京万红软膏治疗蛇串疮28例.吉林中医药,1997,17(6):23.

[3]张晓林,王华林.京万红软膏治疗带状疱疹疗效观察.解放军护理杂志,2000,17(6):13.

[4]黄仁泽,李辉,戴玉梅.京万红软膏治疗局部冻疮.北方医学杂志,1994,8(2):19.

[5]吉水合.京万红烫伤膏外敷治疗新生儿尿布皮炎 30 例.中医外治杂志,1998,7(2):36.

[6]胡克,郁金刚.京万红软膏治疗皮肤缺损、骨感染及骨外露 14 例临床观察.北京针灸骨伤学院学报,1994,1(1):42.

[7]刘懋立,陈长清,赵汪冰,等.京万红治疗局部外伤及体表溃疡 50 例疗效观察.河北中医,1991,13(5):18.

[8]姜玉峰,黄沙,付小兵.京万红软膏治疗糖尿病慢性创面的实验研究.感染、炎症、修复,2013,14(1):34-37,65.

[9]吴翠华.局部使用京万红致过敏一例.中国民政医学杂志,1995,7(5):295.

[10]禹淑鸿.京万红致过敏反应一例.西北药学杂志,1994,9(3):129.

痔炎消颗粒

Zhiyanxiao Keli

【药物组成】 地榆、槐花、山银花、茵陈、紫珠叶、三七、火麻仁、枳壳、白茅根、白芍。

【功能与主治】 清热解毒,润肠通便,止血,止痛,消肿。用于血热毒盛所致的痔疮肿痛、肛裂疼痛及痔疮手术后大便困难、便血及老年人便秘。

【方解】 方中地榆、槐花清热解毒凉血,擅治下焦血热所致之便血、痔血,为君药。山银花、茵陈清热解毒,散风化湿,为臣药。紫珠叶、三七收敛止血,活血祛瘀;火麻仁、枳壳通便导滞;白茅根凉血止血;白芍养血润燥,共为佐药。诸药合用,共奏清热解毒、通便消肿、止血止痛之功。

【临床应用】

1. 外痔 因血热毒盛所致。症见肛缘肿物、色青或红;血栓外痔、炎性外痔见上述证候者。

2. 肛裂 因血热毒盛所致。症见大便带血、便时或便后肛门疼痛。

3. 便秘 因血热毒盛所致。一日或数日大便一次,或痔疮术后便干。

【不良反应】 目前尚未检索到不良反应报道。

【禁忌】 孕妇禁用。

【注意事项】

1. 胃肠虚弱者慎用。

2. 忌食辛辣、海鲜、油腻及刺激性食物。

【用法与用量】 口服。一次 10~20g 或一次 3~6g（无蔗糖）,一日 3 次。

【规格】 (1)每袋装 10g （2)每袋装 3g(无蔗糖)

复方黄柏液涂剂(复方黄柏液)

Fufang Huangbaiye Tuji (Fufang Huangbai Ye)

【药物组成】 黄柏、金银花、连翘、蒲公英、蜈蚣。

【功能与主治】 清热解毒,消肿祛腐。用于疮疡溃后,伤口感染,属阳证者。

【方解】 方中黄柏苦寒,功善清热燥湿、泻火解毒,为君药。金银花、连翘、蒲公英均为清热解毒、散痈消肿之品,为治痈肿疔疮之要药,相须为用,更助君药之力,共为臣药。蜈蚣活血走窜,为佐药。诸药合用,共奏清热解毒、散痈消肿之功。

【临床应用】 **疮疡** 由热毒、火毒引起。症见局部红、肿、热、痛,溃后脓液稠厚,或外伤所致溃疡,可伴见发热、口渴、苔黄、脉数;软组织急性化脓性感染溃后见上述证候者。

此外,有报道用于宫颈糜烂、溃疡期褥疮、急性和亚急性湿疹、接触性皮炎、带状疱疹、脂溢性皮炎、夏季皮炎及多形性日光疹、须疮、霉菌性龟头炎、尖锐湿疣术后伤口、酒齄鼻[1-3]。

【药理毒理】 本品有促进伤口愈合、抗炎、抗菌及抗滴虫作用。

1. 促进伤口愈合 本品局部用药可减少家兔背部伤口疮疡模型伤口红肿面积及分泌物[1-4];促进皮肤伤口愈合,降低伤口组织中肿瘤坏死因子-α(TNF-α)和白介素-6(IL-6)的水平,改善创面的病理性炎症程度,激活表皮干细胞增殖分化关键因子 β-连环素(β-catenin),进而增强细胞趋化因子基质细胞衍生因子(SDF-1α)的表达水平,加速创面的愈合[5]。

2. 抗炎 本品滴鼻,可减少急性鼻炎豚鼠的黏性分泌物量,抑制上皮细胞损伤[6]。

3. 抗病原微生物 体外,本品可抑制阴道毛滴虫[7],以及铜绿假单胞菌、金黄色葡萄球菌和乙型链球菌等[8]。

【不良反应】 目前尚未检索到不良反应报道。

【禁忌】 孕妇禁用。

【注意事项】

1. 使用本品前应注意按常规换药法清洁或清创病灶。

2. 忌食辛辣、海鲜、油腻及刺激性食物。

3. 开瓶后不易久存。

【用法与用量】 外用。浸泡纱布条外敷于感染伤口内,或破溃的脓肿内。若溃疡较深,可用直径 0.5~1.0cm 的无菌胶管,插入溃疡深部,以注射器抽取本品进行冲洗。用量一般 10～20ml,每日 1 次。或遵医嘱。

【规格】　每瓶装　(1)20ml　(2)100ml　(3)120ml
(4)150ml

【参考文献】　[1]钟京秀,蒋庆玲.复方黄柏液治疗宫颈糜
烂 320 例临床观察.华北煤炭医学院学报,2003,5(4):493.

[2]丁明利.复方黄柏液治疗溃疡期褥疮.河南中医,2000,20
(6):65.

[3]李元红.复方黄柏液皮肤科新用.中国中医急症,2006,15
(6):672.

[4]郭鸣放,宋建徽,谢彦华,等.复方黄柏液促进伤口愈合的
实验研究.河北医科大学学报,2001,22(1):11.

[5]张硕峰,贾占红,吴金英,等.复方黄柏液对家兔皮肤破损
创口愈合的影响及其抗菌活性.中国新药杂志,2014,23(11):
1330-1332.

[6]赵邬兰,黄晓虹,姚志道,等.复方黄柏液对豚鼠鼻黏膜作
用的初步实验.中国中西医结合耳鼻咽喉科杂志,1997,5(1):10.

[7]张秀昌,赵志刚.复方黄柏液体外杀灭阴道毛滴虫的效果
观察.河北中医,2002,24(9):720.

[8]张坤.复方黄柏液对大鼠感染性创面表皮干细胞表达的影
响及干预机制研究.山东中医药大学,2011.

蟾　酥　锭
Chansu Ding

【药物组成】　蟾酥(酒炙)、麝香、冰片、雄黄、朱砂、
蜗牛。

【功能与主治】　活血解毒,消肿止痛。用于疔毒恶
疮,痈疽发背,初起红肿坚硬,麻木疼痛,乳痈肿痛,蝎蛰
虫咬伤,焮热疼痛等症。

【方解】　方中蟾酥甘、辛、温,有毒,可解毒、消肿、
止痛为君。雄黄辛、苦、温,解毒、杀虫辅助君药解毒消
肿。朱砂甘、寒,镇心安神、清热解毒,冰片辛、苦,微寒,
开窍醒神,清热止痛,佐以蜗牛性寒小毒,有清热、解毒、
消肿功效;使以麝香开窍醒神、活血散结、止痛之效;全
方共达收活血解毒,消肿止痛功效。

【临床应用】

1. 疮疡　由热毒郁滞肌肤所致。症见肌肤红肿坚
硬,麻木疼痛,恶疮,痈疽发背;体表急性感染性疾病见
上述证候者。

2. 乳痈　由热毒瘀滞所致。症见乳房胀痛、皮色微
红、皮肤发热,或有肿块,或乳汁不畅;急性乳腺炎见上
述证候者。

3. 蝎蛰、毒虫咬伤　症见局部红肿疼痛或起水疱、
头晕、头痛、寒战发热、四肢乏力、肌肉痛者。

【不良反应】　目前尚未检索到不良反应报道。

【禁忌】　孕妇禁用。

【注意事项】

1. 外用药,切勿入口。

2. 忌食辛辣食物。

3. 运动员慎用。

4. 皮损处慎用。

5. 不可久用。

【用法与用量】　用醋研磨涂患处。

【规格】　每锭重 3g

蟾　酥　注　射　液
Chansu Zhusheye

【药物组成】　本品为蟾酥经加工制成的灭菌水
溶液。

【功能与主治】　清热解毒,用于急性、慢性化脓性
感染,亦可作为抗肿瘤辅助用药。

【临床应用】　**疮疡**　由热毒蕴结肌肤所致。症见
局部红赤,肿胀高凸,灼热,疼痛;体表急、慢性化脓性感
染性疾病见上述证候者。

此外,本品可作为抗肿瘤辅助用药[1]。

【不良反应】　静脉滴注的剂量一般为 10～20ml,剂
量过大或滴速过快时,输液部位有疼痛感;另有报道,导
致血管红肿、麻疹样型药疹[2-8]。

【禁忌】　孕妇及哺乳期妇女禁用。

【注意事项】

1. 老年、儿童者慎用。

2. 心脏病者慎用。

3. 过敏体质及有对其他药物过敏史者慎用,对本品
过敏者停用。

4. 使用本品时,用药后 30 分钟内应严密监护,若出
现皮疹、瘙痒、恶心,应立即停药。必要时采取相应的控
制及救治措施。

【用法与用量】　肌内注射。一次 2～4ml,一日 2
次。静脉滴注。一次 10～20ml,用 5% 葡萄糖注射液
600ml 稀释后缓慢滴注,一日 1 次,抗感染 7 天为一疗
程,抗肿瘤 30 天为一疗程,或遵医嘱。

【规格】　每支　(1)2ml　(2)10ml

【参考文献】　[1]曹杰,王缨,葛信国,等.蟾酥注射液联合
化疗治疗晚期恶性肿瘤疗效观察.辽宁中医杂志,2005,32(1):
36-37.

[2]段广瑾.蟾酥注射液致过敏反应 1 例.药物流行病学杂志,
2011,20(3):151.

[3]向英.蟾酥注射液致血管红肿 1 例.现代中西医结合杂志,

2004,13(20):2685.

[4]王庆峰,杜舒婷.蟾酥注射液致过敏反应1例.河北医药, 2007,29(5):469.

[5]肖汉龙,罗建华,王军,等.蟾酥注射液致麻疹样型药疹1例.中国皮肤性病学杂志,2007,21(12):769-770.

[6]王晓梅,焦丽强.蟾酥注射液致过敏反应1例.中国中医急症,2009,18(2):308.

[7]胡军,张海东.蟾酥注射液致过敏反应1例.中国误诊学杂志,2006,6(16):3219.

[8]张建刚,武月萍.蟾酥注射液致过敏反应1例.实用中医内科杂志,1999,13(3):18.

连翘败毒片

Lianqiao Baidu Pian

【药物组成】 金银花、连翘、大黄、紫花地丁、蒲公英、栀子、白芷、黄芩、赤芍、浙贝母、桔梗、玄参、木通、防风、白鲜皮、甘草、蝉蜕、天花粉。

【功能与主治】 清热解毒,消肿止痛。用于疮疖溃烂,灼热发烧,流脓流水,丹毒疮疹,疥癣痛痒。

【方解】 方中金银花、连翘、蒲公英、紫花地丁清热解毒,消肿散结止痛。大黄、栀子、黄芩、白鲜皮、木通清热泻火、燥湿解毒,直折火热邪毒,使火热之邪随二便而解。所用防风、白芷、蝉蜕之属,其性疏散,可使邪热透表而除;另入天花粉、玄参、浙贝母、桔梗、赤芍凉血消肿,活血散结。甘草清热解毒,调和诸药。诸药合用,共奏清热解毒、消肿止痛之功。

【临床应用】

1. 疮疡 由风热毒邪蕴结肌肤所致。症见肌肤红赤、肿胀、微热、疼痛,舌尖红,脉浮数;体表急性感染性疾病见上述证候者。

2. 丹毒 由于热毒瘀滞皮肤所致。症见突发全身发热,患部色红如染丹,边缘微隆起,边界清楚,疼痛,手压之红色减退,抬手复赤,舌红苔黄,脉滑数。

【药理毒理】 本品有抗内毒素和提高免疫功能作用。

1. 抗内毒素 本品可降低大肠埃希菌内毒素感染小鼠的肝线粒体脂质过氧化物(LPO)和溶酶体酸性磷酸酶(ACP)的浓度,提高超氧化物歧化酶(SOD)活性,减少小鼠死亡率[1]。

2. 提高免疫功能 本品可增加小鼠血清中溶血素的含量,且增强由2,4-二硝基氟苯(DNFB)诱导的小鼠迟发超敏DTH反应、增加胸腺指数以及脾指数,提高机体细胞免疫和体液免疫[1]。

【不良反应】 目前尚未检索到不良反应报道。

【禁忌】 孕妇禁用。

【注意事项】

1. 疮疡阴证者慎用。

2. 肝功能不良者在医生指导下使用。

3. 忌食辛辣、海鲜、油腻及刺激性食物。

【用法与用量】 口服。一次4片,一日2次。

【规格】 (1)素片:每片重0.6g (2)薄膜衣片:每片重0.61g (3)薄膜衣片:每片重0.51g

【参考文献】 [1]韩双红,王玉芬,张居馨,等.连翘败毒片的抗内毒素及免疫调节作用研究.天津中医药,2004,21(5):417-419.

小败毒膏

Xiaobaidu Gao

【药物组成】 蒲公英、金银花、天花粉、黄柏、大黄、白芷、陈皮、乳香(醋炙)、当归、赤芍、木鳖子(打碎)、甘草。

【功能与主治】 清热解毒,消肿止痛。用于湿热蕴结,热毒壅盛引起的疮疡初起,红肿硬痛,风湿疙瘩,周身刺痒,乳痈胀痛,大便燥结。

【方解】 方中金银花、蒲公英活血解毒为君药,大黄、黄柏、赤芍凉血解毒、止痛,乳香解毒化腐生肌,白芷、天花粉燥湿收敛排脓,木鳖子散结消肿,攻毒疗疮为臣药。佐以陈皮燥湿化痰,当归活血化瘀,甘草清热泻火解毒,调和药性。诸药合用,共奏拔腐止痛,化腐生肌之功。

【临床应用】

1. 疮疡 因热毒蕴结肌肤所致。症见肌肤红赤、肿胀、微热、疼痛,舌尖红,脉浮数;体表急性感染性疾病见上述证候者。

2. 乳痈 因热毒壅盛所致。症见乳房肿胀疼痛,皮色微红,皮温升高,肿块或有或无,乳汁分泌不畅,舌红,苔薄黄或黄腻,脉弦数;急性乳腺炎见上述证候者。

【不良反应】 目前尚未检索到不良反应报道。

【禁忌】 孕妇禁用。

【注意事项】

1. 体质虚弱、脾胃虚寒、大便溏者慎用。

2. 过敏体质者慎用,对本品过敏者停用。

3. 忌食辛辣食物。

【用法与用量】 口服。一次10～20g,一日2次。

【规格】 每瓶装50g

湛江蛇药

Zhanjiangshe Yao

【药物组成】　巴豆叶、威灵仙、鸡骨香（根皮）、侧柏叶、田基黄、七星剑（叶）、细辛、两面针（皮）、半边旗、朱砂根（皮）、柚叶、山芝麻（叶）、了哥王（叶）、重楼、龙胆草、薄荷、独脚莲、半边莲、黑面神（叶）、老鸦胆叶、枫香叶、东风桔（根、茎皮）。

【功能与主治】　解蛇毒，止痛，消肿。用于银环蛇、金环蛇、眼镜蛇、青竹蛇及天虎、蜈蚣咬伤。

【方解】　方中巴豆叶、山芝麻解毒，威灵仙祛风除湿，通络止痛；田基黄、了哥王、半边莲、黑面神、老鸦胆叶清热解毒，两面针、朱砂根、重楼、独脚莲解毒消肿止痛，半边旗解毒消肿，枫香叶解毒止痛。细辛、柚叶、东风桔止痛，七星剑、鸡骨香消肿止痛。龙胆草、侧柏叶、薄荷清热凉血通络。以上诸药合用，共达解毒消肿，止痛之效。

【临床应用】　毒蛇咬伤　因毒蛇咬伤，风毒入侵所致。症见局部牙痕、红肿疼痛，或起水疱、头晕、头痛、寒战发热、四肢乏力、肌肉痛；各种毒蛇、毒虫咬伤见上述证候者。

【药理毒理】　抗蛇毒　本品可减轻毒蛇中毒反应，具有呼吸兴奋和强心作用，提高眼镜蛇毒和银环蛇毒的小鼠 LD_{50} 值[1]。

【不良反应】　目前尚未检索到不良反应报道。

【禁忌】　尚不明确。

【注意事项】　服药后若有腹痛，可饮少量糖水；若有胸闷现象，多饮开水。

【用法与用量】　口服。首次服9g，以后每隔3小时服4.5g，严重者隔1小时服4.5g。

【规格】　每瓶装4.5g

【参考文献】　[1]蛇药科研小组.湛江蛇药疗效的实验研究.新医学副刊,1970,3:14-15.

外用紫金锭

Waiyongzijin Ding

【药物组成】　山慈菇、朱砂（水飞）、五倍子、雄黄（水飞）、红大戟（醋制）、穿心莲、千金子、三七、冰片、丁香罗勒油。

【功能与主治】　解毒，消炎。用于痈疽疮毒，虫咬损伤，无名肿毒。

【方解】　方中山慈菇清热解毒，化痰散结为君药。朱砂、五倍子、雄黄、穿心莲清热解毒，红大戟、千金子、丁香、三七、冰片消肿止痛，化瘀逐水，共为臣药。佐以丁香罗勒油局部镇痛，诸药合用，共奏清热解毒，消肿止痛之功效。

【临床应用】

1. 痈疽疮毒　由热毒郁滞肌肤所致的阳性疮疡。症见肌肤局部红赤、肿胀高凸、灼热、疼痛；体表急性感染性疾病见上述证候者。

2. 虫咬损伤　因虫咬损伤，邪毒入侵。症见局部牙痕、红肿疼痛，或起水疱，或伴有头晕、头痛、寒战发热、四肢乏力、肌肉痛；各种虫咬损伤见上述证候者。

3. 无名肿毒　多因瘀血痰结凝聚所致。症见患处皮肤灼热，突起根浅，肿势扩大或漫肿如馒，坚硬根深，顶有脓头，恶寒发热，口渴，小便黄赤，舌红，苔黄腻，脉弦数；疖病、痈、毛囊炎见上述证候者。

【药理毒性】　抑菌　本品对大肠埃希菌、金黄色葡萄球菌、铜绿假单胞菌、沙门氏菌、白色念珠菌的MIC值分别是250、62.5、62.5、62.5和125mg/ml[1]。

【不良反应】　目前尚未检索到不良反应报道。

【禁忌】　尚不明确。

【注意事项】　不可久用。

【用法与用量】　外用。洗净患处，将药锭研碎，用温水或白醋调敷。

【规格】　每锭重0.25g（含生药0.16g）

【参考文献】　[1]魏雪芳,林丽英.外用紫金锭抑菌试验的研究.中药材,2004,27(10):761-762.

牛黄化毒片

Niuhuang Huadu Pian

【药物组成】　制天南星、连翘、金银花、白芷、甘草、乳香、没药、人工牛黄。

【功能与主治】　解毒消肿，散结止痛。用于疮疡、乳痈红肿疼痛。

【方解】　方中人工牛黄清热解毒，天南星消肿散结共为君药。连翘、金银花、白芷清热解毒，消肿散结，白芷兼可止痛，故为臣药。佐以乳香、没药活血祛瘀，消肿止痛。诸药合用，共奏清热解毒，散结止痛之功。

【临床应用】

1. 疮疡　因热毒蕴结肌肤所致。症见肌肤红赤、肿胀、微热、疼痛，舌尖红，脉浮数；体表急性感染性疾病见上述证候者。

2. 乳痈　由热毒瘀滞所致。症见乳房胀痛、皮色微红、皮肤发热，或有肿块，或乳汁不畅、舌红、苔薄黄或黄腻、脉弦数;急性乳腺炎见上述证候者。

【不良反应】 目前尚未检索到不良反应报道。

【禁忌】 孕妇禁用。

【注意事项】 尚不明确。

【用法与用量】 口服。糖衣片一次 8 片,薄膜衣片一次 4 片,一日 3 次,小儿酌减。

【规格】 (1)糖衣片(片芯重 0.3g) (2)薄膜衣片每片重 0.62g

西黄丸(胶囊)
Xihuang Wan(Jiaonang)

【药物组成】 牛黄或体外培育牛黄、麝香或人工麝香、醋乳香、醋没药。

【功能与主治】 清热解毒,消肿散结。用于热毒壅结所致的痈疽疔毒、瘰疬、流注、癌肿。

【方解】 方中牛黄苦凉,心肝经清热解毒,消肿止痛,为君药。乳香、没药活血化瘀、散结止痛,为臣药。麝香辛香走窜,既能活血通经,行血分之滞,又能消肿止痛,为佐药。诸药相合,共奏清热解毒,消肿散结之效。

【临床应用】

1. 痈肿疮疖 因热毒内壅所致。症见局部皮肤红肿热痛,或溃破渗液,伴口干口苦,大便干燥,小便黄赤,或见恶寒发热。舌红苔黄,脉数。

2. 疔疮 因热毒壅盛所致。症见局部皮肤有粟粒样小疮或脓头,或麻或痒,红肿热痛,伴口苦咽干或痛,大便干燥,小便黄赤,或见恶寒发热,舌红苔黄,脉数。

3. 肿瘤 因热毒内结,经络不通所致。症见局部肿块,不痛不痒,或伴红肿热痛,烦躁不安,口干口苦,便秘,尿黄,舌红苔黄,脉数。

此外,还有用本品治疗耳疖、乳腺增生病、冠心病心绞痛的报道[1-4]。

【药理毒理】 本品有抗肿瘤、抗乳腺增生作用。

1. 抗肿瘤 本品含药血清可抑制人乳腺癌细胞株(MCF-7)生长,并可干扰其细胞周期[5];本品浸提液能降低原发性肝癌细胞株(SMMC7721)及移植性宫颈癌细胞 U_{14} 荷瘤小鼠 U_{14} 细胞 G_0-G_1 期细胞比例,增加 G_2-M 期细胞[6];本品浸提液体外可降低 SMMC7721 细胞株分泌血管内皮生长因子(VEGF)的水平及基质金属蛋白酶(MMP-2,MMP-9)的活性[7]。

2. 抗乳腺增生 本品可降低苯甲酸诱导的大鼠乳腺增生模型血雌二醇含量,升高孕酮的水平;增加 SOD 活性、降低 MDA 含量[8]。

【不良反应】 文献报道,应用西黄丸可导致药物性皮炎、重度皮疹[9-11]。

【禁忌】 孕妇禁用。

【注意事项】

1. 脾胃虚寒者慎用。

2. 服药期间忌食辛辣刺激食物。

【用法与用量】 丸剂:口服。一次 3g,一日 2 次。胶囊剂:口服。一次 4~8 粒,一日 2 次。

【规格】 丸剂:每 20 丸重 1g

胶囊剂:每粒装 0.25g

【参考文献】 [1]冀桂,贾春芒,刘文泰.西黄丸外治耳疖 60 例临床观察.河北中医药学报,2000,15,(1):21.

[2]隋艳波.西黄丸治疗乳腺增生病的临床观察.中华中医药杂志,2010,25(4):618-619.

[3]程志华,程志荣,曾兰花,等.西黄丸治疗乳腺增生 58 例疗效观察.中华中医药杂志,2010,25(11):1919-1920.

[4]李卓明.西黄丸治疗冠心病心绞痛临床研究.中华中医药杂志,2010,25(7):1143-1145.

[5]梁文波,张学梅,宋旦旨.西黄丸含药血清对人乳腺癌细胞生长的影响.时珍国医国药 2007,18(6):1371.

[6]金沈锐,祝彼得,泰旭华.西黄丸对人肝癌细胞 SMMC7721 及小鼠宫颈癌细胞 U_{14} 周期的影响.时珍国医国药,2007,18(11):2782.

[7]金沈锐,张新胜,祝彼得,等.西黄丸对肝癌细胞 SMMC7721 分泌的血管内皮生长因子及基质金属蛋白酶 2、9 的影响.中成药,2008,30(7):1079.

[8]梁文波,陈杰,邢福有.西黄丸治疗大鼠乳腺增生作用机制的研究.辽宁中医杂志,2007,34(2):232.

[9]张碧华,高素强,傅得兴.西黄丸不良反应 17 例分析.中国中药杂志,2009,39(2):234-235.

[10]王克勤.服西黄丸致药物性皮炎 1 例.中国中药杂志,1996,21(5):33.

[11]张娟,庞剑威.西黄丸引起重度皮疹例析.实用中医内科杂志,2008,22(6):93.

二、生肌敛疮

拔毒生肌散
Badu Shengji San

【药物组成】 黄丹、红粉、轻粉、龙骨(煅)、炉甘石(煅)、石膏(煅)、冰片、虫白蜡。

【功能与主治】 拔毒生肌。用于热毒内蕴所致的溃疡,症见疮面脓液稠厚、腐肉未脱、久不生肌。

【方解】 方中黄丹拔毒祛腐,搜脓生肌,为君药。红粉解毒止痒,收敛生肌;轻粉攻毒杀虫,生肌敛疮,共为臣药。龙骨、炉甘石收湿敛疮;煅石膏清热收敛,冰片清热止痛,防腐止痒,为佐药。诸药合用,共奏拔毒生肌之功。

【临床应用】 溃疡　由火热壅盛,热盛肉腐所致。症见疮面脓液稠厚、腐肉不脱、舌质黯红、脉滑;体表急性化脓性疾病见上述证候者。

此外,有报道用于治疗宫颈糜烂[1]。

【药理毒理】 毒理　本品240mg/kg和120mg/kg外敷可增加皮肤破损大鼠、皮肤溃疡大鼠的肾脏系数,增加尿NAG和EBP含量,肾小管扩张,上皮细胞出现病变,且同一给药剂量的条件下,对大鼠溃疡皮肤的毒性高于对破损皮肤的毒性[2];本品2.2mg/cm²可对肾小管造成轻度损伤,主要是由于本品中的汞成分在肾脏中蓄积,停药4周后可恢复至原来水平,1.1mg/cm²为本品的安全剂量[3]。

【不良反应】 目前尚未检索到不良反应报道。

【禁忌】 孕妇禁用。

【注意事项】

1. 溃疡过大、过深者不可久用。

2. 溃疡无脓者慎用。

3. 皮肤过敏者慎用。

4. 不可久用。

5. 不可内服。

6. 忌食辛辣、海鲜、油腻及刺激性食物。

【用法与用量】 外用适量。撒布疮面,或以膏药护之。每日换药一次。

【规格】 每瓶装3g

【参考文献】 [1]李爱芳,徐成林.拔毒生肌散治疗宫颈糜烂50例.新疆中医药,1998,16(3):19.

[2]路艳丽,贺蓉,彭博,等.拔毒生肌散对不同皮肤损伤条件大鼠的肾毒性比较.中国中药杂志,2012,37(6):711-714.

[3]路艳丽,贺蓉,彭博,等.拔毒生肌散中汞成分在大鼠体内的蓄积情况研究.中国中药杂志,2012,37(6):700-705.

生肌玉红膏

Shengji Yuhong Gao

【药物组成】 轻粉、紫草、白芷、当归、血竭、甘草、虫白蜡。

【功能与主治】 解毒,祛腐,生肌。用于热毒壅盛所致的疮疡,症见疮面色鲜、脓腐将尽或久不收口;亦用于乳痈。

【方解】 方中轻粉祛腐生肌,为君药。紫草解毒消肿,白芷排脓止痛,当归、血竭活血化瘀、生肌止痛为臣药。甘草清热解毒,调和药性,为佐使药。诸药合用,共奏解毒、祛腐、生肌之功。

【临床应用】

1. 疮疡　由于热毒壅盛所致。症见疮面脓液渗出、脓腐将尽或久不收口、舌质红、脉滑数;体表急性化脓性疾病溃后见上述证候者。

2. 乳痈　由于乳络不通,瘀久化热,热盛肉腐所致。症见肿消痛减、脓水将尽;急性化脓性乳腺炎溃后见上述证候者。

此外,有报道本品用于瘙痒性皮肤病、臁疮、溃疡性结肠炎、创伤性皮肤缺损、肛门病术后创面、顽固性溃疡、糖尿病足溃疡、带状疱疹[1-8]。

【药理毒理】 本品具有促进伤口愈合、提高免疫、镇痛和抗炎等作用。

1. 促进伤口愈合　本品能够减少患者结核性痈瘘术后创面渗液量,缩短肉芽组织、上皮组织和创面愈合时间,促进创口愈合[9]。本品外治配合中药熏洗,可减少肛肠病术后创口组织液渗出,加速创口胶原纤维及细胞的重新组合,促进创口早日愈合[10]。本品可刺激模板打洞法致小鼠机械性创面毛细血管生成及扩张,减少创面毛细血管微血栓形成[11];可加速深Ⅱ度烧伤大鼠、小鼠模型的创面愈合,促进烧伤创面组织中新生胶原合成及调节Ⅰ型和Ⅲ型胶原二者的比值平衡[12-15]。

2. 提高免疫　本品可提高由沸腾蒸馏水导致的小鼠深Ⅱ度烧伤模型的胸腺指数、促进血清溶血素的生成,提高单核巨噬细胞吞噬能力[16]。

3. 镇痛　本品可提高热板法的痛阈值,减少醋酸致小鼠扭体次数[17]。

4. 抗炎　本品可降低二甲苯所致的小鼠耳肿胀度、肿胀率,降低炎症组织中前列腺素E_2(PGE_2)的含量[18]。

【不良反应】 目前尚未检索到不良反应报道。

【禁忌】 孕妇禁用。

【注意事项】

1. 溃疡脓腐未清者慎用。

2. 不可久用。

3. 不可内服。

4. 若用药后出现皮肤过敏反应需及时停用。

5. 忌食辛辣、海鲜、油腻及刺激性食物。

【用法与用量】 疮面洗清后外涂本膏,一日1次。

【规格】 每盒装12g

【参考文献】 [1]薛淑娜,杨全慈,于忠辉.生肌玉红膏治疗瘙痒性皮肤病160例.中医外治杂志,1999,8(1):27.

[2]张晓琳,杨忠艳,曲桂霞.生肌玉红膏治疗臁疮50例.中医药信息,2002,19(2):57.

[3]王桥专.生肌玉红膏灌肠治疗溃疡性结肠炎 40 例.现代中西医结合杂志,2002,11(2):119.

[4]李冬明.生肌玉红膏治疗创伤性皮肤缺损 75 例.浙江中医杂志,2001,36(1):3.

[5]李炯弘,袁秦.肛门镜扩肛生肌玉红膏换药治疗Ⅰ-Ⅱ期肛裂 266 例.中国医学理论与实践,2002,2002(10):1405.

[6]刘云龙,姜春英.生肌玉红膏纱条促进肛周脓肿术后创面愈合疗效观察.山西中医,2010,26(10):54-55.

[7]王平东.生肌玉红膏治疗糖尿病足溃疡 48 例报道.中国中西医结合外科杂志,2012,18(03):299-300.

[8]张小玲,鲁贤昌.生肌玉红膏治疗带状疱疹 156 例疗效观察.浙江中医学院学报,1997,21(4):17.

[9]李浩增,张悦.生肌玉红膏对结核性瘘术后创口愈合的促进作用.广州中医药大学学报,2005,7(22):276.

[10]包学龙.生肌玉红膏综合疗法促进痔术后创面愈合的临床观察.中医研究,2007,20(2):36.

[11]姚昶,施裕新,朱永康,等.生肌玉红膏对小鼠机械性创面微循环影响的实验研究.江苏中医药,2005,26(11):68.

[12]陈平,张自强,施展,等.生肌玉红膏促进大鼠背部创面愈合的实验研究.云南中医中药杂志,2010,31(5):58-59.

[13]周勇.生肌玉红膏促进慢性下肢溃疡创面肉芽生长临床与实验研究.南京中医药大学,2012 年硕士学位论文.

[14]赵春霖,王丽娟,董小鹏,等.生肌玉红膏对大鼠深Ⅱ度烧伤创面愈合过程中羟脯氨酸水平和胶原比例的影响.中成药,2013,35(11):2329-2332.

[15]董小鹏,王丽娟,赵春霖,等.生肌玉红膏对深Ⅱ度烧伤模型小鼠创面愈合情况及单核巨噬细胞吞噬功能的影响.甘肃中医学院学报,2012,29(5):5-8.

[16]赵春霖,王丽娟,董小鹏,等.生肌玉红膏对深Ⅱ度烧伤小鼠免疫功能的影响.时珍国医国药,2013(4):1025-1026.

[17]董小鹏,王丽娟,易华,等.生肌玉红膏镇痛抗炎作用的实验研究.甘肃中医学院学报,2011,28(1):10-12.

[18]陈运.生肌玉红膏祛腐生肌与促进创面愈合的临床及实验研究.南京中医药大学,2012 年硕士学位论文.

九 一 散

Jiuyi San

【药物组成】 石膏(煅)、红粉。

【功能与主治】 提脓拔毒,祛腐生肌。用于热毒壅盛所致的溃疡,症见疮面鲜活、脓腐将尽。

【方解】 方中煅石膏清热解毒,敛疮生肌,为君药。红粉拔毒排脓,祛腐生肌,为臣药。二药配伍,敛疮而不留邪,祛腐而不伤正,共奏提脓排毒、祛腐生肌之功。

【临床应用】 溃疡 因热毒壅盛所致。症见疮面色鲜、脓液中等、有较少腐肉;体表急性化脓性疾病溃破后见上述证候者。

此外,有报道用本品治疗慢性褥疮、肛瘘、头颈部肿瘤术后并发咽瘘、体表急性感染[1-4]。

【不良反应】 目前尚未检索到不良反应报道。

【禁忌】 孕妇禁用。

【注意事项】

1. 慢性溃疡无脓者慎用。

2. 不可久用。

3. 不可内服。

4. 若用药后出现皮肤过敏反应需及时停用。

5. 忌食辛辣、海鲜、油腻及刺激性食物。

【用法与用量】 外用。取本品适量均匀撒于患处,对深部疮口及瘘管,可用含本品的纸捻条插入,疮口表面可用油膏或敷料盖贴。每日换药 1 次,或遵医嘱。

【规格】 每瓶装 1.5g

【参考文献】 [1]缪春秀,陈筱琴.九一散治疗慢性褥疮 14 例.江苏中医,1994,15(4):22.

[2]乔敬华,钟水芳,宋平,等.含升丹药物对肛门致病菌抑制作用的初步研究.中国肛肠病杂志,2002,22(5):12.

[3]马华安,蒋中秋,干千.中医治疗头颈部肿瘤术后并发咽瘘 11 例.江苏中医药,2002,23(12):28.

[4]黄远明.芒硝及九一散外用治疗体表急性感染 91 例疗效观察.实用中西医结合杂志,1995,8(9):567.

九 华 膏

Jiuhua Gao

【药物组成】 银朱、川贝母、硼砂、龙骨、滑石粉、冰片。

【功能与主治】 清热消肿,止痛生肌。用于湿热郁阻大肠所致的外痔、内痔嵌顿、直肠炎、肛窦炎,亦用于内痔术后(压缩法、结扎法、枯痔法等)。

【方解】 方中银朱清热解毒,祛腐生肌,为君药。川贝母散结消肿;硼砂化毒消痈,祛腐生肌,为臣药。龙骨、滑石收湿,敛疮生肌,为佐药。冰片清热解毒,生肌,为使药。全方共奏清热消肿、止痛生肌之功。

【临床应用】

1. 外痔 由湿热郁阻大肠所致。症见肛门有异物感、肛缘肿胀、疼痛、色红或青紫;炎性外痔见上述证候者。

2. 内痔嵌顿 由湿热郁阻大肠所致。症见大便时痔核脱出、不可回纳。

3. 直肠炎、肛窦炎 由湿热郁阻大肠所致。症见大便干或稀、肛门隐痛。

此外,可用于婴儿尿布皮炎、单纯性鼻炎、外伤性创面感染[1-3]。

【不良反应】　目前尚未检索到不良反应报道。

【禁忌】　孕妇禁用。

【注意事项】

1. 不宜长期使用。

2. 不可内服。

3. 若用药后出现皮肤过敏反应需及时停用。

4. 忌食辛辣、海鲜、油腻及刺激性食物。

【用法与用量】　外用。每日早晚或大便后敷用或注入肛门内。

【规格】　每支装 10g

【参考文献】　[1]刘翠瑛.九华膏治疗婴儿尿布皮炎 80 例.广东医学,2002,23(7):762.

[2]张轶鹤.九华膏治疗慢性单纯性鼻炎 27 例.中医外治杂志,2007,16(5):22-23.

[3]孙绍卫,田心义,陈江.九华膏治疗外伤性创面感染临床研究.中医正骨,2006,18(9):24-25.

创 灼 膏

Chuangzhuo Gao

【药物组成】　石膏(煅)、炉甘石(煅)、甘石膏粉、苍术、木瓜、防己、延胡索(醋制)、黄柏、郁金、虎杖、地榆、冰片、白及。

【功能与主治】　清热解毒,消肿止痛,祛腐生肌。用于烧伤、冻疮、褥疮、外伤、手术后创口感染、慢性湿疹及常见疮疖。

【方解】　方中煅石膏清热收敛,为君药。炉甘石收湿敛疮;甘石膏粉、苍术、防己、延胡索(醋制)、黄柏、郁金、虎杖清热燥湿,活血消肿,为臣药。木瓜、地榆、冰片清热止痛,防腐止痒;白及生肌止痛,共为佐药。诸药合用,共奏清热解毒、消肿止痛、祛腐生肌之功。

【临床应用】

1. 烧伤　由外来热源所致。症见局部皮肤潮红疼痛,或有水疱,若表皮脱落,则疱下肉色鲜红;浅Ⅱ度烧伤见上述证候者。

2. 冻疮　由寒冷外袭、经脉瘀滞化热所致。症见暴露局部肤色红、灼热疼痛。

3. 褥疮　由长期受挤压、气血瘀滞、肌肤失养所致。症见受压部位溃破、疮面经久不愈或有疼痛。

4. 慢性湿疹　湿疹失治、误治长期未愈者,症见局部渗液、肿痛。

此外,另有报道用于小儿湿疹、带状疱疹[1,2]。

【不良反应】　目前尚未检索到不良反应报道。

【禁忌】　尚不明确。

【注意事项】

1. 烧、烫伤感染者慎用。

2. 不可内服。

3. 若用药后出现皮肤过敏反应需及时停用。

4. 忌食辛辣、海鲜、油腻及刺激性食物。

【用法与用量】　外用。涂敷患处,如分泌物较多,每日换药 1 次;分泌物较少,2～3 日换药 1 次。

【参考文献】　[1]陈艳华,张霞.创灼膏治疗 7 种儿童皮肤病——附 53 例婴儿湿疹自身对照观察.中国皮肤性病学杂志,2000,14(2):101.

[2]孙莉,许金萍,苏金凤,等.紫外线负离子喷雾与创灼膏治疗带状疱疹 122 例疗效观察.山东医药,2002,42(12):63.

生 肌 散

Shengji San

【药物组成】　象皮(滑石烫)、乳香(醋炙)、没药(醋炙)、血竭、儿茶、冰片、龙骨(煅)、赤石脂。

【功能与主治】　解毒生肌。用于热毒壅盛、气血耗伤所致的溃疡,症见疮面脓水将尽、久不收口。

【方解】　方中象皮止血敛疮生肌,为君药。乳香、没药消肿止痛,祛腐生肌;血竭止血生肌敛疮;儿茶活血解毒,散结消瘀;冰片清热止痛,防腐止痒共为臣药。龙骨、赤石脂收湿敛疮,为佐药。诸药合用,共奏解毒生肌之功。

【临床应用】　**溃疡**　由热毒壅盛,日久气血耗伤所致。症见疮面脓液将尽、肌肉未生、久不收口、舌质黯红,脉细;体表溃疡慢性期见上述证候者。

另有报道,本品用于下肢慢性溃疡、开放性骨折创面溃疡、肛瘘术后创面愈合、糖尿病足[1-6]。

【不良反应】　目前尚未检索到不良反应报道。

【禁忌】　尚不明确。

【注意事项】

1. 若用药后出现皮肤过敏反应需及时停用。

2. 肿疡未溃、溃疡腐肉未尽者慎用。

3. 不可内服。

4. 忌食辛辣、海鲜、油腻及刺激性食物。

【用法与用量】　外用。取本品少许,薄撒于患处。

【规格】　每瓶装 3g

【参考文献】　[1]郝广慧,王兴国,李迎秋.生肌散治疗下肢溃疡 35 例.黑龙江医学,2001,25(10):790.

[2]戴国荣.生肌散治疗开放性骨折创面溃疡——附 89 例临床观察.湖南中医杂志,1987,(4):17.

[3]陶昕.生肌散促进肛瘘术后创面愈合疗效观察.中华综合医

学,2002,3(8):756.

[4]张琳钧,王海源.生肌散治疗糖尿病足 26 例.四川中医,2008,26(6):97.

[5]王海,丁洁.生肌散治疗伤口经久不愈的临床应用研究.辽宁中医药大学学报,2007,9(1):94.

[6]刘岗,许文捷.生肌散促进低蛋白血症患者手术切口愈合的研究.中华全科医学,2011,9(9):1466-1467.

珍 珠 散

Zhenzhu San

【药物组成】 珍珠、石决明(煅)、石膏(煅)、龙骨(煅)、冰片、麝香、白石脂(煅)。

【功能与主治】 收湿敛疮,生肌长肉。用于热毒蕴结所致的溃疡,症见疮面鲜活、脓腐将尽。

【方解】 方中以珍珠收敛生肌,清热解毒,为君药。石决明、石膏清热化腐,敛疮生肌;龙骨收湿敛疮生肌;麝香活血散结,消肿止痛,共为臣药。白石脂生肌敛疮,为佐药。冰片清热防腐,解毒止痛,为使药。诸药合用,共奏收湿敛疮、生肌长肉之功。

【临床应用】 溃疡 多由热毒蕴结所致。症见疮面色鲜、脓腐将尽、新肉未生;体表溃疡见上述证候者。

此外,有报道本品用于口腔溃疡、慢性非特异性溃疡性结肠炎、烫伤[1-3]。

【药理毒理】 促进伤口愈合 本品可上调烫伤小鼠创面组织碱性成纤维细胞生长因子(bFGF)的表达,促进肉芽组织生长,缩短创面愈合时间[4]。

【不良反应】 目前尚未检索到不良反应报道。

【禁忌】 孕妇禁用。

【注意事项】

1. 肿疡未溃、溃疡腐肉未尽者慎用。

2. 若用药后出现皮肤过敏反应需及时停用。

3. 不可内服。

4. 忌食辛辣、海鲜、油腻及刺激性食物。

【用法与用量】 外用。取药粉适量,敷患处。

【规格】 每瓶装 1.5g

【参考文献】 [1]李巨红,何晓雪.珍珠散治疗口腔溃疡105 例疗效观察.黑龙江医药科学,2002,25(4):33.

[2]徐清喜.珍珠散保留灌肠治疗慢性非特异性溃疡性结肠炎.山东中医杂志,2008,(11):738-740.

[3]陈华良.珍珠散治疗烫伤肉芽创面 62 例.四川中医,2004,22(5):80.

[4]阚成国,许树军,杨若娅,等.珍珠散对急慢性创面组织修复及碱性成纤维生长因子影响的实验研究.中医药信息,2015,32(1):37-39.

紫 草 膏

Zicao Gao

【药物组成】 紫草、当归、地黄、白芷、防风、乳香、没药。

【功能与主治】 化腐生肌,解毒止痛。用于热毒蕴结所致的溃疡,症见疮面疼痛、疮色鲜活、脓腐将尽。

【方解】 方中紫草清热解毒,活血凉血,为君药。当归、地黄加强凉血解毒、养血生肌之力,为臣药。白芷散结消肿排脓;防风祛风止痛;乳香、没药活血散结、祛腐生肌,共为佐药。诸药合用,共奏化腐生肌、解毒止痛之功。

【临床应用】 体表溃疡 因热毒蕴结肌肤所致。症见疮色鲜活、疼痛、脓腐将尽;体表溃疡见上述证候者。

此外,有报道本品用于痔疮,痔瘘术后,烧、烫伤,宫颈病变出血,顽固性溃疡,耳前瘘,甲床缺损,化疗性静脉炎[1-8]。

【药理毒理】 本品具有促进创面愈合、减轻血管炎性损伤作用。

1. 促进创面愈合 本品能够减轻先天性耳前瘘管感染化脓患者的炎症反应,缩短创面愈合时间[9]。

2. 抗炎 本品可减轻多柔比星诱导的新西兰白兔静脉炎,促进损伤组织的修复,加快消肿速度[10]。

【不良反应】 目前尚未检索到不良反应报道。

【禁忌】 孕妇禁用。

【注意事项】

1. 肿疡未溃、溃疡腐肉未尽者慎用。

2. 若用药后出现皮肤过敏反应需及时停用。

3. 不可内服。

4. 忌食辛辣、海鲜、油腻及刺激性食物。

【用法与用量】 外用。摊于纱布上贴患处,每隔1～2日换药一次。

【参考文献】 [1]邵瑞英,聂垣东.紫草膏治疗痔疮的体会.现代中西医结合杂志,2002,11(4):343.

[2]赖仰雄.紫草膏在痔瘘术后的应用.中国肛肠病杂志,2000,20(9):41.

[3]郭爱娟,赖仰雄.紫草膏治疗烧烫伤 98 例.中医外治杂志,2000,9(1):50.

[4]赵景明,黄万义,张洪林.紫草膏防治宫颈病变出血的临床观察.山西中医,1994,10(6):47.

[5]李肇.紫草膏治疗顽固性溃疡.中医杂志,1996,37(3):135.

[6]郭树繁,贾春芒,张晓莉.紫草膏治疗先天性耳前瘘管感染化脓临床观察.辽宁中医学院学报,2005,7(5):477.

[7] 朱其芬,李培君.紫草膏治疗甲床缺损 102 例.中国中医急症,2010,19(12):2151-2152.

[8] 杨小红,王娅南,孟景娜,等.紫草膏对化疗性静脉炎防治作用的研究.中国实验方剂学杂志,2010,16(9):197-199.

[9] 郭树繁,贾春芒,张晓莉.紫草膏治疗先天性耳前瘘管感染化脓临床观察.辽宁中医学院学报,2005,7(5):477.

[10] 杨小红,王娅南,孟景娜,等.紫草膏对化疗性静脉炎防治作用的研究.中国实验方剂学杂志,2010,16(9):197-199.

解毒生肌膏

Jiedu Shengji Gao

【药物组成】　紫草、乳香(醋制)、当归、轻粉、白芷、甘草。

【功能与主治】　活血散瘀,消肿止痛,解毒排脓,祛腐生肌。用于各类创面感染、Ⅱ度烧伤。

【方解】　方中紫草凉血祛瘀,清热解毒,为君药。乳香、当归行气活血,消肿生肌,为臣药。轻粉提毒祛腐;白芷辛香走窜,消肿止痛,为佐药。甘草解毒止痛,调和诸药,为使药。诸药合用,共奏活血散瘀、消肿止痛、解毒排脓、祛腐生肌之功。

【临床应用】

1. 烧烫伤　由外来热源损伤所致。症见局部皮肤水疱、疱下基底部皮色鲜红、疼痛或基底苍白、溃破糜烂、脓腐未脱;Ⅱ度烧、烫伤继发感染见上述证候者。

2. 体表溃疡　因疮疡热盛肉腐所致。症见创面色鲜、脓腐未脱;体表急性化脓性感染溃后见上述证候者。

【不良反应】　目前尚未检索到不良反应报道。

【禁忌】　孕妇禁用。

【注意事项】

1. 肿疡未溃、溃疡腐肉未尽者慎用。

2. 若用药后出现皮肤过敏反应需及时停用。

3. 不可内服。

4. 忌食辛辣、海鲜、油腻及刺激性食物。

【用法与用量】　外用。摊于纱布上贴敷患处。

烫伤油

Tangshang You

【药物组成】　马尾连、大黄、黄芩、紫草、地榆、冰片。

【功能与主治】　清热解毒,凉血祛腐止痛。用于Ⅰ、Ⅱ度烧烫伤和酸碱灼伤。

【方解】　方中马尾连清热解毒为君药。大黄、黄芩清热燥湿、解毒止痛;紫草、地榆凉血活血,共为臣药。

冰片辛凉苦泄,芳香走窜,清热止痛为佐药。诸药合用,共奏清热解毒、凉血活血、祛腐止痛之功效。

【临床应用】　烧、烫伤　由外来热源损伤所致。症见局部皮肤色红或起水疱,或疱下基底部皮色鲜红、疼痛;Ⅰ度、浅Ⅱ度烧、烫伤见上述证候者。

【不良反应】　目前尚未检索到不良反应报道。

【禁忌】　尚不明确。

【注意事项】

1. 用药后如出现皮肤过敏者需及时停用。

2. 烧、烫伤感染者慎用。

3. 本品为外用药,不可内服。

4. 忌食辛辣、海鲜、油腻及刺激性食物。

【用法与用量】　外用。伤面经消毒清洗后,用棉球将药涂于患处,盖于伤面,必要时可用纱布浸药盖于创面。

【规格】　每瓶装 30g

紫花烧伤膏

Zihua Shaoshang Gao

【药物组成】　紫草、黄连、地黄、熟地黄、当归、冰片、花椒、甘草、麻油、蜂蜡。

【功能与主治】　清热凉血,化瘀解毒,止痛生肌。用于Ⅰ、Ⅱ度以下烧、烫伤。

【方解】　方中紫草凉血祛瘀解毒,黄连清热泻火燥湿,两药合用,苦寒直折水火烧烫之热毒,为君药。地黄、熟地黄清热凉血、养阴生津;当归养血活血祛瘀,共为臣药。冰片、花椒性皆辛香走窜,活血消肿止痛,为佐药。甘草清热解毒,缓急止痛,调和诸药,为使药。麻油润肤生肌,诸药经油煎之后,去渣存性,入蜂蜡消肿止痛而赋型,皆合烧、烫伤愈合之需。诸药合用,共奏清热凉血、化瘀解毒、止痛生肌之功。

【临床应用】　烧、烫伤　由外来热源损伤所致。症见局部皮肤色红或起水疱,或疱下基底部皮色鲜红、疼痛或基底苍白;Ⅰ度、Ⅱ度烧、烫伤见上述证候者。

此外,有报道本品用于压疮、隐翅虫皮炎、静脉炎、小儿尿布皮炎[1-4]。

【不良反应】　目前尚未检索到不良反应报道。

【禁忌】　尚不明确。

【注意事项】

1. 用药后如出现皮肤过敏者应及时停用。

2. 烧、烫伤感染者慎用。

3. 不可内服。

【用法与用量】　外用。清创后,将药膏均匀涂敷于创面,一日1～2次。采用湿润暴露疗法,必要时特殊部位可用包扎疗法或遵医嘱。

【规格】 每支装 (1)20g (2)40g

【参考文献】 [1]吴熹,李培珍.紫花烧伤膏治疗褥疮的疗效观察.护理研究,2002,16(4):215.

[2]钱仁多.紫花烧伤膏治疗隐翅虫皮炎.新兴医药研究,2001,11(4):266.

[3]韦兰春,韦秀兰.紫花烧伤膏外敷预防静脉滴注甘露醇致静脉炎的效果观察.广西中医学院学报,2007,10(4):110-111.

[4]王纪红,潘萍.紫花烧伤膏治疗小儿尿布皮炎效果分析.哈尔滨医药,2005,25(5):49.

湿润烧伤膏

Shirunshaoshang Gao

【药物组成】 黄连、黄芩、黄柏、地龙、罂粟壳、芝麻油、蜂蜡。

【功能与主治】 清热解毒、止痛生肌,用于烧、烫、灼伤。

【方解】 本方黄连苦寒,长于清热解毒,为君药。黄芩、黄柏均苦寒之品,相须为用,增大清热解毒之力,为臣药。地龙咸寒,功擅清热,通经活络;罂粟壳酸涩,收湿敛疮尚可止痛;芝麻油、蜂蜡功擅助养气血,滋润肌肤为佐药。诸药合用,共奏清热解毒、止痛生肌之功。

【临床应用】

1. 烧烫伤 常规洁创面后,将湿润烧伤膏均匀涂于创面0.5～2mm厚。4～6小时换药1次。

2. 食道烧伤 可口服或从胃管注入湿润烧伤膏一天4次,每次30g。具有清热解毒,止痛生肌的作用。从远期疗效而言,本品能有效地减少食管狭窄的发生。

此外,尚有报道本品用于肿瘤化疗后口腔溃疡、化脓性乳腺炎、糖尿病足、下肢慢性溃疡、褥疮、婴儿尿布皮炎[1-6]。

【不良反应】 有文献报道本品致全身荨麻疹及过敏性皮炎[7,8]。

【禁忌】 尚不明确。

【注意事项】

1. 对由烧伤创面引起的全身性疾病,必须在医生指导下使用。

2. 注意创面的引流通畅,保持创面的干燥。

3. 如创面发生湿疹应停药,对症处理。

4. 本品不可内服。

5. 不可久用。

6. 夏季高温或反复挤压,本品会质地变稀,不影响药效。

【用法与用量】 外用。涂敷创面0.5～2mm厚,视具体情况每日4～6次,换药前,须将残留在创面上的药物及液化物拭去,暴露创面用药。

【规格】 每支40g

【参考文献】 [1]郭士荣.湿润烧伤膏治疗不同深度烧伤创面的临床体会.中国烧伤疮疡杂志,2008,20(3):184.

[2]赵卫军,刘永稳,彭永光.湿润烧伤膏治疗关节烧烫伤157例.中国烧伤疮疡杂志,2006,18(2):117.

[3]赵云霞,赵玲,徐燕.湿润烧伤膏在肿瘤化疗后口腔溃疡的应用.中国烧伤疮疡杂志,2008,20(1):38.

[4]郭兆美.湿润烧伤膏治疗化脓性乳腺炎切开引流伤口的疗效观察.中国烧伤疮疡杂志,2008,20(3):216.

[5]何仁亮,余志和,刘英祥,等.湿润烧伤膏修复皮肤慢性糖尿病性溃疡的临床研究.现代中西医结合杂志,2010,19(10):1171-1173.

[6]季晓红.湿润烧伤膏治疗尿布皮炎疗效观察.中国中西医结合皮肤性病学杂志,2010,9(4):221.

[7]秦传勇.湿润烧伤膏致全身荨麻疹1例.医药导报,2012,31(9):1238.

[8]武英赫.使用湿润烧伤膏致过敏性皮炎1例报告.辽宁医学院学报,2010,31(2):122.

康 复 新 液

Kangfuxin Ye

【药物组成】 本品为(美洲大蠊)康复新提取物制成的溶液。

【功能与主治】 通利血脉,养阴生肌。用于金创、外伤、溃疡、瘘管、烧伤、烫伤、褥疮之创面。

【方解】 美洲大蠊性寒味咸,有毒,味辛,有散瘀、消积、解毒、利水、消肿之功效。

【临床应用】 用于金疮、外伤、溃疡、瘘管、烧伤、烫伤、褥疮之创面。

另有报道,本品对胃炎、胃溃疡、口腔溃疡、手足口病亦有治疗作用[1-5]。

【药理毒理】 本品具有增强免疫功能、抗炎和抗溃疡等作用。

1. 增强免疫功能 本品能增强由环磷酰胺致免疫低下小鼠非特异性免疫、体液免疫和细胞免疫功能,提高老龄鼠的体液免疫功能,改善老龄鼠脑组织的氧化损伤[6]。

2. 抗炎 本品可降低噁唑酮诱导的结肠炎小鼠激活蛋白-1(AP-1)、核转录因子-κB(NF-κB)和白细胞介素-4(IL-4)等炎性介质[7],可减少葡聚糖硫酸钠(DDS)

致急性结肠炎大鼠的金属基质蛋白酶-3（MMP-3）、MMP-13 的表达[8]。

3. 抗溃疡　本品可促进乙酸、幽门结扎和乙醇等诱导的慢性胃溃疡大鼠的溃疡愈合，增加胃组织中碱性成纤维生长因子（bFGF）和肿瘤坏死因子-β（TNF-β）[9]，并能降低胃酸和胃蛋白酶的排出量[10]。本品可促进冰醋酸诱导的黏膜口腔溃疡大鼠的细胞黏膜修复，缩短溃疡发作，增加口腔黏膜表皮细胞生长因子（EGF）和表皮细胞生长因子受体（EGFR）的表达[11]。

4. 促进伤口愈合　本品可促进皮肤切割伤大鼠的肉芽组织增生，增加胶原纤维数量，改善表皮结构，促进皮肤切割伤的痂下愈合[12]。

【不良反应】　目前尚未检索到不良反应报道。

【禁忌】　孕妇禁用。

【注意事项】

1. 使用灭菌医用纱布浸渗药液覆盖创面。也可直接向创面滴用，或用含药纱布塞进窦道，每天换药一次为宜。

2. 大面积烧伤、烫伤以浸透药液纱布覆盖为宜，换药时患者略有疼痛，属正常。

3. 创面较大时，应结合用抗生素治疗。

4. 使用后应将瓶盖及时盖紧，谨防污染。

5. 过敏体质者慎用。

【用法与用量】　外用，用纱布浸透药液敷于患处，对深部创面需清创后，再用本品冲洗并用浸透本品的纱布填塞。

【规格】　（1）100ml　（2）50ml

【参考文献】　[1]王良,黄秀深,陈瑾,等.康复新液促进慢性胃溃疡愈合作用的研究.四川中医,2011,29(7):33-35.

[2]刘辽,贾萍,陈芳,等.康复新液治疗手足口病疗效的系统评价.中国实验方剂学杂志,2012,18(24):13-19.

[3]武和平,李萍,郑昱.康复新液治疗糜烂型胃炎112例疗效分析.上海中医药杂志,2004,38(2):29.

[4]郑远达,闻强,季永领,等.康复新液防治放疗患者口腔黏膜急性放射损伤的观察.华西药学杂志,2006,21(4):404.

[5]梁丽.康复新液治小儿疱疹性口腔炎的疗效分析.实用医学杂志,2010,26(19):3618-3619.

[6]杨雯,王陆陆,向虹宇,等.康复新液对小鼠的免疫调节作用.华西药学杂志,2011,26(6):543-546.

[7]陆允敏,金湧,陈维雄,等.康复新液治疗小鼠实验性结肠炎的研究.中国临床医学,2011,18(4):446-449.

[8]郑重,陈维雄,陈尼维,等.康复新液对急性大鼠实验性结肠炎作用机制的研究.胃肠病学,2008,13(1):31-34.

[9]刘童婷,黄秀深,陈瑾,等.康复新液对大鼠乙酸烧灼型胃溃疡模型胃黏膜修复机制的研究.时珍国医国药,2012,23(12):3028-3030.

[10]林青,曹东,杨玉琪,等.康复新液抗实验性胃溃疡作用的研究.中成药,2001,23(2):122-124.

[11]李玉庆.康复新液治疗口腔溃疡作用机制的初步探讨.山东大学,2012.

[12]张俊,孟令贺,单士军,等.康复新液对实验性大鼠皮肤切割伤痂下愈合的影响.天津医科大学学报,2014,20(3):192-195.

三、清肠化痔

马应龙麝香痔疮膏

Mayinglong Shexiang Zhichuang Gao

【药物组成】　人工麝香、人工牛黄、珍珠、煅炉甘石、硼砂、冰片、琥珀。

【功能与主治】　清热燥湿，活血消肿，祛腐生肌。用于湿热瘀阻所致的各类痔疮、肛裂，症见大便出血，或疼痛、有下坠感；亦用于肛周湿疹。

【方解】　方中麝香芳香走窜，通络消肿，散结止痛，为君药。人工牛黄清热解毒，消肿止痛，为臣药。珍珠、炉甘石、硼砂、琥珀解毒生肌，活血散结，收涩止痛；冰片清热解毒，生肌止痛，共为佐药。全方合用，共奏清热燥湿、活血消肿、祛腐生肌之功。

【临床应用】

1. 内痔　由湿热瘀阻所致。症见大便时出血、有痔核脱出、可自行回纳或不可自行回纳；Ⅰ、Ⅱ、Ⅲ期内痔见上述证候者。

2. 肛裂　由湿热瘀阻所致。大便带血、肛门疼痛。

3. 肛周湿疹　由湿热瘀阻所致。肛门周围湿痒。

此外，尚可治疗鼻衄、带状疱疹、褥疮、糖尿病性皮肤溃疡、冻疮、子宫颈糜烂、小儿尿布性皮炎[1-9]。

【不良反应】　文献报道，本品可致月经不调。

【禁忌】　孕妇禁用。

【注意事项】

1. 本品不可内服。

2. 用药后如出现皮肤过敏反应或月经不调者需及时停用。

3. 忌食辛辣、海鲜、油腻及刺激性食物。

【用法与用量】　外用。涂擦患处。

【参考文献】　[1]张万强,薛义.马应龙麝香痔疮膏治疗鼻衄临床观察.河北中医药学报,1998,13(1):40.

[2]高英.马应龙麝香痔疮膏外用治疗鼻出血临床观察.中国中西医结合耳鼻喉科杂志,2002,10(1):34.

[3]雷云根.马应龙麝香痔疮膏治疗带状疱疹56例.浙江中医

杂志,2003,38(7):281.

[4]朱李艳.马应龙麝香痔疮膏治疗褥疮 18 例.现代中西医结合杂志,2005,14(14):1812.

[5]周雪云,代忠军.马应龙麝香痔疮膏治疗褥疮的临床观察.中医外治杂志,2005,14(1):43.

[6]赵宇冰,李瑜.马应龙麝香痔疮膏治疗糖尿病性皮肤溃疡 37 例观察.甘肃中医,2007,20(3):45.

[7]艾东方,吴俊.马应龙麝香痔疮膏治疗冻疮 46 例.时珍国医国药,2005,16(7):640.

[8]王云玲.马应龙麝香痔疮膏治疗轻、中度子宫颈糜烂 28 例临床体会.海峡药学,2006,18(4):189-190.

[9]杨增芳,葛玲霞,许伍.马应龙麝香痔疮膏治疗小儿尿布皮炎 120 例.陕西中医,2005,26(3):224-225.

化 痔 栓
Huazhi Shuan

【药物组成】 苦参、黄柏、洋金花、冰片、次没食子酸铋。

【功能与主治】 清热燥湿,收涩止血。用于大肠湿热所致的内外痔、混合痔疮。

【方解】 本方为中西药合方制剂。方中苦参清热燥湿解毒,为君药。黄柏清泄下焦湿热,为臣药。洋金花镇痛;冰片芳香走窜,清热解毒,祛腐生肌止痛,共为佐药。另入次没食子酸铋,与收敛、防腐诸药并用,诸药合用,共奏清热燥湿、收涩止血之功。

【临床应用】

1. 内痔 由大肠湿热所致。症见大便出血或有痔核脱出,可自行回纳或不可自行回纳;Ⅰ、Ⅱ、Ⅲ期内痔见上述证候者。

2. 外痔 由大肠湿热所致。症见肛缘有肿物者、色红或青紫;血栓性外痔、炎性外痔见上述证候者。

3. 混合痔 由大肠湿热所致。症见内痔与外痔位于肛缘内外同一方位者。

另有报道,可治疗慢性结肠炎[1]。

【不良反应】 目前尚未检索到不良反应报道。

【禁忌】 孕妇禁用。

【注意事项】

1. 肠胃虚寒腹泻者慎用。

2. 用药后未能控制便血者,应及时就诊。血栓外痔较大未效者,应考虑手术治疗。

3. 忌食辛辣、海鲜、油腻及刺激性食物。

4. 本品宜便后置入肛门深处。

【用法与用量】 患者取侧卧位,置入肛门 2～2.5cm 深处,一次 1 粒,一日 1～2 次。

【规格】 每粒重 1.7g

【参考文献】 [1]温韶.化痔栓治疗慢性结肠炎 90 例疗效观察.职业与健康,2002,(4):140-141.

参蛇花痔疮膏
Shenshehua Zhichuang Gao

【药物组成】 苦参、黄柏、蛇床子、金银花、甘草、五倍子、白矾、炉甘石、当归。

【功能与主治】 清热燥湿,消肿止痛。用于痔疮风伤肠络、湿热下注证之内痔、外痔;症见便血、肛门红肿热痛。

【方解】 苦参、黄柏均苦寒,清热燥湿以祛邪,为君药。蛇床子辛苦,杀虫止痒;金银花、甘草,合则清热解毒,共为臣药。五倍子、白矾、炉甘石酸涩收敛,助君药燥湿之用;当归活血消肿,共为佐药。诸药共奏清热燥湿、消肿止痛之功。

【临床应用】

1. 外痔 由风伤肠络、湿热下注所致。症见肛缘肿物、色青或红、肛门红肿热痛;血栓外痔、炎性外痔见上述证候者。

2. 内痔 风伤肠络之便血鲜红。

【不良反应】 目前尚未检索到不良反应报道。

【禁忌】 尚不明确。

【注意事项】

1. 若用药后出现皮肤过敏反应,应及时停用。

2. 忌食辛辣、海鲜及油腻食物。

3. 本品不可内服。

4. 使用本品时,动作应轻柔,防止痔疮出血。

【用法与用量】 外用。将药膏挤入肛门内或涂抹患处;每次 2g,一日 1 次。

【规格】 每支装 10g

消 痔 栓
Xiaozhi Shuan

【药物组成】 龙骨(煅)、轻粉、冰片、珍珠(制)。

【功能与主治】 收敛,消肿,止痛,止血。用于内外痔疮。

【方解】 方中煅龙骨外用止血涩肠,生肌敛疮;珍珠、冰片清热解毒,生肌止痛,轻粉外用杀虫,攻毒,敛疮。诸药合用,共奏收敛,消肿,止痛,止血之功。

【临床应用】 **痔疮** 症见大便出血、或有痔核脱出,可自行回纳或不可自行回纳、肛缘有肿物,色鲜红或青紫、疼痛；内痔Ⅰ、Ⅱ、Ⅲ期、炎性外痔、血栓外痔见上述证候者。

【不良反应】　目前尚未检索到不良反应报道。

【禁忌】　孕妇禁用。

【注意事项】　尚不明确。

【用法与用量】　外用。一次1枚，一日1次，洗净肛门，将药塞入。

【规格】　每枚重2g。

消痔丸
Xiaozhi Wan

【药物组成】　地榆（炒炭）、牡丹皮、三颗针皮（炒炭）、大黄（酒炒）、黄芪、白及、槐角（蜜炙）、防己、白术（炒）、当归（酒炒）、火麻仁（炒黄）、动物大肠。

【功能与主治】　消肿生肌，清热润便，补气固脱，止血，止痛。用于痔疾肿痛，便秘出血，脱肛不收以及肠风下血，积滞不化。

【方解】　方中地榆、三颗针皮、槐角、牡丹皮、大黄清热凉血止血；黄芪、白术补气固脱，敛疮生肌；白及、防己止血，消肿止痛；当归、火麻仁、动物大肠养血润肠通便；诸药合用，共奏消肿生肌，清热润便，补气固脱，止血、止痛之功。

【临床应用】　痔疮　因脏腑实热，肠风下血所致。症见大便出血或有痔核脱出，可自行回纳或不可自行回纳、肛缘有肿物，色鲜红或青紫、疼痛；内痔Ⅰ、Ⅱ、Ⅲ期、炎性外痔、血栓外痔见上述证候者。

此外本品可用于便秘出血、脱肛、肠风下血，积滞不化。

【不良反应】　目前尚未检索到不良反应报道。

【禁忌】　孕妇禁用。

【注意事项】　尚不明确。

【用法与用量】　口服。一次1丸，一日3次，小儿酌减。

【规格】　每丸重9g

痔疮片（胶囊）
Zhichuang Pian(Jiaonang)

【药物组成】　大黄、蒺藜、功劳木、白芷、冰片、猪胆粉。

【功能与主治】　清热解毒，凉血止痛，祛风消肿。用于各种痔疮，肛裂，大便秘结。

【方解】　方中大黄清热解毒、凉血止血、消肿止痛为君；蒺藜、白芷、功劳木祛风消肿，通窍止痛为臣药；佐以冰片、猪胆粉清热解毒、消肿止痛。诸药合用，共奏清热解毒，凉血止痛，祛风消肿之功。

【临床应用】

1. 痔疮　症见大便出血或有痔核脱出，可自行回纳或不可自行回纳、肛缘有肿物，色鲜红或青紫、疼痛，内痔Ⅰ、Ⅱ、Ⅲ期，炎性外痔，血栓外痔，混合痔见上述证候者。

2. 肛裂　由血热肠燥所致便秘，大便带血、肛门疼痛。

【不良反应】　目前尚未检索到不良反应报道。

【禁忌】　尚不明确。

【注意事项】

1. 忌烟酒，忌食辛辣、油腻及刺激性食物。

2. 经期及哺乳期妇女慎用

3. 脾虚大便溏者慎用。

4. 过敏体质者慎用，对本品过敏者停用。

【用法与用量】　片剂：口服。一次4～5片，一日3次。胶囊剂：口服。一次4～5粒，一日3次。

【规格】　片剂：（1）薄膜衣片　每片重0.3g（2）糖衣片（片芯重0.3g）

胶囊剂：每粒装0.4g

痔疮栓
Zhichuang Shuan

【药物组成】　柿蒂、大黄、冰片、芒硝、田螺壳、橄榄核（炒炭）。

【功能与主治】　清热通便，止血，消肿止痛，收敛固脱。用于各期内痔、混合痔之内痔部分，轻度脱垂等。

【方解】　方中大黄清热通便、凉血止血；冰片、芒硝清热解毒，消肿止痛；柿蒂苦、涩，田螺壳、橄榄核收敛固脱、止血。诸药合用，共奏清热通便，止血，消肿止痛，收敛固脱之功。

【临床应用】　痔疮　症见大便出血或有痔核脱出，可自行回纳或不可自行回纳，内痔、轻度脱垂见上述证候者。

【不良反应】　目前尚未检索到不良反应报道。

【禁忌】　尚不明确。

【注意事项】

1. 本品为直肠给药，不可内服。

2. 忌烟酒及辛辣、油腻、刺激性食物。

3. 过敏体质者慎用，对本品过敏者停用。

【用法与用量】 直肠给药。一次 1 粒,一日 2～3
次,使用前可以花椒水或温开水坐浴,7 天为一疗程或遵
医嘱。

【规格】 每粒重 2g(含芒硝 46mg)

四、清热凉血

五福化毒丸(片)
Wufu Huadu Wan(Pian)

【药物组成】 水牛角浓缩粉、玄参、赤芍、地黄、青
黛、黄连、连翘、牛蒡子(炒)、桔梗、芒硝、甘草。

【功能与主治】 清热解毒,凉血消肿。用于血热毒
盛,小儿疮疖,痱毒,咽喉肿痛,口舌生疮,牙龈出血,
痄腮。

【方解】 方中水牛角、玄参、赤芍、地黄清热凉血,
泻火解毒,为君药。青黛、黄连清热解毒,凉血消肿,连
翘清热解毒,散结消肿,共为臣药。牛蒡子、桔梗清利咽
喉,芒硝清热消肿,泻热通便,使热从便解,为佐药。甘
草解毒并调和药性,为使药。诸药合用,共奏清热解毒、
凉血消肿之功。

【临床应用】

1. 小儿疮疖 由血热毒盛蕴结所致。症见皮肤一
处或多处灼热、疼痛、肿势局限、突起根浅、口渴、小便
黄、舌质红、脉数;儿童毛囊丘疹见上述证候者。

2. 痄腮 由疫毒炽盛所致。单侧或双侧耳根肿胀
疼痛、皮色变红、憎寒高热;传染性腮腺炎见上述证
候者。

3. 发颐 由热毒炽盛所致。多发单侧肿胀疼痛、化
脓、腮腺开口处能挤出脓性分泌物;化脓性腮腺炎见上
述证候者。

4. 痱子 由暑热夹湿蕴结肌肤所致。症见初起针
尖大小红色丘疹、接着出现成群红色小丘疹或小水疱、
有瘙痒或烧灼感、常多处发生或反复发作。

【不良反应】 目前尚未检索到不良反应报道。

【禁忌】 孕妇禁用。

【注意事项】

1. 忌食辛辣、海鲜、油腻及刺激性食物。

2. 疮疡阴证者慎用。

【用法与用量】 丸剂:口服。水蜜丸一次 2g,大蜜
丸一次 1 丸,一日 2～3 次。片剂:口服。用于小儿痱毒,
2～6 岁,一次 4～5 片,一日 3 次。用于其他病症,3～6
岁,一次 5 片;7～14 岁,一次 7 片,一日 3 次,7 天为一

疗程。

【规格】 丸剂:(1)水蜜丸 每 100 粒重 10g
(2)大蜜丸 每丸重 3g

片剂:每片重 0.1g

九华痔疮栓
Jiuhua Zhichuang Shuan

【药物组成】 大黄、厚朴、侧柏叶(炒)、紫草、浙贝
母、白及、冰片。

【功能与主治】 清热凉血,化瘀止血,消肿止痛。
用于血热毒盛所致的痔疮、肛裂等肛肠疾患。

【方解】 方中大黄清热解毒、凉血止血、消肿止痛,
为君药。厚朴行气通肠;侧柏叶凉血止血;紫草凉血解
毒,共为臣药。浙贝母消肿散结;白及消肿生肌,止血敛
疮,为佐药。冰片清热解毒,止痛生肌,为使药。全方共
奏清热凉血、凉血止血、消肿止痛之功。

【临床应用】

1. 痔疮 由血热毒盛所致。症见大便时出血或大
便带血,或有痔核脱出;Ⅰ、Ⅱ、Ⅲ期内痔见上述证候者。

2. 肛裂 由血热毒盛所致。大便带血、肛门疼痛。

此外,本品可防治痔疮术后粪嵌塞及产妇会阴侧切
感染[1,2]。

【不良反应】 文献报道,本品可致腹泻[3]。

【禁忌】 孕妇禁用。

【注意事项】

1. 本品不可内服。

2. 忌食辛辣、海鲜、油腻及刺激性食物。

【用法与用量】 外用。大便后或临睡前用温水洗
净肛门,塞入栓剂 1 粒。一次 1 粒,一日 1 次;痔疮严重
或出血量较多者,早晚各塞 1 粒。

【规格】 每粒重 2.1g

【参考文献】 [1]王磊.九华痔疮栓防治痔疮术后粪嵌塞
45 例.安徽中医临床杂志,2002,14(4):183.

[2]周鸣芳,徐关德.九华痔疮栓预防产妇会阴侧切感染临床
观察.衡阳医学院学报,2000,28(5):458.

[3]王永杰.九华痔疮栓致腹泻 3 例.中国肛肠病杂志,2001,21
(1):39.

六味消痔片
Liuwei Xiaozhi Pian

【药物组成】 薯莨、槐角、决明子、山豆根、人参、牡
蛎(煅)。

【功能与主治】　清热消肿,收敛止血。用于湿热瘀阻证Ⅰ、Ⅱ期内痔,症见痔核脱垂、滴血射血、肛门坠胀。

【方解】　方中薯莨清热解毒,消肿止血,为君药。槐角、决明子、山豆根清热解毒,润肠通便,凉血消痔,为臣药。人参补益元气,健脾和胃;牡蛎收敛止血,软坚散结,为佐药。全方共奏清热消肿,收敛止血之功。

【临床应用】　**内痔**　由湿热瘀阻所致。症见大便时出血或有痔核脱出,可自行回纳;Ⅰ、Ⅱ期内痔见上述证候者。

【不良反应】　目前尚未检索到不良反应报道。

【禁忌】　孕妇禁用。

【注意事项】　忌食辛辣、海鲜、油腻及刺激性食物。

【用法与用量】　口服。一次 6 片,一日 3 次;或遵医嘱。

【规格】　每素片重 0.3g

消 痔 软 膏
Xiaozhi Ruangao

【药物组成】　熊胆粉、地榆、冰片。

【功能与主治】　凉血止血,消肿止痛。用于炎性、血栓性外痔及Ⅰ、Ⅱ期内痔属风热瘀阻或湿热壅滞证。

【方解】　方中熊胆粉清热解毒,凉血消肿,消痔止痛,为君药。地榆凉血止血,解毒敛疮,消痔止痛为臣药。冰片清热解毒,生肌止痛为佐药。全方共奏凉血止血,消肿止痛之功。

【临床应用】

1. 炎性外痔　由风热瘀阻或湿热壅滞所致。症见肛缘肿痛、有异物感、色红。

2. 血栓性外痔　由风热瘀阻或湿热壅滞所致。症见肛缘肿痛、有异物感、色青紫、可见皮下血栓。

3. 内痔　由风热瘀阻或湿热壅滞所致。症见大便时出血或有痔核脱出,可自行回纳;Ⅰ、Ⅱ期内痔见上述证候者。

【不良反应】　目前尚未检索到不良反应报道。

【禁忌】　孕妇禁用。

【注意事项】

1. 不可内服。

2. 忌食辛辣、厚味食物。

【用法与用量】　外用。用药前用温水清洗局部。治疗内痔:将注入头轻轻插入肛门,把药膏推入肛内;治疗外痔:将药膏均匀涂覆于患处,外用清洁纱布覆盖,一次 2～3g,一日 2 次。

【规格】　每支装　(1)2.5g　(2)5g

痔 宁 片
Zhining Pian

【药物组成】　地榆炭、侧柏叶炭、黄芩、刺猬皮(制)、槐米、地黄、酒白芍、当归、乌梅、荆芥炭、枳壳、甘草。

【功能与主治】　清热凉血,润燥疏风。用于实热内结或湿热瘀滞所致的痔疮出血、肿痛。

【方解】　方中地榆、侧柏炭清热凉血止血,善治下焦血热出血,为君药。黄芩清热燥湿;刺猬皮、槐米清热凉血;地黄、酒白芍、当归、乌梅养阴润燥,共为臣药。荆芥炭长于疏风止血;枳壳理气宽中,消胀导滞,共为佐药。甘草调和诸药,为使药。全方配伍,共奏清热凉血、润燥疏风之功。

【临床应用】　**痔疮**　因实热内结或湿热瘀滞所致。症见大便出血或有痔核脱出可自行回纳或不可自行回纳、肛缘有肿物者,色红或青紫而疼痛;Ⅰ、Ⅱ期内痔、血栓性外痔、炎性外痔见上述证候者。

【不良反应】　目前尚未检索到不良反应报道。

【禁忌】　孕妇禁用。

【注意事项】

1. 肠胃虚寒者慎用。

2. 忌食辛辣、海鲜、油腻及刺激性食物。

【用法与用量】　口服。一次 3～4 片,一日 3 次。

【规格】　每片重 0.48g

痔 康 片(胶囊)
Zhikang Pian(Jiangnang)

【药物组成】　地榆炭、槐花、黄芩、大黄、金银花、豨莶草。

【功能与主治】　清热泻火,凉血止血,消肿止痛,润肠通便。用于Ⅰ、Ⅱ期内痔属风热及湿热下注所致的便血、肛门肿痛、下坠感。

【方解】　方中地榆炭清热凉血止血,为君药。槐花清热凉血止血;黄芩清热燥湿解毒;大黄泻火解毒,祛瘀通便,共为臣药。金银花清热解毒,善治火热疮疡;豨莶草祛风除湿兼以活血,为佐药。诸药合用,共奏清热凉血、泻热通便之功。

【临床应用】　**痔疮**　热毒风盛或湿热下注所致。症见大便出血、肛门肿痛、有下坠感或痔核脱出,可自行回纳;Ⅰ、Ⅱ期内痔见上述证候者。

【药理毒理】　本品具有抗炎、镇痛等作用。

1. 抗炎 本品可抑制角叉菜胶等诱导的大鼠足肿胀以及小鼠棉球肉芽肿,并降低毛细血管通透性以及炎症组织中 PGE_2 的含量,促进家兔肛门直肠段创伤感染性伤口的恢复与愈合[1]。

2. 镇痛 本品可提高小鼠热板致痛的痛阈值[1]。

【不良反应】 目前尚未检索到不良反应报道。

【禁忌】 孕妇禁用。

【注意事项】

1. 脾胃虚寒者慎用。

2. 忌食辛辣、海鲜、油腻及刺激性食物。

3. 部分患者服药后可有轻度腹泻,减少服药量后可缓解。

4. 本品不宜用于门静脉高压症,习惯性便秘导致的内痔需配合原发病治疗。

【用法与用量】 片剂:口服。一次 3 片,一日 3 次。7 天为一疗程,或遵医嘱。胶囊剂:口服。一次 3 粒,一日 3 次。7 天为一疗程,或遵医嘱。

【规格】 片剂:每片重 0.3g

胶囊剂:每粒装 0.3g

【参考文献】 [1]方玉珍,隋艳华,丁建英.痔康胶囊主要药效学实验研究.中成药,2008,30(6):816-818.

痔特佳片

Zhitejia Pian

【药物组成】 槐角(炒)、地榆炭、黄芩、防风、枳壳(炒)、当归、阿胶、鞣质。

【功能与主治】 清热凉血,收敛止血,祛风消肿。用于血热风盛、湿热下注所致的Ⅰ、Ⅱ期内痔,血栓性外痔,肛窦炎,直肠炎。

【方解】 方中槐角、地榆炭凉血止血,清热解毒,为君药。黄芩清热解毒;防风祛风胜湿;枳壳行气导滞,共为臣药。当归、阿胶益阴补血,润肠行舟,止血而不留瘀,为佐药。诸药合用,共奏清热凉血、收敛止血、祛风消肿之功。

【临床应用】

1. 内痔 由血热风盛,湿热下注所致。症见大便出血或有痔核脱出可自行回纳或不可自行回纳;Ⅰ、Ⅱ期内痔见上述证候者。

2. 血栓性外痔 由血热风盛,湿热下注所致。症见肛缘肿物色青紫。

3. 肛窦炎、直肠炎 由血热风盛,湿热下注所致。症见阵发性刺痛或灼热、便时常有少许黏液分泌物先行排出、大便时干或泄泻。

【不良反应】 目前尚未检索到不良反应报道。

【禁忌】 孕妇禁用。

【注意事项】

1. 肠胃虚寒者慎用。

2. 忌食辛辣、海鲜、油腻及刺激性食物。

【用法与用量】 口服。一次 2~4 片,一日 2 次。

地榆槐角丸

Diyu Huaijiao Wan

【药物组成】 地榆炭、蜜槐角、炒槐花、黄芩、大黄、当归、地黄、赤芍、红花、防风、荆芥穗、麸炒枳壳。

【功能与主治】 疏风凉血,泻热润燥。用于脏腑实热、大肠火盛所致的肠风便血、痔疮肛瘘、湿热便秘、肛门肿痛。

【方解】 方中地榆、槐角、槐花清热解毒,凉血止血,为君药。黄芩清热燥湿解毒;大黄泻火凉血;祛瘀生新;导滞通便,为臣药。当归、红花养血活血;地黄清热养阴;赤芍凉血祛瘀,防风、荆芥穗祛风止血,枳壳破气消积,共为佐药。全方共奏疏风凉血、泻热润燥之功。

【临床应用】

1. 痔疮 因脏腑实热,大肠火盛所致。症见大便出血或有痔核脱出,可自行回纳或不可自行回纳、肛缘有肿物,色鲜红或青紫、疼痛;内痔Ⅰ、Ⅱ、Ⅲ期、炎性外痔、血栓外痔见上述证候者。

2. 肛瘘 因脏腑实热,大肠火盛所致。症见肛旁渗液或流脓,或时有时无。

【不良反应】 文献报道服用本品可引起过敏反应,停药后消失[1]。

【禁忌】 孕妇禁用。

【注意事项】

1. 脾胃虚寒者慎用。

2. 忌食辛辣、海鲜、油腻及刺激性食物。

【用法与用量】 口服。大蜜丸一次 1 丸;水蜜丸一次 5g,一日 2 次。

【规格】 (1)大蜜丸 每丸重 9g (2)水蜜丸 每100 丸重 10g

【参考文献】 [1]赵瑞勤.服槐角丸出现过敏反应 2 例.中国中药杂志,1997,22(3):185.

消痔灵注射液

Xiaozhiling Zhusheye

【药物组成】 明矾、鞣酸、三氯叔丁醇、低分子右旋糖酐注射液、枸橼酸钠、亚硫酸氢钠、甘油。

【功能与主治】　收敛、止血。用于内痔出血，各期内痔、静脉曲张性混合痔。

【方解】　方中明矾酸涩，性寒，有收敛止血作用，且能清热毒，燥湿浊，与鞣酸、三氯叔丁醇、低分子右旋糖酐注射液、枸橼酸钠、亚硫酸氢钠、甘油配伍同用，共奏收敛、止血之功。

【临床应用】　痔疮　多因湿热壅遏肠道，灼伤血络而致。症见便血，血色鲜红，痔核肿胀坠痛；各期内痔及静脉曲张性混合痔见上述证候者。

【不良反应】　文献报道，使用本品导致过敏性休克5例、过敏样反应1例、急性肝坏死并死亡1例、出血42例、直肠狭窄7例、肛周脓肿3例、肛门疼痛11例、肛门狭窄1例。还可引起麻痹性肠梗阻、肠黏膜坏死、直肠溃疡、直肠阴道瘘[1]。

【禁忌】　孕妇禁用。

【注意事项】

1. 过敏体质者慎用。

2. 内痔嵌顿发炎、外痔者慎用。

3. 对本品及普鲁卡因过敏者慎用。

4. 不得与其他药物混合注射。

5. 急性肠炎、内痔发炎时需待消炎后使用。

6. 严格按要求规范操作，以免引起大出血和局部坏死、感染。

【用法与用量】　肛门镜下内痔局部注射。

内痔出血、早期内痔：用本品原液注射到黏膜下层，用量以不超过内痔的体积为宜。中、晚期内痔和静脉曲张性混合痔：按四步注射法进行。第一步注射到内痔上方黏膜下层动脉区，第二步注射到内痔黏膜下层，第三步注射到黏膜固有层，第四步注射到齿线上方痔底部黏膜下层。第一步和第四步用1％普鲁卡因注射液稀释本品原液，使成1：1。第二步和第三步用1％普鲁卡因注射液稀释本品原液，使成2：1。根据痔的大小，每个内痔注入6～13ml，总量20～40ml。或遵医嘱。

【规格】　注射剂：10ml：0.4g（硫酸铝钾）

【参考文献】　[1]葛红星，李萍，雷招宝.消痔灵注射液的不良反应与合理应用.中成药，2014，36(2)：431-434.

肛 泰 栓

Gangtai Shuan

【药物组成】　地榆炭、盐酸小檗碱、五倍子、盐酸罂粟碱、冰片。

【功能与主治】　凉血止血，清热解毒，燥湿敛疮，消肿止痛。适用于湿热下注所致的内痔，混合痔的内痔部分Ⅰ、Ⅱ期出现的便血、肿胀、疼痛，以及炎性外痔出现的肛门坠胀疼痛、水肿、局部不适。

【方解】　方中地榆炭，凉血止血，解毒敛疮为君药。五倍子燥湿止血，解毒为臣药。佐以冰片清热止痛、生肌；盐酸小檗碱、盐酸罂粟碱用于肠道痉挛，解痉止痛。诸药合用共达凉血止血，清热解毒，燥湿敛疮，消肿止痛之功。

【临床应用】

1. 内痔　由湿热下注所致。症见大便出血或有痔核脱出，可自行回纳；Ⅰ、Ⅱ期内痔见上述证候者。

2. 外痔　由湿热下注所致。症见肛门坠胀疼痛、水肿、局部不适；炎性外痔见上述症状者。

3. 混合痔　由湿热下注所致。症见内痔部分Ⅰ、Ⅱ期出现的便血、肿胀、疼痛。

【不良反应】　本品可致出现轻度腹部不适和腹泻。

【禁忌】　严重肾功能不全者禁用。

【注意事项】

1. 肝肾功能不全者慎用。

2. 对本品成分有过敏史者慎用，出现过敏反应停用。

3. 运动员慎用。

【用法与用量】　肛门给药。一次1粒，一日1～2次，或遵医嘱，睡前或便后外用。使用时先将配备的指套戴在食指上，撕开栓剂包装，取出栓剂，轻轻塞入肛门内约2cm。

【规格】　每粒重1g

肛 泰 软 膏

Gangtai Ruangao

【药物组成】　地榆炭、盐酸小檗碱、五倍子、盐酸罂粟碱、冰片。

【功能与主治】　凉血止血，清热解毒，燥湿敛疮，消肿止痛。用于湿热瘀阻所引起的内痔、外痔、混合痔所出现的便血、肿胀、疼痛。

【方解】　方中地榆炭，凉血止血，解毒敛疮为君药。五倍子燥湿止血，解毒为臣药。佐以冰片清热止痛、生肌；盐酸小檗碱、盐酸罂粟碱用于肠道痉挛，解痉止痛。诸药合用共达凉血止血，清热解毒，燥湿敛疮，消肿止痛之功。

【临床应用】

1. 内痔　由湿热瘀阻所致。症见大便时出血、疼痛、有痔核脱出，可自行回纳。

2. 外痔 由湿热郁阻大肠所致。症见肛门有异物感、肛缘肿胀、疼痛、色红或青紫;炎性外痔见上述证候者。

3. 混合痔 由湿热下注所致。症见内痔部分Ⅰ、Ⅱ期出现的便血、肿胀、疼痛。

文献报道,本品可治疗肛裂[1]。

【不良反应】 本品可致轻度腹部不适和腹泻。

【禁忌】 孕妇禁用。

【注意事项】

1. 忌食辛辣、油腻食物。

2. 本品为外用药,不可口服。

【用法与用量】 肛门给药。一次1g,一日1~2次,或遵医嘱,睡前或便后外用。使用时先将患部用温水洗净,擦干,然后将药管上的盖拧下,揭掉封口膜,用药前取出给药管,套在药管上拧紧,插入肛门内适量给药或外涂于患部。

【规格】 每支装10g

【参考文献】 [1]安明伟,赵昂之.肛泰软膏治疗急性肛裂75例疗效观察.实用中西医结合临床.2009,29(1):56.

五、消核散结

小金丸(胶囊、片)
Xiaojin Wan(Jiaonang,Pian)

【药物组成】 制草乌、地龙、木鳖子(去壳去油)、酒当归、五灵脂(醋炒)、乳香(制)、没药(制)、枫香脂、香墨、人工麝香。

【功能与主治】 散结消肿,化瘀止痛。用于阴疽初起,皮色不变,肿硬作痛,多发性脓肿,瘰瘤,瘰疬,乳岩,乳癖。

【方解】 方中制草乌温经散寒,通络祛湿,为君药。地龙活血通经;木鳖子消瘀散结;当归、五灵脂、乳香、没药活血散瘀,共为臣药。枫香脂、香墨消肿解毒;人工麝香辛香走窜,温经通络,解毒止痛,为佐药。诸药合用,共奏散结消肿、化瘀止痛之功。

【临床应用】

1. 瘰疬 由痰气凝滞所致。症见颈项及耳前耳后结核、一个或数个、皮色不变、推之能动、不热不痛者;淋巴结结核见上述证候者。

2. 瘿瘤 由痰气凝滞所致。症见颈部正中皮下肿块、不热不痛、随吞咽上下活动;甲状腺腺瘤、结节性甲状腺肿见上述证候者。

3. 乳癖 由肝郁痰凝所致。症见乳部肿块、一个或多个、皮色不变、经前疼痛;乳腺增生见上述证候者。

此外,尚有治疗聚合性痤疮的报道[1]。

【药理毒理】 本品有抗炎、镇痛和抑制前列腺增生等作用。

1. 抗炎 小金胶囊可抑制二甲苯所致小鼠耳肿胀和角叉菜胶所致大鼠足肿胀[2]。

2. 镇痛 小金胶囊可抑制醋酸和甲醛所致小鼠疼痛[2]。

3. 抑制前列腺增生 小金胶囊可抑制丙酸睾酮致的小鼠前列腺增生[3]。

【不良反应】 文献报道,本品可致严重皮肤过敏性反应、鼻衄、腹泻、肝胆功能异常[4-11]。

【禁忌】 孕妇及哺乳期妇女禁用。

【注意事项】

1. 脾胃虚弱者慎用。

2. 不宜长期使用。

3. 肝肾功能不全者慎用。

4. 忌食辛辣、海鲜、油腻及刺激性食物。

5. 疮疡阳证者慎用。

【用法与用量】 丸剂:打碎后内服。一次1.2~3g,一日2次;小儿酌减。胶囊剂:口服。〔规格(1)〕一次3~7粒,〔规格(2)〕一次4~10粒,一日2次;小儿酌减。片剂:口服。一次2~3片,一日2次,小儿酌减。

【规格】 丸剂:(1)每100丸重3g (2)每100丸重6g (3)每10丸重6g

胶囊剂:(1)每粒装0.35g (2)每粒装0.30g

片剂:每片重0.36g

【参考文献】 [1]余勇,涂敏.小金丸治疗聚合性痤疮87例疗效观察.湖北中医杂志,2012,31(1):52.

[2]金捷,金祖汉,杨明华,等.小金胶囊抗炎、镇痛作用药效学试验.中国现代应用药学杂志,2002,19(3):179.

[3]陆薪如.小金胶囊对实验性小鼠前列腺增生的作用.浙江中医杂志,2014,49(6):406-407.

[4]李兰.小金丸引起过敏反应.药物不良反应杂志,2003,(2):123.

[5]邱葵,吴恩燕.小金丸致过敏反应4例.首都医药,2003,10(2):36-37.

[6]张征,张佳丽.小金丸及小金胶囊致45例不良反应分析.中国药物警戒,2012,9(4):242-244.

[7]李桂梅.小金丸致鼻衄1例.中国现代药物应用,2009,03(03):128.

[8]张征,张佳丽.小金丸及小金胶囊致45例不良反应分析.中

国药物警戒,2012,9(4):242-244.

[9]赵敏,孙瑞芳.小金胶囊致严重过敏反应1例.中国药物警戒,2013,10(7):445.

[10]周益.小金胶囊引起过敏反应1例.环球中医药,2011,(4):303-304.

[11]蔡伟,陈兴莉,程小平,等.小金丸的安全性评价与合理使用.中国医院药学杂志,2013,33(10):819-820.

散结灵胶囊
Sanjieling Jiaonang

【药物组成】 乳香(醋炙)、没药(醋炙)、五灵脂(醋炙)、木鳖子、草乌(甘草银花炙)、当归、地龙、枫香脂、香墨、石菖蒲。

【功能与主治】 行气活血,消肿散结。用于气滞痰凝所致的瘰疬、阴疽,症见肌肤或肌肤下肿块一处或数处、按之中硬、推之能动、或骨及骨关节肿、均有皮色不变、肿硬作痛。

【方解】 方中醋炙乳香、没药行气活血,祛腐生肌,散结止痛,为君药。五灵脂活血散结,消肿止痛;木鳖子散结消肿,攻毒疗疮,为臣药。炙草乌通经止痛;当归养血活血,消肿止痛;地龙活血通络;枫香脂、香墨行气散结,石菖蒲行气化痰,合为佐药。全方共奏行气活血、消肿散结之功。

【临床应用】

1. 瘰疬初期 因痰气凝滞所致。症见颈部一侧或双侧结核肿大、散在或成串分布、质地坚硬、推之活动、皮色如常、局部不红不痛,一般不伴有全身症状;淋巴结结核见上述证候者。

2. 阴疽 因痰气凝滞所致。肌肤漫肿或隐痛、皮色皮温不变;骨髓炎早期见上述证候者。

3. 骨痨 因痰气凝滞所致。症见骨与骨关节处肿大、局部皮温皮色如常、可伴患处隐隐作痛;骨与关节结核初期见上述证候者。

【不良反应】 目前尚未检索到不良反应报道。

【禁忌】 孕妇、哺乳期妇女禁用。

【注意事项】

1. 脾胃虚弱者慎用。

2. 疮疡阳证者慎用。

3. 不宜长期使用。

4. 肝肾功能不全者慎用。

5. 忌食辛辣、海鲜油腻食物。

【用法与用量】 口服。一次3粒,一日3次。

【规格】 每粒重0.4g

内消瘰疬丸(片)
Neixiao Luoli Wan(Pian)

【药物组成】 夏枯草、浙贝母、海藻、白蔹、天花粉、连翘、熟大黄、玄明粉、蛤壳(煅)、大青盐、枳壳、桔梗、薄荷脑、地黄、当归、玄参、甘草。

【功能与主治】 软坚散结。用于瘰疬痰核或肿或痛。

【方解】 方中重用夏枯草清肝泻火,软坚散结,为君药。海藻、蛤壳软坚散结;连翘、白蔹、大青盐解毒消肿;天花粉、玄明粉、浙贝母、枳壳化痰散结,共为臣药。当归、地黄、熟大黄、玄参滋阴养血,凉血解毒,共为佐药。桔梗、薄荷载药上行,甘草配海藻相反相成,化瘀解毒,又能调和诸药,共为使药。全方共奏化痰、软坚、散结之功。

【临床应用】 瘰疬 因痰湿凝滞所致。症见颈项及耳前耳后的一侧或两侧、或颌下、锁骨上窝、腋部结块肿大、一个或数个、皮色不变、推之能动、不热不痛、以后逐渐增大窜生;淋巴结结核见上述证候者。

【不良反应】 目前尚未检索到不良反应报道。

【禁忌】 孕妇禁用。

【注意事项】

1. 忌食辛辣、海鲜、油腻及刺激性食物。

2. 疮疡阳证者慎用。

【用法与用量】 丸剂:口服。一次9g,一日1～2次。片剂:口服。一次4～8片,一日1～2次。

【规格】 丸剂:每瓶装9g

片剂:每片重0.6g

乳增宁胶囊(片)
Ruzengning Jiaonang(Pian)

【药物组成】 艾叶、淫羊藿、柴胡、川楝子、土贝母、天冬。

【功能与主治】 疏肝散结,调理冲任。用于冲任失调、气郁痰凝所致乳癖,症见乳房结节、一个或多个、大小形状不一、质柔软,或经前胀痛、腰酸乏力、经少色淡;乳腺增生见上述证候者。

【方解】 方中艾叶温经暖宫,调补冲任,为君药。淫羊藿补肝肾,调冲任为臣药。柴胡、川楝子疏肝解郁,理气止痛;土贝母解毒消肿,化痰散结;天冬养阴散结,共为佐药。全方共奏疏肝散结、调理冲任之功。

【临床应用】 乳癖 冲任失调,肝郁痰凝所致。单侧或双侧乳房疼痛并出现肿块,乳房疼痛或肿块多与月经周期及情志有关,肿块常随喜怒消长、月经前肿块或疼痛常加重、经后缓解、乳房肿块大小不一、形态不等、边界不清、质地不硬、活动度好。可伴有胸闷胁胀,善郁易怒,心烦,口苦,月经失调;乳腺增生病见上述证候者。

【不良反应】 目前尚未检索到不良反应报道。

【禁忌】 孕妇禁用。

【注意事项】 忌食辛辣、海鲜、油腻及刺激食物。

【用法与用量】 胶囊:口服。一次4粒,一日3次。片剂:口服。一次4～6片,一日3次。

【规格】 胶囊:每粒装0.5g

片剂:每片含干浸膏0.3g

乳核散结片
Ruhesanjie Pian

【药物组成】 淫羊藿、鹿衔草、黄芪、当归、柴胡、郁金、光慈菇、漏芦、昆布、海藻。

【功能与主治】 疏肝活血,祛痰软坚。用于肝郁气滞、痰瘀互结所致的乳癖,症见乳房肿块或结节、数目不等、大小不一、质软或中等硬,或乳房胀痛、经前疼痛加剧;乳腺增生病见上述证候者。

【方解】 方中柴胡、郁金疏肝解郁,行气活血,消肿止痛,为君药。光慈菇、漏芦、昆布和海藻解毒消肿,化痰散结,合为臣药。淫羊藿、鹿衔草补肝肾而调冲任;黄芪、当归益气血而理血脉,为佐药。全方共奏疏肝活血、祛痰软坚之功。

【临床应用】 乳癖 因肝郁气滞,痰瘀互结所致。一侧或双侧乳房肿块、肿块边界欠清、与周围组织不粘连、乳房可有胀痛、每随喜怒而消长,常在月经前加重、月经后缓解;乳腺增生见上述证候者。

【不良反应】 目前尚未检索到不良反应报道。

【禁忌】 孕妇禁用。

【注意事项】 忌食辛辣、海鲜、油腻及刺激食物。

【用法与用量】 口服。一次4片,一日3次。

【规格】 (1)糖衣片(片芯重0.34g) (2)薄膜衣片 每片重0.36g

乳疾灵颗粒
Rujiling Keli

【药物组成】 柴胡、丹参、醋香附、青皮、赤芍、鸡血藤、炒王不留行、牡蛎、昆布、海藻、菟丝子、淫羊藿。

【功能与主治】 疏肝活血,祛痰软坚。用于肝郁气滞、痰瘀互结所致的乳癖,症见乳房肿块或结节、数目不等、大小不一、质软或中等硬,或经前疼痛;乳腺增生病见上述证候者。

【方解】 方中柴胡疏肝解郁,行气止痛;丹参活血祛瘀,通络止痛,两药气血并调,为君药。香附理气止痛;青皮破气散结;赤芍、鸡血藤、王不留行活血通络,共为臣药。牡蛎、昆布、海藻化痰散结;菟丝子、淫羊藿补益肝肾,调理冲任,为佐药。诸药合用,共奏疏肝活血、祛痰软坚之功。

【临床应用】 乳癖 因肝郁气滞、痰瘀互结所致。症见一侧或双侧乳房肿块,可有触痛,肿块边界欠清,与周围组织不粘连,乳房可有胀痛,每随喜怒而消长,常在月经前加重,月经后缓解;乳腺增生见上述证候者。

【不良反应】 目前尚未检索到不良反应报道。

【禁忌】 孕妇禁用。

【注意事项】 忌食辛辣、海鲜、油腻及刺激食物。

【用法与用量】 开水冲服。一次1～2袋,一日3次。

【规格】 每袋装14g

乳块消胶囊
(片、颗粒、口服液、软胶囊、糖浆、丸)
Rukuaixiao Jiaonang
(Pian, Keli, Koufuye, Ruanjiaonang, Tangjiang, Wan)

【药物组成】 橘叶、丹参、川楝子、王不留行、皂角刺、地龙。

【功能与主治】 疏肝理气,活血化瘀,消散乳块。用于肝气郁结、气滞血瘀、乳腺增生、乳房胀痛。

【方解】 方中橘叶疏肝理气,散结止痛,丹参养血活血,祛瘀消肿,合用取行气活血之效,为君药。川楝子疏肝行气,散结消肿,王不留行活血散结,通络止痛,助君药理气化瘀之力,为臣药。皂角刺软坚散结,消肿止痛,地龙活血通络,消肿止痛,为佐药。全方共奏疏肝理气,活血化瘀,消散乳块之功。

【临床应用】 乳癖 因肝气郁结,气滞血瘀所致。症见乳房单侧或双侧肿块、疼痛,肿块边界欠清,与周围组织不粘连,每随喜怒而消长,常在月经前加重,月经后缓解;乳腺增生见上述证候者。

【药理毒理】 本品具有抗炎、抗血栓形成的作用。

1. 抗炎 本品可减轻致巴豆油、乙醇、乙醚和水混合致炎液致小鼠耳肿胀,并可抑制塑料环致的大鼠肉芽组织增生[1]。

2. 抗血栓形成 本品可抑制结扎大鼠腹腔静脉血

栓形成[1]。

【不良反应】　目前尚未检索到不良反应报道。

【禁忌】　孕妇禁用。

【注意事项】　尚不明确。

【用法与用量】　胶囊剂：口服。一次 4～6 粒，一日 3 次。片剂：口服。一次 4～6 片，一日 3 次。颗粒剂：开水冲服。一次 1 袋，一日 3 次；或遵医嘱。口服液：口服。一次 1 支，一日 3 次；或遵医嘱。软胶囊：口服。一次 4～6 粒，一日 3 次。糖浆：口服。一次 10～15ml，一日 3 次。丸剂：口服。一次 2～3g，一日 3 次。

【规格】　胶囊剂：每粒装 0.3g

片剂：薄膜衣片，每片重 0.36g

颗粒剂：每袋装 10g

口服液：每支 10ml

软胶囊：每粒装 0.6g

糖浆：每瓶装 120ml

丸剂：每 100 丸重 0.5g

【参考文献】　[1]唐凤珍,侯慧茹,张景云.乳块消颗粒剂的药理作用研究.中国实验方剂学杂志,1998,4(3):41-42.

乳宁颗粒

Runing Keli

【药物组成】　柴胡、当归、醋香附、丹参、炒白芍、王不留行、赤芍、炒白术、茯苓、青皮、陈皮、薄荷。

【功能与主治】　疏肝养血，理气解郁。用于肝气郁结所致的乳癖，症见经前乳房胀痛、两胁胀痛、乳房结节、经前疼痛加重；乳腺增生见上述证候者。

【方解】　方中柴胡、香附疏肝解郁，散结消肿，为君药。丹参、当归养血活血，消肿止痛，为臣药。赤芍、王不留行养血活血，行瘀散结，通络止痛；青皮、陈皮疏肝理气，散结消肿；白芍养血调经，柔肝止痛；白术、茯苓补气健脾，共为佐药；薄荷芳香疏泄，解郁止痛，为使药。全方共奏疏肝养血、理气解郁之功。

【临床应用】　乳癖　因肝郁气滞血瘀所致。单侧或双侧乳房疼痛、肿块、肿块边界欠清、与周围组织不粘连、乳房可有胀痛、每随喜怒而消长、常在月经前加重、月经后缓解；乳腺增生见上述证候者。

【不良反应】　目前尚未检索到不良反应报道。

【禁忌】　孕妇禁用。

【注意事项】　尚不明确。

【用法与用量】　开水冲服。一次 1 袋，一日 3 次；20 天为一疗程，或遵医嘱。

【规格】　每袋装 15g

乳泰胶囊

Rutai Jiaonang

【药物组成】　柴胡、当归、香附（醋制）、丹参、白芍（炒）、王不留行、赤芍、白术（炒）、茯苓、青皮、陈皮、薄荷。

【功能与主治】　疏肝养血，理气解郁。用于两胁胀痛、乳房结节压痛、经前乳房疼痛，月经不调，乳腺增生。

【方解】　方中柴胡、香附疏肝解郁，散结消肿，为君药。丹参、当归养血活血，消肿止痛，为臣药。赤芍、王不留行养血活血，行瘀散结，通络止痛；青皮、陈皮疏肝理气，散结消肿；白芍养血调经，柔肝止痛；白术、茯苓补气健脾，共为佐药；薄荷芳香疏泄，解郁止痛，为使药。全方共奏疏肝养血、理气解郁之功。

【临床应用】　乳癖　因肝郁气滞血瘀所致。单侧或双侧乳房疼痛、肿块、肿块边界欠清、与周围组织不粘连、乳房可有胀痛、每随喜怒而消长、常在月经前加重、月经后缓解；乳腺增生见上述证候者。

【不良反应】　目前尚未检索到不良反应报道。

【禁忌】　孕妇禁用

【注意事项】　尚不明确。

【用法与用量】　口服。一次 4 粒，一日 3 次；20 天为一疗程，或遵医嘱。

【规格】　每粒装 0.45g

乳康片（胶囊、丸、颗粒）

Rukang Pian(Jiaonang, Wan, Keli)

【药物组成】　夏枯草、丹参、三棱、莪术、乳香、没药、玄参、牡蛎、浙贝母、瓜蒌、海藻、黄芪、白术、鸡内金（炒）、天冬。

【功能与主治】　疏肝解郁，理气止痛，活血破瘀，消积化痰，软坚散结，补气健脾。用于乳腺增生病。

【方解】　方中夏枯草清肝散结止痛；丹参养血，祛瘀止痛，为君药。三棱、莪术、乳香、没药破血行瘀，散结止痛，为臣药。玄参、牡蛎、浙贝母、瓜蒌、海藻化痰散结，消肿止痛；黄芪、白术、鸡内金益气健脾；天冬养阴润燥，以防辛香之品伤阴，为佐药。全方共奏舒肝活血、祛痰软坚之功。

【临床应用】　乳癖　因肝郁气滞，痰瘀互结所致。症见一侧或双侧乳房肿块、肿块韧硬、可有触痛、肿块边界欠清、与周围组织不粘连、每随喜怒而消长、常在月经前加重、月经后缓解；乳腺增生见上述证候者。

【药理毒理】 本品有镇痛、抗炎、抑制乳腺增生等作用。

1. 镇痛 本品可提高小鼠热板法痛阈值,减少醋酸致小鼠扭体次数增加[1,2]。

2. 抗炎 本品可抑制二甲苯致小鼠耳肿胀,可抑制大鼠棉球肉芽肿[1,2]。

3. 抑制乳腺增生 本品可缩小因注射雌二醇(E_2)诱导的乳腺增生大鼠乳头的高度和直径[3],减少诱导型乳腺癌癌前病变大鼠的血管内皮生长因子(VEGF)、碱性成纤维细胞生长因子(bFGF)、雌激素受体(ER)及孕激素受体(PR)的表达抑制乳腺癌的癌前病变[4-6]。

4. 改善血液流变性 本品可降低右旋糖酐致血瘀症大鼠的全血比黏度、血浆比黏度和红细胞电泳时间,改善局部滴加肾上腺素致肠系膜微循环障碍大鼠的微循环[2]。

【不良反应】 本品可致轻度恶心、食欲减退、腹泻、月经期提前、量多及轻微药疹。文献报告,本品可致过敏性紫癜[7]。

【禁忌】 孕妇禁用。

【注意事项】 女性患者宜于月经来潮前10～15天开始服用。经期停用。

【用法与用量】 片剂:口服。一次2～3片,一日2次。胶囊剂:口服。一次2～3粒,一日2次。丸剂:口服。〔规格(1)〕一次10～15丸,〔规格(2)〕一次6～9丸,一日2次。颗粒剂:口服,一次1袋,一日2次。饭后服用,20天为一疗程。间隔5～7天,继续第二个疗程,亦可连续用药。

【规格】 片剂:每片重0.35g

胶囊剂:每粒装0.3g

丸剂:(1)每20丸重1g (2)每10丸重1g

颗粒剂:每袋装3g

【参考文献】 [1]马宏,田丽君,刘丽宏.乳康胶囊的镇痛抗炎作用.西藏科技,2001,(10):49-51.

[2]李颖,秦文杰,曹青霞,等.乳康胶囊治疗乳腺增生病的实验研究.中国中医药信息杂志,2000,7(5):30-31.

[3]李伯成,孙慧玲.乳康胶囊对乳腺增生模型大鼠的治疗作用.中成药,2009,31(9):1436-1438.

[4]裴晓华,刘文英.乳康胶囊对乳腺癌癌前病变大鼠各血管生成因子影响作用的观察.乳腺癌癌前病变篇,2011,431-437.

[5]刘文英.乳康胶囊对乳腺癌癌前病变的作用机制研究.北京中医药大学,2010.

[6]裴晓华,刘文英.乳康胶囊对乳腺癌癌前病变大鼠ER、PR表达影响作用的观察.乳腺癌癌前病变,2011,419-425.

[7]刘景衍,金宝萍,王惠平,等.乳康片致过敏性紫癜1例.中国现代应用药学,2002,19(2):162.

乳癖消胶囊(颗粒、片)

Rupixiao Jiaonang(Keli,Pian)

【药物组成】 鹿角、鸡血藤、红花、三七、牡丹皮、赤芍、蒲公英、连翘、天花粉、玄参、夏枯草、漏芦、昆布、海藻、木香。

【功能与主治】 软坚散结,活血消痛,清热解毒。用于痰热互结所致的乳癖、乳痈,症见乳房结节、数目不等、大小形态不一、质地柔软,或产后乳房结块、红热疼痛;乳腺增生、乳腺炎早期见上述证候者。

【方解】 方中鹿角滋补肝肾,调理冲任,化痰散结,为君药。鸡血藤、红花养血活血,化瘀散结,为臣药。三七、牡丹皮、赤芍活血化瘀止痛;蒲公英、连翘、天花粉、玄参、夏枯草、漏芦、昆布、海藻清热解毒,散结消肿;木香行气止痛,为佐药。全方共奏软坚散结、活血消痈、清热解毒之功。

【临床应用】

1. 乳癖 因痰热互结所致。症见单侧或双侧乳房胀痛、肿块明显、皮温微热;乳腺增生见上述证候者。

2. 乳痈 因痰热互结或乳汁瘀积所致。症见产后乳房结块无波动、皮肤微红、胀痛;急性乳腺炎见上述证候者。

【药理毒理】 本品有抑制乳腺增生、抗炎和镇痛等作用。

1. 抑制乳腺增生 本品可抑制雌二醇所致小鼠乳腺增生[1]。可使乳腺增生模型大鼠血清中雌二醇和催乳素的含量下降,且黄体酮水平上升[2]。

2. 抗炎 本品可抑制香柏油和棉球引起的小鼠肉芽肿[2]。

3. 镇痛 本品可减少醋酸所致的小鼠扭体反应次数,还可提高热板法所致的小鼠痛阈值[3]。

【不良反应】 文献报道本品可致颜面、双眼睑水肿、上下肢凹陷性水肿,伴全身不适感和胸闷[4]。

【禁忌】 孕妇禁用。

【注意事项】 因服该药引起全身不适者需及时停药。

【用法与用量】 胶囊剂:口服。一次5～6粒,一日3次。颗粒剂:开水冲服。一次1袋,一日3次。片剂:口服。小片一次5～6片,大片一次3片,一日3次。

【规格】 胶囊剂:每粒装0.32g

颗粒剂:每袋装8g

片剂:(1)薄膜衣:每片重0.34g (2)薄膜衣:每片

重 0.67g　（3）糖衣片（片芯重 0.34g）

【参考文献】　［1］姜伟.乳癖消片的药理作用研究.辽宁中药杂志,1984,（3）:6.

［2］周艳玲,王丽娜,肖洪彬,等.乳癖消颗粒治疗大鼠乳腺增生的实验研究.中华中医药杂志（原中国医药学报）,2009,24（11）:1512-1513.

［3］钟璐,纪宏宇,王树圆,等.乳癖消颗粒抗炎镇痛作用实验研究.中国药师,2015,18（1）:149-151.

［4］李英子,金福顺.口服乳癖消片引起水肿一例.中国中药杂志,1999,24（10）:635.

乳癖散结胶囊

Rupi Sanjie Jiaonang

【药物组成】　柴胡（醋制）、赤芍（酒炒）、当归（酒炙）、川芎（酒炙）、延胡索（醋制）、莪术（醋制）、玫瑰花、鳖甲（醋制）、牡蛎、僵蚕（麸炒）、夏枯草。

【功能与主治】　行气活血,软坚散结。用于气滞血瘀所致的乳腺增生病,症见乳房疼痛、乳房肿块、烦躁易怒、胸胁胀满。

【方解】　方中柴胡药归肝胆经,功擅疏肝解郁;赤芍归肝经,活血化瘀、通经止痛,两药行气活血,切中病机,为君药。当归、川芎、延胡索、莪术、玫瑰花均为活血行气之品,共为臣药。鳖甲、牡蛎、僵蚕、夏枯草软坚散结,此治标之法,为佐药。诸药合用,共奏行气活血、软坚散结之功。

【临床运用】　乳癖　因肝失疏泄、气血瘀滞、冲任失调而致。症见乳中结核、形如丸卵、重坠作痛或不痛、皮色不变、乳核及疼痛可随喜怒消长。常伴月经不调,舌淡苔薄白,脉弦滑;乳腺增生、乳腺囊性增生、乳腺腺病见上述证候者。

【不良反应】　目前尚未检索到不良反应报道。

【禁忌】　孕妇禁用。

【注意事项】

1. 月经期慎用。

2. 必须在明确诊断,排除乳腺恶性肿瘤后方可使用。

【用法与用量】　胶囊:口服。一次 4 粒,一日 3 次。颗粒剂:开水冲服。一次 1 袋,一日 3 次。45 天为一疗程,或遵医嘱。

【规格】　胶囊:每粒装 0.53g

颗粒:每袋装 4g

消 核 片

Xiaohe Pian

【药物组成】　郁金、丹参、玄参、牡蛎、浙贝母、半枝莲、夏枯草、漏芦、金果榄、白花蛇舌草、海藻、昆布、芥子、甘草。

【功能与主治】　行气活血,化痰通络,软坚散结。用于肝郁气滞、痰瘀互结所致的乳癖,症见乳房肿块或结节、数目不等、大小不一、质地柔软、或经前胀痛;乳腺增生病见上述证候者。

【方解】　方中郁金、丹参行气解郁,活血消肿,为君药。玄参、牡蛎、浙贝母化痰散结,为臣药。半枝莲、夏枯草、漏芦、金果榄、白花蛇舌草、海藻、昆布、芥子清热解毒,化痰散结,共为佐药。甘草解毒,调和诸药,为使药。全方共奏行气活血、化痰通络、软坚散结之功。

【临床应用】　乳癖　因肝郁气滞,痰瘀互结所致。单侧或双侧乳房肿块、疼痛、肿块明显、边界欠清、与周围组织不粘连、乳房可有胀痛或刺痛;乳腺增生见上述证候者。

【不良反应】　本品可诱发药物性肝炎,导致肝损伤,其损害程度与服药时间长短密切相关,但大多数为可逆性损伤,少数可引起急性坏死性肝炎,甚至急性肝衰竭[1-5]。

【禁忌】

1. 孕妇禁用。

2. 肝功能不全者禁用。

【注意事项】　服药期间出现肝功能不良者需及时停药。

【用法与用量】　口服。开水冲服,一次 4～7 片,一日 3 次,饭后服用,连服 3 个月为一个疗程。

【参考文献】　［1］吴秀芬.消核片导致药物性肝病 6 例报道.世界今日医学杂志,2002,3（9）:842.

［2］张绪清,王宇明,毛青.中药消核片所致药物性肝炎的临床与病理特点.第三军医大学学报,2002,24（7）:825.

［3］童元元,张力,杨金生,等.消核片相关肝损害的国内文献回顾与分析.药物不良反应杂志,2010,12（3）:175-177.

［4］张力,杨晓晖,郭朋,等.消核片相关肝损害回顾性研究及风险控制措施探讨.中国中药杂志,2010,35（16）:2199-2203.

［5］廖宗琳,苏尊玮.消核片导致药物性肝损伤 12 例临床分析.临床肝胆病杂志,2009,25（2）:142.

阳和解凝膏

Yanghe Jiening Gao

【药物组成】　肉桂、生附子、生川乌、生草乌、鲜牛蒡草（或干品）、荆芥、防风、白芷、鲜凤仙透骨草（或干品）、乳香、没药、五灵脂、大黄、当归、赤芍、川芎、续断、桂枝、地龙、僵蚕、人工麝香、苏合香、木香、香橼、陈皮、白蔹、白及。

【功能与主治】 温阳化湿,消肿散结。用于脾肾阳虚、痰瘀互结所致的阴疽、瘰疬未溃、寒湿痹痛。

【方解】 方中肉桂、生附子、生川乌、生草乌属大辛大热药物,以温经散寒,化湿止痛,振奋脾肾阳气。牛蒡草、荆芥、防风、白芷、鲜凤仙透骨草、乳香、没药、五灵脂、大黄、当归、赤芍、川芎、续断、桂枝、地龙、僵蚕活血散瘀,化痰散结。人工麝香、苏合香、木香、香橼、陈皮消肿散结,行气化痰,辟秽止痛。白蔹、白及消肿解毒,敛疮生肌。诸药合用,共奏温阳化湿、消肿散结之功。

【临床应用】

1. 阴疽 由脾肾阳虚,痰瘀互结所致。症见局部漫肿、不痛不热、皮色不变;体表非急性感染见上述证候者。

2. 瘰疬 由脾肾阳虚,痰瘀互结所致。症见颈项及耳前耳后结核如豆、发于一侧或两侧,或颌下、锁骨上窝、腋部、一个或数个、皮色不变、推之能动、不热不痛,以后逐渐增大窜生;淋巴结结核见上述证候者。

3. 痹病 由脾肾阳虚,痰瘀互结所致。症见关节疼痛、时有微肿、皮色不变、疼痛尤甚、遇冷加重;风湿性关节炎见上述证候者。

此外,有报道本品用于治疗乳腺增生病、男性乳肿、幼童乳房肿块、雷诺病、糖尿病合并背痈[1-5]。

【不良反应】 目前尚未检索到不良反应报道。

【禁忌】 孕妇禁用。

【注意事项】

1. 疮疡阳证者慎用。

2. 不可久用。

3. 不可内服。

4. 用药后出现皮肤过敏反应者需及时停用。

5. 忌食辛辣、海鲜、油腻及刺激性食物。

【用法与用量】 外用。加温软化,贴于患处。

【规格】 每张净重 (1)1.5g (2)3g (3)6g (4)9g

【参考文献】 [1]彭道贤.内外合治乳腺增生病23例.河北中医,2003,25(2):102.

[2]陈宝红,潘裕荣,陈敏东.中药治疗男性乳肿12例.新中医,1997,29(7):45.

[3]张翠月,高征.内外兼治幼童乳房肿块56例.河北中医,2000,22(9):675.

[4]翟棕青.中西医结合治疗雷诺病12例.安徽中医学院学报,1998,17(3):32.

[5]廖蔚茜,林春阳.糖尿病合并背痈的中医辨治体会.新中医,2001,33(3):36.

乳结康丸
Rujiekang Wan

【药物组成】 柴胡、郁金、枳壳、川芎、皂角刺、乳香、三棱、莪术、当归、党参、白芍、海藻、昆布、玄参、夏枯草、浙贝母、牡蛎等。

【功能与主治】 疏肝解郁,化瘀祛痰,软坚散结,通络止痛。用于肝郁气滞,痰凝血瘀所致乳房肿块、胀痛、触痛、胸肋胀痛、胸闷不舒、抑郁易怒、诸症随情绪变化而加重;乳腺增生病见上述证候者。

【方解】 方中柴胡、郁金、枳壳、皂角刺、乳香、三棱、莪术、川芎,疏肝解郁,活血化瘀,通络止痛;海藻、昆布、玄参、夏枯草、浙贝母、牡蛎祛痰软坚散结;当归、党参、白芍益气养血活血,以防活血散结太过而耗伤气血。诸药合用,共奏疏肝解郁、化瘀祛痰、软坚散结、通络止痛之功。

【临床应用】 乳癖 肝郁气滞,痰凝血瘀所致的乳房肿块、胀痛、触痛、胸肋胀痛、胸闷不舒、抑郁易怒、诸症随情绪变化而加重;乳腺增生见上述证候者。

【不良反应】 偶见消化道反应及月经过多。

【禁忌】 孕妇、哺乳期妇女禁用。

【注意事项】

1. 月经期停用。

2. 服药后胃脘不适者可饭后服用。

3. 有胃溃疡、胃炎史者请遵医嘱。

【用法与用量】 口服。一次6g(相当于平满1外盖),一日3次,8周为一疗程;或遵医嘱。

【规格】 每瓶装36g

复方夏枯草膏
Fufang Xiakucao Gao

【药物组成】 夏枯草、香附(制)、甘草、僵蚕(麸炒)、白芍(麸炒)、当归、陈皮、桔梗、川芎、红花、昆布(漂)、浙贝母、玄参、乌药。

【功能与主治】 清火散结,用于瘰疬瘰疬,结核作痛。

【方解】 方中夏枯草散结消肿为君;昆布、贝母、僵蚕化痰软坚散结,为臣药;白芍、当归、红花、川芎活血行瘀,香附、陈皮、桔梗、乌药理气散结止痛,玄参滋阴降火、解毒、利咽,共为佐药;甘草调和诸药。诸药合用,共奏清火散结止痛之功。

【临床应用】

1. 瘰疬 由痰气凝滞、毒热蕴结所致。症见颈部正中皮下肿块、色红、皮温较高、随吞咽上下活动。甲状腺腺瘤、结节性甲状腺肿见上述证候者。

2. 瘰疬　因肝气郁结，气郁伤脾，脾失健运，痰湿内生，结于颈项所致。症见为颈部结核多枚；颈部淋巴结核见上述证候者。

【不良反应】　目前尚未检索到不良反应报道。

【禁忌】　尚不明确。

【注意事项】　感冒时暂停服用。

【用法与用量】　温开水冲服。一次 9～15g，一日 2 次。

消乳散结胶囊
Xiaorusanjie Jiaonang

【药物组成】　柴胡（醋炙）、白芍（炒）、香附（醋炙）、玄参、昆布、瓜蒌、夏枯草、牡蛎、当归、猫爪草、黄芩、丹参、土贝母、山慈菇、全蝎、牡丹皮、淀粉。

【功能与主治】　疏肝解郁，化痰散结，活血止痛。用于肝郁气痛，痰瘀凝聚所致的乳腺增生，乳房胀痛。

【方解】　方中柴胡疏肝解郁，宣畅气机，散肝经气聚血结为君药。香附、瓜蒌理气开郁，降气化痰，黄芩清热解毒，玄参、牡丹皮滋阴清热，山慈菇，牡蛎，夏枯草，昆布，土贝母化痰软坚，猫爪草散结消肿共为臣药。当归，白芍，丹参养血活血，调摄冲任，全蝎疏经通络为佐使药。诸药合用，共奏疏肝理气，活血化瘀，化痰软坚通络之功。

【临床应用】　乳癖　由肝郁气滞，痰瘀凝聚所致。症见一侧或双侧乳房肿块，肿块韧硬，可有触痛，肿块边界欠清，与周围组织不粘连，每随喜怒而消长，常在月经前加重，月经后缓解；乳腺增生见上述证候者。

【药理毒理】　抑制乳腺增生　本品可降低己烯雌酚、黄体酮所致乳腺增生家兔的乳房高度，减少增生乳腺小叶腺泡数目、导管上皮细胞层数、结缔组织、毛细血管数量、乳腺上皮细胞胞质内的线粒体、高尔基体和粗面内质网的数量，并促进部分增生细胞凋亡，降低血清雌二醇（E_2）的含量[1]。

【不良反应】　目前尚未检索到不良反应报道。

【禁忌】　孕妇禁用。

【注意事项】　尚不明确。

【用法与用量】　口服。一次 3 粒，一日 3 次。

【规格】　每粒装 0.4g

【参考文献】　[1]陈晰,陈翠翠,郭宝良,等.消乳散结胶囊治疗兔乳腺增生的实验研究.现代生物医学进展,2012,12(32):6249-6252.

六、活血通脉

脉络宁口服液（颗粒）
Mailuoning Koufuye(Keli)

【药物组成】　牛膝、玄参、金银花、石斛。

【功能与主治】　养阴清热，活血祛瘀。用于阴虚内热、血脉瘀阻所致的脱疽，症见患肢红肿热痛、破溃、持续性静止痛、夜间为甚，兼见腰膝酸软、口干欲饮；血栓闭塞性脉管炎、动脉硬化闭塞症见上述证候者。亦用于脑梗死阴虚风动、瘀毒阻络证，症见半身不遂、口舌歪斜、偏身麻木、语言不利。

【方解】　方中牛膝活血化瘀通络，凉血消肿止痛，为君药。玄参清热养阴，解毒散结，为臣药。金银花清热解毒、凉血消肿，石斛养阴清热，合为佐药。诸药合用，共奏清热养阴、活血祛瘀之功。

【临床应用】

1. 脱疽　由阴虚内热、血脉瘀阻所致。症见肢体灼热疼痛，夜间尤甚，或见坏疽；血栓闭塞性脉管炎、动脉硬化性闭塞症见上述证候者。

2. 中风　由阴虚内热、血脉瘀阻所致。症见半身不遂、口眼歪斜、偏身麻木、言语不利；脑栓塞、脑血栓形成见上述证候者。

此外，有报道本品用于糖尿病周围神经病变、椎基底动脉供血不足的辅助治疗[1-3]。

【药理毒理】　本品有保护心脑组织、抗血栓形成、改善微循环及血液流变性等作用。

1. 心肌保护　本品能延长麻醉犬 P-P 间期和 Q-T 间期，减慢心率，增高心肌缺血再灌注期家兔主动脉收缩压和心率血压乘积，降低肌酸磷酸激酶（CPK）百分率，减少心肌坏死程度[4]。本品能减轻心肌纤维、线粒体、细胞膜的损害，减轻高纯氮气致体外培养心肌细胞缺糖缺氧模型的心肌细胞损伤程度[5]；可促进体外培养的血管内皮细胞线粒体对 MTT 的代谢，能促进内皮细胞的增殖[6]。

2. 脑组织保护　本品静脉给药，能缩小大脑中动脉阻断大鼠模型的脑梗死范围，降低双侧颈总动脉结扎致急性不完全性脑缺血大鼠模型的毛细血管通透性、脑含水量和脑指数[7]。增加犬的脑血流量，降低脑血管阻力，改善脑循环[8]。本品静脉滴注，可以减轻脑出血患者脑部血肿情况[9]。本品对脑缺血-再灌注损伤有保护作用，可减少脑含水量和脑指数，抑制小胶质细胞和星形胶质细胞的激活，以及多种炎性因子的表达和分泌，并降低脑组织匀浆中丙二醛（MDA）含量，提高超氧化物歧化酶（SOD）活性[10-12]。

3. 抗血栓形成 本品静脉注射能减轻大鼠下腔静脉血栓重量，延长由电刺激引起的大鼠动脉血栓的形成时间[13]。降低 H_2O_2 损伤兔颈总动脉所致动脉血栓的血栓重量，电镜可见内皮细胞所黏附的血细胞、血栓中的纤维蛋白丝均减少[14]。本品能增加大脑中动脉阻塞模型大鼠血浆中 6-酮-$PGF_1\alpha$ 的含量，降低血浆和血小板 TXB_2 含量。抑制大鼠 ADP、凝血酶、胶原或花生四烯酸诱导的血小板聚集[13]。降低血浆中纤维蛋白原的含量，延长凝血酶原时间和白陶土凝血激酶时间[15]。体外实验可延长血浆复钙时间和血浆凝血酶原时间[16]。

4. 改善微循环 本品可使高分子右旋糖酐造成的微循环障碍模型家兔眼球结膜微循环的血流增快，毛细血管开放数增加，微循环障碍缓解；静脉滴注可改善脑梗死患者甲襞微循环[17]。

5. 改善血液流变性 本品静脉滴注，可降低缺血性脑血管病患者的血细胞比容、全血和血浆比黏度、血沉、血小板黏附率[18]；降低冠心病心绞痛患者的全血黏度、全血还原黏度、红细胞聚集指数[19]；降低下肢静脉血栓形成患者全血高切黏度、低切黏度、血浆黏度、红细胞压积、红细胞聚集指数[20]。本品可降低角叉菜胶和脂多糖诱导的"热毒血瘀证"大鼠的红细胞比积，脾脏 NF-κB 和 TNF-α 水平，缩短部分凝血活酶时间[21]。

6. 扩张血管 本品能扩张离体蟾蜍后肢或离体兔耳的血管，增加血流量；能降低去甲肾上腺素、KCl 和 $CaCl_2$ 所致离体兔胸主动脉条收缩的最大反应张力[22]。

7. 抗炎 本品 4mg/L、8mg/L 和 12mg/L 体外可降低 LPS 诱导的人脐静脉内皮细胞的白介素-6（IL-6）、肿瘤坏死因子-α（TNF-α）和核转录因子-κB（NF-κB）以及组织因子（TF）的水平[23]。

8. 其他 本品可以增加颞浅动脉压迫所致面肌痉挛兔面神经内降钙素基因相关肽（CGRP）的表达，减少髓鞘脱失，轴突肿胀等，对面肌痉挛脱髓鞘面神经有保护作用[24]。

9. 毒理 急性毒性试验，小鼠的 LD_{50} 为 803.4g/kg[25]。

【不良反应】 服用本品后可出现恶心、上腹饱满、便溏。

【禁忌】 孕妇禁用。

【注意事项】

1. 属阴寒证者慎用。

2. 脑出血患者慎用。

3. 有出血倾向的患者慎用。

4. 下肢深静脉血栓形成性期 7 天内慎用。

5. 忌食辛辣、海鲜、油腻及刺激性食物。

【用法与用量】 口服液：口服。一次 20ml，一日 3 次。颗粒剂：口服。一次 10g，一日 3 次。

【规格】 口服液 每支装 （1）10ml （2）20ml
颗粒剂：每袋装 10g

【参考文献】 [1]许红霞.脉络宁口服液治疗糖尿病周围神经病变疗效观察.内蒙古中医药,2011,(15):60-61.

[2]杨德华.脉络宁口服液治疗糖尿病末梢神经炎的疗效观察.中国现代药物应用,2010,4(19):143-144.

[3]王兵.脉络宁口服液治疗椎基底动脉供血不足 80 例疗效观察.内蒙古中医药,2010,38(11):24-25.

[4]赵玉生,王士雯,余颂涛.脉络宁对兔心肌缺血再灌注损伤保护作用的实验研究.实用中西医结合杂志,1996,9(9):515.

[5]李圣仓,方泰惠,吴海涛.脉络宁注射液对体外培养乳鼠心肌细胞的保护作用.浙江中医学院学报,2000,24(2):53.

[6]李圣仓,方泰惠,张旭.脉络宁注射液对血管内皮细胞增殖的影响.浙江中医学院学报,2000,24(5):46.

[7]杨平,王晓雷,戴德哉,等.脉络宁注射液对不同动物模型缺血性脑损伤的保护作用.中国临床药学杂志,1998,7(6):290.

[8]陈宁红,季慧芳,张陆勇,等.生脉液、脉络宁及两药合并静脉滴注对麻醉犬脑循环的影响.中国药科大学学报,1997,28(4):233.

[9]李向振.脉络宁注射液治疗脑出血疗效观察.现代中西医结合杂志,2009,18(4):403.

[10]解渊,陈蓝,丁新生,等.脉络宁对大鼠脑缺血-再灌注损伤及血管内皮生长因子的影响.中国脑血管病杂志,2010,7(5):258-262.

[11]庞晓斌,谢欣梅,王海燕,等.脉络宁对大鼠脑缺血再灌注损伤的保护作用及其机制研究.中国中药杂志,2014,39(4):721-725.

[12]吴婷,蒋宝平,田磊,等.脉络宁注射液对大鼠局灶性脑缺血再灌注损伤保护作用的研究.中国中医急症,2014,23(4):571-573.

[13]王银叶,刘晓岩,李长龄.脉络宁输液对血小板聚集和血栓形成的作用.中国药学杂志,2002,37(1):65.

[14]余书勤,戴德哉,宋丽萍,等.脉络宁注射液拮抗兔颈总动脉血栓形成.中成药,1992,14(10):27.

[15]周亚夫,倪正,郭鸿顺,等.脉络宁治疗稳定型心绞痛及机制探讨.南京医科大学学报,1999,19(3):255.

[16]朱燕,陈宁红,刘国卿.生脉液与脉络宁合用对抗凝及纤溶作用的影响.中国药科大学学报,1999,30(2):130.

[17]于锋.脉络宁治疗冠心病前后甲襞微循环的临床观察.黑龙江医药科学,2001,24(1):36.

[18]孙建华.脉络宁注射液对急性缺血性脑血管病患者血液流变学等的作用及临床观察.中国中西医结合急救杂志,1999,6(10):457.

[19]余萍,张志玲.脉络宁治疗老年人冠心病心绞痛的临床观察.贵州医药,2000,24(1):39.

[20]马传春,王荣国.脉络宁注射液治疗下肢静脉血栓形成15例疗效观察.社区医学杂志,2009,7(10):53-54.

[21]邓敏贞,黄丽平,秦劭晨,等.脉络宁注射液对脂多糖与角叉菜胶诱导"热毒血瘀证"模型大鼠的NF-κB和TNF-α影响.中医药信息,2014,31(5):56-59.

[22]衣欣,关利新,杨履艳.脉络宁注射液扩血管作用机制的研究.现代应用药学,1995,12(5):6.

[23]王桂香,邓敏贞,黎同明.脉络宁注射液对脂多糖诱导人脐静脉内皮细胞的NF-κB/TF通路的影响.中国实验方剂学杂志,2014,20(3):133-136.

[24]王孝文,胡海涛,窦万臣,等.脉络宁注射液对面肌痉挛兔面神经内降钙素基因相关肽表达的影响.中国中西医结合杂志,2005,25(11):1016.

[25]汪勤.脉络宁注射液专辑.北京:中国医药科技出版社,2000.

脉络宁注射液

Mailuoning Zhusheye

【药物组成】 牛膝、玄参、金银花、石斛。

【功能与主治】 养阴清热,活血祛瘀。用于阴虚内热、血脉瘀阻所致的脱疽,症见患肢红肿热痛、破溃;血栓闭塞性脉管炎、动脉硬化性闭塞症、静脉血栓形成见上述证候者。亦用于脑梗死阴虚风动、瘀毒阻络证,症见半身不遂、口舌歪斜、偏身麻木、语言不利。

【方解】 方中牛膝活血化瘀通络,凉血消肿止痛,为君药。玄参清热养阴,解毒散结,为臣药。金银花清热解毒,凉血消肿;石斛养阴清热,合为佐药。诸药合用,共奏养阴清热、活血祛瘀之功。

【临床应用】

1. 脱疽 由阴虚内热、血脉瘀阻所致。症见肢体灼热疼痛,夜间尤甚,或见坏疽;血栓闭塞性脉管炎、动脉硬化性闭塞症见上述证候者。

2. 中风 由阴虚内热、血脉瘀阻所致。症见半身不遂、口眼歪斜、偏身麻木、言语不利;脑栓塞、脑血栓形成见上述证候者。

此外,有本品用于高脂血症、颈椎病、硬皮病、蝮蛇咬伤肢体肿胀的报道[1-4]。

【不良反应】 文献报道,本品主要引起过敏反应,以速发型为主。主要累及神经系统、呼吸系统、心血管系统、泌尿系统、消化系统,严重者可出现过敏性休克甚至致死。对心血管系统反应主要表现为头晕、胸闷、心悸、气短、呼吸困难;皮肤反应主要表现为瘙痒、湿疹样皮炎、荨麻疹;血清病样反应,主要表现为发热、一过性蛋白尿、伴荨麻疹,严重者可有血管性水肿表现;呼吸系统反应主要表现为胸闷憋气、发绀、呼吸困难、呼吸急促、三凹征、喉头阻塞感;泌尿系统反应,主要表现为腰痛,伴寒战、高热、乏力、血尿,严重者出现急性肾衰竭甚至死亡[5-16]。

【禁忌】 孕妇禁用。

【注意事项】

1. 用药过程中出现过敏反应需及时停药。

2. 忌食辛辣、海鲜、油腻及刺激性食物。

3. 若发现浑浊、沉淀、变色、漏气或瓶身细微破裂,均不得使用。

【用法与用量】 静脉滴注。一次10～20ml,一日一次;用5%葡萄糖注射液或氯化钠注射液250～500ml稀释后使用,10～14天为一疗程,重症患者可连续使用2～3个疗程。

【规格】 每支装10ml(相当于总药材100g)

【参考文献】 [1]程进明.脉络宁注射液治疗椎动脉型颈椎病56例.湖南中医杂志,1994,10(1):30.

[2]王冬梅.脉络宁注射液治疗硬皮病临床观察.山西中医,1993,9(5):21.

[3]宋光荣.脉络宁治疗高脂血症疗效观察.山东中医杂志,1994,13(2):61.

[4]方勇,倪毓生.脉络宁注射液治疗蝮蛇咬伤肢体肿胀72例.江西中医药,2009,40(321):35.

[5]邢桂英,李昌煜,杨元宵.脉络宁注射液致162例不良反应分析.中国中药杂志,2008,33(11):1322-1326.

[6]陈爱群,贾晋生,李莉.70例脉络宁注射液不良反应文献分析.药物不良反应杂志,2003,(2):162-165.

[7]杨翠琳,邓晓莉,罗晓梅.脉络宁注射液静脉滴注致关节疼痛1例.临床合理用药杂志,2013,6(5):44.

[8]关艳娟,李素梅,李建成.脉络宁注射液的不良反应.疾病监测与控制,2011,5(4):239-240.

[9]陆叶,喻小勇,李明.264例脉络宁注射液不良反应分析.药学与临床研究,2011,19(2):171-173.

[10]陈叶琴.脉络宁注射液致过敏性休克46例文献分析.中国药房,2012,23(4):336-337.

[11]石建国,马春花.脉络宁注射液致药物不良反应的流行病学特点及其防治.中国中西医结合杂志,2009,29(7):598.

[12]盛中华.脉络宁注射液致过敏性休克的流行病学特点.海峡药学,2009,21(10):193-194.

[13]金锋,蔡淼.71例脉络宁注射液不良反应文献分析.中国药物警戒,2009,6(12):733-736.

[14]曾文谊,李毅,曾聪彦.脉络宁注射液致过敏性休克31例分析.中国药房,2010,21(12):1132-1133.

[15]孙正道,田侃.脉络宁注射液的安全性评价.中国执业药师,2010,7(6):3-6.

[16]周军.脉络宁注射液致腰区疼痛2例.中国药物滥用防治杂志,2010,16(3):186.

通脉宝膏
Tongmaibao Gao

【药物组成】 金银花、蒲公英、苦地丁、野菊花、天葵子、黄芩、当归、赤芍、延胡索(醋制)、牛膝、鸡血藤、玄参、石斛、黄芪、白术(麸炒)、天花粉、甘草。

【功能与主治】 清热解毒,益气滋阴,活血通络。用于毒瘀阻络、气阴亏虚所致的脱疽。症见肢端肿烂、灼红或黯红、持续性静止性疼痛、夜间为甚,兼见潮热、口干或低热、倦怠乏力;血栓闭塞性脉管炎、动脉硬化性闭塞症见上述证候者。

【方解】 方中金银花、蒲公英、苦地丁功专清热解毒,散结消肿为君药;当归、赤芍、延胡索、牛膝和鸡血藤活血通脉,散结消肿为臣药。玄参、石斛、黄芪、白术、野菊花、天葵子、黄芩、天花粉益气养阴清热为佐药。甘草清热解毒,调和诸药为使药。诸药合用同奏清热解毒、益气滋阴、活血通络之功。

【临床应用】 脱疽 毒瘀阻络、气阴亏虚所致。症见肢端坏疽、皮色黯红、持续性静止性疼痛、以夜间为甚;血栓闭塞性脉管炎、动脉硬化性闭塞症见上述证候者。

【不良反应】 目前尚未检索到不良反应报道。

【禁忌】 孕妇禁用。

【注意事项】

1. 属阴寒证者慎用。

2. 忌食辛辣、海鲜、油腻及刺激性食物。

【用法与用量】 口服。一次25~50g,一日2次;或遵医嘱。

通塞脉片(胶囊、颗粒)
Tongsaimai Pian(Jaonang,Keli)

【药物组成】 黄芪、当归、党参、金银花、甘草、玄参、石斛、牛膝。

【功能与主治】 培补气血,养阴清热,活血化瘀,通经活络。用于血栓闭塞性脉管炎(脱疽)的毒热症。

【方解】 方中黄芪、当归、党参补气生血,为君药。金银花清热解毒,玄参、石斛养阴清热,为臣药。牛膝活血散瘀,通经活络,引热下行,为佐药。甘草清热解毒,调和诸药,为使药。诸药合用,共奏培补气血、养阴清热、活血化瘀、通经活络之功。

【临床应用】 脱疽 由气血两虚,瘀毒阻络所致。症见肢端肿痛、皮色发黯、有静息痛;血栓闭塞性脉管炎见上述证候者。

此外,有报道可用于冠心病、风湿性关节炎、血栓性浅静脉炎[1-3]。

【药理毒理】 本品有改善脑缺血、抗动脉粥样硬化和抗糖尿病足等作用。

1. 改善脑缺血 本品可改善电凝法诱导的局灶性脑缺血模型大鼠脑水肿,增加睾酮(T)的含量,提高超氧化物歧化酶(SOD)的活性,减少丙二醛(MDA)的含量,下调脑内雌激素受体(ER)的表达[4];可延长脑缺血小鼠的存活时间,抑制血小板聚集[5]。

2. 抗动脉粥样硬化 本品可降低动脉粥样硬化大鼠血 TC、LDL-C、AI 和 MDA 和 CRP 含量,升高 SOD 活性,减少外周血循环内皮细胞的数量,降低血管紧张素 II 的水平,改善动脉形态,抑制血管 CD40、CD40L、NF-κB、MCP 和 MMP-9 的表达[6-9]。

3. 抗糖尿病足 本品可促进 STZ 叠加高脂饲料和足部手术致 2 型糖尿病足大鼠创面愈合,提高胰岛素敏感指数(ISI)、延长凝血酶原时间(PT)、凝血酶时间(TT)和活化部分凝血活酶时间(APTT),增加一氧化氮(NO)、一氧化氮合酶(NOS)、6-酮-前列腺素 F1α(6-K-PGF1α)含量,降低模型大鼠血糖、血脂、胰岛素抵抗、血小板聚集率、血液黏度和内皮素(ET)、血栓素 B2(TXB2),调节 ET/NO、TXB$_2$/6-K-PGF1α 比值[10]。

【不良反应】 文献报道通塞脉片可引起皮肤瘙痒、皮疹[11]。

【禁忌】 孕妇禁用。

【注意事项】

1. 脉管炎阴寒证者慎用。

2. 忌食辛辣、海鲜、油腻及刺激性食物。

【用法与用量】 片剂:口服。一次5~6片,一日3次。胶囊剂:口服。一次5粒,一日3次。颗粒剂:开水冲服。一次1袋,一日3次。

【规格】 片剂:糖衣片(片芯重0.35g)(含干浸膏0.35g)

胶囊剂:每粒装0.35g

颗粒剂:每袋7g

【参考文献】 [1]范伯驹.通塞脉片治疗冠心病30例疗效报告.江苏中医,1986,(10):25.

[2]王秋海.通塞脉加阿司匹林治疗风湿性关节炎.实用中西医结合杂志,1991,4(8):490.

[3]任晓梅,卞卫和.通塞脉片治疗血栓性浅静脉炎 30 例.辽宁中医学院学报,2002,4(2):128.

[4]赵越,张启春,朱青,等.通塞脉片等五种中成药对局灶性脑缺血损伤的保护作用及机制探讨.第十一届全国中药药理学术大会,2010 年 10 月 30 日.

[5]汪海鸿,狄留庆,陆茵,等.通塞脉片治疗急性脑缺血的拆方研究.南京中医药大学学报,2011,27(1):55-57.

[6]杨雨微,胡晨,卞慧敏,等.通塞脉片对大鼠实验性动脉粥样硬化模型血管内皮细胞的影响.中成药,2010,32(3):371-374.

[7]朱青,胡晨,蒋凤荣,等.通塞脉片对动脉粥样硬化大鼠CD40 及 CD40L 表达的影响.中华中医药杂志(原中国医药学报),2011,26(1):160-162.

[8]殷书梅,王宓,林新艳,等.通塞脉片对动脉粥样硬化大鼠NF-KB、MCP-1 表达的影响.中药药理与临床,2010,26(3):46-47.

[9]修媛娟,胡晨,蒋凤荣,等.通塞脉片对动脉粥样硬化大鼠MMP-9/TIMP-1 的影响.南京中医药大学学报,2010,26(3):208-210.

[10]郭静,孟庆海,殷秋忆,等.通塞脉片治疗 2 型糖尿病足模型大鼠的实验研究.南京中医药大学学报,2014,30(3):239-243.

[11]姜波.通塞脉片引起皮肤瘙痒、皮疹 1 例.中国现代药物应用,2014,8(21):142-143.

抗骨髓炎片

Kanggusuiyan Pian

【药物组成】 金银花、地丁、蒲公英、半枝莲、白头翁、白花蛇舌草。

【功能与主治】 清热解毒,散瘀消肿。用于热毒血瘀所致附骨疽,症见发热、口渴、局部红肿、疼痛、流脓;骨髓炎见上述证候者。

【方解】 方中金银花清热解毒,清痈散结;地丁清热解毒,凉血消肿,为君药。蒲公英清热解毒,散痈消肿;半枝莲清热解毒,利水消肿;白头翁清热解毒,凉血利湿;白花蛇舌草解毒利湿,共为臣药。诸药合用,共奏清热解毒、散瘀消肿之功。

【临床应用】 附骨疽 因热毒血瘀所致。症见全身发热、口渴、局部疼痛、病变处漫肿、表面灼热,甚则流脓、病后患肢功能障碍,舌红苔黄、脉数;化脓性关节炎、化脓性骨髓炎见上述证候者。

【不良反应】 目前尚未检索到不良反应报道。

【禁忌】 孕妇禁用。

【注意事项】

1. 阴寒证者慎用。

2. 忌食辛辣、海鲜、油腻及刺激性食物。

【用法与用量】 口服。一次 8～10 片,一日 3 次;或遵医嘱;儿童酌减。

【规格】 糖衣片(片芯重 0.4g)(相当于原药材 3g)

脉络舒通颗粒(丸)

Mailuoshutong Keli(Wan)

【药物组成】 黄柏、金银花、当归、水蛭、蜈蚣、全蝎、薏苡仁、苍术、黄芪、玄参、白芍、甘草。

【功能与主治】 清热解毒,化瘀通络,祛湿消肿。用于湿热瘀阻脉络所致的血栓性浅静脉炎,深静脉血栓形成后所致的下肢肢体肿胀、疼痛、肤色黯红或伴有条索状物。

【方解】 方中黄柏苦寒,功善清热燥湿;金银花甘寒,长于清热解毒,合则清热解毒、燥湿,为君药。当归、水蛭活血化瘀;蜈蚣、全蝎搜风通络,四药化瘀通络,合为臣药。薏苡仁、黄芪、苍术健脾除湿;玄参、白芍滋养阴血,五药扶正以助祛邪,为佐药。甘草既可清热解毒,又能调和诸药,为使药。诸药合用,共奏清热解毒、化瘀通络、祛湿消肿之功。

【临床应用】

1. 青蛇毒 因湿热之邪外侵,气滞血瘀,脉络滞塞所致。症见病变局部浅层呈条索状红肿、压痛、触之较硬、全身不适、发热、舌红苔黄腻、脉滑数;血栓性浅静脉炎见上述证候者。

2. 股肿 因瘀血阻于阴脉,水津不行化热所致。症见患肢肿胀疼痛、皮色白或发绀,大腿内侧明显压痛,舌质黯红瘀斑、苔黄腻、脉弦数;髂股静脉血栓性深静脉炎见上述证候者。

此外,有报道本品用于下肢深静脉血栓、糖尿病足的辅助治疗[1-2]。

【药理毒理】 本品有抗血小板活化和抗炎等作用。

1. 抗血小板活化 本品可降低打击致双侧大腿近端外侧致骨折大鼠的 vWF、CD62p 和 D-D 水平[3,4]。

2. 抗炎 本品可抑制创伤性下肢骨折大鼠血清 IL-1β、IL-6、CRP 和 TNF-α 等炎性介质含量[3,4]

【不良反应】 目前尚未检索到不良反应报道。

【禁忌】

1. 孕妇禁用。

2. 深静脉血栓形成初发一周内患者禁用。

【注意事项】

1. 月经过多者慎用。

2. 肝肾功能不全、有出血性倾向或凝血机制障碍者慎用。

3. 忌食辛辣及其他刺激性食物。

【用法与用量】 颗粒剂:温开水冲服。一次 20g,一日3次。丸剂:口服。一次12g,一日3次。

【规格】 颗粒剂:每袋装20g

丸剂:每瓶装12g,每丸重约0.056g

【参考文献】 [1]侯连成,宋薇.脉络舒通治疗下肢深部静脉血栓354例.辽宁中医杂志,2004,31(8):674.

[2]李晓庆,杨博华.脉络舒通颗粒外洗促进糖尿病足慢性溃疡愈合的研究.现代中西医结合杂志,2015,24(5):481-482.

[3]吕鹏飞,刘宁青,梁玉龙,等.脉络舒通颗粒对下肢骨折后大鼠血液高凝状态的影响.山东医药,2013,53(37):29-30.

[4]吕鹏飞,刘宁青,梁玉龙,等.脉络舒通颗粒对创伤性下肢骨折大鼠炎性介质的影响.山东医药,2013,53(45):31-32.

脉管复康片(胶囊)
Maiguanfukang Pian(Jiaonang)

【药物组成】 丹参、鸡血藤、郁金、乳香、没药。

【功能与主治】 活血化瘀、通经活络。用于瘀血阻滞,脉管不通引起的脉管炎、硬皮病、动脉硬化性下肢血管闭塞症,对冠心病、脑血栓后遗症也有一定治疗作用。

【方解】 丹参活血化瘀,祛瘀止痛为君药。鸡血藤、郁金舒筋活络,行气解郁共为臣药。乳香、没药调气活血散瘀,消肿定痛为佐药。诸药合用,共奏活血化瘀,通经活络之效。

【临床应用】

1. 脱疽 由血脉瘀阻所致。症见肢体疼痛,夜间尤甚,脉管炎、动脉硬化性闭塞症见上述证候者[1]。

2. 硬皮病 由血脉瘀阻所致。症见皮肤发硬变厚,感觉减退。关节肿胀,面色黧黑,肌肤甲错,甚至指端溃疡。舌质黯红或淡黯,苔白,脉沉涩或沉缓。

此外,血脉瘀阻所致冠心病、脑血栓后遗症也有一定治疗作用。

另有报道本品用于烧伤增生性瘢痕[2]。

【药理毒理】 本品有抗凝血、镇痛和抗炎等作用。

1. 抗凝血 本品可延长小鼠凝血时间[3]。

2. 镇痛 本品可减少醋酸致小鼠扭体次数的增加[3]。

3. 抗炎 本品可抑制二甲苯致小鼠耳肿胀程度[3],可抑制20%甘露醇静脉输注致家兔静脉炎,减少静脉炎评分,减轻模型动物耳缘静脉局部瘀血以及炎性细胞浸润[4]。

【不良反应】 有文献报道脉管复康片可致心动过缓[5]。

【禁忌】 孕妇禁用。

【注意事项】

1. 经期减量,孕妇及肺结核患者慎用。

2. 本品宜饭服用。

【用法与用量】 片剂:口服。一次8片,一日3次。
胶囊剂:口服。一次4粒,一日3次。

【规格】 片剂:每片重0.3g

胶囊剂:每粒装0.45g

【参考文献】 [1]崔朝兵,赵钢,许志会,等.脉管复康片治疗下肢动脉硬化闭塞症的临床观察.中医临床研究,2012,4(7):30-31.

[2]刘媛媛,赵宇辉,王阳,等.脉管复康片治疗烧伤增生性瘢痕的临床观察.新中医,2014,46(7):103-104.

[3]周剑宇,王瑞清,王林元,等.脉管复康片抗凝、镇痛及抗炎作用研究.中药与临床,2014,5(4):23-26.

[4]程艳玲,张君利,刘娜,等.复方白花蛇舌草颗粒对家兔静脉炎的防治作用.山东中医药大学学报,2012,36(5):431,433.

[5]刁义平,申国庆.脉管复康片致心动过缓1例.江苏药学与临床研究,2004,(B11):84.

长春红药片(胶囊)
Changchun Hongyao Pian(Jiaonang)

【药物组成】 三七、草乌、制川乌、莲子心、当归、骨碎补(烫)、石菖蒲、蒲公英、小蓟、乳香(炒)、没药(炒)、仙鹤草、冰片、红花、菊花、栀子、重楼、朱砂、延胡索(醋制)。

【功能与主治】 活血化瘀,消肿止痛。用于跌打损伤,瘀血作痛。

【方解】 方中三七祛瘀止血活血、消肿止痛,为君药。草乌止痛消肿,川乌温经止痛,为臣药。骨碎补活血止血,莲子心、当归活血解毒,乳香和没药散瘀活血止痛、消肿生肌,石菖蒲、蒲公英、小蓟、仙鹤草、重楼清热解毒、散结消肿,菊花、栀子清热凉血解毒,冰片清热止痛,朱砂清热解毒,红花、延胡索活血行气止痛,共为佐药。诸药合用共奏活血化瘀、消肿止痛之效。

【临床应用】 跌打损伤 因外伤骨折,瘀血阻滞所致。症见伤处青红紫斑,痛如针刺,肿闷胀,不敢触摸,活动受限,舌质紫黯,脉象弦涩;软组织损伤见上述证候者。

【不良反应】 目前尚未检索到不良反应报道。

【禁忌】

1. 孕妇及哺乳期妇女禁用。

2. 肝肾功能不全、造血系统疾病患者禁用。

【注意事项】

1. 本品含朱砂,不宜长期服用。

2. 本品不宜饭后使用。

3. 服用本品超过1周者,应检查血、尿中汞离子浓度,检查肝、肾功能,超过规定限度者立即停用。

【用法与用量】　片剂:黄酒或温开水送服。一次5～6片,一日3次。胶囊剂:口服,一次5～6粒,一日2次;黄酒或温开水送服。

【规格】　胶囊剂:每粒装0.35g

七、息风解毒

玉　真　散

Yunzhen San

【药物组成】　生白附子、生天南星、天麻、白芷、防风、羌活。

【功能与主治】　息风,镇痉,解痛。用于金创受风所致的破伤风,症见筋脉拘急、手足抽搐,亦可外治跌扑损伤。

【方解】　方中白附子、天南星祛风化痰,镇痉解毒,为君药。天麻、白芷平肝息风止痉,散风通络,助君药之力,是为臣药。防风、羌活疏风胜湿,解痉止痛,为佐药。诸药合用,共奏息风、镇痉、解毒之功。

【临床应用】

1. 破伤风　因金创、风毒入络所致。症见吞咽困难、牙关紧闭、肌肉痉挛、抽搐;破伤风见上述证候者。

2. 跌打损伤　因外伤所致。症见局部青紫肿胀、拘挛疼痛;软组织损伤见上述证候者。

【不良反应】　目前尚未检索到不良反应报道。

【禁忌】　孕妇禁用。

【注意事项】

1. 阴寒证者慎用。

2. 忌食辛辣、海鲜、油腻及刺激性食物。

【用法与用量】　口服。一次1～1.5g;或遵医嘱。外用,取适量敷于患处。

【规格】　每瓶装1.5g

皮肤科类

皮肤科制剂分为清热消痤剂、清热祛湿剂、活血祛风剂、凉血活血剂、养血生发剂、祛风止痒剂和杀虫止痒剂七类，主要用于皮肤病变。

清热消痤剂主要由清热解毒药物组成，常用金银花、野菊花、大青叶、大黄、黄芩、黄柏、栀子等，佐用夏枯草、玄参、蒲公英等散结药物。用于痤疮、湿疹、毛囊炎等。

清热祛湿剂主要由苦参、白鲜皮、土茯苓、地肤子、黄柏、防风、苍术、老鹳草等清热祛湿药物组成，适当配伍清热解毒之品。用于皮肤瘙痒症、荨麻疹、湿疹、阴道炎所致阴痒、脓疱疮、银屑病、下肢皮肤溃疡等。

活血祛风剂主要由活血和祛风两类药物组成，常用活血药物有当归、川芎、桃仁、红花、赤芍、三七、牡丹皮、丹参、紫草等，祛风药有蒺藜、防风、白芷、苍术等。因补骨脂有致光敏作用，故也常伍用。用于白癜风、斑秃和银屑病等。

凉血活血剂主要由清热凉血和活血化瘀药物组成，清热凉血药常用青黛、紫草、地黄、大黄、白鲜皮等，活血化瘀药常用丹参、桃仁、红花、赤芍、当归等。用于银屑病、玫瑰糠疹、皮肤型红斑狼疮等。

养血生发剂主要由补益肝肾、养血生发中药组成，常用熟地黄、制何首乌、菟丝子、当归、白芍等。用于斑秃、全秃和脂溢性脱发。

祛风止痒剂和杀虫止痒剂主要由苦参、白鲜皮、荆芥、蛇床子、防风、土槿皮、百部、花椒、大风子仁、蝉蜕、苍术等祛风杀虫止痒中药组成，适当配伍清热解毒、养血之品。用于荨麻疹、皮肤瘙痒症、湿脚气、癣和湿疹。

中药皮肤科制剂有外用和口服两类剂型，外用有散剂、膏剂、洗液剂、酊剂、药水剂；口服有丸剂、片剂、胶囊剂、颗粒剂，可供选用。

皮肤科制剂使用注意：外用制剂切忌内服。

一、清热消痤

当归苦参丸
Danggui Kushen Wan

【药物组成】 当归、苦参。

【功能与主治】 活血化瘀，燥湿清热。用于湿热瘀阻所致的粉刺、酒渣，症见颜面、胸背粉刺疙瘩，皮肤红赤发热，或伴脓头、硬结、酒渣鼻、鼻赤。

【方解】 方中当归辛散温通，活血补血，兼具行气止痛之功；苦参苦寒，功擅清热燥湿，二药相伍一温一寒，一开一泄，共奏活血化瘀、燥湿清热之功。

【临床应用】

1. 粉刺 因湿热瘀阻所致。症见颜面、胸背多发粉刺、炎性丘疹、脓疱或硬结，常伴有疼痛；痤疮见上述证候者。

2. 酒渣鼻 因湿热瘀阻所致。症见鼻、颊、额、下颌部先出现红斑，日久不退，继之起炎性丘疹，脓疱，久而鼻头增大，高突不平，其形如赘；酒渣鼻见上述证候者。

【药理毒理】 本品有抗菌、抗炎及改善微循环作用。

1. 抗菌 本品体外对金黄色葡萄球菌、大肠埃希菌、铜绿假单胞菌、表皮葡萄球菌、丙酸痤疮杆菌等多种致病菌有不同程度抑制作用；对腹腔感染金黄色葡萄球菌的小鼠有保护作用[1]。

2. 抗炎 本品对二甲苯致小鼠耳肿胀及对醋酸所致小鼠腹腔毛细血管通透性亢进有抑制作用;对羟甲基纤维素引起的炎症渗出液中白细胞数量有抑制作用[1]。

3. 改善微循环 本品对小鼠耳廓微循环有改善作用[1]。

【不良反应】 目前尚未检索到不良反应报道。

【禁忌】 孕妇禁用。

【注意事项】

1. 脾胃虚寒者慎用。

2. 忌食辛辣、油腻及海鲜食物。

3. 切忌用手挤压患处,特别是鼻唇周围。

【用法与用量】 口服。一次 1 丸,一日 2 次。

【规格】 每丸重 9g

【参考文献】 [1]尹东辉,王少杰,韦建华,等.痤疮颗粒抑菌抗炎及对小鼠耳廓微循环与去卵巢雌性小鼠子宫重量的影响.北京中医药大学学报,2005,28(6):50.

复方珍珠暗疮片(胶囊)
Fufang Zhenzhu Anchuang Pian(Jiaonang)

【药物组成】 暗疮干浸膏粉、山银花、蒲公英、川木通、当归尾、地黄、黄芩、玄参、黄柏、酒大黄、猪胆粉、黄芩、赤芍、珍珠层粉、山羊角、水牛角浓缩粉、北沙参。

【功能与主治】 清热解毒,凉血消斑。用于血热蕴阻肌肤所致的粉刺、湿疮,症见颜面部红斑、粉刺疙瘩、脓疱,或皮肤红斑丘疹、瘙痒;痤疮、红斑丘疹性湿疹见上述证候者。

【方解】 方中金银花、蒲公英清热解毒,消肿散结,为治疗疮疹之要药,合为君药。黄芩、黄柏、大黄、木通和猪胆粉之苦寒,助君药清热解毒,为臣药。地黄、玄参、赤芍清热凉血以消斑;珍珠层粉、山羊角粉、水牛角浓缩粉凉血清热;北沙参甘寒润燥;当归尾活血化瘀、养血润燥,共为佐药。诸药合用,共奏清热解毒、凉血消斑之功。

【临床应用】

1. 粉刺 因血热蕴阻肌肤所致。症见颜面红斑、粉刺、毛囊一致性丘疹,脓疱,以额头、口鼻周围为多,常伴有皮肤灼热,干渴喜冷饮,大便偏干;痤疮见上述证候者[1]。

2. 湿疮 因血热蕴阻肌肤所致。症见皮肤红斑,或

红色丘疹,发无定处,有时融合成片,伴有轻度瘙痒;红斑丘疹性湿疹见上述证候者。

【药理毒理】 本品体外对金黄色葡萄球菌、白色葡萄球菌和丙酸杆菌有抑制作用。

【不良反应】 目前尚未检索到不良反应报道。

【禁忌】 尚不明确。

【注意事项】

1. 脾胃虚寒者慎用。

2. 孕妇慎用。

3. 忌食辛辣、油腻及海鲜等食物。

【用法与用量】 片剂:口服。一次 4 片,一日 3 次。胶囊剂:口服。一次 4 粒,一日 3 次。

【规格】 片剂:(1)薄膜衣片 每片重 0.33g (2)糖衣片(片芯重 0.3g)

胶囊剂:每粒装 0.3g

【参考文献】 [1]王颖娟,李习梅,王万卷,等.复方珍珠暗疮胶囊联合胶原贴治疗寻常痤疮疗效观察.吉林医学,2013,(7):1230-1231.

金花消痤丸(胶囊)
Jinhua Xiaocuo Wan(Jiaonang)

【药物组成】 黄芩(炒)、黄连、黄柏、栀子(炒)、大黄(酒炙)、金银花、薄荷、桔梗、甘草。

【功能与主治】 清热泻火,解毒消肿。用于肺胃热盛所致的粉刺、口舌生疮、胃火牙痛、咽喉肿痛、目赤、便秘、尿黄赤。

【方解】 方中黄芩、黄连、黄柏清三焦实火热毒,共为君药。栀子导热自小便而解;大黄(酒炙)引热从大便行;金银花甘寒解毒,共为臣药。薄荷散热透表;桔梗宣肺利咽,为佐药。甘草解毒,调和诸药,为佐使药。诸药合用,共奏清热泻火、解毒消肿之功。

【临床应用】 **粉刺** 因肺胃热盛所致。症见颜面红斑、粉刺、与毛囊一致性丘疹、脓疱。尤以额头、口鼻周围为重,伴自觉皮损灼热,口干渴思冷饮,大便偏干;痤疮见上述证候者。

【药理毒理】 本品有抗菌、抗炎作用。

1. 抗菌 本品对金黄色葡萄球菌感染小鼠有保护作用[1]。

2. 抗炎 本品能减轻二甲苯致小鼠耳肿胀,抑制小鼠腹腔白细胞游走,抑制醋酸致小鼠毛细血管通透增加[1]。

【不良反应】 目前尚未检索到不良反应报道。

【禁忌】 孕妇禁用。

【注意事项】

1. 脾胃虚寒者慎用。

2. 哺乳期慎用。

3. 饮食宜清淡,忌食辛辣食物。

【用法与用量】 丸剂:口服。一次 4g,一日 3 次。胶囊:口服。一次 4 粒,一日 3 次。

【规格】 丸剂:(1)每袋装 4g (2)每瓶装 72g

胶囊剂:每粒装 0.45g

【参考文献】 [1]王一欣,孙雅煊,李刚,等.皮科血毒清胶囊主要药效学研究.兰州大学学报(医学版),2006,32(3):46.

清热暗疮片(胶囊、丸)

Qingre Anchuang Pian(Jiaonang,Wan)

【药物组成】 金银花、穿心莲、蒲公英、栀子、山豆根、大黄、牛黄、珍珠层粉、甘草。

【功能与主治】 清热解毒,泻火通腑。用于肺胃积热所致的粉刺、疖,症见颜面部粉刺、脓疱、皮肤硬结、疼痛、顶部有脓头、大便干、小便黄。

【方解】 方中金银花宣散热邪,清心胃之火而解毒,为君药。穿心莲、蒲公英清热解毒,消肿散结;栀子味苦性寒,善清三焦之火热而利小便;山豆根清泄肺胃之火,合用以加强清热解毒作用,共为臣药。大黄泻火通腑,破瘀解毒;牛黄、珍珠层粉凉血解毒,为佐药。甘草调和诸药,为使药。诸药合用,共奏清热解毒、泻火通腑之功。

【临床应用】

1. 粉刺 因肺胃积热所致。症见毛囊性粉刺、丘疹、脓疱、囊肿、结节,多发于面、前胸、后背等皮脂腺分布区。常伴有皮损瘙痒、多食、口臭、渴喜冷饮;痤疮见上述证候者[1]。

2. 疖 因肺胃积热所致。症见与毛囊一致的圆锥状炎性小结节、红肿、触痛、周围色红肿硬,伴有恶寒、发热、口干、尿黄、大便干;毛囊炎、毛囊周围炎见上述证候者。

【药理毒理】 本品有抗菌、抗角化等作用。

1. 抗炎 本品能减轻二甲苯致小鼠耳肿胀,抑制醋酸致小鼠毛细血管通透增加[2];对琼脂所致大鼠肉芽肿有抑制作用[3]。清热暗疮丸可抑制大鼠棉球肉芽肿形成,可降低痤疮模型动物血清 TNF-α 和 IL-1α 的

含量[4]。

2. 抗菌 本品对痤疮丙酸杆菌、金黄色葡萄球菌、表皮葡萄球菌、大肠埃希菌、铜绿假单胞菌有不同程度抑制作用[3,5]。

3. 对痤疮模型的影响 本品对煤焦油致兔痤疮模型和丙酸杆菌致大鼠耳廓痤疮炎症均有抑制作用,能降低兔耳痤疮反应强度和痤疮形成强度,能明显改善煤焦油对兔耳皮质层、真皮层和皮脂腺的损害,并能降低大鼠丙酸杆菌导致的耳郭肿胀度[6,7]。本品能改善兔耳痤疮模型毛囊皮质腺导管的异常角化,降低血清睾酮含量[8]。

4. 其他 本品可降低兔耳实验性痤疮模型的全血黏度[6];改善肾上腺素所致大鼠肠系膜微循环障碍[9]。

【不良反应】 目前尚未检索到不良反应报道。

【禁忌】 孕妇禁用。

【注意事项】

1. 脾胃虚寒者慎用。

2. 忌食辛辣、油腻食物。

3. 服药后出现胃脘不适,食欲减少,大便稀溏者应停用。

4. 切忌用手挤压患处。

【用法与用量】 片剂:口服。一次 2~4 片,一日 3 次。14 天为一疗程。胶囊:口服。一次 2~4 粒,一日 3 次。14 天为一疗程。丸剂:口服。一次 2~4 丸,一日 3 次,14 天为一疗程。

【规格】 片剂:每片重 0.21g

胶囊剂:每粒装 0.4g

丸剂:每丸重 0.21g

【参考文献】 [1]张玉红,李红文.红蓝光照射联合清热暗疮胶囊口服及氯霉素酊外用治疗寻常痤疮 60 例疗效观察.中国医学文摘(皮肤科学),2012,29(1):3-4.

[2]王伟明,白海玉,张树明.痤消灵丸对痤疮模型的实验研究.黑龙江医学,2012,36(3):80.

[3]肖斐,陈贺,芦源,等.消疮饮抑菌抗炎及免疫调节作用研究.中华中医药学刊,2010,28(7):1487.

[4]张丽,薛国娜,朱镭,等.消痤胶囊治疗痤疮抗炎作用的实验研究.中医药导报,2014,20(11):10-12.

[5]顾丽贞,郑荣波.清热暗疮片对痤疮丙酸杆菌等致病菌的体外抗菌作用的实验研究.中国中医药科技,2004,11(3):140.

[6]张丽,王凡,尹小娥,等.消痤胶囊对兔耳痤疮模型抗角化作用及血清睾酮、雌二醇含量的影响.长春中医药大学学报,2014,30(5):796-798.

[7]顾丽贞,王彦云,李多娇,等.清热暗疮片对兔耳痤疮模型抗角化作用及血流变的影响.中成药,2004,26(3):3.

[8]陈略,陈志明.五味消毒饮治疗痤疮的实验研究.新医学,2013,44(10):676.

[9]芦源,黄瑾,张慧颖,等.消疮饮活血化瘀、改善微循环作用的实验研究.辽宁中医杂志,2014,41(4):808.

通便消痤胶囊（片）
Tongbian Xiaocuo Jiaonang(Pian)

【药物组成】　大黄、西洋参、芒硝、枳实、白术、青阳参、肉苁蓉、小红参、荷叶。

【功能与主治】　益气活血，通便排毒。用于气虚、血瘀、热毒内盛所致的粉刺、黧黑斑，症见面部粉刺、褐斑，伴乏力气短、面色不华、大便不畅；痤疮、黄褐斑见上述证候者。

【方解】　方中大黄苦寒泻下，活血而排毒；西洋参益气生津而扶正，二者相反相成，共为君药。芒硝咸寒软坚润燥；枳实行气破结，以增强大黄泻下排毒之力；白术健脾化湿，助西洋参益气护津，共为臣药。青阳参祛风湿；肉苁蓉助肾阳而通便；小红参活血化瘀；荷叶升清降浊，活血，共为佐药。诸药共奏益气活血、通便排毒之功。

【临床应用】

1. 粉刺　因气虚血瘀、热毒内盛所致。症见红斑、淡红色毛囊性粉刺丘疹，散在脓疱，以额头、口鼻周围为多。常伴皮肤灼热，口干渴，思冷饮，大便干；痤疮见上述证候者。

2. 黧黑斑　因气虚血瘀、热毒内盛所致。症见灰褐色斑片，对称分布于鼻翼、前额，状如蝴蝶，伴胸胁胀满，急躁易怒，女子常有月经不调；黄褐斑见上述证候者[1]。

【不良反应】　目前尚未检索到不良反应报道。

【禁忌】　孕妇禁用。

【注意事项】

1. 老年、儿童、过敏体质者慎用。

2. 忌食生冷、辛辣、油腻食物。

【用法与用量】　胶囊剂：口服。(1)便秘、排便不爽者，一次3～6粒，一日2次，根据大便情况酌情加减药量，以大便通畅，每天1～2次为宜。(2)大便一日1次者，以1粒起服，每日服1～2次，根据大便情况逐渐加量至大便通畅，每天1～2次为宜。片剂：口服。(1)便秘、排便不爽者，一次3～6片，一日2次，根据大便情况酌情加减药量，以大便通畅，每天1～2次为宜。(2)大便一日1次者，以1片起服，每日服1～2次，根据大便情况逐渐加量至大便通畅，每天1～2次为宜。

【规格】　胶囊剂：每粒装0.4g

片剂：每片重0.4g

【参考文献】　[1]付强.通便消痤片联合糖皮质激素治疗黄褐斑60例.中国药业,2013,22(18):92-93.

消痤丸
Xiaocuo Wan

【药物组成】　龙胆、大青叶、玄参、野菊花、黄芩、金银花、蒲公英、淡竹叶、夏枯草、紫草、竹茹、石膏、石斛、麦冬、升麻、柴胡。

【功能与主治】　清热利湿，解毒散结。用于湿热毒邪聚结肌肤所致的粉刺，症见颜面皮肤光亮油腻、黑头粉刺、脓疱、结节，伴有口苦、口黏、大便干；痤疮见上述证候者。

【方解】　方中龙胆、大青叶、玄参清热利湿，解毒散结，共为君药。野菊花、黄芩、金银花、蒲公英、淡竹叶清热祛湿解毒；夏枯草、紫草、竹茹清热凉血散结，共为臣药。石膏、石斛、麦冬养阴清热，为佐药。升麻解毒、柴胡散结，二药且能载药上行，为使药。诸药合用，共奏清热利湿、解毒散结之功。

【临床应用】　**粉刺**　因湿热毒邪聚结肌肤所致。症见颜面红斑、淡红色毛囊性粉刺、丘疹、散在脓疱、多见于额头、口鼻周围。常伴皮肤自觉灼热、口干渴、思冷饮、大便干；痤疮见上述证候者。

【药理毒理】　本品有抑菌和抗炎作用。

1. 抑菌　本品体外对痤疮丙酸杆菌及金黄色葡萄球菌的MIC分别为$0.125g/ml$和$0.25g/ml$[1]。

2. 抗炎　本品对醋酸所致小鼠腹腔毛细血管通透性增加及巴豆油所致小鼠耳肿胀均有抑制作用[1]。

【不良反应】　目前尚未检索到不良反应报道。

【禁忌】　孕妇禁用。

【注意事项】

1. 脾胃虚寒者慎用。

2. 忌食辛辣、油腻食物。

【用法与用量】　口服。一次30粒，一日3次。

【规格】　每10丸重2g

【参考文献】　[1]程丽芳,陈兴强.消痤丸防治痤疮药效学实验研究.时珍国医国药,2001,12(1):15.

丹花口服液

Danhua Koufuye

【药物组成】 牡丹皮、金银花、连翘、土茯苓、荆芥、防风、浮萍、白芷、桔梗、皂角刺、牛膝、何首乌、黄芩。

【功能与主治】 祛风清热,除湿散结。用于肺胃蕴热所致的粉刺(痤疮)。

【方解】 方中牡丹皮清热散瘀,金银花清热解毒,共为君药。连翘、土茯苓、黄芩清热解毒除湿;荆芥、防风、白芷祛风散结,共为臣药。皂角刺散结,何首乌养血祛风,共为佐药。牛膝引火下行,桔梗引药上行,浮萍透邪达表,共为使药。诸药合用,共奏祛风清热,除湿散结之功。

【临床应用】 粉刺 因肺胃蕴热所致。症见皮肤油腻、以疼痛性丘疹和脓疱为主、间有结节或伴口臭、便秘、尿赤、舌质红、苔黄腻、脉滑;痤疮见上述证候者。

【药理毒理】 本品有抗炎、抑菌等作用。

1. 抗炎 本品对巴豆油致小鼠耳肿胀、蛋清致大鼠足肿胀有抑制作用[1]。

2. 抑菌 本品体外对金黄色葡萄球菌、白色葡萄球菌、八叠球菌及丙酸粉刺杆菌有不同程度抑制作用[1]。

3. 抗雄激素样作用 本品对睾丸素致雏鸡冠增大有抑制作用,对切除睾丸大鼠应用睾丸素致附性器官增大也有抑制作用[1]。

【不良反应】 偶见一过性胃脘部不适,轻度恶心纳差,或见口鼻干燥、全身燥热,继续服药症状可消失。

【禁忌】 孕妇禁用。

【注意事项】 忌食辛辣、油腻食物。

【用法与用量】 口服。一次10ml,一日3次,饭后服,四周为一疗程。

【规格】 每支装10ml

【参考文献】 [1]丹花口服液新药申报药理毒理资料.

姜黄消痤搽剂

Jianghuang Xiaocuo Chaji

【药物组成】 姜黄、重楼、杠板归、土荆芥、一枝黄花、绞股蓝、珊瑚姜、聚山梨酯。

【功能与主治】 苗医:旭嘎怡沓痂,维象样丢象;粉刺,油面风。中医:清热解毒,散风祛湿,活血消痤,用于湿热郁肤所致的粉刺(痤疮)、油面风(脂溢性皮炎)。

【方解】 方中姜黄重用,行气活血,为君药。重楼、杠板归、土荆芥清热燥湿,解毒消痈,为臣药。一枝黄花、绞股蓝、珊瑚姜清热解毒,为佐药。诸药合用,共奏

清热解毒、散风祛湿、活血消痤之功。

【临床应用】

1. 粉刺 因湿热蕴肤所致。症见颜面、胸背粉刺、丘疹,皮肤油腻,口干,舌红苔黄腻,脉滑或滑数;痤疮见上述证候者。

2. 油面风 因湿热蕴肤所致。症见颜面、胸背红斑、丘疹,皮肤油腻,瘙痒舌红苔黄腻,脉滑或滑数;脂溢性皮炎见上述证候者。

此外,还有治疗湿疹、马拉色菌性毛囊炎、体股癣、瘙痒症、神经性皮炎、痒疹、扁平苔藓、斑秃的报道[1-6]。

【药理毒理】 本品有抗炎、抗过敏和止痒等作用。

1. 抗炎、抗过敏 本品能抑制卵白蛋白致小鼠足肿胀度,降低足趾炎症组织中的PGE_2含量;本品可降低福氏完全佐剂(FCA)所致关节炎大鼠致炎部位皮肤及皮下组织的病理变化,降低病变部位鳞状细胞及淋巴细胞中IL-2的阳性表达[7];本品可抑制卵蛋白致过敏模型豚鼠离体回肠平滑肌收缩,抑制腹腔注射卵蛋白所致豚鼠腹腔肥大细胞脱颗粒,抑制组胺引起的小鼠毛细血管通透性增加[8]。

2. 止痒 本品可抑制4-氨基吡啶诱发的小鼠舔体反应[8];本品可明显减轻体股癣和足癣患者瘙痒感[9]。

3. 其他 本品可预防及抑制家兔皮肤纤维组织瘢痕增生,降低瘢痕组织羟脯氨酸含量[10]。

【不良反应】 尚未检索到不良反应报道。

【禁忌】 皮肤破溃处禁用。

【注意事项】

1. 孕妇慎用

2. 治疗期间少食动物脂肪及酒、酸辣刺激性食物。

3. 本品对有破损的痤疮病人有短暂轻微的刺痛感。

4. 酒精过敏者慎用。

【用法与用量】 外用。用棉签蘸取本品涂患处,一日2～3次。

【规格】 每瓶装30ml。

【参考文献】 [1]廖薇,王晓翠.姜黄消痤搽剂联合阿达帕林凝胶治疗痤疮临床疗效和安全性分析.安徽医药,2014,11(11):2191-2192.

[2]彭光辉,王海英.姜黄消痤搽剂治疗脂溢性皮炎临床疗效观察.中国皮肤性病学杂志,2009,23(7):407-408.

[3]肖桂林.姜黄消痤搽剂治疗亚急性湿疹临床疗效观察.中国中西医结合皮肤性病学杂志,2013,12(5):312-313.

[4]谢国烈,杨凤娥.姜黄消痤搽剂治疗马拉色菌性毛囊炎疗效观察.岭南皮肤性病科杂志,2009,16(4):258-259.

[5]刘文慧,尹磊.姜黄消痤搽剂治疗体股癣临床疗效和安全性分析.贵阳医学院学报,2009,34(5):563-564.

[6]李凯,刘文慧.姜黄消痤搽剂治疗瘙痒性皮肤病210例疗效观察.贵州医药,2010,34(4):340-341.

[7]陈嬿嬿.姜黄消痤搽剂对大、小鼠炎症组织的抗炎作用.中国实验方剂学杂志,2011,17(19):219-221.

[8]陈嬿嬿,曹煜,李淑芳.姜黄消痤搽剂抗过敏及止痒作用的实验研究.现代中医药,2008,28(6):56-58.

[9]鲁瑾,杜金刚,曹煜.姜黄消痤搽剂抗真菌作用的随机对照临床试验.贵州医药,2009,33(6):513-514.

[10]尹慧彬,周炳荣,骆丹.姜黄消痤搽剂治疗囊肿型痤疮的实验研究与临床应用.全国中西医结合皮肤性病学术会议论文汇编.南京:南京医科大学,2012:260.

化瘀祛斑胶囊
Huayu Quban Jiaonang

【药物组成】　柴胡、薄荷、当归、赤芍、红花、黄芩。

【功能与主治】　疏风清热,活血化瘀。用于黄褐斑、酒齄、粉刺属风热瘀阻证者。

【方解】　方中柴胡透表泄热,薄荷疏散风热,两药疏风清热,为君药。当归可养血活血,赤芍凉血散瘀,红花可活血散瘀,三药相须为用,活血化瘀之力更强,为臣药。黄芩清热燥湿,泻火解毒,为佐药。六药合用,共奏疏风清热、活血化瘀之功。

【临床应用】

1. 黧黑斑　因气血阻滞,不能上荣于面所致。症见颜面褐色斑片,大小不等,无自觉症状;黄褐斑见上述证候者[1]。

2. 酒齄鼻　因湿热瘀阻所致。症见鼻、颊、额、下颌部先出现红斑,日久不退,继之起炎性丘疹,脓疱,久而鼻头增大,高突不平,其形如赘;酒齄鼻见上述证候者。

3. 粉刺　因肺经风热,瘀阻脉络所致。症见丘疹、脓疱,可伴色素沉着和凹陷性疤痕;痤疮见上述证候者。

【不良反应】　目前未检索到不良反应报道。

【禁忌】　孕妇禁用。

【注意事项】

1. 切忌忧思恼怒。

2. 感冒时,不宜服用本品。

3. 伴有妇科、内科等疾病者,应去医院就诊,或在医师指导下服用。

4. 青春期少女、更年期妇女应在医师指导下服药。

5. 避免日光暴晒。

6. 不宜滥用化妆品及外涂药物,必要时应在医师指导下使用。

7. 按照用法、用量服用,如服用过程中出现不良反应,应停药,并向医师咨询。

【用法与用量】　口服。一次5粒,一日2次。

【规格】　每粒装0.32g

【参考文献】　[1]严丽英.化瘀祛斑胶囊治疗黄褐斑188例.新中医,1994,12(2):38.

二、清热祛湿

湿毒清胶囊
Shiduqing Jiaonang

【药物组成】　地黄、当归、苦参、白鲜皮、土茯苓、黄芩、丹参、蝉蜕、甘草。

【功能与主治】　养血润肤,祛风止痒。用于血虚风燥所致的风瘙痒,症见皮肤干燥、脱屑、瘙痒,伴有抓痕、血痂、色素沉着;皮肤瘙痒症见上述证候者。

【方解】　方中地黄甘苦寒,泄热凉血,养阴润燥;当归补血活血祛风,共为君药。苦参、白鲜皮、土茯苓、黄芩清热解毒,燥湿止痒;丹参清热凉血,活血祛瘀,共为臣药。蝉蜕祛风止痒,为佐药。甘草调和诸药,为使药。全方共奏养血润肤、祛风止痒之效。

【临床应用】　**风瘙痒**　因血虚风燥所致。症见皮肤剧烈瘙痒,遇热易发作,入夜尤甚,夜寐不安,皮肤初无损害,但于过度搔抓后出现抓痕、血痂、色素沉着、湿疹化、苔藓样变;皮肤瘙痒症见上述证候者。

【药理毒理】　本品有抗炎、止痒和免疫抑制作用。

1. 抗炎　本品可减轻透明质酸酶所致大鼠足肿胀,抑制组胺所致大鼠毛细血管通透性增加[1]。

2. 止痒　本品能提高磷酸组胺对豚鼠的致痒阈[1]。

3. 抑制免疫　本品可降低2,4-二硝基氟苯致迟发型变态反应小鼠耳肿胀度、脾指数,抑制丝裂原诱导的脾T、B淋巴细胞增殖,抑制炎症组织细胞因子IL-1、IL-2和IL-4的活性[2]。

【不良反应】　目前尚未检索到不良反应报道。

【禁忌】　孕妇禁用。

【注意事项】

1. 湿热俱盛或火热炽盛者慎用。

2. 过敏体质者慎用。

3. 忌食辛辣、海鲜食物。

【用法与用量】　口服。一次3～4粒,一日3次。

【规格】　每粒装0.5g

【参考文献】　[1]韩存连,侯士红,甄希,等.金花舒肤胶囊的主要药效学研究.中国麻风皮肤病杂志,2007,23(4):318-321.

[2]李国忠,郑咏秋.消风散颗粒免疫调节作用机制研究.中国

实验方剂学杂志,2004,10(4):39.

皮肤病血毒丸

Pifubing Xuedu Wan

【药物组成】 金银花、连翘、忍冬藤、苦地丁、天葵子、土贝母、土茯苓、白鲜皮、地肤子、黄柏、赤茯苓、当归、白芍、熟地黄、鸡血藤、地黄、牡丹皮、白茅根、紫草、紫荆皮、赤芍、益母草、茜草、川芎(酒炙)、桃仁、红花、蛇蜕(酒炙)、防风、蝉蜕、牛蒡子(炒)、苍耳子(炒)、浮萍、荆芥穗(炭)、苦杏仁(去皮炒)、桔梗、白芷、皂角刺、大黄(酒炒)、甘草。

【功能与主治】 清热利湿解毒,凉血活血散瘀。用于血热风盛、湿毒瘀结所致的瘾疹、湿疮、粉刺、酒齄鼻、疖肿,症见皮肤风团、丘疹、皮肤红赤、肿痛、瘙痒、大便干燥。

【方解】 方中金银花、连翘、忍冬藤、苦地丁、天葵子清热解毒;土贝母、土茯苓、白鲜皮、地肤子、黄柏、赤茯苓解毒利湿散结;当归、白芍、熟地黄、鸡血藤养血活血;地黄、牡丹皮、白茅根、紫草、紫荆皮、赤芍、益母草、茜草、川芎(酒炙)、桃仁、红花凉血清热解毒,活血散瘀消肿;蛇蜕(酒炙)、防风、蝉蜕、牛蒡子(炒)、苍耳子(炒)、浮萍、荆芥穗(炭)祛风消肿,止痒杀虫;苦杏仁(去皮尖)、桔梗清肺热,化痰浊;白芷、皂角刺托毒生新;大黄(酒炒)苦寒沉降,直达下焦;甘草调和药性。诸药合用,共奏清热利湿解毒、凉血活血散瘀之功。

【临床应用】

1. 瘾疹 因血热风盛、湿毒瘀结所致。症见皮肤灼热刺痒,遇热加重,搔后即起红色风团,伴发热恶寒、咽喉肿痛;荨麻疹见上述证候者。

2. 湿疮 因血热风盛、湿毒瘀结所致。症见皮损初起潮红热、轻度肿胀,继而粟疹成片或水疱密集、渗液流津、瘙痒无休。常伴身热、口渴、心烦、大便秘结、小便短赤;湿疹见上述证候者。

3. 粉刺 因血热风盛、湿毒瘀结所致。症见毛囊性粉刺、丘疹、脓疱、囊肿、结节,皮损多发于面、前胸、后背等皮脂腺分布区。常伴有颜面潮红、瘙痒、食多、口臭、喜冷饮;痤疮见上述证候者。

4. 酒齄鼻 因血热风盛、湿毒瘀结所致。症见红斑、丘疹、脓疱,甚至形成鼻赘,好发于鼻、颊、额、颏部。常伴口渴喜冷饮、消谷善饥、口臭、大便干燥、小便黄。

5. 疖肿 因血热风盛、湿毒瘀结所致。症见与毛囊一致的圆锥状炎性小结节、周围色红肿硬、触痛明显。热毒较盛者可伴有恶寒、发热、口干、尿黄、大便干;皮肤浅表化脓性疾病见上述证候者。

另有用于面部脂溢性皮炎的报道[1]。

【药理毒理】 本品有抗炎、止痒及抑菌等作用。

1. 抗炎 本品能减轻二甲苯致小鼠耳肿胀及蛋清致大鼠足肿胀[2]。

2. 止痒 本品能延长右旋糖苷所致小鼠皮肤瘙痒潜伏期和缩短皮肤瘙痒持续总时间[2]。

3. 抑菌 本品体外对金黄色葡萄球菌、铜绿假单胞菌、大肠埃希菌、沙门氏菌、白色念珠菌、乙型溶血链球菌有抑制作用[2]。

【不良反应】 目前尚未检索到不良反应报道。

【禁忌】 孕妇禁用。

【注意事项】

1. 风寒证或肺脾气虚证荨麻疹不宜使用。

2. 月经期或哺乳期慎用。

3. 忌食辛辣、油腻食物,忌酒。

【用法与用量】 口服。一次20粒,一日2次。

【规格】 每100粒重18g

【参考文献】 [1]陈励.皮肤病血毒丸治疗面部脂溢性皮炎72例.河南中医,2009,03:279-280.

[2]李瑾翡,黎旸,林丽英,等.皮肤病血毒丸药效学研究.中药药理与临床,2008,24(1):66.

皮肤康洗液

Pifukang Xiye

【药物组成】 金银花、蒲公英、马齿苋、土茯苓、蛇床子、白鲜皮、地榆、大黄、赤芍、甘草。

【功能与主治】 清热解毒,除湿止痒。用于湿热蕴结所致的湿疮、阴痒,症见皮肤红斑、丘疹、水疱、糜烂、瘙痒或白带量多、阴部瘙痒;急性湿疹、阴道炎见上述证候者。

【方解】 方中金银花、蒲公英清热解毒,为君药。马齿苋、土茯苓清热解毒;蛇床子、白鲜皮除湿解毒止痒,四药助君药之力,为臣药;赤芍凉血祛瘀、清热消肿,地榆凉血解毒,大黄凉血解毒,泻热通便,为佐药。甘草清热解毒,调和诸药,为使药。全方共奏清热解毒、除湿止痒之效。

【临床应用】

1. 湿疮 因湿热蕴阻肌肤所致。症见红斑、丘疹、丘疱疹、水疱、片状糜烂、渗出多形态皮损,自觉灼热,瘙痒剧烈,常伴身热、心烦、口渴思饮、大便秘结,小溲黄赤;急性、亚急性湿疹见上述证候者。

2. 阴痒 因湿热蕴阻肌肤所致。症见外阴瘙痒、局部自觉灼热、带下量多、小便短赤;阴道炎见上述证候者。

【药理毒理】　本品有止痒及抑菌等作用。

1. 止痒　本品对 4-AP 所致小鼠皮肤瘙痒及对磷酸组胺所致豚鼠皮肤瘙痒有止痒作用[1]。

2. 抑菌　本品对金葡菌、大肠埃希菌、白色假丝酵母菌所致的皮肤感染损伤有促进皮损消退作用[1]。

3. 对实验性湿疹的影响　本品能减轻 2,4 二硝基氯苯致急性湿疹小鼠耳肿胀,抑制真皮炎症细胞浸润[2]。

【不良反应】　目前尚未检索到不良反应报道。

【禁忌】　孕妇禁用。

【注意事项】

1. 阴性疮疡禁用。

2. 皮肤干燥、肥厚伴有裂口者不宜使用。

3. 月经期、患有重度宫颈糜烂者禁用。

4. 用药部位出现烧灼感、瘙痒、红肿时应立即停用,并用清水洗净。

5. 治疗阴痒(阴道炎)期间每日应清洁外阴,并忌房事。

【用法与用量】　急性湿疹　一次适量,外搽皮损处,有糜烂面者可稀释 5 倍后湿敷,一日 2 次。

妇科　用药前,先用水洗净局部后,用蒸馏水将 10ml 药液稀释 5 倍用带尾线的棉球浸泡药液后置于阴道内,每晚换药一次,或遵医嘱。

【规格】　每瓶装 50ml

【参考文献】　[1]覃永健,胡赛升,陈金月,等.湿痒洗剂药效学研究.西北药学杂志,2013,28(3);266.

[2]徐嵩森.复方马齿苋洗剂治疗急性湿疹实验研究.长春,长春中医药大学,2014;24.

青 蛤 散

Qingge San

【药物组成】　黄柏、青黛、蛤壳(煅)、石膏(煅)、轻粉。

【功能与主治】　清热解毒,燥湿杀虫。用于湿热毒邪浸淫肌肤所致的湿疮、黄水疮,症见皮肤红斑、丘疹、疱疹、糜烂湿润,或脓疱、脓痂。

【方解】　方中黄柏苦寒,清热燥湿解毒,为君药。青黛味咸性寒,清热解毒,凉血散肿,与黄柏相须为用,为臣药。蛤壳敛疮止痒;石膏收湿敛疮,轻粉除湿拔干,解毒止痒,配合君、臣药加强解毒杀虫、祛腐敛疮之力,为合佐药。全方共奏清热解毒,燥湿杀虫之功。

【临床应用】

1. 湿疮　因湿热毒邪浸淫肌肤所致。症见皮肤红斑、丘疹、水疱、肿胀,伴抓痕、血痂、糜烂、渗出、皮损边界不清、对称分布、肤温较高、剧烈瘙痒;急性湿疹见上述证候者。

2. 黄水疮　因湿热毒邪浸淫肌肤所致。症见皮肤初为红斑、随之起水疱、形如粟米或黄豆、迅速变成脓疱、周围绕以红晕、搔之溃破、浸淫成片、疮面结黄痂、愈后不留痕迹;脓疱疮见上述证候者。

【不良反应】　目前尚未检索到不良反应报道。

【禁忌】　尚不明确。

【注意事项】

1. 孕妇慎用。

2. 涂用后局部发红、瘙痒、灼热、损害面积扩大,应即刻停药、洗净。

3. 本品含轻粉有大毒,不可长期、过量或大面积使用。

4. 不可内服;切忌入眼。

【用法与用量】　外用。花椒油调匀涂抹患处。

【规格】　每袋装 15g

银 屑 灵

Yinxie Ling

【药物组成】　土茯苓、苦参、山银花、连翘、黄柏、白鲜皮、防风、蝉蜕、当归、地黄、赤芍、甘草。

【功能与主治】　清热燥湿,活血解毒。用于湿热蕴肤、郁滞不通所致的白疕,症见皮损呈红斑湿润、偶有浅表小脓疱、多发于四肢屈侧部位;银屑病见上述证候者。

【方解】　方中土茯苓清热利湿解毒;苦参清热燥湿,杀虫止痒,为君药。山银花、连翘、黄柏、白鲜皮清热解毒,为臣药。防风、蝉蜕祛风止痒;当归养血祛风;地黄、赤芍凉血清热,合为佐药。甘草调和诸药,为使药。诸药合用,共奏清热燥湿、活血解毒之功。

【临床应用】

1. 白疕　因湿热蕴肤,郁滞不通所致。症见浸润性红斑、丘疹、斑块,上覆黏腻鳞屑,有渗出倾向。常伴有大便溏滞不爽、小便短赤;银屑病见上述证候者。

2. 风热疮　因湿热蕴肤,郁滞不通所致。症见皮损色鲜,上有糠秕样鳞屑,自觉痒甚,溲赤,口燥,咽苦。玫瑰糠疹见上述症状者[1]。

【药理毒理】　本品有止痒、抗炎等作用。

1. 止痒　本品对右旋糖酐诱导释放内源性组胺的

瘙痒模型小鼠具有止痒作用[1,2]。

2. 抗炎 本品对巴豆油所致小鼠耳肿胀有抑制作用[2]。

3. 其他 本品对豚鼠组胺性休克以及小鼠迟发性变态反应有抑制作用[2]，有抑制上皮细胞有丝分裂作用[3]。

【不良反应】 文献报道有服用后出现剥脱性皮炎型药疹。

【禁忌】 孕妇禁用。

【注意事项】

1. 血虚风燥证银屑病慎用。

2. 忌食辛辣、海鲜及刺激性食物。

【用法与用量】 口服。一次33g，一日2次；或遵医嘱。

【规格】 每瓶装 (1)3g (2)100g (3)300g

【参考文献】 [1]卢传坚,闫玉红.银屑灵片止痒作用的研究.中国药房,2008,9(6):410.

[2]刘波,李云兴,韩蕾,等.银屑灵抗炎及抗免疫作用的研究.辽宁中医杂志,1999,26(1):37.

[3]卢传坚,刘凤年.银屑灵片对上皮细胞有丝分裂的影响.中医药临床杂志,2007,19(1):52.

九圣散

Jiusheng San

【药物组成】 黄柏、苍术、乳香、没药、轻粉、红粉、紫苏叶、薄荷、苦杏仁。

【功能与主治】 解毒消肿，燥湿止痒。用于湿毒瘀阻肌肤所致的湿疮、臁疮、黄水疮，症见皮肤湿烂、溃疡、渗出脓水。

【方解】 方中黄柏、苍术燥湿清热解毒，为君药。乳香、没药、轻粉、红粉祛腐生新，活血解毒，为臣药。紫苏叶、薄荷、苦杏仁祛风止痒，为佐药。诸药合用，共奏解毒消肿、燥湿止痒之功。

【临床应用】

1. 湿疮 因湿毒瘀阻肌肤所致。症见肤起红斑、丘疹、水疱，破溃后津水浸淫，延蔓成片，瘙痒不休，常伴心烦、口渴、便干、溲黄；湿疹见上述证候者。

2. 臁疮 因湿毒瘀阻肌肤所致。症见皮肤痒痛、红肿赤、溃破流水、浸淫腐烂、疮口凹陷、日久不敛；下肢皮肤溃疡见上述证候者。

3. 黄水疮 因湿毒瘀阻肌肤所致。症见皮肤水疱、清彻透明、迅即黄浊、溃后糜烂、黄水滋流、结痂如脂、四周红晕、蔓延不止、痛痒相兼；脓疱疮见上述证候者。

【不良反应】 目前尚未检索到不良反应报道。

【禁忌】

1. 孕妇禁用。

2. 本品含有汞剂，对汞过敏者禁用。

【注意事项】

1. 方中含轻粉、红粉有大毒，不可大面积使用及久用。

2. 使用中如果皮损周围出现红斑水肿、灼热、瘙痒应立即停用、洗净。

3. 本品为外用药，切忌内服。

4. 保存及使用时不宜放在铝制瓶、盘中，并注意安全保管。

【用法与用量】 外用。用花椒油或食用植物油调敷或撒布患处。

老鹳草软膏

Laoguancao Ruangao

【药物组成】 老鹳草。

【功能与主治】 除湿解毒，收敛生肌。用于湿毒蕴结所致的湿疹、痈、疔、疮、疖及小面积水、火烫伤。

【方解】 老鹳草具有祛风湿，通经络的作用。对于皮肤疮疡有一定除湿解毒，收敛生肌的功效。

【临床应用】

1. 湿疮 因湿热蕴结所致。症见皮肤片状红斑、丘疹、丘疱疹、部分融合成片、部位不定、伴有少量渗出、瘙痒；亚急性湿疹或慢性湿疹见上述证候者。

2. 疖、痈、疔 因湿热蕴结所致。症见皮肤红肿疼痛、溃后有少量脓液；毛囊炎、体表软组织感染、黄水疮见上述证候者[1]。

3. 烧、烫伤 因湿热蕴结所致皮肤小面积烧烫伤，症见局部表皮红斑、小水疱、表皮溃破渗出；小面积浅Ⅱ度烧烫伤见上述证候者。

【不良反应】 目前尚未检索到不良反应报道。

【禁忌】 尚不明确。

【注意事项】

1. 孕妇慎用。

2. 过敏体质者慎用。

3. 不可内服。

【用法与用量】 外用。涂敷患处，一日1次。

【规格】 每支装 (1)10g (2)15g (3)25g

【参考文献】 [1]姜俊凤.老鹳草软膏外用治疗早期黄水疮.中国民间疗法,2010,18(1):71.

甘霖洗剂

Ganlin Xiji

【药物组成】　甘草、苦参、土荆皮、白鲜皮、薄荷脑、冰片。

【功能与主治】　清热除湿，祛风止痒。用于风湿热蕴肌肤所致皮肤瘙痒和下焦湿热导致的外阴瘙痒。

【方解】　方中苦参清热除湿，杀虫止痒，为君药。白鲜皮清热燥湿，祛风解毒；土荆皮解毒除湿杀虫，共为臣药。冰片杀虫止痒；薄荷疏风散热，共为佐药。甘草清热解毒，调和诸药为使药。诸药合用，共奏清热除湿、祛风止痒之功。

【临床应用】

1. 风瘙痒　因风湿热蕴肤或下焦湿热所致。症见皮肤瘙痒、时发时止、伴散在红丘疹、抓痕时滋流黄水或外阴部瘙痒剧烈、皮肤肥厚、苔藓样变；皮肤瘙痒症见上述证候者。

2. 阴痒　因湿热蕴阻肌肤所致。症见外阴瘙痒、局部自觉灼热、带下量多、小便短赤；阴道炎见上述证候者[1]。

【不良反应】　有面部使用本品出现过敏现象[2]。

【禁忌】　对酒精过敏者禁用。

【注意事项】

1. 月经期不宜使用。

2. 孕妇慎用。

3. 局部皮肤有明显破损者不宜使用。

【用法与用量】　外用。皮肤瘙痒：取本品适量，稀释20倍，外搽患处，一日3次。外阴瘙痒：取本品适量，稀释10倍，冲洗外阴和阴道，再用带尾线的棉球浸稀释5倍的药液，置于阴道内，次日取出，一日1次。患者使用本品后，无须再用水冲洗。

【规格】　每瓶装　(1)80ml　(2)150ml

【参考文献】　[1]王桂英，李维云，徐丽敏.甘霖洗剂治疗外阴瘙痒122例疗效分析.天津医药,2011,39(9):854-855.

[2]马昆宏.甘霖洗剂引起过敏反应1例.军事医学,2012,36(12):967.

湿疹散

Shizhen San

【药物组成】　黄柏、大黄、苦参、蛇床子、侧柏叶、马齿苋、芙蓉叶、炉甘石(制)、陈小麦粉(炒黄)、珍珠母(煅)、枯矾、冰片、甘草。

【功能与主治】　清热解毒，祛风止痒，收湿敛疮。用于急、慢性湿疹，脓疱疮。

【方解】　方中黄柏、大黄清热解毒，为君药。苦参、蛇床子、侧柏叶、马齿苋、冰片凉血祛风，杀虫止痒，合为臣药。芙蓉叶、陈小麦粉、制炉甘石、煅珍珠母、枯矾收湿敛疮，共为佐药。甘草助君药清热解毒，调和诸药，为使药。诸药合用，共奏清热解毒、祛风止痒、收湿敛疮之功。

【临床应用】

1. 湿疮　因风湿蕴肤或湿热蕴肤所致。症见皮损疏松或密集性丘疹、干燥脱皮，寒冷、干燥、多风气候下症状明显加重或诱发，自觉燥痒不适，伴口干、咽痒、大便秘结、舌质红、苔少或苔微干，脉浮数；或症见皮损潮红，丘疹、水疱密集、渗液流津、瘙痒无休、身热、口渴、心烦、大便秘结、舌质红苔黄、脉滑数；湿疹见上述证候者。

2. 脓疱疮　因湿毒蕴肤所致。症见密集或散在水疱、糜烂、渗液色黄、痒或不痒、口干、大便秘结、舌红苔黄、脉滑或滑数；脓疱疮见上述证候者。

【不良反应】　目前尚未检索到不良反应报道。

【禁忌】　尚不明确。

【注意事项】

1. 饮食宜清淡，忌食辛辣食物。

2. 避免热水烫洗、搔抓、过度洗拭。

【用法与用量】　取少许外敷患处。

【规格】　每袋装30g

三、活血祛风

白癜风胶囊

Baidianfeng Jiaonang

【药物组成】　当归、桃仁、红花、丹参、紫草、川芎、香附、补骨脂、干姜、山药、黄芪、蒺藜、白鲜皮、乌梢蛇、龙胆。

【功能与主治】　活血行滞，祛风解毒。用于经络阻隔、气血不畅所致的白癜风，症见白斑散在分布、色泽苍白、边界较明显。

【方解】　方中当归活血祛瘀，养血祛风，为君药。桃仁、红花活血行滞，为臣药。丹参、紫草凉血活血；川芎、香附活血理气；补骨脂、干姜、山药、黄芪补肾健脾，益气生血；蒺藜、白鲜皮、乌梢蛇、龙胆祛风除湿和络，为佐药。诸药合用，共奏活血行滞、祛风解毒之功。

【临床应用】　白驳风　因经络阻隔，气血不畅所致。症见皮色变白、边界清楚、不痒不痛、发无定处、形态各异，多见于头面、颈项、手足暴露部位、甚或遍及全身,伴精神忧郁或心烦急躁;白癜风见上述证候者[1]。

【药理毒理】 **抗白癜风** 本品能增加过氧化氢或氢醌诱导白癜风豚鼠的皮肤黑色素,升高血液中酪氨酸酶含量,降低血液中胆碱酯酶和单胺氧化酶活力,减少丙二醛含量,改善血液流变性[2-4]。

【不良反应】 口服本品出现腹泻[1]。

【禁忌】 孕妇禁用。

【注意事项】

1. 阴血亏虚者慎用。

2. 妇女月经量多者经期应停用。

【用法与用量】 口服。一次 3～4 粒,一日 2 次。

【规格】 每粒装 0.45g

【参考文献】 [1]沈红萍.卡介菌多糖联合白癜风胶囊治疗白癜风临床观察.海峡药学,2011,5(23):202-203.

[2]杨登科,汪黔蜀,叶飞,等.复方紫归片治疗白癜风豚鼠模型的药效学研究.云南医药,2014,35(1):26.

[3]盛国荣.退白汤对实验性白癜风动物模型的治疗作用.中药药理与临床,2011,27(6):88.

[4]施慧,龙子江,王靓,等.白二丸对氢醌诱导的实验性白癜风豚鼠治疗作用的实验研究.中国中医药科技,2010,17(1):28.

白 灵 片
Bailing Pian

【药物组成】 当归、赤芍、牡丹皮、三七、桃仁、红花、防风、白芷、苍术、黄芪、马齿苋。

【功能与主治】 活血化瘀,祛风通络。用于经络阻隔、气血不和所致白癜风,症见白斑散在不对称、边界较清楚、皮色苍白。

【方解】 方中当归养血活血,为君药。赤芍、牡丹皮、三七、桃仁、红花凉血清热,活血祛瘀,为臣药。防风、白芷、苍术祛风胜湿;黄芪益气生血;马齿苋解日光晒曝之毒,合为佐药。诸药合用,共奏活血化瘀,祛风通络之功。

【临床应用】 **白驳风** 因经络阻隔,气血不和所致。症见皮色变白、不痒不痛、发无定处、形态各异,多见于头面、颈项、手足暴露部位,甚或遍及全身,常伴精神忧郁或心烦急躁、健忘、失眠;白癜风见上述证候者。

【药理毒理】 **抗血栓** 本品能抑制 ADP 诱发的家兔体外、体内血小板聚集,对抗家兔体外血栓形成,并能降低家兔全血黏度[1]。

【不良反应】 文献报道,本品可致药物性肝损害[2],白细胞减少合并粒细胞减少[3]。

【禁忌】 孕妇禁用。

【注意事项】

1. 阴血亏虚者慎用。

2. 妇女月经量多者,经期应停用。

【用法与用量】 口服。一次 4 片,一日 3 次;同时使用外搽白灵酊涂患处,一日 3 次。3 个月为一疗程。

【参考文献】 [1]陈玉兴,周瑞玲,杨思华,等.白灵片抗血栓作用研究.中国实验方剂学杂志,2003,9(4):36.

[2]秦立.白灵片联合六味地黄丸致药物性肝损害 1 例.医药导报,2014,4(33):532-533.

[3]蔡淼.白灵片致不良反应 1 例.中国药物警戒,2008,4(5):253-254.

白 蚀 丸
Baishi Wan

【药物组成】 盐补骨脂、制何首乌、灵芝、蒺藜、紫草、丹参、降香、红花、牡丹皮、黄药子、苍术(泡)、龙胆草、海螵蛸、甘草。

【功能与主治】 补益肝肾,活血祛瘀,养血祛风。用于肝肾不足、血虚风盛所致的白癜风,症见白斑色乳白、多有对称、边界清楚、病程较久,伴有头晕目眩、腰膝痛。

【方解】 方中补骨脂、何首乌、灵芝补肝肾精血,共为君药。蒺藜、紫草、丹参、降香、红花、牡丹皮、黄药子活血、散瘀以祛风,以除因虚致瘀之变,为臣药。苍术、龙胆草、海螵蛸燥湿、清热、收敛,为佐药。甘草调和药性,为使药。全方共奏补益肝肾,活血祛瘀,养血祛风之功。

【临床应用】 **白驳风** 因肝肾不足,血虚风盛所致。症见皮色变白、不痒不痛、发无定处、形态各异,多见于头面、颈项、手足暴露部位、甚或遍及全身。常伴腰腿软、疲劳困倦、五心烦热、失眠、盗汗;白癜风见上述证候者。

【不良反应】 目前尚未检索到不良反应报道。

【禁忌】

1. 孕妇禁用。

2. 本品含黄药子,肝肾功能不全者禁用。

【注意事项】

1. 儿童、老年和哺乳期妇女慎用。

2. 忌食辛辣、生冷、油腻食物。

3. 在医生指导下使用。

4. 避免过量久用。

【用法与用量】 口服。一次 2.5g,10 岁以下小儿服量减半,一日 3 次。

【规格】 每袋装 2.5g

生 发 酊

Shengfa Ding

【药物组成】　补骨脂、闹羊花、生姜。

【功能与主治】　温经通脉。用于经络阻隔、气血不畅所致的油风,症见头部毛发成片脱落、头皮光亮、无痛痒;斑秃见上述证候者。

【方解】　方中补骨脂补肾健脾,以资化源,调畅气血,温通经脉。闹羊花祛风除湿,行经通络。生姜祛风散寒,通达营卫。合用外擦,达到温通经脉、调畅气血之效。用治经络阻隔、气血不畅所致油风。

【临床应用】　油风　因经络阻隔,气血不畅所致。症见突然脱发,呈圆形或椭圆形,逐渐加重,甚至毛发全部脱落,常伴头晕、目眩、耳鸣、疲倦、畏寒;斑秃见上述证候者。

【药理毒理】　促生发　豚鼠外用能促进动物毛发生长,增加毛发长度和毛发密度,并能增加真皮浅层毛细血管数量,改善局部微循环,增加毛囊数量,刺激毛囊再生[1,2]。

【不良反应】　目前尚未检索不良反应报道。

【禁忌】　孕妇禁用。

【注意事项】

1. 局部皮肤有破损时不宜使用。

2. 发生过敏反应时应停用。

3. 切忌口服及误入眼内。

【用法与用量】　外用。涂擦患处。一日2～3次。

【规格】　每瓶装20ml

【参考文献】　[1]王艳荣.中药"脱发再生灵"促毛发生长的实验研究.医学动物防治,2003,19(9):539.

[2]王婷,宋怀燕,张文明.止脱生发酊生发作用的实验研究.上海实验动物科学,2004,24(2):9.

外搽白灵酊

Waicha Bailing Ding

【药物组成】　当归尾、没药、红花、苏木、红花、夹竹桃(叶)、白芷、白矾、马齿苋。

【功能与主治】　通经活血。用于经络阻隔、气血凝滞所致的白癜风,症见白斑不对称、色泽苍白、边缘清楚。

【方解】　方中当归尾活血养血,通络逐瘀;没药行气散血,为君药。红花、苏木、红花、夹竹桃(叶)活血化瘀,为臣药。白芷、白矾、马齿苋祛风外出,为佐药。诸药合用,共奏通经活血之功。

【临床应用】　白驳风　因经络阻隔,气血凝滞所

致。症见皮色变白、不痒不痛、发无定处、形态各异,多见于头面、颈项、手足暴露部位,甚或遍及全身;白癜风见上述证候者。

【不良反应】　目前尚未检索到不良反应报道。

【禁忌】

1. 皮肤破损处应禁用。

2. 对本品或酒精过敏者禁用。

【注意事项】

1. 过敏体质者慎用。

2. 儿童慎用。

3. 本品中夹竹桃有毒性,不可长期或过量使用。

4. 切忌内服。

【用法与用量】　涂擦患处。一日3次,3个月为一疗程,同时服用白灵片。

克 银 丸

Keyin Wan

【药物组成】　土茯苓、白鲜皮、北豆根、拳参。

【功能与主治】　清热解毒,祛风止痒。用于银屑病血热风燥证。

【方解】　方中土茯苓解毒除湿,为君药。白鲜皮清热解毒,祛风止痒;北豆根、拳参清热解毒、凉血止血,共为臣药。诸药合用,共奏清热解毒、祛风止痒之功。

【临床应用】　白疕　因血热风燥所致。症见皮损基底红,呈点滴状或片状,表面覆有白色鳞屑或鳞屑较厚,刮之可见薄膜现象,筛状出血、瘙痒、舌基底红、便秘、尿黄;银屑病见上述证候者。

【不良反应】　本品可致肝功能损害[1-3],银屑病加重[4]。

【禁忌】　肝功能异常者禁用。

【注意事项】　饮食宜清淡,忌食辛辣食物。

【用法与用量】　口服。浓缩大蜜丸一次2丸;浓缩水蜜丸一次10g(100粒),一日2次。

【规格】　(1)浓缩大蜜丸　每丸重6g　(2)浓缩水蜜丸　每100粒重10g

【参考文献】　[1]丁长玲.克银丸致药物性肝炎1例.中国药物警戒,2010,7(12):762.

[2]高百春.中成药所致药物肝损害.中国误诊学杂志,2009,9(1):245-246.

[3]王芳芳,金朝辉.克银丸致肝功能损害1例.华西药学,2008,23(2):382.

[4]庞晓文.中药致银屑病病情加重41例临床分析.临床皮肤科杂志,2005,34(4):224.

鱼鳞病片
Yulinbing Pian

【药物组成】 当归、地黄、火麻仁、白鲜皮、苦参、威灵仙、苍术、防风、蝉蜕、地肤子、麻黄、红花、川芎、桂枝、甘草。

【功能与主治】 养血,祛风,通络。用于鱼鳞病。

【方解】 方中当归、地黄、火麻仁养血润燥,共为君药。白鲜皮、苦参、威灵仙、苍术、防风、蝉蜕、地肤子、麻黄祛风通络,杀虫止痒,共为臣药。红花、川芎、桂枝行血化瘀,为佐药。甘草调和众品,为使药。诸药合用,共奏养血润燥、祛风止痒之功。

【临床应用】 蛇皮癣 因血虚风燥所致。症见皮肤干燥粗糙,有细碎鳞屑或淡褐色至深褐色菱形或多角形鳞屑,鳞屑中央固定,边缘游离,状若鱼鳞,或伴瘙痒,舌淡苔白,脉细或细涩;鱼鳞病见上述证候者。

【不良反应】 目前尚未检索到不良反应报道。

【禁忌】 孕妇禁用。

【注意事项】 饮食宜清淡,忌食辛辣发物。

【用法与用量】 口服。一次 6～8 片,一日 3 次,饭后半小时服。小儿酌减。半年为一个疗程。

【规格】 每片重 0.3g

镇 银 膏
Zhenyin Gao

【药物组成】 黄连、白鲜皮、花椒、知母。

【功能与主治】 祛风解毒,活血润燥。用于寻常型银屑病。

【方解】 方中黄连清热解毒燥湿,为君药。白鲜皮清热燥湿,祛风解毒,为臣药。花椒杀虫止痒;知母滋阴润燥,共为佐药。诸药合用,共奏祛风解毒,活血润燥之功。

【临床应用】 白疕 症见皮损基底红,呈点滴状或片状,表面覆有白色鳞屑或鳞屑较厚,刮之可见薄膜现象、筛状出血、瘙痒;寻常型银屑病见上述证候者。

【不良反应】 目前尚未检索到不良反应报道。

【禁忌】 尚不明确。

【注意事项】

1. 涂用后局部发红、瘙痒、灼热、皮损面积扩大者,应立即停药、洗净。

2. 治疗期间忌食辛辣发物。

3. 不可内服。

【用法与用量】 外用。涂患处,一日 1～2 次,用药持续 1～2 周。

【规格】 每管装 100g

四、凉血活血

复方青黛胶囊(丸)
Fufang Qingdai Jiaonang(Wan)

【药物组成】 青黛、紫草、土茯苓、萆薢、蒲公英、马齿苋、绵马贯众、丹参、白鲜皮、白芷、乌梅、南五味子(酒蒸)、建曲、焦山楂。

【功能与主治】 清热凉血,解毒消斑。用于血热所致的白疕、血风疮,症见皮疹色鲜红、筛状出血明显、鳞屑多、瘙痒明显,或皮疹为圆形、椭圆形红斑、上附糠状鳞屑、有母斑;银屑病进行期、玫瑰糠疹见上述证候者。

【方解】 方中青黛、紫草,清热凉血消斑,为君药。土茯苓、萆薢、蒲公英、马齿苋、贯众清热解毒利湿;丹参活血化瘀;白鲜皮、白芷、乌梅、五味子散风除湿止痒,生津润肤,共为臣药。建曲、山楂醒脾开胃,二药相伍既可健脾开胃,又可防止苦寒伤正,为佐药。诸药共奏清热凉血,解毒消斑之功。

【临床应用】

1. 白疕 因血热所致。症见点滴至钱币状浸润丘疹不断出现,或旧皮损面积扩大,上覆多层银屑,刮之可见薄膜现象,筛状出血,瘙痒明显,伴有心烦、口渴、咽痛、便干;银屑病进行期见上述证候者。

2. 血风疮 因血热所致。症见淡红色椭圆形斑片,沿皮纹长轴分布,边缘覆盖干燥细碎鳞屑,伴有轻重不同的痒感,常见心烦、口渴、性情急躁、大便干燥、小便微黄;玫瑰糠疹见上述证候者。

文献报道本品尚可用于皮炎,湿疹,过敏性紫癜的治疗[1]。

【药理毒理】 本品有抗表皮增生、改善微循环和降低血黏度作用。

1. 抗表皮增生 本品能降低雌激素所致小鼠阴道上皮基底细胞有丝分裂指数,增加小鼠尾部鳞片中颗粒层的形成,提示本品可降低表皮细胞增生,使表皮角化不全转为正常。

2. 改善微循环 本品能改善肾上腺素所致小鼠实验性微循环障碍,对抗微动脉和微静脉的收缩[2]。

3. 降低血黏度 本品能降低血瘀证大鼠全血黏度[3]。

【不良反应】 文献报道,个别患者服用本品可引起肝损害、月经紊乱、药物性肝炎、胃肠道反应、胃出血、手指甲变黑、固定红斑型药疹、便血不良反应[4-12]。

【禁忌】　孕妇禁用。

【注意事项】

1. 脾胃虚寒者慎用。

2. 忌食白酒、辛辣、厚味及刺激性食物。

3. 老年体弱及哺乳期妇女慎用。

4. 儿童药量不宜过大。

5. 过敏体质者慎用。

6. 本品含青黛,连服四周以上应定期检查血象及肝功能。

【用法与用量】　胶囊剂:口服。一次 4 粒,一日 3 次。水丸:口服。一次 6g,一日 3 次。

【规格】　胶囊剂:每粒装 0.5g

水丸:每袋装 6g

【参考文献】　[1]赵庆利,朱金鸽.复方青黛胶囊治疗皮炎、湿疹和过敏性紫癜疗效观察.临床皮肤科杂志,2003,32(12):745-746.

[2]冯泽海,高文平,徐汉卿,等.复方青黛胶囊对银屑病实验模型影响的研究.中国皮肤性病学杂志,1996,10(6):337.

[3]孙红.消银胶囊药效学实验研究.中国中医药科技,2007,14(3):162.

[4]张文芳.复方青黛胶囊引起肝损害 1 例.中国中医药信息杂志,2002,9(2):59.

[5]朱崇想,刘佃.复方青黛胶囊致月经紊乱 1 例.中国皮肤性病学杂志,1997,11(6):339.

[6]韦诗云.复方青黛丸致药物性肝炎 2 例.中国中西医结合杂志,1994,(9):548.

[7]李建波.甘利欣与复方青黛丸治疗银屑病的临床效果及不良反应观察.吉林医学,2015,36(8):548.

[8]范慧英,杜玉兰,栾红.复方青黛丸致胃出血 3 例.中华皮肤科杂志,1995,28(5):338.

[9]马采云,孙桂玉.复方青黛丸致手指甲变黑 1 例.中国医院药学杂志,1997,17(7):329.

[10]董君健,王万卷.复方青黛丸致固定红斑型药疹 1 例.中国皮肤性病学杂志,1995,9(3):189.

[11]李国良,梁洪彦.复方青黛丸致便血 2 例.中国农村医学,1996,24(8):49-50.

[12]宋宁静.复方青黛丸治疗银屑病诱发便血 2 例.皮肤病与性病,1995,(2):58-59.

狼　疮　丸

Langchuang Wan

【药物组成】　金银花、连翘、蒲公英、黄连、大黄(酒炒)、炒桃仁、红花、赤芍、丹参、生地黄、当归、浙贝母、玄参、蜈蚣(去头尾足)、蝉蜕、甘草。

【功能与主治】　清热解毒,凉血活血。用于热毒壅滞、气滞血瘀所致的系统性红斑狼疮。

【方解】　方中金银花、连翘、蒲公英清热解毒、散结消肿,为君药。黄连清热燥湿,泻火解毒;大黄清热解毒,凉血消肿;桃仁、红花、赤芍、丹参、生地黄、当归活血化瘀,凉血消肿,共为臣药。浙贝母、玄参滋阴解毒散结;蜈蚣、蝉蜕疏风通络,共为佐药。甘草调和诸药,为使药。诸药合用,共奏清热解毒、凉血活血之功。

【临床应用】　红蝴蝶疮　因热毒壅滞,气滞血瘀所致。症见面部蝶形红斑或盘状红斑,常伴畏光、发热、无力、关节痛、烦热不眠;红斑狼疮见上述证候者。

【不良反应】　目前尚未检索到不良反应报道。

【禁忌】　孕妇禁用。

【注意事项】

1. 寒湿证者不宜使用。

2. 红斑狼疮伴内脏损害者,须配合西药治疗。

【用法与用量】　口服。水蜜丸一次 5.4g,小蜜丸一次 10g,大蜜丸一次 2 丸,一日 2 次;系统性红斑狼疮急性期一次服用量加倍,一日 3 次。

【规格】　(1)大蜜丸　每丸重 5g　(2)水蜜丸　每 100 粒重 30g

消银颗粒(片、胶囊)

Xiaoyin Keli(Pian,Jiaonang)

【药物组成】　地黄、玄参、牡丹皮、金银花、大青叶、当归、赤芍、红花、苦参、白鲜皮、防风、牛蒡子、蝉蜕。

【功能与主治】　清热凉血,养血润肤,祛风止痒。用于血热风燥型白疕和血虚风燥型白疕,症见皮疹为点滴状、基底鲜红色、表面覆有银白色鳞屑,或皮疹表面覆有较厚的银白色鳞屑、较干燥、基底淡红色、瘙痒较甚。

【方解】　方中地黄、玄参、牡丹皮凉血润燥,为君药。金银花、大青叶清热凉血解毒;当归、赤芍、红花活血化瘀通络,共为臣药。苦参、白鲜皮、防风、牛蒡子、蝉蜕疏风止痒清热,共为佐药。诸药合用,共奏清热凉血、养血润肤,祛风止痒之功。

【临床应用】　白疕　因血热风燥或血虚风燥所致,症见皮疹色鲜红或淡红、呈点滴状或片状、表面覆有白色鳞屑或鳞屑较厚、刮之可见薄膜现象、筛状出血、瘙痒;银屑病见上述证候者。

文献报道,本品尚可治疗玫瑰糠疹[1],辅助治疗慢性荨麻疹[2]。

【药理毒理】　本品有抗银屑病和抗过敏作用。

1. 抗银屑病 本品能抑制雌激素期小鼠阴道上皮细胞的有丝分裂,对小鼠尾部鳞片表皮颗粒层的形成有促进作用,可使豚鼠银屑病样模型的耳廓皮肤厚度减少,耳廓皮肤匀浆液中 TNF-α 及 ICAM-1 的含量降低;对银屑病样豚鼠还有提高血清中 cAMP 含量、降低 cGMP 含量、调节 cAMP/cGMP 比值及降低血清血管内皮生长因子水平有关[3,4]。消银胶囊可抑制雌性激素期小鼠阴道上皮有丝分裂,促进小鼠尾部表皮增厚和颗粒形成,抑制 T 淋巴细胞的增殖[5]。

2. 抗过敏 本品对牛血清致敏所致豚鼠速发型超敏反应可延长潜伏期及致死时间,减少发生过敏反应的动物数[6];对于组胺喷雾所致豚鼠哮喘也能延迟其发作潜伏期[7]。

3. 改善微循环 本品可增加肾上腺素致微循环障碍模型小鼠耳廓微动脉和微静脉口径[8]。

4. 改善血液流变性 本品可降低肾上腺素致急性血瘀大鼠的全血黏度,缩短红细胞电泳时间[8]。

【不良反应】 文献报道,患者服用常规剂量消银片后,可出现丙氨酸转氨酶升高[9]、诱发急性白血病[10]、出现男性性功能障碍[11],长期服用可引起光感性皮炎[12]。

【禁忌】 孕妇禁用。

【注意事项】

1. 脾胃虚寒者慎用。

2. 忌食辛辣、油腻及海鲜食物。

3. 儿童用量宜减或遵医嘱。

4. 肝功能异常者慎用。

【用法与用量】 颗粒剂:开水冲服。一次 3.5g,一日 3 次。片剂:口服。一次 5~7 片,一日 3 次。胶囊剂:口服。一次 5~7 片,一日 3 次。1 个月为一疗程。

【规格】 颗粒剂:每袋装 3.5g

片剂:(1)薄膜衣片 每片重 0.32g (2)糖衣片(片芯重 0.3g)

胶囊剂:每粒内容物为 0.3g

【参考文献】 [1]揣瑞梅,张风清,乔桂芝,等.消银片治疗玫瑰糠疹 120 例疗效观察.中国中西医结合皮肤病学杂志,2003,2(1):32.

[2]王晓慧.西替利嗪联合消银颗粒治疗慢性荨麻疹疗效观察.海峡医学,2013,25(4):78-79.

[3]沈钰,盛国荣.退银汤治疗银屑病动物模型的实验研究.华西药学杂志,2013,28(6):592.

[4]卢益萍,李忻红,马赞德,等.中药白疕合剂对银屑病样动物模型影响的实验研究.环球中医药,2014,7(4):251.

[5]张宏,杨煜,徐宏,等.消银胶囊对小鼠银屑病模型的影响.中国实验方剂学杂志,2007,13(5):51-52.

[6]郝晓敏,乔国芬,高云瑞,等.消银冲剂抗 I 型变态反应的研究.中医药学报,1999,1:56.

[7]乔国芬,郝晓敏,高云瑞,等.消银冲剂抗组胺性哮喘作用的研究.哈尔滨医科大学学报,1992,26(5):348.

[8]孙红.消银胶囊药效学实验研究.中国中医药科技,2007,14(3):162-163.

[9]周圣祥.口服消银片致丙氨酸转氨酶(ALT)升高 1 例.临床皮肤科杂志,1997,26(2):91.

[10]杜宇,杨西群,李燎.消银片诱发急性白血病 1 例报告.泸州医学院学报,2001,24(3):191.

[11]仝敏,王霞.口服消银片出现男性性功能障碍 2 例.新药与临床,1995,14(1):56.

[12]崔秀兰,顾芳,李娜,等.长期服用消银片引起光感性皮炎 1 例.中国皮肤性病学杂志,1995,9(3):189.

五、养血生发

斑秃丸
Bantu Wan

【药物组成】 熟地黄、制何首乌、当归、丹参、地黄、炒白芍、五味子、木瓜、羌活。

【功能与主治】 补益肝肾,养血生发。用于肝肾不足、血虚风盛所致的油风,症见毛发成片脱落或全部脱落、多伴有头晕失眠、目眩耳鸣、腰膝酸软;斑秃、全秃、普秃见上述证候者。

【方解】 方中地黄补血滋阴,生精益髓;何首乌补肾精,益肝血而乌须发,共为君药。当归、丹参补血活血祛风;地黄、白芍滋阴养肝,为臣药。五味子、木瓜祛风胜湿,羌活散风通络,为佐药。诸药合用,共奏补益肝肾、养血生发之功。

【临床应用】 油风 因肝肾不足,血虚风盛所致。症见突然脱发,呈圆形或椭圆形,逐渐加重,甚至毛发全部脱落,可伴头晕、目眩、耳鸣、五心烦热、腰腿软、夜寐不安;斑秃、全秃、普秃见上述证候者。

【药理毒理】 促毛发生长 本品能促进大鼠及豚鼠体毛生长;对碳酸铊所致大鼠病理性脱毛有改善作用。

【不良反应】 文献报道,本品可导致肝损害[1]。

【禁忌】 孕妇禁用。

【注意事项】

1. 本品不适用假性斑秃及脂溢性脱发。

2. 肝功能异常慎用。

3. 忌食辛辣食物。

4. 服药期间应保持平静心态和充足睡眠。

【用法与用量】　口服。水蜜丸一次 5g,大蜜丸一次 1 丸,一日 3 次。

【规格】　(1)大蜜丸　每丸重 9g　(2)水蜜丸　每 10 丸重 1g

【参考文献】　[1]李娟.斑秃丸致急性肝功能异常 1 例.药物流行病学杂志,2010,19(8):484.

养血生发胶囊
Yangxue Shengfa Jiaonang

【药物组成】　熟地黄、当归、白芍、制何首乌、菟丝子、川芎、羌活、天麻、木瓜。

【功能与主治】　养血祛风,益肾填精。用于血虚风盛、肾精不足所致的脱发,症见毛发松动或呈稀疏状脱落、毛发干燥或油腻、头皮瘙痒;斑秃、全秃、脂溢性脱发与病后、产后脱发见上述证候者。

【方解】　方中熟地黄甘温味厚,补血滋阴,生精益髓,为君药。当归补血活血;白芍养血敛阴;何首乌补肾精,益肝血,乌须发;菟丝子补肝肾,益精血,共为臣药。川芎行血中之气;羌活散风通络;天麻养阴祛风;木瓜化湿祛风,共为佐药。诸药合用,共奏养血祛风、益肾填精之功。

【临床应用】

1. 油风　因血虚风盛,肾精不足所致。症见突然脱发,呈圆形或椭圆形,逐渐加重,甚者毛发全部脱落,偶可伴有头晕、目眩、耳鸣、五心烦热、腰腿软、夜寐不安;斑秃、全秃见上述证候者。

2. 脱发　因血虚风盛,肾精不足所致。症见两鬓、前发际头发逐渐减少、伴有头皮发痒、头屑增多,或头发油腻秽浊,毛发较稀疏,枯焦,常伴乏力、夜寐不安、目涩、咽干、腰膝痛;脂溢性脱发见上述证候者。

【药理毒理】　本品有促生发和抗过敏等作用。

1. 促生发　本品能促进大鼠、豚鼠被毛生长,增加新生毛重量;对碳酸铊所致大鼠脱毛也有一定治疗效果[1]。

2. 抗过敏　本品可提高致豚鼠瘙痒组胺用量,抑制二硝基氯苯所致小鼠耳迟发型超敏反应[1]。

3. 生血　本品能提高环磷酰胺致贫血模型小鼠红细胞及白细胞数[1]。

【不良反应】　文献报道,本品可致肝损害[2-4]。

【禁忌】　孕妇禁用。

【注意事项】

1. 脾虚湿滞者不宜使用。

2. 假性斑秃不适用。

3. 服药期间饮食宜清淡,忌辛辣刺激性食物。

4. 生活应有规律,保证充足睡眠。

5. 老人、儿童、肝功能异常者慎用。

【用法与用量】　口服。一次 4 粒,一日 2 次。

【规格】　每粒装 0.5g

【参考文献】　[1]巫燕莉,崔琦珍,杜群,等.养血生发胶囊生发作用实验研究.中药药理与临床,2004,20(4):33.

[2]练祥,柯婷婷,胡爱荣.何首乌及其制剂致药物性肝损害 52 例临床分析.中华中医药学刊,2013,31(5):1133-1134.

[3]杨乐.养血生发胶囊相关肝损害风险分析.中国药物警戒,2013,10(6):363-364.

[4]李云富.养血生发胶囊致严重肝脏损害 1 例.中国煤炭工业杂志,2008,11(12):1940.

滋补生发片
Zibu Shengfa Pian

【药物组成】　当归、地黄、熟地黄、何首乌(制)、菟丝子、枸杞子、女贞子、墨旱莲、黑芝麻、川芎、桑叶、桑葚、黄芪、侧柏叶、鸡血藤。

【功能与主治】　滋补肝肾,益气养荣,活络生发。用于脱发症。

【方解】　方中当归、生地黄、熟地黄、何首乌(制)补益精血,调经活血,填精益髓,四者共为君药。菟丝子、枸杞子、女贞子、墨旱莲、黑芝麻均能滋补肝肾,乌发生发,共为臣药。川芎、桑叶、桑葚、黄芪活血行气,健脾补中,三者共为佐药。鸡血藤行血补血,活络调经;侧柏叶凉血止血,生发乌发,两者合用,共为使药。本剂既补肝肾,又益中气,且调经络,诸药合用,共建滋补肝肾,乌发生发之功。

【临床应用】

1. 脱发　因湿热内蕴所致,症见头发干燥,可伴皮脂溢出,脱屑瘙痒;脂溢性脱发见上述证候者。

2. 斑秃　因血虚不能随气荣养肌肤所致,症见头发突然成片脱落,脱发区皮肤光滑;斑秃见上述证候者。

【不良反应】　目前未检索到不良反应报道。

【禁忌】　尚不明确。

【注意事项】　服药期间饮食宜清淡,忌辛辣食物。

【用法与用量】　口服。一次 6~8 片,一日 3 次,小儿酌减。

【规格】　(1)糖衣片(片芯重 0.30g)　(2)糖衣片片芯重 0.38g　(3)薄膜衣片　每片重 0.31g　(4)薄膜衣片　每片重 0.38g

六、祛风止痒

皮敏消胶囊
Piminxiao Jiaonang

【药物组成】 苦参、白鲜皮、荆芥、地骨皮、地黄、紫草、牡丹皮、黄芩、黄连、黄柏、苍术、蛇床子、蒲公英、紫花地丁、蝉蜕、蒺藜、西河柳、防风、苍耳子、蜈蚣。

【功能与主治】 清热凉血，利湿解毒，祛风止痒。用于湿热内蕴或风热袭表、郁于肌肤所致的瘾疹，症见皮肤风团色红、时起时伏、发无定处、瘙痒严重、病程缠绵、易反复；急、慢性荨麻疹见上述证候者。

【方解】 方中苦参、白鲜皮清热燥湿；荆芥疏风止痒，以为君药。地骨皮、地黄、紫草、牡丹皮凉血解毒；黄芩、黄连、黄柏、苍术燥湿解毒；蛇床子、蒲公英、紫花地丁清热解毒，共为臣药。蝉蜕、蒺藜、西河柳、防风、苍耳子、蜈蚣疏风清热止痒，为佐药。诸药相合，共奏清热凉血、利湿解毒、祛风止痒之功。

【临床应用】 瘾疹 因湿热内蕴或风热袭表，郁于肌肤所致。症见皮肤灼热刺痒、搔后即随手起红色风团，时隐时现，部位不定，皮疹色红，随搔抓而增多和增大。遇热加剧，得冷则减轻，病程较久，反复发作，多伴心烦，夜间发作较重；急、慢性荨麻疹见上述证候者。

【药理毒理】 本品具有抗过敏、止痒及抗炎作用。

1. 抗过敏 本品可抑制二甲基亚砜、桂皮酸致豚鼠耳肿胀，抗血清所致的大鼠颅骨骨膜肥大细胞脱颗粒，对大鼠同种被动皮肤过敏反应亦有抑制作用[1,2]。

2. 止痒 本品对右旋糖酐、4-氨基吡啶致小鼠皮肤瘙痒有抑制作用[1]。

3. 抗炎 本品对二甲苯致小鼠耳肿胀、组胺致大鼠毛细血管通透性有抑制作用[1]。

【不良反应】 偶见轻度腹泻、恶心、头晕、大便不爽，停药后可恢复。

【禁忌】

1. 孕妇禁用。

2. 哺乳期禁用。

【注意事项】

1. 脾胃虚寒者慎用。

2. 药疹中的荨麻疹型，不宜单独服用本品。

3. 忌食辛辣、油腻及海鲜食物。

4. 服药期间如出现过敏反应，应及时停药并做相应处理。

5. 儿童、老年、体质虚弱者慎用。

【用法与用量】 口服。一次 4 粒，一日 3 次。急性荨麻疹疗程 1 周；慢性荨麻疹疗程 2 周。

【规格】 每粒装 0.4g

【参考文献】 [1]王丽,刘建新,方芳,等.祛风止痒颗粒抗过敏止痒抗炎作用研究.中药药理与临床,2010,26(5):105.

[2]王丽,余林中,刘建新,等.祛风止痒颗粒抗Ⅰ型变态反应作用及其机制研究.中药药理与临床,2010,26(5):103.

乌蛇止痒丸
Wushe Zhiyang Wan

【药物组成】 当归、红参须、蛇床子、乌梢蛇（白酒炙）、苍术（泡）、牡丹皮、苦参、关黄柏、人工牛黄、蛇胆汁、防风。

【功能与主治】 养血祛风，燥湿止痒。用于风湿热邪蕴于肌肤所致的瘾疹、风瘙痒，症见皮肤风团色红、时隐时现、瘙痒难忍，或皮肤瘙痒不止、皮肤干燥、无原发皮疹；慢性荨麻疹、皮肤瘙痒症见上述证候者。

【方解】 方中当归补血养血，红参益气生血，共为君药。蛇床子、乌梢蛇、苍术祛风止痒，为臣药。牡丹皮、苦参、黄柏、人工牛黄、蛇胆汁凉血清热，燥湿解毒，为佐药。防风协诸药达表，为使药。诸药合用，共奏养血祛风、燥湿止痒之功。

【临床应用】

1. 瘾疹 因风湿热邪蕴于肌肤所致。症见风团此起彼伏，反复发作，迁延日久，常伴神疲乏力、口干渴、两目干涩；慢性荨麻疹见上述证候者。

2. 风瘙痒 因风湿热邪蕴于肌肤所致。症见单纯皮肤作痒，无皮疹出现，经搔抓后皮肤出现抓痕、血痂、色素沉着，伴见口干口渴、疲倦乏力、两目干涩；皮肤瘙痒症见上述证候者。

【药理毒理】 本品具有抗过敏、止痒及抗炎作用。

1. 抗过敏 本品对大鼠同种被动皮肤过敏反应有抑制作用[1,2]。

2. 止痒 本品对 4-氨基吡啶致小鼠皮肤瘙痒、磷酸组胺诱发豚鼠皮肤瘙痒有抑制作用[1]。

3. 抗炎 本品对巴豆油致小鼠耳肿胀抑制作用[1]。

【不良反应】 目前尚未检索到不良反应报道。

【禁忌】 孕妇禁用。

【注意事项】

1. 用于药疹，应与他药配合使用。

2. 饮食宜清淡，忌食辛辣食物。

3. 哺乳期妇女应慎用。

【用法与用量】 口服。一次 2.5g，一日 3 次。

【规格】　每 10 丸重 1.25g

【参考文献】　[1]卢贺起,魏雅川,吴刚,等.乌蛇止痒丸药效作用研究.光明中医,2002,17(5):24.

消风止痒颗粒
Xiaofeng Zhiyang Keli

【药物组成】　地黄、苍术(炒)、石膏、地骨皮、木通、亚麻子、荆芥、防风、蝉蜕、当归、甘草。

【功能与主治】　清热除湿,消风止痒。用于风湿热邪蕴阻肌肤所致的湿疮、风瘙痒、小儿瘾疹,症见皮肤丘疹、水疱、抓痕、血痂,或见梭形或纺锤形水肿性风团、中央出现小水疱、瘙痒剧烈;湿疹、皮肤瘙痒症、丘疹性荨麻疹见上述证候者。

【方解】　方中地黄清热凉血,苍术燥湿祛风,共可清热除湿,消风止痒,为君药。石膏、地骨皮、木通、亚麻子清热利湿,以增君药之力,为臣药。荆芥、防风发表散风止痒,蝉蜕宣散肺经风热而,透疹除痒;当归养血和血,血行风痒自灭,四药合则祛风止痒,为佐药。甘草调和诸药,为使药。诸药合用,共奏清热除湿、疏风止痒之功。

【临床应用】

1. 湿疮　因风湿热邪蕴阻肌肤所致。症见皮损初起潮红热,轻度肿胀,继而粟疹成片或水疱密集,渗液流津,瘙痒无休。常伴身热、口渴、心烦、大便秘结、小便短赤;湿疹见上述证候者。

2. 风瘙痒　因风湿热邪蕴阻肌肤所致。症见皮肤瘙痒,夜间为重,遇热易发作,无原发损害,搔抓后皮肤出现抓痕、血痂、色素沉着、湿疹化、苔藓样变;皮肤瘙痒症见上述证候者。

3. 小儿瘾疹　因风湿热邪蕴阻肌肤所致。症见皮损为散在的梭形丘疹性风团,风团上或有水疱,瘙痒剧烈,丘疹性荨麻疹见上述证候者。

【药理毒理】　本品有抗过敏及抗炎作用。

1. 抗过敏　本品对右旋糖酐和组胺所致小鼠或豚鼠的皮肤瘙痒有抑制作用,对豚鼠耳部皮肤涂抹桂皮酸和二甲亚砜所诱发的非免疫性接触性荨麻疹以及大鼠同种被动皮肤过敏反应及大鼠颅骨骨膜肥大细胞脱颗粒反应均有抑制效果[1]。

2. 抗炎　本品对组胺、5-羟色胺所致大鼠毛细血管通透性亢进反应、对二甲苯所致小鼠耳肿胀等均有抑制作用[1]。

【不良反应】　目前尚未检索到不良反应报道。

【禁忌】　孕妇禁用。

【注意事项】

1. 阴血亏虚者不宜服用。

2. 饮食宜清淡,易消化,忌辛辣、海鲜食物。

3. 服药期间出现胃脘疼痛或腹泻时应及时停用。

【用法与用量】　口服。周岁以内一日 15g;一岁至四岁一日 30g;5~9 岁一日 45g;10~14 岁一日 60g;15 岁以上一日 90g。分 2~3 次服用;或遵医嘱。

【规格】　(1)每袋装 15g　(2)每块重 15g

【参考文献】　[1]宋光熠,张一红,李杰,等.消风止痒颗粒剂药理作用的实验研究.中成药,1995,17(12):30.

冰黄肤乐软膏
Binghuang Fule Ruangao

【药物组成】　大黄、黄芩、硫黄、姜黄、冰片、薄荷脑、甘草。

【功能与主治】　清热燥湿,活血祛风,止痒消炎。用于湿热蕴结或血热风燥引起的皮肤瘙痒;神经性皮炎、湿疹、足癣及银屑病瘙痒性见上述证候者。

【方解】　方中大黄清热泻火、活血化瘀、凉血消肿,为君药。黄芩清热燥湿、泻火解毒止血;硫黄清热燥湿、杀虫止痒、收敛润肤,共为臣药。姜黄破血行气、通经止痛;冰片辛凉,杀虫止痒、消肿止痛;薄荷疏风散热,为佐药。甘草清热解毒,调和诸药,为使药。全方共奏清热解毒、活血化瘀、杀虫止痒之功。

【临床应用】

1. 风瘙痒　因湿热蕴结或血热风燥所致,症见皮肤阵发性瘙痒,虽无明显原发性皮肤损害,但搔抓后常出现抓痕、血痂、色素沉着和苔藓样变继发性损害;皮肤瘙痒见上述证候者。

2. 牛皮癣　因风湿热之邪阻滞肌肤所致,症见圆形或多角形的扁平丘疹融合成片、剧烈瘙痒,搔抓后皮损肥厚,皮沟加深,皮嵴隆起,苔藓样变;神经性皮炎见上述证候者。

3. 湿疮　因湿热蕴阻肌肤所致,症见红斑、丘疹、丘疱疹、部分融合成片、部位不定,伴有瘙痒、皮肤增厚、苔藓化;亚急性湿疹或慢性湿疹见上述证候者。

4. 脚湿气　因感染真菌所致,足趾缝或足底皮下水疱、趾间浸渍糜烂、角化过度、脱屑、皲裂、瘙痒;手癣见上述证候者;体癣症见皮肤红斑、丘疹、水疱、上覆细薄鳞屑属上述证候者。

5. 白疕　因血热内蕴,化燥生风所致,症见皮肤局限或泛发红斑,上有松散的银白色鳞屑,抓之有薄膜及露水珠样出血点、病程长、反复发作;银屑病见上述证候者。

此外,本品还可用于激素依赖性皮炎所致的皮肤瘙痒,湿热互结引起的Ⅰ期褥疮、寻常痤疮[1-3]。

【药理毒理】 本品有抗皮肤癣菌及止痒作用。

1. 抗皮肤癣菌 本品体外对皮肤癣菌毛癣菌属、表皮癣菌属、小孢子菌属的标准株及临床株有抑菌和杀菌作用[4]。

2. 止痒 本品外涂,对磷酸组胺引起的豚鼠致痒反应有抑制作用[4]。

【不良反应】 目前尚未检索到不良反应报道。

【禁忌】 尚不明确。

【注意事项】

1. 涂用后局部发红、瘙痒、灼热、皮损面积扩大,应立即停药、洗净。

2. 治疗期间忌酒、辛辣和海鲜食物。

3. 不可内服。

【用法与用量】 外用。涂搽患处,每日3次。

【规格】 每支装15g

【参考文献】 [1]苗冬梅.冰黄肤乐软膏治疗激素依赖性皮炎50例疗效观察.实用医技杂志,2006,13(23):428.

[2]孙亚丽,曹亚琴.冰黄肤乐软膏在Ⅰ期褥疮中的临床应用.基层医学论坛,2008,12(4):379.

[3]宋东燕.冰黄肤乐软膏治疗马拉色菌毛囊炎疗效观察.四川中医,2008,26(3):105.

[4]莫正纪,牟家琬,李明远,等.冰黄肤乐软膏抗皮肤癣菌活性及止痒作用研究.中成药,2000,22(3):220.

七、杀虫止痒

脚气散
Jiaoqi San

【药物组成】 枯矾、白芷、荆芥穗。

【功能与主治】 燥湿收敛,祛风止痒。用于湿热浸淫肌肤所致的脚湿气,症见趾缝湿烂浸渍、瘙痒难忍。

【方解】 方中枯矾酸涩而寒,收敛止痒,为君药。白芷辛散香通,温燥除湿,润肤敛疮,为臣药。荆芥穗轻扬发散,疏风止痒,为佐药。诸药共奏燥湿收敛、祛风止痒之功。

【临床应用】 脚湿气 因湿热浸淫肌肤所致。症见趾缝间浸渍变白、糜烂、瘙痒、脂水浸淫,甚者抓破后染毒成脓、疮面红,伴有臭味;足癣(浸渍糜烂型)见上述证候者。

【不良反应】 目前尚未检索到不良反应报道。

【禁忌】 尚不明确。

【注意事项】

1. 不适宜鳞屑角化型足癣。

2. 饮食宜清淡,忌食辛辣、油腻食物。

3. 使用本品若出现恶寒发热、患肢肿胀、触之灼热、痒痛、附近淋巴结肿大者,应采用其他适当方法治疗。

4. 切忌内服。

5. 使用前应清洗患处,忌用热水洗烫。

【用法与用量】 外用。取本品适量撒于患处。

【规格】 每袋装12g

癣湿药水(鹅掌风药水)
Xuanshi Yaoshui(E'zhangfeng Yaoshui)

【药物组成】 土荆皮、蛇床子、大风子仁、百部、花椒、凤仙透骨草、吴茱萸、防风、蝉蜕、当归、侧柏叶、斑蝥。

【功能与主治】 祛风除湿,杀虫止痒。用于风湿虫毒所致的鹅掌风、脚湿气,症见皮肤丘疹、水疱、脱屑,伴有不同程度瘙痒。

【方解】 方中土荆皮、蛇床子祛风除湿,杀虫止痒,合为君药。大风子仁、百部、花椒、吴茱萸祛风除湿,杀虫止痒,共为臣药。凤仙透骨草、防风、蝉蜕祛风止痒;当归活血化瘀,养血润燥;侧柏叶清热凉血止痒,斑蝥攻毒蚀疮,为佐药。诸药合用,共奏祛风除湿、杀虫止痒之功。

【临床应用】

1. 鹅掌风 因风湿虫毒所致。症见初期掌心或指缝出现针头大小的水疱,痒不可忍,搔之出脂水,干涸后脱皮屑,久则皮肤干糙;手癣见上述证候者。

2. 脚湿气 因风湿虫毒所致。症见趾缝间,足部成片水疱,浸渍糜烂、脱屑,瘙痒无度,夏重冬轻;足癣见上述证候者。

【不良反应】 目前尚未检索到不良反应报道。

【禁忌】 孕妇禁用。

【注意事项】

1. 不适宜浸渍糜烂型脚湿气。

2. 饮食宜清淡,忌食辛辣、海鲜食物。

3. 本品所含斑蝥有毒性,不可久用。

4. 本品所含斑蝥有刺激性,如出现过敏反应及时停用。

5. 切忌内服。

【用法与用量】 外用。擦于洗净的患处,一日3~4次;治疗灰指甲应先除去空松部分,使药易渗入。

【规格】 每瓶装20ml

复方土槿皮酊

Fufang Tujinpi Ding

【药物组成】　土槿皮、苯甲酸、水杨酸。

【功能与主治】　杀菌,止痒。适用于趾痒、皮肤瘙痒、一般癣疾。

【方解】　方中土槿皮除湿止痒,苯甲酸、水杨酸杀菌。合用具有杀菌止痒之功。

【临床应用】　真菌感染性皮肤病。用于手足癣、体癣、股癣[1]。

【药理毒理】　抑菌　本品体外对金黄色葡萄球菌、大肠埃希菌和红色毛癣菌、紫色毛癣菌、须毛癣菌、石膏样小孢子菌有抑制作用[2]。

【不良反应】　目前尚未检索到不良反应报道。

【禁忌】　尚不明确。

【注意事项】

1. 皮肤局部如有继发性感染破裂或溃烂者,不宜使用。

2. 有强烈刺激性,外阴部慎用,勿使药液进入体腔和眼睛。

3. 小儿勿用。

4. 用后密闭保存。

【用法与用量】　外用。用软毛刷蘸药涂皮肤与皮损部位。涂药后用聚乙烯塑料薄膜包封。每 5 天换药一次(详细用法遵医嘱)。

【规格】　每瓶装 15ml(每 1ml 的总酸量为 187.5mg)

【参考文献】　[1]张尊祥,李树雯,张克晨,等.中药"铁扇癣痒平"体外抑菌试验.东南国防医药,2003,5(6):417.

[2]黄文阁,王敏进.复方土槿皮酊治疗手足癣疗效观察.现代中西医结合杂志,2004,13(6):778

海　呋　龙　散

Haifulong San

【药物组成】　海螵蛸粉、呋喃西林、冰片。

【功能与主治】　杀菌,消炎,收敛止痛。用于耳廓湿疹,外耳道炎及创伤出血。

【方解】　本品中西药结合制剂。方中海螵蛸粉收敛止血,涩精止带,制酸止痛,收湿敛疮。呋喃西林能干扰细菌的糖代谢过程和氧化酶系统而发挥抑菌或杀菌作用,主要干扰细菌糖代谢的早期阶段,导致细菌代谢紊乱而死亡,其抗菌谱较广,对多种革兰阳性和阴性菌有抗菌作用。冰片开窍醒神,清热止痛。全方共奏杀菌消炎、收敛止痛之功。

【临床应用】　耳廓湿疹　因湿热蕴肤所致。症见红斑丘疹、糜烂、溃疡、局部痒痛感;耳廓湿疹见上述证候者。

【不良反应】　目前未检索到不良反应报道。

【禁忌】　尚不明确。

【注意事项】　尚不明确。

【用法与用量】　外用。将患部洗净,撒于患处。

【规格】　每袋装 5g

黑豆馏油软膏

Heidouliuyou Ruangao

【药物组成】　黑豆馏油、桉油、氧化锌、冰片。

【功能与主治】　消炎,收敛,止痒,使角质再生。用于神经性皮炎,亚急性、慢性皮炎及慢性湿疹等。

【方解】　本品中西药结合制剂。方中黑豆养血祛风,解毒。桉油祛风止痛。氧化锌有弱的收敛及抗菌作用,常与其他药物配成复方制剂,用于各种皮肤病如湿疹、溃疡以及肠瘘周围的皮肤保护。冰片清热止痛。诸药合用,共有消炎、收敛、止痒、使角质再生的作用。

【临床应用】

1. 神经性皮炎　因长期搔抓、摩擦和神经精神因素及某些外在刺激因素所致。症见黄褐色或与皮色一致的圆形或多角形坚硬有光泽的扁平丘疹,密集成片,表面附少量鳞屑,伴有抓痕、血痂;神经性皮炎见上述证候者。

2. 慢性湿疹　因急性、亚急性湿疹反复发作不愈转变而来;亦可因搔抓、摩擦或其他刺激,以致发病开始时即为慢性;症见皮肤浸润肥厚,表面粗糙,呈暗红色或伴色素沉着,皮损多为局限性斑块;慢性湿疹见上述证候者。

此外,还有治疗掌跖脓疱病、脂溢性皮炎、接触性皮炎、银屑病、湿疹、皮炎、特应性皮炎、癣病的报道[1-7]。

【不良反应】　偶见刺激反应,或光照致敏反应。

【禁忌】　尚不明确。

【注意事项】

1. 本品为外用药,不得接触眼及黏膜部,涂药部位应避免日光照射。

2. 对本品过敏者禁用。

3. 皮肤有破溃、糜烂流水或化脓者不得使用;不宜长时间、大面积使用。

4. 本品有特殊气味(烟油味)和颜色(灰黑色),易污染衣被,使用时应注意。

5. 涂药部位出现灼热感、瘙痒、红肿等应停止使用，洗净，必要时向医师咨询。

6. 涂用本品时，不宜同时使用有光敏作用的药物。

7. 儿童必须在成人监护下使用。

8. 药物性状发生改变时禁止使用。

9. 请将此药品放在儿童不能接触的地方。

【用法与用量】 外用。取适量涂抹于患处，一日1～2次。

【规格】 每支装 （1）10g （2）50g。

【参考文献】 [1]景卫霞,张巧巧,田雅.苦参碱葡萄糖注射液联合阿维α胶囊治疗寻常型银屑病疗效观察.中国医学创新,2011,36(1):41-42.

[2]张禁,姜功平,范平.矿泉浴联合5%松馏油软膏治疗银屑病的疗效观察.中国皮肤性病学杂志,2010,24(2):140-141.

[3]程丽雪,程淑锋,张英.局限性慢性湿疹的四种疗法观察.中国中西医结合皮肤性病学杂志,2009,8(3):172-173.

[4]姜功平,余昌华,张禁,等.复方硫软膏治疗泛发性神经性皮炎的对比观察.实用医药杂志,2007,12(24):1450-1451.

[5]药宇云,王根庆.消疹方治疗婴儿湿疹的疗效观察.世界中西医结合杂志,2014,9(5):522-523.

[6]王凤娥.松馏油药浴联合窄谱中波紫外线照射治疗寻常性银屑病临床分析.临床医学,2013,9(33):112-113.

[7]严晓峰.5%黑豆馏油治疗30例婴儿湿疹疗效观察.中国民族民间医药,2012,19(1):73.

妇 科 类

妇科制剂主要用于月经病、带下病、胎动不安（包括滑胎、胎漏）、恶露不绝、产后腹痛、缺乳和癥瘕等病，具体分为调经剂、止带剂、安胎剂、化瘀生新剂、养血通乳剂、活血消癥剂、益肾除烦剂、通淋剂。

一、调经剂

调经剂主要以活血、行气、养血、益气、温经和止血药物组成，用于月经病。

月经病多因外感邪气、内伤七情、房劳多产、饮食不节而发病，基本病机是脏腑功能失调，气血不和，导致冲任二脉损伤，大体不外虚、实两类。虚多责之气血、肝肾和冲任虚损；实则与瘀、郁和寒有关。故月经病临床有多种表现形式，主要可见月经先期、月经后期、月经前后无定期、痛经、月经过少、月经过多、经期延长、崩漏、闭经和绝经前后诸证等多种类型。根据月经病不同病机，研制出活血调经剂、行气活血剂、养血活血剂、益气养血剂、温经活血剂、固崩止血剂。

活血调经剂主要由益母草、当归、川芎、赤芍、桃仁、红花、牛膝、五灵脂、蒲黄、丹参、三棱、莪术等活血化瘀药物组成。另入少许行气调经药，以收气行则血行之效，用于瘀血所致的月经不调、痛经、月经过多、月经后期和闭经等。

行气活血剂主要由行气和活血药组成。行气药常用柴胡、香附、川楝子、延胡索、木香、乌药等。用于气滞血瘀所致的月经不调、月经前后诸证、痛经、月经后期、月经过少、闭经、月经量多、崩漏、月经先后无定期。

养血活血剂主要由补血和活血药组成。补血药常用当归、鸡血藤、白芍等。用于血虚夹瘀所致的月经不

调、月经过少、月经后期、月经先期、经期延长。

益气养血剂主要由益气和补血药物组成。益气药常用人参、党参、白术、茯苓、黄芪、山药等。用于气血两虚所致的月经不调、痛经、月经先期、月经后期、崩漏、月经过少、经期延长、闭经。

温经活血剂主要由温经和活血药物组成。温经药常用肉桂、小茴香、胡芦巴、炮姜、香附、干姜、艾叶等。用于寒凝血滞所致的痛经、闭经、月经先期、月经后期、月经量多、月经过少、崩漏、月经不调。

固崩止血剂主要由棕榈、断血流、龟甲、杜仲、续断、槲寄生（所属品种混乱，应分别归入其他类别）等药物组成。用于月经过多、崩漏等。

调经剂适用于现代医学的功能失调性子宫出血、闭经、痛经、经前期综合征。

调经剂有丸、片、膏、胶囊、口服液、颗粒、糖浆等多个剂型。临床上，以丸、片和膏剂较多，均可选用。

调经剂使用注意：①调经剂针对不同适应证，合理选用；②对服药后出血不止，或出血急迫者，应结合其他方法治疗。

（一）活血调经

益 母 丸
Yimu Wan

【药物组成】　益母草、当归、川芎、木香。

【功能与主治】　行气活血，调经止痛。用于气滞血瘀所致的月经量少、错后、有血块，小腹疼痛、经行痛减，

产后恶露不净。

【方解】 方中重用益母草,活血化瘀,调经止痛,为君药。当归活血养血,川芎行气活血,二药并用,调畅血气,止疼痛,为臣药。木香辛温,行气止痛,为佐药。诸药合用,共奏活血化瘀、调经止痛之功。

【临床应用】

1. 月经不调 因瘀血内停,冲任二脉气血阻隔,血海不得按时盈溢下行所致。症见经期错后、经水量少、有血块、血色黯、行经腹痛、经水畅行后痛减,舌质黯或有瘀点,脉弦涩;功能性月经失调见上述证候者。

2. 痛经 因瘀血内停,冲任气血运行不畅,经期气血下注,血海瘀滞加重,经血运行不利所致。症见行经腹痛、经水量少、色紫黯、有血块、块下痛减,舌质黯或有瘀点,脉弦涩;原发性痛经见上述证候者。

3. 产后恶露不绝 因产后瘀血留滞胞宫,冲任失和,新血不得归经所致。症见产后恶露过期不止、淋沥不尽、色黯、有血块、小腹疼痛、块下痛减、舌黯、有瘀点,脉弦涩;产后子宫复旧不全见上述证候者。

文献报道,本品配合药物流产减少药流出血量,缩短流血时间[1],以及中期引产术前用药,缩短产程,促进子宫复旧,减少胎膜残留[2]。

【不良反应】 目前尚未检索到不良反应报道。

【禁忌】 孕妇禁用。

【注意事项】

1. 气不摄血,月经过多者慎用。

2. 经期、服药期间慎食生冷刺激食物。

【用法与用量】 口服。一次1丸,一日2次。

【规格】 每丸重9g

【参考文献】 [1]高艳杰.益母丸配合药物流产273例分析.工企医刊,1998,11(1):72.

[2]潘捷、杨玉玲、王玉珍,等.益母丸作为中期引产的术前用药.牡丹江医学院学报,1992,3(3):246.

益母草颗粒(膏、胶囊、口服液、片)

Yimucao Keli(Gao,Jiaonang,Koufuye,Pian)

【药物组成】 益母草。

【功能与主治】 活血调经。用于血瘀所致的月经不调、产后恶露不绝,症见经水量少、淋沥不净、产后出血时间过长;产后子宫复旧不全见上述证候者。

【方解】 益母草苦辛微寒,主入血分,活血祛瘀,调理月经,为妇科经产要药。本品为单药制剂,力专效宏,总以活血化瘀、调经止痛为用。

【临床应用】

1. 月经不调 因瘀血内停冲任,气血运行阻隔所致。症见经水量少、淋漓不净、经色紫黯、有血块、行经腹痛、块下痛减,或经期错后,舌紫黯或有瘀点,脉涩;功能性月经失调见上述证候者。

2. 产后恶露不绝 因产后瘀血阻滞,胞脉不畅,冲任失和,新血不得归经所致。症见产后出血时间过长、小腹疼痛、面色不华、倦怠神疲、舌紫黯或有瘀点,脉弦涩;产后子宫复旧不全见上述证候者。

此外,本品配合药物流产使用,可以减轻药物流产后的子宫出血,减少药流出血量,缩短流血时间[1,2];促进引产术后子宫复旧[3,4];经期延长[5]。

【药理毒理】 本品有促进子宫平滑肌收缩、镇痛、抗炎等作用。

1. 促进子宫平滑肌收缩 益母草胶囊能使小鼠、大鼠离体子宫的收缩振幅增加,收缩频率加快;对大鼠在体子宫也有兴奋作用,使子宫收缩振幅增加[6]。

2. 镇痛 益母草口服液可延长己烯雌酚或苯甲酸雌二醇所致痛经模型大鼠的扭体潜伏期,减少扭体次数。益母草口服液可提高苯甲酸雌二醇致痛经模型大鼠子宫中一氧化氮(NO)、一氧化氮合酶(NOS)水平[7]。益母草胶囊可减少醋酸引起的小鼠扭体次数,延长扭体潜伏期[8]。

3. 抗炎 益母草胶囊可抑制炎症增殖期反应,可减轻棉球肉芽肿的重量[8]。

4. 抗凝血,促纤溶 益母草胶囊可缩短采用毛细管法测定的小鼠凝血时间,缩短大鼠优球蛋白溶解时间,提高纤溶蛋白溶解活性[8]。

5. 改善微循环 益母草胶囊可改善大鼠肠系膜微循环,增加微细动静脉血管管径,增加毛细血管开放数,加快血流速度[8]。

6. 其他 益母草片可降低冠脉结扎新西兰白兔血浆中肌酸激酶、天冬氨酸转氨酶、乳酸脱氢酶活性[9]。

【不良反应】 文献报道,益母草流浸膏的不良反应有皮肤发红、胸闷心慌、呼吸增快[10]。过量服用后出现腹泻、腹痛[11]。

【禁忌】 孕妇禁用。

【注意事项】

1. 月经量多者慎用。

2. 气血不足,肝肾亏虚所致月经失调者不宜单用。

3. 不宜过量服用。

【用法与用量】 颗粒剂:开水冲服。一次15g,一日2次。膏剂:口服。一次10g,一日12次。胶囊剂:口服。

一次 2～4 粒，一日 3 次。口服液：口服。一次 10～20ml，一日 3 次；或遵医嘱。片剂：口服。〔规格(1)(2)〕一次 3～4 片，一日 2～3 次或一次 1～2 片，〔规格(3)〕一日 3 次。

【规格】　颗粒剂：每袋装 15g

膏剂：(1)每瓶装 125g　(2)每瓶装 250g

胶囊剂：每粒装 0.36g

口服液：每支装 10ml

片剂：(1)糖衣片（片芯重 0.25g）　(2)薄膜衣片 每片重 0.28g　(3)薄膜衣片 每片重 0.6g

【参考文献】　[1]程颖,黄桂香,赵丽.米非司酮配伍米索前列醇抗早孕应用益母草膏临床观察.包头医学,2006,30(2):3.

[2]蔡汝勤.益母草颗粒冲剂用于早期妊娠药物流产 56 例临床观察.现代医药卫生,2005,21(5):576.

[3]韩秀君,王鑫炎.益母草胶囊促进产后子宫复旧疗效观察.中国现代应用药学杂志,2003,20(6):526-527.

[4]郑斐,方勤,冯利平.鲜益母草胶囊促进产后子宫复旧 68 例临床观察.中国中药杂志,2005,30(5):386-387.

[5]徐萍.鲜益母草胶囊治疗经期延长.浙江中西医结合杂志,2004,14(12):771-772.

[6]谭力.益母草膏减轻药物流产后出血的探讨.新疆中医药,1998,16(2):20.

[7]益母草胶囊新药研究资料.

[8]杨明华,郭月芳,金祖汉,等.鲜益母草胶囊和益母草流浸膏对血液系统影响的比较研究.中国现代应用药学杂志,2002,19(1):14.

[9]陈少如,郑鸿翱,陈韩秋,等.益母草制剂治疗心肌缺血及其机制研究.中国危重病急救医学,2002,14(1):19-22.

[10]陆学娅.口服益母草流浸膏出现过敏反应一例.中国中药杂志,1995,20(12):758.

[11]丁春莉.服益母草膏出现腹泻一例.中国中药杂志,2001,26(1):16.

潮安胶囊

Chao'an Jiaonang

【药物组成】　龙芽木。

【功能与主治】　活血化瘀，清热凉血。用于血热瘀阻所致的妇人腹痛，症见行经腹痛、拒按、平日小腹疼痛、有灼热感、带下量多、色黄。

【方解】　龙芽木味辛、微苦、甘，性平。辛能活血，苦能泻热。能"活血止痛"（东北常用中草药手册），又可"清热解毒，散瘀消肿"（青岛中草药手册）。故本品有活血化瘀、清热凉血之功，可用治血热瘀阻所致的妇人腹痛，痛经。

【临床应用】

1. 妇人腹痛　因感受热邪，与血搏结所致。症见小腹疼痛拒按、有灼热感或有积块，伴腰骶胀痛、带下量多、色黄、小便短黄、大便干结、舌黯红、苔黄、脉弦滑而数；盆腔炎见上述证候者。

2. 痛经　因瘀热互结所致。症见经前或经期小腹灼痛拒按、痛连腰骶、平时小腹痛、经前加重、经量多或经期长、经色紫红、质稠有血块、平素带下量多、色黄、舌黯红或有瘀点、苔黄、脉滑数；原发性痛经见上述证候者。

【不良反应】　目前尚未检索到不良反应报道。

【禁忌】　孕妇禁用。

【注意事项】

1. 寒凝血瘀者慎用。

2. 服药期间忌食辛辣、油腻食物。

3. 急性盆腔炎伴高热腹痛剧烈者，应请医生诊治。

【用法与用量】　口服。一次 3～5 粒，一日 3 次。

【规格】　每粒装 0.25g

妇科通经丸

Fuke Tongjing Wan

【药物组成】　巴豆（制）、干漆（炭）、醋香附、红花、醋莪术、醋三棱、沉香、木香、艾叶（炭）、大黄（醋炒）、郁金、醋鳖甲、黄芩、硇砂（醋制）、醋山甲。

【功能与主治】　破瘀通经，软坚散结。用于气血瘀滞所致的闭经、痛经、癥瘕，症见经水日久不行、小腹疼痛、拒按、腹有癥块、胸闷、喜叹息。

【方解】　巴豆辛热，逐寒泻积冷；干漆味辛苦性温，辛散苦降温通，可活血祛瘀破积；香附理三焦之气；红花辛温，活血祛瘀，通调经脉，共为君药。莪术、三棱破血行气，散结消癥；沉香芳香辛散；木香辛苦性温，行气止痛；艾叶理气血，温经脉，逐寒湿，止冷痛，共为臣药。大黄味苦性寒，可活血通经，行瘀破积；郁金味辛苦性寒，可凉血破瘀止痛；鳖甲味咸性寒，滋阴潜阳，软坚散结；黄芩味苦性寒，可泻火解毒；硇砂味咸苦，散瘀消坚，共为佐药。穿山甲善于走窜，内通脏腑，外达经络，直达病所，为使药。诸药合用，共奏破瘀通经、软坚散结之功。

【临床应用】

1. 闭经　内伤寒凉生冷，血为寒凝，气血瘀滞所致。症见经血数月不行而停闭、小腹胀痛拒按、精神抑郁、烦躁易怒、胸胁胀满、嗳气叹息、舌紫黯或有瘀点、苔薄白或微黄、脉沉弦或涩而有力。

2. 痛经　因肝气郁滞，或经期、产后瘀血内留所致。症见经前或经期小腹胀痛拒按、经行不畅、经色紫黯有块、块下痛减、胸胁乳房胀痛,舌紫黯,或有瘀点、苔薄白或微黄,脉弦或弦涩有力。

3. 癥瘕 因气机郁结,瘀血留滞所致。症见小腹有包块坚硬、胸闷不舒、精神抑郁,可伴小腹疼痛拒按、经血色黯有块,舌紫黯,或有瘀点,苔薄白或微黄,脉弦涩有力;子宫肌瘤见上述证候者。

【不良反应】 目前尚未检索到不良反应报道。

【禁忌】 孕妇禁用。

【注意事项】

1. 服药期间,忌食生冷食物。

2. 体虚者不宜用。

【用法与用量】 每早空腹,小米汤或黄酒送服。一次 3g,一日 1 次。

【规格】 每 10 丸重 1g

妇女痛经丸
Funü Tongjing Wan

【药物组成】 延胡索(醋制)、五灵脂(醋炒)、蒲黄(炭)、丹参。

【功能与主治】 活血调经止痛。用于气血凝滞所致的痛经、月经失调,症见经期腹痛、经行不畅、有血块、经量较少。

【方解】 方中延胡索辛散苦泄温通,既长于活血,又能行血中之气,止痛作用明显,为君药。五灵脂通利血脉,散瘀止痛;蒲黄味甘性平,亦缓而不峻,性无寒热之偏胜,能止血散瘀;丹参味苦微寒,苦能泄降,善活血通经止痛,三药共为臣药。诸药合用,共奏活血祛瘀、调经止痛之功。

【临床应用】

1. 痛经 多因肝气郁滞或经期产后瘀血内留所致。症见经前或经期小腹胀痛拒按、经行不畅有血块、经水畅行痛缓、伴胸胁胀痛、舌紫黯或有瘀点,苔薄白或微黄、脉弦或弦涩。

2. 月经过多 气滞血瘀或经、产之后,瘀血停留积于冲任,瘀血不去,新血不得归经而致。症见经行量多、色紫黯、有血块、伴小腹疼痛拒按,舌紫黯,或有瘀点,苔薄白,脉弦或弦涩有力;功能性月经失调见上述证候者。

【不良反应】 目前尚未检索到不良反应报道。

【禁忌】 孕妇禁用。

【注意事项】

1. 兼气血亏虚、肝肾不足者不宜单用。

2. 气虚体弱者慎用。

3. 服药期间忌食生冷食物。

4. 糖尿病患者慎用。

【用法与用量】 口服。一次 50 粒,一日 2 次。

【规格】 每 10 粒重 1.8g

复方当归注射液
Fufang Danggui Zhusheye

【药物组成】 当归、川芎、红花。

【功能与主治】 活血通经、祛瘀止痛。用于瘀血阻络所致的痛经、经闭,跌打损伤,风湿痹痛。

【方解】 方中当归辛散温通,入三阴经血分,养血活血,通脉调经,和血止痛,为君药。川芎辛香行散,温通血脉,既能活血祛瘀以通经,又能行气开郁而止痛;红花秉辛散温通之性,能活血祛瘀,通调经脉,可增强当归活血祛瘀、行气止痛之功,共为臣药。诸药合用,共奏活血通经、祛瘀止痛之功。

【临床应用】

1. 痛经 因寒客冲任,血为寒凝,气血运行不畅所致。症见经前或经期小腹冷痛拒按、得热则舒、经行不畅、有血块,舌黯、苔白、脉沉涩;原发性痛经见上述证候者。

2. 闭经 因瘀血内阻所致。症见经闭不行、小腹疼痛拒按,舌黯或有瘀点,脉沉涩。

3. 跌打损伤 因跌打损伤,瘀血阻络所致。症见伤处肿胀疼痛,皮肤青紫瘀斑;软组织损伤见上述证候者。

4. 痹病 因感受寒邪,气血凝滞而致。症见肢体关节刺痛、屈伸不利、得热则舒,舌黯、苔白、脉涩;风湿性关节炎、类风湿关节炎见上述证候者。

临床报道,还可用于治疗布氏杆菌病和输卵管阻塞性不孕症[1,2]。

【药理毒理】 本品有镇痛、抗炎等作用。

1. 抗炎 本品可降低佐剂性关节炎大鼠足关节肿胀度,降低炎症局部组织 5-HT、PGE_2 的含量[3]。

2. 抗脑缺血 本品对局灶性脑缺血大鼠以及花生四烯酸诱发的急性血栓性脑缺血大鼠海马 CA1 区神经细胞均有保护作用[4];可改善线栓法诱导的局灶性脑缺血再灌注大鼠的神经症状评分以及梗死灶体积,减少血清 TNF-α、血浆内 ET 以及脑组织中的 MPO 和 NO 含量[5],降低血浆和脑组织中的 ET-1、IL-6 含量[6]。

3. 耐缺氧 本品可延长小鼠常压、低压、亚硝酸钠注射所致组织缺氧、断头所致急性脑缺血缺氧以及结扎双侧颈动脉所致脑缺血缺氧状态下的存活时间[7]。

4. 抗心肌缺血 本品可抑制异丙肾上腺素诱导的心肌缺血模型大鼠心电图 ST 段异常下移,增加血清

SOD 活性以及 MDA 含量[8]。对 H_2O_2 所致心肌细胞凋亡有一定的保护作用[9]。

【不良反应】 据文献报道,本品可致过敏性皮疹、过敏及休克[10,11],与黄花注射液合用穴位注射可致药疹[12]。

【禁忌】 孕妇禁用。

【注意事项】

1. 有出血倾向者及妇女月经过多者慎用。

2. 热证者不宜使用。

3. 用药期间忌食生冷食物。

4. 患有外感时停用。

5. 若发现浑浊、沉淀、变色、漏气或瓶身细微破裂,均不得使用。

【用法与用量】 肌内、穴位或鞘内注射。肌内注射:一次 1~2 支,一日 1 次;穴位注射:一穴 0.3~1ml,一次 2~6 穴,一日或隔日 1 次;腱鞘内注射。用注射用水稀释至浓度为 5%~10% 后使用,一次 1~5ml。

【规格】 每支装 2ml

【参考文献】 [1]雷集锦.复方当归注射液穴位注射治疗慢性布病 57 例疗效观察.甘肃医药,1983,(3):50.

[2]傅友丰,夏芸,时燕萍.复方当归液治疗输卵管阻塞性不孕症 34 例.江苏中医,1988,9(1):15-16.

[3]汪帼斌,易玮,佘世锋.穴位注射不同药物对佐剂性关节炎大鼠的镇痛作用.安徽中医学院学报,2002,21(1):34.

[4]钱海兵,黄国钧.复方当归注射液对脑缺血神经保护作用的实验研究.成都中医药大学学报,2007,30(4):35.

[5]韩旭,杨芳炬.复方当归注射液对大鼠脑缺血再灌注后炎症反应的保护作用及其保护机制的研究.四川生理科学杂志,2005,27(3):142.

[6]钱海兵,黄勇其,纪刚,等.复方当归注射液对脑缺血再灌注大鼠脑保护作用及对内皮素-1、白介素-6 影响的实验研究.贵阳中医学院学报,2012,34(5):233-236.

[7]钱海兵,祝鹏辉,张涓,等.复方当归注射液抗缺氧作用研究.中药药理与临床,2007,23(1):68.

[8]邹瑛,宋金春,马俊玲.复方当归注射液对异丙肾上腺素诱导大鼠心肌缺血的保护作用.中国药师,2007,10(1):6.

[9]冉亚军,陈继红.复方当归注射液对 H_2O_2 所致心肌细胞凋亡的保护作用.中国中医基础医学杂志,2012,18(8):845-846.

[10]刘生良.复方当归注射液致过敏性皮疹 1 例报告.新中医,2005,37(2):25.

[11]魏武,童庆伟.复方当归注射液致过敏性休克 1 例.华中医学杂志,2005,29(3):192.

[12]杨建花,危桀罡,杨建霞.穴位注射黄芪注射液合复方当归注射液致药疹 1 例.山西中医学院学报,2005,6(3):7.

通经甘露丸

Tongjing Ganlu Wan

【药物组成】 当归、桃仁(去皮)、红花、三棱(麸炒)、莪术(醋炙)、牡丹皮、牛膝、大黄(酒炒)、干漆(煅)、肉桂(去粗皮)。

【功能与主治】 活血祛瘀,散结消癥。用于瘀血阻滞所致的闭经、痛经、癥瘕,症见经水日久不行,或经行小腹疼痛、腹有结块。

【方解】 方中当归辛散温通,为活血养血之要药,善补血活血,调经止痛;桃仁、红花活血祛瘀消癥,共为君药。三棱、莪术破血散瘀、消癥化积,行气止痛;牡丹皮、牛膝、大黄、干漆活血祛瘀通经,以加强君药活血祛瘀消癥之功,共为臣药。肉桂辛甘大热,能行气血,温通经脉,散寒止痛,为佐药。诸药合用,共奏活血祛瘀、散结消癥之功。

【临床应用】

1. 闭经 由瘀血阻滞所致。症见月经数月不行、经行小腹疼痛、胸胁乳房胀痛,舌紫黯有瘀斑、苔薄白,脉沉弦而涩。

2. 痛经 由瘀血阻滞所致。症见经前一二日或经期小腹疼痛、拒按,或伴胸胁乳房作胀,或经量少,或经行不畅、经色紫黯有块、血块排出后痛减、经净疼痛消失,舌紫黯或有瘀点,脉弦或弦滑。

3. 癥瘕 由瘀血阻滞所致。症见腹部包块、月经错后或淋漓不净、胸闷不舒、肌肤少泽,舌黯红或有瘀斑、苔薄白,脉沉涩;子宫肌瘤见上述证候者。

【不良反应】 目前尚未检索到不良反应报道。

【禁忌】 孕妇禁用。

【注意事项】

1. 湿热蕴结痛经者慎用。

2. 服药期间不宜食用生冷食物。

【用法与用量】 温黄酒或温开水送服。一次 6g,一日 2 次。

【规格】 每 100 粒重 6g

大黄䗪虫丸

Dahuang Zhechong Wan

【药物组成】 熟大黄、土鳖虫(炒)、水蛭(制)、虻虫(去翅足,炒)、蛴螬(炒)、干漆(煅)、桃仁、地黄、白芍、黄芩、炒苦杏仁、甘草。

【功能与主治】 活血破瘀,通经消癥。用于瘀血内停所致的癥瘕、闭经，症见腹部肿块、肌肤甲错、面色黯黑、潮热羸瘦、经闭不行。

【方解】 方中熟大黄苦寒，性沉不降，专于下瘀血，破癥积聚，推陈致新，善行血分，走而不守；土鳖虫味咸性寒，入肝经血分，逐瘀通经，消癥，共为君药。水蛭、虻虫破血逐瘀消癥；蛴螬、干漆、桃仁破血逐瘀，祛积消癥，通经止痛，共为臣药。地黄、白芍养血凉血，敛阴生津；黄芩清热解毒，苦杏仁破壅降逆，润燥结，共为佐药。甘草益气补中，调和药性，为使药。诸药合用，共奏活血破瘀、通经消癥之功。

【临床应用】

1. 闭经 因瘀血内停所致。症见面色黯黑、肌肤甲错、潮热羸瘦、经闭不行，舌质紫黯，脉弦涩。

2. 癥瘕 因血瘀积结日久所致。症见腹部肿块、面色晦黯、肌肤甲错，舌质紫黯、有瘀斑，脉沉涩；子宫肌瘤见上述证候者。

文献报道，本品还可用于瘀血内停所致的乳癖、子宫内膜异位症、闭经、黄素化未破裂卵泡综合征、异位妊娠、慢性丙型肝炎肝硬化、室性早搏[1-7]。

【药理毒理】 本品有镇痛、抑制肝纤维化、抗脑出血、抗动脉粥样硬化以及抗脂质过氧化等作用。

1. 镇痛 本品可减少催产素所致子宫收缩的痛经模型小鼠的扭体次数[8]。

2. 抑制肝纤维化 本品可对抗 CCl_4 诱导的大鼠肝纤维化，减轻胶原纤维沉积，减少假小叶结构，降低血清 ALT、AST 活性，降低血清总胆红素、透明质酸、层粘连蛋白及生长转化因子 β_1 含量，增加血清干扰素 γ 含量[9]。本品能降低乙型肝炎后肝纤维化患者血清层粘连蛋白（LN）、IV 型胶原、ALT、AST、透明质酸（HA）、血清 III 型前胶原（PC III）水平，升高白蛋白与球蛋白比（A/G）[10]。

3. 抗脑出血 本品可抑制胶原酶加肝素联合注射法诱导脑出血大鼠模型兴奋性氨基酸谷氨酸（Glu）、天门冬氨酸（Asp）的释放，纠正兴奋性氨基酸（EAA）/抑制性氨基酸（IAA）的失衡[11]；能改善模型动物的脑组织形态学损害，降低因出血而导致的血肿和周围组织水肿[12]。

4. 抗动脉粥样硬化 本品可降低免疫损伤合并高脂食饵致早期动脉粥样硬化（AS）模型家兔血管壁胶原合成，抑制血管平滑肌细胞的增殖并促进其凋亡，逆转血管重塑，缩小主动脉 AS 斑块面积，减少泡沫细胞层数，减轻内膜增厚，降低血清丙二醛水平[13,14]。本品还可升高 AS 模型大鼠胰岛素样生长因子 1（IGF-1），抑制血管平滑肌细胞凋亡[15]。本品还可以通过提高动脉血管中 NO 的含量，降低 ET-1 含量，保护内皮功能，治疗动脉粥样硬化[16,17]。

5. 抗脂质过氧化 本品可以升高衰老小鼠肝组织 SOD 的活性，降低 MDA 的含量，清除衰老小鼠体内自由基，减少其对机体的损伤，从而达到延缓衰老的作用[18]。

6. 抗血栓 本品可抑制血栓形成，保护血管内皮，升高深静脉血管内皮破坏大鼠组织型纤溶酶原活化剂（t-PA）含量，降低组织型纤溶酶活化剂抑制物 1（PAI-1）和 D-二聚体表达[19]。本品对老年糖尿病视网膜病变（DRN）患者，能降低血小板最大聚集率（MAR）和血小板颗粒膜蛋白-140（GMP-140），抑制血小板活化，抑制微血栓的形成[20]；本品可改善慢性乙型肝炎患者血栓前状态，降低血浆血管假性血友病因子（vWF）、D-二聚体及血清纤维蛋白降解产物（FDP）含量[21]；本品还可提高椎动脉、基底动脉的血流速度[22]。

7. 抗肿瘤 本品可增强荷移植性肝癌 H_{22} 小鼠体内 NK 细胞的杀伤功能和体液免疫功能，抑制肿瘤生长[23,24]；本品可降低小鼠 Lewis 肺癌肺转移率，抑制细胞黏附因子（CD_{44}）活性，下调血管内皮生长因子（VEGF）的表达[25]。本品可抑制子宫内膜异位症（EMT）大鼠模型症状，缩小异位内膜体积，提高胸腺、脾脏重量指数，降低血清肿瘤坏死因子-α（TNF-α）水平，改善 EMT 大鼠的免疫功能[26]。本品可降低荷瘤小鼠外周血 IL-4 含量，从而抑制 Th1/Th2 细胞平衡漂移发挥其抑瘤作用[27]。

8. 保护肾脏 本品可降低尾静脉注射阿霉素复合高脂饮食建立的阿霉素肾硬化模型大鼠胆固醇（CHO）和甘油三酯（TG），升高血总蛋白（TP）和白蛋白（ALB）含量，并可降低血清尿素氮（BUN）以及肌酐（Cr）水平，减轻炎细胞浸润、抑制系膜细胞增生和减轻间质纤维化，防止肾小球硬化，还可以降低血浆血栓素 B_2（TXB_2）和升高 6-酮-前列腺素 $F_{1\alpha}$（6-Keto-PGF$_{1\alpha}$）含量[28,29]。

9. 其他 本品含药血清在体外能显著抑制 K562 慢粒细胞表达 VEGF，参与抑制 CML 异常血管生成，在治疗慢性粒细胞白血病方面能发挥重要作用[30]。

【不良反应】 目前尚未检索到不良反应报道。

【禁忌】 孕妇禁用。

【注意事项】

1. 气虚血瘀者慎用。

2. 体弱年迈者慎用；体质壮实者当中病即止，不可过量、久用。

3. 服药后出现皮肤过敏者停用。

4. 服药期间忌食生冷食物。

【用法与用量】 口服。水蜜丸一次 3g,小蜜丸一次 3～6 丸,大蜜丸一次 1～2 丸,一日 1～2 次。

【规格】 大蜜丸:每丸重 3g

【参考文献】 [1]李去病.大黄䗪虫丸治疗乳腺增生症 66 例.陕西中医,1996,11(4):163.

[2]程兰,黎小斌.大黄䗪虫丸治疗子宫内膜异位症的临床观察.广东医学,1999,20(7):565-566.

[3]高鹏翔,徐丹,高鹏武.大黄䗪虫丸治疗闭经 118 例的临床观察.贵阳中医学院学报,2006,28(1):22-23.

[4]王汉祥.大黄䗪虫丸治疗黄素化未破裂卵泡综合征 69 例.山西中医.2006,22(6):19.

[5]梁珊,毕秀霞,崔月梅.米非司酮配伍大黄䗪虫丸治疗异位妊娠疗效观察.河北中医,2006,28(6):449-450.

[6]吴乾生.大黄䗪虫丸联合保肝治疗慢性丙型肝炎肝硬化疗效观察.光明中医,2008,23(8):1129-1131.

[7]闫虹.大黄䗪虫丸治疗室性早搏 38 例临床体会.中国中医急症,2007,16(11):1408-1409.

[8]李晨,王海芳,杨志福,等.中药抗痛经冲剂对小白鼠子宫平滑肌的影响.第四军医大学学报,2003,24(10):899.

[9]韩晓静,苏珍枝.大黄䗪虫丸抗实验性大鼠肝纤维化的作用机制.医药产业资讯,2006,3(8):28.

[10]陈孝银,李恩庆,沈强,等.大黄䗪虫丸抑制乙型肝炎后纤维化的临床研究.中国病理生理杂志,2005,21(5):1018.

[11]戴高中,陈汝兴,卫洪昌.大黄䗪虫丸对大鼠脑出血模型海马组织氨基酸含量的影响.中国中西医结合杂志,2006,26(6):538.

[12]戴高中,陈汝兴,顾明昌,等.大黄䗪虫丸对脑出血大鼠组织有关指标的影响.辽宁中医药大学学报,2006,8(5):49.

[13]李静莉,刘俊田,苟伟,等.大黄䗪虫丸对动脉粥样硬化模型家兔血管平滑肌细胞的影响.中成药,2006,28(10):1470.

[14]李静莉,刘俊田,苟伟,等.大黄䗪虫丸抗家兔动脉粥样硬化机制研究.中国实验方剂学杂志,2006,12(5):32.

[15]江玉娟,司秋菊,张艳慧,等.大黄䗪虫丸对动脉粥样硬化模型大鼠胰岛素生长因子表达的影响.中国老年学杂志,2009,29:39.

[16]张林,李大勇.大黄䗪虫丸对动脉粥样硬化大鼠模型 NO 和 ET-1 表达影响随机对照研究.实用中医内科杂志,2012,26(4):27-28.

[17]张艳慧,司秋菊,郭素丽,等.大黄䗪虫丸对动脉粥样硬化模型大鼠内皮功能的影响.中国老年学杂志,2011,6(31):2012-2014.

[18]郭晓峰,冯玉华,赵延龙,等.大黄䗪虫丸、当归补血汤对D-半乳糖致衰小鼠肝组织中的 SOD 活性和 MDA 含量的影响.中国实验方剂学杂志,2011,17(3):197-198.

[19]郭伟光.大黄䗪虫丸对静脉损伤大鼠 t-PA、PAI-1、D-Dimer 的影响.中国中医药科技,2009,16(3):194.

[20]马培志,马利军,李健生.大黄䗪虫丸对老年糖尿病视网膜病变患者血小板功能的影响.中国老年学杂志,2005,25:831.

[21]刘颖翰,曹文智,常桂红,等.大黄䗪虫丸对慢性乙型肝硬化患者血栓前状态的影响.河北中医,2008,30(4):380.

[22]姚憬,谢作钢,薛洋洋,等.大黄䗪虫丸治疗椎基底动脉供血不足临床观察.浙江中西医结合杂志,2006,16(1):16.

[23]周阿高,张勇,孔德云,等.大黄䗪虫丸对荷瘤小鼠免疫作用的研究.中成药,2006,28(12):1772.

[24]吴翠珍,元勇,陶汉华.大黄䗪虫丸抗肝肿瘤复发转移的实验研究.辽宁中医杂志,2008,35(6):939.

[25]舒琪瑾,潘磊,李萍,大黄䗪虫丸对小鼠 Lewis 肺癌 CD44、VEGF 及转移抑制的影响.中华中医药杂志,2009,24(6):804.

[26]赵芳,褚玉霞,封银曼.大黄䗪虫丸对实验性子宫内膜异位症大鼠免疫功能的影响.河南中医,2008,28(10):27.

[27]张云,艾华.大黄䗪虫丸对 S180 荷瘤小鼠外周血 1L-4 含量的影响.实用中医内科杂志,2012,26(6):29-30.

[28]孙伟,朱萱萱,曾安平,等.大黄䗪虫丸对改良阿霉素肾病硬化大鼠模型作用的研究.中成药,2006,28(1):81.

[29]陈继红,孙伟,高坤,等.大黄䗪虫丸对阿霉素肾硬化大鼠血栓素 B_2、6-酮-前列腺素 $F_{1\alpha}$ 的影响.中国中医药信息杂志,2007,14(10):26.

[30]张利华,孙长岗,李毓秋,等.基于慢性粒细胞白血病(CML)中血管内皮生长因子(VEGF)的高表达探讨大黄䗪虫丸对 CMLK562 细胞 VEGF 表达的影响.广州中医药大学学报,2015,32(1):44-47.

当归芍药颗粒

Danggui Shaoyao Keli

【药物组成】 白芍、当归、川芎、白术、茯苓、泽泻。

【功能与主治】 养血疏肝,健脾利湿,活血调经。用于血虚、肝郁、脾虚型的原发性痛经。

【方解】 方中重用白芍养血柔肝、缓急止痛,为君药。当归补血调经、活血止痛;川芎辛香行散、温通血脉,既能活血祛瘀以调经,又能行气开郁而止痛,共为臣药。白术、茯苓、泽泻健脾益气、淡渗利湿,为佐使药。诸药合用,共奏补益气血、调经止痛之功。

【临床应用】 经行腹痛 血虚、肝郁、脾虚所致,症见经行前后腹痛、乏力、呕吐、腹泻、腰酸、肛坠、经期乳房胀痛、烦躁易怒;原发性痛经见上述证候者[1,2]。

【药理毒理】 本品有抗炎、镇痛、解痉和改善血液流变性等作用。

1. 抗炎 本品能抑制二甲苯所致小鼠耳肿胀及蛋清所致大鼠足肿胀[3]。

2. 镇痛 本品能降低催产素所致小鼠扭体次数的

增加,减少 PGF$_{2\alpha}$所致小鼠扭体次数的增加[3]。

3. 解痉 本品可呈剂量依赖性抑制离体大鼠子宫收缩;抑制催产素所致离体子宫活动的增强[3]。

4. 改善血液流变性 本品可降低肾上腺素负荷冰水浴所致"血瘀证"大鼠模型全血低、高切变速率下的黏度,血浆和纤维蛋白的黏度(比)以及红细胞压积[3]。

【不良反应】 文献报道,本品引起轻度胃部不适(胃痛、恶心)、轻度腹泻、皮肤瘙痒[2,3]。

【禁忌】 尚不明确。

【注意事项】 孕妇慎用。

【用法与用量】 口服。一次 3g,一日 3 次。经前 3 天开始服药,连服 10 天,3 个月经周期为一疗程。

【规格】 每袋装 3g

【参考文献】 [1]吴佳,孙代华,杨慧芳,等.当归芍药颗粒的药理作用实验研究.中国药师,2005,8(9);711.

[2]郭笑梅,王燕,张元珍,等.132 名原发性痛经流行病学研究及当归芍药疗效观察.数理医药学杂志,2003,16(5);409-410.

[3]李庆桂,王燕,倪剑红.当归芍药颗粒治疗原发性痛经 86 例.医药导报,2007,26(11);1321-1323.

(二)行气活血

调经活血片(胶囊)
Tiaojing Huoxue Pian(Jiaonang)

【药物组成】 当归、香附(制)、川芎、赤芍、泽兰、红花、丹参、乌药、木香、吴茱萸(甘草水制)、延胡索(醋制)、鸡血藤、熟地黄、菟丝子、白术。

【功能与主治】 养血活血,行气止痛。用于气滞血瘀兼血虚所致月经不调、痛经,症见经行错后、经水量少、行经小腹胀痛。

【方解】 方中当归辛散温通,补血活血;香附芳香辛行,疏肝解郁,调经止痛,共为君药。川芎、赤芍、泽兰、红花、丹参活血化瘀,通经止痛;乌药、木香、吴茱萸、延胡索疏肝行气,温通气血,共为臣药。鸡血藤、熟地黄滋养阴血;菟丝子滋养肝肾,平补阴阳;白术补气健脾,资生化源,共为佐药。诸药合用,共奏养血活血、行气止痛之功。

【临床应用】

1. 月经不调 因肝气不舒,冲任气血瘀滞所致。症见经期错后、经水量少、夹有血块、经色紫黯、行经腹痛、块下痛减,舌黯淡或有瘀点,脉弦涩;功能性月经失调见上述证候者。

2. 痛经 因肝失疏泄,气血瘀滞,冲任失和,经期胞脉瘀滞所致。症见经期小腹疼痛、经水量少、经色紫黯、夹有血块、块下痛减,或经行错后,舌黯淡或有瘀点,脉弦涩;原发性痛经见上述证候者。

【药理毒理】 本品有促进卵巢发育、抑制子宫平滑肌收缩、镇痛及抗细胞凋亡作用。

1. 促进子宫、卵巢发育 本品可升高幼年雌性大鼠卵巢指数[1]。调经活血胶囊能增加未成年大鼠子宫以及卵巢的重量,对血清中雌二醇的含量无明显影响[1]。

2. 抑制子宫平滑肌收缩 本品可降低催产素引起的离体子宫平滑肌收缩的振幅[1]。调经活血胶囊可抑制大鼠在体子宫的自发收缩活动,减少缩宫素诱导的大鼠离体子宫收缩[1]。

3. 镇痛 本品可减少腹腔注射催产素诱导的痛经模型小鼠扭体反应次数[1]。

【不良反应】 目前尚未检索到不良反应报道。

【禁忌】 孕妇禁用。

【注意事项】

1. 气血不足导致的月经不调、痛经者慎用。

2. 服药期间少食生冷食物。

【用法与用量】 片剂:口服。一次 5 片,一日 3 次。胶囊:口服。〔规格(1)〕一次 4 粒,〔规格(2)(3)〕一次 5 粒,一日 3 次。

【规格】 片剂:糖衣片(片芯重 0.3g)

胶囊:(1)每粒装 0.38g(相当于饮片 1.292g) (2)每粒装 0.4g(相当于饮片 1.033g) (3)每粒装 0.41g(相当于饮片 1.03g)

【参考文献】 [1]杨明华,金祖汉,郭月芳,等.调经活血胶囊的调经作用.中成药,2000,22(10);717.

调经丸
Tiaojing Wan

【药物组成】 香附(醋制)、益母草、当归、川芎、牡丹皮、没药(制)、延胡索(醋制)、艾叶(炭)、小茴香(盐炒)、吴茱萸(制)、阿胶、熟地黄、白芍(酒炒)、续断、白术(炒)、半夏(制)、陈皮、茯苓、麦冬、黄芩(酒炒)、甘草。

【功能与主治】 理气活血,养血调经。用于气滞血瘀所致月经不调、痛经,症见月经延期、经期腹痛、经血量少,或有血块,或见经前乳胀、烦躁不安、崩漏带下。

【方解】 方中重用香附疏理肝气,调经止痛;益母草活血化瘀,共为君药。当归、川芎、丹皮、没药活血化瘀调经;延胡索活血行气,止痛;艾叶、小茴香、吴茱萸温经散寒,温通气血,共为臣药。阿胶、熟地黄、白芍、续断补益肝肾,滋养阴血;白术、半夏、陈皮、茯苓理气健脾,燥湿和中;麦冬、黄芩滋阴清热,共为佐药。甘草调和诸药,为使药。诸药合用,共奏理气活血、养血调经之功。

【临床应用】

1. 月经不调 因气血瘀滞,肝气不舒,冲任气血失调所致。症见经行衍期、经期腹痛、经血量少,或有血块,或崩漏、带下,或经前乳胀、烦躁不安,舌淡黯、苔白,脉弦;功能性月经失调见上述证候者。

2. 痛经 因肝气郁结,气血壅滞,经期气血下注血海,胞脉瘀滞所致。症见经期小腹疼痛、行经不畅、经水量少、有血块、块下痛减、经前双乳胀痛、心烦易怒,舌淡黯、苔白,脉弦;原发性痛经见上述证候者。

【不良反应】 目前尚未检索到不良反应报道。

【禁忌】 孕妇禁用。

【注意事项】

1. 气血不足引起的月经失调、痛经者慎用。

2. 忌食辛辣、油腻及不易消化食物。

【用法与用量】 口服。一次1丸,一日2次。

【规格】 每丸重9g

妇科得生丸
Fuke Desheng Wan

【药物组成】 益母草、柴胡、木香、当归、白芍、羌活。

【功能与主治】 养血疏肝,活血调经。用于气滞血瘀、肝气不舒所致的月经不调、月经前后诸证,症见经行错后或提前、经量少有血块、经前烦躁易怒、胸闷不舒、双乳胀痛。

【方解】 方中益母草苦泄辛散,主入血分,活血祛瘀,调经止痛,为君药。柴胡条达肝气,行气解郁;木香疏利肝胆,理气健脾,共为臣药。当归、白芍养血和血,滋阴柔肝;羌活行散止痛,共为佐药。诸药合用,共奏养血疏肝、活血调经之功。

【临床应用】

1. 月经不调 因恚怒伤肝,肝失疏泄,冲任气血运行不畅所致。症见经期错后或经期提前、月经量少、色黯、有血块,或经前烦躁、易怒、胸胁胀闷、乳房胀痛,舌质黯,脉弦;功能性月经失调见上述证候者。

2. 月经前后诸症 因平素肝气不舒,气血郁滞,经前气血下注血海,肝气壅滞加重所致。症见经前心情烦躁、易怒、胸胁胀闷不舒、乳房胀痛、经期错后或提前、月经量少、有血块,舌质黯,脉弦;经前期综合征见上述证候者。

【不良反应】 目前尚未检索到不良反应报道。

【禁忌】 孕妇禁用。

【注意事项】

1. 单纯气血不足引起的月经失调者不宜使用。

2. 忌食生冷及刺激性食物。

3. 注意保持良好心态,避免情志刺激。

【用法与用量】 口服。一次1丸,一日2次。

【规格】 每丸重9g

痛经宁糖浆
Tongjingning Tangjiang

【药物组成】 香附(制)、当归(炒)、川楝子(炒)、延胡索(炒)、川芎(炒)、丹参、红花、白芍(炒)、炙甘草。

【功能与主治】 活血理气止痛。用于气滞血瘀所致月经不调、痛经,症见经行后错、经水量少、有血块、行经小腹疼痛、经水畅行后则痛减、经前烦躁。

【方解】 方中香附芳香行气,主入肝经,疏理肝气,调经止痛;当归甘温,主入血分,补血活血;合而用之,行气活血,调经止痛,共为君药。川楝子、延胡索助香附疏肝行气,止疼痛;川芎、丹参、红花助当归活血化瘀,调经,共为臣药。白芍养血柔肝,缓急止痛,为佐药。炙甘草调和诸药,为使药。诸药合用,共奏活血理气、调经止痛之功。

【临床应用】

1. 月经不调 因平素肝郁不疏,冲任气血壅滞失和,肝失疏泄,血海蓄溢失调所致。症见经行后错、经水量少、色紫黯、有血块、行经小腹疼痛、经前烦躁、乳房胀痛,舌黯,脉弦涩;功能性月经失调见上述证候者。

2. 经行腹痛 因肝气郁滞,疏泄失常,冲任气血运行不畅,经期气血下注,胞脉壅滞加重所致。症见经期或经前小腹疼痛、经水量少、色紫黯、夹有血块、经水畅行后腹痛减轻、经前烦躁、易恼怒、乳房胀痛,舌黯,脉弦涩;原发性痛经见上述证候者。

【药理毒理】 本品有抑制子宫平滑肌收缩以及镇痛作用。

1. 抑制子宫平滑肌收缩 本品可降低大鼠离体子宫自发性收缩张力和频率,抑制催产素引起的子宫剧烈收缩[1]。

2. 镇痛 本品可减少腹腔注射催产素诱发的实验性痛经小鼠扭体反应次数,延长扭体反应潜伏期[1]。

【不良反应】 目前尚未检索到不良反应报道。

【禁忌】 孕妇禁用。

【注意事项】

1. 气血亏虚所致月经不调、痛经者不宜使用。

2. 忌食生冷、辛辣刺激性食物。

3. 注意保持良好心态,避免情志刺激,加重病情。

【用法与用量】 口服。一次 25ml,一日 2 次。空腹时温服,用于经前 7 天开始服用,连续 10 天。

【参考文献】 [1]彭攸灵,田洪.痛经宁糖浆治疗痛经的实验研究.湖南中医杂志,2003,19(2):68.

复方益母口服液
Fufang Yimu Koufuye

【药物组成】 益母草、当归、川芎、木香。

【功能与主治】 活血行气,化瘀止痛。用于气滞血瘀所致的痛经,症见月经期小腹胀痛拒按、经血不畅、血色紫黯成块、乳房胀痛、腰部疼痛。

【方解】 方中益母草苦辛微寒,主入血分,善活血调经,祛瘀通经,为妇科经产要药,故为君药。当归辛行温通,补血活血,调经止痛;川芎辛散温通,活血化瘀,行气止痛,共为臣药。木香行气止痛,并助血行,为佐使药。诸药合用,共奏活血行气、化瘀止痛之功。

【临床应用】

1. 月经后期 由气滞血瘀所致。症见月经后期、量少、色黯红、有血块,或经行不畅、小腹疼痛拒按、血块下后痛减,舌黯红或有瘀点,脉沉弦;功能性月经失调见上述证候者。

2. 月经过少 由气滞血瘀所致。症见月经量少、色紫黑,或有血块、小腹胀痛拒按、血块排出后胀痛减轻,脉沉弦;功能性月经失调见上述证候者。

3. 经行腹痛 由气滞血瘀所致。症见经前一二日或经期小腹疼痛,喜热拒按,或经量少,或经行不畅,经色紫黯有块,血块排出后痛减,舌紫黯或有瘀点,脉弦;原发性痛经见上述证候者。

4. 产后恶露不尽 由气滞血瘀所致。症见产后恶露 3 周余未净、量少、淋漓不净、色黯红或紫黯、有血块、小腹疼痛拒按、血块下后痛减,舌紫黯或边有瘀点,脉弦;产后子宫复旧不全见上述证候者。

【药理毒理】 本品有调节子宫平滑肌张力、镇痛等作用。

1. 调节子宫平滑肌张力 本品对正常离体子宫有兴奋作用,可使子宫的收缩频率、幅度及紧张度增加,但抑制催产素诱发的大鼠类痛经性反应[1]。

2. 镇痛 本品可延长己烯雌酚、苯甲酸雌二醇所致痛经大鼠的扭体潜伏期,减少扭体次数,提高子宫 NO 以及 NOS 水平[2]。

3. 其他 本品可缩短小鼠出血时间以及凝血时间,

并有镇静作用[1]。

【不良反应】 目前尚未检索到不良反应报道。

【禁忌】

1. 孕妇禁用。

2. 感冒时禁用。

【注意事项】

1. 气虚血瘀者慎用。

2. 服药期间忌食辛凉、油腻食物。

【用法与用量】 口服。一次 20ml,一日 2 次。

【规格】 每支 10ml

【参考文献】 [1]孙红英,张建军,余凤.复方益母草胶囊主要药效学研究.江西中医学院学报,2003,15(2):72.

[2]苗明三,张玉林,史晶晶,等.复方益母口服液对大鼠痛经模型的影响.中药药理与临床,2008,24(5):56.

七制香附丸
Qizhi Xiangfu Wan

【药物组成】 醋香附、当归、熟地黄、阿胶、白芍、益母草、醋延胡索、川芎、艾叶(炭)、茯苓、炒白术、人参、粳米、鲜牛乳、砂仁、盐小茴香、地黄、天冬、食盐、酒萸肉、黄芩、炒酸枣仁、甘草。

【功能与主治】 疏肝理气,养血调经。用于气滞血虚所致的痛经、月经量少、闭经,症见胸胁胀痛、经行量少、行经小腹胀痛、经前双乳胀痛、经水数月不行。

【方解】 方中香附具有疏肝解郁、行气散结、调经止痛之功,为君药。当归补血活血,调经止痛;熟地黄、阿胶益精补血养血;白芍养血柔肝,缓急止痛,共为佐药;益母草、延胡索、川芎活血祛瘀,行气止痛;艾叶炭温经散寒止痛;茯苓、白术、人参、粳米健脾益气以补气生血;鲜牛乳温中补虚;砂仁、小茴香温中行气;地黄、天冬、食盐养阴凉血;山茱萸补肝肾益精;黄芩清热燥湿止带;酸枣仁养血宁心安神,共为佐药。甘草调和诸药,为使药。诸药合用,共奏养血调经之功。

【临床应用】

1. 痛经 多因情志佛郁,肝气郁结,冲任气血郁滞,血海气机不利,经血运行不畅;或因肝旺克脾,脾失健运,血虚不能濡养经脉所致。症见行经前后小腹胀痛、月经量少、经色紫黯有块、胸胁胀痛、烦躁易怒、经前双乳胀痛、面色萎黄、周身乏力,舌质淡黯有瘀点,脉沉弱弦。

2. 闭经 多因肝气郁结,气血瘀滞,冲任瘀阻,经水阻隔不行;或因肝旺克脾,脾虚则化源不足,血海空虚所致。症见经水数月不行、精神抑郁、烦躁易怒、胸胁胀满、面色萎黄、食少乏力,舌质淡黯有瘀点,脉沉弦弱。

3. 月经量少　多因肝气郁结,脾气虚弱,气虚血少,冲任失养所致,症见月经量少,或有血块、面色萎黄、烦躁易怒、经前双乳疼痛,舌质淡黯或有瘀点,脉沉细弦;功能性月经失调见上述证候者。

此外,本品还可用于治疗子宫肌瘤[1]。

【不良反应】　目前尚未检索到不良反应报道。

【禁忌】　孕妇禁用。

【注意事项】

1. 湿热为患者慎用。

2. 服药期间饮食宜清淡易消化,忌食生冷食物。

【用法与用量】　口服。一次 6g,一日 2 次。

【规格】　每袋装 6g

【参考文献】　[1]韩猛祥,朱振胜,刘峰.七制香附丸治疗子宫肌瘤 32 例.山西中医,2002,18(1):21.

得生丸

Desheng Wan

【药物组成】　益母草、柴胡、木香、川芎、当归、白芍。

【功能与主治】　养血化瘀,疏肝调经。用于气滞血瘀所致的月经不调、痛经,症见月经量少有血块、经行后期或前后不定、经行小腹胀痛,或有癥瘕痞块。

【方解】　方中重用益母草活血化瘀调经,为君药。柴胡、木香疏肝行气,调经止痛;川芎活血调经,行气止痛,共为臣药。当归、白芍养血活血,为佐药。诸药合用,共奏养血化瘀、疏肝调经之功。

【临床应用】

1. 月经后期　由忧思抑郁或恚怒伤肝,气滞血瘀,冲任阻滞,血海不能按时满盈所致。症见经期延后、经水量少、有血块、胸腹、两胁作胀,或经前乳房胀痛,烦躁易怒,舌黯淡,脉弦涩;功能性月经失调见上述证候者。

2. 月经先后无定期　情志抑郁或恚怒伤肝,肝失疏泄,气血失调所致。症见经行前后无定期、量多或少、有血块、胸胁、少腹胀痛、双乳胀痛、胸闷、喜叹息,舌黯淡,脉弦涩。

3. 月经量少　忧思恚怒伤肝,气滞血行不畅所致。症见经行量少,血色黯红,有血块,小腹胀痛、拒按,舌质黯,脉弦涩。

4. 痛经　忧思恚怒,气滞血瘀所致,症见经行腹痛,量少,色黯红,或有血块,舌质黯或有瘀点,脉弦。

【不良反应】　目前尚未检索到不良反应报道。

【禁忌】　孕妇禁用。

【注意事项】

1. 气血不足、虚寒引起的月经不调、痛经者慎用。

2. 注意保持良好心情,避免情志刺激,以免加重病情。

【用法与用量】　口服。一次 1 丸,一日 2 次。

【规格】　每丸重 9g

妇科十味片

Fuke Shiwei Pian

【药物组成】　醋香附、当归、醋延胡索、熟地黄、白芍、川芎、赤芍、白术、大枣、甘草、碳酸钙。

【功能与主治】　养血疏肝,调经止痛。用于血虚肝郁所致的月经不调、痛经、月经前后诸证,症见经行后错、经水量少、有血块,行经小腹疼痛,血块排出痛减、经前双乳胀痛、烦躁、食欲不振。

【方解】　方中香附芳香辛行,疏肝行气,调经止痛,为君药。当归养血调经;熟地黄滋补阴血;白芍滋阴柔肝,共为臣药。川芎、赤芍活血化瘀;延胡索疏肝理气,止疼痛;白术、大枣益气健脾,补气生血,共为佐药。甘草调和诸药,为使药。碳酸钙补充体内钙质。诸药合用,共奏养血疏肝、调经止痛之功。

【临床应用】

1. 月经失调　因营血不足,肝郁不舒,血海满溢不足,经血不畅所致。症见经行后错、经水量少、色黯、有血块,舌质黯淡,脉虚弦涩;功能性月经失调见上述证候者。

2. 痛经　因营血不足,肝气郁滞,冲任二脉失于濡养所致。症见行经小腹疼痛、经水量少、色黯、有血块、块出痛减、经行后错,舌质黯淡,脉虚弦涩;原发性痛经见上述证候者。

3. 月经前后诸证　因素体血虚肝郁,经前、经期气血下注冲任,心肝失于营血滋养,肝郁加重所致。症见经前乳房胀痛拒按、经期心情烦躁、胸胁胀满、食欲不振、经行后错、经水量少,舌质黯淡、苔薄,脉弦;经前期综合征见上述证候者。

【不良反应】　目前尚未检索到不良反应报道。

【禁忌】　孕妇禁用。

【注意事项】

1. 气血不足导致的月经不调者慎用。

2. 用药期间宜少食辛辣刺激食物。

【用法与用量】　口服。一次 4 片,一日 3 次。

【规格】　每片重 0.3g

香附丸

Xiangfu Wan

【药物组成】 醋香附、当归、炒白芍、熟地黄、炒白术、川芎、陈皮、砂仁、黄芩。

【功能与主治】 疏肝健脾，养血调经。用于肝郁血虚、脾失健运所致的月经不调、月经前后诸证，症见经行前后不定期、经量或多或少、有血块，经期胸闷心烦、双乳胀痛、食欲不振。

【方解】 方中重用香附疏肝解郁，行气调经，为君药。当归、白芍、熟地黄滋养营血；白术益气健脾，共为臣药。川芎活血行气，调经止痛；陈皮、砂仁行气和胃安中；黄芩清解郁热，共为佐药。诸药合用，共奏疏肝健脾、养血调经之功。

【临床应用】

1. 月经失调 因营血不足，肝郁失疏，冲任气血失和，血海不能按时满溢所致的月经失调。症见经行前后不定期、经量或多或少、有血块，舌质偏红、脉弦；功能性月经失调见上述证候者。

2. 月经前后诸证 因肝郁血虚，脾失健运，冲任失养，经前气血下注冲任，肝经郁滞加重所致的月经前后诸证。症见经前胸闷不舒、心烦易怒、乳房胀痛、食欲不振、月经前后不定期、有血块、月经畅行后诸症减轻、舌质偏红、脉弦；经前期综合征见上述证候者。

【不良反应】 目前尚未检索到不良反应报道。

【禁忌】 孕妇禁用。

【注意事项】

1. 湿热蕴结所致月经失调者慎用。

2. 用药期间宜少食辛辣刺激食物，保持心情舒畅。

【用法与用量】 用黄酒或温开水送服。水蜜丸一次 9～13g，大蜜丸一次 1～2 丸，一日 2 次。

【规格】 （1）水蜜丸 每 10 丸重 1g （2）大蜜丸每丸重 9g

妇科调经片

Fuke Tiaojing Pian

【药物组成】 当归、醋香附、麸炒白术、白芍、熟地黄、醋延胡索、川芎、赤芍、大枣、甘草。

【功能与主治】 养血柔肝，理气调经。用于肝郁血虚所致的月经不调、经期前后不定、行经腹痛。

【方解】 方中当归甘辛温，补血活血止痛；香附疏肝理气，调经止痛，二药合用，养血疏肝，理气止痛，为君药。白术益气健脾；白芍养血柔肝，调经止痛；熟地养血滋阴，共为臣药。延胡索、川芎、赤芍活血行气止痛；大枣养血补中益气，共为佐药。甘草补中益气，缓急止痛，调和诸药，为使药。诸药合用，共奏养血柔肝、理气调经之功。

【临床应用】

1. 月经后期 由血不养肝，肝郁克脾所致。症见月经后期、量少，或有血块，或色黯红、小腹隐痛、胸闷不舒、头晕心悸、食欲不振、经前乳胀、舌淡红、苔薄白、脉细弦；功能性月经失调见上述证候者。

2. 月经先后不定期 由血不养肝，肝郁克脾所致。症见月经先后不定期、量或多或少，或有血块，或色黯红，或经行不畅、小腹隐痛、胸闷不舒、头晕、心悸、食欲不振、舌淡红、苔薄白、脉细弦。

3. 月经过少 由血不养肝，肝郁克脾所致。症见月经过少，或有血块，或色黯红、小腹隐痛、胸闷不舒、头晕、心悸、食欲不振、经前乳胀、舌淡红、苔薄白、脉细弦。

4. 痛经 由血不养肝，肝郁克脾，气滞血瘀所致。症见经前或行期、小腹胀痛、经前胸胁、乳房胀痛、经行不畅，或量少，或有血块，或色黯红、头晕、心悸、食欲不振、舌淡红、苔薄白、脉细弦。

【药理毒理】 本品有抑制子宫收缩幅度、促进造血功能、止血等作用。

1. 抑制子宫收缩 本品可抑制催产素所致大鼠子宫平滑肌收缩幅度，降低子宫收缩频率[1]。

2. 促进造血 本品可增加失血性血虚模型小鼠血红蛋白含量及红细胞数量[1]。

3. 止血 本品可缩短小鼠剪尾后的出血时间[1]。

4. 镇痛 本品可减少醋酸引起小鼠扭体反应次数[1]。

【不良反应】 目前尚未检索到不良反应报道。

【禁忌】 孕妇禁用。

【注意事项】

1. 湿热蕴结所致月经不调者慎用。

2. 服药期间忌食油腻食物。

【用法与用量】 口服。一次 4 片，一日 4 次。

【规格】 薄膜片 每片重 0.32g

【参考文献】 [1]章小萍,郑兵.妇科调经片药效学研究.湖南中医杂志,2006,22(3):96.

经前平颗粒

Jingqianping Keli

【药物组成】 柴胡、枳壳、白芍、香附、川楝子(炒)、川芎、豆蔻、木香、半夏(姜制)、甘草。

【功能与主治】　平肝理气,和胃止痛。用于经前期综合征肝气逆证。症见经前烦躁易怒、乳房胀痛、头痛、失眠多梦、小腹胀痛、胃脘胀痛、恶心呕吐。

【方解】　方中柴胡主入肝经,条达肝气以疏肝解郁;白芍养血柔肝,缓急止痛,共为君药;香附理气调经;川芎调经止痛;川楝子行气止痛,共为臣药;半夏、枳壳降逆止呕,消痞散结;豆蔻燥湿、温中和胃;木香行气止痛,共为佐药。甘草调和诸药,为使药。诸药合用,共奏平肝理气、和胃止痛之功。

【临床应用】

1. 经行头痛　情志抑郁,肝郁化火,上扰清窍,症见经行头晕、头痛、烦躁易怒、失眠,舌黯,脉弦;经前期综合征见上述证候者[1,2]。

2. 乳房胀痛　肝郁气逆,症见经行胁肋、乳房胀痛、甚则不敢触衣,舌黯、脉弦;经前期综合征见上述证候者[1,2]。

3. 胃脘痛　经前情绪抑郁,肝气横逆犯胃致胃脘胀痛,或伴恶心、呕吐;舌质黯,脉弦;经前期综合征见上述证候者[1,2]。

另见文献报道可用于治疗痛经[3,4]。

【药理毒理】　本品有抗经前期综合征的作用。

1. 性激素样作用　本品可增加去势大鼠子宫和包皮腺重量,增加阴道角化上皮细胞,提高血中雌二醇(E_2)水平;可促进老龄大鼠胸腺生长,升高血中 NO、E_2 及 SOD 水平[5]。

2. 抗经前期综合征　本品可提高经前期综合征(PMS)模型大鼠下丘脑中 $E_2\alpha$ 受体和孕酮受体蛋白表达[6],促进 PMS 患者 E_2 及孕酮峰值恢复正常[7]。本品可改善经前期综合征(PMS)肝气逆证猕猴 5-羟色胺(5-HT)、多巴胺(DA)、肾上腺素、去甲肾上腺素等神经递质的异常变化[8,9];增加 PMS 肝气逆证大鼠顶区皮质和额区皮质 μ 阿片受体(MOR)表达,同时抑制下丘脑和海马 MOR 表达[10];提高 PMS 大鼠海马 5-HT_{1A} 受体阳性细胞率,减少 5-HT_2 受体阳性细胞率,同时可调节大脑皮层和海马 5-HT_{1A} 受体的结合活性,调节海马 γ-氨基丁酸 A 受体(GABA$_A$R)结合活性变化[11-13];升高 PMS 患者尿中儿茶酚胺(CA)和去甲肾上腺素,降低肾上腺素水平[14]。

【不良反应】　少数患者可有胃痛、恶心消化道反应,一般不影响继续治疗。

【禁忌】　孕妇禁用。

【注意事项】

1. 气血虚弱者慎用。

2. 使用本品时应避免与水杨酸类药物合用。

3. 服药期间忌食生冷与辛辣食物。

【用法与用量】　温开水送服。一次 4g,一日 3 次,月经来潮前 10 天开始服用,连服 10 天,两个月经周期为一疗程。

【规格】　每袋装 4g

【参考文献】　[1]张锡凤,王静怡,乔明琦,等.经前平胶囊治疗经前期紧张综合征肝气逆证 21 例证候疗效观察.中国中医药信息杂志,2007,14(5):70-71.

[2]乔明琦,张惠云,姜坤,等.经前平颗粒多中心、随机双盲双模拟对照治疗经前期综合征肝气逆证 403 例.中国新药杂志,2002,11(5):389-392.

[3]官洁,石红玉.经前平颗粒治疗痛经 56 例临床疗效观察.中国民族民间医药杂志,2003,60(1):24.

[4]黄世英.经前平颗粒治疗痛经的观察.新疆医学,2003,33(5):55-56.

[5]周继发,朱萱萱,顾和亚,等.经前平颗粒对老龄和去势大鼠激素水平的实验研究.实用中医内科杂志,2008,22(5):67.

[6]孙丽,张惠云.经前平颗粒对经前期综合征肝气逆证模型大鼠下丘脑雌二醇 α 和孕酮受体表达的影响.中国新药杂志,2007,16(22):1866.

[7]魏霞,张惠云,乔明琦.经前平颗粒对经前期综合征肝气逆证患者血清 E_2、P 峰值的影响.山东中医药大学学报,2006,30(3):198.

[8]王海萍,薛玲,张惠云,等.经前期综合征肝气逆证猕猴模型表情行为及递质水平的变化.中药药理与临床,2004,20(3):45.

[9]魏盛.经前平颗粒对 PMS 肝气逆模型猕猴血清激素水平的影响.中国中医药现代远程教育,2014,12(9):154-155.

[10]王芙蓉,薛玲,张惠云.经前平颗粒对经前期综合征肝气逆证大鼠脑 μ 阿片受体 mRNA 及蛋白表达的影响.中国中西医结合杂志,2012,32(9):1275-1279.

[11]薛玲.经前平颗粒对 PMS 肝气逆证大鼠海马 5-HT 受体表达的影响.山东中医药大学学报,2006,30(2):159.

[12]刘淑雨,薛玲,李芳,等.PMS 肝气逆证模型大鼠中枢 5-HT1AR 结合活性分析及其药物干预.山东中医药大学学报,2008,32(4):332.

[13]赵斌,薛玲.经前平颗粒对经前期综合征肝气逆证模型大鼠不同脑区 γ-氨基丁酸 A 受体结合活性的影响.国际药学研究杂志,2009,36(1):17.

[14]乔明琦,张惠云,高冬梅.经前平颗粒对经前期综合征肝气逆证患者尿中神经递质变化的影响.辽宁中医杂志,2007,34(3):257.

舒尔经颗粒

Shu'erjing Keli

【药物组成】　柴胡、当归、白芍、赤芍、醋香附、醋延胡索、陈皮、牡丹皮、桃仁、牛膝、益母草。

【功能与主治】 活血疏肝，止痛调经。用于痛经，症见月经将至前便觉性情急躁、胸乳胀痛或乳房有块、小腹两侧或一侧胀痛、经初行不畅、色黯或有血块。

【方解】 方中柴胡疏肝解郁，理气止痛，为君药。当归、白芍养血柔肝，调经止痛，共为臣药。赤芍、牡丹皮、桃仁、益母草活血化瘀；香附、延胡索、陈皮行气止痛，共为佐药。牛膝引血下行，为使药。诸药合用，共奏活血疏肝、止痛调经之功。

【临床应用】 经行腹痛 由情志不舒，气滞血瘀所致。症见月经前性情急躁、胸乳胀痛或乳房有块、小腹两侧或一侧胀痛、经行不畅、色黯或有血块；原发性痛经见上述证候者。

【药理毒理】 本品有镇痛及抑制子宫肌瘤的作用。

1. 镇痛 本品可以不同程度的减少小鼠扭体次数，延长扭体反应潜伏期，提高热板致小鼠的痛阈值[1]。

2. 抗子宫肌瘤 本品能降低子宫肌瘤大鼠子宫系数及横径，提高卵巢系数，降低大鼠血清中孕酮水平，改善子宫的病理学变化[1]。

【不良反应】 目前尚未检索到不良反应报道。

【禁忌】 孕妇禁用。

【注意事项】 湿热蕴结和气虚痛经者慎用。

【用法与用量】 开水冲服。一次10g，一日3次，经前3日开始至月经行后2日止。

【规格】 每袋装10g

【参考文献】 [1]宣自华,李有文,刘海珍,等.舒尔经片对实验性子宫肌瘤及痛经的作用.中药材,2011,34(5):768-771.

坤宁口服液
Kunning Koufuye

【药物组成】 益母草、当归、赤芍、丹参、郁金、枳壳、木香、荆芥(炒炭)、干姜(炒炭)、茜草、牛膝。

【功能与主治】 活血行气，止血调经。用于气滞血瘀所致的妇女月经过多，经期延长。

【方解】 方中益母草苦泄辛散，主入血分，活血祛瘀、调经止痛，其量独重，是为君药。当归、赤芍、丹参、郁金、茜草助益母草活血祛瘀、调经止痛；枳壳、木香疏利肝胆，理气健脾，以助行血，共为臣药。荆芥散风止血，干姜温通血脉，以助血行，共为佐药。牛膝活血化瘀，引血下行，为使药。全方合用，共奏活血行气、止血调经之功。

【临床应用】

1. 经期延长 由忧思抑郁或恚怒伤肝，气滞血瘀，冲任阻滞所致。症见经期延长，淋漓不止，经水量少，有血块，胸腹、两胁作胀，或经前乳房胀痛，烦躁易怒，舌黯淡，脉弦涩。月经失调见上述证候者。

2. 月经过多 由忧思抑郁或恚怒伤肝，气滞血瘀，冲任阻滞所致。症见月经过多，有血块，胸腹、两胁作胀，或经前乳房胀痛，烦躁易怒，舌黯淡，脉弦涩。月经失调见上述证候者。

【不良反应】 目前尚未检索到不良反应报道。

【注意事项】 孕妇禁用。

【用法与用量】 经期或阴道出血期间服用。口服，一次20ml，一日3次。

【规格】 10ml×10支

（三）养血活血

当归流浸膏
Danggui Liujingao

【药物组成】 本品为当归经加工制成的流浸膏。

【功能与主治】 养血调经。用于血虚血瘀所致的月经不调、痛经。

【方解】 方中当归甘温质润，长于补血，辛行温通，活血行气，为养血活血、调经止痛之良药。本品单用当归，力专效宏，补血虚，化瘀血，是治疗血虚血瘀所致月经量少、痛经的有效方剂。

【临床应用】

1. 月经量少 因素体营血不足，兼瘀滞内停，血海充盈不足，冲任气血不通所致。症见月经量少、色黯淡、有血块、头昏眼花、面色萎黄，舌黯淡、苔薄，脉弦细涩；月经失调见上述证候者。

2. 经行腹痛 因素体营血不足，兼瘀滞内停，血海充盈不足，冲任气血不通所致。症见经期小腹坠胀疼痛、经血色淡或黯有血块、倦怠乏力、面色无华，舌质淡黯或有瘀斑，脉沉细或弦细；原发性痛经见上述证候者。

【药理毒理】 兴奋子宫 本品可增加子宫收缩频率，促进子宫痉挛性收缩[1]。

【不良反应】 目前尚未检索到不良反应报道。

【禁忌】 孕妇禁用。

【注意事项】 湿热蕴结所致月经不调、痛经者不宜使用。

【用法与用量】 口服。一次3～5ml，一日9～15ml。

【参考文献】 [1]张培琰,梁重栋,鞠慧敏,等.甘肃产当归的药理研究(一)当归流浸膏与当归药制剂的药理和毒性.兰州医学院学报,1960,(1):99-110.

复方鸡血藤膏(鸡血藤膏)
Fufang Jixueteng Gao(Jixueteng Gao)

【药物组成】　滇鸡血藤膏粉、川牛膝、续断、红花、黑豆、糯米、饴糖。

【功能与主治】　活血养血,益肾。用于瘀血阻络、肾失所养所致的月经不调,症见经水后错、经量少、有血块、腰酸和小腹下坠、手足麻木、关节疼痛。

【方解】　方中鸡血藤,滋养营血,活血通络,既补营血之虚,又行营血之瘀,共为君药。川牛膝、续断滋补肝肾,强壮筋骨,活血通经,共为臣药。红花用量较小,助君药养血活血;黑豆补肾,活血,和胃;糯米、饴糖补中益气,共为佐药。诸药合用,共奏活血养血、益肾之功。

【临床应用】　月经不调　由肾虚不足,精血亏少,瘀血内阻冲任所致。症见经期错后、行经量少、夹有血块、腰膝酸软、小腹下坠,舌淡苔白,脉沉细涩;功能性月经失调见上述证候者。

【不良反应】　目前尚未检索到不良反应报道。

【禁忌】　孕妇禁用。

【注意事项】

1. 湿热蕴结致月经不调者慎用。

2. 服药期间忌食生冷食物。

【用法与用量】　将膏研碎,用水、酒各半炖化服。一次6～10g,一日2次。

【规格】　每盒装200g

妇康宁片
Fukangning Pian

【药物组成】　白芍、当归、党参、香附、三七、益母草、麦冬、醋艾炭。

【功能与主治】　养血理气,活血调经。用于血虚气滞所致的月经不调,症见月经周期后错、经水量少、有血块、经期腹痛。

【方解】　方中白芍养血敛阴,调经止痛,为君药。当归养血活血,调经止痛;党参健脾益气,以助气血生化之源,共为臣药。香附善解肝郁,理气调经而止痛;三七、益母草活血调经;麦冬养阴;艾叶温通经脉,散寒止痛,共为佐药。诸药合用,共奏养血理气、活血调经之功。

【临床应用】

1. 月经后期　因血虚气滞而致。症见月经周期延

后、量少或正常、色淡或黯、伴小腹隐痛或胀痛、面色苍白或萎黄、胸胁乳房胀痛、舌淡红、苔薄白或微黄、脉弦细弱;功能性月经失调见上述证候者。

2. 月经过少　血虚气滞血瘀而致。症见月经量少、色淡或黯、质稀或有血块,或伴头晕眼花、心悸怔忡、面色苍白或萎黄,舌淡红或黯,苔薄白,脉弦细;功能性月经失调见上述证候者。

临床报道,还可用于气滞血瘀型月经过多者[1]。

【药理毒理】　抑制子宫平滑肌收缩　本品可对抗缩宫素引起的小鼠扭体反应,对缩宫素引起的小鼠离体子宫收缩有抑制作用[2]。

【不良反应】　目前尚未检索到不良反应报道。

【禁忌】　尚不明确。

【注意事项】

1. 服药期间忌食辛辣食物。

2. 糖尿病患者慎用。

3. 孕妇慎用。

【用法与用量】　口服。一次8片,一日2～3次;或经前4～5天服用。

【规格】　(1)薄膜衣片　每片重0.26g　(2)糖衣片(片芯重0.25g)

【参考文献】　[1]郭莉萍.妇康宁片治疗月经过多30例.湖南中医杂志,2000,16(4):34.

[2]李晨,王海芳,杨志福,等.中药抗痛经冲剂对小白鼠子宫平滑肌的影响.第四军医大学学报,2003,24(10):899.

妇痛宁滴丸
Futongning Diwan

【药物组成】　当归油。

【功能与主治】　养血,活血,止痛。用于血虚夹瘀所致痛经、产后腹痛,症见经行不畅、血色紫黯、小腹隐痛、产后小腹绵绵作痛。

【方解】　方中当归性味辛苦温,入肝心脾经,养血活血,养血可资血源,荣血脉,调月经,活血可使补而不滞,且可缓肝之急,有助于肝气舒畅,气血调和,有养血活血、调经止痛之功。

【临床应用】

1. 痛经　血虚胞脉失荣引起的经行小腹隐痛绵绵、喜温按,多发生于经期后期。经血色淡质稀、倦怠乏力、面色无华、畏寒肢冷,舌淡,脉沉细。

2. 产后腹痛　产时血虚胞脉不荣所致。症见产后小腹绵绵作痛、喜温按、恶露色淡质稀、乳汁量少清稀、神疲乏力、体虚畏寒、面色萎黄,舌质淡黯,脉细弱。

【药理毒理】 本品有抑制子宫平滑肌收缩、影响神经内分泌激素以及调节免疫的作用。

1. 抑制子宫平滑肌收缩 本品可抑制正常未孕大鼠离体子宫以及经缩宫素处理离体子宫平滑肌的收缩[1]。

2. 抗子宫内膜异位症 本品可降低手术移植法复制的子宫内膜异位症大鼠垂体及下丘脑 β-内啡肽、强啡肽含量,升高异位内膜组织中 β-内啡肽、强啡肽含量,升高血清中内皮素-1 等含量[1,2];降低血清雌二醇(E_2)、孕酮(P)、催乳素(PRL)水平[3]。提高子宫内膜异位症大鼠腹腔 NK 细胞活性,降低血清 IL-1 水平[3]。

【不良反应】 目前尚未检索到不良反应报道。

【禁忌】 尚不明确。

【注意事项】

1. 湿热证者不宜使用。

2. 孕妇慎用。

3. 不宜食用寒凉食物。

【用法与用量】 口服。一次 10～15 粒,一日 1～2 次。

【规格】 丸心重 (1)20mg (2)10mg

【参考文献】 [1]闫升,王嘉陵,乔国芳,等.当归油对大鼠离体子宫平滑肌收缩功能的影响.中草药,2000,31(8):604.

[2]许丽芳,韩冰,李同玺.活血化瘀、软坚散结法(妇痛宁)对子宫内膜异位症神经内分泌影响的实验研究.天津中医,2002,19(1):61.

[3]李淑萍,白淑芳.妇痛宁联合免疫法对子宫内膜异位症免疫功能的影响.辽宁中医学院学报,2005,7(5):442.

安坤颗粒
Ankun Keli

【药物组成】 牡丹皮、栀子、当归、白芍、墨旱莲、女贞子、白术、茯苓、益母草。

【功能与主治】 滋阴清热,养血调经。用于阴虚血热所致的月经先期、月经量多、经期延长,症见月经期提前、经水量较多、行经天数延长、经色红质稀、腰膝酸软、五心烦热;放节育环后出血见上述证候者。

【方解】 方中牡丹皮清热凉血、活血祛瘀;栀子泻火除烦、凉血止血,二药合用清热凉血、化瘀调经,共为君药。当归、白芍养血调经;墨旱莲、女贞子补肝肾之阴,凉血止血,共为臣药。白术、茯苓健脾益气;益母草活血祛瘀调经,共为佐药。诸药合用,共奏滋阴清热、养血调经之功。

【临床应用】

1. 月经先期 多因阴虚内热,水亏火旺,热扰冲任,血海不宁,热迫血行所致。症见经水量较多、经色红质稀、五心烦热、腰膝酸软、口干喜饮,舌红少苔,脉细数;带节育环后出血见上述证候者。

2. 经期延长 多因阴虚血热,血海不宁,经血不能循其常度,而致经期延长,经水量较多、经色红、五心烦热、腰膝酸软、口干喜饮,舌红少苔,脉细数;功能性子宫出血见上述证候者。

3. 带节育环后出血 多因带环后扰及冲任,血海不宁所致。症见阴道流血日久不止、经量时多时少、经色红、有血块、五心烦热、腰膝酸软、口干喜饮,舌质黯红、苔少,脉细数。

临床报道,亦可治疗药流后异常出血[1]。

【不良反应】 目前尚未检索到不良反应报道。

【禁忌】 孕妇禁用。

【注意事项】

1. 脾胃虚寒者不宜使用。

2. 服药期间饮食宜清淡易消化,忌食辛辣刺激食物。

3. 本药中病即止,不可过量、久用。

【用法与用量】 开水冲服。一次 10g,一日 2 次。

【规格】 每袋装 10g

【参考文献】 [1]朱仲群.安坤冲剂防治药物流产后阴道流血 110 例效果分析.齐齐哈尔医学院学报,1999,20(4):365.

四物膏
Siwu Gao

【药物组成】 熟地黄、当归、白芍、川芎、蔗糖、山梨酸钾。

【功能与主治】 调经养血。用于血虚血滞之各种病证,如痛经、闭经、崩漏及产后恶露不绝。

【方解】 方中熟地滋阴补血,调补肝肾,为君药。当归补血养肝,和血调经,助熟地养血,为臣药。白芍养血敛阴,柔肝和营;川芎活血行气,开郁止痛,共为佐药。四药相配,补中有行,共为养血调经之剂。

【临床应用】

1. 月经量少 因素体营血不足,兼瘀滞内停,血海充盈不足,冲任气血不通所致。症见月经量少、色黯淡、有血块,头昏眼花,面色萎黄,舌黯淡,苔薄,脉细涩。

2. 痛经 因素体营血不足,兼瘀滞内停,血海充盈不足,冲任气血不通所致。症见经期小腹疼痛,经血色淡或黯有血块,倦怠乏力,面色无华,舌质淡黯或有瘀斑,脉弦细。

3. 闭经　因素体营血不足,由瘀血内阻所致。症见经闭不行,小腹刺痛拒按,倦怠乏力,面色无华,舌质淡黯或有瘀斑,脉弦细。

4. 崩漏　由瘀血阻滞,气血虚弱所致。症见行经时间延长、量或多或少、色黯红、有血块或淋漓不净,小腹疼痛拒按,血块下后痛减,舌淡黯或有瘀点,脉细涩。

5. 产后恶露不绝　因孕产耗伤正气,瘀血停滞胞宫,新血难以归经所致。症见产后恶露过期不止、淋漓不净、夹有血块、色黯淡,小腹疼痛,面色不华,舌黯淡,脉细涩。

【不良反应】　目前尚未检索到不良反应报道。

【禁忌】　孕妇禁用。

【注意事项】

1. 血热所致月经提前、月经过多者不宜使用。

2. 本品为膏剂,糖尿病患者慎用。

3. 服药时忌食生冷、油腻食物。

【用法与用量】　口服。一次 14～21g,一日 3 次。

四物胶囊(颗粒、片)
Siwu Jiaonang(Keli,Pian)

【药物组成】　熟地黄、当归、白芍、川芎。

【功能与主治】　调经养血。用于血虚所致的面色萎黄、头晕眼花、心悸气短及月经不调。

【方解】　方中熟地滋阴补血,调补肝肾,为君药。当归补血养肝,和血调经,助熟地养血,为臣药。白芍养血敛阴,柔肝和营;川芎活血行气,开郁止痛,共为佐药。四药相配,补中有行,共奏养血调经之功。

【临床应用】

1. 月经量少　因素体营血不足,兼瘀滞内停,血海充盈不足,冲任气血不通所致。症见月经量少、色黯淡、有血块,头昏眼花,面色萎黄,舌黯淡,苔薄,脉细涩。

2. 痛经　因素体营血不足,兼瘀滞内停,血海充盈不足,冲任气血不通所致。症见经期小腹疼痛,经血色淡或黯有血块,倦怠乏力,面色无华,舌质淡黯或有瘀斑,脉弦细。

3. 闭经　因素体营血不足,由瘀血内阻所致。症见经闭不行,小腹刺痛拒按,倦怠乏力,面色无华,舌质淡黯或有瘀斑,脉弦细。

4. 崩漏　由瘀血阻滞,气血虚弱所致。症见行经时间延长、量或多或少、色黯红、有血块或淋漓不净,小腹疼痛拒按,血块下后痛减,舌淡黯或有瘀点,脉细涩。

5. 产后恶露不绝　因孕产耗伤正气,瘀血停滞胞宫,新血难以归经所致。症见产后恶露过期不止、淋漓不净、夹有血块、色黯淡,小腹疼痛,面色不华,舌黯淡,脉弦涩。

另有报道,四物颗粒可有效促进剖宫产产妇术后恢复[1]。

【药理毒理】　本品具有镇痛、抗炎等作用。

1. 镇痛　本品对小鼠热板以及醋酸致痛均有镇痛作用[2]。

2. 抗炎　本品对二甲苯导致的小鼠耳廓炎症有抑制作用[2]。

3. 其他　本品对小鼠尾失血所致的血红蛋白和红细胞数降低有明显升高作用,可使大鼠离体子宫的张力降低,同时能对抗缩宫素引起的子宫痉挛性收缩[2]。

【不良反应】　目前尚未检索到不良反应报道。

【禁忌】　孕妇禁用。

【注意事项】

1. 血热所致月经提前、月经过多者不宜使用。

2. 服药时忌食生冷、油腻食物。

【用法与用量】　胶囊、片剂:口服。一次 4～6 粒(片),一日 3 次。颗粒剂:温开水冲服。一次 5g,一日 3 次。

【规格】　胶囊剂:0.5g

片剂:每片重 0.5g

颗粒剂:每袋装 5g

【参考文献】　[1]税纪南.四物颗粒对剖宫产术后恢复的影响.中国中医急症,2003,12(6):526.

[2]秦红鸣,付晓春,方国璋,等.四物颗粒和四物合剂的药效学研究.中药药理与临床,2002,18(1):3-4.

四物益母丸
Siwu Yimu Wan

【药物组成】　熟地黄、当归、白芍、川芎、益母草。

【功能与主治】　补血,活血,调经。用于血虚血滞,月经不调。

【方解】　方中熟地滋阴补血,调补肝肾,为君药。当归补血养肝,和血调经,助熟地养血,为臣药。白芍养血敛阴,柔肝和营;川芎活血行气,开郁止痛,益母草活血化瘀,调经止痛,共为佐药。五药相配,补中有行,共奏养血调经之效。

【临床应用】　**月经不调**　因先天禀赋不足,或劳倦内伤,血虚血滞,经血运行不畅所致。症见月经周期错后、行经量少,精神不振、肢体乏力、面色无华,舌淡苔白,脉缓弱。

【不良反应】　目前尚未检索到不良反应报道。

【禁忌】　孕妇禁用。

【注意事项】

1. 忌食生冷、油腻食物。

2. 感冒时不宜服用。

3. 月经过多者不宜服用。

4. 对本品过敏者禁用，过敏体质者慎用。

【用法与用量】　口服。一次 9g，一日 2 次。

【规格】　每丸重 9g

（四）益气养血

参茜固经颗粒

Shenqian Gujing Keli

【药物组成】　党参、地黄、白术（麸炒）、白芍（麸炒）、女贞子（制）、墨旱莲、茜草、槐米、大蓟、小蓟、蒲黄、山楂。

【功能与主治】　益气养阴，清热，活血止血。用于气阴两虚、热迫血行所致的月经失调，症见经行提前、经血量多有血块、经水淋漓不净、口干喜饮、体倦乏力、面色少华、脉细或弦细；功能性子宫出血、子宫肌瘤、放置宫内节育环后出血见上述证候者。

【方解】　方中党参甘平，补中益气，生津养血；地黄甘苦寒，清热凉血，养阴生津，二药配伍，益气养阴，清热凉血，共为君药。白术甘温，补气健脾，以滋化源；白芍养血敛阴，以防出血多而伤血；女贞子、墨旱莲甘寒，滋阴清热，凉血止血，合用益气养阴，清热止血，既加强君药益气养阴之力，又针对气阴两虚，热迫血行所致出血诸症，共为臣药。茜草化瘀止血；槐米、大蓟、小蓟清热凉血止血；蒲黄、山楂活血散瘀，使血止不留瘀，共为佐使药。诸药合用，共奏益气养阴、清热、活血止血之功。

【临床应用】

1. **月经先期**　因气阴两虚、热迫血行所致。症见月经提前、量多、色红，或夹有血块、神疲肢倦、气短懒言、手足心热、咽干口燥、小腹隐痛、纳少、便溏，舌淡红、苔薄白、脉细弱；功能性月经失调见上述证候者。

2. **月经过多**　因气阴两虚、热迫血行所致。症见月经量多、色红或夹有血块、神疲肢倦、气短懒言、手足心热、咽干口燥、小腹隐痛、纳少便溏，舌淡红、苔薄白，脉细弱；放置宫内节育环后出血见上述证候者。

3. **崩漏**　系由气阴两虚、热迫血行所致。症见经水非时而下、经量多，或淋漓不尽、色红，或夹有血块、神疲肢倦、气短懒言、手足心热、咽干口燥、小腹隐痛、纳少、

便溏，舌淡红、苔薄白，脉细弱；功能性子宫出血见上述证候者。

【药理毒理】　**收缩平滑肌**　本品可使离体大鼠、家兔、人子宫平滑肌产生节律性收缩，可增强高钾去极化大鼠、家兔子宫收缩，也可促进离体血管平滑肌收缩[1]。

【不良反应】　目前尚未检索到不良反应报道。

【禁忌】　尚不明确。

【注意事项】

1. 湿热蕴结所致的月经不调、崩漏者不宜使用。

2. 脾胃虚寒者不宜使用。

3. 服药期间饮食宜清淡，忌食辛辣、油腻食物。

【用法与用量】　温开水冲服。一次 50g，一日 2 次。经前一周开始服用。

【规格】　每袋装 25g

【参考文献】　[1]刘玮.参茜固经冲剂对子宫和血管平滑肌作用的实验研究.时珍国医国药，2002，13(2)：70-73.

当归丸（复方当归丸）

Danggui Wan(Fufang Danggui Wan)

【药物组成】　黄芪（蜜炙）、当归。

【功能与主治】　益气养血，调经止痛。用于气血两虚所致的月经先期、月经量多、痛经，症见月经提前、经水量多、肢体乏力、行经腹痛。

【方解】　方中重用甘温之黄芪，大补脾肺之气，以资气血化生之源，为君药。当归辛甘而温，养血和营，调经止痛，为臣药。两药并用，阳生阴长，气旺血生，共奏益气养血、调经止痛之功。

【临床应用】

1. **月经先期**　系因脾气不足，营血亏虚，冲任不固，血失统摄所致。症见月经提前、经水量多、色淡质稀、行经腹痛、面色无华、肢体乏力，舌淡、苔薄，脉虚弱；功能性子宫出血见上述证候者。

2. **痛经**　系因气血不足，冲任失养所致。症见经期或经后小腹隐痛、经水量多、色淡质稀、肢体乏力、面色无华，舌淡苔薄，脉虚弱；原发性痛经见上述证候者。

另见报道，可治疗功能性头痛[1]。

【不良反应】　目前尚未检索到不良反应报道。

【禁忌】　尚不明确。

【注意事项】

1. 阴虚内热者不宜使用。

2. 服药期间慎食辛辣刺激食物。

【用法与用量】　口服。一次 1 丸，一日 2 次。

【规格】　每丸重 9g

【参考文献】　[1]高一心,孙涛.当归丸治疗功能性头疼.山东医药工业,2001,20(4):43-44.

安坤赞育丸

Ankun Zanyu Wan

【药物组成】　鹿茸、鹿尾、鹿角胶、阿胶、紫河车、龟甲、醋鳖甲、酒萸肉、菟丝子、酒苁蓉、锁阳、牛膝、枸杞子、续断、盐杜仲、桑寄生、盐补骨脂、熟地黄、当归、白芍、川芎、人参、炒白术、茯苓、甘草、黄芪、泽泻、酸枣仁、龙眼肉、制远志、琥珀、红花、西红花、鸡血藤、丹参、川牛膝、乳香(醋制)、没药(醋制)、醋香附、醋延胡索、柴胡、木香、沉香、陈皮、乌药、藁本、紫苏叶、煨肉豆蔻、砂仁、橘红、地黄、北沙参、天冬、黄芩、黄柏、青蒿、白薇、秦艽、鸡冠花、煅赤石脂、丝棉(炭)、血余炭、醋艾炭。

【功能与主治】　益气养血,调补肝肾。用于气血两虚,肝肾不足所致的月经不调、崩漏、带下病,症见月经量少、淋沥不净、月经错后、神疲乏力、腰腿酸软、白带量多。

【方解】　方中用鹿茸、鹿尾、鹿角胶、阿胶、紫河车、龟甲、鳖甲、山茱萸、菟丝子、肉苁蓉、锁阳、牛膝、枸杞子、续断、杜仲、桑寄生、补骨脂滋补肝肾,填精益髓,温养冲任。熟地黄、当归、白芍、川芎、人参、白术、茯苓、甘草、黄芪、泽泻、酸枣仁、龙眼肉、远志、琥珀益气养血,宁心安神。红花、西红花、鸡血藤、丹参、川牛膝、乳香、没药、香附、延胡索、柴胡、木香、沉香、陈皮、乌药、藁本、紫苏叶、肉豆蔻、砂仁、橘红行气活血,调理冲任。地黄、北沙参、天冬、黄芩、黄柏、青蒿、白薇、秦艽养阴清热。鸡冠花、赤石脂、丝棉(炭)、血余炭、艾叶炭收敛固涩,止血止带。诸药相合,寒温并用,补泻兼行,重在滋补,益气养血,滋补肝肾,兼以调和气血,调理冲任。

【临床应用】

1. 月经不调　由气血两虚,肝肾不足,血海不能按时满盈所致。症见经水量少、月经错后、腰腿酸软、神疲乏力、面色少华、心悸失眠,舌质淡,脉细弱;功能性子宫出血见上述证候者。

2. 崩漏　由气血两虚,肝肾两亏,冲任不固,气虚不能摄血,血虚冲任失养所致。症见经行无期、出血量多或淋漓不净、色淡质稀、腰腿酸软、头晕、心悸、肢体乏力,舌质淡,脉细弱;功能性子宫出血见上述证候者。

3. 带下病　肝肾不足,脾气虚弱,任带二脉不能固约,脾虚不能运化水湿,则湿气下注所致。症见白带量多、色白、质稀、腰痛酸软、纳谷无味、神疲乏力,舌质淡,脉细弱;慢性盆腔炎见上述证候者。

【不良反应】　目前尚未检索到不良反应报道。

【禁忌】　孕妇禁用。

【注意事项】

1. 血热导致的月经失调、崩漏者不宜使用。

2. 湿热带下者不宜使用。

3. 服药期间禁食生冷食物。

【用法与用量】　口服。一次1丸,一日2次。

【规格】　每丸重9g

八珍益母丸(胶囊)

Bazhen Yimu Wan(Jiaonang)

【药物组成】　益母草、熟地黄、当归、酒白芍、川芎、党参、炒白术、茯苓、甘草。

【功能与主治】　益气养血,活血调经。用于气血两虚兼有血瘀所致的月经不调,症见月经周期错后、行经量少、淋漓不净、精神不振、肢体乏力。

【方解】　方中重用益母草,活血化瘀,调经止痛,为君药。熟地黄、当归、白芍、川芎养血和血;党参、白术、茯苓、甘草益气健脾,共为臣药。诸药合用,消补兼施,益气养血,活血调经,共奏治疗气血不足兼有瘀滞之月经不调之功。

【临床应用】　**月经不调**　因先天禀赋不足,或劳倦内伤太过,气血亏虚,冲任瘀滞,血海不足,经血运行不畅所致。症见月经周期错后、行经量少、淋漓不断、精神不振、肢体乏力、面色无华,舌淡苔白,脉缓弱;功能性月经失调见上述证候者。

此外,文献报道本品可用于治疗人流出血[1]、药流后出血[2]。

【药理毒理】　本品有雌激素样作用、调节子宫平滑肌的收缩、促进造血功能和提高免疫功能等作用。

1. 雌激素样作用　八珍益母胶囊可增加未成熟雌性大鼠的子宫指数及血中雌二醇含量,降低孕酮含量[3];并且可以提高更年期雌性大鼠子宫指数、血清雌激素(E_2)和孕激素(P)水平[4]。

2. 调节子宫平滑肌的收缩　八珍益母胶囊能促进催产素对大鼠离体子宫平滑肌的兴奋作用,对抗黄体酮对催产素兴奋大鼠离体平滑肌的抑制作用[3]。

3. 抗贫血　本品可加快失血性血虚模型大鼠红细胞以及血红蛋白数量的恢复;本品丸剂提取部位也能促进失血性贫血小鼠红细胞、白细胞以及血红蛋白数量的恢复[5]。

4. 其他　本品可升高更年期雌性大鼠血清 IgM[6]。可延长小鼠的游泳时间和耐缺氧时间,减轻琼脂所致的大鼠足肿胀及肉芽肿增生。提高小鼠碳粒廓清速率、血清溶血素水平和外周血淋巴细胞转化率[5]，还可增强大鼠在体心脏的收缩和舒张功能[7]。

【不良反应】 文献报道，本品可致四肢、口唇、颈部出现大小不等紫红色斑疹及水疱，伴瘙痒，全身不适[8]。

【禁忌】 孕妇、月经过多者禁用。

【注意事项】 湿热蕴结致月经不调者慎用。

【用法与用量】 丸剂：口服。水蜜丸一次 6g，小蜜丸一次 9g，大蜜丸一次 1 丸，一日 2 次。胶囊：口服。一次 3 粒，一日 3 次。

【规格】 大蜜丸：每丸重 9g

胶囊剂：每粒装 0.28g

【参考文献】 [1]孟香莲、杨萃萍.八珍益母丸在人流出血中的应用.中医药研究，1994，(4)：32.

[2]曾凡军、韩丽梅，段大航，等.八珍益母丸防治药流后出血时间延长的疗效观察.中国民康医学，2006，18(4)：312-313.

[3]应玲珍、刘敏，姜友平，等.八珍益母胶囊对雌性幼鼠性器官和性激素的影响研究.湖南中医杂志，1998，14(2)：56.

[4]王海峰、张红，谢人明，等.八珍益母丸对更年期雌性大鼠卵巢、子宫及激素的影响.西北药学杂志，2012，27(4)：344-345.

[5]杨艳燕、李珺，程智勇，等.八珍益母丸不同提取部分的补血作用研究.中国医药学报，1999，11(3)：18.

[6]张红、王海峰，潘波.八珍益母丸对更年期雌性大鼠免疫功能的影响.陕西中医，2012，33(9)：1256-1258.

[7]左红、黎敬波，张敏，等.补益气血法治疗冠心病的临床与实验研究.湖南中医杂志，1995，11(1)：8.

[8]任克恭.中草药的毒副反应.湖北中医学院学报，1994，9(4)：45.

当归养血丸
Danggui Yangxue Wan

【药物组成】 当归、炙黄芪、白芍(炒)、地黄、阿胶、白术(炒)、茯苓、杜仲(炒)、牡丹皮、香附(制)。

【功能与主治】 益气养血调经。用于气血两虚所致的月经不调，症见月经提前、经血量少或量多、经期延长、肢体乏力。

【方解】 方中当归养血和血，调理月经；炙黄芪补气健脾，资生化源；二药合用，气血并补，阳生阴长，共为君药。白芍、地黄、阿胶滋养营血，兼以止血；白术、茯苓健脾燥湿，共为臣药。杜仲滋养肝肾，牡丹皮活血调经；香附疏肝理气，共为佐药。诸药合用，共奏益气养血调经之功。

【临床应用】 月经不调 系因气血不足，冲任失养，血海失于统摄所致。症见月经提前、经水量少，或经

血量多、经期延长、头晕、乏力、面色少华、腰酸肢软，舌质淡，脉虚弱；功能性月经失调见上述证候者。

【不良反应】 目前尚未检索到不良反应报道。

【禁忌】 尚不明确。

【注意事项】

1. 湿热蕴结致月经不调者不宜使用。

2. 服药期间少食辛辣刺激食物。

【用法与用量】 口服。一次 9g，一日 3 次。

十二乌鸡白凤丸
Shi'er Wuji Baifeng Wan

【药物组成】 乌鸡(去毛、爪、肠)、炙黄芪、党参、白术、山药、茯苓、熟地黄、白芍(酒炒)、当归、川芎、牡丹皮、五味子(酒制)。

【功能与主治】 益气养血，调经。用于气血两虚所致月经不调、崩漏，症见月经提前或月经错后、经量少或淋漓不净，或月经量多。

【方解】 方中重用乌鸡益阴血，滋肝肾，清虚热，为君药。黄芪、党参、白术、山药、茯苓补气健脾，滋生化源；熟地黄、白芍、当归、川芎养血和血，调理月经，共为臣药。以牡丹皮活血调经；五味子补肾益气，宁心安神，共为佐药。诸药合用，共奏益气养血、调经之功。

【临床应用】

1. 月经先期 因气血两虚，冲任失调所致。症见经水先期而致、经量少或量多、经色淡质稀、腰膝酸软、肢体乏力、心烦易怒，舌质淡，脉虚弱；功能性月经失调见上述证候者。

2. 月经后期 因气血两亏，血海不能按时满溢所致。症见月经后错、经水量少、气短乏力、头晕，舌质淡，脉虚弱。

3. 崩漏 因气血两虚，摄血失职，肝肾亏虚，冲任失调所致。症见经期紊乱、经水量多或淋漓不尽，或有血块、肢体乏力、腰膝酸软、头晕心烦，舌质淡，脉虚弱；功能性子宫出血见上述证候者。

【不良反应】 目前尚未检索到不良反应报道。

【禁忌】 尚不明确。

【注意事项】

1. 血热、湿热蕴结导致的月经失调、崩漏者慎用。

2. 服药期间少食辛辣刺激食物。

3. 崩漏患者服药后无效时请医生诊治。

【用法与用量】 口服。小蜜丸一次 9g，大蜜丸一次 1 丸，一日 2 次。

【规格】 每丸重 9g

同仁乌鸡白凤丸（口服液）
Tongren Wuji Baifeng Wan(Koufuye)

【药物组成】 乌鸡（去毛、爪、肠）、人参、黄芪、山药、鹿角、熟地黄、白芍、当归、地黄、天冬、青蒿、银柴胡、香附（醋炙）、丹参、川芎、桑螵蛸、芡实（炒）、牡蛎（煅）、甘草。

【功能与主治】 益气养血，滋阴清热。用于气血两虚，阴虚有热所致的月经失调、崩漏、带下病，症见经行错后或提前、经水量多、淋漓不净、带下量多、黄白相兼、腰膝酸软、虚热盗汗。

【方解】 方中以血肉有情食物乌鸡为君药，重补阴血，滋肝肾，清虚热。人参、黄芪、山药大补元气，补气健脾，滋生化源；鹿角、熟地黄、白芍、当归补益肝肾，滋养阴血；地黄、天冬、青蒿、银柴胡滋阴生津，清虚热，共为臣药。香附、丹参、川芎疏肝行气，活血调经；桑螵蛸、芡实、牡蛎补益下元，收敛固涩，共为佐药。甘草调和诸药，为使药。诸药合用，共奏补气养血、滋阴清热之功。

【临床应用】

1. 月经先期 由气血双亏，阴虚有热，热扰冲任所致。症见经水先期而致、经量多或经量少，午后潮热、盗汗、腰腿酸软、心烦失眠，舌质红、脉细数。

2. 崩漏 由气血不足，阴虚有热，热迫血行所致。症见经乱无期、月经量多或淋漓不尽、头晕、乏力、腰腿酸痛、心烦易怒，舌质偏红、脉细数；功能性子宫出血见上述证候者。

3. 带下病 系由气血虚弱，肝肾不足，虚热内扰，带脉不固，津液下夺所致。症见带下量多、黄白相兼、腰酸腿软、虚热盗汗，舌质偏红、脉细数。

【药理毒理】 本品有促进造血、保肝、抗炎、雌激素样作用以及增强免疫功能等作用。

1. 促进造血 本品可促进环磷酰胺所致血虚模型小鼠白细胞总数的恢复，提高失血小鼠的血红蛋白含量，缩短小鼠出血时间和血浆复钙时间[1,2]。

2. 雌激素样作用 本品可增加雌性大鼠子宫重量、子宫指数、雌二醇含量以及动情期出现比率[1]；还可促进小鼠子宫发育及增重，并协同垂体后叶素对离体大鼠子宫的收缩作用[2]。

3. 保肝 本品可拮抗 D-氨基半乳糖所致的急性肝损伤大鼠 ALT、AST 的升高，增加四氯化碳所致慢性肝损害大鼠的总蛋白和白蛋白含量[1]。

4. 增强免疫功能 本品可提高正常小鼠对血中炭粒的清除速度和抗体形成细胞数量，促进 B 细胞受抗原刺激后的分裂增殖，增加幼鼠胸腺指数[1]；增强小鼠腹腔巨噬细胞吞噬鸡红细胞的能力[2]。

5. 抗炎 本品可抑制巴豆油所致小鼠耳肿胀，抑制角叉菜胶所致大鼠足肿胀及大鼠棉球肉芽肿的形成，还可抑制羧甲基纤维素所致腹腔渗出液中白细胞总数的增多[1]。

6. 抗应激 本品及口服液对正常或饥饿法复制的"脾虚"模型小鼠有抗疲劳、缺氧、寒冷、高温应激作用[1-3]。

7. 毒理 本品小鼠最大口服耐受量为 30g/kg[1]。

【不良反应】 目前尚未检索到不良反应报道。

【禁忌】 尚不明确。

【注意事项】

1. 血热、湿热蕴结所致的月经失调、崩漏者慎用。

2. 带下病属寒湿者慎用。

3. 服药期间慎食辛辣刺激食物。

4. 服药后出血不减，或带下量仍多者请医生诊治。

5. 月经先期用药后未效者，请医生诊治。

【用法与用量】 丸剂：口服。温黄酒或温开水送服，水蜜丸一次 6g，大蜜丸一次 1 丸，一日 2 次。口服液：口服。一次 10ml，一日 2 次；或遵医嘱。

【规格】 大蜜丸：每丸重 9g
口服液：每支装 10ml

【参考文献】 [1]中国中医研究院中药研究所.同仁乌鸡白凤口服液与乌鸡白凤丸的主要药效学比较.新药申报资料,1992.

[2]北京同仁堂制药厂.同仁乌鸡白凤口服液各项实验研究工作的综合性概要,1992.

[3]高英杰,李小芹,贺玉琢,等.同仁乌鸡白凤口服液与丸对小鼠应激能力的比较研究.中药药理与临床,1998,14(1):12.

乌鸡白凤丸（片、颗粒）
Wuji Baifeng Wan(Pian,Keli)

【药物组成】 乌鸡（去毛爪肠）、人参、黄芪、山药、熟地黄、当归、白芍、川芎、丹参、鹿角霜、鹿角胶、鳖甲（制）、地黄、天冬、香附（醋制）、银柴胡、芡实（炒）、桑螵蛸、牡蛎（煅）、甘草。

【功能与主治】 补气养血，调经止带。用于气血两虚，身体瘦弱，腰膝酸软，月经不调，崩漏带下。

【方解】 方中重用乌鸡，补阴血，滋肝肾，清虚热，为君药。人参、黄芪、山药补气健脾；熟地黄、当归、白芍、川芎、丹参养血调经；鹿角霜、鹿角胶补肝肾，益精血；鳖甲、地黄、天冬滋补阴液，清虚热，共为臣药。香附疏肝理气,调经止痛;银柴胡清退虚热;芡实、桑螵蛸、牡蛎收敛固涩止带,共为佐药。甘草调和诸药,为使药。诸药合用,共奏补气养血、调经止带之功。

【临床应用】

1. 月经不调 因气血双亏,阴虚有热,热扰冲任所致。症见经水先期而至、经量多或经量少、午后潮热、盗汗、腰腿酸软、心烦失眠,舌质偏红,脉细数;功能性月经失调见上述证候者。

2. 崩漏 因气血不足,阴虚有热,热迫血行所致。症见经乱无期、月经量多或淋漓不尽,头晕、乏力、腰腿酸痛、心烦易怒,舌质偏红,脉细数;功能性子宫出血见上述证候者。

3. 带下病 由气血虚弱,肝肾不足,虚热内扰,带脉不固所致。症见带下量多、腰酸腿软、虚热盗汗,舌质偏红,脉细数。

此外,文献报道乌鸡白凤丸可用于药物流产后出血、精液不液化症[1,2]。

【药理毒理】 本品有促进造血功能、止血、性激素样作用、抑制子宫平滑肌收缩、保肝、抗炎、镇痛以及降血脂等作用。

1. 促进造血功能 本品可促进急性失血小鼠红细胞和血红蛋白数量的恢复[3-5],增加血清促红细胞生长素(EPO)以及血清铁含量[5];对环磷酰胺所致小鼠白细胞降低有提升作用[4]。

2. 止血 本品能缩短小鼠断尾出血时间和凝血时间,缩短大鼠血浆复钙时间[4]。

3. 性激素样作用 本品可使幼年大鼠子宫、精液囊和前列腺重量增加;对摘除双侧卵巢或雄激素所致的无排卵雌性大鼠,可预防子宫和肾上腺的萎缩,提高血清雌二醇含量,促进卵泡发育和黄体形成,使子宫内膜增厚,腺体数目增多,腺上皮丰富,子宫重量增加[6-8];对去势雄性大鼠,可提高血清睾酮含量[5,8]。本品还可降低反复刮宫导致子宫内膜受损患者的子宫内膜线粒体膜PLA_2的活性以及MDA含量,升高SOD活性以及Ca^{2+},Mg^{2+}-ATP酶活性[9]。

4. 抗骨质疏松 本品可升高去卵巢或维甲酸所致的骨质疏松症模型大鼠血清雌二醇、降钙素含量[10,11]。增加去卵巢大鼠表观骨密度,提高股骨三点弯曲最大载荷,可升高血清钙、血清磷含量[12]。

5. 保肝 本品能降低D-氨基半乳糖诱导的急性肝损伤模型大鼠的血清ALT、AST的升高,提高四氯化碳诱导的慢性肝损伤模型大鼠的总蛋白和血清白蛋白含量[13];可抑制四氯化碳致大鼠肝纤维化,降低血清ALT、AST、TGF-β、TNF-α和透明质酸(HA)、层粘连蛋白(LN)和Ⅲ型胶原(PC-Ⅲ)水平,下调肝组织α-SMA阳性表达,并且改善肝组织病理变化[14]。

6. 抗炎 本品可抑制巴豆油所致的小鼠耳肿胀,抑制大鼠棉球肉芽肿的形成和角叉菜胶所致大鼠足肿胀,减少羧甲基纤维素所致的大鼠腹腔渗出液中白细胞总数[13]。

7. 镇痛 本品能延长腹腔注射醋酸引起小鼠扭体反应的潜伏期,并减少扭体次数[15]。

8. 降血脂 本品可降低去卵巢脂代谢紊乱模型大鼠的血甘油三酯(TG)、氧化低密度脂蛋白和丙二醛(MDA),提高高密度脂蛋白(HDL-C)、载脂蛋白A(apo-AI)和超氧化物歧化酶(SOD)的活性[16]。对高脂饲料诱导的高脂血症大鼠及高脂血症家兔动物模型,本品可降低高脂血症大鼠的血清TC、TG、低密度脂蛋白胆固醇(LDL-C)及高脂家兔血清的TC、TG、LDL-C和MDA的含量,增强SOD活性[17,18]。本品对喂食高脂饲料建立的动脉粥样硬化模型鹌鹑,可降低其血清中TC、TG水平,减轻主动脉病变程度和肝脏脂肪变性程度[19]。本品可降低高脂饲料喂养法建立的早期动脉粥样硬化模型大鼠的主动脉内皮细胞的凋亡率及Caspase-3蛋白表达量,而增高增殖指数[15]。

9. 其他 本品能延长小鼠常压耐缺氧死亡潜伏期以及负重游泳时间[15]。

【不良反应】 文献报道,本品可引起过敏反应[20]。

【禁忌】 尚不明确。

【注意事项】

1. 月经不调或崩漏属血热实证者不宜使用。

2. 服药期间少食辛辣刺激食物。

3. 服药后出血不减,或带下量仍多者请医生诊治。

【用法与用量】 丸剂:口服。水蜜丸一次6g,小蜜丸一次9g,大蜜丸一次1丸,一日2次。片剂:口服。一次2片,一日2次。颗粒剂:开水冲服。一次1袋,一日2次。

【规格】 丸剂:大蜜丸 每丸重9g

片剂:每片重0.5g

颗粒剂:每袋装2g

【参考文献】 [1]诸葛仕伦,陈建刚.乌鸡白凤丸治疗药物流产后出血24例分析.山东医药,1999,39(17):17.

[2]汪李虎,张小庄,林飞鸿.乌鸡白凤丸治疗精液不液化症的临床观察.广州医药,2002,33(2):56-57.

[3]陈三珍,胡锡元,彭连生.乌鸡白凤口服液扶正固本作用的动物实验观察.武汉市职工医学院学报,2000,28(2):23.

[4]沈鸿,姚祥珍,富杭育.乌鸡白凤口服液与乌鸡白凤丸对动物血液系统的作用比较.中国实验方剂学杂志,2000,6(2):34.

[5]殷玉婷,张季林,徐彭.乌鸡白凤丸养血机制初探.中成药,2007,29(4):574.

[6]沈鸿,姚祥珍,李晓芹,等.乌鸡白凤口服液与丸剂对动物性激素样作用的比较研究.中国实验方剂学杂志,1998,4(5):50.

[7]王鑫国,郭秋红,白霞,等.乌鸡白凤丸对去卵巢大鼠雌激素分泌的影响.中成药,2003,25(1):67.

[8]杜惠兰,宋翠森,马惠荣,等.乌鸡白凤丸口服液对雄激素所致无排卵大鼠卵巢、子宫及微量元素的影响.中药药理与临床,2001,17(4):3.

[9]邹缄,朱波,姬爱冬.乌鸡白凤丸对受损子宫内膜线粒体功能调控机制的临床研究.中国妇幼保健,2009,24(3):342.

[10]牛丽颖,王鑫国,严玉平,等.乌鸡白凤丸对去卵巢大鼠骨质疏松症的影响.中成药,2004,26(11):929.

[11]王鑫国,王超玉,白霞,等.乌鸡白凤丸对维甲酸所致大鼠骨质疏松症的影响.中药药理与临床,2000,16(5):7.

[12]曾琳玲,杨威.乌鸡白凤丸对6月龄去卵巢大鼠骨质疏松动物模型的影响.内蒙古中医药,2012,6:43-44.

[13]李小芹,贺蓉,周爱香,等.乌鸡白凤丸口服液及丸剂对中毒性肝损伤影响的比较.中药药理与临床,2000,16(4):1.

[14]王萍,郭雪艳,王芳婷,等.乌鸡白凤丸抗肝纤维化作用的实验研究.陕西中医,2013,34(6):760-762.

[15]张灵灵.乌鸡白凤丸药效学初探.江西中医学院学报,2004,35(12):264.

[16]王鑫国,葛喜珍,马嵬,等.乌鸡白凤丸对去卵巢大鼠脂代谢的影响.中成药,2003,25(5):396.

[17]郭秋红,牛丽颖,王鑫国,等.乌鸡白凤丸抗动脉硬化的机制研究.中华实用中西医杂志,2004,17(1):101.

[18]严玉平,王永红,李爱英,等.乌鸡白凤丸对早期动脉粥样硬化大鼠血管内皮细胞凋亡的影响.中药药理与临床,2008,24(3):5.

[19]王鑫国,阎艳丽,宋国英,等.乌鸡白凤丸防治鹌鹑动脉粥样硬化的实验研究.中国中医药科技,1997,4(2):85.

[20]王会英.服乌鸡白凤丸出现过敏反应1例.中国中药杂志,1997,22(8):505.

养血当归糖浆
Yangxue Danggui Tangjiang

【药物组成】 当归、熟地黄、白芍、黄芪、党参、茯苓、川芎、炙甘草。

【功能与主治】 补气养血,调经。用于气血两虚所致月经失调,症见经行提前、月经量少,或见面黄肌瘦、神疲乏力。

【方解】 方中重用当归,养血和血,调经止痛,为君药。熟地黄、白芍滋养营血;黄芪、党参补气健脾,养血

和营,共为臣药。茯苓健脾渗湿,以助运化;川芎活血化瘀,行气调经,共为佐药。炙甘草调和诸药,益气和中,共为使药。诸药合用,共奏益气养血、调经之功。

【临床应用】 月经不调 因气血亏虚,冲任失养,血海空虚所致。症见经行提前、月经量少、经色黯淡、面黄肌瘦、神疲乏力、心悸,气短,舌淡苔白,脉虚弱;功能性月经失调见上述证候者。

【不良反应】 目前尚未检索到不良反应报道。

【禁忌】 尚不明确。

【注意事项】

1. 瘀血或血热导致的月经失调者慎用。

2. 服药期间,忌食生冷、油腻及不易消化食物。

【用法与用量】 口服。一次10ml,一日3次。

调经止痛片
Tiaojing Zhitong Pian

【药物组成】 当归、党参、川芎、益母草、大红袍、泽兰、香附(炒)。

【功能与主治】 益气活血,调经止痛。用于气虚血瘀所致的月经不调、痛经、产后恶露不绝,症见经行后错、经水量少、有血块、行经小腹疼痛、产后恶露不净。

【方解】 方中当归养血活血,调经止痛;党参甘平,益气健脾,二药合用,补气养血,活血调经,针对气虚血瘀之病机,共为君药。川芎、益母草、大红袍、泽兰活血化瘀、调经止血,共为臣药。香附疏肝解郁,调经止痛,为佐药。诸药合用,共奏益气活血、调经止痛之功。

【临床应用】

1. 月经不调 因气虚不足,血瘀内停,阻滞胞脉,冲任失和所致。症见经行后错、经水量少、经色黯、有血块、行经小腹疼痛、块下痛减,舌质黯,脉弦涩;功能性月经失调见上述证候者。

2. 经行腹痛 因平素气虚,冲任二脉气血失和,血海瘀滞,经期气血下注,瘀滞加重所致。症见行经小腹疼痛、经水量少、有血块、月经畅行后腹痛减轻,或经行后错,舌质黯,脉弦涩;原发性痛经见上述证候者。

3. 产后恶露不绝 因孕产耗伤正气,瘀血停滞胞宫,新血难以归经所致。症见产后恶露过期不止、淋漓不净、夹有血块、色黯淡、小腹疼痛、气短乏力、面色不华,舌黯淡,脉弦涩;产后子宫复旧不全见上述证候者。

【不良反应】 目前尚未检索到不良反应报道。

【禁忌】 孕妇禁用。

【注意事项】

1. 血热引起的月经不调者慎用。

2.血热瘀滞引起的产后恶露不净者不宜使用。

3.服药期间禁食生冷刺激食物。

【用法与用量】　口服。一次 6 片,一日 3 次。

【规格】　(1)薄膜衣片　每片重 0.35g　(2)糖衣片(片芯重 0.4g)

妇科回生丸
Fuke Huisheng Wan

【药物组成】　人参、茯苓、白术(麸炒)、甘草、熟地黄、当归、白芍、川芎、青皮(醋炙)、陈皮、木香、乌药、香附(醋炙)、桃仁(去皮)、红花、牛膝、大黄、五灵脂(醋炙)、蒲黄、延胡索(醋炙)、三棱(麸炒)、苏木、乳香(醋炙)、没药(醋炙)、黑豆、高良姜、苍术、羌活、木瓜、山茱萸(酒炙)、地榆(炭)、米醋。

【功能与主治】　益气养血,活血散结,止痛。用于气血不足,瘀血凝滞所致的月经不调、痛经、癥积,症见经水后错、经量或多或少、有血块、行经腹痛、癥积包块。

【方解】　方中人参、茯苓、白术、甘草健脾益气,以资化源;熟地黄、当归、白芍、川芎养血和营,调经止痛,共为君药。青皮、陈皮、木香、乌药辛温行散,善行气止痛;香附辛平,疏肝解郁,调经止痛;桃仁、红花、牛膝、大黄、五灵脂、蒲黄活血化瘀,消癥止痛;延胡索、三棱、苏木、乳香、没药行气活血,化瘀止痛,共为臣药。黑豆活血;高良姜散寒通脉;苍术、羌活、木瓜祛湿通络;山茱萸酸微温,补益肝肾,调补冲任,收敛止血;地榆苦酸微寒,收敛止血;米醋散瘀止血,共为佐药。诸药合用,通补兼施,散收并用,标本兼顾,寒热同调,共奏益气养血、活血散结、止痛之功。

【临床应用】

1. 月经后期　系由气血不足,瘀血凝滞所致。症见月经后期、经量或多或少、色黯红、有血块,或经行不畅,小腹刺痛、神疲肢倦、头晕、心悸、皮肤不润,舌淡红或有瘀斑,苔薄白,脉细涩;功能性月经失调见上述证候者。

2. 月经过少　系由气血不足,瘀血凝滞所致。症见月经量少、色黯红或有血块,或经行不畅,小腹刺痛、神疲肢倦、头晕、心悸、皮肤不润,舌淡红或有瘀斑,苔薄白,脉细涩。

3. 经行腹痛　系由气血不足,瘀血凝滞所致。症见经行腹痛、经量或多或少、色黯红、有血块,经水畅行腹痛缓、神疲肢倦、头晕心悸,舌淡红或有瘀斑,脉细涩;痛经、子宫内膜异位症见上述证候者。

4. 癥积　系由气血不足,瘀血凝滞所致,症见腹部包块,固定不移,刺痛或胀痛,月经错后或淋漓不净,胸闷不舒,肌肤少泽,神疲肢倦,头晕,心悸,舌淡红或有瘀斑,苔薄白,脉沉涩;子宫肌瘤见上述证候者。

【不良反应】　目前尚未检索到不良反应报道。

【禁忌】　孕妇禁用。

【注意事项】

1.血热所致月经不调、痛经者慎用。

2.单纯气血不足所致月经失调、痛经者不宜使用。

【用法与用量】　温黄酒或温开水送服。一次 1 丸,一日 2 次。

【规格】　每丸重 9g

加味八珍益母膏
Jiawei Bazhen Yimu Gao

【药物组成】　益母草、人参、茯苓、白术(炒)、甘草、熟地黄、当归、赤芍、川芎、桃仁(制)、红花、丹参、泽兰、炮姜、香附(制)。

【功能与主治】　活血养血,补气调经。用于瘀血内阻,气血不足所致的月经不调、闭经、痛经、产后恶露不绝,症见月经期错后、经水量少、有血块或淋漓不净、经闭不行、行经腹痛、拒按、产后恶露不净。

【方解】　方中益母草辛散苦泄,微寒清热,主入血分,有活血祛瘀、调经止痛之功,为君药。人参、茯苓、白术、甘草益气健脾,以开化源;熟地黄、当归、赤芍、川芎养血和营,调经止痛;桃仁、红花、丹参、泽兰活血化瘀,调经止痛,共为臣药。炮姜温经止血,防辛散活血太过而伤血;香附疏肝理气,调经止痛,共为佐药。诸药合用,共奏活血养血、补气调经之功。

【临床应用】

1. 月经后期　由瘀血内阻,气血不足所致。症见月经后期量少、色黯红、有血块,或经行不畅,小腹刺痛拒按,血块下后痛减,舌黯或有瘀点,脉沉涩;功能性月经失调见上述证候者。

2. 月经过少　由瘀血内阻所致。症见月经量少、色黯红或有血块,小腹刺痛拒按,舌黯或有瘀点,脉沉涩;功能性月经失调见上述证候者。

3. 经期延长　由瘀血阻滞,气血虚弱所致。症见行经时间延长、量或多或少、色黯红、有血块,或淋漓不净,小腹疼痛拒按,血块下后痛减,舌黯或有瘀点,脉沉涩;功能性月经失调见上述证候者。

4. 闭经　由瘀血内阻所致。症见经闭不行,小腹刺痛拒按,舌黯或有瘀点,脉沉涩。

5. 痛经　由瘀血内阻所致。症见经前或经期小腹刺痛拒按,经量多或少、色黯红有血块、血块下后痛减,舌黯或有瘀点，脉沉弦或涩。

6. 产后恶露不尽　由产后气血虚弱，瘀血内阻所致。症见产后 3 周恶露仍不净、量少、淋漓日久、色黯红、有血块，小腹疼痛拒按，血块下后痛减，舌黯或有瘀点，脉沉涩或沉弱；产后子宫复旧不全见上述证候者。

【不良反应】　目前尚未检索到不良反应报道。

【禁忌】　孕妇禁用。

【注意事项】

1. 寒凝血瘀者慎用。

2. 血热所致月经提前、月经过多者不宜使用。

3. 糖尿病患者慎用。

4. 服药时忌食生冷、油腻食物。

【用法与用量】　口服。一次 10～15g，一日 2 次。

【规格】　每瓶装　(1)150g　(2)13g

止痛化癥胶囊(片)
Zhitong Huazheng Jiaonang(Pian)

【药物组成】　党参、炙黄芪、当归、鸡血藤、炒白术、山药、芡实、丹参、延胡索、三棱、莪术、土鳖虫、蜈蚣、全蝎、川楝子、鱼腥草、北败酱、炮姜、肉桂。

【功能与主治】　益气活血，散结止痛。用于气虚血瘀所致的月经不调、痛经、癥瘕，症见行经后错、经量少、有血块、经行小腹疼痛、腹有癥块；慢性盆腔炎见上述证候者。

【方解】　方中党参、黄芪补中益气，以助气血生化；当归、鸡血藤活血养血，调经止痛，共为君药。白术、山药、芡实补脾益气；丹参、延胡索、三棱、莪术、土鳖虫、蜈蚣、全蝎活血化瘀，搜风通络，散结止痛，共为臣药。川楝子行气散结止痛；鱼腥草、北败酱清热解毒，消除潜在邪毒；炮姜与肉桂为伍，温通经脉，鼓舞气血运行，共为佐药。诸药合用，共奏益气活血、散结止痛之功。

【临床应用】

1. 月经后期　由气虚血瘀所致。症见月经后期，经量少、色黯红、有血块，或经行不畅，小腹隐痛，神疲肢倦，头晕心悸，皮肤不润，舌淡红或有瘀斑，苔薄白，脉细涩；功能性月经失调见上述证候者。

2. 月经过少　由气虚血瘀所致。症见月经量少、色黯红、有血块，或经行不畅，小腹隐痛，神疲肢倦，头晕心悸，皮肤不润，舌淡红或有瘀斑，苔薄白，脉细涩。

3. 经行腹痛　由气虚血瘀所致。症见经行腹痛，经量少、色黯红、有血块，或经行不畅，神疲肢倦，头晕、心悸，皮肤不润，舌黯红或有瘀斑，苔薄白，脉细涩；子宫内膜异位症、原发性痛经见上述证候者。

4. 闭经　由气虚血瘀所致。症见月经数月不行，神疲肢倦，头晕，心悸，皮肤不润，舌黯红或有瘀斑，苔薄白，脉细涩。

5. 癥瘕　系由气虚血瘀所致。症见腹部包块，积块不坚，推之可移，或胀痛，月经错后或淋漓不净，胸闷不舒，肌肤少泽，神疲肢倦，头晕心悸，舌淡红或有瘀斑，苔薄白，脉沉涩；子宫肌瘤、盆腔炎性包块见上述证候者。

此外，本品尚可用于治疗慢性盆腔炎[1]。

【药理毒理】　本品具有抗炎及提高免疫的作用。

1. 抗炎　本品可抑制角叉菜胶致大鼠足肿胀，减轻大鼠棉球肉芽肿的肉芽重量，抑制由二甲苯引起的小鼠耳肿胀度[2]。

2. 提高免疫功能　本品可提高小鼠巨噬细胞的吞噬指数及吞噬活性[2]。

【不良反应】　目前尚未检索到不良反应报道。

【禁忌】　孕妇禁用。

【注意事项】

1. 单纯气血不足所致月经失调、痛经者慎用。

2. 服药期间忌食生冷食物。

【用法与用量】　胶囊剂：口服。一次 4～6 粒，一日 2～3 次。片剂：口服。〔规格(1)(2)〕一次 4～6 片，〔规格(3)〕一次 2～3 片，一日 2～3 次。

【规格】　胶囊剂：每粒装 0.3g

片剂：(1)每片重 0.3g　(2)每片重 0.4g　(3)每片重 0.6g

【参考文献】　[1]王书杰.止痛化癥胶囊治疗慢性盆腔炎疗效观察.时珍国医国药,2001,12(6):535.

[2]刘兰,刘积威.止痛化癥胶囊的药效学研究.中国社区医师·医学专业,2011,(35):10.

五加生化胶囊
Wujia Shenghua Jiaonang

【药物组成】　刺五加、当归、川芎、桃仁、干姜(炮)、甘草。

【功能与主治】　益气养血，活血祛瘀。用于经期、流产、产后气虚血瘀所致的阴道流血、血色紫黯或有血块、小腹疼痛按之不减、腰背酸痛、自汗、心悸气短、舌淡、兼见瘀点，脉沉弱。

【方解】　方中刺五加辛微苦，性温，健脾补肾，以助血运；当归味甘，能补血活血，化瘀生新，共为君药。川芎辛香行散，温通血脉，活血行气；桃仁活血祛瘀生新，共为臣药。炮姜性温，暖胞宫而助血行，温经止痛，为佐药。甘草调和诸药，为使药。诸药合用，共奏益气养血、活血祛瘀之功。

【临床应用】

1. 产后恶露不绝 多因产伤,气虚无力运血,败血留滞成瘀;或胞衣残留,阻滞冲任,以致恶血不去,新血难安所致。症见产后恶露过期不止、量时多时少、色淡黯、有血块,小腹疼痛,伴气短乏力,腰背痛,舌质黯体胖,苔薄白,脉沉缓;人流术后出血、产后子宫复旧不全见上述证候者。

2. 产后腹痛 多因产后百脉空虚,气血虚弱,运行迟滞所致。症见小腹疼痛,恶露量少,涩滞不畅,色黯有块,伴见神疲乏力、肢体倦怠、气短懒言,舌质黯,苔白,脉沉弱。

临床报道,本品还可用于辅助药物流产,减少药物流产后出血,放置宫内环后阴道流血,原发性痛经[1-4]。

【药理毒理】 本品有镇痛、兴奋子宫、雌激素样作用及改善血液流变性的作用。

1. 镇痛 本品可抑制醋酸引起的小鼠疼痛反应[5]。

2. 兴奋子宫 本品可以增加在体及离体子宫的正常收缩曲线张力、振幅[5]。

3. 雌激素样作用 本品能促进去卵巢小鼠动情周期的恢复,拮抗子宫萎缩,增加子宫质量,增加血中雌二醇(E_2)浓度[6]。

4. 改善血液流变性 本品可降低疲劳、饥饿、寒凉、注射肾上腺素致气虚血瘀证大鼠的全血黏度、红细胞聚集指数和血小板聚集指数,可促进 NO 和 6-酮-$PGF_{1\alpha}$ 分泌,抑制 ET-1 和 TXB_2 释放[7]。

【不良反应】 目前尚未检索到不良反应报道。

【禁忌】 孕妇禁用。

【注意事项】

1. 产后血热而有瘀滞者慎用。

2. 服药期间忌食辛辣、生冷、油腻食物。

3. 有外感者不宜使用。

【用法与用量】 口服。一次 6 粒,一日 2 次。温开水送服。疗程 3 天或遵医嘱。

【规格】 每粒装 0.4g

【参考文献】 [1]刘桂兰,高家艾,孟秀兰,等.五加生化胶囊辅助药物流产220例观察.航空航天医药,1999,10(2):92.

[2]陈萍,郑玉春,陈磊,等.五加生化胶囊减少药物流产后出血110例分析.黑龙江医药科学,2001,24(5):99.

[3]王雅莉,陈淑梅.放置IUD阴道流血辅助药物治疗的临床观察.黑龙江医药科学,2007,30(3):104.

[4]戚世芳.五加生化胶囊治疗原发性痛经60例分析.中国药物与临床,2007,7(11):879.

[5]张凤,董玉国.五加生化胶囊药理作用及临床应用.今日科苑,2009.9(8):290.

[6]李松,耿放,张宁,等.五加生化胶囊对去卵巢小鼠的影响.中成药,2014,36(9):1977-1979.

[7]张颖智,路娟,宋婷,等.五加生化胶囊对气虚血瘀模型大鼠血液流变学和细胞内皮因子的影响.中成药,2013,35(7):1536-1539.

参茸白凤丸
Shenrong Baifeng Wan

【药物组成】 人参、熟地黄、鹿茸(酒制)、黄芪(酒制)、党参(炙)、白术(制)、酒当归、酒白芍、川芎(酒制)、胡芦巴(盐炙)、桑寄生(蒸)、酒续断、香附(制)、益母草(酒制)、延胡索(制)、酒黄芩、砂仁、炙甘草。

【功能与主治】 益气补血,调经安胎。用于气血不足,月经不调,经期腹痛,经漏早产。

【方解】 方中人参大补元气,益气健脾,滋生气血;熟地黄补血滋阴,益精填髓;鹿茸补肾阳,益精血,强筋骨,共为君药。黄芪、党参、白术益气健脾,增强人参补气之功;当归、白芍、川芎养血活血,胡芦巴、桑寄生、续断补肾气,益精血,强筋骨,安胎,共为臣药。香附、益母草、延胡索理气活血,调经止痛;黄芩清热泻火安胎,并能佐制全方药性温热之偏;砂仁醒脾和胃,共为佐药。甘草调和诸药,为使药。诸药合用,共奏益气补血、调经安胎之功。

【临床应用】

1. 月经后期 因气亏血少,脾肾两虚,冲任不调所致。症见经期延后,量少、色淡、质清稀,伴腰膝酸软,小腹绵绵作痛,喜按,神疲乏力,面色苍白或萎黄,头晕眼花,心悸失眠,食少纳差,舌淡,苔薄白,脉细弱。

2. 月经过少 因化源不足,血海亏虚,脾肾两虚,冲任不足所致。症见月经量少、色淡无块,或伴头晕眼花,心悸怔忡,面色萎黄,腰膝酸软,小腹空坠,舌质淡、苔薄白,脉细。

3. 经行腹痛 因气血不足,脾肾两虚所致。症见经期小腹隐隐坠痛,喜按,月经量少、色淡,腰膝酸软,神疲乏力,面色不华,舌淡苔白,脉沉细;原发性痛经见上述证候者。

4. 胎动不安 因气血虚弱,濡养不足,胎气不固所致。症见阴道少量流血,色淡红、质稀薄,腰腹胀痛或坠胀,神疲肢倦,面色无华,舌淡苔白,脉细滑;先兆流产见上述证候者。

【药理毒理】 本品有增强免疫以及抑制子宫平滑肌收缩等作用。

1. 增强免疫　本品可对抗环磷酰胺所致小鼠外周血红细胞及白细胞的减少,促进外周血淋巴细胞转化,升高血清 IgG 含量[1],还可提高小鼠单核巨噬细胞的吞噬功能[2]。

2. 抑制子宫平滑肌收缩　本品可抑制缩宫素引起的大鼠离体子宫收缩[3,4]。

3. 其他　本品可降低家兔全血和血浆比黏度,增加离体灌流家兔心脏的冠脉流量[2,3];可延长小鼠负重游泳时间以及常压缺氧状态下小鼠存活时间[2,4]。

4. 毒理　本品的 LD_{50} 为 17.55g/kg[2]。

【不良反应】　目前尚未检索到不良反应报道。

【禁忌】　尚不明确。

【注意事项】

1. 血热证、痰阻胞脉证者慎用。

2. 孕妇需遵医嘱服用。

3. 感冒发热者慎用。

4. 胎动不安者宜卧床休息,禁房事。

【用法与用量】　口服。水蜜丸一次 6g,大蜜丸一次一丸,一日 1 次。

【规格】　大蜜丸　每丸重 9.4g

【参考文献】　[1]肖柳英,林培英,张丹,等.参茸白凤丸对小鼠免疫功能的影响.广州医药,1990,(4):44.

[2]李锐,周莉玲,疗灶引,等.参茸白凤丸的药理研究.中成药研究,1984,(8):22.

[3]倪平.白凤丸药理作用研究.中草药,1983,(6):23.

[4]陈莉萍,彭源贵,谢绍明,等.参茸白凤膏的药理作用研究.中药药理与临床,1997,13(6):12.

八宝坤顺丸
Babao Kunshun Wan

【药物组成】　人参、白术、茯苓、甘草、熟地黄、当归、白芍、川芎、橘红、沉香、木香、砂仁、益母草、地黄、黄芩、琥珀、牛膝。

【功能与主治】　益气养血调经。用于气血两虚所致的月经不调、痛经,症见经期后错、经血量少、行经腹痛。

【方解】　方中人参、白术、茯苓、甘草补气健脾,使化源充足。熟地黄、当归、白芍、川芎补血和营。橘红、沉香、木香、砂仁调理气机。益母草活血调经;地黄、黄芩清热凉血止血;琥珀、牛膝活血祛瘀,补益肝肾,引药下行。诸药相合,共奏益气养血调经之功。

【临床应用】

1. 月经后期　因气血两虚所致。症见月经后期,量

少,色淡红,无块,伴气短乏力,头晕眼花,心悸少寐,面色苍白,舌淡红,脉细弱。

2. 月经过少　因气血两虚所致。症见月经量少,或点滴即净,伴气短乏力,头晕眼花,心悸少寐,面色苍白,舌淡红,脉细弱。

3. 经行腹痛　因气血两虚兼气滞所致。症见月经期腹痛,月经量少,或点滴即净,伴气短乏力,头晕眼花,面色苍白,舌淡红,脉细弱;原发性痛经见上述证候者。

【不良反应】　目前尚未检索到不良反应报道。

【禁忌】　孕妇禁用。

【注意事项】　实热证者慎用。

【用法与用量】　口服。一次 1 丸,一日 2 次。

【规格】　每丸重 9g

复方乌鸡口服液
Fufang Wuji Koufuye

【药物组成】　乌鸡、炙黄芪、党参、山药、白术、当归、熟地黄、白芍(酒炒)、川芎、茯苓、牡丹皮、五味子(酒制)。

【功能与主治】　益气养血,滋补肝肾。用于气血两虚、肝肾不足所致的月经不调,症见经期错后、量少色淡;以及脾虚湿阻所致带下病,症见带下量多、色白清稀。

【方解】　方中乌鸡为血肉有情食物,大补气血,为君药。黄芪、党参、山药、白术益气健脾;当归、熟地黄、白芍、川芎补血活血调经,共为臣药。茯苓健脾渗湿;丹皮清热凉血泻火;五味子滋肾固涩,共为佐药。诸药相合,共奏益气养血、滋补肝肾之功。

【临床应用】

1. 月经后期　因气血亏少,血海不能如期满溢所致。症见月经后期,量少,伴见头晕眼花,心悸,少寐,面色苍白或萎黄,舌质淡红,脉细弱。

2. 月经量少　因气血亏少,血海不能如期满溢所致。症见月经量少,伴见乏力气短,头晕眼花,心悸少寐,面色苍白或萎黄,食少纳差,舌质淡红,脉细弱。

3. 带下病　因脾虚湿盛所致。症见带下色白质稀,无臭气,绵绵不断,伴面色黄白或萎黄,倦怠乏力,腹胀,食少,便溏,舌淡苔白或腻,脉细。

【药理毒理】　本品有雌激素样作用、抗炎、镇痛以及增强免疫的作用。

1. 雌激素样作用　本品可增加雌性幼鼠的子宫重量,使性成熟期雌性小鼠阴道上皮角化细胞数增加[1]。

2. 抗炎　本品可降低角叉菜胶所致的小鼠炎性毛

细血管通透性增高[2]。

3. 镇痛 本品可抑制小鼠扭体反应[1]。

4. 增强免疫功能 本品可使小鼠胸腺和肾上腺等免疫器官增重,提高单核-吞噬细胞系统的吞噬功能,提高小鼠炭廓清率[2]。

【不良反应】 目前尚未检索到不良反应报道。

【禁忌】 孕妇禁用。

【注意事项】

1. 实证者慎用。

2. 饮食宜营养丰富,忌偏食。

【用法与用量】 口服。一次 10ml,一日 2 次。月经不调者于月经干净后服用,12 天为一疗程,可连用 3 个疗程;带下病,10 天为一个疗程,可连用 1 个月。

【规格】 每支装 10ml

【参考文献】 [1]朱令元,万阜昌.复方乌鸡口服液治疗月经不调疗效观察.现代诊断与治疗,1994,5(3):140.

[2]朱令元,方铝.复方乌鸡口服液治疗带下病的疗效观察.中国中药杂志,1997,22(9):567.

女金丸(胶囊)

Nüjin Wan(Jiaonang)

【药物组成】 当归、白芍、熟地黄、鹿角霜、阿胶、党参、炒白术、茯苓、甘草、益母草、牡丹皮、没药(制)、醋延胡索、川芎、醋香附、砂仁、陈皮、肉桂、煅赤石脂、藁本、白芷、黄芩、白薇。

【功能与主治】 益气养血,理气活血,止痛。用于气血两虚、气滞血瘀所致的月经不调,症见月经提前、月经错后、月经量多,神疲乏力、经水淋漓不净、行经腹痛。

【方解】 方中当归、白芍、熟地黄、鹿角霜、阿胶养血和血;党参、白术、茯苓、甘草甘温益气,益气养血调经。益母草、牡丹皮、没药、延胡索、川芎活血化瘀,止疼痛;香附、砂仁、陈皮疏肝理气调经,行气活血止痛。肉桂、赤石脂、藁本、白芷温肾散寒,温通血脉;黄芩、白薇清泄郁热。诸药合用,共奏益气养血、理气活血、调经止痛之功。

【临床应用】

1. 月经先期 因气血两虚、气滞血瘀所致。症见经期提前、经量或多或少、有血块、肢体乏力、精神不振、小腹胀坠,舌黯淡,脉弦涩无力。

2. 月经后期 因气血两虚、气滞血瘀所致。症见经期后错、经量少或有血块、小腹胀痛,舌黯淡,脉弦涩无力。

3. 月经量多 因气血两虚、气滞血瘀所致。症见行

经量多、色淡红、有血块,神疲体倦、小腹下坠、腰部酸楚,舌黯淡,脉弦涩无力;功能性月经失调见上述证候者。

4. 经行腹痛 因气血两虚、气滞血瘀所致。症见经期小腹疼痛或胀痛、喜热、喜按、月经量少、有血块,经水畅行则痛减,舌黯淡,脉弦涩无力;原发性痛经见上述证候者。

【药理毒理】 本品有抑制子宫平滑肌收缩、镇痛、抗子宫内膜异位症的作用。

1. 抑制子宫平滑肌收缩 本品可降低大鼠离体子宫自发性收缩时的张力和频率,抑制催产素引起的子宫收缩;减慢家兔在体子宫的收缩频率,降低收缩幅度,对抗催产素引起的子宫收缩[1]。女金胶囊可使家兔在体子宫收缩的频率、幅度、活动力等下降,对抗缩宫素诱导的家兔在体子宫收缩[1,2];可抑制缩宫素引发的大鼠离体子宫收缩作用[2]。

2. 镇痛 本品可减少腹腔注射催产素以及醋酸所致小鼠扭体反应次数。女金胶囊可抑制由醋酸诱导的小鼠扭体反应[3]。

3. 抗子宫内膜异位症 女金胶囊可缩小子宫内膜异位症大鼠异位灶体积,降低内膜组织细胞间黏附因子-1(ICAM-1)的表达[4]。抑制血管内皮生长因子(VEGF)、缺氧诱导因子-1(HIF-1α)、血红素氧合酶-1(HO-1)在大鼠内膜异位症中的表达[5]。

【不良反应】 目前尚未检索到不良反应报道。

【禁忌】 孕妇禁用。

【注意事项】

1. 湿热蕴结、阴虚火旺所致月经失调者慎用。

2. 月经量多者服药后经量不减,应请医生诊治。

3. 服药期间忌食生冷食物。

【用法与用量】 丸剂:口服。水蜜丸一次 5g,大蜜丸一次 1 丸,一日 2 次。胶囊剂:口服。一次 3 粒,一日 2 次。30 天为一疗程。

【规格】 丸剂:(1)水蜜丸 每 10 丸重 2g (2)大蜜丸 每丸重 9g

胶囊剂:每粒装 0.38g

【参考文献】 [1]毕明,陈奇,吴卫清,等.女金制剂对子宫活动的影响.中国临床药理学与治疗学,2002,7(1):37.

[2]邓国泉,熊明华,李黑大.女金胶囊影响家兔在体子宫收缩药理研究.中国实验方剂学杂志,2001,7(1):28-29.

[3]余望贻,孟琼,陈力,等.女金胶囊药理作用的实验研究.湖南中医药导报,2001,7(2):51.

[4]刘京芳,陈景伟,杜惠兰.女金胶囊治疗实验性子宫内膜异位症模型大鼠的疗效及作用机制探讨.全国第七次中医妇科学术

研讨会,2007:160-166.

[5]陈景伟,刘京芳,杜惠兰.女金胶囊抑制子宫内膜异位症模型大鼠血管生成的研究.全国第七次中医妇科学术研讨会,2007:166-172.

定 坤 丹

Dingkun Dan

【药物组成】　熟地黄、当归、白芍、阿胶、红参、白术、鹿茸、鹿角霜、枸杞子、西红花、三七、川芎、茺蔚子、香附、延胡索、黄芩等。

【功能与主治】　滋补气血,调经舒郁。用于气血两虚,气滞血瘀所致的月经不调、行经腹痛、崩漏下血、赤白带下、血晕血脱、产后诸虚、骨蒸潮热。

【方解】　方中熟地黄、当归、白芍、阿胶滋养阴血;人参、白术益气健脾;鹿茸、鹿角霜、枸杞子温阳益肾,填精补髓;西红花、三七、川芎、茺蔚子活血化瘀;香附、延胡索疏肝行气,活血止痛;黄芩清泻郁热。诸药合用,共奏滋补气血、调经舒郁之功。

【临床应用】

1. 月经后期　由气血两虚,血海不能按时满盈,兼有气滞瘀阻,冲任失调所致。症见行经后错、经水量少、有血块、肢体乏力,或头晕,舌黯淡,脉虚涩。

2. 经行腹痛　由气血两亏,肝失血养,疏泄失司,气滞血瘀所致。症见经行腹痛、经量少或多、有血块,腹痛拒按、血块排出痛减、烦躁、胸闷不舒,舌黯淡,脉虚涩;原发性痛经见上述证候者。

3. 崩漏　由气血不足,气滞血瘀,冲任失调,血海蓄溢失常所致。症见经水非时而下、暴下如崩或淋漓不净、血色淡质稀、有血块,头晕、乏力、腰膝酸软、烦躁失眠,舌黯淡,脉虚涩;功能性子宫出血见上述证候者。

4. 带下病　由气血不足,气滞血瘀,任带二脉不能固约所致。症见带下量多、小腹作痛、腰痛酸软、纳谷无味、神疲乏力,舌黯或有瘀点、脉沉细弦或涩;慢性盆腔炎见上述证候者。

【药理毒理】　本品有雌激素样活性、抑制子宫平滑肌收缩、镇痛、抗炎以及改善血液流变性等作用。

1. 雌激素样作用　本品可增加幼年大鼠的子宫、卵巢指数,镜下可见子宫内膜增厚,细胞呈双层均匀排列,腺胞较多,体积较大,并呈腺体分泌状态,卵巢有初级、次级及成熟卵胞,有序发育[1]。本品可维持及延长大鼠黄体生成素细胞的正常功能[2]。

2. 抑制子宫平滑肌收缩　本品可抑制垂体后叶素对离体子宫的收缩作用[3]。

3. 镇痛　本品可减少腹腔注射醋酸所致小鼠扭体反应次数[1,3]。

4. 抗炎　本品可抑制大鼠塑料环肉芽肿及二甲苯所致小鼠耳肿胀[3]。

5. 改善血液流变性　本品对肾上腺素加冰水复制的血瘀模型,可降低全血黏度、血浆黏度和血细胞比容[3]。

6. 其他　本品可延长小鼠耐缺氧时间[3],提高小鼠巨噬细胞对鸡红细胞的吞噬率[4]。

【不良反应】　目前尚未检索到不良反应报道。

【禁忌】　孕妇禁用。

【注意事项】

1. 出现血晕、血脱时,应中西医结合救治。

2. 崩漏患者用药后症状不减者请医生诊治。

3. 饮食宜清淡,忌生冷、油腻及刺激性食物。

【用法与用量】　口服。一次半丸至一丸,一日2次。

【规格】　每丸重 10.8g

【参考文献】　[1]高俊德.定坤丹药理作用的实验研究.山西医药研究,1980,(1):41.

[2]任占川,郭俊仙,魏建宏,等.定坤丹对大鼠中脑内黄体生成素细胞分布的影响.中成药,2000,22(5):365.

[3]侯霄,万山.定坤丹胶囊的药效学研究.山西医科大学学报,2007,38(12):1085.

[4]曾繁婷,高金翠,罗建祥,等.定坤丹促进巨噬细胞吞噬作用的实验研究.中成药研究,1979,(3):1.

当归调经颗粒

Danggui Tiaojing Keli

【药物组成】　当归、熟地黄、川芎、党参、白芍、甘草、黄芪。

【功能与主治】　补血助气,调经。用于贫血衰弱,病后、产后血虚以及月经不调,痛经。

【方解】　方中重用当归补血和血,调经止痛,为君药。熟地黄滋阴补血;白芍养血敛阴,以助当归补血调经,共为臣药。黄芪、党参补中益气;川芎活血行气,共为佐药。甘草益气和中并能调和药性,为佐使药。诸药合用,共奏补血益气调经之功。

【临床应用】

1. 虚劳　由气血两虚证所致。症见面色无华或萎黄,唇甲色淡,眩晕,心悸,失眠,疲劳乏力,女子月经量少或衍期而至,舌质淡,脉象沉细无力;贫血见上述证候者。

2. 月经过少 因营血亏虚,脾虚化源不足,冲任气血亏虚所致。症见经行量少,不日即净,或点滴即止,经色淡红,质稀,眩晕,心悸,失眠,皮肤不润,面色萎黄,舌淡苔薄,脉细无力;性腺功能低下见上述证候者。

【不良反应】 目前尚未检索到不良反应报道。

【禁忌】 尚不明确。

【注意事项】

1. 忌食寒凉、生冷食物。

2. 感冒时不宜服用。

3. 糖尿病患者慎用。

4. 月经过多者不宜服用本药。

5. 平素月经正常,突然出现月经量少,或月经错后,或阴道不规则出血应去医院就诊。

6. 按照用法用量服用,长期服用应向医师咨询。

7. 服药二周症状无改善,应去医院就诊。

8. 对本品过敏者禁用,过敏体质者慎用。

9. 本品性状发生改变时禁止使用。

10. 请将本品放在儿童不能接触的地方。

11. 如正在使用其他药品,使用本品前请咨询医师或药师。

【用法与用量】 口服。一次1袋,一日2~3次。

【规格】 每袋装10g

女 金 丹 丸
Nüjindan Wan

【药物组成】 杜仲(盐炙)、续断(酒炙)、桑寄生、益智仁(盐炙)、肉苁蓉、熟地黄、白芍(酒炙)、当归、阿胶(烫珠)、党参、茯苓、白术、炙黄芪、山药、炙甘草、麦冬、酸枣仁(清炒)、三七(熟)、益母草、川芎、牛膝、延胡索(醋炙)、香附(醋炙)、木香、砂仁、陈皮、肉桂、小茴香(盐炙)、丁香、艾叶(醋炙)、黄芩、白薇、地榆、海螵蛸、椿皮、荆芥(炒)、朱砂、蜂蜜(炼)、活性炭。

【功能与主治】 补肾养血、调经止带,用于肾亏血虚引起的月经不调,带下量多,腰腿酸软,小腹疼痛。

【方解】 方中杜仲、续断、桑寄生、益智仁、肉苁蓉补肾;熟地、白芍、当归、阿胶(烫珠)养血和血;党参、茯苓、白术、黄芪、山药、炙甘草甘温益气,益气养血调经;麦冬、酸枣仁养阴敛阴;三七(熟)、益母草、川芎、牛膝、延胡索(醋炙)活血化瘀,调经止痛;香附(醋炙)、木香、砂仁、陈皮疏肝理气,活血调经;肉桂、小茴香、丁香、艾叶温肾散寒,温通血脉;黄芩、白薇清泄郁热;地榆、海螵蛸、椿皮、荆芥收敛固涩,止血止带;朱砂清心安神。诸药合用,共奏补肾活血养血,调经止带之功。

【临床应用】

1. 月经先期 因肾亏血虚所致。症见经期提前,经量少,色淡质稀,腰酸腿软,面色晦黯,头晕耳鸣,舌黯淡,苔薄白,脉沉细。

2. 月经后期 因肾亏血虚所致。症见经期错后,经量少,色淡质稀,腰酸腿软,面色晦黯,头晕耳鸣,舌黯淡,苔薄白,脉沉细。

3. 月经量少 因肾亏血虚所致。症见月经经量少,经期提前或错后,色淡质稀,腰酸腿软,面色晦黯,头晕耳鸣,舌黯淡,苔薄白,脉沉细。

4. 带下病 因肾亏精关不固所致。症见带下量多,色白清冷,稀薄如水,淋漓不断,头晕耳鸣,腰膝酸软,小便频数,面色晦黯,舌淡润,苔薄白,脉沉细而迟。

【药理毒理】 本品具有抗炎、镇痛、雌激素样的作用。

1. 抗炎 本品能降低动物炎症毛细血管通透性,并且对大鼠的蛋清性、甲醛性足肿胀及大鼠棉球性肉芽肿均有显著的抑制作用[1]。

2. 镇痛 本品对正常雌性大鼠离体子宫平滑肌以及催产素诱导的子宫平滑肌收缩有抑制作用,且对由皮下注射己烯雌酚诱导的雌性小鼠痛经模型和醋酸导致的小鼠疼痛也有明显的镇痛作用[2]。

3. 雌激素样作用 本品可使未成熟雌性小鼠和去卵巢雌性大鼠的子宫增重,并且使去卵巢雌性大鼠的阴道上皮细胞发生角化,出现动情期的改变[3]。促进未成熟雌性大鼠的卵巢发育,提高未成熟雌性大鼠血清中雌二醇(E_2)、促卵泡成熟激素(FSH)、促黄体生成激素(LH)和孕酮(P)的水平,但对去卵巢大鼠血清中的高FSH以及LH水平产生明显的抑制作用[4]。

【不良反应】 目前尚未检索到不良反应报道。

【禁忌】

1. 肝肾功能不全、造血系统疾病禁用。

2. 孕妇及哺乳期妇女禁用。

【注意事项】

1. 本品含朱砂,不宜长期服用。

2. 感冒不宜使用。

3. 服用本品超过1周者,应检查血、尿中汞离子浓度,检查肝、肾功能,超过规定限度者立即停用。

【用法与用量】 口服。一次5g,一日2次。

【规格】 每10丸重0.5g

【参考文献】 [1]吴清和,李育浩,梁颂名,等.女金丹抗炎和对血液流变学影响的实验研究.广州中医药大学学报,1996,13(1):41-44.

[2]吴清和,李育浩,梁颂名,等.女金丹治疗痛经作用的实验研究.新中医,1996,(11):55-57.

[3]吴清和,李育浩,梁项名,等.女金丹雌激素样作用的实验研究.中国实验方剂学杂志,1996,2(4):28-31.

[4]吴清和,李育浩,梁项名,等.女金丹对垂体－卵巢轴的影响.中国实验方剂学杂志,1996,2(5):14-17.

妇女养血丸

Funü Yangxue Wan

【药物组成】　人参、茯苓、白术（麸炒）、甘草、当归、地黄、白芍、川芎、柴胡、香附（醋制）、厚朴（姜制）、陈皮、肉桂、丹参、红花。

【功能与主治】　补气,养血,调经。用于气虚血亏、受寒引起的经期不准、行经腹痛、身体虚弱、气短烦倦、午后身热。

【方解】　人参、茯苓、白术、甘草、当归、地黄、白芍、川芎益气养血;柴胡、香附、厚朴、陈皮疏肝理气;肉桂、丹参、红花温通活血调经;诸药合用,共奏补气、养血、调经之功。

【临床应用】

1. 月经不调　因气虚血亏、受寒引起的经期不准,伴身体虚弱、气短烦倦、午后身热;功能性月经失调见上述证候者。

2. 经行腹痛　因气虚血亏、受寒引起的行经腹痛,伴身体虚弱、气短烦倦、午后身热;原发性痛经见上述证候者。

【不良反应】　目前尚未检索到不良反应报道。

【禁忌】　孕妇禁用。

【注意事项】

1. 忌食生冷、生冷食物。

2. 月经过多者不宜服用。

【用法与用量】　口服。一次1丸,一日2次,用黄酒或温开水送下。

【规格】　每丸重9g

调经养血丸

Tiaojing Yangxue Wan

【药物组成】　当归、炒白芍、香附、陈皮、熟地黄、川芎、炙甘草、大枣、炒白术、续断、砂仁、酒黄芩。

【功能与主治】　补血,理气,调经。用于血虚气滞,月经不调,腰酸腹胀,赤白带下。

【方解】　方中当归、炒白芍、熟地、川芎养血和血,调经,共为君药。砂仁、香附、陈皮理气行气,共为臣药;炒白术、大枣健脾益气;续断补肾调经;酒黄芩清热,共为佐药。炙甘草调和诸药,为使药;全方共奏补血、理气、调经之功。

【临床应用】　月经失调　用于血虚气滞所致。症见月经周期错后、行经量少、经前乳房胀痛,腰酸腹胀,面色无华、舌黯苔白、脉弦细者。

【不良反应】　目前尚未检索到不良反应报道。

【禁忌】　孕妇禁用。

【注意事项】

1. 感冒时不宜服用。

2. 月经过多者不宜服用。

3. 对本品过敏者禁用,过敏体质者慎用。

【用法与用量】　口服。一次9g,一日2次。

【规格】　每100丸重7.5g

（五）温经活血

痛经宝颗粒

Tongjingbao Keli

【药物组成】　肉桂、三棱、五灵脂、红花、当归、丹参、莪术、延胡索（醋制）、木香。

【功能与主治】　温经化瘀,理气止痛。用于寒凝气滞血瘀,妇女痛经,少腹冷痛,月经不调,经色黯淡。

【方解】　方中肉桂辛热,温里散寒,活血通经,为君药。三棱、五灵脂、红花、当归、丹参活血化瘀,调经止痛;莪术、延胡索行气活血,调经止痛,共为臣药。木香行气止痛,以助血行,为佐药。诸药合用,共奏温经化瘀、理气止痛之功。

【临床应用】

1. 经行腹痛　因寒凝冲任,血行不畅,胞脉瘀滞不通所致。症见妇女经期腹痛,少腹冷痛,月经不调,经色黯淡,或夹有血块,块下痛减,舌质黯淡,脉沉涩;原发性痛经见上述证候者。

2. 月经不调　因寒凝气滞血瘀所致。症见月经后期,量少,色黯,痛经,舌黯,脉沉涩;功能性月经失调见上述证候者。

【药理毒理】　本品有抗输卵管炎及镇痛作用。

1. 抗输卵管炎　本品可抑制苯酚胶浆剂复制的输卵管炎性阻塞模型家兔的炎症反应,抑制纤维结缔组织增生并促进上皮组织再生[1]。

2. 镇痛　本品可提高热板法实验小鼠痛阈值,抑制醋酸诱导的小鼠扭体反应,并可提高甩尾法试验中大鼠的痛阈值[2]。

【不良反应】 目前尚未检索到不良反应报道。

【禁忌】 孕妇禁用。

【注意事项】

1. 血热瘀滞致痛经者慎用。

2. 月经过多者慎用。

3. 服药期间慎食生冷食物。

【用法与用量】 温开水冲服。一次 1 袋,一日 2 次,于月经前 1 周开始,持续至月经来 3 天后停服,连续服用 3 个月经周期。

【规格】 每袋装 (1)10g (2)4g(无蔗糖)

【参考文献】 [1]连方,孙宁铨,夏桂成,等.痛经宝与复方当归液治疗输卵管阻塞临床与实验研究.中西医结合杂志,1991,11(5):282.

[2]叶其正,沈明勤,罗宇慧,等.痛经宝颗粒制备工艺改进后镇痛作用比较的实验研究.江苏中医药,2005,26(6):52.

妇科万应膏
Fuke Wanying Gao

【药物组成】 当归、川芎、苏木、泽兰、茺蔚子、红花、九香虫、小茴香、青皮、干姜、胡芦巴(炒)、艾叶、石楠藤、白芷、拳参、白蔹、桉油。

【功能与主治】 理气活血,温经散寒。用于寒凝血瘀所致痛经、闭经,症见经前或经期腹痛、得热则舒、经色紫黯有血块,或经水数月不行。

【方解】 方中当归、川芎辛温,活血养血,调经止痛,为妇科调经之要药,共为君药。苏木、泽兰、茺蔚子、红花活血化瘀,通络止痛;九香虫、小茴香、青皮暖肝散寒,理气止痛,共为臣药。干姜温经散寒;胡芦巴温阳补肾;艾叶暖血温经,行气开郁;石楠藤温肾风;白芷祛风除湿,散寒止痛;拳参、白蔹清热解毒,散结消肿,防温燥之偏,共为佐药。另入桉油,缓解肌肉疼痛。诸药合用,共奏理气活血、温经散寒之功。

【临床应用】

1. 经行腹痛 因寒凝胞宫,气血运行不畅所致。症见经行小腹冷痛,甚则腹痛难忍,喜温按,经血黯红、较多血块,块下痛减,肢冷畏寒,面色青白,舌淡黯有瘀斑,脉沉弦。

2. 闭经 寒湿凝滞,冲任瘀阻所致。症见月经数月不行,小腹冷痛坠胀,畏寒肢冷,面色青白,既往月经量少、色黯、有血块,经期小腹喜温按,舌淡黯有瘀斑,脉沉迟。

【不良反应】 目前尚未检索到不良反应报道。

【禁忌】 孕妇禁用。

【注意事项】

1. 热证痛经者慎用。

2. 对胶布过敏者慎用。

3. 忌食生冷食物。

【用法与用量】 外用。穴位贴敷,贴于关元、气海、肾俞、八等强壮穴位,1 天更换一次,连续用药 2～3 周,痛经患者,可在经前一周即开始使用(经期可连续使用)。

【规格】 7cm×10cm

少腹逐瘀丸(颗粒)
Shaofu Zhuyu Wan(Keli)

【药物组成】 当归、蒲黄、五灵脂(醋炒)、赤芍、延胡索(醋制)、没药(炒)、川芎、肉桂、炮姜、小茴香(盐炒)。

【功能与主治】 温经活血,散寒止痛。用于寒凝血瘀所致的月经后期、痛经、产后腹痛,症见经行后错、经行小腹冷痛、经血紫黯、有血块、产后小腹疼痛喜热、拒按。

【方解】 方中当归甘辛温,养血活血,调经止痛;蒲黄活血化瘀,调经止痛,相须为用,共为君药。五灵脂、赤芍、延胡索、没药、川芎活血化瘀,理气止痛,增强君药之力,共为臣药。肉桂、炮姜、小茴香温经散寒,通络止痛,共为佐药。诸药合用,共奏温经活血、散寒止痛之功。

【临床应用】

1. 月经后期 多因寒凝胞宫,冲任瘀阻,阴血不能按时下注胞宫引起。症见月经周期后错 7 天以上,甚至四五十日一行,并连续发生 2 个月以上。经血色黯红、有血块,月经量少,经行不畅,或伴少腹冷痛,腹胀喜温,畏寒肢冷,舌质紫黯,或有瘀斑瘀点,苔薄白,脉沉迟或沉涩;功能紊乱性月经失调见上述证候者。

2. 经行腹痛 经期感寒饮冷,寒凝胞宫,经脉阻滞所致。症见经期将至或经行之时小腹冷痛喜温,拒按,甚则腹痛难忍。经血或多或少,血块较多,块下痛减,肢末不温,舌质淡黯或有瘀斑瘀点,脉沉迟;原发性痛经见上述证候者。

3. 产后腹痛 因产后受寒,胞脉阻滞所致。症见小腹冷痛喜温,得温痛减,恶露淋漓不止,色黯,畏寒肢冷,面色萎黄,舌质淡黯,脉沉迟。

文献报道,本品可用于寒凝血滞型月经量少,药流后子宫出血[1,2]。

【药理毒理】 本品有镇痛、抗炎、改善血液流变性等作用。

1. 镇痛　本品对催产素所致痛经大鼠的子宫痉挛性扭体反应有抑制作用,能减少 PGE_2 所致小鼠痛经的扭体发生率,对热板法所致小鼠疼痛反应可提高痛阈[3]。少腹逐瘀胶囊对醋酸导致的腹痛大鼠模型具有明显镇痛作用[4]。

2. 抗炎　本品对二甲苯所致小鼠耳肿胀有抑制作用,并能抑制大鼠棉球肉芽肿的形成[3]。少腹逐瘀胶囊对大鼠的足肿胀和二甲苯导致的小鼠耳肿胀具有抑制作用[4]。

3. 改善血液流变性　本品可改善寒冷刺激致寒凝血瘀大鼠全血黏度、血浆黏度,改善红细胞变形,减少血浆纤维蛋白原含量[5]。

4. 抗子宫内膜异位症　本品能降低自体移植法致子宫内膜异位症大鼠血清雌二醇(E_2)水平,抑制异位子宫内膜组织生长;且可降低血浆 TXB_2 水平,升高 6-Keto-$PGF_{1\alpha}$ 水平,降低 TXB_2/6-Keto-$PGF_{1\alpha}$ 比值[6,7]。

5. 抑制子宫平滑肌收缩　少腹逐瘀胶囊本品可对抗由催产素诱导的大鼠子宫平滑肌收缩频率和幅度[4]。

6. 止血　少腹逐瘀胶囊可以明显缩短出血大鼠的凝血时间[4]。

【不良反应】　目前尚未检索到不良反应报道。

【禁忌】　孕妇禁用。

【注意事项】

1. 湿热为患、阴虚有热者慎用。

2. 治疗产后腹痛应排除胚胎或胎盘组织残留。服药后腹痛不减轻时应请医生诊治。

3. 服药期间忌食生冷食物。

【用法与用量】　丸剂:温黄酒或温开水送服。一次1丸,一日 2～3 次。颗粒剂:用温黄酒或温开水送服。一次 5g,一日 3 次,或遵医嘱。

【规格】　丸剂:每丸重 9g

颗粒剂:每袋装 5g

【参考文献】　[1]姚爱荣,贾存义,罗滕月.少腹逐瘀胶囊治疗寒凝血滞型月经量少 60 例临床观察.中国中医药科技,2001,8(4):162.

[2]高翠华.少腹逐瘀颗粒治疗药流后子宫出血及宫内残留 48 例体会.中外医疗,2008,(7):72.

[3]张瑜,白雁,赵福民,等.少腹逐瘀冲剂的药理实验研究.中成药,1997,19(11):34.

[4]张金妹,高凤辉,刘建勋.少腹逐瘀胶囊的主要药效学研究.中药新药与临床药理,1996,7(4):30-32.

[5]牛雯颖,纪博硕,尤艳芳,等.少腹逐瘀汤对寒凝血瘀模型大鼠红细胞膜组分的影响.上海中医药杂志,2014,48(1):81-84.

[6]刘姣,贺克,李清.少腹逐瘀丸治疗大鼠子宫内膜异位症的实验研究.中成药,2012,34(6):1155-1157.

[7]刘姣,贺克,李清.少腹逐瘀丸对子宫内膜异位症大鼠 MMP-9 和 TIMP-1mRNA 表达的影响.中成药,2012,34(4):610-613.

田七痛经胶囊

Tianqi Tongjing Jiaonang

【药物组成】　三七、川芎、延胡索、五灵脂、蒲黄、木香、小茴香、冰片。

【功能与主治】　活血止血,温经止痛。用于血瘀所致月经量多、痛经,症见经血量多有血块、血色紫黯、小腹冷痛喜热、拒按。

【方解】　方中三七甘、微苦,温,化瘀止血,活血定痛,既能止血,又能散瘀,有止血而不留瘀,化瘀而不伤正之特点,药效卓著,故为君药。川芎、延胡索活血行气止痛;五灵脂、蒲黄化瘀止痛,活血止痛;木香行气止痛,共为臣药。小茴香辛温,暖肝散寒,温经止痛,为佐药。冰片辛苦,微寒,清热止痛,芳香走窜,为使药。诸药合用,共奏活血止血、温经止痛之功。

【临床应用】

1. 经行腹痛　因寒湿之邪,客于冲任、胞宫与经血搏结,血为寒凝,经血运行不畅所致。症见经前或经行腹痛,喜热拒按;胞宫瘀滞,新血不安,则经血量多有血块,血色紫黯,或畏寒肢冷,舌质紫黯,苔白或腻,脉沉弦;原发性痛经上述证候者。

2. 月经量多　因寒凝血瘀,胞宫瘀滞,瘀血不去,新血难安而致。症见月经量多、有血块、血色紫黯,经期小腹冷痛,舌质紫黯、苔白或腻,脉沉弦或涩;功能失调性子宫出血见上述证候者。

【药理毒理】　本品有抑制子宫平滑肌痉挛和镇痛作用。

1. 抑制子宫平滑肌痉挛　本品对正常大鼠离体子宫平滑肌和催产素所致的子宫平滑肌痉挛均有抑制作用[1]。

2. 镇痛　本品对催产素所致痛经模型和醋酸所致小鼠疼痛均有镇痛作用[2]。

【不良反应】　目前尚未检索到不良反应报道。

【禁忌】　孕妇禁用。

【注意事项】

1. 阴虚火旺者慎用。

2. 服药期间饮食宜清淡,忌食绿豆及辛辣刺激食物。

3. 经血过多者请医生诊治。

4. 患有外感时停止服用。

【用法与用量】 口服。经期或经前 5 天一次 3～5 粒,一日 3 次;经后可继续服用,一次 3～5 粒,一日 2～3 次。

【规格】 每粒装 0.4g

【参考文献】 [1]吴清和,李育浩,梁颂名,等.女金丹治疗痛经作用的实验研究.新中医,1996,(11):55.

[2]刘琳娜,梅其炳,程建峰,等.当归精油治疗痛经的药理研究.解放军药学学报,2002,18(2):77.

痛 经 片
Tongjing Pian

【药物组成】 香附(醋制)、益母草、肉桂、熟地黄、当归、白芍、川芎、丹参、干姜(制)、青皮、木香、五灵脂(醋制)、延胡索、红花、山楂(炭)、茺蔚子。

【功能与主治】 理气活血,温经散寒。用于气滞血瘀寒凝所致痛经,症见经前经期小腹胀痛或冷痛、经色紫黯、有块、块下痛减、得热则舒、伴乳房胀痛。

【方解】 方中制香附疏肝理气,调畅气机;益母草活血祛瘀;肉桂入肾经,温暖下元,使血得热而行,共为君药。熟地黄、当归、白芍、川芎、丹参养血活血,濡养冲任,祛邪而不伤正;干姜温经散寒,助肉桂温暖胞宫;青皮、木香入肝经,理肝气,可助香附疏理下焦气滞,共为臣药。五灵脂、延胡索行气化瘀止痛;红花辛温通经活血;山楂炭温经活血;茺蔚子活血调经,共为佐药。诸药合用,共奏理气活血、温经散寒之功。

【临床应用】 经行腹痛 因寒凝胞宫,胞脉瘀阻所致。症见经前数日或经期小腹冷痛、胀满拒按、得热痛减,经血色黯有块,经量或多或少,手足不温,面色青白,舌质黯或有瘀斑瘀点,苔薄白,脉沉弦或沉紧;痛经、子宫内膜异位症痛经见上述证候者。

【不良反应】 目前尚未检索到不良反应报道。

【禁忌】 孕妇禁用。

【注意事项】

1. 体虚、有热者慎用。

2. 平时注意保暖,经期禁食生冷食物。

【用法与用量】 口服。一次 8 片,一日 3 次,临经时服。

养血调经膏
Yangxue Tiaojing Gao

【药物组成】 当归、白芍、牛膝、续断、鹿茸粉、人参粉、白术、茯苓、艾叶、生姜、川芎、丹参、益母草、泽兰、木香、香附(醋炙)、大腹皮、陈皮、柴胡。

【功能与主治】 益气养血,温经活血。用于气血两虚,寒凝血瘀所致的月经失调、痛经,症见月经错后、经水量少、经期小腹冷痛、腰腿痛。

【方解】 方中当归、白芍养血和营,调经止痛;人参、茯苓、白术益气健脾以资化源;牛膝、续断、鹿茸滋补肝肾,活血通经;艾叶、生姜温胞宫,散寒凝,与行气活血药物相配,能温通气血经脉;川芎、丹参、益母草、泽兰活血化瘀,调经止痛;木香、香附、大腹皮、陈皮、柴胡疏肝行气,调经止痛。本方一则补养肝肾气血;一则温经散寒,化瘀调经,二者相合,温补化瘀,标本同治,共奏益气养血、温经活血之效。

【临床应用】

1. 月经失调 由肝肾气血不足,经血化源匮乏,加之寒凝胞脉、冲任二脉不通所致。症见月经衍期不至,经水量少,经期小腹冷痛,腰腿痛,面色无华,舌淡苔白,脉沉;功能性月经失调见上述证候者。

2. 痛经 由肝肾气血两虚,寒邪凝滞胞宫,冲任瘀血阻滞所致。症见经期小腹冷痛,经水量少,夹有血块,畏寒肢冷,腰腿痛,舌淡苔白,脉沉;原发性痛经见上述证候者。

【不良反应】 目前尚未检索到不良反应报道。

【禁忌】 孕妇禁用。

【注意事项】

1. 痛经属血热者慎用。

2. 用药期间慎食生冷食物,避寒保温。

【用法与用量】 外用。加温软化,贴于脐腹和腰部。

【规格】 每张净重 15g

复方益母草膏
Fufang Yimucao Gao

【药物组成】 益母草、当归、川芎、白芍、地黄、木香。

【功能与主治】 养血调经,化瘀生新。用于血虚血瘀引起的月经不调、痛经、产后恶露不绝,症见经水量少、有血块,月经后错,行经腹痛,产后恶露不净。

【方解】 方中鲜益母草用量偏重,活血化瘀,调经止痛,为君药。当归、川芎、白芍、地黄,养血和血,调理月经,共为臣药。木香行气止痛,助益母草通经止痛,为佐药。诸药合用,共奏养血调经、化瘀生新之功。

【临床应用】

1. 月经不调 因营血亏虚,兼冲任瘀血阻滞,血海不充,冲任不通所致。症见月经后错,经水量少,有血块,或行经腹痛,面色少华,舌淡黯,脉细涩;功能性月经失调见上述证候者。

2. 经行腹痛 因营血亏虚,冲任失于荣养,兼之瘀血内阻,冲任不通所致。症见经期小腹疼痛,行经量少,经色黯,有血块,面色少华,舌质淡黯,脉细涩;原发性痛经见上述证候者。

3. 产后恶露不绝 因产后营血亏虚,瘀血内阻,新血不得归经所致。症见产后恶露衍期不止,夹有血块,小腹疼痛,头昏,乏力,面色少华,舌质淡黯,脉细涩;产后子宫复旧不全见上述证候者。

此外,本品配合药物流产使用,可以减少药物流产后的子宫出血量,缩短出血时间[1,2]。

【药理毒理】 本品有抗炎、镇痛、止血、改善血液流变性等作用。

1. 抗炎 本品能抑制蛋清所致大鼠足肿胀反应和二甲苯所致小鼠耳廓的急性炎症反应[3]。

2. 镇痛 本品能减少实验性痛经模型大鼠腹腔注射催产素诱发扭体反应的次数[3,4]。

3. 止血 本品能缩短小鼠断尾法的出血时间和毛细管法的凝血时间[4]。

4. 对子宫的影响 本品能使小鼠及家兔离体子宫的收缩频率加快,收缩强度加大和张力上升,可抑制垂体后叶素所致离体子宫收缩反应[3,4]。

5. 改善血液流变性 本品能增大小鼠耳廓细动、静脉血管口径,使毛细血管开放数量增多,加快血流速度。本品可改善肾上腺素加冰水所致血瘀模型大鼠的血液流变性,抑制大鼠体外血栓形成[3,4]。

【不良反应】 目前尚未检索到不良反应报道。

【禁忌】 孕妇禁用。

【注意事项】

1. 产后腹痛因瘀热所致者,应配合清热解毒药物使用。

2. 服药期间少食生冷食物。

【用法与用量】 口服。一次 10～20g,一日 2～3 次。

【规格】 每瓶装 100g

【参考文献】 [1]李青.米非司酮配伍米索前列醇终止早孕加服复方益母草膏临床分析.河北医学,1999,5(3):3.

[2]马洪立,李萍.中药辅助米非司酮终止早孕疗效观察.天津中医,2001,18(2):27

[3]冀红,侯晓明,廖磊.复方益母草膏药效学实验研究.首都医药,2006,(14):42.

[4]孙红英,张建军,余凤.复方益母草胶囊主要药效学研究.江西中医学院学报,2003,15(2):72.

鹿胎胶囊
Lutai Jiaonang

【药物组成】 鹿胎(或失水鹿胎)、鹿茸、肉桂、当归、熟地黄、阿胶、龟甲(醋制)、续断、地骨皮、红参、茯苓、白术(麸炒)、益母草、丹参、赤芍、蒲黄、川芎、牛膝、香附(醋制)、延胡索(醋制)、木香、莱菔子(炒)、小茴香(盐制)、甘草。

【功能与主治】 益气养血,温肾调经。用于气血两虚、肾气不足所致月经不调,症见月经先后不定期、神疲乏力、腰膝酸软,或有带下清稀。

【方解】 方中鹿胎、鹿茸相伍,直入下焦,峻补肾元,益气养血,温养冲任,共为君药。肉桂补肾壮阳,温经散寒,与鹿胎、鹿茸合用,增强温肾调经之力;当归、熟地黄、阿胶、龟甲、续断、地骨皮滋补肝肾阴血;红参、茯苓、白术补气健脾,强壮后天以奉养先天,共为臣药。益母草、丹参、赤芍药、蒲黄、川芎、牛膝活血调经;香附、延胡索、木香、莱菔子、小茴香疏肝和中,调理冲任,共为佐药。甘草调和诸药,为使药。诸药合用,共奏益气养血、温肾调经之功。

【临床应用】 月经不调 由肾气不足,气血亏虚,冲任气血失和,封藏疏泄失职所致。症见月经先后不定期,经行不畅,或淋漓不尽,经色淡黯,神疲乏力,腰膝酸软,带下清冷,舌淡苔白,脉弱;功能性月经失调见上述证候者。

【药理毒理】 本品有雌激素样活性、舒张子宫平滑肌和镇痛等作用。

1. 雌激素样活性 本品可促进未成年雌性小鼠子宫和卵巢的发育[1]。

2. 舒张子宫平滑肌 本品能抑制正常大鼠在体和离体子宫的收缩,并能对抗催产素引起的大鼠离体子宫收缩[1]。

3. 镇痛 本品可减少腹腔醋酸刺激致小鼠扭体反应的次数[1]。

4. 其他 本品对小鼠断尾出血有止血作用,对环磷酰胺引起的小鼠造血功能损伤或失血所致的"血虚证"均有治疗作用,可提高环磷酰胺所致免疫功能低下小鼠单核巨噬细胞的吞噬功能,延长正常小鼠的游泳时间[1]。

【不良反应】 目前尚未检索到不良反应报道。

【禁忌】 孕妇禁用。

【注意事项】

1. 肾虚兼有内热者慎用。

2. 经期出血量过多者慎用。

3. 服药期间禁食生冷食物。

【用法与用量】 口服。一次 5 粒,一日 3 次。

【规格】 每粒装 0.3g

【参考文献】 [1]鹿胎颗粒(冲剂)新药申报资料.1996,10.

天紫红女金胶囊
Tianzihong Nüjin Jiaonang

【药物组成】 炙黄芪、党参、山药(酒炒)、白术、茯苓、炙甘草、当归、熟地黄、酒白芍、川芎、阿胶(蛤粉制)、酸枣仁(盐炙)、肉桂、盐杜仲、桑寄生、牛膝、盐益智仁、酒续断、肉苁蓉、香附(醋盐炙)、砂仁(去壳盐炙)、丁香、盐小茴香、木香、陈皮、益母草、醋延胡索、三七(熟)、海螵蛸、地榆(醋炙)、艾叶(醋炙)、荆芥(醋炙)、酒黄芩、麦冬、白薇、椿皮。

【功能与主治】 益气养血,补肾暖宫。用于气血两亏,肾虚宫冷,月经不调,崩漏带下,腰膝冷痛,宫冷不孕。

【方解】 方中黄芪、党参、山药、白术、茯苓、甘草甘温益气;当归、熟地黄、白芍、川芎、阿胶、酸枣仁滋养营血;肉桂、杜仲、桑寄生、牛膝、益智仁、续断、肉苁蓉滋补下元,温肾暖宫;香附、砂仁、丁香、小茴香、木香、陈皮疏肝行气,调理脾胃;益母草、延胡索、三七活血化瘀,调经止痛;海螵蛸、地榆、艾叶、荆芥温经止血;黄芩、麦冬、白薇、椿皮清热凉血,收涩止血,佐制温燥之偏,诸药合用,共奏益气养血、补肾暖宫之功。

【临床应用】

1. **月经后期** 因气血不足,肾气虚寒所致。症见经水后错,月经量多或月经量少,有血块,经行腰腹冷痛,喜热喜按,身疲乏力,舌质淡,脉沉细。

2. **崩漏** 因气血双亏,肾阳虚弱,冲任失调所致。症见经来无期,经水量多,或淋漓不尽,或有血块,畏寒肢冷,腰腹冷坠,舌质淡,脉虚弱;功能性子宫出血见上述证候者。

3. **经行腹痛** 因肾气虚寒,下焦寒凝,冲任失荣,气血失畅所致。症见行经小腹冷痛,喜热喜按,经行错后,腰膝酸软,或腰骶疼痛,畏寒肢冷,精神倦怠,舌淡苔白,脉沉细,舌质淡,脉虚弱;原发性痛经见上述证候者。

另见文献报道治疗围绝经期综合征[1]

【不良反应】 目前尚未检索到不良反应报道。

【禁忌】 孕妇禁用。

【注意事项】

1. 阴虚血热所致月经不调、崩漏者慎用。

2. 用药后症状不减者请医生诊治。

3. 服药期间禁食生冷食物。

【用法与用量】 口服。一次 3 粒,一日 2～3 次。

【规格】 每粒装 0.35g

【参考文献】 [1]李俊英,唐学磊.中西医结合治疗围绝经期综合征.上海中医药杂志,2005,39(11):39-40.

调经促孕丸
Tiaojing Cuyun Wan

【药物组成】 鹿茸(去毛)、炙淫羊藿、仙茅、续断、桑寄生、菟丝子、枸杞子、覆盆子、山药、莲子(去心)、茯苓、黄芪、白芍、炒酸枣仁、丹参、赤芍、鸡血藤、钩藤。

【功能与主治】 温肾健脾,活血调经。用于脾肾阳虚,瘀血阻滞所致的月经不调、闭经、痛经、不孕,症见月经后错,经水量少,有血块,行经小腹冷痛、经水日久不行,久不受孕,腰膝冷痛。

【方解】 方中鹿茸、淫羊藿、仙茅,三药均入肾经,具有补肾阳、益精血、调冲任之功,共为君药。续断、桑寄生、菟丝子、枸杞子、覆盆子入肝肾经,可补肝肾,益精血,调血脉;山药、莲子、茯苓、黄芪益气健脾,共为臣药。白芍、酸枣仁养血敛阴,宁心安神;丹参、赤芍、鸡血藤养血活血调经;钩藤平肝潜阳,与丹参、赤芍相合,兼制君药之温热,共为佐药。诸药合用,共奏温肾健脾、活血调经之功。

【临床应用】

1. **月经后期** 系因脾肾阳虚,瘀血阻滞所致。症见月经后期,量少、色黯红、质清稀,头晕耳鸣,腰痛恶寒,肢倦神乏,畏寒肢冷,性欲淡漠,小便频数,大便溏薄,面色晦黯,舌淡苔白,脉沉弱;月经失调见上述证候者。

2. **月经过少** 系因脾肾阳虚,瘀血阻滞所致。症见月经量少,色黯红、质清稀,头晕耳鸣,腰痛喜暖,肢倦神乏,畏寒肢冷,性欲淡漠,小便频数,大便溏薄,面色晦黯,舌淡苔白,脉沉弱;月经失调见上述证候者。

3. **闭经** 系因脾肾阳虚,瘀血阻滞所致。症见经闭不行,头晕耳鸣,腰膝冷痛,肢倦神乏,性欲淡漠,小便频数,大便溏薄,面色晦黯,舌淡苔白,脉沉弱;继发性闭经见上述证候者。

4. **不孕** 系因脾肾阳虚,或兼瘀血阻滞所致。症见婚后多年不孕,月经量少,后期,色黯红、质清稀,头晕、耳鸣,腰痛如折,肢倦神乏,畏寒肢冷,性欲淡漠,小便频数,大便溏薄,面色晦黯,舌淡苔白,脉沉弱。

【不良反应】　目前尚未检索到不良反应报道。

【禁忌】

1. 孕妇禁用。

2. 患有外感疾病者禁用。

【注意事项】

1. 阴虚火旺、月经量过多者不宜使用。

2. 服药期间禁食生冷食物。

【用法与用量】　口服。一次 5g(50 丸)，一日 2 次。自月经周期第 5 天起连服 20 天；无周期者每月连服 20 天，连服 3 个月或遵医嘱。

【规格】　每 100 丸重 10g

艾附暖宫丸
Aifu Nuangong Wan

【药物组成】　当归、地黄、白芍(酒炒)、川芎、炙黄芪、艾叶(炭)、制吴茱萸、肉桂、续断、醋香附。

【功能与主治】　理气养血，暖宫调经。用于血虚气滞、下焦虚寒所致的月经不调、痛经，症见行经后错、经量少、有血块、小腹疼痛、经行小腹冷痛喜热、腰膝酸痛。

【方解】　方中当归养血活血，调经止痛，为君药。地黄、白芍、川芎滋阴养血，和营调经，增强君药养血调经之力；黄芪补脾益气，可助有形之血化生，共为臣药。艾叶炭、吴茱萸、肉桂、续断温热食物温暖胞宫，补肾固冲，散寒止痛；香附理气解郁，调经止痛，共为佐药。诸药合用，共奏养血理气、暖宫调经之功。

【临床应用】

1. **月经后期**　因阴血不足，胞宫虚寒，冲任阻滞所致。症见月经逾期 7 天以上，经血色黯，有血块，小腹畏寒疼痛，腹胀，喜温按，四末不温，面色无华，肢体乏力，舌质淡黯，脉弦细；功能性月经失调见上述证候者。

2. **月经过少**　气血两虚，胞宫不温，冲任瘀阻所致。症见月经量渐少，经血淡黯，有血块，小腹冷痛，得温痛减，腰酸腹胀，畏寒肢冷，倦怠乏力，舌质淡黯或有瘀斑，脉弦细；功能性月经失调见上述证候者。

3. **经行腹痛**　寒凝胞宫，血虚不荣，气滞血阻所致。症见经期小腹冷痛坠胀，喜温按，经血色黯，有血块，腰酸肢冷，乏力，面黄，舌质淡黯或有瘀斑，脉沉细或弦细；原发性痛经见上述证候者。

另见文献报道治疗慢性腹泻[1]。

【药理毒理】　本品有镇痛、改善血液流变性等作用。

1. **镇痛**　本品能减少催产素所致子宫痉挛大鼠的扭体只数和扭体发生率，并升高血浆 β-内啡肽含量[2]。

本品能减少醋酸所致小鼠扭体反应次数，延长扭体反应潜伏期[3]。

2. **改善血液流变性**　本品可改善皮下注射肾上腺素致"血瘀"小鼠的血液流变学指标，降低 RBC 比容、全血黏度、纤维蛋白黏度、血浆黏度的水平[3]。

3. **其他**　本品能延长小鼠在冷水中的游泳时间，提高急性失血性"血虚"模型小鼠的血红蛋白和红细胞数[3]。

【不良反应】　目前尚未检索到不良反应报道。

【禁忌】　孕妇禁用。

【注意事项】

1. 热证、实证者不宜使用。

2. 忌食生冷食物。

【用法与用量】　口服。小蜜丸一次 9g，大蜜丸一次 1 丸，一日 2～3 次。

【规格】　大蜜丸　每丸重 9g

【参考文献】　[1]李芳，徐艳秋，陈晓香，等.艾附暖宫丸治疗慢性腹泻 52 例.中国中医药信息杂志，2006，13(6)：80.

[2]王霞灵，曹大农，单志群.艾附暖宫丸治疗痛经的实验研究.湖北中医学院学报，2003，5(2)：18.

[3]刘强，朱红霞，于得海，等.温经汤、艾附暖宫丸药理作用的比较研究.中药药理与临床，1995，11(3)：10.

温 经 丸
Wenjing Wan

【药物组成】　党参、附子(制)、白术、黄芪、茯苓、肉桂、干姜、吴茱萸(制)、郁金、厚朴(姜制)、沉香。

【功能与主治】　养血温经，散寒止痛。用于寒凝血瘀所致的经期腹痛，腰膝无力，湿寒白带，血色黯淡，子宫虚冷。

【方解】　党参甘平，补中益气、养血生津；附子辛热，峻补元阳、散寒止痛，两药相合，养血温经，针对寒凝血虚之变，共为君药。白术、黄芪、茯苓助君药大补脾肺之气、资气血化生之源；肉桂、干姜、吴茱萸暖胞宫而助血行，长于温经止痛，共为臣药。郁金、厚朴防温燥之偏，共为佐药。沉香载药下行，直达病所，为使药。各药相配，温中有行，共奏养血散寒、调经止痛之功。

【临床应用】

1. **经行腹痛**　因寒凝胞宫，气血运行不畅所致。症见经行小腹冷痛，甚则腹痛难忍，喜温按，经血黯红，较多血块，块下痛减，腹胀，腰痛，肢冷畏寒，面色青白，舌淡黯有瘀斑，脉沉弦；原发性痛经见上述证候者。

2. **月经后期**　因寒凝胞宫，冲任瘀阻，经血不能按时满溢引起。症见月经周期后错 7 天以上,经血色黯红,有血块,或月经量少,经行不畅,或伴少腹冷痛,腹胀喜温,畏寒肢冷,舌质淡黯,或有瘀斑瘀点,苔薄白,脉沉迟;功能性月经失调见上述证候者。

3. 带下病 因阳气虚损,气化失常,水湿内停,下注冲任所致。症见带下量多,色白清冷,稀薄如水,或伴畏寒肢冷,小腹疼痛,小便频数,舌质淡黯,苔薄白,脉沉迟;盆腔炎性疾病后遗症见有上述证候者。

【不良反应】 目前尚未检索到不良反应报道。

【禁忌】 孕妇禁用。

【注意事项】

1. 热盛者不宜使用。

2. 平时注意保暖,经期禁食生冷。

【用法与用量】 口服。一次 6～9g,一日 2 次。

【规格】 每丸重 9g

(六)固崩止血

血安胶囊
Xue'an Jiaonang

【药物组成】 棕榈。

【功能与主治】 收敛止血。用于月经过多、崩漏,症见经血量多、淋漓不止,或产后恶露不尽。

【方解】 方中棕榈苦涩性平,为收敛止血之要药,善于治疗妇科出血病症。本品单用棕榈,药简力专,擅长收涩止血,作为"治标"之剂。

【临床应用】

1. 月经过多 因气虚不足,冲任不固,血失统摄;或阳热亢盛,内扰冲任,迫血妄行;或阴虚内热,或肾虚不固等所致。症见月经量多,色红或淡,舌淡,脉细弱;功能失调性子宫出血见上述证候者。

2. 崩漏 因气虚不足,冲任不固,血失统摄;或阳热亢盛,内扰冲任,迫血妄行;或阴虚内热,或肾虚不固等所致。症见经血淋漓不止,舌淡,脉细弱;功能失调性子宫出血见上述证候者。

3. 产后恶露不尽 因产后气虚不足,血失统摄;或因产后热扰冲任,迫血妄行所致。症见产后恶露衍期不止,量多或淋漓不止,舌淡,或舌红,脉缓弱或细数;产后子宫复旧不全见上述证候者。

【不良反应】 目前尚未检索到不良反应报道。

【禁忌】 尚不明确。

【注意事项】

1. 月经过多、崩漏、产后恶露不尽属瘀血所致者不

宜单用。

2. 服药期间禁食辛辣刺激食物。

3. 本品控制出血之后,当针对病因进行治疗。

4. 服药后出血不止者应请医生诊治。

【用法与用量】 口服。一次 4 粒,一日 3 次;或遵医嘱。

【规格】 每粒装 0.5g(相当于原药材 10g)

固经丸
Gujing Wan

【药物组成】 酒龟甲、炒白芍、盐关黄柏、酒黄芩、麸炒椿皮、醋香附。

【功能与主治】 滋阴清热,固经止带。用于阴虚血热,月经先期,经血量多、色紫黑,赤白带下。

【方解】 方中龟甲甘咸性寒,入肝肾经,专补肾阴,滋阴清热,固经止崩,治崩漏不止,为君药。白芍酸寒,养血敛阴,凉血清热,以助君药养阴清热之功,为臣药。黄柏、黄芩、椿皮苦寒,均能清热泻火,燥湿止带;香附疏肝理气,调经止痛,共为佐药。诸药合用,共奏滋阴清热、固经止带之功。

【临床应用】

1. 月经先期 因阴液亏损,虚热内生,热扰冲任,迫血下行所致。症见月经先期,经量少或正常(亦有量多者),经色深红,质稠,手足心热,心烦不寐,或咽干口燥,舌质红少苔,脉细数。

2. 月经过多 由阴虚水亏,火热内炽,扰及冲任,迫血妄行所致。症见经水量多,色深红,质黏稠,或伴月经周期提前,颧红,潮热,盗汗,心烦不寐,咽干口燥,舌红少苔,脉细数。

3. 带下病 因素体阴虚或年老真阴渐亏,虚火妄动,任带失固;或阴虚复感湿热之邪,伤及任带所致。症见带下量多色黄,或量虽不多,但赤白相兼,质黏稠,或阴道有灼热感,心烦少寐,手足心热,咽干口燥,舌红少苔,脉细数。

此外,临床报道本品用于药物流产后、放环后出血、人流术后月经过多[1-3]。

【不良反应】 目前尚未检索到不良反应报道。

【禁忌】 尚不明确。

【注意事项】

1. 脾胃虚寒者慎用;有瘀者不宜使用。

2. 服药期间饮食宜清淡,忌食辛辣、油腻食物。

3. 孕妇服用,请向医生咨询。

【用法与用量】 口服。一次 6g,一日 2 次。

【参考文献】 [1]王建红.固经汤加减治疗药物流产后出血 36 例.浙江中医杂志,2002,37(3):100.

[2]明霞,李小平.辨证治疗放环后出血 49 例.江苏中医,1997,18(7):10.

[3]许晓波.固经丸治疗人流术后月经过多 80 例.辽宁中医杂志,2003,30(4):278.

妇科止血灵

Fuke Zhixue Ling

【药物组成】 熟地黄、五味子、白芍、杜仲(炭)、续断、槲寄生、山药、牡蛎(煅)、海螵蛸、地榆(炒)、蒲黄(炭)。

【功能与主治】 补肾敛阴,固冲止血。用于肾阴不足所致的崩漏,症见行经先后无定期、经量多或淋漓不止、经色紫黑,伴头晕耳鸣、手足心热、腰膝酸软;功能性子宫出血见上述证候者。

【方解】 方中熟地黄味甘性微温,甘则能补,故主补肝血,滋肾水,益真阴;五味子酸能收敛,性温而润,功能补肾敛阴,共为君药。白芍酸寒,养血敛阴;杜仲、续断、槲寄生补益肝肾,养血固冲;山药味甘性平,平补气阴,共为臣药。牡蛎、海螵蛸收涩止血,地榆凉血止血;蒲黄化瘀止血,共为佐药。诸药合用,共奏补肾敛阴、固冲止血之功。

【临床应用】

1. 崩漏 因肾阴亏损,阴虚失守,虚火动血所致。症见经乱无期,经量多或淋漓不止、色鲜红、质稍稠,伴头晕耳鸣,手足心热,腰膝酸软,舌质红少苔,脉细数;功能失调性子宫出血见上述证候者。

2. 月经过多 由于阴虚水亏,火热内炽,扰及冲任,迫血妄行所致。症见月经量过多,伴头晕耳鸣,手足心热,腰膝酸软;排卵型功能性子宫出血见上述证候者。

3. 经期延长 因阴虚内热扰及冲任,血海不宁,故经血淋漓过期不净、量少、色红、质稠,伴头晕耳鸣,手足心热,腰膝酸软;排卵型功能性子宫出血见上述证候者。

文献报道,可防治药物流产后阴道流血,减少产后出血[1,2]。

【不良反应】 目前尚未检索到不良反应报道。

【禁忌】 孕妇禁用。

【注意事项】

1. 气不摄血者不宜使用。

2. 服药期间饮食宜富有营养,忌食辛辣、油腻食物。

【用法与用量】 口服。一次 5 片,一日 3 次。

【参考文献】 [1]阎敏,彭国庆.妇科止血灵片防治药物流产后阴道流血 49 例临床观察.中医药导报,2006,12(5):35-36.

[2]刘天旭.妇科止血灵减少产后出血的探讨.临床医学,2007,27(10):49-50.

断血流胶囊(颗粒、片)

Duanxueliu Jiaonang(Keli,Pian)

【药物组成】 断血流。

【功能与主治】 凉血止血。用于血热妄行所致的月经过多、崩漏、吐血、衄血、咯血、尿血、便血、血色鲜红或紫红;功能失调性子宫出血、子宫肌瘤出血及多种出血症、单纯性紫癜、原发性血小板减少性紫癜见上述证候者。

【方解】 方中断血流味微苦涩,性凉,善清热凉血止血,治疗热灼血脉、血热妄行引起的各种出血。

【临床应用】

1. 月经过多 因血分伏热,扰动血海所致。症见月经量多,色深红,质黏稠,伴心烦口渴,尿黄,便结,舌红,苔黄,脉滑数;功能失调性子宫出血见上述证候者。

2. 崩漏 因热迫经血,冲任不固,经血非时妄行所致。症见经血非时忽然大下,或淋漓日久不净、色深红质稠,口渴,烦热,小便黄或大便干,舌红,苔黄,脉数;功能失调性子宫出血见上述证候者。

3. 吐血 因血分伏热,热迫血行所致。症见吐血,血色红,口苦,胁痛,心烦易怒,舌红,脉弦数;上消化道出血见上述证候者。

4. 鼻衄 因血分伏热,热迫血行所致。症见鼻血鲜红,口渴欲饮,鼻干,烦躁,便秘,舌红,苔黄,脉数。

5. 咯血 因血分伏热,热迫血行所致。症见喉痒,咳嗽,痰中带血,口干鼻燥,或发热,舌红,少津,苔黄,脉数。

6. 尿血 因血分伏热,热迫血行所致。症见小便黄赤灼热,尿色鲜红,伴腰痛,心烦口渴,舌红,脉数;尿路结石见上述证候者。

7. 便血 因血分伏热,热迫血行所致。症见便血鲜红,大便不畅或伴腹痛,口苦,苔黄腻,脉数;痔疮见上述证候者。

此外,有报道断血流片还可用于药流后出血,口腔出血性疾病[1,2]。

【药理毒理】 本品有止血等作用。

1. 止血 本品可缩短止血时间,减少出血量,玻片法实验显示其可缩短小鼠凝血时间[3]。

2. 其他 本品对二甲苯所致的小鼠耳壳炎症有抑制作用。

3. 毒理　断血流片浸膏粉小鼠灌胃 LD_{50} 为$(14.6\pm2.4)g/kg^{[4]}$。

【不良反应】　目前尚未检索到不良反应报道。

【禁忌】　尚不明确。

【注意事项】

1. 脾虚证、肾虚证、血瘀证者不宜使用。

2. 暴崩者慎用。

3. 饮食忌肥甘厚味、辛辣食物。

4. 妊娠期出血者不宜使用。

5. 使用本品止血时,应结合病因治疗。

6. 出血量多者应结合其他疗法治疗。

7. 糖尿病患者慎用。

【用法与用量】　胶囊:口服。一次 3～6 粒,一日 3 次。颗粒:开水冲服。一次 1 袋,一日 3 次。片剂:口服。一次 3～6 片,一日 3 次。

【规格】　胶囊:每粒装 0.35g

颗粒剂:每袋装 10g

片剂:薄膜衣片　每片重 0.35g

【参考文献】　[1]陈远景,叶云生,应霄燕.断血流片治疗药流后出血疗效观察.中国中医急症,2000,9(3):10.

[2]雷小莉,罗艳.断血流治疗口腔出血性疾病的临床观察.现代口腔医学杂志,2007,21(6):879.

[3]任宗芳,张玮琪,谷守虹,等.断血流胶囊止血作用的研究.吉林中医药,2006,26(6):58.

[4]李国贤.断血流急性及亚急性毒性的研究.安徽大学学报·自然科学版,1991,(4):95.

宫血宁胶囊

Gongxuening Jiaonang

【药物组成】　重楼。

【功能与主治】　凉血止血,清热除湿,化瘀止痛。用于崩漏下血、月经过多,产后或流产后宫缩不良出血及子宫功能性出血属血热妄行者,以及慢性盆腔炎之湿热瘀结所致的少腹痛、腰骶痛、带下增多。

【方解】　方中重楼具有清热解毒、凉血止血之功,适用于血热出血。

【临床应用】

1. 月经过多　血分伏热,扰动血海所致,症见月经量多,色深红,质黏稠,伴见烦口渴,尿黄,便结,舌红苔黄,脉滑数;功能失调性子宫出血见上述证候者。

2. 崩漏　血分伏热,热迫经血,经血非时妄行所致经血非时而下,或淋漓日久不净,色深红质稠,口渴,烦热,小便黄或大便干,舌红苔黄,脉数;功能失调性子宫出血见上述证候者。

3. 产后恶露不尽　产后阴液耗损,阴虚生热,热迫血行导致恶露过期不止且量较多,色深红,质黏稠,口燥咽干,舌红,脉细而数;产后及流产后子宫复旧不全见上述证候者。

此外,文献报道本品还可用于宫内节育器所致出血,药物流产后出血,慢性盆腔炎,减少 LEEP 术后宫颈脱痂出血[1-5]。

【药理毒理】　本品有收缩子宫、止血等作用。

1. 收缩子宫　本品有增强未孕及妊娠大鼠离体子宫收缩的作用[6]。

2. 止血　本品能缩短小鼠出血时间及凝血时间,能促进二磷酸腺苷(ADP)诱导大鼠血小板聚集,促进兔体外血栓的形成;可收缩离体兔血管[7]。

3. 抗炎　本品能抑制二甲苯所致小鼠耳肿胀[8],抑制组胺引起的毛细血管通透性亢进,增加白细胞游走,减轻子宫内膜炎性浸润[6]。

【不良反应】　目前尚未检索到不良反应报道。

【禁忌】　尚不明确。

【注意事项】

1. 脾虚、肾虚、血瘀证出血者不宜使用。

2. 饮食忌肥甘厚味、辛辣食物。

3. 妊娠期出血者不宜使用;暴崩者慎用。

4. 胃肠道疾病、脾胃虚寒者慎用。

【用法与用量】　月经过多或子宫出血期:口服。一次 1～2 粒,一日 3 次,血止停服。慢性盆腔炎:口服。一次 2 粒,一日 3 次,四周为一疗程。

【规格】　每粒装 0.13g

【参考文献】　[1]黄学惠,李武,董文漪,等.宫血宁防治宫内节育器所致子宫出血.现代中西医结合杂志,2002,11(6):485.

[2]乌毓明,范光升,吴明辉,等.宫血宁在预防药物流产后出血的多中心临床效果观察.中国计划生育学杂志,2002,10(1):52.

[3]李留嫦.宫血宁胶囊防治药物流产后阴道出血 80 例分析.云南中医药杂志,1998,19(5):20.

[4]朱粉琴.宫血宁胶囊治疗慢性盆腔炎疗效观察.中国乡村医药杂志,2005,12(12):20-21.

[5]雷卫勇,杨芳.宫血宁减少宫颈环形电刀切除术后出血疗效分析.中华中医药杂志,2006,21(12):791-792.

[6]张子昭,高崇昆.宫血宁对子宫作用的药理作用研究.宫血宁研究资料编(Ⅰ)(云南白药厂),1984.

[7]高崇昆,高嘉.宫血宁止血作用药理研究.宫血宁研究资料汇编(Ⅱ)(云南白药厂)1989.

[8]李留嫦.宫血宁胶囊防治药物流产后阴道出血 80 例分析.云南中医药杂志,1998,19(5):20.

止血灵胶囊
Zhixueling Jiaonang

【药物组成】　扶芳藤、地榆、黄芪、蒲公英。

【功能与主治】　清热解毒，益气止血。用于气虚血热所致的出血症，症见月经过多、崩冲漏下、产后恶露不净、痔疮出血、鼻衄、子宫肌瘤、功能性子宫出血、放环出血、产后子宫复旧不全、痔疮、鼻衄见上述证候者。

【方解】　方中扶芳藤凉血止血，活血化瘀，为君药。地榆凉血止血，长于治疗下部血热出血；黄芪健脾益气摄血，共为臣药。蒲公英清热解毒利湿，为佐药。诸药合用，共奏清热解毒、益气止血之功。

【临床应用】

1. **月经过多**　因气虚血热所致。症见月经量多，色淡红，质清稀或鲜红，伴气短，乏力，心烦，口渴，尿黄，舌淡或淡红，苔黄，脉滑数；子宫肌瘤、功能失调性子宫出血、放环出血见上述证候者。

2. **崩漏**　因气虚血热所致。症见经血非时而下，色深红质稠，伴气短，乏力，心烦，潮热，舌淡或淡红，苔黄，脉滑数；子宫肌瘤、功能失调性子宫出血、放环出血见上述证候者。

3. **产后恶露不尽**　因气虚血热所致。症见产后恶露过期不止，量较多，色深红，伴气短、乏力，舌淡或淡红，苔黄，脉虚细而数；产后子宫复旧不全见上述证候者。

4. **便血**　因气虚血热所致。症见大便带血，色红，伴气短乏力，口干，舌淡或淡红，苔黄，脉细数；痔疮见上述证候者。

5. **鼻衄**　因气虚血热所致。症见鼻出血，伴气短，乏力，心烦，口渴，尿黄，舌淡或淡红，苔黄，脉细数。

【药理毒理】　本品有止血、缩宫、抗炎和促进造血等作用。

1. **止血**　本品可缩短小鼠出血时间及大鼠凝血酶时间[1]。

2. **收缩子宫**　本品可增加在体大鼠子宫平滑肌收缩幅度和活动力[1]。

3. **抗炎**　本品能抑制二甲苯致小鼠耳肿胀度、醋酸致小鼠腹腔毛细血管通透性增加以及大鼠棉球肉芽肿形成[1]。

4. **对血细胞的影响**　本品能提高失血性"血虚"小鼠的血红蛋白含量及红细胞数目[1]。

【不良反应】　目前尚未检索到不良反应报道。

【禁忌】　尚不明确。

【注意事项】

1. 血瘀证出血者慎用。

2. 忌食肥甘厚味、辛辣食物。

3. 妊娠期出血不宜使用。

4. 脾胃虚寒者慎用。

【用法与用量】　口服。一次2～3粒，一日3次。大出血症用量可加倍。

【规格】　每粒装0.5g（约相当于原料13g）

【参考文献】　[1]潘兰，王诗用，叶志文，等.止血灵胶囊止血缩宫抗炎的药效学研究.药物评价研究，2014，37(1)：40-46.

宫血停颗粒
Gongxueting Keli

【药物组成】　黄芪、益母草、党参、升麻、当归、蒲黄、龙骨(煅)、牡蛎(煅)、女贞子、旱莲草、枳壳。

【功能与主治】　益气活血，固涩止血。用于气虚血瘀所致的月经量多、崩漏，症见经水量多、过期不止或淋漓日久、有血块、经行小腹隐痛伴神疲乏力。

【方解】　方中黄芪益气健脾，以资生血之源，气旺则血生；益母草活血化瘀，使离经之血归于常道，二药共为君药。党参、升麻助黄芪健脾益气，脾阳得升，统摄有权，则血易止；当归养血活血；蒲黄祛瘀止血，共为臣药。龙骨、牡蛎收敛止血；女贞子、旱莲草滋补肝肾，凉血止血；枳壳行气宽中，配合补气药，则使补而不滞，共为佐药。诸药合用，共奏益气活血、固涩止血之功。

【临床应用】

1. **月经过多**　气虚不能摄血，气虚无力推动血行，冲任瘀阻，血不归经所致。症见经水量多、色黯、有血块，小腹隐痛，气短懒言，神疲肢倦，舌质淡黯体胖，舌边或有齿痕，苔薄白，脉沉细弱或涩；功能失调性子宫出血见上述证候者。

2. **崩漏**　由气虚无力推动血行，则瘀血阻滞，气血不归经，则经血非时而下。症见经水量多、淋漓日久、有血块，经行小腹隐痛，伴神疲乏力；功能失调性子宫出血见上述证候者。

临床报道，本品可用于自然流产或人工流产后无组织残留，但子宫出血不止；足月产后子宫复旧不全而致子宫出血者[1]。

【药理毒理】　**兴奋子宫平滑肌**　本品对大鼠在体子宫平滑肌和离体子宫均有兴奋作用，能增加其收缩幅度和活动力，延长收缩时间，对子宫收缩的频率则无明显影响[2]。

【不良反应】　目前尚未检索到不良反应报道。

【禁忌】 孕妇禁用。

【注意事项】

1. 阴虚火旺所致月经过多、崩漏者慎用。

2. 恶性肿瘤出血者服用后出血不减者请医生诊治。

3. 服药期间忌食辛辣、生冷、油腻食物。

【用法与用量】 开水冲服。一次 20g,一日 3 次。

【规格】 每袋装 20g

【参考文献】 [1]刘红彦,金怡,乜文兰.宫血停冲剂 396 例临床疗效观察.黑龙江医药,1996,9(2):107.

[2]刘步平,魏祝娣,梁国珍,等.宫血停对 SD 大鼠离体及在体子宫平滑肌的作用.中国药物与临床,2002,2(1):10.

安宫止血颗粒
Angong Zhixue Keli

【药物组成】 益母草、马齿苋。

【功能与主治】 活血化瘀,清热止血。用于瘀热内蕴所致的恶露不净,症见恶露不止、小腹疼痛、口燥咽干;人工流产及产后子宫复位不全见上述证候者。

【方解】 方中益母草活血化瘀,为君药;马齿苋清热凉血止血,为臣药。二药合用,共奏活血化瘀、清热止血之功。

【临床应用】 产后恶露不绝 因产后瘀热内阻,胞脉不畅,冲任失和,新血不得归经所致,症见产后出血时间过长、色黯有块,小腹疼痛拒按、块下痛减,口燥咽干,舌紫黯或有瘀点、脉弦涩;人工流产及产后子宫复旧不全见上述证候者。

【不良反应】 目前尚未检索到不良反应报道。

【禁忌】 孕妇禁用。

【注意事项】

1. 本品胎盘、胎膜残留引起的产后出血不宜使用。

2. 用药期间,注意观察阴道出血量的变化。

【用法与用量】 温开水冲服。一次 1 袋,一日 3 次,7～10 天为一疗程。

【规格】 每袋装(1)4g (2)5g

葆宫止血颗粒
Baogong Zhixue Keli

【药物组成】 牡蛎(煅)、白芍、地黄、侧柏叶(炒炭)、金樱子、仙鹤草、椿皮、大青叶、三七、柴胡(醋炙)。

【功能与主治】 固经止血,滋阴清热。用于冲任不固、阴虚血热所致月经过多、经期延长,症见月经量多或经期延长,经色深红、质稠,或有小血块,腰膝酸软,咽干口燥,潮热心烦,舌红少津,苔少或无苔,脉细数;功能性子宫出血及上环后子宫出血见上述证候者。

【方解】 方中煅牡蛎收敛固涩、固冲止血,为君药。白芍、地黄、侧柏炭滋阴清热、补肝肾、养精血、凉血止血,共为臣药。金樱子、仙鹤草、椿皮清热燥湿、止带止泻、收敛止血;大青叶清热解毒、凉血止血;三七活血化瘀、消肿止痛;柴胡疏肝和血,共为佐药。诸药合用,共奏固经止血、滋阴清热之功。

【临床应用】

1. 月经量多 因冲任不固、阴虚血热所致。症见月经过多或经期延长,经色深红、质稠或有小血块,腰膝酸软,咽干口燥,潮热心烦,舌红少津,苔少或无苔,脉细数;功能性子宫出血及上环后子宫出血见上述证候者。

2. 经期延长 因冲任不固、阴虚血热所致。症见经期延长,经色深红、质稠,或有小血块,腰膝酸软,咽干口燥,潮热心烦,舌红少津,苔少或无苔,脉细数;功能性子宫出血及上环后子宫出血见上述证候者。

此外,本品还可用于治疗药物流产后子宫出血[1]。

【药理毒理】 本品有抗炎、镇痛、止血和调节子宫平滑肌张力等作用。

1. 抗炎 本品可抑制琼脂诱导的大鼠足趾肿胀以及二甲苯诱导的小鼠耳肿胀,对动物子宫内异物诱导的炎症有抑制作用[2]。

2. 镇痛 本品可减少醋酸致小鼠扭体反应次数[2]。

3. 止血 本品能缩短家兔凝血时间,降低纤维蛋白原含量[2]。

4. 调节子宫平滑肌张力 本品可对抗催产素引起的离体子宫平滑肌收缩,增加动物在体子宫平滑肌的收缩[2]。

【不良反应】 目前尚未检索到不良反应报道。

【禁忌】 尚不明确。

【注意事项】 尚不明确。

【用法与用量】 开水冲服。一次 1 袋,一日 2 次。月经来后开始服药,14 天为一个疗程,连续服用 2 个月经周期。

【规格】 每袋装 15g

【参考文献】 [1]梁秀秀.葆宫止血颗粒治疗药物流产后子宫出血疗效观察.中国中医药信息杂志,2014,21(7):108.

[2]李连达,王雷,陈立怀,等.葆宫止血颗粒治疗功性子宫出血及上环后出血.中国处方药,2006,4(49):50-52.

宫宁颗粒
Gongning Keli

【药物组成】 茜草、蒲黄、三七、仙鹤草、海螵蛸、地榆、黄芩、地黄、白芍、党参、甘草。

【功能与主治】　化瘀清热，固经止血。用于瘀热所致的月经过多、经期延长；放置宫内节育器后引起的子宫异常出血见上述证候者。

【方解】　方中茜草、蒲黄、三七化瘀止血，共为君药。仙鹤草、海螵蛸、地榆清热收敛止血，共为臣药。黄芩、地黄清热凉血；白芍收敛止血；党参健脾益气，共为佐药；甘草调和诸药，为使药；诸药合用，共奏化瘀清热、固经止血之功。

【临床应用】　月经不调　用于瘀热所致。症见月经量多、伴有血块，或经期延长、淋漓不净，舌黯红、苔黄、脉弦滑者；功能性月经失调见上述证候者。

【不良反应】　目前尚未检索到不良反应报道。

【禁忌】　尚不明确。

【注意事项】　忌食糖类食物。

【用法与用量】　口服。一次 1 袋，一日 3 次，连服 7天。月经过多者于经前 2 天或来经时开始服药，经前延长者于经期第 3 天开始服药。

【规格】　每袋装 10g

二、止带剂

止带剂主要由健脾除湿、清热燥湿和补肾药物组成，用于带下病。

带下之病，多由饮食不节，忧思伤脾，运化失职，湿浊停聚；或脾虚湿盛，郁久化热，或情志抑郁，郁而化火，与湿相搏，湿热互结；或素禀肾虚，房事不节，肾阳虚损，气化失常，水湿内停，最终湿浊流注下焦，伤及任带，任脉不固，带脉失约所致。故止带制剂有健脾胜湿剂、清热化湿剂、益肾止带剂三类。

健脾胜湿剂主要由党参、白术、山药、苍术、陈皮、芡实、车前子等健脾除湿药物，以及海螵蛸、煅牡蛎、白果仁等收涩止带药物组合而成。具有健脾益气、除湿止带功能，用于脾虚湿盛所致带下。

清热化湿剂主要由黄柏、穿心莲、千金拔、功劳木、两面针、土茯苓、苦参、蒲公英、忍冬藤、大青叶、黄芩、栀子、紫珠等清热燥湿药物组成，具有清热解毒、燥湿止带功能，用于湿热下注所致带下。

益肾止带剂以补肾药物地黄、杜仲叶、续断为主，配伍延胡索、川楝子、红藤、莲房、侧柏叶等行气和血、收涩止带药物，具有益肾和血、理气止痛功能，用于肾虚夹瘀所致带下。

带下病相当于西医学的阴道炎、宫颈炎和盆腔炎性疾病及后遗症。临床上可根据辨证合理选用以上三类制剂。

止带剂有丸、片、胶囊、栓、颗粒、膏、糖浆、洗液、软膏、泡腾片等多种类型，后三种为外用剂。

止带剂使用注意：①止带剂临床应区别病变虚实，合理选用；②阴道给药剂应避开经期，洗净外阴后使用。

（一）健脾胜湿

除湿白带丸
Chushi Baidai Wan

【药物组成】　党参、炒白术、山药、苍术、车前子（炒）、芡实、陈皮、柴胡、当归、白芍、茜草、荆芥炭、黄柏炭、海螵蛸、煅牡蛎、白果仁。

【功能与主治】　健脾益气，除湿止带。用于脾虚湿盛所致带下病，症见带下量多、色白质稀、纳少、腹胀、便溏。

【方解】　方中党参、白术补气健脾，共为君药。苍术苦温燥湿健脾；车前子淡渗利湿，使水湿从小便而去；山药、芡实健脾益肾，祛湿止带；陈皮理气健脾燥湿，助君药益气健脾，除湿止带之力，共为臣药。柴胡疏肝行气，气行湿自去；当归、白芍养血活血，血行则湿自化；茜草凉血止血，活血祛瘀；荆芥祛风胜湿；黄柏清热燥湿以止带；海螵蛸、煅牡蛎、白果仁收涩止带，共为佐药。诸药相合，共奏益气健脾、除湿止带之功。

【临床应用】　带下病　由脾虚湿盛所致。症见带下色白或淡黄，质稀，无臭气，绵绵不断，面色黄白或萎黄，倦怠乏力，腹胀，食少，便溏，舌淡苔白或腻，脉细滑；盆腔炎性疾病后遗症见上述证候者。

另有报道，用于微波治疗后阴道流液[1]。

【不良反应】　目前尚未检索到不良反应报道。

【禁忌】　尚不明确。

【注意事项】

1. 寒湿带下者慎用。

2. 孕妇慎用。

3. 饮食宜清淡，忌食辛辣食物。

【用法与用量】　口服。一次 6～9g，一日 2 次。

【规格】　每 20 丸重 1g

【参考文献】　[1]李姝蓉.除湿白带丸用于微波治疗后阴道流液的疗效观察.现代中西医结合杂志,2004,13(13):1744.

妇科白带膏
Fuke Baidai Gao

【药物组成】　白术（炒）、苍术、党参、山药、陈皮、柴胡、车前子、荆芥、白芍、甘草。

【功能与主治】 健脾疏肝,除湿止带。用于脾虚湿盛所致的带下病,症见带下量多,色白质稀,纳少,便溏,腰腿疼痛。

【方解】 方中白术、苍术合用健脾益气,燥湿以止带,共为君药。党参、山药补脾益气,使水湿运化有常;陈皮、柴胡行气疏肝扶脾,使气行湿化,共为臣药。车前子利水渗湿,导湿下行而出;荆芥祛风胜湿;白芍养血柔肝,助柴胡疏肝之用,共为佐药。甘草调和诸药,为使药。诸药合用,共奏健脾疏肝、除湿止带之功。

【临床应用】 带下病 因脾虚湿盛所致。症见带下色白或淡黄,质稀,无臭气,绵绵不断,面色黄白或萎黄,腰腿痛,倦怠乏力,腹胀,食少,便溏,舌淡苔白或腻,脉沉细或细滑;盆腔炎性疾病后遗症见上述证候者。

【不良反应】 目前尚未检索到不良反应报道。

【禁忌】 尚不明确。

【注意事项】

1. 湿热带下者慎用。

2. 孕妇慎用。

3. 饮食宜清淡,忌食辛辣食物。

【用法与用量】 口服。一次 15g,一日 2 次。

千金止带丸
Qianjin Zhidai Wan

【药物组成】 党参、炒白术、盐杜仲、续断、盐补骨脂、当归、白芍、川芎、醋延胡索、醋香附、木香、小茴香(盐炒)、青黛、鸡冠花、椿皮(炒)、煅牡蛎、砂仁。

【功能与主治】 健脾补肾,调经止带。用于脾肾两虚所致的月经不调、带下病,症见月经先后不定期、量多或淋漓不净、色淡无块,或带下量多、色白清稀、神疲乏力、腰膝酸软。

【方解】 方中党参补气健脾;白术益气健脾,燥湿止带;杜仲、续断、补骨脂补肾助阳,固冲止带;当归、白芍、川芎、延胡索养血活血,调经止痛;香附、木香、小茴香疏肝理气,调经止痛;青黛清热解毒,以除留恋之邪;鸡冠花、椿皮清热燥湿,收涩止带;煅牡蛎收涩固经止带;砂仁和胃健脾,行气化湿。诸药合用,共奏健脾补肾、调经止带之功。

【临床应用】

1. 月经先后不定期 因脾肾两虚所致。症见月经先后不定期,量多或淋漓不止,色淡无块,腰膝酸软,舌质淡,苔薄白,脉弱或沉弱;功能性月经失调见上述证候者。

2. 带下病 因脾肾两虚所致。症见带下量多,色白清稀,神疲乏力,腰膝酸软,无臭气,绵绵不断,面色无华,纳少便溏,舌质淡,苔薄白,脉弱或沉弱;盆腔炎性疾病后遗症见上述证候者。

【不良反应】 目前尚未检索到不良反应报道。

【禁忌】 孕妇禁用。

【注意事项】 肝郁血瘀证、湿热证、热毒证者慎用。

【用法与用量】 水丸:口服。一次 6~9g,一日 2~3次。大蜜丸:口服。一次 1 丸,一日 2 次。

【规格】 大蜜丸 每丸重 9g

妇 良 片
Fuliang Pian

【药物组成】 当归、熟地黄、白芍、阿胶珠、白术、山药、续断、白芷、地榆(炒)、血余炭、煅牡蛎、海螵蛸。

【功能与主治】 补血健脾,固经止带。用于血虚脾弱所致月经不调、带下病,症见月经过多、持续不断、崩漏色淡、经后少腹隐痛、头晕目眩、面色无华,或带多清稀。

【方解】 方中熟地黄补血滋阴,益精填髓;白术益气健脾,除湿止带,两药气血双补,共为君药。当归、白芍补血和血,调经止痛;阿胶补血止血,调经;山药益气健脾,除湿止带,四药益气养血,调经,更助君药之力,为臣药。续断补肝肾,固冲任;白芷疏风燥湿止带;地榆凉血止血;血余炭止血散瘀;牡蛎、海螵蛸收敛固涩,止血止带,为佐药。诸药合用,共奏补血健脾、固经止带之功。

【临床应用】

1. 月经过多 因脾气虚弱,固摄失权所致。症见月经量过多,血色淡而质薄,伴经后少腹隐痛,眩晕,气短神疲,面色无华,饮食不佳,舌质淡,苔薄白,脉弱或沉弱。

2. 崩漏 因脾虚血少,固摄失权所致。症见经血非时而至,崩中或淋漓不净,血色淡而质薄,眩晕,气短神疲,面色无华,饮食不佳,舌质淡,苔薄白,脉弱或沉弱;功能失调性子宫出血见上述证候者。

3. 带下病 因脾气虚弱,固摄失权所致。症见带下色白质稀,无臭气,绵绵不断,伴小腹隐痛,面色无华,纳少,便溏,舌质淡,苔薄白,脉弱或沉弱;盆腔炎性疾病后遗症见上述证候者。

【不良反应】　目前尚未检索到不良反应报道。

【禁忌】　尚不明确。

【注意事项】

1. 暴崩者慎用。

2. 湿热下注、血热证带黄腥臭者慎用。

3. 孕妇慎用。

4. 糖尿病患者慎用。

【用法与用量】　口服。一次4～6片，一日3次。

【规格】　糖衣片（片芯重0.3g）

（二）清热化湿

白带丸
Baidai Wan

【药物组成】　黄柏（酒炒）、椿皮、当归、白芍、醋香附。

【功能与主治】　清热，除湿，止带。用于湿热下注所致的带下病，症见带下量多、色黄、有味。

【方解】　方中黄柏苦寒沉降，专入下焦，善除下焦湿热，燥湿止带，为君药。椿根皮善于清热燥湿止带，助黄柏清下焦湿热，为臣药。当归、白芍养血活血；香附疏肝理气，气行血行则湿自化，共为佐药。诸药合用，共奏清热、除湿、止带之功。

【临床应用】　带下病　因脾虚肝郁，湿瘀化热，流注下焦所致。症见带下量多，色黄质黏稠，有臭味，阴道色红，阴痒，伴下腹坠痛，尿黄或尿频尿涩，舌红苔黄腻，脉滑数；盆腔炎性疾病后遗症见上述证候者。

此外，文献报道本品还可用于慢性化脓性中耳炎[1]。

【不良反应】　目前尚未检索到不良反应报道。

【禁忌】　尚不明确。

【注意事项】

1. 肝肾阴虚证者慎用。

2. 饮食宜清淡，忌食辛辣食物。

【用法与用量】　口服。一次6g，一日2次。

【参考文献】　[1]张宝琛,曹修德,赵现彬.白带丸治疗慢性化脓性中耳炎.光明中医,1994,10(6):12.

杏香兔耳风片
Xingxiang Tu'erfeng Pian

【药物组成】　杏香兔耳风。

【功能与主治】　清热解毒，祛瘀生新。用于湿热下注所致的带下病，症见带下量多、色黄、小腹隐痛；宫颈糜烂见上述证候者。

【方解】　杏香兔耳风又名肾炎草，功能清热解毒利湿，为治疗湿热下注带下之良药。本品治疗带下病，取其清热解毒、化瘀生新、利湿止带之功。

【临床应用】　带下病　湿热瘀阻所致。症见带下量多，色黄质稠，有臭味，或小腹作痛，拒按，纳食较差，小便黄少，舌苔黄腻或厚，脉滑数；宫颈糜烂见上述证候者。

【不良反应】　目前尚未检索到不良反应报道。

【禁忌】　尚不明确。

【注意事项】

1. 脾虚寒湿带下病者慎用。

2. 孕妇慎用。

3. 饮食宜清淡，忌辛辣食物。

4. 糖尿病患者慎用。

【用法与用量】　口服。一次4～6片，一日3次。30天为一疗程。

妇科千金片（胶囊）
Fuke Qianjin Pian（Jiaonang）

【药物组成】　千斤拔、功劳木、单面针、穿心莲、党参、鸡血藤、当归、金樱根。

【功能与主治】　清热除湿，益气化瘀。用于湿热瘀阻所致的带下病、腹痛，症见带下量多、色黄质稠、臭秽、小腹疼痛、腰骶酸痛、神疲乏力；慢性盆腔炎、子宫内膜炎、慢性宫颈炎见上述证候者。

【方解】　方中千斤拔、功劳木清热解毒，燥湿止带，共为君药。单面针、穿心莲清热解毒，凉血消肿，燥湿止带，共为臣药。党参益气健脾，促进水湿运化而止带；鸡血藤、当归养血活血，祛风胜湿；金樱根固精止带，共为佐药。诸药相合，共奏清热除湿、益气化瘀、止带之功。

【临床应用】

1. 带下病　因湿热瘀阻所致。症见带下量多，色黄质稠，有臭味，或小腹作痛，或阴痒，伴纳食较差，小便黄少，舌苔黄腻或厚，脉滑数；盆腔炎性疾病后遗症见上述证候者。

2. 妇人腹痛　因湿热瘀阻所致。症见妇人腹痛，伴带下量多，色黄质稠，有臭味，或阴痒，小便黄少，舌苔黄腻或厚，脉滑数；盆腔炎性疾病后遗症见上述证候者。

此外，本品还可用于慢性前列腺炎、放环后出血[1,2]。

【药理毒理】　本品有抗炎、镇痛等作用。

1. 抗炎　本品对巴豆油所致小鼠耳肿胀及角叉菜

所致大鼠足肿胀均有抑制作用[3]。妇科千金胶囊可减轻醋酸致小鼠腹腔毛细血管通透性的增加；抑制巴豆油诱导的小鼠耳肿胀、角叉菜胶诱导的大鼠足跖肿胀以及大鼠棉球肉芽肿；抑制大鼠子宫植入塑料环异物后的肿胀度和肿胀率[4]。

2. 镇痛 本品能减少醋酸致痛小鼠扭体次数，提高热板法致痛小鼠痛阈[5]。

3. 其他 本品和妇科千金胶囊能对抗环磷酰胺引起的小鼠溶血素抗体的生成抑制，提高环磷酰胺所致免疫功能低下小鼠吞噬百分率和吞噬指数[3,6]。本品体外对大肠埃希、金黄色葡萄球菌、乙型溶血性链球菌、白色念珠菌均有抑制作用[7]。本品可使失血性血虚小鼠红细胞数及血红蛋白量均升高[6,8]，使大鼠全血黏度、血浆黏度、血细胞比容及血小板聚集降低[8]。

【不良反应】 有报道服用本品可引起药疹和脸面嘴唇青紫，皮肤瘙痒，烦躁不安[9~11]。

【禁忌】 尚不明确。

【注意事项】

1. 气滞血瘀证、寒凝血瘀证者慎用。

2. 孕妇慎用。

3. 饮食宜清淡，忌辛辣食物。

4. 糖尿病患者慎用。

【用法与用量】 片剂：口服。一次 6 片，一日 3 次。胶囊剂：口服。一次 2 粒，一日 3 次，14 天为一疗程；温开水送服。

【规格】 胶囊剂：每粒装 0.4g

【参考文献】 [1]赵连皓,刘晓琳.妇科千金片治疗慢性前列腺炎 50 例.陕西中医,2002,23(4):313.

[2]傅丽霞.妇科千金片序贯法治疗放环后出血.浙江中医杂志,1997,32(6):278.

[3]张祖荡,潘善庆.妇科千金片的药效学研究(二).湖南中医杂志,1998,14(3):79

[4]田洪,潘善庆.妇科千金胶囊抗炎免疫作用的实验研究.湖南中医杂志,2000,16(5):58-60.

[5]张祖荡,潘善庆.妇科千金片的药效学研究(一).湖南中医杂志,1998,14(2):57

[6]张祖荡.妇科千金片的药效学研究(三).湖南中医杂志,1998,14(4):56

[7]陆芹,刘振义,邹淑芳,等.妇科千金片治疗子宫内膜异位症 108 例临床观察.湖南中医杂志,2000,16(5):42

[8]龚云,李勇敏,左之云,等.妇科千金片补血补气作用的实验研究.医学研究通讯,2002,31(9):51

[9]范宝荣.妇科千金片致固定型药疹 1 例.实用医学杂志,2005,21(3):233.

[10]周全平,杨春霞.妇科千金片过敏一例报告.青海医药杂志,2007,37(10):5.

[11]张立贤,刘春芳.妇科千金片引起药疹 1 例.山东医药工业,1997,16(5):56.

宫炎平片(滴丸)
Gongyanping Pian(Diwan)

【药物组成】 地稔、两面针、当归、柘木、五指毛桃。

【功能与主治】 清热利湿，祛瘀止痛，收敛止带。用于湿热瘀阻所致带下病，症见小腹隐痛，经色紫黯、有块，带下色黄质稠；慢性盆腔炎见上述证候者。

【方解】 方中重用地稔清热利湿，解毒，为君药。两面针清热解毒、消肿止痛，助君药清热解毒，为臣药。当归养血活血，通经止痛；柘木祛风利湿，活血通经；五指毛桃健脾利湿，收敛止带，共为佐药。诸药相合，共奏清热利湿、祛瘀止痛、收敛止带之功。

【临床应用】

1. 妇人腹痛 因湿热瘀阻，阻滞冲任，血行不畅所致。症见小腹隐痛，腰骶胀痛，经色紫黯有块，带下量多，色黄质稠，或有异味，或月经不调，舌苔黄腻或厚，脉弦数。盆腔炎性疾病后遗症见上述证候者。

2. 带下病 因湿热瘀阻，流注下焦所致。症见带下量多，色黄质稠，小腹隐痛，或阴痒，小便短少，舌苔黄腻或厚，脉弦数者；盆腔炎性疾病后遗症见上述证候者。

【药理毒理】 **抗菌** 本品体内对金黄色葡萄球菌、乙型溶血性链球菌、大肠埃希菌感染小鼠均有不同程度防治作用。本品体外对金黄色葡萄球菌、乙型溶血性链球菌、丙型链球菌、卡他球菌、福氏志贺菌、大肠埃希菌、铜绿假单胞菌和白色念珠菌的 MIC 分别是 0.025、0.025、0.10、0.10、0.05、0.10、0.5 和＞0.20g/ml[1]。

【不良反应】 目前尚未检索到不良反应报道。

【禁忌】 尚不明确。

【注意事项】

1. 血虚失荣腹痛及寒湿带下者慎用。

2. 孕妇慎用。

3. 饮食宜营养丰富，忌食生冷、辛辣食物。

【用法与用量】 片剂：口服。一次 3~4 片，一日 3 次。滴丸：口服。一次 15~20 丸，一日 3 次。

【规格】 片剂：(1)薄膜衣片 每片重 0.26g (2)糖衣片(片芯重 0.25g)

滴丸：每丸重 50mg

【参考文献】 [1]潘立行,谭永恒,肖细姬,等.宫炎平片体内外抑菌作用研究.今日药学,2012,22(2):85-87.

金刚藤糖浆

Jingangteng Tangjiang

【药物组成】　金刚藤。

【功能与主治】　清热解毒,消肿散结。用于湿热瘀阻所致的癥瘕、腹痛,症见腹痛包块、带下黄稠;附件炎或炎性包块见上述证候者。

【方解】　方中金刚藤活血化瘀,祛风除湿,清热解毒,消肿散结。取单味为剂,力专效宏,用治瘀热互结所致的妇科病症,以取清热解毒、消肿散结之效。

【临床应用】

1. **妇人腹痛**　因湿热瘀阻,阻滞冲任,血行不畅所致,症见妇人小腹疼痛拒按,有灼热感,腰骶胀痛,经色紫黯有块,带下量多,色黄黏稠,有臭味,舌苔黄腻,脉弦数者;盆腔炎性疾病后遗症见上述证候者。

2. **癥瘕**　因湿热瘀阻,瘀积日久所致,症见妇女腹部包块拒按,小腹及腰骶疼痛,带下量多,色黄,伴经期提前或延长,经血量多,舌苔黄腻,脉弦数;盆腔炎性包块见上述证候者。

3. **带下病**　因湿热瘀阻,流注下焦所致,症见带下量多,色黄质稠,有臭味,小腹作痛,或阴痒,小便黄少,舌苔黄腻,脉弦数;盆腔炎性疾病后遗症见上述证候者。

【药理毒理】　本品有抗炎、抗菌和镇痛等作用。

1. **抗炎**　金刚藤水提物和50%、80%醇提取物对角叉菜胶所致小鼠足肿胀有抑制作用[1]。

2. **抗菌**　本品可抑制念珠菌性家兔阴道炎感染[2]。金刚藤胶囊对白色葡萄球菌、乙型溶血性链球菌、绿脓杆菌、甲型溶血性链球菌卡他球菌均有一定的抑制作用[3]。

3. **镇痛**　金刚藤胶囊可提高由于化学法和热板法对小鼠刺激后的痛阈,具有明显的镇痛作用,并可抑制肉芽组织增生及抗渗出作用[3]。

【不良反应】　文献报道,本品可致重症药疹,长期应用可引起肝脏损害[4,5]。

【禁忌】　尚不明确。

【注意事项】

1. 血虚失荣腹痛及寒湿带下者慎用。

2. 孕妇慎用。

3. 饮食宜清淡,忌食生冷、辛辣食物。

4. 糖尿病患者慎用。

【用法与用量】　口服。一次20ml,一日3次。

【参考文献】　[1]黎维勇,周良宏.金刚藤提取物抗炎作用的初步研究.时珍国药研究,1996,7(5):272

[2]张蓉,黎祥胜,胡建华,等.金刚藤糖浆治疗细菌性阴道炎的实验研究.湖北中医学院学报,2006,8(3):14

[3]付聪.金刚藤胶囊药效学实验研究.中国社区医生·医学专业,2011,13(33):6.

[4]朱宝军,刘世萍,曲婷.金刚藤糖浆致重症药疹.药物不良反应杂志,2006,8(4):306.

[5]张艳华,凌士华.金刚藤糖浆长期应用引起肝损害.药物不良反应杂志,2008,10(3):219.

金鸡胶囊(颗粒、片)

Jinji Jiaonang(Keli,Pian)

【药物组成】　金樱根、鸡血藤、千斤拔、功劳木、穿心莲、两面针。

【功能与主治】　清热化湿,活血通络。用于湿热瘀阻所致的带下病,症见带下量多色黄、少腹疼痛拒按;慢性盆腔炎见上述证候者。

【方解】　方中金樱根除湿热、止带,为君药。鸡血藤行血通络;千斤拔利湿、消瘀、解毒;功劳木、穿心莲清热解毒,共为臣药。两面针祛风行气、消肿止痛,为佐药。诸药相合,共奏清热化湿、活血通络之功。

【临床应用】

1. **妇人腹痛**　因湿热瘀阻,阻滞冲任,血行不畅所致,症见小腹疼痛,有灼热感,腰骶胀痛,经色紫黯有块,带下量多,黄稠,有臭味,或发热,胸闷心烦,口苦咽干,纳食较差,舌苔黄腻或厚,脉弦数;盆腔炎性疾病后遗症见上述证候者。

2. **带下病**　因湿热瘀阻,流注下焦所致,症见带下量多,色黄质稠,有臭味,或小腹作痛,或阴痒,小便黄少,舌苔黄腻或厚,脉弦数;盆腔炎性疾病后遗症见上述证候者。

【药理毒理】　本品有抗炎、镇痛和抗菌等作用。

1. **抗炎**　本品能抑制巴豆油所致小鼠耳肿胀和醋酸所致腹腔毛细血管通透性亢进;抑制大鼠棉球肉芽肿和角叉菜胶性足肿胀,还能抑制子宫内放置塑料管所致炎症[1,2]。

2. **镇痛**　本品能减少小鼠醋酸扭体反应次数,提高热板法试验小鼠痛阈值[2]。

3. **抗菌**　体外试验,本品对大肠埃希菌、金黄色葡萄球菌、乙型溶血性链球菌和白色念珠菌的MIC分别为25.0、12.5、50.0和25.0g(生药)/100ml;本品能减少大肠埃希菌感染小鼠的死亡率[2,3]。

4. **其他**　本品能对抗环磷酰胺所致小鼠免疫功能低下,提高巨噬细胞吞噬百分率和吞噬指数[1,4]。本品能提高失血小鼠红细胞数和血红蛋白含量[4]。

【不良反应】 目前尚未检索到不良反应报道。

【禁忌】 孕妇禁用。

【注意事项】

1. 血虚失荣腹痛及寒湿带下者慎用。

2. 饮食宜营养丰富,忌食生冷及辛辣食物。

3. 糖尿病患者慎用。

【用法与用量】 胶囊剂:口服。一次 4 粒,一日 3 次。颗粒剂:开水冲服。一次 8g,一日 2 次。10 天为一疗程,必要时可连服 2～3 个疗程。片剂:口服。一次 6 片,一日 3 次。

【规格】 胶囊剂:每粒装 0.35g

颗粒剂:每袋装 8g(相当于原药材 44.5g)

片剂:每片含干膏粉 0.247g

【参考文献】 [1]田洪,潘善庆,左之文.妇科千金胶囊抗炎免疫作用的实验研究.湖南中医杂志,2000,16(5):58.

[2]张祖荡,潘善庆.妇科千金片的药效学研究(二).湖南中医杂志,1998,14(3):79.

[3]张祖荡,潘善庆.妇科千金片的药效学研究(一).湖南中医杂志,1998,14(2):57.

[4]张祖荡,潘善庆.妇科千金片的药效学研究(三).湖南中医杂志,1998,14(4):56.

妇炎康片

Fuyankang Pian

【药物组成】 土茯苓、苦参、黄柏、当归、赤芍、丹参、醋三棱、醋莪术、醋延胡索、炒川楝子、醋香附、山药、炒芡实。

【功能与主治】 清热利湿,理气活血,散结消肿。用于湿热下注、毒瘀互阻所致带下病,症见带下量多、色黄、气臭,少腹痛,腰骶痛,口苦咽干;阴道炎、慢性附件炎、慢性盆腔炎见上述证候者。

【方解】 方中土茯苓解毒除湿,为君药。苦参、黄柏清利下焦湿热,助土茯苓解毒,共为臣药。当归、赤芍、丹参、三棱、莪术活血化瘀;延胡索、川楝子、香附行气止痛;山药、芡实健脾益肾,利湿止带,共为佐药。诸药共奏清热利湿、理气活血、散结消肿之功。

【临床应用】

1. 带下病 因湿热下注,毒瘀互阻所致。症见带下量多、色黄、黏稠或如脓、臭秽,阴部瘙痒,小腹疼痛,心烦,口苦,舌红苔黄腻,脉滑数;阴道炎、盆腔炎性疾病后遗症见上述证候者。

2. 妇人腹痛 湿热下注,毒瘀互阻,阻滞冲任,血行不畅所致。症见小腹疼痛,按之痛甚,腰骶胀痛,经色紫黯有块,带下增多、黄稠、有臭味,舌苔黄腻或厚,脉弦数;盆腔炎性疾病后遗症见上述证候者。

3. 癥瘕 因湿热蕴结,久而成毒,瘀阻冲任所致。症见妇女腹部包块拒按,小腹及腰骶疼痛,带下增多、色黄,伴经期提前或延长,经血量多,舌苔黄腻,脉弦数;慢性盆腔炎包块见上述证候者。

【药理毒理】 本品有抗炎、镇痛和抗菌等作用。

1. 抗炎 本品能抑制大鼠蛋清和角叉菜胶性足肿胀、大鼠巴豆油气囊肿、小鼠右旋糖酐性足肿胀、二甲苯性耳肿胀和醋酸所致小鼠腹腔毛细血管通透性增加[1-3]。

2. 镇痛 本品能减少醋酸所致小鼠扭体次数,延长小鼠对甲醛所致疼痛的反应时间[2]。

3. 抗菌 体外试验,本品对金黄色葡萄球菌、乙型溶血性链球菌、大肠埃希菌、痢疾杆菌、表皮葡萄球菌、溶血性链球菌、肠球菌等革兰阳性菌以及大肠埃希菌、铜绿假单胞菌、奇异变形杆菌等革兰阴性菌有轻度抑制作用[2,4]。对金黄色葡萄球菌、粪链球菌、大肠埃希菌的最低抑菌浓度(MIC)为 75mg/ml,对表皮葡萄球菌的 MIC 为 150mg/ml;对注射大肠埃希菌小鼠有体内保护作用;对金黄色葡萄球菌引起小鼠感染的半数保护剂量为 238mg/kg[3,4]。

【不良反应】 目前尚未检索到不良反应报道。

【禁忌】 孕妇禁用。

【注意事项】

1. 气血虚弱、脾肾阳虚者慎用。

2. 饮食宜营养丰富,忌食生冷、辛辣食物。

【用法与用量】 口服。〔规格(1)(3)〕一次 6 片,〔规格(2)〕一次 3 片,一日 3 次。

【规格】 薄膜衣片 (1)每片重 0.25g (2)每片重 0.52g (3)糖衣片(片芯重 0.25g)

【参考文献】 [1]李延忠,王桂芝,孙英莲等.妇炎康片的药理研究.中国中药杂志,1991,16(1):54.

[2]何昆云,陈植和.妇炎康片药效学研究.云南大学学报(自然科学版),1998,20(生物学专辑):621.

[3]张诗平,周世文,汤建林,等.妇炎康复片的抗炎抗菌活血化瘀止痛作用实验研究.儿科药学杂志,2002,8(2):13.

[4]潘传巍,刘卫萍.妇炎康复片体内外抑菌作用的研究.中华现代中西医杂志,2005,3(15):1372.

盆炎净颗粒

Penyanjing Keli

【药物组成】 忍冬藤、蒲公英、鸡血藤、益母草、赤芍、川芎、狗脊、车前草。

【功能与主治】 清热利湿,活血通络。用于湿热瘀阻所致的带下病、少腹痛,症见带下量多、色黄,小腹隐隐作痛;慢性盆腔炎见上述证候者。

【方解】 方中忍冬藤、蒲公英清热解毒,利湿止带,共为君药。鸡血藤、益母草、赤芍、川芎活血化瘀,清热凉血,共为臣药。狗脊补肝肾泄湿气而止带浊,车前草清热利湿,共为佐药。诸药合用,共奏清热利湿、活血通络之功。

【临床应用】

1. 妇人腹痛 因湿热阻滞,瘀阻冲任,胞脉血行不畅所致。症见小腹疼痛拒按,腰骶胀痛,带下增多,黄稠,有臭味,或伴低热起伏,胸闷心烦,口苦咽干,纳差,小便黄少,舌红,苔黄腻,脉弦数;盆腔炎性疾病后遗症见上述证候者。

2. 带下病 因湿热阻滞,损及任带所致。症见带下增多,色黄质稠,有臭味,或小腹作痛,或阴痒,胸闷心烦,口苦咽干,纳差,小便黄少,舌红,苔黄腻,脉弦数;盆腔炎性疾病后遗症见上述证候者。

【药理毒理】 本品有抗炎和抗菌等作用。

1. 抗炎 本品能抑制二甲苯所致小鼠耳肿胀,抑制大鼠琼脂肉芽肿的增生[1]。

2. 抗菌 体外试验,本品能抑制大肠埃希菌、铜绿假单胞菌、链球菌、藤黄微球菌、金黄色葡萄球菌、表皮葡萄球菌、奇异变形杆菌、白色念珠菌及厌氧菌、产黑色素杆菌的生长,对金黄色葡萄球菌引起的小鼠体内感染有保护作用[2]。

3. 免疫调节 本品明显提高环磷酰胺所致免疫功能低下小鼠腹腔巨噬细胞吞噬能力,对 2,4-二硝基氯苯所致小鼠迟发型超敏反应有明显抑制作用[3]。

【不良反应】 目前尚未检索到不良反应报道。

【禁忌】 孕妇禁用。

【注意事项】

1. 本品对脾肾阳虚腹痛、带下量多者慎用。

2. 体虚明显者不宜单用。

3. 服药期间忌服辛辣、生冷食物。

【用法与用量】 开水冲服。一次 12g,一日 3 次。

【规格】 每袋装 12g(相当于原药材 23.4g)

【参考文献】 [1]张路晗,陈林芳,任杰红,等.盆炎净颗粒剂的药效学及毒理学研究.云南中医中药杂志,1998,19(4):34.

[2]潘传巍,窦立新,李凤玲.盆炎净颗粒剂体内外抑菌作用的研究.时珍国医国药,2004,15(9):566.

[3]孟莉,向绍杰,乔敏等.盆炎净颗粒的免疫调节作用研究.实验动物科学,2009,26(5):7-9.

妇 乐 颗 粒

Fule Keli

【药物组成】 忍冬藤、大青叶、蒲公英、牡丹皮、赤芍、川楝子、醋延胡索、大血藤、熟大黄、甘草。

【功能与主治】 清热凉血,化瘀止痛。用于瘀热蕴结所致的带下病,症见带下量多、色黄,少腹疼痛;慢性盆腔炎见上述证候者。

【方解】 方中忍冬藤清热解毒,为君药。大青叶清热凉血;蒲公英解毒利湿,共为臣药。牡丹皮、赤芍凉血化瘀;川楝子、延胡索理气调肝、活血止痛;大血藤入血分而养血;大黄泻火解毒而除瘀热,共为佐药。甘草调和诸药,兼以泻火解毒,为使药。诸药合用,共奏清热凉血、化瘀止痛之功。

【临床应用】

1. 妇人腹痛 因瘀热蕴结冲任,胞脉血行不畅所致。症见小腹疼痛拒按,有灼热感,腰骶胀痛,经色紫黯有块,带下增多,色黄,质黏腻,有臭气,心烦,口苦,渴喜冷饮,溲赤便干,舌红苔黄,脉弦滑而数;盆腔炎性疾病后遗症见上述证候者。

2. 带下病 因瘀热蕴结,损及任带所致。症见带下增多,色黄质稠,有臭气,或小腹作痛,或阴痒,心烦,口苦,渴喜冷饮,溲赤便干,舌红苔黄,脉弦滑而数;盆腔炎性疾病后遗症见上述证候者。

【不良反应】 目前尚未检索到不良反应报道。

【禁忌】 孕妇禁用。

【注意事项】

1. 气血虚弱所致腹痛、带下者慎用。

2. 饮食宜营养丰富,忌食生冷、厚味及辛辣食物。

【用法与用量】 开水冲服。一次 12g,一日 2 次。

【规格】 每袋装 (1)6g (2)12g

花红颗粒(片、胶囊)

Huahong Keli(Pian,Jiaonang)

【药物组成】 一点红、白花蛇舌草、菥蓂、白背叶根、地桃花、鸡血藤、桃金娘根。

【功能与主治】 清热解毒,燥湿止带,祛瘀止痛。用于湿热瘀滞所致带下病、月经不调,症见带下量多、色黄质稠、小腹隐痛、腰骶酸痛、经行腹痛;慢性盆腔炎、附件炎、子宫内膜炎见上述证候者。

【方解】 方中一点红清热解毒、活血止痛,为君药。

白花蛇舌草清热利湿解毒,薢蒉清热解毒,和中化湿,既能助一点红清热解毒,又能燥湿止带,共为臣药。白背桐、地桃花清热利湿,鸡血藤、桃金娘根活血止痛,共为佐药。诸药合用,共奏清热解毒、燥湿止带、祛瘀止痛之功。

【临床应用】

1. 妇人腹痛　因湿热蕴结,瘀阻冲任,胞脉血行不畅所致。症见小腹疼痛拒按,腰骶胀痛,带下增多,黄稠,有臭味,或伴低热起伏,胸闷心烦,口苦咽干,纳食较差,小便黄少,舌红苔黄腻,脉弦数;盆腔炎性疾病后遗症见上述证候者。

2. 带下病　因湿热蕴结,损及任带二脉所致。症见带下量增多,色黄质稠,有臭味,或小腹作痛,或阴痒,胸闷心烦,口苦咽干,纳差,小便黄少,舌红苔黄腻,脉弦数;盆腔炎性疾病后遗症见上述证候者。

【药理毒理】　本品有抗炎、镇痛、解痉等作用。

1. 抗炎　本品可抑制蛋清致大鼠足肿胀,抑制小鼠足跖底部外伤性瘀血肿胀及瘀斑[1]。

2. 镇痛　本品可抑制前列腺素 E_2 诱导的小鼠扭体反应[1]。

3. 解痉　本品对异物致大鼠子宫炎症肿胀有抑制作用[1]。

【不良反应】　文献报道,服用本品可出现药疹、面部红肿、皮肤瘙痒、红斑和水泡不良反应[2-4]。

【禁忌】　孕妇禁用。

【注意事项】

1. 气血虚弱所致腹痛、带下者慎用。

2. 饮食宜营养丰富,忌食生冷、厚味及辛辣食物。

【用法与用量】　颗粒剂:开水冲服。一次 10g,一日 3 次。7 天为一疗程,必要时可连服 2~3 个疗程,每疗程之间停服药 3 天。片剂:口服。一次 4~5 片,一日 3 次。7 天为一疗程,必要时可连服 2~3 疗程,每疗程之间休息 3 天。胶囊剂:口服。一次 3 粒,一日 3 次。7 天为一疗程,必要时可连服 2~3 个疗程,每疗程之间停药 3 天。

【规格】　颗粒剂:每袋装 10g

片剂:(1)薄膜衣片　每片重 0.29g　(2)糖衣片(片芯重 0.28g)

胶囊剂:每粒装 0.25g

【参考文献】　[1]刘元,宋志钊,李星宇,等.花红颗粒治疗盆腔炎药效学研究.中成药,2008,30(11):1597.

[2]田身才,赵鲁燕.花红片致药疹.药物不良反应杂志,2002,4(3):202.

[3]王海丽.花红片过敏一例报告.青海医药杂志,2009,39(2):33.

[4]唐仲萍,朱文华.花红片致皮肤过敏反应 1 例.中国药事,2007,21(7):538.

保妇康栓(泡沫剂)
Baofukang Shuan(Paomoji)

【药物组成】　莪术油、冰片。

【功能与主治】　行气破瘀,生肌止痛。用于湿热瘀滞所致的带下病,症见带下量多、色黄,时有阴部瘙痒;霉菌性阴道炎、老年性阴道炎、宫颈糜烂见上述证候者。

【方解】　方中莪术行气破血,祛瘀止痛,为君药。冰片能清热止痛,祛腐生肌,为臣药。两药合用,共奏行气破瘀、生肌止痛之功。

【临床应用】

1. 带下病　因湿热瘀滞,损及任带所致。症见带下增多,色黄或黄白,质黏腻,臭秽或伴阴部瘙痒,胸闷心烦,口苦咽干,纳差,小便黄少,舌红苔黄腻,脉濡数;霉菌性阴道炎、老年性阴道炎、宫颈糜烂见上述证候者。

2. 阴痒　因湿热下注,损伤任带,带下量多,浸渍阴部所致。症见阴部瘙痒,甚则痒痛,带下色黄,黏腻臭秽,或色白如豆渣样,臭秽,口苦咽干,心烦不宁,小便黄赤,舌红、苔黄腻,脉滑数;霉菌性阴道炎、老年性阴道炎见上述证候者。

文献报道,用于治疗滴虫性阴道炎,支原体阴道感染[1,2]。

【药理毒理】　本品有抗菌、抗滴虫、抗支原体作用。

1. 抗菌　本品体外对金黄色葡萄球菌、表皮葡萄球菌、甲型链球菌、乙型链球菌、藤黄微球菌、奈瑟菌、大肠埃希菌、铜绿假单胞菌、蜡样芽孢杆菌、类白喉杆菌、阴道棒状杆菌等均有抑制或杀灭作用[3];对金黄色葡萄球菌、大肠埃希菌和铜绿假单胞菌混合感染引起的家兔实验性细菌性阴道炎也有治疗作用[4]。

2. 抗滴虫　本品体外在 1.25~2.50mg/ml 范围对阴道毛滴虫有抑杀作用[1]。

3. 抗支原体　本品体外对支原体有抑制作用,其 MIC_{50} 及 MBC_{50} 值均为 10mg/ml[4]。

【不良反应】　本品可致发热、寒战、白细胞增多、阴道出血、腰腿痛[5-10]。

【禁忌】　孕妇禁用。

【注意事项】

1. 阴道黏膜破损者不宜使用。

2. 脾肾阳虚所致带下者慎用。

3. 用药局部出现灼热、疼痛应立即停药。

4. 月经期前至经净 3 天内停用。

5. 饮食宜清淡,忌食辛辣食物。

【用法与用量】 栓剂:洗净外阴部,将栓剂塞入阴道深部,或在医生的指导下用药。每晚 1 粒。泡沫剂:本品为阴道用药。一日 1 次,睡前使用。使用前先装上导管,振摇均匀,倒置容器,将导管轻轻插入阴道约7cm,揿压阀门,以泡沫刚好溢出阴道口为准。

【规格】 栓剂:每粒重 1.74g

泡沫剂:每瓶装 30g(除去抛射剂后内容物为 18g)

【参考文献】 [1]李智慧.保妇康栓治疗滴虫性阴道炎的临床研究.中国医药导报,2008,5(16):92

[2]马方,李大金,钱桂杰.保妇康栓治疗支原体阴道感染 93 例分析.黑龙江医药,2009,22(1):83.

[3]陈伟,刘党生,王敏伟.保妇康体外抗病原微生物活性的研究.实用妇产科杂志,2002,18(4):243.

[4]张芳侠,张利军,张小燕.妇乐舒栓抗家兔细菌性阴道炎试验.西北药学杂志,2002,17(5):209.

[5]肖萍.保妇康栓致发热寒战 1 例.医药导报,2009,28(6):718.

[6]刘芳.保妇康栓致发热、白细胞增多 1 例.中国药物应用与监测,2008,5(4):50-51.

[7]刘弘.保妇康栓致低热、阴道出血 3 例.中国临床医生,2008,36(2):66.

[8]程萌,吕玉人.保妇康栓引起发热.药物不良反应杂志,2006,8(6):462.

[9]滕沁.保妇康栓致寒战、发热 3 例.药物不良反应杂志,2005,7(4):296.

[10]张健兰.保妇康栓致腰腿痛及发热.药物不良反应杂志,2005,7(1):67.

妇炎平胶囊

Fuyanping Jiaonang

【药物组成】 苦参、蛇床子、苦木、冰片、薄荷脑、硼酸、珍珠层粉、盐酸小檗碱、枯矾。

【功能与主治】 清热解毒,燥湿止带,杀虫止痒。用于湿热下注所致的带下病、阴痒,症见带下量多、色黄味臭、阴部瘙痒;滴虫、霉菌、细菌引起的阴道炎、外阴炎见上述证候者。

【方解】 方中苦参清热燥湿、杀虫止痒,为君药。蛇床子祛风、燥湿、止痒;苦木清热燥湿,共为臣药。冰片、薄荷脑、硼酸、珍珠层粉能清凉收敛,止痒止痛消肿;盐酸小檗碱抗菌消炎;枯矾燥湿收敛,共为佐药。诸药合用,共奏清热解毒、燥湿止带、杀虫止痒之功。

【临床应用】

1. 带下病 因湿热下注,损及任带所致。症见带下量多,色黄,质黏稠,有臭气,或伴阴部瘙痒,胸闷,口苦咽干,纳差,小便黄少,舌红,苔黄腻,脉濡数;滴虫、霉菌、细菌引起的外阴、阴道炎见上述证候者。

2. 阴痒 因湿热下注,带下量多,浸渍阴部所致。症见阴部瘙痒,甚则痒痛,带下色黄或黄白,黏腻臭秽,口苦咽干,心烦不宁,小便赤涩,舌红,苔黄腻,脉濡数;滴虫、霉菌、细菌引起的外阴炎、阴道炎见上述证候者。

【不良反应】 文献报道,服用本品可致流产[1]。

【禁忌】 孕妇禁用。

【注意事项】

1. 脾肾阳虚所致带下者慎用。

2. 月经期前至经净 3 天内停用,切忌内服。

3. 饮食宜清淡,忌食辛辣食物。

【用法与用量】 外用。睡前洗净阴部,置胶囊于阴道内,一次 2 粒,一日 1 次。

【规格】 每粒装 0.28g

【参考文献】 [1]周琳,张迎春.妇炎平胶囊致流产 1 例.时珍国医国药,1998,9(3):286.

红核妇洁洗液

Honghe Fujie Xiye

【药物组成】 山楂核。

【功能与主治】 解毒祛湿,杀虫止痒。用于湿毒下注所致的阴痒、带下病,症见带下量多、色黄味臭,阴部瘙痒;霉菌性阴道炎和细菌性阴道病见上述证候者。

【方解】 方中山楂核解毒祛湿,杀虫止痒。单味为剂,力专效宏。

【临床应用】

1. 阴痒 因湿毒下注,损伤任带所致。症见阴部瘙痒,甚则奇痒难忍,灼热疼痛,带下量多,色黄质稠,或色白如豆渣样,臭秽,口苦咽干,心烦少寐,小便黄赤,舌红苔黄腻,脉弦数;霉菌性阴道炎、细菌性阴道炎见上述证候者。

2. 带下病 因湿毒下注,损伤任带所致。症见带下量多,色黄质稠,有臭气,伴阴部瘙痒,胸闷,口苦咽干,小便短赤,舌红苔黄腻,脉濡数;霉菌性阴道炎、细菌性阴道炎见上述证候者。

【药理毒理】 本品有抗菌、抗炎和止痒作用。

1. 抗菌 本品对大肠埃希菌、金黄色葡萄球菌、乙型溶血性链球菌、丙型链球菌、淋球菌、卡他球菌、铜绿假单胞菌和白色念珠菌等多种泌尿生殖道病原菌和条件致病菌均有不同程度的抑制作用[1]。

2. 抗炎 本品涂耳对二甲苯所致小鼠耳肿胀有抑制作用,对抗二甲苯所致小鼠皮肤毛细血管通透性的增高;本品浸泡大鼠足部,对蛋清和甲醛性足肿胀均有抑制作用;涂擦阴道能抑制兔霉菌性阴道炎[1]。

3. 止痒 本品能提高组胺对豚鼠的致痒阈[1]。

4. 毒理 长期毒性试验,本品120、480mg/ml涂抹家兔完整或破损皮肤,给药3周可致表皮角化过度、棘细胞和毛囊增生,部分见纤维增生;停药2周后棘细胞和表皮纤维组织增生现象已不明显[1]。

【不良反应】 目前尚未检索到不良反应报道。

【禁忌】 孕妇禁用。

【注意事项】

1. 脾肾阳虚所致带下者慎用。

2. 月经期前至经净3天内停用。

3. 饮食宜清淡,忌食辛辣食物。

4. 注意保持冲洗器清洁。

【用法与用量】 外用。用药前,用水清洗阴部后擦干,取10ml于稀释瓶中,加温开水至100ml,摇匀,用稀释后的药液冲洗外阴和阴道,一日2次,连用7天,重症患者用药应遵医嘱。

【规格】 (1)每袋装10ml (2)每瓶装100ml

【参考文献】 [1]红核妇洁新药申报资料.

洁尔阴泡腾片(洗液)
Jie'eryin Paotengpian(Xiye)

【药物组成】 黄芩、苦参、金银花、栀子、土荆皮、黄柏、茵陈、地肤子、蛇床子、薄荷、艾叶、独活、苍术、石菖蒲。

【功能与主治】 清热燥湿,杀虫止痒。用于妇女湿热带下,症见阴部瘙痒红肿、带下量多、色黄或如豆渣状,口苦口干,尿黄便结;霉菌性、滴虫性及细菌性阴道病见上述证候者。

【方解】 方中黄芩清热燥湿;苦参清热燥湿,杀虫止痒,共为君药。金银花、栀子、土荆皮、黄柏、茵陈清热解毒、燥湿止痒,共为臣药。地肤子、蛇床子祛风止痒;薄荷、艾叶、独活、苍术、石菖蒲芳香化浊,祛湿止痒,共为佐药。诸药合用,共奏清热燥湿、杀虫止痒之功。

【临床应用】

1. 阴痒 因湿热下注,损伤任带所致。症见阴部瘙痒、灼热疼痛,带下量多,色黄或呈泡沫状,或色白如豆渣样,臭秽,口苦咽干,心烦不宁,小便黄赤,舌红苔黄腻,脉滑数;霉菌性阴道炎、滴虫性阴道炎及细菌性阴道

炎见上述证候者。

2. 带下病 因湿热互结,流注下焦,损伤任带所致。症见带下量多,色黄质稠,有臭气,或伴阴部瘙痒,胸闷心烦,口苦咽干,纳差,小便黄少,舌红苔黄腻,脉濡数;霉菌性阴道炎、滴虫性阴道炎及细菌性阴道炎见上述证候者。

【药理毒理】 本品有抗菌、抗滴虫、抗炎和止痒等作用。

1. 抗菌、抗病毒 体外试验,本品对金黄色葡萄球菌、链球菌、淋病双球菌、大肠埃希菌、变形杆菌、痢疾杆菌、阴沟杆菌和梅毒螺旋体等均有抑制作用,对厌氧菌如痤疮丙酸杆菌等的生长繁殖有抑制作用[1-10]。对霉菌如白色念珠球菌、絮状表皮癣菌、红色毛癣菌和花癣菌等均有抑制作用[1,2,11,12]。此外,1%本品对单纯疱疹Ⅱ型病毒的增殖亦有体外抑制作用[3]。

2. 抗滴虫 体外实验,本品对阴道滴虫有抑制作用,其最低抑虫浓度为0.5%[1,2]。

3. 抗炎 本品冲洗大鼠阴道,对白色念珠菌性阴道炎有治疗作用[1,2]。本品对巴豆油所致小鼠耳肿胀、二甲苯致皮肤毛细血管通透性亢进及大鼠蛋清性足肿胀均有抑制作用[1,2],对二硝基氯苯(DNCB)所致小鼠接触性皮炎亦有抑制作用[1]。

4. 止痒 本品能提高磷酸组胺所致豚鼠足背皮肤致痒阈[13]。

【不良反应】 文献报道,本品可致发生接触性皮炎[14,15]。

【禁忌】 孕妇禁用。

【注意事项】

1. 寒湿带下者慎用。

2. 月经期前至经净3天内停用。

3. 饮食宜清淡,忌食辛辣食物。

4. 注意保持冲洗器的清洁。

【用法与用量】 洗液:外阴、阴道炎:用10%浓度洗液(即取本品10ml加温开水至100ml混匀),擦洗外阴,用冲洗器将10%的洁尔阴洗液送至阴道深部冲洗阴道,一日1次。7天为一疗程。泡腾片:外用。置阴道深部,每晚1片,或早晚各1片;或遵医嘱。7日为一疗程。

【规格】 洗剂:每瓶装 (1)60ml (2)120ml (3)220ml

泡腾片:每片重0.3g

【参考文献】 [1]洁尔阴洗液新药申报资料,1992.

[2]洁尔阴泡腾片新药申报资料,1995.

[3]范昕建.洁尔阴药物的部分实验研究与临床治疗.华西医

学,1992,7(1):52-53.

[4]吴绍熙,沈永年,吕桂霞,等.洁尔阴抗菌作用的研究.临床皮肤科杂志,1992,21(S):52-54.

[5]章建华,蒋正霞,陈阳,等.洁尔阴洗液对肛门瘙痒的治疗作用及相关药理实验.临床皮肤科杂志,1992,21(S):31.

[6]李玉莲,程维兴,丁艳萍,等.洁尔阴洁身纯抑菌效果观察.兰州军区乌鲁木齐总医院院刊,1994,4(1):39.

[7]李连锦,邱世翠,彭启海,等.洁尔阴体外抑菌作用的研究.时珍国医国药,2001,12(3):201.

[8]姚其柏,陈素玲,陈思泰,等.洁尔阴治疗花斑癣的临床和实验评价.临床皮肤科杂志,1992,21(S):43.

[9]叶顺章,王蒟英,龚匡隆,等.洁尔阴洗液对几种主要传播性疾病病原体体外杀菌作用的研究.临床皮肤科杂志,1992,21(S):5.

[10]黄畋,孙俐君,陆海庭,等.洁尔阴治疗寻常性痤疮的实验研究和临床观察.临床皮肤科杂志,1992,21(S):3.

[11]付爱华,钟树侠,张林.洁尔阴、制霉菌素和酮康唑对某些真菌的抑菌实验.白求恩医科大学学报,1994,20(1):59.

[12]罗汉超,刘德操,李俊杰.洁尔阴治疗皮肤及阴道真菌病的机制研究.临床皮肤杂志,1992,21(S):10.

[13]洁尔阴新药申报资料,1992.

[14]李新芳,杨惠萍,陈珊红.洁尔阴泡腾片致接触性皮炎1例.中国现代应用药学,1998,15(1):60.

[15]谢萍芳,蒋珉.洁尔阴泡腾片致接触性皮炎12例.中国现代应用药学,1999,16(4):8.

康 妇 软 膏

Kangfu Ruangao

【药物组成】　蛇床子、白芷、花椒、土木香、冰片。

【功能与主治】　祛风燥湿,杀虫止痒。用于湿热下注所致的阴痒、带下病,症见外阴红肿、瘙痒、带下量多、色黄;外阴炎、外阴溃疡、阴道炎见上述证候者。

【方解】　方中蛇床子祛风,燥湿,杀虫,为君药。白芷祛风,燥湿止痛;花椒除湿止痛,杀虫止痒,二者相伍,助君药除湿止痒,共为臣药。土木香行气止痛、解毒消肿;冰片清热消肿止痛,共为佐药。诸药合用,共奏祛风燥湿、杀虫止痒之功。

【临床应用】

1. 阴痒　因湿热下注,损及任带所致。症见带下量多,色黄质稠,阴部瘙痒,甚则灼痛,口苦咽干,心烦少寐,小便赤涩,舌红苔黄腻,脉弦数;外阴炎、外阴溃疡、阴道炎见上述证候者。

2. 带下病　因湿热下注,损及任带所致。症见带下量多,色黄,质黏稠,有臭气,或伴阴部瘙痒,胸闷心烦,口苦咽干,纳差,小便黄少,舌红苔黄腻,脉濡数;外阴

炎、外阴溃疡、阴道炎见上述证候者。

【不良反应】　目前尚未检索到不良反应报道。

【禁忌】　孕妇禁用。

【注意事项】

1. 月经期前至经净3天内停用。

2. 饮食宜清淡,忌食辛辣食物。

【用法与用量】　外用。涂于洗净的患处,一日2～4次。

【规格】　每管装10g

消 糜 栓

Xiaomi Shuan

【药物组成】　紫草、黄柏、苦参、儿茶、枯矾、冰片、人参茎叶皂苷。

【功能与主治】　清热解毒,燥湿杀虫,祛腐生肌。用于湿热下注所致的带下病,症见带下量多、色黄、质稠、腥臭,阴部瘙痒;滴虫性阴道炎、霉菌性阴道炎、非特异性阴道炎、宫颈糜烂见上述证候者。

【方解】　方中紫草性寒,清热、凉血解毒,为君药。黄柏清热解毒,燥湿止带;苦参清热燥湿杀虫,止带止痒,共为臣药。儿茶祛腐生肌;枯矾燥湿收敛;冰片清热止痒,共为佐药。人参茎叶皂苷增强免疫。诸药合用,共奏清热解毒、燥湿杀虫、祛腐生肌之功。

【临床应用】

1. 带下病　因湿热互结,流注下焦,损及任带所致。症见带下量多,色黄,质黏稠,有臭气,或伴阴部瘙痒,胸闷心烦,口苦咽干,纳差,小便黄少,舌红苔黄腻,脉濡数;滴虫性阴道炎、霉菌性阴道炎、细菌性阴道炎、宫颈糜烂见上述证候者。

2. 阴痒　因肝经湿热下注,损及任带所致。症见带下量多,色黄质稠,阴部瘙痒,甚则痒痛,口苦咽干,心烦少寐,小便赤涩,舌红苔黄腻,脉弦数;滴虫性阴道炎、霉菌性阴道炎、细菌性阴道炎见上述证候者。

【药理毒理】　**抗菌**　本品能够抑制大肠埃希菌、金黄色葡萄球菌及白色念珠菌,最小抑菌浓度(MIC)分别为1.25%、1.25%、2.5%[1]。

【不良反应】　目前尚未检索到不良反应报道。

【禁忌】　孕妇禁用。

【注意事项】

1. 月经期前至经净3天内停用。

2. 饮食宜清淡,忌食辛辣食物。

【用法与用量】　阴道给药。一次1粒,一日1次。

【规格】　每粒重3g

【参考文献】 [1]刘岩,李玲玲,孙虹等.三种妇科栓剂对大鼠宫颈糜烂模型的治疗作用及抗菌活性的比较.中国比较医学杂志,2008,18(8):18-20.

妇宁栓

Funing Shuan

【药物组成】 苦参、黄芩、黄柏、猪胆粉、乳香、没药、莪术、儿茶、蛤壳粉、冰片、红丹。

【功能与主治】 清热解毒、燥湿杀虫,祛腐生肌。用于湿热下注所致的带下病、阴痒、阴蚀,症见黄白带下、量多味臭,阴部瘙痒或有小腹疼痛;阴道炎、阴道溃疡、宫颈糜烂见上述证候者。

【方解】 方中苦参清热燥湿,杀虫止痒,为君药。黄芩、黄柏、猪胆粉清热解毒,燥湿止带,共为臣药。乳香、没药、莪术活血止痛,消肿生肌;儿茶祛腐生肌;蛤壳粉燥湿收敛;配冰片、红丹清热止痛,防腐止痒,共为佐药。诸药合用,共奏清热解毒、燥湿杀虫、祛腐生肌之功。

【临床应用】

1. 带下病 因湿热互结,流注下焦,损及任带所致。症见带下量多,色黄,质黏稠,有臭气,或伴阴部瘙痒,胸闷,口苦咽干,纳差,小便黄少,舌红苔黄腻,脉濡数;阴道炎、阴道溃疡、宫颈糜烂见上述证候者。

2. 阴痒 因湿热下注,损及任带所致。症见阴部瘙痒,甚则痒痛,带下量多,色黄质稠,口苦咽干,心烦不宁,小便赤涩,舌红苔黄腻,脉弦数;阴道炎见上述证候者。

【不良反应】 文献报道,本品可引起药疹[1]。

【禁忌】 孕妇禁用。

【注意事项】

1. 月经期前至经净3天内停用。

2. 饮食宜清淡,忌食辛辣食物。

【用法与用量】 洗净外阴部,将栓剂塞入阴道深部或在医生指导下用药。每晚1粒。重症早晚各1粒。

【规格】 每粒重1.6g(棉条型每粒含原药材3.59g)

【参考文献】 [1]孙武,徐风芹.妇宁栓引起药疹一例报道.黑龙江中医药,1990,26(1):30.

复方杏香兔耳风颗粒

Fufang Xingxiang Tu'erfeng Keli

【药物组成】 杏香兔耳风、白术(漂)。

【功能与主治】 清热化湿,祛瘀生新。用于湿热下注所致的带下,症见带下量多、色黄,小腹隐痛;宫颈糜烂、阴道炎、慢性盆腔炎见上述证候者。

【方解】 方中重用杏香兔耳风清热解毒,消肿利湿,为君药。白术健脾益气,使脾健湿自去,为臣药。二药相合,共奏清热解毒、化湿止带之功。

【临床应用】 带下病 因湿热下注,损及任带所致。症见带下量多,色黄,质黏稠,有臭味,或小腹隐隐作痛,或阴痒,胸闷心烦,口苦咽干,纳食较差,溲赤,便干,舌红,苔黄腻,脉濡数;慢性盆腔炎、阴道炎、宫颈糜烂见上述证候者。

【药理毒理】 抗炎 本品可以促进氨水所致急性咽炎大鼠咽喉被覆上皮细胞的再生、修复,减轻被覆上皮炎细胞浸润程度,对急性咽炎咽部有明显治疗作用[1]。

【不良反应】 目前尚未检索到不良反应报道。

【禁忌】 尚不明确。

【注意事项】

1. 带下病寒湿证者慎用。

2. 饮食宜清淡,忌食辛辣食物。

【用法与用量】 开水冲服。一次1袋,一日2次。

【规格】 每袋装 (1)18g(含原生药35g) (2)9g(无蔗糖,含原生药35g)

【参考文献】 [1]崔雪靖,张橡楠,康文艺.复方杏香兔耳风研究进展.河南大学学报(医学版),2014,01:68-71.

抗宫炎片(胶囊、颗粒)

Kanggongyan Pian(Jiaonang,Keli)

【药物组成】 广东紫珠干浸膏、益母草干浸膏、乌药干浸膏。

【功能与主治】 清热,祛湿,化瘀,止带。用于湿热下注所致的带下病,症见赤白带下、量多臭味;宫颈糜烂见上述证候者。

【方解】 方中紫珠味苦、涩,性凉,清热解毒,凉血,收敛止血,为君药。益母草活血调经,清热解毒,为臣药。乌药理气止痛,为佐药。诸药相合,共奏清热祛湿、化瘀止带之功。

【临床应用】 带下病 因湿热下注,损及任带所致。症见带下量多,色黄,质黏稠,有臭气,或伴阴部瘙痒,胸闷心烦,口苦咽干,纳食较差,小便黄少,舌红苔黄腻,脉濡数;宫颈糜烂见上述证候者。

另有文献报道治疗慢性前列腺炎,妇科慢性炎症[1,2]。

【药理毒理】 本品有抗菌、抗炎、镇痛、止血等作用。

1. 抗菌　本品体外对大肠埃希菌、金黄色葡萄球菌、乙型溶血性链球菌和白色念珠菌 MIC 分别为 10、5、10、20mg（浸膏）/ml；本品体内对大肠埃希菌感染小鼠有保护作用[3]。

2. 抗炎　本品对巴豆油所致小鼠耳肿胀、角叉菜胶所致大鼠足肿胀及大鼠子宫炎症均有抑制作用[3]。

3. 镇痛　本品能减少醋酸所致小鼠扭体反应次数，提高热板法致痛小鼠的痛阈[3]。

4. 止血　本品可缩短小鼠断尾出血的时间，加快血液凝固[3]。

【不良反应】　文献报道，服用本品出现药疹、瘙痒[4,5]。

【禁忌】　孕妇禁用。

【注意事项】

1. 寒湿带下者慎用。

2. 服后偶见头晕，可自行消失，不必停药。

3. 服药期间忌辛辣食物。

【用法与用量】　片剂：口服。〔规格（1）〕一次 6 片，〔规格（2）〕一次 3 片，〔规格（3）〕一次 4 片，一日 3 次。胶囊剂：口服。一次 3 粒，一日 3 次。颗粒剂：开水冲服。一次 1 袋，一日 3 次。

【规格】　片剂：（1）薄膜衣片　每片重 0.26g（含干浸膏 0.25g）　（2）薄膜衣片　每片重 0.52g（含干浸膏 0.5g）　（3）糖衣片（片芯重 0.42g）（含干浸膏 0.375g）

胶囊剂：每粒装 0.5g

颗粒剂：每袋装 10g

【参考文献】　[1]王道俊.中成药抗宫炎片治疗慢性前列腺炎 50 例.中国民间疗法,2002,10(6):47.

[2]李迪,孙聪.抗宫炎片治疗妇科慢性炎症 393 例效果观察.滨州医学院学报,2002,25(1):78.

[3]抗宫炎胶囊新药申报资料,1998,9.

[4]张立贤,刘正兰.口服抗宫炎片引起药疹 1 例.中国中药杂志,1998,23(1):57.

[5]李静,张秀青.抗宫炎片引起变态反应 1 例.药物流行病学杂志,2004,13(3):166.

治糜灵栓

Zhimiling Shuan

【药物组成】　黄柏、苦参、儿茶、枯矾、冰片。

【功能与主治】　清热解毒，燥湿收敛。用于湿热下注所致带下病，症见带下量多、色黄质稠、有臭味，或有大便干燥；细菌性阴道病、滴虫性阴道炎、宫颈糜烂见上述证候者。

【方解】　方中黄柏清热解毒燥湿，为君药。苦参清热燥湿，杀虫止痒，为臣药。儿茶祛腐生肌；枯矾燥湿收敛；冰片清热止痒，共为佐药。诸药相合，共奏清热解毒、燥湿收敛之功。

【临床应用】

1. 带下病　因湿热下注，损及任带，带脉失约所致。症见带下量多，色黄，质黏稠，有臭气，或伴阴部瘙痒，胸闷心烦，口苦咽干，纳食较差，小便黄少，舌红苔黄腻，脉濡数；细菌性阴道炎、滴虫性阴道炎、宫颈糜烂见上述证候者。

2. 阴痒　因湿热下注所致。症见带下量多，阴部瘙痒，甚则痒痛，带下色黄，质稠，口苦咽干，心烦不宁，小便黄少，舌红苔黄腻，脉濡数；细菌性阴道炎、滴虫性阴道炎见上述证候者。

【药理毒理】　本品有抗菌、抗炎作用。

1. 抗菌　本品对金黄色葡萄球菌[1,2]、白色念珠菌致家兔阴道炎有治疗作用，对组胺致豚鼠皮肤瘙痒有止痒作用[2]，可抑制、杀灭滴虫[3]。

2. 抗炎　本品对蛋清、琼脂、角叉菜胶所致大鼠足肿胀、巴豆油性肉芽囊的炎症渗出以及组胺、前列腺素 E_2 所致大鼠皮肤毛细血管通透性增强均有抑制作用[4]。

【不良反应】　文献报道，本品可致急性产褥感染和接触性皮炎[5,6]。

【禁忌】　孕妇禁用。

【注意事项】

1. 寒湿带下者慎用。

2. 月经期前至经净 3 天内停用。

3. 服药期间忌食生冷、辛辣食物。

【用法与用量】　每次 1 粒，隔一日一次，睡前清洗外阴部，将栓剂推入阴道深部，10 天为一疗程。

【规格】　每粒重 3g

【参考文献】　[1]于友华,范斌.宫糜方对金黄色葡萄球菌所致家兔阴道炎治疗作用的实验研究.中国中医基础医学杂志,1998,4(10):36.

[2]迟晓娟,朱志杰,张淞,等.治糜灵栓对白色念珠菌致家兔阴道炎及组胺致豚鼠皮肤瘙痒的影响.陕西中医学院学报,2013,05:73-75.

[3]耿志辉,李天舒,刘利,等.治糜灵栓体外抗阴道毛滴虫的作用.中国血吸虫病防治杂志,2009,21(4):308-310.

[4]林超岱.治糜灵栓治疗宫颈糜烂的临床与实验研究.中国中医药科技,1997,4(3):175.

[5]刘俊英.治糜灵栓致急性产褥感染 1 例报道.河南职工医学院学报,2003,15(4):96.

[6]李永霞.治糜灵栓致接触性皮炎 1 例.黔南民族医专学报,2000,13(2):46.

经带宁胶囊

Jingdaining Jiaonang

【药物组成】 虎耳草、徐长卿、连钱草、老鹳草。

【功能与主治】 清热解毒,除湿止带,调经止痛,共用于湿毒蕴结所致的经期腹痛,经血色黯,血块,赤白带下,量多气臭,阴部瘙痒灼热。

【方解】 方中虎耳草清热,凉血解毒,为君药,徐长卿、连钱草、老鹳草祛风化湿、疏通经络、调经止痛,共为臣药,诸药合用,共奏清热解毒、除湿止带、调经止痛之功。

【临床应用】

1. 带下病 因热毒瘀滞下焦所致。症见带下量多,色黄质稠,或如脓,臭秽,阴部瘙痒灼热,舌紫黯,脉沉细小数;阴道炎见上述证候者。

2. 痛经 因热毒瘀滞,阻滞冲任,血行不畅所致。症见经期腹痛,经血色黯,血块,舌紫黯,脉沉细。

【不良反应】 目前尚未检索到不良反应报道。

【禁忌】 孕妇禁用。

【注意事项】

1. 气血虚弱、脾肾阳虚者慎用。

2. 忌食辛辣、生冷、油腻食物。

【用法与用量】 口服。一次3~4粒,一日3次。

【规格】 每粒装0.3g

康妇炎胶囊

Kangfuyan Jiaonang

【药物组成】 蒲公英、败酱草、薏苡仁、赤芍、苍术、当归、川芎、香附、延胡索(制)、泽泻、白花蛇舌草。

【功能与主治】 清热解毒,化瘀行滞,除湿止带。用于湿热瘀结所致带下病,症见带下量多,腹痛;慢性盆腔炎见上述证候者。

【方解】 方中蒲公英、败酱草、白花蛇舌草清热解毒、利湿散结;赤芍、当归、川芎、延胡索、香附活血化瘀,通经止痛;薏苡仁、苍术、泽泻健脾除湿止带,诸药合用,共奏清热解毒、化瘀行滞、除湿止带之功。

【临床应用】

1. 妇人腹痛 因湿热瘀阻、血行不畅所致。症见小腹隐痛,腰骶胀痛,带下量多,色黄质稠,舌苔黄腻,脉弦数;盆腔炎性疾病后遗症见上述证候者。

2. 带下病 因湿热瘀阻下焦所致。症见带下量多,色黄,质稠如脓,有臭味,阴痒,小便黄少,小腹疼痛,心

烦,口苦,舌红,苔黄腻,脉弦数;阴道炎、盆腔炎性疾病后遗症见上述证候者。

【不良反应】 目前尚未检索到不良反应报道。

【禁忌】 孕妇禁用。

【注意事项】

1. 血虚失荣、寒湿带下者慎用。

2. 忌食辛辣、生冷、油腻食物。

【用法与用量】 口服。一次3粒,一日2次。

【规格】 每粒装0.4g

妇炎净胶囊

Fuyanjing Jiaonang

【药物组成】 苦玄参、地胆草、当归、鸡血藤、两面针、横径席、柿叶、薜荔、五指毛桃。

【功能与主治】 清热祛湿,调经止带。用于湿热蕴结所致的带下病、月经不调、痛经;慢性盆腔炎、附件炎、子宫内膜炎见上述证候者。

【方解】 方中苦玄参性味苦寒,清热燥湿,杀虫止带,为君药。地胆草、两面针、横径席、薜荔、柿叶、五指毛桃除下焦湿热,泻火燥湿,共为臣药,当归、鸡血藤活血调经,化瘀止痛,共为佐药。诸药合用,共奏清热祛湿、调经止带之功。

【临床应用】

1. 带下病 因湿热蕴结,损及任带二脉所致。症见带下量多,色黄质黏稠,有臭气,或伴阴部瘙痒,胸闷心烦,口苦咽干,小腹胀痛,小便短赤,舌红,苔黄腻,脉滑数;盆腔炎性疾病后遗症见上述证候者。

2. 月经不调 因湿热蕴结、扰动血海所致。症见经期延长,淋漓不尽,月经量少,色黯红,质黏稠,有气味,伴小腹胀痛,带下量多,心烦口渴,尿黄,便结,舌红苔黄腻,脉滑数;功能性月经失调见上述证候者。

3. 经行腹痛 因湿热瘀阻冲任所致。症见经前或经期小腹灼痛拒按,痛连腰骶,或平时小腹痛,经前加重,经期延长,经色紫红,质稠有血块,或伴低热,易感疲倦,小便黄赤,大便溏或秘结,舌红,苔黄腻,脉滑数或濡数;原发性痛经见上述证候者。

4. 妇人腹痛 因湿热蕴结冲任,血行不畅所致。症见小腹疼痛拒按,有灼热感,腰骶胀痛,心烦,口苦,渴喜冷饮,舌红,苔黄腻,脉滑数或濡数;盆腔炎性疾病后遗症见上述证候者。

另有报道,本品可用于药物流产后出血[1]。

【不良反应】 目前尚未检索到不良反应报道。

【禁忌】 孕妇禁用。

【注意事项】

1. 气血虚弱所致痛经、带下者慎用。

2. 脾胃虚弱，便溏者慎用。

3. 忌食辛辣、生冷、油腻食物。

【用法与用量】　口服。〔规格（1）〕一次 4 粒，〔规格（2）〕一次 3 粒，一日 3 次。

【规格】　（1）每粒装 0.3g（相当于饮片 2.44g）（2）每粒装 0.4g（相当于饮片 3.25g）

【参考文献】　［1］次达次仁，张军.妇炎净胶囊配伍药物流产 100 例临床观察.西藏医药杂志，2008，29（1）：45-46.

妇炎康复胶囊（颗粒、片）
Fuyan Kangfu Jiaonang（Keli，Pian）

【药物组成】　败酱草、薏苡仁、黄芩、赤芍、川楝子、柴胡、陈皮。

【功能与主治】　清热利湿，化瘀止痛。用于湿热瘀阻所致妇女带下，色黄质黏稠，或如豆渣状，气臭，少腹、腰骶疼痛，舌黯苔黄腻；慢性盆腔炎见上述证候者。

【方解】　方中败酱草与赤芍配伍，清热利湿，化瘀止痛，共为君药；黄芩与薏苡仁合用则清热利湿，更助君药之力，共为臣药；柴胡、川楝子、陈皮疏肝解郁，理气止痛，共为佐药。诸药合用，共奏清热利湿、化瘀止痛之功。

【临床应用】　带下病　因湿热瘀阻所致。症见带下色黄质黏稠，或如豆渣状，气臭，少腹、腰骶疼痛，舌黯苔黄腻者；盆腔炎性疾病后遗症见上述证候者。

文献报道，本品可治疗慢性盆腔炎、盆腔炎性包块及不孕[1-4]。

【不良反应】　目前尚未检索到不良反应报道。

【禁忌】　尚不明确。

【注意事项】

1. 虚证带下者慎用。

2. 忌食辛辣，少进油腻食物。

【用法与用量】　胶囊剂：口服。一次 4 粒，一日 3 次；片剂：口服。一次 5 片，一日 3 次。颗粒剂：开水冲服。一次 1 袋，一日 3 次。20 天为一疗程。

【规格】　颗粒剂：每袋装 5g

胶囊剂：每粒装 0.38g

片剂：每片重 0.35g

【参考文献】　［1］王丽霞，王美德.妇炎康复胶囊治疗慢性盆腔炎 80 例疗效观察.医药世界，2006，8（5）：132-133.

［2］葛金玉.妇炎康复片治疗慢性盆腔炎 100 例.新疆中医药，2005，23（2）：24.

［3］李向晖，李芸，苏灿珍.妇炎康复片治疗慢性盆腔炎 230 例.中医药临床杂志，2004，16（5）：443.

［4］高建军.妇炎康复胶囊治疗盆腔炎性包块及不孕 60 例.实用中医内科杂志，2003，17（3）：226.

百 艾 洗 液
Bai'ai Xiye

【药物组成】　苦参、百部、黄柏、地肤子、蛇床子、枯矾、艾叶、冰片、薄荷油。

【功能与主治】　清热解毒，燥湿杀虫，祛风止痒。用于湿热下注所致的阴痒，症见阴痒，带下量多，尿频、急、数、痛，小便黄赤；霉菌性、滴虫性、细菌性阴道炎见上述证候者。

【方解】　方中苦参和黄柏清热解毒，燥湿止痒，共为君药；百部、地肤子、蛇床子、枯矾清热解毒，燥湿杀虫，止痒，共为臣药；冰片消肿止痛；薄荷油疏风清热；艾叶温经止痛，以防诸药寒凉太过，共为佐药。诸药合用，共奏清热解毒、燥湿杀虫、祛风止痒之功。

【临床应用】　阴痒　因湿热下注所致。症见阴痒，带下量多，尿频、急、数、痛，小便黄赤；霉菌性、滴虫性、细菌性阴道炎见上述证候者。

文献报道，本品可预防会阴伤口感染[1]。

【不良反应】　目前尚未检索到不良反应报道。

【禁忌】　尚不明确。

【注意事项】

1. 忌食辛辣食物。

2. 不得内服。

3. 本品使用前应充分摇匀，并加温开水稀释 10 倍后使用。

【用法与用量】　外用。取本品 20ml，加温开水稀释至 200ml，制成洗液，用冲洗器冲洗或局部浸洗、坐浴，一日 2 次。7 天为一疗程，或遵医嘱。

【规格】　每瓶装　（1）100ml　（2）200ml

【参考文献】　［1］田红霞，柯梅英.百艾洗液预防会阴伤口感染 85 例分析.国际医药卫生导报，2003，9（11）：44.

复方岗松洗液
Fufang Gangsong Xiye

【药物组成】　岗松、苦豆草、黄柏、苦地丁、蛇床子、冰片。

【功能与主治】　清热解毒，泻火燥湿，杀虫止痒。用于湿热下注所致的阴痒、带下。症见外阴阴道灼热瘙痒，带下增多，黄稠而臭；滴虫性、霉菌性、细菌性阴道炎见上述证候者。

【方解】 方中岗松、黄柏清热燥湿，止痒，共为君药。苦地丁清热解毒；苦豆草清热燥湿杀虫；蛇床子祛风燥湿杀虫，共为臣药。冰片清热止痛，为佐使药。诸药合用，共奏清热解毒、泻火燥湿、杀虫止痒之功。

【临床应用】 阴痒 由湿热下注所致。症见外阴阴道灼热瘙痒，阴道分泌物增多，黄稠而臭；滴虫性、霉菌性、细菌性阴道炎见上述证候者。

【不良反应】 目前尚未检索到不良反应报道。

【禁忌】 孕妇及经期妇女禁用。

【注意事项】

1. 忌食辛辣食物。

2. 不得内服。

【用法与用量】 阴道用药。将复方岗松洗液原液配成10%液体冲洗外阴、阴道。每次用原液约20ml，一日1次，7天为一疗程。

【规格】 每瓶装150ml

复方清带散

Fufang Qingdai San

【处方组成】 苦参、蛇床子、黄连、土荆皮、雄黄、丁香叶、白矾（煅）、儿茶、熊胆粉。

【功能与主治】 清热除湿，杀虫止痒。用于妇女湿热下注所致的带下，症见阴痒灼痛，带下量多，味臭，呈泡沫状，或豆渣样或色黄如脓，舌苔黄腻，脉数；霉菌性、滴虫性、细菌性阴道炎见上述证候者。

【方解】 方中苦参与黄连清热燥湿，杀虫止痒，共为君药。土荆皮、蛇床子、雄黄、白矾（煅）清热燥湿，杀虫止痒，共为臣药。熊胆粉、丁香叶清热杀虫，共为佐药。儿茶生肌敛疮，止血止痒，为使药。诸药合用，共奏清热除湿、杀虫止痒之功。

【临床应用】 带下病 因湿热下注所致。症见阴痒灼痛，带下量多，味臭，呈泡沫状，或豆渣样或色黄如脓，舌苔黄腻，脉数。

【不良反应】 目前尚未检索到不良反应报道。

【禁忌】 孕妇及经期妇女禁用。

【注意事项】

1. 忌食辛辣食物。

2. 不得内服。

【用法与用量】 外用。取本品装入阴道喷撒器，喷撒于患部，一次1袋，一日1次。阴道用药。先将本品药粉瓶易拉罐拉开，用食指堵住喷撒器嘴口处，把药粉装入药粉喷洒器瓶嘴处，旋紧瓶体和喷嘴结合部螺纹，冲

洗瓶中装入温开水或灭菌的生理盐水，旋紧冲洗瓶盖。患者取蹲位，下面放一个方便盆；右手持装有温开水的冲洗瓶，在左手的引导下，将冲洗瓶嘴插入阴道内，喷撒于患部，一次1袋，一日1次。

【规格】 每袋装0.8g

妇炎舒胶囊（片）

Fuyanshu Jiaonang（Pian）

【药物组成】 忍冬藤、大血藤、赤芍、丹参、虎杖、大青叶、蒲公英、大黄（制）、川楝子（制）、延胡索（制）、甘草。

【功能与主治】 清热凉血，活血止痛。用于妇女盆腔炎等症引起的带下量多，腹痛。

【方解】 方中忍冬藤清热解毒，通络；大血藤清热凉血，活血止痛，为君药。赤芍、丹参、虎杖、大青叶、蒲公英、大黄清热解毒，凉血活血，散瘀止痛，共为臣药。川楝子、延胡索行气止痛，共为佐药。甘草调和诸药，为使药。诸药合用，共奏清热凉血、活血止痛之功。

【临床应用】 妇人腹痛 因热郁血瘀，瘀阻冲任，胞脉血行不畅所致。症见小腹疼痛拒按，腰骶胀痛，带下增多，或伴低热起伏，胸闷心烦，口苦咽干，小便黄少，舌红，苔黄，脉弦数；盆腔炎性疾病后遗症见上述证候者。

【药理毒理】 本品具有抗炎、解热、抑菌等作用。

1. 抗炎 本品对角叉菜胶导致的大鼠足肿胀、二甲苯导致的小鼠耳肿胀均有抑制作用；可降低醋酸导致的小鼠腹腔毛细血管通透性[1]。本品能抑制慢性子宫内膜炎大鼠子宫内膜上皮细胞的增生、变性、坏死和炎细胞浸润以及子宫内膜充血、水肿等的改变，降低全血黏度和全血还原黏度、红细胞聚集指数、红细胞压积[2]。

2. 解热 本品对三联菌苗导致的大鼠实验性发热有显著的降低作用[1]。

3. 抑菌 本品的体外抑菌试验表明其对大肠埃希菌、金黄色葡萄球菌、甲型溶血性链球菌、克雷伯杆菌有一定的抗菌作用，而对白色念珠菌则无作用[1]。

【不良反应】 目前尚未检索到不良反应报道。

【禁忌】

1. 孕妇禁用。

2. 妇女经期禁用。

【注意事项】

1. 脾虚大便溏者慎用。

2. 带下清稀者不宜使用。

3. 忌食辛辣、生冷、油腻食物。

【用法与用量】　胶囊:口服。一次5粒,一日3次。片剂:口服。一次4～5片,一日3次。

【规格】　胶囊剂:每粒装0.4g。

片剂:每片重0.51g

【参考文献】　[1]汤佩莲,谭毓治,张文军.妇炎舒胶囊药理作用的实验研究.广东药学院学报,2005,21(5):557-559.

[2]常润,胡浩,郭鑫,等.妇炎舒胶囊对大鼠慢性盆腔炎治疗作用的研究.中药药理与临床,2012,28(4):86-88.

妇必舒阴道泡腾片(胶囊)
Fubishu Yindao Paotengpian (Jiaonang)

【药物组成】　苦参、蛇床子、大黄、百部、冰片、硼砂、白矾、乌梅、甘草。

【功能与主治】　清热燥湿,杀虫止痒。主要用于妇女湿热下注所致的白带增多、阴部瘙痒。

【方解】　方中苦参、蛇床子清热燥湿,杀虫止痒,共为君药;大黄、百部、冰片清热解毒,杀虫止痒,共为臣药;硼砂、白矾、乌梅杀虫止痒,共为佐药;甘草调和诸药,为使药。诸药合用,共奏清热燥湿、抗菌消炎、杀虫止痒之功。

【临床应用】

1. 带下病　因湿热下注所致。症见带下增多、色黄或黄白、质黏腻、臭秽或伴阴部瘙痒,胸闷心烦,口苦咽干,纳差,小便黄少,舌红苔黄腻,脉滑。可用于宫颈炎、滴虫性阴道炎、外阴阴道假丝酵母菌病、细菌性阴道病、老年性阴道炎见上述证候者。

2. 阴痒　因湿热下注,带下量多,浸渍阴部所致。症见阴部瘙痒,甚则痒痛,带下色黄、黏腻臭秽、臭秽,口苦咽干,心烦不宁,小便黄赤,舌红苔黄腻,脉滑。可用于宫颈炎、滴虫性阴道炎、外阴阴道假丝酵母菌病、细菌性阴道病、老年性阴道炎见上述证候者。

【不良反应】　目前尚未检索到不良反应报道。

【禁忌】

1. 孕妇禁用。

2. 阴道黏膜破损时禁用。

【注意事项】

1. 月经期慎用。

2. 治疗期间,忌房事。

3. 最好将药物放至阴道弯左右侧,放置过浅,影响疗效。

【用法与用量】　阴道用药。临睡前洗净外阴和手,戴上一次性指套,将本品塞入阴道深部,一日1次,一次2片/粒,8日为一个疗程。

【规格】　片剂:每片重0.8g

胶囊剂:每粒装0.35g

妇科止带片(胶囊)
Fuke Zhidai Pian (Jiaonang)

【药物组成】　椿皮、黄柏、龟板、茯苓、阿胶、山药、五味子。

【功能与主治】　清热燥湿,收敛止带。用于慢性子宫颈炎、子宫内膜炎、阴道炎所致湿热型带下病。

【方解】　方中椿皮、黄柏清热燥湿止带,为君药;龟甲、茯苓、阿胶、山药补肾益气,健脾利湿,共为臣药;五味子益气收敛固涩,为佐药。诸药合用,共奏清热燥湿、收敛止带之功。

【临床应用】　带下病　因湿热下注所致。症见带下量多,色黄或黄白,质黏腻,臭秽,或伴阴部瘙痒,胸闷心烦,口苦咽干,纳差,小便黄少,舌红苔黄腻,脉濡数;子宫颈炎、子宫内膜炎、阴道炎见上述证候者。

【不良反应】　目前尚未检索到不良反应报道。

【禁忌】　尚不明确。

【注意事项】　尚不明确。

【用法与用量】　口服。一次4～6片,一日2～3次。

【规格】　(1)素片　每片重0.35g　(2)薄膜衣片每片重0.36g　(3)薄膜衣片　每片重0.4g。

坤复康胶囊
Kunfukang Jiaonang

【药物组成】　赤芍、乌药、香附、南刘寄奴、粉草薢、萹蓄、猪苓、女贞子、苦参。

【功能与主治】　活血化瘀,清利湿热。用于气滞血瘀、湿热蕴结型慢性盆腔炎,症见带下量多、下腹疼痛等。

【方解】　赤芍味苦性微寒,可清热凉血、散瘀止痛;乌药行气止痛;香附疏肝解郁、调经止痛,三药共为君药,理气活血止痛。刘寄奴味苦性温,功擅散瘀止痛、疗伤止血,助君药增强活血止痛之功;草薢苦平,可利湿去浊;萹蓄苦微寒,清利下焦湿热;猪苓利水渗湿消肿;苦参苦寒,可清热燥湿,上五味药共为臣药,共奏清热利湿之功。女贞子滋补肝肾,救湿热久居伤阴之弊,为佐药。

【临床应用】　带下病　用于气滞血瘀、湿热蕴结所致的带下量多、色黄或黄白,质黏腻,有臭气,少腹攻撑作痛,阴痒,小便黄少,舌苔黄腻或厚,脉濡略数;慢性盆腔炎见上述证候者。

此外,还有该药联合氧氟沙星治疗盆腔炎性包块、腹痛、盆腔淤血综合征、盆腔痛性肿块及联合输卵管通液治疗输卵管阻塞性不孕的报道[1-5]。

【不良反应】 目前未检索到不良反应报道。

【禁忌】 孕妇禁用。

【注意事项】 尚不明确。

【用法与用量】 口服。一次3～4粒,一日3次。

【规格】 每粒装0.38g

【参考文献】 [1]阳锐娣.坤复康胶囊联合氧氟沙星治疗盆腔炎性包块的临床疗效.右江医学,2010,38(4):452-453.

[2]王素平.坤复康胶囊治疗腹痛77例临床观察.临床医药实践,2009,18(10):2141-2142.

[3]吴向晖.坤复康胶囊联合丹参治疗盆腔淤血综合征.中国热带医学,2009,9(9):1903-1904.

[4]陈楠,孙红艳.B超监测坤复康胶囊治疗盆腔痛性肿块60例临床观察.中原医刊,2006,33(21):41-42.

[5]陈桂英,陈萍.中西医结合治疗输卵管阻塞性不孕128例.现代中医药,2006,26(6):25.

(三)益肾止带

妇宝颗粒
Fubao Keli

【药物组成】 地黄、酒白芍、杜仲叶(盐炙)、盐续断、侧柏叶(炒)、莲房炭、醋延胡索、炒川楝子、大红藤、忍冬藤、麦冬、甘草。

【功能与主治】 益肾和血,理气止痛。用于肾虚夹瘀所致的腰酸腿软、小腹胀痛、白带、经漏;慢性盆腔炎、附件炎见上述证候者。

【方解】 方中地黄益肾养血,为君药。白芍养血敛阴,柔肝止痛;杜仲叶、续断补肝肾、益精血,共为臣药。侧柏叶、莲房收涩止血止带;延胡索、川楝子、红藤活血行气止痛;忍冬藤通络止痛;麦冬养阴生津,共为佐药。甘草调和诸药,为使药。诸药相合,共奏益肾和血、理气止痛之功。

【临床应用】

1. 妇人腹痛 因肾虚夹瘀所致。症见小腹隐隐作痛,胀痛下坠,头晕,耳鸣,腰膝酸软,月经量少,带下量多;盆腔炎性疾病后遗症见上述证候者。

2. 带下病 因肾气不足,带脉失约,任脉不固所致。症见带下量多,赤白相兼,头晕,耳鸣,腰膝酸软,或小腹隐痛;盆腔炎性疾病后遗症见上述证候者。

【药理毒理】 本品有抗炎、镇痛、提高免疫、抗血栓等作用。

1. 抗炎 本品能抑制蛋清所致大鼠足肿胀、抑制醋酸所致小鼠腹腔毛细血管通透性增加和二甲苯所致小鼠耳肿胀[1]。

2. 镇痛 本品能抑制醋酸所致小鼠扭体反应[1]。

3. 提高免疫功能 本品可提高小鼠脾脏重量,增加2,4-二硝基氯苯所致小鼠耳肿胀[1]。

4. 抗血栓 本品可改善高黏大鼠的血液流变性,降低全血高切、低切血液黏度及纤维蛋白原含量,降低血小板黏附率和体外血栓指数[2]。

【不良反应】 目前尚未检索到不良反应报道。

【禁忌】 孕妇禁用。

【注意事项】

1. 虚寒腹痛及湿热带下者慎用。

2. 饮食宜营养丰富,忌食生冷、辛辣食物。

【用法与用量】 开水冲服。一次20g或10g(无蔗糖),一日2次。

【规格】 每袋装 (1)10g (2)5g(无蔗糖)

【参考文献】 [1]朱社敏,匡荣,薛冬,等.妇宝颗粒的主要药效学研究.中国现代应用药学杂志,2004,21(3):176.

[2]张玮,袁乘祥,董维.妇宝颗粒对大鼠血液流变学及体外血栓的影响.西北药学杂志,2004,19(2):69.

愈带丸
Yudai Wan

【药物组成】 当归、白芍、熟地黄、香附(醋炙)、木香、艾叶(炒炭)、干姜(微炒)、肉桂(炒焦)、知母、黄柏、牛膝、蒲黄(炒)、棕榈炭、百草霜、鸡冠花、芍药花、炙甘草。

【功能与主治】 养血柔肝,固经止带。用于血虚肝郁所致月经不调、带下病,症见月经先后不定期、赤白带下、头晕目眩、神疲乏力、胸闷不舒。

【方解】 方中当归、白芍、熟地黄养血补血,调经,共为君药。香附、木香调畅气机,气行则血行,共为臣药。艾叶、干姜、肉桂合用,入下焦,温阳散寒,除湿止带;知母、黄柏、牛膝滋阴降火,善除下焦湿热,兼制干姜、肉桂之辛热;蒲黄、棕榈炭、百草霜入血分,化瘀收敛止血;鸡冠花、芍药花清热利湿,止赤白带下,共为佐药。炙甘草调和诸药,为使药。诸药相合,共奏养血柔肝、固经止带之功。

【临床应用】

1. 月经先后不定期 因血虚肝郁所致。症见月经先后不定期,经行不畅,或有胁肋、乳房、少腹胀痛,胸闷不舒,眩晕,神疲乏力,舌淡或淡黯,脉细或细弦;功能性月经失调见上述证候者。

2. 带下病　因血虚肝郁所致。症见赤白带下,伴少腹胀痛,胸闷不舒,神疲乏力,舌淡或淡黯,脉细或细弦;盆腔炎性疾病后遗症见上述证候者。

【不良反应】　目前尚未检索到不良反应报道。

【禁忌】　尚不明确。

【注意事项】

1. 脾肾两虚证者慎用。

2. 孕妇慎用。

3. 忌食生冷、油腻食物。

【用法与用量】　口服。一次 6g,一日 2 次。

【规格】　每 100 粒重 6g

三、安胎剂

安胎剂以安胎药为主组成,具有固冲任、安胎元的作用。

安胎剂主要选用杜仲、菟丝子、续断、桑寄生、白术、砂仁、黄芩、艾叶等安胎药物,配伍补益肝肾、益气养血药物组合而成。用于肝肾不足、气血两虚所致的胎漏、胎动不安和滑胎,即西医学的先兆流产和复发性流产。

安胎剂使用注意:①使用安胎药应配合卧床休息;②对确属胎堕难保者,当以祛胎益母为要。

参茸保胎丸
Shenrong Baotai Wan

【药物组成】　鹿茸、杜仲、续断、菟丝子(盐炙)、桑寄生、党参、白术(炒)、茯苓、山药、熟地黄、当归、白芍、川芎(酒制)、阿胶、龙眼肉、艾叶(醋制)、黄芩、砂仁、香附(醋制)、化橘红、川贝母、羌活、炙甘草。

【功能与主治】　滋养肝肾,补血安胎。用于肝肾不足,营血亏虚,身体虚弱,腰膝酸痛,少腹坠胀,妊娠下血,胎动不安。

【方解】　方中鹿茸补肾阳,益精血;杜仲、续断、菟丝子补肝肾、固冲任、安胎;桑寄生补肝肾,养血而安胎,合用补肾填精,以固胎元,令胎有所系;党参、白术、茯苓、山药益气健脾,使化源充足;熟地黄、当归、白芍、川芎养血和血;阿胶、龙眼肉补血,阿胶还可止血,合以益气健脾、养血补血,使胎有所养;艾叶温经散寒,暖宫安胎;黄芩清热安胎,兼有佐制温热药物之用;砂仁行气温中安胎;香附、橘红、川贝母理气解郁;羌活升阳举陷;甘草培中州而调和诸药。诸药相合,共奏滋补肝肾、养血安胎之功。

【临床应用】

1. 胎漏　因肝肾不足,气血两虚,胎元不固所致。症见妊娠期阴道少量出血,色红或淡红,伴气短乏力,食少纳差,小便频数,大便溏或少,舌淡苔薄白,脉沉细滑;先兆流产见上述证候者。

2. 胎动不安　因肝肾不足,胎元不固所致。症见妊娠期小腹绵绵坠痛,腰腿酸软,或阴道少量出血,色红或淡红,伴气短乏力,食少纳差,小便频数,大便溏或少,舌淡苔薄白,脉沉细滑;先兆流产见上述证候者。

3. 滑胎　因肝肾亏损,源流不继所致。症见孕后屡堕,腰腿酸软,小腹空坠,神疲乏力,心悸,气短,纳呆,便溏,舌淡胖,苔白,脉细滑;复发性流产见上述证候者。

【不良反应】　目前尚未检索到不良反应报道。

【禁忌】　尚不明确。

【注意事项】

1. 血热证者慎用。

2. 服药期间饮食宜清淡,忌食辛辣食物。

3. 宜卧床休息,禁房事。

【用法与用量】　口服。一次 15g,一日 2 次。

保胎丸
Baotai Wan

【药物组成】　黄芪、炒白术、槲寄生、菟丝子(酒制)、熟地黄、当归、白芍、川芎、麸炒枳壳、姜厚朴、荆芥穗、羌活、醋艾炭、砂仁、平贝母、甘草、黄芩。

【功能与主治】　益气养血,补肾安胎。用于气血不足、肾气不固所致的胎漏、胎动不安,症见小腹坠痛,或见阴道少量出血,或屡经流产,伴神疲乏力、腰膝酸软。

【方解】　方中黄芪、白术益气健脾,使化源充足,胎有所养,共为君药。槲寄生、菟丝子补肾气而固胎元,使胎有所系;熟地黄、当归、白芍、川芎补血养胎,共为臣药。枳壳、厚朴理气宽中;荆芥穗止血;羌活通络止痛;艾炭温经散寒,暖宫止血而安胎;砂仁理气和胃安胎;平贝母开郁,黄芩清热安胎,共为佐药,使气血调达,冲任调顺。甘草调和诸药,为使药。诸药合用,共奏益气养血、补肾安胎之功。

【临床应用】

1. 胎漏　因冲任气血亏虚,肾气不足,胎元不固所致。症见妊娠期阴道少量出血,色红或淡红,伴气短乏力,食少纳差,小便频数,大便溏或少,舌淡苔薄白,脉沉细滑;先兆流产见上述证候者。

2. 胎动不安　因冲任气血亏虚,肾气不足,胎元不固所致。症见妊娠期阴道少量出血,色红或淡红,小腹绵绵坠痛,腰腿酸软,伴气短乏力,食少纳差,小便频数,大便溏或少,舌淡苔薄白,脉沉细滑;先兆流产见上述证候者。

3. 滑胎 因气血亏损,源流不继所致。症见孕后屡堕,伴腰酸,小腹空坠,神疲乏力,心悸,气短,纳呆,便溏,舌淡胖,苔白,脉细滑;复发性流产见上述证候者。

【**不良反应**】 目前尚未检索到不良反应报道。

【**禁忌**】 尚不明确。

【**注意事项**】

1. 血热证者慎用。

2. 服药期间饮食宜清淡,忌食辛辣食物。

3. 宜卧床休息,禁房事。

【**用法与用量**】 口服。一次1丸,一日2次。

【**规格**】 每丸重9g

滋肾育胎丸
Zishen Yutai Wan

【**药物组成**】 熟地黄、人参、杜仲、首乌、枸杞子、阿胶(炒)、鹿角霜、巴戟天、菟丝子、桑寄生、续断、党参、白术、艾叶、砂仁。

【**功能与主治**】 补肾健脾,养血安胎。用于脾肾两虚、冲任不固所致的胎漏、胎动不安、滑胎,症见妊娠少量下血、小腹坠痛,或屡次流产、神疲乏力、腰膝酸软;先兆流产、复发性流产见上述证候者。

【**方解**】 方中熟地黄滋阴养血,补精益髓;人参大补元气,益气健脾;杜仲补肝肾,养血安胎,共为君药。何首乌、枸杞子、阿胶补益肝肾,生精补血;鹿角霜、巴戟天补肾阳,益精血;菟丝子、桑寄生、续断补益肝肾,养血安胎;党参、白术益气健脾,化源充足,资生气血,有益气安胎之效,共为臣药。艾叶温经散寒,止血安胎;砂仁行气安胎,共为佐药。诸药合用,共奏补肾健脾、养血安胎之功。

【**临床应用**】

1. 胎漏 因冲任肾气不足,气血虚弱,胎元不固所致。症见妊娠期阴道少量出血,色红或淡红,伴气短乏力,食少纳差,小便频数,大便溏或少,舌淡苔薄白,脉沉细滑;先兆流产见上述证候者。

2. 胎动不安 因冲任肾气不足,气血亏虚,胎失所系所致。症见妊娠期阴道少量出血,色红或淡红,小腹绵绵坠痛,腰腿酸软,伴气短乏力,食少纳差,小便频数,大便溏或少,舌淡苔薄白,脉沉细滑;先兆流产见上述证候者。

3. 滑胎 因肾气不足,源流不继所致。症见腰酸,

小腹空坠,神疲乏力,心悸,气短,纳呆,便溏,舌淡胖,苔白,脉细滑;复发性流产见上述证候者。

文献报道,可治疗老年肾虚证,配合用于多囊卵巢综合征,治疗黄体不健性月经失调,对体外受精-胚胎移植患者胚胎种植率有一定影响[1-4]。

【**不良反应**】 目前尚未检索到不良反应报道。

【**禁忌**】 尚不明确。

【**注意事项**】

1. 血热证者慎用。

2. 服药期间饮食宜清淡,忌食辛辣食物。

3. 宜卧床休息,禁房事。

【**用法与用量**】 口服。一次5g,一日3次,淡盐水或蜂蜜水送服。

【**参考文献**】 [1]陈桂铭.滋肾育胎丸治老年肾虚证疗效观察.新中医,1992,(1):21-23.

[2]朱文杰,李雪梅,陈秀敏.滋肾育胎丸对体外受精-胚胎移植患者胚胎种植率的影响.中国中西医结合杂志,2002,22(10):729-731.

[3]许海鸥,骆玉兰.滋肾育胎丸在多囊卵巢综合征促排卵方案中的应用.中国中医药信息杂志,2008,15(7):68.

[4]周征,雷洁莹.滋肾育胎丸治疗黄体不健性月经失调临床观察.辽宁中医杂志,2008,35(11):1694-1696.

孕 康 糖 浆
Yunkang Tangjiang

【**药物组成**】 菟丝子、黄芪、桑寄生、续断、山药、党参、当归、狗脊(去毛)、杜仲(炒)、补骨脂、地黄、山茱萸、茯苓、白术(焦)、阿胶、枸杞子、白芍、乌梅、砂仁、益智、苎麻根、黄芩、艾叶。

【**功能与主治**】 健脾固肾,养血安胎。用于肾虚和气血虚弱先兆流产和习惯性流产。

【**方解**】 方中菟丝子、续断、桑寄生、杜仲、狗脊、补骨脂、山茱萸、益智补肾安胎;黄芪、党参、茯苓、白术、山药、阿胶、枸杞子、地黄、当归、白芍健脾益气,养血安胎;乌梅、艾叶止血安胎;苎麻根、黄芩清热安胎;砂仁行气安胎。诸药合用,共奏固肾健脾、养血安胎之功。

【**临床应用**】

1. 胎漏、胎动不安 因肾虚和气血两虚所致。症见妊娠后阴道少量出血,或伴腰酸,小腹隐痛;先兆流产见上述证候者。

2. 滑胎 因肾虚和气血两虚所致。胎元自然殒堕(自然流产)连续发生三次或以上者;复发性流产见上述证候者。

【不良反应】　本品对肝、肾功能有一定影响[1]。使用不当还会出现阴道不规则流血,易与流产混淆[1]。

【禁忌】　肝、肾功能不全者禁用。

【使用注意】

1. 服药期间,忌食辛辣刺激性食物。

2. 避免剧烈运动以及重体力劳动。

3. 凡异位妊娠、葡萄胎非本品适用范围。

【用法与用量】　早、中、晚空腹口服。一次 20ml,一日 3 次。

【规格】　每瓶装 180ml

【参考文献】　[1]陈翠,肖学忱.孕康糖浆的临床应用.安徽医药,2000,4(2):9-10.

清热凉血丸
Qingre Liangxue Wan

【药物组成】　黄芩、地黄。

【功能与主治】　滋阴,清热,凉血。用于孕妇上焦火盛,头晕目眩,口舌生疮,耳鸣,牙痛,子烦。

【方解】　方中黄芩苦寒,擅清上焦火热,为君药。地黄甘寒,清热凉血滋阴,助黄芩清热,并能制约黄芩苦燥伤阴之弊,为臣佐药。二药配伍,黄芩清气分之热,地黄凉血分之热,上焦之热得解,则诸症自愈。

【临床应用】　子烦　由孕妇上焦火盛所致。症见头晕目眩,口舌生疮,耳鸣,牙痛,舌红苔薄黄,脉弦数。

【不良反应】　目前尚未检索到不良反应报道。

【禁忌】　痰湿气郁之子烦者忌服。

【注意事项】　尚不明确。

【用法与用量】　口服。一次 6g,一日 1～2 次。

【规格】　每瓶装 6g

四、化瘀生新剂

化瘀生新剂以活血化瘀药为主组成,具有活血祛瘀、理血归经的功能。

化瘀生新剂主要选用益母草、当归、赤芍、川芎、桃仁、红花、蒲黄、延胡索、乳香、没药、川牛膝、三棱等活血药物,配伍补益气血药物组成。用于血瘀所致的恶露不绝,即产后出血,子宫复旧不良。

化瘀生新剂使用注意:①血热所致的恶露不绝不宜使用;②出血量多,日久不止者,应去医院妇科诊治。

产复康颗粒
Chanfukang Keli

【药物组成】　人参、黄芪、白术、益母草、当归、桃仁、蒲黄、黑木耳、何首乌、熟地黄、醋香附、昆布。

【功能与主治】　补气养血,祛瘀生新。用于气虚血瘀所致的产后恶露不绝,症见产后出血过多、淋漓不断、神疲乏力、腰腿酸软。

【方解】　方中人参、黄芪、白术健脾益气摄血,化源充足,资生气血,共为君药。益母草、当归、桃仁、蒲黄活血化瘀,祛瘀生新,共为臣药。黑木耳、何首乌补肝肾,益精血;熟地黄滋阴补血,益精填髓;香附理气解郁,与养血活血食物共用,使气血调达;昆布软坚祛瘀,共为佐药。诸药相合,共奏益气养血、祛瘀生新之功。

【临床应用】　产后恶露不绝　因气虚血瘀所致。症见恶露过期不止,量多,或淋漓不断,色淡红,质稀,或色黯有块,或有腹痛,面色无华,腰膝酸软,神疲乏力,短气懒言,食少纳差,舌淡,脉细弱;产后子宫复旧不全见上述证候者。

文献报道,本品还可用于人工流产后子宫复原,药物流产后阴道流血,原发性痛经[1-3]。

【不良反应】　有文献报道,服用本品可致严重腹泻[4]。

【禁忌】　尚不明确。

【注意事项】

1. 血热证者慎用。

2. 若阴道出血时间长或量多应进一步查找出血原因,采取其他止血方法。

3. 产后大出血者禁用。

【用法与用量】　开水冲服。〔规格(1)(2)〕一次 20g,〔规格(3)〕一次 5g,一日 3 次;5～7 日为一疗程,产褥期可长期服用。

【规格】　每袋装　(1)20g　(2)10g　(3)5g(无蔗糖)

【参考文献】　[1]周萍,何叶秋.产复康用于初孕人工流产后子宫复原的效果观察.山东医药,1997,37(10):62.

[2]屠爽,钱林珍.产复康冲剂治疗药物流产后阴道出血的临床观察.上海生物医学工程,2002,23(4):32.

[3]黄金玲.产复康颗粒治疗原发性痛经 44 例临床观察.中华中西医杂志,2001,2(10):930.

[4]周萍,何叶秋.产复康致严重腹泻 1 例.现代应用药学,1994,11(4):55.

产妇安口服液
Chanfu'an Koufuye

【药物组成】　当归、益母草、川芎、桃仁、红花、干姜(炮)、甘草。

【功能与主治】 化瘀生新。用于瘀血内阻所致的产后恶露不绝,症见产后出血过多,色紫黯或有血块,小腹疼痛。

【方解】 方中当归、益母草养血活血,化瘀生新,共为君药。川芎活血祛瘀,行气止痛;桃仁、红花活血化瘀,通经止痛,共为臣药。炮姜温经散寒止痛,为佐药。甘草调和诸药,为使药。诸药相合,共奏化瘀生新、调经止痛之功。

【临床应用】 产后恶露不绝 因产后瘀血阻滞胞宫,血不归经所致。症见产后出血过多,色紫黯或有血块,小腹疼痛,舌淡黯,脉涩;产后子宫复旧不全见上述证候者。

文献报道,可用于防治药物流产后阴道出血[1]。

【药理毒理】 本品有抗炎、镇痛以及改善血液流变性等作用。

1. 抗炎 本品可抑制二甲苯致小鼠耳肿胀,角叉菜致大鼠足肿胀,抑制醋酸致小鼠腹腔毛细血管通透性增加[2]。

2. 镇痛 本品能减少醋酸致小鼠扭体反应次数[2]。

3. 改善血液流变性 本品能降低冰水负荷肾上腺素致急性血瘀模型大鼠的全血黏度和红细胞压积[2]。

【不良反应】 目前尚未检索到不良反应报道。

【禁忌】 尚不明确。

【注意事项】

1. 血热证者慎用。

2. 产后出血量多者慎用。

3. 忌食生冷食物。

【用法与用量】 口服。一次25ml,一日2次。温热后服用。

【参考文献】 [1]孟晓燕.药物流产后加服产妇安口服液对阴道出血时间的影响.郑州大学学报(医学版),2007,42(5):1006-1007.

[1]张劲松,康桦,薛冬.产妇安口服液的药效学作用研究.中成药,2004,11;69-71.

妇 康 丸
Fukang Wan

【药物组成】 当归(酒炙)、白芍(酒炙)、川芎(酒炙)、熟地黄、山茱萸(蒸)、党参、白术(土炒)、茯苓、苍术(米甘水炙)、甘草、益母草、桃仁(去皮尖,炒)、蒲黄、五灵脂(醋炙)、延胡索(醋炙)、乳香(麸炒)、没药(麸炒)、川牛膝、三棱(醋炙)、大黄(制)、香附、木香、陈皮、青皮(醋炙)、乌药(醋炙)、高良姜、羌活、木瓜、地榆(炭)。

【功能与主治】 益气养血,行气化瘀。用于气血不足、虚中夹瘀、寒热错杂所致的腹痛、产后恶露不绝,症见产后小腹疼痛、胁痛、胁胀、恶露不止、大便秘结。

【方解】 本品药物大体可分补血、补气、活血和行气四类。方中当归补血活血;熟地补血;川芎入血分理血中之气;白芍养血敛阴;山茱萸滋补肝肾,五药为伍侧重补血养血。党参益气健脾;白术补气健脾燥湿;茯苓健脾利湿;苍术健脾燥湿;甘草益气健脾,五药合用力主补脾益气。此十味合用,以开气血生化之源。益母草、桃仁、蒲黄、五灵脂、乳香、没药、延胡索、川牛膝、三棱、大黄活血止痛,祛瘀生新;香附、木香、陈皮、乌药疏肝破气,消积化滞,行气止痛。此十四味行气活血,祛瘀止痛。另用羌活通络止痛;高良姜温中散寒止痛;木瓜化湿和胃;地榆炭凉血止血。诸药相合,共奏益气养血、行气化瘀之功。

【临床应用】

1. 产后恶露不绝 因产时气随血耗,瘀血留滞胞宫所致。症见产后恶露过期不止,量多或量少,色黯有块,精神倦怠,四肢无力,气短懒言,头晕,小腹疼痛拒按,块下痛减,大便秘结,舌淡黯,苔薄白,脉细涩;产后子宫复旧不全见上述证候者。

2. 产后腹痛 因产后气随血耗,瘀血恶露不下所致。症见产后小腹绵绵作痛或疼痛拒按,恶露淋漓,夹有血块,块下痛减,体寒肢冷,大便秘结,舌淡黯,苔薄白,脉细涩;产后子宫复旧不全见上述证候者。

文献报道,用于防治药物流产后阴道不规则出血、慢性盆腔炎[1,2]。

【药理毒理】 本品有升高红细胞数量,改善血液流变性等作用。

1. 升高红细胞数量 本品能升高失血性小鼠血红蛋白含量和红细胞数量[3]。

2. 改善血液流变性 本品可降低游泳劳损所致的"气虚模型"大鼠的全血黏度、血浆黏度,缩短红细胞电泳时间,降低血细胞比容百分率[3]。

3. 其他 本品可提高热板试验小鼠的痛阈,减少醋酸所致的扭体反应次数[3];可增加小鼠肠推进运动,缩短排便潜伏期,增加排便数量[3]。

【不良反应】 目前尚未检索到不良反应报道。

【禁忌】 尚不明确。

【注意事项】

1. 恶露不绝血热证者慎用。

2. 产后大出血者慎用。

3. 服药期间忌食辛辣、生冷、腥荤食物。

【用法与用量】　口服。一日 2 次,首次服通气丸一袋,以后 5 次,每次服妇康丸蜜丸 2 丸,或水蜜丸 1 袋,温开水或黄酒送服。

【规格】　蜜丸:每丸重 9g　水蜜丸:每袋装 9g

【参考文献】　[1]周亚芬.妇康丸防治药物流产后阴道不规则出血.现代中西医结合杂志,2007,16(36):5438-5439.

[2]李萍.妇康丸外用治疗慢性盆腔炎 65 例疗效观察.河南中医学院学报,2007,11(6):59.

[3]李宗铎,索润堂.妇康丸药理作用的研究.北京中医药大学学报,1997,20(6):40.

加味生化颗粒

Jiawei Shenghua Keli

【药物组成】　当归、益母草、川芎、桃仁、赤芍、阿胶、炮姜、艾叶、荆芥、炙甘草。

【功能与主治】　活血化瘀,温经止痛。用于瘀血不尽,冲任不固所致的产后恶露不绝,症见恶露不止、色紫黯或有血块、小腹冷痛。

【方解】　方中当归补血活血,调经止痛;益母草活血祛瘀,调经止痛,共为君药。川芎活血祛瘀,行气止痛;桃仁、赤芍活血祛瘀通经;阿胶补血止血,共为臣药。炮姜温经散寒止痛;艾叶温经止血,散寒止痛,调经;荆芥散风止血,共为佐药。炙甘草调和诸药,为使药。诸药合用,共奏活血化瘀、温经止痛之功。

【临床应用】　产后恶露不绝　因产后血虚,寒邪入里,寒凝血瘀所致。症见产后恶露过期不止,淋漓量少,色紫黯或有血块,小腹冷痛拒按,块下痛减,舌紫黯,或有瘀点,脉涩;产后子宫复旧不全见上述证候者。

文献报道,可用于防治药物流产后阴道出血[1]。

【不良反应】　目前尚未检索到不良反应报道。

【禁忌】　产后大出血者禁用。

【注意事项】　血热证者慎用。

【用法与用量】　开水冲服。一次 15g,一日 3 次。

【规格】　每袋装 15g

【参考文献】　[1]陈志明.加味生化颗粒对药物流产后出血的影响.医学理论与实践,2003,16(6):684-685.

生 化 丸

Shenghua Wan

【药物组成】　当归、川芎、桃仁、干姜(炒炭)、甘草。

【功能与主治】　养血祛瘀。用于产后受寒、寒凝血瘀所致的产后恶露不行或行而不畅、夹有血块、小腹冷痛。

【方解】　方中当归补血活血,祛瘀生新,调经止痛,为君药。川芎活血祛瘀,行气止痛;桃仁活血祛瘀通经,助君药活血祛瘀,调经止痛,共为臣药。干姜温经散寒止痛,为佐药。甘草缓急止痛,调和诸药,为使药。诸药合用,共奏养血祛瘀、温经止痛之功。

【临床应用】　产后恶露不绝　因产后血虚,寒邪乘虚而入,寒凝血瘀,留阻胞宫所致。症见产后恶露过期不止,淋漓量少,色紫黯或有血块,小腹冷痛拒按,块下痛减,舌紫黯,或有瘀点,脉涩;产后子宫复旧不全见上述证候者。

文献报道,可用于防治药物流产后阴道出血[1,2]。

【不良反应】　目前尚未检索到不良反应报道。

【禁忌】　尚不明确。

【注意事项】

1. 血热证者不宜使用。

2. 产后出血量多者慎用。

【用法与用量】　口服。一次 1 丸,一日 3 次。

【规格】　每丸重 9g

【参考文献】　[1]冯惠,乔春英.生化丸防治药物流产后阴道出血的临床应用.中国初级卫生保健,2008,22(6):93.

[2]高丽霞.药物流产后加服生化丸对缩短阴道出血时间的临床观察.世界中西医结合杂志,2006,1(6):344-345.

胎 产 金 丸

Taichan Jin Wan

【药物组成】　紫河车、鳖甲(沙烫醋淬)、肉桂、人参、白术(麸炒)、茯苓、五味子(醋炙)、当归、地黄、川芎、牡丹皮、益母草、延胡索(醋炙)、没药(醋炙)、香附(醋炙)、沉香、黄柏、青蒿、白薇、艾叶炭、赤石脂(煅)、藁本、甘草。

【功能与主治】　补肾填精,益气养血,化瘀调经。用于肾精亏损、气血两虚夹瘀所致的产后恶露不绝,症见失血过多、腰腹痛、足膝浮肿、倦怠乏力。

【方解】　方中紫河车为血肉有情食物,大补精血元气;鳖甲咸寒,滋阴潜阳;肉桂辛性大热,温壮下元,三药阴阳双补,精血共调,共为君药。人参、白术、茯苓、五味子益气健脾;当归、地黄养血益肾,共为臣药。川芎、牡丹皮、益母草活血化瘀;延胡索、没药、香附、沉香行气止痛;黄柏、青蒿、白薇清虚热;艾叶炭、赤石脂收敛止血;藁本通络止痛,共为佐药。甘草益气,调和诸药,为使药。诸药合用,共奏补肾填精、益气养血、化瘀调经之功。

【临床应用】　产后恶露不绝　因肾精亏损、气血两虚所致。症见产后恶露淋漓不净,色淡或黯红,质清稀,或恶露中夹带小血块,腰膝酸软,神疲乏力,短气懒言,五心烦热,面色潮红,舌淡苔薄白,脉细弱;产后子宫复旧不全见上述证候者。

【不良反应】 目前尚未检索到不良反应报道。

【禁忌】 尚不明确。

【注意事项】

1. 血热恶露不绝者不宜使用。

2. 饮食宜营养丰富,忌食生冷或过食肥甘食物。

3. 注意个人卫生,忌盆浴,戒房事。

【用法与用量】 温黄酒或温开水送服。大蜜丸一次 1 丸;小蜜丸一次 30 粒,一日 2 次。

【规格】 大蜜丸:每丸重 9g　小蜜丸:100 粒重 30g

新生化颗粒

Xinshenghua Keli

【药物组成】 当归、川芎、桃仁、红花、益母草、干姜(炭)、炙甘草。

【功能与主治】 活血祛瘀。用于寒凝血瘀所致产后恶露不下,症见小腹冷痛、有块拒按、形寒肢冷。

【方解】 方中用当归补血活血,和血调经,为君药。川芎活血行气;桃仁、红花、益母草活血祛瘀,共为臣药。干姜温经散寒,为佐药。甘草调和诸药,为使药。诸药合用,共奏活血祛瘀之功。

【临床应用】

1. 产后恶露不下　因寒凝血瘀,瘀阻冲任胞宫所致。症见产后恶露量少,滞涩不畅,色紫黯有血块,小腹冷痛拒按,舌质黯,苔白滑,脉沉紧;产后子宫复旧不全见上述证候者。

2. 产后恶露不绝　因寒凝血瘀所致,症见产后恶露过期不止,淋漓量少,色紫黯有血块,小腹冷痛拒按,舌质黯,苔白滑,脉沉紧;产后子宫复旧不全见上述证候者。

文献报道,还用于防治药物流产后阴道出血[1-3]。

【药理毒理】 本品有促子宫收缩、止血、抗炎和镇痛等作用。

1. 促子宫收缩　体外实验,本品对大鼠子宫平滑肌有兴奋作用,使子宫收缩强度、频率和活力增加[4]。

2. 止血　本品可缩短小鼠断尾出血时间和凝血时间[4]。

3. 抗炎　本品可抑制角叉菜胶所致大鼠足肿胀和二甲苯所致小鼠耳肿胀[4]。

4. 镇痛　本品可抑制由醋酸引起的小鼠扭体

反应[4]。

【不良反应】 目前尚未检索到不良反应报道。

【禁忌】 尚不明确。

【注意事项】

1. 血热、湿热恶露不下者慎用。

2. 饮食宜营养丰富,忌食生冷或过食肥甘食物。

3. 注意个人卫生,忌盆浴,戒房事。

【用法与用量】 热水冲服。一次 2 袋,一日 2～3 次。

【规格】 每袋装 6g(相当于原药材 9g)

【参考文献】 [1]刘麦叶.新生化颗粒治疗药物流产子宫出血临床效果观察.中国实用医药,2008,32(3):83-84.

[2]武金兰.新生化颗粒缩短药物终止妊娠后阴道出血的疗效和观察.山西医药杂志(下半月刊),2008,37(8):707-708.

[3]金英子,金昌浩.新生化颗粒对缩短药物流产后阴道流血时间的探讨.中国妇幼保健,2006,21(3):411.

[4]张琳,张小娜,彭小茹.新生化颗粒药效学研究.中国药师,2008,11(5):515.

补血益母颗粒

Buxue Yimu Keli

【药物组成】 当归、黄芪、阿胶、益母草、陈皮、蔗糖、糊精。

【功能与主治】 补益气血,祛瘀生新。用于气血两虚兼血瘀证产后腹痛,产后恶露不绝。

【方解】 方中当归甘温质润,长于补血,辛行温通,活血行气,是养血活血、调经止痛之要药;黄芪甘微温,补中益气,与当归相伍补气生血,共为君药。阿胶、益母草滋阴养血,活血化瘀,以助君药之功;陈皮理气调经,合以行气活血,调经止痛,共为臣药。各药相配,共奏补益气血、祛瘀生新之功。

【临床应用】

1. 产后恶露不绝　由产后气血虚弱,瘀血内阻所致。症见产后 3 周恶露仍不净,量少,淋漓日久,色黯红,有血块,伴见头晕眼花、少气懒言、面色苍白等,舌黯或有瘀点,脉沉涩或沉弱;产后子宫复旧不全见上述证候者。

2. 产后腹痛　多因产后百脉空虚,气血虚弱,运行迟滞所致。症见小腹痛,恶露量少,涩滞不畅,色黯有块,小腹疼痛拒按,血块下后痛减,伴见头晕眼花、少气懒言、面色苍白等,舌质黯或有瘀点,脉沉涩或沉弱。

文献报道,补血益母颗粒可以治疗功血、药流后阴道出血[1-3]。

【药理毒理】　**止血**　本品能改善药物流产后大鼠子宫内膜病理结构，减少子宫的出血量，提高妊娠率[4]。

【不良反应】　目前尚未检索到不良反应报道。

【禁忌】　孕妇禁用。

【注意事项】

1. 湿热血瘀者不宜使用。

2. 本品含蔗糖，糖尿病患者慎用。

【用法与用量】　开水冲服。一次 12g，一日 2 次。

【规格】　每袋装 12g

【参考文献】　[1]刘海燕,金季玲,张士表,等.补血益母颗粒治疗功血的临床观察.光明中医,2013,28(3):515-516.

[2]陶蓉,于翠革.补血益母颗粒治疗药物流产后出血 200 例.陕西中医,2010,31(3):260-261.

[3]赵晓东,朱宏,李玉凤,等.补血益母颗粒治疗药物流产后阴道流血疗效观察.山东医药,2007,47(18):39-40.

[4]尹胜,张素英,刘林,等.补血益母颗粒对大鼠药流后子宫出血的实验研究.湖南中医药大学学报,2012,3(10):5-7.

茜芷胶囊（片）

Qianzhi Jiaonang（Pian）

【药物组成】　茜草（制）、白芷、川牛膝、三七。

【功能与主治】　活血止血，祛瘀生新，消肿止痛。用于气滞血瘀所致子宫出血过多，时间延长，淋漓不止，小腹疼痛；药物流产后子宫出血量多见上述证候者。

【方解】　方中茜草味苦性寒，功专凉血、祛瘀、止血，是治疗妇科崩漏的常用之药，无论虚实皆可用之，为方中君药。白芷是一味良好的止血药，《神农本草经》谓其"主女人漏下"，唐·《药性论》以其"主女人血崩"，三七活血化瘀，止血生新，两者为本方臣药。川牛膝擅长活血，并引诸药下行，直达病所，故为方中之佐药。全方共奏活血止血、祛瘀生新、消肿止痛之功。

【临床应用】

1. **崩漏**　由忧思抑郁或恚怒伤肝，气滞血瘀，冲任阻滞所致。症见经期延长，淋漓不止，经水量少，有血块，胸腹、两胁作胀，或经前乳房胀痛，烦躁易怒，舌黯淡，脉弦涩；功能性月经失调见上述证候者。

2. **产后恶露不尽**　由产后气血虚弱，瘀血内阻所致。症见产后 3 周恶露仍不净，量少，淋漓日久，色黯红，有血块，小腹疼痛拒按，血块下后痛减，舌黯或有瘀点，脉沉涩或沉弱；产后子宫复旧不全见上述证候者。

文献报道,茜芷胶囊可以治疗宫内节育器导致异常出血[1,2]。

【药理毒理】　**促进子宫内膜腺上皮细胞生长**　本品能促进人离体子宫内膜腺上皮细胞生长，可促进降钙素（CT）mRNA 的表达，增加细胞内钙离子含量，改善子宫内膜容受性，对子宫内膜相关细胞因子的分泌无明显影响[3]。

【不良反应】　目前尚未检索到不良反应报道。

【注意事项】　孕妇禁用。

【用法与用量】　饭后温开水送服。一次 5 粒，一日 3 次，连服 9 天为一个疗程，或遵医嘱。

【规格】　胶囊剂：每袋装 0.4g

片剂：每片重 0.4g

【参考文献】　[1]艾苗,艾青.茜芷胶囊治疗宫内节育器所致经期延长的疗效观察.工企医刊,2003,16(6):63.

[2]林伟平,沈景丰.茜芷胶囊治疗宫内节育器致异常子宫出血疗效观察.中国妇幼保健,2009,24(4):1864.

[3]何佳静.茜芷胶囊对人离体子宫内膜细胞生长的影响.兰州:兰州大学,2014 年硕士学位论文.

五、养血通乳剂

养血通乳剂以下乳药为主组成，具有通络下乳的功能。养血通乳剂主要选用王不留行、穿山甲、漏芦、通草、路路通等通乳药物，配伍养血益气药物组成。用于气血虚弱所致缺乳。养血通乳剂使用注意：服药期间，饮食宜营养丰富；保持心情舒畅。

乳泉颗粒

Ruquan Keli

【药物组成】　王不留行、当归、穿山甲（炙）、天花粉、漏芦、炙甘草。

【功能与主治】　养血通经，下乳。用于气滞血虚所致的产后乳汁过少，症见产后乳汁少或无、乳房柔软、神疲乏力。

【方解】　方中重用王不留行活血行滞，通经下乳，为君药。当归养血活血以调经脉；穿山甲活血通络而下乳汁，助王不留行通经下乳，共为臣药。天花粉生津；漏芦功专下乳，共为佐药。甘草调和诸药，为使药。诸药合用，共奏养血通经、下乳之功。

【临床应用】　**缺乳**　因气滞血虚，乳络闭阻所致。症见产后乳汁量少或全无，乳汁清稀，或乳汁不下，乳房柔软，舌淡红，苔白，脉弦细。

【药理毒理】　**催乳**　本品可增加左旋多巴和己烯雌酚致乳汁分泌不足大鼠模型的泌乳量，提高母鼠血清催乳素含量，同时可促进母鼠和仔鼠的生长[1,2]。

【不良反应】　目前尚未检索到不良反应报道。

【禁忌】　孕妇禁用。

【注意事项】

1. 产后缺乳属气血虚弱者慎用。

2. 调和情志,保持心情舒畅,以免郁怒伤肝,影响泌乳。

3. 饮食宜营养丰富,忌食生冷、辛辣食物。

【用法与用量】　口服。一次15g,一日2次。

【规格】　每袋装15g

【参考文献】　[1]田洪,陈子渊,何清林.乳泉颗粒剂催乳作用的实验研究.中草药,2001,32(9):815.

[2]金鑫,王志斌,马豹山,等.乳泉颗粒对实验性产后泌乳不足大鼠的影响.中国中医药信息杂志,2003,10(11):27.

下乳涌泉散
Xiaru Yongquan San

【药物组成】　柴胡、当归、白芍、地黄、川芎、王不留行(炒)、穿山甲(烫)、通草、漏芦、麦芽、天花粉、白芷、桔梗、甘草。

【功能与主治】　疏肝养血,通乳。用于肝郁气滞所致的产后乳汁过少,症见产后乳汁不行、乳房胀硬作痛、胸闷胁胀。

【方解】　方中柴胡疏肝解郁,调畅气血,为君药。乳血同源,阴血不足则乳少。故以当归、白芍、地黄、川芎养血和血,以助乳汁之生化,共为臣药。王不留行、穿山甲为活血散结、通经下乳之良药;通草、漏芦功专通经下乳;麦芽疏肝解郁,散结消胀;天花粉、白芷清热解毒消肿,共为佐药。桔梗宽胸行气,载药上行;甘草调和诸药,为使药。诸药合用,共奏疏肝养血、通乳之功。

【临床应用】　缺乳　因肝郁气滞所致,症见产后乳汁涩少或全无,乳汁浓稠,或乳汁不下,乳房胀硬疼痛,甚至胸胁胀痛,情绪抑郁,舌苔白或薄黄,脉弦细。

【不良反应】　目前尚未检索到不良反应报道。

【禁忌】　孕妇禁用。

【注意事项】

1. 产后缺乳属气血虚弱者慎用。

2. 调和情志,保持心情舒畅,以免郁怒伤肝,影响泌乳。

3. 饮食宜营养丰富,忌食生冷、辛辣食物。

【用法与用量】　水煎服。一次1袋,水煎2次,煎液混合后分2次服。

【规格】　每袋装30g

生 乳 灵
Shengruling

【药物组成】　炙黄芪、党参、当归、地黄、玄参、麦冬、知母、穿山甲(沙烫醋淬)。

【功能与主治】　滋补气血,通络下乳。用于气血两虚所致的产后乳汁过少,症见产后乳汁过少或全无、乳房柔软、无胀感、神疲乏力、面色白、头晕耳鸣。

【方解】　方中以炙黄芪、党参健脾益气,以资气血生化之源,共为君药。当归、地黄滋补阴血,共为臣药。玄参、麦冬、知母养阴生津;穿山甲活血通络下乳,共为佐药。诸药合用,共奏滋补气血、通络下乳之功。

【临床应用】　缺乳　因气血虚弱所致。症见产后乳少,或全无,乳汁清稀,乳房柔软,无胀满痛,面色无华或萎黄,神疲,食少,倦怠乏力,心悸,气短,舌淡苔白,脉细弱。

【不良反应】　目前尚未检索到不良反应报道。

【禁忌】　孕妇禁用。

【注意事项】

1. 产后缺乳属肝郁气滞证者慎用。

2. 调和情志,保持心情舒畅,以免郁怒伤肝,影响泌乳。

3. 饮食宜营养丰富,忌食生冷及辛辣食物。

4. 糖尿病患者慎用。

【用法与用量】　口服。一次100ml,一日2次。

【规格】　每瓶装100ml

通 乳 颗 粒
Tongru Keli

【药物组成】　黄芪、熟地黄、党参、当归、白芍(酒炒)、川芎、漏芦、瞿麦、通草、路路通、穿山甲(烫)、王不留行、天花粉、鹿角霜、柴胡。

【功能与主治】　益气养血,通络下乳。用于产后气血亏损,乳少,无乳,乳汁不通。

【方解】　方中黄芪补脾益气;熟地黄补血养阴,两药补益气血,共为君药。党参助黄芪益气健脾,以资气血生化之源;当归、白芍、川芎与熟地黄相合,养血调经,共为臣药。君臣诸药补益气血,使乳汁化源不竭。漏芦、瞿麦、通草、路路通、穿山甲、王不留行活血通经以下乳汁;天花粉清热生津;鹿角霜补肾助阳;柴胡疏肝解郁,畅通气血,共为佐药。诸药合用,共奏益气养血、通络下乳之功。

【临床应用】　缺乳　因气血虚弱所致。症见产后乳少，或全无，乳汁清稀，乳房柔软，无胀满痛，面色无华或萎黄，神疲，食少，倦怠乏力，心悸，气短，舌淡苔白，脉细弱。

【药理毒理】　本品有催乳作用。

1. 催乳　本品能增加哺乳期小鼠泌乳量，提高血清催乳素含量[1]。

2. 其他　本品能提高失血小鼠血红蛋白和红细胞数，延长失血小鼠游泳时间[1]。

【不良反应】　目前尚未检索到不良反应报道。

【禁忌】　孕妇禁用。

【注意事项】

1. 产后缺乳属肝郁气滞证者慎用。

2. 调和情志，保持心情舒畅，以免影响泌乳。

3. 饮食宜营养丰富，忌食生冷、辛辣食物。

【用法与用量】　口服。一次 30g 或 10g（无蔗糖），一日 3 次。

【规格】　每袋装　（1）15g　（2）30g　（3）5g（无蔗糖）

【参考文献】　[1]辽宁省桓仁中药厂，沈阳药科大学药学系.通乳冲剂主要药效学研究，1997.

六、活血消癥剂

宫瘤清胶囊（片）

Gongliuqing Jiaonang(Pian)

【药物组成】　熟大黄、土鳖虫、水蛭、桃仁、蒲黄、黄芩、枳实、牡蛎、地黄、白芍、甘草。

【功能与主治】　活血逐瘀，消癥破积。用于瘀血内停所致的妇女癥瘕，症见小腹胀痛、经色紫黯有块、经行不爽；子宫肌瘤见上述证候者。

【方解】　方中熟大黄活血祛瘀，消癥散结，为君药。土鳖虫、水蛭破血逐瘀通经；桃仁、蒲黄活血祛瘀；枳实破气消积，使气行则血行，四药相伍，增强大黄活血逐瘀、消癥散结之效，共为臣药。黄芩清肝泻热，协大黄以清瘀热；牡蛎软坚散结；地黄、白芍养血和血，使消癥攻邪而不伤正，共为佐药。甘草调和诸药，为使药。诸药合用，共奏活血逐瘀、消癥破积之功。

【临床应用】　癥瘕　因瘀血内停所致。症见下腹包块，推之可移，界限清楚，经血量多，经色紫黯夹块，或经行不爽，或月经周期紊乱，经期延长或久漏不止，面色晦黯，口干不欲饮，大便干结，舌紫黯，或有瘀斑或瘀点，脉沉弦；子宫肌瘤见上述证候者。

【药理毒理】　本品具有抗炎、增强免疫功能和改善血液流变性作用。

1. 抗炎　本品能够显著抑制二甲苯导致的小鼠耳肿胀和棉球肉芽肿[1]。

2. 增强免疫功能　本品能够增加小鼠免疫器官的重量[1]。

3. 改善血液流变性　本品能够使高分子右旋糖酐导致大鼠血瘀模型的全血黏度和血浆黏度显著降低[1]。

【不良反应】　目前尚未检索到不良反应报道。

【禁忌】　孕妇禁用。

【注意事项】

1. 体弱、阴道出血量多者慎用。

2. 经期及经后 3 天禁用。

3. 忌食生冷、肥腻、辛辣食物。

【用法与用量】　胶囊剂：口服。一次 3 粒，一日 3 次；或遵医嘱。片剂：口服。一次 3 片，一日 3 次；或遵医嘱。

【规格】　胶囊剂：每粒装 0.37g

片剂：每片重　（1）0.4g　（2）0.37g

【参考文献】　[1]李鹏.宫瘤宁胶囊药效学研究.江西中医学院学报，2009,21(3):63-64.

桂枝茯苓胶囊

Guizhi Fuling Jiaonang

【药物组成】　桂枝、桃仁、牡丹皮、白芍、茯苓。

【功能与主治】　活血，化瘀，消癥。用于妇人瘀血阻络所致的癥块、经闭、痛经、产后恶露不尽；子宫肌瘤、慢性盆腔炎包块，痛经，子宫内膜异位症，卵巢囊肿见上述证候者；也可用于女性乳腺囊性增生病属瘀血阻络证，症见乳房疼痛、乳房肿块、胸胁胀闷；或用于前列腺增生属瘀阻膀胱证，症见小便不爽、尿细如线，或点滴而下、小腹胀痛者。

【方解】　方中桂枝味辛甘，性温，温通经脉，行滞化瘀，为君药。桃仁味苦，善泄血滞，破恶血，消癥；牡丹皮味微苦，性微寒，能散血行瘀、凉血清热；白芍味苦酸，性微寒，和血养血，使消而不伤正，共为臣药。茯苓健脾渗湿，以资化源，为佐药。诸药合用，共奏活血化瘀、消癥之功。

【临床应用】

1. 癥瘕　因瘀血内停、瘀阻冲任所致。症见下腹包块，推之可移，界限清楚，妇女月经不畅，血色黯紫，有小血块，腹痛如刺，痛处拒按，舌黯，有瘀斑，脉沉弦或沉涩，按之有力；子宫肌瘤、慢性盆腔炎性包块、卵巢囊肿

2. **痛经** 因瘀血内阻所致。症见经前或经期小腹刺痛拒按,量多或少,色黯红有血块,血块下后痛减,舌黯或有瘀点,脉沉弦或涩;原发性痛经、子宫内膜异位症见上述证候者。

3. **闭经** 由瘀血内阻所致。症见经闭不行,小腹刺痛拒按,舌黯或有瘀点,脉沉涩;继发性闭经见上述证候者。

4. **产后恶露不尽** 因瘀血阻滞胞宫所致。症见产后恶露淋漓,量少,色紫黯有块,小腹疼痛拒按,舌紫黯或边有瘀点,脉弦涩;产后子宫复旧不全见上述证候者。

5. **前列腺增生** 因瘀阻膀胱所致小便不爽、尿细如线或点滴而下,小腹疼痛者。

此外,有报道本品还可用于中年妇女黄褐斑、无症状性心肌缺血、乳腺增生、免疫性不孕、药物流产不全、盆腔瘀血综合征[1-6]。

【不良反应】 目前尚未检索到不良反应报道。

【禁忌】 孕妇禁用。

【注意事项】

1. 体弱、阴道出血量多者慎用。

2. 素有癥瘕,妊娠后漏下不止,胎动不安者,需遵医嘱使用,以免误用伤胎。

3. 经期及经后 3 天停用。

4. 忌食生冷、肥腻、辛辣食物。

【用法与用量】 口服。一次 3 粒,一日 3 次。饭后服。前列腺增生疗程 8 周,其余适应证疗程 12 周,或遵医嘱。

【规格】 每粒装 0.31g

【参考文献】 [1]靳香玲.桂枝茯苓胶囊治疗中年妇女黄褐斑 36 例的临床观察.长治医学院学报,2002,16(3):225.

[2]张国金,吴玉清.桂枝茯苓胶囊治疗无症状性心肌缺血 32 例.中国民间疗法,2002,10(12):51.

[3]王秀芬.桂枝茯苓胶囊治疗乳腺增生 300 例分析.中国误诊学杂志,2008,8(27):6701.

[4]盛景民,井梅.桂枝茯苓胶囊治疗免疫性不孕.山东中医杂志,2006,25(9):633.

[5]陈金锋.桂枝茯苓胶囊治疗药物流产不全 52 例临床观察.河北中医药学报,2008,23(3):29.

[6]高月平.桂枝茯苓胶囊治疗盆腔瘀血综合征 55 例.实用中医药杂志,2008,24(10):660-661.

桂枝茯苓丸(片)

Guizhi Fuling Wan(Pian)

【药物组成】 桂枝、桃仁、牡丹皮、赤芍、茯苓。

【功能与主治】 活血,化瘀,消癥。用于妇人瘀血阻络所致的癥块、经闭、痛经、产后恶露不尽;子宫肌瘤、慢性盆腔炎包块,痛经,子宫内膜异位症、卵巢囊肿见上述证候者。

【方解】 方中桂枝味辛甘,性温,温通经脉,行滞化瘀,为君药。桃仁味苦,善泄血滞,破恶血,消癥瘕;牡丹皮味微苦,性微寒,能散血行瘀,凉血清热;赤芍味苦酸,性微寒,和血养血,使消而不伤正,共为臣药。茯苓健脾渗湿,以资化源,为佐药。诸药合用,共奏活血、化瘀、消癥之功。

【临床应用】

1. **癥瘕** 因瘀血内停,瘀阻冲任所致。症见下腹包块,推之可移,界限清楚,妇女月经不畅,血色黯紫,有小血块,腹痛如刺,痛处拒按,舌黯,有瘀斑,脉沉弦或沉涩,按之有力;子宫肌瘤、慢性盆腔炎性包块、卵巢囊肿见上述证候者。

2. **痛经** 因瘀血内阻所致。症见经前或经期小腹刺痛拒按,量多或少,色黯红有血块,血块下后痛减,舌黯或有瘀点,脉沉弦或涩;原发性痛经、子宫内膜异位症见上述证候者。

3. **闭经** 由瘀血内阻所致。症见经闭不行,小腹刺痛拒按,舌黯或有瘀点,脉沉涩;继发性闭经见上述证候者。

4. **产后恶露不尽** 因瘀血阻滞胞宫所致。症见产后恶露淋漓,量少,色紫黯有块,小腹疼痛拒按,舌紫黯或边有瘀点,脉弦涩;产后子宫复旧不全见上述证候者。

此外,有报道本品还可用于治疗输卵管囊肿、前列腺增生症、乳房结块、慢性肾炎,肝硬化、尿路结石、药流后出血[1-7]者。

【药理毒理】 本品有调节内分泌、改善微循环、抗炎、镇痛等作用。

1. **调节内分泌** 本品能降低幼年大鼠血浆黄体生成素(LH)、促卵泡激素(FSH)、胸腺嘧啶激酶(TK)水平和子宫重量,对抗 17β-雌二醇(E_2)诱导的子宫 TK 活性和子宫湿重的增加[8],促进催乳素释放激素分泌,提高 LH 和 FSH 的水平。本品能促进卵巢趋化因子(CINC)的分泌[9]。本品对 E_2 诱导子宫肌瘤模型大鼠有抑制作用,降低血清中 E_2 和孕酮(P)水平[10];可抑制小鼠前列腺增生,降低血浆双氢睾酮(DHT)、总酸性磷酸酶(ACP)和前列腺特异性酸性磷酸酶(PAP),升高 E_2[11]。

2. **改善血液流变性和微循环** 本品能降低全血比黏度、全血还原比黏度、血浆比黏度、纤维蛋白原含量,增加红细胞的电泳速度[12]；降低"血瘀证"小鼠模型的纤维蛋白原含量和红细胞膜的唾液酸酶活性[13]；还能改善老龄大鼠及脑卒中易发性自发性高血压大鼠的红细胞变形能力[14,15]；使小鼠耳廓微循环的动、静脉管径增宽，血流速度加快[16]。

3. 抗凝血　本品可抑制雌二醇致大鼠子宫肌瘤，降低肾上腺素致"血瘀症"大鼠的血液黏度，延长凝血时间、凝血酶原时间（PT）和白陶土部分凝血活酶时间（KPTT）[10]。本品体外能抑制胶原和ADP所引起的血小板聚集[17]。本品对细菌内毒素引起的大鼠弥散性血管内凝血具有预防作用，能减少纤维蛋白原、纤维蛋白降解产物，缩短凝血酶原时间[18]。

4. 抗炎　本品能抑制小鼠蛋清、甲醛等所致足肿胀，对抗大鼠棉球肉芽增生，抑制组胺、5-羟色胺所致的毛细血管通透性增高[19]。

5. 镇痛、镇静　本品能延长热板致痛的潜伏期，抑制醋酸所致小鼠扭体反应，降低小鼠的自发活动，协同阈下剂量戊巴比妥钠的催眠作用[20]。

6. 其他　本品能增加小鼠巨噬细胞吞噬百分率及吞噬指数[16]，能改善环磷酰胺诱导的免疫功能低下小鼠TH/TS的比值失调，并能升高IL-2水平[21]，对四氯化碳诱发的肝损伤也有保护作用[22]，防治大鼠肝纤维化，降低模型大鼠血清透明质酸（HA）含量[23]。本品可对脑缺血再灌注损伤大鼠有治疗作用，可降低血清与脑匀浆NOS、MDA活性，升高SOD、Na^+、K^+-ATPase活性[24,25]。本品能对抗垂体后叶素致心肌缺血大鼠血流动力学指标的异常，降低$LVEDP$、$-LVdp/dt_{max}$，升高$+LVdp/dt_{max}$，改善心脏舒缩功能，改善缺血心肌组织的病理损伤，对垂体后叶素所致心肌缺血有保护作用[26]。

【不良反应】　目前尚未检索到不良反应报道。

【禁忌】　孕妇禁用。

【注意事项】

1. 素有癥瘕，妊娠后漏下不止，胎动不安者需遵医嘱，以免误用伤胎。

2. 体弱、阴道出血量多者不宜使用。

3. 经期及经后3天禁用。

4. 忌食生冷、肥腻、辛辣食物。

【用法与用量】　丸剂：口服。一次1丸，一日1～2次。片剂：口服。一次3片，一日3次。饭后服。经期停服。3个月为一疗程，或遵医嘱。

【规格】　丸剂：每丸重6g

片剂：每片重0.32g

【参考文献】　[1]刘信奇.桂枝茯苓丸治疗输卵管囊肿12例.湖南中医杂志,1995,11(5):53.

[2]徐清伟.桂枝茯苓丸治疗前列腺增生症45例.浙江中医学院学报,2000,24(2):40.

[3]石则艳,余大惠.桂枝茯苓丸治疗乳房结块100例.陕西中医学院学报,2001,24(4):23.

[4]祝建华.桂枝茯苓丸治疗慢性肾炎98例.河南中医,1996,16(2):17.

[5]赵玉瑶,高天旭.经方桂枝茯苓丸治疗肝硬化32例.中国中西医结合脾胃杂志,1998,6(3):190.

[6]吴建华,陈一平.桂枝茯苓丸治疗尿路结石65例疗效观察.浙江临床医学,2005,7(7):738.

[7]曹丽霞,孙向娟.桂枝茯苓丸治疗药物流产后阴道出血临床分析.实用医技杂志,2004,11(5):783.

[8]板木忍.桂枝茯苓丸对大鼠性腺的影响.国外医学·中医中药分册,1988,10(4):45.

[9]牛越贤治郎.当归芍药散及桂枝茯苓丸对大鼠卵巢细胞培养系CINC分泌的影响.国外医学·中医中药分册,2001,23(4):216.

[10]李莉,陈光亮,谷丽丽,等.桂枝茯苓丸防治大鼠子宫肌瘤的实验研究.中国临床药理与治疗学,2005,10(7):832.

[11]管家齐,宋捷民,陈海委,等.桂枝茯苓丸与桂枝水煎剂对前列腺增生小鼠影响的实验研究.中国中医药科技,2008,15(4):259.

[12]谢家骏,任世禾.桂枝茯苓丸对血液流变学的影响.中成药研究,1986,(5):24.

[13]Nagai T.桂枝茯苓丸对糖皮质激素所致的瘀血模型小鼠的红细胞膜唾液酸酶异常的恢复作用.国外医学·中医中药分册,2002,24(1):40.

[14]织田真智子.桂枝茯苓丸对末梢循环的作用.国外医学·中医中药分册,1984,5(5):49.

[15]织田真智子.桂枝茯苓丸对脑卒中易发性高血压自发性大鼠的作用.国外医学·中医中药分册,1987,9(2):42.

[16]侯莉莉.桂枝茯苓丸的药理实验研究.河北中医,1997,19(6):45.

[17]西本隆.活血化瘀药对血小板内能的影响-桂枝茯苓丸及冠心Ⅱ号对血小板聚集的抑制作用.国外医学·中医中药分册,1987,9(2):32.

[18]村上正志.桂枝茯苓丸对实验性血管内凝血的预防效果.国外医学·中医中药分册,1985,7(1):46.

[19]谢家俊,周国伟.桂枝茯苓丸的抗炎作用.中药药理与临床,1985,(创刊号):13.

[20]谢家骏,任世禾.桂枝茯苓丸对中枢神经系统的药理作用.中成药研究,1987,(7):29.

[21]于晓红,郑瑞茂,王雅贤,等.桂枝茯苓丸对小鼠免疫功能的影响.中医药信息,2001,18(2):52.

[22]林国瑞,陈荣洲,曹伟,等.中医四方剂对异硫氰酸-萘酯及四氯化碳诱发的大鼠肝损伤的预防作用.中国药理学报,2001,22

(12):1159.

[23]张晓丽.桂枝茯苓丸防治肝纤维化的实验研究.湖北中医学院学报,2005,7(1):16.

[24]张建荣,邢小燕,任月朗.复方桂枝茯苓丸对脑缺血再灌注损伤大鼠 SOD 和 MDA 的影响.上海中医药杂志,2009,43(1):78.

[25]张建荣,任月朗,邢小燕.复方桂枝茯苓丸对脑缺血再灌注损伤大鼠 NOS、Na⁺、K⁺-ATPase 的影响.四川中医,2009,27(4):13.

[26]李佳川,刘朋,刘晓帅,等.桂枝茯苓丸对垂体后叶素致大鼠急性心肌缺血的保护作用.西南民族大学学报(自然科学版),2013,03:327-329.

宫瘤宁胶囊(颗粒、片)
Gongliuning Jiaonang(Keli,Pian)

【药物组成】 海藻、三棱、石见穿、蛇莓、半枝莲、拳参、党参、山药、谷芽、甘草。

【功能与主治】 软坚散结,活血化瘀,扶正固本。用于治疗气滞血瘀所致癥瘕,症见经期延长,经量过多,经色紫黯有块,小腹或乳房胀痛等。

【方解】 方中海藻味咸,性寒,化痰软坚、消瘿散结;三棱味辛、苦,性平,破血行气、消积止痛,两药合用,活血消癥、散结止痛,共为君药。石见穿活血化瘀、散结消肿;蛇莓清热凉血、解毒消肿;党参健脾益气,以资气血生化之源,共为臣药。山药、谷芽助党参健脾补中、正本清源,使消癥攻邪而不伤正;半枝莲、拳参清热解毒、凉血消肿,协蛇莓凉血解毒,以上共为佐药。甘草调和诸药,为使药。全方合用,共奏活血逐瘀、消癥破积、扶正固本之功。

【临床应用】 癥瘕 因肝气郁结,瘀血内停所致。症见下腹包块,或疼痛拒按,小腹胀满,胸闷不舒,乳房胀痛,或经血量多,经色紫黯夹块,或经行不畅,或月经紊乱,经血淋漓不止,面色晦黯,口干不欲饮,大便干结;或久病体虚,胃纳不佳,倦怠乏力。舌紫黯,或有瘀斑或瘀点,脉沉弦;子宫肌瘤见上述证候者。

【药理毒理】 本品具有抗炎、增强免疫功能和改善血液流变性作用。

1. 抗炎 本品能够显著抑制二甲苯导致的小鼠耳肿胀和棉球肉芽肿[1]。

2. 增强免疫功能 本品能够增加小鼠免疫器官的重量[1]。

3. 改善血液流变性 本品能够使高分子右旋糖酐导致大鼠血瘀模型的全血黏度和血浆黏度显著降低[1]。

【不良反应】 目前尚未检索到不良反应报道。

【禁忌】 孕妇禁用。

【注意事项】

1. 阴道出血量多者慎用。

2. 服药期间,忌食辛辣食物。

【用法与用量】 胶囊剂:口服。一次 4 粒,一日 3 次,3 个月经周期为一疗程。片剂:口服。一次 6 片,一日 3 次,3 个月经周期为一疗程。颗粒剂:口服。一次 1 袋,一日 3 次,3 个月经周期为一疗程。

【规格】 胶囊剂:每粒装 0.45g

片剂:每片重 0.3g

颗粒剂:每粒装 4g

【参考文献】 [1]李鹏.宫瘤宁胶囊药效学研究.江西中医学院学报,2009,21(3):63-64.

宫瘤消胶囊
Gongliuxiao Jiaonang

【药物组成】 牡蛎、香附(制)、三棱、莪术、土鳖虫、仙鹤草、党参、白术、白花蛇舌草、牡丹皮、吴茱萸、淀粉。

【功能与主治】 活血化瘀,软坚散结。用于子宫肌瘤属气滞血瘀证,症见:月经量多、夹有大小血块,经期延长,或有腹痛,舌黯红,或边有紫点、瘀斑,脉细弦或细涩。

【方解】 方中牡蛎味咸、涩,性微寒,软坚散结;香附味辛、微苦,性平,疏肝理气、调经止痛,两药合用,行气消癥、散结止痛,共为君药。三棱、莪术、土鳖虫破血逐瘀、消积止痛;党参、白术补气健脾,以资化源,各药相伍,已达祛瘀不伤正,扶正不留瘀,共为臣药。白花蛇舌草清热解毒、消肿止痛;伍仙鹤草、牡丹皮清热凉血、活血散瘀;佐少量吴茱萸温中散寒,防止苦寒伤脾阳,共为佐使。本方诸药相合,通补兼施,温清并用,共奏活血化瘀,软坚散结之功。

【临床应用】 癥瘕 肝郁气滞,气血运行受阻,阻滞于冲任胞宫,结块于小腹而成癥瘕。症见下腹包块,疼痛拒按,或经血量多,经色紫黯夹块,或月经周期紊乱,经期延长或久漏不止,面色晦黯,口干不欲饮,大便干结,舌黯红,或边有紫点、瘀斑,脉细弦或细涩;子宫肌瘤见上述证候者。

此外,有报道本品还可用于治疗子宫腺肌病[2]。

【药理毒理】 本品有抗炎、改善微循环及抗雌激素等作用。

1. 抗炎 本品可抑制二甲苯所致小鼠皮肤毛细血管通透性增高,抑制大鼠棉球性肉芽肿的增生[2]。

2. 改善微循环 本品对高分子葡聚糖所致家兔"血

瘀"模型,可加快微血管血流速度,增加血流量,改善血流状态,降低全血黏度[2]。

3. 其他　本品可拮抗己烯雌酚致幼年小鼠子宫重量的增加,降低苯甲酸雌二醇肌注小鼠血清中雌二醇的含量[2]。本品还能提高环磷酰胺所致免疫功能低下小鼠的巨噬细胞的吞噬功能[2]。

【不良反应】　目前尚未检索到不良反应报道。

【禁忌】　孕妇禁用。

【注意事项】

1. 本品体弱、阴道出血量多者忌用。

2. 服药期间,忌食辛辣食物。

【用法与用量】　口服。一次 3～4 粒,一日 3 次,一个月经周期为一个疗程,连续服用 3 个疗程。

【规格】　每粒装 0.5g

【参考文献】　[1]滕淑玲,凌素平,刘金莲.宫瘤消胶囊治疗子宫腺肌病 60 例疗效观察.中国妇产科临床杂志,2008,9(6):465-466.

[2]宫瘤清胶囊新药申报资料,1998.

散结镇痛胶囊
Sanjie Zhentong Jiaonang

【药物组成】　龙血竭、三七、浙贝母、薏苡仁。

【功能与主治】　软坚散结,化瘀定痛。用于痰瘀互结及气滞所致的继发性痛经、月经不调、盆腔包块、不孕;子宫内膜异位症见上述证候者。

【方解】　方中龙血竭甘、咸、平,活血散瘀而止痛,为君药。三七活血止血,入血分以攻其瘀,瘀去则新生,通则不痛;浙贝母清热化痰、开郁散结,意在湿去热除、利气行血,两者为臣药。薏苡仁健脾除痹、利水渗湿,助浙贝母利湿除热,为佐药。全方合用,共奏软坚散结、化瘀定痛之功。

【临床应用】

1. 痛经　因情志怫郁,肝气郁结,冲任气血郁滞所致。症见行经前后小腹胀痛,月经量少,经色紫黯有块,胸胁胀痛,烦躁易怒,经前双乳胀痛,舌质淡黯有瘀点,脉弦或涩;子宫内膜异位症见上述证候者。

2. 月经不调　因肝气郁结,冲任气血郁滞,血海气机不利,经血运行不畅所致。症见月经先后不定期,量多少不定,经色紫黯有块,胸胁胀痛,烦躁易怒,经前双乳胀痛,舌质淡黯有瘀点,脉弦或涩。

3. 盆腔包块　因情志怫郁,肝气郁结,气滞血瘀所致。症见下腹包块,推之不移,疼痛拒按,小腹胀满,胸闷不舒,乳房胀痛,或经血量少,经色紫黯夹块,舌质淡

黯有瘀点,脉弦或涩;子宫内膜异位症见上述证候者。

4. 不孕　因情志怫郁,肝气郁结,气滞血瘀,阻滞冲任,不能摄精成孕。症见婚久不孕,小腹胀满,胸闷不舒,乳房胀痛,或经血量少,经色紫黯夹块,舌质淡黯有瘀点,脉弦或涩;子宫内膜异位症见上述证候者。

【药理毒理】　**抗子宫内膜异位**　本品能抑制大鼠子宫内膜异位(EMT)病灶的生长,降低异位病灶 PCNA 表达,增加 TUNEL 表达,减少腹水和血清 PGE_2 含量[1]。

【不良反应】　目前尚未检索到不良反应报道。

【注意事项】

1. 忌食生冷、辛辣食物。

2. 经期延长,月经量过多合并贫血者,应在医师指导下服用。

【用法与用量】　口服。一次 4 粒,一日 3 次。于月经来潮第 1 天开始服药,连服 3 个月经周期为一疗程;或遵医嘱。

【规格】　每粒装 0.4g

【参考文献】　[1]邹杰,关铮,张唯一,等.散结镇痛胶囊和达那唑对大鼠子宫内膜异位症治疗效果的比较.中国中西医结合杂志,2012,32(8):1112-1116.

丹黄祛瘀胶囊(片)
Danhuang Quyu Jiaonang(Pian)

【药物组成】　黄芪、丹参、党参、山药、土茯苓、当归、鸡血藤、芡实、鱼腥草、三棱、莪术、全蝎、败酱草、肉桂、白术、炮姜、土鳖虫、延胡索、川楝子、苦参。

【功能与主治】　活血止痛,软坚散结。用于气虚血瘀、痰湿凝滞引起的慢性盆腔炎、盆腔包块,症见白带增多者。

【方解】　方中黄芪补脾益气,丹参活血补血,两药益气活血,功力卓著而为君药。党参、山药助黄芪益气健脾,以资气血生化之源;当归、鸡血藤与丹参相合,以养血调经而著称;土茯苓清热解毒,祛湿利尿,共为臣药。芡实、白术健脾益肾,利湿止带;鱼腥草、败酱草、苦参助土茯苓清热解毒;三棱、莪术、全蝎、土鳖虫相伍以破血逐瘀、软坚散结;延胡索、川楝子行气疏肝止痛;肉桂、炮姜性温,防诸药苦寒伤阳,以达温通经脉、活血化瘀之功。全方合用,寒温并举,攻补兼施,共奏活血止痛、软坚散结之功。

【临床应用】

1. 妇人腹痛　气虚无以摄血,血虚无以生气,气虚血瘀,不通则痛。症见小腹疼痛,喜按,头晕眼花,面色

萎黄,舌淡黯有瘀斑,脉沉涩;盆腔炎性疾病后遗症见上述证候者。

2. 癥瘕 气虚无以摄血,血虚无以生气,气虚血瘀,久则成癥所致。症见腹部包块,头晕眼花,面色萎黄,舌淡黯有瘀斑,脉沉涩;盆腔炎性疾病后遗症、盆腔包块见上述证候者。

3. 带下病 症见带下量多,色白或淡黄,质稀薄,无味,伴神疲倦怠,头晕眼花,舌淡黯有瘀斑,脉沉涩。

【不良反应】 目前尚未检索到不良反应报道。

【禁忌】 孕妇禁用。

【注意事项】 忌食辛辣、生冷、油腻食物。

【用法与用量】 胶囊剂:口服。一次 2～4 粒,一日 2～3 次。片剂:口服。一次 2～4 片,一日 2～3 次。

【规格】 胶囊剂:每粒装 0.4g

片剂:每片重 0.4g

七、安坤除烦剂

安坤除烦剂以补肾、养阴和安神药物为主组合而成,具有滋阴清热、补肾安神的功能。补肾选用熟地黄、制何首乌、淫羊藿、肉苁蓉、枸杞子、女贞子、墨旱莲、菟丝子等;滋阴清热选用地黄、玄参、麦冬、玉竹、牡丹皮、赤芍、白芍等;安神则选用五味子、珍珠母、酸枣仁、夜交藤、茯苓等药。用于更年期综合征。本病中医辨证有肾阴虚、肾阳虚和肾阴阳两虚等,通常以肾阴虚者居多。安坤除烦剂的使用注意:①辨证准确,区别阴虚或阳虚等合理选用;②结合心理调整。

更年安片(胶囊、丸)
Gengnian'an Pian(Jiaonang,Wan)

【药物组成】 地黄、熟地黄、制何首乌、玄参、麦冬、茯苓、泽泻、牡丹皮、珍珠母、磁石、钩藤、首乌藤、五味子、浮小麦、仙茅。

【功能与主治】 滋阴清热,除烦安神。用于肾阴虚所致的绝经前后诸证。症见烘热出汗、眩晕耳鸣、手足心热、烦躁不安;更年期综合征见上述证候者。

【方解】 方中地黄、熟地黄、制首乌、玄参、麦冬滋养肝肾,补益阴血,清热除烦,共为君药。茯苓、泽泻、牡丹皮健脾利水、泻火降浊,共为臣药。珍珠母、磁石重镇潜阳安神;钩藤平肝息风而止眩晕;首乌藤养血安神除烦;五味子、浮小麦滋阴敛汗,养心安神;仙茅壮阳益肾,旨在阳中求阴,阳生阴长,共为佐药。诸药合用,共奏滋阴清热、除烦安神之效。

【临床应用】 **绝经前后诸证** 妇女经断前后,因肾阴不足、虚阳上浮所致。症见烘热出汗,眩晕,耳鸣,腰腿酸软,急躁易怒,心胸烦闷,手足心热,头痛,两胁胀痛,失眠多梦,心悸,口渴,舌红苔少,脉细数;更年期综合征见上述证候者[1]。

【药理毒理】 本品有镇静及雌激素样作用等。

1. 镇静 本品能减少小鼠自主活动,延长去卵巢小鼠戊巴比妥钠睡眠时间,并对抗苯丙胺所致小鼠的兴奋活动[2]。

2. 雌激素样作用 本品可使去势小鼠阴道角化细胞增加;临床应用可以提高女性雌激素水平[1,2]。

3. 提高耐疲劳能力 本品能延长小鼠游泳时间[2]。

4. 抗氧化 本品能抑制脑、心、肝组织及血清中过氧化脂质的生成,抑制脑、心、肝组织脂褐质的生成,提高超氧化物歧化酶和谷胱甘肽过氧化物酶的活性[3]。更年安胶囊能显著提高去势雄性小鼠血清中超氧化物歧化酶(SOD)、谷胱甘肽-过氧化物酶(GSH-Px)的活力,降低丙二醛(MDA)的含量[4]。

5. 其他 本品还可使小鼠腹腔巨噬细胞吞噬百分率和吞噬指数提高,巨噬细胞表面 Fc 受体数目增多[5]。本品对正常大鼠血压无明显影响,对卒中型自发性高血压大鼠有降低血压作用。本品能降低高脂血症大鼠血清中 TG、TC 及 LDL-C 的含量,同时提高 HDL-C 的含量[6]。跳台试验、空间分辨学习和记忆试验表明本品能增强去卵巢小鼠记忆功能[2]。

【不良反应】 目前尚未检索到不良反应报道。

【禁忌】 孕妇禁用。

【注意事项】

1. 脾肾阳虚者慎用。

2. 服药期间应忌辛辣食物。

3. 糖尿病患者慎用。

【用法与用量】 片剂:口服。一次 6 片,一日 2～3 次。胶囊剂:口服。一次 3 粒,一日 3 次。丸剂:口服。一次 1 袋,一日 3 次。

【规格】 片剂:(1)薄膜衣片 每片重 0.31g
(2)糖衣片(片芯重 0.3g)

胶囊:每粒装 0.3g

丸剂:每袋装 1g

【参考文献】 [1]戴秀敏,陈美一,王云莺.更年安汤治疗妇女更年期综合征 45 例.吉林中医药,1996,(6):22.

[2]张听新,张丽蓉.更年安对中枢神经系统作用.中成药研究,1987,(3):22.

[3]王玉芬,韩双红,曲树明.更年安的抗氧化作用.中药新药与临床药理,1994,5(1):30.

[4]王蕊,傅强,厉璐帆,等.更年安胶囊对去势雌性小鼠的治疗作用.药学与临床研究,2010,18(3):247-249.

[5]李军,李惟敏,沈大跃,等."更年安"的免疫药理研究.天津中医学院学报,1989,(2):37.

[6]王玉芬,韩双红.更年安降压降脂作用的研究.中药新药与临床药理,1995,6(1):37.

坤宝丸

Kunbao Wan

【药物组成】　何首乌(黑豆酒炙)、地黄、枸杞子、女贞子(酒炙)、墨旱莲、龟甲、覆盆子、菟丝子、南沙参、麦冬、石斛、当归、白芍、鸡血藤、赤芍、地骨皮、白薇、知母、黄芩、桑叶、菊花、珍珠母、酸枣仁(炒)。

【功能与主治】　滋补肝肾,养血安神。用于肝肾阴虚所致的绝经前后诸证,症见烘热汗出、心烦易怒、少寐健忘、头晕耳鸣、口渴咽干、四肢酸楚;更年期综合征见上述证候者。

【方解】　方中以何首乌、地黄滋补肝肾,填精补血,共为君药。枸杞子、女贞子、墨旱莲、龟甲、覆盆子、菟丝子滋阴养血,补益肝肾;南沙参、麦冬、石斛养阴生津,清热除烦,共为臣药。当归、白芍、鸡血藤补血行血,舒筋活络;赤芍、地骨皮、白薇清热凉血,退虚热;知母、黄芩清热泻火,滋阴润燥;桑叶、菊花疏风散热,清肝明目;珍珠母平肝潜阳,镇静安神;酸枣仁养心益肝,安神敛汗,共为佐药。诸药合用,共奏滋补肝肾、养血安神之功。

【临床应用】　绝经前后诸证　妇女经断前后,因肾阴不足,虚阳上浮所致。症见烘热汗出,眩晕,耳鸣,腰腿酸软,急躁易怒,少寐,健忘,心胸烦闷,头痛,手足心热,心悸,口渴,舌红苔少,脉细数;更年期综合征见上述证候者。

【药理毒理】　改善睡眠障碍　本品能在一定程度上缩短去卵巢小鼠的入睡潜伏期,延长睡眠时间[2]。

【不良反应】　文献报道,本品可致过敏性荨麻疹[2]。

【禁忌】　孕妇禁用。

【注意事项】

1. 脾肾阳虚者慎用。

2. 服药期间忌食辛辣食物。

【用法与用量】　口服。一次50丸,一日2次,连续服用2个月或遵医嘱。

【规格】　每100丸重10g

【参考文献】　[1]何爱先,邹桂林,段娟娟,等.坤宝丸对去卵巢小鼠睡眠的影响.世界科学技术-中医药现代化,2013,(8):

1717-1720.

[2]安瑞贤,安建飞.坤宝丸致过敏性荨麻疹1例.新医学,2008,39(3):202.

更年宁心胶囊

Gengnian Ningxin Jiaonang

【药物组成】　熟地、黄芩、黄连、白芍、阿胶、茯苓。

【功能与主治】　滋阴清热、安神除烦。用于绝经前后诸证之阴虚火旺证,症见潮热面红、自汗盗汗、心烦不宁、失眠多梦、头晕耳鸣、腰膝酸软、手足心热;更年期综合征见上述证候者。

【方解】　方中熟地黄滋肾阴,益精髓,为君药。黄芩、黄连清热泻火,黄连以泻心经实火见长,二者皆为臣药。白芍养血柔肝,平抑肝阳;阿胶补血滋阴,与黄连相配可治心烦、失眠;茯苓利水渗湿,健脾宁心安神,且能防熟地黄、阿胶过于滋腻,使其补而不滞,为佐使药。诸药合用,共奏滋阴清热、安神除烦之功。

【临床应用】　绝经前后诸证　妇女经断前后,因肾阴不足,虚阳上浮所致。症见烘热出汗,眩晕,耳鸣,腰酸腿软,急躁易怒,心胸烦闷,手足心热,失眠,多梦,心悸,口渴,舌红苔少,脉细数;更年期综合征见上述证候者。

另见文献报道用于治疗老年功能性失眠[1]。

【药理毒理】　调节内分泌　本品可增加更年期大鼠子宫湿重、卵巢黄体数目和纵切面面积[2]。临床研究表明,本品可升高阴虚内热性女性更年期综合征患者血清雌二醇(E_2)水平,降低促黄体生成激素(LH)水平[3]。

【不良反应】　目前尚未检索到不良反应报道。

【禁忌】　尚不明确。

【注意事项】

1. 脾肾阳虚者慎用。

2. 服药期间应忌食辛辣食物。

【用法与用量】　口服。一次4粒,一日3次。4周为一疗程。

【规格】　每粒装0.5g

【参考文献】　[1]姜寅光,赵英娟,李隽.更年宁心胶囊治疗老年功能性失眠40例.中医杂志,2003,44(5):367.

[2]张绍芬,刘旸,谢倩,等.更年宁心胶囊对更年期大鼠卵巢及子宫内膜组织形态的影响.中华老年医学杂志,2004,23(9):648.

[3]曹文富,张文芳,何英,等.更年宁心胶囊对阴虚内热型更年期综合征患者FSH、LH、E_2的影响及疗效.重庆医科大学学报,2004,29(6):835.

龙凤宝胶囊

Longfengbao Jiaonang

【药物组成】 淫羊藿、白附片、肉苁蓉、党参、黄芪、牡丹皮、冰片、玉竹、山楂。

【功能与主治】 补肾温阳，健脾益气。用于脾肾阳虚所致绝经前后诸证，症见腰膝酸软、烘热汗出、神疲乏力、畏寒肢冷；更年期综合征见上述证候者。

【方解】 方中淫羊藿、白附片、肉苁蓉补肾助阳，共为君药。党参、黄芪益气健脾，资生气血，共为臣药。君、臣药物相配，补肾健脾，使肾气旺、气血充。牡丹皮清热凉血；冰片清热消散郁火；玉竹滋阴润肺，生津养胃；山楂助脾健胃，皆为佐药。诸药合用，共奏补肾温阳、健脾益气之功。

【临床应用】 绝经前后诸证 妇女经断前后，因脾肾阳虚所致。症见面色晦黯，精神萎靡，形寒肢冷，腰膝冷痛，纳呆腹胀，大便溏薄，面浮肢肿，夜尿多，或带下清稀，舌淡胖嫩，或边有齿痕，苔薄白，脉沉细无力；更年期综合征见上述证候者。

文献报道，本品还可用于神经衰弱、男性性功能障碍[1,2]。

【不良反应】 目前尚未检索到不良反应报道。

【禁忌】 孕妇禁用。

【注意事项】 阴虚火旺证者慎用。

【用法与用量】 口服。一次2粒，一日3次。

【规格】 每粒装0.5g

【参考文献】 [1]舒晓春，张荣华，余菊花，等.龙凤宝胶囊治疗神经衰弱的临床研究.河南中医药学刊，2002，17(3)：41.

[2]萧正大，刘宇.龙凤宝胶囊治疗男性性功能障碍147例.山东中医杂志，2000，19(10)：605.

妇 宁 康 片

Funingkang Pian

【药物组成】 人参、枸杞子、当归、熟地黄、赤芍、山茱萸、知母、黄柏、牡丹皮、石菖蒲、远志、茯苓、菟丝子、淫羊藿、巴戟天、蛇床子、狗脊、五味子。

【功能与主治】 补肾助阳，调补冲任，益气养血，安神解郁。用于肝肾不足、冲任失调所致月经不调，阴道干燥，情志抑郁，心神不安；妇女更年期综合征见上述证候者。

【方解】 方中菟丝子、淫羊藿、巴戟天补肾助阳，调补冲任，共为君药；枸杞子、山茱萸、熟地黄、狗脊、蛇床子补肾以助君药，共为臣药；人参、茯苓、当归益气养血调经；石菖蒲、远志、五味子安神解郁；牡丹皮、赤芍、知母、黄柏清热，共为佐使药。诸药合用，共奏补肾助阳、调补冲任、益气养血、安神解郁之功。

【临床应用】

1. 月经失调 用于肝肾不足、冲任失调所致。症见月经量少，或月经先后不定期，或月经后期，或阴道干燥，情志抑郁，心神不安，舌淡苔薄白，脉沉弦。

2. 绝经前后诸证 用于肝肾不足、冲任失调所致。症见月经周期紊乱，月经量少，心烦，潮热汗出，失眠多梦，舌淡苔薄白，脉沉弦；妇女更年期综合征见上述证候者。

【不良反应】 目前尚未检索到不良反应报道。

【禁忌】 尚不明确。

【注意事项】

1. 忌食生冷，少进油腻。

2. 感冒时不宜服用本药。

【用法与用量】 口服。一次4片，一日3次。

【规格】 (1)薄膜衣片 每片重0.31g (2)糖衣片(片芯重0.3g)

灵莲花颗粒

Linglianhua Keli

【药物组成】 乌灵菌粉、栀子、女贞子、墨旱莲、百合、玫瑰花、益母草、远志。

【功能与主治】 养阴安神，交通心肾。用于围绝经期综合征属于心肾不交者，症见烘热汗出，失眠，心烦不宁，心悸，多梦易惊，头晕耳鸣，腰腿酸痛，大便干燥，舌红苔薄，脉弦细。

【方解】 方中乌灵菌粉为君药，补肾健脑，养心安神，为治心肾不交常用药。女贞子、墨旱莲滋阴补肾，养血补肝，共为臣药。益母草活血清热；栀子泻火除烦；百合清心安神；玫瑰花解郁安神；远志宁心安神，俱为佐药，以助安神之功。

【临床应用】 脏躁 由心肾阴虚，水火不交所致。症见烘热汗出，失眠，心烦不宁，心悸，多梦易惊，头晕耳鸣，腰腿酸痛，大便干燥，舌红苔薄，脉弦细；围绝经期综合征见上述证候者。

【不良反应】 偶有胃部不适，纳差或恶心。

【禁忌】 对本品过敏者禁用。

【注意事项】

1. 忌服辛辣刺激性食物。

2. 对本品过敏者禁用，过敏体质者慎用。

3. 药品性状发生改变时禁止服用。

4. 请将此药放在儿童不能接触的地方。

5. 如正在服用其他药品,使用本品前请咨询医师或药师。

【用法与用量】　开水冲服。一次 1 袋,一日 2 次。

【规格】　每袋装 4g

百草妇炎清栓
Baicao Fuyanqing Shuan

【药物组成】　苦参、百部、蛇床子、仙鹤草、紫珠叶、白矾、冰片、樟脑、硼酸。

【功能与主治】　苗医:布发讲港、嘎几昂代窝奴、嘎溜纳络。中医:清热解毒、杀虫止痒、去瘀收敛。用于霉菌性、细菌性、滴虫性阴道炎和宫颈糜烂。

【方解】　方中苦参苦寒,功擅清热燥湿,杀虫止痒,切中病机以治本,为君药;百部、蛇床子、冰片、樟脑合用,侧重杀虫止痒以治标,合为臣药;紫珠叶、仙鹤草、白矾活血止血,收敛止带,共为佐药。诸药合用,本标并治,共奏清热解毒、杀虫止痒、去瘀收敛之效。

【临床应用】

1. **带下病**　因湿热下注所致带下量多,色黄,质黏稠,或伴阴部瘙痒,口苦,小便黄,舌红苔黄腻,脉滑;细菌性、霉菌性、滴虫性阴道炎和宫颈糜烂见上述证候者。

2. **阴痒**　因湿热下注所致带下量多,阴部瘙痒,甚则痒痛,带下色黄,口苦咽干,小便黄,舌红苔黄腻,脉滑;细菌性、霉菌性、滴虫性阴道炎见上述证候者。

【不良反应】　尚不明确。

【禁忌】　孕妇、月经期间禁用。

【注意事项】　尚不明确。

【用法与用量】　阴道用药。一次 1 粒,一日 1 次,6 天为一疗程。

【规格】　每粒重 4g(相当于饮片 2g)

儿 科 类

儿科制剂主要用于儿童感冒、急性咽炎、急性扁桃体炎、急性支气管炎、支气管肺炎、喘息性支气管炎、百日咳、腮腺炎、高热惊厥、儿童多动症、小儿病毒性心肌炎、缺铁性贫血、小儿腹泻、急性痢疾、消化不良、小儿消化功能紊乱、小儿厌食症、小儿营养不良等病,具体分为解表剂、清热剂、止泻剂、消导剂、止咳平喘剂、补益剂、镇静息风剂。

一、解表剂

解表剂主要由辛温解表药羌活、防风、广藿香、白芷、荆芥穗、白芷、紫苏叶和辛凉解表、清热解毒药金银花、连翘、薄荷、柴胡、葛根、黄芩、栀子、菊花、桑叶、牛蒡子、板蓝根、大青叶、蝉蜕等组成,常配伍止咳化痰(苦杏仁、前胡、浙贝母、陈皮、桔梗)和胃消食(山楂、砂仁、麦芽、六神曲)之品,具有发汗解肌、疏散风热、清热解毒之功。用于儿童感冒、急性咽炎、上呼吸道感染等。临床当区别风寒或风热感冒选用辛温或辛凉解表剂;并根据儿童年龄合理选择给药剂量。

小儿清感灵片
Xiao'er Qingganling Pian

【药物组成】 羌活、黄芩、荆芥穗、防风、苍术(炒)、白芷、川芎、葛根、牛黄、地黄、苦杏仁(炒)、甘草。

【功能与主治】 发汗解肌,清热透表。用于风寒感冒,症见发热怕冷、肌表无汗、头痛口渴、咽痛鼻塞、咳嗽痰多、体倦。

【方解】 方中羌活发散风寒,胜湿止痛;黄芩清泻

上焦邪热,两药一散一清,表里兼顾,共为君药。荆芥穗、防风发表祛风,胜湿止痛;苍术发表散寒,祛风胜湿;白芷发表祛风,通窍止痛;川芎行气活血,祛风止痛;葛根发汗解肌,生津止渴,助羌活发汗解肌,共为臣药。牛黄清热解毒,平肝息风,以防寒邪生热化风;地黄清热凉血;苦杏仁苦降肺气,止咳化痰,共为佐药。甘草调和诸药,为使药。诸药合用,共奏发汗解肌、清热透表之功。

【临床应用】 感冒 因外感风寒,内有郁热,痰浊犯肺,肺失清肃所致。症见发热怕冷,无汗,头痛,口渴,咽痛,鼻塞,咳嗽,痰鸣;上呼吸道感染见上述证候者。

【不良反应】 目前尚未检索到不良反应报道。

【禁忌】 尚不明确。

【注意事项】

1. 忌食生冷、辛辣及不消化食物。

2. 高热不退或咳嗽、气促、鼻扇者,应及时到医院就诊。

【用法与用量】 口服。周岁以内一次 1～2 片,一岁至三岁一次 2～3 片,三岁以上一次 3～5 片,一日 2 次。

【规格】 每片重 0.23g

解肌宁嗽丸
Jieji Ningsou Wan

【药物组成】 紫苏叶、葛根、前胡、苦杏仁、桔梗、浙贝母、陈皮、半夏(制)、茯苓、木香、枳壳、玄参、天花粉、甘草。

【功能与主治】 解表宣肺,止咳化痰。用于外感风

寒、痰浊阻肺所致的小儿感冒发热、咳嗽痰多。

【方解】　方中紫苏叶、葛根发散风寒,宣肺止咳,共为君药。前胡、苦杏仁、桔梗、浙贝母宣降肺气,止咳化痰;陈皮、半夏、茯苓健脾燥湿,理气化痰;木香、枳壳调畅气机,气顺痰消,共为臣药。玄参、天花粉养阴生津,既可佐助润肺止咳,又可佐制诸药温燥,共为佐药。甘草调和诸药,为使药。诸药合用,共奏解表宣肺、止咳化痰之功。

【临床应用】

1. 小儿感冒　因小儿外感风寒所致。症见恶寒发热,鼻塞流涕,喷嚏,咽痛,咳嗽,舌淡红,脉浮;上呼吸道感染见上述证候者。

2. 咳嗽　因小儿外感风寒,肺失宣肃,痰浊内阻所致。症见咳嗽痰稀,痰多色白,或伴恶寒发热,鼻塞流涕,舌苔白,脉浮。

【药理毒理】　本品有镇咳、祛痰、抗炎、解热、镇痛等作用。

1. 镇咳　本品能延长氨雾引起的小鼠咳嗽潜伏期,减少咳嗽次数[1]。

2. 祛痰　本品增加小鼠气管分泌酚红[1,2]。

3. 抗炎　本品可抑制蛋清引起的小鼠足肿胀,能抑制蛋清引起的大鼠足肿胀[1]。

4. 解热　本品可降低酵母引起的家兔发热[1],还可降低2,4-二硝基酚引起的大鼠发热[2]。

5. 镇痛　本品可减少腹腔注射醋酸引起的小鼠扭体次数[2]。

【不良反应】　目前尚未检索到不良反应报道。

【禁忌】　尚不明确。

【注意事项】

1. 痰热咳嗽者慎用。

2. 忌食辛辣、生冷、油腻食物。

【用法与用量】　口服。小儿周岁一次半丸,二岁至三岁一次1丸,一日2次。

【规格】　每丸重3g

【参考文献】　[1]何伟,荆雪梅,牛序莉.解肌宁嗽冲剂的主要药效作用观察.山东中医学院学报,1996,20(6):409.

[2]李东安,李绍华,李伟,等.解肌宁嗽口服液的药理实验研究.中成药,1996,18(4):36.

小儿百寿丸

Xiao'er Baishou Wan

【药物组成】　钩藤、薄荷、炒僵蚕、胆南星(酒炙)、天竺黄、牛黄、朱砂、木香、砂仁、陈皮、茯苓、麸炒苍术、炒山楂、六神曲(麸炒)、炒麦芽、滑石、桔梗、甘草。

【功能与主治】　清热散风,消食化滞。用于小儿风热感冒、积滞,症见发热头痛、脘腹胀满、停食停乳、不思饮食、呕吐酸腐、咳嗽痰多、惊风抽搐。

【方解】　方中钩藤平肝息风,透散邪热;薄荷疏风散热,清利头目,共为君药。僵蚕、胆南星、天竺黄、牛黄、朱砂清热化痰,息风定惊,共为臣药。木香、砂仁、陈皮、茯苓、苍术、山楂、六神曲、麦芽健脾和胃,消食导滞;滑石清热利水,导热下行,共为佐药。桔梗宣肺祛痰,载药上行;甘草清热解毒,调和诸药,共为使药。诸药相合,共奏清热散风、消食化滞之功。

【临床应用】

1. 感冒　因风热犯肺,肺气郁闭,肺失清肃,气机不利,热灼津液,痰阻气道所致。症见发热,头痛,咳嗽,痰多;小儿上呼吸道感染见上述证候者。

2. 感冒夹食　因小儿感邪之后,乳食停滞不化所致。症见脘腹胀满,不思饮食,呕吐酸腐;小儿胃肠型感冒见上述证候者。

3. 急惊风　因小儿神气怯弱,不耐寒热,受惊恐所致。症见发热,感邪之后,惊风,抽搐;高热惊厥见上述证候者。

【不良反应】　目前尚未检索到不良反应报道。

【禁忌】　尚不明确。

【注意事项】

1. 风寒或暑湿感冒者慎用。

2. 慢脾风者慎用。

3. 高热惊厥应住院治疗,不宜单用本品。

4. 本品含有朱砂,不宜加大剂量或长期服用。

5. 忌食生冷、油腻及辛辣不消化食物。

【用法与用量】　口服。一次1丸,一日2次;周岁以内小儿酌减。

【规格】　每丸重3g

小儿风热清口服液

Xiao'er Fengreqing Koufuye

【药物组成】　金银花、连翘、板蓝根、荆芥穗、薄荷、僵蚕、防风、柴胡、黄芩、栀子、石膏、牛蒡子、桔梗、苦杏仁(炒)、淡竹叶、芦根、六神曲(炒)、枳壳、赤芍、甘草。

【功能与主治】　疏散风热,清热解毒,止咳利咽。用于小儿风热感冒,症见发热、咳嗽、咳痰、鼻塞流涕、咽喉红肿疼痛。

【方解】　方中金银花、连翘清热解毒,轻宣透表;板蓝根清热解毒,利咽消肿,共为君药。荆芥穗、薄荷、僵蚕、防风辛散表邪透热外出；柴胡疏散邪热；黄芩、栀子、石膏清热泻火，共为臣药。牛蒡子、桔梗、苦杏仁宣肺祛痰，清利咽喉；淡竹叶、芦根甘凉清透邪热，生津止渴；六神曲、枳壳消食化滞；赤芍清热凉血，化瘀止痛，共为佐药。甘草清热缓急，调和诸药，为使药。诸药合用，共奏疏散风热、清热解毒、止咳利咽之功。

【临床应用】 感冒 因外感风热，邪在肺卫，肺失清肃，气机不利所致。症见发热，咳嗽，咳痰，鼻塞流涕，咽喉红肿疼痛；上呼吸道感染见上述证候者。

【不良反应】 目前尚未检索到不良反应报道。

【禁忌】 尚不明确。

【注意事项】

1. 风寒感冒者慎用。

2. 高热不退或气促鼻煽者应及时到医院就诊。

3. 忌食生冷、辛辣及不消化食物。

【用法与用量】 口服。三岁以下一次 10～20ml，一日 4 次；三岁至六岁一次 20～40ml，一日 4 次；六岁至十四岁一次 30～60ml，一日 4 次，或遵医嘱。用时摇匀。

【规格】 每支装 10ml

小儿感冒茶（颗粒、口服液）

Xiao'er Ganmao Cha（Keli，Koufuye）

【药物组成】 广藿香、连翘、菊花、薄荷、大青叶、板蓝根、地骨皮、白薇、石膏、地黄。

【功能与主治】 疏风解表，清热解毒。用于小儿风热感冒，症见发热重、头胀痛、咳嗽痰黏、咽喉肿痛；流感见上述证候者。

【方解】 方中广藿香疏风解表，化湿和中；连翘清热解毒，轻宣透表，共为君药。菊花、薄荷疏散上焦风热，清利头目；大青叶、板蓝根清热解毒，消肿利咽，共为臣药。地骨皮、白薇清热泄火凉血；石膏清解气分实热；地黄清热凉血，滋阴生津，共为佐药。诸药合用，共奏疏风解表、清热解毒之功。

【临床应用】 感冒 因外感风热，邪犯肺卫，肺失清肃，痰阻气道所致。症见发热，头痛，咯痰，咽痛；流行性感冒、上呼吸道感染见上述证候者。

【药理毒理】 本品有解热、抗菌作用。

1. 解热 本品口服液、颗粒能抑制伤寒、副伤寒甲、乙三联菌苗所致家兔体温升高[1]。

2. 抗菌 体外试验，小儿感冒口服液、颗粒对表皮葡萄球菌、金黄色葡萄球菌、肺炎链球菌、大肠埃希菌、克雷伯菌、沙雷菌和铜绿假单胞菌有抑制作用。体内试验，小儿感冒口服液（颗粒）能减少腹腔注射金黄色葡萄

球菌引起的小鼠死亡数[1]。

【不良反应】 目前尚未检索到不良反应报道。

【禁忌】 尚不明确。

【注意事项】

1. 风寒感冒者慎用。

2. 脾胃虚弱、大便稀薄者慎用。

3. 若高热不退、咳喘加剧者应及时到医院就诊。

4. 忌食生冷、辛辣及油腻食物。

【用法与用量】 茶剂：开水冲服。一岁以内一次 6g，一岁至三岁一次 6～12g，四岁至七岁一次 12～18g，八岁至十二岁一次 24g，一日 2 次。

颗粒剂：开水冲服。一岁以内一次 6g，一岁至三岁一次 6～12g，四岁至七岁一次 12～18g，八岁至十二岁一次 24g，一日 2 次。

口服液：口服。一岁以下每次服 5ml，一岁至三岁每次服 5～10ml，四岁至七岁每次服 10～15ml，八岁至十二岁每次服 20ml，一日 2 次。摇匀服用。

【规格】 茶剂：每块重 6g
颗粒剂：每袋装 12g
口服液：每支装 10ml

【参考文献】 [1]小儿感冒口服液新药申报资料.

小儿感冒宁糖浆

Xiao'er Ganmaoning Tangjiang

【药物组成】 金银花、连翘、荆芥穗、薄荷、前胡、白芷、牛蒡子、桔梗、苦杏仁、黄芩、炒栀子、焦山楂、六神曲（焦）、焦麦芽、芦根。

【功能与主治】 疏散风热，清热止咳。用于小儿外感风热所致的感冒，症见发热、汗出不爽、鼻塞流涕、咳嗽咽痛。

【方解】 方中金银花、连翘清热解毒、轻宣透表，共为君药。荆芥穗、薄荷辛散表邪、透热外出，清利头目；前胡疏风清热、下气化痰；白芷外解肌表之邪，又祛风通窍止痛；牛蒡子、桔梗宣肺祛痰、清利咽喉；苦杏仁宣肺止咳、降气润肠，共为臣药。黄芩、栀子性寒泻火、清泄里热；焦山楂、神曲、麦芽消积化滞、调和脾胃；芦根甘凉清利、生津止渴，共为佐药。诸药合用，共奏疏散风热、清肺止咳之功。

【临床应用】 感冒 因外感风热，邪犯肺卫，卫表失和，肺失清肃，气机不利，痰阻气道所致。症见发热，汗出不爽，鼻塞，流涕，咳嗽，咽痛；上呼吸道感染见上述证候者。

【不良反应】 目前尚未检索到不良反应报道。

【禁忌】　尚不明确。

【注意事项】

1. 风寒感冒者慎用。

2. 脾胃虚弱、大便稀薄者慎用。

3. 高热不退、咳喘加剧者应及时到医院诊治。

4. 忌食生冷、辛辣、油腻、不消化食物。

【用法与用量】　口服。初生儿至一岁一次 5ml，二岁至三岁一次 5～10ml，四岁至六岁，一次 10～15ml，七岁至十二岁，一次 15～20ml，一日 3～4 次；或遵医嘱。

【规格】　每瓶装　(1)100ml　(2)120ml

小儿解表颗粒

Xiao'er Jiebiao Keli

【药物组成】　金银花、连翘、荆芥穗、防风、紫苏叶、葛根、蒲公英、黄芩、炒牛蒡子、人工牛黄。

【功能与主治】　宣肺解表，清热解毒。用于小儿外感风热所致的感冒，症见发热恶风、头痛咳嗽、鼻塞流涕、咽喉痛痒。

【方解】　方中金银花、连翘清热解毒，轻宣透表，疏散风热，共为君药。荆芥穗、防风辛散表邪；紫苏叶发表散风，宣肺止咳；葛根解肌退热，生津止渴；蒲公英清热解毒、利咽散结；黄芩清热泻火，燥湿解毒，共为臣药。牛蒡子宣肺祛痰，清利咽喉；牛黄苦凉，清热解毒，定惊化痰，共为佐药。诸药合用，共奏宣肺解表、清热解毒之功。

【临床应用】　感冒　因外感风热，肺卫受邪，肺气郁闭，失于清肃，气机不利，灼津为痰，阻滞气道所致。症见发热恶风，头痛，咳嗽，咽痒流涕；上呼吸道感染见上述证候者。

【药理毒理】　本品具有解热、镇痛及抗炎作用。

1. 解热　本品对内毒素致发热家兔体温表现出解热作用[1]。

2. 镇痛　本品可提高小鼠热板法痛阈[1]。

3. 抗炎　本品可抑制角叉菜胶致大鼠足肿胀度，减少大鼠血清细胞因子 IL-1β、IL-6，增加 IL-10 含量[1]。

【不良反应】　目前尚未检索到不良反应报道。

【禁忌】　尚不明确。

【注意事项】

1. 风寒感冒者慎用。

2. 脾胃虚寒，大便溏薄者慎用。

3. 高热不退，咳嗽加剧者应及时到医院就诊。

4. 忌食生冷、辛辣、油腻的食物。

【用法与用量】　开水冲服。一岁至二岁一次 4g，一日 2 次；三岁至五岁一次 4g，一日 3 次；六岁至十四岁一次 8g，一日 2～3 次。

【规格】　每袋装 8g

【参考文献】　[1]牟宜双，周黎明，熊尧，等.小儿解表颗粒解热镇痛抗炎作用研究.中药药理与临床，2014；30(5)：121-124.

小儿清咽颗粒

Xiao'er Qingyan Keli

【药物组成】　玄参、蒲公英、连翘、薄荷、蝉蜕、牛蒡子(炒)、板蓝根、青黛、牡丹皮。

【功能与主治】　清热解表，解毒利咽。用于小儿外感风热所致的感冒，症见发热头痛、咳嗽音哑、咽喉肿痛。

【方解】　方中玄参清热解毒，散结利咽，养阴生津；蒲公英利咽散结消肿，清热解毒，共为君药。连翘、薄荷、蝉蜕清解肺热，疏散表邪，共为臣药。牛蒡子利咽止咳；板蓝根、青黛清热解毒，消肿利咽；牡丹皮凉血解毒而消肿，共为佐药。诸药合用，共奏清热解表、解毒利咽之功。

【临床应用】

1. 感冒　因外感风热，肺卫失和，肺失清肃，气机不畅所致。症见发热，头痛，咳嗽，咽痛；上呼吸道感染见上述证候者。

2. 喉痹　因外感风热，肺经郁火，邪客咽部所致。症见咽部干燥，灼热疼痛，吞咽不利，音哑，咽部红肿，伴有发热，咳嗽；急性咽炎见上述证候者。

文献报道，本品还可用于疱疹性咽峡炎的治疗[1]。

【不良反应】　目前尚未检索到不良反应报道。

【禁忌】　尚不明确。

【注意事项】

1. 风寒感冒者慎用。

2. 肺肾阴虚，虚火慢喉痹者慎用。

3. 忌服生冷、辛辣及油腻食物。

4. 夏季暑热重时，可加服化湿祛暑药。

5. 服药后症状未见好转者应及时到医院就诊。

【用法与用量】　开水冲服。一岁以内一次 3g；一岁至五岁一次 6g；五岁以上一次 9～12g；一日 2～3 次。

【规格】　每袋装 6g

【参考文献】　[1]余德钊.小儿清咽颗粒治疗疱疹性咽峡炎 48 例疗效观察.新中医，2006，38(4)：40-41.

小儿退热口服液（颗粒）
Xiao'er Tuire Koufuye(Keli)

【药物组成】 大青叶、板蓝根、金银花、连翘、栀子、牡丹皮、黄芩、重楼、淡竹叶、地龙、白薇、柴胡。

【功能与主治】 疏风解表，解毒利咽。用于小儿外感风热所致的感冒，症见发热恶风、头痛目赤、咽喉肿痛；上呼吸道感染见上述证候者。

【方解】 方中大青叶、板蓝根清热解毒，消肿利咽，共为君药。金银花、连翘轻宣透表，清热解毒；栀子清热泻火，消肿止痛；牡丹皮清热凉血，化瘀消肿；黄芩清热燥湿，泻火解毒；重楼清热解毒，止痛消肿，共为臣药。淡竹叶清热除烦、通利小便；地龙清热泻火，通络止痛；白薇清热凉血，解毒疗疮；柴胡透解肌表邪热，共为佐药。诸药合用，共奏疏风解表、解毒利咽之功。

【临床应用】

1. 感冒 因风热犯肺，肺卫失和所致。症见发热、恶风、头痛、目赤、咽喉肿痛；上呼吸道感染见上述证候者。

2. 痄腮 因风温病毒之邪从口鼻而入，壅阻少阳经脉，结于腮部所致。症见发热、耳下腮部肿胀、疼痛，咀嚼不便，或有咽红；流行性腮腺炎见上述证候者。

【不良反应】 目前尚未检索到不良反应报道。

【禁忌】 尚不明确。

【注意事项】

1. 风寒感冒者慎用。

2. 腮腺炎应注意隔离及预防并发症，症状加重者应及时到医院就诊。

3. 饮食以流质、半流质为主，宜清淡，忌食生冷、辛辣、油腻食物。

【用法与用量】 口服液：口服。五岁以内一次10ml，五岁至十岁一次20～30ml，一日3次；或遵医嘱。

颗粒剂：开水冲服。五岁以下小儿一次5g，五岁至十岁一次10～15g，一日3次；或遵医嘱。

【规格】 合剂：每支装10ml
颗粒剂：每袋装 (1)5g (2)15g

儿童清热口服液
Ertong Qingre Koufuye

【药物组成】 金银花、广藿香、蝉蜕、石膏、滑石、黄芩、板蓝根、赤芍、羚羊角片、大黄。

【功能与主治】 清热解毒，解肌退热。用于小儿外感时邪、内蕴伏热所致的感冒，症见高热不退、烦躁不安、咽喉肿痛、大便秘结。

【方解】 方中金银花清热解毒，轻宣透表；广藿香疏散表邪，化湿和中，共为君药。蝉蜕疏风解表，宣肺利咽；石膏清泄肺热，生津止渴；滑石清热利水渗湿；黄芩清热解毒燥湿，清上焦诸热，共为臣药。板蓝根清热解毒，利咽消肿；赤芍清热凉血止痛；羚羊角清热解毒、息风镇惊；大黄清热通便，使热由便解，共为佐药。诸药合用，共奏清热解毒、解肌退热之功。

【临床应用】 感冒 因风热上犯，热毒蕴肺所致。症见高热不退，口干口渴，烦躁不安，咽喉肿痛，大便秘结；上呼吸道感染见上述证候者。

【不良反应】 目前尚未检索到不良反应报道。

【禁忌】 尚不明确。

【注意事项】

1. 风寒感冒或脾虚大便稀薄者慎用。

2. 症状加重，高热持续不退者应及时到医院就诊。

3. 忌食生冷、油腻食物。

【用法与用量】 口服。一岁至三岁一次10ml，四岁至六岁一次20ml，周岁以内酌减，4小时一次，热退停服。

【规格】 每支装10ml

小儿热速清口服液（颗粒、糖浆）
Xiao'er Resuqing Koufuye(Keli,Tangjiang)

【药物组成】 柴胡、黄芩、金银花、连翘、葛根、板蓝根、水牛角、大黄。

【功能与主治】 清热解毒，泻火利咽。用于小儿外感风热所致的感冒，症见高热、头痛、咽喉肿痛、鼻塞流涕、咳嗽、大便干结。

【方解】 方中柴胡善能透表解热；黄芩主清肺火，除上焦实热，两药表里双解，共为君药。金银花、连翘清热解毒，轻宣外邪；葛根清热解肌，生津止渴；板蓝根、水牛角清热凉血解毒、利咽消肿，共为臣药。另入大黄泻热通便，导热下行，为佐药。诸药合用，共奏清热解毒、泻火利咽之功。

【临床应用】 感冒 因风热之邪犯肺，肺失清肃，气机不利所致。症见高热，头痛，咳嗽，流涕咽喉肿痛；上呼吸道感染见上述证候者[1]。

此外，文献报道本品可用于治疗化脓性扁桃体炎[2]。

【药理毒理】 本品有抗病毒、解热、抗炎、镇咳、祛痰、增强免疫功能等作用。

1. 抗病毒　体外试验,本品对流感病毒甲Ⅰ型、甲Ⅲ型、乙型在鸡胚中的繁殖有抑制作用,随药物浓度增加,抑制作用增强[3]。体内试验,本品能减轻感染肺流感病毒 FM1 小鼠的肺和气管炎症病变,使胸腺、脾脏病理改变均有恢复[4]。

2. 解热　本品能抑制啤酒酵母所致家兔体温升高[5]。

3. 抗炎　本品能抑制二甲苯所致小鼠耳肿胀,以及蛋清所致大鼠足肿胀[5]。

4. 镇咳　本品能延长小鼠发生咳嗽潜伏期,减少咳嗽次数[6]。

5. 祛痰　本品能增加小鼠酚红的排泌量[6]。

6. 增强免疫功能　本品能增加正常小鼠脾脏和胸腺指数,提高小鼠腹腔巨噬细胞吞噬指数和吞噬百分率,可增加小鼠血中溶血素含量[6]。

【不良反应】　文献报道,本品可致皮疹[7]。

【禁忌】　尚不明确。

【注意事项】

1. 风寒感冒或脾虚、大便稀薄者慎用。

2. 使用本品 4 小时后热仍不退者,可酌情增加剂量。若高热持续不退者应去医院诊治。

3. 忌食生冷、油腻、辛辣食物。

【用法与用量】

口服液:口服。一岁以内一次 2.5～5ml,一岁至三岁一次 5～10ml,三岁至七岁一次 10～15ml,七岁至十二岁一次 15～20ml,一日 3～4 次。

颗粒剂:口服。一岁以内一次 0.5～1g,一岁至三岁一次 1～2g,三岁至七岁一次 2～3g,七岁至十二岁一次 3～4g,一日 3～4 次。

糖浆:口服。一岁以内一次 2.5～5ml,一岁至三岁一次 5～10ml,三岁至七岁一次 10～15ml,七岁至十二岁一次 15～20ml,一日 3～4 次。

【规格】

口服液:每支装 10ml

颗粒剂:每袋装 2g

糖浆:每瓶装　(1)120ml　(2)10ml

【参考文献】　[1]王卉,胡思源,刘虹.小儿热速清颗粒治疗小儿外感发热(风热证)的多中心临床研究.中国中西医结合儿科学,2012,4(3):250-252.

[2]陈勤,吴惠芬.小儿热速清治疗化脓性扁桃体炎 78 例.浙江中西医结合杂志,2002,12(17):437.

[3]李建国,韩月霞,朱珊.小儿热速清口服液对流感病毒在鸡胚中繁殖的实验研究.河南中医,1991,11(1):14.

[4]李建国,韩月霞,朱珊.小儿热速清口服液对 FM1 病毒感染小鼠的保护性实验及呼吸、免疫器官病理观察.河南中医,1991,11(2):35.

[5]苗明三,李中心,朱志军,等.小儿热速清口服液的解热抗炎作用的研究.河南中医,1991,11(6):11.

[6]苗明三,李晏龄,徐秋屯.小儿热速清口服液的镇咳祛痰作用及免疫功能的影响.河南中医,1992,12(4):171-173.

[7]曾国建,阮学东.小儿热速清口服液治致皮疹 1 例.药物流行病学杂志,2001,10(1):49.

双黄连栓(小儿消炎栓)

Shuanghuanglian Shuan(Xiao'er Xiaoyan Shuan)

【药物组成】　金银花、黄芩、连翘。

【功能与主治】　疏风解表,清热解毒。用于外感风热所致的感冒,症见发热、咳嗽、咽痛;上呼吸道感染、肺炎见上述证候者。

【方解】　方中金银花性味甘寒,芳香疏散,善散肺经热邪,又可清解心胃之热毒,为辛凉解表、清热解毒之良药,故为君药;黄芩苦寒,长于清肺热与上焦实火,并能清热燥湿,泻火解毒;连翘味苦,性微寒,既能清热解毒,又能透表达邪,长于清心火而散上焦之热。共奏疏风解表、清热解毒之功。

【临床应用】　感冒　因外感风热所致。症见发热、微恶风、汗泄不畅、头胀痛、鼻塞流黄浊涕、咳嗽、舌红苔薄黄、脉浮数;上呼吸道感染见上述证候者。

【不良反应】　目前尚未检索到不良反应报道。

【禁忌】　尚不明确。

【注意事项】

1. 风寒感冒者不适用。

2. 脾胃虚寒者慎用。

3. 饮食宜清淡,忌食辛辣、厚味食物。

【用法与用量】　直肠给药。小儿一次 1 粒,一日 2～3 次。

【规格】　每粒重 1.5g

小儿金丹片

Xiao'er Jindan Pian

【药物组成】　葛根、牛蒡子、薄荷脑、荆芥穗、西河柳、羌活、防风、大青叶、玄参、地黄、赤芍、冰片、橘红、川贝母、胆南星、清半夏、前胡、桔梗、朱砂、钩藤、天麻、水牛角、羚羊角、木通、枳壳、甘草。

【功能与主治】　祛风化痰,清热解毒。用于外感风热、痰火内盛所致的感冒,症见发热、头痛、咳嗽、气喘、咽喉肿痛、呕吐及急惊风。

【方解】 方中葛根、牛蒡子、薄荷脑、荆芥穗疏散风热;西河柳、羌活、防风性温疏散,可增强辛凉解表之功,共同发挥祛风散热作用,共为君药。大青叶、玄参、地黄、赤芍、冰片清热凉血解毒,消肿散结利咽,共为臣药。橘红、川贝母、胆南星、清半夏、前胡、桔梗清肺化痰,止咳平喘;朱砂、钩藤、天麻、水牛角、羚羊角镇静安神,平肝息风;木通清热利水;枳壳理气行滞,共为佐药。甘草调和诸药,为使药。诸药合用,共奏祛风化痰、清热解毒之功。

【临床应用】

1. 感冒 因小儿外感风热,痰火内盛所致。症见发热、头痛,气喘,咳嗽,痰黄,口渴,咽痛,舌红,苔薄黄;上呼吸道感染见上述证候者。

2. 喉痹 因痰热内蕴,外感风热,邪毒上冲咽喉所致。症见发热,头痛,有汗,咳嗽痰黄,口渴引饮,局部黏膜充血、红肿,咽喉干痛;急性咽炎见上述证候者。

3. 急惊风 小儿素体内蕴痰热,感受风热,痰热夹杂,热极生风所致。症见发热,咳嗽,咽红,烦躁,神昏,惊厥;小儿高热惊厥见上述证候者。

【不良反应】 目前尚未检索到不良反应报道。

【禁忌】 尚不明确。

【注意事项】

1. 肺肾阴虚喉痹者慎用。

2. 脾虚肝旺慢脾风者慎用。

3. 脾胃虚弱者慎用。

4. 本品含有朱砂,不宜久用、过量服用。

5. 小儿高热惊厥抽搐不止,应及时送医院抢救。

6. 饮食宜清淡,忌食辛辣食物。

【用法与用量】 口服。周岁一次 0.6g,周岁以下酌减,一日 3 次。

【规格】 每片重 (1)0.2g (2)0.3g

香苏正胃丸
Xiangsu Zhengwei Wan

【药物组成】 广藿香、紫苏叶、香薷、姜厚朴、麸炒枳壳、陈皮、砂仁、炒白扁豆、茯苓、炒山楂、炒六神曲、炒麦芽、滑石、朱砂、甘草。

【功能与主治】 解表化湿,和中消食。用于小儿暑湿感冒,症见头痛发热、停食停乳、腹痛胀满、呕吐泄泻、小便不利。

【方解】 方中广藿香、紫苏叶、香薷辛温发散,有解表祛暑化湿作用。其中藿香祛暑解表,芳香化湿;香薷、紫苏发散风寒,增强解表散风之力,共为君药。厚朴、枳壳理气燥湿、下气除满;陈皮、砂仁和胃醒脾、行气消胀,

共为臣药。白扁豆、茯苓健脾益气利湿;山楂、六神曲、麦芽消食化积;滑石清暑利水;朱砂镇心安神,共为佐药。甘草健脾和中,调和诸药,为使药。诸药合用,共奏解表化湿、和中消食之功。

【临床应用】

1. 暑湿感冒 因外感暑湿,又兼伤食停乳,脾胃不和所致。症见发热恶寒,无汗,头痛,身疼,鼻塞流涕,呕逆,不食,脘腹胀满,舌苔白滑或滑腻,脉浮弦;胃肠型感冒见上述证候者。

2. 泄泻 因感受暑湿,食积停滞,饮食不消,运化失职所致。症见频频腹泻,泻而不爽,呕吐不食,发热微恶寒,口渴不思饮,倦怠,腹胀腹痛,舌苔厚腻,脉濡数;急性胃肠炎见上述证候者。

3. 呕吐 因感受暑湿、食积停滞,脾胃失和,胃气上逆所致。症见呕吐酸腐,嗳气,厌食,得食愈甚,吐后反快,大便秽臭,或溏或秘,伴发热微恶寒,头身疼痛,胸脘满闷,腹胀,苔白腻,脉濡缓;急性胃炎、消化不良见上述证候者。

【不良反应】 目前尚未检索到不良反应报道。

【禁忌】 尚不明确。

【注意事项】

1. 风热感冒者慎用。

2. 本品含有朱砂,不宜过量、久用。

3. 忌食生冷、辛辣、油腻不易消化食物。

【用法与用量】 口服。一次 1 丸,一日 1～2 次;周岁以内小儿酌减。

【规格】 每丸重 3g

健儿清解液
Jian'er Qingjie Ye

【药物组成】 金银花、连翘、菊花、苦杏仁、山楂、陈皮。

【功能与主治】 清热解表,祛痰止咳,消滞和中。用于小儿外感风热兼夹食滞所致的感冒发热、口腔糜烂、咳嗽咽痛、食欲不振、脘腹胀满。

【方解】 方中金银花清热解毒,消肿利咽,为君药。连翘轻清而浮,能去上焦诸热,又善消肿散结;菊花疏散风热,清热解毒,二药共为臣药。苦杏仁止咳定喘;山楂消食化积,散瘀行滞;陈皮理气健脾,和胃止呕,燥湿化痰,共为佐药。诸药合用,共奏清热解表、祛痰止咳、消滞和中之功。

【临床应用】

1. 感冒 因小儿脏腑娇嫩,外邪入侵,肺卫失和,乳

食停滞所致。症见发热,咳嗽,咽痛;上呼吸道感染见上述证候者。

2. 厌食　小儿饮食不节,运化欠佳,乳食停滞,复感外邪所致。症见不思饮食,脘腹胀满,口腔糜烂,咳嗽,咽痛,发热,头痛;小儿上呼吸道感染兼厌食、口腔糜烂见上述证候者。

有报道,本品可用于疱疹性口炎的治疗[1]。

【药理毒理】　本品有解热、镇咳和抗炎作用。

1. 解热　本品对酵母致大鼠体温升高具有拮抗作用[2]。

2. 镇咳　本品能延长氨水诱发小鼠咳嗽的潜伏期,减少咳嗽次数[2]。

3. 抗炎　本品能抑制二甲苯致小鼠耳肿胀,降低醋酸致小鼠腹腔毛细血管通透性的增加[2]。

【不良反应】　目前尚未检索到不良反应报道。

【禁忌】　尚不明确。

【注意事项】

1. 脾胃虚寒、大便稀溏者慎用。

2. 6 岁以上儿童可在医师指导下加量服用。

3. 忌食生冷、辛辣及油腻食物。

【用法与用量】　口服。一次 10～15ml,婴儿一次 4ml,五岁以内 8ml,六岁以上酌加,一日 3 次。

【参考文献】　[1]宋莉,佟玲,李红.健儿清解液治疗原发性疱疹性口炎的临床观察.辽宁中医药大学学报,2009,11(5):108-109.

[2]孔少珊,洪育萍,陈海,等.健儿清解液的药效学研究.现代医院,2005,5(8):81.

黄栀花口服液

Huangzhihua Koufuye

【药物组成】　黄芩、金银花、大黄、栀子。

【功能与主治】　清肺泻热。用于小儿外感风热证,症见发热、头痛、咽赤肿痛、心烦、口渴、大便干结、小便短赤;小儿急性上呼吸道感染见上述证候者。

【方解】　方中黄芩清肺泻火,为君药;金银花清热解毒,透表散邪,为臣药;大黄清热泻火、解毒通便,使肺热从大肠下泻而气得肃降;栀子清泻三焦火热毒邪,并通利小便,助邪热由小便而解,共为佐药。诸药合用,共奏清肺解表、泻火解毒之功。

【临床应用】　**感冒**　小儿外感风热所致。症见发热、咳嗽、鼻塞、流涕、头晕、头痛、咽赤肿痛、心烦、口渴、大便干结、小便短赤;上呼吸道感染、疱疹性咽炎见上述证候者。

文献报道,本品可用于小儿病毒性心肌炎、水痘的治疗[1,2]。

【不良反应】　本品可致恶心、呕吐、腹泻。

【禁忌】　尚不明确。

【注意事项】　脾胃虚寒、大便次数多者不宜使用。

【用法与用量】　饭后服。二岁半至三岁一次 5ml,四岁至六岁一次 10ml,七岁至十岁一次 15ml,十一岁以上一次 20ml,一日 3 次;疗程 3 天,或遵医嘱。

【规格】　每支装 10ml

【贮藏】　密封,置阴凉处。

【参考文献】　[1]王凯,高连重,杨垒,等.黄栀花口服液治疗小儿病毒性心肌炎 36 例.北京中医药大学学报,2000,23(1):75.

[2]李培杰,商梅,张雯,等.黄栀花口服液治疗水痘 62 例.北京中医药大学学报,2000,23(5):41.

小儿宣肺止咳颗粒

Xiao'er Xuanfei Zhike Keli

【药物组成】　麻黄、防风、西南黄芩、桔梗、白芥子、苦杏仁、葶苈子、马蓝、黄芪、淮山药、山楂、甘草。

【功能与主治】　宣肺解表,清热化痰。用于小儿外感咳嗽,痰热壅肺所致的咳嗽痰多、痰黄黏稠、咳痰不爽。

【方解】　方中麻黄宣肺气,开腠理,散风寒,为君药。防风祛风胜湿,助麻黄解表之力;黄芩清解从阳而化之热,遏阻热势,共为臣药。桔梗、白芥子辛散宣肺化痰;杏仁、葶苈子降气止咳;马蓝苦寒清热解毒,助黄芩行清解之效;黄芪、淮山药、山楂健脾益气、消食和胃,共为佐药。甘草调和诸药,缓和药性,为使药。共奏宣肺解表、清热化痰之功。

【临床应用】　**咳嗽、肺炎喘嗽**　因小儿外感风热,肺失宣肃,津聚为痰,痰热壅肺所致。症见咳嗽痰多,痰黄黏稠,咯痰不爽,气喘,甚则呼吸困难,可伴发热,黄涕,咽部肿痛,舌红苔薄黄或黄,脉浮数或滑数;小儿气管炎、支气管炎、毛细支气管炎、肺炎见上述证候者。

【药理毒理】　**抗病毒**　体外试验,本品对流感病毒鼠肺适应株(FM₁)、流感病毒 A3 京科 95-30 株病毒感染有抑制作用,对柯萨奇病毒 B6 病毒株(CVB6)感染有延缓和减轻病变作用。体内试验,本品能降低感染 FM₁ 病毒小鼠的肺指数[1]。

【不良反应】　目前尚未检索到不良反应报道。

【禁忌】　尚不明确。

【注意事项】

1. 风寒咳嗽者慎用。

2. 忌食生冷食物。

【用法与用量】 用温开水冲服，1 岁以内一次 1/3 袋，一岁至三岁一次 2/3 袋，四岁至七岁一次 1 袋，八岁至十四岁一次 1.5 袋，一日 3 次，3 天为一疗程；或遵医嘱。

【规格】 每袋装 8g

【贮藏】 密封。

【参考文献】 [1]徐燕,孙文敏.小儿宣肺止咳颗粒抗流感病毒及 CVB6 病毒的药效学观察.天津医药,2000,28(7):416.

儿感清口服液
Erganqing Koufuye

【药物组成】 紫苏叶、荆芥穗、薄荷、黄芩、桔梗、化橘红、法半夏、甘草。

【功能与主治】 解表清热，宣肺化痰。用于小儿外感风寒、肺胃蕴热证，症见：发热恶寒，鼻塞流涕，咳嗽有痰，咽喉肿痛，口渴。

【方解】 方中紫苏叶与荆芥穗解表散寒、透邪外出，共为君药；薄荷、黄芩疏风清热，助君药解表兼清里热，共为臣药。桔梗宣肺利咽；化橘红、法半夏燥湿化痰，3 味合用能增强宣肺化痰之力，共为佐药。甘草清热解毒、祛痰止咳，并调和诸药，为使药。诸药合用，共奏解表清热、宣肺化痰之功。

【临床应用】 感冒 因小儿素体肺胃蕴热，复感风寒所致。症见发热恶寒，鼻塞，流清涕，咽喉肿痛，咳嗽有痰，色白，口渴，舌淡红或红，苔白，脉浮滑；小儿上呼吸道感染见上述证候者。

【不良反应】 目前尚未检索到不良反应报道。

【禁忌】 尚不明确。

【注意事项】

1. 服药 3 天症状无改善或服药期间症状加重者，应及时就医。

2. 忌食辛辣、生冷、油腻食物。

【用法与用量】 口服，一岁至三岁一次 10ml，一日 2 次，四岁至七岁一次 10ml，一日 3 次；八岁至十四岁，一次 20ml，一日 3 次。

【规格】 每支装 10ml

【贮藏】 密封，置阴凉处。

小儿清热利肺口服液
Xiao'er Qingre Lifei Koufuye

【药物组成】 麻黄、生石膏、银花、连翘、牛蒡子

（炒）、射干、苦杏仁、葶苈子、车前子、瓜蒌皮、海浮石。

【功能与主治】 清热宣肺，止咳平喘。用于小儿咳嗽风热犯肺证，症见发热，咳嗽或咯痰，流涕或鼻塞，咽痛，口渴，舌红或苔黄；小儿急性支气管炎见上述证候者。

【方解】 方中麻黄宣肺解表，止咳平喘；生石膏清泄肺热，共为君药。银花、连翘清热解毒，轻宣疏散；牛蒡子、射干清热解毒，利咽祛痰，共为臣药。杏仁苦泄降气，止咳平喘；葶苈子泻肺消痰；车前子清肺化痰；瓜蒌皮宽胸利气，化痰止咳；海浮石清肺化痰，共为佐药。诸药合用，共奏清热宣肺、止咳平喘之功。

【临床应用】 咳嗽 因风热犯肺所致。症见咳嗽痰黄，鼻流浊涕，口渴，咽痛，伴发热恶风，微有汗出，舌红苔薄黄，脉浮数；小儿急性支气管炎见上述证候者。

【不良反应】 目前尚未检索到不良反应报道。

【禁忌】 尚不明确。

【注意事项】

1. 肺虚咳嗽慎用。

2. 忌食生冷食物。

【用法与用量】 口服：儿童一岁至二岁一次 3～5ml，三岁至五岁一次 5～10ml，六岁至十四岁一次 10～15ml，一日 3 次。

【规格】 每支装 10ml

小儿柴桂退热口服液（颗粒）
Xiao'er Chaigui Tuire Koufuye（Keli）

【药物组成】 柴胡、桂枝、葛根、浮萍、白芍、黄芩、蝉蜕。

【功能与主治】 发汗解表，清里退热。用于外感发热。症见：发热、头身痛、流涕、口渴、咽红、溲黄、便干。

【方解】 方中柴胡、桂枝发汗解表，共为君药。葛根、浮萍解肌透表，共为臣药。白芍敛阴和营，以防柴、桂发汗太过；黄芩清表里之热；蝉蜕疏散风热，清热利咽，共为佐药。诸药相配，共奏发汗解表、清里退热之功。

【临床应用】

感冒 风热外袭，邪犯卫表，腠理失宣所致。症见发热，恶风，头身痛，流涕，咳嗽，咳痰，咽痛，舌苔薄黄，脉浮数；急性上呼吸道感染见上述证候者[1]

文献报道，本品还用于治疗手足口病、疱疹性咽峡炎[2,3]。

【药理毒理】 本品有解热、抗炎、抗病原微生物和抗惊厥等作用。

1. 解热　本品对伤寒-副伤寒甲乙三联菌苗致家兔发热和2,4-二硝基酚致大鼠发热均有抑制作用,可促进小鼠汗出[4]。

2. 抗炎　本品可抑制2‰复合巴豆油导致的小鼠耳肿胀的早期炎症渗出,抑制角叉菜胶所致的大鼠踝关节肿胀[4]。

3. 抗病原微生物　体外实验,本品对金黄色葡萄球菌、肺炎球菌、流感杆菌、乙型链球菌均有抑制作用[4];鸡胚实验,本品可抑制甲型流感病毒A3和乙型流感病毒B,可提高甲、乙型流感病毒感染小鼠的肺指数[4]。

4. 抗惊厥　本品可延长士的宁导致的小鼠惊厥潜伏期以及死亡时间,减少其自主活动[4]。

【不良反应】　目前尚未检索到不良反应报道。

【禁忌】　尚不明确。

【注意事项】　尚不明确。

【用法与用量】　口服液:口服。一岁以内一次5ml,一岁至三岁一次10ml,四岁至六岁一次15ml,七岁至十四岁一次20ml。一日4次,三天为一个疗程。

颗粒剂:开水冲服。一岁以内一次2.5g(半袋);一岁至三岁一次5g(1袋);四岁至六岁一次7.5g(1袋半);七岁至十四岁一次10g(2袋),一日4次,3天为一个疗程。

【规格】　口服液:每支装10ml

颗粒剂:每袋装5g

【参考文献】　[1]甘雨新,张怡.小儿柴桂退热颗粒治疗儿童外感发热临床疗效观察.中药与临床,2011,2(5):51-52.

[2]刘丽霞,白龙.小儿柴桂退热颗粒治疗小儿手足口病81例.西部中医药,2012,25(8):68-69.

[3]钟东岳,张福隆.小儿柴桂退热颗粒治疗疱疹性咽峡炎的临床疗效观察.临床医学工程,2011,18(4):542-543.

[4]刘德胜,金顺善,刘善慧,等.小儿柴桂退热口服液的药理作用.长春中医学院学报,1999,15(4):44-46.

小儿豉翘清热颗粒

Xiao'er Chiqiao Qingre Keli

【药物组成】　淡豆豉、连翘、薄荷、荆芥、栀子(炒)、大黄、厚朴、槟榔、黄芩、柴胡、半夏、青蒿、赤芍、甘草。

【功能与主治】　疏风解表,清热导滞。用于小儿风热感冒挟滞证,症见发热咳嗽,鼻塞流涕,咽红肿痛,纳呆口渴,脘腹胀满,便秘或大便酸臭,溲黄。

【方解】　方中淡豆豉辛而微温,透解表邪,宣泄郁热;连翘清心泻火,解散上焦之热,两者共为君药。薄荷辛凉,疏散风热,清利头目,且可解毒利咽;荆芥辛温,散

风解表,宣毒透疹;栀子苦寒清降,性缓下行,清心肺之火而利小便;大黄苦寒沉降,荡涤肠胃积滞,以上四味相须为用,既可助君药疏风解表,又可清热导滞,共为臣药。厚朴辛苦温,善除胃中滞气,能下有形之实满,又可散无形之湿满;槟榔辛苦温,可降气行滞;黄芩为清热燥湿之上品,能清肺和大肠之蕴热;柴胡微苦微辛,气平微寒具有轻清上升,宣透疏达,可外解少阳之表,内泻阳明之实热;半夏燥湿化痰,和胃降逆;青蒿苦寒芳香,清泻肝胆和血分之热;赤芍苦微寒,善于清热凉血活瘀通络,共为佐药。甘草调和诸药,为使药。诸药合用,共奏疏风解表、清热导滞之功。

【临床应用】

1. 感冒　乳食停滞,复因外感所致。症见发热,鼻塞流涕,咳嗽,腹部胀满,恶心呕吐,食欲不振,大便不调,苔黄厚腻,脉浮数;急性上呼吸道感染见上述证候者[1,2]。

2. 乳蛾　内有积热,复感风邪,风热相搏,气血壅滞于咽旁所致。症见咽喉疼痛剧烈,连及耳根及颌下,吞咽困难,喉核红肿较甚,表面可有黄白色脓点,或连成伪膜,高热,口渴喜饮,口臭,舌质红赤,苔黄厚,脉数;急性扁桃体炎见上述证候者[3]。

3. 急喉痹　外感风热,侵袭咽喉所致。症见咽喉肿痛,发热,恶寒,便秘,溲赤,苔黄腻,脉数;急性咽炎见上述证候者[4]。

文献报道,本品还用于疱疹性咽峡炎、幼儿急疹的治疗[5,6]。

【不良反应】　目前尚未检索到不良反应报道。

【禁忌】　尚不明确。

【注意事项】　尚不明确。

【用法与用量】　开水冲服。六个月至一岁一次1～2g,一岁至三岁一次2～3g,四岁至六岁一次3～4g,七岁至九岁一次4～5g,十岁以上一次6g,一日三次。

【规格】　每袋装　(1)2g　(2)4g

【参考文献】　[1]胡思源,刘虹,贺爱燕,等.豉翘清热颗粒治疗小儿风热感冒挟滞证的临床研究.天津中医药,2008,25(2):103-104.

[2]丁樱,闫永彬,吴力群,等.小儿豉翘清热颗粒治疗病毒性上呼吸道感染患儿的临床效果分析.中华医院感染学杂志,2014,24(20):5145-5146,5152.

[3]杨耀锋.小儿豉翘清热颗粒治疗小儿急性扁桃体炎疗效观察.内蒙古中医药,2010,29(24):19-20.

[4]马永寿,李桂英.小儿豉翘清热颗粒治疗小儿咽炎型急性上呼吸道感染疗效观察.中国中西医结合儿科学,2011,3(1):50-51.

[5]方瑜.小儿豉翘清热颗粒治疗小儿疱疹性咽峡炎的临床疗效观察.吉林医学,2012,33(23):5008.

[6]汤素梅.豉翘清热颗粒治疗幼儿急疹的临床分析.吉林医学,2014,35(36):8058-8059.

小儿解感片
Xiao'er Jiegan Pian

【药物组成】 大青叶、柴胡、黄芩、桔梗、荆芥、甘草。

【功能与主治】 清热解表,利咽止咳。用于感冒发烧,头痛鼻塞,咳嗽喷嚏,咽喉肿痛。

【方解】 方中大青叶苦寒,清热解毒利咽;柴胡苦辛微寒,解表退热,共为君药。黄芩苦寒,清热燥湿,泻火解毒;桔梗苦辛平,利咽止咳;荆芥辛微温,配入辛凉解表方中,增强辛散透表之力,是为去性取用之法,共为臣药。甘草既可调和诸药,又可合桔梗利咽止咳,是佐使之用。诸药合用,共奏清热解表、利咽止咳之功。

【临床应用】 感冒 外感风热,邪犯卫表所致。症见发热,头痛,鼻塞流黄浊涕,咳嗽,痰黏而黄,咽燥或咽痛,口渴欲饮,舌苔黄,脉浮数;急性上呼吸道感染见上述证候者[1]。

【不良反应】 目前尚未检索到不良反应报道。

【禁忌】 尚不明确。

【注意事项】 尚不明确。

【用法与用量】 口服。一岁至三岁一次1片,四岁至六岁一次2片,九岁至十四岁一次3片;或遵医嘱。

【规格】 每素片重0.3g

【参考文献】 [1]农棉外.小儿解感颗粒治疗小儿急性上呼吸道感染临床研究.中医学报,2013,28(8):1253-1254.

小儿清肺丸
Xiao'er Qingfei Wan

【药物组成】 前胡、天花粉、黄芩、桑白皮、浮海石(煅)、化橘红、苦杏仁(炒)、紫苏子、莱菔子、旋覆花、桔梗、薄荷、紫苏、甘草。

【功能与主治】 宣肺解表,止咳化痰。用于急性支气管炎、风热感冒、咳嗽,吐白黏痰或黄稠痰。

【方解】 方中前胡苦辛微寒,散风清热,降气化痰,天花粉甘苦微寒,清泻肺热而不伤津,共为君药。黄芩、桑白皮、浮海石清热化痰;化橘红、苦杏仁、紫苏子、莱菔子、旋覆花降气止咳化痰,共为臣药。桔梗宣肺祛痰,载药上行;薄荷辛凉,疏散风热;紫苏辛温,既可解表,又可佐制上述寒凉药物,共为佐药。甘草为佐使,既可祛痰

止咳,又可调和诸药。诸药合用,共奏宣肺解表、止咳化痰之功。

【临床应用】 咳嗽 风热犯肺,肺失宣肃,热灼津液,炼液为痰,痰阻气道所致。症见咳嗽,吐白黏痰或黄稠痰,流涕,舌红苔黄或白,脉数;急性上呼吸道感染、急性支气管炎见上述证候者。

【不良反应】 目前尚未检索到不良反应报道。

【禁忌】 尚不明确。

【注意事项】

1. 风寒表证引起的咳嗽、心功能不全者慎用。

2. 支气管扩张、肺脓疡、肺心病、肺结核患者出现咳嗽时应去医院就诊。

3. 儿童、孕妇、哺乳期妇女、年老体弱及脾虚便溏者应在医师指导下服用。

4. 忌辛辣、生冷、油腻食物。

【用法与用量】 口服。一日2次。一次服用量为:一岁服半丸,二岁服1丸,三岁服1丸半,三岁以上酌增。

【规格】 每丸重3g

小儿双清颗粒
Xiao'er Shuangqing Keli

【药物组成】 连翘、石膏、薄荷脑、荆芥穗、拳参、板蓝根、厚朴、莱菔子、人工牛黄、冰片、羚羊角、水牛角浓缩粉。

【功能与主治】 清热解毒,表里双解。用于小儿外感属表里俱热证,见发热,流涕,咽红,口渴,便干,溲赤,舌红,苔黄者;急性上呼吸道感染见上述证候者。

【方解】 方中连翘苦微寒清热解毒、疏散在表之风热;石膏甘辛大寒,清肺胃之里热,共为君药。薄荷脑、荆芥穗增强疏散风热之功;拳参、板蓝根加强清热解毒之效,共为臣药。厚朴、莱菔子有降气化痰平喘作用;小儿易热盛动风,故加人工牛黄、冰片、羚羊角、水牛角浓缩粉清心平肝,息风定惊,共为佐药。诸药合用,共奏清热解毒、表里双解之功。

【临床应用】 感冒 外感风热,邪热入里化热,肺胃热盛所致。症见发热,咽喉肿痛,头痛,口干口臭为主,伴有流黄涕、咳嗽,舌质红,苔黄,指纹青紫,脉滑数;急性上呼吸道感染见上述证候者[1]。

【不良反应】 目前尚未检索到不良反应报道。

【禁忌】 尚不明确。

【注意事项】

1. 婴儿及糖尿病患儿应在医师指导下服用。

2. 风寒感冒者不适用。

3. 高热者(38.5℃以上)及重症患者应及时去医院就诊。

4. 脾虚易腹泻者慎服。

5. 服药 3 天症状无缓解,应去医院就诊。

6. 忌食辛辣、生冷、油腻食物。

【用法与用量】 开水冲服。周岁以内小儿一次 0.5～1 袋,一岁至三岁一次 1～1.5 袋,四岁至六岁一次 1.5～2 袋,七岁以上一次 2～2.5 袋,一日 3 次;重症者于服药后 2 小时加服 1 次。

【规格】 每袋装 2g

【参考文献】 [1]王健,胡思源,李新民,等.小儿双清颗粒治疗小儿急性上呼吸道感染表里俱热证 304 例临床观察.中医杂志,2013,54(5):395-397.

荆肤止痒颗粒
Jingfu Zhiyang Keli

【药物组成】 荆芥、防风、地肤子、茯苓、野菊花、鱼腥草、焦山楂(炒)。

【功能与主治】 祛风、除湿,清热解毒、止痒。用于儿童风热型或湿热型丘疹性荨麻疹。症状可见脓疱疮、风团、水泡、瘙痒等。

【方解】 方中荆芥、防风辛散透达苦以泄降,疏风散邪,使风去则痒止,共为君药。地肤子清热利湿止痒;茯苓健脾渗湿,是为湿邪而设;野菊花、鱼腥草苦寒,清热解毒,是为热邪而设,共为臣药。焦山楂消食和胃,为佐药。诸药合用,共奏祛风除湿、清热解毒、止痒之功。

【临床应用】 瘾疹 风热侵袭人体肌肤腠理之间,或湿热内蕴,内不得疏泄,外不得透达所致。症见风团样丘疹,皮肤瘙痒,恶风,身热,口渴,尿黄,舌边尖红,苔薄白或薄黄,脉浮数者;丘疹性荨麻疹见上述证候者[1]。

【不良反应】 本品可致恶心、呕吐。

【禁忌】 尚不明确。

【注意事项】

1. 服用或注射某种药物而发生的荨麻疹为药物过敏(药疹)所致,应及时到医院就诊。

2. 如出现脓疱疮,应在医师指导下服用。

3. 因肾病、糖尿病、黄疸、肿瘤引起的皮肤瘙痒,应以治疗病因为主。若需用本品时,应在医师指导下服用。

4. 服药 3～6 天症状无缓解,应去医院就诊。

5. 饮食宜清淡,忌食油腻、海鲜类及辛辣食物。

【用法与用量】 开水冲服。六岁至十四岁一次 1 袋,一日 3 次;三岁至五岁一次 1 袋,一日 2 次;一岁至二岁一次半袋,一日 3 次;一岁以下每次半袋,一日 2 次。疗程 3 至 6 天。

【规格】 每袋装 3g

【参考文献】 [1]赵晶,王楠,杨娜,等.荆肤止痒颗粒治疗丘疹性荨麻疹风热证临床研究.长春中医药大学学报,2013,29(2):207-209.

二、清热剂

清热剂主要由金银花、连翘、蒲公英、黄芩、金果榄、黄连、大黄、蓼大青叶、板蓝根等清热解毒、消肿利咽药物组成,重在清解上焦热毒,用于小儿急性咽炎、急性扁桃体炎、腮腺炎、口疮等。因诸剂偏于苦寒降泄,不宜过服,体弱小儿应慎用。

小儿咽扁颗粒
Xiao'er Yanbian Keli

【药物组成】 金银花、射干、金果榄、桔梗、玄参、麦冬、人工牛黄、冰片。

【功能与主治】 清热利咽,解毒止痛。用于小儿肺卫热盛所致的喉痹、乳蛾,症见咽喉肿痛、咳嗽痰盛、口舌糜烂;急性咽炎、急性扁桃体炎见上述证候者。

【方解】 方中金银花清热解毒,轻宣疏散;射干祛痰利咽,清热解毒,合用清宣肺卫,解毒利咽,共为君药。金果榄清咽止痛,解毒退热;桔梗开宣肺气,化痰利咽;玄参、麦冬养阴润燥,散结利咽,共为臣药。牛黄清热解毒,化痰开窍;冰片清热止痛,醒神开窍,共为佐药。诸药合用,共奏清热利咽、解毒止痛之功。

【临床应用】

1. 急喉痹 因外感风热,邪客咽部所致。症见咳嗽、咽部干燥、灼热疼痛,吞咽不利,咽部红肿,伴有发热恶寒,头痛,咳嗽痰黄;急性咽炎见上述证候者。

2. 急乳蛾 因外感风邪,肺卫蕴热,邪客喉核所致。症见咽部肿痛,吞咽不便,咽喉干燥,有灼热感,喉核红肿,伴有发热恶寒,头痛鼻塞,咳嗽有痰;急性扁桃体炎见上述证候者。

【不良反应】 目前尚未检索到不良反应报道。

【禁忌】 尚不明确。

【注意事项】

1. 虚火乳蛾、喉痹者慎用。

2. 症状加剧,高热不退、呼吸困难时,应及时到医院诊治。

3. 忌食生冷、辛辣、油腻食物。

【用法与用量】 开水冲服。一岁至二岁一次 4g 或

2g(无蔗糖),一日 2 次;三岁至五岁一次 4g 或 2g(无蔗糖),一日 3 次;六岁至十四岁一次 8g 或 4g(无蔗糖),一日 2~3 次。

【规格】 每袋装 (1)8g (2)4g(无蔗糖)

小儿化毒胶囊(散)
Xiao'er Huadu Jiaonang(San)

【药物组成】 人工牛黄、大黄、黄连、珍珠、雄黄、川贝母、天花粉、赤芍、乳香(制)、没药(制)、冰片、甘草。

【功能与主治】 清热解毒,活血消肿。用于热毒内蕴、毒邪未尽所致的口疮肿痛、疮疡溃烂、烦躁口渴、大便秘结。

【方解】 方中牛黄、大黄清热解毒,活血消肿,泻热通便,共为君药。黄连清热泻火,燥湿解毒;珍珠清热解毒,生肌敛疮;雄黄解毒消肿;川贝母、天花粉清热化痰,散结解毒,消肿排脓,共为臣药。赤芍、乳香、没药凉血活血祛瘀,消肿生肌止痛;冰片清热止痛,具有内清外透之力,共为佐药。甘草清热解毒,又能调和诸药,为使药。诸药合用,共奏清热解毒、活血消肿之功。

【临床应用】

1. 口疮 因小儿积热上熏口舌所致。症见口腔溃疡,周围红赤,灼热疼痛,口臭流涎,饮食困难,发热,烦躁,大便干燥,小便短赤,舌红苔黄,脉滑数;口腔溃疡见上述证候者。

2. 喉痹 由邪热壅盛,上冲咽喉所致。症见壮热,头痛,烦躁,口干狂饮,小便少而赤,大便干结,局部黏膜充血严重,黄白色点状渗出物很多,口臭;急性咽炎见上述证候者。

3. 疮疖 因皮肤不洁,感染邪毒所致。症见疮疖红肿热痛,脓液稠黄;化脓性皮肤病见上述证候者。

【不良反应】 目前尚未检索到不良反应报道。

【禁忌】 尚不明确。

【注意事项】

1. 肺胃阴虚喉痹者慎用。

2. 阴虚火旺,虚火上炎致口疮者慎用。

3. 脾胃虚弱、体质弱者慎用。

4. 本品含有雄黄,不宜过量久用。

5. 饮食宜清淡,忌用辛辣、油腻食物。

【用法与用量】 胶囊剂:口服。一次 2 粒,一日 1~2 次;三岁以内小儿酌减。外用,敷于患处。

散剂:口服。一次 0.6g,一日 1~2 次。三岁以内小儿酌减。外用,敷于患处。

【规格】 胶囊剂:每粒装 0.3g

腮 腺 炎 片
Saixianyan Pian

【药物组成】 蓼大青叶、板蓝根、连翘、蒲公英、夏枯草、牛黄。

【功能与主治】 清热解毒,消肿散结。用于瘟毒内袭、热毒蕴结所致的痄腮,症见发热、头痛、腮部漫肿、咽红面痛;急性腮腺炎见上述证候者。

【方解】 方中蓼大青叶、板蓝根苦寒,清热解毒,凉血消肿,共为君药。连翘、蒲公英、夏枯草疏风清热,凉血解毒,散结消肿;用少量牛黄,以增全方清热解毒之效,合为臣药。诸药合用,共奏清热解毒、消肿散结之功。

【临床应用】 **痄腮** 因瘟毒内袭,毒热蕴结所致。症见腮部漫肿、胀痛、坚硬拒按,发热,头痛,口渴引饮,咽红肿痛;急性腮腺炎见上述证候者。

【不良反应】 目前尚未检索到不良反应报道。

【禁忌】 尚不明确。

【注意事项】

1. 体弱、脾胃虚寒者当中病即止,不宜长期使用。

2. 发热不退,腮肿加重,需及时到医院诊治。

3. 应隔离治疗。

4. 要卧床休息,多喝水,忌生冷、油腻、辛辣、腥味食物。

【用法与用量】 口服。一次 6 片,一日 3 次。

【规格】 每片重 0.3g

金 银 花 露
Jinyinhua Lu

【药物组成】 金银花。

【功能与主治】 清热解毒。用于暑热内犯肺胃所致的中暑、痱疹、疖肿,症见发热口渴、咽喉肿痛、痱疹鲜红、头部疖肿。

【方解】 方中金银花具有清热解毒、消痈散肿的功能。本品加水蒸馏可得金银花露,有清暑解热作用,用治小儿热疖、痱子、暑热。

【临床应用】

1. 疖肿 因夏月感受暑热邪毒,或热毒蕴肤所致。症见疖肿红、肿、热、痛,重者头面疖肿累累,发热,口苦舌干,皮肤热疼痛,舌黄,脉数;多发性疖肿见上述证候者。

2. 痱疹 因夏日高温,湿热蕴结,熏蒸皮肤,闭塞毛孔,汗泄不畅所致。症见小儿面、颈背及胸部红色丘疹,肥胖者亦发于肘窝、腋窝及股内侧等皱襞处。初患时仅见皮肤片状红斑,继则发生多数密集丘疹或丘疱疹,如针尖大小,内含透明浆液;红色粟丘疹见上述证候者。

3. 中暑 因夏日暑气袭入,内热炽盛所致。症见身热面赤,心烦,口渴,头晕,头痛,肌肤汗出,胸闷乏力。

【不良反应】 目前尚未检索到不良反应报道。

【禁忌】 尚不明确。

【注意事项】

1. 疖肿加重,高热不退或中暑发热神昏,应及时送医院诊治。

2. 用治疖肿、痱疹时,要注意清洁皮肤。

3. 服用本品时多饮水,宜食清淡食物,忌食辛辣、鱼腥食物。

【用法与用量】 口服。一次 60～120ml,一日 2～3 次。

【规格】 每瓶装 (1)600ml (2)100ml (3)150ml

万应锭(胶囊)

Wanying Ding(Jiaonang)

【药物组成】 黄连、胡黄连、熊胆粉、牛黄、牛胆汁、香墨、儿茶、冰片、人工麝香。

【功能与主治】 清热,解毒,镇惊。用于邪毒内蕴所致的口舌生疮,牙龈、咽喉肿痛,小儿高热,烦躁易惊。

【方解】 方中黄连、胡黄连苦寒清降,清热泻火解毒,共为君药。熊胆、牛黄清热解毒,息风止痉;牛胆汁、香墨清热解毒,消肿,共为臣药。儿茶清肺化痰;冰片清热止痛;麝香开窍醒神,共为佐药。诸药合用,共奏清热解毒、镇惊之功。

【临床应用】

1. 口疮 因小儿心脾积热,熏灼口舌所致。症见口舌生疮,疮面红赤,灼热疼痛,口臭流涎,饮食困难,发热,烦躁,大便干结,小便黄赤,舌红苔黄,脉滑数;口腔溃疡见上述证候者。

2. 喉痹 因邪毒壅盛,或胃有郁热,上冲咽喉所致。症见壮热,头痛,烦躁,口干渴,小便短赤,大便干结,局部黏膜红肿充血严重,上有黄白色脓点,渗出物多,口臭;急性咽炎、扁桃体炎、化脓性扁桃体炎见上述证候者。

3. 急惊风 因外感风邪、内郁化火、热极生风所致。症见壮热,头痛,烦躁,神昏,惊厥,舌红苔黄,脉浮数;高热惊厥见上述证候者。

【药理毒理】 本品有解热、抗炎、抗菌、镇静等作用。

1. 解热 本品可降低伤寒菌苗和 2,4-二硝基苯酚所致的动物发热[1]。

2. 抗炎 本品对小鼠二甲苯致耳肿胀、醋酸致小鼠毛细血管通透性增高均有抑制作用[1]。

3. 抗菌、抗病毒 万应锭胶囊体外对金黄色葡萄球菌、甲型链球菌、乙型链球菌、肺炎双球菌、大肠埃希菌、福氏痢疾杆菌、变形杆菌均有抑制作用;对流感甲Ⅰ型、甲Ⅲ型、腺病毒Ⅲ型、腺病毒Ⅶ型有灭活作用[1]。

4. 镇静 本品能增加阈下剂量戊巴比妥钠引起小鼠的睡眠数[1]。

【不良反应】 目前尚未检索到不良反应报道。

【禁忌】 尚不明确。

【注意事项】

1. 肺胃阴虚所致喉痹者慎用。

2. 脾虚肝旺慢惊风证慎用。目前本品多用治口疮、咽痛五官科病证,急惊风证所用渐少。

3. 脾胃虚弱、体弱小儿不宜久用。

4. 饮食宜清淡,忌食辛辣、油腻食物。

【用法与用量】 锭剂:口服。一次 2～4 锭,一日 2 次;三岁以内小儿酌减。

胶囊剂:口服。〔规格(1)〕一次 1～2 粒,〔规格(2)〕一次 2～4 粒,一日 2 次;三岁以内小儿酌减。

【规格】 锭剂:每 10 锭重 1.5g

胶囊剂:每粒装 (1)0.3g (2)0.15g

【参考文献】 [1]万应胶囊新药申报资料,1996.

赛金化毒散

Saijin Huadu San

【药物组成】 牛黄、大黄、大黄(酒炒)、黄连、珍珠、雄黄、川贝母、天花粉、赤芍、乳香(制)、没药(制)、冰片、甘草。

【功能与主治】 清热解毒。用于毒火内热所致的口舌生疮、咳嗽痰黄、咽喉肿痛、大便秘结。

【方解】 方中牛黄清热解毒;大黄、酒大黄清热解毒,活血消肿,泻热通便,共为君药。黄连清热解毒;珍珠清热解毒生肌;雄黄解毒消肿;川贝母化痰散结;天花粉清热生津,消肿排脓;赤芍清热凉血,化瘀止痛;乳香、没药活血消肿,生肌止痛,共为臣药。冰片清热止痛,防腐生肌,善开火郁,具有内清外透之力,共为佐药。甘草清热解毒,又能调和诸药,为使药。诸药合用,共奏清热解毒之功。

【临床应用】

1. 口疮 因小儿心脾热盛,熏灼口舌,腐蚀肌膜所致。症见口舌生疮,周围红赤,灼热疼痛,口臭流涎,饮食困难,发热,烦躁,大便干燥,小便短赤,舌红苔黄,脉滑数;口腔溃疡见上述证候者。

2. 喉痹 因邪热壅盛传里,或肺胃郁热,上冲咽喉所致。症见发热,头痛,烦躁,口渴善饮,小便少而赤,大便干结,咽喉肿痛,局部黏膜充血严重,黄白色点状渗出物,口臭;急性咽炎见上述证候者。

3. 疮疖 因皮肤不洁,感染邪毒,凝滞气血,毒瘀互结所致。症见皮肤红肿热痛,脓液稠黄;化脓性皮肤病见上述证候者。

【不良反应】 目前尚未检索到不良反应报道。

【禁忌】 尚不明确。

【注意事项】

1. 虚火上浮口疮者慎用。

2. 阴虚火旺,虚火喉痹者慎用。

3. 阴疽漫肿者慎用。

4. 脾胃虚弱、体质弱者慎用。

5. 本品含有雄黄,不宜过量、久用。

6. 饮食宜清淡,忌用辛辣、油腻食物。

【用法与用量】 口服。一岁至三岁一次 0.5g,一日 2 次。周岁以下酌减。

【规格】 每袋装 0.5g

小儿清热宁颗粒
Xiao'er Qingrening Keli

【药物组成】 板蓝根、金银花、黄芩、牛黄、羚羊角粉、水牛角浓缩粉、冰片、柴胡。

【功能与主治】 清热解毒。用于外感温邪、脏腑实热所致的壮热、高热不退、咽喉肿痛、烦躁不安、大便干结。

【方解】 方中板蓝根清热凉血,解毒利咽,善于清泄入里之温疫时邪,为君药。金银花、黄芩疏散风热,清热解毒,泄上焦实火,外解内清,加强君药解毒清热之力,共为臣药。牛黄、羚羊角、水牛角、冰片清热凉血解毒,凉肝息风止痉,除烦热,定惊搐,既可助君臣诸药清热解毒,又防热极生风之变;柴胡疏散风热,使邪热由表而解,五药皆为佐药。诸药合用,共奏清热解毒之功。

【临床应用】 **感冒** 因小儿感受温热之邪所致。症见发热恶寒,壮热烦渴,高热不退,咽喉肿痛,烦躁不安,甚则惊厥,舌质红舌苔黄燥,脉洪数;急性上呼吸道感染见上述证候者。

文献报道,本品还用于疱疹性咽峡炎、化脓性扁桃体炎的治疗[1,2]。

【药理毒理】 本品有解热、抗炎、抗菌、抗病毒、镇痛等作用。

1. 解热 本品对伤寒、副伤寒甲、乙三联菌苗引起的家兔体温升高具有抑制作用[3]。

2. 抗炎 本品可抑制巴豆油引起的小鼠耳肿胀[3]。

3. 抗菌、抗病毒 本品对流感病毒感染引起的小鼠肺炎有抑制作用,可降低肺指数,对乙型溶血性链球菌感染的小鼠具有保护作用,可降低死亡率[3]。

4. 镇痛 本品可抑制醋酸所致小鼠扭体反应[3]。

【不良反应】 目前尚未检索到不良反应报道。

【禁忌】 尚不明确。

【注意事项】

1. 脾胃虚弱、体质弱者慎用。

2. 病情较重者可酌情增加剂量,或到医院就诊。

3. 饮食宜清淡,忌食辛辣、油腻食物。

【用法与用量】 开水冲服。一岁至二岁一次 4g,一日 2 次;三岁至五岁一次 4g,一日 3 次;六岁至十四岁一次 8g,一日 2～3 次。

【规格】 每袋装 8g

【参考文献】 [1]卢乐声.小儿清热宁治疗疱疹性咽峡炎临床观察.浙江中医药大学学报,2010,34(5):686.

[2]孙东海,洪佳璇,吴慧芬.小儿清热宁治疗化脓性扁桃体炎74 例.医药世界,2007,9(3):8.

[3]徐荣,沈鸿,高英杰,等.小儿清热宁颗粒的主要药效学研究.中国实验方剂学杂志,2002,8(6):38.

小儿肝炎颗粒
Xiao'er Ganyan Keli

【药物组成】 茵陈、黄芩、黄柏、栀子(姜炙)、大豆黄卷、通草、焦山楂、郁金。

【功能与主治】 清热利湿,解郁止痛。用于肝胆湿热所致的黄疸、胁痛、腹胀、发热、恶心呕吐、食欲减退、身体倦懒、皮肤黄染;黄疸型肝炎或无黄疸型肝炎见上述证候者。

【方解】 方中重用茵陈,清利湿热,利胆退黄,为治湿热黄疸要药,为君药。黄芩、黄柏清热燥湿,利胆退黄;加栀子以加强清热利湿,利胆退黄之功,共为臣药。大豆黄卷、通草渗利湿热;山楂、郁金活血化瘀,行气解郁,疏肝利胆退黄,共为佐药。诸药合用,共奏清热利湿、解郁止痛之功。

【临床应用】

1. 黄疸 因小儿肝胆湿热,胆汁郁滞,胆汁外溢黄染所致。症见身目发黄,胁痛,发热,口渴,饮食不振,恶心呕吐,小便黄赤;黄疸型肝炎见上述证候者。

2. 胁痛　因小儿湿热蕴结肝胆,失于疏泄所致。症见胁肋胀痛,口苦口干,腹胀发热,恶心呕吐,食欲减退,身体倦怠;急性肝炎见上述证候者。

【药理作用】　本品有保肝、抗胆汁淤滞和促进免疫作用。

1. 保肝　本品能拮抗 CCl_4 致肝损伤小鼠血中 ALT、AST 的升高,减轻肝细胞变性坏死程度[1]。本品能使 TAA 致急性肝损伤大鼠血中 ALT、AST、ALP 含量降低[1]。

2. 抗胆汁淤滞　本品能降低总胆红素含量和肝脏指数[1]。

3. 促进免疫　本品能增加小鼠网状内皮系统吞噬功能,提高血清溶血素含量[2]。

【不良反应】　目前尚未检索到不良反应报道。

【禁忌】　尚不明确。

【注意事项】

1. 脾胃虚寒者慎用。

2. 寒湿阴黄者慎用。

3. 饮食宜清淡,忌食辛辣、油腻食物。

【用法与用量】　开水冲服。一岁至三岁一次 5～10g,四岁至七岁一次 10～15g,八岁至十岁一次 15g,十一岁以上酌增,一日 3 次。

【规格】　每袋装 10g

【参考文献】　[1]但菊开.小儿肝炎颗粒对急性肝损伤动物的保护作用.医药导报,2006,25(11):1129.

[2]朱蕙,但菊开.小儿肝炎颗粒的免疫促进作用.中国医药学院杂志,2006,26(12):1576.

小儿导赤片

Xiao'er Daochi Pian

【药物组成】　大黄、栀子、木通、滑石、地黄、甘草。

【功能与主治】　清热利便。用于肠胃积热,口舌生疮,咽喉肿痛,牙龈出血,腮颊肿痛,暴发火眼,大便不利,小便赤黄。

【方解】　方中大黄苦寒,荡涤中焦燥热内结,为君药;栀子苦寒,通泻三焦,为臣药。木通苦寒,上清心经之火,下导小肠之热;滑石甘淡性寒,使三焦湿热从小便而泄;地黄甘寒而润,凉血滋阴以制心火;共为佐药。甘草调和诸药,为使药。诸药合用,共奏清热利便之功。

【临床应用】

1. 口疮　由小儿心脾热盛,积热上熏,邪毒乘机入侵,熏灼口舌,腐蚀肌膜所致。症见舌口溃疡或糜烂,色

红疼痛,口臭口渴,食欲不振,食量减少,腹胀便秘,小便短赤,舌红苔黄,脉数;口腔溃疡见上述证候者。

2. 喉痹、乳蛾　由邪热壅盛传里,或肠胃素有郁热,上冲咽喉所致。症见壮热,头痛,烦躁,口臭口干,小便少而赤,大便干结,咽部黏膜充血严重,黄白色点状渗出物很多;急性咽炎、急性扁桃体炎见上述证候者。

【不良反应】　目前尚未检索到不良反应报道。

【禁忌】　尚不明确。

【注意事项】　尚不明确。

【用法与用量】　口服。一次 4 片,一日 2 次,周岁以内酌减。

【规格】　每片重　(1)0.3g　(2)0.31g(薄膜衣)

小儿明目丸

Xiao'er Mingmu Wan

【药物组成】　菊花、黄连、黄芩、栀子、大黄、金银花、薄荷、车前子(盐制)、赤芍、天花粉、甘草。

【功能与主治】　清热明目,散风止痒、用于上焦热盛,两眼红肿,疼痒不安,二便不利。

【方解】　方中菊花辛甘苦,散风止痒,清肝明目,为君药。黄连、黄芩、栀子、大黄苦寒,清热泻火;金银花、薄荷疏散风热,助菊花散风止痒、清肝明目之功;车前子导热邪从水道而出;加赤芍清热凉血,共为臣药。天花粉加强清热之力,且有生津之功,为佐药。甘草调和诸药,为使药。诸药合用,共奏清热明目、散风止痒之功。

【临床应用】　**暴风客热**　由上焦火盛,上攻头目所致,白睛红赤肿胀,或伴眼睑肿胀,疼痒,眵多,便秘,尿赤,舌红苔黄,脉数;急性结膜炎见上述证候者。

【不良反应】　目前尚未检索到不良反应报道。

【禁忌】　尚不明确。

【注意事项】　忌食辛辣、油腻食物。

【用法与用量】　口服。一次 1 丸,一日 2 次。

【规格】　每丸重 1.5g

小儿牛黄清肺片

Xiao'er Niuhuang Qingfei Pian

【药物组成】　牛黄、石膏、黄芩、法半夏、茯苓、川贝母、胆南星、百部(蜜炙)、白前、冰片。

【功能与主治】　清热,化痰,止咳。用于内热咳嗽,支气管炎,百日咳,肺炎。

【方解】　方中牛黄甘凉,功善清热豁痰;石膏甘寒,黄芩苦寒,长于清泻肺热;此三味共为君药。法半夏、茯

苓化痰止咳,其中茯苓健脾又可断绝生痰之源;川贝母清热润肺,化痰止咳;胆南星味苦微辛性凉,善于清化有形和无形之痰,共为臣药。百部甘苦微温,润肺下气止咳;白前辛苦微温,降气消痰止咳,二者相须为用,既可助君臣以增止咳化痰之效,又可防诸药寒凉太过之弊,故为佐药。冰片取其芳香走窜,引领其他药物直达病所,是为使药。诸药合用,共奏清热、化痰、止咳之功。

【临床应用】

1. 咳嗽、肺炎喘嗽 风热犯肺,肺失宣肃,津聚为痰,而致痰热壅肺证。症见咳嗽,痰多或咯痰不爽,痰黄黏稠,气喘,可伴发热,黄涕,咽部肿痛,舌红苔黄,脉数;小儿支气管炎,百日咳,肺炎见上述证候者。

2. 顿咳 因外感时行疠气侵入肺系,热痰交结气道所致,症见咳嗽阵作,痉咳不已,痰鸣气促,咽红肿痛,伴有呕吐,胁痛,痰中带血,舌苔白或黄,脉滑数;百日咳见上述证候者。

【不良反应】 目前尚未检索到不良反应报道。

【禁忌】 尚不明确。

【注意事项】

1. 忌食辛辣、生冷、油腻食物。

2. 脾虚易腹泻者慎服。

3. 风寒袭肺咳嗽不适用。

4. 出现高热,或喘嗽气急者,应到医院就诊。

5. 服药3天症状无缓解,应去医院就诊。

【用法与用量】 口服。一岁以内一次2片,一岁至三岁一次2~4片,一日2次;或遵医嘱。

【规格】 每片重0.25g

安儿宁颗粒
An'erning Keli

【药物组成】 天竺黄、人工牛黄、岩白菜、高山辣根菜、洪连、唐古特乌头、白檀香、红花、甘草。

【功能与主治】 清热祛风,化痰止咳。用于小儿风热感冒,咳嗽有痰,发热咽痛,上呼吸道感染见上述证候者。

【方解】 方中天竺黄甘寒,清热化痰,清心定惊;牛黄甘凉化痰开窍,清热解毒,共为君药。岩白菜甘平,镇咳祛痰;高山辣根菜苦辛寒,清肺止咳、清热解毒;洪连苦凉,清肺止咳,共为臣药。唐古特乌头苦凉,清热解毒,清肺止咳;白檀香辛温香窜,降气疏逆;红花辛温,行气通络,共为佐药。甘草甘平,止咳化痰,调和诸药,为使药。诸药合用,共奏清热祛风、化痰止咳之功。

【临床应用】

1. 感冒 风热外袭,邪犯卫表,腠理失宣所致。症见发热重,恶风,有汗或少汗,头痛,鼻塞,流黄浊涕,轻度咳嗽,痰黏而黄,口渴欲饮,舌苔薄黄,脉浮数;上呼吸道感染见上述证候者[1]。

2. 咳嗽 外感风热,炼液成痰,痰热壅肺所致。症见咳嗽,咯痰黄稠而量多,胸闷,气喘息粗,甚则鼻翼扇动,或喉中痰鸣,烦躁不安,发热口渴,大便秘结,小便短赤,舌红苔黄腻,脉滑数;急性支气管炎见上述证候者[2]。

文献报道,用于普通型手足口病的治疗[3]。

【药理毒理】 本品有镇咳、祛痰、解热、镇痛、抗炎作用。

1. 镇咳 本品可显著性地延长小鼠咳嗽潜伏期及显著性地减少2分钟内小鼠咳嗽次数[4]。

2. 祛痰 本品可增加小鼠气管段酚红排泄量及大鼠气管分泌液量[4]。

3. 解热 本品能给药2小时后显著抑制干酵母导致的体温升高,其解热作用可持续至给药后4小时,但未见明显的剂量依赖关系[5]。

4. 镇痛 本品能明显减少小鼠扭体次数[5]。

5. 抗炎 本品能明显减少小鼠腹腔液伊文兰含量[5]。

【不良反应】 目前尚未检索到不良反应报道。

【禁忌】 尚不明确。

【注意事项】 尚不明确。

【用法与用量】 开水冲服。一岁以内一次1.5g,一岁至五岁一次3g,五岁以上一次6g,一日3次。

【规格】 每袋装3g

【参考文献】 [1]孙泰俊,付加雷.金诃安儿宁颗粒治疗小儿外感发热90例疗效观察.亚太传统医药,2010,6(1):52-53.

[2]陈永辉,陆宏进,张琪.安儿宁颗粒治疗小儿急性支气管炎(痰热咳嗽)的临床研究.中医儿科杂志,2014,10(4):15-18.

[3]于祥.金诃安儿宁颗粒治疗小儿手足口病(普通型)213例疗效观察.中国中西医结合儿科学,2012,4(2):143-144.

[4]孙雪,张义智,李丽,等.安儿宁颗粒的镇咳祛痰作用.中国医药学杂志,2012,32(1):71-72.

[5]宋艳芹,杜源,孙雪,等.安儿宁颗粒解热抗炎镇痛作用.医药导报,2013,32(10):1300-1302.

三、止泻剂

止泻剂主要由清热利湿止泻(黄芩、黄连)、健脾止泻(党参、白术、薏苡仁、茯苓、白扁豆)、温中止泻(吴茱萸、胡椒、肉桂、炮姜)药物组成,适当配伍理气止痛(木香、陈皮、丁香)和渗湿利水、泌别清浊(车前草、泽泻)的药物。用于湿热腹泻、脾虚腹泻和虚寒腹泻,属于西医学的急性痢疾、小儿腹泻、消化不良、小儿消化功能紊乱等。临床应区别腹泻之湿、热、虚、寒,合理使用;当饮食清淡易消化食物。若为痢疾,应到医院隔离治疗。

小儿泻速停颗粒
Xiao'er Xiesuting Keli

【药物组成】　地锦草、茯苓、儿茶、乌梅、焦山楂、白芍、甘草。

【功能与主治】　清热利湿、健脾止泻、缓急止痛。用于小儿湿热壅遏大肠所致的泄泻,症见大便稀薄如水样、腹痛、纳差;小儿秋季腹泻及迁延性、慢性腹泻见上述证候者。

【方解】　方中地锦草苦辛,清热利湿而止泻,为君药。茯苓甘淡,健脾渗湿止泻,为臣药。儿茶、乌梅酸涩止泻,与君药相合,收涩而不敛邪;山楂消食导滞;白芍、甘草缓急止痛,共为佐药。甘草调和诸药,兼为使药。诸药合用,共奏清热利湿、健脾止泻、缓急止痛之功。

【临床应用】　泄泻　因湿热蕴结脾胃,运化失职,升降失调所致。症见大便稀溏,或便下不爽,气味秽臭,腹痛,纳差,或肛门灼热;小儿腹泻病见上述证候者。

【药理毒理】　本品有抑制肠蠕动、镇痛、改善肠功能等作用。

1. 抑制肠蠕动、解痉　本品对正常小鼠、大黄致脾虚小鼠小肠运动均有抑制作用,对大承气汤致泻大鼠大肠运动有抑制作用[1]。体外试验,本品对家兔的正常回肠运动及氨甲酰胆碱所致回肠痉挛均有抑制作用,随药物浓度的增加,抑制作用增强[2]。

2. 镇痛　本品可提高小鼠热板法痛阈值,抑制酒石酸锑钾致小鼠扭体反应[2]。

3. 改善肠功能　病毒、细菌所致的感染性及非感染性腹泻患者服本品后,可见粪便、唾液中 SIgA 增高,尿 D-木糖排泄量增加[3,4]。

【不良反应】　目前尚未检索到不良反应报道。

【禁忌】　尚不明确。

【注意事项】

1. 虚寒泄泻者不宜使用。

2. 如病情较重,或服用 1～2 天后疗效不佳者,可酌情增加剂量。

3. 有脱水者可口服或静脉补液。

4. 腹泻病情加重时,应到医院诊治。

5. 饮食宜清淡,忌生冷、辛辣食物。

【用法与用量】　口服。六个月以下一次 1.5～3g,六个月至一岁以内一次 3～6g,一岁至三岁一次 6～9g,三岁至七岁一次 10～15g,七岁至十二岁一次 15～20g,一日 3～4 次;或遵医嘱。

【规格】　每袋装　(1)3g　(2)5g　(3)10g

【参考文献】　[1]苗明三,朱珊,李晏龄.小儿泻速停的药效学研究.河南中医,1991,11(5):27.

[2]苗明三,朱珊,李晏龄.小儿泻速停的镇痛解痉作用.河南中医,1993,13(2):57.

[3]李晏龄,孙国强,杨燕云,等.小儿泻速停冲剂治疗小儿腹泻 419 例临床与实验研究.中西医结合杂志,1991,11(2):29.

[4]小儿泻速停新药申报资料。

小儿泻痢片
Xiao'er Xieli Pian

【药物组成】　黄连、黄芩、葛根、茯苓、滑石粉、焦山楂、厚朴、乌梅、白芍、甘草。

【功能与主治】　清热利湿,止泻。用于小儿湿热下注所致的痢疾、泄泻,症见大便次数增多或里急后重、下利赤白。

【方解】　方中黄连清热燥湿,泻火解毒,厚肠胃而止泄痢,为治湿热泄痢之要药,为君药。黄芩清热燥湿而止痢;葛根升举清阳而止泻;茯苓、滑石淡渗利湿,四药清热祛湿,止痢止泻,共为臣药。焦楂消食化积导滞;厚朴燥湿理气行滞;乌梅收涩止泻止痢;白芍、甘草缓急解痉止痛,共为佐药。甘草调和诸药,兼为使药。诸药合用,共奏清热利湿、止泻之功。

【临床应用】

1. 痢疾　因感受暑湿,饮食不洁所致。症见大便次数增多,里急后重,痢下赤白,腹痛;小儿腹泻病、急性痢疾见上述证候者。

2. 泄泻　因湿热之邪,蕴结脾胃,下注大肠所致。症见大便次数增多,粪色黄而臭,食欲不振;小儿腹泻病见上述证候者。

【不良反应】　目前尚未检索到不良反应报道。

【禁忌】　尚不明确。

【注意事项】

1. 寒湿或虚寒泻痢者慎用。

2. 疫毒痢者不宜单用本品。

3. 病情加重,随时到医院检查治疗。

4. 饮食宜清淡,忌生冷、辛辣食物。

【用法与用量】　口服。一岁以下一次 1 片,二岁至三岁一次 2～3 片,四岁以上一次 4～6 片,一日 4 次。

【规格】 (1)薄膜衣片 每片重 0.18g (2)糖衣片（片芯重 0.17g）

泻定胶囊
Xieding Jiaonang

【药物组成】 铁苋菜、石榴皮、丁香、炮姜、山楂（炭）。

【功能与主治】 温中燥湿，涩肠止泻。用于小儿寒湿内盛所致的泄泻，症见泄泻清稀、甚则水样、肠鸣辘辘、脘腹冷痛、食少纳呆。

【方解】 方中铁苋菜苦涩，利湿止泻，为君药。石榴皮酸涩、性温，涩肠止泻，为臣药。丁香、炮姜辛温，温中散寒，理气止痛；山楂炭用于止泻，共为佐药。诸药合用，共奏温中燥湿、涩肠止泻之功。

【临床应用】 泄泻 寒湿内盛所致。症见大便泻下清稀，甚则水样，肠鸣，脘腹冷痛，食少纳呆；急、慢性肠炎见上述证候者。

【不良反应】 目前尚未检索到不良反应报道。

【禁忌】 尚不明确。

【注意事项】
1. 脾胃湿热，大肠湿热泄痢者慎用。
2. 食用易消化食物，忌生冷、辛辣、油腻食物。

【用法与用量】 口服。周岁以内一次 1 粒，一岁至三岁一次 2 粒，三岁以上一次 3 粒，一日 4 次。温开水送服。疗程 5 天，或遵医嘱。

【规格】 每粒装 0.25g

小儿止泻安颗粒
Xiao'er Zhixie'an Keli

【药物组成】 茯苓、陈皮、木香（煨）、砂仁、肉豆蔻（煨）、赤石脂（煅）、伏龙肝。

【功能与主治】 健脾和胃，固肠止泻。用于脾胃虚弱所致的泄泻，症见大便溏泻、纳少倦怠；小儿消化不良见上述证候者。

【方解】 方中茯苓健脾益气，淡渗利湿，为君药。陈皮行气健胃，燥湿化痰；木香行气止痛；砂仁化湿行气，温脾止泻，共为臣药。肉豆蔻收敛止泻，温中行气；赤石脂、伏龙肝涩肠止泻，共为佐药。诸药合用，共奏健脾和胃、固肠止泻之功。

【临床应用】 泄泻 因小儿脾胃虚弱，运化失调，清阳不升，纳运无权所致。症见大便稀溏，食后作泻，大便色淡不臭，面色萎黄，神疲倦怠，舌苔淡白；小儿腹泻病见上述证候者。

【不良反应】 目前尚未检索到不良反应报道。

【禁忌】 尚不明确。

【注意事项】
1. 不宜用于合并其他感染的小儿腹泻。
2. 外感寒热、内蕴湿热腹泻不宜服用。
3. 若久泻不止，伤津失水者，应及时去医院诊治。
4. 饮食宜清淡，忌生冷、辛辣食物。

【用法与用量】 开水冲服。周岁以内一次 3g，一岁至二岁一次 6g，一日 3 次；二岁至三岁一次 12g，一日 2 次；或遵医嘱。

【规格】 每袋装 12g

止泻灵颗粒
Zhixieling Keli

【药物组成】 党参、白术（炒）、薏苡仁（炒）、茯苓、白扁豆（炒）、山药、莲子、陈皮、泽泻、甘草。

【功能与主治】 健脾益气，渗湿止泻。用于脾胃虚弱所致的泄泻、大便溏泄、饮食减少、腹胀、倦怠懒言；慢性肠炎见上述证候者。

【方解】 方中党参健脾益气，为君药。白术补脾益气，燥湿利水；薏苡仁、茯苓健脾益气，渗湿止泻；白扁豆、山药、莲子益气健脾止泻，以助君药健脾止泻之用，共为臣药。陈皮理气健脾，芳香开胃；泽泻利水渗湿，利小便而实大便，共为佐药。甘草补中益气，调和诸药，为使药。诸药合用，共奏健脾益气、渗湿止泻之功。

【临床应用】 泄泻 因脾胃虚弱夹湿所致。症见腹泻，四肢无力，形体虚羸，饮食不化，或吐或泻，胸脘痞塞，倦怠无力；慢性肠炎、小儿腹泻病见上述证候者。

【不良反应】 目前尚未检索到不良反应报道。

【禁忌】 尚不明确。

【注意事项】
1. 感受外邪、内伤饮食或湿热腹泻者慎用。
2. 若久泻不止，伤津失水较重者，应及时送医院就诊。
3. 饮食宜清淡，忌食辛辣、油腻食物。

【用法与用量】 口服。一次 12g，六岁以下儿童减半或遵医嘱，一日 3 次。

【规格】 每袋装 (1)12g (2)6g

小儿腹泻外敷散
Xiao'er Fuxie Waifusan

【药物组成】 吴茱萸、丁香、胡椒、肉桂。

【功能与主治】　温中散寒，止痛止泻。用于脾胃虚寒所致的泄泻，症见大便溏泻、脘腹疼痛、喜温喜按。

【方解】　方中吴茱萸辛热，功善温暖脾胃，散寒止痛，助阳止泻，为君药。丁香温脾暖胃，治心腹冷痛吐泻；胡椒辛热，温中散寒而止泻；肉桂大热，补火助阳，散寒止痛，温脾止泻，三药共助君药以成其功，均为臣药。四药大辛大热，芳香走窜，外敷为用加强渗透作用，共奏温中散寒、止痛止泻之功。

【临床应用】　泄泻　因小儿脾胃虚寒所致。症见大便稀溏，脘腹疼痛，喜温按；婴幼儿非感染性腹泻病见上述证候者。

【药理毒理】　止泻　本品可竞争性拮抗由乙酰胆碱、氯化钡引起的离体肠平滑肌痉挛，且与阿托品具有一定协同作用；对番泻叶致泻小鼠具有抗腹泻作用，能显著抑制肠末推进。敷药后，可通过降低大鼠小肠中的P物质(SP)、血管活性肠肽含量，下调血管活性肠肽受体 1 mRNA 及蛋白表达，抑制小肠运动；对番泻叶所致腹泻大鼠小肠 Cajal 间质细胞形态和缝隙连接具有保护作用[1,2]。

【不良反应】　目前尚未检索到不良反应报道。

【禁忌】　尚不明确。

【注意事项】

1. 湿热腹泻者不宜使用。

2. 本品对皮肤有一定刺激性，脐部有疮疖、破溃者不宜使用。

3. 过敏体质者慎用。

4. 若久泻不止，应及时送医院诊治。

5. 饮食宜清淡，忌食辛辣、油腻食物。

【用法与用量】　外用。用食醋调成糊状，敷于脐部，二岁以下一次 1/4 瓶，二岁以上一次 1/3 瓶；大便每日超过 20 次者，加敷涌泉穴，用量为 1/4 瓶，每 24 小时换药一次。

【规格】　每瓶装 5g

【参考文献】　[1]陈思伟,唐哲,刘莉,等.小儿腹泻外敷散对腹泻大鼠小肠 Cajal 细胞超微结构及血管活性肠肽受体 1 表达的影响.解放军医学杂志,2015,40(1):22-25.

[2]刘慧敏,刘莉,刘强.小儿腹泻外敷散对胃肠动力学的影响.中国中药杂志,2013,38(14):2399-2402.

小儿腹泻宁袋泡剂(糖浆)

Xiao'er Fuxiening Daipaoji(Tangjiang)

【药物组成】　党参、白术、茯苓、广藿香、木香、葛根、甘草。

【功能与主治】　健脾和胃，生津止泻。用于脾胃气虚所致的泄泻，症见大便泄泻、腹胀腹痛、纳减、呕吐、口干、倦怠乏力、舌苔淡白。

【方解】　方中党参补养脾胃，益气和中，为君药。白术补脾益气，燥湿利水；茯苓益气健脾，淡渗利湿，助党参补脾益气而止泻，共为臣药。广藿香化湿浊而止吐泻；木香调中导滞，行气止痛，既可降逆止呕，又能健脾止泻；葛根升发清阳，使脾胃阳气上升，共为佐药。甘草补中益气，调和诸药，为使药。诸药合用，共奏健脾和胃、生津止泻之功。

【临床应用】　泄泻　因小儿脾虚失运所致。症见泄泻反复发作，时发时止，大便溏薄或完谷不化，食后泄泻，如进不易消化的生冷油腻食物，则泄泻次数增多，常有食欲不振，恶心呕吐，面色萎黄，神疲倦怠，舌淡苔白，脉缓滑；小儿腹泻病见上述证候者。

【不良反应】　目前尚未检索到不良反应报道。

【禁忌】　尚不明确。

【注意事项】

1. 感受外邪、内伤食滞、湿热下注所致泄泻慎用。

2. 腹泻加重，应随时到医院治疗。

3. 饮食宜清淡，忌食油腻不消化食物。

【用法与用量】　袋泡剂：取本品置于杯中，沸水加盖浸泡 20 分钟后，呷服浸泡液。周岁以内一次 1 包，一日 2 次；一岁至三岁一次 1 包，一日 3 次；三岁至七岁一次 1 包，一日 4 次。或遵医嘱。

糖浆剂：口服。十岁以上儿童一次 10ml，一日 2 次；十岁以下儿童酌减。

【规格】　糖浆剂：每瓶装 10ml

幼泻宁颗粒

Youxiening Keli

【药物组成】　白术(焦)、炮姜、车前草。

【功能与主治】　健脾化湿，温中止泻。用于脾胃虚寒所致的泄泻、消化不良。

【方解】　方中白术温补脾胃而止泻，为君药。炮姜辛热，温中祛寒，善治中焦虚寒而止泄泻，为臣药。车前草利小便而止泻，为佐药。诸药合用，共奏健脾化湿、温中止泻之功。

【临床应用】　泄泻　因脾胃虚弱，感受寒邪，寒湿困脾所致。症见泄泻清稀，含有不消化食物，中多泡沫，肠鸣，腹痛；小儿腹泻病见上述证候者。

【不良反应】　目前尚未检索到不良反应报道。

【禁忌】　尚不明确。

【注意事项】

1. 湿热蕴结、积滞胃肠或久泻伤阴者慎用。

2. 若久泻不止、亡津脱水者,应及时送医院诊治。

3. 饮食宜清淡,忌食辛辣、油腻食物。

【用法与用量】 口服。六个月以内一次 3～6g,六个月至一岁一次 6g,一岁至六岁一次 12g,一日 3 次。

【规格】 每袋装 6g

儿泻停颗粒

Erxieting Keli

【药物组成】 茜草藤、乌梅、甘草。

【功能与主治】 清热燥湿,固肠止泻。用于湿热内蕴所致的小儿腹泻,症见大便呈水样或蛋花汤样,或伴有发热、腹痛、恶心、呕吐等。

【方解】 方中茜草藤性味苦、寒,无毒;苦可燥湿,寒能清热止泻,为君药。乌梅味酸涩性平,能涩肠止泻,为臣药。甘草缓急止痛,调和诸药,为佐使药。诸药合用,共奏清热燥湿、固肠止泻之功。

【临床应用】 泄泻 小儿因饮食不节、外感热邪、湿热内蕴所致。症见大便呈水样或蛋花样,次数增多,或伴发热,腹痛,恶心,呕吐;小儿腹泻病见上述证候者。

【不良反应】 目前尚未检索到不良反应报道。

【禁忌】 尚不明确。

【注意事项】

1. 虚寒泄泻者慎用。

2. 重度营养不良、感染性肠炎及大便有脓血者,需配合其他方法治疗。

3. 腹泻次数多,尿量明显减少者,应及时到医院就诊。

4. 饮食宜清淡,忌食辛辣、油腻食物。

【用法与用量】 开水冲服。一个月至六个月一次 0.5g,七个月至二岁一次 1g,三岁一次 2g,四岁至六岁一次 3g,七岁至十四岁一次 4g;一日 3 次。3 天为一疗程。

【规格】 每袋装 0.5g

小儿敷脐止泻散

Xiao'er Fuqi Zhixie San

【药物组成】 黑胡椒。

【功能与主治】 温中散寒,止泻。用于小儿中寒、腹泻、腹痛。

【方解】 方中黑胡椒味辛,大温,入胃、大肠经,具有温中散寒、下气止痛之功。以黑胡椒外敷神阙,可收温中散寒、止泻止痛之功。

【临床应用】 泄泻 因调护失宜,腹受风寒,凝滞中焦或脾胃虚弱,清阳不升,运化失职所致。症见大便色淡,带有泡沫,无明显臭味,腹痛肠鸣或伴鼻塞,流涕,低热,舌苔白腻,脉滑。或久泻不止,或反复发作,大便稀薄或呈水样,带有奶瓣或不消化食物残渣,神疲纳呆,面色少华,舌质偏淡,苔薄腻,脉弱无力;小儿消化不良性腹泻、迁延及慢性腹泻见上述证候者。

【不良反应】 目前尚未检索到不良反应报道。

【禁忌】 尚不明确。

【注意事项】

1. 脐部皮肤破损及有炎症者,大便有脓血者不宜使用。

2. 敷药期间忌食生冷、油腻食物。

【用法与用量】 外用,贴敷肚脐。一次 1 袋,一日 1 次。

【规格】 每袋装 0.3g

【贮藏】 密闭,置阴凉干燥处。

双苓止泻口服液

Shuangling Zhixie Koufuye

【药物组成】 黄芩(酒炙)、茯苓、猪苓、白术(麸炒)、陈皮、法半夏、贯众、肉桂、地榆(炒炭)。

【功能与主治】 清热化湿,健脾止泻。用于湿热内蕴、脾虚失健所致的小儿腹泻,症见水样或蛋花样粪便,可伴有发热、腹痛、口渴、尿少、舌红;轮状病毒性肠炎见上述证候者。

【方解】 方中黄芩清热燥湿,为君药;茯苓、猪苓利水渗湿;白术、陈皮、半夏健脾理气而运化水湿;贯众助君药以清热解毒,共为臣药;肉桂温阳化气利水;地榆炒炭收涩止泻,共为佐药。诸药合用,共奏清热化湿、健脾止泻之功。

【临床应用】 小儿泄泻 因夏秋感受湿热之邪,蕴结脾胃,下注大肠,传化失职或素体脾虚,运化失司所致脾虚湿热证。症见水样或蛋花样粪便,可有少量黏液,每日大便数次或数十次,可伴发热、腹痛、口渴、小便短黄、舌红,苔黄腻,脉濡滑或指纹紫滞;小儿秋季腹泻见上述证候者。

【不良反应】 目前尚未检索到不良反应报道。

【禁忌】 尚不明确。

【注意事项】 忌油腻食物。

【用法与用量】 口服。一岁以下一次 3～5ml,一岁至三岁一次 5～7ml,三岁以上一次 10ml,一日 3 次;3 天为一疗程;或遵医嘱。

【规格】　每支装 10ml

【贮藏】　密封。

小儿健脾贴膏

Xiao'er Jianpi Tiegao

【药物组成】　吴茱萸、丁香、五倍子、磁石、麝香、冰片。

【功能与主治】　温中健脾,和胃止泻。用于脾胃虚寒所致的小儿消化不良,症见大便次数增多、内含不消化物。

【方解】　方中吴茱萸大辛大热,温暖脾胃,散寒止痛,为君药。丁香温脾和胃,散寒止痛,协同君药,温中散寒而止泻,为臣药。五倍子酸涩之性,功专涩肠止泻;磁石重镇安神,摄纳肾气,共为佐药。麝香、冰片辛香走窜,助君、臣药辛散透达之力,共为使药。诸药合用,共奏温中健脾、和胃止泻之功。

【临床应用】　泄泻　因脾胃虚寒,清阳不升,纳运无权所致。症见大便稀溏,便次增多,腹痛,喜暖喜按,食少纳呆;小儿腹泻病见上述证候者。

【不良反应】　目前尚未检索到不良反应报道。

【禁忌】　有皮肤过敏史者禁用。

【注意事项】

1. 湿热泄泻者慎用。

2. 外用贴敷时间不宜过长,须按用药要求按时更换使用。

3. 腹泻加重者应随时到医院诊治。

【用法与用量】　穴位贴敷。取足三里、天枢、中脘、关元,久泄者加贴脾俞穴。一日 1 次。

【规格】　每贴 0.4g

小儿泄泻停颗粒

Xiao'er Xiexieting Keli

【药物组成】　大黄、大黄(制)、苍术、羌活、制川乌、车前子、甘草。

【功能与主治】　清热燥湿,消积止泻。用于食滞胃肠所致的泄泻,症见大便泄泻、含有不消化食物。

【方解】　方中大黄与制大黄并用,既能清热利湿,又能消积导滞,使食积秽浊得去,泄泻可止,故为君药。以苍术健脾燥湿止泻;羌活、制川乌祛风胜湿止痛,三药为伍,侧重除湿止泻止痛,并可制约大黄苦寒之性,寒热并用,适得其平,而为臣药。车前子通利水湿,利小便而

实大便,为佐药。甘草缓急止痛,兼以调和诸药,为使药。诸药合用,共奏清热燥湿、消积止泻之功。

【临床应用】　泄泻　因湿热之邪蕴结脾胃,运化失调所致。症见大便泄泻,含有不消化食物,粪色深黄而臭,或微见黏液,肢体倦怠;小儿腹泻病见上述证候者。

【不良反应】　目前尚未检索到不良反应报道。

【禁忌】　尚不明确。

【注意事项】

1. 脾胃虚寒者慎用。

2. 本品含有川乌,不宜过量、久用。

3. 小儿腹泻加重,应随时到医院诊治。

4. 饮食宜清淡,忌食辛辣食物。

【用法与用量】　开水冲服。六个月以内一次 1g,六个月至三岁一次 2g,一日 2 次。

【规格】　每袋装 2g

苍苓止泻口服液

Cangling Zhixie Koufuye

【药物组成】　苍术、黄芩、茯苓、葛根、柴胡、金银花、青木香、槟榔、金樱子、马鞭草、甘草。

【功能与主治】　除湿清热,运脾止泻。用于湿热所致的小儿泄泻,症见水样或蛋花样粪便,或夹有黏液,或发热,腹胀,舌红,苔黄;小儿轮状病毒性肠炎见以上证候者。

【方解】　方中苍术燥湿以祛湿浊,健脾以和脾胃;黄芩清热燥湿,止泻痢,共为君药。茯苓渗湿健脾而止泻;葛根升发清阳,鼓舞脾胃清阳之气上升而止泻痢,合用为臣药。柴胡、金银花均善清退热邪,且柴胡还可升举脾胃清阳之气,金银花又善凉血止痢;青木香、槟榔同用可行气导滞,消除腹胀;金樱子涩肠止泻,尤善治疗脾虚之久泻久痢;马鞭草治泻止痢,合为佐药。甘草调和诸药,又可解毒,为使药。诸药共奏除湿清热,运脾止泻之功。

【临床应用】　小儿泄泻　湿热邪毒壅滞,脾失健运,大肠湿热所致水样或蛋花样粪便,或夹有黏液,无热或发热,腹胀,舌红,苔黄;小儿轮状病毒性肠炎见以上证候者。

【不良反应】　偶见呕吐。

【禁忌】　肾功能不全者禁用。

【注意事项】

1. 寒性泄泻慎用。

2. 脱水及病重患儿应结合补液等综合治疗。

3. 不宜大量或长期服用。

【用法与用量】 饭前口服。六个月以下一次 5ml，六个月至一岁一次 5～8ml，一岁至四岁一次 8～10ml，四岁以上一次 10～20ml；一日 3 次。3 日为一疗程，或遵医嘱。

【规格】 每支装 10ml

儿泻康贴膜
Erxiekang Tiemo

【药物组成】 丁香、吴茱萸、肉桂、白胡椒。

【功能与主治】 温中散寒止泻。适用于小儿非感染性腹泻，中医辨证属风寒泄泻者，症见泄泻、腹痛、肠鸣等。

【方解】 方中丁香辛温，温中降逆，散寒止痛为君。吴茱萸、肉桂散寒止痛，温脾止泻；白胡椒温中散寒增强丁香之功，共为臣药。诸药合用，共奏温中散寒止泻之功。

【临床应用】 泄泻 外感风寒，直中太阴所致。症见大便清稀，夹有泡沫，臭气不甚，肠鸣腹痛，或伴恶寒发热、鼻流清涕、咳嗽，舌质淡，苔薄白，脉浮紧；小儿非感染性腹泻见上述证候者。

【不良反应】 本品可致皮肤发红、瘙痒[1]。

【禁忌】 脐部疾患者禁用。

【注意事项】

1. 感染性腹泻如肠炎、痢疾应即去医院就诊。

2. 在应用贴膜后如发现脐部瘙痒、红肿有皮疹者即应停用。

3. 用药 2～3 天症状无缓解，应去医院就诊。

4. 忌辛辣、生冷、油腻及不易消化食物。

【用法与用量】 外用。将膜剂表面护膜除去后，贴于脐部。一次 1 张，一日 1 次。5 天为一疗程。

【规格】 每张重 0.23g

【参考文献】 [1]吴敏，宓越群，谈珍.儿泻康贴膜治疗婴幼儿腹泻的临床研究.上海中医药杂志，2002，48(9)：27-28.

醒脾养儿颗粒
Xingpiyang'er Keli

【药物组成】 蜘蛛香、一点红、毛大丁草、山栀茶。

【功能与主治】 苗医：麦靓麦韦芳索迄，洗侬阶沾，久傣阿穷，加嘎奴。中医：醒脾开胃，养血安神，固肠止泻。用于脾气虚所致的儿童厌食，腹泻便溏，烦躁盗汗，遗尿夜啼。

【方解】 蜘蛛香微苦辛温，入脾胃，以其理气止痛、消食止泻、镇惊安神，为君药；一点红、毛大丁草、山栀茶清热利湿、止泄泻、理气止痛，合为臣药。全方共奏醒脾开胃、养血安神、固肠止泻之功。

【临床应用】

1. 厌食 脾胃虚弱，运化无力所致。症见不思乳食，食量减少，面色少华，形体偏瘦，肢倦乏力，大便溏薄，夹有不消化食物残渣，舌质淡，苔薄白，脉缓无力或指纹淡红；厌食见上述证候者[1]。

2. 泄泻 脾胃虚弱，运化失职所致。症见大便稀溏，色淡不臭，面色萎黄，食欲不振，神疲倦怠，舌淡苔白，脉细弱；小儿腹泻病见上述证候者[2]。

【不良反应】 目前尚未检索到不良反应报道。

【禁忌】 尚不明确。

【注意事项】

1. 长期厌食，体弱消瘦者，及腹胀重、腹泻次数增多者应去医院就诊。

2. 服药 7 天症状无缓解，应去医院就诊。

3. 忌食生冷、油腻及不易消化食物。

【用法与用量】 温开水冲服。一岁以内一次 2g，一日 2 次；一岁至二岁一次 4g，一日 2 次；三岁至六岁一次 4g，一日 3 次；七岁至十四岁一次 6～8g，一日 2 次。

【规格】 每袋装 2g

【参考文献】 [1]刘向萍，马玉宏，刘娟，等.醒脾养儿颗粒治疗儿童厌食症 80 例.陕西中医，2011，32(10)：1331-1332.

[2]严晓华，万璐，王杰民，等.醒脾养儿颗粒治疗小儿轮状病毒性肠炎 70 例.陕西中医，2014，35(3)：176-177.

四、消导剂

疳 积 散
Ganji San

【药物组成】 炒鸡内金、茯苓、使君子仁、石燕(煅)、煅石决明、谷精草、威灵仙。

【功能与主治】 消积化滞。用于食滞脾胃所致的疳证，症见不思乳食、面黄肌瘦、腹部膨胀、消化不良。

【方解】 方中鸡内金，消食化积，运脾健胃，是治疗食积不化，小儿疳疾之要药，故为君药。茯苓利湿健脾；使君子仁杀虫消积，二者共助君药健运脾胃，消积疗疳，共为臣药。石燕、石决明、谷精草清热，清肝泻火，宁心安神；威灵仙通络消胀、化湿消积，共为佐药。诸药合用，共奏消积化滞之功。

【临床应用】 疳积 因乳食积滞内停，或夹有虫积，脾胃虚损所致。症见食欲减退，面色萎黄，肚腹膨胀,烦躁激动,睡眠不宁;营养不良见上述证候者。

【不良反应】　目前尚未检索到不良反应报道。

【禁忌】　尚不明确。

【注意事项】

1. 气液干涸、脾胃虚弱之"干疳"重症者慎用。

2. 予以易消化而有营养的食物。

【用法与用量】　用热米汤加少量糖调服。一次 9g,一日 2 次;三岁以内小儿酌减。

小儿化食丸(口服液)

Xiao'er Huashi Wan(Koufuye)

【药物组成】　焦山楂、六神曲(炒焦)、焦麦芽、焦槟榔、醋莪术、三棱(制)、牵牛子(炒焦)、大黄。

【功能与主治】　消食化滞,泻火通便。用于食滞化热所致的积滞,症见厌食、烦躁、恶心呕吐、口渴、脘腹胀满、大便干燥。

【方解】　方中焦山楂消一切饮食积滞,尤善消肉食油腻,故为君药。六神曲消食健脾和胃;麦芽消食和中,善消米面之积;槟榔行气消积,导滞通便,共助山楂消食化滞,为臣药。莪术、三棱行气消积;牵牛子、大黄攻积导滞,泻热通便,共为佐药。诸药共奏消食化滞、泻火通便之功。

【临床应用】　积滞　因乳食不节,损伤脾胃,以致宿食久停,郁滞化热所致。症见厌食,恶心呕吐,烦躁,口渴,脘腹胀满,大便干燥;小儿胃肠功能紊乱见上述证候者。

文献报道,还用于小儿便秘的治疗[1]。

【药理毒理】　本品有促进肠道运动和提高胃蛋白酶活性等作用。

1. 促进肠道运动　本品可促进小鼠肠道推进作用,增加离体家兔回肠收缩幅度[2]。

2. 提高胃蛋白酶活性　本品可提高胃幽门结扎大鼠胃蛋白酶活性[2]。

【不良反应】　目前尚未检索到不良反应报道。

【禁忌】　尚不明确。

【注意事项】

1. 脾虚夹积者慎用。

2. 本品中病即止,不宜长期服用。

3. 不宜过食生冷、肥腻食物。

【用法与用量】　丸剂:口服。周岁以内一次 1 丸,周岁以上一次 2 丸,一日 2 次。口服液:口服。3 岁以上每次 10ml,一日 2 次。

【规格】　丸剂:每丸重 1.5g

口服液:每支装 10ml

【参考文献】　[1]杨亚红.小儿化食口服液治疗小儿便秘的临床观察.内蒙古中医药,2012,31(11):56.

[2]张晓丹,张秀娟,刘建军,等.小儿化食口服液的药理学研究.黑龙江商学院学报(自然科学版),1992,8(4):22-26.

清胃保安丸

Qingwei Bao'an Wan

【药物组成】　白术(麸炒)、茯苓、山楂(炒)、六神曲(麸炒)、麦芽(炒)、砂仁、陈皮、青皮(醋炙)、厚朴(姜炙)、槟榔、枳实、枳壳(去瓤麸炒)、白酒曲、甘草。

【功能与主治】　消食化滞,和胃止呕。用于食滞胃肠所致积滞,症见小儿停食、停乳、脘腹胀满、呕吐、心烦、口渴。

【方解】　方中白术健脾燥湿;茯苓甘淡,健脾利湿,二者相配,增强健脾除湿之功,促进脾胃运化之力,故为君药。山楂善消肉食油腻之积;六神曲消食和胃;麦芽善消米面积滞,三药同用,以消各种食物积滞,共为臣药。砂仁辛散温通,行气化湿,有醒脾和胃之功;陈皮、青皮理气运脾,消积散滞;厚朴行气消积;槟榔消积导滞;枳实、枳壳破气除胀,导滞除痞;白酒曲和胃导滞,上药合用,可增强宽中下气、消食导滞的作用,与臣药相伍有运脾消积、和胃通降之功,故为佐药。甘草调和诸药,为使药。诸药合用,共奏消食化滞、和胃止呕之功。

【临床应用】　积滞　因乳食内积所致。症见食欲不振,呕吐酸腐,腹部胀满,烦躁多啼,夜眠不安,舌红苔腻,脉滑数;小儿胃肠功能紊乱见上述证候者。

【不良反应】　目前尚未检索到不良反应报道。

【禁忌】　尚不明确。

【注意事项】

1. 中病即止,不宜久用。

2. 食物宜富有营养,易于消化,忌食生冷、肥腻食物。

【用法与用量】　口服。一次 1 丸,一日 2 次。

【规格】　每丸重 3g

小儿消食片

Xiao'er Xiaoshi Pian

【药物组成】　山楂、六神曲(炒)、炒麦芽、炒鸡内金、槟榔、陈皮。

【功能与主治】　消食化滞,健脾和胃。用于食滞肠胃所致积滞,症见食少、便秘、脘腹胀满、面黄肌瘦。

【方解】　方中山楂健脾开胃,消一切饮食积滞,为君药。六神曲、麦芽消食化滞，健胃和中；鸡内金运脾健胃，消化食积，共为臣药。槟榔、陈皮行气消积，导滞通便，为佐药。诸药合用，共奏消食化滞、健脾和胃之功。

【临床应用】　积滞　因乳食宿久、停滞不消所致。症见食少、便秘，脘腹胀满，面黄肌瘦，舌苔腻，脉滑；小儿消化功能紊乱见上述证候者。

【药理毒理】　本品有增强消化功能、利胆等作用。

1. 促进肠蠕动　本品可增加小鼠小肠炭末推进率[1]。

2. 促进消化液分泌　本品可增加麻醉犬胃液中游离酸、总酸度，促进大鼠胃蛋白酶分泌[1]。

3. 利胆　本品可促进大鼠胆汁分泌[1]。

【不良反应】　有文献报道，因过量服用本品出现腹部剧痛、面红耳赤[2]。

【禁忌】　尚不明确。

【注意事项】

1. 脾胃虚弱，内无积滞者慎用。

2. 不宜过食生冷、肥甘黏腻食物。

【用法与用量】　口服或咀嚼。一岁至三岁一次2～4片，三岁至七岁一次4～6片，成年人一次6～8片，一日3次。薄膜衣片：一岁至三岁一次2～3片，三岁至七岁一次3～5片，成人一次5～6片；一日3次。

【规格】　(1)每片重0.3g　(2)薄膜衣片　每片重0.4g

【参考文献】　[1]曲钧庆,郑瑶琴,袁世琪,等.小儿消食片药理.泰山医学院学报,1985,(2);1.

[2]崔宝菊.小儿消食片慢性中毒一例.西北药学杂志,1994,9(6);272.

一捻金（胶囊）

Yinianjin(Jiaonang)

【药物组成】　大黄、炒牵牛子、槟榔、人参、朱砂。

【功能与主治】　消食导滞，祛痰通便。用于脾胃不和、痰食阻滞所致的积滞，症见停食停乳、腹胀便秘、痰盛喘咳。

【方解】　方中大黄推陈致新，荡涤肠胃，涤痰化食，为君药。牵牛子、槟榔消积行气，通利二便，助君药消食导滞，荡涤肠胃，共为臣药。人参既可补益脾胃，又可制大黄、牵牛子、槟榔消导克伐损伤正气之弊，使补不留邪，攻不伤正；朱砂性寒沉降，有镇心安神的作用，共为佐药。诸药合用，共奏消食导滞、祛痰通便之功。

【临床应用】　积滞　因痰乳食积滞、郁而化热所致。症见纳食减退，呕吐酸馊乳食，腹胀、便秘，或痰涎

壅盛，烦躁多啼，惊惕不安；小儿消化功能紊乱见上述证候者。

【药理毒理】　本品有促进肠蠕动、促进排便和解除肠痉挛等作用。

1. 促进肠蠕动、增加肠容积　本品对正常小鼠有促进小肠炭末推进的作用，能加强小鼠小肠蠕动；本品能增加正常小鼠肠管湿重，对小肠容积有增加作用[1]。

2. 促进排便　本品对便秘模型小鼠有促进排便作用，能缩短排便潜伏期，增加排便粒数，粪便较稀湿软[1]。

3. 解除肠痉挛　本品对豚鼠离体回肠平滑肌的自发运动有抑制作用，能拮抗氯化钡、乙酰胆碱引起的肠肌痉挛性收缩[1]。

【不良反应】　目前尚未检索到不良反应报道。

【禁忌】　尚不明确。

【注意事项】

1. 脾胃虚弱，内无痰食积滞者慎用。

2. 本品中含有朱砂，不宜久用；肝肾功能不全者慎用。

3. 不宜过食生冷、肥腻食物。

【用法与用量】　口服。一岁以内一次0.3g，一岁至三岁一次0.6g，四岁至六岁一次1g，一日1～2次。或遵医嘱。

【规格】　每袋装1.2g

胶囊剂：每粒装0.3g

【参考文献】　[1]陈勤,孔小卫,刘颖.一捻金胶囊泻下通便作用的实验研究.中国中医药科技,2004,11(3);151.

健儿消食口服液

Jian'er Xiaoshi Koufuye

【药物组成】　黄芪、白术（麸炒）、陈皮、莱菔子（炒）、山楂（炒）、黄芩、麦冬。

【功能与主治】　健脾益胃，理气消食。用于小儿饮食不节、损伤脾胃引起的纳呆食少、脘胀腹满、手足心热、自汗乏力、大便不调，以至厌食、恶食等症。

【方解】　方中黄芪补脾升阳，益气固表，以资化源，为君药。白术补气健脾，固表止汗，为臣药。陈皮气香性温，能行能降，理气运脾；莱菔子下气消食，长于消谷面之积；山楂助脾健胃，尤擅消肉食油腻之积；脾虚食积易于化热，以苦寒之黄芩、甘寒之麦冬清湿热，益胃阴，共为佐药。诸药合用，共奏健脾益胃、理气消食之功。

【临床应用】　厌食　因脾胃虚弱、运化失调所致。症见纳呆食少，面色萎黄，脘腹胀满，容易出汗，舌苔薄

白,脉弱无力;小儿厌食症见上述证候者。

【不良反应】　目前尚未检索到不良反应报道。

【禁忌】　尚不明确。

【注意事项】

1. 胃阴不足者慎用。

2. 服药期间应调节饮食,纠正不良饮食习惯。

【用法与用量】　口服。三岁以内一次5～10ml,三岁以上一次10～20ml,一日2次。用时摇匀。

【规格】　每支装10ml

小儿肠胃康颗粒
Xiao'er Changweikang Keli

【药物组成】　鸡眼草、地胆草、谷精草、夜明砂、蝉蜕、赤芍、蚕沙、党参、玉竹、麦冬、谷芽、木香、甘草、盐酸小檗碱。

【功能与主治】　清热平肝,调理脾胃。用于肝热脾虚引起的食欲不振、面色无华、精神烦扰、夜寐哭啼、腹泻、腹胀;小儿营养不良见上述证候者。

【方解】　方中鸡眼草、地胆草清热解毒,健脾利湿;谷精草、夜明砂、蝉蜕、赤芍疏散肝经风热,凉肝息风定惊,共为君药。蚕沙化湿和胃;党参、玉竹、麦冬补中益气,养血生津,清心除烦;谷芽健脾开胃,促消化而不伤胃气,共为臣药。木香行气调中,醒脾和胃;甘草甘缓补虚,调和诸药,为佐使药。方中西药盐酸小檗碱有抑菌作用。中西诸药合用,共奏清热平肝、调理脾胃之功。

【临床应用】

1. 厌食　因肝经郁热,脾胃虚弱,健运失调所致。症见食欲不振,纳呆食少,面色无华,腹胀,腹泻大便中夹有不消化残渣,或大便稀溏;小儿厌食症见上述证候者。

2. 夜啼　因心肝积热,热扰神明所致。症见夜间啼哭,烦躁不安,面赤唇红,小便短赤,腹胀,腹泻;小儿夜惊见上述证候者。

【药理毒理】　本品有增加胃肠蠕动、抗炎等作用。

1. 增加胃肠蠕动　本品能降低小鼠胃中甲基橙残留率,加快小肠对炭末的推进速度[1]。

2. 抗炎　本品能抑制二甲苯致小鼠耳肿胀,抑制醋酸致小鼠腹腔毛细血管通透性增加,对急性炎症反应有抑制作用[1]。

【不良反应】　目前尚未检索到不良反应报道。

【禁忌】　尚不明确。

【注意事项】

1. 脏腑虚寒者慎用。

2. 建立良好的生活制度,纠正不良饮食习惯。

【用法与用量】　开水冲服。一次5～10g,一日3次。

【规格】　每袋装5g

【参考文献】　[1]匡荣,朱社敏,倪维芳,等.小儿肠胃康颗粒主要药理学研究.中国现代应用药学杂志,2005,22(4):275.

抱 龙 丸
Baolong Wan

【药物组成】　薄荷、白芷、紫苏叶、广藿香、防风、独活、荆芥、川芎(酒蒸)、茯苓、炒白术、山药、陈皮、砂仁、荜茇、厚朴、木香、香附(四制)、檀香、天麻、僵蚕(姜炙)、天竺黄、白附子、法半夏、赤石脂、诃子(去核)、朱砂、白芍。

【功能与主治】　祛风化痰,健脾和胃。用于脾胃不和、风热痰内蕴所致的腹泻,症见食乳不化、恶心呕吐、大便稀、有不消化食物。

【方解】　方中薄荷、白芷、紫苏叶、广藿香、防风、独活、荆芥、川芎祛风散寒,芳香化浊,降逆和胃。茯苓、白术、山药补脾益气,重建中州,以资化源。陈皮、砂仁、荜茇、厚朴、木香、香附、檀香健脾理气,化湿导滞,调和脾胃,以除生痰之源。天麻、僵蚕、天竺黄息风止痉,以防久泻伤正,虚风内动;白附子、法半夏燥湿化痰,降浊消痞。赤石脂、诃子涩肠止泻。朱砂镇惊安神。白芍养血柔肝,缓急止痛。诸药合用,共奏祛风化痰、健脾和胃之功。

【临床应用】　**泄泻**　因小儿脾虚,脾胃不和,感受风邪,内蕴风热所致。症见腹泻,脘腹胀满,时见腹痛,恶心呕吐,不思饮食,夜卧不安,大便稀溏,多食后作泻,面色萎黄,肌肉消瘦,神疲倦怠,舌苔淡白;小儿消化不良见上述证候者。

【不良反应】　目前尚未检索到不良反应报道。

【禁忌】　尚不明确。

【注意事项】

1. 湿热泻、伤食泻慎用。

2. 本品含有朱砂,不宜久用,过量服用。

3. 饮食宜清淡,忌食辛辣食物。

【用法与用量】　口服。一岁以内一次1丸,一岁至二岁一次2丸,一日2～3次。

【规格】　每丸重1.56g

复方消食茶(冲剂、颗粒)
Fufang Xiaoshi Cha(Chongji,Keli)

【药物组成】　苍术、白术、薏苡仁、广山楂、神曲茶、小槐花。

【功能与主治】 健脾利湿，开胃导滞。用于脾虚食滞，食欲不振，便溏消瘦。

【方解】 方中苍术芳香燥烈，燥湿健脾，用于食滞湿阻，中焦不运之证，为君药。白术补气健脾，燥湿利水；薏苡仁淡渗利湿健脾，二者助君药利湿健脾，恢复受纳健运之能，共为臣药。广山楂功擅助脾健胃，消食化滞；神曲茶解表祛风、消积疗疳；小槐花味甘性平，消积止痛，三者配伍，加强和胃消食化滞的作用，共为佐药。诸药合用，共奏健脾利湿，开胃导滞之功效。

【临床应用】 厌食 因脾失健运，乳食停滞所致。症见食积不化，不思饮食，面色少华，形体偏瘦；小儿厌食症见上述证候者。

【不良反应】 目前尚未检索到不良反应报道。

【禁忌】 尚不明确。

【注意事项】

1. 胃阴不足厌食患儿慎用。

2. 服药期间应纠正不良饮食习惯，不宜过食生冷、肥腻食物。

【用法与用量】 开水冲服。一次 14g，一日 3 次；周岁以内小儿酌减或遵医嘱。

【规格】 每块重 7g

健儿素颗粒
Jian'ersu Keli

【药物组成】 党参、白术（炒）、薏苡仁、南沙参、麦冬、白芍、稻芽（炒）、诃子。

【功能与主治】 益气健脾，和胃运中。用于脾胃气虚所致的疳证，症见食欲不振、消化不良、腹满腹痛、面黄肌瘦。

【方解】 方中党参补脾养胃，益气生津，为君药。配以白术补气健脾；薏苡仁健脾利湿，二者共助党参补气健脾之力，共为臣药。沙参、麦冬益胃生津；白芍缓急止痛，两者伍用，可酸甘化阴、养胃生津；稻芽健脾开胃，消食和中；诃子涩肠止泻，下气消胀，五味皆为佐药。诸药合用，共奏益气健脾、和胃运中之功。

【临床应用】 疳积 因脾胃受损、气液耗伤所致。症见食欲不振，消化不良，腹满腹痛，大便溏薄，面黄肌瘦；小儿厌食症、小儿营养不良见上述证候者。

【不良反应】 目前尚未检索到不良反应报道。

【禁忌】 尚不明确。

【注意事项】

1. 饮食宜易消化，富有营养，不宜食用生冷、油腻食物。

2. 疳积后期，常由虚至脱，见虚脱危重证候时，当采取急救措施。

【用法与用量】 开水冲服。一次 20～30g，一日 3 次。

【规格】 （1）每袋装 10g （2）每瓶装 100g

健脾消食丸
Jianpi Xiaoshi Wan

【药物组成】 白术（炒）、枳实（炒）、木香、槟榔（炒焦）、草豆蔻、鸡内金（醋炙）、荸荠粉。

【功能与主治】 健脾，和胃，消食，化滞。用于脾胃气虚所致的疳证，症见小儿乳食停滞、脘腹胀满、食欲不振、面黄肌瘦、大便不调。

【方解】 方中白术健脾祛湿，以助脾运资生化源，为君药。枳实下气化滞，消痞除满，为臣药。木香调中行气；槟榔行气消积；草豆蔻燥湿行气，三者助君、臣药行气消积，使气利而积消；鸡内金运脾消食；荸荠粉化食消痞，共为佐药。诸药相合，共奏健脾和胃、消食化滞之功。

【临床应用】 疳积 因脾胃虚弱，运化失职，气食停滞不消所致。症见面色萎黄，不思乳食，脘腹胀满，消瘦，大便不调，舌苔白腻，脉细而滑；小儿营养不良见上述证候者。

【药理毒理】 本品有促进胃肠蠕动、促进胃液分泌、增强免疫等作用。

1. 促进胃肠蠕动 本品能提高大黄致脾虚小鼠肠墨汁推进率，提高胃排空速度，降低甲基橙残留率，加快胃肠蠕动[1]。

2. 促进胃液分泌 本品对喂饲猪油、圆白菜所致饮食失节的脾虚大鼠模型，能增加动物体重，提高胃液中总酸度及胃蛋白酶的活性[1]。

3. 增强免疫功能 本品对大黄致脾虚小鼠具有增强体液免疫的作用[1]。

【不良反应】 目前尚未检索到不良反应报道。

【禁忌】 尚不明确。

【注意事项】

1. 脾胃虚弱无积滞者慎用。

2. 服药期间宜食用清淡易消化食物。

3. 养成良好的饮食习惯。

【用法与用量】 口服。周岁以内一次服 1/2 丸，一岁至二岁一次服 1 丸，二岁至四岁一次服 1 丸半，四岁以上一次服 2 丸；一日 2 次，或遵医嘱。

【规格】　每丸重 3g

【参考文献】　[1]金鑫,刘鸿雁,周建平.健脾消食丸药效学研究.中成药,2004,26(1):43-45.

儿宝颗粒(膏)

Erbao Keli(Gao)

【药物组成】　太子参、北沙参、麦冬、炒白芍、茯苓、炒白扁豆、山药、炒山楂、炒麦芽、陈皮、葛根(煨)。

【功能与主治】　健脾益气,生津开胃。用于脾气虚弱、胃阴不足所致的纳呆厌食、口干燥渴、大便久泻、面黄体弱、精神不振、盗汗。

【方解】　方中太子参益气生津,补益脾胃,为君药。北沙参、麦冬益胃生津;白芍酸甘,养血敛阴,三药可加强太子参益气养阴之功,以补胃阴之不足,故为臣药。茯苓甘淡,药性和平,健脾利湿而不伤气;白扁豆健脾化湿,补脾不腻,除湿不燥;山药补脾气,益脾阴,两擅其功;山楂、麦芽消食化积,开胃进食;陈皮气香性温,能行能降,理气运脾;葛根升举清阳而止泻,共助君药健脾化湿,理气开胃,升清止泻,共为佐药。诸药合用,共奏健脾益气、生津开胃之功。

【临床应用】　厌食　因脾胃虚弱、胃阴不足所致。症见口干多饮,纳呆食少,面黄肌瘦,四肢倦怠,精神不振,体虚多汗,大便干结或大便久泻不止,舌红少苔,脉细;小儿厌食症见上述证候者。

文献报道,可用于小儿消化不良的治疗[1]。

【药理毒理】　本品有保护胃肠黏膜、调节胃肠运动等作用。

1. 保护胃肠黏膜　本品可以改善小儿厌食症模型大鼠胃肠黏膜病理形态,减轻胃底黏膜及组织损害[2]。

2. 调节胃肠运动　本品可以调节肠内血管活性肠肽(VIP)、生长抑制素(SS)表达,可使体内胃肠激素水平整体趋于均衡,加强胃肠蠕动[2]。

【不良反应】　目前尚未检索到不良反应报道。

【禁忌】　尚不明确。

【注意事项】

1. 食积内热厌食者慎用。

2. 养成良好饮食习惯。

3. 忌食辛辣食物。

【用法与用量】　颗粒剂:开水冲服。一岁至三岁一次 5g,四岁至六岁一次 7.5g,六岁以上一次 10g;一日 2～3 次。膏剂:口服。一岁至三岁一次 10g,四岁至六岁一次 15g,六岁以上一次 20～25g;一日 2～3 次。

【规格】　颗粒剂:每袋装　(1)5g　(2)15g

【参考文献】　[1]刘欣,罗亚妮.儿宝颗粒治疗小儿消化不良 80 例.陕西中医,2012,33(7):802-803.

[2]赵智强,汪元平,项小人,等.儿宝颗粒对小儿厌食症模型大鼠胃、空肠段黏膜形态及 VIP、SS 表达的影响.山东中医药大学学报,2010,34(2):176-178.

儿康宁糖浆

Erkangning Tangjiang

【药物组成】　黄芪、党参、白术、茯苓、薏苡仁、山药、麦冬、制何首乌、焦山楂、麦芽(炒)、桑枝、大枣。

【功能与主治】　益气健脾,消食开胃。用于脾胃气虚所致的厌食,症见食欲不振、消化不良、面黄身瘦、大便稀溏。

【方解】　方中黄芪甘温益气,升阳健脾,以资化源,为君药。党参补中益气;白术补气健脾;茯苓、薏苡仁健脾利湿;山药益气养阴,健脾止泻,共为臣药。麦冬益胃生津;制首乌补益精血;山楂、麦芽消食化积;桑枝消食利湿;大枣补中益气,调和脾胃,共为佐药。诸药合用,共奏益气健脾、消食开胃之功。

【临床应用】　厌食　因饮食不节或喂养不当,以及长期偏食,损伤脾胃,脾胃气虚,运化失常而致。症见厌食,拒食,面色萎黄,形体消瘦,精神不振,大便溏薄,舌苔淡红,苔薄白,脉无力;小儿厌食症见上述证候者。

有报道,本品可用于小儿轻度贫血的治疗[1]。

【不良反应】　本品可致药物性皮炎[2]。

【禁忌】　尚不明确。

【注意事项】

1. 食积化热、胃阴不足所致厌食者慎用。

2. 纠正不良的偏食习惯,少吃零食,定时进餐,建立良好的饮食卫生习惯。

3. 饮食宜易于消化,忌食生冷、油腻食物。

【用法与用量】　口服。一次 10ml,一日 3 次,20～30 天为一疗程。

【规格】　(1)每支装 10ml　(2)每瓶装 150ml

【参考文献】　[1]董玉红,史应进.儿康宁治疗小儿轻度贫血疗效观察.包头医学院学报,2002,18(4):318-319.

[2]张丽君,武广云.儿康宁致药物性皮炎 2 例.交通医学,1999,13(1):141-142.

健儿糖浆

Jian'er Tangjiang

【药物组成】　萝藦、爵床。

【功能与主治】　健脾补气,消积化滞。用于脾胃虚弱、食滞肠胃所致的疳证,症见纳呆食少、面黄肌瘦、脘腹胀满、大便不调等。

【方解】 方中萝藦甘辛性平,补益精气,为治虚损劳伤,小儿疳积之要药。爵床咸辛性寒,清热利湿,活血止痛,消滞疗疳。两药相伍,共奏健脾补气、消积化滞之功。

【临床应用】 疳积 因脾胃虚弱,食滞胃肠所致。症见形体消瘦,面黄少华,毛发稀疏,肚腹鼓胀,食欲不振,大便不调;小儿营养不良见上述证候者。

【不良反应】 目前尚未检索到不良反应报道。

【禁忌】 尚不明确。

【注意事项】

1. 脾胃虚败,气阴耗竭所致干疳重证者慎用。

2. 服药期间饮食宜清淡而富有营养,忌食肥甘滋腻、不易消化食物。

3. 应养成良好的饮食习惯。

【用法与用量】 口服。周岁以内一次 5ml,一岁至二岁一次 8ml,三岁至五岁一次 10ml,一日 3 次。10 天为一疗程或遵医嘱。

化积口服液

Huaji Koufuye

【药物组成】 茯苓(去皮)、海螵蛸、炒鸡内金、醋三棱、醋莪术、红花、槟榔、雷丸、鹤虱、使君子仁。

【功能与主治】 健脾导滞,化积除疳。用于脾胃虚弱所致的疳积,症见面黄肌瘦、腹胀腹痛、厌食或食欲不振、大便失调。

【方解】 方中茯苓健脾利湿,以资化源,为君药。海螵蛸制酸健胃止痛;鸡内金消食化积,健脾和胃,共为臣药。三棱、莪术化食消积,行气止痛;红花活血祛瘀;槟榔行气导滞;雷丸、鹤虱、使君子仁杀虫消积,共为佐药。诸药合用,共奏健脾导滞、化积除疳之功。

【临床应用】 疳积 多因饮食失节,或喂养不当,偏食,积滞壅聚,脾胃损伤而致。症见形体消瘦,面黄少华,食欲减退,大便溏薄,肚腹鼓胀,毛发稀黄,精神不振,或烦躁激动,睡眠不宁,或伴有揉眉挖鼻,咬指磨牙,嗜食异物;小儿营养不良见上述证候者。

【不良反应】 目前尚未检索到不良反应报道。

【禁忌】 尚不明确。

【注意事项】

1. 气液耗伤,脾胃衰败所致干疳重证者,不宜应用。

2. 本品中病即止,不宜久用。

3. 饮食宜清淡,富有营养,忌食生冷食物。

【用法与用量】 口服。一岁以内一次 5ml,一日 2次;二岁至五岁一次 10ml,一日 2 次;五岁以上一次 10ml,一日 3 次;或遵医嘱。

【规格】 每支装 10ml

健儿乐颗粒

Jian'erle Keli

【药物组成】 山楂、鸡内金、白芍、甜叶菊、钩藤、竹心。

【功能与主治】 健脾消食,清心安神。用于脾失健运、心肝热盛所致厌食、夜啼,症见纳呆食少、消化不良、夜惊夜啼、夜眠不宁。

【方解】 方中山楂酸甘微温,助脾健胃,促进消化,是消食化积要药,故为君药。鸡内金运脾健胃,助山楂加强消食力量,为臣药。白芍养血柔肝,平抑肝阳;甜叶菊、钩藤清热平肝;竹心清心除烦,宁神定惊,共为佐药。诸药合用,共奏健脾消食、清心安神之功。

【临床应用】

1. 厌食 因饮食失节,损伤脾胃,乳食内停,脾失健运,胃失和降所致。症见乳食减少,甚或拒食,面色少华,形体偏瘦,舌苔薄白,脉滑;小儿厌食症见上述证候者。

2. 夜啼 因内有蕴热,火伏热邪,上扰心经,心经积热所致。症见夜寐啼哭,烦躁不安,小便短赤,舌尖红,苔黄,指纹红紫;小儿夜惊见上述证候者。

【不良反应】 目前尚未检索到不良反应报道。

【禁忌】 尚不明确。

【注意事项】

1. 脾胃虚寒所致厌食、夜啼者不宜使用。

2. 要培养良好的饮食习惯,少食零食,克服偏食,合理进膳,平衡营养。

3. 饮食宜清淡,不宜食辛辣、厚味食物。

【用法与用量】 口服。三岁以下一次 5g,一日 2次;三岁至六岁一次 10g,一日 2 次;七岁至十二岁一次 10g,一日 3 次。

【规格】 每袋装 10g

利儿康合剂

Li'erkang Heji

【药物组成】 白术、莲子、北沙参、大枣、麦芽(炒)、谷芽(炒)、鸡内金(炙)、陈皮、白芍、川楝子(醋炒)、柏子仁、龙骨、牡蛎(煅)、银柴胡、甘草。

【功能与主治】　健脾，消食，开胃。用于脾虚食滞所致的小儿疳积，症见体弱、厌食、多汗、性情急躁、大便异常。

【方解】　方中白术补气健脾，开胃消食，为君药。莲子补脾养心；北沙参益胃生津；大枣补中益气，三者共助白术补益脾胃，疗脾胃之虚弱，以资化源，共为臣药。麦芽、谷芽、鸡内金、陈皮理气和胃，消食化滞；白芍养血柔肝；川楝子疏肝行气止痛；柏子仁养血安神；龙骨、牡蛎既可平肝潜阳，镇静安神，又能收敛止汗；银柴胡能清疳热，上十味合用，消食化滞，养肝宁心，清热止汗，共为佐药。甘草调和诸药，为使药。诸药合用，共奏健脾、消食、开胃之效。

【临床应用】

1. 疳积　因饮食不节，乳食无度，酿成积滞，损伤脾胃，造成脾胃虚弱，运化失调，气血虚衰，诸脏失养所致。症见形体消瘦，肌肉松弛，厌食，多汗，烦躁不宁，大便稀溏；小儿营养不良见上述证候者。

2. 厌食　因饮食不节，乳食无度，损伤脾胃，脾失运化所致。症见厌食，拒食，若稍进食，大便中夹有不消化残渣或大便不成形，精神倦怠，面色萎黄，容易汗出；小儿厌食症见上述证候者。

【不良反应】　目前尚未检索到不良反应报道。

【禁忌】　尚不明确。

【注意事项】

1. 气阴耗竭，脾胃衰败的疳重证及胃阴不足的厌食慎用。

2. 养成良好的饮食习惯，克服偏食及饭前喜吃寒食、糖果等不良饮食习惯。

3. 饮食宜清淡，富营养，易消化，忌食生冷、黏腻、肥甘厚味食物。

【用法与用量】　口服。二岁以下一次 5ml，二岁至十岁一次 10ml，十岁以上一次 15ml，一日 3 次；或遵医嘱。

【规格】　每瓶装 50ml

小儿胃宝丸（片）

Xiao'er Weibao Wan（Pian）

【药物组成】　山药（炒）、山楂（炒）、麦芽（炒）、六神曲（炒）、鸡蛋壳（焙）。

【功能与主治】　消食化积，健脾和胃。用于脾虚食滞所致的积滞，症见停食、停乳、呕吐泄泻、消化不良。

【方解】　方中山药甘平，补脾养阴，既补脾气又补脾阴，尚可健脾止泄，为君药。山楂助脾健胃，善消油腻

肉食积滞；麦芽消食和胃，能助面食消化；六神曲健胃和中，消化水谷宿食，三者合用，可增强消食化积、健脾和胃之功，共为臣药。鸡蛋壳制酸止痛，善治停饮脘痛，反胃吞酸，助君药健脾和胃，故为佐药。诸药合用，共奏消食化积、健脾和胃之功。

【临床应用】　**积滞**　因脾胃虚弱，饮食失节，乳食停滞所致。症见不思乳食，呕吐酸腐，大便溏泄，舌苔白腻，脉细而滑，指纹青淡；小儿消化功能紊乱见上述证候者。

【不良反应】　目前尚未检索到不良反应报道。

【禁忌】　尚不明确。

【注意事项】

1. 食积内热者慎用。

2. 养成良好的饮食习惯。

3. 食用清淡易消化食物，忌食油腻肥甘食物。

【用法与用量】　丸剂：口服。一次 2～3 丸，一日 3 次；三岁以上酌增。

片剂：口服。一次 2～3 片，一日 3 次；三岁以上酌增。

【规格】　丸剂：每丸重 0.5g

片剂：每片重 0.5g

小儿香橘丸

Xiao'er Xiangju Wan

【药物组成】　炒白术、茯苓、麸炒薏苡仁、白扁豆（去皮）、麸炒山药、莲子、苍术（米泔炒）、六神曲（麸炒）、炒山楂、炒麦芽、陈皮、木香、姜厚朴、麸炒枳实、醋香附、砂仁、法半夏、泽泻、甘草。

【功能与主治】　健脾和胃，消食止泻。用于脾虚食滞所致的呕吐便泻、脾胃不和、身热腹胀、面黄肌瘦、不思饮食。

【方解】　方中白术补气健脾，为君药。茯苓、薏苡仁淡渗利湿，健脾止泻；白扁豆、山药、莲子补脾益气，化湿止泻；苍术芳香燥烈，健脾止泻，六药共助君药健脾和胃，利湿止泻，共为臣药。六神曲、山楂、麦芽消食化积；陈皮、木香、厚朴、枳实、香附、砂仁疏利气机，使气利而积消；半夏燥湿化痰，和胃降逆；泽泻利水渗湿，共助君药加强理气消积、和胃化湿作用，使脾胃健运功能得以恢复，共为佐药。甘草缓和药性，调和诸药，共为使药。诸药合用，共奏健脾和胃、消食止泻之功。

【临床应用】

1. 泄泻　因脾胃虚弱，乳食停积，水湿不化所致。症见泄泻，腹胀疼痛，面色萎黄，肌肉消瘦，不思乳食；小

儿腹泻病、厌食症、营养不良见上述证候者。

2. 厌食 由饮食不节,喂养失当及长期偏食,损伤脾胃运化受纳之功所致。症见不思饮食,或食而无味,拒进饮食,形体消瘦,面色少华;小儿厌食症见上述证候者。

【不良反应】 目前尚未检索到不良反应报道。

【禁忌】 尚不明确。

【注意事项】

1. 湿热泻者慎用。

2. 饮食宜清淡、易消化食物,忌食生冷、油腻食物。

【用法与用量】 口服。一次1丸,一日3次;周岁以内小儿酌减。

【规格】 每丸重3g

小儿康颗粒
Xiao'erkang Keli

【药物组成】 太子参、白术、茯苓、山楂、葫芦茶、麦芽、白芍、乌梅、榧子、槟榔、蝉蜕、陈皮。

【功能与主治】 健脾开胃,消食化滞,驱虫止痛。用于脾胃虚弱,食滞内停所致的腹泻、虫积,症见食滞纳少、烦躁不安、精神疲倦、脘腹胀满、面色萎黄、大便稀溏。

【方解】 方中太子参、白术补益脾胃,重建中州,共为君药。茯苓健脾渗湿;山楂、葫芦茶、麦芽消食化积,助君药健脾消食,共为臣药。白芍养血柔肝,敛阴止痛;乌梅酸收,涩肠安蛔;榧子、槟榔行气导滞,消积杀虫;蝉蜕清轻疏散;陈皮理气开胃,共为佐药。诸药合用,共奏健脾开胃、消食化滞、驱虫止痛之功。

【临床应用】

1. 泄泻 因脾运失司,食不运化,脾虚夹滞所致。症见腹泻,便稀,臭秽,食少纳呆,烦躁神疲,脘腹胀满;小儿消化不良、腹泻病见上述证候者。

2. 虫积 因小儿脾胃虚弱感染虫卵所致。症见饮食不振,大便不调,腹痛时作,面色萎黄,精神疲倦;小儿肠道寄生虫病、蛔虫病见上述证候者。

文献报道,本品可用于小儿厌食症的治疗[1]。

【不良反应】 目前未检索到不良反应报道。

【禁忌】 尚不明确。

【注意事项】

1. 外感寒热或湿热腹泻、腹痛者慎用。

2. 本品含驱虫药,不宜久用。

3. 饮食宜清淡,忌食生冷、辛辣、油腻食物。

【用法与用量】 温开水送服。周岁以内一次5g,一

岁至四岁一次10g,四岁以上一次20g,一日3次。

【规格】 每袋装10g

【参考文献】 [1]闫慧敏,舒静.小儿康颗粒治疗以厌食症为主的胃肠功能失调的临床观察.中国中药杂志,2008,33(17):2180-2181.

胃肠安丸
Weichang'an Wan

【药物组成】 厚朴(姜炙)、枳壳(麸炒)、木香、沉香、檀香、川芎、大黄、巴豆霜、人工麝香、大枣(去核)。

【功能与主治】 芳香化浊,理气止痛,健胃导滞。用于湿浊中阻、食滞不化所致的腹泻、纳差、恶心、呕吐、腹胀、腹痛;消化不良、肠炎、痢疾见上述证候者。

【方解】 方中厚朴、枳壳健脾燥湿,调畅气血,理气宽中,消食导滞,共为君药。木香、沉香、檀香、川芎更助君药芳香化浊,调畅气血,和胃止痛之力,共为臣药。大黄、巴豆霜均为通里攻下之峻剂,寒热并用,通因通用,荡涤寒热积滞,除痞散满;麝香芳香化浊而止痛,共为佐药。大枣健脾和胃,以防辛香燥烈,通里攻下之品克伐太过,调和诸药,为使药。诸药合用,共奏芳香化浊、理气止痛、健胃导滞之功。

【临床应用】

1. 泄泻 小儿乳食积滞不化,脾胃失和,气机升降所致。症见纳差,不思饮食,粪便酸臭,嗳气腐浊,恶心呕吐,腹胀,腹痛,大便泄泻,夹有黏液;小儿消化不良、肠炎见上述证候者。

2. 痢疾 小儿饮食不节,素蕴内热,或食用不洁之物,湿热阻滞肠间所致。症见泻痢,腹痛,里急后重,恶心,呕吐,纳食欠佳,或发热;急性痢疾见上述证候者。

有报道,本品可用于治疗单纯性消化功能紊乱症、儿童功能性腹痛和防治阿奇霉素所致消化道症状[1-3]。

【不良反应】 目前尚未检索到不良反应报道。

【禁忌】 尚不明确。

【注意事项】

1. 湿热或虚寒泄泻、痢疾者慎用。

2. 本品含朱砂、大黄、巴豆,不可过量、久用,中病即止。

3. 饮食宜清淡,忌食辛辣食物。

【用法与用量】 口服。小丸一次20丸,一日3次;小儿一岁以内一次4～6丸,一日2～3次;一岁至三岁一次6～12丸,一日3次;三岁以上酌加。大丸,成人一次4丸,一日3次;小儿一岁以内一次1丸,一日2～3次;

一岁至三岁一次 1～2 丸，一日 3 次。三岁以上酌加。

【规格】　(1)小丸　每 20 丸重 0.08g　(2)大丸
每 4 丸重 0.08g

【参考文献】　[1]郝冬荣,彭建霞.胃肠安丸治疗小儿单纯
性消化功能紊乱症的疗效观察.中草药,2014,45(12):1751-1753.

[2]何晓瑜.胃肠安治疗儿童功能性腹痛 40 例疗效分析.中国
医药指南,2013,11(9):636-637.

[3]李梅芳,胡思源,李新民,等.胃肠安丸防治阿奇霉素所致
消化道症状多中心研究.中国中西医结合儿科学,2013,5(3):
237-239.

儿童清热导滞丸
Ertong Qingre Daozhi Wan

【药物组成】　醋鸡内金、焦山楂、六神曲(焦)、焦麦
芽、醋莪术、姜厚朴、枳实、醋青皮、法半夏、酒黄芩、知
母、胡黄连、青蒿、薄荷、钩藤、盐车前子、焦槟榔、使君子
仁、榧子、苦楝皮。

【功能与主治】　健胃导滞,消积化虫。用于食滞肠
胃所致的疳证,症见不思饮食、消化不良、面黄肌瘦、烦
躁口渴、胸膈满闷、积聚痞块,亦用于虫积腹痛。

【方解】　方中鸡内金、山楂、六神曲、麦芽消食导
滞,醒脾和胃,共为君药。莪术、厚朴、枳实、青皮、半夏
行气化滞,消痞散结,为臣药。黄芩、知母、胡黄连、青蒿
清热泻火,善除疳热;薄荷、钩藤、车前子清热平肝,镇惊
除烦;槟榔、使君子、榧子、苦楝皮消积杀虫,行气止痛,
共为佐药。诸药相合,共奏健胃导滞、消积化虫之功。

【临床应用】

1. 疳积　因脾胃运化失健,积滞内停,助湿生虫所
致。症见纳食减少,形体消瘦,肌肉松弛,面黄不华,烦
躁不宁,腹痛腹胀,嗜食泥土,大便下虫;小儿营养不良
见上述证候者。

2. 虫积　因蛔虫寄生所致。症见绕脐绞痛,饮食不
振,大便不调,恶心呕吐,嗜食茶叶、泥土,大便下虫;蛔
虫病见上述证候者。

【不良反应】　目前尚未检索到不良反应报道。

【禁忌】　尚不明确。

【注意事项】

1. 脾胃虚弱、无虫积和内热者慎用。

2. 应注意休息和饮食,养成良好的卫生习惯。

3. 中病即止,不可久用。

【用法与用量】　口服。一次 1 丸,一日 3 次,周岁以
内小儿酌减。

【规格】　每丸重 3g

消食退热糖浆
Xiaoshi Tuire Tangjiang

【药物组成】　柴胡、黄芩、知母、荆芥穗、青蒿、牡丹
皮、槟榔、厚朴、水牛角浓缩粉、大黄。

【功能与主治】　清热解毒,消食通便。用于小儿外
感时邪、内兼食滞所致的感冒,症见高热不退、脘腹胀
满、大便不畅;上呼吸道感染、急性胃肠炎见上述证
候者。

【方解】　方中柴胡芳香疏泄,透达表邪,疏散表邪,
为君药。黄芩主清肺火,除上焦实热;知母清热泻火;荆
芥穗疏散表邪;青蒿、牡丹皮清热凉血,共为臣药。槟榔
行气消食化滞;厚朴行气和中消胀;水牛角清热解毒、息
风镇惊,以防热极生风;大黄清热泻火,通腑降浊,共为
佐药。诸药合用,共奏清热解毒、消食通便之功。

【临床应用】　**感冒夹滞**　因风热侵袭,肺失清肃,
脾失健运,饮食停滞所致。症见发热不退,脘腹胀满,不
思饮食,呕吐酸腐,大便酸臭,或腹痛泄泻,大便秘结;上
呼吸道感染合并胃肠功能紊乱见上述证候者。

【不良反应】　目前尚未检索到不良反应报道。

【禁忌】　尚不明确。

【注意事项】

1. 风寒感冒、脾虚便溏者慎用。

2. 忌食生冷、辛辣、油腻食物。

【用法与用量】　口服。一岁以内一次 5ml,一岁至
三岁一次 10ml,四岁至六岁一次 15ml,七岁至十岁一次
20ml,十岁以上一次 25ml;一日 2～3 次。

【规格】　每瓶装　(1)60ml　(2)100ml　(3)120ml

香苏调胃片
Xiangsu Tiaowei Pian

【药物组成】　广藿香、香薷、紫苏叶、木香、姜厚朴、
砂仁、麸炒枳壳、陈皮、炒山楂、炒麦芽、六神曲(麸炒)、
茯苓、白扁豆(去皮)、葛根、生姜、甘草。

【功能与主治】　解表和中,健胃化滞。用于胃肠积
滞、外感时邪所致的身热体倦、饮食少进、呕吐乳食、腹
胀便泻、小便不利。

【方解】　方中广藿香、香薷、紫苏叶芳香化湿,解表
和中,共为君药;木香、厚朴、砂仁、枳壳、陈皮理气化湿,
消滞除胀;山楂、麦芽、六神曲消食开胃;茯苓、白扁豆健
脾利湿,共为臣药;葛根、生姜二药既能解表,又可升阳
止泻、和胃止呕,共为佐药;甘草调和诸药,为使药。诸

药相合,共奏解表和中、健胃化滞之功。

【临床应用】 **外感夹食** 因内有积滞,外感时邪所致恶寒发热,鼻塞流涕,脘腹胀满,不思乳食,呕吐,泄泻,气味酸馊,舌苔薄腻,脉浮滑,指纹浮滞;小儿消化不良、胃肠型感冒见上述证候者。

【不良反应】 目前尚未检索到不良反应报道。

【禁忌】 尚不明确。

【注意事项】

1. 食积无表证者慎用。

2. 饮食宜清淡,忌食辛辣食物。

【用法与用量】 口服。周岁以内一次1～2片,一岁至三岁一次2～3片,三岁以上一次3～5片;一日2次。温开水送下。

保赤散
Baochi San

【处方】 天南星(制)、朱砂、六神曲(炒)、巴豆霜。

【功能与主治】 消食导滞,化痰镇惊。用于小儿冷积,停乳停食,大便秘结,腹部胀满,痰多。

【方解】 方中天南星燥湿化痰,祛风定惊,为君药。朱砂镇惊安神,助天南星豁痰定惊之效;神曲消积行滞,伍巴豆霜下实积,通闭塞,攻积导滞;重用六神曲消食导滞,保护脾胃之气,共为臣药。四者相合,共奏消食导滞、化痰镇惊之功。

【临床应用】

1. **小儿冷积** 因脾胃虚冷,感受寒邪,中焦积滞所致。症见形寒肢冷,面色㿠白,腹痛,不思饮食,大便秘结,小便清长。

2. **冷痰** 因肺脾不足,气阳虚弱,津液滞运,聚而成痰所致。症见肺风痰壅,喘急欲绝;或风痰入心,神钝惊搐;或顽痰蒙窍,痫痰顿作。

【不良反应】 目前尚未检索到不良反应报道。

【禁忌】 尚不明确。

【注意事项】

1. 本品中巴豆、朱砂有毒,小儿不可过量服用或久服。

2. 服药时不宜食热粥、饮热开水。

3. 肝肾功能不全者慎用。

【用法与用量】 口服。小儿六个月至一岁一次0.09g;二岁至四岁一次0.18g。

【规格】 散剂:每袋装0.09g

肥儿丸
Fei'er Wan

【药物组成】 六神曲(炒)100g、炒麦芽50g、使君子仁100g、槟榔50g、木香20g、煨肉豆蔻50g、胡黄连100g。

【功能与主治】 健胃消积,驱虫。用于小儿消化不良,虫积腹痛,面黄肌瘦,食少腹胀泄泻。

【方解】 方中神曲、麦芽健脾和胃,消食导滞,共为君药;使君子、槟榔杀虫消积,散结导滞,共为臣药;木香、肉豆蔻理气止痛,和中止泻;胡黄连清泻疳热虫积,共为佐药。诸药合用,共奏健胃消积、驱虫之功。

【临床应用】

1. **蛔虫病** 多由蛔虫内扰肠胃而致腹部疼痛,食欲不振,面色萎黄,形体消瘦,大便下虫。

2. **疳积** 多因虫积成疳,脾虚胃热而成形体消瘦,腹痛腹胀,发热,口臭,大便稀溏。

【不良反应】 目前尚未检索到不良反应报道。

【禁忌】 尚不明确。

【注意事项】

1. 脾虚气弱者慎用。

2. 本品一般服药不超过3日。

3. 注意饮食卫生。

【用法与用量】 口服。一次1～2丸,一日1～2次,三岁以内小儿酌减。

【规格】 丸剂,每丸重3g

小儿至宝丸
Xiao'er Zhibao Wan

【药物组成】 紫苏叶、广藿香、羌活、薄荷、六神曲(炒)、炒山楂、炒麦芽、槟榔、茯苓、陈皮、胆南星、川贝母、炒芥子、制白附子、琥珀、冰片、朱砂、人工牛黄、天麻、钩藤、全蝎、僵蚕(炒)、蝉蜕、雄黄、滑石。

【功能与主治】 疏风镇惊,化痰导滞。用于小儿风寒感冒,停食停乳,发热鼻塞,咳嗽痰多,呕吐泄泻。

【方解】 方中紫苏叶、广藿香、羌活、薄荷疏风解表,发散风寒;神曲、山楂、麦芽、槟榔和中消食,化积导滞;茯苓、陈皮伍藿香健脾和胃止呕吐;胆南星、川贝母、芥子、白附子祛风化痰,利肺止咳;琥珀、冰片、朱砂、人工牛黄镇惊安神,开窍醒脑;天麻、钩藤、全蝎、僵蚕、蝉蜕平肝息风,止痉定搐;雄黄解毒定惊;滑石清热利尿。诸药合用,共奏疏风镇惊、化痰导滞之功。

【临床应用】

1. 风寒感冒 因外感风寒,卫阳被遏所致。症见发热恶寒,鼻塞流涕,咳嗽咯痰,无汗,不渴,舌苔薄白,脉浮紧。

2. 乳食积滞 因乳食内积,气机郁结所致。症见不思饮食,腹胀,腹痛,呕吐酸腐,大便酸臭溏薄,舌苔厚腻,脉滑数。

【不良反应】 目前尚未检索到不良反应报道。

【禁忌】 尚不明确。

【注意事项】

1. 风热表证者慎用。

2. 本品含有朱砂、雄黄,不可过量、久用。

3. 忌油腻食物。

【用法与用量】 口服。一次 1 丸,一日 2～3 次。

【规格】 蜜丸每丸重 1.5g

乐儿康糖浆

Le'erkang Tangjiang

【药物组成】 党参、黄芪、太子参、茯苓、薏苡仁、山药、大枣、制何首乌、麦冬、焦山楂、炒麦芽、陈皮、桑枝。

【功能与主治】 益气健脾,和中开胃。用于脾胃气虚所致的食欲不振、面黄、身瘦;厌食症、营养不良症见上述证候者。

【方解】 方中党参补脾养胃,健运中气;黄芪甘温,补诸虚不足,益元气,壮脾胃,与党参同用,能增强补益脾胃、资生化源的功效,共为君药。太子参补气生津,为清补之品;山药健脾补虚,益气养阴;茯苓、薏苡仁甘淡健脾渗湿,以助运化;大枣和脾胃,补中气,共为臣药。何首乌补益精血;麦冬养肺胃之阴;山楂消食化积,善消肉食积滞;麦芽消食和胃,尤适米面食物积滞;陈皮气香性温,有强脾和胃、理气运脾之功;桑枝祛湿利水,共为佐药。诸药相合,共奏益气健脾、和中开胃之功。

【临床应用】 **厌食** 因脾胃气虚所致。症见厌食,拒食,面色萎黄,大便中夹有不消化残渣,舌质淡,苔薄白,脉无力;小儿厌食症、营养不良症见上述证候者。

【不良反应】 目前尚未检索到不良及应报道。

【禁忌】 尚不明确。

【注意事项】

1. 食积化热或胃阴不足所致厌食慎用。

2. 需建立良好的生活饮食习惯。

【用法与用量】 口服。一岁至二岁一次 5ml,二岁以上一次 10ml;一日 2～3 次。

【规格】 每瓶装 100ml

儿脾醒颗粒

Erpixing Keli

【药物组成】 山楂、麦芽、山药、薏苡仁、茯苓、鸡内金、陈皮、白扁豆。

【功能与主治】 苗医:麦靓麦韦芳素迟,洗依阶沽:久代阿套穷,加嘎奴,仰溪秀切。中医:健脾和胃,消食化积。用于脾虚食滞引起的小儿厌食,大便稀溏,消瘦体弱。

【方解】 方中重用山楂、麦芽为君,山楂酸甘性温,消一切饮食积滞,长于消肉食油腻之积;麦芽甘平,尤能促进淀粉性食物的消化。山药、薏苡仁、茯苓健脾利湿;鸡内金消食和胃,助山楂、麦芽之力,共为臣药。陈皮、白扁豆皆芳香之品,理气开胃,醒脾化湿为佐。诸药合用,共奏健脾和胃,消食化积之功。

【临床应用】 **厌食** 脾胃虚弱,运化无力,乳食停滞所致。症见不思乳食,食量减少,面色少华,形体偏瘦,大便溏薄,或夹有不消化食物残渣,舌质淡,苔薄白,脉缓无力或指纹淡红;小儿厌食症见上述证候者。

有报道,本品可用于反复呼吸道感染的治疗[1]。

【不良反应】 目前尚未检索到不良反应报道。

【禁忌】 尚不明确。

【注意事项】

1. 糖尿病患儿不宜服用。

2. 感冒时不宜服用。

3. 长期厌食,体弱消瘦者,及腹胀重、腹泻次数增多者应去医院就诊。

4. 服药 7 天症状无缓解,应去医院就诊。

5. 忌食生冷、油腻及不易消化食物。

【用法与用量】 温开水冲服。一岁至两岁一次 1.25g,一日 2 次;三岁至五岁一次 1.25g,一日 3 次;六岁至十四岁一次 2.5g,一日 2～3 次;十四岁以上一次 2.5g～5g,一日 2～3 次。

【规格】 每袋装 2.5g

【参考文献】 [1]李海峰,刘肇杰,宋敏.儿脾醒治疗小儿反复呼吸道感染疗效观察.中药材,2008,31(1):176-177.

小儿七星茶口服液

Xiao'er Qixingcha Koufuye

【药物组成】 薏苡仁、稻芽、钩藤、山楂、淡竹叶、蝉蜕、甘草。

【功能与主治】 开胃消滞、清热定惊。用于小儿积滞化热,消化不良,不思饮食,烦躁易惊,夜寐不安,大便不畅,小便短赤。

【方解】 方中薏苡仁甘淡凉健脾渗湿;稻芽甘温消食和中、健脾开胃,共为君药。钩藤甘凉清热平肝定惊;山楂酸甘温,加强消食和胃之功;淡竹叶甘淡寒,清热泻火,共为臣药。蝉蜕甘寒,助钩藤清热定惊之功,为佐药;甘草既可顾护脾胃,又可调和诸药,为佐使药。诸药合用,共奏开胃消滞、清热定惊之功。

【临床应用】 积滞 内伤乳食,停聚中焦,积而不化,气滞不行所致。症见不思乳食,脘腹胀痛,嗳腐酸馊或呕吐食物,大便不畅或大便酸臭,夜寐不安,苔厚腻,脉弦滑;消化功能紊乱症见上述证候者[1]。

【不良反应】 目前尚未检索到不良反应报道。

【禁忌】 尚不明确。

【注意事项】

1. 婴幼儿及糖尿病患儿应在医师指导下服用。

2. 长期厌食、体弱消瘦者,及腹胀重,腹泻次数增多者应去医院就诊。

3. 服药7天症状无缓解,应去医院就诊。

4. 忌生冷、油腻及不易消化食物。

【用法与用量】 口服。儿童一日2次,每次10～20ml,婴儿酌减。

【规格】 每瓶装10ml。

【参考文献】 [1]张淳,胡思源,成金乐,等.小儿七星茶口服液与保和口服液对照治疗小儿积滞乳食内积证的临床研究.辽宁中医杂志,2014,41(12):2621-2624.

五、止咳平喘剂

止咳平喘剂以麻黄、苦杏仁、前胡、紫苏子、葶苈子、桑白皮、枇杷叶、射干、甘草等宣肺降气、止咳平喘药物为主,配伍金银花、连翘、黄芩、北豆根、鱼腥草等清热解毒药,以及瓜蒌、川贝母、竹茹、橘红、法半夏等祛痰药组合而成。具有宣肺降气、止咳平喘、清热化痰功能,用于小儿急性支气管炎、上呼吸道感染、百日咳所见的咳嗽、喘嗽。诸剂性偏寒凉,用于咳嗽、喘嗽之属肺热证。咳喘甚者,应结合其他疗法;若为百日咳,当隔离治疗。

小儿咳喘灵颗粒(口服液)
Xiao'er Kechuanling Keli(Koufuye)

【药物组成】 麻黄、石膏、苦杏仁、瓜蒌、金银花、板蓝根、甘草。

【功能与主治】 宣肺清热,止咳祛痰,平喘。用于小儿外感风热所致的感冒、咳喘,症见发热、恶风、微有汗出、咳嗽咯痰、咳喘气促;上呼吸道感染、支气管炎、肺炎见上述证候者。

【方解】 方中麻黄宣肺解表而平喘;石膏清泄肺胃之热以生津,两药相辅相成,既能宣肺,又能泄热,共为君药。石膏倍用于麻黄,不失为辛凉之剂,麻黄得石膏则宣肺平喘而不助热,且石膏得麻黄清解肺热无凉遏之弊。苦杏仁降利肺气而平喘咳;瓜蒌甘寒清热化痰、润肺宽胸,共为臣药。金银花清热解毒,轻宣透表;板蓝根清热利咽消肿,共为佐药。甘草既能益气和中,又与石膏相合而生津止渴,更能调和于寒温宣降之间,为使药。诸药合用,共奏宣肺清热、止咳祛痰、平喘之功。

【临床应用】

1. **感冒** 由风热犯肺,肺气郁闭,肺卫失和,气机不利,灼津为痰,阻滞气道所致。症见发热、恶风,微有汗出,咳嗽咯痰;上呼吸道感染见上述证候者。

2. **喘证** 由风热闭肺,痰热壅盛于气道,肺失宣降所致,症见发热不退,咳嗽痰浓,喘息气促;急性支气管炎、肺炎见上述证候者。

有报道,本品可用于治疗小儿咳嗽变异型哮喘[1]。

【药理毒理】 本品有解热、平喘、镇咳、抗菌等作用。

1. **解热** 本品能抑制伤寒,副伤寒甲、乙三联菌苗所致家兔体温的升高[2]。

2. **平喘** 本品能延长磷酸组胺致豚鼠发生哮喘的潜伏期。离体试验,本品可松弛豚鼠气管平滑肌,抑制组胺和乙酰胆碱所致气管片反应性增高[2]。

3. **镇咳** 本品能减少氨水致小鼠咳嗽次数[2]。

4. **抗菌** 体外试验,本品对溶血性链球菌、金黄色葡萄球菌、福氏痢疾杆菌、肺炎链球菌、铜绿假单胞菌、肺炎杆菌有抑制作用,MIC分别为21.2、62.5、62.5、125、125、125mg(生药)/ml[2]。

【不良反应】 目前尚未检索到不良反应报道。

【禁忌】 尚不明确。

【注意事项】

1. 风寒感冒者慎用。

2. 高热喘憋、鼻翼扇动加剧者,应及时到医院诊治。

3. 忌食生冷、辛辣、油腻食物。

【用法与用量】 颗粒剂:开水冲服。二岁以内一次1g,三岁至四岁一次1.5g,五岁至七岁一次2g;一日3～4次。口服液:口服。二岁以内一次5ml,三岁至四岁一次7.5ml,五岁至七岁一次10ml;一日3～4次。

【规格】 颗粒剂:每袋装10g

口服液:每支装 10ml

【参考文献】 [1]万斌.小儿咳喘灵颗粒治疗小儿咳嗽变异型哮喘的临床观察.中医药导报,2014,20(3):106-107.

[2]胡仁寿,赵延祜,李德爱,等.小儿咳喘灵口服液治疗小儿支气管肺炎的临床与实验研究.中国中西医结合杂志,1992,12(12):719.

小儿清热止咳口服液
Xiao'er Qingre Zhike Koufuye

【药物组成】 麻黄、石膏、炒苦杏仁、黄芩、板蓝根、北豆根、甘草。

【功能与主治】 清热宣肺,平喘,利咽。用于小儿外感风热所致的感冒,症见发热恶寒、咳嗽痰黄、气促喘息、口干音哑、咽喉肿痛。

【方解】 方中麻黄宣肺解表而平喘,石膏清泄肺胃之热以生津,两药相辅相成,既能宣肺,又能泄热,共为君药。苦杏仁降利肺气而平喘咳;黄芩主清肺火,除上焦实热,共为臣药。板蓝根凉血解毒,利咽消肿;北豆根清热解毒,利咽喉,消肿止痛,共为佐药。甘草益气调中,祛痰止咳,调和诸药,为使药。诸药合用,共奏清热宣肺、平喘利咽之功。

【临床应用】 感冒 因风热犯肺,炼液成痰,阻塞气机,痰壅气逆所致。症见发热,恶风,咳嗽,痰黄,气促,喘急,咽喉红肿;上呼吸道感染见上述证候者。

【药理毒理】 本品有止咳、抗炎及解热作用。

1. 止咳 本品能减少氨水引起小鼠发生咳嗽的次数[1],延长二氧化硫引发咳嗽的潜伏期,减少咳嗽次数[2]。

2. 抗炎 本品能抑制角叉菜胶引起的大鼠足肿胀[2]。

3. 解热 本品能抑制酵母引起的大鼠体温升高[2]。

【不良反应】 目前尚未检索到不良反应报道。

【禁忌】 尚不明确。

【注意事项】

1. 风寒感冒者慎用。

2. 咳喘加重应及时到医院就诊。

3. 忌食生冷、辛辣、油腻食物。

【用法与用量】 口服。一岁至二岁一次 3~5ml,三岁至五岁一次 5~10ml,六岁至十四岁一次 10~15ml;一日 3 次。用时摇匀。

【规格】 每支装 10ml

【参考文献】 [1]王玲,高晓黎.小儿清热止咳口服液药效学实验.新疆医科大学学报,2007,30(6):604.

[2]高鹏,王永圣,崔福德,等.小儿清热止咳口腔速溶片药效学研究.沈阳药科大学学报,2004,21(1):56.

小儿清肺化痰口服液(颗粒)
Xiao'er Qingfei Huatan Koufuye(Keli)

【药物组成】 麻黄、石膏、苦杏仁(炒)、前胡、葶苈子、炒紫苏子、黄芩、竹茹。

【功能与主治】 清热化痰,止咳平喘。用于小儿风热犯肺所致的咳嗽,症见呼吸气促、咳嗽痰喘、喉中作响。

【方解】 方中麻黄宣肺解表而平喘,石膏清泄肺胃而生津,两药宣肺泄热并举,共为君药。石膏倍于麻黄,不失为辛凉之剂,麻黄得石膏则宣肺平喘,而不助热,石膏得麻黄则清解肺热而不凉遏。苦杏仁降肺气而平喘咳;前胡清热疏风,下气化痰;葶苈子、紫苏子降气开郁,止咳定喘,共为臣药。黄芩清泻上焦之火;竹茹清肺化痰止呕,共为佐药。诸药合用,共奏清热化痰、止咳平喘之功。

【临床应用】 咳嗽 因风热犯肺,肺气郁闭不宣,热灼津液,凝聚为痰,痰阻气道所致。症见咳嗽痰喘、呼吸气促;急性支气管炎见上述证候者。

有报道,本品可用于儿童慢性鼻窦炎的治疗[1]。

【不良反应】 目前尚未检索到不良反应报道。

【禁忌】 尚不明确。

【注意事项】

1. 风寒咳嗽、痰湿咳嗽及肺虚久咳者慎用。

2. 喘息、鼻翼扇动不得平卧者,应及时到医院诊治。

3. 忌食生冷、辛辣、油腻食物。

【用法与用量】 口服液:口服。一岁以内一次 3ml,一岁至五岁一次 10ml,五岁以上一次 15~20ml;一日 2~3 次。用时摇匀。颗粒剂:开水冲服。周岁以内一次 3g,一岁至五岁一次 6g,五岁以上一次 9~12g;一日 2~3 次。

【规格】 口服液:每支装 10ml

颗粒剂:每袋装 6g

【参考文献】 [1]王保霞,卢新阁.小儿清肺化痰颗粒治疗儿童慢性鼻窦炎 90 例疗效观察.河北中医,2012,34(8):1211-1212.

小儿麻甘颗粒
Xiao'er Magan Keli

【药物组成】 麻黄、石膏、苦杏仁、紫苏子、黄芩、桑白皮、地骨皮、甘草。

【功能与主治】 平喘止咳,利咽祛痰。用于小儿风热犯肺所致的肺炎喘嗽,症见发热微汗、咳嗽痰稠、呼吸急促、口渴欲饮;亦用于咽喉炎。

【方解】 方中麻黄宣肺解表而平喘,石膏清泄肺胃之热,两者相辅相成,既能宣肺,又能泄热,石膏倍用于麻黄,不失为辛凉之剂,麻黄得石膏则宣肺平喘而不助热,且石膏得麻黄清解肺热而不凉遏,又相制为用,共为君药。苦杏仁降利肺气而平喘止咳;紫苏子降气开郁,祛痰定喘;黄芩清热解毒,善泄上焦之火,共为臣药。桑白皮能清肺降气平喘;地骨皮清肺降火,共为佐药。甘草既能祛痰止咳,又能调和诸药,为使药。诸药合用,共奏平喘止咳、利咽祛痰之功。

【临床应用】 肺炎喘嗽 因风热闭肺,肺失肃降,热灼津为痰,阻滞气道所致。症见发热微汗,咳嗽痰稠,呼吸急促,气急鼻扇,喉中痰鸣,口渴烦躁,面红,尿黄;急性支气管炎、早期肺炎见上述证候者。

【不良反应】 文献报道,本品可致小儿腹泻[1]。

【禁忌】 尚不明确。

【注意事项】

1. 肺脾气虚、阴虚肺热者慎用。

2. 高热持续不退、喘嗽、鼻扇、口周青紫者,应及时到医院就诊。

3. 忌食生冷、辛辣、油腻食物。

【用法与用量】 口服。周岁以内一次 0.8g,一岁至三岁一次 1.6g,四岁以上一次 2.5g;一日 4 次。

【规格】 每袋装 10g

【参考文献】 [1]苏冶玉.口服小儿麻甘颗粒致小儿腹泻的临床分析.科技创新导报,2007,4(35):194.

小儿清肺止咳片

Xiao'er Qingfei Zhike Pian

【药物组成】 黄芩、栀子(姜炙)、炒紫苏叶、菊花、板蓝根、人工牛黄、知母、葛根、川贝母、紫苏子(炒)、炒苦杏仁、枇杷叶、前胡、蜜桑白皮、射干、冰片。

【功能与主治】 清热解表,止咳化痰。用于小儿外感风热、内闭肺火所致的身热咳嗽、气促痰多、烦躁口渴、大便干燥。

【方解】 方中黄芩主清肺火,除上焦实热;栀子泻三焦之火,两药直折里热;紫苏叶发散解表,宣肺止咳;菊花疏散风热,两者表散风热之邪,四味清热解表,宣肺止咳,共为君药。板蓝根清热凉血,解毒利咽;牛黄清热化痰,息风止痉;知母清热泻火,润肺止咳;葛根解肌退热,生津止渴,助君药表里双解,共为臣药。川贝母、紫

苏子、苦杏仁、枇杷叶、前胡、桑白皮、射干清肺化痰,宣降肺气,止咳平喘为佐药。冰片清热泻火,利咽消肿,并助诸药透达之力,为使药。诸药合用,共奏清热解表、止咳化痰之功。

【临床应用】 咳嗽 因风热束肺,热灼津液,凝聚为痰,阻滞气道所致。症见身热,咳嗽痰多,痰黏黄稠,烦躁,口渴,咽痛,便干;急性支气管炎见上述证候者。

【不良反应】 目前尚未检索到不良反应报道。

【禁忌】 尚不明确。

【注意事项】

1. 肺虚久咳、阴虚燥咳者慎用。

2. 3 岁以上儿童,每次最大量不超过 5 片。

3. 忌食生冷、辛辣、油腻食物。

【用法与用量】 口服。周岁以内一次 1～2 片,一岁至三岁一次 2～3 片,三岁以上一次 3～5 片;一日 2 次。

小儿止嗽糖浆

Xiao'er Zhisou Tangjiang

【药物组成】 玄参、麦冬、紫苏叶油、天花粉、胆南星、杏仁水、桔梗、竹茹、知母、川贝母、桑白皮、瓜蒌子、炒紫苏子、焦槟榔、甘草。

【功能与主治】 润肺清热,止嗽化痰。用于小儿痰热内蕴所致的发热、咳嗽、黄痰、咳吐不爽、口干舌燥、腹满便秘、久嗽痰盛。

【方解】 方中玄参清热降火,养阴生津;麦冬生津润燥,清肺养阴,共为君药。紫苏叶疏散表邪,宣肺止咳;天花粉清肺润燥;胆南星清热化痰;杏仁泄降肺气,止咳平喘;桔梗宣肺化痰止咳;竹茹清化痰热;知母、川贝母清热泻火,润肺化痰,共为臣药。桑白皮泻肺平喘;瓜蒌子清热化痰,宽胸润肠;紫苏子止咳平喘,润肠通便;槟榔消积行气,化滞通便,共为佐药。甘草祛痰止咳,调和诸药,为使药。诸药合用,共奏清热润肺、止嗽化痰之功。

【临床应用】 咳嗽 因风热犯肺,肺失肃降,热灼津液,凝聚为痰,痰热内蕴阻塞气道所致。症见发热,咳嗽,痰多色黄,咳吐不爽,口干舌燥,不思饮食,腹满,便秘;急性支气管炎见上述证候者。

【不良反应】 目前尚未检索到不良反应报道。

【禁忌】 尚不明确。

【注意事项】

1. 肺脾气虚、阴虚久咳者慎用。

2. 应注意 1～14 岁不同年龄组的不同剂量的合理

服法。

　　3. 脾虚泄泻者慎用。

　　4. 饮食宜清淡，忌食生冷、油腻、辛辣食物。

　　【用法与用量】　口服。一次 10ml，一日 2 次；周岁以内酌减。

　　【规格】　每瓶装　(1)10ml　(2)120ml

小儿消积止咳口服液
Xiao'er Xiaoji Zhike Koufuye

　　【药物组成】　连翘、枇杷叶(蜜炙)、瓜蒌、枳实、葶苈子(炒)、桔梗、山楂(炒)、莱菔子(炒)、槟榔、蝉蜕。

　　【功能与主治】　清热肃肺，消积止咳。用于小儿饮食积滞、痰热蕴肺所致的咳嗽、夜间加重、喉间痰鸣、腹胀、口臭。

　　【方解】　方中连翘清热解毒；枇杷叶清热止咳，两药合用，清热肃肺，共为君药。瓜蒌、枳实、葶苈子、桔梗清宣肺热，理气消痰，泻肺平喘，共为臣药。山楂、莱菔子、槟榔消食导滞；蝉蜕疏散风热，宣肺利咽，共为佐药。诸药合用，共奏清热肃肺、消积止咳之功。

　　【临床应用】　咳嗽　因脾失健运，乳食停滞，化热生痰，又外感风邪，肺失清肃所致。症见咳嗽痰鸣，痰黏黄稠，腹胀，口臭；上呼吸道感染、急性支气管炎见上述证候者。

　　有报道，本品可用于治疗小儿肺炎、痰热咳嗽兼食积、支气管肺炎伴食积[1-3]。

　　【不良反应】　文献报道，本品可引起腹泻[4]。

　　【禁忌】　尚不明确。

　　【注意事项】

　　1. 体质虚弱、肺气不足、肺虚久咳、大便溏薄者慎用。

　　2. 三个月以下婴儿不宜服用。

　　3. 饮食宜清淡，忌食生冷、辛辣、油腻食物。

　　【用法与用量】　口服。周岁以内一次 5ml，一岁至二岁一次 10ml，三岁至四岁一次 15ml，五岁以上一次 20ml，一日 3 次。5 天为一疗程。

　　【规格】　每支装　10ml

　　【参考文献】　[1]李培国，刘平辉，牛秀艳.小儿消积止咳口服液治疗肺炎临床体会.山东中医杂志，2008，27(6)：386.

　　[2]王卉，胡思源，魏小维，等.小儿消积止咳口服液治疗痰热咳嗽兼食积证的多中心临床研究.现代药物与临床，2010，25(5)：376-380.

　　[3]刘青，万俊，杨希晨.小儿消积止咳口服液治疗支气管肺炎伴食积临床疗效观察.实用临床医药杂志，2011，15(5)：87-88.

　　[4]陈丽文.小儿消积止咳口服液佐治儿童肺炎 77 例疗效观察.海峡药学，2005，17(6)：130.

小儿肺热咳喘颗粒
Xiao'er Feire Kechuan Keli

　　【药物组成】　石膏、知母、金银花、连翘、黄芩、鱼腥草、板蓝根、麦冬、麻黄、苦杏仁、甘草。

　　【功能与主治】　清热解毒，宣肺止咳，化痰平喘。用于小儿风热犯肺所致的感冒、咳嗽、气喘，症见发热、咳嗽、咯痰、气急、喘嗽；支气管炎及支气管肺炎见上述证候者。

　　【方解】　方中石膏、知母寒凉润燥，清热泻火，使肺气宣肃有权，共为君药。金银花、连翘清热解毒，凉散风热；黄芩、鱼腥草清肺火，除痰热；板蓝根清热解毒，凉血利咽，麦冬养阴润燥，除肺中伏火，以上六药助君药外散风热，内泄肺火，清肺化痰止咳，共为臣药。麻黄、苦杏仁宣降肺气，止咳平喘，共为佐药。甘草甘平，润肺止咳，调和诸药，用为使药。诸药合用，共奏清热解毒、宣肺止咳、化痰平喘之功。

　　【临床应用】

　　1. 感冒　因风热客犯肺卫，或寒从热化所致。症见发热重，有汗或无汗，头痛，鼻塞流涕，喷嚏，咳嗽，咽红肿痛，舌质红，苔薄白，脉浮数；急性上呼吸道感染见上述证候者。

　　2. 咳嗽　因风热犯肺，宣降失常所致。症见发热，咳嗽，咯痰，气急喘嗽，舌淡红，苔薄黄，脉浮数而滑；急性支气管炎见上述证候者。

　　3. 喘证　因风热闭肺所致，症见发热恶风，咳嗽气促，微有汗出，或咳嗽频频，气急鼻扇，喉间痰鸣，面色红赤，舌质红而干，苔黄，脉浮数而滑；支气管肺炎见上述证候者。

　　【药理毒理】　本品有解热、祛痰、镇咳、抗菌等作用。

　　1. 解热　本品能抑制酵母所致家兔体温升高[1]。

　　2. 祛痰　本品能增加小鼠气管酚红的排泌量[1]。

　　3. 镇咳　本品对氨水所致小鼠咳嗽有抑制作用[1]。

　　4. 抗菌　体外试验，本品对肺炎球菌、乙型链球菌、白喉杆菌、金黄色葡萄球菌和铜绿假单胞菌有抑制作用，最低抑菌浓度分别为 64、64、118、156、156mg/ml，对肺炎杆菌的最低抑菌浓度大于 156mg/ml[1]。

　　【不良反应】　目前尚未检索到不良反应报道。

　　【禁忌】　尚不明确。

　　【注意事项】

　　1. 风寒感冒，风寒闭肺喘咳慎用。

2. 饮食宜清淡,忌食油腻腥荤、辛辣刺激食物。

3. 对于支气管肺炎服药后病情未见减轻,咳喘加重者,应及时就医。

【用法与用量】 开水冲服。三岁以下一次 3g,一日 3 次;三岁以上一次 3g,一日 4 次;七岁以上一次 6g,一日 3 次。

【规格】 每袋装 3g

【参考文献】 [1]中国中医研究院中药研究所.小儿肺热咳喘颗粒新药申报资料,1985.

小儿肺热咳喘口服液
Xiao'er Feire Kechuan Koufuye

【药物组成】 石膏、知母、金银花、连翘、黄芩、鱼腥草、板蓝根、麦冬、麻黄、苦杏仁、甘草。

【功能与主治】 清热解毒,宣肺化痰。用于热邪犯于肺卫所致发热、汗出、微恶风寒、咳嗽、痰黄,或兼喘息,口干而渴。

【方解】 方中石膏、知母寒凉润燥,清肺泻火,使肺气宣肃有权,共为君药。金银花、连翘清热解毒,凉散风热;黄芩、鱼腥草清肺火,除痰热;板蓝根清热解毒,凉血利咽;麦冬养阴润燥,除肺中伏火,以上六药助君药外散风热,内泄肺火,清肺化痰止咳,共为臣药。麻黄、苦杏仁宣降肺气,止咳平喘,为佐药。甘草甘平,润肺止咳,调和诸药,为使药。诸药合用,共奏清热解毒、宣肺化痰之功。

【临床应用】

1. 感冒 因风热客犯肺卫,或寒从热化所致。症见发热重,有汗或无汗,头痛,鼻塞流涕,喷嚏,咳嗽,咽红肿痛,舌质红,苔薄白,脉浮数;急性上呼吸道感染见上述证候者。

2. 咳嗽 因风热犯肺,宣降失常所致。症见发热,咳嗽,咯痰,气急喘嗽,舌淡红,苔薄黄,脉浮数而滑;支气管炎见上述证候者。

3. 喘嗽 因风热闭肺所致。症见发热恶风,咳嗽气促,微有汗出,或咳嗽频频,气急鼻煽,喉间痰鸣,面色红赤,舌质红而干,苔黄,脉浮数而滑;小儿肺炎见上述证候者。

文献报告,本品尚可辅助治疗支气管肺炎、小儿支原体肺炎、毛细支气管炎[1-4]。

【药理毒理】 本品有解热、祛痰、镇咳、抗病毒性肺炎等作用。

1. 解热 本品能降低酵母所致家兔体温的升高,作用可持续 6 小时以上[5]。

2. 祛痰 本品能增加小鼠气管酚红的排泌量[5]。

3. 镇咳 本品对氨水所致的小鼠咳嗽有抑制作用[5]。

4. 抗病毒性肺炎 本品可降低流感病毒 FM1 株和 PR8 株感染后免疫低下小鼠的肺指数、降低死亡率、延长平均存活天数以及小鼠肺组织中的病毒载量,升高小鼠血清中 CD4/CD8 的比值[6]。

【禁忌】 尚不明确。

【注意事项】

1. 风寒感冒,风寒闭肺喘咳、内伤肺肾亏虚喘咳者慎用。

2. 对于支气管肺炎服药后病情未见减轻,咳喘加重者,应及时就医。

3. 饮食宜清淡,忌食油腻腥荤、辛辣刺激食物。

【用法与用量】 口服。一岁至三岁一次 10ml,一日 3 次;四岁至七岁一次 10ml,一日 4 次;八岁至十二岁一次 20ml,一日 3 次。或遵医嘱。

【规格】 每支装 10ml

【参考文献】 [1]张蔓琳,李仁秋,胡晓华.小儿肺热咳喘口服液辅助治疗小儿支气管肺炎 56 例.云南中医中药杂志,2007,28(12):15.

[2]邱顺祥,肖琼,丁会,等.小儿肺热咳喘口服液辅助治疗支气管肺炎的疗效观察.中国药房,2005,16(20):1566.

[3]庞新莉,郭焕利.小儿肺热咳喘口服液联合阿奇霉素治疗小儿支原体肺炎 130 例.陕西中医,2007,28(7):777.

[4]刘树刚,王红艳,国献素.小儿肺热咳喘口服液佐治毛细支气管炎的疗效观察.白求恩军区学院学报,2005,6(1):19.

[5]小儿肺热咳喘口服液新药申报资料,2000.

[6]郭姗姗,刘颖,高英杰,等.小儿肺热咳喘口服液防治甲型 H1N1 流感病毒感染免疫低下小鼠的研究.中国实验方剂学杂志,2010,16(17):172-176.

宝咳宁颗粒
Baokening Keli

【药物组成】 紫苏叶、桑叶、黄芩、青黛、天花粉、人工牛黄、制天南星、前胡、浙贝母、麻黄、炒苦杏仁、桔梗、炒山楂、麸炒枳壳、陈皮、甘草。

【功能与主治】 清热解表,止嗽化痰。用于小儿外感风寒、内热、停食引起的头痛身烧、咳嗽痰盛、气促作喘、咽喉肿痛、烦躁不安。

【方解】 方中紫苏叶发汗解表,宣肺止咳;桑叶疏散风热,清肺润燥,共为君药。黄芩清肺泻火,解毒燥湿;青黛清肝泻肺,凉血解毒;天花粉清肺火,润肺燥;人工牛黄清热解毒,息风止痉,四药助君药清泻肺热,凉肝止痉,共为臣药。天南星燥湿化痰;前胡化痰止咳,浙贝母清肺化痰;麻黄、苦杏仁、桔梗宣肺化痰,止咳平喘;山楂、枳壳、陈皮消食化滞,行气和胃,以上各药佐助君药化痰止咳,消积导滞,共为佐药。甘草既能祛痰止咳和中,又能调和药性,为使药。诸药合用,共奏清热解表、止嗽化痰之功。

【临床应用】

1. 感冒　因风寒袭表,入里化热,邪热蕴肺,肺卫失和所致。症见身热,头痛,咳嗽,咽喉肿痛,腹胀厌食,烦躁不安;上呼吸道感染见上述证候者。

2. 咳嗽　因风寒外袭,化热犯肺,热灼津液为痰,阻滞气道所致。症见发热,咳嗽,痰盛气促作喘,咯痰黄稠,烦躁不安;急性支气管炎见上述证候者。

有报道,本品可用于治疗小儿喘息性支气管炎[1]。

【不良反应】　目前尚未检索到不良反应报道。

【禁忌】　尚不明确。

【注意事项】

1. 暑邪感冒、肺虚久咳或阴虚燥咳者不宜使用。

2. 注意掌握1~14岁不同年龄患儿的适当剂量。

3. 服药期间忌食生冷、油腻、辛辣食物。

【用法与用量】　开水冲服。一次2.5g,一日2次;周岁以内小儿酌减。

【规格】　每袋装5g

【参考文献】　[1]殷河源.宝咳宁颗粒治疗小儿咳嗽160例.华西药学杂志,2000,15(2):141.

儿童清肺丸(口服液)
Ertong Qingfei Wan(Koufuye)

【药物组成】　麻黄、炒苦杏仁、紫苏叶、细辛、薄荷、黄芩、石膏、蜜桑白皮、板蓝根、蜜枇杷叶、天花粉、炒紫苏子、葶苈子、法半夏、橘红、浙贝母、前胡、白前、瓜蒌皮、石菖蒲、煅青礞石、甘草。

【功能与主治】　清肺,解表,化痰,止嗽。用于小儿风寒外束、肺经痰热所致的面赤身热、咳嗽气促、痰多黏稠、咽痛声哑。

【方解】　方中麻黄开宣肺气,发散风寒,止咳平喘;苦杏仁降肺气,助麻黄增强止咳平喘之功;紫苏叶发表散寒,宣肺止咳;细辛温肺散寒,下气消痰;薄荷疏风解表,清利头目,共奏宣肃肺气、表散风寒之功;黄芩、石膏泻火解毒,清泄肺热;桑白皮、枇杷叶清肺降气,化痰止咳;板蓝根清热解毒,凉血利咽;天花粉清肺化痰,生津润燥;紫苏子、葶苈子泻肺降气,消痰止咳;法半夏、橘红燥湿化痰,理气止咳;前胡、白前、浙贝母、瓜蒌皮清肺化

痰止咳;石菖蒲化湿豁痰;青礞石下气消痰,甘草润肺止咳,调和诸药。诸药合用,共奏清肺解表、化痰止嗽之功。

【临床应用】　咳嗽　因痰热内蕴于肺,复感风寒所致。症见面赤,身热,咳嗽,气促,痰多黏稠,咽痛声哑,兼见恶寒无汗,头痛身痛,舌红苔白,脉浮滑;急性支气管炎见上述证候者。

有报道,本品可用于小儿呼吸道合胞病毒性肺炎的治疗[1]。

【药理毒理】　本品有抗菌、解热、抗炎、镇咳、祛痰等作用。

1. 抗菌　本品对金黄色葡萄球菌、甲型溶血性链球菌、乙型溶血性链球菌、肺炎球菌、卡他球菌、白喉杆菌、大肠埃希菌、铜绿假单胞菌、白色念珠菌等有不同程度的抑制作用,对金黄色葡萄球菌、乙型溶血性链球菌的作用最强[2]。

2. 解热　本品能降低干酵母所致大鼠发热[2]。

3. 抗炎　本品对蛋清性、甲醛性大鼠足肿胀均有抑制作用,可减少大鼠棉球性肉芽肿的重量,抑制棉球肉芽性增生[2]。

4. 镇咳　本品对氨水引咳有抑制作用,能延长豚鼠枸橼酸喷雾致咳的潜伏期,减少咳嗽次数[2]。

5. 祛痰　本品能增加小鼠气管的酚红排泌量,加快家鸽气管墨汁走距,对气管的纤毛运动有促进作用[2]。

【不良反应】　目前尚未检索到不良反应报道。

【禁忌】　尚不明确。

【注意事项】

1. 阴虚燥咳、体弱久嗽者慎用。

2. 急性支气管炎、支气管肺炎服药后发热、咳喘、痰涎壅盛不见好转,喘憋,面青唇紫者,应及时就医。

3. 饮食宜清淡,忌食辛辣、生冷食物。

【用法与用量】　丸剂:口服。一次1丸,一日2次;三岁以下一次半丸。合剂:口服。一次20ml,六岁以下一次10ml,一日3次。

【规格】　丸剂:每丸重3g

合剂:每支装10ml

【参考文献】　[1]赵霞,汪受传,杨燕,等.清开灵注射液与儿童清肺口服液联用治疗小儿呼吸道合胞病毒性肺炎痰热闭肺证的临床评价.中医杂志,2008,49(7):602-604.

[2]黄萍,吴清和,荣向路,等.儿童清肺丸药效学研究.中药新药与临床药理,2001,12(1):29.

小儿止咳糖浆
Xiao'er Zhike Tangjiang

【药物组成】　甘草流浸膏、桔梗流浸膏、橙皮酊、氯

化铵。

【功能与主治】 祛痰,镇咳。用于小儿感冒引起的咳嗽。

【方解】 本品为中西药合方制剂。方中甘草清热解毒,利咽祛痰,止咳;桔梗宣肺祛痰止咳;橙皮酊理气燥湿化痰。另入氯化铵祛痰止咳,中西药合用,共奏祛痰、镇咳之功。

【临床应用】 咳嗽 由外感风热,肺失清肃,蕴热成痰所致。症见咳嗽,痰多;上呼吸道感染见上述证候者。

【不良反应】 目前尚未检索到不良反应报道。

【禁忌】 尚不明确。

【注意事项】

1. 对咳嗽重症、气促喘息者应配合其他药物。

2. 忌食辛辣、油腻食物。

【用法与用量】 口服。二岁至五岁一次 5ml,五岁以上 5～10ml,二岁以下酌减,一日 3～4 次。

【规格】 每瓶装 (1)60ml (2)100ml (3)120ml

保童化痰丸
Baotong Huatan Wan

【药物组成】 黄芩、黄连、紫苏叶、羌活、葛根、胆南星(酒炙)、天竺黄、前胡、浙贝母、桔梗、苦杏仁(炒)、陈皮、化橘红、法半夏、木香、枳壳(麸炒)、党参、茯苓、甘草、冰片、朱砂。

【功能与主治】 清热化痰,止咳定喘。用于小儿痰热蕴肺兼感风寒所致的咳嗽痰盛、气促喘急、烦躁不安、头痛身热。

【方解】 方中黄芩主清肺火,除上焦实热;黄连清热解毒,燥湿泻火;苏叶解表散寒,宣肺止咳;羌活除湿散寒解表;葛根解肌,退热生津。胆南星清热化痰,息风止痉;天竺黄清热豁痰;前胡解表清热,化痰止咳;浙贝母润肺化痰;桔梗宣肺化痰止咳;苦杏仁止咳下气平喘,陈皮、化橘红、半夏燥湿化痰,理气宽中;木香、枳壳行气温中和胃,化痰止咳;党参、茯苓、甘草益气健脾渗湿,以除生痰之源;冰片醒神开窍;朱砂镇心宁神。诸药合用,共奏清热化痰、止咳定喘之功。

【临床应用】

1. 感冒 因风寒袭肺,痰热蕴肺,肺失清肃,气机不利所致。症见恶寒身热,头痛,咳嗽痰黄;上呼吸道感染见上述证候者。

2. 咳嗽 因风寒外袭,化热束肺,热灼津液,凝聚为痰,阻滞气道所致。症见身热,咳嗽痰盛,气促喘急,烦

躁不安;急性支气管炎见上述证候者。

【不良反应】 目前尚未检索到不良反应报道。

【禁忌】 尚不明确。

【注意事项】

1. 肺脾虚弱、阴虚燥咳者慎用。

2. 本品含有朱砂、胆南星,不宜久用或过量服用。

3. 掌握 1～14 岁不同年龄患儿的合理剂量。

4. 忌食生冷、油腻、辛辣食物。

【用法与用量】 口服。一次 1 丸,一日 2 次;周岁以内小儿酌减。

【规格】 每丸重 3g

儿 童 咳 液
Ertong Keye

【药物组成】 蓼大青叶、紫菀、前胡、枇杷叶、桔梗、麻黄、苦杏仁、百部、甘草。

【功能与主治】 清热化痰,宣降肺气,止咳平喘。用于痰热阻肺所致的咳嗽,症见咳嗽气喘、吐痰黄稠、咳痰不爽、胸闷气促、口干咽痛;急、慢性支气管炎见上述证候者。

【方解】 方中蓼大青叶清热解毒,利咽消肿;紫菀润肺下气,化痰止咳,共为君药。前胡宣散风热,化痰止咳;枇杷叶清肺化痰,下气平喘;桔梗宣肺化痰利咽,共为臣药。麻黄开宣肺气,止咳平喘;苦杏仁宣降肺气,止咳平喘;百部润肺止咳,共为佐药。甘草润肺止咳,调和诸药,为使药。诸药合用,共奏清热化痰、宣降肺气、止咳平喘之功。

【临床应用】 咳嗽 因痰热壅肺,肺失清肃,热灼津液,凝聚为痰,阻滞气道所致。症见咳嗽气喘,痰黄,胸闷;急、慢性支气管炎见上述证候者。

【药理毒理】 本品有祛痰、镇咳、解热、抗炎作用。

1. 祛痰 本品能增加小鼠呼吸道酚红的排泌量[1]。

2. 镇咳 本品能延长氨水所致小鼠咳嗽潜伏期,减少咳嗽次数[1]。

3. 解热 本品能抑制伤寒和副伤寒甲、乙三联菌苗所致家兔体温升高[1]。

4. 抗炎 本品能抑制二甲苯所致小鼠耳肿胀[1]。

【不良反应】 目前尚未检索到不良反应报道。

【禁忌】 尚不明确。

【注意事项】

1. 肺脾气虚、阴虚燥咳者慎用。

2. 忌食生冷、油腻、辛辣食物。

【用法与用量】 口服。一岁至三岁一次 5ml,四岁

以上一次 10ml，一日 4 次。

【规格】　每支装 10ml

【参考文献】　[1]李建荣,林娜,高晓山.儿童咳液的主要药效学研究.中国实验方剂学杂志,1999,5(4):47.

金振口服液

Jinzhen Koufuye

【药物组成】　羚羊角、人工牛黄、石膏、黄芩、平贝母、青礞石、大黄、甘草。

【功能与主治】　清热解毒,祛痰止咳。用于小儿痰热蕴肺所致的发热、咳嗽、咳吐黄痰、咳吐不爽、舌质红、苔黄腻;小儿急性支气管炎见上述证候者。

【方解】　方中以羚羊角清泻肺肝蕴热,且能息风定搐;人工牛黄清热解毒,豁痰定惊,二药均有清热解毒退热之功,共为君药。石膏清肺泻火,除烦止渴;黄芩、平贝母苦寒降泻,清肺热,化痰止咳,共为臣药。青礞石质重镇坠,沉降下行,通利壅阻之痰积;大黄苦寒直降,清泻痰热从大便而解,共为佐药。甘草祛痰止咳,清热解毒,调和诸药,为使药。诸药合用,共奏清热解毒、祛痰止咳之功。

【临床应用】　咳嗽　因外邪犯肺,入里化热,热灼津液,炼液成痰,阻滞气道,肺气壅滞所致,症见发热,咳嗽喘嗽,咳吐黄痰不爽;上呼吸道感染、小儿急性支气管炎见上述证候者。

有报道,本品可用于辅助治疗小儿支原体肺炎[1]。

【药理毒理】　抗病毒　本品对 Vero E6（非洲绿猴肾细胞）内 SARS 相关冠状病毒有抑制作用。半数有效浓度（IC_{50}）为 $2.0 \mu g/ml$,治疗指数（TI）为 35[2]。

【不良反应】　本品可致大便次数增多、稀薄。

【禁忌】　尚不明确。

【注意事项】

1. 肺脾虚弱、体虚久咳、大便溏泻者慎用。

2. 忌食辛辣、油腻食物。

【用法与用量】　口服。六个月至一岁一次 5ml,一日 3 次;二岁至三岁一次 10ml,一日 2 次;四岁至七岁一次 10ml,一日 3 次;八岁至十四岁一次 15ml,一日 3 次。疗程 5～7 天。或遵医嘱。

【规格】　每支装 10ml

【参考文献】　[1]彭俊娟.阿奇霉素联合金振口服液治疗小儿支原体肺炎的疗效观察.中国妇幼保健,2006,21(21):3050.

[2]萧伟,徐兰兰,霍翠翠,等.金振口服液对 SARS 病毒抑制作用的实验研究.南京中医药大学学报,2008,24(5):343.

贝羚胶囊

Beiling Jiaonang

【药物组成】　羚羊角、川贝母、人工天竺黄（飞）、硼砂（炒）、青礞石（煅、飞）、沉香、麝香、猪去氧胆酸。

【功能与主治】　清热化痰,止咳平喘。用于痰热阻肺,气喘咳嗽;小儿肺炎、喘息性支气管炎及成人慢性支气管炎见上述证候者。

【方解】　方中羚羊角凉肝清心、息风解毒;川贝母清肺化痰,润燥止咳,共为君药。人工天竺黄清热化痰,凉心定惊;硼砂清热化痰;青礞石下气消痰,平肝镇惊,与君药相合,增强清肺化痰、平肝凉心、息风定惊功效,共为臣药。沉香降气平喘;麝香开窍通闭,活血散结,是为佐使药。猪去氧胆酸有抗炎镇咳作用。诸药合用,共奏清热化痰、止咳平喘之功。

【临床应用】

1. 咳嗽　因肺火炽盛,炼液成痰,逆乘于肺,或因外邪入里,化火灼津,痰热壅肺所致。症见发热面赤,咳嗽痰多,痰黏难咳,口苦作渴,烦躁不宁,大便干燥,舌红苔黄,脉滑数;支气管炎、小儿肺炎见上述证候者。

2. 喘嗽　因外受非时之邪,内有壅塞之气,肺有胶固之痰,三者相合,引起气动痰升,痰热闭肺所致,症见咳嗽,哮鸣,呼气延长,痰液黏稠,发热面红,小便黄赤,大便干燥,苔黄,脉滑数;喘息性支气管炎见上述证候者。

文献报道,本品可用于肺癌咳嗽、咯痰、癫痫、支气管哮喘及老年慢性支气管炎的治疗[1-4]。

【不良反应】　目前尚未检索到不良反应报道。

【禁忌】　尚不明确。

【注意事项】

1. 风寒咳喘、阴虚燥咳、肺虚喘咳者不宜用。

2. 对肺炎喘嗽重症,出现心阳虚衰、脉微欲绝或内陷厥阴、壮热神昏者当及时抢救。

3. 注意保暖,防止受凉,忌食生冷、过甜、过咸食物。

4. 大便溏薄者不宜使用。

【用法与用量】　口服。一次 0.6g,一日 3 次;小儿一次 0.15～0.6g,周岁以内酌减,一日 2 次。

【规格】　每粒装 0.3g

【参考文献】　[1]沈小昕、许建中、傅莉萍.贝羚胶囊治疗30 例肺癌咳痰患者的临床疗效观察.中成药,1998,20(7):35.

[2]陈建华.贝羚胶囊治疗癫痫30 例.中成药,1997,19(5):25.

[3]陈怀红.贝羚胶囊治疗慢性支气管炎及支气管哮喘.中国中医药信息杂志,2001,8(7):66.

[4]陈惠唐.贝羚胶囊治疗老年慢性支气管炎 42 例.中国中医药信息杂志,2001,8(12):67.

小儿肺热平胶囊
Xiao'er Feireping Jiaonang

【药物组成】 黄芩、黄连、拳参、寒水石、新疆紫草、柴胡、平贝母、射干、地龙、人工牛黄、牛胆粉、羚羊角、珍珠、朱砂、人工麝香、冰片、甘草。

【功能与主治】 清热化痰,止咳平喘,镇惊开窍。用于小儿痰热壅肺所致喘嗽,症见喘咳、吐痰黄稠、壮热烦渴、神昏抽搐、舌红苔黄腻。

【方解】 方中黄芩苦寒入肺经,长于清肺热,除痰火;黄连苦寒,清心火,泻肝火,共为君药。拳参苦寒,泻火解毒,镇肝息风;寒水石、紫草咸寒,清热泻火,凉血解毒;柴胡苦辛微寒,有透表解热之功;平贝母、射干苦寒,清肺化痰,止咳平喘;地龙、牛黄、牛胆粉苦寒,清肺化痰,息风止惊,共为臣药。羚羊角、珍珠、朱砂、麝香、冰片平肝息风,镇心定惊,醒神开窍,是治疗热病神昏痉厥之要药,与诸药相伍,可防治痉厥、抽搐,共为佐药。甘草既能润肺止咳,又可调和诸药,为使药。诸药相合,共奏清热化痰、止咳平喘、镇惊开窍之功。

【临床应用】

1. 咳嗽 因外感之邪化火入里,灼津成痰,或肝热心火素蕴,炼液成痰,逆乘于肺而致。症见咳喘痰多,吐痰黄稠,发热,面红,目赤,口苦,烦渴,舌红苔黄,脉滑数;急性支气管炎见上述证候者。

2. 急惊风 因外感时邪化热化火,热极生痰生风;或痰热壅滞,郁而化热,痰火内盛,蒙蔽心包,引动肝风而发。症见发热,咳嗽,喉间痰鸣,烦躁,惊厥,神昏,舌红苔黄,脉弦滑数;高热惊厥见上述证候者。

【不良反应】 目前尚未检索到不良反应报道。

【禁忌】 肝肾功能不全者禁用。

【注意事项】

1. 外感风寒或阴虚燥咳、肺虚久咳者慎用。

2. 感受暑邪,暴受惊恐或疫毒,内陷营血,气血两燔所致惊风者慎用。

3. 本品含朱砂,不可长期、过量服用。

4. 对于发热、神昏抽搐,服药后症状未见好转者,应及时就医。

5. 饮食宜清淡,忌食辛辣、生冷食物。

【用法与用量】 口服。六个月以内小儿一次服 0.125g,七岁至十二个月一次服 0.25g,一岁至二岁一次服 0.375g,二岁至三岁一次服 0.5g,三岁以上一次服 0.75～1.0g;一日 3～4 次。

【规格】 每袋装 0.25g

小儿咳喘颗粒
Xiao'er Kechuan Keli

【药物组成】 麻黄、石膏、黄芩、鱼腥草、苦杏仁(炒)、川贝母、天竺黄、紫苏子(炒)、莱菔子(炒)、桔梗、僵蚕(炒)、茶叶、细辛、山楂(炒)、甘草。

【功能与主治】 清热宣肺,化痰止咳,降逆平喘。用于小儿痰热壅肺所致的咳嗽、发热、痰多、气喘。

【方解】 方中麻黄辛温微苦,开宣肺气,止咳平喘;石膏辛甘大寒,与麻黄相伍,宣肺而不助热,清肺而不留邪,共为君药。黄芩、鱼腥草苦寒,清肺泻火,除烦止渴,除痰热,加强石膏的清肺泄热作用,共为臣药。苦杏仁、川贝母、天竺黄、紫苏子、莱菔子、桔梗、僵蚕、茶叶、细辛降气化痰,止咳平喘,息风止痉;山楂消食积,醒脾气,化痰浊,共为佐药。甘草既能益气和中,又能调和诸药,为使药。诸药合用,共奏清热宣肺、化痰止咳、降逆平喘之功。

【临床应用】 咳嗽 因外感风邪,化火入里,灼津成痰,痰热恋肺所致。症见发热面赤,咳嗽痰多,稠黏难咯,舌红苔黄,脉滑数;急性支气管炎见上述证候者。

【不良反应】 目前尚未检索到不良反应报道。

【禁忌】 尚不明确。

【注意事项】

1. 阴虚燥咳者慎用。

2. 本品含细辛,不宜长期、过量服用。

3. 饮食宜清淡,忌食辛辣、生冷食物。

【用法与用量】 温开水冲服。周岁以内一次 2～3g,一岁至五岁一次 3～6g,六岁以上一次 9～12g;一日 3 次。

【规格】 每袋装 6g(相当于原生药 12.63g)

鹭鸶咯丸
Lusika Wan

【药物组成】 麻黄、石膏、栀子(姜炙)、青黛、天花粉、苦杏仁、紫苏子(炒)、芥子(炒)、牛蒡子(炒)、射干、瓜蒌皮、蛤壳、细辛、人工牛黄、甘草。

【功能与主治】 宣肺、化痰、止咳。用于痰浊阻肺所致的顿咳、咳嗽,症见咳嗽阵作、痰鸣气促、咽干声哑;百日咳见上述证候者。

【方解】 方中麻黄开宣肺气,止咳平喘,为君药。

石膏清肺泻火,除烦止渴;栀子清热泻火,除胸中烦热;青黛清肝泻肺,凉血解毒,解痉止咳;天花粉寒凉,能清肺热,润肺燥,助麻黄宣肺而不生热,清肺而不留邪,恢复肺气清肃之权,则痉咳可止,共为臣药。苦杏仁宣降肺气,止咳平喘;紫苏子止咳平喘,下气消痰;芥子利气消痰;牛蒡子、射干清热化痰,解毒利咽;瓜蒌皮、蛤壳宽胸利气,化痰散结;细辛下气消痰;牛黄清热化痰开窍,共为佐药。甘草止咳化痰,调和诸药,为使药。诸药合用,共奏宣肺、化痰、止咳之效。

【临床应用】

1. 顿咳　因外感时行疠气侵入肺系,热痰交结气道所致。症见咳嗽阵作,痉咳不已,痰鸣气促,咽红肿痛,伴有呕吐,胁痛,痰中带血,舌苔白或黄,脉滑数;百日咳见上述证候者。

2. 咳嗽　因痰热蕴肺所致。症见咳嗽痰多,稠黏难咯,面赤唇红,烦躁不宁,尿赤,便干,舌红苔黄,脉滑数;急性支气管炎见上述证候者。

【药理毒理】　本品有抗菌等作用。

1. 对免疫功能的影响　本品口服液可提高小鼠淋巴细胞、中性粒细胞活性,增加腹腔巨噬细胞吞噬指数;可增加小鼠腹腔巨噬细胞数量。体外试验,本品口服液可增加小鼠淋巴细胞及腹腔巨噬细胞活性[1-3]。

2. 抗菌　体外试验,本品口服液对流感杆菌、金黄色葡萄球菌、肺炎链球菌、肺炎杆菌、甲型链球菌、乙型链球菌、大肠埃希菌和铜绿假单胞菌均有抑制作用[4]。

【不良反应】　目前尚未检索到不良反应报道。

【禁忌】　尚不明确。

【注意事项】

1. 体虚久咳者慎用。

2. 服药后病情未见好转,出现惊厥、窒息者,应及时采取相应急救措施。

3. 本品含细辛,不宜长期、过量服用。

4. 百日咳患儿应及时隔离治疗。

5. 饮食宜清淡,避免接触异味、烟尘,忌食辛辣刺激性食物。

【用法与用量】　梨汤或温开水送服。一次1丸,一日2次。

【规格】　每丸重1.5g

【参考文献】　[1]柯岩,刘振龙,陈哲生,等.鹭鸶咯口服液对小鼠淋巴细胞活化作用的研究.中成药,1996,18(2):33.

[2]柯岩,刘振龙,陈哲生.鹭鸶咯口服液对小鼠巨噬细胞活化作用的研究.上海免疫学杂志,1995,15(6):355.

[3]柯岩,刘振龙,陈哲生.鹭鸶咯口服液对八种常见细菌抑菌作用及对小鼠免疫细胞的作用.中华微生物学和免疫学杂志,1997,17(3):185.

[4]柯岩,刘振龙,陈哲生.鹭鸶咯口服液对8种常见致呼吸道感染细菌抑菌作用的研究.首都医科大学学报,1997,18(2):166.

小儿百部止咳糖浆
Xiao'er Baibu Zhike Tangjiang

【药物组成】　蜜百部、桑白皮、黄芩、知母、苦杏仁、桔梗、制天南星、陈皮、枳壳(炒)、麦冬、甘草。

【功能与主治】　清肺,止咳,化痰。用于小儿痰热蕴肺所致的咳嗽、顿咳,症见咳嗽、痰多、痰黄黏稠、咯吐不爽,或痰咳不已、痰稠难出;百日咳见上述证候者。

【方解】　方中百部甘润苦降性平,润肺下气,解痉止咳,善治暴咳、久咳,是为君药。桑白皮、黄芩、知母清泻肺火,降气消痰,恢复肺气清肃功能,加强百部解痉止咳功效,共为臣药。苦杏仁苦泄降气,止咳平喘;桔梗开宣肺气,止咳祛痰,二者相反相成;天南星、陈皮燥湿化痰,理气快膈,与黄芩、桑白皮伍用,有清热化痰之效;枳壳行气消痰,麦冬润肺养阴,甘寒生津,可制天南星和陈皮之燥性,六味共为佐药。甘草润肺止咳,调和诸药,为使药。诸药合用,共奏清肺、止咳、化痰之功。

【临床应用】

1. 咳嗽　因小儿内热素蕴,炼液成痰,逆乘于肺,或外感之邪化热入里,灼津为痰,痰热蕴肺所致。症见咳嗽痰多,黏稠难咯,小便短赤,大便干燥,舌红苔黄,脉滑数;急性支气管炎见上述证候者。

2. 顿咳　因时行疠气袭肺,郁而化热,痰热互结,深伏气道所致。症见咳嗽阵作,日轻夜重,咳剧时伴有深吸气样鸡鸣声,咳吐痰涎;百日咳见上述证候者。

【药理毒理】　本品有镇咳、祛痰作用。

1. 镇咳　本品可延长氨水所致小鼠发生咳嗽的潜伏期,减少咳嗽次数[1]。

2. 祛痰　本品能增加小鼠气管酚红的排泌量,使大鼠气管排痰量增多[1]。

【不良反应】　目前尚未检索到不良反应报道。

【禁忌】　尚不明确。

【注意事项】

1. 风寒咳嗽、阴虚燥咳者慎用。

2. 支气管炎、百日咳服药后病情加重者,应及时就医。

3. 百日咳患儿应及时隔离治疗。

4. 饮食宜清淡,忌食辛辣、生冷、油腻食物。

【用法与用量】 口服。二岁以上一次 10ml,二岁以内一次 5ml;一日 3 次。

【规格】 每瓶装 (1)10ml (2)100ml

【参考文献】 [1]肖贵南,吴招娣,林宣伟,等.小儿百部止咳糖浆祛痰止咳作用及毒性研究.中药新药与临床药理,2000,11(5):310.

小儿肺咳颗粒
Xiao'er Feike Keli

【药物组成】 人参、白术、黄芪、茯苓、陈皮、炙甘草、北沙参、麦冬、枸杞子、青蒿、鳖甲、瓜蒌、款冬花、紫菀、桑白皮、胆南星、桂枝、干姜、附子(制)、鸡内金、大黄(酒炙)、蔗糖。

【功能与主治】 健脾益肺,止咳平喘。用于肺脾不足,痰湿内壅所致咳嗽或痰多稠黄,咳嗽不爽,气短,喘嗽,动辄汗出,食少纳呆,周身乏力,舌红苔厚;小儿支气管炎见以上证候者。

【方解】 方中人参、白术益气健脾;黄芪补益肺气,共为君药。茯苓、陈皮、炙甘草助君药加强健脾益肺之功;北沙参、麦冬、枸杞子滋阴清肺;青蒿、鳖甲清肺中虚热;瓜蒌、款冬花、紫菀、桑白皮、胆南星清热化痰止咳,共为臣药。桂枝、干姜、附子少火生气,温脾肾之阳;鸡内金消食和胃;酒大黄泻火通便,共为佐药。诸药合用,共奏健脾益肺、止咳平喘之功。

【临床应用】 咳嗽 肺脾不足,失于健运,痰浊内生,痰湿渍肺,肺失宣肃所致。症见咳嗽痰多,色白清稀,或痰多黄稠,咳嗽不爽,食少纳呆,乏力,舌淡红,苔白滑,脉滑;急性支气管炎见上述证候者。

【不良反应】 目前尚未检索到不良反应报道。

【禁忌】 尚不明确。

【注意事项】 高热咳嗽慎用。

【用法与用量】 开水冲服,一岁以下一次 2g,一岁至四岁一次 3g,五岁至八岁一次 6g;一日 3 次。

【规格】 每袋装 (1)3g (2)6g

六、补益剂

儿科补益剂分为健脾益气、益气养阴和补气养血三类。健脾益气剂主要由人参、茯苓、白术和山药等组成,适当配伍木香、陈皮等运脾开胃之品,用于小儿营养不良、厌食症和非感染性腹泻等。益气养阴剂主要由补气药和养阴药组成,补气常用党参、黄芪、白术、山药和五味子,养阴选用麦冬、龟甲、知母、玉竹等,用于小儿佝偻病、软骨病、注意力缺陷多动症和病毒性心肌炎。补气养血剂由补气和养血药物组成,用于缺铁性贫血。

(一) 健脾益气

健脾康儿片
Jianpi Kang'er Pian

【药物组成】 人参、白术(麸炒)、茯苓、山药(炒)、山楂(炒)、鸡内金(醋炙)、木香、陈皮、使君子肉(炒)、黄连、甘草。

【功能与主治】 健脾养胃,消食止泻。用于脾胃气虚所致的泄泻,症见腹胀便泻、面黄肌瘦、食少倦怠、小便短少。

【方解】 方中人参补脾益气而止泻,为君药。白术健脾补气,燥湿利水;茯苓甘淡,健脾渗湿;山药补脾气,益脾阴,止泄泻,三者可辅助人参益气健脾止泻,共为臣药。山楂、鸡内金消食化滞;木香、陈皮理气止痛,和胃消积;使君子消积杀虫;黄连厚肠胃而止泻,六药以理气导滞,消食化积,厚肠止泻,共为佐药。甘草补脾益气,调和诸药,为使药。诸药合用,共奏健脾养胃、消食止泻之功。

【临床应用】 泄泻 因脾胃虚弱,乳食停滞,清阳不升所致。症见大便稀溏,多见食后作泻,或痛则欲泻,粪便酸臭,脘腹胀痛,面色萎黄,肌肉消瘦,食少倦怠;小儿营养不良见上述证候者。

【不良反应】 目前尚未检索到不良反应报道。

【禁忌】 尚不明确。

【注意事项】

1. 湿热泄泻者慎用。

2. 饮食宜清淡,选择易消化食物,注意补充体液,防止脱水。

【用法与用量】 口服。周岁以内一次 1~2 片,一岁至三岁一次 2~4 片,三岁以上一次 5~6 片;一日 2 次。

婴儿健脾颗粒(口服液)
Ying'er Jianpi Keli(Koufuye)

【药物组成】 白扁豆(炒)、白术(炒)、山药(炒)、木香、鸡内金(炒)、川贝母、人工牛黄、碳酸氢钠。

【功能与主治】 健脾,消食,止泻。用于脾虚夹滞所致的泄泻,症见大便次数增多、质稀气臭、消化不良、面色不华、乳食少进、腹胀腹痛、睡眠不宁;婴儿非感染性腹泻见上述证候者。

【方解】 方中白扁豆、白术健脾利湿,共为君药。山药补脾养阴,又能止泻;木香调中宣滞,行气止痛;鸡内金运脾健胃,消食化滞,共为臣药;川贝母、人工牛黄化痰定惊,共为佐药。另入碳酸氢钠增加机体碱储备,降低体内氢离子浓度,防治代谢性酸中毒。中西药合用,共奏健脾、消食、止泻之功。

【临床应用】 泄泻 因脾胃虚弱,运化失调所致。症见大便次数增多,质稀气臭,消化不良,面色萎黄,乳食少进,腹痛腹胀,睡眠不宁,肌肉消瘦,神疲倦怠;婴儿非感染性腹泻见上述证候者。

【不良反应】 目前尚未检索到不良反应报道。

【禁忌】 尚不明确。

【注意事项】

1. 风寒泄泻、湿热泄泻者慎用。

2. 泄泻患儿服药后腹泻不止,出现脱水征象者,应及时采取相应治疗措施。

3. 应注意调摄饮食,不宜食肥甘黏腻食物。

【用法与用量】 颗粒剂:口服。周岁以内一次 1g,一岁至三岁一次 4g,四岁至七岁一次 8g;一日 2 次。

口服液:口服。6 个月以内一次 5ml,6 个月至一岁一次 10ml,一岁至二岁一次 15ml;一日 3 次。

【规格】 颗粒剂:每袋装 2g

口服液:每支装 10ml

(二) 益气养阴

龙牡壮骨颗粒
Longmu Zhuanggu Keli

【药物组成】 党参、黄芪、炒白术、山药、茯苓、大枣、炒鸡内金、山麦冬、醋龟甲、龙骨、煅牡蛎、醋南五味子、甘草、乳酸钙、葡萄糖酸钙、维生素 D_2。

【功能与主治】 强筋壮骨,和胃健脾。用于治疗和预防小儿佝偻病、软骨病;对小儿多汗、夜惊、食欲不振、消化不良、发育迟缓也有治疗作用。

【方解】 本品为中西药合方制剂。方中党参补中益气,生津养血;黄芪补气升阳,益卫固表,合用以资化源,益气生血,实卫固表,共为君药。白术、山药、茯苓、大枣、鸡内金扶土健脾,和胃消食,共为臣药。麦冬清养肺阴,滋肾水之上源,可宁心除烦;龟甲滋阴潜阳,益精生髓;龙骨、牡蛎、五味子潜阳敛阴,强壮筋骨,宁心安神,收敛止汗,共为佐药。甘草调和诸药,尚可补中益气,为使药。另入乳酸钙、葡萄糖酸钙补充钙源,维生素

D_2 能促进钙磷吸收,中西药合用,共奏强筋壮骨、和胃健脾之功效。

【临床应用】

1. 小儿五迟 因先天不足,肝肾亏损,后天失养,气血虚弱所致。患儿可见面色不华,发稀,出牙、坐立行走等生长发育迟缓,骨骼软弱;小儿佝偻病、软骨病、钙缺乏症见上述证候者。

2. 小儿汗症 因小儿脾肾虚弱,气阴不足,卫外不固所致。症见身体消瘦,神萎不振,心烦少寐,动则多汗,晚间尤甚,多梦,惊惕不安,夜间烦哭;小儿佝偻病、软骨病、钙缺乏症见上述证候者。

3. 厌食 因脾胃虚弱,运化失调所致。症见不思饮食,消化不良,肌肉松弛;小儿佝偻病见上述证候者。

文献报道,本品可用于小儿迁延性肺炎、老年性骨质疏松症、心悸失眠[1,2]。

【药理毒理】 本品有抗佝偻病等作用。

1. 抗佝偻病 本品可增加佝偻病大鼠对钙的吸收及跨膜转运能力,并能促进小肠对维生素 D 的摄取,增加佝偻病大鼠骨钙、骨盐含量,发挥治疗佝偻病作用[3]。

2. 抗骨质疏松 本品能提高肾阳虚大鼠骨密度、骨干重、骨灰重、骨钙含量,增加大鼠体重及血磷水平[4]。本品体外可提高 MC3T3-E1 增殖、分化及矿化的能力[5]。

【不良反应】 目前尚未检索到不良反应报道。

【禁忌】 尚不明确。

【注意事项】

1. 实热证者慎用。

2. 患儿发热期间暂停服本品,佝偻病合并手足搐搦者应配合其他治疗。

3. 忌食辛辣、油腻食物。

【用法与用量】 开水冲服。二岁以下一次 5g 或 3g(无蔗糖),二岁至七岁一次 7.5 或 4.5g(无蔗糖),七岁以上一次 10g 或 6g;一日 3 次。

【规格】 每袋装 (1)5g (2)3g(无蔗糖)

【参考文献】 [1]刘传法.龙牡壮骨冲剂治疗小儿迁延性肺炎 11 例.吉林中医药,1997,17(4):22.

[2]秦香连,郭艳霞.龙牡壮骨冲剂治疗老年性骨质疏松症的临床探讨.长治医学院学报,2000,14(3):229.

[3]刘秀兰,向明,李亚洲,等.龙牡壮骨颗粒治疗大鼠佝偻病药效学及其机制.中国医院药学杂志,2014,34(22):1893-1897.

[4]蒋鹏,沈凯,刘汴生,等.龙牡壮骨咀嚼片对阳虚症大鼠骨代谢的实验研究.中国药师,2005,8(12):985.

[5]周红,向明,李亚洲,等.龙牡壮骨颗粒对小鼠成骨细胞 MC3T3-E1 增殖、分化及矿化的影响.中药药理与临床,2014,30(2):118-122.

静灵口服液
Jingling Koufuye

【药物组成】 熟地黄、龙骨、女贞子、五味子、远志、石菖蒲、知母（盐）、黄柏、牡丹皮、泽泻、山药、茯苓。

【功能与主治】 滋阴潜阳,宁神益智。用于儿童多动症,见有注意力涣散、多动多语、冲动任性、学习困难、舌质红、脉细数等肾阴不足、肝阳偏旺者。

【方解】 方中熟地黄滋肾益阴,填精充髓;龙骨平肝潜阳,镇惊安神,两药相合滋阴填精,潜阳安神,共为君药。女贞子滋补肝肾,益阴培本;五味子强阴益精,敛肺滋肾;远志交通心肾,安神益智;石菖蒲醒神健脑,聪耳益智,共为臣药。知母、黄柏滋阴降火;牡丹皮、泽泻泻伏火,渗湿浊;山药、茯苓补脾益气,养后天而助先天,共为佐药。诸药合用,共奏滋阴潜阳、宁神益智之功。

【临床应用】 儿童多动症 因肾阴不足,肝阳偏旺所致。症见多动暴戾,多语急躁,注意力涣散,冲动任性,学习困难,口干咽燥,寐少梦多,盗汗,舌微红,苔少,脉细数;小儿多动症见上述证候者。

有报道,本品可用于治疗儿童感觉统合失调[1]。

【不良反应】 目前尚未检索到不良反应报道。

【禁忌】 尚不明确。

【注意事项】

1. 心脾两虚、痰火扰心者慎用。

2. 感冒发热时停药,感冒痊愈后继续服用。

3. 忌服各种酒类、饮料及酒心巧克力。

【用法与用量】 口服。三岁至五岁一次 5ml,一日 2 次;六岁至十四岁一次 10ml,一日 2 次;十四岁以上一次 10ml,一日 3 次。

【规格】 每支装 10ml

【参考文献】 [1]陈凤媚,邓雪梅,蔡小梅,等.静灵口服液治疗肝肾阴虚型感觉统合失调儿童临床研究.中华中医药学刊,2008,26(10):2188-2189.

小儿智力糖浆
Xiao'er Zhili Tangjiang

【药物组成】 龟甲、雄鸡、石菖蒲、远志、龙骨。

【功能与主治】 调补阴阳,开窍益智。用于儿童多动症。

【方解】 方中龟甲滋阴益肾,补肾填精,养心安神;雄鸡温中益气,益精填髓,两药阴阳并补,精足髓充,脑得濡养,心神得安,共为君药。石菖蒲醒神健脑,涤痰开窍;远志交通心肾,强志不忘,共为臣药。龙骨镇静安神,为佐药。诸药合用,共奏调补阴阳、开窍益智之功。

【临床应用】 多动症 因小儿肾气亏虚,心血不足,神明失主所致。症见神思涣散,兴趣多变,健忘,烦急易怒,冲动任性,多语多动,学习能力逐步下降;小儿轻度脑功能障碍综合征见上述证候者。

有报道,本品可用于脑瘫的治疗[1,2]。

【不良反应】 目前尚未检索到不良反应报道。

【禁忌】 尚不明确。

【注意事项】

1. 痰热内扰所致多动症不宜使用。

2. 饮食宜清淡,忌辛辣、油腻食物。

【用法与用量】 口服。一次 10～15ml,一日 3 次。

【规格】 每支装 10ml

【参考文献】 [1]门庆,赵聪敏,余秀梅,等.小儿智力糖浆在脑瘫患儿中的治疗作用.中国妇幼保健,2012,27（24）:3812-3814.

[2]汤健,张跃,朱敏,等.小儿智力糖浆治疗脑性瘫痪儿童语言障碍的疗效观察.中国药房,2011,22(44):4167-4169.

荣 心 丸
Rongxin Wan

【药物组成】 玉竹、五味子、丹参、降香、山楂、蓼大青叶、苦参、炙甘草。

【功能与主治】 益气养阴,活血解毒。用于气阴两虚或气阴两虚兼心脉瘀阻所致的胸闷、心悸、气短、乏力、头晕、多汗、心前区不适或疼痛;轻、中型小儿病毒性心肌炎见上述证候者。

【方解】 方中玉竹养阴生津;五味子补益心气、宁安心神,二药共达益气养阴、宁心安神止悸之功,共为君药。丹参、降香、山楂清心安神,活血化瘀,理气止痛,共为臣药。蓼大青叶清热凉血解毒;苦参清热解毒止悸,以驱除热毒之邪,共为佐药。炙甘草益气,解毒,且缓和上药苦寒之性,为使药。诸药合用,共奏益气养阴、活血解毒之功。

【临床应用】 心瘅 因风热之邪毒侵犯人体,邪客于心,耗伤气阴,壅滞经脉所致。症见胸闷,心悸,气短乏力,心前区疼痛;轻、中型小儿病毒性心肌炎见上述证候者。

有报道,本品可用于心肌损害、儿童反复呼吸道感染的治疗[1-3]。

【药理毒理】 本品有抗缺氧、抗病毒性心肌炎、增强免疫等作用。

1. 抗缺氧 本品可提高小鼠常压下耐缺氧能力[4]。

2. 抗病毒性心肌炎 本品对柯萨奇病毒(CVB)感染 BALB/c 小鼠所致急性病毒性心肌炎,能减轻心肌组织的病理改变,对病毒性心肌炎有治疗作用[4,5]。

3. 增强免疫 本品能提高巨噬细胞吞噬能力,增强2,4-二硝基氯苯(DNCB)所致迟发性超敏反应,增加鸡红细胞(CRBC)致敏小鼠溶血素抗体生成,对环磷酰胺所致免疫功能低下小鼠,具有增强免疫功能的作用[6]。

【不良反应】 文献报道,服用该药可致胃肠轻微不适[7],出现恶心、呕吐。

【禁忌】 尚不明确。

【注意事项】

1. 心胆气虚、水饮不振之心悸者慎用。

2. 饮食宜清淡,忌食辛辣、刺激性食物。

【用法与用量】 口服。一岁至三岁一次 2 丸,三岁至六岁一次 3 丸,六岁以上一次 4 丸;一日 3 次。或遵医嘱。

【规格】 每丸重1.5g

【参考文献】 [1]袁丽君,王军鹏.玉丹荣心丸治疗肺炎支原体肺炎并心肌损害的临床分析.中国实用医药,2013,8(22):25-26.

[2]袁丽君.玉丹荣心丸治疗手足口病并心肌损害患儿的疗效分析.中国医药科学,2013,13(3):73-74.

[3]孙京惠,许鹏飞,张知新,等.玉丹荣心丸治疗儿童反复呼吸道感染气阴两虚型的临床研究.北京中医药大学学报(中医临床版),2007,14(2):1-4.

[4]康尔心肌丸新药申报资料,1992.

[5]赵晶,张中海,刘剑,等.玉丹荣心丸抗急性病毒性心肌炎的实验研究.齐齐哈尔医学院学报,2007,28(5):521.

[6]孙京惠,许鹏飞,高福云,等.玉丹荣心丸对小鼠免疫调节功能影响的实验研究.北京中医药大学学报(中医临床版),2007,14(1):6.

[7]胡庆全.玉丹荣心丸治疗病毒性心肌炎临床观察.中成药,2002,24(1):73.

(三)补气养血

健脾生血颗粒(片)
Jianpi Shengxue Keli(Pian)

【药物组成】 党参、黄芪、茯苓、炒白术、山药、醋南五味子、山麦冬、醋龟甲、大枣、炒鸡内金、龙骨、煅牡蛎、甘草、硫酸亚铁。

【功能与主治】 健脾和胃,养血安神。用于脾胃虚弱及心脾两虚所致的血虚证,症见面色萎黄或㿠白、食少纳呆、脘腹胀闷、大便不调、烦躁多汗、倦怠乏力、舌胖色淡、苔薄白、脉细弱;缺铁性贫血见上述证候者。

【方解】 方中党参、黄芪补中益气,健脾和胃,资生化源,益气生血,共为君药。茯苓、白术、山药助君药健脾益气;南五味子、麦冬、龟甲、大枣滋养阴血,共为臣药。鸡内金消食健胃,使诸药补而不滞;龙骨、牡蛎镇静安神,共为佐药。甘草益气补中,调和诸药,为使药。另入硫酸亚铁促进新血生成。诸药合用,共奏健脾和胃、养血安神之功。

【临床应用】 贫血 小儿因厌食或肠道寄生虫病,脾胃受损,气血生化乏源所致。症见倦怠乏力,气短语低,面色萎黄或苍白,唇甲色淡,心悸不宁,烦躁,多汗,苔薄白,舌质淡,脉细弱;缺铁性贫血见上述证候者[1]。

本品还有治疗孕妇缺铁性贫血、儿童高血铅的报道[2,3]。

【药理毒理】 本品有抗缺铁性贫血、抗氧化等作用。

1. 抗缺铁性贫血 本品对苯肼引起的小鼠缺铁性贫血模型,能提高红细胞计数、升高血清铁含量[4]。

2. 抗氧化 本品能提高血清中 SOD 活力,降低血清中 MDA 含量,提高肝脏 CAT 活力[4]。

【不良反应】 文献报道,本品可致腹泻。

【禁忌】 尚不明确。

【注意事项】

1. 忌茶,勿与含鞣酸类药物合用;服药期间,部分患儿可出现牙齿颜色变黑,停药后可逐渐消失;少数患儿服药后,可见短暂性食欲下降、恶心、呕吐、轻度腹泻,多可自行缓解。

2. 本品含有硫酸亚铁,对胃有刺激性,故宜在饭后服用。

3. 改善饮食,加强营养,合理添加蛋黄、瘦肉、肝、肾、豆类、绿色蔬菜及水果。

4. 本品用于小儿缺铁性贫血应结合病因治疗。

5. 饮食宜清淡,忌食油腻、辛辣食物。

【用法与用量】 颗粒剂:饭后用开水冲服。周岁以内一次 3.5g,一岁至三岁一次 7g,三岁至五岁一次 10.5g,五岁至十二岁一次 14g;成人一次 21g;一日 3 次。或遵医嘱,4 周为一疗程。片剂:饭后口服。一岁以内一次 0.5 片,一至三岁一次 1 片,三至五岁一次 1.5 片,五至十二岁一次 2 片;成人一次 3 片;一日 3 次。或遵医嘱,四周为一疗程。

【规格】 颗粒剂:每袋装 7g

片剂:每片重 0.6g

【参考文献】 [1]马海侠.健脾生血颗粒治疗婴幼儿缺铁性贫血的疗效观察.儿科药学杂志,2006,12(3):54.

[2]何群双.健脾生血颗粒治疗孕妇缺铁性贫血的疗效观察.湖北中医杂志,2006,28(8):14.

[3]杨清泉,徐辉甫,鲁芳.健脾生血颗粒降儿童血铅的临床疗效观察.中国中西医结合杂志,2006,26(4):307.

[4]刘达平.两种铁补充剂的药理研究.今日药学,2009,19(1):19.

小儿生血糖浆

Xiao'er Shengxue Tangjiang

【药物组成】 熟地黄、大枣、山药(炒)、硫酸亚铁。

【功能与主治】 健脾养胃,补血生津。用于小儿缺铁性贫血及营养不良性贫血。

【方解】 方中熟地黄甘温味厚质润,入肝肾经,长于滋养阴血,补肾填精,为补血要药,故为君药。气为血之帅,气旺则血生,大枣益气生血为臣。脾胃为后天之本,山药健脾益气以生血为佐。诸药合用,共奏健脾养胃、补血生津之功。硫酸亚铁是经典有效的补铁剂。中药和硫酸亚铁相须为用,中药可以缓解硫酸亚铁胃黏膜刺激作用。

【临床应用】 血虚 先天禀赋不足、后天喂养不当及疾病耗气伤血所致。症见面色萎黄或苍白,唇甲淡白,神疲乏力,肌肉松弛,食欲不振,甚至头晕目眩,心悸怔忡,注意力涣散,记忆力下降,舌淡红,脉细弱;儿童缺铁性贫血[1]、营养不良性贫血见上述证候者。

【不良反应】 文献报道,本品可引起恶心、呕吐、食欲不振、哭闹、上腹部不适、腹痛、腹泻、便秘、黑便、牙齿变黑[2]。

【禁忌】 尚不明确。

【注意事项】 服药期间忌饮茶和食用含鞣酸类食物及药物。

【用法与用量】 口服。一至三岁一次 10ml,三至五岁一次 15ml;一日 2 次。

【规格】 每支装 10ml

【参考文献】 [1]崔雁.小儿生血糖浆治疗缺铁性贫血50例疗效观察.现代中西医结合杂志,2005,14(2):171-172.

[2]燕翎飞,郎会利.小儿生血糖浆不良反应调查.实用药物与临床,2011,14(4):331-332.

蚝贝钙片

Haobeigai Pian

【药物组成】 牡蛎。

【功能与主治】 补肾壮骨。用于儿童钙质缺乏及老年骨质疏松症的辅助治疗。

【方解】 牡蛎咸微寒,归肾经,具有补钙壮骨之功。

【临床应用】

1. 小儿五迟 多由先天不足,肝肾亏损,后天失养,气血虚弱所致。患儿可见发稀,出牙、坐立行走等生长发育迟缓,骨骼软弱,面色不华;小儿佝偻病、软骨病、钙缺乏症见上述证候者。

2. 小儿汗症 小儿脾肾虚弱,气阴不足,不能敛汗所致。症见汗多,动则汗出,夜间尤甚,身体消瘦,神萎不振,心烦少寐,多梦,惊惕不安,夜间烦哭;小儿佝偻病、软骨病、钙缺乏症见上述证候者。

【药理毒理】 促进骨生长 本品可提高维甲酸致骨质疏松大鼠的血钙、骨重量(干重和灰重)、骨钙、磷总含量、骨密度、骨皮质厚度和骨皮质占全骨的百分数[1]。

【不良反应】 目前尚未检索到不良反应报道。

【禁忌】 糖尿病患者禁用。

【注意事项】

1. 感冒时不宜服用。

2. 高血压、心脏病、肝病、肾病等慢性病严重者应在医师指导下服用。

3. 服药 2 周症状无缓解,应去医院就诊。

4. 忌食生冷、油腻食物。

【用法与用量】 嚼服。一次一片,一日 3 次,儿童酌减或遵医嘱。

【规格】 每片重 1.60g[每片含钙(Ca)量 300mg]

【参考文献】 [1]范陈庆,谢振家.蚝贝钙片对大白鼠维甲酸型骨质疏松症的防治作用.海峡药学,1998,10(2):11-13.

七、镇静息风剂

镇静息风剂主要由人工牛黄、羚羊角、天麻、全蝎、钩藤、防风、金礞石、胆南星、天竺黄等息风止痉药物和珍珠、龙齿、琥珀、朱砂等镇静安神药物组成,适量配伍麝香、冰片芳香开窍之品。具有平肝息风、镇静安神功能,用于小儿高热惊厥、癫痫。诸剂性属寒凉,有的含朱砂、雄黄之品,当中病即止,不得过服久服;对小儿高热惊厥和癫痫病情偏重者,应及时送医院抢救。

八宝惊风散

Babao Jingfeng San

【药物组成】 人工牛黄、黄芩、栀子、天竺黄、川贝母、金礞石(煅)、胆南星、天麻(制)、钩藤、防风、全蝎

（制）、珍珠、龙齿、茯苓、丁香、沉香、薄荷、麝香、冰片。

【功能与主治】　祛风化痰，退热镇惊。用于小儿痰热内蕴所致的急热惊风，症见发热咳嗽、呕吐痰涎、大便不通；高热惊厥见上述证候者。

【方解】　方中人工牛黄苦凉，善清热解毒，豁痰开窍，息风定惊，为君药。黄芩、栀子清热解毒；天竺黄、川贝母、金礞石、胆南星清热化痰，息风止痉，共为臣药。天麻、钩藤、防风、全蝎祛风止痉；珍珠、龙齿、茯苓镇惊安神；丁香、沉香调畅气机；薄荷疏散风热，透邪外出，合为佐药。麝香、冰片芳香开窍，以助诸药透达之力，共为使药。诸药合用，共奏祛风化痰、退热镇惊之功。

【临床应用】

1. 惊风　因外感风寒表邪，内蕴痰火，引动肝风所致。症见发热，头痛，神昏，抽搐，舌苔薄黄，脉浮数；小儿高热惊厥见上述证候者。

2. 咳嗽　由痰热熏扰肺金所致，症见咳嗽痰多，稠黏难咯，发热，面赤唇红，目赤，口苦作渴，烦躁不宁，小便短赤，大便干结，舌红苔黄，脉滑数，指纹色紫；上呼吸道感染、急性气管炎见上述证候者。

【不良反应】　目前尚未检索到不良反应报道。

【禁忌】　尚不明确。

【注意事项】

1. 脾虚慢惊风者慎用。

2. 寒痰停饮咳嗽者慎用。

3. 不宜久用、过量服用。

4. 小儿急惊风不宜单用本品。

5. 饮食宜清淡，忌食辛辣、油腻食物。

【用法与用量】　口服。一次 0.52g，一日 3 次。周岁以内遵医嘱酌减。

【规格】　每瓶装 0.26g

琥珀抱龙丸

Hupo Baolong Wan

【药物组成】　琥珀、朱砂、天竺黄、胆南星、枳实（炒）、枳壳（炒）、山药（炒）、茯苓、红参、檀香、甘草。

【功能与主治】　清热化痰，镇静安神。用于饮食内伤所致的痰食型急惊风，症见发热抽搐、烦躁不安、痰喘气急、惊痫不安。

【方解】　方中琥珀清心凉肝，镇惊安神；朱砂清热解毒，重镇安神，相须为用，共为君药。天竺黄、胆南星清心豁痰，凉肝定惊；枳实、枳壳破气行痰，散积消痞，共为臣药。山药、茯苓、红参扶脾助胃，安神定志；檀香行气调中，共为佐药。甘草调和药性，为使药。诸药合用，

共奏清热化痰、镇静安神之功。

【临床应用】

1. 惊风　因痰火湿浊蒙蔽心包，引动肝风所致。症见纳呆，呕吐，腹痛，便秘，痰多，继而发热，神呆，迅即昏迷，惊厥，喉间痰鸣，腹部胀满，呼吸气粗；高热惊厥见上述证候者。

2. 痰痫　因小儿脾常不足，内伤积滞，痰浊内阻，阴阳不相顺接，清阳蔽蒙所致。症见发作时痰涎壅盛，喉间痰鸣，口角流涎，瞪目直视，神志模糊，犹如痴呆，失神，面色黄而不华，手足抽搐不明显，舌苔白腻，脉弦滑；小儿癫痫、手足搐搦症见上述证候者。

3. 咳嗽　由小儿正气虚弱，痰湿内伏，肺气闭阻所致。症见发热，咳嗽而喘，呼吸困难，气急鼻扇，面赤，口渴，喉间痰鸣，胸闷胀满，泛吐痰涎，舌苔黄舌质红，脉弦滑；上呼吸道感染、气管炎见上述证候者。

【不良反应】　目前尚未检索到不良反应报道。

【禁忌】　尚不明确。

【注意事项】

1. 慢脾风慎用。

2. 外伤瘀血痫疾不宜单用本品。

3. 寒痰停饮咳嗽慎用。

4. 本品含有朱砂，不宜过量、久用。

5. 脾胃虚弱、阴虚火旺者慎用。

6. 小儿高热惊厥抽搐不止，应及时送医院抢救。

7. 饮食宜清淡，忌食辛辣刺激、油腻食物。

【用法与用量】　口服。一次 1 丸，一日 2 次；婴儿每次 1/3 丸，化服。

【规格】　每丸重 1.8g

羚羊角注射液

Lingyangjiao Zhusheye

【药物组成】　本品为羚羊角水解液制成的灭菌水溶液。

【功能与主治】　清热解毒，镇惊息风。用于高热神昏，惊痫抽搐；流行性感冒，上呼吸道感染，扁桃体炎，麻疹，小儿肺炎见上述表现者。

【方解】　方中羚羊角咸寒，入肝心经，有平肝息风、清肝明目、清热解毒之功。现代药理学研究表明，具有抗惊厥、解热作用。主要用于温热病、惊风、中风、癫痫等热盛痉挛抽搐证。

【临床应用】

1. 急惊风　因外感表邪，入里化热，引动肝风所致。症见发热，头痛，咳嗽流涕，咽红，神昏烦躁，惊搐，舌苔

薄黄,脉滑数;高热惊厥见上述证候者。

2. 小儿发热　由外感表邪入里化热,里热充斥所致。症见高热不退,面赤,口渴,神烦不宁,头痛或有咳嗽,咽红,大便干,小便黄,舌质红苔厚,脉数有力。

【不良反应】　文献报道,本品可致过敏性休克[1]。

【禁忌】　孕妇禁用。

【注意事项】

1. 脾虚慢惊风慎用。

2. 过敏体质者慎用。

3. 对于脾胃虚寒,脾虚胃弱者因高热惊厥时,不宜久用。

4. 小儿高热惊厥抽搐不止,应及时送医院抢救。

5. 不宜与其他注射液混合使用。

6. 饮食宜清淡,忌食辛辣、油腻食物。

【用法与用量】　肌内注射。一次 2～4ml,一日 2 次;小儿酌减。

【规格】　每支 2ml

【参考文献】　[1]李秀琴.羚羊角注射液致过敏性休克 2 例.中国新药杂志,1995,4(2):45.

牛黄抱龙丸
Niuhuang Baolong Wan

【药物组成】　牛黄、胆南星、天竺黄、全蝎、炒僵蚕、朱砂、琥珀、人工麝香、雄黄、茯苓。

【功能与主治】　清热镇惊,祛风化痰。用于小儿风痰壅盛所致的惊风,症见高热神昏、惊风抽搐。

【方解】　方中人工牛黄清热解毒,豁痰开窍,息风止痉,为君药。胆南星、天竺黄清热化痰,清心凉肝,息风定惊;全蝎、僵蚕息风止痉,共为臣药。朱砂、琥珀清热镇心安神;麝香辛香走窜,开窍醒神;雄黄祛痰定惊;茯苓健脾利湿,宁心安神,共为佐使药。诸药合用,共奏清热镇惊、祛风化痰之功。

【临床应用】　小儿惊风　因小儿素体痰热积聚,感受风邪或疫疠之邪所致。症见高热面红,咳嗽痰多,咽红流涕,烦躁神昏,抽搐惊厥,舌苔薄黄,脉浮数;高热惊厥见上述证候者。

【不良反应】　有文献报道,牛黄抱龙丸可引起腹泻[1]。

【禁忌】　尚不明确。

【注意事项】

1. 慢脾风或阴虚火旺所致虚风内动者慎用。

2. 本品含有朱砂、雄黄,不宜过量、久用。

3. 小儿高热惊厥抽搐不止,应及时送医院抢救。

4. 饮食宜清淡,忌食辛辣、油腻食物。

【用法与用量】　口服。一次 1 丸,一日 1～2 次;周岁以内小儿酌减。

【规格】　每丸重 1.5g

【参考文献】　[1]丁彦军.回阳汤治疗牛黄抱龙丸引起腹泻 32 例.浙江中医杂志,1991,36(9):406.

牛黄镇惊丸
Niuhuang ZhenJing Wan

【药物组成】　牛黄、珍珠、天麻、钩藤、炒僵蚕、全蝎、胆南星、天竺黄、半夏(制)、制白附子、防风、薄荷、琥珀、朱砂、雄黄、人工麝香、冰片、甘草。

【功能与主治】　镇惊安神,祛风豁痰。用于小儿惊风,高热抽搐,牙关紧闭,烦躁不安。

【方解】　方中牛黄清心解毒,豁痰开窍;珍珠镇心定惊,共为君药。天麻、钩藤、僵蚕、全蝎息风止痉;胆南星、天竺黄、制半夏、白附子、防风、薄荷祛风清热化痰;琥珀、朱砂镇惊安神,共为臣药。雄黄解毒定惊;麝香、冰片开窍醒神,助君药之力,共为佐药。甘草解毒,调和诸药,为使药。诸药合用,共奏镇惊安神、祛风豁痰之功。

【临床应用】　小儿急惊风　因感受时邪热极生痰生风而致,症见高热,抽搐,牙关紧闭,神志不清,痰涎壅盛,烦躁不安,舌红苔黄,脉滑数。

【不良反应】　目前尚未检索到不良反应报道。

【禁忌】　尚不明确。

【注意事项】

1. 慢惊风者慎用。

2. 本品含有朱砂、雄黄,不可过量、久用。

3. 忌食辛辣食物。

【用法与用量】　口服。水蜜丸一次 1g,小蜜丸一次 1.5g,大蜜丸一次 1 丸,一日 1～3 次,三岁以内小儿酌减。

【规格】　大蜜丸　每丸重 1.5g

七 珍 丸
Qizhen Wan

【药物组成】　炒僵蚕、全蝎、胆南星、天竺黄、寒食曲、巴豆霜、朱砂、雄黄、人工麝香。

【功能与主治】　定惊豁痰,消积通便。用于小儿急惊风,身热,昏睡,气粗,烦躁,痰涎壅盛,停乳停食,大便秘结。

【方解】 方中僵蚕、全蝎息风定惊,共为君药。胆南星、天竺黄清热化痰定惊;寒食曲健胃消食;巴豆霜攻积通便,使积滞痰涎从大便而去,共为臣药。朱砂镇惊安神;雄黄解毒祛痰;麝香辛温香窜,开窍通闭,共为佐使药。诸药合用,共奏定惊豁痰、消积通便之功。

【临床应用】 急惊风 因食积痰热化火生风而致,纳呆,呕吐,腹痛,便秘,发热,神昏,痉厥抽搐,喉中痰鸣,呼吸气粗,舌红苔黄腻,脉弦滑。

【不良反应】 本品久服可致蓄积中毒,出现高热,反复抽搐;另有长期大量服用本品致慢性砷中毒的报道[1]。

【禁忌】 尚不明确。

【注意事项】

1. 慢惊风慎用。

2. 体弱泄泻者慎用。

3. 本品含有朱砂、雄黄,中病即止,不可久用,肝肾功能不全者慎用。

【用法与用量】 口服。小儿三至四个月,一次 3 丸;五至六个月,一次 4～5 丸;周岁,一次 6～7 丸,一日 2 次;周岁以上及体实者酌加用量,或遵医嘱。

【规格】 每 200 丸重 3g

【参考文献】 [1]徐静,朱卫国,王涤新.小儿七珍丸致成人慢性砷中毒 2 例.药物不良反应杂志,2009,11(1):35-36.

天黄猴枣散

Tianhuang Houzao San

【药物组成】 天竺黄、天麻(制)、胆南星、牛黄、全蝎、僵蚕、猴枣、珍珠、珍珠层粉、薄荷脑、冰片。

【功能与主治】 除痰定惊,祛风清热。用于小儿痰多咳喘,发热不退,惊悸不眠等症。

【方解】 方中天竺黄甘寒,清热化痰,清心定惊;天麻甘平,平肝息风,祛风通络,共为君药。胆南星、牛黄清热化痰,凉肝息风,增强天竺黄之功;全蝎、僵蚕祛风化痰,增强天麻之功,共为臣药。猴枣消痰镇惊;珍珠、珍珠层粉安神定惊,共为佐药。薄荷脑、冰片醒神开窍,载药上行为佐使药。诸药合用,共奏除痰定惊、祛风清热之功。

【临床应用】 咳嗽 由肺火炽盛,炼液成痰,或因外邪入里,化火灼津,痰热壅肺所致。症见咳嗽痰多,痰黏难咳,发热,烦躁不宁,或伴高热抽搐,大便干燥,舌红苔黄,脉滑数;急性上呼吸道感染、急性(毛细)支气管炎、小儿肺炎见上述证候者。

【不良反应】 目前尚未检索到不良反应报道。

【禁忌】 尚不明确。

【注意事项】

1. 过敏体质者慎用。

2. 宜戒食生冷、油腻、燥热食物。

【用法与用量】 口服。一岁至四岁一次 0.15g,四岁以上一次 0.3g;一日 1～2 次。

【规格】 每瓶装 0.15g

眼 科 类

眼科制剂以明目为主旨。因导致目视不明的病因病机有别,故选用的药物也各有不同。常用疏散风热明目的药物有蒺藜、蔓荆子、菊花、谷精草、蝉蜕等;清热明目常用熊胆、牛黄、石决明、决明子、青葙子、密蒙花、木贼、龙胆、夏枯草、车前子、硼砂等;养肝明目常用沙苑子、菟丝子、枸杞子、山茱萸等;活血明目则用茺蔚子、丹参、三七、当归、红花等。各类药物常配伍应用以取其效。

眼科制剂主要用于眼科感染性疾病(急性细菌性结膜炎、睑缘炎、沙眼、眼睑湿疹、流行性角膜结膜炎、球后视神经炎、急性睑腺炎、单纯性角膜溃疡、匐行性角膜溃疡)、视神经萎缩、翼状胬肉、老年性白内障、单纯性青光眼、青少年假性近视、视网膜中央静脉阻塞、视网膜色素变性、泪囊吸引功能不良、角膜结膜干燥症、中心性浆液性脉络膜视网膜病变等,据以分为退翳明目剂、清肝明目剂、化瘀明目剂、益肾明目剂四类,临床当根据主治病证合理选用。

一、退翳明目

明目蒺藜丸
Mingmu Jili Wan

【药物组成】 蒺藜(盐水炙)、蔓荆子(微炒)、菊花、蝉蜕、防风、荆芥、薄荷、白芷、木贼、决明子(炒)、密蒙花、石决明、黄连、栀子(姜水炙)、连翘、黄芩、黄柏、当归、赤芍、地黄、川芎、旋覆花、甘草。

【功能与主治】 清热散风,明目退翳。用于上焦火盛引起的暴发火眼、云蒙障翳、羞明多眵、眼边赤烂、红肿痛痒、迎风流泪。

【方解】 方中以蒺藜、蔓荆子、菊花、蝉蜕疏风明目,止痒退翳,共为君药。荆芥、薄荷、白芷、木贼、决明子、密蒙花、旋覆花、石决明清泄肝热,平抑肝气,祛风止痒,明目祛翳;黄连、栀子、连翘、黄芩、黄柏苦寒直折三焦实火而退翳明目,共助君药之功,共为臣药。当归、赤芍、地黄、川芎养血行血,凉血清热,共为佐药。防风轻疏散泄,载药上行,甘草调和诸药,共为使药。全方配伍,共奏清热散风、明目祛翳之功。

【临床应用】

1. 暴风客热 因外感风热,入里化热,上焦火盛所致。白睛红赤肿胀高起,眼睑肿胀,眵多如脓,晨起眼眵封闭眼睑,伴有口渴、便秘,舌红苔黄,脉数;急性卡他性结膜炎见上述证候者。

2. 黑睛障翳 因风热上扰黑睛所致。黑睛表面溃破,生星翳或如银星,或如凝脂翳状,伴有疼痛,羞明,流泪,白睛抱轮红赤,甚则视力下降,头额疼痛;单纯性角膜溃疡、匐行性角膜溃疡、流行性角结膜炎见上述证候者。

3. 睑弦赤烂 因风热挟湿,上犯眼睑而致。睑弦生鳞屑样痂皮,或睫毛周围生脓点,脓痂,刺痒不适,甚则溃烂延及眼睑皮肤,脓水浸淫成疮;鳞屑性睑缘炎、化脓性睑缘炎、眼睑湿疹见上述证候者。

【不良反应】 目前尚未检索到不良反应报道。

【禁忌】 尚不明确。

【注意事项】

1. 本品阴虚火旺者慎用。

2. 服药期间忌食辛辣、肥甘厚味食物,禁烟酒。

3. 本品年老体弱者慎用。

【用法与用量】　口服。一次 9g,一日 2 次。

【规格】　每 20 粒重 1g

八宝眼药

Babao Yanyao

【药物组成】　炉甘石(三黄汤飞)、地栗粉、熊胆、硼砂(炒)、冰片、珍珠、朱砂、海螵蛸(去壳)、麝香。

【功能与主治】　消肿止痛,退翳明目。用于肝胃火盛所致的目赤肿痛、眼缘溃烂、畏光怕风、眼角涩痒。

【方解】　方中炉甘石收湿止痒,退赤去翳,为君药。地栗粉、熊胆、硼砂、冰片清热散火,消肿退翳,共为臣药。珍珠、朱砂、海螵蛸清热退翳,收涩生肌,共为佐药。麝香芳香走窜通闭,能引药入肌肤腠理,通行诸窍,又能祛目翳,故为使药。全方配伍,共奏消肿止痛、退翳明目之功。

【临床应用】

1. 天行赤眼　因风热时疫之气所感而发,发病急骤,传染性强,双眼白睛红赤,水肿隆起,有点片状出血,灼热涩痛,畏光流泪。适用于急性出血性结膜炎、流行性角膜结膜炎早期见上述证候者。

2. 眦帷赤烂　多因风热挟湿,浸淫眼睑肌肤所致。自觉畏光,眦角及睑缘潮红,刺痛涩痒,有灰白色鳞屑,或在睫毛根部及周围有黄色脓点及痂皮,或并发眼睑湿疹,甚则常渗脓水,湿烂浸淫。适用于眦部睑缘炎、溃疡性睑缘炎见上述证候者。

【药理毒理】　本品有抗菌作用。

抗菌　体外试验,本品水溶性成分对金黄色葡萄球菌、乙型链球菌、大肠埃希菌、铜绿假单胞菌均有不同程度的抑制作用[1]。

【不良反应】　目前尚未检索到不良反应报道。

【禁忌】　尚不明确。

【注意事项】

1. 孕妇慎用。

2. 点药后,轻轻闭眼 5 分钟以上。

3. 本药需摇匀后再用,用药后将药瓶口封紧。

【用法与用量】　每用 1～2 滴,点于眼角,一日 2～3 次。

【参考文献】　[1] 张福田,方自添,蔡进源,等.八宝眼药可溶性成分分析及抑菌能力探讨.蚌埠医学院学报,1995,20(1):15.

白敬宇眼药

Baijingyu Yanyao

【药物组成】　熊胆、麝香、炉甘石(煅黄连水飞)、海螵蛸、珍珠(豆腐炙)、石决明(煅)、硇砂(炙)、冰片。

【功能与主治】　清热消肿,止痛止痒。用于肝胃火盛所致的暴发火眼、眼边刺痒、溃烂肿痛、胬肉攀睛、云翳多蒙、视物昏花、迎风流泪。

【方解】　方中熊胆苦寒,具有清肝明目之功,点眼能去翳开盲,为君药。麝香辛香透窍,散翳通络,治目中障翳,痈疽肿毒,为臣药。炉甘石、海螵蛸均具有去翳退赤,收湿敛疮之功,可治目赤翳障,睑弦湿疮等;珍珠、石决明具有镇心安神、养阴息风、明目退翳、解毒生肌之功;硇砂有破瘀散结,去胬肉恶疮之效,共同加强君药之功,共为佐药。冰片通透内达,散目中郁火,引药达里,为使药。诸药合用,共达清热消肿、止痛止痒、祛瘀散结之功。

【临床应用】

1. 暴风客热　外邪所感,引动肝胃湿热炎蒸,上攻头目而致。症见白睛红赤肿胀,疼痛刺痒,灼热多眵,口苦,舌红苔黄;急性细菌性结膜炎见上述证候者。

2. 睑弦赤烂　脾胃湿热熏蒸,浸淫胞睑肌肤所致。症见睑弦潮红,刺痒,可有糠皮样白色屑片附着于睑缘睫毛根部,甚则睑弦溃烂,生脓结痂,睫毛脱落,亦有红赤痒烂生于内外两眦;睑缘炎见上述证候者。

3. 胬肉攀睛　肝胃火盛,上灼目窍所致。症见灼痒疼痛,磨涩不舒;翼状胬肉见上述证候者。

【不良反应】　目前尚未检索到不良反应报道。

【禁忌】　尚不明确。

【注意事项】

1. 睑内涂用时,适量即可。

2. 本品含麝香,孕妇慎用。

3. 忌食辛辣食物,戒除烟酒。

4. 用于睑弦赤烂时,应以温水洗净痂皮,暴露疮面后涂敷。

【用法与用量】　取少许,点眼角内,一日 3 次。

【规格】　每管装 1.2g

复方熊胆滴眼液

Fufang Xiongdan Diyanye

【药物组成】　熊胆粉、天然冰片。

【功能与主治】　清热降火,退翳明目。用于肝火上炎、热毒伤络所致的白睛红赤、眵多、羞明流泪；急性细菌性结膜炎、流行性角结膜炎见上述证候者。

【方解】 方中熊胆味苦性寒，能清肝胆实火，退翳明目开盲，为君药；冰片苦凉，辛窜透达，散目中郁火，为臣药。二药合用，共奏清热降火、退翳明目之功效。

【临床应用】

1. 暴风客热 多发于夏季酷暑季节，因外感热邪，内蕴脾胃湿热所致。白睛红赤，灼热磨涩，眼眵色黄黏稠，晨起胶结难睁；急性细菌性结膜炎见上述证候者。

2. 天行赤眼 多发于春秋两季，传染性强，为天行时气毒邪所致。起病迅速，白睛红赤或有散在出血点，目灸如火，沙涩难忍，刺痒交作，怕热羞明，热泪如汤，或见黑睛星点翳障，畏光流泪加重；急性流行性出血性结膜炎及流行性角结膜炎、单纯疱疹病毒性角膜炎见上述证候者[1]。

【药理毒理】 本品有抗病原微生物、抗炎作用。

1. 抗病原微生物 本品对3型腺病毒感染的Hela细胞、疱疹病毒感染的L929细胞具有保护作用，并对铜绿假单胞菌和金黄色葡萄球菌有杀菌作用[2]。

2. 抗炎 本品外涂可抑制巴豆油致小鼠耳肿胀[2]。

【不良反应】 目前尚未检索到不良反应报道。

【禁忌】 尚不明确。

【注意事项】

1. 本品性寒，虚寒证不宜使用。

2. 本品用于传染性眼病，应避免瓶口污染。

【用法与用量】 滴眼。一次1～2滴，一日6次；或遵医嘱。

【规格】 每瓶装8ml

【参考文献】 [1]王玉元.抗病毒药物联合复方熊胆滴眼液治疗单纯疱疹病毒性角膜炎的体会.贵阳中医学院学报,2012,34(2):72-73.

[2]邓旭明,阁继业,周学章,等.熊胆滴眼液药理作用的初步研究.中兽医医药杂志,2002,21(3):3-6.

马应龙八宝眼膏
Mayinglong Babao Yangao

【药物组成】 人工牛黄、人工麝香、炉甘石、珍珠、琥珀、硼砂、硇砂、冰片。

【功能与主治】 清热退赤，止痒去翳。用于风火上扰所致的眼睛红肿痛痒、流泪、眼睑红烂；沙眼见上述证候者。

【方解】 方中牛黄苦甘凉，有清肝解毒，化痰开窍之功，对肝火上扰目窍所致眼疾皆属所宜，为君药。麝香辛香透达，能开窍辟秽，解毒散瘀，以退目翳，为臣药。炉甘石、珍珠、琥珀、硼砂收湿敛疮，退赤去翳；硇砂消积软坚，破瘀散结，去恶疮目翳，共为佐药。冰片通诸窍，散郁火，去翳明目，为使药。诸药合用，共奏清热退赤、止痒去翳之功。

【临床应用】

1. 椒疮 肝经热毒，挟脾湿上淫所致。眼睑内面乳头颗粒累累，色红而坚如椒粒，或生滤泡形如粟粒，角膜上方或四周有血管伸入，甚则眼睑红赤肿硬，刺痒疼痛，流泪，多眵；沙眼见上述证候者。

2. 睑弦赤烂 热毒挟湿上扰眼睑致睑缘、睫毛根部附近生脓点脓痂，甚则灼痒红肿，继则红赤如涂朱砂，起水泡，湿烂成疮；化脓性睑缘炎、眼睑湿疹见上述证候者。

3. 暴风客热 外感引动肝经实火上攻头目，而致白睛红赤，灼痛刺痒，多眵；急性细菌性结膜炎见上述证候者。

【药理毒理】 本品有抗炎等作用。

1. 抗炎 本品可抑制角叉菜胶所致大鼠足跖肿胀[1]。

2. 其他 本品外涂可降低大鼠耳廓血流灌注量[1]。

【不良反应】 目前尚未检索到不良反应报道。

【禁忌】 尚不明确。

【注意事项】

1. 睑内涂用时，适量即可。

2. 内含麝香，孕妇慎用。

3. 用于睑弦赤烂症时，应清洁创面后涂敷。

【用法与用量】 滴眼。点入眼睑内。一日2～3次。

【参考文献】 [1]吴传鸿,高健,李韶菁,等.马应龙八宝眼霜的抗炎作用及对血流量的影响.中国实验方剂学杂志,2012,18(17):202-204.

拨云退翳丸
Boyun Tuiyi Wan

【药物组成】 蝉蜕、蛇蜕、木贼、密蒙花、蒺藜（盐炒）、菊花、荆芥穗、蔓荆子、薄荷、黄连、地骨皮、楮实子、天花粉、当归、川芎、花椒、甘草。

【功能与主治】 散风清热，退翳明目。用于风热上扰所致的目翳外障、视物不清、隐痛流泪。

【方解】 方中蝉蜕、蛇蜕、木贼皆为祛风散热食物，能退目中翳膜，共为君药；密蒙花、蒺藜、菊花、荆芥穗、蔓荆子、薄荷散风清热，明目退翳；黄连、地骨皮、楮实子、天花粉清热养阴而明目;当归、川芎养肝血,行血滞,祛头目风痛,共为臣药;花椒味辛而大热,辛可散其热气,解内郁之火邪,热可制君臣药性之寒凉,是为佐药;甘草调和诸药,为使药。诸药合用,共奏散风清热、退翳明目之功。

【临床应用】

1. 黑睛宿翳 因风热上扰所致,黑睛生聚星障、凝脂翳或外伤、病愈后遗留瘢痕,白睛红赤轻微,畏光流泪已止,惟仍有轻度磨涩感;角膜云翳见上述证候者。

2. 胬肉攀睛 因风热上扰所致,伴轻度刺痒磨涩。每过食辛辣刺激之物或饮酒、少眠,则胬肉红赤肥厚增甚;翼状胬肉见上述证候者。

3. 圆翳内障 肝肾亏虚所致,视物不清,眼前黑影扰乱,视物模糊;老年性白内障早、中期阶段见上述证候者[1]。

【不良反应】 目前尚未检索到不良反应报道。

【禁忌】 尚不明确。

【注意事项】

1. 本品阴虚火旺者慎用。

2. 本品含天花粉,孕妇慎服。

3. 忌食辛辣及饮酒。

4. 仅适合于早、中期胬肉攀睛。

【用法与用量】 口服。一次1丸,一日2次。

【规格】 每丸重9g

【参考文献】 [1]孙莺,杨文琴.中西医结合治疗早期老年性白内障50例临床观察.浙江中医杂志,2010,45(8):594.

开光复明丸

Kaiguang Fuming Wan

【药物组成】 黄连、黄芩、黄柏、栀子(姜炙)、大黄、龙胆、玄参、地黄、菊花、防风、蒺藜(去刺盐炒)、羚羊角粉、石决明、红花、当归、赤芍、泽泻、冰片。

【功能与主治】 清热散风,退翳明目。用于肝胆热盛引起的暴发火眼、红肿痛痒、眼睑赤烂、云翳气蒙、羞明多眵。

【方解】 方中黄连、黄芩、黄柏、栀子泻火解毒,主治一切实热火毒攻冲眼目之疾,为君药;大黄、龙胆、玄参、地黄以加强清热泻火、凉血解毒之功,为臣药;菊花、防风散风清热,蒺藜、羚羊角、石决明清肝明目,红花、当归、赤芍除热壅血滞之变,泽泻利水,导赤由小便而解,九味共为佐药;冰片性善走窜开窍,引火热之邪外达,为使药。诸药合用,共达清热散风、退翳明目之效。

【临床应用】

1. 暴风客热 白睛骤然红赤肿胀,状如鱼胞,或见

眼睑红赤,肿胀高起,灼热磨涩,眵多如脓,可伴发热恶风,耳前淋巴结肿大,大便秘结;细菌性结膜炎见上述证候者。

2. 椒疮 眼睑红肿,眼睑内面高度充血。睑结膜粗糙不平,上下穹隆部结膜满布滤泡,或合并有黑睛浅表炎症及耳前淋巴结肿大;沙眼急性发作期见上述证候者。

3. 凝脂翳 黑睛生翳,其色灰白或鹅黄,呈点状或片状,中央溃陷,上覆脓性分泌物,刺痛难忍,羞明难睁,泪热如汤。病变可向四周蔓延,并向深层发展,可伴瞳神紧小,前房积脓。严重者黑睛溃穿形成蟹睛;匐行性角膜溃疡见上述证候者。

4. 睑弦赤烂 眼睑边缘红赤刺痒,灼热疼痛,甚则睑缘皮肤溃烂,睫毛乱生或脱落;溃疡性睑缘炎见上述证候者。

【不良反应】 目前尚未检索到不良反应报道。

【禁忌】 尚不明确。

【注意事项】

1. 本品脾胃虚寒者慎使用。

2. 本品孕妇慎用。

3. 服药期间忌辛辣、肥甘、滋腻食物。

【用法与用量】 口服。一次1~2丸,一日2次。

【规格】 每丸重6g

麝珠明目滴眼液

Shezhu Mingmu Diyanye

【药物组成】 人工麝香、珍珠(水飞)、石决明(煅)、炉甘石(煅)、黄连、黄柏、大黄、猪胆(膏)、蛇胆、紫苏叶、荆芥、冬虫夏草、冰片。

【功能与主治】 清热,消翳,明目。用于肝虚内热所致的视物不清、干涩不舒、不能久视。早、中期年龄相关性白内障见上述证候者。

【方解】 方中麝香辛温,善通诸窍,开经络、散瘀化结、善治目翳,故为君药。珍珠、石决明平肝潜阳,养阴息风,明目退翳;炉甘石收湿敛疮,退赤去翳;黄连、黄柏、大黄、猪胆膏、蛇胆苦寒燥湿,清热解毒,善清肝热,治目赤肿痛;紫苏叶、荆芥祛风、化浊、收湿,合为臣药。冬虫夏草补肾益精,使祛邪而不伤正,为佐药。冰片辛香走窜,通窍明目,又可引诸药直达病所,为佐使药。诸药共用,可达清热、消翳、明目之功。

【临床应用】 **圆翳内障** 肝虚内热所致,视物不清或单眼复视、多视,眼干涩不舒,不能久视;老年性白内障早、中期阶段见上述证候者。

此外,尚有用麝珠明目滴眼液治疗视力疲劳及慢性单纯性青光眼、准分子激光屈光性角膜切削术术后角膜上皮下浑浊的临床报道[1-3]。

【药理毒理】 本品有一定降低眼压、抑制白内障形成和抗炎等作用。

1. 降低眼压 本品可抑制正常及水负荷诱发的眼压升高,对瞳孔大小无明显影响。

2. 抗白内障 本品对 D-半乳糖诱发的豚鼠白内障及亚硒酸钠诱发的幼龄大鼠白内障均有抑制作用;可降低白内障动物血中 LPO 含量及 LPO/SOD 比值,对红细胞 SOD 活性无明显影响[4]。

3. 抗炎 本品对金黄色葡萄球菌引起的家兔角膜炎具有抑制作用,对巴豆油致小鼠耳水肿、角叉菜胶诱发大鼠足肿胀及大鼠棉球性肉芽增生有一定的抑制作用,对福氏完全佐剂引起免疫性炎症有抑制作用[4]。

4. 抗菌 体外试验本品对金黄色葡萄球菌和铜绿假单胞菌有抑制作用[4]。

5. 抗增殖 体外试验本品可抑制人胚肺二倍体成纤维细胞增殖,IC_{50} 为 17.9mg/ml[4]。

【不良反应】 目前尚未检索到不良反应报道。

【禁忌】 尚不明确。

【注意事项】

1. 用药前必须将药液摇晃均匀,用后将瓶盖拧紧。

2. 滴药时,瓶口不能触及眼睑,滴药后休息不少于5分钟。

3. 本品中含麝香,孕妇慎用。

【用法与用量】 滴眼。取本品 1 支(0.3g)倒入装有 5ml 生理盐水的滴眼瓶中,摇匀,即可使用,每次 3 滴(每滴之间闭眼 15 分钟),一日 2 次。1 个月为一疗程。或遵医嘱。

【规格】 每瓶装 0.3g,溶剂每瓶装 5ml

【参考文献】 [1]林颖,金威尔,洪桂英,等.麝珠明目滴眼液治疗视疲劳 40 例临床观察.福建中医学院学报,2002,12(2):14.

[2]李广志,刘俊庆,高志强.麝珠明目滴眼液治疗慢性单纯性青光眼 43 例.中华中西医杂志,2001,2(6):562.

[3]刘怡.麝珠明目滴眼液对 PRK 术后角膜上皮下浑浊并发激素性高眼压的影响.中国实用眼科杂志,2003,21(5):386-387.

[4]麝珠明目散滴眼液新药申报资料,1994

珍珠明目滴眼液
Zhenzhu Mingmu Diyanye

【药物组成】 珍珠液、冰片。

【功能与主治】 清肝,明目,止痛。能改善眼胀、眼痛、干涩不舒、不能持久阅读等,用于早期老年性白内障、慢性结膜炎、视疲劳见上述证候者。

【方解】 方中珍珠液为珍珠层粉经现代工艺加工水解而成,含多种氨基酸,便于滴眼后吸收,更易发挥珍珠养阴息风、退翳明目功能。冰片性凉味苦,气清香透达可入诸窍,解郁火,消肿止痛。二药共用,可达清肝明目之功。

【临床应用】

1. 干涩昏花 多因肝阴内耗不能濡养目窍所致,症见眼痒刺痛,干涩不舒,隐涩难开,眼睑沉重;慢性结膜炎见上述证候者。

2. 视力疲劳 肝阴不足、肝气偏旺引起的阅读不能持久,久则模糊,串行,复视,甚则头疼,眩晕,眼胀痛。

此外,尚有用于老年性白内障初期的临床报道[1]。

【药理毒理】 本品有抗炎、抑制白内障、解痉和改善微循环作用。

1. 抗炎 本品对巴豆油及球结膜下埋线所致家兔眼结膜炎均有抑制作用,对巴豆油所致小鼠耳肿胀有抑制作用[2-4]。

2. 抗白内障 本品对半乳糖诱发的实验性白内障有抑制作用[4]。

3. 解痉 本品对大鼠离体胃肌条有松弛作用,并能拮抗乙酰胆碱兴奋胃肌条的作用[4]。

4. 改善微循环 本品对静脉注射高分子右旋糖酐(Dextran T 500)致家兔眼球结膜微循环障碍模型,可加快球结膜微动脉和微静脉血流速度,改善血液流态,降低血液流态积分[5]。

【不良反应】 文献报告,珍珠明目滴眼液致过敏反应 1 例[5]。

【禁忌】 尚不明确。

【注意事项】

1. 使用本品时,要排除物理或化学方面的刺激。

2. 检查是否需要配戴合适的眼镜。

3. 检查是否有其他慢性全身性疾病的存在,如糖尿病等。

【用法与用量】 滴入眼睑内,滴后闭目片刻。一次 1～2 滴,一日 3～5 次。

【规格】 每支装 (1)10ml (2)8ml

【参考文献】 [1]乔锦.珍珠明目液离子导入治疗老年前期及老年性初期白内障疗效观察.实用医药杂志,1994,7(1):66.

[2]韩蓉,茅彩萍,顾振纶.珍珠明目液消炎作用观察.中国野生植物资源,2001,20(6):43.

[3]张海娟,马科,武宇影.珍芪滴眼液治疗慢性结膜炎的实验

研究.中国中医眼科杂志,2006,16(2):99.

[4]汤祖青,陈邦树.珍珠明目滴眼液的药效学初步研究.海峡药学,2000,12(3):32.

[5]程敏,叶小弟,缪云萍,等.珍珠明目滴眼液改善兔眼球结膜微循环的实验研究.中国临床药理学与治疗学,2012,17(8):856-859.

四味珍层冰硼滴眼液(珍视明滴眼液)

Siwei Zhenceng Bingpeng Diyanye

(Zhenshiming Diyanye)

【药物组成】　珍珠层粉、天然冰片、硼砂、硼酸。

【功能与主治】　清热解痉,去翳明目。用于肝阴不足、肝气偏盛所致的不能久视、轻度眼胀、眼痛、青少年远视力下降。青少年假性近视、视疲劳、轻度青光眼见上述证候者。

【方解】　方中珍珠层粉平肝潜阳、宁心定惊而明目,为君药。天然冰片清香透达,散郁火通诸窍,退翳明目,为臣药。硼砂咸凉,清热邪,退目赤消翳障,为佐药。硼酸有消炎抑菌、调节药液酸碱度作用。四药合用,共达清热解痉、退翳明目之效。

【临床应用】

1. 青少年假性近视　视远模糊,视近清楚,日渐加重,甚则不能久视,干涩不舒,轻度头眼胀疼。

2. 青光眼　可用于开角型青光眼的轻症,多因肝阴不足,肝火上攻所致,症见轻度眼胀,不能久视,久视则疼胀不适,或延及眼眶头额部分。

3. 视疲劳　对肝阴不足,肝气偏盛,目失所养所致的不能久视,久则目珠疼痛,视物不清,串行,复视。

【不良反应】　目前尚未检索到不良反应报道。

【禁忌】　尚不明确。

【注意事项】　本品适用于开角型青光眼病情较轻者。

【用法与用量】　滴于眼睑内。一次1～2滴,一日3～5次;必要时可酌情增加。

【规格】　每瓶装　(1)8ml　(2)15ml

障　翳　散

Zhangyi San

【药物组成】　人工麝香、丹参、红花、茺蔚子、牛胆干膏、羊胆干膏、黄连素、青葙子、决明子、蝉衣、荸荠粉、硼砂、木通、黄芪、山药、没药、昆布、海藻、珍珠、琥珀、海螵蛸、炉甘石(水飞)、天然冰片、核黄素、无水硫酸钙。

【功能与主治】　行滞祛瘀,退障消翳。用于老年性白内障及角膜翳属气滞血瘀证。

【方解】　方中麝香、丹参、红花、茺蔚子具有开窍通经、行血散瘀、退翳明目之功,共为君药。牛胆干膏、羊胆干膏、黄连素、青葙子、决明子、蝉衣、荸荠粉、硼砂、木通可清肝明目,泻火解毒,消肿退翳;黄芪、山药健脾益气,以助行血通窍而明目,共为臣药。没药、昆布、海藻、珍珠、琥珀、海螵蛸、炉甘石化滞散瘀,软坚散结,去目内外翳障,同为佐药。冰片通达诸窍,散郁火,消肿止痛,助诸药上行目窍,退翳明目,为使药。合并核黄素、无水硫酸钙而为用,全方可奏行滞祛瘀、退障消翳之功。

【临床应用】　**圆翳内障**　老年因气滞血瘀,热邪内郁所致的视物模糊,或单眼复视,阅读不能持久;早、中期阶段年龄相关性白内障见上述证候者。

【不良反应】　目前尚未检索到不良反应报道。

【禁忌】　尚不明确。

【注意事项】

1. 每次用药前须将药液摇晃均匀,用后将瓶盖拧紧。

2. 滴药后休息5分钟以上,滴药时避免药瓶口触及眼睑。

3. 本品含麝香,孕妇慎用。

【用法与用量】　外用。临用时,将本品倒入滴眼用溶剂瓶中,摇匀后滴入眼睑内。一次1～2滴,一日3～4次;或遵医嘱。

【规格】　每瓶装0.3g,滴眼用溶剂每瓶装8ml

熊胆眼药水

Xiongdan Yanyaoshui

【药物组成】　熊胆粉、硼砂、硼酸、氯化钠。

【功能与主治】　清热解毒,祛翳明目。用于急、慢性卡他性结膜炎,流行性角结膜炎。

【方解】　方中熊胆味苦性寒,能清肝胆实火、退翳明目。硼砂咸凉,清热解毒、消肿退翳,为方中主药,与硼砂、氯化钠合用,共奏清热解毒、祛翳明目之功效。

【临床应用】　**暴风客热**　多因外感热邪所致,症见白睛红赤,水肿胀起,灼热磨涩,眼眵色黄黏稠,晨起胶结难睁,病情重者可伴有身热恶寒,头痛流涕;急、慢性卡他性结膜炎,流行性角膜炎见上述证候者。

【不良反应】　目前尚未检索到不良反应报道。

【禁忌】　眼外伤者禁用。

【注意事项】

1. 本品为外用滴眼药,禁止内服。

2. 孕妇慎用。

3. 忌烟、酒、辛辣刺激性食物。

【用法与用量】 滴入眼睑内。一次1～2滴，一日3～5次。

【规格】 每瓶装 (1)5ml (2)10ml

消朦眼膏
Xiaomeng Yangao

【药物组成】 珍珠粉、冰片、硼砂。

【功能与主治】 明目退翳。用于角膜炎症,角膜溃疡所致的角膜瘢痕及角膜浑浊。

【方解】 方中珍珠明目去翳为君药。冰片开窍醒神,清热散毒、明目退翳;硼砂清热解毒,共为臣药。三药合用,共奏明目退翳之功。

【临床应用】 白睛抱轮红赤 由热毒邪侵犯肝经,病损风轮中层所致,症见眼疼、羞明、流泪、白睛抱轮红赤、黑睛生翳、溃疡常在边缘或在中央发展缓慢,时轻时重,病程绵长,反复发作;角膜炎、角膜溃疡见上述证候者。

【不良反应】 尚不明确。

【禁忌】 尚不明确。

【注意事项】 眼压高者禁用。

【用法与用量】 涂入结膜囊内。涂后最好作温热敷30分钟,一次适量(如绿豆大小),一日4次。

【规格】 每支装 (1)2.5g (2)5g

二、清肝明目

黄连羊肝丸
Huanglian Yanggan Wan

【药物组成】 黄连、龙胆、胡黄连、黄芩、黄柏、密蒙花、木贼、茺蔚子、夜明砂、决明子(炒)、石决明(煅)、柴胡、青皮(醋炒)、鲜羊肝。

【功能与主治】 泻肝明目。用于肝火旺盛,目赤肿痛,视物昏暗,羞明流泪,胬肉攀睛。

【方解】 方中黄连、龙胆苦寒,皆入肝经,相须为用,清肝泻火之力甚著,切中病机,故为君药。胡黄连、黄芩、黄柏、密蒙花、木贼、茺蔚子、夜明砂、决明子、石决明散风清热,平肝明目,为臣药。柴胡、青皮入肝经,条畅气机,疏泄郁热,为佐药。鲜羊肝取其以脏养脏之用,为使药。全方配伍,共奏清肝泻火明目之功。

【临床应用】

1. 暴风客热 因肝火旺盛所致白睛红赤壅肿,眵多干结,目中灼热;急性卡他性结膜炎见上述证候者。

2. 天行赤眼 与时疫疠有关,易于传染,多为双眼发病,白睛红赤,可见片状出血,灼热涩痛,畏光流泪,少眵或无眵;流行性角膜结膜炎见上述证候者。

3. 胬肉攀睛 因肝火上炎所致,刺痒磨痛或轻度畏光;翼状胬肉见上述证候者。

4. 视瞻昏渺 因肝火上炎所致,表现为眼外观正常而视力逐渐下降,昏渺蒙昧不清,或伴有眼球疼痛;球后视神经炎、视神经萎缩早期见上述证候者。

【不良反应】 目前尚未检索到不良反应报道。

【禁忌】 尚不明确。

【注意事项】

1. 本品阴虚火旺、体弱年迈、脾胃虚寒者慎用。

2. 服药期间忌食辛辣、肥甘食物。

3. 本品不可过服或久服。

【用法与用量】 口服。一次1丸,一日1～2次。

【规格】 每丸重9g

熊胆丸
Xiongdan Wan

【药物组成】 熊胆、龙胆、大黄、栀子、黄芩、黄连、决明子、柴胡、防风、菊花、木贼、薄荷脑、当归、地黄、泽泻(盐制)、车前子(盐制)、冰片。

【功能与主治】 清热利湿,散风止痛。用于风热或肝经湿热引起的目赤肿痛、羞明多泪。

【方解】 方中熊胆、龙胆、大黄为大苦大寒食物,清泻肝胆实火、脾胃积热,以泄火明目,为君药。栀子、黄芩、黄连、决明子可通泻三焦火毒,凉血消肿明目,为臣药。柴胡、防风、菊花、木贼、薄荷脑味辛能发散风邪,可消肿、止痛、退翳,又可解郁火;当归、地黄养血凉血,又可防苦燥伤阴,风燥劫液之弊;泽泻、车前子利水消肿,导火邪下泄,共为佐药。冰片芳香透达,助药势而达病所,为使药。诸药合用,共达清热利湿、散风止痛之功。

【临床应用】

1. 胞肿如桃 由肝经湿热蕴结所致轻症者称"针眼"。胞睑局部红肿热痛,触之有硬结,压痛,重者整个胞睑红肿高起重坠,不能开启,耳前或颔下有核,扪之压痛,身热恶寒,便秘溲赤,舌红苔黄,脉洪数,起病三四天即可成脓;急性睑腺炎见上述证候者。

2. 暴风客热 因外感风热所致,起病骤而发展快,白睛红赤肿胀,涩痛刺痒,眵多如脓,泪少畏光轻微,可伴发热恶寒,咽干口渴,溲赤便秘,舌红苔黄腻,脉数有力;急性细菌性结膜炎见上述证候者。

此外,尚有用于治疗老年性白内障的临床报道[1]。

【不良反应】 目前尚未检索到不良反应报道。

【禁忌】 孕妇禁服。

【注意事项】

1. 本品脾胃虚寒、年老体弱及阴虚者慎用。

2. 服药期间不宜食用辛辣肥甘、煎炒炙、烟酒。

3. 本品用于针眼,三四天脓成以后,即可切开排脓,不宜再服。

4. 本品应用时,应配合外敷清热解毒、消肿退赤药膏,或点用眼药水。

【用法与用量】 口服。一次 4 粒,一日 2 次,小儿酌减。

【规格】 每粒装 0.25g

【参考文献】 [1]王晓阳,姜淑芳.熊胆丸治疗老年性白内障初期 125 例 210 眼报告.安徽中医临床杂志,2003,15(2):117-118.

明目上清片(丸)

Mingmu Shangqing Pian(Wan)

【药物组成】 菊花、连翘、黄芩、黄连、薄荷脑、荆芥油、蝉蜕、蒺藜、栀子、熟大黄、石膏、天花粉、麦冬、玄参、赤芍、当归、车前子、枳壳、陈皮、桔梗、甘草。

【功能与主治】 清热散风,明目止痛。用于外感风热所致的暴发火眼、红肿作痛、头晕目眩、眼边刺痒、大便燥结、小便赤黄。

【方解】 方中菊花、连翘疏散风热以明目,黄芩、黄连清泻肝经实火湿热,四药清热疏风明目,共为君药。薄荷脑、荆芥油、蝉蜕、蒺藜助君药疏风散热;栀子、熟大黄、石膏、天花粉清入里无形之邪热,合为臣药;以麦冬、玄参养阴清热;赤芍、当归活血散瘀;车前子清热明目,引邪热由小便而解,枳壳、陈皮条达气机,宽中导滞,七味共为佐药;桔梗载药上行,甘草清热解毒,调和诸药,而为佐使药。诸药合用,共奏清热散风、明目止痛之功。

【临床应用】

1. 暴风客热 由肝经风热上扰所致,白睛红肿虚浮,甚则眼睑红赤,肿胀,灼热,异物感,眵多如脓,或有身热恶风,耳前淋巴结肿大,大便干结,小便黄赤,舌红苔黄,脉洪数;急性细菌性结膜炎见上述证候者。

2. 睑弦赤烂 由风热夹湿所致,眼睑边缘红赤刺痒,灼热疼痛,甚则眼睑边缘及附近皮肤溃烂,流脓水,睫毛乱生或脱落,口苦咽干,舌红苔黄,脉数;溃疡性睑缘炎见上述证候者。

【不良反应】 目前尚未检索到不良反应报道。

【禁忌】 孕妇禁用。

【注意事项】

1. 本品脾胃虚寒者慎用。

2. 服药期间忌食辛辣燥热、油腻黏滞食物。

【用法与用量】 片剂:口服。一次 4 片,一日 2 次。丸剂:口服。一次 9g,一日 1~2 次。

【规格】 片剂:每片重 0.64g

丸剂:每袋装 9g

和血明目片

Hexue Mingmu Pian

【药物组成】 蒲黄、丹参、地黄、墨旱莲、菊花、黄芩(炭)、决明子、车前子、茺蔚子、女贞子、夏枯草、龙胆草、郁金、木贼、赤芍、丹皮、山楂、当归、川芎。

【功能与主治】 凉血止血,滋阴化瘀,养肝明目。用于阴虚肝旺,热伤络脉所引起的眼底出血。

【方解】 方中生地黄、牡丹皮均具有清热凉血之功,其中生地黄滋肾阴,牡丹皮清肝热、散瘀血,女贞子、墨旱莲补肝益肾,共为君药。当归善补血和血,赤芍清热凉血,散瘀血留滞;丹参、川芎畅通气血;蒲黄、茺蔚子凉血止血,兼以化瘀,使凉血而不凝血,补血而不滞血,共为臣药。龙胆草、夏枯草清泻肝火,黄芩清热止血;菊花散风清热,除翳明目;木贼疏风散热,解肌退翳,郁金凉血疏肝;六药合用,既清泻肝火,并疏散风热而退翳明目,共为佐药。决明子清肝明目,车前子清热明目,二药合用,既可引诸药直达病所,清热而明目,又可引火热下行,为使药。

【临床应用】 眼底出血 视网膜静脉阻塞、糖尿病视网膜病变、视网膜血管炎等所致的眼底出血属阴虚肝旺,热伤脉络者[1-5]。

此外,尚有将本品应用于球结膜下出血及玻璃体积血的报道[6,7]。

【不良反应】 目前尚未见不良反应报道。

【禁忌】 尚不明确。

【注意事项】

1. 本品多种出血性眼底病变均可应用。

2. 脾胃虚弱者,应佐以扶脾和胃食物,以防凉遏过度,气血凝滞。

【用法与用量】 口服。一次 5 片,一日 3 次。

【规格】 每片重 0.3g

【参考文献】 [1]戴维智,郝晓琳,刘桦,等.和血明目片治疗糖尿病视网膜病变性眼底出血的临床研究.湖南中医药大学学报,2011,31(2):20-22.

[2]郝晓琳,戴维智,刘桦,等.和血明目片治疗视网膜静脉阻

塞性眼底出血的临床观察.国际眼科杂志,2011,11(5):872-874.

[3]车选义,马勇,李裕钦,等.和血明目片治疗眼底出血的疗效观察.临床医药实践杂志,2008,17(16):741-744.

[4]金明,张有花,刘海丹.和血明目片治疗黄斑出血的临床疗效观察.中国中医眼科杂志,2010,20(2):95-96.

[5]张玉明,王芳芳,韦育江,等.和血明目片治疗视网膜静脉阻塞64例.国际眼科杂志,2010,10(4):796-797.

[6]刘敬才,朱永唯,陈日红.和血明目片治疗球结膜下出血50例.国际眼科杂志,2013,13(7):1490-1491.

[7]程微,任小红.和血明目片治疗大量玻璃体积血临床疗效对比观察.国际眼科杂志,2007,7(1):282-283.

鱼腥草滴眼液
Yuxingcao Diyanye

【药物组成】 本品为鲜鱼腥草经加工制成的滴眼液。

【功能与主治】 清热,解毒,利湿。用于风热疫毒上攻所致的暴风客热、天行赤眼、天行赤眼暴翳,症见两眼刺痛、目痒、流泪;急性卡他性结膜炎、流行性角结膜炎见上述证候者。

【方解】 方中鱼腥草清热解毒,具有治风热疫毒上攻所致的暴风客热、天行赤眼、天行赤眼暴翳作用。

【临床应用】 本品主要用于临床急性卡他性结膜炎、流行性角结膜炎[1,2]。

文献报道,尚有用于治疗单纯疱疹性角膜炎、新生儿泪囊炎及急性出血性结膜炎[3-5]。

【药理毒理】 本品有抗炎等作用。

1. 抗炎 本品可改善家兔实验性单纯疱疹性角膜炎,减轻角膜病变范围[3]。本品可改善流行性角膜炎患者的临床症状[6],可使泪囊炎患者炎症减轻、脓性分泌物减少[4]。

2. 其他 体外实验,本品对人鼻咽癌细胞(CNE2)、人肺癌腺癌细胞(Glc-82)的IC_{50}值分别是(18.2 ± 5.0) $\mu l/ml$、$(23.9\pm0.6)\mu l/ml$,对正常细胞人眼视网膜色素上皮细胞(HRPE)、人结膜成纤维细胞、小鼠成纤维细胞(3T3)和人脐静脉内皮细胞(ECV-304)的IC_{50}值为$17.5\sim52.0\mu l/ml$[7]。

【不良反应】 尚不明确。

【禁忌】 对鱼腥草过敏者禁用。

【注意事项】 尚不明确。

【用法与用量】 滴入眼睑内。一次1滴,一日6次。急性卡他性结膜炎7天,流行性角结膜炎10天。

【规格】 每瓶装8ml

【参考文献】 [1]龚岚,孙兴怀.鱼腥草滴眼液治疗流行性

角结膜炎的临床疗效观察.眼科新进展,2005,15(5):456-457.

[2]潘颖,陈晨,王乐,魏亚超.鱼腥草滴眼液治疗急性卡他性结膜炎的疗效观察.现代药物与临床,2013,28(3):371-374.

[3]赵海滨,彭清华,吴权龙,等.鱼腥草滴眼液治疗单纯疱疹性角膜炎的实验研究.中国中医眼科杂志,2002,22(3):8-10.

[4]刘煜.鱼腥草滴眼液在新生儿泪囊炎中的应用.国际眼科杂志,2007,7(5):1458-1459.

[5]马向明,陈丽欣,金玉华.鱼腥草滴眼液治疗急性出血性结膜炎的临床观察.海峡药学,2011,24(3):152-153.

[6]朱娟芳.鱼腥草滴眼液与氧氟沙星滴眼液治疗流行性角结膜炎的对比研究.海峡药学,2013,25(2):144-145.

[7]李瑜,何梅凤,黄楚龙.3种中草药滴眼液对不同细胞株的体外细胞毒作用.中药材,2006,29(9):949-951.

双黄连滴眼液
Shuanghuanglian Diyanye

【药物组成】 金银花、连翘、黄芩、氯化钠。

【功能与主治】 驱风清热,解毒退翳,用于风邪热毒性单纯疱疹病毒性树枝状角膜炎。

【方解】 方中金银花疏散风热、清热解毒,为君药。更入连翘和黄芩,加强散风热、解热毒之力,为臣药,共奏驱风清热、解毒退翳之效。

【临床应用】 用于治疗单纯疱疹病毒性角膜炎及深层型单疱性角膜炎。

【不良反应】 偶有眼部疼痛,流泪等轻度刺激症状。

【禁忌】 尚不明确。

【注意事项】

1. 如药液发生浑浊,应停止使用;配制好的滴眼液,应连续用完,不宜存放后使用,在使用过程中如药液发生浑浊,应停止使用。

2. 药粉与溶剂混匀后,残留于玻璃瓶内的药液量在计量范围之外,请勿刻意取净。

3. 取塞、扣接、混合过程中避免瓶口污染。

【用法与用量】 滴入眼睑内。临用前将本品与一支溶剂配制成溶液,使充分溶解后使用。一次1~2滴,一日4次。疗程为4周。

【规格】 每支装60mg,滴眼溶剂每支装5ml

三、化瘀明目

复方血栓通胶囊(颗粒、片)
Fufang Xueshuantong Jiaonang(Keli,Pian)

【药物组成】 三七、黄芪、丹参、玄参。

【功能与主治】 活血化瘀,益气养阴。用于血瘀兼

气阴两虚证的视网膜静脉阻塞,症见视力下降或视觉异常、眼底瘀血征象、神疲乏力、咽干、口干;以及用于血瘀兼气阴两虚的稳定性劳累型心绞痛,症见胸闷、胸痛、心悸、心慌、气短、乏力、心烦、口干。

【方解】　方中以三七通脉行瘀,去瘀血而生新血,为君药。黄芪大补元气,使气旺而助血行,为臣药。丹参活血通经、凉血宁神,治因血热而成瘀滞者,为佐药。玄参滋阴清热,引虚浮之火下行,以助明目之功,为使药。诸药合用,共奏活血化瘀、益气养阴之功。

【临床应用】

1. 视瞻昏渺　眼前黑影遮挡,视物不清或有视物变形,眼底检查可见视网膜出血、水肿、渗出征象,伴口苦咽干,舌质淡紫,脉缓涩;视网膜中央静脉阻塞见上述证候者[1,2]。

2. 胸痹　由血瘀兼气阴两虚所致胸闷气短,胸痛时作,心悸心慌,倦怠乏力,自汗盗汗,心烦,口干,舌质淡紫,少苔,脉细涩或结代;稳定性劳累型心绞痛见上述证候者。

此外,尚有治疗糖尿病视网膜病变、外伤性前房出血的报道[3-5]。

【药理毒理】　本品有改善微循环、抗心肌缺血、抗血栓形成、保护肾脏等作用。

1. 改善微循环　本品能改善糖尿病视网膜病变患者眼动脉的血流动力学,经治疗后,眼动脉的收缩末期血流速度、舒张末期血流速度增高,阻力指数、搏动指数降低[6]。本品可使糖尿病性视网膜病变患者视力提高,对比敏感度改善,渗血灶面积减小[7]。

2. 抗心肌缺血　本品能够降低实验性急性心肌缺血犬的心脏舒缩期左室内压变化速率,减小收缩压与舒张压的下降幅度,提高犬血浆的 SOD 活性,降低血浆中 LDH 活性,降低血浆中 MDA、乳酸含量[8,9]。本品能缩小心肌梗死的范围,减轻心肌缺血的程度,减少实验性犬急性心肌梗死心外膜心电图的 N-ST,降低 Σ-ST[10]。

3. 抗血栓形成　本品可减轻大鼠下腔静脉、动-静脉旁路血栓的湿重和干重,减轻颈总动脉血栓湿重,延长凝血时间和凝血酶时间,降低血小板聚集能力[11]。

4. 肾保护　本品可降低糖尿病大鼠 24 小时尿蛋白排泄量,降低肾脏肥大系数,改善肾小球基底膜结构[12]。

【不良反应】　目前尚未检索到不良反应报道。

【禁忌】　尚不明确。

【注意事项】

1. 本品痰瘀阻络、气滞血瘀者慎用。

2. 用药期间不宜食用辛辣厚味、肥甘滋腻食物。

【用法与用量】　胶囊剂:口服。一次 3 粒,一日 3

次。颗粒剂:开水冲服。一次 1 袋,一日 3 次。片剂:口服。一次 3 片,一日 3 次。

【规格】　胶囊剂:每粒装 0.5g

颗粒剂:每袋装 3g

片剂:每片重 0.40g

【参考文献】　[1]孟丽红,王丽娟,武宏理,等.复方血栓通胶囊治疗视网膜静脉阻塞的效果观察.国际眼科杂志,2012,12(3):552-553.

[2]杨旭东,姬翔.复方血栓通胶囊治疗视网膜静脉阻塞临床研究.中医学报,2012,27(11):1515-1516.

[3]许家骏,梅冰逸,张南.复方血栓通对早期糖尿病视网膜病变的疗效观察.中华中医药杂志,2012,27(12):3247-3249.

[4]杜军辉,孙宏志,成静.复方血栓通治疗糖尿病视网膜病变研究进展.中华临床医师杂志,2012,6(22):7373-7375.

[5]孟宪民,段永畅.复方血栓通治疗外伤性前房积血临床观察.河南大学学报,2011,30(2):149-151.

[6]何伟培,王洁婷,蔡晓华,等.复方血栓通胶囊对糖尿病视网膜病变眼动脉血流动力学的影响.临床医学,2005,25(2):51.

[7]吴西西,刘建平,温日清,等.糖网明治疗非增殖期糖尿病性视网膜病变的临床观察.广西医学,2009,31(2):177.

[8]钱孝贤,吴伟康,陈建萍,等.复方血栓通胶囊对心肌缺血犬血流动力学的影响.心功能杂志,1999,11(3):159.

[9]谭红梅,吴伟康,陈建萍,等.复方血栓通胶囊对实验性犬缺血心肌的保护作用.中国中西医结合杂志,2002,22:12.

[10]周琳,吴伟康,陈光萍,等.复方血栓通胶囊对实验性犬心肌梗死心外膜心电图的影响.深圳中西医结合杂志,1999,9(2):18.

[11]聂勇胜,文思,刘静,等.复方血栓通胶囊抗血栓作用的实验研究.中国实验方剂学杂志,2014,20(8):178-181.

[12]邢玉微,唐文佳,邹俊杰,等.复方血栓通胶囊对糖尿病大鼠肾脏的保护作用.第二军医大学学报,2010,31(10):1091-1094.

丹红化瘀口服液

Danhong Huayu Koufuye

【药物组成】　丹参、当归、川芎、桃仁、红花、柴胡、枳壳。

【功能与主治】　活血化瘀,行气通络。用于气滞血瘀引起的视物不清,突然不见症;视网膜中央静脉阻塞症的吸收期见上述证候者。

【方解】　方中以丹参能活血祛瘀,安神宁心,针对气血瘀滞脉络所成目病,故为君药;当归、川芎行气活血,行血中郁滞,桃仁、红花行血散瘀,四药同用,可助君药解经脉之瘀血积滞,共为臣药;柴胡、枳壳善于理气开郁,使气机升降有序,气血调和,为佐药。以上诸药合用,共奏活血化瘀、行气通络而明目之功。

【临床应用】　视瞻昏渺　因瘀血阻络所致,症见眼前有黑影一片遮挡,视物不清或有视物变形,眼底检查可见视网膜中央静脉阻塞的相关征象,伴胸闷,脘腹作胀或胁肋疼痛,舌红或紫暗,有瘀斑,苔白,脉弦;视网膜中央静脉阻塞见上述证候者。

此外,尚有治疗单纯型糖尿病视网膜病变的报道[1]。

【药理毒理】 本品可促进眼底出血吸收,改善眼底微循环,增强免疫功能。

1. 对眼底出血的影响 本品能促进 Q-开关红宝石激光多脉冲辐射法致家兔眼内出血的吸收,使模型眼闪光视网膜电图 a、b 波振幅恢复,抑制体外血栓形成,改善血液流变性及眼底微循环[2]。

2. 影响免疫功能 本品可增强巨噬细胞的吞噬功能[2]。

【不良反应】 有文献报道用丹红化瘀口服液引起严重腹痛1例[3]。

【禁忌】 尚不明确。

【注意事项】

1. 本品气虚体弱或阴虚体质者不宜单独使用。

2. 治疗过程中,不宜服辛辣、肥甘食物,忌烟酒。

【用法与用量】 口服。一次 1～2 支,一日 3 次,服时摇匀。

【规格】 每支装 10ml

【参考文献】 [1]朱惠明,江玉,李玲,等.丹红化瘀口服液治疗单纯型糖尿病视网膜病变.中国实验方剂学杂志,2013,19(7):320-323.

[2]成都中医学院附属医院、广州白云山制药股份有限公司中药厂.眼血康口服液新药申报资料,1994.

[3]张春雨,刘子琦,江立.丹红化瘀口服液引起严重腹痛1例.中国药师,2008,11(8):917.

夏天无眼药水

Xiatianwu Yanyaoshui

【药物组成】 夏天无提取物。

【功能与主治】 活血明目舒筋。用于血瘀筋脉阻滞所致的青少年远视力下降、不能久视;青少年假性近视症见上述证候者。

【方解】 方中夏天无具有行气止痛,活血祛瘀,解痉之功,对于过度用眼所造成的假性近视有解痉舒筋,活血明目之作用。

【临床应用】 **能近怯远** 因血瘀筋脉阻滞所致,视近清楚,视远模糊,甚者伴有眼胀,头疼,眩晕,阅读不能持久。青少年假性近视、视疲劳见上述证候者[1,2]。

【不良反应】 有文献报道用夏天无眼药水后,诱发青光眼发作1例[3]。

【禁忌】 尚不明确。

【注意事项】

1. 本品对青光眼患者或疑似青光眼患者不宜使用。

2. 本品含有原阿片碱成分,不宜滴眼药量过多、次数过频。

【用法与用量】 滴眼睑内。一次 1～2 滴,一日 3～5 次。

【规格】 每支装 (1)5ml(含原阿片碱 1.875mg) (2)10ml(含原阿片碱 3.75mg)

【参考文献】 [1]罗兴中,赖平红,熊园平.夏天无滴眼液防治青少年假性近视的临床观察.实用中西医结合杂志,2013,13(9):10-11

[2]张俊兰.夏天无滴眼液对缓解视疲劳的临床效果探讨.中国现代应用药学,2013,30(5):541-543

[3]李吉春.夏天无眼药水诱发青光眼一例.实用眼科杂志,1986,4(2):103.

止血祛瘀明目片

Zhixue Quyu Mingmu Pian

【药物组成】 蒲黄、丹参、地黄、墨旱莲、菊花、黄芩、决明子、车前子、茺蔚子、女贞子、夏枯草、龙胆、郁金、木贼、赤芍、牡丹皮、山楂、当归、川芎

【功能与主治】 凉血止血,滋阴化瘀,养肝明目。用于阴虚肝旺,热伤络脉所引起的眼底出血。

【方解】 方中牡丹皮、墨旱莲、赤芍、黄芩、地黄清热凉血止血,又能散瘀血;决明子、夏枯草、菊花、车前子、茺蔚子清肝明目;女贞子滋阴明目,木贼明目止血,龙胆清肝火;当归、川芎、丹参养血活血,蒲黄既止血,又能散瘀血;山楂活血散瘀。诸药合用,共奏凉血止血,祛瘀明目之功。

【临床应用】 用于阴虚肝旺,热伤络脉所引起的眼底出血[1,2]。

【不良反应】 目前尚未检索到不良反应报道。

【禁忌】 孕妇禁用。

【注意事项】 脾胃虚弱者不宜。

【用法与用量】 口服。一次 5 片,一日 3 次;或遵医嘱。

【规格】 薄膜衣 每片重 0.3g

【参考文献】 [1]莫萍萍,楼倚天,潘冰心,等.止血祛瘀明目片联合云南白药治疗眼底出血.中国乡村医药,2010,17(4):45-46.

[2]顾建军,吴楚忠.止血祛瘀明目片治疗非缺血型视网膜静脉阻塞的临床观察.当代医学,2011,17(22):149.

血栓通注射液

Xueshuantong Zhusheye

【药物组成】 三七总皂苷配制成的灭菌水溶液。

【功能与主治】 活血祛瘀,通脉活络。用于中风偏瘫,瘀血阻络证;动脉粥样硬化性血栓性脑梗死、脑栓塞、视网膜中央静脉阻塞见瘀血阻络证者。

【方解】 三七总皂苷为三七的主要活性物质。三七功擅活血化瘀、畅通脉络,故脑梗死、脑栓塞和视网膜中央静脉阻塞之属瘀血阻滞者,均可取其救治,以获其效。

【临床应用】 本品主要用于视网膜中央静脉阻塞,尚有将本品用于治疗视网膜震荡、视网膜挫伤的临床研究[1,2]。

【药理毒理】 本品具有抗脑缺血、抗血栓、肾保护作用。

1. 抗脑缺血 本品可降低线栓法致脑缺血再灌注模型大鼠神经行为学评分,降低脑梗死面积,降低脑组织谷氨酸(Glu)、天冬氨酸(Asp)含量[3];本品可减少不完全脑缺血-再灌注损伤大鼠脑内伊文思蓝含量,降低脑指数、扩张动物脑内小血管[4]。

2. 抗血栓 本品可抑制 $FeCl_3$ 诱导大鼠颈总动脉血栓的形成[5];抑制胶原蛋白及肾上腺素诱发小鼠偏瘫形成,延长小鼠凝血时间[4];本品可降低正常大鼠的血液黏度及红细胞压积,抑制大鼠血小板聚集;改善高分子右旋糖酐引起的兔眼球结膜微循环障碍状态,加速微循环血流,增加毛细血管开放数,并抑制颈动-静脉环路血栓模型大鼠血栓形成[6]。

3. 肾保护 本品可降低链脲佐菌素腹腔注射诱导的糖尿病大鼠血清和肾脏中 MDA 含量,提高 SOD 活力,保护肾脏组织 GSH-Px 活力,减轻肾脏肥大指数,改善肾小球病理变化[7]。

【不良反应】 偶有过敏反应,如皮疹、荨麻疹、斑丘疹、皮肤瘙痒、皮肤溃疡、溃疡性口炎;发热、寒战、畏寒、多汗、呼吸困难、胸闷、心悸、面色发青、面色潮红、血压升高、过敏样反应、过敏性休克;头晕、头痛、嗜睡;恶心、呕吐、口苦、口干;静脉炎、关节痛、局部疼痛;与海王降纤酶及三七类中药针剂合用致皮下出血。

【禁忌】 尚不明确。

【注意事项】 本品遇冷可能析出结晶,可置于50～80℃热水中溶解,放冷至室温即可使用。

【用法与用量】 静脉注射:一次 2～5ml,以氯化钠注射液 20～40ml 稀释后使用,一日 1～2 次。静脉滴注:一次 2～5ml,用 10％葡萄糖注射液 250～500ml 稀释后使用,一日 1～2 次。肌内注射:一次 2～5ml,一日 1～2 次。理疗:一次 2ml,加注射用水 3ml,从负极导入。

【规格】 2ml：70mg;5ml：175mg

【参考文献】 [1]黄剑虹,张斌.血栓通注射液治疗视网膜静脉阻塞临床观察.中医药学刊,2004,22(8):1533-1534.

[2]叶亲颖,王班伟.血栓通注射液治疗视网膜震荡、视网膜挫伤疗效观察.广东医学院学报,2001,21(1):35-36.

[3]周媛媛,李超彦,李立.人参皂甙 Rg1 对老龄脑缺血再灌注损伤大鼠脑功能的保护及谷氨酸、天冬氨酸含量的影响.中国老年学杂志,2014,34(23):6738-6739.

[4]黎旸,谭舜,曾秋敏,等.血栓通注射液对实验性大鼠脑缺血-再灌注损伤的保护及抗血栓作用.中药材,2011,34(1):101-103.

[5]余瑞铭.血栓通注射液对大鼠实验性血栓形成的影响.齐齐哈尔医学院学报,2011,32(19):3087-3088.

[6]莫志贤,罗超华.血栓通注射液对大鼠血液流变学和兔眼球结膜微循环的影响.中国中医急症,2009,18(2):258-260.

[7]栗亮,高原,王卫娜,等.血栓通注射液对糖尿病大鼠早期肾组织氧化应激的影响.中药药理与临床,2009,25(2):66-68.

四、益肾明目

补益蒺藜丸

Buyi Jili Wan

【药物组成】 沙苑子、黄芪(蜜炙)、菟丝子、芡实(麸炒)、白术(麸炒)、山药、白扁豆、茯苓、当归、陈皮。

【功能与主治】 健脾补肾,益气明目。用于脾肾不足,眼目昏花,视物不清,腰酸气短。

【方解】 方中沙苑子补肾填精,养肝明目,黄芪补脾益气,升举清阳,两药合用,脾肾共济,升阳益精明目,共为君药;菟丝子补益肝肾,填精益髓,芡实补肾涩精;白术、山药、白扁豆、茯苓益气健脾,共助君药补脾益肾之力,合为臣药;当归养血活血,陈皮醒脾开胃而使全方补而不滞,为佐药。诸药配伍,共奏健脾补肾、益气明目之功。

【临床应用】 视瞻昏渺 由脾肾不足,气虚精亏所致,表现为眼外观正常,无障翳气色可辨,自觉视力下降,昏渺蒙昧不清,兼有头晕,体倦乏力,腰膝酸软,食少便溏,舌淡少苔,脉细弱;视神经萎缩见上述证候者。

【不良反应】 目前尚未检索到不良反应报道。

【禁忌】 尚不明确。

【注意事项】

1. 本品脾胃湿热、肝胆实火者慎用。

2. 服药期间不宜食用辛辣、肥甘厚味食物，以及饮酒。

【用法与用量】 口服。一次2丸，一日2次。

【规格】 每丸重6g

复明片（胶囊、颗粒）

Fuming Pian（Jiaonang，Keli）

【药物组成】 山茱萸（制）、枸杞子、菟丝子、女贞子、熟地黄、地黄、石斛、决明子、木贼、夏枯草、黄连、菊花、谷精草、牡丹皮、羚羊角、蒺藜、石决明、车前子、木通、泽泻、茯苓、槟榔、人参、山药。

【功能与主治】 滋补肝肾，养阴生津，清肝明目。用于肝肾阴虚所致的羞明畏光、视物模糊；青光眼，初、中期白内障见上述证候者。

【方解】 方中山萸肉、枸杞子、菟丝子补养肝肾，生精明目；女贞子、熟地黄、地黄补肾滋阴，益肝养血，除目昏障翳；石斛滋阴养胃生津，治阴伤目暗，合以补肝益肾，养阴生津。方中以决明子清热散风，治青盲，目赤痛，久服益睛光；木贼疏风散热，解肌退翳；夏枯草清肝火，散郁结；黄连泻火解毒，清热燥湿；菊花、谷精草散风清热，除翳明目；丹皮凉血散瘀，解血脉中伏火而明目，合以清热散风，泻火解毒，解肌退翳。羚羊角、蒺藜、石决明平肝潜阳，清热开郁明目。车前子清利湿热而明目退翳，木通清湿热而去翳明目，泽泻利湿泄热除目昏；茯苓健脾渗湿而治目暗；槟榔下气行水，有收缩瞳神降眼压之功，合以清热利湿明目。人参、山药健脾胃，大补元气，以防苦寒、泄利太过。诸药合用，共奏滋补肝肾、养阴生津、清肝明目之功。

【临床应用】

1. **青风内障或乌风内障** 因肝肾阴虚，肝火上攻所致，初起自觉眼球作胀，甚则额角偏痛，鼻根部酸痛，检查眼压在正常范围内或稍高，视野有相应缺损，多发作于疲劳或郁怒之后；青光眼见上述证候者。

2. **圆翳内障** 因肝肾阴虚，目失所养所致，多见于50岁以上老年人，双眼同时或先后发病，早期眼前可有不动之小黑点，视物有轻烟薄雾遮挡，视力逐渐下降，后期瞳神渐渐变为淡白色或深棕色，直至失明；老年性白内障见上述证候者。

【药理毒理】 本品有抗炎和提高免疫功能等作用。

1. **抗炎** 本品能抑制二甲苯致小鼠耳肿胀；抑制蛋清致大鼠足肿胀度，其抑制作用可持续4小时以上；本品可抑制大鼠棉球肉芽肿形成，减轻肉芽组织的湿重与干重[1]。

2. **提高免疫功能** 本品可提高小鼠对碳末的廓清指数 K 值及吞噬指数 α 值，增强小鼠网状内皮系统的吞噬功能，提高非特异免疫功能；本品可使经环磷酰胺作用降低的 T 细胞数量升高，使已经减少的 Ts 细胞数量增加，提高细胞免疫功能[1]。

【不良反应】 文献报道，用复明片后发生过敏性紫癜和血压升高各1例[2,3]。

【禁忌】 尚不明确。

【注意事项】

1. 本品脾胃虚寒者慎用。

2. 本品孕妇慎用。

3. 服药期间忌食辛辣食物。

【用法与用量】 片剂：口服。一次5片，一日3次。每疗程为30天。胶囊剂：口服。一次5粒，一日3次，一疗程30天。颗粒剂：开水冲服。一次1袋，一日3次，每疗程30天。

【规格】 片剂：每片重0.3g

胶囊剂：每粒重0.3g

颗粒剂：每袋重2g

【参考文献】 [1]周连发,崔文治,李鹏翔,等.复明颗粒剂药效学研究.中成药,2002,24(11):43-45.

[2]杨玉华.复明片致过敏性紫癜1例.医药导报,2001,20(10):649.

[3]李志金,李善学,杨赞章.复明片致不良反应1例.医药导报,2013,32(12):1670.

琥珀还睛丸

Hupo Huanjing Wan

【药物组成】 熟地黄、地黄、肉苁蓉（酒炙）、杜仲（炭）、枸杞子、菟丝子、沙苑子、天冬、麦冬、知母、石斛、黄连、黄柏、党参（去芦）、山药、茯苓、当归、川芎、琥珀、水牛角浓缩粉、羚羊角粉、青葙子、菊花、苦杏仁（去皮炒）、枳壳（去瓤麸炒）、甘草（蜜炙）。

【功能与主治】 补益肝肾，清热明目。用于肝肾两亏，虚火上炎所致的内外翳障、瞳孔散大、视力减退、夜盲昏花、目涩羞明、迎风流泪。

【方解】 方中熟地黄、地黄、肉苁蓉、杜仲补肝肾之虚，以治其本；枸杞子、菟丝子、沙苑子补益肝肾，益精明目，以治其标，七味合用，补肝肾，明眼目，标本兼得。天冬、麦冬、知母、石斛养阴清热，阻遏虚火上炎之势；黄连、黄柏清热泻火，与养阴药同用，无苦燥伤阴之虞。以党参、山药、茯苓健脾益气；配当归、川芎养血和血，合则气血双补，增补益肝肾之功。琥珀、水牛角、羚羊角、青葙子、菊花清热凉血，平肝明目；苦杏仁、枳壳调理气机，使补虚而不壅滞，精血上注而濡养眼目；甘草有调和诸药之用。诸药合用，共奏补益肝肾、清热明目之功。

【临床应用】

1. 视瞻昏渺　因肝肾两亏，虚火上炎所致，眼外部无异样表现，亦无疼痛不适，唯觉视物昏渺眛不清，伴见头晕耳鸣，腰膝酸软，脉细数，舌红少苔；慢性球后视神经炎、视神经萎缩见上述证候者。

2. 高风雀目　因肝肾两亏，精血不足所致，早期双眼外观如常，入暮不见，天晓复明，以后视野逐渐缩小，唯见顶上之物，此疾自幼生成，伴见先天畸形，耳鸣耳聋，腰膝酸软，晚期继发青盲或金黄色内障，乃至完全失明；视网膜色素变性见上述证候者。

3. 溢泪症　肝肾两亏，眼液失约，年老或体弱，肝肾不足之人，迎风流泪，或在室内亦可见流泪，冲洗泪道检查，泪道仍然畅通无阻，久则无风亦流泪；泪囊吸引功能不良见上述证候者。

【不良反应】　目前尚未检索到不良反应报道。

【禁忌】　尚不明确。

【注意事项】　1. 风热、肝火上扰者慎用。

2. 本品脾胃虚寒者慎用。

3. 孕妇慎用。

【用法与用量】　口服。一次 2 丸，一日 2 次。

【规格】　每丸重 6g

明目地黄丸（浓缩丸）
Mingmu Dihuang Wan（Nongsuowan）

【药物组成】　熟地黄、山茱萸（制）、枸杞子、山药、当归、白芍、蒺藜、石决明（煅）、牡丹皮、茯苓、泽泻、菊花。

【功能与主治】　滋肾，养肝，明目。用于肝肾阴虚，目涩畏光，视物模糊，迎风流泪。

【方解】　方中熟地黄滋补肾阴，填精益髓，精气充则神旺，神旺则目精光明，故为君药；山茱萸、枸杞子、山药、当归、白芍补精养血，血盛则形强，以充养神光，为臣药；蒺藜、石决明平肝祛翳，明目除昏，牡丹皮凉血散瘀，治血中郁热；茯苓、泽泻清热利湿，引浮越之火下行；菊花清热散风，除头痛目赤，共为佐药。诸药合用，共成滋肾养肝、益精明目之功。

【临床应用】

1. 视瞻昏渺　因劳神竭视，血少，元气弱或精血亏

损所致，眼外观端好，无异常人，自觉视力渐降，蒙昧不清；一些慢性视神经视网膜疾病如慢性球后视神经炎、轻度视神经萎缩、视网膜黄斑部的退行性病变见上述证候者。

2. 干涩昏花　因劳瞻竭视，过多思虑，或房劳过度，致伤神水，目干涩不爽，视物昏花，甚则黑睛枯干光损。常伴口干鼻燥，妇女月经不调，白带稀少；角膜结膜干燥症见上述证候者。

3. 溢泪症　年老体衰，精血不足，筋肉弛缓，眼液失约所致，初起迎风流泪，甚则时时泪下，但冲洗泪道检查，仍然通畅；泪囊吸引泪液下行的功能减弱见上述证候者。

此外，尚有治疗年龄相关性白内障、干眼症[1,2]。

【药理毒理】　抗氧化　本品可降低白内障大鼠晶状体中 MDA 含量，升高 SOD 活性[3]。

【不良反应】　目前尚未检索到不良反应报道。

【禁忌】　尚不明确。

【注意事项】

1. 肝经风热、肝胆湿热、肝火上扰者慎用。

2. 脾胃虚弱，运化失调者宜慎用。

3. 服药期间忌用油腻肥甘、辛辣燥热食物。

【用法与用量】　大蜜丸：口服。水蜜丸一次 6g，小蜜丸一次 9g，大蜜丸一次 1 丸，一日 2 次。浓缩丸：口服。一次 8～10 丸，一日 3 次。

【规格】　大蜜丸：每丸重 9g

浓缩丸：每 8 丸相当于原生药 3g

【参考文献】　[1]王雨.法可林滴眼液联合明目地黄丸治疗早期老年白内障的临床观察.中医用药指南，2013，20（11）：564-565.

[2]赵和军.明目地黄丸合生脉散治疗肝肾阴亏型干眼症疗效观察.新中医，2013，45（7）：104-106.

[3]许丽娟，倪学霞.明目地黄丸对白内障大鼠晶状体内 SOD、MDA 影响的实验研究.天津中医药，2013，30（2）：102-104.

明珠口服液
Mingzhu Koufuye

【药物组成】　何首乌（制）、枸杞子、益母草、当归、白芍、赤芍、红花、决明子、珍珠母、夏枯草、菊花、车前子、茯苓、冬瓜子、甘草。

【功能与主治】　滋补肝肾，养血活血，渗湿明目。用于肝肾阴虚所致的视力下降、视瞻有色、视物变形；中心性浆液性脉络膜视网膜病变见上述证候者。

【方解】　方中何首乌、枸杞子滋补肝肾，益精明目，

为君药;以益母草、当归、白芍、赤芍、红花活血通络,养血明目,共为臣药;决明子、珍珠母、夏枯草、菊花相须为用,平肝潜阳,清肝明目;车前子、茯苓、冬瓜子利湿而降浊,亦可明目,合为佐药;甘草调和诸药,为使药。诸药为伍,共奏滋补肝肾、养血活血、渗湿明目之功。

【临床应用】 视瞻有色 因肝肾不足所致,视物时在物体之前的空中有一小片淡淡的带色明显水肿或伴有渗出物散在;中心性浆液性脉络膜视网膜病变见上述证候者。

此外,有用本品种配合治疗高血压病例的临床观察报告[1]。

【不良反应】 目前尚未检索到不良反应报道。

【禁忌】 尚不明确。

【注意事项】

1. 本品孕妇慎用。

2. 脾虚便溏者慎用。

3. 服药期间不宜食用烧烤炙、辛辣厚味,忌烟酒。

【用法与用量】 口服。每次 10ml,一日 3 次。疗程 1 个月。

【规格】 每支装 10ml

【参考文献】 [1]邓世焕.卡托普利加明珠口服液治疗高血压 70 例.江苏临床医学杂志,2002,6(4):356,639.

石斛夜光颗粒(丸)

Shihu Yeguang Keli(Wan)

【药物组成】 石斛、天冬、麦冬、地黄、熟地黄、枸杞子、肉苁蓉、菟丝子、五味子、牛膝、人参、山药、茯苓、甘草、水牛角浓缩粉、羚羊角、黄连、决明子、青葙子、菊花、蒺藜(盐炒)、川芎、防风、苦杏仁、枳壳(炒)。

【功能与主治】 滋阴补肾、清肝明目。用于肝肾两亏,阴虚火旺,内障目暗,视物昏花。

【方解】 方中石斛,天冬、麦冬、地黄清热凉血,养阴生津,以清虚热;熟地黄、枸杞子、肉苁蓉、菟丝子、五味子、牛膝补益肝肾,益精明目;人参、山药、茯苓、甘草补脾益气,以助气血生化之源;以上诸药补肝肾,益精血,益气养阴,濡养眼目;水牛角、羚羊角、黄连、决明子、青葙子清热泻火,凉血明目;菊花、蒺藜、川芎、防风、苦杏仁、枳壳活血行气,疏风明目。诸药合用,共奏滋阴补肾、清肝明目之功。

【临床应用】

1. 圆翳内障 多因肝肾不足,阴虚火旺所致,多发于五十岁以上的人群,双眼同时或先后发病,早期眼前有黑影,随眼球转动而动,视物昏花,不能久视,老花眼

的数度减低,或变为近视,或单眼视物时有复视或多视,以后视力逐渐减退,最后只能辨别手动或光感;年龄相关性白内障的早、中期见上述证候者。

2. 视瞻昏渺 多因肝肾不足,精血亏虚,目失所养而致,眼外观正常,自觉视力逐渐下降,视物昏花不清的眼内病变,其区别于云雾移睛、视瞻有色、视物变形等有视觉异常的眼底病变;视神经萎缩轻症见上述证候者。

3. 青盲 多因肝肾不足,虚火上炎所致,眼内外无障翳气色可寻,只是自视不见者,为视瞻昏渺之重症。一眼或双眼之视力逐渐下降,视物昏蒙,直至不辨人物,年轻人多为双眼同时或先后发病,瞳神内无任何气色可辨,伴见头晕耳鸣,腰膝酸软,双目干涩;视神经萎缩重症见上述证候者。

文献报道,用石斛夜光丸治疗中心性浆液性脉络膜视网膜病变、干眼症、干燥综合征、青光眼[1-5]。

【药理毒理】 本品有抑制白内障形成、改善微循环、增强免疫及抗疲劳等作用。

1. 抑制白内障形成 本品及石斛夜光丸对大鼠半乳糖性白内障中期病变有防治作用,能延缓白内障的形成[6]。

2. 改善微循环 本品及石斛夜光丸均能部分抑制高分子右旋糖酐致家兔弥漫性血管内凝血,增加血流速度,改善微循环[7]。

3. 增强免疫功能 本品及石斛夜光丸对泼尼松所致小鼠脾脏、胸腺重量的降低有拮抗作用[6]。

4. 抗疲劳 本品及石斛夜光丸能延长正常小鼠的游泳时间[6]。

【不良反应】 目前尚未检索到不良反应报道。

【禁忌】 尚不明确。

【注意事项】

1. 本品脾胃虚弱,运化失调者慎用。

2. 本品孕妇慎用。

【用法与用量】 颗粒剂:开水冲服。一次 2.5g,一日 2 次。丸剂:口服。水蜜丸一次 6g,小蜜丸一次 9g,大蜜丸一次 1 丸,一日 2 次。

【规格】 颗粒剂:每袋装 2.5g

丸剂:大蜜丸 每丸重 9g

【参考文献】 [1]李敦云.中西医结合治疗中心性浆液性脉络膜视网膜病变.铁道医学,1994,22(3):171.

[2]李翔,张敏,王超,等.石斛夜光丸联合羟糖甘眼液治疗干眼临床研究.辽宁中医杂志,2012,39(1):8-10.

[3]周勤,朱华群.中西医结合治疗干燥综合征 34 例.新中医,1997,29(8):29.

［4］魏承朴.滋阴疏肝法治疗青光眼 104 例.辽宁中医杂志,1994,21(5):214.

［5］徐静静,叶河江.石斛夜光丸联合羟糖甘眼液治疗干眼临床研究.成都中医药大学学报,2010,8(1):18-20.

［6］黄黎,刘菊福,窦惠芳,等.石斛夜光颗粒剂与丸剂的药理作用比较.中国实验方剂学杂志,1996,2(2):24.

［7］孙兆泉,彭源贵,首弟武,等.石斛夜光颗粒剂对大鼠实验性白内障及家兔球结膜微循环的影响.中国中医眼科杂志,1998,8(1):3.

石斛明目丸

Shihu Mingmu Wan

【药物组成】　石斛、天冬、麦冬、地黄、熟地黄、枸杞子、肉苁蓉(酒炙)、菟丝子、五味子(醋炙)、牛膝、人参、山药、茯苓、甘草、水牛角浓缩粉、石膏、黄连、磁石(煅、醋淬)、决明子(炒)、青葙子、菊花、蒺藜(去刺、盐炒)、川芎、防风、苦杏仁(去皮炒)、枳壳(麸炒)。

【功能与主治】　滋阴补肾,清肝明目。用于肝肾两亏、阴虚火旺所致的视物昏花、内障目暗。

【方解】　方中石斛、天冬、麦冬、地黄清热凉血,养阴生津,以清虚热。熟地黄、枸杞子、肉苁蓉、菟丝子、五味子、牛膝补益肝肾,益精明目;人参、山药、茯苓、甘草补脾益气,以助气血生化之源;以上诸药补肝肾,益精血,益气养阴,濡养眼目;水牛角、石膏、黄连、磁石、决明子、青葙子清热泻火,凉血明目;菊花、蒺藜、川芎、防风、苦杏仁、枳壳活血行气,疏风明目。诸药合用,共奏滋阴补肾、清肝明目之功。

【临床应用】

1. 圆翳内障　多因肝肾不足,阴虚火旺所致,多见于五十岁以上的人群,双眼同时或先后发病,早期眼前有黑影,随眼球转动而动,视物昏花,不能久视,老花眼的数度减低,或变为近视,或有单眼视物时有复视或多视,以后视力逐渐减退,最只能辨别手动或光感;年龄相关性白内障的早、中期见上述证候者。

2. 视瞻昏渺　多因肝肾不足,精血亏虚,目失所养而致,眼外观正常,自觉视力逐渐下降,视物昏花不清的眼内病变,其区别于云雾移睛,视瞻有色,视物变形等有视觉异常的眼底病变;视神经萎缩轻症见上述证候者。

3. 青盲　多因肝肾不足,虚火上炎所致,眼内外无障翳气色可寻,只是自视不见者,为视瞻昏渺之重症。一眼或双眼之视力逐渐下降,视物昏朦,直至不辨人物,年轻人多为双眼同时或先后发病,瞳神内无任何气色可辨,伴见头晕耳鸣,腰膝酸软,双目干涩;视神经萎缩重

症见上述证候者。

【不良反应】　目前尚未检索到不良反应报道。

【禁忌】　尚不明确。

【注意事项】

1. 本品脾胃虚弱,运化失调者慎用。

2. 本品孕妇慎用。

【用法与用量】　口服。一次 6g,一日 2 次。

【规格】　浓缩丸　每 100 粒重 12g

障眼明片(胶囊)

Zhangyanming Pian(Jiaonang)

【药物组成】　熟地黄、菟丝子、枸杞子、肉苁蓉、山茱萸、白芍、川芎、黄精、黄芪、党参、甘草、决明子、青葙子、蕤仁(去内果皮)、密蒙花、蔓荆子、菊花、石菖蒲、车前子、升麻、葛根、黄柏。

【功能与主治】　补益肝肾,退翳明目。用于肝肾不足所致的干涩不舒、单眼复视、腰膝酸软或轻度视力下降;早、中期年龄相关性白内障见上述证候者。

【方解】　方中熟地黄、菟丝子、枸杞子、肉苁蓉、山茱萸温补肝肾,益精明目为君药;白芍、川芎、黄精、黄芪、党参、甘草养血益气,助君药补益肝肾之力为臣药;决明子、青葙子、蕤仁、密蒙花、蔓荆子、菊花、石菖蒲、车前子平肝清肝,祛风明目,黄柏泻火坚阴明目为佐药;升麻、葛根升举清阳之气引诸药上行为使药。诸药为伍,共奏补益肝肾、退翳明目之功。

【临床应用】　**圆翳内障**　因肝肾不足所致,多发于五十岁以上老年人,双眼先后或同时发病,视物逐渐昏蒙,视力缓慢下降或有单眼复视、多视,伴干涩不舒,腰膝酸软,不能久视,年龄相关性白内障早、中期见上述证候者。

【药理毒理】　**抑制白内障形成**　本品可减轻亚硒酸钠及 D-半乳糖性白内障大鼠的晶体浑浊程度,且能提高晶体 SOD 活力和 MDA 含量[1-2]。

【不良反应】　目前尚未检索到不良反应报道。

【禁忌】　尚不明确。

【注意事项】

1. 本品脾胃虚寒者应慎用。

2. 治疗过程中不宜食用辛辣、油腻、黏腻肥甘食物。

【用法与用量】　片剂:口服。一次 4 片,一日 3 次。

胶囊剂:口服。一次 4 粒,一日 3 次。

【规格】　片剂:薄膜衣片　每片重 0.21g

胶囊剂:每粒装(1)0.25g　(2)0.4g

【参考文献】　[1]郝智慧,张炳仁,赵厚德.障复明治疗大

鼠硒性白内障的实验研究.实用药物与临床,2007,10(1):1.

[2]郝智慧,张炳仁,赵厚德,等.障复康预防大鼠 D-半乳糖性白内障.沈阳药科大学学报,2007,24(11):706.

增光片
Zengguang Pian

【药物组成】 党参、当归、枸杞子、茯苓、麦冬、五味子、远志(甘草水制)、石菖蒲、牡丹皮、泽泻。

【功能与主治】 补益气血,滋养肝肾,明目安神。用于肝肾不足、气血亏虚所致的远视力下降、不能久视、干涩不舒。

【方解】 方中党参补中益气,当归养血和血,两药合用,补益气血,为君药。枸杞子平补肝肾,益精明目,茯苓健脾益气,麦冬滋阴生津,五味子益气生津,四药合用,可增强君药补益之功,而为臣药。远志、石菖蒲宁心安神,牡丹皮活血散瘀,泽泻渗湿泄浊,三药疏散行泄,可使全方补而不滞,共为佐药。诸药合用,可奏补益气血、滋养肝肾、明目安神之功。

【临床应用】 近视或能近怯远症 青少年近视因肝肾不足、气血亏虚所致,远视力逐渐下降,近视力正常,不能久视,干涩不舒。并与偏食、零食、偏酸、甜食物及饮料,饮食失节,用眼读写姿势不符合卫生要求,看电视距离太近,时间太长等不良卫生习惯有关,多见于青少年群体中。

【药理毒理】 本品有增强免疫等作用。

1. 增强免疫 本品能提高小鼠腹腔巨噬细胞吞噬功能,促进鸡红细胞免疫小鼠血清溶血素(IgM)抗体生成,对环磷酰胺所致小鼠血虚模型的白细胞总数减少有抑制作用[1]。

2. 其他 本品对形觉剥夺雏鸡近视眼模型的眼屈光状态有减轻及改善作用[1]。

【不良反应】 目前尚未检索到不良反应报道。

【禁忌】 尚不明确。

【注意事项】 本品非肝肾不足者慎服。

【用法与用量】 口服。一次 4～6 片,一日 3 次。

【参考文献】 [1]杜佳林,李显华,张宏.增光片药效学实验研究.中成药,2001,23(6):442.

金花明目丸
Jinhua Mingmu Wan

【药物组成】 熟地黄 菟丝子(盐炒)、枸杞子、五味子、白芍、黄精、黄芪、党参、川芎、菊花、决明子(炒)、车前子(炒)、密蒙花、鸡内金(炒)、金荞麦、山楂、升麻。

【功能与主治】 补肝、益肾、明目。用于老年性白内障早、中期属肝肾不足、阴血亏虚证,症见视物模糊、头晕、耳鸣、腰膝酸软。

【方解】 方中熟地黄滋阴补血,益精填髓,菟丝子、枸杞子滋补肝肾,益精明目,三药共奏补益肝肾、养阴明目之功,为君药。肝肾不足,气血乏源,故以黄芪、党参、黄精、五味子补中益气,取白芍、川芎养血和血,六药气血双补,助君药以治本,共为臣药。另遣菊花、密蒙花、决明子、车前子、金荞麦清肝明目而退翳膜;鸡内金、山楂消食健胃,化滞消积,以防滋腻太过;再入升麻升举清阳之气,合为佐药。诸药标本并治,共奏滋补肝肾、退翳明目之效。

【临床应用】 早、中期老年性白内障 因肝肾亏虚、精血不足、目失所养、翳膜障目所致,症见视物模糊、头晕、耳鸣、腰膝酸软。

【不良反应】 目前尚未检索到不良反应报道。

【禁忌】 尚不明确。

【注意事项】 脾胃虚弱者不宜用。

【用法与用量】 口服。一次 4g,一日 3 次,饭后服用。

【规格】 (1)每瓶装 4g　(2)每袋装 4g

耳科类

耳科制剂主要用于耳部感染性疾病（化脓性中耳炎、外耳道疖）和神经性耳鸣、耳聋。针对前者，常配伍黄芩、龙胆、栀子、硼砂等清热解毒之品；通窍利耳常用九节菖蒲、磁石等，结合辨证虚实配伍相关补泻药物而组方。

耳科制剂有油、液两种外用制剂，口服多为丸剂。对化脓性中耳炎和外耳道疖可用外用制剂；而耳鸣和耳聋则用丸剂。

一、解毒利耳

滴 耳 油
Di'er You

【药物组成】 黄柏、冰片、五倍子、薄荷油、核桃油。

【功能与主治】 清热解毒，燥湿消肿。用于肝经湿热蕴结所致的耳鸣耳聋、听力下降、耳内生疮、肿痛刺痒、破流脓水、久不收敛。

【方解】 方中黄柏苦寒，清热燥湿，泻火解毒，为君药。冰片清热止痛，消肿生肌，为臣药。五倍子敛疮解毒，薄荷油清热，消肿止痛，二药配伍，佐助君药收湿敛疮，清热解毒，止痒止痛之功，共为佐药。核桃油为赋形剂。诸药配伍，共奏清热解毒、燥湿消肿之功。

【临床应用】

1. 脓耳 由肝经湿热，邪毒蕴结耳内，久而不愈，灼腐黏膜，化而为脓所致。症见耳内生疮，肿痛刺痒，破流脓水，久不收敛，听力下降，耳鸣或伴头痛，眩晕、面红、目赤，口苦咽干，烦躁易怒，舌红苔黄，脉弦数；化脓性中耳炎见上述证候者。

2. 耳疖 因肝胆湿热上结耳道，熏灼肌肤而致。症见耳肿疼痛，口苦咽干，小便黄赤，大便秘结，舌红苔黄，脉弦数；外耳道疖肿见上述证候者。

此外，本品还有用于湿热蕴结引起脚癣的报道[1]。

【不良反应】 目前尚未检索到不良反应报道。

【禁忌】 尚不明确。

【注意事项】

1. 虚证或虚实夹杂证者慎用。

2. 服药期间忌食辛辣、油腻食物。

3. 用药前清洁外耳道。

【用法与用量】 滴耳用。先搽净脓水，一次 2～3 滴，一日 3～5 次。

【规格】 每瓶装 3g

【参考文献】 [1]李成玉.滴耳油治疗脚癣.中国乡村医生，1997,13(9):35.

耳聋丸（胶囊）
Erlong Wan(Jiaonang)

【药物组成】 龙胆、黄芩、栀子、泽泻、木通、地黄、当归、九节菖蒲、羚羊角、甘草。

【功能与主治】 清肝泻火，利湿通窍。用于肝胆湿热所致的头晕头痛、耳聋耳鸣、耳内流脓。

【方解】 方中龙胆苦寒沉降，既能泻肝胆实火，又能清肝经湿热，针对病机，故为君药。黄芩、栀子性味苦寒，清热燥湿，泻火解毒，为臣药。泽泻、木通导湿热下行，地黄养阴，当归补血，九节菖蒲芳香化湿，宣通耳窍，羚羊角咸寒苦降、清肝泻火，皆为佐药。甘草清热解毒、缓急止痛,调和诸药,为使药。诸药合用,共奏清肝泻火、利湿通窍之效。

【临床应用】

1. 耳聋 由肝胆火盛,循经上扰耳窍所致耳聋。症见听力下降,耳鸣伴头痛,眩晕,面红,目赤,口苦咽干,烦躁易怒,舌红苔薄黄,脉弦数;神经性耳聋见上述证候者。

2. 脓耳 由肝经湿热,邪毒蕴结耳内,久而不愈,腐灼黏膜,化而为脓,症见耳内生疮,肿痛刺痒,破流脓水,久不收敛,听力下降,伴头痛,眩晕,面红,目赤,口苦咽干,烦躁易怒,舌红苔黄,脉弦数;化脓性中耳炎见上述证候者。

【不良反应】 目前尚未检索到不良反应报道。

【禁忌】 尚不明确。

【注意事项】

1. 脾胃虚寒者慎用。

2. 服药期间忌食辛辣、油腻食物。

3. 孕妇慎用。

【用法与用量】 丸剂:口服。小蜜丸一次7g;大蜜丸一次1丸,一日2次。胶囊剂:口服。一次3粒,一日2次。

【规格】 丸剂:(1)小蜜丸 每45丸重7g (2)大蜜丸 每丸重7g

胶囊剂:每粒装0.42g

通窍耳聋丸
Tongqiao Erlong Wan

【药物组成】 龙胆、黄芩、栀子(姜炙)、芦荟、青黛、天南星(矾炙)、当归、熟地黄、柴胡、木香、青皮(醋炙)、陈皮。

【功能与主治】 清肝泻火,通窍润便。用于肝经热盛所致的耳鸣耳聋、听力下降、耳底肿痛、头目眩晕、目赤口苦、胸膈满闷、大便秘结。

【方解】 方中龙胆苦寒沉降,泻肝胆实火,清肝经湿热,故为方中君药。黄芩、栀子性味苦寒,清热燥湿,泻火解毒,为臣药。芦荟苦寒,清肝泻火,泻下通便;青黛咸寒,善清肝火;天南星燥湿化痰,当归补血,熟地黄养阴,柴胡疏肝,木香行气,青皮散结化滞,陈皮理气燥湿,共为佐药。诸药合用,共奏清肝泻火、通窍润便之功。

【临床应用】

1. 耳聋 由肝胆火盛,循经上扰耳窍所致听力下降,伴头痛,眩晕,面红,目赤,口苦咽干,烦躁易怒,舌红苔薄黄,脉弦数;神经性耳聋见上述证候者。

2. 耳疖 由肝经热盛,正盛邪实,壅塞耳道所致。

症见耳道红肿高突,如半球状,或疖肿多发,顶部可见黄色脓头,脓溃则痛减,发热,小便短赤,大便干结,舌质红,苔黄,脉弦数;外耳道疖见上述证候者。

【不良反应】 目前尚未检索到不良反应报道。

【禁忌】 尚不明确。

【注意事项】

1. 脾胃虚寒者慎用。

2. 孕妇慎用。

3. 服药期间忌食辛辣、油腻食物。

【用法与用量】 口服。一次6g,一日2次。

【规格】 每100粒重6g

耳炎液
Eryan Ye

【药物组成】 白矾、竹叶柴胡、硼砂、麝香草酚。

【功能与主治】 清热消肿,敛湿去脓。用于肝胆湿热所致的脓耳,症见耳底肿痛,耳内流脓;急、慢性化脓性中耳炎见上述证候者。

【方解】 方中白矾味酸涩,性寒,外用具有收湿止痒、敛疮之功,为君药。竹叶柴胡入肝胆经,具有发散少阳经邪热之功,为臣药。二药配伍,清泄肝胆经湿热,收湿敛疮。硼砂清热解毒、消肿止痛,麝香草酚具有抗菌的作用,二药共为佐使。诸药合用,共奏清热消肿、敛湿祛脓之功。

【临床应用】 **脓耳** 由肝经湿热,邪毒蕴结耳内,久而不愈,化腐为脓所致。症见耳鸣及听力下降,耳内生疮,肿痛刺痒,破流脓水,久不收敛,伴头痛,眩晕,面红,目赤,口苦咽干,烦躁易怒,舌红苔黄,脉弦数;急、慢性化脓性中耳炎见上述证候者。

【不良反应】 目前尚未检索到不良反应报道。

【禁忌】 尚不明确。

【注意事项】

1. 虚证或虚实夹杂证者慎用。

2. 服药期间忌食辛辣、油腻食物。

【用法与用量】 滴耳。一次2~3滴,一日2~3次。

【规格】 每瓶装5ml

泻青丸
Xieqing Wan

【药物组成】 龙胆、大黄(酒炒)、防风、羌活、栀子、川芎、当归、青黛。

【功能与主治】 清肝泻火。用于肝胆火盛所致的耳鸣耳聋,口苦头晕,两胁疼痛,小便赤涩。

【方解】　龙胆味苦性寒,归肝、胆经,清泻肝胆实热,为君药。大黄、栀子、青黛清热泻火为臣药。防风、羌活、川芎疏肝利湿止痛为佐药。当归养血柔肝为使药。诸药合用,共奏清肝泻火之功。

【临床应用】

1. 耳鸣耳聋　因肝胆火盛,循经上扰耳窍所致耳鸣耳聋。症见听力下降,耳鸣伴头痛,眩晕,面红,目赤,口苦咽干,烦躁易怒,舌红苔黄,脉弦数;感音神经性耳聋见上述证候者。

2. 脓耳　因肝胆火盛,循经上扰耳窍所致脓耳,症见耳内生疮,肿痛刺痒,破流脓水,听力下降,伴头痛,眩晕,面红,目赤,口苦咽干,烦躁易怒,舌红苔黄,脉弦数;急性化脓性中耳炎见上述证候者。

3. 眩晕　因肝胆火盛,循经上扰耳窍所致眩晕,症见眩晕,头痛,面红,目赤,口苦咽干,烦躁易怒,舌红苔黄,脉弦数;耳源性眩晕见上述证候者。

【药理毒理】　**抗多发性抽动秽语综合征**　本品可延迟戊四唑致惊厥模型小鼠惊厥潜伏期及死亡时间[1];降低亚氨基二丙腈(IDPN)诱导拟多发性抽动症模型小鼠自主活动次数[1];降低正常小鼠自主活动次数[1-2];可延长东莨菪碱致记忆获得障碍模型小鼠的触电潜伏期,减少小鼠跳台的错误次数[1]。

【不良反应】　目前尚未检索到不良反应报道。

【禁忌】　孕妇禁用。

【注意事项】　过敏体质者慎用。

【用法与用量】　口服。一次7g,一日2次。

【规格】　每100丸重10g

【参考文献】　[1]崔霞,王素梅,尹英敏,等.泻青丸治疗多发性抽动秽语综合征的药效学研究.中医儿科杂志,2013,9(2):14-16.

[2]崔霞,卫利,吴力群,等.健脾止动汤对多发性抽动症模型鼠自主活动的影响及其作用机制的研究.北京中医药大学学报(中医临床版),2011,18(1):1-4.

二、益肾聪耳

耳聋左慈丸

Erlong Zuoci Wan

【药物组成】　熟地黄、山茱萸(制)、山药、泽泻、茯苓、牡丹皮、竹叶柴胡、磁石(煅)。

【功能与主治】　滋肾平肝。用于肝肾阴虚,耳鸣耳聋,头晕目眩。

【方解】　方中重用熟地黄滋阴补肾,填精益髓,为君药。山茱萸补养肝阴,山药补益脾阴,为臣药。泽泻利湿泄浊,茯苓健脾渗湿,并助山药之健运。牡丹皮清泄相火,并制山茱萸之温涩;又配竹叶柴胡疏肝解郁;用磁石重镇平肝,潜纳浮阳,聪耳明目,均为佐药。诸药合用,共奏滋补肾阴、平肝潜阳、宣通耳窍之功。

【临床应用】

1. 耳鸣　由肝肾阴虚,阴虚阳亢,肝火上扰清窍所致。症见耳内蝉鸣,伴头晕,头痛,面红,目赤,口苦咽干,烦躁不宁,或有手足心热,盗汗,腰膝酸软,舌红,苔少,脉弦细数;神经性耳鸣见上述证候者。

2. 耳聋　由肝肾阴虚,阴虚阳亢,肝火上扰清窍所致。症见听力下降,伴头晕,头痛,面红,目赤,口苦咽干,烦躁不宁,或有手足心热,盗汗,腰膝酸软,舌红,苔少,脉弦细数;神经性耳聋见上述证候者。

【药理毒理】　**抗耳损伤**　本品可降低肌注硫酸庆大霉素至豚鼠耳毒性,使中毒动物脑干听觉诱发电位反应阈值升高,减少酸性磷酸酶染色缺失。本品可抑制慢性水杨酸(SA)耳鸣模型动物下丘外侧核(ICx)和次听皮层(AII)神经元自发放电活动[1]。本品能够保护耳蜗毛细胞溶酶体的完整性,降低庆大霉素对溶酶体的损坏而造成的毛细胞自溶性损伤[2]。本品可减缓庆大霉素引起的耳毒性和肾毒性,降低大鼠各频率听性脑干反应的反应(ABR)值,降低肾系数,降低血肌酐和血尿素氮水平,改善肾脏病理变化[3]。

【不良反应】　目前尚未检索到不良反应报道。

【禁忌】　尚不明确。

【注意事项】

1. 痰瘀阻滞证者慎用。

2. 注意饮食调理,忌食或少食辛辣、油腻食物。

【用法与用量】　口服。水蜜丸一次6g;大蜜丸一次1丸,一日2次。

【规格】　(1)水蜜丸　每10丸重1g　(2)水蜜丸每15丸重3g　(3)大蜜丸　每丸重9g

【参考文献】　[1]王毅敏,宋海燕,童钟,等.耳聋左慈丸对水杨酸耳鸣模型大鼠听中枢神经元放电的影响.中国应用生理学杂志,2009,25(3):397-401.

[2]李同德,史永芝,史献君,等.加减味耳聋左慈丸对庆大霉素耳毒性的防治及其机制研究.中国临床康复,2004,8(28):6150.

[3]宋海燕,董杨,王静,等.耳聋左慈丸防治庆大霉素诱发大鼠肾耳毒性实验研究.上海中医药杂志,2014,48(5):101-103.

鼻 科 类

鼻科制剂主要由苍耳子、辛夷、白芷、细辛、石菖蒲、鹅不食草等宣通鼻窍药物组成。若风热为患，则配伍金银花、野菊花、薄荷、连翘、蔓荆子、柴胡等疏散风热药物；若邪热蕴肺，则配伍黄芩、鹅不食草、重楼、两面针、千里光、龙胆等清热解毒药物。具有疏散风热、通鼻开窍或清热解毒宣肺通窍的功能。用于急慢性鼻炎、鼻窦炎、过敏性鼻炎等。

本类制剂有片、丸、颗粒、胶囊、口服液五种口服剂型，另有滴鼻剂可供外用。

一、祛风通窍

鼻 通 丸
Bitong Wan

【药物组成】 苍耳子（炒）、辛夷、白芷、薄荷、黄芩、鹅不食草、甘草。

【功能与主治】 疏散风热，宣通鼻窍。用于外感风热或风寒化热所致的鼻塞流涕、头痛流泪；慢性鼻炎见上述证候者。

【方解】 方中苍耳子散风热、升清阳、通窍止痛，为君药。辛夷芳香透窍，有散风邪、通鼻窍之功，白芷辛散疏风、通窍止痛，薄荷散风清热，为臣药。黄芩清热燥湿、泻火解毒，鹅不食草祛湿化浊，为佐药。甘草调和诸药，为使药。诸药配伍，共奏疏风清热、宣通鼻窍之用。

【临床应用】 鼻塞 由外感风热或风寒化热所致。症见鼻塞，时轻时重，或交替性鼻塞，遇冷则塞减，鼻气灼热，鼻涕色黄量少，嗅觉减退，头昏头痛，流泪，舌红，

苔薄黄，脉浮有力；慢性鼻炎见上述证候者。

【不良反应】 目前尚未检索到不良反应报道。

【禁忌】 尚不明确。

【注意事项】

1. 肺脾气虚者慎用。

2. 服药期间应戒烟酒，忌辛辣食物。

3. 不宜过量长期应用。

【用法与用量】 口服。一次 1 丸，一日 2 次。

【规格】 每丸重 9g

鼻炎通喷雾剂（鼻炎滴剂）
Biyantong Penwuji（Biyan Diji）

【药物组成】 金银花（提取液）、辛夷油、黄芩苷、冰片、盐酸麻黄碱。

【功能与主治】 散风，清热，宣肺，通窍。用于风热蕴肺所致的鼻塞，鼻流清涕或浊涕，发热，头痛；急、慢性鼻炎见上述证候者。

【方解】 方中金银花芳香疏散，清热解毒，凉散风热，为君药。辛夷油辛温发散，芳香透窍，其性上达，升达清气，有散风邪、通鼻窍之功；黄芩苦寒清热燥湿、清泻肺火，共为臣药。冰片清热解毒、消肿止痛，为佐药。合以盐酸麻黄碱，收缩局部血管。诸药合用，共奏散风清热、宣肺通窍之功。

【临床应用】

1. 伤风鼻塞 由风热外袭，肺失宣肃，热壅鼻窍所致。症见鼻塞较重，鼻流黏稠黄涕，擤出不爽，鼻黏膜色红肿胀，伴发热，头痛，微恶风，口渴，咳嗽，痰黄黏稠，舌

尖红,苔薄黄,脉浮数;急性鼻炎见上述证候者。

2. 鼻窒　由风热蕴肺所致。症见鼻塞较重,鼻流清涕或浊涕,发热,头痛,咽痛;急、慢性鼻炎见上述证候者。

【药理毒理】　本品有抗炎、解热、抑菌等作用。

1. 抗炎　本品能改善 2,4-二异氰酸甲苯酯所致变态反应性鼻炎豚鼠症状和体征,减少鼻腔分泌物量、喷嚏次数、抓鼻次数,降低鼻黏膜中组胺含量[1]。本品对二甲苯所致的小鼠耳肿胀、大鼠棉球肉芽肿和角叉菜所致大鼠足肿胀均有抑制作用[2]。

2. 解热　本品对伤寒,副伤寒甲、乙菌苗所引起的大鼠实验性发热有解热作用[2]。

3. 抑菌　本品体外对肺炎链球菌、肺炎克雷伯杆菌、乙型溶血性链球菌、甲型溶血性链球菌、金黄色葡萄球菌均有抑制作用[2]。

4. 其他　本品可降低兔耳灌流量,具有收缩血管作用[2]。

【不良反应】　目前尚未检索到不良反应报道。

【禁忌】　运动员禁用。

【注意事项】

1. 外感风寒、肺脾气虚者慎用。

2. 服药期间戒烟酒,忌辛辣食物。

3. 本品含有盐酸麻黄碱,高血压病、青光眼患者慎用。

【用法与用量】　滴剂:滴鼻。一次 2～4 滴,一日 2～4 次。一个月为 1 个疗程。喷雾剂:喷入鼻腔内。一次 1～2 揿,一日 2～4 次。

【规格】　滴剂:每瓶装 5ml(每 1ml 含黄芩苷 20mg)
喷雾剂:10ml/支

【参考文献】　[1]肖东,陈卫军,胡志林.复方双辛喷雾剂对豚鼠过敏性鼻炎的影响.时珍国医国药,2007,18(11):2751.

[2]金桂芳,张文军,谭毓治.鼻炎滴剂抗炎消肿药效学研究.广东药学院学报,2009,25(3):295-298.

滴通鼻炎水
Ditong Biyan Shui

【药物组成】　蒲公英、细辛、苍耳子、辛夷、麻黄、白芷、黄芩、石菖蒲。

【功能与主治】　祛风清热,宣肺通窍。用于风热蕴肺所致的伤风鼻塞、鼻窒、鼻鼽、鼻渊,症见发热、恶风、头痛、鼻塞、鼻痒、鼻流清涕或浊涕;慢性鼻炎、鼻窦炎、过敏性鼻炎见上述证候者。

【方解】　方中重用蒲公英苦以泄降,甘以解毒,寒能清热,具有清热解毒、散结消肿之功,为君药。细辛辛香走窜,祛风通窍止痛;苍耳子散风通窍,辛夷宣肺通窍,为臣药。麻黄宣肺通窍,白芷疏风通窍排脓,黄芩清热燥湿解毒,石菖蒲化浊通鼻,为佐药。诸药合用,共奏祛风清热化湿、宣肺通窍止痛之功。

【临床应用】

1. 伤风鼻塞　由风热外袭,肺失宣肃,热壅鼻道,鼻失通畅所致。症见鼻塞较重,鼻流黏稠黄涕,擤出不爽,鼻黏膜色红肿胀,鼻道有黄色脓涕积留,伴发热,头痛,微恶风,口渴,咳嗽,痰黄黏稠,舌尖红,苔薄黄,脉浮数;急性鼻炎见上述证候者。

2. 鼻窒　由风热蕴肺所致。症见鼻塞时轻时重,或交替性鼻塞,遇冷则塞减,鼻气灼热,鼻涕色黄量少,嗅觉减退;鼻黏膜与鼻甲色红肿胀,鼻甲柔软,表面光滑;伴有头昏不清,咳嗽痰黄,时有胸中烦热,舌尖红,苔薄黄,脉浮有力;慢性鼻炎见上述证候者。

3. 鼻渊　由风热蕴肺所致。发病急,症见鼻塞,涕黄或白黏,量少;检查见鼻内黏膜红肿,中鼻道有稠涕,窦窍部位压痛;多有头痛、发热、畏寒、咳嗽等症,舌质红,苔薄黄,脉浮数;鼻窦炎见上述证候者。

4. 鼻鼽　由风热蕴肺所致。症见阵发性鼻痒,喷嚏,流鼻涕,小便色黄,大便干燥,舌尖红,苔薄黄,脉浮数;过敏性鼻炎见上述证候者。

【药理毒理】　本品有抗炎、收缩血管等作用。

1. 抗炎　本品可抑制二甲苯所致的小鼠耳肿胀,抑制角叉菜胶所致的大鼠足肿胀及棉球性肉芽组织的增生[1,2]。

2. 收缩血管　本品直接滴药于健康大鼠肠系膜,能够收缩肠系膜微动脉,使肠系膜血管口径缩小,并能够加速大鼠肠系膜毛细血管血流速度,但作用持续时间较短[2]。本品抑制组胺引起的大鼠鼻黏膜肿胀和渗出,降低鼻中隔黏膜厚度以及单位重量鼻黏膜伊文思蓝渗出量,降低离体兔耳的灌流速度[3]。

【不良反应】　目前尚未检索到不良反应报道。

【禁忌】　运动员禁用。

【注意事项】

1. 肺脾气虚者慎用。

2. 服药期间忌食辛辣油腻食物。

3. 本品含有麻黄,高血压、青光眼患者慎用。

4. 本品含细辛、苍耳子,不宜过量、久用。

【用法与用量】　外用滴鼻。一次 2～3 滴,一日 3～4 次。

【规格】　每瓶 16ml

【参考文献】　[1]鲍建伟,朱纲,黄正标,等.滴通鼻炎水对实验动物的抗炎作用.浙江中医学院学报,2002,26(6):49.

　　[2]张杰,方伟,江丛勋,等.滴通鼻炎水的抗炎、缩血管作用及对血压的影响研究.四川生理科学杂志,2008,30(2):59.

　　[3]程敏,叶小弟,缪云萍,等.滴通鼻炎水收缩血管作用的实验研究.中国中医药科技,2012,19(5):404-405.

利 鼻 片
Libi Pian

【药物组成】　蒲公英、黄芩、苍耳子、辛夷、薄荷、白芷、细辛。

【功能与主治】　清热解毒,祛风开窍。用于风热蕴肺所致的伤风鼻塞、鼻渊、鼻流清涕或浊涕。

【方解】　方中重用蒲公英味苦甘而气寒,专于清热解毒、消肿散结,为君药。黄芩性味苦寒,善入肺经,清肺泻火解毒;苍耳子温散风邪、通利鼻窍,为臣药。辛夷散风通鼻窍,薄荷发散风热,白芷祛风鼻窍、活血排脓,细辛宣通鼻窍,四药配伍,增强发散风热、活血排脓、通窍止痛之功,共为佐药。全方配伍,共奏清热解毒、通散鼻窍之效。

【临床应用】

　　1. **伤风鼻塞**　由风热外袭,上犯于鼻,肺失宣肃,热壅鼻道,鼻失通畅所致。症见鼻塞较重,鼻流黏稠黄涕,擤出不爽,鼻黏膜色红肿胀,鼻道有黄色脓涕积留,伴发热、头痛,微恶风,口渴,咳嗽,痰黄黏稠,舌尖红,苔薄黄,脉浮数;急性鼻炎见上述证候者。

　　2. **鼻渊**　由风热蕴肺所致。症见发病急,鼻塞,涕黄或白黏,量少;鼻内黏膜红肿,中鼻道有稠涕,窦窍部位压痛,伴有头痛,发热,畏寒,咳嗽,舌质红,苔薄黄,脉浮数;鼻窦炎见上述证候者。

【不良反应】　目前尚未检索到不良反应报道。

【禁忌】　尚不明确。

【注意事项】

　　1. 外感风寒或肺脾气虚者慎用。

　　2. 服药期间应戒烟酒,忌辛辣食物。

　　3. 本品含细辛、苍耳子,不宜过量、久用。

【用法与用量】　口服。一次4片,一日2次。

【规格】　糖衣片(片芯重0.25g)

辛芩颗粒(片)
Xinqin Keli(Pian)

【药物组成】　白术、黄芪、防风、细辛、荆芥、桂枝、白芷、苍耳子、黄芩、石菖蒲。

【功能与主治】　益气固表,祛风通窍,用于肺气不足、风邪外袭所致的鼻痒、喷嚏、流清涕、易感冒;过敏性鼻炎见上述证候者。

【方解】　方中以白术健脾益气,黄芪补气升阳,益卫固表,防风能引芪、术走表而御风邪,补而不滞,无恋邪之弊,三药合用,为君药。细辛辛散温通、疏风散寒、通窍止痛,荆芥、桂枝发表疏风,调达荣卫,为臣药。白芷解表散风、通窍止痛,苍耳子散风化浊、通窍止痛,黄芩清热燥湿、泻火解毒,石菖蒲芳香化浊开窍,四药合用,为佐药。诸药合用,共奏益气固表、祛风通窍之功。

【临床应用】

　　1. **鼻鼽**　由肺气虚弱,卫表不固,腠理疏松,风寒之邪乘虚而入,肺受寒邪,肺气不得通调,鼻为肺窍,肺气不宣,鼻窍不利所致。症见鼻窍奇痒,喷嚏连连,继则流大量清涕,鼻塞不通,嗅觉减退,平素恶风怕冷,易感冒,每遇风冷则易发作,反复不愈。伴倦怠懒言,气短音低,或自汗,舌质淡红,苔薄白,脉虚弱;过敏性鼻炎见上述证候者。

　　2. **鼻窒**　由肺气虚弱,卫表不固,肺失清肃,风寒外袭所致。症见鼻塞呈交替性,或鼻塞时轻时重,鼻涕清稀,遇寒时症状加重,检查见鼻内黏膜肿胀色淡。伴有咳嗽痰稀、气短、面色白,舌质淡红,苔薄白,脉缓或浮无力;慢性鼻炎见上述证候者。

　　此外,尚有治疗鼻息肉术后复发、喉源性咳嗽、上呼吸道感染、春季性结膜炎的报道[1-4]。

【药理毒理】　本品有抗炎、抗过敏作用。

　　1. **抗炎**　本品及辛芩片能抑制二甲苯所致的小鼠耳肿胀,本品还可抑制组胺所致的大鼠鼻黏膜毛细血管通透性增加及染料渗出[5-6]。

　　2. **抗过敏**　本品对天花粉所致大鼠同种被动皮肤过敏反应所引起的血管通透性亢进有抑制作用[7]。离体实验,本品能抑制过敏物质组胺所致的豚鼠回肠收缩[7]。辛芩片可抑制抗血清致同种被动皮肤过敏大鼠、耳异种被动皮肤过敏小鼠毛细血管通透性增加[8];能降低卵白蛋白致变应性鼻炎模型大鼠血浆组胺含量,下调模型大鼠血浆 IL-4 水平,上调 IFN-γ 水平[8];减轻2,4-二异氰酸甲苯酯致鼻超敏反应豚鼠鼻部症状及鼻黏膜病理改变,可降低鼻黏膜中组胺含量,减少炎性细胞浸润,抑制一氧化氮合酶活性[9]。

　　3. **平喘**　本品能延长组胺超声雾化引起的豚鼠实验性哮喘的引喘潜伏期[5],辛芩片能降低组胺所致豚鼠肺溢流量的增加[10]。

【不良反应】 目前尚未检索到不良反应报道。

【禁忌】 尚不明确。

【注意事项】

1. 外感风热或风寒化热者慎用。

2. 服药期间戒烟酒,忌辛辣食物。

3. 本品含有苍耳子、细辛,不宜过量、久用。

【用法与用量】 颗粒剂:开水冲服。一次 1 袋,一日 3 次。20 天为 1 个疗程。片剂:口服。一次 3 片,一日 3 次。20 天为 1 个疗程。

【规格】 颗粒剂:每袋装 (1)20g (2)5g(无蔗糖)

片剂:每片重 0.8g

【参考文献】 [1]张建耀.辛芩颗粒治疗鼻息肉术后复发的疗效观察.华西药学杂志,2001,16(4):310.

[2]周枫,黎小冰.辛芩颗粒治疗喉源性咳嗽的临床观察.华西药学杂志,2002,17(4):316.

[3]赵秀芝,胡秀尧,张海妹.辛芩颗粒治疗上呼吸道感染的疗效观察.华西药学杂志,2000,15(5):382.

[4]毛得宏.辛芩颗粒治疗春季性结膜炎 36 例.华西药学杂志,2000,15(3):232.

[5]谢琴,俞仲毅,华晓东,等.辛芩颗粒药效学研究.时珍国医国药,2001,12(5):402.

[6]余彦,杜俊蓉,况国成,等.辛芩片剂治疗过敏性鼻炎的主要药效学研究.中成药,2004,26(5):59-62.

[7]刘祥兰,谢芩,王菊美.辛芩冲剂抗过敏药理研究.中成药研究,1985,(6):19.

[8]曹春梅,樊华,毋桂花.玉屏止嚏颗粒对变应性鼻炎大鼠 IL-4、IFN-γ 的影响.中国民族民间医药,2011,78-80.

[9]张蓉,余彦,杜俊蓉,等.辛芩片对豚鼠鼻超敏反应的影响.中国中药杂志,2005,30(10):785-788.

[10]陈淑杰,余彦,白波,等.辛芩片平喘作用的实验研究.华西药学杂志,2004,19(2):123.

香菊胶囊(片、颗粒)

Xiangju Jiaonang(Pian,Keli)

【药物组成】 化香树果序(除去种子)、夏枯草、黄芪、防风、辛夷、野菊花、白芷、川芎、甘草。

【功能与主治】 祛风通窍,解毒固表。用于风热袭肺、表虚不固所致的急慢性鼻窦炎、鼻炎。

【方解】 方中化香树果序祛风燥湿、消肿止痛,为君药。夏枯草清热泻火、消结止痛,黄芪益卫固表,为臣药。防风祛风除湿,辛夷散风邪、通鼻窍,野菊花疏风清热解毒,白芷疏风通窍止痛,川芎活血行气、祛风止痛,五药配伍,佐助君药以疏散风热,清热解毒,宣通鼻窍,

共为佐药;甘草既可清热解毒,又能调和诸药,为使药。诸药合用,共奏祛风通窍、解毒固表之功。

【临床应用】

1. 鼻渊 由风热蕴肺,表虚不固所致。症见发病急,鼻塞,涕黄或白黏,量少。检查见鼻内黏膜红肿,中鼻道有稠涕,窦窍部位压痛。多伴有头痛、发热、恶风,舌质红,苔薄黄,脉浮数;急、慢性鼻窦炎见上述证候者。

2. 鼻窒 由风热蕴肺,表虚不固所致。症见鼻塞时轻时重,或交替性鼻塞,冷则塞减,鼻气灼热,鼻涕色黄量少,嗅觉减退。伴有头昏不清,咳嗽痰黄,时有胸中烦热,舌尖红,苔薄黄,脉浮无力;慢性鼻炎见上述证候者。

【药理毒理】 本品有抗炎、镇痛和抗过敏、抗病原微生物等作用。

1. 抗炎 本品能抑制巴豆油诱发的小鼠耳急性炎性水肿,降低小鼠腹腔毛细血管通透性;对大鼠蛋清性足肿胀、角叉菜胶性足肿胀、佐剂性关节炎、甲醛性足肿胀和大鼠棉球肉芽肿等均有抑制作用[1-2]。

2. 镇痛 本品可提高小鼠热刺激痛阈、减少醋酸引起小鼠扭体反应的次数[1-2]。

3. 抗过敏 本品可抑制二硝基氯苯所致的小鼠耳廓迟发型超敏反应。

4. 抗病原微生物 本品浸膏体外试验对单纯疱疹病毒等有抑制作用。本品对 H3N2、H1N1 季节性流感病毒及达菲耐药流感病毒均具有抑制作用[3]。本品能降低流感病毒及仙台病毒感染、腹腔注射溶血性乙型链球菌及金黄色葡萄球菌感染后小鼠病死率[4]。香菊片对 HSV-1、HSV-2、Ad3、Ad7、VSV、RSV 等 6 种病毒的致细胞病变均具有不同程度的抑制作用;鸡胚接种法香菊片可抗 NDV 病毒活性,体外微量细胞培养香菊片药液可诱导人血白细胞产生干扰素[3,4]。

【不良反应】 目前尚未检索到不良反应报道。

【禁忌】 尚不明确。

【注意事项】

1. 虚寒者及胆腑郁热所致鼻渊慎用。

2. 服药期间戒烟酒,忌辛辣食物。

【用法与用量】 胶囊剂:口服。一次 2～4 粒,一日 3 次。片剂:口服。一次 2～4 片,一日 3 次。颗粒剂:口服。一次 3～6g,一日 3 次。

【规格】 胶囊剂:每粒装 0.3g

片剂:每素片重 0.3g

颗粒剂:每袋装 3g

【参考文献】 [1]吴周强,李兴民,王文尊,等.香菊片治疗鼻窦炎的药理和临床研究(药理部分).西北药学杂志,1989,4

(2):8.

[2]治疗鼻渊(鼻窦炎)中药新药香菊片申报资料.1987,7.

[3]高学敏.中药学.北京:中国中医药出版社,2007:42-43.

[4]许红云,李江平.香菊胶囊治疗老年上呼吸道感染疗效观察.实用心脑肺血管病杂志,2014,22(9):128-129.

鼻炎片
Biyan Pian

【药物组成】 苍耳子、辛夷、防风、荆芥、白芷、桔梗、麻黄、细辛、连翘、野菊花、知母、黄柏、五味子、甘草。

【功能与主治】 祛风宣肺,清热解毒。用于急、慢性鼻炎风热蕴肺证,症见鼻塞、流涕、发热、头痛。

【方解】 方中苍耳子散风通窍止痛,辛夷散风邪、通鼻窍,二药合用,具有解表散风、通窍止痛之功,为君药。防风、荆芥发表散风除湿,白芷、桔梗宣肺通窍、活血消肿,为臣药。麻黄、细辛解表散风、宣肺通窍,连翘、野菊花、知母、黄柏清热燥湿、解毒消肿,五味子敛肺生津,为佐药。甘草调和药性为使药。诸药合用,共收祛风宣肺、清热解毒、通利通窍之功。

【临床应用】

1. 伤风鼻塞 由风热外袭,上犯于鼻,热毒蕴肺,肺失宣肃,热壅鼻道,鼻失通畅所致。症见鼻塞较重,鼻流黏稠黄涕,擤出不爽,鼻黏膜色红肿胀,鼻道有黄色脓涕积留,伴发热,头痛,微恶风,口渴,咳嗽,痰黄黏稠,舌尖红,苔薄黄,脉浮数;急性鼻炎见上述证候者。

2. 鼻窒 由风热上攻,热毒蕴肺所致。症见鼻塞时轻时重,或交替性鼻塞,遇冷则塞减,鼻气灼热,鼻涕色黄量少,嗅觉减退。伴头昏不清,咳嗽痰黄,时有胸中烦热,舌尖红,苔薄黄,脉浮有力;慢性鼻炎见上述证候者。

【药理毒理】 本品有抗炎、抗过敏作用。

1. 抗炎 本品能抑制二甲苯所致的小鼠耳肿胀、角叉菜胶及蛋清所致的大鼠足肿胀,且可抑制滤纸皮下植入异物所致的肉芽组织增生,抑制组胺所致的大鼠毛细血管通透性增高[1,2]。

2. 抗过敏 本品能抑制天花粉所致的小鼠被动皮肤过敏反应[2]。

3. 其他 本品可改善变应性鼻炎患者血清C反应蛋白(CRP)、白细胞介素-6(IL-6)、白细胞介素-4(IL-4)水平[3]。

【不良反应】 目前尚未检索到不良反应报道。

【禁忌】 尚不明确。

【注意事项】

1. 风寒袭肺者慎用。

2. 服药期间戒烟酒,忌辛辣食物。

3. 本品含有苍耳子、细辛,不宜过量久用。

【用法与用量】 口服。一次3～4片(糖衣片)或2片(薄膜衣片),一日3次。

【规格】 薄膜衣片 每片重0.5g

【参考文献】 [1]孙志洁,董德利.鼻炎片的抗炎作用研究.黑龙江医药,2003,16(2):104.

[2]曾凡波,崔小瑞,范颖,等.鼻炎片药效研究.中药药理与临床,2000,16(6):33.

[3]杨皖菁,周波,张宇,等.鼻炎片对变应性鼻炎的疗效及血清炎症因子的影响.中医药导报,2013,19(7):39-41.

鼻渊舒胶囊(口服液)
Biyuanshu Jiaonang(Koufuye)

【药物组成】 辛夷、苍耳子、栀子、黄芩、柴胡、薄荷、川芎、细辛、白芷、茯苓、川木通、桔梗、黄芪。

【功能与主治】 疏风清热,祛湿通窍。用于鼻炎、鼻窦炎属肺经风热及胆腑郁热证者。

【方解】 方中辛夷、苍耳子散风邪,升清阳,化湿浊,通鼻窍,为君药。栀子清热凉血、解毒消肿、开散火郁,黄芩清泄胆火,柴胡、薄荷散风热、疏肝郁、散郁结,川芎、细辛、白芷辛散风邪、通窍止痛、活血排脓,为臣药。茯苓、川木通渗湿,桔梗载药上行,宣肺排脓;黄芪甘温,补益正气以增强托毒排脓之力,为佐药。诸药合用,共奏疏风清热、祛湿排脓、通窍止痛之功。

【临床应用】

1. 伤风鼻塞 由风热外袭,上犯于鼻,热毒蕴肺,肺失宣肃,热壅鼻道,鼻失通畅所致。症见鼻塞较重,鼻流黏稠黄涕,擤出不爽,鼻黏膜色红肿胀,鼻道有黄色脓涕积留,伴发热,头痛,微恶风,口渴,咳嗽,痰黄黏稠,舌尖红,苔薄黄,脉浮数;急性鼻炎见上述证候者。

2. 鼻渊 由胆腑郁热所致。症见鼻涕黄浊黏稠如脓,量多,有臭味,鼻塞,嗅觉差,鼻窍黏膜红肿,头痛剧烈,伴见发热,口苦咽干,目眩,耳聋,耳鸣,舌质红,苔黄,脉弦数;急慢性鼻窦炎见上述证候者[1,2]。

【药理毒理】 本品有抗炎、抗过敏、增强免疫、抗病原微生物及解热镇痛等作用。

1. 抗炎 本品能抑制角叉菜胶性大鼠足肿胀和二甲苯所致的小鼠耳肿胀,降低小鼠腹腔毛细血管通透性[3,4]。本品对药物性鼻炎的炎症反应有拮抗作用[5]。本品体外可抑制慢性鼻炎患者的鼻黏膜成纤维细胞的生长,增加细胞凋亡[6];可降低鼻窦炎模型动物鼻黏膜中肿瘤坏死因子α(TNF-α)、白细胞介素-8(IL-8)、白细胞介素-6(IL-6)表达[7,8]。本品对功能性鼻内镜鼻窦手术病人可使术腔清洁时间和上皮化时间提前,促进术腔黏膜修复[9]。

2. 抗过敏　本品对二硝基氯苯所致的小鼠迟发型超敏反应有抑制作用,对小鼠耳异种被动皮肤过敏有抑制作用[3,4]。

3. 增强免疫　本品能促进小鼠溶血素抗体生成,促进小鼠全血细胞吞噬白色葡萄球菌的能力,促进小鼠外周血 T、B 淋巴细胞的转化率,提高小鼠炭粒廓清功能,并促进小鼠红细胞免疫[3,4]。

4. 抗病原微生物　本品体外对溶血性链球菌、肺炎双球菌、金黄色葡萄球菌及其耐药菌株、表皮葡萄球菌、铜绿假单胞菌、大肠埃希菌、白色念球菌、卡他球菌、类白喉杆菌和变形杆菌等有抑制作用;对呼吸道合胞病毒和腺病毒 3 型、7 型有灭活作用[3,4,10]。

5. 解热、镇痛　本品对发热家兔有解热作用;可抑制腹腔注射醋酸所致小鼠扭体反应的次数,延长产生扭体反应的潜伏期[3,4]。

【不良反应】　文献报道,服用本品可引起过敏反应[11,12]。

【禁忌】　尚不明确。

【注意事项】

1. 肺脾气虚或气滞血瘀者慎用。

2. 孕妇慎用。

3. 服药期间戒烟酒,忌辛辣食物。

4. 本品含细辛、苍耳子,不宜过量、久用。

【用法与用量】　胶囊剂:口服。一次 3 粒,一日 3 次。疗程 7 天或遵医嘱。口服液:口服。一次 10ml,一日 2~3 次。七日为一个疗程。

【规格】　胶囊剂:每粒装 0.3g

口服液:每支装 10ml

【参考文献】　[1]谢薇,尤新南.鼻渊舒口服液治疗慢性上颌窦炎疗效观察.中国中西医结合耳鼻咽喉科杂志,1996,4(3):163.

[2]李建美.鼻渊舒口服液治疗慢性副鼻窦炎的疗效观察.海峡药学,1996,8(3):85.

[3]刘惠莲,赖先荣,甘涛.鼻渊舒胶囊.中国新药杂志,1999,8(8):547.

[4]刘惠莲.鼻渊舒胶囊申报资料.1994,5.

[5]周小军,田道法.鼻渊舒拮抗大鼠药物性鼻炎的药效学研究.中医药学刊,2003,21(7):1054.

[6]李吉平,王家东,张淳,等.鼻渊舒口服液抑制鼻黏膜成纤维细胞生长的实验研究.中国中西医结合耳鼻咽喉科杂志,2006,14(6):443-445.

[7]李辉,朱天民.鼻渊舒口服液对兔慢性鼻-鼻窦炎模型鼻窦黏膜 IL-8、TNF-α mRNA 表达的影响.中国实验方剂学杂志,2010,16(18):193-197.

[8]朱天民,熊大经,袁晓辉,等.鼻渊舒口服液对实验性急性鼻窦炎大鼠白细胞介素-6 和肿瘤坏死因子-α 的影响及其分子生物学机制探讨.时珍国医国药,2008(1):155-157.

[9]修世国,叶辉,白尚杰,等.鼻渊舒胶囊对功能性鼻窦内窥镜术后术腔黏膜修复的影响.时珍国医国药,2007,18(5):1195.

[10]许必芳,熊大经,袁晓辉,等.鼻渊舒口服液体外抑菌作用的研究.时珍国医国药,2005,16(2):117.

[11]廖伯才,罗玲,徐木先,等.口服鼻渊舒过敏 1 例.自贡医药,1996,18(1):2.

[12]姜红,毛耀南,魏润新,等.鼻渊舒口服液致面部皮疹 1 例.中国现代应用药学,1998,15(2):72.

畅鼻通颗粒
Changbitong Keli

【药物组成】　桂枝、白芍、荆芥、防风、薄荷、黄芩、当归、甘草。

【功能与主治】　调和营卫,解表散风。用于外感风寒、营卫失和所致的恶风有汗、头痛、喷嚏,或鼻塞时轻时重、疹块色白发痒;过敏性鼻炎、荨麻疹见上述证候者。

【方解】　方中桂枝解肌散风和卫,白芍甘酸敛阴和营,两药合用发表散风、调和营卫,为君药。荆芥、防风发表散风、祛湿透痒,薄荷疏散风邪、解表透疹、清利头目,为臣药。黄芩清热解毒燥湿,当归养血活血祛风,共为佐药。甘草调和诸药,引药入经,为使药。诸药合用,共奏调和营卫、解表散风之功。

【临床应用】

1. 鼻鼽　由外感风寒,营卫失和所致。症见阵发性突然发作,先有鼻腔发痒、肿胀不适,继则喷嚏频作,鼻痒,流涕清稀而量多,舌质淡,苔薄白,脉浮紧;过敏性鼻炎见上述证候者。

2. 风团　由外感风寒,营卫失和所致。症见皮疹色白,遇冷或风吹则加剧,得热则减轻,多冬季发病,苔薄白或薄白而腻,脉迟或濡缓;荨麻疹见上述证候者。

【不良反应】　目前尚未检索到不良反应报道。

【禁忌】　尚不明确。

【注意事项】

1. 外感风热者慎用。

2. 避免过食生冷、鱼虾食物。

【用法与用量】　开水冲服。一次 12g,一日 3 次。

【规格】　每袋装 12g

通窍鼻炎片（颗粒、胶囊）
Tongqiao Biyan Pian（Keli，Jiaonang）

【药物组成】 炒苍耳子、黄芪、炒白术、防风、白芷、辛夷、薄荷。

【功能与主治】 散风固表，宣肺通窍。用于风热蕴肺、表虚不固所致的鼻塞时轻时重、鼻流清涕或浊涕、前额头痛；慢性鼻炎、过敏性鼻炎、鼻窦炎见上述证候者。

【方解】 方中苍耳子散风通窍止痛，为君药。黄芪益肺固表，白术健脾益气，防风发表散风，共为臣药。白芷疏风通窍、活血排脓，辛夷芳香透窍，薄荷发散风热、清利头目，三药共为佐药。诸药合用，共奏散风固表、宣肺通窍之功。

【临床应用】

1. 鼻窒 由风热蕴肺，表虚不固所致。症见鼻塞时轻时重，或交替性鼻塞，遇冷则塞减，鼻气灼热，鼻涕色黄量少，嗅觉减退；伴有头昏不清，咳嗽痰黄，时有胸中烦热，易汗出，舌尖红，苔薄黄，脉浮无力；慢性鼻炎见上述证候者。

2. 鼻鼽 由风热蕴肺，表虚不固所致。症见阵发性鼻痒，喷嚏，流鼻涕，小便色黄，大便干燥，易汗出，舌尖红，苔薄黄，脉浮数无力；过敏性鼻炎见上述证候者。

3. 鼻渊 由风热蕴肺，表虚不固所致。症见发病急，鼻塞，涕黄或白黏，量少；多有头痛，发热，畏寒，咳嗽，易汗出，舌质红，苔薄黄，脉浮数无力；鼻窦炎见上述证候者。

【药理毒理】 本品有抗炎、抗过敏和镇痛等作用。

1. 抗炎 通窍鼻炎胶囊能抑制角叉菜胶所致大鼠足肿胀、二甲苯所致小鼠耳肿胀及小鼠棉球肉芽肿，降低醋酸引起的小鼠腹腔毛细血管通透性增加[1]。

2. 抗过敏 通窍鼻炎胶囊对大鼠皮肤被动过敏引起的炎症渗出有抑制作用，对抗组胺或乙酰胆碱引起的离体豚鼠气管张力升高[1-3]。

3. 镇痛 通窍鼻炎颗粒能降低醋酸所致小鼠疼痛扭体反应的次数[3]。

4. 其他 通窍鼻炎胶囊能增强小鼠网状内皮系统的吞噬功能，提高自然杀伤细胞、抗体形成细胞和白细胞介素-2的活性，提高T-淋巴细胞的转化作用[4]。通窍鼻炎胶囊体外对金黄色葡萄球菌、乙型链球菌、铜绿假单胞菌、痢疾杆菌和大肠埃希菌均有抑菌作用，对合胞病毒有抑制作用[1-3]。

5. 毒理 大鼠长期毒性试验，7.35g/kg可引起红细胞降低和肌酐升高，停药两周后均恢复[2]。

【不良反应】 目前尚未检索到不良反应报道。

【禁忌】 尚不明确。

【注意事项】

1. 外感风寒或气滞血瘀者慎用。

2. 服药期间戒烟酒，忌辛辣食物。

3. 本品含有苍耳子，不宜过量和久用。

【用法与用量】 片剂：口服。一次5～7片，一日3次。颗粒剂：开水冲服。一次1袋，一日3次。胶囊剂：口服。一次4～5粒，一日3次。

【规格】 薄膜衣片：每片重0.3g（相当于饮片1.1g）

颗粒剂：每袋装2g

胶囊剂：每粒装0.4g

【参考文献】 [1]张全鼎，周彦如，彭旦明，等.通窍鼻炎胶囊药效学实验研究.中国中医药信息杂志，2001，8(8)：31.

[2]彭旦明，周彦如，赵诗云，等.通窍鼻炎胶囊与功能主治有关的主要药效学试验资料及文献资料.江西樟树制药厂，1996，8.

[3]通窍鼻炎颗粒新药申报资料.1996，5.

[4]余练康，杨芳炬，龚涛，等.通窍鼻炎胶囊对小鼠免疫功能的影响.中国中药杂志，1999，24(4)：236.

辛芳鼻炎胶囊
Xinfangbiyan Jiaonang

【药物组成】 辛夷、水牛角浓缩粉、黄芩、龙胆、柴胡、白芷、川芎、细辛、薄荷、菊花、荆芥穗、防风、蔓荆子（炒）、桔梗、枳壳（炒）。

【功能与主治】 解表散风，清热解毒，宣肺通窍。用于风热蕴肺所致慢性鼻炎、鼻窦炎。

【方解】 方中辛夷芳香辛散，散风邪，升清阳，通鼻窍，为君药。水牛角清热解毒、凉血消肿，黄芩、龙胆清热燥湿，柴胡疏风退热，白芷、川芎、细辛发表通窍止痛、活血解毒排脓，共为臣药。薄荷、菊花、荆芥穗、防风、蔓荆子辛散轻扬，为佐药。桔梗、枳壳合用，一升一降，使肺气得以宣发肃降，桔梗尚有排脓消痈之功，为使药。诸药合用，共奏发表散风、清热宣肺、通利鼻窍之效。

【临床应用】

1. 鼻窒 由风热蕴肺所致。症见鼻塞时轻时重，或交替性鼻塞，遇冷则塞减，鼻气灼热，鼻涕色黄量少，嗅觉减退。伴头昏不清，咳嗽痰黄，时有胸中烦热，舌尖红，苔薄黄，脉浮有力；慢性鼻炎见上述证候者。

2. 鼻渊 由风热蕴肺所致。症见发病急，鼻塞，涕黄或白黏，量少，多伴头痛，发热，畏寒，咳嗽，舌质红，苔薄黄，脉浮数；鼻窦炎见上述证候者。

【不良反应】 目前尚未检索到不良反应报道。

【禁忌】　尚不明确。

【注意事项】

1. 外感风寒、肺脾气虚及气滞血瘀者慎用。

2. 服药期间戒烟酒,忌辛辣食物。

3. 孕妇慎用。

4. 本品含细辛,不宜过量及长期服用。

【用法与用量】　口服。一次 6 粒,一日 2～3 次;小儿酌减。15 天为一个疗程。

【规格】　每粒装 0.25g

鼻窦炎口服液

Bidouyan Koufuye

【药物组成】　苍耳子、辛夷、白芷、薄荷、荆芥、竹叶柴胡、川芎、栀子、黄芩、龙胆草、川木通、茯苓、黄芪、桔梗。

【功能与主治】　疏散风热,清热利湿,宣通鼻窍。用于风热犯肺、湿热内蕴所致的鼻塞不通、流黄稠涕;急慢性鼻炎、鼻窦炎见上述证候者。

【方解】　方中苍耳子散风化湿、通窍止痛,辛夷散风邪、通鼻窍,二药配伍,具有辛散风邪、芳香通窍之功,共为君药。白芷疏风通窍、活血排脓、消肿止痛,薄荷、竹叶柴胡疏散风热,荆芥解表散风,川芎祛风止痛,四药配伍,辅助君药,增强散风、活血排脓、消肿止痛之功,共为臣药。栀子苦寒清降,既可泻三焦实火,又可凉血解毒,黄芩、龙胆草清热燥湿、泻火解毒,川木通清热燥湿、化瘀消肿,茯苓健脾利湿,黄芪托毒排脓、生肌消肿,为佐药。桔梗载药上行,宣肺利气,为使药。诸药合用,共奏疏散风热、清热利湿、宣通鼻窍之效。

【临床应用】

1. **伤风鼻塞**　由风热外袭,上犯于鼻,肺失宣肃,热壅鼻道,鼻失通畅所致。症见鼻塞较重,鼻流黏稠黄涕,擤出不爽,鼻黏膜红肿胀,鼻道有黄色脓涕积留,伴发热、头痛、微恶风、口渴、咳嗽,痰黄黏稠,舌尖红,苔薄黄,脉浮数;急性鼻炎见上述证候者。

2. **鼻窒**　由风热蕴肺或湿热内蕴所致。症见鼻塞时轻时重,或交替性鼻塞,遇冷则塞减,鼻气灼热,鼻涕色黄量少,嗅觉减退,鼻黏膜与鼻甲色红肿胀,鼻甲柔软,表面光滑,伴头昏不清,咳嗽痰黄,时有胸中烦热,舌尖红,苔薄黄,脉浮有力;慢性鼻炎见上述证候者。

3. **鼻渊**　由风热蕴肺或湿热内蕴所致。发病急,症见鼻塞,涕黄或白黏,量少;检查见鼻内黏膜红肿,中鼻道有稠涕,窦窍部位压痛;多有头痛、发热、畏寒、咳嗽等症,舌质红,苔薄黄,脉浮数;鼻窦炎见上述证候者。

【药理毒理】　本品有抗炎、镇痛等作用。

1. **抗炎**　本品能抑制二甲苯所致小鼠耳肿胀和甲醛所致大鼠足肿胀,抑制大鼠棉球肉芽组织增生[1]。本品可消除急性化脓性鼻窦炎家兔全身及局部的炎症反应,使模型家兔白细胞计数及中性粒细胞百分比恢复正常,光镜下窦腔黏膜恢复正常[2]。本品可降低滴加金黄色葡萄球菌致急性鼻-鼻窦炎模型大鼠鼻分泌物 pH、白细胞计数及中性粒细胞百分比,增加鼻黏膜 β-防御素(BD-2)的基因和蛋白表达,减轻鼻黏膜病理变化[3]。

2. **镇痛**　本品能抑制醋酸所致小鼠扭体反应的次数[1]。

3. **其他**　本品可增加小鼠气管酚红的排泌量[1]。鼻内窥镜术后患者以本品 20ml 加入生理盐水 500ml 冲洗鼻腔,可改善鼻腔、鼻窦黏液纤毛功能,促进窦口鼻道复合体黏膜纤毛功能的恢复,缩短黏膜愈合时间[4,5]。本品对鼻息肉组织和鼻腔黏膜中的嗜酸性粒细胞有抑制作用,可抑制鼻息肉的生长和复发[6];可提高鼻内窥镜术后患者上皮化程度[7]。

【不良反应】　目前尚未检索到不良反应报道。

【禁忌】　尚不明确。

【注意事项】

1. 外感风寒、肺脾气虚及气滞血瘀者慎用。

2. 孕妇慎用。

3. 服药期间戒烟酒,忌辛辣食物。

4. 本品含苍耳子,不宜过量、久用。

【用法与用量】　口服。一次 10ml,一日 3 次。20 天为一个疗程。

【规格】　每支装 10ml

【参考文献】　[1]陈万群,冉长清,江兵,等.鼻窦炎口服液的主要药效学研究.重庆中草药研究,1999,(39):33.

[2]熊大经,谢慧,刘平平,等.鼻窦炎口服液治疗家兔实验性上颌窦炎.中药新药与临床药理,2005,16(9):336.

[3]贾旭锦.鼻窦炎口服液对急性鼻—鼻窦炎大鼠鼻黏膜 β 防御素影响的实验研究.成都中医药大学,2012.

[4]李学昌,王金磊,张玉莉,等.中药冲洗对鼻黏膜纤毛超微结构的影响.山东大学耳鼻喉眼学报,2006,20(6):522.

[5]张玉莉,王延升,李学昌,等.鼻窦炎口服液鼻腔冲洗对鼻黏膜纤毛系统功能的影响.中国药房,2007,18(8):609.

[6]张玉莉,李学昌,吴洪娟,等.鼻窦炎口服液对鼻黏膜中嗜酸性粒细胞作用的超微结构研究.临床耳鼻喉科杂志,2005.19(5):227-228.

[7]谭力凡,刘怡君,吕璐,等.鼻窦炎口服液冲洗鼻腔对鼻内窥镜术后黏膜充血水肿促进鼻黏膜纤毛结构恢复的临床效果.山西医药杂志,2015,44(4):433-435.

辛夷鼻炎丸
Xinyi Biyan Wan

【药物组成】 苍耳子、辛夷、薄荷、紫苏叶、防风、山白芷、菊花、广藿香、鹅不食草、板蓝根、鱼腥草、三叉苦、甘草。

【功能与主治】 祛风宣窍，清热解毒。用于风热上攻、热毒蕴肺所致的鼻塞、鼻流清涕或浊涕、发热、头痛；慢性鼻炎、过敏性鼻炎、神经性头痛见上述证候者。

【方解】 方中苍耳子散风热，化湿浊，通鼻窍；辛夷芳香透窍，有散风邪、通鼻窍之功，二药配伍散风邪，升清阳，化湿浊，通鼻窍，共为君药。薄荷宣散风热、清利头目，紫苏叶解表散风，防风解表散风、除湿止痛，白芷发散风寒、排脓止痛，菊花疏散风热、清热解毒，以辅助君药增强宣散风热、通窍止痛之功，为臣药。广藿香、鹅不食草芳香，化湿浊、通鼻窍；板蓝根、鱼腥草、三叉苦清热解毒消肿，以佐助君、臣药物化湿浊、解热毒、通鼻窍之功，为佐药。甘草既可清热解毒，又能调和诸药，为使药。诸药合用，共奏祛风宣窍、清热解毒之功。

【临床应用】

1. **伤风鼻塞** 由风热外袭，上犯于鼻，热毒蕴肺，肺失宣肃，热壅鼻道所致。症见鼻塞较重，鼻流黏稠黄涕，擤出不爽，鼻黏膜色红肿胀，鼻道有黄色脓涕积留，伴发热，头痛，微恶风，口渴，咳嗽，痰黄黏稠，舌尖红，苔薄黄，脉浮数；急性鼻炎见上述证候者。

2. **鼻鼽** 由风热上攻，热毒蕴肺所致。症见阵发性鼻痒，喷嚏，流鼻涕，小便色黄，大便干燥，舌尖红，苔薄黄，脉浮数；过敏性鼻炎见上述证候者。

3. **鼻窒** 由风热上攻，热毒蕴肺所致。症见鼻塞时轻时重，或交替性鼻塞，遇冷则塞减，鼻气灼热，鼻涕色黄量少，嗅觉减退；伴有头昏不清，咳嗽痰黄，时有胸中烦热，舌尖红，苔薄黄，脉浮有力；慢性鼻炎见上述证候者。

4. **头痛** 由风热上攻，上扰清空所致。症见头痛而胀，甚则头痛如裂，发热或恶风，面红目赤，口渴欲饮，便秘，溲黄，舌质红，苔黄，脉浮数；神经性头痛见上述证候者。

【药理毒理】 本品有抗炎等作用。

1. **抗炎** 本品可降低二甲苯所致小鼠耳肿胀及角叉菜胶、蛋清所致大鼠足肿胀，降低小鼠腹腔毛细血管通透性，抑制大鼠棉球肉芽肿形成[1,2]；本品可减轻慢性肥厚性鼻炎患者低温等离子射频消融术后的下鼻甲炎症反应，减轻鼻黏膜肿胀[3]。

2. **其他** 本品可提高甲1型流感病毒感染小鼠的肺指数[2]。

3. **毒理** 本品1.17～4.68g/kg给药40天，可升高小鼠血ALT值，肝细胞出现肿胀、变性甚至坏死[4]。

【不良反应】 目前尚未检索到不良反应报道。

【禁忌】 尚不明确。

【注意事项】

1. 外感风寒、肺脾气虚、气滞血瘀者慎用。

2. 服药期间戒烟酒，忌辛辣食物。

3. 本品含苍耳子，不宜过量、久用。

【用法与用量】 口服。一次3g，一日3次。

【规格】 每瓶装30g

【参考文献】 [1]曹柳英，梁瑞燕，潘华新，等.辛夷鼻炎丸抗炎作用实验研究.广州医药，2005，36(2)：74.

[2]詹延章，洪晓锋.辛夷鼻炎丸抗病毒作用及抗炎作用考察.中国药师，2012，15(2)：269-271.

[3]唐洪波，苏小磊，廖剑绚，等.辛夷鼻炎丸在下鼻甲等离子射频消融术后的应用.基层医学论坛，2011，15(16)：488-489.

[4]刘树民，姚珠星，徐颖，等.辛夷鼻炎丸对肝功能影响的实验研究.中国药房，2007，18(12)：890.

鼻炎灵片（丸）
Biyanling Pian（Wan）

【药物组成】 苍耳子(炒黄)、辛夷、白芷、细辛、黄芩、川贝母、淡豆豉、薄荷脑。

【功能与主治】 通窍消肿，祛风清热。用于风热犯肺，肺失宣降，邪热壅结鼻窍所致的鼻塞，头痛，浊涕臭气，嗅觉失灵等。慢性鼻窦炎、鼻炎见上述证候者。

【方解】 方中苍耳子、辛夷药性辛温，可发散风邪、通鼻窍，为君药。白芷、细辛祛风止痛、通鼻窍，加强君药的作用。黄芩、川贝母苦寒皆入肺经，能清肺热泻火解毒、消肿散结，淡豆豉、薄荷疏散风热为佐使药。诸药合用，共奏通窍消肿、祛风清热之功。

【临床应用】

1. **鼻渊** 因风热犯肺，肺失宣降，邪热循经上壅鼻窍而致。症见鼻塞，头痛，浊涕臭气，嗅觉失灵，咳嗽，痰多，舌质红，舌苔薄白，脉浮数；急、慢性鼻窦炎见上述证候者。

2. **鼻窒** 因外感风热，邪热犯肺，壅结鼻窍而致。症见鼻塞，头痛，流黄涕，嗅觉下降，咳嗽，口干，舌红，苔薄黄，脉数；急、慢性鼻炎见上述证候者。

【不良反应】 目前尚未检索到不良反应报道。

【禁忌】 尚不明确。

【注意事项】　服药期间,忌辛辣食物。

【用法与用量】　片剂:饭后温开水送服。一次2-4片,一日3次;两周为一疗程。

丸剂:口服。一次6g,一日3次。

【规格】　片剂:每片重0.3g

丸剂:每袋装6g

鼻渊通窍颗粒
Biyuan Tongqiao Keli

【药物组成】　辛夷、苍耳子(炒)、麻黄、白芷、薄荷、藁本、黄芩、连翘、野菊花、天花粉、地黄、丹参、茯苓、甘草。

【功能与主治】　疏风清热,宣肺通窍。用于急鼻渊(急性鼻窦炎)属外邪犯肺证,证见:前额或颧骨部压痛,鼻塞时作,流涕黏白或黏黄,或头痛,或发热,苔薄黄或白,脉浮。

【方解】　辛夷、苍耳子辛温,归肺经。辛散温通、芳香走窜、上行头面、善通鼻窍为君药,麻黄、白芷、藁本宣肺散邪通窍,薄荷、黄芩、连翘、野菊花、天花粉清热解毒,共为臣药,地黄养血,茯苓健脾化痰,丹参活血为佐药,以扶正祛邪,甘草调和诸药为使药。诸药合用,共奏疏风清热、宣肺通窍之功。

【临床应用】

1. 鼻渊　邪热犯肺,肺失宣降,邪热循经上壅鼻窍而致。症见鼻涕量多而白黏或黄稠,嗅觉减退,头痛,可兼有发热恶风,汗出,或咳嗽,痰多,舌质红,舌苔薄白,脉浮数;急性鼻窦炎见上述证候者。

2. 鼻室　风热犯肺,邪热壅结鼻窍而致。症见鼻塞时轻时重,或交替性鼻塞,鼻涕色黄量少,鼻气灼热,常有口干,咳嗽痰黄,舌尖红,苔薄黄,脉数;急性鼻炎见上述证候者。

【药理毒理】　**抗炎**　本品可抑制醋酸致小鼠皮肤毛细血管通透性增高,减轻二甲苯致小鼠耳肿胀、角叉菜胶致大鼠足肿胀以及小鼠棉球肉芽肿程度[1]。

【不良反应】　偶见腹泻。

【禁忌】　尚不明确。

【注意事项】

1. 需在医生指导下用药。

2. 脾虚腹胀者慎用。

3. 服药期间勿食辛、辣等食物。

4. 运动员慎用。

【用法与用量】　开水冲服。一次15g(1袋),一日3次。

【规格】　每袋装15g

【参考文献】　[1]樊贤超,牛崇峰.鼻渊通窍颗粒抗炎作用实验研究.中医药通报,2009,8(6):57-58.

二、清热通窍

千柏鼻炎片(胶囊)
Qianbai Biyan Pian (Jiaonang)

【药物组成】　千里光、卷柏、川芎、麻黄、白芷、决明子、羌活。

【功能与主治】　清热解毒,活血祛风,宣肺通窍。用于风热犯肺、内郁化火、凝滞气血所致的鼻塞、鼻痒气热、流涕黄稠,或持续鼻塞、嗅觉迟钝;急慢性鼻炎、急慢性鼻窦炎见上述证候者。

【方解】　方中千里光清热解毒、活血化瘀,为君药。卷柏活血散瘀,川芎活血行气、祛风止痛,麻黄、白芷配伍苦寒之千里光,祛风解表而不助热,且能通透鼻窍,为臣药。决明子既能清热泻火,又可润肠通便,引热下行;羌活辛温升散,善解肌表风邪,共为佐药。诸药合用,共奏清热解毒、活血祛风、宣通鼻窍之效。

【临床应用】

1. 伤风鼻塞　由风热犯肺,内郁化火,凝滞气血,鼻失通畅所致。症见鼻塞较重,鼻流黏稠黄涕,擤出不爽,鼻黏膜色红肿胀,鼻道有黄色脓涕积留,伴发热,头痛,微恶风,口渴,咳嗽,痰黄黏稠,舌尖红,苔薄黄,脉浮数;急性鼻炎见上述证候者。

2. 鼻室　由风热犯肺,内郁化火,凝滞气血所致。症见鼻塞时轻时重,或交替性鼻塞,遇冷则塞减,鼻气灼热,鼻涕色黄量少,嗅觉减退;鼻黏膜与鼻甲色红肿胀,鼻甲柔软,表面光滑;伴头昏不清,咳嗽痰黄,时有胸中烦热,舌尖红,苔薄黄,脉浮有力;慢性鼻炎见上述证候者。

3. 鼻渊　由风热犯肺,内郁化火,凝滞气血所致。症见鼻塞,涕黄或白黏,量少;检查见鼻内黏膜红肿,中鼻道有稠涕,窦窍部位压痛;多有头痛,发热,畏寒,咳嗽,舌质红,苔薄黄,脉浮数;急、慢性鼻窦炎见上述证候者。

【药理毒理】　本品有抗炎、抗过敏和抗菌作用。

1. 抗炎　本品能抑制角叉菜胶所致豚鼠的炎性渗出[1]。

2. 抗过敏　本品对组胺和乙酰胆碱喷雾所致的豚鼠过敏性哮喘有抑制作用[1]。本品可抑制由过敏性鼻炎小鼠血清 IgE 和组胺含量的增加[2]。

3. 抗菌 本品体外对金黄色葡萄球菌、甲型溶血性链球菌、乙型溶血性链球菌、肺炎球菌、白喉杆菌、卡他球菌、大肠埃希菌、铜绿假单胞菌和白色念珠菌等均有不同程度的抑制作用[3]。

【不良反应】 文献报道,服用本品偶有胸痛、口干及肝脏损害等不良反应。

【禁忌】 尚不明确。

【注意事项】

1. 外感风寒、肺脾气虚者慎用。

2. 服药期间戒烟酒,忌辛辣食物。

3. 本品含千里光,不宜过量、久用。

【用法与用量】 片剂:口服。一次 3～4 片,一日 3 次。胶囊剂:口服。一次 2 粒,一日 3 次。

【规格】 片剂:每片重 0.32g

胶囊剂:每粒装 0.5g

【参考文献】 [1]黄守坚,等.千柏鼻炎片药效、毒理试验.千柏鼻炎片资料汇编(广州奇星药业有限公司),1996.

[2]陆宾,王再勇,陈莹,等.千柏鼻炎片及其有效成分治疗小鼠过敏性鼻炎.中国实验方剂学杂志,2013,19(12):246-249.

[3]梁若,等.千柏鼻炎片的抗菌作用药效学试验.千柏鼻炎片资料汇编(广州奇中药业有限公司),1996.

鼻塞通滴鼻液
Bisaitong Dibiye

【药物组成】 甜瓜蒂、羟苯乙酯。

【功能与主治】 清热解毒,消肿通窍。用于热毒壅盛所致的鼻塞、流涕。急性鼻炎,慢性单纯性鼻炎见上述证候者。

【方解】 方中甜瓜蒂又名苦丁香,味苦,性寒。《名医别录》称其"去鼻中息肉"。《本草纲目》则有治鼻中息肉、鼻塞的记载。

【临床应用】 **鼻窒** 用于急性鼻炎及慢性单纯性鼻炎所致的鼻塞、流涕。

【不良反应】 部分患者滴用本药后有鼻腔干燥、轻度烧灼感、打喷嚏、流涕增多的反应。

【禁忌】 孕妇禁用。

【注意事项】 不可超量使用。

【用法与用量】 滴鼻。每日 2 次,每次每侧鼻腔 1～2 滴。

【规格】 每支 8ml

鼻 炎 康 片
Biyankang Pian

【药物组成】 野菊花、黄芩、猪胆粉、麻黄、薄荷油、苍耳子、广藿香、鹅不食草、当归、马来酸氯苯那敏。

【功能与主治】 清热解毒,宣肺通窍,消肿止痛。用于风邪蕴肺所致的急、慢性鼻炎,过敏性鼻炎。

【方解】 方中野菊花疏散风热、清热解毒,黄芩苦寒清热燥湿、泻火解毒;猪胆粉苦寒清热解毒,三药配伍,清热解毒力胜,共为君药。麻黄、薄荷宣肺散邪,苍耳子散风通窍止痛,三药辅助君药,增强疏风散邪、宣肺通窍之功,共为臣药。广藿香芳香化湿,鹅不食草祛湿化浊,以助君臣药物化湿浊之功。当归和血行血,以防辛温燥烈之品耗伤气血,共为佐药。更加抗组胺之西药马来酸氯苯那敏。诸药合用,各取所长,标本兼顾,共达清热解毒、宣肺通窍、消肿止痛之效。

【临床应用】

1. 伤风鼻塞 由风热外袭,热毒蕴肺,肺失宣肃,热壅鼻道,鼻失通畅所致。症见鼻塞较重,鼻流黏稠黄涕,擤出不爽,鼻黏膜色红肿胀,鼻道有黄色脓涕积留,伴发热,头痛,微恶风,口渴,咳嗽,痰黄黏稠,舌尖红,苔薄黄,脉浮数;急性鼻炎见上述证候者。

2. 鼻窒 由风热上攻,热毒蕴肺所致。症见鼻塞时轻时重,或交替性鼻塞,遇冷则塞减,鼻气灼热,鼻涕色黄量少,嗅觉减退;伴有头昏不清,咳嗽痰黄,时有胸中烦热,舌尖红,苔薄黄,脉浮有力;慢性鼻炎见上述证候者。

3. 鼻鼽 由风热上攻,热毒蕴肺所致。症见阵发性鼻痒,喷嚏,流鼻涕,小便色黄,大便干燥,舌尖红,苔薄黄,脉浮数;过敏性鼻炎见上述证候者。

【药理毒理】 本品具有抗炎、抗过敏、镇痛及抑菌作用[1]。

1. 抗炎 本品对大鼠棉球肉芽肿、二甲苯所致小鼠耳肿胀及醋酸所致小鼠毛细血管通透性增高等具有抑制作用[1]。

2. 抗过敏 本品可抑制大鼠被动皮肤过敏反应[1]。

3. 镇痛 本品可提高小鼠热刺激痛阈值,降低醋酸致小鼠扭体次数[1]。

4. 抑菌 本品体外对肺炎链球菌、肺炎克雷伯杆菌、乙型溶血性链球菌、甲型溶血性链球菌、金黄色葡萄球菌、大肠埃希菌均有抑制作用[1]。

【不良反应】 目前尚未检索到不良反应报道。

【禁忌】 尚不明确。

【注意事项】

1. 肺脾气虚或气滞血瘀者慎用。

2. 服药期间戒烟酒,忌辛辣食物。

3. 本品含苍耳子,不宜过量、久用。

4. 本品含有扑尔敏,易引起嗜睡,用药期间不宜驾驶车辆、管理机械及高空作业。

【用法与用量】　口服。一次 4 片,一日 3 次。

【规格】　每片重 0.37g(含马来酸氯苯那敏 1mg)

【参考文献】　[1]金桂芳,张文军,谭毓治.鼻炎康片抗炎镇痛药效研究.中药材,2009,32(7):1108-1111.

鼻咽清毒剂(颗粒)
Biyan Xiaodu Ji(Keli)

【药物组成】　野菊花、重楼、两面针、苍耳子、夏枯草、蛇泡勒、龙胆、党参。

【功能与主治】　清热解毒,化痰散结。用于痰热毒瘀蕴结所致的鼻咽部慢性炎症,鼻咽癌放射治疗后分泌物增多。

【方解】　方中野菊花疏散风热、清热解毒,为君药。重楼、两面针以助君药清热解毒消肿,苍耳子散风邪、升清阳、通鼻窍,三药共为臣药。夏枯草、蛇泡勒清火邪、散痰结,龙胆清热燥湿,党参益气扶正,以防祛邪伤正,共为佐药。诸药合用,共奏清热解毒、化痰散结之效。

【临床应用】　鼻窒　由热毒蕴结所致。症见鼻塞时轻时重,或交替性鼻塞,遇冷则塞减,鼻气灼热,鼻涕色黄量少,嗅觉减退;伴头昏不清,咳嗽痰黄,时有胸中烦热,舌红,苔黄,脉洪数;慢性鼻炎见上述证候者。

【药理毒理】　抗肿瘤　鼻咽清毒颗粒能够抑制鼻咽癌细胞(CNE_2)裸鼠移植瘤的生长,降低肿瘤体积和重量[1]。体外实验,本品药物血清可呈时间和浓度依赖性(浓度范围为 5%～25%)抑制鼻咽癌细胞株 CNE_1、CNE_2、TWO_3 和 C666-1 的增殖,同时可诱导细胞凋亡,改变细胞周期分布,阻滞多数细胞于 G_1 期[2]。临床研究,本品加鼻渊舒口服液可抑制鼻咽癌高危人群 EB 病毒 VCA/Ig A 滴度水平[3]。

【不良反应】　目前尚未检索到不良反应报道。

【禁忌】　尚不明确。

【注意事项】

1. 外感风寒、肺脾气虚或气滞血瘀者慎用。

2. 服药期间戒烟酒,忌辛辣食物。

3. 本品含有苍耳子,不宜过服和久用。

【用法与用量】　口服。一次 20g,一日 2 次。30 天为一个疗程。

【规格】　每袋装　(1)10g　(2)20g

【参考文献】　[1]韩虹,盛晓丽,崔勇,等.鼻咽清毒颗粒对鼻咽癌的体内抑制作用.广东医学,2009,30(9):1244-1245.

[2]康敏,王仁生,刘文其,等.鼻咽清毒颗粒药物血清体外对鼻咽癌细胞增殖的影响.中药材,2013,36(1):89-92.

[3]郭长凯,孔维佳,余青松,等.鼻咽癌清毒颗粒加鼻渊舒口服液抑制鼻咽癌高危人群 EB 病毒 VCA/Ig A 的临床观察.中华肿瘤防治杂志,2006,13(10):729-732.

鼻舒适片
Bishushi Pian

【药物组成】　苍耳子、野菊花、鹅不食草、白芷、防风、墨旱莲、白芍、胆南星、蒺藜、甘草、扑尔敏。

【功能与主治】　清热消炎,通窍。用于肺经蕴热,壅塞鼻窍所致的喷嚏、流涕、鼻塞、头痛;慢性鼻炎、过敏性鼻炎,慢性鼻窦炎见上述证候者。

【方解】　方中苍耳子、野菊花清热解毒通窍为君药。鹅不食草、白芷、防风祛风通窍,胆南星清热化痰,为臣药。墨旱莲、白芍、蒺藜凉血息风为佐药。甘草调和诸药为使药。扑尔敏具有抗过敏作用。诸药合用,共奏清热通窍之功。

【临床应用】

1. 鼻窒　邪热伏肺,久蕴不去,致邪热壅结鼻窍而致。症见喷嚏、流涕、鼻塞、头痛,咳嗽,口干,舌红,苔薄黄,脉数;急、慢性鼻炎见上述证候者。

2. 鼻鼽　肺经素有郁热,肃降失职,邪热上犯鼻窍而致。症见鼻痒,喷嚏频作,流清涕,鼻塞,常在闷热天气发作,或见咳嗽,咽痒,口干烦热,舌质红,苔白或黄,脉数;过敏性鼻炎见上述证候者。

3. 鼻渊　邪热犯肺,肺失宣降,邪热循经上壅鼻窍而致。症见喷嚏、流涕、鼻塞、头痛,咳嗽,痰多,舌质红,舌苔薄白,脉浮数;急、慢性鼻窦炎见上述证候者。

【药理毒理】　本品有抗炎、抗过敏等作用。

1. 抗炎　本品能抑制巴豆油引起的小鼠炎症和毛细血管壁通透性[1]。

2. 抗过敏　本品能抑制 2,4-二硝基氯苯致小鼠迟发型超敏反应[1]。

3. 其他　本品可抑制小鼠血清溶血素形成及网状内皮细胞系统吞噬功能[1]。

【不良反应】

1. 少数可见嗜睡、疲劳、乏力、胸闷、咽喉痛,心悸或皮肤瘀斑、出血倾向,痰液黏稠等。

2. 少数出现药物性过敏反应,如瘙痒、皮疹、胃肠道过敏反应,甚至出现血常规改变。

3. 个别使用后不出现困倦感,而有失眠、烦躁等中枢兴奋症状,甚至可能诱发癫痫。

【禁忌】

1. 新生儿或早产儿。

2. 癫痫患者。

3. 接受单胺氧化酶抑制剂治疗的患者。

4. 对本品高度过敏者。

【注意事项】

1. 胃溃疡患者宜饭后服用。

2. 用药期间不宜驾驶车辆,管理机器及高空作业。

【用法与用量】 口服。一次 4～5 片,一日 3 次。

【规格】 每片重 0.22g

【参考文献】 [1]潘建明,周永标,朱剑霞,等.鼻舒适片药理作用的研究.中成药,1990,12(9):45.

胆香鼻炎片

Danxiang Biyan Pian

【药物组成】 猪胆汁膏、广藿香、白芷、苍耳子、鹅不食草、荆芥、金银花、野菊花、薄荷脑。

【功能与主治】 消炎清热,祛风散寒,通窍止痛。用于慢性单纯性鼻炎、过敏性鼻炎、急慢性副鼻窦炎。

【方解】 方中猪胆汁膏味苦性寒,清热解毒,藿香气味芳香可化湿浊共为君药。白芷、苍耳子、鹅不食草、荆芥祛风散寒、通窍止痛为臣药。金银花、野菊花、薄荷脑疏风清热解毒为佐使药。诸药合用,共奏清热、祛风散寒、通窍止痛之功。

【临床应用】

1. 鼻窒 因外感风寒,入里化热,邪热犯肺所致。症见鼻塞,头痛,流黄涕,嗅觉下降,咳嗽,口干,舌红,苔薄黄,脉数;慢性单纯性鼻炎上述证候者。

2. 鼻鼽 因外感风寒,入里化热,邪热犯肺所致。症见鼻痒,喷嚏频作,流涕,鼻塞,舌质红,苔白或黄,脉数;过敏性鼻炎上述证候者。

3. 鼻渊 因胆失疏泄,气郁化火,胆火循经上犯,移热于脑,伤及鼻窍所致,鼻涕脓浊,量多,鼻塞,嗅觉减退,头痛,可兼有烦躁易怒,口苦,咽干,舌质红,舌苔黄或腻,脉弦数;急、慢性副鼻窦炎见上述证候者。

【不良反应】 目前尚未检索到不良反应报道。

【禁忌】 孕妇禁用。

【注意事项】 尚不明确。

【用法与用量】 口服。一次 4 片,一日 3 次。

【规格】 每片重 0.3g

防芷鼻炎片

Fangzhi Biyan Pian

【药物组成】 苍耳子、野菊药、鹅不食草、白芷、防风、蒺藜、墨旱莲、白芍、胆南星、甘草。

【功能与主治】 清热消炎,通窍。用于肺经蕴热,壅塞鼻窍所致的喷嚏、流涕、鼻塞、头痛;慢性鼻炎、过敏性鼻炎,慢性鼻窦炎见上述证候者。

【方解】 方中苍耳子、野菊花清热解毒通窍为君药。鹅不食草、白芷、防风祛风通窍,胆南星清热化痰,为臣药。墨旱莲、白芍、蒺藜凉血息风为佐药。甘草调和诸药为使药。诸药合用,共奏清热通窍之功。

【临床应用】

1. 鼻窒 邪热伏肺,久蕴不去,致邪热壅结鼻窍而致。症见打喷嚏、流涕、鼻塞、头痛,咳嗽,口干,舌红,苔薄黄,脉数;急、慢性鼻炎见上述证候者。

2. 鼻鼽 肺经素有郁热,肃降失职,邪热上犯鼻窍而致。症见鼻痒,喷嚏频作,流清涕,鼻塞,常在闷热天气发作,或见咳嗽,咽痒,口干烦热,舌质红,苔白或黄,脉数;过敏性鼻炎见上述证候者。

3. 鼻渊 邪热犯肺,肺失宣降,邪热循经上壅鼻窍而致。症见打喷嚏、流涕、鼻塞、头痛,咳嗽,痰多,舌质红,舌苔薄白,脉浮数;急、慢性鼻窦炎见上述证候者。

【不良反应】 目前尚未检索到不良反应报道。

【禁忌】 尚不明确。

【注意事项】 胃溃疡病者慎用。

【用法与用量】 口服。一次 5 片,一日 3 次。饭后服用。

【规格】 每片含生药 1.66g

藿胆丸(滴丸)

Huodan Wan(Diwan)

【药物组成】 藿香叶、猪胆粉。

【功能主治】 芳香化浊,清热通窍。用于湿浊内蕴、胆经郁火所致的鼻塞、流清涕或浊涕、前额头痛。

【方解】 方中藿香气味芳香,化湿浊,通窍。"善理中州湿浊痰涎,为醒脾快胃,振动清阳妙品"(《本草正义》)。猪胆味苦性寒,归肝胆经,可清热解毒。二药合用,共奏芳香化浊、清热通窍之功。

【临床应用】

1. 鼻窒 因胆失疏泄,气郁化火,胆经郁火所致。症见鼻塞、流清涕或浊涕、前额头痛,烦躁易怒,口苦咽干,舌红,舌苔黄腻,脉弦滑;急、慢性鼻炎见上述证候者。

2. 鼻渊　因湿浊内蕴、胆经郁火所致。症见鼻塞、流清涕或浊涕、量多不止,头痛,烦躁易怒,口苦咽干,舌红,舌苔黄腻,脉弦滑;急、慢性鼻窦炎见上述证候者。

【不良反应】　目前尚未检索到不良反应报道。

【禁忌】　尚不明确。

【注意事项】

1. 忌烟酒、辛辣、鱼腥食物。

2. 不宜在服药期间同时服用温补性中药。

3. 孕妇慎用。

4. 脾虚大便溏者慎用。

【用法与用量】　丸剂:口服。一次 3～6g,一日 2 次。滴丸:口服。一次 4～6 粒,一日 2 次。

【规格】　丸剂:每粒重 36g

滴丸:每丸重 50mg

鼻　渊　片
Biyuan Pian

【药物组成】　苍耳子、辛夷、金银花、茜草、野菊花。

【功能与主治】　清热毒,通鼻窍。用于慢性鼻炎及鼻窦炎。

【方解】　方中苍耳子、辛夷辛温,归肺经;辛散温通、芳香走窜、上行头面、善通鼻窍为君药。金银花味甘,性寒,清热解毒为臣药。茜草、野菊花清热解毒凉血,为佐药。诸药合用,共奏清热毒、通鼻窍之功。

【临床应用】

1. 鼻窒　邪热伏肺,久蕴不去,致邪热壅结鼻窍而致。症见鼻塞时轻时重,或交替性鼻塞,鼻涕色黄量少,鼻气灼热,常有口干,咳嗽痰黄,舌尖红,苔薄黄,脉数;急、慢性鼻炎见上述证候者。

2. 鼻渊　邪热犯肺,肺失宣降,邪热循经上壅鼻窍而致。症见鼻涕量多而白黏或黄稠,嗅觉减退,头痛,可兼有发热恶风,汗出,或咳嗽,痰多,舌质红,舌苔薄白,脉浮数;急、慢性鼻窦炎见上述证候者。

【不良反应】　目前尚未检索到不良反应报道。

【禁忌】

1. 儿童、孕妇及哺乳期妇女禁用。

2. 肝肾功能不全者禁用。

【注意事项】　尚不明确。

【用法与用量】　口服。一次 6～8 片,一日 3 次。

【规格】　每片重　(1)0.32g　(2)36g

咽 喉 科 类

咽喉科制剂主要用于咽喉常见病变,如急慢性咽炎、急慢性喉炎、急慢性扁桃体炎和咽峡炎等。诸病急性期或慢性过程急性发作,以风热上攻兼肺胃热盛或肺胃蕴热(热毒内蕴、火毒内盛)等为基本病机,当以祛邪为主,常用金银花、连翘、北豆根、山豆根、牛黄、板蓝根、大青叶、黄芩、黄连、黄柏、穿心莲、鱼腥草、紫花地丁、野菊花、功劳木、白花蛇舌草、青果、金果榄、射干等清热解毒、消肿利咽。若迁延日久,失治误治,津液耗伤,则转为慢性过程,以肺胃阴虚、阴虚燥热为病变本质,则扶正兼顾祛邪。常在清热解毒药物基础上配伍玄参、麦冬和地黄等甘寒润燥、凉血利咽之剂。

咽喉科制剂有含片、片、散、滴丸、丸、胶囊、口服液、颗粒、气雾剂等多种剂型,以含片、片和散剂等最为常用。多采用含服或口腔喷敷,以直接作用于病变部位。临床上应根据咽喉病变急性或慢性过程辨证诊断之不同,区别选用相关品种。

一、疏风利咽

复方双花口服液(片、颗粒)
Fufang Shuanghua Koufuye(Pian,Keli)

【药物组成】 金银花、连翘、穿心莲、板蓝根。

【功能与主治】 清热解毒,利咽消肿。用于风热外感、风热乳蛾,症见发热、微恶风、头痛、鼻塞流涕,咽红而痛或咽喉干燥灼痛,吞咽则加剧,咽扁桃体红肿,舌边尖红,苔薄黄或舌红苔黄,脉浮数或数。

【方解】 方中金银花辛凉宣泄,发散风热、清热解毒,为君药。连翘质轻上浮,辛凉透邪、解毒散结,为臣药。二药合用,轻宣透表,发散风热,清热解毒。穿心莲清热解毒、燥湿消肿,板蓝根清热解毒、凉血利咽,共为佐药。诸药合用,共奏清热解毒、利咽消肿之功。

【临床应用】

1. **感冒** 由外感风热所致,症见发热,头痛,微恶风寒,鼻塞流涕,咳嗽咽痛;流行性感冒,上呼吸道感染见上述证候者。

2. **乳蛾** 由外感风热所致。症见发热,微恶风,头痛,咽红而痛或咽干燥灼痛,吞咽则加剧;急性扁桃体炎见上述证候者。

【药理毒理】 本品具有解热、抗炎和抗病原微生物等作用。

1. **解热** 本品对伤寒及副伤寒甲、乙三联菌苗所致的家兔发热有解热作用,复方双花片对伤寒菌苗所致的家兔发热有解热作用[1,2]。

2. **抗炎** 本品或复方双花片均能抑制巴豆油所致的小鼠耳炎性肿胀;片剂能抑制组胺、5-羟色胺所致的大鼠毛细血管通透性增加,抑制蛋清所致的大鼠足肿胀[1-3]。

3. **抗病原微生物** 体外试验,本品对金黄色葡萄球菌及其耐药菌株、白色葡萄球菌、甲型及乙型溶血性链球菌、肺炎双球菌、痢疾杆菌、铜绿假单胞菌、奈氏菌、大肠埃希菌、伤寒杆菌、甲型副伤寒杆菌和变形杆菌等多种菌株均有不同程度的抑菌作用[1,4,5];对临床分离的金黄色葡萄球菌、大肠埃希菌和乙型溶血性链球菌也有不同程度的抑菌作用;本品能促进小鼠背部皮下接种金黄色葡萄球菌致皮下脓肿的愈合,使脓肿面积明显缩小,结痂动物数增加[2,5]。复方双花片可降低金黄色葡萄球菌、肺炎双球菌、溶血性链球菌感染小鼠的死亡率[4]。体外试验,本品可减缓流感病毒甲型(沪 83-13E2)、甲 2 型(儿研 85-842E2)等在细胞中繁殖速度;可以完全杀伤副流感Ⅰ型病毒;本品对流感病毒感染小鼠的肺指数值和鼠肺内感染流感病毒的增殖量均有抑制作用[2]。

4. 其他 本品能增加小鼠腹腔注射羊红细胞后的抗体数,增强小鼠的体液免疫,抑制羊红细胞致敏小鼠的足肿胀[2]。

【不良反应】 目前尚未检索到不良反应报道。

【禁忌】 尚不明确。

【注意事项】

1. 风寒感冒慎用。

2. 虚火乳蛾、素体脾胃虚寒者慎用。

3. 服药期间忌食辛辣油腻食物。

【用法与用量】 口服液:口服。成人一次 20ml,一日 4 次。儿童三岁以下一次 10ml,一日 3 次;三岁至七岁一次 10ml,一日 4 次;七岁以上一次 20ml,一日 3 次。疗程为 3 天。片剂:口服。成人一次 4 片,一日 4 次。儿童三岁以下,一次 2 片,一日 3 次;三岁至七岁一次 2 片,一日 4 次;七岁以上,一次 4 片,一日 3 次。疗程为 3 天。颗粒剂:口服。成人一次 6g,一日 4 次。儿童三岁以下,一次 3g,一日 3 次;三岁至七岁一次 3g,一日 4 次;七岁以上,一次 6g,一日 3 次。疗程为 3 天。

【规格】 口服液:每支装 10ml

片剂:每片重 0.6g

颗粒剂:每袋装 6g

【参考文献】 [1]覃筱燕,张淑萍,杨林,等.复方双花口服液的解热、抗炎、抑菌作用的实验研究.中央民族大学学报(自然科学版),2003,12(4):315.

[2]复方双花口服液新药申报资料.1992.

[3]丁晋彪.复方双花冲剂治疗慢性乙型肝炎 98 例.中国民间疗法,1998,6(5):51.

[4]李廷利,周凯.复方双花咀嚼片研究资料.哈尔滨星火药物研究所,1997,5.

[5]宋红月,谢念祥,牛惠珍,等.复方双花口服液的抑菌作用研究.中国实验方剂学杂志,1997,3(4):27.

银 黄 含 片
Yinhuang Hanpian

【药物组成】 金银花提取物、黄芩提取物。

【功能与主治】 清热疏风,利咽解毒。用于外感风热、肺胃热盛所致的咽干、咽痛、喉核肿大、口渴、发热;急慢性扁桃体炎、急慢性咽炎、上呼吸道感染见上述证候者。

【方解】 方中金银花性味甘寒,功善清热解毒,又兼疏风散热,透散表邪,为君药。黄芩味苦气寒,既除上焦湿热火毒,又清肺热、泻肺火,为臣药。二药合用,共奏清热解毒、疏风散热之效。

【临床应用】

1. 乳蛾 由外感风热,邪热入里,肺胃热盛所致。症见咽喉疼痛剧烈,咽痛连及耳根及颌下,吞咽困难,喉核红肿较甚,表面有黄白色脓点,或连成伪膜,高热,渴饮,口臭,舌质红赤,苔黄厚,脉洪大而数;急、慢性扁桃体炎见上述证候者。

2. 喉痹 由外感风热,邪热入里,肺胃热盛所致。症见咽部红肿,疼痛较剧,发热较高,口干,大便秘结,小便黄,舌赤苔黄,脉洪数;急、慢性咽炎见上述证候者。

3. 感冒 由外感风热,邪热入里化热,肺胃热盛所致。症见身热较著,微恶风,头胀痛,咳嗽,痰黏或黄,咽燥,或咽喉红肿疼痛,鼻塞,流黄浊涕,口渴欲饮,舌苔黄,脉浮数;上呼吸道感染见上述证候者。

【药理毒理】 本品有抗菌、抗病毒、抗炎等作用。

1. 抗菌 体外试验,本品对金黄色葡萄球菌、表皮葡萄球菌、A 群链球菌和肺炎球菌等均有抑菌作用,本品可增加腹腔感染 A 型链球菌小鼠平均存活时间和存活数量[1,2]。

2. 抗病毒 体外实验,本品对呼吸道合胞病毒(RSV)、腺病毒(AdV3 658 型)和流感病毒甲 1 型、甲 3 型均有灭活作用,对腺病毒(AdV7 型)有部分灭活作用[2]。

3. 抗炎 本品对二甲苯所致小鼠耳肿胀有抑制作用,对蛋清或角叉菜胶所致的大鼠足肿胀也均有抑制作用[2]。

4. 解热 本品对角叉菜胶所致的大鼠发热有抑制作用[2]。

5. 镇痛 本品可降低腹腔注射醋酸引起的小鼠扭体反应发生的次数,抑制热刺激所致的小鼠疼痛反应[2]。

【不良反应】 文献报道口服银黄含片可引起药疹[3]。

【禁忌】 尚不明确。

【注意事项】

1. 素体脾胃虚寒者慎用。

2. 服药期间忌食辛辣、厚味、油腻食物。

【用法与用量】 含服。一次 2 片,一日 10～20 片,分次含服。一个疗程为5天,或遵医嘱。

【规格】 每片重 0.65g

【参考文献】 [1]金若敏,王力倩,符胜光,等.银黄含片主要药效学研究.中药新药与临床药理,1996,7(3):42.

[2]银黄含片新药申报资料.1993.

[3]张庆红,武文华,赵勇.银黄含片引起药疹1例.中国中药杂志,2001,26(5):356.

银黄颗粒(口服液、片、胶囊、丸)

Yinhuang Keli(Koufuye,Pian,Jiaonang,Wan)

【药物组成】 金银花提取物、黄芩提取物。

【功能与主治】 清热疏风,利咽解毒。用于外感风热、肺胃热盛所致的咽干、咽痛、喉核肿大、口渴、发热;急慢性扁桃体炎、急慢性咽炎、上呼吸道感染见上述证候者。

【方解】 方中金银花性味甘寒,功善清热解毒,又兼疏风散热,透散表邪,为君药;黄芩味苦气寒,既除上焦湿热火毒,又清肺热、泻肺火,为臣药。二药合用,共奏清热解毒、疏风散热之效。

【临床应用】

1. 乳蛾 由外感风热,邪热入里,肺胃热盛所致。症见咽喉疼痛剧烈,咽痛连及耳根及颌下,吞咽困难,喉核红肿较甚,表面有黄白色脓点,或连成伪膜,高热,渴饮,口臭,舌质红赤,苔黄厚,脉洪大而数;急、慢性扁桃体炎见上述证候者。

2. 喉痹 由外感风热,邪热入里,肺胃热盛所致。症见咽部红肿,疼痛较剧,发热较高,口干,大便秘结,小便黄,舌赤苔黄,脉洪数;急、慢性咽炎见上述证候者。

3. 感冒 由外感风热,邪热入里化热,肺胃热盛所致。症见身热较著,微恶风,头胀痛,咳嗽,痰黏或黄,咽燥,或咽喉红肿疼痛,鼻塞,流黄浊涕,口渴欲饮,舌苔黄,脉浮数;上呼吸道感染见上述证候者。

此外,尚有用银黄口服液治疗急性菌痢、老年人带状疱疹、烧烫伤感染[1-4]的报道。

【药理毒理】 本品有抗细菌毒素、抗过敏及抗炎等作用。

1. 抗细菌毒素 体外试验,银黄口服液可抑制鲎试剂与细菌内毒素的凝胶化;小鼠肠管结扎实验表明,在体肠袢给予银黄口服液,对肠毒素致小鼠肠管毒性反应有抑制作用,使肠积液减少;银黄口服液对急性耐热肠毒素感染乳鼠,可抑制肠毒素所致的乳鼠急性中毒反应,降低血中细菌内毒素含量及小鼠死亡[5]。

2. 抗过敏 本品对豚鼠过敏性休克能延长惊厥倒

下时间,降低死亡动物数,亦能抑制大鼠颅骨骨膜肥大细胞脱颗粒[6]。

3. 抗炎 本品及银黄口服液对二甲苯所致小鼠耳肿胀及蛋清性或角叉菜胶性足肿胀均有抑制作用[6]。

【不良反应】 文献报道用银黄口服液可引起药疹[7]。

【禁忌】 尚不明确。

【注意事项】

1. 素体脾胃虚寒者慎用。

2. 服药期间忌食辛辣、厚味、油腻食物。

【用法与用量】 颗粒:开水冲服。一次1~2袋,一日2次。口服液:口服。一次10~20ml,一日3次;小儿酌减。片剂:口服。一次2~4片,一日4次。胶囊剂:口服。一次2~4粒,一日4次。丸剂:口服。每次0.5~1g,一日4次。

【规格】 颗粒剂每袋装 (1)4g (2)2g(无蔗糖)

口服液:每支装 10ml

片剂: (1)糖衣片(片芯重0.25g) (2)薄膜衣片每片重0.27g

【参考文献】 [1]胡才芳.银黄口服液灌肠治疗急性菌痢53例.实用中医内科杂志,2003,17(1):20.

[2]王熙,郑敏华,林锦如.银黄口服液治疗老年人带状疱疹30例疗效观察.海峡药学,2000,12(2):74.

[3]徐常本,谢素莲,魏香荣.银黄口服液治疗烧烫伤感染56例.中成药,1995,17(12):50.

[4]徐常本,魏香荣,谢素莲.外敷银黄口服液治疗烧烫伤感染56例.中国中药杂志,1996,21(1):54.

[5]万金洲,方海燕,熊久林.银黄口服液抗细菌毒素的作用.时珍国药研究,1997,8(2):137.

[6]邹玉繁,汪小根.银黄颗粒抗炎、抗变态反应实验研究.现代中药研究与实践,2004,18(3):59.

[7]曹国建,马慧芬,阮学东.银黄口服液引起药疹1例.中国中药杂志,1994,19(5):310.

银黄注射液

Yinhuang Zhusheye

【药物组成】 金银花提取物(以绿原酸计)、黄芩苷(以纯品计)。

【功能与主治】 清热疏风,利咽解毒。用于外感风热、肺胃热盛所致的咽干、咽痛、喉核肿大、口渴、发热;急慢性扁桃体炎、急性咽炎、上呼吸道感染见上述证候者。

【方解】 方中金银花性寒,功善清热解毒,又兼疏风散热,透散表邪,为君药。黄芩味苦气寒,既除上焦湿热火毒,又清肺热、泻肺火,为臣药。二药合用,共奏清热解毒、疏风散热之效。

【临床应用】

1. 乳蛾　由外感风热,邪热入里,肺胃热盛所致。症见咽喉疼痛剧烈,咽痛连及耳根及颌下,吞咽困难,喉核红肿较甚,表面有黄白色脓点,或连成伪膜,高热,渴饮,口臭,舌质红赤,苔黄厚,脉洪大而数;急、慢性扁桃体炎见上述证候者。

2. 喉痹　由外感风热,邪热入里,肺胃热盛所致。症见咽部红肿,疼痛较剧,发热较高,口干,大便秘结,小便黄,舌赤苔黄,脉洪数;急、慢性咽炎见上述证候者。

3. 感冒　由外感风热,邪热入里化热,肺胃热盛所致。症见身热较著,微恶风,头胀痛,咳嗽,痰黏或黄,咽燥,或咽喉红肿疼痛,鼻塞,流黄浊涕,口渴欲饮,舌苔黄,脉浮数;上呼吸道感染见上述证候者。

此外,尚有用银黄注射液结膜治疗树枝状角膜炎、单纯疱疹病毒性角膜实质炎[1-4]的报道。

【药理毒理】　本品具有抗病原微生物和抗炎等作用。

1. 抗病原微生物　体外试验,本品对金黄色葡萄球菌、表皮葡萄球菌、肺炎链球菌等呼吸道常见致病菌有抑菌和杀菌作用[5],并可改善流感病毒鼠肺适应株(FM1)对狗肾传代细胞株(MDCK)细胞的病理损伤,抑制Ⅰ型疱疹病毒(HSV-I)Sm44株对Vero细胞的病理损伤。本品可降低FM1感染BALB/C小鼠及HSV-I感染小鼠的肺指数,延长存活天数[6-8]。

2. 抗炎　本品可抑制大鼠棉球肉芽肿的形成[9]。

3. 毒理　小鼠尾静脉注射本品的LD_{50}为1000mg/kg[10];家兔肌肉刺激性试验,部分出现轻度充血;大鼠被动皮肤过敏试验,较大剂量(1:2稀释血清)时出现过敏反应症状[11]。

【不良反应】　银黄注射液可致双手双足皮肤手套袜套样过敏和过敏性休克[11,12]。

【禁忌】　孕妇禁用。

【注意事项】

1. 阴虚火旺或素体脾胃虚寒者慎用。

2. 服药期间忌食辛辣、厚味、油腻食物。

3. 若发现浑浊、沉淀、变色、漏气或瓶身细微破裂,均不得使用。

【用法与用量】　肌内注射。一次2~4ml,一日1~2次。

【规格】　每支装2ml(内含绿原酸25mg、黄芩苷40mg)

【参考文献】　[1]李东平.银黄注射液结膜治疗树枝状角膜炎.中国社区医师,2002,18(14):26.

[2]李东平,欧利平.银黄注射液在治疗树枝状角膜炎中的应用.中华现代医药,2002,2(3):248-249.

[3]李东平.银黄注射液治疗单纯疱疹病毒性角膜实质炎的效果观察.医学理论与实践,2002,15(2):192.

[4]刘永祥.银黄注射液治疗单疱性角膜炎疗效观察.眼科新进展,1991,(4):36.

[5]陈美娟,葛李,顾立,等.银黄注射液体外抗菌作用研究.时珍国医国药,2007,18(2):377.

[6]陈美娟,葛李,肖顺汉,等.银黄注射液体内外抗流感病毒的实验研究.时珍国医国药,2007,18(3):591.

[7]陈美娟,葛李,肖顺汉,等.银黄注射液在小鼠体内的抗病毒作用.华西药学杂志,2006,21(6):554.

[8]陈美娟,葛李,章卓,等.银黄注射液体内外抗Ⅰ型疱疹病毒的实验研究.时珍国医国药,2006,17(12):2484.

[9]陈云.银黄注射液对大鼠棉球肉芽肿增殖反应的影响.青岛医药卫生,2009,41(1):35.

[10]陈美娟,葛李,章卓,等.银黄注射液的急性毒性研究.四川生理科学杂志,2005,27(3):140.

[11]鲍玉琳.银黄注射液刺激性、过敏性和溶血性试验研究.中国实用医药,2011,6(27):170-172.

[12]李亚琴.银黄注射液致双手双足皮肤手套袜套样过敏1例.现代中西医结合杂志,2000,9(15):1497.

复方鱼腥草片

Fufang Yuxingcao Pian

【药物组成】　鱼腥草、黄芩、板蓝根、连翘、金银花。

【功能与主治】　清热解毒。用于外感风热所致的急喉痹、急乳蛾,症见咽部红肿、咽痛;急性咽炎、急性扁桃体炎见上述证候者。

【方解】　方中鱼腥草辛能行散,微寒清热,主入肺经,功善清解肺经热毒、消痈排脓、利咽止痛,故为君药。黄芩、板蓝根性味苦寒,清热解毒、凉血利咽,为臣药。连翘、金银花疏散风热,清热解毒、散痈消肿,为佐药。诸药合用,共奏清热解毒、凉血消肿、散结止痛之功,使热清邪散、肿消而咽窍通利,喉痹、乳蛾得以缓解。

【临床应用】

1. 急喉痹　因风热外侵,肺经蕴热,邪热攻冲咽喉而致。症见咽部红肿,疼痛,咽干灼热,发热恶寒,咳嗽痰黄,舌边尖红,苔薄黄,脉浮数;急性咽炎见上述证候者。

2. 急乳蛾　因风热犯肺,邪毒搏结于咽喉,蒸灼咽核而致。症见咽部红肿,疼痛,干燥灼热,吞咽不利,发热,微恶风,头痛,咳嗽,舌红,苔薄黄,脉浮数;急性扁桃体炎见上述证候者。

【药理毒理】 本品有解热、抗炎和镇痛作用。

1. 解热 本品对啤酒酵母引起的大鼠发热有解热作用[1]。

2. 抗炎 本品能抑制角叉菜胶引起的大鼠足肿胀和二甲苯诱发的小鼠耳肿胀[1]。

3. 镇痛 本品能减少醋酸致小鼠扭体反应的次数[1]。

【不良反应】 目前尚未检索到不良反应报道。

【禁忌】 尚不明确。

【注意事项】

1. 虚火喉痹、乳蛾者慎用。

2. 服药期间忌食辛辣、油腻、鱼腥食物,戒烟酒。

【用法与用量】 口服。一次4~6片,一日3次。

【规格】 每片重0.393g

【参考文献】 [1]冯平安,叶寿山,韩传环,等.复方鱼腥草滴丸解热抗炎作用实验研究.安徽教育学院学报,2002,20(6):66.

复方瓜子金颗粒
Fufang Guazijin Keli

【药物组成】 瓜子金、白花蛇舌草、大青叶、紫花地丁、野菊花、海金沙。

【功能与主治】 清热利咽,散结止痛,祛痰止咳。用于风热袭肺或痰热壅肺所致的咽部红肿、咽痛、发热、咳嗽;急性咽炎、慢性咽炎急性发作及上呼吸道感染见上述证候者。

【方解】 方中瓜子金味苦性寒,入肺经,既可清肺解毒利咽,又可肃肺化痰止咳,故为君药。白花蛇舌草苦寒入肺,以加强清肺热、泻肺火之功,同时配以大青叶加强清热凉血、解毒利咽之力,为臣药。佐以紫花地丁清热解毒,野菊花疏风清热、解毒消肿;海金沙甘寒淡渗,使热邪随小便而去。诸药相合,共奏清热利咽、散结止痛、祛痰止咳之功。

【临床应用】 喉痹 因风热袭肺,或痰热蕴肺所致。症见咽部红肿,咽痛,发热,音哑,口渴,咳嗽,痰少而黏,舌红,苔薄黄或黄腻,脉浮数,或滑数;急性咽炎、慢性咽炎急性发作及上呼吸道感染见上述证候者。

【药理毒理】 本品有抗菌、镇痛、镇咳等作用。

1. 抗菌 体外试验,本品对八叠球菌、金黄色葡萄球菌、枯草杆菌、肺炎双球菌、溶血性链球菌有抑菌作用[1];本品能提高小鼠体内抗金黄色葡萄球菌等感染的能力[2]。

2. 镇痛 本品可抑制醋酸所致小鼠扭体反应,提高

热板法的致痛痛阈[2]。

3. 镇咳 本品对氨雾致咳有延长潜伏期的作用[2]。

4. 其他 本品可提高小鼠腹腔巨噬细胞吞噬百分率和吞噬指数[1],提高单核-吞噬细胞系统对炭粒的廓清率[2]。

【不良反应】 目前尚未检索到不良反应报道。

【禁忌】 尚不明确。

【注意事项】

1. 虚火喉痹者慎用。

2. 孕妇慎用。

3. 服药期间忌食辛辣、油腻、鱼腥食物,戒烟酒。

4. 老人、儿童及素体脾胃虚弱者慎用。

【用法与用量】 开水冲服。〔规格(1)(2)〕一次20g;〔规格(3)〕一次14g(7g/袋);〔规格(4)〕一次5g(5g/袋),一日3次。儿童酌减。

【规格】 每袋装 (1)10g(相当于饮片14g) (2)20g(相当于饮片28g) (3)7g(相当于饮片14g) (4)5g(无蔗糖 相当于饮片28g)

【参考文献】 [1]潘如玉,曾志,万阜昌,等.复方瓜子金冲剂药理试验和临床观察.江西中医药,1990,21(2):47.

[2]李洁,聂正慧,朱俊彦,等.复方瓜子金口服液药理作用的实验研究.中成药,1997,19(1):35.

京制牛黄解毒片
Jingzhi Niuhuang Jiedu Pian

【药物组成】 牛黄、黄芩、黄连、黄柏、石膏、栀子(姜炙)、大黄、金银花、连翘、薄荷、菊花、防风、荆芥穗、白芷、蔓荆子(微炒)、川芎、冰片、旋覆花、桔梗、蚕沙、甘草。

【功能与主治】 清热解毒,散风止痛。用于肺胃蕴热、风火上攻所致的头目眩晕、口鼻生疮、风火牙痛、暴发火眼、咽喉疼痛、疳腮红肿、耳鸣肿痛、大便秘结、皮肤瘙痒。

【方解】 方中牛黄清热解毒、平肝息风,黄芩善清肺火,黄连善清心火,黄柏善泻肾火,三药均具有较强的泻火解毒、清热燥湿之功,故为君药。石膏清肺胃实火,生津止渴,栀子清热凉血解毒,除三焦火热,可引热毒从小便而出;大黄泻热通便、凉血解毒,使火毒通过泻下而得以缓解。金银花、连翘疏散风热,清热解毒,散结消肿;薄荷、菊花凉散风热,平肝止眩,清利头目;防风既可疏散外风,又可平息内风;荆芥穗疏散风邪;白芷消肿止痛;蔓荆子疏风解表,清利头目;川芎上行头目,活血祛风,共助君药散风解表、清利头目、利咽止痛,皆为臣药。

冰片清热止痛,泻火消肿;旋覆花下气消痰散结。桔梗宣肺化痰利咽;蚕沙祛风除湿止痒,为佐药。甘草清热解毒、利咽止痛,缓和药性,为使药。诸药合用,共奏清热解毒、散风止痛、泻下通便、祛风止痒之效。

【临床应用】

1. 眩晕　由肺胃蕴热,郁极化火,风火上攻头目而致。症见头目眩晕,头痛,心烦易怒,腹胀,便秘,咽干口渴,舌红,苔黄,脉数。

2. 口疮　由肺胃蕴热,热毒循经上炎,熏蒸口舌而致。症见口舌发红起小疱或溃烂,疼痛灼热,发热,口臭,食少纳呆,大便秘结,小便短赤,舌苔黄厚,脉数;口腔炎见上述证候者。

3. 牙痛　由素体热盛,复嗜辛辣厚味,胃腑蕴热,循经上冲而致。症见牙齿剧痛,遇热加重,牙龈红肿较甚,口渴口臭,便秘,尿赤,舌红,苔黄厚,脉洪数。

4. 暴风客热　由风热外袭,客于内热阳盛之人,内外合邪,风热相搏,上攻于目而致。症见目赤肿痛,头痛烦躁,大便秘结,小便黄赤,舌红苔黄,脉数。

5. 喉痹　因肺胃蕴热,火热上蒸,客于咽喉而致。症见咽部红肿,咽痛,吞咽困难,发热,口干喜饮,大便秘结,小便黄赤,舌红苔黄,脉洪数;急性咽炎见上述证候者。

6. 痄腮　因感受风温时毒之邪,肺胃蕴热,气血郁滞,凝聚局部而致。症见腮下漫肿,局部发硬,肤色不变,咀嚼困难,腮内口颊红肿,发热,头痛,口渴,便秘,尿赤,舌红苔黄,脉数;腮腺炎见上述证候者。

7. 耳鸣　由肺胃蕴热,痰火上攻,蒙蔽清窍而致。症见耳鸣肿痛,胸闷脘痞,烦躁,失眠,舌红苔黄,脉洪数。

8. 便秘　由胃腑蕴热,大肠传导功能失常而致。症见大便干结,小便短赤,腹胀,腹痛,口干口臭,舌红苔黄,脉滑数。

9. 风疹　由肺胃蕴热,复感风热时邪,郁于肌肤而致。症见皮肤瘙痒,皮疹色淡红,时发时止,发热,无汗,咽痛,烦渴,便秘,尿赤,舌红苔黄,脉数。

【不良反应】　目前尚未检索到不良反应报道。

【禁忌】　孕妇禁用。

【注意事项】

1. 阴虚阳亢,虚火上炎者慎用。

2. 服药期间,忌食辛辣、油腻、鱼腥食物,戒烟酒。

3. 老人、儿童及素体脾胃虚弱者慎用。

【用法与用量】　口服。一次2片,一日2次。

【规格】　每片重0.62g

西园喉药散
Xiyuan Houyao San

【药物组成】　黄连、人工牛黄、薄荷、栀子(焦)、天花粉、川贝母、青黛、珍珠、青果(炭)、硼砂、冰片。

【功能与主治】　清热疏风,化痰散结,消肿止痛。用于喉痹及乳蛾之发热、咽喉肿痛、吞咽不利、咽干灼热;急性咽炎、急性充血性扁桃体炎见上述证候者。

【方解】　方中黄连苦寒泄降,清热泻火解毒;人工牛黄苦凉清热,解毒利咽消肿,共为君药。薄荷辛凉宣散风热,清头目、利咽喉;栀子清热凉血解毒,除三焦火热,引热毒从小便而出;天花粉、川贝母清热生津,祛痰散结,以增强君药清热解毒、化痰散结、利咽消肿之功,共为臣药。青黛善能清热解毒,凉血消肿;珍珠长于敛疮生肌,清热解毒;青果解毒利咽,生津润喉;硼砂清热消肿,止痛生肌,加强君药清热解毒、消肿止痛之功,为佐药。冰片清热止痛、化腐消肿,并能增强诸药透达之力,为使药。诸药合用,共奏清热疏风、化痰散结、消肿止痛之功。

【临床应用】

1. 喉痹　由外感风热,痰火上攻,熏灼咽喉而致。症见咽部红肿,疼痛,吞咽不利,咽干灼热,发热,舌红苔黄,脉数;急性咽炎见上述证候者。

2. 乳蛾　因外感风热,痰火循经上逆,搏结于喉核而致。症见喉核红肿,吞咽不利,咽干灼热,发热,舌红苔黄,脉数;急性扁桃体炎见上述证候者。

【药理毒理】　本品有抗菌、抗病毒、抗炎、镇痛和解热等作用。

1. 抗菌、抗病毒　体外试验,本品对口腔和呼吸道常见的几种细菌如金黄色葡萄球菌、肺炎球菌、白色念珠菌、厌氧菌和产黑色素类杆菌等有抑制作用,其中以甲、乙型链球菌和脑膜炎球菌最敏感。本品体内试验对乙型链球菌感染小鼠有保护作用,24小时的小鼠死亡数减少,7天存活率提高[1]。本品对感染柯萨奇病毒的小鼠可使死亡率降低,血清内中和抗体滴度亦降低,但不能杀灭血清中的病毒[1]。

2. 抗炎、镇痛　本品对二甲苯诱发的小鼠耳肿胀、蛋清致大鼠足肿胀及棉球肉芽肿的增生均有抑制作用,对醋酸致小鼠扭体反应有抑制作用[1]。

3. 解热　本品可抑制2,4-二硝基酚及菌苗引起家兔的发热体温升高[1]。

4. 其他　本品能促进小鼠吞噬细胞的吞噬功能,抑制2,4-二硝基氟苯诱发的小鼠迟发型变态反应[1]。

【不良反应】　目前尚未检索到不良反应报道。

【禁忌】　尚不明确。

【注意事项】

1. 风寒及虚火者慎用。

2. 服药期间，忌食辛辣、油腻、鱼腥食物，戒烟酒。

3. 老人、儿童及素体脾胃虚弱者慎用。

4. 孕妇慎用。

【用法与用量】　口腔用药。喷敷患处，每次 0.2g，一日 5 次。

【规格】　每瓶装 3g

【参考文献】　[1]西园喉药（喷粉剂）新药申报资料，1998,2.

利咽解毒颗粒
Liyan Jiedu Keli

【药物组成】　板蓝根、大青叶、金银花、连翘、薄荷、牛蒡子（炒）、天花粉、浙贝母、大黄、黄芩、地黄、玄参、麦冬、僵蚕、山楂（焦）、桔梗。

【功能与主治】　清肺利咽，解毒退热。用于外感风热所致的咽痛、咽干、喉核红肿、两腮肿痛、发热恶寒；急性扁桃体炎、急性咽炎、腮腺炎见上述证候者。

【方解】　方中板蓝根、大青叶苦寒清热，功善清热凉血、解毒利咽，共为君药。金银花、连翘辛凉透邪，长于疏散风热表邪，又能清热解毒散结；同时配伍薄荷、牛蒡子辅助君药疏散风热、解毒利咽；天花粉、浙贝母辅助君药清热生津、祛痰散结；大黄、黄芩辅助君药清热泻火解毒、通腑泻热，引热从大便而出，共为臣药。地黄、玄参、麦冬性寒质润，益阴生津，清咽润喉，解毒散结；僵蚕祛风化痰，消肿散结；山楂活血消肿，共为佐药。桔梗宣肺利咽，尚能载诸药上行，故为使药。诸药合用，共奏解毒退热、清肺利咽之效。

【临床应用】

1. 乳蛾　由风热外侵，肺经有热，热邪循经上逆，搏结于喉核而致。症见喉核及咽部红肿热痛，有异物阻塞感，吞咽困难，发热恶寒，头痛，鼻塞，咳嗽有痰，舌边尖红，苔薄黄，脉浮数；急性扁桃体炎见上述证候者。

2. 喉痹　由风热外邪与肺经热邪搏结于咽而致。症见咽部红肿、疼痛，咽干，喉底或有颗粒突起，发热恶寒，咳嗽痰黄，苔薄黄，脉浮数；急性咽炎见上述证候者。

3. 痄腮　由外感风温邪毒，壅阻少阳经脉，郁而不散，结于腮部而致。症见一侧或两侧耳下腮部漫肿疼痛，咀嚼不便，或有咽部红肿，舌红，苔薄黄，脉浮数；腮腺炎见上述证候者。

【药理毒理】　本品有解热、抗炎作用。

1. 解热　本品对伤寒菌苗所致家兔发热有抑制作用[1]。

2. 抗炎　本品能抑制二甲苯所致小鼠耳肿胀，抑制巴豆油引起的家兔声带炎症反应，减轻声带的肿胀和炎性渗出[1]。

【不良反应】　目前尚未检索到不良反应报道。

【禁忌】　孕妇、月经期及哺乳期禁用。

【注意事项】

1. 风寒喉痹者、虚火乳蛾、喉痹者慎用。

2. 服药期间，忌食辛辣、油腻、鱼腥食物，戒烟酒。

3. 老人、儿童及素体脾胃虚弱者慎用。

4. 用于腮腺炎时，应隔离治疗。

【用法与用量】　开水冲服。一次 1 袋，一日 3～4 次。

【规格】　每袋装　（1）20g（相当于饮片 19g）（2）6g（无蔗糖，相当于饮片 19g）

【参考文献】　[1]孙乃林.利咽解毒颗粒的抗炎解热作用研究.湖北中医杂志，2005,27(8):12.

清咽润喉丸
Qingyan Runhou Wan

【药物组成】　射干、山豆根、青果、金果榄、地黄、玄参、麦冬、知母、水牛角浓缩粉、冰片、栀子（姜炙）、牡丹皮、浙贝母、炒僵蚕、白芍、桔梗、甘草。

【功能与主治】　清热利咽，消肿止痛。用于风热外袭、肺胃热盛所致的胸膈不利、口渴心烦、咳嗽痰多、咽部红肿、咽痛、失音声哑。

【方解】　方中射干、山豆根、青果可直折肺胃实火，有清热泻火解毒、化痰散结利咽之功，故为君药。同时配伍金果榄、地黄、玄参、麦冬、知母清热养阴，润喉利咽；水牛角粉、冰片、栀子清热凉血，泻火解毒，消肿止痛；牡丹皮清热凉血，散瘀消肿，共为臣药。更用浙贝母、僵蚕化痰散结，宣痹开音；白芍、甘草酸甘化阴，缓急止痛；桔梗、甘草宣肺祛痰，解毒利咽，共为佐药。桔梗载诸药上达于咽，甘草调和诸药，为使药。诸药合用，共奏清热解毒、利咽消肿、宣痹开音之效。

【临床应用】

1. 喉痹　因肺胃热盛，邪热攻冲咽喉而致。症见咽部红肿，咽痛较剧，口渴多饮，咳嗽痰稠，发热，大便干，小便黄，舌红，苔黄，脉数有力；急性咽炎见上述证候者。

2. 喉暗　因肺胃热盛，痰热壅结喉门而致。症见喉痛声哑，发声及吞咽时疼痛加重，咳嗽黄痰，胸膈不利，口渴，心烦,便秘,舌红苔黄,脉洪数;急性喉炎见上述证候者。

【不良反应】　目前尚未检索到不良反应报道。

【禁忌】　尚不明确。

【注意事项】

1. 脾胃虚寒者慎用。

2. 服药期间,忌食辛辣、油腻、鱼腥食物,戒烟酒。

3. 孕妇、老人、儿童及素体脾胃虚弱者慎用。

4. 本品含有山豆根,不宜过量或长期服用。

【用法与用量】　温开水送服或含化。小蜜丸一次4.5g,大蜜丸一次 2 丸,一日 2 次。

【规格】　水蜜丸每 100 粒重 10g　大蜜丸每丸重 3g

清咽利膈丸

Qingyan Lige Wan

【药物组成】　黄芩、射干、连翘、栀子、熟大黄、防风、荆芥穗、薄荷、炒牛蒡子、天花粉、玄参、桔梗、甘草。

【功能与主治】　清热利咽,消肿止痛。用于外感风邪、脏腑积热所致的咽部红肿、咽痛、面红腮肿、痰涎壅盛、胸膈不利、口苦舌干、大便秘结、小便黄赤。

【方解】　方中以黄芩清热解毒、消肿利咽,为君药。射干清热解毒,化痰利咽;连翘凉散风热,清热解毒,散结消肿;栀子清热泻火,凉血解毒;熟大黄泻热通便,凉血解毒;防风、荆芥穗、薄荷、牛蒡子疏风清热,解毒消肿,清利咽喉;天花粉清热泻火,生津润燥;玄参养阴清热,解毒散结,共为臣药。桔梗开宣肺气,化痰利咽,为佐药。甘草调和诸药,为使药。诸药合用,共奏清热利咽、消肿止痛之效。

【临床应用】　喉痹　因外感风邪,脏腑积热所致。症见咽部红肿,咽痛,面红,痰涎壅盛,口苦舌干,大便秘结,小便黄赤;急性咽炎见上述证候者。

【不良反应】　目前尚未检索到不良反应报道。

【禁忌】　孕妇禁用。

【注意事项】

1. 虚火喉痹者慎用。

2. 服药期间忌食辛辣油腻食物。

3. 老人、儿童及素体脾胃虚弱者慎用。

【用法与用量】　口服。一次 6g,一日 2 次。

【规格】　每 100 粒重 6g

桂林西瓜霜(胶囊、含片)

Guilin Xiguashuang(Jiaonang,Hanpian)

【药物组成】　西瓜霜、黄芩、黄连、黄柏、射干、山豆根、大黄、浙贝母、青黛、薄荷脑、无患子果(炭)、煅硼砂、冰片、甘草。

【功能与主治】　清热解毒,消肿止痛。用于风热上攻、肺胃热盛所致的乳蛾、喉痹、口糜。症见咽喉肿痛、喉核肿大、口舌生疮、牙龈肿痛或出血;急、慢性咽炎,扁桃体炎,口腔炎,口腔溃疡,牙龈炎见上述证候者及轻度烫伤(表皮未破)者。

【方解】　方中西瓜霜咸寒,清肺胃之热,解毒散结、消肿止痛,故为君药。黄芩、黄连、黄柏苦寒泄降,清热燥湿、泻火解毒;射干、山豆根清热解毒、消肿利咽,共为臣药。同时配以大黄清热泻火,凉血祛瘀;浙贝母清热化痰,消肿散结;青黛清热解毒,凉血消肿;薄荷脑解毒利咽,消肿止痛;无患子果解毒利咽消肿;硼砂清热解毒,防腐生肌;冰片清热止痛,生肌敛疮,共为佐药。甘草清热解毒,并调和诸药,为使药。诸药合用,共奏清热解毒、消肿止痛之功。

【临床应用】

1. 喉痹　由肺胃热盛,或虚火上炎,熏灼咽喉而致。症见咽部干燥,灼热疼痛,吞咽困难,咽部如有异物感;急、慢性咽炎见上述证候者。

2. 乳蛾　因肺胃热盛,热毒循经上攻,搏结于咽核而致。症见咽核红肿胀大,咽部疼痛剧烈,吞咽时疼痛加重,有堵塞感,发热,口渴,舌红苔黄,脉数;急性扁桃体炎见上述证候者。

3. 口疮　由肺胃热盛,热毒循经上攻,熏灼口舌而致。症见口舌黏膜表面破溃,疼痛,局部红肿,灼热,有脓点,或有出血,或触血,舌红,苔黄腻,脉滑数;口腔炎、口腔溃疡见上述证候者。

4. 牙宣　由肺胃热盛,热毒循经上攻,熏灼牙龈而致。症见牙龈红肿疼痛,或出血,牙齿疼痛剧烈,肿连腮颊,烦渴多饮,舌红苔黄,脉数;牙周炎见上述证候者。

此外,本品还有用于治疗中耳炎、宫颈糜烂的报道[1,2]。

【药理毒理】　本品有抗炎、镇痛、祛痰等作用。

1. 抗炎　本品能抑制巴豆油所致小鼠耳肿胀,抑制皮肤毛细血管通透性亢进,减少角叉菜胶引起的大鼠足肿胀,减少棉球肉芽肿形成,还能促进黏膜溃疡的愈合[3]。

2. 镇痛　本品能提高小鼠热板致痛的痛阈,减少醋酸引起的扭体反应次数[3]。

3. 祛痰　本品能增加小鼠气管酚红排泌量[3]。

4. 其他　体外试验本品对变形杆菌、金黄色葡萄球菌、甲型链球菌、白色念珠菌、大肠埃希菌和铜绿假单胞菌有不同程度的抑制作用[3];对宫颈柱状上皮外移上皮组织碱性成纤维细胞生长因子 mRNA 表达有增强作用[4]。

5. 毒理　本品小鼠灌胃的 LD_{50} 为 (1.3 ± 0.12)g/kg。豚鼠喷入给药毒性试验，少数动物肺部可见有少量出血点，但无大面积血斑的形成[3]。

【不良反应】　目前尚未检索到不良反应报道。

【禁忌】　孕妇禁用。

【注意事项】

1. 虚寒证者慎用。

2. 服药期间忌食辛辣、油腻、鱼腥食物，戒烟酒。

3. 老人、儿童及素体脾胃虚弱者慎用。

4. 本品中含有山豆根，不宜过量或长期服用。

5. 本品外用时，应首先清洁患处，取适量药物敷于患处。

6. 如口腔用药，先漱口清除口腔食物残渣，用药后禁食 30～60 分钟。

【用法与用量】　散剂：外用，喷、吹或敷于患处。一次适量，一日数次；重症者兼服，一次 1～2g，一日 3 次。胶囊剂：口服。一次 2～4 粒，一日 3 次；外用。取内容物适量，敷患处，一日数次。含片：含服。一次 2 片，一日 5次。5～7 天为一个疗程。

【规格】　散剂：每瓶装　(1)1g　(2)2g　(3)2.5g　(4)3g

胶囊剂：每粒装 0.5g

含片：每片重 0.6g

【参考文献】　[1]牛忻群,张建文.桂林西瓜霜喷剂治疗中耳炎的疗效观察.中医杂志,1998,39(3):167.

[2]杨爱东,李霞.桂林西瓜霜治疗宫颈糜烂.湖北中医杂志,2001,23(5):2.

[3]邹节明,潘佐静,张家铨,等.桂林西瓜霜药效学及毒理研究.中国中西医结合耳鼻喉科杂志,2003,11(4):159.

[4]蒋秋燕,宋金玲,莫海霞,等.桂林西瓜霜对宫颈柱状上皮外移患者碱性成纤维细胞生长因子 mRNA 的影响.中国中西医结合杂志,2012,32(1):17-19.

清 咽 滴 丸

Qingyan Diwan

【药物组成】　人工牛黄、薄荷脑、青黛、冰片、诃子、甘草。

【功能与主治】　疏风清热，解毒利咽。用于外感风热所致的急喉痹。症见咽痛、咽干、口渴，或微恶风、发热、咽部红肿、舌边尖红、苔薄白或薄黄、脉浮数或滑数；急性咽炎见上述证候者。

【方解】　方中人工牛黄清热解毒、消肿利咽为君药。薄荷脑凉散风热，清利咽喉；青黛清热解毒，凉血消肿；冰片清热泻火，解毒消肿，为臣药。诃子敛肺气、利咽喉，为佐药。甘草解毒利咽、调和药性，为使药。诸药合用，共奏疏风清热、解毒利咽之效。

【临床应用】　喉痹　因外感风热，火毒内蕴所致。症见咽部肿痛，咽干，口渴，或微恶风，发热，舌边尖红，苔薄白或薄黄，脉浮数或滑数；急性咽炎见上述证候者。

【药理毒理】　抗病毒　本品可延长流感病毒感染小鼠平均存活时间，减轻肺组织病理变化和淋巴细胞浸润[1]；体外实验，本品可抑制柯萨奇病毒 B3、B5，单纯疱疹病毒（HSV-1）和腺病毒（ADV-11）等[1,2]。

【不良反应】　目前尚未检索到不良反应报道。

【禁忌】　尚不明确。

【注意事项】

1. 虚火喉痹者慎用。

2. 服药期间忌食辛辣油腻食物。

3. 本品老人、儿童及素体脾胃虚弱者慎用。

4. 孕妇慎用。

【用法与用量】　含服。一次 4～6 粒，一日 3 次。

【规格】　每丸重 20mg

【参考文献】　[1]刘剑,刘丽华,孟庆军,等.清咽滴丸抗常见呼吸道病毒的实验研究.中国药学杂志,2010,45(7):519-523.

[2]迟玮,陈霞,王小龙,等.清咽滴丸抗柯萨奇病毒 B3、B5 的实验研究.天津医科大学学报,2011,17(2):181-183.

双 梅 喉 片

Shuangmeihou Pian

【药物组成】　岗梅、水杨梅根、薄荷油。

【功能与主治】　疏风清热，生津止渴。用于外感风热所致的咽喉部肿痛、口干咽燥。

【方解】　方中岗梅清热生津、活血解毒、利咽消肿，为君药。水杨梅根清热解毒、散瘀活血、消肿利咽，为臣药。薄荷油凉散风热、清利头目、利咽喉，为佐药。三药合用，共奏疏风清热、生津止渴、消肿利咽之效。

【临床应用】　喉痹　因外感风热所致咽部红肿、疼痛，发热；急性咽炎见上述证候者。

【不良反应】　目前尚未检索到不良反应报道。

【禁忌】　尚不明确。

【注意事项】

1. 虚火喉痹者慎用。

2. 服药期间忌食辛辣油腻食物。

3. 老人、儿童及素体脾胃虚弱者慎用。

【用法与用量】　含服。一次2～3片,一日4～6次。

【规格】　每片重0.5g(薄膜衣)

万通炎康片
Wantong Yankang Pian

【药物组成】　苦玄参、肿节风。

【功能与主治】　疏风清热,解毒消肿。用于外感风热所致的咽部红肿、牙龈红肿、疮疡肿痛;急慢性咽炎、扁桃体炎、牙龈炎、疮疖见上述证候者。

【方解】　方中苦玄参清热解毒、消肿止痛、清利咽喉,为君药。肿节风祛风除湿、活血散瘀、清热解毒、利咽消肿,为臣药。两药配合,相得益彰,无论是风热外犯、肺胃热盛所致喉痹、乳蛾、牙宣,还是火毒外犯所致疮疡肿痛皆可用之。

【临床应用】

1. 喉痹　因风热外侵,肺胃蕴热,上灼于咽而致。症见咽部红肿、疼痛、口干口渴;咽炎见上述证候者。

2. 乳蛾　因风热外犯,肺胃火热上灼,熏蒸喉核而致。症见喉核红肿、疼痛剧烈,或化脓,吞咽困难;扁桃体炎见上述证候者。

3. 牙宣　因邪毒内蕴,肺胃火盛,上灼牙龈而致。症见牙龈肿痛,或牙龈萎缩,口干,口臭;牙龈炎见上述证候者。

4. 疮疖　因皮肤毛囊外感火毒所致。症见局部红肿疼痛,或有化脓;化脓性皮肤病见上述证候者。

【不良反应】　目前尚未检索到不良反应报道。

【禁忌】　尚不明确。

【注意事项】

1. 脾胃虚寒者慎用。

2. 服药期间忌食辛辣油腻食物。

3. 老人、儿童及素体脾胃虚弱者慎用。

【用法与用量】　口服。薄膜衣片:小片一次3片,重症一次4片,一日3次;大片一次2片,重症一次3片,一日3次。糖衣片:一次6片,重症一次9片,一日3次;小儿酌减。

【规格】　薄膜衣片:每片重　(1)0.35g(大片)(2)0.24g(小片)

众 生 丸
Zhongsheng Wan

【药物组成】　蒲公英、紫花地丁、黄芩、天花粉、玄参、夏枯草、板蓝根、人工牛黄、胆南星、虎杖、柴胡、防风、赤芍、当归、皂角刺、白芷、岗梅。

【功能与主治】　疏风清热,解毒消肿。用于风热外袭、热毒壅盛所致的咽部红肿疼痛、喉核肿大;上呼吸道感染、急慢性咽喉炎、急性扁桃体炎、化脓性扁桃体炎、疖肿见上述证候者。

【方解】　方中蒲公英、紫花地丁清热泻火、解毒散结,为君药。黄芩清热燥湿、泻火解毒,天花粉清热泻火、生津润燥,玄参清热凉血、解毒散结,夏枯草清火散结,板蓝根清热凉血、解毒利咽,人工牛黄清热解毒,胆南星化痰散结,虎杖清热利湿、凉血解毒,柴胡、防风疏风清热,此十味辅助君药疏风散邪、清泄里热,共为臣药。赤芍、当归、皂角刺、白芷合以活血化瘀、消肿排脓,均为佐药。岗梅为清咽利喉要药,且有引经作用,为使药。诸药合用,共奏疏风清热、解毒消肿之效。

【临床应用】

1. 喉痹　因风热入里,火毒炽盛,上灼于咽,局部血脉瘀滞而致。症见咽部红肿、疼痛,口干口渴;急、慢性咽炎见上述证候者。

2. 乳蛾　多因风热入里,热毒上攻喉核,局部血脉瘀滞而致。症见喉核红肿、疼痛剧烈,吞咽困难,口干口渴;急性扁桃体炎见上述证候者。

3. 疖肿　多因肺胃热盛,或外伤染毒,经络阻隔,气血凝滞而致。症见皮肤疖肿,局部红肿、疼痛;毛囊炎见上述证候者。

【药理毒理】　本品有解热和抗病原微生物作用。

1. 解热　本品可降低酵母所致发热大鼠体温[1]。

2. 抗病原微生物　本品体外对金黄色葡萄球菌、甲型链球菌、乙型溶血性链球菌、肺炎球菌、白喉杆菌等多种呼吸道致病菌以及呼吸道合胞病毒、甲3型流感病毒、Ⅰ型单纯疱疹病毒及Ⅲ型副流感病毒等均有抑制作用[1]。本品对滴鼻感染H9N2、H5N1禽流感病毒的小鼠有治疗作用,可降低肺指数和死亡率,延长存活时间[2,3],可降低H5N1病毒感染小鼠血清中TNF-α含量,促进IFN-γ和IL-10产生,减轻肺间质、肺泡内炎症[3]。

【不良反应】　目前尚未检索到不良反应报道。

【禁忌】　孕妇禁用。

【注意事项】

1. 虚火喉痹、乳蛾及阴疽漫肿者慎用。

2. 服药期间忌食辛辣、油腻食物。

3. 老人、儿童及素体脾胃虚弱者慎用。

【用法与用量】　口服。一次4～6丸,一日3次;外用。捣碎,用冷开水调匀,涂患处。

【规格】 每瓶 100 丸

【参考文献】 [1]周杰,荣向路.众生丸抗病原微生物及解热作用的研究.中药材,2002,25(10):732.

[2]李耿,陈纹平,陈建新,等.众生丸体内抗 H9N2 亚型禽流感病毒的研究.中华中医药杂志,2011,26(8):816-819.

[3]李耿,彭绍忠,袁少华,等.众生丸在小鼠体内抗 H5N1 亚型禽流感病毒的实验研究.世界科学技术-中医药现代化,2009,11(3):365-370

复方黄芩片
Fufang Huangqin Pian

【药物组成】 黄芩、十大功劳、虎杖、穿心莲。

【功能与主治】 清热解毒,凉血消肿。用于风热上攻、湿热内蕴所致的咽喉肿痛、口舌生疮、感冒发热、湿热泄泻、热淋涩痛、痈肿疮疡。

【方解】 方中用黄芩清热化湿、解毒利咽,为君药。十大功劳清热泻火、解毒除湿,虎杖清热凉血、化湿解毒,穿心莲清热解毒、凉血消肿燥湿,三药为伍,共助黄芩清热燥湿、凉血解毒之用,为臣药。诸药合用,共奏清热解毒、凉血消肿之效。

【临床应用】

1. 喉痹 因风热上攻,火热内蕴所致。症见咽部肿痛,咽干,口渴,或微恶风,发热,咽部红肿,舌边尖红,苔薄白或薄黄,脉浮数或滑数;急性咽炎见上述证候者。

2. 口疮 因风热上攻,火热内蕴,上灼口舌而致。症见口舌溃疡,局部疼痛、烧灼感,口干口臭;口疮见上述证候者。

3. 感冒发热 因外感风热,卫表失和所致。症见发热,微恶寒,头痛,咽痛,口渴,舌红苔白;上呼吸道感染见上述证候者。

4. 痈肿疮疡 因风热入里,火热内蕴,阻隔经络,凝滞气血所致痈肿疮疡。症见皮肤局限性红肿热痛,或破溃化脓,舌红,苔薄黄,脉数;皮肤疖肿见上述证候者。

5. 泄泻 由湿热内蕴,伤及肠胃,传化失常所致。症见泄泻腹痛,泻下急迫,粪色黄褐而臭,肛门灼热,烦热,口渴,小便短黄,舌红,苔黄,脉滑数;急性肠炎见上述证候者。

6. 热淋 由湿热蕴结下焦,膀胱气化失司所致。症见小便短数,灼热刺痛,尿色黄赤,少腹拘急胀痛,或有腰痛拒按,大便秘结,苔黄腻,脉滑数;尿路感染见上述证候者。

【不良反应】 目前尚未检索到不良反应报道。

【禁忌】 尚不明确。

【注意事项】

1. 虚寒证者慎用。

2. 服药期间忌食辛辣油腻食物,戒烟酒。

3. 老人、儿童及素体脾胃虚弱者慎用。

【用法与用量】 口服。一次 4 片,一日 3~4 次;小儿酌减。

【规格】 每片重 0.33g

西瓜霜润喉片
Xiguashuang Runhou Pian

【药物组成】 西瓜霜、冰片、薄荷素油、薄荷脑。

【功能与主治】 清音利咽,消肿止痛。用于防治咽喉肿痛,声音嘶哑,喉痹,喉痛,喉蛾,口糜,口舌生疮,牙痛;急、慢性咽喉炎,急性扁桃体炎,口腔溃疡,口腔炎,牙龈肿痛。

【方解】 方中以西瓜霜为君药,清热解毒、消肿止痛、清音利咽。冰片清热解毒、祛腐生肌,为臣药。薄荷素油及薄荷脑为薄荷提取物,辛以发散,凉以清热,是有散风清热、清利咽喉的作用,为佐使药。诸药合用,共奏泻火解毒、清音利咽、消肿止痛之效。

【临床应用】

1. 喉痹 由火毒内盛所致。症见咽喉肿痛,发热,恶寒,便秘,小便赤,脉数,苔黄腻;急、慢性咽喉炎见上述证候者。

2. 乳蛾 由火毒内盛所致。症见咽喉疼痛剧烈,咽痛连及耳根及颌下,吞咽困难,喉核红肿较甚,表面有黄白色脓点,或连成伪膜,高热,渴饮,口臭,舌质红赤,苔黄厚,脉洪大而数;急性扁桃体炎见上述证候者。

3. 口疮、口糜 由火毒内盛,熏灼口腔,肌膜腐烂所致。症见口舌生疮或口腔黏膜糜烂成片,上有白腐物,或兼有发热,口干渴,溲赤,心中烦热,大便干结,舌质红,苔黄,脉数;口腔溃疡、口腔炎见上述证候者。

4. 牙宣 由火毒内盛,胃火上炎,循经上犯所致。症见牙龈红肿出脓,出血出脓,烦渴饮冷,多食易饥,口臭,便秘,尿黄,舌质红绛,苔黄厚,脉洪大或滑数;牙龈(周)炎见上述证候者。

【药理毒理】 本品有抗菌和抗炎等作用。

1. 抗菌 体外试验,本品对甲型链球菌、乙型链球菌、白色念珠菌、伤寒杆菌、大肠埃希菌、金黄色葡萄球菌和铜绿假单胞菌等均有抗菌作用[1]。

2. 抗炎 本品小鼠耳局部给药对巴豆油所致炎症有抗炎作用,并能对抗小鼠皮肤毛细血管通透性的增高。本品能抑制醋酸所致小鼠腹腔毛细血管通透性的增高,并可抑制二甲苯或巴豆油诱发的小鼠耳肿胀,蛋清、角叉菜胶诱发的大鼠急性足肿胀和腹腔注射角叉菜胶所致的大鼠急性渗出胸膜炎,能拮抗棉球诱发的肉芽组织增生,抑制去肾上腺大鼠的炎性肿胀,降低炎症组织渗出液和血清中的组胺和 PGE_2 含量[2,3]。

3. 其他　对大鼠口颊黏膜局部涂以苯酚导致的溃疡,西瓜霜粉末加水成糊状后局部涂抹能促进其愈合[1];豚鼠局部给以西瓜霜,有局部镇痛作用[1]。

【不良反应】　目前尚未检索到不良反应报道。

【禁忌】　尚不明确。

【注意事项】

1. 阴虚火旺者慎用。

2. 服药期间忌食辛辣油腻食物。

3. 老人、儿童及素体脾胃虚弱者慎用。

4. 孕妇慎用。

【用法与用量】　含服。每小时含化小片 2～4 片,大片 1～2 片。

【规格】　每片重　(1)0.6g　(2)1.2g

【参考文献】　[1]黄英,华英.西瓜霜润喉片、西瓜霜喷雾剂的药理作用和临床应用.中国中西医结合耳鼻咽喉科杂志,1997,5(2):96.

[2]陈军,郭宏.西瓜霜润喉片抗炎作用机制的研究.中国医药学报,1997,12(6):23.

[3]龙成,陈芝喜.西瓜霜润喉片抗炎作用实验研究.中国中西医结合耳鼻咽喉科杂志,1998,6(1):29.

复方草珊瑚含片
Fufang Caoshanhu Hanpian

【药物组成】　薄荷脑、薄荷素油、肿节风浸膏。

【功能与主治】　疏风清热,消肿止痛,清利咽喉。用于外感风热所致的喉痹,症见咽喉肿痛、声哑失音;急性咽喉炎见上述证候者。

【方解】　方中薄荷辛以发散,凉以清热,具有散风清热、清利咽喉之功,针对本病风热上攻咽喉肿痛的病因病机,故为君药;肿节风具有清利咽喉、消肿止痛的作用,为臣药。二药合用,共奏疏风清热、消肿止痛、清利咽喉之功。

【临床应用】　喉痹　由外感风热所致,症见发热,微恶风,头痛,咽红而痛或咽喉干燥灼痛,吞咽则加剧;急性咽喉炎见上述证候者。

【药理毒理】　本品有抗炎、镇痛及抗感染等作用。

1. 抗炎　本品可抑制巴豆油致小鼠耳肿胀和蛋清引起的大鼠足肿胀,并能抑制致炎物所致的小鼠腹腔毛

细血管通透性增加[1]。

2. 镇痛　本品可抑制小鼠热板反应和醋酸腹腔注射所致的扭体反应[1]。

3. 抗感染　体外试验,本品可抑制金黄色葡萄球菌、溶血性链球菌、白色念珠菌、大肠埃希菌[1,2];临床研究表明,本品能够对抗上呼吸道感染,使感染症状减轻,能够缓解咽喉疼痛和咽黏膜充血[3]。

【不良反应】　有文献报道,复方草珊瑚含片可致喉梗阻、过敏性食管炎、严重荨麻疹、急性腹痛等不良反应[4-7]。

【禁忌】　尚不明确。

【注意事项】

1. 阴虚火旺者慎用。

2. 服药期间忌食辛辣油腻食物。

【用法与用量】　含服。一次 2 片(小片),或一次 1 片(大片),每隔 2 小时 1 次,一日 6 次。

【规格】　每片重　(1)0.44g(小片)　(2)1.0g(大片)

【参考文献】　[1]江中制药厂(工艺改正)申报资料,1992.

[2]龙维英.复方草珊瑚含片抑菌试验.江西省复方草珊瑚含片鉴定会资料,1991.

[3]王志文,袁强,吴正启,等.金莲花片治疗感冒风热证或上呼吸道感染多中心、随机、开放阳性药平行对照研究.实用医学杂志,2005,21(18):2085.

[4]巢勤华.复方草珊瑚含片致喉梗阻 1 例.药物流行病学杂志,2001,10(S:S):25.

[5]韩杰.复方草珊瑚含片致过敏性食管炎 1 例.新疆医学,2000,30(3):221.

[6]姜劲松,朱报,张华丽等,复方草珊瑚含片致严重荨麻疹 1 例.前卫医药杂志,1994,11(1):24.

[7]王有才,王凤英,景拴贵,等,复方草珊瑚含片致急性腹痛 1 例.中国医院药学杂志,1999,19(6):382.

金嗓开音丸(胶囊、颗粒)
Jinsang Kaiyin Wan(Jiaonang,Keli)

【药物组成】　金银花、连翘、板蓝根、黄芩、桑叶、菊花、胖大海、牛蒡子、蝉蜕、前胡、僵蚕(麸炒)、苦杏仁、泽泻、玄参、赤芍、木蝴蝶。

【功能与主治】　清热解毒,疏风利咽。用于风热邪毒所致的咽喉肿痛,声音嘶哑;急性咽炎、亚急性咽炎、喉炎见上述证候者。

【方解】　本方金银花、连翘疏散风热,清热解毒,消肿利咽,为君药。板蓝根、黄芩清热泻火、凉血解毒、消肿利咽,桑叶、菊花、胖大海、牛蒡子、蝉蜕疏风清热、化

痰解毒、消肿利咽,前胡、僵蚕、苦杏仁清热化痰、散结利咽,此十味共为臣药。泽泻利湿祛邪,可使邪毒从小便而出;玄参、赤芍去血分之热,凉血解毒、散结消肿;木蝴蝶润肺利咽、开音疗哑,为治疗咽喉疾病要药,四药合用为佐药。诸药合用,共奏清热解毒、疏风利咽之效。

【临床应用】

1. 喉痹 因风热邪毒内袭,上犯咽部所致。症见咽部红肿、疼痛,口干口渴;急性咽炎见上述证候者。

2. 喉暗 因风热邪毒内袭,循经上犯于喉而致。症见声音不扬,甚见嘶哑,声带充血,肿胀;急性喉炎见上述证候者。

【不良反应】 目前尚未检索到不良反应报道。

【禁忌】 尚不明确。

【注意事项】

1. 虚火喉痹、喉暗者慎用。

2. 服药期间忌食辛辣油腻食物。

【用法与用量】 丸剂:口服。水蜜丸一次 60～120 丸;大蜜丸一次 1～2 丸,一日 2 次。胶囊剂:口服,一次 3 粒,一日 2 次。颗粒剂:开水冲服。一次 1 袋,一日 2 次。

【规格】 丸剂:水蜜丸 10 丸重 1g 大蜜丸每丸重 9g

胶囊剂:每粒装 0.4g

颗粒剂:每袋装 4.5g

嗪化上清片(丸)

Qinhua Shangqing Pian(Wan)

【药物组成】 薄荷、硼砂、石膏、甘草。

【功能与主治】 清热散风。用于上焦风热,咽喉肿痛,口燥舌干,头目不清,口渴心烦,咽干声哑。

【方解】 方中薄荷味辛性凉,散风热,清头目,利咽喉,为君药。硼砂味甘咸性凉,清热解毒、消肿防腐为臣药。石膏、甘草清热解毒、消肿止痛为佐使药。诸药合用,共奏清热散风之功。

【临床应用】

1. 喉痹 因风热犯肺,宣降失司,邪热上壅咽喉所致。症见咽部疼痛,吞咽时痛增,发热,恶风,头痛,咳痰黄稠,舌苔薄黄,脉浮数;急性咽炎见上述证候者。

2. 乳蛾 因肺经风热循经上犯,结聚于咽喉所致。症见咽喉疼痛,吞咽时更重,全身见头痛,发热,微恶风,咳嗽,舌质红,苔薄黄,脉浮数等。急性扁桃体炎见上述证候者。

3. 喉暗 因风热犯肺,肺失宣降,致声门开合不利

所致。症见咽喉肿痛,咽痒,咽干咳,声音嘶哑,舌尖红,苔薄黄,脉浮数;急性喉炎见上述证候者。

【不良反应】 目前尚未检索到不良反应报道。

【禁忌】 尚不明确。

【注意事项】

1. 忌辛辣、鱼腥食物。

2. 不宜在服药期间同时服用温补性中成药。

3. 不适用于阴虚、虚火上炎引起的咽喉肿痛、声哑者。

【用法与用量】 片剂:含化。一次 1 片,1～2 小时一次。丸剂:含化。一次 3～5 丸,1～2 小时一次。

【规格】 片剂:每片重 0.48g

丸剂:每丸重 1.5g

金喉健喷雾剂

Jinhoujian Penwuji

【药物组成】 艾纳香油、大果木姜子油、薄荷脑、甘草酸单胺盐。辅料为乙醇。

【功能与主治】 苗医:宋宫证,蒙嘎宫昂,来罗拉米。中医:祛风解毒,消肿止痛,清咽利喉。用于风热所致咽痛、咽干、咽喉红肿、牙龈肿痛、口腔溃疡等症。

【方解】 艾纳香油清热解毒,消肿止痛。大果木姜子油理气活血。薄荷脑疏风清热,利咽止痛。甘草酸单胺盐具有解毒的作用。诸药合用,共奏祛风解毒、消肿止痛、清咽利喉之功。

【临床应用】

1. 喉痹 因风热犯肺,宣降失司,邪热上壅咽喉所致。症见咽部疼痛,吞咽时痛增,发热,恶风,头痛,咳痰黄稠,舌苔薄黄,脉浮数;急、慢性咽炎见上述证候者。

2. 乳蛾 因肺经风热循经上犯,结聚于咽喉所致。症见咽喉疼痛,吞咽时更重,全身见头痛,发热,微恶风,咳嗽,舌质红,苔薄黄,脉浮数等。急、慢性扁桃体炎见上述证候者。

3. 口疮 因火毒结聚,循经上发于口所致。症见口腔黏膜充血发红,水肿破溃,渗出疼痛,口干口渴,舌红,苔薄黄,脉数;复发性口疮、急性口炎见上述证候者。

4. 牙宣 因邪热传里,胃热壅盛,循经上蒸牙龈所致。症见牙龈红肿,出血渗出,化脓疼痛,口热口臭,舌红苔黄,脉数;急性牙龈(周)炎见上述证候者。

【药理毒理】 **抗菌** 本品可降低慢性咽炎患者菌落阳性例数[1]。

【不良反应】 目前尚未检索到不良反应报道。

【禁忌】 尚不明确。

【注意事项】

1. 忌辛辣、鱼腥食物。

2. 使用时应避免接触眼睛。

3. 不宜在服药期间同时服用温补性中药。

4. 孕妇慎用。儿童应在医师指导下使用。

5. 属风寒感冒咽痛者,症见恶寒发热、无汗、鼻流清涕者慎用。

6. 切勿置本品于近火及高温处并严禁剧烈碰撞,使用时勿近明火。

【用法与用量】　喷患处。每次适量,一日数次。

【规格】　每瓶装 20ml

【参考文献】　[1]曾小勤.金喉健治疗急慢性咽炎对细菌作用的观察分析.中医中药,2000,17(13):103-104.

咽立爽口含滴丸

Yanlishuang Kouhan Diwan

【药物组成】　天然冰片、艾纳香油、薄荷素油、薄荷脑,辅料为甘草酸单铵盐、聚乙二醇 6000。

【功能与主治】　苗医:宋宫证,抬凯抬蒙。中医:疏散风热,解毒止痛。用于急性咽炎,症见咽喉肿痛、咽干、口臭等症。

【方解】　冰片味辛苦,性微寒,清热止痛,化腐消肿。艾纳香油清热解毒,消肿止痛。薄荷素油、薄荷脑均可疏风清热,利咽止痛。甘草酸单胺盐能够解毒。诸药合用,共奏疏散风热、解毒止痛之功。

【临床应用】

1. **喉痹**　因风热犯肺,宣降失司,邪热上壅咽喉所致。症见咽部疼痛,咽干、口臭,头痛,咳痰黄稠,舌苔薄黄,脉浮数;急性咽炎见上述证候者。

2. **乳蛾**　因肺经风热循经上犯,结聚于咽喉所致,咽喉疼痛,吞咽时更重,咽干、口臭,头痛,发热,咳嗽,舌质红,苔薄黄,脉浮数。急性扁桃体炎见上述证候者。

【不良反应】　目前尚未检索到不良反应报道。

【禁忌】　尚不明确。

【注意事项】

1. 忌辛辣、鱼腥食物。

2. 不宜在服药期间同时服用温补性中药。

3. 孕妇慎用。哺乳期妇女、儿童、老人应在医师指导下服用。

4. 勿空腹服用或一次大剂量服用,勿直接吞入胃肠道,避免引起胃肠刺激。

【用法与用量】　含服。一次 2～4 丸,一日 4 次。

【规格】　每丸重 0.025g

二、解毒利咽

北豆根胶囊(片)

Beidougen Jiaonang(Pian)

【药物组成】　北豆根提取物。

【功能与主治】　清热解毒,止咳,祛痰。用于咽喉肿痛,扁桃体炎,慢性支气管炎。

【方解】　北豆根味苦,性寒,归心肺胃经,能清心肺胃之火,而有解毒利咽消肿之功,为治咽喉疾病之要药,用于肺胃火毒上攻的咽喉肿痛、肺火壅盛的咳嗽尤有良效。

【临床应用】

1. **乳蛾**　由火毒内结所致,症见咽喉疼痛剧烈,咽痛连及耳根及颌下,吞咽困难,喉核红肿较甚,表面有黄白色脓点,或连成伪膜,高热,渴饮,口臭,舌质红赤,苔黄厚,脉洪大而数;急性扁桃体炎见上述证候者。

2. **喉痹**　由火毒内结所致,症见咽部红肿,疼痛较剧,发热较高,口干,大便秘结,小便黄,舌赤,苔黄,脉洪数;急性咽炎见上述证候者。

3. **咳嗽**　由火毒内结,肺热壅盛所致,症见咳嗽,痰多、质黏厚或稠黄,咯吐不爽,面赤,身热,口干欲饮,舌苔黄腻,质红,脉滑数;急性支气管炎见上述证候者。

【药理毒理】　本品有抗炎、镇痛、解热、抗菌、止咳等作用。

1. **抗炎**　本品能抑制蛋清致大鼠足肿胀、巴豆油性肉芽囊肿的炎性渗出和肉芽增生[1]。

2. **镇痛**　本品能抑制醋酸致小鼠扭体反应及电刺激致小鼠疼痛反应[1]。

3. **解热**　本品对伤寒及副伤寒甲、乙三联菌苗致大鼠发热有解热作用[1]。

4. **止咳**　本品能减少氨水致小鼠咳嗽次数,延长咳嗽潜伏期,增强小鼠气管排泌酚红作用[1]。

5. **毒性**　本品小鼠灌胃 LD_{50} 及其 95% 可信限为 5.96(5.24～6.79)g/kg[2]。

【不良反应】　目前尚未检索到不良反应报道。

【禁忌】　尚不明确。

【注意事项】

1. 阴虚火旺或脾胃虚寒者慎用。

2. 服药期间忌食辛辣、油腻食物。

3. 不可过量、久用。

【用法与用量】　胶囊剂:口服。一次 2 粒,一日 3 次。片剂:口服。一次 60mg,一日 3 次。

【规格】 胶囊剂:每粒含总生物碱 30mg

片剂:每片含总生物碱 (1)15mg (2)30mg

【参考文献】 [1]北豆根片药效学试验申报资料.

[2]北豆根片毒性试验申报资料.

猴耳环消炎片(胶囊)

Hou'erhuan Xiaoyan Pian(Jiaonang)

【药物组成】 猴耳环干浸膏。

【功能与主治】 清热解毒,凉血消肿,止泻。用于上呼吸道感染,急性咽喉炎,急性扁桃体炎,急性肠胃炎,亦可用于细菌性痢疾。

【方解】 方中猴耳环具有清热解毒,凉血消肿,止泻的作用。

【临床应用】

1. 感冒 系由外感风热,邪热入里化热,热毒壅盛所致。症见身热较著,微恶风,头胀痛,咳嗽,痰黏或黄,咽燥,或咽喉、乳蛾红肿疼痛,鼻塞,流黄浊涕,口渴欲饮,舌苔黄,脉浮数;上呼吸道感染见上述证候者。

2. 喉痹 系由热毒内结所致。症见咽部红肿,疼痛较剧,发热较高,口干,大便秘结,小便黄,舌赤,苔黄,脉洪数;急性咽炎见上述证候者。

3. 乳蛾 系由热毒内结所致。症见咽喉疼痛剧烈,咽痛连及耳根及颌下,吞咽困难,喉核红肿较甚,表面有黄白色脓点,或连成伪膜,高热,渴饮,口臭,舌质红赤,苔黄厚,脉洪大而数;急性扁桃体炎见上述证候者。

4. 泄泻 系由热毒内蕴,伤及肠胃,传化失常所致。症见泄泻腹痛,泻下急迫,或泻而不爽,粪色黄褐而臭,肛门灼热,烦热口渴,小便短黄,舌红,苔黄,脉滑数;急性胃肠炎见上述证候者。

5. 痢疾 系由热毒内蕴,伤及肠胃,传化失常所致,症见腹痛,里急后重,下痢赤白相杂,肛门灼热,小便短赤,苔腻微黄,脉滑数;急性菌痢见上述证候者。

【不良反应】 目前尚未检索到不良反应报道。

【禁忌】 尚不明确。

【注意事项】

1. 阴虚火旺者慎用。

2. 虚寒泄痢者慎用。

3. 老人、儿童及素体脾胃虚弱者慎用。

4. 服药期间忌食辛辣油腻食物。

【用法与用量】 片剂:口服。一次 3～4 片,一日 3 次。胶囊剂:口服。一次 2 次,一日 3 次。

【规格】 片剂:每片含猴耳环干浸膏 0.2g

胶囊剂:每粒含猴耳环干浸膏 0.4g

六应丸

Liuying Wan

【药物组成】 牛黄、蟾酥、雄黄、冰片、珍珠、丁香。

【功能与主治】 清热,解毒,消肿,止痛。用于火毒内盛所致的喉痹、乳蛾,症见咽喉肿痛、口苦咽干、喉核红肿;咽喉炎、扁桃体炎见上述证候者。亦用于疖痈疮疡及虫咬肿痛。

【方解】 方中牛黄苦凉,清热解毒,为治火毒内盛之良药,故为君药。蟾酥有毒,能解毒消肿;雄黄具有解毒消肿疗疮的功能,二药配伍,辅助君药,增强解毒疗疮、消肿止痛之功,共为臣药。冰片有清热解毒、生肌敛疮的功能,珍珠化腐生肌,丁香辛温芳香、和胃止痛,共为佐药。助君药增强清热解毒、生肌敛疮之功,且丁香温中散寒,以佐制牛黄、冰片寒凉伤胃。诸药合用,共奏清热解毒、消肿止痛之功。

【临床应用】

1. 喉痹 系由火毒内盛所致。症见咽喉肿痛,口苦咽干,发热,恶寒,便秘溲赤,脉数,苔黄腻;急、慢性咽喉炎见上述证候者。

2. 乳蛾 系由火毒内盛所致。症见咽喉疼痛剧烈,咽痛连及耳根及颌下,吞咽困难,喉核红肿较甚,表面有黄白色脓点,或连成伪膜,高热,口渴喜饮,口臭,舌质红赤,苔黄厚,脉洪大而数;急性扁桃体炎见上述证候者。

3. 疖痈疮疡 系由热毒蕴结所致。症见局部红肿热痛,发病迅速,或有恶寒、发热、口渴等全身症状;化脓性皮肤病见上述证候者。

【药理毒理】 本品具有抗炎、镇痛等作用。

1. 镇痛 本品可减少醋酸致小鼠扭体反应[1]。

2. 抗炎 抑制二甲苯致小鼠耳肿胀和酵母所致大鼠足肿胀度[1]。

【不良反应】 目前尚未检索到不良反应报道。

【禁忌】 孕妇禁用。

【注意事项】

1. 阴虚火旺者慎用。

2. 老人、儿童及素体脾胃虚弱者慎用。

3. 服药期间忌食辛辣油腻食物。

4. 本品含蟾酥、雄黄,有毒,不宜过量久用。

【用法与用量】 饭后服。一次 10 丸,儿童一次 5 丸,婴儿一次 2 丸,一日 3 次;外用。以冷开水或醋调敷患处。

【规格】 每 5 丸重 19mg

【参考文献】 [1]孙婷,邹赢铮,金贻铎,等.六应丸抗炎和镇痛活性的实验研究.药学服务与研究,2010,10(1):27-29.

功劳去火片（胶囊）
Gonglao Quhuo Pian（Jiaonang）

【药物组成】　功劳木、黄芩、黄柏、栀子。

【功能与主治】　清热解毒。用于实热火毒所致的急性咽喉炎、急性胆囊炎、急性肠炎。

【方解】　方中功劳木味苦性寒,既善泻火解毒利咽,又能清利肝胆及大肠湿热,故为君药。黄芩善清泻肝胆火毒,并清热燥湿,除大肠湿热,为臣药。黄柏清泻下焦湿热,栀子善清三焦火热,引热下行,使热从小便而出,共为佐药。诸药合用,共奏泻火解毒、清热燥湿之效。

【临床应用】

1. 喉痹　因火毒湿热蒸腾,上灼于咽而致。症见咽部疼痛,吞咽不利,咽黏膜红肿,痰黄,咯吐不利,大便秘结,小便黄,舌质红,苔黄,脉数;急性咽炎见上述证候者。

2. 胁痛　因火毒湿热内蕴,肝失疏泄而致。症见胁痛,口苦,胸闷,纳呆,目赤或目黄,身黄,小便黄赤,舌红,苔黄腻,脉滑数;急性胆囊炎见上述证候者。

3. 泄泻　因火毒湿热内蕴,伤及肠胃,传化失常而致。症见泄泻腹痛,泻下急迫,或泻而不爽,粪色黄褐而臭,肛门灼热,烦热口渴,小便短黄,舌红苔黄,脉滑数;急性肠炎见上述证候者。

此外,本品还有用于治疗实热火毒引起痤疮的报道[1]。

【药理毒理】　本品有抗炎、抑菌作用。

1. 抗炎　本品对二甲苯、巴豆油致小鼠耳肿胀以及棉球致肉芽肿均有抑制作用[2]。

2. 抑菌　体外实验,本品对金黄色葡萄球菌及溶血性乙型链球菌有抑制作用[2]。

3. 药代动力学　本品 0.3g/kg 大鼠灌胃给药,在给药前和给药后 5、10、20、30 分钟和 1、2、3、4、6、8、10、24 小时眼底静脉丛取血,血浆样品进行 HPLC 分析,结果表明黄芩苷在大鼠体内的代谢符合二室模型,小檗碱符合一室模型,且功劳去火片中黄芩苷和小檗碱的药物动力学受中药复方给药形式的影响,与单指标成分给药有差异[3]。

【不良反应】　目前尚未检索到不良反应报道。

【禁忌】　尚不明确。

【注意事项】

1. 脾胃虚寒者慎用。

2. 服药期间忌食辛辣油腻食物。

3. 老人、儿童及素体脾胃虚弱者慎用。

【用法与用量】　片剂:口服。糖衣片一次 5 片,薄膜衣片一次 3 片,一日 3 次。胶囊剂:口服。一次 5 粒,一日 3 次。

【规格】　片剂:薄膜衣片　每片重 0.5g

胶囊剂:每粒装 0.3g

【参考文献】　[1]周克邦.功劳去火片治疗寻常痤疮 58 例.新中医,2002,34(6):48.

[2]热毒清片新药申报资料.

[3]郭慧娟,任淑萌,李艳荣,等.功劳去火片中黄芩苷和小檗碱在大鼠体内的药物动力学.华西药学杂志,2009,24(1):56.

梅花点舌丸（胶囊、片）
Meihua Dianshe Wan（Jiaonang,Pian）

【药物组成】　牛黄、人工麝香、蟾酥（制）、熊胆粉、冰片、硼砂、雄黄、葶苈子、乳香（制）、没药（制）、血竭、珍珠、沉香、朱砂。

【功能与主治】　清热解毒,消肿止痛。用于火毒内盛所致的疔疮痈肿初起、咽喉牙龈肿痛、口舌生疮。

【方解】　方中牛黄味苦气凉,清热解毒、消肿止痛;麝香辛香走窜,活血散结、消肿止痛;蟾酥味辛气温,解毒消肿止痛,三药均善清热解毒、消肿止痛,共为君药。熊胆清热解毒、冰片消肿止痛,硼砂解毒利咽,雄黄解毒疗疮,葶苈子化痰泻肺利咽,助君药清热解毒、化痰利咽、消肿止痛,为臣药。乳香、没药、血竭活血消肿散结,珍珠收敛生肌、解毒祛腐,沉香行气止痛,朱砂清热解毒,共为佐药。诸药合用,共奏清热解毒、化痰利咽、消肿止痛之效。

【临床应用】

1. 喉痹　因火毒内盛,循经上灼咽喉而致。症见咽痛,吞咽不利,口干喜饮,发热,咽部红肿,大便秘结,小便黄,舌红苔黄,脉数;急性咽炎见上述证候者。

2. 疔疮　因火毒攻冲,经络壅滞而致。症见疔疮局部红赤肿,疼痛,发热,口渴,大便秘结,小便短赤,舌苔黄,脉数;化脓性皮肤病见上述证候者。

3. 牙宣　因火毒内盛,循经上攻,熏蒸牙龈而致。症见牙龈红肿疼痛,出血溢脓,烦渴多饮,口臭,大便秘结,舌红苔黄,脉数;牙周炎见上述证候者。

4. 口疮　因火毒内盛,循经上攻,熏蒸口舌而致。症见口腔溃烂,舌根、舌下溃点或溃面,色黄,周边红肿灼痛,进食痛甚,心烦,失眠,便秘,舌红苔黄,脉数;口腔炎见上述证候者。

【不良反应】 目前尚未检索到不良反应报道。

【禁忌】 孕妇禁用。

【注意事项】

1. 阴虚火旺者慎用。

2. 服药期间忌食辛辣、油腻、鱼腥食物,戒烟酒。

3. 不宜过量或长期服用。

4. 本品外用不可入眼。

5. 本品外用时,应首先清洁患处,将药用醋化开敷于患处。

6. 如用药于口腔、咽喉处,先漱口清除口腔食物残渣,用药后禁食30～60分钟。

【用法与用量】 丸剂:口服。一次3丸,一日1～2次;外用。用醋化开,敷于患处。胶囊剂:口服。一次1粒,一日1～2次;外用。将胶囊内容物用醋化开,敷于患处。片剂:口服。一次3片,一日1～2次。

【规格】 丸剂:每10丸重1g

胶囊剂:每粒装0.3g

片剂:每片重0.1g

双料喉风散
Shuangliao Houfeng San

【药物组成】 山豆根、人工牛黄、冰片、寒水石、黄连、青黛、珍珠、人中白(煅)、甘草。

【功能与主治】 清热解毒,消肿利咽。用于肺胃热毒炽盛所致的咽喉肿痛、口腔糜烂、齿龈肿痛、皮肤溃烂。

【方解】 方中山豆根大苦大寒,功善清泄肺胃热毒而消肿利咽,故为君药。牛黄、冰片加强清热解毒、消肿散结之功,共为臣药。寒水石、黄连善清胃泻火,青黛能清热解毒、凉血消肿,珍珠长于敛疮生肌、清热解毒,人中白清热降火消瘀为佐药。甘草解毒,调和诸药,为使药。诸药合用,共奏清热解毒、消肿利咽之效。

【临床应用】

1. **喉痹** 因肺胃蕴热,热毒上灼咽喉而致。症见咽部红肿,咽痛较剧,甚至吞咽困难,口渴多饮,咳嗽痰黄,发热,大便秘结,小便黄,舌红苔黄,脉数有力;急性咽炎见上述证候者。

2. **口疮** 因肺胃热毒炽盛,循经上行,熏蒸口舌而致口腔黏膜溃点,或溃面,多则融合成片,溃面色黄,周边红肿,灼热疼痛,发热,烦渴多饮,大便秘结,小便黄,舌红苔黄,脉数有力;复发性口疮、急性多发性口炎见上述证候者。

3. **牙宣** 因胃火炽盛,循经上攻,熏蒸牙龈而致。

症见牙龈红肿疼痛,烦渴多饮,消谷善饥,口臭,便秘,舌红苔黄,脉数;牙龈炎见上述证候者。

此外,本品还有用于治疗褥疮、宫颈糜烂的报道[1,2]。

【药理毒理】 本品有抗炎、镇痛及抑菌等作用。

1. **抗炎** 本品可抑制二甲苯、巴豆油所致小鼠耳部炎症;对大鼠甲醛性足肿胀也有抑制作用[1,2]。

2. **镇痛** 本品可提高小鼠对醋酸化学刺激法、热板法和电刺激法等所致疼痛的痛阈[1]。

3. **抑菌** 体外实验,本品对金黄色葡萄球菌、溶血性链球菌、肺炎双球菌、伤寒杆菌、甲型副伤寒杆菌、痢疾杆菌、卡他球菌、白喉杆菌等有抑菌作用[1,3]。

4. **其他** 本品可延长组胺和氯化乙酰胆碱混合液对豚鼠的引喘潜伏期,对乙酰胆碱或组胺所致离体豚鼠气管链痉挛均有松弛作用,用苯海拉明阻断组胺 H_1 受体后,松弛气管的作用减弱[1]。本品可减少巴豆油致炎小鼠耳组织中 NO 含量,减少血清 MDA 含量,增加 SOD 活性[2]。

【不良反应】 目前尚未检索到不良反应报道。

【禁忌】 尚不明确。

【注意事项】

1. 虚寒证者慎用。

2. 孕妇慎用。

3. 服药期间忌食辛辣、油腻、鱼腥食物,戒烟酒。

4. 本品外用时应首先清洁患处,然后喷药。如用于口腔、咽喉处,用药后禁食30～60分钟。

【用法与用量】 口腔咽喉诸症:吹敷患处,一日3次;皮肤溃烂:先用浓茶洗净患处,后敷药粉于患处,一日1次。

【规格】 每瓶装 (1)1g (2)1.25g (3)2.2g

【参考文献】 [1]李锐.双料喉风散的研究.新中医,1985,17(10):44.

[2]陈一村,唐昭,蔡聪艺,等.双料喉风散抗炎和抗氧化活性的研究.癌变·畸变·突变,2010,22(4):305-307.

[3]赵书策.双料喉风散与双料喉风含服片的抗菌作用实验.时珍国医国药,2006,17(12):2461.

咽速康气雾剂
Yansukang Qiwuji

【药物组成】 人工牛黄、麝香、冰片、蟾酥、珍珠、雄黄。

【功能与主治】 清热解毒,消肿止痛。用于肺胃热盛所致的急乳蛾,症见咽部红肿,咽痛。

【方解】　方中人工牛黄清热解毒、利咽消肿为君药。麝香化瘀通络、消肿止痛，冰片清热解毒、化腐消肿，共为臣药。蟾酥解毒消肿止痛，珍珠解毒化腐生肌，雄黄解毒散结，三药共为佐药。诸药合用，共奏清热解毒、消肿止痛之力。

【临床应用】　乳蛾　因肺胃热盛，热毒循经上攻咽喉，搏结于咽核而致。症见咽核红肿胀大，咽部疼痛剧烈，痛连耳根及颌下，吞咽时疼痛加重，有堵塞感，发热，口渴、口臭，大便秘结，小便黄，舌红苔黄，脉洪数；急性扁桃体炎见上述证候者。

此外，本品还有用于治疗慢性咽喉炎、急性单纯性咽炎的报道[1,2]。

【药理毒理】　本品有抗炎、镇痛、抗病原微生物和调节免疫功能等作用。

1. 抗炎　本品可抑制二甲苯致小鼠耳肿胀以及醋酸致小鼠腹腔毛细血管通透性增加[3,4]。

2. 镇痛　本品可提高热板法致小鼠疼痛的痛阈值，减少醋酸致小鼠扭体次数[3]。

3. 调节免疫功能　本品可抑制 2,4 二硝基氯苯致小鼠迟发超敏反应和大鼠被动皮肤过敏引起的炎症渗出，并增加小鼠网状内皮系统吞噬功能[3]。

4. 抗病原微生物　体外试验，本品不同程度抑制大肠埃希菌、表皮葡萄球菌、金黄色葡萄球菌、A 群链球菌和肺炎球菌，对金黄色葡萄球菌、肺炎球菌引起的体内感染具有保护作用[3,4]。

5. 毒理　本品小鼠灌胃的 LD_{50} 是 81.04g/kg$\pm$10.37g/kg[3]。

【不良反应】　目前尚未检索到不良反应报道。

【禁忌】　孕妇禁用。

【注意事项】

1. 虚火乳蛾者慎用。

2. 服药期间进食流质或半流质饮食。忌食辛辣、油腻、鱼腥食物，戒烟酒。

3. 本品不宜长期使用或短时间内连续多次喷用。

4. 本品外用不可入眼。

5. 用药后用药部位有麻、胀不适感，一般 30 分钟可消失，不需特殊处理。

6. 用药时应保持口腔清洁。

7. 喷药 30 分钟后，再进食饮水，尽量延长药物在咽部的作用时间。

【用法与用量】　用前将本品充分振摇，倒置，喷头圆口对准口腔，闭气，按阀门上端喷头，药液呈雾状喷入口腔，闭口数分钟，一次喷 3 下，一日 3 次。7 天为一个疗程。

【规格】　每瓶装 4.75g(含药液 2.5ml)

【参考文献】　[1]李红娟，夏久芝，李超，等.咽速康气雾剂治疗慢性咽喉炎 100 例.中国中西医结合耳鼻咽喉科杂志，2003，11(4):179.

[2]唐传金.咽速康气雾剂治疗急性单纯性咽炎的临床观察.中华中西医杂志，2001，2(3):233.

[3]黄荣增.咽速康气雾剂的药学及药效学研究.湖北中医学院学报，2005.

[4]董方言，孙晓波，魏菲，等.咽速康气雾剂的研究.医学研究通讯，1999，28(1):9.

复方红根草片
Fufang Honggencao Pian

【药物组成】　红根草、鱼腥草、金银花、野菊花、穿心莲。

【功能与主治】　清热解毒，利咽，止泄，止痢。用于火毒内盛、湿热蕴结所致的急性咽喉炎、扁桃体炎、肠炎、痢疾。

【方解】　方中红根草功善清热解毒利湿，为君药。鱼腥草辛寒入肺，助君药清肺经热毒、消肿止痛；金银花甘寒芳香，助君药疏散风热、解毒利咽、凉血止痢；野菊花辛散苦降，助君药清热解毒、利咽消肿；穿心莲苦寒泄降，助君药清热燥湿、解毒消肿利咽、止泻止痢，共为臣药。诸药合用，共奏清热解毒、消肿利咽、止泄止痢之功。

【临床应用】

1. 喉痹　因火毒内盛，湿热蕴结，熏发上焦，攻于咽喉而致。症见咽部红肿，咽痛较剧，发热，烦渴，便秘，舌质红，苔黄腻，脉滑数；急性咽炎见上述证候者。

2. 喉喑　因火毒内盛，湿热蕴结，熏发上焦，壅结喉门而致。症见声音嘶哑，咽部红肿、疼痛，发声及吞咽疼痛剧烈，咳痰黄稠，舌质红，苔黄腻，脉滑数；急性喉炎见上述证候者。

3. 乳蛾　因火毒内盛，湿热蕴结，熏发上焦，蒸灼咽核而致。症见咽核红肿较甚，有黄白色脓点，咽痛剧烈，吞咽时加重，身热，口渴，大便秘结，舌质红，苔黄腻，脉滑数；急性扁桃体炎见上述证候者。

4. 泄泻　因湿热蕴结，损伤肠胃，传导失常而致。症见泄泻，腹痛，泻下急迫，或泻而不爽，粪色黄褐而臭，肛门灼热，烦热口渴，舌质红，苔黄腻，脉滑数；急性肠炎见上述证候者。

5. 痢疾　因火毒内盛，湿热蕴结，熏灼肠道而致。

症见腹痛,腹泻,里急后重,下痢赤白脓血,肛门灼热,舌质红,苔黄腻,脉滑数;急性菌痢见上述证候者。

【药理毒理】 本品有抗炎、镇痛、解热等作用。

1. 抗炎 本品对巴豆油所致小鼠耳肿胀及组胺所致小鼠皮肤毛细血管通透性增高均有抑制作用[1]。

2. 镇痛 本品对腹腔注射醋酸所致小鼠扭体反应有抑制作用[1]。

3. 解热 本品对酵母所致小鼠发热有解热作用[1]。

4. 其他 体外试验,本品对变形杆菌、福氏及宋氏痢疾杆菌、乙型链球菌、肺炎链球菌均有不同程度的抑菌作用[1]。

【不良反应】 目前尚未检索到不良反应报道。

【禁忌】 尚不明确。

【注意事项】

1. 脾胃虚寒者慎用。

2. 服药期间忌食辛辣、油腻、鱼腥食物,戒烟酒。

3. 老人、儿童及素体脾胃虚弱者慎用。

【用法与用量】 口服。一次4片,一日3～4次。

【规格】 每片含干膏0.12g

【参考文献】 [1]张家铨.中成药的药理与应用.上海:复旦大学出版社,2002:110.

炎宁颗粒(糖浆)

Yanning Keli(Tangjiang)

【药物组成】 鹿茸草、白花蛇舌草、鸭跖草。

【功能与主治】 清热解毒,消炎止痢。用于上呼吸道感染,扁桃体炎,尿路感染,急性菌痢,肠炎。

【方解】 方中鹿茸草味苦降泄,功专清湿热毒邪、解毒散结、消肿止痛、利湿止痢,为君药。白花蛇舌草、鸭跖草苦寒渗泄,清热解毒、利湿通淋、止泻止痢,共为臣药。诸药合用,共奏清热解毒,消肿止痛,利湿通淋、止泻止痢之效。

【临床应用】

1. 感冒 因风热犯表,热郁肌腠,卫表失和而致。症见发热较著,微恶风寒,头胀痛,咽部红肿疼痛,鼻塞,流黄浊涕,口渴欲饮,舌边尖红,苔薄黄,脉浮数;上呼吸道感染见上述证候者。

2. 乳蛾 因外感风热,湿毒蕴结,熏灼咽核而致。症见咽核红肿较甚,咽痛较剧,吞咽时疼痛加重,发热,面赤,口渴,舌红苔黄,脉数;急性扁桃体炎见上述证候者。

3. 淋证 因湿热蕴结下焦,膀胱气化不利而致。症见小便淋沥涩痛,尿色黄赤,少腹拘急胀痛,或有寒热,

口苦,或有大便秘结,舌苔黄腻,脉濡数;尿路感染见上述证候者。

4. 痢疾 因湿热毒邪壅滞肠中,灼伤肠络,气机不畅,传导失常而致。症见下痢脓血,腹痛,里急后重,肛门灼热,小便短赤,舌红,苔黄腻,脉滑数;急性菌痢见上述证候者。

5. 泄泻 因湿热蕴结,损伤肠胃,传导失常而致。症见泄泻,腹痛,泻下急迫,或泻而不爽,粪色黄褐而臭,肛门灼热,烦热,口渴,小便短黄,舌质红,苔黄腻,脉滑数;急性肠炎见上述证候者。

【不良反应】 目前尚未检索到不良反应报道。

【禁忌】 尚不明确。

【注意事项】

1. 虚火乳蛾,淋痛及寒湿泻痢者慎用。

2. 服药期间忌食辛辣、油腻、鱼腥食物,戒烟酒。

3. 本品老人、儿童及素体脾胃虚弱者慎用。

【用法与用量】 颗粒剂:开水冲服。一次14g,一日3～4次。糖浆剂:口服。一次10ml,一日3～4次。

【规格】 颗粒剂:每袋装14g(相当于总药材31.25g)

糖浆剂:每瓶装100ml

金莲花润喉片(颗粒)

Jinlianhua Runhou Pian(Keli)

【药物组成】 金莲花薄荷素油。

【功能与主治】 清热解毒,消肿止痛,利咽。用于热毒内盛所致的咽部红肿疼痛、牙龈肿胀、口舌生疮;急性咽炎、急性扁桃体炎、上呼吸道感染见上述证候者。

【方解】 方中金莲花性味苦寒,入心、肝二经,苦能泄降,寒能清热,“治口疮,喉痛。”(《本草纲目拾遗》)故本品有清热解毒、消肿止痛、利咽散结之功。用于热毒内盛,火毒上攻所致的喉痹、乳蛾。

【临床应用】

1. 喉痹 因邪热内传,热毒内盛,上灼于咽而致。症见咽部红肿、疼痛,吞咽困难,发热,舌红,苔黄,脉数;急性咽炎、上呼吸道感染见上述证候者。

2. 乳蛾 因邪热内传,热毒内盛,循经上逆,搏结喉核而致。症见喉核红肿疼痛,吞咽时疼痛加重,有堵塞感,发热,舌红,苔黄,脉数;急性扁桃体炎见上述证候者。

【药理毒理】 **抑菌** 体外试验,本品对肺炎双球菌、金黄色葡萄球菌、乙型链球菌、铜绿假单胞菌、大肠埃希菌等有抑菌作用[1]。

【不良反应】　目前尚未检索到不良反应报道。

【禁忌】　尚不明确。

【注意事项】

1. 虚火喉痹、乳蛾者慎用。

2. 服药期间忌食辛辣、油腻、鱼腥食物,戒烟酒。

3. 老人、儿童及素体脾胃虚弱者慎用。

【用法与用量】　片剂:含服。一次1～2片,一日4～5次。颗粒剂:开水冲服。一次1袋,一日2～3次。

【规格】　片剂:每片重0.5g

颗粒剂:每袋装10g

【参考文献】　[1]金莲花润喉片新药申报资料.

山香圆片(颗粒)

Shanxiangyuan Pian(Keli)

【药物组成】　山香圆叶。

【功能与主治】　清热解毒,利咽消肿。用于肺胃热盛所致的急喉痹、急乳蛾,症见咽部红肿,咽痛。

【方解】　方中山香圆性味苦寒,苦能泄降,寒能清热,本品有清热解毒、利咽消肿之功能。适用于因火毒内蕴,肺胃热盛所致喉痹、乳蛾。

【临床应用】

1. 喉痹　因肺胃蕴热,上灼于咽而致。症见咽部红肿、疼痛,发热,舌红苔黄,脉数;急性咽炎见上述证候者。

2. 乳蛾　因肺胃热毒上灼,喉核血肉腐败而致。症见喉核红肿、疼痛,或化脓,吞咽困难,发热,舌红苔黄,脉数;急性扁桃体炎见上述证候者。

【不良反应】　目前尚未检索到不良反应报道。

【禁忌】　尚不明确。

【注意事项】

1. 虚火喉痹、乳蛾者慎用。

2. 服药期间忌食辛辣油腻食物。

3. 老人、儿童及素体脾胃虚弱者慎用。

【用法与用量】　颗粒剂:开水冲服。一次1袋,一日3次;小儿酌减。片剂:口服。一次2～3片,一日3～4次;小儿酌减。

【规格】　颗粒剂:每袋装　(1)10g　(2)4g(减糖)

薄膜衣片:每片重0.5g

冬凌草片(糖浆)

Donglingcao Pian(Tangjiang)

【药物组成】　冬凌草。

【功能与主治】　清热解毒,消肿散结,利咽止痛。用于热毒壅盛所致咽喉肿痛、声音嘶哑;扁桃体炎、咽炎、口腔炎见上述症候者及癌症的辅助治疗。

【方解】　方中冬凌草味苦、甘,性微寒。为民间草药。具有清热解毒、利咽消肿、止痛的功能。用于急、慢性扁桃体炎、咽炎、喉炎属热毒壅盛证者。

【临床应用】

1. 乳蛾　因热毒壅盛,循经上逆,搏结于咽核而致。症见咽核红肿胀大,咽部疼痛,吞咽时疼痛加重,有堵塞感;急、慢性扁桃体炎见上述证候者。

2. 喉痹　因热毒壅盛,熏灼咽喉而致。症见咽部红肿,咽痛,吞咽困难,咽部如有异物感;急、慢性咽炎见上述证候者。

3. 口疮　因热毒壅盛,热毒循经上攻,熏灼口舌而致口舌黏膜破溃,疼痛,局部红肿,灼热;口腔炎见上述证候者。

【不良反应】　目前尚未检索到不良反应报道。

【禁忌】　尚不明确。

【注意事项】

1. 虚火乳蛾、喉痹、口疮者慎用。

2. 服药期间忌食辛辣、油腻、鱼腥食物,戒烟酒。

【用法与用量】　片剂:口服。一次2～5片,一日3次。糖浆剂:口服。一次10～20ml,一日2次。

【规格】　片剂:(1)薄膜衣片　每片重0.26g

(2)糖衣片(片芯重0.25g)

糖浆剂:每瓶装　(1)100ml　(2)500ml

喉咽清口服液

Houyanqing Koufuye

【药物组成】　土牛膝、马兰草、车前草、天名精。

【功能与主治】　清热解毒,利咽止痛。用于肺胃实热所致的咽部红肿、咽痛、发热、口渴、便秘;急性扁桃体炎、急性咽炎见上述证候者。

【方解】　方中土牛膝味苦降泄,既能清热泻火,又善解毒利咽,故为君药。马兰草清热解毒、凉血消肿、解毒利咽,为臣药。车前草甘寒滑利,有清热解毒、渗泄湿热之功,使热毒从小便排出,天名精清热解毒、活血散瘀,共为佐药。诸药合用,共奏清热解毒、凉血消肿、利咽止痛之功。

【临床应用】

1. 乳蛾　因肺胃实热,火热上蒸,搏结于喉核而致。症见喉核红肿较甚,有黄白色脓点,咽部疼痛剧烈,连及耳窍,吞咽时疼痛加重,有堵塞感,发热,口渴,口臭,大便便秘,小便黄,舌红,苔黄,脉洪数;急性扁桃体炎见上述证候者。

2. 喉痹 因肺胃蕴热,热毒上灼咽喉而致。症见咽部红肿,咽痛较剧,口渴多饮,咳嗽痰黄,发热,大便秘结,小便黄,舌红苔黄,脉数有力;急性咽炎见上述证候者。

【不良反应】 目前尚未检索到不良反应报道。

【禁忌】 尚不明确。

【注意事项】

1. 虚火乳蛾、喉痹者慎用。

2. 服药期间忌食辛辣、油腻、鱼腥食物,戒烟酒。

3. 老人、儿童及素体脾胃虚弱者慎用。

【用法与用量】 口服。一次 10～20ml,一日 3 次;小儿酌减或遵医嘱。

【规格】 每支装 10ml

蓝芩口服液

Lanqin Koufuye

【药物组成】 板蓝根、黄芩、栀子、黄柏、胖大海。

【功能与主治】 清热解毒,利咽消肿。用于肺胃实热所致的咽痛、咽干、咽部灼热;急性咽炎见上述证候者。

【方解】 方中板蓝根味苦性寒,既能清热解毒,又善凉血利咽,用于肺胃蕴热、热毒上攻之咽痛喉痹,故为君药。黄芩善清肺火,解上焦火毒;栀子苦寒清降,长于清泻三焦火邪,兼有凉血解毒之功;黄柏泻火解毒,共为臣药。胖大海宣肺气,散郁火,除痰热,利咽喉,为佐药。诸药合用,共奏清热泻火、凉血解毒、利咽消肿之功。

【临床应用】 喉痹 因肺胃蕴热,热毒上灼咽喉而致。症见咽痛,咽干,咽部灼热,咳嗽痰黄,发热,口渴欲饮,大便秘结,小便黄,舌红,苔黄,脉数有力;急性咽炎见上述证候者。

此外,本品还有用于治疗急性上呼吸道感染的报道[1]。

【药理毒理】 本品有抗病原微生物、解热、抗炎和镇痛等作用。

1. 抗病原微生物 本品对金黄色葡萄球菌、白色葡萄球菌、白色念珠菌、甲型溶血性链球菌、乙型溶血性链球菌、化脓性链球菌、类白喉棒状杆菌、肺炎球菌及大肠埃希菌有不同程度抑制作用,对甲、乙型流感病毒及腺病毒也有抑制作用[2,3]。

2. 解热 本品对伤寒及副伤寒甲、乙三联菌苗所致家兔发热以及鲜啤酒酵母所致大鼠发热有解热作用[2]。

3. 抗炎 本品可抑制二甲苯致小鼠耳肿胀、大鼠棉球肉芽组织增生及角叉菜胶所致大鼠足肿胀[2]。

4. 镇痛 本品可提高小鼠热板法痛阈[2]。

【不良反应】 目前尚未检索到不良反应报道。

【禁忌】 尚不明确。

【注意事项】

1. 虚火喉痹者慎用。

2. 服药期间忌食辛辣、油腻、鱼腥食物,戒烟酒。

3. 老人、儿童及素体脾胃虚弱者慎用。

【用法与用量】 口服。一次 20ml,一日 3 次。

【规格】 每支装 10ml

【参考文献】 [1]朱迪.蓝芩口服液治疗上呼吸道感染疗效观察.贵州医药,2002,26(7):641.

[2]刘秀霞,欧阳林,孙海胜.蓝芩口服液.中药新药杂志,2002,11(9):734.

[3]许兴全.蓝芩口服液的体外抑菌作用.现代医药卫生,2007,23(3):423.

青果丸

Qingguo Wan

【药物组成】 青果、金银花、黄芩、北豆根、麦冬、玄参、白芍、桔梗。

【功能与主治】 清热利咽,消肿止痛。用于肺胃蕴热所致的咽部红肿、咽痛、失音声哑、口干舌燥、干咳少痰。

【方解】 方中青果解毒利咽、生津润喉,为君药。金银花清热解毒、疏散风热,黄芩清肺泻火、解毒利咽,北豆根清热解毒、利咽止痛,三药合用,共为臣药。麦冬、玄参、白芍滋阴降火、解毒散结、润喉利咽,桔梗宣肺利咽、开音,兼能载药上浮,直达病所,为佐使药。诸药合用,共奏清热利咽、消肿止痛之功。

【临床应用】

1. 喉痹 由风热上攻,肺胃蕴热,热毒循经上灼咽喉而致。症见咽部红肿,灼热干痛,干咳少痰,口渴欲饮,发热,舌红苔黄,脉数;急性咽炎见上述证候者。

2. 喉喑 由风热上攻,肺胃蕴热,热毒循经上蒸,结于喉窍而致。症见失音声哑,咽喉干燥疼痛,咳嗽少痰,发热,口干舌燥,舌红苔黄,脉数;急性喉炎见上述证候者。

【药理毒理】 本品有抗炎、抗菌作用。

1. 抗炎 本品对小鼠角叉菜胶性足肿胀和小鼠巴豆油耳肿胀有抑制作用[1]。

2. 抗菌 体外试验对肺炎球菌、变形杆菌和肺炎克雷伯杆菌均有抑制作用[1]。

【不良反应】 目前尚未检索到不良反应报道。

【禁忌】 尚不明确。

【注意事项】

1. 虚火喉痹、喉喑者慎用。

2. 服药期间忌食辛辣、油腻、鱼腥食物,戒烟酒。

3. 老人、儿童及素体脾胃虚弱者慎用。

4. 不宜过量服用或长期服用。

【用法与用量】 口服。水蜜丸一次 8g,大蜜丸一次 2 丸,一日 2 次。

【规格】 (1)水蜜丸　每 10 丸重 1g　(2)大蜜丸 每丸重 6g

【参考文献】 [1]吴英良,王勇年,商晓华,等.青果片与青果丸的抗炎抗菌作用比较.时珍国药研究,1995,6(3):11.

清火栀麦胶囊(片、丸)

Qinghuo Zhimai Jiaonang(Pian,Wan)

【药物组成】 穿心莲、栀子、麦冬。

【功能与主治】 清热解毒,凉血消肿。用于肺胃热盛所致的咽喉肿痛、发热、牙痛、目赤。

【方解】 方中穿心莲味苦性寒,功善清解肺胃热毒、凉血解毒利咽,故为君药。栀子气味苦寒,泻火除烦、凉血解毒,功善清泄三焦之热毒,且可引热下行,从小便而出,辅助君药清热解毒、凉血消肿,为臣药。麦冬味甘性寒,养阴生津、除烦止渴、润燥利咽,为佐药。诸药合用,共奏清热解毒、凉血消肿之功。

【临床应用】 喉痹　因肺胃热盛,热毒上犯而致。症见咽部红肿,咽痛较剧,发热,口干口渴,牙龈肿痛,目赤肿痛,便秘,小便黄,舌红,苔黄,脉数有力;急性咽炎见上述证候者。

【不良反应】 目前尚未检索到不良反应报道。

【禁忌】 尚不明确。

【注意事项】

1. 虚火喉痹者慎用。

2. 服药期间忌食辛辣、油腻、鱼腥食物,戒烟酒。

3. 老人、儿童及素体脾胃虚弱者慎用。

【用法与用量】 胶囊剂:口服。一次 2 粒,一日 2 次。片剂:口服。一次 2 片,一日 2 次。丸剂:口服。一次 0.8g,一日 2 次。

【规格】 胶囊剂:每粒装 0.25g

片剂:每片重 0.31g

丸剂:每粒重 0.8g

西黄清醒丸

Xihuang Qingxing Wan

【药物组成】 金果榄、藏青果、黄芩、栀子、木香、槟榔、防己、薄荷、冰片、甘草。

【功能与主治】 清利咽喉,解热除烦。用于肺胃蕴热引起的口苦舌燥、咽喉肿痛、烦躁不安、气滞胸满、头晕耳鸣。

【方解】 方中金果榄、藏青果苦寒沉降,直折火势,具有泻火解毒、清利咽喉之功,故为君药。黄芩善清肺热,有较强的泻火解毒、利咽消肿之力,栀子善清泻三焦火热,有较强的泻火解毒、凉血消肿、清热除烦之功,且可引热下行,由小便而出,共为臣药。肺胃蕴热,气滞胸满,故配木香、槟榔行气导滞、宽胸散结,同时配伍防己祛风消肿止痛,薄荷清头目、利咽喉,冰片清热止痛、消肿利咽,共为佐药。甘草清热解毒,且协调诸药,用为佐使药。诸药合用,共奏清利咽喉、解热除烦之效。

【临床应用】 喉痹　由肺胃火热上蒸咽喉,气机郁滞而致咽部红肿,咽痛,口苦舌燥,烦躁不安,胸满不适,头晕,耳鸣,舌红苔黄,脉数;急性咽炎见上述证候者。

【不良反应】 目前尚未检索到不良反应报道。

【禁忌】 尚不明确。

【注意事项】

1. 虚火喉痹者慎用。

2. 孕妇慎用。

3. 服药期间忌食辛辣、油腻、鱼腥食物,戒烟酒。

4. 老人、儿童及素体脾胃虚弱者慎服。

5. 急性咽炎感染严重、有发热等全身症状者,应在医生指导下使用。

【用法与用量】 口服。一次 2 丸,一日 2 次。

【规格】 每丸重 6g

冰　硼　散

Bingpeng San

【药物组成】 冰片、硼砂(煅)、朱砂、玄明粉。

【功能与主治】 清热解毒,消肿止痛。用于热毒蕴结所致的咽喉疼痛、牙龈肿痛、口舌生疮。

【方解】 方中冰片辛散苦泄,芳香走窜,性偏寒凉,外用以清热泻火、消肿止痛、生肌敛疮见长,故为君药。硼砂清热解毒、防腐生肌,以加强君药清热解毒、防腐消肿之功,为臣药。朱砂善消疮毒肿痛,玄明粉清热消肿,二药合用清热利咽、散结消肿,共为佐药。诸药合用,共奏清热解毒、消肿止痛之功。

【临床应用】

1. 喉痹 因热毒蕴结，火毒上灼咽喉而致。症见咽部红肿，咽痛，吞咽困难，口干渴，小便黄赤，大便秘结，舌红苔黄，脉数；急性咽炎见上述证候者。

2. 牙宣 因胃热壅盛，循经上攻而致。症见牙龈红肿疼痛，烦渴多饮，大便秘结，舌红苔黄，脉数；牙周炎见上述证候者。

3. 口疮 因热毒蕴结，火毒上攻而致。症见口舌溃烂，疼痛灼热，心烦，失眠，大便秘结，舌红苔黄，脉数；口腔炎、口腔溃疡见上述证候者。

此外，本品还用于治疗热毒湿浊引起的霉菌性阴道炎、宫颈糜烂的报道[1,2]。

【药理毒理】 本品有抗溃疡、镇痛、抗炎及抗菌等作用。

1. 抗溃疡 本品对机械损伤口腔黏膜、金黄色葡萄球菌液连续感染的方法制作的家兔口腔溃疡有治疗作用[3]，对豚鼠实验性口腔黏膜溃疡有促进黏膜溃疡愈合的作用[4]。

2. 镇痛 本品腹部皮下埋入或灌服冰硼散混悬液均能减少腹腔注射醋酸引起的小鼠扭体次数[4]。

3. 抗炎 本品对二甲苯致小鼠耳肿胀及蛋清引起的大鼠足肿胀均有抑制作用[4]。

4. 抗菌 体外试验，本品对金黄色葡萄球菌、大肠埃希菌、白喉杆菌、卡他杆菌等有抑制作用[5]。

【不良反应】 有文献报道，冰硼散可致过敏性休克、严重过敏性口炎、腹部剧痛、新生儿中毒死亡等不良反应发生[6-8]。

【禁忌】 孕妇及哺乳期妇女禁用。

【注意事项】

1. 虚火上炎者慎用。

2. 服药期间忌油腻食物，戒烟酒。

3. 不宜长期大剂量使用，以免引起蓄积中毒。

【用法与用量】 吹敷患处。每次少量，一日数次。

【规格】 每瓶装6g

【参考文献】 [1]韩璐，沈茂平，张玲.冰硼散治疗霉菌性阴道炎298例疗效观察.新疆中医药,2001,19(4):21.

[2]吴迪隆，仲重阳.冰硼散治疗宫颈糜烂76例.中医外治杂志,1996.5(2):38.

[3]田景振.冰硼贴片的药理作用及对动物口腔正常黏膜影响的研究.山东中医学院学报,1995,(2):79.

[4]李仪奎，金若敏，张海桂，等.冰硼散的药效学研究.中药药理与临床,1995,(1):8.

[5]李宏达.冰硼散剂型改革后临床效应的探索.陕西中医,1990,(11):37.

[6]陈春琴，曹中伟.冰硼散致过敏性休克1例.中华急诊医学杂志,2001,10(2):89.

[7]杨成林.冰硼散引起新生儿中毒死亡1例报告.中西医结合杂志,1991,11(10):591.

[8]王成文.冰硼散致严重过敏性口炎1例报告.口腔医学,1999,19(2):85.

喉症丸

Houzheng Wan

【药物组成】 板蓝根、牛黄、猪胆汁、雄黄、冰片、硼砂、蟾酥（酒制）、玄明粉、青黛、百草霜。

【功能与主治】 清热解毒，消肿止痛。用于肺胃蕴热所致的咽炎、喉炎、扁桃体炎及一般疮疖。

【方解】 方中板蓝根味苦性寒，既能清热解毒，又能凉血利咽，故为君药。辅以牛黄清热解毒利咽，猪胆汁清热解毒润燥，以增强君药清热解毒、利咽消肿、通痹开音之功，共为臣药。雄黄、冰片、硼砂清热解毒、利咽化腐，蟾酥消肿止痛，玄明粉清火消肿、泻热通便，青黛清热凉血、解毒利咽，百草霜清热凉血，共为佐药。诸药合用，共奏清热解毒、消肿止痛、散结利咽之效。

【临床应用】

1. 喉痹 因肺胃蕴热，火热上蒸，熏灼咽喉而致。症见咽部红肿，咽痛，吞咽困难，发热，口干喜饮，大便秘结，小便黄赤，舌红苔黄，脉洪数；咽炎见上述证候者。

2. 喉喑 因肺胃热盛，热壅喉门而致。症见喉痛，声哑，发声及吞咽时疼痛加重，咳嗽黄痰，口渴，心烦，大便秘结，舌红苔黄，脉洪数；喉炎见上述证候者。

3. 乳蛾 因肺胃热盛，火热上蒸，热毒搏结于咽喉而致。症见喉核红肿胀大，咽部疼痛剧烈，吞咽时疼痛加重，有堵塞感，发热，口渴，便秘，尿黄，舌红苔黄，脉洪数；急性扁桃体炎见上述证候者。

4. 疮疖 因肺胃蕴热，发于皮肤所致。症见皮肤局部红肿疼痛，或有脓头，舌红苔黄，脉数。

此外，本品还有用于治疗外耳道炎、带状疱疹的报道[1,2]。

【药理毒理】 本品有抗炎、镇痛作用。

1. 抗炎 本品对二甲苯所致小鼠耳肿胀有抑制作用[3]。

2. 镇痛 本品能提高小鼠热板致痛的痛阈值[3]。

【不良反应】 文献报道，口服喉症丸可发生过敏反应及心律失常[4-6]。

【禁忌】 孕妇及哺乳期妇女禁用。

【注意事项】

1. 阴虚火旺者慎用。

2. 服药期间忌食辛辣、油腻、鱼腥食物，戒烟酒。

3. 老人、儿童及素体脾胃虚弱者慎用。

4. 本品含有有毒药物，不宜过量或长期服用。

5. 本品外用不可入眼。

【用法与用量】　含化。三岁至十岁一次 3～5 粒，成人每次 5～10 粒，一日 2 次。外用。疮疖初起，红肿热痛未破者，将丸用凉开水化开涂于红肿处，日涂数次。

【规格】　每 224 粒重 1g

【参考文献】　[1]王新中.喉症丸纱条治疗外耳道炎 30 例分析.山西医药杂志,1994,23(3):132.

[2]张继龙,姜秀丽.外用喉症丸治疗带状疱疹 30 例疗效观察.临床皮肤科杂志,1995,24(1):44.

[3]王景祥.喉症丸的药理研究.中成药研究,1987,(1):30.

[4]杨正华.口服喉症丸致过敏反应 3 例.临床皮肤科杂志,1995,24(4):266.

[5]程国尊.喉症丸致心动过缓 1 例.中华儿科杂志,1991,29(6):380.

[6]曲德萍.喉症丸引起心律失常 1 例.辽宁中医杂志,1988,(9):42.

板蓝根颗粒(茶、糖浆、口服液、片)

Banlangen Keli(Cha,Tangjiang,Koufuye,Pian)

【药物组成】　板蓝根。

【功能与主治】　清热解毒，凉血利咽。用于肺胃热盛所致的咽喉肿痛、口咽干燥、腮部肿胀；急性扁桃体炎、腮腺炎见上述证候者。

【方解】　方中板蓝根性味苦寒，苦能泄降，寒能清热，本品有清热解毒、消肿利咽之功能。无论是火毒内蕴、肺胃热盛所致喉痹、乳蛾，还是瘟疫时毒、热毒蕴结所致的痄腮、咽喉肿痛，皆可用之。

【临床应用】

1. **喉痹**　因火毒炽盛、上灼于咽而致，症见咽部红肿、疼痛，发热，舌红苔黄，脉数；急性咽炎见上述证候者。

2. **乳蛾**　因肺胃热毒壅盛、上蒸喉核而致，症见喉核红肿，疼痛剧烈，或化脓，吞咽困难，发热，舌红，苔黄，脉数；急性扁桃体炎见上述证候者。

3. **痄腮**　因瘟疫时毒、热毒蕴结所致，症见发热，腮部肿胀，舌红苔黄，脉数；急性腮腺炎见上述证候者。

【药理毒理】　本品有抗炎、抗内毒素、抗病原微生物等作用。

1. **抗炎**　板蓝根 70％乙醇提取液对二甲苯致小鼠耳肿胀、角叉菜胶致大鼠足肿胀及大鼠棉球肉芽组织增生及醋酸致小鼠毛细血管通透性增加均有抑制作用[1]。

2. **抗内毒素**　经鲎试验法、家兔热原检查法证明板蓝根有抗大肠埃希菌内毒素作用[2]。

3. **抗病原微生物**　板蓝根对肝炎病毒（HBV、HAV）、甲型和乙型流感病毒、腮腺炎病毒、乙型脑炎病毒、肾病出血热病毒（HFRSV）、单纯疱疹病毒（HSV-2）、人巨细胞病毒（HCMV）、柯萨奇病毒（CVB3）等均有抑制作用[1]。板蓝根水浸液对金黄色葡萄球菌、表皮葡萄球菌、枯草杆菌、八联球菌、大肠埃希菌、伤寒杆菌、甲型链球菌、肺炎双球菌、流感杆菌、脑膜炎双球菌等均有抑制作用[1]。

【不良反应】　目前尚未检索到不良反应报道。

【禁忌】　尚不明确。

【注意事项】

1. 阴虚火旺者慎用。

2. 服药期间忌食辛辣、油腻食物。

3. 老人及素体脾胃虚弱者慎用。

4. 用于腮腺炎时，应隔离治疗。

【用法与用量】　颗粒剂：开水冲服。一次 5～10g，或一次 3～16g(无蔗糖)，一日 3～4 次。茶剂：开水冲服。一次 1 块，一日 3 次。糖浆剂：口服。一次 15ml，一日 3 次。口服液：口服。一次 1 支，一日 4 次。片剂：口服。一次 2～4 片，一日 3 次。

【规格】　颗粒剂：每袋装　(1)5g(相当于饮片 7g)(2)10g(相当于饮片 14g)　(3)3g(无蔗糖,相当于饮片 7g)

茶剂：每块重(1)10g　(2)15g

口服液：每支装 10ml

片剂：每片重 0.25g

【参考文献】　[1]陈民,陈晓锋,顾振纶.板蓝根药理作用和临床应用研究进展.中国野生植物资源,2002,21(2):3.

[2]刘云海.板蓝根抗内毒素作用研究.中国药科大学学报,1995,2

口咽清丸(阮氏上清丸)

Kouyanqing Wan(Ruanshi Shangqing Wan)

【药物组成】　儿茶、山豆根、冰片、硼砂、马槟榔、薄荷叶、乌梅(肉)、诃子、甘草。

【功能与主治】　清热降火，生津止渴。用于火热伤津所致的咽部肿痛、口舌生疮、牙龈红肿、口干舌燥。

【方解】　方中以儿茶清热化痰、降火解毒，为君药。山豆根清热泻火、解毒利咽，冰片清热泻火、消肿生肌，硼砂清热化痰利咽，马槟榔清热生津润燥，薄荷叶疏风清热、清利咽喉，均为臣药。乌梅既可生津止渴、润喉利咽，又可酸敛收涩而入肺经，制约诸药，以防泄降太过，诃子清热利咽开音，共为佐药。甘草调和诸药，为使药。诸药合用，共奏清热降火、生津止渴之效。

【临床应用】

1. **喉痹** 因火热伤津，上蒸于咽，气血壅盛，痹阻不通而致咽部红肿、疼痛、口干、口渴，或咽部不适，有异物感；急、慢性咽炎见上述证候者。

2. **牙宣** 因火热内蕴，胃火上炎，上灼牙龈而致，牙龈肿痛，或牙龈萎缩，口干、口渴、口臭；牙龈炎见上述证候者。

3. **口疮** 因火热内蕴，胃火上炎，上灼口舌而致，口舌溃疡，局部疼痛、烧灼感；急性或复发性口腔炎见上述证候者。

【不良反应】 目前尚未检索到不良反应报道。

【禁忌】 尚不明确。

【注意事项】

1. 阴虚火旺者慎用。

2. 服药期间忌食辛辣油腻食物。

3. 老人、儿童及素体脾胃虚弱者慎用。

【用法与用量】 吞服或含服。一次 0.5g，一日 2～4 次。

【规格】 每瓶装 8g

新癀片
Xinhuang Pian

【药物组成】 人工牛黄、肿节风、猪胆汁膏、肖梵天花、珍珠层粉、水牛角浓缩粉、三七、红曲、吲哚美辛。

【功能与主治】 清热解毒，活血化瘀，消肿止痛。用于热毒瘀血所致的咽喉肿痛、牙痛、痹痛、胁痛、黄疸、无名肿毒。

【方解】 方中人工牛黄功能清热解毒，是为君药。肿节风清利咽喉、消肿止痛，猪胆汁清热解毒、消肿止痛，肖梵天花祛风利湿、活血消肿、清热解毒，珍珠层粉燥湿敛疮，水牛角清热凉血、解毒消肿，均为臣药。三七活血消肿、化瘀止痛，红曲化瘀和胃，共为佐药。另入吲哚美辛以抗炎、解热和镇痛，诸药合用，共奏清热解毒、活血消肿之效。

【临床应用】

1. **喉痹** 多因火毒炽盛，循经上灼于咽，局部血脉瘀滞而致。症见咽部红肿、疼痛、咽干、口渴；急性咽炎见上述证候者。

2. **牙痛** 多因热毒上攻，循经熏蒸，气血凝滞而致，症见牙根部肿痛、牙龈红肿、口臭、口干；牙髓炎、牙周炎、智齿冠周炎见上述证候者。

3. **痹证** 多因热蕴于内，气血流行不畅而致。症见关节红肿疼痛、屈伸不利；风湿性关节炎、类风湿关节炎见上述证候者。

4. **胁痛** 因肝胆内热，气血瘀滞而致胁肋胀痛、口苦尿黄；急、慢性肝炎见上述证候者。

5. **黄疸** 多因湿热蕴结肝胆，胆汁瘀积不通所致。症见身目俱黄，口苦尿黄；急慢性肝炎、胆囊炎、胆石症见上述证候者。

6. **疖** 多因皮肤毛囊为外邪内热所壅，气血瘀滞而致。症见皮肤疮疡，红肿热痛，破溃，流脓；化脓性皮肤病见上述证候者。

此外，本品还可用于实热火毒引起的口疮[1]。

【药理毒理】 本品具有抗炎、镇痛等作用。

1. **抗炎** 本品能抑制佐剂性关节炎大鼠原发性及继发性关节肿胀，降低血清 IL-1、IL-8、TNF-α、NO、iNOS 水平，升高 IL-10 水平[2]；可抑制二甲苯致小鼠耳肿胀和毛细血管通透性增高[3]。

2. **镇痛** 本品提高小鼠热板法痛阈值，减少醋酸致小鼠扭体次数[3]。

3. **抗肿瘤** 本品具有抑制 S_{180} 肿瘤生长和增强其细胞免疫的功能，能减少荷 S_{180} 小鼠瘤体比，抑制肿瘤生长，增加脾重和外周血白细胞数目[4]。

4. **抗血栓形成** 本品可抑制电刺激致大鼠体内血栓形成，抑制 ADP 诱导的血小板聚集，降低高分子右旋糖酐致血瘀大鼠的血浆黏度，并下调肝组织内皮素转化酶样 1 蛋白、纤维蛋白原 β 链、凝固因子Ⅲ、A 型内皮素受体、血小板激活因子受体的基因表达[5]。

5. **其他** 本品可降低高尿酸小鼠的血尿酸值[6]。

6. **毒理** 本品小鼠灌胃最大耐受量为 8.64g（为成人日常用量 180 倍）[3]。

【不良反应】 个别患者空腹服药会有眩晕、咽干、倦怠、轻度腹泻，停药后自行消失，偶有呕吐或过敏反应发生。

【禁忌】 尚不明确。

【注意事项】

1. 虚火喉痹、牙痛、风寒湿痹、外伤胁痛、阴疽漫肿者慎用。

2. 服药期间忌食辛辣油腻食物。

3. 老人、儿童及素体脾胃虚弱者慎用。

4. 本品含吲哚美辛，应参照该药注意事项。

5. 孕妇慎用。

【用法与用量】　口服。一次 2～4 片，一日 3 次；小儿酌减。外用。用冷开水调化，敷患处。

【规格】　每片重 0.32g

【参考文献】　[1]陶红,蒲高成.新癀片治疗口腔溃疡的临床观察.中国中西医结合杂志,2001,21(5):338.

[2]宋彩霞,周翠英,樊冰,等.新四妙方对佐剂性关节炎大鼠血清细胞因子水平的影响.光明中医,2007,22(5):48.

[3]蒋红艳,杨元娟,顾群.新癀片药效学及急性毒性实验.毒理学杂志,2010,24(3):208-210.

[4]朱蔚云,杨炜青,阮小贞,等.新癀片对荷 S_{180} 小鼠的肿瘤生长及免疫功能的影响.中国药房,2005,16(2):98.

[5]吕晓静,刘静,田兴美,等.新癀片活血化瘀作用机制研究.中国医药导报,2013,10(3):18-20.

[6]陈晨,包侠萍,邱慈鑫,等.新癀片对高尿酸模型小鼠的抑制作用.福建中医药大学学报,2014,24(5):42-43.

咽喉消炎丸

Yanhou Xiaoyan Wan

【药物组成】　牛黄、蟾酥（制）、雄黄、珍珠、穿心莲总内酯、七叶莲、百草霜、冰片。

【功能与主治】　清热解毒，消肿止痛。用于热毒内蕴所致的咽喉肿痛、吞咽不利、喉核肿大；食管炎、咽喉炎、急慢性扁桃体炎见上述证候者。

【方解】　方中牛黄味苦性凉，清热解毒、消肿止痛，为君药。蟾酥、雄黄解毒消肿，珍珠生肌敛疮，穿心莲、七叶莲清热泻火、消肿止痛，均为臣药。百草霜消肿止痛，为佐药。冰片清热化腐，并能增强诸药透达之力，故为使药。诸药合用，共奏清热解毒、消肿止痛之效。

【临床应用】

1. 喉痹　因热毒内蕴，循经而上，上灼于咽而致，症见咽部红肿、疼痛，声音嘶哑，发热，口渴；急、慢性咽炎见上述证候者。

2. 乳蛾　因热毒内蕴，循经而上，上灼喉核而致，症见咽核红肿、疼痛剧烈，吞咽困难，发热，口渴，烦躁；急、慢性扁桃体炎见上述证候者。

【药理毒理】　本品有抗炎等作用。

1. 抗炎　本品可抑制二甲苯所致小鼠耳肿胀、大鼠棉球肉芽肿及腹腔注射醋酸所致毛细血管通透性的增加[1]。

2. 其他　本品能提高小鼠的胸腺系数，增加 IgA 含量[1]。

【不良反应】　目前尚未检索到不良反应报道。

【禁忌】　孕妇禁用。

【注意事项】

1. 属虚火喉痹、乳蛾者慎用。

2. 服药期间忌食辛辣油腻食物。

3. 老人、儿童及素体脾胃虚弱者慎用。

4. 本品含有蟾酥、雄黄，不宜过量应用或久用。

【用法与用量】　口服。一次 5～10 粒，一日 3～4 次；口含徐徐咽下；小儿按年龄酌减或遵医嘱。

【规格】　每 100 粒重 0.3g

【参考文献】　[1]杨军,王静.咽喉消炎丸抗炎免疫作用的实验研究.中成药,1998,20(11):37.

珍 黄 丸

Zhenhuang Wan

【药物组成】　珍珠、人工牛黄、黄芩浸膏粉、猪胆粉、冰片、三七、薄荷素油。

【功能与主治】　清热解毒，消肿止痛。用于肺胃热盛所致的咽喉肿痛、疮疡热疖。

【方解】　方中珍珠、牛黄清热解毒，生肌消肿，为君药。黄芩清热燥湿、泻火解毒，猪胆粉、冰片清热泻火、消肿止痛，共为臣药。三七活血化瘀、通络消肿，为佐药。薄荷芳香疏泄，凉散风热、清利头目，并能引诸药入肺经，清利咽喉，为使药。诸药合用，共奏清热解毒、消肿止痛之效。

【临床应用】

1. 喉痹　因肺胃热盛所致喉痹咽痛，咽部红肿疼痛，口咽干燥，声音嘶哑；急性咽炎见上述证候者。

2. 疮疡　因热毒壅盛，或外伤染毒，经络阻隔，气血凝滞而致疮疡红肿、疼痛，发热，口渴；毛囊炎见上述证候者。

【不良反应】　目前尚未检索到不良反应报道。

【禁忌】　孕妇禁用。

【注意事项】

1. 虚火喉痹、阴疽漫肿者慎用。

2. 服药期间忌食辛辣油腻食物。

3. 老人、儿童及素体脾胃虚弱者慎用。

【用法与用量】　口服。一次 2 粒，一日 3 次；外用，取药粉用米醋或冷开水调成糊状，敷患处。

【规格】　每粒装 0.2g

牛黄消炎片

Niuhuang Xiaoyan Pian

【药物组成】　人工牛黄、蟾酥、雄黄、大黄、珍珠母、青黛、天花粉。

【功能与主治】 清热解毒,消肿止痛。用于热毒蕴结所致的咽喉肿痛、疔、痈、疮疖。

【方解】 方中人工牛黄味苦性凉,清热解毒、消肿止痛,为君药。蟾酥解毒散结、消肿止痛,雄黄以毒攻毒、杀虫疗疮,大黄清热泻火、凉血解毒、消肿止痛,合以辅助君药增强清热解毒、消肿止痛之效,均为臣药。珍珠母收湿敛疮,青黛清热解毒、凉血消肿,天花粉降火生津、利咽润喉、消肿排脓,合以佐助君药增强凉血解毒、消肿排脓、收湿敛疮之效,为佐药。诸药合用,共奏清热解毒、消肿止痛之效。

【临床应用】

1. 喉痹 多因热毒蕴结,上灼于咽而致。症见咽部红肿、疼痛,声音嘶哑,口干口渴;急、慢性咽炎见上述证候者。

2. 疔、痈、疮疖 多因火毒内蕴,经络阻隔,气血凝滞而致。症见皮肤局限性红肿热痛,或破溃化脓;急性化脓性体表感染见上述证候者。

【不良反应】 目前尚未检索到不良反应报道。

【禁忌】 孕妇禁用。

【注意事项】

1. 虚火喉痹、阴疽漫肿者慎用。

2. 服药期间忌食辛辣油腻食物。

3. 老人、儿童及素体脾胃虚弱者慎用。

4. 本方含有蟾酥、雄黄,不宜过量应用或久用。

【用法与用量】 口服。一次1片,一日3次,小儿酌减;外用研末调敷患处。

【规格】 每片相当于总药材0.05g

喉疾灵胶囊(片)

Houjiling Jiaonang(Pian)

【药物组成】 山豆根、天花粉、了哥王、板蓝根、广东土牛膝、连翘、牛黄、冰片、珍珠层粉、诃子、猪牙皂、桔梗。

【功能与主治】 清热解毒,散肿止痛。用于热毒内蕴所致的两腮肿痛、咽部红肿、咽痛;腮腺炎、扁桃体炎、急性咽炎、慢性咽炎急性发作及一般喉痛见上述证候者。

【方解】 方中重用山豆根清热泻火、解毒利咽,天花粉清热泻火、生津润燥,了哥王清热解毒、利咽消肿,三药合用以清热解毒、生津润燥、利咽消肿,共为君药。板蓝根清热凉血、解毒利咽,土牛膝清热解毒、泻火利咽,连翘清热解毒、散结消肿,并能疏风透邪外出,引邪

热时毒外达肌表,共为臣药。牛黄清热解毒、消肿止痛,冰片清热止痛,珍珠层粉收敛生肌,诃子清热利咽开音,猪牙皂祛痰导滞、消肿散结,皆为佐药。桔梗宣肺利咽,且能载诸药上行直达咽喉,为使药。诸药合用,共奏清热解毒、散肿止痛之效。

【临床应用】

1. 痄腮 由感受温毒,热毒内蕴,气血壅滞,结于腮部而致。症见一侧或双侧腮部肿胀疼痛,坚硬拒按,发热,口渴,咽部红肿疼痛,舌红苔黄,脉滑数;腮腺炎见上述证候者。

2. 乳蛾 由肺胃实热,火毒内蕴,循经上蒸喉核而致,症见喉核红肿,疼痛较剧,吞咽时更甚,或喉核表面有脓点,发热,口渴,烦躁,舌红苔黄,脉滑数;扁桃体炎见上述证候者。

3. 喉痹 由肺胃热盛,火毒内蕴,循经上灼于咽而致。症见咽部红肿疼痛,声音嘶哑,发热,咳嗽,口渴,舌红苔黄,脉滑数;急、慢性咽炎急性发作见上述证候者。

此外,本品还有用于治疗慢性咽炎、慢性喉炎的报道[1-3]。

【药理毒理】 本品有解热、镇痛、抗炎等作用。

1. 解热 本品对酵母致大鼠发热有解热作用[4]。

2. 镇痛 本品对小鼠热板法、醋酸致小鼠扭体法疼痛有镇痛作用[4]。

3. 抗炎 本品可抑制二甲苯所致小鼠耳肿胀、腹腔毛细血管通透性增高及皮下棉球肉芽肿的形成[4,5]。

4. 其他 体外抑菌试验,本品对多种细菌有抑菌作用,其中对金黄色葡萄球菌和乙型溶血性链球菌作用较强[4]。喉疾灵片对多种细菌也有抑菌作用,以对乙型溶血性链球菌、肺炎球菌和金黄色葡萄球菌作用较强;体外抗病毒试验对CoxB2病毒有抑制作用[5]。

【不良反应】 目前尚未检索到不良反应报道。

【禁忌】 孕妇禁用。

【注意事项】

1. 虚火喉痹、乳蛾者慎用。

2. 服药期间忌食辛辣、油腻、鱼腥食物,戒烟酒。

3. 老人、儿童及素体脾胃虚弱者慎用。

4. 本品含有山豆根、了哥王,不宜过量及长期服用。

5. 用于腮腺炎时,应隔离治疗。

【用法与用量】 胶囊:口服。一次3～4粒,一日3次。片剂:口服。一次2～3片,一日2～4次。

【规格】 胶囊剂:每粒装0.25g

片剂:每片重0.32g

【参考文献】 [1]吕银英.喉疾灵胶囊治疗咽喉疾患247例

临床疗效分析.广东医学,1993,(5):267.

[2]裴建社,江成林.喉疾灵片治疗咽喉炎症 110 例临床小结.时珍国医国药,1998,9(6):498.

[3]夏瑞增,黄天成,梅全喜.喉疾灵片治疗咽喉疾患 90 例临床疗效观察.时珍国药研究,1994,5(3):9.

[4]冯昭明,林培英,张丹,等.喉疾灵胶囊的药理作用.中药新药与临床,2000,11(1):48.

[5]何国增,李厚望,梅全喜.喉疾灵片的药理作用及临床.时珍国药研究,1995,6(1):43-44.

热毒清片

Reduqing Pian

【药物组成】　功劳木、黄芩、黄柏、栀子。

【功能与主治】　清热解毒,消肿散结。用于热毒内盛所致的咽喉肿痛、腮腺肿胀、发热头痛;腮腺炎、扁桃体炎、咽炎、上呼吸道感染见上述证候者。

【方解】　方中功劳木味苦性寒,善泻火解毒利咽,为君药。黄芩泻火解毒利咽、清热燥湿;黄柏清热泻火、解毒消肿;栀子善清三焦火热,解毒利咽,三药清热解毒,而为臣药。诸药合用,共奏清热解毒、消肿散结之效。

【临床应用】

1. 痄腮　多因感受瘟疫时毒,热毒内盛,气血凝滞,结于腮部所致,症见腮腺肿胀,坚硬拒按,咽喉肿痛,身热,口渴;腮腺炎见上述证候者。

2. 乳蛾　多因热毒内盛,循经熏蒸喉核所致,症见喉核红肿,或化脓,咽喉肿痛剧烈,吞咽困难;扁桃体炎见上述证候者。

3. 喉痹　多因火毒内盛,循经蒸腾,上灼于咽而致,症见咽部红肿、疼痛,身热,咽干,口渴舌红,苔黄,脉数;咽炎、上呼吸道感染见上述证候者。

【不良反应】　目前尚未检索到不良反应报道。

【禁忌】　尚不明确。

【注意事项】

1. 虚火上炎者慎用。

2. 服药期间忌食辛辣油腻食物,忌烟酒。

3. 老人、儿童及素体脾胃虚弱者慎用。

4. 用于腮腺炎时,应隔离治疗。

【用法与用量】　口服。一次 3~4 片,一日 3 次;小儿酌减。

清膈丸

Qingge Wan

【药物组成】　金银花、连翘、黄连、龙胆、射干、山豆根、薄荷、石膏、玄明粉、地黄、玄参、热地黄、麦冬、牛黄、水牛角浓缩粉、冰片、硼砂、桔梗、甘草。

【功能与主治】　清热利咽,消肿止痛。用于内蕴毒热引起的口渴咽干、咽喉肿痛、水浆难下、声哑失音、面赤腮肿、大便燥结。

【方解】　方中金银花、连翘清热解毒、透热达表,黄连、龙胆清热燥湿、泻火解毒,四药合用,既能辛凉宣透、疏散风热,透邪外出,又能苦寒直折、清热泻火、解毒消肿,外解内清,共为君药。射干、山豆根、薄荷清热解毒、化痰散结、利咽消肿,石膏清热泻火、解肌透热,玄明粉清热泻火通便,使热毒从下而泄,共为臣药。玄参、地黄、熟地黄、麦冬养阴清热、解毒散结、清咽润喉,并防苦寒之品伤阴,牛黄、水牛角清热凉血、解毒利咽,冰片、硼砂清热消肿、止痛生肌,共为佐药。桔梗宣肺化痰、利咽消肿,载药上行;甘草清热解毒利咽,且可调和诸药,为使药。诸药合用,共奏清热利咽、消肿止痛之功。

【临床应用】

1. 喉痹　因火毒内盛,湿热蕴结,熏发上焦,攻于咽喉而致。症见咽部红肿,咽痛较剧,水浆难下,面赤腮肿,口渴咽干,发热,咳嗽痰黏,便秘,尿黄,舌红苔黄,脉数有力;急性咽炎见上述证候者。

2. 喉喑　多因火毒内盛,湿热蕴结,熏发上焦,壅结喉门而致。症见声音嘶哑,咽部红肿、疼痛,发声及吞咽疼痛剧烈,发热,咳痰黄稠,便秘,尿黄,舌红苔黄,脉数有力;急性喉炎见上述证候者。

【不良反应】　目前尚未检索到不良反应报道。

【禁忌】　孕妇禁用。

【注意事项】

1. 阴虚火旺所致喉痹、喉喑者慎用。

2. 服药期间忌食辛辣、油腻、鱼腥食物,戒烟酒。

3. 老人、儿童及素体脾胃虚弱者慎用。

4. 本品含山豆根,为有毒药物,不宜过量或长期服用。

5. 哺乳期妇女慎用。

6. 用于腮腺炎时,应隔离治疗。

【用法与用量】　口服。一次 1 丸,一日 2 次。

【规格】　每丸重 9g

健民咽喉片

Jianmin Yanhou Pian

【药物组成】　玄参、麦冬、地黄、板蓝根、西青果、蝉蜕、诃子、桔梗、胖大海、薄荷素油、薄荷脑、甘草。

【功能与主治】　清利咽喉,养阴生津,解毒泻火。

用于热盛津伤、热毒内盛所致的咽喉肿痛、失音及上呼吸道炎症。

【方解】 方中玄参甘寒养阴，苦寒清热，具有养阴清热、解毒散结、清咽润喉之功。针对热盛津伤、热毒内盛、咽喉不利的主要病机，故为君药。麦冬、地黄养阴清热、生津润喉，板蓝根泻火解毒、凉血利咽，西青果泻火解毒、清咽消肿，以增强君药养阴生津、清利咽喉、解毒泻火之功，共为臣药。蝉蜕清肺透热、利咽开音，诃子清热利咽开音，桔梗、胖大海宣肺清热、利咽开音，薄荷素油、薄荷脑清轻凉散，清利咽喉，以增强君药清热利咽、宣肺开音之功，为佐药。甘草清热解毒利咽，调和药性，为佐使药。诸药合用，共奏清利咽喉、养阴生津、解毒泻火之效。

【临床应用】 **喉痹** 因热病伤津，热毒内盛，熏灼咽喉而致。症见咽部红肿，疼痛不适，咽内异物感，口干喜饮，鼻干少津，失音声哑，舌红，脉数；急、慢性咽炎见上述证候者。

【药理毒理】 本品有抗炎等作用。

1. 抗炎 本品浸膏可抑制二甲苯所致小鼠耳肿胀及5-羟色胺(5-HT)所致小鼠足肿胀[1]。

2. 其他 体外试验，本品可抑制乙型溶血性链球菌、肺炎双球菌及脑膜炎双球菌等，可使家兔唾液分泌量、唾液中总蛋白分泌量增加[1,2]；离体试验，本品可增加兔耳动脉灌流量[1]。本品浸膏能降低家兔坐骨神经动作电位的动作电位时程，延长动作电位振幅，抑制家兔角膜反射，具有轻度局部表面麻醉作用[1,2]。

【不良反应】 目前尚未检索到不良反应报道。

【禁忌】 尚不明确。

【注意事项】

1. 风寒喉痹者慎用。

2. 服药期间忌食辛辣、油腻、鱼腥食物，戒烟酒。

【用法与用量】 含服。一次2～4片〔规格(1)〕或一次2片〔规格(2)〕，每隔1小时1次。

【规格】 每片相当于饮片 (1)0.195g (2)0.292g

【参考文献】 [1]健民制药厂.健民咽喉片鉴定会资料—药理、毒理及临床观察.1992.

[2]同济医科大学药理教研室.健民咽喉片药理及毒理试验,1991.

六 神 丸

Liushen Wan

【药物组成】 本品由麝香等药味经适宜加工制成的小水丸。

【功能与主治】 清热解毒，消肿利咽，化腐止痛。用于烂喉丹痧，咽喉肿痛，喉风喉痈，单双乳蛾，小儿热疖，痈疡疔疮，乳痈发背，无名肿毒。

【临床应用】

1. 喉痹 因热毒炽盛，上灼咽喉而致。症见咽部红肿，咽痛较剧，吞咽困难，伴发热，口渴，心烦，尿赤，便秘，舌红苔黄，脉数有力；急性咽炎见上述证候者。

2. 喉风 多因风热搏结于外，火毒炽盛于内，痰火邪毒停聚咽喉所致。症见咽喉红肿，疼痛，连及项颊，或痰涎壅盛，语声难出，吞咽、呼吸困难；急性会厌炎见上述证候者。

3. 喉痈 因火热毒邪壅盛，烁灼咽喉，气血凝滞所致。症见咽痛剧烈，多偏向一侧，吞咽时疼痛难忍，语言含糊，口涎外溢，张口受限，痈肿鲜红高突，触之较硬，伴高热不退，口臭，口渴，便秘，尿赤，舌红苔黄，脉数；扁桃体炎周围脓肿见上述证候者。

4. 乳蛾 因肺胃热盛，热毒循经上攻咽喉，搏结于咽而致。症见咽核红肿胀大，咽部疼痛剧烈，痛连耳根及颌下，吞咽时疼痛加重，有堵塞感，发热，口渴，口臭，便秘，尿赤，舌红，苔黄，脉洪数；急性扁桃体炎见上述证候者。

5. 疖肿 由脏腑蕴热，火毒结聚，热毒蕴蒸肌肤而致。症见患部皮肤红肿热痛，发热，口渴，便秘，尿赤，舌红苔黄，脉数。

此外，本品还有用于治疗麦粒肿、急性智齿冠周炎的报道[1,2]。

【药理毒理】 本品有抗肿瘤、抗肝癌等作用。

1. 抗肿瘤 本品可抑制S_{180}移植瘤生长，降低肿瘤微血管密度，使肿瘤组织中血管内皮生长因子(VEGF)、碱性纤维母细胞生长因子(b-FGF)表达明显下降[3,4]。本品能抑制H_{22}肝癌细胞移植实体瘤的生长[5]；诱导HL-60白血病细胞凋亡，凋亡率与剂量呈正相关性[6]；对人肺癌A549细胞增殖有抑制作用，可促使A549细胞凋亡[7]；并有抗肝癌活性，其醇提上清液、水提上清液对人肝癌细胞(HepG2)的IC_{50}分别是$14.8\mu g/ml$、$111.1\mu g/ml$[8]。

2. 毒理 Beagle犬口服六神丸全方的最小致死量为48.6mg/kg，六神丸全方在＞11.8mg/kg剂量时动物出现呕吐、活动减少等症状，一只雌性动物出现进食量减少和体重下降的情况，并且在48.6mg/kg剂量时，一只雄性动物死亡。心电图显示六神丸全方出现剂量依赖性心率减慢、S-T振幅降低和T波倒置。此外，六神丸16.2mg/kg和48.6mg/kg剂量组出现红细胞数升高、血红蛋白浓度升高、红细胞比容升高、血小板数升高、淋巴细胞比例下降,血清丙氨酸氨基转换酶、白蛋白及胆固醇水平均升高[9]。

【不良反应】　有文献报道,六神丸可引起喉头水肿及药物性肝炎[10]。

【禁忌】　孕妇禁用。

【注意事项】

1. 阴虚火旺者慎用。

2. 服药期间进食流质或半流质饮食。忌食辛辣、油腻、鱼腥食物,戒烟酒。

3. 老人、儿童及素体脾胃虚弱者慎用。

4. 本品含蟾酥、雄黄有毒药物,不宜过量、久用。

5. 本品外用不可入眼。

【用法与用量】　口服。一日 3 次,温开水吞服;一岁一次服 1 粒,二岁一次服 2 粒,三岁一次服 3~4 粒,四岁至八岁一次服 5~6 粒,九岁至十岁一次服 8~9 粒,成人一次服 10 粒。另可外敷。在皮肤红肿处,以丸十数粒,用冷开水或米醋少许,盛食匙中化散,敷搽四周,每日数次,常保潮湿,直至肿退为止。如红肿已将出脓或已穿烂,切勿再敷。

【规格】　每 1000 粒重 3.125g

【参考文献】　[1]张肇成,方力,张弘.六神丸外用治疗麦粒肿 30 例.安徽中医学院学报,1994,13(1):25.

[2]陈礼钦,陈彬,陈本.六神丸治疗急性智齿冠周炎 240 例.福建医药杂志,1994,16(5):99.

[3]李炜,赵旭涛,孙莉,等.六神丸抗肿瘤血管生成的实验研究.中医药学报,2006,34(4):25.

[4]张春荣,姜伟,齐元富.六神丸对鼠 S_{180} 生长的抑制作用与抑制血管生成的关系.中国预防医学杂志,2005,6(4):327.

[5]丁诗语,孙莉,田项楠,等.六神丸对 H_{22} 肝癌抑瘤及减毒效果的实验研究.山西医科大学学报,1999,30(S):61.

[6]于志峰,戴锡孟,马洁,等.六神丸诱导 HL-60 细胞凋亡的实验研究.中医研究,2005,18(6):14.

[7]齐元富,郑玮,黄利敏,等.六神丸含药血清对人肺癌 A549 细胞凋亡及凋亡相关表达的影响.中医药信息,2014,31(3):67-69.

[8]陈琦,李小军,贾美美,等.六神丸体外抗肝癌活性.中国医院药学杂志,2014,34(19):1627-1630.

[9]齐卫红,李欣,沈连忠,等.Beagle 犬经口给予六神丸急性毒性研究[10].毒理学杂志,2007,21(4):303.

[10]孙旌文,魏从建.86 例六神丸不良反应/事件文献分析.中国药物警戒,2015,12(7):428-431.

射干利咽口服液

Shegan Liyan Koufuye

【药物组成】　射干、升麻、桔梗、芒硝、川木通、百合、甘草(炙)。

【功能与主治】　降火解毒,利咽止痛。用于肺胃热盛所致喉痹。症见咽红肿痛,咽干灼痛,吞咽加剧;小儿急性咽炎见上述证候者。

【方解】　射干、升麻降火解毒、消肿利咽,为君药。芒硝泄热通便,川木通清心利尿,使邪热由二便而解,为臣药。百合、桔梗清利咽喉,为佐药。甘草清热解毒止痛,调和诸药,为使药。诸药共奏降火解毒、利咽止痛之功效。

【临床应用】　小儿喉痹　因肺胃热盛、上攻咽喉所致。症见咽痛,吞咽不利,咽部红肿,大便燥结,小便短赤,舌红苔黄,脉数;急性咽炎见上述证候者[1]。

【不良反应】　服药后可偶见恶心,明显者宜停药。

【禁忌】　尚不明确。

【注意事项】

1. 用药期间忌食辛辣、鱼腥食物。

2. 脾胃虚寒大便溏者慎用。

3. 过敏体质者慎用。

4. 儿童必须在成人监护下使用。

【用法与用量】　口服。二岁至五岁一次 1 支,一日 3 次;六岁至九岁一次 2 支,一日 2 次;十岁以上一次 2 支,一日 3 次。疗程 4 天。

【规格】　每支 10ml

【参考文献】　[1]赵志霞,荆爱霞,徐莉.射干利咽口服液治疗儿童疱疹性咽峡炎 108 例.湖南中医杂志,2008,24(2):73.

复方双花颗粒

Fufang Shuanghua Keli

【药物组成】　金银花、连翘、穿心莲、板蓝根。

【功能与主治】　清热解毒,利咽消肿。用于风热喉痹、风热乳蛾。症见发热,微恶风,头痛,鼻塞流涕,咽红而痛或咽喉干燥灼痛,吞咽则加剧,咽部及扁桃体红肿,舌边尖红、苔薄黄或舌红苔黄,脉浮数或数。

【方解】　方中金银花甘寒,清热解毒,善散肺经热邪,清心胃热毒;连翘苦寒,入心、肺二经,长于清心火,散上焦风热,共为君药。穿心莲清热解毒、燥湿消肿,板蓝根清热解毒、凉血利咽,为臣药。诸药合用,共奏清热解毒、利咽消肿之功。

【临床应用】　喉痹、乳蛾　因风热外袭或肺胃热盛、上攻咽喉所致。症见发热,微恶风,头痛,鼻塞流涕,咽痛或咽喉干燥灼痛,吞咽则加剧,检查见咽、扁桃体红肿,舌边尖红,舌苔薄黄,或舌红苔黄,脉浮数或数;急性咽炎、急性扁桃体炎见上述证候者。

【不良反应】　偶见轻度呕吐。

【禁忌】 尚不明确。

【注意事项】

1. 脾胃虚寒者慎用。

2. 服药期间忌烟酒及辛辣、生冷、油腻食物。

【用法与用量】 口服。成人一次 6g，一日 4 次；儿童三岁以下一次 3g，一日 3 次；三岁至七岁一次 3g，一日 4 次；七岁以上一次 6g，一日 3 次。疗程 3 天。

【规格】 每袋装 6g

芩翘口服液

Qinqiao Koufuye

【药物组成】 黄芩、连翘、荆芥、野菊花、玄参、水牛角、大黄(酒炙)、皂角刺、蜂房。

【功能与主治】 疏风清热，解毒利咽，消肿止痛。用于外感风邪、内有郁热所致的喉痹、乳蛾。症见咽痛或吞咽痛，咽干灼热，口渴多饮，咳嗽，痰黄，便干，尿黄，舌质红，苔薄白或黄，脉浮数有力；急性咽炎、扁桃体炎见上述证候者。

【方解】 黄芩、连翘疏散风热、清热解毒，共为君药。荆芥祛风解表，野菊花、玄参、水牛角、大黄清热解毒凉血、消肿止痛，共为臣药。皂角刺、蜂房消肿止痛，为佐使药。诸药合用，共奏疏风清热、解毒利咽、消肿止痛之功。

【临床应用】 喉痹、乳蛾 外感风邪、内有郁热所致。症见咽痛或吞咽痛，咽干灼热，口渴多饮，咳嗽，痰黄，便干，尿黄，舌质红，苔薄白或黄，脉浮数有力；急性咽炎、急性扁桃体炎见上述证候者。

【不良反应】 偶见腹泻。

【禁忌】

1. 肝肾功能不全者禁用。

2. 孕妇禁用。

【注意事项】 脾胃虚寒者慎用。

【用法与用量】 口服。一次 20ml，一日 3 次。喉痹(急性咽炎)者，5 天为一疗程；风热乳蛾(急性充血性扁桃体炎)者，7 天为一疗程。

【规格】 每支装 10ml

清降片(丸)

Qingjiang Pian(wan)

【药物组成】 蚕砂、大黄、玄参、皂角子、赤芍、麦冬、连翘、板蓝根、地黄、金银花、白茅根、牡丹皮、青黛、川贝母、薄荷、甘草。

【功能与主治】 清热解毒，利咽止痛。用于肺胃蕴热所致咽喉肿痛，发热烦躁，大便秘结。小儿急性咽炎、急性扁桃腺炎见以上证候者。

【方解】 方中蚕砂止痛，大黄味苦性寒，泻热通便、凉血解毒，共为君药。玄参、皂角子、赤芍、麦冬、连翘、板蓝根、金银花、青黛、川贝母、薄荷清热解毒、利咽止痛，为臣药。地黄、白茅根、牡丹皮清热凉血为佐药。甘草既可清热解毒、消肿止痛，又可调和诸药为使药。诸药合用，共奏清热解毒、利咽止痛之功。

【临床应用】

1. 喉痹 因火毒内盛，循经上灼咽喉而致。症见咽痛，吞咽不利，口干喜饮，发热，咽部红肿，大便秘结，小便黄，舌红苔黄，脉数；急性咽炎见上述证候者。

2. 乳蛾 由肺胃实热，火毒内蕴，循经上蒸喉核而致。症见喉核红肿，疼痛较剧，吞咽时更甚，喉核表面有脓点，发热，口渴，烦躁，大便秘结，小便黄，舌红苔黄，脉滑数；急性扁桃体炎见上述证候者。

【药理毒理】 抑菌 本品对金黄色葡萄球菌、大肠埃希菌有一定抑制作用[1]。

【不良反应】 目前尚未检索到不良反应报道。

【禁忌】 尚不明确。

【注意事项】

1. 忌辛辣、鱼腥食物。

2. 本品不宜长期服用。

3. 按照用法用量服用，服药 1～3 天症状无改善或加重者，应及时就医。

【用法与用量】 片剂：口服。周岁一次 3 片，一日 2 次；三岁一次 4 片，一日 3 次；六岁一次 6 片，一日 3 次。丸剂：口服。三岁至五岁每次服 1 丸(付)，每日 2 次，三岁以内小儿酌减。

【规格】 片剂：每片重 (1)0.25g (2)0.125g

丸剂：每丸重 (1)3g(大蜜丸) (2)2.2g(小蜜丸)

【参考文献】 [1]刘丽，蒋志宏，褚婕.清降丸和疏表灵的体外抗菌活性试验.职业与健康，2004，20(11):135.

冰硼咽喉散

Bingpeng Yanhou San

【药物组成】 冰片、硼砂(煅)、青黛、玄明粉、石膏。

【功能与主治】 清热解毒，消肿止痛。用于肺胃热盛，上攻咽喉及口齿所致的咽喉、齿龈肿痛，口舌生疮。

【方解】 方中硼砂味甘咸性凉，清热解毒、消肿防腐，为君药。冰片药性苦寒，清热解毒、消肿止痛，为臣药。青黛、玄明粉、石膏清肺胃之热、解毒消肿，为佐使药。诸药合用,共奏清热解毒、消肿止痛之功。

【临床应用】

1. 喉痹　因火毒内盛,循经上灼咽喉而致。症见咽痛,吞咽不利,口干喜饮,发热,咽部红肿,大便秘结,小便黄,舌红苔黄,脉数;急性咽炎见上述证候者。

2. 乳蛾　由肺胃实热,火毒内蕴,循经上蒸喉核而致。症见喉核红肿,疼痛较剧,吞咽时更甚,或喉核表面有脓点,发热,口渴,烦躁,舌红苔黄,脉滑数;急性扁桃体炎见上述证候者。

3. 口疮　因火毒结聚,循经上发于口所致。症见口腔黏膜充血发红。水肿破溃,渗出疼痛,口干口渴,口热喜冷饮,便干尿黄,舌红苔黄,脉弦数;复发性口疮、急性口炎见上述证候者。

4. 牙宣　因胃有积热,嗜酒辛辣,蕴热生火,循经上蒸牙龈所致,牙龈红肿,出血渗出,化脓疼痛,口热口臭,烦躁,喜冷饮,便秘尿赤,脉洪大或滑数;急性牙龈(周)炎见上述证候者。

【不良反应】　目前尚未检索到不良反应报道。

【禁忌】　尚不明确。

【注意事项】

1. 忌辛辣、鱼腥食物。

2. 本品为局部用药,请按说明书规定用量应用,不宜内服。

3. 不宜在用药期间同时服用温补性中成药。

4. 大便溏之脾胃虚者慎用。

5. 用药三天后症状无改善,或出现其他症状,应去医院就诊。

6. 注意喷药时不要吸气,以防药粉进入呼吸道而引起呛咳。

7. 按照用法用量使用,儿童应在医师指导下使用。

8. 对本品过敏者禁用,过敏体质者慎用。

9. 本品性状发生改变时禁止使用。

10. 儿童必须在成人的监护下使用。

11. 请将本品放在儿童不能接触的地方。

12. 如正在使用其他药品,使用本品前请咨询医师或药师。

【用法与用量】　外用。取少量,吹敷患处,一日3~4次。

【规格】　每瓶装 1.5g

喉舒口含片

Houshu Kouhanpian

【药物组成】　余甘子粉、重楼、薄荷脑、冰片。

【功能与主治】　清热解毒,润肺利咽。用于咽喉肿痛,咽痒,咽干咳等症。

【方解】　余甘子粉甘、酸、涩、凉,归肺经、胃经,清热生津、润肺止咳,为君药。重楼苦微寒,清热解毒、消肿止痛,为臣药。薄荷脑、冰片清热解毒、消肿止痛,为佐使药。诸药合用,共奏清热解毒、润肺利咽之功。

【临床应用】

1. 喉痹　因肺胃蕴热,复感外邪,内外邪热搏结,蒸灼咽喉所致。症见咽喉肿痛,咽痒,咽干咳,大便燥结,小便短赤,舌质红,舌苔黄,脉洪数;急、慢性咽炎见上述证候者。

2. 乳蛾　因肺胃热盛,火热上蒸,灼腐喉核所致。症见咽喉肿痛,咽痒,咽干咳,口渴引饮,便秘溲黄,舌质红,苔黄,脉数;急、慢性扁桃体炎、急性扁周炎、扁周脓肿见上述证候者。

3. 喉喑　因痰热壅肺,肺失宣降,致声门开合不利所致。症见咽喉肿痛,咽痒,咽干咳,声音嘶哑,舌质红,苔黄厚,脉滑数;急、慢性喉炎见上述证候者。

【不良反应】　目前尚未检索到不良反应报道。

【禁忌】　尚不明确。

【注意事项】

1. 忌辛辣、鱼腥食物。

2. 孕妇慎用。

3. 凡干咳属于阴虚证者慎用。

4. 不宜在服药期间同时服用温补性中成药。

5. 不适用于外感风寒之咽喉痛者。

6. 服药三天后症状无改善,或出现症状加重以及其他症状,应去医院就诊。

【用法与用量】　含服。一次1~2片,一日10次。

【规格】　每片重 1g

开喉剑喷雾剂

Kaihoujian Penwuji

【药物组成】　八爪金龙、山豆根、蝉蜕、薄荷脑。

【功能与主治】　苗医:抬蒙蒙宋宫症。蒙嘎宫昂,来罗拉米。中医:清热解毒,消肿止痛。用于肺胃蕴热所致的咽喉肿痛,口干口苦,牙龈肿痛以及口腔溃疡,复发性口疮见以上证候者。

【方解】　方中八爪金龙味苦性平,清咽利喉、散瘀消肿,为君药。山豆根药性苦寒,清热解毒、消肿止痛,为臣药。蝉蜕、薄荷脑清热利咽,为佐使药。诸药合用,共奏清热解毒、消肿止痛之功。

【临床应用】

1. 喉痹　因火毒内盛,循经上灼咽喉而致。症见咽痛,吞咽不利,口干喜饮,发热,咽部红肿,大便秘结,小便黄,舌红苔黄,脉数;急性咽炎见上述证候者。

2. 乳蛾 由肺胃实热,火毒内蕴,循经上蒸喉核而致。症见喉核红肿,疼痛较剧,吞咽时更甚,喉核表面有脓点,发热,口渴,烦躁,舌红苔黄,脉滑数;急性扁桃体炎见上述证候者。

3. 口疮 因火毒结聚,循经上发于口所致。症见口腔黏膜充血发红。水肿破溃,渗出疼痛,口干口渴,口热喜冷饮,便干尿黄,舌红苔黄,脉弦数;复发性口疮、急性口炎见上述证候者。

4. 牙宣 因胃有积热,嗜酒辛辣,蕴热生火,循经上蒸牙龈所致,牙龈红肿,出血渗出,化脓疼痛,口热口臭,烦躁,喜冷饮,便秘尿赤,脉洪大或滑数;急性牙龈(周)炎见上述证候者。

【不良反应】 目前尚未检索到不良反应报道。

【禁忌】 孕妇禁用。

【注意事项】

1. 忌辛辣、鱼腥食物。

2. 使用时应避免接触眼睛。

3. 不宜在服药期间同时服用温补性中药。

4. 孕妇慎用。儿童应在医师指导下使用。

5. 属风寒感冒咽痛者,症见恶寒发热、无汗、鼻流清涕者慎用。

6. 切勿置本品于近火及高温处并严禁剧烈碰撞,使用时勿近明火。

【用法与用量】 喷患处。每次适量,一日数次。

【规格】 每瓶装 (1)10ml (2)20ml (3)30ml

抗炎退热片
Kangyan Tuire Pian

【药物组成】 蒲公英、黄芩。

【功能与主治】 清热解毒,消肿散结。用于肺胃热盛所致的咽喉肿痛,疮痈疔疖,红肿热痛诸症。

【方解】 方中蒲公英性寒、味甘苦,归肝、胃经,具有清热解毒、消肿散结的作用。黄芩味苦、性寒,有清热燥湿、泻火解毒的作用。二药合用,共奏清热解毒、消肿散结之功。

【临床应用】

1. 喉痹 因肺胃蕴热,上灼于咽而致。症见咽部红肿、疼痛,发热,舌红苔黄,脉数;急性咽炎见上述证候者。

2. 乳蛾 因肺胃热毒上灼,喉核血肉腐败而致。症见喉核红肿、疼痛,或化脓,吞咽困难,发热,舌红苔黄,

3. 疖肿 由肺胃蕴热,热毒蕴蒸肌肤而致。症见患部皮肤红肿热痛,发热,口渴,便秘,尿赤,舌红苔黄,脉数。

【不良反应】 目前尚未检索到不良反应报道。

【禁忌】 尚不明确。

【注意事项】 孕妇慎用。

【用法与用量】 口服。一次 4～6 片,每四小时 1 次,儿童酌减。

【规格】 每片重 0.25g

蒲地蓝消炎口服液
Pudilan Xiaoyan Koufuye

【药物组成】 蒲公英、板蓝根、地丁、黄芩。

【功能与主治】 清热解毒,消肿利咽。用于疖肿、腮腺炎、咽炎、扁桃体炎。

【方解】 方中蒲公英性寒、味甘苦,归肝、胃经,具有清热解毒、消肿散结的作用为君药。板蓝根清热解毒,凉血利咽,加强君药的作用为臣药。地丁、黄芩清热解毒,消肿止痛为佐使药。诸药合用,共奏清热解毒、消肿止痛之功。

【临床应用】

1. 喉痹 因肺胃蕴热,上灼于咽喉而致。症见咽部红肿、疼痛,发热,舌红苔黄,脉数;急性咽炎见上述证候者。

2. 乳蛾 因肺胃热毒上灼,喉核血肉腐败而致。症见喉核红肿、疼痛,或化脓,吞咽困难,发热,舌红苔黄,脉数;急性扁桃体炎见上述证候者。

3. 疖肿 由肺胃蕴热,热毒蕴蒸肌肤而致。症见患部皮肤红肿热痛,发热,口渴,便秘,尿赤,舌红苔黄,脉数。

4. 痄腮 因感受风温时毒之邪,肺胃蕴热,气血郁滞,凝聚局部而致。症见腮下漫肿,局部发硬,肤色不变,咀嚼困难,腮内口颊红肿,发热,头痛,口渴,便秘,尿赤,舌红苔黄,脉数;腮腺炎见上述证候者。

【药理毒理】 本品有抗炎、解热等作用。

1. 抗炎 本品可抑制角叉菜胶致大鼠足肿胀程度[1];可降低支原体肺炎喘息儿童血清 IL-5 含量[2];

2. 解热 本品可降低 2,4-二硝基苯酚致大鼠发热模型的体温[1]。

【不良反应】 目前尚未检索到不良反应报道。

【禁忌】 尚不明确。

【注意事项】 尚不明确。

【用法与用量】　口服。一次 10ml，一日 3 次，小儿酌减。如有沉淀，摇匀后服用。

【规格】　每支装 10ml。

【参考文献】　[1]史国举.蒲地蓝消炎口服液解热抗炎作用的实验研究.中国现代医生,2012,50(9):9-10

[2]夏云芳,陈敬国,林蔷,等.蒲地蓝消炎口服液对肺炎支原体肺炎喘息患儿血清 IL-5 的影响.航空航天医学杂志,2013,24(7):840-841

三、润燥利咽

金参润喉合剂

Jinshen Runhou Heji

【药物组成】　玄参、地黄、金银花、连翘、板蓝根、桔梗、射干、冰片、蜂蜜、甘草。

【功能与主治】　养阴生津，清热解毒，化痰利咽。用于肺胃阴虚或痰热蕴肺所致的咽喉疼痛、咽痒、咽干、异物感；慢性咽炎见上述证候者。

【方解】　方中玄参、地黄甘寒养阴，苦寒清热，辛以散结，具有养阴生津、清热解毒、散结利咽之功，故为君药。金银花、连翘、板蓝根清热解毒、凉血消肿、散结利咽，为臣药。桔梗宣肺祛痰利咽，射干清热解毒、祛痰利咽，冰片清热解毒、消肿止痛，共为佐药。蜂蜜、甘草解毒润肺利咽，调和诸药，为使药。诸药合用，共奏养阴生津、清热解毒、消痰散结、利咽止痛之功。

【临床应用】　喉痹　多因肺胃阴虚，虚火上炎，熏灼咽喉，或痰热壅肺，阻塞气机，痰热结于咽喉而致咽喉疼痛，灼热，咽痒咽干，有异物感，咽部黏膜暗红，咽底有颗粒突起，口干，便秘，舌红，脉数；慢性咽炎见上述证候者。

此外，本品还有用于治疗急性咽炎的报道[1]。

【药理毒理】　本品有抗炎、镇痛、解热等作用。

1. 抗炎　本品对巴豆油或小鼠耳肿胀、角叉菜胶致大鼠足肿胀均有抑制作用[2]。

2. 镇痛　本品对热板法和冰醋酸所致小鼠疼痛有镇痛作用[2]。

3. 解热　本品对伤寒和副伤寒甲、乙三联菌苗所致家兔发热有抑制作用[2]。

4. 其他　体外试验，本品对铜绿假单胞菌、普通变形杆菌、金黄色葡萄球菌、司徒普罗菲登菌、副伤寒沙门菌有抑制作用[2]。

【不良反应】　目前尚未检索到不良反应报道。

【禁忌】　尚不明确。

【注意事项】

1. 风热或风寒喉痹者慎用。

2. 服药期间忌食辛辣、油腻、鱼腥食物，戒烟酒。

【用法与用量】　口服。一次 20ml，一日 4 次。20天为一疗程，可服用 1～2 个疗程。

【规格】　每瓶装 20ml

【参考文献】　[1]吴海芬.金参润喉合剂治疗急、慢性咽炎的疗效观察.河北中医,2001,23(1):63.

[2]金参润喉合剂新药申报资料.

玄麦甘桔含片(颗粒、胶囊)

Xuanmai Ganjie Hanpian(Keli,Jiaonang)

【药物组成】　玄参、麦冬、桔梗、甘草。

【功能与主治】　清热滋阴，祛痰利咽。用于阴虚火旺，虚火上浮，口鼻干燥，咽喉肿痛。

【方解】　方中玄参甘寒养阴，苦寒清热，具有清热解毒、滋阴降火、散结消肿之功，针对阴虚火旺、热毒蕴结的主要病机，故为君药。麦冬润肺养阴、益胃生津，加强君药养阴润喉之功，同时配以桔梗宣肺祛痰利咽，共为臣药。甘草清热解毒利咽，调和药性，为佐使药。诸药合用，共奏清热解毒、滋阴降火、祛痰利咽之效。

【临床应用】

1. 喉痹　因热病伤阴，阴虚火旺，虚火上炎，熏灼咽喉而致。症见咽部红肿，干燥灼热，痒痛不适，咽内异物感，口鼻干燥，干咳少痰，舌红少津，脉细数；慢性咽炎见上述证候者。

2. 乳蛾　因邪热灼伤肺阴，阴亏津伤，咽窍失于濡养，虚火上攻喉核而致。症见喉核红肿，咽喉干燥，微痒微痛，干咳少痰，鼻干少津，舌红而干，脉细数；慢性扁桃体炎见上述证候者。

此外，本品还有用于治疗上呼吸道感染的报道[1]。

【药理毒理】　本品有抗炎、镇咳、祛痰和镇痛等作用。

1. 抗炎　本品对二甲苯、角叉菜胶和棉球所致动物炎症均有抑制作用，并能抑制小鼠腹腔毛细血管通透性[2]。

2. 镇咳、祛痰　本品能抑制氨水诱发小鼠咳嗽次数，增加小鼠气管酚红的排泌量[2]。

3. 镇痛　本品能减少醋酸所致小鼠扭体反应的次数[2]。

4. 其他　本品能促进小鼠外周血 T 淋巴细胞转化率，促进小鼠炭粒廓清和抑制 2,4-二硝基氯苯所致小鼠迟发型超敏反应[2]。

5. 毒理　本品灌胃对小鼠的 LD_{50} 为 77.45g/kg±

$7.53g/kg^{[2]}$。

【不良反应】 目前尚未检索到不良反应报道。

【禁忌】 尚不明确。

【注意事项】

1. 风热喉痹、乳蛾者慎用。

2. 服药期间忌食辛辣、油腻、鱼腥食物,戒烟酒。

3. 儿童用药应遵医嘱。

【用法与用量】 片剂:含服。一次1～2片,一日12片,随时服用。颗粒剂:开水冲服。一次10g,一日3～4次。胶囊:口服。一次3～4粒,一日3次。

【规格】 片剂:(1)每片重1.0g (2)薄膜衣片 每片重1.0g

颗粒剂:每袋装10g

胶囊:每粒装0.35g

【参考文献】 [1]高卫平.玄麦甘桔颗粒治疗上呼吸道感染65例疗效分析.实用新医学,2000,2(2):143.

[2]玄麦甘桔胶囊新药申报资料,1996,8.

余甘子喉片

Yuganzi Houpian

【药物组成】 余甘子、薄荷脑、冰片。

【功能与主治】 清热润燥,利咽止痛。用于燥热伤津所致的喉痹、咽喉干燥疼痛。

【方解】 方中余甘子甘酸涩凉,清热解毒、生津润喉、利咽止痛,故为君药。薄荷脑辛凉,清轻凉散,助君药疏风散热、清利咽喉,为臣药。同时配合冰片芳香走窜,佐助君药清热泻火、消肿止痛。诸药合用,共奏清热泻火、生津润燥、利咽止痛之功。

【临床应用】 喉痹 多由风热外袭,化燥伤津,燥热循经上灼咽喉所致。症见咽部干燥,灼热疼痛,咽部异物感,口干喜饮,鼻干少津,舌红而干,脉细数;急、慢性咽炎见上述证候者。

【不良反应】 目前尚未检索到不良反应报道。

【禁忌】 尚不明确。

【注意事项】

1. 风寒喉痹者慎用。

2. 服药期间忌食辛辣、油腻、鱼腥食物,戒烟酒。

3. 用药时先用清水漱口,然后含服药物,徐徐咽津,使药物缓慢通过咽喉部位。

【用法与用量】 含服。每隔2小时1～2片,一日6～8次。

【规格】 每片重0.5g

藏青果颗粒

Zangqingguo Keli

【药物组成】 藏青果。

【功能与主治】 清热,利咽,生津。用于阴虚内热伤津所致咽干、咽痛、咽部充血;慢性咽炎、慢性扁桃体炎见上述证候者。

【方解】 藏青果性味苦、微甘、涩、凉,清热解毒、利咽生津。适用于肺胃内热,伤津耗液,热灼咽部或喉核,导致咽部肿痛,或喉核红肿者。

【临床应用】

1. 喉痹 因肺胃热盛,伤津耗液,热灼于咽而致,症见咽部红肿,疼痛,声音嘶哑,口干口渴,舌红,苔黄,脉数;急、慢性咽炎见上述证候者。

2. 乳蛾 因肺胃热毒内盛,伤津耗液,热毒循经,上灼喉核而致,症见喉核红肿,剧烈疼痛,或局部化脓,吞咽困难,口干口渴;扁桃体炎见上述证候者。

【药理毒理】 本品有抗炎、抗菌作用。

1. 抗炎 本品可抑制角叉菜胶致小鼠足肿胀和巴豆油致小鼠耳肿胀$^{[1]}$。

2. 抗菌 体外试验,本品可抑制肺炎球菌、变形杆菌和肺炎克雷伯杆菌等$^{[1]}$。

【不良反应】 目前尚未检索到不良反应报道。

【禁忌】 尚不明确。

【注意事项】

1. 服药期间忌食辛辣油腻食物。

2. 老人、儿童及素体脾胃虚弱者慎用。

【用法与用量】 开水冲服。一次15g,一日3次。

【规格】 每袋或每块重15g(相当于原药材5g)

【参考文献】 [1]吴英良,王勇军,商晓华,等.青果片与青果丸的抗炎抗菌作用比较.时珍国药研究,1995,6(3):11.

清喉咽合剂(颗粒)

Qinghouyan Heji(Keli)

【药物组成】 黄芩、地黄、麦冬、玄参、连翘。

【功能与主治】 养阴清肺,利咽解毒。用于阴虚燥热、火毒内蕴所致的咽部肿痛、咽干少津、咽部白腐有苔膜、喉核肿大;局限性的咽白喉、轻度中毒型白喉、急性扁桃体炎、咽峡炎见上述证候者。

【方解】 方中用黄芩清肺泻火,除上焦实热,解毒消肿利咽,故为君药。地黄清热凉血、养阴生津,麦冬清泻肺胃、养阴生津,玄参清热凉血、解毒散结、消肿利咽,合以养阴润燥、解毒散结、利咽消肿,是为臣药。连翘清透邪热、解毒散结、利咽消肿,为佐药。诸药合用,共奏养阴清肺、利咽解毒之效。

【临床应用】

1. 白喉　因感受疫疠之气,邪毒犯于咽喉而致咽部红肿,咽痛,咽部白腐有苔膜,喉核肿大;局限性咽白喉、轻度中毒型白喉见上述证候者。

2. 喉痹　因肺胃热盛,循经上灼于咽而致,症见咽部红肿疼痛,口干咽燥;急性咽炎见上述证候者。

3. 乳蛾　因火毒内蕴,上灼咽喉而致喉核红肿,咽痛剧烈,吞咽困难,咽干口渴;急性扁桃体炎见上述证候者。

【药理毒理】　**抗菌**　体外试验本品对金黄色葡萄球菌,甲、乙型溶血性链球菌,肺炎双球菌,变形杆菌和大肠埃希菌等有不同程度的抑杀作用[1]。

【不良反应】　目前尚未检索到不良反应报道。

【禁　忌】　尚不明确。

【注意事项】

1. 服药期间忌食辛辣油腻食物。

2. 老人、儿童及素体脾胃虚弱者慎用。

【用法与用量】　合剂:口服。第一次 20ml,以后每次 10~15ml,一日 4 次;小儿酌减。颗粒剂:开水冲服。第一次服 36g,以后每次服 18g,一日 4 次;小儿酌减。

【规格】　合剂:每瓶装　(1)100ml　(2)150ml
颗粒剂:每袋装 18g

【参考文献】　[1]陈朝晖.清喉咽合剂与清喉利咽冲剂的体外抑菌活性的研究.天津药学,1994,6(2):11.

利咽灵片
Liyanling Pian

【药物组成】　玄参、穿山甲(制)、土鳖虫、僵蚕、牡蛎(煅)。

【功能与主治】　活血通络,益阴散结,利咽止痛。用于阴虚血瘀所致的咽喉干痛、异物感、发痒灼热;慢性咽喉炎见上述证候者。

【方解】　方中玄参滋阴凉血、解毒消肿、散结利咽,为君药。穿山甲、土鳖虫合用活血通络、散结止痛、活血消肿、止痛利咽,共为臣药。僵蚕化痰散结,牡蛎滋补肝肾、软坚散结,为佐药。诸药合用,共奏活血通络、益阴散结、利咽止痛之效。

【临床应用】

1. 喉痹　因阴虚血瘀,咽部经脉气血不畅所致。症见咽部不适,干燥,咽痒灼热,有异物感;慢性咽炎见上述证候者。

2. 喉喑　因阴虚血瘀而致。症见声音不扬,或见嘶哑,咽喉异物感,声带肿胀;慢性喉炎见上述证候者。

【药理毒理】　本品有抗炎、镇痛和祛痰作用。

1. 抗炎　本品可抑制大鼠肉芽肿和足肿胀[1]。

2. 镇痛　本品可抑制醋酸所致的小鼠扭体反应[1]。

3. 祛痰　本品可促进小鼠酚红排泌[1]。

【不良反应】　目前尚未检索到不良反应报道。

【禁　忌】　孕妇禁用。

【注意事项】

1. 实热证喉痹、喉喑者慎用。

2. 服药期间忌食辛辣油腻食物,忌烟酒。

【用法与用量】　口服。一次 3~4 片,一日 3 次。

【规格】　每片重 0.31g

【参考文献】　[1]张新雪,赵宗江,张学凯,等.利咽灵片防治慢性咽炎作用机制的药效学实验研究.中国中西医结合实验医学专业委员会第九届中国中西医结合实验医学学术研讨会论文汇编.中国中西医结合实验医学专业委员会,2009,12.

鼻咽灵片
Biyanling Pian

【药物组成】　山豆根、石上柏、半枝莲、白花蛇舌草、茅莓根、天花粉、麦冬、玄参、党参、茯苓。

【功能与主治】　解毒消肿,益气养阴。用于火毒蕴结、耗气伤津所致的口干、咽痛、咽喉干燥灼热、声嘶、头痛、鼻塞、流脓涕或涕中带血;急慢性咽炎、口腔炎、鼻咽炎见上述证候者。亦用于鼻咽癌放疗、化疗辅助治疗。

【方解】　方中山豆根清热泻火、解毒消肿、散结利咽,石上柏清热解毒、祛风止痛,共为君药。半枝莲、白花蛇舌草、茅莓根清热解毒、利湿消肿,天花粉、麦冬、玄参养阴清热、解毒散结、消肿排脓,辅助君药增强解毒消肿、养阴利咽之功,共为臣药。党参、茯苓补气健脾,且可佐制苦寒伤胃,以为佐药。诸药合用,共奏解毒消肿、益气养阴之效。

【临床应用】

1. 喉痹　多因邪热壅肺,肺阴不足,咽喉失养而致咽部肿痛,口咽干燥;咽炎、鼻咽炎见上述证候者。

2. 鼻咽癌放疗或化疗阶段　鼻咽癌经放射线、化疗药物治疗产生不良反应,出现火毒未清、气阴受伤证候,症见口咽部及鼻咽部红肿疼痛,黏膜干燥,涕痰带血。

【不良反应】　目前尚未检索到不良反应报道。

【禁　忌】　孕妇禁服。

【注意事项】

1. 风寒喉痹者慎用。

2. 服药期间忌食辛辣油腻食物。

3. 本品老人、儿童及素体脾胃虚弱者慎用。

【用法与用量】 口服。一次 5 片,一日 3 次。

【规格】 (1)糖衣片(片芯重 0.38g) (2)薄膜衣片每片重 0.39g

金鸣片
Jinming Pian

【药物组成】 地黄、玄明粉、硼砂(煅)、人工牛黄、珍珠粉、冰片、玄参、麦冬、丹参、薄荷脑、乌梅。

【功能与主治】 清热生津,开音利咽。用于肺热伤阴所致的咽部红肿、咽痛、声哑失音;慢性咽炎、慢性喉炎见上述证候者。亦用于用声过度引起的咽干、喉痒、发声费力、起声困难。

【方解】 方中重用地黄清热凉血、养阴生津、润燥利咽,为君药。玄明粉清火消肿、散结利咽,硼砂清肺化痰、解毒利咽,人工牛黄清热解毒、消肿利咽,珍珠粉清热解毒、生肌敛疮,冰片清热消肿利咽,玄参、麦冬养阴生津、清热凉血、解毒散结、利咽润喉,共为臣药。丹参活血祛瘀、消肿止痛,薄荷脑疏散风热、宣肺利咽开音,乌梅味酸而收敛、生津润咽,此三味共为佐药。诸药合用,共奏清热生津、开音利咽之效。

【临床应用】

1. 喉痹 因邪热伤阴,肺阴不足,咽喉失养而致咽部肿痛,口咽干燥;慢性咽炎见上述证候者。

2. 喉喑 多因肺阴不足,热郁于内而致声音嘶哑,咽喉干燥疼痛;慢性喉炎见上述证候者。

【药理毒理】 本品有抗炎、祛痰、抗菌作用。

1. **抗炎** 本品能抑制大鼠棉球性肉芽肿的形成及蛋清性足肿胀,小鼠口腔黏膜给药对二甲苯所致小鼠耳肿胀有抑制作用[1]。本品对家兔致炎声带也有抗炎作用[2]。

2. **祛痰** 本品能增加小鼠气管的酚红排泌量[3]。

3. **抗菌** 体外试验,本品对金黄色葡萄球菌、铜绿假单胞菌、乙型链球菌、表皮葡萄球菌、大肠埃希菌均有抑制作用[3]。

【不良反应】 目前尚未检索到不良反应报道。

【禁忌】 孕妇禁用。

【注意事项】

1. 风热喉痹、喉喑者慎用。

2. 脾胃虚寒者慎用。

3. 服药期间忌食辛辣油腻食物,戒烟酒。

【用法与用量】 含化。一次 1~2 片,一日 3~4 次。

【规格】 每片重 0.6g

【参考文献】 [1]郑瑶琴.复方地黄片的抗炎及抗菌作用.中国药理学通讯,1990,6(2):53.

[2]刘培庆,曲钧庆.金鸣片剂对家兔声带实验性炎症的影响.泰山医学院学报,1991,12(3):250.

[3]魏淑贞,周翠萍.咽炎含片治疗咽炎的药效学研究.山东中医杂志,1997,16(6):277.

清音丸
Qingyin Wan

【药物组成】 天花粉、川贝母、百药煎、葛根、诃子肉、乌梅肉、茯苓、甘草。

【功能与主治】 清热利咽,生津润燥。用于肺热津亏,咽喉不利,口干舌燥,声哑失音。

【方解】 方中天花粉清热泻火、消肿利咽、生津润燥,为君药。川贝母养阴润肺、化痰利咽,百药煎生津止渴、润肺利咽,葛根解肌退热、生津止渴,诃子清热宣肺、利咽疗哑,乌梅润喉生津,共为臣药。茯苓利水渗湿、健脾化痰,为佐药。甘草调和诸药,为使药。诸药合用,共奏清热利咽、生津润燥之效。

【临床应用】 喉喑 因肺胃津亏火旺所致。症见咽喉肿痛,声音不扬,或见嘶哑,口舌干燥,咳嗽,痰黏;慢性喉炎见上述证候者。

【药理毒理】 本品有抗炎、镇痛、祛痰和免疫抑制作用。

1. **抗炎** 本品能抑制 2,4-二硝基氯苯及二甲苯所致小鼠耳肿胀,抑制角叉菜胶所致大鼠足肿胀和小鼠棉球肉芽增生[1,2]。

2. **镇痛** 本品能减少醋酸致小鼠扭体次数,提高小鼠热痛阈值[2]。

3. **祛痰** 本品能增加小鼠气管酚红排泌量[1]。

4. **免疫抑制** 本品能抑制小鼠的非特异性免疫及细胞免疫和体液免疫,降低小鼠炭粒廓清指数和吞噬指数,降低小鼠溶血素形成能力[1]。

【不良反应】 目前尚未检索到不良反应报道。

【禁忌】 孕妇禁用。

【注意事项】

1. 实热证喉痹者慎用。

2. 服药期间忌食辛辣油腻食物,忌烟酒。

【用量与用法】 口服。温开水送服或嚼化。水蜜丸一次 2g,大蜜丸一次 1 丸,一日 2 次。

【规格】　水蜜丸:每100粒重10g　大蜜丸:每丸重3g

【参考文献】　[1]郑建华,吴春福,刘雯,等.清音丸的免疫抑制和祛痰作用研究.中药药理与临床,2002,18(5):15.

[2]郑建华,吴春福,刘雯,等.清音丸抗炎镇痛作用研究.中药药理与临床,2002,18(6):7.

清喉利咽颗粒

Qinghou Liyan Keli

【药物组成】　黄芩、西青果、桔梗、橘红、竹茹、胖大海、紫苏梗、枳壳、醋香附、沉香、紫苏子、桑叶、薄荷脑。

【功能与主治】　清热利咽,宽胸润喉。用于外感风热所致的咽喉发干、声音嘶哑;急慢性咽炎、扁桃体炎见上述证候者,常用有保护声带作用。

【方解】　方中黄芩清热燥湿、泻火解毒,青果清热利咽、生津润喉,为君药。桔梗、橘红、竹茹、胖大海清肺化痰、宣肺利咽、开音疗哑,紫苏梗、枳壳、香附、沉香理气宽胸,共为臣药。紫苏子降气化痰,桑叶疏散风热,辅助君药化痰降气、疏散风热、解毒利咽,为佐药。薄荷脑清轻凉散,清利咽喉,为使药。诸药合用,共奏清热利咽、宽胸润喉之功。

【临床应用】

1. 喉痹　由表邪化热,痰火上攻,熏灼咽喉,耗伤津液而致。症见咽部红肿,疼痛,咽喉发干,声音嘶哑;急、慢性咽炎见上述证候者。

2. 乳蛾　因表邪化热,痰火循经上攻,搏结于喉而致。症见喉核红肿,咽喉发干,声音嘶哑;扁桃体炎见上述证候者。

【药理毒理】　本品有抗炎、镇痛、抑菌、解热和免疫调节作用。

1. 抗炎　本品能抑制二甲苯诱发的小鼠耳肿胀、蛋清所致的大鼠足肿胀及大鼠棉球肉芽组织增生[1]。

2. 镇痛　本品能抑制醋酸诱发的小鼠扭体反应[1]。

3. 抑菌　本品体外试验对甲型溶血性链球菌、乙型溶血性链球菌A群、金黄色葡萄球菌有抑制作用,对乙型链球菌A群的抑制作用最强[1]。

4. 解热　本品对2,4-二硝基苯酚所致的发热反应有抑制作用[2]。

5. 免疫调节　本品对小鼠网状内皮系统的吞噬功能有促进作用,对二硝基氯苯所致小鼠迟发性变态反应有抑制作用[2]。

6. 毒理　急性毒性试验,本品小鼠灌胃给药LD_{50}为67.6g(生药)/kg[1]。

【不良反应】　目前尚未检索到不良反应报道。

【禁忌】　尚不明确。

【注意事项】

1. 阴虚火旺者慎用。

2. 服药期间忌食辛辣、油腻、鱼腥食物,戒烟酒。

3. 老人、儿童及素体脾胃虚弱者慎用。

【用法与用量】　开水冲服。一次1袋,一日2～3次。

【规格】　每袋装　(1)10g　(2)5g(含乳糖)

【参考文献】　[1]赵树仪,常思勤,周连发,等.清喉利咽冲剂的药理作用.中草药,1996,27(3):160.

[2]余丽霞.中成药药理学.浙江大学出版社,2007,476.

慢咽宁袋泡茶

Manyanning Daipaocha

【药物组成】　太子参、生地黄、玄参、麦冬、浙贝母、蒲公英、薄荷。

【功能与主治】　养阴清热,消肿利咽。用于慢性咽炎属于阴虚痰热证,症见咽痛,咽干,咽赤灼热或痰黏者。

【方解】　方中太子参味甘性平,既补脾肺元气,又能生津止渴,兼可润肺止咳,故为君药。生地黄、玄参、麦冬味甘微寒,养阴生津、凉血润燥,以加强君药滋阴生津之功,共为臣药。浙贝母清肺止咳、化痰散结,蒲公英、薄荷清热散结,为佐药。诸药合用,共奏益气养阴、清热利咽、润肺止咳之效。

【临床应用】　**喉痹**　因虚火上炎,咽喉失于滋养而致,症见咽干灼热,咽痒微痛,干咳少痰,咽部异物感或不适感,舌红少苔,脉细或细数;慢性咽炎、急性咽炎后期见上述证候者。

【不良反应】　偶见轻度腹泻、纳减。

【禁忌】　尚不明确。

【注意事项】

1. 脾肾阳虚体质者慎用。

2. 服药期间忌食辛辣、油腻食物。

【用法与用量】　开水泡服。每次2袋,每日2次。

【规格】　每袋4g

四、化腐利咽

珠黄吹喉散

Zhuhuang Chuihou San

【药物组成】　黄连、黄柏、珍珠、人工牛黄、儿茶、雄黄、西瓜霜、硼砂(煅)、冰片。

【功能与主治】 解毒化腐生肌。用于热毒内蕴所致的咽喉口舌肿痛、糜烂。

【方解】 方中以黄连清热解毒,为君药。黄柏、珍珠、人工牛黄、儿茶、雄黄、西瓜霜清热化痰,均为臣药。硼砂化腐生肌,为佐药。冰片清热化腐,兼增诸药透达之力,作为使药。诸药合用,共奏解毒化腐生肌之效。

【临床应用】

1. 喉痹 因热毒蕴结,火灼于咽而致咽部红肿、疼痛;急性咽炎见上述证候者。

2. 口疮 因火热内蕴,上灼口舌,而致口舌溃疡,局部疼痛、烧灼感;口疮见上述证候者。

3. 舌炎 因火热内蕴,上灼于舌而致舌体红肿,疼痛,不欲饮食;舌炎见上述证候者。

【不良反应】 目前尚未检索到不良反应报道。

【禁忌】 尚不明确。

【注意事项】

1. 阴虚火旺者慎用。

2. 服药期间忌食辛辣、油腻食物。

3. 老人、儿童及素体脾胃虚弱者慎用。

【用法与用量】 外用。吹于患处,一日3～5次。

【规格】 每瓶2g

锡 类 散
Xilei San

【药物组成】 牛黄、象牙屑、青黛、珍珠、壁钱炭、人指甲(滑石粉制)、冰片。

【功能与主治】 解毒化腐,敛疮。用于心胃火盛所致的咽喉糜烂肿痛。

【方解】 方中以牛黄清热解毒、消肿利咽,为君药。象牙解毒生肌、利咽消肿,青黛清热泻火、凉血解毒,珍珠生肌敛疮,均为臣药。壁钱炭解毒消肿,除喉痹;人指甲消肿利咽,共为佐药;冰片清热化腐,并能增强诸药透达之力,为使药。诸药合用,共奏解毒化腐、敛疮消肿之效。

【临床应用】

1. 喉痹 因肺胃火热上灼于咽而致咽部黏膜红肿、疼痛;咽炎见上述证候者。

2. 口疮、口糜 因心胃火盛,火热结毒,循经上达于口所致。症见口腔黏膜充血发红,水肿破溃,渗出疼痛,口热口臭;急性口腔溃疡或复发性口腔溃疡见上述证候者。

此外,本品还可用于火热偏盛引起的口疮、鼻炎、消化道溃疡[1-5]。

【药理毒理】 本品有抗炎、抗胃黏膜损伤和镇痛等作用。

1. 抗炎 本品能减轻二甲苯所致小鼠耳肿胀,减轻醋酸致腹腔毛细血管通透性的增加,降低伊文思蓝从腹腔内渗出,具有抑制炎症早期毛细血管通透性增高的作用[6]。阴道给药,本品可降低25％苯酚胶浆所致实验性宫颈炎大鼠宫颈和阴道组织中PGE_2的含量,降低大鼠血中白细胞总数,减轻阴道及子宫颈上皮和黏膜的坏死及炎性渗出[7]。

2. 抗胃黏膜损伤 本品能抑制大鼠幽门结扎性、束缚水浸应激性胃溃疡的形成,减小胃溃疡面积[8],抑制胃蛋白酶活性,降低胃液pH[9]。

3. 镇痛 本品可减少醋酸致小鼠扭体次数,提高小鼠热板法痛阈[10]。

4. 其他 直肠给药2周,本品可减轻免疫性溃疡性结肠炎大鼠结肠炎的症状,提高肠壁黏膜内的SOD活性[11]。

【不良反应】 目前尚未检索到不良反应报道。

【禁忌】 尚不明确。

【注意事项】

1. 虚火上炎者慎用。

2. 服药期间忌食辛辣油腻食物。

3. 老人、儿童及素体脾胃虚弱者慎用。

【用法与用量】 每用少许,吹敷患处,一日1～2次。

【参考文献】 [1]徐治鸿.复发性口腔炎证治.中医杂志,1989,30(3):4.

[2]吴晓弘.复方锡类散治疗鼻黏膜糜烂.中国中西医结合耳鼻咽喉科杂志,1996,4(1):28.

[3]何敏,周青.锡类散的引伸应用与研究近况.中成药,1996,18(7):43.

[4]刘绍能.锡类散的临床应用概况.实用中医内科杂志,1992,(2):17.

[5]宋庆荣,孙飞云.锡类散在异病同治中的应用.国医论坛,1997,12(4):29.

[6]高月平,倪荷芳,朱萱萱,等.锡类散治疗慢性宫颈炎的机制研究.中华中医药学刊,2007,25(8):1617.

[7]倪荷芳,高月平,朱萱萱.锡类散对大鼠宫颈炎的治疗作用研究.南京中医药大学学报,2006,22(4):234.

[8]刘志坚,胡伟.中药方剂抗胃黏膜损伤作用的实验研究进展.中国中西医结合脾胃杂志,1997,5(1):62.

[9]杨香媛,李端,黄振传,等.锡类散对实验动物的抗溃疡作用.中成药,1994,14(5):27.

[10]赵建杰,李刚,高贵峰.锡类散抗炎镇痛实验研究.上海

中医药杂志,2011,25(2):69-71.

[11]欧阳建东,高靖,李明,等.锡类散栓剂治疗大鼠溃疡性结肠炎的实验研究.铁道医学,1999,27(3):150.

珠黄散

Zhuhuang San

【药物组成】　珍珠、人工牛黄。

【功能与主治】　清热解毒,祛腐生肌。用于热毒内蕴所致的咽痛、咽部红肿、糜烂、口腔溃疡久不收敛。

【方解】　方中珍珠清热解毒、祛腐生肌、收湿敛疮,为君药。牛黄清热解毒、消肿止痛,为臣药。两药配合,相得益彰,共奏清热解毒、祛腐生肌之效。无论是肺胃热盛所致喉痹,还是热毒上犯所致疮疡肿痛,皆可用之。

【临床应用】

1. 喉痹　因热毒内蕴,火热上灼于咽而致咽部红肿、疼痛,声音嘶哑,口干口渴;急性咽炎见上述证候者。

2. 口疮　因火热内蕴,火热上灼口舌而致口舌溃疡,局部疼痛、烧灼感,口干口臭;口腔溃疡见上述证候者。

此外,本品还可用于烫伤、褥疮、带状疱疹[1,2]。

【不良反应】　目前尚未检索到不良反应报道。

【禁忌】　尚不明确。

【注意事项】

1. 虚火喉痹、口疮者慎用。

2. 孕妇慎用。

3. 服药期间忌食辛辣、油腻食物。

4. 老人、儿童及素体脾胃虚弱者慎用。

【用法与用量】　取药少许吹患处。一日2～3次。

【规格】　每袋装　(1)0.3g　(2)0.6g　(3)1g　(4)1.5g

【参考文献】　[1]葛红霞.珠黄散临床新用举隅.实用中医药杂志,1998,14(11):39.

[2]董庆区,孟庆磊.珠黄散治疗带状疱疹62例.中医外治杂志,1997,(4):37.

五、开音爽咽

黄氏响声丸

Huangshi Xiangsheng Wan

【药物组成】　桔梗、薄荷、薄荷脑、蝉蜕、诃子肉、胖大海、浙贝母、儿茶、川芎、酒大黄、连翘、甘草。

【功能与主治】　疏风清热,化痰散结,利咽开音。用于风热外束、痰热内盛所致的急、慢性喉喑,症见声音嘶哑、咽喉肿痛、咽干灼热、咽中有痰,或寒热头痛,或便秘尿赤;急慢性喉炎及声带小结、声带息肉初起见上述证候者。

【方解】　方中桔梗辛散苦泄,主入肺经,功能开宣肺气、祛痰宽胸、利咽开音,为君药。薄荷、薄荷脑、蝉蜕辛凉宣散、利咽开音,诃子肉苦泄酸收、敛肺止咳、清咽开音,胖大海甘寒清润、化痰利咽开音,兼有润肠通便之功,浙贝母苦寒清热,儿茶苦涩性凉,共为臣药。川芎活血行气止痛,大黄清热解毒、攻积导滞、引火下行,连翘清热解毒、疏散风热,共为佐药。甘草清热解毒,调和诸药,为使药。诸药合用,共奏疏风清热、化痰散结、利咽开音之功。

【临床应用】　**喉喑**　因风热外束,痰热内盛,壅结喉门而致。症见声音嘶哑,咽喉肿痛,咽干灼热,咽中有痰,或寒热,头痛,或便秘,尿赤,舌红苔黄,脉数;急、慢性喉炎及声带小结、声带息肉初起见上述证候者。

此外,本品还有用于治疗习惯性便秘、带状疱疹的报道[1,2]。

【不良反应】　目前尚未检索到不良反应报道。

【禁忌】　尚不明确。

【注意事项】

1. 阴虚火旺者慎用。

2. 服药期间忌食辛辣、油腻、鱼腥食物,戒烟酒。

3. 老人、儿童及素体脾胃虚弱者慎用。

4. 儿童用药应遵医嘱。

【用法与用量】　口服。炭衣丸:一次8丸(每丸重0.1g)或6丸(每丸重0.133g);糖衣丸:一次20丸,一日3次,饭后服用;儿童减半。

【规格】　每丸重　(1)0.1g　(2)0.133g

【参考文献】　[1]史瑛.黄氏响声丸治疗习惯性便秘38例.时珍国医国药,1999,10(6):461.

[2]胡平.黄氏响声丸治疗带状疱疹37例.中国民间疗法,2001,9(1):34.

金嗓清音丸

Jinsang Qingyin Wan

【药物组成】　地黄、玄参、麦冬、丹皮、赤芍、石斛、黄芩、蝉蜕、胖大海、木蝴蝶、薄荷、僵蚕(麸炒)、川贝母、泽泻、薏苡仁(炒)、甘草。

【功能与主治】　养阴清肺,化痰利咽。用于肺热阴虚所致的喉喑、慢喉痹,症见声音嘶哑、咽喉肿痛、咽干;慢性喉炎、慢性咽炎见上述证候者。

【方解】　方中用地黄、玄参养阴清热,凉血解毒、散结利咽,共为君药。麦冬、石斛滋补肺肾、滋阴生津、清咽润喉,丹皮、赤芍清热凉血、化瘀消肿,黄芩清肺泻火、解毒利咽,蝉蜕、胖大海、木蝴蝶、薄荷、僵蚕、川贝母疏风散热、宣肺化痰、清利咽喉、开音响声,共为臣药。泽泻、薏苡仁渗湿化痰,为佐药。甘草调和药性,为使药。诸药合用,共奏养阴清肺、化痰利咽之效。

【临床应用】

1. 喉痹 因邪毒传里,肺胃热盛,蕴结日久,邪热伤阴,肺阴不足,咽喉失养而致,症见咽部肿痛,干痒,灼热感,异物感,咳嗽,口咽干燥;慢性咽炎见上述证候者。

2. 喉喑 因邪毒入里,肺胃热盛,伤津耗液,喉失所养而致。症见声音嘶哑,咽喉干燥疼痛,干咳少痰;慢性喉炎见上述证候者。

【不良反应】 目前尚未检索到不良反应报道。

【禁忌】 尚不明确。

【注意事项】

1. 实热证喉痹、喉喑者慎用。

2. 服药期间忌食辛辣油腻食物,忌烟酒。

【用法与用量】 口服。一次 60～120 丸,一日 2 次。

【规格】 每 10 丸重 1g

金嗓散结丸(胶囊、颗粒)

Jinsang Sanjie Wan(Jiaonang,Keli)

【药物组成】 金银花、丹参、板蓝根、马勃、蒲公英、桃仁、红花、醋三棱、醋莪术、玄参、麦冬、浙贝母、泽泻、炒鸡内金、蝉蜕、木蝴蝶。

【功能与主治】 清热解毒,活血化瘀,利湿化痰。用于热毒蕴结、气滞血瘀所致的声音嘶哑、声带充血、肿胀;慢性喉炎、声带小结、声带息肉见上述证候者。

【方解】 方中重用金银花、丹参清热解毒、活血化瘀、消肿利咽,为君药。板蓝根、马勃、蒲公英清热凉血、解毒散结、消肿利咽;桃仁、红花养血活血,三棱、莪术破血散瘀,为臣药。玄参、麦冬养阴清热,浙贝母、泽泻利湿化痰、散结利咽;鸡内金善消结块,蝉蜕、木蝴蝶疏风清肺、润燥利咽,为佐药。诸药合用,共奏清热解毒、活血化瘀、利湿化痰之效。

【临床应用】 **喉喑** 因热毒蕴结、气滞血瘀而致。症见声音不扬或见嘶哑,声带充血,肿胀;慢性喉炎、声带小结、声带息肉见上述证候者。

【药理毒理】 本品有抗炎、镇痛和改善微循环作用。

1. 抗炎 本品可抑制二甲苯所致小鼠耳肿胀[1]。

2. 镇痛 本品可提高热板法所致小鼠痛阈[1]。

3. 改善微循环 本品可扩张大鼠肠系膜毛细血管,

加快肠系膜毛细血管内血液流动速度[1]。

【不良反应】 偶见皮肤过敏的不良反应[2]。

【禁忌】 孕妇禁用。

【注意事项】

1. 虚火喉痹者慎用。

2. 服药期间忌食辛辣油腻食物,忌烟酒,以免生痰生湿。

【用法与用量】 丸剂:口服。水蜜丸一次 60～120 粒,大蜜丸一次 1～2 丸。一日 2 次。胶囊剂:口服。一次 2～4 粒,一日 2 次。颗粒剂:开水冲服。一次 1～2 袋,一日 2 次。

【规格】 丸剂:水蜜丸 每 10 丸重 1g 大蜜丸每丸重 9g

胶囊剂:每粒装 0.4g

颗粒剂:每袋装 3g

【参考文献】 [1]傅彬.金嗓散结丸药理研究、药效分析和临床观察.中国中西医结合耳鼻咽喉科杂志,1997,5(1):24-25.

[2]金立玲,金立丹.金嗓散结丸致皮肤过敏 1 例.现代应用药学,1997,14(3):58.

金嗓利咽丸(胶囊)

Jinsang Liyan Wan(Jiaonang)

【药物组成】 青皮(炒)、枳实(炒)、槟榔、紫苏梗、厚朴(制)、合欢皮、茯苓、砂仁、法半夏、橘红、豆蔻、胆南星、蝉蜕、木蝴蝶、生姜、神曲(炒)。

【功能与主治】 疏肝理气,化痰利咽。用于痰湿内阻、肝郁气滞所致的咽部异物感、咽部不适、声音嘶哑;声带肥厚见上述证候者。

【方解】 方中青皮、枳实疏肝理气,调畅气机,气顺则痰消,为君药。槟榔、紫苏梗、厚朴、合欢皮疏肝解郁,理气化痰;茯苓、砂仁、法半夏、橘红、豆蔻、胆南星健脾和胃、燥湿化痰,共为臣药。蝉蜕、木蝴蝶疏风清热宣肺、润燥利喉开音;生姜、神曲和中化滞,共为佐使药。诸药合用,共奏疏肝理气、化痰利咽之效。

【临床应用】

1. 梅核气 因痰湿内阻,肝郁气滞所致,症见咽部异物感,咽部不适;咽神经官能症见上述证候者。

2. 喉痹 因痰湿内阻,咽部经脉不畅所致,症见咽部不适,干燥,有异物感;慢性咽炎见上述证候者。

3. 肝郁失音 因痰湿内阻,兼受惊吓,肝郁气滞,声门不利而致。症见咽部不适,声音嘶哑,不能言语,但哭笑及咳嗽出声如常;癔病性失音见上述证候者。

4. 喉喑 因痰湿内阻,肝郁气滞而致,症见声音嘶哑,咽喉异物感;声带肥厚见上述证候者。

【不良反应】　目前尚未检索到不良反应报道。

【禁忌】　尚不明确。

【注意事项】

1. 阴虚火旺、痰火内阻所致咽喉疾患者慎用。

2. 服药期间忌食辛辣油腻食物。

【用法与用量】　丸剂:口服。水蜜丸一次 60~120 粒,大蜜丸一次 1~2 丸,一日 2 次。胶囊剂:口服。一次 2~4 粒,一日 2 次。

【规格】　丸剂:水蜜丸　每 10 丸重 1g　大蜜丸每丸重 9g

胶囊剂:每粒装 0.4g

铁笛丸(口服液)
Tiedi Wan(Koufuye)

【药物组成】　麦冬、玄参、浙贝母、瓜蒌皮、桔梗、青果、凤凰衣、诃子肉、茯苓、甘草。

【功能与主治】　润肺利咽,生津止渴。用于阴虚肺热津亏引起的咽干声哑、咽喉疼痛、口渴烦躁。

【方解】　方中用麦冬、玄参滋阴润肺,解毒散结,消肿利咽,生津止渴,共为君药。浙贝母、瓜蒌皮、桔梗开宣肺气、化痰利咽,青果、凤凰衣、诃子合用清肺火,润肺燥,利咽喉,开声音,均为臣药。茯苓健脾渗湿,以资化源,为佐药。甘草调和诸药药性,为使药。诸药合用,共奏润肺利咽、生津止渴之效。

【临床应用】　喉暗　因火毒熏蒸,阴虚肺热津亏,咽失所养而致,声音嘶哑,声带充血,肿胀,口咽干燥;慢性喉炎见上述证候者。

【不良反应】　目前尚未检索到不良反应报道。

【禁忌】　尚不明确。

【注意事项】

1. 实热证喉痹者慎用。

2. 服药期间忌食辛辣油腻食物,忌烟酒。

【用法与用量】　丸剂:口服或含化。一次 2 丸,一日 2 次。口服液:口服。一次 10ml,一日 2 次;小儿酌减。

【规格】　丸剂:每丸重 3g

口服液:每支 10ml

甘桔冰梅片
Ganjie Bingmei Pian

【药物组成】　桔梗、薄荷、射干、蝉蜕、乌梅(去核)、冰片、甘草、青果。

【功能与主治】　清热开音。用于风热犯肺引起的失音声哑;风热犯肺引起的急性咽炎出现的咽痛、咽干灼热、咽黏膜充血等。

【方解】　方中桔梗苦、辛、平,归肺经,宣肺、利咽、祛痰,薄荷疏风清热利咽,共为君药。射干、蝉蜕、乌梅、冰片、青果清热解毒、利咽开音,为臣药。甘草清热解毒、调和诸药,为佐使药。诸药合用,共奏清热开音之功。

【临床应用】

1. 喉痹　因风热犯肺,宣降失司,邪热上壅咽喉所致。症见咽部疼痛,声音嘶哑,头痛,咳痰黄稠,舌苔薄黄,脉浮数;急性咽炎见上述证候者。

2. 喉暗　因风热犯肺,肺失宣降,致声门开合不利所致。症见咽喉肿痛,咽痒,咽干咳,声音嘶哑,舌尖红,苔薄黄,脉浮数;急性喉炎见上述证候者。

【药理毒理】　本品有抗炎、抗过敏、止咳、抑菌、抗变态反应等作用。

1. 抗炎、抗过敏　本品能改善氨水致慢性咽炎模型大鼠咽喉部黏膜充血、炎细胞浸润及淋巴滤泡增生;能抑制棉球肉芽肿模型大鼠炎症组织增生、抑制角叉菜胶引起的大鼠足肿胀、抑制二甲苯致小鼠耳肿胀度和大鼠棉球肉芽肿的形成[1,2];本品可抑制 2,4-二硝基氟苯致小鼠迟发型超敏反应,抑制醋酸致小鼠腹腔通透性增加,抑制组胺致大鼠皮肤通透性增加[1]。

2. 止咳　本品能延长枸橼酸引咳模型豚鼠咳喘潜伏期、减少氨水引咳模型小鼠咳嗽次数[1]。

3. 抑菌　本品体外对金黄色葡萄球菌、卡他奈瑟菌、甲型和乙型溶血性链球菌有一定抑制作用[2-3]。

【不良反应】　目前尚未检索到不良反应报道。

【禁忌】　尚不明确。

【注意事项】

1. 忌烟酒、辛辣、鱼腥食物。

2. 不宜在服药期间同时服用温补性中药。

3. 孕妇慎用。儿童应在医师指导下服用。

4. 属风寒感冒咽痛者,症见恶寒发热、无汗、鼻流清涕者慎用。

5. 凡因声带小结或息肉所致的失音,应去医院就诊。

【用法与用量】　口服。一次 2 片,一日 3~4 次。

【规格】　糖衣片(片芯重 0.2g)

【参考文献】　[1]唐大轩,葛麟,王莉,等.甘桔冰梅片防治咽炎作用研究.中药药理与临床,2010,26(5):137-139.

[2]胡国华,田理.甘桔冰梅片治疗早期声带小结的药理及临床研究.重庆医学,2003,32(10):1403-1404.

[3]徐李,周廷惠,郭冉冉,等.甘桔冰梅片治疗咽喉疾病的药理机制及临床疗效.中国医药指南,2013,11(3):254-255.

口腔科类

口腔科制剂主要由金银花、连翘、荆芥、防风、白芷、细辛等疏风清热药物，石膏、硼砂、黄连、黄芩、黄柏、栀子、青黛、大黄、牛黄、儿茶、冰片等清热解毒之剂，以及麦冬、玄参、天冬、地黄等滋阴清热之品组合而成。用于牙齿和口舌的病变，包括牙痛、牙痈、牙宣、口疮、口糜等病，属于现代医学的急性齿根尖周炎、智齿冠周炎、急性牙龈炎、急性牙髓炎、急性龈乳头炎、急慢性牙周炎、复发性口疮和急性口炎等。此类制剂具体分为疏风清热、解毒清热、滋阴清热三类，各病急性过程可用疏风清热和解毒清热两类制剂，若为慢性，宜用滋阴清热类制剂。

口腔科制剂有散、丸、颗粒、片几种剂型。以散剂居多，应用最为普遍。散剂均外用，用凉开水或淡盐水洗净口腔后，取适量吹敷患处，使用便捷，取效较快。

一、疏风清热

齿痛消炎灵颗粒
Chitong Xiaoyanling Keli

【药物组成】 石膏、地黄、荆芥、防风、牡丹皮、青黛、细辛、白芷、青皮、甘草。

【功能与主治】 疏风清热，凉血止痛。用于脾胃积热、风热上攻所致的头痛身热、口干口臭、便秘燥结、牙龈肿痛；急性齿根尖周炎、智齿冠周炎、急性牙龈（周）炎、急性牙髓炎见上述证候者。

【方解】 方中石膏味甘辛，性寒凉，入肺、胃经，主清胃火，治牙痛，故为君药。地黄凉血清热，消肿止痛；荆芥、防风味辛性温，疏风解表清热，共为臣药。牡丹皮、青黛清血热，散瘀血，凉血解毒；细辛、白芷味辛性温，散风胜湿，活血排脓；青皮行气散结，降泄解郁，共为佐药。甘草清热缓急，调和诸药，为使药。诸药合用，共奏疏风清热、凉血止痛之功。

【临床应用】

1. 牙痈、牙宣 因脾胃积热，风热上攻，蕴热化火，熏蒸于龈所致，症见牙龈发红肿胀，出血，化脓疼痛，口热口臭，口干口渴，便干，尿黄，舌红苔黄，脉弦洪数；急性化脓性牙龈炎、牙龈（周）炎见上述证候者。

2. 尽牙痛 因脾胃积热，风热入侵，蕴热化火生毒，郁结智齿、冠周、牙龈所致，症见冠周牙龈充血肿胀，渗出化脓，疼痛剧烈，口热口臭，口渴喜冷饮，张口可受限，便秘，尿赤，舌苔黄厚，脉弦实数；急性冠周炎见上述证候者。

3. 牙痛 因脾胃积热或有风热入侵，蕴热生火，循经引发于齿，牙齿遇冷热敏感疼痛，影响睡眠及食物咀嚼，牙龈无或有红肿，口干口渴，便秘，尿黄，舌红苔黄，脉弦数；深龋、急性牙髓炎、急性齿根尖周炎见上述证候者。

【不良反应】 目前尚未检索到不良反应报道。

【禁忌】 尚不明确。

【注意事项】

1. 阴虚火旺及风冷牙痛者慎用。

2. 服药期间忌食辛辣、油腻食物。

3. 老人、儿童及素体脾胃虚弱者慎用。

【用法与用量】 开水冲服。一次1袋，一日3次，首次加倍。

【规格】 每袋装 （1）20g （2）10g（无蔗糖）

黄连上清片（丸、胶囊、颗粒）

Huanglian Shangqing Pian(Wan,Jiaonang,Keli)

【药物组成】　黄连、黄芩、黄柏（酒炒）、石膏、栀子（姜制）、酒大黄、连翘、菊花、荆芥穗、白芷、炒蔓荆子、川芎、防风、薄荷、旋覆花、桔梗、甘草。

【功能与主治】　散风清热，泻火止痛。用于风热上攻、肺胃热盛所致的头晕目眩、暴发火眼、牙齿疼痛、口舌生疮、咽喉肿痛、耳痛耳鸣、大便秘结、小便短赤。

【方解】　方中黄连、黄芩、黄柏、石膏清热泻火、燥湿解毒；栀子、大黄清热凉血解毒，引热毒从二便而出，共为君药。连翘、菊花、荆芥穗、白芷、蔓荆子、川芎、防风、薄荷疏散风热，共为臣药。旋覆花下气行水，桔梗清热利咽排脓，载药上行，为佐药。甘草清热解毒，调和诸药，为使药。诸药合用，散风清热、泻火止痛、上通下行，使火热随之而解。

【临床应用】

1. 暴风客热　因风热上攻，肺胃热盛，上蒸头目所致，眼内刺痒交作，羞明流泪，眵多，白睛红赤，头痛，身热，口渴，尿赤，舌苔黄，脉浮数；急性结膜炎见上述证候者。

2. 脓耳　风热邪毒上犯，并肺胃热盛，毒热结聚，循经上蒸耳窍，气血相搏，化腐成脓所致。耳痛显著，眩晕流脓，重听耳鸣，头痛，发热，鼻塞流涕，舌红苔薄黄，脉浮数；急性化脓性中耳炎见上述证候者。

3. 口疮　因风热邪毒内侵，或肺胃热盛，循经上攻于口所致，口腔黏膜充血发红，水肿破溃，渗出疼痛，口热口臭，身痛，口干口渴，便干，尿黄，舌红苔黄，脉浮滑数；急性口炎、复发性口疮见上述证候者。

4. 牙宣　因肺胃火盛，风热内侵，火热蕴郁，循经上蒸于龈所致，牙龈红肿，出血渗出，疼痛，口干口渴，口臭口黏，便秘，尿黄，舌苔黄，脉浮弦数；急性牙龈（周）炎见上述证候者。

5. 尽牙痛　因风热邪毒侵袭，并有肺胃火盛，蕴热化火结毒，循经郁结牙龈冠周所致，冠周牙龈充血肿胀，渗出化脓，疼痛剧烈，口热口臭，口渴口干，张口可受限，便秘，尿黄，舌苔黄厚，脉弦实数；急性智齿冠周炎见上述证候者。

6. 喉痹　因风热邪毒内侵，并肺胃热盛，蕴热生火相结，循经上蒸咽喉，咽喉红肿疼痛，头痛，身热，尿黄，便干，舌苔黄，脉弦数；急性咽炎见上述证候者。

【药理毒理】　本品有抗菌、消炎、解热、镇痛、通便等作用。

1. 抗菌　本品对静脉注射金黄色葡萄球菌悬液感染模型小鼠有保护作用，可降低小鼠的死亡率[1]；本品体外对大肠埃希菌 ATCC 25922、铜绿假单胞菌 ATCC 27853、金黄色葡萄球菌 ATCC 25923 和肺炎双球菌有一定的抗菌作用，对上述菌株的最低抑菌浓度（MIC）均为 0.313g/ml，最低杀菌浓度（MBC）均为 0.625g/ml[1]。

2. 抗炎　本品可抑制二甲苯、巴豆油致小鼠耳肿胀度；可抑制大鼠棉球肉芽肿的形成，降低肉芽肿净重[1]。

3. 解热　本品可抑制皮下注射 5% 鲜啤酒酵母混悬液致发热大鼠体温升高[1]。

4. 镇痛　本品可减少冰醋酸致小鼠扭体次数[1]。

5. 通便　本品对正常小鼠肠运动有推进作用，可增加肠推进率[1]。

【不良反应】　有报道服用本品后可发生急性肝损害[2]。

【禁忌】　孕妇禁用。

【注意事项】

1. 阴虚火旺者慎用。

2. 服药期间忌食辛辣、油腻食物。

3. 老人、儿童慎用。

【用法与用量】　片剂：口服。一次 6 片，一日 2 次。丸剂：口服。水丸或水蜜丸一次 3～6g，大蜜丸一次 1～2 丸，一日 2 次。胶囊剂：口服。一次 2 粒，一日 2 次。颗粒剂：口服。一次 2g，一日 2 次。

【规格】　片剂：(1)薄膜衣片　每片重 0.31g　(2)糖衣片(片芯重 0.3g)

丸剂：水丸每袋装 6g　水蜜丸每 40 丸重 3g　大蜜丸每丸重 6g

胶囊剂：0.4g

颗粒剂：每袋装 2g

【参考文献】　[1]田军，蒋珠芬，杨士友.黄连上清胶囊药理作用研究.中药药理与临床，1998，14(2)：9-11.

[2]刘建学，刘顺英.黄连上清片致急性肝损害 1 例.医药导报，2001，20(2)：131.

二、清热解毒

牙痛一粒丸

Yatong Yili Wan

【药物组成】　蟾酥、朱砂、雄黄、甘草。

【功能与主治】　解毒消肿，杀虫止痛。用于火毒内盛所致的牙龈肿痛，龋齿疼痛。

【方解】　方中蟾酥解毒消肿止痛，为君药。朱砂清热解毒、消肿止痛,雄黄解毒疗疮,共为臣药。甘草解毒,调和诸药,为使药。诸药合用,共奏解毒消肿、杀虫止痛之功。

【临床应用】

1. 牙宣 由火毒内盛所致,牙龈缘、龈乳头充血肿胀、出血化脓疼痛,口热,口干,口臭,便干尿黄,舌苔黄,脉弦数;牙龈(周)炎、龈乳头炎见上述证候者。

2. 龋病 由火毒内盛所致深龋,牙髓充血所致牙痛,口干口热,便干尿黄,舌苔黄,脉弦数;龋病见上述证候者。

【不良反应】 目前尚未检索到不良反应报道。

【禁忌】 孕妇和哺乳期妇女禁用。

【注意事项】

1. 将含药后的唾液吐出,不可咽下。

2. 本品含有蟾酥、朱砂、雄黄,不宜过量或久用。

3. 外用不可入眼。

【用法与用量】 每次取 1～2 丸,填入龋齿洞内或肿痛的齿缝处,外塞一块消毒棉花,防止药丸滑脱。

【规格】 每 125 丸重 0.3g

齿痛冰硼散
Chitong Bingpeng San

【药物组成】 硼砂、硝石、冰片。

【功能与主治】 散郁火,止牙痛。用于火热内闭引起的牙龈肿痛、口舌生疮。

【方解】 方中硼砂味甘咸,性凉,清热解毒防腐,为君药。硝石味苦咸,性温,解毒散结消肿,为臣药。冰片通窍散郁、消肿止痛,为佐药。诸药合用,共奏散郁火、止牙痛之功。

【临床应用】

1. 口疮 因火热上攻,蕴久火毒结聚,循经上发于口所致。症见口腔黏膜充血发红,水肿破溃,渗出疼痛,口干口渴,口热喜冷饮,便干尿黄,舌红苔黄,脉弦数;复发性口疮、急性口炎见上述证候者。

2. 牙宣 因胃有积热,嗜酒辛辣,蕴热生火,循经上蒸牙龈所致,牙龈红肿,出血渗出,化脓疼痛,口热口臭,烦躁,喜冷饮,便秘,尿赤,脉滑数;急性牙龈(周)炎见上述证候者。

【不良反应】 目前尚未检索到不良反应报道。

【禁忌】 尚不明确。

【注意事项】

1. 阴虚火旺者慎用。

2. 用药期间忌食辛辣、油腻食物。

3. 老人、儿童及脾胃虚弱者慎用。

【用法与用量】 吹敷患处。每次少量,一日数次。

【规格】 每瓶装 3g

口腔溃疡散
Kouqiang Kuiyang San

【药物组成】 青黛、白矾、冰片。

【功能与主治】 清热,消肿,止痛。用于火热内蕴所致的口舌生疮、黏膜破溃、红肿灼痛;复发性口疮、急性口炎见上述证候者。

【方解】 方中青黛味咸,性寒,归肝经,咸能入血,寒能清热,凉血消肿,为君药。白矾解毒杀虫、燥湿止痒、收敛生肌,为臣药。冰片味辛苦,性微寒,入心、脾经,辛散苦泄,芳香走窜,散郁热、清热止痛、消肿生肌,为佐药。诸药合用,共奏清热消肿止痛之功。

【临床应用】 **口疮** 因火热内蕴,蕴久火毒结聚,循经上发于口所致,口腔黏膜充血水肿,破溃有渗出,局部疼痛,口干灼热,口渴喜冷饮,便干,尿黄,舌红苔黄,脉弦数;复发性口疮、急性口炎见上述证候者。

【不良反应】 目前尚未检索到不良反应报道。

【禁忌】 尚不明确。

【注意事项】

1. 阴虚火旺者慎用。

2. 用药期间忌食辛辣、油腻食物。

3. 老人、儿童及脾胃虚弱者慎用。

【用法与用量】 用消毒棉球蘸药擦患处。一日 2～3 次。

【规格】 每瓶装 3g

青 黛 散
Qingdai San

【药物组成】 青黛、硼砂(煅)、黄连、冰片、人中白(煅)、薄荷、儿茶、甘草。

【功能与主治】 清热解毒,消肿止痛。用于火毒内蕴所致的口疮、咽喉肿痛、牙疳出血。

【方解】 方中青黛泻火散郁、凉血解毒、消肿止痛,为君药。硼砂清热防腐、解毒消肿,黄连清热燥湿;冰片味辛苦,性微寒,入心、脾经,辛散苦泄,芳香走窜,散郁热、清火止痛、消肿生肌;人中白性味咸寒,清热降火,薄荷凉散风热,共为臣药。儿茶清热敛疮、生肌定痛,甘草味甘性平,与诸药同用,能缓和药性,为佐使药。诸药合用,共奏清热解毒、消肿止痛之功。

【临床应用】

1. 口疮　因火毒内蕴,循经上炎于口所致,口腔黏膜充血水肿,糜烂溃疡,口黏口热,口干口渴,舌红苔黄,脉弦数;复发性口疮、急性疱疹性口炎见上述证候者[1]。

2. 龈衄　因上焦火毒内盛,循经上炎于龈所致,牙龈充血红肿或龈缘糜烂,触之或自动出血,口热口臭,便干,尿黄,舌质红苔黄,脉弦数;急性牙龈(周)炎见上述证候者。

3. 喉痹　因火毒内蕴或外感风热,引动火热上攻咽喉所致,咽黏膜充血水肿,咽干咽痛,舌红苔黄,脉沉弦数;急性咽炎见上述证候者。

【药理毒理】　本品有抗胃溃疡和抗溃疡性结肠炎作用。

1. 抗胃溃疡　本品能减小大鼠幽门结扎致胃溃疡面积增加,减少胃出血程度,抑制胃蛋白酶活性,降低胃液酸度;对小鼠幽门结扎性胃溃疡及小鼠束缚水浸应激性胃溃疡也有抗溃疡作用[2]。

2. 抗溃疡性结肠炎　本品可减轻三硝基苯磺酸所致溃疡性结肠炎,给药后模型大鼠结肠上皮得到不同程度修复,炎性细胞浸润减轻[3]。

【不良反应】　目前尚未检索到不良反应报道。

【禁忌】　尚不明确。

【注意事项】

1. 若属阴虚火旺所致口疮、龈衄、喉痹者慎用。

2. 用药期间忌食辛辣、油腻食物。

3. 老人、儿童及脾胃虚弱者慎用。

【用法与用量】　先用凉开水或淡盐水洗净口腔,将药少许吹撒患处。一日2～3次。

【参考文献】　[1]卢长平,冯淑芳.青黛散治疗脓疱疮280例疗效观察.中国中西医结合外科杂志,1997,3(6):410.

[2]杨香媛,徐永忠,黄振伟,等.青黛散对实验动物的抗胃溃疡作用.中药药理与临床,1995,(1):37.

[3]邹莉波,刘悦,吴琦.青黛散抗溃疡性结肠炎的作用研究.中国医科大学学报,2006,35(1):15.

石膏散

Shigao San

【药物组成】　石膏、冰片。

【功能与主治】　清热祛火,消肿止痛。用于胃火上升引起的牙齿疼痛、口舌糜烂、牙龈出血。

【方解】　方中石膏味辛甘,性寒凉,入肺胃经,善于清泻肺、胃二经气分实热,主泻胃火、消肿止痛,为君药。冰片味辛苦,性微寒,清热止痛、化腐消肿,为臣药。诸

药合用,共奏清热祛火、消肿止痛之功。

【临床应用】

1. 口疮　因火热上攻,火毒结聚,循经上发于口所致,症见口腔黏膜充血发红,水肿破溃,渗出疼痛,口干口渴,口热喜冷饮,便干,尿黄,舌红苔黄,脉弦数;复发性口疮、急性口炎见上述证候者。

2. 牙宣　因胃有积热,嗜酒辛辣,蕴热生火,循经上蒸牙龈所致,症见牙龈红肿,出血渗出,化脓疼痛,口热口臭,烦渴喜冷饮,便秘,尿赤,脉滑数;急性牙龈(周)炎见上述证候者。

【不良反应】　目前尚未检索到不良反应报道。

【禁忌】　尚不明确。

【注意事项】

1. 阴虚火旺者慎用。

2. 服药期间忌食辛辣、油腻食物。

3. 孕妇慎用。

4. 老人、儿童及脾胃虚弱者慎用。

【用法与用量】　取药粉少许,敷患处。

【规格】　每瓶装3g

珍黛散

Zhendai San

【药物组成】　珍珠、牛黄、青黛、滑石、冰片。

【功能与主治】　清热解毒,止痛生肌。用于毒火内蕴所致的口舌生疮;复发性口疮、急性口炎见上述证候者。

【方解】　方中珍珠味甘咸,性寒,养阴清热、收敛生肌;牛黄味苦,性平,清热解毒,共为君药。青黛清肝泻火、清热解毒、凉血消肿,为臣药。滑石味甘,性寒,入胃、膀胱经,外用,清热收湿敛疮;冰片清热止痛,化腐消肿,为佐药。诸药合用,共奏清热解毒、止痛生肌之功。

【临床应用】　**口疮**　由毒火内蕴上攻于口所致,口腔黏膜充血,水肿渗出,糜烂破溃,疼痛;复发性口疮、急性口炎见上述证候者。

【不良反应】　目前尚未检索到不良反应报道。

【禁忌】　尚不明确。

【注意事项】

1. 阴虚火旺者慎用。

2. 服药期间忌食辛辣、油腻食物。

3. 老人、儿童及脾胃虚弱者慎用。

4. 治疗口疮时,直接撒涂疮面,敷药后不应漱口。

【用法与用量】　吹撒涂搽患处。一日3～4次。症状较重者可加服半袋,一日2～3次。

【规格】 每袋装 9g

栀子金花丸
Zhizi Jinhua Wan

【药物组成】 栀子、黄连、黄芩、黄柏、金银花、知母、天花粉、大黄。

【功能与主治】 清热泻火,凉血解毒。用于肺胃热盛,口舌生疮,牙龈肿痛,目赤眩晕,咽喉肿痛,吐血衄血,大便秘结。

【方解】 方中栀子清热燥湿、泻三焦之火、凉血解毒,为君药。黄连、黄芩、黄柏清热燥湿解毒,通泻三焦实火,以加强栀子清热燥湿、泻火解毒之力,为臣药。金银花清热解毒、散上焦之热;知母滋阴降火、泻肺胃之火;天花粉降火润燥、排脓消肿;大黄清热散瘀、荡涤肠胃、泻火下行,共为佐药。诸药合用,共奏清热泻火、凉血解毒之功。

【临床应用】

1. 口疮 由肺胃热盛上蒸于口所致。症见口腔黏膜充血水肿,破溃疼痛,口热口干,便秘,尿黄,舌红苔黄,脉弦洪数;复发性口疮、急性口炎见上述证候者。

2. 牙宣、牙痛 因肺胃火盛、上蒸于龈所致,牙龈充血肿胀,渗出出血,化脓疼痛,口热口臭,口干口渴,便干,尿黄,舌红苔黄,脉弦实数;急性牙龈(周)炎、急性化脓性龈(周)炎见上述证候者。

3. 喉痹 因肺胃火盛,外感风热所致。症见咽喉黏膜充血,发红、水肿、疼痛,咽干咽痒,便干,尿黄,舌苔黄,脉弦实数;急性咽炎见上述证候者。

4. 暴风客热 因外感风热,肺胃火盛,引动肺经实火,上攻头目而致。症见目赤肿痛,头痛口苦,烦躁易怒,便秘,尿黄,舌红苔黄,脉弦数;急性结膜炎见上述证候者。

【不良反应】 目前尚未检索到不良反应报道。

【禁忌】 孕妇禁用。

【注意事项】

1. 阴虚火旺者慎用。

2. 服药期间忌食辛辣食物。

3. 体弱年迈者慎用。

【用法与用量】 口服。一次 9g,一日 1 次。

【规格】 每袋装 3g

口炎清颗粒
Kouyanqing Keli

【药物组成】 天冬、麦冬、玄参、山银花、甘草。

【功能与主治】 滋阴清热,解毒消肿。用于阴虚火旺所致的口腔炎症。

【方解】 方中天冬滋阴润燥、清肺降火,为君药。麦冬清心润肺、养胃生津;玄参滋阴降火、解毒利咽、消肿润燥,共为臣药。山银花清热解毒、消肿止痛,为佐药。甘草调和诸药,清热和中,为佐使药。诸药合用,共奏滋阴清热、解毒消肿之功。

【临床应用】 口疮 阴虚火旺所致。症见黏膜破溃,反复发作,口渴口干,失眠,乏力,手足心热,便干,尿黄,舌苔薄黄,脉沉细弦;复发性口疮见上述证候者。

【药理毒理】 本品有抗炎、抗溃疡和调节肠道菌群作用。

1. 抗炎 本品可抑制二甲苯致小鼠耳肿胀及大鼠蛋清性足肿胀[1]。

2. 抗溃疡 本品采用局部涂抹及灌胃给药,对苯酚灼烧面颊造成的豚鼠口腔溃疡模型,可减少口腔溃疡面积,减轻溃疡局部充血水肿程度[2]。

3. 调节肠道菌群 本品可降低抗生素干预小鼠盲肠指数,促进优势厌氧菌的生长,使肠道菌群逐渐恢复正常[3]。

【不良反应】 目前尚未检索到不良反应报道。

【禁忌】 尚不明确。

【注意事项】

1. 脾胃虚寒者慎用。

2. 服药期间忌食辛辣、油腻食物。

3. 老人、儿童慎用。

【用法与用量】 口服。一次 2 袋,一日 1～2 次。

【规格】 每袋装 (1)10g (2)3g(无蔗糖)

【参考文献】 [1]苗明三,徐玉茵,史晶晶,等.艾溃灵合剂抗炎效应的动物实验.中国临床康复,2006,10(47):132.

[2]苗明三,徐玉茵,史晶晶,等.艾溃灵合剂促进模型豚鼠口腔溃疡恢复的效果评估.中国临床康复,2006,10(43):132.

[3]姚小华,唐立,林青,等.口炎清颗粒对小鼠肠道菌群失衡的调节作用.中国微生态学杂志,2012,24(4):324-326.

白 清 胃 散
Baiqingwei San

【药物组成】 石膏、玄明粉、硼砂、冰片。

【功能与主治】 清热泻火,消肿止痛。用于胃火上升引起的牙龈疼痛、口舌生疮。

【方解】 方中石膏味辛甘,性寒凉,入肺胃经,清胃泻火、消肿止痛,为治胃火牙痛主药,故为君药。玄明粉味咸苦,性寒,入胃、大肠、三焦经,泻实热积滞、消肿排脓,为臣药。硼砂清热防腐解毒,冰片清热止痛,共为佐药。诸药合用,共奏清热泻火、消肿止痛之功。

【临床应用】

1. 口疮 因胃经实火上攻于口所致。症见黏膜充血发红,水肿破溃,渗出疼痛,口热口渴,便秘,尿黄,舌苔黄厚,脉洪数;复发性口疮、急性口炎见上述证候者。

2. 牙龈肿痛 因胃经实火上蒸于龈所致,牙龈充血发红,渗出水肿疼痛,口热口干,口臭口渴,便干,尿黄,舌红苔黄,脉弦数;急性牙龈(周)炎见上述证候者。

【不良反应】 目前尚未检索到不良反应报道。

【禁忌】 孕妇禁用。

【注意事项】

1. 虚火上炎者慎用。

2. 服药期间忌食辛辣、油腻食物。

3. 老人、儿童及脾胃虚寒者慎用。

【用法与用量】 吹敷患处。每次少量,一日数次。

【规格】 每瓶装 3g

复方牛黄清胃丸
Fufang Niuhuang Qingwei Wan

【药物组成】 大黄、姜厚朴、枳实、芒硝、黄芩、黄连、栀子(姜炙)、石膏、连翘、人工牛黄、冰片、荆芥穗、防风、白芷、薄荷、菊花、玄参、炒牵牛子、炒山楂、陈皮、香附、猪牙皂、桔梗、甘草。

【功能与主治】 清热泻火,解毒通便。用于胃肠实热所致的口舌生疮、牙龈肿痛、咽膈不利、大便秘结、小便短赤。

【方解】 大黄、厚朴、枳实、芒硝清阳明胃热燥结,导泻实滞,为君药。黄芩、黄连、栀子、石膏、连翘、牛黄、冰片清热解毒、清泻实热,共为臣药。荆芥穗、防风、白芷、薄荷、菊花、玄参清热泻火、利咽止痛;牵牛子泻下通便,山楂健脾消食、活血止痛;陈皮、香附理气止痛;猪牙皂散结消肿,共为佐药。桔梗、甘草解毒排脓,载药上行,调和诸药,为使药。诸药合用,共奏清热泻火、解毒通便之功。

【临床应用】

1. 口疮、口糜 因胃肠实热,蕴火化毒,循经上攻于口所致,口腔黏膜充血发红,水肿破溃,糜烂溃疡,渗出疼痛,红灼热,口干口渴,便干,尿黄,舌苔黄厚,脉洪弦数;急性口炎,复发性口疮见上述证候者。

2. 牙宣 因胃肠实热化火,循经上攻于牙龈所致,牙龈发红肿胀,糜烂渗出,化脓疼痛,便干,尿黄,舌苔黄厚,脉洪弦数;急性牙龈(周)炎,急性龈乳头炎见上述证

候者。

3. 喉痹 因风热入里化火,肺胃热盛,胃肠实热熏蒸所致,咽部红肿,咽膈不利,咽干咽痛,口热口臭,舌红苔黄,脉浮数或洪数;急性咽炎见上述证候者。

【药理毒理】 本品有改善胃肠功能及镇痛等作用。

1. 改善胃肠功能 本品能降低大鼠总胃蛋白酶活性和胃蛋白酶排出量;缩短小鼠炭末推进速度,增加排便频数[1,2]。

2. 镇痛 本品能够减少醋酸所致的小鼠扭体次数[1,2]。

【不良反应】 目前尚未检索到不良反应报道。

【禁忌】 孕妇禁用。

【注意事项】

1. 阴虚火旺者慎用。

2. 服药期间忌食辛辣、油腻食物。

3. 老人、儿童及脾胃虚弱者慎用。

【用法与用量】 口服。一次 2 丸,一日 2 次。

【规格】 每丸重 4.5g

【参考文献】 [1]岳彩琴,王玉华,李长龄,等.牛黄清胃丸的主要药效学研究.中国中药杂志,2007,32(10):957.

[2]王玉华,郑亿,付丽佳,等.牛黄清胃丸药效学研究.中医药学报,2007,35(3):15.

清胃黄连丸(片)
Qingwei Huanglian Wan(Pian)

【药物组成】 黄连、石膏、黄芩、栀子、连翘、知母、黄柏、玄参、地黄、牡丹皮、赤芍、天花粉、桔梗、甘草。

【功能与主治】 清胃泻火,解毒消肿。用于肺胃火盛所致的口舌生疮,齿龈、咽喉肿痛。

【方解】 方中黄连、石膏清胃泻火,为君药。黄芩、栀子清热燥湿、泻火解毒,为臣药。连翘清热解毒消肿,知母、黄柏、玄参、地黄滋阴降火、燥湿凉血;牡丹皮、赤芍凉血活血、清热消肿,天花粉养阴润燥、清热解毒,共为佐药。桔梗、甘草解毒利咽,且桔梗载药上行,甘草调和诸药,为使药。诸药合用,共奏清胃泻火、解毒消肿之功。

【临床应用】

1. 口疮 由肺胃火盛,上蒸循经于口所致,口腔黏膜充血发红,水肿破溃,口热口干,口黏口臭,大便秘结,小便短赤,舌苔黄,脉弦实数;复发性口疮,急性口炎见上述证候者。

2. 喉痹 因肺胃火盛,外感风热,引动实火上蒸于咽,咽腭弓黏膜充血,发红水肿,咽干咽痛,便秘,尿黄,

舌红苔黄,脉弦实数;急性咽炎见于上述证候者。

3. 牙宣 因肺胃火盛,上蒸牙龈所致,牙龈充血发红肿胀,可见渗出出血,口热口臭,便秘,尿黄,舌苔黄,脉弦实数;急性牙龈(周)炎见上述证候者。

【药理毒理】 本品有促进胃肠道运动、解热、抗炎和镇痛等作用。

1. 促进胃肠道运动 本品可增加小鼠肠推进速度,增加炭末推进百分比[1]。

2. 解热 本品可降低内毒素致发热家兔模型的体温[1]。

3. 抗炎 本品可抑制二甲苯致小鼠耳肿胀程度[1]。

4. 镇痛 本品可减少醋酸致小鼠扭体次数[1]。

【不良反应】 目前尚未检索到不良反应报道。

【禁忌】 孕妇禁用。

【注意事项】

1. 阴虚火旺者慎用。

2. 体弱、年迈者慎用。

3. 不可过量及久用。

【用法与用量】 口服。大蜜丸:一次 1～2 丸,一日 2 次。水丸:一次 9g,一日 2 次。片剂:一次 8 片,一日 2 次。

【规格】 丸剂:(1)大蜜丸 每丸重 9g (2)水丸 每袋装 9g

片剂:(1)糖衣片(片芯重 0.32g) (2)薄膜衣片 每片重 0.33g

【参考文献】 [1]蔡钟钦,姚治.清胃黄连片的药效学实验研究.中国中医药科技,2000,7(5):305

牛黄清胃丸

Niuhuang Qingwei Wan

【药物组成】 牛黄、黄芩、黄柏、栀子、石膏、麦冬、玄参、菊花、连翘、薄荷、大黄、枳实(沙烫)、番泻叶、牵牛子(炒)、冰片、桔梗、甘草。

【功能与主治】 清胃泻火,润燥通便。用于心胃火盛所致的头晕目眩、口舌生疮、牙龈肿痛、乳蛾咽痛、便秘尿赤。

【方解】 方中牛黄清心解毒、消肿止痛,为君药。黄芩、黄柏、栀子清热燥湿、泻火解毒,石膏清肺胃气分实热,共为臣药。麦冬、玄参滋阴润燥、养阴清热,菊花、连翘、薄荷疏散风热、清热解毒,大黄、枳实、番泻叶、牵牛子清热泻火、导滞通便,冰片清热消肿止痛,共为佐药。桔梗、甘草解毒利咽,且桔梗载药上行,甘草调和诸

药,共为佐使药。诸药合用,共奏清胃泻火、润燥通便之功。

【临床应用】

1. 口疮、口糜 由心胃火盛,熏蒸上焦,上攻于口所致。症见口腔黏膜充血发红,水肿破溃,渗出疼痛,口热口臭,口干口渴,便干,尿黄,舌红苔黄,脉洪数;急性口炎、复发性口疮见上述证候者。

2. 牙宣 因胃有积热,嗜酒辛辣,蕴热生火,循经上蒸牙龈所致。症见牙龈红肿,出血渗出,化脓疼痛,口热口臭,烦躁,喜冷饮,便秘,尿赤,脉洪大或滑数;急性牙龈(周)炎见上述证候者。

3. 牙痛 为胃热生火化毒所致。症见牙龈肿胀高起,脓液积聚,红肿疼痛,口黏口臭,便秘,尿赤,舌红苔黄厚,脉弦滑数;急性龈炎见上述证候者。

4. 乳蛾 可由风热侵袭,邪热入里,心肺胃热毒蕴结,循经搏结,上壅于咽喉所致。症见咽干咽痛,局部黏膜充血肿胀,身热,口渴欲饮,便秘,尿黄,舌红苔黄,脉浮滑数;急性扁桃体炎见上述证候者。

5. 喉痹 由风热邪毒入侵,邪毒蕴结,循经上蒸咽喉所致。症见咽喉红肿疼痛,尿黄,便结,舌苔黄,脉浮洪数;急性咽炎见上述证候者。

【药理毒理】 本品有改善胃肠功能及镇痛等作用。

1. 改善胃肠功能 本品能降低大鼠总胃蛋白酶活性和胃蛋白酶排出量;缩短小鼠炭末排出时间,增加排便频数,增加小肠推进速度[1,2]。

2. 镇痛 本品能够减少醋酸所致的小鼠扭体次数[1,2]。

【不良反应】 目前尚未检索到不良反应报道。

【禁忌】 孕妇禁用。

【注意事项】

1. 阴虚火旺者慎用。

2. 服药期间忌食辛辣、油腻食物。

3. 老人、儿童及素体脾胃虚寒者慎用。

【用法与用量】 口服。一次 2 丸,一日 2 次。

【规格】 每丸重 6g

【参考文献】 [1]岳彩琴,王玉华,李长龄,等.牛黄清胃丸的主要药效学研究.中国中药杂志,2007,32(10):957.

[2]王玉华,郑亿,付丽佳,等.牛黄清胃丸药效学研究.中医药学报,2007,35(3):15.

复方珍珠口疮颗粒

Fufang Zhenzhu Kouchuang Keli

【药物组成】 珍珠、五倍子、苍术、甘草。

【功能与主治】　燥湿，生肌止痛。用于心脾湿热证口疮，症见口疮周围红肿，中间凹陷，表面黄白，灼热疼痛，口干，口臭，舌红；复发性口腔溃疡见上述证候者。

【方解】　珍珠甘咸寒，入心、肝经，清热解毒、燥湿敛疮、生肌止痛，为君药。五倍子酸、涩、寒，清热解毒、消肿敛疮止血，为臣药。苍术苦、辛、温，入脾胃经，燥湿健脾、化腐辟秽，为佐药。甘草既可解毒止痛，又能调和诸药，为使药。四药合用，共成燥湿敛疮、生肌止痛之效。

【临床应用】

1. 口疮　由心脾湿热、熏蒸蕴结口腔所致，症见口疮周围红肿，中间凹陷，表面黄白，灼热、疼痛；复发性口腔溃疡见上述证候者。

2. 心脾湿热证　症见口黏、口干、口臭、舌红苔黄腻。

【不良反应】　少数患者服药后出现轻度恶心，上腹部不适。

【禁忌】　尚不明确。

【注意事项】

1. 阴虚火旺、脾胃重寒者慎用。

2. 服药期间忌食辛辣、油腻食物，戒烟酒。

3. 儿童、孕妇、哺乳期妇女、年老体弱、脾虚便溏者慎用。

4. 本品不宜长期连续服用。

5. 肝肾功能损害及贫血者慎用。

【用法与用量】　每次 1 袋，开水 100ml 溶解，分次含于口中，每口含 1～2 分钟后缓缓咽下，10 分钟内含完。一日 2 次。饭后半小时服用，疗程 5 天。

【规格】　每袋装 10g

口腔炎喷雾剂
Kouqiangyan Penwuji

【药物组成】　蒲公英、忍冬藤、皂角刺、蜂房。

【功能与主治】　清热解毒，消炎止痛。用于热毒蕴结所致的牙龈红肿疼痛，口舌溃烂，咽喉疼痛等。口腔炎，口腔溃疡，咽喉炎见上述证候者。

【方解】　方中蒲公英味苦甘，性寒，清热解毒散结，为君药。忍冬藤味甘性寒，清热解毒、通络止痛，为臣药。皂角刺消肿托毒、排脓，蜂房解毒止痛，为佐药。诸药合用，共奏清热解毒、消肿止痛之功。

【临床应用】

1. 喉痹　因热毒蕴结，火毒上灼咽喉而致。症见咽部红肿，咽痛，吞咽困难，口干渴，小便黄赤，大便秘结，舌红苔黄，脉数；急性咽炎见上述证候者。

2. 牙宣　因胃热壅盛，循经上攻而致。症见牙龈红肿疼痛，烦渴多饮，大便秘结，舌红苔黄，脉数；牙周炎见上述证候者。

3. 口疮　因热毒蕴结，火毒上攻而致。症见口舌溃烂，疼痛灼热，心烦，失眠，大便秘结，舌红苔黄，脉数；口腔炎、口腔溃疡见上述证候者。

【不良反应】　目前尚未检索到不良反应报道。

【禁忌】　尚不明确。

【注意事项】　尚不明确。

【用法与用量】　口腔喷雾用。每次向口腔挤喷药液适量，一日 3～4 次，小儿酌减。

【规格】　每瓶 20ml

黏膜溃疡散
Nianmo Kuiyang San

【药物组成】　青黛、儿茶、冰片。

【功能与主治】　清热解毒，收敛止痛。用于热毒内盛而致的咽喉肿痛，口舌生疮。

【方解】　方中青黛味咸，性寒，归肝经，咸能入血，寒能清热，凉血消肿，为君药。儿茶清热止痛、收湿敛疮，为臣药。冰片味辛、苦，性微寒，入心、脾经，辛散苦泄，芳香走窜，散郁热、清热止痛、消肿生肌，为佐药。诸药合用，共奏清热解毒、收敛止痛之功。

【临床应用】　口疮　因火热内蕴，蕴久火毒结聚，循经上发于口所致，口腔黏膜充血水肿，破溃有渗出，局部疼痛，口干灼热，口渴喜冷饮，便干，尿黄，舌红苔黄，脉弦数；复发性口疮、急性口炎见上述证候者。

【不良反应】　目前尚未检索到不良反应报道。

【禁忌】　尚不明确。

【注意事项】

1. 忌烟、酒、辛辣、鱼腥食物。

2. 孕妇慎用。

3. 不宜在服药期间同时服用温补性中成药。

4. 不适用于阴虚火旺、虚火上炎之口疮、咽喉痛。

5. 注意喷药时不要吸气，以防药粉进入呼吸道而引起呛咳。

【用法与用量】　将此散涂擦或吹于患处。一日数次。

【规格】　每瓶装　(1)4g　(2)8g

三、滋阴清热

补肾固齿丸

Bushen Guchi Wan

【药物组成】 熟地黄、紫河车、盐骨碎补、地黄、鸡血藤、山药、枸杞子、炙黄芪、酒丹参、醋郁金、酒五味子、茯苓、盐泽泻、牛膝、漏芦、牡丹皮、野菊花、肉桂。

【功能与主治】 补肾固齿，活血解毒。用于肾虚火旺所致的牙齿酸软、咀嚼无力、松动移位、龈肿齿衄；慢性牙周炎见上述证候者。

【方解】 方中重用熟地滋养肝肾、填精益髓，为君药。紫河车滋补气血、益肝肾，骨碎补补肾健骨、行血消肿，地黄滋阴养血、清热凉血，鸡血藤补血行血、通经活络，山药健脾胃、补肺肾，枸杞子补肝肾、润肺燥，炙黄芪补气健脾，共为臣药。丹参活血祛瘀、凉血消肿，郁金凉血破瘀，五味子益气生津，茯苓健脾渗湿，泽泻渗湿泄火，牛膝破血行瘀、引火下行，漏芦清热解毒、消肿排脓，牡丹皮清热凉血散瘀，野菊花清热解毒、消肿止痛，共为佐药。肉桂引火归源，为使药。诸药合用，共奏补肾固齿、活血解毒之功。

【临床应用】 牙宣 由肾虚火旺所致，症见牙龈红肿，出血渗出，咬合无力，咀嚼酸软，牙齿松动，齿豁移位，盗汗，失眠，肢冷，便溏，舌质黯红，脉沉细；慢性牙周炎见上述证候者。

【药理毒理】 促肾上腺皮质功能 临床服用补肾固齿丸3月，可见牙周变性患者血浆皮质醇浓度升高，并维持较长时间[1]。

【不良反应】 目前尚未检索到不良反应报道。

【禁忌】 尚不明确。

【注意事项】 实热证牙宣者慎用。

【用法与用量】 口服。一次4g，一日2次。

【规格】 每30丸重1g

【参考文献】 [1]赵瑞芳,孙希诰.补肾固齿丸对牙周变性患者血浆皮质醇浓度的影响.第四军医大学学报,1989,10(3):205.

骨伤科类

骨伤科制剂主要用于跌打损伤、闪腰岔气、骨折、筋伤、骨痹、痹病等，属于西医学的软组织损伤、急性腰扭伤、骨性关节炎、强直性脊柱炎、慢性腰腿痛、脱臼、骨折、颈椎病、肩周炎、类风湿关节炎、骨质疏松症和骨关节结核等疾病。

疗伤止痛剂主要配伍当归、乳香、没药、川芎、大黄、骨碎补、血竭、三七、续断、桃仁、红花、延胡索、赤芍、苏木、姜黄、三棱等活血化瘀止痛药物组成，另入少许香附、降香、木香等行气止痛药物。主要用于跌打损伤所致局部瘀血、肿胀疼痛，以及闪腰岔气等，属于西医学的软组织损伤和急性腰扭伤。此类制剂口服有胶囊、散、丸等几种剂型，外用有搽剂、膏、酊、气雾剂等，临床以外用制剂应用比较广泛。可根据具体情况合理选用。凡外用制剂，不可内服；皮肤过敏或破溃者不宜使用；因制剂均含活血化瘀药物，孕妇禁服。

接骨续筋剂所用药物与疗伤止痛剂基本相同，侧重使用自然铜、土鳖虫、骨碎补、续断、黄瓜子和甜瓜子等接骨药物，适当配伍活血化瘀药物。主要用于骨折、脱臼。此类制剂均为口服，应在骨折、脱臼复位后服用；孕妇禁用。

通络止痛剂主要配伍活血和通络止痛药物。所用活血药物与疗伤止痛剂相同，通络止痛剂则用威灵仙、羌活、独活、秦艽、桂枝、伸筋草、透骨草、鸡血藤等，适当配伍川乌、草乌、附子、马钱子粉、雪上一枝蒿等止痛作用强大的药物。用于骨痹、痹病等，属于现代医学的骨性关节炎、类风湿关节炎、强直性脊柱炎、颈椎病、肩周炎。此类制剂口服有胶囊、颗粒、丸、片、口服液和酒剂；外用则有膏和酊剂。此类制剂孕妇禁用；外用制剂不得

口服；因此类制剂中多含毒性药物，不可过服、久服。

补肾壮骨剂主要由淫羊藿、续断、牡蛎等补肝肾、壮筋骨药物组合而成。用于骨痿、骨痹，属于现代医学的骨质疏松症。使用本剂，应结合适当体育锻炼。

一、疗伤止痛

回生第一丹（散、胶囊）
Huisheng Diyi Dan（San，Jiaonang）

【药物组成】 土鳖虫、当归、乳香（醋炙）、血竭、自然铜（煅醋淬）、麝香、朱砂。

【功能与主治】 活血散瘀，消肿止痛。用于跌打损伤，闪腰岔气，伤筋动骨，皮肤青肿，血瘀疼痛。

【方解】 方中土鳖虫具有破血、逐瘀、通络之功，为伤科接骨之要药，故为君药。当归通脉而善行，活血止痛，乳香活血止痛、消肿生肌，共为臣药。血竭具有活血逐瘀、消肿定痛、续筋接骨之功效，自然铜散瘀止痛、接骨续筋，用治跌打损伤、筋断骨折、血瘀疼痛，麝香开窍辟秽、通络散瘀，朱砂解毒消肿止痛，共为佐药。诸药合用，共奏活血散瘀、消肿止痛之功。

【临床应用】

1. 跌打损伤 多因外伤骨折、瘀血阻滞所致，症见伤处青红紫斑，痛如针刺，肿闷胀，不敢触摸，活动受限，舌质紫黯，脉象弦涩；软组织损伤、挫伤见上述证候者。

2. 闪腰岔气 多因局部跌打损伤、瘀血阻滞、经络不通所致，症见腰痛，活动受限或胸胁胀痛，痛呈走窜，胸闷气急，呼吸说话时有牵掣痛；急性腰扭伤见上述证

候者。

3. 骨折筋伤 多因外力撞击所致,症见伤处剧烈疼痛,肢体畸形,活动受限,肿胀疼痛,青紫斑块,舌红或黯,脉象弦或弦数;骨折、脱臼见上述证候者。

【药理毒理】 本品有抗炎、镇痛等作用。

1. 抗炎 本品可抑制二甲苯所致小鼠耳肿胀,抑制醋酸性小鼠腹腔渗出[1]。

2. 镇痛 本品能减少醋酸所致小鼠扭体反应次数[1]。

【不良反应】 文献报道,本品引起亚急性重型肝炎[2]。

【禁忌】 孕妇禁用。

【注意事项】

1. 骨折、脱臼应先复位后,再行药物治疗。

2. 本品应在医生指导下使用,不可过量、久服。

3. 心、肝、肾等脏器功能不全者慎用。

4. 本品宜饭后服用。

【用法与用量】 胶囊剂:口服。一次 5 粒,一日 2~3 次。用温黄酒或温开水送服。散(丹):口服。一次 1g,一日 2~3 次。用温黄酒或温开水送服。

【参考文献】 [1]盛惟,高宁,刘昆生,等.回生第一丹药效学研究.内蒙古中医药,2001,20(3):35.

[2]孙凤霞.回生第一丹引起亚急性重型肝炎1例.中国药物警戒,2006,3(2):109.

骨友灵搽剂
Guyouling Chaji

【药物组成】 红花、延胡索、鸡血藤、制川乌、威灵仙、蝉蜕、防风、续断、制何首乌。

【功能与主治】 活血化瘀,消肿止痛。用于瘀血阻络所致的骨性关节炎、软组织损伤,症见关节肿胀、疼痛、活动受限。

【方解】 方中红花活血通经、祛瘀止痛,为通滞活血要剂,用于治疗瘀血作痛,跌打损伤;延胡索活血、行气、止痛;鸡血藤活血舒筋止痛,共为君药。配合川乌大辛大热,温通经脉、散寒除湿、通络止痛,威灵仙辛散温通、祛风除湿、通络止痛,蝉蜕祛风止痉,防风祛风、胜湿、止痛,共为臣药。续断补肝肾、行血脉、续筋骨,何首乌滋补肝肾、养血填精,共为佐药。诸药合用,共收活血化瘀、消肿止痛之功。

【临床应用】

1. 跌打损伤 多系外力致伤,导致血离其经,瘀血阻络,症见肢体肿胀疼痛,局部活动受限;急性软组织损

伤见上述证候者。

2. 骨痹 多由瘀血阻络所致,症见关节肿胀,疼痛,活动受限;骨性关节炎见上述证候者。

【药理毒理】 本品有镇痛、抗炎、改善微循环的作用。

1. 镇痛 本品能提高小鼠热板法痛阈,延长醋酸引起的大鼠扭体反应潜伏期,减少扭体次数[1-3]。

2. 抗炎 本品能抑制蛋清诱发豚鼠足肿胀,抑制大鼠棉球肉芽肿增生[1,4],抑制二甲苯所致小鼠耳肿胀及甲醛所致大鼠足肿胀[5];能降低二甲苯所致小鼠血清中肿瘤坏死因子含量[6],降低膝骨关节炎模型兔的白细胞介素-1β和肿瘤坏死因子含量[7]。

3. 改善微循环 本品能扩张小鼠耳廓微静脉,增加毛细血管开放数[4,8];能抑制二磷酸腺苷和胶原蛋白诱导的兔的血小板聚集[5]。

【不良反应】 文献报道,本品有引起剥脱性皮炎及接触性皮炎的个案报道[9]。

【禁忌】 孕妇禁用。

【注意事项】 本品应在医生指导下使用,不可久用。

【用法与用量】 外用。涂于患处,热敷 20~30 分钟,一次 2~5ml,一日 2~3 次。14 日为一疗程,间隔 1 周,一般用药 2 疗程或遵医嘱。

【规格】 每瓶装 (1)10ml (2)20ml (3)40ml (4)50ml (5)60ml (6)100ml

【参考文献】 [1]贾士奇,胡军,郭湘云,等.麝香追风膏镇痛及抗炎实验研究.河南职工医学院学报,2000,12(2):31.

[2]许振朝,王绍红,戴朱娟,等.麒麟镇痛灵抗炎镇痛的实验研究.济宁医学院学报,2000,23(4):26.

[3]王海东,王智明,王爱华,等.嘛呢止痛搽剂治疗颈肩腰腿痛机制的实验研究.医学信息,2010,5(5):1234.

[4]覃君良,陈邦树.骨刺灵膏药效学研究.中草药,1997,28(5):287.

[5]杨瑞芳,王海东,王智明.嘛呢止痛搽剂抗炎及活血作用的实验研究.医学信息,2010,5(5):1091.

[6]黄玉燕,丁昕宇,孙伟,等.白术水煎剂外用对致炎小鼠血清 TNF-α 含量的影响.北京中医药大学学报,2005,28(6):57.

[7]杨会杰,董秋梅,李波,等.止痛消肿散对兔膝骨关节模型血清中 IL-1β、TNF-α 含量的影响.世界科学技术(中医药现代化),2012,14(2):1460.

[8]何光星,齐尚斌,刘云,等.骨刺宁主要药效学研究.华西药学杂志,1998,13(3):151.

[9]李瑞玉.骨友灵搽剂致接触性皮炎1例.陕西中医,1994,15(4):183.

骨质宁搽剂

Guzhining Chaji

【药物组成】　云母石、枯矾、黄连。

【功能与主治】　活血化瘀、消肿止痛。用于瘀血阻络所致骨性关节炎、软组织损伤,症见肿胀、麻木、疼痛及活动功能障碍。

【方解】　方中云母石止血敛疮、化瘀消肿止痛,主治跌打损伤,金疮出血;枯矾解毒消疮、收敛止血,配合黄连清热燥湿、泻火解毒、消肿止痛。诸药合用,共收活血化瘀、消肿止痛之功。

【临床应用】

1. 骨痹　多系血瘀气滞,脉络闭阻,经络不通所致关节肿胀,麻木,疼痛,屈伸不利;骨性关节炎见上述证候者。

2. 跌打损伤　由于瘀血阻络所致肿胀疼痛,关节活动功能障碍;软组织损伤见上述证候者。

【药理毒理】　本品有抗炎、镇痛、改善微循环等作用。

1. 抗炎　本品能减轻角叉菜胶、琼脂、甲醛、蛋清及弗氏完全佐剂所致的足肿胀,对琼脂所致的肉芽肿形成有抑制作用,对二甲苯、巴豆油所致的耳肿胀也有抑制作用[1-6];能降低佐剂性关节炎大鼠血清中前列腺素 E_2、肿瘤坏死因子 α 的含量[6]。

2. 镇痛　本品能减少醋酸所致的小鼠扭体反应次数,提高小鼠热板法致痛的痛阈[1]。

3. 改善微循环　本品能使小鼠耳廓微循环动静脉管径增粗,毛细血管开放数增加[1]。

4. 其他　本品可加速外伤性瘀血模型大鼠的瘀斑消退[1]。

【不良反应】　本品可引起皮肤过敏反应。

【禁忌】　尚不明确。

【注意事项】　对本品过敏反应者不宜使用。

【用法与用量】　外用适量。涂于患处,一日 3～5 次。

【规格】　每瓶装　(1)50ml　(2)100ml

【参考文献】　[1]熊元君,刘满江,刘发.复方血竭止痛擦剂的抗炎止痛与活血化瘀作用.中药药理与临床,1999,15(3):30.

[2]裴妙荣,杨文珍,闫润红,等.骨刺回缩搽剂抗炎作用实验研究.中医药研究,1996,6:45.

[3]王体强,周远大,雷自强,等.骨肌康搽剂抗炎、消肿作用的实验研究.中国药业,2002,11(4):40.

[4]吴淑婷.骨刺灵软膏主要药效学研究.中国实验方剂学杂

志,1998,4(4):57.

[5]焦淑萍,姜虹,王艳茹.骨质宁擦剂的抗炎作用.吉林医学院学报,1995,15(4):30.

[6]曾平,梁景超,秦刚,等.壮医通路酒对佐剂性关节炎大鼠的治疗效果及机制研究.广西医科大学学报,2013,30(6):863-866.

九 分 散

Jiufen San

【药物组成】　马钱子粉、乳香(制)、没药(制)、麻黄。

【功能与主治】　活血散瘀,消肿止痛。用于跌打损伤,瘀血肿痛。

【方解】　方中马钱子通络止痛、散结消肿,为君药。乳香、没药活血消肿止痛,共为臣药。麻黄辛温,解散寒凝、宣通气血,为佐药。四药相合,共奏活血消肿止痛之功。

【临床应用】　跌打损伤　多因外伤而致,症见伤处青红紫斑,痛如针刺,肿闷胀,不敢触摸,活动受限,舌质紫黯,脉弦涩;软组织损伤、挫伤见上述证候者。

【药理毒理】　本品有抗炎、镇痛的作用。

1. 抗炎　本品对巴豆油、二甲苯所致小鼠耳肿胀有抑制作用,并能抑制醋酸所致小鼠腹腔毛细血管通透性增高[1,2]、胶原诱导性关节炎大鼠关节足肿胀及关节滑膜组织增生[3]。

2. 镇痛　本品对酒石酸锑钾、醋酸所致小鼠扭体反应有抑制作用,并能提高热板法小鼠痛阈[1,2]。

【不良反应】　过服本品可能引起口唇麻木、舌僵。

【禁忌】

1. 孕妇禁用。

2. 运动员禁用。

【注意事项】

1. 不可过服、久服。

2. 小儿及体弱者遵医嘱服用。

3. 本品宜饭后服用。

4. 皮肤破损出血者不宜外敷。

5. 心脏病、高血压及癫痫患者慎用。

【用法与用量】　口服。一次 2.5g,一日 1 次,饭后服用;外用,创伤青肿未破者以酒调敷患处。

【规格】　每袋装 2.5g

【参考文献】　[1]李淑平,王克美,张昌平.九分散的抗炎镇痛研究.中成药,1988,10(8):24

[2]郑德俊,潘娅,李晶.马钱子碱、马钱子粉及九分散抗炎镇痛的药效学比较研究.中医药信息,2014,31(4):1.

[3]曾光,陈芳,熊新贵,等.九分散对胶原诱导性关节炎模型大鼠关节病变的影响.中医药导报,2014,20(1):14.

奇应内消膏

Qiyingneixiao Gao

【药物组成】 生天南星、重楼、乳香、没药(制)、大黄、山柰、姜黄(片)、生半夏、樟脑。

【功能与主治】 行气活血,消肿止痛。用于跌打扭伤所致的急性闭合性软组织损伤,症见局部肿胀、疼痛、活动受限。

【方解】 方中大剂量应用生天南星,取其散结消肿止痛之功,为君药。重楼清热解毒、消肿止痛,乳香、没药合用以活血止痛、消肿生肌,共为臣药。大黄清热凉血、散瘀止痛,山柰行气止痛,姜黄破血行气、通经止痛,生半夏外用可消肿止痛,樟脑辛香走窜,引药透骨,为佐药。诸药合用,共奏行气活血、消肿止痛之功。

【临床应用】 跌打扭伤 多由外力诸如跌打、扭挫所致,症见局部肿胀、疼痛、活动受限而未见皮肤破损;急性闭合性软组织损伤见上述证候者。

【不良反应】 目前尚未检索到不良反应报道。

【禁忌】

1. 孕妇禁用。

2. 皮肤破损处禁用。

【注意事项】

1. 对本品过敏者不宜使用。

2. 本品宜饭后服用。

【用法与用量】 贴患处。每日换药一次。7天为一疗程。

正 骨 水

Zhenggu Shui

【药物组成】 九龙川、猪牙皂、买麻藤、过江龙、香樟、香加皮、海风藤、豆豉姜、羊耳菊、虎杖、草乌、碎骨木、千斤拔、穿壁风、横经席、莪术、降香、土鳖虫、五味藤、鹰不扑、朱砂根、木香、徐长卿、两面针、薄荷脑、樟脑。

【功能与主治】 活血祛瘀,舒筋活络,消肿止痛。用于跌打扭伤、骨折脱位以及体育运动前后消除疲劳。

【方解】 方中九龙川、猪牙皂、买麻藤、过江龙、香樟祛风除湿,活血散瘀止痛。香加皮、海风藤、豆豉姜、羊耳菊、虎杖、草乌祛风湿,通经络,止痛。碎骨木、千斤拔、穿壁风、横经席祛风湿,强腰膝。另加莪术、降香、土鳖虫、五味藤、鹰不扑、朱砂根活血散瘀止痛。木香理气

止痛;徐长卿止痛;两面针活血行气;薄荷脑祛风止痛;樟脑辛香走窜,温通经脉,行滞止痛。上药合用,共奏活血祛瘀、舒筋活络、消肿止痛之功。

【临床应用】

1. 跌打损伤 多由外力诸如跌打、扭挫所致,症见局部肿胀、疼痛、活动受限而未见皮肤破损;急性闭合性软组织损伤见上述证候者。

2. 骨折脱位 多由外伤而致,症见伤处剧烈疼痛,肢体畸形,活动受限,肿疼痛,青紫斑块,舌红或黯,脉弦或弦数;骨折、脱臼见上述证候者。

【药理毒理】 本品有镇痛、抗炎、改善血液流变性、改善微循环等作用。

1. 镇痛 本品能延长醋酸所致小鼠扭体发生潜伏期,减少扭体反应次数,提高小鼠热板法致痛的痛阈[1,2];能升高重物砸伤后小鼠损伤组织超氧化物歧化酶活性,降低损伤组织丙二醛、一氧化氮水平[3]。

2. 抗炎 本品可抑制二甲苯所致小鼠耳肿胀及抑制小鼠腹腔毛细血管通透性[2];可降低损伤模型鼠血清中白介素1、白介素6和前列腺素E_2含量[4,5]。能减轻膝关节挛缩模型家兔关节囊挛缩,减少关节液中转化生长因子-β1 的表达。[6]

3. 改善血液流变性 本品能降低血瘀模型大鼠全血比黏度和血浆比黏度[3]。

4. 改善微循环 本品能扩张小鼠耳廓静脉血管口径[7]。

5. 其他 本品能促进小鼠皮下血瘀吸收,减少血瘀面积并缩短血斑消失时间,并能缩短大鼠创伤性瘀斑消退时间[7,8];本品对外伤后软组织损伤模型家兔有改善局部的缺氧和代谢紊乱状态,促进损伤组织的再修复[9];能延长小鼠耐缺氧时间和游泳时间,增强小鼠协调运动能力和耐力[7];。

【不良反应】 本品可致严重过敏性皮疹。

【禁忌】 孕妇禁用。

【注意事项】

1. 骨折、脱臼者宜手法复位后,再用药物治疗。

2. 用药过程中如有瘙痒起疹,暂停使用。

3. 不可内服、久用、过量使用和搽入伤口。

【用法与用量】 用药棉蘸药液轻搽患处;重症者用药液湿透药棉敷患处1小时,每日2~3次。

【规格】 每瓶装 (1)12ml (2)30ml (3)45ml (4)88ml

【参考文献】 [1]曾惠芳,叶其馨,冼彦芳,等.红花牡丹膏的抗炎镇痛药理作用研究.中医药通报,2006,5(4):60.

[2]陈康远,林赤,周俊德,等.驳骨黄水镇痛抗炎作用的实验研究.新中医,2005,37(5):93.

[3]秦树森,曾春晖,陈益清,等.飞机草醇提物外用对急性软组织损伤的实验研究.中成药,2015,37(1):196.

[4]赵道洲,郑恒恒,李兴国.通络搽剂治疗软组织损伤的主要药效学研究.西部中医药,2012,25(9):8.

[5]程延,全健,窦群立,等.玄黄药膏对小鼠急性软组织损伤组织中 IL-6、PGE2 含量的影响.陕西中医,2014,3(4):506.

[6]陈文瑶,李新志,郑之和,等.舒筋汤对兔膝关节挛缩模型关节功能及 TGF-β1 表达的影响.中国实验方剂学杂志,2010,16(4):138.

[7]叶其馨,曾惠芳,冼彦芳,等.红花牡丹膏的活血化瘀抗疲劳作用研究.中医药通报,2005,4(4):59.

[8]陆益,杨帆.复方三七制剂活血化瘀作用试验研究.临床医药文献杂志,2014,1(9):1504.

[9]刘忠何,李盛华.陇中消肿止痛液对外伤后软组织损伤的实验研究.甘肃中医,2005,18(8):46.

大七厘散

Daqili San

【药物组成】　自然铜(煅,醋淬)、骨碎补、当归尾(酒制)、乳香(煅)、没药(煅)、大黄(酒制)、硼砂(煅)、冰片、土鳖虫(甘草制)、三七、血竭。

【功能与主治】　化瘀消肿,止痛止血。用于跌打损伤,瘀血疼痛,外伤止血。

【方解】　方中自然铜、骨碎补以活血散瘀、续筋接骨,为君药。当归尾、乳香、没药活血止痛、消肿生肌,共为臣药。大黄、硼砂、冰片解毒活血、祛瘀止痛,土鳖虫、三七、血竭活血散瘀、疗伤止痛,合用为佐药。上药合用,共奏化瘀消肿、止痛止血之效。

【临床应用】　跌打损伤　多由外伤而致局部瘀血肿胀,症见皮肤青紫,疼痛,活动受限,或见出血,舌质紫黯,脉弦涩;软组织损伤见上述证候者。

【不良反应】　目前尚未检索到不良反应报道。

【禁忌】　孕妇禁用。

【注意事项】

1. 饭后服用可减轻胃肠反应,脾胃虚弱者慎用。

2. 皮肤破损处不宜外用。

【用法与用量】　用黄酒或温开水冲服。一次 0.6～1.5g,一日 2～3 次;外用以白酒调敷患处。

【规格】　每袋装 1.5g

跌打活血散

Diedahuoxue San

【药物组成】　红花、当归、乳香(制)、没药(制)、血竭、三七、儿茶、土鳖虫、大黄、骨碎补(炒)、续断、冰片。

【功能与主治】　舒筋活血,散瘀止痛。用于跌打损伤,瘀血疼痛,闪腰岔气。

【方解】　方中红花、当归活血祛瘀,共为君药。乳香、没药消肿生肌,为臣药。血竭、三七、儿茶、土鳖虫、大黄均有活血祛瘀之效,以助君药活血祛瘀、消肿止痛;骨碎补、续断补肝肾,续折伤;冰片辛香走窜,止痛,共为佐药。诸药合用,共奏舒筋活血、散瘀止痛之效。

【临床应用】

1. 跌打损伤　多因外伤而致,症见伤处青红紫斑,痛如针刺,肿闷胀,不敢触摸,活动受限,舌质紫黯,脉弦涩;软组织损伤,挫伤见上述证候者。

2. 闪腰岔气　多由挑担负重,搬物屏气所致,症见腰痛,甚则连及下肢,活动受限或胸胁胀痛,痛呈走窜,胸闷气急,呼吸说话时有牵掣痛;急性腰扭伤、胸胁迸伤见上述证候者。

【不良反应】　本品可引起恶心,胃部不适,皮疹。

【禁忌】　孕妇禁用。

【注意事项】

1. 皮肤破伤处不宜外敷。

2. 本品宜饭后服用。

【用法与用量】　口服。温开水或黄酒送服,一次3g,一日 2 次;外用,以黄酒或醋调敷患处。

【规格】　每袋(瓶)装 3g

跌打七厘散(片)

Dieda Qili San(Pian)

【药物组成】　麝香、三七、血竭、没药(醋炙)、红花、冰片、朱砂、乳香(醋炙)、当归(酒炙)、儿茶、滑石。

【功能与主治】　活血散瘀,消肿止痛。用于跌打损伤,外伤出血。

【方解】　方中当归、红花补血活血,善止血瘀之疼痛,为君药。乳香、没药辛散温通,气血双入,既活血化瘀,又行气散滞,共为臣药。血竭、三七专入血分,活血散瘀止疼痛;更用麝香、冰片辛香走窜,开经络之壅滞以活血散结止痛;又用朱砂、儿茶消肿生肌止痛,共为佐药。上药合用,共奏活血散瘀、消肿止痛之功。

【临床应用】　跌打损伤　多因外伤而致,症见伤处青红紫斑,疼痛剧烈如针刺,不敢触摸,活动受限,伤处肿胀,或见出血,舌质紫黯,脉弦涩;软组织损伤、挫伤见上述证候者。

【药理毒理】　本品有抗炎、镇痛、止血等作用。

1. 抗炎　本品可抑制二甲苯致小鼠耳肿胀和蛋清

致大鼠足肿胀[1]。

2. 镇痛 本品对小鼠的热刺激致痛和醋酸扭体反应均有抑制作用[1]。

3. 止血 本品可缩短大鼠断尾出血时间[1]。

【不良反应】 目前尚未检索到不良反应报道。

【禁忌】 孕妇禁用。

【注意事项】

1. 本品含朱砂,不宜长期服用。

2. 服用本品超过1周者,应检查血尿中汞、砷、铅离子浓度,检查肝、肾功能,超过规定限度者立即停用。

【用法与用量】 散剂:口服。一次0.5~1g,一日2~3次;亦可用酒送服。外用,调敷患处。片剂:口服,一次1~3片,一日3次;亦可用酒送服。

【规格】 散剂:每瓶(袋)装1.5g

片剂:每片重0.3g

【参考文献】 [1]林于,刘新,杨军宣,等.跌打七厘片的药效学研究.中国中医急症,2006,15(11):1263.

跌打片(丸)
Dieda Pian(Wan)

【药物组成】 三七、当归、白芍、赤芍、桃仁、红花、血竭、北刘寄奴、骨碎补(烫)、续断、苏木、牡丹皮、乳香(制)、没药(制)、姜黄、三棱(醋制)、防风、甜瓜子、枳实(炒)、桔梗、甘草、关木通、自然铜(煅)、土鳖虫。

【功能与主治】 活血散瘀,消肿止痛。用于跌打损伤,筋断骨折,瘀血肿痛,闪腰岔气。

【方解】 方中三七活血,止血,疗伤止痛;当归、白芍、赤芍、牡丹皮、桃仁、红花活血祛瘀,消肿止痛;自然铜、土鳖虫、甜瓜子、血竭活血祛瘀,疗伤止痛。北刘寄奴、骨碎补(烫)、续断补肝肾,续筋骨;苏木、乳香、没药、姜黄、三棱活血行气,伸筋止痛。防风、木通祛风通络止痛;桔梗、枳实行气帅血。甘草调和诸药。上药合用,共奏活血散瘀、消肿止痛之功。

【临床应用】

1. 跌打损伤 多因外力诸如跌打、扭挫致气血凝滞不通,症见受损局部肿胀,疼痛,活动受限而未见皮肤破损;急性闭合性软组织损伤见上述证候者。

2. 骨折筋伤 多由外伤而致,症见伤处剧烈疼痛,肢体畸形,活动受限,肿疼痛,青紫斑块,舌红或黯,脉弦或弦数;脱臼、骨折见上述证候者。

3. 闪腰岔气 多因外力诸如挑担负重,搬物屏气致经络气血运行不畅,症见腰痛甚则连及下肢,活动受限或胸胁胀痛,痛呈走窜,胸闷气急,呼吸说话时有牵掣

痛;急性腰扭伤、胸胁迸伤见上述证候者。

【药理毒理】 本品有抗炎、镇痛、促进骨折愈合的作用。

1. 抗炎 本品可抑制二甲苯所致小鼠耳肿胀、蛋清性大鼠足肿胀[1]。

2. 镇痛 本品能提高小鼠热板法致痛的痛阈[1]。

3. 促进骨折愈合 本品可增加骨折模型家兔骨折区的骨密度、骨矿含量和骨痂面积,降低血清钙水平[1,2]。

【不良反应】 本品可引起皮疹、恶心。

【禁忌】

1. 孕妇禁用。

2. 肾功能不全者禁用。

【注意事项】

1. 骨折、脱臼者宜手法复位后,再用药物治疗。

2. 宜饭后服用;脾胃虚弱者慎用。

3. 本品含关木通,不宜过量、久服。

【用法与用量】 片剂:口服,一次4~8片,一日2~3次。丸剂:口服。一次1丸,一日2次。

【规格】 片剂:每片重0.34g

丸剂:每丸重3g

【参考文献】 [1]杨炳友,何娅雯,朱晓清.接骨木总苷片促进骨折愈合与抗炎作用研究Ⅰ.中国药房,2014,25(35):3269.

[2]韩华,杨炳友,夏永刚.接骨木根皮促进骨折愈合的初步药理机制研究.中国药师.2013,16(4):482.

跌打镇痛膏
Dieda Zhentong Gao

【药物组成】 土鳖虫、大黄、生草乌、马钱子(炒)、薄荷素油、薄荷脑、樟脑、冰片、降香、黄芩、黄柏、虎杖、两面针、水杨酸甲酯。

【功能与主治】 活血止痛,散瘀消肿,祛风胜湿。用于急、慢性扭挫伤,慢性腰腿痛,风湿关节痛。

【方解】 本品为中西合方制剂。方中土鳖虫活血逐瘀,续筋接骨;大黄活血祛瘀,消肿止痛;生草乌、马钱子祛寒,通络,散结止痛;薄荷素油、薄荷脑祛风止痛;樟脑、冰片辛香走窜,消肿止痛;降香行气通滞、散结止痛;黄芩、黄柏清热解毒;虎杖、两面针祛风消肿,通络止痛;水杨酸甲酯外用解痉止痛。诸药合用,共奏活血止痛、散瘀消肿、祛风胜湿之效。

【临床应用】

1. 跌打损伤 多由外力而致,症见局部肿胀疼痛,刺痛拒按;软组织损伤见上述证候者。

2. 痹病 多由风湿瘀阻,稽留筋骨、关节,气血阻滞

所致,症见长期腰腿不适,痛有定处,拒按,舌黯或有瘀点,瘀斑,脉涩;慢性腰腿痛、风湿性关节炎、类风湿关节炎见上述证候者。

【不良反应】　目前尚未检索到不良反应报道。

【禁忌】

1. 孕妇禁用。

2. 运动员禁用。

【注意事项】

1. 本品应在医生指导下使用,不可过量、久用。

2. 皮肤过敏者慎用。

3. 破伤出血者不宜外敷。

【用法与用量】　外用。贴患处。

【规格】　每贴　(1)10cm×7cm　(2)10cm×400cm

独一味胶囊(片)

Duyiwei Jiaonang(Pian)

【药物组成】　独一味。

【功能与主治】　活血止痛,化瘀止血。用于多种外科手术后的刀口疼痛、出血,外伤骨折,筋骨扭伤,风湿痹痛以及崩漏、痛经、牙龈肿痛、出血。

【方解】　独一味味苦、性微寒,入肾经,功能活血祛瘀、消肿止痛,《青藏高原药物图鉴》以其"止血"。故本品可用于治疗手术、外伤引起的疼痛出血、风寒瘀阻所引起风湿疼痛,及瘀血闭阻经络引起经行腹痛。

【临床应用】

1. 外伤出血　多由外伤、手术所致,症见局部皮破肉绽,剧烈疼痛,出血;切割伤见上述证候者。

2. 骨折筋伤　多由外伤而致,症见伤处剧烈疼痛,肢体畸形,活动受限,肿疼痛,青紫斑块;脱臼、骨折见上述证候者。

3. 痹病　多为外感风湿,闭阻经络而致,症见关节痛,痛如针刺样;风湿性关节炎、类风湿关节炎见上述证候者。

4. 痛经　多由血瘀闭阻经络而致,症见经前或经期小腹疼痛拒按,经行不畅,血色紫黯有块,舌紫黯,脉沉弦。

【药理毒理】　本品有镇痛、止血、促进伤口愈合、抑制软骨破坏、抗肝纤维化等作用。

1. 镇痛　本品能抑制醋酸腹腔注射致小鼠扭体反应,并可提高热板法实验小鼠痛阈[1]。

2. 止血　本品可缩短小鼠出血时间,对切割肝脏大鼠局部给药也有止血作用[1]。

3. 促进伤口愈合　本品能促进机械性皮肤损伤家兔的新生毛细血管生成,促进组织中内源性血管内皮生长因子、表皮生长因子的表达,缩短伤口的愈合时间[2]。

4. 抗骨关节炎　本品能减少膝骨性关节炎模型兔关节液中一氧化氮、白细胞介素 1β 的含量,抑制基质金属蛋白酶-3/-13,增加基质金属蛋白酶组织抑制剂-1 表达,提高软骨基质中糖胺聚糖含量,促进 II 型胶原的合成[3]。

5. 抗肝纤维化　本品能降低肝纤维化模型大鼠血清中的丙氨酸氨基转移酶、天冬氨酸氨基转移酶、单胺氧化酶及肝纤维化指标透明质酸、血清层粘连蛋白、III 型前胶原、IV 型胶原的含量,并抑制转化生长因子 $\beta1$ 的表达[4]。

6. 其他　本品能预防大鼠实验性 PTCA 术后的再狭窄,减小再狭窄大鼠动脉内膜面积、中膜面积及内膜/中膜面积比,抑制再狭窄动脉壁的增殖细胞核抗原表达;本品可提高复发性阿弗他溃疡患者外周血干扰素 γ 水平,降低白细胞介素 4 水平,升高干扰素 γ 与白细胞介素 4 的比值。

7. 毒理　独一味浸膏小鼠灌服的 LD_{50} 为 $13.5g/kg$[1]。

【不良反应】　文献报道,本品可引起过敏反应[1]。

【禁忌】　尚不明确。

【注意事项】

1. 骨折、脱臼者宜手法复位后,再用药物治疗。

2. 孕妇慎用。

3. 饮食宜清淡,多选易消化食品。

【用法与用量】　胶囊剂:口服。一次 3 粒,一日 3 次。片剂:口服。一次 3 片,一日 3 次,7 天为一疗程;或必要时服。

【规格】　胶囊剂:每粒装 0.3g

片剂:(1)薄膜衣片　每片重 0.26g　(2)糖衣片(片芯重 0.26g)

【参考文献】　[1]梁重栋.藏药独一味的基础与临床研究.兰州医学院学报,1987,40(2):47.

[2]黄英,郭凯,杨婷,等.独一味胶囊对大鼠机械性皮肤损伤的促愈合作用.华西药学杂志,2008,23(3):288.

[3]湛梅圣.独一味对兔骨关节炎模型关节软骨影响的实验研究.湖北中医药大学,2012.

[4]张峰.独一味片剂致过敏反应一例.江苏医药,2000,26(8):6.

风痛灵

Fengtongling

【药物组成】　乳香、没药、血竭、樟脑、冰片、麝香草脑、薄荷脑、水杨酸甲酯适量、丁香罗勒油。

【功能与主治】 活血化瘀，消肿止痛。用于扭挫伤痛，风湿痹痛，冻疮红肿。

【方解】 本方为中西合方制剂。方中乳香、没药、血竭活血散瘀，消肿止痛；樟脑、冰片、麝香草脑、薄荷脑祛瘀行滞，消肿止痛。水杨酸甲酯外用解痉止痛。丁香罗勒油抗炎、镇痛、止痒、抗过敏。诸药合用，共奏活血化瘀、消肿止痛之功。

【临床应用】

1. 扭挫伤痛 多由外力诸如跌打、扭挫所致，症见局部肿胀，疼痛，活动受限而未见皮肤破损；急性闭合性软组织损伤见上述证候者。

2. 痹病 多因风寒湿导致血瘀阻络，症见肌肉关节疼痛，痛如刀割、针刺样，压痛明显，局部皮色紫黯，舌质紫黯有瘀斑，脉弦涩；风湿性关节炎、类风湿关节炎、强直性脊柱炎、痛风见上述证候者。

3. 冻疮 因感受寒邪侵袭致局部或全身性损伤，症见局部肿胀、麻木、痛痒、青紫，或起水泡，甚至破溃成疮；冻伤见上述证候者。

【药理毒理】 本品有镇痛、抗炎等作用。

1. 镇痛 本品能提高热刺激所致大鼠甩尾痛阈时间[1]，缓解急性软组织损伤家兔的疼痛[2]，提高热板法致痛小鼠痛阈，抑制小鼠醋酸所致扭体反应[3]。

2. 抗炎 本品可抑制蛋清所致大鼠足肿胀，减轻腿击伤小鼠的病变[1]；减轻急性软组织损伤家兔患肢肿胀程度，减少损伤局部中性白细胞数；降低损伤家兔皮下组织血瘀面积和肌肉坏死百分率[2]。

3. 毒理 风痛灵搽剂豚鼠急性毒性试验可见涂药局部有轻度刺激反应，少数有短暂红斑出现，未见明显毒性反应；家兔皮肤刺激性试验可见对完整皮肤有轻度刺激性反应，对破损皮肤呈现轻度至中度刺激性反应[4]。

【不良反应】 文献报道，本品可致过敏反应[5]。

【禁忌】 孕妇禁用。

【注意事项】 对本品过敏者不宜使用。

【用法与用量】 外用。适量涂擦患处；一日数次。必要时用湿毛巾热敷后，随即涂擦。

【规格】 每瓶装 (1)6ml (2)9ml

【参考文献】 [1]陈小囡.风痛灵消炎镇痛作用的实验研究.中药药理与临床,2008,24(2):86.

[2]万军梅,王凤娟,张汉华,等.风痛灵对家兔急性软组织损伤的治疗作用.中成药,2007,29(2):189.

[3]邓志洪,黄大伟.斯达芬宁(风痛灵)镇痛作用的研究.中国

中医骨伤科杂志,2005,13(5):32.

[4]万军梅,余龙江,敖明章,等.风痛灵搽剂的毒理学研究.中国中医骨伤科杂志,2006,14(1):34.

[5]项锡林.风痛灵致严重过敏1例.重庆医药,1990,19(2):59.

红茴香注射液
Honghuixiang Zhusheye

【药物组成】 红茴香。

【功能与主治】 消肿散瘀，活血止痛。用于腰肌劳损、关节或肌肉韧带伤痛、风湿痛属瘀血阻络证。

【方解】 方中红茴香味苦，性温有大毒，入肝、大肠二经，既入气分又入血分，有祛风通络、散瘀止痛之效。临床多用于痹病及外伤所引起的疼痛，有祛风通络、消肿散瘀、活血止痛、通痹散结之功。

【临床应用】

1. 扭挫疼痛 多因外伤而致，症见伤处青红紫斑，痛如针刺，肿闷胀，不敢触摸，活动受限而未见皮肤破损；软组织损伤、挫伤见上述证候者。

2. 痹病 多因风湿瘀阻，经络不通所致，症见肌肉关节疼痛，其痛呈刀割、针刺样，压痛明显，局部皮色紫黯，舌质紫黯有瘀斑，脉弦涩；风湿性关节炎、类风湿关节炎、强直性脊柱炎、痛风见上述证候者。

【药理毒理】 本品有抗炎、镇痛的作用。

1. 抗炎 本品能减轻角叉菜胶引起的大鼠足肿胀，抑制二甲苯引起的小鼠耳肿胀[1]。

2. 镇痛 本品能抑制醋酸所致小鼠扭体反应[1]，并能提高健康小鼠热辐射法致痛的耐痛阈值[2]。

3. 毒性 本品小鼠腹腔注射的 LD_{50} 为 70ml/kg[3]。

【不良反应】 目前尚未检索到不良反应报道。

【禁忌】 妇女经期及孕妇禁用。

【注意事项】

1. 风湿热痹，关节红肿热痛者不宜使用。

2. 注射后见过敏者，应立即停药，抗过敏治疗。

3. 若发现浑浊、沉淀、变色、漏气或瓶身细微破裂，均不得使用。

【用法与用量】 痛点、穴位或肌内注射。一次1~2ml，一日或隔日一次。3~5次为一疗程；或遵医嘱。

【规格】 每支装 (1)1ml (2)2ml

【参考文献】 [1]赵氙,张沂,季辉.新老工艺红茴香注射液抗炎镇痛作用的比较.南京中医药大学学报,2011,27(4):393

[2]张阔,徐媛,于海龙,等.腰阳关穴位注射红茴香注射液对健康小鼠耐痛阈的影响.天津中医药.2014.31(8):487.

[3]浦天仇,陈志康,施赛荷,等.红茴香注射液的毒性研究(第五报).温州医学院学报,1980(2);32.

神农镇痛膏

Shennong Zhentong Gao

【药物组成】 三七、红花、川芎、当归、血竭、乳香、没药、重楼、土鳖虫、胆南星、石菖蒲、羌活、白芷、防风、升麻、狗脊、马钱子、樟脑、薄荷脑、冰片、麝香、熊胆粉、丁香罗勒油、颠茄流浸膏、水杨酸甲酯。

【功能与主治】 活血散瘀,消肿止痛。用于跌打损伤,风湿关节痛,腰背痛。

【方解】 本品为中西药合剂。方中三七、红花、川芎活血止血,止痛消肿;当归活血补血;血竭、乳香、没药可活血祛瘀,消肿止痛;重楼清热解毒,消肿止痛;土鳖虫破血逐瘀,续筋接骨。选用胆南星、石菖蒲消肿散结止痛;羌活、白芷、防风、升麻散寒祛风、胜湿止痛;狗脊祛风湿、强筋骨。马钱子通经止痛,散结消肿;樟脑、薄荷脑、冰片、麝香辛香走窜,行气通滞,散结止痛;熊胆粉清热解毒。丁香罗勒油镇痛;颠茄流浸膏解痉止痛;水杨酸甲酯解除肌肉、关节及神经疼痛。诸药合用,共奏活血散瘀、消肿止痛之效。

【临床应用】

1. 跌打损伤 多因外伤而致,症见伤处青红紫斑,痛如针刺,肿闷胀,不敢触摸,活动受限,舌质紫黯,脉弦涩;软组织损伤、挫伤见上述证候者。

2. 痹病 多为外感风寒湿而致,症见关节痛,腰背痛,不肿或肿胀而不红不热,得热症减,遇寒加重,不发热或微热,小便清长,舌苔淡白或白腻,脉弦紧或浮紧;风湿性关节炎、类风湿关节炎见上述证候者。

【不良反应】 目前尚未检索到不良反应报道。

【禁忌】 孕妇禁用。

【注意事项】

1. 风湿热痹、关节红肿热痛者不宜使用。

2. 高血压、癫痫患者慎用。

3. 皮肤破损者,不宜使用。

4. 忌食生冷、油腻食物。

5. 皮肤过敏者不宜使用。

【用法与用量】 外用。贴患处。

息 伤 乐 酊

Xishangle Ding

【药物组成】 鸡血藤、透骨草、防风、白芷、草乌(银花、甘草炙)、三七、血竭、红花、肉桂、艾叶、辣椒、大黄、地黄、紫草、樟脑、冰片、薄荷油、雄黄。

【功能与主治】 活血化瘀,消肿止痛。用于急性扭挫、跌仆筋伤引起的皮肤青紫瘀血不散、红肿疼痛、活动不利,亦可用于风湿痹痛。

【方解】 方中鸡血藤活血化瘀止痛,透骨草祛风除湿、舒筋活血,二药共为君药。防风、白芷、草乌祛风除湿止痛;三七、血竭、红花活血化瘀、疗伤止痛,为臣药。肉桂、艾叶、辣椒温经散寒,止痛;大黄、地黄、紫草化瘀解毒、凉血消肿;樟脑、冰片芳香走窜,消肿止痛;薄荷油祛风止痛;雄黄解毒杀虫燥湿,共为佐药。上药合用,共奏活血化瘀、消肿止痛之功。

【临床应用】

1. 跌打扭伤 多由外力诸如跌打、扭挫所致,症见局部肿胀,疼痛,青紫,活动受限而未见皮肤破损;急性闭合性软组织损伤见上述证候者。

2. 痹病 多为外感风寒湿而致,症见关节痛,遇寒加重,得热症减,不发热或微热,小便清长,舌苔淡白或白腻,脉弦紧或浮紧;风湿性关节炎、类风湿关节炎见上述证候者。

【不良反应】 目前尚未检索到不良反应报道。

【禁忌】

1. 皮肤破伤、关节炎急性期者禁用。

2. 孕妇禁用。

3. 对酊剂过敏者禁用。

【注意事项】

1. 风湿热痹、关节红肿热痛者不宜使用。

2. 切勿内服。

3. 忌食生冷、油腻及不易消化食物。

【用法与用量】 将患处洗净,涂擦,一次2～5ml,一日3～5次;皮下瘀血肿胀严重者可用纱布浸药液,湿敷患处。

【规格】 每瓶装 (1)20ml (2)40ml

竭红跌打酊

Jiehong Dieda Ding

【药物组成】 红花、苏木、当归尾、乳香、没药、血竭、儿茶、白矾、安息香、芦荟。

【功能与主治】 散瘀消肿,活络止痛。用于跌打损伤,筋骨扭伤,局部青紫肿痛。

【方解】 方中红花、苏木活血祛瘀、通经止痛,共为君药。当归尾补血活血止痛;乳香、没药、血竭活血止痛、消肿生肌,合为臣药。儿茶、白矾收敛止血;安息香行气活血止痛,芦荟消肿止痛,为佐药。诸药合用,共奏散瘀消肿、活络止痛之功。

【临床应用】 **跌打损伤** 多因外伤而致,症见伤处青红紫斑,痛如针刺,肿闷胀,不敢触摸,活动受限而未见皮肤破损;软组织损伤、挫伤见上述证候者。

【不良反应】 目前尚未检索到不良反应报道。

【禁忌】 皮肤破损处禁用。

【注意事项】

1. 孕妇慎用。

2. 对酊剂过敏者勿用。

【用法与用量】 外用。用棉花浸药液后擦患处,一日 2～3 次。

克伤痛搽剂
Keshangtong Chaji

【药物组成】 当归、川芎、红花、丁香、生姜、樟脑、松节油。

【功能与主治】 活血化瘀,消肿止痛。用于急性软组织扭挫伤,症见皮肤青紫瘀斑、血肿疼痛。

【方解】 方中红花活血祛瘀、消肿止痛,为君药。当归、川芎补血活血、行气止痛,为臣药。丁香、生姜温中行气,以祛除疼痛;樟脑辛香走窜,行滞止痛;松节油活血通络、消肿止痛,合为佐药。诸药合用,共奏活血化瘀、消肿止痛之效。

【临床应用】 **跌打损伤** 多由外伤、扭挫所致,症见局部肿胀,疼痛,活动受限而未见皮肤破损;急性闭合性软组织损伤见上述证候者。

【药理毒理】 本品有抗炎及改善微循环作用。

1. 抗炎 本品外用可加速实验性软组织损伤局部肿胀的消退,促进损伤局部皮温、皮色和患部功能的恢复;能抑制大鼠蛋清性和甲醛性足肿胀[1]。

2. 改善微循环 本品可加快肠系膜血流速度、扩张微动脉管径[1]。

【不良反应】 目前尚未检索到不良反应报道。

【禁忌】 酒精过敏者禁用。

【注意事项】

1. 孕妇慎用。

2. 皮肤破损处不宜使用。

【用法与用量】 外用适量,涂擦患处并按摩至局部发热,一日 2～3 次。

【规格】 (1)30ml (2)40ml (3)100ml

【参考文献】 [1]克伤痛气雾剂新药申报资料.

七厘散(胶囊)
Qili San(Jiaonang)

【药物组成】 血竭、乳香(制)、没药(制)、红花、儿茶、冰片、麝香、朱砂。

【功能与主治】 化瘀消肿,止痛止血。用于跌仆损伤,血瘀疼痛,外伤出血。

【方解】 方中重用血竭为君药,可活血止血、散瘀止痛、生肌敛疮。乳香、没药、红花功善活血止痛,祛瘀消肿;儿茶收敛止血,为臣药。冰片、麝香辛香走窜,能除瘀滞而止疼痛;朱砂清热解毒、镇心安神,尚可防腐,为佐药。诸药合用,共奏化瘀消肿、止痛止血之效。

【临床应用】

1. 跌打损伤 多由外伤、扭挫所致,症见伤处肿胀疼痛,青紫,活动受限;软组织损伤见上述证候者。

2. 外伤出血 多由外力诸如跌打、刀伤所致,症见出血,肢体局部肿痛,畸形,活动受限,舌质紫黯,脉弦涩;脱臼、骨折、切割伤见上述证候者。

【药理毒理】 本品有抗炎、镇痛、改善血液流变性、促进创面修复、促进骨折愈合等作用。

1. 抗炎 本品可抑制腹腔注射羧甲基纤维素诱导的腹腔渗出及白细胞聚集;局部外用能抑制巴豆油所致小鼠耳肿胀,并能抑制大鼠角叉菜胶性足肿胀[1];可降低急性软组织挫伤模型大鼠血清中白细胞介素 1β、前列腺素 E2 的含量[2,3]。

2. 镇痛 本品可抑制醋酸所致小鼠扭体反应[1]。

3. 改善血液流变性 本品能够降低急性血瘀证模型大鼠的全血黏度、血浆黏度及红细胞压积,延长凝血时间[4,5]。

4. 促进创面修复 本品可增加小鼠触须部皮肤损伤创面成胶原纤维合成和分泌,促进痂皮形成;含药血清能促进小鼠皮肤成纤维细胞的增殖[6,7]。

5. 促进骨髓间充质干细胞增殖 本品含药血清可促进外源性骨髓间充质干细胞增殖,增加碱性磷酸酶活性及骨钙素、Ⅰ型胶原、钙盐沉积含量和钙化结节数,促进骨髓间充质干细胞成骨分化活性[8]。

6. 其他 本品能降低急性心肌缺血模型大鼠血清中的乳酸脱氢酶、肌酸激酶活性,增加超氧化物歧化酶活性,并减少丙二醛含量,对垂体后叶素诱发大鼠心肌缺血损伤有保护作用[5]。

【不良反应】 目前尚未检索到不良反应报道。

【禁忌】

1. 孕妇禁用。

2.皮肤过敏者禁用。

【注意事项】

1.骨折、脱臼者宜手法复位后,再用药物治疗。

2.本品应在医生指导下使用,不宜过量、长期服用。

3.本品宜饭后服用。

【用法与用量】　散剂:口服。一次 1～1.5g,一日 1～3 次;外用,调敷患处。胶囊剂:口服。一次 2～3 粒,一日 1～3 次;外用,内容物调敷患处。

【规格】　散剂:每瓶装　(1)1.5g　(2)3g

胶囊剂:每粒装 0.5g

【参考文献】　[1]七厘胶囊新药申报资料.

[2]黄琳.四制香附散对大鼠急性软组织钝挫伤中 IL-1β 及组织学的影响研究.成都体育学院,2013.

[3]敬宇平.四制香附散对大鼠急性软组织钝挫伤中 PGE2 及组织学的影响研究.成都体育学院,2013.

[4]彭细果,徐生红,张春梅.不同赋形剂调制七厘散外敷对急性血瘀证大鼠模型血液流变学的影响.湖南中医杂志,2008,24(1):75.

[5]赵国巍,梁新丽,王春柳,等.超微粉碎七厘散对大鼠急性血瘀血液流变学及心肌缺血损伤保护作用的影响.中华中医药杂志,2015,30(1):299.

[6]刘爱军,易华,杜标炎.七厘散促小鼠触须部创面修复及部分机制探讨.陕西中医,2012,33(4):490.

[7]刘爱军,陈杏晖.七厘散含药血清对乳鼠毛囊成纤维细胞增殖的影响.陕西中医,2014,35(3):375.

[8]谢兴文,徐世红,李宁,等.七厘散含药血清对骨髓间充质干细胞增殖、成骨分化的影响.中国骨质疏松杂志,2012,18(10):895.

沈阳红药

Shenyanghongyao

【药物组成】　当归、川芎、三七、红花、土鳖虫、延胡索、白芷。

【功能与主治】　活血止痛,祛瘀生新。用于跌打损伤,筋骨肿痛,亦可用于血瘀络阻的风湿麻木。

【方解】　方中当归、川芎活血补血、祛瘀生新,为君药。三七、红花、土鳖虫、延胡索活血化瘀、通络止痛,为臣药。白芷祛风通络止痛,为佐药。上药合用,共奏活血止痛、祛瘀生新之效。

【临床应用】

1.跌打损伤　多由外伤、扭挫而致,症见局部肿胀,皮肤青紫,疼痛,活动受限,舌质紫黯,脉弦涩;软组织损伤见上述证候者。

2.痹病　多由风湿日久,瘀血阻络所致,症见关节、肢体及肌肉疼痛,舌色紫黯隐青,苔薄白,脉弦涩而紧;风湿性关节炎、类风湿关节炎、痛风见上述证候者。

【不良反应】　文献报道,本品引起过敏反应 1 例[1]。

【禁忌】　孕妇禁用。

【注意事项】

1.风湿热痹,关节红肿热痛者慎用。

2.经期停用。

3.服用本品引起过敏者,应停止使用。

【用法与用量】　口服。一次 2 片,一日 2 次;儿童减半。

【规格】　每粒装 0.25g

【参考文献】　[1]李建军.沈阳红药致过敏反应 1 例.右江民族医学院学报,1998,(72):274.

伸筋丹胶囊

Shenjindan Jiaonang

【药物组成】　制马钱子、地龙、乳香(醋炒)、没药(醋炒)、红花、防己、骨碎补(砂烫)、香加皮。

【功能与主治】　舒筋通络,活血祛瘀,消肿止痛。用于血瘀络阻引起的骨折后遗症、颈椎病、肥大性脊椎炎、慢性关节炎、坐骨神经痛、肩周炎。

【方解】　方中马钱子通络止痛、散结消肿,地龙舒筋通络、消肿止痛,为君药。乳香、没药活血消肿止痛,红花活血祛瘀,为臣药。防己通络止痛,骨碎补、香加皮补肾壮骨、通络舒筋,为佐药。全方合用,共奏舒筋通络、活血祛瘀、消肿止痛之功。

【临床应用】

1.骨折疼痛　多由外伤而致,症见伤处剧烈疼痛,肢体畸形,活动受限,肿疼痛,青紫斑块,舌红或黯,脉弦或弦数;骨折、脱臼见上述证候者。

2.痹病　多因血瘀阻络所致,症见肌肉关节疼痛,其痛呈针刺样,固定不移,压痛明显,局部皮色紫黯,日久者关节畸形僵硬,舌质紫黯,有瘀斑,脉弦涩;颈椎病、肥大性脊椎炎、慢性关节炎、坐骨神经痛、肩周炎症见上述证候者。

【不良反应】　目前尚未检索到不良反应报道。

【禁忌】　孕妇和哺乳期妇女禁用。

【注意事项】

1.骨折、脱臼者宜手法复位后,再用药物治疗。

2.风湿热痹,关节红肿热痛者慎用。

3.饭后服用可减轻胃肠反应。

4. 不宜过量、久服。

5. 心脏病患者慎用。

【用法与用量】 口服。一次 5 粒,一日 3 次。饭后服用或遵医嘱。

【规格】 每粒装 0.15g

祛伤消肿酊
Qushang Xiaozhong Ding

【药物组成】 连钱草、川芎、莪术、红花、两面针、血竭、威灵仙、海风藤、桂枝、栀子、白芷、冰片、了哥王、茅膏菜、天南星、酢酱草、樟脑、野木瓜、生草乌、薄荷脑。

【功能与主治】 活血化瘀,消肿止痛。用于跌打损伤,皮肤青紫瘀斑,肿胀疼痛,关节屈伸不利;急性扭挫伤见上述证候者。

【方解】 方中连钱草活血消肿解毒,主治跌打损伤,为君药。川芎为"血中之气药",具有通达气血之功效;莪术可破血行气,为臣药。红花、两面针通利血脉;血竭散瘀止血;威灵仙、海风藤宣通经络而止痛;桂枝有温经通脉、增强化瘀止痛之效;栀子清热凉血、消肿,可治红肿热痛,配白芷更助其消肿之力;冰片、了哥王清热消肿;茅膏菜、天南星清热散结消肿;酢酱草解毒消肿,可治恶疮肿毒;樟脑辛热行散,消肿止痛;野木瓜舒筋活络,配生草乌以增其止痛之效;薄荷脑止痛,共为佐药。诸药合用,共奏活血化瘀、消肿止痛之功。

【临床应用】 跌打损伤 多系外力致伤导致血脉离经、瘀血阻络所致,症见肢体肿胀疼痛,活动受限,局部皮肤青紫;急性扭挫伤见上述证候者。

【不良反应】 目前尚未检索到不良反应报道。

【禁忌】 尚不明确。

【注意事项】

1. 本品切勿口服。

2. 皮肤破损不宜涂用。

3. 使用本品引起过敏反应者,应停止用药。

4. 孕妇慎用。

【用法与用量】 外用。用棉花浸取药液涂擦患处,一日 3 次。

【规格】 每瓶装 20ml。

少林风湿跌打膏
Shaolin Fengshi Dieda Gao

【药物组成】 生川乌、生草乌、肉桂、乌药、三棱、莪术、三七、血竭、土鳖虫、白及、白蔹、乳香(炒)、没药(炒)、儿茶、白芷、当归、木瓜、大黄、冰片、薄荷脑、连翘、赤芍、水杨酸甲酯。

【功能与主治】 散瘀活血,舒筋止痛,祛风散寒。用于跌打损伤,风湿痹病,症见伤处瘀肿疼痛、腰肢酸麻。

【方解】 本品为中西药合剂。方中川乌、草乌祛风除湿,温经散寒,有明显的止痛作用,为治风寒湿痹之佳品,故为君药。肉桂辛热,散寒止痛,配乌药增强本方行气散瘀止痛之效;三棱、莪术辛散温通,破血祛瘀、消肿止痛,为臣药。三七、血竭、土鳖虫化瘀活血、消肿止痛;白及、白蔹消肿散结;乳香、没药、儿茶活血化瘀以疗伤;白芷、当归辛行温通,活血散结以消肿;木瓜舒筋活络;大黄可下瘀血;冰片清热消肿;薄荷脑祛风止痛;连翘、赤芍清热凉血,佐制温燥太过,共为佐药。水杨酸甲酯增强本方消炎、止痛之力。诸药合用,共奏散瘀活血、舒筋止痛、祛风散寒之功效。

【临床应用】

1. 跌打损伤 由于各种暴力引起的骨、关节及肌肉韧带损伤,症见骨折、脱位、筋伤,伤处瘀肿疼痛,腰肢麻,活动受限;急性扭挫伤见上述证候者。

2. 痹病 多因感受风寒湿邪,闭阻经络所致,症见关节肿胀疼痛,屈伸不利,晨僵,遇寒加重,得温则减;风湿性关节炎、类风湿关节炎及强直性脊柱炎见上述证候者。

【不良反应】 目前尚未检索到不良反应报道。

【禁忌】

1. 孕妇禁用。

2. 皮肤破损者禁用。

【注意事项】

1. 对膏药过敏者,应停止用药。

2. 风湿热痹,关节红肿热痛者不宜使用。

【用法与用量】 贴患处。

【规格】 (1)5cm×7cm (2)8cm×9.5cm

麝香祛痛搽剂(气雾剂)
Shexiang Qutong Chaji(Qiwuji)

【药物组成】 麝香、红花、三七、龙血竭、冰片、薄荷脑、独活、地黄、樟脑。

【功能与主治】 活血祛瘀,舒经活络,消肿止痛。用于各种跌打损伤,瘀血肿痛,风湿瘀阻,关节疼痛。

【方解】 方中麝香辛香,开通走窜,可行血中之瘀滞,开经络之壅遏,具有活血通经止痛之效,故为君药。红花通利血脉、消肿止痛,为治跌打损伤,瘀滞肿痛之要药;三七、血竭化瘀活血、消肿止痛,为臣药。冰片清热消肿,薄荷脑祛风止痛,独活气香止痹痛,地黄清热凉血而止血,樟脑可消肿止痛,共为佐药。诸药配伍,共奏活血祛瘀、舒经活络、消肿止痛之功。

【临床应用】

1. 跌打损伤　多系外力损伤导致气血受损,血离其经,瘀血阻络所致,症见肢体肿胀疼痛,活动受限;急性软组织损伤见上述证候者。

2. 痹病　多因感受风寒湿邪,闭阻经络所致,症见关节肿胀疼痛,屈伸不利,晨僵,遇寒加重,得温则减;风湿性关节炎、类风湿关节炎见上述证候者。

【药理毒理】　本品有镇痛、抗炎的作用。

1. 镇痛　本品局部皮肤给药可抑制醋酸、热板所致小鼠疼痛反应[1]。

2. 抗炎　本品局部皮肤给药可减轻小鼠耳肿胀度,降低角叉菜胶所致大鼠足肿胀[1,2];也可改善化学性神经根炎模型大鼠下肢的神经功能障碍,降低血浆中 P 物质、血栓素 B_2 的平均浓度[2]。

【不良反应】　目前尚未检索到不良反应报道。

【禁忌】　孕妇禁用。

【注意事项】

1. 风湿热痹,关节红肿热痛者慎用。

2. 酒精过敏者慎用。

【用法与用量】　外用。涂搽或喷涂患处,按摩 5～10 分钟至患处发热,一日 2～3 次;软组织扭伤严重或有出血者,将药液浸(喷)湿的棉垫敷于患处。

【规格】　搽剂:每瓶装 56ml

气雾剂:每瓶内容物重 72g,含药液 56ml

【参考文献】　[1]师少军,李忠芳,汤凌燕,等.麝香祛痛气雾剂的抗炎镇痛作用与毒理学考察.中国医院药学杂志,2007,27(9):1212.

[2]刘洋,王东风,黄娜.复方南星蠲瘀软膏对大鼠神经根炎和足趾肿胀的药理作用研究.中国药房,2011,22(11):977.

麝香舒活灵(精)

Shexiang Shuhuoling(Jing)

【药物组成】　麝香、血竭、三七、红花、冰片、地黄、樟脑、薄荷脑。

【功能与主治】　活血化瘀,消肿止痛,舒筋活络。用于闭合性新旧软组织损伤和肌肉疲劳痛。

【方解】　方中麝香辛香行散,有良好的活血散结、消肿止痛作用,故为君药。血竭、三七化瘀活血,消肿止痛;红花通利血脉,消肿止痛,共为臣药。冰片清热解毒

以增消肿止痛之效,地黄清热凉血止血,樟脑辛烈行散以舒筋活络、薄荷脑止痛,共为佐药。诸药合用,共奏活血散瘀、消肿止痛之功。

【临床应用】　跌打损伤　各种间接、直接暴力引起,如车辆撞击、高处坠跌、重物压砸、外力打击、扭转过度等,导致肌肉、筋膜、韧带损伤或关节脱位,症见局部瘀血肿胀、剧烈疼痛、关节活动不利;软组织损伤见上述证候者。

【药理毒理】　本品有抗炎、改善微循环、改善血液流变性的作用。

1. 抗炎　麝香舒活灵能抑制醋酸致腹腔毛细血管通透性增加[1]。

2. 改善微循环　本品能增强正常及血瘀证小鼠耳廓微静脉、微动脉管径、血液流速[2]。

3. 改善血液流变性　麝香舒活灵能降低急性血瘀证大鼠全血黏度、血浆黏度、红细胞聚集指数,减少血浆血栓素 B_2、内皮素-1 含量,增加前列腺素 $F_1\alpha$、一氧化氮的含量[3,4]。

【不良反应】　目前尚未检索到不良反应报道。

【禁忌】　孕妇禁用。

【注意事项】

1. 不可内服,切忌接触溃疡和外伤创面。

2. 使用本品引起过敏反应者,应停止用药。

【用法与用量】　外用。一次适量,涂擦患处并按摩,一日 1～2 次。

【规格】　每瓶装(1)30ml　(2)50cm　(3)100ml

【参考文献】　[1]张红星,安雪,黄国付,等.金辛镇痛喷雾剂对小鼠毛细血管通透性的影响.辽宁中医药大学学报,2011,13(6):16.

[2]郭文,陈东辉,周黎琴,等.痹痛贴对小鼠耳廓微循环作用的实验研究.四川中医.2012,30(8):44.

[3]张红星,黄国付,祁青,等.金辛镇痛液对急性血瘀证大鼠 $PGF_1\alpha$ 及 TXB_2 的影响.中国中医急症,2011,20(1):88.

[4]周利,祁青,张红星,等.金辛镇痛液对急性血瘀证大鼠血液流变学及内皮功能的影响.天津中医药,2011,28(4):323.

舒筋活血定痛散

Shujin Huoxue Dingtong San

【药物组成】　乳香(醋炙)、没药(醋炙)、红花、延胡索(醋炙)、血竭、当归、香附(醋炙)、骨碎补、自然铜(煅醋淬)。

【功能与主治】　舒筋活血,散瘀止痛。用于跌打损伤,闪腰岔气,伤筋动骨,血瘀肿痛。

【方解】 方中乳香辛香走窜,能散瘀止痛、活血消肿,为外伤科要药,与没药相须为用,更增其力,共为君药。红花通利血脉,为治跌打损伤、瘀滞肿痛之要药;延胡索辛散温通,可活血行气止痛;血竭散瘀止血;当归辛行温通、活血行气;更配香附芳香辛行,为行气止痛之要药,为臣药。骨碎补可入肾治骨,与自然铜合用,可补肾强骨、散瘀止痛,为佐药。诸药合用,共奏舒筋活血、散瘀止痛之功效。

【临床应用】

1. 跌打损伤 各种间接、直接暴力引起,如车辆撞击、高处坠跌、重物压砸、外力打击、扭转过度等,致使肌肉、筋膜、韧带损伤,症见局部瘀血肿胀、剧烈疼痛、关节活动不利;软组织损伤见上述证候者。

2. 骨折筋伤 由于各种暴力引起的闭合性骨折或关节脱位,症见瘀肿疼痛、关节活动不利,在手法整复或复位后,仍出现上述症状者。

3. 闪腰岔气 突然遭受间接暴力引起腰肌筋膜、腰部韧带损伤和小关节错缝所致,症见腰部疼痛、压痛、肿胀或屈伸不利。

【不良反应】 目前尚未检索到不良反应报道。

【禁忌】 孕妇禁用。

【注意事项】

1. 骨折、脱臼患者应于手法复位后,再用药物治疗。

2. 本品宜饭后服用。

【用法与用量】 温黄酒或温开水冲服。一次 6g,一日 2 次;外用白酒调敷患处。

【规格】 每袋装 12g

筋痛消酊

Jintongxiao Ding

【药物组成】 乳香(制)、没药(制)、红花、川芎、郁金、紫荆皮、自然铜(煅)、刘寄奴、三七、血竭、儿茶、大黄、木香、香附、厚朴、陈皮、浙贝母、天南星(制)、木瓜、肉桂、小茴香、防风、羌活、制川乌、制草乌、当归、栀子、白芷、木鳖子、樟脑、冰片。

【功能与主治】 活血化瘀,消肿止痛。用于治疗急性闭合性软组织损伤。

【方解】 方中乳香、没药、红花、川芎、郁金、紫荆皮活血行气,祛瘀消肿,生肌止痛。自然铜、刘寄奴散瘀止痛,接骨疗伤。三七、血竭、儿茶活血止血生肌。大黄苦寒入血分,活血祛瘀。木香、香附、厚朴、陈皮行气降气以活血。贝母、天南星、木瓜化痰除湿。肉桂、小茴香温经散寒止痛。防风、羌活、川乌、草乌祛风除湿止痛。当

归活血补血止痛。栀子、白芷消肿止痛。木鳖子消肿散结止痛。樟脑辛香行散,消肿止痛,清热消肿。诸药合用,共奏活血化瘀、消肿止痛之功。

【临床应用】 跌打损伤 多系外力损伤导致血离其经,瘀血阻络所致,症见肢体肿胀疼痛,局部皮肤青紫,活动受限;急性软组织损伤见上述证候者。

【不良反应】 目前尚未检索到不良反应报道。

【禁忌】

1. 开放性损伤禁用。

2. 孕妇禁用。

【注意事项】 使用本品引起皮肤过敏者不宜使用。

【用法与用量】 外用。用药棉浸渍药液 10～20ml,湿敷患处 1 小时,一日 3 次。

【规格】 每瓶装 (1)30ml (2)80ml

中华跌打丸

Zhonghua Dieda Wan

【药物组成】 金不换、地耳草、鬼划符、过江龙、岗梅、栀子、半边莲、牛尾蕨、大力王、刘寄奴、丁茄根、急性子、钻朗风、牛膝、鹅不食草、山桔叶、毛老虎、穿破石、两面针、丢了棒、独活、制川乌、红杜仲、鸡血藤、乌药、香附、丁香、假叶、桂枝、木鳖子、苍术、樟脑。

【功能与主治】 消肿止痛,舒筋活络,止血生肌,活血祛瘀。用于挫伤筋骨,新旧瘀痛,创伤出血,风湿瘀痛。

【方解】 方中金不换、地耳草、鬼划符、过江龙、岗梅、栀子、半枝莲清热解毒,消肿止痛。牛尾蕨、大力王、刘寄奴、丁茄根、急性子、钻朗风、牛膝活血消肿,散瘀止痛,接骨疗伤。鹅不食草、山桔叶、毛老虎、穿破石、两面针、丢了棒、独活、制川乌祛风除湿,散寒止痛,活血消肿。红杜仲、鸡血藤活血舒筋。乌药、香附、丁香理气止痛。假叶、桂枝温里行气,通经止痛。木鳖子消肿散结止痛。苍术健脾燥湿。樟脑消肿止痛。诸药合用,共奏消肿止痛、舒筋活络、止血生肌、活血祛瘀之功。

【临床应用】

1. 跌打损伤 各种间接、直接暴力所致局部筋膜、肌肉、韧带、关节的损伤,出现瘀血肿痛,皮肤青紫,功能活动受限,甚则创伤出血。用于骨折、软组织伤。

2. 痹病 多因外感风湿,经脉瘀阻所致,症见关节肿胀疼痛,麻木胀,屈伸不利;风湿性关节炎、类风湿关节炎、血栓性浅静脉炎见上述证候者。

【药理毒理】 本品有镇痛、抗炎、改善微循环、促进骨折愈合等作用。

1. 镇痛　本品能抑制醋酸所致小鼠扭体反应及增加小鼠热板法致痛痛阈[1]。

2. 抗炎　本品能抑制角叉菜胶所致大鼠足肿胀和二甲苯所致小鼠耳肿胀。

3. 增强免疫　本品能增加小鼠血清溶血素,提高小鼠单核吞噬细胞的吞噬功能[2]。

4. 改善微循环　本品能增加小鼠耳廓毛细血管交叉点数[3]。

5. 促进骨折愈合　本品能提高骨折大鼠血清碱性磷酸酶活性,增加骨痂面积、密度和骨痂综合强度以及骨小梁面积、密度和综合强度;增加骨抗折力;促进软组织损伤大鼠的修复[3]。

6. 其他　本品能延长小鼠游泳时间,降低小鼠血清尿素氮含量,加快血清乳酸含量消除速率[2]。增加骨性关节炎模型大鼠、家兔血清 SOD 活性,降低 MDA 水平[1]。

【不良反应】　文献报道,服用本品个案引起过敏性肾炎[4]。

【禁忌】　孕妇禁用。

【注意事项】

1. 本品应在医生指导下使用,不可过量、久服。

2. 外伤出血患者出现大出血倾向时,应采取综合急救措施。

【用法与用量】　口服。水蜜丸一次 3g,大蜜丸一次 1 丸,一日 2 次。小孩及体虚者减半。

【规格】　(1)水蜜丸每 66 丸重 3g　(2)大蜜丸每丸重 6g

【参考文献】　[1]李茂,韦宝伟,覃良,等.中华跌打丸对骨性关节炎抗炎镇痛作用的实验研究.中国热带医学,2007,7(12):2316.

[2]高华,于婷,蔡彤,等.中华跌打丸部分药效学研究.中国医院药学杂志,2008,28(6):428.

[3]李茂,韦宝伟,覃良,等.中华跌打丸促进骨折愈合及软组织损伤修复的实验研究.中国中医药科技,2008,15(4):257.

[4]卢国玲.服中华跌打丸致过敏性肾炎一例.中国中药杂志,1992,17(7):434.

损伤速效止痛气雾剂
Sunshang Suxiao Zhitong Qiwuji

【药物组成】　血竭、麝香、乳香(醋炙)、红花、冰片、樟脑。

【功能与主治】　活血化瘀,消肿止痛,舒筋活络。用于跌打损伤、急性运动创伤、瘀血阻络所致的骨关节、肌肉疼痛。

【方解】　方中血竭散瘀止痛,为伤科及多种瘀滞疼痛之要药,故为君药。麝香辛香,开通走窜,可行血中之瘀滞,具有活血通经止痛之效;乳香、红花活血通脉、散瘀消肿,共为臣药。冰片清热消肿、生肌敛疮;樟脑辛香、消肿止痛,为佐药。诸药合用,共奏活血化瘀、消肿止痛、舒筋活络之功。

【临床应用】　跌打损伤　多系外力损伤或运动创伤,血离其经,瘀血阻络所致,症见肢体肿胀疼痛,局部皮肤青紫,活动受限;急性软组织损伤见上述证候者。

【不良反应】　目前尚未检索到不良反应报道。

【禁忌】　尚不明确。

【注意事项】

1. 孕妇慎用。

2. 切勿受热,避免撞击。

3. 外用本品引起皮肤过敏者,应停止用药。

【用法与用量】　用时摇匀倒置,距伤处 15～30cm,揿压喷头,喷涂患处 5～10 层(层间干后再喷涂),一日 1～3 次。

【规格】　每瓶装 20ml,内含药液 10ml

外用无敌膏
Waiyong Wudi Gao

【药物组成】　乳香、没药、红花、马钱子、赤芍、苏木、重楼、三七、血竭、木鳖子、生地黄、熟地黄、当归、黄芪、党参、白术、苍术、生川乌、生草乌、伸筋草、透骨草、独活、五香血藤、海风藤、秦艽、威灵仙、蕲蛇、八角枫、四块瓦、三分三、钻地风、雪上一枝蒿、续断、骨碎补、千年健、杜仲、猴骨、桑寄生、刺五加、牛膝、海马、淫羊藿、肉桂、白芷、细辛、茯苓、土茯苓、海螵蛸、仙鹤草、冰片、金银花、苦参、地肤子、鹤虱、黄连、大黄、黄芩、黄柏。

【功能与主治】　活血消肿,祛风除湿,通痹止痛,清热拔毒。用于跌打损伤,风湿麻木,肩腰腿痛,疮疖红肿疼痛。

【方解】　方中乳香、没药活血行气止痛。红花、马钱子散结消肿止痛;赤芍散瘀止痛,苏木、重楼活血消肿;三七、血竭、木鳖子活血定痛、消肿散结;生地、熟地、当归养阴补血以助活血;黄芪、党参、白术健脾益气;苍术燥湿健脾、祛风除湿。生川乌、草乌祛风湿、温经止痛;伸筋草、透骨草舒筋活络、消肿止痛;独活、五香血藤、海风藤祛风湿、通经络;秦艽、威灵仙、蕲蛇祛风通络止痛;八角枫、四块瓦、三分三、钻地风、雪上一枝蒿均为祛风除湿、活血止痛之品;续断、骨碎补、千年健、杜仲、猴骨、桑寄生、刺五加、牛膝补肝肾，强筋骨，祛风湿，止痹痛；海马、淫羊藿、肉桂补肾壮阳，亦可活血通脉；白芷、细辛祛风止痛；茯苓、土茯苓除湿通利关节。海螵蛸、仙鹤草收敛止血，冰片、金银花清热解毒以止痛，苦参、地肤子、鹤虱清热利湿通淋，黄连、大黄、黄芩、黄柏清热燥湿以助祛湿止痛之力。诸药合用，共奏活血消肿、祛风除湿、通痹止痛、清热拔毒之功效。

【临床应用】

1. 跌打损伤 由于直接、间接暴力引起，如跌打、撞击、闪挫、扭转过度等导致脉络受损，气机凝滞，阻塞经络，出现局部肿胀青紫、疼痛剧烈、功能障碍或麻木；软组织损伤见上述证候者。

2. 痹病 由风寒湿邪引起或陈旧性关节损伤导致，症见肩腰腿痛，关节局部肿胀、疼痛麻木、功能障碍；风湿性关节炎、类风湿关节炎、陈旧性创伤性关节炎及骨性关节炎见上述证候者。

3. 疖肿 多因湿火风邪相搏，邪毒蕴结皮肤所致，症见疖肿，局部红肿热痛，反复发作，经年不愈，伴有大便干结，小便黄赤；毛囊炎及毛囊周围炎见上述证候者。

【不良反应】 目前尚未检索到不良反应报道。

【禁忌】 孕妇及哺乳期妇女禁用。

【注意事项】

1. 皮肤破损之处不宜使用。

2. 使用本品引起皮肤过敏者，应停止用药。

【用法与用量】 加温软化，贴于患处。

【规格】 每张净重 30g

五虎散
Wuhu San

【药物组成】 红花、当归、天南星（制）、白芷、防风。

【功能与主治】 活血散瘀，消肿止痛。用于跌打损伤，瘀血肿痛。

【方解】 方中红花辛温，可通利血脉、消肿止痛，为治跌打损伤、瘀滞肿痛之要药，故为君药。当归温通，活血行气；天南星辛温，能消肿散结止痛，用以为臣药。白芷辛散温通、散结消肿，防风辛温以止痹痛，为佐药。诸药合用，共奏活血散瘀、消肿止痛之功。

【临床应用】 跌打损伤 因各种暴力因素如闪挫、外力打击、跌倒、扭转过度等导致肌肉、韧带或关节的损伤，症见局部青紫肿胀、疼痛剧烈、功能活动受限；急性腰扭伤、急性肩部扭挫伤、踝关节扭挫伤、陈旧性踝部损伤见上述证候者。

【药理毒理】 本品有镇痛、抗炎及改善血液流变性

作用。

1. 镇痛 本品能减少醋酸引起的小鼠扭体反应次数，提高热板法致痛小鼠痛阈[1]。

2. 抗炎 本品可抑制二甲苯所致小鼠耳肿胀，对抗蛋清所致大鼠足肿胀[1]。

3. 改善血液流变性 本品能降低肾上腺素加冰水应激致血瘀大鼠全血高、中、低切黏度及红细胞压积[1]。

【不良反应】 目前尚未检索到不良反应报道。

【禁忌】 孕妇禁用。

【注意事项】 本品应在医生指导下使用，勿过量、久服。

【用法与用量】 温黄酒或温开水送服。一次 6g，一日 2 次；外用，白酒调敷患处。

【参考文献】 [1]邓虹珠，陈育尧，刘欢欢，等.五虎口服液的药效研究.第一军医大学学报，2000，20(3)：269.

腰疼丸
Yaoteng Wan

【药物组成】 补骨脂（盐炒）、续断、牛膝（酒炒）、南藤(山)、吉祥草、山药。

【功能与主治】 行气活血，散瘀止痛。用于腰部闪跌扭伤与劳损，症见腰痛，遇劳加重。

【方解】 方中补骨脂补肾健骨、强壮腰膝，为君药。续断壮骨强筋、活血祛瘀、疗伤止痛，牛膝补肝肾、强筋骨、活血止痛，为臣药。南藤祛风除湿、活血消肿、行气止痛；吉祥草清热解毒、止血活血，可用于跌打损伤；山药补脾益气，为佐药。诸药合用，共奏行气活血、散瘀止痛之功。

【临床应用】

1. 闪腰岔气 多因外力诸如挑担负重，搬物过重致经络气血运行不畅，症见腰痛甚则连及下肢，活动受限；急性腰扭伤见上述证候者。

2. 腰痛 多因肝肾不足、劳累过度或陈旧性腰部损伤所引起的腰部疼痛、腰肌软、遇劳加重、腰部屈伸不利。或肾气不足，劳役伤肾引起下腰痛、腿痛或间歇性跛行、腰部屈伸不利；腰肌劳损、腰椎椎管狭窄症见上述证候者。

【不良反应】 目前尚未检索到不良反应报道。

【禁忌】 孕妇禁用。

【注意事项】 阴虚火旺者不宜使用。

【用法与用量】 口服。一次 1~2 丸，一日 2 次。

【规格】 每丸重 9g

愈伤灵胶囊
Yushangling Jiaonang

【药物组成】　三七、当归、红花、黄瓜子(炒)、落新妇提取物、土鳖虫、自然铜(煅)、续断、冰片。

【功能与主治】　活血散瘀,消肿止痛。用于跌打挫伤、瘀血阻络所致的筋骨肿痛;亦可用于骨折的辅助治疗。

【方解】　方中三七甘微苦温,为伤科止痛化瘀、消肿止痛之圣药,有止血不留瘀特点,为君药。当归、红花行气、活血、养血;黄瓜子、落新妇提取物活血化瘀止痛、续筋接骨;土鳖虫能破积、通络、理伤,共为臣药。佐以自然铜、续断散血止痛、益肝补肾、续筋接骨。冰片药性走窜,通经活络,使气旺血行,为佐使药。诸药合用,共奏活血散瘀、消肿止痛之功效。

【临床应用】

1. 跌打损伤　多因各种间接、直接暴力引起,致使肌肉、筋膜、韧带损伤和关节脱位,出现局部瘀血肿胀、剧烈疼痛、关节活动不利。

2. 伤筋动骨　由于各种暴力引起的骨折筋伤,损伤气血,致血离其经,瘀血阻络所致,症见伤处剧烈疼痛、肢体畸形肿痛,功能活动障碍;各种新鲜骨折见上述证候者。

【不良反应】　目前尚未检索到不良反应报道。

【禁忌】　孕妇禁用。

【注意事项】　骨折患者应先行复位后,再用药物治疗。

【用法与用量】　口服。一次4～5粒,一日3次。

【规格】　每粒装0.3g

止痛紫金丸
Zhitong Zijin Wan

【药物组成】　血竭、乳香(制)、没药(制)、木香、红花、儿茶、土鳖虫、骨碎补(烫)、自然铜(煅)、赤芍、当归、丁香、熟大黄、甘草。

【功能与主治】　舒筋活血,消瘀止痛。用于跌打损伤,闪腰岔气,瘀血作痛,筋骨疼痛。

【方解】　方中血竭散瘀止痛,为伤科及其他瘀滞痛证要药;乳香辛香走窜,散瘀止痛、活血消肿,与没药相须为用,更彰其功,故为君药。木香行气止痛;红花、儿茶通利血脉、活血散瘀,土鳖虫能破积、通络、理伤,骨碎补、自然铜入肾以补肾强骨、活血疗伤,共为臣药。赤芍

清热散瘀止痛;当归温经活血;丁香舒筋止痛;大黄祛瘀血,共为佐药。甘草调和诸药,为使药。上药合用,共奏舒筋活血、祛瘀止痛之功。

【临床应用】

1. 跌打损伤　多因外伤导致血离其经,瘀血阻络,症见局部肿胀疼痛,伤处青紫,功能障碍;软组织损伤见上述证候者。

2. 闪腰岔气　多因外力诸如挑担负重,搬物屏气致经络气血运行不畅,症见腰痛甚则连及下肢,活动受限或胸胁胀痛,痛呈走窜,胸闷气急,呼吸说话时有牵掣痛;急性腰扭伤、胸胁迸伤见上述证候者。

【不良反应】　目前尚未检索到不良反应报道。

【禁忌】　孕妇禁用。

【注意事项】　饭后服用可减轻胃肠反应。

【用法与用量】　口服。一次1丸,一日2次。

【规格】　每丸重6g

舒筋定痛酒
Shujin Dingtong Jiu

【药物组成】　乳香(醋炙)、没药(醋炙)、香附(醋炙)、延胡索(醋炙)、红花、血竭、当归、自然铜(煅醋淬)、骨碎补。

【功能与主治】　舒筋活血,散瘀止痛。用于跌打损伤,扭伤,血瘀肿痛。

【方解】　方中乳香辛香走窜,味苦通泄入血,既能散瘀止痛,又能活血消肿;没药活血化瘀、消肿止痛,二者相须为用,为君药。香附入肝经气分,芳香辛行,为行气止痛之要药;延胡索辛散温通,可活血行气止痛;红花、血竭通利血脉、散瘀止血,共为臣药。当归温通活血、行气止痛,自然铜、骨碎补补肾强骨、活血疗伤,共为佐药。诸药合用,共奏舒筋活血、散瘀止痛之功。

【临床应用】　跌打损伤　由于扭伤、挫伤或碾伤等暴力因素致气血运行不畅,阻滞经络,症见局部皮肤青紫瘀肿,疼痛剧烈,功能活动障碍;软组织损伤、骨折见上述证候者。

【不良反应】　目前尚未检索到不良反应报道。

【禁忌】

1. 肝功能异常及酒精过敏者禁用。

2. 孕妇禁用。

【注意事项】

1. 脾胃虚弱者慎用。

2. 高血压、心脏病患者慎服。

3. 饭后服用。

【用法与用量】 口服。一次 20ml,一日 3 次;外用涂于患处,一日 3~4 次。

【规格】 每瓶装 (1)150ml (2)300ml

按摩乳(软膏)

Anmo Ru(Ruangao)

【药物组成】 芸香浸膏、颠茄流浸膏、乳香、没药、川芎、郁金、乌药、丁香油、桂皮油、樟脑、薄荷素油、水杨酸甲酯、樟脑。

【功能与主治】 活血化瘀,和络止痛。用于运动劳损,肌肉痛,跌打扭伤,无名肿痛。

【方解】 本方为中西药合方制剂。方中芸香浸膏祛风通经,颠茄流浸膏通络止痛,二者相须为用,增强本方通络止痛之力。乳香辛香走窜,散瘀止痛、活血消肿,与没药相须为用,更彰其功。川芎、郁金行气活血以止痛;乌药味辛行散,与丁香油合用可行气散寒止痛;桂皮油辛温通络,与樟脑配伍,有散结消肿止痛之功。薄荷油清凉止痛,配伍水杨酸甲酯消炎止痛。诸药合用,共奏活血化瘀、和络止痛之功效。

【临床应用】 跌打损伤 多因暴力直接打击、跌仆、撞击、重物挤压、运动过度以及扭曲牵拉等所导致的肌肉、肌腱、韧带的损伤,症见局部肿胀,疼痛,青紫瘀斑,肢体功能障碍;各种急性软组织损伤见上述证候者。

【不良反应】 文献报道,本品可引起接触性皮炎[1]。

【禁忌】 皮肤破伤者禁用。

【注意事项】

1. 开放性损伤者不宜使用。

2. 孕妇慎用。

3. 使用本品引起过敏反应者,应停止使用。

4. 切勿内服。

【用法与用量】 外用,按摩时涂擦患处。

【规格】 每瓶装 (1)70g (2)100g

【参考文献】 [1] 王钰.按摩乳致接触性皮炎 2 例.浙江医学,1994,(S1):11.

复方栀子膏

Fufang Zhizi Gao

【药物组成】 栀子、冰片。

【功能与主治】 清热,凉血,消肿,止痛。用于急性软组织扭挫伤。

【方解】 方中栀子味苦,性寒,外用具有凉血解毒、

消肿止痛的功效。冰片芳香走窜,清热消肿止痛。两药合用,共奏清热凉血、消肿止痛之功。

【临床应用】 跌打损伤 由外伤、扭挫所致,症见局部肿胀,疼痛,活动受限而未见皮肤破损;急性软组织损伤见上述证候者。

【不良反应】 本品可引起局部充血、瘙痒、丘疹样皮疹。

【禁忌】 尚不明确。

【注意事项】

1. 开放性损伤者不宜使用。

2. 本品不得内服。

【用法与用量】 外用。于患处涂抹软膏一薄层后包扎,24 小时更换一次。换药时将上次用药残留物去净。

【规格】 每支装 10g

三七伤药颗粒(胶囊、片)

Sanqi Shangyao Keli(Jiaonang,Pian)

【药物组成】 接骨木、骨碎补、红花、赤芍、三七、草乌(蒸)、雪上一枝蒿、冰片。

【功能与主治】 舒筋活血,散瘀止痛。用于跌打损伤,风湿瘀阻,关节痹痛;急慢性扭损伤、神经痛见上述证候者。

【方解】 方中接骨木、骨碎补活血续伤,散瘀止痛,补肾强骨;红花、赤芍、三七活血通经,散瘀止血,消肿止痛;草乌、雪上一枝蒿祛风除湿,温经止痛;冰片清热止痛,且可佐制温热药燥烈伤阴。全方配伍,共奏舒筋活血、祛风除湿、散瘀止痛之功。

【临床应用】

1. 跌打损伤 因外力创伤,瘀血停滞所致,症见局部疼痛,肿胀,或见皮肤青紫,肢节屈伸不利,活动受限而未见皮肤破损,舌质紫黯;急慢性挫伤、扭伤见上述证候者。

2. 痹病 因风寒瘀血阻滞关节经络所致,症见关节疼痛、刺痛或疼痛较甚、痛有定处,遇寒加剧,屈伸不利,舌质黯有瘀斑;关节炎、神经痛见上述证候者。

【药理毒理】 本品有镇痛、抗炎、改善血液流变性的作用。

1. 镇痛 本品能抑制醋酸所致小鼠扭体反应及增加小鼠热板法致痛痛阈[1],降低外伤血瘀证大鼠受伤部位软组织的机械刺痛阈值[2]。

2. 抗炎 本品能抑制外伤血瘀型大鼠受伤部位软组织肿胀[2]。

3. **改善血液流变性**　本品能降低外伤血瘀型大鼠的全血黏度、红细胞压积[2]。

【不良反应】　目前尚未检索到不良反应报道。

【禁忌】　孕妇禁用。

【注意事项】

1. 心血管疾病患者慎用。

2. 本品含草乌、雪上一枝蒿，不宜过服、久服。

【用法与用量】　颗粒剂：口服。一次 1 袋，一日 3 次，或遵医嘱。胶囊剂：口服。一次 3 粒，一日 3 次。片剂：口服。一次 3 片，一日 3 次，或遵医嘱。

【规格】　颗粒剂：每袋装 1g

胶囊剂：每粒装　（1）0.25g　（2）0.3g

片剂：每片重　（1）5mg　（2）10mg

【参考文献】　[1]曹亮,李娜,姜雅琼,等.胆木叶提取部位群的抗炎镇痛作用.中国实验方剂学杂志,2011,17(24):124.

[2]徐琳本,陈丽萍,肖梅英.活血促愈胶囊对外伤血瘀证大鼠模型的影响.中国实验方剂学杂志,2013,19(4):270.

云南白药(胶囊、片)
Yunnan Baiyao(Jiaonang,Pian)

【功能与主治】　化瘀止血，活血止痛，解毒消肿。用于跌打损伤，瘀血肿痛，吐血，咳血，便血，痔血，崩漏下血，疮疡肿毒及软组织挫伤，闭合性骨折，支气管扩张及肺结核咳血，溃疡病出血，以及皮肤感染性疾病。

【临床应用】

1. **跌打损伤**　因瘀血阻滞所致软组织损伤,症见伤处青红紫斑,痛如针刺,焮肿闷胀,不敢触摸,活动受限,舌质紫黯;也可用于闭合性骨折辅助治疗。

2. **吐血**　因热毒灼伤胃络所致的吐血,血色鲜红,夹有食物残渣,身热,烦躁,牙龈肿痛,便秘,尿赤;胃及十二指肠溃疡出血、食管炎出血见上述证候者。

3. **咯血**　因热毒灼伤肺络所致的咯血,血色鲜红,夹有痰涎,咽痒咳嗽,舌红苔黄,脉数有力;支气管扩张、肺结核咯血见上述证候者。

4. **便血**　因热毒壅遏肠道,灼伤络脉所致的大便带血,血色鲜红,肛门肿胀;胃及十二指肠溃疡出血、痔疮、肛裂出血见上述证候者。

5. **崩漏**　因热毒内盛、冲任失固所致经血非时而下,量多或淋漓不尽,血色鲜红或有瘀块;功能性子宫出血、人流后出血见上述证候者。

6. **疮疡**　因热毒蕴结肌肤所致,症见肌肤红赤、肿胀、微热、疼痛,舌尖红,脉浮数;体表急性感染性疾病见上述证候者。

【不良反应】　文献报道,本品可引起皮疹,瘙痒,恶心。

【禁忌】　孕妇禁用。

【注意事项】

1. 经期及哺乳期妇女慎用。

2. 服药 1 日内,忌食蚕豆、鱼类及酸冷食物。

【用法与用量】　散剂：刀、枪、跌打诸伤,无论轻重,出血者用温开水送服;瘀血肿痛与未流血者用酒送服;妇科各症,用酒送服;但月经过多、红崩,用温水送服。毒疮初起,口服 0.25g,另取药粉,用酒调匀,敷患处。其他内出血各症均可内服。口服,一次 0.25～0.5g,一日 4 次(二至五岁按 1/4 剂量服用;五至十二岁按 1/2 剂量服用)。凡遇较重的跌打损伤可先服保险子 1 粒,轻伤及其他病症不必服。

胶囊剂：口服。一次 1～2 粒,一日 4 次(2 至 5 岁按 1/4 剂量服用;6 至 12 岁按 1/2 剂量服用)。

片剂：刀、枪、跌打诸伤,无论轻重,出血者用温开水送服,瘀血肿痛与未流血者用酒送服;妇科各症,用酒送服;但月经过多、红崩,用温水送服。毒疮初起,口服 1 片,另取数片碾细用酒调匀,敷患处,如已化脓,只需内服,其他内出血各症均可内服。口服,一次 1～2 片,一日 4 次(二至五岁按 1/4 剂量服用;六至十二岁按 1/2 剂量服用)。凡遇较重之跌打损伤可先服保险子 1 粒,轻伤及其他病症不必服。

【规格】　散剂：每瓶装 4g,保险子 1 粒

胶囊剂：每粒装 0.25g,保险子 1 粒

片剂：每素片重 0.35g

云南白药膏
Yunnan Baiyao Gao

【功能与主治】　活血散瘀,消肿止痛,祛风除湿。用于跌打损伤,瘀血肿痛,风湿疼痛等症。

【临床应用】

1. **跌打损伤**　因瘀血阻滞所致软组织损伤,症见伤处青红紫斑,痛如针刺,焮肿闷胀,不敢触摸,活动受限,舌质紫黯。

2. **痹病**　因风湿瘀阻经络而致关节疼痛,痛处不移或痛而重着,肢体麻木,筋骨拘急。

【不良反应】　目前尚未检索到不良反应报道。

【禁忌】　孕妇禁用。

【注意事项】

1. 皮肤破损处不宜用。

2. 经期及哺乳期妇女慎用。

3. 皮肤过敏者停用。

4. 每次贴于皮肤的时间少于 12 小时,使用中发生皮肤发红,瘙痒等轻微反应时可适当减少粘贴时间。

5. 服药 1 日内,忌食蚕豆、鱼类及酸冷食物。

【用法与用量】 贴患处。

【规格】 (1)6.5cm×10cm (2)6.5cm×4cm

云南白药酊
Yunnan Baiyao Ding

【功能与主治】 活血散瘀,消肿止痛。用于跌打损伤,风湿麻木、筋骨及关节疼痛,肌肉酸痛及冻伤等症。

【临床应用】

1. 跌打损伤 因瘀血阻滞所致软组织损伤,症见伤处青红紫斑,痛如针刺,焮肿闷胀,不敢触摸,活动受限,舌质紫黯。

2. 痹病 因风湿瘀阻经络而致关节疼痛,痛处不移或痛而重着,肢体麻木,筋骨拘急。

3. 冻疮 因寒邪侵袭、瘀血阻络所致的局部或全身性损伤,症见局部肿胀、麻木、痛痒、青紫,或起水泡,甚至破溃成疮;冻伤见上述证候者。

【药理毒理】 **抗炎** 本品可抑制佐剂性及尿酸钠致关节炎大鼠的关节肿胀[1]。

【不良反应】 目前尚未检索到不良反应报道。

【禁忌】

1. 孕妇禁用。

2. 酒精过敏者禁用。

【注意事项】

1. 皮肤破损处不宜用。

2. 经期及哺乳期妇女慎用。

3. 皮肤过敏者停用。

4. 服药后 1 日内,忌食蚕豆、鱼类及酸冷食物。

【用法与用量】 口服:常用量一次 3～5ml,一日 3次;极量一次 10ml。外用:取适量擦揉患处,每次 3 分钟左右,一日 3～5 次,可止血消炎;风湿筋骨疼痛,蚊虫叮咬,Ⅰ、Ⅱ度冻伤可擦揉患处数分钟,一日 3～5 次。

【规格】 每瓶装 (1)30ml (2)50ml (3)100ml

【参考文献】 [1]张立群,闫俊岭,张信岳,等.云南白药酊口服加外用的抗炎作用研究.云南中医学院学报,2012,35(4):29-33.

云南白药气雾剂
Yunnan Baiyao Qiwuji

【功能与主治】 活血散瘀,消肿止痛。用于跌打损伤,瘀血肿痛,肌肉酸痛及风湿性关节疼痛等症。

【临床应用】

1. 跌打损伤 因瘀血阻滞所致软组织损伤,症见伤处青红紫斑,痛如针刺,焮肿闷胀,不敢触摸,活动受限,舌质紫黯。

2. 痹病 因风湿瘀阻经络而致关节疼痛,痛处不移或痛而重着,肢体麻木,筋骨拘急。

【不良反应】 文献报道本品引起局部皮肤出现皮疹,瘙痒等过敏反应。

【禁忌】

1. 孕妇禁用。

2. 酒精过敏者禁用。

【注意事项】

1. 本品只限于外用,切勿喷入口、眼、鼻。

2. 皮肤过敏者停用。

3. 皮肤破损处不宜用。

4. 使用云南白药气雾剂保险液时先振摇,喷嘴离皮肤 5～10cm,喷射时间应限制在 3～5 秒钟,以防止局部冻伤。

5. 使用时勿近明火,切勿受热,应置于阴凉处保存。

【用法与用量】 外用,喷于伤患处,一日 3～5 次。

【规格】 每瓶装 (1)60ml (2)100ml

活血止痛散(胶囊、软胶囊、片)
Huoxue Zhitong San(Jiaonang,Ruanjiaonang,Pian)

【药物组成】 土鳖虫、自然铜(煅)、当归、三七、乳香(制)、冰片。

【功能与主治】 活血散瘀,消肿止痛。用于跌打损伤,瘀血肿痛。

【方解】 方中土鳖虫破血逐瘀、续筋接骨、疗伤止痛,为君药。自然铜活血散瘀、消肿止痛;当归补血活血、通经止痛,辅助君药增强疗伤止痛之效,共为臣药。三七散瘀止血、消肿定痛;乳香活血行气、消肿止痛,佐助君药消肿疗伤止痛;冰片清热消肿止痛,既可佐助君药疗伤止痛,又能佐制诸药,防止温燥,共为佐药。诸药合用,共奏活血散瘀、消肿止痛之功效。

【临床应用】 **跌打损伤** 多因外受损伤,瘀血阻滞所致,症见伤处青红紫斑,痛如针刺,焮肿闷胀,不敢触摸,活动受限,舌质紫黯,脉弦涩;软组织损伤见上述证候者。

此外,还有用活血止痛软胶囊治疗骨折合并软组织损伤致局部肿胀及疼痛的作用机制研究报道[1];用本品联合维骨力治疗膝骨关节炎的报道[2]。

【药理毒理】　本品具有镇痛、抗炎、改善局部血流量作用。

1. 镇痛　本品能抑制醋酸致小鼠扭体反应，延长热水缩尾潜伏期，降低小鼠福尔马林镇痛试验中Ⅱ相反应疼痛积分[3]。

2. 抗炎　本品外洗可减轻重锤坠落致大鼠急性踝关节损伤模型的关节肿胀[4]；能抑制二甲苯致小鼠耳肿胀，能抑制角叉菜胶致大鼠足肿胀[3]；还可降低Ⅱ型胶原蛋白酶关节腔内注射法所致新西兰兔骨性关节炎模型血清中的 TNF-α 和 IL-β 的含量[4]。

3. 改善局部血流量　本品外洗可改善重锤坠落致大鼠急性踝关节损伤模型的血流量[5]。

【不良反应】　文献报道过量服用本品诱发溃疡出血、严重胃肠道反应[6]。

【禁忌】　孕妇禁用。

【注意事项】

1. 饭后半小时服用。

2. 脾胃虚弱者慎用；不宜大剂量应用。

3. 经期及哺乳期妇女慎用。

4. 服药期间忌生冷、油腻食物。

【用法与用量】　用温黄酒或温开水送服。散剂：一次 1.5g，一日 2 次。胶囊：一次 3 粒，一日 2 次。软胶囊：一次 2 粒，一日 3 次，温开水送服。

【规格】　胶囊剂：(1)每粒装 0.37g　(2)软胶囊：每粒装 0.65g。

片剂：每片重 0.31g(含生药 0.5g)

【参考文献】　[1]夏侃,夏天,李济时,等.活血止痛软胶囊治疗局部肿胀及疼痛的机制研究.中国中医骨伤科杂志,2011,19(10):4-6

[2]昝韬,靖光武.活血止痛软胶囊联合维骨力治疗膝骨关节炎的临床研究.中药药理与临床,2015,31(4):279-280.

[3]单英,孔树佳,傅继华,等.活血止痛胶囊的抗炎镇痛作用及其作用机制研究.辽宁中医杂志,2007,34(8)：1162.

[4]符路娣.臭氧与药物治疗对兔骨性关节炎血清中 IL-1β,TNF—α 含量的影响.中兽医学杂志,2012,(3):6-8.

[5]刘阔沧.活血止痛散外洗治疗急性踝关节损伤的临床与实验研究.山东中医药大学,2012:11-14.

[6]季原,孙宏峰,张力.骨伤科常用非处方口服中成药的安全评价与合理使用.中国药物警戒,8(10):352-355.

治 伤 胶 囊
Zhishang Jiaonang

【药物组成】　生关白附、防风、羌活、白芷、虎掌南星(姜矾制)。

【功能与主治】　祛风散结，消肿止痛。用于跌打损伤所致之外伤红肿，内伤胁痛。

【方解】　方中生关白附祛风止痛、散结，为君药。防风、羌活、白芷祛风散寒、消肿止痛，为臣药。制南星祛痰、燥湿、解毒，为佐药。五药合用，共奏祛风散结、消肿止痛之功。

【临床应用】　跌打损伤　直接或间接暴力，气滞血瘀所致，症见局部疼痛、肿胀、功能受限而无皮肤破损者；软组织损伤见上述证候者。

【药理毒理】　本品有抗炎和改善血液流变性作用。

1. 抗炎　本品可改善重锤击打致急性软组织损伤模型大鼠的肿胀、瘀斑等症状[1]。

2. 改善血液流变性　本品可降低重锤击打致急性软组织损伤模型大鼠的低切、中切全血黏度、红细胞压积和低切红细胞还原黏度等，改善软组织损伤大鼠的血液流变性[1]。

【不良反应】　目前尚未检索到不良反应报道。

【禁忌】　孕妇禁用。

【注意事项】

1. 本品药性剧烈，必须按规定剂量服用，不宜过量、久服。

2. 心脏病患者慎用。

【用法与用量】　口服，用温黄酒或温开水送服，一次 4～6 粒，一日 1～2 次，或遵医嘱；外用，取内容物用白酒或醋调敷患处。

【规格】　每粒装 0.25g

【参考文献】　[1]魏优秀,李贺伟,周伟,等.治伤软膏外敷治疗大鼠急性软组织损伤的实验研究.中国中医骨伤科杂志,2009,17(8):8-9.

红药片(胶囊)
Hongyao Pian(Jiaonang)

【药物组成】　三七、土鳖虫、白芷、当归、川芎、红花、淀粉。

【功能与主治】　祛瘀生新，活血止痛。用于跌打损伤，筋骨瘀痛。

【方解】　方中三七甘微苦温，为伤科止痛化瘀、消肿止痛之圣药，有止血不留瘀特点，为君药。土鳖虫破血逐瘀、续筋接骨，白芷消肿止痛，共为臣药，以助君药祛瘀生新之功。川芎、当归、红花活血化瘀止痛，三者共为佐药。诸药合用，共奏祛瘀生新、活血止痛之功效。

【临床应用】　跌打损伤　由外伤所致气滞血瘀，症见局部疼痛、肿胀、创伤性瘀斑。

【药理毒理】 本品有抗炎、镇痛和增强免疫功能等作用。

1. 抗炎 本品可抑制二甲苯所致小鼠耳肿胀和耳廓毛细管通透性增加,抑制蛋清所致大鼠足肿胀及皮下注射琼脂所致的大鼠肉芽肿的生成[1]。

2. 镇痛 本品能减轻热板所致小鼠疼痛反应和减少醋酸所致小鼠扭体反应次数[1]。

3. 增强免疫功能 红药提取物可增加正常小鼠胸腺和脾脏重量、增强巨噬细胞吞噬功能,也可对抗环磷酰胺致小鼠胸腺和脾脏重量减少及小鼠白细胞数量减少,增加小鼠血清中溶血素含量[2]。

【不良反应】 本品可引起皮肤过敏反应。

【禁忌】 孕妇禁用。

【注意事项】

1. 经期停用。

2. 过敏体质者慎用。

【用法与用量】 口服。一次2片,一日2次。

【规格】 基片重0.25g

【参考文献】 [1]李东安,张慧颖,张艳铃,等.红药片抗炎镇痛作用研究.中药药理与临床,2009,19(1):40-42.

[2]覃筱燕,黎荣昌,唐丽,等.红药提取物对小鼠免疫功能的调节作用.辽宁中医杂志,2008,35(6):931-934.

万应宝珍膏

Wanyingbaozhen Gao

【药物组成】 独活、羌活、南刘寄奴、荆芥、防风、麻黄、白芷、藁本、柴胡、苍术、小茴香、细辛、肉桂、生川乌、生草乌、附子(制)、威灵仙、海风藤、五加皮、何首乌、续断、连翘、地黄、川芎、赤芍、当归、乳香(制)、没药(制)、桃仁、三棱、莪术、木香、枳壳、香附、大黄、山柰、樟脑、生天南星、冰片、阿魏、猪牙皂。

【功能与主治】 舒筋活血、解毒。用于跌打损伤,风湿痹痛,痈疽肿痛。

【方解】 方中以羌活、独活、刘寄奴三药为主药,羌活、独活祛风除湿、通利关节,其中羌活善去上部风湿,独活善祛下部风湿,两药相合,能散一身上下之风湿,通利关节而止痹痛;刘寄奴温散善走,能活血散瘀,止痛止血而疗伤,是治疗跌打损伤、瘀滞肿痛之要药。三药合用,祛风湿、利关节、舒筋络、活血化瘀、消肿散痈止痛。风寒湿邪在表,当从表而散,故配伍荆芥、防风、麻黄、白芷、藁本、柴胡辛散,开泄腠理,微发其汗,使风寒湿邪随汗而解;苍术燥湿;小茴香辛温,温肾暖肝、散寒止

痛;细辛入少阴肾经,长于搜剔阴经之风寒湿邪,又除经络留湿;肉桂温经散寒、通利血脉;生川乌、生草乌祛风除湿、散寒止痛;制附子温阳散寒止痛;风寒湿邪痹阻筋骨,肝主筋,肾主骨,日久则损伤肝肾,耗伤气血,故配伍威灵仙、海风藤祛风湿、通络止痛;五加皮祛风湿、补肝肾、强筋骨;何首乌补肝肾、益精血、健筋骨;续断既补益肝肾、强筋健骨,又因其辛温破散之性善能活血祛瘀、甘温补益之功可壮骨强筋,而有续筋接骨、疗伤止痛之能,常用治跌打损伤、瘀血肿痛、筋伤骨折;又因续断具有活血祛瘀止痛之功,合用连翘清热解毒以治痈肿疮疡、血瘀肿痛;地黄、川芎、赤芍、当归养血和血,川芎、赤芍、当归合肉桂活血,寓"血行风自灭"之意。以上主要是针对风湿痹痛。跌打损伤,瘀血内阻所致瘀肿疼痛,则以制乳香、制没药合桃仁、三棱、莪术活血通络、消肿止痛;大黄活血化瘀同时,荡涤凝瘀败血,导瘀下行,推陈致新;气行则血行,配伍枳壳、香附、木香行气以助活血化瘀。寒凝痰湿痹阻肌肉、筋骨、血脉、关节发为痈疽肿痛,则配伍山柰祛痰通窍、樟脑通窍止痛;天南星外用能消肿散结止痛;冰片具有清热解毒、防腐生肌作用,故外用清热消肿、生肌敛疮;阿魏化癥散痞;猪牙皂祛痰开窍、散结消肿,外用治痈肿。诸药合用,共奏舒筋活络、活血化瘀、解毒散痈、消肿止痛之功。

【临床应用】

1. 痈疽 由正气不足,邪毒流注筋骨、关节或风寒湿邪客于肌腠,内注筋骨、关节,经络阻塞,气血凝滞,郁而化热,蕴热成毒所致,症见发热,局部疼痛、压痛、脓肿、功能障碍;化脓性骨髓炎,化脓性关节炎见上述证候者。

2. 骨痹 正气不足,感受风、寒、湿、热之邪而致经络阻滞,气血运行不畅,症见关节红肿、疼痛、肢体重着、活动不利。

3. 跌打损伤 因外伤撞击、瘀血阻滞所致,症见伤处青红紫斑,痛如针刺,焮肿闷胀,不敢触摸,活动受限,舌质紫黯;软组织损伤见上述证候者。

【不良反应】 目前尚未检索到不良反应报道。

【禁忌】 孕妇禁用。

【注意事项】

1. 阳痈肿痛慎用。

2. 皮损部位不宜使用。

【用法与用量】 加温软化,贴于患处。

【规格】 每张净重 (1)9g (2)18g

展筋活血散
Zhanjin Huoxue San

【药物组成】　血竭、三七、乳香（制）、没药（制）、琥珀、麝香、牛黄、珍珠粉、人参、当归。

【功能与主治】　活血化瘀，通络展筋，消肿止痛。用于跌打损伤所致的关节肌肉肿痛、急性软组织及其他慢性组织损伤，腰肌劳损，关节挫伤，肩周炎，颈椎病，腰椎间盘突出。

【方解】　方中以血竭、三七、乳香、没药、琥珀为主药，活血通络、消瘀定痛。麝香开窍辟秽、通络散瘀，香味香性温，芳香走串，其药性可透达皮肤；牛黄、珍珠粉消炎解毒，又可防止瘀久化热而肉腐成脓，共为辅药。佐以人参、当归补气养血，扶正祛邪。诸药合用，共收活血化瘀、通络展筋、消肿止痛之功。

【临床应用】

1. 筋伤　多由外力作用而引起筋肉、脉络损伤，血溢脉外、气血凝滞、脉络不通、不通则痛，症见局部软组织青紫、瘀斑、肿胀、疼痛、功能障碍；急慢性软组织损伤、关节挫伤见上述证候者。

2. 骨痹　感受风寒湿之邪，客于经络，阻止气血运行，不通则痛，症见痛处固定、重痛、酸麻、强直；腰肌劳损、肩周炎、颈椎病、腰椎间盘突出见上述证候者。

【药理毒理】　本品有抗炎和改善血液流变性等作用。

1. 抗炎　本品可改善局部打击致软组织损伤模型大鼠的炎性细胞浸润[1]。

2. 改善血液流变性　本品能降低局部打击致软组织损伤模型大鼠的低切及高切全血黏度、低切及高切血还原黏度、红细胞压积、血沉及红细胞聚集指数[1]。

【不良反应】　本品可引起恶心，食欲下降。

【禁忌】　尚不明确。

【注意事项】

1. 脾胃虚弱者慎用。

2. 孕妇慎用。

【用法与用量】　用拇指指腹粘药，在痛点处顺时针方向旋转，一次研摩30圈，每个痛点研药3次，每次粘药约5mg。一日研摩1~2次。

【参考文献】　[1]韩学哲,崔刚,刘传镐,等.展筋活血散对大鼠软组织损伤的影响.中药药理与临床,2014,30(6):151-154.

正 红 花 油
Zhenghonghua You

【药物组成】　桂叶油、丁香油、水杨酸甲酯、肉桂油、香茅油、松节油、血竭。

【功能与主治】　活血祛风，舒筋止痛。用于风湿骨痛，肢体麻木，跌打损伤，蚊虫叮咬。

【方解】　方中桂叶油能散寒破结，丁香油散寒止痛、温肾助阳，水杨酸甲酯凉血止血、清热解毒，三药合用开启玄府、驱散风邪，共为君药。肉桂油活血通经，香茅油疏风解表、祛瘀通络，松节油活血通络、消肿止痛，血竭散瘀定痛、止血生肌，诸药合用，共同发挥活血通络、散瘀止痒的功效。

【临床应用】

1. 跌打损伤　因外伤所致局部气滞血瘀，症见疼痛、肿胀、瘀斑而无皮肤破损者。

2. 痹痛　因肝肾不足，筋骨失养，复感外邪，气滞血瘀，经络痹阻，症见关节酸痛、胀痛或隐痛、肿胀、屈伸不利、肢体麻木、缠绵难愈；退行性关节炎、肩周炎、跟痛症、风湿性关节炎、类风湿关节炎见上述证候者。

【不良反应】　本品可引起用药局部皮肤过敏，表现为多形性红斑、过敏性紫癜、哮喘[1-3]。

【禁忌】　皮肤破损者禁用。

【注意事项】　皮肤过敏者停用。

【用法与用量】　外用，将适量的药液涂于患处。

【规格】　每瓶装　（1）2ml　（2）5ml　（3）20ml（4）25ml　（5）35ml

【参考文献】　[1]马春慧,张士生,孙小燕.正红花油引起多形性红斑1例.临床医学,1993,13(1):33.

[2]王国旗.正红花油外用致儿童过敏性紫癜1例.皮肤病与性别,2004,26(4):39.

[3]李红,王连玲.正红花油致支气管哮喘.药物不良反应杂志,2005,6:463.

消 痛 贴 膏
Xiaotong Tiegao

【药物组成】　独一味、姜黄等。

【功能与主治】　活血化瘀，消肿止痛。用于急慢性扭挫伤、跌打瘀痛、骨质增生、风湿及类风湿疼痛、落枕、肩周炎、腰肌劳损和陈旧性伤痛。

【方解】　方中独一味活血祛风止痛，专用于跌打损伤和风湿痹痛；姜黄破血行气、通络止痛，诸药配伍，共成活血瘀、消肿止痛之效。

【临床应用】

1. 跌打损伤　外力、扭伤、挫伤等原因导致，症见局部疼痛、肿胀、瘀青而无皮肤破损者；软组织损伤见上述证候者。

2. 颈肩、腰腿痛 长期慢性劳损,气滞血瘀、痹阻经络,颈肩腰腿拘挛疼痛,活动不利,功能受限;颈椎病、肩周炎、落枕、腰肌劳损、骨性关节炎见上述证候者。

3. 风湿痹痛 正气不足,外感风寒湿邪,关节疼痛、肿胀、活动不利、晨僵;风湿性关节炎、类风湿关节炎见上述证候者。

【不良反应】 本品可引起皮肤瘙痒,甚至出现红肿、水泡。

【禁忌】 开放性创伤禁用。

【注意事项】

1. 若出现过敏反应,应立即停用,并在医师指导下处理。

2. 孕妇慎用。

【用法与用量】 外用。将小袋内润湿剂均匀涂于药芯袋表面,润湿后直接敷于患处或穴位。每贴敷 2～4 小时。

【规格】 药芯袋每贴装(1)1.2g (2)1g
湿润剂每袋装 (1)2.5ml (2)2.0ml

外伤如意膏
Waishang Ruyi Gao

【药物组成】 紫草、地榆、栀子、大黄、黄芩、黄柏、冰片。

【功能与主治】 清热解毒,凉血散瘀,消肿止痛,止血生肌。用于跌打损伤,骨折脱臼,筋伤积瘀,皮肉损伤化脓,烫火伤。

【方解】 方中紫草、地榆清热凉血、止血生肌,为君药。栀子、大黄清热解毒、凉血化瘀、消肿止痛,为臣药。黄芩、黄柏清热解毒、消肿止痛,冰片清热消肿、生肌敛疮,共为佐药。诸药合用,共奏清热解毒、凉血散瘀、消肿止痛、止血生肌之功。

【临床应用】

1. 跌打损伤 因外力所致筋脉软组织损伤,气滞血瘀,不通则痛,局部肿胀、疼痛、皮下瘀斑,而皮肤无破损者。

2. 水火烫伤 轻度火烧伤或烫伤所致,症见局部红斑、肿胀、疼痛、水疱,而皮肤未破溃者。

【不良反应】 目前尚未检索到不良反应报道。

【禁忌】

1. 皮肤破损者禁用。

2. 对本品过敏者禁用。

【注意事项】 过敏体质者慎用。

【用法与用量】 外用。涂敷患部,一日 1 次,或制

成软膏纱布外敷,一至三日换药 1 次。

【规格】 每支装 30g

致 康 胶 囊
Zhikang Jiaonang

【药物组成】 茜草、三七、大黄、黄连、海螵蛸、龙骨(煅)、白及、阿胶、龙血竭、珍珠、没药(制)、白芷、冰片。

【功能与主治】 清热凉血止血,化瘀生肌定痛。用于创伤性出血,崩漏、呕血及便血。

【方解】 方中茜草凉血止血,三七化瘀止血,共为君药。大黄、黄连清热凉血,为臣药。海螵蛸、龙骨(煅)、白及收敛止血,阿胶补血止血;龙血竭活血散瘀;珍珠收敛生肌,没药(制)消肿生肌,白芷生肌止痛,冰片清热止痛,俱为佐药。甘草调和药性,为使药。诸药合用,共奏清热凉血止血、化瘀生肌定痛之功。

【临床应用】 **出血** 因热灼血脉,瘀血阻络,血不循经,溢于脉外所致,症见崩漏、呕血,便血,外伤出血;各种出血性疾病见上述证候者。

【药理毒理】 本品有保护胃黏膜、修复软组织损伤、促进伤口愈合、止血的作用。

1. 保护胃黏膜 本品可明显增加应激性胃溃疡模型大鼠胃黏膜单位面积的血流量,减少胃黏膜溃疡面积及减轻胃黏膜充血、水肿、糜烂等病理损伤[1]。

2. 修复软组织损伤 本品能减轻大鼠急性软组织损伤肿胀程度和损伤瘀斑面积,升高纤维蛋白原、血小板聚集、凝血酶原时间以及血液黏度,并可减轻病损部位皮肤组织真皮及皮下组织内出血,减轻肌肉组织中肌外膜、肌束膜及肌纤维间出血、渗出病变和炎细胞浸润[2]。

3. 促进伤口愈合 本品能促进创伤小鼠局部组织修复、炎症反应减轻,并升高外周血及局部血管内皮生长因子(VEGF)的活性[3]。

4. 止血 糜烂性胃炎患者行胃镜下黏膜深活检喷洒致康胶囊溶液可明显缩短黏膜出血时间[4]。

【不良反应】 目前尚未检索到不良反应报道。

【禁忌】 孕妇禁用。

【注意事项】

1. 过敏体质者慎用。

2. 长时间超剂量服用应在医师指导下进行。

【用法与用量】 口服。一次 2～4 粒,一日 3 次;或遵医嘱。

【规格】 每粒装 0.3g

【参考文献】 [1]沈欣,赵宗平,李德凤,等.致康胶囊对大鼠应激性胃溃疡的药效学研究.中国中医基础医学杂志.2014,20

(2):183.

[2]沈欣,赵宗平,李德凤,等.致康胶囊对大鼠急性软组织损伤及外伤致血瘀的药效学研究.中国中医基础医学杂志.2014,20(5):599.

[3]韩玥,石景森,隋晨光,等.致康胶囊对小鼠创伤组织VEGF表达的影响.中国药业.2001,10(10):61.

[4]赵莉,许乐.致康胶囊治疗糜烂性胃炎胃镜下黏膜活检出血自身对照临床研究.中国新药杂志.2014,23(11):1304.

二、接骨续筋

骨折挫伤胶囊

Guzhecuoshang Jiaonang

【药物组成】 自然铜(煅)、红花、大黄、猪骨(制)、黄瓜子(制)、当归、乳香(炒)、没药(制)、血竭、土鳖虫。

【功能与主治】 舒筋活络,消肿散瘀,接骨止痛。用于跌打损伤,扭腰岔气,筋伤骨折属于瘀血阻络者。

【方解】 方中自然铜具有散瘀止痛、接骨续筋之功效,为君药。红花活血通经、祛瘀止痛,大黄破积滞、行瘀血,猪骨、黄瓜子治疗跌打损伤瘀痛,为臣药。当归通脉而善行,活血止痛;乳香、没药活血止痛,消肿生肌;血竭为活血圣药,具有活血逐瘀、消肿定痛、续筋接骨之功效,共为佐药。土鳖虫破血逐瘀、通经止痛、续筋接骨,引药直达病所,为使药。诸药合用,共收舒筋活络、消肿散瘀、接骨止痛之功。

【临床应用】

1. 跌打损伤 多因外伤扭挫,瘀血阻滞,经络不通所致,症见局部疼痛、肿胀、活动受限;软组织损伤、挫伤见上述证候者。

2. 扭腰岔气 多因瘀血阻滞所致,症见腰痛甚则连及下肢,或胸胁胀痛,痛呈走窜,胸闷气急,呼吸说话时有牵掣痛;急性腰扭伤见上述证候者。

3. 筋骨折伤 多由外力诸如跌打、扭挫所致,症见局部肿胀疼痛,活动受限,肢体畸形而未见皮肤破损,舌红或黯,脉弦或弦数;骨折、脱臼见上述证候者。

【药理毒理】 促进骨折愈合 骨折挫伤散能调节骨折愈合中的骨Ⅰ、Ⅱ型胶原基因的表达,增强Ⅰ型胶原 mRNA 的转录水平[1]。

【不良反应】 本品可引起皮疹、瘙痒、恶心、食欲下降。

【禁忌】 孕妇禁用。

【注意事项】

1. 骨折、脱臼先行复位固定后,再用药物治疗。

2. 脾胃虚弱者慎服。

3. 本品宜饭后服用。

【用法与用量】 用温黄酒或温开水送服。一次 4～6 粒,一日 3 次;小儿酌减。

【规格】 每粒装 0.29g

【参考文献】 [1]董清平,关智宇.骨痛仙胶囊对兔Ⅰ、Ⅱ型胶原蛋白 mRNA 影响的研究.中医药信息,2005,22(1):50.

接骨七厘片(散)

Jiegu Qili Pian(San)

【药物组成】 自然铜(煅)、土鳖虫、骨碎补(烫)、乳香(炒)、没药(炒)、大黄(酒炒)、血竭、当归、硼砂。

【功能与主治】 活血化瘀,接骨续筋。用于跌打损伤,闪腰岔气,骨折筋伤,瘀血肿痛。

【方解】 方中自然铜散瘀止痛、接骨续筋,用于治疗跌打损伤,筋断骨折,血瘀疼痛,故为君药。土鳖虫破血、逐瘀、通络,为伤科接骨之要药;骨碎补补肾强骨、活血续伤,主治肾虚腰痛,风湿痹痛,跌打挫伤,骨断筋伤等;乳香、没药活血止痛、消肿生肌,常相兼合用,为臣药。大黄清热凉血、活血逐瘀、通经止痛,血竭活血逐瘀、消肿定痛、续筋接骨,当归补血活血、通脉止痛,硼砂消肿散积,同为佐药。诸药合用,共收活血化瘀、接骨续筋之功。

【临床应用】

1. 跌打损伤 多因外伤扭挫,瘀血阻滞,经络不通所致,症见局部疼痛,皮肤青肿,活动受限,舌质紫黯,脉弦涩;软组织损伤见上述证候者。

2. 闪腰岔气 多因局部跌打损伤致瘀血阻滞,经络不通,症见腰痛,活动受限或胸胁胀痛,痛呈走窜,胸闷气急,呼吸说话时有牵掣痛;急性腰扭伤见上述证候者。

3. 骨折筋伤 多因外力撞击所致,症见伤处剧烈疼痛,肢体畸形,活动受限,焮肿疼痛,青紫斑块,舌红或黯,脉弦或弦数;骨折、脱臼见上述证候者。

【药理毒理】 本品有促进骨折愈合、镇痛、抗炎等作用。

1. 促进骨折愈合 本品可促进实验性骨折恢复,增强骨折骨的抗折力;提高家兔骨折模型的血清钙、磷含量及碱性磷酸酶原活性[1-3];降低桡骨骨折大鼠全血黏度及血浆黏度,改善骨折部位的血液循环,促进纤维组织增生,缩短纤维骨痂转变为骨性骨痂的过程[4];促进成骨细胞的增生,促进骨痂的形成,提高骨痂质量[5]。接骨七厘散能提高骨科剪剪断桡骨致骨折模型大鼠的抗骨折能力,缩短骨折大鼠及骨折患者的骨折愈合时间、软组织损伤愈合时间,促进骨折愈合[6]。

2. 镇痛 本品能提高热板致痛小鼠痛阈[7]。

3. 抗炎 本品能抑制大鼠棉球肉芽组织增生[7]。

4. 其他 本品能降低深静脉血栓患者体外血栓长度、湿重、干重;改善高脂血症患者血液流变性,降低甘油三酯、总胆固醇、VLDL、LDL,升高 HDL 等[8,9]。

【不良反应】 本品可引起皮疹、瘙痒过敏反应,亦可引起食欲下降。

【禁忌】 孕妇禁用。

【注意事项】

1. 骨折、脱臼者先复位后,再行药物治疗。

2. 脾胃虚弱者慎用。

【用法与用量】 片剂:口服,一次 5 片,一日 2 次。黄酒送下。散剂:口服,一次 1.5g,一日 2 次;小儿酌减。

【规格】 片剂:每素片重 0.3g

散剂:每袋装 1.5g

【参考文献】 [1]王军跃,成扶真,庹元斌,等.接骨七厘片对实验性骨折愈合的影响.中国中医骨伤科杂志,1997,5(2):1.

[2]吴华,陈继革,陈超,等.接骨七厘片治疗骨折的实验研究.华中科技大学学报(医学版),2003,32(1):92.

[3]刘安定,张海燕,黄树明,等.骨折三期用药治疗的实验研究.中国中医药科技,1999,6(6):374-376.

[4]陈玲,杨云洲,陈继革.接骨七厘片促进大鼠骨折愈合的实验研究.湖北中医杂志,2005,27(1):50.

[5]张勇妹,丁妍,郭贵宾,等.接骨七厘片、辛伐他汀对促进骨折愈合的动物实验研究.实用临床医药杂志,2013,17(5):18-20.

[6]孙明江,杨光,代龙,等.接骨七厘软胶囊对骨折愈合的实验研究.世界中医药,2012,7(2):171.

[7]文海平,邓曼静,黄树明,等.集成疗伤片的抗炎镇痛作用研究.中医药导报,2008,14(2):77.

[8]周志光.接骨七厘片治疗下肢深静脉血栓形成 103 例临床分析.湖南中医杂志,16(5):48.

[9]张继德,王福军.接骨七厘片治疗高脂血症 100 例临床观察.湖南中医杂志,16(5):45.

接 骨 丸

Jiegu Wan

【药物组成】 土鳖虫、自然铜(煅醋淬)、续断、骨碎补、桂枝(炒)、马钱子粉、甜瓜子、郁金、地龙(广地龙)。

【功能与主治】 活血散瘀,消肿止痛。用于跌打损伤,闪腰岔气,筋伤骨折,瘀血肿痛。

【方解】 方中土鳖虫具有破血、逐瘀、通络之功,为伤科接骨之要药,故为君药。自然铜散瘀止痛、接骨续筋,用于治疗跌打损伤,筋断骨折,血瘀疼痛,亦为伤科

接骨之要药;续断补肾、行血脉、续筋骨,合为臣药。骨碎补补肾强骨、活血续伤,桂枝温经通脉、活血止痛,马钱子散结消肿、通络止痛;甜瓜子散结消瘀、舒筋壮骨,郁金行气解郁、凉血破瘀,血得气则行,共为佐药。地龙清热通络、舒筋活血,引药直达病所,为佐使药。诸药合用,共收活血散瘀、消肿止痛之功。

【临床应用】

1. 跌打损伤 多因外伤扭挫,瘀血阻滞、经络不通所致,症见局部疼痛,皮肤青肿,活动受限,舌质紫黯,脉弦涩;软组织损伤见上述证候者。

2. 闪腰岔气 多因局部跌打损伤致瘀血阻滞,经络不通,症见腰痛,活动受限或胸胁胀痛,痛呈走窜,胸闷气急,呼吸说话时有牵掣痛;急性腰扭伤见上述证候者。

3. 骨折筋伤 多因外力跌打所致,症见伤处剧烈疼痛,肢体畸形,活动受限,焮肿疼痛,青紫斑块,舌红或黯,脉象弦或弦数;骨折、脱臼见上述证候者。

【药理毒理】 促进骨折愈合 本品可提高泼尼松致肾虚并桡骨中断缺损家兔模型骨痂的骨矿含量、骨密度、骨痂钙磷含量及碱性磷酸酶活性,降低血浆黏度[1]。

【不良反应】 目前尚未检索到不良反应报道。

【禁忌】 孕妇禁用。

【注意事项】

1. 骨折、脱臼应先行复位后,再用药物治疗。

2. 本品应在医生指导下使用,勿过量、久服。

3. 高血压病、癫痫患者慎用。

4. 过敏体质者慎用。

5. 肝肾功能不全者慎用。

【用法与用量】 口服。一次 3g,一日 2 次。

【规格】 每 100 粒重 12g

【参考文献】 [1]冯坤,刘月桂,郭建刚,等.中药接骨丸促进肾虚骨折的生物化学研究.中国骨伤,2000,13(11):658.

伤科接骨片

Shangke Jiegu Pian

【药物组成】 红花、土鳖虫、朱砂、马钱子粉、甜瓜子、鸡骨(炙)、自然铜(锻)、海星(炙)、乳香(炙)、没药(炙)、三七、冰片。

【功能与主治】 活血化瘀,消肿止痛,舒筋壮骨。用于跌打损伤,闪腰岔气,筋伤骨折,瘀血肿痛。

【方解】 方中红花活血通经、祛瘀止痛,用于治疗跌打损伤、瘀血作痛,为君药。土鳖虫破血、逐瘀、通络,是伤科接骨之要药;朱砂解毒消肿止痛,合为臣药。马钱子消肿止痛、治疗骨折;甜瓜子、鸡骨、自然铜、海星具

有散结消瘀、舒筋壮骨之功,治疗跌打损伤,筋断骨折,血瘀疼痛;乳香、没药散血祛瘀、消肿定痛,用于治疗跌损、金疮、筋骨诸痛;三七散瘀止血、消肿定痛,可治跌扑瘀血,痈肿疼痛,以上诸药共为佐药。冰片通诸窍,芳香走窜,散郁火、消肿止痛,引药直达病所,为佐使药。诸药合用,共收活血化瘀、消肿止痛、舒筋壮骨之功。

【临床应用】

1. 跌打损伤 多系外伤扭挫导致血离其经,瘀血阻络所致,症见肢体肿胀疼痛,局部皮肤青紫,活动受限;急性软组织损伤见上述证候者。

2. 筋伤骨折 多因暴力撞击导致筋伤骨折,症见骨折或筋伤错位,肿胀疼痛,活动不利;外伤骨折见上述证候者。

3. 闪腰岔气 多因挑担负重、搬物屏气等所致,症见腰痛甚则连及下肢,活动受限或胸胁胀痛,痛呈走窜,胸闷气急,呼吸说话时有牵掣痛;急性腰扭伤、胸胁迸伤见上述证候者。

此外,本品还有用于治疗颈椎病、骨质疏松症、腰椎间盘突出症、网球肘的报道。

【药理毒理】 本品有抗炎、镇痛、促进骨折愈合、改善血液流变性作用。

1. 抗炎 本品可抑制二甲苯致小鼠耳肿胀及醋酸致腹腔毛细血管通透性增高,抑制角叉菜胶、蛋清所致的大鼠足肿胀[1]。

2. 镇痛 本品可抑制醋酸致小鼠扭体反应,提高小鼠热板致痛痛阈[1]。

3. 促进骨折愈合 本品可加速家兔骨折模型的骨膜反应、骨小梁形成、骨痂形成、破骨与骨的吸收,促进骨折线模糊消失、骨密度增高、塑形改建及骨髓腔再通[2-4];改善血液循环,促进骨折断端毛细血管的扩张与再生[5-7];提高骨痂质量,增加骨痂密度,增大矿化骨痂体积、骨痂重量、外骨痂厚度、增高抗折力、最大载荷量、抗拉力[1,8,9];增加和加快 BMP-2、TGF-β_1 在骨痂组织中的表达[10];提高家兔骨折模型血清中钙和磷等微量元素的含量,升高骨折家兔血清碱性磷酸酶含量及成骨细胞数[11-13];并可上调家兔下颌骨损伤处的 OPGmRNA、下调 OPGLmRNA 的表达水平[14]。

4. 改善血液流变性 本品可降低下肢骨折内固定术后患者血浆黏度、红细胞比容和红细胞聚集性,升高红细胞变形性[15]。

【不良反应】 文献报道,本品引起药疹[16,17]。

【禁忌】 孕妇禁用。

【注意事项】

1. 骨折患者应先行复位固定后,再用药物治疗。

2. 本品应在医生指导下使用,勿过量、久服。

3. 脾胃虚弱者慎用。

【用法与用量】 口服。成人一次 4 片,十岁至十四岁儿童一次 3 片,一日 3 次。温开水或黄酒送服。

【规格】 (1)薄膜衣片　每片重 0.33g　(2)糖衣片(片芯重 0.33g)

【参考文献】 [1]龙子江,李保泉,王元勋.骨伤补颗粒接骨续损、抗炎镇痛的实验研究.中国正骨,2000,12(2):5.

[2]杨益,李宇明,翁凤泉.驳骨丸促进家兔桡骨标准骨折愈合的实验研究.中医正骨,1999,11(4):3.

[3]陈超鹏,谭子贤,董海辉,等.跌打接骨片促进家兔骨折愈合的实验研究.中国中医药科技,2001,8(4):229.

[4]董海辉,周建光,陈谊斌,等.跌打接骨片促进实验性骨折愈合的骨组织形态剂量学研究.中药新药与临床药理,2001,12(4):259.

[5]姜琳,魏玉玲,杨洪平.伤科接骨片促进实验性骨折愈合的超微结构观察.中医正骨,2000,12(11):3.

[6]常增林,李光辉,夏仁云.伤科接骨片对激素性股骨头缺血性坏死血液流变性的实验研究.微循环学杂志,2003,13(3):15.

[7]李光辉,陈超.伤科接骨片对家兔骨折后血液流变性的影响.中国中医急症,2003,12(1):61.

[8]魏玉玲,晏雪生,梁克玉.伤科接骨片促进骨折愈合的实验研究.中医正骨,1996,8(4):3.

[9]吴宇峰,石关桐,张戈.伤科接骨片对兔骨折骨痂骨矿和生物力学性能的影响.中国中医骨伤科杂志,2001,9(1):26.

[10]侯晓峰,李朝旭,由显.接骨活血颗粒对实验型骨折愈合过程中 BMP-2 与 TGF-β1 的表达影响.中国中医骨伤科杂志,2008,16(8):44.

[11]张奋眠,凌秋英,叶泽亮,等.伤科接骨片对实验性家兔骨折模型血清微量元素含量的影响.中医正骨,2008,20(5):9.

[12]卞俊,陈海飞,宣伟东,等.愈骨疗伤胶囊对骨折愈合及其相关血液生化指标的影响.解放军药学学报,2008,24(3):215.

[13]周正新,刘安平,王峰,等.接骨续筋胶囊促进骨折愈合作用的实验研究.中医药临床杂志,2008,20(2):124.

[14]翁春辉,赖晓宇,詹春华,等.伤科接骨片对兔下颌骨缺损修复中骨保护素及配体基因表达的影响.中国中西医结合杂志,2013,33(1):109-113

[15]贺茂林,肖增明,陈安民.伤科接骨片对下肢骨折内固定术后患者血液流变学的影响.广西医科大学学报,2007,24(2):278.

[16]顾丽红,王世明.口服伤科接骨片致药疹 1 例,中国海洋药物,2001,20(6):56.

[17]李华.伤科接骨片致药疹 3 例,中国骨伤,2000,13(6):326.

三花接骨散

Sanhua Jiegu San

【药物组成】 三七、血竭、西红花、当归、川芎、大黄、续断、牛膝、骨碎补(烫)、冰片、白芷、地龙、马钱子粉、自然铜(煅)、土鳖虫、沉香、木香、桂枝。

【功能与主治】 活血化瘀,消肿止痛,接骨续筋。用于骨折筋伤,瘀血肿痛。

【方解】 方中三七、血竭活血止血,化瘀止痛。西红花、当归、川芎、大黄活血补血,行气化瘀,祛瘀生新。续断、牛膝、骨碎补补肾强筋,活血散瘀,续骨疗伤。冰片、白芷辛香走窜,消肿止痛。地龙、马钱子粉通络止痛。自然铜、土鳖虫破瘀血,续筋骨。沉香、木香行气止痛。桂枝温经通络。诸药合用,共奏活血化瘀、消肿止痛、接骨续筋之功。

【临床应用】

1. 跌打损伤 多因外伤、扭挫而致,症见伤处青红紫斑,痛如针刺,肿闷胀,不敢触摸,活动受限,舌质紫黯,脉弦涩;软组织损伤、挫伤见上述证候者。

2. 筋骨折伤 多由外伤而致,症见伤处剧烈疼痛,肢体畸形,活动受限,焮肿疼痛,青紫斑块,舌红或黯,脉弦或弦数;骨折、脱臼见上述证候者。

【药理毒理】 本品有促进骨折愈合、镇痛、抗炎、改善微循环作用。

1. 促进骨折愈合 本品能促进家兔和犬实验性骨折的愈合[1]。

2. 镇痛 对实验性疼痛模型有镇痛作用[1]。

3. 抗炎 本品可抑制大鼠炎性足肿胀,并抑制肉芽组织增生[1]。

4. 改善微循环 本品能促进小鼠耳廓动、静脉微血管扩张,改善微循环[1]。

【不良反应】 目前尚未检索到不良反应报道。

【禁忌】 孕妇禁用。

【注意事项】

1. 骨折、脱臼者宜手法复位后,再用药物治疗。

2. 本品应在医生指导下使用,不宜过量、久服。

3. 合并高血压病、癫痫者慎用。

【用法与用量】 口服。一次5g,一日2次。14日为一疗程,可连续服用2个疗程。或遵医嘱。

【规格】 每袋装5g

【参考文献】 [1]三花接骨散新药申报资料.

三、通络止痛

骨刺宁胶囊

Gucining Jiaonang

【药物组成】 三七、土鳖虫。

【功能与主治】 活血化瘀,通络止痛。用于瘀阻脉络所致骨性关节炎,症见关节疼痛、肿胀、麻木、活动受限。

【方解】 方中三七散瘀止血、消肿定痛,主治跌仆瘀血,痈肿疼痛;土鳖虫具有破血、逐瘀、通络之功,为疗伤止痛之要药。两药相合,共奏活血化瘀、通利血脉、通络止痛之效。

【临床应用】 骨痹 多系血瘀气滞、脉络闭阻、经络不通所致,症见关节疼痛,肿胀,麻木,活动受限;骨性关节炎见上述证候者。

【药理毒理】 本品有抗炎、镇痛及改善微循环等作用。

1. 抗炎 本品能抑制大鼠蛋清性、甲醛性足肿胀,抑制棉球肉芽肿形成,抑制二甲苯所致小鼠耳肿胀[1];抑制骨性关节炎模型大鼠膝关节滑膜肿胀,改善膝关节活动范围及内滑膜、软骨的病理变化,降低滑膜组织中的丙二醛含量,减轻细胞损伤程度[2]。

2. 镇痛 本品能提高小鼠热板法致痛痛阈,减少醋酸致小鼠扭体反应[1]。

3. 改善微循环 本品可扩大小鼠耳廓细小动脉管径[1]。

【不良反应】 目前尚未检索到不良反应报道。

【禁忌】 孕妇禁用。

【注意事项】

1. 关节局部红肿热痛者不宜使用。

2. 过敏体质者慎用。

【用法与用量】 口服。一次4粒,一日3次,饭后服。

【规格】 每粒装0.3g

【参考文献】 [1]骨刺宁胶囊新药申报资料.

[2]郭建生,欧莉,周军,等.筋骨片对骨性关节炎大鼠模型的影响.中国中药杂志,2006,31(3):232.

颈 痛 颗 粒

Jingtong Keli

【药物组成】 三七、川芎、延胡索、白芍、威灵仙、葛根、羌活。

【功能与主治】　活血化瘀、行气止痛。用于神经根型颈椎病属血瘀气滞、脉络闭阻证。症见颈、肩及上肢疼痛，发僵或窜麻、窜痛。

【方解】　方中三七化瘀止血、活血定痛，为君药。川芎活血行气、祛风止痛，延胡索活血、行气、止痛，共为臣药。白芍既可养血柔筋止痛，又可敛阴以防耗散太过；威灵仙祛风湿、通经络、止痹痛；葛根解肌生津，濡润筋脉，止颈项僵硬疼痛；羌活解表散寒、祛风胜湿，横走肢节，善止肩臂疼痛，共为佐药。诸药合用，共奏活血化瘀、行气止痛之功。

【临床应用】　骨痹　多因血瘀气滞、脉络闭阻所致，症见颈部僵硬疼痛，肩背疼痛、上肢窜麻、窜痛，或可触及瘀结，日久者关节畸形僵硬，舌质紫黯，有瘀斑，脉弦涩；神经根型颈椎病、颈性眩晕见上述证候者。

【不良反应】　文献报道，有个案服用本品引起肝谷丙转氨酶升高[1]。

【禁忌】　孕妇禁用。

【注意事项】　消化道溃疡、肾性高血压病患者慎服或遵医嘱。

【用法与用量】　开水冲服。一次1袋，一日3次，饭后服用。2周为一疗程。

【规格】　每袋装4g

【参考文献】　[1]杨淑英.口服"颈痛颗粒"引起谷丙转氨酶升高1例.中国疗养医学,2004,13(3):157.

颈 舒 颗 粒
Jingshu Keli

【药物组成】　三七、当归、川芎、红花、肉桂、天麻、人工牛黄。

【功能与主治】　活血化瘀，温经通窍止痛。适用于神经根型颈椎病瘀血阻络证，症见颈肩部僵硬、疼痛，患侧上肢窜痛。

【方解】　方中三七活血化瘀、通络止痛，当归补血活血、温经止痛，共为君药。川芎活血祛风、通痹止痛，红花活血化瘀、通络止痛，合为臣药。肉桂温经散寒、活血止痛，天麻祛风通痹、息风止痉，人工牛黄清心开窍、凉肝息风，为佐使药。诸药合用，共奏活血化瘀、温经通窍止痛之功效。

【临床应用】　骨痹　因瘀血阻络所致，症见头晕，颈项僵硬，肩背酸痛，患侧上肢窜痛，手臂麻木；神经根型颈椎病颈椎病见上述证候者。

【药理毒理】　改善血液流变性　本品可增加颈椎病患者的椎动脉血流量、降低全血血液黏度(CP)高切、

低切、血浆黏度和纤维蛋白原[1]。

【不良反应】　目前尚未检索到不良反应报道。

【禁忌】　孕妇禁用。

【注意事项】

1. 过敏体质者慎用。

2. 服药期间忌生冷、油腻食物。

【用法与用量】　温开水冲服。一次1袋，一日3次。1个月为一疗程。

【规格】　每袋装6g

【参考文献】　[1]白翠先,白建兰.银杏叶联合颈舒颗粒治疗椎动脉型颈椎病的临床研究.中国中医骨伤科杂志,2013,21(8):43-45.

筋骨痛消丸
Jingu Tongxiao Wan

【药物组成】　丹参、威灵仙、鸡血藤、香附(醋制)、乌药、秦艽、地黄、白芍、桂枝、川牛膝、甘草。

【功能与主治】　活血行气，温经通络，消肿止痛。用于血瘀寒凝所致的骨性关节炎，症见膝关节疼痛、肿胀、活动受限。

【方解】　方中丹参善通行血脉、祛瘀止痛，威灵仙祛风湿、止痹痛，故为君药。鸡血藤苦甘温，可养血活血而舒筋活络；香附、乌药行气散寒止痛；秦艽辛散温通、祛风除湿、养血荣筋、通络消肿，以上诸药共为臣药。地黄、白芍滋阴养血、柔筋止痛，桂枝辛温以温经通络，川牛膝强肾壮骨、祛风除湿、通痹止痛，为佐药。甘草调和诸药、缓急止痛，为佐使药。上药合用，共奏活血行气、温经通络、消肿止痛之功。

【临床应用】

1. 痹病　多系血瘀寒凝所致，症见膝关节疼痛肿胀，压痛明显，活动障碍，舌淡边有瘀斑，脉沉迟而涩；膝骨性关节炎、类风湿关节炎、肩关节周围炎见上述证候者。

2. 跌打损伤　由于外伤、扭挫致经络阻滞，气血运行不畅，症见局部疼痛、肿胀、青紫，关节活动障碍；软组织损伤见上述证候者。

【药理毒理】　本品有抗炎、镇痛及抑制血小板聚集作用。

1. 抗炎　本品能抑制二甲苯所致小鼠耳肿胀、醋酸所致小鼠腹腔毛细血管通透性亢进、大鼠蛋清性足肿胀及小鼠琼脂性肉芽肿的形成[1]。

2. 镇痛　本品能抑制醋酸所致小鼠扭体反应，提高热板法试验小鼠痛阈[1]。

3. 抑制血小板聚集 本品可抑制血小板的聚集率[1]。

【不良反应】 目前尚未检索到不良反应报道。

【禁忌】 孕妇禁用。

【注意事项】 风湿热痹,关节红肿热痛者不宜使用。

【用法与用量】 口服。一次 6g,一日 2 次;温开水送服。30 天为一疗程。

【规格】 每袋装 6g

【参考文献】 [1]筋骨痛消丸申报资料.

颈复康颗粒

Jingfukang Keli

【药物组成】 黄芪、党参、白芍、威灵仙、秦艽、羌活、丹参、花蕊石(煅)、王不留行(炒)、川芎、桃仁(去皮)、红花、乳香(制)、没药(制)、土鳖虫(酒炙)、苍术、石决明、葛根、地龙(酒炙)、生地黄、黄柏。

【功能与主治】 活血通络,散风止痛。用于风湿瘀阻所致的颈椎病,症见头晕、颈项僵硬、肩背酸痛、手臂麻木。

【方解】 方中黄芪、党参、白芍补中益气,养血荣筋,以扶正祛邪。威灵仙、秦艽祛风除湿,舒筋活络,止痛。羌活祛风胜湿,散寒止痛。丹参、花蕊石、王不留行、川芎、桃仁、红花、乳香、没药、土鳖虫活血化瘀,通络止痛。苍术燥湿健脾,祛风散寒。石决明平肝潜阳,以治头晕。葛根可除颈项僵痛。地龙通络止痛。生地黄清热养阴,黄柏清热燥湿,两药苦寒,可佐制诸辛热食物。诸药合用,共收活血通络、散风止痛之功。

【临床应用】 骨痹 多因风湿瘀阻所致,症见头晕、颈项僵硬、肩背痛,手臂麻木,日久者关节畸形僵硬,舌质淡白,脉缓;颈椎病见上述证候者。

【药理毒理】 本品有抗炎、镇痛和改善血液循环等作用。

1. 抗炎 本品能抑制蛋清所致大鼠足肿胀及琼脂肉芽肿增生,抑制二甲苯所致小鼠耳肿胀[1];降低大鼠足肿胀中 IL-1、TNF-α 和 PGE_2 的含量;减少小鼠腹腔液的渗出[2]。

2. 镇痛 本品可提高小鼠对热刺激致痛的痛阈,减少醋酸致小鼠扭体反应次数[1];提高大鼠温浴法所引起的疼痛的痛阈值[2]。

3. 改善血液循环 本品能增加兔颈内动脉、犬颈椎动脉血流量[3],并可增加小鼠静脉注射肾上腺素后的毛细血管开放数[4]。

4. 其他 本品可减少三氯甲烷致豚鼠中毒性眩晕模型的头摆动和眼球震颤次数,缩短眩晕小鼠跳台潜伏时间[5]。

【不良反应】 本品可引起皮疹瘙痒、恶心、胃部不适。

【禁忌】 孕妇禁用。

【注意事项】 饭后服用,脾胃虚弱者不宜使用。

【用法与用量】 开水冲服。一次 1～2 袋,一日 2 次。饭后服用。

【规格】 每袋装 5g

【参考文献】 [1]李东安,张艳铃,马杰,等.颈必复颗粒抗炎镇痛作用的实验研究.中国中医药信息杂志,2002,9(12):24.

[2]杨宇杰,刘振虹,王春民,等.提取-共沸精馏耦合工艺提取挥发油制备颈复康颗粒的抗炎镇痛作用.中国实验方剂学杂志,2013,19(5):274-278.

[3]陈德钊,赵聚凯,陈庆平,等.颈椎通对兔颈内动脉、犬椎动脉血流量影响的观察.广州医药,1997,28(1):11.

[4]刘宜生.颈椎康细粒对微循环的影响.中国误诊学杂志,2003,3(8):1223.

[5]黄黎明,沙建萍,沈君礼.颈复康颗粒对眩晕小鼠跳台的影响研究.中医杂志,2011,181-182.

麝香壮骨膏

Shexiang Zhuanggu Gao

【药物组成】 药材浸膏(将八角茴香、山柰、生川乌、生草乌、麻黄、白芷、苍术、当归、干姜粉碎成粗粉,用 90% 乙醇制成相对密度约为 1.3 的浸膏)、麝香、薄荷脑、樟脑、冰片、豹骨、水杨酸甲酯、盐酸苯海拉明、硫酸软骨素。

【功能与主治】 祛风除湿,消肿止痛。用于风湿阻络、外伤瘀血所致风湿痛、关节痛、腰痛、神经痛、肌肉痛及扭挫伤。

【方解】 本品为中西药合方制剂。方中药材浸膏具有祛风除湿、散寒止痛、活血行气之功效。麝香、薄荷脑、樟脑、冰片辛香走窜,行气活滞,祛风止痛;豹骨追风定痛,强壮筋骨。水杨酸甲酯外用解痉止痛,盐酸苯海拉明抗炎、抗过敏,硫酸软骨素抗凝,外用以促进局部血液循环。诸药合用,共奏祛风除湿、消肿止痛之功。

【临床应用】

1. 痹病 多为外感风寒湿而致,症见关节痛,腰痛,不肿或肿胀而不红不热,遇寒加重,得热症减,不发热或微热,小便清长,舌苔淡白或白腻,脉弦紧或浮紧;风湿性关节炎、类风湿关节炎见上述证候者。

2. 扭挫伤 多因外伤而致,症见伤处青红紫斑,痛如针刺,肿闷胀,不敢触摸,活动受限,舌质紫黯,脉弦涩;软组织损伤、挫伤见上述证候者。

此外,本品还有用于治疗肌内注射后硬结、静脉炎的报道。

【不良反应】　文献报道,使用本品引起接触性皮炎1例[1]。

【禁忌】　孕妇禁用。

【注意事项】

1. 风湿热痹,关节红肿热痛者不宜使用。

2. 皮肤破损处不宜使用。

3. 皮肤过敏者不宜使用。

4. 忌食生冷、油腻及不易消化食物。

【用法与用量】　外用。贴于患处。

【参考文献】　[1]郭金凤.麝香壮骨膏致接触性皮炎.药物不良反应杂志,2004,(2):132.

养血荣筋丸
Yangxue Rongjin Wan

【药物组成】　当归、何首乌(黑豆酒炙)、党参、白术(麸炒)、铁丝威灵仙(酒炙)、续断、桑寄生、补骨脂(盐炒)、伸筋草、透骨草、油松节、鸡血藤、赤芍、赤小豆、木香、陈皮。

【功能与主治】　养血荣筋,祛风通络。用于陈旧性跌打损伤,症见筋骨疼痛、肢体麻木、肌肉萎缩、关节不利。

【方解】　方中当归甘温质润,长于补血活血,为养血之圣药;何首乌功善补肝肾、益精血,共为君药。党参、白术健脾益气,以助精血之生成;威灵仙辛散温通,祛风除湿,通络止痛;续断、桑寄生、补骨脂补肝肾、强筋骨,以助祛风通络之效,为臣药。伸筋草、透骨草、油松节祛风除湿、通络止痛;鸡血藤行血补血,舒筋活络;赤芍凉血散瘀止痛;赤小豆消肿解毒;木香、陈皮行气止痛,共为佐药。诸药合用,共奏养血荣筋、祛风通络之功。

【临床应用】　跌打损伤　多因跌打损伤失治误治或久治不愈所导致的经络不通、气血不荣筋脉,而出现的局部疼痛、压痛、肢体麻木、肌肉萎缩、关节不利;网球肘、桡骨茎突狭窄性腱鞘炎、扳机指、膝关节内外侧副韧带损伤、髌下脂肪垫损伤、跟腱周围炎、跟痛症、骨性关节炎见上述证候者。

【不良反应】　目前尚未检索到不良反应报道。

【禁忌】　孕妇禁用。

【注意事项】　肝功能异常者慎用。

【用法与用量】　口服。一次1~2丸,一日2次。

【规格】　每丸重9g

骨增生镇痛膏
Guzengsheng Zhentong Gao

【药物组成】　生川乌、生草乌、细辛、白芥子、干姜、羌活、独活、猪牙皂、生半夏、生天南星、桉油、樟脑、雄黄、红花、川芎、当归尾、姜黄、骨碎补、栀子。

【功能与主治】　温经通络,祛风除湿,消瘀止痛。用于风湿瘀阻所致骨性关节炎、风湿性关节炎,症见关节肿胀、麻木、疼痛、活动受限。

【方解】　方中生川乌、生草乌温通经脉,祛风散寒除湿;细辛辛温,祛风散寒;白芥子温中散寒,利气散结,通络止痛;干姜温中逐寒,回阳通脉;羌活、独活祛风胜湿,散寒止痛,共以温经散寒、祛风散寒。猪牙皂通窍涤痰;生半夏、生天南星燥湿化痰;红花为通滞活血要剂,活血通经,祛瘀止痛;川芎活血行气,祛风止痛;当归通脉活血止痛;姜黄破血行气,通经止痛;骨碎补补肾强骨,活血续伤。合以行气活血、化痰散结、消肿止痛。桉油缓解肌肉痛,消炎止痛;樟脑消肿止痛;雄黄解毒消肿。栀子清热凉血,外用疗伤止痛,且可防止温燥太过。诸药合用,共奏温经通络、祛风除湿、消瘀止痛之功效。

【临床应用】

1. 骨痹　多系血瘀气滞,风寒之邪阻滞,经络不通所致,症见关节肿胀,麻木,疼痛,活动受限;骨性关节炎见上述证候者。

2. 痹病　多为外感风寒湿而致,症见关节痛,不肿或肿胀而不红不热,遇寒加重,遇热则减,不发热或微热,小便清长,舌苔淡白或白腻,脉弦紧或浮紧;风湿性关节炎见上述证候者。

【不良反应】　目前尚未检索到不良反应报道。

【禁忌】

1. 皮肤破损处禁用。

2. 孕妇禁用。

【注意事项】

1. 热痹痛者慎用。

2. 使用本品引起皮疹或过敏反应,停止使用。

【用法与用量】　外用。贴患处,一日1~2次。

【规格】　7cm×10cm

消肿止痛酊
Xiaozhong Zhitong Ding

【药物组成】　大罗伞、小罗伞、黄藤、栀子、三棱、莪术、川芎、木香、沉香、五加皮、牛膝、红杜仲、防风、荆芥、白芷、薄荷脑、细辛、桂枝、徐长卿、两面针、樟脑。

【功能与主治】 舒筋活络,消肿止痛。用于跌打扭伤,风湿骨痛,无名肿毒及腮腺炎肿痛。

【方解】 方中大罗伞、小罗伞清热解毒,祛风止痛,活血消肿;黄藤、栀子清热解毒;三棱、莪术、川芎活血化瘀;木香、沉香理气止痛;五加皮、牛膝、杜仲坚筋骨,通经络;防风、荆芥、白芷、薄荷脑祛风通络止痛;细辛、桂枝温经散寒;徐长卿止痛;两面针活血行气以助止痛之力;樟脑辛散走窜,温经通脉,行滞止痛。诸药合用,共奏舒筋活络、消肿止痛之效。

【临床应用】

1. 跌打扭伤 多因外伤而致,症见伤处青红紫斑,痛如针刺,肿闷胀,不敢触摸,活动受限,舌质紫黯,脉弦涩;软组织损伤、扭伤见上述证候者。

2. 痹病 多因外感风湿而致,症见关节肿胀、麻木痛,屈伸不利,舌苔淡白或白腻,脉弦紧或浮紧;风湿性关节炎、类风湿关节炎见上述证候者。

3. 无名肿毒 多因瘀血痰结凝聚所致,症见患处皮肤灼热,突起根浅,肿势扩大或漫肿如馒,坚硬根深,顶有脓头,恶寒发热,口渴,小便黄赤,舌红,苔黄腻,脉弦数;疖肿、痈、毛囊炎见上述证候者。

4. 痄腮 多因温毒内侵双颐所致,症见双侧颐颌间发病,漫肿,局部硬痛,不会化脓;腮腺炎上述证候者。

【不良反应】 目前尚未检索到不良反应报道。

【禁忌】

1. 孕妇禁用。

2. 对酒精过敏者禁用。

【注意事项】

1. 外用时不宜擦腹部。

2. 痄腮患者注意及时隔离,以防传染。

【用法与用量】 外用,擦患处。口服,必要时饭前服用,一次5~10ml,一日1~2次。

双虎肿痛宁

Shuanghu Zhongtong Ning

【药物组成】 搜山虎、黄杜鹃根、生川乌、生草乌、生天南星、生半夏、樟脑、薄荷脑。

【功能与主治】 化瘀行气,消肿止痛,舒筋活络,祛风除湿。用于跌打损伤,风湿痹症,症见关节、筋肉局部肿胀疼痛,活动受限。

【方解】 方中搜山虎、黄杜鹃根祛风除湿、舒筋活络,为君药。生川乌、草乌辛热苦燥,祛风除湿、温经散

寒,有明显的止痛作用,为治风寒湿痹之佳品,增强君药祛风除湿、活络止痛之力,为臣药。生天南星辛温,能消肿散结止痛;生半夏消肿止痛;樟脑辛香行散,消肿止痛;薄荷脑消肿止痛,为佐药。诸药合用,共奏化瘀行气、消肿止痛、舒筋活络、祛风除湿之功。

【临床应用】

1. 跌打损伤 由于各种直接、间接暴力所致,症见局部肌肉、筋膜损伤而见瘀肿,疼痛剧烈,关节功能受限;软组织损伤见上述证候者。

2. 痹病 多由感受风寒湿,经络闭阻所致,症见关节肿胀,疼痛剧烈,屈伸不利;风湿性关节炎、类风湿关节炎见上述证候者。

【不良反应】 目前尚未检索到不良反应报道。

【禁忌】 孕妇禁用。

【注意事项】

1. 皮肤破损处不宜使用。

2. 热痹者不宜使用。

3. 外用本品引起过敏反应者,应立即停药。

【用法与用量】 外用。一日3~4次,外擦患处。

骨刺消痛片

Gucixiaotong Pian

【药物组成】 川乌(制)、草乌(制)、穿山龙、薏苡仁、红花、秦艽、白芷、萆薢、天南星(炙)、当归、徐长卿、甘草。

【功能与主治】 祛风止痛。用于风湿痹阻、瘀血阻络所致的痹病,症见关节疼痛、腰腿疼痛、屈伸不利;骨性关节炎、风湿性关节炎、风湿痛见上述证候者。

【方解】 方中制川乌、制草乌祛风除湿、散寒止痛,为君药。穿山龙祛风除湿、活血通络,薏苡仁渗湿除痹、舒筋止痛,红花活血通经、化瘀止痛,共为臣药。秦艽、白芷祛风除湿、通痹止痛,萆薢利湿祛浊除痹,天南星祛经络风痰而消肿,当归活血养血、散寒止痛,徐长卿活血通络止痛,共为佐药。甘草调和诸药,为使药。诸药合用,共奏祛风散寒、化瘀止痛之效。

【临床应用】 **痹病** 风湿痹阻所致之关节疼痛,局部畏寒,遇寒或活动后加重,得热痛减,休息后关节僵硬,关节屈伸不利,舌质淡红,舌苔薄白或腻,脉浮缓或濡缓;骨性关节炎,风湿性关节炎见上述证候者。

【不良反应】 目前尚未检索到不良反应报道。

【禁忌】 孕妇禁用。

【注意事项】

1. 湿热痹不宜使用。

2. 本品应在医生指导下使用,不可过量服用。

3. 心脏病患者慎用。

【用法与用量】 口服。一次 4 片,一日 2～3 次。

关节止痛膏
Guanjie Zhitong Gao

【药物组成】 辣椒流浸膏、樟脑、薄荷素油、颠茄流浸膏、水杨酸甲酯、碘、碘化钾、盐酸苯海拉明。

【功能与主治】 活血散瘀,温经镇痛。用于寒湿瘀阻经络所致风湿关节痛及关节扭伤。

【方解】 本品为中西合方制剂。方中辣椒流浸膏祛风行血、散寒除湿,可以治疗腰腿疼痛及外科炎症。樟脑辛热,通窍止痛,具有辛香走窜开窍之功效,外达肌表,内透筋骨。薄荷素油祛风止痛。颠茄流浸膏解痉止痛。水杨酸甲酯具有解除肌肉疼痛、关节疼痛及神经痛作用。碘、碘化钾杀菌消毒。盐酸苯海拉明麻醉止痛,抗过敏。诸药合用,共收活血散瘀、温经镇痛之功。

【临床应用】

1. 痹病 多为外感风寒湿、经络瘀阻所致,症见关节痛,不肿或肿胀而不红不热,遇寒加重,遇热则减,舌苔淡白或白腻,脉弦紧或浮紧;风湿性关节炎、类风湿关节炎见上述证候者。

2. 关节扭伤 多由外力诸如跌打、扭挫所致,症见关节局部肿胀,疼痛,活动受限而未见皮肤破损;急性闭合性关节损伤见上述证候者。

【药理毒理】 本品有镇痛、抗炎、改善微循环作用。

1. 镇痛 本品可减少醋酸致小鼠的扭体反应次数,延长扭体反应潜伏期;提高热板法试验小鼠痛阈[1,2]。

2. 抗炎 本品能抑制二甲苯所致小鼠耳肿胀[2]。

3. 改善微循环 本品可增加小鼠耳廓毛细血管开放数[2]。

【不良反应】 本品可引起皮疹、瘙痒、灼热过敏反应。

【禁忌】 孕妇禁用。

【注意事项】

1. 风湿热痹、关节红肿热痛者不宜使用。

2. 本品忌贴于创伤处,有皮肤病者慎用。

3. 外擦引起过敏反应者,应立即停药。

【用法与用量】 贴患处。

【规格】 7cm×10cm

【参考文献】 [1]马克昌,朱太,刘万智,等.平乐活血止痛膏改良剂型止痛效果的实验观察.中国正骨,1994,6(10):21.

[2]杨中林,卢露,刘双跃.活血化瘀膜剂的药效实验研究.江苏

药学与临床研究,2000,8(2):3.

麝香镇痛膏
Shexiang Zhentong Gao

【药物组成】 麝香、生川乌、辣椒、红茴香根、樟脑、水杨酸甲酯、颠茄流浸膏。

【功能与主治】 散寒,活血,镇痛。用于寒湿瘀阻经络所致痹病及关节扭伤,青紫肿痛,活动受限。

【方解】 本方为中西合方制剂。方中麝香具有开窍、辟秽、通络散瘀功效。生川乌祛寒湿,散风邪,温经止痛。辣椒祛风行血,散寒除湿。红茴香根祛风通络,散瘀止痛。樟脑辛热,通窍止痛,辛香走窜开窍,外达肌表,贯穿经脉,内透筋骨。水杨酸甲酯具有解除肌肉疼痛、关节疼痛及神经痛作用。颠茄流浸膏解痉止痛。诸药合用,共收散寒、活血、镇痛之功。

【临床应用】 痹病 多为外感风寒湿邪、凝滞经络所致,症见关节肿胀、疼痛、屈伸不利或不肿不热,遇寒加重,遇热则减,不发热或微热,小便清长,舌苔淡白或白腻,脉弦紧或浮紧;风湿性关节炎、类风湿关节炎见上述证候者。

【不良反应】 目前尚未检索到不良反应报道。

【禁忌】 孕妇禁用。

【注意事项】

1. 风湿热痹、关节红肿热痛者不宜使用。

2. 本品忌贴于创伤处,有皮肤病者慎用。

3. 外擦引起过敏反应者,应立即停药。

【用法与用量】 贴患处。

【规格】 7cm×10cm

一枝蒿伤湿祛痛膏
Yizhihao Shangshi Qutong Gao

【药物组成】 复方一枝蒿流浸膏(由雪上一枝蒿、生草乌、生川乌、生水半夏、生南星、红花、豨莶草、羌活、独活、川芎、药用辣椒组成)、樟脑、冰片、薄荷脑、颠茄流浸膏、冬青油。

【功能与主治】 祛风除湿,散寒活血,消肿止痛。用于寒湿瘀阻经络所致关节疼痛,亦用于扭伤。

【方解】 本方为中西合方制剂。以雪上一枝蒿、生草乌、生川乌祛风除湿、温经散寒、通痹止痛,为君药。生水半夏、生南星燥湿化痰,散结止痛,豨莶草、羌活、独活、辣椒祛风胜湿,通络止痛,红花、川芎行气活血,消肿止痛,共为臣药。樟脑辛热,通窍止痛,辛香走窜开窍,

外达肌表,贯穿经脉,引药内透筋骨。冰片通诸窍、散郁火,消肿止痛。薄荷脑祛风止痛。颠茄流浸膏、冬青油具有解痉止痛作用。诸药合用,共收祛风除湿、散寒活血、消肿止痛之功。

【临床应用】

1. 痹病 多为外感风寒湿、经络瘀阻所致,症见关节痛,不肿或肿胀而不红不热,遇寒加重,遇热则减,不发热,舌苔淡白或白腻,脉弦紧或浮紧;风湿性关节炎、类风湿关节炎见上述证候者。

2. 跌打损伤 多由外伤、扭挫所致,症见关节局部肿胀,疼痛,活动受限而未见皮肤破损;急性闭合性关节损伤见上述证候者。

【不良反应】 本品可引起局部皮肤过敏反应。

【禁忌】 孕妇禁用。

【注意事项】

1. 风湿热痹、关节红肿热痛者不宜使用。

2. 凡对橡胶膏过敏或皮肤糜烂、破裂者不宜使用。

3. 使用中如皮肤发痒或变红,应立即取下。

【用法与用量】 外用。贴于患处。

【规格】 5cm×6.5cm

止痛透骨膏

Zhitong Tougu Gao

【药物组成】 急性子、白芷、藤黄、威灵仙、川芎、蜂蜜。

【功能与主治】 祛风散寒,活血行滞,通络止痛。用于风寒瘀阻所致的腰、膝部骨性关节炎,症见关节疼痛、肿胀、功能障碍、舌质黯或有瘀斑。

【方解】 方中急性子性味苦辛温,具有破血消肿软坚之功能,故为君药。白芷解表散风、燥湿消肿、活血止痛,藤黄活血化瘀、消肿止痛,合以辅助君药活血行滞,消肿止痛,为臣药。威灵仙辛散温通,祛风除湿,宣通十二经,通络止痛;川芎活血行气,为血中气药,具有活血祛风,消肿止痛之功,两药佐助君臣药祛风胜湿,散寒活血,增强其通络止痛之功,为佐药。蜂蜜性味甘平,缓和药性,又为赋形剂,为使药。诸药合用,共收祛风散寒、活血行滞、通络止痛之功。

【临床应用】 骨痹 多因风寒湿邪凝滞于经络所致,症见腰、膝部痛有定处,肢重步艰,重着而痛,遇风、寒、湿邪加重,自觉肢端冷痹,得温热减轻,多有下肢麻木刺痛感,舌质黯或有瘀斑,脉沉而迟缓;骨性关节炎、创伤性关节炎、强直性脊柱炎、脊柱骨关节病见上述证候者。

【药理毒理】 本品有抗炎、镇痛作用。

1. 抗炎 本品可抑制大鼠棉球肉芽肿、角叉菜胶性足肿胀及佐剂性关节炎[1]。

2. 镇痛 本品对热板法、扭体法及尾部电刺激法致痛实验小鼠有镇痛作用[1]。

【不良反应】 目前尚未检索到不良反应报道。

【禁忌】

1. 孕妇禁用。

2. 皮肤破损处禁用。

【注意事项】

1. 关节红肿热痛者不宜使用。

2. 不可过量、久用。

3. 使用本品引起过敏反应者,应立即停药。

【用法与用量】 外用。先将皮肤患处洗净拭干,然后将贴膏塑料膜揭去,把药贴在患处。腰椎部位,贴药时取坐姿,每次3～5贴;膝关节部位,贴药时屈膝约90°,每次2～4贴;屈伸不利者,可加贴委中穴1贴,48小时换药1次,可连续贴敷2周。

【规格】 每贴净重7g

【参考文献】 [1]止痛透骨膏新药申报资料.

附桂骨痛胶囊(颗粒、片)

Fugui Gutong Jiaonang(Keli,Pian)

【药物组成】 附子(制)、制川乌、肉桂、党参、当归、炒白芍、淫羊藿、醋乳香。

【功能与主治】 温阳散寒,益气活血,消肿止痛。用于阳虚寒湿型颈椎及膝关节增生性关节炎。症见骨节疼痛、屈伸不利、麻木肿胀,遇热则减,畏寒肢冷。

【方解】 本方以大辛大热之附子补火助阳、散寒止痛,川乌祛风除湿、温经止痛,为君药。党参健脾益气、以资化源,当归补血养血、通脉止痛,白芍养血滋阴、柔筋止痛,淫羊藿益精气、强腰膝,共为臣药。乳香香窜通经、活血伸筋、消肿定痛,肉桂散寒止痛、活血通经,以增强附子、乌头的温阳散寒作用,共为佐药。诸药合用,共收温阳散寒、益气活络、消肿止痛之功。

【临床应用】 骨痹 阳虚寒湿所致的颈椎及膝关节增生性关节炎。症见骨关节疼痛、屈伸不利、麻木肿胀、遇热则减、畏寒肢冷。

此外,本品还有治疗骨性关节炎的文献报道[1]。

【药理毒理】 本品有抗炎及抗骨关节增生、抗滑膜炎等作用。

1. 抗炎 本品可抑制大鼠蛋清性足肿胀、巴豆油性小鼠耳肿胀及醋酸致小鼠扭体反应[2]。桂骨痛胶囊可抑制蛋清性大鼠足跖肿胀,醋酸性小鼠腹腔毛细血管通透性增高及小鼠棉球肉芽肿增生[3]。

2. 镇痛　本品可减少甲醛致痛大鼠抬足次数、提高小鼠热板法致痛的痛阈、减少醋酸致扭体次数并延长扭体潜伏期[3]。

3. 抗骨关节增生　附桂骨痛片对实验性家兔骨关节软骨增生有抑制作用[4]。

4. 抗滑膜炎　本品可降低膝骨性关节炎模型兔关节液中一氧化氮含量以及软骨和滑膜组织中一氧化氮合酶含量,减少软骨细胞凋亡,促进软骨基质合成并抑制其分解[5]。

5. 提高免疫功能　本品可降低胶原诱导性关节炎小鼠 T 淋巴细胞转化率,抑制 T 淋巴细胞增殖[6]。

6. 改善血液流变性　本品能降低寒冷刺激致急性血瘀症模型大鼠的全血黏度、血浆黏度及纤维蛋白原黏度[7]。

【不良反应】　本品可引起胃部不适。

【禁忌】　孕妇及有出血倾向者禁用。

【注意事项】

1. 阴虚内热者不宜使用。

2. 服药期间注意血压变化。

3. 高血压、心脏病变、严重消化道疾病慎用。

【用法与用量】　胶囊剂:口服,一次 6 粒(或 4～6 粒),一日 3 次。颗粒剂:口服,一次 5g,一日 3 次。片剂:口服,一次 6 片,一日 3 次。饭后服。3 个月为一个疗程;如需继续治疗,必须停药一个月后遵医嘱服用。

【规格】　胶囊剂:每粒装 0.33g

颗粒剂:每袋装 5g

片剂:片重 0.33g

【参考文献】　[1]段华.附桂骨痛颗粒治疗骨性关节炎(阳虚寒湿型)临床观察.中成药,2012,34(9):1666～1669.

[2]附桂骨痛片新药申报资料.

[3]岳兴如,阮耀,刘萍,等.附桂骨痛胶囊的抗炎镇痛作用研究.时珍国医国药,2007,18(5):1323.

[4]侯建平,杨树荣,张恩户,等.蠲痹抗生丸对实验性家兔骨增生及关节肿胀的影响.陕西中医学院学报,2002,25(4):7.

[5]祁传才,于宝云,王伟卓.附桂骨痛胶囊对膝关节骨性关节炎 NO 及 iNOS 影响的实验研究.陕西中医学院学报,2007,30(4):65.

[6]杨长江,卢健.附桂骨痛胶囊对 T 淋巴细胞转化影响的实验研究.现代中医药,2007,27(5):74.

[7]马晓莹,杨甫昭,惠爱武,等.附桂骨痛颗粒对急性血瘀模型大鼠血液流变学的实验研究.陕西中医,2012,33(6):752.

通络祛痛膏

Tongluo Qutong Gao

【药物组成】　当归、川芎、红花、山柰、花椒、胡椒、丁香、肉桂、干姜、荜茇、大黄、薄荷脑、冰片、樟脑。

【功能与主治】　活血通络,散寒除湿,消肿止痛。用于腰部、膝部骨性关节病瘀血停滞、寒湿阻络证,症见关节刺痛或钝痛,关节僵硬,屈伸不利,畏寒肢冷。用于颈椎病(神经根型)瘀血停滞、寒湿阻络证,症见颈项疼痛、肩臂疼痛、颈项活动不利、肢体麻木、畏寒肢冷、肢体困重。

【方解】　方中当归补血活血、通脉止痛,川芎活血行气、祛风止痛,红花活血通经、祛瘀止痛,三药合用,活血通络、消肿止痛,共为君药。山柰温中除湿、行气止痛,花椒、胡椒温中散寒、下气止痛,丁香温中暖肾、行气止痛,肉桂散寒止痛、补火壮阳、温经止痛,干姜温中逐寒、回阳通脉,荜茇温中散寒止痛,合以辅助君药温经散寒、通络止痛,以祛经脉筋骨之寒湿邪气,共为臣药。大黄逐瘀通经、凉血消肿,兼可佐制辛热温燥食物耗伤阴津;薄荷脑祛风止痛;冰片开散郁火,消肿止痛;樟脑消肿止痛,二药走窜,外达肌表,内透筋骨,为佐使药。诸药合用,共收活血通络、散寒除湿、消肿止痛之功。

【临床应用】　骨痹　多因外感寒湿瘀阻脉络所致,症见腰腿疼痛有定处,重着而痛,肢重步艰,遇寒湿之邪后腰腿疼痛加重,自觉肢端冷痹,得温热减轻,多有下肢麻木刺痛感,苔白腻,脉沉而迟缓;骨性关节炎、创伤性关节炎、强直性脊柱炎、脊柱骨关节病见上述证候者。

【药理毒理】　本品有抗炎、镇痛等作用。

1. 抗炎　本品可抑制二甲苯所致小鼠耳肿胀,抑制蛋清和角叉菜胶所致的大鼠足肿胀[1,2]。

2. 镇痛　本品可减少醋酸所致小鼠扭体反应次数,提高热板法致痛小鼠的痛阈,提高热辐射致痛大鼠的痛阈[1,2]。

【不良反应】　目前尚未检索到不良反应报道。

【禁忌】

1. 孕妇禁用。

2. 皮肤破损处禁用。

【注意事项】

1. 关节红肿热痛者不宜使用。

2. 对橡胶膏剂过敏者慎用。

【用法与用量】　外用,贴患处。腰部、膝部骨关节病,一次 1～2 贴,一日 1 次,15 天为一疗程;颈椎病(神经根型)一次 2 贴,一日 1 次,21 天为一疗程。

【规格】 7cm×10cm

【参考文献】 [1]李沛,廉武星,李莉.活络止痛膏抗炎镇痛活血作用的实验研究.中医正骨,2003,15(9):13-14.

[2]通络祛痛膏新药申报资料.

骨痛灵酊

Gutongling Ding

【药物组成】 雪上一枝蒿、干姜、国产血竭、乳香、没药、冰片。

【功能与主治】 温经散寒,祛风活血,通络止痛。用于骨性关节炎、风湿性关节炎、类风湿关节炎风寒瘀阻证,症见筋骨肌肉疼痛麻木、关节不利、活动受限者。

【方解】 方中雪上一枝蒿祛风除湿、活血止痛,干姜温经散寒止痛,为君药。国产血竭、乳香、没药活血消肿、散瘀止痛,为臣药。冰片辛香走窜、消肿止痛,为佐药。诸药合用,共奏温经散寒、祛风通络、活血止痛之效。

【临床应用】

1. 骨痹 多因风寒湿瘀阻而致,症见颈腰腿部痛有定处,重着而痛,肢重步艰,遇风、寒、湿邪后颈腰腿痛加重,自觉肢端冷痛,得温热减轻,多有下肢麻木刺痛感,苔白腻,脉沉而迟缓;骨性关节炎、创伤性关节炎、强直性脊柱炎、脊柱骨关节病见上述证候者。

2. 痹病 多为外感风寒湿邪、经络瘀阻而致,症见关节痛不肿或肿胀而不红不热,遇寒加重,得热症减,不发热或微热,小便清长,舌苔淡白或白腻,脉弦紧或浮紧;风湿性关节炎、类风湿关节炎见上述证候者。

【不良反应】 目前尚未检索到不良反应报道。

【禁忌】

1. 皮损处禁用。

2. 对酊剂过敏者禁用。

【注意事项】

1. 风湿热痹、关节红肿热痛者不宜使用。

2. 不可内服。

3. 用药后3小时内不得吹风,不接触冷水。

4. 本品放置后稍有浑浊,不影响疗效。

【用法与用量】 每次取本品25ml,浸于纱布上,贴患处,覆盖一层塑料薄膜,再盖3～4层毛巾,用热水袋(水温90℃左右)置于毛巾上热敷,胸、腰部位敷40分钟,其余部位敷30分钟,一日1次;20天为一疗程。

【规格】 每瓶装 (1)100ml (2)250ml

腰痛宁胶囊

Yaotongning Jiaonang

【药物组成】 马钱子粉(调制)、全蝎、乳香、没药、土鳖虫、僵蚕、川牛膝、苍术、麻黄、甘草。

【功能与主治】 消肿止痛,疏散寒邪,温经通络。用于寒湿瘀阻经络所致的腰椎间盘突出症、坐骨神经痛、腰肌劳损、腰肌纤维炎、风湿性关节痛,症见腰腿痛、关节痛及肢体活动受限者。

【方解】 方中马钱子善散结消肿止痛,为伤科疗伤止痛之佳品,配伍全蝎更增其通络止痛之效,共为君药。乳香辛香走窜、散瘀止痛、活血消肿,没药活血化瘀、行气止痛,共为臣药。土鳖虫、僵蚕消肿散结止痛,川牛膝归肝、肾经,可活血通络、补肝肾、强筋骨,苍术祛风除湿,麻黄散寒通滞,以上共为佐药。甘草调和诸药,为使药。诸药配伍,共奏消肿止痛、疏散寒邪、温经通络之功。

【临床应用】 **腰腿痛** 多因寒湿瘀阻经络所致,症见腰腿疼痛,屈伸不利,动则加剧,舌淡,边有瘀斑,脉沉涩;腰椎间盘突出症、坐骨神经痛、腰肌劳损、腰肌纤维炎、风湿及类风湿关节炎见上述证候者。

【药理毒理】 本品有镇痛等作用。

1. 镇痛 本品及超微细粉剂均能延长热板法致痛小鼠疼痛潜伏期,减少醋酸所致小鼠扭体反应次数[1];降低坐骨神经对刺激的敏感度[2]。

2. 其他 本品能增加大鼠压迫损伤后腰神经根组织中的脑源性神经营养因子和神经营养素-3的表达,有促进损伤神经再生修复作用[3]。

3. 毒理 本品大鼠连续给药90天时,300mg/kg剂量可升高碱性磷酸酶、肌酐,降低白蛋白,部分大鼠出现肝细胞脂肪变性,肾脏近曲小管上皮细胞高度水肿,轻度脂肪变性,管腔变大,肾小管内可见红细胞管型,肾间质少量炎细胞浸润。150mg/kg剂量可升高碱性磷酸酶,降低总蛋白和白蛋白,部分大鼠出现肝细胞脂肪变性。给药180天时,37.5mg/kg、75mg/kg、150mg/kg、300mg/kg剂量可降低血白蛋白,升高肌酐,部分大鼠肝细胞轻度脂肪变性。停药30天后,大鼠体重、摄食量、活动、外周血象、重要器官脏器系数均正常。生化指标检查,各给药组同空白对照组比较肌酐升高。病理学检查各组各脏器均未发现明显改变。

【不良反应】 文献报道,本品引起严重过敏反应[5,6]、大疱表皮松解坏死型药疹[7]、血压升高[8,9]。

【禁忌】 孕妇及小儿禁用。

【注意事项】

1. 宜饭后服用。

2. 本品应在医生指导下使用，不可过服、久服或多次服用[9]。

3. 心脏病、高血压病患者慎用。

4. 过敏体质者慎用。

【用法与用量】　黄酒兑少量温开水送服。一次 4～6 粒，一日 1 次。睡前半小时服或遵医嘱。

【规格】　每粒装 0.3g

【参考文献】　[1]杨宇杰，宋成军，王春民，等.超微细粉腰痛宁胶囊镇痛作用的量效关系.中医临床康复，2005,9(30):160.

[2]计福全.腰痛宁胶囊临床疗效及特点.中草药，1997,28(2):125.

[3]侯莉娟，郝银丽，王拥军.腰神经根压迫性损伤及药物干预后 BDNF 和 NT-3 含量的研究.中国中医骨伤科杂志，2008,16(9):23.

[4]李兰芳，李国风，解丽君，等.腰痛宁胶囊的毒理学研究.时珍国医国药，2005,16(11):1102.

[5]蔡玉芝，谢凡，赵海玲.腰痛宁致严重过敏 1 例.枣庄医药，1996,(5):100.

[6]陈坤全，李益生.腰痛宁胶囊致严重过敏 1 例.海峡药学，2008,(8):174-175.

[7]王培，杨学武，栗君.口服"腰痛宁"胶囊致大疱表皮松解坏死型药疹 1 例报告.中国临床康复，2002,6(15):2299.

[8]常文华，陆斌.腰痛宁胶囊致血压升高 4 例.新疆中医药，2008,26(4):36-35.

[9]冯巧巧，李泮海，张力.腰痛宁胶囊的安全评价及合理使用.中国药物警戒，2009,6(9):537-540.

穿龙骨刺片
Chuanlong Guci Pian

【药物组成】　穿山龙、淫羊藿、狗脊、川牛膝、熟地黄、枸杞子。

【功能与主治】　补肾健骨，活血止痛。用于肾虚血瘀所致的骨性关节炎，症见关节疼痛。

【方解】　方中穿山龙具有祛风止痛、温经活血、舒经活络之功效，淫羊藿益精气、强腰膝，共为君药。狗脊补肝肾、强筋骨、利关节，川牛膝逐瘀通经、祛风除湿、引血下行、补肝肾、强筋骨，共为臣药。熟地黄、枸杞子养血滋阴、补肾填精，共为佐药。诸药合用，共奏补肾健骨、活血止痛之功效。

【临床应用】　骨痹　多由肾虚血瘀所致腰膝关节疼痛，畏寒肢冷，遇寒加重，得热则缓；腰部及膝部骨性关节炎所见上述证候者。

【不良反应】　目前尚未检索到不良反应报道。

【禁忌】　尚不明确。

【注意事项】

1. 关节红肿热痛者不宜使用。

2. 服药期间遇有感冒发热、腹泻，应暂停服用。

3. 孕妇慎用。

【用法与用量】　口服。一次 6～8 片，一日 3 次。

【规格】　每片重 0.5g

抗骨增生胶囊（丸、颗粒、口服液、片、糖浆）
Kangguzengsheng Jiaonang
（Wan，Keli，Koufuye，Pian，Tangjiang）

【药物组成】　熟地黄、肉苁蓉（酒蒸）、鸡血藤、狗脊（盐制）、女贞子（盐制）、淫羊藿、骨碎补、莱菔子（炒）、牛膝。

【功能与主治】　补腰肾，强筋骨，活血止痛。用于骨性关节炎肝肾不足、瘀血阻络证，症见关节肿胀、麻木、疼痛、活动受限。

【方解】　方中熟地黄养血滋阴、补精益髓，肉苁蓉补肾阳、益肾精、壮筋骨，鸡血藤活血舒筋、通利血脉，共为君药。狗脊补肝肾、除风湿、健腰膝、利关节，女贞子补益肝肾、强健腰膝，淫羊藿补肾壮阳、强腰膝、祛风除湿，骨碎补补肾强骨、活血续伤，合以辅助君药补肝肾、强筋骨，以上诸药共为臣药。莱菔子消食利气，使滋补诸品无阻碍气机之弊，共为佐药。牛膝逐瘀通经、引血下行、补肝肾、强筋骨，兼为佐使食物。诸药合用，共收补肝肾、强筋骨、活血止痛之功。

【临床应用】　骨痹　多因肝肾不足、瘀血阻络所致，症见关节肿胀，麻木，疼痛，活动受限，苔白腻，脉沉而迟缓；骨性关节炎、创伤性关节炎、强直性脊柱炎、脊柱骨关节病见上述证候者。

【药理毒理】　本品有抗炎、镇痛、改善血液流变性、促进骨折愈合等作用。

1. 抗炎　本品能抑制二甲苯所致小鼠耳肿胀，抑制角叉菜胶所致大鼠足肿胀[1]；可提高木瓜蛋白酶致大鼠骨关节炎模型的关节滑膜 SOD 活性，降低 MDA 及血清中的 NO、NOS、IL-1β、TNF-α 的水平[2]。抗骨增生片能抑制木瓜蛋白酶关节腔注射致实验性膝骨关节炎模型的兔关节炎软骨和滑膜的病理损伤，抑制尿激酶型纤溶蛋白酶原激活物及其受体、白细胞介素-1、p38 丝裂原活化蛋白激酶、半胱氨酸天冬氨酸特异性蛋白酶-3、基质金属蛋白酶-1、凋亡抑制基因 bax、一氧化氮等的表达；上调软骨细胞 bFGF 蛋白及 mRNA、基质金属蛋白酶特异性抑制剂-1、胰岛素样生长因子-1、Ⅱ型胶原、凋亡调控基因 bcl-2 及超氧化物歧化酶合成,阻止炎症因子对软骨细胞及其基质的损害[9-11]。

2. 镇痛 本品能减轻醋酸所致小鼠扭体反应数,提高小鼠热板致痛痛阈[1]。

3. 改善血液流变性 抗骨增生片能降低家兔低切变率下的全血表观黏度、血浆比黏度、血浆中纤维蛋白原含量、高切还原黏度、低切还原黏度[12]。抗骨增生丸亦可降低小鼠的全血及血浆黏度[13]。

4. 促进骨折愈合 本品能增加大鼠骨折模型骨痂的密度值和骨痂直径[14]。

5. 其他 本品含药血清能够抑制白细胞介素-1β诱导的软骨细胞凋亡,降低基质金属蛋白酶 13 水平[15]。

【不良反应】 目前尚未检索到不良反应报道。

【禁忌】 尚不明确。

【注意事项】

1. 关节红肿热痛者不宜使用。

2. 孕妇慎用。

【用法与用量】 胶囊剂:口服,一次 5 粒,一日 3 次。丸剂:口服,水蜜丸一次 2.2g,小蜜丸一次 3g,大蜜丸一次 1 丸,一日 3 次。颗粒剂:吞服,每次 1 袋,一日 3 次。口服液:口服,一次 10ml,一日 3 次。片剂:口服,一次 4片,一日 2 次。糖浆:口服,一次 10～15ml,一日 3 次。

【规格】 胶囊剂:每粒装 0.35g

丸剂:大蜜丸每丸重 3g

颗粒剂:每袋装 2.5g

口服液:每支装 10ml

片剂:片重 0.3g

糖浆:每瓶装(1)10ml　(2)150ml

【参考文献】 [1]吉璐宏,白书臣,叶俊星.骨痛胶囊抗炎、镇痛作用及急性毒性试验的实验研究.湖北中医杂志,2006,28(3):6.

[2]周军,刘晓海,宋亚玲,等.抗骨增生胶囊对大鼠骨性关节炎的实验研究.中国实验方剂学杂志,2012,18(19):145-148.

[3]汪福东,郭义娟,董立新,等.抗骨增生片对兔膝骨关节炎软骨组织病理形态影响研究.实用中医药杂志,2013,29(3):159.

[4]尹学永,谷宁飞,王志文,等.抗骨增生片对兔骨关节炎滑膜病理形态及 uPA、uPAR 表达的影响.中国中医急症,2011,20(7):1097.

[5]尹学永,王志文,赵鑫.抗骨增生片对兔膝骨关节炎软骨组织病理形态及 MMP-1、TIMP-1 的影响.河北中医药学报,2011,26(2):3.

[6]汪福东,郭义娟,董立新,等.抗骨增生片对兔膝骨关节炎软骨中白细胞介素-1 增、转化生长因子-化生表达的影响.河北中医,2013,35(10):1557.

[7]陈守中,郑云生,王志文,等.抗骨增生片对兔膝骨关节炎软骨组织病理形态及 IGF-1、p38MAPK 表达的影响.现代中西医结合杂志,2014,23(28):3093.

[8]陈守中,王志文,王国权,等.抗骨增生片对兔膝骨关节炎软骨组织形态及 Ⅱ型胶原、caspase-3 表达的影响.中成药,2014,36(8):1761.

[9]陈守中,王志文,王国权,等.抗骨增生片对兔膝骨关节炎滑膜病理形态及 SOD、NO 表达的影响.河北联合大学学报(医学版),2014,16(2):143.

[10]汪福东,郭义娟,董立新,等.抗骨增生片对兔膝骨关节炎软骨细胞 bFGF 及 bFGF-mRNA 的影响.中国中医骨伤科杂志,2012,20(12):4.

[11]尹学永,王志文,赵鑫.抗骨增生片对兔骨关节炎软骨细胞凋亡的影响.陕西中医,2011,32(8):1083.

[12]王宝奎,杨君集,裴仁九,等.益肾安胶囊对家兔血液流变学的影响.海峡药学,1999,11(1):17.

[13]张德康.中医治疗骨质增生近况.山东中医药,1981,(6):5.

[14]刘会玲,张爱民,王玮杰.CR 钼靶 X 射线对应用抗骨增生胶囊治疗骨折模型大鼠骨痂密度的评价.中国组织工程研究与临床康复,2008,12(20):3893.

[15]宋永周,刘会玲,崔慧先,等.抗骨增生胶囊含药血清对软骨细胞增殖凋亡及基质金属蛋白酶分泌的影响.中国组织工程研究与临床康复,2008,12(24):4642.

壮骨关节丸
Zhuanggu Guanjie Wan

【药物组成】 狗脊、淫羊藿、独活、骨碎补、续断、补骨脂、桑寄生、鸡血藤、熟地黄、木香、乳香、没药。

【功能与主治】 补益肝肾,养血活血,舒筋活络,理气止痛。用于肝肾不足、血瘀气滞、脉络痹阻所致的骨性关节炎、腰肌劳损,症见关节肿胀、疼痛、麻木、活动受限。

【方解】 方中狗脊补肝肾、除风湿、健腰脚、利关节,淫羊藿补肾壮阳、强腰膝、祛风除湿,合以滋补肝肾、祛风除湿、强筋壮骨,共为君药。独活祛风胜湿、散寒止痛,骨碎补补肾强骨、活血续伤,续断补肾、行血脉、续筋骨,熟地养血滋阴、补精益髓,补骨脂、桑寄生补肝肾、祛风湿,合用辅助君药补肾强骨、祛风除湿、活血止痛,故为臣药。鸡血藤活血舒筋、通利血脉,木香活血理气,乳香、没药活血伸筋、消肿止痛,合以佐助君药活血行气、伸筋止痛,共为佐药。诸药合用,共收补益肝肾、养血活血、舒筋活络、理气止痛之功。

【临床应用】

1. 骨痹 多因肝肾不足、风寒湿邪凝滞于经络所致,症见颈、腰、膝部痛有定处、重着而痛,遇风寒湿邪加重,得温热减轻,苔白腻,脉沉迟;各部位骨性关节炎、强直性脊柱炎、脊柱骨关节病、骨质疏松症见上述证候者。

2. 腰痛　多因肝肾不足、血瘀气滞、脉络痹阻所致,症见腰部酸软疼痛,屈伸不利,遇劳加重,舌淡,脉沉细;腰肌劳损见上述证候者。

【药理毒理】　本品有抗炎、镇痛、抗骨关节炎等作用。

1. 抗炎　本品对角叉菜胶致大鼠足肿胀、二甲苯致小鼠肿胀和大鼠棉球肉芽肿均有抑制作用[1-3]。本品可减轻骨关节炎模型(OA)家兔的疼痛反应,减少关节液量和关节软骨的含水量,降低血清碱性磷酸酶,提高血清酸性磷酸酶含量,减轻关节软骨损伤[4,5]。降低 OA 大鼠血清软骨代谢标志物寡聚基质蛋白水平,延缓 OA 软骨退变过程[6]。抑制 OA 大鼠软骨细胞过度凋亡,减少凋亡基因 P53 和凋亡执行因子 caspase-3mRNA 的表达[7]。降低膝 OA 家兔软骨细胞的凋亡率[8],升高血清或关节液中 SOD 含量,降低 MDA、LPO、NO、IL-1β、IL-6、TNF-α、MMP-3、PGE$_2$ 含量[9-12]。本品也能降低 OA 小鼠 NO 和 MDA 含量,升高 SOD 含量[13]。本品降低膝骨关节炎患者关节滑液细胞因子 IL-1β、IL-6、TNF-α、NO 水平,从而阻止炎症因子对软骨细胞及其基质的损害[14]。

2. 镇痛　本品可减少醋酸所致小鼠扭体反应次数,提高小鼠热板致痛的痛阈[1,2]。

3. 其他　本品可降低大鼠的血浆黏度及全血黏度[1]。

【不良反应】　服用本品引起肝损害 110 例、高血压 38 例和过敏反应。

【禁忌】　孕妇禁用。

【注意事项】

1. 关节红肿热痛者不宜使用。

2. 脾胃虚弱者慎用。

3. 老年患者或有肝炎病史患者在治疗期间应注意肝功能监测。

4. 避免大剂量、长疗程服用。

【用法与用量】　口服。浓缩丸一次 10 丸;水丸一次 6g,一日 2 次。早晚饭后服用。

【参考文献】　[1]陈卓夫,成玉芙,刘定安,等.化痰软坚片抗炎、镇痛作用的实验研究及其对血液流变学的影响.中国中医药科技,2002,9(5):972.

[2]王传利,张金声,盛建萍.壮骨祛风合剂药效与急性毒性试验.医药导报,2008,27(2):179.

[3]谭文,邓曼静.关节软坚止痛片抗炎镇痛作用研究.湖南中医杂志,2008,24(4):94.

[4]陈卓夫,刘定安,舒海奇,等.化痰软坚片治疗骨性关节炎的实验研究.中医正骨,2002,14(7):3.

[5]方苏亭,王胜利,王希,等.松凝分筋手法治疗膝骨关节病的实验研究.中国中医骨伤科杂志,2001,9(2):72.

[6]周小莉,李荣亨,胡文兴.复元胶囊对膝骨关节炎模型血清软骨寡聚基质蛋白的影响.中国老年学杂志,2009,29(2):178.

[7]周小莉,李荣亨,钟玉.复元胶囊对实验性骨关节炎软骨细胞凋亡和 P53、caspase-3mRNA 表达的影响.中药药理与临床,2008,24(5):48.

[8]邓博,孙飞,祁开泽,等.复骨健步片对兔膝骨性关节炎软骨细胞凋亡的影响.中医正骨,2008,20(9):15.

[9]周达岸,蔡玉文.骨痹消对兔实验性膝关节骨性关节炎氧自由基代谢的影响.数理医药学杂志,2008,21(2):179.

[10]任芳,邹季.丹紫康膝冲剂对家兔实验性膝骨关节炎氧自由基代谢的影响.中国中医骨伤科杂志,2008,16(3):39.

[11]苏友新,岳瑞卿,郑良朴,等.壮骨健膝颗粒对兔膝骨性关节炎模型关节液 NO、PGE2 的影响.福建中医学院学报,2008,18(5):50.

[12]刘献祥,李西海,周江涛,等.透骨消痛颗粒防治膝骨性关节炎的机制研究.中国中西医结合杂志,2007,27(1):50.

[13]刘春芳,林娜,陈卫衡,等.骨痹散防治小鼠膝骨关节炎的实验研究.中国实验方剂学杂志,2008,14(1):55.

[14]苏友新,陈顺有,林清坚,等.壮骨健膝方对膝骨性关节炎患者关节滑液细胞因子、NO 的影响.福建中医学院学报,2006,16(2):38.

壮骨伸筋胶囊

Zhuanggu Shenjin Jiaonang

【药物组成】　淫羊藿、熟地黄、鹿衔草、骨碎补(炙)、肉苁蓉、鸡血藤、红参、狗骨、茯苓、威灵仙、豨莶草、延胡索(醋制)、山楂、洋金花、葛根。

【功能与主治】　补益肝肾,强筋壮骨,活络止痛。用于肝肾两虚、寒湿阻络所致的神经根型颈椎病,症见肩臂疼痛、麻木、活动障碍。

【方解】　方中淫羊藿益精气、补肾壮阳、强腰膝、祛风除湿,熟地养血滋阴、补精益髓,共成滋补肝肾、强筋壮骨、祛风除痹之用,共为君药。鹿衔草补虚益肾、祛风除湿、活血调经,骨碎补补肾强骨、活血续伤,肉苁蓉助阳益精,鸡血藤活血舒筋、通利血脉,辅助君药补肾强骨、化瘀止痛之力,共为臣药。红参大补元气;狗骨健脾和络、活血生肌,治风湿痛;茯苓健脾利湿;威灵仙辛散温通,性猛善走,祛风除湿、通络止痛;豨莶草祛风湿、利筋骨;延胡索活血、行气、止痛;山楂散瘀血;洋金花祛风、麻醉止痛;葛根可治颈项强痛,皆为佐助之能,共为佐药。诸药合用,共收补益肝肾、强筋壮骨、活络止痛之功。

【临床应用】 骨痹 多因外感风寒湿邪,或长期劳损致肝肾两虚、寒湿阻络、气血运行不畅,症见肩臂疼痛,麻木,活动障碍;神经根型颈椎病、颈肩腰痛见上述证候者。

【药理毒理】 本品有抗炎、镇痛等作用。

1. 抗炎 本品能抑制蛋清、甲醛引起的大鼠足肿胀和巴豆油引起的耳肿胀,对大鼠棉球肉芽肿亦有抑制作用[1,2]。

2. 镇痛 本品能减少醋酸致小鼠扭体反应次数,提高热板致痛痛阈[1,2]。

3. 其他 本品能使大鼠睾丸间质细胞表达一氧化氮合酶(NOS)的 eNOS 和 nNOS 的阳性细胞数增多,增加 NO 的合成[3];改善羟基脲肾虚证所致的动物体重下降,增加肾虚证小鼠的自主活动次数,并对肾虚模型动物的性器官和肾上腺重量减轻有改善作用[4]。

【不良反应】 文献报道,服用本品引起视力损害[5]、急性尿潴留 1 例[6]及过敏反应 1 例[7]。

【禁忌】 青光眼患者和孕妇禁用。

【注意事项】

1. 关节红肿热痛者慎用。

2. 本品应在医生指导下使用,不可过量、久服。

3. 高血压病、心脏病患者慎用。

【用法与用量】 口服。一次 6 粒,一日 3 次。4 周为一疗程,或遵医嘱。

【规格】 每粒装 0.3g

【参考文献】 [1]壮骨伸筋胶囊新药申报材料.

[2]赵文海,黄铁银,李振华,等.壮骨伸筋胶囊治疗颈肩腰痛的实验研究.长春中医学院学报,2005,21(1):46.

[3]任亚萍,孙莉,江伟,等.雷公藤多甙、甲睾酮和壮骨伸筋胶囊对大鼠睾丸一氧化氮合酶的作用.中华男科学杂志,2005,11(5):343.

[4]王大鹏.壮骨伸筋胶囊对肾虚证动物模型的影响.长春中医学院学报,2005,21(1):56.

[5]李华荣.壮骨伸筋胶囊致视力损害.药物流行病学杂志,2000,9(1):46.

[6]张承徐,张希华.壮骨伸筋胶囊致急性尿潴留一例.药物流行病学杂志,1997,(6):78.

[7]王惠兰.服壮骨伸筋胶囊出现过敏反应一例.中国中药杂志,1999,24(4):253.

颈痛灵药酒

Jingtongling Yaojiu

【药物组成】 熟地黄、何首乌、白芍、黑芝麻、枸杞子、骨碎补、狗脊、槲寄生、黄芪、人参、山药、鹿茸、当归、丹参、牛膝、乳香、没药、天麻、葛根、千年健、蛇蜕、地枫皮、威灵仙、桂枝、木瓜、麝香、甘草。

【功能与主治】 滋补肝肾,活血止痛。用于肝肾不足、瘀血阻络所致的颈椎病,症见颈部疼痛、活动不利。

【方解】 方中熟地、何首乌、白芍养血滋阴,补精益髓;黑芝麻、枸杞子滋补肝肾;骨碎补、狗脊、槲寄生补肝肾,除风湿,健腰脚,利关节;黄芪、人参、山药补中益气;鹿茸壮元益精,强筋健骨。当归补血活血,通脉止痛;丹参活血破瘀止痛;牛膝逐瘀通经,引血下行,补肾强筋;乳香、没药活血伸筋止痛。天麻祛风通络,息风定眩;葛根解颈项强痛;千年健、蛇蜕祛风湿,壮筋骨,止痛消肿;地枫皮清热凉血;威灵仙辛散温通,祛风除湿,通络止痛;桂枝温经通络;木瓜平肝和胃,祛湿舒筋;麝香辛香通窍,通络散瘀;甘草调和诸药。诸药合用,共奏滋补肝肾、活血止痛之功效。

【临床应用】 骨痹 多因肝肾不足、瘀血阻络所致,症见颈部疼痛,活动不利,附近可能触及瘀结,日久者关节畸形僵硬,舌质紫黯,有瘀斑,脉弦涩;颈椎病见上述证候者。

【不良反应】 目前尚未检索到不良反应报道。

【禁忌】

1. 孕妇禁用。

2. 酒精过敏者禁用。

【注意事项】

1. 高血压病患者慎用。

2. 脾胃虚弱者慎用。

【用法与用量】 口服。一次 10～15ml,一日 2 次。

【规格】 每瓶装 (1)100ml (2)250ml

腰椎痹痛丸

Yaozhui Bitong Wan

【药物组成】 五加皮、桑寄生、千年健、骨碎补、续断、独活、制草乌、威灵仙、秦艽、海风藤、萆薢、当归、白芷、桃仁、红花、赤芍、防风、防己、桂枝。

【功能与主治】 壮筋骨,益气血,祛风除湿,通痹止痛。用于肝肾不足、寒湿阻络所致的腰椎痹痛,症见腰膝软、筋骨无力。

【方解】　方中五加皮桑寄生、千年健,均有祛风湿、强筋骨、补肝肾、止痹痛的功效,为治疗肝肾不足、寒湿阻络、腰膝痹痛的良药,共为君药。骨碎补、续断活血续伤,补肾强骨,独活、草乌、威灵仙、秦艽祛风除湿以壮筋骨,海风藤、萆薢祛风除湿、通络止痛,共为臣药。当归、白芷辛散温通,以助温经通络、消肿止痛之力;桃仁、红花活血祛瘀,消肿止痛;赤芍凉血散瘀消肿;防风、防己祛风胜湿;桂枝辛行,温通经脉,共为佐药。诸药合用,共奏壮筋骨、益气血、祛风除湿、通痹止痛之功。

【临床应用】　腰痛由于肝肾精血不足,风寒湿邪阻滞经络所致,症见腰部疼痛、膝软无力、遇寒加重;腰肌劳损见上述证候者。

【不良反应】　目前尚未检索到不良反应报道。

【禁忌】　孕妇禁用。

【注意事项】

1. 感冒发热者不宜使用。

2. 热痹者不宜使用。

3. 本品应在医生指导下使用,不可过量、久服。

【用法与用量】　口服。一次 2g,一日 3 次。

【规格】　每 100 粒重 6.3g

腰痹通胶囊

Yaobitong Jiaonang

【药物组成】　三七、川芎、延胡索、白芍、狗脊、独活、熟大黄、牛膝。

【功能与主治】　活血化瘀,祛风除湿,行气止痛。用于血瘀气滞、脉络闭阻所致腰痛,症见腰腿疼痛、痛有定处、痛处拒按,轻者俯仰不便,重者则因痛剧而不能转侧,腰椎间盘突出症见上述证候者。

【方解】　方中三七散瘀止血、消肿定痛,祛除在经之瘀血,为君药。川芎活血行气、祛风止痛,延胡索活血、行气、止痛,白芍养血敛阴、柔筋止痛,共为臣药。狗脊补肝肾、除风湿、健腰膝、利关节,独活祛风、胜湿、散寒、止痛,熟大黄活血化瘀、消肿止痛,共为佐药。牛膝逐瘀通经、补肝肾、强筋骨、引药下行,为佐使药。诸药合用,共奏活血化瘀、祛风除湿、行气止痛之功。

【临床应用】　腰痛　多由长期劳损,经络气血运行不畅所致,症见腰腿不适,痛有定处,拒按,轻者俯仰不便,重者则因痛剧而不能转侧,舌黯或有瘀点、瘀斑,脉涩;腰椎间盘突出症、强直性脊椎炎见上述证候者。

【药理毒理】　促进脊髓损伤修复　本品能降低脊髓损伤模型大鼠脊髓组织内皮素-1 的含量,对脊髓损伤有治疗作用[1]。

【不良反应】　目前尚未检索到不良反应报道。

【禁忌】　孕妇禁用。

【注意事项】　尚无明确。

【用法与用量】　口服。宜饭后服,一次 3 粒,一日 3 次。30 天为一疗程。

【规格】　每粒装 0.42g

【参考文献】　[1]张爱民,范志勇,史正亮,等.腰痹通胶囊对脊髓损伤内皮素-1 影响的实验研究.河北中医,2005,27(9):703.

壮腰健肾口服液(丸、片)

Zhuangyao Jianshen Koufuye(Wan,Pian)

【药物组成】　狗脊、桑寄生、黑老虎、牛大力、菟丝子(盐制)、千斤拔、女贞子、金樱子、鸡血藤。

【功能与主治】　壮腰健肾,祛风活络。用于肾亏腰痛,风湿骨痛,膝软无力,小便频数。

【方解】　方中狗脊补肝肾强腰膝、祛风散寒除湿,桑寄生祛风湿又长于补肝肾、强筋骨,共为君药。黑老虎、牛大力补肾强筋活络,菟丝子助肾阳、益肾精、健骨强筋,共为臣药。千斤拔、女贞子滋补肝肾、舒筋活络,金樱子固涩缩尿,鸡血藤行血补血、舒筋活络,为佐药。诸药合用,共奏壮腰健肾、祛风活络之功。

【临床应用】

1. 腰痛　由于肝肾精血亏虚、风寒湿邪侵袭腰部所致,症见腰部疼痛、屈伸不利、膝软无力、小便频数;腰肌劳损、腰椎肥大见上述证候者。

2. 痹病　由于肝肾不足、风寒湿邪阻滞经络或慢性退行性变所致,症见关节活动屈伸不利,疼痛,压痛,肿胀或卡压弹响;类风湿关节炎及骨性关节炎见上述证候者。

【药理毒理】　本品有抗氧化、抗炎、镇痛等作用。

1. 抗氧化　本品能升高小鼠海马区的还原型谷胱甘肽的含量,降低小鼠海马区脑组织的 MDA 含量[1]。

2. 对性器官及性激素的影响　本品可使幼年去势小鼠包皮腺、精液囊、前列腺及会阴复合体明显增重;增加雄性大鼠血中睾酮含量;还可对抗棉油致大鼠精虫数低下[2-4]。

3. 抗炎　本品对二甲苯所致小鼠耳肿胀、醋酸腹腔注射所致大鼠腹腔毛细血管通透性增高有抑制作用;对大鼠甲醛性足肿胀、大鼠棉球肉芽组织增生亦有抑制作用[2,3]。

4. 镇痛　本品能延缓腹腔注射醋酸致小鼠扭体反应出现的时间,提高小鼠热板致痛的痛阈[2,3]。

5. 其他　本品既可延长低温水中小鼠负重游泳的

时间,又可延长高温水中小鼠负重游泳时间,能降低大鼠肾上腺中维生素 C 的含量,表明能兴奋肾上腺皮质功能[3]。

【不良反应】 文献报道,服用本品引起过敏反应 1 例[5]。

【禁忌】 尚不明确。

【注意事项】

1. 感冒发热者不宜使用。

2. 出现过敏反应者立即停用。

3. 风湿热痹、关节红肿热痛者慎用。

【用法与用量】 口服液:口服,一次 10ml,一日 3 次。4 周为一疗程,或遵医嘱。丸剂:口服,一次 1 丸,一日 2～3 次。片剂:口服,一次 4 片,一日 2～3 次。

【规格】 口服液:每支装 10ml

丸剂:大蜜丸每丸重 9g

片剂:每片重 0.3g

【参考文献】 [1]李国驹,许招懂,刘衰芳,等.壮腰健肾丸抗氧化、抗衰老作用的基因芯片研究.中药材,2006,29(4):365.

[2]孙宝莹,杜弘,李锐.壮腰健肾口服液的药理作用.中成药,2000,22(7):501.

[3]廖雪珍,廖惠芳,叶木荣,等.壮腰健肾口服液药理研究.中成药,1995,17(1):29.

[4]李勇,梁发华.壮腰健肾液壮阳作用的实验研究.中国实用医药,2008,3(29):103.

[5]李雁霞,郭晟,胡蓉,等.壮腰健肾丸引起过敏反应 1 例报道.药品评价,2004,1(1):73.

消伤痛搽剂

Xiaoshangtong Chaji

【药物组成】 生马钱子、天仙子、生天南星、生草乌、乳香、没药、细辛、冬青油、薄荷脑、冰片。

【功能与主治】 活血消肿,舒筋止痛。用于急性软组织损伤。

【方解】 方中马钱子辛、热,活血消肿、舒筋止痛,故为君药。天仙子、生天南星、生草乌外用活血消肿、舒筋止痛,在本方中作为臣药。乳香、没药、细辛、冬青油、薄荷脑、冰片活血消肿、芳香化浊、解毒辟秽、行气通滞、散结止痛,为佐药。冰片走窜,故为使药。诸药合用,共收活血消肿、舒筋止痛之功。

【临床应用】 筋伤急性软组织损伤,症见局部肿胀、疼痛、功能障碍、青紫瘀斑。

【药理毒理】 本品有镇痛、抗炎作用。

1. 镇痛 本品可提高小鼠热板法致痛的痛阈[1]。

2. 抗炎 本品可抑制二甲苯所致小鼠耳肿胀和耳廓毛细管通透性增加[1]。

【不良反应】 目前尚未检索到不良反应报道。

【禁忌】 孕妇禁用。

【注意事项】 创面溃破者不宜使用。

【用法与用量】 外用,涂擦患处,一日 3～4 次。

【规格】 每瓶装 (1)30ml (2)50ml (3)100ml

【参考文献】 [1]兆瑞竹,吕明亮,乔宛虹.消伤痛搽剂与功能主治有关的主要药效学研究.黑龙江医药,2010,23(2):240-241.

根痛平颗粒

Gentongping Keli

【药物组成】 桃仁(去皮)、红花、乳香(醋炙)、没药(醋炙)、葛根、续断、狗脊(砂烫去毛)、牛膝、地黄、伸筋草、白芍、甘草。

【功能与主治】 活血,通络,止痛。用于风寒阻络所致颈、腰椎病,症见肩颈疼痛、活动受限、上肢麻木。

【方解】 方中桃仁、红花功善活血化瘀、温经止痛,相须为用,为君药。更入乳香、没药活血散瘀、消肿定痛,以助君药之力,为臣药。葛根解肌止痉、濡润筋脉,主于颈项强痛;续断、狗脊、牛膝、地黄补益肝肾、强壮筋骨,侧重腰膝酸痛;伸筋草祛风除湿、舒活络;白芍养血柔肝、缓急止痛,七味共为佐药。甘草与白芍相配,酸甘化阴,缓急止痛,又能调和众品,取使药之用。诸药合用,共奏活血、通络、止痛之效。

【临床应用】 痹病因风寒闭阻经络,气血运行不畅所致,症见肩颈肌肉筋骨疼痛,上肢麻木,活动受限,屈伸不利;神经根型颈椎病、腰椎病见上述证候者。

【不良反应】 本品可引起皮肤瘙痒、胃肠道反应及变态反应[1]。

【禁忌】 孕妇禁用。

【注意事项】

1. 本品宜饭后服。

2. 对本品过敏者禁用。

【用法与用量】 开水冲服,饭后服用。一次 1 袋,一日 2 次。

【规格】 (1)每袋装 12g (2)每袋装 8g(无糖)

【参考文献】 [1]吴清,吕富红.根痛平致变态反应 1 例报告.济宁医学院学报,1996,(3):29.

复方杜仲健骨颗粒

Fufang Duzhong Jiangu Keli

【药物组成】 杜仲、续断、枸杞子、黄芪、人参、当归、三七、黄柏、白芍、牛膝、鸡血藤、威灵仙。

【功能与主治】　补益肝肾，养血荣筋，通络止痛。用于肝肾不足、筋脉瘀滞所致的膝关节骨性关节炎，症见关节肿胀、疼痛、功能障碍。

【方解】　方中杜仲甘温，补肝肾、强筋骨，为君药。续断补益肝肾、强筋健骨，枸杞子滋补肝肾、益精养血，二者助君药补益肝肾之功，黄芪、人参、当归补气养血荣筋，以上诸药共为臣药。三七、鸡血藤活血化瘀、通络止痛，黄柏苦寒沉降、善清下焦湿热而消肿止痛，威灵仙祛风通络止痛，白芍补血柔肝、缓急止痛，五者共为佐药。牛膝逐瘀通经、引血下行、补肝肾、强筋骨，兼为佐使食物。诸药合用，共奏补益肝肾、养血荣筋、通络止痛之效。

【临床应用】　骨痹　因肝肾不足或外力损伤等致气血、经络受损，瘀阻脉络之骨关节病损，症见关节疼痛，活动不利，动作牵强，舌质偏红，苔薄白，脉滑或弦；膝关节骨关节炎见上述证候者。

【不良反应】　目前尚未检索到不良反应报道。

【禁忌】　孕妇禁用。

【注意事项】　尚不明确。

【用法与用量】　开水冲服。一次 12g，一日 3 次。1 个月为一疗程。或遵医嘱。

【规格】　每支装 12g

骨筋丸（胶囊、片）
Gujin Wan(Jiaonang,Pian)

【药物组成】　乳香、没药、延胡索（醋制）、三七、木香、红花、郁金、独活、牛膝、秦艽、桂枝、白芍、血竭、马钱子（制）。

【功能与主治】　活血化瘀，舒筋通络，祛风止痛。用于肥大性脊椎炎，颈椎病，跟骨刺，增生性关节炎，大骨节病等。

【方解】　方中乳香、没药活血化瘀止痛，二者共为君药。延胡索、三七、木香、红花、郁金活血化瘀、行气止痛，为臣药。独活、牛膝、秦艽祛风止痛，血竭散瘀止痛，马钱子通络止痛、散结消肿，桂枝性温助血行、温通经脉，白芍甘酸入肝，补肝血、养肝阴而有补血柔肝、缓急止痛之效，共为佐药。牛膝善下行兼有佐使之功。上药合用，共奏活血化瘀、舒筋通络、祛风之效。

【临床应用】　骨痹　由肝肾不足，筋脉失养，感受风、寒、湿、热等外邪，致使经络痹阻，气血运行不畅，引起肌肉，筋骨，关节疼痛，酸楚，麻木、灼热、屈伸不利，甚或关节肿大变形等；肥大性脊椎炎，颈椎病，跟骨刺，增

生性关节炎，大骨节病见上述证候者。

【药理毒理】　本品小鼠灌胃 LD_{50} 为 (1.22 ± 0.16) g/kg[1]。

【不良反应】　目前尚未检索到不良反应报道。

【禁忌】　孕妇禁用。

【注意事项】

1. 方中有马钱子，不可超量、长期服用。

2. 月经期停用。

3. 高血压病、癫痫患者慎用。

4. 宜餐后服用。

【用法与用量】　口服。一次 1 丸，一日 3 次。

【规格】　丸剂：每丸重 10g

胶囊剂：每粒装 0.3g

【参考文献】　[1]柴秋彦，李百强，杨文彬，等.骨筋丸胶囊的急性毒性及耐受性研究.时珍国医国药，2004，15(6)：322-323.

舒筋活血胶囊
Shujin Huoxue Jiaonang

【药物组成】　红花、鸡血藤、络石藤、伸筋草、泽兰叶、香附（制）、槲寄生、狗脊（制）、香加皮、自然铜（煅）。

【功能与主治】　舒筋活络，活血散瘀。用于筋骨疼痛，肢体拘挛，腰背疼痛，跌打损伤。

【方解】　方中红花活血通经、祛瘀止痛，鸡血藤活血舒筋止痛，共为君药。络石藤通络止痛，伸筋草善于祛风散寒、除湿消肿、舒筋活络，泽兰叶血化瘀、行水消肿，三者为臣药，以助君药舒筋活络之力。香附理气止痛，槲寄生祛风湿、补肝肾、强筋骨，香加皮利水消肿、祛风湿、强筋骨，狗脊祛风湿、补肝肾、强腰膝，自然铜散瘀、接骨、止痛，皆为佐药。诸药合用，共奏舒筋活络、活血散瘀之功效。

【临床应用】

1. 骨伤肿痛　跌打损伤所致血溢脉外，恶血留内，积成瘀阻之筋骨疼痛，肢体拘挛，腰背疼痛。

2. 骨痹　气血不足，肝肾亏虚，所致气血阻滞、经络不通，不通则痛；颈肩腰背疼痛见上述证候者。

【药理毒理】　改善血液流变性　本品可显著降低骨伤肿痛患者的红细胞比容、血浆黏度、红细胞和血小板的电泳时间，升高红细胞沉降率和红细胞沉降率方程 K 值平均值[1]。

【不良反应】　目前尚未检索到不良反应报道。

【禁忌】　孕妇禁用。

【注意事项】

1. 过敏体质者和对本品过敏者慎用。

2. 本品含香加皮有毒,不可过量、久服。

【用法与用量】 口服。一次 5 粒,一日 3 次。

【规格】 每粒装 0.35g

【参考文献】 [1]张翠华.舒筋活血胶囊治疗骨伤肿痛临床报道 217 例.中国医药指南,2010,8(21):120-122.

藤黄健骨丸(片、胶囊)
Tenghuang Jiangu Wan(Pian,Jiaonang)

【药物组成】 熟地黄、肉苁蓉、鸡血藤、淫羊藿、鹿衔草、骨碎补(烫)、莱菔子(炒)、蜂蜜(炼)。

【功能与主治】 补肾,活血,止痛。用于肥大性脊椎炎,颈椎病,跟骨刺,增生性关节炎,大骨节病。

【方解】 方中熟地黄养血滋阴、补精益髓,肉苁蓉补肾阳、益肾精、壮筋骨,鸡血藤活血舒筋、通利血脉,共为君药。鹿衔草补虚、益肾,祛风除湿止痛;淫羊藿补肾壮阳,强腰膝,祛风除湿;骨碎补补肾强骨、活血续伤,可以辅助君药补肝肾、强筋骨,共为臣药。莱菔子消食利气,使滋补诸品无阻碍气机之弊,为佐药。诸药合用,共收补肾、活血、止痛之功。

【临床应用】 骨痹 由肾中精气亏虚,或起居不慎,感受风寒湿邪,阻滞经络,气血运行不畅所致,症见乏力、肢体发凉、怕冷、麻木、固定性疼痛、皮肤瘀斑瘀点、舌有瘀斑瘀点或紫黯,脉弦涩或沉细;肥大性脊椎炎,颈椎病,跟骨刺,增生性关节炎,大骨节病,闭塞性动脉硬化症见上述证候者。

【不良反应】 目前尚未检索到不良反应报道。

【禁忌】 孕妇禁用。

【注意事项】 尚不明确。

【用法与用量】 口服。浓缩水蜜丸:一次 10～15 丸,浓缩大蜜丸:一次 1～2 丸,一日 2 次。

【规格】 (1)浓缩水蜜丸每 10 丸重 1.25g (2)浓缩大蜜丸每丸重 3g

丹鹿通督片
Danlu Tongdu Pian

【药物组成】 丹参、鹿角胶、黄芪、延胡索、杜仲。

【功能与主治】 活血通督,益肾通络。用于腰椎管狭窄症(如黄韧带增厚、椎体退行性改变、陈旧性椎间盘突出)属瘀阻督脉性所致的间接性跛行,腰腿疼痛,活动受限,下肢酸胀疼痛,舌质黯或有瘀斑等。

【方解】 方中丹参活血化瘀、祛瘀生新,为通络要药,故为君药。鹿角胶善通督脉、峻补元阳、益血补精、补益肝肾,以助丹参通补兼施,为臣药。黄芪既可补气生血,以荣筋脉,又能补气行滞、化瘀通痹;延胡索为活血祛瘀、理气止痛要药,兼通滞散结,为佐药。杜仲既有补肝肾、强筋骨、壮腰之功以增强补益肝肾之力,且能引诸药下行入腰腿,又兼使药。诸药合用,共奏活血通督、益肾通络之功。

【临床应用】 腰痛 肝肾亏虚,腰部外伤或劳损史,引起腰部经脉气血组织、筋脉失养,症见腰腿痛、间歇性跛行、下肢放射痛、活动受限、下肢肌肉萎缩、腿部有麻木区,舌质黯或有瘀斑,苔薄黄,脉弦紧;腰椎管狭窄症、腰椎间盘突出症见上述证候者。

【不良反应】 目前尚未检索到不良反应报道。

【禁忌】 孕妇禁用。

【注意事项】 尚不明确。

【用法与用量】 口服。一次 4 片,一日 3 次。1 个月为一疗程,或遵医嘱。

【规格】 每片重 0.6g

四、补肾壮骨

骨松宝颗粒
Gusongbao Keli

【药物组成】 淫羊藿、续断、赤芍、川芎、三棱、莪术、知母、地黄、牡蛎(锻)。

【功能与主治】 补肾壮骨,活血强筋。用于肝肾不足所致的骨痿,症见背痛,腰痛膝软,骨脆易折;骨性关节炎、骨质疏松症见上述证候者。

【方解】 方中淫羊藿补肾壮阳、祛风除湿,为君药。续断补肾、行血脉、续筋骨,赤芍行瘀活血止痛,共为臣药。川芎活血行气,祛风止痛,三棱、莪术破血逐瘀、行气止痛,知母滋阴降火,地黄养血滋阴、补精益髓,牡蛎滋阴潜阳、补充钙源、强壮筋骨,共为佐药。诸药相合,共收补肾壮骨、活血强筋之功。

【临床应用】 骨痿 多因肝肾不足、筋骨失养所致,症见背痛,腰痛膝软,骨脆易折;骨性关节炎、骨质疏松症见上述证候者。

【药理毒理】 抗骨质疏松 本品能对抗糖皮质激素所致大鼠骨量减少,拮抗糖皮质激素抑制骨形成作用[1]。对去卵巢骨质疏松大鼠模型可使成骨细胞活性加强,骨密度升高[2];上调去卵巢骨质疏松大鼠模型成骨细胞受体整合素 β_1,下调破骨细胞受体整合素 $\alpha V \beta_3$、$\alpha V \beta_1$[3-5];本品可改善甲状腺功能,降低甲状旁腺激素含量,提高 1,25-二羟维生素 D_3、降钙素、E_2 水平,改善骨代谢的负平衡[5-8]；降低去卵巢骨质疏松模型大鼠血清 TNF-α 含量，升高转化生长因子 β₁ 的含量[9]。本品含药血清对老龄大鼠能促进成骨细胞 DNA 合成和提高对 Ca^{2+} 的利用，促进成骨细胞的生长增殖[10]。骨松宝胶囊能增加雌性去势大鼠和维甲酸骨质疏松大鼠的骨小梁平均宽度、相对骨体积、骨皮质平均厚度、股骨头及股骨干平均灰度，提高血清降钙素、血清钙和骨钙水平，降低血清碱性磷酸酶和尿钙含量[11,12]。骨松宝胶囊含药血清能促进老龄大鼠成骨细胞 DNA 合成，提高对 Ca^{2+} 的利用，促进成骨细胞的生长增殖[10]。

【不良反应】 本品可引起皮疹，恶心，胃部不适，转氨酶升高。

【禁忌】 孕妇禁用。

【注意事项】

1. 对于骨质疏松引起的骨折，应在医生指导下，配合其他疗法对症治疗。

2. 肝功能不全者慎用。

3. 饮食宜清淡，适量补充牛乳、豆制品，以便促进钙质吸收。

【用法与用量】 口服。一次 1 袋，治疗骨折及骨关节炎，一日 3 次；预防骨质疏松，一日 2 次；30 天为一疗程。

【规格】 每袋装 (1)5g(无蔗糖) (2)10g

【参考文献】 [1]苏友新,乔永平,刘献祥,等.强骨宝 2 号对激素性大鼠骨质疏松症的影响.福建中医学院学报,2001,11(2):9.

[2]林燕萍,周瑞祥,张爱平,等.健骨颗粒对去卵巢骨质疏松模鼠骨组织结构的影响.解剖学杂志,2001,24(6):521.

[3]杨少锋,李玲慧,陈青,等.金刚健骨片调节整合素 β1 和 αVβ3 表达水平的实验研究.中国骨伤,2013,26(2):138-141.

[4]杨少锋,向剑锋,陈青,等.金刚健骨片调节去势大鼠整合素 αVβ1、αVβ6 表达水平的实验研究.中国中医骨伤科杂志,2013,21(4):1-3.

[5]杨少锋,向剑锋,陈青,等.金刚健骨片对骨质疏松症去卵巢大鼠整合素 αVβ6 受体水平调节作用的影响.中国中医骨伤科杂志,2013,21(6):1-4.

[6]林燕萍,李咏高,王和鸣,等.健骨颗粒对骨质疏松模鼠垂体甲状腺轴的影响.中国骨伤,2002,15(3):154.

[7]林燕萍,周瑞祥,王和鸣,等.健骨颗粒对去卵巢骨质疏松模鼠血清 TNF-α、TGF-β₁ 的影响.中国骨伤,2002,15(8):465.

[8]林燕萍,周瑞祥,冯尔宥,等.健骨颗粒对去卵巢骨质疏松模型鼠钙调节激素的影响.中国骨伤,2005,18(1):22.

[9]林燕萍,周瑞祥,王和鸣,等.健骨颗粒对去卵巢骨质疏松模型鼠血清肿瘤坏死因子 a 及转化生长因子 β1 的影响.中国临床康复,2005,9(34):187.

[10]张贵林,王长松,唐俊杰,等.含骨松宝的老龄大鼠血清对兔成骨细胞增殖作用的实验研究.中国中西医结合杂志,2003,23(8):606.

[11]张贵林,任光友,刘思源,等.骨松宝对雌性去势大鼠骨质疏松症的影响.中药新药与临床药理,2003,14(5):317.

[12]张贵林,任光友,刘思源,等.骨松宝胶囊对维甲酸骨质疏松大鼠骨形态学和生化指标的影响.中药新药与临床药理,2004,15(4):250.

肾骨胶囊
Shengu Jiaonang

【药物组成】 牡蛎。

【功能与主治】 滋阴潜阳，补肾壮骨。用于肝肾不足所致骨质疏松、小儿佝偻病，症见骨痛、肌肉痉挛、骨脆易折、小儿筋骨萎弱、囟门闭合较迟。

【方解】 本品为单味药制剂。方中牡蛎咸寒质重，归肝、肾经，有平肝潜阳、补肾壮骨之功效，可用治肝肾不足所致的骨痿及小儿五软、五迟。

【临床应用】

1. 骨痿 多因先天禀赋不足、肾虚精亏等导致骨髓失养，症见骨痛，肌肉痉挛，骨脆易折；原发性、继发性及特发性骨质疏松症见上述证候者。

2. 五软五迟 多因先天禀赋不足、肾虚精亏等所致骨髓失养，症见小儿筋骨萎弱，坐立行走无力，头颅软化，囟门闭合较迟，牙齿晚出，甚则鸡胸龟背；小儿佝偻病、软骨病、钙缺乏症见上述证候者。

【药理毒理】 抗骨质疏松 本品能增加维甲酸骨质疏松大鼠骨钙含量和骨小梁宽度，并能增加血清钙、磷含量及股骨重量、直径和骨密度[1]；可提高醋酸泼尼松龙致糖皮质激素性骨质疏松家兔的左侧股骨上端Ⅰ型胶原 mRNA 的表达水平[2]。

【不良反应】 文献报道，本品引起肝功异常[3]。

【禁忌】 尚不明确。

【注意事项】

1. 饭后立即服用，服药后要多饮水。

2. 饮食宜清淡，多食乳类、豆类等含钙丰富食物。

3. 适当加强体育锻炼，活动筋骨，促进钙吸收。

【用法与用量】 口服。一次 1～2 粒，一日 3 次；孕妇和儿童遵医嘱。

【规格】 每粒含钙(Ca)0.1g

【参考文献】 [1]田其学,杨莹.肾骨胶囊治疗大鼠骨质疏松症的药效学研究.湖南中医杂志,2006,22(6):80.

[2]高曦,李洪涛,娄宏君,等.骨蚀灵胶囊对糖皮质激素性骨质疏松症Ⅰ型胶原 mRNA 表达影响的实验研究.中国临床保健

杂志,2010,13(4):377-379.

[3]陈虹丽,霍敏英.回生第一丹和肾骨胶囊引起肝功能异常.药物不良反应杂志,2003,5(1):32.

骨疏康颗粒(胶囊)

Gushukang Keli(Jiaonang)

【药物组成】 淫羊藿、熟地黄、骨碎补、黄芪、丹参、木耳、黄瓜子。

【功能与主治】 补肾益气,活血壮骨。用于肾虚气血不足所致的中老年骨质疏松症,症见腰脊酸痛、胫膝酸软、神疲乏力。

【方解】 方中淫羊藿辛甘、温,补肾壮阳、益精血、强筋骨、止痹痛,故为君药。熟地黄滋阴补血、补肾填精益髓,骨碎补补肾强筋壮骨、活血续伤,共为臣药。黄芪健脾益气,开气血生化之源,又能益气行滞、化瘀止痛;丹参活血破瘀、通络止痛,二者为佐药。木耳益气强身、活血、舒筋活络,黄瓜子舒筋接骨、活血止痛,二药为使药。诸药合理配伍,共收补肾益气、活血壮骨之功。

【临床应用】 骨痹 肾虚气血不足所致,症见腰脊酸痛、胫膝酸软、神疲乏力;中老年骨质疏松症见上述证候者。

【药理毒理】 本品有抗骨质疏松、增强成骨细胞活性等作用。

1. 抗骨质疏松 本品能升高去卵巢骨质疏松大鼠骨羟脯氨酸和骨矿物质(骨钙等)含量[1],降低血清骨钙素、碱性磷酸酶、IL-1 和 IL-2 含量,升高血清雌二醇[1]和护骨素 OPG[1],提高骨密度[3];本品可减轻肾阳虚小鼠骨钙缺失和股骨病变,提高肾阳虚小鼠血清磷、钙含量[2];上调糖皮质激素性骨质疏松症大鼠骨组织 Osterix 和 Runx2 mRNA 及蛋白的表达[4-5]。骨疏康胶囊能降低骨质疏松患者骨代谢标志物 N 端骨钙素、β 胶原特殊序列及甲状旁腺素的含量[6-7],提高骨密度[6-10]、血清钙含量及雌二醇水平[8,11],促进骨小梁增加,减缓骨质吸收[6-9]。

2. 增强成骨细胞活性 本品含药血清体外对大鼠UMR106 成骨样细胞具有增殖作用,升高胞内游离钙离子浓度及 Campk II 活性[12];促进新生大鼠成骨细胞增殖及降低细胞周期中 G0/G1 细胞比例,提高 S 期成骨细胞的比例及增殖指数[13];抑制成骨细胞中 Smad1/5 的表达[14];减少 I 型糖尿病骨质疏松大鼠体外培养的破骨细胞数[15]。

3. 促进骨折愈合 本品能增加家兔骨折愈合桡骨的拉折力和骨痂钙含量[16]。

4. 抗炎 本品能抑制二甲苯致小鼠耳肿胀[16]。

5. 镇痛 本品能减少醋酸致小鼠扭体反应次数[16]。

6. 其他 本品可延缓肾阳虚小鼠的体重下降,升高体温,阻止脾脏的缩小,改善其胸腺、肾上腺的萎缩程度[16]。

【不良反应】 本品可致恶心、胃部不适。

【禁忌】

1. 肝功能不全者禁用。

2. 孕妇禁用。

【注意事项】 本品宜饭后服用。

【用法与用量】 颗粒剂:口服,一次1袋,一日2次,饭后开水冲服。胶囊剂:口服,一次4粒,一日2次,饭后服用。

【规格】 颗粒剂:每袋装 10g

胶囊剂:每粒装 0.32g

【参考文献】 [1]李芳芳,尹智炜,张海啸.短期应用中药时去卵巢大鼠组织的变化.河北中医药学报,2004,19(3):5.

[2]李东安,贾冬,季绍华,等.骨疏康冲剂的药理学实验研究.中国骨质疏松杂志,1996,2(3):55.

[3]郜书峰,刘长城,邢文钊,等.骨疏康颗粒对原发性骨质疏松大鼠血清护骨素表达及骨密度的影响.河北中医,2010,32(8):1233-1235.

[4]王剑,郑洪新,宗志宏,等.补肾、健脾、活血中药对糖皮质激素性骨质疏松症大鼠骨组织 Osterix mRNA 及蛋白表达的影响.中华中医药杂志,2011,26(4):801-805.

[5]王剑,郑洪新,宗志宏,等.补肾益髓中药对糖皮质激素性骨质疏松症大鼠骨组织 Runx2 的 mRNA 及蛋白表达的影响.中国骨质疏松杂志,2011,17(2):120-125.

[6]张坚强,祁开泽.复骨健步片治疗肾虚血瘀型原发性骨质疏松症临床观察.新中医,2013,45(9):54.

[7]潘贵超,杨屾,苏永强.补肾健脾活血方治疗肾虚血瘀型原发性骨质疏松症的临床研究.中国社区医师,2014,30(5):91.

[8]王和鸣,葛继荣,石关桐,等.骨疏康胶囊治疗骨质疏松症临床试验总结.中国中医骨伤科杂志,2006,14(6):10.

[9]崔贺平,薛艳慧,江彩平,等.骨疏康胶囊合中药离子导入治疗骨质疏松症 100 例.河南中医,2005,27(11):816.

[10]唐新桥,蒋锐中,梁培雄.骨疏康治疗骨折后骨质疏松临床观察.医药论坛杂志,2009,30(3):88.

[11]胡良臣.骨疏康胶囊治疗老年性骨质疏松临床观察.实用中医药杂志,1998,14(6):17.

[12]马金,姜涌,郑洪新.密骨颗粒含药血清对大鼠成骨样细胞增殖及 Ca²⁺/CaM 信使系统影响的研究.中医药学刊,2004,22(6):1005.

[13]余兴华.骨疏康颗粒含药血清对成骨细胞增殖及细胞周期的影响.北京中医药,2010,29(12):953-955.

[14]张晓玮,郑洪新,林庶茹,等. 补肾中药血清对成骨细胞中 Smad1/5 信号转导蛋白活性的影响. 中国骨质疏松杂志,2012,18(1):57-62.

[15]李玉坤,王燕,尚可,等. 骨疏康对 1 型糖尿病骨质疏松大鼠体外培养的破骨细胞影响. 中国新药杂志,2006,15(6):441.

[16]李东安,贾冬,季绍华,等. 骨疏康冲剂的药理学实验研究. 中国骨质疏松杂志,1996,2(3):55.

骨痨敌注射液

Gulaodi Zhusheye

【药物组成】 三七、黄芪、骨碎补、乳香(制)、没药(制)。

【功能与主治】 益气养血,补肾壮骨,活血化瘀。用于骨关节结核、淋巴结核、肺结核属气血不足、瘀血阻络证的辅助治疗。

【方解】 方中三七活血化瘀,黄芪健脾养血、益气行滞,骨碎补补肾壮骨、活血疗伤。乳香、没药活血化瘀,消肿生肌,消肿止痛。五味药合用,共奏益气养血、补肾壮骨、活血化瘀之功。

【临床应用】 骨痨 多因肾气不足、气虚血瘀所致,症见关节疼痛肿胀,活动受限,肌肉萎缩,全身不适,倦怠乏力,肢体消瘦,面色萎黄,食欲减退;骨关节结核初期见上述证候者。

【不良反应】 目前尚未检索到不良反应报道。

【禁忌】 孕妇禁用。

【注意事项】

1. 骨痨见骨蒸潮热,低烧不退者配合滋阴凉血除蒸药同用。

2. 月经期停用。

3. 忌食生冷、油腻及不易消化食物。

4. 若发现浑浊、沉淀、变色、漏气或瓶身细微破裂,均不得使用。

【用法与用量】 肌内注射。一次 2~4ml,一日 1~2 次。

【规格】 每支 2ml

仙灵骨葆胶囊(片)

Xianling Gubao Jiaonang(Pian)

【药物组成】 淫羊藿、续断、补骨脂、丹参、地黄、知母。

【功能与主治】 滋补肝肾,活血通络,强筋壮骨。用于肝肾不足、瘀血阻络所致骨质疏松症。

【方解】 方中淫羊藿辛甘性温,补肾阳、益精血、强

筋骨、祛风湿、疗骨痿,为方中君药。续断补肝肾、强筋骨、续折伤,补骨脂温补肾阳、通痹止痛,辅助君药增强滋补肝肾、通痹止痛之效,共为臣药。丹参活血化瘀、通络止痛,佐助君药化瘀止痛;地黄、知母滋肾阴、补精血,既可佐助君药补益精血、强筋壮骨之能,且药性寒凉、益阴清热,又能佐制君药温肾助阳、燥烈伤阴之弊,使补而不燥,共为佐药。诸药合用,共奏滋补肝肾、活血通络、强筋壮骨之功效。

【临床应用】 骨痿 因肝肾不足、瘀血阻络、筋骨失养所致,症见腰脊疼痛,足膝酸软,乏力困倦,骨脆易折;骨质疏松症见上述证候者。

【药理毒理】 本品有抗骨质疏松、抗骨关节炎和抗股骨头坏死等作用。

1. 抗骨质疏松 本品可提高去卵巢致骨质疏松模型大鼠的骨密度,增加大鼠血清中钙、碱性磷酸酶及雌激素的含量,抑制血清中磷、IL-6 及骨钙素的升高[1];本品可促进糖皮质激素性骨质疏松大鼠补钙的吸收,降低大鼠尿 Ca/Cr、P/Cr 的比值及粪钙的排泄[2];本品可对抗原发性骨质疏松患者血清中 $TNF-\alpha$、IL-4 的升高,抑制其 BMD 和 IGF-1 的降低[3];体外可促进成骨细胞形成矿化结节,减少破骨样细胞在骨磨片上形成吸收陷窝,还可提高 OPG/RANKL 的比例[4]。

2. 抗骨关节炎 本品可抑制关节制动致骨关节炎模型家兔的关节液及血清中 NOS 的活性,减少关节液及血清中 NOS 的含量,减轻膝 OA 家兔退行性改变及滑膜炎症,抑制软骨增生及炎性细胞的浸润[5-6]。

3. 抗股骨头坏死 本品可升高大肠埃希菌加甲强龙致激素性股骨头坏死模型新西兰兔的血管内皮素和 NO 浓度,增强血管内皮生长因子的表达[7]。本品可降低醋酸泼尼松龙致激素性股骨头坏死模型大鼠的全血黏度、血浆黏度及血脂[8]。

【不良反应】 本品可致恶心及转氨酶异常。

【禁忌】

1. 孕妇禁用。

2. 肝功能不全者禁用。

【注意事项】

1. 感冒时不宜服用。

2. 过敏体质者慎用。

3. 服药期间忌生冷、油腻食物。

【用法与用量】 胶囊剂:口服,一次 3 粒,一日 2 次。片剂:口服,一次 3 片,一日 2 次。4~6 周为一疗程;或遵医嘱。

【规格】 胶囊剂:每粒装 0.5g

片剂：每片重 0.3g

【参考文献】 [1]张晗祥,梅浩,骆旭东.仙灵骨葆对去卵巢大鼠骨质疏松症模型预防效果的研究.中国中医骨伤科杂志,2011,19(8):3-6.

[2]王小敏,赵丽坤,刘新霞,等.枸杞多糖对糖皮质激素性骨质疏松大鼠钙吸收及生化指标的影响.中国预防医学杂志,2012,12(12):1004-1007.

[3]袁临益,徐招跃,叶子.仙灵骨葆胶囊对原发性骨质疏松症患者的细胞因子及生存质量的影响.浙江中医药大学学报,2011(5):683-685.

[4]张燕,杨光,孙国珍.仙灵骨葆含药血清对小鼠成骨-破骨细胞共培养系统的影响.中国老年学杂志,2011,31(14):2670-2673.

[5]李建武,马志毅,熊源胤,等.隔物温和灸对膝骨性关节炎家兔关节液及血清中 NOS 水平的影响.风湿病与关节炎,2012,1(2):37-39.

[6]李建武,马志毅,熊源胤,等.隔物温和灸对膝骨性关节炎家兔软骨细胞及滑膜组织病理学的影响.中西医结合研究,2010(2):64-67.

[7]李春峰,孙志涛,周正新.不同剂量骨蚀宁胶囊对兔激素性股骨头坏死微循环的影响.中国组织工程研究,2013,17(20):3723-3729.

[8]卞敬琦,冯月男,张瑶,等.活骨丹胶囊对大鼠血液流变学及部分生化指标的影响.中国实验方剂学杂志,2013,19(13):250-253.

强骨胶囊
Qianggu Jiaonang

【药物组成】 骨碎补总黄酮。

【功能与主治】 补肾,强骨,止痛。用于肾阳虚所致的骨痿,症见骨脆易折腰背,或四肢关节疼痛、畏寒肢冷或抽筋、下肢无力、夜尿频多;原发性骨质疏松症、骨量减少见上述证候者。

【方解】 中医理论认为,肾主骨,肾虚是原发性骨质疏松症发病之根本。故从补肾入手,补肾壮骨、强筋活血,治疗本病。本品由骨碎补总黄酮组成,具有补肾、强骨、止痛的功能。

【临床应用】 骨痿 由于肾气渐衰,肾精虚少,骨髓化源不足所致,症见骨骼脆弱、下肢无力、腰膝酸软、腰背疼痛、畏寒肢冷、面色虚浮、舌胖而润、苔白、脉沉迟;骨质疏松症见上述证候者。

【药理毒理】 抗骨质疏松 本品可提高维甲酸所致的骨质疏松大鼠的骨密度、骨结构力学的最大载荷、最大能量吸收值、骨材料力学的弹性应变、最大应力和弹性模量,同时还能升高其血清中 Ca、E_2、T、FSH、LH、

ALP 及 BALP 的含量[1];本品可调节去卵巢骨质疏松大鼠细胞因子轴的 OPG/RANKL/RANK 系统,提高去卵巢大鼠胫骨骨密度及血清 OPG 含量,降低去卵巢大鼠血清的 RANKL 浓度[2]。

【不良反应】 目前尚未检索到不良反应报道。

【禁忌】 尚不明确。

【注意事项】
1. 服药期间忌辛辣食物。
2. 宜餐后服用。

【用法与用量】 饭后用温开水送服。一次 1 粒,一日 3 次。3 个月为一疗程。

【规格】 每粒装 0.25g

【参考文献】 [1]谢雁鸣,赵晋宁,张文军,等.强骨胶囊抗维甲酸所致大鼠骨质疏松症的实验研究.中药新药与临床药理,1998,9(4):217-220.

[2]李春雯.强骨胶囊对去卵巢大鼠血清 OPG、RANKL 表达影响的研究.中国中医骨伤科杂志,2012,20(12):1-3.

恒古骨伤愈合剂
Henggu Gushangyu Heji

【药物组成】 红花、三七、人参、黄芪、杜仲、鳖甲、钻地风、陈皮、洋金花。

【功能与主治】 活血益气、补肝肾、接骨续筋、消肿止痛、促进骨折愈合。用于新鲜骨折及陈旧骨折、股骨头坏死、骨关节病、腰椎间盘突出症。

【方解】 方中红花、三七活血化瘀,为君药。人参、黄芪益气健脾,杜仲、鳖甲补肝肾、强筋骨,为臣药。钻地风舒筋活络,陈皮理气和中,洋金花功专止痛,三者俱为佐药。诸药合用,共奏活血益气、补益肝肾、接骨续筋、消肿止痛之功。

【临床应用】

1. 跌打损伤 因外伤骨折,瘀血阻滞所致,症见伤处青红紫斑,痛如针刺,肿胀,活动受限,舌质紫黯,脉弦涩;软组织损伤、挫伤见上述证候者。

2. 骨折筋伤 因外力撞击所致,症见伤处剧烈疼痛,肢体畸形,活动受限,肿胀疼痛,青紫斑块,舌红或黯,脉弦或弦数;骨折、脱臼见上述证候者。

【药理毒理】 本品有促进坏死股骨头修复、抗血栓和抗骨质疏松的作用。

1. 促进坏死股骨头修复 本品可减轻激素相关性股骨头坏死模型(SANFH)模型兔的骨细胞受损,升高骨小梁密度,减少空骨陷窝比率、骨坏死面积和髓腔内

脂肪细胞数量[1];升高 SANFH 模型兔椎体及股骨颈骨密度[2];减轻 SANFH 模型兔股骨头骨细胞变性、骨髓腔出血和狭窄,促进成骨细胞、破骨细胞、新生骨细胞及骨基质增多,促进新生骨形成小梁[3];促进 SANFH 模型兔骨形态发生蛋白 2(BMP-2)[4]、核心结合因子 α1(cbfα1)[5]、血管内皮生长因子(VEGF)[6]基因的表达。

2. 抗血栓 本品能促进兔创伤性深静脉血栓(TDVT)模型血栓消退,减少血液 D-二聚体(D-Dimer)、抗磷脂抗体(APA)、凝血酶-抗凝血酶复合物(TAT)含量[7];可呈浓度依赖性地显著降低脂多糖(LPS)、肿瘤坏死因子 α(TNF-α)和血小板活化因子(PAF)诱导的人脐静脉内皮细胞内游离钙浓度的升高,抑制纤溶酶原激活物抑制剂-1(PAI-1)分泌增多[8]。

3. 抗骨质疏松 本品能促进绝经后兔骨质疏松模型松质骨中骨小梁的改建,改善骨小梁的三维结构,升高骨密度,促进骨组织力学性能的改善[9]。

【不良反应】 少数患者服药后出现口干、轻微头晕,可自行缓解。

【禁忌】 精神病史者、青光眼、孕妇忌用。

【注意事项】

1. 骨折患者需固定复位后再用药。

2. 心、肺、肾功能不全者慎用。

3. 本品含洋金花有毒,不可过量、久服。

【用法与用量】 口服。成人一次 25ml,六至十二岁一次 12.5ml,每 2 日服用 1 次。饭后一小时服用,12 天为一疗程。

【规格】 每瓶 (1)12.5ml (2)25ml (3)50ml

【参考文献】 [1]胡敏,赵宏斌,董锡亮,等.恒古骨伤愈合剂对激素性股骨头坏死兔模型干预的组织外观和光镜观察.中国中药杂志,2010,35(21):2912-2916.

[2]董锡亮.激素相关性兔股骨头坏死血脂与骨密度的关系及早期药物干预研究.昆明医学院,2010.

[3]胡敏,赵宏斌,钱传云,等.恒古骨伤愈合剂对兔激素性股骨头坏死模型超微结构的影响.中华中医药杂志.2011,26(3):486-489.

[4]赵宏斌,梁红琐,胡敏,等.恒古骨伤愈合剂促进坏死股骨头内 BMP-2 基因表达研究.中药药理与临床,2006,22(6):61-63.

[5]赵宏斌,胡敏,梁红锁,等.恒古骨伤愈合剂促进兔坏死股骨头内核心结合因子 α1 基因表达的实验研究.中国中西医结合杂志,2006,26(11):1003-1006.

[6]赵宏斌,胡敏,王维琦,等.恒古骨伤愈合剂对激素性坏死股骨头内 VEGF 基因表达的影响.中国中西医结合杂志,2007,20(11):757-759.

[7]徐军.ELISA 检测 D-Dimer、APA、TAT 探讨恒古骨伤愈合剂治疗兔 TDVT 分子机制的实验研究.昆明医学院,2009.

[8]刘淑娟.恒古骨伤愈合剂对 LPS、TNF-α 和 PAF 诱导血管内皮细胞损伤的保护作用.昆明医学院,2007.

[9]郭嘉.恒古骨伤愈合剂对骨质疏松兔力学及微结构影响的基础研究.昆明医科大学,2014.

舒筋通络颗粒
Shujin Tongluo Keli

【药物组成】 骨碎补、牛膝、乳香、川芎、威灵仙、地龙、天麻、葛根、黄芪。

【功能与主治】 补肝益肾,活血舒筋。用于颈椎病属肝肾阴虚、气滞血瘀证,症见头昏,头痛,胀痛或刺痛,耳聋,耳鸣,颈项僵直,颈、肩、背疼痛,肢体麻木,倦怠乏力,腰膝酸软,口唇色黯,舌质黯红或有瘀斑。

【方解】 方中骨碎补补肾活血,牛膝活血祛瘀且补肝肾,共为君药。川芎祛风活血行气,乳香行气活血,合而行气活血,为臣药。威灵仙祛风湿、通经络,地龙通经活络,天麻祛风止痛,三者舒筋活络;葛根解肌舒筋,黄芪补气以助行血,为佐药。诸药共奏补益肝肾、活血舒筋之效。

【临床应用】 眩晕 由肝肾阴虚、气滞血瘀所致,症见头晕、头痛、胀痛或刺痛,耳聋、耳鸣,颈项僵直,颈、肩、背疼痛,肢体麻木,倦怠乏力,腰膝酸软,口唇色黯,舌质黯红或有瘀斑;颈椎病见上述证候者。

【不良反应】

1. 个别患者服药后出现口干、口苦。

2. 偶见胃部不适,轻度恶心及腹胀、腹泻。

【禁忌】 孕妇禁用。

【注意事项】 有胃部疾病者或出血倾向者慎用,或遵医嘱。

【用法与用量】 开水冲服。一次 1 袋,一日 3 次。1个月为一疗程。

【规格】 每袋装 12g

索　引

索引

药名笔画索引

药名汉语拼音索引